"十四五"时期国家重点出版物出版专项规划项目

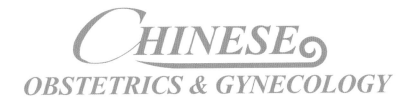

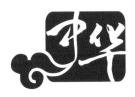

中华妇产科学

上册

主　编　曹泽毅　乔　杰

副主编　（按篇章顺序排序）

段　涛　王临虹　郎景和　丰有吉

童晓文　陈子江　黄荷凤　马　丁

人民卫生出版社

·北　京·

图书在版编目（CIP）数据

中华妇产科学 . 上册 / 曹泽毅，乔杰主编 . —4 版
. —北京：人民卫生出版社，2023.12
　　ISBN 978-7-117-34905-5

　　Ⅰ. ①中…　Ⅱ. ①曹…②乔…　Ⅲ. ①妇产科学
Ⅳ. ①R71

中国国家版本馆 CIP 数据核字（2023）第 103729 号

人卫智网　www.ipmph.com	医学教育、学术、考试、健康，	
	购书智慧智能综合服务平台	
人卫官网　www.pmph.com	人卫官方资讯发布平台	

中华妇产科学
Zhonghua Fuchankexue
（上册）
第 4 版

主　　编：曹泽毅　乔　杰
出版发行：人民卫生出版社（中继线 010-59780011）
地　　址：北京市朝阳区潘家园南里 19 号
邮　　编：100021
E - mail：pmph @ pmph.com
购书热线：010-59787592　010-59787584　010-65264830
印　　刷：人卫印务（北京）有限公司
经　　销：新华书店
开　　本：889×1194　1/16　　印张：77　　插页：24
字　　数：2895 千字
版　　次：1999 年 8 月第 1 版　　2023 年 12 月第 4 版
印　　次：2023 年 12 月第 1 次印刷
标准书号：ISBN 978-7-117-34905-5
定　　价：289.00 元
打击盗版举报电话：010-59787491　　E-mail：WQ @ pmph.com
质量问题联系电话：010-59787234　　E-mail：zhiliang @ pmph.com
数字融合服务电话：4001118166　　E-mail：zengzhi @ pmph.com

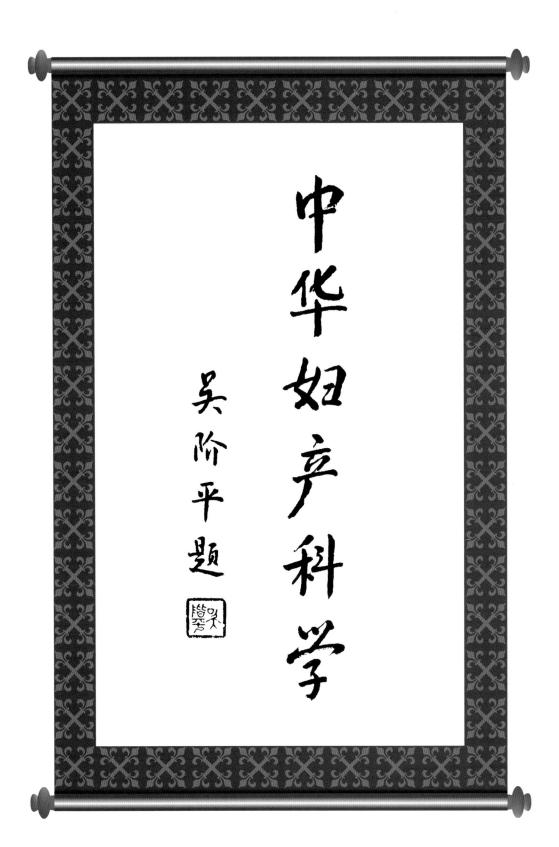

中华妇产科学

吴阶平题

主编简介

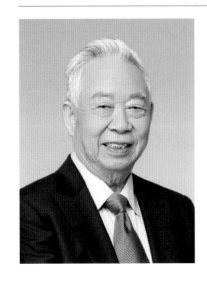

曹泽毅

教授、博士研究生导师，曾任华西医科大学校长，卫生部副部长，中华医学会常务副会长，中华医学会妇产科学分会主任委员、妇科肿瘤学分会主任委员，《中华妇产科杂志》总编辑。现任《中华妇产科杂志》名誉总编辑、《国际妇产科杂志》(中国版)总编辑、《国际妇科肿瘤杂志》(中国版)总编辑、《国际妇科肿瘤杂志》资深编辑。香港大学、香港中文大学名誉教授，国际妇科肿瘤学会会员，瑞士妇产科学会名誉会员，美国哈佛大学医学院客座教授，美国 M.D.Anderson 肿瘤医院客座教授。

1956 年毕业于华西医科大学，获医学学士学位；1968 年毕业于北京医科大学，获妇科肿瘤学硕士学位；1982 年毕业于瑞士巴塞尔大学医学院，获医学博士学位；1982—1983 年在美国休斯敦 M.D.Anderson 肿瘤医院、Memorial Sloan Kettering 肿瘤医院、迈阿密 Jakson Memorial 医院进修，任访问学者。

自 1961 年开始宫颈癌的研究和临床诊断治疗，特别是广泛手术和淋巴转移的治疗方法。1982 年首次报道女性生殖系统生理和肿瘤病理雌、孕激素受体结果。1996 年首次报道通过以腹膜后间隙作为给药途径进行的淋巴结癌转移化疗。1998 年组织全国妇科肿瘤学组的医学专家编写了我国妇科肿瘤的诊断治疗规范。1999 年主编的《妇科肿瘤学》获北京市科学技术进步奖二等奖。1999 年主编的《中华妇产科学》获全国优秀科技图书奖二等奖。2004 年《子宫颈癌基础与临床研究》获四川省科学技术进步奖二等奖。2008 年主编出版研究生教材《妇产科学》。2010 年主编出版《中华妇产科学》(临床版)。2011 年主编出版《中国妇科肿瘤学》。2017 年主编出版《子宫颈癌》。

主编简介

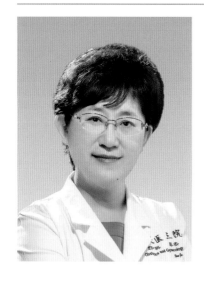

乔 杰

中国工程院院士,中国科学技术协会副主席,北京大学常务副校长、医学部主任。美国人文与科学院外籍荣誉院士,英国皇家妇产科学院荣誉院士。现任国家妇产疾病临床医学研究中心主任,中华医学会副会长、中国女医师协会会长等。担任《中华生殖与避孕杂志》主编、《人类生殖医学前沿》及《BMI 医疗质量与安全》杂志主编,《NEIM 医学前沿》杂志特聘顾问等。主编"十二五"普通高等教育本科国家级规划教材《妇产科学》(第 2 版)、国家卫生和计划生育委员会"十二五"规划教材《妇产科学》(第 2 版)、国家卫生健康委员会"十四五"规划教材《女性生殖系统与疾病》(第 2 版),以及《生殖内分泌疾病诊断与治疗》等医学专著 34 部。

长期致力于妇产及生殖健康相关临床、基础研究与转化工作,在女性生殖功能障碍疾病病因及诊疗策略、生育力保护保存、人类配子及胚胎发育机制、防治遗传性出生缺陷等方面进行了深入研究,守护妇女、儿童全生命周期健康。作为第一或责任作者发表多项具有国际影响力的成果,入选 2014、2015 年度中国科学十大进展,2019 年度中国生命科学十大进展,并以第一完成人获国家科学技术进步奖二等奖、全国创新争先奖等多项奖励。作为第一或责任作者在 *Lancet*、*JAMA*、*Cell*、*Science*、*Nature*、*PNAS* 等国际知名杂志发表 SCI 文章 305 篇。

第4版编者名单 （以姓氏笔画为序）

丁西来　北京美中宜和妇儿医院

丁国莲　复旦大学附属妇产科医院

于学文　西安交通大学第一附属医院

于修成　中国医药生物技术协会

于晓兰　北京大学第一医院

万小平　上海市第一妇婴保健院

万希润　北京协和医院

马　丁　华中科技大学同济医学院附属同济医院

马　翔　南京医科大学第一附属医院

马玉燕　山东大学齐鲁医院

马良坤　北京协和医院

马晓年　清华大学玉泉医院

马润玫　昆明医科大学第一附属医院

马湘一　华中科技大学同济医学院附属同济医院

丰有吉　南通大学附属瑞慈医院

王　丹　海军军医大学第二附属医院

王　平　四川大学华西第二医院

王　冬　重庆大学附属肿瘤医院

王　伟　山西医科大学第二医院

王　丽　西安交通大学第一附属医院

王　波　山东大学齐鲁医院

王　洋　北京大学第三医院

王　姝　北京协和医院

王　艳　东南大学附属中大医院

王　悦　北京大学人民医院

王　萍　上海中医药大学附属曙光医院

王　晨　北京大学第一医院

王　敏　中国医科大学附属盛京医院

王　琦　哈尔滨医科大学附属第一医院

王　翔　中国医学科学院肿瘤医院

王　歆　中国人民解放军总医院

王　颖　北京大学第一医院

王　燕　北京大学公共卫生学院

王小红　福建省人民医院

王子莲　中山大学附属第一医院

王凤玫　中国人民解放军联勤保障部队第九○○医院

王功亮　马偕纪念医院

王世军　首都医科大学宣武医院

王世言　北京大学人民医院

王世宣　华中科技大学同济医学院附属同济医院

王卡娜　四川大学华西第二医院

王立杰　山东大学齐鲁医院

王亚平　重庆医科大学

王红静　四川大学华西第二医院

王志坚　南方医科大学南方医院

王志启　北京大学人民医院

王丽娟　中山大学孙逸仙纪念医院

王含必　北京协和医院

王沂峰　南方医科大学珠江医院

王国云　山东省立医院

王国庆　陕西省肿瘤医院

王泽华　华中科技大学同济医学院附属协和医院

王宜生　复旦大学附属妇产科医院

王建六　北京大学人民医院

王临虹　中国疾病预防控制中心

王晓晔　北京大学第三医院

王海燕　北京大学第三医院

王惠兰　河北医科大学第二医院

王谢桐　山东省立医院

王颖梅　天津医科大学总医院

王新宇　浙江大学医学院附属第一医院

韦有生　广西医科大学附属肿瘤医院

韦晓昱　北京大学第一医院

尤志学　南京医科大学第一附属医院

牛　珂　中国人民解放军总医院第四医学中心

方　群　中山大学附属第一医院

尹　玲	北京大学第一医院	曲　元	北京大学第一医院
尹如铁	四川大学华西第二医院	曲芃芃	天津市中心妇产科医院
尹秀菊	北京大学人民医院	吕卫国	浙江大学医学院附属妇产科医院
孔为民	首都医科大学附属北京妇产医院	吕淑兰	西安交通大学第一附属医院
邓东锐	华中科技大学同济医学院附属同济医院	朱　兰	北京协和医院
邓成艳	北京协和医院	朱伟杰	暨南大学生殖免疫研究所
古　航	海军军医大学第一附属医院	朱关珍	复旦大学附属妇产科医院
左　鹏	北京大学人民医院	朱秀红	青岛市即墨区人民医院
左文莉	北京大学第一医院	朱依敏	浙江大学医学院附属妇产科医院
石一复	浙江大学医学院附属妇产科医院	朱笕青	浙江省肿瘤医院
石玉华	广东省人民医院	朱锦亮	北京大学第三医院
石娅萍	成都中医药大学	乔　杰	北京大学第三医院
卢淮武	中山大学孙逸仙纪念医院	乔　宠	中国医科大学附属盛京医院
卢朝辉	北京协和医院	乔友林	中国医学科学院肿瘤医院
叶英辉	浙江大学医学院附属妇产科医院	乔玉环	郑州大学第一附属医院
叶明侠	中国人民解放军总医院第七医学中心	任慕兰	东南大学附属中大医院
田文艳	天津医科大学总医院	华人意	上海交通大学医学院附属国际和平妇幼保健院
田秦杰	北京协和医院	华克勤	复旦大学附属妇产科医院
史阳阳	北京大学第一医院	向　阳	北京协和医院
史庭燕	复旦大学附属中山医院	全　松	南方医科大学南方医院
史精华	北京协和医院	庄留琪	上海交通大学医学院附属国际和平妇幼保健院
白　萍	中国医学科学院肿瘤医院	刘　义	华中科技大学同济医学院附属协和医院
白文佩	首都医科大学附属北京世纪坛医院	刘　平	北京大学第三医院
丛　青	复旦大学附属妇产科医院	刘　达	中国医科大学附属盛京医院
冯　云	上海交通大学医学院附属瑞金医院	刘　鸣	山东省立医院
冯　玲	华中科技大学同济医学院附属同济医院	刘　彦	复旦大学附属华山医院
冯力民	首都医科大学附属北京天坛医院	刘　娜	上海市第一妇婴保健院
冯瑞梅	山西医科大学	刘　彬	哈尔滨医科大学附属第一医院
宁　宁	哈尔滨医科大学附属第一医院	刘　铭	同济大学附属东方医院
邢爱耘	四川大学华西第二医院	刘广芝	河南省人民医院
朴梅花	北京大学第三医院	刘从容	北京大学第三医院
毕　蕙	北京大学第一医院	刘以训	中国科学院动物研究所
毕　蕊	复旦大学附属肿瘤医院	刘江勤	上海市第一妇婴保健院

刘兴会　四川大学华西第二医院

刘运明　北京大学第一医院

刘欣燕　北京协和医院

刘学高　暨南大学生殖免疫研究所

刘建华　上海交通大学医学院附属第九人民医院

刘俊涛　北京协和医院

刘冠媛　首都医科大学附属北京朝阳医院

刘爱军　中国人民解放军总医院第七医学中心

刘继红　中山大学附属肿瘤医院

刘彩霞　中国医科大学附属盛京医院

刘喜红　广州市妇女儿童医疗中心

刘朝晖　首都医科大学附属北京妇产医院

刘新民　山东省立医院

刘福军　南昌大学第一附属医院

刘嘉茵　江苏省人民医院

闫丽盈　北京大学第三医院

安　宇　复旦大学人类表型组研究院

安　琳　北京大学公共卫生学院

安瑞芳　西安交通大学第一附属医院

许克新　北京大学人民医院

许君芬　浙江大学医学院附属妇产科医院

阮祥燕　首都医科大学附属北京妇产医院

孙　瑜　北京大学第一医院

孙　赟　上海交通大学医学院附属仁济医院

孙大为　北京协和医院

孙正怡　北京协和医院

孙伟杰　北京大学第一医院

孙宇辉　哈尔滨医科大学附属第一医院

孙秀丽　北京大学人民医院

孙建衡　中国医学科学院肿瘤医院

孙贻娟　复旦大学附属妇产科医院

孙莹璞　郑州大学第一附属医院

孙爱军　北京协和医院

孙海翔　南京大学医学院附属鼓楼医院

孙蓬明　福建省妇幼保健院

孙路明　上海市第一妇婴保健院

阳志军　广西医科大学附属肿瘤医院

严　沁　上海市第一妇婴保健院

严　杰　北京大学第三医院

芦　莉　青海省妇幼保健院

杜　辉　河北医科大学第二医院

李　力　广西医科大学附属肿瘤医院

李　力　陆军特色医学中心

李　艺　北京大学人民医院

李　予　中山大学孙逸仙纪念医院

李　双　华中科技大学同济医学院附属同济医院

李　亚　华中科技大学同济医学院附属同济医院

李　旭　西安交通大学第一附属医院

李　芬　西安交通大学第一附属医院

李　坚　首都医科大学附属北京妇产医院

李　林　四川大学华西第二医院

李　莉　新疆医科大学附属肿瘤医院

李　涛　中山大学附属第一医院

李　萍　南京医科大学附属妇产医院

李　梅　山东大学第二医院

李　敏　北京中日友好医院

李　琳　中山大学孙逸仙纪念医院

李　婷　上海交通大学医学院附属第六人民医院

李　蓉　北京大学第三医院

李　蓉　重庆大学附属肿瘤医院

李　雷　四川大学华西第二医院

李　源　北京协和医院

李小平　北京大学人民医院

李广太　应急总医院

李子庭　复旦大学附属肿瘤医院

李乐赛　湖南省肿瘤医院

李立安	中国人民解放军总医院第七医学中心	时春艳	北京大学第一医院
李光辉	首都医科大学附属北京妇产医院	吴　丹	上海交通大学医学院附属国际和平妇幼保健院
李宇彬	中山大学附属第三医院	吴　洁	南京医科大学第一附属医院
李怀芳	同济大学附属同济医院	吴　强	江苏省肿瘤医院
李雨聪	重庆大学附属肿瘤医院	吴小华	复旦大学附属肿瘤医院
李奇龙	台湾林口长庚医院	吴久玲	中国疾病预防控制中心妇幼保健中心
李尚为	四川大学华西第二医院	吴玉梅	首都医科大学附属北京妇产医院
李晓燕	北京协和医院	吴令英	中国医学科学院肿瘤医院
李笑天	复旦大学附属妇产科医院	吴志勇	复旦大学附属妇产科医院
李娟清	浙江大学医学院附属妇产科医院	吴克瑾	复旦大学附属妇产科医院
李雪兰	西安交通大学第一附属医院	吴香达	台北荣民总医院
李清丽	四川大学华西第二医院	吴琰婷	复旦大学附属妇产科医院
杨　红	空军军医大学第一附属医院	邱仁宗	中国社会科学院哲学研究所
杨　孜	北京大学第三医院	邱丽华	上海交通大学医学院附属仁济医院
杨　欣	北京大学人民医院	何方方	北京协和医院
杨　雯	中国人民解放军总医院第七医学中心	余艳红	南方医科大学南方医院
杨　瑜	首都医科大学附属北京妇产医院	狄　文	上海交通大学医学院附属仁济医院
杨　蕊	北京大学第三医院	狄江丽	中国疾病预防控制中心妇幼保健中心
杨　毅	北京协和医院	邹　丽	华中科技大学同济医学院附属协和医院
杨　曦	清华大学附属北京清华长庚医院	应　豪	上海市第一妇婴保健院
杨小芸	四川大学华西第二医院	冷金花	北京协和医院
杨开选	四川大学华西第二医院	辛晓燕	空军军医大学第一附属医院
杨文涛	复旦大学附属肿瘤医院	汪希鹏	上海交通大学医学院附属新华医院
杨业洲	四川省人民医院	沈　铿	北京协和医院
杨冬梓	中山大学孙逸仙纪念医院	沈丹华	北京大学人民医院
杨伟红	同济大学附属第十人民医院	沈文洁	中国人民解放军总医院第四医学中心
杨武威	中国人民解放军总医院第五医学中心	沈源明	浙江大学医学院附属妇产科医院
杨隽钧	北京协和医院	宋　亮	四川大学华西第二医院
杨凌云	四川大学华西第二医院	宋　磊	中国人民解放军总医院
杨程德	上海交通大学医学院附属仁济医院	宋岩峰	中国人民解放军联勤保障部队第九〇〇医院
杨慧霞	北京大学第一医院	宋学红	首都医科大学附属北京朝阳医院
肖凤仪	复旦大学附属妇产科医院	宋静慧	内蒙古医科大学附属医院
肖冰冰	北京大学第一医院	初　磊	上海交通大学医学院附属国际和平妇幼保健院

张　丹　四川大学华西第二医院	陈　捷　福建省人民医院
张　巧　北京医院	陈　超　复旦大学附属儿科医院
张　竹　四川大学华西第二医院	陈　辉　北京大学肿瘤医院
张　岩　北京大学第一医院	陈　蓉　北京协和医院
张　岱　北京大学第一医院	陈　璐　浙江大学医学院附属妇产科医院
张　炜　复旦大学附属妇产科医院	陈子江　山东大学附属生殖医院
张　虹　国家药品监督管理局药品审评中心	陈亦乐　湖南省肿瘤医院
张　硕　复旦大学附属妇产科医院	陈春林　南方医科大学南方医院
张　超　北京大学人民医院	陈春玲　北京弘和妇产医院
张　媛　华中科技大学同济医学院附属协和医院	陈俊雅　北京大学第一医院
张　蕾　北京清华长庚医院	陈晓军　复旦大学附属妇产科医院
张卫社　中南大学湘雅医院	陈晓莉　中山大学孙逸仙纪念医院
张旭垠　复旦大学附属妇产科医院	陈递林　深圳市人民医院
张松法　浙江大学医学院附属妇产科医院	陈娟娟　广州医科大学附属第三医院
张欣文　西北大学附属人民医院	陈敦金　广州医科大学附属第三医院
张学红　兰州大学第一医院	陈慧敏　广州市妇女儿童医疗中心
张建平　中山大学孙逸仙纪念医院	邵小光　大连市妇女儿童医疗中心
张建青　青海省康乐医院	苗娅莉　四川大学华西第二医院
张春芳　广州医科大学附属第三医院	范玲　首都医科大学附属北京妇产医院
张荣莲　福建省妇幼保健院	范光升　北京协和医院
张帝开　深圳大学第三附属医院	范余娟　中国科学院大学深圳医院
张洁清　广西医科大学附属肿瘤医院	范建霞　上海交通大学医学院附属国际和平妇幼保健院
张眉花　太原市妇幼保健院	范慧民　首都医科大学附属北京妇产医院
张晓红　北京大学人民医院	林　华　北京中日友好医院
张晓薇　广州医科大学附属第一医院	林　琳　四川大学华西第二医院
张家文　四川大学华西第二医院	林仲秋　中山大学孙逸仙纪念医院
张清学　中山大学孙逸仙纪念医院	林建华　上海交通大学医学院附属仁济医院
张淑兰　中国医科大学附属盛京医院	林海燕　中山大学孙逸仙纪念医院
张敬旭　北京大学公共卫生学院	郁　琦　北京协和医院
张鹏飞　四川大学华西医院	昌晓红　北京大学人民医院
陈　飞　北京协和医院	易　琳　重庆大学附属肿瘤医院
陈　叙　天津市中心妇产科医院	易　棵　四川大学华西第二医院
陈　倩　北京大学第一医院	易　韬　四川大学华西第二医院

易晓芳	复旦大学附属妇产科医院	赵方辉	中国医学科学院肿瘤医院
罗 琼	浙江大学医学院附属妇产科医院	赵扬玉	北京大学第三医院
罗 新	暨南大学附属第一医院	赵君利	宁夏医科大学总医院
罗岚蓉	首都医科大学附属北京妇产医院	赵建国	天津市中心妇产科医院
罗树生	北京大学公共卫生学院	赵晓东	北京医院
罗晓敏	中国疾病预防控制中心妇幼保健中心	赵晓苗	广东省人民医院
季 菲	广州医科大学附属第五医院	赵爱民	上海交通大学医学院附属仁济医院
金 力	北京协和医院	赵敏慧	上海市第一妇婴保健院
金 丽	复旦大学附属妇产科医院	赵慧颖	北京大学人民医院
郄明蓉	四川大学华西第二医院	郝 敏	山西医科大学第二医院
周 红	北京五洲妇儿医院	郝晓莹	山西医科大学第二医院
周 祎	中山大学附属第一医院	胡丽娜	重庆医科大学附属第二医院
周 健	上海市第一妇婴保健院	胡尚英	中国医学科学院肿瘤医院
周 琦	重庆大学附属肿瘤医院	胡娅莉	南京大学医学院附属鼓楼医院
周力学	中山大学孙逸仙纪念医院	钟 梅	南方医科大学南方医院
周先荣	复旦大学附属妇产科医院	段 华	首都医科大学附属北京妇产医院
周应芳	北京大学第一医院	段 涛	上海市第一妇婴保健院
周灿权	中山大学附属第一医院	段瑞岐	四川大学华西第二医院
周奋翮	上海市第一妇婴保健院	保毓书	北京大学公共卫生学院
周鸿鹰	四川大学	侯敏敏	四川大学华西第二医院
郑 文	北京肿瘤医院	姜 伟	复旦大学附属妇产科医院
郑 虹	北京大学肿瘤医院	洪 颖	南京大学医学院附属鼓楼医院
郑 莹	四川大学华西第二医院	祝丽琼	中山大学孙逸仙纪念医院
郑建华	哈尔滨医科大学附属第一医院	祝彼得	成都中医药大学
郑睿敏	中国疾病预防控制中心妇幼保健中心	祝宝让	中国人民解放军总医院第五医学中心
郎景和	北京协和医院	祝洪澜	北京大学人民医院
孟元光	中国人民解放军总医院	姚元庆	中国人民解放军总医院
赵 昀	北京大学人民医院	姚晓英	复旦大学附属妇产科医院
赵 峻	北京协和医院	姚德生	广西医科大学附属肿瘤医院
赵 健	北京大学第一医院	贺 晶	浙江大学医学院附属妇产科医院
赵 涵	山东大学齐鲁医学院	秦莹莹	山东大学附属生殖医院
赵 超	北京大学人民医院	袁 明	山东省立医院
赵 霞	四川大学华西第二医院	袁 萍	中山大学孙逸仙纪念医院

耿　力	北京大学第三医院	黄晓武	首都医科大学附属复兴医院
夏恩兰	首都医科大学附属复兴医院	黄悦勤	北京大学第六医院
顾成磊	中国人民解放军总医院第七医学中心	黄曼妮	中国医学科学院肿瘤医院
顾向应	天津医科大学总医院	曹　云	复旦大学附属儿科医院
顾素娟	首都医科大学附属北京妇产医院	曹云霞	安徽医科大学第一附属医院
徐　阳	北京大学第一医院	曹泽毅	中华医学会
徐丛剑	复旦大学附属妇产科医院	盛修贵	中国医学科学院肿瘤医院深圳医院
徐先明	上海交通大学医学院附属第一人民医院	常　青	陆军军医大学第一附属医院
徐春琳	河北医科大学第二医院	崔　恒	北京大学人民医院
徐艳文	中山大学附属第一医院	崔满华	吉林大学白求恩第二医院
徐晋勋	上海市卫生健康委员会	符绍莲	北京大学公共卫生学院
翁梨驹	首都医科大学附属北京朝阳医院	康　玉	复旦大学附属妇产科医院
凌开建	陆军军医大学第一附属医院	鹿　欣	复旦大学附属妇产科医院
凌　斌	中日友好医院	商　莉	宁夏人民医院
高　军	中山大学附属第一医院	梁立阳	中山大学孙逸仙纪念医院
高　琨	广西医科大学附属肿瘤医院	梁志清	陆军军医大学第一附属医院
高　慧	华中科技大学同济医学院附属协和医院	梁轶珩	北京大学深圳医院
高雨农	北京大学肿瘤医院	梁晓燕	中山大学附属第六医院
高国兰	北京大学国际医院	梁梅英	北京大学人民医院
郭瑞霞	郑州大学第一附属医院	隋　龙	复旦大学附属妇产科医院
唐良萏	重庆医科大学附属第一医院	彭　婷	复旦大学附属妇产科医院
陶　祥	复旦大学附属妇产科医院	彭书崚	中山大学孙逸仙纪念医院
黄　铄	北京大学第三医院	彭芝兰	四川大学华西第二医院
黄　裕	重庆大学附属肿瘤医院	葛　新	郑州大学第一附属医院
黄　谱	西安交通大学第一附属医院	葛　静	中国人民解放军总医院第四医学中心
黄　薇	四川大学华西第二医院	蒋　芳	北京协和医院
黄元华	海南医学院	惠　宁	海军军医大学第一附属医院
黄永文	中山大学附属肿瘤医院	程　媛	北京大学人民医院
黄丽丽	浙江大学医学院附属妇产科医院	程忠平	同济大学附属第十人民医院
黄启涛	佛山市第一人民医院	程蔚蔚	上海交通大学医学院附属国际和平妇幼保健院
黄国宁	重庆市妇幼保健院	焦　雪	山东大学附属生殖医院
黄胡信	悉尼新南威尔士州立大学医院	舒珊荣	暨南大学附属第一医院
黄荷凤	复旦大学附属妇产科医院	鲁永鲜	中国人民解放军总医院第四医学中心

童晓文　同济大学附属同济医院

曾　新　南京医科大学附属妇产医院

曾定元　广西医科大学第四附属医院

温宏武　北京大学第一医院

游　珂　北京大学第三医院

谢　冰　北京大学人民医院

谢　锋　复旦大学附属妇产科医院

谢庆煌　佛山市妇幼保健院

谢红宁　中山大学附属第一医院

谢梅青　中山大学孙逸仙纪念医院

靳家玉　首都医科大学附属北京友谊医院

雷贞武　四川生殖卫生医院

雷瑞鹏　华中科技大学

蔡捍东　首都医科大学附属复兴医院

臧荣余　复旦大学附属中山医院

廖光东　四川大学华西第二医院

廖秦平　北京清华长庚医院

漆洪波　重庆市妇幼保健院

熊　庆　四川大学华西第二医院

熊正爱　重庆医科大学附属第二医院

熊承良　华中科技大学同济医学院

樊尚荣　北京大学深圳医院

颜上惠　台北荣民总医院

颜军昊　山东大学附属生殖医院

颜明贤　台北荣民总医院

颜婉嫦　香港大学玛丽医院

潘兴飞　广州医科大学附属第三医院

潘晓玉　中日友好医院

潘凌亚　北京协和医院

薛凤霞　天津医科大学总医院

霍　苓　北京肿瘤医院

戴　岚　上海交通大学医学院附属仁济医院

戴　毅　北京协和医院

戴姝艳　中国医科大学附属盛京医院

魏代敏　山东大学附属生殖医院

魏丽惠　北京大学人民医院

编写秘书　胡改丽

第3版编委名单(以姓氏笔画为序)

丁宗一　中国人民解放军北京军区总医院

丁晓萍　中国人民解放军第二炮兵总医院

于修成　中国医药生物技术协会

万小平　上海交通大学附属第一人民医院

万希润　北京协和医院

马　丁　华中科技大学同济医学院附属同济医院

马玉燕　山东大学齐鲁医院

马利国　深圳市人民医院

马晓年　清华大学第二附属医院

马润玫　昆明医科大学第一附属医院

丰有吉　上海交通大学附属第一人民医院

王　平　四川大学华西第二医院

王　殊　北京大学人民医院

王　翔　中国医学科学院肿瘤医院

王　颖　北京大学第一医院

王　燕　北京大学公共卫生学院

王子莲　中山大学附属第一医院

王功亮　马偕纪念医院

王世宣　华中科技大学同济医学院附属同济医院

王红静　四川大学华西第二医院

王沂峰　南方医科大学珠江医院

王泽华　华中科技大学同济医学院附属协和医院

王建六　北京大学人民医院

王临虹　中国疾病预防控制中心

王益夫　哈佛医学院附属布里根妇女医院

王惠兰　河北医科大学第二医院

王谢桐　山东大学附属省立医院

卜美璐　中日友好医院

文任乾　广东省计划生育专科医院

方　群　中山大学附属第一医院

尹　玲　北京大学第一医院

尹如铁　四川大学华西第二医院

孔为民　首都医科大学附属北京妇产医院

孔北华　山东大学齐鲁医院

左文莉　北京大学第一医院

石一复　浙江大学医学院附属妇产科医院

叶鸿瑁　北京大学第三医院

田扬顺　第四军医大学第一附属医院西京医院

田秦杰　北京协和医院

白　萍　中国医学科学院肿瘤医院

白文佩　北京大学第一医院

冯　云　上海交通大学医学院附属瑞金医院

冯力民　首都医科大学附属北京天坛医院

边旭明　北京协和医院

邢爱耘　四川大学华西第二医院

朴梅花　北京大学第三医院

曲　元　北京大学第一医院

曲芃芃　天津市中心妇产科医院

吕卫国　浙江大学医学院附属妇产科医院

朱　兰　北京协和医院

朱伟杰　暨南大学生殖免疫研究所

朱丽荣　北京大学第一医院

朱依敏　浙江大学医学院附属妇产科医院

朱笕青　浙江省肿瘤医院

朱蓬弟　国家人口计生委科学技术研究所

乔　杰　北京大学第三医院

乔　宠　中国医科大学附属盛京医院

乔玉环　郑州大学第一附属医院

华克勤　复旦大学附属妇产科医院

向　阳　北京协和医院

全　松　南方医科大学南方医院

庄广伦　中山大学附属第一医院

庄依亮　上海申江医院

庄留琪　中国福利会国际和平妇幼保健院

刘　彦　复旦大学附属华山医院

刘兴会　四川大学华西第二医院

刘伯宁	上海交通大学附属第六人民医院	李 婷	上海市第一妇婴保健院
刘劲松	美国德州安德森肿瘤医院	李小毛	中山大学附属第三医院
刘学高	暨南大学生殖免疫研究所	李小平	北京大学人民医院
刘建华	上海交通大学医学院附属第九人民医院	李广太	首都医科大学附属北京同仁医院
刘俊涛	北京协和医院	李子庭	复旦大学附属肿瘤医院
刘继红	中山大学附属肿瘤医院	李光平	上海新药研究开发中心
刘彩霞	中国医科大学附属盛京医院	李光仪	中山大学附属佛山医院
刘淑芸	四川大学华西第二医院	李光辉	首都医科大学附属北京妇产医院
刘喜红	广州市儿童医院	李怀芳	同济大学附属同济医院
刘朝晖	北京大学第一医院	李尚为	四川大学华西第二医院
刘嘉茵	江苏省人民医院	李庭芳	新疆医科大学附属肿瘤医院
安瑞芳	西安交通大学第一附属医院	李荷莲	吉林大学第二医院
许可新	北京大学人民医院	李笑天	复旦大学附属妇产科医院
许良智	四川大学华西第二医院	杨 孜	北京大学第三医院
孙 瑜	北京大学第一医院	杨 欣	北京大学人民医院
孙大为	北京协和医院	杨 毅	北京协和医院
孙伟杰	北京大学第一医院	杨开选	四川大学华西第二医院
孙建衡	中国医学科学院肿瘤医院	杨业洲	四川省人民医院
孙莹璞	郑州大学第一附属医院	杨冬梓	中山大学孙逸仙纪念医院
孙爱军	北京协和医院	杨秉炎	中国福利会国际和平妇幼保健院
孙海翔	南京大学医学院附属鼓楼医院	杨佳欣	北京协和医院
孙敬霞	哈尔滨医科大学附属第一医院	杨程德	上海交通大学医学院附属仁济医院
孙路明	上海市第一妇婴保健院	杨慧霞	北京大学第一医院
严仁英	北京大学第一医院	连利娟	北京协和医院
芦 莉	青海红十字医院	肖碧莲	国家人口计生委科学技术研究所
李 力	广西医科大学附属肿瘤医院	时春艳	北京大学第一医院
李 力	第三军医大学大坪医院	吴 洁	江苏省人民医院
李 旭	西安交通大学第一附属医院	吴 强	江苏省肿瘤医院
李 芬	西安交通大学第一附属医院	吴小华	复旦大学附属肿瘤医院
李 坚	首都医科大学附属北京妇产医院	吴玉梅	首都医科大学附属北京妇产医院
李 晖	中国人民解放军总医院	吴令英	中国医学科学院肿瘤医院
李 涛	中山大学附属第一医院	吴连方	首都医科大学附属北京妇产医院
李 斌	首都医科大学附属北京安贞医院	吴尚纯	国家人口计生委科学技术研究所

周剑萍	上海市卫生和计划生育委员会	高雨农	北京大学肿瘤医院
周素文	首都医科大学宣武医院	高国兰	中国医科大学航空总医院
郑 虹	北京大学肿瘤医院	郭东辉	天津市中心妇产科医院
郑建华	哈尔滨医科大学附属第一医院	唐良萏	重庆医科大学附属第一医院
郎景和	北京协和医院	桑国卫	中国药品生物制品鉴定所
孟元光	中国人民解放军总医院	黄 薇	四川大学华西第二医院
赵 健	北京大学第一医院	黄元华	海南医学院附属医院
赵 霞	四川大学华西第二医院	黄丽丽	浙江大学医学院附属妇产科医院
赵西侠	陕西省肿瘤医院	黄国宁	重庆市妇幼保健院
赵晓东	北京医院	黄明莉	哈尔滨医科大学附属第一医院
郝 权	天津医科大学附属肿瘤医院	黄胡信	悉尼新南威尔士州立大学医院
胡丽娜	重庆医科大学附属第二医院	黄荷凤	浙江大学医学院附属妇产科医院
胡娅莉	南京大学医学院附属鼓楼医院	黄醒华	首都医科大学附属北京妇产医院
钟 梅	南方医科大学南方医院	曹泽毅	北京中医药大学附属医院
段 涛	上海市第一妇婴保健院	盛修贵	山东省肿瘤医院
保毓书	北京大学公共卫生学院	常 青	第三军医大学西南医院
姜彦多	沈阳军区 202 医院	崔 恒	北京大学人民医院
祝彼得	成都中医药大学	崔满华	吉林大学第二医院
姚元庆	中国人民解放军总医院	符绍莲	北京大学公共卫生学院
姚德生	广西医科大学附属肿瘤医院	康 山	河北医科大学第四医院
贺 晶	浙江大学医学院附属妇产科医院	康 红	首都医科大学宣武医院
耿 力	北京大学第三医院	康建中	中国福利会国际和平妇幼保健院
夏恩兰	首都医科大学附属复兴医院	鹿 欣	复旦大学附属妇产科医院
顾美皎	华中科技大学同济医学院附属同济医院	章小维	北京大学第一医院
顾素娟	首都医科大学附属北京妇产医院	商 莉	宁夏人民医院
徐 阳	北京大学第一医院	梁志清	第三军医大学西南医院
徐丛剑	复旦大学附属妇产科医院	梁梅英	北京大学人民医院
徐先明	上海交通大学附属第一人民医院	隋 龙	复旦大学附属妇产科医院
徐克惠	四川大学华西第二医院	彭芝兰	四川大学华西第二医院
徐晋勋	上海市卫生和计划生育委员会	葛秦生	北京协和医院
翁梨驹	首都医科大学附属北京朝阳医院	董 悦	北京大学第一医院
凌 斌	中日友好医院	韩 蓁	西安交通大学第一附属医院
高永良	浙江省肿瘤医院	韩字研	四川大学华西第二医院

惠　宁　上海长海医院
程利南　上海市计划生育科学研究所
程蔚蔚　中国福利会国际和平妇幼保健院
鲁永鲜　中国人民解放军总医院第一附属医院
童传良　上海市计划生育技术指导所
童晓文　同济大学附属同济医院
童新元　中国人民解放军总医院
曾定元　广西医科大学第四附属医院
温宏武　北京大学第一医院
谢　幸　浙江大学医学院附属妇产科医院
谢庆煌　佛山市妇幼保健院
谢梅青　中山大学孙逸仙纪念医院
靳家玉　首都医科大学附属北京友谊医院
雷贞武　四川生殖卫生医院
蔡捍东　首都医科大学附属复兴医院

蔺　莉　首都医科大学附属北京友谊医院
臧荣余　复旦大学附属肿瘤医院
廖秦平　北京大学第一医院
漆洪波　重庆医科大学附属第一医院
熊　庆　四川省妇幼保健院
樊尚荣　北京大学深圳医院
颜上惠　台北荣民总医院
颜明贤　台北荣民总医院
颜婉嫦　香港大学玛丽医院
潘凌亚　北京协和医院
薛凤霞　天津医科大学总医院
薛辛东　中国医科大学附属盛京医院
戴钟英　上海交通大学附属第六人民医院
魏丽惠　北京大学人民医院

秘　书　胡改丽

第 2 版编委名单

第2版编者名单(以姓氏笔画为序)

丁西来　北京协和医院
丁宗一　北京儿童医院
万小平　上海市第一人民医院
于学文　北京大学公共卫生学院
马　丁　华中科技大学同济医院
马玉珠　海南医学院
马彦彦　北京大学第一医院
马晓年　清华大学第二附属医院
丰有吉　复旦大学妇产科医院
乌毓明　北京协和医院
卞度宏　重庆医科大学第一附属医院
卞美璐　中日友好医院
孔北华　山东医科大学附属医院
毛中南　上海第二军医大学长海医院
王　文　北京大学肿瘤医院
王　平　西安交通大学第一医院
王　和　四川大学华西第二医院
王　波　山东大学齐鲁医院
王　炜　香港中文大学威尔斯亲王医院
王　燕　北京大学公共卫生学院
王大琬　北京妇产医院
王山米　北京大学人民医院
王友芳　北京协和医院
王世阆　四川大学华西第二医院
王仪生　北京大学第一医院
王光超　北京大学第一医院
王沂峰　广州市第二人民医院
王建六　北京大学人民医院
王临虹　中国疾病预防控制中心妇幼保健中心
王海燕　北京大学第一医院
王益夫　香港中文大学威尔斯亲王医院
王淑兰　北京妇产医院
王淑雯　天津市中心妇产医院

王德芬　上海市第一妇婴保健院
邓　姗　北京协和医院
邓小虹　北京市卫生局
丛克家　北京妇产医院
乐　杰　吉林大学第一附属医院
冯　捷　北京大学人民医院
冯力民　首都医科大学附属北京天坛医院
冯瓒冲　复旦大学妇产科医院
古　航　上海第二军医大学长海医院
叶大风　浙江大学妇产科医院
叶丽珍　中国医学科学院基础医学研究所
田扬顺　第四军医大学西京医院
田秦杰　北京协和医院
田翠华　中华医学会杂志社
白　萍　中国医学科学院肿瘤医院
白文佩　北京大学第一医院
石一复　浙江大学妇产科医院
艾继辉　华中科技大学同济医院
乔　宠　上海第二医科大学仁济医院
乔　杰　北京大学第三医院
乔玉环　郑州医科大学第一附属医院
任自强　首都医科大学附属北京复兴医院
刘　义　华中科技大学同济医院
刘　伟　上海第二医科大学仁济医院
刘　鸣　山东大学齐鲁医院
刘　彦　上海第二军医大学长征医院
刘　陶　首都医科大学附属北京安贞医院
刘　庸　天津医科大学
刘　斌　北京大学医学部
刘以训　中国科学院动物研究所
刘玉洁　北京大学第一医院
刘伯宁　上海市第六人民医院
刘运明　北京大学第一医院

刘学高	广州暨南大学生殖免疫研究中心	邢淑敏	北京中日友好医院
刘建立	解放军总医院	严仁英	北京大学第一医院
刘珠凤	北京协和医院	何柏松	香港大学玛丽医院
刘继红	中山医科大学肿瘤医院	何福仙	华中科技大学同济医院
刘继晓	华中科技大学同济医院	冷金花	北京协和医院
刘淑云	四川大学华西第二医院	吴 燕	北京大学第三医院
刘越璋	北京儿童医院	吴令英	中国医学科学院肿瘤医院
刘新民	山东省立医院	吴北生	北京大学第一医院
刘福元	中山大学肿瘤医院	吴连方	北京妇产医院
刘嘉茵	南京军区总医院	吴味辛	重庆医科大学第一附属医院
向 阳	北京协和医院	吴宜勇	北京医院
吕玉人	北京民航总局医院	吴香达	台北荣民总医院
回允中	北京大学人民医院	吴效科	南京军区总医院
孙 强	北京协和医院	吴爱如	中国医学科学院肿瘤医院
孙大为	北京协和医院	宋 磊	解放军总医院
孙建衡	中国医学科学院肿瘤医院	宋鸿钊	北京协和医院
孙念怙	北京协和医院	张 炜	复旦大学妇产科医院
孙爱军	北京协和医院	张 萍	华中科技大学同济医院
安 琳	北京大学公共卫生学院	张以文	北京协和医院
庄广伦	中山大学第一附属医院	张玉林	香港中文大学妇产科学系
庄依亮	复旦大学妇产科医院	张丽珠	北京大学第三医院
庄留琪	上海市计划生育技术指导所	张明仁	香港中文大学妇产科学系
成俊芝	天津市中心妇产医院	张俊慧	复旦大学妇产科医院
曲 元	北京大学第一医院	张树荣	吉林大学第一附属医院
朱 兰	北京协和医院	张荣莲	福建省妇幼保健院
朱伟杰	广州暨南大学生殖免疫研究中心	张家文	四川大学华西第二医院
朱关珍	复旦大学妇产科医院	张振钧	复旦大学妇产科医院
朱依敏	浙江大学妇产科医院	张致祥	北京大学第一医院
朱楣光	天津市中心妇产医院	张惜阴	复旦大学妇产科医院
朱蓬弟	国家计划生育委员会科学技术研究所	张清学	中山大学第一医院
朱燕宁	北京协和医院	张雅贤	香港大学玛丽医院
江 森	山东大学齐鲁医院	张颖杰	北京妇产医院
纪 彦	上海市第一妇婴保健院	张蕴璟	西安交通大学第一医院

张震宇	首都医科大学附属北京朝阳医院	沈 铿	北京协和医院
李 旭	西安交通大学第一医院	狄 文	上海第二医科大学仁济医院
李 坚	北京妇产医院	肖碧莲	国家计划生育委员会科学技术研究所
李 芬	西安交通大学第一医院	苏延华	南京军区总医院
李 昭	天津医科大学总医院	苏应宽	山东大学齐鲁医院
李 晖	解放军总医院	苏聪贤	台湾马偕医院
李 斌	首都医科大学附属北京安贞医院	谷 炤	国家计划生育委员会科学技术研究所
李广太	首都医科大学附属北京同仁医院	谷祖善	新疆石河子大学第一附属医院
李书闻	首都医科大学附属北京安贞医院	连利娟	北京协和医院
李汉萍	江西省妇幼保健院	邱仁宗	中国社会科学院哲学研究所
李华军	北京协和医院	邵长庚	全国性病防治研究中心
李守柔	吉林大学第二医院	邵浩达	香港中文大学妇产科学系
李克敏	北京大学第一医院	陆 清	海南医学院
李志刚	北京协和医院	陆惠娟	上海市第一妇婴保健院
李孟达	中山大学肿瘤医院	陆湘云	复旦大学妇产科医院
李尚为	四川大学华西第二医院	陈 叙	天津市中心妇产医院
李忠妹	首都医科大学附属北京复兴医院	陈 倩	北京大学第一医院
李美芝	北京大学第三医院	陈 焰	北京妇产医院
李爱玲	中国医学科学院肿瘤医院	陈子江	山东省立医院
李艳芳	香港中文大学威尔斯亲王医院	陈文桢	福建省妇幼保健院
李维敏	四川大学华西第二医院	陈乐真	解放军总医院
李静林	重庆医科大学第二附属医院	陈春玲	北京大学第一医院
杜湘柯	北京大学人民医院	陈贵安	北京大学第三医院
杨 欣	北京大学第一医院	陈晓燕	西安交通大学第一医院
杨冬梓	中山大学第一医院	陈爱萍	青岛医学院第二附属医院
杨业洲	四川省人民医院	陈珠萍	上海第二医科大学仁济医院
杨秀兰	中国福利会国际和平妇幼保健院	周 虹	北京大学公共卫生学院
杨秀玉	北京协和医院	周世梅	北京大学第一医院
杨佳新	北京协和医院	周应芳	北京大学第一医院
杨秉炎	上海市国际和平妇幼保健院	周苏文	首都医科大学附属北京宣武医院
杨艳玲	北京大学第一医院	周易冬	北京协和医院
杨慧霞	北京大学第一医院	周剑萍	上海市计划生育委员会
汪希鹏	上海第二医科大学仁济医院	周羡梅	北京大学第三医院

林本耀	北京大学肿瘤医院	胡永芳	北京大学人民医院
林守清	北京协和医院	胡自正	天津市计划生育研究所
林其德	上海第二医科大学仁济医院	胡丽娜	重庆医科大学第二附属医院
林建华	上海第二医科大学仁济医院	荣 荣	深圳市红十字会医院
林金芳	复旦大学妇产科医院	赵 彦	北京大学人民医院
欧 萍	福建省妇幼保健院	赵 耘	北京大学人民医院
罗丽兰	华中科技大学同济医院	赵 霞	四川大学华西第二医院
罗树生	北京大学公共卫生学院	赵亚南	上海第二军医大学长海医院
范光升	北京协和医院	赵瑞琳	北京大学第一医院
范迪钧	北京阜外心血管病医院	钟 刚	华中科技大学同济医院
范娜娣	天津市第二中心医院	钟国衡	香港大学妇产科学系
范慧民	北京妇产医院	骆一凡	澳门山顶医院
茅 枫	北京协和医院	凌萝达	重庆医科大学第二附属医院
郁 琦	北京协和医院	唐 仪	北京大学公共卫生学院
郎景和	北京协和医院	唐素恩	北京大学医学部
郑 文	北京肿瘤医院	夏恩兰	首都医科大学附属北京复兴医院
郑 伟	北京妇产医院	夏铁安	北京大学第一医院
郑 伟	浙江大学第二医院	徐 苓	北京协和医院
郑全庆	西安交通大学第一医院	徐苗厚	山东大学齐鲁医院
郑怀美	复旦大学妇产科医院	徐晋勋	上海市计划生育委员会
金 力	北京协和医院	徐蕴华	北京协和医院
金 辉	西安交通大学第一医院	桑国卫	中国药品生物制品检定所
保毓书	北京大学公共卫生学院	翁梨驹	首都医科大学附属北京朝阳医院
姚中本	上海市计划生育技术指导所	翁霞云	解放军总医院
姚天一	天津市中心妇产医院	郭亦寿	山东大学医学院
姚先莹	四川大学华西第二医院	郭成秀	天津市中心妇产医院
姚桂梅	北京大学第三医院	郭丽娜	北京协和医院
姜 洁	山东大学齐鲁医院	郭燕燕	北京大学第一医院
施永鹏	首都医科大学附属北京复兴医院	钱和年	北京大学人民医院
施 波	中国医学科学院药物研究所	顾美皎	华中科技大学同济医院
段 华	首都医科大学附属北京复兴医院	顾素娟	北京市计划生育技术研究指导所
段 涛	上海市妇幼保健院	高 颖	华中科技大学同济医院
段恩奎	中国科学院动物研究所	高永良	浙江省肿瘤医院
祝彼得	成都中医药大学	高国兰	江西省肿瘤医院

高雨农　北京大学肿瘤医院	焦泽旭　中山大学第一医院
高雪莲　北京大学第一医院	程利南　上海市国际和平妇幼保健院
崔　恒　北京大学人民医院	程蔚蔚　复旦大学妇产科医院
崔丽侠　西安交通大学第一医院	童传良　上海市计划生育技术指导所
崔满华　吉林大学第二医院	童新元　解放军总医院
康楚云　北京大学公共卫生学院	葛秦生　北京协和医院
戚庆炜　北京协和医院	董　悦　北京大学第一医院
曹泽毅　中华妇产科学会　四川大学华西第二医院	蒋庆春　上海市中西医结合医院
曹斌融　复旦大学妇产科医院	谢　幸　浙江大学妇产科医院
曹缵孙　西安交通大学第一医院	谢梅青　中山大学第一医院
梁晓燕　中山大学第一附属医院	韩　锐　中国医学科学院药物研究所
梅卓贤　中山大学第一医院	韩　蓁　西安交通大学第一医院
渠川琰　北京大学第一医院	韩字研　四川大学华西第二医院
盖铭英　北京协和医院	鲁永鲜　解放军 304 医院
盛丹菁　上海医科大学妇产科医院	雷贞武　四川省生殖卫生学院
章小维　北京大学第一医院	靳家玉　首都医科大学附属北京友谊医院
章文华　中国医学科学院肿瘤医院	鲍秀兰　北京协和医院
章汉旺　华中科技大学同济医院	廖秦平　北京大学第一医院
符绍莲　北京大学公共卫生学院	漆洪波　重庆医科大学第一附属医院
黄令翠　香港大学玛丽医院	熊　庆　四川省妇幼保健院
黄汉源　北京协和医院	蔡挥东　首都医科大学附属北京复兴医院
黄思诚　台湾大学医学院	蔡桂如　华中科技大学同济医院
黄胡信（Felix W）　澳大利亚悉尼新南威尔士州立 　　　　　大学利物浦医院	蔺　莉　首都医科大学附属北京友谊医院
	樊尚荣　北京大学深圳医院
黄荣丽　北京协和医院	潘明明　复旦大学妇产科医院
黄荷凤　浙江大学妇产科医院	颜上惠　台北荣民总医院
黄惠芳　北京协和医院	颜明贤　台北荣民总医院
黄醒华　北京妇产医院	颜婉嫦　香港大学玛丽医院
傅兴生　江西省妇幼保健院	黎培毅　四川大学华西第二医院
彭书凌　中山大学第一医院	霍　苓　北京肿瘤医院
彭芝兰　四川大学华西第二医院	戴钟英　上海市第六人民医院
曾宝元　北京协和医院	濮德敏　华中科技大学同济医院
温宏武　北京大学第一医院	魏丽惠　北京大学人民医院
焦书竹　天津医科大学总医院	籍孝诚　北京协和医院

第1版编委名单

编　委：

宋鸿钊　严仁英　张丽珠　葛秦生
郑怀美　司徒亮　苏应宽　江　森
王大琬　肖碧莲　连利娟　张惜阴
李自新　钱和年

（以姓氏笔画为序）

乌毓明　卞度宏　王世阆　丛克家
乐　杰　田翠华　石一复　邝健全
刘　庸　刘建立　庄广伦　庄留琪
成俊芝　朱关珍　朱楣光　邢淑敏

吴　燕　吴味辛　吴爱如　张振钧
张颖杰　张蕴璟　李守柔　李诚信
杨慧霞　沈　铿　谷祖善　陆　清
陈文祯　周剑萍　罗丽兰　范慧民
胡自正　赵瑞琳　凌萝达　唐素恩
夏恩兰　高永良　崔　恒　曹瓒孙
黄醒华　彭芝兰　焦书竹　靳家玉
戴钟英

特邀编委：

王益夫　张明仁　邱仁宗

秘　书：

王　耘

第1版编者名单（以姓氏笔画为序）

马玉珠	海南医学院	庄广伦	中山医科大学第一附属医院
乌毓明	北京协和医院	庄依亮	上海医科大学妇产科医院
卞度宏	重庆医科大学第一附属医院	庄留琪	上海市计划生育技术指导所
王大琬	北京市妇产医院	成俊芝	天津市中心妇产科医院
王山米	北京医科大学人民医院	朱伟杰	暨南大学生殖免疫研究中心
王友芳	北京协和医院	朱关珍	上海医科大学妇产科医院
王世阆	华西医科大学第二附属医院	朱楣光	天津市中心妇产科医院
王仪生	北京医科大学第一医院	朱蓬第	国家计划生育委员会科学技术研究所
王益夫	香港中文大学妇产科学系	朱燕宁	海军总医院
王淑雯	天津市中心妇产科医院	朴德敏	同济医科大学附属同济医院
王德芬	上海市妇幼保健院	江　森	山东医科大学附属医院
丛克家	北京市妇产医院	邢淑敏	北京中日友好医院
乐　杰	白求恩医科大学第一临床学院	严仁英	北京医科大学第一医院
冯　捷	北京医科大学人民医院	吴　燕	北京医科大学第三医院
叶丽珍	中国医学科学院基础医学研究所	吴连芳	北京市妇产医院
司徒亮	重庆医科大学第一附属医院	吴味辛	重庆医科大学第一附属医院
田翠华	中华医学会杂志社	吴爱如	中国医学科学院中国协和医科大学肿瘤医院
石一复	浙江医科大学妇产科医院	吴宜勇	北京医院
邝健全	中山医科大学孙逸仙医院	宋鸿钊	北京协和医院
刘　庸	天津医科大学中心实验室	张以文	北京协和医院
刘　斌	北京医科大学组织教研室	张丽珠	北京医科大学第三医院
刘书文	北京医科大学第一医院	张明仁	香港中文大学妇产科学系
刘伯宁	上海市第六人民医院	张振钧	上海医科大学妇产科医院
刘运明	北京医科大学第一医院	张致祥	北京医科大学第一医院
刘学高	暨南大学生殖免疫研究中心	张惜阴	上海医科大学妇产科医院
刘珠风	北京协和医院	张颖杰	北京市妇产医院
刘建立	北京解放军总医院	张蕴璟	西安医科大学第一临床医学院妇幼系
刘淑云	华西医科大学第二附属医院	李　坚	北京市妇产医院
刘越璋	北京市儿童保健所	李　芬	西安医科大学第一临床医学院妇幼系
吕玉人	北京民航局总医院	李　昭	天津医科大学总医院
回允中	北京医科大学人民医院	李　晖	北京解放军总医院统计教研室
孙建衡	中国医学科学院中国协和医科大学肿瘤医院	李守柔	白求恩医科大学第二临床学院
孙念怙	北京协和医院	李自新	北京医科大学人民医院

李孟达　中山医科大学肿瘤医院
李诚信　江西省妇幼保健院
李维敏　华西医科大学第二附属医院
杜湘柯　北京医科大学人民医院
杨秀玉　北京协和医院
杨秉炎　中国福利会国际和平妇幼保健院
杨慧霞　北京医科大学第一医院
沈　铿　北京协和医院
肖碧莲　国家计划生育委员会科学技术研究所
苏延华　解放军南京军区总医院
苏应宽　山东医科大学附属医院
谷祖善　新疆石河子医学院附属医院
连利娟　北京协和医院
邱仁宗　中国社会科学院哲学研究所
陆　清　海南医学院
陆惠娟　上海市第一妇婴保健院
陆湘云　上海医科大学妇产科医院
陈文祯　福建省妇幼保健院
陈乐真　北京解放军总医院
陈晓燕　西安医科大学第一临床医学院
周世梅　北京医科大学第一医院
周苏文　首都医科大学宣武医院
周剑萍　上海市计划生育委员会
周羡梅　北京医科大学第三医院
林守清　北京协和医院
林其德　上海第二医科大学仁济医院
林金芳　上海医科大学妇产科医院
罗丽兰　同济医科大学附属同济医院
范光升　北京协和医院
范迪钧　上海医科大学妇产科医院
范娜娣　天津第二中心医院
范慧民　北京市妇产医院
郎景和　北京协和医院

郑　伟　北京市妇产医院
郑全庆　西安医科大学第一临床医学院妇幼系
郑怀美　上海医科大学妇产科医院
金　辉　西安医科大学第一临床医学院妇幼系
保毓书　北京医科大学公共卫生学院
姚中本　上海市计划生育技术指导所
姚天一　天津市中心妇产科医院
祝彼得　成都中医药大学组织胚胎教研室
胡永芳　北京医科大学人民医院
胡自正　天津计划生育研究所
赵亚南　上海第二军医大学长海医院
赵瑞琳　北京医科大学第一医院
凌萝达　重庆医科大学第二附属医院
唐　仪　北京医科大学公共卫生学院
唐素恩　北京医科大学病理科
夏恩兰　首都医科大学附属复兴医院
夏铁安　北京医科大学第一医院
徐　苓　北京协和医院
徐晋勋　上海市计划生育委员会
徐蕴华　北京协和医院
桑国卫　浙江省医学科学院
翁梨驹　北京朝阳医院
翁霞云　北京解放军总医院
郭亦寿　山东医科大学
郭燕燕　北京医科大学第一医院
钱和年　北京医科大学人民医院
顾美皎　同济医科大学附属同济医院
顾素娟　北京市计划生育技术研究指导所
高永良　浙江省肿瘤医院
崔　恒　北京医科大学人民医院
崔丽侠　西安医科大学第一临床医学院妇幼系
盛丹菁　上海医科大学妇产科医院
曹泽毅　华西医科大学

曹斌融	上海医科大学妇产科医院	焦书竹	天津医科大学总医院
曹瓒孙	西安医科大学第一临床医学院	程利南	中国福利会国际和平妇幼保健院
梁晓燕	中山医科大学第一附属医院	葛秦生	北京协和医院
渠川琰	北京医科大学第一医院	董 悦	北京医科大学第一医院
盖铭英	北京协和医院	韩 锐	中国医学科学院药物研究所
章文华	中国医学科学院中国协和医科大学肿瘤医院	韩字研	华西医科大学第二附属医院
黄汉源	北京协和医院	雷贞武	四川生殖卫生学院
黄尚志	中国医学科学院基础研究所	靳家玉	首都医科大学附属友谊医院
黄荣丽	北京协和医院	鲍秀兰	北京协和医院
黄醒华	北京妇产医院	蔡桂如	同济医科大学附属同济医院
符绍莲	北京医科大学公共卫生学院	黎培毅	华西医科大学第二附属医院
傅兴生	江西省妇幼保健院	戴钟英	上海市第六人民医院
彭芝兰	华西医科大学第二附属医院	籍孝诚	北京协和医院

第 4 版序言

人民健康是民族昌盛和国家富强的重要标志,医学的发展对我国社会的进步具有最重要的支撑作用。新中国成立 74 年来,我国的医疗卫生事业取得了突飞猛进的进步,国民健康水平持续提高。中国的人均预期寿命从新中国成立时的 35 岁增长到 2021 年的 78.2 岁。2022 年,全国孕产妇死亡率下降到 15.7/10 万、婴儿死亡率下降到 4.9‰,居民主要健康指标总体上优于中高收入国家平均水平,妇幼健康核心指标持续向好,妇女儿童健康状况有了极大的改善与提高。

保障妇女儿童的健康是健康中国战略极为重要的组成部分。在《"健康中国 2030"规划纲要》中明确提出要进一步降低产妇死亡率、提高妇女常见病筛查率和早诊早治率、实施妇幼健康和计划生育服务保障工程、提升孕产妇急危重症救治能力的学科要求,并督促全面加强产科、助产等急需紧缺专业人才培养培训。我国妇产科学领域再次迎来了新的发展契机。因此,《中华妇产科学》作为"中华系列"著作的优秀代表之一能够与时俱进,启动传承与修订,恰逢其时,具有突出的时代意义。

《中华妇产科学》是 20 世纪末出版的妇产科大型专著,在编写过程中,历经 4 版传承,先后共凝聚了七百余位我国当代老、中、青妇产科学专家,其编写队伍之庞大、编写人员之权威、编写内容之精深,使其雄踞于妇产科学专著的高原阵地,代表着我国妇产科学发展的最高学术水平。从第 1 版至今 24 年来,伴随着我国妇产科学事业的蓬勃发展,更是培养了一代又一代的妇产科人才,为全面促进广大妇女、母婴的健康,推动妇产科学事业发展、妇产科医生人才培养及队伍建设做出了巨大贡献。

第 4 版在汲取既往各版的学术精华和近 7 年来妇产科学进展的基础上,继续总结完善,开拓创新,从内容到形式,旨在良好继承妇产科学的基本理论、基础知识和基本技能,较全面地反映本领域的新理论、新概念和新技术,更加丰富中国之共识,体现中国之标准,缔造中国之原创。

《中华妇产科学》品牌的树立与不断的传承,离不开曹泽毅主编孜孜不倦的努力工作,正是由于他的不断求索、持之以恒,坚持学术发展、坚持学术总结、坚持学术创新,才最终成就了妇产科学的中华方案、中华故事的出版工程,才取得了《中华妇产科学》今天的成绩。

相信《中华妇产科学》的再版修订工作将对全面提高临床妇产科医生诊治水平、促进母婴健康、推动健康中国战略发展发挥重要的作用。

因此,向大家推荐此书。

中国科学院院士

2023 年 11 月

第 4 版前言

　　《中华妇产科学》(第 3 版) 出版已 9 年了,在这段时间内,我国医学界和妇产科学界取得了很多令人鼓舞的新进展。一大批中青年骨干已经成长而且成为学科带头人。我国近些年又增加了多个妇产科学术团体,使妇产各学科可以更加协调地深入发展。2017 年乔杰教授和马丁教授当选为中国工程院院士,2017 年黄荷凤教授当选为中国科学院院士,2019 年陈子江教授当选为中国科学院院士,这极大地加强了妇产科学界的学术力量。

　　9 年来,妇产科学出现了很多重要的进展,在对外交流方面,我国妇产科学界已全面加入国际妇产科学界各领域的各项活动中去,中青年一代不但成长壮大而且已登上国际学术大舞台,紧密结合中国医学发展,加强了国际联系合作,并让国际妇产科学界更全面、正确地了解中国的妇产科现状和发展,促进了国际学术交流。

　　《中华妇产科学》受到了广大妇产科医师的欢迎,已经成为广大妇产科医师的必备参考书。它之所以受到广大妇产科医师的热爱,不仅因为它是一部最全面、详尽、深入反映国内外最新妇产科成就现状的参考书,也因为它是最能结合中国实际情况来指导广大妇产科医师临床、教学和研究工作的参考书。第 4 版在保留原有篇章基础上,由第 3 版 9 篇 111 章增加为 9 篇 114 章。为更方便妇产科医师应用,第 4 版仍分为上、中、下三册,上册内容为总论、产科、妇女保健;中册为妇科、盆底功能障碍性疾病、妇科内分泌、辅助生殖技术、生育调控;下册为妇科肿瘤。全书既为整体又有分册,更方便读者阅读和使用。

　　第 4 版编者共 498 人,涵盖来自全国 150 余所高等医学院、省市中心医院经验丰富的资深专家和工作在医、教、研第一线的优秀中青年学者。特别高兴的是,我们还继续邀请到中国台湾省、香港特别行政区、澳门特别行政区的学者参加,使本书充分体现了我国老、中、青妇产科专家学者们的团结和谐、精诚协作的精神,成为我国最高水平的妇产科学经典巨著。

　　第 4 版虽然保持原书风格,各篇章按统一规格编写,但由于 9 年来妇产科学领域发展迅速,特别是在基础研究和临床研究方面,而且各编者对最新观点介绍重点不同以及有写作风格的差异,所以使得本书在内容和形式上更加丰富多彩,使读者在深入学习的基础上有更多思考、启发的空间。

　　在这 9 年中,我国又失去了肖碧莲、葛秦生、陈文祯、罗丽兰、高永良、谢幸等妇产科学界的著名专家,他们对我国妇产科学和本书的贡献令我们对他们保持永远的尊敬和怀念。我们将通过《中华妇产科学》每一新版的问世,传承和发扬我国妇产科学界老一辈先驱者们的精神,培养出一代又一代的优秀中青年妇产科医师,不断发展我国的妇产科学事业,使其从中国走向世界。

全体编者经过 2 年多夜以继日的辛勤劳动才使本书能按时完稿,编写秘书胡改丽医生为各篇章稿件的收集和整理工作付出了大量的劳动。特别是人民卫生出版社给予了大力支持,在编写、审稿和出版各阶段,集中大量人力保证了第 4 版的及时问世。对各位编者、编者单位的领导,以及相关工作人员为本书所作出的重要贡献,表示衷心的感谢!

由于编写如此巨大专著的经验和能力有限,书中错误和欠妥之处难免,出版之际恳切希望广大读者在阅读过程中不吝赐教,如有疑问欢迎发送邮件至邮箱 renweifuer@pmph.com,或扫描封底二维码,关注"人卫妇产科学",对我们的工作予以批评指正,以期再版修订时进一步完善,更好地为大家服务。

2023 年 11 日

第 3 版序言

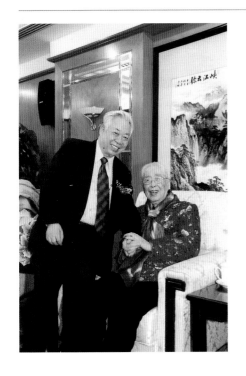

《中华妇产科学》是人民卫生出版社 20 世纪末出版的妇产科大型专著,它先后凝聚了 360 多位我国当代老、中、青妇产科学专家,不断总结、发展我国和国际妇产科学的最新经验和成果,也是众多妇产科领域的专家团结合作的结晶,是当代我国最权威的妇产科学巨著。

曹泽毅教授 1956 年毕业于华西医科大学,1964 年就读于北京医科大学,是康映蕖教授的硕士研究生,我有幸作为他的导师之一,目睹了他这一代年轻医生的成长。近 50 年来,我国妇产科学界发生了巨大变化,一批又一批的中青年医生成为我国妇产科学的学术带头人,并走上国际舞台,为我国的妇产科学事业作出了很大的贡献,我为此感到非常欣慰。

曹泽毅教授主持编写的《中华妇产科学》,得到了广大读者的赞许。两年前在人民卫生出版社的大力支持下,开始了第 3 版的修订工作,由于妇产科学的迅速发展,增加了很多新内容,由原来的上、下册增加为上、中、下三册,历经艰辛努力,终使此书得以圆满完成。曹泽毅教授及其同道们所做的工作,不仅对我国中、青年妇产科医师的成长有很大的帮助,而且对我国妇产科事业的发展都有深远的影响,我希望《中华妇产科学》将会一代一代更新、再版下去,成为我国广大妇产科医生的良师益友,为我国妇产科学事业的发展作出重要贡献。

严仁英

2012 年 11 月

第 3 版前言

《中华妇产科学》(第 2 版)出版已 8 年了,在这段时间内,我国妇产科学界和国际妇产科学界取得了一些令人鼓舞的新进展。中华医学会妇产科学分会经过多年的酝酿和发展,一大批中青年骨干已经成长而且成为学科带头人。中华医学会又于 2005 年成立了中华医学会生殖医学分会。至此,我国现有中华医学会妇产科学分会、中华医学会计划生育学分会、中华医学会围产医学分会、中华医学会妇科肿瘤学分会和中华医学会生殖医学分会五个专科分会,使妇产各学科可以更加协调地深入发展。2011 年,郎景和教授被评选为中国工程院院士,终于结束了长期以来我国妇产科无院士的历史。

在对外交流方面,中华医学会妇产科学分会在 2009 年被选为 FIGO 常务理事单位;中华医学会妇科肿瘤学分会 2010 年参加亚洲妇科肿瘤学会,并被选为常务理事单位;中华医学会妇产科学分会于 2011 年参加亚太妇产科联盟成为常务理事单位。在学术交流方面,先后于 2005 年在北京召开首届 FIGO 中国妇产科学会学术会议,2009 年在上海召开 FIGO 中华妇科肿瘤学术会议。第 72 届 FIGO 常务理事会于 2012 年 5 月在北京召开,届时还举办了 FIGO 中华妇产科现代科学进展学术会议。同年 6 月,中华医学会妇科肿瘤学分会青年委员会和 IGCS 合办首届国际妇科肿瘤学术会议。至此,我国妇产科学界已全面进入国际妇产科学界各领域的各项活动中去,中青年一代不但成长壮大而且已登上国际学术大舞台,紧密结合中国医学发展,加强了国际联系合作,并让国际妇产科学界更全面、正确地了解中国的妇产科现状和发展,促进了国际学术交流。

《中华妇产科学》受到了广大妇产科医师的欢迎,已经成为广大妇产科医师的必备参考书。它之所以受到广大妇产科医师的热爱,不仅因为它是一部最全面、详尽、深入反映国内外最新妇产科成就现状的参考书,也因为它是最能结合中国实际情况来指导广大妇产科医师临床、教学和研究工作的参考书。第 3 版在保留原有篇章基础上由第 2 版 7 篇 116 章增加为 9 篇 111 章,新增 2 篇,其中"盆底功能障碍性疾病"和"不孕症与人类辅助生殖技术"篇是新增。为更方便妇产科医师应用,第 3 版分为上、中、下三册:上册内容为绪论、总论、产科、妇女保健;中册为妇科、盆底功能障碍性疾病、妇科肿瘤(部分);下册为妇科肿瘤(部分)、妇科内分泌、不孕症与人类辅助生殖技术、计划生育。全书既为整体又有分册,更方便读者阅读和使用。

第 3 版编者共 400 余人,涵盖来自全国 100 余所高等医学院、省市中心医院和研究所的经验丰富的资深专家教授和工作在医、教、研第一线的优秀中青年学者,特别高兴的是,我们还继续邀请到中国台湾省、香港特别行政区、澳门特别行政区和美国、澳大利亚的中国学者参加,使本书充分体现了我国老、中、青妇产科专家学者们的团结和谐、精诚协作的精神,成为我国最高水平的妇产科学经典巨著。

第 3 版虽然保持原书风格,各篇章按统一规格编写,但由于各编者对最新观点的介绍重点不同及风格各异,使得本书内容和形式更加丰富多彩,使读者在深入学习的基础上有更多思考、启发的空间。

在这 8 年中,我国又失去了江森教授、乐杰教授、李自新教授、丛克家教授、李守柔教授等妇产科学界的老一辈专家,他们对我国妇产科和本书的贡献令我们对他们保持永远的尊敬和怀念。我们将通过《中华妇产科学》每一新版的问世,传承和发扬我国妇产科学界老一辈先驱者们的精神,培养出一代又一代的优秀中青年妇产科医师,不断发展我国的妇产科学事业,使其从中国走向世界。

全体编者2年多夜以继日的辛勤劳动才使本书能按时完稿,特别是人民卫生出版社领导的大力支持,在编写、审稿和出版各阶段,集中大量人力保证了第3版的及时问世。对各编者单位的领导、出版社编辑为本书所作出的重要贡献,表示衷心的感谢。

本书编委会秘书胡改丽医生在怀孕期间为各篇章的收集、整理工作付出了巨大的劳动;审稿工作得到了各篇长的大力协助,一并致以衷心感谢。

由于编写如此巨大专著的经验和能力有限,本书中错误和欠妥之处难免,望广大读者指正,特此致谢!

2013 年 11 月

第 2 版序言

　　《中华妇产科学》是人民卫生出版社近年来推出的在全国有代表性和权威性的中华系列大型专著之一。它聚集了 250 多位我国当代老、中、青妇产科学专家，总结了我国妇产科学新中国成立以来的经验和成果，包含了国内外妇产科的最新成就。它不仅代表了我国妇产科学术界的最高学术水平，也是众多妇产科领域的精英团结合作的结晶，是国内最具分量的权威性妇产科学巨著。

　　曹泽毅教授从 1995 年开始主持《中华妇产科学》第一版的编写工作，历时 4 年，终于出版，在妇产科学界产生了巨大的反响。应广大读者的强烈要求，同时为了与时俱进地反映妇产科领域内的新进展，在人民卫生出版社的大力支持下，两年前，他组织了一批优秀的妇产科工作者，开始了第二版的修订工作。查漏补缺，历时两载的呕心沥血，终使此书得以圆满完成。

　　曹泽毅教授及其同道们所做的工作，不仅对当前青年一代妇产科医师的成长有很大帮助，而且对我国妇产科学的发展、乃至中国妇产科学事业都会有深远影响，是一项功在当代、利在千秋的事业。这正如老一辈妇产科专家林巧稚、王淑贞教授所做的一样，这就是科学文化的传承精神。我相信在这种精神的感召下，会有更多的专家教授投身于这种事业，让新一代妇产科医师站得更高、走得更远。

吴阶平

中国工程院院士

2004 年 9 月

第 2 版前言

《中华妇产科学》出版已经 5 年了,受到了广大妇产科医师的欢迎。也就在这几年,我国妇产科学界出现一些令人振奋、鼓舞的新进展:经过几代人多年的努力中华医学会妇产科学分会终于被国际妇产科联盟(FIGO)接受为会员,并于 2003 年组团参加在智利召开的第 17 届国际妇产科大会,中国妇产科学界正式走上了国际妇产科讲坛;继 2001 年中美医学大会之后,先后在北京召开中美、中日、中韩妇产科学术会议,一批优秀中、青年妇产科人才脱颖而出,正在从国内舞台走向世界。

《中华妇产科学》之所以受到广大妇产科医师的关爱,是因为它是一部最全面、详尽、深入反映国内外最新妇产科成就及现状的参考书。但在出版后的 5 年间,妇产科学在基础和临床方面又有很多新的发展,这就要求《中华妇产科学》需要对新的内容进行补充和修改,以反映当前最新的成就、现状和观点,才能适合大家的需要。

2002 年在北京参加《中华妇产科学》再版的 200 多位专家研究决定:第 2 版的《中华妇产科学》仍然包括总论、产科、妇女保健、妇科、妇科肿瘤、内分泌、计划生育七篇,但各篇增加了新内容,由原版 100 章增加到 116 章,并对妇产科遗传学、免疫学、医学伦理学、性医学、计算机应用和循证医学等有更深入的介绍,全书仍为上、下两册,共 700 余万字。

在此期间,几位妇产科老一代专家谢世:宋鸿钊、钱和年、郑怀美、康映蕖教授。对他们毕生献身于妇产科学事业及对编写本书第一版中卓越的贡献表示深切的怀念和敬意。第二版编写人员更因内容增加而扩大,由第一版 120 多人增加到 200 多人。他们主要来自全国 40 所高等医学院校及省、市、医院和研究所。特别高兴的是邀请到中国台湾省吴香达、黄思诚、颜明贤、苏聪贤、颜上惠教授,香港大学颜婉嫦、黄令翠、王益夫、何柏松教授,香港中文大学张明仁教授、澳门山顶医院骆一凡教授和澳大利亚黄胡信教授参与编写部分篇章。所有作者都是在临床、教学和科研工作经验丰富的资深专家、知名教授和优秀的中青年学者。因此,本书是 21 世纪集我国当代老、中、青妇产科专家学者们团结合作并代表我国最高水平的妇产科学经典巨著。

本书第 2 版仍然保持原有风格,虽然按统一规格编写,但也不强求绝对一致,各篇章均是结合作者多年的丰富临床经验、研究成果以及教学心得和在国外学习、工作的体会并参阅了大量文献后编写而成。各章内容有所侧重,风格各异,更加体现丰富多彩和百家争鸣的作风,各篇之间虽具独立性但也相互联系,部分内容虽有重复但分述在不同篇章或上、下两册,对读者阅读更为方便也属必要,使读者不仅在阅读本书后得到大量信息资料,还可帮助进行分析和思考。

本书是一部妇产科学高级参考书,读者对象主要是医学院校学生、医院和研究机构的各级妇产科医师和研究生,也可以作为各级医院妇产科的大型工具书。

参加第 2 版编写的专家教授们都是身兼要职或工作在临床第一线的中、青年骨干,在日常医疗、教学研究工作十分繁忙的情况下，不辞艰辛、夜以继日地为本书第 2 版编写倾注了全部心血、付出了巨大的努力。他们所在单位的领导也给予了大力支持，才使得本书再版能在 2 年内顺利完稿，人民卫生出版社的领导对本书第 2 版高度重视，对再版组稿、撰写、审稿和出版集中调配人力、经常给予指导和帮助保证了再版及时问世。对以上各单位、编者和出版社的编辑们为本书再版作出的宝贵贡献，谨在此致以衷心感谢。

　　本书编委会秘书王耘同志在病中仍为本书各篇章书稿的收集、整理付出巨大的劳动，本书在统稿阶段得到了北京大学高雨农、陈春玲副教授的大力协助，在此致以由衷的感谢。

　　由于编写如此巨大的专著的经验不足和能力有限，本书中不足和欠妥之处在所难免，敬希广大读者不吝指正，在此致谢。

2004 年 9 月

第1版序言

近 50 年以来,医学科学有很大发展,各学科愈益精细,交叉学科也更深入,研究课题更趋广泛。妇产科学也有很多新进展,并出现一些新的分支学科如围产医学、生殖内分泌学、计划生育学和妇科肿瘤学等。而且一些医学现代科技新技术也日益广泛地在妇产科领域得到应用和发展,如分子遗传学、免疫学及内镜、微创外科、计算机的应用等。这些成果的发展,需要从原有妇产科学的观念上更加扩大视野,注意各基础学科、相近学科的发展对妇产科学的影响,以便及时充分利用一切医学新科技的发展和成果,并应用到妇产科领域中来,进一步促进妇产科学的更大发展。

多年来,妇产科学界的老一辈专家为我们留下了丰富的遗产,即多部妇产科著作,如《生理产科》《病理产科和妇科学》《实用妇产科学》《妇产科理论与实践》《妇产科病理学》《林巧稚妇科肿瘤学》等。这些著作,曾经教育、培养了一代又一代妇产科医师的成长。我们永远不忘他们为我国妇产科学事业的发展建立的不朽功绩。

21 世纪即将到来之际,为了更好地总结几十年我国妇产科学的经验和成果,以及当前新技术和学科发展在妇产科内的应用,需要有一部更全面、详尽、系统反映我国妇产科学的成就和国外最新进展相结合的妇产科学著作。这就是编写这本《中华妇产科学》的目的。我国现有妇产科医师近 10 万人,在当前科技飞速发展的今天,他们需要更好地学习和提高,本书的问世将会成为他们的良师益友,将会对医学生、研究生,以及从事基础或临床研究的妇产科医师提供一部有价值的高级参考书。

本书由曹泽毅教授主编,组织了我国 80 多位资深妇产科专家和 70 多位工作在第一线的优秀中青年医师共同编写组成,这些专家几十年来从事临床、教学及科研工作,多数曾到国外交流讲学、考察或进修学习,积累了丰富经验。在编写这部《中华妇产科学》中参考了国内、外最新资料和大量文献。从本书参加编写的专家队伍,内容的全面、系统、广泛和深入精辟,以及反映 20 世纪 90 年代(当今)国内外最新研究成果和水平等各个方面,均足以表明《中华妇产科学》是我国本世纪妇产科学界的一部巨著。

《中华妇产科学》共分七篇,100 章,共约 520 万字,第一篇为总论,包括妇产科学的发展历史,妇产科有关解剖学、免疫学、遗传学、统计学,有关诊断新技术、医学伦理和计算机在妇产科学的应用等;第二篇为产科学;第三篇为妇女保健学;第四篇为妇科学;第五篇为妇科肿瘤学;第六篇为内分泌学;第七篇为计划生育。各篇均有副主编负责。各章、节分别按统一标准、规格要求,但也力求突出编者的特长和风格。最后全书经主编曹泽毅教授统一审核、修改,保证了全书的高质量和高水平。

本书从我国实际情况出发,反映我国 50 年来妇产科学的发展和国外最新进展,具有鲜明特色,对临床医疗、教学和研究工作都会有指导作用,对我国妇产科学的发展一定会作出很大的贡献。我谨对本书的著者和编辑者致以深切的谢意,希望它能对我国妇产科学的进一步发展发挥更大的作用。

虽然我也是本书的编者之一，主编曹泽毅教授要我为本书写几句话，作为一名从医、从教和研究50多年的妇产科医师，我认为这是一部值得推荐的妇产科高级参考书。特为序以介绍。

中国工程院院士
1998 年 12 月

第1版前言

半个世纪以来,我国的妇产科学界发生了巨大变化:老一辈专家如林巧稚、王淑贞、柯应夔等教授已经谢世多年,但他们留下了大量珍贵、丰富的财富——学术著作。正是在他们的学术思想培养、指导下,一批批优秀的中青年妇产科专家成长起来。我本人曾有幸亲自接受过他/她们的教诲。然而,如今我们这些当年的青年医生也已年过花甲,又承担着培养青年一代的艰巨任务。一代又一代优秀的中青年妇产科医生的成长,反映了我国妇产科事业不断发展的历史。

随着时代的发展,科学的进步,妇产科学和其他学科都有很多重要发展。广大的妇产科医师需要一部最全面、详尽、深入反映国内外最新妇产科成就及现状的参考书。人民卫生出版社精心规划、组织的"中华临床系列专著"中的《中华妇产科学》正是这样一部妇产科学巨著。全书分为上、下两册,520万字,内容包括总论、产科、妇女保健、妇科、妇科肿瘤、内分泌、计划生育七篇。力求全面反映当前我国妇产科学最高水平,并在系统总结我国妇产科学临床经验和研究成果的同时,尽量介绍国外妇产科学的最新理论和诊疗技术的发展。由于近年来交叉学科的飞速发展,还特别编写了妇产科遗传学、免疫学、计算机的应用以及妇产科伦理学和精神心理方面的内容。

本书除邀请德高望重的宋鸿钊、严仁英等10余名老专家编写外,另有80多位编者分布在全国近40所高等医学院校附属医院及各省、市医院或研究所,他/她们都是经验丰富的资深专家和知名教授。同时,还邀请了70多名在妇产科各领域中学有专长且了解国内外现状的优秀中青年作者参加编写。因此,本书是集我国当代老、中、青妇产科专家们团结合作的本世纪我国妇产科经典巨著。

本书虽要求按统一规格编写,但也不强求绝对一致,各篇章作者结合自己多年临床经验、研究成果以及教学心得和在国外参观、考察或工作的体会而编写。各章内容有所侧重,风格各异,反映本书内容的丰富多彩和百家争鸣的学风。各篇之间具有独立性和特殊性,但也有互相联系和必要的重复,每篇中各章具有系统性、连贯性,不仅为读者提供参考,也可以让读者有思考和分析的余地。

本书是一部妇产科学高级参考书,读者对象主要是医学院校学生、医院和研究机构的各级妇产科医生和研究生,也可以作为各级医院妇产科的大型工具书。

参加本书编写的专家教授们都是身兼要职,在日常医疗、教学、研究工作十分繁忙的情况下,不辞艰辛,夜以继日,为本书编写倾注了全部心血,付出了巨大的努力。他们所在单位的领导也给予了大力支持,才使得本书能在三年内顺利完稿。人民卫生出版社的领导对此书的出版高度重视,自始至终大力支持,在本书组稿、撰写、审稿和出版过程中,经常给予指导和帮助,保证了本书的及时问世。对以上各单位、编者和出版社的编辑们为本书作出的宝贵贡献,谨在此致以衷心感谢。

此外，编委会秘书王耘同志自始至终为本书各篇书稿的收集、整理和打印付出了巨大的劳动。山东医科大学朱丽萍、北京医科大学第一医院郎素慧等同志为本书绘制插图。在此谨对他们致以由衷的感谢。

由于编写如此巨大专著的经验不足和能力有限，本书中不足和欠妥之处在所难免，敬希广大读者不吝指正，在此致谢。

1998 年 12 月

44

获取图书配套增值内容步骤说明

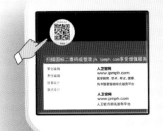

第一步

扫描封底圆形二维码或打开
增值服务激活平台
(jh.ipmph.com)
注册并登录

第二步

刮开并输入激活码
激活图书增值服务

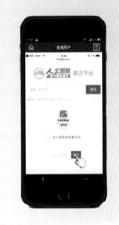

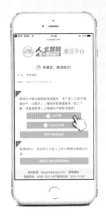

第三步

下载"人卫"APP客户端
或打开人卫图书增值网站

第四步

登录客户端
使用"扫一扫"
扫描书内二维码
即可直接浏览相应资源

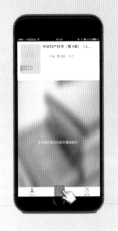

目 录

上 册

中 册

下 册

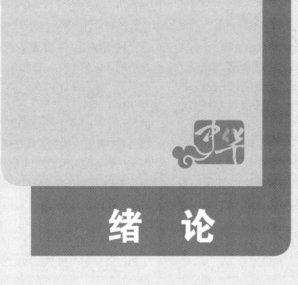

绪 论

"生老病死"，是对人一生的概括，其中尤以"生"为首要。无论中外，产科可能是医学中最古老的一门学科。生得是否顺利，关系母子两条生命的健康及后续成长。出生人口的数量和素质影响我国民族的繁衍，关系到国家的兴衰。妇女担任生育重担，母健则子壮，所以，随着产科的发展，妇科学也应运而生，古称"妇人科"，和产科合称"妇产科学"。而我国妇产科学成为统一的具有现代基础医学知识的医学专门学科，是由引进西方医学而开始的。

一、妇产科学定义和内容

妇产科学是专门研究妇女特有的生理和病理的一门学科。一般分产科学和妇科学两大部分。随着学科的发展，以妇科内分泌为重要研究内容的生殖医学及辅助生殖技术也得到了快速发展。

产科学是专门研究妇女妊娠有关的生理和病理，包括妊娠、分娩和产褥三个时期。现在分为三部分：

（1）生理产科学：包括妊娠生理、正常分娩和产褥生理。

（2）病理产科学：包括妊娠并发症、异常分娩和产褥病理。

（3）围产医学：包括从妊娠28周到产后1周的妊娠生理和病理。

近年来，母胎医学快速兴起，涉及医学遗传学、影像医学、围产医学等，是整合了传统产科学、影像学、遗传学、发育学等多学科而发展起来的致力于母婴健康、减少出生缺陷、提高出生人口素质的新学科。

妇科学专门研究妇女在非妊娠期生殖系统的生理和病理。一般分以下几个部分：

（1）女性生理和女性内分泌学：包括女子一生生理变化、月经生理和病理。

（2）女性生殖内分泌学：包括生育调节与辅助生殖等。

（3）女性生殖器自然保护机制和女性生殖器炎症：包括女性生殖器特殊解剖和生理、各类致病原所致的炎症。

（4）女性生殖器肿瘤：包括女性生殖器良性和恶性肿瘤。

（5）女性生育调节：包括女性避孕药物、器械、手术。

（6）女性生殖器损伤：包括产伤和外伤等。

（7）女性泌尿和盆底功能障碍：包括膀胱功能障碍、尿失禁、子宫脱垂。

（8）女性生殖器畸形：主要为先天性畸形。

（9）子宫内膜异位症及其他有关生殖器疾病。

（10）女性性生理和性功能障碍。

二、妇产科学的历史

根据祖国医学记载，公元前13世纪—公元前12世纪，甲骨文字即有"育疾"的记载。祖国医学现存最古的一部

医书——《黄帝内经》即详述了女子发育、衰老、妊娠过程及妊娠诊断方法、用药治疗原则等，如《素问》所述"女子七岁，肾气盛，齿更，发长；二七，而天癸至，任脉通，太冲脉盛，月事以时下，故有子……七七，任脉虚，太冲脉衰少，天癸竭，地道不通，故形坏而无子矣"。公元2世纪，后汉张仲景著《金匮要略》，专论有妇人妊娠病、妇人产后病和妇人杂病脉证并治三篇；北齐徐之才著《逐月养胎法》。隋巢元方著《诸病源候论》（610年）记载妊娠、临产、乳病甚详。唐代孙思邈（581—682年）著《千金要方》首编三病卷即为"妇人方"，上卷论胎产，中卷论杂病，下卷论调经。后著《千金翼方》评论了种子、恶阻、养胎、妊娠疾病、临产和产后疾病的处理以及崩漏诸证的治疗。公元8世纪中叶，昝殷著《产宝》更是产科第一部专著，自此妇产科学与内科分立。至宋代嘉祐五年（1060年）规定产科为医学九科之一，产科正式成为独立的一科。一时论述不断涌现，先后有李师圣著《产论》；郭子建著《产育宝庆集方》；杨子建著《十产论》；朱瑞章著《卫生家宝产科备要》；随着陈自明所著《妇人大全良方》（1237年）兼备妇科病的阐述，集以往妇产科著述的大成，是一代经典著作。至金元时期，冀致君著《产乳备要》，朱丹溪著《产宝百问》，亦均著称一时。明代著述更多，著名的有万密斋著《广嗣纪要》，武之圣著《济阴纲目》，这些名著又进一步推进了祖国医学妇产科学术的发展。至清乾隆年间，御纂《医宗金鉴》，更是集以往著作的大成，由太医院集体创作完成。此外，在民间尚有王焘著《外台秘要》，评述了子痫、横位、胎衣不下的处置，并提出孕妇如不能负担时，可终止妊娠，提供了堕胎和断产方。丞斋居士著《达生篇》、肖慎斋著《女科经纶》、阎成斋著《胎产心法》、汪朴斋著《产科心法》、傅青主著《女科》、陈修园著《女科要旨》、沈尧封著《女科辑要》等，这些著作都在妇产科方面作了重要贡献，对中华民族的繁荣昌盛起了巨大作用。

国外妇产科学也是在医学发展过程中逐步形成的。最早也可追溯至公元前近千年。在古埃及、古希腊、古罗马、以色列和印度等国家的一些医书和著述中，均载有妇女生理和病理以及妊娠生理和病理方面的叙述。西方医学鼻祖古希腊的希波克拉底（Hippocrates，公元前600年）对培养及教育医生建立了严格的标准，至今仍是医生应该遵守的职业道德和责任，具有现实的意义。他同时对一些妇科疾病如白带、痛经、月经失调、不孕、子宫和盆腔炎症、子宫内膜异位症等均作了详细的观察和记载。传说首例剖宫分娩即是为古罗马大帝恺撒（Cesear）妻子所做（有说是大帝母亲生恺撒时所做），因而以后命名"Cesarean section"（旧译为"帝王切开术"）。其他有关妇产科方面学识也有不少，但均属医学上零星记载。像我国一样，尚未形成妇产科专科。

至公元13—16世纪，西方文艺复兴时期，医学方面有了显著的飞跃，开始有了医院和医学堂。创导尸体解剖，逐步形成了解剖学科。妇科方面，Leonardo（1452—1519年）首先描绘了子宫的构造。Gabriel le Fallopius（1523—1543年）

叙述了卵巢和输卵管的构造,故输卵管在西方称 "Fallopian tube"。Regner de Graaf 又进一步描述卵巢的生理变化,于是卵泡又称 Graafian 卵泡。Casper Barthol(1655—1738 年)发现了外阴腺体,故亦依他姓氏命名称 Bartholian gland(译称"巴氏腺")。在此期间,也开始了各种妇科手术,如 Carpi(1470—1550 年)开创的阴道式子宫全切术;Ambrose Pare(1510—1590 年)用宫颈切除术治疗宫颈癌及会阴修补术治疗阴道前后壁膨出和子宫脱垂围绝经期;Hendrick van Roonhyze 修补了第一个膀胱阴道瘘;Marion Sim 手术时采用特殊的体位(即患者左侧卧,右腿上屈,左臂沿背放置)以利于手术,后人称为 Sim 卧式,沿用至今。此外,Jahana Scultetus(1559—1645 年)创制各种手术器械和阴道窥具(初为三叶);Chamberlen 父子发明了产钳(称 Chamberlen forceps)。而更重要的发展是 William Huner(1718—1783 年)和 William Smellie(1697—1762 年)发现了母亲和胎儿血液循环的关系;Charles White(1728—1813 年)提出了产科无菌手术;Oliver Wendall Holmes 总结了产褥热的发生原因,倡导无菌接生。这些都为近代妇产科学奠定了基础。但是妇产科学成为一门专业学科,当推 Hendrick van Roonhyze 在 1916—1924 年所著的《现代妇产科学》开始。在两次世界大战结束后,随着医学基础学科如胚胎学、细胞病理学、内分泌学、细菌免疫学等专科学科的发展,以及许多检测新技术和激素、抗菌药物的发明和应用,终于使妇产科学成为现代医学中内、外、妇、儿四大临床医学学科之一。

我国在清代以前,一直推行祖国医学。后来在引进学习西方科学的同时,也引进了西方医学,尤其是通过各地教会及其所创办医学堂和医院,西方医学开始大量进入我国。但由于我国长期封建社会的高度发展,特别是受到旧礼教等社会条件的限制,使妇产科的发展十分缓慢,始终仅仅局限在产、婴等方面上。18 世纪初西医传入中国,而到辛亥革命以后,我国才逐步培养起早期的西医力量,也带动了妇产科学的发展。20 世纪以来,全世界医学科学和医学实践得到了空前迅速而巨大的发展,使妇产科学发展成为现代医学中重要的专门学科。

(一)西医产科学的发展

在我国,延续几千年的由无医学知识的妇女接生,在家中分娩的传统习惯,使我国的产科直到 20 世纪初仍处于相当落后的状态,产妇常因难产、出血而死亡,即使最后请来医生,但有些产妇已多次经"助产人员"的有菌操作,最终可能死于脓毒感染。还有不少产妇在"助产"中,被抓破会阴、阴道及宫颈,或因产程处理不当而造成膀胱、直肠阴道瘘等当时不能医治的重症,因破伤风导致的新生儿死亡高达 50%~70%。

1892 年,J. M. Swan 在我国广东省施行了第一例剖宫产,但产妇因感染死亡。1901 年,英国医生 M. C. Poulter 到福州开展产科工作,住院分娩的孕妇增多;1906 年开始护理

教学;1908 年开办产科训练班,教授分娩机转等基本知识;1911 年又建立了我国最早的产科病房。1929 年我国杨崇瑞在北平成立第一国立助产学校,并于 1930 年拟定《助产士管理法》。

1920—1930 年间,共有 20 万旧式接生员分布全国。当时产妇死亡率达 14.9‰,每天死亡 500 人;婴儿死亡率为 250‰~300‰,近半数因破伤风感染死亡。1930 年,才第一次作出对产褥期感染的定义和诊断标准。

早在 1897 年,我国已有妊娠期高血压疾病(子痫)的病例报道,当时发病率为 1/71,死亡率 12.1%,多数无产前检查。1932 年,齐鲁大学医学院妇产科提出重视产前保健、加强产前检查是预防产科合并症的重要措施。同年王逸慧报告北京协和医院 10 年中共有 40 例横产,并介绍断头术、碎胎术及倒转术的适应证和操作。同时指出,横产的发生,重点在于预防,再次强调加强产前保健和产前检查的重要性。

1934 年,北京协和医院 J. P. Maxwell 报道中国骨软化症的临床表现、病因、临床结局及治疗,当时骨盆狭窄引起难产较为普遍。1937 年王国栋第一次报告我国华北地区 617 例孕妇的 2 500 次产前常规检查、骨盆外径均值及子宫底平均高度等产科正常值,至此,对产前检查及骨盆外测量才引起重视并减少了难产的发生。

1936 年,J. B. Grant 著《节制生育与中国》,指出我国每年增加人口 400 万~500 万,应予重视。早年,王逸慧等已著有《避孕法》手册并出版,1939 年北平创立第一所节育诊所,是我国开展计划生育的开始。

1937 年,林巧稚指出妊娠晚期出血最常见的原因为前置胎盘及胎盘早剥,报道了北京协和医院 14 年中前置胎盘为 1.8%,胎盘早剥为 1.4%,并介绍了治疗方法。这对产前出血的诊断和处理有很大的帮助。

20 世纪初的半个世纪,我国的西医产科学经历创建、引进,逐渐摆脱几千年来的黑暗时期,改变了忽视产妇和婴儿生命的旧习俗。虽然经历了 8 年的抗日战争和国内解放战争,但在极其艰苦的条件下,我国妇产科前辈克服重重困难,不断总结自己的经验,学习引进国外的先进技术,创建最初的产科学基础和妇女保健基础,发展完善了妇产科专业。培养大批学生使之成为后来的学科骨干,为 20 世纪后半个世纪以及进入 21 世纪的妇产科学的发展奠定了重要基础。

1949 年以后,政府把妇幼卫生工作与医疗工作和防疫工作并列为卫生事业的三大支柱。虽然妇女保健工作经历了曲折变化的几个阶段,但仍取得了显著的成就,我国内地的孕产妇死亡率由 1949 年的 1 500/10 万下降至 2020 年的 16.9/10 万,婴儿死亡率由 200‰ 降至 2020 年的 5.4‰。2020 年,全国妇幼保健(所/站)由 1949 年的 11(所/站)增加到 3 052(所/站),妇幼保健专业人员 514 734 人。但全国农村医生和卫生员由 2010 年的 1 050 991 人减少到 2020 年的 836 482 人(国家卫生健康委员会《2021 中国卫生健康统计年鉴》),基础妇幼保健组织建设有很大的发展。20 世

80 年代,妇女保健学科得到了迅速发展。在北京医科大学、上海医科大学、华西医科大学等 12 所院校设立了妇幼卫生专业,各地卫生部门加强了妇幼卫生人员的在职教育,对我国妇幼卫生体系形成、完善和发展,以及妇幼卫生专业队伍的巩固起了重要作用。1989 年在北京开始试行在围产期保健中实行高危管理方法(risk approach),经过 30 年实践证明,高危管理方法适合在中国尤其在广大农村实行,并经卫生部向全国推广。

全国各地对围绝经期保健逐步重视,北京医科大学研究发现从事脑力工作妇女更易发生绝经期综合征,并提出绝经期综合征除 HRT 治疗外,还应加强心理治疗和社会关注与理解。

20 世纪 70 年代末,我国开始引入围产医学,并很快在我国城乡发展起来。城市研究的重点,集中在胎儿发育监测,胎儿胎盘生理、生化、病理,胎儿胎盘功能的早期诊断,遗传疾病的宫内诊断,以及胎儿发育异常的早期诊断等。在农村主要推广围产期保健的高危管理法。当前我国围产医学工作者正在为提高母乳喂养率和建立爱婴医院而努力。

少生、优生优育的计划生育在 20 世纪 80 年代是我国的基本国策,控制人口数量、提高人口素质是我国人口政策中密切相关的两个重要方面。2021 年我国内地人口出生率下降到 8.52‰,自然增长率下降为 1.45‰。2021 年统计显示,97.4% 的孕妇接受平均 5 次以上的产前检查,住院分娩率城市为 100%,农村为 99.9%(国家卫生健康委员会《2021 中国卫生健康统计年鉴》)。

由于 20 世纪 80 年代国家制定"一孩政策"并在全国严格实行,使我国人口控制在 13 亿左右,但"一孩政策"实行后近年来也面临诸多问题,如生育年龄的延迟和人口老龄化问题。预计到 2030 年,20~35 岁的育龄人群将比 2018 年减少 29%。

我国每年新生人口数量呈逐年下降趋势,从 2013 年到 2015 年,中国政府有计划地逐步实行了全面两孩政策,不过政策释放了更多本来就有生育意愿的经产妇和 35 岁高龄产妇的再生育需求,却发现一孩出生少了,2017 年减少了 20%。2016 年起,新生人口逐年下降,2019 年出生 1 465 万,2020 年出生 1 200 万,下降了 265 万。2021 年出生人口继续下降至 1 062 万,2022 年 956 万人,总和生育率约为 1.3。为鼓励生育,2021 年,我国政府实行了三孩政策,北京、上海、浙江等全国多地也出台了延长产假、生育假,增加育儿假等保障措施给予呼应。不过在此过程中,女性劳动者平等就业权利,企业的生产效率等各方利益平衡也是很值得考量的问题。

(二)西医妇科学的发展

中国妇女几千年来长期受封建礼教思想影响,过去在患妇女病时,往往宁死不肯接受医生作阴道检查,直到 20 世纪初,妇科患者均由外科医生施行妇科手术。

1875 年,广东博济医院 Keer 施行第一例卵巢囊肿切除

术。1890 年,Cautlie 切除 64 磅(1 磅 ≈ 0.45kg)卵巢囊肿。1908 年,上海 Elizabelh 切除巨大子宫肌瘤,但那时只有 1/5 患者同意手术,除非巨大肿物已影响患者活动或已是恶性肿瘤而不能手术者。1911 年后,由于外科手术、麻醉、病理、细菌、内分泌、化学药物及 X 线诊疗等的发展,再由于女医生、女护士增多,患者较多接受妇科检查,妇科病早期诊断病例增多,使我国妇科学有了进一步发展。1928 年,北京协和医院开始将脊髓麻醉用于妇科手术。由于麻醉学科的发展,各地相继开展了较为复杂的大型手术,如 1932 年北京协和医院已开展外阴癌广泛手术及腹股沟淋巴清扫术。

20 世纪初至 20 世纪 30 年代,宫颈癌患者来院确诊时多为晚期,失去手术治疗机会。1934 年,北京协和医院 Moris、林巧稚提出妊娠合并宫颈癌可使癌症病情加重,并建议孕期阴道出血均应查视宫颈,这一极为重要的临床经验沿用至今。1935 年,王逸慧引入对宫颈癌的 Wertheim 手术及放射治疗并提出早期诊断的重要性。1942 年,王淑贞提出宫颈癌与子宫内膜癌(现称为子宫内膜癌)之比为 8:2,宫颈癌治疗使用镭疗加深度 X 线效果好。

1941 年,Papanicolaou 首创阴道脱落细胞学检查用于诊断宫颈癌,并建立了巴氏染色法,即巴氏细胞学检查。1947 年,北京医科大学曾昭懿首次用特制木板取宫颈细胞做早期宫颈癌筛查,取得良好效果。1954 年,北京协和医院杨大望介绍了阴道细胞学检查以后开始在门诊广泛应用,提高了早期宫颈癌的诊断率。

宫颈癌的早期诊断从普查开始,对女性生殖道恶性肿瘤的普查从 1957 年开展,取得突出成绩。1961 年引进阴道镜。近来 20 世纪 90 年代引入计算机阅片筛选大大提高了细胞学诊断水平。但由于细胞学取材、制片时造成的细胞重叠、血细胞、黏液等使医师读片十分困难,以致假阴性结果高达 25%~50%,1996 年液基细胞学问世(liquid based/thin-preparaed),大大降低了假阴性结果的发生。2008 年以后,由于诺贝尔奖获得者德国 zur Hausen 发现 HPV(人乳头瘤病毒)高危型持续感染可导致宫颈癌的发生,宫颈癌筛查对 30 岁以上妇女采用 TCT(液基细胞学)+HPV 方法更加提高了对宫颈癌前早期病变(CIN)筛查的准确性。目前宫颈癌仍为我国妇科恶性肿瘤第一位。治疗方面,20 世纪 40 年代北京、上海和成都等地用镭治疗,直至 20 世纪 70 年代全球停止镭疗以 ^{60}钴、^{137}铯、^{192}铱放射性核素为放射源的后装治疗和深度 X 线及高能加速器、中子治疗等治疗提高了治疗效果。20 世纪 50 年代初,柯应夔、林元英、康映蕖、杨学志等开展对宫颈癌的手术治疗。20 世纪 80 年代,全国多数地(市)级医院都能进行宫颈癌广泛切除术。其 5 年生存率I期 95%~100%,II期 80%,I达到国际先进水平。

关于葡萄胎,1909 年我国首次报道水泡状胎块,1917 年北京 Cormac JG 报告第一例绒毛膜癌并指出患者在 1.5 年以前有葡萄胎流产史。1935 年,北京协和医院王逸慧全面介绍良性、恶性绒毛上皮肿瘤的诊断、预后及治疗方法,建议

及早切除子宫。

1934年，《中华医学杂志》介绍弗里德曼试验（Friedman test，兔子试验）确诊孕早期较A-Z试验有明显改进效果。

滋养细胞肿瘤的研究在20世纪50年代末，宋鸿钊应用6-MP治疗绒癌取得突破，后经20年的不懈努力，应用6-MP、氟尿嘧啶、放线菌素D等药物大剂量化疗为主的综合治疗为我国首创，使绒癌5年生存率由1958年的10.8%提高到1978年的78.6%；321例化疗治愈者，生育第一、二代子女均正常。北京协和医院改进后的治疗，使脑转移生存率由0提高到66.6%，肝转移生存率由0提高到75%。1978年对23个省、市2 000多万妇女调查结果发现，葡萄胎发生率为290/10万，孕妇发生率为0.78%。根据宋鸿钊提出对侵蚀性葡萄胎和绒癌的临床分期，1983年经WHO推荐、于1992年宋氏分期被FIGO接受作为临床分期标准。

2010年来，对高危难治性滋养细胞肿瘤的综合治疗，探索了化疗方案的优化及适时联合精准手术治疗，治疗效果获得明显提高。同时在免疫治疗的基础上与临床研究上也取得了突破性进展。

1949年初，严厉取缔妓女、暗娼，北京集中治疗妓女1 300人，上海治疗5 200人，并成立各级防治机构，成立皮肤性病研究所，20世纪50年代末基本控制了性病流行。近40年来，性病又趋复燃，且增加迅速，需要采取综合治理和防治结合的原则，并以淋病监测作为了解性病分布及消长趋势，制定防治规划的重要依据。20世纪除个别地区因输血失误造成艾滋病感染外，对艾滋病严格控制使得我国发病很少。

1951—1966年对上海等地区的月经生理进行调查结果，汉族初潮年龄平均14.2~16岁，昌都藏族17.6岁，城市小于农村，汉族小于藏族。西北地区绝经年龄47.5岁，中南地区48岁，华北地区49岁，城市49.5岁，农村47.5岁。2020年，我国女孩初潮年龄12.7岁，绝经年龄48.5岁。后续，多种新技术，如蝶鞍多向断层摄片、CT、染色体核型分析、宫腔镜、腹腔镜等，提高了对内分泌疾病诊断的准确性。

20世纪50年代初期，子宫脱垂和尿瘘在农村发病率仍很高，1958—1965年全国第一次普查普治子宫脱垂；1961年底全国共查出524万人，治疗242万人；1977年国家对百余万子宫脱垂和数万名尿瘘患者免费治疗。目前子宫脱垂在我国城乡医院的就诊率不足1%，甚至多数三级甲等医院的青年医生都不会做子宫脱垂手术，因为见得太少了。

1958年，山西医学院开展中西医结合非手术治疗宫外孕取得良好效果，使90%宫外孕患者不需手术而治愈。子宫内膜异位症发病率在20世纪50年代为2.66%，20世纪80年代为9.6%，已成为常见病，中医治疗取得良好效果。20世纪80年代腹腔镜引进使诊断准确率提高到94.5%，目前各级医院对宫外孕均100%采用腹腔镜诊断及治疗，取得很好疗效。

卵巢恶性肿瘤20世纪50年代发生率是7.5%~9.7%，占女性生殖器恶性肿瘤第三位；20世纪80年代为24%，增加明显，但70%患者确诊时已属晚期，5年生存率仅30%左右。1992年浙江医科大学综合我国内地14 006例患者研究发现，上皮性肿瘤较国外明显低（国内54%~59%，国外80%~94%），而恶性生殖细胞肿瘤和性索间质瘤为国外的2~3倍之多（国内20%~29%，国外10%以下）。到目前为止早期诊断仍没有重大突破，治疗仍以手术为主辅以化疗。唯1990年国内外报道生殖细胞肿瘤可在切除患侧卵巢后用PEB、PVB等化疗方案保留子宫和对侧卵巢可取得90%的5年生存率并保留了生育功能。

对于卵巢癌，卵巢癌肿瘤异质性的研究已经成为卵巢癌的研究热点，学者们发现卵巢癌细胞与其肿瘤微循环的相互作用对于卵巢癌的进展、免疫抑制、转移以及复发均发挥了调控作用，利用新辅助化疗（neoadjuvant chemotherapy，NACT）可以改善晚期卵巢癌患者的术前状态，减轻病情，减少胸腔积液、腹水，缩小病灶，为手术实施和理想的细胞减灭术的完成创造有利条件。新的靶向药物和免疫治疗为卵巢癌的治疗提供了更为合理的选择。

1989年，吴葆桢等提出常规化疗对卵巢癌腹膜后淋巴结转移基本无效，故建议卵巢恶性肿瘤手术应常规包括腹膜后腹主动脉旁淋巴及盆腔淋巴清扫术，以明确临床期别并取得良好治疗效果。1995年，曹泽毅提出了腹膜后置管淋巴化疗的方法，初步观察有一定疗效。

（三）我国生殖医学的发展

在我国，不孕症是一个被长期忽视的健康问题，部分原因是"一孩政策"的实施。目前，随着人口政策的调整以及年轻夫妇中生育观念和生活方式的改变，生育年龄的推迟趋势越来越受到关注。根据医院质量监测系统的数据显示，在2015年废除"一孩政策"以后，在三级医院分娩的高龄产妇（通常定义为产妇年龄35岁及以上）比例从2015年的12.54%，增长至2016年的12.87%和2017年的17.43%。卵母细胞的数量和质量是随着年龄增长而降低的，因此，生育力也随着年龄增长而下降，尤其是在35岁以后下降迅速。除了与年龄有关的不孕之外，环境暴露因素、染色体异常、生活方式等均可能导致不孕。高收入国家的不孕率约在3.5%~16.7%之间，低收入国家的不孕率则在6.9%~9.3%之间。1990年我国夫妇的不孕症患病率约为9%。全国生殖健康调查数据显示，我国不孕症患病率已从2007年的12%增加到2020年的18%。

辅助生殖技术（assisted reproductive technology，ART）被认为是治疗不孕症的最有效方法之一，是指采用医疗辅助手段使不孕不育夫妇妊娠的技术。1978年，世界第一例试管婴儿在英国诞生。"试管婴儿"技术被称为医学史上的一大奇迹，开创了生殖医学领域的新纪元，2010年试管婴儿之父罗伯特·爱德华兹因该技术获得诺贝尔生理学或医学奖。1988年3月10日，在北京大学第三医院，张丽珠教授完成了我国内地首例体外受精胚胎移植术（in vitro fertilization and embryo transfer，IVF-ET）试管婴儿。而后，我国辅助生殖技术不断突破，填补了国内空白。1992 年我国首例赠卵试管婴儿，1995 年我国首例冻融胚胎试管婴儿，及 2006 年世界第二例、国内首例"三冻"试管婴儿先后在北京大学第三医院诞生。另外，在中山大学附属第一医院，庄广伦教授带领团队于 1996 年成功获得我国首例卵胞质内单精子注射（intracytoplasmic sperm injection，ICSI）试管婴儿，并于 1999 年成功获得我国首例经植入前遗传学检测（preimplantation genetic testing，PGT）试管婴儿。

从 ART 总体成功率来看，我国临床妊娠率和活产率也基本与美国和欧洲齐平。我国有约 46.5% 的不孕夫妇会选择寻求生育治疗，但这一比例低于全球 56% 的平均水平。

此外，我国出生缺陷率高达 5.6%，每年约有 90 万先天畸形或有遗传缺陷的新生儿出生，占全部出生人数的 5% 左右，给家庭和社会带来巨大负担。而大多数遗传疾病通常很难治愈，避免遗传患儿的出生是目前降低遗传疾病发生率的最有效途径。常规的产前诊断需要在孕 12 周左右进行绒毛穿刺或者在孕中期 18 周左右进行羊水穿刺和遗传分析，一旦确诊遗传疾病，如果选择终止妊娠，会给孕妇个人及家庭都带来巨大痛苦。基于此，植入前胚胎遗传学诊断（PGT）技术应运而生。植入前胚胎遗传学诊断是一种在胚胎着床前就进行遗传诊断的技术，检测是否携带有遗传缺陷的基因。淘汰不健康的胚胎，挑选不携带致病突变的胚胎移植以期获得健康后代，避免遗传疾病的家族传递。但 PGT 面临的最大挑战是要对极少量的细胞的遗传物质进行数十万倍的扩增才能遗传分析。随着单细胞全基因组测序技术和基因功能研究的快速发展，我国科学家在探索配子发生和早期胚胎发育的分子机制方面取得了卓越进展。这些基础研究的临床转化为某些特殊疾病患者提供了有效的诊断和治疗线索。

然而，归根到底，预防不孕症的最佳措施仍是适龄生育（22~28 岁，或至少不超过 35 岁）。但随着生育政策的进一步调整，辅助生殖质量控制和管理措施也会进一步加强。

三、妇产科学领域的进展

20 世纪中叶，随着基础科学的发展，妇产科学也取得了许多重大进展。新理论的提出，传统旧概念的转变，新技术和新仪器的发明，引发了许多新学科的兴起和建立，而妇产科的发展也促进了基础科学和其他医学科学进一步的发展，妇产科学不再是一个传统的只是研究妇女生理、病理疾病、临床和预防的单独的学科，除了与分子生物学、分子遗传学、社会伦理学结合以外，它还是与现代内科学、外科学、影像学、分子检验学、内分泌学、生殖医学等紧密相连的学科。

妇产科学既是临床医学，又是预防医学。许多妇女疾病通过预防可避免发生或减轻其对健康的损伤。例如，做好

产前检查可以预防许多妊娠并发症，如子痫前期和子痫等；做好产时处理，可以预防难产和产伤；产前及无创产前诊断的发展，更是可以在胎儿期早期发现一些遗传性疾病或先天性畸形，及早采取措施，提高人口的素质。

1. 产科理论体系的转变 早年产科学理论体系主要是以母亲为中心。对孕产妇妊娠期的生理变化、并发症的防治、正常产的机转、病理产的处理以及产褥期生理变化和监护等研究较多，有一定的了解，但知之仍不多。尤其对胎儿在宫内生长和发育过程，新生儿出生后生理变化以及导致病态的各种因素研究仍不够。因此，不仅由于处理不妥，胎婴儿的死亡率下降仍不够满意，更由于母体和胎儿是一个整体，且关系密切，缺乏对胎儿和新生儿病理、生理的了解，顾此失彼，导致措施不够适当和全面，也可影响母体的健康。为改变这种情况，有识的产科学家遂提出了改变旧的以母亲为中心的理论体系，代之以新的母子统一管理理论体系。为区别新旧观点，2000 年有的国际专家提出将新的产科学称为"母子医学"（maternal medicine），新的理论体系的出现，并导致了围产医学、新生儿学等分科学科的出现。

2. 围产医学的兴起及围产监护技术和仪器的出现 专门研究这一时期母婴双方生理病理，探讨孕产期高危因素，进行重点监护，及时采取防治措施，保证母婴安全和健康，称为"围产医学"（perinatology）。研究中采用近代科技新技术，发展系列的监护和诊治方法，如超声检查胎头径、羊水穿刺和羊水内容分析（如测定卵磷脂和鞘磷脂比例等），以测定胎儿成熟度。同时也进一步研究了胎儿和胎盘单位功能，从而发展了尿内雌三醇含量的测定，也发明了宫缩描绘仪、胎儿心电图和胎儿心率等，从而发展成今天所用的"胎儿监护仪"，可进行胎儿各种应激试验（如 NST、OCT 等），以了解胎儿在宫内生存情况。又有羊膜镜测羊水浑浊度，以明确胎儿是否处于窘迫状态。胎儿镜观察胎儿生长状态，还可取血作血氧分析及宫内输血给药等诊治方法，20 世纪 90 年代开始进行的经宫腔镜胎儿手术获得成功。这一系列的技术发明，奠定了围产医学专科基础，创新了旧的产科学，从而降低了围产期母婴的死亡率，提高新生儿的存活率和出生健康水平。世界卫生组织（WHO）也以这些指标来评定一个国家或地区医学水平的发展情况。

3. 对新生儿学的高度重视 胎儿原来处在狭窄、黑暗、恒温的子宫里，并浸于羊水中，靠母亲通过脐带提供氧气和营养物质。出生时历经艰难，出生后突然改变了这种环境。外界温度、气压突变，需要自己呼吸交换气体。变化之大，如适应不好，常可能出现一些危象，特别是早产儿更加危险。为保证新生儿能很好适应环境的改变，需要对出生前后胎儿和新生儿生理和病理有很好的了解。新生儿学（neonatology）即是根据这方面研究而逐渐形成对新生儿的特殊对待。过去对新生儿监护均由一般妇产科医生担任，为更专职起见，20 世纪 90 年代一些国外医学先进国家的医院改为经由新生儿学专业培训的妇产科或儿科专家担任。新

生儿专家在产前即参加胎儿监护,参与决策分娩时间及方式,分娩时在现场观察分娩过程,新生儿出生后即由新生儿专家进行处理和监护。

随着专业监护的需要,各种新的仪器如新生儿监护仪、新式供氧暖箱等也应需要而发明,有的医院还成立了新生儿重点监护室(NICU),更促进了新生儿学的发展,形成一个独特的跨妇产科和儿科的专科。从而使新生儿,特别是早产儿成活率有了明显的提高,现最低成活的早产儿可在 500g 左右。早产儿的成活率也标志着一个国家或医院的技术水平。

4. 产前诊断技术的发展促进了遗传咨询门诊的建立 过去,许多先天性缺陷或遗传性疾病常需在胎儿出生后才会发现,给家庭和社会增加了很大负担。自医学遗传学的发展和各种新技术的出现,目前通过产前一些特殊的检查,即可在妊娠早期或中期明确胎儿先天异常、畸形的诊断,从而采取措施,及时终止妊娠,以减少这些疾病儿的出生,提高出生人口的素质,这即是近代发展的所谓"产前诊断"(antenatal diagnosis)。通过产前诊断的研究,近代发展检出各先天性代谢性疾病,如先天性肾上腺皮质增生、开放性神经管缺陷、黏多糖贮积症、先天性氨基酸代谢异常以及胎儿 Rh 不相容性溶血症等。更是日新月异。例如,应用羊膜腔穿刺技术,抽取羊水进行羊水生化测定,羊水细胞直接涂片检查染色体以预测胎儿性别及连锁性遗传性疾病,羊水细胞培养后细胞染色体核型分析检出,某些先天畸形如唐氏综合征(或称先天愚型)等。又如胎儿镜采取胎儿血样进行了生化分析和核型确定,也可早期发现某些先天性疾病。B 型超声仪可测定胎儿性别和先天性神经管缺陷等。

由于这些新技术的发展,医学遗传学知识也逐渐加深,从而为开展遗传学咨询工作、成立咨询研究中心创造了条件。凡曾分娩有先天性或遗传性疾病儿的夫妇或其家族,均可到遗传病咨询中心,可了解这些疾病的发病原因、遗传方式及再次妊娠后这些疾病重新出现的概率,并接受指导,避免这类患儿的出生。咨询中心的成立,不仅有利于减少不良人口的出生,也因大量资料的积累和分析研究,更促进了医学遗传学的发展。

中国产科的发展与未来见绪论视频 0-0-1。

绪论视频 0-0-1 中国产科的发展与未来

5. 学科交叉下的生殖医学发展 在倡导大健康、全链条的当下,生殖医学作为生殖健康背后的科技手段,它涵盖的研究内容和涉及的年龄范围更广泛,包括:节育避孕、人工和自然流产问题;性传播疾病的流行与防控;不孕不育及辅助生殖技术;高龄妊娠及妊娠期重大疾病诊疗;出生缺陷预防诊治;乳腺癌、宫颈癌防治和疫苗研发;以及我们需要持续

面对的新冠等新发重大传染病与生殖健康和母婴安全维护问题。在目前人口老龄化及婚育年龄后延整体形势下,我国孕产妇高龄妊娠比例已上升至 17% 左右,这是生殖医学面临的最大挑战之一,因为它"牵一发而动全身",是可导致不孕、流产、出生缺陷等各种不良妊娠结局的高危因素。目前,我国育龄夫妇的不孕不育率约为 18%;出生缺陷率高达 5.6%,给家庭和社会带来巨大负担。而在生育意愿减低还没有得到缓解和逆转的情况下,这也在一定程度上反向倒逼妇幼疾病预防、诊断和治疗能力提升,为大力促进发展和应用新兴医学科技提供了契机。

近年来,学科交叉打破了生殖医学研究的瓶颈,前沿技术和方法的应用和集成也延伸出生殖医学新的研究领域和层次,衍生出了一批交叉学科研究领域,如单细胞多组学、再生医学、干细胞、3D 打印、基因编辑技术等。生殖医学在基础理论、临床诊断与治疗等方面不断有重要突破,学科交叉成果斐然,在生殖细胞与早期胚胎发育、胚胎着床和胎盘发育、生殖障碍疾病研究、植入前胚胎诊断等研究领域取得了诸多突破性成果。"十三五"生殖健康及出生缺陷防控重大专项在队列平台建设、疾病机制、关键技术产品和疾病防治体系上已经打下了很好的基础:如已初步完成了中国出生人口队列和辅助生殖人口队列建设,新发现 30 多个导致人类不孕不育的关键基因,研发了单基因病一体化检测和无创产前诊断微流控仪等出生缺陷防控产品,并制定了先天性心脏病、地中海贫血等规范化诊疗临床路径。"十四五"期间对生殖医学研究的持续支持将会填补前期布局上的不足,将对高发、严重影响生活质量的妇女疾病、胚胎着床和胎盘形成关键环节、生育力保存及修复技术、孕前防控新技术等开展更为聚焦和深入的探索和应用尝试。

6. 女性内分泌学的进展 女性内分泌学开始是月经病的治疗。随着生化、生理、神经内分泌、免疫学等的发展,先后发现了女性激素和促性腺激素。对其产生机制的研究,逐步明确了以大脑皮质-下丘脑-垂体-性腺-靶器官为轴心的体内系列神经内分泌周期性变化和互为调控的作用,为促进妇科内分泌学的发展打下了良好的基础。随着研究的深入,又发现了性激素的受体和催乳素、前列腺素等化学物质。许多由于新技术(放射免疫、酶联免疫测定、内镜检查、超声、CT、磁共振等,染色体分析、免疫抗体检查、PCR 等)广泛应用于临床,对各种月经病及不孕症病因的认识更为深入准确,对一些隐匿轻症如未破卵泡黄素化综合征(luteinized unruptured follicle syndrome, LUFS)、小卵泡黄素化、轻度早期子宫内膜异位症等也有了清楚了解,以及许多新药的相继问世[如氯米芬、溴隐亭、促性腺激素释放激素(GnRH)及其长效增效剂(GnRH-a)、FSH、GH、米非司酮等],使女性月经和生殖功能失调的临床诊治效果大为改观。围绝经期生理病理、绝经后骨质疏松症、性激素补充治疗已成当代研究热点,取得重大的进展。对习惯性流产免疫病因研究,主动免疫治疗已有成功的报道。对孕妇血清及脐血多种激素、

前列腺素的测定,有助于分娩动因、妊娠期高血压疾病发病机制及胎儿胎盘生理的了解。这一系列的进展,不仅使女性内分泌已发展成为妇产科中一门专科学科,也促进了生育调节、产科学以及生殖医学的发展。开始专门研究月经病而称为女性内分泌学(female endocrinology),由于研究内容扩展至生殖医学,一些医学先进国家已将其改名为"女性生殖内分泌学"(reproductive endocrinology)。

7. 妇科肿瘤学的创造性成就　在妇产科学中,妇科肿瘤学也是近代发展较快的一门专科学科,创造性成就很多。在诊断方面,自 Papanicolou 于 1943 年发明阴道细胞涂片特殊染色后,在显微镜下可以测定女性体内激素水平和检查宫颈早期癌变。简单方便,有利于女性内分泌学的应用,也为大面积宫颈癌防治普查提供了一个可行的方法,成为一门妇产科新兴的学科——阴道细胞学。由此逐步发展,应用于早期诊断妇科肿瘤,取得了明显的效果。当前,阴道细胞学已发展为肿瘤细胞学一门专门学科,扩展了病理切片诊断方法,而且为了克服巴氏涂片有高达 25%~50% 假阴性而于 20 世纪 90 年代发明的液基薄层细胞学检查(thin-prep cytologic test, TCT)在已广泛应用于临床 20 多年后,更由于在 20 世纪末明确发现 HPV 为宫颈癌病因。确定了高危型人乳头瘤病毒(HPV)16、18 型是宫颈癌发生的病因后,并已证明 HPV 是经性生活感染到宫颈,再逐步发展成为宫颈癌。TCT+HPV 检查已成为宫颈癌普查的重要方法,而且今后 HPV 可能成为单独应用于宫颈癌的有效筛查手段,大大减少细胞病理医师的工作量,从而可以解决细胞病理医师全球性缺乏的根本问题。再如最早发现的孕妇血或尿标本中存在的由于人绒毛膜促性腺激素(hCG),不仅有利于作早孕的诊断,且可应用于绒毛膜癌的诊断和指导治疗,取得良好的效果,成为一种肿瘤的标志物。由此激发了许多学者的兴趣,遂又发现了 CEA 和 α-FP 等自然存在的某些肿瘤的标志物。更由于 β-hCG 的制备成功,也启发了许多免疫学和临床专家人工合成各种肿瘤标志物,如最常用的 DC125、CA125 和 HE4 等,寻找特点性分子肿瘤标志物又成为当前肿瘤学家一个关注的重点。

最近美国 Clevweland clinic 在 2021 年肿瘤学年鉴(*Annals of Oncology*)发表无细胞 DNA(cf DNA)计算机技术测序多癌早期检测(MCED)靶向甲基化检测,可检测包括卵巢癌在内的 50 多种无症状肿瘤癌症信号,特异性 99.5%,准确率 88.7%,并能高精度预测癌灶在体内的部位。

在妇科肿瘤治疗方面,早期宫颈癌的手术或/和放射治疗,均在 20 世纪 50 年代已取得良好的效果。由于宫颈癌发病率年轻化,宫颈癌的治疗也发生了很大的变化,21 世纪手术治疗占 90%,而放疗仅占不到 10%,使多数中青年患者可以在获得治疗的基础上保留内分泌功能和性功能。

但最突出的成就是恶性滋养细胞肿瘤——绒毛膜癌(简称"绒癌")首次使用化学药物治疗可取得了根治效果。过去,绒癌患者除极早期少数治疗后可以存活外,凡有转

移者 100% 死亡,且绝大多数死在发现转移后 6 个月内。自创用大剂量化学治疗后,目前即使已有全身广泛转移的极晚期患者,治疗后也能取得根治,而且仅用单纯药物治疗不切除原发子宫病灶即可。治愈后仍能生育正常子女,有的有了孙子女,其生长发育均正常,遗传染色研究亦未发现有异常。这一 20 世纪 50 年代的成就,在恶性肿瘤治疗史上树立了第一个化疗成功的先例,改变了过去认为化疗只有缓解作用而无根治效果的旧观念,促进了以后化疗的发展。化学治疗已成为当前治疗恶性肿瘤的一个重要手段,最近 20 世纪末对卵巢生殖细胞肿瘤(如内胚窦瘤和未成熟畸胎瘤)经 BEP 化疗反复手术和反复化疗也明显提高了治疗效果。过去复发患者全部死亡,而今长期生存已逾 10 年以上的达 60%~70% 并可保留生育功能,因此,现在对年轻的生殖细胞肿瘤患者采取根治性手术治疗,则为严重的医疗事故。上皮性癌经广泛手术切除合并化疗,生存率也有了明显提高。

此外,宫颈癌的防治普查和流行病学的研究,也都较早开始,并已取得良好成效。并根据高危型 HPV 持续感染可导致宫颈病变到宫颈癌这一理论,已经制作生产出 2 价(16、18 型)、4 价(16、18、6、11 型)、9 价、13 价的预防性疫苗。并在欧洲、北美、日本对 9~12 岁女孩应用长达 20 年,证明可以明显降低宫颈癌病变 CIN 的发生,我国已开始对 13 岁女孩进行接种,但还很不够普遍。如果在我国对 13 岁女孩广泛应用 HPV 疫苗,可以预计在 30 年后,宫颈癌在我国可能会成为少见病,甚至成为在我国、人类第一个通过应用预防接种被消灭的恶性肿瘤。

8. 妇科手术的革命性改进　自 20 世纪 70 年代发明了腹腔镜和宫腔镜后,一些妇科疾病,可以不经开腹手术,在腹腔镜或宫腔镜中进行微创手术。例如,子宫肌瘤、卵巢囊肿等良性肿瘤可通过腹腔镜逐块切除,然后将肿瘤粉碎从穿刺孔取出或切开后穹窿取出;绝经前子宫功能性出血、黏膜下肌瘤等也可在宫腔镜和 B 超联合监视下进行电挖术,挖去子宫内膜及部分浅肌层或摘去肌瘤,术后患者痛苦少,恢复快。20 世纪 90 年代美国安德森癌症中心开展腹腔镜做宫颈癌广泛子宫全切术及淋巴清扫并引进到我国。2000 年以来在北京、上海等地更开展了机器人腹腔镜手术,有更灵活的机械手和三维立体图像,时下称这是外科手术的一大革命,我国更是在近 20 年来,近 90% 的宫颈癌广泛子宫全切术均经腹腔镜手术完成,一些中青年妇科医师甚至已不会经腹广泛子宫全切术。但有关腹腔镜对宫颈癌广泛子宫全切术的质疑,在 2018 年 3 月,由以美国安德森癌症中心为首在国际妇科肿瘤会议上报告的前瞻性全球研究和哈佛报告的大数据回顾性研究结果一致认为,宫颈癌采用腹腔镜手术的复发率和死亡率均明显高于开腹手术;5 年生存率低于开腹手术,《新英格兰医学杂志》(*The New England Journal of Medicine*,简称 *NEJM*)在同年刊登了这两篇论文,安德森癌症中心等一些国外医学中心已宣布停止腹腔镜做宫颈癌广泛子宫全切术,这一结论迅速在国际妇科肿瘤学界和我国引

起巨大的震动,但报告并未指出产生这样结果的原因,我国妇科肿瘤学者对此进行了讨论。我国曹泽毅教授首先著文提出这种不良后果是由于使用术中举宫器所致,并提出腹腔镜免用举宫器的改良手术方式,并由四川大学华西第二医院郑蓉成功实施。

综上所说,妇产科学虽是专门研究女性生殖器特殊生理和病理的学科,但由于人体的统一性,医学发展的多学科的关联,女性生殖器疾病可以引起或合并其他器官的疾病,反之亦然。所以,在年轻医师学习阶段无论将来是否从事妇产科专业,都需要学习妇产科学,具备一定的妇产科学知识。

四、我国妇产科医师的责任

妇产科医师要以科学的指导、帮助和处理,使每个母亲和婴儿都能健康、平安、顺利地度过妊娠和分娩时期,这是我国妇产科医师重要而光荣的责任。

了解妇女的月经生理、病理、妊娠、分娩、妇科炎症、肿瘤等的特点和变化,并给予正确的处理,是保证妇女健康的重要方面。妇产科医师应当充分认识到,在 21 世纪,我们已面临一个老龄化社会,充分了解妇女围绝经期的内分泌变化带来的心理、生理和病理改变,指导、帮助和处理,使她们顺利度过这一阶段,是发展各项事业、稳定家庭的重要因素,也是妇产科医师不可替代的责任。

一个好的妇产科医师,必须精通业务,了解、关心自己的患者,对她们诊断和治疗,不只是治好她们的疾病,而且还要让她们今后更好地回归到社会生活中去,还要使她在治愈后有一个更加美好的家庭生活,这是妇产科医师应尽的责任。

五、面临的挑战和任务

聚焦我国妇幼全生命周期在各个阶段遇到的不同挑战,早产及出生缺陷等新生儿疾病、胎儿与新生儿营养、女性两癌筛查及疫苗覆盖,还有孕期安全、老年照护,和贯穿全生命各阶段的精神健康问题等是我们正在面临的重要问题。与此同时,新型冠状病毒感染等新发重大传染性疾病对于妇幼健康也是极大威胁,目前还未终结的新冠疫情已经严重冲击了全球妇幼健康。在我国,疫情中妇幼健康保障工作进展顺利,取得了很好的成效。这得益于中国在已有妇幼体系建设基础上快速的反应,包括指定隔离医院、分类诊疗、网络科普,以及基于以往科研数据再分析和对临床诊疗方案的快速更新制订等。

面向未来妇幼健康的高质量发展,人口老龄化问题和生育政策逐渐调整的健康生育问题是目前妇幼发展受到的最为直接的双向压力。而解决这些问题并不是点对点的,而是需要从整体上设计和安排的。首先,我们需要尽最大努力满足临床需求,包括在妇科疾病诊断和治疗、生育评估和辅助生殖治疗、围产期母婴疾病监测和产后恢复方面加强科研投入。此外,应更加重视心理健康和倡导健康的生活方式。第三,我们每个人、每个家庭都有义务为妇幼建设一个友好的社会和环境,推动妇幼领域从"生存"到"繁荣"再到"变革"的进程。

在实践方法上,我们有很多抓手:

第一,需要加强国际学术交流与合作。扩大国际间的交流与合作是新世纪的一个特点,近 20 年来中华医学会妇产科学分会前后与世界各国的妇产科学界建立了友好关系,交流与合作日益扩大,使我们学习到很多东西,也有机会对外介绍我们的成就,并且为我们中青年一代的交往打下了良好的基础。现在我们已经和北美、欧洲、澳洲、日本、韩国和东南亚各国以及我国台湾、香港、澳门地区的妇产科组织建立了双边的,有些还是定期交流的形式。加入 FIGO 后,我们有更多的机会和世界各国的妇产科学界建立交流合作关系,这一切必将对我国妇产科学的发展具有重要的作用,并产生深远的影响。

第二,我们需要统一制定诊治规范。由于地域辽阔、幅员广大、人口众多,东南沿海与内地发展有很大差异,各地的诊治方法和标准也有所不同,至今对妇产科常见、多发病的临床流行病学情况不清楚。随着越来越多的、广泛的国内、外合作与交流,就必须统一的诊断标准,制定诊疗规范,并进行统一的疾病登记。近几年来,虽然我们先后制定了妇科内镜、妇科肿瘤诊治规范,但严格认真推行应用还不够广泛,而且这些规范也还需要不断完善和进行修改。因此,各地妇产科都应该遵循这一规范进行工作,这样才有可能不断总结经验,提高水平,促进交流与合作。

第三,我们应加强国内协作,组织大样本课题研究。我国人口众多,患者数量巨大,具有临床研究的极其丰富的资源,但迄今为止我们很少拿出大样本研究成果。在临床研究中,由于要求不一、标准各异、课题重复、经验局限,往往不能说明更多问题。今后要在统一诊治规范的基础上,遵循循证医学的原则,更多地组织各地参加大样本临床流行病学调研和临床课题研究,由各地区承担一定数量病例,按照统一标准,按时完成。这样可望在短期内集中大量病例数(甚至超过万例)进行研究,从而得出有说服力的临床研究成果,特别是对一些疾病能提出一些有价值的新的诊断方法和治疗方案。

第四,培训专科妇产科医师。专科医师的培训在国际妇产科学界已有成熟的经验,而且很有成效。相比之下,我们缺乏培训专科医师制度。我们应建立与国际标准一致的专科医师队伍。目前可从妇科肿瘤、妇科生殖内分泌、妇科内镜、产科学、妇科病理和生育调节等专科开始培训。专科医师的培训必须在指定的基地进行,要有一批经过资格认定的培训教师和充足的专科病例,参加者应从主治医师的申请者中选拔。培训内容除本学科外,还要进行相关学科的培训。培训时间一般需要 2~3 年,经考核合格后成为专科医师。

第五，加强国内外人员交流。加强国内外人员交流是促进学科发展的重要措施，加入 FIGO 后我们将更有目的地派出人员参加国际活动或请专家来国内进行学术交流和项目合作。我们将积极与 FIGO 其他成员国加强人员交流，举行多种双边和多边学术会议。我们还要积极参加国际学术活动和学术组织，特别是 FIGO 组织的学术活动，支持 FIGO 的工作，并争取 FIGO 的一些会议能到中国来召开。

我国以中华医学会妇产科学分会为首的各妇产科学会和以《中华妇产科杂志》为首的各妇产科杂志发展至今，经历数度兴衰，取得了今日的灿烂与辉煌，是与我国各妇产科学会历届主任委员、委员，各妇产科杂志的总编辑、编辑的辛劳与无私奉献，以及全国妇产科工作者的辛勤耕耘分不开的。由于我国妇产科学界同仁的卓越工作，已使中国妇产科在世界妇产科学术讲坛上拥有不可缺少的一席之地。在 21 世纪，中国的妇产科学事业的活动将日益繁荣，妇产科学的队伍将日益壮大，在未来的日子中，通过坚韧不拔的努力，我们将会取得更大成绩，走向世界妇产科前列。

（曹泽毅 乔 杰）

第一篇

总　论

第一章
女性生殖系统解剖

女性生殖系统解剖（anatomy of the female reproductive system）包括内、外生殖器官及相关组织。大部分生殖器官居盆腔之中，而骨盆具有保护内脏、承受并传导重力等作用，在女性还构成骨产道，故与生殖系统关系密切，在此章一并阐述。正确地熟知女性生殖器官的解剖位置和毗邻、盆腔组织间隙与层次、盆腔血管及淋巴的走行与分布，对每一位妇产科医生都是至关重要的。

第一节　盆　壁

一、骨盆构成

（一）骨盆的骨及其连结

骨盆（bony pelvis）由骶骨、尾骨和左右髋骨以滑膜关节、韧带及软骨连结而成。其中，髋骨由髂骨、坐骨和耻骨在髋臼处融合而成，其后部借髂骨及骶骨的耳状面构成骶髂关节，关节前、后面均有强大的韧带加固，故其虽为滑膜关节，但活动度有限。骶骨上缘向前方突出，形成骶岬，下方与尾骨以骶尾关节连结，骶尾关节有一定活动度，参与了骨盆出口径线的形成。骶尾骨与坐骨结节之间有厚而坚韧的骶结节韧带（sacrotuberous ligament），而起于坐骨棘止于骶骨外侧缘的骶棘韧带（sacrospinous ligament）较细。此两韧带与坐骨大、小切迹围成坐骨大孔（greater sciatic foramen）及坐骨小孔（lesser sciatic foramen），有血管、神经和肌通过此二孔出入盆腔及会阴。

（二）骨盆的薄弱区

骨盆是一完整骨环，环的后部是站立或坐位时重力经过的部位即骶髂弓及坐骶弓。此部骨质增厚粗壮，不易骨折。骨盆前部是耻骨上、下支形成的弓形部，是后部负重弓的支撑部分。其骨质脆弱，易骨折，是骨盆薄弱区。

（三）骨盆的骨性标志

1. 髂嵴　系髂骨上缘，沿腹外侧壁向下，可触得髂嵴。两侧髂嵴最高点连线平第 4 腰椎棘突，是进行腰穿的重要标志。第 5 腰椎棘突则在此连线中点下 1.5cm。

2. 耻骨联合　可在腹前壁腹中线下方触及，其外侧的骨突是耻骨结节，后者为腹股沟韧带附着点。

3. 坐骨结节　下肢屈曲，在臀沟内侧向上即可扪及。

4. 腰骶菱形区　上角相当于第 5 腰椎棘突，两侧角相当于髂后上棘，下角为尾骨尖。骨盆畸形时，此腰骶部菱形区可能显示不对称。

5. 骶角和骶管裂孔 第 5 骶椎下关节突即骶角。左右骶角之间是骶管裂孔,为硬膜外腔的终止平面。经此孔穿刺可行骶尾神经阻滞麻醉,是会阴部手术常选用的麻醉方法。

6. 骶岬 位于第一骶椎上部与第 5 腰椎接触处,前缘明显突出向前,是女性骨盆测量的重要标志。

(四)骨盆整体观

耻骨联合上缘、耻骨嵴、耻骨结节、耻骨梳、弓状线、骶翼前缘及骶岬的连线为界线(terminal line),将骨盆分为大骨盆及小骨盆。大骨盆位于界线之上,为腹腔的一部分;其前为腹壁下部,两侧为髂骨翼,后为第 5 腰椎。小骨盆位于分界线的后下方,是胎儿娩出的通道,故又称骨产道,可分为入口(pelvic inlet)、骨盆腔(pelvic cavity)、出口(pelvic outlet)三部分。入口由髂耻线围成,骨盆腔的后壁是骶、尾骨,两侧为坐骨、坐骨棘、坐骨切迹及其韧带,前壁为耻骨联合。人体处于站立位时,耻骨联合上缘与髂前上棘在同一冠状面,故骨盆上口开向前上,耻骨联合位置向下,行使了部分下壁的承托功能。骨盆出口由尾骨尖、两侧的骶结节韧带、坐骨结节、坐骨支、耻骨下支、耻骨联合下缘围成。耻骨联合下方由左、右耻骨下支形成耻骨下角,在女性其耻骨下角约 90°~100°。

(五)骨盆的性别差异

女性骨盆因骨性产道功能,故相较男性有其性别特点:骨盆短而宽,盆壁较为薄弱光滑,髂骨翼宽而深;骨盆倾斜度(pelvic inclination)较大,为 50°~60°;入口多为横向卵圆形;坐骨结节外翻,坐骨棘短小,出口横径和前后径较大;耻骨弓(pubic arch)角度呈 90°~100° 的钝角。

二、盆壁与盆底软组织

(一)盆壁肌

盆壁肌包括闭孔内肌(obturator internus)、梨状肌(piriformis)、肛提肌(lavator ani)和尾骨肌(coccygeus)4 对。前 2 对参与盆侧壁构成,并分别经坐骨大、小孔出盆组成髋关节外旋肌组的一部分。左右肛提肌呈漏斗状,起于闭孔内肌中份筋膜增厚形成的肛提肌腱弓(tendinous arch of levator ani),纤维行向内下,止于会阴中心腱、直肠壁、尾骨和肛尾韧带。尾骨肌位于骶棘韧带深面,与肛提肌一起,覆盖盆膈上、下筋膜,构成盆膈,即盆底。肛提肌上面形成固有盆腔的底,下面构成坐骨肛门窝的内侧壁。而闭孔内肌位于肛提肌腱弓以上的部分参与构成盆腔侧壁,以下的部分构成坐骨肛门窝外侧壁(图 1-1-1)。

(二)盆筋膜

盆筋膜(pelvic fascia)是腹膜下腹内筋膜的直接延续,可分为盆筋膜壁层、脏层及两者之间的结缔组织,称盆内筋膜(图 1-1-2)。

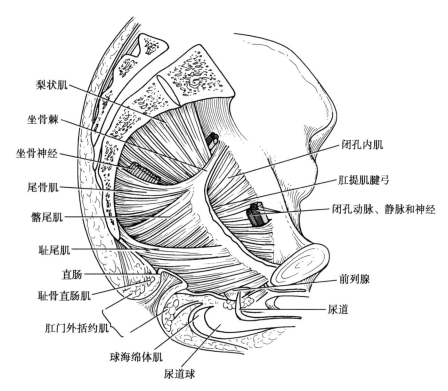

梨状肌
坐骨棘
坐骨神经
尾骨肌
髂尾肌
耻尾肌
直肠
耻骨直肠肌
肛门外括约肌
球海绵体肌
尿道球

闭孔内肌
肛提肌腱弓
闭孔动脉、静脉和神经
前列腺
尿道

图1-1-1 盆壁肌

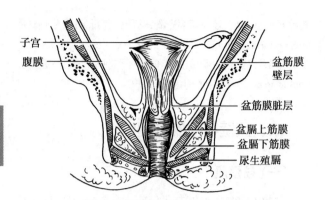

子宫
腹膜
盆筋膜壁层
盆筋膜脏层
盆膈上筋膜
盆膈下筋膜
尿生殖膈

图 1-1-2　盆筋膜（女性盆腔额状切面）

1. 盆筋膜壁层（parietal pelvic fascia） 覆盖于盆壁肌和骨的内表面，按不同部位分为闭孔筋膜、梨状筋膜、盆膈上、下筋膜及骶前筋膜。其中骶前筋膜较厚，与骶骨之间有骶前静脉丛、骶外侧静脉和骶正中动脉，其中，静脉与筋膜关系密切，容易在骶前筋膜剥离中受损出血。由于骶前筋膜前方直肠系膜的存在，行直肠切除术时，可在直肠系膜与骶前筋膜之间分离，避免损伤骶前静脉丛。在直肠肛管的经腹会阴联合切除术中，会阴手术在切断肛提肌后，再在骶前横行切开骶前筋膜下部进入盆腔，与腹部手术部分汇合。以免将此筋膜自骶骨前分离过高，损伤骶部副交感神经的分支致长期尿潴留。

2. 盆筋膜脏层（visceral pelvic fascia） 指盆腔脏器穿过盆膈时，盆壁筋膜向上反折，呈鞘状包裹脏器部分，如膀胱筋膜、直肠系膜。盆脏筋膜也包括由血管、神经及周围结缔组织形成的韧带等，但现在为了描述、理解的方便，多将其单独归为盆内筋膜。

3. 盆内筋膜（endopelvic fascia） 为盆腔腹膜下、盆壁、脏层筋膜间结缔组织的统称，包括在盆壁筋膜与脏筋膜相交处，致密增厚的筋膜腱弓、致密结缔组织围绕血管神经走行的盆筋膜韧带，以及疏松结缔组织分布的筋膜间隙等。其中，盆筋膜形成的韧带除支撑血管神经由盆腔侧壁走行至器官旁外，对盆腔脏器本身也有重要的支持作用，如女性耻骨膀胱韧带、子宫主韧带和子宫骶韧带，走行于器官两侧到盆壁之间，均是维持子宫正常位置的重要结构。另外，女性在直肠与阴道之间，还有冠状位的结缔组织隔，称直肠阴道隔（rectovaginal septum），上起自直肠子宫陷凹，下伸达盆底，两侧附着于盆侧壁筋膜，并与前方的子宫、阴道上端两侧的筋膜连接，后方与直肠系膜筋膜相延续。女性宫颈和阴道上部的前方与膀胱底之间，还有膀胱阴道隔。

（三）盆筋膜间隙及盆腔腹膜陷凹

盆内腹膜外组织在盆底腹膜与盆膈之间形成一些蜂窝组织间隙，较主要的有：

1. 耻骨后间隙（retropubic space） 亦称膀胱前间隙（Retzius 间隙），位于耻骨联合及膀胱下外侧面之间，两侧为

脐内侧韧带在盆壁的附着处。富含脂肪、疏松结缔组织和静脉丛。耻骨骨折可在此间隙形成血肿。

2. 骨盆直肠间隙（pelvirectal space） 为盆膈上方对应坐骨肛门窝的部分，由直肠侧韧带分为前、后两部分，位于腹膜下及盆膈上面之间，前为直肠阴道隔。此间隙脓肿，如不及时引流，可穿入直肠、膀胱或阴道，此区脓肿全身感染症状明显，局部症状轻，肛诊可确诊。

3. 直肠后间隙（retrorectal space） 位于骶骨与直肠之间。前界为直肠外侧韧带，后为骶尾骨，下为盆膈；上界在骶岬处直接与腹膜后间隙相通。直肠的周围存在大量的疏松结缔组织、脂肪、血管神经、淋巴管和淋巴结，被称为直肠系膜（mesorectum）。直肠系膜外的筋膜样组织，属直肠的脏筋膜，被称为直肠系膜筋膜（mesorectal fascia），直肠后方的直肠系膜筋膜明显，与骶前筋膜相邻。故直肠后间隙内含有系膜内的直肠上血管、沿血管行走和排列的淋巴，直肠两侧的直肠系膜筋膜外表面的下腹下丛，及骶前间隙内的骶神经丛、骶交感干、骶前静脉丛及骶正中血管。此间隙感染，可向腹膜后间隙扩散。如有脓肿，患者肛门区坠胀，骶尾区疼痛并放射至下肢。肛诊直肠后壁有压痛、隆起及波动感。腹膜后充气造影，可经此间隙注入气体，以弥散至腹膜后间隙。

4. 盆腔腹膜陷凹 盆腹膜覆盖子宫体，向前在近子宫峡部处向前转以覆盖膀胱，形成膀胱子宫陷凹（vesicouterine pouch）。覆盖此处的腹膜称膀胱子宫反折腹膜，与前腹壁腹膜相延续。在子宫后面，腹膜沿子宫壁向下，至宫颈后方及阴道后穹窿，再折向直肠，形成直肠子宫陷凹（rectovaginal pouch），也称道格拉斯陷凹，是腹膜腔最低部位。盆腹腔感染及内出血时，炎性渗液与血液可聚集于此（图 1-1-3）。

（四）盆底支撑结构

骨盆出口由盆底及会阴的多层肌和筋膜等软组织结构所封闭，承载盆腔脏器并保持其正常位置。尿道、阴道和直肠经此贯穿而出。此区域前为耻骨联合；后为尾骨尖，两侧为耻骨下支、坐骨支及坐骨结节，从会阴区到盆底由浅入深可分为三层：

1. 浅层 由会阴浅筋膜及其深面的肌层组成，包括球海绵体肌、坐骨海绵体肌、会阴浅横肌和肛门外括约肌，上述肌的腱性部汇合于阴道口与肛门之间，形成会阴中心腱。

2. 中层 即尿生殖膈（urogenital diaphragm），由尿生殖膈上、下筋膜及位于筋膜间的一对会阴深横肌和尿道括约肌组成，会阴深横肌也汇合于中心腱。其中，致密的尿生殖膈下筋膜，即会阴膜，张于两侧耻骨弓与坐骨结节，其游离后缘中点与会阴中心腱相愈着，是盆腔脏器最后的主动支持结构。

3. 深层 即盆膈（pelvic diaphragm），由盆膈上、下筋膜及其间的肛提肌与尾骨肌组成。肛提肌按其肌纤维不同走

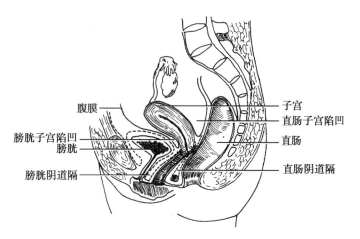

图 1-1-3　女性盆部矢状面示腹膜陷凹及盆筋膜（虚线）

行,可分为耻骨阴道肌(pubovaginalis),夹持尿道及阴道两侧;耻骨直肠肌(puborectalis),起自耻骨盆面的肌束,后行绕过直肠肛管交界处两侧和后方,与对侧肌纤维交叉,构成U

形袢,它可拉直肠肛管交界处向前,有节制排便的作用;耻尾肌(pubococcygeus)和髂尾肌(iliococcygeus),后者止于尾骨侧缘及肛尾韧带,有固定直肠的作用。

第二节　会阴部及外生殖器

会阴(perineum)在应用上有两种不同的含义。狭义的会阴在女性指阴道前庭后端(阴唇后联合)至肛门间的区域,其结构主要为会阴体(perineal body),深约3~4cm,在肛管与阴道之间,由浅入深呈楔形的矢状位隔,表面为皮肤及皮下脂肪,深层为会阴中心腱(central tendon of perineum)。广义的会阴,指盆膈以下封闭骨盆出口的全部软组织结构。会阴部由会阴肌、筋膜和血管神经等构成,并有消化、泌尿及生殖管道的末段穿行其中。

一、会阴边界及分区

会阴位于两侧大腿根部之间,截石位时呈一菱形区。前端为耻骨联合,后端为尾骨尖;两侧为坐骨结节;前外侧界是耻骨下支和坐骨下支;后外侧界是骶结节韧带。以两坐骨结节间的假想连线横线,可将会阴分为两个三角区:即前方的尿生殖三角,在女性有尿道及阴道穿过及外生殖器;后方的肛三角区,为肛管穿过。

1. 尿生殖三角　女性尿生殖三角的筋膜构成会阴浅隙和会阴深隙。会阴浅筋膜的深层薄弱,在临床上无男性尿道破裂引起尿外渗那样重要的意义。在会阴浅间隙内,有阴蒂脚、前庭球、前庭大腺及球海绵体肌。后者又称阴道括约肌,为成对肌肉,起于会阴中心腱,抵至阴蒂海绵体白膜及其周围组织,收缩时缩小阴道口,前部纤维压迫阴蒂背神经,使阴蒂勃起。在会阴浅间隙后部还有会阴浅横肌。会阴深间隙内则有会阴深横肌、尿道阴道括约肌,有括约尿道及阴道的

作用。根据女性尿生殖三角的结构特点,在行会阴侧切术时,应按层次缝合。

2. 肛三角　肛周皮肤形成放射状皱襞,与皮下脂肪紧密结合。肛门外括约肌由皮下部、浅部、深部三部分组成。其中肛门外括约肌深浅两部,围绕直肠纵肌及肛门内括约肌,并联合肛提肌的耻骨直肠肌,在肛管直肠结合处形成肌性的肛管直肠环。如会阴裂伤或手术切断此环可造成大便失禁。盆膈下筋膜在肛三角处覆盖于肛提肌、尾骨肌下面及闭孔筋膜的内面,在坐骨结节下缘上方的2~4cm处,分离成管状即阴部管(pudendal canal),或称Alcockl管,内有阴部内血管及阴部神经。坐骨肛门窝(ischioanal fossa)位于肛管两侧,为成对的楔形腔隙,在肛管后方可左右相通。窝内充填大量脂肪,称坐骨直肠窝脂体(corpus adiposum fossae ischiorectalis),排便时利于肛管扩张。此窝内有来自阴部内动、静脉及阴部神经的肛动、静脉和肛神经,来自骶丛的会阴支和小穿支分布于此窝后部,窝内还有淋巴管和淋巴结。坐骨肛门窝向前伸入尿生殖膈与盆膈下面之间,称坐骨肛门窝腹侧隐窝。

二、外生殖器

女性外生殖器指生殖器官的外露部分,又称外阴(图1-1-4)。

1. 阴阜(mons pubis)　为耻骨联合前隆起的脂肪垫。青春期后该部皮肤开始生长阴毛,分布呈尖端向下的三角

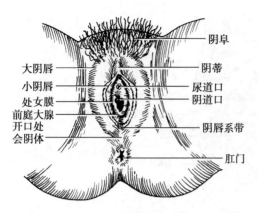

图1-1-4　女性外生殖器

左侧标注（从上到下）：大阴唇、小阴唇、处女膜、前庭大腺开口处、会阴体
右侧标注（从上到下）：阴阜、阴蒂、尿道口、阴道口、阴唇系带、肛门

形。阴毛为第二性征之一，其疏密、粗细、色泽可因人或种族而异。

2.大阴唇（labium major）为起自阴阜、止于会阴的一对隆起的皮肤皱襞。两侧大阴唇前端为子宫圆韧带的终点，后端在会阴体前相融合，各形成阴唇前后联合。大阴唇外侧面与皮肤相同，皮层内有皮脂腺和汗腺，青春期长出阴毛；内侧面皮肤湿润似黏膜。大阴唇有很厚的皮下脂肪层，其内含有丰富的血管、淋巴管和神经。未婚妇女的两侧大阴唇自然合拢，遮盖阴道口及尿道口。经产妇的大阴唇由于分娩的影响而向两侧分开。绝经后大阴唇呈萎缩状，阴毛也稀少。

3.小阴唇（labium minor）位于大阴唇内侧的一对薄皱襞。表面色褐，湿润，无毛，富于神经末梢，故极敏感。两侧小阴唇的前端相互融合，再分为两叶，包绕阴蒂。前叶形成阴蒂包皮，后叶形成阴蒂系带。小阴唇的后端与大阴唇的后端相汇合，在正中线形成一条横行皱襞，称为阴唇系带。但在经产妇此系带不明显。

4.阴蒂（clitoris）位于两侧小阴唇的顶端，是与男性阴茎海绵体相似的组织，有勃起性。由两个阴蒂海绵体组成，分阴蒂头、阴蒂体、阴蒂脚三部分。后者附着于两侧的耻骨支上，仅阴蒂头显露。其富于神经末梢，极为敏感。

5.阴道前庭（vaginal vestibule）为两小阴唇之间的菱形区。其前为阴蒂、后为阴唇系带。阴道前庭中央有阴道口（vaginal orifice），阴道口周围有处女膜或处女膜痕。阴道口的后外侧，在小阴唇内侧与处女膜间，左右各有一前庭大腺开口。阴道口与阴唇系带之间有一浅窝称舟状窝（fossa navicularis），也即阴道前庭窝（fossa of vestibule of vaginal）。经产妇此窝消失。阴道口前方有较小的尿道外口（urethral orifice），为略呈圆形的矢状裂隙。其后壁上有一对并列的腺体，称尿道旁腺或斯基恩腺（skeins gland），其分泌物可润滑尿道。

6.前庭球（vestibular bulb）位于阴道口两侧，由许多弯曲的静脉组成，有勃起性。其前部与阴蒂相接，后部与前庭大腺相邻，表面为球海绵体肌覆盖。

7.前庭大腺（major vestibular glands）又称巴托林腺（Bartholin glands），约黄豆大小，左右各一，位于阴道口两侧，前庭球后端，阴道括约肌深面。其有一很细的腺管，长约1.5~2cm，向前方斜行，开口于阴道前庭、小阴唇中下1/3交界处与处女膜之间的沟内。其分泌物有润滑作用。如因感染，腺管口闭塞可形成脓肿或囊肿，则能看到或触及。

8.处女膜（hymen）位于阴道口与阴道前庭分界处。膜的两面覆有鳞状上皮，其间含有结缔组织、血管与神经末梢。处女膜中间有孔，孔的形状、大小和膜的厚薄因人而异。处女膜多在初次性交时破裂，产后受分娩影响残留数个小隆起状的处女膜痕。

三、会阴血管、淋巴及神经

（一）血管

1.动脉来自阴部内动脉，该动脉起自髂内动脉，经梨状肌下孔出盆腔后，绕坐骨棘由坐骨小孔入会阴，在近尿生殖膈处发出会阴动脉穿入会阴浅隙；主干入会阴深隙。会阴动脉分出会阴横动脉及阴唇后动脉。后者有内、外两支，分布于大阴唇及小阴唇。会阴横动脉至会阴中心腱，与对侧会阴动脉、会阴深动脉和肛门动脉吻合。阴部内动脉本干在会阴深隙内分出前庭动脉、阴蒂背动脉和阴蒂深动脉，分别分布于前庭球、阴蒂背面和阴蒂海绵体。

2.静脉与同名动脉伴行，汇入阴部内静脉。但阴蒂背静脉穿经骨盆横韧带与耻骨弓状韧带入盆内阴部静脉丛。

（二）淋巴

会阴浅淋巴管沿阴部外浅血管汇入腹股沟浅淋巴结；会阴深淋巴管大部入腹股沟深淋巴结，小部分入腹股沟浅淋巴结。少数淋巴管则沿阴蒂背静脉入盆部，注入髂内淋巴结。阴唇和阴道下部的淋巴管部分入腹股沟淋巴结，部分入盆至骶淋巴结及髂总淋巴结。

（三）神经

来自阴部神经，与阴部内动脉伴行，在阴部管前部分出会阴神经，穿入会阴浅间隙后分出阴唇后神经，分布于大阴唇。肌支分布于球海绵体肌、坐骨海绵体肌、会阴浅横肌、会阴深横肌及尿道阴道括约肌。阴蒂背神经在阴部管前端自阴部神经分出，穿入会阴深间隙，沿坐骨下支和耻骨下支前行，经耻骨弓状韧带下侧至阴蒂背部。由于阴部神经绕坐骨棘入会阴，故会阴手术时，可在坐骨结节与肛门连线的中点，经皮向坐骨棘下方行阴部神经阻滞。

分布至大、小阴唇的动脉和神经，均由外向内分布。外阴手术时应注意血管神经走行（图1-1-5）。

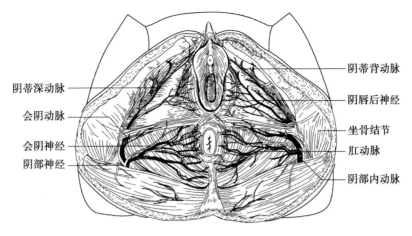

图1-1-5　会阴血管神经分布

左侧标注（从上到下）：
阴蒂深动脉
会阴动脉
会阴神经
阴部神经

右侧标注（从上到下）：
阴蒂背动脉
阴唇后神经
坐骨结节
肛动脉
阴部内动脉

第三节　内生殖器

女性内生殖器指生殖器位于体腔内的部分,包括阴道、子宫、输卵管及卵巢,后两者常被称为子宫附件(uterine adnexa)。

一、阴道

为连接宫腔与外界的肌性管道,是女性交接器官,又是排出经血和娩出胎儿的通道。其壁由黏膜、肌层和纤维层构成。

(一)阴道的形态

阴道(vagina)分前、后壁,上、下两端。前壁短约6~7cm,后壁较长7.5~9.0cm。上端包绕宫颈,下端开口于阴道前庭后部。环绕宫颈周围的腔隙称阴道穹(vaginal fornix),分前部、后部、两侧部。阴道穹后部较深,与直肠子宫陷凹紧密相邻,仅以阴道后壁和一层腹膜相隔。直肠子宫陷凹为站立位腹膜腔最低处,在临床上具重要意义,是某些疾病诊断和手术的途径。平常阴道前后壁相贴,致阴道下部横断面呈 H 形。阴道壁有很多横纹皱襞称阴道皱襞。其在阴道下部密而高,此皱襞在前后壁中线处较高呈一纵行隆起,分别称前、后皱褶柱。前者较为明显,亦称阴道尿道隆嵴。阴道前壁近宫颈处有一横沟称膀胱沟,膀胱附着于宫颈的地方,即阴道段宫颈与膀胱交界处,是经阴道手术切开阴道前壁的主要标志。在尿道口上约0.6cm处有一横沟,称尿道下沟,位于尿生殖膈水平。阴道壁因有皱襞并富有弹力纤维,有很大伸展性,且富有静脉丛,局部损伤易出血或形成血肿。阴道黏膜色淡红,表面为复层鳞状上皮,无腺体。阴道黏膜受性激素影响,有周期性变化。但在幼女及绝经后妇女,阴道黏膜非常薄,皱襞少,伸展性小,易受创伤而感染。

(二)阴道的毗邻

阴道位于骨盆中央,子宫的下方,大部在尿生殖膈以上,小部分在会阴部。阴部前壁与膀胱之间有膀胱阴道隔,内有静脉丛及结缔组织;与尿道之间有结缔组织形成的尿道阴道隔。阴道后壁的上 1/4 段,仅以一层腹膜与直肠子宫陷凹相邻;中 2/4 段借含有静脉丛的疏松结缔组织与直肠壶腹部邻接,即额状位的直肠阴道隔(rectovaginal septum);下 1/4 与肛管之间隔有会阴中心腱。阴道上部两侧有丰富的静脉丛、神经丛、子宫动脉的阴道支以及阴道旁结缔组织,阴道下部穿过盆底,与肛提肌、盆膈筋膜、尿生殖膈、前庭球及前庭大腺毗邻。

(三)阴道的血管、淋巴和神经

1. 血管　阴道上部由子宫动脉的阴道支分布,中部由膀胱下动脉的分支,下部由肛门动脉及直肠下支的分支分布。各支相互吻合。阴道两侧的静脉丛,参加子宫阴道静脉丛,经子宫静脉注入髂内静脉。

2. 淋巴　阴道上部的淋巴管及宫颈淋巴管与子宫动脉伴行。大部分沿子宫动脉干注入髂外及髂内淋巴结,一部分注入闭孔淋巴结;中部前壁多与阴道动脉伴行,注入髂内淋巴结,一部分经膀胱旁淋巴结,注入髂内淋巴结;阴道后壁中部的淋巴管,向后外方注入臀下或臀上淋巴结,然后再注入髂内淋巴结。阴道下部的淋巴管与外阴部的淋巴管汇合注入腹股沟浅淋巴结(图1-1-6)。

3. 神经　来自子宫阴道丛。其副交感神经来自盆内脏神经,后者起自脊髓的 2~4 骶节。交感神经来自上腹下丛和交感干骶部。

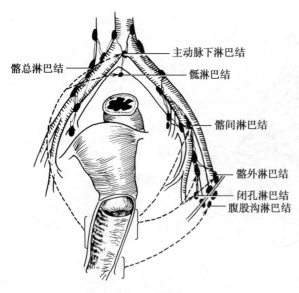

主动脉下淋巴结

髂总淋巴结

骶淋巴结

髂间淋巴结

髂外淋巴结

闭孔淋巴结

腹股沟淋巴结

图 1-1-6　阴道淋巴流向

二、子宫

子宫（uterus）为一壁厚腔小的肌性中空器官，为胚胎着床、发育、生长之处，其形状、大小、位置与结构随年龄的不同而异，并由于月经周期和妊娠的影响而发生改变。

（一）子宫的形态和结构

成人正常的子宫呈倒置的梨形，前面稍突出。重约40~50g，长约7~8cm，宽4~5cm，厚2~3cm；子宫腔容量约5ml。子宫上端，位于两输卵管子宫口之间钝圆、隆突的部分为子宫底（fundus of uterus），子宫底两侧为子宫角，与输卵管相通。子宫底与峡部之间的部分上宽下窄，为子宫体（uterine body）。子宫下部较窄呈圆柱状为宫颈（cervix uteri），其下1/3插入阴道称宫颈阴道部；阴道以上未被阴道所包绕的部分称宫颈阴道上部。子宫体与宫颈的比例因年龄而异，婴儿期为1:2；青春期为1:1；生育期为2:1；老年期又为1:1。颈部与宫体相接的部分稍狭细，称子宫峡部（isthmus of uterus），非孕期长约1cm，妊娠中期以后，峡部逐渐扩展变长、变薄，临产时可达7~11cm，形成子宫下段。子宫腔（uterine cavity）为一上宽下窄的三角形裂隙，底的两侧角各有一口为输卵管子宫口，与输卵管相通；子宫腔向下移行于子宫峡管，其为漏斗形短管。峡管的上口，在解剖学上较狭窄，又称解剖学内口（anatomical internal os）；峡管外口因黏膜组织在此处由子宫内膜转变为宫颈内膜，故又称组织学内口（histological internal os），即宫颈管内口。宫颈管（canal of cervix of uterus）为中间略膨大，两端较细小的梭形管腔，其外口即宫颈口，开口于阴道，简称宫口。宫口为前壁短而厚，后壁长而圆的隆起，分别称为宫颈前、后唇（anterior and posterior lips of the cervix）。

子宫壁由三层组成：①子宫浆膜层（serosal layer），即覆盖子宫体底部及前后面的腹膜脏层，与肌层紧贴。②子宫肌层（myometrium），为子宫壁最厚的一层，非孕时约厚0.8cm，肌层由平滑肌束及弹性纤维组成，肌束排列交错，大致分外纵、内环、中层交错三层。肌层这种排列有利于分娩时的子宫收缩及月经、流产与产后的子宫缩复止血。③子宫内膜（endometrium），自青春期开始，子宫内膜受卵巢激素的影响，表面的2/3发生周期性变化为功能层；余1/3直接与肌层相贴，无周期变化为基底层。分布在子宫内膜中的小血管高度螺旋化，称螺旋动脉。子宫内膜在月经期及妊娠期间的改变将在相应各章论述。

（二）子宫的位置和毗邻

子宫居小骨盆的中央，膀胱与直肠之间。宫底位于小骨盆入口平面以下，宫口在坐骨棘平面稍上方，正常子宫略呈前倾前屈，宫体略俯屈于膀胱上方。子宫位置可受周围脏器的影响，如因膀胱充盈及直肠胀满而有变化；体位变动也可影响子宫的位置。妊娠子宫的大小、位置随妊娠时间而不同。子宫前方借膀胱子宫陷凹与膀胱相邻，后方借直肠子宫陷凹与直肠相邻，小肠袢和乙状结肠可下降入陷凹。宫颈阴道部两侧有子宫动、静脉及输尿管末端。

（三）维持子宫正常位置的结构

1. 圆韧带（round ligament）　呈圆索状，由平滑肌和结缔组织构成，长约12~14cm。起于两侧子宫角、输卵管近端附着部位的前下方，在子宫阔韧带前叶的覆盖下向前下方伸展达两侧骨盆壁，继沿侧壁向前，经深环入腹股沟管浅环，止于大阴唇前端皮下，是维持子宫前倾的主要结构。

2. 阔韧带（broad ligament）　为从子宫两侧向外移行于盆侧壁的双层腹膜皱襞。阔韧带分为前、后两叶，上缘游离，内侧2/3部包裹输卵管（伞端无腹膜遮盖），外侧1/3部由伞端下方向外延伸达骨盆壁，形成骨盆漏斗韧带（infundibulopelvic ligament），也即卵巢悬韧带（suspensory ligament of ovary），内有卵巢动、静脉通过。在卵巢前缘与阔韧带后叶间的双层腹膜皱襞为卵巢系膜（mesovarium），由阔韧带后叶包裹卵巢而形成，系膜内有进出卵巢的血管、淋巴管和神经。输卵管和卵巢系膜根部之间的阔韧带为输卵管系膜（mesosalpinx）。卵巢内侧与子宫角之间的阔韧带内有条索状称卵巢固有韧带（proper ligament of ovary）。在子宫体两侧的阔韧带中有丰富的血管、神经、淋巴管及大量疏松结缔组织，称为子宫旁组织（parametrium）。子宫动、静脉和输尿管均从阔韧带基底部穿过。阔韧带可限制子宫向两侧移动。

3. 主韧带（cardinal ligament）　在阔韧带下部由纤维结缔组织束和平滑肌纤维构成，由宫颈两侧和阴道两侧向外扇形扩展至盆腔侧壁，又称宫颈横韧带（transverse cervical ligament），向下愈着于盆膈上筋膜。此韧带固定宫颈，维持子宫于坐骨棘平面以上。

4. 骶子宫韧带（utero-sacral ligament） 由结缔组织和平滑肌纤维构成。起自宫颈后面上端，向后绕直肠外侧附着于第2、3骶椎前面的筋膜。韧带上表面有腹膜覆盖可形成弧形皱襞，向后牵拉宫颈，参与维持子宫前倾。

5. 耻骨宫颈韧带（pubocervical ligament） 起自宫颈前面两侧，向前呈弓形绕过膀胱外侧，附着于耻骨盆面，韧带表面的腹膜为膀胱子宫襞，可限制子宫后倾后屈。

6. 肛提肌、会阴体、膀胱 是除上述韧带外，子宫主要的支撑结构。肛提肌参与构成盆膈的主体，该结构在承托盆内脏器和抵抗腹内压向下穿透盆腔两方面意义重大。肛提肌前部内侧缘借由盆筋膜附于女性尿道与膀胱颈，即为耻骨膀胱侧韧带，还发出少量肌纤维连于会阴体。会阴体为一纤维肌性结构，除提供盆底诸多肌肉附着外，也参与维持盆膈的完整性。该结构受到破坏，如胎儿娩出时受损，可能导致盆内脏器向下脱出。同时，因会阴体位于阴道与肛管之间，借由肛提肌固定于盆壁，故参与固定阴道，从而间接参与维持子宫正常解剖学位置。

（四）子宫的血管、淋巴和神经

1. 血管 主要由子宫动脉供应。子宫动脉（uterine artery）起自髂内动脉前干，在腹膜后沿盆侧壁下行，然后向内穿经阔韧带基底部、子宫旁组织，在距宫颈约2cm处，从前上方横越输尿管到达子宫外侧缘，于阴道上宫颈部分为上、下两支：上支较粗，沿子宫侧缘纡曲上行，称子宫体支，其至子宫角处又分为子宫底支、输卵管支及卵巢支，后者与卵巢动脉分支吻合。下支较细，分布于宫颈及阴道上部，称宫颈-阴道支。子宫动脉的第2级分支进入宫壁后再分支行于肌层的血管层，后者再发出分支垂直进入子宫内膜并弯曲呈螺旋状称螺旋动脉。子宫静脉起始于子宫壁中海绵状静脉间隙，大部分在宫颈处离开子宫壁缘，与阴道静脉吻合而成子宫阴道静脉丛，然后汇合成子宫静脉，注入髂内静脉。子宫静脉丛与膀胱静脉丛、直肠静脉丛和阴道静脉丛相续。

2. 淋巴 子宫内膜间质内的毛细淋巴管网，在性成熟期后分为浅、深两层毛细淋巴管网，其与肌层内的毛细淋巴管网相通。肌层内的毛细淋巴管位于平滑肌纤维束间的结缔组织内。各肌层内的毛细淋巴管网之管径与网眼大小不同，但相互吻合并汇合成集合淋巴管。浆膜毛细淋巴管在浆膜间皮下的纤维组织内，注入其深面的淋巴管丛，由此丛发出的集合淋巴管，伴行于动、静脉的分支注入局部淋巴结。肌层与浆膜层的集合淋巴管相互吻合交通。

子宫底和子宫体上2/3部发出集合淋巴管经阔韧带上部，与输卵管及卵巢的淋巴管汇合，沿卵巢血管上行，在肾下端平面转向内注入腰淋巴结。如结扎骨盆漏斗韧带，阻断上述之淋巴管，则子宫底部分集合淋巴管，沿子宫圆韧带经腹股沟管注入腹股沟淋巴结。子宫体下1/3部淋巴管向外穿经阔韧带基底部至盆侧壁注入髂血管淋巴结，部分穿过主韧带注入闭孔淋巴结。宫颈淋巴管可向三个方向走行：

向外沿子宫动脉注入髂外淋巴结；向后外侧的淋巴管注入髂内、闭孔、髂总淋巴结；向后走行的淋巴管经子宫骶韧带注入骶淋巴结。注入两侧髂内和髂外淋巴结的淋巴输出管大部分注入髂总及腰淋巴结，部分向后注入骶淋巴结或主动脉下淋巴结。子宫的淋巴管与膀胱、直肠的淋巴管间互有交通（图1-1-7）。

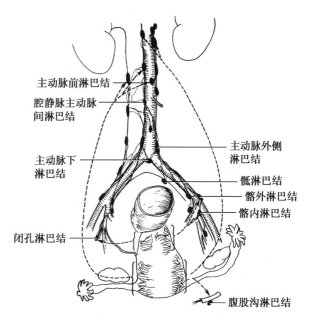

图1-1-7　子宫淋巴流向

主动脉前淋巴结
腔静脉主动脉间淋巴结
主动脉下淋巴结
闭孔淋巴结
主动脉外侧淋巴结
骶淋巴结
髂外淋巴结
髂内淋巴结
腹股沟淋巴结

3. 神经 分布于子宫的内脏运动神经来自盆丛发出的子宫阴道丛。其含有下腹下丛发出的交感神经节后纤维和盆丛的副交感神经节前纤维及来自腰骶交感干的纤维。子宫底、体大部的内脏感觉纤维随交感神经走行，传递痛觉至$T_{12} \sim L_2$脊髓节段；而腹膜以下的宫颈、阴道感觉纤维随副交感神经至$S_2 \sim S_4$脊髓节段；阴道口的躯体感觉纤维随阴部神经至$S_2 \sim S_4$脊髓节段。

三、输卵管

输卵管（fallopian tube）为受精的场所，进入输卵管的卵子或受精卵在肌收缩及纤毛摆动作用下向子宫腔运行。

（一）输卵管的形态与结构

输卵管呈细长而弯曲的管道，左右各一。内侧与子宫角相连，开口于子宫腔，称输卵管子宫口。外端游离，接近卵巢上端，开口于腹膜腔，称为输卵管腹腔口。全长约8~14cm（左侧6.3~12.5cm，右侧7.1~16.3cm）。输卵管由内侧向外侧分为四部分：间质部或称壁内部（interstitial or intramural portion），位于子宫壁内的一段，在子宫角处穿入子宫壁，平均长度1~1.2cm，管腔狭小，管径平均0.4~0.5cm；峡部（isthmic portion），间质部外侧的一段，细直而短，长约2~3cm，管壁厚，管腔小，管径约0.1~0.3cm。壶腹部

（ampulla），在峡部外侧，长约 5~8cm，管腔较宽大，管壁薄，管径约 0.6~0.7cm，卵细胞在此受精；漏斗部（infundibulum）或伞部（fimbria），为输卵管末端，长约 1.5cm，漏斗周缘有许多指状突起称输卵管伞，开口于腹膜腔。

输卵管壁由三层构成：外为浆膜层，为腹膜一部分即阔韧带上缘；中层为平滑肌纤维，平滑肌收缩，输卵管从外端向近端蠕动，协助受精卵向子宫腔运行；内层为黏膜层，由单层柱状上皮组成，上皮细胞分纤毛细胞、无纤毛细胞、楔状细胞及末分化细胞四种。纤毛细胞的纤毛向子宫方向蠕动，协助运送卵子；无纤毛细胞有分泌作用；楔形细胞可能为无纤毛细胞的前身，两者随月经周期变化；未分化细胞为上皮的储备细胞。黏膜层有许多皱襞，以壶腹部最多。输卵管的黏膜层受激素影响，有周期性的组织学变化，但不如子宫内膜明显。

（二）输卵管的位置和毗邻

输卵管行于阔韧带上缘，前后叶两层之间。在输卵管与卵巢系膜之间有输卵管系膜，系膜内含有输卵管的血管、淋巴管和神经。输卵管为腹膜内位器官，移动度大，其位置随子宫位置和大小而变化。左侧输卵管与直肠和乙状结肠毗邻；右侧输卵管与小肠、阑尾和右输尿管盆段相邻。

（三）输卵管的血管、淋巴与神经

1. 血管 输卵管的动脉来自子宫动脉升支和卵巢动脉，两者均分为输卵管支和卵巢支，分别从内侧、外侧到达卵巢和输卵管，各分支间相互吻合，实现了腹、盆不同来源血供的吻合。输卵管的静脉与同名动脉伴行，一部分入卵巢静脉丛，一部分入子宫阴道丛。动-静脉间毛细血管网分布于输卵管黏膜、肌层和浆膜层（图 1-1-8）。

2. 淋巴

（1）输卵管的器官内淋巴管：在输卵管的黏膜层、肌层及浆膜层均有毛细淋巴管网。黏膜层毛细淋巴管网位于上皮下结缔组织内。在黏膜皱襞处，毛细淋巴管较密集；输卵管各部黏膜层毛细淋巴管的分布亦有不同，输卵管间质部和峡部毛细淋巴管密集，壶腹部淋巴管分布稀疏。肌层的毛细淋巴管网位于肌纤维束间的结缔组织内；浆膜层纤维组织内也存有毛细淋巴管网，其在网的深侧吻合成淋巴管丛；并发出集合淋巴管，与来自肌层的集合淋巴管汇合，注入局部淋巴结。输卵管各层间毛细淋巴管网互有交通；并存在年龄上的差异，以黏膜层毛细淋巴管网最为明显。

（2）输卵管的淋巴流向：集合淋巴管注入腰淋巴结是最恒定的淋巴流向。由输卵管系膜内与卵巢的淋巴管汇合后沿卵巢动脉走行，经卵巢悬韧带上行至肾下极高度，转向内侧注入腰淋巴结。其中左侧输卵管的集合淋巴管注入主动脉外侧及主动脉前淋巴结；右侧输卵管的集合淋巴管注入主动脉腔静脉间淋巴结、腔静脉前及外侧淋巴结。

有学者认为输卵管的一部分集合淋巴管可经阔韧带向后外方至盆侧壁，越过脐静脉索，注入髂间淋巴结。还有起自壶腹部的集合淋巴管，可注入髂内淋巴结主群。上述输卵管的淋巴下行入盆部淋巴结的流路出现率较低，很可能属潜在性通路，如上行至腰淋巴结的主要流路受阻，其可能起到代偿作用。

3. 神经 输卵管由来自卵巢神经丛及子宫阴道丛的交感神经和副交感神经支配。

四、卵巢

卵巢为女性生殖腺，产生卵子和激素。

（一）卵巢的形态与结构

卵巢（ovary）左右各一，呈扁椭圆形。青春期前，表面光滑；青春期排卵后，表面逐渐凹凸不平。卵巢的形态和大小随年龄变化。成年女子的卵巢约 4cm×3cm×1cm 大，重约 5~6g，呈灰白色。绝经期后，可缩小到原体积的 1/2

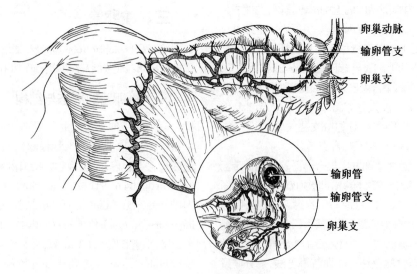

卵巢动脉
输卵管支
卵巢支

输卵管
输卵管支

卵巢支

图1-1-8　卵巢、输卵管血供

并并变硬。卵巢前缘有卵巢系膜附着,称卵巢系膜缘。该缘对向前外方,中部有一凹陷称卵巢门(hilum of ovary),卵巢的血管、淋巴管和神经由此出入。卵巢后缘游离,称独立缘。

卵巢表面无腹膜,由单层立方上皮覆盖称生发上皮(germinal epithelium),其内有一层纤维组织,称为卵巢白膜(tunica albuginea)。再往内的卵巢组织可分为皮质和髓质。皮质在外层,其中有数以万计的始基卵泡及致密的结缔组织;髓质是卵巢的中心部分,含有疏松结缔组织及丰富的血管、神经、淋巴管,髓质内无卵泡。

(二)卵巢的位置和毗邻

卵巢位于子宫两侧,输卵管后下方。卵巢的移动性较大,一般位于卵巢窝内,即髂内、外动脉分叉的起始部之间。卵巢外侧以骨盆漏斗韧带连于骨盆壁,内侧以卵巢固有韧带与子宫连接。卵巢以很短的系膜固定于阔韧带,正常情况下不易扭转,但在卵巢肿瘤时,有时将卵巢系膜拉长,致使10%卵巢肿瘤发生蒂扭转。

(三)卵巢血管、淋巴与神经

1. 血管 由卵巢动脉(ovarian artery)及子宫动脉的卵巢支供应。卵巢动脉在肾动脉起点的稍下方起自腹主动脉,在腹膜后沿腰大肌前下行至骨盆腔,跨过输尿管与髂内动脉下段,经骨盆漏斗韧带入卵巢系膜,然后进卵巢门。卵巢动脉还在输卵管系膜内分出若干支供应输尿管,其末梢在子宫角附近与子宫动脉的卵巢支吻合。卵巢髓质内的静脉出卵巢门前形成卵巢静脉丛,然后汇集成卵巢静脉,与同名动脉伴行。右卵巢静脉注入下腔静脉,左侧注入左肾静脉。

2. 淋巴

(1)卵巢的器官内淋巴:卵巢的被膜及皮质内是否有毛细淋巴管网仍无最后定论。但多数人认为在黄体中有毛细淋巴管,它随着黄体的发育和退化而变化。在黄体萎缩退化形成的白体内,不存在毛细淋巴管。髓质的淋巴管伴随血管走向卵巢门。

(2)卵巢的淋巴流向:自卵巢门穿出4~10条集合淋巴管,进入卵巢系膜,与子宫及输卵管外的集合淋巴管汇合,经骨盆漏斗韧带,伴卵巢血管上行,横跨输尿管及髂外动脉起始部的前面,至肾下极高度,再次横过输尿管前面注入腰淋巴结。右卵巢的集合淋巴管,主要注入主动脉腔静脉间淋巴结,一部分入腔静脉前淋巴结。左卵巢的集合淋巴管,注入主动脉外侧及主动脉前淋巴结。

如卵巢上行的淋巴流路受阻,卵巢可发出1~2条集合淋巴管,沿阔韧带走向盆壁,注入髂内、髂外、髂间及髂总淋巴结。有学者认为在正常情况下即存在这一下行通路,并非只在上行受阻后才起作用。另外在比较少见的情况下,卵巢的淋巴可沿圆韧带引流至髂外及腹股沟淋巴结(图1-1-9)。

3. 神经 来自卵巢神经丛。该丛大部分纤维来自腹主动脉丛,少数纤维来自肾丛。在阔韧带内与卵巢血管伴行支配卵巢,并有分支至输卵管。

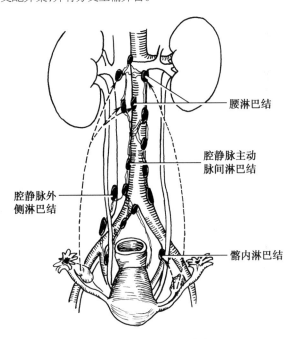

腰淋巴结

腔静脉主动脉间淋巴结

腔静脉外侧淋巴结

髂内淋巴结

图1-1-9 卵巢淋巴流向

第四节 盆部血管、淋巴与神经

一、盆部血管

(一)盆部的动脉

1. 髂总动脉(common iliac artery) 腹主动脉在第4腰椎体或第4~5腰椎体水平,椎体前稍左侧分为左右髂总动脉。左髂总动脉较右侧略短,在成年女性平均长度为(4.30±0.19)cm,其前方有至上腹下丛的交感神经、左输尿管、乙状结肠及其系膜根和直肠上血管等经过;外侧与腰大肌相邻;内后方与同名静脉伴行;闭孔神经、腰骶干、髂腰动脉均在其后方。右髂总动脉成年女性长度平均为(4.5±0.22)cm,斜行跨第4、5腰椎,后方与椎体之间隔以右交感干、闭孔神经、腰骶干及髂腰动脉。前方有至下腹下丛的交感神经通过,右输尿管越过髂总动脉末端或髂外动脉起端;外侧与下腔静脉起始端和右髂总静脉末端邻接,内上与左髂总静脉末端相毗邻,下部有同名静脉伴行。

2. 髂内动脉(internal iliac artery) 左右髂总动脉在骶

髂关节上端分为髂内及髂外动脉,髂内动脉是盆腔内脏及盆壁的主要血供来源,为一短干,长约 4.5cm。降至坐骨大孔上缘时分前干和后干。前干继续向坐骨棘下行,主要发出脏支供应盆腔脏器,包括脐动脉、膀胱上动脉、直肠下动脉、阴部内动脉、子宫动脉营养盆内脏器;还发出闭孔动脉及臀下动脉分布于盆壁及臀部;后干返回坐骨大孔方向,发出髂腰动脉、骶外侧动脉分布于盆壁,末端延续为臀上动脉分布于臀部。输尿管、卵巢及输卵管远端均位于其前方,在内侧,右髂内动脉与回肠末段隔腹膜相邻,左侧为乙状结肠。

3. 髂外动脉(external iliac artery) 在骶髂关节前面,起自髂总动脉分叉处,沿腰大肌内缘向下外至腹股沟中点处,经腹股沟韧带后方的血管腔隙入股部,移行为股动脉。卵巢血管、子宫圆韧带、生殖股神经的生殖支,均经过髂外血管的前方;旋髂深静脉过髂外动脉的末端注入髂外静脉。髂外动脉发出腹壁下动脉和旋髂深动脉。

4. 骶正中动脉(median sacral artery) 常在腹主动脉后壁、距两髂总动脉分叉处上方约 1~1.5mm 处发出,近正中线下行于第 4~5 腰椎体、骶、尾骨前面。骶正中动脉在第 5 腰椎前方发出分支与髂腰动脉分支吻合,并可发出腰最下动脉经肛尾韧带达直肠与肛管。在骶骨前方,其与骶外侧动脉分支吻合,并发支入骶前孔。

5. 直肠上动脉(superior rectal artery) 为肠系膜下动脉向下的终末支,离开乙状结肠系膜后,在直肠后方、髂总血管的前方盆筋膜内下行。发出 1~4 支乙状结肠直肠动脉,分布于直肠上段与乙状结肠末端。直肠上动脉下降至第 3 骶椎平面,分左、右两终支分布至直肠壶腹部。

6. 卵巢动脉 如前述。

(二) 盆腔血管的侧支循环

髂内动脉的分支主要供应营养盆内脏器,同时也营养盆壁、盆底和臀部肌肉等。两侧髂内动脉分支除在脏器上相互对称、吻合,还与髂外动脉及腹主动脉之间有侧支吻合。当水中遇严重子宫出血或盆腔出血,可结扎髂内动脉,减少盆腔血流量,降低盆腔内动脉的压力。盆腔脏器则可借侧支循环的建立供应血运。主要的吻合支见图 1-1-10。

(三) 盆部静脉

左、右髂总静脉(common iliac vein)是收纳盆部和下肢静脉血的总干。髂总静脉由髂外静脉和髂内静脉在骶髂关节前方汇合而成。右髂总静脉较短,初在同名动脉后方,垂直上行,至第 5 腰椎的右前方,在右髂总动脉的外侧与左髂总静脉汇合构成下腔静脉。左髂总静脉较长,在其同名动脉内侧向正中线上升至右髂总动脉的后方,与右髂总静脉汇合。

1. 髂内静脉(internal iliac vein) 是髂总静脉最大的属支之一,起始于坐骨大孔的上部,经同名动脉后内侧上行,至

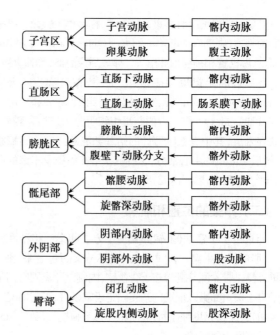

图 1-1-10 盆部动脉的侧支循环

骶髂关节前方与髂外静脉汇合成髂总静脉。髂内静脉的属支可分脏支和壁支两类,并无明显前、后干形成。壁支中除髂腰静脉可汇入髂总静脉末段或髂外静脉外,其余均入髂内静脉。脏支起于盆腔脏器,先于各脏器周围形成静脉丛,再集合成静脉干。

2. 髂外静脉(external iliac vein) 平腹股沟韧带下缘后方,续接股静脉起始,沿界线与同名动脉伴行向上。左髂外静脉全程行经同名动脉的内侧;右髂外静脉初经同名动脉内侧,向上逐转向其后方。髂外静脉的属支有腹壁下静脉、旋髂深静脉和耻骨静脉。

3. 骶正中静脉(median sacral vein) 由骶骨前面两支静脉汇合而成,与同名动脉伴行,多汇入左髂总静脉。

(四) 盆部静脉丛

盆部静脉丛多位于盈虚变化较大的脏器周围的疏松结缔组织中,静脉丛的壁很薄,面积为动脉的 10~15 倍,彼此吻合的静脉丛似网篮样围绕在各脏器周围。在静脉之间有动脉穿过,呈海绵状间隙。由于上述特点,静脉丛损伤后压迫、缝扎止血时应特别注意。

1. 膀胱静脉丛(vesical venous plexus) 在膀胱两侧及底部,并可延伸到尿道起始部,收集膀胱、阴道下部和尿道的静脉血,并与阴道静脉丛相交通,汇合后注入髂内静脉。

2. 子宫静脉丛(uterine venous plexus) 位于子宫两侧,子宫阔韧带两层之间。阴道静脉丛(vaginal venous plexus)环绕阴道周围,同子宫静脉丛相延续,并与膀胱丛和直肠丛相通。子宫和阴道静脉丛收集子宫、阴道以及输卵管的静脉血,汇合成子宫静脉,最后注入髂内静脉。该丛中有一部分血液经子宫静脉的卵巢支与卵巢静脉的卵巢支相交通,经卵巢静脉注入下腔静脉。子宫阴道静脉丛的静脉瓣膜

不发达,该静脉丛的管腔变化与数量的增减同卵巢、子宫等器官的周期性变化有关。

3. 耻骨后隙内静脉丛 位于耻骨联合后方,收集阴蒂背静脉、膀胱前壁、膀胱间隙及阴道壁的小静脉,与膀胱静脉丛吻合,经膀胱静脉注入髂内静脉。

4. 直肠静脉丛(rectal venous plexus) 位于直肠周围及直肠壁内外,位于齿状线以上区域的直肠黏膜下层的静脉丛为直肠内丛,位于直肠肌层以外的静脉丛为直肠外丛,两丛相通。直肠内丛形成直肠上静脉,注入肠系膜下静脉。直肠外丛一部分合成直肠下静脉,注入髂内静脉,另一部分汇成肛门静脉和阴部内静脉注入髂内静脉。

5. 骶前静脉丛(presacral venous plexus) 在骶前由骶外侧静脉与骶中静脉的分支形成,与椎静脉丛有交通吻合;从而形成上、下腔静脉的沟通路径。

6. 蔓状丛(plexus pampiniformis) 由卵巢门、输卵管、圆韧带的小静脉在子宫阔韧带内组成静脉丛,然后合成卵巢静脉。

二、盆部神经

盆部的神经包括躯体神经和内脏神经,前者主要来自骶丛和尾丛,后者包括骶交感干、盆内脏神经和上、下腹下丛等。

(一) 盆部躯体神经

1. 骶丛(sacral plexus) 位于骨盆后外侧壁、梨状肌前方,表面覆以盆筋膜。由腰骶干、第1~3骶神经的前支及第4骶神经前支的一部分组成。骶丛位置较深,一般不易损伤,但在骨盆骨折、骶髂关节脱位、结核、恶性肿瘤或孕妇胎儿头过大等情况下,均可使骶丛受压或损伤,也可引起坐骨神经痛。

骶丛发出的较大分支,如臀上、下神经、股后皮神经、坐骨神经等,经坐骨大孔出盆腔,分布至下肢;较小的分支至盆壁肌,如肛提肌、尾骨肌。其中阴部神经(pudendal nerve)起自骶丛,伴阴部内血管出梨状肌下孔,绕坐骨棘,经坐骨小孔入会阴,紧贴坐骨肛门窝外侧壁的阴部管内,分支分布于肛管、外生殖器和会阴部肌和皮肤。

2. 尾丛(coccygeal plexus) 由第4骶神经前支的一部分、第5骶神经和尾神经前支组成,发出肛尾神经分布于尾骨背面皮肤。

3. 腰丛的分支 闭孔神经(obturator nerve)起自第2~4腰神经,在髂总动、静脉的后方,经骶髂关节进入盆腔,沿髂内动、静脉外侧缘,在闭孔血管的上方至闭孔内肌的内侧,穿闭膜管至股内侧部,支配股内收肌群和闭孔外肌。如术中损伤该神经,则患侧大腿不能内收、内旋,并出现股内侧皮肤感觉障碍。

腰骶干(lumbosacral trunk)由第4腰神经前支的一部分与第5腰神经的前支合成,在腰大肌内缘穿出,于髂内动脉后方,骶髂关节前方向下入盆腔,参与骶丛的组成。

(二) 盆部的内脏神经

盆腔内脏神经的交感纤维主要来自上腹下丛,腰、骶交感干,卵巢动脉等血管周丛,副交感纤维来自盆内脏神经。其中上腹下丛、下腹下丛均含相应内脏感觉纤维。

1. 上腹下丛(superior hypogastric plexus) 为盆部最主要的交感节后纤维来源,由腹部肠系膜间丛直接沿腹主动脉表面向下延续而来,位于腹主动脉分叉处下方,有来自腰交感干的腰内脏神经加入。上腹下丛入盆后,分为左、右腹下神经,沿骶前下行至直肠外侧腹下鞘内,参与形成下腹下丛。

2. 下腹下丛(inferior hypogastric plexus) 也称盆丛(pelvic plexus),由腹下神经、骶交感干的节后纤维(骶内脏神经),以及骶2~4脊髓节段发出的副交感神经即盆内脏神经(pelvic splanchnic nerve)纤维,在宫颈两旁形成。盆丛形成膀胱丛、子宫阴道丛、直肠丛,支配子宫体、宫颈、膀胱上部、阴道上段及直肠等。排尿排便主要受副交感神经控制,故脊髓骶段以下受损可引起大小便失禁。直肠、膀胱的充盈等内脏感觉经副交感神经来传递;病理状态下,盆腔内脏过度膨胀引起的牵张痛或平滑肌痉挛产生的内脏痛觉,则经与盆腔交感神经伴行的部分内脏感觉传入神经传递(图1-1-11)。

三、女性内外生殖器的淋巴回流

女性内外生殖器官具有丰富的淋巴管及淋巴结,淋巴管多注入盆部淋巴结、腰淋巴结及腹股沟淋巴结。还有学者将内生殖器淋巴分髂淋巴组、腰淋巴组及髂前淋巴组三组;外生殖器淋巴分深、浅两部分,即腹股沟浅、深淋巴结。

(一) 盆部淋巴结

依据其所在部位分为盆壁(壁侧)淋巴结及盆部内脏(脏侧)淋巴结。

1. 盆壁淋巴结(pelvis-parietal lymph nodes) 位于盆壁内面,多沿盆部的动、静脉主干及其分支排列,可分为髂总淋巴结、髂外淋巴结、髂间淋巴结及髂内淋巴结四群,各群由多个淋巴结组成(表1-1-1)。

髂总淋巴结(common iliac lymph nodes)可分为髂总内侧、髂总中间、髂总外侧淋巴结和主动脉下淋巴结。收纳来自下肢、盆内脏器的淋巴,接受髂外、髂间、髂内和骶淋巴结的输出淋巴管。右侧髂总淋巴结的输出淋巴管多注入主动脉腔静脉间淋巴结,部分入腔静脉前、腔静脉外侧淋巴结;左侧髂总淋巴结的输出淋巴管多注入主动脉外侧淋巴结,部分入主动脉前淋巴结和主动脉腔静脉间淋巴结。

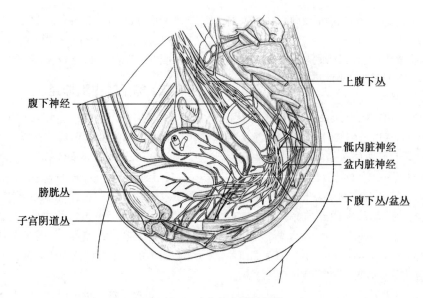

上腹下丛

腹下神经

骶内脏神经
盆内脏神经

膀胱丛

下腹下丛/盆丛

子宫阴道丛

图1-1-11　盆部内脏神经丛

表1-1-1　盆壁淋巴结

淋巴结	分群	位置	收纳淋巴	注入淋巴结
髂总	髂总外侧淋巴结 髂总内侧淋巴结 髂总中间淋巴结 主动脉下淋巴结	髂总动脉外侧 髂总动脉前内侧 髂总动、静脉后 腹主动脉分叉处下方	髂外、髂间、髂内及骶淋巴结的输 出淋巴管	腰淋巴结群
髂外	髂外外侧淋巴结 髂外内侧淋巴结 髂外中间淋巴结	髂外动脉外侧 髂外动脉内侧 髂外动、静脉后	腹股沟淋巴结的输出淋巴管	髂总淋巴结腰淋巴结
髂内	主群 臀上淋巴结 臀下淋巴结 闭孔淋巴结 骶淋巴结	髂内动脉起始处内侧 臀上动脉起始部 臀下及阴部内动脉始部 闭膜管内口处 骶骨前、骶中动脉周围	内生殖器淋巴 阴道中上部淋巴 会阴部、直肠、盆后壁淋巴	髂间、髂外、髂总淋巴结 主动脉下淋巴结
髂间		髂外动脉与髂内动脉起始部之间	髂外、髂内及盆腔脏侧淋巴结的 输出管	髂总淋巴结

　　髂外淋巴结（external iliac lymph nodes）沿髂外动、静脉排列。可分为髂外外侧、髂外中间、髂外内侧淋巴结3群。接受腹股沟淋巴结的输出淋巴管,收纳来自下肢、会阴部、肛门和外生殖器的淋巴,还收纳宫颈和宫体下部、阴道上部、膀胱等处的淋巴。髂外淋巴结输出淋巴管注入髂总和髂间淋巴结。

　　髂内淋巴结（internal iliac lymph nodes）除沿该动脉主干排列的主群外,沿其壁支排列的有闭孔、臀上、下及骶淋巴结。收纳宫颈、宫体下部、阴道上部、中部、臀部、会阴部、股后部、骨盆后壁、直肠等处的淋巴;集合淋巴管注入髂间、髂外、髂总淋巴结,部分注入主动脉下淋巴结。主动脉下淋巴结收纳下肢、会阴、盆腔脏器的淋巴,接受骶淋巴结、臀上淋巴结、髂总淋巴结的输出淋巴管。主动脉下淋巴结的输出

淋巴管注入主动脉前或主动脉旁淋巴结。该组淋巴结因位于腹主动脉分叉处的下方,故有的作者将其归于髂总淋巴结群。

　　髂间淋巴结位于髂总发出髂外与髂内动脉的分叉部位,有1~2个淋巴结。接受髂外、髂内淋巴结及部分盆腔器官旁淋巴结的输出淋巴管,其集合淋巴管注入髂总淋巴结。

　　2. 器官旁淋巴结（脏侧淋巴结）　多位于盆内脏器周围,沿髂内动脉的脏支分布,淋巴结的数目、大小不恒定。可分为膀胱旁淋巴结（paravesical lymph nodes）、子宫旁淋巴结（parauterine lymph nodes）、阴道旁淋巴结（paravaginal lymph nodes）及直肠旁淋巴结（pararectal lymph nodes）。膀胱旁淋巴结分为膀胱前淋巴结（prevesical lymph nodes）和膀胱外侧淋巴结（lateral vesical lymph nodes）,分别沿膀胱上动脉前支

和闭锁的脐动脉排列,主要接受膀胱和阴道的集合淋巴管,其输出淋巴管注入髂内和髂间淋巴结。

子宫旁淋巴结位于阔韧带内,子宫动脉与输尿管交叉处附近,接受宫颈和宫体下部的集合淋巴管,其输出淋巴管注入髂间或髂内淋巴结。阴道旁淋巴结接受阴道上部和宫颈的集合淋巴管,其输出淋巴管注入髂间或髂内淋巴结,也被临床视为子宫旁淋巴结的一部分。直肠旁淋巴结分为上、下两群,主要接受直肠壶腹部淋巴,直肠上群的输出淋巴管注入肠系膜下淋巴结,下群的输出淋巴管注入髂内淋巴管。

(二) 腰淋巴结

腰淋巴结(lumbar lymph nodes)位于腹膜后间隙内,沿腹主动脉和下腔静脉周围分布,约30~50个,按其位置分为3群:左腰淋巴结(left lumbar lymph nodes)、中间淋巴结(intermediate lumbar lymph nodes)及右腰淋巴结(right lumbar lymph nodes),各淋巴结群借淋巴管相交通。再进一步根据其与腹主动脉与下腔静脉的关系分为7个亚群(表1-1-2)。

主动脉外侧淋巴结(lateral aortic lymph nodes)及主动脉前淋巴结(preaortic lymph nodes)收纳左卵巢、左输卵管、子宫底左侧半、左肾、左肾上腺及左侧输尿管的集合淋巴管;接受左髂总淋巴结及主动脉下淋巴结的输出淋巴管。有时腹腔淋巴结、肠系膜上、下淋巴结的输出淋巴管也注入主动脉前淋巴结。主动脉前淋巴结的输出淋巴管注入主动脉外侧淋巴结及主动脉腔静脉间淋巴结。主动脉外侧淋巴结的输出淋巴管形成左腰淋巴干。

主动脉后淋巴结(postaortic lymph nodes)主要接受左髂总淋巴结及主动脉外侧淋巴结的输出淋巴管。主动脉后淋巴结的输出淋巴管形成左腰淋巴干或入乳糜池。

中间腰淋巴结亦即主动脉腔静脉间淋巴结(interaorticocaval lymph nodes)收纳右卵巢、右输卵管、子宫右半、右肾上腺及肾的集合淋巴管,接受髂总淋巴结、腔静脉前淋巴结和主动脉前淋巴结的输出淋巴管。

腔静脉前淋巴结(precaval lymph nodes)及腔静脉外侧淋巴结(lateral caval lymph nodes)收纳右侧卵巢、输卵管、子宫底右侧半、右肾及肾上腺的集合淋巴管,接受右髂总淋巴结的输出淋巴管;腔静脉前淋巴结的输出淋巴管注入主动脉腔静脉间淋巴结及腔静脉外侧淋巴结。后者的输出淋巴管注入腔静脉后淋巴结或直接注入右腰淋巴干。

腔静脉后淋巴结(postcaval lymph nodes)接受右髂总及腔静脉外侧淋巴结的输出淋巴管,然后其输出淋巴管形成右腰淋巴干。

(三) 腹股沟淋巴结

女性外生殖器的淋巴多注入腹股沟淋巴结群(inguinal lymph nodes),其位于腹股沟韧带、大腿根部的前面,以阔筋膜为界,分浅、深两群,即腹股沟浅淋巴结(superficial inguinal lymph nodes)及腹股沟深淋巴结(deep inguinal lymph nodes)。

1. 腹股沟浅淋巴结 沿腹股沟韧带下方和大隐静脉末段排列,位于阔筋膜上面,数目不恒定,约10~20个,大小相差亦很大。可分上、下两组;上组沿腹股沟韧带下方平行排列,收容外生殖器、会阴、阴道下段及肛门部的淋巴;下组沿大隐静脉上端排列,收纳会阴及下肢的淋巴。也可将腹股沟浅淋巴结分为4群:即沿腹股沟韧带平行排列的上群,以大隐静脉注入股静脉处向上的垂直线为界,分为腹股沟上内侧浅淋巴结及腹股沟上外侧浅淋巴结;沿大隐静脉末段纵行排列的下群,以大隐静脉为界,分为腹股沟下内侧浅淋巴结和腹股沟下外侧浅淋巴结。腹股沟浅淋巴结的输出淋巴管大部分经卵圆窝入腹股沟深淋巴结,另有一部分直接注入髂外淋巴结。两侧腹股沟浅淋巴结之间,通过外阴部丰富的淋巴吻合可有交通。

2. 腹股沟深淋巴结 位于大腿阔筋膜的深侧,沿股动、静脉内侧及前面分布,上部常为腹股沟韧带覆盖。髂耻沟上部、股环附近为腹股沟深淋巴结上群,多位于股环内,称Cloque结(Cloque's node),外阴部的淋巴在注入髂外淋巴结之前多先经此淋巴结。腹股沟深淋巴结收纳会阴深部、股静脉区淋巴及腹股沟浅淋巴。其输出管主要注入髂外淋巴结,再转至髂总淋巴结。

将盆部淋巴引流总结如图1-1-12。

表1-1-2　腰淋巴结群

淋巴结	亚群	位置	收纳淋巴输出管
左腰	主动脉外侧淋巴结 主动脉前淋巴结 主动脉后淋巴结	腹主动脉左侧 腹主动脉前方 腹主动脉后方	左髂总淋巴结、主动脉下淋巴结的输出淋巴管,左侧卵巢、输卵管、肾、肾上腺及子宫底左侧半、左输尿管集合淋巴管 左髂总及主动脉外侧淋巴结
中间	主动脉腔静脉间淋巴结	腹主动脉与下腔静脉之间	髂总、腔静脉前、主动脉前淋巴结及卵巢、子宫、输卵管、肾的集合管
右腰	腔静脉外侧淋巴结 腔静脉前淋巴结 腔静脉后淋巴结	下腔静脉右侧 下腔静脉前面 下腔静脉后面	右髂总淋巴结的输出淋巴管 右卵巢、输卵管、肾、肾上腺及子宫底右侧半的集合淋巴管 右髂总及腔静脉外侧淋巴结的输出淋巴管

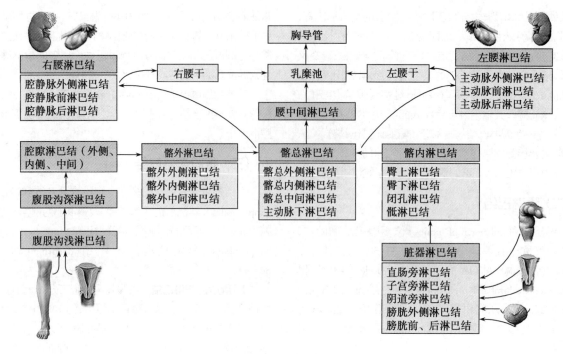

图1-1-12 盆部淋巴引流

第五节 邻近器官

女性内生殖器与盆腔其他器官如尿道、膀胱、输尿管、直肠、阑尾等相邻近,解剖关系密切;而盆腔脏器的炎症粘连、肿瘤浸润均可累及周围器官,故了解邻近器官的解剖层次、毗邻、变异对正确的鉴别诊断和手术操作非常重要。

一、尿道

女性尿道(urethra)为一肌性管道,始于膀胱的尿道开口,在阴道前面、耻骨联合后方,穿过尿生殖膈,终于阴道前庭部的尿道外口,长约3~5cm。尿道肌壁内层为环行纤维,外层为纵行纤维;环形肌为膀胱颈部环形肌的延续,其在颈部增厚形成内括约肌,为不随意肌;纵行纤维与会阴深横肌密切融合,形成尿道外括约肌,为随意肌。尿道中、下部黏膜为复层鳞状上皮,上部为移行上皮,尿道口为鳞状上皮。尿道黏膜及黏膜下层形成尿道黏膜皱襞,黏膜下层与肌层之间有疏松结缔组织,其中还有许多小腺体,导管开口于尿道黏膜表面,其中较大的腺体开口于尿道两侧,称为尿道旁腺(paraurethral gland)即Skenis腺。女性尿道在尿生殖膈以上的部分,前面有阴部静脉丛;在尿生殖膈以下的部分,前面与阴蒂脚会合处相接触,后为阴道,两者间有结缔组织隔,即尿道阴道隔(urethrovaginal septum)。尿道的血管主要由膀胱下动脉、子宫动脉及阴部内动脉的分支供应,静脉血流入膀胱静脉丛和阴部静脉丛,最后注入髂内静脉。

二、膀胱

膀胱(bladder)为一肌性空腔器官,其大小、形状、位置及壁厚均随其盈虚及邻近器官的情况而异。成人膀胱平均容量为400ml(350~500ml),但随年龄、性别变化。膀胱空虚时呈锥体状,可分为尖、体、底、颈四部,各部之间无明显界线,膀胱颈为膀胱的最低点,经尿道内口与尿道相通。膀胱外面可分为上面、后面(即膀胱底)和两个下外侧面。膀胱底呈三角形,其两侧有输尿管开口,其对应内表面位于左右输尿管及尿道内口之间的三角区,黏膜与下层肌肉紧密愈着,无黏膜下组织,平滑、无皱襞,称膀胱三角(trigone of bladder),是膀胱壁病变的好发部位。膀胱的前面与耻骨联合和耻骨支接触,其间为耻骨后隙,间隙内充填疏松结缔组织及脂肪,并有静脉丛。女性膀胱底后面有宫颈及阴道前壁,其间隔以膀胱阴道隔;膀胱颈下方直接与尿生殖膈接触。膀胱底部、膀胱尖及颈各有脐正中韧带、耻骨膀胱韧带、耻骨膀胱侧韧带与脐部、尿道上部及耻骨相连。

1. 膀胱的血管 膀胱的血供丰富,直接或间接来自髂内动脉的分支。膀胱上动脉由脐动脉未闭合的部分发出,供给膀胱上中部。膀胱下动脉由髂内动脉发出,分布于膀胱下部和底部。另有子宫动脉和阴道动脉的膀胱支及闭孔动脉和臀下动脉的膀胱支滋养膀胱。膀胱静脉有瓣膜,不与动脉伴行,在膀胱壁内或其表面形成丰富的静脉网和静脉丛,向下汇集于膀胱下外侧面,在膀胱底部外面形成膀胱静脉丛,向下与阴道前壁的静脉丛交通,合成膀胱阴道静脉丛,并与子宫阴道丛相吻合。膀胱静脉丛最后合成1~2条膀胱静脉,注入髂内静脉。在注入髂内静脉前,膀胱静脉的小分支可与闭孔静脉相连;借闭孔静脉耻骨支与腹壁下静脉交通。如髂内静脉阻塞,盆腔静脉可经此循环途径,绕经股静脉和髂外静脉至下腔静脉。

2. 膀胱的淋巴 膀胱淋巴管多注入髂外淋巴结;有少数淋巴管注入髂内淋巴结、骶淋巴结和髂总淋巴结。膀胱三角区的淋巴注入髂外和髂内淋巴结。

3. 膀胱的神经 膀胱的神经支配来自膀胱神经丛,位于膀胱两侧,由下腹下丛发出,向前经直肠、宫颈两侧至膀胱。从膀胱神经丛发出纤维组成膀胱上神经和膀胱下神经,分布于膀胱上部和下部。副交感神经可兴奋膀胱逼尿肌,抑制膀胱括约肌,使膀胱颈松弛,膀胱排空。交感神经兴奋使膀胱逼尿肌松弛、膀胱括约肌收缩,使膀胱颈收缩而储尿。膀胱充盈感的感觉纤维由副交感神经的传入纤维传导,经骶2~4节进入脊髓,传入脊髓骶段。膀胱过度膨胀或收缩引起的痛觉冲动亦经副交感神经传递,途径同上。但膀胱三角区、膀胱底和膀胱壁的痛觉传入纤维则沿交感神经传导,传入脊髓腰骶段。

三、输尿管

输尿管(ureter)为左右成对的肌性管道,起自肾盂,开口于膀胱,长约25~30cm;右侧输尿管较左侧的约短1cm。输尿管自起点在腹膜后沿腰大肌前面偏中线侧下行(腹段);在骶髂关节处跨越髂外动脉起点的前方进入骨盆(盆段)。输尿管入盆后继续在腹膜下沿髂内动脉下行,达阔韧带基底部,向前内方走行,于宫峡部外侧约2cm处,在子宫动脉下方与之交叉。继续向前内侧走行过程中,穿主韧带的输尿管隧道,进入膀胱底,在膀胱肌壁内斜行约1.5~2.0cm(壁内段)开口于膀胱三角底的外侧角。在输尿管与肾盂移行处,跨越髂外动脉及在膀胱壁内部,各有三个生理性狭窄,是结石最常见的嵌塞部位。

输尿管的异常较常见为数目异常,如一侧或双侧的双输尿管,可为全长重复或部分重复。少见的异常还有输尿管异位开口,在女性多开口于阴道前庭、尿道下段或阴道。异位的输尿管口无括约肌控制,可造成持续性尿漏。如为下腔静脉后输尿管,则此异位输尿管易发生梗阻,需手术治疗。

1. 输尿管的血管 输尿管的血液供应有不同来源,综合管径粗细及发出率高者主要来源为肾动脉、腹主动脉、髂总动脉、髂内动脉、卵巢动脉、膀胱下动脉、子宫动脉等分支供应。在女性以子宫动脉发出率最高约95%。供应输尿管的动脉一般分升、降两支,其余相邻的分支彼此吻合形成输尿管动脉网。输尿管的静脉与动脉伴行,汇入同名静脉。

2. 输尿管的神经 支配来自主动脉丛、肾丛及腹下丛。

3. 输尿管的淋巴管 始于黏膜下、肌层及外膜的淋巴丛,其互有交通。腰段输尿管的淋巴管注入主动脉旁淋巴结及髂总淋巴结;盆段的淋巴管注入髂总、髂内或髂外淋巴结。

四、直肠

直肠(rectum)上于第3骶椎平面接乙状结肠,下穿盆膈延续为肛管(anal canal)。成人直肠与肛管的平均长度为16cm(13.0~19.1cm);直肠上1/3段为腹膜间位器官,腹膜覆盖直肠前面及两侧面,中1/3段为腹膜外位器官,仅前面被腹膜覆盖;直肠下1/3段全部位于腹膜之外。直肠中段腹膜折向前上方,覆于阴道后穹及宫体上形成直肠子宫陷凹,已如前述。在盆腔腹膜外,直肠后壁与骶尾骨之间有骶中动、静脉,直肠上动、静脉,直肠上神经丛、骶淋巴结等;直肠外侧有梨状肌,第4~5骶神经的前支和尾神经、骶交感干、骶外侧动静脉、尾骨肌和肛提肌。在女性直肠下段的前方还有阴道。

1. 直肠的血管 直肠血供丰富,血供来源不恒定,变异较多。血供多源性及在肠壁内外有丰富的吻合是其供血特点。一般由直肠上、下动脉,肛门动脉及骶正中动脉供给血液;但在直肠中、下段还接受髂内动脉的二级分支或三级分支供血;其分支来源、数目及分支的粗细个体差异很大。直肠上动脉为肠系膜下动脉主干向下的延续支,是直肠动脉中最大的主要支,供给直肠上2/3段血液,其走行恒定,极少变异。直肠下动脉是髂内动脉的二级分支,来自髂内动脉前干,或自阴部内动脉、膀胱上下动脉、闭孔动脉分出,供应直肠壶腹部前下方及两侧部的肠壁,与直肠上动脉和肛门动脉有吻合,女性有小分支至阴道上部。肛动脉是阴部内动脉的分支。分2~3支至肛提肌、肛门内外括约肌、肛管末端及肛门皮肤;骶中动脉为单支动脉,在腹主动脉分叉处的稍上方后面发出,分布于直肠下、1/3段的后壁,与直肠上下动脉吻合,此分支有无不恒定。

直肠静脉在直肠内外壁形成直肠内静脉丛(痔内静脉丛)与直肠外静脉丛(痔外静脉丛)。前者在直肠外面合成直肠上静脉,经肠系膜下静脉入门静脉系。而直肠外静脉丛以肛提肌为界分为上、下两部,上部静脉丛收纳直肠下段和中段黏膜下丛及肠壁的静脉血;一部分汇成直肠上静脉注入门静脉系;另一部分汇成直肠下静脉,注入髂内静脉。直肠外静脉丛的下部,收纳肛提肌、肛门内外括约肌及肛门周围组织静脉血,汇成肛门静脉,注入阴部内静脉,再入髂内静脉。各部静脉丛有丰富的吻合相交通。

2. 直肠的淋巴 经肠壁外的淋巴网汇集成输出淋巴管流向4个途径:

(1)直肠旁淋巴结的输出淋巴管注入直肠上淋巴结,后者同时接受直肠上段淋巴集合管,其输出淋巴管沿直肠上血管及肠系膜下血管,注入肠系膜根部淋巴结。

(2)向两旁沿直肠下血管,在肛提肌上面注入髂内淋巴结。

（3）直肠外淋巴丛的一部分淋巴集合管注入骶淋巴结，其输出管注入主动脉下淋巴结及髂总淋巴结。

（4）向下可至肛提肌上的淋巴结或穿过肛提肌注入肛门淋巴结或臀下淋巴结，输出淋巴管伴肛门血管及阴部内血管注入髂内淋巴结。齿状线以下的淋巴也可经会阴部汇入腹股沟淋巴结。

3. 直肠的神经支配 直肠的神经支配在齿状线以上为交感和副交感神经；在齿状线以下为阴部神经的分支。交感神经来自肠系膜下丛及盆丛。交感神经兴奋可抑制直肠蠕动并使肛门内括约肌收缩。副交感神经起自骶2~4神经前根，其分支组成盆内脏神经；并与来自上腹下丛的交感神经纤维相互交织组成盆丛（下腹下丛）。副交感神经兴奋可增加直肠蠕动，促进腺体分泌，肛门内括约肌舒张。直肠的痛觉经副交感盆内脏神经传入，其中还含有一种对排便反射和意识控制排便作用的感觉神经纤维。阴部神经发出肛神经分布于肛提肌、肛门外括约肌、肛管及肛门皮肤。

五、阑尾

阑尾（vermiform appendix）一端连于盲肠的后内侧壁，称阑尾根部；另一端盲端游离，长约5~7cm，但其长短与粗细个体差异很大。成人阑尾腔很细，其上端开口于盲肠后内侧壁回盲瓣下方2~3cm处即阑尾口（orifice of vermiform appendix），部分人群开口处可见一半月形黏膜皱襞，称Gerlach瓣或阑尾瓣（valvulae processus vermiformis），此瓣有阻挡异物、粪便坠入阑尾腔的作用。

1. 阑尾的位置 在右髂窝内，阑尾左缘有一双层腹膜连于肠系膜的下方，为阑尾系膜（mesoappendix），内含阑尾血管，因阑尾的位置、长短与方向不定，阑尾系膜的长短、宽窄、形态随之而异。盲肠后位阑尾则无系膜。阑尾基底部在盲肠上的位置较恒定，为三条结肠带交会处，而阑尾末段活动度大故阑尾根部的体表投影可在：①McBurney点，即右髂前上棘至脐连线上的中、外1/3交点，此为最常见的位置；②Lanz点，在左右髂前上棘连线的右、中1/3交点处；③Sonnenberg点，右髂前上棘至脐的连线与右侧腹直肌外缘交点处。

2. 阑尾方向的变异 阑尾尖端所指方向变化很大，据其所指方向可将阑尾分为：

（1）盆位（回肠下位）：约占41.3%，阑尾自盲肠下端的后内侧壁起始后斜向内下方，尖端垂向小骨盆边缘或骶岬附近。

（2）盲肠（结肠）后位：约占29.4%，阑尾位于盲肠后壁与后腹壁腹膜之间，尖端向上。阑尾位置较深，炎症时症状不典型。

（3）盲肠下位（髂窝位）：约占17.4%，起自盲肠后内侧壁，经盲肠下端的后面，尖端伸向外下方，全部位于右髂窝内。

（4）回肠后位：约4.4%，起自盲肠下端的后内侧壁、在回肠的后方，尖端指向内后上方。

（5）回肠前位：约7.5%，起自盲肠下端的后内侧壁，横过回肠末端前面，其尖端指向内前上方。其前面可直接与腹壁相贴，或有大网膜间隔。

（6）其他：除上述阑尾位置，少数患者由于胚胎发育过程中的旋转异常，阑尾出现特殊位置：①腹膜外位，少见，阑尾部分或全部位于盲肠后、腹后壁腹膜外，直接与髂腰肌、髂腹股沟神经、生殖股神经相邻。急性阑尾炎时，炎性渗出物刺激上述邻近结构，引起右侧髋关节伸直时疼痛加重或表现为股前部、会阴部疼痛等。②高位阑尾，约占1.29%，多位于肝脏下方。与胚胎发育过程中肠旋转异常，盲肠处于异常部位有关。③盲肠壁浆膜下位阑尾（壁内型阑尾）。

3. 阑尾的血管 阑尾动脉起自回结肠动脉之回肠支。主干沿阑尾系膜的游离缘走行至阑尾尖端，其分支在系膜内分布于阑尾。阑尾动脉与周围动脉无吻合支。阑尾静脉与动脉伴行，经回结肠静脉注入肠系膜上静脉。阑尾壁内有丰富的淋巴网，淋巴管沿血管注入回结肠淋巴结，而后注入肠系膜淋巴结。阑尾受肠系膜上神经丛支配，其由腹腔神经节和肠系膜神经节的交感神经节后纤维及迷走神经的副交感神经纤维共同组成。

第六节 女性盆、会阴断层影像解剖

随着现代医学科学技术的发展，超声、X线计算机断层摄影（CT）及磁共振成像（MRI）等影像学诊断技术以其无创、精确、清晰显示人体器官的解剖、病变部位、性质及其毗邻关系的优势，成为临床疾病诊断重要的辅助手段。妇科医生掌握人体断层解剖学，可将盆、会阴CT及MRI的断层图像连续识读以获得器官结构的整体印象，对妇科病理作出正确无误的诊断，如判断子宫内膜癌的肌层内浸润和颈管浸润；区分肿瘤与正常组织；判断邻近器官有否累及；盆腹腔淋巴结转移；宫颈癌与子宫内膜癌手术及放疗后的随访，对复发病灶的显示；了解卵巢恶性肿瘤的盆底、盆腔播散与浸润，腹膜及腹膜后淋巴结转移及监测治疗后复发情况等。

女性盆、会阴自上而下可有多个连续断层，但盆腔结构形态位置关系在不同个体之间、同一个体不同年龄阶段、不同生理状况之间，如膀胱、直肠充盈与否、是否经产子宫等，都呈现复杂多变性，导致解剖断层显示结构与相应临床影像断面并不完全对应。故以下列举具有代表性及临床影像常规采用的经宫底、宫体、尿道口-阴道等相关典型断面，并配合对应MRI影像加以对照说明（其中断层解剖标本图与MRI图像并非同一个体,对应性有差异),包括断层解剖经第3骶椎平面(图1-1-13)、第5骶椎断面(图1-1-14)、经尾骨断面(图1-1-15)、尾骨尖断面(图1-1-16)及会阴经臀沟上份平面(图1-1-17);MRI影像宫底-宫体横断面(图1-1-18)、尿道口-阴道横断面(图1-1-19)及女性盆会阴正中矢状面(图1-1-20)。

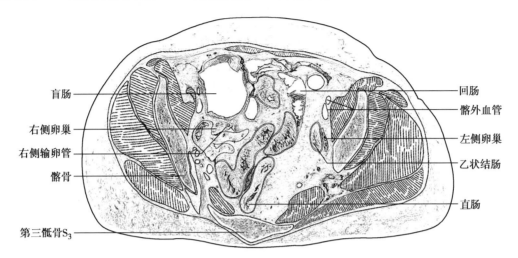

盲肠
右侧卵巢
右侧输卵管
髂骨
第三骶骨S₃

回肠
髂外血管
左侧卵巢
乙状结肠
直肠

图 1-1-13　经第 3 骶椎断层解剖示意图

经第三骶骨平面,乙状结肠在此与直肠相续连,可见左、右卵巢(有萎缩)。

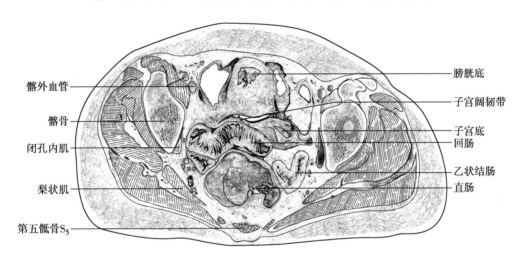

髂外血管
髂骨
闭孔内肌
梨状肌
第五骶骨S₅

膀胱底
子宫阔韧带
子宫底
回肠
乙状结肠
直肠

图 1-1-14　经第 5 骶椎断层解剖示意图

经第 5 骶椎切面,跨膀胱底、子宫底及阔韧带上份。直肠肠腔在此平面开始扩张为直肠壶腹。

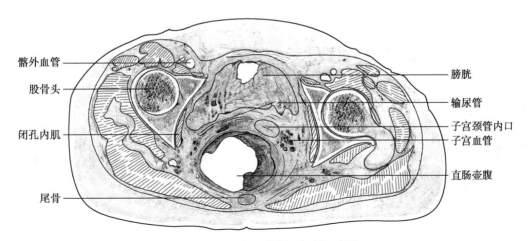

髂外血管
股骨头
闭孔内肌
尾骨

膀胱
输尿管
子宫颈管内口
子宫血管
直肠壶腹

图 1-1-15　经尾骨断层解剖示意图

经尾骨横断面,跨宫颈管(内口),后方为直肠壶腹。宫颈两侧横向走行的主韧带中,见输尿管,子宫动、静脉。

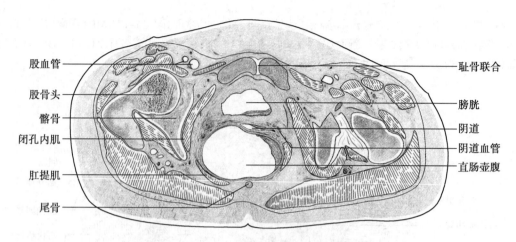

股血管
股骨头
髂骨
闭孔内肌
肛提肌
尾骨

耻骨联合
膀胱
阴道
阴道血管
直肠壶腹

图 1-1-16　经尾骨尖断层解剖示意图

经尾骨尖平面，前方经耻骨联合上份。此平面为阴道、宫颈管外口相接平面，阴道两侧见阴道血管，后为直肠壶腹部。外侧壁可见闭孔内肌出坐骨小孔。

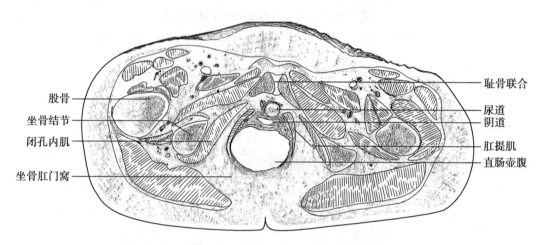

股骨
坐骨结节
闭孔内肌
坐骨肛门窝

耻骨联合
尿道
阴道
肛提肌
直肠壶腹

图 1-1-17　经臀沟上份解剖示意图

经臀沟上份平面，此平面见女性尿道与阴道前后位置关系，前者部分嵌入后者前壁。坐骨肛门窝显示良好，位于闭孔内肌与肛提肌之间，闭孔内肌内表面可见阴部管内结构走行。

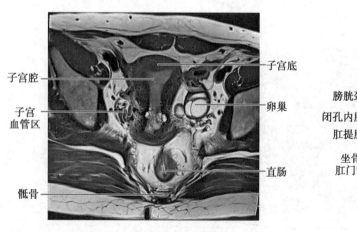

子宫腔
子宫
血管区

骶骨

子宫底
卵巢

直肠

图 1-1-18　宫底-宫体影像图

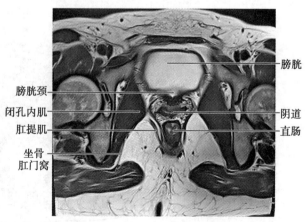

膀胱颈
闭孔内肌
肛提肌
坐骨
肛门窝

膀胱
阴道
直肠

图 1-1-19　尿道口-阴道影像图

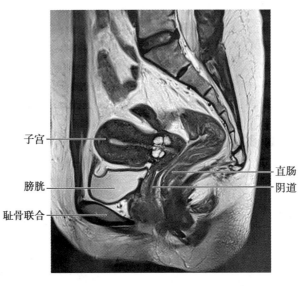

子宫

膀胱

耻骨联合

直肠

阴道

图1-1-20 女性盆会阴正中矢状面影像图

（王　波　郎景和　周鸿鹰）

参考文献

1. 丰有吉,李荷莲.妇产科学.北京:人民卫生出版社, 2002:4-5.

2. 中国解剖学会体质调查委员会编,黄瀛,吴晋宝.中国人解剖学数值.北京:人民卫生出版社,2002.

3. 曹献廷,张学义,赵士箴.手术解剖学.北京:人民卫生出版社,1994:647-650.

4. 崔慧先.局部解剖学.9版.北京:人民卫生出版社, 2018:203-234.

5. 苏应宽,栾铭箴,汤春生.妇产科临床解剖学.济南:山东科学技术出版社,2001:19-46,60-68,69-83.

6. 王怀经.局部解剖学.北京:人民卫生出版社,2001.

7. 韩永坚,刘牧之.临床解剖丛书(腹、盆部分册).北京:人民卫生出版社,1992:520-545.

8. 王云祥,吕云峰.妇科肿瘤淋巴系统解剖与临床.北京:人民卫生出版社,2014:84-155.

9. Benrubi GI. Handbook of obstetric and Gynecologic Emergencies. 2nd ed. Philadelphia:lww,com,2001:294-299.

10. Nichols DH, Clarke-pearson DL. Gynecologic, obstetric, and Related surgery. 2nd ed. Missouri:Mosby-Year Book,2000:27-67.

11. Anne MG. Atlas of Anatomy. 3rd edition. New York:Thieme Medical Publishers,2016:250-304.

12. Susan Standring. Gray's Anatomy. 42nd edition. Amsterdam:Elsevier Limited,2021:1307-1330.

第二章
女性生殖生理

第一节　中枢神经系统-下丘脑-垂体-卵巢轴的 神经内分泌调节

一、卵巢生理

卵巢是女性的生殖腺,对人类后代的繁衍起着主要作用。育龄妇女卵巢的生理功能是:①每个月排出一个有受精能力的卵细胞;②分泌性激素及多种肽类物质,促使第二性征及生殖道的发育,为受精及孕卵着床做准备,支持早期胚胎的发育。

(一)卵巢的胚胎发育与卵细胞的储备

胚胎 4 周时,胎儿中肾内侧形成原始生殖嵴,并逐渐发育为原始性腺索。自胚胎尾端卵黄囊内胚层衍生的原始生殖细胞,移行至原始性腺索内,并在胚胎 5~7 周时形成未分化性腺。引起原始生殖细胞移行的机制未明。若个体无 Y 染色体或 Y 基因性决定区(sex determining region of Y,SRY 基因),并有 2 个完整的 X 染色体,则未分化性腺逐渐分化为正常卵巢。

胚胎 5 周起至 7 个月时止,原始生殖细胞不断地有丝分裂,细胞数增多,体积增大,称为卵原细胞(oogonium)。原始生殖细胞的增殖与卵巢内表皮生长因子(EGF)转化生长因子 α(TGF-α)的作用有关。同时部分卵原细胞陆续退化。可能由于卵巢门网状组织分泌“减数分裂诱导物质(meiosis inducing substance,MIS)”的作用,自胚胎 2 个月起至 7 个月止,卵原细胞先后进入第一次减数分裂,并到前期双线期时中止,改称为初级卵母细胞(primary oocyte)。抑制减数分裂的物质可能来自外围的颗粒细胞,如卵母细胞成熟抑制物(oocyte maturation inhibitor,OMI)、环腺苷酸(cAMP)等。直至青春期后每次排卵前夕,第一次减数分裂才分次恢复。因此,初级卵母细胞的寿命可长达近 50 年。

妇女一生卵巢内卵细胞的储备在胎儿期已成定局。卵原细胞的有丝分裂、减数分裂及退化三种过程决定了卵巢内卵细胞的数目。胎龄 8 周时约有卵细胞 60 万个,20 周时约 700 万个。出生时约剩 200 万个,月经初潮时约 30 万~40 万个。妇女一生中约排出 400 个成熟卵子。因此,99.9% 卵细胞皆退化。多数妇女 37 岁后卵细胞数目的减少加速,绝经时卵母细胞已基本耗竭。

(二)卵泡的生长发育与闭锁

4 个月至生后 6 个月时,卵巢皮质内陆续形成许多始基卵泡(primordial follicle)。其直径约 30~60μm,由一个初级卵母细胞(直径 9~25μm),一层来自生发上皮或卵巢网、梭形的前颗粒细胞及一层基底膜组成。这是妇女的基本生殖单位,亦是卵细胞储备的唯一形式。控制始基卵泡组成的机制不明。

1. 卵泡的生长发育　始基卵泡开始发育的时间远在月经周期起点之前,至形成窦前卵泡(preantral follicle)阶段约需 9 个月以上。人类窦前卵泡发育为成熟卵泡又需约 85 天。究竟从哪个阶段起卵泡发育依赖于促性腺激素(gonadotropin,Gn)的调控,未能准确肯定(图 1-2-1)。

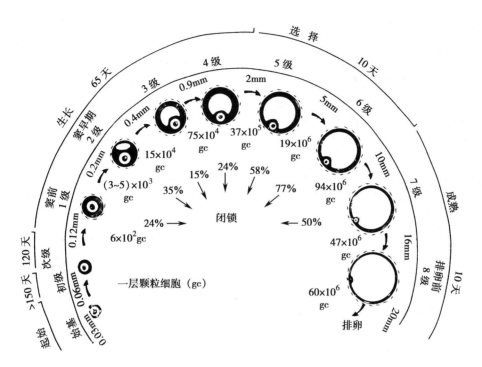

图 1-2-1 成人卵巢内卵泡生长发育的各阶段及各级生长卵泡出现闭锁的比例

（1）卵泡的窦前生长期（preantral growth phase）：由于卵巢局部因素（如激活素等）的影响，自胎儿 5~6 个月时起，始基卵泡即分期分批脱离了静止状态的始基卵泡库，进入"生长发育轨道"，至形成窦前卵泡约需 9 个月。启动卵泡生长的速率随卵泡数目的减少而加快。这种现象在妇女的一生中不断地进行着，直到绝经时止。

卵泡的早期发育以前颗粒细胞转变为立方体为标志，改称为初级卵泡（直径 >60μm）。颗粒细胞缓慢增殖呈 2~8 层，颗粒细胞数 <600 个。颗粒细胞内出现促卵泡激素（FSH）、雌激素（E）、孕激素（P）、雄激素（A）受体。颗粒细胞之间、颗粒细胞与卵母细胞之间出现由 connexin-37、connexin-43 蛋白组成的缝隙连接（gap junction），成为细胞间交换小分子营养物质、传递信息的通道。

初级卵母细胞基因激活，开始生长分化，胞核（即生发小泡，germinal vesicle，GV）增大至直径约 26μm，胞质积累，卵母细胞的直径逐渐增至 75~80μm，细胞内有许多生化及超微结构的变化，如细胞器的重新组合。周围有一层黏多糖蛋白包绕，称为透明带（zona pellucida）。卵泡基底膜外有自卵巢基质（stroma）间充质细胞衍生而来的泡膜间质细胞（theca interstitial cell）包绕；内泡膜细胞（theca interna）的细胞膜出现 LH 受体。外泡膜细胞（theca externa）是一层结缔组织样细胞。卵泡逐渐移入卵巢髓质区，外有毛细血管网及淋巴管网包绕。此时的卵泡被称为窦前卵泡（preantral follicle）或次级卵泡。直径约 120μm。

（2）卵泡的窦周生长期（tonic or periantral growth phase）：窦前卵泡的继续生长发育主要受 FSH 调控，但这阶段 FSH 水平可能较低，卵泡发育较慢，约需 70 天。在这阶段中，

FSH 促使颗粒细胞增殖，数目约增加 600 倍。颗粒细胞分泌卵泡液；卵泡增大约 150 倍。卵母细胞及周围的 2~3 层颗粒细胞（即卵丘细胞）被挤到卵泡的一侧。此时的卵泡被称为窦卵泡（antral follicle）或三级卵泡。直径约 2mm。

（3）依赖于促性腺激素（Gn）或指数生长期（gonadotropin-dependent or exponential growth phase）：窦卵泡继续发育成为排卵前卵泡，约需 15 天，即本次月经周期的卵泡期。必须有 Gn 的刺激，因此，本周期中发育的卵泡群已经过前面 3 个月生长发育的准备。详见"卵巢周期-卵泡期段"。

2. 卵泡的闭锁（follicular atresia） 自胎儿期 5~6 个月起，在卵泡生长发育的同时，卵泡闭锁亦一直进行着。其机制尚未阐明，早期发育阶段卵泡的闭锁与 Gn 无关，但以后卵泡的闭锁与卵泡微环境内 FSH 不足、雄激素过多、生长因子等自分泌、旁分泌因素异常、卵母细胞与颗粒细胞的凋亡（apoptosis）有关。闭锁卵泡直径一般 <10mm，闭锁后的卵泡被纤维组织代替，但基底膜外的卵泡内膜细胞却肥大，衍变为次级间质细胞（secondary interstitial cell），仍具有内分泌功能。

（三）卵巢周期

卵巢内有多种结构相互作用，维持妇女的生殖周期。因此具有"盆腔钟（pelvic clock）"之称。根据卵巢结构功能的变化，分为卵泡期、排卵期、黄体期 3 个时期（图 1-2-2），现分别介绍如下：

1. 卵泡期

（1）卵泡的继续发育：在 FSH 的刺激下，卵泡颗粒细胞继续增殖，分泌更多的卵泡液，FSH 激活颗粒细胞的细胞

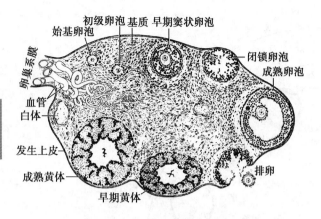

始基卵泡　初级卵泡　基质　早期窦状卵泡

卵巢系膜

血管
白体
发生上皮
成熟黄体
早期黄体

闭锁卵泡
成熟卵泡

排卵

图1-2-2　人类卵巢的生命周期

色素P450芳香化酶;从而促进雌二醇(E_2)的合成。FSH、E_2又提高颗粒细胞对FSH的敏感性,进一步促进卵泡的发育及成熟。卵泡直径从2~5mm日益增大至18mm。卵泡液内含有自血管内渗入及卵巢局部生成的蛋白质、黏多糖、电解质及性激素;还有Gn、催乳素(PRL)等。与此同时,血清E_2水平逐渐升高,最终达到1 100pmol/L(300pg/ml)左右。不仅如此,在FSH刺激下,颗粒细胞内又出现了LH受体及PRL受体。此时便形成了排卵前卵泡(preovulatory follicle)。

(2)卵泡群的募集与优势卵泡的选择:前一周期晚黄体期及本周期早卵泡期,血清FSH水平及其生物活性升高,超过一定的阈值后,使卵巢内一组窦状卵泡群脱离了静止的卵泡库,进入"生长发育轨道",这个现象称为募集(recruitment)。约在周期第7天,在上述发育的卵泡群中,有1个卵泡优先发育成为优势卵泡(dominant follicle);其余卵泡皆逐渐退化闭锁。这个现象称为选择(selection)。

优势卵泡生成和分泌较多的E_2,E_2与FSH协同,加速了颗粒细胞的增殖及E_2水平的升高。E_2又反馈抑制垂体FSH的分泌,使其他卵泡闭锁。从此时起,优势卵泡在双侧卵巢中占主宰地位,它决定了该周期卵泡期的期限;血清及卵泡液E_2水平与优势卵泡的体积呈正相关关系。正是募集与选择机制精确地控制了人类卵巢自然周期排出卵子的数目。

早卵泡期优势卵泡与非优势卵泡在形态上并无差别。但卵泡液激素微环境的研究显示:优势卵泡的颗粒细胞分裂指数高,卵泡液FSH、E_2浓度高,A_2浓度低,E_2/A_2比值高。因此,对FSH敏感性高。不仅如此,优势卵泡基底膜外泡膜细胞血运较丰富,可以向该卵泡输送较多的FSH、LH、LDL-C。生成较多的E_2、P。

卵巢局部旁分泌自分泌调控机制,能提高或降低某个卵泡颗粒细胞对FSH的敏感性,使优势卵泡与非优势卵泡在相近水平的血FSH供给下,有截然不同的命运。动物实验提示卵巢内能提高颗粒细胞对FSH敏感性的物质有:胰岛素样生长因子(IGF)、转化生长因子β(TGF-β)、激活素

(activin)等。抑制颗粒细胞敏感性的物质有:表皮生长因子(EGF)、转化生长因子α(TGF-α)、抑制素(inhibin)等。

2. 排卵期

(1)血LH/FSH峰:是卵巢排卵必不可少的前提条件。研究显示血清LH峰约持续(48.7±9.3)小时。上升支及高峰各历时14小时,下降支则约20小时。血清FSH有一较小的峰。引起垂体大量释放LH及FSH的机制是:①优势卵泡分泌E_2,使外周血E_2水平达733~1 100pmol/L,并持续2~3天后,对垂体下丘脑有正反馈调节作用。②促性腺激素释放激素(gonadotropin releasing hormone,GnRH)的自启效应(self priming effect):见Gn分泌调控段。③孕酮的作用:血清LH/FSH峰出现前约12小时,孕酮(P)水平略上升,对LH/FSH峰的形成起协同作用。在LH/FSH峰的刺激下,在预定的时间内卵巢以特定的顺序相继发生了一系列变化,其最终结果为释放一个有受精能力的卵子。

(2)成熟卵泡壁破口形成:血LH/FSH峰后,成熟卵泡迅速增大,突出于卵巢皮质表面,形成滤斑(follicular stigma);约34~35小时卵母细胞及周围的卵丘细胞,即卵冠丘复合物(oocytes-corona-cumulus complex,OCCC)自成熟卵泡壁的破口释放。卵泡壁破口的形成与以下机制有关:纤溶酶激活:FSH峰能刺激大鼠成熟卵泡壁颗粒细胞生成纤溶酶原激活物(plasminogen activator,PA)。在PA催化下,存在于卵巢组织及卵泡液的纤溶酶原转变为纤溶酶(plasmin)。该酶又激活了卵泡的胶原酶,使卵泡壁基底膜与基质的胶原裂解,形成薄弱区,易于形成破口。

前列腺素及组胺的作用:LH峰促使颗粒细胞生成的前列腺素环素、PGE_2增多;亦使卵巢门及卵巢血管周围的肥大细胞生成更多的组胺。此两种物质使卵泡壁血管扩张,毛细血管通透性增高,引起急性炎症反应而导致破口形成。

平滑肌纤维收缩:卵泡外泡膜层内有平滑肌纤维。在前列腺素、正肾上腺能、胆碱能神经的刺激下收缩,可促使卵泡破裂及卵丘的排出。

(3)卵母细胞的最终成熟:卵母细胞的最终成熟与卵泡破裂、排卵是两个独立的过程。但在Gn适当刺激下它们之间又紧密同步,相互协调。卵母细胞并无Gn受体。因此Gn可能通过旁分泌机制间接调节卵母细胞的成熟。

1)初级卵母细胞核成熟:首先是核染色质浓缩,生发小泡破裂(germinal vesicle breakdown,GVBD),进入了第一次减数分裂中期;然后排出第一极体,改称为次级卵母细胞(secondary oocyte);随即开始第二次减数分裂,并终止于中期(metaphase Ⅱ,MⅡ),此时才具备了受精能力。受精前完成第二次减数分裂,染色体减半,排出第二极体,形成卵子(图1-2-3)。

卵母细胞核成熟的机制可能是:LH峰促使卵丘细胞扩散,解除了OMI等减数分裂抑制物对卵母细胞的影响。FSH峰刺激卵丘细胞生成大量糖蛋白黏液物进入细胞外间隙(卵丘黏液化,mucification),或卵母细胞胞质内成熟促进

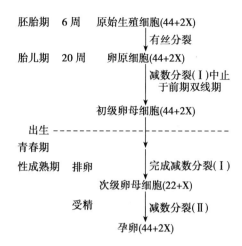

胚胎期	6 周	原始生殖细胞(44+2X)
		↓有丝分裂
胎儿期	20 周	卵原细胞(44+2X)
		↓减数分裂(Ⅰ)中止 于前期双线期
		初级卵母细胞(44+2X)
出生		-----------------
青春期		
性成熟期	排卵	↓完成减数分裂(Ⅰ)
		次级卵母细胞(22+X)
受精		↓减数分裂(Ⅱ)
		孕卵(44+2X)

图 1-2-3 卵细胞的生命周期

因子(maturation-promoting factor,MPF)激活,诱导了卵母细胞的核成熟。动物研究显示有一种来自胞质的细胞静止因子(cytostatic factor,CSF),使第二次减数分裂中止于中期;受精后,MⅡ期卵细胞受到精子的激活,才完成第二次减数分裂。卵精原核相互融合,染色体重组,形成新的个体。若未受精,排卵后 12~24 小时后卵母细胞即开始退化。卵泡期若过早出现过多的 LH 分泌,将导致卵母细胞过早恢复减数分裂,排出过熟的卵母细胞,其受精及妊娠率低,流产率高。

2)卵母细胞胞质成熟:这对卵母细胞受精能力及早期胚胎发育有重要意义。卵母细胞胞质成熟的变化包括亚细胞器(线粒体、囊泡、皮质颗粒)的重新组排;特异蛋白质合成及磷酸化速率的改变等。动物研究发现如果细胞膜下皮质颗粒排列及其出胞(exocytosis)功能异常,就不能防止多精受精。与此同时,卵细胞体积进一步增大至直径 120μm。

研究证明,人卵母细胞有雌激素受体。健康卵细胞所在的卵泡液中雄激素(A)/雌激素(E)比值最低;而退化卵的卵泡液 A/E 比值居中,含已坏死卵的卵泡液 A/E 比值最高。提示 E 可能调节卵细胞胞质的成熟。体外灌注兔卵巢的研究显示:体外受精后 12 小时,加氯米芬组孕卵退化率与对照组无差异;但受精后 60 小时,氯米芬组孕卵发育达桑葚胚阶段的百分率明显少于对照组。提示氯米芬的抗雌激素作用不利于早期胚胎的发育。另一方面,超生理及过高的雌激素刺激也不利于卵母细胞的成熟。

3. 黄体期

(1)黄体的形成:排卵后优势卵泡壁细胞结构重组。颗粒细胞与内泡膜细胞在 LH 刺激下黄素化,各形成颗粒黄体细胞与泡膜黄体细胞。另一个重要改变是在卵泡血管内皮生长因子(VEGF)、碱性成纤维细胞生长因子(b-FGF)等的作用下,基底膜外的毛细血管、成纤维细胞迅速增殖,并穿入基底膜内,血流速度在各腺体中居首位。约在排卵后 5 天内先后形成血体及黄体。近代研究认为黄体内还含有大量成纤维细胞、免疫系统细胞(T 淋巴细胞、嗜酸性粒细胞)及血管内皮细胞。

(2)黄体功能的维持与退化:黄体的功能主要是在 LH 的作用下,利用来自血运的低密度脂蛋白胆固醇(LDL-C),生成与分泌 P 及 E_2,使子宫内膜转变为分泌期,为接纳孕卵着床及维持早期胚胎发育做准备。

颗粒黄体细胞(直径 >20μm)分泌 P 量多,具有前列腺素 $F_{2\alpha}$ 受体及芳香化酶活性,还能分泌松弛素、缩宫素及 E_2。泡膜黄体细胞直径 8~20μm,对 LH 敏感性高,能分泌雄激素。近代研究证明黄体还能分泌抑制素 A、生长因子等多种物质,其生理意义及调控机制尚不清楚。

排卵后 5~9 天黄体功能最旺盛,正是胚胎着床的窗口期。LH 的刺激对黄体功能的维持至关重要。其次,两种黄体细胞膜 LH 受体的数目与其功能,即晚卵泡期卵泡发育是否充分、LH 受体的生成情况,与排卵后黄体功能密切相关。第三,黄体内毛细血管增殖状况亦能影响黄体功能。因为黄体细胞生成 P 的原料主要来自血内 LDL-C。

若卵母细胞未受精,则黄体的寿命为(14±2)天。黄体退化使血内 E_2、P、抑制素 A 水平下降,FSH 水平又升高,抑制素 B 也随之而升高,遂开始了一个新卵巢周期的募集。人类黄体退化的机制可能与 E_2 或 $PGF_{2\alpha}$ 的溶黄体作用、细胞凋亡等有关。退化后的黄体在至少 5 个周期后,逐渐转变为纤维组织,即白体。若精子已受精,则黄体在胚胎滋养细胞分泌的人绒毛膜促性腺激素(hCG)作用下增大,转变为妊娠黄体,至妊娠 3 个月末才退化。

(四)卵巢性激素

1. 性激素的生物合成与分泌

(1)生物合成:卵巢能利用来自血液循环的 LDL 合成性激素。LDL 与细胞膜上特异受体结合,通过胞饮(endocytosis)作用进入细胞,在溶酶体内水解为游离胆固醇,或以胆固醇酯的形式储存于脂滴中。游离胆固醇可由甾体激素合成灵敏调节蛋白(steroidogenic acute regulatory protein,StAR)的作用,转移到线粒体内,成为合成性激素的原料。近年报道,卵巢有 SR-BI 受体,也能摄取 HDL-胆固醇合成性激素。卵巢甾体激素的生物合成需要多种羟化酶及芳香化酶的作用,它们都属于细胞色素 P450 超基因家族,标记为 CYP。首先,胆固醇在 LH 的刺激下,经线粒体内细胞色素 P450 侧链裂解酶(CYP11A,P450SCC)催化,形成孕烯醇酮(pregnenolone);这是性激素生物合成的限速步骤;以后经过两条途径(图 1-2-4):

1)δ53 羟途径:在 P450 17α-羟化酶及 17-20 碳链酶(CYP17,P450-17α)的催化下,先后生成 17α-羟孕烯醇酮及去氢表雄酮(dehydroepiandrosterone,DHEA)。

2)δ43 酮途径:孕烯醇酮在胞质 3β-羟甾脱氢酶(3β-HSD)及 δ4-5 异构酶的催化下,转变为孕酮;然后在 P450-17α 的作用下,生成 17α-羟孕酮及雄烯二酮(androstenedione)。

雄烯二酮经 17β-羟甾脱氢酶(17β-HSD)的催化,生成睾酮(testosterone);雄烯二酮及睾酮在 P450 芳香化酶(CYP19,P450arom)的作用下,各转变为雌酮(estrone,

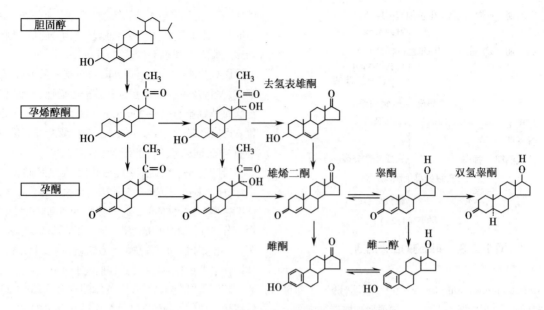

图 1-2-4　卵巢性激素生物合成途径示意图

E₁）及雌二醇。睾酮在皮肤、毛囊、皮脂腺内经 5α-还原酶（5α-Red）催化可转换为双氢睾酮（DHT）。

非孕妇女体内还有肾上腺能分泌性激素。血内雌、雄激素还可在脂肪、肝脏、皮肤、肌肉、脑、骨髓、成纤维细胞等外周组织由前体激素转换而来。因此某种性激素的生成速率应为腺体分泌速率与外周转换速率之和。

（2）分泌：

1）雌激素：卵巢内优势卵泡分泌的 E_2 占育龄妇女体内

E_2 总生成量的 95%，其生成率为 90~250μg/d。分泌的雌酮（E_1）生物效能为雌二醇的 1/3，占育龄妇女体内 E_1 总生成量的 60%，其生成率为 110~260μg/d；它们是以在 LH 刺激下，泡膜层合成的雄烯二酮为底物，在 FSH 激活颗粒细胞芳香化酶催化下转变而成；这就是"两细胞两种促性腺激素理论"（图 1-2-5）。颗粒细胞黄素化后也能分泌 E_1 与 E_2。绝经后妇女体内雌激素的主要来源是来自外周转换而来的 E_1。

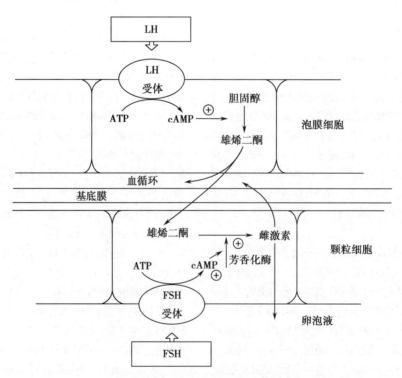

图 1-2-5　卵泡雌激素合成的两细胞两种促性腺激素理论示意图

FSH，促卵泡激素；LH，促黄体激素；ATP，三磷酸腺苷；cAMP，环腺苷酸。

2）孕激素：颗粒黄体细胞及泡膜黄体细胞主要生成与分泌孕酮、17α-羟孕酮。由于卵泡内无血管供应，颗粒细胞缺乏合成大量孕酮——LDL，只有在黄素化后，有直接的血液供应，才能合成、分泌孕激素。育龄妇女体内孕酮的生成率在卵泡期为 2mg/d，黄体期达 25mg/d。17α-羟孕酮的生成量为 1~2mg/d。

3）雄激素：卵巢内泡膜层是合成与分泌雄激素（主要是雄烯二酮）的主要部位，其生成量约占育龄妇女体内雄烯二酮总生成量的 50%。卵巢间质细胞和门细胞（hilar cell）主要合成与分泌睾酮（T），其分泌量约占育龄妇女体内睾酮总生成量的 25%。正常妇女体内主要雄激素的来源、生成率、生物效能及血内浓度见表 1-2-1。

2. 转运、代谢、血内浓度

（1）转运及代谢：在妇女血液中，40% 的 E_2、78% 的 T 与性激素结合蛋白（sexhormone-binding globulin, SHBG）结合，58% 的 E_2、20% 的 T 与白蛋白结合，游离部分仅占 1%~3%，孕激素则 80% 与白蛋白结合，还有部分与皮质醇结合蛋白（corticosteroid-binding globulin, CBG）结合，只有游离及与白蛋白结合的部分能发挥生物效能。与 SHBG 或 CBG 结合的部分则起着储存库的作用。雌激素及甲状腺素促进 SHBG 的合成，雄激素、肥胖则起相反的作用。

女性体内性激素主要在肝内代谢，与 SHBG、GBG 的结合抑制其代谢，故其代谢速率与 SHBG、CBG 结合容量成反

比。例如体内雄激素水平过高时，SHBG 合成被抑制，T 代谢加速，以维持血游离 T 水平恒定。

雌二醇的代谢产物为雌酮及其硫酸盐（E_1S）、雌三醇（estriol E_3）、2-羟雌酮（2-OHE$_1$）等。前两者仍有一小部分可转变为雌二醇，2-OHE$_1$ 则为不可逆的代谢产物。主要经肾排出，有一部分经胆汁排入肠内可再吸收入肝，即肠肝循环。

孕激素则代谢为孕二醇（pregnanediol）；经肾排出体外。

睾酮代谢为雄酮、原胆烷醇酮，主要以葡糖醛酸盐的形式经尿排出。DHT 在细胞内转换为 3α、3β-雄烷二醇及其葡糖醛酸盐（3α-androstanediol glucuronide, 3α-diol G），再经肾排出体外。

（2）血内浓度：卵巢来源的雌二醇与孕酮量随月经周期而波动，肾上腺分泌的去氢表雄酮、雄烯二酮则有与皮质醇一致的昼夜波动（表 1-2-2）。

3. 作用机制 性激素都属于甾体激素，为小分子物质。主要通过扩散进入细胞，与核内特异受体结合，发挥生物作用。经典的作用模式见图 1-2-6。性激素受体蛋白在核糖体内形成后，与一些分子量为 56、70、90 的热休克蛋白（HSPs）结合，并无活性；一旦激素与受体结合形成激素受体复合物，HSPs 便脱离受体，受体构型改变而活化；随后，活化后的激素受体复合物形成二聚体，与核内靶基因上特异的 DNA，即甾体反应元件（steroid response element, SRE）结合，

表 1-2-1　正常育龄妇女体内主要雄激素的生物效能、来源、生成率及血内浓度

雄激素名称	生物效能	生成率/(mg·d⁻¹)	来源/%			血内浓度	
			卵巢	肾上腺	外周转换	ng/ml	nmol/L
睾酮	1.0	0.19~0.25	25	25	50	0.26~0.84	0.9~2.9
双氢睾酮 *	2~3	0.06			100	0.05~0.3	0.17~1.03
雄烯二酮	0.2	2.4~3.2	45~50	40~45	10	0.5~2.5	1.72~8.6
去氢表雄酮	0.03	8.0	10	90		1.3~9.8	4.5~34
去氢表雄酮硫酸盐（DS）	0.03	17.0	<5	>95		400~3 200	790~6 318

注：* 双氢睾酮（DHT）全部由睾酮在皮肤、毛囊、皮脂腺内经 5α-还原酶催化可转换而来。

表 1-2-2　正常妇女血清生殖激素浓度正常值

	育龄期				绝经后
	卵泡期		排卵期	黄体期	
	早	晚			
LH（IU/L）	3~12	3~25	34~78	2.4~28	
FSH（IU/L）	2~6.6	2~7	6~17	1.5~6	>40
PRL（mIU/L）		170~750	260~1 000	150~810	
E_2（nmol/L）	0.18~0.22	0.92~1.5		0.55~0.7	0.02~0.08
E_1（nmol/L）	0.18	0.55~1.1		0.41	0.11
P（nmol/L）	<3		3~6	32~64	0.54
T（nmol/L）		0.9~2.9			0.9

第二章　女性生殖生理

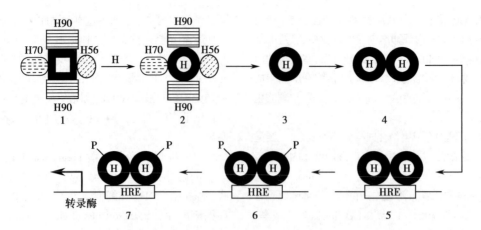

图 1-2-6 类固醇激素经受体诱导的基因活化通路模式
1. 激素结合前受体与热休克蛋白结合成 8S 无活性复合物;2、3. 激素结合使热休克蛋白脱离受体,受体变为活性构型;4. 活性受体二聚体化;5. 受体二聚体与靶基因上激素反应元件(HRE)结合;6. 细胞核内激酶诱导受体磷酸化;7. 启动靶基因转录。

与转录因子相互作用,启动 RNA 聚合物酶转录基因中的遗传信息,生成特异的 mRNA;然后,进入胞质内,在核糖体内翻译,生成基因编码的蛋白质,然后再剪切加工,形成有生物效应的蛋白质。

(1)甾体激素受体基因的结构与功能(图 1-2-7):

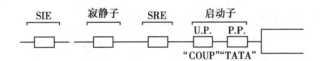

图 1-2-7 调节基因转录的顺式元件示意图

受体基因 DNA 序列含有调节基因转录的元件。它们位于基因 DNA 的上游,即 5' 端,被称为"顺式元件"。分为以下 4 组:

1)启动子(promoters):位于基因起始点 100 个碱基内,通常只需 1 个。它决定转录的速率,控制转录起点的准确性,为转录所必需。通常由 TATA 盒与上游启动子组成。TATA 盒为一含 7 个碱基对(bp)的富有腺苷、胸苷的序列,为基因表达所必需。

2)甾体反应增强子(steroid responsive enhancers,SRE):即甾体反应元件,含 15bp。为活化的甾体激素复合物与基因结合的特异 DNA 序列。有较强的促转录的作用。不同的甾体激素 SRE 的序列仅略有不同。SRE 由 2 个半位点组成,1 个受体分子结合 1 个半位点。受体分子的二聚化加强了受体分子与 SRE 结合的紧密性和稳定性,还有一些其他的机制加强受体与启动子的结合,如 TATA 盒必须有 TATA 结合蛋白(即转录因子ⅡD)占据,才能使 RNA 聚合酶启动转录。大多数基因有普遍转录因子(general transcription factor,GTF)复合物促进转录的起始。

3)寂静子(silencers):在无激素状态下保持无基因转录。

4)非激素依赖性增强子(hormone independent enhancers):加强 SRE 的功能,进一步提高基因表达的最大速率。

受体基因的表达还受激素的调控,如雌激素促进孕激素受体(PR)基因的表达,孕激素对自身受体基因的表达有反馈抑制。受体基因经过转录、翻译后,还可能有磷酸化等修饰步骤,才生成有活性的受体蛋白。

已证明雌激素受体 ERα、ERβ 来自两个不同的基因,PR-A、PR-B 来自同一个基因,因转录部位不同而翻译为两种受体蛋白。PR-A 的 N 端较 PR-B 少 163 个氨基酸。PR 基因长度为 >4 000bp。含 8 个外显子。研究发现有许多编码受体的基因尚无特异的配体,被称为"孤儿受体"。

(2)甾体激素受体的结构与功能(图 1-2-8):

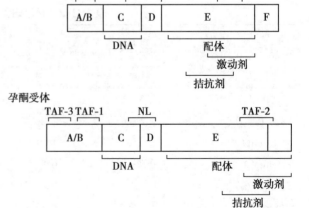

图 1-2-8 雌、孕激素受体的结构功能区

甾体激素的游离受体位于细胞核内,属于甾体激素受体超家族。分子内有 A/B、C、D、E/F 六个功能区:

1）A/B 区:位于受体分子的氨基端,与受体特异性激活不同配体对靶基因的转录激活有关。1 个或多个转录激活功能区（transcriptional activation function AF-1）位于此区,对靶基因启动子的特异性及转录的激活水平产生影响,也是与受体抗体结合部位。

2）C 区:为 DNA 结合区（DNA binding domain,DBD）,位于受体分子的中部,为最保守的区域,各种甾体激素的 DNA 结合区氨基酸序列有 45%~50% 的同源性,能识别并结合特异的靶基因 DNA 序列（激素反应元件）。DNA 结合区由 2 个锌指结构（zinc finger）组成,每个锌指结构由 2 个锌原子和 4 个半胱氨酸络合而成,它们之间相隔 15~17 个氨基酸。这种结构为激素受体复合物与 DNA 结合所必需,也是类固醇激素受体超家族的特性。

3）D 区:可与热休克蛋白结合,阻止受体二聚体形成;并具有核定位信号（nuclear localization signal,NLS）,有稳定 DNA 结合的功能,使受体在配体缺如的情况下,仍定位于核内。

4）E/F 区:位于受体分子的羧基端。E 区为配体结合区（ligand binding domain,LBD）,对识别特异的配体十分重要。各种甾体激素的激素结合区氨基酸序列只有 22% 的同源性。转录激活功能区（transcriptional activation function AF-2）横跨此区。

（3）雌激素受体及作用机制:ER 有多种异构体,主要包括 ERα 和 ERβ。1986 年确定的 ER 被称为 ERα,由 595 个氨基酸组成,分子量为 66kD,其编码的基因位于 6 号染色体的 6q25.1 区;1996 年从人睾丸组织克隆出第 2 种 ER,被称为 ERβ,由 530 个氨基酸组成,分子量 59.2kD,其编码的基因位于第 14 号染色体 14q22.24 区;1998 年发现大鼠 ERβ 的异构体——ERβ2,其结构中插入了 54 个核苷酸,其中 18 个预计在配体结合区,编码 503 个氨基酸的蛋白,其与 E_2 的亲和力低于 ERα 或 ERβ。20 世纪 90 年代末,G 蛋白耦联受体 30（G protein-coupled receptor 30,GPR30）被发现,其作用模式和效应与 ERα、β 均有不同,且与两者没有同源性,因此被视为又一种具有独立作用的新型 ER。

ERα 和 ERβ 结构的比较如图 1-2-9 所示。两种受体 A/B 区都有 1 个转录激活功能区。其 DNA 结合区各有 83、80 个氨基酸,序列具有 96% 的同源性;而配体结合区各有 250、243 个氨基酸,只有 53% 的同源性。ER 还存在多种变异体,其生理和病理功能尚不清楚。

ERα 和 ERβ 广泛分布于全身,除生殖系统、乳腺外,心、脑、骨、消化道、肝、肺、肾等组织中也有表达。不同组织中,其分布有所不同。ERα 主要分布在一些通常认为有雌激素效应的组织,如子宫、乳腺、胎盘、肝脏、中枢神经系统、心血管系统和骨组织;而 ERβ 则主要分布在前列腺、睾丸、卵巢、松果体、甲状腺、甲状旁腺、胰腺、胆囊、皮肤、尿道、淋巴组织和红细胞中。在同一种组织中两种受体可以同时表达,但是可能具有细胞特异性,而且表达水平也存在差异:①生殖系统:在女性,卵巢间质主要表达 ERα,而颗粒细胞和黄体细胞主要表达 ERβ。输卵管、子宫、阴道上皮主要表达 ERα,ERβ 表达微弱。男性睾丸、前列腺主要表达 ERβ。敲除 ERα 基因的小鼠,子宫、乳腺不发育,卵巢囊性变、不育。敲除 ERβ 基因的小鼠,子宫形态正常、生育力低下。②乳腺:正常乳腺组织 ERα 的表达远高于 ERβ。③心血管系统:血管平滑肌主要表达 ERβ,而且女性高于男性。ERα 表达微弱。女性心肌 ERα 的表达活性高于男性,ERβ 表达无性别差异。④脑:大脑皮质、小脑、海马回主要表达 ERβ。在下丘脑中,弓状核和腹正中核主要表达 ERα,室旁核和视上核主要表达 ERβ,而视前区和终纹两者都有表达。⑤骨:青少年软骨细胞、活跃的成骨细胞和干骺端主要表达 ERαmRNA。成年人骨皮质的成骨细胞和骨膜表面的骨细胞中主要表达 ERα,骨松质的成骨细胞和骨细胞主要表达 ERβ。

雌激素作用的主要途径是基因途径。经典的作用模式已在前面介绍过。但这一模式不能解释近年的一些发现:①ER 可不依赖激素而被激活。②对组织选择性雌激素（tissue select estrogen,TSE）或选择性雌激素受体调节剂（selective estrogen receptor modulators,SERMs）的研究发现:雌激素配体在不同组织产生作用的性质不同。例如:目前确认的雌激素配体有 3 类:纯雌激素激动剂,如雌二醇、雌三醇等;纯雌激素拮抗剂,如 ICI 182.780、ICI 164.384 等;混合激动剂（mixed agonist）,如他莫昔芬、雷洛昔芬等。他莫昔芬在乳腺有抗雌激素作用,在骨骼和子宫却有雌激素样作用。

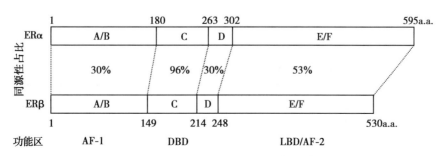

图 1-2-9　人 ERα 和 ERβ 结构的比较

AF-1、2,转录激活功能区 1、2;DBD,DNA 结合区;LBD,配体结合区。

雷洛昔芬在乳腺、子宫均无雌激素样作用,但对骨骼、血脂却有雌激素样作用。SERMs 的激动或拮抗作用与 SERMs 自身特性、细胞内 ER 两种亚型的表达情况、共激活因子和共抑制因子的相对表达水平、靶基因启动子结构及细胞内信号通路等均有密切联系,这些因素是 SERMs 在不同组织中发挥不同作用的分子基础。

雌激素通过基因途径的信号转导新模式为:雌激素与受体结合,受体构型改变而被激活;形成同型或异型二聚体;首先与细胞内辅助调节因子(结合器)形成复合物;此复合物再与 ERE 或其他转录因子结合,启动或抑制转录,从而产生效应。这一过程一般需数小时或数天(图 1-2-10)。现分别介绍如下:

1)受体的激活:

A. 配体依赖性激活:为经典的作用途径。配体通过与受体的配体结合区(LBD)结合,使受体构型变化而被活化。ERα 和 ERβ 都有 2 个转录激活功能区——AF1 和 AF2,可通过 AF1 和 AF2 协同或独立调控雌激素应答基因的转录。不同组织 ER 的 AF1、AF2 活性不同,对转录过程的影响也可不同。不同配体可选择性地刺激或抑制两种受体的 AF1和 AF2,各展示出不同的活性。如他莫昔芬抑制两种受体的 AF2 及 ERβ 的 AF1,但刺激 ERα 的 AF1,所以只在表达 ERα 的靶器官内才显示雌激素作用。

B. 非配体依赖性激活:近年研究表明,ER 也可以不依赖特异配体而被其他不同的信号激活。1993 年,Ignar-Trowbridge 等首次报道表皮生长因子(EGF)的细胞信号转导系统可激活 ER。现已知还有胰岛素生长因子-1(IGF-1)、转化生长因子 α(TGF-α)等均可激活 ER。

Smith CL 等发现 AF1 缺失的人 ER 变异体可被 E_2 激活,但不被 EGF 或 IGF-1 激活;相反,缺失配体结合区的 ER 则可被 EGF 和 IGF-1 激活,而不被 E_2 激活,提示 EGF、TNF-α、IGF-1 等生长因子必须通过 AF1 通路激活 ER。有报道 EGF 通过使 ER 磷酸化而激活,用氨基酸直接测序法和间接定向突变法已鉴定出人 ER 有 5 个磷酸化位点,即 Tyr537、Ser104、Ser106、Ser118 和 Ser167。ER 磷酸化影响受体功能的许多方面,包括转录激活功能、二聚化、ER 与 DNA 和配体的结合能力及 ER 的再循环利用。具体的调节机制尚需进一步研究。Kato 等发现 ER 的 A/B 区的 Ser118 是 ER 对 EGF 反应的重要"靶点",EGF 是通过诱导酪氨酸激酶(有丝分裂激活蛋白激酶,MAPK)级联反应使 Ser118磷酸化,从而活化 AF1,导致 ER 激活。另有学者发现,EGF 或 IGF-1 与雌二醇(E_2)共同作用比单独一种因子引起 ER 靶基因表达更强,提示有协同作用。而且 E_2 存在时,EGF 或 IGF-1 可不通过 AF1 激活 ER,说明生长因子信号路可与 ER 不同的功能区作用。

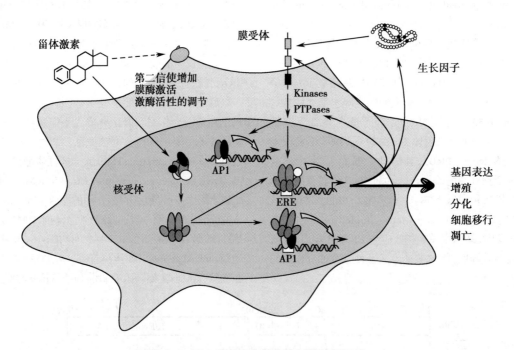

图 1-2-10 雌激素在细胞水平的信号系统

雌激素通过特异性核受体的配体激活转录因子直接与雌激素反应元件(ERE)结合或通过蛋白与蛋白之间的相互作用,例如激活蛋白-1(AP-1)位点,调节基因表达。生长因子途径的干扰也包括各种激酶引起的雌激素受体磷酸化和雌激素调节某些生长因子(或其受体)的表达及抗雌激素引起的蛋白酪氨酸磷脂合成酶(PTPase)的升调节。此外,雌激素引起快速非基因作用,第二信使的增加,磷脂酰肌醇 3 羟激酶(PI3K)或有丝分裂激活蛋白激酶(MAPK)活性的调节可能与细胞内或膜受体有关。

2）激素受体复合物的二聚体化：被激活的 ERα 和 ERβ 可形成同型或异型二聚体。受体的二聚体化可能涉及 DNA 结构的改变从而增加复合物的稳定性，也可能两个 ER 分子相互作用可获得与 ERE 更高亲和的结合。

有研究表明，ER 可能包含 2 个二聚化作用的接触面，1 个位于 LBD 的 N 端，另 1 个位于 DBD 第 2 个 "锌指" 结构的 N 端。但仅这种界面还不足以诱导 DBD 单体发生二聚体化，因为即使在很高的浓度下，溶液中重组 ER-DBD 仍以单体形式存在。当 ER-DBD 单体分别结合到靶基因 ERE 的两个半臂（half-site）上时，二聚化界面就会稳定 ER-DBD 单体同 ERE 的结合，这种现象称为依赖于 ERE 的 DBD 二聚化作用。对此最可能的解释是：结合在 ERE 两个半臂上的两个 ER-DBD 单体通过蛋白质-蛋白质相互作用而稳定地结合在 ERE 上。Pettersson K 等报道在体外，异型二聚体的形成先于同型二聚体。异型二聚体与 DNA 的亲和力与 ERα 同型二聚体相近，但大于 ERβ 同型二聚体。推测 ERα 的功能丧失也将导致 ERβ 活性的降低。在 ERα 和 ERβ 共存的细胞中，两者之间存在交叉对话（cross-talk），可以共同调控雌激素应答基因的表达。ERα 和 ERβ 这种交叉信号（cross-signaling）作用，使雌激素可在更多层次上调控雌激素应答基因的表达。

3）细胞内辅助调节因子（coregulator）：又称为转录中介因子（transcription intermediary factors，TIFs），或接合器（adaptor）。

所有的细胞内都具有辅助调节因子，分为辅助激活因子（coactivator）和辅助阻遏因子（corepressor）两类。不同细胞中其浓度可不同。受体未被激素活化时，辅助阻遏因子多，反之，受体经激素活化后，辅助激活因子增多。它们具有加强或压制受体与促进子、SRE 的结合的作用（图 1-2-11）。

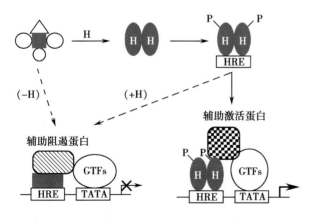

图 1-2-11 甾体受体功能受到辅助激活蛋白和辅助阻遏蛋白的调节

受体激活二聚化后，构型发生改变，形成含有一个两亲性 α-螺旋的 AF2 成为辅助调节因子的停泊位点。有学者认为激素受体通过这种中介因子搭桥，同结合在 TATA 框的转录起始复合体相互作用，共同调节转录水平。这些因

子一般存在多个受体作用部位。可能有助于 ER 发挥不同的调控作用。已确认的能与 ER 的 AF2 相互作用的辅助激活因子有 SRC-1（steroid receptor coactivator 1）、CBP（cAMP response element-binding protein）等；已确认的辅助阻遏因子有 N-CoR（nuclear factor corepressor）、SMRT（silencing mediator for retinoid and thyroid hormone receptor）。

SRC 属于 160kD 核辅助激活基因家族，SRC-1 有两种异构体 SRC-1a 和 STRC-1e，该家族成员均有相同的高保守序列 LXXLL（L，亮氨酸；X，任意氨基酸），有报告显示，人 ER-LBD 的 4 个螺旋区的氨基酸形成的疏水结构，为辅助激活因子的结合位点。已发现配体结合 ER 后与 SRC-1 结合，可促进 AF1 和 AF2 的协同作用。在无配体时，SRC 可与其他激活因子协同作用，加强或减弱 ER 的转录激活功能。

4）受体介导的转录激活位点：

A. ERE 位点：经典的雌激素反应元件（ERE）由两个反向的 6 个核苷酸重复序列组成。Paech 等研究了 ERα 和 ERβ 在经典 ERE 部位对 17β-雌二醇、己烯雌酚、他莫昔芬、雷洛昔芬和雌激素拮抗剂 ICI 164.384 诱导的转录激活特性，结果显示：不同的配体通过 ERα 或 ERβ 与经典的 ERE 结合，激活靶基因转录的效能相同，并符合配体原有的特性。

B. AP-1 位点：除经典的 ERE 外，还有 AP-1 反应元件也间接调节转录。Paech 等研究了 ERα 和 ERβ 在 AP-1 位点对 17β-雌二醇、己烯雌酚、他莫昔芬、雷洛昔芬和 ICI 164.384 诱导的转录激活特性，结果显示：不同的配体通过 ERα 与 AP-1 反应元件结合，如 17β-雌二醇及他莫昔芬能充分激活靶基因的转录，而雷洛昔芬只能部分激活靶基因的转录；相反，不同的配体通过 ERβ 与 AP-1 反应元件结合，如 17β-雌二醇能抑制靶基因的转录，ICI 164.384 却能激活靶基因的转录。

近年发现雌激素还可通过非基因途径，产生某些生理作用。因为雌激素对某些血管、神经的作用在数秒钟内出现，难以用基因途径解释；而且在有些无 ER 的细胞或使用 ER 抗体后，雌激素仍能起作用。

不少对甾体激素的非基因机制信号转导过程的研究报道不尽一致。至今，人们提出的可能性有：改变细胞膜的流动性；调节质膜上其他神经递质受体；作用于细胞膜的特异受体或多个受体等。对参与类固醇非基因机制的第二信使物质研究基本上有以下可能：cAMP 和 cGMP、磷脂酰肌醇三磷酸盐（IP3）和二磷酸甘油（DG）、细胞膜的钙离子通道等。

综上所述，可以认为雌激素作用的组织/细胞特异性可依据以下情况解释：①不同组织中 ERα 和 ERβ 的分布不同；②不同组织中两种受体所含 AF-1、AF-2 分布不同；③激活的受体二聚化的组成及立体构型不同；④参与结合的辅助调节因子或结合器不同；⑤激素与受体复合物作用于转录激活的位点不同（ERE 或 AP-1）；⑥雌激素受体可被非特异配体激活；⑦可以通过非基因途径快速发挥效应。由此显示雌激

素作用机制的高度复杂性。

（4）孕激素受体与作用机制：孕激素受体（PR）存在于核内，是单一多肽链，其结构、转录活化的调节机制与雌激素受体相似，在此不再重复。不同的是 PR 的 A/B 区有 2 个转录激活功能区。

孕激素受体主要分两个蛋白亚型：PR-A 和 PR-B。两型受体来源于同一编码基因，由于不同的启动子和不同转录起始位点所致，PR-B 是全长形式，由 934 个氨基酸残基组成，分子量 116kD；PR-A 由 771 个氨基酸残基组成，分子量 94kD。PR-B 与 PR-A 相比有一氨基端延长区，此区内有一个 AF 区，这决定了 PR-B 活化的特异性。PR-A 与 PR-B 与孕酮结合后形成二聚体，参与基因的表达。当细胞内 A 和 B 两型受体呈等摩尔数表达时，A 和 B 型受体可形成三种二聚体：A∶A、A∶B、B∶B。特殊条件下靶细胞内 A 和 B 两型受体表达的差别会导致二聚体组成的变化，从而使细胞对孕酮的反应有所不同。此外尚存在一种 PR-C 亚型，是 PR-B 的 N-末端截段的形式，分子量 60kD。PR-C 与孕酮的解离系数比 PR-A 及 PR-B 高约 5 倍，可与 PR-B 形成异二聚体，干扰同二聚体的形成。

PR 在卵巢、子宫、乳腺、神经系统和胸腺中表达。大量证据表明 PR-A、PR-B 有不同的功能。在体外培养的细胞中，依细胞类型和靶基因启动子的不同而表现不同的转录激活特性。在孕激素受体依赖的启动子中 B 亚型表现强的转录激活作用，在多种细胞类型中 A 亚型是非活化的；当体外培养的细胞共表达两型受体时，随细胞类型和启动子的不同，在激动剂与 A 亚型结合后受体成为非活化形式，此受体的作用是抑制 B 亚型的活化作用，A 亚型可能是通过与不同类固醇受体竞争结合通用共活化物而抑制雌激素、糖皮质激素、盐皮质激素受体依赖的基因活化；A、B 亚型对孕激素拮抗剂的反应不同，当拮抗剂——PR-A 是失活形式时，拮抗剂结合的 PR-B 通过胞内磷酸化途径的改变而变为活化的形式；结合拮抗剂的两型受体都有抑制雌激素受体的作用。

对 PR 基因敲除小鼠的实验研究为了解两种 PR 的功能提供了线索，两型 PR 基因均敲除的小鼠模型（PRKO）有多种生殖障碍，表现为不排卵、子宫内膜增生、种植障碍、乳腺形态障碍、对孕酮的性行为反应缺失、妊娠所致的胸腺免疫调节下降，说明孕酮在小鼠妊娠的准备和维持中发挥重要作用。单纯敲除 PR-A 基因或 PR-B 基因的小鼠证明 PR-A、PR-B 分别发挥的作用。现介绍如下：

1）卵泡破裂：予 PRKO 鼠大剂量促性腺激素，仍不能排卵，卵巢组织学分析证明有正常的卵泡发育，卵母细胞发育成熟，有体外受精分裂能力，颗粒细胞分化完全，能有效地黄素化，表达 P450 侧链裂解酶，只是卵泡破裂发生障碍。进一步采用单纯 PR-A 敲除的小鼠，亦表现为不孕，有严重的排卵障碍，充分说明 PR-A 在卵巢卵泡破裂中的重要作用。

2）子宫内膜：PR 在子宫内膜上皮、基质、内皮细胞、肌层平滑肌细胞中都有表达，在雌激素控制下其表达有周期性变化。雌激素刺激上皮细胞增殖，而孕酮抑制增殖。PRKO 小鼠经雌、孕激素处理后上皮细胞明显增生，基质细胞数极少，内膜基质水肿，中性粒细胞和巨噬细胞浸润。PRAKO 小鼠没有拮抗雌激素诱导上皮细胞增殖作用，反而促进雌激素对子宫内膜的增殖反应，说明 PRA 在拮抗雌激素子宫内膜增殖作用中的重要性。

3）胚胎种植：雌激素是一较强的促炎症剂，而孕激素通过 PR 发挥强烈的抗炎作用。PR 的抗炎作用在胚胎的成功植入、避免免疫排斥中有重要的作用。给 PRAKO 假孕鼠子宫内植入野生型鼠胚胎，导致植入障碍，其内膜的蜕膜化反应缺失，说明 PR-A 在胚胎种植过程中起重要作用。

4）乳腺：孕激素促使乳腺上皮增殖和分化。PRKO 小鼠导管上皮发育及分支明显减少，外源性雌、孕激素刺激后无腺管-腺泡发育，终末端出芽极度减少。PR 在乳腺上皮的确切作用现在不明确，可能是多种受体和细胞信号转导途径共同作用的结果。PRAKO 小鼠的乳腺形态发生正常，说明 PRB 能充分引发乳腺上皮对孕酮的正常增殖和分化反应，无须 PRA 参与。对 PRBKO 的研究显示，只有 PRA 存在时，卵巢、子宫及胸腺对孕酮的反应没有改变，但导致乳腺导管形态发生障碍。

5）性行为：小鼠组织化学研究表明，PR 存在于下丘脑腹侧正中核和杏仁核，此区与性行为的脊柱前凸反应有关，雌、孕激素参与脊柱前凸的反应调节。cAMP 和多巴胺能激动剂等模拟孕酮引发的性反应，孕激素拮抗剂 RU486 和反义 PR 寡核苷酸能抑制此作用，说明在此部位的 PR 活化作用涉及了 PR 的配体依赖和非依赖的两种途径，PRKO 鼠及 PRAKO 均表现为性反应缺失。

此外，孕激素受体还能够通过配体非依赖的途径被活化。生长因子类和多巴胺等可提高胞内激酶活性，可激活胞内的磷酸化途径，从而使 PR 磷酸化而激活。现已用大鼠证明了在 PR 介导的性反应中，PR 通过此方式被激活。

4. 生理功能

（1）雌激素：

1）生殖系统：雌激素对自副中肾管衍变而来的组织皆有促进发育的作用。这是通过促进生长因子（IGF-1、TGF-α、TGF-β、EGF 等）生成而实现；还与抑制间质细胞分泌白介素 6（IL-6）有关。雌激素增加子宫的血供；使肌层增厚，提高肌层对缩宫素的敏感性；促进子宫内膜修复、增殖，甚至增生。使宫颈管腺体分泌增多，内含的水分、盐类及糖蛋白增加，有利于精子的存活及穿透。雌激素促进输卵管肌层发育及收缩，使管腔上皮细胞分泌增加及纤毛生长。促进阴道黏膜增厚及成熟，角化细胞增多，细胞内糖原储存，在乳酸杆菌的作用下使 pH 呈酸性，促使大、小阴唇色素沉着及脂肪沉积。雌激素可能调节卵母细胞胞质的成熟，促进颗粒细胞的增殖与分化。雌激素对下丘脑垂体有正、负反馈的双重调节作用。

2）乳腺:雌激素促使乳腺基质及腺管生长发育。通过刺激垂体催乳素分泌,促进乳汁生成。

3）代谢:雌激素促进肝内多种蛋白质(SHBG、CBG、肾素底物等)的合成,促使体内脂肪呈女性分布,并通过刺激肝脏胆固醇代谢酶的合成,改善血脂成分。

4）骨骼:雌激素能促进儿童期长骨生长,加速骨骺闭合。直接促进成骨细胞功能,抑制破骨细胞分化及功能,抑制骨吸收及骨转换。此外,还能通过促进 $1,25\text{-}(OH)_2D_3$ 的合成而增加肠钙吸收,促进降钙素的合成,对抗甲状旁腺激素的作用。其综合后果是保持骨量。

5）心血管:雌激素能改善血脂成分,抑制动脉壁粥样硬化斑块的形成,扩张血管,改善血供,维持血管张力,保持血流稳定。临床试验证明在绝经早期,心血管尚未发生明显异常改变时期开始补充雌激素,具有减少心血管病事件的效果。

6）脑:雌激素促进神经细胞的生长、分化、存活与再生;促进神经胶质细胞发育及突触的形成,促进乙酰胆碱、多巴胺、5-羟色胺等神经递质的合成。

7）皮肤:雌激素使真皮增厚,结缔组织内胶原分解减慢;使表皮增殖,弹性及血供改善。

(2）孕激素:孕激素能抑制雌激素受体的补充,促进雌二醇代谢,因此,有抗雌激素的作用。孕激素也能抑制其自身受体的生成。

1）生殖系统:孕激素抑制子宫肌层收缩,降低对缩宫素的敏感性;对抗雌激素的内膜增殖作用,使腺体分泌,间质蜕膜样变,有利于孕卵的着床及发育。抑制宫颈腺体分泌,不利于精子穿透。抑制输卵管收缩及上皮纤毛生长,调节孕卵的运行。使阴道上皮角化减少,中层细胞增多。在雌激素的准备后,孕激素对垂体有正负反馈调节作用。在卵泡内孕激素抑制 EGF 诱导的颗粒细胞的增殖。

2）乳腺:在雌激素作用的基础上,孕激素与催乳素一起促使腺泡发育;大量孕激素抑制乳汁分泌。

3）其他:孕激素促使蛋白分解;竞争结合醛固酮受体,促进水钠排出;刺激下丘脑体温调节中枢,使基础体温升高。

(3）雄激素:雄激素可能有两种受体:①睾酮受体:存在于中肾管系、肌肉、脑、骨髓、睾丸生精上皮等。在性分化时,睾酮促进男胎内生殖器的形成,青春发育期睾酮调节男性促性腺激素的分泌及睾丸生精功能。②双氢睾酮受体:位于皮肤毛囊、皮脂腺、阴蒂、男性外生殖器及前列腺。在性分化期双氢睾酮促进男胎外生殖器及前列腺的发育;青春发育期与性毛生长、皮脂腺分泌、男性外生殖器的发育有关。女性体内雄激素的功能有:为雌激素合成提供底物;刺激腋毛、阴毛的生长;促进蛋白合成及骨髓造血;可能与性欲有关。卵泡内雄激素过多与卵泡闭锁有关。

二、腺垂体对卵巢周期的调控

人类垂体的体积约 10mm×13mm×6mm,重约 0.5~1g。

位于蝶鞍内,经垂体柄穿过鞍膈与下丘脑相连。腺垂体约占全垂体重量的 3/4,由远部及结节部组成。参与生殖调节的细胞普通染色呈嗜碱性,免疫组化染色为 Gn 分泌细胞。腺垂体的血运来自垂体上动脉所形成的毛细血管丛及长短门静脉。成为下丘脑神经内分泌物质输送到腺垂体的主要通道。

1. 促性腺激素(Gn）的化学结构　Gn,即 LH 与 FSH,与 hCG、TSH 同属于糖蛋白激素,皆由蛋白及寡糖链组成。LH、FSH 的分子量各为 28kD 及 33kD,皆由 α 与 β 两个亚单位肽链以非共价键结合而成。α 亚单位含 92 个氨基酸,分子量 14kD,其结构无激素差异,但有种属差异。β-LH 与 β-FSH 各含 121、117 个氨基酸,顺序只有 30%~40% 相似,是决定糖蛋白激素特异抗原性及生理功能的部分,但必须与 α 亚单位结合成整分子激素,才具有生物活性。β-LH 与 β-hCG 之间有 89 个氨基酸顺序相同,因此其抗原性及生理活性皆有相似之处。

寡糖部分各占 LH、FSH 分子量的 6% 及 25%。其中涎酸成分的比重与激素稳定性密切相关。LH、FSH 分子中各有 1~2、5 个涎酸分子,其半衰期各为 30 分钟及 3 小时。hCG 分子中有 20 个涎酸分子,半衰期在 24 小时以上。若除去寡糖部分,则激素可与相应受体结合,但不激活受体后步骤,可视为一种拮抗剂。

2. Gn 的生物合成、降解及分泌调控

(1）生物合成与分泌:LH 与 FSH 的 α 亚单位基因位于第 6 染色体短臂 21.1~23 处,含 8~16.5bp,4 个外显子、3 个内含子。β-LH/hCG 基因位于第 19 染色体长臂 13.3 处,含 1.1bp,3 个外显子、2 个内含子。β-FSH 基因位于第 11 染色体短臂 13 处,含 3 个外显子、2 个内含子。在促性腺激素释放激素(GnRH）的刺激下,按基因编码转录为 mRNA,并在核糖体内合成大分子前激素;然后再进行切割、糖基化、α、β 亚单位结合,形成有生物活性的激素。β 亚单位的合成是 Gn 合成的限速步骤。新合成的激素可立即被释放入血液循环,亦可储存于细胞内。糖基化是分泌的限速步骤。基因重组的 FSH、LH 制剂已经成功。

妇女一生中垂体 Gn 分泌经历着多次变化。胎龄 4~6 个月时血 Gn 水平相当于绝经后妇女的水平。胎龄 6~9 个月时胎儿垂体对来自胎儿性腺及胎盘性激素的负反馈调节日益敏感,血 Gn 的水平逐渐下降,出生时几乎测不出。出生后血清 FSH、LH 水平因年龄而不同。青春发育前及绝经后,血 FSH 水平高于 LH。生育年龄妇女则相反,而且呈明显的周期性变化,每个月经中期出现 LH/FSH 高峰(图 1-2-12）。

LH 与 FSH 皆在肝内降解,经肾排泄。尿内排出量约为分泌量的 10%。LH 的代谢较 FSH 快,血内 LH 浓度呈明显的脉冲波动。

(2）合成分泌的调控:垂体 Gn 分泌主要接受下丘脑 GnRH 及卵巢雌、孕激素、抑制素的综合调控。垂体内激活

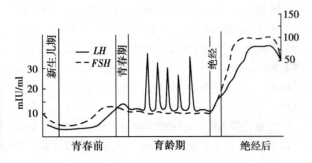

图 1-2-12　妇女一生中血清 LH、FSH 浓度的变化

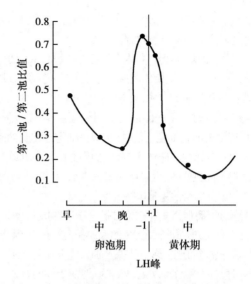

图 1-2-13　月经周期各期 LH 释放双池比值的变化

素系统也有局部调节作用。

1) 下丘脑 GnRH 促使垂体合成与分泌 LH、FSH。适当频率的 GnRH 脉冲刺激,在雌激素的协同作用下,能诱导 GnRH 受体的生成(升调节),从而提高垂体对 GnRH 的敏感性(自启效应)。

2) 卵巢的正、负反馈调节:Yen 以"双池理论"解释了雌激素对垂体的双重调节机制:正常妇女用小剂量 GnRH(0.2μg/min)静脉滴注,30 分钟后血 LH、FSH 水平达高峰,反映储存于 Gn 分泌细胞内激素的释放,代表垂体对 GnRH 的敏感性,称为"第一池"。继续滴注 90 分钟后,血 LH、FSH 水平再次上升并维持在高水平。这反映 Gn 分泌细胞内新合成 LH、FSH 的释放,代表垂体对 GnRH 反应的储备,称为"第二池"。卵巢功能减低者体内雌激素水平低落,GnRH 及 LH、FSH 水平皆高,垂体敏感性高,但储备较低;若补充雌激素后,GnRH 及 LH、FSH 释放皆受抑制,体现了雌激素的负反馈调节。正常育龄妇女早卵泡期垂体 Gn 双池皆低。至晚卵泡期在 GnRH 及雌激素的刺激下,两池容量皆增加,但以储备池的增加更显著,这是由于 LH、FSH 合成速度超过了释放速度。排卵前夕,两池容量更进一步增加,但以第一池增加更突出。这是由于下丘脑 GnRH 分泌高峰或 GnRH 自启效应引起。垂体敏感性达高峰,使晚卵泡期垂体储存的 LH、FSH 突然大量释放,形成血清 LH/FSH 高峰,这便是雌激素的正反馈调节。

孕激素亦抑制 LH、FSH 的释放,小量的孕酮对雌激素的正反馈调节有放大作用。卵巢分泌的抑制素能抑制垂体 FSH 的合成与分泌(图 1-2-13)。

3) 垂体激活素(ACT)、抑制素(INH)、卵泡抑素(FS)的旁分泌/自分泌调控:ACT 促进 β-FSH 基因表达,FS 及 INH 则抑制 β-FSH 基因表达,但 FS 的效能只及 INH 的 1/3。垂体 Gn 分泌细胞能生成 ACT/INH 的 α、β 亚单位及 FS。并含有生物活性的 ACT-B。体外实验显示去势大鼠的垂体此 3 种激素的表达皆增加,补充雌激素后 INH 表达减低、FS 表达增加。GnRH 也刺激 FS 的表达,因此 ACT 活性降低,FSH 分泌也降低。因此 E 选择性地抑制 FSH 的分泌。GnRH 刺激 FSH 分泌的幅度小于 LH(图 1-2-14)。

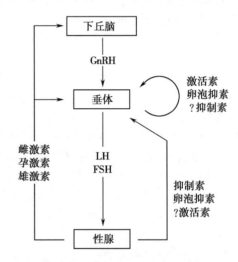

图 1-2-14　下丘脑-垂体-性腺轴:肽类及类固醇激素调节促性腺激素合成与分泌示意图

3. 生理功能

(1) FSH:是刺激卵泡发育最首要的激素:①促使窦前卵泡及窦状卵泡颗粒细胞增殖与分化,缝隙连接形成、分泌卵泡液,使卵泡生长发育。②前一周期晚黄体期及早卵泡期 FSH 的上升,促使卵巢内窦状卵泡群的募集。③激活颗粒细胞芳香化酶,促使 E_2 的合成与分泌。④促使颗粒细胞合成分泌 IGF 及其受体、抑制素 A、激活素等自分泌、旁分泌物质。与这些物质协同作用,调节优势卵泡的选择与非优势卵泡的闭锁退化。⑤晚卵泡期与 E_2 协同,诱导颗粒细胞生成 LH 受体,为排卵及黄素化做准备。

(2) LH:卵泡期血 LH 的作用是通过激活 P450-17α 酶活性,为 E_2 的合成提供底物——雄烯二酮。排卵前血 LH 峰能促使卵母细胞最终成熟及排卵。LH 峰值及持续时间皆同样重要。黄体期低水平 LH 能增加 LDL 受体及黄体细胞对 LDL 的摄取,促使 P、抑制素 A 及 E_2 的合成分泌。支持黄体功能。

（3）Gn受体：卵巢泡膜细胞、成熟卵泡的颗粒细胞、黄体细胞、间质细胞皆有LH受体；FSH受体仅位于颗粒细胞。FSH对其自身受体有升调节作用，E对此有协同作用。

人类LH/hCG受体基因位于第2染色体短臂21区。长70kb，含10个内含子、11个外显子。FSH受体基因亦位于LH受体基因附近，长85kb，10个外显子、9个内含子。LH与FSH膜受体属于鸟核苷酸结合蛋白（G蛋白）耦联基因家族的7跨膜受体，由700~800个氨基酸残基组成的单链多肽。结构包括3个部分：①氨基端位于细胞外，为340~390个氨基酸残基的亲水区，为辨认激素及结合激素所必需的；②7个跨膜区及3个细胞内环的疏水区；③羧基端位于细胞内，为信息传递所必需的（图1-2-15）。

（4）作用机制：LH、FSH与其特异受体结合后，受体磷酸化，构型改变。由cAMP-蛋白激酶A途径介导信号传递。有刺激作用的G蛋白（Gs蛋白）由α、β和γ亚单位组成。Gsα亚单位基因位于第20染色体长臂。激素与受体结合后，Gsα发生改变，使无活性的Gsαβγ-二磷酸鸟苷（GDP）复合物转变为有活性的Gsα-三磷酸鸟苷（GTP）复合物，βγ亚单位与α脱离。Gsα-GTP复合物再激活腺苷酸环化酶（AC），使三磷酸腺苷（ATP）在AC催化下转变为环腺苷酸（cAMP）。cAMP再激活蛋白激酶A，促进细胞内蛋白丝氨酸、苏氨酸残基磷酸化，以实现其生理效应。

高剂量LH还通过激活蛋白激酶C途径介导信号传递。LH受体与另一种G蛋白——Gq耦联，Gq与LH结合，引起磷脂酶C的活化，它使细胞膜上的磷脂酰肌醇-4,5-二磷酸（P1P2）分裂为肌醇三磷酸（inositol triphosphate，IP3）和二酰基甘油（diacylglycerol，DAG）。IP3激活磷脂酰肌醇和钙信号通路，使细胞内钙离子浓度增加，DAG激活蛋白激酶C，催化底物蛋白分子中的丝氨酸/苏氨酸磷酸化，从而实现生理效应（图1-2-16）。

三、下丘脑的神经内分泌调控

下丘脑起源于胚胎期间脑，在胎龄2~3个月时形成。位于第三脑室的底部及侧壁。头侧以终板为界，尾侧与乳头体相邻，两侧为联系内侧丘脑核与其他脑区的前脑内侧束。下丘脑的传出神经有到达神经垂体的大细胞性神经分泌系统及前叶小细胞性神经分泌系统。

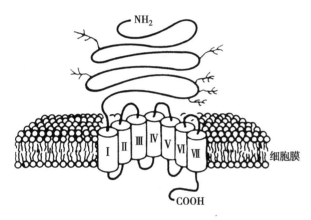

图1-2-15 蛋白类激素受体的一般结构

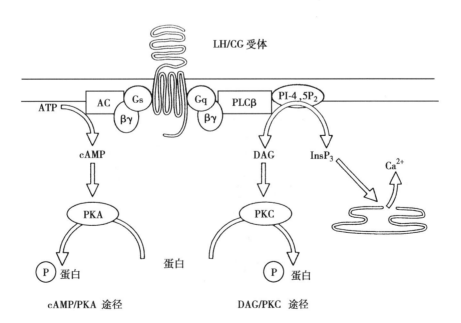

图1-2-16 LH、hCG受体后两个信号传递途径

AC，腺苷环化酶；Gs，有刺激作用的鸟核苷酸结合蛋白；ATP，三磷酸腺苷；cAMP，环腺苷酸；PKA，蛋白激酶A；PLCβ，磷脂酶Cβ；PKC，蛋白激酶C；DAG，二酰基甘油；InsP$_3$，磷脂酰肌醇酯三磷酸盐；PI-4,5P$_2$，磷脂酰肌醇-4,5-二磷酸；Ca^{2+}，钙离子；4. Gn受体及作用机制。

（一）GnRH 的化学结构

1947 年，Green 和 Harris 首先提出垂体 Gn 的分泌受到下丘脑化学递质的调控。直至 1971 年 Schally 和 Guillemin 才分别从猪和羊下丘脑组织中成功地分离纯化了 GnRH。现已了解 GnRH 为一种十肽物质，一级结构为：焦谷-组-色-丝-酪-甘-亮-精-脯-甘酰胺。第 2~3 位氨基酸残基是生物活性中心，第 4~10 位氨基酸残基参与和受体的结合。若第 2~3 位氨基酸缺失或被替代，生物活性明显减弱。若第 6 位甘氨酸被 D 型氨基酸替代，第 10 位甘酰胺代以乙基胺，则可提高与受体结合的亲和力及耐酶解能力，成为高效长效 GnRH（GnRH 增效剂）。

（二）GnRH 的合成与运送

免疫组化研究显示灵长类合成分泌 GnRH 的神经元大部集中在下丘脑内侧基底区（medial basal hypothalamus，即结节漏斗区）的弓状核及下丘脑前部内侧视前区（图 1-2-17）。

研究证明，GnRH 神经元并非起源于中枢神经系内，而起源于脑外嗅基板（olfactory placode）。人胚胎发育早期 GnRH 神经元与嗅神经元一起移行至中枢神经系的弓状核区，到胎龄 20~23 周已建立了 GnRH-垂体的功能单位。嗅基板的神经元发育异常，或 GnRH 神经元移行异常，是卡尔曼综合征患者发病原因之一。France 报道 X 染色体 P22.3 位的 Kall 基因，编码为细胞粘连分子，与嗅神经元 GnRH 神经元移行有关。家族性的卡尔曼综合征患者有 Kall 基因的缺失及突变。

GnRH 神经元在核内先合成 GnRH 的前身物 pre-pro-GnRH，它包括一个含 23 个氨基酸的起始信号序列，GnRH 及含 56 个氨基酸的 GnRH 相关蛋白（GnRH associated protein，GAP）。经转录、加工后在胞质内经酶作用，裂解为 GnRH，储存于囊泡内，由轴突纤维（结节漏斗束）送到正中隆起处。当受到刺激后释放，经垂体门脉血流输送到腺垂体。也投射到边缘系统、杏仁、海马、室周器官，起神经递质或神经调节物的作用。GnRH 亦可由终板血管器（organum vasculosum of lamina terminalis，OVLT）等处释放入第三脑室脑脊液内，然后被特殊的室管膜细胞 Tanacyte 摄取而进入门脉血流，再达腺垂体。GAP 有抑制 PRL 及促进 LH、FSH 释放的作用，其生理意义未明。

GnRH 及 GAP 基因位于第 8 对染色体短臂处。有 4 个外显子。曾发现小鼠遗传性性功能减低由 GnRH 基因缺失引起（hpg 小鼠），给予完整的基因治疗可使生殖功能恢复正常。人类家族性低 Gn 性性功能减低患者尚未发现 GnRH 基因的异常，但有 GnRH 受体基因突变的报道。

（三）GnRH 分泌特点及其生理意义

将动物实验测定垂体门脉血 GnRH 浓度的动态变化，与外周血 LH 浓度的变化对比，现已肯定下丘脑 GnRH 分泌具有脉冲样节律。分泌 GnRH 的 GT-1 细胞株的研究已证明该节律由弓状核内部固有的节律决定，被称为"GnRH

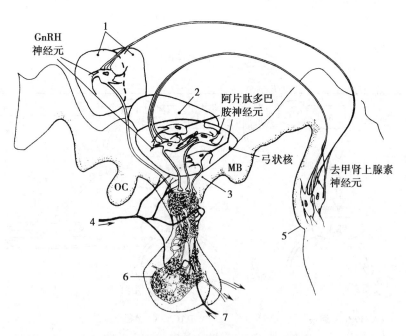

图 1-2-17 弓状核-正中隆起区和下丘脑视前区内去甲肾上腺素、多巴胺、阿片肽神经元与 GnRH 神经元之间的神经解剖关系

1. 下丘脑视前区；2. 腹内侧核；3. 正中隆起（ME）；4. 垂体上动脉；5. 脑干（蓝斑）；6. 垂体门脉襻；7. 垂体下动脉。OC，视交叉；MB，乳头体。

脉冲发生器"。外周血 LH 水平的脉冲波动频率与 GnRH 浓度的脉冲频率同步。在人类无法测定垂体门脉血 GnRH 浓度,但妊娠 20~23 周胚胎及成人下丘脑内侧基底区在体外灌注系统的研究中,证明了 GnRH 分泌有 60~100 分钟 1 次的脉冲波动。GnRH 缺乏所致闭经的患者接受脉冲式 GnRH 治疗,可恢复月经及排卵。GnRH 在体内极易降解,经周身血液循环稀释后浓度很低,故测定欠可靠;而且体内其他器官亦能分泌 GnRH 样物质,外周血 GnRH 浓度不代表下丘脑 GnRH 分泌功能。故只能频繁取血测定 LH 浓度,分析 LH 脉冲频幅,间接反映 GnRH 脉冲分泌节律。FSH 半衰期较长,血内浓度低,因此无明显脉冲波动(图 1-2-18)。

Knobil 等对弓状核损伤雌猴的经典研究显示:只有按生理节律(90 分钟 1 次)间断滴注 GnRH,才能引起垂体 LH 与 FSH 生理性分泌,并有效促进了卵泡的发育及 E₂ 的分泌。反之,若将 GnRH 持续滴注,或每小时 3 个以上脉冲刺激,尽管剂量相仿,却出现了垂体 Gn 分泌及卵泡发育的抑制。这是由于 GnRH 持续刺激引起垂体 Gn 分泌细胞 GnRH 受体的降调节,垂体对 GnRH 失去敏感性。这便是 GnRH 对垂体卵巢功能的双向调节。GnRH 分泌脉冲频率的改变也影响垂体 FSH、LH 亚单位的基因表达及其二聚体的糖基化。若以每 30~60 分钟的频率滴注 GnRH,则出现 LH 分泌增加,FSH 则不变。若频率为每 2~3 小时 1 次,则 FSH 分泌增高,LH 不改变(图 1-2-19)。去势或绝经后妇女 GnRH-LH 脉冲频率为高频(每 60 分钟 1 次)高幅型。早卵泡期 GnRH-LH 脉冲频率为 80~90 分钟 1 次。晚卵泡期的雌激素抑制 GnRH-LH 脉冲幅度,呈低幅高频型,每 50~70 分钟 1 次。排卵期又呈高频高幅型。孕激素则抑制 GnRH-LH 脉冲分泌频率,黄体期 LH 脉冲分泌每 3~4 小时 1 次。

GnRH 在体内易被酶降解失活,裂解部位常在第 6 位甘氨酸、第 7 位亮氨酸及第 10 位甘氨酸。半衰期为 2~4 分钟。将放射性核素标记的 GnRH 注入人体内,发现垂体、松果体、肝、肾皆能摄取 GnRH。肝、肾可能是 GnRH 的主要的降解及廓清部位。

(四) GnRH 分泌的调控

尚未完全阐明。目前已了解的有:

1. 神经调控 下丘脑接受来自脑干的上行神经联系,包括正肾上腺能、血清素能、多巴胺能神经纤维;来自基底前脑、嗅结节、海马、视网膜的下行神经联系。体内外的各种刺激可通过神经通路影响下丘脑的 GnRH 脉冲分泌。

2. KNDY 神经元对于下丘脑 GnRH 的调控 详见本节"四、KNDY 神经元对于下丘脑 GnRH 的调控"。

3. GnRH 对自身受体表达的升调节(自启效应) 小剂量 GnRH,每 30 分钟 1 次,4 小时后,血 LH、FSH 的脉冲分泌幅度增大,说明 GnRH 对自身受体表达的升调节作用,垂体反应的敏感性增高,E₂ 对此有协同作用。

(五) GnRH 的作用机制

GnRH 受体亦为 G 蛋白耦联的膜受体,分子量 60kD,为含 320 个氨基酸的糖蛋白。其基因位于人染色体 4 长臂 13.2~21.1 区,含 20~25kb,3 个外显子。GnRH 脉冲分泌频率为每 30 分钟 1 次时,靶细胞膜 GnRH 受体数目最多。持续 GnRH 刺激引起 GnRH 受体降调节,靶细胞失去敏感性。GnRH 拮抗剂占据受体,但不能产生生理效应。GnRH 受体不仅位于垂体 Gn 分泌细胞,还见于胎盘、乳腺、前列腺、下丘脑、海马等处。

GnRH 与垂体 Gn 分泌细胞膜特异受体结合后,形成

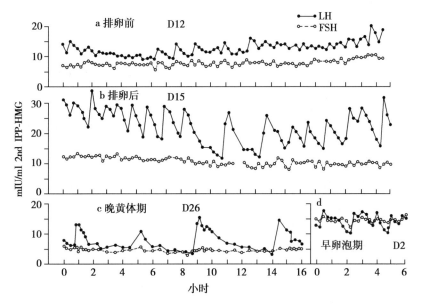

图 1-2-18 月经周期各期血 LH、FSH 浓度脉冲频率幅度的变化

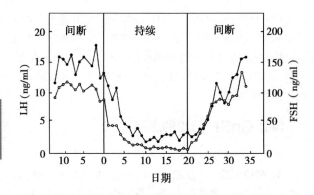

图1-2-19 弓状核损伤雌猴间断或持续滴注 GnRH 时血 LH("·")、FSH("。")水平的变化

激素受体复合物。多个激素受体复合物在细胞膜表面移动,聚集成片状或帽状,并内在化。在溶酶体内 GnRH 受体分离,返回细胞膜上。GnRH 受体复合物通过 Gs 蛋白的介导,激活磷脂酶 C;在该酶作用下使磷脂酰肌醇酯双膦酸盐(phosphotidylinositol biphosphate)转变为磷脂酰肌醇酯三磷酸盐(phosphotidylinositol triphosphate,IP3)及二乙酰甘油(DAG)。IP3 能引起细胞膜钙离子通道打开,使细胞外钙离子内流,细胞内钙离子浓度升高,并激活钙调素(calmodulin),促使 Gn 释放。在钙离子及 DAG 的作用下激活蛋白激酶 C,从而促进 Gn 的基因表达、αβ 亚单位的生物合成及其糖基化、GnRH 受体的升调节(图1-2-20)。

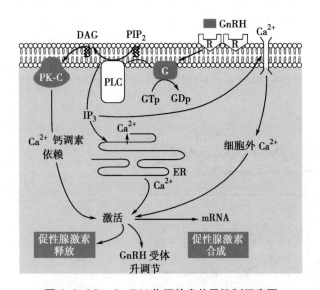

图1-2-20 GnRH 作用信息传导机制示意图

GnRH 与受体结合,形成复合物并聚集,与膜 Gs 蛋白耦联,激活磷脂酶 C(PLC),导致磷脂酰肌醇酯双膦酸盐(PIP2)水解,形成磷脂酰肌醇酯三磷酸盐(IP₃)和二乙酰甘油(DAG)DAG 激活蛋白激酶 C(PK-C),调节促性腺激素合成与糖基化,GnRH 受体升调节。IP₃ 动员细胞内 Ca²⁺,打开 Ca²⁺ 通道,使细胞内 Ca²⁺ 增高,引起促性腺激素释放。mRNA,信使糖核酸;ER,内织网。

综上所述,卵巢的功能接受中枢神经系统-下丘脑垂体自上而下的神经与体液的调控,卵巢分泌的性激素与肽类物质又反馈影响中枢神经系统下丘脑-垂体的功能;从而形成一个中枢神经系统-下丘脑-垂体-卵巢轴的闭式反馈系统,以确保女性生殖功能的正常运行。任何一个环节功能失调或交流异常将引起各种疾病及不育症的发生(图1-2-21)。

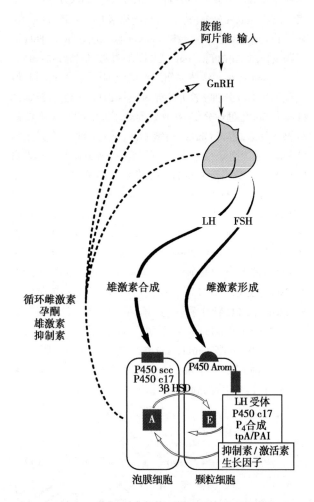

图1-2-21 下丘脑-垂体-卵巢控制月经周期示意图

四、KNDY 神经元对于下丘脑 GnRH 的调控

Kisspeptin-Neurokinin-Dynorphin(KNDy)神经元的生理学特点:

1. Kisspeptin 的发现 下丘脑-垂体-卵巢轴(HPO 轴)是大家熟知的经典反馈通路。性激素的正负反馈是调控 GnRH 脉冲频率的重要因素,但 GnRH 神经元上没有性激素受体(雌激素受体、孕激素受体),因此这一联接点一度被称为失联点("missing link")。在 GnRH 发现后的 30 多年,这个失联点一直是一个未解之谜。直到发现了 Kisspeptin 这

个古老保守的神经传导介质速激肽（又称"吻肽"）大家族中的一员，才得以解密，成为神经内分泌学进程中的里程碑式突破性进展。

Kisspeptin 是 1996 年首次被发现，它被认为是青春期开始、调节性类固醇反馈和控制成人生育能力的相关因子。KISS1 由 KISS1 基因编码，是 G 蛋白耦联受体 54（GPR 54）的配体，现在称为 KISS1R。KISS1 基因的产物是 kisspeptin-10、kisspeptin-13、kisspeptin-14 和 kisspeptin-54 的 154 个氨基酸前体。目前的研究发现，人类的 KNDy 神经元位于下丘脑视前区和漏斗部。但除了 KNDy 神经元外，研究证实 Kisspeptin1 mRNA 的表达遍布整个中枢神经系统中，除此之外还包括胎盘、子宫、卵巢和肠道。KISS1 在生殖调控中的作用最初是 De Roux 等报道了 GPR54 基因突变与特发性下丘脑性腺功能减退症相关，青春期发育延迟的患者存在 GPR54 基因功能缺失，而 GPR54 活化增强则会引起中枢性性早熟。进一步检查发现 Kisspeptin 是调控 GnRH 脉冲频率、介导性激素反馈调节 GnRH 神经元的重要中间介质。Kisspeptin1 mRNA 上调或下调可以参与 E_2 对 GnRH 脉冲分泌的负反馈和正反馈调节。

2. 神经激肽 B（Neurokinin B，NKB）/NK3R 通路　哺乳动物三种主要的神经激肽是物质 P（substance P，SP）、神经激肽 A（neurokinin A，NKA）和神经激肽 B（neurokinin B，NKB），这些神经激肽的受体分别是 NK1R、NK2R 和 NK3R。Neurokinin B 是一种十肽，由 TAC3 基因编码，NKB 与其受体 NK3R 结合，该受体由 TACR3 基因编码。NK3R 不仅存在于 KNDy 和下丘脑 GnRH 神经元上，而且还存在于位于中枢神经系统之外的器官和组织中，如子宫、肠、胎盘和肠系膜静脉。Topaloglu AK 等报道了在携带 TAC3/TACR3 基因突变的家系中出现了多位下丘脑性腺功能减退患者；而导致其过度激活的突变则会导致性早熟。在具有 TAC3 或 TAC3R 基因失活突变的患者中使用 NKB 可恢复 LH 脉冲性分泌，进而恢复性腺功能，证实了 NKB 在调节性腺功能中的重要作用，从而证明了 NKB 是在 GnRH 脉冲分泌调控中的另一重要分子。

3. Dynorphin（强啡肽）/KOR 通路　在哺乳动物中，内源性阿片肽（EOP）系统由三个配体和三类受体家族组成：内啡肽、脑啡肽和强啡肽（Dyn，Dynorphin），分别对应三类受体：δ、μ 和 κ，它们都是 G 蛋白耦联的七跨膜受体。强啡肽主要通过 κ-阿片受体（KOR）发挥其作用。许多证据表明，Dyn 参与了动物和人类中性激素的负反馈作用，Dyn 似乎充当 GnRH/LH 分泌的"刹车"。

在正常月经周期的女性中，Dyn 通过抑制下丘脑 GnRH 脉冲式分泌而参与月经周期和生殖轴的调节。阿片受体拮抗剂纳洛酮的研究可能提供一些证据。在正常男性中服用纳洛酮可提高平均 LH 水平。纳洛酮在年轻男女中的作用可能与 Dyn 介导性激素的负反馈有关。同时研究发现，注射 Dyn 可以抑制女性的 GnRH/LH 脉冲频率，这种作用能

被 KOR 拮抗剂阻断。以上研究均证明了 Dyn 在 GnRH 脉冲分泌调控中的重要作用。

4. KNDy 神经元作为 GnRH/LH 分泌的脉冲调节器　KNDy 是位于下丘脑的一组神经元，能够共表达 Kisspeptin、神经激肽 B（Neurokinin B，NKB）、强啡肽（Dynorphin，Dyn）三种神经肽，共同参与生殖内分泌的调节。KNDy 神经元还可以表达 NK3R 和 KOR。通过 NKB 的刺激作用及 Dyn 的抑制作用，以自分泌和旁分泌方式协同调节。KNDy 神经元通过 NKB/NK3R、Dyn/KOR 通路形成"自动突触反馈"而产生的 Kisspeptin 的"振荡输出"是下丘脑内的 GnRH 脉冲发生器的起搏器。除了表达 KOR 和 NK3R，KNDy 神经元还表达雌二醇受体 α（ERα）和孕激素受体（PR），而 GnRH 神经元既不表达 ERα 也不表达 PR 受体；因此，KNDy 神经元被认为是生殖系统中反馈回路的中心节点。

在大鼠中，KNDy 神经元的同源核位于弓状核，雌二醇可抑制弓状核中 KISS1 mRNA 的表达，参与雌二醇对下丘脑 GnRH/LH 脉冲式分泌的负反馈调节；在前腹侧室周核（人类没有同源核）参与雌二醇对下丘脑 GnRH/LH 脉冲式分泌的正反馈调节，其中雌二醇上调 KISS1 mRNA 合成，导致 LH 激增。发生负反馈的弓状核似乎在物种之间相当保守，而发生类固醇激素正反馈的下丘脑结节对每个物种更具特征性。

GnRH 神经元上并没有孕酮受体，在 KNDy/GABA 神经元上有孕酮受体。研究显示，孕酮通过 GABA 神经元发挥负反馈作用，降低 GnRH 的频率和振幅。当孕酮对 GABA 神经元的负反馈降低或消失时，GnRH/LH 的频率和振幅增加。雄激素降低 GABA 神经元上的孕酮受体的敏感性，减少孕酮受体数量，从而干扰孕酮的负反馈作用。以上的新认识促进了对生殖内分泌生理病理及发病机制的理解，比如生殖衰老、绝经综合征、下丘脑垂体性闭经、中枢性性早熟、多囊卵巢综合征等。

5. KNDy 神经元的临床意义　Kisspeptin 和 NKB 有望用来治疗病理性中枢性性腺功能减退症，对于 GPR54 基因突变而导致的特发性低促性腺激素性性腺功能减退患者、TAC3 或 TAC3R 基因失活突变的患者中使用 Kisspeptin 及 NKB 可恢复脉动 LH 分泌和性腺功能。

Kisspeptin 拮抗剂也为潜在的新型女性避孕药提供方向，阻止 LH 排卵峰值的能力，排卵将被抑制，但是雌激素产生和卵泡发育将继续；Kisspeptin 及 NKB 的拮抗剂有助于使"LH 相对过度分泌"正常化，这有助于改善 PCOS 患者的卵泡发育和排卵情况，PCOS 患者给予 NKB 拮抗剂后 LH 脉冲频率和分泌减少，随后睾酮水平显著降低；NKB 及 Kisspeptin 的拮抗剂还可以在不影响基础 LH 分泌的情况下减少 LH 脉冲的频率/幅度，与 GnRH 类似物相比，可以降低更年期副作用，如性欲减退、潮热和骨质丢失降低等。目前开发的 NK3R 受体拮抗剂药物有望用来治疗绝经后妇

女出现的潮热症状,目前也已有随机、双盲试验中成功使用NK3R受体拮抗剂治疗绝经后潮热。

五、月经周期

月经周期是育龄妇女下丘脑-垂体-卵巢轴功能的反复表现及其生殖道靶器官——子宫内膜结构功能周期性变化的结果,目的是为接纳胚胎着床做准备。虽然月经时子宫出血是前一个周期子宫内膜从增殖、分泌、退化脱落的结果,但为便于确认,一般皆认定月经来潮的第1天为本次月经周期的第1天,以后顺序类推,至下次月经来潮的前1天,便是本周期的最末1日。正常月经周期具有明显的规律性。周期时限平均为31天,范围为21~35天。卵泡期时限变异较大,黄体期则较恒定。经期平均为5天,范围为3~7天。以碱性正铁血红蛋白法客观地测定每次经期失血量,平均约为35ml,范围为20~80ml。一般在经期第2~3天失血量最多,经血色鲜红或稍暗,黏稠而不凝固。还可含有子宫内膜碎片及宫颈黏液等成分。月经是妇女的一种生理现象,一般不影响正常的生活与工作。由于经期盆腔器官充血,可产生下腹坠胀、腰骶部酸胀感觉。

(一)子宫内膜组织学的周期性变化

子宫内膜在卵巢分泌的雌、孕激素影响下出现周期性变化,据其组织学的变化将月经周期分为增殖期、分泌期、月经期3个阶段。

1. 增殖期 月经出血的第5天,雌激素使子宫内膜表皮修复,内膜腺体稀疏分布,腺管狭而直,腺上皮呈低柱状;间质增殖,核较致密;其中有较直而壁薄的小动脉向内膜表层生长。周期第10~14天时,内膜已增厚,腺体与间质明显增殖,核分裂象明显,腺体纤曲,腺上皮呈高柱状,并有假复层,有纤毛的上皮细胞增多;间质内小动脉增生卷曲呈螺旋状。

2. 分泌期 排卵后1~5天,内膜继续增厚,腺体更增长弯曲,腺上皮细胞底部出现内含糖原的核下空泡,间质水肿,核分裂象减少,螺旋小动脉生长更迅速,盘曲扩张更明显。周期19~24天(排卵后5~10天),腺体扩张弯曲达最高程度,腺腔内有糖原等分泌物。间质水肿更甚,细胞肥大呈蜕膜样变;螺旋小动脉继续生长,盘曲扩张更明显。此时正为着床窗口期。若卵细胞未受精,排卵后12~14天,黄体退化,雌、孕激素水平下降,内膜厚度下降,腺体分泌耗竭,间质内有白细胞浸润;螺旋动脉受压缩;血管内血流不畅。

3. 月经期 经前24小时,内膜螺旋动脉有节段性阵发性痉挛及扩张,导致远端血管壁及组织缺血坏死,剥脱而出血。月经期脱落的子宫内膜只限于功能层,基底层不脱落,因此,从月经周期的第3~4天起,基底层内膜上皮又开始再生,修复创面,流血即停止。

(二)月经周期中生殖激素的变化

前一个周期晚黄体期(即经前2天),血E_2、P、INH-A水平的下降,引起血FSH浓度的升高;同时GnRH-LH脉冲分泌频率增快,使卵巢中一组窦状卵泡群在本周期早卵泡期被募集。INH-B水平随之而升高。到中卵泡期,FSH、LH各调节卵泡颗粒细胞、泡膜细胞的酶系统,合成E_2;与局部生成的生长因子协同,实现了优势卵泡的选择。优势卵泡合成分泌的E_2迅速增长,反馈抑制FSH的分泌,但LH水平仍略有缓慢升高。晚卵泡期,血E_2、INH先快速增高达到峰值;经过2~3天后对垂体产生正反馈调节,加上GnRH对垂体的自启效应,使垂体大量释放LH、FSH;又由于高LH降调了垂体GnRH受体,及FSH诱导卵巢产生Gn峰减弱因子(gonadotropin surge inhibiting factor)的影响,血LH迅速下降,形成血LH/FSH高峰,促发了排卵。在LH峰出现后血P浓度也略上升,而E_2、INH-B水平迅速降低;排卵后,E_2、INH-A再次升高,P也迅速达到高峰,直到黄体退化时才又下降。GnRH脉冲分泌频率因P的影响而变慢,直到黄体退化后又再增快(图1-2-22~图1-2-24)。

(三)子宫内膜的局部调控

子宫内膜的生长、分化、容受、脱落接受雌、孕激素的调控。雌、孕激素的作用须通过各自的受体介导,影响内膜各种细胞中存在的众多生长因子、细胞因子、酶、细胞黏附分子及其受体整合素等的功能而实现。

1. 促进内膜细胞增殖、分化的物质

(1)胰岛素样生长因子(IGF):IGF-I介导E_2的作用,以晚增殖期到早泌期表达最高,IGF-II则于中泌期、妊早期较高。胰岛素样生长因子结合蛋白-1(IGFBP-1)在分泌期及蜕膜中表达。

(2)表皮生长因子(EGF)/转化生长因子TGF-α:增殖期EGF的表达主要在间质细胞,早中分泌期主要位于腺体及表面上皮,晚泌期则在螺旋动脉周围的间质细胞。TGF-α表达在内膜上皮,以增殖期最高。EGF-R则在排卵期的上皮、间质、早孕的蜕膜表达最高,经前表达最少。

(3)血小板衍生生长因子(PDGF):来自间质细胞及血小板,增殖期最丰富。

(4)成纤维细胞生长因子(FGF):促进内膜间质细胞和平滑肌增殖。FGF促进角质上皮细胞增殖,在晚泌期的间质最多,其受体在晚增殖期腺上皮最丰富,并依赖于孕酮。

(5)转化生长因子β(TGF-β):TGF-β及其受体的表达在晚增殖期到中泌期的上皮和间质细胞。为促进增殖的内膜转变为分泌内膜的物质。

2. 促进血管新生的物质 有$TGF-β_1$、bFGF(依赖于孕酮)、血管内皮生长因子(VEGF,经期腺上皮最丰富,能提高血管通透性)。参与血管舒缩功能调节的物质有内皮素(ET)、一氧化氮(NO)、前列腺素(PG)、巨噬细胞集落生长

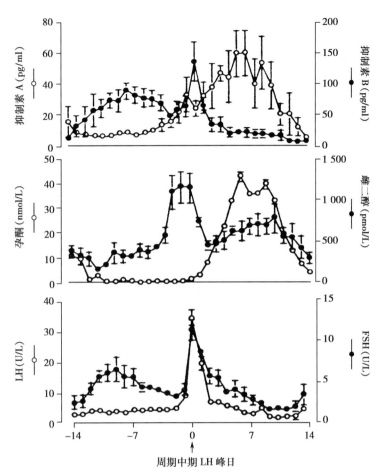

图 1-2-22　正常排卵妇女月经周期中血抑制素 A 和 B、孕酮和雌二醇、LH 和 FSH 浓度的变化

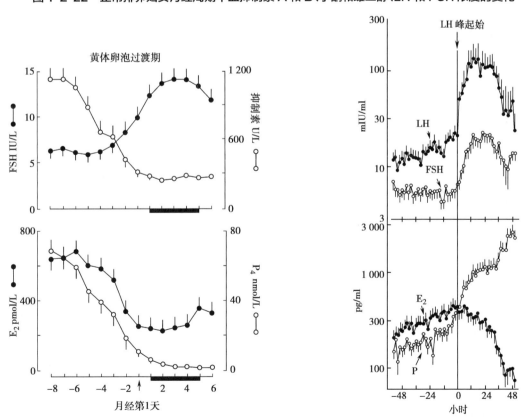

图 1-2-23　黄体卵泡过渡期血 FSH、抑制素、E₂、孕酮浓度的变化　　图 1-2-24　围排卵期血 LH、FSH、E₂、P 浓度的变化

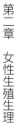
第二章　女性生殖生理

因子（M-CSF）。

3. 促进滋养细胞增殖的物质 有 IGF-Ⅰ、IGF-Ⅲ。调节滋养细胞分化、黏附和浸润的有：TGF-β、EGF/TGF-α、IGFBP-1（即妊娠相关 α 蛋白，由蜕膜细胞生成）、肿瘤坏死因子（TNF）α、白血病抑制因子（LIF）、M-CSF。

4. 参与免疫抑制的物质 有孕酮相关内膜蛋白（progesterone associated endometrium protein，PEP，glycodelin）、TGF-β。

5. 各种酶 ①类固醇代谢酶：17β-羟甾脱氢酶、硫基转移酶，为 E_2 的代谢酶。正常内膜无芳香化酶。②溶酶体酶：经前期磷脂酶 A2 表达增加，促进前列腺素的合成。蛋白水解酶促使内膜的崩解。③基质金属蛋白酶（MMP）/组织基质金属蛋白酶抑制物（TIMP）系统、组织型纤溶酶原激活物（tPA）/纤溶酶原激活抑制物（PAI）系统，详见第六篇妇科内分泌第二章异常子宫出血。

6. 细胞黏附分子及其受体整合素 月经期子宫内膜的再生及胚胎着床皆涉及细胞之间、细胞与基质之间多种黏附分子的相互作用。整合素为细胞外基质的受体，为由 α、β 跨膜糖蛋白以共价键组成的异二聚体分子。子宫内膜上皮及间质细胞能表达多种 α、β 亚单位，其强度受到雌、孕激素的调控，在月经周期中各有不同的表达特点。不同组合的 α、β 亚单位各结合不同的细胞外基质分子。研究显示 αvβ3 在中泌期才有表达，α4β1 在周期 24 天表达消失，可能与着床窗口有关。

（四）正常子宫出血的机制

详见第六篇妇科内分泌第二章第一节。

六、卵巢功能的检查方法

1. 病史及查体 详细的生长发育及月经婚育史，仔细的全身与妇科检查是评估卵巢功能的可靠生物学指标。尤其要注意身高、体重、泌乳、体毛分布、第二性征发育、有无畸形等。

2. 功能试验

（1）孕激素试验：适用于闭经患者。方法为肌内注射黄体酮 20mg/d，至少连续 3 天，停药后有阴道流血者为阳性；提示下生殖道正常，内膜已经雌激素准备，为 Ⅰ 度闭经。若无阴道流血为阴性；在排除妊娠后，提示下生殖道子宫内膜不正常或体内雌激素水平低落。关于停药后须观察多久才能定论，有不同的意见；由于在少数情况下，黄体酮可能诱发排卵，因此最好观察到停药后 2 周时做结论。

（2）雌、孕激素试验：适用于孕激素试验阴性的闭经患者。方法为口服戊酸雌二醇 3~4mg/d，连续 21 天，继以肌内注射黄体酮 20mg/d，连续 3 天，停药后 2 周内有阴道流血者为阳性；提示子宫内膜反应正常，为 Ⅱ 度闭经。若无阴道流血者为阴性，提示子宫或其内膜不正常。关于用结合雌激素

（premarin）行本试验时的用量尚无定论，可能需 2.5mg/d。

（3）GnRH 兴奋试验：适用于血 Gn 水平正常或低下的闭经患者。目的是了解垂体分泌 LH、FSH 的功能。常用静脉注射人工合成的 GnRH 100μg（国产制剂戈那瑞林为 25μg），观察给药前后血 LH、FSH 浓度的变化。垂体性闭经者反应减低或消失，下丘脑闭经者反应正常或高亢。

北京协和医院曾报道正常育龄妇女早卵泡期 GnRH 兴奋试验后，LH 反应峰值为基值的 2~9 倍，净增值为 5.3~22U/L；FSH 反应峰值为基值的 1.5~5 倍，净增值为 4.4~10U/L。65 例血 Gn 水平正常或低下的闭经患者中，垂体性闭经者 75% 反应减低；下丘脑闭经者 66.7% 反应正常或高亢，两组有交叉重叠；这是由于垂体异常者可因病损程度不同而出现不同的反应；正常垂体若初次接受 GnRH 刺激可因惰性而出现反应低下或消失。因此，必须结合临床表现、垂体及靶腺激素测定、颅脑影像学检查全面分析才能鉴别。必要时需用 GnRH 多次刺激克服惰性后再重复本试验。GnRH 兴奋试验还可有助于诊断多囊卵巢综合征、鉴别性早熟症的类型。

3. 靶器官反应检查

（1）基础体温测定（BBT）：基础体温指睡眠 6~8 小时后醒来，未做任何活动前，立即以口表测量所得的舌下体温。正常育龄妇女经期后的 BBT 都在 36.5℃ 以下，排卵日可能更低或不低。排卵后，由于孕激素作用于下丘脑体温调节中枢，BBT 可升高 0.3~0.5℃，直至下次月经来潮前日或当日 BBT 又复下降，故为双相型。如果 BBT 曲线只有微小的波动，即呈单相型，即提示该患者缺乏孕激素影响及黄体功能，无排卵现象。

本法简便易行、无创伤、代价低、可由患者自己长期进行，为了解有无排卵的常用方法。BBT 曲线还能指导愿生育妇女选择性交日期。根据 BBT 曲线高温期长度可诊断早早孕。促排卵治疗时用以观察疗效。但 BBT 的高低可受感冒、饮酒、迟睡、失眠等许多情况的影响。BBT 不能检出未破裂卵泡黄素化综合征（LUFS）。

（2）阴道脱落细胞涂片检查：用消毒棉签蘸取阴道侧壁上 1/3 的分泌物做涂片，以 95% 酒精固定后在显微镜下观察，计算表层、中层、底层细胞所占的百分率，即成熟指数（maturation index，MI）便可反映 2~3 天前体内雌激素水平，间接估计卵泡的发育程度。表层角化细胞愈多，则雌激素水平愈高。反之，雌激素水平低落时，底层细胞增多。还可按公式换算为"成熟值"表示：成熟值 =（底层细胞数 ×0+ 中层细胞数 ×0.5+ 表层细胞数 ×1）÷10。本法受孕、雄激素的混杂影响，受性生活、阴道上药及灌洗、阴道炎症、子宫出血等情况的影响，一般不能反映排卵功能。

（3）宫颈黏液评分：根据宫颈黏液的量、拉丝长度、涂片结晶形态及宫口开张程度，反映体内雌激素水平越高，卵泡发育越成熟。排卵后黏液评分降低，涂片镜下可见椭圆体。

本法简便、易行、无创伤，当时出结果；但宫颈腺体对雌

激素的反应有个体差异,血 E_2 达一定水平后宫颈黏液的变化即不明显,有宫颈糜烂及炎症时,或做过宫颈电烙、激光治疗后亦会影响准确性。宫颈黏液检查在反映有无排卵方面准确性较差。

（4）子宫内膜活体检查:多在月经来潮 12 小时内进行。若为晚分泌期及间质蜕膜样变,代表有孕激素影响,黄体功能正常;若组织相较月经周期日延迟 2 天以上,提示黄体功能不足;若无分泌相,即可推断无排卵。还可发现子宫内膜炎症、结核、肿瘤等病变。子宫内膜刮取有一定的痛苦,掌握不当亦可能引起盆腔感染。因此必须掌握适应证,并无阴道炎、盆腔炎等禁忌情况时,才能进行。

4. 盆腔 B 型超声检查 有经腹部及经阴道两种。经阴道检查时探头距离子宫及卵巢较腹部探头近(尤其是肥胖患者),因此成像较清晰易认。在超声下可精确测量子宫大小、内膜厚度、卵巢大小、卵泡个数及直径。若在排卵前行连续观察,可观察到卵巢内卵泡逐渐增大,直径达 18mm 左右,且有一定的张力,即认为已达成熟阶段;约 20% 可见到卵丘回声。成熟卵泡突然消失或缩小,约 40% 盆腔可见到 4~6mm 液平,提示已排卵,由此可精确断定排卵时间。盆腔超声检查费用较高,但无创伤及痛苦,当时即有结果。

5. 生殖激素浓度测定(放射免疫或酶联免疫法)

（1）血清浓度测定:血清 LH、FSH、PRL 浓度测定有助于闭经患者病因的定位定性诊断。测定前应至少 1 个月无激素应用史。取血时机因目的而异,如为了解卵泡的储备,应于周期第 3 天取血;为了解卵泡发育的程度应晚卵泡期取血;为了解有无排卵,应于经前 5~9 天取血。血 E_2、P 测定结果须根据取血时间解释。血孕酮浓度 >3ng/ml 或 9.5nmol/L 提示黄素化,可能已排卵,但不能与 LUFS 区分。血睾酮浓度测定有助于鉴别多毛及男性化的原因,正常妇女血清生殖激素浓度正常值见表 1-2-2。

（2）尿 LH 峰检查:通过检出尿液 LH 峰日来确定排卵时机,若尿液 LH 浓度 >30U/L 时即为阳性,表明血 LH 峰已出现,约 12 小时后将排卵,可掌握时机性交争取妊娠。根据以往 BBT 记录,在估计排卵日前 3~4 天起开始留晨尿测定,连续数日直到得到阳性结果时止。对不育患者是一种简便的助孕方法。

（李尚为　郁　琦）

第二节　卵巢功能的旁分泌与自分泌调节

卵巢的功能主要是排卵和分泌性甾体激素。卵泡和卵母细胞的生长发育受内分泌、旁分泌和自分泌的作用,除促性腺激素和甾体激素等内分泌激素外,卵巢局部的旁分泌和自分泌的微环境参与了卵泡发育的整个过程。卵巢的自分泌、旁分泌调节因子的紊乱,还可能与多囊卵巢综合征(polycystic ovarian syndrome,PCOS)及卵巢肿瘤的发生有关。

一、卵泡分化、排卵和黄体发生的分子基础

（一）原始卵泡的启动生长和分化

卵巢是由数以万计的卵泡组成。构成卵巢 95% 以上的卵泡是原始卵泡(primordial follicle)。原始卵泡是卵子发育的基础和根基。卵泡是卵巢的基本功能单位,是卵子分化、成熟和排放的场所。卵泡中除卵子外,主要由两类细胞组成,即颗粒细胞(granulosa cell,GC)和卵泡膜细胞(theca cells,TC),它们合成和分泌雌激素和孕激素,维持雌性性征。

在胚胎发育 4 个月,胎儿体内的卵泡开始发育,原始生殖细胞在生殖腺内进行数轮有丝分裂而没有完全胞质分裂,这些细胞通过细胞质桥保持连接,以产生聚集,形成产卵索,也被称为生殖细胞合胞体;合胞体内的生殖细胞启动减数分裂并扩散到整个卵巢,然后进入减数分裂停滞期;在减数分裂停滞后,部分片段化的合胞体内的生殖细胞经历卵泡组织发生,其中单个双线期停滞的卵母细胞被单层鳞状前颗粒细胞包裹以形成原始卵泡。原始卵泡由一层扁平的 GC 和一个未分化的卵细胞组成,在体内可以保持休眠状态长达数十年。据估计在孕 20 周的胎儿中,原始卵泡约为 700 万个,到出生前的女婴卵巢中大约有 100 万个原始卵泡,到青春前期通过闭锁只剩下大约几十万个卵泡。卵泡储备消耗伴随着女性的一生。女性一生中大约排出 400 个左右成熟卵子,其余 99% 以上的卵泡伴随月经周期不同阶段闭锁。到目前为止,原始卵泡"启动"和"募集"生长的机制仍然不清楚。

美国 Eppig 实验室发现小鼠和牛原始卵泡中的卵细胞在离体条件下可以生长,为进一步研究原始卵泡生长启动的基因调控提供了重要思路。颗粒细胞的分化和增殖可能是刺激原始卵泡启动的关键。颗粒细胞由扁平变为立方形并开始增殖,围绕其内的卵母细胞也开始生长。而在女性体内最后一组原始卵泡的启动可以推迟到围绝经期,但有趣的是为什么一些原始卵泡能够启动生长,而其邻近的其他卵泡却保持静止,这种启动信号和选择机制是什么,至今还不清楚。近来研究认为,启动卵泡生长的因子来自卵巢本身,与卵巢外因子无关。垂体分泌的 FSH 在调节卵泡生长和 GC 分化中起重要作用,它可能是通过调节卵巢内在因子起作用。多种生长因子在离体下能直接刺激 GC 增殖。Eppig 等人证实,EGF 能刺激卵丘-卵母细胞复合体生长。有研究发现 EGF

第二章　女性生殖生理

和受体酪氨酸激酶 c-Kit 及其同源配体 c-Kitligand（SCF，干细胞因子）对大鼠 GC 分化的影响早于 FSH，提示 EGF 和 SCF 受体在 GC 上的分化可能早于 FSH 受体（FSHR）。通过原位杂交分析证实，FSHR mRNA 在大鼠出生后第六天的部分卵泡 GC 中才有表达，随后表达量逐渐增加，这也说明为什么 FSH 迟于 EGF 和 SCF 的作用，FSH 只有到大鼠出生后第七天才对某些卵泡 GC 增殖有显著刺激作用。

原始卵泡细胞的分化可能还与抑制素、孤儿受体（orphon receptor）等密切相关。这一作用可能是通过卵泡体细胞自分泌/旁分泌调控机制，与抑制素一起经双向调控 FSHR 和 FSH 基因表达实现的。FSHR 和抑制素-α 在初级卵泡的 GC 中表达并伴随卵泡发育的过程而表达水平逐渐增高，这提示 FSHR 和抑制素-α 对 GC 的早期分化起重要的调控作用。在大鼠体内抑制素-α 从生后第五天的卵泡 GC 中开始表达，随后逐渐增加，在窦状卵泡期达到高峰。孤儿受体是一类目前还未发现其配体的类固醇/甲状腺素受体超家族成员，TR3 是一种"早期即刻表达基因"的产物，参与体内多种转录调控过程。在大鼠卵巢 GC 中可以检测到 TR3mRNA 表达，主要在发育早期增殖的 GC 中表达，在已分化的 GC 中表达量很低，给新生幼鼠注射 EGF 可上调 TR3mRNA 表达。上述结果提示，EGF 诱导 TR3 的高水平表达可能与 GC 的生长与分化有关。最新研究发现，雄激素和其受体可能在调控原始卵泡启动生长过程中起关键性作用。在女性卵巢中，雄激素受体（androgen receptor，AR）主要表达于卵泡膜细胞和颗粒细胞，并在优势卵泡中的表达最为丰富。在离体培养的小鼠卵巢中加入外源雄激素培养，可观察到大量原始卵泡启动生长，成为初级卵泡。进一步实验发现，雄激素受体与配体的结合，可通过激活卵细胞 PI3-K/Akt/Foxo3a 通路启动原始卵泡的生长。在培养液中加入 AR 的阻断剂，其作用完全消失。但难以断定，在正常在体卵巢中，雄激素与其受体的相互作用是否是原始卵泡启动生长的真正原因，到目前为止，原始卵泡的启动生长和分化的资料仍然很少，对其分子机制的了解十分肤浅，还有待于进一步研究。

（二）优势卵泡与闭锁卵泡

在每个月经（性）周期，在垂体分泌的 FSH 和卵巢中一些未知因子的作用下，卵巢中有一组原始卵泡开始启动生长，但其他绝大部分原始卵泡仍处于静止状态，在人类的启动生长的这组原始卵泡只有一个卵泡发育成熟，最终顺利排卵被称作优势卵泡（dominant follicle）。而一起启动生长的其他卵泡都在不同的发育阶段萎缩，这些卵泡称作闭锁卵泡（atretic follicle）。卵泡闭锁是通过一种特殊的细胞死亡方式，即细胞凋亡实现的。细胞凋亡是在生理状态下发生的细胞死亡现象。从形态看，卵泡闭锁有两种类型，一种起始于GC，一种起始于卵细胞。在前一种 GC 诱导的卵泡闭锁中

可观察到 GC 的 DNA 被激活的核内切酶切割成 185~200bp 不同的 DNA 裂解片段，而在后一种闭锁中首先观察到卵细胞瓦解。GC 表达的抗凋亡蛋白 Bcl-2 家族与抑癌基因家族相互作用对决定卵泡命运起重要作用。GC 分泌的抑制素、激活素以及卵泡抑素等局部因子可以调节 FSH 的水平影响卵泡分化的命运。抑制素和卵泡抑素主要抑制垂体 FSH 分泌，而激活素可促进 FSH 分泌。抑制素和激活素属于 TGF-β 超家族成员，抑制素有两种，即抑制素 A（α-βA）和抑制素 B（α-βB）。激活素有 3 种，即激活素 A（βA-βA）、激活素 B（βB-βB）和激活素 AB（βA-βB）。卵泡抑素是由单个基因编码的富含半胱氨酸的单链糖蛋白，不属于 TGF-β 超家族成员，卵泡抑素通过与激活素的 β 亚基相连阻断其与受体的作用，从而抑制了激活素的生理作用；卵泡抑素虽然也与抑制素结合，但其亲和系数较低，起不到抑制抑制素的作用。离体实验证明，激活素可促进 GC 增殖和分化。激活素可以促进小卵泡 GC 上的 FSH 受体形成和 P450 芳香化酶活性，从而增加 GC 雌激素的产生。敲除小鼠激活素 II型 β 受体，卵泡发育受阻于早期阶段，同时激活素能增强 FSH 诱导的抑制素形成，高水平的抑制素 α、βA 是健康卵泡的特征。

抑制素可以通过自分泌机制直接抑制 GC 中 FSHR 表达，通过短弧调控机制抑制 FSH 对 GC 的功能。健康卵泡 GC 中抑制素 αmRNA 表达强，而卵细胞 tPA 活性弱；相反，闭锁卵泡卵细胞组织型纤溶酶原激活因子（tPA）活性高，而其 GC 表达的抑制素 αmRNA 弱，说明 GC 表达的抑制素 α 与卵细胞 tPA 活性有密切关系。可以设想，当排卵前垂体 LH/FSH 分泌峰出现后，GC 分泌的抑制素降低，卵细胞的 tPA mRNA 解除禁锢而翻译成 tPA，后者对于排卵前卵丘细胞扩散和使卵丘-卵母细胞与 GC 层的分离起决定性作用。在非正常情况下，当卵泡内正常信息传递受阻，导致卵泡 GC 分泌的抑制素下降，卵细胞中 tPA 表达上升，产生蛋白水解作用，导致卵细胞瓦解，引发卵泡闭锁。这一过程在分化的卵泡各个时期都有可能发生，这可能是源于卵母细胞的卵泡闭锁发生的分子机制。

雌激素在决定优势卵泡的形成过程中起决定性作用。雌激素与 FSH 协同，一方面增加 GC 中 LH 受体分化，同时它又促进 GC 芳香化酶合成从而进一步促进雌激素的合成，形成良性循环。如果同时启动的一组原始卵泡其中有一个卵泡分泌比其他卵泡较多的雌激素，这个卵泡将进入良性循环状态，也只有这个卵泡的 GC 能表达出足够的 LH 受体，应答垂体 LH 分泌峰的作用而排卵；而与其一同生长的其他卵泡由于分泌较少的雌激素，在卵泡发育不同阶段走向闭锁。如果在一起启动生长的原始卵泡在发育过程中出现有 2 个或多个卵泡产生完全相同量的雌激素，彼此难以相互抑制，并都能充分分化出 LH 受体，彼此不分上下都能接受 LH 刺激，并产生多排卵和多卵受精现象，因而出现多胞胎。多胞胎现象自然发生率是很低的。

（三）两种细胞两种促性腺激素学说

哺乳动物卵巢主要含有两类体细胞,即 GC 和构成卵泡壁的卵泡膜细胞(TC)。GC 含有 FSH 受体,在卵泡发育的后期在 FSH 和雌激素作用下也能分化出 LH 受体,而 TC 只含有 LH 受体。卵巢在 FSH 和 LH 作用下可合成雌激素、孕激素和雄激素。进一步研究发现,GC 缺乏由孕激素转化为雄激素所必需的转化酶,不能由孕酮转化为雄激素,因而 GC 的积累产物是孕酮;而 TC 虽然能由孕酮进一步转化为雄激素,但它缺少芳香化酶,不能进一步转化为雌激素。Armstrong 和 Forturce 证实,TC 所产生的雄激素可被 GC 利用,并在芳香化酶作用下转化为雌激素。刘以训等进一步证实 GC 产生的孕激素可被膜细胞利用转化为雄激素,GC 和 TC 分别在 FSH 和 LH 作用下相互作用,作用产物的相互转换是卵巢雌激素形成的前提,这就是卵巢两种细胞两种促性腺激素学说。

（四）排卵

卵母细胞减数分裂恢复是卵母细胞核成熟的标志。排卵前高浓度环腺苷酸(cyclic adenosine monophosphate,cAMP)是维持卵母细胞减数分裂阻滞的关键信号分子。在 LH 峰之前,GC 来源的 C 型利钠肽前体(natriuretic peptide precursor type C,NPPC)激活 CC 表面受体尿钠肽受体 2(natriuretic peptide receptor 2,NPR2),促进环磷酸鸟苷(cyclic guanosine monophosphate,cGMP)合成,cGMP 进入卵母细胞,抑制磷酸二酯酶 3A(phosphodiesterase 3A,PDE3A)活性使其无法水解 cAMP。当 LH 峰来临,LH 结合 GC 表面 LHR,释放表皮调节素(epiregulin,EREG)。EREG 下调细胞间缝隙连接,同时,LH 峰使 cGMP 合成受到明显抑制。在缝隙连接表达下调和 cGMP 合成减少的双重抑制下,卵母细胞内 cGMP 水平显著下降使 PDE3A 的抑制解除,发挥对 cAMP 水解作用后 cAMP 浓度快速下降,进而激活 MPF,恢复卵母细胞减数分裂。

排卵有两个前提条件,在排卵前卵丘-卵母细胞复合体脱离 GC 层,游离于卵泡腔;卵泡壁特定部位的有限局部破裂。近百年来,已有许多假说试图解释卵泡的破裂机制。影响较大的假说有神经支配假说、卵泡内压学说、卵泡表面蛋白水解学说和炎症反应学说。前三种假说先后都被科学实验否定。炎症反应学说依据的事实是在排卵前卵泡要产生某些类似于"炎症"的现象,炎症反应是一个极其复杂的生理过程,可由许多与组织重建和改组相关的因素诱发,因果关系难以分清。排卵前后总伴随剧烈的组织重建和改组,伴随蛋白水解和血管发生,难以断定在这些"炎症"现象中,什么因子是卵泡破裂的真正因子。

Schochet 远在 20 世纪初就提出纤溶与卵泡破裂相关的见解,可直到 20 世纪 70 年代,Beer 等才通过实验证实纤溶酶可直接降解牛卵泡壁并可能与卵泡壁破裂相关。纤溶

酶系统属丝氨酸蛋白水解酶,具有组氨酸(His)、门冬氨酸(Asp)和丝氨酸(Ser)组成的催化活性中心,具有广泛水解酶活性。其前体纤溶酶原可在纤溶酶激活因子(tPA,uPA)作用下,在其 Arg560-Val561 处断裂形成由二硫键连接的双链分子纤溶酶。纤溶酶主要是通过打开纤维蛋白分子的 Arg-x 和 Lys-x 键而降解细胞外基质(extracellular matrix,ECM)纤溶酶原激活因子(PA),PA 有两种,即组织型 PA(tPA)和尿激酶型 PA(uPA)。tPA、uPA 和它们的抑制因子 PAI-1 和 PAI-2 参与许多生理和病理过程,如肿瘤发生、细胞迁移、组织重建和改组、伤口愈合、乳腺增生、子宫内膜周期性变化、胚胎植入和精子发生等。PA 和 PA 抑制因子表达产物(蛋白)分泌出来后,立即与其细胞表面受体或细胞间质或细胞表面结合蛋白结合。这种结合一方面局限作用时间,延长半衰期,另一方面可使它们的作用强度提高 200~300 倍。PA 在细胞间或细胞表面上的局部蛋白水解作用受到它们的特异抑制因子的调控和制约,以便保证在非常特异和定向地完成局部 ECM 降解时,不危害邻近的细胞和组织,而且能迅速恢复其功能。ECM 是构成卵泡骨架的基本成分,是组织结构上的支持要素,而且在连接细胞与细胞、组织与组织,介导细胞间的信息传导,调节细胞增殖、发育、迁移和代谢过程中起重要作用。因此,由 PA 系统所调控的 ECM 降解的改变将会广泛影响机体的各种生理和病理过程。

卵泡壁破裂伴随着卵巢各类细胞一系列在生理、生化和形态上的协同变化。GC 中的 tPA 在排卵前达到高峰,在排卵后即刻下降,说明 GC 中 tPA 与排卵密切相关,TC 主要产生 PAI-1,同样受促性腺激素调控。在促性腺激素作用下,GC 中的 tPA 和 TC 中的 PAI-1 基因在时间和空间上的协同表达,导致 GC 中的 tPA 活性在排卵前达到高峰,在 tPA 峰值前和排卵后,TC 中的 PAI-1 活性出现两次高峰,以局限和阻止排卵前后高量的 tPA 对邻近卵泡可能发生的伤害作用。tPA 和 PAI-1 的协同表达和相互作用使排卵卵泡形成局部蛋白水解流"窗口域",对卵泡的局限定向破裂起重要调控作用。卵丘-卵细胞复合体脱离 GC 细胞层,取决于卵丘细胞扩散。上述事实说明,tPA 和 PAI-1 在卵巢不同细胞中的协同表达可诱发排卵。

（五）黄体发生和萎缩

黄体(corpus luteum,CL)是在排卵后,由残留的颗粒细胞和泡膜-间质细胞分化形成的一个暂时性内分泌器官,主要分泌孕酮,维持妊娠。黄体发生和萎缩调控机制是生殖研究的一个重要方面,但至今未取得明显进展。大鼠和恒河猴 GC 和 TC 都能表达 tPA、uPA 和 PAI-1。了解黄体细胞是否也能表达这些分子以及它们在黄体形成和萎缩过程中所起的作用是一个十分有趣的问题。将恒河猴黄体抽提液与蛋白 A-琼脂糖 4B 小株温育,在小株上预先包被正常兔血清或抗 tPA 或 uPA 抗体,免疫沉淀后检测上清中 PA 的活

性。在包被正常兔血清的实验组上清中发现有 tPA、uPA 活性,经 tPA 抗体沉淀后上清中仅存在 uPA 活性,而经 uPA 抗体沉淀后上清中只有 uPA 活性。恒河猴黄体的 2 种 PA,分子量分别与人的 tPA 和 uPA 相同,同时也发现 PAI-1 的存在。在妊娠和假孕大鼠的 CL 中也检出 tPA、uPA 和 PAI-1。实验证明,恒河猴和大鼠早期发育的 CL 主要分泌 uPA,而 tPA 活性很低;当 CL 开始萎缩时,孕酮突然下降,并伴 tPA 急剧上升,而 uPA 却降至最低水平。在 tPA 峰前还出现一个 PAI-1 分泌高峰。tPA、uPA 和 PAI-1mRNA 在 CL 中的定位和含量的变化,与其蛋白活性的变化完全一致。实验证实,uPA 可能与黄体发生,而 tPA 与黄体萎缩有重要关系。

为肯定 tPA 对黄体萎缩的直接作用,在离体下观察了 tPA 和 uPA 抗体对大鼠和恒河猴 CL 分泌孕酮的影响。培养液中加 tPA,可使 CL 细胞孕酮下降 54%;相反,加入 tPA 单抗以中和内源产生的 tPA,CL 孕酮的分泌增加 100%。这种影响在恒河猴的实验中也得到证实。与此相反,uPA 对 CL 细胞合成孕酮的能力无任何影响,提示 uPA 可能在黄体形成初仅对血管的发生起重要作用。已证明 PRL 和 LH 对大鼠黄体功能的维持有协同作用,在培养的恒河猴 CL 细胞中,LH 似乎有抑制 tPA 而刺激孕酮产生的作用。两种激素协同可进一步增加孕酮产生并完全抑制 tPA 的合成。而对 uPA 无明显影响。黄体除分泌孕酮外,还分泌其他甾体激素和各种肽类促黄体因子。它们可作为旁分泌或自分泌因子调节黄体的功能。进一步实验证明,干扰素 γ 和肿瘤坏死因子 TNF-α 除抑制黄体孕酮分泌外,可明显刺激 tPA 的产生。但其作用机制还不清楚,最新研究证明,甾体合成敏感调节蛋白(StAR)是黄体重要的功能指标,IFN-γ 和 TNF-α 也明显抑制 StAR 的表达。热休克蛋白-70(HSP-70)表达在黄体萎缩过程中突然增加,并能抑制 StAR 的表达和 CL 孕酮产生。除 PA-PAI-1 系统外,细胞因子、$PGF_{2\alpha}$、PDF-70、抑制素和激活素,通过自分泌或旁分泌作用影响 StAR 的表达,是调节黄体萎缩的重要机制。

二、卵巢自分泌、旁分泌调节因子

(一)TGF-β 超家族生长因子

TGF-β 广泛分布于各种不同组织和不同物种中,这个超家族成员包括有:抑制素、激活素、卵泡抑素、转化生长因子 β(transforming growth factor-β,TGF-β)、AMH、BMPs、GDFs 等。

1. 抑制素、激活素和卵泡抑素 抑制素由组成因子的亚单位不同,在女性生殖系统中主要有抑制素 A 和抑制素 B,由卵巢颗粒细胞和泡膜细胞分泌,对卵泡的发育起自分泌和旁分泌的作用。在卵泡发育中,窦前卵泡颗粒细胞即开始分泌抑制素 B,在卵泡早期中期占优势,FSH 降低前达高峰。窦前卵泡不分泌抑制素 A,到窦卵泡的卵泡颗粒细胞同

时分泌抑制素 A 和 B,但是,抑制素 A 在卵泡晚期才上升并与 LH 同时达到高峰,排卵后迅速下降,黄体中期再上升达最高峰,后逐渐下降至基础水平,提示抑制素 A 可能与优势卵泡的生长有关。有研究认为随着卵泡选择过程的进行,FSH 可以诱导未成熟有腔卵泡颗粒细胞分泌抑制素。在抑制素缺失小鼠卵巢上,卵泡异常增大,并且卵母细胞发育滞后。抑制素可以使细胞内腺苷酸环化酶的活性降低,从而使环化的 cAMP 的浓度下降,cAMP 在细胞内的作用是调控 FSH 的合成,证实了抑制素 A 通过 cAMP 信号转导途径抑制了 FSH 的合成。抑制素还可以通过调控 TGF-β 家族基因及相关受体的表达,使激素合成过程中关键基因的表达上调。同时抑制素可以增强卵泡细胞对 LH 的反应性,刺激雄激素合成的关键酶细胞色素 P450c17 的表达及活性,从而促进雄激素的产生。抑制素 α 过表达的小鼠卵泡发生速度减缓,卵巢上有腔卵泡和黄体减少,排卵率降低。

激活素在卵泡液中主要有激活素 A(βAβA)、激活素 AB(βAβB)、激活素 B(βBβB)。激活素 βA mRNA 在优势卵泡的颗粒细胞、膜细胞及黄体细胞均有表达,在小闭锁卵泡颗粒层弱表达。而激活素 βB mRNA 在小闭锁卵泡的颗粒细胞中大量存在,但在优势卵泡中不存在。激活素通过与其特异受体结合而发挥生理效应,激活素受体分为 I 型和 II 型,I 型受体包括 ActR I 和 ActR IB,II 型受体包括 ActR II 和 ActR IIB。激活素通过增加颗粒细胞对 FSH 的反应促进卵泡发育,降低雄激素合成并促进卵母细胞成熟。

卵泡抑制素(follistatin,FS)是激活素和抑制素结合蛋白,卵泡抑素与激活素 β 亚单位结合,阻止激活素与其受体结合,从而拮抗激活素诱导的 FSH 受体和 E_2 生物合成,FS 过表达使卵泡发育暂停并降低了卵母细胞发育。抑制素、激活素和卵泡抑素三种多肽通过反馈调节促性腺激素的分泌及以自分泌/旁分泌方式,调节卵巢产生甾体激素并促进卵泡的发育、卵母细胞的成熟,控制优势卵泡和闭锁卵泡的形成。

2. 抗米勒管激素 抗米勒管激素(anti-Müllerian hormone,AMH)是目前发现的唯一一个对原始卵泡向初级卵泡的转化进行负调节的因子,AMH 的表达仅限于性腺。血 AMH 随着女性年龄的增长逐渐下降,绝经后测不出。始基卵泡的前颗粒细胞不表达 AMH,当始基卵泡募集进入生长池,颗粒细胞开始表达 AMH。AMH 表达的最高水平在大的窦前卵泡和小的窦状卵泡(直径≤4mm)中,在闭锁卵泡的膜细胞、卵母细胞和卵巢间质细胞中不表达 AMH,随着卵泡发育增大 AMH 的表达逐渐消失,在≥8mm 的卵泡中几乎不表达,仅限于卵丘颗粒细胞的极微弱的表达。

AMH 能抑制原始卵泡的募集,也对 FSH 诱导的初级卵泡到窦前卵泡以及窦前卵泡到窦卵泡的发育有抑制作用。在 AMH 过表达的转基因鼠或 AMH 处理的间质细胞中 P450c17 的表达受到抑制,体外试验表明 AMH 也会抑制黄体生成素受体的表达。人卵泡液 AMH 浓度与相应颗粒细

胞中 CYP 19A 1 mRNA 表达呈负相关。卵泡液中雌二醇、孕激素与 AMH 呈显著负相关。AMH 可以通过其 II 型受体消除支持细胞中 FSH 刺激的芳香化酶活性,也抑制 FSH 诱导的颗粒细胞腺苷酸环化酶 CAC 活化,芳香化酶和雌二醇(E_2)表达。然而,AMH 调节 FSH 诱导的芳香化酶和雌二醇的机制仍不清楚。AMH 能通过降低卵泡对 FSH 的敏感性而抑制 FSH 对卵泡生长的刺激作用。

与排卵正常女性相比,PCOS 患者血清及卵泡液 AMH 水平均较高,升高的 AMH 血清水平损害了卵母细胞的生长和胚胎质量。最近的研究发现 PCOS 患者中升高的卵泡液 AMH 浓度损害了卵母细胞的质量和成熟度,其分子机制目前尚不明确。然而也有相反的研究发现,PCOS 患者中,卵泡液高 AMH 浓度组较低浓度组的受精率、移植率及临床妊娠率均较高。在排卵正常女性中,卵泡液中 AMH 浓度仅仅与卵母细胞的质量和移植率呈正相关,而与受精率、胚胎卵裂率及胚胎形态无关,但也有研究显示 IVF 中,低 AMH 水平与受精率下降有关,胚胎发育率受损,流产率增高。

3. 骨形成蛋白 骨形成蛋白(bone morphogenetic proteins,BMPs)家族成员参与卵泡/卵母细胞生长发育的调节。其受体包括 BMPR-IA、BMPR-IB 及 BMPR-II,这些受体表达于颗粒细胞及卵母细胞中。原始卵泡的卵巢间质细胞和前泡膜细胞产生的 BMP-4 和 BMP-7 促使原始卵泡向初级卵泡转化。BMP-15 由早期的卵母细胞产生,能刺激颗粒细胞增殖。窦卵泡发育期颗粒细胞产生的 BMP-2、BMP-5、BMP-6 和膜细胞产生的 BMP-2、BMP-4、BMP-7 以及来自于卵母细胞的 BMP-6、BMP-15 具有促进颗粒细胞增生,维持卵泡生存、发育,能抑制颗粒细胞 FSH 受体表达,防止 FSH 诱导的孕酮产生从而防止卵泡过早黄素化的作用。

4. 生长分化因子-9 人初级卵泡中的卵母细胞表达生长分化因子-9(growth differentiation factor,GDF-9),但原始卵泡中的卵母细胞不表达 GDF-9,GDF-9 的受体为 BMP 受体 II,表达于颗粒细胞。GDF-9 与 GC 中的相应受体结合,导致下游基因的级联反应。除了显著提高卵母细胞的发育能力外,这些因素还直接作用于对卵巢功能具有关键影响的 GC,即 GC 增殖、分化、类固醇生成,细胞凋亡和卵丘扩张。GDF-9 调控早期卵母细胞发育,它既可直接促进颗粒细胞的增殖和分化,同时又可通过拮抗 FSH 对颗粒细胞的正性作用,精确地调节颗粒细胞的增殖和分化。体外培养人卵巢经 GDF-9 作用后,原始卵泡减少,初级和次级卵泡明显增加。GDF-9 在窦卵泡的发育中也起到了关键作用,通过调节促性腺激素的作用发挥生理作用,能抑制 FSH 刺激孕酮和雌激素的产生,减少由 FSH 诱导的 LH 受体的形成。GDF-9 还同时具有抑制 P450 芳香化酶的活性。BMP-15 和 GDF-9 均由卵母细胞分泌,在大多数卵泡发育期常共同表达,*GDF9* 基因突变小鼠生殖表型与 *BMP15* 基因突变相似,因此推测 BMP-15 和 GDF-9 形成异源二聚体发挥协同

作用的同一功能的信号单位。目前有研究发现在卵泡液中较高的 GDF-9 水平与卵母细胞核成熟和胚胎质量显著相关。在 PCOS 患者的 GC 中 GDF-9 的表达水平较低,这可能导致早黄素化、卵母细胞功能欠佳和黄体功能障碍,致使流产率增加。考虑到这些因素,体外成熟(IVM)方案可能具有潜在的临床治疗应用,并可能帮助 PCOS 女性成功妊娠。事实上,在 IVM 期间用重组 GDF-9 处理,可以提高 IVM 后的囊胚形成率和胎儿产量。

5. TGF-β 卵巢细胞能产生 3 种 TGF-β 同分异构体,分别为 TGF-β1、TGF-β2、TGF-β3,在窦前卵泡及以后的发育卵泡中均有表达。在人类的颗粒细胞和泡膜细胞中均有表达,I 和 II 型 TGF-β 受体广泛存在于各种组织中。TGF-β 在卵巢的作用与激活素 A 相似,能刺激 FSH 受体的表达,放大 FSH 诱导的芳香化酶的活性、抑制素的产生、孕酮的产生和诱导 LH 受体产生,抑制膜细胞 P450c17 的表达和雄激素产生。TGF-βs 除了在窦卵泡发育中起重要作用外,对黄体的形成和维持具有重要作用。TGF-βs 介导了催乳素促黄体作用和抑制黄体细胞凋亡的作用。

(二)胰岛素样生长因子

胰岛素样生长因子(insulin-like growth factors,IGFs)主要是由肝脏分泌的一种多功能性细胞增殖调控因子,具有促有丝分裂、促分化、抗凋亡的作用。卵巢是肝脏外合成 IGF 的场所之一,IGFs 是卵巢功能重要的调节因子系统之一,包括对卵泡生长、成熟、排卵或闭锁以及甾体激素形成的调节。这一系统包括:2 个配体 IGF-I 和 IGF-II;2 型受体 IGF-I 型受体和 IGF-II 型受体;主要有 6 种 IGF 结合蛋白(insulin-like growth factor binding-protein,IGFBP1-6),最近在硬骨鱼上发现了新的 IGF 配体 IGF-III。

IGF 家族在调节卵泡生长、发育、闭锁和激素合成方面均发挥一定作用。除了从循环中摄取 IGF-I/II 外,卵巢局部也可产生 IGF-I 和 IGF-II,发挥旁分泌和自分泌作用影响细胞的增殖。循环 IGF-I 水平随年龄而增高,青春期达高峰,以后逐渐下降,到 60 岁时降约 40%,而血 IGF-II 水平在青春期后处于稳定水平。人类血液中 IGF-II 浓度是 IGF-I 的 2~3 倍。正常妇女月经周期中血清 IGF-I 和 IGF-II 浓度无周期性变化。IGF-I 和 IGF-II 的生物活性和有效性受体液中 IGFBPs 的调节,体液中大部分 IGFs 与多种 IGFBP 结合。IGFBP 主要在肝脏生成,颗粒细胞及膜细胞均表达 IGFBP。IGFBP 与 IGF 的亲和力高于 IGFR,它们与 IGFs 结合后使其失活,游离 IGFs 减少,从而抑制 IGFs 的生理作用。

动物实验证明 IGF-I 可以促进原始卵泡向初级卵泡的转化。IGF-1 的敲除鼠中发现窦前卵泡中 FSH 表达受体的水平降低,但是外源性补充 IGF-1 后 FSHR 可以恢复到正常水平。同时 IGF-1 可以促进颗粒细胞和卵泡膜细胞的细胞增殖、卵泡发育及雄激素和 E_2 分泌的作用。目前的研究证明 IGF-I 促进卵泡发育的作用存在物种差异,并且依

赖卵泡的发育阶段。El-Roeiy 等发现 IGF-Ⅰ分布于小卵泡（4～6mm）的卵泡膜细胞中，IGF-Ⅱ分布于所有卵泡的卵泡膜细胞和颗粒细胞中，而在小卵泡的卵泡膜细胞中含量略低。卵泡内存在 IGF-Ⅰ与 FSH 的正反馈回路，IGF-Ⅰ具有放大 FSH 的作用。在 PCOS 患者体内可以检测到患者血清中的 IGF-Ⅰ的水平高于对照组。IGF-Ⅱ能调节 FSH 刺激窦前卵泡的生长和分泌 E$_2$，体外实验证实 FSH 能刺激窦前卵泡 IGF-ⅡmRNA 及相应的蛋白质合成增加，以 E$_2$ 占优势的卵泡液中含有高浓度的 IGF-Ⅱ，IGF-Ⅱ抑制局部 IGFBP-2 的生成，并促进 IGFBP-4 水解酶水平增高，使 IGFBP-4 表达水平下降，导致卵泡液中游离 IGF-Ⅱ的浓度升高，增高的 IGF-Ⅱ通过 IGFR-Ⅱ，以自分泌调节的方式，放大 FSH 刺激 GC 的 E$_2$ 合成。而非优势卵泡的 FF 中 IGF-Ⅱ浓度较低，IGFBP-2/4 含量较高，IGF-Ⅱ生物利用度下降，不能放大 FSH 促颗粒细胞 E$_2$ 生成的作用，导致发育受阻及闭锁。IGF3 mRNA 在早卵泡期表达相对较低，然而在成熟卵泡中高表达；IGF-Ⅲ主要表达于卵泡壁细胞中，而在卵母细胞中表达较低，可促进卵母细胞的成熟。在依赖于促性腺激素作用的卵泡发育后期，IGF 具有协同和放大促性腺激素作用，诱导芳香化酶和 LH 受体的表达，协同 LH 诱导生殖泡破裂，并促进黄体颗粒细胞合成雌激素和孕激素。

IGFBP 参与了窦卵泡发育、成熟和黄体形成的整个调节过程。大多数研究报告称，哺乳动物卵巢中 IGFBP-1 没有显著表达。然而在人类卵巢中，一些研究显示 IGFBP-1 mRNA 在成熟卵泡的颗粒细胞中表达。总的来说，可以认为在大多数哺乳动物中，卵泡内 IGFBP-1 主要来自血清。在正常妇女及 PCOS 患者中的 IGFBP-1 的表达水平，与卵泡大小、E$_2$ 水平呈正相关，且排卵前卵泡液中浓度高于血清的 4.5 倍，至黄体后期下降预示黄体的衰竭。IGFBP-2、IGFBP-4 大量存在于小卵泡及闭锁卵泡的 GC 及卵泡膜细胞中，尤其是雄激素占优势的卵泡。随着卵泡的增大，IGFBP-2、IGFBP-4 表达逐渐下降，在 E$_2$ 占优势的卵泡中几乎测不出。IGFBP-3 mRNA 及其蛋白在正常妇女的健康小卵泡、闭锁卵泡及 PCOS 卵泡的 FF 中无明显差异，均占优势，但在优势卵泡的卵泡液中其浓度明显下降，而正常妇女血液中 IGFBP-3 却不随月经周期而变化。IGFBP-5 mRNA 无论在健康小卵泡还是 PCOS 的卵泡的各类细胞中均有中等量的表达，在优势卵泡的间质细胞中大量表达。整个黄体期的黄体存在 IGFBP1~6 mRNA 及其蛋白，黄体中期 IGFBP-2、IGFBP-4、IGFBP-5 呈高表达，而 IGFBP-3、IGFBP-6 无显著差异。IGFBP-4 与 IGFs 具有高度的亲和力，是 IGFs 作用的一种潜在抑制剂。

（三）Kit ligand（KL）和 c-Kit

Kitligand（KL）（Kit 配体）是酪氨酸激酶受体的配体。c-Kit 是 Kit 基因编码的一个受体蛋白。KL 和 c-Kit 对原始生殖细胞的生存、迁移、增殖和卵泡发育均有作用，参与了卵泡早期发育中的许多事件，如原始卵泡生长的启动、卵泡膜细胞和卵泡腔的形成等，对出生前后胎儿卵巢上的原始卵泡存活十分重要。

KL 主要表达于颗粒细胞、上皮细胞、间质细胞等，从早期原始卵泡到窦状卵泡的卵母细胞均表达 Kit 蛋白，但表达随卵泡的发育逐渐减弱；随着卵巢的发育，Kit 蛋白逐渐出现在卵巢的膜上皮细胞、卵泡膜细胞和间质细胞中；Kit 也在黄体细胞中表达。在一些初级卵泡至窦状卵泡的少数颗粒细胞中也观察到 Kit 蛋白表达，但表达较弱。KL 通过与卵母细胞的相应受体 c-Kit 结合，从而启动并促进卵母细胞的发育。此外，KL 也可以通过与基质/间质细胞和壁细胞上的 c-Kit 结合，刺激间质细胞、壁细胞的生长发育。KL 的缺失将使原始卵泡向初级卵泡转化发生障碍。早发性卵巢功能不全的大鼠卵泡细胞中发现 KL 的表达水平下降。

在卵泡发育晚期 KL 的表达进一步增加而且分布发生改变，大鼠的小窦卵泡中卵丘细胞的表达高于壁层颗粒细胞，但经 hCG 诱导卵丘细胞发生减数分裂后表达量进一步发生改变，卵丘细胞表达量显著下降，甚至测不出，而壁层颗粒细胞呈高水平表达。推测 KL 对减数分裂的启动有抑制作用。体外实验也证明加入重组 KL 的培养的卵母细胞减数分裂被阻滞。LH 峰的出现可能降低了与卵母细胞毗邻的卵丘颗粒细胞 KL 的产生，从而启动减数分裂。GDF-9、BMP-15 等具有抑制毗邻卵丘细胞产生 KL 的作用。KL 与 BMP-15 相联系形成负反馈环，调节卵泡的发育，BMP-15 能够刺激颗粒细胞 KLmRNA 的表达，而 KL 反过来能够抑制卵母细胞 BMP-15 的表达，应用抑制性抗体阻断 c-Kit 将会明显抑制 BMP-15 促颗粒细胞有丝分裂的活性，这三者之间形成的反馈联系可能在早期卵泡的发育过程中起着重要的作用。

（四）促神经生长素生长因子家族

脑源性的促神经生长因子（BDNF）、神经生长因子（NGF）、NT-3 和 NT-4/5 是促神经生长素（NT）家族的主要成员，是一类促进神经系统生长分化的细胞因子，不只存在于神经系统中，同时也存在于人类卵巢中，具有促进卵子的生成及卵母细胞中细胞质成熟的作用。通过高亲和受体 Trk（原肌球蛋白受体激酶，tropomyosin receptor kinases）和低亲和受体 p75 发挥作用。BDNF 突变的家系中观察到了遗传性早发性卵巢功能不足的发生。NGF 基因缺失小鼠卵巢初级和次级卵泡显著减少，颗粒细胞增殖显著降低。因此推测 NGF 可能通过促进颗粒细胞增殖来启动原始卵泡的生长。NT4 mRNA 主要表达在卵原细胞和原始卵泡的颗粒细胞，而卵母细胞表达相对较少，NT4 蛋白主要表达在颗粒细胞，而 Trk 受体蛋白见于各个发育阶段的卵母细胞，提示在人原始卵泡发育关键时期，卵母细胞与体细胞之间存在着信息传递途径，并且很可能对原始卵泡的生长发动起着非常重要的调节作用。

（五）血管内皮生长因子

血管内皮生长因子（vascular endothelial growth factor, VEGF）是内皮细胞特异性的有丝分裂原，能引起血管通透性的增加，是血管生成的先决条件和基础。VEGF 有 5 种不同的蛋白形式：VEGF 121、VEGF 145、VEGF165、VEGF 189 和 VEGF 206。VEGF 受体属于跨膜酪氨酸激酶受体，包括 fit-1（fins-like tyrosine）与 KDR（kinase-insert domain receptor）及 VEGFR-3/fit4。VEGF 在卵巢中表达于颗粒细胞和膜细胞中，也存在于卵泡液中，在血管发生、卵泡血管化、卵泡内氧合作用中起重要作用，最终影响了卵泡成熟、卵母细胞质量、受精及胚胎发育完善。

在人类卵巢周期中，原始卵泡、初级卵泡均无 VEGF 表达，当次级卵母细胞进入第 2 次减数分裂后，VEGF 在颗粒细胞及卵泡膜细胞出现表达，并随卵子成熟表达增强；随着黄体的形成，VEGF 在颗粒黄体细胞表达渐强，至胚胎植入时最强。当受孕失败黄体退化期 VEGF 表达逐渐减弱，在闭锁卵泡中未见表达。

在接受 IVF 的正常排卵女性中，卵泡液中 VEGF 的浓度与 E$_2$ 峰值和提取的 MII 卵母细胞数呈负相关，而血清 VEGF 的水平与优质胚胎的比率呈正相关。也有研究报道卵泡液的 VEGF 也与 AMH 水平负相关。非妊娠组相比，妊娠组患者的血清 VEGF 浓度较高。VEGF 可以在一定程度上预测 IVF 患者的妊娠结局。在 PCOS 患者中，研究显示高卵泡液 VEGF 水平延长了 hCG 作用，最终产生了高质量的卵母细胞和胚胎，改善受精率。

（六）表皮生长因子

表皮生长因子（epidermal growth factor, EGF）具有强烈促进细胞分裂作用，与其受体 EGFR 连接后发挥广泛的生物学效应，刺激机体内多种类型组织细胞的生长、增殖和分化。EGF 主要存在于小卵泡内：在直径为 1~2mm 的小卵泡中 EGF 浓度明显高于直径在 3~4mm 的卵泡，而在 3~4mm 卵泡的浓度也显著高于直径为 5~6mm 的卵泡。EGF 对细胞质成熟、卵母细胞成熟、第一极体的形成和胚泡破裂也具有重要的调节作用，EGF 对卵母细胞的促成熟作用在一定程度上受到卵巢内卵泡抑素和激活素的调节。

人类和其他哺乳动物的 IVM 研究发现 EGF 可刺激卵丘细胞扩增并使卵母细胞核及细胞质成熟，使其由 MI 期进入 MII 期，显著促进了受精和胚胎发育，然而也有其他研究显示卵泡液中的 EFG 水平与卵母细胞成熟呈负相关。PCOS 患者中，卵泡液中的 EGF 水平较正常排卵女性中高，EGF 阻止窦卵泡生长，诱导 PCOS 患者卵泡发育暂停。卵泡液中 EGF 的水平与卵母细胞质量及胚胎发育能力是否相关仍是个未知数。另外，EGF 样因子，比如双向调节素（amphiregulin, Ar）、β 细胞素（betacellulin），肾上腺素能调节剂（epiregulin epigen, Ep）等通过自分泌和旁分泌的机制促进了卵母细胞的成熟，双向调节素及肾上腺素能调节剂在大鼠上发现可促进卵丘扩增及卵母细胞成熟的，LH 促进这两种因子的合成，但需要被解聚素（disintegrin）及金属蛋白酶（metalloproteinases）家族分解激活。

（七）白血病抑制因子

白血病抑制因子（LIFs）是类种分化诱导因子，具有低亲和性和高亲和性两种类型的受体，所克隆的 LIF 受体与 LIF 以低亲和性结合，而 LIF 受体与其信号传递亚单位 GP130 结合后，便与 LIF 以高亲和性结合。在卵巢 LIF 主要表达于原始卵泡、初级卵泡的颗粒细胞和腔前卵泡的卵母细胞。对新生小鼠卵巢体外培养发现 LIF 具有 KL（Kit 配体）样作用，促进原始卵泡向初级卵泡转化；LIF 还能诱导颗粒细胞表达 KL，而对原始卵泡的颗粒细胞生长增殖没有直接影响。由此推测 LIF 可能通过促进颗粒细胞产生 KL，间接启动原始卵泡的募集。

研究表明，在行体外受精-胚胎移植（IVF-ET）患者的卵泡液中存在 LIF，经过 hCG 治疗后，成熟卵泡内的颗粒细胞产生的 LIF 增多，并显著高于未成熟卵泡，胚胎质量与 LIF 浓度呈正相关，说明 LIF 可能参与卵泡的最后成熟。

（八）成纤维细胞生长因子

成纤维细胞生长因子（fibroblast growth factor, FGF）是一类促进细胞生长、组织修复和转化的因子，可直接促进原始卵泡募集，可促进颗粒细胞增殖，同时颗粒细胞分泌的 FGF 经旁分泌途径，影响卵泡内膜细胞血管的发生。在人原始卵泡内 FGF 主要见于卵母细胞，而颗粒细胞内未见表达；在发育中的窦前卵泡的颗粒细胞有表达，泡膜细胞有微弱表达，可调节 FSH 的功能，FGF 受体表达于卵泡的颗粒细胞。体外培养新生小鼠卵巢发现，经 FGF 作用后的新生小鼠卵巢原始卵泡减少，初级卵泡增加。

（九）细胞因子家族

细胞因子家族包括了白介素（IL1-IL135）、非白血性白血病抑制因子、肿瘤坏死因子 α（TNF-α）、sFas 及 sFas 配体（sFasL）等。这些因子存在于卵泡液中，通过旁分泌及自分泌的形式发挥作用。

1. 白介素　白介素是由粒细胞分泌的一组细胞因子，目前研究发现有 IL-1、IL-2、IL-6、IL-8、IL-11、IL-12 等，在卵泡生成、排卵及黄体功能上发挥不同的作用。卵泡液 IL-12 水平与受精率相关，PCOS 患者中，低的 IL-12 水平及高的卵泡液 IL-13 水平，降低了卵母细胞成熟率、受精率及妊娠率，然而差异无统计学意义。

2. 肿瘤坏死因子-α（TNF-α）　TNF-α 是一个多功能的激素样多肽，在促进细胞增殖、凋亡、分化，卵泡成熟，甾类激素合成中起重要作用，表达于卵巢颗粒细胞、膜细胞、卵母细胞及黄体上。TNF-α 降低卵母细胞的成熟，在 IVF 治疗的患者中，TNF-α 降低卵母细胞质量，降低受精率、胚胎发育及妊娠率。

3. sFas 和 sFasL sFas 和 sFasL 是属于 TNF 亚家族的跨膜蛋白，分别有抗凋亡及前凋亡作用，sFasL 与其受体结合后促进凋亡，sFas 与 sFasL 结合后，抑制了 sFasL 介导的凋亡途径。sFas 可在血清、输卵管及卵泡液中被检测到，卵泡液中 sFas 水平与 IVF 中卵母细胞成熟率正相关。研究显示 PCOS 患者中，sFas-sFasL 系统包含在膜细胞和颗粒细胞的凋亡中，PCOS 患者在二甲双胍治疗后抗凋亡作用增强，因为血清中 sFas 水平增加，而 sFasL 水平降低。颗粒细胞 DNA 片段减少，因此增加了种植率和临床妊娠率。

（十）纤溶酶原激活因子和抑制因子

纤溶酶原激活因子（plasminogen activator, PA）引起细胞外基质蛋白水解而抑制因子（plasminogen activator inhibitor, PAI）调节这一过程。卵巢上 PA 和 PAI 所调控的局部定向纤维蛋白水解在生殖生理中具有重要作用。排卵前卵泡上组织型 tPA 及 PAI-1 调控蛋白水解引起优势卵泡破裂排卵；早期生殖卵泡上尿激酶型 uPA 和 PAI-1 的协同表达调节细胞增殖和迁移；早期黄体组织中 uPA mRNA 表达的增加伴有孕酮分泌，而晚期黄体上 tPA 和 PAI-1 表达的增加则与孕酮产生明显减少有关；PA 系统可能以自分泌/旁分泌方式调控黄体发育。

（十一）肾素-血管紧张素系统

卵巢中存在肾素-血管紧张素系统（renin-angiotensin system, RAS），促性腺激素调节卵巢 RAS 的表达。血管紧张素Ⅱ（angiotensin Ⅱ, AngⅡ）是 RAS 的重要生物活性八肽，通过与颗粒细胞上 Ang Ⅱ受体结合调节卵巢甾体类固醇生成、黄体形成及刺激卵母细胞成熟和排卵。AngⅡ二型受体（angiotensin Ⅱ type 2 receptor, AT2R）能介导颗粒细胞凋亡，调节闭锁卵泡。

（十二）雌激素与孕酮

卵泡的颗粒细胞、泡膜细胞和黄体细胞均有雌激素受体的表达。在卵泡生长早期，颗粒细胞在 FSH 作用下合成 E_2，继而在 FSH 和 E_2 双重作用下，雌激素能增加细胞间缝隙连接和促进窦腔形成，增多颗粒细胞的雌激素受体。同时促进颗粒细胞 LH、FSH 受体表达，增强芳香化酶活性的作用，促进 E_2 合成。

排卵后孕酮发挥了更重要的作用，孕酮激活卵巢细胞胞膜或附近的孕酮受体（nuclear progesterone receptor, PGR-A/B）除通过 cAMP 促进卵母细胞成熟外，在促性腺激素高峰形成后，颗粒细胞表达 PGR，孕酮能增加颗粒细胞蛋白激酶 G（protein kinase G, PKG）的活性，以保持细胞内低浓度游离 Ca^{2+}，控制细胞增殖但同时抑制细胞凋亡；抑制雌激素的分泌，增强孕酮的分泌。

三、卵巢自分泌、旁分泌调节的意义

卵巢作为排卵、分泌性激素的器官在月经周期中受神经及激素的调控发生相应的周期性变化。下丘脑-垂体-卵巢轴与卵巢内免疫活性细胞及卵巢细胞产生的激素、肽、细胞因子等相互作用，以内分泌、旁分泌、自分泌形式调控卵巢功能。卵巢中这些因子的表达受促性腺激素的调控，并反馈调节促性腺激素，这些因子之间也能相互调节，如此构成卵巢功能的复杂的调节机制。卵巢自分泌、旁分泌方式在一些疾病发挥重要调节作用，卵巢自分泌、旁分泌调节机制等尚有很多不清楚。这些问题更深入的研究将有助于揭示相关疾病的病因，为治疗开辟新的途径。

（刘以训　黄荷凤　朱依敏）

第三节　子宫内膜血管内皮生长因子的自分泌调控

一、VEGF 及其受体的分子结构

血管内皮生长因子（vascular endothelial growth factor, VEGF）又名血管通透性因子（vascular permeability factor, VPF），是 1989 年 Ferrara 等首先从牛垂体滤泡星状细胞中纯化的同源二聚体糖蛋白，分子量为 30~60kD。VEGF 是一种肝素结合因子，具有强烈的促血管内皮细胞有丝分裂及血管通透性作用。由于基因剪切方式的不同，形成 5 种 mRNA，分别翻译为由 121、145、165、189、206 个氨基酸组成的 5 种 VEGF 蛋白质亚型。由于基因 8 个外显子组成的不同赋予 VEGF 蛋白与肝素结合的能力不一样。VEGF121 以可溶性形式存在，没有结合肝素的特性；VEGF165 50%~70% 与肝素结合；VEGF206 和 VEGF189 则完全呈结合形式，几乎测不出游离部分。通过血浆酶的作用可使 VEGF165 和 VEGF189 从其结合部位释放出来，形成一种分子量为 34kD 的二聚体，并具有 VEGF 的全部活性。结合状 VEGF 亚型可作为储存形式，需要时释放其有效成分。人的子宫内膜中的 VEGF 亚型主要为 VEGF121。

跨膜受体 flt-1（the fms-like tyrosine, flt-1）和 KDR（kinase insert domain-containing receptor）是 VEGF 的特异性受体，属于酪氨酸激酶受体（receptor tyrosine kinase, RTK）三型、

推测该受体含有 1 338 个氨基酸,分子量约 180kD。KDR 包含 1 356 个氨基酸,分子量 200kD,两类受体均含有一个跨膜区,7 个免疫球蛋白样结构域和一个细胞内激酶插入区,在氨基酸序列上有 33% 的同源性,flt-1 与 KDR 信号转导特点有所不同:表达 KDR 的转染细胞对 VEGF 的刺激表现为化学趋化和丝裂反应,并引起强烈的酪氨酸磷酸化,而 flt-1 缺乏上述反应,而且酪氨酸磷酸化作用较弱。VEGF 与两种受体的结合部位不同,flt-1 主要与 VEGF 酸性氨基端结合;KDR 与 VEGF 的碱性氨基端结合。VEGF 基因与 KDR 结合的序列突变,VEGF 促细胞有丝分裂作用消失;VEGF 基因与 flt-1 结合的位点突变,VEGF 可诱导正常的有丝分裂。还有一种可溶性受体 sflt,由 flt-1mRNA 剪切不同所致,相似于 flt-1 蛋白但没有胞膜区和细胞内激酶插入区,这一可溶性受体具有与 VEGF 完全结合的高亲和力,但不能介导 VEGF 的生物学作用,从而认为其有拮抗 VEGF 的作用。

二、VEGF 的生物学功能

(一) 血管生成作用

体外实验表明 VEGF 通过与内皮细胞上的 flt-1、KDR 受体结合使受体自身磷酸化。从而激活丝裂原活化的蛋白激酶,调节 Ca^{2+} 内流,促进内皮细胞的有丝分裂、细胞迁移。血管生成另一重要环节是细胞外基质的降解和内皮细胞表面整合素的诱导。VEGF 刺激出芽的内皮细胞上整合素 $αvβ3$ 表达,抗 $αvβ3$ 抗体抑制了血管生成。这些整合素与玻连蛋白(vitronectin)、纤维素(fibrin)、纤连蛋白(fibronectin)和骨桥蛋白(osteopontin)结合。VEGF 上调组织纤溶酶原激活因子(tPA)和尿激酶纤溶酶原激活因子(uPA)及其受体的表达,tPA 和 uPA 将纤溶酶原转化为纤溶酶,在水解内皮细胞基底膜,增加血管通透性中起重要作用;VEGF 可迅速促进血管通透性,其能力是组胺的 5 000 倍;VEGF 刺激内皮细胞释放一氧化氮(NO)扩张血管从而可诱导兔和猪发生低血压。VEGF 还诱导另一血管扩张剂——前列环素的释放;VEGF 与另一重要的血管生成因子——成纤维细胞生长因子(FGF)有协同作用,抗 FGF 抗体抑制了 VEGF 诱导的 tPA 和 uPA 在牛微血管内皮细胞的表达,而纤溶酶原抑制因子(PAI-1)表达增加,同样抑制 VEGF 的作用也削弱了 FGF 的作用。

(二) 促非内皮细胞增生的作用

在部分非内皮细胞如肿瘤细胞、视网膜色素细胞、滋养层细胞等中也检测到 flt-1 和 KDR 两种受体的高度表达,体外实验 VEGF 可以促使这些细胞增生,因此有人认为 VEGF 及受体可能直接与肿瘤细胞、滋养叶细胞的生长分化及视网膜病变发病有关。

三、VEGF 及其受体在子宫内膜中的表达与调控

体内大部分血管一经发育完全即保持高度的稳定性,但是子宫内膜的血管却具有独特性,在功能层子宫内膜中腺体、间质等组分呈现周期性变化的同时内膜血管亦发生周期性增生、弯曲、断裂和修复。VEGF 作为血管内皮细胞的丝裂原及血管通透性因子与血管功能密切相关,其与子宫内膜血管周期性变化及胚胎着床的关系日益受到人们的重视。1993 年 Charnock-Jones 首次报道 VEGF 存在于子宫内膜腺上皮、血管内皮细胞。2001 年 Moller 首先应用免疫组化技术证实 VEGF 及其受体 flt-1、KDR 存在于子宫内膜腺上皮、间质细胞及血管内皮细胞。北京大学第三医院应用免疫组化和原位杂交技术对月经周期子宫内膜进行了系统的研究,观察到 VEGF 及其受体 flt-1、KDR 不仅存在于人子宫内膜血管内皮细胞,而且也丰富地存在于腺上皮细胞。VEGF 在子宫内膜血管内皮和腺上皮细胞中的表达呈明显周期依赖性,增生早期表达最低,增生中晚期表达增强,分泌期表达更强,月经期 VEGF 含量最高;flt-1 在子宫内膜血管内皮细胞和腺上皮细胞中的表达趋势也呈相同的规律,不同的是 flt-1 含量自分泌中期起明显升高;而 KDR 在腺上皮细胞和血管内皮细胞中的表达在增殖中期迅即增加且表达很强,持续至月经期。

(1) 血管内皮细胞 VEGF 的自分泌调节:VEGF 及其受体在血管内皮细胞的表达形式与子宫内膜功能层血管的周期性改变相一致。月经期子宫内膜脱落后,子宫内膜再生同时血管亦新生,增殖早期的血管壁薄且较直,至增殖中晚期血管增生延长,管腔增大,分泌期血管开始呈螺旋状,扩张更明显,我们的研究显示整个月经周期子宫内膜中血管数目未见增加,但血管腔面积及内皮细胞层面积分泌期增加,说明月经周期子宫内膜血管的增生是在原有血管基础上的扩增,而不同于胚胎期时的血管发生。VEGF 作为血管内皮细胞丝裂原与此增生过程密切相关。VEGF 以自分泌方式与子宫内膜血管内皮细胞增生相关,同时提示雌、孕激素对其生成的调节作用。雌、孕激素受体分布在子宫内膜血管内皮细胞中,因而 VEGF 及其受体的生成可能与雌、孕激素对子宫内膜的总调控有关。分泌期子宫内膜血管内皮细胞高表达 VEGF 及其受体可促使血管通透性增加。已知分泌期尤其是分泌中期子宫内膜间质水肿最为显著,此期间质松散可能对胚胎着床有利。动物实验亦显示,在兔围着床期 VEGF 及其受体在内膜高表达。因此认为 VEGF 是胚胎和有容受性子宫内膜血管之间的一个局部信号,在植入期诱导血管通透性和后继的血管化过程。flt-1、KDR 在内膜血管内皮细胞上表达方式略有不同,KDR 表达时相早于 flt-1。flt-1、KDR 介导的生物学效应不同。敲除 KDR 基因的小鼠,会导致血管内皮细胞早期发育和分化缺陷。而敲除 flt-1 基因

后,前体细胞可以分化为内皮细胞,但这些细胞不能形成血管。因此 KDR 的作用可能与增殖中期血管起始修复、新生关系密切,而 flt-1 可能与维持正常血管内皮细胞功能及增加血管通透性利于胚胎着床相关。VEGF 及其受体在经期内膜血管内皮细胞表达最强,这与月经前螺旋小动脉收缩和痉挛引起的组织缺氧可能有关,因而是一种反应性增加。体外实验显示缺氧明显刺激子宫内膜间质细胞 VEGF 的含量。VEGF 基因启动子中含有缺氧反应元件,缺氧上调 VEGF 的表达是通过激活 VEGF 启动子上的一个缺氧诱导因子(hypoxia-inducible factor,HIF-1)结合序列实现的,缺氧刺激 HIF-1α 的释放,其与 HIF-1β 形成二聚体,与 VEGF 上游的 HIF 结合位点结合,促进 VEGF 的转录;此外,3′ 非转录区包含 2 个顺式活化稳定区,这样能促进 VEGF mRNA 的转录和增加其稳定性。动物实验提示 flt-1、KDR 亦受缺氧调节,经期内膜脱落及相对缺氧的状态刺激 VEGF 生成,从而对子宫内膜血管增生和修复可能起作用。VEGF 增加基质金属蛋白酶的表达,从而利于降解内膜基质、对内膜的剥脱和重塑均有促进作用。

(2)腺上皮细胞 VEGF 的自分泌调节:人类子宫内膜腺上皮细胞中也存在 VEGF 自分泌调节系统。已知人子宫内膜腺体在增殖早期短小而直,通过活跃增生过程腺体变长,组织切片上在增殖晚期可见细胞呈假复层现象。分泌期腺体明显弯曲,分泌早期由于糖原丰富而形成核下空泡,分泌中期出现顶浆分泌。VEGF 及其受体尤其是 KDR 在增殖中期含量的生成增加与此时腺体增生过程相伴随。因而对腺体的增生过程起促进作用。有研究认为 VEGF 与表达 KDR 的细胞结合,引起细胞形态变化,胞膜皱褶增加,肌动蛋白合成增强,有丝分裂增多,具有趋化性等。而 VEGF 及其受体主要是 flt-1 在分泌期,尤其是分泌中期,内膜腺上皮细胞中含量进一步生成增加与分泌期腺体分泌功能也是伴随的。可能 VEGF 对内膜腺上皮细胞通透性也有类似增强,从而有利于胚泡的着床。VEGF 及其两种受体在月经期子宫内膜腺上皮细胞中含量也最丰富,提示与血管内皮细胞相似的周期依赖性变化,这可能均受雌、孕激素及月经期缺氧的调节。雌激素可快速刺激离体培养的人和在体动物子宫内膜细胞 VEGF 的分泌,雌激素对 VEGF 表达的快速调节提示 VEGF 基因是内膜对性激素反应最主要基因之一,在 VEGF 启动子区发现对雌激素反应的序列,未发现对孕激素反应的元件。孕激素对 VEGF 的调节作用存在分歧,有学者认为孕激素刺激 VEGF 的表达,另有人认为孕激素对 VEGF 有降调节作用。可溶性受体 sflt 在增殖早期、中期比分泌期高 2~3 倍,说明 VEGF 在受体水平调节植入窗。VEGF 及其受体 flt-1、KDR 在反复流产患者蜕膜、滋养层细胞、血管内皮细胞的表达降低。

(3)VEGF 在间质细胞的表达:VEGF 及其受体在内膜间质细胞的含量低,在巨噬细胞、颗粒细胞的表达较强,在分泌中晚期及月经期阳性细胞数增多。临近月经内膜开始崩溃,此时巨噬细胞、颗粒细胞中的自分泌和旁分泌作用也介入内膜脱卸。

(陈贵安　王海燕)

参考文献

1. HM Picton,MA Danfour,SE Harris,et al. Growth and maturation of oocytes in vitro. Reprod Suppl,2003,61:445-462.

2. AS McNeilly. The ovarian follicle and fertility. J Steroid Biochem Mol Biol,1991,40(1-3):29-33.

3. Yang JL,Zhang CP,Li L,et al. Testosterone induces redistribution of forkhead box-3a and down-regulation of growth and differentiation factor 9 messenger ribonucleic acid expression at early stage of mouse folliculogenesis. Endocrinology,2010,151(2):774-782.

4. Xuan Jin,Li-Juan Xiao,Xue-Sen Zhang,et al. Apotosis in Ovary. Frontiers in Bioscience,2011,3:680-697.

5. Cuiling Lu,Wei Yang,Min Chen,et al. Inhibin A Inhibits Follicle Stimulating Hormone(FSH)Action by Suppressing its Receptor Expression in Cultured Rat Granulosa Cells. Mol. Cell Endocrinology,2008,298:48-56.

6 Angela R Baerwald,Gregg P Adams,Roger A Pierson. Ovarian antral folliculogenesis during the human menstrual cycle:a review. Hum Reprod Update,2012,18(1):73-91.

7. Desforges-Bullet V,Gallo C,Lefebvre C,et al. Increased anti-Müllerian hormone and decreased FSH levels in follicular fluid obtained in women with polycystic ovaries at the time of follicle puncture for in vitro fertilization. Fertil Steril,2010,94:198-204.

8. Franks S,Stark J,Hardy K. Follicle dynamics and anovulation in polycystic ovary syndrome. Hum Reprod Update,2008,14:367-378.

9. Gruijtem MJ,Visser JA,Dudinger AL,et al. Anti-Müllerian hormone and its role in ovarian function. Mol Cell Endocrinol,2003,211(1-2):85-90.

10. Hsieh M,Zamah AM,Conti M. Epidermal Growth Factor-Like Growth Factors in the Follicular Fluid:Role in Oocyte Development and Maturation. Semin Reprod Med,2009,27:52-61.

11. Knight PG,Glister C. TGF-β superfamily members and ovarian follicle development. Reproduction,2006,132(2):191-206.

12. Lekamge DN,Barry M,Kolo M,et al. Anti-Müllerian

hormone as a predictor of IVF outcome. Reprod Biomed Online,2007,14:602-610.

13. Li J,Liu Z,Wang D,et al. Insulin-like growth factor 3 is involved in oocyte maturation in zebrafish. Biol Reprod, 2011,84(3):476-486.

14. Ma CH,Yan LY,Qiao J,et al. Effects of tumor necrosis factor-alpha on porcine oocyte meiosis progression, spindle organization,and chromosome alignment. Fertil Steril, 2010,93:920-926.

15. Marca AL,Sighinolfi G,Radi D,et al. Anti-Müllerian hormone(AMH)as a predictive marker in assisted reproductive technology(ART). Hum Reprod Update,2009,16:113-130.

16. Pabuccu R,Kaya C,Caglar GS,et al. Follicular-fluid anti-Müllerian hormone concentrations are predictive of assisted reproduction outcome in PCOS patients. Reprod Biomed Online,2009,19:631-637.

17. Peluso JJ. Multiplicity of Progesterone's Actions and Receptors in the Mammalian Ovary. Biol Reprod,2006,75(1): 2-8.

18. Shimada M,Hernandez-Gonzalez I,Gonzalez-Robayna I,et al. Paracrine and autocrine regulation of epidermal growth factor-like factors in cumulus oocyte complexes and granulosa cells:key roles for prostaglandin synthase 2 and progesterone receptor. Mol Endocrinol,2006,20:1352-1365.

19. Tse AC,Ge W. Differential regulation of betacellulin and heparin-binding EGF-like growth factor in cultured zebrafish ovarian follicle cells by EGF family ligands. Comp Biochem Physiol A Mol Integr Physiol,2009,153:13-17.

第三章
女性生殖系统的胚胎发生及其调控

女性生殖系统的主要器官和泌尿系统的主要器官起源于胚胎早期的间介中胚层。卵巢起源于间介中胚层内侧的生殖腺嵴、生殖管道起源于中肾旁管、外生殖器起源于生殖结节与尿生殖褶。女性生殖器官的发生历经了性未分化阶段和性分化阶段。原始生殖细胞的 XX 性染色体决定了卵巢的分化,而女性激素决定了生殖管道和外生殖器的分化。

第一节　人体胚胎学研究的新进展

近年来,随着分子生物学理论的创新和技术方法的革新,以分子生物学为核心的现代生命科学已经成为自然科学领域中最具前沿、最具挑战、最具活力和最具价值的领先科学。

目前,人体胚胎学已进入分子生物学时代。人们开始用分子生物学理论和技术研究受精、植入、细胞分化、组织诱导、细胞迁移等生物学过程的分子基础;研究胚胎发生的基因调控和各器官形态发生及其演变的分子机制。随着胚胎学研究的快速发展,衍生出许多新理论和新技术,其中最具代表性的成果是干细胞理论、干细胞工程、体细胞核移植(如克隆羊),诱导型多能干细胞和生殖医学工程(如试管婴儿技术)等。这些新理论和新技术极大丰富了胚胎学的内涵,也为临床疾病的治疗提供了新的思路和途径。

一、卵裂的基因调控

人体胚胎发生起始于精子与卵子结合形成的受精卵。

受精卵形成后便快速启动连续的细胞分裂,其分裂形式虽然属于有丝分裂,但与普通有丝分裂相比有很多不同,故称为卵裂(cleavage),分裂形成的细胞称卵裂球(blastomere)。受精后 30 小时,受精卵完成第一次卵裂,形成 2 细胞期;受精后 45 小时,完成第二次卵裂,形成 4 细胞期;受精后 3 天,卵裂球可以达到 16 个以上,细胞排列紧密,外观像桑葚,故称桑葚胚(morula)。随着卵裂的进行,卵裂球间出现了明显差异,即细胞分化。卵裂在透明带内进行,随着卵裂球数量增加,每个卵裂球的体积会逐渐缩小(图 1-3-1)。受精卵历经复杂的生物学演变形成新个体,演变具有严格且精确的时间和空间表达顺序,且主要受到遗传信息的调控。但环境因素,如母体外环境和内环境,胚胎微环境等也起着重要作用。

细胞增殖是胚胎早期发育最基本的生物学特征之一,胚胎早期的细胞分裂相对简单,只有 S 期和 M 期,缺少 G_1 和 G_2 期,因此,增殖速率特别快。早期胚胎细胞有丝分裂

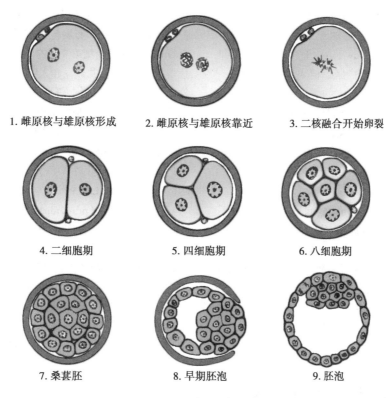

1. 雌原核与雄原核形成   2. 雌原核与雄原核靠近   3. 二核融合开始卵裂

4. 二细胞期   5. 四细胞期   6. 八细胞期

7. 桑葚胚   8. 早期胚泡   9. 胚泡

图1-3-1 卵裂和胚泡形成示意图

周期短,速度快的原因与卵母细胞的特殊性有关,受精后的卵细胞中储存了大量来源于卵细胞的组蛋白和其他染色体蛋白,能快速供应染色体复制所需的蛋白质。受精卵胞质中储存了发育所需的全部 mRNA,可直接用于指导蛋白质的翻译。受精卵的第一次有丝分裂是受母源性基因调控。随着母源性 mRNA 和蛋白质逐步被消耗,合子型基因开始表达。实验证明,受精卵第二次卵裂以后完全依赖合子型基因的转录。细胞周期发动机学说(cell cycle engine)是卵裂的重要理论,研究证明,在受精卵早期卵裂和细胞分裂中细胞周期蛋白呈现时空合成和降解的精密调控。在卵裂中成熟促进因子(maturation promoting factor,MPF)与细胞静止因子(cytostatic factor,CSF)等相互作用也起到关键调控作用。卵细胞受精后,其胞质内钙离子浓度升高,导致 CSF 活性丧失,cyclin B 降解,MPF 活性丧失,最终使得受精卵由 M 期向 G_1 期转化。随后,cyclin B 又开始合成和积累,达到一定程度与 p34^{cdc2} 结合,MPF 活性恢复,开始新一轮与细胞分裂有关磷酸化过程,细胞再次进入 M 期(第二次卵裂),如此反复,推动卵裂过程的发生(图1-3-2)。

二、胚胎植入窗理论

胚泡进入子宫内膜的过程称着床或植入(implantation)。植入是胚胎与母体建立密切联系和胚胎正常发育至关重要的

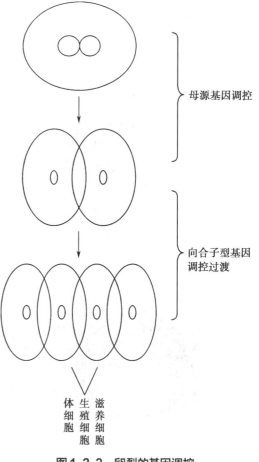

母源基因调控

向合子型基因调控过渡

体细胞   生殖细胞   滋养细胞

图1-3-2 卵裂的基因调控

一步。植入也是遗传信息不同的两种组织，即母体组织与胚胎组织互相识别、相互黏附、相互容纳的过程。

植入窗（implantation window）是指子宫内膜可以接纳胚胎着床的时间段，在此时间内胚胎植入最容易成功，一般认为是在月经周期的中后期，大约第 19~24 天，也被称为子宫内膜容受期。植入窗口开启与关闭的生物学机制极为复杂，它受相关基因表达调控，也受雌激素、孕激素等多种激素协同分泌的调节。子宫内环境、子宫内膜血管、细胞因子、免疫因子以及精神心理状态等都会影响胚胎植入。

受精后 5~6 天，胚胎已经发育为胚泡，并已运行到子宫腔内，此时子宫内膜正处于黄体期（分泌期）的 20 天左右。子宫底与子宫体前壁和后壁的内膜表现出"容受性"，即可接纳胚胎植入，而此时胚泡具有"浸润性"，即可侵入子宫内膜。植入过程：①胚泡黏附在子宫内膜上；②滋养层细胞分泌水解酶溶蚀子宫内膜形成缺口；③胚泡逐步侵入子宫内膜；④子宫内膜上皮增生封闭缺口。胚泡完全埋入子宫内膜是在受精后 11~12 天（图 1-3-3）。

三、人胚干细胞与原始生殖细胞

胚胎干细胞（embryonic stem cell，ESC）是来源于植入前胚泡内细胞群的细胞，它是未分化的二倍体多能干细胞，具有无限增殖、自我更新（self-renew）和多向分化（multi-differentiation）潜能。在胚胎发生中，内细胞群细胞通过增殖与分化发育为新生个体，即机体所有细胞、组织

和器官均起源于内细胞群的细胞。ESC 是一种全能干细胞，任何一个 ESC 都有发育成为新生个体的潜能。1998 年 Thomson 从体外受精第 5 天的人胚泡内细胞群中成功分离获得人胚干细胞，并建立起人胚干细胞系。ESC 可以增殖分化为人体所有的细胞，研究证明，用 ESC 已经诱导培养出神经细胞、心肌细胞、皮肤上皮和血液细胞等。利用组织工程技术，以 ESC 作为种子细胞可以构建人体组织和器官。ESC 为临床疾病治疗展示了美好的应用价值（图 1-3-4）。但是 ESC 的获得是以牺牲正常胚胎为代价，涉及伦理等问题，这极大限制了 ESC 的研究。

原始生殖细胞（primordial germ cell，PGCs）是从 5~9 周龄胚胎背肠系膜和生殖嵴分离获得的原始生殖细胞。PGCs 来源于卵黄囊接近尿囊处的内胚层细胞，在胚胎发育的 4~10 周，PGCs 经背肠系膜迁移到生殖腺嵴发育为卵原细胞或精原细胞。1998 年 Gearhart 从流产人胚生殖嵴分离出 PGCs，并建立了胚胎生殖细胞（embryonic germ cell，EG）的细胞系。研究证明，EG 细胞系与 ESC 细胞系的生物学特征相似，可自我更新与多向分化，也是全能干细胞，这是另一类人胚干细胞（图 1-3-5）。

四、原始生殖细胞迁移的机制与卵细胞的来源

20 世纪 70 年代，人们就认识到在哺乳动物胚胎发育过程中，PGCs 能够精确地迁移到原始性腺中。是什么因素驱动 PGCs 迁移？ PGCs 是通过什么路径移居到生殖腺嵴

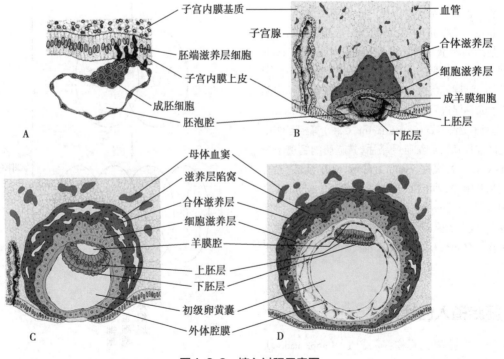

图 1-3-3　植入过程示意图

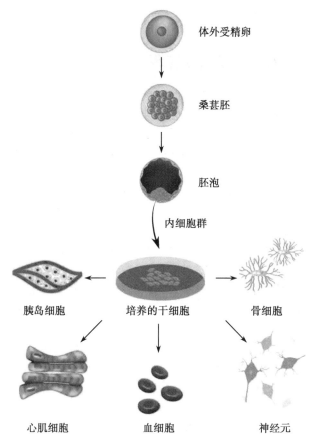

体外受精卵

桑葚胚

胚泡

内细胞群

培养的干细胞

胰岛细胞

骨细胞

心肌细胞

血细胞

神经元

图1-3-4　胚泡内细胞群来源的胚胎干细胞（ESC）

内？近年来，随着对发育生物学理论的新认识和现代分子生物学技术的飞速发展，人们对这一问题研究取得了长足的进展。

（一）PGCs 迁移的趋化作用

PGCs 是胚胎发育过程中最早出现的未分化生殖细胞。人胚 PGCs 定向生殖腺嵴迁移大致分两个阶段：第一阶段近尿囊根部的卵黄囊内胚层内出现大而圆的细胞，即 PGCs。

随着胚胎卷折 PGCs 被卷入胚胎内部并进入后肠，此过程是 PGCs 随胚体卷折被动迁移的过程，此时的 PGCs 没有形态学特征，即不能区分性别。第二阶段 PGCs 沿着后肠背系膜以变形运动或进入血流迁移到生殖腺嵴，此过程为主动迁移，此时的 PGCs 已具备迁移细胞的超微结构特征。PGCs 在迁移的过程中，细胞分裂增殖，当迁移到生殖腺嵴内时，细胞数大约可达 2 万~3 万个。PGCs 迁移到达生殖腺嵴，细胞就丧失了运动能力。

生殖腺嵴的趋化作用对 PGCs 迁移起着主要作用。实验表明，将供体鸡的 PGCs 注入受体鹌鹑胚胎的血流中，结果表明，供体 PGCs 能迁移并停留在受体生殖腺嵴中，而且供体和受体的 PGCs 迁移可以同时发生。还有研究证明，体外培养的鸡胚生殖腺嵴对 PGCs 也有同样的趋化作用；鼠胚胎生殖腺嵴产生的趋化性物质可增强体外培养 PGCs 增殖，并可诱导 PGCs 向生殖腺嵴运动。

（二）PGCs 迁移的机制

PGCs 迁移的机制复杂，参与迁移的因素很多。目前认为：①生殖腺嵴细胞释放趋化因子，如转化生长因子（TGFβ-1）等。当在含有生殖腺嵴的条件培养基中加入抗 TGFβ-1 抗体时，可以阻止生殖腺嵴对 PGCs 的趋化作用。TGFβ-1 在体内如何引导 PGCs 的迁移？ PGCs 是否表达 TGFβ-1 受体？有待进一步研究。②生殖腺嵴周边细胞产生的细胞外基质（extracellular matrix，ECM），如纤维粘连蛋白（fibronectin，FN）、层粘连蛋白（laminin，LN）、Ⅳ型胶原、硫酸软骨素、肌腱蛋白等。③通过调控 PGCs 黏附能力、增殖能力和运动能力，如血小板内皮细胞黏附分子、E-钙黏蛋白、SLF/c-kit 系统、SDF-1/CXCR₄ 系统等。④PGCs 之间相互作用，早期的 PGCs 是单独迁移，随着迁移的进行，PGCs 之间逐渐出现广泛的细长突起彼此连接。有人认为，PGCs 之间的广泛网络连接有助于引导其离开后肠，经背系膜进入生殖腺嵴。PGCs 之间的相互接触不仅对细胞迁移有重要作用，还可调节 PGCs 的发育。

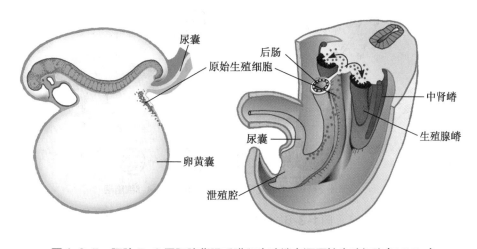

尿囊

后肠

原始生殖细胞

中肾嵴

尿囊

生殖腺嵴

卵黄囊

泄殖腔

图1-3-5　胚胎 5~9 周胚胎背肠系膜和生殖嵴来源原始生殖细胞（PGCs）

(三) PGCs 的性分化

PGCs 通过迁移到达生殖腺,并在此分化。未进入生殖腺嵴之前,PGCs 既可分化为精原细胞,也可以分化为卵原细胞。当迁入生殖腺嵴后,只能发育为精原细胞或卵原细胞。如睾丸决定因子(TDF)诱导 PGCs 形成精原细胞。也有学者认为,H-Y 抗原是只存在于雄性个体细胞膜上的特有蛋白质,是睾丸发生的定向抗原。具有 XY 或 XX 性染色体的 PGCs,其细胞膜上均无 H-Y 抗原,但都有 H-Y 抗原受体。如果 PGCs 的 H-Y 抗原受体和生殖腺嵴细胞的 H-Y 抗原结合,则 PGCs 形成精原细胞;若生殖腺嵴细胞膜上无 H-Y 抗原,PGCs 则形成卵原细胞。可见 PGCs 的性分化与生殖腺嵴细胞相互作用十分重要。

(四) PGCs 与疾病

如果 PGCs 没有迁移到达生殖腺嵴,则可分化为其最终到达那个胚层的细胞,或者退化消失。在男性,若未分化的性腺无 PGCs,患者生精小管上皮仅有支持细胞,而无生精细胞,导致无精症而不育。生殖细胞瘤(germinoma)是来源于未分化的原始生殖细胞肿瘤。PGCs 无论是通过何种方式迁移,在迁移过程中会遍布整个胚胎,当这些迁移的全能干细胞未完成正常演化而停留时,很可能形成肿瘤,即生殖细胞瘤,如发生在颅内的松果体瘤,睾丸的精原细胞瘤和卵巢的恶性胚胎瘤等。

五、生殖医学工程

辅助生殖技术(assisted reproductive technique,ART)是指对配子、胚胎或者染色质进行体外系统操作而获得新生命的技术。迄今,ART 已经成为多学科交叉结合的新技术,即借助人工方法促进精子与卵子结合,产生新一代个体的生殖技术。生殖工程技术主要指体外受精-胚胎移植(in vitro fertilization embryonic transfer,IVF-ET)及其衍生技术。人类生殖工程技术主要包括:①人工授精技术(artificial insemination)是将精子注入女性生殖道内,使精子与卵子自然结合形成受精卵而达到妊娠的目的;②IVF-ET 是将精子与卵子分别取出,在体外培养体系中,使卵子受精并发育至早期胚胎,再将胚胎移植入母体子宫发育直至分娩,由此诞生的婴儿称为"试管婴儿";③卵胞质内单精子注射助孕技术(intracytoplasmic sperm injection,ICSI)是直接将精子注射入卵子内,以帮助卵子受精的显微技术;④植入前遗传学诊断(preimplantation genetic diagnosis,PGD)是通过对配子或植入前胚胎的部分细胞进行遗传学分析筛查,选择无遗传缺陷的胚胎进行移植,从而避免遗传疾病患儿的出生。此外还有生殖冷冻技术、胚泡体外培养等技术应用于人类辅助生育(图 1-3-6)。

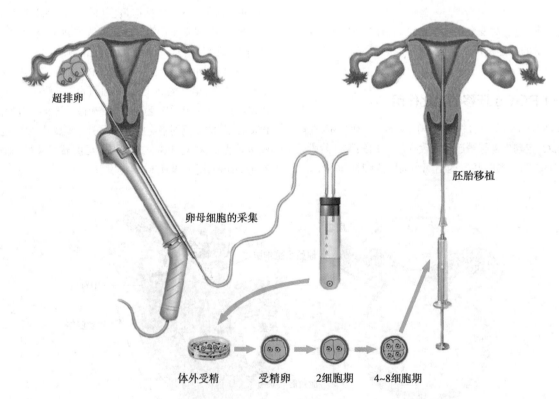

超排卵

卵母细胞的采集

胚胎移植

体外受精　　受精卵　　2细胞期　　4~8细胞期

图 1-3-6　体外受精-胚胎移植方法

第二节　卵巢的发生

人胚的遗传性别在受精时已经确定,但直至胚胎发育的第 7 周,生殖腺才能分辨出性别,而外生殖器性别直到 12 周才能分辨。生殖腺、生殖管道和外生殖器的发生过程可分为性未分化期和性分化期。卵巢是由生殖腺嵴表面的体腔上皮、上皮下方的间充质及迁入的原始生殖细胞共同发育形成。

一、影响生殖腺性分化的因素

(一) 性染色体与生殖腺分化

胚胎细胞性染色体为 XX 型或 ZW 型的生殖腺分化为卵巢;性染色体为 XY 型或 ZZ 型的则分化为睾丸。研究表明,45,XO(特纳综合征,Turner's syndrome)和 47,XXY(克兰费尔特综合征,Klinefelter syndrome)患者尽管两者的生殖系统发育不健全,但提示 Y 染色体决定向男性分化,否则即为女性。实验证明,将 XX 型和 XY 型小鼠桑葚胚在体外融合成一个桑葚胚,培养至胚泡时,移植入小鼠的子宫内,最终发育成为 XX 体细胞与 XY 体细胞的嵌合鼠。由于两种体细胞在身体内所占的比例不同,嵌合鼠表型可以是雄鼠,也可以是雌鼠,嵌合鼠有生育能力,也可能没有生育能力。有学者观察卵巢发现,有性染色体为 XY 型的初级卵母细胞在卵巢内,推测 XY 型的原始生殖细胞迁移到 XX 体细胞数量上占绝对优势的生殖嵴后可能分化为卵原细胞及初级卵母细胞。在哺乳类动物,生殖细胞的性分化与其本身的性染色体类型无关,而是由生殖腺内体细胞性染色体类型决定的。所以生殖腺内的体细胞也影响生殖细胞性分化。

(二) H-Y 抗原与生殖腺分化

1955 年,Eichwald 和 Silmser 把雄性小鼠的皮片移植给雌性小鼠时,发生排异现象,推测雄性细胞膜上有一种特殊蛋白质,称为组织相容性抗原(histocompatibility antigen),简称为 H-Y 抗原。Wachtel 认为,H-Y 抗原直接或间接地诱导原始性腺发育为睾丸,即 H-Y 抗原是雄性的标志。用胰蛋白酶处理新生雄性小鼠或大鼠睾丸,制成单个睾丸细胞。再将睾丸细胞分为加 H-Y 抗体组和不加 H-Y 抗体组。结果发现,在加 H-Y 抗体组,睾丸细胞与生殖嵴表面细胞分离,并在细胞内形成含有 H-Y 抗原抗体结合物的小泡,细胞膜上的 H-Y 抗原消失,这种现象称为解脱。将解脱 H-Y 抗原的睾丸细胞进行培养,原来的睾丸组织变成了有卵泡的卵巢样的组织。

体外培养第 30 天的牛胚胎尚未分化的生殖腺,加含有 H-Y 抗原的雄性细胞的培养液,5 天后,此 XX 生殖腺分化为睾丸样结构的组织。实验证明,H-Y 抗原的有无是生殖腺性分化的决定因素。

(三) 睾丸决定因子与生殖腺分化

研究发现,哺乳动物的 Y 染色体是性别的主要决定因素,它携带睾丸决定因子(testis determining factor,TDF)。把 Y 染色体短臂 1 区又分为 1A 区和 1B 区,TDF 位于 1A 区上,因此 1A 区是性别决定的关键部位。有学者证明,一种与含锌指蛋白相关的 DNA 片段是睾丸决定因子,又称指状基因(Zine finger gene,ZFY)。1990 年,研究者在 ZFY 基因区远侧又分离出一个新基因 PY53.3,称之为性别决定区(sex determining region of Y,SPY),用微量注射技术将 SPY 的 14kb 片段转移到 XX 雌性小鼠的受精卵,成功诱导雌性胚胎向睾丸分化,因此认为 SPY 就是睾丸决定因子。

二、卵巢的性未分化阶段

生殖腺嵴是形成卵巢的原基。人胚第 4 周初,体节外侧的间介中胚层随着胚体侧褶的形成逐渐向腹侧移动,并与体节分离,形成两条纵行的细胞索,称生肾索。第 5 周生肾索内细胞增殖,逐渐从胚体后壁突入体腔,沿中轴线两侧形成左右对称的一对隆起,称尿生殖嵴(urogenital ridge),以后尿生殖嵴中部出现一纵沟,将其分为外侧的中肾嵴和内侧的生殖腺嵴(gonadal ridge)。

在人胚第 3~4 周,在靠近尿囊根部的卵黄囊内胚层内出现原始生殖细胞(PGCs)。PGCs 呈圆形或椭圆形,直径为 25~30μm,核偏于细胞一侧,染色质分布均匀,核仁 1~2 个。电子显微镜下可见 PGCs 有中心粒、高尔基复合体、糖原颗粒、脂滴。

人胚胎第 5 周时,生殖腺嵴表面上皮细胞增生并长入深层的间充质,形成不规则的上皮细胞索,称初级性索(primary sex cord)。第 6 周时,原始生殖细胞沿后肠背系膜迁入生殖腺的初级性索内。此时因生殖腺尚不能辨认性别,故称未分化性腺(indifferent gonad)(图 1-3-7)。其结构可分为两部分,即皮质和髓质。

PGCs 向生殖嵴迁移受趋化因子的调控。研究表明,若将鸡胚的生殖嵴切除,再将切下的生殖嵴重新移植入同胚胎的另一部位,结果发现,PGCs 将重新迁移到异位的生殖嵴内,而体外培养的鸡胚生殖嵴也能诱引 PGCs 聚集在其周围。有研究证明,鸡胚生殖嵴还能诱引鸭胚的 PGCs 和小鼠的 PGCs,但小鼠 PGCs 却不能在鸡胚的生殖嵴内存活,实

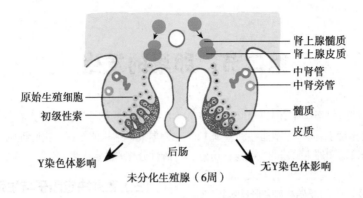

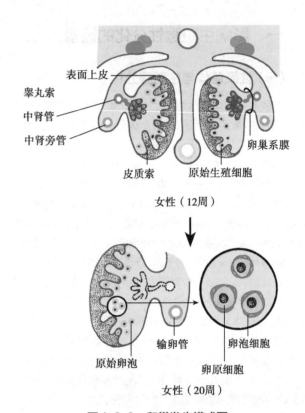

图 1-3-7　未分化性腺

验结果提示 PGCs 是否能在生殖嵴内继续发育受种族遗传影响。

三、卵巢的性分化阶段

由于 PGCs 含 46,XX 染色体,体细胞及 PGCs 膜表面无 H-Y 抗原和睾丸决定因子(TDF),未分化性腺则自然发育为卵巢。人胚第 10 周后,早期发生的初级性索向深部生长,在靠近卵巢门处残留的初级性索细胞网痕迹,称卵巢网(rete ovarii),初级性索与卵巢网都逐渐退化,最终被基质和血管替代成为卵巢髓质。此后,未分化生殖腺表面上皮再一次向深部组织内增殖,形成新的细胞索,称次级性索(secondary sex cord)或皮质索(cortical cord)。在人胚 16 周时,皮质索细胞继续增殖扩大并与表面上皮分离成为卵巢皮质。表面上皮下方的间充质演化为卵巢白膜。

人胚 16 周时,次级性索开始断裂,形成许多孤立的细胞团,其中央是一个由 PGCs 分化而来的卵原细胞,周围是皮质索细胞分化而来的一层扁平的卵泡细胞,两者形成原始卵泡。胚胎早期 PGCs 和卵原细胞均可以分裂增殖,第 5 个月原始卵泡数目达最高峰,此时胎儿卵巢内的原始卵泡高达 600 万个。之后,PGCs 和卵原细胞不再分裂,且大量退化消失,只有一小部分卵原细胞分化为初级卵母细胞。出生时,卵巢内约有 100 万~200 万个原始卵泡,卵巢内的卵原细胞全部增殖分化为初级卵母细胞。PGCs 和卵原细胞都是干细胞,具有自我更新能力,而初级卵母细胞丧失了自我复制能力。因此,在出生后的卵巢内,卵泡数量不能再增多(图 1-3-8)。

(一)胚胎时期卵巢初级卵母细胞的成熟分裂

配子发生是指生殖细胞的成熟过程,主要通过两次减数分裂实现的。在第一次减数分裂之前的分裂间期,初级卵母细胞染色体进行 DNA 合成和染色体复制,其所有 23 对染色体中的每一条染色体都由两条姐妹染色体(sister chromatid)构成。因此每一个卵母细胞都含有 2 倍数的染色体和 4 倍量的 DNA(4n DNA)。在第一次减数分裂中,成

图 1-3-8　卵巢发生模式图

对的同源染色体(homologous chromosome)配对联会。姐妹染色单体间发生基因交换。之后同源染色体分离并分别进入分裂后的次级卵母细胞,次级卵母细胞含 23 条单倍染色体和二倍体的 DNA(2n DNA)。次级卵母细胞不经过分裂间期便进入第二次减数分裂,两条姐妹染色单体在着丝粒处分裂,于是两姐妹染色单体分别进入两个子细胞,即卵子。这样卵子既是单倍数染色体,又含单倍量 DNA(1n DNA)。一个初级卵母细胞历经两次减数分裂只形成一个卵子,另外 3 个细胞为极体(polar body),其性染色体均为 X。在胚胎时期所有初级卵母细胞全部进入第一次成熟分裂并停止在分裂前期(prophase)。按其染色体形态,可分为细线期(leptotene stage)、合线期(zygotene stage)、粗线期(pachytene stage)、双线期(diplotene stage)和网线期(dictyotene stage)。

初级卵母细胞进入网线期后,不继续进入成熟分裂中期,这种现象称为成熟分裂停滞(meiotic arrest)。直到青春期,在卵泡发育成熟即将排卵之前,第一次成熟分裂才由网线期进入分裂的中期,之后很快完成第一次成熟分裂。

(二)初级卵母细胞网线期停滞现象

初级卵母细胞网线期停滞的时间,是指从胎儿期至青春期时,该卵即将排出之前的时间,可长达13~50年。这种成熟分裂停滞现象是初级卵母细胞所特有的。初级卵母细胞在网线期进行着活跃的 RNA 或 Pre-RNA 的转录,促进了初级卵母细胞快速合成蛋白质,以备第二次减数分裂时使用。原始生殖细胞、卵原细胞、初级卵母细胞都有两条X染色体。有两条X染色体的细胞,其中一条X染色体不活化,不进行转录 RNA,这条固缩的X染色体称为 Barr 小体。原始生殖细胞、卵原细胞都有 Barr 小体,但在初级卵母细胞没有 Barr 小体,这表明初级卵母细胞的两条X染色体都处于活化状态。目前认为,初级卵母细胞停滞在网线期,必须有两个X染色体活化,否则卵母细胞就迅速分裂死亡。此外,周围卵泡细胞分泌卵母细胞成熟抑制因子(oocyte maturation inhibitor)对卵母细胞在成熟分裂中处于停滞也起促进作用。在青春期后,脑垂体分泌黄体生成素(LH)可解除网线期的停滞,引导其进入成熟分裂中期。性染色体为XO的胎儿,由于卵巢中卵母原细胞只有一个X染色体,初级卵母细胞不能停滞在网线期,卵母细胞全部快速分裂。最终出生后卵巢仅剩结缔组织条索,称条索卵巢,这就是特纳综合征(45,XO)。

四、人胚胎卵巢组织的发生

(一)表面上皮与白膜

人胚7~10周,卵巢表面由3~6层上皮细胞组成,10~12周时,以单层立方细胞为主,也有部分扁平细胞,上皮细胞间嵌有少数散在的卵原细胞,12~14周,表面上皮增至2~4层立方细胞,其间仍见卵原细胞,15~22周,表面上皮为多层立方细胞,并伸向上皮深面皮质形成上皮内褶,22周以后,表面上皮重现单层立方细胞,上皮下基膜较早期完整。

26周起,上皮深面出现不完整的白膜;38周时,可见完整薄层白膜,内含 PAS 阳性纤维和少量成纤维细胞。

(二)卵巢实质

卵巢实质包括周边的皮质和中央的髓质,皮质含有大量不同发育阶段的卵泡,髓质由疏松结缔组织构成,含有较多弹性纤维和血管。人胚10周初,皮质内含上皮细胞、大量间充质细胞和少数散在的卵原细胞。11~13周,间充质细胞和血管增多,开始出现与卵巢表面垂直的皮质索,索间有间

充质细胞分化形成的少量结缔组织。14~18周皮质索断裂,形成细胞团,细胞团以卵原细胞为中心,外包一层扁平的上皮细胞,卵原细胞进一步发育为初级卵母细胞。在皮质与髓质交界处可见以一个卵母细胞为中心和外周一层扁平卵泡细胞组成的原始卵泡。17周,胎儿卵巢中已经有较多原始卵泡。22周,皮质浅部以退化的细胞群为主,深层原始卵泡较多。23~26周,皮质内有大量原始卵泡,卵泡间基质明显增多,深层可见初级卵泡和早期闭锁卵泡。27~33周,皮质浅层有数量较多的原始卵泡,其中卵原细胞数开始减少。31周,皮质中的卵原细胞大量减少,而原始卵泡和初级卵泡数量增多。38周,皮质内以原始卵泡为主,卵原细胞极少,卵泡间可见基质和血管。

(三)卵巢的发育过程

1个月胚期,约有700~1 000个原始生殖细胞移入并定居卵巢内,改称卵原细胞。它们是卵巢内增生繁殖的干细胞,对卵巢的发育起诱导作用;2个月胚期,卵原细胞分裂增殖成60万个,形成卵原细胞群;2个月后进入胎期,部分卵原细胞长大为初级卵母细胞,初级卵母细胞立即开始第一次成熟分裂并停留在分裂前期。同时形成卵原细胞群和初级卵母细胞群;4~5个月胎儿,是初级卵母细胞分化发育的重要时期,约200万个卵原细胞和480万个初级卵母细胞,也是卵原细胞退化的高峰期;6个月以上胎儿,26周前,原始卵泡移向皮质浅部,皮、髓质交界处出现初级卵泡;31周,皮质浅部的原始卵泡和初级卵泡增多;38周,偶见皮、髓质交界处出现退化的囊状卵泡;出生时,以初级卵母细胞为中心的原始卵泡总数约100万个。从青春期开始,一般每个月经周期只有一个优势卵泡发育,其中的初级卵母细胞在排卵前才完成第一次减数分裂,形成次级卵母细胞,从卵巢排出。

(四)卵泡的发育

卵泡的发育分为原始卵泡、初级卵泡、次级卵泡和成熟卵泡4个阶段。

1. 原始卵泡(primordial follicle) 是处于静止状态的卵泡,位于卵巢皮质的浅层,体积小,数量多。由中央一个初级卵母细胞(primary oocyte)和周围一层扁平的卵泡细胞组成。初级卵母细胞是由胚胎时期的卵原细胞(oogonium)发育分化而来,细胞圆形,直径30~40μm,核大而圆,染色质疏松,核仁明显,胞质嗜酸性。初级卵母细胞停留在第一次减数分裂前期。卵泡细胞呈扁平形,胞体小,核扁圆,着色深,与卵母细胞之间有缝隙连接,与周围结缔组织之间有薄层基膜,具有支持和营养卵母细胞的作用(图1-3-9)。

2. 初级卵泡(primary follicle) 青春期开始,在脑垂体分泌的卵泡刺激素(FSH)的作用下,原始卵泡分批发育为初级卵泡。主要结构变化:①初级卵母细胞体积增大,核

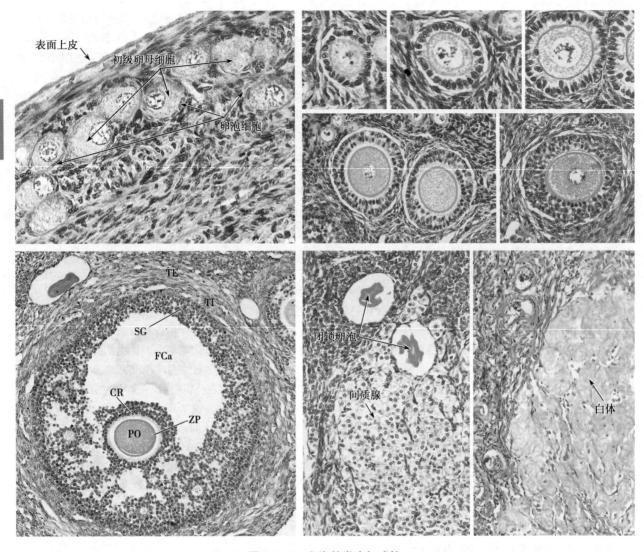

图 1-3-9 卵泡的发育与成熟

PO,初级卵母细胞;ZP,透明带;CR,放射冠;FCa,卵泡腔;SG,颗粒层;TI,卵泡膜内层;TE,卵泡膜外层。

也变大,核仁深染,核孔增多,浅层胞质内出现皮质颗粒,它是一种溶酶体,在受精时发挥重要作用。②卵泡细胞由扁平变成立方形,进而变成柱形,并逐渐由单层细胞增殖为复层细胞。③初级卵母细胞与最内层卵泡细胞间出现了一层均质状、折光性强的嗜酸性膜,称透明带(zona pellucida)。透明带是由初级卵母细胞和卵泡细胞共同分泌的糖蛋白构成,包括 ZP1、ZP2、ZP3 和 ZP4。其中 ZP3 是精子受体,在受精时对精子与卵细胞之间的相互识别和特异性结合具有重要作用。初级卵母细胞与卵泡细胞皆有微小突起伸入透明带,两者之间由桥粒和缝隙连接相连,有利于细胞间物质交流和信息沟通。初级卵泡周围结缔组织内的梭形基质细胞增殖分化,逐渐形成卵泡膜(follicular theca)。

3. 次级卵泡(secondary follicle) 初级卵泡继续发育,卵泡细胞之间出现含液腔隙,称次级卵泡。主要结构变化:①卵泡细胞分裂增殖到 6~12 层,在卵泡细胞间出现了大小不等液腔,继而融合形成一个大的卵泡腔,其间充满卵泡液,卵泡液由卵泡细胞分泌以及血浆渗入形成。卵泡液中含有脑垂体分泌的促性腺激素和卵巢分泌的类固醇激素等。随着卵泡液增多,卵泡腔随之扩大,初级卵母细胞与周围的卵泡细胞被推向卵泡腔的一侧,形成一个突向卵泡腔的圆形隆起,称卵丘(cumulus oophours)。②初级卵母细胞体积进一步增加,直径可达 125~150μm,其周围的透明带增厚,靠近透明带一层高柱状卵泡细胞呈放射状,称放射冠(corona radiata),其余部分的卵泡细胞构成卵泡壁,也称颗粒层细胞(stratum granulosum)。③卵泡膜分化为两层:内层含有较多血管和多边形的膜细胞（theca cell），膜细胞具有分泌固醇类激素的超微结构特点；外膜的纤维成分多，血管少，还有少量平滑肌。

4. 成熟卵泡（mature follicle） 成熟卵泡是卵泡发育的最终阶段，直径可达 20mm 以上。卵泡腔进一步增大，颗粒层细胞停止增长，卵泡壁变薄，卵丘根部的卵泡细胞间出现间隙。排卵前 36~48 小时，初级卵母细胞完成第一次减数分裂，形成一个大的次级卵母细胞和一个很小的第一极体（first polar body），随后次级卵母细胞快速进行第二次减数分裂，并停留在分裂中期。次级卵泡和成熟卵泡可分泌雌激素。雌激素由膜细胞和颗粒细胞在 FSH 和 LH 作用下协调生成。膜细胞合成的雄激素透过基膜进入颗粒细胞，在芳香化酶系作用下，雄激素转化为雌激素。大部分雌激素释放入血调控子宫内膜等靶器官的生理活动，少部分进入卵泡腔。

5. 闭锁卵泡与间质腺 在一个月经周期内，卵巢内虽然有多个不同发育阶段的卵泡，但其中通常只有一个发育为优势卵泡，它在垂体促性腺激素的作用下将进一步发育为成熟卵泡直至排卵。但是大多数卵泡会在发育的不同时期中途退化，形成闭锁卵泡（atretic follicle）。原始卵泡和初级卵泡退化时，卵母细胞和卵泡细胞被巨噬细胞和中性粒细胞吞噬，一般不留痕迹。次级卵泡或成熟卵泡退化时，卵泡塌陷，卵泡膜的血管和结缔组织长入颗粒细胞和卵丘间，膜细胞一度肥大，形成类似膜黄体细胞的多边形细胞，并被结缔组织和血管分隔成分散的细胞团，形成间质腺（interstitial gland），间质腺能分泌雌激素，最终退化，由结缔组织取代（图 1-3-9）。

（五）卵巢的下降

卵巢最初位于后腹壁上部，随着卵巢增大，逐渐突向腹腔，以系膜悬于腹壁。自生殖腺尾端到大阴唇之间，有一条由中胚层形成的索状结构，称引带（gubernaculum）。随着胚胎逐渐长大，引带相对缩短，所致卵巢也随之下降。第 3 个月，卵巢已经停留在骨盆下方。

第三节　女性生殖管道的发生

一、性未分化阶段

人胚第 6 周时，男性与女性胚胎均具有两套生殖管道，即一对中肾管和一对中肾旁管（paramesonephric duct），又称米勒（Müller）管。米勒管是由体腔上皮向间充质内凹陷形成纵沟，然后沟缘关闭而形成。其起始部呈喇叭口状，开口于腹腔，上段较长，纵向下行于中肾管的外侧，中段弯曲向内，跨过中肾管腹侧，下端与对侧中肾管在中线合并，尾端为盲端，终止于尿生殖窦的背侧壁，在窦腔内形成一个小隆起，称窦结节（sinus tuberele），又称米勒结节（图 1-3-10）。

二、性分化阶段

如果生殖腺分化为卵巢，由于无雄激素故中肾管退化。由于没有抗中肾旁管抑制物的作用，中肾旁管发育。中肾旁管上段和中段演化为输卵管，起始端以喇叭形开口于体腔形成输卵管的漏斗部；中肾旁管下段在中线处合并，其间隔膜消失，融合为子宫和阴道穹窿部。米勒结节表面的尿生殖窦内胚层向中肾旁管尾端增生，形成一团细胞并逐渐伸长称阴道板（vaginal plate），阴道板起初为实心结构，在胚胎第 5 个月，出现腔隙演变呈管状，形成阴道。阴道内侧与子宫相通，外侧与尿生殖窦之间由处女膜（hymen）相隔。输卵管、子宫上皮与腺体起源于中肾旁管的上皮，其固有层结缔组织与肌层的平滑肌来自周围的间充质。由中肾旁管向体腔突出而形成的褶，成为子宫阔韧带。胎儿期与儿童期，宫颈比子宫体大，到青春期，子宫体明显增大（图 1-3-11）。

三、生殖管道性分化的机制

实验表明，在生殖管道性分化之前切除雄性胚胎睾丸，则中肾管退化消失，中肾旁管存留；对切除睾丸的雄性胚胎给予雄激素干预，则中肾管不退化，中肾旁管也仍存留；对未切除睾丸的雄性胚胎，用氯羟甲烯孕酮（cyproterone）阻断雄激素作用，则中肾管消失，中肾旁管也消失。实验证明，雄性胚胎在有睾丸存在下，中肾管保留必须有雄激素存在；但中肾旁管消失与雄激素无关。将动物的中肾旁管与睾丸间质细胞体外共培养，中肾旁管不退化；将中肾旁管与睾丸生精小管体外共培养，则中肾管退化消失。生精小管的支持细胞在胎儿期分泌 jost 因子或称抗中肾旁管激素（anti-Müllerian duct hormone），它能促使中肾旁管退化。在其生殖管道性分化之前，切除雌性胚胎的卵巢，中肾管消失，中肾旁管存留。可见，在胚胎发育中，中肾管的后续发育，需要依靠睾丸间质细胞产生雄激素。中肾旁管退化，需要睾丸支持细胞产生抗中肾旁管激素。

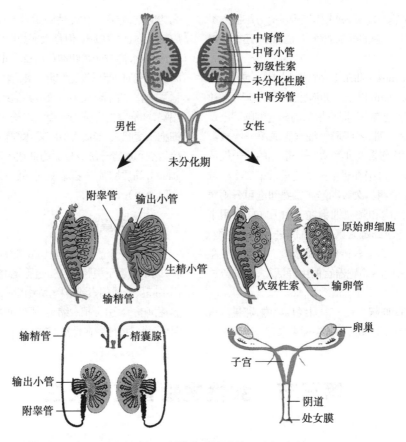

图1-3-10　女性生殖管道的形成与演变

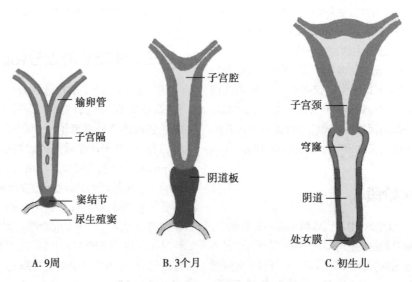

图1-3-11　子宫与阴道形成模式图

第四节　外生殖器的发生

一、性未分化阶段

人胚第9周前,外生殖器不能分辨男、女性别。在人胚第4周初,在尿生殖窦膜头侧的间充质增生,在正中合并成一小隆起,称生殖结节(genital tubercle)。尿生殖窦膜两侧的间充质增生,形成左右两条隆起。内侧隆起较小,为尿生殖褶(urogenital folds),外侧隆起较大,为阴唇阴囊隆起(labioscrotal swelling)。左右尿生殖褶之间的凹沟,称尿生殖沟(urogenital groove),沟底为尿生殖窦膜,约在第9周,尿生殖窦膜破裂成为尿生殖孔,尿生殖窦的初阴部末端在此开口。

第6~7周,泄殖腔被尿直肠隔分隔为腹侧尿生殖窦与背侧直肠,泄殖腔膜随之分隔为尿生殖膜与肛膜,泄殖腔褶随之分为尿生殖褶(urogenital folds)与肛褶(anal fold)。

二、女性外生殖器的发生

因无雄激素的作用,外生殖器原基向女性分化。生殖结节略增大发育为阴蒂(clitoris)。两侧的尿生殖褶不合并,形成小阴唇,其后端两侧合并,成为小阴唇系带。两侧阴唇阴囊隆起在阴蒂前方愈合,形成阴阜,后方愈合形成阴唇后联合,未愈合的部分形成大阴唇。尿道沟扩展,并与尿生殖窦下段共同形成阴道前庭(图1-3-12)。

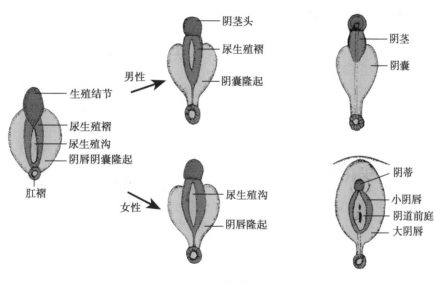

图1-3-12　外生殖器发生模式图

第五节　女性生殖系统先天畸形

一、先天性卵巢发育不全综合征

先天性卵巢发育不全综合征,又称特纳综合征(Tuner's syndrome),发病率为1:2 500。患者外表为女性,原发性闭经,典型特征表现为外生殖器幼稚,第二性征缺失,体型矮小,宽胸,面容呆板,蹼颈。此类患者的性染色体为XO型,致卵巢呈条索状。由于只有一个X染色体,卵巢中

的初级卵母细胞不能停滞在网线期,出生后卵巢内无卵母细胞。

二、子宫畸形

由左右中肾旁管发育异常或其下段合并缺陷所致,常形成以下畸形:

1. 子宫缺如　由于中肾旁管发育障碍,导致无子宫。

2. 痕迹子宫 由于中肾旁管下段发育不完全所致。没有子宫腔,只有结缔组织痕迹结构。

3. 双子宫 左右中肾旁管下段没有合并,形成完全独立的两个子宫,双子宫常伴有双阴道。

4. 双角子宫 左右中肾旁管下端未合并,子宫上端呈分叉状,形成双角子宫。

5. 单角子宫 由于一侧中肾旁管没有发育,这种子宫只连一条输卵管。

6. 中隔子宫 由于左右中肾旁下段合并时,合并管壁未消失而形成子宫中隔。

三、阴道闭锁

阴道闭锁(vaginal atresia)是因尿生殖窦的窦结节未形成阴道板,或阴道板未能形成管腔而致。有的是处女膜无孔,外观见不到阴道,称为处女膜闭锁(atresia of hymen)(图1-3-13)。

四、处女膜无孔与子宫阴道积水或积血

处女膜无孔(imperforate hymen)是一种轻微的畸形,表现为阴道口处女膜未破裂,外观见不到阴道,在阴道较高部位也可发生膜性闭锁,但此膜不是处女膜。当阴道被无孔的膜闭锁时,若子宫阴道出现大量水样分泌物或月经时,由于不能排出,导致阴道积水或积血。

五、泌尿生殖管道退化结构的遗迹

在泌尿生殖管道的发生中,有些退化的结构部分残留下来,有时可以出现病变。

1. 卵巢冠(epoophoron) 由一条与输卵管平行的横小管与相连的10余条纵小管构成。这横小管是中肾小管残留,相当于男性输出小管,纵小管是中肾管的残留,相当于男性的附睾管。它存在于卵巢与输卵管间的系膜内。在新生儿常见卵巢冠,2岁以后逐渐退化消失。

2. 囊状附件(appendix vesiculosa) 位于输卵管伞附近的囊状小泡,是中肾管头端的残留物。

3. 卵巢旁体(paroophoron) 是卵巢与子宫间的系膜内残留的中肾管和相连的中肾小管、卵巢旁体和卵巢冠,又统称为 Rose Müller 体。

4. Gartner 管(Gartner duct) 又称残留输精管,相当于男性输精管部分的中肾管残留物,它存在于子宫阔韧带内,沿子宫左右两侧下至阴道壁内形成小管或小囊。当感染时,可形成大的囊肿。在阴道壁的大囊肿,可突入阴道腔内,造成阻塞。

5. Walthard 上皮巢 是残留在卵巢门中的中肾小管。它异常增生称为 Brenner 肿瘤(图1-3-14)。

6. Morgagni 囊泡 位于中肾旁管头端,有小部分未参与形成输卵管而形成小泡,连在输卵管伞边缘。

六、两性畸形

两性畸形(hermaphroditism)又称"两性同体"或半阴阳。是因为性分化异常导致的性别畸形,患者外生殖器形态介于男女之间,很难以外生殖器的形态来确定个体的性别。据生殖腺的不同,两性畸形可分真两性畸形和假两性畸形两大类:

1. 真两性畸形(true hermaphroditism) 外生殖器形态介于男女性之间。患者体内同时既有卵巢组织,又有睾丸组织。或者在生殖腺内,同时具有睾丸组织和卵巢组织。真两

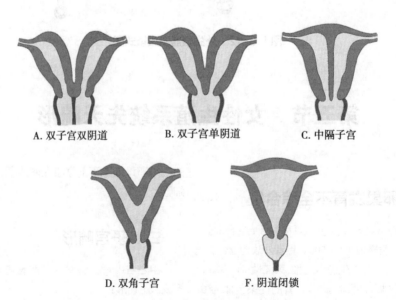

A. 双子宫双阴道   B. 双子宫单阴道   C. 中隔子宫

D. 双角子宫   F. 阴道闭锁

图1-3-13 子宫与阴道畸形模式图

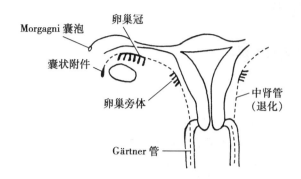

图1-3-14　泌尿生殖管道退化结构的遗迹

性畸形人的性染色体属嵌合型,具有 46,XX 和 46,XY 两种染色体组型。真两性畸形极为罕见。

2. 假两性畸形(psudohermaphroditism)　外生殖器介于男女之间,但只有一种生殖腺,卵巢或睾丸。其体细胞为 XX 型,生殖腺为卵巢的,称女性假两性畸形(female pseudohermaphroditism);若体细胞染色体为 XY 型,生殖腺为睾丸的,为男性假两性畸形(male pseudo hermaphrodism)。外生殖器若受雄激素作用,它便向男性方向分化,否则向女性方向分化。在假两性畸形中,外生殖器形态之所以介于男女之间,是由于雄激素分泌障碍所致。若生殖腺为卵巢,而体内出现大量雄激素,便形成女性假两性畸形。若生殖腺为睾丸,而体内雄激素量不足,便形成男性假两性畸形。

七、先天性雄激素受体缺乏

先天性雄激素受体缺乏(congenital deficiency of the androgen receptor)又称睾丸女性化综合征(testicular feminization syndrome)。中肾管保留,外生殖器、声带、骨骼、肌肉及皮下脂肪等分布转向男性化需要雄激素。如果细胞没有雄激素受体,体内即使有雄激素也不发挥作用。雄激素受体的相关基因位于 X 染色体上,如发生突变,可使性染色体为 XY 型的个体生殖腺发育成睾丸,但外生殖器及第二性征为女性。由于睾丸产生抗中肾旁管激素,使中肾旁管退化消失。此症状称为雄激素无感应综合征,是一种男性假两性畸形。

八、5α-还原酶缺乏症

在性分化第二阶段起关键作用的雄激素,分为睾酮与 5α-二氢睾酮,它们的靶细胞受体是相同的,都是雄激素受体。5α-二氢睾酮经 5α-还原酶催化而成。与 5α-还原酶相关的基因位于常染色体上。当此基因出现突变时,男性有未全下降的睾丸及附睾、输卵管,无前列腺,初阴不能发育成阴茎,左右尿生殖褶,左右阴唇阴囊隆起不能合并,以致外阴呈女性型。因此,在童年时作为女孩养育成长,到青春期后,睾丸间质细胞开始产生大量睾酮,使其喉部男性化,出现喉结。声音随之男性化,骨骼、肌肉、皮下脂肪的分布、体毛分布等也男性化。

(祝彼得　王亚平　石娅萍)

参考文献

1. 皱仲之.组织学与胚胎学.5 版.北京:人民卫生出版社,2001:265-271.

2. Sadler TW. Langman's Medical Embryology. 8th ed. Philadelphia:Lippincott Williams & Wilkins,2000.

3. 李和、李继承.组织学与胚胎学.3 版.北京:人民卫生出版社,2015.

4. 王亚平,周雪.组织学与胚胎学.3 版.北京:科学出版社,2021.

第四章

妇产科与遗传学

在 19 世纪晚期,人类首次观察到了染色体并对其进行了命名。染色体是希腊词汇"着色的(chrom)"和"小体(soma)"的组合,是由著名的德国解剖学家 Heinrich Wilhelm Gottfried von Waldeyer-Hartz 所创造的。在 20 世纪 50 年代之前,细胞遗传学家一直错误地认为人类细胞的染色体数目是 48 条,直到 1956 年 Joe Hin Tjio(华人科学家蒋友兴)和他的同事 Albert Levan 通过对胚胎成纤维细胞低渗处理首次清晰地观察到正确的染色体数目是 46 条,而非 48 条。随后细胞遗传学进入快速发展时期,1959 年首次发现唐氏综合征、克氏综合征和特纳综合征均是由于染色体数目异常而导致的遗传性疾病,在这一年也首次发现了罗伯逊易位,从此拉开了医学细胞遗传学的序幕。在 20 世纪 80 年代和 90 年代,随着各种不同染色显带技术的发展,染色体不同区带可以显示出不同的颜色,使核型分析产生的图像更清晰、更容易被分析,目前临床应用最多的是 G 显带技术。

随着遗传学的快速发展,在妇产科领域的重要性得到越来越多临床医生的重视。妇产科遗传学是一个重要且发展迅速的临床方向,包括产前诊断、生殖医学和妇科肿瘤遗传等领域,遗传学发挥了极其重要的作用。唐氏综合征、爱德华兹综合征等是产前诊断中主要诊断的疾病,克氏综合征和特纳氏综合征是生殖医学门诊的常见疾病,上述疾病均是常见的染色体病,而细胞遗传学是确诊的金标准。遗传学筛查在产科临床的应用已非常普遍,成为产前监护的一项重要措施,不仅广泛应用于孕期胎儿的产前遗传学诊断,目前在辅助生殖胚胎植入前遗传学检测领域的应用也越来越普遍。随着分子遗传学技术的出现及发展,二代测序和基因芯片技术能够检测出传统细胞遗传学技术不能检出的更多遗传学异常,如拷贝数变异和基因突变。除了在产科和生殖医学科,在妇科肿瘤领域,遗传学检测在遗传性妇科肿瘤的基因诊断和同源重组修复缺陷检测的临床靶向用药指导中也发挥了重要作用,如常见的遗传性乳腺癌和卵巢癌。分子生物学技术的不断改进和突破加深了人们对遗传学的研究,使人们对各种良、恶性疾病的发生和发展有了许多新的重要认识,也为妇产科中与遗传有关的各种疾病的诊治指明了新方向。医学遗传学为妇产科疾病的诊断、治疗和预防做出了十分卓著的贡献,并将发挥越来越重要的作用。

第一节 细胞遗传学基础

细胞遗传学是指从染色体的水平研究细胞正常和异常的复制、增殖和分化。

一、染色体的形态和化学组成

染色体是指细胞在分裂期中,细胞核内出现的大小和长短不一的线状或杆状结构;它对细胞的增殖、个体发育和生理平衡的控制,以及生物的遗传、变异和进化等都具有重要作用。

在细胞分裂的不同时期,染色体具有不同的形态特征。它在细胞分裂的前期呈线状结构,称为染色质;在细胞分裂的中期呈杆棒状可见两条染色单体,被称为姐妹染色体,借着丝粒相连。如着丝粒不在染色体的中央,将染色体分为长短不等的两部分,分别称为长臂(q)和短臂(p)。染色单体的两端各有一端粒。有的染色体臂上,在其非着丝区也见到浅染内缢的节段,称为副缢痕。个别染色体的副缢痕区与核仁形成有关,也称为核仁组成区。核仁组成区远侧与一个称为随体的球形染色体节段相连,由核仁组成区和随体一起构成随体区(图1-4-1)。在细胞周期的早期,每条染色体作为单一结构,染色单体以单个DNA分子存在。在细胞周期中,染色体复制并形成两条姐妹染色单体,此时染色体以双-染色单体形式存在。每条染色单体含有完全相同的遗传物质,复制是为细胞分裂做准备,以便在染色体分离成其两条染色单体后,每个子细胞包含全部的遗传物质。在有丝分裂期间,染色体收缩并且在光学显微镜下变得容易区分。

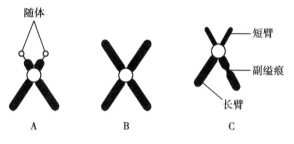

图1-4-1　染色体的形态

A. 近端着丝粒(acrocentric);B. 中央着丝粒(metacentric);
C. 亚中着丝粒(submetacentric)。

在细胞分裂间期,染色体失去其形态特征,变成团块状或丝网状结构的染色质。染色质既是构成染色体的物质,也是间期细胞核中染色体的存在形式。

在电子显微镜下,染色质显示为由多数重复的亚单位所构成,这些亚单位称为核小体。每一个核小体的直径为100nm。两个核小体之间由称为"连接区"的一段裸露的DNA双螺旋相连。一个个核小体经连接区序贯相接,而呈纤维状结构。

染色体内含等量的组蛋白和非组蛋白,两种蛋白占染色体重量约58%,基本的遗传物质DNA约占38%,另外含少量的RNA(占4%)。一条染色体内的DNA总长度约为174cm,是一个连续的分子而形成一条染色质丝,它在细胞分裂中期被压缩了近1万倍。染色质通常以不同固缩形式存在,包括比较稀松的常染色质和较浓缩的异染色质。常染色质含有编码蛋白质的DNA序列,即"基因",而异染色质包含更多的非编码DNA。染色体通过端粒封闭在长臂和短臂的末端,端粒是特定的DNA序列,包含许多重复TTAGGG序列,被认为发挥密封染色质并阻止其与其他染色体的染色质融合的作用。着丝粒是DNA的特定区域,其在有丝分裂时为纺锤体提供了可以锚定的位置,并将每个分离的染色单体吸引到正在分裂细胞的相反的两极。着丝粒异染色质含有"卫星DNA",因为这些DNA具有不同的浮

力密度并在密度梯度分布上产生明显的驼峰。

真核生物中一个配子内的全部染色体称为染色体组。

一个染色体组的染色体数目称为基本数目,以n表示。当一个染色体组的染色体数目为n或n的倍数,称之为整倍体(euploid);不等于n或n倍数的称为异倍体或非整倍体(aneuploid),正常的人类体细胞中具有2个不同来源的染色体组,称为二倍体(diploid),一个染色体组来源于精子,另一个来源于卵子。成熟的生殖细胞,即精子和卵子,也称为配子,由于减数分裂而只含有一个染色体组,称为单倍体(haploid)。一个染色体组中各个染色体的形状和大小是各不相同的。在二倍体细胞中可见到的染色体是成对的,被配成对的2条染色体具有相同形状和大小,其构成成分和基因位点的顺序也是相同的,被称为同源染色体(homologous chromosomes);反之,称为非同源染色体。一对同源染色体中的一条染色体源自母方卵子,另一条则源自父方精子。精子和卵子的染色体组虽均为单倍体,但在受精后形成的受精卵中,又恢复为二倍体状态。

每种生物细胞中具有特定染色体数目和形态的特征,称为核型(karyotype)。而核型通常也指在细胞有丝分裂中期,将一个个体细胞内的各条染色体,按其形态特点和大小顺序依次配对,分组排列,构成该个体的核型。正常人类体细胞的核型中共有23对染色体,其中第1~22对染色体称为常染色体(autosome),在男女中是一样的。第23对染色体随男女性别而异,称为性染色体(sex chromosome)。女性的性染色体由2条X染色体组成,因此女性核型为46,XX;男性包含一条X染色体和一条Y染色体,Y染色体在形态和构成上与X染色体均不相同,男性核型为46,XY。

二、人类染色体的命名

人类细胞遗传学命名的国际系统(International System of Human Cytogenetic Nomenclature,ISCN)建立于1978年,根据染色体带的模式图,提出一套简单的缩写符号系统,用于叙述某个染色体的异常和个体的核型。关于人类染色体的命名,目前最新的命名系统已发展到ISCN 2020。

根据染色体的大小、着丝粒位置和条带图案,染色体被命名。着丝粒可分别位于中间,偏离中心或接近一端,分别称为中央着丝粒、亚中央着丝粒和近端着丝粒。根据染色体的大小和着丝粒的位置特征,编号为1~22,以及X和Y,并且分为7个组(A~G组)(图1-4-2,表1-4-1)。编号总体上是基于染色体的长度,从最大到最小(这个顺序不是十分准确的,例如,10号和11号染色体短于12号染色体,21号染色体短于22号染色体)。

在各种染色体显带法中,G显带最常用。做G显带染色时,先用胰酶处理细胞,使细胞核中的染色体蛋白变性,然后用吉姆萨染色。染色体经过处理和染料染色后,在普通光学显微镜或荧光显微镜下,可显出不同深浅颜色的条纹或不

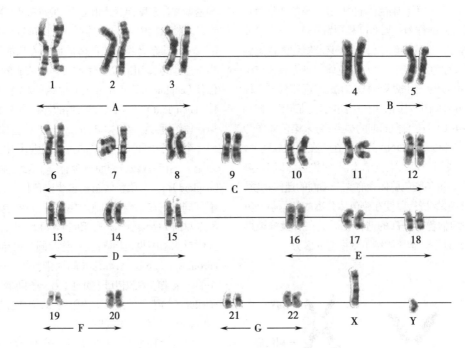

图1-4-2　正常男性核型（G显带）

表1-4-1　人类染色体分组与形态特征

组别	染色体编号	大小	着丝粒位置	副缢痕	随体	鉴别程度
A	1~3	最大	中央着丝粒	1号常见	—	可鉴别
B	4~5	大	亚中着丝粒	—	—	不易鉴别
C	6~12，X	中等	亚中着丝粒	9号常见	—	难鉴别
D	13~15	中等	近端着丝粒	—	有	难鉴别
E	16~18	较小	中央和亚中着丝粒	16号常见	—	可鉴别
F	19~20	小	中央着丝粒	—	—	不易鉴别
G	21~22，Y	最小	近端着丝粒	—	—	可鉴别

同程度的荧光节段，这样的节段称为染色体带。各个染色体带的不同形态，称为带型（banding pattern）。显示染色体带的过程，称为染色体显带。在显带染色体上，染色体的长臂和短臂均由一系列深或浅染的带所组成。为方便于分析，通常将带型以模式图表示，如制备细胞分裂中期的染色体显带，在单倍体核型中可区分约400条带型；如制备分裂前中期的显带，则可区分多至550条以上的带型。依据形态特征，如着丝粒、端粒、明显的深染带或浅染带作界标，区分为数个区。每一个区中包含若干条带，区和带以号序命名，从着丝粒两侧的带开始，作为第1区第1条带第1条亚带，向两臂末端延伸，依次编为第2区、第3区等。每一区内依次编为第1条带、第2条带等。每一条带再依次编为第1、第2条亚带等。每一个染色体区带的命名，由连续书写的符号组成，例如：Xq21.1表示为X染色体长臂第2区第2条带第1条亚带（图1-4-3）。

染色体的分析已经发现正常人群中的核型存在一定的变异。认识和区分这些"正常"的变异，是有重要的临床意义的。这些"正常"变异中最常见的为："副缢痕"出现于1、9和16号染色体的着丝粒区；13、14、15和21号染色体的短臂和Y染色体的长臂远端。所有这些区域含有高度重复的DNA片段。

表1-4-2列举了ISCN的缩写符号。例如47，XX，+21表示一个患唐氏综合征的女性个体的核型。又如46，XX，t（7；9）表示在一个女性个体中，其7号染色体的短臂第2区第1条带的第2条亚带与9号染色体第3区第4条带的第1条亚带之间发生了染色体片段的易位。

三、细胞分裂

除了神经元细胞以外，人体内所有其他细胞在出生后

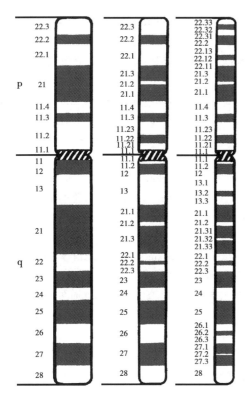

图 1-4-3　X 染色体 G 显带之分带模式图

由染色体 G 显带法获得的带型,与染色体的结构和功能组分有关,深色的条带内富含腺嘌呤和胸腺嘧啶,包含的活性基因较少,其蛋白质组成与浅色条带中的不同。

可继续分裂。

(一) 有丝分裂

所有体细胞的核分裂过程称为有丝分裂(mitosis)。在有丝分裂时,每一条染色体分成两条,使每个子代细胞保持染色体数目不变。

1. 间期　细胞未处于分裂的时期称为间期(interphase)。在此期间细胞仍有正常的活性,进行着一般的代谢过程和 DNA 复制。在女性细胞中,这阶段可见性染色质,称巴氏小体(Barr body),系无活性的 X 染色体。由于细胞准备分裂,染色体会发生浓集,开始纵向分离成两条染色体单体,在着丝粒处连接。间期可分为 3 个亚期,即合成前期(称 G1 期)、合成期(S 期)与合成后期(G2)。

(1)合成前期:指分裂结束到 DNA 合成开始之间的时期。合成前期相对较长,但其长短取决于细胞的增殖程度。

(2)合成期:进行 DNA 合成,细胞的 DNA 量倍增,以供细胞分裂之需。

(3)合成后期:此期相对较短,DNA 合成于此期内完成。

2. 分裂期　可分为 4 个亚期,即分裂前期(prophase)、中期(metaphase)、后期(anaphase)和末期(telophase)(图 1-4-4)。

表 1-4-2　人类细胞遗传学命名的国际系统缩写符号

缩写 / 符号	定义
p	短臂
q	长臂
pter	短臂末端
qter	长臂末端
cen	着丝粒
h	副缢痕
del	缺失
der	发生重排后的衍生染色体
dic	双着丝粒
dup	复制
f	脆性部位
i	等臂染色体
inv	倒位
r	环状染色体
t	易位
rob	罗伯逊易位
mat	母源性
pat	父源性
::	(双冒号)断裂和连接
/	嵌合体
+/−	于染色体号之前,表示该染色体的增加或丧失
+/−	于染色体号之后,表示该染色体的部分增加或丧失
;	(分号)分隔染色体和断裂点
→	由、~、到

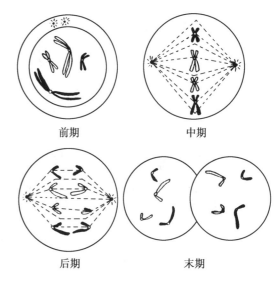

前期　　　　　　中期

后期　　　　　　末期

图 1-4-4　细胞有丝分裂

（1）分裂前期:染色体丝缩短和变粗,形态变得清晰。每条染色体可由两条染色体单体组成。着丝粒于此期末分成两粒,核膜消失。

（2）分裂中期:浓缩的染色体移向赤道板,两个着丝粒之间有纺锤体形成,有助于染色体做定向分裂。两条染色单体借着丝粒连接。染色体的形态以此期为最清楚,用秋水仙碱可将细胞分裂中止于此期,而做染色体分析。

（3）分裂后期:着丝粒区发生分裂,两条染色单体分别移向纺锤体的一极。

（4）分裂末期:纺锤体发生断裂、消失,胞质分裂,新的核膜形成,有丝分裂完成。正常细胞分裂完成后,每个子代细胞接受了来自亲代细胞的等量和等同的染色体物质。

（二）减数分裂

在所有进行有性生殖的生物生命过程中,其生殖细胞除进行无数次有丝分裂之外,还要进行一次减数分裂（meiosis）。通过减数分裂,染色体数目减少 1/2,即由 2n 变为 n。受精后,又由 n 恢复到 2n。一个卵母细胞经过减数分裂最终形成 1 个卵子和 3 个极体,而一个精母细胞经过减数分裂最终形成 4 个精子。减数分裂的分裂期包括第一次分裂和第二次分裂,各自分为 4 个亚期（图 1-4-5、图 1-4-6）。

1. 第一次减数分裂

（1）前期I:此期又可分为 5 个阶段,即:

1）细线阶段（leptotene stage）:系第一次分裂的开始,染色质浓缩为细长的单线状结构。

2）偶线阶段（zygotene stage）:单个染色体向赤道板移动,同源染色体互相靠近形成双价体,此现象称为联会（synopsis）。由此同源染色体单体间可在交叉点上进行遗传物质的交换。

3）粗线阶段（pachytene stage）:染色体变短、变粗,呈粗线状,每条染色体纵向分裂成两条姐妹染色单体,借着丝粒连接。因而每一双价体由四条相对的染色单体构成,又称四价体。

4）双线阶段（diplotene stage）:双价体的染色体单体间仅在个别点上互相连着。由于姐妹染色单体只在着丝粒发生连接,遗传物质的交换仅能发生于同源染色体的染色单体之间。

5）浓缩阶段（diakinesis stage）:双价体变形,缩短变粗,开始向赤道面移动。

（2）中期I:双价体高度浓缩,沿赤道面排列。

（3）后期I:双价体的同源染色体发生分离,分别向两极移动。

（4）末期I:核膜重组,胞质分裂,形成两个含单倍染色体数的细胞。

第一次减数分裂的间期系指末期I之后,第二次分裂之前的短暂时期。此期不进行 DNA 合成,没有染色体复制。

2. 第二次减数分裂
过程基本上与普通有丝分裂相似。每条染色体的两条姐妹染色单体从着丝粒处分开,并分别移向两极。与有丝分裂不同之处是每个细胞只获得每条染色体的一个拷贝,即每个细胞成单倍体。

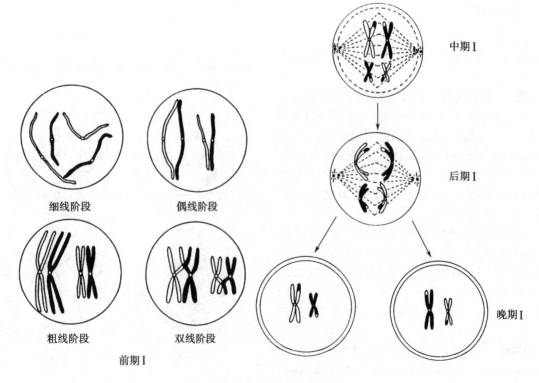

细线阶段　　偶线阶段

粗线阶段　　双线阶段

前期I

中期I

后期I

晚期I

图1-4-5　细胞第一次减数分裂

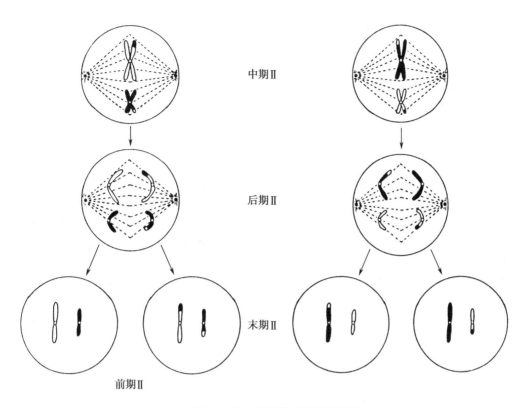

中期Ⅱ

后期Ⅱ

末期Ⅱ

前期Ⅱ

图1-4-6　细胞第二次减数分裂

四、性分化

性发育依赖于性染色体对性腺分化的作用、已分化睾丸的正常功能及终端器官对睾丸产物的反应。正常女性有两条 X 染色体,而正常男性有一条 X 和一条 Y 染色体。虽然 Y 染色体比 X 染色体短小,两者除了都有与性分化有关的基因之外,还含有其他的基因。在 Y 染色体短臂的远端有一区域与 X 染色体的同一区域为同源的。在减数分裂时这两个区域之间发生重组,称为假性常染色体区。在 X 染色体长臂的中段,也有同源区域,但并不发生重组。在正常情况下,Y 染色体的存在可使未分化的性腺分化成睾丸。Y 染色体短臂中包含了男性性别决定基因 SRY 基因,长臂中包含了精子生成关键基因的 AZF 区域。

睾丸产生男性激素,引起中肾管(Wolffian)系统的发育和副中肾管系统抑制因子的产生。副中肾管结构如不被抑制,就会发育。如果早期胚胎存在功能正常的睾丸,则胚胎会发育成男性。如果没有睾丸存在,或者睾丸不能行使功能,则该胚胎会发育成女性。如果一个个体的终端器官对睾丸产生的雄激素不敏感,即使其睾丸功能正常,也能导致男性表型的失败,而形成女性表型。虽然副中肾管系统对于睾酮的作用有直接的反应,但外生殖器的分化需要睾酮在 5α-脱氢酶的作用下转化为脱氧睾酮。因此,如果体内 5α-脱氢酶不足,也会产生部分男性化的生殖器和女性表型

的个体。同样,如睾酮受体功能存在异常,也会导致胚胎男性化的失败。

五、染色体畸变

遗传物质突变引起 DNA 的重复、缺失或结构重排,其改变的范围可由单个核苷酸水平至整条染色体水平的缺失或重复。通常如这些变化足以在光学显微镜下见到,为肉眼可见的变异,一般被归为细胞遗传学水平的染色体畸变(或称异常),其与基因核苷酸水平的变异的差异体现在变化的规模和范围上。染色体畸变根据变异的类型,可以分为染色体数目异常和染色体结构畸变,染色体数目畸变一般指染色体数目出现不正常改变,染色体结构畸变一般指染色体断裂而引起各种结构重排。在产前诊断羊水细胞或外周血细胞染色体检查中,数目畸变和结构畸变一般不会同时出现,而在妇科肿瘤细胞中的染色体畸变则会相对复杂,较大一部分肿瘤同时包含数目畸变和结构畸变。

(一) 染色体数目异常

染色体数目异常通常是由于不分离(non-disjunction)所引起的,这是一种细胞分裂时发生的错误,配对的染色体或姐妹染色单体于分裂晚期不能分离所致。这种错误可以发生在有丝分裂的分裂期,但主要发生在第一次或第二次减数分裂的分裂期。

1. 非整倍体　是指一个个体的染色体数目不是单倍体

数 n 的整数倍数,而是比二倍体缺失了或增加了一条或几条染色体。非整倍体是临床最常见的染色体异常,包括单体型和三体型。在减数分裂时,同源染色体或姐妹染色体单体分离错误,形成的配子中出现染色体的增加或缺失,从而导致受精后的合子细胞中染色体数目异常的发生。

(1)亚二倍体(hypodiploid):染色体数目少于二倍,故称亚二倍体。常染色体单体通常对胚胎发育是致死性的,所以绝大部分常染色体单体的妊娠在孕早期便发生流产,很难发育到孕中期。此外,大多数性染色体单体的胚胎也会发生流产,但有部分可获存活,如核型为 45,X 的先天性卵巢发育不全综合征(又称特纳综合征)是人类中单体型能存活的最典型的例证。

(2)超二倍体(hyperdiploid):染色体数多于二倍体,即同一染色体对不是两条,而是三条甚至四条,故也称超二倍体。超二倍体是人类中最常见的染色体畸变类型,不论是常染色体还是性染色体,均以三体型最为常见。这种错误如发生在配子细胞中,其性细胞内含 24 条染色体,而不是正常的 23 条。常染色体的三体大多数也于孕早期发生流产,仅有少量 21、18 和 13 号染色体三体胎儿能活产,其中以 21-三体最常见,可存活到成年甚至更久,13-三体和 18-三体的胎儿出生后基本都在一个月或数月内夭折。染色体非整倍体的发生率随孕妇年龄增大而增加,以 21-三体(唐氏综合征)为例,在 25 岁的孕妇中发生率为 1‰,而 40 岁时达 1%。

性染色体的三体则由于患者在婴儿和儿童期并无特征性的表现,可能直到青春期时才获诊断。47,XXX 的女性外表正常,并有生育功能,子女一般具有正常核型。但是增多的额外染色体往往也会表现出遗传效应,所以少数 X 三体女性会有月经失调或闭经,或轻度智力障碍。47,XXY 的男性,称为克氏特(Kline-Felter)综合征,表现为个子高,但下肢比例失常,睾丸小,输精小管透明变,大多数无精子生成,乳房发育,体型趋于女性化。对于 47,XYY 的男性,生育功能和智力基本正常,个子偏高,少数可有冲动失调,易激动。

四体和五体十分罕见,已在部分智力障碍的个体中发现有 4 个或 5 个性染色体的存在。已报告过的性染色体多体有女性的 XXXX 和 XXXXX,男性的 XXXY、XXYY、XXXYY 和 XXXXY。通常如 X 染色体数目较多,其智力发育障碍和体征异常相对较严重。

2. 多倍体 指含多个整单倍体数 n 的染色体数目,例如 69 或 92 条染色体。多倍体也是发生自发性流产的一个原因。其中最多见的为三倍体,即含有 69 条染色体。它可以是由于第二个极体不能与卵细胞分离,或是一个卵子与两个精子发生受精而成的,虽然其少数胎儿可出生,但均会在生后数天之内夭折。

正常人体组织中某些细胞也会存在自然性多倍体现象,例如退行性的肝细胞和骨髓中的巨核细胞,后者为血小板细胞的前体,具有 8~16 倍单倍体数的染色体。

3. 嵌合体 一个个体如存在两种或两种以上具有不同核型的细胞系,称为嵌合体(mosaicism)。无论是常染色体或性染色体均可有嵌合体发生。嵌合体多数是由于卵裂期的细胞分裂时,发生某一染色体的姐妹染色体不分离所致。嵌合体个体的病情程度轻于单纯性非整倍体的个体,例如 45,X/46,XX 的病情较 45,X 为轻。一般情况下,嵌合体中的异常细胞比例越高,疾病表型越严重。

(二)染色体结构畸变

大多数的染色体结构异常起源于染色体发生了断裂及断裂后的错误拼接。尚无证据显示病毒或化学物质增加生殖细胞发生染色体结构异常的发生风险增加,但建议有过急性射线接触的妇女,宜在接触后的数个月内采取避孕措施,以免由射线照射可能引起的染色体异常影响其后的胎儿。

常见的染色体结构异常包括以下几种(图 1-4-7):

1. 染色体末端缺失(terminal deletion) 一条染色体的臂发生断裂后未发生重接,而形成一条末端缺失的染色体和一个无着丝粒的片段。由于片段不与纺锤丝相连,分裂后期时不能向两极移动而滞留在细胞质中,因而经一次分裂后即消失。

2. 染色体中间缺失(interstitial deletion) 一条染色体同一臂发生两次断裂后,两个断裂点之间的片段丢失,近侧断端重接所形成的缺失。

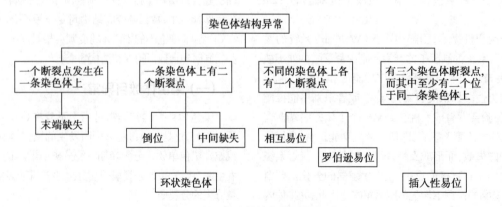

图 1-4-7 常见的染色体结构异常

3. 染色体易位（translocation） 是一种染色体发生断裂之后形成的结构重排,包括相互易位和罗伯逊易位。相互易位（balanced reciprocal translocation）是指两条染色体发生断裂后形成的两个断片,相互交换片段而形成新的两条衍生染色体。罗伯逊易位（Robertsonian translocation）是指发生于近端着丝粒染色体之间的一种特殊易位形式,其断裂点常发生于着丝粒处,故两个近端着丝粒染色体发生断裂后,两个片段在着丝粒处重接,短臂上的小片段染色体随着分离会丢失,最终染色体数目少了一条,仅45条。由于近端着丝粒染色体的短臂仅含有编码核糖体的拷贝,其丢失并不会引起表型的改变,因此仍将这种结构的重排归为平衡性的易位。罗伯逊易位为人类中常见的一种染色体易位形式,携带者的发生比例达1:1 000。常见的核型为45,t(13q14q)和45,t(14q21q),其危险在于产生非平衡性的子代伴有易位型的13-三体或21-三体。

4. 染色体倒位（inversion） 当染色体中有两处或两处以上发生断裂,断裂片段倒转180°后重新接合,其基因次序也产生倒转,称为染色体倒位。如倒位仅涉及一条单臂,称为臂内倒位。如倒位涉及两条臂,称为臂间倒位。

5. 环状染色体（ring） 如染色体的长、短臂同时各发生一次断裂后,含有着丝粒节段的长、短臂断端相接,即形成环状染色体。这一异常在遗传上是不稳定的,因为其染色体环随染色体复制,而必须打开一次。

6. 等臂染色体（isochromosome） 当染色体的着丝粒非以纵向分裂,而发生了横向分裂时,使一个子代细胞接受两条长臂,另一个接受两条短臂所形成。

7. 染色体复制（duplication） 系染色体的一部分被复制,新复制的一段染色体可位于同条染色体内,或附着到另一条染色体上,或成为独立的节段。

（张 硕 康 玉）

第二节 分子遗传学基础

人类分子遗传学是基于对人体正常基因组（genome）结构和功能的理解,从基因水平上研究人类遗传性疾病的发生、诊断、预防和治疗的学科。

一、基因的结构和功能

人类的基因组系由紧密的 DNA 螺旋线及其有关的蛋白分子所组成,形成染色体结构。基因（gene）也被称为遗传因子,是细胞内遗传物质的基本物理和功能单位。每一个基因为一段特异的核苷酸碱基序列,转录翻译一些调控因子或蛋白质,这些蛋白质为细胞和组织的组分,以及完成机体内一些基本生化反应所需要的酶,基因中的核苷酸序列决定着蛋白质中氨基酸顺序。人类单倍体基因组约含 3.2×10^9 碱基对,估计其包含了 2 万~3 万个编码蛋白质的结构基因。

DNA 是一种大分子多聚体,由双股多核苷酸链结合而成。这两条多核苷酸链互相平行,而方向相反,即一条链沿磷酸二酯键 3'→5' 方向,另一条则相反沿 5'→3' 方向。每股单链由许多个单核苷酸借磷酸二酯键互相连接而成。每个单核苷酸内包含了一个 5 碳糖、一个磷酸和一个含氮碱基。两股单链依靠其碱基成分按互补规律分别配对连接,即腺嘌呤（简称 A）与胸腺嘧啶（简称 T）通过两个氢键相连接,鸟嘌呤（简称 G）与胞嘧啶（简称 C）通过三个氢键连接,形成一条螺旋形结构,所以称为 DNA 双螺旋（图 1-4-8）。

每当人体的一个体细胞分裂成两个子代细胞时,其全部基因组在核内发生复制。每个子代细胞接受了来自亲代的一条旧的和一条新形成的 DNA 链。

基因的作用系通过一连串复杂的生化过程,最后表现

为特定的性状,称为基因的表达。每个基因的碱基顺序仅在一股单链上占有特定的位置,具有转录功能,这股单链被称为正义链（sense）;另一股单链的同一位置则是互补顺序,并无转录功能,称为反义链（antisense）。不过在一条包含有多个基因的 DNA 分子中,各个基因的正义链并不在同一链上,因此 DNA 双链中一条链对某些基因而言为正义链,而对另一些基因来说则是反义链。

基因中的碱基顺序决定 RNA 互补链中四种碱基,即腺嘌呤、尿嘧啶（简称 U）、鸟嘌呤和胞嘧啶的排列顺序,并通过 RNA 顺序决定特异性蛋白质分子中各种氨基酸的排列顺序,这种指定顺序的作用称为编码。几乎所有的人类基因中的编码顺序,都不是连续的,而被一些功能未明的编码顺序所分隔。这些无编码作用的间隔碱基顺序称为内含子（intron）,而有编码作用的碱基顺序称为外显子（exon）。内含子起初也被转录,但不存在于成熟的 mRNA,而不能被翻译至蛋白质产物。在不同的基因中,内含子的数目和顺序长短均不同,但通常都比外显子长。另外,一个基因的两侧可含有很长的侧序列区,对基因转录起到调节作用。

基因的遗传信息一般是通过蛋白质的一定结构和生理生化特性表现出来的。蛋白质多肽链的氨基酸顺序是由形成基因的 DNA 中的碱基顺序所决定的,基本上一个基因相当于一条多肽链。DNA 在 RNA 多聚酶的作用下,被转录为信使 RNA（mRNA）。由于碱基配对的原则,mRNA 恰成为被拷贝的 DNA 的镜影。不过 RNA 为单股链构成,以核糖代替脱氧核糖,以尿嘧啶代替胸腺嘧啶。mRNA 的碱基顺序中每三个毗邻的碱基组成一个密码子（codon）,不同的碱基组合构成不同的密码子,分别与一定的氨基酸相对

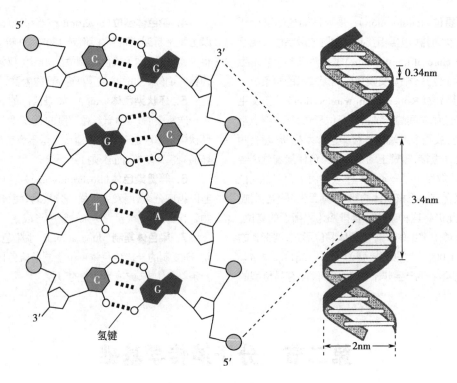

图 1-4-8 DNA 的结构

左图代表 DNA 两条互补键的双维构象,显示 AT 和 GC 碱基配对,两条键呈反向平行。
右图为 DNA 的双螺旋模式,螺旋的直径为 2nm,单个螺旋的间距为 3.4nm。

应,决定有关氨基酸白蛋白分子中的位置。因此遗传密码是一系列的密码子,决定需要哪些氨基酸用于制作特定的蛋白质。这种以 mRNA 模板合成蛋白质肽链的过程,称为翻译或转译。以上说明遗传信息流是 DNA-RNA-蛋白质。

基因在染色体上的定位即称为基因图谱(genetic map)。mRNA 可在体外被分离而作为合成一条互补的 DNA 链(cDNA)的模板,进而将相应的基因定位于该染色体。

二、DNA 的突变

基因组 DNA 序列中的任何改变均会构成一个突变。正常的 DNA 复制是相当精确的,但在种系细胞中确有 DNA 复制错误的发生,而可以被拷贝许多代。一个突变对表型的影响取决于其改变的性质。发生 DNA 突变的主要机制为三种,即替代、缺失和插入。

(一) 单个碱基的替代

替代是指单个碱基的改变。如果在一个密码子中发生了替代,则会有一个错误的氨基酸被掺入蛋白质肽链中。即使是单氨基酸的改变,也可引起蛋白质的折叠,破坏了其原定的功能。例如在镰状红细胞贫血中,它的 β-球蛋白基因序列中发生 T 替代了原有的 A,使编码缬氨酸的密码子 GAG 转变为编码谷氨酰胺的 GTG。这个氨基酸的替代改变了 β-球蛋白的立体化学结构,使红细胞在低氧张力时发生镰状变。

(二) 缺失和插入

缺失和插入的范围可累及单个碱基、数个碱基、一个外显子、一个基因甚或数个基因。如果缺失或插入的序列正好是三个碱基对的整倍数,且符合"正确的阅读架构(correct read frame)",所合成的蛋白质可以只有轻微的改变。反之,则其缺失或插入之后的基因 DNA 键所编码的蛋白质的氨基酸序列会发生改变,被称为"架构移动(frame shift)性突变",α-地中海贫血即是由 α-球蛋白基因簇中发生了缺失所引起的。

(三) 其他类型的突变

发生在外显子与内含子交界处序列的突变,可以影响切除内含子编接外显子的正常机制,往往使基因产物完全不能合成。而发生在调控序列的突变,可能只是引起转录的部分减少。

三、人类基因组

所谓基因组是指包括基因在内的一个机体中的全部 DNA。人类基因组计划(Human Genome Project,HGP)是一项由美国牵头的跨世纪的国际性科学合作,主要任务是完成人类约 30 亿个碱基对的序列测定和人类基因的鉴定,为进一步的基因组生物学的研究提供支撑。HGP 正式启动于 1990 年 10 月,中国也有幸参与了其中 1% 的工作,2003 年 4 月 HGP 宣布人类基因组 DNA 序列工作图绘制成功,而于 2006 年 5 月 HGP 公布了最后完成的一个人类染色体(1 号染色体)的 DNA 序列。HGP 的最终目的是利用其获得的信息去发展诊断和治疗,以及预防影响人类健康的数以万千种疾病的新方法。国际人类基因组测序协会(International Human Genome Sequencing Consortium)在 2004 年 10 月报告中将原来估计的编码蛋白的基因数约 35 000 个减少至 20 000 个。

鉴定基因的困难包括一些小的基因不易被发现、一个基因可以编码多个蛋白质、有些基因仅是编码 RNA、两个基因可以有部分重叠以及其他复杂性等。即使基因组的分析方法获得进一步的改善,单用计算机计算的方法仍不足以确定人类基因的正确数目。很显然,对于基因的预测还需要广泛而深入的实验室工作的支持,才能使科学界达成共识。

HGP 中隐含的前提是人类共享一套基因,这是基于人与人之间在基因组上有 99% 以上的序列是相同的。不同人的基因组不完全相同,人类基因组的差异特性建立了一些用于比较和筛选的遗传标记。人类基因组的差异包括单个核苷酸的多态性(SNP)、微卫星长度片段多态性(STR)、小卫星长度多态性(VNTR)、基因拷贝数变异(CNV)等。这些多态性决定了每一个人的特性。以往认为人体细胞的染色体内功能基因只占 1%~2% 的染色体结构,而其余 98% 被称为"垃圾"DNA,"垃圾"DNA 只是负责连接基因和协助染色体的形成而与人体遗传特征无关。现大量研究发现人类染色体内"垃圾"DNA 对细胞活动有重要的调控功能,其许多组分参与了 DNA 表达水平控制,进而影响疾病的发生发展,是目前遗传学领域研究的热点和重点领域。

(张 硕 康 玉)

第三节　遗传和遗传方式

遗传信息从亲代传递到子代的过程称为遗传(inheritance)。在人类的繁衍过程中,遗传是经过生殖细胞完成的。遗传信息传递的特点即遗传方式。遗传信息经过表达而形成具有一定性状(trait)的子代个体。

基因提供了产生性状的依据和内在的可能性,但是否形成这种性状取决于外界环境的共同作用。将一个个体已形成的性状称为表型(phenotype),而与形成这种性状有关的遗传结构则称为基因型(genotype)。

位于同源染色体同一位点上的基因称为等位基因(allele),也可以认为,等位基因指的是在同源染色体上占相同位点的一个基因的不同状态。一个正常的最常见的等位基因称为原生型,而一个异常的等位基因被定义为突变型。如果两个同源染色体具有相同 DNA 序列的等位基因称为纯合性(homozygosity),如为不相同的等位基因称为杂合性(heterozygosity)。一个等位基因的性状如能在其杂合性状态获表达,称为显性(dominance);而如果仅在纯合性状态获表达,则被称为隐性(recessive)。所谓的显性和隐性并非基因的内部特征,而是根据对基因的性状表达与基因型的关系,将此分类名称应用于基因的临床表现。

遗传病在一定程度上可被视为一种异常的表型。人类性状的遗传方式是各种各样的,基本上可为单基因遗传(也称为孟德尔遗传)和多基因遗传两类。

一、单基因遗传

单基因遗传是指某种性状的遗传,主要受一对等位基因的控制,遵循孟德尔定律。依照等位基因所在的染色体(常染色体或性染色体),以及基因的性状表达与基因型的关系(显性或隐性)的不同,单基因遗传又可分为常染色体显性遗传、常染色体隐性遗传、X 连锁显性遗传和 X 连锁隐性遗传。单基因遗传病是指由单个基因突变导致的遗传病。人类发现的单基因遗传病已超过 7 000 种。

(一)常染色体显性遗传

在常染色体中,假定一个突变发生在一对等位基因中的一个,而且这个突变的存在足以导致该基因编码的蛋白功能发生改变,从而导致特定的疾病表型,这种现象称为常染色体显性遗传。

常染色体显性的遗传方式有如下特点:①该疾病表型在男女两性中发生的概率是均等的;②除非刚巧有新的突变产生或者不全外显现象,否则至少有一方亲代具有这种疾病表型;③当一个携带杂合变异的个体与一个正常个体相配偶,每个子代有 50% 的概率会遗传该变异,从而表现该疾病表型;④两个等位基因中,只需要其中一个获得变异(杂合性),则足够使个体获得特定的疾病表型。

临床上已肯定为常染色体显性遗传的疾病包括软骨发育不良(achondroplasia)、马方综合征(Marfan syndrome)、家族性视网膜母细胞瘤(familial retinoblastoma)、遗传性乳腺癌/卵巢癌综合征(hereditary breast and ovarian cancer syndromes,HBOC)、亨廷顿舞蹈症(Huntington's disease)、结节性硬化症(tuberous sclerosis)等。特别是遗传性肿瘤的易感基因,目前已知的机制都是来自抑癌基因(tumor suppressor gene)的功能丧失变异(loss of function)从而导致家族性遗传性的肿瘤易感。绝大部分常见肿瘤易感基因都是常染色体显性遗传,由于二次打击模型,带有肿瘤易感基因致病变异的个体由于两个等位基因中的一个还是有正常功能,因此不会有先天性的严重表型,但是随着年龄的增大,特定组织的体细胞在野生型的等位基因上容易获得第二次的打击(常见类型为移码突变,拷贝数缺失,以及拷贝数中性的杂合性缺失),从而导致正常细胞转变为癌细胞,获得了抵抗细胞死亡,持续生长,免疫逃逸和逃避生长抑制潜能,因此具备了侵入性与转移潜能。

现在越来越多的临床和遗传证据表明,即使对于经典的单基因疾病,表型完全是由单一基因座显性或隐性的遗传模式的观点可能是对生物现象的过度简化。尽管常染色体显性遗传的特征是由单一等位基因决定的疾病表型,但是在部分情况下,由于修饰因素(modifier genes)、遗传性肿瘤易感综合征的二次打击模型、由于环境因素共同作用的表型异质性以及表型与年龄相关的延迟显性(delayed dominance),部分常染色体显性遗传在家系中可以表现为不完全外显性(incomplete penetrance)。

(二)常染色体隐性遗传

在常染色体隐性遗传中,突变的基因在杂合性状态不会导致该基因相关的疾病表型,即仅有 50% 的遗传物质导致该基因编码的蛋白发生功能的改变,此时携带杂合突变的个体为携带者,只有在一对等位基因中的两个亲本来源都发生变异,才会导致该基因相关的疾病表型。

常染色体隐性遗传方式有如下特点:①该性状在男女两性中发生的概率是均等的;②仅当亲代双方均为此隐性性状的携带者,并且同时把各自携带的致病变异同时遗传给子代,该子代才会表达该疾病表型;③有常染色体隐性遗传疾病患者生育史的家庭,在没有产前诊断或者 PGT-M 干预手段下,假如再次妊娠,下一胎生育同样常染色体隐性遗传疾病患者的概率为 25%;④当亲代双方均为此隐性性状的杂合性,仅 25% 的子代会表达该疾病表型;⑤在近亲结婚的家庭中,隐性遗传疾病的发病风险大大提高(根据 Blencowe H 等人在 2018 年对于全球单基因遗传病患病率的流行病学调研,自然人群中非近亲婚配的常染色体隐性遗传疾病的患病率估计为 0.184%,而对于近亲婚配患病率可以高达 65*F%,其中 F 表示为 coefficient of consanguinity,对于一级亲属,F 值预期为 0.062 5);⑥每个人都可以是常染色体隐性遗传疾病的携带者,平均每个健康的个体可以携带 0~3 个致病变异。

临床已证实的常染色体隐性遗传的疾病包括 α-地中海贫血、β-地中海贫血、白化病、脊髓性肌萎缩(spinal muscular atrophy)、苯丙酮尿症、肝豆状核变性、戈谢病、囊性纤维化和苯丙酮尿症等。

(三)X 连锁显性遗传

在 X 连锁显性遗传中,X 染色体上某个基因发生改变,有新蛋白的形成,令杂合性的个体也会产生该性状。

X 连锁显性遗传方式有如下特点:①该性状发生的概率在男女两性中均等;②一个受累的男性与正常的女性婚配,可有 50% 的子代受累;③一个受累的杂合性女性与正常的男性婚配,可有 50% 的子代受累。

临床上证实的 X 连锁显性遗传的疾病包括瑞特综合征(Rett syndrome)、色素失调症(incontinentia pigmenti)、口面强直综合征的I型等。

(四)X 连锁隐性遗传

在 X 连锁隐性遗传中,X 染色体上的某个基因发生突变,新形成的蛋白质在杂合性个体中不能表达表型性状。由于男性只有一条 X 染色体,如果这种突变发生在男性,则是表达表型性状。

X 连锁隐性遗传方式有如下特点:①性状的发生在男性中多于女性。②如亲代双方表型均为正常,而受累的为男性子代,则推断其母方为携带者,或者该男性子代新发变异。③如果父方受累,且受累的为子代男性,则提示其母方至少为杂合性的携带者。④一个女性个体具有此性状,则有以下两种可能的方式产生:一种可能是她从父母双方各遗传了一个隐性基因,其父方也为受累者,而母方为杂合性携带者;第二种可能是她遗传了源自亲代任何一方的隐性基因。

临床上已证实为 X 连锁隐性遗传的疾病包括红绿色盲、某些类型的痛风、Ⅷ因子缺乏的血友病、Ⅸ因子缺乏的血友病 B、黏多糖症Ⅱ型和杜氏肌营养不良症/贝氏肌营养不良症等。

(五)线粒体 DNA

值得一提的是线粒体 DNA 在遗传中的作用。人体细胞的绝大部分 DNA 被裹在细胞核内,由核膜围住,而少数 DNA 含于胞质中的线粒体内。线粒体 DNA 的复制独立于核基因,而且所用的遗传密码子与通用密码子有 4 处不同,线粒体在不同组织中的拷贝数不一,与细胞的大小和能量代谢需求有关。线粒体 DNA 缺乏修复机制,自发突变速率极高,近年来,发现许多退行性疾病与线粒体 DNA 的突变有关。这些退行性疾病中,有的表现为特异体质,有的产生多系统症状。大部分疾病的发病年龄较迟,病程呈渐进性发展。这类线粒体 DNA 疾病受累器官包括眼、耳、脑、心、肌、肝、肾和内分泌系统,相当于一些老年性退行性疾病的特征。推测其发生是由于线粒体 DNA 突变的积累,引起线粒体能量产生过程和氧化磷酸化装置作用减弱的结果。

线粒体 DNA 的变异可源自新发变异,由于瓶颈效应(bottleneck effect)致病变异也可以由母方遗传,或者由于随年龄而增加有丝分裂后组织中体突变的积累所致。

二、多基因(或多因素)遗传

一般情况下,对于单基因疾病(孟德尔遗传病)来说,只有单个或少数基因对表型有很大的影响,与之相对,对于复杂疾病来,通常有大量的遗传位点对表型有较小的影响,目前 GWAS 研究多基于此类无限小的假设,这种情况下单个变异不足以用来评估个体对某一复杂疾病的风险,所以为了找到一个能够评估个体疾病风险的值,多基因风险评分(polygenic risk score,PRS)就应运而生。PRS 的概念简单说就是,总和多个遗传变异与表型关系的数值。由遗传因素和环境因素共同作用的疾病一般都是多基因病,它们占人类疾病的绝大多数,并且危害严重,比如癌症、心血管疾病、神经退行性疾病以及精神性疾病等。

众所周知,并不是每一种先天性异常均能以某一条染色体异常或某一个基因的突变可以解释的。但大部分先天性异常显示有遗传倾向性。例如,产有一个伴神经管缺陷的婴儿之后,其再发生的风险为 2%。这种风险高于正常人群,但却远低于单基因隐性(25%)和显性(50%)遗传的预期概率,于是以多基因(或多因素)遗传解释。临床上已证实的多基因(或多因子)遗传性疾病,包括大多数的先天性心脏缺陷、神经管缺损(无脑儿、脊柱裂、脑膨出)、脑积水、唇裂、唇裂伴腭裂、膈疝、脐膨出、肾不发育、尿道下裂、副中肾管结合不全等。这些病症在其一级亲属中的发生率为 1%~5%。

(一)多基因遗传的基础

对于一类有家族倾向性的解剖学异常的合理解释是其多基因受累,如假设仅有一对基因控制某一性状,并且这对基因有两个等位基因,当等位基因 A 的频率等于等位基因 a 的频率,则 25% 的人群为 AA,25% 为 aa,而 50% 为 Aa。再假设不是一对,而是两对基因影响一个性状时,在第二个位点上,两个等位基因分别为 B 和 b,便可能存在 9 种基因型,即 AABB、AABb、AAbb、AaBB、AaBb、Aabb、aaBB、aaBb、aabb。当这四个等位基因行使不相似的作用,则人群中会有 9 种不同的性状。当控制某一些症状的基因数目增加时,人群中基因组型的数目随之而大幅度增加。如有三对等位基因参与,便有 27 种基因组型,因而变异在人群中的连续性由数个基因的联合作用决定。因此可认为,由一对以上的等位基因所控制的性状,是以多基因的方式遗传的。如果环境和遗传因素都会影响某一个性状,则称之为多因素遗传更为合适,或者总结为疾病的相对风险(relative risk)高。在人类,通常很难区分多基因和多因素遗传,虽然理论上进行同卵双生和双卵双生的比较,可允许做这样的区分。

(二)多基因(或多因素)遗传与临床应用

多基因(或多因素)遗传的定义可被用来解释正常解剖学和生理学变异的遗传性,这些变异包括身体高度、皮肤颜色、头发颜色、血压、初潮年龄、代谢某药物或毒素的能力等。但是多基因(或多因素)遗传并不易解释非连续性的变异。在非连续性变异中,人群由两个独立的组别组成,即受

累和未受累(例如腭裂),而无连续性。试以多基因(或多因素)解释时,假定有一阈值存在,超过此阈值,则发生某一性状的遗传易变性大大增加而表现疾病表型。当表型正常的双亲产生一个伴有多基因(或多因素)异常性状的子代时,假设其遗传易变性大于一般人群的值,从而解释继后妊娠中 1%~5% 的复发风险性。以类似的理由解释为什么一个具有多基因(或多因素)性状的亲代其子代有 1%~5% 的受累风险,即使其亲代的一方是正常的。

多基因(或多因素)遗传方式有以下部分或全部的特点:①在存活分娩中,该性状的发生率通常为 1%,往往累及单个器官系统。②双胎同时受累的频率在单合子双胎中高于双合子双胎。③与单基因遗传方式不相似,如发现的受累不止于一个先证者,虽则其患病的风险性增加,但很少达到 25% 以上。④缺陷越严重,复发的风险性越高。例如双侧腭裂患者的遗传性复发风险高于单侧腭裂。⑤如果性状的发生在某一性别的成员中较多发生,但其先证者的性别却不是此性别,则其亲属中复发风险也较高。例如幽门狭窄较多发生于男性,但如先证者为女性,则其家族中的复发风险增高。⑥随亲属关系疏远,其复发风险也减低。

Mavaddat 等在 2019 年的一项欧洲大型人群队列研究中表明,基于 313 个单核苷酸多态性位点(SNP)的多基因风险评分(PRS),可以用于对女性进行乳腺癌风险的分层,在 PRS 最高风险分数区间的女性,整体乳腺癌的终生风险为 32.6%,是一般女性群体的 2.78~4.37 倍。不过目前临床上实际使用 PRS 作为肿瘤风险的分层仍有争议,目前基于 PRS 的研究绝大部分都是来自欧美人种的背景,甚少有中国人群的大型队列研究,而且并不是所有肿瘤类型都有足够优秀的 PRS 风险分层模型。因此,目前 PRS 在临床上的使用可能需要更多的研究结果的证据支持。

(三)遗传不稳定 DNA

孟德尔第一定律指出,亲代将其基因原封不动地传输给子代。除非发生新的变异,该定律依然适用于许多基因或性状。然而,某些基因并不稳定,在从亲代传输给子代的过程中,其结构乃至其功能都将发生变化。脆性 X 综合征(fragile X syndrome,FXS):该综合征是造成家族性智力障碍的常见类型。约占各种人种中智力障碍男女患者的 4%~8%。受累个体表现为轻至重度的智力低下、行为孤僻、注意力不集中-多动症、语言发音障碍、面部狭长而下颌突出、大耳朵以及青春期后男性患者睾丸肿大。脆性 X 前突变(CGG 重复数 50~199)在人群中的临床携带率为 1/1 540~1/165。完全性脆性 X 综合征在男性发生率约 1/1 000,女性约 1/2 000。

脆性 X 突变发生在不稳定 DNA 的 X 染色体上。这一区域是位于 Xq27 上的一系列 CGG(胞嘧啶-鸟嘌呤-鸟嘌呤)重复片段。如果这一片段重复的数量超过了某一临界值,其就会发生甲基化并失活。重复的数量以及甲基化的

程度决定了个体是否会患病。携带有 2~49 个重复序列的个体表型是正常的，而携带有 50~199 个重复序列的个体为前突变，其表型虽是正常的，但可以影响子代。那些携带有 200 个以上重复序列的个体则定义为全突变。如果这个基因是由男性遗传的，其重复序列的数量是保持稳定的。而在女性，基因会随着减数分裂而扩大。通过母系传递使该重复序列扩大化的危险性取决于含有前突变基因的母亲所携带的重复序列数，其数目如果≥100 并在减数分裂时扩大 100% 即可发生突变。因此，当一位妇女携带前突变基因并在遗传给子代时将其扩大，其子代很可能患有脆性 X 综合征。

三、表观遗传学

随着遗传学研究的深入发展，人们发现不仅是隐藏于基因组中的遗传信息，而且蕴涵于 DNA 序列之外的一些可遗传性的修饰因素，在各种疾病的发生中也起着非常重要的作用。在大多数细胞中，在任何给定时间，只有一部分基因具有转录活性。这些包括组成型表达的"管家"基因以及与细胞当前环境和发育状态相关的基因。基因是否被转录取决于蛋白质（如转录因子和启动子）与基因组调控元件（如启动子和增强子）的结合。在真核生物中，对这些调控元件的访问部分受周围染色质环境的控制，包括核小体定位和组成、组蛋白修饰和三维结构相互作用。表观遗传学即是研究非基因序列改变所导致的基因表达水平及功能的变化。在基因组中，遗传信息不仅仅是由四种核苷酸组成，还包括它们的修饰作用。这种修饰即为表观遗传修饰，系通过四种不同的修饰方式，包括 DNA 甲基化、组蛋白修饰、染色质重塑和非编码 RNA 的调控来控制基因的表达和沉默。这些表观遗传修饰不仅可以存在于生殖细胞，也可以存在于体细胞，在肿瘤的早期发生中也起着重要作用。根据 Baylin 等人在 2016 年的研究，肿瘤形成的原因，很大部分来自于癌细胞的异常状态的持续保留以及不断自我再生，这些特征很大一部分是癌细胞形成的早期发生的 DNA 甲基化与染色质重塑导致。

（一）DNA 甲基化

在真核生物的基因组中存在着广泛的甲基化，主要发生在 CpG 二核苷酸（C 代表胞嘧啶，G 代表鸟嘌呤，p 代表联结 C 和 G 的磷酸酯键）密集区，称之为 CpG 岛的胞嘧啶的 5' 碳位上以及长的重复序列区。DNA 甲基化提供了一种稳定的基因沉默机制，在基因表达和染色质结构保持中起了重要作用。DNA 甲基化的作用是调控基因的活化状态，保持基因组的稳定性，抵御外源性遗传因子例如病毒分子的寄居。DNA 甲基化主要通过调控基因转录和顺式作用元件，来调节基因的表达水平，例如启动子甲基化可以沉默基因的表达，增强子的甲基化和去甲基化可以快速调节基因的表达。DNA 甲基化修饰异常是印记基因相关疾病的重要发生机制，例如 Silver-Russell 综合征、贝-维综合征（Beckwith-Wiedemann syndrome）、Temple 综合征、Kagami-Ogata 综合征、快乐木偶综合征（Angelman syndrome）以及普拉德-威利综合征（Prader-Willi syndrome）。

（二）组蛋白修饰

碱性蛋白组蛋白与核酸结合构成独特的真核生物染色质基本单位——核小体。核小体内组蛋白与 DNA 双链的亲和性受到乙酰化、甲基化、磷酸化和泛素化的共同作用而改变，从而改变染色质的松散或凝聚状态，调节基因的表达。

组蛋白的修饰构象受到一些酶的动态调节。例如组蛋白乙酰转移酶（HATs）和组蛋白甲基转移酶（HMTs），这些组蛋白修饰酶作用是加入乙酰转移酶或甲基团，而组蛋白脱乙酰酶（HDACs）与组蛋白去甲基酶（HDMs）则是去除这两种基因，这些组蛋白修饰酶互相作用及与其他 DNA 调节机制的积极作用使染色质状况与转录紧密相连。

（三）核小体移动和染色质重塑

染色质是由核小体重复单位所构成，而核小体是由约 146 对 DNA 碱基包绕于 4 个中心组蛋白、H3、H4、H2A 和 H2B 的八聚体而形成。染色质重塑是指细胞内染色质位置和结构产生了变化。当影响染色质重塑的因子结合于启动子上的特定位点，可引起特定的核小体的滑动而使之重新定位，或引起染色质三维结构的改变，从而导致基因活化的改变。

（四）非编码 RNA 的调节

非编码 RNA 可通过干扰机制调控基因转录及转录后状态。大分子长链非编码 RNA 作为核糖核蛋白复合物的催化中心，改变染色质的结构，而小分子短链非编码微 RNA 则可介导 mRNA 的降解，诱导染色质结构的改变，影响细胞的分化，或通过降解外源性核酸序列而保护基因组。

典型的微 RNA 由 21~23 个核苷组成，在许多生物中，包括酵母菌、果蝇等生物和人类的进化过程中十分稳定。它在生物发生，细胞增殖和凋零以及造血细胞形成等许多生物过程中起着重要的作用。微 RNA 可通过抑制多个分泌信号蛋白，影响细胞内的信号通路，例如 ras 基因的 3'UTR 含有多个微 RNA let7 互补位点，使 let7 得以调节 ras 基因的表达。相反，微 RNA 的表达，可受到原癌基因的调节，例如 Mc 基因可以直接与 6 个微 RNA 位点结合，而刺激微 RNA 的表达。

（康　玉）

第四节 遗传咨询

遗传咨询（genetic counselling）是指具有遗传学基本知识的咨询医生，经过系统训练，掌握遗传咨询的基础理论、沟通技巧、基本原则，充分了解咨询者遗传家族病史，将晦涩难懂的遗传学概念、遗传检测报告，向咨询者解读，令其了解自身及其家族的遗传信息；向其解释和分析遗传性疾病的发病风险、临床治疗方案、预防干预策略。经过一系列讨论和商谈，在咨询医生帮助下，咨询者最后做出恰当的对策选择，并付诸实施，以达到最佳防治效果的过程。

由于遗传病的多样性，不论诊断、治疗、预后、再发风险的计算和对策的选择与执行，都非常复杂，不是一个医生所能承担的。因此，应有一个遗传咨询的队伍来承担这一任务，共同对咨询者及其家庭成员的治疗、干预计划进行讨论与管理，包括母胎医学、儿科遗传学、胚胎治疗、新生儿学、小儿心脏病学、小儿外科学、小儿神经学、肿瘤遗传学等。在一些高等医学院校的附属医院中，设立遗传医学中心是较为恰当的。

遗传咨询基于尽可能正确的疾病诊断和病因学定义。根据家族史和既往史作出疾病危险性的评估，而辅助咨询者或其家庭做出决定和采取必要的行动。这些决定包括是否可以结婚，是否可以生育，是否需要采取避孕措施，是否要做绝育手术，是否要领养子女，是否要做产前遗传学检查，或是否要采取措施预防和干预疾病的发生，是否用于治疗方案的选择等。而这种咨询可被扩大到家庭中其他疑有发生遗传性疾病风险的成员，因此，家族史采集、遗传学筛查是咨询程序中的重要环节。

一、遗传病史的采集

家系的采集需要专业遗传咨询医生完成，完整的家系图可以让医生对该家族人员的遗传关系、病患数量、发病年龄等有一个准确直观的了解，为临床诊疗、风险评估、预防干预提供重要的辅助信息。在问询家族史时，建议一开始就向咨询者说明可能会问及的内容，包括基本信息，如发病年龄、性别、种族、籍贯、死亡年龄和死亡原因（如有）；疾病史，如阿尔茨海默病、哮喘过敏、出生缺陷、肿瘤（尤其是遗传相关肿瘤）、用药史、失明、失聪、发育迟缓、智力障碍、糖尿病、心脏病、高血压、高胆固醇、手术史、疫苗接种史、精神疾病、肥胖、脑卒中、酒精或药物成瘾等，异常妊娠史；生活方式如运动、吸烟、饮酒、爱好、营养饮食、职业；基因检测结果（如有）。一般情况下，收集家庭中三代或四代人的信息即可，即咨询者本人，其父母、兄弟姐妹、子女、祖父母、叔叔阿姨等。采集的过程中，咨询医生要注意问询的技巧，在尽可能短的时间内

通过有效发问获得有效信息，所有提问都是围绕咨询者的问题，了解咨询者的诉求，尊重咨询者的意愿。

二、遗传学筛查

遗传学筛查或检测是指检测个体中异常基因或染色体重排的携带者。根据其适用临床范畴分为：诊断性检测、预测性检测、治疗性检测、携带者筛查、产前诊断、新生儿筛查、植入前诊断。

1. 诊断性检测 一般是针对某些已知或高度怀疑的遗传性疾病，检测的目的是进一步证实临床的诊断，进行亚型分类，并提供针对性预后信息和治疗方案。

2. 预测性检测 针对一些特定疾病的高风险个体，帮助精准预测或排除遗传性疾病的风险。如肿瘤或家族性心血管疾病，受遗传因素和环境因素共同影响，该类检测可以帮助受检者预测疾病发病风险，及时改善生活方式或采取预防性治疗来降低发病风险。

3. 治疗性检测 以疾病治疗方案选择、疗效判断和预后评估为目的的检测。如上皮性卵巢癌患者 *BRCA1* 和 *BRCA2* 基因突变检测，有助于靶向药物的选择和疗效评估。

4. 携带者筛查 是指在一个群体中用经济、准确可靠的方法筛出携带者，辅以婚育指导、降风险干预手段，可有效地预防某种遗传相关疾病在该群体中的发生。进行群体携带者筛查应具备以下各项条件：①该种遗传病在某一群体中有较高的发病率；②筛查的方法准确、可靠，很少出现假阴性或假阳性结果；③筛查的方法经济实用，不会造成很大的社会经济负担；④已建立地区性遗传医学中心来执行此项工作，并能依据筛查结果进行婚育指导，以期收到实效。此外，还要重点强调遗传相关性肿瘤的携带者筛查。如家族中患者确认携带有致病或可疑致病突变，其直系亲属有必要进行相同遗传位点的筛查，并通过降风险干预手段或早期筛查监测方案，达到早诊早治、预防疾病发生的目的。

5. 胚胎植入前遗传学检测（preimplantation genetic testing，PGT）**技术** 是指针对发育早期的胚胎，通过对体外培养的试管胚胎的遗传检测，检测其是否携带有已知遗传性疾病，并主动选择健康胚胎移植来协助避免已知家族疾病和染色体疾病。包括胚胎植入前非整倍体遗传学检测（preimplantation genetic testing for aneuploidy，PGT-A）、胚胎植入前单基因遗传学检测（preimplantation genetic testing for monogenic，PGT-M）、胚胎植入前非整倍体遗传学检测（preimplantation genetic testing for structural rearrangements，PGT-SR）。PGT-A适用于绝大多数接受体外受精辅助生

殖技术治疗的患者;PGT-M 适用于单基因疾病的高风险人群;PGT-SR 可以帮助识别胚胎中含有正确数量的染色体物质,确保成功怀孕和健康活产。

6. 产前诊断 采用影像学、血清学、基因组学等产前筛查、产前诊断的方法,将非正常的胎儿筛查诊断出来,预防和降低出生缺陷的发生,具体检测方法包括 B 超、介入性产前诊断、磁共振、唐氏血清学筛查和无创产前检查(non-invasive prenatal testing,NIPT)。血清学产前筛查是通过检测母体血清中甲胎蛋白、人绒毛膜促性腺激素和游离雌三醇的浓度,结合孕妇的年龄、体重、孕周等方面来判断胎儿患唐氏综合征、神经管缺陷的危险系数。NIPT 则是一种崭新的产前检查技术,不需要通过高侵入性的羊膜穿刺取样,仅需通过静脉采血抽取母体血液,就能侦测到胎盘释放到母血中微量的游离 DNA,精准检测胎儿染色体异常的状况,其假阳性率极低。

7. 新生儿筛查 针对新生儿群体,对一些合并发病风险较高的先天性疾病、遗传性疾病进行群体筛检,使患儿在临床上未出现疾病表现,而体内生化、代谢或功能已有变化时做出早期诊断。如苯丙酮尿症已纳入我国新生儿筛查项目,通过足跟血测定新生儿血苯丙氨酸浓度,使患儿在临床症状尚未出现之前得以早期诊断和及早治疗。

三、遗传咨询的临床应用

遗传咨询的临床实践中,咨询医生一方面要具备遗传学基本知识,熟悉分子遗传与细胞遗传学筛查的基本方法,经过系统训练,掌握遗传咨询的基础理论、沟通技巧、基本原则;另一方面具有一定的临床医学专业背景,涉及妇产科学、儿科学、肿瘤学等基本知识。

遗传咨询的首要目标是,为有妊娠计划的咨询者及其家庭或遗传相关疾病的患者及高风险家族提供其做决策所需的科学信息与持续支持,从而达到优生优育、预防遗传相关性重大疾病发生的目的。遗传咨询的原则包括:知情同意与非指令性原则、信任与保护隐私原则、平等与信息公开原则、咨询者教育与持续支持原则。

(一) 遗传咨询的对象

1. 有已知或可疑遗传性疾病的家族史。
2. 已知异常遗传基因状态的携带者。
3. 超声检查提示胚胎发育异常。
4. 遗传筛查结果异常。
5. 已知致畸物暴露史。
6. 复发性流产(3 次或以上孕早期流产,因胚胎发育异常导致的死胎、新生儿死亡)。
7. 遗传性肿瘤综合征患者及其直系亲属。
8. 有保留生育和生理功能需求的所有年轻恶性肿瘤患者及高风险女性。

(二) 遗传咨询的内容

1. 遗传家族史评估、患者或携带者的筛查。
2. 孕前和孕期的检查,关注染色体异常、出生缺陷及遗传基因状态。
3. 胎儿异常的风险评估、遗传筛查和遗传检测。
4. 遗传筛查和遗传检测方法的选择。
5. 沟通检测结果,协调多学科团队合作。
6. 预防、干预和治疗措施及建议的咨询。

(三) 多学科团队的支持

临床实践中,有必要建立遗传咨询的多学科团队,共同对患者及其家庭成员的治疗、干预计划进行讨论与管理,包括母胎医学、儿科遗传学、胚胎治疗、新生儿学、小儿心脏病学、小儿外科学、小儿神经学、肿瘤遗传学等。例如,林奇(Lynch)综合征患者及其直系亲属存在 DNA 错配修复基因的胚系突变,但家族中多见的肿瘤是遗传性结直肠癌,其次是子宫内膜癌、卵巢癌。咨询医生可以与结直肠肿瘤医生合作,给咨询者提供更加全面的信息和诊疗服务。再如,软骨发育不全是一种损害软骨内骨化的可遗传性疾病,会对多系统和终生产生影响。遗传咨询医生一方面要对其进行遗传学诊断和分子检测、产前咨询,另一方面,还要对患者一生中可能出现的医疗、功能和心理社会问题有充分的认识和适当管理。国际软骨发育不全共识建议,采用多学科、积极主动的方法对软骨发育不全患者一生的临床和心理社会护理至关重要。

(四) 遗传咨询的流程

1. 遗传筛查或遗传检测前咨询

(1)咨询者初访:与咨询者的第一次面谈是遗传咨询的重要组成部分,不仅要获取咨询者相关的疾病史、家族史、药物史、婚育史或不良孕产史的信息,更是要让咨询者充分表达自己的需求,促进双方的相互了解和信任,全面获取信息,并达成对咨询目标的共识。

根据咨询目的不同,咨询者通常分为两大类。一是计划妊娠前、以优生优育为目的,通常为夫妻双方同时就诊,重点关注夫妻双方的疾病史、手术史、用药史、不良嗜好、疫苗接种史、家族遗传史,必要时需进行相关疾病的筛查。二是遗传性恶性肿瘤等重大疾病的患者及其家族的高风险人群,以疾病预防干预为主要目的,初访时需重点关注咨询者本人或直系亲属的个人疾病史、家族史,包括卵巢癌、子宫内膜癌、乳腺癌、结直肠癌等与遗传相关的重大疾病,以及咨询者或其直系亲属的遗传基因状态等,并有必要绘制完整的家系图。

(2)获取知情同意:咨询过程中时刻遵循自愿非指令性原则,获取咨询者及其家族的全面信息。知情同意书还包括:同意提供本人或其胚胎的生物样本进行遗传筛查或遗传检测，了解检测方法的有效性、潜在的益处和风险、检测的局限性以及其他可替代的方式等。如为胚胎样本，需获得夫妻双方的知情同意。如有委托人，则需被委托人授权、签字。

（3）心理评估：咨询医生在咨询过程中，需要随时关注并评估咨询者对各种讨论的反应和心理承受能力。咨询医生需接受人际关系、心理学和沟通技巧的培训，在临床实践中务必将心理评估和心理建设贯穿于临床咨询的始终。譬如，携带有胚系 *BRCA1* 或 *BRCA2* 基因突变的高风险女性，绝大多数都有很大的、担心患病的心理阴影和压力，甚至会影响她们的婚姻观、生育观。在现有医学水平下，咨询医生要掌握科学疏导、有效沟通的技能，尽可能告知咨询者目前的研究结果、最新进展，提供尽可能多的选择机会，以帮助咨询者及其家人做出更加符合自身利益的治疗选择。

2. 形成临床印象与初步方案　通过有效沟通，在全面掌握咨询者及其家人的信息、了解咨询目标后，遗传咨询医生要与其讨论临床印象与初步方案。有时遗传咨询门诊中的医学查体与其他门诊的问诊、查体方式有所区别，常常更为全面细致，一些遗传综合征的特征也需要咨询者配合才能显现，因此让其了解整个遗传咨询门诊过程对促进临床判断和方案制订极为重要。形成初步临床印象后，咨询医生和咨询者可共同确定临床方案，如采用哪些遗传基因检测方法，检测的步骤和顺序，检测需要获取哪一类检测样本，有哪些不同的预期结果，可能的个体化临床建议等。

3. 遗传筛查或遗传检测及其结果解读　遗传筛查或检测，根据其适用临床范畴分为：诊断性检测、预测性检测、治疗性检测、携带者筛查、产前诊断、新生儿筛查、植入前诊断。详见本节第二部分。

检测结果的解读是遗传咨询医生必备的技能之一。一个优秀的遗传咨询医生在向咨询者解释结果时，应当同时注意两个方面：一是提供的信息应客观、全面和个性化；二是应恰当把握咨询者的心理变化。比如，在妇科肿瘤遗传咨询中，携带有胚系 *BRCA1*、*BRCA2* 或其他基因致病突变的高风险女性，是否要做降风险手术，咨询医生和咨询者双方都难以回答，常常需要在客观、充分、科学的信息下，根据咨询者心理状况、伦理考量、价值观，共同商讨随访或干预方案。

4. 遗传风险评估　遗传因素占主导地位的遗传病要考虑外显率和发病年龄等。要对致病基因做一个全面评估，不同遗传病可能有同一致病基因、同一遗传病也可能有不同的致病基因，不同的基因有不同的遗传模式和外显率，即使对于同一个基因来说，如果突变类型或位置不同，也可能存在不同的外显率和遗传方式等。因此，有必要根据遗传性疾病类别，结合个体的遗传检测结果，对咨询者及其家族成员进行遗传风险评估。常用的风险评估模型包括：孟德尔风险、贝叶斯分析、经验风险，以及基于全基因组关联研究（genome-wide association study，GWAS）构建的多基因风险评分（polygenic risk score，PRS）。

对于单基因遗传病来说，只有单个或少数基因对表型有很大的影响，因此风险评估可采用孟德尔风险或贝叶斯分析。相较于仅根据孟德尔定律计算，贝叶斯分析整合了诸如年龄、不良孕产史、家族史、检测结果等信息，使得分析结果能更准确预测遗传风险。

对于复杂遗传相关性疾病来说，通常有较多的遗传位点对表型产生不同的影响，单个变异不足以评估个体对某一复杂疾病的风险，PRS 是总计了多个遗传变异与疾病表型关系的数值，用于评估个体患有某种疾病的遗传风险，有较强的临床应用前景。例如，Boadicea 模型是整合遗传与非遗传因素、基于欧洲人群 313 个单核苷酸多态性（single-nucleotide polymorphism，SNP）构建的 PRS，已被证明是乳腺癌风险的重要预测模型。在人口中提供的风险分层水平高于仅基于流行病学的危险因素，并且当 PRS 和流行病学危险因素共同考虑时，达到了最大的风险分层水平。尽管种族不同，但 313-SNP PRS 也被证实可用于亚洲女性乳腺癌的风险评估。

5. 干预措施与随访策略　作为遗传咨询医生，仅仅了解妇产科学和遗传学的相关知识是不够的，需要重视科普宣传与随访策略，并有必要建立遗传咨询的多学科团队，共同对患者及其家庭成员的治疗、干预计划进行讨论与管理。例如，苯丙酮尿症是一种常染色体隐性遗传病，但也是为数不多的可治性的遗传病之一，早期诊断、早期治疗是其预后的关键。因此有必要对高危家系进行遗传咨询和基因检测，经确诊的苯丙酮尿症女性孕前需接受孕前和孕期的治疗依从性宣教，长期随访数据显示，孕前和孕 8~10 周内严格的饮食控制，大大降低了子代出生缺陷的比例；孕期连续超声检测有助于准确评估胎儿生长发育异常；产后多学科团队的参与也有助于新生儿的早期治疗、预后和随访。

对遗传性肿瘤患者或高风险人群进行遗传咨询时，咨询医生要详细记录咨询者个人基本信息、个人肿瘤史、家族史、知情同意、临床印象与方案制订、基因检测选择、样本获取、基因检测结果、历次随访（电话或就诊）记录等。无论基因检测结果如何，都应当对咨询者进行随访和宣教。在临床工作中，我们建议携带 *BRCA1*、*BRCA2* 等相关基因突变的女性，或者即便未检测到致病性或可疑致病性突变但明确存在卵巢癌/乳腺癌家族史的女性，要进行更为频繁的肿瘤监测，建议从 35 岁开始每 6 个月进行盆腔检查，经阴道超声检查和血清标志物 CA125 的检测，从 25 岁起每 6~12 个月进行乳腺筛查。

6. 女性生育力及内分泌功能的保护　对于年轻恶性肿瘤患者，在疾病确诊或基因检测明确后，有必要给予个体化的生殖健康及生育力、内分泌功能保护的咨询与指导。女性生育力保护的方法主要有胚胎冻存、卵母细胞冻存、卵巢组织冻存、卵巢移位手术、药物抑制卵巢的卵泡发育等。2020 年，欧洲人类生殖与胚胎学学会（European Society of Human Reproduction and Embryology，ESHRE）发布的女性生育力保存指南指出，目前公认的首选方案为胚胎或卵子冷冻,卵子冷冻是青春期后患者保存生育力的标准方案。卵巢组织冻存与移植是一种运用低温生物学原理冷冻保存卵巢组织的生育力保护方法,在评估和明确恶性肿瘤卵巢转移风险的前提下,是青春期前女性和放化疗无法延迟女性肿瘤患者的唯一保存生育力的选择。

咨询医生有必要为遗传性肿瘤患者提供生育指导,在临床上,PGT 技术是与试管婴儿并用的一项技术,包括单基因病检测、非整倍体筛查、染色体结构变异检测,对早期胚胎进行分子遗传学的诊断,通过移植没有致病基因突变的胚胎,达到家族阻断的作用。临床实践中,PGT 应遵循法律规范和医学伦理先行的原则,重视遗传咨询的必要性,谨慎对待新技术,使患者在充分知情的前提下做出符合其意愿的生殖选择。

7. 遗传咨询中的伦理、人文与家庭关怀 在遗传性疾病的诊疗和随访期间,家庭关怀至关重要。夫妻双方、患者、高风险的直系亲属受到的心理压力、情绪反应各异,家庭生活和社会关系不同,需要从家庭内部和治疗医师团队得到更多的人文关怀。咨询医生应鼓励家人间的亲密交流,相互给予全程情感支持,减轻焦虑,保持良好的心态、规律的生活、融洽的家庭关系。此外,帮助咨询者及其家庭成员积极了解疾病相关知识、遗传风险信息、孕前孕期筛查和检测结果的临床意义,协助临床决策和随访计划的制订,合理指导家庭中其他高危人群的风险管理。

(史庭燕 康 玉)

参考文献

1. 卢大儒,戴郁青. 基因与人类健康. 上海:上海科学普及出版社,2010:8-31.

2. Ricki Lewis. Human Genetics:Concepts and Applications. 10th ed. New York:McGraw-Hill Higher Education,2011.

3. Gregg AR,Simpson JL. Genetic Screening and Counseling,An Issue of Obstetrics and Gynecology Clinics. Philadelphia:Saunders,2010.

4. Milunsky A,Milunsky J. Genetic Disorders and the Fetus:Diagnosis,Prevention and Treatment. 6th edition. San Francisco:John Wiley & Sons,2010.

5. Maher B. "ENCODE":The human encyclopaedia". Nature,2012,489(7414):46-48.

6. 徐丛剑. 染色体异常与遗传咨询. 北京:人民卫生出版社,2020:2-14.

7. 卢大儒,戴郁青. 基因与人类健康. 上海:上海科学普及出版社,2010:8-31.

8. Ricki Lewis. Human Genetics:Concepts and Applications. New York:McGraw-Hill Higher Education,2011.

9. Gregg AR,Simpson JL. Preface:Genetic screening and counseling. Obstet Gynecol Clin North Am,2010,37(1):xv-xvi.

10. Willey AM. Genetic Disorders and the Fetus:Diagnosis,Prevention and Treatment. 6th edition. San Francisco:John Wiley & Sons,2010.

11. Maher B. ENCODE:The human encyclopaedia. Nature,2012,489(7414):46-48.

12. Kullo IJ,Lewis CM,Inouye M,et al. Polygenic scores in biomedical research. Nat Rev Genet,2022.

13. Eggermann T,de Nanclares GP,Maher ER,et al. Erratum to:Imprinting disorders:a group of congenital disorders with overlapping patterns of molecular changes affecting imprinted loci. Clin Epigenetics,2016,8:27.

14. Carter B,Zhao K. The epigenetic basis of cellular heterogeneity. Nat Rev Genet,2021,22(4):235-250.

15. Blencowe H,Moorthie S,Petrou M,et al. Rare single gene disorders:estimating baseline prevalence and outcomes worldwide. J Community Genet,2018,9(4):397-406.

16. Vogelstein B,Papadopoulos N,Velculescu VE,et al. Cancer genome landscapes. Science,2013,339(6127):1546-1558.

17. Mavaddat N,Michailidou K,Dennis J,et al. Polygenic Risk Scores for Prediction of Breast Cancer and Breast Cancer Subtypes. Am J Hum Genet,2019,104(1):21-34.

18. Baylin SB,Jones PA. Epigenetic Determinants of Cancer. Cold Spring Harb Perspect Biol,2016,8(9):a019505.

19. American College of Obstetricians and Gynecologists. Preimplantation Genetic Testing:ACOG Committee Opinion,Number 799. Obstet Gynecol,2020,135(3):e133-e137.

20. Lau TK,Chen F,Pan X,et al. Noninvasive prenatal diagnosis of common fetal chromosomal aneuploidies by maternal plasma DNA sequencing. J Matern Fetal Neonatal Med,2012,25(8):1370-1374.

21. Randall LM,Pothuri B,Swisher EM,et al. Multi-disciplinary summit on genetics services for women with gynecologic cancers:A Society of Gynecologic Oncology White Paper. Gynecol Oncol,2017,146(2):217-224.

22. Savarirayan R,Ireland P,Irving M,et al. International Consensus Statement on the diagnosis,multidisciplinary management and lifelong care of individuals with achondroplasia. Nat Rev Endocrinol,2022,18(3):173-189.

23. American College of Obstetricians and Gynecologists. ACOG Committee Opinion No. 762:Prepregnancy Counseling. Obstet Gynecol,2019,133(1):e78-e89.

24. Dwarte T, Barlow-Stewart K, O'Shea R, et al. Role and practice evolution for genetic counseling in the genomic era: The experience of Australian and UK genetics practitioners. J Genet Couns, 2019, 28 (2): 378-387.

25. Khera AV, Chaffin M, Aragam KG, et al. Genome-wide polygenic scores for common diseases identify individuals with risk equivalent to monogenic mutations. Nat Genet, 2018, 50 (9): 1219-1224.

26. Lee A, Mavaddat N, Wilcox AN, et al. BOADICEA: a comprehensive breast cancer risk prediction model incorporating genetic and nongenetic risk factors. Genet Med, 2019, 21 (8): 1708-1718.

27. Ho WK, Tan MM, Mavaddat N, et al. European polygenic risk score for prediction of breast cancer shows similar performance in Asian women. Nat Commun, 2020, 11 (1): 3833.

28. Chetty S, Norton ME. Obstetric care in women with genetic disorders. Best Pract Res Clin Obstet Gynaecol, 2017, 42: 86-99.

29. ESHRE Guideline Group on Female Fertility Preservation, Anderson RA, Amant F, et al. ESHRE guideline: female fertility preservation. Hum Reprod Open, 2020, 2020 (4): hoaa052.

第五章

妇产科与免疫学

近年来,生殖免疫学已逐渐发展成为一门重要的新兴交叉学科,是生殖医学和免疫学的交叉学科,其研究的核心问题是母体对半同种异体抗原(胚胎)不排斥,而呈可接受的免疫耐受状态的原因和形成机制以及有关疾病如复发性自然流产、子痫前期等妊娠并发症的免疫发病机制和免疫治疗方法探索等科学问题。目前,生殖免疫学的研究重点已转向生殖道局部免疫,特别是关于子宫局部免疫状态和母胎界面免疫状态的研究,并已取得了重大的进展。此外,自身免疫异常也与生殖障碍的发生密切相关,广义的生殖免疫学范畴涵盖同种免疫和自身免疫两种类型。

第一节　女性生殖道组织的局部免疫

一、女性生殖道组织的局部免疫概述

女性生殖道(female reproductive tract,FRT)黏膜可接触到各种抗原,包括微生物、精子(同种异体抗原)和胚胎(滋养细胞抗原-半同种异体抗原)。FRT黏膜在进化过程中逐渐发展成一个具有特殊免疫防御系统的组织。以宫颈转化区(cervical transformation zone,CTZ)为界,宫颈分为内宫颈(extocervix)和外宫颈(endocervix)。外宫颈和阴道被称为下生殖道,覆盖复层鳞状上皮,直接暴露于外部环境,含有大量微生物。自内宫颈向上被覆单层柱状上皮,称为上生殖道。两者有着显著不同的免疫质:下生殖道含有大量有益微生物,有利于消灭病原体;而上生殖道由于宫颈黏液栓的屏障,一般认为是"无菌"的,其免疫学特点不是为了抵御病原体的入侵,而是以对半同种异体胎儿抗原的免疫耐受为特征。深入探索FRT局部的免疫学特征及其异常的发生机制,将有助于寻找治疗靶点,建立相应的干预措施,以防治生殖道感染,并改善母婴结局。

二、女性生殖道组织的局部免疫特点

阴道及外宫颈黏膜属于Ⅱ型黏膜,其表面的鳞状上皮和上皮下的固有层含有大量免疫细胞,但缺乏类似于消化道的黏膜相关淋巴组织(mucosa-associated lymphoid tissue,MALT)。典型MALT指次级淋巴器官样结构,比如消化道黏膜内的Peyer小结,含生发中心,是黏膜免疫应答发生的场所,初始(naïve)T、B细胞在此识别由抗原呈递细胞(antigen presenting cells,APC)处理和呈递的抗原,激活并增殖分化为效应细胞。由于缺乏MALT,下生殖道的原发适应免疫反应需要APC穿越黏膜上皮和固有层,迁移到引流淋巴结(draining lymph nodes,DLN),才能完成抗原呈递,最终激活T、B细胞,使之增殖分化为效应淋巴细胞,然后通过血液循环归巢,最终回到黏膜局部,发挥适应性免疫。而另一方面,下生殖道可通过黏膜屏障、模式识别受体等多种非特异性防御机制实现固有免疫防御。

(一) T淋巴细胞

T淋巴细胞(T lymphocyte)简称T细胞,比例占下生殖道中总免疫细胞的35%~50%,是最主要的免疫细胞群体。T细胞来源于骨髓的淋巴干细胞,在胸腺中诱导分化,发育为CD4或CD8的单阳性T细胞,即Naïve T细胞。它们在识别抗原活化后分化为效应T细胞。效应CD4$^+$T细胞包括辅助性T细胞(helper T cell,Th)和调节性T细胞(regulatory T cell,Treg)。效应CD8$^+$T细胞主要为细胞毒性T细胞(cytotoxic T lymphocyte,CTL)。

研究发现,外宫颈和阴道黏膜中的T细胞较上生殖道

第一篇　总论

更为丰富，其中大部分 T 细胞为 CD8⁺T 细胞，CD4⁺T 细胞含量较少，但 CD4⁺T 细胞的比例在宫颈中有升高趋势，且内宫颈比外宫颈的 CD4⁺T 细胞比例更高。从阴道、外宫颈到内宫颈，T 细胞总数逐渐减少，CD8⁺/CD4⁺T 细胞的比例逐渐下降，且与生殖道微生物的负荷呈正相关。

从细胞表面标记来看，宫颈及阴道中多数 T 细胞表达记忆表型。T 细胞经历抗原刺激后，激活产生的大部分效应 T 细胞在抗原清除完成后发生凋亡，只有一小部分存活并分化为记忆性 T 细胞，这些留存的记忆 T 细胞，当再次接触抗原后能够产生快速反应，完成相应的免疫应答。记忆 T 细胞有三种类型：中枢记忆 T 细胞（central memory T cell, T_{CM}）、效应记忆 T 细胞（effector memory T cell, T_{EM}）和组织驻留记忆 T 细胞（tissue resident memory T cells, T_{RM}）。T_{CM} 表达淋巴归巢分子、L-选择素（L-selectin，即 CD62）和趋化因子受体 7（C-C motif chemokine receptor 7, CCR7），因此，T_{CM} 在次级淋巴器官中循环。T_{EM} 不表达或低表达上述淋巴归巢分子，在外周非淋巴组织内循环。T_{RM} 不表达上述淋巴归巢分子，相反表达一个或多个组织驻留标记如 CD49a、CD103（即整合素 αE, integrin alpha E）和 CD69 等，这些表面分子帮助 T_{RM} 驻留在原反应发生的组织部位不进入循环。研究发现，人类阴道和宫颈的大部分 T 细胞表达记忆表型，通过表面驻留标记检测发现 CD69 是 CD4⁺T_{RM} 细胞的常见标记，而 CD8⁺T_{RM} 则大多表达 CD103。CD4⁺T_{RM} 细胞再次遭遇其特异性抗原刺激后，可被重新激活，主要表现为 Th1 和 Th17 促炎症表型，释放大量炎症介质。而 CD8⁺T_{RM} 细胞识别其抗原激活时，除了 CTL 介导的直接杀伤作用，它们也会释放炎症细胞因子。CD4⁺ 和 CD8⁺T 细胞共同引发局部组织炎症，迅速激活局部先天性、细胞和体液免疫，包括树突状细胞成熟、内皮细胞激活和招募循环淋巴细胞等。主要有以下效应：①分泌干扰素（interferon γ, IFN-γ）：刺激 Th1 细胞扩增、活化巨噬细胞和树突状细胞的溶解细胞活性、抑制 Th2 细胞分化扩增、诱导血管内皮细胞上调血管细胞黏附分子 1（vascular cell adhesion molecule, VCAM1），从而与表达整合素 α4β1 的淋巴细胞结合，帮助淋巴细胞黏附停留；②分泌肿瘤坏死因子（tumor necrosis factor α, TNF-α）：促进 DC 成熟，包括共刺激分子 CD40、CD80 和 CD86 分子以及淋巴结归巢受体 CCR7 的表达上调，促进 DC 的抗原呈递和归巢；③上调表面分子 CD40L 表达，与 Mø、B 细胞和 DC 上表达的 CD40 结合，以活化这些细胞的效应细胞功能；④上调趋化因子受体 3（C-X-C motif chemokine receptor 3, CXCR3）表达，促进 Th1 和 CD8⁺T 细胞的招募。记忆 T 细胞的存在是下生殖道局部免疫记忆功能的表现，可以对再次感染的病原体做出快速的防御性免疫反应并清除。目前下生殖道黏膜免疫的研究热点聚焦于是否可通过疫苗来诱导阴道 T_{RM} 细胞的可能性的研究，以此来实现女性下生殖道局部维持长久有效保护性免疫状态。

近年来有关阴道局部适应免疫的理论有了新的进展。既往的经典理论认为：阴道黏膜 APC 携带抗原归巢至DLN，活化 Naïve 淋巴细胞发动适应性免疫，产生的效应淋巴细胞回到黏膜局部发挥作用。然而近期的小鼠实验证明，尽管没有 MALT 或次级淋巴组织，阴道黏膜可以在原位激活 Naïve T 细胞，从而产生抗原特异性免疫反应，并促进抗原特异性 T 细胞的局部扩增。因此，Ⅱ型阴道黏膜也可以作为一个诱导位点，独立于 DLN 产生原发性 CD8⁺T 细胞黏膜免疫反应，这为致力于免疫诱导生殖道局部 T_{RM} 细胞的疫苗研制提供了阴道给药的理论依据。

（二）抗原呈递细胞

抗原呈递细胞（antigen-presenting cell, APC）可通过细胞表面的组织相容性复合体（histocompatibility complex, MHC）Ⅱ类分子向 CD4⁺T 细胞呈递外源性抗原，通过 MHCⅠ类分子向 CD8⁺T 细胞呈递内源性抗原，以驱动 T 细胞活化、克隆扩增和分化。下生殖道中 APC 和 T 细胞数量相仿。下生殖道抗原呈递细胞以巨噬细胞为主，其次是树突状细胞。

巨噬细胞（macrophage, Mø）由外周血单核细胞迁移到各种组织中分化而成。根据表型及功能，Mø 分为促炎 M1 型或抗炎 M2 型。M1 型 Mø 是一种典型的活化/炎症型 Mø，参与抗原呈递、产生炎症介质，而 M2 型 Mø 则与组织重塑以及免疫调节有关，通过分泌抑制性细胞因子白介素 10（interleukin 10, IL-10）或转化生长因子（transforming growth factor-β, TGF-β）等下调免疫应答，仅有较弱的抗原呈递能力。下生殖道 Mø 通常位于黏膜固有层，通过模式识别受体 CCR7 识别病原体抗原，激活后倾向于表达 M1 表型，表达高水平的 MHC Ⅱ类分子、CD68、CD80 和 CD86 分子以增强抗原呈递功能，并且分泌针对 Th1 细胞的趋化因子，包括趋化因子 9（C-X-C motif chemokine ligand 9, CXCL9）和 CXCL12。

树突状细胞（dendritic cell, DC）可通过 MHC 分子呈递抗原肽来诱导 T 细胞活化和分化从而启动适应免疫应答：通过 MHCⅡ类分子向 Naïve CD4⁺ T 细胞呈递抗原，诱导 Naïve CD4⁺ T 向 Th1 或 Th2 方向分化，从而造成炎症或免疫抑制的环境；通过 MHCⅠ类分子向 Naïve CD8⁺ T 细胞呈递抗原，诱导 CTL 分化。另外，DC 还可分泌细胞因子和趋化因子，如趋化因子 2（C-C motif chemokine ligand 2, CCL2）、CCL3、CCL4、CCL5、CXCL9 和 CXCL10 等，招募多种类型的免疫细胞促进免疫反应。作为免疫监视的关键"哨兵"细胞，DC 遍布全身，包括生殖道黏膜。下生殖道主要存在 3 种 DC 亚群：①上皮内朗格汉斯细胞（Langerhans cell, LC）；②CD14⁻ 固有层 DC（lamina propria DC, LP-DC）；③CD14⁺ LP-DC。DC 主要见于黏膜上皮的基底层和基底上区域，其树突性质在外宫颈和阴道的复层鳞状上皮的基底层更为明显。炎症或耐受性在很大程度上取决于来自特定 APC 亚型的 PRR 信号。CD14⁺ DC 和 Mø 上的 Toll 样受体（Toll like receptor, TLR）和 C 型凝集素受体（C-type lectin receptors, CTR）通常仅启动先天免疫和 Th1 促炎症反应，通过多种促炎症细胞因子和趋化因子的释放，包括 IL-1、IL-6、TNF-α、IFN-γ、CCL21、CXCR8 和 CXCR9 等进一步招募激活更多 Mø、中性粒细胞和淋巴细胞。与之相反，LC 和 CD14⁻LP-DC 倾向于发挥免疫耐受功能，主要通过释放 TGF-β，激活 Th2 细胞功能和诱导 Treg 细胞的产生而诱导免疫耐受。Treg 细胞可抑制 Th1/Th17 型反应和 CTL 活性，并分泌额外的细胞因子以维持免疫抑制微环境。

（三）自然杀伤细胞

自然杀伤细胞（natural killer cell, NK）在骨髓和包括扁桃体、脾脏和淋巴结在内的次级淋巴组织中发育成熟后进入外周，属于天然淋巴细胞（innate lymphoid cells, ILC）。与适应免疫淋巴细胞（B 细胞和 T 细胞等）不同，NK 细胞不表达克隆性 B 细胞受体或 T 细胞受体等抗原特异性受体。相反，NK 细胞以抗原非依赖性方式发挥作用，通常不会生成免疫记忆或长期保护性免疫。NK 仅占下生殖道免疫细胞的 3% 左右，包括 CD56^{dim}CD16⁺ 和 CD56^{bright}CD16⁻ NK 细胞。CD56，又称神经细胞相关黏附分子，在人 NK 细胞的表达强弱与其细胞毒性往往呈负相关。CD16，又称 FCγRⅢ，是 NK 细胞表面的一种激活受体，可增强 NK 细胞对抗体标记的靶细胞的识别和杀伤能力。即 CD56^{dim}CD16⁺NK 细胞呈现高细胞毒性，而 CD56^{dim}CD16⁻ 呈现免疫抑制表型，在下生殖道中以前者为主，CD56^{dim}CD16⁺NK 细胞作为固有免疫的重要成分发挥作用。

（四）B 淋巴细胞

B 淋巴细胞（B lymphocyte）简称 B 细胞，在整个女性生殖道免疫细胞中占比很小，约占免疫细胞总数 1% 以下，主要存在于下生殖道。成熟 B 细胞接受抗原刺激后，在抗原呈递细胞和 Th 细胞的辅助下成为活化 B 细胞，进而分化为浆细胞，合成和分泌各类免疫球蛋白。研究发现，浆细胞主要位于宫颈，尤其是外宫颈，其次是阴道，在子宫内膜和卵巢中的数量极少。下生殖道浆细胞产生抗体类型为 IgG 和 IgA，且 IgG 含量大于 IgA，因此，宫颈阴道分泌物的特征是 IgG 含量高于 IgA。

（五）中性粒细胞

外宫颈和阴道黏膜中性粒细胞（neutrophil）约占所有组织免疫细胞的 10%，在下生殖道的细菌和真菌感染防御中发挥着重要作用。其数量与感染状态、月经周期密切相关。遭遇感染时，它们被炎症介质趋化至感染或病变部位，数量激增，通过吞噬作用、产生有毒氧化化合物、细胞内颗粒释放杀伤微生物物质以及催化白三烯产生以吸引更多中性粒细胞来清除细菌。研究表明，雌激素可抑制外周血中性粒细胞向阴道迁移，对阴道冲洗液的分析也证实卵泡期（高雌激素）的阴道中性粒细胞数量减少，而黄体期（高孕酮）时中性粒

细胞数量则增加。因此，含有雌激素的避孕或激素补充疗法增加了感染机会，这可能与雌激素降低了中性粒细胞的数量有关。

（六）上皮细胞

1. 宫颈及阴道黏膜上皮结构特点 内宫颈黏膜上皮由单层柱状上皮细胞组成，它们紧密排列，细胞间存在广泛的紧密连接。与之相反，阴道及外宫颈黏膜上皮由多层复层鳞状上皮组成，包括：有丝分裂活跃的基底层（basal layer）、多层立方状鳞状细胞组成副基底层（parabasal layer）、厚度不等的中间层（intermediate layer）和由扁平角化细胞组成的表层（superficial layer），即角质层（stratum corneum）。阴道角质结构特殊，罕见角化，表面没有完整的脂质膜，同时有糖原沉积。鳞状细胞之间缺乏紧密连接，这些特点不仅使病原微生物易于穿透，也可使免疫细胞和分子介质在其中移动。阴道上皮大约每 4 小时就会更新一层细胞，去表层角质细胞是消除附着在阴道表面或与脱落的"诱饵"细胞结合的病原体的有效方法。此外，脱落细胞解体并将其内容物释放到阴道腔，其中主要成分糖原是阴道常驻乳酸杆菌的底物，通过产生乳酸降低阴道 pH，创造了一个不适宜致病细菌和病毒物居住的环境，从而增加阴道的抵抗能力。

2. 主要功能

（1）分泌功能：宫颈柱状上皮和尚未分化成角质的鳞状上皮细胞都具有分泌功能，分泌的活性物质一方面可在上皮表面形成黏液屏障发挥天然免疫防御功能，另一方面可参与黏膜局部免疫反应。

1）黏蛋白（mucins）：是一类高分子量糖蛋白，黏蛋白的多少将决定黏液厚度，并可帮助诱捕和固定病原体。宫颈上皮和阴道上皮都分泌黏蛋白，但种类有所不同，并且不同的生理状态（月经、妊娠状态）下，宫颈上皮分泌的黏蛋白种类不尽相同，这种差异不仅使宫颈黏液具有阻止病原体进入上生殖道的屏障功能，同时也便于精子穿透，以利于受孕。

2）抗菌物质：黏膜上皮细胞可分泌多种抗菌肽（antimicrobial peptide, AMP）、乳铁蛋白（lactoferrin）、溶菌酶（lysozyme）、补体（complement）和防御素（defensin）等。这些成分和黏蛋白共同构成黏液栓，覆盖下生殖道，作为体表第一道天然免疫屏障。一般认为，这些抗菌物质的分泌在排卵期（以雌二醇为主）显著减少，在分泌期和月经期显著增加，这可能与孕激素水平增加有关。

3）细胞因子和趋化因子：研究发现，当面临病原体侵袭时，这些细胞亦可分泌炎症相关因子，促进局部炎症反应，如 TNF-α、IL-1β、血管内皮生长因子（vascular endothelial growth factor, VEGF）、CCL2、CXCL9 和 CXCL10 等。另一方面也可分泌免疫抑制性细胞因子，如 TGF-β 和 IL-10。

（2）表达模式识别受体：模式识别受体（pathogen associated molecular patterns, PRR）是宿主抵御病原微生物的第一道固有免疫防线，由胚系基因编码，在进化上十

分保守。PRR 与病原生物表面的病原体相关分子模式（pathogen-associated molecular pattern，PAMP）的相互识别和作用是启动固有免疫应答的关键。研究证实 PRR 主要由 APC、中性粒细胞和 NK 等固有免疫细胞表达，亦可在非免疫细胞上表达，比如黏膜上皮细胞。阴道及宫颈上皮可以表达 TLR、维甲酸诱导基因 1 样受体家族（retinoic acid-inducible gene 1-like receptor，RIG-I）和 NOD 样受体家族（NOD-like receptors，NLR）等 PRR。特定的细菌衍生配体如肽聚糖、脂多糖等可与上述 PRR 结合，激活上皮细胞，表达炎症介质，从而参与免疫防御。

第二节　子宫局部免疫与妊娠期免疫

一、子宫局部免疫与妊娠免疫耐受概述

研究已经证实，子宫内膜含有丰富的免疫细胞，如 T 细胞、NK 细胞、Mø 等，这些免疫细胞和子宫内膜上皮细胞、基质细胞等一起构成子宫局部的细胞网络，形成特殊的免疫微环境。与下生殖道免疫细胞不同，子宫局部免疫相关细胞受到月经周期激素变化的影响，不断改变细胞的比例、数量、功能，以调控子宫内膜的免疫网络的时空变化，以利于半同种异体胚胎的植入，一旦妊娠建立，这种改变将进一步延续，并与滋养细胞相互对话，以进一步适应胚胎种植及生长发育，形成妊娠免疫耐受格局，因此，滋养细胞和蜕膜构成的母胎界面对于妊娠免疫耐受格局的形成以及胚胎种植和生长发育起到至关重要的作用。

从生殖免疫学角度看，人类妊娠过程尤其是早期是母体对于半同种异体胎儿携带父系抗原的免疫耐受过程。在本质上，这种妊娠免疫耐受的对象是胎盘滋养细胞抗原，而非胎儿本身。妊娠的建立始于胚泡植入，随着胚泡包裹着滋养细胞层在子宫蜕膜着床，这层滋养细胞将在整个妊娠期将胎儿隔离于母体免疫系统之外，并和子宫蜕膜中的免疫活性细胞之间形成动态的交互对话机制，同时介导了母胎之间的物质交换。因此，除子宫蜕膜免疫活性细胞外，滋养细胞在介导妊娠免疫耐受的形成机制中发挥着重要作用。

妊娠的最早阶段，位于胚泡滋养层最外侧的合体滋养细胞可识别、黏附和侵袭子宫蜕膜，所以最早的母胎界面是在合体滋养细胞（syncytiotrophoblast，ST）和子宫蜕膜之间（母胎界面Ⅰ）。然后，胚泡滋养层增殖分化形成胎盘绒毛结构［由细胞滋养细胞（cytotrophoblast，CT）、绒毛外滋养细胞（extravillous trophoblast，EVT）和 ST 构成］。随着胎盘的进一步发育，形成了 3 个新的母胎界面取代了原有界面：①EVT 与母体蜕膜之间（界面Ⅱ）；②绒毛膜与包蜕膜之间（界面Ⅲ）；③合体滋养细胞（ST）和母血之间（界面Ⅳ）。因此，在妊娠早期，界面Ⅰ和Ⅱ占主导地位，其调节正常与否是胚泡能否成功植入和子宫螺旋动脉重构是否成功的关键。界面Ⅳ在妊娠 8~9 周开始初步形成，随着胎盘进一步生长，约 20 周后成为主要界面。目前研究认为，妊娠期滋养细胞抗原逃避母体免疫系统攻击的机制主要有三种：①通过胎盘在母体和胎儿之间形成的物理屏障进行隔离；②胎盘中人类白细胞抗原分子特异性表达；③在母胎界面局部诱导形成免疫耐受格局。

二、妊娠免疫耐受的形成机制

（一）胎儿源性滋养细胞在免疫耐受中的作用

1. 人类白细胞抗原　主要组织相容性复合体（major histocompatibility complex，MHC）是一组编码主要组织相容性抗原的基因群的统称。人类的 MHC 被称为人类白细胞抗原（human leukocyte antigen，HLA），其编码蛋白称为 HLA 分子，即人类 MHC 分子，与同种移植排斥反应有关。研究证实 HLA Ⅰ类分子（A、B 和 C）表达于所有有核真核细胞的表面，其作用是保护"自我"健康的细胞不被免疫细胞识别。根据"缺失自我"假说，HLA Ⅰ类分子的缺失或表达改变可使靶细胞易受 NK 细胞攻击。HLA Ⅰ类分子的另一个功能是呈递内源性抗原，将自身异常细胞（如受损或受到病毒感染的细胞）内的蛋白质肽片段显示给细胞毒性 T 细胞（CD8$^+$T 细胞/CTL），触发免疫系统对非自身抗原的即时反应。HLA Ⅱ类分子（DP、DM、DO、DQ 和 DR）表达于专业 APC 上，比如 DC、Mø 和 B 细胞，协助呈递外源性抗原。比如 APC 通过吞噬作用将外来病原体的抗原肽段加载到 HLA Ⅱ类分子上。这些抗原可刺激 Th 细胞的增殖，进而诱导 B 细胞分泌抗原特异性抗体。

研究发现，HLA 在人类胎盘中呈现独特的表达方式（表 1-5-1）。ST：不表达任何 HLA Ⅰ类或Ⅱ类分子，因此，理论上母体 T 细胞无法识别和结合 ST。这种"抗原隐藏"显然是保护胎盘免受母体免疫排斥的高效机制。EVT：①只表达 HLA Ⅰ类分子，而不表达Ⅱ类分子，因此，它不能作为 APC，也不能启动对母体 CD4$^+$T 细胞的针对父系源性 HLA 抗原的识别；②缺乏 HLA-A 和 HLA-B（HLA Ⅰ类分子），避免 HLA-A/B 介导的母体 CD8$^+$T 细胞针对父系源性 HLA 抗原的同种异体免疫反应；③表达 HLA-C（经典 HLA Ⅰ类）、HLA-E 和 HLA-G（非典型 HLA Ⅰ类分子），通过多种方式保护 EVT 免受蜕膜自然杀伤细胞（dNK）和 T 细胞的杀伤。表 1-5-1 HLA 在人类胎盘中的表达情况。

表 1-5-1 HLA 在人类胎盘中的表达情况

	HLA I类分子				HLA II类分子		
	HLA-A/B	HLA-C	HLA-G	HLA-E	HLA-DP	HLA-DQ	HLA-DR
胎儿组织	+	+	-	-	+	+	+
ST	-	-	-	-	-	-	-
CT	-	-	-	-	-	-	-
EVT	-	+	+	+	-	-	-

（1）HLA-C：属于 HLA I a 类分子，具有显著多态性，是调控母胎界面 NK 和 T 细胞免疫活性的关键分子。

1）HLA-C 和 NK 细胞：NK 细胞表面表达杀伤细胞免疫球蛋白样受体（killer cell Ig-like receptors，KIR），包括抑制性和激活性受体，可识别 EVT 表面 HLA-C 分子。HLA-C 分子按照其重链第 80 位氨基酸的不同分为 HLA-C1（含有天冬酰胺酸）和 HLA-C2（含有赖氨酸），各自识别不同的 KIR，HLA-C2 结合抑制性受体 KIR2DL2 或 3，HLA-C1 结合抑制性受体 KIR2DL1 和激活性受体 KIR2DS1。无论是抑制性受体还是激活性受体，与 HLA-C 结合所产生的反应后分泌的细胞因子，对于免疫耐受和 EVT 侵袭都是必需的。例如，激活性受体 KIR2DS1 与 HLA-C2 结合，可促进蜕膜 NK 细胞（decidual NK cell，dNK）分泌粒细胞-巨噬细胞集落刺激因子（granulocyte-macrophage colony stimulating factor，GM-CSF）可以增强 EVT 侵袭能力。研究发现，特定的母体 KIR 和胎儿 HLA-C 基因组合对妊娠结局有重要影响。KIR A/A 基因型的母亲会缺乏大部分或全部激活性 KIR，当怀上 HLA-C2/C2 基因型的胎儿时，母亲罹患子痫前期的风险显著增加。因为母亲 dNK 仅有抑制性 KIR2DL1 受体，没有激活受体 KIR2DS，NK 细胞严重抑制，无法产生细胞因子，并且不能充分支持 EVT 侵入螺旋动脉，导致胎盘缺陷，从而增加了子痫前期的发生风险。

2）HLA-C 和 Treg 细胞：HLA-C 分子可能参与 Treg 的分化诱导。研究发现，在体外将 Naïve CD4+T 细胞与 EVT 共同培养能显著增加 CD4+FOXP3+Treg 的比例。有学者提出，母体 T 细胞在特异性识别胎儿源性 HLA-C 后会发生 Treg 分化，但其确切机制仍有待研究。

（2）HLA-E：除 KIR，dNK 细胞表面也表达自然杀伤家族 2 受体（natural killer group 2 receptor，NKG2），该受体能识别 HLA-E 分子。当胎儿源性 HLA-E 和 dNK 细胞表面受体 NKG2A/C 相互作用时，可能导致穿孔素（perforin）和颗粒酶（granzyme）的脱颗粒和释放，引发免疫调节作用。

（3）HLA-G：HLA-G 属于 HLA-I b 类分子，是由少数等位基因编码，数量有限的蛋白质分子，多态性非常低，进化保守。HLA-G 是一种同源二聚体，与所有蜕膜 APC 表达的抑制性受体 LILRB1、NK 细胞表达的 KIR2DL4 和 T 细胞、NK 细胞和内皮细胞表达的 CD160 有高亲和力。HLA-G 和这些受体相互作用将诱导免疫细胞功能向免疫耐受方向

偏移。主要功能有：抑制 T 细胞增殖和细胞毒性，并诱导 Treg 细胞的扩增；抑制 B 淋巴细胞的分化、增殖和细胞因子的产生；抑制外周血和子宫 NK 细胞（uterine NK cell，uNK）的增殖和细胞毒性，并促进它们在滋养细胞侵袭和子宫螺旋动脉重构中的作用；可溶性 HLA-G 在与 KIR2DL4 相互作用后被内吞到 NK 细胞的囊泡中，促进 NK 细胞分泌促血管生成/促炎症细胞因子和趋化因子，如 IL-6、IL-1β、IL-8、IL-23、巨噬细胞炎症蛋白 1α（macrophage inflammatory protein-1，MIP-1α，即 CCL3）和 MIP-3α（即 CCL20）；通过下调 B、T 和 NK 细胞表面趋化因子受体的表达抑制其趋化性；抑制中性粒细胞的吞噬作用和活性氧的产生。因此，HLA-G 分子可通过多种机制诱导妊娠免疫耐受机制的形成。

2. 滋养细胞抗原的翻译后修饰 研究显示滋养细胞抗原有显著的糖基化修饰现象。最近的多项动物实验证实这种糖基化翻译后修饰可使对滋养层抗原有高亲和力的 B 细胞会在骨髓中被删除，以防止产生高亲和力的针对滋养细胞的抗体，也可导致滋养层抗原特异性 CD4+ T 细胞出现明显的免疫抑制功能。考虑胎儿血细胞表面抗原的糖基化程度显著低于滋养层细胞，这种糖基化水平的差异可能部分解释了母体免疫细胞对胎儿血细胞抗原与滋养层抗原的反应性的差异，前者可引起胎儿溶血性疾病，后者则表现为免疫耐受。

3. 滋养细胞外泌体 研究发现，ST 可持续分泌外泌体（exosomes）释放到绒毛间隙。外泌体是包膜的细胞衍生颗粒，通常直径约 100nm。释放到绒毛间隙的 ST 源性外泌体可通过子宫静脉返回心脏进入体循环，这在某种程度上代表了界面 IV 向母体的进一步延伸。在正常妊娠中，ST 源性外泌体可帮助诱导母体对妊娠的适应性变化，包括促进胎儿这种同种异体移植的存活。主要有以下机制：①人类胎盘 ST 通过外泌体释放活性 Fas 配体（Fas ligand，FasL），诱导母体 T 细胞凋亡；②释放 NKG2 配体，调控 NK 细胞功能。NK 细胞 NKG2D 的配体包括 MHC I 类分子和 UL16 结合蛋白（UL-16 binding protein，ULBP）。这种受体-配体相互作用可通过激活穿孔素介导的细胞毒性途径发挥杀伤作用。研究发现，人类 ST 可成组表达 MHC I 类链相关（MHC I class I chain-related，MIC）蛋白和 ULBP，并以可溶性形式通过外泌体释放，诱导 NK、CD8+T 细胞的 NKG2D 受体下调，导致

细胞毒性降低。

4. 滋养层细胞的其他功能

（1）分泌趋化因子：滋养细胞可通过严格控制的趋化因子级联反应，如 CXCL12、CXCL16 和 CCL3 分泌等，选择性地将外周 NK 和 T 细胞招募到蜕膜中。

（2）分泌细胞因子：如巨噬细胞集落刺激因子（granulocyte colony stimulating factor，G-CSF）、IL-10 和 TGF-β 的分泌诱导：①促使 Th1/Th2 平衡向 Th2 偏移；②抑制促炎症 Th17 细胞；③诱导 Treg 细胞分化。

（3）分泌 IL-35：抑制人类原始 T 细胞的增殖，并通过诱导 CD4$^+$T 细胞的 STAT1 和 STAT3 的磷酸化促进 IL-35 诱导 Treg 细胞的分化。

（二）母胎界面的免疫细胞在妊娠免疫耐受形成机制中的作用

子宫内膜中除了上皮细胞、间质细胞外，还有大量的免疫活性细胞，如 NK 细胞、T 细胞、Mø 以及骨髓来源的抑制性细胞（myeloid-derived suppressor cell，MDSC）等。随着排卵后孕酮的产生，人类子宫内膜发生蜕膜化，子宫内膜免疫细胞数量、比例和功能都会发生剧烈变化，这些变化都是为了适应妊娠而做的前期准备。研究发现，一旦胚胎在子宫蜕膜植入，会有更多的免疫细胞在蜕膜富集，和滋养细胞共同诱导母-胎免疫耐受，同时促进滋养细胞的增殖分化，帮助完成后续胎盘建立并滋养胎儿的生长发育。

1. 固有淋巴细胞（innate lymphoid cell，ILC） ILC 是一类异质性的淋巴细胞群体，缺乏特异性抗原受体，作为固有免疫细胞在人类的各种黏膜结构、脂肪组织和淋巴结中大量存在。ILC 家族分为五类：NK 细胞、ILC1、ILC2、ILC3 和淋巴组织诱导细胞（lymphoid tissue inducer cells，LTi）。子宫内膜局部的 ILC 有 NK 和 ILC3，其中绝大部分是 NK 细胞。

排卵前，即增殖期的子宫内膜 ILC 数量较少。排卵后 ILC 开始迅速增加，在黄体中期约占蜕膜免疫细胞的 30%，在胚胎着床时约占蜕膜免疫细胞总数的 70%，且这种高 ILC 特征将持续到妊娠的前 3 个月。直至妊娠晚期，ILC 的数量才开始下降，但仍是蜕膜的主要细胞。

（1）NK 细胞：子宫 NK（uterine NK，uNK）细胞是子宫局部最主要的 ILC 细胞，和外周血 NK 细胞（periphera NK，pNK）在表型和功能上都存在较大差异。妊娠建立后，uNK 细胞被称作蜕膜 NK 细胞（decidua NK，dNK），dNK 在妊娠的建立和维持中起着重要作用。

1）uNK 来源：uNk 细胞数量在排卵后迅速增加。一般认为其来源主要是 pNK（外周血 NK）的向蜕膜的募集以及子宫内膜 CD56^{bright} 组织驻留前体细胞和 CD34$^+$ 前体细胞的衍生增殖。uNK 和 CD56^{bright} pNK 细胞均高表达 CXCR3（CXCL9、CXCL 10 和 CXCL11 的受体）和 CXCR4（CXCL12 的受体）。排卵后雌、孕激素使 CXCL9、CXCL 10 和 CXCL11 在子宫内膜的表达显著增加，可诱导

CD56^{bright} pNK 细胞向子宫内膜迁移并保持 uNK 在局部停留。妊娠建立后，人类孕早期滋养细胞也可分泌 CXCL9、CXCL 10 和 CXCL12 等趋化因子，趋化 CD56^{bright} pNK 向母胎界面迁移。另外，黄体期和早期妊娠膜分泌的 IL-15 也显著增高，也可刺激子宫内膜 CD56^{bright} 组织驻留前体细胞和 CD34$^+$ 前体细胞的增殖。在卵泡期的子宫内膜中可以看到一些小的无颗粒 NK 细胞，排卵后内膜中 NK 数量显著增加。黄体期 NK 细胞在子宫内膜功能层中松散成簇，呈颗粒状，与螺旋血管和子宫内膜腺体相邻。随着黄体期结束，孕激素下降，内膜中 NK 细胞急剧消亡，数量减少。

2）uNK 表面标记主要有：①NK 细胞的典型标记：CD56 和 CD16 与 NK 细胞毒性分别呈负相关和正相关。dNK 细胞表面标记主要为 CD56^{bright}CD16$^-$，提示其低细胞毒性，其细胞毒性甚至低于外周血中表达相似标记的 NK 细胞（CD56$^+$CD16$^-$），对滋养细胞无杀伤作用。②组织驻留标志物：dNK 表达 CD69、CD49a、CD9、CD62L 和 α_1-整合素，这些组织驻留标志物的表达有助于 dNK 细胞的驻留和蓄积。

3）uNK 表面的 HLA 相关受体：NK 细胞表面能识别滋养细胞 HLA 的相关受体主要包括 KIR（识别 HLA-C）、自然杀伤家族 2 受体（natural killer group 2 receptor，NKG2，识别 HLA-E）和免疫球蛋白样转录物 2 受体（immunoglobulin-like transcript 2 receptor，ILT-2，识别 HLA-G）。以上受体家族都包含激活性受体和抑制性受体。它们和滋养细胞 HLA-C/E/G 的协同工作将影响 dNK 细胞产生趋化因子和细胞因子的能力，是调节滋养细胞侵袭能力的关键。抑制性受体可以与滋养层上不同类型的 HLA 结合后减弱 NK 细胞的细胞毒性，并通过分泌 Th2 型细胞因子如 IL-10、TGF-β 发挥免疫抑制作用，而激活性受体也是必需的，激活性受体激活可促进 dNK 细胞分泌炎症和血管生成细胞因子。

4）uNK 功能：

A. 促进胎盘发育：dNK 在调节 EVT 重塑子宫螺旋动脉中起重要作用。一方面，dNK 可促进滋养细胞侵袭，重构血管：dNK 可分泌血管生成生长因子，如 VEGF、基质细胞衍生因子-1（stromal cell derived factor-1，SDF-1）和血管生成素-1/2（angiopoietin-1/2，Ang-2），促进螺旋动脉重塑；浸润在螺旋动脉附近的 dNK 细胞表达多种基质金属蛋白（matrix metalloproteinase，MMP），提示 MMP 在缺乏 EVT 的情况下即开始破坏细胞外基质，以利于滋养细胞侵袭和螺旋血管重塑；通过分泌 GM-CSF 增强滋养层细胞的侵袭能力。研究发现子痫前期（preeclampsia，PE）和胎儿生长受限（fetal growth restriction，FGR）患者的 dNK 细胞数量减少，这可能与子宫螺旋动脉重塑不良和蜕膜滋养层浸润减少有关。另一方面，dNK 又能抑制滋养细胞侵袭：通过分泌 IFN-γ，增加绒毛外滋养层细胞凋亡和减少滋养层细胞的 MMP2 合成来限制滋养层细胞的侵袭；dNK 细胞分泌的 IL-8 和 IFN 诱导蛋白（IFN-inducible protein，IP-10）也具有限制滋养层细胞侵袭能力的作用。这些机制既可促进滋养细胞的增殖和

侵袭,防止胎盘浅着床,又能防止滋养细胞侵袭过度,避免胎盘植入,帮助滋养细胞保持侵袭的适当平衡。

B. 维持母胎免疫耐受:dNK 的低细胞毒性和 Th2 型细胞因子能够帮助诱导妊娠免疫耐受。研究发现,dNK 细胞能促进 Treg 细胞和诱导滋养细胞表达吲哚胺 2,3-双加氧酶(indoleamine2,3-dioxygenase,IDO),一种免疫反应的重要负性调节因子,诱导效应 T 细胞凋亡。

C. 参与子宫内膜周期性更新:月经前可见 uNK 细胞急剧消亡,维持血管完整性的可溶性因子产物减少,这些机制可能导致子宫内膜周期性分解,表明 uNK 细胞可能在子宫内膜更新、分化和解体中发挥作用。

D. 促进胎儿的生长发育:研究发现胎盘界面存在一类 CD49a+dNK 细胞亚群,在胎盘形成可以承担胎儿供养任务之前,可通过分泌促生长因子促进胎儿发育,包括多效蛋白(pleiotrophin,PTN)和骨甘氨酸(osteoglycin,OGN)等分子。这些生长因子的缺乏会导致子代骨骼发育异常,从而导致胎儿生长受限。转录因子 PBX 同源框 1(transcription factor PBX homeobox 1)可以调节 dNK 细胞中生长促进因子的转录表达,并促进胎儿生长。

(2)ILC3:ILC3 是固有淋巴细胞的一种,也存在于妊娠早期的人类蜕膜中。蜕膜 ILC3 包括自然细胞毒性受体(natural cytotoxic receptor,NCR)+ 和 NCR- 细胞,分别可产生 IL-8/IL-22/GM-CSF 和 TNF/IL-17,与诱导/维持妊娠和促进妊娠早期炎症阶段有关。

2. T 细胞 子宫内膜中 T 细胞亚群随月经周期及妊娠而发生动态变化。在卵泡期,子宫内膜免疫细胞的 1/2 以上都是 T 细胞,并以 CD8+T 细胞为主,但在排卵后 T 细胞迅速下降,在妊娠早期也仍是蜕膜免疫细胞的少数群体,这和 NK 在排卵后的急剧增多有关,NK 细胞数量急剧增多,导致 T 细胞比例相对减少。至妊娠足月,T 细胞再次成为蜕膜的主要免疫细胞群体,且大多数是迅速增多的 CD4+T 细胞。在 CD4+ 的 T 细胞中,卵泡期以 Th1 细胞为主,排卵后 Th1 数量开始下降,而 Th2 和 Treg 细胞则开始增加。如妊娠建立,这种 Th1 逐渐减弱而 Th2 及 Treg 逐渐增强的趋势将维持下去。但研究发现,直至妊娠的前 3 个月仍以 Th1 的促炎环境为主,以满足该阶段胚泡植入和胎盘发育的需要。妊娠中期是胎儿发育的主要阶段,CD4+ 的 T 细胞以 Th2 和 Treg 抗炎型和免疫抑制为特征,从而保证了胎儿生长所需要的良好的免疫微环境。在妊娠晚期,Th1/Th2 平衡再次转变为以 Th1 型促炎免疫状态为主,以利于分娩发动的需要。研究发现,子宫内膜 CD8+T 细胞的数量在月经周期中稳定或在排卵后轻度下降,其细胞毒性活性在卵泡期及妊娠期显著受抑。

(1)Th 细胞:Naïve CD4+T 细胞通过 T 细胞受体识别活性信号刺激,可分化为特定的 T 细胞亚群,如 Th1、Th2、Th9、Th17、Th22 和滤泡 Th 细胞(T follicular helper cell,Tfh)。这些细胞亚群在人类妊娠中扮演着重要角色。

1)Th1 和 Th2 细胞:

A. 来源:目前认为排卵后以及妊娠早期的 Th1 细胞减少和 Th2 细胞积聚是多种归巢和诱导分化机制的结果。蜕膜基质细胞分泌的 CCL2 和滋养细胞分泌的 CCL17 可促进表达 CCR2 和 CCR4 的 T 细胞向蜕膜募集。滋养层细胞可诱导人类蜕膜 CD1c+DC 分泌 IL-10 和 CCL17,从而促进 Th2 细胞的分化和归巢,而另一方面,因为 Th1 细胞亚群在外周组织募集时严格依赖于 CXCL9、CXCL10、CXCL11 和 CCL5,而这些趋化因子在人类蜕膜基质细胞中的表达逐渐减少,这也是导致 Th1 招募减少的机制之一。另有研究提示,妊娠早期人类蜕膜中数量相对较多的 Th1 细胞实际上可能是缺乏胎盘抗原特异性的常驻记忆细胞。

B. 功能:在妊娠早期,Th1 细胞占蜕膜 CD4+ 细胞池的 40%。Th1 相关细胞因子(IFN-γ、TNF-α)和 uNK 细胞分泌的细胞因子共同介导胚泡着床。这种植入窗口和妊娠早期的促炎症 Th1 环境对于调节滋养细胞侵袭、刺激子宫上皮的充分修复以及胚胎植入后细胞碎片清除是必要的。TNF-α 可通过改变滋养细胞与层粘连蛋白的黏附而抑制滋养细胞的迁移和调节 MMP 的表达,在滋养细胞侵袭中发挥关键的调节作用。IFN-γ 亦是在人类和小鼠的妊娠早期子宫螺旋动脉重构的一个关键信号,在转基因小鼠模型中,IFN-γ 或其受体的缺失将导致胚胎吸收率增加、蜕膜损伤和坏死。在完成胚胎植入和胎盘发育后,胎儿会进入快速生长和发育阶段,母胎界面的免疫环境则转向 Th2 介导的抗炎免疫抑制状态。Th2 型细胞因子如 IL-4、IL-5 和 IL-13 等在母胎界面显著增加。

2)Th17 细胞:Th17 是 Th1 和 Th2 以外首个被明确的 Th 亚群,以分泌 IL-17、IL-21 和 IL-22 为特征,属于促炎症 Th 细胞。Th17 的主要调节机制和功能:①IL-17 能刺激蜕膜间质、血管内皮细胞分泌 TNF-α、IL-1β、IL-6、IL-8、CXCL1、CXCL8 和 G-CSF 等因子,从而促进中性粒细胞募集和炎症反应;②IL-22 可促进黏膜上皮分泌 β-防御素等抗菌肽;③IL-21 还可通过增强 Th1 细胞、CTL 和 NK 细胞的功能来促进细胞免疫。目前,Th17 在妊娠中主要作用是支持血管生成和抵御外来微生物,从而维护母胎界面的稳定性。早期妊娠时,Th17 细胞可通过分泌 IL-17 促进人类滋养细胞的增殖和侵袭,但过度的 Th17 促炎反应效应可能和自然流产发生相关。研究发现自然流产患者蜕膜中 Th17 细胞比例较正常妊娠显著升高。由于 dNK 细胞可通过产生 IFN-γ 来抑制蜕膜 Th17 细胞的积聚。因此,自然流产患者蜕膜 Th17 细胞数量增加也可能与 NK 细胞数量减少有关。

(2)Treg 细胞:Treg 细胞是一个 T 细胞亚群,Treg 细胞可通过产生免疫抑制型细胞因子如 IL-10、TGF-β 等来抑制自身反应性淋巴细胞的活性和增殖,从而调节免疫内环境平衡和维持自我免疫耐受。在妊娠期间,其在维持母体对半同种异体胎儿抗原的免疫耐受方面起重要作用。研究发现,在受孕时,Treg 迅速扩增,并优先定位于蜕膜。功能性趋化因子及其受体广泛表达于母胎界面,各种趋化因子通过网络效应介导 Treg 向蜕膜的迁移。Treg 细胞的主要调节机制:①IDO 是滋养细胞和巨噬细胞表达的一种酶,它可将色氨酸分解代谢为犬尿氨酸,后者可通过激活 T 细胞表达的转录因子芳香烃受体从而促进 Treg 的分化。②蜕膜 NK 细胞可促进骨髓 CD14$^+$ 单核细胞表达 IDO,从而进一步增强 IDO 介导的蜕膜组织内 Treg 的诱导分化。③母胎界面的粒细胞源性抑制细胞,可通过诱导 CD4$^+$CD25$^-$T 细胞中的 Foxp3 表达促进它们向 Treg 的分化扩增。④父系抗原的 Treg 扩增效应也参与了 Treg 的增殖与分化。对暴露于精液抗原的小鼠研究表明,父系抗原能够驱动抗原特异性 Treg 激活和扩增。分娩后,这些胎儿特异性(即父系抗原特异)Treg 细胞仍然持续维持在较高水平,并维持对父系抗原的特异耐受性,并能在再次妊娠时,能对具有相同父系抗原背景的抗原迅速识别,重新积累扩张,以降低与胎儿免疫耐受性受损相关的胚胎死亡风险。⑤孕酮的抗原非特异性 Treg 扩增效应:研究发现,采用孕酮给药的方式使小鼠"假孕",可诱导小鼠 Treg 细胞以孕酮受体依赖的方式扩增,达到与妊娠小鼠相似的 Treg 扩增效应。

(3)CD8$^+$T 细胞:母体蜕膜 CD8$^+$T 细胞仅占妊娠早期蜕膜组织中的白细胞(CD45$^+$ 细胞)的 2%~7%,但在足月妊娠蜕膜中,其比例增加至约 30%。蜕膜 CD8$^+$T 细胞主要由高度分化的 CD8$^+$ 效应记忆 T 细胞组成。蜕膜 CD8$^+$T 细胞高表达协同共抑制分子程序性细胞死亡分子 1(programmed cell death protein 1,PD-1)、细胞毒性 T 淋巴细胞相关蛋白 4(cytotoxic T lymphocyte associated protein 4,CTLA4)和淋巴细胞活化基因 3(lymphocyte activation gene 3,LAG3),低表达细胞溶解分子,这表明蜕膜局部的 CD8$^+$ 效应 T 细胞的细胞毒性处于降调节状态,这有利于维持母胎免疫耐受。然而在体外研究表明,蜕膜 CD8$^+$T 细胞在一定条件的刺激下,仍可增殖,并可脱颗粒,产生 IFN-γ、TNF-α、穿孔素和颗粒酶 B 等,表明蜕膜 CD8$^+$T 细胞的功能并没有受到永久性抑制,仍然保留对炎症事件(如感染)的反应能力。

3. MΦ

(1)来源:子宫内膜中的 MΦ 可通过自我更新和外周单核细胞募集两个途径维持。随着子宫内膜蜕膜化,巨噬细胞集落刺激因子(macrophage-stimulating factor,M-CSF)也称为集落刺激因子-1(colony stimulating factor,CSF-1)的分泌显著升高,不仅可刺激原位 MΦ 增殖,而且还可招募循环中单核细胞向子宫局部迁移。研究发现,高表达 CXCR6 或 CCR2 的 MΦ,可通过 CSF-1 产生反应,优先被招募到子宫局部。

(2)表型和功能:MΦ 的表型和功能可随月经周期及妊娠的变化而发生动态变化。

1)月经周期的动态变化:卵泡期 MΦ 主要局限于子宫内膜间质,优先分布在内膜腺体周围,没有在血管周围聚集的趋势,且以具有 M2 活性的 MΦ 为主,可促进组织和 ECM 再生。到排卵期,外周血单核细胞向子宫内膜募集,并向 M1 型 MΦ 分化,M1 型 MΦ 在子宫内膜急剧增加,因此,M1 型 MΦ 在黄体期及经期的子宫内膜中占主导地位,此时期,MΦ 的数量也从增殖期的 1%~2% 增加到分泌期的 3%~5%。M1 型 MΦ 可通过释放炎症细胞因子为胚胎植入建立植入窗口期营造促炎症微环境,其中 LIF 可以调节上皮细胞表面的聚糖结构,这对子宫内膜的容受性至关重要。到月经期,MΦ 的数量占白细胞的 6%~15%。这些促炎症表型的 MΦ 可吞噬凋亡的内皮细胞和组织碎片,同时可通过分泌 TNF-α 和 MMP9 等细胞因子促进 ECM 降解。

2)妊娠期:胚泡着床后,蜕膜 MΦ 继续扩增,并向 M1/M2 混合型转化,MΦ 分泌的 MMP-7 和 MMP-9 等蛋白水解酶,可帮助滋养细胞浸润蜕膜,侵袭螺旋动脉。当螺旋动脉重塑完成和胎盘形成后,蜕膜 MΦ 则转变为以 M2 表型为主的 MΦ,以便维持母胎免疫耐受。在妊娠的前 3 个月,MΦ 约占蜕膜白细胞的 20%~30%,是除了 NK 细胞的第二大细胞群。蜕膜 MΦ 在白细胞中的比例在妊娠早期和中期之间没有显著变化,在妊娠晚期其数量变化模式仍有不同报道。孕早期蜕膜 MΦ 表达 B7-H1(PD-ligand 1,PD-L1)和 B7-DC(PD-L2)分子,可与蜕膜 T 细胞上的相应受体 PD-1 结合而发挥抑制性共刺激配体的作用,从而抑制蜕膜 T 细胞产生 Th1 型细胞因子如 IFN-γ 等。滋养细胞和蜕膜基质细胞(decidual stromal cell,DSC)表达核因子-κB 配体受体激活剂(receptor activator for nuclear factor-κB ligand,NF-κB,RANKL)可诱导蜕膜 MΦ 向 M2 分化,分化的 M2 可进一步促进蜕膜 CD4$^+$T 细胞分泌 IL-10 和促使 Th2 相关转录因子 GATA-3 高表达,从而使 Th1/Th2 平衡向 Th2 偏移。同时蜕膜 MΦ 是 IDO 重要来源,而 IDO 是母胎界面局部募集 Treg 的重要因子。妊娠晚期,MΦ 可分泌大量 IL-1β、IL-6、TNF-α、MMP 和 NO,因此,MΦ 也被认为是与分娩启动相关的天然免疫细胞。

4. DC
子宫内膜的树突状细胞(DC)数量很少。在整个月经周期和妊娠期,子宫内膜 CD1a$^+$ 未成熟 DC 的密度显著高于 CD83$^+$ 成熟 DC。蜕膜中 DC 的数量稀少以及其以未成熟表型为主的特征可能是阻止对母体胎儿抗原产生免疫反应的机制之一。

5. B 细胞
子宫内膜 B 细胞的占比很小,在整个月经周期中数量没有显著变化(5%),但在孕早期可降至 2%。

(1)来源:妊娠的特点是 B 细胞减少,包括在妊娠早期,即胎盘形成之前,骨髓中的前体细胞数量逐渐减少,以及未成熟 B 细胞数量逐渐减少。并且妊娠期 B 细胞向浆细胞和记忆细胞的分化明显受到限制。

(2)保护性不对称抗体:B 细胞可通过对父系抗原产生保护性不对称抗体,参与建立妊娠免疫耐受微环境。因为这种保护性抗体的两个 Fab 片段中的一个被寡聚糖基团修饰,从而阻碍与抗原的结合,因此,称为非对称抗体(asymmetric antibodies),只有单价结合作用,不能形成抗原-抗体复合体,无法激活免疫效应，从而保护父系抗原免受攻击。在妊娠期间，人类和小鼠血清都含有对抗原具有特异性的不对称 IgG 分子。与非妊娠或有反复自然流产史的孕妇相比，非对称抗体在健康孕妇中的高表达间接表明了其在维持母胎免疫耐受中的作用。

（3）Breg 细胞：目前认为 B 细胞中存在一种具有多种调节作用的特异性亚群，称为调节性 B 细胞（Breg）。目前缺乏公认的 Breg 表面标记，但就功能而言，Breg 的特征是能分泌 IL-10 和 TGF-β，帮助机体诱导产生免疫抑制微环境。另外，Breg 也可通过 CD80/CD86 共同刺激信号来直接诱导 Treg 细胞分化。

6. 中性粒细胞 中性粒细胞普遍分布于 FRT。它们在输卵管中大量存在，并从上生殖道到阴道逐渐减少。中性粒细胞数量在整个月经周期中相对稳定，仅在经期时子宫内膜中的中性粒细胞显著增加，可通过释放弹性蛋白酶协助破坏子宫内膜组织，激活细胞外基质金属蛋白酶；同时由于上皮屏障的破坏，中性粒细胞的增加显然加强了先天免疫防御功能。

7. 髓系抑制细胞

近年来研究发现，人类子宫蜕膜中除了存在丰富的 dNK 细胞、T 细胞、巨噬细胞、树突状细胞等细胞外，还存在不同于外周血的表型和功能的一种新的细胞亚群即髓系抑制细胞（myeloid-derived suppressor cell，MDSC）。研究发现 MDSCs 在非妊娠状态下以及妊娠不同阶段的数量、表型和功能均发生着动态变化，这种动态变化有利于妊娠免疫耐受格局的建立和维持。在人类妊娠和小鼠模型的研究中均发现，MDSCs 在正常妊娠的各个阶段数量均有明显增加。有学者发现髓系细胞，包括 MDSCs 是小鼠蜕膜组织中，特别是在孕早期至孕中期，是继 dNK 细胞之后的第二大类免疫活性细胞，它的存在对于正常妊娠至关重要。

（1）MDSCs 在"母胎界面"的募集增殖机制：①妊娠期小鼠蜕膜中的粒系 MDSC（granulocytic myeloid-derived suppressor cell，G-MDSC）[注：近年来 G-MDSCs 被统称为多形核 MDSC（polymorphonuclear MDSC，PMN-MDSC）] 可通过趋化因子 CXCR2/CXCL1 轴被募集到蜕膜组织；②妊娠期间雌、孕激素增加，可通过 STAT3 信号通路使 MDSCs 增殖并激活；③分泌型 HLA-G 可通过与其同源受体 ILT-4 结合，触发 STAT3 信号通路导致 MDSCs 增殖和分化；④缺氧情况下，可通过 HIF-1α 转录因子诱导 MDSCs 增殖和聚集；⑤滋养细胞可通过上调 CD14+ 髓系单核细胞内的 CCL2 和 STAT3，诱导其向 MDSCs 分化。

（2）蜕膜 MDSCs 功能：①蜕膜 MDSC 可通过抑制性效应分子—氧化氮合成酶（inducible nitric oxide synthase，iNOS）和 Arg-1 诱导妊娠免疫耐受格局的形成；②给流产模型小鼠过继转输 MDSC 能显著降低小鼠的流产率；③人类正常妊娠子宫蜕膜中的 G-MDSC 可通过激活 TGF-β/β-catenin 信号通路上调 Foxp3 在 CD4+CD25− Treg 细胞上的表达，Treg 细胞数量的增加也能以正反馈的方式诱导更多 MDSC 的产生，从而有助于妊娠免疫耐受的维持；④MDSC 与 T 细胞之间的相互作用可导致这些 T 细胞向 Th2 型转化。

第三节　免疫和病理妊娠

一、妊娠期胎儿抗原对母体免疫系统的致敏途径

妊娠期胎儿抗原引起母体免疫系统产生免疫反应的途径一般有两种：胎儿抗原与母体直接接触方式和通过胎盘屏障进入母体血液循环两种途径。

（一）直接接触

母胎界面是滋养细胞和子宫蜕膜直接接触的部位，且合体滋养细胞可与母血直接接触，而绒毛外滋养细胞也可与母体蜕膜直接接触，这些均是胎儿抗原对母体免疫致敏的重要途径。但在正常情况下，由于滋养细胞缺乏 MHCⅡ类抗原，可诱导母体免疫系统对胎儿抗原产生耐受反应，产生保护性免疫应答，表现为母胎免疫耐受，胎儿在宫内得以正常生长发育。因此，对胚胎及胎儿来说，子宫也可以看作是一个非常重要的免疫豁免器官。

（二）通过胎盘屏障进入母体血液循环

母胎之间虽然存在天然的胎盘屏障，但仍然有少数胎儿抗原可通过一些缝隙进入母体血液循环。在某些病理情况下胎盘出血，则会有更多的胎儿抗原进入母体。

1. 滋养细胞 滋养细胞和滋养叶碎片可发生脱落并穿过胎盘屏障，进入子宫静脉，甚至形成肺血管内栓子。动物实验表明，肺部的栓子细胞虽然不引起炎症反应，但可持续存活较长时间，部分也可进入外周血液循环，进入母体淋巴结和脾脏，母体可被致敏。研究发现，至孕 36 周时，母体血液循环中的滋养细胞数为 2~8 个/1 000 血细胞，进入母体循环中的滋养细胞有三种类型：多核型、双核型和无核型。

2. 胎儿血细胞 一般认为，胎儿血细胞可进入母体血液循环，且主要发生在产后，但研究发现在妊娠早期也可发生。在妊娠晚期，进入母体循环的胎儿血量呈进行性上升。分娩时所发生的穿透胎盘的出血也不可避免使胎儿血细胞进入母体血液循环，这是发生 Rh 同种异体反应的主要原因。

二、母体免疫反应与病理妊娠

（一）同种免疫病

妊娠和分娩期间少量胎儿血细胞(红细胞、白细胞及血小板)可通过胎盘屏障或从其他异常途径进入母体血液循环,当母-胎间血细胞抗原不同时,就有可能引起母体对胎儿血细胞抗原发生免疫反应,产生抗体。当再次接触该抗原时,产生的 IgG 抗体可以穿过胎盘屏障进入胎儿体内,与胎儿血细胞表面相应抗原发生抗体依赖性裂解反应,导致同种免疫病。临床上最常见的是红细胞同种免疫病如胎儿或新生儿 ABO 型或 Rh 型新生儿溶血,较少见的有白细胞同种免疫病如新生儿中性粒细胞减少症和免疫性新生儿血小板减少性紫癜。

1. 红细胞同种免疫病 包括 ABO 型和 Rh 型新生儿溶血病。目前已发现人体内有 26 个血型系统,血型 400 种,但能造成新生儿溶血病的主要是 ABO 血型抗原和 Rh 抗原,分别占 66% 和 33%。Rh 溶血病病情比 ABO 更严重,其他血型抗原如 MN 系统和 Kell 等所致病例少见,不到 2%。

（1）ABO 型新生儿溶血病:人类的 ABO 血型由 ABH 抗原系统组成,H 抗原经过不同多糖修饰成为 A 抗原或 B 抗原,如血细胞上仅表达没有修饰过的 H 抗原即 O 型血。这套 ABH 抗原在自然界广泛表达,不仅在人类和类人猿血细胞上表达,在大多数脊椎动物(包括人类)的皮肤和黏膜上皮细胞、血管内皮细胞和实体器官内皮细胞中也表达 ABH 抗原,一些细菌病毒也表达 ABH 抗原。人类在生活中可广泛接触到外来 ABH 抗原继而产生相应的抗体。研究发现 O 型血个体中这些抗体滴度最高,比其他血型个体高 6~10 倍,这些抗体可以与多种抗原发生交叉反应,但亲和力低,其抗体类型以 IgM 为主,且 IgM>IgG>IgA。理论上 ABO 溶血现象可能发生的母-胎血型组合可有:母亲 O-胎儿 A 或 B,母亲 A-胎儿 B,母亲 B-胎儿 A,但实际上新生儿溶血病几乎只限于母亲为 O 型,其胎儿为 A 型或 B 型的病例,且可以发生在第一胎。大约有 15%~25% 的胎儿与母亲 ABO 不相容,但只有大约 1% 的婴儿有明显的新生儿溶血病(hemolytic disease of the newborn,HDN),可能的原因有:①抗 ABH 抗体以 IgM 为主,而 IgM 无法穿过胎盘进入胎儿循环;②由于胎儿红细胞表达低水平的 ABH 抗原,严重溶血者少见。仅当母亲有高滴度 IgG 抗体时(滴度 >512),HDN 风险才显著升高,才需要进行干预。

（2）Rh 型新生儿溶血病:和 ABH 抗原不同,Rh 抗原只存在于人类红细胞中,抗 Rh 抗体只能由人类红细胞刺激产生。Rh 抗原阴性的母亲初次接触 Rh 抗原后产生抗体需要 2~6 个月,且为 IgM 型抗体。不能通过胎盘,以后产生的抗体为 IgG,但量少,所以第一次妊娠相当于初次免疫反应的潜伏阶段,一般不致病。当第二次妊娠再次接触 Rh 抗原

时就可发生免疫记忆反应,且反应快速,仅需几天就可出现,产生免疫反应的抗体主要为 IgG 型抗体,所以 Rh 溶血病多见于第二胎孕妇,第一胎就发病的病例可见于母亲有过输血史,且 Rh 血型不合或母亲(Rh 阴性)出生时被 Rh 阳性的母亲(外祖母)的 Rh 抗原所致敏,即所谓"外祖母系统"。Rh 抗原主要有 6 种,即 C、c、D、d、E、e,抗原性以 D 为最强,依次为 D>E>C,D 抗原所致 Rh 同种免疫病占 80%,我国汉族人 D 抗原阴性血型者仅占 0.31%,少数民族中发生率较高,其中以塔塔尔族最高,为 15%;西方国家 Rh 阴性一般为 7%~13%,其中欧洲巴斯克人高达 33.6%。所以,我国新生儿 Rh 溶血病发生率 <1%,明显低于西方国家。

2. 白细胞同种免疫病 较少见,主要指新生儿中性粒细胞减少症。胎儿白细胞在母亲妊娠和分娩期间可以与红细胞一样进入母体血液循环,引起母体致敏,使孕妇出现抗白细胞抗体,经产妇抗体检出率高于初产妇。虽然母体抗白细胞抗体经常出现,但引起同种免疫病并不多见。这可能与以下因素有关:①白细胞抗原属广泛分布于组织的抗原,抗体易被体内一些组织所固定,所以致病性明显减弱;②只有中性粒细胞特异抗体才能致病;③胎儿能代偿性产生白细胞,足以克服来自母体低效价的同种抗体引起的胎儿白细胞损耗。白细胞同种免疫引起的新生儿中性粒细胞减少症呈暂时性,病程一般为 4 个月左右,在此期间可能会发生不同程度的感染。

3. 血小板同种免疫病 主要指同种免疫型新生儿血小板减少性紫癜,是由于妊娠期母-胎间血小板抗原不合,带有异体抗原的血小板通过胎盘进入母体,引起相应抗胎儿血小板抗体,抗体又可通过胎盘进入胎儿循环,破坏胎儿血小板,造成新生儿血小板减少症。与特发性血小板减少症不同,前者母亲是正常的,后者是自身免疫疾病,母亲本身患有血小板减少性紫癜。血小板除具有 HLA 抗原和 ABO、MN、P 等红细胞抗原外,还有本身特异的抗原如 Zwa-、ZWb、Koa-KBb、RIE1-Pie2 和 Duro 等抗原系统。同种免疫型新生儿血小板减少性紫癜,发生率不超过 1/10 000 ~1/5 000。患儿主要症状有全身性出血点、瘀斑、血尿和黑便。本病轻者 2 周便可自愈,重者死亡率可高达 10%~20%。有报告 98% 人群携带 PIA1(或 ZWA)抗原,PIA1 阴性的母亲的 PIA1 阳性新生儿容易得此病,有 50% 以上的病例与 PIA1 抗原有关。

（二）可能与妊娠免疫耐受失衡有关的疾病

1. 复发性流产 复发性流产(recurrent spontaneous abortion,RSA)可由多种因素引起,已知的病因包括染色体或基因异常、解剖缺陷、内分泌失调(黄体功能不全、糖尿病、甲状腺功能减退、多囊卵巢综合征等)、易栓症以及明确的母体自身免疫性疾病如抗心磷脂综合征(anticardiolipin syndrome,APS)、未分化结缔组织病(undifferentiated connective tissue disease,UCTD)、系统性红斑狼疮(systemic lupus erythematosus，SLE）等。除此以外，临床上仍有 40%~50% 患者流产原因不明。目前的研究进展表明，这类患者流产的发病机制与母胎免疫耐受机制遭到破坏有关，母胎界面免疫微环境异常可能是不明原因复发性流产（unexplained RSA，URSA）的发病机制。研究发现 URSA 可能的免疫发病机制有以下几个方面：

（1）蜕膜 Treg 细胞免疫反应异常，表现为复发性流产患者中，Treg 细胞数量减少、免疫抑制功能减弱。多项研究提示，与正常妊娠女性相比：①RSA 女性蜕膜和外周血中的 Treg 数量减少，且其关键转录因子 Foxp3 的 mRNA 水平也显著降低；②RSA 女性蜕膜中 Treg 细胞对效应 T 细胞增殖的抑制作用较低；③RSA 女性蜕膜中 Treg 细胞中 IL-10 和 TGF-β 的表达显著减少，而这些细胞因子介导了 Treg 的免疫抑制作用，与妊娠免疫耐受机制形成密切相关。

（2）蜕膜 MΦ 的 M2 型数减少和 M1 型极化增加可能是破坏免疫耐受机制，导致 RSA 的机制之一。主要研究发现有：①相较于正常妊娠女性，RSA 患者蜕膜 MΦ 中与 M2 极化相关的过氧化物酶体增殖激活受体 γ（peroxisome proliferation activated receptor γ，PPARγ）和组蛋白去乙酰化酶 8（histone deacetylase 8，HDAC8）的表达下调，M2 极化减少，凋亡增加，蜕膜 MΦ 向 M1 炎症型优势倾斜，通过诱发针对胎儿的特异炎症反应导致流产反复发生；②M1 活化增强、数量增加：M1 细胞表面的 FasL 表达显著上调，导致携带 Fas 的滋养细胞凋亡。M1 分泌的 TNF-α 增加抑制了参与滋养细胞增殖和侵袭的微管调节蛋白（stathmin-1，STMN1）的表达，并通过调节 E-cadherin/β-catenin 通路促进了 RSA 的发生。

（3）RSA 患者成熟 DC 数量升高，未成熟 DC 数量降低。研究发现，妊娠早期的 RSA 患者蜕膜中 DC 显著高于同孕龄正常女性，RSA 患者蜕膜成熟 DC 增多而未成熟 DC 减少，成熟 DC 与不成熟 DC 的比值显著增加，DC 细胞的不适时成熟可能是 RSA 的发病机制之一。

（4）蜕膜 NK 亚群的数量、比例、表型和功能发生变化：大多研究结果表明，相较于正常妊娠者，RSA 患者子宫蜕膜及胎盘中 CD16+CD56dimNK 明显增加，CD16-CD56brightNK 显著减少，RSA 患者子宫内膜 CD56+NK 数量和 NK 细胞天然毒性受体 NKp46、NKp44 和 NKp30 的表达较对照者也显著增加。另有研究发现，CD56bright uNK 中血管生成相关因子表达谱显示血管生成素（angiogenin）、内皮生长因子-A（endothelial growth factor-A，EGF-A）和碱性成纤维细胞生长因子（basic fibroblast growth factor，bFGF）显著过表达，导致子宫内膜异常血管生成，表现为子宫内膜血管的过早发育和子宫微血管密度的降低。因此，uNK 可能也通过调控子宫血管的生成参与 RSA 的发生。越来越多的证据表明子宫内膜及蜕膜 NK 数量和功能的异常与 RSA 的发生密切相关。

（5）MDSC 细胞在母胎界面数量减少和免疫抑制功能降低：新近的研究表明，MDSC 的数量、表型和功能异常可能与 URSA 的发生有关。研究发现在早期流产的妇女中，雌二醇和孕酮水平降低会导致 MDSC 尤其是 PMN-MDSC 数量下降，并能促使细胞因子向 Th1 方向偏移，影响 Th1/Th2 细胞因子平衡。MDSC 细胞在母胎界面数量减少和功能变化可能对蜕膜 NK 细胞、T 细胞的功能产生影响，从而进一步影响母胎免疫耐受格局的形成。

（6）Th1/Th2/Th17 平衡失调，向 Th1/Th17 炎症表型偏移：研究发现，RSA 患者子宫内膜和蜕膜中的 IFN-γ 水平显著增高，外周血和蜕膜 Th1/Th2 值和 TNF-α/IL-4 值明显升高。此外，雌激素和睾酮也已被证明可通过影响 Th 细胞因子的产生而参与了 RSA 的发生。Th1 优势和 Th1/Th2 比例倒置可能是导致 RSA、反复着床失败和产科并发症的重要因素之一。

（7）滋养细胞功能缺陷：主要表现为对蜕膜免疫细胞的诱导分化障碍。最近的研究发现，血管内绒毛外滋养细胞（endovascular extravillous trophoblast，enEVT）可通过 TGF-β1 促进 Treg 的分化，而在 RSA 患者 EVT 中 TGF-β1 明显降低以及 Treg 水平明显降低，TGF-β1 的减少可能抑制了其对滋养细胞和血管内皮生长因子表达的刺激，导致螺旋动脉重塑受阻，enEVT 功能分化失调可能也是 RSA 发生的机制之一。

总之，蜕膜免疫活性细胞、蜕膜基质细胞、滋养细胞及其分泌的细胞因子之间所形成的交互对话网络遭到破坏，从而造成了母胎免疫耐受的机制失衡，最终导致胎儿抗原遭受母体免疫攻击而反复流产。但其具体发病机制仍未完全阐明。

2. 子痫前期 子痫前期的病因及发病机制尚不完全清楚。研究发现，子痫前期的病理生理基础是胎盘浅着床，从而造成母体缺血缺氧改变。造成患者胎盘浅着床的病因及机制研究提出了很多学说，其中免疫损伤学说在子痫前期的发病中占有重要地位。尽管尚未完全阐明，但有很多证据表明，免疫学异常与子痫前期的发生密切相关。

（1）自身免疫损伤机制：研究发现患有系统性红斑狼疮（SLE）、抗磷脂抗体综合征（APS）以及 UCTD（未分化结缔组织病）等系统性自身免疫性疾病的患者子痫前期的风险明显增加，某些自身抗体的出现，如抗 β2 糖蛋白-Ⅰ（β2GP-Ⅰ）、抗心磷脂抗体（aCL）或狼疮抗凝剂（LA）等与子痫前期的发病有关。研究发现，有 80% 的子痫前期患者在诊断时母体血清中抗血管紧张素Ⅱ型受体抗体（antibodies against the angiotensin Ⅱ type Ⅰ receptor，AT1-AA）浓度升高，且血清 AT1-AA 浓度与高血压和蛋白尿的严重程度呈现正相关。

（2）母胎免疫耐受异常：子痫前期患者可有母胎免疫机制失衡的免疫学改变，如促炎症细胞因子 TNF-α、IL-6、IL-8 等升高，而抗炎症细胞因子如 IL-10 降低，CD4+T 细胞浸润明显，M1 型巨噬细胞过度表达等。这些免疫反应均可导致子宫螺旋动脉重塑障碍、滋养细胞浸润能力下降，导致胎盘浅着床，增加罹患子痫前期的风险增加。事实上，临床有一些间接证据提示子痫前期的发病可能与妊娠免疫耐受机制失衡有关,如子痫前期的发病率在初产妇和再次妊娠不是同一配偶者中的发病率明显高于初产妇,还有证据表明子痫前期在供卵妊娠者中更为常见,对于供卵妊娠者来说,胎盘和胎儿抗原是完全同种异体的外来抗原,可能更容易发生免疫耐受受损。这些临床现象间接提示了母体对外来抗原免疫耐受程度差异,可能决定着胎盘受损的风险程度。现有的研究证据也表明母胎界面存在有一种免疫记忆 T 细胞,这可能是母体在随后的妊娠中能识别父系抗原,并做出快速保护性免疫反应的免疫防护机制,从而降低了母胎界面的免疫炎症反应,降低了子痫前期的发病风险。

(3)母胎间免疫相关基因的相互作用:研究发现绒毛外滋养层细胞仅表达 HLA-C 和非经典 MHC I 分子(HLA-E 和 HLA-G),这对逃避母体免疫系统的攻击至关重要。HLA-C 受父系遗传影响发生变化,显示出高度的多态性。HLA-C 分子可被 dNK 细胞表面的 KIR 的受体识别。胎儿 HLA-C 和母体 KIR 之间的相互作用可促进滋养层向蜕膜侵入和螺旋动脉的生理重塑在胎盘形成中发挥重要的作用。研究发现胎儿 HLA-C 和母 KIR 的一些基因型有利于胎盘发育,而其他基因型则没有。比如当母体具有 KIR-BB 基因型且胎儿具有 HLA-C1 基因时,正常妊娠更常见,而当母亲携带 KIR-AA 基因型时而胎儿具有 HLA-C2 基因时,则有更高的子痫前期发生危险。已有研究报道在子痫前期和胎盘急性动脉粥样硬化的患者中,有 60% 患者都表现出胎儿 HLA-C2 与母亲 KIR-BB 基因型,提示这种特殊的基因组合可能与胎盘急性动脉粥样硬化病变相关。

3. 胎盘早剥 胎盘早剥的发生机制并不完全清楚。有研究显示,胎盘早剥患者蜕膜局部免疫抑制功能下降、蜕膜中细胞毒性免疫细胞功能增强,这可能引发胎盘后无菌性炎症反应,局部促炎症细胞因子和组织特异性血管生成因子(如血管内皮生长因子)上调,导致血管完整性破坏,严重者会导致胎盘从子宫壁剥离,从而增加胎盘早剥的风险。

4. 早产 分娩发动的机制尚未完全阐明。早产是分娩提前启动的一种表现。研究发现,妊娠期间的感染、羊膜腔压力增加、胎膜早破等都是诱发分娩发动的诱因。妊娠进入中晚期,母胎界面也从妊娠早期的促炎状态转向炎症抑制状态,早产可能是由于某种原因导致子宫局部早激活了处于抑制水平的炎症状态,从而启动的分娩过程。事实上,在分娩期间,蜕膜组织中发现了大量效应 CD4$^+$T 细胞的募集,其分泌的促炎症细胞因子,如 IL-1β 和 TNF-α 等也显著增加。当孕妇因绒毛膜羊膜炎早产时,蜕膜中的中性粒细胞数量增加。然而,目前对于无明显诱因的早产的免疫发病机制尚不完全清楚。深入研究早产的发生机制,对于进一步阐明分娩发动机制,寻找早产的新的治疗靶点,有极其重要的意义。

(三)自身免疫和妊娠

自身免疫性疾病(autoimmune disease,AID)是指机体产生中高滴度的自身抗体和/或自身反应性淋巴细胞攻击相应的自身正常细胞和组织,导致组织器官损伤和功能障碍的一系列疾病。研究发现 AID 在女性的发病率是男性的 6~10 倍,且高于育龄期女性。AID 患者妊娠后,除了母体相关组织器官系统性受累外,母胎界面的蜕膜组织细胞、滋养细胞以及胎盘均可作为标靶受到自身抗体和自身反应淋巴细胞的攻击,从而显著增加 RSA、子痫前期、胎儿生长受限、早产以及新生儿并发症等不良事件的发生风险,且妊娠后,由于性激素的骤然变化,会加重大部分原有的 AID 的病情,然而,研究发现妊娠可能会导致辅助性 T 细胞介导的某些 AID 疾病症状改善,如类风湿关节炎和系统性硬化症。

临床上常见的可影响妊娠的 AID 包括系统性红斑狼疮(systemic lupus erythematosus,SLE)、抗磷脂抗体综合征(antiphospholipid syndrome,APS)、干燥综合征(Sjögren's syndrome,SS)、未分化结缔组织病(undifferentiated connective tissue disease,UCTD)、类风湿关节炎(rheumatoid arthritis,RA),以及系统性硬化(systemic sclerosis,SSc)、特发性血小板减少性紫癜(ITP)、自身免疫甲状腺疾病(autoimmune thyroid diseases,AITD)、重症肌无力(myasthenia gravis,MG)等。

AID 导致不良妊娠结局的机制多种多样,涉及体液免疫、细胞免疫、补体级联反应、细胞因子、炎症因子、血小板激活、内皮损伤、凝血功能受损、血栓形成等多个方面。不同的 AID 的可能存在相同的免疫发病机制,也可能有独特的免疫调节机制受损。有系统性的,如 SLE 等,也有相对器官特异性的,如 AITD、ITP、RA、MG 等。由于上述发病机制在妊娠后均可能涉及母胎界面,损伤蜕膜组织细胞、血管,以及攻击滋养细胞、胎盘组织,有的抗体可发生母婴垂直传播,最终导致反复种植失败、RSA、子痫前期、FGR、胎盘早剥、早产以及新生儿并发症如新生儿狼疮、先天性心脏传导阻滞等不良事件的发生。因此,AID 患者,妊娠前应联合风湿免疫科、妇产科、生殖医学科等相关学科进行妊娠风险评估,选择适当的时机有计划妊娠。一旦妊娠,应列为高危妊娠进行多学科管理,加强孕期监护,以最大限度保证母婴安全。

(赵爱民)

参考文献

1. DJ Topham,EC Reilly. Tissue-Resident Memory CD8(+)T Cells:From Phenotype to Function. Front Immunol,2018,9:515.

2. EM Steinert,JM Schenkel,KA Fraser,et al. Quantifying Memory CD8 T Cells Reveals Regionalization of Immunosurveillance. Cell,2015,161(4):737-749.

3. L Parga-Vidal, M van Aalderen, R Stark, et al. Tissue-resident memory T cells in the urogenital tract, Nature reviews. Nephrology, 2022, 18 (4) :209-223.

4. H Van Benschoten, K Woodrow. Vaginal delivery of vaccines. Advanced drug delivery reviews, 2021, 178:113956.

5. J Barrios De Tomasi, M Opata, C Mowa. Immunity in the Cervix: Interphase between Immune and Cervical Epithelial Cells. Journal of immunology research, 2019, 2019:7693183.

6. JZ Zhou, SS Way, K Chen. Immunology of Uterine and Vaginal Mucosae Trends in immunology, 2018, 39 (4): 355.

7. D Duluc, R Banchereau, J Gannevat, et al. Transcriptional fingerprints of antigen-presenting cell subsets in the human vaginal mucosa and skin reflect tissue-specific immune microenvironments. Genome Med, 2014, 6 (11) :98.

8. KL Lewis, B Reizis. Dendritic cells: arbiters of immunity and immunological tolerance. Cold Spring Harb Perspect Biol, 2012, 4 (8):a007401.

9. SK Lee, CJ Kim, DJ Kim, et al. Immune cells in the female reproductive tract. Immune Netw, 2015, 15[1]:16-26.

10. RT Trifonova, J Lieberman, D van Baarle. Distribution of immune cells in the human cervix and implications for HIV transmission. American journal of reproductive immunology, 2014, 71 (3):252-264.

11. F Anjuère, S Bekri, F Bihl, et al. B cell and T cell immunity in the female genital tract: potential of distinct mucosal routes of vaccination and role of tissue-associated dendritic cells and natural killer cells. Clinical microbiology and infection : the official publication of the European Society of Clinical Microbiology and Infectious Diseases, 2012:117-122.

12. S Lasarte, R Samaniego, L Salinas-Muñoz, et al. Sex Hormones Coordinate Neutrophil Immunity in the Vagina by Controlling Chemokine Gradients. The Journal of infectious diseases, 2016, 213 (3):476-484.

13. DJ Anderson, J Marathe, J Pudney. The structure of the human vaginal stratum corneum and its role in immune defense. American Journal of Reproductive Immunology, 2014, 71 (6) :618-623.

14. O Chazara, S Xiong, A Moffett. Maternal KIR and fetal HLA-C: a fine balance. J Leukoc Biol, 2011, 90 (4): 703-716.

15. T Tilburgs, C Crespo Â, A van der Zwan, et al. Human HLA-G+ extravillous trophoblasts: Immune-activating cells that interact with decidual leukocytes. Proceedings of the National Academy of Sciences of the United States of America, 2015, 112 (23) :7219-7224.

16. H Papúchová, TB Meissner, Q Li, et al. The Dual Role of HLA-C in Tolerance and Immunity at the Maternal-Fetal Interface. Front Immunol, 2019, 10 :2730.

17. C Tersigni, F Meli, C Neri, et al. Role of Human Leukocyte Antigens at the Feto-Maternal Interface in Normal and Pathological Pregnancy: An Update. Int J Mol Sci, 2020, 21 (13):4756.

18. G Rizzuto, A Erlebacher. Trophoblast antigens, fetal blood cell antigens, and the paradox of fetomaternal tolerance. J Exp Med, 2022, 219 (5): e20211515.

19. VM Abrahams, SL Straszewski-Chavez, S Guller, et al. First trimester trophoblast cells secrete Fas ligand which induces immune cell apoptosis. Molecular human reproduction, 2004, 10 (1):55-63.

20. M Hedlund, AC Stenqvist, O Nagaeva, et al. Human placenta expresses and secretes NKG2D ligands via exosomes that down-modulate the cognate receptor expression: evidence for immunosuppressive function. Journal of immunology, 2009, 183 (1):340-351.

21. HL Piao, SC Wang, Y Tao, et al. CXCL12/CXCR4 signal involved in the regulation of trophoblasts on peripheral NK cells leading to Th2 bias at the maternal-fetal interface. Eur Rev Med Pharmacol Sci, 2015, 19 (12):2153-2161.

22. L Xu, Y Li, Y Sang, et al. Crosstalk Between Trophoblasts and Decidual Immune Cells: The Cornerstone of Maternal-Fetal Immunotolerance. Front Immunol, 2021, 12: 642392.

23. T Tilburgs, DL Roelen, BJ van der Mast, et al. Differential distribution of CD4 (+) CD25 (bright) and CD8 (+) CD28 (−) T-cells in decidua and maternal blood during human pregnancy. Placenta, 2006, 27 (Suppl A):S47-53.

24. J Liu, S Hao, X Chen, et al. Human placental trophoblast cells contribute to maternal-fetal tolerance through expressing IL-35 and mediating iT (R) 35 conversion. Nat Commun, 2019, 10 (1):4601.

25. CL Sentman, SK Meadows, CR Wira, et al. Recruitment of uterine NK cells: induction of CXC chemokine ligands 10 and 11 in human endometrium by estradiol and progesterone. Journal of immunology, 2004, 173 (11):6760-6766.

26. X Wu, LP Jin, MM Yuan, et al. Human first-trimester trophoblast cells recruit CD56brightCD16- NK cells into decidua by way of expressing and secreting of CXCL12/stromal cell-derived factor 1. Journal of immunology, 2005, 175 (1):61-68.

27. A Santoni, C Carlino, A Gismondi. Uterine NK cell development, migration and function. Reproductive biomedicine online, 2008, 16 (2):202-210.

28. X Zhang, Y Li, C Huang, et al. The role of decidual natural killer cell-derived soluble factors in early pregnancy. American Journal of Reproductive Immunology, 2021, 86(5): e13477.

29. Y Zhou, B Fu, X Xu, et al. PBX1 expression in uterine natural killer cells drives fetal growth. Sci Transl Med, 2020, 12(537).

30. P Vacca, E Montaldo, D Croxatto, et al. Identification of diverse innate lymphoid cells in human decidua. Mucosal Immunol, 2015, 8(2): 254-264.

31. P Vacca, C Vitale, E Munari, et al. Human Innate Lymphoid Cells: Their Functional and Cellular Interactions in Decidua. Front Immunol, 2018, 9: 1897.

32. DO Muzzio, R Soldati, J Ehrhardt, et al. B cell development undergoes profound modifications and adaptations during pregnancy in mice. Biology of reproduction, 2014, 91(5): 115.

33. PC Arck, K Hecher, ME Solano. B cells in pregnancy: functional promiscuity or tailored function? Biology of reproduction, 2015, 92(1): 12.

34. S Dutta, P Sengupta, N Haque. Reproductive immunomodulatory functions of B cells in pregnancy. International reviews of immunology, 2020, 39(2): 53-66.

35. S Hahn, P Hasler, L Vokalova, et al. The role of neutrophil activation in determining the outcome of pregnancy and modulation by hormones and/or cytokines. Clin Exp Immunol, 2019, 198(1): 24-36.

36. N Kostlin, H Kugel, B Spring, et al. Granulocytic myeloid derived suppressor cells expand in human pregnancy and modulate T-cell responses. Eur J Immunol, 2014, 44(9): 2582-2591.

37. RR Nair, P Sinha, A Khanna, et al. Reduced Myeloid-derived Suppressor Cells in the Blood and Endometrium is Associated with Early Miscarriage. Am J Reprod Immunol, 2015, 73(6): 479-486.

38. H Zhao, F Kalish, S Schulz, et al. Stevenson, Unique roles of infiltrating myeloid cells in the murine uterus during early to midpregnancy. J Immunol, 2015, 194(8): 3713-3722.

39. T Pan, L Zhong, S Wu, et al. 17 beta-Oestradiol enhances the expansion and activation of myeloid-derived suppressor cells via signal transducer and activator of transcription (STAT)-3 signalling in human pregnancy. Clin Exp Immunol, 2016, 185(1): 86-97.

40. N Kostlin, AL Ostermeir, B Spring, et al. HLA-G promotes myeloid-derived suppressor cell accumulation and suppressive activity during human pregnancy through engagement of the receptor ILT4. Eur J Immunol, 2017, 47(2):

374-384.

41. N Kostlin-Gille, S Dietz, J Schwarz, et al. HIF-1alpha-Deficiency in Myeloid Cells Leads to a Disturbed Accumulation of Myeloid Derived Suppressor Cells (MDSC) During Pregnancy and to an Increased Abortion Rate in Mice. Front Immunol, 2019, 10: 161.

42. Y Zhang, D Qu, J Sun, et al. Human trophoblast cells induced MDSCs from peripheral blood CD14(+) myelomonocytic cells via elevated levels of CCL2. Cell Mol Immunol, 2016, 13(5): 615-627.

43. X Kang, X Zhang, Z Liu, et al. CXCR2-Mediated Granulocytic Myeloid-Derived Suppressor Cells' Functional Characterization and Their Role in Maternal Fetal Interface. DNA Cell Biol, 2016, 35(7): 358-365.

44. X Kang, X Zhang, Z Liu, et al. Granulocytic myeloid-derived suppressor cells maintain feto-maternal tolerance by inducing Foxp 3 expression in CD4+CD25-T cells by activation of the TGF-β/β-catenin pathway. Molecular human reproduction, 2016, 22(7): 499-511.

45. N Kostlin, K Hofstadter, AL Ostermeir, et al. Granulocytic Myeloid-Derived Suppressor Cells Accumulate in Human Placenta and Polarize toward a Th2 Phenotype. J Immunol, 2016, 196(3): 1132-1145.

46. P Obukhova, E Korchagina, S Henry, et al. Natural anti-A and anti-B of the ABO system: allo- and autoantibodies have different epitope specificity. Transfusion, 2012, 52(4): 860-869.

47. E Bakkeheim, U Bergerud, AC Schmidt-Melbye, et al. Maternal IgG anti-A and anti-B titres predict outcome in ABO-incompatibility in the neonate. Acta Paediatr, 2009, 98(12): 1896-1901.

48. AK Myle, GH Al-Khattabi. Hemolytic Disease of the Newborn: A Review of Current Trends and Prospects. Pediatric Health Med Ther, 2021, 12: 491-498.

49. CC Keller, M Eikmans, MP van der Hoorn, et al. Recurrent miscarriages and the association with regulatory T cells: A systematic review. Journal of Reproductive Immunology, 2020, 139: 103105.

50. CE Kim, HY Park, HJ Won, et al. Repression of PPARγ reduces the ABCG2-mediated efflux activity of M2 macrophages. The International Journal of Biochemistry & Cell Biology, 2021, 130: 105895.

51. Y Yao, F Hao, LC Tang, et al. Downregulation of HDAC8 expression decreases CD163 levels and promotes the apoptosis of macrophages by activating the ERK signaling pathway in recurrent spontaneous miscarriage. Molecular Human Reproduction, 2020, 26(7): 521-531.

52. D Li,L Zheng,D Zhao,et al. The Role of Immune Cells in Recurrent Spontaneous Abortion. Reproductive Sciences (Thousand Oaks,Calif.),2021,28(12):3303-3315.

53. J Ding,T Yin,N Yan,et al. FasL on decidual macrophages mediates trophoblast apoptosis:A potential cause of recurrent miscarriage. International Journal of Molecular Medicine,2019,43(6):2376-2386.

54. FJ Tian,CM Qin,XC Li,et al. Decreased stathmin-1 expression inhibits trophoblast proliferation and invasion and is associated with recurrent miscarriage. Am J Pathol,2015,185 (1):2709-2721.

55. ZD Qian,LL Huang,XM Zhu. An immunohistochemical study of CD83- and CD1a-positive dendritic cells in the decidua of women with recurrent spontaneous abortion. Eur J Med Res,2015,20(1):2.

56. SA Robertson,M Jin,D Yu,et al. Corticosteroid therapy in assisted reproduction—immune suppression is a faulty premise. Human Reproduction,2016,31(1): 2164-2173.

57. A Fukui,A Funamizu,R Fukuhara,et al. Expression of natural cytotoxicity receptors and cytokine production on endometrial natural killer cells in women with recurrent pregnancy loss or implantation failure,and the expression of natural cytotoxicity receptors on peripheral blood natural killer cells in pregnant women with a history of recurrent pregnancy loss. J Obstet Gynaecol Res,2017,43(11):1678-1686.

58. X Chen,Y Liu,WC Cheung,et al. Increased expression of angiogenic cytokines in CD56+ uterine natural killer cells from women with recurrent miscarriage. Cytokine, 2018,110:272-276.

59. T Pan,Y Liu,LM Zhong,et al. Myeloid-derived suppressor cells are essential for maintaining feto-maternal immunotolerance via STAT3 signaling in mice. J Leukoc Biol, 2016,100(3):499-511.

60. S Ostrand-Rosenberg,P Sinha,C Figley,et al. Frontline Science:Myeloid-derived suppressor cells (MDSCs) facilitate maternal-fetal tolerance in mice. J Leukoc Biol,2017, 101(5):1091-1101.

61. AM Zhao,HJ Xu,XM Kang,et al. New insights into myeloid-derived suppressor cells and their roles in feto-maternal immune cross-talk. J Reprod Immunol,2016, 113:35-41.

62. P Verma,R Verma,RR Nair,et al. Altered crosstalk of estradiol and progesterone with Myeloid-derived suppressor cells and Th1/Th2 cytokines in early miscarriage is associated with early breakdown of maternal-fetal tolerance. Am J Reprod Immunol,2019,81(2):e13081.

63. W Wang,N Sung,A Gilman-Sachs,et al. T Helper (Th) Cell Profiles in Pregnancy and Recurrent Pregnancy Losses:Th1/Th2/Th9/Th17/Th22/Tfh Cells. Front Immunol,2020,11:2025.

64. Y Ma,Q Yang,M Fan,et al. Placental endovascular extravillous trophoblasts (enEVTs) educate maternal T-cell differentiation along the maternal-placental circulation. Cell Prolif,2020,53(5):e12802.

65. A Polić,SG Običan. Pregnancy in systemic lupus erythematosus. Birth Defects Res,2020,112(15):1115-1125.

66. E Jung,R Romero,L Yeo,et al. The etiology of preeclampsia. American Journal of Obstetrics and Gynecology, 2022,226(2s):S844-S866.

67. Balasundaram P,Farhana A. Immunology At The Maternal-Fetal Interface. StatPearls. Treasure Island (FL): StatPearls Publishing,2022.

68. Xin S ,Wei M ,Jie C ,et al. Aryl hydrocarbon receptor pathway activation enhances gastric cancer cell invasiveness likely through a c-Jun-dependent induction of matrix metalloproteinase-9. BMC Cell Biology,2009,10(1):27.

第六章
妇产科疾病的检查与诊断方法

第一节　妇产科疾病的生物、生化、标志物及妇科肿瘤基因检测与诊断方法

一、阴道分泌物检查

阴道分泌物主要由宫颈腺体、前庭大腺分泌物、阴道黏

膜渗出液、子宫内膜分泌物组成,正常者为无色稀糊状,无特殊气味,其量的多少与雌激素水平及生殖道充血情况有关。阴道上皮细胞受卵巢功能的影响,可发生周期性变化并发生脱落。阴道内正常存在的乳酸杆菌可以将阴道鳞状上

皮细胞内的糖原分解成乳酸,使阴道的局部形成弱酸性环境（pH≤4.5,多在3.8~4.5之间）,可以抑制其他大部分寄生菌和致病菌的过度繁殖。在阴道分泌物涂片上可见大量阴道乳杆菌及上皮细胞,少量的拟杆菌、消化链球菌、支原体等,不见或少见白细胞及杂菌。

（一）阴道清洁度检查

阴道分泌物清洁度可分为四度。在Ⅰ、Ⅱ度中,分泌物涂片上可见到大量或中等量阴道杆菌及上皮细胞,无或少量白细胞及杂菌,此属正常情况;若见到大量白细胞或杂菌,而少见或不见阴道杆菌及上皮细胞时,则可定为Ⅲ度或Ⅳ度,提示阴道有炎症。

（二）微生物形态学检查

阴道分泌物涂片经革兰氏染色,即可对其病原体进行检查。阴道炎时,可见到正常菌群以外的各种革兰氏阴性或阳性杆菌和球菌,如淋病奈瑟菌、白色念珠菌、葡萄球菌等,并伴有多数白细胞。在急性淋病奈瑟菌感染时,阴道分泌物呈脓性,可见其病原体为阴性双球菌;在慢性感染时,可能杂菌较多,则可进行培养鉴定或用PCR技术进行诊断;外阴阴道假丝酵母菌病则多由白色假丝酵母菌引起,分泌物呈豆渣状白带,革兰氏染色可见阳性的孢子和假菌丝;由阴道加德纳菌（Gardnerella vaginalis）引起的细菌性阴道病可见阴性（或染色不定的）小杆菌或球杆菌,分泌物 pH>4.5,胺试验阳性,湿片检测发现线索细胞是细菌性阴道病唯一特异和敏感的诊断标准;由阴道毛滴虫所致的滴虫性阴道炎,可于生理盐水涂片中找到阴道毛滴虫。由需氧菌感染引起的需氧性阴道炎,革兰氏染色可见乳酸杆菌减少或缺失,革兰氏阳性球菌、链球菌、肠杆菌科的革兰氏阴性杆菌增多。

（三）功能学指标检测

1. pH 精密 pH 试纸（检测范围 3.8~5.4）测试阴道分泌物的 pH。pH 检测操作的注意事项:应用干棉签测 pH,以免影响结果。

2. 生物化学指标 阴道中不同的微生物可产生不同的代谢产物以及不同的酶的活性。因此,根据不同的微生物的代谢产物及酶的活性设立不同的标志物。具体指标如下:

（1）乳杆菌功能标志物:乳杆菌的代谢产物包括乳酸菌素、H_2O_2、乳酸。H_2O_2 的浓度与产 H_2O_2 的乳杆菌属的数量呈正相关,可根据 H_2O_2 浓度判定乳杆菌功能是否正常。

（2）其他微生物的代谢产物及酶的活性:①厌氧菌:大多数唾液酸苷酶（neuraminidase）阳性;②需氧菌:部分 β-葡糖醛酸糖苷酶（β-glucuronidase）及凝固酶（coagulase）阳性;③白色假丝酵母菌:部分门冬酰胺蛋白酶（asparaginasum）及乙酰氨基糖苷酶（acetylglucosaminidase）阳性;④滴虫:部分半胱氨酸蛋白酶（cysteinase）阳性;⑤非特异性指标:部分阴道加德纳菌、不动弯杆菌及白色假丝酵母菌,脯氨酸氨基肽酶（proline aminopeptidase）阳性。

（3）机体炎症反应标志物:白细胞酯酶与被破坏的白细胞数量成正比,能间接反映致病微生物的增殖水平。白细胞酯酶阳性提示阴道分泌物中有大量多核白细胞被破坏从而释放该酶,阴道黏膜受损,存在炎症反应。

（四）宫颈黏液涂片结晶检查

此为一种评估卵巢功能的简单方法,临床上可用于协助诊断早孕、月经失调功能性子宫出血或协助查找闭经原因等。宫颈黏液在月经周期中,随着雌、孕激素水平的变化,可出现周期性改变。在正常情况下,于月经周期的第8~10天,黏液涂片上可开始观察到羊齿状结晶,排卵时出现最多,以后逐渐减少,至第22天消失。所以:①如果月经过期,涂片中不见典型的羊齿状结晶达2周以上,则可能为妊娠;②若月经过期,涂片中仍见羊齿状结晶的,则提示为月经失调,而非妊娠;③闭经情况下,如果仍能从涂片中观察到此结晶的周期性变化,表明卵巢功能正常,此闭经可能由子宫本身的原因引起;④如果闭经后涂片中不再见到羊齿状结晶变化,则造成闭经的原因来自于卵巢及卵巢以上的部位;⑤在诊断子宫功能性出血时,若在出血前或出血当天,于宫颈黏液涂片上观察到典型的羊齿状结晶,则表明并无排卵,属排卵障碍性异常子宫出血。

二、阴道或宫颈细胞学检查

受卵巢激素的影响,阴道的上皮细胞会出现周期性变化。对这些阴道或宫颈脱落细胞进行检查,可对卵巢功能做出初步评估或协助诊断生殖器不同部位的恶性肿瘤。

（一）阴道细胞学评估雌激素水平

雌激素可促进阴道上皮增生、成熟,从底层逐渐分化成中层及表层细胞,故根据阴道上皮细胞的成熟程度,可了解体内雌激素水平,从而对卵巢功能作出初步评估。检查时先从阴道上 1/3 侧壁处轻取脱落细胞,行巴氏染色后做镜检可见;当雌激素水平升高时,先出现表层致密核细胞,胞质红染;而当雌激素水平下降时,嗜伊红细胞先行减少,后致密核细胞减少。临床上常用两种方式来表示雌激素水平:

1. 用三种指数表示

（1）成熟指数（maturation index,MI）:低倍镜下计 300 个鳞状上皮细胞,算出各层细胞所占的百分率,以底层/中层/表层次序写出,如 30/50/20,其左侧数值增大（底层细胞多）,提示雌激素水平低;右侧数值增大（表层细胞多）则表示雌激素水平高;如果三层细胞的百分率相近,常提示有炎症,应治疗后重检。

（2）致密核细胞指数（karyopyknotic index,KI）:计算鳞状上皮细胞中表层致密核细胞的百分率,即 100 个表层细胞中有多少致密核细胞。指数越高,表明细胞越成熟,雌激素水平越高。

（3）嗜伊红细胞指数（eosinophilic index，EI）：计算鳞状上皮细胞中表层红染细胞的百分率，指数越高表示上皮细胞越成熟，雌激素水平越高；但应注意，当阴道炎症时，红染细胞亦可增多。

2. 用"影响"及"低落"表示雌激素水平

（1）雌激素的影响：鳞状上皮细胞中表层嗜伊红性致密核细胞又称角化细胞，若角化细胞或致密核细胞<20%，称雌激素轻度影响，见于卵泡早期或接受小剂量雌激素治疗时；若角化细胞或致密核细胞占20%~60%，称雌激素中度影响，为卵泡期中后期或排卵前期的雌激素水平，或见于接受中等剂量雌激素治疗时；若角化细胞或致密核细胞占60%~90%，称雌激素高度影响，见于正常排卵期或接受大剂量雌激素治疗时；若角化细胞或致密核细胞>90%，则称雌激素过高影响，此已超过正常排卵期水平，常见于卵巢颗粒细胞瘤、卵泡膜细胞瘤等。

（2）雌激素低落：若镜检中计得底层细胞<20%，为雌激素轻度低落，提示雌激素水平刚能维持阴道上皮的正常厚度；若底层细胞占20%~40%，则称雌激素中度低落，常见于青年闭经者或其他卵巢功能障碍时；若底层细胞>40%，为雌激素重度低落，多见于绝经期妇女；若所见细胞均属底层细胞，则为雌激素水平极度低落，一般见于卵巢切除术后。

（二）宫颈细胞学诊断

传统的巴氏涂片是用木质刮板绕宫颈口鳞状上皮和柱状上皮交界处顺时针旋转1~2周，轻轻刮取宫颈细胞，轻涂于玻片，须薄而均匀，固定后行巴氏染色，镜检。薄层液基细胞学检测是用宫颈细胞取样器（毛刷制作）中央刷毛部分轻轻插入宫颈管内，使较短的毛刷能完全接触宫颈，顺时针旋转5~10圈后取出，切勿来回转动取样。将已刷取下脱落细胞的细胞刷放入装有细胞保存液的小瓶中漂洗，反复上下将细胞刷推入瓶底10次，迫使刷毛全部分散开来。关于细胞学诊断的报告方式有：①巴氏五级分类法（1943年提出），1954年全国宫颈癌防治研究协作会议决定我国采用巴氏五级分类法，并沿用半个多世纪；②巴塞斯特分类系统（the Bethesda system，TBS）宫颈/阴道细胞学诊断及报告方式（1988年）。

1. 巴氏五级分类法 细胞学诊断标准以巴氏分类法分成五级。

Ⅰ级：为正常的宫颈/阴道上皮细胞。

Ⅱ级：细胞核普遍增大、淡染，或有双核，有时染色质稍多，可见核周晕及胞质内空泡，为炎症。

Ⅲ级：核增大，核型可不规则，或有双核，染色加深，核与胞质比例改变不大，为可疑癌。

Ⅳ级：少量细胞具有恶性改变，核大、深染，核型不规则，核染色质颗粒粗，分布不匀，胞质量少，为高度可疑癌。

Ⅴ级：许多细胞具有典型癌细胞特征，为癌症。

此法简便易行，患者无痛苦，可广泛用于宫颈癌的普查。但这种涂片取材方法属随意样本，有一定弊端：①异常细胞可能遗留于刮板或毛刷上造成细胞丢失；②涂片质量差，细胞相互重叠或黏液、炎症细胞、红细胞等覆盖，难以观察而影响诊断；③涂片面积大容易造成漏诊。而且巴氏五级报告方式在其应用中有一定缺陷：①不能直接反映宫颈细胞学改变的本质，尤其是对宫颈癌前病变的病理学改变；②其报告分类术语与组织病理学术语不一致；③不能满足临床医生对患者进一步检查和处理的需求；④假阴性率高达20%~50%。

2. TBS系统宫颈或阴道细胞学诊断（1988年） 1988年12月美国国家癌症研究所在马里兰州Bethesda会议形成了TBS（1988年）命名系统，其具有三个显著的特点：①反映了当时对宫颈癌和癌前病变的最新认识，提出了统一的诊断术语；②这些专业术语在不同检验室间是统一的，在实际应用中具有合理的可重复性，同时具有灵活性，足以适应不同地区和不同检验室；③有利于细胞病理医生与临床医生的沟通。TBS报告系统历经三次改版（TBS-1991，TBS-2001，TBS-2014），沿用至今。

TBS报告方式及内容，应包括以下三项内容：

（1）核对报告单填写内容：受检者姓名、年龄、末次月经时间、简要病史、病例号和细胞学号等。

（2）评估取材标本质量：分为"满意"和"不满意"（需要重新取材）两类。

（3）描述内容：

1）非肿瘤细胞学变化：

A. 与反应性相关的细胞改变：炎症（包括典型修复）；淋巴细胞（淋巴滤泡）性宫颈炎；放疗相关改变；宫内节育器（IUD）。

B. 生物性病原体：阴道滴虫；真菌，形态学上符合念珠菌属；菌群变化，提示细菌性阴道病；细菌，形态学上符合放线菌属；细胞变化，符合单纯疱疹病毒感染；细胞变化，符合巨细胞病毒感染。

2）子宫内膜细胞：如何报告及在什么年龄报告？

为提高子宫内膜细胞的预测值，目前建议仅对年龄≥45岁的妇女所出现的细胞学上看似良性的子宫内膜细胞予以报告。

3）鳞状上皮细胞异常：①未明确诊断意义的非典型鳞状上皮细胞（atypical squamous cells of undetermined signification，ASCUS）；②非典型鳞状细胞不除外高级别鳞状上皮内病变（atypical squamous cell cannot exclude HSIL，ASC-H）；③低级别鳞状上皮内病变（low grade squamous intraepithelial lesion，LSIL），与HPV感染相关的鳞状上皮变化包括轻度异型增生及CINⅠ；④高级别鳞状上皮内病变（high grade squamous intraepithelial lesion，HSIL）包括CINⅡ、Ⅲ级及原位癌；⑤鳞状上皮细胞癌（squamous cell carcinoma，SCC）。

4）腺上皮异常：非典型宫颈管腺细胞，非特异（NOS）；非典型宫颈管腺细胞，倾向于肿瘤；非典型子宫内膜腺细胞；

宫颈管原位腺癌（AIS）；腺癌（宫颈管腺癌、子宫内膜腺癌）；子宫外腺癌。

5）其他恶性肿瘤（原发或转移的肉瘤）。

3. 细胞学检测相关技术 近些年在细胞学方面相关技术改进主要分为以下两类，即自动制片系统与自动阅片系统。

（1）自动制片系统：传统刮片会出现 20%~50% 的假阴性率，主要原因是涂片上存在着大量的红细胞、白细胞、黏液及脱落坏死细胞等而影响正确诊断。液基薄层细胞学（liquid-based monolayers cytology），这是制片技术的重大革新，即去掉涂片上的杂质，直接制成观察清晰的薄层涂片。此薄层涂片效果好，涂片上的细胞没有重叠，背景清晰，阅片者容易观看，此细胞涂片属随意样本，理论上异常细胞都有机会选放到涂片上（仍会有异常细胞留有剩余的保存液中），诊断准确性比传统法涂片高。目前有两种技术：

1）膜式液基薄层细胞制片技术：1996 年获美国 FDA 通过并用于临床。主要方法：将宫颈脱落细胞洗入放有细胞保存液的特制小瓶中，刮片毛刷在小瓶内上下搅动数十次，再通过高精密度过滤器过滤，将标本中的杂质分离，将滤后的上皮细胞制成直径为 20mm 薄层细胞于载玻片上，95% 酒精固定，巴氏染色、封片，由细胞学专家人眼在显微镜下阅片，按 TBS 分类法做出诊断报告。剩余在保存液中的细胞，还可用于其他检测，重复涂片时不需患者再次返院。

2）沉降式液基薄层细胞制片技术：1999 年获美国 FDA 通过而用于临床。基本方法是对收集的细胞保存液（刮片毛刷头部放在小瓶中数小时，经过处理使毛刷中大部分细胞转移到保存液中，此法收集的细胞比前者多）。通过比重液离心后，经自然沉淀法将标本中的黏液、血液和炎症细胞分离，收集余下的上皮细胞制成直径为 13mm 超薄层细胞于载玻片上；每次并不是只处理 1 份标本，而是同时可以处理 48 份标本，并在全自动制片过程中同时完成细胞染色，也减少了技术员对标本的接触，达到更高质量及更高效率（剩余在保存液的细胞也可同样用于其他检测）。这种新技术将新阅片范围缩小到直径 13mm 范围内（阅片面积为 134mm²，而前者面积为 383mm²，传统涂片面积为 1 375mm²），同时阅片时间减少到仅需 2.5 分钟内（前者需 5.5 分钟，传统涂片则需 7 分钟），这样可使细胞学专家更容易观察每个视野，从而明显降低了假阴性率而提高了对低级别以上病变的诊断率。

（2）自动阅片系统：随着 20 世纪 80 年代后期计算机技术的发展和应用，于 90 年代初研制成功了计算机辅助细胞检测系统（computer-assisted cytologic test，CCT），也称为细胞电脑扫描（cellular computer tomography，也简称 CCT）。于 1992 年开始试用于临床，并在 1995 年被美国 FDA 正式批准。1996 年经美国 FDA 获准进行质控，1998 年又获 FDA

批准进行普检。该技术有如下特点：①对发现宫颈异常细胞具有高度敏感性，擅长发现各种异常细胞，包括传统法易于漏诊的异常细胞、体积小的异常细胞及细胞分布少的涂片上为数不多的异常细胞；②对发现宫颈异常细胞具有高度的准确性，对宫颈涂片的诊断准确性 >97%；③具有多诊断用途，还能从微生物角度做出诊断，除识别炎症细胞以及滴虫、念珠菌外，还能识别疱疹病毒（HSV-Ⅱ）和人乳头瘤病毒（HPV）等感染，比传统法更全面、更实用、更具临床应用价值；④更适用于大面积的众多人口的普查。需要说明一点：当我国引入这种自动新阅片系统技术时，同时将国际最新阅片技术——TBS 分类法引入国内，为提高细胞学诊断水平做出了突出的贡献。

其基本程序：该诊断装置是运用人工智能"脑神经网络模拟"技术的计算机扫描系统。对宫颈涂片自动扫描（每百张涂片为一组，脑神经网络系统记忆了大量正常与异常细胞，对每张涂片选出 128 个最可疑的异常细胞，包括 64 个单细胞图像及 64 个细胞群图像），经过不断技术改良，新一代计算机已把涂片上可疑检查范围减少到在每张涂片上仅选择 8~15 个点，大大缩短了检查时间（由原来的每张 8 分钟，减少到目前 4 分钟）。经过计算机规则系统成像器，将可疑的异常细胞经彩色图像处理并数字化形式贮存在数码磁带中备检，对经选择的图像资料再复验，病理专家先复查每张涂片上磁盘记录的数字化图像，重点观察异常细胞图像。同时照相并将异常细胞精确定位在涂片上，以便在光学显微镜下容易找到，从而实现计算机与人脑智慧的最佳组合。这种自动阅片系统明显优于液基细胞学仅靠人眼阅片带来的误差。后来又发展到了使用液基细胞学制作的涂片进入自动阅片系统，从而达到了更高水平的诊断。

（三）高危型人乳头瘤病毒的检测

高危型 HPV（HR-HPV）持续感染是宫颈癌发生、发展的最主要致病因素，这使得 HR-HPV 检测成为一种有效的宫颈癌筛查技术。毋庸置疑，液基细胞学检测方法在宫颈癌筛查中起到了巨大的作用，但仍存在一定的局限性，主要因为其结果是基于细胞学形态，更多依赖于细胞学判读人员的经验与主观判断。与细胞学检查相比，高危型 HPV 检测在宫颈癌的筛查中具有较高的敏感度和可重复性。目前在许多国家，HR-HPV 检测已被推荐作为≥25 岁女性的宫颈癌初筛。但也有研究发现，9%~25% 的宫颈鳞癌患者在 1~5 年内 HR-HPV 检测结果为阴性。HR-HPV 与液基细胞学联合检测具有更高的灵敏度和特异度。目前各国筛查指南均将 HR-HPV 检测联合细胞学检查作为 30 岁以上妇女的最佳筛查手段。目前 HPV 分子生物学检测方法主要包括 HPV-DNA 检测和 HPV E6/E7 mRNA 检测。常用的技术包括杂交捕获技术、DNA 酶切放大技术、实时荧光定量 PCR 技术（Real-Time PCR）、基因芯片技术、HPV-mRNA

检测技术等。

1. HPV DNA检测　目前绝大多数 HPV DNA 检测是以 HPV L1 区为靶点的。与细胞学检查中获取宫颈样本的过程相似，但 HPV DNA 检测更简单，可预防更多的癌前病变和癌症，挽救更多生命，因此，HPV DNA 检测更具成本效益。2021 年 7 月 6 日，WHO 发布了最新的宫颈癌前病变筛查和治疗指南，推荐 HPV-DNA 检测作为宫颈癌筛查的首选筛查方法。从 30 岁起进行 HPV DNA 检测，每 5~10 年定期筛查一次。感染艾滋病毒（HIV）的女性患宫颈癌的风险高出 6 倍，更有可能持续感染 HPV，并更迅速地发展为宫颈癌前病变和宫颈癌。因此指南推荐 HIV 感染女性在 25 岁就启动筛查，每 3~5 年定期筛查一次。

2. HPV E6/E7 mRNA检测　HPV E6/E7 mRNA 检测是近年出现的新的宫颈癌筛查技术，是以 E6/E7 为检测靶点的筛查方法。目前认为，HPV E6/E7 mRNA 的表达可反映 HPV 的感染状态，初始 HPV 感染时 HPV E6/E7 mRNA 不表达或呈低表达，可被机体清除，表现为一过性感染，不引起高级别宫颈病变。但当 HPV 持续感染时，病毒基因组可整合到宿主基因组中，E6/E7 mRNA 大量转录，翻译出大量的 E6/E7 蛋白，可导致细胞周期失控，使细胞发生恶性转化，进而发生宫颈癌。在 HR-HPV 持续感染时，病毒基因与宿主基因整合，L1 区易在整合过程中发生缺失，而 E6/E7 区始终保守，因此，以 L1 区为靶点的 HR-HPV DNA 检测方法在检测癌前病变和宫颈癌时易发生漏检，而以 E6/E7 区为靶点的 HPV E6/E7 mRNA 检测方法则不易发生漏检。HPV E6/E7 mRNA 检测与 HR-HPV DNA 检测相比，在一定程度上提高 CINⅡ级及以上宫颈高级别病变的诊断特异度，但存在灵敏度稍低的可能。

3. HPV检测意义　HPV 筛查的目的不是为了检测出高危 HPV，只有对于高级别的宫颈上皮内瘤变（CIN2+ 和 CIN3+）或者癌症人群中检测出高危 HPV 才有意义。

4. HPV样本采集及注意事项

（1）取样前准备：3 天内不使用阴道内药物或对阴道进行冲洗；24 小时内不应有性行为；检查应在非月经期内进行。

（2）取样方法：由医生以阴道窥器或阴道张开暴露宫颈；将宫颈刷置于宫颈口，轻轻搓动宫颈刷使其顺时针旋转 5 圈；慢慢取出宫颈刷，取样管内已加有专用细胞保存液，拧紧瓶盖。

（四）DNA甲基化检测

表观遗传学指基于非基因序列改变所致基因表达水平的变化，DNA 甲基化为表观遗传学重要内容。HPV 病毒基因和宿主细胞基因表达均可通过 DNA 甲基化方式调控。目前研究提示 DNA 甲基化检测可以作为 HR-HPV 阳性患者或者轻微细胞学异常（ASCUS 或者 LSIL）患者中识别高级别 CIN 或宫颈癌的分流工具。

三、常用激素测定

一些激素的测定对某些产妇疾病的诊断有重要意义。自 20 世纪 60 年代以来，由于放射免疫技术、酶联免疫技术以及化学发光技术的建立，现已普遍采用这些新方法对激素进行准确的定量测定，可为临床提供更精确可靠的数据。

（一）促卵泡激素（FSH）和黄体生成素（LH）测定

1. FSH和LH的生理状态　FSH 和 LH 均是由腺垂体产生的糖蛋白激素，并受控于下丘脑分泌的同一种促性腺释放素（GnRH），呈脉冲式释放，LH 的脉冲分泌频率 90~120 分钟，FSH 的脉冲分泌频率是 3 小时，而且它们的分泌水平均随月经周期而发生变化，因此在卵泡期、排卵期和黄体期分别有不同的参考范围。FSH 可直接作用于颗粒细胞上的受体，刺激卵泡的生长和成熟，并能促进雌激素的分泌，它和 LH 共同作用，还可促进排卵、黄体形成及雌、孕激素的合成。

在排卵期，血清 LH 水平增加 4~6 倍，而血清 FSH 水平增加 2~3 倍。

在黄体期，血清 LH 和 FSH 水平相近或略低于各自在卵泡期的水平。因此，健康女性的 LH/FSH 比值在卵泡期约为 1，而在排卵期增大。

在青春期，由于 FSH 的相对优势导致 FSH/LH 比值 <1。

2. FSH和LH的测量方法　免疫测定方法在敏感性和特异性方面明显改善了促性腺激素的测量，免疫放射分析（IRMAs）和免疫化学发光法（ICMAs）用于评估疑似低促性腺素功能减退症和儿童患者。在大多数临床诊断实验室使用 ICMAs 测量血清 FSH 和 LH。

3. FSH和LH的诊断意义　在临床上 FSH 和 LH 血清中浓度改变与多种疾病有关。常见于：①卵巢性闭经、早发性卵巢功能不足时 FSH、LH 改变升高。②围绝经期血清 FSH 水平大幅增高，而 LH 水平保持在正常。绝经后 FSH、LH 水平都升高，但血清 FSH 改变高于 LH。老年女性 LH 水平逐步下降至绝经期前水平。③在多囊卵巢综合征约 50% 的女性 LH 水平高值，LH/FSH 比值增高，但是很多患者 LH 水平及 LH/FSH 比值正常。④性腺发育不全常见高水平的 FSH 及 LH。⑤手术卵巢切除后可见到 FSH、LH 水平升高。⑥血清中高 FSH 及 LH 水平偶尔见于产生 FSH 或 LH 垂体肿瘤。⑦ FSH 和 LH 水平低于正常时，则常见于垂体性闭经。⑧对于可疑性早熟的患者，使用第 3 代免疫荧光法，LH 高于 0.6mU/ml 值则提示促性腺激素依赖性性早熟的诊断，其敏感性达到 70%。

除了各种疾病和生理状态相关的 FSH 和 LH 改变，左旋多巴和酮康唑增加 FSH 水平，雌激素和吩噻嗪类药物降低 FSH 水平。酮康唑增加 LH 水平,服用性激素、吩噻嗪类药物、地高辛和普萘洛尔降低 LH。

(二)垂体催乳素(PRL)测定

1. PRL 的生理功能 PRL 是腺垂体分泌的单链多肽,其释放水平受下丘脑催乳素抑制因子调节。它的主要生理功能是促使乳房发育,维持产妇泌乳,并参与生殖功能的调节。妊娠期间,血清 PRL 从妊娠第 6 周开始增加,逐步升高至分娩时达到约 200ng/ml,在非哺乳女性,PRL 水平在产后 2~3 周恢复正常,绝经期的女性由于雌激素的减少而略有下降。

2. PRL 的测定方法 PRL 通常是采用 ICMA 测量,正常范围的上限通常报道为 20~25ng/ml(女性)。血清 PRL 值受雌激素、药物(如吩噻嗪类、甲氧氯普胺)、压力、食物、乳房刺激甚至静脉穿刺的影响。因为昼夜变化和饭后瞬时增加,应该常规在上午取样,而且取样前静息 20 分钟。

血液中存在巨催乳素(macroprolactin)(PRL 单体 +PRL 自身抗体)或二聚体形式的 PRL(big-PRL)可能导致血清 PRL 升高而与生物活性无关,临床中巨催乳素血症可导致高达 10% 的病例误诊为高 PRL 血症。如果怀疑巨催乳素血症,可采用凝胶过滤色谱法去除 PRL 的三个变体,但需要大量人力财力,大多数临床实验室采用聚乙二醇沉淀法处理标本,标本处理后如果 PRL 水平恢复提示为巨催乳素血症。

3. PRL 在临床监测中的应用 在无药物作用及未孕情况下而出现泌乳现象,其血中 PRL 水平常见升高;在患垂体腺瘤时 PRL 也可出现异常升高现象,国际垂体协会发布的指南指出 PRL≥150ng/ml 提示垂体催乳素瘤,PRL>200ng/ml 是垂体腺瘤的诊断依据。另外需要注意的是 PRL 中度升高 50~200ng/ml 时可见于非催乳素分泌腺瘤(non-PRL-screening 垂体腺瘤)。在治疗过程中连续检测 PRL 水平,可作为观察疗效的指标。如果 PRL 水平中度升高,需评估甲状腺功能,因为甲状腺功能减退会导致血清 PRL 升高。

(三)人绒毛膜促性腺激素(hCG)测定

1. hCG 的生理作用 人绒毛膜促性腺激素实际包括四种不同的结构:①由绒毛合体细胞分泌的 hCG,这类 hCG 是大多数人所说的 hCG;②由滋养层细胞分泌超糖基化 hCG,所以该 hCG 在胚胎植入和滋养层细胞疾病诊断中有更积极的作用;③自由 β 亚单位 hCG,此类 hCG 常见于恶性肿瘤;④垂体脉冲式分泌很低水平的 hCG,常见于绝经后妇女。其他组织产生很少量的 hCG,而胎盘产生大量的 hCG。大多数分析只能标准化测量胎盘或 hCG 分泌性肿瘤产生的大量 hCG。

由胎盘滋养层细胞产生的 hCG,受孕后 9~13 天 hCG 水平即有明显上升,妊娠 8~10 周时达高峰,以后迅速下降,

以峰值 10% 的水平维持至足月,产后即明显降低,2 周内下降至正常水平。hCG 在体内的主要生理功能是延长孕妇黄体期,以保证妊娠早期有足够的孕酮分泌,同时它还可抑制淋巴细胞对植物血凝素的反应,具有抑制免疫反应的作用,使着床胚胎不被排斥。

2. hCG 的测定方法 由于 hCG 分子中的 α 链与 LH 中的 α 链有相同结构,为避免与 LH 发生交叉反应,在测定其浓度时,常测定特异的 β-hCG 浓度。

3. hCG 的临床检测 hCG 水平的检测可用于:①早孕诊断:早孕妇女的 hCG 于排卵后 8 天即可从血中或尿中检到,用于早孕诊断十分可靠。②诊断先兆流产或异位妊娠:在妊娠的最初 6~8 周内,血 β-hCG 若不能持续以每天 66% 的速度递增,则提示妊娠失败。③滋养层细胞疾病的诊断和跟踪:葡萄胎时,可见血中 hCG 水平比正常孕妇同期 hCG 水平大大增高,刮宫 6 周后即不再能检出 hCG。当绒癌发生时,血清中的 hCG 大多数为 β-hCG,且浓度可异常升高,其癌肿体积仅 1~5mm^3(约 106~107 个细胞)时,测定血中 β-hCG 即可诊断,每个癌细胞每天约产生 5~10U hCG,其分泌量与癌细胞总数成正比。治疗中连续检测 β-hCG 的升高或降低,可反映病情的恶化与好转。④除了滋养细胞肿瘤,大量 β-hCG 也可见于非妊娠滋养细胞肿瘤及男性生殖细胞肿瘤。⑤hCG 临床中的一种特殊情况是在正常女性中出现低水平 β-hCG(通常在 5~10mU/ml),这可能包括妊娠、产生 hCG 的肿瘤(绒癌)、正常的垂体分泌(通常在绝经后女性)和试验干扰,所以需要重复测试并测量尿 hCG,或进行更特异的分析如 β- 亚型。⑥妊娠期测量 β-hCG,并结合其他测试(胎儿颈项透明层厚度、妊娠相关血浆蛋白 A、抑制素 A 或雌三醇)可以有助于筛查染色体三体型,如唐氏综合征。

(四)雌激素测定

1. 雌激素的三种形式 雌激素包括三种形式,即雌酮(E$_1$)、雌二醇(E$_2$)、雌三醇(E$_3$),其中 E$_2$ 是具有主要生物学活性的雌激素,女性 E$_2$ 的检测应用评估各种临床情况下的卵巢功能状态,如月经紊乱、性早熟、青春期延迟或辅助生殖技术方案的选择。

体内雌激素主要由卵巢、胎儿-胎盘复合体产生分泌,少量则来自肾上腺。其中绝经后 E$_1$ 分泌量增多,比 E$_2$ 约高 3 倍。E$_3$ 是 E$_1$ 和 E$_2$ 的代谢产物,妊娠期主要在胎盘中生成,含量很高,进入胎儿体内经 15α-羟化酶作用,最终可生成雌四醇。

2. 雌激素的测定方法 E$_1$ 和雌酮硫酸盐(E$_1$S)的测量推荐使用传统的 RIAs 方法。E$_3$ 的测量常使用 RIA。E$_2$ 的测量中,目前大部分临床诊断实验室常规采用免疫分析法,该方法在测量高水平的 E$_2$(>50pg/ml)敏感性及特异性较好,但在精确测量低水平 E$_2$(绝经后女性)时敏感性下降,为获得准确的数据,低水平 E$_2$ 应该使用传统的 RIA、液相

色谱串联质谱法（LC-MS 和 MS）或气相色谱串联质谱法（GC-MS 和 MS）等方法测试。

3. 雌激素测定的临床应用 在月经周期中，E_2 在卵泡早期到卵泡中期的水平波动在 20~80pg/ml，在排卵前由于 LH 的激增，E_2 的水平可达到 200~500pg/ml，在黄体中期，E_2 的水平在 60~200pg/ml。绝经后女性 E_2 降至青春期前水平，波动在 10~20pg/ml。卵巢切除后女性 E_2 水平低于 10pg/ml。

通过雌激素测定主要可了解卵巢的功能状况：①如果雌激素无周期性变化，持续维持在早卵泡期水平或更低，同时促性腺激素水平升高常提示卵巢功能不足，可引起月经量过少或闭经；②若雌激素分泌情况正常而出现闭经，则一般为子宫性闭经；③如果雌激素无周期性变化，持续维持在早、中卵泡期水平，同时促性腺激素无明显增高则常见于无排卵性功能失调性子宫出血、多囊卵巢综合征等；④雌激素水平过高，常见于：性早熟、颗粒细胞瘤、卵泡膜细胞瘤、肝病（影响肝脏对雌激素的灭活）、绝经期后阴道流血等疾病；⑤妊娠 36 周后测定尿中 E_3 水平，连续多次均在 10mg/24h 以下或骤减 30%~40% 以上，常提示胎盘功能减退，若在 6mg/24h 以下或减低 50% 以上，则提示胎盘功能显著减退。但应注意，尿中 E_3 浓度受多种因素影响，在做出临床判断和处理前应作全面考虑，然而 E_3 的诊断用途已被超声波和胎儿心率监测取代，现在又重新被启用于非整倍体遗传检测的一部分。

（五）孕酮测定

1. 孕酮在女性体内的表达 孕酮由卵巢、胎盘和肾上腺皮质产生，通过肝脏代谢，最后形成孕二醇。在卵泡期孕酮水平低（<1.5ng/ml），在 LH 水平飙升前孕酮水平开始增加，在排卵后 6~8 天达到峰值。绝经期后，孕酮的水平（<0.5ng/ml）主要来源于肾上腺。

2. 孕酮测定方法 血清孕酮可以用各种方法测定，因为相对较高的孕酮水平以及对孕酮高度特异性抗体的出现，直接免疫分析法能比较准确反映孕酮的水平。

3. 孕酮测定的临床意义 测血中孕酮水平，主要可以对卵巢或胎盘功能状况作出评估：①正常情况下，黄体中期血清孕酮水平用来评估排卵状态，此时血清孕酮水平高于 7ng/ml，常提示有排卵，对孕酮分泌正常的不孕患者应从其他方面寻找不孕原因。②临床中有医生建议将三次孕酮水平总和 >15ng/ml 作为正常黄体功能的指标。③黄体形成期孕酮水平低于生理值，提示黄体功能不足。④月经头 4~5 天仍高于生理水平提示黄体萎缩不全。⑤在妊娠期间，血清孕酮可用于评估黄体和胎盘功能，孕期血清孕激素水平缓慢上升，在妊娠 3 个月末期达到 40ng/ml，然后继续增加，在妊娠末期达到 150ng/ml。⑥在妊娠周期，恰当的孕酮水平应 >10ng/ml。妊娠后孕酮水平≥25ng/ml，一般可排除异位妊娠。⑦妊娠后孕酮水平连续下降常提示有流产可能，妊娠

6~8 周时孕酮水平低（<10ng/ml）提示异常的子宫内妊娠或异位妊娠。⑧在氯米芬治疗周期，黄体中期孕酮水平应高于 15ng/ml。⑨当肾上腺皮质功能亢进或肾上腺肿瘤发生时，孕酮水平可异常升高。

（六）胎盘生乳素（hPL）测定

1. hPL 的分泌 hPL 由胎盘的合体细胞贮存及释放，其血中含量与胎盘大小有关，随着妊娠进行，胎盘质量增加，hPL 产量上升。妊娠第 3 周在母体循环中测到 hPL，妊娠 20~40 天可测到低水平的 hPL（7 ~10ng/ml）。之后 hPL 呈指数增长，足月达到 5~10μg/ml。正常妊娠和葡萄胎妊娠的血清和尿液中都能监测到 hPL，hPL 在胎盘娩出后很快就消失，在产后 1 天在血清和尿中就检测不到。

2. hPL 的测定方法 血清中的 hPL 可用 ELISA 的方法测定。组织中的 hPL 采用免疫组化的方法测定。

3. hPL 测定的临床意义 测定血中 hPL 度可作为观察胎儿生长和胎盘功能的指标。①先兆流产情况下，hPL 水平在正常范围内，连续测定结果呈上升趋势，提示妊娠可以继续；若连续测定结果呈下降趋势，则将出现流产。②hPL 水平低于正常妊娠同期水平，而 hCG 浓度却异常升高，则对诊断葡萄胎有重要意义。③定期测定血中 hPL 浓度，可掌握胎盘功能情况。④胰岛素和生长激素释放因子（GRF）能促进 hPL 的分泌，而生长激素抑制素（somatostatin, SS）抑制其分泌。⑤孕中期母体持续进食受限及胰岛素引起的低血糖会引起母体 hPL 浓度升高。⑥滋养层肿瘤患者和睾丸绒毛癌男性尿液中有 hPL。在胎盘部位滋养细胞肿瘤的患者血清中 hPL 一般为轻度升高或阴性，但免疫组化染色通常为阳性。

四、激素受体测定

激素受体是一种特异性细胞蛋白质，它能把内分泌刺激传递到细胞内，因此激素对靶细胞作用的强弱，虽然主要取决于血中激素的浓度，但同时还取决于激素受体的特异性、亲和力及其含量，所以在一些妇产科疾病的诊治和预后判断中，激素受体测定也有重要作用，尤其是激素相关肿瘤，例如乳腺癌及子宫内膜癌。

（一）雌激素受体（ER）和孕激素受体（PR）测定

1. 女性体内雌、孕激素受体的表达 雌、孕激素受体在体内的含量和分布有一定的规律。在生殖周期和胚泡着床的过程中，在雌、孕激素的调控下，雌、孕激素受体的含量也随之发生周期性变化。一般来讲，雌激素有刺激雌、孕激素受体合成的作用，而孕激素则有限制雌激素受体合成，并间接抑制孕激素受体合成的作用。

雌激素受体有两种 ERα 和 ERβ，是不同基因的产物。

ERα 和 ERβ 在人体内表达具有组织差异性。ERα 和 ERβ 均为卵巢正常功能所需,但两者在卵泡发育和排卵中的作用是不同的。在其他组织中 ERα 主要承担了介导雌激素作用的角色,例如在子宫生长分化与乳腺发育中雌激素发挥的作用只通过 ERα 介导。

孕激素受体有两种亚型 PRA 和 PRB,它们来自同一基因,其中 PRA 似乎对孕激素靶基因具有启动子和细胞特异性效应。PRA 为子宫发育和生殖过程所需,而 PRB 则为乳腺正常发育所需,PRB 为乳腺导管完全分化和分支所必需。

2. ER、PR 的检测方法 雌、孕激素受体的检测方式为免疫组化(IHC)的方法,在乳腺癌中 IHC 的方法仅用于 ERα 的检测而非 ERβ,ERβ 对乳腺癌的预后和预测均有作用,但 ERβ 常规用于临床监测的数据尚不充分。乳腺癌中采用的另一种方法是 Allred 评分系统,对肿瘤中的 ER 水平进行半定量,依据阳性细胞比例和染色强度区分肿瘤类型,评分范围为 0~8 分。

3. 雌激素受体及孕激素受体的临床检测 对雌、孕激素受体测定临床价值的探讨,有许多工作要做,目前通常把它们作为乳腺癌患者和子宫内膜癌患者行激素疗法的参考依据及判断预后的重要指标。

乳腺癌的研究数据表明,雌激素受体 α 依赖的和非依赖的机制均与乳腺癌的发生有关,因此在乳腺癌患者中可见:①大约 50% 患者的癌组织中可检测到 ER,在约 45%~60% 的患者中可检测到 PR。②年老的或绝经后患者的 ER 和 PR 含量通常都比年轻的或绝经前的患者要高。③ER 和 PR 似乎与肿瘤分化程度无关。④当标本中可同时检测到 ER 和 PR 时,患者对内分泌疗法的敏感性可高达 75%~80%;而 ER 阳性,PR 阴性者 30%~50% 对激素治疗有反应;而当 ERα 阴性时,对激素疗法的敏感性则低于 5%~10%;如果 ERα 和 PR 均为阴性对激素疗法的反应性更低。所以 ERα 含量是预测乳腺癌患者 5 年生存率的五个最重要指标之一。

子宫内膜癌分为Ⅰ型和Ⅱ型,其中Ⅰ型子宫内膜癌与非雌激素抵抗相关,也常表达 PR,相反Ⅱ型子宫内膜癌与雌激素过多无关,因此在子宫内膜癌患者中可见:①有 48% 的人其组织标本中可同时检到 ER 和 PR,31% 的人 ER 和 PR 均为阴性,7% 人的只可检查到 ER,14% 的人只可检查到 PR;②ER 和 PR 的含量与肿瘤的分化程度有关,癌细胞分化程度越差,ER 和 PR 的含量越低,甚至无法检出;③ER(+)/PR(+)和 ER(-)/PR(+)的患者其 5 年生存率明显高于 ER(-)/PR(-)和 ER(+)/PR(-)的患者。目前有关子宫内膜癌中 PR 的研究显示,PR 可分为两种亚型——PRA 和 PRB,这两种受体的作用相反,两者的比率似乎很重要,只表达 PRB 的肿瘤 PR 总水平很低,表达两种亚型的肿瘤以 PRA 表达为主。所以在子宫内膜癌组织中测定到的 PR 不能预测对孕激素治疗的反应性。

(二) LH-CG 受体和 FSH 受体测定

1. 人体 LH-CG 受体和 FSH 受体的表达 人的卵巢中存在能结合 hCG、LH、FSH、PRL 等的多种受体,它们都属于促性腺激素受体,目前研究较多的是其中的 hCG、LH、FSH 受体。由于 hCG 和 LH 的 α 链相同,所以与它们结合的是同一个受体,称为 LH-CG 受体。在卵巢中,LHR 在泡膜细胞、间质细胞及颗粒细胞中表达,FSHR 定位于颗粒细胞,而且明确的是,促性腺激素的生理作用主要在卵巢和睾丸发挥作用。

2. 人体 LH-CG 受体和 FSH 受体的临床测定 目前研究显示人 LHCG 受体和 FSH 受体存在自然的多态性、功能缺失及功能失活的突变。①在女性中,hLH 受体失活突变与雌激素低表达及稀疏排卵有关,并表现为促性腺激素抵抗,其典型表现为青春期缺乏、原发性闭经。在男性中这一突变可能会引起青春期延迟,严重者可引起睾丸间质细胞缺失及假两性畸形,较为缓和的表型为尿道下裂和阴茎短小。②hLH 受体 10 号外显子缺失的男性尽管有正常的性别发育,但不能进入青春期。③hLH 受体功能获得突变家系的男性中会发生青春期早熟,但女性携带者没有表型。④FSH 受体自然突变量很少,但 189 位点及 419 位点突变发生后可出现高促性腺素的性腺功能减退,卵泡被抑制在发育的初级阶段,并对 hFSH 刺激完全无应答。而其他位点的突变表现为继发性闭经,促性腺激素抵抗和卵泡发育只能到腔期。⑤FSH 受体活化突变与卵巢过度刺激有关。⑥FSH 受体的基因多态性研究显示某些位点的突变可以用来优化 FSH 药物对卵巢刺激时的用量,以及预测 PCOS 患者对氯米芬的反应。研究结果表明,在多囊卵巢者中,卵泡 FSH 受体出现升高,而 LH-CG 受体则无明显变化。

在卵巢癌患者中,可见高分化癌的 LH-CG 受体含量明显高于低分化癌,而且 LH-CG 受体含量高的,其 1 年、3 年生存率明显高于 LG-CG 受体含量低的。因此,测定 LH-CG 受体水平在判断卵巢恶性肿瘤临床预后和治疗效果方面有一定意义。

多年来,认为 LH 受体及 FSH 受体只在性腺细胞中存在,目前研究表明功能性的 LH 受体可能存在于性腺外组织,例如肾上腺皮质瘤。而 FSH 受体在骨骼有表达,同样也有证据表明 FSH 受体在前列腺和肿瘤血管中表达。

五、肿瘤标志物测定

所谓肿瘤标志物是指与恶性肿瘤有关的,能用生物化学或免疫化学方法进行定量测定,并能在临床肿瘤学方面提供有关诊断、预后或治疗监测信息的一类物质。

从理论上来说,一个理想的肿瘤标志物应该具有 100% 的癌瘤特异性(在良性病变中不会被检出)和 100% 的器官特异性(仅为单一癌变实体所分泌),以及 100% 的敏感度(在仅有极少量癌细胞的情况下即可检出）。但目前真正理想的肿瘤标志物并不存在。从临床实际应用考虑，能作为肿瘤标志物的物质必须具备下列条件：①在恶性肿瘤患者血中有明显的异常存在；②具有高敏感性，即它在血清中的浓度能对癌变的发生作出及时和敏感的反应；③在血中浓度变化与恶性肿瘤的生长、消退及转移能存在定量的比例关系；④高特异性，即对检出恶性病变的假阳性率极低。其中特异性和敏感度是最重要的标准。

特异性 = 真阴性例数/(真阴性例数 + 假阳性例数) × 100%

敏感性 = 真阳性例数/(真阳性例数 + 假阴性例数) × 100%

一般在特异性 >95% 的情况下，敏感性 >50%，就具有很好的临床价值了。

少数好的肿瘤标志物可以用于肿瘤筛选检查，如 AFP 在乙型肝炎高发区可作为原发性肝细胞性肝癌的筛选工具；hCG 可用于对一般人群绒毛膜癌的筛选。但是大多数肿瘤标志物既无器官特异性，又无肿瘤特异性，在许多良性疾病情况下，也可出现血清浓度异常，再加上在癌变初期其敏感性很低（约 5%~20%），所以除了对特定的高危人群以外，大多数肿瘤标志物在对大范围的无症状人群的肿瘤筛选检查中是无意义的。

用肿瘤标志物对恶性肿瘤进行早期诊断，一直是寻找好的肿瘤标志物所追求的目标。从目前情况来看，由于其在特异性及敏感性存在的固有不足，用肿瘤标志物来对恶性肿瘤进行早期诊断多不理想。一般来讲，除了前列腺特异抗原（PSA）和甲状腺球蛋白（TG）有很高的器官特异性外，其他许多肿瘤标志物均不为某一种恶性肿瘤所特有，如 CEA 最早是在 1965 年从人的结肠癌组织中提取到的，但它不仅在结肠癌时表现为血清浓度的增高，在肝癌、胰癌、肺癌、乳腺癌、子宫癌等情况下，也可出现血清浓度异常。另外，几乎所有的肿瘤标志物均不是恶性肿瘤的特异表达，如 CA125 不仅出现在卵巢恶性病变的患者血清中，某些良性病变，如肝、肾功能不好时，也可引起其血清水平的升高，更重要的是在肿瘤早期，大多数肿瘤标志物敏感性很低，通常会出现假阴性结果，因此若将肿瘤标志物测定作为早期诊断的唯一手段，将无法得到正确的结论，在临床上，现在经常将相关的几个肿瘤标志物同时测定，以提高其敏感度及检出率。

由于肿瘤标志物的血清浓度与肿瘤的病情的变化（如转移或恶化）之间具有良好的相关性，而且在肿瘤的发展期其敏感性最高，所以应该说，肿瘤标志物的最重要的临床价值在于监测病情变化及评估治疗效果。

手术切除癌变部位后，如果相应的标志物血清浓度迅速降至正常范围，这是一个好的预后信号；如果浓度下降缓慢，甚至长时间不能降至正常范围的，提示手术不太成功或者预后不良；标志物血清水平在下降后又持续升高，则是癌瘤复发或转移的强烈提示。而且在许多情况下，这一信号的发出，可以比临床症状的出现早几个月，所以肿瘤标志物在恶性肿瘤的复发或转移的早期检出上，具有特殊价值。在对放疗或化疗的效果观察上，肿瘤标志物也表现出了很高的敏感性，治疗中标志物浓度持续下降，往往是病情缓解的良好信息，标志物浓度居高不下或持续上升，则通常是疗效不佳或病情恶化的信号，关于这一点，也正是目前人们对肿瘤标志物的最大兴趣所在。

与女性恶性肿瘤有关的常用标志物有：

（一）糖类抗原 125

1. 检测意义

（1）糖类抗原 125（carcinoma antigen 125，CA125）是一种由氨基酸端、结构域和羧基端三部分构成的表达于各类上皮细胞表面的高分子量糖蛋白，全长 179kb，定位于染色体 19p13.2。在患卵巢癌时，CA125 血清水平可明显增高（>40U/ml），所以它被作为卵巢癌的首选标志物。尤其是在非黏蛋白卵巢癌的早期诊断和复发诊断中，其总敏感性可达 65%~90%。

（2）在绝经期妇女，CA125 对卵巢癌的诊断特异性和敏感性分别可高达 92% 和 84%，所以在这一高危人群中，可将 CA125 作为早期发现卵巢癌的筛选参数。此时，若结合腹部超声检查，其诊断正确率几乎可达到 100%。

2. 诊断意义

（1）一般来说，卵巢癌手术后，CA125 浓度 5 天即可下降 1/2，之后即可下降至正常水平。临床资料显示，术后血清 CA125 水平下降速度快的患者，其 2 年和 5 年生存率均要比血清水平下降慢的要高。如果术后 CA125 水平迟迟降不到正常水平的，往往提示手术不太成功；若术后 2~3 周 CA125 水平仍持续维持在 300U/ml 左右，则很可能是手术造成腹膜创伤所致；CA125 水平下降又再次升高，则是癌瘤复发或转移的信号，而且这种信号的发出时间通常要比用放射学方法能做出明确诊断的时间要早 3~4 个月。

（2）CA125 对于宫颈腺癌及子宫内膜癌的诊断也有一定敏感性，对原发性腺癌，其敏感性为 40%~60%，而对腺癌的复发诊断，敏感性可达 60%~80%。对子宫内膜癌来说，敏感性为 20%~33%，而且与癌瘤的分期有关。当 CA125 水平 >40U/ml 时，有 90% 的肿瘤已发展到子宫肌外。在内膜癌复发情况下，若 CA125 水平出现再次升高，则 95% 可能已发展到盆腔范围以外了。

（3）CA125 对输卵管癌的敏感性约为 38%，但对输卵管癌的复发的早期诊断敏感性可达 87%~94%。

（4）非恶性肿瘤，如子宫内膜异位症、盆腔炎、卵巢囊肿、胰腺炎、肝炎、肝硬化等虽有不同程度升高，但阳性率较低；在胸腹水中发现有 CA125 升高，羊水中也能检出较高浓度的 CA125；早期妊娠的 3 个月内，也有 CA125 升高的可能；盆腹腔结核 CA125 也会呈数 10 倍升高。

（二）人附睾特异性蛋白 4

1. 检测意义

（1）人附睾特异性蛋白 4（human epididymis secretory protein4，HE4）基因位于染色体 20q12~13.1，全长为 12kb 左右，由 5 个外显子和 4 个内含子组成，分子量为 25kD，含有 2 个 WAP（whey acidic protein）结构域，故也称为核心表位蛋白，即 WFDC2（WAP4-disulphidecore domain 2）。HE4 基因多种剪切方式，其表达产物是一种分泌性小分子蛋白，是具有保护性免疫作用的蛋白酶抑制剂家族中的一员。

（2）HE4 可通过血清检测，主要在生殖系统、上呼吸道、乳腺上皮、肾脏远曲小管、结肠黏膜中表达，正常卵巢表面上皮中无 HE4 表达；在卵巢浆液性癌中的表达水平最高，在肺癌、乳腺癌、移行细胞癌、胰腺癌中 HE4 也有中至高水平表达，在结肠癌、肝癌、胃癌、前列腺癌中多为低水平表达。

2. 诊断意义

（1）93% 的卵巢癌患者血浆中 HE4 过度表达，而 100% 的子宫内膜癌的子宫内膜样亚型显示 HE4 过表达。HE4 在卵巢癌患者血清中的诊断敏感度为 82.5%，特异度为 95%。在良性盆腔肿块中，HE4 水平有 8% 的升高，而 CA125 有 29% 的升高。此外，HE4 因不受怀孕或月经周期影响，在伴子宫内膜异位症或其他良性卵巢肿瘤患者血液中也不会升高，是绝经前妇女较理想的生物标志物。绝经后水平显著升高，同时，在年龄较大（>70 岁）的人群中，HE4 值升高是正常现象。

（2）HE4 用于卵巢癌预后判断与术后监测优于 CA125。HE4 浓度水平可反映疾病发展趋势，用于监测卵巢癌患者手术及化疗效果。患者手术后 1 周即可检测 HE4 水平，如治疗有效，HE4 水平明显下降，即可判断情况缓解和稳定；若治疗无效，HE4 水平无明显变化或呈现升高，则应及时更换治疗方案。与 CA125 的疗效判断相比，HE4 变化幅度更大，对卵巢癌患者预后判断更为有效。如检测发现 HE4 水平轻微升高，提示可能有复发迹象，建议患者进行影像学检查，确诊复发时可及时治疗，增强临床诊治效果。

（3）临床实际工作中，均以多项标志物联合检测为主，其中联合检测：CA125、HE4、CA199 三项肿瘤指标联合检测能有效地提高卵巢癌诊断的敏感度，对卵巢癌的诊断有很大的应用价值。

（三）糖类抗原 15-3

1. 检测意义

（1）糖类抗原 15-3（carbohydrate antigen 15-3，CA15-3）是一种分子量为 400kD 的糖蛋白。

（2）在许多乳腺癌患者的血清中均可见到有异常升高（>25U/ml），所以临床上常把 CA15-3 作为乳腺癌的重要标志物。但是应该注意的是 CA15-3 血清浓度升高并非为乳癌所特有，在肝癌、胰癌、胆管癌、肺癌、卵巢癌时也可见到血清 CA15-3 水平的增高，对乳头瘤及一些肺部或肝部的良性病变，尤其是肝硬化、肝炎及其他一些病毒感染，它也具有一定的敏感性。

2. 诊断意义

（1）且 CA15-3 浓度与病情的发展具有良好的相关性，因此通过 CA15-3 的测定可很好地跟踪病情的变化和监测治疗的效果。通常在行手术治疗和其他治疗后，CA15-3 水平迅速降低的，可作为手术成功或疗效显著的指标。

（2）若其血清水平降至正常范围后又再次持续升高，则往往提示已出现复发或转移，而且 CA15-3 水平的重新升高，一般比临床症状的出现或用诸如 B 超、X 线或 CT 等检出复发或转移的时间要早，所以 CA15-3 测定是用作乳癌复发和转移早期诊断的良好手段。

（四）糖类抗原 19-9

1. 检测意义
糖类抗原 19-9（carbohydrate antigen 19-9，CA19-9）是一种黏蛋白型的糖类蛋白肿瘤标志物，为细胞膜上的糖脂质，一般情况下是由 Lewis 抗原（包括 Le-a 和 Le-b）的前体物质在唾液酸转移酶和岩藻糖转移酶的共同作用下形成的。CA19-9 分布于正常人体胰、胆管上皮细胞内，在血清中以唾液黏蛋白形式存在，但含量很少。

2. 诊断意义

（1）但要注意的是 CA19-9 在很多良性疾病影响下也会升高，难以应用于恶性肿瘤的筛查和早期诊断，因此需要与其他指标一起联合检测，如：CA19-9、CA125、AFP、CEA、HE4 联合检测诊断卵巢癌，在上皮性卵巢癌的研究中提示 CA19-9 在非浆液性卵巢癌的敏感性高于浆液性卵巢癌；CA19-9、SCCAA、CYFRA21-1、NSE 水平联合检测诊治非小细胞肺癌；CA19-9、B2-MG、PSA 联合检测诊断前列腺癌；血清 CA19-9 和 CA15-3 联合超声检测乳腺癌。

（2）CA19-9 可用于卵巢癌、胰腺癌、胃癌、结直肠癌、胆囊癌、胆管癌、肝癌的临床辅助检测。肿瘤切除后，CA19-9 浓度会下降，如有上升，则可表示肿瘤复发。

（五）甲胎蛋白

1. 检测意义

（1）甲胎蛋白（alpha fetoprotein，AFP）是一种糖蛋白，它属于白蛋白家族，主要由胎儿肝细胞及卵黄囊合成。甲胎蛋白在胎儿血液循环中具有较高的浓度，生后 2~3 个月随胚胎的发育成熟、卵巢囊退化及肝细胞的成熟，甲胎蛋白基本被白蛋白替代，血清内 AFP 逐渐减少，出生一年后浓度一般低于 20μg/ml。

（2）甲胎蛋白具有很多重要的生理功能，包括运输功能、作为生长调节因子的双向调节功能、免疫抑制、T 淋巴细胞诱导凋亡等。甲胎蛋白由不成熟的肝脏和卵黄囊合成的一种血清糖蛋白，与肝癌及多种肿瘤的发生发展密切相关，在多种肿瘤中均可表现出较高浓度，可作为多种肿瘤的阳性检测指标。

2. 诊断意义

（1）AFP是卵巢恶性生殖细胞肿瘤敏感并特异的肿瘤标志物，尤其是内胚窦瘤及胚胎癌，AFP值更高。大多数卵巢内胚窦瘤AFP阳性率可高达100%；未成熟畸胎瘤为61.9%，这对于鉴别卵巢肿瘤的类型很有价值。若血清检测阳性，AFP亦可作为患者治疗后随访的一个重要指标，若AFP值持续不降低，往往预示病变持续存在，若AFP值降至正常后复又升高，往往预示肿瘤复发。

（2）卵巢肿瘤患者，尤其是年轻患者在术前均应检测AFP以期发现生殖细胞肿瘤。AFP增高还可见于卵黄囊瘤、胚胎细胞癌和多胚瘤癌、混合性生殖细胞肿瘤、某些不成熟畸胎瘤；大多数无性细胞瘤患者的AFP正常。

（3）女性孕期AFP升高，在分娩1年后体内的甲胎蛋白就会恢复正常，正常值为每升血内甲胎蛋白含量不超过20μg，双胎孕期甲胎蛋白值比单胎高一些，高于正常值3倍以上才有临床意义。

（4）临床上AFP还作为原发性肝癌的主要血清标志物，用于原发性肝癌的诊断及疗效监测。如果甲胎蛋白升高到每升血400μg以上，那么患肝癌的概率就很大了，这时还要进行超声检查，因为有30%~40%肝癌患者的甲胎蛋白不会升高，所以需要进行综合检查。

（六）鳞状上皮细胞癌抗原

1. 检测意义 鳞状上皮细胞癌抗原（squamous cell carcinoma antigen，SCCA）是一种分子量为48kD的糖蛋白，1977年首次从宫颈的鳞状细胞癌中分离出来，后来发现在子宫、肺、口腔、头、颈等的鳞状上皮癌细胞的胞质中均有存在，因此它是鳞状细胞癌的良好标志物，有很高的特异性。SCCA是外阴、阴道、宫颈鳞状细胞癌的最有效和敏感的标志物。对外阴及阴道的原发癌，敏感性为40%~50%，但与其癌变的大小并无明显相关性。

2. 诊断意义

（1）对原发性宫颈鳞癌，其敏感性可达50%~70%，而且SCCA在血中浓度的高低与髂淋巴结的累及情况、基质的浸润深度、肿瘤的大小、癌的外围生长情况都有密切关系。对于复发癌的早期诊断敏感性则可达65%~85%，而且较放射学方法诊断提前2~5个月便可看到SCCA水平出现持续升高现象。

（2）化疗过程中，在开始治疗后的2~3个月，就可以从SCCA血清水平的降低或升高，得到病情好转或恶化的信息。

（3）考虑到SCCA对阴道、宫颈癌等的敏感性，比起已经建立的细胞学方法和阴道镜检查的敏感性（85%~90%）仍低很多，所以将SCCA用于宫颈癌等的筛选检查是不推荐的。

（4）有报告说，对牛皮癣、肾衰竭或肺、乳、肝的良性疾病患者，其SCCA也可出现非特异性血清浓度升高。做SCCA检测特别应防止汗液污染，汗液的污染可引起假阳性结果。

（七）癌胚抗原

1. 检测意义 癌胚抗原（carcinoembryonic antigen，CEA）属于一种肿瘤胚胎抗原，早期胎儿的胃肠管及其他某些组织细胞均有合成CEA的能力，孕6个月后，CEA生成量逐渐减少，出生后血中含量极低，但在许多恶性肿瘤患者血清中可发现CEA含量有异常升高（>5.0ng/ml）。

2. 诊断意义

（1）CEA升高常见于大肠癌、胰腺癌、胃癌、乳腺癌、甲状腺髓样癌、肝癌、肺癌、卵巢癌、泌尿系统肿瘤等。但吸烟、妊娠期和心血管疾病、糖尿病、肠道憩室炎、直肠息肉、结肠炎、胰腺炎、肝硬化、肝炎、肺部疾病等，15%~53%的患者血清CEA也会升高，所以CEA不是恶性肿瘤的特异性标志，在诊断上只有辅助价值。

（2）与癌症的早、中、晚期有关，越到晚期癌胚抗原值越升高，但阳性率不是很高。与肿瘤转移有关，当转移后，癌胚抗原的浓度也升高。

（3）与癌症的组织类型有关，腺癌最敏感，其次是鳞癌和低分化癌，这说明癌胚抗原是一种分化性抗原，分化程度越高阳性率也越高。

（4）与病情好转有关，病情好转时血清癌胚抗原浓度下降，病情恶化时升高。癌胚抗原连续随访检测，可用于恶性肿瘤手术后的疗效观察及预后判断，也可用于对化疗患者的疗效观察。

（八）神经元特异性烯醇化酶

1. 检测意义 神经元特异性烯醇化酶（neuron-specific enolase，NSE）是神经元和神经内分泌细胞所特有的参与糖酵解途径的烯醇化酶中的一种，是小细胞肺癌最敏感、最特异的肿瘤标志物。

2. 诊断意义

（1）小细胞肺癌（SCLC）患者血清NSE明显增高，60%~81%小细胞肺癌病例NSE浓度升高。尽管NSE浓度与转移部位或脑部转移没有相关性，但是与临床分期和疾病进展有很好的相关性。NSE的诊断灵敏度达80%，特异性达80%~90%，而非小细胞肺癌（NSCLC）患者并无明显增高，故可作为SCLC与NSCLC的鉴别诊断。血清NSE检测对SCLC的监测病情、疗效评价及预测复发具有重要的临床价值。

（2）NSE增高还可见于：少数非小细胞肺癌、神经母细胞瘤、神经内分泌肿瘤（如嗜铬细胞瘤、胰岛细胞瘤、黑色素瘤）等。

（3）NSE对高分化神经内分泌肿瘤（NETs）既不敏感也不特异，但高水平的NSE可能是预示着预后不良的侵袭性疾病的标志物。人们还担心这种生物标志物在临床实践中用于诊断 NETs 的可用性和成本。需要在更大的系列和其他组中确认这些观察结果。

（九）抗米勒管激素

1. 检测意义 抗米勒管激素（anti-Müllerian hormone，AMH）是转化生长因子-β（transforming growth factor-β，TGF-β）家族的一员，由小（<8mm）的窦前卵泡和早期窦状卵泡表达。AMH 的水平反映了原始卵泡池的大小，并且可能是许多临床情况中卵巢功能的最佳生化标志物。随着年龄的增长，成年女性的原始卵泡池减小，AMH 水平也随之逐渐下降；绝经期女性体内检测不到 AMH。其异常升高可见于卵巢内分泌功能相关的肿瘤。

2. 诊断意义

（1）卵巢肿瘤中卵巢颗粒细胞瘤（GCT）发生率占 3%~5%，76%~93% 的 GCT 患者表现出 AMH 水平的升高，在肿瘤复发前 16 个月即可检测高浓度的 AMH 水平。卵巢颗粒细胞瘤患者定期复查血清 AMH 水平能更早地发现肿瘤是否复发，有助于患者及时治疗。

（2）AMH 还可用于其他疾病的诊断及鉴别诊断，评估卵巢储备预测绝经期，诊断卵巢早衰、多囊卵巢综合征，还可用于隐睾症和无睾症的鉴别诊断，详见"常用激素测定"。

（十）人绒毛膜促性腺激素

1. 检测意义 人绒毛膜促性腺激素（human chorionic gonadotropin, hCG）是由胎盘的滋养层细胞分泌的一种糖蛋白，它是由 α 和 β 二聚体的糖蛋白组成。分子量为 36 700D 的糖蛋白激素，α 亚基与垂体分泌的 FSH（卵泡刺激素）、LH（黄体生成素）和 TSH（促甲状腺激素）等基本相似，故相互间能发生交叉反应，而 β 亚基的结构各不相似。成熟女性因受精的卵子移动到子宫腔内着床后，形成胚胎，在发育成长为胎儿过程中，胎盘合体滋养层细胞产生大量的 hCG，可通过孕妇血液循环而排泄到尿中。当妊娠 1~2.5 周时，血清和尿中的 hCG 水平即可迅速升高，第 8 周孕期达到高峰，至孕期第 4 个月始降至中等水平，并一直维持到妊娠末期。

2. 诊断意义

（1）妊娠滋养细胞疾病的诊断、疗效观察：胎盘滋养细胞的疾病使血中 hCG 浓度显著上升，组织学根据形态特征疾病可分为：葡萄胎、侵蚀性葡萄胎、绒毛膜癌及胎盘部位滋养细胞肿瘤，HCC 值明显高于正常水平，动态监测可反映癌细胞生长、退化的动态过程。治疗后，hCG 水平可下降或转阴，若转阴后又出现升高者，则应考虑复发或转移的可能。

（2）肺癌、肝癌、乳腺癌、卵巢癌或睾丸肿瘤等也可出现血清 hCG 水平升高。

（3）hCG 还可用于妊娠相关疾病的诊断及治疗，详见"常用激素测定"。

多肿瘤标志物常用检测方法，临床广泛应用的检测方法主要有：放射免疫分析（RIA）、酶免疫分析（EIA）、时间分辨荧光免疫分析（TFIA）和化学发光免疫分析（CLIA）。

（1）放射免疫分析（RIA）：放射免疫分析自 20 世纪 60 年代问世以来，在生物医学各个领域得到了广泛的应用。20 世纪 90 年代，RIA 技术研究的主要进展是试管固相法，为第四代 RIA。固相 RIA 和免疫放射测量法（IRMA）的灵敏度、特异性、稳定性及测量范围均优于液相竞争法。不需要使用离心机进行分离，简化操作步骤，提高了检测的精密度。RIA 具有操作简便、成本低，可以减轻病人经济负担等优点。

（2）酶免疫分析（EIA）：创立于 1971 年。因其标记物制备简单、有效期长、对环境无污染等特点，ELA 技术得到了迅速的普及和发展。酶联免疫荧光测量法（ELIFA）同时兼具酶联免疫吸附试验（ELISA）和荧光免疫分析（FIA）两种方法的优点，其灵敏度较传统的 ELISA 明显提高，最小检出值达 10~15 mol/L。增强发光酶免疫分析法（ELEIA）是 20 世纪 80 年代后期发展起来的新型免疫分析技术，其特点：酶促增强发光信号，且发光信号保持稳定，该方法的最小检出值达 10~20 mol/L。目前，国外已实现自动化分析。

（3）化学发光免疫分析（CLIA）：1981 年，Pannagli 将化学发光原理与免疫反应结合起来，建立了化学发光免疫分析法（CLIA），其中免疫电化学发光（IECL）技术得到了快速发展，这方法具有灵敏、快速、稳定、选择性强、重现性好、易于操作、方法灵活多样的优点。它是集电化学发光、生物素-抗生物素、免疫分析并由固相免疫分析发展起来的磁微球等技术于一体，是众多学科交叉的研究领域。IECL 分析方法多样，广泛地应用于抗原、半抗原和抗体的免疫检测，其线性范围也较宽，符合临床检验的需要。IECL 技术的发展趋势在于合成新的发光标记物，优化标记技术和免疫分析方法。

随着生命科学迅猛发展，人类基因组计划的完成，生命科学进入了"后基因组时代"，新技术层出不穷。如生物芯片、双向凝胶电泳、飞行质谱、荧光原位杂交（FISH）循环 DNA 检测技术和生物信息学等将相继应用于临床肿瘤标志物的检测。

多肿瘤标志物检查前后患者注意事项：抽血前一天不吃过于油腻、高蛋白食物，避免饮酒。血液中的酒精成分会直接影响检验结果；体检前一天的 24 时以后，应开始禁饮食，以免影响检测结果；抽血时应放松心情，避免因恐惧造成血管的收缩，增加采血的困难；抽血后，需在针孔处进行局部按压 5 分钟，进行止血。注意：不要揉，以免造成皮下血肿；按压时间应充分。各人的凝血时间有差异，有的人需要稍长的时间方可凝血。所以当皮肤表层看似未出血就马上停止压迫，可能会因未完全止血，而使血液渗至皮下造成青淤。因此按压时间长些，才能完全止血。如有出血倾向，更应延长按压时间；抽血后出现晕针症状如：头晕、眼花、乏力等应立即平卧、饮少量糖水，观察症状；若局部出现淤血，抽血 24 小时后用温热毛巾湿敷，可促进吸收。

六、肿瘤基因检测

(一) BRCA 基因检测

1. BRCA 基因检测的意义 *BRCA1/2* 是重要的抑癌基因,对于维持细胞正常的生长增殖至关重要,也是维持细胞 HRR 功能最重要的基因。携带 *BRCA1/2* 突变的多种肿瘤对 PARP 抑制剂敏感,在 SOLO-1 研究中,携带胚系或体细胞 *BRCA1/2* 突变的晚期上皮性卵巢癌患者在初始治疗缓解后应用奥拉帕利维持治疗,相比安慰剂,患者复发或死亡风险下降 70%,中位 PFS 延长 3 年以上。

BRCA1/2 胚系突变还与肿瘤的遗传易感性相关。携带有 *BRCA1/2* 胚系致病性变异的女性,乳腺癌发生风险提高 5 倍,卵巢癌发生风险提高 10~30 倍,此外,前列腺癌、胰腺癌、男性乳腺癌、恶性黑色素瘤等的发病风险也会显著增高。在上皮性卵巢癌中胚系 *BRCA1/2* 突变占 14%~15%,在高级别浆液性卵巢癌中 *BRCA1/2* 突变更加常见,约 22.6% 存在胚系 *BRCA1/2* 突变,6%~7% 存在体细胞 *BRCA1/2* 突变,*BRCA1* 的突变频率高于 *BRCA2*。明确卵巢癌患者的 *BRCA1/2* 胚系突变状态,有助于对患者及其家系进行遗传风险管理,包括家系验证、制订筛查方案、化学预防、预防性手术、生殖干预等。

2. BRCA 基因检测的方法 肿瘤组织检测一般使用手术或穿刺获得的肿瘤组织样本,胚系检测一般使用血液、唾液、口腔拭子等样本,目前以血液为主。*BRCA1/2* 变异类型多样,且遍布于基因全长。国内对于 *BRCA1/2* 检测一般采用二代测序(next generation sequencing,NGS)或称高通量测序的方法。

3. BRCA 基因诊断意义 依据胚系 *BRCA1/2* 变异的解读原则,将胚系 *BRCA1/2* 基因变异按照风险程度由高至低分为 5 类:致病性(5 类)、可能致病性(4 类)、意义未明(3 类)、可能良性(2 类)和良性(1 类)。其中,*BRCA1/2* 致病性和可能致病性的变异通常被称为 *BRCA1/2* 基因突变阳性。对于体细胞 *BRCA1/2* 变异的解读,一般参考肿瘤变异的解读原则,关注该变异对临床实践的影响,如对某种治疗的敏感性、耐药性的预测,对疾病的诊断或预后的影响等。

(二) HRR 基因检测

1. HRR 基因检测的意义 同源重组修复(homologous recombination repair,HRR)是正常细胞修复 DNA 双链断裂损伤(double strand break,DSB)的重要途径。HRR 通路相关的基因突变是导致 HRD 的主要原因,卵巢癌中常见的 HRR 突变有 *BRCA1*、*BRCA2*、*ATM*、*BARD1*、*BRIP1*、*CHEK1*、*CHEK2*、*FAM175A*、*MRE11A*、*NBN*、*PALB2*、*RAD51C*、*RAD51D* 等。体外实验表明,除 *BRCA1/2* 外,其他 HRR 基因突变也可能导致细胞对 PARP 抑制剂敏感。

2. HRR 基因检测的方法 与 *BRCA1/2* 基因检测类似,HRR 基因检测同样采用 NGS 方法,通常在多基因 panel 上进行。

3. HRR 基因诊断意义 HRR 突变同样分为胚系变异和体细胞变异,解读原则与 *BRCA1/2* 相同。不同的 HRR 基因突变对于 PARP 抑制剂的敏感性可能不同,且目前在卵巢癌中的研究证据有限,因此对于 HRR 基因突变临床意义的解读需要谨慎。

(三) HRD 状态检测

1. HRD 状态检测的意义 约 50% 的上皮性卵巢癌存在同源重组修复缺陷(homologous recombination deficiency,HRD)。HRD 导致细胞 DNA 双链断裂损伤修复途径缺陷,表现为对引起 DNA 断裂的铂类药物以及 PARP 抑制剂高度敏感,因而 HRD 已成为卵巢癌治疗相关的重要生物标志物。

2. HRD 状态检测的方法 HRD 检测并无统一标准,其原理是基于细胞内因 HRD 而引起的 DNA 损伤,将以一些特定且可识别的方式在基因组上留下痕迹,如杂合性丢失(loss of heterozygosity,LOH)、端粒等位基因失平衡(telomeric allelic imbalance,TAI)和大片段迁移(large-scale state transitions,LST)等。HRD 检测采用 NGS 方法,通常包括两个部分,*BRCA1/2* 突变状态及基因组不稳定性状态的评分(genomic instability score,GIS),或称 HRD 评分(HRD score)。对于后者,一般通过对细胞内单核苷酸多态性位点(single nucleotide polymorphism,SNP)进行检测和计算得出。目前,全球范围内仅 2 种 HRD 检测产品在大型Ⅲ期临床研究中得到验证,并已经得到美国食品药品监督管理局(Food and Drug Administration,FDA)的批准,国内 HRD 检测产品正在研发过程中。

3. HRD 基因诊断意义 HRD 阳性在不同检测方法下,其阈值设定也不甚相同,分为:肿瘤 *BRCA1/2* 突变和/或 GIS 评分≥42 分,GIS 评分由 LOH、TAI、LST 三项综合计算得出,阈值的设定基于 BRCA 缺陷的卵巢癌和乳腺癌肿瘤样本第 5 分位的 HRD 分值;肿瘤 *BRCA1/2* 突变和/或基因组 LOH 评分≥16%。目前国内 HRD 试剂盒尚未在临床上进行充分验证。

(四) 子宫内膜癌分子检测

1. 子宫内膜癌分子分型检测

(1) 基于癌症基因组图谱(TCGA)数据库的分子分型:2013 年美国 TCGA 研究网络开创性地提出了子宫内膜癌(EC)的分子分型,其将 EC 分为 POLE 超突变型(POLE ultramutated)、微卫星不稳定高突变型(microsatellite-instability high,MSI-H)、低拷贝数型(copy-number low,CNL)及高拷贝数型(copynumber high,CNH)四个亚型。

(2) transPORTEC 分型:2015 年欧洲学者基于 PORTEC-3 队列的回顾性分析,依据关键分子特征建立了高危 EC 的简化分型体系,其包括了 p53 突变型(p53-mutant)、微卫星不稳定型(MSI)、POLE 校对区突变型(POLE proofreading-mutant)及无特定分子特征型(no specific molecular profile,NSMP)四类,大致对应于 TCGA 分型中的 CNH 型、MSI-H 型、POLE 超突变型及 CNL 型。

(3)ProMisE 分型:加拿大学者提出利用免疫组化方法部分替代基因测序,进行 EC 分型的策略,即 ProMisE 分型。其将 EC 患者分为 DNA 错配修复免疫组化异常型(MMR IHC abn)、POLE 突变型(POLE mut)、p53 野生型(p53wt)及 p53 异常型(p53abn)。

2. 子宫内膜癌分子分型检测的意义 2020 年,分子分型被纳入美国国立综合癌症网络(National Comprehensive Cancer Network,NCCN)指南和世界卫生组织(World Health Organization,WHO)女性生殖器官肿瘤分类标准(第 5 版)中。2021 年,基于分子分型的风险评估规则被纳入欧洲妇科肿瘤协会(European Society of Gynaecological Oncology,ESGO)指南中。目前,国内关于分子分型的检测和临床应用还处于起步阶段,检测方法有待规范,对预后预测或辅助治疗选择的临床价值也需进一步讨论。见表 1-6-1。

3. 子宫内膜癌分子分型检测的方法

(1)基本推荐:联合 POLE 基因热点突变检测(Sanger 测序),MMR 蛋白检测(免疫组织化学法)/MSI 检测(PCR 法)和 p53 蛋白检测(免疫组织化学法)进行分子分型(2A 类)。

(2)可选推荐:采用高通量测序方法检测 POLE 基因突变、MSI 状态和 TP53 基因突变,进行分子分型(2B 类)。

(3)其他组合选择:除上述方案之外,能明确 POLE 基因突变状态、MMR/MSI 状态、p53 状态的方法组合(3 类)。

POLE 基因突变检测,包括热点突变检测(2A 类)或 POLE 基因核酸外切酶结构域致病性突变检测(2B 类)。

4. 子宫内膜癌分子分型诊断意义 首先依据 POLE 基因检测结果进行判断,发生 POLE 基因致病变异时,则判定为 POLE mut;在 POLE 基因为野生型或发生非致病变异时,再依据 MMR/MSI 状态进行判断,若为 dMMR 或 MSI-H,则判定为 MMRd;若 MMR/MSI 状态为 pMMR 或 MSS(MSI-L 和 MSS 均归类为 MSS)时,进一步依据 p53 状态进行判断,若 p53 蛋白表达异常或 TP53 基因为突变状态,则判定为 p53abn;若 p53 蛋白表达正常或 TP53 基因为野生型状态,则判定为 NSMP(2A 类)。

(五)基因检测样本的获取及处理注意事项
(表 1-6-2)

表 1-6-1 分子分型命名对照表

WHO	ESGO	NCCN	TCGA	ProMisE	Trans-PORTEC
POLE mut	*POLE* mut	*POLE*	*POLE*(ultramutated)	*POLE* EDM	*POLE*-mutant
MMRd	MMRd	MSI-H	MSI(hypermutated)	MMR-D	MSI
NSMP	NSMP	Copy-number low	Copy-number low(endometrioid)	p53 wt	NSMP
p53 abn	p53 abn	Copy-number high	Copy-number high(serous-like)	p53 abn	p53-mutant

表 1-6-2 基因检测样本的获取及处理注意事项

	保存方法	对样本的要求
新鲜肿瘤组织	迅速置于液氮中,保存于液氮罐−80℃冰箱,在离体后 30min 内完成 保存在样本保护剂中尽早移到−80℃冰箱保存	尽可能取肿瘤组织,附带正常组织越少越好 可采用冷冻切片染色评估样本中的肿瘤细胞含量,恶性肿瘤细胞占比≥20% 手术样本(大样本):≥50mg(黄豆大小);穿刺样本(小样本):至少 1 针
甲醛固定石蜡包埋组织(FFPE)	手术或穿刺取得的组织应尽可能在 30min 内浸入足量的 3.7% 中性甲醛溶液中进行固定,避免使用酸性及含有重金属离子的固定液 大标本应切开后充分固定 6~48h,不超过 72h 小活检标本可固定 6~12h	开展 NGS 检测前应进行 HE 染色评估肿瘤细胞的含量,肿瘤细胞占比≥20% 尽可能送检 1 年以内的蜡块或 6 周以内的石蜡切片,切片厚度 4~5μm(防脱玻片) 手术样本(大样本):≥5 张 穿刺样本(小样本):≥10 张
血液样本	采集 2ml 全血,保存于 EDTA 抗凝管中	常温(15~35℃)运输至检测实验室,分离白细胞后抽取 DNA
唾液样本	收集 2ml 唾液样本,注意避免产生过多气泡,收集后与保存液混合均匀	常温保存和运输,及时提取 DNA
口腔拭子	检测对象温开水漱口后,用无菌棉签在颊黏膜清擦 10 次	直接用于 DNA 提取或者干燥后常温暂时保存 1 个月,常温运输

(王 伟 郝 敏 郝晓莹)

第二节　妇产科疾病的影像检查

影像学检查对妇产科病的诊断具有重要的价值。20多年以前,用于妇产科疾病的主要影像学方法和其他临床学科一样,主要是常规X线片、造影和超声。考虑到X线的辐射损害,在产科的检查方面有一定的顾虑和限制。影像学诊断妇产科疾病的能力也是比较有限的。最近20多年来,影像学的飞速发展,在妇产科疾病诊断的领域不断拓宽,水平也不断提高,选择影像学方法与过去相比,也有了重大改变。

近20多年内,妇产科疾病诊断出现的最大变化是随着超声诊断技术的进步和超声检查的广泛应用,目前超声已是妇产科,尤其是产科的一项基本检查方法,在妇产科检查和诊断上起主导作用。但是这里可能会掩盖了另一种倾向,这就是CT和MR等先进的医学影像诊断方法在妇产科的应用和其他临床学科相比,似乎受到重视的程度不够,尤其是在我国,CT和MRI在妇产科疾病的诊断方面应用相对较少和不足。为此,在本节介绍各种常用医学影像方法的同时,侧重介绍CT和MRI两种影像技术在妇产科的应用。

一、常规 X 线检查

(一) 骨盆 X 线片和透视

用于骨盆测量,了解骨盆形状、大小、有无畸形及骨质病变。观察盆腔内的钙化灶(炎症,结核的后遗改变及畸胎瘤,图1-6-1),宫内节育器等。过去还曾用于妊娠和胎儿的诊断,如多胎、畸胎、死胎及前置胎盘等。但考虑到X线对胎儿的辐射损害,多已不用,代之以超声检查。

(二) 子宫输卵管造影

主要用于检查女性不孕症。包括子宫输卵管畸形、炎

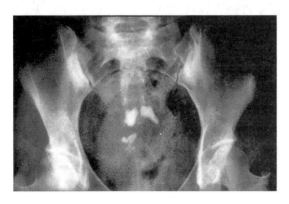

图1-6-1　卵巢畸胎瘤

盆腔X线片,示牙齿(牙冠和牙根)及钙化。

症、结核、输卵管积水及子宫疾病等。方法是将一锥形填塞器置于宫颈外口,经填塞器向宫腔内缓慢注入碘水或碘油,以显示子宫形态、输卵管是否通畅及造影剂在腹膜腔内自由弥散的情况。妇科急性炎症、月经期、子宫出血和妊娠期禁用(图1-6-2、图1-6-3)。

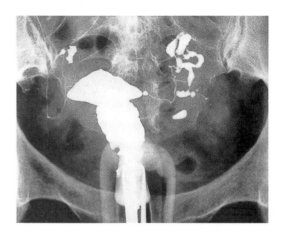

图1-6-2　正常子宫输卵管碘油造影

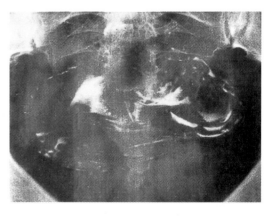

图1-6-3　24小时后碘油弥散至腹腔内

(三) 消化道造影和尿路造影

可作为鉴别诊断的重要手段。采用消化道气钡双重造影和静脉肾盂输尿管造影。检查目的:①鉴别生殖器肿瘤是原发还是转移。如卵巢库肯勃(Krukenberg)瘤多继发于消化道原发瘤。②了解妇科肿瘤是否侵犯消化道和泌尿器官。如卵巢癌常侵犯乙状结肠和/或盲肠、输尿管等。③了解盆腔脏器有否受压移位、粘连、瘘管、畸形等。

(四) 盆腔动脉造影

与其他器官系统的血管造影一样,应用赛丁格(Seldinger)

技术,经皮穿刺股动脉插管,将导管置于腹主动脉分叉处或髂总,或髂内动脉,然后注射造影剂进行造影。可显示髂内动脉及子宫动脉,置于肾动脉稍下方造影,可显示卵巢动脉。此种血管造影的适应证为:①血管性疾病,如动脉瘤和血管畸形等。②确定盆腔内肿瘤的供血动脉来源、数量。③经导管做介入治疗,如注射血管收缩药止血;注射抗癌药和/或栓塞治疗妇科肿瘤等。

二、超声检查

超声在妇产科的应用已有近半世纪的历史。由于超声对人体损伤小,目前被认为是无创性检查;且可重复检查,诊断迅速、准确率高,当今已成为妇产科首选的影像学诊断方法,为医疗和科研提供较为可靠的依据。但是,当超声波在人体组织内传播时,可将超声能量转变为热能,引起局部组织升温导致其结构及功能发生改变,被称为超声的生物学效应。因此,对超声检查的时间及超声输出功率国际行业学会有一定的界定。目前妇产科使用的超声仪器,其功率应小于国际规定的安全阈。一般孕早期检查的时间应不超过3分钟,而且是非定点的滑行检查,对胚胎是基本安全的。另外,由于超声操作者个人技术和判断能力各异,在某种程度上会影响对诊断的准确性。

(一) 方法

检查者在行超声检查前要详细阅读病历和临床要求超声检查的目的。妇产科常用的超声检查分为经腹及经阴道两种途径。超声仪器常用"灰阶实时二维(B型)超声诊断仪"及"彩色多普勒超声仪"。

1. B型超声检查方法 应用二维超声诊断仪,又称B型超声诊断仪,在荧光屏上以强弱不等的光点、光团、光带或光环,显示探头所在部位脏器或病灶的断面形态及其与周围器官的关系。

(1) 经腹部B型超声检查:探头一般选用3.5Hz。为形成良好的"透声窗",应适度充盈膀胱。患者取仰卧位,暴露下腹部,检查区皮肤涂耦合剂。检查者手持探头以均匀适度的压力滑行探测观察。根据需要做纵断、横断和斜断等多断层面扫查。

(2) 经阴道B型超声检查:选用高频探头5~7.5Hz,可获得高分辨率图像。

检查前,探头需常规消毒,套上一次性使用的橡胶套(常用避孕套),套内外涂耦合剂。患者需排空膀胱,取膀胱截石位,将探头轻柔地放入患者阴道内,根据探头与监视器的方向标记,把握探头的扫描方向。不需充盈膀胱,操作简单易行,无创无痛,尤其对肥胖患者或盆腔深部器官的观察效果更佳。但超出盆腔的肿物,图像欠佳;未婚者也不宜选用。

2. 彩色多普勒超声检查 彩色多普勒和频谱多普勒

同属于脉冲波多普勒,它是一种面积显示性显像技术。原理是利用超声波仪器探头发射出的声波进入人体血管后,血管内的主要成分红细胞接受声波并且再反射至探头,探头的发射频率和经红细胞反射接受回来的频率之间的频移。在妇产科领域中,用于评估血管收缩期和舒张期血流状态的常用三个指数为阻力指数(RI)、搏动指数(PI)和收缩期、舒张期比值(S/D)。

彩色超声波的探头也包括腹部和阴道探头。患者受检前的准备以及体位与B超相同。

(二) 临床应用

1. B型超声检查法

(1) 围产期应用:测定胎儿发育,有无胎儿畸形;测定胎盘位置、胎盘成熟度及羊水量。

1) 正常妊娠:

A. 早期妊娠:妊娠5周时可见妊娠囊图像(圆形光环,中间呈无回声区);妊娠5~6周可见胎心搏动;妊娠6~7周,妊娠囊内出现强光点,为胚芽的早期图像(图1-6-4)。妊娠8周初具人形,可测量头臀径,以估计胎儿的孕周,即孕周=头臀径+6.5。

B. 中晚期妊娠:

a. 胎儿径线测量:胎头表现为边界完整、清晰的圆形强回声光环,并可见大脑半球中线回声以及脑组织的暗区。测量垂直于中线的最大径线即为双顶径(BPD)(图1-6-5)。若双顶径≥8.5cm,一般提示胎儿成熟。在妊娠中、晚期,胎儿脊柱四肢、胸廓心脏、腹部及脐带均明显显示,以判断有无异常。根据胎儿生长的各种参数,如双顶径、头围、腹围、股骨长度以及各参数间的比例关系,连续动态观察,以判断孕周。其值低于正常,或计算出的体重小于孕周的第10百分位,即可诊断胎儿生长受限。根据胎头、脊柱及双下肢的位置可确定胎产式、胎先露及胎方位。

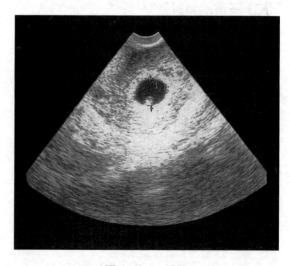

图1-6-4 早孕

妊娠6~7周,妊娠囊内出现强光点,为胚芽的早期图像。

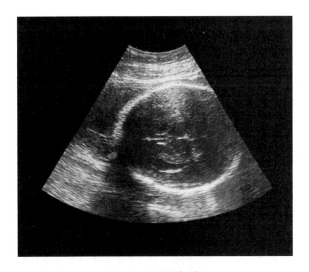

图 1-6-5　胎头测量

胎头表现为边界完整、清晰的圆形强回声光环,并可见大脑半球中线回声以及脑组织的暗区。

b. 胎盘定位:妊娠 12 周后,胎盘轮廓清楚,为一轮廓清晰的半月形弥漫光点区,通常位于子宫的前壁、后壁和侧壁。胎盘位置的判定对临床有重要的指导意义,如宫内介入操作时可避免损伤胎盘和脐带;判断前置胎盘和胎盘早剥等。随着孕周增长,胎盘逐渐发育成熟。Grannum 等根据胎盘的绒毛板、胎盘实质和胎盘基底层三部分结构变化进一步将胎盘成熟过程进行分级,分为 0、Ⅰ、Ⅱ、Ⅲ级。目前国内常用的胎盘钙化分度是:Ⅰ度,胎盘切面见强光点;Ⅱ度,胎盘切面见强光带;Ⅲ度,胎盘切面见强光圈(或光环)。

c. 羊水量测定:羊水呈无回声的暗区。妊娠晚期,羊水中因有胎脂成分,表现为稀疏的点状回声漂浮。妊娠早、中期羊水量相对较多,至妊娠晚期羊水量逐渐减少。单一最大羊水暗区垂直深度 >7cm 为羊水过多;<2cm 为羊水过少。若用羊水指数法,则为测量四个象限的最大羊水深度相加之和,如 >20cm 为羊水过多,<7cm 为羊水过少。

d. 确定胎儿性别:最早在妊娠 20 周可辨认性别,一般在妊娠 28 周以后准确率较高。

2)异常妊娠:

A. 鉴别胎儿存活:若胚胎停止发育则胚囊变形,不随孕周增大反而缩小;胎芽枯萎;胎心搏动消失。中孕后胎死宫内者为胎体萎缩,胎儿轮廓不清,颅骨重叠;无胎心及胎动;脊柱变形,肋骨排列紊乱,胎儿颅内、腹内结构不清,羊水暗区减少等。

B. 异位妊娠:异位妊娠时宫腔内无妊娠囊,而附件处可探及边界欠清、形状不规则的包块。如在包块处探及圆形妊娠囊,其内有胚芽或胎心搏动,则能在破裂前得到确诊。宫外孕流产或破裂时还可见到直肠子宫陷凹内或腹腔内有液性暗区。

C. 葡萄胎:典型的完全性葡萄胎为子宫增大,多大于孕周;宫腔内无胎儿及附属物;子宫腔内充满弥漫分布的蜂窝状大小不等的无回声区,其间可见边缘不整、边界不清的

无回声区,为合并宫内出血的图像。当伴有卵巢黄素囊肿时,可在子宫一侧或两侧探到大小不等的单房或多房的无回声区。

D. 多胎妊娠:显示 2 个或多个胎头光环、2 条或多条脊椎像。

E. 胎儿畸形:如脑积水、无脑儿、脊柱裂等。

(2)盆腔肿块:

1)盆、腹腔包块的定位或/和定性:卵巢肿瘤表现为卵巢增大,内为单房或多房的液性无回声区(图 1-6-6)。如肿块边缘不整齐,欠清楚;内部回声强弱不均或无回声区中有不规则强回声团;或/和累及双侧卵巢并伴腹水者应考虑有卵巢癌的可能。盆腔炎症包块因与周围组织粘连,边界不清;积液或积脓时为无回声或回声不均。

2)来自子宫的肿块:子宫肌瘤时子宫增大,可伴有形状异常,切面呈凹凸不平的隆起(图 1-6-7);肌瘤发生变性时可见瘤体内回声减低甚至为低回声;壁间肌瘤凸向宫腔或黏膜下肌瘤时可使子宫内膜移位或变形。子宫腺肌病的声像特点是子宫均匀性增大;子宫断面回声不均匀,有低回声和

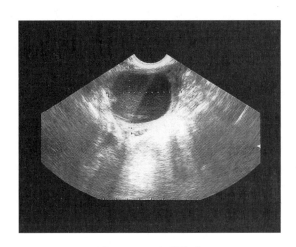

图 1-6-6　卵巢肿瘤

表现为增大的单房的液性无回声区。

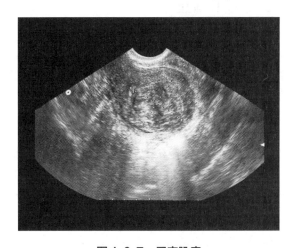

图 1-6-7　子宫肌瘤

超声图像显示子宫增大,形态异常,肌瘤切面呈不均匀回声。

强回声区,也可见小的无回声区。合并腺肌瘤时子宫呈不均匀增大,其内散在小蜂窝状无回声区。子宫内膜息肉或内膜癌者可见宫内不均质回声。

（3）其他:

1）子宫畸形。

2）探测宫内节育器位置。

3）监测卵泡发育。

2. 彩色多普勒超声检查法

（1）在产科领域中的应用:

1）母体血流:子宫动脉血流是评价子宫胎盘血液循环的良好指标之一。在妊娠早期,子宫动脉的血流与非孕期相同,呈高阻力低舒张期血流型。从妊娠14~18周开始逐渐演变成低阻力并伴有丰富的舒张期血流。子宫RI、PI及S/D均随孕周的增加而减低,且具有明显的相关性。而且,无论是单胎或双胎妊娠胎盘侧的子宫动脉的血流在整个孕期均较对侧丰富。此外,还可以测定卵巢和滋养层血流。

2）胎儿血流:目前可对胎儿脐动脉、大脑中动脉、主动脉及肾动脉等进行监测。尤其是测定脐动脉和大脑中动脉的血流变化已成为常规检查手段。在正常妊娠期间脐动脉血流的RI、PI和S/D与妊娠周数有密切的相关性。在判断胎儿是否缺氧时,脐带动脉的血流波形具有重要意义,如果脐带动脉血流舒张末期血流消失进而出现舒张期血流的逆流,提示胎儿处于濒危状态。

3）胎儿心脏超声:彩色多普勒超声可以从胚胎时期原始心管一直监测到分娩前的胎儿心脏,一般认为妊娠24周后是对胎儿进行超声心动监测较清楚。

（2）在妇科领域中的应用:利用彩色多普勒超声可以很好地判断盆、腹腔肿瘤的边界以及肿瘤内部血流的分布,尤其对恶性滋养叶细胞疾病及卵巢恶性肿瘤,其内部血流信息明显增强,该区域血流阻力指数<0.4时,提示肿物恶性可能性较大。

三、CT检查

这里仅指对盆腔的检查。盆腔内脂肪含量较丰富,诸器官之间具有良好的天然对比,盆腔器官受呼吸运动和肠蠕动的影响也较小,非常适宜CT检查。通常在CT检查前,常规用1.5%~3%的含碘水溶液灌肠,以标记直肠和乙状结肠。放置阴道栓标记阴道。膀胱充盈尿液。一般先做盆腔平扫,选择性静脉注射含碘水溶性造影剂,做增强扫描。增强后,子宫密度均匀增加,膀胱内因混有经肾脏分泌的造影剂而呈略高密度,血管和输尿管显示为高密度,较平扫易于识别。增强扫描可以显示妇科肿瘤的血供情况,各种病变增强程度、速度、均匀程度及形态均有所不同,这些特点有助于鉴别诊断。

（一）正常女性盆腔CT解剖

1. 子宫体在CT上显示为横置的密度较高的棱形影像,

CT值与肌肉相近,宫体中央密度略低区为宫腔。子宫大小受年龄和生理状态的影响,一般成人前后径在1.5~3cm之间,左右横径为3~5cm,老年人子宫较小。宫颈在宫体的下方,若阴道内有阴道栓标记,则不难辨认。子宫位于膀胱后、直肠前,CT上可以清楚显示膀胱子宫陷凹和直肠子宫陷凹（道格拉斯窝）。

2. 卵巢位于子宫侧壁和髓臼内壁之间,前方为髂外血管,后方为髂内血管和输尿管,大小约为1cm×2cm×3cm。CT上不是总能清楚显示卵巢的。卵巢大小也随内分泌周期变化。

（二）女性盆腔CT检查常见的适应证

1. 宫颈癌和子宫肿瘤 宫颈癌的分期诊断对临床治疗至关重要。CT较多地用于分期诊断,而较少用于早期诊断。子宫肌瘤表现子宫外形改变、宫腔变形移位、增强后肌瘤密度偏低一般不难诊断。子宫内膜癌又称子宫体癌,显示宫腔扩大,其内有不规则软组织影,密度低于子宫肌层,有时合并低密度的坏死液化和宫腔潴留液（图1-6-8）。

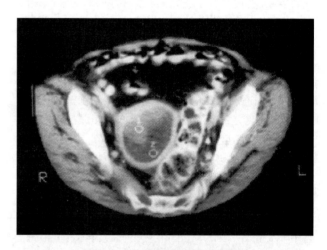

图1-6-8　子宫内膜癌CT图像

CT图像显示子宫和宫腔显著扩大,宫腔内有不规则密度增高区,但仍低于子宫肌层,代表肿瘤,宫腔内的低密度区代表坏死液化及潴留液体。

2. 卵巢囊肿、卵巢肿瘤 单纯卵巢囊肿,CT表现为囊性密度,CT值约为0~20HU。囊性畸胎瘤表现为密度不均匀的低密度肿块,内含多种组织如脂肪、软组织、牙或骨组织。皮样囊肿的囊壁常有钙化。卵巢囊腺瘤常较大;浆液性囊腺瘤可为单房或多房,壁薄;黏液性囊腺瘤囊壁较厚,常为多房性;CT值提示囊腺瘤内为液体,增强扫描囊腔和囊壁均不增强。囊腺瘤与囊腺癌在影像上不易鉴别。卵巢恶性肿瘤呈囊实性肿块影,实性部分CT值40~50HU,增强扫描可有不同程度的增强。卵巢癌可产生腹水,少数病例可见腹膜腔和大网膜转移,后者表现为贴近前腹壁的增厚的不规则软组织影,称"网膜饼征"（图1-6-9、图1-6-10）。

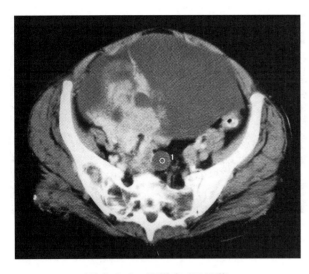

图 1-6-9 卵巢癌 CT 图像

患者女性，64 岁，表现为盆腔内巨大囊实性肿物（10cm×15.6cm×16cm），大量腹水，腹膜有小的转移结节。病理：（右）卵巢中至低分化腺癌。

3. 附件积液、血肿 积液表现为 CT 值 10~20HU 的区域，边界清，不增强。新鲜血肿平扫表现为较高密度，CT 值约为 50~80HU。

4. 盆腔感染和脓肿 盆腔感染一般限于输卵管，表现为输卵管炎。有时感染蔓延至卵巢，形成输卵管-卵巢脓肿。影像学表现缺乏特异性，常常与肿瘤难以鉴别。参考临床表现，如有发热、血白细胞计数增高，提示脓肿。典型的脓肿，增强 CT 有薄壁环形增强，外围一圈低密度的水肿，形成所谓"晕征"，比较有特征性（图 1-6-11）。此外，阑尾脓肿和起源于肠道感染（例如肠憩室炎）的脓肿也常位于盆腔内，需要与子宫输卵管脓肿鉴别。

5. 与非妇科疾病的鉴别诊断 女性盆腔内肿物多数来源于子宫和附件，但是也有少数盆腔肿物原发于肠道（如阑尾脓肿，乙状结肠穿孔继发脓肿）、神经（如节细胞神经瘤）、盆腔内腹膜外起源的肉瘤等，有可能被误诊妇科肿瘤，或者难以鉴别。CT 和 MR 等影像学检查，能比较清楚地显示横断面解剖，借助肿物与周围器官的关系（例如与输尿管的关系），比较容易鉴别肿瘤来源于腹膜腔内或来源于盆腔腹膜外非女性生殖器官。

四、MRI 检查

盆腔内富含脂肪以及盆腔脏器较少受呼吸影响，这两个特点同样也使盆腔成为比较适合 MRI 成像的解剖部位之一。与 CT 比较，MRI 成像的软组织分辨率较高，图像质量较好。最大的优点是可以多方位成像，如轴位、矢状位、冠状位及任意方向的图像。这些图像比较直观，可以清楚显示生理的和病理的解剖关系，容易被临床医生理解。MRI 无射线的辐射损伤。需要提到的是有人认为 MRI 检查可能对胎儿有潜在的危害。主要是由于在 MRI 检查中应用射频磁场，后者产热使局部温度升高，对胎儿可能产生危害，所以产科应用 MRI 检查要慎重。然而，总的评价，MRI 对骨盆内脏器和病变的显示及诊断准确性优于 CT 和超声，预计在妇产科疾病的诊断中会发挥越来越重要的作用。

（一）正常女性骨盆的 MRI 解剖

MRI 经常采用自旋回波序列的 T_1 加权和 T_2 加权成像技术，显示横断面、矢状面和冠状面图像。阴道适宜于在矢状面上观察，膀胱内的尿液和直肠内的气体为显示阴道提供了良好的对比。在 T_1 加权像上阴道显示为较低信号，黑色，

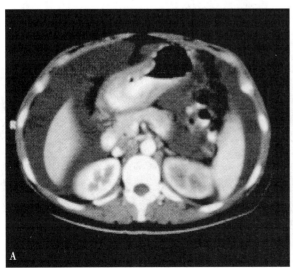

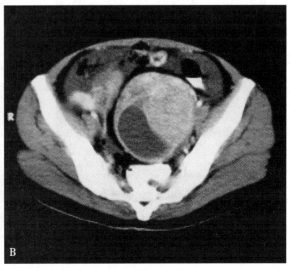

图 1-6-10 库肯勃肿瘤（Krukenberg's tumor）CT 图像

A. 原发胃癌；B. 卵巢转移癌。

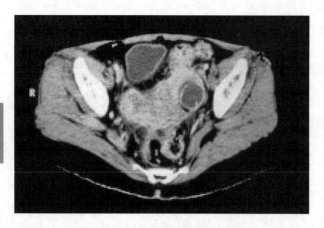

图 1-6-11 输卵管脓肿 CT 图像

盆腔内两侧输卵管及卵巢炎症肿物,左侧形成脓肿,增强 CT 示脓肿壁环形增强,外围有一圈水肿形成的晕环。手术中见左输卵管积脓,并累及直肠(患者女性,58岁,术前曾误诊为肿瘤)。

在 T_2 加权像上则信号稍高,灰黑色。宫颈在矢状面和横断面上显示较好,在 T_2 加权像上宫颈管内黏膜呈线状高信号,白色;宫颈呈中等强度信号。生育期妇女子宫体在矢状面和横断面显示最好,在 T_1 加权像上宫体显示为中等强度信号,分辨率较差;而在 T_2 加权像上有较好的分辨率,宫体可分为三种信号:宫腔黏液及内膜显示高信号,子宫肌层显示为偏高的中等强度信号,两者之间有一薄而较低信号的中间层。在子宫前方的膀胱,T_1 加权像上为低信号,T_2 加权像上为高信号。卵巢在 T_1 加权像上为中等信号,但大约只有半数病例可以见到(图 1-6-12、图 1-6-13)。

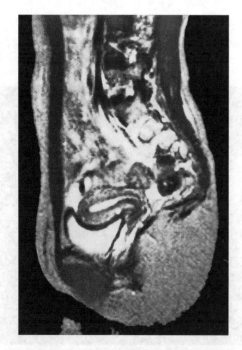

图 1-6-12 正常女性盆腔矢状面 T_2 加权像

示宫体三种信号:宫腔高信号,子宫肌层中等强度信号,两者之间有一薄层低信号,为中间层,子宫前下方高信号为膀胱。

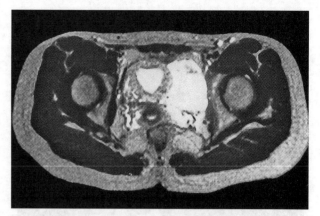

图 1-6-13 女性盆腔横断面 T_2 加权像

示左侧附件囊肿,呈高信号,其右侧为子宫,宫腔为高信号。

(二)妇产科疾病 MRI 检查的主要适应证

1. 子宫肿瘤 包括宫颈癌、子宫肉瘤、子宫内膜癌和子宫肌瘤等。宫颈癌在 T_1 加权像上难以识别,在 T_2 加权像上表现为信号增高的肿块,宫颈管增宽,正常分层消失。矢状面易于表现肿瘤是否侵犯周围组织。子宫内膜癌在 T_1 加权像上表现为宫内略低信号肿块,在 T_2 加权像上表现信号增高。子宫肌瘤在 T_1、T_2 加权像上均呈中等或略低信号,如伴有坏死囊变,则囊变区在 T_1 加权像上低信号,T_2 高信号(图 1-6-14、图 1-6-15)。

2. 卵巢肿瘤 包括恶性和良性肿瘤,囊肿及转移瘤等。卵巢癌显示为轮廓不规则肿块,T_1 加权像上肿瘤呈中等信号,介于液体与肌肉信号之间。T_2 加权像上,肿瘤信号不均匀:液化坏死部分为高信号,实质性部分信号轻度增高。卵巢转移瘤与卵巢癌表现相似,必须以有无原发癌来鉴别。卵

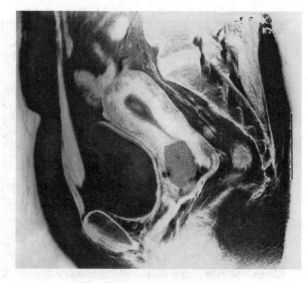

图 1-6-14 宫颈癌 MRI 图像

MRI 矢状面 T_1 加权像,示宫颈前壁类圆形肿物,信号低于子宫肌层组织。

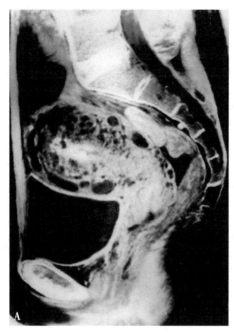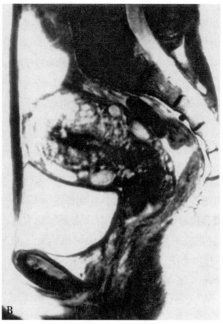

图 1-6-15 子宫腺肌病 MRI 图像

MRI 矢状面,A. T_1 加权像,示子宫肌层内弥漫性分布的低信号腺体组织;B. T_2 加权像,示子宫肌层内弥漫性分布的高信号腺体组织。

巢畸胎瘤以含有较多脂肪为特征,脂肪在 T_1 加权像上为高信号,在 T_2 加权像上仍为较高信号,但比 T_1 加权像上的低。

3. 盆腔脓肿、盆腔原发性肿瘤、转移瘤。

4. 胎儿畸形 MRI 诊断胎儿畸形有很大意义,但也有缺点。除了上述温度升高外,还需要麻醉胎儿,制止胎动,麻醉剂对胎儿有一定的危险。

5. 女性生殖器先天畸形 女性生殖系统先天畸形是不育症的原因之一。过去多用子宫输卵管造影显示子宫和输卵管畸形,确定类型,但不能发现卵巢异常。超声检查和 CT 检查能诊断出大多数子宫畸形,并可发现卵巢发育小或不发育。MRI 因其较高的软组织分辨率和多方位成像的能力,能清楚显示各种类型子宫畸形,诊断准确率优于 CT。

6. 子痫 MRI 检查子痫和子痫前期方面非常可靠。有子痫前期的孕妇,脑 T_2 加权像上深部脑白质呈高信号。子痫患者灰白质交界处信号增高,尤其是脑后部皮质有水肿和出血。子痫伴发的严重血管痉挛可以用 MRI 血管造影证实。

五、正电子发射体层显像检查

正电子发射体层显像(positron emission tomography, PET)检查是将放射性核素与特定分子结合后注入体内,利用放射性成像的一项检查技术。肿瘤显像常用的示踪剂 ^{18}F-FDG(氟代脱氧葡萄糖)的分子结构与葡萄糖类似,进入体内后能被细胞通过葡萄糖转运机制摄取,但不会被进一步代谢,也不能透过细胞膜,而是保留在细胞内。所以,PET

检查除了能显示组织器官的形态外,还能够反映组织的糖摄取和利用率,被称为"活体生化显像"。肿瘤组织中细胞增生活跃、细胞膜葡萄糖载体增多和细胞内磷酸化酶活性增高等生物学特征,使得肿瘤细胞内的糖酵解代谢率明显增加。而 FDG 在细胞内的浓聚程度与细胞内葡萄糖的代谢水平高低呈正相关,一般来说,肿瘤恶性程度越高,FDG 摄取越明显。利用肿瘤细胞"捕获"FDG 的能力增高的特点,不仅可早期发现和确定恶性肿瘤原发灶的部位、大小、代谢异常程度,还可以准确测定转移肿瘤的淋巴结及远处转移。

一般认为 CT 和 MRI 可显示 1cm 以上病灶,而 PET 可显示直径 0.5~0.6cm 病灶。CT 一般依靠淋巴结大小诊断淋巴结转移,但相当比例的转移,特别在早期,并不造成淋巴结的肿大,反之,肿大淋巴结也不一定都有转移。这种情况下,淋巴结的代谢状况,特别是通过减薄的 PET 断层像,可大大提高临床诊断的可信度。在肿瘤手术治疗后,受瘤床局部及周围治疗后瘢痕等的影响,有时难以用 CT 鉴别治疗后改变与复发,PET 可相对特异性显示复发灶的高代谢和治疗瘢痕的低代谢特点,从而有助于鉴别诊断。

PET 显示代谢活性,CT/MRI 提示解剖信息,因而 PET-CT/PET-MRI 对于肿瘤鉴别和定位诊断有更加明显的优势,假阳性率和假阴性率均较低。PET-CT/PET-MRI 检查促进了临床 PET 的发展,弥补了形态学影像技术及单独 PET 的不足,在腹腔、盆腔恶性病变诊断中优越性更为明显。

PET 检查价格昂贵,不能用于常规检查。示踪剂的高度生理性决定了 PET 结果受机体内外多种因素的敏感性,

如组织摄取 ${}^{18}F$-FDG 与血糖浓度有关,有胰岛素依赖性,因此糖尿病可能影响 ${}^{18}F$-FDG 显像表现。PET 的分辨率还不足以显示极小的病灶(一般认为,受分辨率影响,专用 PET 的探测下限为 0.5~0.6cm),或受部分容积效应的影响显示标准摄取值过低,可以造成假阴性结果。病变的生物学特性也会引起判断上的失误,如肿瘤生长较缓慢、糖代谢增高不明显或一些肿瘤的代谢变异(如透明细胞癌),使 ${}^{18}F$-FDG 摄取降低或排出过快,可出现假阴性。由于手术创伤放疗后组织修复、盆腹腔炎症等都可以影响非肿瘤组织的糖摄取率,根据 PET 检查的成像原理和特点,这些情况下一般不适宜短期内进行 PET 检查。PET 在妇科肿瘤诊断中的应用详述如下:

1. PET 在宫颈癌诊治中的应用 对于宫颈癌初治患者,PET/CT 是评估盆腔受累和腹主动脉旁淋巴结受累的一种敏感而特异的检测方法。一篇荟萃分析纳入了 72 项研究,共 5 042 例宫颈癌女性,阐明了 FDG PET 相对于其他影像学检查的优势,不同方法检测淋巴结转移的敏感性和特异性分别为:PET(敏感性 75% 和特异性 98%)、MRI(56% 和 93%)以及 CT(58% 和 92%)。PET/CT 相较于单独 CT 的额外优势是检出腹主动脉旁淋巴结转移的敏感性提高,而腹主动脉旁淋巴结转移是一种会影响放疗野和患者预后的重要因素。虽然 FDG PET/CT 是评估淋巴结最准确的影像学检查,但也可出现假阴性结果。一项研究纳入了 60 例 IB2~ⅣA 期宫颈癌的患者,结果发现,在 PET/CT 检查没有发现腹主动脉旁淋巴结受累的患者中,有 12% 的腹主动脉旁淋巴结病理结果为阳性。在通过 PET/CT 检查发现盆腔淋巴结为阳性但腹主动脉旁淋巴结为阴性的一个患者亚组中,病理学检查发现腹主动脉旁淋巴结为阳性的患者比例甚至更高(22%)。在另一项关于腹主动脉旁淋巴结的 PET/CT 检查和病理学分析的研究中,PET 示盆腔淋巴结阳性的患者比 PET 示盆腔淋巴结阴性的患者更可能在手术时确诊腹主动脉旁淋巴结转移(24% *vs.* 3%)。因为 PET 示踪剂在膀胱内积聚可能影响观察宫颈,使用 PET 和 PET/CT 评估宫颈癌的肿瘤大小和局部扩散情况准确性稍差。

对于有局部晚期宫颈癌(IB3~ⅣA 期)且计划进行初始放化疗的患者,在治疗前先进行全身 FDG PET/CT 检查,以评估病变范围,并应特别注意淋巴结转移的情况,为确定照射野提供信息。如果 PET/CT 显示有远处转移,我们采用足量化疗,而不是放化疗。对于有高风险发生局部

区域复发的患者,在治疗后的 3~6 个月进行 PET/CT 检查,以检测是否有早期或无症状的复发,而这样的复发可能得以治愈。对于复发性宫颈癌的评估,相较于 CT 和 MRI,PET-CT 评估是否有局部或者远处转移有很大优势,敏感性为 93%~96%,特异性为 93%~95%。另外,PET/CT 扫描的结果常会改变复发性宫颈癌的治疗方案,使肿瘤广泛转移的患者不进行大型手术。

2. PET 在卵巢肿瘤的应用 PET 在卵巢上皮癌多用于治疗后的早期复发。血 CA125 检测对卵巢癌虽然较敏感但缺乏定位诊断信息,而其他影像学检查发现病灶时,往往病灶已经较大,延误进一步治疗。此外,PET 对于肠壁转移性癌有较好效果,而 CT 和 MRI 效果差。北京协和医院 2003 年总结 31 例患者进行 35 例次 PET 检查结果显示:PET 的敏感性 95.8%,特异性 87.5%,阳性预测值 95.8%,阴性预测值 87.5%,准确率 93.8%;CT 敏感性 66.7%,特异性 75%,阳性预测值 88.9%,阴性预测值 42.9%,准确率 68.7%,两种检查方法诊断准确率比较有显著统计学意义(*P*<0.05)。1 例假阴性发生在透明细胞癌患者,CT、B 超和妇科检查提示盆腹腔转移,行二次探查手术见盆腹腔广泛转移。

此外 PET 尚应用于以下情况:①卵巢上皮癌初始诊断怀疑腹腔内扩散时,相比于单用 CT 或 MRI,PET-CT 可以提高转移性 EOC 的检出率;②卵巢癌治疗后完全缓解的患者出现进行性 CA125 升高,而临床及常规影像学检查均未见肿瘤复发的迹象,可应用 PET 了解有无复发及复发部位决定进一步处理方案;③对于以远处转移为主的患者,即卵巢正常大小的卵巢癌综合征,往往表现为早期远处淋巴结转移,可应用 PET 术前了解病变范围,决定治疗方案;④对于复发的患者再次手术前预测病变成功切除可能性时,PET 可评估复发病变以及复发位置,了解是局部复发还是弥漫性病变,并排除可能无法切除的病变(如纵隔淋巴结等)。

3. PET 在子宫内膜癌诊治中的应用 PET 在初始诊断和治疗后随访时应用较少,对于疑似复发的评价时价值较大。2013 年的一篇荟萃分析纳入了 11 项研究(其中 10 项为回顾性研究),PET 的敏感性和特异性分别为 95% 和 93%,研究结果支持将 PET 作为另一种评价疑似复发的方法,特别是与 CT 检查联合使用时。如果考虑二次手术切除,则更倾向于术前 PET-CT 联合扫描进一步评估复发部位和范围。

(丁西来 沈 铿 曹泽毅)

第三节 妇产科内镜的培训及展望

一、概述

20 世纪 80 年代末,腹腔镜和宫腔镜诊治技术史无前例

地发展起来,经历 30 余年的发展,已经成为妇科的常规手术;包括中国在内的许多国家,宫腔镜和腹腔镜技术已经纳入住院医规范化培训,充分的培训,可以减少相关并发症的发生,获得更满意的临床效果,让患者最大化受益。

妇科内镜技术的培训也由最初为期2~3天的培训课程逐步转变为包括理论授课、模拟培训、手术实践(临床观摩与进修)等多种形式、循序渐进、分级培训的模式。世界各地均成立了妇科内镜技术培训中心/基地,有严密的培训教学计划,进行系统培训,培训结束,考核合格后颁发证书。各国政府认可的专业学院或机构负责制订授课的标准,设立颁证准则和体系,例如:2016年发布的欧洲妇科内镜手术培训和认证体系(Gynaecological Endoscopic Surgical Education and Assessment programme,GESEA)、2018年美国妇产科医师学会(American College of Obstetricians and Gynecologists,ACOG)将美国胃肠和内镜外科医生协会设计的腹腔镜手术基础(The Fundamentals in Laparoscopic Surgery,FLS)体系作为妇科腹腔镜技术的培训及考核体系。2019年中国医师协会妇产科医师分会成立妇科内镜技术培训学院,正逐步建立培训及考核体系。

总体来讲,妇科内镜技术培训有三部分内容,第一部分:掌握妇科内镜相关的基本理论知识,通过专家授课、学员自学来完成;第二部分:完成规范化模拟操作训练,掌握妇科内镜技术基本操作,通过器具模型、虚拟现实技术(virtual reality,VR)模型来训练医生加强器械和手眼的协调,或选择适当的动物模型做在体培训来获得必要的基础手术技巧;第三部分:掌握妇科内镜在妇科疾病诊治中的临床应用,包括在培训基地进行临床手术观摩,参加临床进修学习等方式。

二、宫腔镜诊治技术的培训

(一)宫腔镜基本理论知识的培训

被培训者参加宫腔镜技术相关培训班,理论知识授课内容的重点在于各种宫腔镜器械及能源的介绍、宫腔镜膨宫系统的介绍、宫腔镜下宫内疾病的诊断要点及特征、各类宫腔镜手术适应证及禁忌证、各类宫腔镜手术手术步骤、宫腔镜诊治技术的并发症及预防措施。也可通过阅读有关宫腔镜操作方面的辅助教材,如图谱、示教录像等,从中获取这一领域各个方面的相关知识。

(二)宫腔镜模拟操作训练

目前宫腔镜基本操作技巧模拟培训以GESEA的培训与测试模块最为全面,诊断性宫腔镜协调性技能训练与测试模块(hysteroscopic skills training and testing model,HYSTT),包括:①扶镜及视野定位技能(hysteroscopic camera navigation,HCN):诊断性宫腔镜多为30°镜,操作时需要旋转导光束,以更好地观察宫腔,HYSTT子宫腔模型内有一系列数字和字母的标记,这些标记由左侧的大号字母或数字和右下角的小号字母和数字组成,培训时非主力手扶30°镜,主力手旋转导光束,通过内镜的前推、后移与旋转,确认所有的标记,"找大放小"的原则,使右下角的小字母或数字落在圈中(小

标必须完全暴露),再寻找小标对应的大字母或数字,以此类推,自"1a"开始直至看到右下角"end",训练宫腔镜下定位技能。测试标准为:3分钟内寻找到所有12个目标,记录所使用的时间(分:秒:微秒);3分钟内未完成,则记录最后寻找到的数字或字母。②手眼协调技能(hand eye coordination,HEC):HYSTT子宫腔模型内不同位置插有14根钉棒,宫腔镜直视下以抓钳取下钉棒,训练手眼协调;测试标准为:3分钟内取出14根钉棒,记录所用时间(分:秒:微秒);3分钟内未完成,则记录抓取出钉棒的数量。

在子宫腔模拟器上也可进行宫腔镜输卵管插管术的模拟操作,旋转导光束,定位输卵管开口,将插管通液管小心送入"输卵管开口"处。此外,也可在子宫腔模拟器内放置鸡心等组织,进行宫腔内组织机械性粉碎系统操作的模拟培训。

宫腔镜电切技术的培训需要手、眼、脚的协调配合,手操作电切镜、脚踩电刀脚踏板、眼睛注视监视器,可以在植物果实(土豆、南瓜)、动物内脏(肝脏、膀胱、心脏)上或离体子宫上模拟练习基本操作手法,或者通过宫腔镜VR构建模型进行培训。比较理想的动物内脏为猪心或牛心(有腔隙、肌层较厚实),在"膨宫介质"循环灌流的模式下,模拟宫腔内环境,进行切割,并体会出入水开关控制及膨宫压力对"宫腔"视野的影响,受训者在带教老师"手把手"指导下,熟悉顺行切割、逆行切割、横向切割、垂直切割、"夏氏"带鞘回拉顺行切除等宫腔镜电切基础操作方法,这样的培训需要一整套宫腔镜设备(成像系统、光源、膨宫系统、高频电刀、监视器),在湿式实验室环境进行培训,其优点是受训者可以深入了解宫腔镜全套设备的使用及基本参数设置、器械的安装及拆卸,真实体验高频电刀切割的感受。

宫腔镜VR构建模型模拟多种宫腔镜下手术的场景,设置膨宫介质控制模块、子宫内膜息肉切除术、子宫肌瘤切除术、子宫纵隔切除术、子宫内膜切除术、宫腔粘连分离术等模块,每一模块设置不同难易程度的手术场景,对各类手术的操作进行提示,其优点是可重复训练,并设有自动评分系统反馈,VR模型培训对培训环境没有特殊要求,帮助受训者掌握宫腔镜手术的基本操作手法。

(三)宫腔镜诊治技术临床培训

受训者在理论学习和模拟培训的基础上,在有培训资质的医院进行宫腔镜诊治技术的观摩、实践。先在宫腔镜检查室观摩宫腔镜检查的操作、学习宫腔下图像识别及描述,结合录像、图谱掌握宫腔镜下的诊断,在指导老师的"手把手"带教下进行宫腔镜诊断的操作,逐渐过渡到可以独立完成;然后,进行宫腔镜手术操作的观摩及培训,手术操作的观摩除在手术室的现场观摩,还包括经典手术录像的观摩;手术操作的培训从简单的操作开始,例如宫腔镜下插管通液术、宫腔镜下单发子宫内膜息肉切除术、宫腔镜下0型子宫肌瘤切除术、宫腔镜下轻度粘连分离术等,逐渐进行难度较

高的手术培训;临床实践培训时间通常为 3~6 个月,培训过程中结合查阅相关书籍及配套图谱的学习,以及带教老师的授课、答疑,参加病例讨论等各种学习形式,理论与实践相结合,逐步掌握各类宫腔镜诊治技术的操作技巧、适应证、禁忌证、并发症的防治。

三、腹腔镜的培训

(一) 妇科腹腔镜技术的基本理论知识的培训

被培训者可参加腹腔镜诊治技术相关培训班,培训班理论知识授课的重点在于腹腔镜手术的各种设备、器械的基本结构、工作原理、与妇科腹腔镜手术相关的解剖知识、妇科腹腔镜手术的适应证和禁忌证、各类腹腔镜手术的要点、妇科腹腔镜手术并发症的预防和处理等内容。也可通过阅读有关腹腔镜操作方面的辅助教材,如图谱、示教录像等,从中获取相关知识。

(二) 妇科腹腔镜模拟操作

腹腔镜操作技术与传统开腹手术有共同之处,就是暴露、分离、止血、缝合打结,但由于腹腔镜手术成像系统所产生的画面是二维成像,所呈现的各组织脏器间的关系缺乏立体感,图像被不同程度放大;当光学视管移动时,手术者看到的画面下组织器官的大小与实际不同,因此对空间距离的判断不够准确,造成手眼不协调,器械操作不到位;此外,各穿刺套管将各个操作器械限制于穿刺套管内,器械活动范围受限,因此,需要通过模拟培训缩短学习曲线。基本操作的培训包括:腹腔镜下目标的转移,样本切割、钳夹和分离,放置结扎套圈,缝合及体内、体外打结等。

目前的腹腔镜操作模拟器通常为间接视野箱,视野箱表面设置孔隙,模拟腹腔镜穿刺孔,腹腔镜光学视管置入其中一孔或视野箱内置摄像头,被培训者面前为监视器,视野箱内放置"豆子",抓钳钳夹豆子,转移至另一个容器,进行定位及手眼协调训练;也可放置低成本的模型,如橡胶模型,进行缝合、打结的训练。

GESEA 腹腔镜协调性技能训练与测试模型(laparoscopic skills training and testing model,LASTT),包括协调性技能训练模块及腹腔镜缝合打结技能训练模块。

协调性技能训练包括三个模块:①视野定位(laparoscopic camera navigation,LCN)模块:模型内有一系列数字和字母的标记,这些标记由左侧的大号字母或数字和右下角的小号字母和数字组成,操作者非主力手持 30°镜,主力手旋转导光束,寻找小标对应的数字或字母,自"1a"开始直至"end",测试方法:若在 120 秒内完成最后动作(end),将最终用时记录在案(分:秒:毫秒),若 120 秒用尚未完成最后动作(end),将最后的小字母的位置记录在案。②手眼协调(hand-eye coordination,HEC)模块:操作者非主力手扶镜,主力手操作一把抓钳,在模拟器内每根相应颜色的立柱上套上 1 枚圆环,如果圆环掉落,可使用第二个圆环,或捡起掉落的圆环,如圆环掉落到木制模型以外,不可再捡起。测试方法:180 秒内完成 6 枚圆环正确放置,记录最终用时(分:秒:毫秒);超过 180 秒未完成,记录正确放置的圆环数量。③双手协调(bi-manual coordination,BMC)模块:助手持镜,术者主力手握持抓钳,非主力手握持无创抓钳,使用非主力手中无创抓钳抓起模拟器内图钉塑料部分,将图钉传递给主力手,抓取图钉金属部分,将图钉放入对应颜色的圆环内,一共 6 枚,如果滑落一枚图钉,可以使用第二枚图钉,图钉掉落到木质模型以外的,不可捡起。测试方法:180 秒内完成 6 枚图钉放置,记录最终用时(分:秒:毫秒);超过 180 秒未完成,记录放置完成的图钉数量。

腹腔镜缝合打结技能训练与测试模块(suturing and knot tying training and testing model,SUTT):缝线为 20cm 长的 2-0 多股线,缝针规格为 V-20 ½ 26mm 长,用主力手完成 4 次单独的缝合和 1 次间断缝合打结。让缝线精确地在黑色圆点间进出,用剪刀剪断线尾,任选 5 次缝合中的 1 次,确保有一个 2-1-1 外科结完成。测试方法:15 分钟内完成,将最终用时记录在案(分:秒:时);15 分钟内未完成科目,记录已完成的任务量。

另一种妇科腹腔镜培训的模型为 VR 模型,腹腔镜 VR 构建模型模拟多种腹腔镜下手术的场景,例如:腹腔镜下输卵管切除术、卵巢囊肿剥除术、子宫肌瘤剔除术、子宫切除术等模块,每一模块设置不同难易程度的手术场景,培训对各类手术的操作的基本步骤及规范流程,并设置评分反馈。

用动物(猪、狗)模型进行腹腔镜模拟操作时,可培训气腹形成、套管针穿刺、视野暴露、分离、电凝、缝合、结扎、电凝止血、取标本等基本技巧,感受更真实;但动物模型成本较高,且妇科手术涉及器官的解剖与人体差异较大,此外,较大动物模型的应用也受到法律约束、公众关注的制约。因此,妇科腹腔镜模拟操作已经很少在动物模型上进行。

(三) 妇科腹腔镜技术临床培训

受训者在理论学习和模拟培训的基础上,在有培训资质的医院进行腹腔镜手术的观摩、实践,在指导老师的"手把手"带教下进行手术。初学者首先要做持镜助手,为手术医生持镜,熟悉二维视野;然后作为第一助手进行基本手术操作技巧的培训,例如进气腹针,进穿刺套管针,熟悉各种器械及能源设备的使用;手术操作的培训在老师的指导下,由简单到复杂,已有一定腹腔镜手术经验的被培训者,要根据其腹腔镜操作的经验进行分层培训:

1. I 级手术 初级腹腔镜手术培训(第一阶段)。包括诊断性腹腔镜、腹腔镜下输卵管绝育术、单纯卵巢囊肿镜下穿刺、卵巢组织活检、轻度盆腔粘连分离、轻度子宫内膜异位症电凝治疗、输卵管开窗术及输卵管切除术等。I级手术主要培训对象是没有腹腔镜手术基础的妇科临床医生。

2. II级手术 高级腹腔镜手术培训(第二阶段)。包括中度子宫内膜异位症电凝术、输卵管整形术、附件切除术、中度盆腔粘连松解术、卵巢囊肿剥出术、卵巢巧克力囊肿剥出术、腹腔镜辅助子宫切除术和子宫次全切除术(不伴盆腔病变)等。II级手术主要培训对象是有I级腹腔镜手术基础的妇科临床医生。

3. III~IV级手术 专家级腹腔镜手术培训(第三阶段)。腹腔镜下全子宫切除术、重度子宫内膜异位症腹腔镜手术、广泛全子宫切除术、腹主动脉淋巴结切除术、盆腔淋巴结清扫术、骶前神经切除术、直肠子宫陷凹分离术、张力性尿失禁的腹腔镜手术等。主要的培训对象是有一定腹腔镜手术基础但尚不能独立进行较为复杂手术的妇科临床医生。

由于腹腔镜手术是由一个团队合作完成的,麻醉医生、护士也应进行相应的培训,了解腹腔镜手术的特殊性、器械、设备的使用,才能更好地配合手术。

(四)单孔腹腔镜的培训

近年,单孔腹腔镜不断推广应用,单孔腹腔镜与传统腹腔镜相比,由于所有器械均从脐孔单孔套管中置入,光学视管和器械操作手柄相互干扰,即所谓"筷子效应",手术操作器械同轴操纵,使得缝合、打结操作困难。为更快适应"筷子效应",可在单孔腹腔镜模拟器上进行培训,适应"筷子效应"及"同轴效应"。

(五)机器人辅助的腹腔镜手术培训

达芬奇手术系统(Da Vinci surgical system,dVSS)是目前国际上应用最多的机器人辅助腹腔镜系统,达芬奇公司也开发了达芬奇技能仿真模拟器(Da Vinci skills simulator),这个模拟器利用VR进行训练,软件内含有超过35种模拟操作练习。例如:摄像头的调整、抓钳的控制、能量器械的应用、控制针、缝合等,利于医生快速掌握这一技术。机器人辅助的腹腔镜手术可在内镜专家指导或帮助下进行远程手术或培训,远程手术的应用在推动国际手术交流方面具有很大潜力。

与宫腔镜手术培训相似,妇科腹腔镜技术培训过程中,被培训者应结合查阅相关书籍及经典手术视频进一步提高理论知识,掌握各类腹腔镜诊治技术的操作技巧、适应证、禁忌证,并发症的防治,不定期参加高级腹腔镜培训、参加学术会议,掌握腹腔镜技术的最新进展,不断提高。

四、妇科内镜培训的认证

GESEA是欧洲妇科内镜学会(European Society for Gynaecological Endoscopy,ESGE)与欧洲妇科内镜培训学院(EAGS)联合开发的专业内镜技术等级认证体系,已在欧洲获得妇科各大专业学会的广泛认证及应用,标准化培训模式大大缩短了培训时间,提升了培训效率,有助于年轻医生迅速掌握妇科内镜技术的操作技能。GESEA妇科内镜手术培训评估体系包括理论基础、基础操作和实操考核三部分,经考核通过后将颁发认证证书。

在中国,妇科内镜技术的培训和认证,已受到越来越多的关注,国家卫健委对妇科内镜技术实施单位作出很多规定,其中包括人员的培训:开展妇科内镜技术的单位需具备至少2名经过系统培训、具备妇科内镜诊疗技术临床应用能力的本机构执业医师,有经过妇科内镜诊疗技术相关知识和技能培训并考核合格的相关专业技术人员。如今,各地妇科内镜培训基地在不断完善妇科内镜培训计划,通过培训班、进修学习等方式进行培训,考核合格予以认证。

总之,随着妇科内镜技术的不断推广应用,更要加强内镜技术培训,通过理论培训、模拟操作、临床实践培训等方式,让更多的医生掌握微创诊疗技术,规范施术。此外,妇科内镜专家线上手术演示及授课,也给妇科内镜培训的继续教育带来新的方式。随着新的设备、新的器械不断进入临床应用,培训的内容将更加丰富,与时俱进。

(黄胡信 黄晓武)

第四节 妇产科输卵管镜检查与诊断方法

一、概述

输卵管因素导致的不孕症约占所有不孕人群的25%~35%。诸如感染、子宫内膜异位症、手术损伤等可导致输卵管黏膜或输卵管周围组织的损伤,引起输卵管阻塞。

目前,输卵管阻塞的诊断主要依赖于传统的子宫输卵管造影(HSG)、经阴道三维子宫输卵管超声造影、腹腔镜下输卵管通液检查等方法;以上几种方法主要提供输卵管通畅与否的信息,不能直视输卵管内部结构,对输卵管的功能无法进行有效的评估。

输卵管镜是用于检查输卵管腔的内镜,可通过宫腔镜、腹腔镜、经阴道注水腹腔镜的途径,或单独进入输卵管内,检查输卵管管腔是否通畅,有无狭窄、粘连、梗阻、充血、积液、息肉、憩室、子宫内膜异位病灶等,评价输卵管的功能,能纠正传统输卵管通畅性检查的假阳性和假阴性结果,还可以对病变进行活检,同时进行输卵管疏通,兼顾诊断与治疗。随着生殖医学技术的发展和对输卵管研究的不断深入,输卵管镜显示出明显的优势,在输卵管疾病诊治方面发挥不可替代的作用。

二、适应证

年龄20~40岁的不孕症患者,排卵正常,伴侣精液检查正常,有以下几种情况时可进行输卵管镜检查:①检查发现双侧或单侧输卵管近端或远端阻塞,拟行生殖外科手术时;②不明原因的不孕症;③进行输卵管显微外科(输卵管吻合术)手术前的评估。

三、技术

(一) 纤维输卵管镜

纤维输卵管镜是一种微型可弯曲的光导纤维内镜,可以通过输卵管的全长,进行有效观察,描述管腔的结构、腔内的变化和黏膜表面的情况来评价输卵管。主要有以下2种类型的纤维输卵管镜:

1. 同轴输卵管镜 1990年由Kerin等首次报道,首先在宫腔镜下探查宫腔,将导丝(0.3~0.8mm)置入输卵管开口,小心送入导丝直至遇上阻力或进入输卵管15cm时停止,如果患者为清醒状态,出现不适感时停止置入;然后将聚四氟乙烯涂层导管(直径1.2~1.3mm)经由导丝导入输卵管到相同的深度,撤出导丝后,置入0.5mm纤维输卵管镜,逆行观察输卵管腔内的图像;输卵管镜检查也可在腹腔镜监护下进行。在试图插入导丝时或快速转动时,约8%~10%的情况会发生输卵管口痉挛,会引起无麻醉的患者突发下腹疼痛,此时应待痉挛消失后再次插管。

2. 线性外展导管系统 1992年Bauer等首次报道,由内外导管体(直径分别为0.8mm和2.8mm)组成,其远端为可膨胀的聚乙烯膜,内外两根导管体与扩张膜的间隙间液压压增大时使膜膨胀成球状,膜内压力由充液注射器控制;输卵管镜在内导管和膜内推进,进入子宫,推进至输卵管开口,在膜内加压情况下,牵拉相连膜使外导管线性外翻展开进入输卵管,内导管不断向前推进,置入输卵管镜与扩张的膜一起进入整个输卵管腔(由于输卵管镜前进的速度是扩张膜的2倍,所以术中需特别注意勿损伤内镜),直到进入输卵管腔10cm或者出现阻力时停止推进,逆行观察输卵管内情况。与同轴输卵管镜相比,线性外展导管系统的优点是:无需导丝,降低了输卵管损伤的风险;无需宫腔镜检查或宫颈扩张,局部麻醉或者不需麻醉,门诊即可进行检查,故更容易被接受。

纤维输卵管镜具有一定的局限性,首先是输卵管镜置

入输卵管比较困难,进入输卵管后,光源反光或白色光影响视野;此外,由于纤维输卵管镜的管径纤细、易损坏,操作过程中对操作者的要求非常高,操作中成功率一般为69.6%,此外,由于价格相对昂贵,因此经历了20余年,纤维输卵管镜未能广泛应用于临床。

(二) 硬性输卵管镜

1987年,Brosens等首次报道经腹腔镜下应用硬性输卵管镜自输卵管伞端观察至壶腹部与峡部交界处黏膜,临床常用的硬性输卵管镜外鞘为2.9~3mm。由于输卵管间质部直径<1mm,硬性输卵管镜仅能观察远端输卵管管腔(伞部和壶腹部)。

Nakagawa等应用输卵管镜观察远端输卵管管腔黏膜,通过观察不明原因不孕患者输卵管管腔内是否存在粘连,黏膜皱襞的损失,黏膜皱襞是否光滑,管腔内是否有碎片、异物,是否有异常血管进行评分,无异常为0分;有一项异常为1分。评分为0时,术后1年妊娠率为30.6%;评分为1时,术后1年妊娠率为20%;评分≥2时,术后1年妊娠率为9.1%,发现评分与患者生殖预后有关,随着评分升高妊娠率下降。输卵管镜检查的加入,对输卵管功能的评估具有重要价值,帮助指导患者选择尝试自然妊娠还是及时进行辅助生殖技术助孕。

近年以宫腔镜代替输卵管镜检查输卵管管腔内部逐渐应用于临床,特别是对于积水膨大的输卵管,腹腔镜手术中将硬性宫腔镜(3.7~4.5mm外鞘)自侧腹部穿刺口置入腹腔,由输卵管伞端进入输卵管壶腹部,利用膨宫泵装置以生理盐水灌流输卵管管腔,可清楚观察输卵管黏膜情况,同时也可利用活检钳取黏膜组织送病理学检查,替代输卵管镜观察输卵管伞端及壶腹部黏膜;国内多数医院均具备宫腔镜设备,无需购买昂贵的输卵管镜设备,符合卫生经济学要求。

此外,Gordts等报道经阴道注水腹腔镜(transvaginal hydrolaparoscopy,THL)检查,并应用注水腹腔镜镜体进入输卵管管腔,检查远端输卵管黏膜;同时宫腔内放置通液管,推注亚甲蓝液,输卵管黏膜亚甲蓝染色,其中亚甲蓝无核染色或染色很少的情况称为A级输卵管黏膜,多处黏膜皱襞明显蓝染且黏膜皱襞间蓝染的情况称为B级输卵管黏膜,与输卵管黏膜活检病理结果对比,发现这种方法评估输卵管黏膜的阳性预测值为83.3%,阴性预测值为91%;经THL联合亚甲蓝染色法,对输卵管黏膜进行评价,也是硬性输卵管镜临床应用的另一种形式。

四、镜下所见

在输卵管近端可以观察到输卵管腔不同程度的狭窄或完全性输卵管纤维性阻塞,非梗阻性输卵管腔内粘连、息肉、黏液栓以及内膜憩室等病变;在输卵管远端可观察到炎症血

管管型、黏膜萎缩和原发上皮皱囊消失等输卵管积水的特征性表现。一研究发现,输卵管镜检查确定有 14 例正常形态的管腔和 16 例病变形态,病变包括管腔梗阻或扩张,管腔粘连,黏膜受损;组织学病理证实为 17 例正常,13 例有病理情况,输卵管镜检查的敏感性和特异性分别为 85% 和 71%,阳性和阴性预测值为 69% 和 86%。

Brosens 按输卵管壶腹部黏膜皱襞特点对输卵管黏膜病变进行分级:Ⅰ级,黏膜皱襞正常;Ⅱ级,主要黏膜皱襞和次级黏膜皱襞数量正常,间距增加,皱襞扁平;Ⅲ级,黏膜皱襞局部病变、粘连;Ⅳ级,黏膜广泛粘连、管腔狭窄、皱襞扁平;Ⅴ级,黏膜皱襞结构完全消失。Mishra 等曾对 37 例不孕妇女进行输卵管镜检查,其中 14 例患者腹腔镜下输卵管外观正常,采用 Brosens 分级法评估输卵管黏膜为 Ⅲ~Ⅴ级,提示输卵管镜检查对输卵管功能的评估有重要价值。

五、治疗

输卵管镜除了用于诊断,也可用于治疗。宫腔镜-腹腔镜-输卵管镜联合手术,可进行输卵管水分离技术(techniques of tubal aqua dissection)、导丝疏通术(guidewire cannulation)、导丝扩张术、直视下球囊输卵管成形术(direct ballon tuboplasty),以分离输卵管腔粘连,扩张狭窄部,去除碎片,成功率大约为 58%。

对于近端输卵管阻塞,在腹腔镜监护下,输卵管镜辅助下行球囊扩张术和/或输卵管再通术,有很多成功的案例报道。在一项研究中,42 例原发性或继发性不孕患者进行腹腔镜下输卵管通液术,18 例患者存在双侧输卵管近端阻塞,其中 6 例经输卵管扩张术治疗后双侧复通,7 例单侧复通,其余 5 例无法复通。

远端输卵管阻塞通过腹腔镜或显微外科手术治疗,联合输卵管镜在直视下对输卵管黏膜作准确的观察,同时去除碎片,分离膜样粘连,处理输卵管微小病变;但对于病变严重的输卵管,治疗后术后妊娠率低,建议采用辅助生殖技术助孕。

六、并发症

输卵管镜并发症以穿孔为多,发生率约 5%,尤其是有病变的输卵管。在一项随访研究中,输卵管镜检查术中发生输卵管穿孔的一位患者,6 个月后进行腹腔镜二次探查,未发现粘连或感染现象;行通液术,未发现输卵管瘘形成。腹腔镜术后 2 个月,患者自然受孕,妊娠及分娩过程均无并发症发生。因此,输卵管镜检查是一项安全的技术,尽管可能会引起穿孔,但一般无远期并发症。无输卵管阻塞时,对比无麻醉的门诊输卵管镜检查和 HSG 检查时患者的疼痛程度,发现无麻醉的输卵管镜检查疼痛程度明显低于 HSG,但是手术时间较长。可应用管径更细的导丝、质地更柔软、弯曲自由的聚乙烯膜导管,使输卵管镜操作更安全。

七、发展

输卵管镜与传统的输卵管检查手段相比有着明显的优势,可提供其他方法所不能提供的有关输卵管黏膜情况的信息,使手术治疗更加精确。重视输卵管黏膜和功能的检查,对输卵管性不孕患者治疗方案的选择是重要的。在辅助生殖技术蓬勃发展的今天,输卵管镜通过准确的判断,缩短了不孕患者治疗时间,节约了医疗资源,为有希望自然受孕的患者带来更多的机会,这就是输卵管镜存在的价值。

目前,腹腔镜下远端输卵管镜检查的临床价值已经受到生殖外科医生的关注;尽管纤维输卵管镜由于管径纤细、易损坏,未得到普遍应用,但可以提供对输卵管腔全面的评估;未来,一次性输卵管镜的研发,可能为临床提供性价比更高、更适宜的纤维输卵管镜。

总之,生殖外科手术仍然是输卵管性不孕的一线治疗方案,输卵管镜在输卵管疾病诊治方面有着不可替代的作用,希望未来积极开展输卵管镜的临床实践,使这项技术得到进一步发展。

(黄胡信　黄晓武)

第五节　妇产科宫腔镜的检查与诊断方法

宫腔镜(hysteroscope)能直接检视宫腔形态及宫内病变,比传统的诊断性刮宫、子宫输卵管碘油造影(HSG)乃至 B 超扫描直观、准确,能减少漏诊,并可定位取材活检,提高了诊断准确性。当前许多妇科宫内疾病可进行宫腔镜手术治疗,宫腔镜检查(hysteroscopy)可为其筛查适应证。宫腔镜诊断用途广泛,已迅速成为许多宫内病变的基本检查步骤。

一、适应证与禁忌证

(一)适应证

1. 绝经前及绝经后异常子宫出血　为宫腔镜检查的主要适应证,有助于区别出血原因为功能性还是器质性。

2. 探查不孕症、多次习惯性流产和妊娠失败的宫内因素和在 IVF 前检查宫腔和子宫内膜情况，偶可发现小的病灶或畸形。

3. 评估异常 HSG 和 B 超声、多普勒超声、CT、MRI、子宫声学造影（SIS）的异常宫腔回声和/或占位性病变宫腔镜所见对宫腔病变的诊断较造影及 B 超准确。

4. 宫腔镜治疗或手术前常规检查　评估手术的可能性，决定能否经宫颈取出黏膜下肌瘤或子宫内膜息肉等。

5. 定位 IUDs　观察 IUDs 在宫内的位置有无下移、移位、嵌顿、穿孔等，并可试行取出。

6. 对疑有宫腔粘连的月经过少、闭经或宫腔手术后严重痛经患者，进行诊断及试行分离。

7. 宫腔内手术后随访　宫腔镜治疗或手术后复查宫腔形态、内膜情况及病变是否完全去除等。

8. 早期诊断颈管癌和子宫内膜癌，为子宫内膜癌分期。

（二）禁忌证

1. 绝对禁忌证　无。

2. 相对禁忌证　指检查时应加以注意者：

（1）盆腔感染。

（2）大量子宫出血。

（3）想继续妊娠者。

（4）近期子宫穿孔者。

（5）固定的子宫后倾后屈。

（6）宫腔过度狭小或宫颈过硬，难以扩张者。

（7）巨大宫颈肌瘤。

（8）患有严重内科疾病，难以耐受膨宫操作。

（9）生殖道结核，未经抗结核治疗者。

（10）血液病无后续措施者。

（11）浸润性宫颈癌。

二、膨宫介质

膨宫介质基本要求为适合膨胀宫腔，减少子宫出血和便于完成直接活检。常用的膨宫介质有：

1. CO_2　其折光系数为 1.00，显示图像最佳，气泡和出血可影响观察效果。但有空气栓塞的危险。预防方法为：应用特殊的调压注气装置，限制每分钟流量 <100ml，宫内压力 <26.7kPa（200mmHg），术后头低臀高位 10~15 分钟可预防术后肩痛。

2. 低黏度液体　是目前最常用的膨宫介质，有生理盐水、乳酸林格液、5% 甘露醇和 5% 葡萄糖液等，使用简便、价廉，可能最安全。但因其黏度低，易于通过输卵管，检查时间过长可致体液超负荷，故用连续灌流检查镜更安全。

3. 高黏度液体　有 32% 右旋糖酐-70（Hyskon 液）和羧甲基纤维素钠液等，其黏度高，与血不溶，视野清晰。罕见情况有过敏，Hyskon 液用量 >500ml 会出现肺水肿和出血性紫癜；羧甲基纤维素钠液也可引起肺栓塞致死。

三、器械的装置和消毒

（一）器械装置

1. 硬镜　由镜鞘和光学视管两部分组成，镜鞘直径有 1.9、3.0、4.0、4.5、5.0、5.5、6.5mm 等不同规格。上有导光束和进水管的接口，连续灌流者有出水管的接口，治疗镜有操作孔道。光学视管一般长 30cm，视野 90°~120°，物镜有 0°、12°、30° 等不同的斜度，目镜托供连接照相机、摄像机或适配器用。

2. 软镜　融镜鞘和光学视管为一体，物镜 0°，前端直径 3.6mm 或 4.9mm，尖端 2cm，可用操作杆调节向两侧弯曲 90°~120°，后端为硬管形结构。4.9mm 带操作孔道，用林氏钳可取出 74.5mm 大小的活体组织和 IUDs。

（二）器械消毒

1. 浸泡法　打开器械阀门，用 2% 戊二醛溶液按消毒说明浸泡，软镜只浸入软管部分，注水孔用注射器抽进消毒溶液，使用前灭菌生理盐水冲净消毒液。

2. 高温高压灭菌法　是最可靠的消毒灭菌法，可耐受高温高压灭菌的光学视管、管鞘、器械等。建议使用预真空式，压力 18.4~210.7kPa，温度 132℃，灭菌时间 4min。

3. 快速低温灭菌法　为低温环氧乙烷蒸汽灭菌法。

4. 导光束、电切镜、附件摄像头等，可用 75% 乙醇纱布擦拭消毒两遍，或采用一次性无菌塑料套套装，达到隔离消毒的目的，但接触处仍应乙醇擦拭消毒。

5. 摄像头或适配器最好不浸泡，可用 75% 乙醇擦拭消毒或用一次性无菌塑料套套装。

四、检查方法及步骤

1. 检查前　询问病史，全面体检，必要时查血红蛋白，宫颈刮片，妊娠试验，给抗生素。

2. 检查时　最佳时期为子宫内膜的增殖早期到中期，即月经周期第 7~13 天，其他时间亦可检查。

3. 麻醉　现代的无创技术可在无麻醉下进行宫腔镜检查，定位活检，取出 IUDs，看清输卵管开口并向腔内插管、注入药液等，其操作简单，极少患者需要静脉麻醉或全麻。

4. 宫腔镜检查　常规外阴、阴道消毒，放置窥器后，于直视下将宫腔镜的物镜端缓慢置入宫颈管，同时用膨宫介质扩张宫颈管并膨宫，膨宫压力略低于或等于其收缩压，必要时器械扩宫。

5. 阴道内镜检查（vaginoscopy）　使用无创技术，即常规外阴消毒，不放窥器，不把持宫颈，不扩张宫颈管，不探查宫腔深度。用细镜,低压膨宫,于直视下将宫腔镜的物镜端缓慢置入阴道,膨宫介质充盈阴道后,先抵及阴道后穹窿,再向上越过宫颈后唇,经宫颈外口,进入宫颈管,同时用膨宫介质扩张宫颈管并膨宫,以可保持清晰视野的最低膨宫压力膨宫。此法适用于幼女,可保持处女膜完整。

6. 宫腔充盈,视野明亮,转动镜体并按顺序全面观察。先检查宫底和宫腔前、后、左、右壁,再检查子宫角及输卵管开口,注意宫腔形态,有无子宫内膜异常或占位性病变,必要时定位活检,最后再缓慢退出镜体时,仔细检视宫颈内口和宫颈管。

五、并发症

宫腔镜检查时可能发生下列并发症:

1. 血管迷走神经反射 和人工流产术一样,宫腔镜检查也可引起此症,迷走神经反应来源于敏感的宫颈管,受到的刺激传导至 Frankenhauser 神经结、腹下神经丛、腹腔神经丛和右侧迷走神经,可能出现出汗、恶心、低血压和心动过缓等一系列症状,严重者可致心搏骤停。应用阿托品(0.5mg 肌内注射)有预防作用,尤其适用于宫颈明显狭窄和心动过缓者。

2. 感染 宫内感染可来源于上行感染,激活了慢性子宫内膜炎或输卵管炎,术时感染蔓延至腹腔等,出现发热及腹痛,抗生素治疗有效。器械污染可感染 AIDS 或 B 型肝炎。

3. 脏器损伤 少见,来源于操作错误,可致宫颈裂伤、子宫穿孔,常引起出血,有时需停止检查。输卵管破裂极罕见,应用调压装置,随时控制宫内压力,可避免发生此症。

六、正常宫腔的宫腔镜所见

1. 宫颈管 呈圆形或椭圆形桶状,表面淡红,有时可见棕榈状皱襞,浅的纵行沟峡和白色黏液。

2. 子宫腔 膨宫良好时宫底被展平,有时略呈弧形,向腔内突出。子宫内膜的色泽、厚度、皱纹随月经周期变化而略有不同。正常宫腔前、后、左、右内膜形态基本一致,有时还可见白色发亮的黏液丝或黏液团、陈旧血块和气泡等。

(1)修复期子宫内膜:宫腔被新生平滑内膜所覆盖,呈淡黄红色,血管纹极少,可有散在出血斑,腺管开口不明显。

(2)增殖早、中期子宫内膜:紫红色,皱褶增多,部分呈息肉样,腺管开口较清晰。

(3)增殖晚期和分泌早期子宫内膜:呈息肉样突起,波浪起伏状,腺管开口凹陷尤为明显。

(4)分泌期子宫内膜:呈半球形或息肉样突起,腺管开口几乎难辨。间质水肿,内膜呈半透明黄红色,毛细血管清晰。

(5)月经前期子宫内膜:间质水肿消退,内膜重趋变薄,表面微细皱褶增多,可伴有散在红色斑块的内膜下小血肿,

内膜较脆易出血。

(6)月经期子宫内膜:子宫内膜剥脱,伴有点状充血斑和苔样苍白的剥离面,可见毛糙的血管及腺体残端。

(7)哺乳期子宫内膜:多呈苍白色的贫血状、平整、无光泽,有时可见暗红色出血点及出血斑,输卵管开口易找到,状如瞳孔。

(8)绝经期子宫内膜:呈黄白色非常薄的内膜,有时可见斑点状或片状瘀斑,其周围偶见细小或较粗的血管网。

3. 子宫角和输卵管开口 在宫腔尚未展开时子宫角呈较深且暗的漏斗状。完全展开后于其顶部或顶端内侧可见输卵管开口,呈圆形或椭圆形,收缩时呈星形或月牙状,膨宫不充分时呈眉样。

七、异常宫腔的宫腔镜所见

1. 宫腔内占位性病变

(1)子宫内膜息肉:单发或多发,大小不一,各有蒂与子宫壁相连,息肉表面光滑、柔软富有光泽,色黄红、粉红或鲜红。呈卵圆形、圆锥形或指状突出物,可随快速注入的膨宫液摆动,用镜体抵及息肉无阻力,偶见血管网。其顶端表面可出现溃疡和出血,坏死的息肉呈紫黑色,酷似陈旧血块。子宫内膜息肉为形态学诊断,如取材时刮碎或制片时组织包埋不全,病理检查结果可不报告息肉。

子宫内膜息肉宫腔镜检查见视频 1-6-1。

视频 1-6-1 子宫内膜息肉宫腔镜检查

(2)子宫肌瘤:黏膜下者多呈圆球形或半球形光滑包块突向宫腔,可为单发或多发,表面覆盖非常薄的内膜,呈黄色或乳白色,宫腔镜下像石笋或钟乳石,有时可见血管网或走行规则的粗大血管。质地坚硬,不随膨宫液冲击而摆动,用镜体抵及肌瘤可感受其硬度。其突出部分的顶端可因机械磨损或感染而表皮脱落,形成溃疡和出血,突出部分压迫或擦伤对侧子宫内膜,可造成粘连。内突型壁间肌瘤则见宫腔变形,双侧子宫角和输卵管开口不对称。

(3)子宫内膜癌:病变可为局灶型或弥漫型,肿瘤生长呈外生性或内生性。外生性又分息肉、结节、乳头、溃疡型四型,其共同的特点为:病变隆起于周围组织,凸凹不平,组织脆弱,容易发生接触性出血,可形成溃疡,表面血管怒张、纤曲。其中以乳头型比较常见,四种类型也常混合存在。

2. 子宫畸形

(1)弓形子宫:子宫底部轻度向宫腔内突出,腹腔镜检查可见子宫底外形有凹陷。

(2)纵隔子宫:分完全性和不完全性两种,镜下见自宫底部突出一片状隔板,将宫腔分为左右两个,每侧各有一输

卵管开口,完全纵隔末端达宫颈外口,不完全者末端在宫颈内口以上。

（3）单角子宫:宫腔狭窄,偏于一侧,向下移行到宫颈管,顶端呈半球形锅盖状,仅见一个输卵管开口。

3. 宫腔粘连 宫腔内有白色或粉红色纤维束状物,致宫腔部分或完全闭锁。

4. 宫腔异物 偶有胎儿骨片、钙化、残留胚物、IUDs 残片、线结、复通术后的输卵管支架、扩张宫颈的海藻杆断片或其他存留于宫腔的异物,均可在宫腔镜下定性、定位。

5. 子宫内膜异常 均需病理活检确诊。

（1）子宫内膜增生过度:表现与月经周期不同步的局限或弥漫性增生、肥厚、淤血、水肿。单纯性子宫内膜增生相当于旧分类的囊腺型子宫内膜增生,通常有腺体扩张及内膜间质的增生而呈现轻度的不规则形态。复合性子宫内膜增生相当于旧分类的腺瘤型子宫内膜增生,有明显的腺体增生,腺管的极性消失,排列不规则。

子宫内膜不典型增生指包含有异型细胞的子宫内膜腺体过度增生,只靠宫腔镜检查常难以与子宫内膜癌作鉴别诊断。

（2）子宫内膜结核:宫腔狭窄,不规则,宫腔充满黄白或黄灰色杂乱、质脆的息肉状突出物。晚期病例宫腔严重变形。

（3）慢性非特异性子宫内膜炎:内膜充血、水肿、渗出,甚至坏死。

八、妇产科宫腔镜检查的诊断价值

宫腔镜检查能直接检视子宫内景,对大多数子宫内疾病可迅速作出精确诊断。有人估计,对有指征者做宫腔镜检查,可使经其他传统方法检出的宫内异常由 28.9% 提高到 70%。如与 B 超联合检查,则更能提高其准确性。B 超可协助了解宫内病变与子宫肌壁的关系,为壁间肌瘤定位,为宫腔镜手术筛选适合病例,偶然在检查过程中发现子宫前壁出现云雾状强回声,可提示子宫腺肌病的存在。因此,宫腔镜检查是妇产科的一项具有临床实用价值的诊断技术,其操作简单、直观、安全、可靠。今后随着器械的改进和技术的普及,宫腔镜检查术将成为妇产科宫腔疾病的常规检查手段。

(夏恩兰)

第六节 妇产科疾病的腹腔镜检查

一、概述

腹腔镜检查(laparoscopy)是通过腹腔镜对盆腹腔脏器进行直接观察,明确盆腔内病变,并针对病因提出治疗建议的检查手段。腹腔镜还包括一些简单的手术操作,如输卵管通液、卵巢活检等,目前常用于女性不孕、慢性盆腔痛、盆腔包块等妇科疾病的检查和治疗。腹腔镜的问世脱离了过去必须通过剖腹手术才能明确诊断的传统诊断方式,开辟了在腹腔镜直视下诊断妇科疾病的新途径,得到了广泛的应用。

二、腹腔镜检查的适应证与禁忌证

（一）适应证

1. 不孕症 有助于查明不孕原因,制订治疗方案。

（1）输卵管性不孕:如输卵管发育异常,输卵管管腔狭窄、阻塞或积水,输卵管周围炎症及粘连等。

（2）盆腔病变:包括盆腔粘连,子宫内膜异位症,多囊卵巢,生殖道畸形、子宫肌瘤等。

（3）内分泌异常:包括卵巢发育不全、黄体功能不全、卵巢早衰、多囊卵巢综合征、卵巢肿瘤等影响卵泡发育或卵子排出的因素。腹腔镜可观察卵巢是否为多囊卵巢或卵巢未

破裂卵泡黄素化综合征,判断卵巢是否有排卵障碍。

（4）拟行 IVF 者:可行宫腹腔镜联合检查评估宫腔、腹腔情况,腹腔镜下取卵行体外受精,及配子输卵管内移植术等。

2. 急腹症 包括异位妊娠、卵巢囊肿破裂、附件扭转、出血性输卵管炎、外伤后或手术急性腹腔内出血等。

3. 慢性盆腔痛 腹腔镜下可发现子宫内膜异位症、卵巢囊肿、子宫骶骨韧带增厚、输卵管卵巢静脉曲张、盆腔粘连、腹腔粘连、盆腔淤血综合征等。但仍有 40% 的慢性盆腔痛患者腹腔镜下无异常发现。

4. 子宫肌瘤 腹腔镜可评估子宫肌瘤的直径、数目和部位,根据评估结果决定手术方式。

5. 盆腔包块 腹腔镜可检查卵巢或盆腔肿物,并行鉴别诊断,判断包块的良恶性、赘生性、来源等。

6. 妇科恶性肿瘤

（1）卵巢癌:腹腔镜检查有助于及早发现,同时取活检进行病理诊断可以鉴别原发或转移癌,及时明确诊断。

（2）妇科肿瘤的分期及再分期:通过腹腔镜检查对腹腔内脏器的受累情况进行评价,根据病变的程度来划分期别,指导治疗。

（二）禁忌证

1. 绝对禁忌证

（1）严重的心、肺、肝、肾疾病不能耐受麻醉及手术者。

（2）大的腹部及横膈疝。

（3）原发性腹膜炎伴肠梗阻。

2. 相对禁忌证 对于不配合的患者、机械性或麻痹性肠梗阻、未纠正的凝血机制障碍、弥漫性腹膜炎、严重的心肺疾病、各种疝、腹部感染、多次腹部手术史、宫内妊娠等情况都被视为腹腔镜检查的相对禁忌证。

三、检查方法与步骤

（一）进入腹腔

1. 气腹形成 患者取改良膀胱截石位,常规消毒铺巾。放置导尿管排空膀胱。在脐轮下缘纵行切开皮肤约 1cm 至皮下组织,进行气腹针穿刺。提起腹壁,气腹针以垂直于脐轮,朝向子宫底的方向进针,经脐部切口插入腹腔。通过注气试验、摇摆针尾、悬滴试验等方法检测穿刺针的位置是否恰当。连接气腹针与气腹机,注入 CO_2 气体至腹腔内压力达 15mmHg,拔出气腹针。

2. 套管针穿刺 一般选择脐孔为第 1 穿刺点,两侧腹壁外下象限为第 2 和第 3 穿刺点。

（1）第一套管针穿刺:用左手抓起下腹壁提起,使上腹壁形成张力,套管针以直角对着皮肤切口,与垂直轴线形成 45°穿刺,或者用左手按压上腹部并将空气挤压入盆腹腔内,造成短暂的盆腹腔内压力升高,套管针在腹中线上对准子宫的方向进行穿刺。

（2）辅助套管针穿刺:套管针必须在腹腔镜直视下穿刺进入,以避免腹腔内脏器损伤。在皮肤做适当大小的切口后,套管针垂直刺入腹壁。当看见套管针尖端刺透腹壁时,调转套管针的方向朝着盆腔推进,以避开肠管、动脉或其他盆腔血管。进入盆腔后撤回套管针芯。

（二）探查盆腔

首先探查整个腹腔,包括上腹部、下腹部,然后观察盆腔。腹腔镜下由远及近仔细检查盆腔情况。

1. 检查子宫 观察子宫外形轮廓,有无畸形、肌瘤及腺肌病等。观察子宫前壁和子宫膀胱腹膜反折,有无粘连、子宫内膜异位病灶等。检查子宫体部和后壁,如有炎症和内膜异位症时,子宫后壁经常会与肠段和附件相粘连。观察直肠子宫陷凹和双侧骶韧带,观察盆腔渗出液的颜色及性状。

2. 检查卵巢 观察双侧卵巢形态,有无滤泡和排卵斑,有无占位病变及占位病变的性质,表面有无内膜异位灶或异位囊肿。如患者有排卵障碍,必要时可行卵巢活检术。

3. 检查输卵管 观察输卵管形态、伞端结构,输卵管有无延长,输卵管壁有无水肿,管腔有无狭窄、积水,输卵管周围有无粘连等。

（三）经阴道注水腹腔镜

经阴道注水腹腔镜（transvaginal hydrolaparoscopy,THL）是将内镜经阴道后穹隆置入盆腔,借助生理盐水膨胀介质,观察不孕妇女盆腔解剖和输卵管病变的微创诊断方法。由于膨胀介质为生理盐水,盆腔脏器漂浮在液体中,易于发现输卵管伞端的轻微粘连,是不孕症患者有效的检查手段。THL 主要适用于无盆腔手术史的原因不明原发或继发不孕症;其次也可用于慢性盆腔痛的定位检查和多囊卵巢综合征卵巢打孔术等。

四、腹腔镜下所见

（一）不孕症

1. 输卵管病变 腹腔镜检查可以了解输卵管的长度、宽度、形态,有无输卵管积水,周围有无粘连、输卵管的蠕动状态等。

（1）输卵管通液:经子宫腔注射亚甲蓝,腹腔镜观察亚甲蓝从伞端溢出情况,可判断输卵管通畅度,同时了解阻塞部位及程度(图 1-6-16)。输卵管近段梗阻时宫角部可出现苍白、肿胀或输卵管结节状。输卵管远端堵塞可出现输卵管膨胀、蓝染。当远端输卵管全部堵塞时表现为输卵管积水。

（2）输卵管积水:腹腔镜检查可见输卵管膨胀、纤曲,管内充满清亮或淡黄稀薄液体。需观察输卵管膨胀的范围,管壁的厚度和软硬度,同时注意观察相伴随的其他盆腔内病变。

（3）输卵管周围粘连:腹腔镜常可见输卵管、卵巢与阔韧带后叶或肠管粘连。粘连可为疏松膜样,也可致密。粘连的性质直接影响到输卵管的功能,应在腹腔镜下分离。

右侧输卵管伞有蓝色液体流出

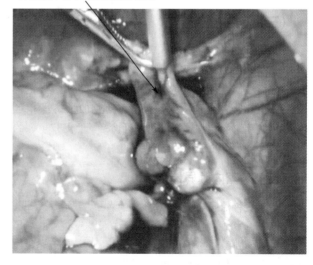

图 1-6-16 腹腔镜输卵管通液术

腹腔镜见右侧输卵管伞端有蓝色液体流出。

女性不孕腹腔镜检查及通液术见视频1-6-2。

视频1-6-2　女性不孕腹腔镜检查及通液术

患者30岁,人工流产术后2年未避孕未孕。各项检查未见异常。行腹腔镜检查+输卵管通液术。

2. 排卵障碍　多囊卵巢综合征表现为卵巢增大,包膜增厚呈珍珠状,有多个滤泡,无排卵现象(无排卵孔及黄体形成)。未破裂滤泡黄素化囊肿综合征腹腔镜下表现为卵巢表面光滑、无排卵斑。

3. 生殖器畸形　腹腔镜可诊断先天性无子宫、始基子宫、纵隔子宫、双角子宫、双子宫、弓形子宫、残角子宫等子宫畸形,以及无性腺及先天性两性畸形的卵巢、卵巢发育不良、混合性性腺发育不全等。

(二)急腹症

1. 异位妊娠　腹腔镜可根据盆腔情况、输卵管妊娠部位、病变输卵管的破坏程度以及对侧输卵管的状况进行诊断,结合患者的生育要求决定下一步手术方式。腹腔镜可以观察到一侧输卵管峡部、壶腹部或者伞端呈紫蓝色肿胀,肿胀的输卵管管壁充血、变薄。流产者可于伞端见凝血块附着。破裂者可在相应部位输卵管管壁发现破裂口、凝血块及活动性出血。盆腔可见不等量的不凝血。盆腔子宫可见充血、质软。

2. 卵巢囊肿破裂　最常见为黄体囊肿或子宫内膜异位囊肿破裂。腹腔镜检查多可见卵巢及囊肿破裂口。黄体囊肿破裂时可见破裂口处活动性出血。子宫内膜异位囊肿可见囊内暗褐色稠厚液体流出。卵巢囊性成熟性畸胎瘤可见毛发、油脂、牙齿、骨骼等组织物流出。腹腔镜可根据病变性质及盆、腹腔并发症决定手术方法。

(三)慢性盆腔痛

最常遇到的病变是子宫内膜异位症,约占30%。腹腔镜下亦可诊断卵巢囊肿、子宫骶骨韧带增厚、输卵管卵巢静脉曲张、盆腔粘连、腹腔粘连、盆腔淤血综合征等。尤其是盆腔淤血综合征,腹腔镜下若见阔韧带静脉增粗曲张或呈球状、阔韧带底部有陈旧性撕裂,即可明确诊断。但仍有40%的慢性盆腔痛患者腹腔镜下无异常发现。

(四)子宫内膜异位症

1. 盆腔种植病灶　可发生于腹膜表面、直肠子宫陷凹、子宫骶韧带、膀胱腹膜反折、卵巢白膜和侧盆壁腹膜。最早期在腹膜及浆膜上的病灶表现为透明水泡样外观,或略带粉红色,有时也可能表现为囊状。病程进展后,颜色会比较鲜艳,形态似火焰状、桑葚样。到后期则变成紫蓝色病灶,多累及子宫骶韧带、卵巢、直肠子宫陷凹,子宫膀胱反折腹膜。有的病灶呈陷窝状腹膜缺损。

2. 粘连　腹膜及脏器浆膜面病灶因月经期反复出血引起炎症,形成粘连。当疾病发展到一定程度,输卵管、卵巢、圆韧带、子宫骶韧带,甚至肠段浆膜和膀胱也会被累及,形成致密粘连。在比较严重的病例,直肠与子宫后壁、子宫骶韧带粘连致密,部分或全部封闭直肠子宫陷凹。

3. 深部浸润型子宫内膜异位症(deep infiltrating endometriosis,DIE)　是指腹膜下出现子宫内膜种植、纤维化形成和肌组织增生,病灶浸润深度≥5mm。累及部位包括子宫骶韧带、直肠阴道隔、直肠子宫陷凹、输尿管、直肠、乙状结肠、膀胱等。

4. 卵巢子宫内膜异位囊肿　可为单侧或双侧,包膜较厚,光滑,可呈紫蓝色,囊内可见稠厚巧克力样暗褐色液体。通常与直肠子宫陷凹、盆侧壁、子宫后壁或肠段粘连。有时两侧卵巢在子宫后方粘连,称为"对吻征",是卵巢子宫内膜异位囊肿的典型表现。

(五)卵巢肿瘤

腹腔镜探查可根据卵巢肿瘤的图像特征判断其良恶性,但依靠内镜图像鉴别诊断比较困难,术中需行快速冷冻组织病理学检查协助诊断,明确诊断依靠术后组织病理学检查。良性肿物镜下表现多为单侧,完全囊性或以囊性为主,表面光滑,无粘连,一般无腹水;而恶性肿瘤多为双侧,实性或以实性为主,可有粘连,形态不规则,表面可有丰富、粗大的血管,甚至破裂和种植结节,多伴腹水,也可以有腹腔广泛的种植和转移。

1. 生理性肿瘤

(1)卵泡囊肿:卵巢单发囊肿,壁薄,光滑,囊液清亮或呈血性。

(2)黄体囊肿:卵巢单发囊肿,多<4cm,表面光滑,呈琥珀色。

2. 赘生性肿瘤

(1)卵巢浆液性囊腺瘤:卵巢单发或多发囊肿,囊壁薄,表面光滑,囊液清亮。

(2)卵巢黏液性囊腺瘤:单侧卵巢囊肿,通常较大,囊壁厚,囊肿破裂时可见多房,囊液黏稠似胶冻样。

(3)卵巢囊性成熟性畸胎瘤:单侧卵巢囊肿,球形,表面光滑,质韧,囊内可见毛发、油脂、牙齿、骨骼等。

(4)卵巢纤维瘤:多为单侧,圆形或分叶结节状,表面光滑,包膜完整,实性,质地硬。

3. 非赘生性肿瘤

(1)卵巢冠囊肿:为阔韧带内或输卵管系膜内囊肿,位于输卵管和卵巢之外,也可为输卵管伞端的带蒂囊肿。囊壁非常薄、透明,表面满布血管网,囊液清亮。

(2)子宫内膜异位囊肿:属子宫内膜异位范畴。

4. 卵巢交界性肿瘤　腹腔镜下图像与良性肿瘤不易

鉴别,故常需在术中取部分病变组织送快速冷冻病理检查协助诊断。明确诊断依赖于术后组织学检查。

(六) 妇科恶性肿瘤

腹腔镜检查可对妇科肿瘤患者腹腔内脏器的受累情况进行评价,根据病变的程度来划分期别,指导治疗。腹腔镜的放大作用有利于镜下活检进行病理诊断。

1. 卵巢癌的腹腔镜分期 早期卵巢癌患者在剖腹探查手术之前行腹腔镜检查,可行分期手术,包括腹腔冲洗液的细胞学检查,腹膜及卵巢的活检,横膈和大网膜根部活检,盆腔淋巴结切除等,可明显提高分期的准确性。

2. 宫颈癌的腹腔镜分期 腹腔镜可明确盆腔及腹主动脉旁淋巴结的转移情况,为治疗方案的选择提供依据。

3. 子宫内膜癌的腹腔镜分期 早期子宫内膜癌且手术分期不完全的病例,可采用腹腔镜分期手术,可明确分期并指导治疗方案的选择。

4. 卵巢癌的二次探查术 对于进行了手术和规定疗程的化疗,达到临床缓解的卵巢癌患者,利用腹腔镜检查来代替传统的二探手术,是一种可供选择的随诊和探查的方法之一。手术操作包括观察整个腹腔、肠管的浆膜层及结肠侧沟行多点活检,留取腹腔冲洗液等。虽然二探腹腔镜不能完全取代反复的剖腹探查,但它的确在卵巢癌的随访中起着一定的积极作用。

五、并发症

(一) 人工气腹相关并发症

1. 气腹针所致并发症 气腹针穿刺不当可导致血管损伤、肠管损伤等,需及时处理。

2. 术后疼痛 可因充气速度过快,腹腔内压力过高,灌注气体温度低,CO_2 气腹刺激膈肌及膈神经,CO_2 气腹引起腹膜炎症反应,术后腹腔内 CO_2 气体残留等引起疼痛。

3. 腹膜外过度充气或气肿形成 气腹针穿刺未穿透腹直肌后鞘,气腹针穿刺部位有腹膜缺陷,放置套管针位置不当等,都可致腹膜外气肿。此时皮肤有握雪感,动脉血 CO_2 分压升高。

4. 气体栓塞 少见但严重。通常于形成人工气腹时发生,主要表现为严重的心动过缓性心律失常,血压下降,心搏骤停;还可以表现为心动过速、发绀、室性心律失常、非心源性肺水肿、心脏听诊有"车轮样杂音"等。若不能及时采取有效措施,将会发生极其严重的后果。

(二) 腹腔镜操作相关并发症

1. 恶心、呕吐 腹腔镜检查术后约半数以上的患者会出现恶心、呕吐,但多数症状不太重,可能与术中操作导致副交感神经兴奋、人工气腹使腹压增加、手术时机(如月经前后)等因素有关,经过一般的处理多数可以缓解。

2. 心血管功能障碍 腹腔镜检查术中有时会发生患者心血管功能的障碍,其主要原因可能与以下因素有关:手术及麻醉刺激导致患者心律不齐、低氧血症、肺通气不足;术中腹压增加,致使静脉回流受阻,心脏排出量减少;形成人工气腹过程中发生气栓;手术中的操作导致气胸形成;腹膜过度牵拉而导致的严重的超常反应,如气腹形成,术中盆腔器官的牵拉,应用某些血管活性药物(如阿托品),或腹腔内气体排出过快等原因。

3. 脏器损伤 由于腹腔内的粘连,改变了盆腹腔的正常解剖结构,再加上操作方面的失误,盆腹腔器官常是易受损伤的部位。在众多的损伤部位中,血管的损伤如腹部或腹壁血管,特别是髂总血管的损伤时有发生,这些并发症的产生常和人工气腹不充分及操作的方法有关。

4. 罕见并发症 偶有膀胱穿孔、输尿管损伤、疝、胃出血的报告。由于术中的体位不当和保护措施不力所致股神经损害并不少见。由于术中氧和二氧化碳分压的变化,吸入麻醉、头过低膀胱截石位、术中呕吐、气管插管导致脑、视网膜静脉压的改变所造成视网膜出血也不乏报告。

六、诊断价值

腹腔镜作为一种妇科疾病的诊断工具,可直视盆腹腔脏器,及时、准确发现盆腔病变。对急症病例可同时行手术治疗,非急症病例可协助诊断,做出合理的手术决策。同剖腹探查术相比,腹腔镜检查创伤小,失血量少,术后恢复快,对盆腔脏器及全身各系统影响小,现已广泛应用于妇科领域。

(夏恩兰)

第七节　妇产科疾病的遗传学检查与诊断方法

遗传性疾病的遗传学检查主要是检测遗传物质的改变(比如与疾病相关的基因以及其表达的产物),根据遗传变异的类型,分成染色体水平、基因组水平和基因水平的检测。细胞遗传学分析被最早用于染色体病和肿瘤诊断,主要包括以显微镜为工具的细胞内染色体核型分析以及后来发展的分子细胞遗传技术荧光原位杂交方法(fluorescence in situ hybridization,FISH)。随着基因组学以及分子生物学技术的发展,分子遗传学检测技术目前成为基因诊断的主要方法,包括聚合酶链反应技术(polymerase chain reaction,PCR)、Sanger 基因测序技术、微阵列染色体芯片技术(chromosomal microarray analysis,CMA)、多重连接探针扩增技术(multiplex ligation-dependent probe amplification,MLPA)、高通量二代测序技术(whole genome sequencing,WGS/whole exome sequencing,WES)等,用于基因组结构变异、DNA 拷贝数变异、基因序列变异等方面的分析。妇产科疾病的遗传学检查和诊断也不例外,应该将这些方面做综合利用和分析。

一、细胞遗传学分析

染色体是遗传物质的载体,染色体水平的异常包括染色体数目异常和染色体结构的异常。染色体数目异常包括非整倍体和多倍体,染色体结构异常(或畸变)又称染色体重排,包括染色体片段缺失、重复、易位、倒位等。染色体异常导致多种染色体病,包括与妇产科有关的遗传性疾病。通过染色体检查即核型分析(karyotype analysis)可以判断和发现染色体数目和结构异常,是妇产科遗传病的遗传检查和诊断有用工具。然而,由于核型分析对于亚显微结构的缺失和重复的分辨率低,目前基于全基因组微阵列染色体芯片技术和高通量测序技术检测染色体亚显微结构的变异,可以很好地弥补核型分析的不足。

(一)进行细胞遗传学分析的指征

1. 既往染色体异常儿孕育史。
2. 性分化和发育异常。
3. 不育症。
4. 反复流产或死胎。
5. 孕妇血清筛查或胎儿超声检查显示有发生非整倍体危险性的妊娠。
6. 妇科肿瘤的细胞遗传学研究。

(二)细胞遗传学检查的标本来源和处理

目前用作染色体核型分析的材料包括外周血、骨髓、羊水、绒毛、皮肤和精液等。染色体核型针对分裂的细胞,这些细胞可直接取自新鲜组织,例如绒毛组织,也可取自细胞培养,例如羊水细胞的培养。已经固定处理的组织不能用作普通的染色体制备。

最广泛地被用作核型分析的标本是外周血,从血中制备 T 淋巴细胞的染色体作分析。可收集 2~5ml 静脉血置入含肝素或枸橼酸右旋糖酐的消毒试管中,取 0.5ml 全血加 5ml 培养液,常规培养 3 天,培养液中加含胎牛血清、细胞分裂剂和抗生素。培养液中的添加剂和培养时间可根据不同的目的加以调整,例如诱导脆性部位或检查染色体的断裂综合征等。在细胞培养的最后 2 小时内加入秋水仙碱,以中止和积聚细胞分裂。经离心收集细胞,置氯化钾或枸橼酸钠低渗溶液处理 10 分钟,使染色体分散,再经冰醋酸/甲醇固定处

30 分钟后,进行滴片和空气干燥,已经固定的细胞悬液可置 4℃密封保存,做后备滴片之用。

制作羊水培养细胞的染色体也可用上述方法,只是加用胰酶处理单层贴壁的上皮细胞。如为绒毛标本,含有足够的分裂细胞数,不必先做培养,可直接加秋水仙碱制备染色体。

(三)染色体显带

染色体显带(chromsome banding)是在染色体的基础上发展起来的新技术,能显示染色体本身细微结构,有助于准确识别各条染色体,确诊染色体疾病。所谓显带就是对有丝分裂中期染色体进行酶解,酸、碱、盐处理后,再用染料对染色体进行染色可出现深浅不同横纹,置于显微镜下作核型分析。染色带的数目、部位、宽窄和着色深浅具有相对稳定性,所以每条染色体都有固定的分带模式,即称带型。目前常用显带法有 G、Q、R、C、N 显带技术以及一些天然的带型,其中 G⁻显带、Q 显带与 R 显带产生的色带分布整条染色体长度上,而 C 显带和 N 显带是局部性的显带。

染色体的染色是用吉姆萨等与 DNA 具亲和性的染料使染色体着深色。这种染色法可用来检查染色体的脆性部位、染色体断裂综合征及由射线引起的染色体损伤。染色体的吉姆萨染色法的步骤:①染色液:由一份吉姆萨溶液和 9 份缓冲液(pH 8)配制而成;②方法:置染色体制片于染色液中 5 分钟之后,用蒸馏水洗涤制片,然后作干燥和封片。

G 显带是分析人体染色体疾病的常规方法。系将染色体先用胰酶作消化处理,再作吉姆萨染色。每一条染色体经此处理后产生特定序列的深、浅条带。深色带中主要是富含 A 和 T 碱基的 DNA,而浅带内主要为富含 G 和 C 碱基的 DNA。每个单倍体上可分辨到 400~700 条带。这种方法可用来检测染色体的微细改变,诊断染色体的缺失、重复、倒位、易位及一些异常的断裂点。G 显带对于检测小的环状染色体或标志染色体,和涉及非平衡性易位或复制的染色体重排异常则比较困难,须使用其他方法如原位杂交等技术联合检测。

1. R 显带 G 显带的一个缺点是端粒区为浅染色。用 R 显带可以得到正好与 G 显带反转的染色带型。可采用多种方式以达到这种效果,例如先经热处理后再作吉姆萨染色,或利用一种荧光染料产生模拟构型。这种显带方法可用来鉴别复制的 X 染色体,检测 X 染色体的结构异常。

2. Q 显带和 DAPI 显带 Q 显带用喹吖因氮芥染色,染色体在紫外灯下显示光暗不一的荧光带型。其带型和 G 显带同。Q 显带可用来鉴别端着丝粒染色体的随体区。另外,可用和 4′-6 脒基-2-苯基吲哚(4′-6-diamidino-2 phenylindole,DAPI)荧光染色加强第 1、9 和 16 号染色体着丝粒的显示。

3. C 显带和反染显带 这两种显带方法不太常用。C 显带是先经吉姆萨液做初染,再予加热和/或碱性失活处

理。反染显带是做荧光染料初染之后,再用另一种荧光或非荧光染料做反染。这两种显带法多被用来检测一些标志染色体。

4. 核仁组织区(NOR)银染色　人类 18S 和 28S rRNA 基因位于近端着丝粒染色体 NOR 区,能用硝酸银特异地染色显示。银染色技术对染色体上有转录活性的 rRNA 基因座位是特异的,为观察染色体结构异常提供了客观标准。

(四)原位杂交技术

原位杂交(*in situ* hybridization)技术是分子生物学与细胞化学结合而产生的,通过标记的核酸分子为探针(最早使用放射性核素标记),利用碱基互补原则,在组织细胞原位检测特异核酸分子的技术。其原理是经过标记的核酸单链(探针),在适宜条件下与组织细胞中的互补核酸单链,即靶核酸发生杂交,再以放射自显影或免疫化学方法对标记探针进行检测,从而在细胞原位显示特异的 DNA 或 RNA 分子。原位杂交方法的一大特点是不需要细胞正处于分裂期,而可用于对间期细胞的分析,扩大了它的应用范围。

荧光原位杂交(fluorescence *in situ* hybridization,FISH)技术是 20 世纪 80 年代末在放射性原位杂交技术基础上发展的技术,是一种应用非放射性荧光物质标记探针在核中或染色体上显示 DNA 序列位置的方法。FISH 技术原理是利用一小段(15~30bp)用荧光标记的核酸探针,穿透经过甲醛固定的生物样品细胞壁,与细胞内的靶序列进行杂交,当显微镜激发荧光时,与探针互补序列就会发光。

目前 FISH 技术已经广泛应用于检测遗传病、肿瘤以及其他疾病染色体数目和结构的异常。FISH 技术可在玻片上显示中期和间期染色体,既可以显示中期分裂象,又可以显示间期核,同时具有安全、快速、灵敏的特点,使用广泛。

用不同荧光颜色标记的多种探针同时进行多色 FISH,或用不同的标记物配比标记不同的染色体(SKY),或用两种标记物分别标记患者和正常人的 DNA 标本(比较基因组杂交,CGH),通过计算器图像处理系统,可获得更加生动的彩色染色体图像。多色 FISH 技术使用多色的荧光标记,一次使用多个探针,可同时检测两种以上的 DNA 序列,特别是在数码荧光显微镜和成像处理系统的辅助下,可大大增强染色体分析的解析度和正确性。

二、分子遗传学分析

分子遗传学分析也称为基因诊断,就是采用分子生物学方法在 DNA/RNA 水平检测致病基因的存在、遗传变异及表达状态,采用直接或间接检测方法分析致病基因并诊断疾病。妇产科范围内的分子遗传学检查的临床应用,主要是遗传性疾病的产前筛查和产前诊断,表 1-6-3 列示了可做产前诊断的常见遗传性疾病,其大多数可用分子遗传学检查做

出诊断。可用来进行分子遗传学分析的样本包括绒毛、羊水和外周血淋巴细胞等。已证实孕妇外周血中存在胎儿源性的细胞如滋养细胞和有核胎儿血细胞等,富集这类细胞作分子遗传学分析,作为一种非创伤性的检测方法,即无创产前筛查(non-invasive prenatal testing,NIPT)检测 21-三体、18-三体和 13-三体的检测。

表 1-6-3　产前诊断的常见遗传性疾病

疾病	遗传方式	诊断方式
镰状细胞贫血	常染色体隐性	DNA 检查
血友病 A	X 连锁隐性	DNA 检查
α - 地中海贫血	常染色体隐性	DNA 检查
神经节脂贮积病Ⅰ型	常染色体隐性	酶测定
迪歇纳(Duchenne)肌营养不良	X 连锁隐性	DNA 检查
苯丙酮尿症	常染色体隐性	DNA 检查
囊性纤维化	常染色体隐性	DNA 检查
成年性多囊肾	常染色体显性	DNA 检查
X 脆性综合征	X 连锁	DNA 检查
强直性肌营养不良	常染色体显性	DNA 检查

分子遗传学检查在妇产科范围内也用于检测遗传性疾病携带者,病原微生物检测以及恶性肿瘤早期发现,预测以及靶向用药指导。特别是对妇科肿瘤的发生和发展有关的肿瘤基因和抗肿瘤基因的探讨,非常有助于阐明妇科肿瘤的发生机制,寻找特异的诊断和预后标志,以及探索新的专一的治疗措施。

以下介绍几种在妇产科中常用的分子遗传学分析的基本技术。

(一)DNA 和 RNA 的提取

哺乳动物的一切有核细胞都可以用来提取 DNA,无论是新鲜的还是经石蜡包埋的样本。人体组织细胞在含有 SDS 的溶液中用蛋白酶 K 消化分解蛋白质,然后用酚和/或氯仿抽提,用乙醇沉淀 DNA。也可用离子交换树脂快速提取 DNA。产前诊断所用的材料是绒毛细胞或羊水细胞,早期绒毛获取可选孕 8~12 周。1mg 湿重绒毛可获约 1.6μg 左右的 DNA。20ml 羊水的细胞可提出约 7μg DNA。

RNA 的提取可采用异硫氰酸胍/酚法,相对比较简便。大部分 RNA 在石蜡包埋的样本中已经被破坏,故 RNA 的提取多数需要新鲜的细胞/组织。提取 RNA 过程中要严格防止 RNA 酶的污染。

由于组织中包含多种不同的细胞,如果需要选取特点的细胞群 DNA 或 RNA 的提取,则需要先做细胞的分离和富集再提取,这样可以精确反映单一靶细胞内的分子遗传学特征。分离悬液中的细胞可用流式细胞仪。精确分离组织

切片中的靶细胞可用激光俘获显微切割仪。经分离纯化的细胞数量往往有限，必要时可做其全基因组 DNA 或 RNA 的扩增后再进一步检测。

（二）DNA 印迹法杂交分析

DNA 印迹法（Southern blot）由英国科学家 Southern 发明而命名，可用于测定特异基因内及周围的多态性或其突变点。第一步是用核酸限制性内切酶将 DNA 切成分段，其切割是定位的，切下的基片段长短不一，在琼脂糖凝胶（agarose gel）电泳上可产生连续性的 DNA 带。第二步是将这些 DNA 常由凝胶转移到硝酸纤维薄膜或尼龙薄膜上。第三步是杂交反应，即与标记的特异基因的探针杂交，然后通过放射自显影或相应的方法确定这些杂交的基因。

Southern blot 杂交技术可以检测由突变、插入或缺失所引起的基因异常，以镰状红细胞贫血为例，已知其 β 球蛋白基因中的第 6 个密码子发生了单个碱基的替代，以胸腺嘧啶（T）代替了正常的腺嘌呤（A），造成一个错义性突变，正常编码的谷氨酸糖成了缬氨酸，同时丧失了第 5~7 个密码子之间的限制性内切酶 MctⅡ 的切点，做 Southern blot 杂交显示，正常分子量应分别为 1 200 和 200 个碱基对的两条 DNA 片段条带，改变成仅有一条 1 400 个碱基对的条带。

（三）DNA 多态性标记分析

基因多态性（gene polymorphism）是指处于随机婚配的群体中，某个基因座上存在 2 个或 2 个以上的等位基因（allele）或基因型（genotype），且等位基因的频率 >0.01 的现象，亦称遗传多态性（genetic polymorphism）。在人群中，基因多态性是个体间基因的核苷酸序列存在着差异性的结果。基因多态性通过遗传标记体现，通过遗传标记进行基因定位发现了多个致病基因，如乳腺癌基因 *BRCA1* 就是通过利用基因多态性位点进行连锁分析方法定位克隆的，而且利用遗传标记的连锁分析可以推断胎儿是否从上代获得了带有致病基因的染色体，是遗传变异的间接检测方法。

可供使用的多态性标记有 3 类：①限制性片段长度多态性（RELP）：第一代多态性标记；②重复序列多态性：特别是那些可通过 PCR 方法检测的短串联重复序列（STR），被称第二代多态性标记，成为目前最常用的遗传标志；③单核苷酸多态性（SNP）：是 DNA 序列的单个碱基的差别，被称为第三代多态性标记，有些 SNP 位点还会影响基因的功能，导致生物性状改变甚至致病。单核苷酸多态性被广泛用于群体遗传学研究（如生物的起源、进化及迁移等方面）和疾病相关基因的研究，在药物基因组学、诊断学和生物医学研究中起重要作用。

1. 限制性片段长度多态性（restriction fragment length polymorphism，RFLP） 由于 DNA 的多态性使 DNA 分子的限制酶切位点及数目发生改变，用限制酶切割基因组时，所产生的片段数目和每个片段的长度就不同，即所谓的限制性片段长度多态性，导致限制片段长度发生改变的酶切位点，又称为多态性位点。最早是用 Southern blot/RFLP 方法检测，后来采用聚合酶链反应（polymerase chain reation，PCR）与限制酶酶切相结合的方法。现在多采用 PCR-RFLP 法进行研究基因的限制性片段长度多态性。这种多态性的分析方法，除了用于由 β 球蛋白点突变引起的镰状细胞贫血之外，也可用来检查妇科肿瘤中的等位基因的缺失，后者是寻找妇科肿瘤特异的抗肿瘤基因的有效手段之一。

2. STR 位点分析 重复序列有多种类型，一些比较短，常串联重复出现，一些比较长，散在地分布在基因组的许多地方。短串联重复序列包括：小卫星 DNA、微卫星，这些短重复序列具有很高的多态信息量，是非常有应用价值的连锁分析的遗传标志。在人类基因组 DNA 中存在着重复单位为 2~6 核苷酸的重复序列，称为微卫星 DNA（microsatellite DNA），具有高度的多态性，可用于多态性连锁分析，如基因诊断、基因定位。目前已确定这类微位星位点 5 000 多个，最常见的是双核苷酸重复序列，四核苷酸序列标记分析时分辨率较好。三核苷酸重复序列中已发现一些会导致动态突变、引起遗传性疾病，如脆性 X 综合征、脊髓小脑共济失调等神经系统疾病。在基因组 DNA 序列中存在 5 万~10 万个 STR 位点，重复单元的长度不等，大部分有很高的多态性，DNA 先经扩增后再通过毛细管电泳检测扩增片段长度多态性，在基因连锁分析中的应用越来越广泛。

3. 单碱基多态性（single-nucleotide polymorphisms，SNP） 主要是指在基因组水平上由单个核苷酸的变异所引起的 DNA 序列多样性，其数量很多，多态性丰富。有以下方法可以用于检测 SNP：

（1）单链构象多态性（single strand conformation polymorphism，SSCP）：是一种基于单链 DNA 构象差别的点突变检测方法。等长的单链 DNA 因核苷酸序列的差别而产生构象差异，在非变性聚丙烯酰胺凝胶中表现为电泳迁移的差别。将突变所在区域的 DNA 片段经 PCR 扩增后进行电泳，靶 DNA 中若发生单个碱基替换等改变时，就会出现泳动变位（mobility shift），多用于鉴定是否存在突变及诊断未知突变。

（2）PCR-ASO 探针法（PCR-allele specific oligonucleotide，ASO）：即等位基因特异性寡核苷酸探针法。在 PCR 扩增 DNA 片段后，直接与相应的寡核苷酸探针杂交，即可明确诊断是否有突变及突变是纯合子还是杂合子。其原理是：用 PCR 扩增后，产物进行斑点杂交或狭缝杂交，针对每种突变分别合成一对寡核苷酸片段作为探针，其中一个具有正常序列，另一个则有突变碱基。突变碱基及对应的正常碱基均匀位于寡核苷酸片段的中央，严格控制杂交及洗脱条件，使只有与探针序列完全互补的等位基因片段才显示杂交信号，而与探针中央碱基不同的等位基因片段不显示杂交信号，如果正常和突变探针都可杂交，说明突变基因是杂合子，如只有突变探针可以杂交，说明突变基因为纯合子，若不能与含有突变序列的寡核苷探针杂交，但能与相应的正常的寡核苷探针杂交,则表示受检者不存在这种突变基因。若与已知的突变基因的寡核苷探针均不能杂交,提示可能为一种新的突变类型。

（3）PCR-SSO 法:SSO 技术即是顺序特异寡核苷酸法（sequence specific oligonucleotide,SSO）。原理是 PCR 基因片段扩增后利用序列特异性寡核苷酸探针,通过杂交的方法进行扩增片段的分析鉴定。探针与 PCR 产物在一定条件下杂交具有高度的特异性,严格遵循碱基互补的原则。探针可用放射性核素标记,通过放射自显影的方法检测,也可以用非放射性标记如地高辛、生物素、过氧化物酶等进行相应的标记物检测。

（4）PCR-SSP 法:序列特异性引物分析即根据各等位基因的核苷酸序列,设计出一套针对每一等位基因特异性的（allele-specific）或组特异性（group-specific）的引物,此即为序列特异性引物（SSP）。SSP 只能与某一等位基因特异性片段的碱基序列互补性结合,通过 PCR 特异性地扩增该基因片段,从而达到分析基因多态性的目的。

（5）PCR-荧光法:用荧光标记 PCR 引物的 5' 端,荧光染料 FAM 和 JOE 呈绿色荧光,TAMRA 呈红色荧光,COUM 呈蓝色荧光,不同荧光标记的多种引物同时参加反应,PCR 扩增待检测的 DNA,合成的产物分别带有引物 5' 端的染料,很容易发现目的基因存在与否。

（四）多重聚合酶链反应（PCR）

聚合酶链反应（polymerase chain reaction,PCR）又称"体外的基因扩增",可从痕量的 DNA 样品特异性快速扩增某一区域的 DNA 片段,是一种高效、快速、特异性的体外 DNA 聚合程序。应用 PCR 检查羊水细胞和绒毛组织的 DNA 可以检测胎儿是否患镰状细胞贫血、血友病、α 和 β-地中海贫血等遗传性疾病,也可用于做胎儿性别的鉴别。PCR 在妇产科的另一项重要用途是检查妇科肿瘤中有关基因的扩增、突变和杂合性丢失等。PCR 的最突出的长处是只需要极少量的 DNA,理论上可以作单个拷贝的基因扩增。近年来正在发展的以 PCR 为基础的全基因组扩增技术,可研究单个精子、单个卵子或早期的精卵中存在的遗传异常。

PCR 利用一对人工合成的寡聚核苷酸（一般为 20~30 个碱基）为引物,这对引物的序列是与被指定扩增的 DNA 片段两侧的一段序列是互补的。PCR 的一个周期包括模板 DNA 的解股、引物接合,及由 DNA 多聚酶反应催化的引物延长。由引物的 5' 端决定形成片段的末端。新的和原有的双股 DNA 再次由热变性分离,均可作为下一个周期的模板,因此目的 DNA 的复制数在每一个反应周期约递增一倍。周期反复一次又一次。经 20 个周期的 PCR,目的 DNA 可得到约 100 万倍的扩增。

常用的 PCR 相关技术包括:

1. 巢式 PCR（nest PCR） 系进行二步 PCR。第二步的 PCR 需另行设置反应体系,其引物的位置位于初级 PCR 引物的内侧,用少量初级 PCR 产物作为模板,进行第二步

PCR,只有初级 PCR 中特异的扩增片段才可能被二级引物扩增,这除了达到增效 PCR 的目的外,还提高了最终产物的特异性。

2. 多重 PCR（multiplex PCR） 在同一 PCR 体系中加入数对 PCR 引物,如果这些引物的退火温度相近,并且所覆盖的区域不重叠,这样的反应体系可同时扩增多对 DNA 片段。这种多重 PCR 的方法常被用于检测同一基因的多个外显子的缺失。

3. 反转录-PCR（RT-PCR） RT-PCR 是以 mRNA 为模板,经反转录酶作用合成 cDNA,通过 PCR 扩增合成的 cDNA,使微量 mRNA（pg 水平）迅速扩增（达 ng 至 μg 水平）,大大提高 mRNA 的检出灵敏度,为基因表达与调控机制的研究、前体 mRNA 及加工后 mRNA 的序列改变的研究创造条件。

4. 长片段 PCR（Long-range PCR） 又叫 LongPCR,是通过改善 PCR 反应体系的酶和 PCR 缓冲液成分以及热循环条件达到扩增 5kb 以上片段的目的,比如使用高合成能力和高保真 DNA 聚合酶以及增强聚合酶以及底物 dNTP 的稳定性等方法,最长可以获得 22kb 的片段。采用长片段 PCR 可以帮助扩增 BRCA1/2 非常大的外显子,用于变异位点的验证。

5. 荧光定量 PCR（real-time Quantitative PCR） 实时荧光定量 PCR 技术是在 DNA 扩增反应中加入荧光基团,利用荧光信号积累实时监测整个 PCR 进程。在 PCR 扩增的指数时期,模板的循环阈值（Ct 值）和该模板的起始拷贝数存在线性关系,所以成为定量的依据。最后通过标准曲线对未知模板进行绝对定量分析或通过相对定量方法对待测 DNA 及 RNA 进行定量的方法。主要包括 SYBR 荧光染料法,TaqMan 探针法等。

6. 数字 PCR（Digital PCR,dPCR） 数字 PCR 是继荧光定量 PCR 发展起来的高灵敏核酸绝对定量分析技术。通过把反应体系均分到大量独立的微反应单元中进行 PCR 扩增,并根据泊松分布和阳性比例来计算核酸拷贝数实现定量分析,与传统 PCR 技术相比,数字 PCR 技术不依赖于标准曲线,具有更高灵敏度、准确度及高耐受性。近年来,基于微流控技术的数字 PCR 技术得到了快速的发展,提供了突变检测和拷贝数变异检测的高精准的分析,为癌症分子标志物定量分析提供了新检测方法。

7. 多重连接探针扩增技术（multiplex ligation-dependent probe amplification,MLPA） 这是 MRC-Holland 在 2002 年开发的一种分子技术,通过杂交、连接、PCR 扩增及电泳步骤,在同一反应管中对多个不同的靶点进行检测和定量分析,可以快速检测特定区域拷贝数变异。如添加额外的甲基化敏感性限制性内切酶步骤,MLPA 还可以用于检测 DNA 中的甲基化模式,成为甲基化特异性-MLPA（MS-MLPA）。

（五）DNA 序列测定

DNA 序列测定可直接检出基因序列的改变,即 DNA

一级结构的顺序,是临床遗传性疾病的分子诊断最为准确的判定依据。Fredderick Sanger 发明的双脱氧链终止法即 Sanger 法以及化学降解法都是传统的测序技术,采用荧光标记的自动毛细管微阵列测序仪进行 DNA 序列测定是第一代测序技术,最新出现的第二代测序技术(NGS)和第三代测序技术,极大推动了基因组医学的发展。

1. Sanger 法 测序原理是利用 DNA 聚合酶,以单链或双链 DNA 为模板,以 dNTP 为底物,其中一种 dNTP 标记荧光染料(最早使用放射性核素)标记,在四种互相独立的反应体系中分别加入 ddNTP 作为链反应终止剂,根据碱基配对原则,在测序引物的引导下,合成四组由序列梯度的互补 DNA 链,然后通过高分辨的变性聚丙烯酰胺凝胶电泳分离,激发荧光通过 CCD 摄像同步成像后计算机处理获得 DNA 序列的碱基组成。图 1-6-17 显示一例宫颈癌中 *c-myc* 基因第 2 个外显子中的部分 DNA 序列的自动 DNA 测序。结果发现与其自身血细胞中的 DNA 相比较,该外显子第 108 位密码子中缺失了一个嘧啶(C)碱基(图 1-6-18),引起密码子读码框移位,在第 120 位密码子形成停止密码子,从而引起该基因所表达的蛋白质提前终止,可能导致功能的异常。

2. 二代测序技术(next generation sequencing,NGS)是边合成边测序为核心的技术,通过大规模并行测序(massively parallel sequencing)手段,同时对数百万计的短 DNA 片段测序,获得海量 DNA 序列的信息。NGS 技术给生物医学领域带来巨大的改变,也加快了遗传性疾病的遗传变异的检测和基因诊断。在二代测序中,单个 DNA 分子必须扩增成由相同 DNA 组成的基因簇,然后进行同步复制,来增强荧光信号强度从而读出 DNA 序列,主要包括基因组 DNA 打断、文库构建、末端修饰、添加接头、磁珠纯化、PCR 扩增、上机前纯化和定量等步骤,目前使用的 NGS 测序仪主要有 Illumina、华大制造等,由于产生海量的数据,二代测序的数据分析和变异解读是当前临床应用的难点。

3. 三代测序技术 第三代测序技术是单分子测序技术,克服了二代测序短读长的缺点,是 DNA 测序技术近几年的新的里程碑。以 PacBio 公司的 SMRT 和 Oxford Nanopore Technologies 纳米孔单分子测序技术为代表,与前两代相比,他们最大的特点就是单分子测序,测序过程无需进行 PCR 扩增,通过单分子测序技术可以发现复杂的结构变异,包括平衡易位以及二代测序无法克服的难测区域,三代测序技术的测序准确度需要提高,目前还无法应用于临床基因诊断。

(六) 基因芯片检测

基因芯片技术利用核酸杂交技术用于变异位点的检测,可用于遗传病的分子诊断。标记的 cDNA 探针与在固相表面呈几何组列分布的寡核苷酸产生高度专一的杂交,可以进行不同细胞群中基因表达谱的评估以及基因功能群的分析(图 1-6-19)。

基因芯片技术又称 DNA 微探针阵列(micro array):它是集成了大量的密集排列已知的序列探针,通过与被标记的若干靶核酸序列互补匹配,在芯片特定位点上的探针杂交,

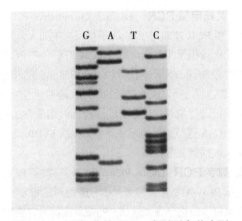

图 1-6-17　经典的 DNA 序列测定此序列
被读为:GAC AGT GGC GTC GTC
AGC CCC GAC GGC C ACCGAG

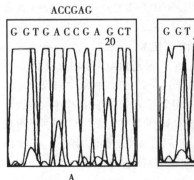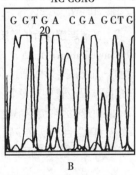

图 1-6-18　*c-myc* 基因的 DNA 序列测定
A. 自身血细胞;B. 宫颈癌组织。

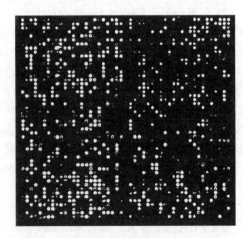

图 1-6-19　DNA 芯片
显示数千个探针与靶标杂交的荧光检测的结果。

利用基因芯片杂交图像,确定杂交探针的位置,便可根据碱基互补匹配的原理确定靶基因的序列。如果与对照数据进行比较,可以鉴定待测样本是否存在基因组的突变、缺失和重复。染色体微阵列分析(chromsomal microarry analysis, CMA)与SNP array都可以用于基因组的拷贝数变异分析和杂合性缺失(LOH)等遗传病因检测,在产前诊断和遗传病分子诊断方面已经应用非常成熟。

三、产前筛查和产前诊断

产前筛查和产前诊断包括无创产前筛查,产前血清学筛查,产前影像学检测和产前基因诊断。

有一些血清生化指标的测定已被用于遗传病的辅助诊断。在产前遗传学筛查检测中常用的如甲胎蛋白测定,是基于甲胎蛋白在胎儿伴神经管缺损时升高的原理。孕妇于孕15~20周时作血清甲胎蛋白水平测定,脊柱裂诊断的灵敏性达80%,无脑儿诊断的灵敏度达95%。甲胎蛋白水平升高也伴同其他异常,例如先天性腹壁缺陷。后又发现低甲胎蛋白水平与唐氏综合征有关,约30%怀有唐氏综合征胎儿的孕妇,其血清中甲胎蛋白水平降低。而将血清甲胎蛋白测定与雌三醇及hCG测定结合成"三联试验",用于检测唐氏综合征的灵敏性达75%。这些生化指标并非为某种遗传性疾病所特异,但由于此测定相对简单易行,仍不失为一项有用的筛查或辅助诊断措施。

另外有些酶活性测定,也可用于个别遗传性疾病的辅助诊断。例如患神经节苷脂贮积病I型的胎儿,由于氨基己糖酶的同工酶——氨基己糖A缺乏,测定羊水细胞中该酶的活性可作为产前诊断的依据。

无创伤性的超声检查也已成为产前遗传学诊断的一项重要的辅助工具。例如在孕18~20周时的靶标性胎儿超声检查,可筛查出严重的心脏异常,其伴发染色体异常的概率为10%。如有一种以上的解剖学异常的存在,则其染色体异常的伴发性也增加。检出严重的胎儿解剖学异常是作染色体分析的一项指征。

四、家谱分析

家系(pedigree)亦称"系谱"。系谱分析(pedigree analysis)是了解遗传病的一个常用的方法。系谱分析的基本程序是:先对某遗传病患者各家族成员的发病情况进行详细调查,再按一定方式将调查结果绘成系谱,以特定的符号和格式绘制成反映家族各成员相互关系和发生情况的图解,然后根据孟德尔定律对各成员的表现型和基因型进行分析。进行包括所有亲属在内的详细的家谱(家族遗传学病史)调查,例如发病情况、年龄、生育史、流产、死亡和死胎等,均为遗传病诊断的重要依据,尤其是常染色体隐性遗传病和X连锁遗传病诊断的重要线索和依据。另外,系谱分析也是遗传风险分

析、连锁分析和产前诊断中必不可少的工具。

五、错配修复检测(MSI/MMR)

在基因组正常复制的情况下,如果DNA碱基发生错配,错配修复(mismatch repair,MMR)系统会对其进行修复,保持其遗传信息的正确性;如果MMR基因发生突变,则会导致MMR功能缺陷,不能修复错配碱基,从而使DNA产生遗传不稳定性,最终导致肿瘤易感。DNA错配修复系统MMR是由一系列高度保守的基因及其表达的产物酶构成,具有维持DNA复制的高保真度和基因组稳定性、降低自发突变的功能,主要包括MLH1、MSH2、MSH6和PMS2等蛋白。DNA复制过程中偶尔会出现小DNA错配错误,可以被这些蛋白识别后剪切,并合成新链进行修复。

微卫星(microsatellite)是具有简单重复单元的DNA序列。整个基因组有超过100 000个被叫作微卫星的短串联重复序列区域,复制过程中易于滑动出现错误,因此非常依赖于MMR系统修复。如果因为错配修复系统相关基因突变导致MMR缺陷(deficient MMR,dMMR),则不能发现和修改微卫星复制错误而造成弥漫的微卫星不稳定性(microsatellite instability,MSI)。虽然大部分微卫星位于非编码区,但是错置的突变会导致移码突变,引起肿瘤相关基因出现异常,进而诱导癌症发生。MMR基因的胚系突变,这种情况称为林奇综合征(Lynch syndrome),常在一个家族中恶性肿瘤遗传性聚集发生。

目前临床上主要采用两种方法检测MSI/MMR:①免疫组织化学法(immunohistochemistry,IHC)检测MMR异常蛋白,它主要是检测4个已知MMR蛋白(MLH1、MSH2、MSH6和PMS2),阳性表达定位于胞核,如果4个蛋白中≥1个不表达,肿瘤可能为高度MSI(MSI-H),所有4个蛋白表达均阳性为pMMR(错配修复功能完整)。②PCR法检测MSI,PCR通常对BAT25、BAT26、D2S123、D5S346和D17S250等位点进行检测,MSI超过30%(5个位点中2个以上)为MSI-H,少于30%(1个位点)考虑为微卫星低度不稳定(MSI-L),没有不稳定则为微卫星稳定(microsatellite stability,MSS)。此外,二代测序是近年来出现的新的检测方法。

MSI/MMR对于多种肿瘤的诊断、预后判断以及治疗选择具有重要意义。由于MMR胚系突变导致林奇综合征,个体易于发生CRC和子宫内膜癌等恶性肿瘤。对于具有上述肿瘤家族史,或者具有早发肿瘤的患者,有必要对其本人及家属进行林奇综合征的筛查,可显著降低肿瘤的发病率和死亡率。另外,MSI对CRC的预后取决于分期,MSI-H是Ⅱ期CRC预后良好的指标,NCCN指南和CSCO结直肠癌诊疗指南推荐所有Ⅱ期CRC均进行MSI/MMR检测,存在MSI-H的患者不推荐在治疗中加入辅助化疗。MSI/MMR检测可以使所有可能存在dMMR状态的肿瘤

患者获益,因此已经日益成为一个泛肿瘤生物标志物,值得引起重视。

六、同源重组修复缺陷(HRD)

同源重组修复(homologous recombination repair,HRR)是正常细胞修复 DNA 双链断裂损伤(double strand break,DSB)的重要途径。同源重组修复缺陷(homologous recombination deficiency,HRD)指细胞水平的同源重组修复(homologous recombination repair,HRR)障碍状态,HRD 导致细胞 DNA 双链断裂损伤修复途径缺陷,表现为对引起 DNA 断裂的铂类药物以及 PARP 抑制剂高度敏感,因而 HRD 已成为卵巢癌治疗相关的重要生物标志物。

目前主要通过基因组杂合性缺失(LOH)、端粒等位基因不平衡(TAI)以及大片段迁移(LST)三个指标综合检测,得出基因组不稳定性状态的评分(genomic instability score,GIS),进而评估 HRD 状态,临床实践中以 BRCA1/2 基因致病性突变与 GIS 评估肿瘤 HRD 状态。鉴于 HRR 通路以及细胞信号通路的复杂性,通过临床检测方法实现肿瘤细胞 HRD 全面而准确的评估仍具挑战。基于 SNPs 的"基因组瘢痕"分析是当前最具应用前景的 HRD 临床检测方法,HRD 检测 Panel 设计时应符合我国人群的分子遗传学特征,应优先选择中国健康人群频率在 0.4~0.6 之间的 SNPs 位点;同时需避免覆盖严重偏离哈迪-温伯格平衡以及探针无法稳定覆盖的位点。

携带同源重组修复缺陷(HRD)的肿瘤患者,使用 PARP 抑制剂,可以使两种 DNA 损伤修复途径均出现障碍,进而促进肿瘤细胞的凋亡,发挥更强的抗肿瘤作用,即所谓的"合成致死"作用机制。HRD(+)患者与 HRD(-)患者相比,对铂类以及 PARP 抑制剂有更好的响应。目前 CFDA 已批准奥拉帕利(PARP 抑制剂)用于铂敏感复发的卵巢癌的维持治疗。我国乳腺癌患者中 5.3% 携带 BRCA1/2 突变,2.9% 携带其他乳腺癌遗传易感基因,1% 携带其他肿瘤遗传易感基因,三阴性乳腺癌中 HRD 突变频率较高,致病突变的出现频率为 16%。在高级别浆液性卵巢癌中,HRD 比例高达 53.5%。除了乳腺癌和卵巢癌外,HRD 还存在于前列腺癌、胰腺癌、肝癌等多个癌种中。

(安 宇 康 玉)

第八节　妇产科疾病的免疫试验和诊断方法

一、妇科内分泌激素的测定

周期性变化是女性生殖系统的重要生理特征,主要受下丘脑-垂体-卵巢轴(hypothalamic-pituitary-ovarian axis,HPO)的神经内分泌调节。一旦 HPO 轴受到干扰,可导致月经失调和妇科内分泌疾病的发生。因此,临床上常通过测定 HPO 轴相关的激素水平,辅助妇科内分泌失调的诊断、鉴别诊断、疗效观察和生殖生理状态的评估。

常用内分泌激素测定包括促卵泡成熟激素(FSH)、促黄体生成素(LH)、催乳素(PRL)、雌激素(E_2)、孕酮(P)、睾酮(T)、甲状腺激素(T_3、T_4、TSH)、皮质醇、脱氢表雄酮(DHEA)、雄烯二酮等。

【测定方法】 通常抽取外周静脉血测定上述激素,常用检测方法包括放射免疫法(RIA)、化学发光法、酶标记免疫法(ELISA)等。近年,无放射性核素标记的免疫化学发光法逐渐被应用到具备相关条件的临床实验室。此外,还有一种快速简便、定性检测 LH 峰的胶体金测试纸。

【正常参考值】 基于不同的检测方法,妇科常用内分泌激素的正常值略有差别。表 1-6-4 是通过 RIA 检测的常用妇科内分泌激素正常值。

二、妊娠相关的激素测定

妊娠是胚胎和胎儿在母体内发育成长的过程,包括从卵子受精、受精卵在子宫腔内种植、胚胎发育、胎儿成长,直至胎儿及附属物排出。与妊娠有关的特异性蛋白一般在非孕期妇女血中不能检出或仅能检出极微量的蛋白,该蛋白随着妊娠的发展而增加。近年,临床上通过监测人绒毛膜促性腺激素(hCG)、人胎盘生乳素(hPL)评估妊娠及妊娠相关疾病;监测尿和血游离雌三醇评估胎盘功能;检测胎儿纤连蛋白(fFN)预测早产发生;检测血管生成调节因子辅助预测子痫前期风险。

(一)人绒毛膜促性腺激素(hCG)

hCG 是一种糖蛋白激素,主要由胎盘合体滋养细胞分泌。因此,妊娠、妊娠滋养细胞疾病和分泌 hCG 的肿瘤比如生殖细胞肿瘤、肾上腺瘤、肝脏肿瘤等可引起 hCG 升高。hCG 由 α 亚基和 β 亚基组成,α 亚基是若干蛋白类激素(FSH、LH、TSH)所共有,而 β 亚基是 hCG 所特有。生理情况下,妊娠早期 hCG 可促进卵巢的妊娠黄体分泌孕酮以支持胚胎发育;通过抑制植物血凝素引起的淋巴转化或结合辅助细胞和释放前列腺素抑制丝裂原引起的淋巴细胞增殖,保

表 1-6-4　常用生殖激素 RIA 正常值（$\bar{x} \pm 2s$，括号内为实测数值）

项目	正常妇女月经周期（$n=32$）			绝经期（$n=36$）
	卵泡期	排卵期	黄体期	（停经一年以上）
LH	8.00 ± 4.79	86.11 ± 65.29	4.60 ± 3.97	58.1 ± 21.3
（IL/L）*	（3.03~22.94）	（15.54~235.2）	（0.15~16.44）	（14.0~102.3）
FSH	13.07 ± 3.79	25.19 ± 10.41	6.27 ± 3.45	87.2 ± 34.3
（IU/L）*	（7.52~22.64）	（7.42~46.0）	（0.56~17.94）	（31.3~178.0）
E_2	234 ± 107.1	751.2 ± 330.4	444.9 ± 110.3	
（Pmol/L）	（63~483）	（236.2~1 710）	（276.5~657）	（ND~79.0）
P	1.12 ± 0.79	3.35 ± 1.68	42.67 ± 18.83	0.69 ± 0.30
（nmol/L）	（0.13~3.94）	（0.35~8.17）	（11.49~89.7）	（0.17~1.27）
PRL	12.24 ± 6.32	16.96 ± 8.86	13.43 ± 7.46	6.74 ± 4.24
（μg/L）	（3.82~26.4）	（6.07~37.7）	（3.17~33.0）	（2.88~22.0）
17α-OH	1.54 ± 1.14	5.70 ± 2.87	12.97 ± 6.55	1.12 ± 0.70
（nmol/L）	（0.24~4.96）	（1.08~13.39）	（2.36~33.9）	（0.19~3.49）
T**		1.93 ± 1.26（0.25~5.31）		0.56 ± 0.32
（nmol/L）				（0.19~1.40）
DHEA-SO$_4$**		4.96 ± 1.83（2.06~9.50）		3.18 ± 1.25
（μmol/L）				（0.92~6.67）
雄烯二酮**		3.04 ± 1.16（0.91~6.01）		2.19 ± 2.10
（nmol/L）				（0.74~12.63）

注：*IU/L 系 WHO 2nd IRP-HMG 标准；** 每名受检者 7 次检出值的平均值统计结果。

护滋养层细胞免受母体的攻击。近年研究发现，垂体也可分泌 hCG，故月经中期血 hCG 有所上升。故而，临床分析时应考虑垂体分泌 hCG 的作用。

【测定方法】 有生物法和免疫法。临床主要采用免疫法，包括凝集抑制试验、放射免疫法、酶免疫测定（EIA）和化学发光法。测定有定性与定量两种方法，定性方法用快速、简便的胶体金测试板。定量方法常检测血清 β-hCG，较为精确。目前可测定血清中总 hCG、总 β-hCG 和游离 β-hCG（Fβ-hCG）。

【正常参考值】 孕卵着床后 9~12 天血 hCG 明显上升，妊娠 8~10 周达最高峰，以后迅速下降，维持至足月。产后 hCG 迅速下降，2 周内恢复正常水平。

【临床意义】 ①早孕诊断：hCG 定性或定量检测可用于早孕诊断。对于采用助孕技术病例，在化学妊娠（chemical pregnancy）阶段（约月经周期第 23 天），即可测定 hCG 而确诊妊娠，以便加强监护。②异位妊娠：受精卵着床在子宫外，不能形成良好的蜕膜反应，滋养细胞发育不良，合体滋养细胞合成 hCG 量显著减少，故异位妊娠血 hCG 值较正常妊娠低。间隔 2~3 日测定，血 hCG 值无翻倍上升，需警惕有异位妊娠可能。③先兆流产：孕早期 hCG 血清浓度约每两日增倍，早孕先兆流产时连续测定 hCG 可提示预

后。如 hCG 正常上升，72% 的妊娠能足月分娩。若 hCG 值低于正常值 1 个标准差，则有 80% 发生流产。④滋养细胞疾病：hCG 是滋养细胞疾病的特异性肿瘤标志物，广泛用于妊娠滋养细胞疾病的诊断和监测。同正常妊娠时期比，血 hCG 水平在滋养细胞疾病患者中升高。比如，葡萄胎患者血 hCG 常 >100kU/L。此外，Fβ-hCG/hCG 有助于判断滋养细胞疾病的恶性程度，若 Fβ-hCG/hCG 比值 >6%，约有 65% 为恶性患者。hCG 下降趋势同妊娠滋养细胞肿瘤疗效相关，故在该疾病化疗期间，可动态监测 hCG 直至阴性，hCG 也可作为判断是否需要巩固化疗的参考。⑤肿瘤：部分肿瘤可分泌 hCG，比如下丘脑绒毛膜瘤、肺癌、肠癌、卵巢无性细胞瘤、胃癌等。此外，约 1%~3% 的健康妇女血清中存在人异嗜性抗体，血 hCG 表现阳性而尿 hCG 阴性，故对可疑的 hCG 假阳性患者，应同时测血和尿 hCG 水平，避免误诊。

（二）雌三醇（E_3）

妊娠期雌激素的主要来源是胎儿-胎盘单位。由于胎盘缺乏 17α-羟化酶和 17,20-碳裂解酶，因此不能利用孕激素合成雌激素。胎盘合成雌激素的底物为来源于母体和胎儿血中的雄激素，E_3 合成的底物为 16α-羟脱氢表雄酮和

16α-羟硫酸脱氢表雄酮,大部分来源于胎儿;E_1 和 E_2 前身物共同来源于母体和胎儿。在胎盘硫酸酯酶、芳香化酶等酶的作用下转化为雌激素。孕妇尿中雌激素成分主要是雌三醇,达总量的 90%。E_3 值与胎龄、胎儿体重、胎儿发育等胎儿生理参数有相关性。因此测定雌三醇可以反映胎儿、胎盘功能状况。

【测定方法】 ①尿 E_3:用生化法测定 24 小时尿 16-醛糖酸 E_3 值。尿 E_3 是了解胎儿-胎盘功能较好指标之一,但收集 24 小时尿量常不准。急症病例常不能等待 24 小时。②血游离 E_3:放免法、酶标记免疫法测定血中游离 E_3 值能较直接地反映胎盘功能。而且不必留置 24 小时尿量。

【正常参考值】 雌三醇自孕 26 周起逐渐上升,足月时达峰值,过期又逐渐下降。足月妊娠时,尿 E_3 变动幅度较大($12\sim50mg/24h$),血游离 E_3 为 15ng/ml。无论尿 E_3 或血 E_3,建议连续测定观察变化趋势,判断预后。

【临床意义】 ①胎盘功能:血游离 E_3 多由胎儿-胎盘复合体分泌,故母体血游离 E_3 水平超过非孕水平且呈持续上升趋势,可作为评估胎盘功能的重要指标。孕晚期血 E_3 或尿 E_3 值低于对应妊娠时期的正常值,提示胎盘功能减退。②胎盘病变:研究报道,孕妇血游离 E_3 结合多普勒超声,有助早期诊断胎盘早剥等胎盘病变。③胎儿生长受限:孕期 E_3 值的上升曲线与胎儿生长曲线相关,如连续测定 E_3,而曲线平坦,提示胎儿生长受限。④产前筛查:孕中期结合其他血清检测指标,预测胎儿神经管缺陷风险。⑤母儿血型不合:E_3 值正常或偏高。有报道血型不合病例羊水中 E_3 水平很低。⑥无脑儿:无脑儿肾上腺不发育,无法供给合成 E_3 的前驱物质,只能由母体供给胎盘合成 E_3,所以无脑儿孕妇的尿 E_3 值仅为正常的 10%。

(三) 人胎盘生乳素

人胎盘生乳素(hPL)是由 191 个氨基酸组成的单链多肽激素,由胎盘合体滋养层细胞储存和释放。血 hPL 值和胎盘体积有关,故 hPL 值可间接反映胎儿、胎盘发育状况。

【测定方法】 常用放免法、酶标记免疫法,还有免疫电泳、补体结合试验、血细胞凝集抑制试验。

【正常参考值】 在孕 5 周时即可在血浆内测出 hPL。随妊娠的发展,hPL 水平逐渐上升,孕 39~40 周时达最高峰,维持至分娩,产后迅速下降。但 hPL 的个体差异较大,建议多次测定以动态监测胎盘功能。

【临床意义】 ①胎盘功能:孕晚期连续动态测定 hPL 可评估胎盘功能。孕 35 周后 hPL 值低于对应妊娠时期正常值或呈下降趋势,提示胎盘功能减退。②多胎妊娠:hPL 值较高,常与多胎的胎数成正比。可与超声检查协助作出诊断。③胎盘病变:胎盘病变在产前很难诊断,由胎盘病变如血管异常、部分坏死等引起的胎儿缺氧,hPL 降低提示胎儿危险。

(四) 胎儿纤连蛋白

胎儿纤连蛋白(fFN)是位于蜕膜-绒毛膜交界的细胞外基质蛋白,由绒毛膜滋养细胞产生。fFN 在介导胎盘与蜕膜间的黏附扮演重要角色。亚临床感染、宫缩等导致蜕膜-绒毛膜交界处破坏,释放 fFN 进入宫颈阴道,故宫颈阴道分泌物中 fFN 可预测早产发生。目前 fFN 在临床上有定性和定量两种检测方法。

【测定方法】 酶标记免疫法等。

【临床意义】 ①针对存在蜕膜-绒毛膜交界处破坏因素的孕妇,结合宫颈长度测量,检测 fFN 鉴别真早产临产与假临产,为下一步干预措施的制定提供依据,改善新生儿结局。②fFN 定性检测阳性指孕 24~33 周 $^{+6}$,胎膜未破、宫口扩张 <3cm 且无肉眼可见阴道出血的患者,宫颈阴道分泌物 fFN≥50ng/ml。fFN 阳性同 7 日内早产风险升高相关。③正常妊娠孕 20~36 周阴道分泌物中 fFN<50ng/ml,分娩前 2 周 fFN 水平上升。故对于有症状的孕妇,fFN 定量检测结合宫颈长度测量提高早产预测能力。

(五) 血管生成调节因子

血管生成调节因子异常表达在弥漫性内皮损伤中发挥重要作用,而弥漫性内皮损伤和血管通透性增加是子痫前期的重要病理标志。此外,滋养层缺血引起血管调节因子的异常表达,参与子痫前期发病。目前,血管内皮生长因子(VEGF)、胎盘生长因子(PlGF)、可溶性内皮因子(sEng)和可溶性 fms 样酪氨酸激酶-1(sFlt-1)在子痫前期风险预测中受到广泛关注。

【测定方法】 化学发光法、时间分辨免疫荧光法等。

【临床意义】 现认为,针对存在子痫前期高危孕妇,推荐在孕 20~36 周 $^{+6}$ 检测 sFlt-1/PlGF,用于短期预测或辅助诊断子痫前期。此外,在孕≥37 周检测 sFlt-1/PlGF 或可作为胎盘功能障碍评估的辅助指标。然而,血管生成调节因子在子痫前期筛查、诊断和疗效评估中的作用待进一步证实。目前,临床上常采用风险预测模型,结合孕妇特征、超声和相关血管生成调节因子等,评估子痫前期发生风险。

三、妇产科感染性疾病的免疫试验和免疫诊断

(一) 生殖道支原体感染

支原体(mycoplasma)指代柔膜体纲的所有微生物,共 8 个属,目前已命名的支原体超过 200 种,其中有 6 种确定为人类病原体,人型支原体、生殖支原体、发酵支原体、脲原体、肺炎支原体存在于泌尿生殖道。有关女性生殖道内的支原体属寄居与感染的情况尚存争议。多数人认为它们可与宿主共生而不发生感染征象,某些条件下则作为病原体引起感

染病变。

【检测方法】 支原体培养和聚合酶链反应（PCR）检测。对于怀疑下生殖道支原体上行感染的情况，建议从上生殖道取样。

【临床意义】 在非孕女性，解脲支原体主要引起盆腔炎、阴道炎、输卵管炎，人型支原体多引起非淋菌性尿道炎。在孕妇，支原体可通过胎盘垂直传播或经生殖道上行感染，引起早产、死胎；分娩时经产道感染胎儿引起新生儿呼吸道感染；产后感染引起产褥热等。

（二）生殖道衣原体感染

衣原体（chlamydia）是一类能通过细菌滤器，有独特发育周期，专性细胞内寄生的原核细胞类微生物。广泛寄生于人、哺乳动物及禽类体内。仅少数致病，致病因衣原体种类不同而异。衣原体属根据其特性分为三类：沙眼衣原体、鹦鹉热衣原体和肺炎衣原体。

【检测方法】 ①衣原体培养：是诊断金标准。②抗原检测：包括直接免疫荧光法（IFA）和酶标记免疫法。其中IFA将荧光素标记在抗衣原体抗体上，然后滴加荧光抗体于待测标本。经反应后在显微镜下观察。③聚合酶链反应核酸扩增试验：具有较好的敏感性和特异性，但应排除假阳性。④血清中抗体测定：酶标记免疫法，血凝试验，补体结合试验。

【临床意义】 沙眼衣原体沙眼生物变种 D~K 型，经性接触传播，引起泌尿生殖道感染。在女性可引起尿道炎、宫颈炎、盆腔炎等。输卵管炎是较严重的并发症。沙眼衣原体性病淋巴肉芽肿生物变种的 4 个血清型引起性传播性疾病。女性侵犯会阴、肛门、直肠等组织，引起会阴-肛门-直肠组织变窄。

（三）生殖道病毒感染

1. 单纯疱疹病毒（HSV） 分 HSV-1 和 HSV-2 亚型，均可引起生殖器疱疹。其临床表现差异较大，取决于感染是原发性、非原发性，还是复发性。可采用病毒培养、聚合酶链反应、直接荧光抗体和血清学检测。

2. 巨细胞病毒（CMV） 感染在宫颈，但常无明显症状。目前采用血清学、聚合酶链反应、pp65 抗原血症、培养和组织病理检测。

3. 风疹病毒（RV） 风疹是一种症状轻、预后好的病毒性传染病，在临床上易被忽视，但妊娠期母体感染了风疹病毒，可以通过胎盘感染胎儿。其对胎儿的影响与母体发生感染时间的早晚有重要关系。在妊娠前 3 个月中感染风疹，胎儿发生畸形机会多。随着妊娠进展，对胎儿损害逐渐下降。感染严重，亦可造成死胎及流产。多采用酶免疫测定或试剂盒检测风疹特异性 IgM 抗体。

4. 人乳头瘤病毒（HPV） HPV 可引起一种性传播性疾病——尖锐湿疣。主要通过性接触传染；少数可通过接触患者污物间接传染；也可经产道感染胎儿。流行病学研究表明，HPV 与下生殖道癌有密切联系。临床可用聚合酶链反应方法行 HPV 检测。

（四）弓形虫病（TOX）

发病率较低，属于人兽共患病。妊娠期母体感染后，原虫可通过胎盘进入胎儿体内，引起流产、死胎，活产婴儿可发生先天性弓形虫病。

【检测方法】 ①循环抗原检测：酶标记免疫法检测血清的循环抗原，阳性提示存在弓形虫感染；②特异性抗体检测：基于弓形虫不同类型抗原，选用间接荧光抗体、间接血凝试验、酶标记免疫法、直接凝集试验等。

（五）梅毒（TP）

由梅毒螺旋体感染引起的性传播性疾病。病程缓慢且复杂，可累及人体多数器官。梅毒螺旋体可通过胎盘引起流产、早产、死胎或分娩出先天梅毒儿。

【测定方法】 血清学检查：包括非特异性类脂质抗原实验和特异性密螺旋体抗原实验两大类。

（六）获得性免疫缺陷综合征（AIDS）

由反转录 RNA 的艾滋病毒（HIV）引起的以细胞免疫功能严重损害为特征的传染性疾病。传染途径主要通过性直接传播、血液传播，以及孕妇感染 AIDS 病毒后通过胎盘或产道感染给胎儿，新生儿经母乳也可受到感染。机体在感染了 HIV 后最早能从血清中检出的免疫标志是 HIVP24 抗原。感染后 2~3 周即可从血清中检出，1~2 个月左右进入抗原高峰期，然后随着 HIV 抗体的产生而消退。HIV 抗原再度在血清中增长常提示 HIV 感染者已经或即将进入艾滋病发作期。

【测定方法】 分初筛试验和确诊试验。酶标记免疫法常用于初筛检测，Western blot 常用于确诊试验。

四、与生殖有关的自身免疫抗体测定和免疫试验

自身抗体是免疫性疾病的重要标志，近年发现同自然流产、不孕等病理性妊娠密切相关，但不同指标在生殖疾病判断中的敏感性和特异性不同，建议联合检测提高检测准确性。此外，某些自身抗体先于症状之前出现，故针对首次出现自身抗体的妇女，建议间隔一段时间复测，连续多次出现自身抗体提示出现相关疾病的概率增加。

（一）抗精子抗体（Asab）

研究发现，部分不育男性的血清或精液存在抗精子抗体，该抗体是自身免疫结果还是针对损伤产生应答结果尚不明确。

【测定方法】 精子凝集试验、精子制动和细胞毒试验、

荧光抗体测定、酶标记免疫法、免疫珠结合试验、间接混合凝集反应（MAR）和精宫颈黏液接触试验。

【临床意义】 ①不孕症：抗精子抗体对生育的作用取决于其抗体的量、抗体的类型、抗体免疫球蛋白分子与精子特殊结合部位的亲和力，以及有关抗原在生育中所起的作用。近年来认为测定局部生殖道 Asab 可能比测定外周血中 Asab 价值大。仅在血浆中有关抗精子抗体的 IgG、IgM 免疫球蛋白，可能与免疫关系不大。外周血中只有 10% 的 Asab IgG 可以进入生殖道局部如卵泡液、宫颈黏液。而 IgM 不能进入生殖道局部，因为生殖道局部产生的抗精子抗体能导致精子的凝集与制动，影响生育力。②复发性流产：研究表明抗精子抗体阳性者，妊娠率明显降低。如有妊娠者自然流产率较高。但是在复发性流产患者中，抗精子抗体检出率并不高。临床上对抗精子抗体在复发性流产中的意义仍有争议。

（二）抗磷脂抗体（APLA）

APLA 是靶向含磷脂结构抗原的自身抗体，在生殖领域主要检测抗心磷脂抗体（ACLA）、狼疮抗凝抗体（LA）、抗 β_2-糖蛋白 1 抗体（β_2-GP1）以及一组负离子磷脂的抗体。APLA 分 IgG、IgM 和 IgA 型，其中 IgG 型最常见。初始 APLA 检测常在发生临床事件（比如不良妊娠结局）不久后进行，至少在 12 周后进行确诊性试验。

【测定方法】 酶标记免疫法检测 ACLA（IgG 和 IgM 型）、β_2-GP1（IgG 和 IgM 型）。LA 检测共 4 步：①止血筛查试验验证磷脂依赖性凝血时间延长。试验常用稀释山蝰毒素时间和针对此目的优化的部分凝血活酶时间（APTT）；②加入患者的血浆不能纠正延长的凝血时间；③证明磷脂依赖性。加入过量的磷脂或血小板后，能缩短延长的凝血时间；④进行一些确证试验排除存在其他凝血抑制因子。

【临床意义】 并非所有 APLA 阳性都有临床意义，应考虑其类型、滴度、持续性和出现阳性的次数。目前将至少间隔 12 周的 2 次或以上，发现符合如下至少 1 种情况，定义为有临床意义的 APLA 谱：①LA 阳性；②ACLA-IgG 或 IgM 的滴度 >40U；③抗 β_2-GP1-IgG 或 IgM 的滴度 >40U。

在产科领域，具有临床意义的 APLA 谱同如下疾病相关：①反复胚胎丢失：研究表明约 20% 复发性流产患者中 ACLA 检测阳性。ACLA、LA 和 β_2-GP1 可通过激活血管内皮细胞、改变脂类代谢以及影响凝血途径等环节，引起胎盘部位的血栓形成；ACLA 还影响滋养叶浸润、生长和激素产生，导致胚胎死亡。②早产和妊娠期高血压疾病：部分早产和妊娠期高血压疾病患者表现为 ACLA 阳性。

（三）抗子宫内膜抗体（EMAb）

子宫内膜蛋白具有抗原性。子宫内膜组织能表达 MHC-Ⅱ抗原分子，因而能向巨噬细胞、树突状细胞等呈递自身抗原，诱导机体产生抗子宫内膜抗体。它在内膜异位

症、不孕症、流产等发病中具有重要作用。抗子宫内膜抗体与抗原结合后，激活补体系统，破坏了子宫内膜正常内环境，导致不孕和复发性流产。

【检测方法】 间接荧光法、双向免疫扩散法、间接血凝法、酶标记免疫法。

【临床意义】 ①子宫内膜异位症：近年来研究指出内膜异位症为一种自身免疫性疾病，在内膜异位症患者外周血、腹腔液可检测出抗子宫内膜抗体的存在，同时还可检测到抗磷脂抗体、抗卵巢抗体。说明内膜异位症患者体内存在多克隆 B 细胞活化，是自身免疫的佐证。②不孕症：在部分原因不明不孕症患者和 IVF-ET 失败病例中可检测到抗子宫内膜抗体的存在。近年来研究表明"子宫内膜种植窗"在孕卵着窗种植中起着十分重要的作用。抗子宫内膜抗体的存在破坏了种植窗的正常开放，导致早期流产，临床上表现为不孕。

（四）抗卵巢抗体（AOA）

抗卵巢抗体是在艾迪生病患者中首次发现，以后逐渐在卵巢早衰、内膜异位症、不孕症等患者中被检测到。抗卵巢抗体中作用于产生甾体激素细胞的抗体，在生殖上有较重要的影响。

【测定方法】 间接免疫荧光法（IIF）、免疫组化、酶标记免疫法、流式细胞仪。对于 AOA 确切的抗原还不十分清楚，主要包括抗颗粒细胞抗体、抗卵母细胞抗体以及抗透明带抗体。透明带是由 ZP1、ZP2、ZP3 三个糖蛋白组成，透明带抗原具有高度的组织特异性，易产生相应的透明带抗体，在卵巢表面形成免疫复合物沉淀，阻止精子对透明带的黏附，干扰受精，同时抑制卵巢的功能，引起卵巢功能衰竭。

【临床意义】 ①卵巢早衰：卵巢早衰患者中抗卵巢抗体的检出率约 22%。在诊断卵巢早衰疾病时，测 AOA 可能有帮助，也可提示疾病的预后。测到抗 LH 受体抗体时意义较大。②不孕症：有报道在原发不孕中，AOA 检出率为 22.7%。继发不孕中，为 37.5%。不孕可能是自身免疫性疾病首先表现的症状。③自身免疫病：在自身免疫性疾病患者（如 SLE、内膜异位症、卵巢炎）可测得抗卵巢抗体的存在，并伴有多种其他组织的抗体，如抗组蛋白抗体、抗磷脂抗体、抗核抗体等。因此认为抗卵巢抗体也是自身免疫性疾病的表现之一。

（五）抗核抗体（ANA）

ANA 是靶向自身所有细胞核成分的抗体总称，主要是 IgG，无器官和种属特异性，存在于血清。

【测定方法】 间接免疫荧光法。根据细胞核染色的类型可分为：均质型、斑点型、核周型、核仁型和着丝点型。根据核内物质理化性质和抗原部位，分抗 DNA 抗体、抗组蛋白抗体、抗非组蛋白抗体和抗核仁抗体。

【临床意义】 ①自身免疫疾病初筛：用于 SLE、结缔组

织病、系统性硬化病等自身免疫疾病的初筛。但 ANA 阳性可在感染、肿瘤和正常人中出现,其滴度 >1:80 才有意义。②自身免疫疾病确诊:某些 ANA 抗体亚类表达具有疾病的特异性,辅助确诊自身免疫病。如抗 SS-A 抗体、抗 SS-B 抗体在干燥综合征中表达增加。③反复妊娠丢失:部分患者出现 ANA(+),其机制是该类抗体攻击细胞核内抗原引起组织类炎症反应,如胎盘绒毛膜炎、血管炎等,导致流产发生。但目前不推荐常规测 ANA 预测妊娠丢失风险。

(六) 抗甲状腺抗体

抗甲状腺抗体(antithyroid antibody)在甲状腺自身免疫疾病中发现,近来发现与生殖密切相关,主要包括甲状腺过氧化物酶(TPO)和甲状腺球蛋白(Tg)抗体。

【测定方法】 酶标记免疫法。

【临床意义】 抗甲状腺抗体对胎盘和胎儿无直接的攻击作用,但是可引起多克隆 B 细胞的激活,参与机体多种自身抗体的产生,与复发性流产和反复 IVF 失败相关。

(七) 淋巴细胞毒试验(LCT)

该试验是检测人类白细胞抗原(HLA)Ⅰ类抗原的细胞学方法。HLA 是免疫遗传的调节核心,是目前人体中最复杂的遗传多态性系统,主要分为Ⅰ、Ⅱ、Ⅲ类抗原。Ⅰ类抗原 ABC 分布于所有有核细胞的表面,淋巴细胞毒试验是Ⅰ类抗原分型的基础。

【测定方法】 首先分离外周血淋巴细胞,加入抗淋巴细胞的抗体,如果与细胞表面的抗原结合后,在补体分子的作用下,通过一系列补体分子的连续反应,引起细胞膜表面穿孔,细胞外液深入细胞内,细胞裂解死亡。在试验中,加入活性染料,如台盼蓝(typan blue),在倒置显微镜下可以看到死细胞因不能排出染料而被染色。

【临床意义】 胎儿有 1/2 由父方基因组编码的抗原,相对于母体是外源性抗原,但孕期母体对胎儿组织不发生免疫排斥,在生殖免疫领域有许多学说解释这一现象。封闭抗体学说是被众多学者接受的一种学说,用女方的血清和新制备的男方淋巴细胞做补体依赖的淋巴细胞毒试验,主要鉴定 HLA-A、B、C 位点,以此判断女方血清是否有抗丈夫的 HLA-Ⅰ类抗原的抗体,这种抗体认为是封闭抗体之一,阴性结果表示女方体内血清缺乏封闭抗体,容易发生流产。该试验的结果是指导习惯性流产的淋巴细胞主动免疫治疗的参考指标之一。

(八) 混合淋巴细胞培养(MLC)

MLC 是检测 HLA Ⅱ类抗原(D 抗原)血清学方法,Ⅱ类抗原分为 DR、DQ、DP。主要分布在 B 细胞、单核细胞和抗原呈递细胞表面。目前移植免疫学上检测Ⅱ类抗原对于供受者的组织配型具有重要意义。

【测定方法】 当两个不同的 HLA-D 抗原类型的淋巴细胞共同培养时,会相互刺激,引起两类细胞的共同增殖分化,通过测定淋巴细胞在识别非己 HLA 抗原后发生的增殖反应来分析类型。MLC 有双向和单向两种方法,双向法是直接把未作任何处理的两份淋巴细胞混合培养,单向法是先把一份淋巴细胞用丝裂霉素和 X 线照射,使其失去应答能力,但保持刺激能力,然后再与另一份淋巴细胞混合培养。临床上常用单向 MLC,刺激细胞主要是男方来源灭活的 B 细胞,反应细胞是女方来源的淋巴细胞,加入放射性核素来标记,培养后来计算淋巴细胞的刺激指数。刺激指数越高表明反应细胞与刺激细胞的 HLA-D 抗原差异越大,也就是相容性越小。单向混合淋巴细胞培养抑制试验,又称为封闭抗体试验,在单向 MLC 反应中加入患者血清,观察细胞增殖率是否受到抑制。

【临床意义】 单向 MLC 及其抑制试验可用于复发性流产的病因筛查,如流产患者与丈夫之间 MLC 刺激指数小,表明两者 D 抗原差异小,相容性大,对同种抗原识别和/或反应性低下。如单向 MLC 抑制试验抑制率低,反映患者血清中封闭抗体不足或缺乏。但 MLC 在病理性妊娠发病机制、诊断和预测中的临床应用待进一步研究。

(九) 人类白细胞抗原(HLA)

HLA 分子是人类的组织相容性抗原,主要分为 HLA-Ⅰ类、Ⅱ类和Ⅲ类分子。由于基因高度多态性,结果编码产生的分子也有高度的多态性。因此检测方法经历了血清学方法、细胞学方法和分子生物学技术阶段,尤其是基因检测技术,能更准确地区别 HLA 基因多态性。

【测定方法】 ①血清学方法:主要是微量淋巴细胞毒试验,Ⅰ类分子 A、B、C 抗原分布所有有核细胞表面,因此检测可以用全血分离淋巴细胞,Ⅱ类抗原 DR、DQ、DP 主要分布在 B 细胞和单核细胞上,因此需分离 B 细胞以供试验,该方法缺点是分型血清来源困难;②细胞学方法:混合淋巴细胞培养;③基因分型技术:基于聚合酶链反应的技术,分型从蛋白水平发展到 DNA 基因水平,常用的技术主要有 RFLP、SSO、SSCP、SSP 和基因测序技术。

【临床意义】 生殖医学领域内检测 HLA 对于研究某些疾病的发生机制、孕期母体的免疫状态、复发性流产的免疫学病因分型具有重要意义。

(十) NK 细胞活性测定

NK 细胞不需要 MHC 分子的限制,直接对携带抗原的细胞产生细胞毒作用,在体内的免疫监视和早期抗感染中发挥重要作用。

【测定方法】 ①NK 细胞激活试验:激活的 NK 细胞表面有 CD69 标志,采用流式细胞仪方法测定表达 CD69 的 NK 细胞百分率;②NK 细胞的杀伤功能试验有 ^{51}Cr 释放试验、乳酸脱氢酶释放试验。

【临床意义】 生殖免疫研究表明,胎母界面的局部免疫中,蜕膜内浸润的 NK 细胞和滋养叶细胞表达 HLA-G 分子的免疫拮抗密切相关。多项研究证实 NK 细胞的过度激活与复发性流产和反复 IVF-ET 失败相关。

(汪希鹏)

参考文献

1. Bowden SJ,Kalliala I,Veroniki AA,et al. The use of human papillomavirus DNA methylation in cervical intraepithelial neoplasia:A systematic review and meta-analysis. EBioMedicine,2019,50:246-259.

2. Kelly H,Benavente Y,Pavon MA,et al. Performance of DNA methylation assays for detection of high-grade cervical intraepithelial neoplasia（CIN2+）:a systematic review and meta-analysis. Br J Cancer,2019,121（11）:954-965.

3. Jerome FS,Robert LB. 生殖内分泌学. 7 版. 乔杰,主译. 北京:科学出版社,2019.

4. 温灏,吴焕文. 上皮性卵巢癌 PARP 抑制剂相关生物标志物检测的中国专家共识. 中国癌症杂志,2020,30（10）:841-848.

5. 中国抗癌协会妇科肿瘤专业委员会,中华医学会病理学分会,国家病理质控中心. 子宫内膜癌分子检测中国专家共识（2021 年版）. 中国癌症杂志,2021,31（11）:1126-1144.

6. 曾秀凤,许振朋,黄辉,等. 遗传病二代测序临床检测全流程规范化共识探讨（2）——样品采集处理及检测. 中华医学遗传学杂志,2020,37（3）:339-344.

7. Siegel RL,Miller KD,Fuchs HE,et al. Cancer Statistics,2021. CA Cancer J Clin,2021,71（1）:7-33.

8. Bonifácio VDB. Ovarian Cancer Biomarkers:Moving Forward in Early Detection. Adv Exp Med Biol,2020,1219:355-363.

9. 邹承鲁. 当代生物学. 北京:中国致公出版社,2000.

10. 洪满贤. 细胞核分子生物学. 厦门:厦门大学出版社,1999.

11. 唐军民,张雷. 组织学与胚胎学. 北京:北京大学出版社,2018.

12. 张秀军,陈静. 医学细胞生物学与遗传学实验技术. 北京:军事医学科学出版社,2008.

13. 董怡萍,张丹,韩书夏. DNA 损伤修复机制的研究进展. 中华放射肿瘤学杂志,2017,9:1103-1105.

14. 中国临床肿瘤学会结直肠癌专家委员会,中国抗癌协会大肠癌专业委员会遗传学组,中国医师协会结直肠肿瘤专业委员会遗传专委会. 结直肠癌及其他相关实体瘤微卫星不稳定性检测中国专家共识. 实用肿瘤杂志,2019,34（5）:381-389.

15. 中国抗癌协会肿瘤标记专业委员会遗传性肿瘤标记物协作组,中华医学会病理学分会分子病理学组. 同源重组修复缺陷临床检测与应用专家共识（2021 版）. 中国癌症防治杂志,2021,13（4）:329-336.

16. 王兰兰,许化溪. 临床免疫学检验. 北京:人民卫生出版社,2012:274-296.

17. Bruijn MM,Kamphuis EI,Hoesli IM,et al. The predictive value of quantitative fibronectin testing in combination with cervical length measurement in symptomatic women. Am J Obstet Gynecol,2016,215（6）:793. e1-793.e8.

18. Chaemsaithong P,Sahota DS,Poon LC. First trimester preeclampsia screening and prediction. Am J Obstet Gynecol,2022,226（2S）:S1071-S1097.e2.

19. Devreese K,de Groot PG,de Laat B,et al. Guidance from the Scientific and Standardization Committee for lupus anticoagulant/antiphospholipid antibodies of the International Society on Thrombosis and Haemostasis:Update of the guidelines for lupus anticoagulant detection and interpretation. J Thromb Haemost,2020,18（11）:2828-2839.

第七章
妇产科学的伦理和法律问题

第一节　导言：医学、伦理学和法律

医学是关于诊治疾病、预防疾病和增进健康的科学、技术和实践。法律是由立法机构通过的必要时可采用强制措施执行的有关公民或法人权利和义务的规定。伦理学是探讨人类行动的哲学，研究根据什么样的框架或规范来评判人类的行动是"应该"做的，包括应该做什么的实质伦理学和应该如何做的程序伦理学。医学是一个与自然科学、技术科学、人文科学、社会科学有密切关系的学科群。伦理学属于人文科学，而法学则属于社会科学。医学、伦理学与法律关系十分密切，也十分重要。

一、医本仁术

受儒家深刻影响的我国传统医学有个重要命题："医本仁术"。这一命题深刻揭示了医学的伦理学含义。医学不仅仅是对人体奥秘的探索，更重要的是体现对人的爱护、关怀、照料和帮助。孔子说："仁者爱人"，医务人员应该是"仁者"，以爱护、关怀、照料、帮助人为己任。马克思在《资本论》中称"健康"是工人的"第一权利"。谈到"健康权利"或更确切地说"医疗卫生的权利"，这就是说，医疗卫生是人们理应享有的，"病有所医"而政府及有关的机构和人员有义务向人们提供医疗卫生服务，尽管提供的范围随人们所处的社会、经济、政治、文化情境而异，这是其一。其二，在临床和预防上的任何决策都同时也是伦理判断。当医务人员说

某个患者需要手术，或卫生部门决定推广碘盐以预防克汀病时，因为有充分理由说明这样做是"应该"的。在前者，医务人员认为手术将有利于治疗这一患者的疾病及挽救他的生命；在后者，用碘盐预防克汀病将有利于一大群人，预防他们罹患智力严重低下的疾病。因此，我们说，任何临床判断和预防决策判断，同时也是伦理判断。其三，在科学或医学上可能做到的，不一定在伦理上是应该做的。例如曾成为热点问题的"应不应该克隆人"。由于"多莉"羊的成功，使克隆人在科学技术上成为可能，但这不等于说我们应该克隆人，尽管我们有必要重视发展克隆技术。现在我们在医学上可以使患有遗传病的人不生孩子（例如通过绝育），但这不等于我们应该这样做，尤其是不等于应该利用国家权力迫使他们这样做（即强迫绝育），尤其我们现在已经有例如植入前遗传学诊断（PGD）技术预防孩子患父母的遗传病。

二、医学知识的正当使用和误用

知识就是力量。我国古代的医家多次谈到医学"决人生死"，不可不慎。现代医学科学和技术正在成为越来越大的力量。但任何力量都可能被正当使用，也有可能被误用或滥用。伦理学和法律都是对医学利用的社会制约，使之不至于被用来危害人类。伦理学与法律不同。法律靠国家的强制力量来实施，任何人如果违反法律，就有可能受到法律

惩罚，包括罚款或判处徒刑，直至死刑。伦理学的规范部分体现在法律、法规、条例、规章或各种社会、机构、专业的行为规范中，部分通过教育而被内化，自觉地体现在行动中，违反伦理规范者将受到舆论的谴责和良心的自我责备。医务人员作为公民或社会一个成员，应该奉公守法；作为医务界一名成员，应该遵守与医务活动有关的法律以及相关的伦理准则。但医务人员不是司法人员，也不应该要求他们担负本来由司法人员承担的职责。

三、伦理学是制订法律和政策的基础

缺乏伦理学依据的法律或政策会在实施过程中遇到种种问题。但合乎伦理的事情不一定都能成为法律。例如，要求别人尊重自己，是合乎伦理的，"尊重人"是重要的伦理学原则，但人们对"尊重"这一术语有不同理解，我们可以将"尊重"患者自主性制定为法律或行政的规定，因为尊重患者自主性的意义是没有歧义的，但不能将例如"待人礼貌"（对"尊重"的一种理解）制定法律，因为人们对什么是"礼貌"理解有歧义，不同的文化、习俗可能对什么是"礼貌"有不同的理解和规范，因而不能将此制定为法律。另外，并不是所有法律上已有的规定都合乎伦理。法律之所以要修订，除了一部分是情况有了变化，已有的法律条文不合适外，也因为发现有些条文不合乎伦理。对于"系人生死"的医学知识的正当使用，既需要法律的制约，也需要伦理的制约，两者缺一不可。我国的儒家更为强调伦理学，认为一个不道德的人，社会规范、法律对他没有用。孔子说过："人而无仁，如礼乎？"意思是，一个没有仁爱之心的人，社会规范、法律对他不起作用。而在一些西方国家或当代中国，有些人试图依靠法律解决一切问题，被称为律法主义（legalism）。例如美国长期以来社会上对于妇女是否应该有堕胎权存在着深刻的伦理争论，试图单纯依靠司法判决来解决这一争论无疑是缘木求鱼。这两种观点都有片面性，伦理学和法律对于有效的社会制约，都是不可缺少的，两者是相辅相成的。

第二节　妇产科学伦理学的基本知识

一、生病的意义和医患关系

（一）生病的意义

医学（包括妇产科学）是道德的专业，因为它救人于疾苦、患难之中。当一个人健康时他感觉不到他身体的存在。当他生病（ill）时，他就会觉得他的身体在阻碍他想做的事情，过他想过的生活，而且病情如果恶化，会使他面临一个存在性问题（existential problem），即病情的恶化以及身体结构和功能的降低影响到他的健康和生命，危及他在世界中的存在。生病使患者具有脆弱性（vulnerability），即他缺乏必要的知识、能力和物质手段来解决他的生病问题，唯有诉诸医生的帮助。一旦患者向医生求助，进入医患关系，他与医生在医学知识、决策能力以及治病必需的物质手段的拥有上就处于不对称或不平等的地位。医患之间这种不对称关系决定了医患关系不是商业中商品或服务的消费者与提供者之间的买卖关系，而是一个求助于医生解决其存在问题的患者与其天职就是治病救人的医生之间的信托关系（这一概念我们将在下面加以论述）。

（二）患者

患者（patient）：人什么时候成为患者取决于情境（context）。从生物学观点而言，患者应是患有疾病的人，不管他是否有体征或症状，也不管他是否求医。但患有疾病的人，他可能自己寻找药物或练气功等（自助行为）解决，也可能找亲友、气功师（他助行为）解决。从社会学观点看，只有当一个人采取求医行为时他就是一个患者。在临床情境下，一个人进入门诊或住进病房，他就是一个患者。一旦一个人成为一个患者，他就进入一种特殊的人际关系，称为医患关系（physician-patient relationship）。

在妇科的医患关系中，患者是一位妇女。但在产科，患者有时可能有两个：一个是孕妇或产妇，另一是胎儿或新生儿。但胎儿一般不具有患者的地位，但如果母亲愿意将它怀孕到分娩，并且在可能时让医生对它进行治疗，这时候胎儿也就具有了患者的地位。

（三）医患关系的特点

医患关系不是陌生人之间的关系，例如售货员与顾客之间的关系就是一种陌生人关系。这种陌生人关系仅是一种契约关系，其伦理特点是规范双方之间行为的主要是反面义务（negative obligation）。例如售货员不应该提供假冒伪劣商品，顾客不应使用假钞，双方都不应打骂对方等。医患关系的特点是：

1. 医患关系是两个具有独立人格的人自愿进入的关系。在这个意义上这种关系也具有契约性质。患者和医生都有他们各自的权利和义务，具有各自的价值和信念，他们应该相互尊重。不同文化的传统医学一般都有比较强的家长主义（paternalism）的传统，意指医生为了患者的利益而代替患者作出有关医疗干预的决定。但现在强调患者具有自

主性,具有就自己的医疗问题作出决定的权利,患者的价值和信念可能与医生的不完全一致。因此只要患者有行为能力并且时间许可,医生就应该考虑患者意见,取得患者对治疗方案的同意。当患者无行为能力或丧失行为能力时,则要取得患者代理人(家属或监护人)的同意。只有当病情紧急,监护人或代理人又不在场时,医生可以也应该替患者作出决定。当医生的治疗建议与患者的意愿发生冲突,尽量通过交流、协商来解决。在通过交流、协商也不能达到一致时,一般情况下仍应尊重患者及其家属的意见,在个别情况下家长主义的干预仍然是允许的,例如当患者或其家属的决定将危及患者生命或严重残疾,对医生建议的干预不理解时。

2. 妇产科医生与患者关系的特殊性。不同于其他临床学科的医生,妇产科医生与患者之间具有非常重要的特殊性。其一,妇产科医生的患者是妇女,妇女的社会作用非常重要,在我国称之为"半边天",然而男女之间的性别平等(gender equality)却长期缺失。"性别平等"是指男女之间在社会、政治、经济和法律上的平等地位,妇女不受歧视(discrimination)和污名化(stigmatization)。因此有时译为"社会性别",以别于"生物性别(sex)"。时至今日,大多数妇女既挑起工作的重担,又挑起照料孩子、老人和家庭的重担,在贫苦家庭,女童获得的卫生资源总是最少,优先排序总是最后。参加工作的妇女也在许多地方仍然遭受不平等待遇,受到歧视和污名化,尤其经受家庭外或家庭内的暴力、性侵犯、职场性骚扰,而得不到司法上的及时处理,甚至至今还有买卖妇女,将妇女当作商品对待。因此妇产科医生应该对妇女遭受性别不平等的案例提高敏感性,除了及时治疗受害妇女身心伤害外,应及时报告有关部门加以处理。其二,妇产科医生会面对如何处理胎儿的问题。胎儿虽然还不是人,它不享有《中华人民共和国民法典》(简称《民法典》)规定的"自然人"的权利,但它是它父母未来的孩子,也是未来人口的一部分,这要求我们慎重对待。

(四)医患关系是一种信托关系

1. 信托关系的概念 医患关系之间的信托关系(fiduciary relationship),是指由于医患之间在医学知识、决策能力以及物质手段拥有上的不对称,患者必须依赖和信任医生,医生必须将患者的健康利益置于首位,尽心尽力治疗患者。信托关系的特点是它的利他性质。因为一个人出现症状及其逐步发展打破了原来健康的平衡状态,导致整体功能发生改变。身体成为他关注的重心,这时患者的自主能力、行动自由、选择的自由受到削弱或丧失,只好部分或全部放弃自己想做的事。为了治疗,他必须向医生敞开身体、心灵、家庭、社会的私人方面,暴露自己的缺点、弱点,将健康生死交托给医生。这就使得患者与医生之间形成一种比较密切有时甚至亲近的关系,而不再是陌生人。当然,这种密切、亲近的关系是有距离的。例如患者临终时医生不能像患者亲属一样过分地沉浸在悲痛之中。

2. 患者的脆弱性 由于患者的脆弱性,患者的求医行为包含着患者对医生的信任,他信任医生会把他的健康和生命放在优先的地位,因而他将自己的健康甚至生命托付给了医生。在医患关系中,患者必须信任医生,医生也必须以自己行动获得患者信任,这样才能维持正常医患关系,医疗工作才能顺利完成。因此,医患关系这些特点,即医患关系的不对称使得医生对患者负有许多正面的义务(positive obligation)和重大的责任:运用自己的知识和能力来帮助患者、关怀患者,要求医生在品格和行为上值得患者的信托。当代医家明确指出:"使患者受益是医患关系最基本的准则。白求恩医生成为中国医生的楷模,也就是因为他即使在一个远离他家乡的国家也能够始终将患者的利益放在第一位。"规范医生行为的伦理学原则和要求医生具有的美德来自医患关系的这种性质和特点。

3. 医患关系不对称也给医生提供了可以利用患者脆弱性的诱惑,误用或滥用这种不对称和脆弱性,为自己谋利。例如医生利用患者对医学的无知和脆弱性,要求患者去做昂贵而不必要的检查和治疗,向患者变相勒索、榨取钱财,这种误用和滥用就会产生患者对医生的"不信任",甚至生怨恨,以致发生过激行动,破坏医患关系。同时,应该采取措施,由政府来保证医务人员的体面生活,使他们的收入与患者缴纳的医疗费用脱钩,让医务人员专心致志于治疗护理患者,不去利用患者的脆弱性,这样才能恢复患者对医生和医疗机构的信任。

二、妇产科学伦理学的基本原则

伦理学基本原则是评价我们的临床决策以及据以采取的干预行动是非对错的伦理框架,为我们所采取的决策和行动提供辩护的伦理理由。因此也是医生的基本义务,与其他临床学科一样,妇产科伦理学基本原则的中心思想是以人为本,"医本仁术"(沈金鳌、王清任),其基本原则是:有益、尊重和公正。

(一)有益原则

1. 有益 有益(beneficence)原则要求医生对患者的治疗干预具有有利的风险-受益比。医学(包括妇产科学)的实践应该维护和促进患者的利益,有利于患者的福利。"医道以济世为良,而愈病为善。""治病救人"。医患关系不是像顾客与售货员那样的陌生人关系,仅仅做到"不伤害"是不够的。因为医患之间在掌握医学知识上的不平等,患者处于脆弱和依赖的地位,医务人员有许多正面义务,有益(beneficence)原则要求医务人员帮助患者治疗或治愈疾病,恢复健康,避免过早的死亡,解除或缓解症状,解除或减轻疼痛。治病救人、救死扶伤,是他们的正面义务。

2. "有益"与"行善"不是一个概念 "有益于患者"是医务人员应该履行的义务,具体说来就是要提供有利于患者治疗疾病、减轻症状和恢复健康的服务。但"行善"要比这些服务宽泛得多,例如患者交不起医疗费用,替患者付费不是医务人员的义务(obligatory),如果有的医务人员愿意给患者付费,这就是行善,他应该受到加倍表扬,因为他做了一件超出义务之外的事(supererogatory),但我们不能要求所有医务人员都必须这样做。

3. 患者的客观利益和主观利益 患者的利益有两类,一类是患者的客观利益,另一类是患者的主观利益。患者的客观利益是指患者为完成他在社会中的一定角色所必要的。例如一个患者可能是某工厂的工人,又是孩子的母亲。她为了尽她的责任,她必须接受医务人员的治疗护理,恢复健康。这就是她的客观利益。患者的主观利益是指因患者的价值观念或信仰而形成的利益。例如出于某些原因,某患者拒绝输血,他认为不输血、坚持他的想法是他的利益。这就是他的主观利益。患者的客观利益与他的主观利益可能一致,也可能不一致。

4. 风险的不可避免 任何临床干预既可能给患者带来受益,也可能带来风险。"无伤,仁术也。"(孟子)希波克拉底誓言将"不伤害"列为第一要求:"首先,不要伤害"(first of all, do no harm)。"不伤害"(nonmaleficence)是指不给患者带来本来完全可以避免的疼痛、痛苦、病情恶化、损害、残疾、疾病甚至死亡,例如违反操作常规引起对患者的伤害。伤害包括身体、精神(例如痛苦、焦虑)、社会(例如受歧视)、经济(例如过度医疗费用,甚或导致致贫返贫)、信息诸方面。医生不能对患者说"我建议的治疗没有任何风险",因为在治疗过程中就会生成有关患者的信息,这些信息就可能泄露而造成"信息风险"(information risk)。因此在治疗过程中,伤害或风险(伤害的可能)往往是不可避免的,医生要做到尽力防止、努力使它们最小化。

5. 双重效应(double effect) 有时在治疗过程中不可避免地会给患者带来伤害,可用双重效应(double effect)原则使之得到伦理学的辩护。如为了保全患坏疽的患者的生命,必须截肢。在继续妊娠将危及孕妇生命的情况下,不得不用人工流产牺牲胎儿来保全孕妇。这种行动的双重效应是指行动的直接效应是为了挽救患者的或孕妇的生命,而间接的不可避免的效应是截肢或牺牲胎儿。而保全整体生命或保护孕妇生命的利益要大于一条腿的损失或胎儿的牺牲。因此这样做在伦理学上是可以得到辩护的。

6. 风险-受益比的评估(assessment of risk-benefit ratio) 由于医疗方面的行动往往有正面和负面后果两方面,因此必须对每一项临床干预建议预先进行风险-受益比(risk/benefit ratio)进行评估,采取风险-受益比有利的临床干预行动,即其受益大于风险,并使风险最小化,受益最大化。有益原则要求医生的临床干预建议维护患者的最佳利益(best interest)。

(二)尊重原则

"仁者,必敬人。"(荀子)在这里尊重(respect)原则主要

包括尊重患者的自主性和保护患者的个人信息和隐私。

1. 尊重患者自主性(autonomy) 有决策能力(decision-making competent)的人是有理性的人,涉及个人的问题,例如健康、生命乃至结婚、生育、避孕方法的选择等由个人作出决定,对自己的行动负责。由于我国的社会文化特点,在许多情况下患者及其家庭联系密切,医疗决策往往通过医生、患者、家属之间的协商做出,而最后决策者往往是患者及其家属,在这种情况下我们妇产科医生有责任关切女性患者本身的利益。妇产科临床的特点是,有关患者的治疗方案也往往与患者的配偶和家庭的利益有关,因此这种协商是很重要的。在妇产科临床中往往会涉及患者的结婚和生育的决定,医生不能"越俎代庖"代替患者作决定,但应该负责地为患者提供指导性的咨询。然而他们提供的咨询意见是非指令性的,究竟应采取什么行动,应由患者做出决策。尊重自主性要求我们医生尽可能通过与患者及其家属协商达成双方同意的临床决策,这种情况被称为"参与性决策"(shared decision-making)。如果医患双方在临床干预决策意见上达不成一致,在对患者健康影响不严重情况下可以由患者决定,但如果影响严重,甚至导致残疾和终止生命,则可以通过医疗行政仲裁采取必要的措施,执行医生的干预建议。这一点我们与西方许多国家有所区别,我们坚持"医本仁术",有益原则应该置于优先地位。

2. 医学家长主义(medical paternalism) 尊重患者的自主性与医学家长主义是相对立的。传统的医患关系是家长主义的。一方面由于医生与患者在医学知识拥有上差距很大,另一方面当时国民教育水平极差,以及患者要求自主决定的意识也不强烈,所以医学家长主义能够盛行不衰。但现在情况有了变化。在一般情况下应该尊重患者的自主性。但在特殊情况下,医生的家长主义干涉仍是必要的。例如对于有的产科患者必须施行剖宫产才能保护患者和胎儿的生命,但被患者无理拒绝。在通过协商和说服仍无效的情况下,医生可以干预患者的决定。但这样做是为了患者自身的利益,也是为了她未来孩子的利益。如果医院眼看患者或其家属因拒绝剖宫产而导致母子双亡,这不但严重违反有益和不伤害原则,也严重违反《民法典》和《中华人民共和国刑法》(简称《刑法》)相应条款,构成严重的伤害罪,将受到相应惩罚。例如患严重白喉病的患儿从农村来到医院治疗,医生告知儿童父亲必须行喉管切开术,否则将有生命危险,儿童家长对白喉及其转归毫无知识,对医生提供的信息不能理解,因此拒绝治疗。由于患儿病情紧急,医生不顾家属拒绝立即对患儿进行抢救,挽救了患儿生命。患儿父亲向医生感谢。这就是符合伦理的医学家长主义一例。

3. 知情同意(informed consent)的伦理要求 患者的自主性具体落实在临床干预获得患者知情同意的伦理要求上。为了维护患者利益及尊重他们的自主性,在有关治疗方案上医生有义务取得他们的知情同意。在生殖决策方面由医生提供咨询意见,由患者自己作出决定。有效的知情同意

包括的要素有：

（1）信息的告知：医生、研究人员向患者提供他们做出理性决策所必需的信息，包括干预措施或研究的目的和程序，可能的受益和风险。应用患者能够理解的语言提供信息。

（2）信息的理解：有效的知情同意既需要医生提供充分的信息，又需要帮助患者理解医生提供的信息。

（3）自愿表示的同意：自愿是指一个人作出同意的决定时不受其他人不正当的引诱或强迫。

知情同意不是限于从患者那里获得一纸由患者签字的知情同意书。如果不能符合上面三个条件，即使获得了一纸知情同意书，那也是无效的。

同意的能力：具有同意的能力是理解信息和自愿表示同意的先决条件。同意的能力包括理解信息的能力和对自己行动后果进行推理的能力。对于缺乏决策能力的人，则应取得监护人或代理人的同意。

实行知情同意是一个在医生与患者（有时包括患者家属）之间相互交流、协商，有时包括耐心说服的过程。这个过程完成得好，能够维护患者的利益，尊重患者的自主性，同时也有利于医生履行他的责任，促进医患关系。

4. 保密和隐私（confidentiality and privacy）保密是指严格保护患者的个人信息不被非法、不正当地泄露，包括医生在检查患者时获得的有关患者的个人信息以及医生在诊疗过程中生成的新信息。妇产科临床有更多的机会接触患者的隐私。隐私包括两方面：一是患者身体的隐私部分，另一是有关患者的个人信息。保护隐私也有两方面：其一，医生检查患者身体必须得到患者的同意，如果女患者不允许男医生检查身体，应该更换女医生去检查；同时检查患者身体不允许除检查必需的医务人员以外的他人在场旁观。其二，有关妇产科患者的个人信息，往往与性或亲子关系有关。在涉及这样一些个人隐私问题上，必须为患者保密。不尊重隐私，泄露个人的秘密会伤害个人及其家庭，也会损害医患关系，同时也触犯国家的个人信息保护法律（例如《民法典》《中华人民共和国个人信息保护法》等）。

（三）公正原则

公正（justice）原则要求对患者公平对待，不分性别、年龄、肤色、种族、性取向、身体状况、经济和社会政治地位高低，决不能进行歧视。我们应该避免使用诸如"劣生""痴呆傻人""没有生育价值"等歧视性和污名化术语，这些术语在理论上和实践上都是错误的和有害的。第一，出生有缺陷的人在某些情况下可以作出比没有缺陷的人更大的贡献；第二，这些提法违反了联合国普遍人权宣言中"人类生来平等"的原则。对女性、脆弱群体（例如残障者、失智者）、边缘人群，以及在社会上处于不利地位的人群，采取歧视、污名化、羞辱、欺凌的态度和行动都是对人的尊严的侵犯。医生以及医疗机构所有工作人员需要接受有关尊重人的尊严的教育，改革可能导致有损人的尊严的制度。

公正原则还要求在提供医疗服务中，患者的受益或负担要公平分配，不能有偏倚。

三、医学与人权

（一）人权

人权（human right）是所有人不分种族、性别、民族、种群、语言、宗教或其他任何地位所固有的权利。权利是合理（合乎伦理）和合法（法律法规规定）的索求（claim）。合乎伦理的权利是符合上述基本伦理原则或其他伦理原则的权利，这是伦理权利，法律、法规或条例所规定的权利则是法律权利。不是所有索求都是权利，索求一旦成为权利，他人或政府就有义务不予干预且提供帮助。患者患病要求治疗，这种索求就是权利，医务人员、医疗机构和政府就有义务向患者提供医疗服务（"病有所医"）。但患者要求出国治疗，这种索求就不是权利，他人也就没有义务满足他的要求。上面谈到的基本伦理原则是医生的基本义务，也就是患者应该享有的基本权利。患者的权利是人权的一部分。人权的论述始于欧洲的启蒙运动。联合国制定的有关保护人权的公约是在总结第二次世界大战，尤其是纳粹法西斯统治的教训基础上做出的。一个国家可能会根据某种价值观，一般是社会的主流价值观制定某些规范，而对被认为其行为不符合这些规范的人进行迫害，这就违反了人权要求。因为那些被认为违反规范的人毕竟也是人，人是"万物之灵"，他有他应有的尊严，即使一个犯有重罪而被剥夺政治权利终身的人，仍享有一定的作为一个人的民事权利。更不要说并没有犯罪的那些患者了。例如人们歧视和侮辱女性，或歧视和侮辱艾滋病患者或感染者，就是一种侵犯人权的行为。

（二）医生尊重和维护患者的权利

医生应该注意尊重和维护的患者权利有：享有基本医疗护理的权利；享有自主决定的权利；享有知情同意的权利；享有保密和隐私的权利。

区分"基本"与"非基本"的医疗护理既取决于病情的需要，也取决于社会经济水平和可供利用的卫生资源条件。可以说，基本医疗护理是为治疗疾病或缓解症状所必不可少的，社会能够供给得起，或个人能够负担的医疗护理。

对于患者是应该享有的权利，对于医生就是应尽的义务或责任。医生有义务也有责任向患者提供基本的医疗，尊重患者的自主权，从患者那里取得知情同意，为患者保密，以及保护患者的隐私。

现在我们不仅要尊重和保护人权，也要注意适当保护动物权利。在医学情境下保护动物权利主要是指那些拥有感受疼痛能力的（sentient）动物，在研究时我们有时不得不使用动物，但我们也应考虑例如有没有替代动物的办法，使用动物是否可以少一些,在操作时如何避免引致动物的疼痛,以及对于动物的贡献应适当进行纪念等。

四、医学专业精神

(一) 医学是一门专业,不是或不仅是一种职业

职业 (occupation) 是作为人们常规谋生手段的一项活动,而专业 (profession) 是一门学科的系统知识,要求未来的专业人员 (professionals) 从事专门的学习和接受严格的训练,一般需要较长的学习时间;如医学、法律、工程、各门科学等。从事专业的人员在学习阶段虽然自己要付一定费用,但仍然必须要靠社会或国家的大量投入。一旦取得专业人员资格后,他们就拥有特殊的权力。以医生为例,医生一方面从社会那里取得特殊权力,社会仅允许持有医生执照的人行医,取消了社会上任何其他人的行医资格;另一方面医生从患者那里取得特殊权力,患者一旦进入医患关系,他就把自己的健康、生命和隐私托付给了医生,而不是其他任何人。由于医生拥有这两种特殊权力,医生与患者就不是例如理发师与顾客的关系,他对患者负有治病救人的崇高义务。这一点早为我国医生认识到,如李杲 (1180—1251) 对前来向他学医的学生说:"汝来学觅钱医人乎? 学传道医人乎? "他指出,医学这个专业目的不是赚钱,而是传道,所谓传道应理解为"传仁义之道"或"仁术"。赵学敏强调:"医本期以济世。"徐大椿明确地说:"救人心,做不得谋生计。"

(二) 专业精神具有普遍性

《希波克拉底誓言》说:"我愿尽余之能力与判断力所及,遵守仅为病家谋利益之信条,并检束一切堕落和害人行为……无论至于何处,遇男或女,贵人及奴婢,我之唯一目的,为病家谋幸福……"孙思邈在《大医精诚》中说:"凡大医治病,必当安神定志,无欲无求,先发大慈恻隐之心,誓愿普救含灵之苦。若有疾厄来求救者,不得问其贵贱贫富、长幼妍媸、怨亲善友、华夷愚智,普同一等,皆如至亲之想;亦不得瞻前顾后,自虑吉凶,护惜身命。见彼苦恼,若己有之,深心凄怆,勿避昼夜寒暑,饥渴疲劳,一心赴救。"世界医学会日内瓦宣言用"患者的健康必须是我们的首要考虑"这句话作为医生义不容辞的义务。医学伦理国际准则也宣称:"当提供的医疗措施有可能对患者的身体和精神状态产生不利影响时,医生应该只为患者利益而行事。"

(三) 医学专业精神的回归

世界各国医疗卫生都出现不同程度的危机,在解决医疗卫生福利制度中的问题时,都试图运用市场机制。但市场机制运用不适当,均出现不同程度的医学专业精神的缺失。因此呼唤医学精神回归是一个国际性的运动。

国际医学界为呼唤医学专业精神的回归和重申医学专业精神的必要,2002 年由欧洲内科学联合会、美国内科医学会、美国内科医师协会、美国内科理事会等共同发起和倡议在《美国内科学年刊》和《柳叶刀》杂志首次发表新千年的医师专业精神——《医师宪章》。到目前为止,包括中国在内的 37 个国家和地区的 120 个国际医学组织认可和签署该宪章。技术的急剧发展、市场化、全球化使医生越来越疏于承担对患者和社会的责任,重申医学专业精神基本和普遍的原则和价值,变得非常重要。医学虽然植根于不同的文化和民族传统之中,但医生治病救人的任务是共同的。这就是宪章的共同基础。

(四) 医学专业精神的原则和承诺

在《医师宪章》中确定了三项基本原则:将患者利益放在首位,尊重患者自主性和关切社会公正,这与前面讲的基本伦理原则完全一致。然而,这里的社会公正是强调医生在治疗患者的过程中会发现社会不公正现象,例如"病有所医"不能实现,医生有义务去促进解决这种不公正现象,包括解决当下患者遇到的医疗困难问题,以及对医疗和社会不公正现象提出建议。十条承诺的专业责任是:提高业务能力的承诺,对患者诚实的承诺,为患者保密的承诺,与患者保持适当关系的承诺,提高医疗质量的承诺,改善医疗可及的承诺,有限资源公正分配的承诺,科学知识的承诺,在处理利益冲突时要维护信任的承诺以及专业责任的承诺。

五、利益冲突

(一) 利益冲突的概念

利益冲突 (conflict of interest) 是一种境况,在这种境况下一个人(医生)的某种利益具有干扰他代表另一个人(患者)合适作出的判断的趋势。利益是指经济利益(都能还原为金钱)与非经济利益。利益也可以是任何与受托人(医生)有关的一切东西,爱情、友谊、同乡、老同学、感激、报答、个人关系、与医学专业有关的偏好、个人历史偏见、政治倾向、宗教热情、单位的轻重缓急、政府的要求等也可以成为一种利益。一种利益就有可能成为一种趋势或倾向,使受托人(医生)在利益冲突的境况下做出比正常情况下不那么可靠的判断。利益冲突发生一定的关系之中,这种关系使得 A(例如患者)为了一定目的(治病)依靠具有专业知识和技能的 B(例如医生)做出判断。由于 A 处于脆弱的、不平等的地位,当 B 有利益冲突时,使 A 容易成为受害者。判断是指能够正确做出某类决策的能力。判断需要专业知识。

(二) 利益冲突普遍存在

在我国当前情况下,利益冲突是经常发生的。例如,由于医院和医生的收入与患者所缴纳的费用相挂钩,往往会发

生医生自己的经济利益干扰了对患者的合适判断。另一种情况是,医药公司向医院和医生采取种种产生利益冲突的活动,这样就干扰了医生对患者的判断,损害患者利益。

(三) 利益冲突的危害

1. 利益冲突危害患者/受试者,使他们不能在临床干预中获得健康受益,却反而可能引起他们本可避免的不适和痛苦,使他们接触到超量风险甚至死亡。

2. 危害医患的信托关系,患者/受试者感到受骗上当,医生辜负他们的信任,甚至采取法律诉讼或非法暴力。

3. 危害专业,破坏医学专业的威信,影响医学的"仁术"性质。

利益冲突对患者/受试者、医生/研究者、单位、社会都不好。

(四) 利益冲突的对策

1. 回避 如果医生/研究者拥有生产这个药品的工厂或公司的股份,他可以不参加这个新药的临床试验或使用,也可以将股份卖掉。这样也就避开了利益冲突。

2. 公开 向医生/研究者所在的单位以及患者/受试者公开利益冲突。公开可防止欺骗。与回避不同,公开本身不终止利益冲突,它仅仅避免欺骗、疏忽和辜负信任。公开要有一定程序。目前有些杂志发表论文必须申明有无利益冲突。

3. 审查 由机构审查委员会(IRB)或伦理审查委员会(ERC)来审查治疗或研究方案时应同时审查研究者是否存在利益冲突,并作出相应决定。同时需要审查一些政策、制度是否会引起利益冲突。

4. 规制 医学院、医院、研究所应制订有关利益冲突的专项规则,以便有利益冲突的医务和研究人员遵循。并需要设立专门委员会或至少有专人研究、处理、监督利益冲突引起的问题。

5. 教育 对医生/研究者进行伦理培训,获得有关基本伦理学原则的知识和运用这些原则分析解决伦理问题的技能。

六、医生的美德

上述的基本伦理学原则是我们行动的道德规范或伦理规范,即我们选择的决策和行动是否合乎伦理要按原则进行评价。但是,如果医生缺乏一些必要的美德,仅仅依靠这些原则不能保证我们的行动总能合乎伦理。美德可以保证我们按伦理学原则行动;反之,在按伦理学原则行动中体现我们应有的美德。医学专业要求我们医生具有以下美德:

(一) 医生应有的美德

1. 克己 在医生的基本美德中首先是"克己"。"克己"

是指医生暂时撇开单纯的自我利益,而将注意力集中于患者的利益。医生与他的特定的患者之间存在着社会经济地位、教育程度、种族、性别、年龄、文化、宗教、语言、习俗等的差异,患者可能会有缺点和不良行为,医生会遇到麻烦和困难,"克己"使医生不受这些因素的影响,从而对医生的态度和行为不产生消极作用;医生应该专注于患者的利益,保护和促进其特定利益。

2. 利人 孔子说:"仁者爱人。""爱人"包括"利人""关怀人"等。医生的工作是"利人"的,他心中装的是患者的利益。照料患者是一项崇高的,然而又是繁重而有风险的工作。繁重而有风险要求医生做出牺牲:时间、精力、家庭,甚至健康和生命。保护和促进患者利益,包含着医生方面做出重大的牺牲,应该为患者及其家属以及社会所理解。

3. 同情 孟子说:"恻隐之心,人皆有之。"医生对患者的"同情"十分重要,因为它将推动医生持之以恒地保护和促进患者的利益。患者患病必然带来不同程度的痛苦,医生的"同情"使他能够体验患者这种痛苦,从而推动他帮助患者解除病痛或痛苦。

4. 正直 这里的"正直"是指医生道德生活的一贯性:毕生献身于关怀患者的崇高事业,不是一时一地保护和促进患者利益,而是毕生如此,并以此而自豪。正是"正直"这一美德通过"同情"推动医生"克己""利人",履行对他所治疗的所有患者的义务。

(二) 合理的自我利益

对上述的美德应有正确的理解。例如不能将这些美德理解为应该摈弃医生的自我利益。我们上面谈到"暂时撇开医生的自我利益",这不是说要"摈弃医生的自我利益"。医生有其合理的自我利益:

1. 医生应该有时间学习、思考、研究、休息、保持清醒的头脑。为此,就要规定医生的工作时间和安排医生的进修规划。这是医生提供优质医疗服务的必要和充分的条件。

2. 除了患者以外,医生对其他人也负有义务。例如配偶、孩子、所爱的人、家庭、朋友、学生、同事等。

3. 除了做一个医生和除了对其他人(同事、学生等)的义务外,医生还有一些个人的爱好和活动,使医生的生活过得有意义。例如爱好音乐、参加运动、阅读小说、加入社团、进行旅游等。

4. 不能要求医生去冒不合理的、可能危及他健康或生命的风险。例如不采取任何防护措施而要求医生去照料有感染危险的艾滋病患者。

合理的自我利益与自私自利有区别。合理的自我利益与保护和促进患者的利益在一般情况下是可以兼顾的。但它们有时也会发生冲突,对此要妥善处理:既不能不符合伦理要求不顾患者利益;也不能完全不顾医生的正当利益。

第三节 妇产科学中的伦理问题

在为妇女提供医疗卫生时需要考虑生物性别（sex，基于遗传和激素差异）和社会性别（gender，社会规定男人和妇女应扮演角色的差异）差异的影响。临床干预决策既要考虑疾病的遗传和环境差异，也要考虑治疗选项的有效性、患者的生殖年龄阶段、并存疾病情况以及医疗的社会文化情境。当各国要求将妇女包括在受试者之内以来，有关妇女医疗的经验证据大为扩展，人们越来越认识到当评价任何治疗干预的影响时需要考虑到因社会性别而异的数据。当探讨妇女的健康状况时，要考虑其他社会决定因素对妇女健康的影响。例如收入低，所受教育程度差，膳食的营养不佳或含风险因子，生活在有危害的环境中，以及不能获得全面的医疗保险。这些都会严重影响妇女的健康。

一、生育调节

生育调节的发展表明医学已经从诊治疾病扩展到解决患者个人或社会的需要问题。生育调节不是治疗疾病，而是解决生不生孩子的问题。生育调节（fertility regulation）是由男方或女方有意采取医疗技术避免妊娠、终止妊娠或绝育来控制家庭出生的人数、时间和规模。有些生殖医疗中心以医疗机构仅仅治病为名拒绝为单身女性提供生殖医学服务是不符合实际情况的，在伦理学上也是得不到辩护的。

生育调节是向患者提供生育调节的信息、咨询、技术和服务，帮助患者作出生育决定。避孕是生育调节的主要方法。只要按照医学适应证和禁忌证的标准去做，生育调节使参与者个人（尤其是妇女）以及社会多方受益，对健康可能的风险很小。

对生育调节的反对可能来自宗教或生命神圣的观点，认为生命神圣不容人类干预这种观点很难站得住脚。认为避孕是杀掉了一个本来可能出生的人的观点，也不合理：没有理由认为精子和卵是潜在的人。避孕有利于增进妇女的生育健康，增强她们的自主性，维护她们的各种权利。但对于开展生育调节应该有伦理要求。

（一）对生育调节的伦理要求

1. 知情选择 知情选择（informed choice）要求如实地向患者介绍实施生育调节各环节（例如避孕、人工流产、绝育等）的各种方法及其利弊得失。避孕是生育调节的首选环节。避孕药具可以是阻止排卵、阻止受精、阻止着床，或致使流产的多种方法，患者的特定的生理、心理情况，决定了不可能要求所有妇女采取同样的避孕方法。医生有责任在患者提供信息和知识的基础上帮助或指导患者作出选择。对

于无行为能力（严重智力迟缓或严重精神疾病）的患者，应该由与他们没有利害或感情冲突的监护人代表他们作出选择（代理选择）。

2. 以妇女为中心 妇女是生育，也是生育调节的主要承担者，因此要以妇女为中心。生育的决定、避孕药具的选择应取决于妇女。与家庭成员的协商是必要的，但任何其他人不能违背妇女的意愿将决定强加于她。对于青少年，不想要的妊娠的负担也主要落在少女身上，感染性病或艾滋病，哺育和养育本不想要的孩子，备受家庭的责难甚至遭到抛弃，可能遭受的社会歧视和羞辱，沉重地肩负社会、心理和经济的负担。因此在以妇女为中心中我们要把工作重点放在少女上面。

3. 优质服务 在生育调节方面，医生提供的服务除了可得性（availability）、可及性（accessibility）、可负担性（affordability）外，最后应着重于确保服务质量，优质服务不仅是使患者感到满意，更重要的是力求维护患者的健康和利益，避免或最大限度地减少可能给患者带来的痛苦和并发症，尤其是那些可能给患者造成不育的病症。

4. 青少年应该是我们生育调节工作的重点 数十年来，未婚少女怀孕率居高不下，说明我们对青少年的避孕工作是失败的。医疗机构、妇产科医生、各级生育调节机构，以及提供生育调节服务的社会组织，应将生育调节工作的重点，放在青少年身上。我们希望青少年尽可能推迟第一次性活动的年龄，但实际上不可能所有青少年都能做到这一点，尤其是在性的方面比较活跃的青少年。那就要设法使性活跃的青少年方便地获得安全、有效的避孕药具，最大限度地避免不想要的妊娠。有人认为，向未婚青少年提供生育调节服务会助长他们的婚前性行为是没有根据的，然而并没有证据证明这一点，已经进行的调查否定了这种看法。在这里我们有必要指出，青少年采取生育调节各种方法，尤其是避孕和终止妊娠是与道德不相干的。这是医学上的一种预防和治疗方法，在道德上与对常见病的预防和治疗没有区别。

5. 教育感染人类免疫缺陷病毒的患者尽可能服用安全有效治疗艾滋病的药物并避免性活动，有必要向他们提供比较安全的性活动的信息、咨询和服务。这将防止疾病对他们的伤害，有利于他们的健康，以及根除艾滋病。在防止艾滋病传播的努力中，医学家发现不用艾滋病药物、继续进行性活动的人每年传播 1.5 人，在检出人类免疫缺陷病毒后立即服药几乎不会将病毒传播给他人。因此检出后服药、中止性活动，有利于患者也有利于社会，达到"治疗即预防"的目的。

（二）终止妊娠

1. 终止妊娠可以有种种理由 例如，如果让胎儿正常发育并且分娩，母亲的生命会受到威胁；妊娠很可能或肯定生出一个有严重缺陷的婴儿；妊娠是强奸或乱伦的结果；母亲未婚先孕，事先并非要生孩子；家庭贫困，已有儿女，再生一个孩子对家庭是不可承受的经济负担；妇女或夫妇双方有很强的事业心，不愿意有孩子；由于人口爆炸，社会控制生育等。在现在已经广泛应用安全、有效、简便的终止妊娠的办法的条件下，这些理由使得终止妊娠是可以在伦理学上得到辩护的，妇女在满足一定条件下要求终止妊娠是她们应有的权利，终止妊娠可保护妇女的健康和事业，维护妇女对自己身体的身体权。争论的焦点在于：人的胎儿是不是已经是人？有没有生的权利？

2. 终止妊娠主要应该作为医疗问题处理 妇产科学会和有关卫生行政部门应该为终止妊娠（例如人工流产术）规定医学适应证和禁忌证，以保护妇女终止妊娠需要，使她们健康受益，尽可能避免受到伤害，使不可避免的伤害最小化。如有社会因素阻碍妇女行使终止妊娠的正当权利，则需要制订相关法律法规规定以保障妇女这一项权利。

3. 胎儿的道德地位问题 说一个实体的道德地位，是说我们应该怎样对待这个实体的问题。在胎儿的道德地位问题上首先涉及胎儿是否已经是一个人、它有无生的权利的问题。在西方，一些人认为当卵受精，或合子植入子宫，检出脑电波、心跳或胎动，胎儿可在母亲体外存活时就成为一个人了。这是不能成立的。所有这些都是胎儿发育的重要阶段，但不能构成它已经成为人的理由。胎儿出生前，它的脑仅是一块未分化的基质，在与出生后的身体和环境没有互动时不存在独立的、独特的、与他人不同的神经结构和心理结构。

认为胎儿已经是人违反人们的道德直觉。在《犹太圣法经传》中，胎儿被认为是"母亲的一部分"，不是独立的实体。婴儿出生就是人，而胎儿不是人。在犹太法中杀胎儿不被认为犯罪。早期基督教受《旧约》影响，不认为胎儿是人：伤及孕妇生命，要"以命偿命"（a life for a life），伤及所怀胎儿只提"以眼还眼"（an eye for an eye）。古代中国一些哲学家认为人在出世时才开始。荀子说："生，人之始也；死，人之终也。"韩非子说："人始于生，而卒于死。始之谓出，卒之称入。故曰：'出生入死'。"所有的民法，包括我国的《民法典》，均将一个人出生那时刻作为这个人（person，自然人）的开始，不是从卵受精那时刻算起的，再说从卵受精那时刻算起，也不可行。谁能知道后来发育为人的受精卵是在哪一天受的精？统计婴儿死亡率，不包括从受精卵到分娩的过程中发生的小产、流失的胚胎和胎儿。胎儿出生前后在关系上有本质区别，也就是说胎儿-孕母和婴儿-母亲的关系有本质区别。前者是个一元存在，一个合二为一的单位，胎儿完全依靠孕母；而后者是个二元存在，新生儿虽然依赖母亲的营

养和照料，但至少已可独立获得他所需的氧，在饥渴和需要爱抚时，会用自己的行动引起成人的相应的行为。胎儿在社会上不扮演任何角色，但婴儿不同，他已成为家庭和社会的一个成员，他可扮演子女、患者等角色，与社会上其他人已有身心的互动。

胎儿还不是人，因此它没有生命权。然而胎儿仍然有一定的道德地位，因此不能随意处置胎儿。这意味着如果进行人工流产，要有一定的理由（例如在胚胎阶段可以利用胚胎干细胞进行治疗性或研究性研究），要由怀它的母亲来作决定，流产下来的胎儿不能当作食物或药物使用，更不能当商品买卖。对于已经流产下来的胎儿的处理，也应该有一定的程序，不能被当作没有价值的一般物质甚至垃圾来对待。

4. 妇女的身体权 美国著名女哲学家朱迪斯·汤姆森（Judith Thomson）在她设计的一项思想实验中论证说，即使认为胎儿是人，它也没有权利以它自己生存为理由侵犯一位妇女身体。汤姆森在思想实验中说，有一位著名的小提琴家得了某种稀有疾病，唯有将他与汤姆森的血管连接起来若干个月，才能治愈他的怪病。于是，若干位人士就在她（汤姆森）熟睡时将小提琴家的血管与她（汤姆森）的血管连接起来。汤姆森用这个思想实验论证，即使胎儿是人，它也没有权利强占他人身体而未经他人同意。在进行价值权衡时，胎儿的利益不能超越孕妇的利益。在过去，曾有过为了富商有一个继承人而维护胎儿的生存，牺牲本可治疗的孕妇的案例，这在伦理学上是不可得到辩护的。

在总结我国治理经验教训基础上，我国的《民法典》规定，自然人（person）对自己的身体拥有身体权。即每个人对自己的身体拥有所有权。简言之，我的身体是我的身体，不是任何人的身体。因此我们每个人都有死后自愿捐赠器官的权利，以及未经我本人同意不能在我身上进行临床试验的禁令。那么除了上述规定外，身体权是否包括一位妇女选择是否生育、何时生育、生育多少孩子的权利呢？是否包括选择性取向的权利呢？是否包括自己选择妊娠、终止妊娠的权利呢？身体权应该包括这些选择的自由。但同时这个身体权不是绝对的。例如在我国不能出租性器官进行性与钱的交换；不允许出租子宫从事代孕；更不允许出卖尸体或活体的器官。我们虽然对自己的身体拥有所有权，但我的身体不是我们个人的财产，不能像自己的财产那样自由买卖、出租。因此，一方面我们承认妇女有终止妊娠的权利，另一方面也要求必须满足一定的条件，接受一定的管制。

5. 生育调节，应该以避孕为主，终止妊娠（人工流产）只能作为避孕失败后的最后补救手段，而不应将人工流产作为常规的避孕手段。理由就是虽然由于技术改进，人工流产已经比较安全，但毕竟对孕妇的健康可能会有负面作用。由于发明了像 RU486 这样的药物，似乎缩短了避孕与人工流产的距离，但使用它需具备一定的条件，副作用虽小，也不是没有。为了维护孕妇的健康，应该尽量避免频繁的流产和晚期流产。终止妊娠（人工流产）本是为了孕妇的利益，包括维

护她本人的健康和促进家庭的幸福,并且人工流产的后果将主要由孕妇来承担,因此由孕妇来做决定是完全应该的。在家庭纽带比较紧密的社区,妇女的决定权可以通过与她的配偶和其他家庭协商下实现,但妇女的决定应该是主要的考虑因素。

(三) 绝育

1. 绝育的概念 绝育是剥夺生殖能力。在 20 世纪初发明并于目前推广的绝育术主要是用手术切断或结扎男子的输精管和女子的输卵管,使精子或卵子不能通过。目前这种手术安全可靠。

2. 绝育的目的

(1) 治疗:如果继续怀孕,对妇女和胎儿都会带来致命的危险,通过绝育术可保母亲平安。

(2) 避孕:为了使夫妇不再生孩子,或由于夫妇个人的考虑,或由于控制人口、提高人口质量等。

(3) 社会需要:例如为了实行减少人口数量的政策对男女进行绝育。

(4) 避免患遗传病的孩子出生:如果夫妇一方或双方有严重遗传病,绝育可避免遗传病人再传递到后一代,也可改善人类基因库质量。

(5) 惩罚:对于犯罪或反社会行为,尤其是强奸和其他性犯罪,用绝育作为惩罚手段。中国古代用宫刑作为刑法中的一种。

3. 绝育方式 可分为:①自愿的,即得到受绝育术者本人知情同意的。②非自愿的或义务的,即无需得到本人同意的。例如,中国个别省(如甘肃、辽宁)曾通过的条例,严重智力迟缓的人(mentally retarded)必须接受绝育术,现在这些条例已经被废除。

4. 对智力迟缓者(mentally retarded)的强制绝育问题 智力正常的人的自由选择的权利已得到社会的承认,而出于社会的理由而行绝育术则现在已经不能为社会接受。20 世纪 20~30 年代,美国某些州、欧洲某些国家曾有对"智力上无行为能力的"成人和未成年人进行强制绝育的法律。1927 年,美国最高法院法官霍尔姆斯(O. Holmes)在巴克诉贝尔(Buck *vs.* Bell)一案中表示,绝育措施符合美国宪法,这些法律是社会所必需的。但在 1942 年,美国联邦最高法院虽然已经裁决生殖权利是美国宪法权利,在辛纳诉俄克拉荷马(Sinner *vs.* Oklahoma)的一案中指出,强迫绝育法律是对人的歧视、干涉人的自由,然而同时又明确承认:"国家干涉个人的自由以预防通过遗传传递对社会有害的缺陷是符合宪法的。"我国有两个省先后制订了《禁止痴呆傻人生育的规定》和《限制劣生生育条例》,要求对智力迟缓者进行强制绝育。我国在 21 世纪出版的若干医学伦理学教材的作者也支持对智力迟缓者、遗传病患者、精神障碍者进行强制绝育,按照他们的主张,我国将会有许多人被迫绝育,这在伦理学上是不能得到辩护的,是否认人拥有内在价值而仅是具有工

具性外在价值的荒谬理论。

对智力迟缓的人进行强制绝育的目的是什么? 是为了个人、家庭的幸福,还是为了减少残疾人口。因遗传因素而致智力迟缓仅占 17% 左右,强制绝育无助于降低智力迟缓人口。如果是前者,用法律来限制个人的生育决定就不合适,而是应该依靠教育来帮助个人、家庭作出更为合理的婚育决定。如果为了残障人及其后代着想,不生育更符合他们的利益,那要由他们(有行为能力时)或他们的监护人(他们无行为能力时)知情选择,不能由医务人员,更不能由政府官员越俎代庖。如果为了减少残障人口,那么这一法律是做不到的。因为其一,即使非残障人,目前医学诊断健康的人,也可能有致病、致残的基因;其二,即使完全健康的人的基因,也可能会发生自然的突变,这种突变率为 3%~5%。因此目前不可能有任何的医学或法律手段来消除残障人的出生。而减少残障人口出生的正确措施是像用碘盐预防克汀病和用叶酸预防神经管缺陷那样的医疗卫生工程。

任何人的婚姻和生育主要是个人事务,其他人和国家的干预应该限制到最低程度。仅有的例外是在人口压力过分巨大时对生育数量的限制。这是一个特例,需要伦理上的论证,同时也是暂时的,不允许推广到其他场合。既然对一般人不予干预,为什么要干预残障人? 这也是对残障人的一种不公平对待,也违反了《中华人民共和国残疾人保障法》。而对残障人的这种强制本身侵犯了他们的权利,并为以后可能的不符合伦理的行动大开方便之门。

二、辅助生殖

现代的生殖技术,广义地说,包括两部分:一部分是指将生殖从性分开的技术,这就是生育调节技术;另一部分是指将性从生殖分开的技术,这就是辅助生殖技术。辅助生殖技术主要解决患不育症女性或男性的不育问题。

(一) 人工授精

1. 有关人工授精的伦理规范 人工授精(artificial insemination, AI)解决男性不育问题。使用丈夫的精子进行人工授精(AIH)不存在伦理问题。但使用供体的精子进行人工授精(AID)存在以下一些问题需要解决:①应对供精子者进行检查,在供精子者中排除肝炎、性病、人类免疫缺陷病毒者;②设法扩大供精来源,避免依靠少数供精子者提供精子,防止利用这些少数供精者的精子向一大群接受精子者授精,并反对供精商业化;③接受人工授精的妇女如果未婚或同性恋,在原则上不应该成为问题,主要由于在中国目前经济文化条件下对母子双方可能会有更大的压力,因此一般加以劝阻,也许假以时日,应该给予允许;④接受人工授精需经已婚夫妻双方同意,否则会引起家庭纠纷,应向接受供体精子的夫妇说明人工授精机制,要求他们签署知情同意书;

⑤应努力保护妇女和孩子的利益,孩子出生后具有与通过自然途径出生的孩子同样的地位,对孩子和母亲不得歧视,这一点应该在同意书上明文规定下来;⑥应对供精子者保密,也不允许他知道他所提供的精子的去向。在我国发生过若干与供体人工授精有关的案件。由于没有在法律上规定供体人工授精孩子的法律地位,孩子出生后不能为大家庭接受,因为他不是来自这个家庭的"种",连母亲也被赶出家庭。这反映了传统价值与现代科学之间的冲突。医生应预先向当事人讲明情况,并了解家庭对这类孩子的接受程度。还有的案件是由于泄密,供精子者知道了接受精子的家庭,前往无理纠缠。

2. 人工授精必须解决的问题 还包括:①概念问题:供精子者仅提供遗传物质,并不能自然而然成为孩子的父亲。②程序问题:需要向有关各方作好知情同意工作,并要求供精子者和接受供精的夫妇分别在不同的同意书上签字。③法律问题:需要在适当时候,由立法机构通过有关法律,保障妇女和孩子的权益。在此之前,有关行政部门可先通过有关规章。

(二)体外受精

1. 体外受精(*in vitro* fertilization, IVF)**解决妇女因输卵管堵塞而引起的不育问题** 医生需要向接受体外受精者说明:①体外受精的成功率目前仍比较低;②如为确保成功率而移植较多胚胎,则体外受精可能导致多胎妊娠;③对未使用的胚胎,保留还是舍弃应经协商后由母亲决定;④预先告知体外受精技术的可能费用。

2. 接受体外受精者也必须签署知情同意书 在从事体外受精过程中应格外关注母亲的身体情况和心理压力,对经历过失败者尤应关怀。社会上一部分女性主义者反对包括体外受精等辅助生殖,就是因为她们认为像体外受精那样的辅助生殖,是为了男人传宗接代而使妇女遭受身心的痛苦,而世界上有那么多的不幸儿童等待抚养,完全可以通过领养来解决家庭缺少孩子而引起的问题。

3. 对利用体外受精出生孩子的监测 体外受精时受精过程及早期胚胎有一段时间在试管内,试管内的人工培养液并不是最佳的,目前不会比在输卵管内的环境好,这可能会对孩子今后的发育有影响。因此对于用体外受精技术生育出的孩子,应进行长期甚至终生监测,观察其生理、心理、认知、社会关系能力是否有所异常。

4. 多胎是体外受精的并发症 目前体外受精存在的多胎问题比较严重,多胎是一种并发症,导致孕妇的患病率和死亡率增加,产后婴儿患病率和死亡率增加,并增加父母的抚养和经济压力。因此,减胎已成为目前必须做的一项任务。

(三)单精子卵胞质内注射法

当丈夫的精子有缺陷不可能通过子宫到达输卵管与卵子相遇时,解决不育的一个办法是利用供体人工授精技术。但有些丈夫坚持要使孩子有自己的遗传物质,利用单精子卵胞质内注射法(intracytoplasmic sperm injection, ICSI)就可以达到这个目的。但是利用这种技术生出的孩子风险很大,即孩子很可能会有某种缺陷。因此,从不伤害和有益的原则来衡量,不应该鼓励使用这种技术。如果一对夫妇在告知有关情况后仍然坚持要求使用这种技术,可以尊重他们的决定,但对生出的孩子,应进行长期甚至终生监测,观察其生理、心理、认知、社会关系能力是否有所异常。

(四)代理母亲

代理母亲(surrogate motherhood)解决因妇女子宫不能怀孕而引起的不育问题。将代理母亲商业化难以得到伦理学的辩护,因为人体任何一个部分作为商品出卖或出租,都是不符合伦理的。代理母亲怀胎九月,实际上已经建立了母子关系。最后将她与孩子分离,对于这些妇女可能难以承受,即使强行分离,也会引起纠纷或终生遗憾。因此,实施这项技术必须慎重。2003年起我国禁止代理母亲。

(五)人的克隆

对用体细胞核转移技术克隆人类胚胎以获取干细胞进行治疗研究,伦理问题较少。但人的生殖性克隆(human reproductive cloning,或简称"克隆人")在伦理学上不能得到辩护。克隆出来的人用来做研究,提供器官,或其他种种类似的用途,不合乎伦理,因为人本身是目的,不能仅仅当作手段。因此,为了研究、为了提供移植用细胞组织以至器官为了他人的目的而克隆人,存在着将克隆人仅仅当作手段而不是目的的问题,因为克隆人与有性生殖生产的人一样,也是人,也应享有作为人的基本权利。而且,由于人不仅是具有人类基因组的生物,而且具有特定的心理、行为和人格,而这是特定的基因组与特定社会文化环境相互作用的产物,因此通过克隆技术不可能复制任何一个已经存在或存在过的人。但因患不育症而需要个孩子或避免生出患严重遗传病的孩子,但又不愿采用目前使用的辅助生殖技术,又不愿领养,克隆人有一定的理由。但就克隆动物的经验来看,克隆人不但存在技术困难,而且存在不可逾越的生物学障碍。技术困难可随科学技术的发展而得到克服,而生物学的障碍是不可超越的。具体地说,克隆动物和人是使有性生殖硬要拉回到原始的无性生殖,存在着不可克服的重编程序的困难。因此,克隆出的孩子可能不健康,患有种种疾病,或不可避免地生出许多有缺陷或畸形的孩子。这对这些孩子是个严重伤害。而且像制造产品一样去克隆人,也存在违反人的尊严问题。如果社会上存在太多基因组完全相同的人,会引起种种社会问题。另外,目前资源有限,对于许多人,连基本的生活和医疗需要都不能满足,将资源用于研究克隆人技术,这是不公正的。所以,全世界所有国家都禁止进行人的生殖性克隆或克隆人。

（六）线粒体置换

1. 线粒体置换（mitochondria transfer）**技术** 是一种基因治疗，而且是生殖系基因治疗。线粒体置换技术是利用3个人的DNA以及新的移植术和体外受精技术，避免将来生下的孩子从母亲那里继承线粒体病。在概念上不要将线粒体置换与"一父两母"混为一谈。人体所需的90%的能量由细胞质内的线粒体提供。一般来说，人类细胞核内有2万~3万个基因，占全部基因总数的99.9%；线粒体中有37个基因，约占基因总数的0.1%，仅限于控制线粒体的活动。细胞核基因通过父母双方遗传，而线粒体基因则通过母系遗传。中外媒体均将这种技术称为"一父两母"，这种提法有炒作之嫌。仅提供给孩子这些不携带身份特征遗传信息基因的健康线粒体供者如何能成为孩子的母亲之一呢？支持线粒体置换的伦理论证可以是这项技术能避免后代患线粒体病，对个人和家庭的健康以及社会有益。2013年6月26日，英国政府表态支持利用三人DNA的核移植技术合法化。

2. 线粒体置换技术的伦理问题 有关线粒体置换技术的临床决策涉及：①风险-受益比应该是有利的。②在治疗前医生应将4种理论上可能产生的结果充分告诉患者：妊娠可能会自发流产；由于医源性效应，胎儿受到的影响比线粒体病引起的更为严重；由于治疗的部分成功，胎儿受到的影响没有线粒体病引起的严重；治疗可能成功，妊娠一直到分娩，生出一个避免线粒体病的孩子。③医生应提供咨询，以便让患者在知情的基础上作出选择。④将这项技术纳入临床研究范围内，由具有较高资质的医疗机构进行。⑤对生出的孩子进行随访和终生监测。⑥用这项新技术生出的孩子并不携带与身份特征有关的遗传信息，因此虽然这项技术改变了孩子一小部分基因档案，但对"这些孩子是谁"或他们的遗传身份没有影响。⑦防止利用这项技术对女性进行性别歧视。

（七）子宫移植

在禁止代孕的国家，有些因子宫有病不育的女性转而采取子宫移植（uterus transplantation）手术获得成功。

1. 子宫移植已具备有利的风险-受益比。子宫移植的特点之一是，子宫不是维持生命的器官（如心脏、肝脏或肾脏），它只是一种"工具性器官"，其唯一的功能是生育，子宫移植的目的是恢复不孕妇女的怀孕能力。然而子宫移植在技术和伦理学上比其他器官移植复杂。在代孕非法的国家，因子宫因素不孕症而不能怀孕的妇女只能求助于子宫移植，有利于她们行使生殖的权利。消除不平等、不公平的问题。子宫移植风险巨大，这使得有必要从动物实验开始一个漫长而周密的实验阶段。经过几十年的前临床研究，子宫移植现已进入临床研究。子宫移植不同于其他器官移植的一个特点，涉及供体、受体和未来孩子，对他们的健康和生命都需要仔细疗护。子宫移植团队必须认真而仔细地鉴定对供体、受

体和未来孩子的可能风险，对风险的严重性和概率做出尽可能精确的评估，并采取降低风险、使风险最小化的办法，使得有一个有利的可接受的风险-受益比。

2. 经验表明，移植来自尸体供体的子宫与活体相比较有若干优点，包括消除了对活体供体的健康生命风险；尸体供体作为移植子宫的来源也要比活体供体好得多。

3. 医生要从患者那里获得有效的知情同意：首先要向供体和受体提供有关子宫移植的全面的、充分的信息；其次，要帮助供体和受体理解告知她们的信息，可以用提问和测验等办法了解她们对信息的理解程度；最后提供她们充分时间就是否参与作出理性的、经过充分考虑的自愿和自由的决定，不要使她们处于胁迫或不正当利诱的情况下。目前子宫移植仍处于临床研究（即临床试验）阶段，必须从供体和受体那里分别获得本人签署的同意书。

4. 子宫移植从临床试验转化为临床应用的条件应该是：①在临床前研究基础上，临床试验的风险大为降低，尸体移植已经获得成功，移植子宫存活率和生出一个正常孩子的成功率大为提高并稳定；②经过多年反复的临床试验已经可以据以制订子宫移植的技术规范；③已经形成一个对动物实验和临床试验经验丰富和技术熟练的医疗团队；④该团队是属于一家综合性的、具有相关学科的研究型医院；⑤该团队所属医院已经建立行之有效、能够进行独立审查、伦理审查质量较高的机构伦理审查委员会；⑥该团队已经拥有较丰富的获得有效知情同意的能力。作为一种辅助生殖技术，子宫移植应纳入我国辅助生殖管理办法进行监管和治理，该办法应补充有关子宫移植的条款。

（八）冷冻卵

1. 要妥善评估冷冻卵的风险-受益比。冷冻卵可帮助现在不能生育或没有准备好生育，但想要确保以后能怀孕的女性提供一个选项，以实现其生殖权，即生不生孩子、生多少孩子以及何时生孩子的权利。冷冻卵的风险包括：与使用生殖药物有关的风险，情绪上的风险。到目前为止，研究还没有表明冷冻卵会增加婴儿出生缺陷的风险。然而，冷冻卵的安全性还需要更多的研究。根据受益-风险比的评估，冷冻卵本身在伦理学上是可以接受的。因此，美国生殖医学学会于2012年宣布，冷冻卵不再是一种实验性的技术了，这意味着它可以作为常规疗法进入临床实践，并鼓励因损害产生配子器官的治疗而导致不育的女性采用冷冻卵技术。

2. 冷冻卵可有医学理由和非医学理由即社会理由。冷冻卵的最常见医学理由是癌症。现在许多癌症的生存率得到改善，使患者癌症治疗后可以生殖。还有一些非癌症的疾病也可以作为冷冻卵的理由。冷冻卵的最后一组医学理由涉及设法消除通过体外受精受孕夫妇的医学限制。例如行体外受精术期间精液不可得，冷冻卵为获取精子争取更多的时间。

3. 冷冻卵有多种非医学理由，包括：缺少合适的伴侣；

专注于完成学业或事业的发展而推迟生育,直到女性觉得她们已经足够成熟,经济稳定,或者有情感支持后再生育;女性推迟生殖不是她们个人的决定而是社会因素决定,目前推迟生育的稳定趋势已成为一种社会现实:女性需要受更多的教育,要对经济作出贡献,往往置工作优先于家庭。冷冻卵也可以帮助未婚人士生殖,然而我国尚未有此规定。

4. 仅支持医学理由的冷冻卵而不支持和非医学理由的冷冻卵,这在伦理学上得不到辩护。医学理由的冷冻卵与非医学理由的冷冻卵并不能严格区分:30 岁的女性在出现任何不育迹象之前就将自己的卵冷冻起来,可被看作是在从事预防未来孩子因卵子老化而患遗传病的"预防医学"。非医学理由的冷冻卵具有解放女性潜力的作用,通过延长妇女怀孕时间来帮助创造公平的竞争环境,有利于促进性别平等。

5. 反对冷冻卵或至少认为冷冻卵有问题者,往往强调冷冻卵造成的伤害,因而需要限制个人自主性。现有的数据表明,冷冻卵和体外受精出生的孩子在生理和心理发育方面没有任何统计学意义上的重大伤害。有一些人担心父母年龄较大甚至年迈的父母一方更有可能早逝对孩子可能造成的伤害。还有一些人担心加剧社会的贫富分化,以及在家庭内过分强调父母和子女之间基因联系。但这些担心都不能构成反对非医学理由冷冻卵的伦理论证。

三、产前诊断和遗传咨询

(一)产前诊断的风险和受益

产前诊断(prenatal diagnosis)是对出生前胎儿或胚胎疾病或状况的检查,对胚胎或胎儿的发育状态、对它们是否患有先天性或遗传疾病等在出生前进行检测诊断。就目前而言,尽管有关胎儿先天异常的病因学和发病机制还尚未明确,但出生前诊断技术的发展,尤其是影像学、细胞遗传学、生物化学和分子生物学等技术的发展,为了解胎儿的生理和病理机制,在产前明确诊断某些严重胎儿先天畸形和遗传性疾病,提供了重要手段。在产前诊断中目前已广泛应用遗传检测(genetic testing),以判定胎儿的基因组是否正常。尤其是引入植入前遗传学诊断(preimplantation genetic diagnosis)技术后,可以确保未来父母可以避免生出一个基因有缺陷的孩子,并可以避免许多人不愿经受的人工流产手术。进行产前诊断首先要评估风险-受益比。例如大约在妊娠 18 周在产科进行常规的超声检查对孕妇的风险-受益比是有利的。仅根据月经史或早期的体格检查来确定妊娠日期是不可靠的。超声检查可有助于预测分娩日期。改进妊娠年龄的评估将降低早产或过度成熟带来的病患率和死亡率。超声波也能诊断严重的结构异常。这可帮助孕妇作出是否继续还是终止妊娠的决定。这样也可避免产妇因突然发现生育异常而带来的心理创伤。超声检查也可帮助发现多胎妊娠或前置胎盘,有时也可发现葡萄胎、肿瘤和死胎。超声检查引

起的危害较小,假阳性或假阴性的情况不多,对胎儿的有害影响实际上非常罕见。因此,使用超声检查带来的受益大大超过风险。但医生应该将有关情况告知患者,由专业人员进行检查,并就检查结果向患者提供咨询。

(二)做好孕妇的知情同意工作

1. 向孕妇提供必要和充分的信息 染色体异常是最常见的遗传异常,有时不得不采取侵入性遗传诊断。有些染色体异常引起胎儿流产,有些(如常染色体三体型)可使胎儿发育到分娩。母亲的年龄与染色体异常发生率呈线性相关。用羊水穿刺进行产前诊断目前比较可靠和安全。绒毛膜采样(CVS)也比较可靠,但提出了与胎儿流产增加和胎儿某些异常有关的问题。尽管对采取何种手段有争议,对 35 岁以上或其病史提示有可能怀异常核型胎儿的孕妇进行遗传学诊断以确定胎儿核型已经比较经常。重要的是要向患者提供信息,以便孕妇及其家庭在发现胎儿异常时作出决定。

2. 需要与患者讨论的问题 由于染色体异常的儿童或成人对家庭可能有深刻影响,知道胎儿的核型会对孕妇如何处置她的妊娠有重要影响。因此建议妇产科医生与患者讨论以下问题:①与年龄有关的染色体异常的风险;②羊水穿刺引起胎儿流产的风险,约为 1 : 200;③活产儿染色体异常的表达是多样的,虽然三体型普遍伴有智力低下;④所需费用;⑤必须有合格的遗传学家提供咨询。显然,这样做有利于孕妇,也增强她的自主性,使她能够作出合理的决定。

(三)性别鉴定和性别选择

由于一些遗传病是 X 连锁的,由于医学的理由为了预防疾病而进行性别鉴定和性别选择,在伦理学上是可以接受的。但由于非医学的理由,即为了特意要生一个男孩进行产前诊断,选择胎儿性别,则在伦理学上是不能被接受的。尤其是在中国或印度等发展中国家,产前诊断后大多数女胎被流产掉。这是性别歧视的表现,同时也强化了性别歧视。不仅如此,产前性别选择会导致出生性别比的不平衡,这已经成为这些国家严重的问题之一。

(四)植入前遗传学诊断

植入前遗传学诊断(preimplantation genetic diagnosis,PGD)是在合子植入子宫前对已形成的囊胚的细胞进行基因组检查以检出基因组的异常。通过植入前产前诊断,如果发现胎儿携带有患严重遗传病的基因,便要用人工流产来避免有病患儿出生。但一部分人由于种种原因不愿意接受人工流产。植入前遗传学诊断是将夫妇双方的配子在试管内受精,发育到 8 个细胞阶段时,取出细胞进行遗传学检查,如正常则将其植入子宫直到分娩,如异常则舍弃。这样,就无需人工流产就可以避免生出一个有严重遗传疾病的孩子。因此,PGD 能使孕妇的受益大大超过潜在的风险。

（五）遗传检测

1. 遗传检测（genetic testing）的广泛应用 人类基因组研究的成果可提供更为安全而有效的诊断、治疗和预防疾病的手段，为患者带来福音，但同时也引起一系列的伦理问题。例如现在遗传检测包括全基因组的检测越来越被广泛应用，使人们可以提前知道患某些癌症的可能以及对某些严重疾病的易感性。例如发现带有 *BRCA1* 和 *BRCA2* 突变基因的妇女会有大约 50%~82% 的概率发展乳腺癌，如果在一个 19 岁的花样少女身上发现这样的基因，那么应该不应该告知她，应该不应该建议她接受乳腺癌切除术？如果她拒绝医生应该怎么办？这是一个棘手的问题。因为如果接受这样的手术，她就会失去生育的能力，而且也可能因此失去婚姻和组织家庭的机会；但如果不做这样的手术，她就很可能在以后患上致命的癌症。

2. 向患者提供咨询服务 对于前来接受遗传检测的患者，在检测得到阳性结果后，应认真提供咨询服务：①应全面提供有关信息，尤其是各种可供选择办法的可能后果的信息，以便患者根据她自己的价值做出选择。②医生可以根据医学的知识和其他患者的经验提出治疗建议，但最终决定权在于患者自己。③患者一旦做出最终决定，则应该尊重患者的决定，因为我们必须尊重女性的身体自主性（包括生殖自主性），例如胎儿患严重疾病，孕妇决心做人工流产；带有 *BRACA* 基因的女性决心摘除乳腺和卵巢或反之她们希望尽可能保留乳房等。

（六）遗传咨询

1. 遗传咨询概念 遗传咨询（genetic counselling）是受过遗传专业训练的咨询者（counsellor），应求咨者（counselee）要求，向求咨者或她的家庭成员提供有关她个人或家庭成员患遗传病风险的信息，以及有关遗传病的诊断、遗传机制、预后和治疗该病的知识，便于求咨者根据遗传学证据、疾病可能带来的医疗、经济和心理负担、她的近期和长远目标、价值观和宗教信念等决定有关婚育以及其他问题的行动方针。遗传咨询是咨询者与求咨者之间的交流，遗传咨询的目的是减少遗传病带给求咨者及其家庭的痛苦，满足他们的需要，帮助他们作出符合他们最佳利益和价值的决定。

2. 遗传咨询的对象 求咨者已经知道，父母之一、兄弟姐妹之一或近亲之一有遗传病，她/他有继承这种病的危险，并要求知道有多大危险，如何避免它；一对夫妇已生了一个有遗传病的儿童，要求知道再生一个这种孩子的风险有多大，如何避免它；已有两三次自发流产或不育夫妇，要求知道他们的问题是否是由于遗传上的原因；以前生了有病子女的夫妇要求进行产前诊断，以避免又生出异常孩子；有遗传病孩子的父母要求知道他们这个孩子或其他无病的孩子是否有生出有病后代的危险；结婚多年不育等。

3. 遗传咨询与医疗的区别 所涉及的疾病主要是基因或遗传物质异常作用的结果，基于这种异常作出的决定，通常是未来的儿童，即某种病在一对夫妇的后代中发生和复发的概率如何，主要关心的对象不是患者，而是夫妇或家庭。咨询的目的不是治疗，而是了解有关信息，这种信息为求咨者作出决定所必需的。

4. 遗传咨询中的伦理问题

（1）自主性和非指令性：咨询者向求咨者提出的意见应该是非指令性的。非指令性的基础是尊重患者/求咨者的自主性，有关婚育的决定，由当事人做出，咨询者不建议、不忠告、不劝说。有些医生或遗传学家不了解，他们的价值观与他们患者的价值观是不同的。非指令性是以求咨者为中心（自主性）、侧重过程而不是结局。

（2）根据遗传咨询作出的决定涉及多方面的利益：父母、胎儿、家庭其他成员，因此作出一个决定涉及各方的受益与伤害如何。求咨者与咨询者对利弊的考虑可能因价值观不同而有异。例如有些父母认为胎儿有出生的权利，有残疾是命运的安排，而咨询者可能更强调残疾对孩子和家庭的可能影响。咨询者不能将自己的价值观强加于求咨者。

（3）保密和遗传信息的控制：泄露遗传信息可导致伤害，如引起在就业、保险等方面受到歧视，因此咨询者有保密义务。但医学遗传学比其他任何医学专业更为关注家庭：如果求咨者家庭成员也有患严重遗传病的风险，应不应该告诉其他成员要根据情况而定：如果病是不可治疗的，保密不会引致伤害，因为不可治；但如果病是可治的，不警告第三者会给他带来伤害，因为病情可治或预防。坚持保密义务还是解除保密义务，要看继续保密是否会给他人带来伤害和带来多大伤害。

（4）在遗传咨询中求咨者需要确切的信息和诊断以便选择有益的行动方针，讲真话是遗传咨询者与求咨者之间关系的基本成分，他们之间的信任部分基于这一点。因此遗传咨询者应该提供有关遗传病的真实、确切和完全的信息给求咨者。但是仍然要考虑说出真相的后果。例如一位妇女患月经不调症，去医院检查，检查发现她具有 46,XY 核型，是否应该将结果告诉她？伦理学研究的结果是，应该将结果告知患者本人，但患者是否将此结果告知她配偶，则医生不应该发表意见，因为这超越了医生的责任范围。

（5）在特定情况下可以不提供信息，但要有理由，例如以下情况：

情况 1：信息告知后会对求咨者造成伤害或引起严重的情感反应。例如发现一个妇女的性染色体为 XY，即患有睾丸女性化症。这种人下腹部有睾丸，精子产生障碍，无卵巢，有正常女外阴，阴道是盲端，乳房可发育良好。说出真相，对他的家庭起不良作用，丈夫一般要提出分居或离婚。

情况 2：不提供信息对求咨者及其家庭作出的决定不会有重要影响，也不会影响求咨者或其家庭成员应该接受的治疗。

情况 3：求咨者有抑郁症，告知信息后会加重病情甚至导致自杀。

情况4:信息内有证据证明家庭中的父亲不是孩子的生物父亲,提供信息可导致家庭破裂。

原则是,不提供信息仅当非常可能提供信息会给患者自己或家庭造成严重伤害时。

四、妇产科临床实践中若干伦理问题

(一) 妊娠期的人类免疫缺陷病毒感染

妊娠期间的人类免疫缺陷病毒(HIV)感染对医生和产科病房均提出了伦理学问题,例如是否建议孕妇终止妊娠,还是建议对威胁胎儿健康的孕妇进行药物治疗等。不是所有的感染 HIV 病毒的孕妇都将病毒传染给胎儿。虽然 HIV 阳性的婴儿寿命不比 13、18-三体型、黑矇性痴呆症和无脑儿短,但 HIV 感染是终生感染,而且一旦发生艾滋病,代价很大。医生需要将这些情况向孕妇讲清,帮助她作出合理的决定。对患有 HIV 感染的孕妇进行药物治疗有利于她,而且目前已经有了较为有效的阻断母婴之间垂直传染的药物疗法,但药物对胎儿也可能有风险,这种情况也应向孕妇讲明。

(二) 早熟胎儿的处理

设法使胎儿留在子宫内避免早产有利于胎儿的利益。但所采取的措施可能对孕妇不利,孕妇有权拒绝。如果胎儿已到可以存活的阶段,可以在剖宫产与阴道分娩之间进行选择,但必须随着对新生儿进行监护。

对于接近 22~24 周的可以存活的早熟胎儿,不管是剖宫产还是其他办法都不能可靠地保证早产儿避免死亡。这些挽救措施都是试验性的。孕妇及其医生均无义务必须采取措施预防死胎或出生后死亡。

(三) 剖宫产

1. 减少剖宫产比例是一项重要任务 剖宫产手术已经成为许多国家以及 WHO 关注的健康问题。在我国以及其他国家剖宫产的比例过高,影响到人口总体的健康。例如美国剖宫产的比例占 33%,日本 19%,巴西 56%,我国有些省市比例甚至超过 50%~60%。而世界卫生组织的建议是 15%。我们要鼓励顺产,减少剖宫产的比例,这既是符合产妇最佳利益,也符合社会利益。

2. 女性中心观点 然而在处理一个具体的孕产妇是否应该采取剖宫产应该树立以女性为中心的观点,这要求我们的决策是否符合孕产妇的最佳利益(最佳的风险-受益比)以及是否尊重她的自主性。在涉及产妇最佳利益问题时,我们首先要考虑做不做剖宫产手术是否对孕产妇有益。这要考虑我们的决策是否符合医学适应证以及干预后能确保她们的生活质量。但需要注意的是,医学适应证的规定是过去

经验的总结,可能有不完善之处,需要与时俱进。从总体而言,我们应该提倡顺产,然而分娩总数中可能有 15% 是不具顺产适应证的,不得不实施剖宫产。如果出现这些情况,医生就要准备为产妇进行有计划的剖宫产。这样做符合产妇的最佳利益。当进行顺产时,突然发现胎儿和产妇有异常情况,例如胎儿心率异常、胎儿缺氧、胎盘早剥、分娩太困难和时间太长,这样就会危及母子健康和生命,于是医生必须临时改变决定,将顺产改为剖宫产,这种情况被称为紧急性剖宫产或非计划性剖宫产。决定的改变是由于出现新的情况,原来的顺产决定符合患者最佳利益,出现的新情况使得原来的决定已不再符合患者的最佳利益,而转而使剖宫产反倒符合患者的最佳利益。

3. 应产妇请求的剖宫产(cesarean delivery on maternal request) 我国现有的适应证规定未涉及产妇分娩的疼痛问题。分娩疼痛因产妇而异,有的产妇觉得分娩的疼痛与痛经差不多;有的产妇虽然感到难以忍受,但经过医师护士指导和家人支持最终可以挺住;但也有少数产妇绝对不能忍受,这种不能忍受可以到"宁愿一死也无法承受分娩疼痛"的地步。这种情况虽属罕见,但是确实是存在的。这就给我们现有的规定提供了一个实实在在的反例,所谓反例是证明我们的规定(包括适应证的内容)不完善的一个例子。正因为有这样的反例,因此就有不符合现有剖宫产适应证的剖宫产,被称为:"应产妇请求的剖宫产"。对于极少数极端不能忍受分娩疼痛的产妇来说,实施剖宫产符合这些产妇的最佳利益。正因为考虑到有这些特例,2011 年英国皇家妇产科医师学会在有关剖宫产的准则中增加了最后一条:"产妇的请求""当没有适应证时产妇要求剖宫产,应讨论与顺产(阴道分娩)相比剖宫产的总体风险与受益,并记录这次讨论""当产妇请求剖宫产是因为她对分娩有焦虑,应转诊给有专业知识的医疗专业人员,提供围产期精神卫生支持,以帮助她消除焦虑""对于请求剖宫产的产妇,如果在讨论和提供支持后,顺产仍然不是一个可接受的选项,那么向她提供计划性剖宫产。"英国皇家妇产科医师学会增加这些有关不具备剖宫产适应证的产妇请求剖宫产的条文,显然也是为了使我们产科医生的决策,符合提出请求的这些妇女的最佳利益。

4. 对分娩疼痛的处理 分娩疼痛的经验是对分娩时产生的感官刺激的一种复杂的、主观的和多维度的反应。妇女在分娩时的疼痛经验既受生理和心理方面的影响,也受她所属文化以及她自己所持价值观的影响。医务人员不能否认分娩对于相当一部分妇女是厉害的疼痛这一事实,瑞典的调查显示 41% 的妇女认为分娩疼痛是她们所经历的最厉害的疼痛。一个人体一般可经受 45 戴尔(测量疼痛的单位)的疼痛,而在分娩时一位妇女所承受的疼痛达 57 戴尔。人与人之间个体差异很大,而分娩疼痛既是感官上的,又是情感上的,多数妇女可以在医务人员帮助之下通过这个疼痛关,但也有可能比方说 1% 的妇女承受不了这种疼痛。如果我们要以孕产妇为中心,我们所做的要将产妇的利益放在

第一位,同时也是为了推广顺产,那么就需要开展分娩镇痛工作。分娩镇痛不但是在技术上可行的,而且已经是许多国家的现实。分娩镇痛有药物止痛和硬膜外麻醉,效果良好。英、美等国的分娩镇痛率达到80%左右,上海等城市一些医院也达到70%左右,但在我国三级医院内普及率仅为16%,据说是因为“成本高,收益低”。“成本高,收益低”不能成为不去缓解产妇痛苦、不为患者利益着想的理由。

5. 尊重患者的自主性　在我国发生的案例,产妇不具备剖宫产的适应证,一般来说顺产符合这类患者的利益,然而她不能承受分娩的疼痛,宁愿死亡也不愿顺产,在这种情况下,剖宫产就符合她的最佳利益。当然,最好的情况是,请心理医师进行帮助,采取分娩镇痛办法,使产妇接受顺产,如果这样做后产妇仍然坚持剖宫产,医生就应改变她们最初的主张,同意剖宫产。

(四) 严重妇科疾病

严重妇科疾病,尤其是妇科癌症,给患者带来健康、生育,以致生命危险。例如对双侧卵巢癌或子宫癌的外科手术导致患者丧失生育能力。因此,向患者交代各种治疗选择可能的后果十分重要。对于癌症的治疗可以有手术治疗、化学治疗和放射治疗。按治疗后果分,可分侵入性治疗和非侵入性治疗。选择什么样的治疗应从可使患者获得最低限度的好处,较大的好处还是害处来考虑:

1. 处于癌症早期,侵入性治疗(例如卵巢癌手术)可以给患者带来比最低限度受益更大的受益,因为它可以使患者避免过早或不必要的死亡,而给患者带来的医源性负担并不严重。

2. 随着病情的发展,侵入性治疗(如对晚期卵巢癌的试验性化学治疗)给患者带来的医源性负担逐渐增加,对患者只能带来最低限度的好处。这时候需要就侵入性治疗与非侵入性治疗之间的选择向患者提出建议。

3. 随着病情的进一步发展,侵入性治疗可能对患者不

利。患者的死亡无法防止。侵入性治疗对患者的医源性负担更大。在这种情况下,医生应该向患者家属指出,侵入性治疗已不能治愈患者的疾病。如手术和化学治疗对晚期卵巢癌无能为力。

4. 当侵入性治疗对患者不利,医源性疾病、损伤、残疾、疼痛和痛苦增加时,可以说侵入性治疗对患者只有害处。例如在手术和化学治疗失败后,晚期卵巢癌引起患者严重而无法控制的疼痛。这时,防止或解除疼痛和痛苦至关重要。人们担心麻醉止痛药会导致成瘾,但对临终患者这已无关紧要。防止、解除或减轻疼痛和痛苦可预防临终患者采取自杀行为。

在治疗妇科疾病时可能会遇到由于医生与患者的价值观不同,对治疗措施的意见不一。例如医生认为根除手术可延长乳腺癌患者的生命,但患者可能更重视美学价值,她宁愿少活几年,也要保持优美的体型。这要求医患之间加强交流和协商,在不能取得一致时,应尊重患者的选择。

(五) 预嘱和事先指令

临终患者可能由于疾病不可救治,并且疼痛无法控制,而拒绝延长生命的治疗。有些国家已通过关于预嘱(living will)的法律。事先指令(advanced directive)是指,当患者具有自主能力时,可以事先作出有关她一旦成为无行为能力时的医疗决定。预嘱使患者能够作出未来拒绝延长生命的医疗干预的决定。这种拒绝治疗也称不给或撤除(withholding or withdrawing)维持生命(life-sustaining)的医疗干预,有时被称为容易产生误解的被动安乐死(passive euthanasia)。维持生命的医疗干预也包括给水和营养。一个人订立预嘱需要有一定的手续,合乎法律的规定,这样才能为医生执行。

另一种事先指令是,由一个具有自主能力的成人授权另一个人在她失去行为能力时代表她作出医疗决定。这另一个人应该是了解她的价值、信念和偏好的比较亲近的人。这也是代理同意(proxy consent)。

第四节　妇产科学中的法律问题

我国制订的许多法律或条例与妇产科的工作有关。尤其如《民法典》(2020)规定“公民享有生命权、身体权、健康权”(第四编第二章九十八条)以及医疗损害责任(第七编第六章),《中华人民共和国妇女权益保障法》(简称《妇女权益保障法》)规定“妇女的人身自由不受侵犯”(第三十七条),“妇女的生命健康权不受侵犯”(第三十八条),“妇女有按照国家有关规定生育子女的权利,也有不生育的自由。育龄夫妻双方按照国家有关规定生育调节,有关部门应当提供安全、有效的避孕药具和技术,保障实施节育手术的妇女的健康和安全。”(第五十一条),《中华人民共和国人口与计划生育法》(第三、五章),国务院颁布的《婚姻登记管理条

例》和卫生部(现称为国家卫生健康委员会)颁布的《人类辅助生殖技术管理办法》。尤其是《中华人民共和国母婴保健法》(简称《母婴保健法》)(1994)、《中华人民共和国人口与计划生育法》(2001)要求有关部门和人员向广大妇女提供婚前保健、围产保健和生育调节服务,以保障妇女和孩子的健康及其家庭的幸福。这里将讨论若干有关的法律问题。

一、辅助生殖所生子女的法律地位

辅助生殖技术如果涉及供精、供卵或代理母亲,生出的孩子可有多重父母,孩子与这些父母的关系需要用法律确

定。可以将提供遗传物质的父母(供精者或供卵者)以及提供营养环境的母亲(代理母亲)称为"生物父母"(biological parents),而抚养她或他的称为"社会父母"(social parents),但有人认为代理母亲也应该是社会母亲。

我国法律尚未有应用辅助生殖技术所生子女法律地位的法律规定。但这些子女的法律地位及其与生物父母或社会父母的关系,可以参照《中华人民共和国收养法》(1991)有关规定确定。如该法有关收养子女与养父母、生父母的关系规定:"养子女与生父母及其他近亲属间的权利义务关系,因收养关系的成立而消除"(第二十二条)。同理,辅助生殖技术所生子女仅与社会父母存在权利和义务方面关系,而与生物父母则不存在此种关系。在制订有关法律前,提供辅助生殖技术的机构可参照《中华人民共和国收养法》制订相应规定,要求参与辅助生殖技术的生物父母和社会父母同意后签字执行。

二、确保公民的生命权、健康权和身体权

我国于2020年颁布的《民法典》规定"自然人享有生命权。自然人的生命安全和生命尊严受法律保护。任何组织或者个人不得侵害他人的生命权。"(第一千零二条)"自然人享有身体权。自然人的身体完整和行动自由受法律保护。任何组织或者个人不得侵害他人的身体权。"(第一千零三条)"自然人享有健康权。自然人的身心健康受法律保护。任何组织或者个人不得侵害他人的健康权。"(第一千零四条)这些每一个公民享有的权利,对政府限制公民婚育的规定具有约束作用。

(一) 政府及其相关部门有义务提供与婚育有关的医疗卫生服务

1. 提供婚前保健、围产保健、产前诊断、遗传咨询等服务的直接目的应该是通过向当事人提供这些医疗卫生服务,帮助当事人就他们个人的婚育问题作出符合他们最佳利益的决定,从而促进她们及其家庭的幸福。减少人口中的残疾人比例是间接目的。也就是说,大多数当事人在经过医疗卫生服务后,她们会选择预防或避免生出一个有缺陷的孩子,从而使人口中健康生出的孩子比例增大,并使残疾孩子的比例相应地减少。与婚育有关的医疗卫生服务如果以减少残疾人口为其直接目的,就需要国家制订数量指标和工作规划,而这样做既不可行,又会产生许多副作用。在健康人身上也有许多隐性不利基因,还有发生自然突变的可能和现实,其频率约为3%~5%。如果一方面自然突变不可避免,另一方面又要完成减少残疾人口比例的指标,就会造成许多强迫和弄虚作假的事件。更重要的是,这样做违反了尊重和公正的伦理原则以及《民法典》规定的公民人格权和身体权。如果了解自然突变的不可避免性,以及种种天灾人祸引起的残疾,那么就应该知道对残疾人的照顾是每一个社会应尽的义务和责任,对残疾人照顾得不好,是社会文明程度的标尺。

2. 在我国提倡的"优生优育",不同于也译为"优生"的"Eugenics"。现在概念上将"Eugenics"指称为"由国家强加于个人的社会规划",即个人的结婚、生育由国家来决定。这区别于婚育保健或"医学遗传学",后者是提供信息、咨询、技术和服务,帮助个人就婚育问题自己作出理智的、符合她们自身最佳利益的决定。因此"优生优育"的"优生"实际上指的是"健康的出生"(healthy birth)。中国古代的大哲学家荀子说:"生,人之始也;死,人之终也。善始善终,人道毕矣。"(《荀子》)父母希望有一个身心健康的孩子,这是合理的愿望,也是她们自己愿意作出的选择。在这个意义上,"优生优育"的"优生"就不能称之为"Eugenics"。相应地,有先天缺陷的孩子不能称之为"劣生"。"劣生"是歧视性术语,在理论上和实践上都是有害的。第一,出生有缺陷的人在某些情况下可作出比没有缺陷的人更大的贡献;第二,这些提法违反了尊重、公正的伦理学原则。

(二) 在提供婚育医疗卫生服务中有关个人婚育问题的法律决定

我国《中华人民共和国宪法》(简称《宪法》)和《民法典》都有个人人身权或身体权的规定。在有关个人婚育问题的决定上,应该保证个人的自主权以及知情同意权。当事人在无行为能力或失去行为能力时则由她们的监护人作出决定。政府或法律在这方面的限制应该是最低限度的,例如近亲通婚的限制或者在人口爆炸时对生育数量的限制等。即使如此,我国的生育调节政策仍是"国家指导与群众自愿相结合",在任何时候和任何地方,强迫命令的做法不能在伦理学上得到辩护,因为这破坏了尊重的伦理原则以及有关人格权和身体权的法律规定。医生可以在当事人的个人婚育问题上提出咨询意见,但必须贯彻知情同意原则。有些地方企图通过法律强制智力低下者绝育(例如《禁止痴呆傻人生育的规定》《限制劣生生育条例》),既违反了公认的伦理原则,也与我国的有关法律(如《民法典》《中华人民共和国残疾人保障法》等)相抵触。

(三) 医学意见中的事实与价值

医生的医学意见,实际上是对医学事实的判断和根据价值观念所做出的有关个人婚育问题决策的混合。当事人或胎儿是否患有某种遗传病,以及这种遗传病的严重程度如何,这是一个事实判断。但根据这种事实所作出的个人婚育决定,涉及个人的价值观念。而医生与患者的价值观念不一定是一致的。例如查出申请结婚者的一方感染了人类免疫缺陷病毒,如果结婚则传染给另一方的可能性具有一定的概率。这是一个事实问题。但他们得知这一事实后,是否坚持结婚,则取决于他们的价值判断。医生可能认为,由于有感染另一方的可能性,因而建议他们不要结婚。这位医生将他们的健康放在他们之间的感情之上。但当事人可能不这样

看。他们经过长期的了解,感情很深,即使他们健康会有影响,他们也要坚持结婚,他们将感情放在健康考虑之上,如果不结婚对他们的伤害可能更大,况且他们可以在医生指导下采取严格的安全保护措施。因此,没有理由非要拆散他们。

三、医疗中的侵权责任

2020 年颁布的《民法典》第六章是"医疗损害责任",其中规定:"患者在诊疗活动中受到损害,医疗机构及其医务人员有过错的,由医疗机构承担赔偿责任。"(第一千二百一十八条)

(一) 医务人员在医疗中的知情同意义务

该法规定,医务人员在诊疗活动中应当向患者说明病情和医疗措施。需要实施手术、特殊检查、特殊治疗的,医务人员应当及时向患者说明医疗风险、替代医疗方案等情况,并取得其书面同意;不宜向患者说明的,应当向患者的近亲属说明,并取得其书面同意。医务人员未尽到前款义务,造成患者损害的,医疗机构应当承担赔偿责任。但因抢救生命垂危的患者等紧急情况,不能取得患者或者其近亲属意见的,经医疗机构负责人或者授权的负责人批准,可以立即实施相应的医疗措施。

(二) 医务人员的诊疗义务

该法规定,医务人员在诊疗活动中未尽到与当时的医疗水平相应的诊疗义务,造成患者损害的,医疗机构应当承担赔偿责任。患者有损害,因下列情形之一的,推定医疗机构有过错:违反法律、行政法规、规章以及其他有关诊疗规范的规定;隐匿或者拒绝提供与纠纷有关的病历资料;篡改或者销毁病历资料。

(三) 医疗机构和生产者对药品、医疗器械和输入血液方面的义务

该法规定,因药品、消毒药剂、医疗器械的缺陷,或者输入不合格的血液造成患者损害的,患者可以向生产者或者血液提供机构请求赔偿,也可以向医疗机构请求赔偿。患者向医疗机构请求赔偿的,医疗机构赔偿后,有权向负有责任的生产者或者血液提供机构追偿。

(四) 医务人员在保护患者隐私保密方面的义务

该法规定,医疗机构及其医务人员应当对患者的隐私保密。泄露患者隐私或者未经患者同意公开其病历资料,造成患者损害的,应当承担侵权责任。

同时,该法也规定,医疗机构及其医务人员的合法权益受法律保护。干扰医疗秩序,妨害医务人员工作、生活的,应当依法承担法律责任。

四、临床研究的管理

2020 年我国颁布的《民法典》规定:"为研制新药、医疗器械或者发展新的预防和治疗方法,需要进行临床试验的,应当依法经相关主管部门批准并经伦理委员会审查同意,向受试者或者受试者的监护人告知试验目的、用途和可能产生的风险等详细情况,并经其书面同意。进行临床试验的,不得向受试者收取试验费用。"(第一千零八条)还规定:"从事与人体基因、人体胚胎等有关的医学和科研活动,应当遵守法律、行政法规和国家有关规定,不得危害人体健康,不得违背伦理道德,不得损害公共利益。"(第一千零九条)

为改善临床的诊断和治疗的质量,必须进行临床研究,临床研究必须符合伦理要求,接受政府的管理。在对临床研究的管理中有两个基本价值,即保护受试者和发展科学技术,设法将推进科学事业与维护受试者的权益协调起来,如不能协调,则保护受试者第一。伦理审查委员会进行伦理审查和从受试者获得知情同意是保护受试者的两大支柱。2016 年国家卫生健康委员会正式颁布了《涉及人的生物医学研究伦理审查办法》(下面简称《办法》),对临床研究的管理做出了规定。

(一) 临床研究管理的目的

《办法》明确指出:"为保护人的生命和健康,维护人的尊严,尊重和保护受试者的合法权益。"

(二) 在临床研究中必须区分治疗与研究

防止"治疗误解"。治疗是用业已得到证明的疗法治疗患者,患者是受益者,因此患者交费也是合理的。医生的义务为一个个患者解除病痛。

研究(临床试验是一种治疗性研究)是为了证明某种假说是否可靠,这种假说可以是假设某种疗法是否普遍用于具有适应证的患者,也可以是研究疾病的病因和发病机制。参加研究不一定给受试者带来好处,反之可能受到风险甚至伤害。他们与研究者一样是为科学事业作贡献的。因此,新版《办法》(2019)称他们为"研究参与者(research participants)"。这时作为研究者的医生面对的不是单个患者,而是一组受试者,而且要为所有可能要服用此药的患者和社会负责。常规治疗方案一般无须审查,而临床试验、研究方案则必须经过伦理审查。受试者往往错误地以为参加临床试验是治疗。而有些医生也故意将本来应该进行临床试验的治疗当作已经证明有效的治疗提供给患者,这样可以照常收费。

(三) 伦理审查原则

《办法》规定:"伦理审查应当遵守国家法律法规规定,在研究中尊重受试者的自主意愿,同时遵守有益、不伤害以及公正的原则",以及"伦理委员会应当建立伦理审查工作

制度或者操作规程,保证伦理审查过程独立、客观、公正。"

《办法》规定的伦理审查原则有:

1. 知情同意原则 尊重和保障受试者是否参加研究的自主决定权,严格履行知情同意程序,防止使用欺骗、利诱、胁迫等手段使受试者同意参加研究,允许受试者在任何阶段无条件退出研究。

2. 控制风险原则 首先将受试者人身安全、健康权益放在优先地位,其次才是科学和社会利益,研究风险与受益比例应当合理,力求使受试者尽可能避免伤害。

3. 免费和补偿原则 应当公平、合理地选择受试者,对受试者参加研究不得收取任何费用,对于受试者在受试过程中支出的合理费用还应当给予适当补偿。

4. 保护隐私原则 切实保护受试者的隐私,如实将受试者个人信息的储存、使用及保密措施情况告知受试者,未经授权不得将受试者个人信息向第三方透露。

5. 依法赔偿原则 受试者参加研究受到损害时,应当得到及时、免费治疗,并依据法律法规及双方约定得到赔偿。

6. 特殊保护原则 对儿童、孕妇、智力低下者、精神障碍患者等特殊人群的受试者,应当予以特别保护。

(四) 伦理审查内容

1. 研究者的资格、经验、技术能力等是否符合试验要求。

2. 研究方案是否科学,并符合伦理原则的要求。中医药项目研究方案的审查,还应当考虑其传统实践经验。

3. 受试者可能遭受的风险程度与研究预期的受益相比是否在合理范围之内。

4. 知情同意书提供的有关信息是否完整易懂,获得知情同意的过程是否合规恰当。

5. 是否有对受试者个人信息及相关资料的保密措施。

6. 受试者的纳入和排除标准是否恰当、公平。

7. 是否向受试者明确告知其应当享有的权益,包括在研究过程中可以随时无理由退出且不受歧视的权利等。

8. 受试者参加研究的合理支出是否得到了合理补偿;受试者参加研究受到损害时,给予的治疗和赔偿是否合理、合法。

9. 是否有具备资格或者经培训后的研究者负责获取知情同意,并随时接受有关安全问题的咨询。

10. 对受试者在研究中可能承受的风险是否有预防和应对措施。

11. 研究是否涉及利益冲突。

12. 研究是否存在社会舆论风险。

13. 需要审查的其他重点内容。

(五) 知情同意方面的审查

研究方案应包括对知情同意过程的描述和附上知情同意书。知情同意书中应解答的问题:

1. 研究目的、基本研究内容、流程、方法及研究时限。

2. 研究者基本信息及研究机构资质。

3. 研究结果可能给受试者、相关人员和社会带来的益处,以及给受试者可能带来的不适和风险。

4. 对受试者的保护措施。

5. 研究数据和受试者个人资料的保密范围和措施。

6. 受试者的权利,包括自愿参加和随时退出、知情、同意或不同意、保密、补偿、受损害时获得免费治疗和赔偿、新信息的获取、新版本知情同意书的再次签署、获得知情同意书等。

7. 受试者在参与研究前、研究后和研究过程中的注意事项。

(邱仁宗　雷瑞鹏)

参考文献

1. Goldman L. Cecil's Medicine. 24th edition. Elsevier, 2011:148-1152.

2. Steel B. Jomeen J. Caesarean section by maternal request. British Journal of Midwifery. 2015,23(9):624

3. McCullough L. Chervenak F. Ethics in Obstetrics and Gynecology. Oxford University Press,1994.

4. Qiu RZ. Sociocultural dimensions of infertility and assisted reproduction in the Far East//Vayena E. Rowe P. Griffin D. Current Practices and Controversies in Assisted Reproduction. Geneva:World Health Organization,2002:75-82.

5. 邱仁宗. 生殖健康与伦理学. 第1卷. 北京:北京医科大学·中国协和医科大学联合出版社,1996.

6. 邱仁宗. 生殖健康与伦理学. 第2卷. 北京:北京医科大学·中国协和医科大学联合出版社,2006.

7. 邱仁宗. 生殖健康与伦理学. 第3卷. 北京:北京医科大学·中国协和医科大学联合出版社,2012.

第八章

医学统计基本知识及应用

　　目前,在预防医学、临床医学、基础医学的各个领域,医学统计学都得到了普遍的应用,在科学分析和评价中起着举足轻重的作用。医学统计学在科研中的基本方法可概括为三方面内容:①研究设计,即应用统计学的原理和方法,设计调查和实验的样本量、资料收集和分析方法,是科研方法和步骤的关键环节;②资料的统计描述,即对科研获得的调查或实验资料进行整理,计算各种统计指标(均数、相对数等),绘制统计图表,以采取符合数据性质的方法简明、清晰、准确地表达结果;③资料的统计推断,包括点值和区间估计(总体参数估计、正常值估计)、假设检验(如 t 检验、F 检验、χ^2 检验、秩和检验等)、变量间的关系(如直线相关和回归、多元相关和回归等)。总之,统计方法内容十分丰富,近代发展出现了很多复杂的多因素分析方法,而在应用中在统计方法的正确选择、灵活运用、准确表达等方面存在错误。本章介绍医学统计学的基础知识和主要方法,有利于临床医学科研中正确进行资料分析,从而获得真实可靠的结论。

第一节　常用统计学基础知识

一、总体与样本

　　统计学所说的总体(population)是指在一定条件下研究对象的全体,也就是研究总体。符合条件的研究对象往

往是很多的,实际工作者不可能都观察到。因此,总体往往只是一种抽象的理论存在。科研和临床工作者实际所观察的符合研究条件的对象只是总体的一部分,称作样本(sample),它是一种具体的实际存在。

　　研究样本的目的是由样本的结果来推论总体,从而得

出带普遍性的结论,因此对样本有质和量的要求。从质的方面来说,样本必须具有可靠性(确属所规定的研究总体)和代表性(随机获得,不具选择性);从量的方面来说,虽不一律强调大样本,但也必须有足够的数量。一般来说,计量数据(即带度量衡单位的平均数)例数可少一点。60例以上即可看作大样本;计数数据(即分组计数的相对数)例数需多一点。100例以上才可看作大样本。

二、抽样误差

用样本推论总体时,由于样本中个体本身存在变异以及一些其他不易被人觉察的因素的影响,使样本观察的结果在一定程度上偏离总体。即使在同一总体中随机抽取若干个含量相等的样本,各样本的观察结果也不会完全相同,就好像医生用同样的治疗方法治疗病情相同的某种疾病,各医生所获得的疗效也不可能完全一样。这些样本间的差异同时反映了样本与总体间的差异,称为抽样误差(sampling error)。由此可见,抽样误差是一种不可避免的随机误差,也就是说,样本的观测值离总体的真值有时较大,有时较小;有时为正,有时为负。总的来说,抽样误差服从正态分布,出现较大误差的机会少些,出现较小误差的机会多些,而出现正负误差的机会相等。

抽样误差的计算值称为标准误(standard error),它的大小是表明样本统计指标可靠性的一把尺子。标准误越小,说明样本对总体的代表性越好,样本指标与总体指标越接近;标准误越大,样本对总体的代表性越差,样本指标与总体指标距离越远。对抽样误差的处理是统计检验和推断的核心问题,只有随机抽样误差才有一定规律可循,才能运用概率论的原理来推论总体。

三、概率

概率(probability)是某一随机事件发生的可能性的一种定量表示,也就是事件在重复无数次的条件下的发生率,通常用 P 表示。概率值(P 值)在 0~1 之间,P 值越小,抽样误差发生的可能性越小,即偶然性越小,必然性越大,故认为差异越有意义。医学科研中常用概率的大小来推断结果,其判断标准是:$P>0.05$,差异无显著意义;$P \le 0.05$(但 >0.01),差异有显著意义;$P \le 0.01$,差异有极显著意义。

在实际应用中存在着对 P 值意义的正确理解问题,往往是将 $P<0.05$(或 0.01)差异有显著意义当作对比的统计指标(如均数)相差值本身的明显程度,分析时常说成"明显下降""显著增高",而没有理解 $P<0.05$ 的实际意思是指这种差异由于抽样误差导致的可能性(概率)小于 0.05,因此判断其差异有意义的把握性有 95%。

四、假设检验

假设检验(hypothesis testing)有两种:一种是检验假设(H_0),另一种是备择假设(H_1)。两者都是根据统计推断目的而提出的对参数或分布特征的假设。H_0 是从反证法的思想提出的,通常称为无效假设或零假设,即假设被比较的各组统计指标(均数或率)是来自同一总体或相似总体,或者各样本间分布特征相似,它们之间数字的差异是由于抽样偶然性造成的。H_1 则是与 H_0 相对立的假设,即各样本统计指标不是来自同一总体或相似总体,差异是由于处理效果不同所致。所谓假设检验就是根据资料的情况经过一定的统计处理,获得各样本之差由偶然抽样误差造成的概率 P 值,当 P 值很小(如 $P<0.05$)时,即说明组间差异超过了一定的界限,不是抽样偶然性造成的,从而拒绝接受无效假设(H_0),而承认备择假设(H_1),判为差异有显著意义;相反,当 $P>0.05$ 时,说明组间差异还有很大可能是抽样误差造成的,从而接受无效假设(H_0),拒绝备择假设(H_1),判差异为无显著意义。

对假设检验(又称显著性检验)的结果应有正确的认识,任何根据显著性检验所作的结论都只有相对的意义,是表示在一定较小允许误差条件下(如 $P<0.05$)有显著意义。还要指出的是,差异有显著意义并没有说明差异的大小,更不能直接证明差异是什么原因造成的;统计学上差异有显著意义还不等于就是实际临床价值;如果统计上差异无显著性,并不是各组结果相等,只是还没有足够的把握来肯定此差异的意义,故亦不可轻易否定。

五、正态分布

正态分布(normal distribution)是数理统计的理论基础,如标准差、标准误的应用,假设检验的原理等。许多生物现象的某些数据呈正态或近似正态分布,将正态分布数据作图称为正态曲线(图1-8-1)。

正态曲线是一钟形对称曲线,在平均数(μ)处为曲线的最高点,且算术均数、中位数、众数在 μ 处重合(即三者

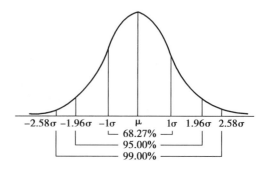

图1-8-1 正态曲线下的面积分布

相等);横坐标上的距离（u）系以标准差（σ）为单位，即 u=（X-μ）/σ;以均数为原点（μ=0），大于均数一侧的 u 值为正，小于均数一侧的 u 值为负。正态曲线下总面积为 1（100%），其分布规律如图 1-8-1。

μ±1σ 的面积占总面积的 68.27%

μ±1.96σ 的面积占总面积的 95.00%

μ±2.58σ 的面积占总面积的 99.00%

由此可见，在正态分布条件下，均数 μ 上下 1.96（≈2）个标准差（σ）包含了全部数据的 95%，只有极少（5%）的数据在此范围之外。统计上常用正常人样本均数与标准差代入上式估计正常值范围。

由于样本均数的分布一般是呈正态的，故当以样本均数估计总体均数（参数估计）的可能范围时，则以 $\bar{X} \pm S_{\bar{x}}$ 按上述规律进行推断，即：

$\bar{X} \pm 1.96 S_{\bar{x}}$ 为总体均数（μ）的 95% 置信区间

$\bar{X} \pm 2.58 S_{\bar{x}}$ 为总体均数（μ）的 99% 置信区间

反过来说，正态分布的资料，μ 落在 $\bar{X} \pm 1.96 S_{\bar{x}}$ 以外的可能性（P）为 5%;落在 $\bar{X} \pm 2.58 S_{\bar{x}}$ 以外的可能性（P）为 1%，故统计上以 P<0.05 为差异有显著意义，P<0.01 为差异有极显著意义的界限。

将以上各名词概念联系起来理解，就是：科研和临床工作者手头观察的对象都是属于样本性质的，为了从样本（有代表性的）资料获得带有普遍意义的结论，必须排除抽样误差。根据抽样误差服从正态分布的原理进行假设检验，如果差异超过一定的界限（以 S_x 为尺子），如在 $\bar{X} \pm 1.96 S_{\bar{x}}$（通常用 $\bar{X} \pm 2 S_{\bar{x}}$）以外，即 P<0.05，认为差异非抽样误差所致，拒绝无效假设，判差异有显著意义;如未超过此界限，即 P>0.05，则无效假设成立，判差异为无显著意义。

第二节 实验研究设计的基本原理

一、研究设计的意义

研究设计是整个实验研究的重要组成部分，研究课题要有科学实施方案，包括研究方法和步骤。一项科研实验，如果要获得有科学性的结果，应该有明确的目的和周密的设计。为了获得科学性的结论，需要提高科研试验的质量，使误差减至最低限度，并可以对误差大小有准确估计，使科研工作以最少的人力、物力和时间取得高效性成果的有力手段。

一般而言，实验研究设计应包括以下六方面内容：①拟定研究因素以及各因素的水平;②确定研究对象（人、动物、标本）以及实验规模;③选用何种实验方案，以控制各类误差;④确定观察效应的指标;⑤获得的资料要进行何种统计处理;⑥必要时还要进行预试验。

二、实验研究设计的三要素

研究因素、研究对象（单位）、效应和观察指标称为实验性研究设计的三要素，是每个实验研究课题不可缺少的。如研究抗高血压药螺内酯对高血压的疗效，螺内酯即为研究因素，高血压患者是研究对象（单位），血压下降为治疗结果，即为实验效应。研究因素可以是单一水平的（某一剂量），也可以是多水平的（不同剂量组）。研究效应（疗效）除了受试验因素（药物）的影响外，还可受一些非实验因素的影响，如药物的成分、出厂批号、其他用药情况、病情程度等。因此，必须使研究因素标准化，在实验全过程中保持不变;对各种非研究因素应尽量控制，如给药途径、时间、病情、年龄等，使各组有同质性，以免干扰实验结果。实验效应指标可以是计

数的（如疗效人数），也可以是计量的（如治疗前后某些生化指标的变化）。一般而言，计量指标更具客观性，所要求的例数亦较少，是首选的效应指标。研究对象应有明确的诊断标准、纳入标准和排除标准。

三、实验设计的基本原则

对照、随机、盲法、均衡是实验设计的四项基本原则。

（一）对照

设立对照（control）就是确定试验中相互比较的实验组和对照组。对照常指受试对象不施加试验因素或施加试验因素之前的状态。通俗地说，设置对照的目的就是使实验组的结果有一个或多个旁证，说明它与不做实验处理或做其他处理时的结果的差异，以论证实验结果的意义。对照有多种形式，可根据研究的具体情况加以选择。常用对照形式有：空白对照、安慰剂对照、标准对照、自身或配比对照等;此外，在采用历史性对照和中外对照时，要特别注意比较组之间的可比性，否则不宜采用。

医学论文中不设置对照，只从观察组结果是难以得出科学性结论的。如有人分析 253 对有不良孕产史夫妇的染色体核型，异常的 20 例，其中有 12 例发生过流产、早产、死胎，占 20 例中的 60%，因此认为染色体异常是导致不良妊娠及分娩结局的重要原因之一。此文的缺陷是未能说明无不良孕产史的夫妇染色体核型异常的情况，以作旁证。

（二）随机

随机（random）指每个受试对象以概率（机会）均等的

原则,随机地分配到试验组或对照组去的方法,它是使试验组和对照组除处理因素外,在其他非处理因素方面达到均衡的主要手段。数理统计方法的各种理论公式都是建立在随机原则基础上的,只有随机资料才能运用,那些混有主观因素,存在一定偏向的资料,统计方法是不能弥补其先天不足的,得出的结论也必然是不科学的,甚至是错误的。

随机的概念常被严重地误解和滥用,以为随便、随手、随意分配就是随机分配。"随机"应该是按一定的规则和方法来分配的,如抓阄、抽签、掷硬币、摸球、用随机数字表或用计算器上产生的随机数字,先将研究对象编号,然后用这些方法来抽取。因此,在医学论文中对随机抽样的分组,应说明其随机方法。

(三) 盲法

盲法(blinding)是不让研究对象和/或研究者知晓研究对象的分组和接受干预措施的具体状态,以避免双方的行为或决定对信息测量、反馈及效果评价等的干扰和影响,保证测量的一致性,避免测量过程中的主观干扰,盲法就是要使研究者根据受试对象的客观反应,做出实事求是的记录和判断,避免主观因素的影响。采用盲法可以克服临床试验中潜在的、主观的、暗示性的各种偏倚,得到真实可靠的研究结果。在临床研究的其他研究类型中,如病例对照研究、队列研究、诊断试验等,资料收集阶段也可采用盲法以避免测量偏倚。

(四) 均衡

均衡(balance)的原则是为保证样本间的可比性,即试验组与对照组之间除试验因素不同外,其他可能对结果有影响的非试验因素要尽量一致。统计学上有许多均衡设计的模型,如随机区组设计、拉丁方设计、交叉设计、析因设计、正交设计等可助于利用。

在完全随机设计中,特别要注意各组受试对象在年龄、性别、病情分型等因素上的可比性,如有人分析正常妊娠和妊娠期高血压疾病孕妇血浆一氧化氮的变化,对正常妊娠按孕早、中、晚分组,对妊娠期高血压疾病则按轻、中、重分组。两组间这种不同分组类型是不好比较的。

第三节　统计表制作的要求

统计表是医学论文中表达数据资料的重要形式,一张合格的统计表除了应该符合简单明了、主谓语划分清楚的原则外,在制作技巧上应遵循结构的完整性、内容的突出性、排列的逻辑性、对比的鲜明性和表达的准确性等五项要求,下面结合一些杂志上见到的实例加以说明。

一、结构的完整性

统计表的结构模型如下:

表号	标题	
主语	谓语纵标目	表头
纵标目	(复合主语时部分主语)	
体现主语的横标目	谓语数字	表身

从外形看,由数根横线划分为表头和表身上、下两部分;一条纵虚线(不绘出)划分为主、谓语左、右两部分,表头中纵标目用以说明下方主语的类别(组别)以及谓语数字指标的性质,表身左侧为横标目,用以说明左侧该行数字的类别。表上标题应突出表的中心内容;必要说明时可加注解说明于表下。

从内容来看,表由主、谓语组成。主语为被说明的事物,如病种、病型、病情、年龄等分组,应置于表左侧,当主语较复杂结合分组时(如既按年龄又按性别分组),可将较简单的部分(如性别)置于表头,文字应力求简练。谓语是说明主语的指标,即说明者,如例数、平均数、相对数等,应置于表的右侧。

表 1-8-1 结构欠完整,主要是无纵标目,导致相对数性质不明,并形成总例数 52 的重复。修改后明确为各种病理的检出率(表 1-8-2)。

表 1-8-1　光学显微镜检查结果/%(原表)

基底膜厚及撕裂	32/51(62)
节段性	30/52(58)
弥漫性	2/52(4)
钉突	0/52
系膜增宽	38/52(74)
嗜复红蛋白沉积	22/52(42)
间质纤维化	16/52(30)
间质灶状淋巴细胞浸润	10/52(20)
微血栓形成	3/52(6)
血管炎	0/52

表 1-8-2　52 例肝炎后肝硬化肾脏病理光学显微镜检查结果(修改表)

病理表现	检出例数	检出率/%
基底膜厚及撕裂	32	61.5
节段性	30	57.7
弥漫性	2	3.8
系膜增宽	38	73.1
嗜复红蛋白沉积	22	42.3
间质纤维化	16	30.8
间质灶状淋巴细胞浸润	10	19.2
微血栓形成	3	5.8

二、内容的突出性

标题、标目文字应简明确切,宜用表表达的内容不要以冗长的数字叙述。

某文研究自泌性转化生长因子-β对人卵巢癌细胞生长的影响,有如下一段数字叙述:裸鼠移植瘤的生长结果显示,SFCM2 对 COC1n 和 COC2n 在裸鼠体内生长有一定促进作用(P<0.05)。COC1n 细胞接种 2 周后,SFCM1 和 SFCM2组肿瘤体积分别为(0.62±0.12)cm³ 和(1.11±0.12)cm³,瘤重分别为(666±48)mg 和(962±29)mg;而 NS 组仅为(0.65±0.05)cm³ 和(390±36)mg;COC2n 接种后,SFCM1 和 SFCM2 组裸鼠体内肿瘤体积分别为(0.87±0.29)cm³

和(1.23±0.08)cm³,瘤重分别为(723±32)mg 和(1 163±76)mg,而 NS 组分别为(0.58±0.03)cm³ 和(432±22)mg。以上内容如用表描述,将更为清晰突出(表 1-8-3)。

表 1-8-3　不同培养液制备的 COC1n 和 COC2n 移植瘤 2 周后生长情况($\bar{X}\pm S$)

组别	接种 COC1n 肿瘤体积/cm³	瘤重/mg	接种 COC2n 肿瘤体积/cm³	瘤重/mg
SFCM1 组	0.62±0.12	666±48	0.87±0.29	723±32
SFCM2 组	1.11±0.12	962±29	1.23±0.08	1 163±76
NS 组	0.65±0.05	390±36	0.58±0.03	432±22

三、排列的逻辑性

这是指主谓语位置得当,指标间相互关系逻辑严密、层次分明,一般先排绝对数,后排相对数或平均数。

表 1-8-4 为对 76 例细菌性阴道病阴道液的检测结果。由于主谓语位置不当,导致指标动态联系不紧密,例数重复实属不必要,修改如表 1-8-5。

表 1-8-6 是比较人和牛乳中胃动素(MTL)和胃泌素(GAS)的含量。由于人和牛乳又划分为初乳和成熟乳,表的内容可做两种比较:一是同时期的人、牛乳比较;一是同类(人或牛)不同时期的乳汁比较,修改如表 1-8-7 更符合逻辑。

表 1-8-4　76 例患者治疗前后阴道液检测结果

类别	总例数	治疗前 例数	百分比/%	停药 3~10 天 例数	百分比/%	停药 21~35 天 例数	百分比/%
阴道液鱼腥味	76	60	79.0	12	15.8	7	9.2
均质稀薄	76	73	96.1	38	50.0	21	27.6
pH>4.5	76	76	100.0	40	52.6	32	42.1
胺试验阳性	76	76	100.0	48	63.2	33	43.4
找到线索细胞	76	76	100.0	38	50.0	32	42.1

表 1-8-5　76 例细菌性阴道病治疗前后阴道检测结果的变化

检测阶段	鱼腥味 例数	率/%	均质稀薄 例数	率/%	pH>4.5 例数	率/%	胺试验(+) 例数	率/%	线索细胞(+) 例数	率/%
治疗前	60	78.9	73	96.1	76	100.0	76	100.0	76	100.0
停药 3~10 天	12	15.8	38	50.0	40	52.6	48	63.2	38	50.0
停药 21~35 天	7	9.2	21	27.6	32	42.1	33	43.4	32	42.1
各阶段比较 χ^2 值		99.53*		75.89*		63.47*		58.46*		65.05*

注:*P<0.001。

表 1-8-6　乳汁中 MTL 和 GAS 浓度　　　　　　　　　　　　　　　　　　　　单位:ng/L

类别	n	MTL	GAS
人成熟乳	18	272.91±148.73	5.62±2.33
人初乳	17	416.34±183.95	17.20±11.98
牛成熟乳	20	35.46±16.94	
牛初乳	8	229.51±63.68	

表 1-8-7　人、牛成熟乳及初乳 MTL、GAS 浓度及比较($\bar{X}\pm S$)

时期	例数		MTL/(ng·L^{-1})		人、牛乳比较 t	人 GAS/(ng·L^{-1})
	人	牛	人	牛		
成熟乳	18	20	272.91±148.73	35.46±16.94	7.10**	5.62±2.33
初乳	17	8	416.34±183.95	229.51±63.68	2.77*	17.20±11.98
初乳与成熟乳比较 t 值			2.54*	12.86**	—	3.51**

注:*$P<0.05$;**$P<0.01$。

四、对比的鲜明性

统计表将不同组别、时间数据列在一起,唯一的目的就是比较。因此,列表时应尽力使其获得鲜明的对比效果,使对比指标尽量归类和靠近排列。

表 1-8-8 是分析比较血浆纤维结合蛋白(Fn)及抗凝血酶-Ⅲ(AT-Ⅲ)在妊娠期高血压疾病发病中的作用。表 1-8-8 将 Fn 和 AT-Ⅲ 两个不用比较的指标排在一起,而将要对比的时间(孕周)分开,削弱了对比效果,修改如表 1-8-9。

表 1-8-8　三组 Fn、AT-Ⅲ值比较($\bar{X}\pm S$)　　　　　　　　　　　单位:mg/L

组别	孕 26~28 周		孕 37~38 周		产后 24~72 小时	
	Fn	AT-Ⅲ	Fn	AT-Ⅲ	Fn	AT-Ⅲ
安慰剂组	339.00±119.00	395.30±13.47	459.00±112.86*	334.00±124.50*	395.27±81.00	378.50±96.10
治疗组	363.00±106.76	429.10±9.08	391.00±113.00	392.10±89.10	399.00±110.24	379.50±10.22
妊娠期高血压疾病组	317.44±76.88	445.60±89.70	583.70±170.88	260.00±79.70*	399.00±111.65	378.80±8.04

注:* 与治疗组比较 $P<0.01$。

表 1-8-9　三组不同孕周及产后 Fn、AT-Ⅲ测定结果($\bar{X}\pm S$)

组别	例数	Fn/(mg·L^{-1})			AT-Ⅲ		
		孕 26~28 周	孕 37~38 周	产后 24~72 小时	孕 26~28 周	孕 37~38 周	产后 24~72 小时
安慰剂组	46	339.0±119.0	459.0±112.9*	395.3±81.0	395.3±13.5	334.0±124.5*	378.5±96.1
治疗组	48	363.0±106.8	391.0±113.0	399.0±110.2	429.1±9.1	392.1±89.1	379.5±10.2
妊娠期高血压疾病组	20	317.4±76.9	583.7±170.9	399.0±111.7	445.6±89.7	260.0±79.7*	378.8±8.0

注:* 与治疗组比较 $P<0.01$。

五、表达的准确性

医学论文很多重要结论都是从表中数据获得,如指标计算错误,S、S_x 用法不妥,统计处理不当,都可导致结论的不准或错误。

表 1-8-10 系比较 15 例子宫内膜异位症的异位与在位内膜雌激素受体(ER)水平。作者说采用了配对秩和检验,可是表 1-8-10 将异位与在位内膜 ER 水平分开列出的,没有反映其相互的关系。应修改为表 1-8-11 的格式(因缺数字无法填完整),这样才可看出其相互的关系,以便进一步分析。

表 1-8-10 在位与异位内膜腺体 ER 含量比较(例数)

类别	总例数	腺体 ER			
		±	+	++	+++
在位内膜	15	1	4	8	2
异位内膜	15	7	4	2	2

表 1-8-11 15 例在位与异位内膜腺体 ER 对照

在位内膜 ER	异位内膜 ER(例数)				
	±	+	++	+++	合计
±					1
+					4
++					8
+++					2
合计	7	4	2	2	15

第四节 相对数的种类和正确应用

相对数是从两个有联系的数据的对比得出的一种数值,表示事物的相对关系。根据对比的关系不同,可分为频数(强度)相对数、构成相对数、比较相对数、动态相对数 4 种,尤其是前两种在临床医学统计中广为应用,必须加以区分,正确应用。

一、频数相对数

频数(强度)相对数也就是通常计算的率(rate)。"率"是指在某一定时间某事物在其可能发生的范围内实际发生的频率,用以说明事物发生的强度、密度或普遍程度。"率"的一般计算式是:

$$率 = \frac{某现象实际发生的例数}{某现象可能发生的例数}$$

例如某地区调查孕妇及婴儿弓形虫感染,共调查 402 人(可能发生数),弓形虫感染的 123 人(实际发生数),感染率为 30.6%。显然率的作用是说明出现频率(强度)的,应用时说明的重点是分子所代表的事物,而对未出现的部分并不另作说明。医学统计上常用的几种率的计算公式如下,应用时要正确区分。

$$某病发病率 = \frac{某时期某病新病例数}{同期平均人口数} \times 1\,000‰$$

$$某病患病率 = \frac{调查时某病患病人数}{调查人数} \times 100\%$$

$$某病死亡率 = \frac{某时期某病死亡人数}{同期平均人口数} \times 1\,000‰$$

$$某病病死率 = \frac{某时期某病死亡人数}{同期某病患病人数} \times 100\%$$

$$某病治愈率 = \frac{某时期某病治愈人数}{同时期治疗某病人数} \times 100\%$$

二、构成相对数

构成相对数通常用百分比(ratio)表示。它是在对全体进行分组的基础上计算的,表示事物全体中各个部分所占的比重,用以揭示事物的基本性质,反映总体内部结构的变化及事物量变到质变的过程,从另一侧面说明事物发展变化的原因。计算时以总例数为 1(或 100%),计算各部分例数与总例数的比值,各组之和应为 100%。所以当某部分比重增加时会影响其他部分的比重。在临床资料中常见的年龄分布、性别和疾病类型构成都属此类相对数。

三、相对数的正确应用

相对数看似简单,但如运用不当,常导致理解上的错误,医学论文中相对数方面应用错误还是相当多见的,应引起重视。

(一)要慎用"发病率"一词

发病率(incidence)是人口学上的一个指标,其计算分母"平均人口数",分子"新"病例数,这在一般临床观察中是不易获得的。

例如某文说:根据全国儿科病理的统计资料表明,基于妇幼工作的改善,损伤性颅内出血在新生儿尸检中的发病率,已从 20 世纪 50 年代的 8.1% 下降到 20 世纪 80 年代的 2.7%。显然这里的"发病率"只是某些医院新生儿尸检病例中,颅内出血所占的比例,为尸检新生儿死因构成比的一部分。

又如某文说:从1985年10月至1994年10月,我院共分娩6 365人次,妊娠合并器质性心脏病62例,发病率0.97%。这里的"发病率"只是该时期住院孕妇器质性心脏病的患病率。用住院的孕妇是不能代表整个孕妇情况的。

(二)正确理解相对数的性质,区分"比"和率

这方面较普遍的问题是错误地将"比"当"率"用。

例如某文根据表1-8-12的数据分析说:患者多在第一、二次产后发病,尤以第一产后发病者最高,占23.1%。

表1-8-12 156例脱垂者产次分布

产次	例数	百分比/%
0	1	0.64
1	36	23.08
2	30	19.23
3	23	14.74
4	18	11.54
≥5	28	17.95
不详	20	12.82
合计	156	100.00

表1-8-12中为构成相对数,它说明的只是脱垂者中一、二产的人数最多,但并不是说一、二产者脱垂率(所谓发病)最高。这是由于目前生一胎的产妇占总产妇数的绝大多数,故脱垂患者的人数也多一些。若要说明产次与脱垂的关系,应列出同期各产次分娩人数作分母,计算"率"(可称发生率)。

(三)"率"的计算应注意正确地选择分母

这主要应从"率"的定义公式来理解,"率"的分母必须是可能发生者,不可能发生者不能计入分母。

例如某文分析对比近几十年来聋哑儿童致聋原因,调查结果如表1-8-13,所得结论是:抗生素中毒性聋的发生率有增无减。

表1-8-13 聋哑儿童致聋原因的调查

后代	聋哑儿童数	抗生素中毒性聋 人数	抗生素中毒性聋 百分比/%
1956	300	9	3.0
1971	273	11	4.0
1982—1983(天津)	245	98	40.0
1982—1983	169	89	52.7
1981—1983	877	517	59.0

显而易见,表1-8-13中的百分比是以聋哑儿童总数为分母计算的,将其解释为中毒性聋的发生率是错误的,因为这些聋哑儿童并不是人人都用过抗生素,要计算抗生素中毒聋的发生率,只能将聋哑儿童中用过抗生素的一部分作分母;由于年代越久远,用抗生素的人数相差是很大的,20世纪50年代用的人少,计算出的发生率也不一定低。

又如某文用头颅超声和CT对100例出生时有窒息的新生儿进行检查,发现有颅内病变的93例、158处。计算各种颅内病变的发生率时,不是以总例数100为分母,而以158处为分母,计算的是病变类型构成,实际上大大缩小了各病变的发生率。

(四)有关相对数表达方面的问题

1. 计算式表达要注意等号两边相等的原则 例如关于"抑制率"的计算式,见到有三种表达:

(1)抑制率(%)=[1-实验组数值/对照组数值]×100%

(2)抑制率(%)=(对照组数值-实验组数值)/对照组数值 ×100%

(3)抑制率 =(1-实验组数值/对照组数值)×100%

其中式①左边 ÷100,右边 ×100;②式则左边 ÷100,右边乘1(即100%)不变,均为不等式;式③左不乘不除,右边乘100%(即1),两边相等,才是正确的。

2. 统计表中相对数常用"%"代替标目,不能说明相对数的性质(是比还是率)和计算关系,读来费解。

例如表1-8-14中有两个"%",其中一个表示的是结核菌素皮肤实验(简称结素)阳性率,一个表示的是20例活动性肺结核患者中13例(65%)为全托儿童,7例(35%)为日托儿童,两者相加为100%,是为构成比,给人的印象似乎是全托儿活动性结核发病高,实际上是因为全托儿受检人数多之故。

表1-8-14 全托和日托儿童结核感染与患病的比较

试验单位	受检 总人数	结素阳性 例数	结素阳性 %	活动性肺结核 例数	活动性肺结核 %
某全托幼儿园	340	94	27.45	13	65
某日托幼儿园	164	38	23.16	7	35

3. 统计表中用分数表示相对数缺乏可比性,此种情况常见于总例数较少时。对比的各组如果例数均少,可以不计算相对数;如果只个别组例数少,别的组计算了相对数,在列出总例数的情况下,也不妨计算相对数以便对比和进一步地统计处理。

第五节 平均数、标准差、标准误以及正常值范围的估计

实验和观测数据有两大类：一类是计数数据，即将观察对象按事物的不同性质或类别清点计数，如临床上的疗效统计、某项试验结果反应等级的人数等，此类数据用相对数来描述。一类是计量数据，即将观察对象用定量的方法测定某项指标数值的大小，用度量衡单位表示，如身高、体重、血压等，此类数据用均数和标准差或标准误来描述其集中和离散趋势。

一、平均数的种类和应用选择

平均数是一群性质相同数值的代表值，用以说明事物的集中趋势。最常用的平均数有算术平均数（$\bar{x}$）、中位数（M）、几何平均数（G）三种，各有其适用范围。

1. 算术平均数（arithmetic mean）系一组变量值相加之和除以个数（$\bar{x}=\sum X/n$，$\sum$ 为总和，X 为变量，n 为个数），意义明确，计算简便，适用范围广，可用于一般分布的资料，特别适合于对称性资料。当例数较少时，个别极大（或极小）值对其影响较大；对极明显的非正态分布资料的代表性差，要慎用。

2. 中位数（median）系将一组变量数值由小→大排列，位居正中的一个变量值即为中位数（如个数为偶数则取正中的两个变量值平均），所以它的大小是由数列中位置决定的，在中位数的上下各有一样多（1/2）的例数。它的计算简便，概念明确，常用于偏态分布或数列中有极端值，特别是在数列的两端有不明确的数值（如大于或小于某数值）时，无法计算其他平均数，在临床医学上常用中位生存时间表示平均生存期。

3. 几何平均数（geometric mean）系一组（n 个）变量值相乘之积的 n 次方根；或 n 个变量值对数的平均数的反对数，在有计算工具的条件下，计算亦不很复杂。它特别适合于变量值呈倍数关系时的平均，如某病毒的血凝效价按 $1:5$、$1:10$、$1:20$、$1:40$ 等倍数稀释，求平均效价时，几何均数最具代表性；此外，当数据呈偏态分布时，有时经过对数转换为正态分布，此时的对数均数的真值（反对数）即为几何平均数。几何均数的计算式如下：

$$G = \sqrt[n]{X_1 \cdot X_2 \cdot X_n} \qquad (式 \ 1\text{-}8\text{-}1)$$

$$G = \lg^{-1}\left(\frac{\sum \lg X}{n}\right) \qquad (式 \ 1\text{-}8\text{-}2)$$

二、标准差

标准差（standard deviation）统计符号 S。是一个反映变量值离散情况的指标。例如有甲、乙两个篮球队，两队上场的 5 名队员身高（cm）分别为：甲队：178、184、190、196、202，$\bar{X}_甲$ =190cm；乙队：188、189、190、191、192，$\bar{X}_乙$ =190cm。虽然两队平均身高均为 190cm，但乙队人员身高均匀，个体差异小，而甲队则参差不齐，个体差异大。这里的均匀和参差不齐都是说的变异或离散情形，平均数是反映不出来的，统计学上另有一些指标来反映这种变异，其中运用最为广泛的就是标准差，其定义公式如下：

$$S = \sqrt{\frac{\sum (X - \bar{X})^2}{n-1}} \qquad (式 \ 1\text{-}8\text{-}3)$$

S 小表示个体间变异小，即变量值分布较集中；S 大表示个体间变异大，分布较分散。为了表达计量数据的集中和离散情况，常用 $\bar{X} \pm S$ 表示，其在正态分布时的规律已如前述，（$\bar{X} \pm 2S$）的范围内约含 95% 的个体值，在此之外的个体值仅占 5%；（$\bar{X} \pm 3S$）的范围内约含 99% 的个体值，在此之外的个体值仅占 1%，用（$\bar{X} \pm S$）表示结果，即表明此含义。若 S 很大，$\bar{X} - 2S$ 出现负数，甚至 $S > \bar{X}$，就预示此样本变量值非正态分布，也就不宜用正态分布规律来估计个体值的波动范围。

例如某文报道 34 例子宫内膜异位症患者治疗前子宫内膜抗体水平为 0.091 ± 0.100（$\bar{X} \pm S$），显著高于对照组（18 例）的 0.026 ± 0.027（$P<0.05$）。两组 S 均 $>\bar{X}$，说明抗体值的个体差异非常大，且非正态分布，用 $\bar{X} \pm S$ 表示说明不了抗体值围绕平均数的分布规律，而且 $\bar{X}$ 也是代表性不好的，适于用中位数表示，离散情况可用实际范围或四分位距表示。

三、标准误

标准误（standard error）也是一种标准差，它是统计指标的标准差，如 $S_{\bar{x}}$ 是均数的标准差（简称标准误时即指它），S_p 是相对数的标准差，$S_{\bar{x}_1-\bar{x}_2}$ 则是指两个均数相减之差的标准差（通常称差异标准误）。标准误是表示抽样误差大小的计算值：

$$S_{\bar{x}}=S/\sqrt{n} \qquad (式 \ 1\text{-}8\text{-}4)$$

它与 S 成正比，而与例数（n）的平方根成反比，因此 S 大 $S_{\bar{x}}$ 也会大；例数少时 $S_{\bar{x}}$ 大，例数多时 $S_{\bar{x}}$ 就会小。它反映样本均数（$\bar{X}$）对总体均数（μ）的代表性，$S_{\bar{x}}$ 小，说明样本均数（$\bar{X}$）围绕总体均数（μ）分布较集中，因此，对 μ 有较好的代表性；$S_{\bar{x}}$ 大，说明样本均数分散，对 μ 代表性较差。医学论文中常用 $\bar{X} \pm S_{\bar{x}}$ 表示组间比较结果，它的意思是对各自总体均数（μ）作区间估计（其规律已于正态分布中述及），若

各组 μ 的 95% 置信区间（CI）有重叠，可粗略判断差异无显著意义；如无重叠，则差异可能有显著意义。

例如某文报道正常动物与实验性慢性肾衰竭动物肾皮质 PGE$_1$ 及 TXB$_2$ 测定结果为：PGE$_1$ 正常组 339.40±21.48（$\bar{X}±S_{\bar{X}}$，下同），肾衰竭组 247.66±40.06，其 μ 的 95% 置信区间（$\bar{X}±2S_{\bar{X}}$）分别为 296.44~382.36 和 167.54~327.78，两区间有重叠，粗略判断差异无显著性。TXB$_2$ 正常组 54.80±6.35，肾衰竭组 147.00±19.98，其 μ 的 95% 置信区间分别为 42.10~67.50 和 107.40~186.96，后者的下界（107.04）已高出前者上界（67.50），故无重叠，差异当有显著意义。懂得了标准误的这种作用，有利于我们对医学论文中用 $\bar{X}±S_{\bar{X}}$ 表达结果意义的理解，并正确区别 $\bar{X}±S$ 和 $\bar{X}±S_{\bar{X}}$ 表达结果的不同意义。$S_{\bar{X}}$ 较 S 为小，只要例数不是太少，即算是偏态分布的资料，均数的分布一般都是正态的，用 $\bar{X}±S_{\bar{X}}$ 来估计的 μ 置信区间是有代表性的。

四、正常值范围的估计

对一组正常人某项指标数据作出其波动范围的估计，用以作为判断正常和异常的界限，称作正常值范围的估计。医学上新仪器、新方法的投入使用，首先都必须对正常范围做出估计，因此，应用相当多见。目前医学论文中对正常值的估计常不分样本大小、数据的分布形态，以及该项指标是单侧还是双侧界值，都按正态分布规律用 $\bar{X}±2S$ 求其 95% 范围，这是不合适的。下面谈谈做正常值估计时应有的思路。

（一）正态分布的数据

可采用正态分布法（即 $\bar{X}±S$ 法）估计，但要根据不同情况来决定所取为单侧还是双侧界值。如某指标只有升高为不正常，则应取单侧上界（$\bar{X}+S$）；如只有降低为不正常，则应取单侧下界（$\bar{X}-S$）；若升高和降低均为不正常，则应取双侧界值（$\bar{X}±S$）。还要根据正常组例数的多少（大、小样本）来决定选取范围。例数较少时，不宜选取 99%、95% 等较宽范围，而宜选较窄的 80%、90% 范围。

正态分布法正常值不同范围和单、双侧界值常用 Ua 值（标准差前所乘之常数）可参看表 1-8-15。

表 1-8-15　正态分布法计算正常值范围的常用 Ua 值

正常值范围	单侧下界	单侧上界	双侧
80%	$\bar{X}-0.842S$	$\bar{X}+0.842S$	$\bar{X}±1.282S$
90%	$\bar{X}-1.282S$	$\bar{X}+1.282S$	$\bar{X}±1.645S$
95%	$\bar{X}-1.645S$	$\bar{X}+1.645S$	$\bar{X}±1.960S$
98%	$\bar{X}-2.054S$	$\bar{X}+2.054S$	$\bar{X}±2.232S$
99%	$\bar{X}-2.326S$	$\bar{X}+2.326S$	$\bar{X}±2.576S$

例如某文对血清中卵巢癌抗体检测结果叙述如下：正常人（n=45）体内血清抗体吸光度（A）$\bar{X}$ 为 0.216 6，S 为 0.083 3，$\bar{X}±2S$ 为 0.383 2，即定正常阈值为 0.4，大于此值为阳性。分析这段话的意思，作者这里求的是 95%（因为 ±2S）单侧上界（因为大于此值为阳性）。根据原意图由表 1-8-15 可知正确估计值应是 $\bar{X}+1.645S$，即 0.216 6+1.645×0.083 3=0.353 6，0.4 的上界偏高了。如果还考虑 n 仅 45 例，样本不大，取较窄的 90% 单侧上界，则应为 $\bar{X}+1.282S$，即 0.216 6+1.282×0.083 3=0.323 4，意思是有 90% 的正常人低于此值。

又如某文分析对比三组血糖和胰岛素水平，其中未孕对照组 12 例、妊娠对照组 30 例、妊娠期高血压疾病组 30 例，文中说：高胰岛素血症以超过未孕对照组均值加 3 个标准差（$\bar{X}+3S$）为判定标准［从表中查出该组 AUC 的 $\bar{X}$=22.13，S=5.62（mmol/L）］。分析这段话的意思，作者求的是 99% 单侧上界（因为 +3S）。这里只 +3S 正确表明了单侧上界的意思，但本例 n=12，对估计正常值来讲是极小的样本，而将其范围划定为 99% 是不当的，似乎 99% 的正常人会低于 22.13+3×5.62=38.99mmol/L，将范围划得太宽了，当扩大样本时，会有很多正常人被判为异常。

（二）非正态分布的数据

可采用百分位数法估计。此法由于受两端数据影响较大，并受样本全距的限制，例数少时，计算结果不稳定，只适于样本较大的情况使用，一般要求 100 例以上，>200 例更好。

百分位数法的计算与中位数类似，中位数上下各有人数的 1/2，是为 50% 位数。在由小到大排列的数列中，其中任意一点上下都有一定的频数分布着，某百分位点对应的数值，即为某百分数。正常值估计时，例数常较多，百分位数的计算常常是利用频数分布表进行的，计算式为：

$$P_x = L_x + \frac{i}{f_x}\left(nx\% - \sum f_L\right) \qquad (式 1-8-5)$$

式中 P_x 为所求之百分位数，L_x 为所求百分位数所在组的下限，f_x 为该百分位数所在组的频数，$\sum f_L$ 为所求百分位数所在组之前各组频数之和（或称累计频数），i 为组距。下面举例说明计算方法。

表 1-8-16 为 96 名绝经期妇女血清前列腺素的人数分布，为非正态分布，近半数（44）在 1 000pg/ml 以内，不少人（12）高达 5 000pg/ml 以上，既不适合计算平均数（$\bar{X}$）（可计算中位数），亦不可用 $\bar{X}±S$ 法估计正常值范围，例数较多（96），可采用百分位数法估计。

由于前列腺素升高为异常，故求单侧上界，总例数接近 100，可考虑取 95% 范围，即求 95% 位数（$P_{0.95}$）。由表 1-8-16 累计百分比一栏可知 $P_{0.95}$ 在末尾 5 000 的一组，将有关数值代入计算式：L_x=5 000，f_x=12，i=1 000，nx%=96×95%=91.2，$\sum f_L$=84，故 $P_{0.95}$=5 000+（1 000/12）（91.2－84）=5 600pg/ml。即 95% 的正常绝经期妇女前列腺素低于 5 600pg/ml，高于

此值判为异常,错判不会超过 5%。

表 1-8-16　96 例绝经期妇女血清前列腺素分布

前列腺素/ (pg·ml⁻¹)	人(频)数	累计人数	累计百分比/%
<200	1	1	1.0
200~400	28	29	30.2
400~600	7	36	37.5
600~800	2	38	39.6
800~1 000	6	44	45.8
1 000~2 000	14	58	60.4
2 000~3 000	11	69	71.9
3 000~4 000	10	79	82.3
4 000~5 000	5	84	87.5
>5 000	12	96	100.0

百分位数法正常值不同范围和单、双侧界值对应的百分位点如表 1-8-17。

表 1-8-17　百分位数法计算正常值范围的常用百分位数(P)

正常值范围	单侧下界	单侧上界	双侧
80%	$P_{0.2}$	$P_{0.8}$	$P_{0.1}$~$P_{0.9}$
90%	$P_{0.1}$	$P_{0.9}$	$P_{0.05}$~$P_{0.95}$
95%	$P_{0.05}$	$P_{0.95}$	$P_{0.025}$~$P_{0.975}$
98%	$P_{0.02}$	$P_{0.98}$	$P_{0.01}$~$P_{0.99}$
99%	$P_{0.01}$	$P_{0.99}$	$P_{0.005}$~$P_{0.995}$

例如某文用百分位数法计算正常孕妇血清 PAPP-A 含量,结果表达如表 1-8-18。文中说:41 例正常孕妇同一孕周内不同孕妇血清 PAPP-A 含量呈正态分布,而各孕周 PAPP-A 水平随孕期的延长而逐渐增加。由表 1-8-18 可见各孕周观测例数在 3~10,都是极小样本,计算百分位数是很不稳定的,参考价值不大;此外,PAPP-A 既然为正态分布,还是应首选 $\bar{X} \pm S$ 来表示结果;文章虽未提出表中为正常值范围,但可能引起误解。

表 1-8-18　41 例不同孕周正常孕妇血清 PAPP-A 含量

孕周	例数	百分位数		
		5	50	95
8	4	0.12mg/L	0.41mg/L	0.84mg/L
9	3	0.48mg/L	0.84mg/L	1.36mg/L
10	10	0.52mg/L	1.13mg/L	1.89mg/L
11	7	0.76mg/L	1.73mg/L	1.96mg/L
12	6	1.52mg/L	2.99mg/L	8.80mg/L
13	8	2.30mg/L	7.50mg/L	13.60mg/L
14	3	7.80mg/L	14.80mg/L	19.00mg/L

较好的一个例子是某文测定血清胎盘型碱性磷酸酶(PLAP)诊断卵巢癌,文中说:用免疫法测定 86 例对照者血清 PLAP 活性为偏态分布,第 95 百分位数的上限值是 0.38U/L,实际上有 3 例血清活性 >0.38U/L,因此以 0.38U/L 定为判定阳性的界值。这段话明确了资料的分布形态,正确选择了确定单侧上界的 95% 位数为判断标准,还以选定的界值回代验证了其实用价值。

第六节　统计检验方法的选择、计算及存在问题

一、常用统计检验方法的选择与计算

选择统计检验方法一般要考虑实验、观察或调查收集的数据资料的类型(计量、计数)、分组的多少、样本的大小、对比的方式等情况,选择不同的方法和公式;同时还要考虑一些特殊的情况,如方差齐性(方差即标准差的平方 S²,对比各组 S 相差很大,是为 S² 不齐)、数据分布形态不明(包括非正态分布)或有不确切数据(用 > 或 < 某数表示)等,还可采用非参数统计。

(一)计量数据的常用统计检验方法

计量数据指以平均数表达的资料,在正态分布和方差齐性的条件下,选择的思路是:

1. 两组比较　小样本一般采用 t 检验,根据比较方式不同采用不同计算式。

(1)自身比较(如治疗前后比较)或配对比较(如按年龄、性别、职业等有关因素配对的两组)应采用成对 t 检验公式:

$$t = \left| \bar{d} \right| / S_{\bar{d}} \qquad (式 1-8-6)$$

$$S_{\bar{d}} = S_d / \sqrt{n} \qquad (式 1-8-7)$$

其中, $\left| \bar{d} \right|$ 为治疗前后差数的平均数的绝对值, S_d 为差数标准差, $S_{\bar{d}}$ 为差数标准误。

例如,有 12 例月经过多者经治疗 3 周,治疗前后卵泡期前列腺素(pg/ml)的变化如表 1-8-19:

计算结果: $n=12$, $\bar{d}=-140.3$, $S_d=3\,366.1$, $S_{\bar{d}}=3\,366.1/\sqrt{12}=971.7$, $t=-140.3/971.7=-0.144$, γ (自由度) $=n-1=11$,查 t 值表, $t_{0.05,11}=2.201>$ 计算的 t (0.144),故 $P>0.05$ 。

(2)组间比较应采用成组 t 检验公式:

表 1-8-19　前列腺素治疗前后比较　　　　　　　　　　　　　　　　　　　　　　　　　　　单位:pg/ml

病例号	1	2	3	4	5	6	7	8	9	10	11	12
治疗前	4 010	5 674	2 124	2 198	1 800	3 928	2 210	1 500	1 526	4 726	5 578	3 998
治疗后	4 560	4 100	8 754	3 548	700	1 926	4 688	6 825	1 835	500	2 160	1 360
治疗前至治疗后(d)	−550	1 574	−6 630	−1 350	1 100	2 002	−2 478	−5 325	−309	4 226	3 418	2 638

$$t = |\bar{X}_1 - \bar{X}_2| / S_{\bar{X}_1 - \bar{X}_2}$$

$$S_{\bar{X}_1 - \bar{X}_2} = \sqrt{\frac{(n_1 + n_2)[S_1^2(n_1 - 1) + S_2^2(n_2 - 1)]}{n_1 n_2 (n_1 + n_2 - 2)}} \quad (式 1\text{-}8\text{-}8)$$

其中,n_1、n_2 分别为两组例数,S_1^2、S_2^2 为两组标准差平方,$\bar{X}_1$、$\bar{X}_2$ 为两组平均数,$S_{\bar{X}_1 - \bar{X}_2}$ 为两均数差异标准误。

例如观察分娩时(第二产程)间接胎儿心电监测心电图,正常组 38 例(n_1),异常组 42 例(n_2),脐动脉血气分析 pH 结果($\bar{X} \pm S$)分别为:7.233 ± 0.05 和 7.169 ± 0.06,比较两组差异有无显著性。

$$S_{\bar{X}_1 - \bar{X}_2} = \sqrt{\frac{(38+42)[0.05^2(38-1) + 0.06^2(42-1)]}{38 \times 42(38+42-2)}}$$

$$= 0.012\ 421\ 593$$

$$t = \frac{|7.233 - 7.169|}{0.012\ 421\ 593} = 5.152$$

$\gamma = (n_1 + n_2 - 2) = 78$($t$ 值表中无此值,可查较小自由度 70 一行),$t_{0.01, 70} = 3.435 <$ 计算的 $t(5.152)$,故 $P < 0.01$。

(3)样本与总体(或某标准值)比较:此时由于总体例数一般很大,不考虑其标准误,可采用下式计算 t:

$$t = |\bar{X} - \mu| / S_{\bar{X}} \quad (式 1\text{-}8\text{-}9)$$

μ 为总体均数,$\bar{X}$ 和 $S_{\bar{X}}$ 为样本均数和标准误,计算较简单就不举例了。大样本两组均数比较,既可用小样本公式,又可用 u 检验:

$$u = |\bar{X}_1 - \bar{X}_2| / S_{\bar{X}_1 - \bar{X}_2}$$

$$S_{\bar{X}_1 - \bar{X}_2} = \sqrt{S_{\bar{X}_1}^2 + S_{\bar{X}_2}^2} \quad (式 1\text{-}8\text{-}10)$$

$S_{\bar{X}_1}$ 和 $S_{\bar{X}_2}$ 分别为两样本标准误,其他符号意义同前,计算较小样本简单,结果判断亦不需查表,按 $u \geqslant 1.96$ 或 $u \geqslant 2.58$ 分别判为 $P \leqslant 0.05$ 和 $P \leqslant 0.01$。

特殊情况的考虑,如资料虽为正态分布,但方差 S^2 不齐,应采用 t' 检验;如资料为非正态分布,或用不确切的小于或大于某值的数据,不宜计算算术平均数($\bar{X}$),视情况计算中位数(M)或几何均数(G),可采用非参数检验比较组间数据分布的差异。①自身或配对比较,可采用符号检验、符号秩和检验(Wilcoxon 法),又称配对秩和检验;②非配对数据可采用中位数符号检验,以及秩和检验(Wilcoxon 法)。

2. 多组比较　大、小样本均可采用方差分析(F 检验),根据实验因素的多少和设计类型分为:①一元单方分类的完全随机设计 F 检验,比较组间差异;②一元二方分类的随机区组设计,比较组间、区间的差异,获得两个 F 值;③拉丁方设计,比较组间、区间、字母间的差异,获得三个 F 值。

适合非参数检验的资料,单因素完全随机设计采用 Kruskal-Wallis 秩和检验(又称 H 检验);一元二方分类随机区组设计采用 Friedman 秩和检验(又称 M 检验)。

F 检验的结果只是对多组间做总的比较,在比较复杂的情况下,F 检验如获得了有显著性的结论,还有必要进一步对多个组做两两比较,以便做出更为细致的分析。①当各组均只与对照组比较时,宜采用 Dunnett t 检验;②当各组相互间均需作比较时,宜采用 student-Newman-Keuls 检验(又称 q 检验)。

下面举一元单方完全随机设计的例子以说明 F-q 检验的步骤。

例如,某院妇产科观察几种卵巢功能异常患者血清中促黄体素(LH)的差异,测定结果如表 1-8-20 上部。

表 1-8-20　几种卵巢功能异常患者血清差异

单位:mU/ml

统计指标	卵巢发育不良	丘脑性闭经	垂体性闭经	合计
	42.50	6.71	4.50	
	38.31	3.32	2.75	
	35.76	4.59	11.14	
	33.60	1.67	5.98	
	31.38	10.51	1.90	
		2.96	5.43	
		11.82	11.05	
		3.86	22.03	
		8.26		
		2.63		
		2.20		
a	5	11	8	24 (=n)
$\sum X$	181.55	58.53	64.78	304.86
$\sum X^2$	6 666.348 1	433.721 7	828.190 8	7 928.260 6 (=a_1)
$\bar{X}$	36.31	5.32	8.10	
S	4.31	3.50	6.59	
$S_{\bar{X}}$	1.93	1.05	2.33	
$\dfrac{(\sum X)^2}{a}$	6 592.080 5	311.432 8	524.556 0	7 428.069 3 (=a_2)

表下部为各组计算结果,此处 a 代表各组例数,$\sum X$ 为各数值之和,$\sum X^2$ 为各数值平方之和,$\bar{X}$、S、$S_{\bar{X}}$ 分别为平均数、标准差、标准误,$(\sum X)^2/a$ 为各数值之和的平方除以例数。n 为各组例数之和(即总例数),各组 $\sum X^2$ 相加之和以 α_1 表示,各组 $(\sum X)^2/a$ 之和以 α_2 表示,另外求各组 $\sum X$ 相加之和的平方除以 n〔即 $(\sum\sum X)^2/n$〕称为校正数,以 C 表示,本例 C=(304.86)²/24=3 872.484 2。

以上基本计算完成后,列方差分析表求 F 值:

$$F \text{ 值}=S^2_{\text{组间}}/S^2_{\text{组内}}(S^2 \text{ 为方差}) \qquad (\text{式 1-8-11})$$

表 1-8-21　方差分析表

变异来源	SS	γ	MS 或 S^2
(I)全体(或总)	α_1-C=4 055.776 4	n-1=23	…
(II)组间	α_2-C=3 555.585 1	b-1=2	1 777.792 6
(III)组内	(I)-(II)=500.191 3	n-b=21	23.818 6

表 1-8-21 中 SS 为差方和,即标准差公式中的分子 $(\sum X-\bar{X})^2$,γ 为自由度,b 为组数,MS 即方差(S^2)。

本例 F=$S^2_{\text{组间}}/S^2_{\text{组内}}$=1 777.792 6/23.818 6=74.639

查 F 值表,γ_1(组间自由度)=2,γ_2(组内自由度)=21,$F_{0.01(2,21)}$=5.78< 算得的 F(74.639),故 P<0.01,说明各组间 LH 差异有极显著意义。为了进一步分析,用 q 检验进行两两之间相互比较。

$$q=\left|\bar{X}_1-\bar{X}_2\right|/S_{\bar{X}} \qquad (\text{式 1-8-12})$$

$$\bar{n}=\frac{1}{n(\text{组数}-1)}(n^2-\sum a^2)$$

$$=\frac{1}{24\times 2}[24^2-(5^2+11^2+8^2)]$$

$$=7.625 \qquad (\text{式 1-8-13})$$

$$S_{\bar{X}}=\sqrt{S^2_{\text{组内}}/\bar{n}}=\sqrt{23.818\ 6/7.625}=1.767\ 4 \qquad (\text{式 1-8-14})$$

$q_{0.05}$,γ 表示与组内自由度相当 P=0.05 时之 q 值,系由 q 值表查得。$\left|\bar{X}_1-\bar{X}_2\right|$ 表示比较的两均数差值的绝对值,$\bar{n}$ 为平均例数,$S_{\bar{X}}$ 为标准误。

q 检验时,根据处理数不同而判断标准不同,按均数大小排列后(表 1-8-22),相邻两组比较处理数为 2(斜线下两差数),中间间隔一个组的两组比较处理数为 3,中间间隔两个组的两组比较处理数为 4,依此类推。

表 1-8-22　各均数的差数

组别	$\bar{X}$	$\bar{X}$-5.32	$\bar{X}$-8.10
卵巢发育不良	36.31	30.99*	28.21*
垂体性闭经	8.10	2.78	
丘脑性闭经	5.32		

注:*P<0.01。

本例组内 γ=21,查 q 值表得界值(表 1-8-23)。

表 1-8-23　不同处理数时两均数相差的显著界值 $qS_{\bar{X}}$

处理数	q 值		$qS_{\bar{X}}$	
	P=0.05	P=0.01	P=0.05	P=0.01
2	2.94	4.01	5.20	7.09
3	3.57	4.62	6.31	8.17

当 $\left|\bar{X}_1-\bar{X}_2\right|<q_{0.05,\gamma}S_{\bar{X}}$,$P$>0.05;

$\left|\bar{X}_1-\bar{X}_2\right|\geqslant q_{0.05,\gamma}S_{\bar{X}}$,$P$≤0.05;

$\left|\bar{X}_1-\bar{X}_2\right|\geqslant q_{0.01,\gamma}S_{\bar{X}}$,$P$≤0.01。

结论:卵巢发育不良患者 LH 均值高于垂体性和丘脑性闭经患者,差异有极显著意义,P 均 <0.01,而后两者间差异不明显,P>0.05。

(二)计数数据的常用统计检验方法

计数数据是指以相对数(比和率)表达的资料,无论大、小样本和组数的多少,一般均可采用 χ^2(chi-square)(读作卡方)检验。χ^2 的定义公式是:

$$\chi^2=\sum\frac{(A-T)^2}{T} \qquad (\text{式 1-8-15})$$

式中 A 为实际频数,T 为理论频数,因此,当 T 较小时,χ^2 值增大,故 χ^2 检验时对 T<5 的格子数有一定的限制。

χ^2 检验常利用列联表进行。所谓列联表就是指几行(r)几列(c)的表,其模式如表 1-8-24。

表 1-8-24　列联表模式

行(组别)	例数:f				百分比(或率)(%):P			
	1	2	…… C	合计	1	2	…… c	合计
1	f_{11}(a)	f_{12}(b)	f_{1c}	g_1	p_{11}	p_{12}	p_{1c}	100.0
2	f_{21}(c)	f_{22}(d)	f_{2c}	g_2	p_{21}	p_{22}	p_{2c}	100.0
3	f_{31}	f_{32}	f_{3c}	g_3	p_{31}	p_{32}	p_{3c}	100.0
……								
r	f_{r1}	f_{r2}	f_{rc}	g_r	p_{r1}	p_{r2}	p_{rc}	100.0
合计	h_1	h_2	h_c	n	p_1	p_2	p_c	100.0

表 1-8-24 中 f 为各格的频(例)数,r×c 表共有 r×c 个频数,左上角 4 个格内的 a、b、c、d 表示四格表的 4 个频数,p 代表各相应格的比或率,g 代表各行(组)的合计例数,h 代表各列的合计例数,n 代表总例数。γ(自由度)=(r-1)(c-1),故四格表 γ=1。χ^2 的应用计算式如下:

$$\chi^2=n(\alpha_1+\alpha_2+\cdots+\alpha_c-1) \qquad (\text{式 1-8-16})$$

上式中 $\alpha_1=\sum f_1 p_1/h_1$,$\alpha_2=\sum f_2 p_2/h_2$,$\alpha_c=\sum f_c p_c/h_c$。

1. 两组比较(即 r=2 时)

(1)一般情况下均可用上述 χ^2 计算式:如某文观察的 146 例糖尿病孕妇,孕期首次糖化血红蛋白(HbAlc)异常增高的 93 例,其中 39 例发生妊娠期高血压疾病(41.9%),而首次测定正常的 53 例,有 14 例发生妊娠期高血压疾病(26.4%)。可列四格表如表 1-8-25。

表 1-8-25 糖尿病孕妇 HbAlc 与妊娠期高血压疾病发生率的关系

HbAlc	例数			发生率/%	
	有发生	无发生	合计	有发生	无发生
增高组	39	54	93	41.9	58.1
正常组	14	39	53	26.4	73.6
合计	53	93	146	36.3	63.7

α_1=(39×0.419+14×0.264)/53=0.378 057

α_2=(54×0.581+39×0.736)/93=0.646 000

χ^2=146(0.378 057+0.646 000-1)=3.512

查 χ^2 值表,$\chi^2_{0.05,1}$=3.841> 计算的 χ^2(3.512),故 P>0.05(原作者结论为 P<0.05)。

(2)四格表(2×2 表)中有理论数 T<5 时选用校正 χ^2 检验(χ_c^2)。所谓理论数系指比较的各组以概率相同的原则推算的各格中人数,推算某格(如 a 格)理论数即以其对应的行和列的合计相乘除以总例数(即 $g_1 \times h_1/n$),故当 g、h 值较大时可不必考虑。

$$\chi^2 = n(\alpha_1 + \alpha_2 - c - 1) \qquad (式 1-8-17)$$

$$C = \frac{(|ad-bc|-0.25n)n}{g_1 \times g_2 \times h_1 \times h_2} \qquad (式 1-8-18)$$

例如卵巢功能早衰(POF)患者抗卵巢抗体(AoAb)及细胞免疫功能测定结果如表 1-8-26。

表 1-8-26 POF 患者细胞免疫功能不同者 AoAb 阳性率

CD_4^+/CD_8^+	AoAb(例数)			百分率/%	
	+	-	合计	+	-
升高组	18	3	21	85.7	14.3
未升高组	3	6(2.7)*	9	33.3	66.7
合计	21	9	30	70.0	30.0

注:* 括号中为理论数 <5,即(9×9)/30=2.7。

α_1=(18×0.857+3×0.333)/21=0.782 143

α_2=(3×0.143+6×0.667)/9=0.492 333

$C = \dfrac{(|18×6-3×3|-0.25×30)×30}{21×9×21×9}$
$\quad$=0.076 846

χ^2=30(0.782 143+0.492 333-0.076 846-1)
$\quad$=5.929

查 χ^2 值表,$\chi^2_{0.05,1}$=3.841,$\chi^2_{0.01,1}$=6.635,计算的 χ^2(5.929)>3.841,而 <6.635,故 P<0.05(>0.01)。

(3)四格表中含零,且总例数 n<40 时,应采用 Fisher 精确检验,直接计算概率 P。

$$P = \frac{g_1! \ g_2! \ h_1! \ h_2!}{a! \ b! \ c! \ d! \ n!} \qquad (式 1-8-19)$$

式中!为阶乘符号,函数式计算器上均有此功能键。值得提出的是,此处所求的 P 为单侧概率,做双侧检验时,P≤0.025 才相当于≤0.05,P≤0.005 才相当于≤0.01。且 0!=1。

例如,某文分析 62 例妊娠合并心脏病者,手术与否对心力衰竭的影响,数据可列表 1-8-27。

表 1-8-27 妊娠合并心脏病者手术与未手术者心力衰竭发生情况

组别	例数		
	心力衰竭	无心力衰竭	合计
心脏手术组	0(a)	31(b)	31(g_1)
未心脏手术组	6(c)	25(d)	31(g_2)
合计	6(h_1)	56(h_2)	62(n)

$$P = \frac{31!31!6!56!}{0!31!6!25!62!} = \frac{31!56!}{25!62!} = 0.011\ 977$$

结论:心脏手术者妊娠合并心力衰竭低于未手术者,P=0.012,差异有显著意义。

(4)在 2×c 表(即组数 r=2,但列数 >2)时,若 T<5 的格子数超过了总格数(2×c 格)的 1/5,则要考虑在列数上进行合并,再做 χ^2 检验。

2. 多组比较(即 r≥3) 一般情况下用 χ^2 检验,当 T<5 的格子数超过了总格数(r×c 格)的 1/5 时,则要在合理并组(按事物的本质合并)后做 χ^2 检验。下面的例题 T<5 的格子数虽未超过标准,但按本质并组后,提高了检验效率。

某文分析 146 例糖尿病孕妇按 White 分为 B、C、D、R、RF 型,各型糖尿病妊娠期高血压疾病发生率如表 1-8-28。

表 1-8-28 不同分型糖尿病孕妇妊娠期高血压疾病发生率

型别	妊娠期高血压疾病(例数)			妊娠期高血压疾病发生率/%
	有	无	合计	
B	11	38	49	22.4
C	16	30	46	34.8
D	11	13	24	45.8
R	9	8	17	52.9
RF	6	4	10	60.0
合计	53	93	146	36.3

α_1=0.404 358,α_2=0.660 882,γ=(5-1)(2-1)=4,χ^2=9.525,查 χ^2 表,$\chi^2_{0.05,4}$=9.488,$\chi^2_{0.01,4}$=13.277,P<0.05。

本例 5 种分型中 B、C 为无血管病变,D、R、RF 为有血管病变,如按此分为两类如表 1-8-29。

表 1-8-29　糖尿病有无血管病变者妊娠期高血压疾病发生率

血管病变	妊娠期高血压疾病(例数)			妊娠期高血压疾病发生率/%
	有	无	合计	
有(D、R、RF型)	26	25	51	50.98
无(B、C型)	27	68	95	28.42
合计	53	93	146	36.30

$\alpha_1=0.394\,872$，$\alpha_2=0.655\,155$，$\gamma=1$，$\chi^2=7.304$，查 χ^2 表，$\chi^2_{0.01,1}=6.635<7.304$（计算的 χ^2），故 $P<0.01$。此时结论的把握性较未并组时有所提高。

3. 配对四格表数据的处理　配对四格表数据不同于两个独立样本(组)数据的比较，它是指一个单一样本按两种不同方法所获得的一对对数据间的比较，更富有可比性，模式如表 1-8-30。

表 1-8-30 中 a、b、c、d 4 个频数，代表 4 种类型的结果：a 为甲、乙两法均阳性；d 为两法均阴性，因此 a、d 合计为两法结果一致者。b 为甲法阳性、乙法阴性；c 为甲法阴性、乙法阳性，因此 b、c 合计为两法结果不一致者。

表 1-8-30　配对四格表模式

甲法	乙法		合计
	+	−	
+	a	b	a+b
−	c	d	c+d
合计	a+c	b+d	n

配对四格表数据可作两种统计处理：①一致性检验，检验假设是两法检测结果彼此无关，计算仍用一般 χ^2 检验，结果判断时须注意，当 $P<0.05$ 时，原假设不成立，判两法结果有关联，而不是有差异；②差异性(优劣性)检验，又称 McNemar χ^2 检验(χ^2_M)。计算式如下：

$$\chi^2_M=\frac{(|b-c|-1)^2}{b+c} \qquad (式 1-8-20)$$

例如，同时用镜下通液和一般通液检测 70 例不孕症患者输卵管通畅情况，结果如表 1-8-31。

表 1-8-31　70 例不孕症患者输卵管两种通液结果对照

镜下通液	一般通液(例数)			百分比/%		
	通	不通	合计	通	不通	合计
通	45	3	48	64.3	4.3	68.6
不通	6	16	22	8.6	22.9	31.4
合计	51	19	70	72.9	27.1	100.0

注意：表中百分比系以总例数 70 为分母计算的，与分组四格表不同，计算 χ^2 时别弄错。

（1）一致性检验：

$\alpha_1=(45^2/48+6^2/22)\div51=0.859\,291$

$\alpha_2=(3^2/48+16^2/22)\div19=0.622\,309$

$\chi^2=70(0.859\,291+0.622\,309-1)=33.712$

查 χ^2 表，$\chi^2_{0.001,1}=10.828<33.712$（算得的 χ^2），$P<0.001$。

（2）差异性检验：

$\chi^2_M=\frac{(|3-6|-1)^2}{3+6}=0.444<\chi^2_{0.05,1}(3.841)$，故 $P>0.05$。

结论：两法测定结果有极显著意义的一致性，而差异不明显。

4. 按等级分布的计数数据，采用 Ridit 分析（又称参照单位分析），在组数多、等级也多的情况下，比 χ^2 检验有时效果更好，且便于组间相互比较。等级分布是指各列指标有一定的顺序，如临床疗效中的治愈、显效、好转、无效、死亡，又如某试验反应结果的 −、±、+、++、+++ 等。对此类数据往往是分析其分布。

应用 Ridit 分析首要先要选择一个合适的组为标准组，以作为分析的基准。一般来说，宜选取例数较多、等级分布齐全的组作标准组，亦可以各组合计的分布作标准。标准组的 $\bar{R}$ 值恒等于 0.5。检验时，各等级的排列常由差→好，由弱→强，这样各对比组的 $\bar{R}$ 越大，表示疗效越好，反应越强；如反过来排结论不受影响，但解释正好相反。下面以例题说明计算方法。

例如，以窒息儿 7 天 NBNA 评分结果分为两组，并与对照正常儿比较 18 个月时的精神发育情况。此处精神发育分了 7 个等级，故采用 Ridit 分析（表 1-8-32）。

本例对照组例数虽较多，但等级不全（精神发育迟滞的为 0），故以合计数为标准组，其各等级例数为 f，按表 1-8-32 表头（2）→（5）栏步骤进行计算。第（2）栏 f/2 为第（1）栏 f 的 1/2；第（3）栏为第（1）栏 f 下移一行并累计，如 7 移至第 2 行，第 3 行为 7+9=16，第 4 行为 16+28=44，……依此类推；第（4）栏为第（2）和（3）栏之和；第（5）栏为第（4）栏数字分别除总例数 200。

按下式求标准组及各组 $\bar{R}$（平均 R）。

$$\bar{R}=\sum fR/n \qquad (式 1-8-21)$$

$\bar{R}_{合计}=[(7\times0.017\,5)+(9\times0.057\,5)+(28\times0.150\,0)+(101\times0.472\,5)+(26\times0.790\,0)+(24\times0.915\,0)+(5\times0.987\,5)]\div200=0.5$

各组 $\bar{R}$ 值计算时以各自的例数为 f 与（5）栏 R 相乘相加，除以各自的总例数。

$\bar{R}$ 的 95% 置信区间 $=\bar{R}\pm1/\sqrt{3n}$ （式 1-8-22）

当各组 95% 置信区间互不重叠时，即 $P<0.05$，差异有显著意义。本例各组计算结果列于表 1-8-33。

对照组 95% 置信区间下界大于窒息的两组的上界，差异有显著意义，即窒息儿 18 个月时精神发育低于对照组。

≥35 分组的 $\bar{R}$ 虽大于 <35 分组，但其 95% 置信区间略有重叠，$P>0.05$。要说明的是，此处介绍的是粗略的方法。如果作精确法计算，<35 和 ≥35 分组差异也是有显著性的。

表 1-8-32　窒息儿 7 天 NBNA 评分组与对照组 18 个月时精神发育的 Ridit 分析

精神发育	例数				f/2 (2)	f 累计并下 移一行 (3)	(2)+(3) (4)	R=(4)/n (5)
	<35 分组	≥35 分组	对照组	合计(f) (1)				
精神发育迟滞	5	2	0	7	3.5	……	3.5	0.017 5
边缘状态	4	4	1	9	4.5	7	11.5	0.057 5
中下	3	13	12	28	14	16	30.0	0.150 0
中等	10	39	52	101	50.5	44	94.5	0.472 5
中上	1	8	17	26	13	145	158.0	0.790 0
优秀	0	4	20	24	12	171	183.0	0.915 0
非常优秀	0	1	4	5	2.5	195	197.5	0.987 5
合计	23	71	106	200(n)	—	—	—	—

表 1-8-33　各组 $\bar{R}$ 及 95% 置信区间

组别	n	$\bar{R}$	95% 置信区间 =$\bar{R}$+1/√3n
<35 分组	23	0.273 2	0.152 8~0.393 6
≥35 分组	71	0.445 2	0.376 7~0.513 7
对照组	106	0.585 9	0.529 8~0.642 0

$$t = \frac{|\bar{R}_1 - \bar{R}_2|}{\sqrt{1/12n_1 + 1/12}} \qquad (\text{式 1-8-23})$$

以 <35 分和 ≥35 分的 $\bar{R}$ 及 n 代入式 1-8-23：

$$t = \frac{0.445\,2 - 0.273\,2}{\sqrt{1/12 \times 71 + 1/12 \times 23}} = 2.483$$

自由度 =71+23-2=92，查 t 填表 $t_{0.05,90}$=1.987<2.483，故 P<0.05。<35 分组精神发育也低于 ≥35 分组。

统计处理方法多种多样，不能一一介绍，可参考各种医学统计教材。一般来说，计量数据的处理效率高于计数数据处理，因此，尽量不要将计量数据（平均数）变成计数数据（相对数）来处理。

二、医学期刊中统计检验的常见问题

目前医学期刊中的论文约有 3/4 都经过了各种统计检验，但应用中存在一些问题，值得注意。

（一）不标明检验方法

不标明检验方法或虽有方法说明而无具体统计量（χ^2、t、F），只用 P 值表示结果。这样既不能判断方法选择的正确性，也难相信 P 值的可靠性，都是科学性不强的表现。

例如，有人比较子宫乳头状浆液性癌（10 例）和普通子宫内膜癌（100 例）的不育史，前者不育的为 0，后者为 12 例，用 "*" 标明两者比较 P<0.01。这是一个含零的四格表，用精确法计算结果，P=0.298 6，不仅不 <0.01，连 0.05 的标准

也未达到，原结论不能成立。这样的例子不胜枚举。

（二）对 P 值理解不准确

P 只是表示随机事件发生的概率（可能性），P 越小偶然性越小，因此认为差异是必然的，有意义的；P 越大偶然性越大，因此差异的出现可能是偶然的，是意义不大的。这里 P 的大小并不代表差数的大小程度，因此，结论时不要说成 "明显上升（或下降）" "增加极显著" 等，而此种结论是非常多见的。

（三）计量数据处理方面常见问题

1. 多组均数比较不用方差分析（F 检验），而用 t 检验；或者虽用方差分析，相互比较时又用 t 检验，而不用 q 检验，这样增加了假阳性率。

统计学家 Cochran 和 Cox 指出：实验工作者如用 t 检验去比较多组均数中最大和最小的均数（$\bar{X}$）间的差数，即使当效应并不存在时，差数亦会相当地大。他们证明处理数的多少与超过 5% 水准 t 的次数有如下关系。

处理数	3	6	10	20
最大差数超过 5% 水准 t 的次数	13%	40%	60%	90%

这样，当实验工作者自以为是在 5% 水准处做 t 检验时，却是在 13%、40%、60% 和 90% 水准处做 t 检验。

2. 非正态分布的资料仍用 $\bar{X}$+S 表示结果，并用通常的参数检验，此种情况 $\bar{X}$ 缺乏代表性，S 也反映不了个体的分布规律，以用中位数和进行非参数检验较好。

例如，某文研究三苯氧胺治疗绝经前、后两组子宫内膜癌的效果，性激素水平的变化如表 1-8-34，采用 t 检验。

表 1-8-34 中各项激素指标 $S > \bar{X}$ 或接近 $\bar{X}$，是为极明显的非正态分布，不宜用 t 检验，而应采用秩和检验；若同组治疗前后比较，则采用成对 t 检验。

表 1-8-34　两组患者治疗前、后性激素水平的变化（$\bar{X} \pm S$）

组别	FSH/(U·L⁻¹)		LH/(U·L⁻¹)		E₂/(pmol·L⁻¹)		P/(nmol·L⁻¹)		T/(nmol·L⁻¹)	
	治疗前	治疗后	治疗前	治疗后	治疗前	治疗后	治疗前	治疗后	治疗前	治疗后
绝经前组	11.0 ±14.9*	12.8 ±12.3	14.7 ±14.5*	17.7 ±21.2	618.9 ±513.1**	556.9 ±629.9	21.8 ±43.1	6.4 ±9.7	4.5 ±7.9	3.2 ±4.0
绝经后组	42.0 ±18.6	34.3 ±16.5	35.3 ±18.8	33.2 ±17.0	242.1 ±277.3	172.5 ±157.9	4.9 ±7.8	2.8 ±2.2	2.0 ±1.0	2.0 ±1.6

注：*$P<0.001$，**$P<0.05$。

3. 常忽略方差（S2）齐性问题　虽为正态分布，若对比的两组 S 相差很大，说明 S^2 不齐，此时不宜用 t 检验，而应采用 t′ 检验，提高显著性界值标准。

例如，某文妊娠期高血压疾病患者 44 例，血浆 PAF 含量为（5.02±1.93）μg/L，正常对照孕妇 28 例，为（1.16±0.22）μg/L，经未配对 t 检验，$P<0.01$。此例两组 S^2 比值（即 F）=1.932/0.222=76.96，查 F 值表，$P<0.01$，说明 S^2 不齐，应改用 t′ 检验。

4. 以"%"为单位的平均数，应按平均数处理，同时标明 S 或 SX。

例如，某文观察用不同剂量米非司酮治疗子宫肌瘤效果，将其叙述的数字列入表 1-8-35。

本例缩小百分比作者系以（疗前 $\bar{X}$−疗后 $\bar{X}$）÷ 疗前 $\bar{X}$ 而得，如甲组最大肌瘤（124.3~72.8）/124.3=41.4%，这样就变成了一个相对数。实际上每例都有一个缩小比值，应将这些比值当个体变量，计算其 $\bar{X}$ 和 S，反映变动范围。

（四）计数数据处理方面常见问题

1. 两组小样本计数数据不能用 t（T）检验　t 检验通常是用于比较两组 $\bar{X}$ 的差异的，只有在大样本情况下可采用 u 检验（过去称 T 检验，现在 T 检验为秩和检验）。

例如，某文是这样叙述的：各卵巢浆液性和黏液性肿瘤的 GST-π 表达为：20 例浆液性囊腺瘤仅 2 例表达阳性，阳性率为 10.0%；15 例交界性浆液性囊腺瘤阳性表达 13 例，阳性率为 86.7%；12 例浆液性囊腺癌表达全部阳性，阳性率为 100%；……经统计学处理（t 检验），……。显然本例为多组计数数据，应首选 χ^2 检验。

2. 四格表含零或理论数 <5 者，仍用一般 χ^2 检验，有可能导致假阳性。

例如，某文在研究葡萄胎的 DNA 指纹与恶变的关系中，结果是：32 例标本获得了清晰的 DNA 指纹图谱，其中 DNA 完全来自父源者 21 例，恶变 6 例，占 28.6%；来自双亲者 11 例均无恶变。结论是 DNA 来自父源与来自双亲的葡萄胎相比较，其恶变风险的差异有显著性（$P<0.05$）。

作者没有告诉我们采用的是什么检验方法，只有 P 值，两组比较有一组无恶变（即为 0），故确定为含 0 四格表，应采用精确检验。$P=0.059\,88>0.05$，原结论不成立。

3. 一组数据内部两个构成相对数比较不能用一般 χ^2 检验。

例如，输卵管性不育及输卵管病变的腹腔镜诊断 1 120 例中，盆腔结核 712 例，占 63.6%，盆腔炎 408 例，占 36.4%，两者比较，差异有极显著性（$P<0.01$）。

作者未说明检验方法，但这样单组数据的构成比，63.3%+36.4%=100.0%，计算分母均为 1 120，此种资料可用非参数检验中的单组优势符号检验，以较多的例数为 n₊，较少的例数为 n₋，$\chi^2 = (|n_+ - n_-| - 1)^2 / (n_+ + n_-) = (|712 - 408| - 1)^2 / (712 + 408) = 81.97$，$\gamma = 1$，查 χ^2 表，$\chi^2_{0.001,1} = 10.828$，故 $P<0.001$。

4. 配对四格表数据未按配对方式列表和处理，影响表达效果和检验效率。

例如，某文关于普通子宫内膜癌 100 例手术前后临床病理分期的变化为：

病理期别	I	II	III	IV
术前	84	13	3	0
术后	94	3	3	0

术前、后不吻合的具体情况并未反映出来，更谈不上做一致性检验了。

表 1-8-35　不同剂量米非司酮治疗 3 个月后子宫肌瘤缩小情况

组别	例数	子宫体积			最大肌瘤		
		疗前/cm³	疗后/cm³	缩小/%	疗前/cm³	疗后/cm³	缩小/%
甲组（10mg/d）	28	314.2	230.6	26.6	124.3	72.8	41.4（3~63）
乙组（20mg/d）	15	453.9	302.7	33.3	169.1	113.3	33.0（0~74）

第七节　诊断试验的评价方法

挑选正确而灵敏的诊断指标,对疾病作出正确诊断有着极重要的意义。由于个体的差异,以及疾病轻重程度、病程早晚等因素的影响,临床医学采用的诊断指标不会是绝对正确的,也就是说既有出现假阳性,也有出现假阴性的可能,故需对某一特定的诊断试验作出合理的、科学的评价,以便不断筛选出新的、更方便的方法,提高诊断水平。

衡量一种诊断方法的好坏,首先必须选择一种客观、可靠的诊断作标准,称为金标准(gold standard)。所谓金标准是指公认的标准诊断方法,它能正确地区分有病和无病,如尸检、活检、外科手术、X 线等。其次,选择的病例不仅数量要足够,而且阳性(有病)和阴性(无病)的个体数要接近;病例中还应包括不同病情的患者。

一、诊断试验各种指标的概念与计算公式

诊断试验的评价在四格表模式下进行,评价时常将金标准(即实际情况)置于表的左侧(亦有置于表头者),其模式如表 1-8-36,各符号的含义同前。

表 1-8-36　两种诊断方法结果对照(例数)

金标准	诊断试验结果		
	阳性	阴性	合计
阳性(或病组)	a	b	a+b
阴性(或正常组)	c	d	c+d
合计	a+c	b+d	n

1. 灵敏度(sensitivity)　系指某法(诊断试验)对真阳性(患者)正确判断的能力,亦称真阳性率。

$$灵敏度 = a/(a+b) \qquad (式 1-8-24)$$

2. 特异度(specificity)　系指某法对真阴性(正常者)正确判断的能力,亦称真阴性率。

$$特异度 = d/(c+d) \qquad (式 1-8-25)$$

灵敏度和特异度两个指标比较稳定,不因受试人数的不同而发生显著的改变。灵敏度和特异度越接近 1,诊断的正确性越高,但有些诊断不能同时满足这两个要求,常常表现为灵敏度高而特异度不高,或反之,可根据应用目的加以选用。一般来说,高灵敏度试验适于作筛查,高特异度试验则适于作诊断。

3. 假阳性率(false positive rate)　系指某法将阴性(非患者)错判为阳性的比率,与特异度之和为 100%,故特异度

越高,假阳性率越低,或反之。

$$假阳性率(\alpha) = c/(c+d) \qquad (式 1-8-26)$$

4. 假阴性率(false negative rate)　系指某法将阳性(患者)漏判为阴性的比率,与灵敏度之和为 100%,故灵敏度越高,假阴性率越低,或反之。

$$假阴性率(\beta) = b/(a+b) \qquad (式 1-8-27)$$

5. 阳性预测值(positive predictive value)　亦称阳性确诊率。系指某法阳性诊断中真阳性的比率。

$$阳性预测值 = a/(a+c) \qquad (式 1-8-28)$$

6. 阴性预测值(negative predictive value)　亦称阴性确诊率。系指某法阴性诊断中真阴性的比率。

$$阴性预测值 = d/(b+d) \qquad (式 1-8-29)$$

阳性和阴性预测值不如灵敏度、特异度稳定,它与受检人群患病(发病)率的高低有关。对患病率很低的人群进行诊断试验,一般可肯定阴性结果,而其阳性结果应进一步复查。

7. 精确比(accuracy)　亦称诊断符合率,系指阳性和阴性结果符合数占总例数的比率。

$$精确比 = (a+d)/n \qquad (式 1-8-30)$$

8. Kappa 值　亦称 K 系数,系评价诊断试验与金标准检测结果一致性的指标。

$$K = (P_o - P_e)/(1-P_e) \qquad (式 1-8-31)$$

式中 Po 为两法的一致率(精确比);Pe 为两法检测结果的期望(理论)一致率,计算式如下:

$$P_e = \frac{(a+b)(a+c)+(c+d)(b+d)}{n^2} \qquad (式 1-8-32)$$

Kappa 值和相关系数一样,在 $-1 \sim +1$ 之间,越接近 1,两法一致性越好;越接近 0,两法一致性越差。$P_o < P_e$ 时 K 值为负;$P_o > P_e$ 时 K 值为正。K 值的参考评价标准为:

K>0.75	一致性极好
075≥K>0.4	一致性一般(有一致性)
K≤0.4	无明显一致性

二、诊断指数及其显著性检验

上述计算的指标很多,为进行综合评价,常计算诊断指数,或称正确指数(J)及其标准误(S_J)。

$$J = 1 - (\alpha + \beta) \qquad (式 1-8-33)$$

$$S_J = \sqrt{\frac{\alpha(1-\alpha)}{n_-} + \frac{\beta(1-\beta)}{n_+}} \qquad (式 1-8-34)$$

式中 α、β 分别为假阳性率和假阴性率，n_- 为阴性(即正常组)例数，亦即 $c+d$；n_+ 为阳性(即患者)例数，亦即 $a+b$。J 越接近 1，试验方法越好；越接近 0 越差。J 的 95% 可信限为 $J \pm 1.96 S_J$。当对两种诊断方法的诊断指数进行比较时，可采用 u 检验。

$$u = \frac{|J_1 - J_2|}{\sqrt{S_{J_1}^2 + S_{J_2}^2}} \qquad (式1-8-35)$$

三、实例

某院探讨羊水指数测定在诊断羊水过少时的价值。过去临床上采用 B 超测定羊水池最大垂直深度(AFD)来估计羊水情况，现对 97 例计划剖宫产术前行 B 超检查，测定羊水指数(为 4 个象限 AFD 值相加之和)，并与术中实际测得羊水量进行比较，探讨羊水指数用于诊断羊水过少的标准及临床应用价值。以足月妊娠羊水量≤300ml 为羊水过少(阳性)，以羊水指数≤9cm 为阳性，以 AFD≤3cm 为阳性，以羊水量为金标准，对照结果如表 1-8-37。

表1-8-37 羊水指数、AFD 与实测羊水量检测结果对照

羊水量/ml	羊水指数(例数)			AFD(例数)		
	总例数	≤9cm	>9cm	≤3cm	>3cm	
≤300	79	72	7	45	34	
>300	18	1	17	1	17	
合计	97	73	24	46	51	

表 1-8-37 为两个配对(自身)比较的四格表，可做一致性和差异性两种检验。羊水指数与羊水量实测比较，一致性检验 $\chi^2 = 57.67$，$P<0.001$；差异性检验 $\chi^2_M = 3.125$，$P>0.05$。AFD 与羊水量实测比较一致检验 $\chi^2 = 15.54$，$P<0.001$；差异性检验 $\chi^2_M = 29.26$，$P<0.001$。结果是羊水指数和 AFD 法与实测羊水量均有极显著意义的一致性。羊水指数法诊断结果与实测羊水量结果差异无显著意义，而 AFD 结果则对羊水量少的 34 例估计为正常，此数大大超过了相反的情况(1 例羊水量正常诊为阳性)。对此两法诊断价值的全面评价见表 1-8-38 各项指标。

表1-8-38 羊水指数与 AFD 法诊断评价

	羊水指数法	AFD 法
灵敏度(%)	72/79=91.14	45/79=56.96
特异度(%)	17/18=94.44	17/18=94.44
假阳性率(%)(α)	1/18=5.56	1/18=5.56
假阴性率(%)(β)	7/79=8.86	34/79=43.04
阳性预测值(%)	72/73=98.63	45/46=97.83
阴性预测值(%)	17/24=70.83	17/51=33.33
精确比(%)	89/97=91.75	62/97=63.92
诊断指数(%)(J)	85.58	51.40
S_J^2	0.003 939	0.006 020
S_J	0.062 764	0.077 591
J 的 95% 置信区间(%)	73.28~97.88	36.19~66.61
两法比较	$u=3.43>2.58$，$P<0.01$	

结论：羊水指数法的诊断指数高于 AFD 法，$u=3.43$，$P<0.01$，差异有极显著意义，两法的特异度和假阳性率相同，主要是羊水指数法灵敏度较高，假阴性率低，阴性结果预测效果较好，漏诊率低。

羊水指数法与金标准实测羊水量一致性指标 Kappa 值计算如下：

$$P_o = (a+d)/n = (72+17)/97 = 0.917\,5$$

$$P_e = \frac{(a+b)(a+c)+(c+d)(b+d)}{n^2}$$

$$= \frac{(72+7)(72+1)+(1+17)(7+17)}{97^2}$$

$$= 0.658\,8$$

$$K = (P_o - P_e)/(1-P_e)$$

$$= (0.917\,5 - 0.658\,8)/(1-0.658\,8)$$

$$= 0.758\,2 > 0.75$$

故可认为羊水指数法预测羊水量与实测量一致性极好。

第八节　常用多元统计分析简介

医学领域中的许多问题往往涉及多个因素的影响，多个因素之间又存在着广泛而又错综复杂的关系。在医学工作中，常从多个指标不同的角度去研究同一个问题。当不同的指标所表现的趋势不一致时，就得不出一个概括性的结论，难以作出明确的判断。如果某个指标的变化同时受多个因素的影响而仍然采用单因素分析，那么所得到的结果就不能真实地反映它们之间的关系。一种疾病的产生和变化就受到多种因素的支配，各种病因之间也常存在着一定的内在联系和相互制约。要分析哪些是重要的、本质的，哪些是次要的、片面的，当它们之间出现相互关系、因果关系以及所产生的效应大小的问题时，用单因素统计方法是不全面的。为解决这些问题，统计学家提出了多元统计分析方法。

多元统计分析简称多元分析,它是研究客观事物中多种指标(因素)间相互依赖统计规律性的一个数理统计学分支。

在一元统计分析中,为了分析某个实验因素的作用,往往要用严格的科研设计来排除其他非实验因素的干扰,但有时要控制干扰因素的影响十分困难。例如在研究口服避孕药与卵巢癌发生的关系时,必须对考查对象的避孕史、节育史以及其他心理因素等进行控制,故取得原始资料比较困难。而多元统计分析可同时研究几个、几十个甚至上百个因素的作用,对于有些难以控制的非实验因素,也可以把它纳入研究因素之内。例如,在卵巢上皮癌发病影响因素的初步分析中,将口服避孕药、避孕史、节育史以及其他心理因素等都作为发病的危险来分析。当然,研究的因素越多对样本例数要求也越多,一般要求样本例数至少为因素的5~10倍。

目前多元统计分析在医学研究工作中开展不够普遍,主要是由于多元统计分析的数学理论十分复杂,多元统计分析的计算量很大等原因造成的。但是电子计算机的普及和发展使得多元统计分析从理论走向应用。统计学家和计算机工作者把多元统计的计算编制成软件包,应用十分方便。现在常用的软件包有 SAS、SPSS 等。下面把在医学领域中常用的多元统计学方法的选择和作用作扼要的介绍。

一、多元线性回归分析

多元线性回归分析是直线回归的推广,它建立多个自变量与一个因变量的线性回归方程。因变量是定量指标,通过多元线性回归分析能找出对因变量的变化有显著性影响的因素(自变量),并分析其作用的大小。

二、Logistic 回归分析

Logistic 回归分析是以某被研究现象发生的概率为因变量,而以影响该现象发生的因素为自变量的回归分析。它特别适用于分析疾病、死亡、阳性等因变量为二项、多项分类的资料。在临床医学中多用于疾病鉴别诊断,评价治疗措施的好坏及分析与疾病预后有关的因素等。它是分析疾病与致病因子之间的重要统计学方法。例如在卵巢上皮癌发病影响因素的分析中,通过多元 Logistic 回归分析,得到影响卵巢上皮癌发生的主要因素为:放置宫内节育器、子宫切除术、

A 型血、有卵巢上皮癌家族史、不幸生活事件、不良情绪等。

三、Cox 回归分析

在临床医学中,对某病治疗的效果常用生存时间、治愈时间等来衡量。但是生存期的长短不仅与治疗措施有关,还可能与患者的体质、年龄、病情的轻重等多种危险因素有关。Cox 回归分析是以这些危险因素估计某事件在各时间点发生的相对危险度。建立以危险因素为自变量,各时间点危险度为因变量的回归方程。例如,在子宫内膜癌 DNA 含量及细胞周期时相的研究中,通过多元 Cox 回归分析,得到子宫内膜癌发病的主要因素为临床分期和 S 期细胞比率(SPF)。

四、逐步回归分析

上述回归分析是把所有的变量都放进方程中去,称一般回归分析。在回归方程中存在无显著性意义的变量,当这样的变量较多时,计算量很大,而且回归方程又不佳,因此有必要将回归方程中不显著的变量剔除。统计学家提出了许多筛选变量回归分析方法,其中逐步回归分析是应用最广泛的一种。逐步回归分析基本思想是逐一把同因变量有显著回归效果的自变量选入回归方程中,而不让作用不显著的自变量进入回归方程中。有些变量在筛选过程的早期阶段有显著作用而进入方程,但由于新自变量的引入而变得不重要,也应把它们从方程中剔除,这种逐个引入和剔除的双向筛选法称为逐步回归。例如,在血浆吲哚类神经递质与更年期综合征症状的相关分析中,经过多元线性逐步回归分析建立逐步回归方程为:X_1(症状指数评分)=12.029+0.002X_2(色氨酸)+0.163X_4(5-羟色胺)-0.072X_5(5-羟吲哚己酸)。

五、判别分析

判别分析是根据已知样本的分类情况建立判别函数或判别指数表,从而指导对未知样品进行分类。同回归分析一样,判别分析分一般判别分析和逐步判别分析两种。在临床医学中多用于疾病鉴别诊断及分析与发病有关的因素等。

此外,还有聚类分析、主成分分析和因子分析等,在临床医学研究中也可以应用。

(黄悦勤)

参考文献

1. 黄悦勤. 临床流行病学. 5 版. 北京:人民卫生出版社,2020.

2. 王吉耀. 循证医学与循证实践. 4 版. 北京:科学出版社,2019.

3. 詹思延. 流行病学. 7 版. 北京:人民卫生出版社,2017.

4. 唐金陵,Glasziou P. 循证医学基础. 2 版. 北京:北京大学医学出版社,2016.

5. 黄悦勤. 医学科研中随机误差控制和样本量确定. 中国心理卫生杂志,2015,29(11):874-880.

6. 沈洪兵. 流行病学. 8 版. 北京: 人民卫生出版社, 2013.

7. 孙振球. 医用统计学. 3 版. 北京: 人民卫生出版社, 2011.

8. 金丕焕. 医用统计方法. 3 版. 上海: 复旦大学出版社, 2009.

9. 方积乾. 卫生统计学. 北京: 人民卫生出版社, 2008.

10. 孙贵范. 预防医学. 北京: 人民卫生出版社, 2006.

11. 黄悦勤. 预防医学. 北京: 北京医科大学出版社, 2004.

第九章

循证医学的原理和方法

第一节　循证医学概述

循证医学(evidence-based medicine,EBM),也称有据医学、求证医学或实证医学,循证医学创始人之一 David Sackett 于 2000 年对循证医学的定义为:慎重、准确和明智地应用当前所能获得的最好的研究证据,同时结合临床医师个人专业技能和多年临床经验,并考虑患者的价值和愿望,将三者完美地结合起来,制定每一个患者最佳的诊治措施。

狭义的循证医学主要指循证临床实践;广义的循证医学还包括循证宏观医疗卫生决策,即任何关于群体医疗卫生服务的循证实践。临床实践是针对个体患者的,宏观政策是针对群体的医疗卫生服务活动。典型的个体决策如一个患者应该用哪种治疗方案,典型的群体决策如医疗卫生政策和管理方案。我国对新型冠状病毒感染的国家层面强力控制便是循证医学有效群体决策的最新实例。循证医学必须通过宏观决策者和临床医生的日常实践活动来实现。实施循证医学,将有利于推广低廉有效、物有所值的措施,阻止新的无效措施进入医学实践,淘汰现行无效的措施,从而充分利用有限的卫生资源,不断改善医疗卫生服务的质量和效率,提高人民健康水平。

所以,循证医学是关于如何遵循科学证据进行医学实践的学问。更确切地说,循证医学是基于现有最好的证据,兼顾经济效益和价值取向,进行医学实践的科学。

循证医学的研究方法主要是大样本(large-sample)、多中心(multicenter)、前瞻性(prospective)、盲法(blind method)、随机对照试验(randomized controlled trial,RCT)(即将研究对象随机分组,对不同组实施不同的干预,以对照效果的不同),并尽可能长时间地追踪观察;另一条途径是对临床研究资料进行二次分析如系统评价(system review,SR)和荟萃分析(meta-analysis)。

循证医学的基本思想,可追溯至 18 世纪中国清朝乾隆年间,当时产生了一种研究历史的方法称为考证,又称为实

证研究,即对所能得到的各种史料按照一定的标准进行严格的评价,用以证明其真伪。1769 年,Morgagni 用尸体解剖方法研究疾病,当为西方医学求证之肇始。19 世纪中期法国大革命之后的拿破仑时代,"唯结果论(consequentialism)"的兴盛催生了循证医学的萌芽。"唯结果论"主张某一行为的正确与否应该用其结果来衡量。一批医生如 Pierre Louis 等首先自觉地将这一思想应用于临床实践,他们拒绝盲目地遵循官方所公布的治疗方案,要求注重临床实际效果,强调经过大量临床实践观察证实有效的治疗手段才是正确的,即有确凿证据证实为有效的医疗手段才是好的、可取的。拿破仑本人更是唯结果论的提倡者和拥护者。他对患者推行医院式管理,由此产生了医院。也由于医院的产生,使所有患者一起接受治疗、临床试验研究得以开展,从而产生了有说服力的临床证据。在临床证据面前,拿破仑又不惜用武力强制施行某种治疗手段。例如,在发现阿尔卑斯山区单纯性甲状腺肿和克汀病的高发病率与地理环境有关后,拿破仑派遣军队强制当地居民迁移,使此类疾病获得了有效控制。

现代循证医学产生于 20 世纪 80 年代,以英国 Archie Cochrane 为代表的一些流行病学家经过大量调查,发现只有低于 20% 的临床诊治措施被证明是有效的,从而疾呼临床实践需要证据。他们的工作使得大规模的 RCT 在 20 世纪 80 年代蓬勃开展起来,进而为 90 年代循证医学的发展及其地位的确立奠定了基础。第一个循证医学经典研究来源于妇产科。1987 年,世界循证医学之父 Archie Cochrane 的系统评价表明,先兆早产的母亲使用氢化可的松可使早产儿死亡率下降 30%~50%。此法推广后不仅避免了欧洲成千上万的早产儿死亡,同时降低了不必要的卫生资源消耗。此系统评价第一次以不争的事实展示了循证医学在指导临床决策中的巨大作用,它使健康服务可以做到既保证疗效又提高效率,这就是循证医学的终极目标。也因此,该项评价结果

的森林图成为 Cochrane 协作网的标志图标。另一典型例子是 1989 年公布的心律失常抑制试验（CAST），结果表明长期广泛用于急性心肌梗死的Ⅰ类抗心律失常药恩卡尼等虽可抑制室性心动过速，但却使患者猝死率和总死亡率增加。又如硝苯地平等第一代钙通道阻断药可扩张动脉血管、降低血压、减低心脏后负荷，长期以来被用于心肌梗死治疗，但RCT 研究表明此类药物增加了心肌梗死发生率和死亡率。

这些具有里程碑意义的研究结论使得广大临床医生不得不接受循证医学，而现代流行病学（modern epidemiology）和信息技术（information technology）及互联网（internetwork）的发展更为循证医学提供了方法学支持。同时，循证医学的理论体系不断发展、成熟，它在遵循临床证据的基础上，不再排斥基础科学研究和医生的临床经验——循证医学不是对以往的经验医学（empirical medicine）模式的全盘否定，而是对经验医学的一场"变革"；终于自 20 世纪 90 年代起开始了医学发展史上的新纪元——循证医学时代。由于 Cochrane 对循证医学的重要贡献，Cochrane 成为循证医学的代名词。

1997 年 Cochrane 提出，应该按照人类共同关心的大病种、大疗法收集全世界范围内质量可靠的随机对照临床试验，进行等级评价、综合分析，不断更新评价这些大病种疗法是否真正有效，为临床实践提供可靠的依据。这一见解立刻得到广泛响应。1992 年由 Iainchalners 博士领导成立了以 Cochrane 命名的英国 Cochrane 中心——循证医学中心。1993 年召开了第一届年会，正式成立了国际 Cochrane 协作网。1997 年我国在华西医科大学建立中国 Cochrane 中心。至今全球已发展到 13 个国家和 15 个中心，有 64 个国家的5 000 多个成员参与这项跨国学术研究。循证医学已延伸到医学各部门和临床各科，循证外科学、循证内科学、循证妇产科学、循证肿瘤学、循证公共卫生学等相继产生。

循证医学和传统医学（traditional medicine）的明显区别是，后者关注的是"疾病"，而前者关注的是"患者"，其中"人"是中心；在治疗效果的判定上，传统医学依据的是动物实验或仪器检查结果，即中间指标或替代指标（surrogate outcome）；而循证医学依据的是在人体上进行的临床多中心大样本随机对照试验和患者的病死率、生活自理能力、生活质量等最终结局指标，即终点指标（end point）；在医疗决策的选择上，传统医学中医生的个人专业技能和经验居主宰地位，往往将专家意见与科研结论等而论之甚至凌驾其上，患者只能被动地接受，而在循证医学中患者可主动利用最新医学信息，医生也有义务寻找经系列严格评价的世界公认的证据，并将当前的有效诊疗方法及其费用和不良反应告诉患者，供患者根据自己的意愿和支付能力进行选择。但是，循证医学是建立在传统医学之上的新兴学科，它没有也不可能排斥医生个人的专业技能和经验，它只是将自己的经验放在循证医学的海洋中验证，它所强调的正是个人经验与现有科研证据的完美结合。

尽管循证医学有自身的局限性和偏倚（bias），如它的"群体思维（groupthinking）"方式过分地依赖群体证据和标准使临床决策忽略了个体化（individualization）精准诊疗，机械照搬证据失配于医学事件的异质性，过分强调方法学手段而受制于证据评价的偏倚、证据的"灰区"、证据的滞后性、证据的矛盾性、证据与实践的差异性等，以至于有学者放言循证医学已病入膏肓。然而，循证医学确实彻底改变了 21 世纪的医疗实践模式，正如 2001 年 9 月 9 日的《纽约时报》所述：循证医学为八大震荡世界的伟大思想之一，是一场发生在病房里的革命。而国内外依据最新循证医学证据制定的各种指南（guide）与共识（consensus）的纷纷出台及不断更新，就是对循证医学的最好认可和它强大生命力的映射。几十年的循证医学实践以及与其有天然联系的价值医学、精准医学、转化医学、整合医学的诞生，证明它已成为促进临床医学创新和发展进步的不可或缺的利器。

第二节　循证医学实施的步骤和方法

循证医学实施的主要步骤包括：①明确提出需要解决的问题；②寻找可以回答上述问题的最佳证据（best evidence）；③评价证据的正确性、有用性、重要性和实用性；④应用证据；⑤应用效果评估。其中，寻找、评价和正确使用证据是循证医学的"三要素"，其核心是科学评价现有证据（文献）。

一、确定问题

明确地提出需要回答的问题是十分重要的。可将病因、诊断、治疗、预后、预防、护理质量、医源性伤害或卫生经济学等方面的情况转换为一个需要回答的问题。常见的问题有：

1. 病因　如何确定某疾病的发病原因。

2. 临床表现　如何正确获得和解决从病史及体检中得到的临床发现。

3. 鉴别诊断　当考虑到患者临床病变的可能原因时，如何根据病变发生的可能性、严重性和可治疗性进行鉴别诊断和处理排序。

4. 诊断试验　为肯定或排除某一诊断，在考虑到诊断试验精确性、正确性、可接受性、安全性及费用等基础上，如何选择诊断试验并解释其结果。

5. 治疗 如何选择对患者有益而无害或利大于弊的治疗手段，要从效果及费用来决定是否值得采用。

6. 预后 如何估计患者可能产生的临床过程和可能发生的并发症。

7. 预防 如何通过识别和改变危险因素来减少疾病发生的机会，如何通过筛查以早期诊断该病。

8. 自我提高 如何保持知识更新、提高医疗技能，进行更好、更有效的临床实践。

在临床实践中，应尽可能地将确定的问题具体化，如：激素补充治疗（HRT）是否有益于切除卵巢的妇科肿瘤患者？新辅助化疗是否改善患者预后？无 *BRCA* 基因突变的卵巢癌患者是否可以使用靶向药物 PARP 抑制剂奥拉帕利治疗？

二、寻求证据

在提出问题的基础上，通过各种方式寻找现有的最佳证据。常用的寻求证据（search for evidence）手段包括电子互联网检索、图书馆文献检索、会议交流资料、专家通信等。可根据所提问题的性质和目的，决定所需文献的范围和种类，进行系统的文献检索。

（一）证据分级

循证医学强调证据必须来源于临床试验及对临床试验的系统评价。不同的研究机构对证据可靠性（reliability of evidence）的评估分级（level）标准不同，但其基本要点均是以统计学的基本原则来确定的。

循证医学问世以来，其证据质量先后经历了"老五级""新五级""新九级"和"GRADE"四个阶段。前三者关注设计质量，对过程质量监控和转化的需求重视不够；而"GRADE"关注转化质量，从证据分级出发，整合了分类、分级和转化标准，它代表了当前对研究证据进行分类分级的国际最高水平，意义和影响重大。目前，包括世界卫生组织（WHO）和 Cochrane 协作网等在内的 28 个国际组织、协会已采纳 GRADE 标准，GRADE 同样适用于制作系统评价、卫生技术评估及指南。WHO 已经采用 GRADE 标准制定甲型流感 H1N1 指南。

在比较通用的牛津大学 EBM 中心（Oxford centre for evidence-based medicine）制定的关于文献类型的新五级标准（levels of evidence 2009）中，I 级证据力强、设计严谨、偏差小；IV 级和 V 级证据力弱、设计薄弱、偏差多。虽然并非所有临床问题都可找到最高等级文献，但应尽可能使用等级高的证据来源，包括 II 级和 III 级证据。其分级如下：

Ⅰa 级：随机对照的系统评价（systematic review of RCTs）。

Ⅰb 级：随机对照（randomized controlled trial，RCT）。

Ⅰc 级："全或无"（"all-or-none"）病案研究。

Ⅱa 级：队列研究（cohort studies）的系统评价。

Ⅱb 级：队列研究或较差随机对研究（poor RCT）。

Ⅱc 级："结果"研究；生态学研究（"outcomes" research；ecological studies）。

Ⅲa 级：病例对照研究（case-control studies）的系统评价。

Ⅲb 级：病例对照研究。

Ⅳ级：单个病例系列研究（case series）。

Ⅴ级：未经明确讨论或基于生理学、实验室研究或"第一原则"的专家意见（expert opinion without critical appraisal, or based on physiology, bench research or "first principles"）。

新九级证据金字塔（evidence pyramid）从塔尖到塔底依次为：系统评价/荟萃分析、随机对照研究、队列研究、病例对照研究、病例系列、病例报告（case report）、理论研究、动物研究、体外研究（*in vitro* study）。

GRADE 证据质量分级（GRADE quality of evidence grading）方法中，将证据群的质量分为高、中、低和极低四类。无严重缺陷的随机对照试验成为高质量证据，无突出优势或有严重缺陷的观察性研究属于低质量证据。GRADE 将作为系统评价的一部分的质量评价与作为指南制定的一部分的质量评级区分开来，并确定了几乎涉及影响证据质量的所有问题的 5 类因素——偏倚风险、不精确、不一致、间接性及发表偏倚。

总的来说，前瞻性 RCT 是最有价值的循证医学证据资料，如 2002 年 7 月 9 日美国妇女健康启动工程（WHI）发布的关于使用联合激素替代疗法（HRT）的利弊报告就是一项大规模、多中心、前瞻性随机对照临床试验。

（二）证据来源

包括数据库（database）、杂志（journal）、指南、专著和"灰色文献（gray literature）"（研究生论文、内部报告、未列入数据库的杂志和制药工业资料、通过私人查询获得的未发表或已发表的研究报告的原始资料等）。

1. 原始研究证据

（1）Medline-Index Medicus Online：美国国立医学图书馆建立的 MEDLARS 系统中最大和使用率最高的医学文摘型数据库，收录了 1966 年以来 70 多个国家和地区出版的 4 000 余种生物医学及其相关学科期刊的文献题录，内容涉及卫生教育和卫生服务管理、临床医学、基础医学、毒理学、精神病学和心理学、环境医学、职业病学、营养卫生学、护理学、兽医学等各个学科。

（2）Medical Matrix：由美国医学信息学会主办的免费注册临床医学数据库，收集的内容全面，对每一内容均有简要评论，并对链接网址按 1~5 个星分级，便于事先决定是否进入其网页阅读。分类目录搜索是它的主要特色。

（3）Medscape：收集了最多免费的临床医学全文，可免费查阅 2.5 万多篇世界著名医学杂志的文章，免费进入

MEDLINE、AIDSLINE 和 TOXLINE 数据库,免费检索全球 3 900 多种医学杂志的 950 万篇文章摘要;可直接查阅 Merriam-Webster 医学词典中 5.5 万条目的内容;其最大的网上药物数据库,可查询 20 多万种药物的剂量、毒副作用、注意事项等内容;还可定制个人独特的 Medscape 界面。

(4)Embase 数据库:欧洲生物医学文献数据库,收录了约 3 500 余种杂志,以收录药物研究文献而著名。

(5)中国生物医学文献数据库(CBM):中国医学科学院医学信息研究所研制的生物医学文献检索数据库,收录了 1980 年以来的 1 000 多种中国生物医学期刊以及会议论文、汇编的文献题录。

(6)中国循证医学/Cochrane 中心数据库(CEBM/CCD):是以中文发表的临床干预性随机对照试验和诊断试验数据库。

(7)国立研究注册(The National Research Register,NRR):英国国立卫生服务部资助的在研或新近完成的临床试验数据库。

(8)中国知网(CNKI)数据库:覆盖了理工、农业、医药卫生、文史哲、经济政治与法律、教育与社会科学、电子技术与信息科学。其中中国医院知识仓库(CHKD)涵盖了医药卫生各个领域的医学相关文献,收录了我国 1915 年(部分回溯至创刊)至今出版的期刊。截至 2019 年 1 月,收录医学及相关整刊 1 643 种,过刊 691 种,相关非医学期刊 5 600 多种,包括 120 种被 SCI、MEDLINE 等收录的期刊,累计收录文献量超过 1 389 万篇。其中核心期刊收录率 74%,独家刊 420 种。亦收录了医学相关的多种报纸的文献、医学博士硕士论文、重要会议论文以及部分工具书、教材等,并契合个人业务提高、科研立项、进修学习需要对资料遴选、查重查新查剽、分类和整合,还增设了"循证医学"栏目。

(9)万方数据库:是和中国知网齐名的中国专业的学术数据库,由万方数据公司开发,涵盖期刊、会议纪要、论文、学术成果、学术会议论文的大型网络数据。万方期刊集纳了自 1998 年以来理、工、农、医、人文五大类 100 多个类目的近 8 000 余种各学科领域核心期刊,核心期刊收录率 95% 以上,年增 300 万篇文献,每天更新。万方学术会议文献全文数据库,主要收录 1998 年以来国家级学会、协会、研究会组织召开的全国性学术会议论文,数据范围覆盖自然科学、工程技术、农林、医学等领域,文献收藏率达 90% 以上。"英文版"主要收录在中国召开的国际会议的论文,论文内容多为西文。学位论文全文数据库收藏我国各学位授予单位的论文,收录数量居国内首位。中国科技成果数据库收录 1986 年以来社会科学、自然科学等领域新技术成果项目,数据来自历年各省市部委鉴定后上报科技部的科技成果及星火科技成果。

(10)维普网:建立于 2000 年,是 Google Scholar 最大的中文内容合作网站。收录有中文报纸 400 多种、中文期刊 12 000 多种、外文期刊 6 000 余种;已标引加工的数据总量达 1 500 万篇、3 000 万页次。

(11)其他:各种搜索引擎如谷歌、雅虎、百度、360 搜索、必应等均可检索部分医学科技文献资料。

2. 二次研究证据

(1)数据库:

1)Cochrane 图书馆(CL):由国际 Cochrane 协作网建制。是在循证卫生保健的"黄金标准"——循证医学系统评价(Cochrane Systematic Reviews)的基础上建立起来的,目的是产出、保存、传播和更新医学各领域的系统评价(SR),帮助参与卫生保健决策人员及时了解所有最新证据,提供有关现有治疗方法和新治疗方法的最高品质信息。为临床治疗和医疗卫生决策提供可靠依据。CL 汇集了众多数据库,包括系统评价数据库(CDSR)、临床对照试验注册数据库(CCTR)、疗效评价文摘数据库(DARE)、卫生技术评价数据库(HTAD)、NHS 卫生经济评价数据库(NHS-NEED)、Cochrane 系统评价方法学数据库(CRMD)。

2)循证医学评价(EBMR):由 Ovid 公司制作的付费数据库。该数据库集 CL 中的 CSRD 和 DARE 及最佳证明(best evidence,BE)三个数据库为一体,并与 Medline 收录的杂志全文相链接,可以同时获得二次和原始证据。

3)评价与传播中心数据库(CRDD):包括 DARE、NEED 和 HTAD 三个数据库,由 NHS 和卫生技术评估国际网络机构(INAHTA)制作。

4)临床证据(CE):由英国医学杂志(BMJ)出版,主要针对临床具体问题提供实用的证据或明确有无证据。

5)美国国立卫生研究院卫生技术评估与导向发布数据库(NIHCS & TAS):是关于卫生技术评估的数据库。

6)BMJ Best Practice(BMJ 最佳临床实践)数据库:是 BMJ 期刊 Clinical Evidence(BMJ 临床实证)的升级产品,是基于循证医学的临床诊疗决策支持和学习工具。它由全球知名临床专家执笔撰写,将最近的研究成果、指南、专家意见整合在一起,为实际临床诊疗及学习提供可靠信息。该资源适合任何层次的医务工作者,尤其适用于年轻医师、全科医师和医学生。

7)Trip Medical Database 数据库:是一个循证医学领域的强大网站,1997 年开发的一站式循证医学搜索引擎。主要收录了 75 个以上高质量的医学信息资源,包括 Cochrane Library 系统评价数据库(CDSR)的摘要、疗效评价摘要数据库(DARE)、National Guideline Clearinghouse(NGC)、Bandolier、Evidence Based Medicine、Patient Oriented Evidence that Matters(POEMs)以及主要的医学期刊论文,如《英国医学杂志》《美国医学会杂志》和《新英格兰医学杂志》等。提供特色的 PICO(Participants/Patients,Intervention,Comparisons,Outcomes)检索模式。

8)其他数据库:如由美国卫生健康研究与质量机构(AHRQ)、美国医学会(AMA)和美国健康计划协会(AAHP)联合建立的循证医学临床实践指南数据库

（National Guideline Clearinghouse，NGC）；由英国政府创建的英国国家卫生和临床技术优化研究所（National Institute for Health and Clinical Excellence，NICE）、苏格兰国家卫生服务机构研发的循证临床实践指南的学术组织苏格兰校际指南网络（Scottish Intercollegiate Guidelines Network，SIGN）等。

（2）期刊：

1）《循证医学》杂志（EBM）：由 BMJ 和美国内科医师协会（American College of Physicians，ACP）联合主办，提供全科、外科、儿科和妇产科方面的研究证据。

2）美国医师学会期刊俱乐部（ACP Journal Club）：通过筛选已出版的研究报道和文献综述的详细文摘，使读者掌握治疗、预防、诊断、病因、预后和卫生经济学等方面的重要进展。

3）Bandolier：由 NHS 主办。由英国牛津大学于 1994 年创办，1995 年开始在网络上运行，月刊，可免费获取全文，2007 年印刷版暂停出版，2010 年在线出版了新的资料，但随后再没有出版。Bandolier 使用循证医学技术，收集包括以临床研究为基础制作的系统评价以及从二级研究杂志中选择的信息等，对有关循证临床实践单篇文章均进行了简要评估。主要提供干预疗效方面的最佳证据。

4）《循证护理》杂志（EBN）：由英国皇家护士学院和 BMJ 联合主办，提供和护理相关的最好研究和最新证据。

5）《循证卫生保健杂志》（Evidence Based Health Care）：由英国出版，提供健康保健金融、组织和管理方面的最佳证据。

（3）指南（Guidelines）：

1）国立指南库（NGC）：由美国卫生健康研究与质量机构（AHRQ）、美国医学会（AMA）和美国卫生健康计划协会（AAHP）联合制作。

2）指南（Guidelines）：由英国牛津的医学科学研究院（IHS）制作。

3）美国国家综合癌症网络（National Comprehensive Cancer Network，NCCN）：作为美国 21 家顶尖肿瘤中心组成的非营利性学术联盟，每年发布更新各种恶性肿瘤临床实践指南，得到了全球临床医师的认可和遵循。其每个指南的更新和制定都以循证医学的证据分级为重要参考依据，所以不仅是美国肿瘤领域临床决策的标准，也已成为全球肿瘤临床实践中应用最为广泛的指南，在中国也得到了广大肿瘤医生的认可与青睐。

（三）检索证据

1. 计算机检索　将所提出的临床问题分解为几个独立的词汇，参考拟检索的数据库词典，选择与已分解的独立词汇最相适应的词汇进行转化，可采用 And、Or 或 Not 对词汇实施最佳组合后进行检索，并根据需要限定检索项目。通过初次检索结果，可以了解本次检索的范围是否合适或过宽、过窄，并对检索策略的敏感性与特异性作出评价和调整，进行必要的再检索。

2. 人工检索　是国际 Cochrane 协作网为最大限度收集已发表的临床试验研究而组织的一项医学杂志、会议论文集等的检索工作。由美国新英格兰 Cochrane 中心（NECC）具体协调执行。为避免重复，需将准备检索的杂志向 NECC 登记注册，国内由中国循证医学中心统一向 NECC 注册并报告检索结果。要按照 Cochrane 协作网工作手册和临床流行病学的纳入标准（including criteria）及排除标准（excluding criteria）最大限度地注册、检索有可能刊登随机对照试验的医学杂志、会议论文集、内部刊物等，应至少有两人交叉检查核对，逐期、逐篇查阅所有含随机、半随机、双盲、单盲、安慰剂等字样的 RCT 和 CCT 报告及合格的诊断试验文章、摘要、专栏及信件等。

3. 其他检索　阅读循证医学相关期刊、专著及专业杂志和书籍及电子出版物，随时掌握最新信息和证据。

三、评价证据

循证医学强调将最佳的研究成果或证据运用于指导医疗实践。但在用于医学实践之前，需根据自己的专业知识、流行病学和统计学知识等对证据的可靠性、科学性、实用性和有效性进行严格评价（critical appraisal），判断这些证据是否为最佳证据，即对一个研究证据的质量作科学的鉴别，分析它的真实性和可靠程度。如果真实可靠，还要进一步评价其是否有重要临床价值；如果既真实又有重要的临床价值，还要看这些证据是否适用于具体的临床诊疗实践以解决临床实际问题。

证据质量的评价方法主要依据其是否或可能存在偏倚。偏倚越小，其证据的价值越大，反之亦然。然而从根本上来说，任何证据都带有一定的偏倚，这些偏倚可能来自各个方面，从实验设计、病例选择以至论文的发表都可能存在偏倚，但多数情况下偏倚主要是来自作者。

常见的实验偏倚有：①选择性偏倚：在选择和分配研究对象时，因随机方法不完善造成组间基线不可比，可夸大或缩小干预措施的疗效；采用真正的随机方法并对随机分配方案进行完善的隐藏可避免这类偏倚的影响。②实施偏倚：在干预措施的实施过程中，指除比较的措施外，向试验组和对照组研究对象提供的其他措施不一样；避免的措施是标化治疗方案和对研究对象及实施研究措施者采用盲法。③随访（follow-up）偏倚：指在试验的随访过程中，试验组或对照组因退出、失访、违背治疗方案的人数或情况不一样造成的系统差异；尽量获得失访者的信息和对失访的人员采用恰当的统计学方法处理如意向分析法可减少其影响。④测量偏倚：测量试验组和对照组结果的方法不一致所造成的系统差异，特别是主观判断研究结果时；所以采用统一、标化测量方法和对研究对象及结果测量者实施盲法可避免其影响。

（一）真实性的评价

循证医学要求采用最佳的医学证据，而真实性（validity）或真实度是最佳医学证据的基本要求。

1. 内在真实度（intrinsic validity）**的评价** 内在的真实度指单个研究结果接近真值的程度，即受各种偏倚因素如选择、实施、失访和测量偏倚的影响情况；它是对一个研究结果所提供的证据进行严格评价所获得的真实性的结论，表明该证据的真实程度，真实度越高就越有价值。

（1）研究设计因素：①是否有明确的问题；②病例和试验手段的选择是否合理；③对病例和对照是否设定了参考标准；④制定方法是否合理和强有力；⑤是否有方法学的比较和最终结局的比较，是否遵循盲法原则；⑥是否去除了混杂的变量因素；⑦是否有可以重复的方法学描述等。

凡病因学、危险因素、疾病预防和治疗研究所获得的证据，其真实度最佳者当属设计完善的随机对照试验，其次为前瞻性队列研究涉及或源于队列研究的巢式病例-对照研究设计（net case-control study）；而前瞻性非随机对照临床试验所获得的证据则不如前者。回顾性研究或观察结果的总结分析，若采用病例-对照研究设计，只要病例和对照选择准确、配对合理、观察和分析的影响因素或危险因素明确、统计方法正确，则其证据真实性虽不及前瞻性研究，但却优于无对照的系列病例总结报告和单纯的病例报告或专家评述所提供的证据。诊断性试验（diagnostic test）证据的真实性分析，需注重设计中有无公认的诊断金标准，是否与金标准同步实施，是否进行了盲法判断以及提供的诊断性指标是否正确与全面等。

（2）研究对象的因素：①诊断标准：必须确定适当的、明确的纳入标准及排除标准，使被纳入的研究对象不能主观随意分配。②样本量：要注意样本量大小及其假阳性（Ⅰ类错误，α）或假阴性（Ⅱ类错误，β）的概率（P值），计算其把握度（power=$1-\beta$）；样本量大，受机遇因素影响就小，犯Ⅰ类错误、Ⅱ类错误的概率就很小，证据强度就高而可信。③混杂因素：指除了研究对象所患疾病等因素之外并存的能影响同一后果的其他因素，例如雌激素增高的子宫内膜癌患者同时患有高血压、肥胖和糖尿病等混杂因素。

（3）资料收集与整理的因素：必须按设计方案的要求和对已实施的观测结果进行如实地收集和整理科研资料，绝不能人为取舍或"创造"，要注意：①组间基线状况与可比性（comparability），试验观测指标在中间期和终末期的数据要与基线状况相比较，以了解其间数量和数据的差异；②研究对象对研究措施的依从性（compliance），在规定的观测期和试验终结果，是否全部研究对象均完成了所规定的检查或治疗，若低于80%的依从者，将必然会影响结果的真实性。

（4）观测结果的因素：临床试验终点指标的观察，除了痊愈、残疾及死亡等硬指标外，用于观测干预效应的实验室和影像学（放射线、超声、心电图及血象、骨髓象及病理学图像）方法以及测试指标和结果的正确与否对证据的真实性是非常重要的。应注意实验方法、试剂的标准及同一性、测试结果的精确性和重复性、测试指标对观测结果的敏感度（sensitivity）和特异度（specificity）；采用盲法判断实验结果是避免测量偏倚（同一份资料不同观测者或同一观测者在不同时间观测时可以出现不同的结论）的常用而有效的重要方法，为判断其是否存在或发生的概率能否被接受，可做观测间的一致率和 Kappa 检验。

（5）统计分析的因素：必须明确所采用的统计学方法是否正确合理，因为研究结果数据的性质不同则采用的统计学处理也不同：①定量资料（quantitative data）：满足正态分布和方差齐性条件者，可采用 t 检验、U 检验、方差分析、直线相关与回归等；不满足参数检验条件或经变量变换后仍不能满足参数条件以及数据分布类型不明确者，应用非参数统计方法。②定性资料（qualitative data）：采用卡方检验、Fisher 精确法、秩和检验等。③等级资料（ranked data）：应做秩和检验、Ridit 分析、等级相关等。④配对资料（paired data）：应做配对的 t 检验或卡方检验，而不宜应用成组资料的卡方检验或一般的 t 检验。⑤对各种检验结果均应做相应的 95% 置信区间（confidence interval, CI）分析，以判断真实度的可信范围。⑥对于复杂的、受多种因素影响的临床后果的资料，除了做单因素分析外，还应做相应的多因素统计学分析处理。

2. 外在真实度（external validity）**的评价** 研究证据外在的真实度，指一种研究的证据具有普遍的代表性，研究结果是否可以应用于研究对象以外的其他人群。因为临床试验不同于基础医学研究，其复杂和困难程度相当大，表现在患者的数量和来源、患者的病情、社会和经济状况、医学研究人员的素质和研究工作的条件等的影响，所以临床研究的规模必有所限制，同一疾病的同一或类似的多个研究所获得的研究结果，也必有所差异。为了将多个不同的临床研究所采用的同一种疗法治疗同一种疾病的结果及证据归纳在一起进行分析评价，以求得它们的外在真实性，于是产生了另一种严格评价方法——系统评价。

此外，在临床实践中证明了对有关疾病的特效疗法或药物，无论在何时何地都能显现良好者，亦称之为外在真实度良好（good external validity）。例如奎宁制剂治疗疟疾、青霉素治疗钩端螺旋体病、早期无转移宫颈癌的根治术等。

（1）系统评价（system review, SR）：将各个单一的研究证据，在经过严格评价确定了具有良好的内在真实性的基础上进行综合评价，是一种全新的高质量的文献综合评价方法，所获得的证据具有良好的外在真实性和普遍的指导意义。它以某一具体临床问题为基础，系统、全面地收集所有相关的研究结果，采用临床流行病学评价文献的原则和方法，对每一单个的研究逐一严格评价，应用明确的可重复性强的评价指标筛选出符合质量标准的文献，进行定性分析（原始文献的研究结果被总结但未经统计学合并时）或定量合成分析(应用统计学方法对几个主要研究的结果进行定量统计合并)并对评价结果予以客观地解释,从而得出综合可靠的结论;而且随着新的研究的出现进行及时更新,以随时提供最新信息和证据指导临床决策。系统评价的科学性体现在可用一些系统的方法来尽可能地减少单个研究可能存在的偏倚和随机误差,如 Pooled 分析(Pooled analysis)可对不同研究结果的原始数据进行汇总分析,荟萃分析可对具有相同目的的多个独立研究结果进行汇后分析。最常用的定量分析方法是荟萃分析法,定性分析法是文献的批判性评估(a critical review of the literature),后者采用评分表来评价方案设计和方案分析的质量,获得分数最高的研究方案其结论就最可信。

1)系统评价与传统文献综述的区别:前者采用了科学的方法控制偏倚和随机误差,而传统的文献综述缺乏明确表述的系统评价方法,因此偏倚和随机误差发生的可能性大,不能作为临床工作的依据。系统评价的目的是解决某一具体临床问题,其范围小但有深度。需要进行系统评价的临床问题需要非常明确,通常包括 4 个基本组成部分:特异的人群(如绝经后妇女)、具体的疾病或临床状态(如性激素水平降低)、诊疗手段(如长期 HRT)和一个或多个特异性结果(如心血管疾病、卒中、乳腺癌、肺栓塞等)。上述 4 个部分连接起来,待解决的临床问题就是:绝经后妇女长期接受 HRT 能否增加心血管疾病、卒中、乳腺癌、肺栓塞的风险?而传统的文献综述往往就一个主题的多个环节进行论述,其范围大且不注重深度,故它有助于了解某一类临床问题的概况,但不能作为临床工作的依据。

2)系统评价的意义:高质量的系统评价结果具有极其重要的学术价值。在当今信息爆炸时代,医学知识呈指数增加,几乎每 10 年就要增加 1 倍。从业医师预期每年要从大约 2 万多种生物医学出版物中的超过 600 余万篇文章中获得必要的信息。现代医学已经发现 3 万余种疾病,不同疾病的并发症更是难以计数。目前已有约 1.5 万余种治疗药物,并且还在以每年增加 250 种药物的速度上升。因此,对已有研究成果进行总结的系统评价能够确切地反映出某一临床问题的当前研究水平并为之提供答案,使临床医生能够在有限的时间里了解、学习、把握并解决临床问题。系统评价对于医学研究人员也具有重要意义。对已有研究数据进行系统评价,可以印证假设、估计样本量以及帮助研究者制订研究计划。如果没有系统评价,研究者就有可能错过最有价值的研究方向或者重复别人已经研究过的问题。系统评价还可帮助卫生行政管理者制定临床政策和优化资源配置。

3)系统评价的原则:①结果是否真实,系统评价是否按照随机对照试验进行,其"方法学"部分有无检索和评价临床研究质量的方法,是否漏掉了重要的相关文献或未能囊括多语种的及未发表文献,不同危险研究的结果是否一致,是否对其进行了同质性检验(homogeneity test)。②结果是否重要?重要性取决于系统评价的疗效大小和疗效的精确性;

进行结果合成时,应根据研究的质量和样本含量的大小对不同研究给予不同权重值,采用恰当的指标如比值比(odds ratio,OR)、相对危险度(relative risk,RR)、均数的差(mean deviation,MD)、防止一例事件发生需要治疗同类患者的例数(number needed to treat,NNT)、随机效应模型(random effect model)及固定效应模型(fixed effect model)等合成结果,并计算相应的置信区间。③评价结果是否可用于我的患者?系统评价报告的结果是所有研究对象的"平均效应",能否用于我的患者还要考虑系统评价中的干预措施在我的医院是否可行,我的患者与系统评价中的研究对象在性别、年龄、并发症、疾病严重程度、病程、依从性、文化背景、社会因素、生物学及临床特征等方面的差异,该措施的费用及利弊如何,患者价值观、期望及对疗效和不良反应态度如何。

4)系统评价的优点:①目的及过程非常明确,且具有良好的重复性;②有明确规定的方法,可减少由于进入和排除进入本研究时所造成的偏倚;③应用了适当而可靠的方法;④读者可以快速地获得大量信息,从而缩短了从研究成果到有效应用的时间;⑤可以确定研究结果普遍应用的范围,以及各个研究结果是否具有一致性;⑥发现研究结果异质性的原因,并有可能针对特殊的亚人群提出新的研究假说。

5)系统评价的局限性:①所得结论真实性的局限性;②仍然具有一定的偏倚。系统评价包括前瞻性和回顾性系统评价,后者受临床研究质量的制约,易受系统偏倚及随机误差的影响。

6)系统评价的质量评价标准:①研究的问题是否明确;②是否有允许进入和排除进入本研究的严格标准;③文献的搜寻是否完全;④对不同的文献是否给予不同的权重;⑤使用的统计学方法是否正确合理;⑥对结果是否做了合理的解释。

7)系统评价的基本步骤和方法:①确立题目、制定系统评价计划书,题目主要来源于临床实践中某些干预措施的利弊仅凭单一研究结果难以确定或在临床应用过程中存在较大差异和争议的问题;题目确立后要制订系统评价计划书,内容包括系统评价题目、目的、背景资料、检索文献的方法及策略、选择合格文献的标准、评价文献质量的方法、收集和分析数据的方法等。②检索文献,要系统、全面地收集所有相关的文献资料,除发表的原著之外,还应收集其他尚未发表的内部资料以及多语种的相关资料,以避免发表偏倚和语言偏倚。③选择文献,选择标准应根据确立的研究问题及构成研究问题的四要素(研究对象、干预措施、主要研究结果和研究的设计方案)而制定,可行初筛、阅读全文和与作者联系获得有关信息。④评价文献质量,应用循证医学评价文献质量的原则和方法,分析评价其内在真实性、外在真实性和影响结果解释的因素,可采用清单或一栏表(checklist,即有许多条目,但不给予评分)和量表评分(scale,即有许多条目,每个条目均给予评分,但可给予相同或根据重要性给予不同的权重);为了避免选择文献和评价文献质量者的偏倚,可以多人或盲法选择和评价，也可专业与非专业人员相结合共同选择和评价；此外，应进行预试验，以摸索经验，标化和统一选择、评价方法。⑤收集数据，包括一般资料（如评价的题目、评价者的姓名、原始文献编号和来源、评价的日期等）、研究特征（如研究的合格性、研究对象的特征和研究地点、文献的设计方案和质量、研究措施的具体内容和实施方法、有关偏倚防止措施、主要的试验结果等）、结果测量（如随访时间、失访和退出情况、分类资料应收集每组总人数及事件发生率、连续资料应收集每组研究人数、均数和标准差或标准误）等，所有的数据资料均要输入系统评价管理软件（review manager,Revman）进行文献结果的分析和报告。⑥分析资料和报告结果，定性分析是定量分析前必不可少的步骤；定性分析是采用描述的方法，将临床研究的特征按研究对象、干预措施、研究结果、研究质量和设计方法等进行总结并列表，以便浏览纳入研究的情况、研究方法的严格性和不同研究间的差异以及计划合成和结果解释；定量分析包括同质性检验（指对不同原始研究之间结果的变异程度进行检验，若检验结果有显著性差异，应解释其可能的原因并考虑进行结果合成是否恰当）、荟萃分析和敏感性分析［sensitivity analysis，指改变某些影响结果的重要因素如纳入标准、研究质量的差异、失访情况、统计方法和效应量（effect size）的选择等，以观察同质性和合成结果是否发生变化，从而判断结果的稳定性和强度］。⑦解释系统评价的结果（讨论和结论），基于研究结果进行解释，内容包括系统评价的论证强度（取决于纳入研究的设计方案和每个研究的质量、合成结果的效应值大小和方向、是否存在重要的方法学局限、是否存在剂量-效应关系等）、推广应用性（干预措施是否适用于我的患者）、卫生经济分析（干预措施的利弊和费用）、对医疗和研究的意义等。⑧更新系统评价，指在系统评价发表以后，定期收集新的原始研究，按前述步骤重新进行分析、评价，以及时更新和补充新的信息，使系统评价更臻完善。

（2）荟萃分析（meta-analysis）：亦称汇后分析。荟萃分析方法最早见于1955年Beecher发表的"安慰剂的功效"一文,1971年Light和Smith提出可以从不同研究结果汇总原始数据进行综合分析。1976年Glass首次将这种类型的分析称为meta-analysis,并将"meta"一词定义为进一步的综合,认为荟萃分析是为达到统一研究目的,对收集到的多个研究进行的综合统计分析,是数据收集和相关信息处理的一系列统计原则和过程,而不是一个简单的方法。Finney则把对不同来源科学技术信息的定量化汇总分析,统称为荟萃分析。因此,荟萃分析是汇总多个研究的结果并分析评价其合并效应量的一系列过程,包括提出研究问题、制定纳入和排除标准、检索相关研究、汇总基本信息、综合分析并报告结果等。

1）荟萃分析的目的和意义：①增大了所研究结果的统计功效,改进和提高由于样本量小对统计效能的影响,增加统计把握度,提高统计功效；②避免单个小样本所致的偶然

性,发现某些单个研究未阐明的问题,从而帮助解决专家间对同一问题研究结果的分歧；③增加对治疗作用大小估计的正确性；④相对于一般的文献及综述报告或多或少地带有主观评价,荟萃分析可定量综合评价效应大小,对某些研究结果不一致或矛盾的情况作出较客观的判断和较可靠的结论；⑤可处理大量文献而不受研究样本的限制；⑥估计成本-效果分析（cost-effectiveness analysis）中的结果；⑦确定进一步研究的问题,还可能得出新的临床见解。

2）荟萃分析的局限性：作为一种文献资料的定量再分析方法,因受原始文献资料结果的制约和影响,难免存在一些缺陷,主要表现在发表偏倚、权重偏倚、缺乏同质性、资料分析的主观性和结果的应用问题等,而且一些局限性很难或几乎无法用统计学方法所能解决：①方法自身的缺陷,荟萃分析的主体在于被动观察和接受已经形成的研究结果,被综合的多项研究在方法上很难做到一致,其背后可能存在数据不齐,数据是否真实,干扰因素控制不好等问题；②出版偏倚和发表性偏倚,纳入的相关文献不全；③无法控制原始研究报告的质量,可能无法获得所有的相关原始数据,故难以保证原始试验的真实性；④文献检索偏倚和筛选偏倚。

近年来荟萃分析的数量明显增多,方法日趋复杂,但并不表示其结论绝对真实、可靠。1987年Sack从与荟萃分析质量有关的6个方面（研究设计、不同研究的可合成性、偏倚的控制、统计分析方法、敏感性分析、应用性）对86篇随机对照试验的荟萃分析进行评价,结果发现仅28%的荟萃分析合格。因此,在应用荟萃分析的结论指导临床实践前,必须对其方法和每一个步骤进行严格评价以确定其结论是否真实、可信。

3）荟萃分析的质量评估（quality assessment）：荟萃分析是对原有研究结果的再分析,其研究质量既取决于各个独立研究质量,也取决于其研究方法本身（包括研究设计、资料收集、统计分析等）质量。因此,应从下列方面进行质量评估：①各个独立研究质量的评估,设计是否合理,主要特征（研究对象、处理因素、效应指标）定义是否准确,描述是否清楚,统计分析是否正确,偏倚是否得到控制；②敏感度分析,常用分层分析法（stratified analysis）,是评价在一定假设条件（如研究设计类型、患者年龄、性别、职业、暴露用药剂量、剂型、途径、疗程、文献发表刊物、年代、研究中偏倚控制情况等）下所获得的结果稳定性的方法,如果某因素变化导致合并结论发生大的改变,则说明结论对该因素的敏感度高而结论的稳定性较差；③本身的质量评估,包括有无研究设计、是否说明文献检索的方法、纳入与排除标准是否明确、是否列入了所有纳入和排除的文献、对排除的文献是否说明理由、合并结果是否进行了均匀性检验、是否采用了正确的统计学方法、是否进行了敏感度分析、若合并后效应（post-merger effect）有统计学意义则是否考虑到发表偏倚、是否作出了推荐性结论和指明尚需进一步开展的研究等。

4）荟萃分析的统计方法：基本思想是将按照研究计划

收集的计量资料检验的统计量 t 值、u 值、F 值、相关系数 r 以及计数资料计算的统计指标如 OR 值、χ^2 值等进行综合加权，估计合并的平均统计量，得出较为客观可靠的结论。不论定性还是定量荟萃分析，在实施过程中均有相同分析步骤，即提出问题、检索与题目相关的所有文献、筛选出符合纳入标准所有相关研究并进行严格评价、收集必要的数据信息、单个研究汇总描述、制定效应量综合分析与评价的计划书、异质性检验、估计合并效应量、敏感性分析等。具体步骤包括：①对多个独立研究的统计量进行一致性检验，若一致则可将多个统计量加权合并，若不一致则剔除某些特大或特小或方向相反的统计量后再综合；②对具有一致性的统计量进行加权合并，综合估计平均统计量；③对综合估计的统计量进行统计检验和统计判断；④计算统计指标的 95% 置信区间并辅以图示。

5）计数资料（分类变量）的荟萃分析：计数资料可用列联表表示，最简单的是四格表，用以表示临床试验研究结果、队列研究结果和病例-对照研究结果。综合四格表资料的荟萃分析方法有：①固定效应模型（fixed effect model）适用于各个独立试验无差异、随机具有相同的效应者，常用 Mantel-Haenszel 法（利用分层分析的原理将每一层作为一个独立研究，计算综合的比值比 OR 并检验）、Peto 法（是对 Mantel-Haenszel 法的修改）和 Fleiss 法（由 P 直接计算 OR 法）等；②随机效应模型（random effect model），可用 Dersimonian-Laird 法（D-L 法），该法允许各独立试验之间存在差异。

6）计量资料（数值变量）的荟萃分析：①合并检验法，常用 Fisher 法、Winner 法及 Stouffer 法等；②效应大小的测量，效应指数法。

（二）临床意义的严格评价

任何临床研究的证据即使经过严格评价具有良好的内在真实性，但其临床价值如何，还需要对其临床意义进行严格的评价。因此，需要有一系列考测客观效果的指标，而且这些指标的临床意义需根据不同疾病的现实状况并结合专业实际加以评定。常用的效果指标有：

1. 事件发生率（event rate） 例如痊愈率、有效率、残疾率、病死率、发病率、患病率、药物不良反应率等。这些事件在不同的组别则分别表示为：①试验组事件发生率（EER）；②对照组事件发生率（CER）；③预期事件发生率（PEER），指如果患者在不接受任何有效治疗的情况下，预期事件发生的概率。

2. 绝对危险降低率（absolute risk reduction，ARR） 即试验组的事件发生率与对照组事件发生率的绝对差值。例如：试验组的病死率 =5%，而对照组为 10%，则绝对危险降低率 ARR=CER−EER=10%−5%=5%。

3. 相对危险降低率（relative risk reduction，RRR） 指 ARR 被 CER 去除所得商数值的 %，即：RRR=ARR/CER=

（CER−EER）/CER。如上例 RRR=0.05/0.10=50%。

4. 绝对危险增高率（absolute risk increase，ARI） 常用于表示试验组与对照组发生药物不良反应或严重事件发生率的绝对差值，即：ARI=EER−CER（%）。

5. 相对危险增高率（relative risk increase，RRI） 指 ARI 被 EER 去除所获商值的百分率，即：RRI=（EER−CER）/EER。

6. 相对危险度（relative risk，RR） 用于观测某种危险因素暴露组的事件发生率（如发病率或死亡率）和对照组相同事件发生率的比值比，说明暴露组与未暴露组相比发生的机会（即危险度）增加或减少的百分比。即：相对危险度 = 暴露组的事件发生率/未暴露组的事件发生率｛RR=[a/（a+b）]/[c/（c+d）]｝（表 1-9-1）。

表 1-9-1　危险因子与疾病的联系

暴露史	患病	未患病	合计
有	a	b	a+b
无	c	d	c+d
合计	a+c	b+d	a+b+c+d=n

如 RR ≠ 1，说明研究因子与危险度有联系；RR>1 时，表示存在正联系；RR<1 时，表示存在负联系。当用于前瞻性的对照研究，通常 RR≥2 方有临床意义。例如：RR=2，说明暴露组的发病率是未暴露组的 2 倍，即危险度增加了 100%；而 RR=0.25 则表示危险度降低了 75%，提示研究因子是一种保护因子。

7. 比值比（比数比，优势比；odds ratio，OR） 是表示某种事件发生机会大小的一种指标，用于回顾性病例—对照研究或系统评价中表示暴露组与非暴露事件发生比值的相对比，其意义与 RR 相近。但在以医院病例为基础的病例对照研究一般可计算 OR，而不能计算 RR。在一定条件下，OR 近似于 RR。OR=ad/bc。

8. 置信区间（confidence interval，CI） 为了有助于判断上述指标的真实范围，应用有关统计学方法，计算相应的 95% 置信区间，其分布范围越窄，其精度越高，可靠性和代表性越好。

9. 一例不良反应的发生，需要治疗的总例数（number needed to treat，NNT）。

10. 治疗多少例患者才发生一例副效（number needed to harm，NNH）用 ARI 的倒数表示：NNH=1/ARI。

11. 诊断性试验（diagnostic test）的评价 评价新的诊断性试验首先必须确定金标准（gold standard），然后将新的诊断试验结果与金标准进行同步盲法比较。所谓金标准是指在目前被临床医师公认的诊断疾病的最可靠的、灵敏度和特异度都最高的方法，如活检、尸检、手术发现、病理检查、微生物培养、影像学及其他特殊检查以及长期随访的结果等。诊断价值的评估包括诊断灵敏度和诊断特异性的各项指标。

除诊断敏感度、特异性、阳性预测值和阴性预测值外，还包括用 ROC 曲线确定界限值（cut off value），并用 ROC 曲线下面积比较不同试验的优劣。Irwig 和 Moore 推荐用似然比（likelihood ratio，LR）进行评估，Butstone 则提出用诊断所需数目（NND）进行评估。但随着检测范围的扩大，患病率会下降，阳性预测值降低，阴性预测值增高，准确度也有轻度增加，而敏感度、特异度和似然比则稳定不变（表 1-9-2）。

表 1-9-2　诊断性试验比较

按所定诊断标准	按"金标准"诊断		
	有病	无病	合计
阳性（+）	真阳性 a	假阳性 b	a+b
阴性（-）	假阴性 c	真阴性 d	c+d
合计	a+c	b+d	a+b+c+d=n

（1）敏感度（sensitivity）：即真阳性率（true positive rate），指实际有病而按该诊断标准被正确地判为有病的百分率。真阳性例数越多，敏感度越高，漏诊率就越低。敏感度 $Sen=a/(a+c)$。

（2）特异度（specificity）：即真阴性率，指实际无病而按该诊断标准被正确地判为无病的百分率。真阴性例数越多，特异度越高，误诊率越低。特异度 $Spe=d/(b+d)$。

（3）假阳性率（false positive rate，FPR）；误诊率，第一类错误，α：即实际无病，但根据该诊断标准被判为有病的百分率。误诊率 $=b/(b+d)$。

（4）假阴性率（false negative rate，FNR）；漏诊率，第二类错误，β：即实际有病，但根据该诊断标准被判为无病的百分率。漏诊率 $=c/(a+c)$。

（5）患病率（prevalence）：指诊断性试验检测的全部病例中真正"有病"患者所占的比例。患病率 $Prev=(a+c)/(a+b+c+d)$。

（6）似然比（likelihood ratio，LR）：似然比可同时反映敏感度和特异度，而且不受患病率的影响，是评价诊断试验更稳定的指标。似然比越大，诊断的价值也越大。它也可作为评价症状与体征的指标。可依据试验结果的阳性或阴性，计算患病的概率，便于在诊断性试验检测后，更准确地对患者作出诊断。似然比可分为阳性似然比和阴性似然比两种。似然比 LR = 真阳性率/假阳性率 = 灵敏度/误诊率。

阳性似然比（PLR）：PLR 表示诊断试验真阳性率与假阳性率的比值。此比值越大说明主观判断与客观存在符合的程度越高。PLR= 敏感度/（1-特异度）。

阴性似然比（NLR）：NLR 表示诊断试验假阴性率与真阴性率的比值。此值越小说明主观错判的可能性越小。NLR=（1-敏感度）/特异度。

当确定某项检查或某项体征的阳性似然比后，可根据患者的病史、体征作出验前概率（pre-test probability）的估

计，再根据检测结果，应用似然比，计算该病例患病的验后概率（post-test probability；posterior probability）：

验前比数（pre-test odds）= 验前概率/（1-验后概率）

验后比数（post-test odds）= 验前比数 × 似然比

验后概率 = 验后比数/（1+ 验后比数）

验前概率是估计的该病例的患病概率，如验前概率与该试验的患病率相同，则验后概率与阳性预测值相等。否则，不能认为验后概率等于阳性预测值。

（7）准确度（accuracy）：亦称诊断符合率，指一个诊断试验判定的结果与金标准诊断的结果相比时两者相同的百分率（观察值与真实值的符合程度），即真阳性和真阴性在总检查例数中的比例。可用于比较两个医生诊断同一组患者或同一医生两次诊断同一组患者的结果。

准确度 $Acc=(a+d)/(a+b+c+d)$

阳性符合率 $=a/(a+b+c)$

阴性符合率 $=d/(b+c+d)$

（8）诊断指数（r）：又称正确指数或尤登指数（Youden's index，YI），表示诊断方法的真实度（validity），可用于比较两个诊断方法。该值在 0~1 之间变动，该值越大表示诊断试验的真实性越好。$r=1-$（假阳性率 α+ 假阴性率 β）=（灵敏度 + 特异度）-1。

（9）预测值（predictive value）：又称预告值、预期值或诊断价值，指某一诊断方法获得的阳性或阴性结果中，真正有病或无病的概率（亦称可信度）。预测值属于不稳定指标，受诊断方法的敏感性（度）和特异性（度）的影响，特异性越高则阳性预测值也越高，而敏感性越高则阴性预测值也越高。一个诊断试验的阳性预测值说明被试人如为阳性时他有该病的可能性有多大；阴性预测值说明阴性时他没有该病的可能性有多大。

阳性预测值（PPV）：阳性预测值是指某诊断试验全部阳性者中真正患者（真阳性）所占的比例。阳性预测值 $PPV=a/(a+b)$。

阴性预测值（NPV）：阴性预测值是指某诊断试验全部阴性者中，非患者（真阴性）所占的比例。阴性预测值 $NPV=d/(b+d)$。

预测值与敏感性和特异性的不同之处在于它伴随患病率（疾病流行率）的增高或减低而变化。用不同的方法得出的患病率，其计算出的预测值也不相同。如患病率高，则其阳性预测值高，而阴性预测值低；反之，如患病率低，则阳性预测值低，而阴性预测值高。为此，可用 Bayes 定理计算，此时阳性预测值和阴性预测值的计算公式为：

阳性预测值 =［敏感度 × 患病率］/［敏感度 × 患病率 +（1-特异度）×（1-患病率）］

阴性预测值 =［特异度 ×（1-患病率）］/［敏感度 ×（1-患病率）+ 患病率 ×（1-敏感度）］

例如：某项筛查卵巢癌的试验其敏感度和特异度均为 95%，当卵巢癌的流行率（患病率）为 2% 时，根据 Bayes 理论

计算出的阴性预测值为99%,而阳性预测值为28%。这意味着如患者有一个阳性结果,那么她有28%的可能患卵巢癌。说明即使流行率高达2%,对大多数人来说也没有必要进行这项试验。如一组人群中其流行率为0.2%,则其阳性预测值仅为1%,即每100例阳性结果者有1例将患卵巢癌。很明显,在流行率很低的疾病,筛查试验是有问题的。

(10)诊断试验所需数目(number needed to diagnose,NND):诊断试验所需数目是指需进行多少例试验才可以诊断一例患者。NND=1/[敏感度-(1-特异性)]。

(11)受试者工作曲线(receiver operating characteristic curve,ROC curve):ROC曲线用于诊断性试验中正常临界点的正确选择,对临床试验室工作尤为重要。它反映一个特定的检查方法对区别特定的患病组和非患病组样本的检测性能。ROC曲线以不同诊断水平的真阳性率对假阳性率的函数关系表示。该试验的敏感度(真阳性率)为纵坐标,1-特异度(假阳性率)为横坐标,按照连续分组测定的数据,分别计算敏感度和特异度,将给出的各点连成曲线,即为ROC曲线。距左上角最近的一点,即为正常值的最佳临界值。用该点数值区分正常与异常,其敏感度及特异度都比较高,而误诊及漏诊例数之和最小。ROC曲线只靠一两次的试验结果不可能找到正确的临界点,一般要求至少有5组连续分组测定的数据用于制图。ROC曲线还用来比较两种及两种以上试验的诊断价值。ROC曲线也可用真阳性率对真阴性率作出,此时曲线翻转到右侧,最佳临界点在右上角而不是在左上角。

(三)临床适用性的严格评价

经过证据真实性和临床重要性的严格评价之后,如不合格则根本没有临床应用价值,如果合格也不一定可以马上照搬到临床去应用,还要进一步考虑医生和患者的情况以及他们所处的外部客观条件。因为患者病情特点、社会经济状况、医疗环境条件以及医生的技能水平等都可能有不同的差异,所以还需要经过医生的努力、患者的合作以及具备了一定的外部条件设施后最佳证据才能适用。例如,卵巢癌以手术为主的综合治疗已证明是改善卵巢癌患者预后的有效治疗手段,但若患者不愿意接受手术或无经济条件接受治疗,或者经治医生尚不具备成熟的手术和化疗经验,则此时此地再好的证据也无临床适用性。

四、应用证据

循证医学的目的不仅在于确定证据的真实性和重要性,而是为了将其与自己的临床专业知识结合起来用以指导临床诊治实践和决策。

对于不同的问题存在着不同的几种证据状况:①有较全面的研究,且大部分证据的结论比较一致,随机或随意选择几篇证据文献进行综合所得结论具有代表性,这类证据或

已被纳入常规实践,已不是问题,或有待归纳综合,尽快推广;②有较多的研究,但良莠不齐,结论不一,可通过循证处理和归纳得出一定的结论,或推广应用,或深入研究;③有一定的研究,但是缺乏针对性或设计不佳,只得参考这类证据,结合经验和有关知识来处理,有待进一步研究;④缺乏研究,只有通过经验和有关知识的类推处理,有待研究。实际情况比上述的几种状况要复杂得多,但笼统地说,循证实践应特别重视第2种情况和第1种情况中未及时归纳推广的部分。

(一)诊断性试验

在临床实践中应用具有真实性、重要性的诊断性试验时应考虑下列问题:

1. 试验的可行性、准确性和精确性以及成本-效果比如何? 首先需考虑所在的医疗机构有无具备实施该诊断试验的技术和设备条件,若有,要考虑其准确性和精确性如何。应注意到在不同的患者中应用同一诊断性试验其价值是不同的,在晚期病例中诊断试验的似然比较高,而在早期轻型病例中则往往较低,故应使用多层次的似然比以减少诊断试验的偏差。另外,初级医疗机构向上级医疗机构转诊时,常因假阳性病例的增多而导致诊断试验特异性降低。所以,在应用诊断试验证据时,要考虑上述因素的影响并估计由此产生的似然比或验后概率的变化是否足以改变诊断结果和临床决策,同时需考虑应用后的成本-效果比。

2. 能否合理估计患者的验前概率? 可根据患者的临床表现等重要资料来估计所在医疗机构某一疾病的验前概率(患病率)。在缺乏这些资料的情况下,若所处的诊治条件和患者特征类似于诊断试验报告中的情况,则可应用文献的验前概率;若诊断条件和患者特征与文献报道不同,可以报告的验前概率为基点并根据实际情况在一定的范围内变动,观察验后概率的变化,以确定该试验的实用价值。

3. 获得的验后概率是否达到了一定阈值并能否影响对患者的诊断和治疗决策? 验后概率阈值包括试验阈值(test threshold)和治疗阈值(treatment threshold),前者指诊断试验为阴性或似然比远<1.0,故验后概率很低,可据此排除诊断;后者指诊断试验为阳性或似然比高,故验后概率很高,据此可肯定诊断并选择最佳治疗方案。在上述两种情况下,验后概率均达到了一定阈值,可停止进一步的检查。但若验后概率介于试验阈值与治疗阈值之间时,则需进一步检查以肯定或否定待查的疾病;若单个试验不能确定上述阈值时,可采用联合试验方法,计算总的验后概率以帮助临床决策。

4. 是否考虑了患者的意愿? 选择诊断性试验时还必须考虑可能带给患者的痛苦、危险,必须征求患者及其亲属的知情同意后方可进行。

(二)治疗性研究

在应用真实、重要的治疗研究证据时需考虑治疗方案

的效果、安全性及对患者的可能影响,同时还要考虑患者的期望。

1. 是否适合我的患者? 应分析我所医治的患者同研究证据文献中的研究对象在性别、年龄、临床特点、并发症、疾病严重程度、社会因素、生物学特征等方面的差异,并结合临床专业知识及生物学知识综合判断该治疗研究的外延性。一般而言,大样本试验或系统综述的结论对指导具体患者治疗价值更大。若肯定我所医治的患者确实不同于文献中的研究对象,该证据对治疗决策毫无帮助时,应予舍弃。

2. 治疗措施用于患者时效果如何? 治疗性试验研究证据的结果是作用于患者的平均治疗效果,在考虑单个具体的患者的效果时可采用测量治疗措施是否有效的指标NNT(number needed to treat),即用某种治疗措施观察一定时间,需治疗多少例患者才能防止一例出现某种结局。可将文献报告的 NNT 转变为适合我的患者的 NNT,首先确定患者发生某种结局的绝对易感性即期望事件率(patient's expected event rate,PEER),乘以文献报告的 RRR 值得到ARR,然后转换为 NNT。

3. 治疗措施的效果、安全性以及患者的期望如何? 进行治疗决策前必须考虑患者的价值观和喜好,向患者和家属讲明治疗方案的效果及安全性,以取得患者的合作和依从,从而得到最佳的治疗效果。

(三)不良反应的研究

应用疾病治疗中有关不良反应的研究证据,应考虑:

1. 文献研究的结果是否适合于患者? 主要考虑我的患者是否确实不同于文献中的研究对象,是否存在本质的差别以致文献结果对临床决策毫无帮助。

2. 估计治疗的不良反应对患者的影响 参照研究证据来确定我的患者发生不良反应的可能性与文献报告的患者发生不良反应可能性的比值(F),用文献报告的 NNH(number needed to harm)即需要治疗多少例患者才会发生 1例不良反应的结果除以 F,即得到我的患者发生不良反应的NNH。

3. 考虑患者的期望 因为不同的患者在权衡治疗不良反应的效应时意见不同,所以在进行治疗决策时可根据患者喜好、关心和希望解决的问题适当改变 F 值,调整 NNH 并与NNT 进行比较。如果NNH<NNT,则要考虑改变治疗措施。

4. 尽可能选择不良反应更小的方案 即使调整后的NNH>NNT、不良反应也不是很严重,但若有不良反应更小的治疗措施备选的话,也应考虑更换其他备选治疗措施来尽可能减少或避免不良反应。

五、后效评价

后效评价是对所做的工作、对应用的效果进行再评价。应充分估计在实施上述 1~4 步时的效力和效果,严密观察应用证据后的临床效果,严格评价证据的有效性、科学性和实用价值,并考虑患者的期望,进行临床经济学评估,分析其成本(cost)与效果(effectiveness)、效用(utility)及效益(benefit)比,找出证据应用中可能存在的问题,以便在下一次实施中加以改进。

因此,循证医学是一个不断实践、不断更新和不断完善的过程,也是一个临床医生不断学习、不断认识和不断提高的过程。这种由实践到认识、又由认识到实践的循环往复过程,使人们的认识由浅入深、由低级向高级发展。同时,使临床医生能在获得最佳证据的同时,掌握提出问题、分析问题和解决问题的能力,又能为临床循证医学提供新的证据。循证医学不但帮助临床提供方法和证据,也培养了临床医生的终身学习习惯,以更好地为患者服务。

作为一种新的医学思维模式和方法论,循证医学面临着新的问题和挑战;它在不断改造医学的同时也在不断地改造自己。循证医学绝不是医学探索的终结,而只是医学新模式的启航。伴随着人工智能和大数据时代的到来、转化医学与整合医学的发展,循证医学一定能在循证与个体、同一与异质、实验与经验、指南与决策、医学与人文之间找到自己的黄金分割点(golden mean),真正成为未来医学的发展基石。

(李广太)

参考文献

1. Sackett DL, Straus SE, Richardson WS, et al. Evidence-based medicine. How to practice and teach EBM. 2nd edition. Edinburgh: Churchill Livingstone, 2000: 1-60.

2. Randall ME, Filiaci VL, Muss H, et al. Randomized phase Ⅲ trial of whole-abdominal irradiation versus doxorubicin and cisplatin chemotherapy in advanced endometrial carcinoma: a Gynecologic Oncology Group study. J Clin Oncol, 2006, 24: 36-44.

3. McMeekin DS, Filiaci VL, Thigpen JT, et al. The relationship between histology and outcome in advanced and recurrent endometrial cancer patients participating in first-line chemotherapy trials: a Gynecologic Oncology Groups tudy. Gynecol Oncol, 2007, 106: 16-22.

4. Brown GC, Brown MM, Brown HC, et al. The goal of value-based medicine analyses: comparability. The case for neovascular macular degeneration. Trans Am Ophthalmol Soc, 2007, 105: 160-169.

5. Spence D. Interpreting the evidence. BMJ, 2002, 325 (7364): 587.

6. Greenhalgh T, Howick J, Maskrey N. Evidence Based

Medicine Renaissance Group. Evidence based medicine: a movement in crisis? BMJ, 2014, 348: g3725.

7. Spence D. Bad Medicine: Evidence-based health care? Br J Gen Pract, 2017, 67(662): 411.

8. Spence JD. The need for clinical judgement in the application of evidence-based medicine. BMJ Evid Based Med, 2020, 25(5): 172-177.

9. Korownyk CS, Allan GM, McCormack J, et al. Successes, lessons and opportunities: 15-year follow-up of an integrated evidence-based medicine curriculum. BMJ Evid Based Med, 2021, 26(5): 241-245.

10. Naithani N, Atal AT, Tilak TVSVGK, et al. Precision medicine: Uses and challenges. Med J Armed Forces India, 2021, 77(3): 258-265.

11. Spence D. Evidence based medicine is broken. BMJ, 2014, 348(jan03 1): g22.

12. Falzer PR. Evidence-based medicine's curious path: From clinical epidemiology to patient-centered care through decision analysis. J Eval Clin Pract, 2021, 27(3): 631-637.

13. Fletcher AN. What is evidence as evidence is used? A case of dualism? Soc Theory Health, 2021, 16: 1-15.

14. Vidaeff AC, Turrentine MA, Belfort MA. Evidence based medicine - decades later. J Matern Fetal Neonatal Med, 2022, 35(3): 472-475.

15. Darrow JJ, Robertson CT, Kasoff WS. Evidence supporting the value of surgical procedures: can we do better? Am Surg, 2021, 87(8): 1352-1355.

16. Greenhalgh T, Howick J, Maskrey N. Evidence Based Medicine Renaissance Group. Evidence based medicine: a movement in crisis? BMJ, 2014, 13, 348: g3725.

17. Accad M, Francis D. Does evidence based medicine adversely affect clinical judgment? BMJ, 2018, 16(362): k2799.

18. Accad M. How Western medicine lost its soul. Linacre Q, 2016, 83(2): 144-146.

19. de Oliveira RG, de Araújo AO, Gomes CR. Magnetic resonance imaging effectiveness in adolescent idiopathic scoliosis. Spine Deform, 2021, 9(1): 67-73.

20. 沈铿. 价值医学与妇科肿瘤临床决策. 中华妇产科杂志, 2010, 45: 817-819.

21. 游苏宁. 如何正确看待循证医学. 中华糖尿病杂志, 2015, 7: 52-53.

22. 徐光炜. 循证医学浅析. 癌症康复, 2017, 1: 14-16.

23. 周支瑞. 走出循证医学的八大误区. 临床与病理杂志, 2015, 35: 20-22.

24. 姚进文, 闫宣辰. 大数据背景下循证医学在疾病诊断相关分组改革中的应用探索. 甘肃医药, 2021, 40: 167-169.

25. 崔清法, 刘传和. 循证医学在临床实践中的问题与对策. 中华医院管理杂志, 2012, 28: 351-353.

26. 陈德昌. 对循证医学和大数据若干问题的思考. 中华重症医学电子杂志(网络版), 2019, 5: 207-208.

27. 张越伦, 吴东. 试论循证医学的哲学基础. 协和医学杂志, 2021, 12: 401-406.

28. 王小钦. 正确理解和应用循证医学的三个基本要素进行临床决策. 中华内科杂志, 2016, 55: 592-594.

29. 童峰, 郑昊. 从循证医学到循证实践的思辨与发展. 医学与哲学, 2017, 38: 38-42.

30. 张寅升, 李昊旻. 面向循证医学知识转化的相关概念及研究现状. 中国全科医学, 2016, 19: 2358-2364.

31. 刘哲然. 从经验医学、循证医学到精准医学的演变及评价. 医学与哲学, 2017, 38: 81-84.

32. 李广太, 温廷如. 子宫动脉栓塞术治疗子宫肌瘤有效性和安全性的荟萃分析. 中华妇产科杂志, 2006, 41(10): 4.

33. 王吉耀. 循证医学认识中常见的误区. 中华外科杂志, 2006, 44: 504-504.

34. 王吉耀, 唐金陵. 再谈循证医学. 中国循证儿科杂志, 2017, 12: 161-163.

35. 梁秋霞, 翁廷松. 产妇产后出血的危险因素分析及基于循证医学的预警信息系统构建. 中国性科学, 2021, 30: 80-84.

36. 王芊芸, 杨慧霞. 从循证医学角度探讨子宫下段剖宫产术步骤. 中华妇产科杂志, 2019, 54: 61-63.

37. 李博雅, 杨慧霞. 低分子肝素预防子痫前期的循证医学证据. 中华妇产科杂志, 2018, 53: 278-281.

38. 谢玉翠, 李广太. 外阴硬化性苔藓治疗的循证医学评价. 实用妇产科杂志, 2010, 26: 104-107.

39. 李广太. 循证医学对卵巢上皮性癌化疗决策的影响. 中华妇产科杂志, 2012, 47: 582-586.

40. 唐超. 循证医学与叙事医学的整合. 中国医院院长, 2022, 1: 90.

41. 常健博, 陈亦豪. 医智融合开启循证医学新时代. 中华医学杂志, 2022, 10: 382-384.

42. 陈凤媛. 你眼中的"循证医学"是循证医学吗? 世界华人消化杂志, 2018, 26(20): 1225-1228.

43. 李雨, 张崇凡. 基于现代思想理解现代医学困境和循证医学实践. 中国循证儿科杂志, 2021, 16: 398-401.

44. 杜丽雪, 严楠. 叙事医学与循证医学共同搭起医学的骨架. 中国医学人文, 2019, 5: 17-21.

45. 李胜利, 廖伊梅. 基于循证医学的产前超声检查对脐带螺旋结构的评价及其误区. 中华妇产科杂志, 2019, 54: 126-130.

46. 杨晓霖, 贺劲丹. 虚构叙事中的医学人文启示: 从循证医学到叙事医学. 中国医学人文, 2019, 5: 6-12.

47. 卢澄钰, 李兆生. 经阴道宫颈环扎术式的循证医学评价. 现代妇产科进展, 2018, 27: 299-302.

第十章
反家庭暴力中妇产科医生应起的作用

家庭暴力（domestic violent,DV）是全球性的社会问题，对妇女的身心健康甚至生命安全带来极大的威胁和伤害。家庭暴力在我国十分严重，并涉及妇产科的诊断和处理，作为妇产科医生，应该了解、关心和帮助受害妇女的身心健康和权益，特别是在妊娠、流产中的家庭暴力。并参与政府建立反家庭暴力法，在我国减少并最终消除家庭暴力这一丑恶现象。

20世纪90年代，家庭暴力的概念引进中国。在1993年联合国大会通过《消除对妇女的暴力行为宣言》、1995年联合国第四次世界妇女大会通过《行为纲领》将家庭暴力问题列为12个重点关注问题之一。中国政府为了切实保护妇女的人身权利和实现各个领域的男女平等，近年来，在反家庭暴力方面，签署了国际公约，修订了有关的国家法律，积极动员全社会力量共同反对家庭暴力。《宪法》关于保障公民权利男女平等的规定是中国反家庭暴力的立法依据。《中华人民共和国婚姻法》（简称《婚姻法》，自2021年起废止，合并入《民法典》，为方便读者理解，以下介绍中仍用《婚姻法》指代《民法典》中婚姻法相关内容。）是中国第一部明确规定"禁止家庭暴力"的法律。2005年8月修订的《妇女权益保障法》明确规定"国家采取措施，预防和制止家庭暴力"的内容。

家庭暴力（DV）长期以来之所以未引起足够的关注，是因为它被认为是家务事而与社会无关，DV是一个全球性的社会问题。据世界银行的调查，20世纪全世界有25%~50%的妇女都曾受到过与其关系密切者的身体虐待。据美国人口普查局在1995年的一项统计，美国超过1/3被谋杀的妇女死于她们的丈夫或男友之手。美国学者认为，DV是伤害妇女的最大原因，高于机动车造成的事故、行凶抢劫以及强奸三者的总和。"实际上，对于美国妇女而言，家比城市街道更危险"。在中国，每年在约40万个解体的家庭中，有1/4源于DV。DV受害经历与青少年犯罪之间也存在千丝万缕的联系。从法律性质看，DV大多属于民事侵权行为，少数

严重的属于刑事犯罪行为。

家庭暴力给公民个人和社会造成了很大的危害。不应将其简单定性为家庭内部问题，而应将其视为从构建和谐家庭、促进和谐社会角度加以重视。DV不仅严重侵害家庭成员中个人的生命权、健康权、财产权、精神权利等基本人权，而且很大程度上影响社会的稳定发展，它侵犯的不仅是个人利益，还有社会秩序及社会公共利益。

DV的发生率，就研究疾病的样本来源而言，概括起来有两种：一是每年发生率（医学上称为发病率）；二是累计发生率（医学上称为患病率）。就研究DV的样本来源而言，也有两种：一是以社区一般人群为基础的；二是以医院、法院、妇联或特殊人群为基础的研究。这样研究样本的来源不同所得发生率也有明显不同。一般来说，来自一般人群的研究结果，DV发生率都较低，而来自特殊人群的研究DV发生率都较高。

近10年来，DV已经成为全世界关注的一个重要的卫生问题。从不同国家和地区的研究来看，DV的存在没有地域、种族、经济收入、文化背景、教育程度、社会制度及经济发达程度的区别。在不同国家和地区，以及不同阶层中都普遍存在，只是程度不同而已。我国研究结果发现，6.6%的农村育龄妇女报告在过去的1年里，曾经遭受过丈夫的暴力行为，年发生率稍低于其他有关文献所报道的DV年发生率。美国旧金山的调查显示：在过去1年中，11%的妇女报告了亲密同伴暴力，南非的调查发现9.5%的妇女遭受DV。关于累计发生率，全世界范围内近50项人群调查发现，10%~50%的妇女报告曾经遭受过男性同伴的殴打或其他身体损害。英国研究发现，41%的妇女遭受过身体暴力。国内研究结果提示，在特定人群中，DV发生率较高。在北京市心理咨询门诊就诊人群中，33%的出现DV问题；武汉市研究发现，28.3%的家庭有DV发生；2000年广东妇联调查显

示,29.2% 的家庭存在 DV,DV 发生率不同的原因主要包括:研究对象的来源和开展研究的地点不同。来源于妇联和门诊的妇女遭受暴力的可能性比一般人群的可能性要高,报告的发生率也较高。

家庭暴力的发生率在刚分开但仍具有婚姻关系的人中最高,以下依次是离婚女性、未婚女性、已婚女性。DV 在未婚同居的人群中的发生比率远远高于已婚夫妻间。调查显示,同居的两性间侵害的发生率至少是已婚人群的 2 倍,严重暴力事件在同居者中是结婚人群中的 5 倍。因此应该将发生在此类非传统家庭中的暴力行为也纳入 DV 法的调整范畴,否则受害者将无法获得法律的保护。

一、家庭暴力的定义

家庭暴力包括身体、言语、情感、心理、经济或性的虐待、伤害等多种情况,对妇女造成的后果包括从一般伤害、严重伤害到死亡的一系列的健康、生命危害。

结合中国现实状况,DV 的界定是:家庭内发生的家庭成员之间的一方以武力或威胁使用武力的暴力行为,造成另一方身体、精神、性等方面损害的行为。

对于“家庭”的理解:

1. 什么是家庭成员? 法律并没有明确的规定,家庭成员一般是指以共同生活在一个家庭为标志,而实施 DV 的主体范围也应与此相适应。现实生活中提到 DV 许多人的理解仅是“丈夫打妻子”,这是因为这种情况占了 DV 中的大多数,但这种理解是不全面的。

在中国,施暴者一般为家庭成员中的成年男子,受害者一般是妇女、儿童、老年人和残疾人。在个别情况下,受害者也可能是特定家庭中的丈夫。“家庭”的广义的界定,即不仅包括依婚姻、血缘和法律拟制而形成的家庭,还包括具有“亲密关系或曾有过亲密关系”的前夫、男友、前男友、情人、同居者、性伴侣等。给 DV 中的“家庭”采用广义的定义,有利于全面维护妇女的权益,体现了对妇女人权的尊重,在中国,各个年龄段的成人不结婚而同居的现象日益增多。《婚姻法》可以不保护这类人的婚姻,但作为 DV 法则不能无视此类具有亲密关系的暴力。

2. 对于“暴力”的理解,应该是“身体、精神等方面造成一定的伤害后果”,即施暴者的行为达到一定严重程度的,才可以认定为 DV,而家庭成员间日常生活中偶尔发生的、并未造成一定伤害后果的“小打小闹”并不构成 DV。然而,对于这其中轻与重的衡量,即何种程度能构成家庭暴力,目前在司法实践中只能考虑各种因素进行综合判断。其次,对于没有具体实施家庭暴力(武力)但对家庭成员进行威胁、恐吓的行为如何界定,即其是否构成家庭暴力,法律对此没有明确规定,实践中也有不同的理解。有人认为,在对 DV 进行认定时,不能仅仅局限于身体上的伤害行为,如果行为人以暴力相威胁,使受害人精神上受到强制,从而产生

恐惧感,不敢反抗,也构成 DV,即无形暴力也应是 DV 的表现形式之一,否则就会放纵行为人,同时受害人也难以得到救助。但也应注意,如果将所有以暴力相威胁的行为都认定为 DV,则打击面过宽,也不利于家庭暴力的解决。

家庭暴力不只是对妇女的暴力,还包括对家庭其他成员的暴力,在形式上,DV 不仅包括身体暴力,还包括性暴力、精神暴力。

虽然在一定程度上,司法解释弥补了《宪法》《妇女权益保障法》《婚姻法》的不足,但却排除了婚姻家庭或成员之间可能发生的性暴力问题,即并不承认婚内强奸这一情况。但性暴力是否确定,是中国妇女性权利是否得到法律认同的体现。我国事实上给予男人和女人在性生活问题上的不同权利,实际上对于女性的性权利也从来不予承认。而性暴力恰恰侵犯了女性在某种情况下愿意与丈夫发生性行为或不愿意发生性行为的性权利,因此丈夫强迫妻子发生性行为时,如不同意就殴打妻子或故意伤害妻子的乳房、阴道生殖器官等而造成伤害,这种伤害不仅是对性的方面,更具有身体与心理的双重伤害性。因此,学界普遍认为,应当将性暴力界定到 DV 之中。

关于“冷暴力”,即所谓的“精神暴力”。“冷暴力”是部分学者提出的又一种暴力形式,即家庭成员之间在产生矛盾时,不是通过殴打等暴力方式处理,而是故意对对方表现得冷淡、疏远、轻视,如恶言中伤、对对方不理不睬、停止或敷衍夫妻生活等。中国法学会反对家庭暴力(2003 年 11 月)网络会议公布的一份报告结果显示,如果将家庭暴力分为精神暴力、身体暴力和性暴力并进行排名的话,则精神暴力排第一,身体暴力排第二,性暴力排第三。但也有学者认为“冷暴力”这种形式,只是一种消极的情绪,并没有形成积极的武力或强制行为,它只是个人修养、个人性格、个人道德等方面的问题,并不属于真正的暴力。如果将家庭成员间的冷漠等消极情绪都归为 DV,不符合我国的客观实际,我们也不能任意扩大“家庭暴力”的范围。同时也使立法对家庭暴力的惩治存在一定的难度。

因此,对于是否将“冷暴力”也界定在 DV 的概念之中,还有待商讨,意见尚不统一。其一,暴力的重要特征之一就是积极地施暴于对方,而“冷暴力”不能算是真正意义上的“暴力”。第二,“冷暴力”这一观念在中国现阶段还并未被大多数人所接受,因此缺乏社会认可基础。其三,现行法律、法规、社会制度对其很难进行认定和处理。

二、我国家庭暴力的现状及成因

1. 我国家庭暴力的现状 家庭暴力在我国普遍存在,且日趋严重,不仅危害广大个体尤其是妇女的生命健康权,而且也成为影响社会安定和谐的一大不稳定因素。许多受害者不堪忍受施暴者的折磨选择了自杀或者杀人,被害者反过来成了害人者。此外,DV 必然使受害者不能安心学习与

工作,间接阻碍了社会的发展与进步。据全国妇联的一项最新调查,在全国 2.7 亿个家庭中,有 8 100 万个家庭存在不同程度的 DV,约占全国家庭总数的 30%,且施暴者 90% 以上是男性。在被调查的公众中,有 16% 的女性承认被配偶打过,14.4% 男性承认打过自己的配偶。由于得不到有效的遏制,近年来 DV 有不断蔓延的趋势。DV 不仅发生在夫妻之间,还发生在父母子女之间,老人受害的也不在少数,但总体来说妇女是 DV 的主要受害者。

家庭暴力并非是夫妻间的"小打小闹",而是伤害他人身体权、健康权甚至生命权的严重行为,DV 的手段多种多样,包含暴力行为,也包含不含暴力的、纯粹的精神伤害。加害方式多为徒手加害,占 86.2%,随手取材的钝器加害占 27.6%,利用其他凶器加害的比例较小,损伤类型大多为头面部损伤,占 96.6%,肢体损伤占 3.1%,重伤及构不成轻微伤各占 1.7%。从以上几方面分析,虽然加害人的主观恶意不大,故意伤害或致妻子伤残的主观心理不大,多为一时暴怒,"教训或惩罚",但行为十分恶劣,常见殴打损伤多为皮下出血、头皮下血肿、头面部创口,严重的有眼部损伤致失明、骨折、鼓膜穿孔等。很多统计资料和报道都向我们展示了 DV 的严重性,令人触目惊心。

2000—2002 年长沙市公安局共受理 3 126 例伤害案件,因 DV 致伤者 330 例(10.55%),其中女性 310 例(93.93%),发生在配偶间 280 例(84.85%);年龄最大者 65 岁,最小者 8 岁,25~45 岁年龄段 281 例(85.15%);文化程度最高者为硕士,仅 1 例(0.3%),高中以下文化程度 235 例(71.27%);处级干部 2 例(0.6%),无固定职业者 268 例(81.21%)。

DV 案件发生的时间、地点大多数在家中,有 265 例(80.30%),其中 227 例是在晚上发生(68.79%)。在其他场所的 DV 均在白天发生。

2. 家庭暴力的发生类型 值得注意的是,在遭受暴力的妇女中,29.21% 的妇女既遭受过轻型暴力又遭受过重型暴力,41.9% 的妇女遭受过重型暴力,表明 DV 问题的严重性,也希望有关部门能够意识到,从保护妇女的身心健康出发,关注 DV,制止 DV。

研究表明,在 202 名遭受 DV 的妇女中,84.65% 的妇女报告身体暴力,13.86% 的妇女报告性暴力。国内的资料显示,23.5% 的家庭存在轻型的暴力,24.5% 的家庭存在重型暴力。国外研究发现,在妊娠妇女中,14.7% 遭受过身体暴力,14.3% 的妇女遭受过精神暴力。美国研究发现,在一生中,13.3% 的妇女遭受过身体暴力,4.3% 妇女遭受过性暴力,12.1% 的妇女遭受过精神暴力。

家庭暴力与意外伤害相比,虐待伤害多为擦伤($OR=3.54$,95% 置信区间 2.57~3.88)、难以确定的症状与体征($OR=2.48$,95% 置信区间 1.95~5.24)、内伤($OR=2.48$,95% 置信区间 1.46~4.18)、头及脊柱或躯干部骨折($OR=2.09$,95% 置信区间 1.23~3.53)、开放性创伤($OR=1.90$,95% 置信区间 1.39~2.61);最常见的部位是头部($OR=12.8$,95% 置信区

间 9.33~17.68)。这些伤害大多数发生在周五 6:00~18:00、周六或周日。Jewkes 研究了南非妇女中虐待的流行率为 20%~30%,这也是导致他杀或自杀的主要原因。Leung 等对中国一社区中妊娠妇女的调查发现,17.9% 的妇女有被虐待史,低于南非妇女;其中 15.7% 在过去的一年中被虐待过,9.4% 过去的一年中遭受过性虐待。王家宝等对向青岛市 DV 鉴定中心投诉并进行了法医学鉴定的 159 件案件进行了分析,发现 DV 受害者绝大多数为妇女(93.1%),主要发生在配偶间(85.5%),其次为虐待老人(7.5%)和虐待儿童(5%)。DV 发生地点主要是家中,以晚上为发生高峰。致伤方式以拳脚为主,其次为随手可得的钝器或锐器,多为软组织损伤;40% 的受害人投诉前未去医院就诊。

3. 我国发生家庭暴力的原因 我国 DV 的发生与职业、文化、经济收入、年龄、嗜好(如抽烟、饮酒)等无关,统计学无差异。说明 DV 并非发生在特定人群,而是普遍发生的社会问题,应引起广泛关注。

(1)封建"男权文化"和"夫权思想"的影响。这是导致我国存在大量 DV 现象的历史文化根源,这也是其中最重要的因素。我国封建社会长期以来的文化基础是以男性为本位、男性为中心,男女在家庭和社会中的地位极不平等。虽然现代社会早就倡导男女平等,但"男尊女卑"、女性"三从四德""夫为妻纲"等封建遗毒依然存在于许多人的头脑中,且根深蒂固。

(2)男女在家庭中的经济地位不平等。

(3)受害者本人的维权意识不强。很多女性一味忍让、妥协,使施暴者更加猖狂、为所欲为。经济上的不独立导致了人格的不独立、自尊心的丧失和性格的软弱。加上中国人"家丑不可外扬"的传统观念,许多女性在这个问题上都坚持"大事化小,小事化了"。还有的人出于对孩子的考虑,维持一个名存实亡的家庭。现实中不少女性出于各种原因只能默默忍受丈夫的暴力,她们的逆来顺受是导致 DV 的又一原因。

(4)社会的宽容和忽视。长期以来,我们总是将 DV 仅看成是发生在家庭成员之间的行为,涉及的是婚姻家庭关系,是当事人私权处分的领域。有关部门也不把家庭伤害案与其他刑事、民事案件同等对待,而将一般的 DV 淡化为"家务事",往往对受害人的投诉处理得相当简单、轻率。因此,DV 虽时有发生,但往往都是简单解决。

三、家庭暴力危害和影响广泛

2000 年 3 月《中国妇女报》"关于当代人家庭暴力现状的民意调查"结果表明,中国目前有 33.9% 的家庭存在着不同程度的 DV 行为,有 11.5% 的家庭存在使用器械殴打的 DV 事件,特别是在离异者中,强度较大的暴力事件比例高达 47.1%。全国妇联 2002 年的一项调查发现,约 90% 的施暴者是男性。在存在暴力的婚姻中,男方更多采取精神暴力

和身体暴力来处理夫妻冲突。由于绝大多数受暴者会因羞耻感和恐惧感而不愿吐露真情,实际情况肯定比调查的数字高得多。

中国的 DV 比例和国外相近,但是由于人口基数大,绝对数量就不可低估。其危害性不可忽视。首先,与其他暴力一样,DV 伤害了受害者的身体健康,侵犯了受害者的人身权,包括身体权、健康权、自由权乃至生命权。其次,与其他暴力不同的是,基于施暴者与受害者之间的亲属关系或亲密关系,对受暴者的精神方面的伤害会更严重。目前中国在精神损伤方面的法律规定不完善,DV 中的精神暴力也常常被人们所忽视。由于 DV 受害人大多数是妇女、老人和孩子,因此她们受到肉体和精神的双重伤害,只不过因为身体上的损伤是外在的、较为明显而吸引了人们更多注意,精神上的损伤是内在的、较为隐蔽而容易被忽视。精神的创伤往往比身体上的创伤更难以愈合。遭受暴力的受害者长期生活在恐惧、紧张的气氛中,心里充满了恐惧与悲哀,有的悲痛欲绝,导致心情抑郁或精神分裂。在找不到正当解脱途径的情况下她们只好采取出走,甚至自杀等消极反抗方式。当虐待超过了她们的肉体、精神的承受能力时,在找不到解脱方法的情况下,不堪忍受的受暴者就会被迫走上杀死施暴者的犯罪道路,从家庭暴力的受害者变成了害人者。

另一方面,DV 也严重地危害下一代的健康成长。从小目睹了 DV 的孩子,是精神损害的间接受害者。很难想象,在一个充满暴力,充满吵骂,怨恨和悲愤的家庭中,其家庭成员会是幸福、快乐的。在这样的家庭中成长起来的子女深受家庭暴力的影响,其生理、心灵上必定会受到较大的伤害,在心里投下灰暗、悲伤的阴影,在暴力环境的影响下,孩子往往变得敏感、忧郁,大多数患有恐惧、焦虑、孤独、自卑、不相信任何人等心理障碍,对社会产生怀疑。在他们长大之后,如果其心理疾病得不到及时诊治,其中有的人会成为敌视社会的、报复社会的人,甚至被诱发出暴力倾向,很可能会成为新的 DV 实施者。许多少年犯都是出生成长于有 DV 的家庭,结果走上违法犯罪的道路。这一点,已为社会上发生的许多案例所证实。最后,DV 动摇了社会稳定的基础。DV 发生并长期存在的家庭,其成员身心备受摧残,不可能为社会的进步全力贡献才智。长期以来受中国隐忍文化熏陶的中国妇女,一方面希望改变 DV 的生存状况,一方面又对 DV 的存在表现出宽容、谅解和希望。中国传统的性别关系是以父权为基础的,这种性别关系在中国延续了上千年,深深地根植于人们的日常生活中。正是因为受 DV 的情感因素和社会普遍存在的 DV 是私事及性别歧视的观念影响,DV 没有像其他暴力事件一样得到法律的干预,反而成了法律的禁区。

家庭暴力在很多国家仍是一个未被认识的重大公共卫生问题,是一种犯罪。虐待的结局包括身体致伤、肌肉骨骼不适、慢性疼痛、生殖泌尿系统疾病和呼吸系统疾病等,在精神上产生痛苦、抑郁,继而对药物或酒精滥用甚至自杀。可见家庭暴力也是自杀的危险因素。DV 严重地危害社会安定,阻碍社会发展和进步,受 DV 侵害的人,其生命、生存及人身权利、人格、名誉等,这些做人最基本的权利都被暴力所侵害、所剥夺的情况下,在身心受到严重伤害的环境下,根本无法全身心地投入社会生产、发展中去,DV 不仅严重侵害了人身权利,而且严重影响受害者参与社会活动、社会生产的积极性,从这个意义上讲,也直接地、间接地阻碍了社会的发展。

四、家庭暴力受害者的法医鉴定

由于 DV 主要发生在家庭内部,其损伤多为较易恢复的软组织损伤,同时 DV 还包括多种不同的形式,如精神暴力、性虐待等,再加上受害人自己不愿意声张等多种因素,致使 DV 本身具有隐秘性和复杂性的特点,事后取证和处理有很大的难度。而准确及时的法医鉴定可以在这方面发挥其特有的重要作用。

1. 法医通过客观详细的身体检查,利用照相等方法把证据收集、固定、保存下来,为受害人事后维护自己的权利提供公正、准确的证据。

2. 通过科学的技术鉴定结论,揭露隐蔽的家庭犯罪,更有效地制止 DV 的发生,如通过损伤程度的鉴定,为加害人是否构成人身伤害罪提供证据。

3. 法医技术人员可以运用自己掌握的法律知识,为受害人提供必要的法律、医学咨询,指导帮助受害人维护自己的合法权益。

4. DV 受害者往往伴随心理和精神上的伤害,通过法医检验情况为受害人的身心治疗和恢复提供必要的指导。

5. 法医鉴定应注意的若干事项 对于 DV 损伤的法医鉴定,首先应提高对 DV 问题的认识,要意识到家庭暴力犯罪与社会其他暴力犯罪具有同样的危害性,进行法医学活体检验时要认真、仔细、富有责任心。其次要注意鉴别是否存在反复伤,尤其是确认程度的关键损伤要鉴别是否系 DV 所致,是哪次 DV 形成的,不能认为 DV 是家庭内部的私事,损伤程度定轻定重没有多大关系。此外,在病史采集和身体检查时,应注意方式方法,让受害人有安全感。同时可将 DV 鉴定材料专门归档保存,以备查用。

濮阳市法医医疗中心及濮阳市 DV 致伤鉴定中心 1997 年 1 月—2004 年 10 月间,受理的濮阳市区范围内 DV 致伤案件 232 例,被鉴定人均为女性,25 岁以下 4 例,占 1.7%;26~30 岁 100 例,占 77.6%;36~40 岁 36 例,占 15.5%;40 岁以上 12 例,占 5.2%。

统计显示,要求鉴定的文盲占 1.7%,小学占 8.6%,初中占 20.7%,高中以上占 69%;在职人员占 70.7%,无职业人员占 29.3%;城镇居民占 89.7%,农村人员占 10.3%,由此可见,受教育程度越高,法律意识越强,DV 损伤后做鉴定的人数越多;有职业人员多于无职业人员,城镇多于农村,说明受过教育的在职职工及城镇居民，法律意识较强，知道用法律武器保护自己，是社会进步的表现，所以说提高妇女的文化水平及法律知识水平是预防、遏制 DV 发生的有效途径。这一统计结果与统计的范围及方法有关，农村做鉴定的人员少，不能简单认为农村 DV 案件就少，可能与农村落后的文化有关，农村妇女受到 DV 后不知道用法律武器保护自己，不去委托鉴定，农村 DV 现象更严重，隐蔽性强。

从受检者年龄上统计分析，26~35 岁的占 77.6%，这一年龄段妇女占绝对比例。一是这些人群的妇女婚龄相对来说不算太长，子女尚小，社会工作家庭的任务较为繁重，家庭的种种矛盾容易发生，婚姻的稳定性相对较差，从而容易导致 DV 的发生；二是这一年龄的丈夫工作及社会压力相对较大，有向妻子发泄的心理倾向，把在外面的压力转化为对妻子的暴力，达到心理的一种发泄，此现象不容忽视；三是这一时期的丈夫接受不健康的生活方式，比如婚外恋等，也是产生 DV 的重要原因。

从委托鉴定的目的看，离婚或打算离婚的占 86.2%，多次受到 DV 损伤的占 74.1%，多为旧伤新伤重叠并存，这也是 DV 的反复性和长期性所决定的。一般妇女受到 DV 损伤后，都认为"家丑不可外扬"，将自己完全依附于丈夫，失去独立人格，一旦被丈夫殴打，自认倒霉，这样就为丈夫多次使用 DV 创造了条件。

6. DV 损伤鉴定的法医学意义

（1）证实 DV 损伤的存在，为 DV 案件提供科学依据。

（2）揭露、制止和遏制 DV 的发生，维护广大妇女的合法权益不受侵害。

（3）通过法医学鉴定，法医学鉴定人可以运用掌握的法律知识、医学知识及心理方面的知识，为被鉴定人提供法律、医学及心理咨询和治疗，指导和帮助被鉴定人维护合法权益。

（4）为制定有关 DV 的防治措施提供科学依据，维护社会的稳定。

五、家庭暴力对受虐妇女心理健康水平的影响

美国华盛顿特区妇女虐待防治中心（1990）的研究报告指出，受虐妇女在身体上、精神上及情绪上的伤害，会影响其心理健康：长期忧虑、焦虑、紧张、恐惧、内疚、无助、自我评价低、有身心症，有的女性甚至会变得固执、偏激和具有攻击性。Walker 在 1989 年的研究报告中指出，随着殴打越来越严重，MMPI（明尼苏达多项人格测验）的轮廓图会发生显著的变化，研究结论与上述观点一致，DV 严重损害了妇女的心理健康。参加小组受虐的妇女都是经过多次 DV 伤害后才来寻求帮助的，长期的身体、精神及情绪虐待使她们变得抑郁、沮丧、绝望，甚至经常想到死亡。许多受虐妇女曾经通过各种方式阻止丈夫的暴力行为，但接连的失败降低了她们

的自信，使得她们越来越自卑、无助、孤独，导致一部分受虐妇女变得麻木和僵化，而另一部分妇女却变得敌对、偏激、具有攻击性。这种不定期的、无法预测的暴力行为使受虐妇女经常处于焦虑、恐惧状态。在与受虐妇女接触的过程中，我们还发现受虐妇女的心理健康程度与他们受伤害程度和持续时间有关，受害者程度越重，持续时间越长，对心理健康的影响越严重。

六、家庭暴力对受虐妇女社会支持水平的影响及其与妇女受虐的关系

研究表明，受虐妇女的社会支持水平较低，表现在：

1. 社会疏离与 DV 的严重性有很强相关性　美国社会学者 Cazenave 和 Straus 指出当家庭有严重的婚姻暴力时，受虐妇女与正常社会的接触将减少，导致与社会疏离。这种疏离，一方面是由于受虐妇女长期抑郁、焦虑、低自信、低自我评价使她们羞于与社会联系；另一方面是由于男性会限制受虐妇女与家人、同事、朋友等的正常社会交往；最后，社会支持网络的无效会再次伤害受虐妇女的自尊，使她们与社会更加疏离。

2. 缺乏有效的主观支持与客观支持，特别是主观支持　多数学者认为，感受到的支持比客观支持更有意义，并且承认社会支持具有预防性与治疗性功能。受虐妇女缺乏有效客观支持与主观支持的因素为：全社会还没有形成反 DV 意识；反 DV 的社会支持网络尚未形成；没有反 DV 的专门法规。但小组辅导这种社会支持形式具有以下功能：提高受虐妇女生理及心理健康水平；减少及预防 DV 发生；缓解压力，提供解决问题的方法。

3. 缺乏有效的父母支持　美国学者 Dobash 认为大多数受虐妇女倾向于向父母或亲戚求助，但调查表明，受虐妇女缺乏有效的父母支持，其主要原因是娘家人的传统观念及受虐妇女害怕娘家人伤心、受牵连、好面子等因素。

社会支持水平与妇女虐待问题是密切相关的。西方大量研究指出，大多数妇女无法摆脱暴力关系的主要原因是缺乏有效的社会支持。研究显示，当妇女处于受虐状况时，若能提供一个有效的社会支持，将有助于阻止暴力事件再次发生或不断循环，而且其本身还可以提供给受虐妇女一个有效的治疗，使她们将受虐经验化成一股自我增强的力量。

4. 社会支持水平与心理健康水平的关系　社会支持水平的缺乏影响了受虐妇女的心理健康，本研究显示社会支持总水平、主观支持、客观支持与心理健康总体水平呈较强负相关关系，我国研究结果表明，SSRE 的测定结果与身心健康结果具有中等程度的相关性。侯钢等研究结果显示社会支持与情感障碍的预后存在一定联系，是对抑郁症影响最大的一个因素。社会支持水平与心理健康水平的关系可以表述为：社会支持缺乏—妇女受虐—妇女心理健康水平降低—妇女更加疏离—留在暴力关系中—暴力不断升级—心

理健康水平不断降低。从而形成一个恶性循环。如果受虐妇女有良好的社会支持,她就可以从家庭暴力中摆脱出来,"受虐妇女综合征"就会逐渐减弱,心理健康也就会慢慢恢复到正常水平。

5. 小组辅导对提高受虐妇女心理健康水平的作用 小组辅导具有较显著的治疗功效,接受小组辅导的受虐妇女在躯体化、人际关系敏感、抑郁、焦虑、恐惧、偏执、睡眠饮食等方面均有很大改善。美国心理学家 Yalom 认为小组治疗元素包括利他主义、宣泄、认同、家庭角色扮演、希望培植(中国香港学者陈高凌把治疗元素分为支持性、自我流露、向他人学习、心理性等四个组成部分)。研究认为受虐妇女情感支持小组的治疗因素是:

(1)温暖的气氛奠定了良好的基础:在受虐妇女情感支持小组整个活动过程中,协作员所支持的心理学家 Rogers "以人为本的共情、真诚、无条件积极关注的态度及行为"的理念给受虐妇女提供了一个平等、安全而又温暖的环境,促使当事人改变和成长。

(2)类似经历使负性情绪得以释放:在小组中,组员各自的经历分享使受虐妇女产生了"和别人一样"的体验,这种"归属"感觉会使她们积压已久的消极情绪得以宣泄,减轻了自卑感、压力感、无助感、孤独感,增强了小组的凝聚力。

(3)小组学习增强了自信心:艾利斯认为有效的治疗通常包括示范和仿效两个成分,而大量的研究也说明示范是帮助组员改变和成长的一条有效途径。在受虐妇女支持小组活动过程中,首先,协作员真诚、坦率、自信、开放、自尊的态度成为组员效仿的对象,这时"小组的凝聚力就会增强,而小组的发展和小组功能亦随之出现";其次,受虐妇女会根据自己的需要和特点,选择其他组员作为效仿对象;另外,小组提供了一个安全的联系场所,使受虐妇女在现实生活中尝试某种新技巧和行为之前,可以在一个支持性的环境中先练习,最后,小组为受虐妇女提供了接受反馈信息的机会,使她们有机会听到别人有价值的建议。所有这些学习都增强了受虐妇女解决问题的自信心。

(4)认识辅导提升了意识:美国心理学家 Yalom 提出组织间彼此的支持和感情流露等对组员的改进,虽然很重要,但同时亦需要他们有能力将经验配合理性的认知,才能产生好的成效。在受虐妇女支持小组活动中,协作员帮助受虐妇女从社会性别视角认识家庭暴力,共同探讨产生家庭暴力的社会、个人因素,了解 DV 循环理论,以及对女性身心健康及孩子的不良影响。通过一系列认知学习去除受虐妇女的自责感和宿命感,增强她们对生活的控制权。

七、涉及妇产科范围的家庭暴力

家庭暴力的主要受害者是妇女,除了对妇女身体虐待、精神折磨之外,常见的还有性暴力和性器官的侵害,也常见在妇女妊娠或流产过程中的 DV,这些都与妇产科医生密切相关,妇产科医生不仅要诊治妇女的疾病,也应该关心妇女在 DV 中受到的身体和精神的创伤和残害。

FIGO 2002 年在米兰召开全球妇产科医生反家庭暴力会议,我国代表曹泽毅、彭芝兰、魏丽惠参加会议并代表中国妇产科学会参加 FIGO 组织的全球妇产科医生反家庭暴力活动并在宣言上签字。

1994 年在开罗召开的国际人口与发展大会(ACPD)和 1995 年在北京举行的第四届世界妇女大会都对生殖健康和家庭暴力问题予以关注。为了提高我国妇女生殖健康水平,1995 年国家计划生育委员会提出开展生殖健康/计划生育优质服务,由此可见,我国政府对生殖健康的高度重视。为了评价生殖健康水平,世界卫生组织(WHO)提出了 15 项指标,国内的有关专家,依照中国具体国情,也提出了 12 条衡量生殖健康水平的概念性指标,其中"被强迫发生性行为"与 DV 中的性暴力有直接关系。ICPD 行动纲领指出,各个国家应当采取全面措施来消除各种形式的对妇女的虐待和暴力。因此,开展有关 DV 和生殖健康的研究具有很高的社会价值。

家庭暴力对生殖健康的影响。国外研究表明,DV 主要从以下 6 个方面对生殖健康产生不良影响:损害妇女性和生殖自主权,减少使用避孕措施,增加高危性行为,导致高危妊娠,增加妇女对性生活的恐惧感(特别是妇女遭受过强奸和性虐待后),以及增加患其他妇科病的风险。

研究发现 DV 对妇女的生殖健康产生很大影响,许多生理与精神心理方面的疾病都与 DV 有着密切联系,如痛经、盆腔感染、没有性高潮、性欲低下、缺乏性欲、精神紧张、焦虑、失眠和沮丧等。国外的资料同样显示 DV 可以影响妇女的生殖健康,包括非意愿妊娠、痛经、性功能紊乱、沮丧、焦虑、睡眠障碍和创伤后应激障碍等。在国内有关 DV 研究的文献中,尚未见到有关 DV 对妇女生殖健康影响的报告。一些研究初步探讨了 DV 对妇女生殖健康的影响,为研究影响妇女生殖健康的因素,以及有针对性地采取干预措施,以便更好地提高妇女生殖健康水平,开拓了新的思路、新的视角,同时也为今后深入开展这方面的研究提供依据和参考。

在天津市、河南省、辽宁省以及陕西省,采用分层整体抽样及面对面调查的方法,选择 32 个区,对有 6~18 月龄的小儿的妇女进行调查,以了解她们妊娠前、妊娠期和产后 DV 的情况。结果发现:中国北方部分地区妊娠前、妊娠期和产后 DV 总的发生率为 12.6%,其中性暴力的发生率最高(8.0%),心理暴力的发生率最低(3.5%),躯体暴力发生率居中(5.6%)。妊娠前、妊娠期和产后 DV 的发生率分别为 9.1%、4.3% 和 8.3%。进一步分析显示妊娠前发生 DV 则预示着妊娠期、产后很可能发生 DV。单因素分析与相关的因素有:妇女和配偶的受教育程度低、结婚时间长、为体力劳动者、个人月收入低、吸烟、饮酒。还发现妇女见到周围有人挨丈夫打者及夫妻关系不好者,发生 DV 的可能性大。

在不同区域的较大范围内初步了解我国孕期及产后妇女 DV 的发生现况,于 2004 年 3 月—2004 年 9 月在河南省和广东省的部分城镇医院产科门诊和住院部对待产和产后复查的 2 835 名妇女进行问卷调查。结果:2 835 人孕中期曾发生 DV 的 317 人,发生率为 11.5%;河南省发生率为 33.7%,广东省发生率为 17.4%,两地发生率明显不同($P<0.001$, $OR=3.0$)。孕期 DV 发生的主要因素包括文化程度和职业、家庭收入、家庭生活状况、社会文化背景等。在与非暴力组相比,暴力组孕妇的各种身心健康问题发生率明显增高($P<0.001$)。结论是 DV 在我国城镇妇女孕期及产后有一定的发生率,且产后发生率较高,DV 严重影响孕产妇身心健康,应从多方面进行干预。

在北京、河北 3 所医院的生育调节门诊,设计统一调查表格,经过培训采用面对面的问卷调查,人工流产人群 DV 中躯体、心理暴力发生率占 51.4%,性暴力占 30.4%;有 DV 妇女的人流次数、妇科并发症均增多,也反映未婚人流占 41.4%,未婚 DV 发生率高于已婚者。结论是避孕失败,男方为主要责任。男性采用避孕方法失败率高达 48.5%,年龄 <20 岁的人流率高达 7%,有性暴力人流并发症的发生率为 21.6%。

在 898 名人工流产中躯心暴力(指躯体和心理暴力)总发生率为 51.4%,性暴力为 30.4%,DV 总发生率国际报告 6%~17%,但人工流产中 DV 发生率为 15.0%~39.5%。我国报告人工流产中 DV 发生率为 22.6%,其中躯体暴力占 10.8%~38.2%、性暴力占 18.1%~55.7%。但未婚发生 DV 者明显高于已婚:未婚发生躯心暴力 59.1%,性暴力为 34.9%;已婚发生躯心暴力 44.1%,性暴力为 27.2%。证明 DV 受虐妇女的生殖健康、非愿意妊娠、人流次数、人流并发症等均高于无 DV 者。

避孕失败原因:男性使用避孕方法失败率高达 48.5%,而女性使用避孕方法失败率达 8.6%,说明男性采用避孕方法不坚持或不负责任使避孕失败,产生非愿意妊娠,妇女只能做人工流产,承受生理上、心理上的压力及痛苦,说明执行生育调节政策,男方要起重要作用,也是男女平等的重要内容。

性暴力与人流并发症、人流次数均有关系。有性暴力的妇女人流并发症为 21.6%,无性暴力为 7.9%,有显著差异。在采用紧急避孕方法上,有性暴力与无性暴力差异也明显。紧急避孕方法不能用于常规避孕措施,只能偶尔用 1 次,因女性服用大剂量的避孕药(性激素),控制受精卵着床,长期使用可导致女性内分泌失调,有害妇女健康。

八、妇产科医生在反家庭暴力中应起的作用

妇产科医务人员对 DV 需提高认识,加强责任感。最近的研究估计,每年大约有 2 亿~4 亿妇女遭受 DV,其中 1

亿多需到医疗部门就诊,DV 中的他杀,通常是虐待导致的极端悲剧,在美国大约占女性他杀的 30%。20 世纪 70 年代初和 80 年代的研究显示,有 23%~56% 的被虐待妇女处于妊娠期间,是妊娠期妇女死亡的第一位死因(20%)。Martin 等就北印度居住在 5 个区的大约 6 700 位已婚男性对其妻子虐待的流行状况及其特征进行了研究,5 个区的男性声称对其妻子身体虐待的占 18%~45%,对其妻子有性虐待的占 18%~40%,在妊娠期对妻子施加暴力的占 5.4%~13%。Martin 等对美国北卡罗来纳州妇女在妊娠前、妊娠期、产后遭受身体虐待的情况进行了调查,发现妊娠前 12 个月虐待发生率为 6.9%,妊娠期为 6.1%。产后 3~6 个月为 3.2%,其中产后遭受虐待的妇女中 77% 身体受到损伤,而只有 23% 的妇女接受治疗。美国宾夕法尼亚和加利福尼亚的 11 个社区医院的急诊科进行了匿名调查,发现 74% 的妇女曾因虐待遭受过急性创伤,过去一年的身体或性虐待(14.4%,95% 置信区间 13.2~15.6)和终生的身体和性虐待(36.9%,95% 置信区间 35.3~38.6)。加利福尼亚和宾夕法尼亚相比,过去一年的身体或性虐待(17% *vs.*12%, $P<0.001$)和终生虐待(44% *vs.*31%, $P<0.001$)显著高于宾夕法尼亚。Fanslow 等通过问问 15 岁以上因为伤害到急诊科治疗的妇女,发现大约 9% 的妇女是由于性伴侣或前伴侣虐待造成的伤害。

此外,由于虐待还导致了一系列健康问题,特别是身体创伤、HIV 和性传播疾病、妊娠并发症及精神疾病。

上海市 7 所接产医院孕产保健人员对 DV 的认识、应对态度以及实际处理家庭暴力的状况和遇到的障碍都存在很大不足,对上海市 7 所接产医院的所有 332 名孕产保健人员进行问卷调查,应答率为 82.2%,多数孕产保健人员对 DV 知识的得分为 18 分(满分 48 分),态度得分为 13 分(满分 24 分)。知识总分与态度总分呈正相关关系。有 12.8% 的孕产保健人员曾怀疑过来检孕妇是 DV 受害者,34.4% 偶尔向患者询问家庭暴力问题。"曾怀疑过患者是 DV 受害者"和"向患者询问 DV 问题"的孕产保健人员态度总分更高。孕产保健人员认为"我国没有明确的法律指导医务人员干预DV""缺乏处理 DV 的相关知识和技能""对此问题感到不舒服,害怕冒犯患者",这是使他们不询问 DV 问题的主要原因。可以看出,我国孕产保健人员关于 DV 的认识不够,应对态度不积极,在实际处理中存在很多障碍。应通过制定相关法律,加强社会支持系统,增加对孕产保健人员的相关教育,以使孕产保健人员自觉参与到防治 DV 中。

研究显示,大多数孕产保健人员对 DV 的相关概念有所了解,对 DV 形式中的身体暴力和精神暴力普遍知晓,但对性暴力知晓较差,几乎所有的对象均不了解经济控制这种形式。并且,孕产保健人员对于医护人员处理 DV 相关知识的认识严重不足。极少数孕产保健人员曾接受过 DV 相关教育。在医务人员应对 DV 的相关态度中,大多数孕产保健人员在防治 DV 中的重要作用还未认识到,并且不认可常规询问女患者(有躯体损伤)有关 DV 的问题。而在美国和南非

的研究中,大多数的医务人员都能意识到这方面的责任。这可能是由于我国还没有关于医务人员参与防治DV的相关法律或者规定,也没有相关部门或协会倡导或推荐医务人员参与进来。孕产保健人员对常规询问躯体损伤的女患者较其他认可,说明孕产保健人员了解DV是妇女受伤的一个重要原因。在美国,一项研究也显示,医生自我报告对躯体损伤的患者较其他患者DV筛查率较高。

在实际关系中,80.2%的女性卫生保健人员曾怀疑过自己的患者遭受DV,但仅有6.6%会与可疑受害者讨论这个问题。孕产保健人员在确认患者是DV受害者后,他们采取的行动主要限于医学方面的治疗和帮助,而非提供其他的帮助信息或者资源。这可能一方面反映了孕产保健人员缺乏这方面知识,另一方面也反映了社会缺乏相关的支持系统。孕产保健人员在处理DV问题的主要障碍依次有:①我国没有明确的法律指导医务人员干预DV;②没有区分出DV的相关知识和技能;③对此问题感到不舒服,害怕冒犯患者;④处理DV不是医务人员的职责等。可见,制定法律以明确医务人员参与防止DV,从而在医务人员心中明确该职责,并加强相关知识和技能培训,使医务人员自觉参与进来,坦然面对DV的对策。

孕期保健人员DV相关知识与态度呈正相关。说明对DV了解得越多,则会越重视该问题。孕产保健人员的DV相关知识与实践中"是否曾怀疑过患者是DV受害者""是否曾确认患者遭受了DV""是否向患者询问过DV的问题"均无关系,这可能与目前孕产保健人员的知识水平均处于较低水平有关。实践中"曾怀疑过患者是DV受害者"和"向患者询问过DV的问题"的对象态度较积极,而"是否曾确认患者遭受了DV"与对象态度无关。可能由于态度积极者更愿意关注并与患者探讨DV相关问题,而在"确认患者遭受了DV"的对象中部分是患者主动向孕产保健人员被动地打开此话题,因此可能与孕产保健人员态度是否积极无关。

研究发现,孕产保健人员尚未做好参与DV的准备,包括相关知识较少,态度较不积极。而最根本的措施就是制定出明确的法律指导医务人员干预DV,使相关部门重视,让医务人员尤其是孕产保健人员感到自己的责任,并加强对他们的培训,包括从最基本的DV概念与现状到医务人员应对DV的知识和技能等。此外,还应加强社会其他支持系统,促进其他部门如公安、妇联等卫生系统特别是孕产保健系统配合,从而更好地控制甚至解决DV尤其是孕产妇DV问题。

九、促进我国反家庭暴力立法

(一) 现存立法、司法的缺陷

1. 对"家庭暴力"界定不明确、不全面 《最高人民法院关于适用〈中华人民共和国婚姻法〉若干问题的解释(一)》中规定:"'家庭暴力',是行为人以殴打、捆绑、残害、强行限制人身自由"列举的规定远不能穷尽DV的方式,而"其他手段"和"给其家庭成员的身体、精神等方面造成一定伤害后果的行为"规定又过于模糊。什么程度的伤害后果属于DV?

2. 部门责任不明确 居民委员会、村民委员会、公安机关未履行职责的,应负什么行政责任?以上述部门相互推诿、拖延处理、当事人的权利如何确保?亦无明文规定。

3. 预防、监督制度欠缺 现行适用的法律主要为事后处理,未涉及事前的预防和制止,以至于往往等到民事纠纷演变为刑事案件才被司法介入。

4. 司法鉴定制度欠缺 DV发生的隐蔽性导致取证困难。没有伤情检验和鉴定结论,司法机关又难以追究施暴者的法律责任。

5. 法律规定概括、抽象、实用性不强 DV与离婚捆绑在一起,使不愿离婚的受害者求助困难。

(二) 公权力介入的合理性

法律约束的对象:预防和制止DV法制定的难点之一在于公权力介入是否合理。预防和制止DV法的约束对象不是感情,而是同样冰冷无情的暴力,并对人们的婚姻家庭行为起到评价、指引、教育的作用。公权力的介入,正是对家庭中弱者的人文关怀。况且,DV伤害如此深远,绝不应当成为法律的禁区。

(三) 公权力保护的对象

DV已不是侵犯施暴者本人的财产,不仅仅是受暴者个人的权利,还侵犯了其他公民的精神健康权、安宁权,侵犯了社会的公共价值。这时,DV早已超越了个人自治的范围。公权力是维护全社会总体利益和弱者利益的,其介入DV正是其存在价值的体现。

(四) 关于预防和制止DV法制定的几点思考

1. 首先应明确DV的定义 DV应界定为:在家庭内部发生的严重伤害家庭成员的身体和精神的暴力行为,包括殴打、捆绑、强奸、强行限制人身自由等行为暴力和恶意辱骂、嘲讽等冷暴力,并对家庭成员的身体和精神造成一定伤害的行为。其中"冷暴力",指精神伤害,表现为恶意辱骂、嘲讽、长时间不理不睬等。"冷暴力"存在的范围比身体暴力更大,不易发现和救助,对妇女的伤害更大,且在司法上不易被认定。建议采取精神损伤医疗认定和主观恶意相结合的标准认定。

2. 不告不理原则 《中华人民共和国刑法》(简称《刑法》)第二百八十条规定:"虐待罪告诉的才处理。"正是这样的理由,使有的地区的公安机关人员面对DV时,采取袖手旁观的态度。当事人不告的原因是真的不愿告、不敢告,还是不知如何告、无处可告呢?应以不告不理为一般原则,同时赋予其他家庭成员独立告诉权。司法机关理应受理。

3. 保护令 保护令是 20 世纪后期英、美、法等国家为防止和制裁 DV 而创设的一项法律救济制度。"在美国,依据保护令制度,对正在发生的家庭暴力,只要受害人向警察求助,警察机关必须立即派人前去制止加害人继续施暴,并为受害人向法院申请发布停止侵害的保护令,同时负责执行这项命令。"这项措施值得借鉴。

4. 公权力介入之限制 公权力介入 DV 既有一定的必要性,同时又必须予以一定的限制。预防和制止 DV 的制定,应以恢复性司法为核心,制定的目的在于修复因 DV 受损的家庭。鉴于此,当事人的个人意愿应受到尊重,公民的意志不能被公权力剥夺。如果暴力使公民的人身权受到严重危害,而公民因为畏惧而不愿意提出求助请求,公权力仍应介入。公民的请求是公权力介入与否的判断标准。

DV 是社会、国家的公害。在人权的地位不断提升的今天。家庭成员之间的权利应当受到法律的充分保障。基于预防和制止 DV 法制定的合理性与必要性,相关部门尽快将该法的制定提入议程,推进中国 DV 受害者权利的法律保护机制,推进社会主义和谐社会的构建。

5. 法律规定不完备及可操作性不强 这是 DV 滋生的法律原因。我国目前《婚姻法》及相关司法解释中有关于 DV 的规定,同时,其他法律法规如《妇女权益保障法》《未成年人保护法》《老年人权益保障法》中也有关于禁止 DV 的规定。有些规定虽然没有明确"家庭暴力"词语本身,但都包含了禁止暴力行为的原则和精神。此外,我国《刑法》第 260 条是有关虐待罪的规定,2005 年修订的《中华人民共和国治安管理处罚法》第 45 条也有关于虐待家庭成员的规定。应该说我国关于禁止 DV 的法律规定很全面,但从这些具体的条文可以看出,对于预防和惩治 DV 多为概括性的规定,有些规定在目前的立法体系中还缺乏具体的可操作性。

6. 现行立法在预防和制止 DV 方面存在的缺陷或不足

(1)新《婚姻法》及最高人民法院《使用解释》中存在的缺陷:2001 年,新《婚姻法》第一次将有关 DV 的规定写入其中。一个不容忽视的事实是:丈夫对妻子或者说男性对女性的暴力有相当一部分是性暴力、性虐待。婚内强奸就是一种严重的性暴力现象。被调查的 4 049 名城市女性中,有 113 人承认曾被丈夫强迫过性生活,占 2.8%;农村 1 079 名妇女中,有 86 人承认被实施过夫妻间的强暴性行为,占 7.97%。由于调查中的各种因素,婚内强奸的绝对比例要比上述数字大得多。在中国,性暴力是一种很严重的对妇女的暴力行为。在国际层面,反对对妇女暴力行为,都明确地将性暴力归于家庭暴力中。中国新《婚姻法》中却没有将性暴力以法律条文形式加以确认。

最高人民法院在《适用解释》中指出:"持续性、经常性的 DV,构成虐待。"难道行为人以殴打、捆绑、残害、强行限制人身自由或其他手段而进行的非特殊性地、非经常性地给其家庭成员的身体、精神等方面造成一定伤害后果的行为,

就不构成 DV?这一规定实质上非常笼统和不科学,极易使人产生误解,在实践中很难操作。达到什么程度即构成持续性、经常性?非持续性、非经常性又指的是什么?

(2)《刑法》中存在的缺陷:在实践中,能够真正达到《刑法》的最低制裁标准的 DV 行为有多少呢?1992 年上海各级妇幼机构受理投诉家暴事件 3 899 件,发生在夫妻之间触犯《刑法》的 DV 事件只占总数的 34.6%。有 65.4% 的夫妻间 DV 事件根本达不到现有刑法的最低制裁标准,不构成犯罪。在这 34.6% 的比例中,构成重伤,检察院必须提起公诉的只占 2.1%。事实上,受中国传统文化、观念影响,受害妇女本身和施暴者的特殊关系,以及考虑到孩子、自身安全、社会舆论等各方面的因素影响,受害妇女不愿将丈夫告上法庭。可以看出,在中国发生的针对妇女的 DV 行为中,只有 2% 左右受到国家严惩,而大量的 DV 行为却得不到应有的制裁。

(3)民事及各类行政法规中存在的不足:中国没有针对 DV 的专门证据规则。DV 多发生在家庭内部,很少有目击证人,而相当一部分当事人在遭到暴力后,因缺乏法律知识没有报案或去医院开具诊断证明,这样当对方否认有暴力行为时,便无据可查。使很多 DV 案件因缺乏证据而无法立案。现行法律对施暴者的制裁主要适用于对施暴者进行事后制裁,缺乏对 DV 正在发生及持续过程中的救济措施,缺乏对多发性的、未造成严重后果的 DV 行为的制裁措施,也缺乏预防行为发生和制止行为发生的手段。对于受害人的保护不明确,受害人的诉讼权利也缺乏具体的程序保障。

(4)地方立法中存在的不足:地方上制定的大量的预防和制止 DV 的相关规定,要么是一种宣告性、号召性的文件,要么是上级党政机关的发文,不具有全社会的普适性。

1)对于"家庭暴力"概念未作明确阐释。伤害行为达到什么程度即构成 DV?DV 和虐待的区别又是什么?

2)对于达不到《刑法》和《中华人民共和国治安管理处罚法》(简称《治安管理处罚法》)最低惩处标准的 DV 行为未作规定。实践中,有大量的这类 DV 事件因得不到惩处而导致悲剧。

3)民事救济不力。

4)预防性措施不够。多为伤害行为发生后的补救性措施。

5)对于配套服务设施未有规定,中国专门的反家庭暴力的地方性法规,总体上看更像是一个总则或者通则的内容,具有宣告或者呼吁的性质,过于笼统,缺乏实际操作的可能性。

十、对反对家庭暴力法制建设的建议

(一)完善反家庭暴力法,为反家庭暴力工作提供可靠的法律依据

完善立法是提高法律干预效果和解决 DV 的根本方法,

而法律干预 DV 的难点在于,中国没有专门的反对 DV 的法律,现行法律、法规的具体运用也缺乏可操作性。出台一部对 DV 的定义、社会救助、行政措施、司法救济、法律责任都作出具体规定的专门性法律——预防和制止家庭暴力法,可以为 DV 受害者提供最大限度的保护,最有效地预防暴力。

1. 细化 DV 的定义 中国法律应细化 DV 的定义,明确具体的规定何种程度的虐待和暴力行为为情节恶劣、构成何种罪名、应受何种惩罚,以使 DV 规定更具可操作性,避免施暴者逃脱法律制裁。

2. 明确 DV 的法律干预机构 中国现在的 DV 干预主体主要有法院、检察院、公安、妇联、居民委员会及村民委员会等。干预主体多,就更需要根据反家庭暴力的实际需要及部门特点明其分工,突出部门优势,整合部门资源,避免因干预主体不明确而造成对 DV 制裁不力。

3. DV 案件的取证、制裁办法以及赔偿等 也都需要具体的更具操作性的法律规范。

4. 法律对施暴者的制裁应更科学 对施暴者最有威慑力的措施是拘留。如果法律法规能更明确、具体地规定出拘留的使用条件等,在制裁 DV 特别是轻微的 DV 中就能起到更积极的作用。

5. 通过立法,加大司法干预对 DV 的作用 尝试通过立法使司法干预能在即使受害妇女撤销指控、公安机关和公诉机关在没有受害人同意的情况下,也可对施暴者提起公诉。应该以立法的形式向社会表明,DV 不仅是犯罪,而且是严重犯罪,还应该在立法中体现出 DV 的犯罪比陌生人暴力犯罪更为恶劣的社会效果,应受到更严厉的惩治。这将有利于法律对 DV 的威慑力和约束力。

(二) 加大执法力度,密织维护妇女权益之网

1. 用足现有法律,创造成功判例,推进立法完善 司法人员只要有法必依,执法必严,判断公正,就可以极大地提高反对 DV 措施的有效性。在现行的法律、法规及有关司法解释的基础上,以反 DV 这条主线将散在各种法律、法规中的规定串起来,融会贯通,弥补现行立法的空白和不足,进而推动中国反家庭暴力专门立法的出台和完善。

2. 有效运用举证责任制度 DV 案件的特点等原因,使得 DV 案件证据不足,取证难,认证难,这是司法实践中普遍面临的困难。在司法实践中可对有关 DV 的民事诉讼所涉及的证据的采信、证明标准、反证责任、司法鉴定程序等方面的规定进行灵活运用,适当减轻 DV 受害人的取证责任。

3. 建立及时规范的司法鉴定 对于严重的 DV 侵害,应对受害人尽快进行活体检验,取得法医的伤情鉴定。成立了 DV 法医鉴定中心,专门为 DV 的受害者提供法医鉴定,使得在暴力行为中处于弱势的受害人,在法律上得到较为有利、主动的地位,同时也可以提高刑事诉讼程序在反对家庭暴力问题的敏感度。

4. 做好反 DV 案件的登记与管理 可以考虑对 DV 重点审理,并进行专门的登记和统计。通过对 DV 案件及处理情况统计,对其数量、表现形式和特点、发生原因、处理困难等进行调查研究,进一步认识 DV 发生的规律,全面真实地把握 DV 的状况,从社会性别的视角深刻认识 DV 是如何基于性别不平等而产生的,挖掘其产生的更深层次的原因,探讨更有效的防治方法,为完善预防和制止 DV 的有关法律和司法实践提供有力的资料。

5. 加强培训,增强司法人员社会性别意识。

(三) 加强道德建设,提高全民法律意识

这不是一个通过适当的法律干预就可以消除的简单的法律问题,而是一个长期的社会问题,只有通过社会的根本性变革和对待妇女儿童的根本性变化才能消灭。因此,加强反 DV 的法律研究和司法实践,利用法律的武器遏制 DV,为受害人擎起没有暴力的蓝天,以维护家庭的和睦,增进两性成员在家庭内部乃至司法上的平等,必将对构建社会主义和谐社会产生积极的推动作用。

十一、建立反家庭暴力的社会控制体系

家庭是社会的细胞。家庭暴力不仅对受害者造成身心的伤害,导致婚姻的破裂、家庭的解体,也是造成社会不稳定的因素之一。如不及时有效地制止一般家庭暴力,会出现以暴力手段反暴力的恶性事件。预防和制止 DV 是一项社会系统工程,它需要国家、社会、家庭和个人的共同努力。

(一) 健全反家庭暴力的机制

目前,全世界约 40 多个国家制定了单项反家庭暴力法。1994 年美国国会批准了《针对妇女暴力的法案》(The Violence Against Women Act),为了保证这一法案的有效执行,1995 年 3 月克林顿总统宣布拨款 2 600 万美元的经费支持,用于包括帮助性攻击受害者以及预防针对妇女和儿童的 DV 工作;美国于 1996 年出台了《受难者宪章》;澳大利亚几乎所有州都通过了有关 DV 的立法。

中国在制定反家庭暴力法时,应从国情出发,我们建议,未来的反家庭暴力的专门法应当是一部社会法,应当比现有的《婚姻法》《妇女权益保障法》《未成年人保护法》等更具操作性;应当将实体法和程序法并重,应当规定国家及地方设立反家庭暴力的专门机构和公安、教育、行政及其他政府部门的反家庭暴力职责及程序;规定基层群众自治组织、投诉站、预防和资讯中心、庇护机构、医务人员等的社会救助职责;规定 DV 受害人可申请保护令,并对实施者进行矫治处分等;还应明确对 DV 受害人有利的举证原则。不妨借鉴中国香港法律中的分居制度,在 DV 的当事人之间设立一个"缓冲区"。

（二）建立多层次的社会支持体系

1. 充分发挥基层调解组织的重要作用。

2. 加强执法机关及时介入并有效制止的职责。

3. 建立以妇联为主导、民间参与、政府支持的社会救助机构，形成 DV 的社会救助网络。

20 世纪 70 年代初，英国伦敦首创"妇女庇佑所"，后来荷兰、日本、瑞典、美国、德国等国相继效仿，为 DV 受害者提供切实救助。中国也在这方面进行了有益尝试，如 1995 年在武汉成立了民间性质的"新太阳女子婚姻驿站"。它为一些受害妇女提供必要的庇护和必要的生活障碍，进行伤情鉴定、医疗救治、心理咨询，还积极与受害妇女丈夫沟通，与法院取得联系，提出处理意见等。救助机构的成立，为冲突双方提供了一条淡化矛盾的缓冲带，避免造成更大的伤害和恶性事件的发生。

（三）营造良好的社会氛围

1. 各级党政部门和各类大众传媒应努力营造男女平等的社会氛围，使之与环境保护等基本国策一样深入人心，成为更广泛人群的共识。

2. 要通过宣传、教育和培训，使人们正确认识 DV 的性质和危害。

3. 争取男性参与反家庭暴力运动　家庭暴力的实施者大多是男性，男性的同情和支持对反家庭暴力工作具有特殊重要的意义。1991 年科夫曼博士在加拿大发起"白丝带"活动，其宗旨是使男性不再对由男性实施的暴力表示沉默，男性团结起来，反对制造暴力的父权机制。这一运动目前已扩展到全球。2002 年 11 月 29 日，中国第一个消除对妇女暴力的白丝带男性志愿小组在北京诞生。我们需要让尽可能多的男性参与到反家庭暴力队伍中来。

十二、完善中国现行家庭暴力救济法治制度

（一）建议尽快制定统一的反家庭暴力法

1. 反家庭暴力法应当与相关法律有机结合。

2. 反家庭暴力法的内容应当具备"综合性"的特性。

3. 反家庭暴力法要有明确的指导思想、立法目标和基本原则。

（二）反家庭暴力法的具体内容

1. 进一步明确 DV 的概念。

2. 完善现行的实体法律规范。

（1）增设干涉令制度。

（2）建立离婚损害赔偿制度及非常财产制度。

3. 完善现行的程序法律规范

（1）举证制度：妇女在 DV 中处于弱势的地位决定了其在举证中很可能出现无法举证或证据不足的问题，因此，一些国家对于妇女举证予以了特殊规定，如加拿大规定，在审判过程中，妻子只是作为证人参加，无须提出任何证据。结合中国现状，实施举证责任倒置制度可较为有效地保护妇女的权益。同时，专门的 DV 伤情鉴定中心也有其存在的现实意义，可以较好地解决妇女举证难的现实问题。

（2）实行检察院公诉制度：检察院一方面应当按照刑事诉讼法发挥其本质的作用，加强对 DV 案件的法律监督，人民检察院应当要求公安机关说明不立案的理由。检察院应当加强对 DV 案件的积极介入，实行公诉制度，挪威在 1988 年修改了刑事诉讼规则。确立了"无条件司法干预"的公诉原则，规定即使受暴妇女撤销了指控，警察和公安机关也有权向施暴者提起诉讼等。山西省规定，"对家庭暴力案件中属告诉才处理的案件，如果受害人因受强制、威吓无法告诉的，人民检察院可以告诉"。

4. 建立严格的法律责任的追究体制

（1）依法追究施暴者的责任：对于情节严重或反复施暴的当事人，应当给予刑事严惩。现阶段西方各国都加强了形式领域的干涉制度。在美国，实践证明，在实施了将 DV 刑事化，将施暴人实施逮捕和起诉的措施之后，DV 反复发生的可能性减弱了。随后，立法机关和刑事司法体系对 DV 的态度发生了根本性的转变。加大对施暴者的刑事制裁对于中国而言意义更为重大，可以通过司法解释，将 DV 明确地由虐待罪进行调整。判处缓刑或管制的刑罚较为适宜，一方面，对施暴者予以应有的制裁，而这会对许多男性施暴者起到威慑作用，处以不限制自由的刑罚更适合中国国情。也应建立起强制男性接受心理治疗的制度。立法不仅应当对于施暴者以法律惩罚，对于更多的实施者应对其进行法律改造。美国规定施暴者被逮捕后会在监狱里关 24 小时，才会见到法官。如果是第一次施行暴力，会被强制参加 16 周的"遏制家庭暴力"培训班。在此期间施暴者无法与妻子有任何接触。通过培训，教育施暴者如何控制自己，同时还对其进行行为、心理上的指导。

（2）依法追究不作为的执法机关的责任：各部门的职责应当与其性质相适应。应当对于每个部门规定严格的执行程序，尤其是对有强制性公权力的机构，同时也必须在每个程序中给予当事人以救济措施和方法。应当对不作为的行政机构或司法机关及其相关责任人员予以相应的惩罚，使其承担行政、刑事责任。公安机关如果接到 DV 报案时熟视无睹，就可能造成妇女身体严重伤害甚至死亡。这些机构的职责就决定了它们必须承担相应的法律责任。

5. 加强公安部门的执法力度　公安机关因为其服务的全天候性、工作范围的广泛性而成为了公立救济的重要环节。受害妇女求助于公安机关也是最直接和经济的方法。如果 DV 在此阶段解决，不仅可以节省司法资源，更可以减少当事人的诉讼成本。公安机关在解决 DV 案件中扮演着极为重要的角色。

（1）转变公安人员的执法观念，对其加强培训，提高其反家庭暴力的意识和技能：摒弃"家庭暴力是家务事"的错误思想，明白 DV 关系着妇女的切身利益和人身健康，加强化解 DV 的能力培训。

（2）改变现阶段的考核机制，鼓励公安人员积极介入：公安机关在设定警务考评标准时，应当将 DV 的工作纳入基层派出所和责任区民警的工作考核范畴中，改变管与不管、管多管少、管好管坏无标准、无奖惩的状态。如青岛市公安局 2003 年 5 月颁发的《关于加强反家庭暴力工作的通知》等。有利于提高民警的积极性，在一定程度上有效地遏制了 DV 的发生。

十三、关于对青少年、幼女的性暴力

国内最近发生多起强奸青少年、幼女案件，性暴力的主要侵害对象是青春期少女，必须给予高度重视。在这一问题上美国的一些做法值得我们借鉴。

从 20 世纪 90 年代开始，美国制定了一系列以被害青少年、幼女命名的防治性暴力法令，强制要求刑满释放的性暴力罪犯的所有个人信息到警察局全面登记，并由警方将其个人信息告知社区居民，同时上传到互联网，民众可以很方便查阅。

1998 年美国建立了国家性暴力者信息库，2005 年美国通过《杰西卡法案》，该法案规定，如果成人对 12 岁以下儿童性暴力侵犯，一律重判最少 25 年或终生监禁，不得假释。而且释放后终生佩戴全球卫星定位系统（GPS），接受警方监管。

我国已于 2015 年通过专项立法、普及防范教育、加强社会管理、提高惩罚力度，减少性暴力犯罪的发生。

2015 年 7 月 28 日，国务院常务会议通过《中华人民共和国反家庭暴力法(草案)》。草案按照预防为主、教育与惩处相结合原则，规定根据情节轻重对加害人出具告诫书，给予治安管理处罚或追究刑事责任等，明确了政府、社会组织、自治组织和学校、医疗机构等各方职责，并设立人身安全保护令制度，切实保障家庭成员特别是妇女儿童权益。会议决定将草案提请全国人大常委会审议。

2015 年 11 月，为了增强政府立法工作的透明度，提高立法质量，国务院法制办公室将《中华人民共和国反家庭暴力法(征求意见稿)》公布，征求社会各界意见。最后，国务院常务会议通过草案并经全国人大常委会审议通过，决定《中华人民共和国反家庭暴力法》于 2016 年 3 月实行。

根据中国妇联抽样调查，家庭暴力现象在我国具有相当的普遍性，它不仅发生在夫妻之间，还多发于父母与未成年子女、成年子女与年迈父母之间。据统计，全国 2.7 亿个家庭中，遭受过家庭暴力的妇女已高达 30%，其中，施暴者九成是男性。每年有近 10 万个家庭因家庭暴力而解体。这一背景下，将家庭暴力纳入有效的法律干预之下，刻不容缓。

在当前，我国法规对家庭暴力的干预仍零散地分布在不同的法律体系中，执行力严重不足，缺乏综合性的专业立法，已难以跟上反家暴的现实需要。虽然从 2000 年至今，全国 28 个省(区)市都相继出台了反家暴专门法规或政策，但由于都属于地方层级的法律法规，在权威性和层级上都有待提升。因此，制定一部全国性的反对家庭暴力法殊为必要。

家庭暴力的发生有着多种原因，这意味着法律对于家庭暴力的干预也必须多样化，形成合力。全国政协委员李仁真曾建议，多机构合作的干预模式，是国际国内通行的一些做法，也是由家庭暴力的特点和受害人的需求决定的。此次立法草案对此作出了回应，其中进一步明确了政府、社会组织、自治组织和学校、医疗机构等各方职责，并设立人身安全保护令制度，应该说是充分响应了当下反家庭暴力的现实需要，增强了立法的现实针对性。

在很长一段时间内，家庭暴力在我们社会更多被视为只是家庭内部的问题，被道德化看待，这在一定程度上延缓了社会对于家庭暴力进行干预的进程。但无论从现实还是从各国的立法实践来看，遏制家庭暴力都需要且大多已被纳入法律程序。换言之，在看待家庭暴力的问题上，我们迫切需要从观念上予以重新审视。《反家庭暴力法》的出台大大提升了整个社会对于家庭暴力行为的正确认识。

在一个文明和法治的社会，家庭暴力不仅是对家庭秩序的破坏，对家庭成员身心健康的威胁，更是对社会文明和法治底线的突破。《反家庭暴力法》的立法通过对于我国反对家庭暴力具有里程碑式意义。

当前，我们应该充分使用国家赋予的法律、政策权利来保护妇女，逐步、彻底在我国清除家庭暴力，妇产科医学科学工作者和社会有关方面共同做好：

1. 重视教育，预防为主　家庭、学校应专门给青少年、儿童灌输防止性侵犯的知识，并编入国民教育，设立专门课时，中、小学尤其应当重视预防性暴力侵犯的教育。

2. 打破沉默，及时报案　不管在家庭或任何地方，遭到性暴力侵犯后，被害人或其家长应尽快向警方报案，并提供已掌握的证据。如果保持沉默，只会纵容犯罪，害人害己。

3. 重视心理治疗，消除对受害人的歧视　责备、冷漠、歧视、舆论围观只能加重被害人的羞耻感、负疚感，甚至导致其轻生。应组织专门的社会救助机构，由专门的工作人员为被害人提供支持和服务，这些服务应该是免费的和保密的。

4. 加强对性暴力犯罪的社会管理　性犯罪对一些人来说，如同烟瘾、毒瘾、赌瘾一样，很难用常规手段改造、戒除的。因此，国家应采取包括刑满释放后强制登记、强制佩戴 GPS，甚至在其自愿前提下实施化学阉割等多种手段，以加强对性暴力犯罪的社会管理。

十四、展望

家庭是社会的细胞，DV 导致了这种细胞的变异或者说不健康,造成了大量个体的伤害和家庭的破裂,同时对整个社会的稳定与和谐也造成了威胁。DV 不是简单的"家务事""私事",事关个人幸福和社会安定。虽然有效预防和制止 DV 将是一项长期、复杂、艰巨的任务,但目前我们可以充分利用法律资源和各种社会资源,尽最大的努力来把 DV 降到最少最轻的程度。相信我们的社会能够越来越文明,每一个个体能够越来越幸福,每一个家庭能够越来越美满。

(陈春玲　曹泽毅)

参考文献

1. 张鹏坤. 232 例家庭暴力损伤法医学鉴定分析. 河南科技大学学报(医学版),2006,24(1):57-58.

2. 王文怡. 论中国制定预防和制止家庭暴力法之必要性和合理性//谭琳,姜秀花. 中国性别平等与法律:研究和对策. 北京:社会科学文献出版社,2007:191-197.

3. 谭琳,姜秀花. 社会性别平等与法律:研究和对策. 北京:社会科学文献出版社,2007:165-175.

4. 黄迎. 上海市 7 所接产医院孕产保健人员应对家庭暴力的现状调查. 中国妇幼保健,2008,23(5):675-679.

5. 郝雁丽. 家庭暴力对妇女心理健康和社会支持水平的影响及小组辅导效能探讨. 陕西教育学院学报,2007,23(3):60-63.

6. 郭英华,潘璟. 家庭暴力法律救济途径初探//谭琳,姜秀花. 中国性别平等与法律:研究和对策. 北京:社会科学文献出版社,2007:176-190.

7. 管宇. 从社会医学角度分析家庭暴力及其干预对策. 实用医学杂志,2007,6(24):741-743.

8. 付晓娟. 中国反家庭暴力的立法现状及思考//谭琳,姜秀花. 中国性别平等与法律:研究和对策. 北京:社会科学

文献出版社,2007:198-207.

9. 范磊. 豫粤两省孕产妇家庭暴力现状比较. 中国妇幼保健,2006,21(19):2632-2634.

10. 姚改改."三段式"反家暴,让受暴者感受司法阳光. 中国妇女报,2021.12.22.

11. 周玉林."首接吹哨、部门报到"织密反家暴"安全网". 中国妇女报,2021.12.15.

12. 梁平妮. 多次家暴屡教不改 核实证据发保护令. 法治日报,2021.11.14.

13. 郑宇飞. 反家暴靠网更得靠法. 北京日报,2019.11.29.

14. 周玉林. 反家暴宣讲走进大山,引导男性学法懂法. 中国妇女报,2021.12.23.

15. 程晨. 反家暴尤须打破沉默. 人民日报,2019.12.2.

16. 杨旭华. 家暴不仅仅是家务事. 商丘日报,2019.12.2.

17. 孙天骄,赵丽. 警惕精神家暴这个"家庭隐形杀手". 法治日报,2022.1.14.

18. 张智全,朱海川. 立法保护"家暴目击者"彰显法治进步. 人民法院报,2019.12.2.

第十一章

高原与妇产科相关疾病

第一节 高原环境对人体生理的影响

地理学上将海拔 500m 以上的面积较大、顶面平缓的高地称为高原。全球约有 14 亿人终生生活在海拔超过 2 500m 的地区,同时每年可能有同样数量的游客到达这些地区。从医学生理学角度,高原系指海拔 2 500m 以上地区,并以海拔 2 500m 作为高原的界限,因为在这个海拔高度以上,大多数人会产生不同程度的生理反应,其中很多人需要医药治疗。

鉴于高原特有的气候环境对人体的影响,都足以导致高原地区孕产妇及妇女的机体出现病理生理改变。所以,要求高原地区从事妇产科专业者对高原地区特有的气候环境对妇女,尤其是孕产妇机体的影响机制、致病因果、病理改变、发病过程,以及高原疾病的发生与发展有充分的理解,以便能够正确有效地进行科学治疗和预防,从而降低孕产妇死亡率,保证高原地区各民族妇女的身体健康、母婴平安。

一、我国的高原分布

我国高原总面积约 310 万平方公里,占国土面积的 33%,其中海拔 3 000m 以上高原占国土面积的 1/6,主要有五大高原(表 1-11-1)。中国有 6 000 多万人口居住在不同海拔高度的高原地区,是世界上高原面积最大、海拔最高、居住人口最多的国家。

二、高原气候特点

(一) 大气压低和氧分压低

地球表面被一层约 200km 厚的空气所包绕,并受地球引力的影响,而形成对地面的压力,称为大气压。以海平面及其附近为基准,在温度为 0℃时,大气压力为 760mmHg,称为一个大气压。大气压是空气中各种气体压力的总和,而各种气体所具有的压力称为该气体的分压,各种气体的分压是按其在大气中的比例而组成的。在干燥的空气中,氧气含量为 20.94%,故氧分压为 159mmHg。由于大气压与海拔高度成反比关系,海拔越高,气压越低,海拔越低,气压越高。研究表明:海拔每升高 100m,大气压降低 5mmHg。虽然空气中氧的比例不受海拔高度变化的影响,但随着海拔高度的上升,大气压下降,氧分压亦相应降低。

高原地区因大气压低而使水的沸点也降低,在海平面附近地区,水的沸点为 100℃,而在海拔 4 000m 处,水的沸点下降至 87℃(表 1-11-2)。因此,在高原地区制作饭食容

表 1-11-1　中国的五大高原

排序	名称	海拔高度/m	面积/万 km²	范围
1	青藏高原	4 000~5 000	250	青海平均海拔 2 500~4 000m,其中 >4 000m 的地区占青海省总面积的 50%;西藏平均海拔 >4 500m;其中喜马拉雅山的珠穆朗玛峰高 8 848.13m,称 "世界屋脊",为世界第一峰
2	云贵高原	1 000~2 000	20	贵州全境,云南东部及广西西北部
3	黄土高原	800~2 000	20	长城以南至秦岭以北,乌鞘岭以东至太行山以西
4	内蒙古高原	1 000~2 000	40	长城以南至蒙古国北部边境,大兴安岭以东至马鬃山以西
5	帕米尔高原	3 700~5 000	10	新疆西部边境及与西藏相接的部分地区,为天山、昆仑山、喀喇昆仑山汇合的辽阔区域;其中慕士塔格冰峰高 7 555m,称 "冰山之父",乔戈里峰高 8 611m,为世界第二高峰

易 "半生不熟",食物的味道也相应较差,进食后不易消化并产生腹胀和胃部不适等消化道症状。

表 1-11-2　不同海拔高度的大气压、氧分压、水沸点

海拔高度/km	大气压/mmHg	空气氧分压/mmHg	肺泡氧分压/mmHg	动脉血压饱和度/%	水沸点/℃
0	760	159	105	95	100
1	674	141	90	94	97
2	596	125	70	92	94
3	526	110	62	90	90
4	462	97	50	85	87
5	405	85	45	75	84
6	354	74	40	70	80
7	308	64	35	60	77
8	270	56	30	50	74

(二) 紫外线及电离辐射强

随着海拔的升高,空气层水蒸气和含有的杂质量减少,大气浓度变稀薄,使大气透明度增强,太阳辐射的透射率会大量增加,日光中紫外线的比例也增大。研究表明,海拔每升高 1 000m,辐射强度增加 10%,在海拔 4 000m,紫外线强度比海平面强 1.5~2.5 倍。如果缺少防护,紫外线照射时间稍长都会引起光照性皮炎、脱皮甚至水疱。高原积雪面能使紫外线反射日光,其中的高紫外线易引起角膜损伤或雪盲等眼病。在穿着衣服的高原人体体表所吸收的太阳热量比海平面人体吸收的太阳热量要高得多,海平面为 962kJ(230kcal)/(m²·h),海拔 5 790m 高原为 1 465kJ(350kcal)/(m²·h)。这种自然地理状况致高原昼夜间以及向阳地与向阴地面温差极大,如果在高原自身保护不好情况下,就极易诱发感冒和呼吸道的感染性疾病,甚至诱发急性高原病,或发生冻伤等。

在高原由于电离辐射增大,来自外层空间的穿透力较强的宇宙射线量明显增加。在海拔 3 000m 的高原上,宇宙射线年总量比平原高 3 倍左右,人体吸收的辐射会比平原显著增加,而长期室内工作与长期野外工作之间差别也较大。

(三) 寒冷、风大、干燥

高原大部分地区很少受海洋季风的影响,气温随海拔高度的增加而降低(海拔每升高 100m,气温下降约 0.6℃)。由于高原呈典型大陆性气候,地面植被少,降雨量相对又小,气候干燥明显,致使大气层保温功能降低,虽然白天太阳辐射强,但夜晚风大气体流动快,散热更快,致使气温的昼夜温差大,尤其是中午温度较高,早晚及夜间温度较低,一日之内的温差可达 15~40℃,形成午间燥热、夜晚严寒的特点。因气温多变而低寒,如不注意防寒保暖,加上干燥的空气易损伤呼吸道黏膜,极易诱发上呼吸道感染。

随着海拔高度的升高,气流的速度也加快。在高原地区,每小时 50km 的阵风(相当于平原沿海风速 12 级)并不少见。高于海拔 5 000m 的地区,多在午后刮大风。由于高原地形复杂,风速、风力与风向常因当地地形条件的变化而不同。一般来讲,高原山区的风向是白天风沿山坡吹向山顶,夜晚则寒风由积雪的山顶吹向山谷,以致夜晚气温更低。风速对人体的影响是:随着风速的加大,皮肤表面的有效温度会随之下降,这是因为风吹散紧贴皮肤的暖空气隔离层,并加速机体表面水分蒸发,从而进一步加重寒冷的程度。

随着海拔高度的升高,气温的降低,海岸线的距离越远,空气中的水汽含量会同步减少,空气的绝对湿度也就越低。如以海平面大气中水蒸气的绝对含量设为 100%,在海拔 3 000m 处水蒸气的绝对含量则仅有 26%。由于寒冷和干燥,使人体机体表面水分蒸发快。所以,在高原地区易引起皮肤干燥、鼻黏膜出血、口渴和声音嘶哑,以及支气管炎的发生。

三、高原环境对人体生理及病理的影响

我国幅员辽阔,海拔 3 000m 以上的高原和山地占全国

总面积的 1/6。从生理学的角度来看,高海拔是指海拔高于 3 000m 的海拔高度:在这个海拔高度,大气压力降低到 525mmHg,周围空气中的氧气分压下降到 110mmHg,而空气中的氧气分压下降到 60mmHg。

高原地区的自然环境具有空气稀薄、缺氧、气温低、风速大、空气干燥和日光辐射强等特点,都会对人体的生理及病理产生影响,其中空气稀薄、大气压和氧分压低是高原环境影响人体健康的主要因素。在高海拔地区,低氧分压使人体容易出现低压缺氧,从而可能导致高原疾病。高海拔地区的缺氧是由于大气压力随海拔升高而强制性下降,大气重量减少,因此吸入空气中的 O_2 分压降低。"稀薄空气"具有增加昼夜温度变化、降低湿度和提高紫外线辐射水平的作用。

人体进入高原地区后受到上述诸多因素的影响,全身各系统从器官水平到分子水平,从功能到组织结构,都会发生一系列不同程度的改变。急性高原反应,是在上升到海拔 2 500m 以上高度后的 1~5 天内,个体都有患上以下三种急性高原病之一的风险:①急性高山病:一种非特异性症状综合征,包括头痛、乏力、头晕和恶心;②高原脑水肿:一种以共济失调、意识下降和磁共振成像特征性改变为特征的潜在致命疾病;③高原肺水肿:这是一种非心源性肺水肿,由过度缺氧肺血管收缩引起,如果不及时发现和治疗,可能会致命。

在高原环境中机体所发生的一系列改变,按其性质可分为两个方面:

一是代偿适应性的改变,也称功能性改变。在临床表现方面,功能性改变指一般的"高原反应",即因高原缺氧引起各系统功能发生暂时紊乱,并产生相应的症状。功能紊乱的程度、相应症状的轻重以及持续时间的长短与个体差异(适应基因差异)、海拔高度、运动量和强度、季节等有密切关系。在生理病理方面,人体为适应低氧环境致使肺动脉压增高,血液中红细胞和血红蛋白量增加,在适度的情况下有益于氧的交换和运输。对于适应良好的人来说,进入高原后能够很快建立起一系列代偿机制,使机体各系统功能重新达到动态平衡,即机体内环境从不平衡到平衡,最终使机体内环境达到新的平衡。

二是失代偿性的改变,同时机体也发生了组织结构的变化,如低氧使心室扩大,心肌变性坏死,血红细胞增多到一定程度足以影响血液循环的正常进行时,机体则出现多组织多器官的病理损害。

高原低氧、低气压、寒冷及干燥环境对人体的影响几乎涉及每个系统,其中以呼吸、循环、神经、血液等系统的影响较为显著。全世界超过 1.5 亿人生活在高海拔地区(>2 500m),其中大多数居住在亚洲和南美洲。随着海拔的升高,氧分压(pO₂)降低,形成低气压低氧环境。幸运的是,人类已经进化出适应性过程,可以使身体适应这种环境条件。这些机制在特定的时间过程中发生,导致呼吸急促、心动过速、利尿和造血,以及氧解离曲线的变化,有利于增加对氧的亲和力。

(一) 呼吸系统

1. 通气功能　人体在高原低氧、低气压环境下,早期明显的反应是通气功能增强,主要表现为潮气量增加,以维持较大的通气量从而代偿性提高肺泡气的氧分压,以达到增加机体摄氧量、提高机体呼吸功能、提高机体氧运输的效率、加速机体对低氧的适应,最大限度地保证机体对氧基本需求的目的。肺通气量的增加与海拔高度相关,在海拔 4 000m 以下,以肺潮气量增加为主,而在海拔 4 000m 以上,不仅肺潮气量增加,呼吸频率也明显增加,并在进入高原 4~5 天内达到最高峰。经过一定时间的适应后呼吸频率可有所减少,但仍高于在平原的基础水平。所以,如果在高原进行与平原相同的运动体力负荷,肺通气量的增加会比在平原时更大。

2. 肺弥散效率　人体两肺共有 3 亿多个肺泡,总面积达 70~100m²,约为人体表面积的 50 倍。在平原静息状态下,参加气体交换的肺泡弥散面积只占肺泡总面积的 60%。当人体进入高原或运动负荷加大时,则有相应的代偿能力使肺通气量增加,肺的毛细血管开放数量增多,肺气体弥散面积和能力可随之提高。科学研究表明:用一氧化碳弥散法测量肺泡弥散能力,平原正常人为 2.05ml/(kPa·s),高原习服 3 个月为 3.12ml/(kPa·s),完全习服者高达 3.16ml/(kPa·s)。人体肺泡弥散功能的提升可增加肺泡与肺毛细血管之间的气体交换,有利于人体提高动脉血氧饱和度。但如果肺泡壁破坏、肺毛细血管关闭以及呼吸道阻塞时均可使肺泡弥散面积减少。

3. 氧解离曲线　人体血液携带气体的能力,不仅影响气体的运输,而且对气体交换效能发生影响;在正常人体血液中,溶解状态和结合状态的氧维持着动态平衡。人体缺氧后,随着肺泡氧分压的下降,溶于血液的氧量减少,与血红蛋白结合的氧也减少,反之,与血红蛋白结合的氧则增多。

有些研究表明,由于平原人进驻高原后氧解离曲线右移,氧和血红蛋白亲和力降低,从而增加氧的输送和释放,使血液流经毛细血管时血氧分压相对增高;又由于氧从血液中弥散到组织细胞线粒体的速率取决于两者的分压差,因此,毛细血管内氧分压的相对增高将加速氧向组织细胞弥散。所以,氧解离曲线右移是机体对高原低氧适应的机制之一。但在高原缺氧超过一定限度,肺摄氧严重不足,氧分压严重下降时,缺氧导致对机体的不利影响将会超过氧解离曲线右移时氧向组织细胞弥散的有益作用。

平原人初入高原后氧解离曲线的改变与海拔高度、高原停留时间和本身的身体状态等有密切的关系。氧解离曲线左移或右移反映了人体在缺氧情况下,对主要矛盾的代偿适应反应。在相应的条件下,氧解离曲线左移或右移对机体均产生有益的作用。有研究表明,与血氧饱和度或血红蛋白相比,生理范围内的血流变化对 O_2 输送的影响更大。但目前尚不清楚调节高海拔人群血液流动的生理机制以及涉及的遗传因素。

氧解离曲线右移对组织细胞供氧有利,但在极高高原上,特别是在高原运动情况下,氧解离曲线左移对机体适应高原的缺氧是有保护作用的。在海拔3 500m以上,缺氧程度较重,主要矛盾是机体提高自外界获取氧的能力,所以氧解离曲线左移对缺氧有适应效应。如果在不同的缺氧条件下,机体不能反映出氧解离曲线移位的代偿适应性改变,就有可能表示机体代偿适应功能有障碍。

高原肺水肿(HAPE)是一种以肺部积液为特征的危及生命的高原疾病。HAPE的症状通常在到达2 500m或更高海拔后2~3天出现。①随着快速上升、海拔升高、呼吸道感染、HAPE病史、男性、体温降低和劳累,HAPE的风险增加。②潜在的病理生理学是肺动脉压力升高,继发于缺氧性肺血管收缩,导致液体漏入肺泡腔。③逐渐上升是预防所有高原疾病的主要建议,包括HAPE。硝苯地平的药理学预防仅适用于有HAPE病史的患者。他达拉非、地塞米松和沙美特罗预防HAPE的效用尚未确定。乙酰唑胺对预防急性高原病(AMS)有效,但目前认为在预防HAPE方面没有作用。提示HAPE的4个临床特征是乏力、劳累时呼吸困难、生产性咳嗽、呼吸急促、心动过速和胸部听诊时出现噼啪声。印度国防研究与发展组织(DRDO)国防生理学及相关科学研究所(DIPAS)的目标:在高海拔(HA)(海拔>2 500m)地区,低压缺氧可能会导致许多旅居者出现与低氧压相关的症状。高原肺水肿(HAPE)是一种潜在的致命疾病,发生在海拔3 000m以上,影响快速上升、未适应环境的健康个体。它是一种涉及环境和遗传风险因素的多因素疾病。

4. 血气 高原地区血气变化的机制:由于海拔增高,高原大气压下降,根据Dalton定律,大气氧分压也会随之下降。此时,人体吸入气氧分压下降,肺泡气氧分压降低,而致动脉血氧分压及动脉血氧饱和度下降,引起低氧血症,机体将会出现缺氧。这种在高原地区由于"氧瀑布"(oxygen cascade)式分布的特点所引发的缺氧又称之为低压性缺氧(hypobaric hypoxia),是高原血气变化不同于平原的基本病理生理基础。

(1)急进高原时,人体吸入的PaO_2下降,导致动脉PaO_2下降,形成低氧血症。机体通过颈动脉应激性反应,通气增强而使得二氧化碳呼出增多,随后动脉和肺泡中二氧化碳的排出也增加,这样就会导致血液中氢离子(H^+)的浓度下降,引起碱中毒。这时往往属于轻度的呼吸性碱中毒,机体是通过肺的低氧通气反应来调节的,而碱中毒也会反馈性地抑制低氧通气反应,是机体代偿一过性、暴发型通气增强的机制。急进后,通气适应反应会在最初的几天到几周通过肾脏的代偿而进一步调节碱血症,但不可能完全纠正。在海拔2 500m以上,人体肺通气量会随海拔增高而增加,而在极高高原上过度通气可致血pH上升、$PaCO_2$下降,导致呼吸性碱中毒、肾脏排出过多碳酸氢钠($NaHCO_3$),即出现碱性尿。由于新迁入高原的居民常伴有食欲减退、进食少、体重下降等征象,尿酮体增加,即伴有代谢性酸中毒,则很少出现

碱性尿。近年来,高原红细胞增多症合并输尿管结石的发病率呈上升趋势。

(2)有研究者已提出了与高原地区血气酸碱指标的评价与临床应用有关的一些参考意见:①在高海拔地区,应总结当地健康人血气酸碱资料,分析掌握正常值范围,从海平面地区的预计代偿公式直接嫁接到高原地区是不足取的,目前尚没有一个合理而系统的方法直接可应用于高原地区;②应当去除标准碳酸氢盐(standard bicarbonate,SB)、碱剩余(base excess,BE)不适合高原酸碱失衡评估的指标,建议只利用pH、$PaCO_2$和碳酸氢盐(actual bicarbonate,AB)三项指标进行;③要结合临床综合分析,注意代偿时间、能力、限度及多重酸碱紊乱时结合电解质的分析。

(3)高原环境下,$PaCO_2$随着海拔的升高而下降。对此变化的机制不同学者有着不同的看法,有过度通气所致和大气压直接作用的结果两种说法。对于高原地区$PaCO_2$变化的分析比较合理的方法是:在同一海拔高度用$PaCO_2$来作为衡量通气水平的标准,因为同一大气压下FA CO_2(肺泡气CO_2浓度)和$PaCO_2$是一致的,不同海拔地区之间比较则应以FA CO_2为标准。SB是在全血标准条件下所测得的碳酸氢根离子浓度,是用$PaCO_2$ 40mmHg的气体平衡后测得的。高原地区使用SB作为血气分析中的代谢性指标来评价人体酸碱平衡是不恰当的。而BE因为同样的原因也不适合于在高原地区应用。AB受呼吸和代谢两方面的影响,可以代表高原地区体内缓冲碱水平。高原地区使用血气判断人体酸碱平衡时,和平原地区一样要重视阴离子间隙(anion gap,AG)、潜在HCO_3^-(potential bicarbonate)和酸碱预计代偿公式的综合性分析。

国外一项研究表明,高海拔暴露导致过度换气引起的呼吸性碱中毒,随后肾脏代偿(碳酸氢钠尿)会使动脉血)居民与安第斯山脉和夏尔巴人等更高海拔居民之间的酸碱平衡状态。主要发现,与海拔≥4 300m的居民相比,由于动脉二氧化碳和类似的动脉碳酸氢盐升高,安第斯山脉和夏尔巴等更高海拔地区居民的动脉血酸性更高。

(二)循环系统

机体进入高原后在代偿性机制建立的过程中,循环系统的变化占有重要地位。严重的高原低氧可以破坏人体心脏的结构、抑制心脏功能,从而严重影响处于高原低氧环境中妇女尤其孕产妇的身体健康,甚至威胁其生命。研究发现,海拔高度对心血管生理的影响非常深远,足以对多种心血管疾病产生显著影响。虽然通常无症状,但对于患有某些心血管疾病的个人来说,在高海拔地区暴露也有一定的风险。

全世界有超过1.4亿人居住在海拔超过2 500m的地方,导致暴露于大气(低压)缺氧。然而,这种慢性暴露对心血管系统是有益还是有害,尚不确定。一方面,多项研究表明,居住在中等和高海拔地区对心血管危险因素和心血管病

（CVD）事件具有保护作用。相反，在高海拔地区居住需要权衡发展慢性高原病和高原肺动脉高压等疾病，并恶化慢性阻塞性肺疾病等的结局。有趣的是，最近公布的数据显示，严重缺氧作为心肌梗死后独特且出乎意料的疗法具有潜在作用。

1. 心率的变化 心率增快是机体对缺氧最为敏感的反应指标。从平原进入高原后，在通气量尚未明显增加之前，心率就可明显增快，并随海拔高度的增加而心跳加快，即使平静时也是如此。心率增快的程度虽然有明显的个体差异，尤其是对高原习服不良者其心率增快的程度较高并恢复较慢。大多数人心率增快的程度与海拔高度和进入高原的速度有关。

在 3 600m 以下的高原地区，经过习服之后增快的心率可逐渐恢复到或接近平原地区水平，而在海拔 3 600m 以上地区时，则较难恢复到原有的心率水平。例如，在平原地区时平均心率为 68.5 次/min，在 3 660m 时为 72.5 次/min，4 800m 时为 78.5 次/min。对军队中非当地青年士兵体检时发现，在 5 100m 海拔高度时士兵其平均心率在 100 次/min 以上占 32.5%。

2. 血压的变化 初入高原的健康者，多数人血压变化不大，一部分人有不同程度血压升高，海拔越高，血压上升越高，系低氧兴奋交感神经系统所致，并同时伴有血、尿儿茶酚胺水平增高。一般是先收缩压升高，以后再出现舒张压升高，在海拔 5 000m 以内，经过数月时间的适应期后血压可降至正常。但长期居住在海拔 5 000m 以上地区者，血压变化则很不规律，部分人血压升高，部分人血压反而降低。血压增高者以舒张压升高为主，其原因可能由于长期缺氧使小动脉血管痉挛，肾素-血管紧张素-醛固酮系统（RASS）活性增加及血液黏滞度增加致使外周血管阻力增大有关。而血压降低者，则以收缩压降低为主，其原因可能与低氧环境下心排血量下降和肾上腺皮质功能减退有关。血压的变化，一般在脱离高原环境 1 个月后，除少数人外大多数人可基本恢复到原来水平。

3. 心排血量的变化 初入高原者心排血量明显增加，并随海拔的增高而增加，与心率增快一致，在维持数日至数月后可有下降趋势，随高原反应消失而逐渐恢复正常。高原适应不良者可长期保持高心排血量，导致心脏负荷增加。而世居高原者心排血量无明显变化。

4. 肺循环及心脏的改变 正常肺循环的特点是低压、低阻。人体肺血管具有明显扩张的能力，即使肺血流量增加 2~3 倍，肺动脉压也不会明显升高。但高原缺氧状态下可使肺小动脉收缩，导致肺动脉压升高，这对高原适应有重要意义。一方面可使灌注不足的肺尖或肺的其他区域获得较多的血液，另一方面可使处于关闭的肺毛细血管床得到开放和肺毛细血管扩张，从而改善肺部血流灌注及扩大肺部气体与血液的交换面积，肺功能代偿性增加，有利于氧的摄取和二氧化碳的排出，从而改善机体氧的供应。有研究表明，由于

特定的环境，高海拔可能对身体健康产生重大影响。高海拔暴露是一种心脏应激，与心血管系统的重大变化有关。低氧和低压环境会引起心肌细胞的损伤，导致血清心肌酶不同程度地升高。一旦心肌损伤发生，心脏泵血能力就会降低，这会显著影响个人在高海拔地区工作和活动的能力。在严重的情况下，可能会出现恶性心律失常、心力衰竭，甚至猝死等不良结局。高海拔人群心肌损伤的发生率较高，因此，高原心肌损伤应引起高度重视。吸烟、血红蛋白和淋巴细胞比率（NLR）是与心肌损伤相关的独立因素。中性粒细胞与淋巴细胞比率作为一种方便、有效的标志物，与心肌酶密切相关，并对心肌损伤的发生具有预测作用。另一篇研究表明，高海拔人群心肌损伤的发生率较高。吸烟、血红蛋白和 NLR 是与心肌损伤相关的独立因素。NLR 作为一种方便、有效的标志物，与心肌酶密切相关，并对心肌损伤的发生具有预测作用。

久居或世居高原者为适应高原缺氧而常伴有不同程度的肺动脉高压，并继发右心室肥厚，以右室流出道部位较为显著。肺动脉高压除了高原低氧的因素外，也与血液黏稠度有关。在海拔 4 000~5 000m 久居的绝大多数人，其 X 线片显示肺动脉段突出和心脏增大，大约 95% 的人其心脏增大不超过 20%。

5. 心电图的改变 高原低氧可引起心电图的明显改变。初入高原者心电图分析显示：①随着海拔的增高 P 波时间延长且电压增高，是由于高原低氧致使心脏负荷增加，心房发生代偿性变化，房内传导阻滞发生的可能性增加；②P-R 间期和 Q-T 间期时间变化无明显规律，是由于高原心率变化有快慢不一的表现；③QRS 波群时间和电压超过正常值的例数随海拔增高而增多，是由于高原低氧下肺动脉压力不同程度增加而加重了右心室的后负荷所致；④S-T 段改变，是随海拔的增高而改变的，与海拔增高使心肌缺氧程度增加有关，心电图中 S-T 段改变的频率也随之增加。

6. 血管内皮的影响 健康的年轻男性人群上升到高海拔地区时，急性高原病（AMS）的发病率较低。从不同海拔梯度进入急性高原暴露环境可能会削弱急性高原暴露对健康个体血管内皮功能障碍的影响。健康年轻男性血清内皮素-1（ET-1）、血管内皮生长因子（VEGF）、不对称二甲基精氨酸（ADMA）、一氧化氮（NO）和缺氧诱导因子 1（HIF-1）水平的变化可能与身体的自我调节有关，并保护健康个体免受 AMS 的影响。还有研究表明，暴露于缺氧地区会引发广泛的生理反应，成功适应环境至关重要；在高海拔地区进行的研究表明，内皮功能在缺氧时会降低。在此，回顾了与观察到的缺氧中内皮功能降低有关的几种拟议机制，包括：①血流模式的变化（即剪切应力）；②炎症和活性氧的产生增加（即氧化应激）；③交感神经活动增强；④红细胞浓度和质量增加，导致一氧化氮清除增加。虽然这些机制中的一些已经在低地人中进行了检查，但对于几千年来长期适应环境缺氧的土著人群（例如秘鲁和埃塞俄比亚的高地人）的

内皮功能知之甚少。

（三）中枢神经系统

高原低氧对中枢神经系统的正常生理功能甚至对机体的生存或存活预后的生活质量都可有重要的影响。这是由于中枢神经系统对高原低氧耐受性最差,而缺氧的表现出现最早。初入海拔 3 000m 以上高原者,因面临低氧,可致高级神经活动障碍,首先表现记忆力减退(海拔 4 000m 时记忆力平均降低约 8%,海拔 5 000m 时记忆力平均降低约 14.8%),并导致逆行性遗忘和注意力涣散、嗜睡、工作效率下降等。在 5 000m 以上海拔高度时,对复杂问题的反应和逻辑思维时间显著延长;触觉和痛觉迟钝;随着缺氧的加重,嗅觉逐渐减退直至完全丧失;味觉在高原也有不同程度改变,酸、甜、苦、咸的味阈值下降;由于眼视网膜与大脑皮质对缺氧较为敏感,高原地区人群视力普遍下降,在海拔 3 000m 以上地区视力就开始有所减退,海拔 5 000m 以上,人的视觉则有显著障碍;虽然听神经对缺氧有较高的耐受性,但随海拔高度的增加,听力也会有不同程度的下降,一般在海拔 4 000m 以上听力开始下降。

在一些极端情况下,急进海拔在 5 000m 以上高原机体面对的是严重的急性低氧损伤。急性低氧下,大脑极易发生脑水肿、出血,导致晕厥、脑昏迷的发生,甚至死亡。有研究表明,在长时间的高海拔(HA)适应过程中,成人大脑中是否会发生自发神经活动的补偿性改变仍不清楚。在这项研究中,这些观察结果首次提供了成人大脑在长期暴露于 HA 后自发神经活动的恢复能力的证据,而没有遗传和发育影响。静息状态功能磁共振成像可以为成人在长期环境缺氧适应过程中呼吸和认知补偿的中枢机制提供有价值的信息。

随着海拔高度的增加和缺氧的加重,脑电图会发生一系列的变化,慢波指数比平原明显增加,α 波振幅降低、频率加快。慢波的出现是随海拔升高、停留时间的延长、缺氧程度的加重而变得更加明显和持续。当出现大量的弥漫性高振幅波时,可能会出现明显的意识功能障碍,此时若不及时供氧,可导致脑电活动停止而脑死亡。因此,大量慢波出现是脑功能严重障碍的客观表现。高海拔地区人类脑血流(CBF)的变化程度受许多变量的影响,包括动脉氧和二氧化碳张力、氧含量、脑脊液 pH 和血细胞比容,但可以概括为 4 个关键综合因素:①缺氧性脑血管舒张;②低碳酸血症脑血管收缩;③低氧通气反应;④高碳酸血症通气反应。了解这些反射背后的机制及其相互作用对于增进我们对全球和区域 CBF 监管的理解至关重要。目前尚不清楚高海拔人群是否表现出对慢性缺氧水平的脑血管适应,或者 CBF 的变化是否与急性高原病的发展有关;但总体而言,高海拔的综合 CBF 反应似乎足以满足大脑对氧气的大量且持续的需求。

有研究表明,以高海拔居住的藏族人群为背景,揭示高原地区自发性脑出血(sICH)的特点。回顾性分析收治的

藏、汉族 sICH 患者(对照组)的资料。与汉族患者相比,藏族患者年龄更大,男女比例更高,超重更多,有更多吸烟者,血红蛋白浓度更高,并且包括更多的高血压患者、糖尿病和既往出血性脑卒中患者。藏族患者也经历了更多的脑干出血,并且因血肿扩大导致的院内并发症风险及脑梗死情况更高。在 6 个月的随访期间,他们的不良结局和病例死亡率较高。得出结论,与汉族患者相比,来自高海拔地区的藏族 sICH 患者在基线测量、合并症发生率、血肿部位、院内并发症风险和临床结果方面具有独有的特征。藏族与 SICH 患者 6 个月的不良预后呈正相关。

高海拔地区的缺氧条件可能会对认知能力产生重大影响,即使从高海拔地区返回后,认知能力也可能持续存在。损伤的严重程度与海拔高度的上升的程度有关。研究表明,海拔越高,影响越严重。在海拔 2 000~3 000m 的中等高度,据报道损伤较小。在 3 000~4 000m 的高度,可以看到明显的精神运动障碍,而在 6 000m 以上的极高高度,可以记录到一些感觉和视觉错觉。高海拔地区急性缺氧导致脑血流量(CBF)增加,即使在成功适应极高海拔后,动态脑自动调节也会因缺氧而受损。

（四）血液系统

不同海拔高度对正常成年人血液细胞的影响,主要表现在红细胞和血红蛋白上,红细胞数量的增加是高原血容量增加的基础,血小板和白细胞也有不同程度的改变。但从平原进入高原后红细胞明显增加,则被认为是高原适应代偿的表现。

1. 红细胞和血红蛋白　随海拔的增高,红细胞和血红蛋白均明显增加,移居者高于世居者,但均为可逆性。红细胞和血红蛋白增加的程度与下列因素相关:①海拔高度:红细胞和血红蛋白随海拔高度的增加,低氧程度越重,增加越明显;②进驻高原时间:平原人进入高原后随时间延长,红细胞和血红蛋白有逐渐增高趋势;③性别:进驻高原男性的红细胞和血红蛋白均高于女性;④环境温度:寒冷可引起红细胞和血红蛋白的增加,但寒冷复合低氧比单纯低氧地区的人其血红蛋白量少,此时寒冷可减弱血红蛋白增加的反应;⑤运动:高原运动与平原一样,可增加红细胞和血红蛋白;⑥个体和种族差异性:平原人移居高原后,红细胞和血红蛋白增多有明显的个体差异性。少数人进入高原后红细胞并无明显增加,而有些人则进行性增加并形成红细胞增多症,有些人则适度增加。不同种族的人群移居高原后红细胞和血红蛋白改变则有不同程度的差异。

在青藏高原居住的人口中,5%~18% 的人患有高原红细胞增多症(HAPC)。它是由低压缺氧引起的,以过度红细胞增多为特征。过度红细胞增多可导致血液黏度显著增加、微循环障碍,甚至广泛器官损伤和血流速度降低,从而导致与慢性高原病相关的其他并发症,如高原肺动脉高压和高原心脏病。另一篇研究中表明:白细胞介素-1β(IL-1β)、

白细胞介素-2（IL-2）、白细胞介素-3（IL-3）、肿瘤坏死因子-α（TNF-α）、巨噬细胞趋化蛋白-1（MCP-1）和白细胞介素-16，这六个因素可能参与了HAPC的发病机制以及对高海拔地区的适应。改变的炎症因子可能是HAPC和高原适应的新生标志物。还有研究表明：长期生活在高海拔地区的人铁的动员和利用得到了提高。值得注意的是，与健康的高原移居者相比，高原红细胞增多症（HAPC）患者的铁蛋白中的铁储存量和血液中的有效铁含量均升高。在藏族和汉族人群红细胞血红蛋白-氧亲和力及对高海拔环境适应差异调查中发现：迅速进入高原的汉族人群的P50值、红细胞计数和血红蛋白（HGB）水平越来越高，而适应环境的汉族人群、高原汉族人群和藏族人群的P50值都显著较低。然而，高原汉族、藏族人群和平原汉族人群之间的红细胞计数和血红蛋白水平没有显著差异。青藏高原汉族群体对高原的适应性主要是由于HGB对氧气的强烈亲和力，为组织和器官提供了充足的氧气。P50的变化可能是适应高原和避免高原反应的一个特征，如高原红细胞增多症和呼吸困难。对世界不同地区生活在类似海拔（3 500~4 500m）的高海拔居民Hb浓度的研究发现，在所有高海拔人群中都有Hb浓度增加。在安第斯山脉成年男性居民和生活在高海拔地区的汉族人中，血红蛋白（Hb）平均浓度最高，而在埃塞俄比亚人、藏族人和夏尔巴人中，Hb平均浓度最低。不同地理祖先的人群对红细胞生成或血浆容量的氧依赖性控制具有不同的敏感性，为高海拔地区血红蛋白浓度的差异提供了解释。对于从高海拔地区移居高原的红细胞增多症患者，应考虑预防输尿管结石。此外，应定期监测血清尿酸水平和尿液pH。

初入高原者，促血红细胞生成素（erythropoietin，EPO）会很快增加，使铁转换率和小肠铁的吸收率增加。而世居高原者当移居平原后，可出现红细胞生成素抑制因子，使红细胞生成相应降低，这类代偿机制的完整与否决定是否会出现贫血。高原反应重者其红细胞增高极为快速，一般进入高原2小时后即可出现，1周后可较平原高3倍，持续1~6个月。但海拔若高于6 000m，这种代偿能力可因氧供不足而减弱，红细胞生成率下降，致血红蛋白下降。

一定数量的红细胞和血红蛋白的升高能增加血液的携氧能力，提高血氧含量和血氧容量，这对高原适应有代偿意义。但并不是血红蛋白增加越多，携氧量就越多。虽然红细胞增多能增加携氧能力，但如果红细胞和血红蛋白过度增加，可使血液黏稠度增高，血流变慢，甚至导致血栓形成的危险倍增，阻碍血液循环，右心负荷过重，使心排血量降低，反而使氧运送量减少。

有研究表明，增加血红蛋白（Hb）浓度是调节动脉氧含量以降低高空吸入空气的氧分压的主要机制。生活在海拔1 500m以上的世界人口中，约有5%表现出这种适应机制。值得注意的是，不同人群中Hb浓度的增加程度差异很大。在世界不同地区，生活在类似海拔（3 500~4 500m）的高海拔居民中，均发现Hb浓度增加。不同地理祖先的人群对红细胞生成或血浆容量的氧依赖性控制具有不同的敏感性，为高海拔地区血红蛋白浓度的差异提供了解释。

2. 血液量及化学成分的改变 高原地区由于低气压、低氧环境，动脉血氧分压低，动脉氧饱和度下降，继发红细胞及血红蛋白增多，也使机体的血液总量增加，在平原地区每千克体重80ml血液，在高原时可增加至100ml左右。此主要是由于红细胞比容增加而血浆容量也相应增加所致，白细胞则无明显变化。

进驻高原地区时间长短对血小板影响也较大，一般进驻高原2周后，人体血小板开始减少，但第3个月、第6个月，血小板减速相对缓慢。高原血小板减少的原因，可能是高原低氧使骨髓巨核细胞质的改变和量的减少，从而造成了血小板减少的原因之一。而世居或移居高原者血小板减少还可能与脾潴留和破坏过多血小板有关。高原血小板减少还与继发红细胞增多症密切相关，高原缺氧使血黏稠度增高，从而消耗了大量的血小板及凝血因子，导致血小板减少。

（五）消化系统

高原独特的气候环境地理条件，以及特殊地域风味的饮食结构，也会影响到人体胃肠道的功能。消化系统功能障碍低氧为主要因素，也与进驻高原的速度和海拔高度、停留时间、机体状况、饮食卫生、交通工具、天气等因素有密切关系。高原低氧可使人体胃肠道黏膜产生类似缺血的改变，使其发生黏膜功能障碍，缺氧严重时可发生应激性溃疡。高原低氧首先可引起胃肠道运动功能紊乱，主要表现为胃排空时间延迟、胃肠活动受限制、张力减弱、蠕动速度和幅度减小，使人感到腹胀有饱感。在到达高原初期，反应重者常伴有恶心、呕吐。反应轻者可有腹胀、腹泻、便秘和食欲减退等表现，一般可在进驻高原2周后逐渐减轻或消失。

高原低氧除可以引起消化功能紊乱外，对消化系统某些脏器的病理性损伤也较明显。长期处于高原低氧环境中，在慢性缺氧基础上如果伴有较大量饮酒习惯者，更加重了脂肪肝的形成，根据相关资料提示，高原低氧环境地区脂肪肝的发病率高于平原。由于肝纤维化是多种致病因子长期作用的结果，而高原低氧则是最常见的致病和伴随因素之一，肝星状细胞（hepatic stellate cell，HSC）活化和基质金属蛋白酶-2（matrix metalloprotease-2，MMP-2）及胶原是肝纤维化发生的中心环节。研究表明，缺氧即能导致HSC、MMP-2和胶原表达升高。若在人体内，缺氧和其他致病因子同时存在其后果是可发生肝纤维化，因而尽早改善肝脏的缺氧状态，可能会改变HSC活化和MMP-2表达间互为因果的恶性关系，从而阻滞和缓解肝纤维化的发生。胰腺组织有丰富的血液供应，因此对缺氧较为敏感，如果缺氧程度较重和时间较长，就容易导致胰腺腺泡细胞损伤和死亡，其机制主要是缺氧造成组织氧自由基的大量增加，导致脂质过氧化反应增强，导致腺泡细胞损伤坏死和凋亡。

(六)内分泌功能和免疫系统

人体进入高原后,机体各系统器官的功能、代谢和结构均出现明显变化。这些变化在神经-体液的总体调节下,机体各系统器官如果对高原环境作出适度的反应,则机体对高原习服较好;如果机体对高原作出的反应是"过度"或"不足",则会出现习服不良,甚至发生高原性疾病。因此,当人体进入高原后,机体内分泌功能和免疫系统的改变将影响和决定机体在高原的生活质量。

人体进驻高原初期,下丘脑、垂体、甲状腺、肾上腺皮质和髓质等内分泌器官的功能均轻度增强,各类激素分泌量也相应增多。随着居住时间的延长,各类激素分泌量可出现下降趋势,但仍会略高于世居者。

在高原低氧环境下,人的雌、雄激素均增加,尤以雄激素增加为主,其生理意义可能有:①雄激素具有促红细胞生成作用,雄激素对肾脏红细胞生成素的作用在缺氧时尤为明显,缺氧能够增加肾脏对雄激素的敏感性。随着海拔高度的增加,红细胞也随之增加。虽然红细胞增多症以男性为主,但对妊娠妇女来讲,血黏度增高则影响胎盘循环,使高原孕产妇发生胎儿生长受限者发生率相应增加。②雌性激素相应增加,对于女性预防冠心病等心血管疾病有一定作用。③雄激素增加可通过促进机体蛋白质合成,增加三羧酸循环酶的活性,使因低氧引起的儿茶酚胺过多所致的糖类及蛋白质代谢障碍正常化,无氧代谢逆转使组织氧供增加。④雄激素/雌激素比值的恒定对调节前列环素(prostacyclin,PGI_2)的平衡以及血液的动态平衡如纤维蛋白质水平、纤溶酶原活性和血小板黏附性有重大关系。因此,高原人机体为适应高原低氧环境,性激素以及前列环素等直接参与了对高原适应性调控。

高原人群的免疫功能:有研究结果表明,随着海拔的升高,细胞免疫水平会逐渐下降,免疫球蛋白水平逐渐升高,循环免疫复合物(circulating immunocomplex,CIC)及自身抗体会有上升趋势。高原人群的免疫功能异常主要与移居高原者的免疫调节机制失调相关,研究认为低氧可明显抑制 T 细胞的功能。

(七)能量代谢

高原低氧环境包括氧分压低、寒冷、多风、干燥、日光辐射强等因素可直接或间接地影响能量代谢途径的各个环节,对机体能量的生成产生多方面的影响。

1. 高原环境对能量生成的影响

(1)对葡萄糖分解代谢的影响:表现为有氧代谢通路受阻,无氧代谢增强,血中乳酸和丙酮酸含量升高,乳酸/丙酮酸比值增大。通过放射性核素标记磁共振和葡萄糖钳制实验都可证明低氧时葡萄糖利用率增强,人体在低氧时周围组织葡萄糖阈值降低是高原人体对糖的利用能力增强的原因之一,是其对低氧的适应性表现之一。

(2)糖异生:糖异生是在消耗 ATP 的情况下克服多重能量障碍进行的葡萄糖合成过程,在高原急性缺氧时 ATP 供应不足,由于神经内分泌系统和氧感受系统的作用,使磷酸丙酮酸烯醇化酶等糖异生关键酶的表达量及活性降低,从而抑制肝脏糖异生的进行。糖异生程度依低氧习服程度和组织器官不同而不同。当高原人机体适应高原低氧环境后,由于营养摄入充分可通过呼吸、血液循环输送到各个器官组织足够的氧,糖异生就会增强。糖异生增强的意义在于为自身提供葡萄糖,糖异生降低的意义在于节约能量消耗。

(3)对脂肪代谢的影响:平原健康人移居高原后,血中脂类含量会增高,因为在低氧时血浆游离脂肪酸、甘油三酯、胆固醇、磷脂等均增高,脂肪合成酶(脂蛋白脂肪酶)活力减弱,而脂肪分解酶(激素敏感脂肪酶)活力增强,所以体内脂肪分解代谢大于合成代谢,由于脂肪储存减少,血浆脂成分则会增高。游离脂肪酸可在体内氧化变成能量供机体应用,但氧化不全时,体内产生过多酮体,可出现酮血症和酮尿。

国外有研究表明,低海拔进入高海拔地区的人群,在高原短期(7天,HA-D7)与长期(3个月,HA-D150)停留后的血氧饱和度(SpO_2)、心率(HR)以及收缩压和舒张压(SBP 和 DBP)相比,长期人群 SpO_2 水平有所改善,而 HR、SBP 和 DBP 仍保持升高。TMT 血浆蛋白质组学研究显示,在低氧暴露期间,载脂蛋白 APOB、APOCⅠ、APOC Ⅲ、APOE 和 Apo 以及碳酸酐酶(CA1 和 CA2)的水平较高。生物网络分析还发现了脂蛋白相关途径的深刻改变,如血浆脂蛋白组装、VLDL 清除、乳糜微粒组装、乳糜微粒重塑、血浆脂蛋白清除和乳糜微粒清除。作为佐证,脂质谱显示 HA-D150 的总胆固醇(TC)、甘油三酯(TGs)、低密度脂蛋白(LDL)水平高于 HA-D7,而高密度脂蛋白(HDL)水平低于 HA-D7 和海平面,表明血脂异常。同时发现 HA-D150 的促炎症细胞因子 IL-6、TNF-α 和 CRP 以及氧化低密度脂蛋白(oxLDL)水平较高,表明血管炎症和促动脉粥样硬化倾向。这些结果表明,长期停留在高海拔地区会加剧血脂异常和相关疾病。

(4)对蛋白质代谢的影响:高原低氧时蛋白质代谢在能量代谢变化中意义重大。对初进高原者,低氧时高原反应造成的热能量摄取不足的程度加重,导致蛋白质分解加速,尿排氮也随之增加,因此,在高原生理性或病理性情况下,发生蛋白尿症状,主要是肾小球毛细血管通透性增加所致。但久居高原或适应者无蛋白尿症状。由于高原低氧,血红蛋白和肌红蛋白含量均增高,其意义在于加强机体内运氧、贮氧能力,有助于能源物质的氧化,从而维持机体的能量平衡。

2. 高原环境对能量利用的影响 人体进入高原环境之后,基础代谢、休息和运动时的能量消耗要大于平原地区。原因是:①高原气温较低,机体必须随着气温降低而增加能量消耗,才能动态地维持身体的热平衡,因此,气温每降低 10℃,机体需要增加能量消耗 3%~5%;②基础代谢率在高原要高于平原;③由于随海拔的升高,呼吸频率加快,因此失热量也相应增加,例如在海拔 4 500m 高原时,呼吸失热量为 21%,比平原 18.3% 要高,因此,高原上所有活动的热能量消耗要高于平原。

(八) 女性生殖系统

高原低氧环境对新移居者生殖功能的影响要大于对高原世居者的影响。

1. 高原低氧对女性生殖周期的影响 高原低氧环境可使少女月经初潮年龄有后延的表现,大致延后平均 0.8 年左右。高原少女月经初潮年龄为 15.6~17.4 岁,与平原地区初潮年龄 14.2~16.2 岁相比有延迟现象,这是因为与高原海拔高、低气压、低氧及寒冷等因素有直接关系。高原低氧对健康妇女月经改变的影响是随海拔增高呈现出初潮时间推迟、周期延长、行经时间缩短、经量明显减少的表现。经期症状也随海拔增高而增加,且程度加重,尤以痛经为多见,其发生率高于平原地区。

高原妇女绝经年龄则有提前趋势,平均较平原地区提前 2 年。绝经年龄的迟早受个体的遗传、内分泌、饮食及健康状况等多种因素的影响,同时也受社会、文化、婚姻、生育次数、气候和海拔等因素的影响。

高原低氧对女性性激素的影响,有关高原低氧对女性性激素影响的研究较少,且报道也不尽一致。初步研究认为高原低氧环境下,女性雄激素不同程度增加,个体差异较大,高原低氧不引起世居健康妇女血浆中雌激素和孕激素的浓度改变,未发现高原低氧对世居健康妇女卵巢功能有显著影响。

2. 高原低氧对妊娠的影响 高海拔(>2 500m)居住增加了胎儿生长受限(FGR)和子痫前期的风险,部分原因可能是子宫胎盘灌注不足。研究发现,高原为研究慢性缺氧对生殖健康的影响提供了一个自然实验室。与早期的说法相反,尽管死胎更常见,但生育率(活产的数量)似乎几乎没有受到影响。出生体重较低是由于胎儿生长受限,而不是妊娠期缩短。与新来的居民相比,世居者(安第斯人或藏族人)似乎相对不会受到与海拔高度相关的胎儿生长受限的影响,这可能部分是由于子宫动脉血流的正常上升并得以保持。且子宫肌层动脉血管舒张反应是子宫血流的关键决定因素。高原血管对 AMP 激酶(AMPK)激活的血管舒张作用也相对更敏感。高海拔低气压缺氧情况下的妊娠,潜在的病理效应一直是世界各地研究人员关注的焦点。目前,对人类和动物模型的研究显示,高海拔低气压缺氧情况下的妊娠,胎儿发育和生长发生了重要变化。此外,孕妇及其胎儿可能会在怀孕期间或新生儿期引起明显的心血管损害。此外,最近的研究表明,在慢性低气压下怀孕的个体中,潜在的长期产后效应可能会增加心血管风险。因此,母体和胎儿对缺氧的适应性反应受高海拔地区的影响,对后代更好的发育和心血管结局至关重要。

四、高原低氧对妊娠、胎盘的影响

高原低氧对妊娠妇女母体-胎盘-胎儿产生一系列的影响,使妊娠妇女机体为适应高原低氧环境而发生适应性改变,包括妊娠妇女低氧通气反应、母体子宫血流、胎盘结构、胎儿发育及胎儿体重等方面的改变。

(一) 高原低氧环境对妊娠妇女通气量、血红蛋白浓度的影响

高原地区妊娠时对母体动脉血氧饱和度的多项监测发现,高原地区妊娠妇女存在高通气量和高血红蛋白值现象,过度通气使动脉血氧饱和度高于非妊娠时。过度通气使高原地区妊娠妇女易发生呼吸性碱中毒,使氧解离曲线左移,从而促进氧在肺部的装载。因此,通气量和血红蛋白的浓度是高原妇女妊娠时对氧运输作用的两个重要变量。

(二) 高原低氧环境对子宫动脉和母体子宫血流的影响

充足的子宫血流在正常妊娠中具有很重要的作用。高原地区妊娠为了保证胎儿及母体的血供,母体子宫血管的重塑是必要的。这一重塑过程包括滋养细胞浸润、增生和增殖,细胞外基质组成的变化,从而保证在妊娠期子宫动脉的血流是增加的。有研究表明,在妊娠 20 周以前,平原地区和高原地区母体髂外动脉血流和体积流量是一样的,但到妊娠 30 周以后,高原地区的母体髂外动脉血流和体积流量比平原地区高。无论在高海拔地区还是低海拔地区,妊娠可以明显增加子宫动脉血流。有研究表明,高海拔(HA)居住的慢性缺氧减少了怀孕期间的子宫动脉血流量,可能导致子痫前期和胎儿生长受限的风险增加。

在高原地区妊娠期由高原低氧所致的慢性缺氧对子宫动脉收缩产生明显不利影响。有研究表明,在高原长期慢性缺氧的情况下妇女妊娠期可通过抑制细胞外信号调节激酶 1/2(ERK1/2)的活性和增加蛋白激酶(PKC)信号通路,增加肌源性的钙离子敏感性,从而明显增加由压力诱导的子宫动脉肌源性紧张度。长期慢性缺氧还可降低 ATP 敏感性钾离子通道的活性,进一步增加妊娠期子宫动脉肌源性收缩。在海拔 3 000m 以上的地区,慢性缺氧可抑制甾体激素对 ERK1/2 和 PKC 信号通路的调节作用,进而引起妊娠期子宫动脉肌源性紧张度的增加。雌激素 α 受体是子宫动脉主要的受体,高原低氧导致的慢性缺氧可选择性地下调妊娠期雌激素 α 受体的表达,因而减少了妊娠期子宫动脉雌激素 α 受体的表达增加,使高原地区孕产妇子宫动脉对雌激素反应减弱,影响子宫动脉舒张,减少子宫动脉血流。子宫胎盘灌注量的长期减少可引起妊娠期发生子痫前期,包括高血压、蛋白尿、胎儿生长受限等。

与平原地区相比,高原地区孕产妇子宫动脉血流是减

少的,而且高原地区妊娠期由髂总动脉分布到子宫动脉的血流比例也会减少。在高原地区居住的妇女,婴儿出生体重的减少及子痫前期发病率的增加都归因于胎盘的缺氧、子宫动脉血流的减少。有研究表明:在高海拔和低海拔但胎儿生长相似的正常血压妇女中,胎儿缺氧的子宫动脉(UtA)血流和多普勒指数较高。早发性子痫前期(PE)患者的 UtA 血流明显低于正常高海拔女性,胎儿心率、多普勒指数和胎儿生长受限(FGR)均较低,表明胎儿更缺氧。结论是,尽管胎儿缺氧程度更高,但正常安第斯山脉在高海拔地区的 UtA 血流量更高,很好地保护了胎儿的生长,但在早发性 PE 中,当 UtA 血流量较低时,过度的胎儿缺氧会导致胎儿的反应是减少心输出量和重新分配血流量,以帮助维持大脑发育,而牺牲其他组织的生长。

但也有研究发现对高原低氧环境适应较好的世居者(当地藏族)孕产妇,其子宫动脉血流速度显著高于同海拔高度(3 000m 以上)的移居孕产妇。世居高原孕产妇子宫动脉血流量和髂总动脉血流量的比值也显著高于移居孕产妇。有部分研究表明:子宫动脉血流量的增加可能是对缺氧的补偿,但不足以防止胎儿生长受限。尽管 AMPK 信号因缺氧而减少,但 AMPK 仍然可以在子宫动脉中接受药理学激活,在子宫动脉中它是一种有效的血管扩张剂。

(三)高原低氧环境对胎儿发育的影响

高原地区妊娠时因受高原低氧的影响,胎儿在子宫内也处于相对慢性低氧状态,这对胎儿在子宫内的发育有不良影响。高原环境缺氧(HA)使胎儿生长受限(FGR)的发生率增加约 3 倍。高原缺氧是影响妊娠期胎儿发育的重要因素。在特殊环境下,通过调节母体生理功能,维持母胎体内平衡,使有限的氧气满足胎儿生长发育的需要。

过去认为,高原新生儿低出生体重是高原低氧和社会经济等多种因素综合作用的结果,而不是单纯高原低氧引起的。但孕龄、社会经济状况、母体的自身状况等这些综合因素并不能解释在高原地区新生儿出生体重较低这一现象。这显示出在高原低氧环境长期慢性缺氧这一关键因素的重要性。因此,高原新生儿低出生体重、低胎盘质量与高原低氧环境有关,而不是由营养因素引起的。与平原地区相比,高原地区出生的婴儿体重较低,与子宫胎盘循环中氧供量减少密切相关,易发生小于胎龄儿(SGA)。这是因为高原地区新生儿出生体重较低与子宫动脉血流减少及相对低的一氧化氮代谢物(NOX)水平相关。

有研究表明,高海拔(>2 500m)居住增加了胎儿生长受限(FGR)和子痫前期的风险,部分原因可能是子宫胎盘灌注不足。先前的人类基因组和转录组学研究以及小鼠和人类的功能研究表明 AMP 活化蛋白激酶(AMPK)通路在防止缺氧相关 FGR 中的作用。AMPK 是一种由缺氧激活的代谢传感器,在血管床和胎盘中普遍表达。在怀孕期间居住在低、中或高海拔地区的女性胎盘 AMPK 通路激活的差

异调节,表明 AMPK 可能作为一种代谢调节剂,将缺氧刺激与胎盘功能结合起来。

葡萄糖转运体(glucose transporters,GLUT)是一类镶嵌在细胞膜上专为转运葡萄糖的载体蛋白质,广泛分布于机体的各个组织。所有细胞对葡萄糖的摄取都需要借助细胞膜上的 GLUT 来完成。在海拔 3 000m 以上的地区,机体细胞基底膜上 GLUT 的表达有所降低。因此,高原低氧环境所导致的慢性缺氧降低新生儿出生体重不仅是通过减少氧输送,而且还与葡萄糖转运能力下降、低胰岛素血症和乳酸血症相关。

与平原地区相比,高原地区随着海拔的逐渐增高,胎儿和胎盘的重量均趋于减轻。成功的妊娠取决于胎盘良好的生长与发育。滋养细胞浸润和子宫螺旋动脉重塑是胎盘形成过程的重要环节。子宫胎盘循环内的氧分压会随着孕龄的增加而变化,而且依赖于滋养细胞浸润和子宫动脉重塑的程度。高原低氧环境所致的慢性缺氧通过减慢滋养细胞的分化影响子宫螺旋动脉重塑,导致生理性或病理性胎盘缺氧。美国科罗拉多大学医学院的高海拔和胎儿生长受限的妊娠子宫肌层动脉中的 AMPK 活化的文章中指出:高海拔地区(海拔 >2 500m)会增加胎儿生长受限(FGR)的发生率,部分原因是子宫动脉血流减少和子宫肌层动脉(MA)血管扩张反应受损。人类基因组和转录组学研究和小鼠功能研究表明,AMP 活化蛋白激酶(AMPK)通路在防止缺氧相关 FGR 中的作用。AMPK 是一种具有血管扩张特性的对缺氧敏感的代谢传感器。在适合胎龄(AGA)怀孕的高海拔和低海拔地区(海拔 <1 700m)——科罗拉多州女性的 MA 中,AMPK 依赖性血管扩张增加,而无论海拔高度如何,FGR 妊娠均减少。血管反应性研究表明,在 AGA 妊娠中,高海拔女性的 MA 对通过 A769662 激活 AMPK 的血管舒张更敏感,这主要是由于内皮一氧化氮产生增加,而低海拔女性对 AMPK 激活的 MA 反应是内皮独立的。与 AGA 妊娠相比,来自 FGR 的 MA 在高海拔地区对乙酰胆碱的血管扩张反应减弱。研究结论是:①FGR 妊娠中血管舒张反应迟钝证实了 MA 血管舒张对胎儿正常生长的重要性;②AGA 妊娠在高海拔地区对 AMPK 活化的敏感性增加,表明 AMPK 活化有助于维持 MA 血管舒张和胎儿生长。这些结果突出了一种在慢性缺氧条件下 MA 血管舒张的新机制,并表明 AMPK 激活可以提供增加子宫胎盘血流量和改善 FGR 妊娠中胎儿生长的治疗方法。新的和值得注意的是,胎儿生长受限(FGR)会损害婴儿的健康,并增加母亲和孩子对晚年疾病的易感性。研究揭示了 AMPK 在扩张高海拔(>2 500m)女性的子宫肌层动脉(MA)中的新作用,适合胎龄妊娠,但不适用于任何海拔的 FGR 妊娠。科罗拉多大学医学院生殖科学系妇产科在 AMP 活化蛋白激酶激活剂 AICAR 通过改善子宫动脉血流,部分减轻缺氧诱导的小鼠胎儿生长受限的文章中指出:AMPK 是改善缺氧妊娠中胎儿生长的潜在靶点。这些发现以及激活

AMPK 的药物的临床可用性,为继续研究 AICAR 治疗机制以及此类药物在预防 FGR 中的安全性和有效性提供了理论基础。

大规模地对不同人群的新生儿平均出生体重进行回归分析可以发现:长期世居在高原低氧环境的人群(藏族人、秘鲁南部的安第斯山人)其新生儿体重减轻并不明显,高于移居高原人群的新生儿体重。虽然新生儿体重都会随着海拔逐渐升高而降低,但藏族或安第斯山人中降低程度尚较汉族和欧洲人轻,尤其是同为海拔 4 000m 时,对比藏族人或安第斯山人,欧洲人和汉族其新生儿出生体重分别减少122g 和 406g。这显示出世居高原人群可能从基因水平上有着独特的适应高原低氧环境的机制。另有研究表明:居住在高海拔地区的女性分娩的婴儿出生体重低于海平面上的女性。出生体重的减少可归因于宫内生长速度的降低,而与妊娠期缩短无关,这在低海拔和高海拔人群中类似。与海平面相比,在高海拔地区,胎儿生长受限(FGR)的发生率几乎是海平面的 4 倍。

(芦 莉)

第二节 与妇产科相关的常见急性高原病

自从人类最早认识高原环境可对人体造成影响以来,人们历经千百年,对高原病经过实践、认识、再实践、再认识的过程,高原地区的居民为了生存和本民族的繁衍,在征服和适应高原环境的过程中,逐渐发现了高原病的存在,在生活和生产实践中也加深了对高原病的认知。自 18 世纪末,随着国际登山运动的蓬勃发展,加之由于现代医学科学的进步和生物-心理-社会模式的转变,人体生理学知识日益丰富和有关大气物理学研究成果的完善,对高原低氧环境对人体的影响研究逐渐深入,同时对高原病的发病机制、病理生理、临床症状以及预防和治疗的原则也日趋进步,使其成为一门独立的学科,即高原医学。目前,关于各种高原病的发病机制尚未完全明了,对高原低氧环境中的各种致病因素也尚未完全清楚,因此,对高原低氧环境中的各种致病因素尚需要探讨,高原病对妇产科疾病的影响还有待探究,对高原病的统一命名、分类、分型及防治都需要进一步的深入探讨。

一、高原病的命名及临床分型

高原病是指机体从平原进入高原或久居高原者由于对高原缺氧不适应所引起的临床综合征,其特征是高原低氧引起的高原特有的一类疾病。由于长期以来,国内外对高原病的命名及临床分型没有一致的标准,对高原医学学术交流产生许多困难。自 1992 年中华医学会高原医学分会在海南省海口市召开全国高原病命名与分型学术会议,提出新的高原病命名与分型意见,将高原病分为急性高原病和慢性高原病两类:急性高原病中包括急性高原反应、急性高原肺水肿、急性高原脑水肿、急性高原病混合型(即同时有高原肺水肿和高原脑水肿,或以高原肺水肿、高原脑水肿为主同时伴有 2 个以上脏器功能损害或衰竭的临床分型)、急性高原病特殊型(指急性出血性胃炎、急性视网膜病变、急性肾衰竭等少见临床分型);慢性高原病则包括慢性高原反应、高原红细胞增多症、高原心脏病、高原高血压病、高原低血压病、慢性高原病混合型(即高原红细胞增多症伴心肺等 2 个或 2 个以上脏器功能损害的临床型)。虽然也有专家对此命名和分型有不同意见,但绝大多数学者对高原病的命名和分型已基本达成共识,为我国制定新的高原病的命名、分型方案奠定了基础。

青藏高原是世界上海拔最高、面积最大的高原,更是世居和移居人群最多的高原。中华医学高原医学分会 1995 年在青海省西宁市召开全国高原医学学术研讨会,仍将高原病分为急性和慢性两大类:①急性高原病(acute high altitude disease,AHAD)分为轻型(mild type)和重型(serious type):轻型即急性轻症高原病(acute mild altitude disease,AMAD)。重型包括高原肺水肿(high altitude pulmonary edema,HAPE)和高原脑水肿(high altitude cerebral edema,HACE)。②慢性高原病(chronic high altitude disease,CHAD)分为高原衰退症(high altitude deterioration,HADT)、高原红细胞增多症(high altitude polycythemia,HAPC)、高原心脏病(high altitude heart disease,HAHD)、慢性高原病(chronic mountain sickness,CMS)或蒙赫病(Monge's disease),即混合型 CHAD。该标准获得许多学者的认可,较全面、准确地反映了我国高原病的临床表现特征。

国外将高原病称为高山病,对该病认识较早的国家是英国、法国、意大利和美国,但在这些国家中海拔较高的高原地区较少,也无长期居住在高原的人群,他们的研究对象只是登山者和旅游者,针对的是少数人群登上高山后所发生的特有疾病。因此,长期以来,发达国家比较重视急性高原病的研究和防治。可见国外将高原病称为高山病有其历史和地理原因。目前国外对急性高原病的分型有 1991 年在加拿大召开的第七届国际低氧讨论会上,制定的急性高山病(acute mountain sickness,AMS)的分型及诊断标准,该标准将急性高山病分为急性高山病、高原脑水肿和高原肺水肿三型。把慢性高原病也称慢性高山病(chronic mountain sickness,CMS),因秘鲁著名高原生物医学家 Carlos Monge 在 1925 年发现第 1 例"高原红细胞增多综合征",而将高原红细胞增多症又习称为蒙赫病。因此,在西方国家,

"慢性高山病""蒙赫病""高原红细胞增多症"是相同的概念。

2004年8月,在第六届国际高原医学和低氧生理学术会议上,国际高原医学会慢性病专家小组聚中国青海省西宁市,通过了慢性高原病分型及诊断标准,并决定以"青海标准"命名,颁布实施。

(一) 慢性高原病或蒙赫病

慢性高原病或蒙赫病曾用名:高原红细胞过多增生症、红细胞增多症、病理性高原红细胞增多症。

【定义】 慢性高原病是指长期生活在海拔2 500m以上高原的世居者或移居者,对高原低氧环境逐渐失去习服而导致的临床综合征,主要表现为红细胞增多(女性Hb≥190g/L,男性Hb≥210g/L)。当患者移居到低海拔地区后,其临床症状逐渐消失,如果再返高原则病情复发。

【排除标准】 ①患者如有下列慢性肺病:肺气肿、支气管炎、支气管扩张、肺泡纤维变性、肺癌等症应予以排除;②慢性呼吸功能紊乱者或某些慢性病变而引起的低氧血症,并导致继发性红细胞增多者不应诊断为慢性高原病;③居住海拔低于2 500m地区的人群。

【诊断】

1. 症状 头痛、头晕、气喘和/或心悸、失眠、乏力、局部发绀、手脚心发热、静脉曲张、肌肉关节疼痛、厌食、注意力不集中、健忘。

2. 体征 红细胞增多(女性Hb≥190g/L,男性Hb≥210g/L);严重的低氧血症;肺动脉高压(非必需的);心脏功能减退(非必需的)。

【危险因素】 有高原病既往史;低氧通气反应降低等;睡眠呼吸暂停和呼吸不全;超重;绝经后。

慢性高原病青海计分法,依据下列症状和血红蛋白浓度进行计分:

气喘和心悸:0,无气喘/心悸;1,轻度气喘/心悸;2,中度气喘/心悸;3,重度气喘/心悸。

失眠:0,睡眠正常;1,不能正常入眠;2,睡眠不足,时睡时醒;3,无法入眠。

发绀:0,无发绀;1,轻度发绀;2,中度发绀;3,重度发绀。

血管扩张:0,无血管扩张;1,轻度血管扩张;2,中度血管扩张;3,重度血管扩张。

感觉异常:0,无感觉异常;1,轻度感觉异常;2,中度感觉异常;3,重度感觉异常。

头痛:0,无头痛;1,轻度头痛;2,中度头痛;3,重度头痛。

耳鸣:0,无耳鸣;1,轻度耳鸣;2,中度耳鸣;3,重度耳鸣。

血红蛋白浓度:0,男性180g/L<Hb<210g/L;3,Hb≥210g/L。0,女性160g/L<Hb<190g/L;3,Hb≥190g/L。

慢性高原病可依据计分结果分为:无慢性高原病为0~5;轻度慢性高原病为6~10;中度慢性高原病为11~14;重度慢性高原病为>15。

(二) 高原肺动脉高压

高原肺动脉高压曾用名:血管型慢性高原病、高原心脏病、低氧性肺心病、婴儿亚急性高原病、儿童高原心脏病、成人亚急性高原病。

【定义】 生活在海拔2 500m以上地区的成人和儿童,有对高原环境不适应的临床症状。主要表现为:平均肺动脉压>30mmHg或肺动脉收缩压>50mmHg,右心室肥大,有中度低氧血症,无红细胞增多症(女性Hb<190g/L,男性Hb<210g/L)。

【排除标准】 ①由其他原因引起的肺动脉高压,包括新生儿持续性高原肺动脉高压;②慢性阻塞性肺疾病,如慢性支气管炎、慢性阻塞性肺气肿、慢性肺心病;③肺间质病,如肺尘埃沉着症;④其他心血管疾病,如冠心病、心脏瓣膜疾病、扩张性和高血压性心肌病、先天性心脏病。

【诊断】 平均肺动脉压>30mmHg或肺动脉收缩压>50mmHg,肺动脉压可采用超声心动图测定,肺收缩压用修订的Bernoulli公式算出。建议对发作时的肺动脉压也进行测定,以便与由心脏病引起的肺动脉高压进行区别。

症状和体征:①呼吸困难,咳嗽,发绀,失眠,易怒,右心衰竭;②胸部X线片:心脏增大,右室右房增大,肺动脉段突出;③心电图:电轴右移,心室轻度肥厚;④超声心电图:右心室肥大和/或功能障碍。

【危险因素】 ①有肺动脉高压既往史;②有显著的低氧性肺血管收缩史;③睡眠低氧血症。

二、急性轻症高原病

急性轻症高原病以往被称为急性高原反应,是急性高原病的一种,是指机体由平原进入高原地区(海拔3 000m以上)或久居高原者进入更高的海拔地区,因低氧而在数小时内出现一系列临床综合征,如头痛、头晕、心悸、胸闷、气短、乏力、食欲缺乏、睡眠障碍等,重者出现恶心、呕吐、发绀、尿少等症状,一般无特殊体征,常见有心跳加快、呼吸加快,有部分人还可发生颜面和/或四肢水肿。急性轻症高原病通常发生于进入高原6小时以后,一般在12~96小时临床表现最为突出。当机体快速进入高原立即出现的心慌、气促等症状,是机体对低氧刺激的生理反应,应与急性轻症高原病综合征相区别。

【发病率】 急性轻症高原病发病率报道不一,总发病率在35.6%~92.9%之间,原因是被观察对象进入高原的海拔高度、季节、年龄和种族不同等都可有明显差异。一般随海拔升高而发病率增高,进入高原海拔高度越高,临床表现也越严重。一般经3~10天的高原适应后症状逐渐消失。

【发病机制】 高原低氧环境下机体缺氧是引起高原病的根本原因,但并非缺氧直接引起,而是缺氧的超时反应,因为高原病常发生在人体到达高原后的6小时以后,以及3

天以内,此外,单纯给予吸氧并不能完全缓解急性高原病的症状,而需要患者脱离整个高原低氧环境2~3小时后才能恢复。

从机体暴露于高原低氧环境到急性高原病的发生,其过程的衍生机制仍不十分清楚。目前,多数学者认为急性高原病患者液体贮存、液体转移(一般脑、肺中水分较多),睡眠时低氧血症、呼吸性碱中毒及心功能不全等在急性高原病发生中起着显著的作用。

1. 低氧血症是急性高原病发生的直接原因 通过观察,高原健康人在高原低氧环境下肺容积相应扩大,肺通气流速代偿性加快和弥散功能加强,摄氧量显著增加,从而缓解低氧环境对人体的不利影响,而急性高原病患者的肺功能仍保持平原状态,对高原低气压、低氧环境的刺激反应迟钝,却又有肺容积扩大现象,因此使肺残气量显著增加,通气和流速降低,弥散功能减弱,摄取量不足,造成低氧血症的发生。所以,肺功能代偿不足是低氧血症发生的重要原因。

2. 呼吸性碱中毒是急性高原病发生原因之一 经观察发现急性高原病发病时患者外周血PaO_2及SaO_2明显降低,存在低氧血症,由于患者动脉氧分压降低,刺激颈动脉窦和主动脉体的化学感受器,反射性地引起呼吸加深加快,从而使患者肺通气量代偿性地显著增加,使血中PaO_2下降,HCO_3^-也同时代偿性下降,从而使急性高原病患者发生呼吸性碱中毒。

急性高原病患者血中PaO_2降低与急性高原病发病的关联有:①由于CO_2降低使脑血管扩张,脑血流量增加,而诱发脑水肿和颅内压增高;②由于血$PaCO_2$降低,可促使周围血管扩张,从而降低了中心静脉压并导致心钠素(ANP)下降,进而引起抗利尿作用,机体发生液体潴留;③由于血$PaCO_2$降低,呼吸运动相应受抑制,可造成睡眠时的周期性呼吸及呼吸暂停,最终发生睡眠时低氧血症,进一步加重了急性高原病患者的缺氧程度。

3. 水、电解质代谢障碍在急性高原病中的作用 目前认为,当机体进入高原低氧环境后,既可发生液体潴留,也可发生脱水。一般认为高原适应良好者由于呼吸通气增加,高原干燥的气候,可使体内水分大量丢失,则易发生脱水现象。而高原适应不良者有液体潴留及液体转移的变化,则发生液体潴留。不论是脱水,还是液体潴留,在机体内部通过一系列调节机制使液体分布及水代谢发生改变。

经观察发现高原低氧时人体抗利尿激素(ADH)分泌增加,心钠素含量升高,血管紧张素转化酶(ACE)下降,血浆醛固酮(PAC)浓度及尿醛固酮排泄降低,血浆肾素活性(PRA)升高。因此提示:急性高原病患者发病时,机体肾素-血管紧张素-醛固酮系统(RAAS)活性增加。如果此调节机制失调则在急性高原病发生中起着重要作用。

4. 脑水肿与急性轻症高原病 急性轻症高原病患者经脑CT检查发现有脑水肿表现,由此认为脑水肿在急性高原病发病中产生重要影响,是急性高原病发病的重要环节。

5. 睡眠时低氧血症与急性轻症高原病 众多的初入高原者,往往感到有失眠和轻度头胀、头痛现象,失眠伴有越来越多的觉醒,以及周期性呼吸或呼吸暂停,夜间疲惫困倦的同时又难以入睡,睡眠质量明显降低。经观察和测试证实高原低氧环境可发生睡眠时低氧血症。人在高原低氧环境下出现的睡眠时周期性呼吸及呼吸暂停,其可能机制为:①随海拔高度的增高,大气氧分压下降,呼吸加深加快,血中CO_2下降,呼吸运动被抑制,潮气量随之下降,肺泡通气量也降低,$PaCO_2$上升,于是再次刺激呼吸中枢发生过度呼吸;②高原低氧环境直接影响人体呼吸调节,使机体呼吸中枢稳定性受到干扰,导致呼吸节律和自我调节功能失调而波动,出现睡眠时呼吸紊乱及呼吸暂停现象;③低氧状态下,睡眠时呼吸中枢推动力下降,上呼吸道及胸廓呼吸肌的体位肌张力及陈-施呼吸的出现又可使机体缺氧加重。

因此,高原低氧环境下人出现睡眠状态的紊乱,是由于低氧引起的低氧血症,导致睡眠结构的紊乱和睡眠质量的降低,又因为生理节律的失调,再加重进入高原者原有的低氧血症。所以,平原人初到高原低氧环境后频频出现睡眠质量明显下降、睡眠呼吸障碍、睡眠低氧血症等,可能成为急性高原病的一个促发因素或先兆表现。

【临床诊断】 急性轻症高原病的临床诊断主要依据:病史和临床表现进行综合分析给予诊断,其诊断标准为:进入高原或由高原进入更高海拔地区发生的一系列症状及体征,经过高原短期适应或经过对症治疗,其症状及体征显著减轻或消失。急性轻症高原病的临床表现依次排列为:头昏、头痛、心悸、气短、食欲减退、乏力、倦怠、恶心、呕吐、腹胀、腹泻、胸闷痛、失眠、眼花、嗜睡、鼻、手足麻木、抽搐等。体征常表现为心跳加快、呼吸深快、颜面和/或四肢水肿、口唇发绀等。

【治疗】 一般不需要特殊治疗,经休息数日后可自愈。可让急性轻症高原病患者保持良好的心态,了解相关高原的地理环境及有关高原病知识,避免精神过度紧张和恐惧心理。在高原低氧环境下要注重保暖防寒,并在刚进入高原低氧环境两天内避免剧烈运动及重体力劳动。对病情较重者,可适当给予以下治疗:

1. 吸氧 如果条件允许,吸氧是十分有益的,宜采用持续性、低流量给氧,氧气流量以2~4L/min为佳;间断性给氧方式是禁止的,因为间断性的吸氧常常使机体适应高原低氧环境的时间延迟。吸氧治疗不但可以缓解患者对高原的恐惧心理,使其情绪尽快稳定下来,而且可以改善及减轻急性轻症高原病患者的某些症状,包括头痛,尤其是夜间的头痛与不适,改善患者的睡眠和纠正患者的呼吸睡眠暂停综合征,同时可预防病情进一步发展。

2. 乙酰唑胺 口服乙酰唑胺每次250mg,3次/d,对急性高原病有良效。但应注意乙酰唑胺可引起过敏反应,有过敏体质者慎用。作用机制为机体排尿量增加,减轻水钠潴留,而且使肾脏排出碳酸盐增多,对抗高原呼吸性碱中毒,同时有增加肺通气功能改善低氧作用。

3. 螺内酯 口服螺内酯片，每次 20mg，3 次 /d，也有良好效果。作用机制在于对醛固酮的保钠排钾作用有拮抗作用。多数学者认为机体丢失钾可能是引起急性高原病症状的一个重要因素，螺内酯既可利尿又可抑制排钾。因此，急速进入高原低氧环境的人群应保证钾的高摄入量，同时适当限制钠的摄入，以免水钠潴留，对防治急性高原病不利。

三、高原肺水肿

高原肺水肿（high altitude pulmonary edema，HAPE）是初入高原低氧环境或重返高原或从高原进入更高海拔者，由于急速暴露于高原低氧环境，加之某些诱发因素，使肺动脉压升高，肺血容量增加，肺循环障碍和微循环内液体漏至肺间质和肺泡而引起的一种高原特发病。与一般心源性急性肺水肿临床表现相似。发病多在海拔高度 3 000m 以上，尤其在海拔 4 000~5 000m 地区发病人数增多。

【发病率】 一般发病率在 0.5%~1% 之间，也有高低不同的报道。发病率可能与进入高原的速度、劳动强度、到达高原海拔的高度以及环境季节气候等因素相关。另外，呼吸道感染可能是本病的附加因素，进入高原低氧环境前后患上呼吸道感染，易诱发高原肺水肿，特别是伴发热时出现的症状：头痛、心悸、气促、咳嗽、咽痛、鼻塞等，常常使缺氧加重而诱发高原肺水肿。还存在有个体易感性或家族易感性等先天性易感因素。

【发病机制】 高原肺水肿主要系高原低氧引起，或者低氧加上炎症介质使肺毛细血管壁通透性增加及血流动力学改变以及肺毛细血管结构严重损害，加之肺动脉高压等综合因素，使高原肺水肿呈现出一种高蛋白、高渗透性肺水肿。目前，高原肺水肿发病机制主要有：

1. 肺动脉压升高 到达高海拔后，肺动脉压通常会升高，其机制涉及交感神经过度激活、内皮功能障碍。心血管对缺氧环境的适应是由交感神经系统介导的，交感神经的激活促进肺血管收缩，从而导致肺动脉高压，高原低氧造成的缺氧还能引起肺血管内皮细胞功能障碍及损伤，最终造成肺动脉高压。肺血管压力升高导致肺泡上皮细胞和毛细血管内皮细胞损伤，导致富含蛋白质和红细胞的液体渗出。

2. 肺泡间隙液体清除减少 实验表明，肺泡液清除机制依赖于I型和II型肺细胞，通过激活肺泡上皮钠和水的重吸收，从而使肺泡间隙液体得以清除，在 HAPE 患者中，液体渗透到肺泡间隙和再吸收清除之间存在着不平衡。缺氧通过提高毛细血管压力和增加内皮细胞和上皮细胞的通透性，允许液体和血细胞进入肺泡，从而引起肺水肿，正常情况下，活性 Na^+ 通过上皮 Na^+ 通道（ENaC）进入肺泡上皮，并在 Na^+-K^+-ATP 酶的介导下进入肺泡空腔。钠离子渗透梯度的形成通过水通道蛋白（AQPs）将多余的水从肺泡空气中运输出去。在缺氧条件下，$β_2$ 肾上腺素能受体信号通路

可能受损，ENaC 和 Na^+-K^+-ATP 酶活性降低，进而减少上皮细胞的钠转运，减少肺泡间隙的液体清除，导致水肿。

3. 炎症损伤 炎症损伤可造成肺毛细血管通透性增高及肺毛细血管结构破坏严重，致使肺泡液体漏出，这在高原肺水肿发生过程中有重要影响。现代研究认为，高原肺水肿患者肺毛细血管结构的严重损伤，首先是由于肺动脉高压的机械损伤，随后炎症反应介入其中，大量的炎症细胞（如中性粒细胞、巨噬细胞）聚集以及其分泌的大量炎症介质参与了肺毛细血管的漏出，最终导致肺水肿。

4. 液体潴留及液体转运失调 由于机体受高原低氧的影响，抗利尿激素分泌增加，同时 RAAS 活性增加，以及心钠素分泌下降，导致水、电解质代谢障碍，水钠潴留使血管内液体量增加，血浆白蛋白被稀释，血浆胶体渗透压降低，微血管滤过压升高，诱发肺水肿。

【临床表现】 高原肺水肿多在进入高原低氧环境后 1~3 天发病，约有 2/3 患者在进入高原后 3 日内发病，少数人延至 10 日发病。与一般急性心源性肺水肿表现相似，常在急性轻症高原病症状基础上进一步加重，临床有呼吸困难、不能平卧、发绀、咳嗽、咳大量白色或粉红色泡沫痰、两肺布满湿性啰音。

1. 症状 所有患者均有不同程度的咳嗽、咳痰，开始为干咳或少量黏痰，随后咳出白色、粉红色或血性泡沫痰。大多数患者同时伴有头痛、头晕、心慌、胸闷、气促等症状，较重者则有呼吸急促及精神惊慌不安表现。

2. 体征 高原肺水肿患者的体温在 37~39℃ 之间，脉搏在 81~121 次/min 之间，呼吸在 20~40 次/min 之间，血压常在正常范围。物理检查的突出表现是肺部湿啰音，轻者双肺或一侧肺尖可闻及细湿啰音，重者双肺布满粗湿性啰音，常伴以痰鸣音，时常被哮鸣音掩盖。心脏听诊可发现肺动脉瓣区第二心音亢进或分裂，部分患者三尖瓣区、肺动脉瓣听诊区有I~III级吹风样收缩期杂音。患者口唇、耳垂、颜面部出现不同程度的发绀，极少数重症患者有颈静脉怒张、肝大及双下肢水肿等表现。

3. X 线表现 典型的高原肺水肿 X 线检查有以下特征：①高原肺水肿患者两肺有片状、絮状模糊阴影，亦可呈现点状或结节状阴影；②阴影分布区域以肺门旁最为明显，向外呈扇形伸展，形状如"蝙蝠翼"或"蝶形"，肺尖及肺底则很少受累；③高原肺水肿轻症者或早期可只有肺纹理增粗表现，重症者可以伴有胸腔积液；④由于肺动脉高压的存在，肺动脉圆锥形突出，心影可向两侧扩大，患者康复后显示心脏比例缩小而复原。

4. 心电图表现 高原肺水肿患者的心电图改变可能多种多样，常有以下改变：窦性心动过速、电轴右偏、右束支传导阻滞、肺性 P 波或 P 波尖高、T 波倒置及 S-T 段下降等改变。患者心电图改变可随着临床好转或痊愈，心电图也随之恢复正常。

【预防】 高原肺水肿的预防十分重要，进入高原前必

须进行严格的健康检查,患有严重的心血管疾病或呼吸道疾病不宜进入高原。进入高原前应充分了解高原气候、环境等特点,正确对待高原低氧引起的高原病,消除对高原低氧的恐惧心理十分重要。

1. 非药物预防

(1)缓慢上升:由于过快的上升仍然是发生急性高原疾病的主要危险因素,所以缓慢上升到目标海拔仍然是预防高原疾病的最好方法。喜马拉雅救援协会建议攀登高度不超过 300m/d,每增加 600~900m,休息 1 天。每 2 天增加 300m 高度对大多数人都是安全的。荒野医学协会建议每天攀登不超过 500m,每 3~4 天休息 1 天。

(2)预适应策略:在到达目标海拔之前,先在中等海拔停留一段时间,称为"分阶段上升",可增强上升后的有益生理反应,并降低急性高原疾病的发病率。最近受到关注的一种特别的预适应策略是每晚睡在低海拔的封闭的缺氧空间(如围床的帐篷)。该试验显示连续 14 夜在常压缺氧条件下睡眠可减轻 AMS 的症状和降低发病率。

(3)其他:进入高原后,要遵循高原人"早吃好、午吃饱、晚吃少"的进食原则,以及注重睡眠质量,在进入高原一周内遵循减少和避免剧烈运动并逐步增加活动量的原则,避免过度疲劳。若以往有发生高原肺水肿史,再次发生的可能性较高,可预防性用药和低流量持续吸氧。

2. 药物预防 虽然限制上升速度等措施可以用来预防疾病的发生,但仍有一些人会患病。因此,利用药物预防是目前的主要措施。乙酰唑胺仍然是预防的最佳药物。地塞米松等糖皮质激素主要用于严重 HAPE 的防治。钙通道阻滞剂和磷酸二酯酶抑制剂主要用于预防和治疗 HAPE。补充抗氧化剂也可能有助于预防 HAPE。

(1)乙酰唑胺:一种有效的碳酸酐酶抑制剂,它通过抑制碳酸酐酶,减少肾内碳酸氢盐重吸收,导致碳酸氢盐流出增多和代谢性酸中毒,从而减轻缺氧引起的呼吸性碱中毒和低碳酸血症引起的呼吸抑制,增加呼吸频率,帮助人体适应。乙酰唑胺还通过激活血管 Ca^+ 通道或通过释放 NO 发挥血管舒张作用,从而增加血流量。此外,有研究表明,乙酰唑胺治疗可能干扰交感神经介导的血管收缩,导致血管舒张。目前,还没有大样本的人体研究来确定乙酰唑胺预防 AMS 的最佳剂量。一项荟萃分析认为,剂量为 750mg/d 的乙酰唑胺可预防 AMS,但剂量低于 750mg/d 则不能起到预防作用。虽然乙酰唑胺通常是一种安全的药物,但有几个注意事项值得注意。乙酰唑胺含有巯基部分。一些对抗菌磺胺类药物过敏的个体也可能对非微生物磺胺类药物过敏。因此,对磺胺类抗生素过敏史的患者应避免使用乙酰唑胺。最常见的副作用是排尿增加、感觉异常、疲劳和胃肠道不适。

(2)地塞米松:它通过降低血管通透性、抑制炎症途径、促进抗氧化剂/氧化剂平衡、阻断交感神经和改善动脉氧合而发挥作用。地塞米松还可以增强通气反应,改善氧合,间接降低肺动脉压,帮助人体适应高海拔环境。既往研究表

明,在海拔 4 559m 及以上,每天补充 8mg 地塞米松可降低肺动脉高压,降低 HAPE 和 AMS 的发生率。最近的一项研究也表明,8mg/d 地塞米松可预防 AMS,对严重 AMS 有显著作用。地塞米松的作用与海拔和剂量有关。地塞米松是一种非常有效的药物。然而,必须谨慎权衡其使用与不良事件的风险,如肾上腺抑制和类固醇精神病。这些不良事件通常发生在使用超过 7 天。

(3)硝苯地平:一类钙离子受体阻滞剂和 β_2 肾上腺素能受体激动剂,主要用于预防和治疗 HAPE。它通过促进血管舒张、降低肺动脉压、抑制炎症和血管渗漏、增加内皮功能来降低 HAPE 发生率。硝苯地平片在进入高原前一天口服或舌下含化,每 12 小时服用硝苯地平 30mg,可有效预防HAPE。

(4)磷酸二酯酶抑制剂:西地那非和他达拉非属于磷酸二酯酶抑制剂,通过预防肺动脉高压来对抗 HAPE。研究表明,西地那非通过 eNOS-NO-cGMP 途径促进 NO 释放,可缓解肺动脉高压。NO 是一种血管扩张剂,它由内皮 NO 合酶(eNOS)产生,NO 的作用是通过环磷酸鸟苷(cGMP)介导的,其水平是由特定的磷酸二酯酶(PDEs)调节的。因此,抑制 PDEs 可增加 cGMP 浓度,增强 NO 活性,预防肺动脉高压。他达拉非(10mg),2 次/d,降低肺动脉压。

(5)抗氧化剂:如银杏叶及马齿苋、葫芦巴提取物,其含有丰富的抗氧化剂,如黄酮苷和萜内酯。研究表明,在升到高海拔前 24 小时服用 80mg/12h 的银杏叶提取物可以显著降低 AMS 的发生率。另一项研究将小鼠置于模拟海拔7 000m 的环境中,预先给予马齿苋或葫芦巴提取物,结果表明马齿苋、葫芦巴提取物可显著减少血管渗漏和氧化应激,抑制炎症通路,对 HAPE 具有预防作用。也有动物研究发现红景天提取物可通过抑制 ET-1、VEGF 和氧化应激来预防 HAPE,然而抗氧化剂预防的研究仅限于动物实验水平。人类对照试验和临床试验仍需进行,以确认其有效性。

3. 治疗

(1)立即下降到较低高度:对 HAPE 最可靠的治疗方法是立即下降海拔高度,根据症状严重程度,建议被动下降高度≥500m,主动下降(而不是被动下降)可能通过运动引起的心输出量增加而增加肺动脉压。

(2)持续吸氧:对严重缺氧者可以高流量持续吸氧(10L/min),一般不超过 24 小时,然后改为低流量持续吸氧2~4L/min,以免产生氧中毒。

(3)休息:尽量减少体力消耗,尽可能卧床休息。同时要注意保持温暖,因为冷应激会增加肺动脉压力。

4. 药物治疗

(1)硝苯地平:硝苯地平已被广泛应用于该领域,特别是在氧气和下降条件不允许的情况下。建议的治疗方案是硝苯地平 30mg(缓释),2 次/d,口服,直到患者下降并被送往医院。

(2)磷酸二酯酶抑制剂:当氧气和下降不可用时,他达

拉菲 10mg,2 次/d,口服是可接受的方案。重要的是,他达拉菲不应与硝苯地平合用,因为其作用机制有重叠。这可能会导致有害的低血压。在治疗 HAPE 方面,这两种药物方案都不如吸氧或降压有效。

（3）利尿剂:轻症可给予氢氯噻嗪或螺内酯片口服,每次 20~25mg,3 次/d,每次 250mg,3 次/d;重症多采用呋塞米注射液 20mg,加入 10%~50% 葡萄糖 10ml 内静脉注射,重症者可 1 小时 1 次。速尿在高海拔有潜在危险,因为可能严重减少血容量发生。

（4）对重症患者还可采用降低肺动脉高压的药物,如酚妥拉明、肼屈嗪、硝苯地平,甚至使用硝普钠,运用恰当能使临床症状、体征明显改善,疗效满意。但有一定的不良反应,血压下降者要慎用,硝苯地平对体循环影响要小一些。大体应用方法:硝苯地平片口服 10~20mg,2 次/d,或 10~20mg 舌下含服。

四、高原脑水肿

高原脑水肿（high altitude cerebral edema,HACE）是一种以脑昏迷为主要特征的急性高原病。当人体急速进入高原或从高原迅速进入更高海拔地区时以及久居高原者,在某些因素（如过度疲劳、上呼吸道感染、精神巨大刺激等）的诱发下导致机体对高原低压性低氧不适应,由于脑缺氧而引起严重的脑功能障碍,出现严重的神经精神症状,甚至出现昏迷和/或共济失调等一系列表现。高原脑水肿是急性高原病中最严重的类型之一。

【发病率与诱发因素】 高原脑水肿的人群发病率为 0.05%~3%,多发生在海拔 3 500~4 000m 以上的高原地区,随着海拔高度的增高及运动强度的增大,其发生率增高,以初次进入高原者为多见。虽然高原低压低氧是发生高原脑水肿的根本原因,但也有常见的诱发因素:

1. 上呼吸道及肺部感染 可增加机体耗氧量,加重机体缺氧而诱发高原脑水肿。

2. 剧烈运动和过度疲劳 使机体耗氧量增加,加重机体缺氧也是重要诱因之一。

3. 情绪异常 包括巨大的精神打击、恐惧、悲愤、极怒、过度紧张等因素可使机体代谢增加,耗氧量增加,交感神经紧张性增强,从而易诱发高原脑水肿。

4. 气候的剧烈变化 包括未采取有效的防寒措施以及醉酒、发热等诱因均可加重机体缺氧而诱发高原脑水肿。

【发病机制】 AMS 和 HACE 的病理生理学相似,但不能简单地将 HACE 解释为 AMS 更严重的一种形式。HACE 的发病机制尚不清楚,最可能的原因是脑血流增加（CBF）引起的血管源性水肿,血-脑屏障的破坏,此外,ATP 缺乏、脑自调节功能障碍、脑高血压、VEGF 调节引起血管通透性升高也可能在 HACE 发病中发挥作用。

脑血流量增加:平原地区人群急进高原地区,或高原地区人群进驻更高海拔的地区,在疲劳、上呼吸道感染等诱因作用下,机体无法适应低氧低压、寒冷干燥的环境,大脑氧需要量不足,机体处于应激状态,释放大量皮质醇,引起周围小血管收缩、大动脉血管扩张,尤其是脑动脉血管容量大量增加,脑内压力急剧增加,脑内压的升高如果来不及缓冲而压迫重要的脑组织,导致脑内组织发生相应变化引起神经、精神症状。

血-脑屏障破坏:血-脑屏障是维持大脑内物质平衡的重要结构,正常情况下大分子、电解质等物质无法通过,以保证大脑的内环境稳定。HACE 的发生与血-脑屏障破坏有关,在低氧条件下,血管内皮细胞蛋白质表达异常并分泌多种细胞因子、炎症介质,损伤近旁血管内皮细胞,进而破坏血-脑屏障,这种破坏包括机械性损伤和化学性损害。

1. 机械性损伤 平原地区人群急进高原地区,心理精神因素改变及高原独特的地理环境特点容易引起机体应激,体内皮质醇激素水平升高,激活肾素-血管紧张素-醛固酮系统,体内血流量大量增加以及小血管收缩,导致颅内压力升高。脑血管内大量的血流量以及加速的血流对血管壁侧压力加大,机械性冲击损伤内皮细胞,导致内皮细胞凋亡,血-脑屏障被破坏,导致 HACE 的形成。

2. 化学性损害 随着研究的深入,越来越多的生化因子被发现与 HACE 的发生有关。例如,缺氧诱导因子-1a（HIF-1a）大量表达和激活,进而促进血管内皮因子大量生成。在人体,水通道蛋白（AQP4）可高速转运水、调节脑细胞内的水代谢平衡。有研究显示,高原脑水肿患者脑组织中 AQP4 的 mRNA 诱导表达增强与血-脑屏障的破坏程度呈正相关。长期处于高原缺氧环境者,机体肾上腺皮质激素释放激素水平增加,通过激活星形胶质细胞的 AQP4 打破血-脑屏障液体平衡,脑细胞的水肿风险增高。

3. ATP 缺乏 低氧对脑组织的直接损害,高原低氧环境下脑缺氧使脑细胞能量代谢发生障碍,三磷酸腺苷（ATP）产生减少,继而 ATP 的耗竭,细胞膜钠泵失去正常运转,细胞内钠离子累积增多,导致细胞间隙水分进入细胞内从而产生细胞内水肿。

4. 脑自调节功能障碍 脑血管具有一定的自我调节功能。缺氧使脑血流增加,脑动脉直径改变。此外,大脑中动脉平均直径随海拔升高而不断增大。当氧含量低于 15% 时,脑血管的自我调节功能可能受损,脑微循环内流体静脉压升高,导致血-脑屏障破坏和血管源性脑水肿。

【临床表现】

1. 症状与体征 高原脑水肿最突出的临床表现是意识丧失（昏迷）,但常常在昏迷前先有头痛并逐渐呈进行性加剧;恶心、呕吐,多呈喷射状频繁呕吐。发绀、胸闷气促等症状逐渐加重,出现嗜睡、神情萎靡、意识蒙眬、语无伦次、定向障碍等中枢神经系统症状,少数患者可出现大小便失禁。随着病情的进一步加重和发展,患者进入昏迷状态,呼之不应,问之不答,对周围一切事物无反应。昏迷时有些患者伴有躁动、抽搐、血压升高或降低。HACE 常分为抑制型、兴奋型和精神型,临床以抑制型多见,患者表现为对周围的一切事物无反应,呼之不应、问之不答。昏迷期分为浅昏迷和深昏迷,浅昏迷的主要体征为角膜和对光反射迟钝,痛觉存在,深昏迷则一切生理反应均消失,常出现病理性反射(巴宾斯基征阳性)大多数患者为轻度昏迷,昏迷时间较短,如果治疗及时合理,患者意识丧失多在数小时至 48 小时内恢复。若治疗不及时,患者可在 24 小时内死亡。昏迷的深度和时间与海拔高度呈正相关。在海拔 4 000m 以上地区昏迷时间越长,程度越深,则病情越重,预后也越差。重症患者有时并发肺水肿、消化道出血和脑出血,或肺部感染时可有发热等体征。

2. 实验室及物理检查

(1)血液常规检查:发现大多数患者白细胞及中性粒细胞增高,如果合并细菌感染时则白细胞和中性粒细胞数明显增高,可达 $20.0 \times 10^9/L$ 和 85% 以上,当脑水肿好转可很快恢复正常。血红蛋白、血细胞数及比容绝大多数正常,但如果有明显的脱水表现或本身合并有高原红细胞增多症时则相应增高。

(2)尿常规检查:一般均正常,若因缺氧严重,肾小球血管发生缺氧性损害,则可出现蛋白尿、血尿。

(3)眼底检查:发现视网膜水肿及视神经盘水肿以及中心静脉淤滞表现,部分患者可见视网膜有出血,表现为点片状或火焰状出血。

(4)头颅 CT 检查:发现患者大脑呈弥漫性密度减低、脑室脑池变小、脑沟消失等脑水肿表现。

(5)脑电图检查:脑电图呈异常表现,枕区 α 波的急剧减少或者消失,以 δ 波为主的慢波占优势,并呈弥漫性异常分布。患者意识障碍的程度与脑电图 α 波的数值成反比,而与 δ 波的数值成正比。当脑组织缺氧加重,颈静脉血氧饱和度 <30% 时,脑电图 δ 波幅度出现平坦,脑电活动消失。

【诊断】 高原脑水肿的早期诊断标准:①近期由平原进入高原(海拔 3 000m 以上)或由高原进入更高海拔地区出现严重头痛、呕吐症状(各症状急性高原反应评分均 >4);在高原现场经卧床、小流量吸氧及对症治疗后无缓解。②发绀,眼底异常改变:包括视神经盘水肿、视神经盘充血、视网膜动脉痉挛。③MRI 检查可发现脑实质内 T_1WI 低信号和 T_2WI 高信号的斑点状或小片状改变。④血常规检查可见白细胞总数升高。⑤持续性及进行性发展的低氧血症和呼吸性碱中毒。⑥脑电图检查可见慢波性异常为主的表现。早期 HAPE 在临床症状、体征及相关辅助检查方面均存在一定的特征性改变。①、②、③为必备条件,结合④、⑤、⑥即可对早期 HACE 作出准确诊断。

【预防】 初进高原前应避免受寒、感冒等呼吸系统的不良影响,进入高原应有一个高原习服过程,即进入高原前和进入高原中及进入高原后的适应性锻炼,到达高原后尽量减少不必要的剧烈运动,注意保暖及休息,可适当服用一些药物。

预防性用药一般在进入高原前一天开始服用,能改善睡眠和促进利尿,所以能降低急性高原病的症状发生和程度,尤其能预防进入高原后出现的睡眠障碍及头痛等症状。常用药物有地塞米松、乙酰唑胺以及中药制剂(平高胶囊)等。

【治疗】

1. 昏迷前期治疗 一般给予安静保温卧床休息,严密观察患者的意识状态变化,立即给予低流量持续吸氧,可给予脱水治疗一次,对兴奋、烦躁者可给予氯丙嗪 50mg 口服或肌内注射一次。

2. 昏迷期治疗

(1)保持呼吸道通畅,氧疗:给予足够的低流量持续吸氧,一般在 2~4L/min 为宜,重症可将氧流量增加至 4~6L/min,避免持续高流量给氧。有条件地区可给予高压氧治疗,高压氧的压力一般应保持在 1~3 个绝对大气压之间,1~2 次/d,每次 1~2 小时,5~15 天为一疗程,疗程的多少可视病情轻重而定,治疗至脑电图恢复正常为止。使用高压氧治疗,需在血气监测下调节压力,使舱内压力能维持在健康人的血氧水平即可,使用高压氧治疗高原脑水肿无须过高的舱内压力,一个大气压已足够,过高反而会引起中枢神经系统损害。

(2)脱水治疗:以脱水利尿、降低颅内压为原则,首先使用地塞米松,剂量宜大,且越早应用越好,方法是第一天应用地塞米松 10mg,静脉滴注,每 6 小时给予 10mg,次日改用地塞米松 4mg,静脉滴注,每 4 小时 1 次,连续应用 8~10 日。20% 甘露醇的用法:成人一般用 20% 甘露醇 250ml,15 分钟内快速加压静脉注射,每天 2~4 次,重症者必要时每 4 小时重复使用。呋塞米的用法:呋塞米 20~40mg,适当稀释后静脉注射,2~3 次/d。

(3)静脉补液:为防止静脉输液会加重脑水肿,补液应慎重,尤其高原脑水肿、肺水肿及心力衰竭者,需严格控制液体的入量和补液速度,而高原脑水肿患者又同时存在血容量不足现象,需要一定量的液体维持生命的需要。因此,对高原脑水肿患者补液时绝对慎用生理盐水,一般选择 5% 或 10% 的葡萄糖液,必要时可用 5% 的糖盐水。补液同时可给予能量合剂、乙胺硫脲、细胞色素 C 等促进脑细胞代谢及改善脑循环的药物。在开始治疗的 2 天内,入出量处于适当的负平衡状态,3~4 天起可能维持入量平衡状态。补液量以每天总入量 = 前 1 天尿量 +500ml,总量每天不宜超过 3 000ml。对能进食者,原则上不宜补液。

(4)纠正水、电解质紊乱及酸碱平衡:由于患者昏迷而无进食及应用脱水利尿剂,高原脑水肿患者常伴有低血钾及酸中毒,应给予常规补钾并纠正代谢性酸中毒,方法为:10% 氯化钾 1.5g 加入 5% 葡萄糖 500ml 中静脉滴注,每天可给予 3~5g,每小时静脉滴注不超过 1g 氯化钾,有酸中毒时,需在血气监测下调整用药,一般可给 5% 碳酸氢钠 250ml 静脉滴注。

(张建青)

第三节　高原地区妊娠期高血压疾病

妊娠期高血压疾病（hypertensive disorders of pregnancy，HDP）是妊娠与高血压并存的一组疾病，发病率为 5%~12%。高原地区妊娠期高血压疾病发病情况更加严重，中国流行病学调查显示：平原地区妊娠期高血压疾病发病率为 9.4%，而高原地区为 18.98%，是孕产妇死亡的重要原因。据大量国内外文献报道，高原地区妊娠期高血压疾病，在不同海拔地区住院患病率有显著性差异，高原地区住院患病率随居住地区海拔升高有明显增高趋势。海拔升高将增加孕产妇及其围产儿病死率。

一、流行病学

妊娠期高血压疾病发病率平均 5%~12%。中国流行病学调查显示：平原地区妊娠期高血压疾病发病率为 9.4%，高原地区发病率高达 18.98%。美国科罗拉多州高原地区居民妊娠期高血压疾病发病率的一个调查中发现，高原地区（3 100m）发生率为 12%，海拔 2 410m 发生率为 4%，海拔 1 600m 发生率为 3%，不同海拔高度，妊娠期高血压疾病发生率存在显著差异。发现在全州范围内，高原地区妊娠期高血压疾病的发病率比低海拔地区增加了 33%。居住在高原地区是妊娠期高血压疾病发病率增加的一个危险因素，建议对高原地区的孕妇增加临床检测。

二、病理生理变化及对母儿的影响

妊娠期高血压疾病的基础病理生理变化是全身小血管痉挛和内皮细胞损伤，进而导致全身各个脏器灌注量减少，对母儿造成危害，甚至导致母儿死亡。妊娠期高血压疾病是孕产妇发病率和死亡率的主要原因，其主要的母体结局是子痫的进展，主要的胎儿/新生儿结局是早产。高原低氧低气压的居住环境会干扰妊娠期间的正常血管调节机制，增加子痫前期发生风险，并且可能减少子宫胎盘灌注。高原地区居住所产生的特征：妊娠状态后由于血液稀释，血浆容量高，与平原相比，高原雌二醇升高幅度较平原小，都会对妇女妊娠时的生理调节造成损害，使孕妇发生缺氧及子痫前期的风险增加。高原地区孕妇的生理特征与低海拔地区妇女在孕期患妊娠期高血压疾病的病理生理特征很相似，表现为激素特征改变（低雌二醇水平）。研究表明，在高原地区怀孕的妇女，如果妊娠中期血压不高，但伴有低血容量（如子宫血流量较低）、全身血管阻力增加时，这些也会损害胎儿生长和母体健康。有研究报道，高原缺氧抑制了妊娠诱导的子宫动脉适应，并增加了子宫血管阻力和母体全身血压。美国科罗拉多州高原地区妊娠期高血压发病率增加，妊娠期高血压疾病在海拔 3 100m 比在 2 410m 或 1 600m 更常见，且妊娠期高血压疾病在海拔 3 100m 时表现出的蛋白尿和水肿也比 1 600m 处更常见。所有女性和无妊娠高血压疾病的女性妊娠期血压均随海拔升高而升高。《国际妇产科学杂志》对在高海拔（3 650m）的中国西藏自治区拉萨市 1 121 例阴道分娩进行前瞻性研究，发现子痫前期/妊娠期高血压是最常见的母体并发症。

三、病因和发病机制

（一）妊娠期高血压疾病的病因及发病机制尚未完全阐明

人民卫生出版社教材《妇产科学》（第 9 版）指出，关于病因及发病机制主要有以下几种：

1. 子宫螺旋小动脉重铸不足　子痫前期绒毛和子宫螺旋动脉重铸极其不足，仅蜕膜层血管重铸，子宫螺旋动脉管腔内径为正常妊娠者的 1/2，血管阻力增大，胎盘灌注减少，从而引发子痫前期的一系列症状。但造成子宫螺旋小动脉重铸不足的机制尚待研究。

2. 炎症免疫过度激活　子痫前期无论是母胎界面局部还是全身，均存在炎症免疫反应过度激活现象。子宫螺旋小动脉重铸不足，造成胎盘浅着床。美国俄亥俄州辛辛那提大学医学院妇产科母胎医学系关于高原子痫前期患者子宫胎盘血流改变先于高血压的文章中，比较了低海拔（1 600m）和高海拔（3 100m）孕妇的子宫动脉血流情况，发现孕 36 周前，低海拔（1 600m）和高海拔（3 100m）孕妇的子宫动脉血流压差无差异，但在 36 周时高海拔地区子宫血流量明显减少。

3. 血管内皮细胞受损　血管内皮细胞损伤是子痫前期的基本病理变化之一。在高海拔地区（2 939±39m），一氧化氮合酶抑制剂 L-NAME 不改变缓激肽的血管舒张作用，高海拔地区一氧化氮信号受损，减弱了一氧化氮供体硝普钠引起的血管舒张，导致血压增高。而低海拔地区（1 699±10m）主要是一氧化氮依赖性血管舒张。

4. 遗传因素　子痫前期具有家族倾向性，提示遗传因素与该病发生有关，但遗传方式不明确。由于子痫前期的异质性，尤其是遗传和环境因素的交互作用产生了复杂的表型。

5. 营养缺乏　已发现许多营养因素如低蛋白血症、钙、磷、镁、硒等营养缺乏与子痫前期发生发展可能有关，但需要进一步临床研究证实。

（二）国内关于高原地区妊娠期高血压疾病病因及发病机制

妊娠期高血压疾病的病理基础是全身小动脉痉挛。子宫胎盘灌注不足导致的相对缺氧、胎盘浅着床和子宫螺旋动脉重塑障碍是妊娠期高血压疾病的病理特征。高寒缺氧常导致孕妇的红细胞增多，血液黏稠度增加，红细胞和血小板易聚集，血液浓缩，高原地区子宫动脉内径和血流量均低于平原地区，不同孕期脐动脉血流速度 S/D 比值、阻力指数明显高于平原地区，为妊娠期血压疾病的发生提供了条件。

高原地区氧含量不足可影响胎盘滋养细胞的分化和侵入功能，造成胎盘浅着床，是高原地区妊娠期高血压疾病发病率高的原因。内皮素是血管内皮细胞产生的一种强大的缩血管物质，内皮素和心钠素对妊娠期母体-胎儿-胎盘循环起着重要的调节作用。高原地区由于机体长期处于低氧状态，内皮细胞在损伤、缺氧、缺血及妊娠等情况下，内皮素大量释放，血中的内皮素水平升高，使全身小动脉痉挛，从而导致了妊娠期高血压疾病的发生，这可能也是高原地区妊娠期高血压疾病发病率较高的原因之一。

四、诊断

注意排查孕妇在高原居住时间、海拔高度、可能情况以及各种风险因素，高原海拔增加了患病的风险系数，必须询问孕妇显现或隐匿的基础疾病；有无妊娠期高血压疾病史及家族史或遗传史；了解孕妇的既往病理妊娠史，了解此次妊娠后孕妇的高血压、蛋白尿等症状出现时间和严重程度；了解产前检查状况和一般情况，包括体重。

五、鉴别诊断

妊娠期高血压疾病及子痫前期，应与慢性肾炎、隐匿性肾炎相鉴别。子痫是在子痫前期基础上发生抽搐，应与癫痫、脑炎、脑肿瘤、脑血管畸形破裂出血、糖尿病高渗性昏迷、低血糖昏迷相鉴别。

六、预防

在高原地区，低氧低气压环境，易使孕妇血液产生"凝、黏、聚"的特点，叠加低氧引起的小动脉痉挛，机体微循环障碍等病理生理基础。因此，及时规律的早期产检及治疗，对于降低妊娠期高血压疾病导致的母婴病死率有重要意义。

子痫前期的高危因素：流行病学调查发现，高原低氧低气压是发生妊娠类疾病的危险因素之一，在此基础上，孕妇年龄≥40 岁、子痫前期病史、抗磷脂抗体阳性、高血压、慢性肾炎、糖尿病或遗传性血栓形成倾向、初次产检时 BMI≥35kg/㎡、子痫前期家族史（母亲或姐妹）、本次妊娠为多胎妊娠、首次怀孕、妊娠间隔时间 10 年以及孕早期收缩压≥130mmHg 或舒张压≥80mmHg，均是高危因素。

对于有高危因素者，应在孕 20 周前使用低剂量阿司匹林（100mg/d）。对于低钙摄入人群，应补充钙（1.2~1.5g/d）。女性应在怀孕期间适当锻炼，保持适当的体重。

七、治疗

高原地区妊娠期高血压疾病最根本而有效的治疗仍然是终止妊娠。其他的治疗还包括降压、解痉、氧疗、镇静等，与平原地区相同。治疗目的是控制病情、延长孕周、保证母儿安全。应密切监测母儿情况，适时终止妊娠。还应注意，妊娠期高血压疾病患者更易并发产后出血、胎儿窘迫、颅内出血等并发症，应严密观察。

第四节　高原地区胎儿生长受限

一、胎儿生长受限的定义

胎儿生长受限（FGR）指胎儿生长潜力受损，胎儿体重小于同孕龄第 10 百分位。小于第三百分位为严重的 FGR。高原地区胎儿生长受限发病率较平原地区为高，也是高原地区围产儿死亡率增加的一个重要因素。高原地区海拔 2 500m 以上低出生体重儿发生率是海拔 1 000m 以下地区的 2.3 倍。

二、高原缺氧环境对胎儿生长的影响

胎儿的生长受到胎儿和母体间各种物质交换的影响，是多种因素叠加的结果。高原地区 FGR 的发生率明显高于平原地区，这与高原缺氧所致母体及胎儿的一系列变化有关。由于母体对缺氧的代偿性变化（即习服）程度不同，对胎儿造成的危害也有差别。高原地区胎儿体重的变化受子宫动脉血流量、母体通气量、母体血糖浓度和高原地区的自然环境等方面的影响。高原地区妊娠时，受低氧的影响，胎儿在子宫内也处于慢性低氧状态，这对胎儿发育有不良影响。高原地区胎儿的体重与海拔呈负相关。

（一）母体的因素

由于胎儿新陈代谢旺盛，在排除营养因素外，受高原低压影响，胎儿很可能在相对慢性缺氧环境中，各种生物代谢降低，胎儿生长受到一定的影响，此为高原新生儿体重较低的一个原因。研究不同人群在高海拔地区的胎儿生长的多样性，排除早产和性别差异等影响因素后，海拔每升高1 000m，胎儿出生体重就平均降低 102g，同时，与平原地区相比，高海拔地区低出生体重的发生率约高出 3 倍，高海拔相关的胎儿低出生体重与营养状况、社会经济地位没有直接的联系，而是因为高原特殊环境导致的慢性低氧造成的孕晚期胎儿生长缓慢。高原胎儿体重的变化受到妊娠后子宫动脉血流量、母体对高原缺氧环境的适应等方面的影响。

1. 血流动力学 长期生活在高原环境的持续性低氧状态下的女性，其促红细胞生成素分泌增加，导致红细胞增多、血红蛋白升高，血液黏度较平原地区增加。妊娠后，虽然机体受妊娠血液稀释的影响，但血红蛋白含量仍较平原地区孕产妇高，加之高原地区寒冷的气候引起外周血管收缩，增加外周血管阻力，使胎盘供血供氧减少，血流缓慢，血液黏度增高。血液的"浓、黏、聚"，更增加了子宫等器官的血液灌流阻力，使子宫胎盘血流灌注量减少，导致胎儿生长受限。

2. 低氧状态 由于长期处于高原环境的低氧状态，孕产妇血中氧含量相对较低，为胎儿和胎盘提供的血液中氧分压低，缺氧使胎盘小动脉痉挛、血管硬化及子宫胎盘灌注不足，导致母体和胎儿间的营养物质交换不充分，出现 FGR。青海高原地区与平原地区相比，其男性胎儿体重平均低188~458g，女性胎儿平均低 157~358g。

高原地区孕妇的子宫动脉的血流量减少，可能使高原出生婴儿的体重、胎盘重量低于平原地区。子宫动脉 RI、S/D 比值反映了血管血流动力学特点，S/D 比值增加表明远端血管床阻力增加，血流量减少。高原地区胎盘和胎儿均受到低氧的危害，胎盘绒毛毛细血管内皮增生、管腔变窄、子宫动脉和脐动脉血流减少、胎盘血流量灌注减少，引起胎盘和周围血管阻力增加，舒张期血液供应减少，S/D 值增高。观察发现，子宫血流速度的变化与婴儿出生体重呈正相关，在海拔 3 100m，妊娠 36 周孕妇子宫动脉血管直径比海拔1 600m 地区相同孕周的孕妇子宫动脉血管直径降低了 1/3。从而导致胎儿血流灌注不足，出生婴儿的体重较平原地区婴儿体重轻。有报道海拔高度每增加 1 000m，新生儿出生体重下降 150g，另一研究指出，与低海拔地区相比，高海拔地区新生儿平均体重分别是 3 065±475g 和 3 280±525g。低海拔地区新生儿出生体重 <2 500g 的比例为 6.2%，高海拔地区为 9.2%；相反，出生体重 >4 000g 的比例在低海拔地区为 6.3%，在高海拔地区为 1.6%。

3. 妊娠合并症和并发症 一些导致慢性缺氧的疾病与胎儿生长受限相关，如子痫前期、慢性高血压、哮喘、母体发绀性心脏病等。但妊娠合并贫血一般不会导致胎儿生长受限。高原慢性低氧环境，妊娠合并症和并发症发生风险高，也是 FGR 发生因素之一。

4. 母体对高原缺氧环境的适应 高海拔环境下，大气氧分压的降低导致了机体器官、组织、细胞供氧的来源，在这种环境下，机体通过一系列生理调节如改变呼吸方式，进行深快呼吸，增加分钟通气量；增加心率，从而增加心输出量；

增加红细胞的数量来增加血液携氧量等维持身体的正常代谢。而孕期母体除了自身机体的高原适应外，还需通过生理调节来保证对胎儿的营养、能量以及氧的供给。这一双重的压力使生活在高海拔地区的妇女面临更多的挑战。在低海拔地区，孕期母体通过增加通气反应来应对日益增加的代谢需求，同时孕激素和雌激素分泌的增加也提高了低氧化学感受器的灵敏性。孕期母体血容量和心输出量会明显增加，但是因为血浆量的增加导致的血液稀释现象，总携氧量未见增加，并且与海拔的变化没有相关性。高海拔地区孕期母体也通过上述生理调节来为胎儿提供足够的营养、能量以及氧供。在海拔 4 300m 进行的研究显示，大气氧分压只有海平面 1/2 的条件下，孕期母体除了有较高的潮气量和分钟通气量之外，动脉血氧分压与二氧化碳分压低于海平面对照组约 50%。而对相同海拔的不同人群进行对比发现，与移居人群相比较，藏族孕妇与安第斯孕妇的血氧饱和度和氧分压水平并没有明显的优势。高海拔地区慢性低氧环境可导致机体血红蛋白浓度增加，血细胞比容增高，这样可以提高机体的携氧量，但也会引起血液黏稠度的增加。在低海拔地区，血液黏稠度增加以及血细胞比容增加与胎儿生长受限和子痫前期有关。高海拔地区的研究显示母体子宫动脉血流对胎儿生长发育有着重要的影响，慢性低氧可以影响移居高原的孕产妇妊娠和胎儿生长。

（二）遗传因素

胎儿畸形与胎儿生长受限相关，且胎儿畸形越严重，FGR 可能性越大。在染色体异常的胎儿中，胎儿生长受限风险增高。研究发现，欧洲高海拔地区新生儿严重生长迟缓发病率是安第斯人的 5 倍。基因扫描结果证实，与低海拔的美国土著人、东亚、欧洲和西非人相比，在安第斯人群中，低氧诱导因子（HIF）调控通路的一系列候选基因发生了突变，遗传的变异与胎儿生长受限密切相关。

（三）胎儿因素

慢性缺氧影响胚胎发育。叠加的慢性缺氧对高原居民的影响是有害的。如 Colorado 等海拔较高地区，由于缺氧影响胚胎发育，导致新生儿出生缺陷的发生率增加。

（四）脐带、胎盘、羊水等因素

1. 脐带变化 有报道显示，高原地区由于妊娠期慢性缺氧导致胎动活跃，高原地区脐带较平原地区为长，脐带过度扭转的概率较平原地区高，脐带过长，易发生缠绕、打结。使血运中断，造成胎儿缺氧，引发 FGR。

2. 羊水因素 羊水过少孕妇大多合并胎儿生长受限。高海拔地区慢性缺氧引起胎儿血液循环重新分配，主要供应脑和心脏，而肾血液循环量下降，肺血流量降低，使胎尿生成及肺内液体减少而致羊水过少发生率增高。

3. 胎盘结构 近年的研究证明，在高海拔低氧环境状态下胎盘通过代谢重构来降低对氧的需求，维持胎儿所需的能量与物质供应。

高原地区孕产妇受到长期低氧的影响,孕产妇及胎盘的血管内皮细胞发生损伤,血管紧张素增加导致微血管结构发生变化,血流量下降,再灌注损伤的出现,这些又导致了局部组织缺氧增加,而局部的缺血又引起血管的收缩,更加重了子宫胎盘的灌注不足。母体血液浓度的增高和胎盘循环中可溶性血管内皮生长因子-受体-1(soluble fins-like tyrosine kinase-1,sFlt-1)的高表达可以作为内皮功能障碍的一个潜在因素。

高原地区 FGR 胎儿胎盘合体滋养细胞表面微绒毛稀少、变短、排列紊乱。滋养层基底膜增厚,胶原纤维增多,挤压血管阻碍绒毛正常灌流;间质血管内皮细胞明显皱缩使管腔狭窄而形成不同程度的缺血,更加重了高原胎盘的缺氧,引起绒毛血管变化。这些改变造成了母儿间气血与物质交换障碍,胎儿严重缺氧,对胎儿生长发育产生不良影响,使FGR 发生率增高。

4. 胎盘功能

(1)交换屏障:在低海拔地区,生长受限胎儿胎盘的尺寸普遍较小,血管受损使表面积减少和路径长度增加,从而影响胎盘交换。然而在高原地区,胎盘为适应缺氧状态下能供给胎儿所需的营养物质,发生了一系列适应性的变化,包括胎盘变薄、胎盘毛细血管增生等变化,更有利于扩散。低氧还可抑制滋养细胞的侵袭,造成胎盘浅着床。上述变化在血液黏度增加和灌流减少的作用下导致 FGR。

(2)运载体的作用:微绒毛膜的生长速度是产妇和胎儿葡萄糖、氨基酸和离子等物质交换的限速步骤,因为运载体需要移动这些不易扩散的物质。减少胎盘氨基酸转运蛋白的活性和胎儿血浆氨基酸浓度,在低海拔的胎儿生长受限中发挥着重要作用。在海拔 3 100m 的 Colorado 地区以及海拔 3 600m 的玻利维亚地区,发现基底膜上的葡萄糖转运蛋白(GLUT1)减少。在高海拔时,产妇静脉血中葡萄糖浓度降低,原因可能为胎盘葡萄糖消耗增加。

(五)营养状况

高原地区居民饮食主要以动物性食物为主,谷物为辅,少量蔬菜水果,摄入食物相对于平原地区较单一,但高原地区居民的饮食营养结构与地域、机体需求及环境相适应。与平原地区相比,高原地区居民未发现营养不足,但较易出现维生素 C 摄取不足。虽然 FGR 的发生与孕产妇的营养也有重要的关系,但由于有胎儿血液携氧能力增强等自我保护机制,使营养因素并不能成为导致 FGR 发生的独立因素。

三、胎儿生长受限对围产儿结局的影响

近些年的研究表明,FGR 的发生对围产儿影响较大,严重者可以引起死胎。有研究发现 FGR 时,孕 36 周后的胎盘已经发生老化。

四、胎儿生长受限的监测方法和评估

在高原地区可采用测量宫高、腹围来对胎儿的生长情况进行评估,这是一种简单、有效、安全的监测方法,在欠发达地区尤其适宜;但其缺点是不够精确。

目前多采用超声胎儿生物物理评分等对胎儿进行评估。脐动脉多普勒血流测速被认为是评价和管理胎儿生长受限的标准,尤其是脐动脉舒张末期血流缺失或反流与胎儿生长受限有独特的联系。

第五节　高原地区妊娠合并贫血

妊娠期贫血是妊娠与贫血并存的一组疾病,世界卫生组织推荐,妊娠期血红蛋白(Hb)浓度 <110g/L 及产后 Hb<100g/L 定义为贫血。缺铁性贫血(iron deficiency anemia,IDA)是妊娠期最常见的贫血,约占妊娠期贫血95%,由于高海拔地区农作物生长受限,食物品种少,牧区多靠肉类补充铁剂,对肉类摄入减少是贫血的重要原因。胃肠道紊乱等导致的铁吸收障碍也导致贫血加重。IDA 全球平均发病率接近 41.8%,高原地区妊娠合并贫血的发病情况高于内地平原地区,有研究显示高原地区的妊娠期贫血患病率在 20%~40% 之间,但藏区的发生率可达 78.8%。贫血孕产妇的死亡率和围产儿死亡率明显增加。

由于受到高海拔地区的红细胞增多症的影响,WHO将不同海拔地区孕妇贫血分度进行了矫正,通过矫正后,高原地区妇女妊娠晚期的贫血率更加增高(表 1-11-3、表 1-11-4)。

表 1-11-3　WHO 不同海拔与血红蛋白的矫正值

海拔/m	血红蛋白矫正值/(g·L⁻¹)
<1 000	0
1 000	−2
1 500	−5
2 000	−8
2 500	−13
3 000	−19
3 500	−27
4 000	−35
4 500	−45

表1-11-4　WHO 矫正后不同海拔地区孕妇贫血（血红蛋白）分度

海拔/m	贫血诊断标准（Hb<）	贫血分度 Hb/(g·L⁻¹)			
		轻度	中度	重度	极重度
1 500	115	105~117	75~104	45~74	45
2 000	118	108~117	78~107	48~77	48
2 500	123	113~122	83~112	53~82	53
3 000	129	119~128	89~118	59~88	59
3 500	137	127~136	97~126	67~96	67
4 000	145	135~144	105~134	75~104	75

一、流行病学

　　海拔对血红蛋白水平的影响常被忽视，高原地区空气氧分压下降，人体通过升高 Hb 浓度以提高携氧能力而适应缺氧环境，导致高原地区人群的 Hb 水平常高于平原，按照普通标准，贫血检出率明显下降。经海拔校正后的孕妇 Hb 水平与海拔高度呈负相关，且贫血率随海拔升高而升高。

二、对妊娠的影响

　　1. 对母体的影响　由于妊娠期血容量的增加，导致血液的稀释和心脏负担的加重。贫血母体对出血的耐受力明显降低，并发症发生率和孕产妇死亡率明显增高。

　　2. 对胎儿的危害　可增加胎儿生长受限、胎儿缺氧、羊水减少、死胎、早产、新生儿窒息、新生儿缺血缺氧性脑病的发病风险，也是新生儿贫血的最重要因素。

三、妊娠期贫血的诊断标准

　　目前我国沿用的是世界卫生组织妊娠期贫血标准。血红蛋白浓度 <110g/L 时定义为妊娠合并贫血，根据血红蛋白的水平将贫血分为的等级见表1-11-5。

表1-11-5　我国沿用的 WHO 贫血程度分级

贫血程度	轻度	中度	重度	极重度
血红蛋白浓度（g/L）	100~109	70~99	40~69	<40

四、治疗

　　以补充铁剂为主：轻度贫血以口服给药为主，中、重度患者或因严重胃肠道反应不能口服铁剂者，可选择注射铁剂如蔗糖铁静脉滴注。静脉注射铁剂血红蛋白浓度上升得更快，副作用更少。当血红蛋白 <70g/L 者建议输血治疗。铁剂需持续治疗，达到正常水平后仍需服用铁剂3个月，以补足铁储备。

（芦　莉）

参考文献

1. Taino G, Giardini G, Delogu A, et al. Il lavoro in un cantiere in alta quota: generalità fisiopatologiche e analisi di una casistica occupazionale (Work on a building site at high altitude: physiopathological features and entailments for the occupational medicine). G Ital Med Lav Ergon, 2019, 41(3): 242-252.

2. Idrose AM, Juliana N, Azmani S, et al. Singing Improves Oxygen Saturation in Simulated High-Altitude Environment. J Voice, 2022, 36(3): 316-321.

3. Moore LG. Hypoxia and Reproductive Health: Reproductive challenges at high altitude: fertility, pregnancy and neonatal well-being. Reproduction, 2021, 161(1): F81-F90.

4. Luks AM, Swenson ER, Bärtsch P. Acute high-altitude sickness. Eur Respir Rev, 2017, 26(143): 160096.

5. Bebic Z, Brooks PM, Polaner DM. Respiratory physiology at high altitude and considerations for pediatric patients. Paediatr Anaesth, 2022, 32(2): 118-125.

6. Bhattarai A, Acharya S, Yadav JK, et al. Delayed-Onset High Altitude Pulmonary Edema: A Case Report. Wilderness Environ Med, 2019, 30(1): 90-92.

7. Yang M, Cui S, Wuren T, et al. Ureteral calculi associated with high-altitude polycythemia: A case report. Medicine (Baltimore), 2021, 100(7): e24621.

8. Bebic Z, Brooks PM, Polaner DM. Respiratory physiology at high altitude and considerations for pediatric patients. Paediatr Anaesth, 2022, 32(2): 118-125.

9. Riley CJ, Gavin M. Physiological Changes to the Cardiovascular System at High Altitude and Its Effects on Cardiovascular Disease. High Alt Med Biol, 2017, 18(2): 102-113.

10. Gaur P, Sartmyrzaeva M, Maripov A, et al. Cardiac acclimatization at high altitude in two different ethnicity groups. High Alt Med Biol, 2021, 22: 58-69.

11. Luscher TF. Refining cardiovascular risk: anthropometric measures, potassium, high altitude exposure, and cancer therapy. Eur Heart J, 2018, 39: 1499-1502.

12. He S, He S, Yang Y, et al. Correlation Between Neutrophil to Lymphocyte Ratio and Myocardial Injury in Population Exposed to High Altitude. Front Cardiovasc Med,

2021,8:738817.

13. He S,He S,Yang Y,et al. Correlation Between Neutrophil to Lymphocyte Ratio and Myocardial Injury in Population Exposed to High Altitude. Front Cardiovasc Med, 2021,8:738817.

14. Fan N,Liu C,Ren M. Effect of different high altitudes on vascular endothelial function in healthy people. Medicine (Baltimore),2020,99 (11):e19292.

15. Tymko MM,Tremblay JC,Bailey DM,et al. The impact of hypoxaemia on vascular function in lowlanders and high altitude indigenous populations. J Physiol,2019,597(24): 5759-5776.

16. Chen R,Xiao A,You C,et al. Spontaneous Intracerebral Hemorrhage in a Plateau Area:A Study Based on the Tibetan Population. World Neurosurg,2018,116:e769-e774.

17. Yan X. Cognitive impairments at high altitudes and adaptation. High Alt Med Biol,2014,15 (2):141-145.

18. Iwasaki K,Zhang R,Zuckerman JH,et al. Impaired dynamic cerebral autoregulation at extreme high altitude even after acclimatization. J Cereb Blood Flow Metab,2011,31 (1): 283-292.

19. Lorca RA,Houck JA,Laurent LC,et al. High altitude regulates the expression of AMPK pathways in human placenta. Placenta,2021,104:267-276.

20. Li C,Li X,Liu J,et al. Investigation of the differences between the Tibetan and Han populations in the hemoglobin-oxygen affinity of red blood cells and in the adaptation to high-altitude environments. Hematology,2018, 23 (5):309-313.

21. Mairbäurl H,Gassmann M,Muckenthaler MU. Geographical ancestry affects normal hemoglobin values in high-altitude residents. J Appl Physiol (1985),2020,129 (6): 1451-1459.

22. Yang M,Cui S,Wuren T,et al. Ureteral calculi associated with high-altitude polycythemia:A case report. Medicine (Baltimore),2021,100 (7):e24621.

23. Mairbäurl H,Gassmann M,Muckenthaler MU. Geographical ancestry affects normal hemoglobin values in high-altitude residents. J Appl Physiol (1985),2020,129 (6): 1451-1459.

24. Pooja,Sharma V,Meena RN,et al. TMT-Based Plasma Proteomics Reveals Dyslipidemia Among Lowlanders During Prolonged Stay at High Altitudes. Front Physiol,2021, 12:730601.

25. Lorca RA,Houck JA,Laurent LC,et al. High altitude regulates the expression of AMPK pathways in human placenta. Placenta,2021,104:267-276.

26. Moore LG. Hypoxia and Reproductive Health: Reproductive challenges at high altitude:fertility,pregnancy and neonatal well-being. Reproduction,2021,161 (1): F81-F90.

27. Gonzalez-Candia A,Herrera EA. High Altitude Pregnancies and Vascular Dysfunction:Observations From Latin American Studies. Front Physiol,2021,12:786038.

28. Lane SL,Doyle AS,Bales ES,et al. Increased uterine artery blood flow in hypoxic murine pregnancy is not sufficient to prevent fetal growth restriction. Biol Reprod,2020,102(3): 660-670.

29. Lane SL,Doyle AS,Bales ES,et al. Peroxisome proliferator-activated receptor gamma blunts endothelin-1-mediated contraction of the uterine artery in a murine model of high-altitude pregnancy. FASEB J,2020,34 (3):4283-4292.

30. Liu JL,Ma SQ,Wuren TN. Effect of high altitude hypoxia on fetal development during pregnancy and the reason analysis. Sheng Li Xue Bao,2017,69(2):235-239.

31. Lorca RA,Lane SL,Bales ES,et al. High Altitude Reduces NO-Dependent Myometrial Artery Vasodilator Response During Pregnancy. Hypertension,2019,73(6): 1319-1326.

32. Lorca RA,Houck JA,Laurent LC,et al. High altitude regulates the expression of AMPK pathways in human placenta. Placenta,2021,104:267-276.

33. Lane SL,Houck JA,Doyle AS,et al. AMP-activated protein kinase activator AICAR attenuates hypoxia-induced murine fetal growth restriction in part by improving uterine artery blood flow. J Physiol,2020,598(18):4093-4105.

34. Basnyat B,Murdoch DR. High-altitude illness. Lancet,2003,361 (9373):1967-1974.

35. Li Y,Zhang Y,Zhang Y. Research advances in pathogenesis and prophylactic measures of acute high altitude illness. Respir Med,2018,145:145-152.

36. Luks AM,Swenson ER,Bärtsch P. Acute high-altitude sickness. Eur Respir Rev,2017,26(143):160096.

37. Aksel G,Çorbacıoğlu ŞK,Özen C. High-altitude illness:Management approach. Turk J Emerg Med,2019,19(4): 121-126.

38. Zelmanovich R,Pierre K,Felisma P,et al. High Altitude Cerebral Edema:Improving Treatment Options. Biologics (Basel),2022,2(1):81-91.

39. Xu XH,Wang M,Zhao ZY,et al. Folic acid intake during pregnancy reduced the incidence of pregnancy-induced hypertension in Tibetan Nationality of Tibet Plateau:a population based cohort study. Research Square,2020,6(10):2.

40. 杨孜,张为远.援中华医学会妇产科学分会妊娠期

第十一章 高原与妇产科相关疾病

高血压疾病组. 妊娠期高血压疾病诊治指南（2020）. 中华妇产科杂志, 2020, 55（4）: 227.

41. Bailey B, Euser AG, Bol KA, et al. High-altitude residence alters blood-pressure course and increases hypertensive disorders of pregnancy. J Matern Fetal Neonatal Med, 2020, 5 （30）: 1-8.

42. Bello NA, Zhou H, Cheetham TC, et al. Prevalence of hypertension among pregnant women when using the 2017 American College of Cardiology American Heart Association Blood Pressure Guidelines and Association With Maternal and Fetal Outcomes. JAMA Netw Open, 2021, 4（3）: 213808.

43. Palmer SK, Moore LG, Young D, et al. Altered blood pressure course during normal pregnancy and increased preeclampsia at high altitude（3100 meters）in Colorado. Am J Obstet Gynecol, 1999, 180（5）: 1161.

44. Gilbert WM, Young AL, Danielsen B. Pregnancy outcomes in women with chronic hypertension: a population-based study. J Reprod Med, 2007, 52（11）: 1046-1051.

45. Zamudio S, Plamer SK, Regensteiner JG, et al. High altitude and hypertension during pregnancy. Am J Hum Biol, 1995, 7（2）: 190-191.

46. Hu XQ, Song R, Romero M, et al. Gestational Hypoxia Inhibits Pregnancy-Induced Upregulation of Ca^{2+} Sparks and Spontaneous Transient Outward Currents in Uterine Arteries Via Heightened Endoplasmic Reticulum/Oxidative Stress. Hypertension, 2020, 76（3）: 930-942.

47. Queensland Clinical Guidelines. Guideline supplement: Hypertension and pregnancy. Queensland Health, Clinical Excellence Queensland Press, 2021: 2.

48. Brown MA, Magee LA, Kenny LC, et al. International society for the study of hypertension in pregnancy（ISSHP）. The hypertensive disorders of pregnancy: ISSHP classification, diagnosis & management recommendations for international practice. Pregnancy Hypertens, 2018, 7（13）: 291-310.

49. American College of Obstetricians and Gynecologists.

American College of Obstetricians and Gynecologists' Committee on Practice Bulletins Obstetrics: ACOG Practice Bulletin No. 203: Chronic Hypertension in Pregnancy. Obstet Gynecol, 2019, 133（1）: 26.

50. American College of Obstetricians and Gynecologists. ACOG practice bulletin No. 202 gestational hypertension and pre-eclampsia. Obstet Gynecol, 2019, 133: 26-50.

51. Van Patot MC, Ebensperger G, Gassmann M, et al. The hypoxic placenta. High Alt Med Biol, 2012, 13（3）: 176-184.

52. 格日力. 高原医学. 北京: 北京大学医学出版社, 2020.

53. Moore LG, Young D, Mccullough RE, et al. Tibetan protection from intrauterine growth restriction（IUGR）and reproductive loss at high altitude. Am J Hum Biol, 2001, 13（5）: 635-644

54. Murphy MM, Fernandez-Ballart JD. Homocysteine in pregnancy. Adv Clin Chem, 2011, 53（53）: 105-137.

55. 雷桔红. 134例胎儿生长受限的高危因素及妊娠结局分析. 齐齐哈尔医学院学报, 2019, 40（16）: 2022-2025.

56. Pineles BL, Crimmins S, Turan O. Timing of delivery in pregnancies complicated by suspected fetal growth restriction without doppler abnormalities. Am J Perinatol, 2019, 10（1）: 39-47.

57. LIU Xiaoxi, YI Yunjie, FENG Yikai, et al. Analysis on the prevalence of anemia among Chinese pregnant women. Chinese Journal of Reproductive Health, 2021, 32（3）: 210-215.

58. American College of Obstetricians and Gynecologists Committee on Practice Bulletins—Obstetrics. ACOG Practice Bulletin NO. 2: Anemia in Pregnancy. Obstet Gynecol, 2021, 2（138）: 55.

59. 吕籽, 漆洪波. 美国妇产科医师学会"妊娠合并心脏病管理指南（2019）"解读. 中华产科急救电子杂志, 2020, 9（3）: 161-169.

第二篇

产　科

第一章

妊娠生理

第一节 生殖细胞、受精及胚胎早期发生

一、生殖细胞

(一) 精子发生和成熟

男性生殖系统由睾丸、生殖管道、附睾腺及外生殖器构成。睾丸是男性生殖腺,除产生精子外,还能分泌雄激素。睾丸的大小有明显的种属差异和个体差异。睾丸的温度明显低于体温,这是保证精子发生的重要条件之一。有人采用微波、超声波局部作用,提高睾丸温度,造成生精障碍,达到抗生育的目的。睾丸实质由约 250 个锥体小叶组成,每个小叶内有 1~4 条弯曲细长的生精小管。免疫学研究证明,生精小管基膜有很强的抗原性,注射基膜提取物可造成无精症。生精小管是睾丸产生精子的场所,管壁由支持细胞和生精细胞组成。生精细胞包括精原细胞、初级精母细胞、次级精母细胞、精子细胞和精子。幼年时睾丸尚未发育完全,生精小管较细,没有管腔。10 岁以后逐渐出现管腔,管壁仅有未分化的精原细胞。在青春期前,生精小管管壁中只有支持细胞和精原细胞。

自青春期开始,在垂体促性腺激素的作用下,生精细胞不断增殖分化,形成精子,生精小管壁内可见不同发育阶段的生精细胞。老年时,生精小管趋于萎缩,但仍可有少量精子生成。亦有学者认为,小管内生精细胞消失,仅留支持细胞。

精原细胞分 A、B 两型,A 型精原细胞又分为暗型精原细胞(Ad)和亮型精原细胞(Ap)。A 型精原细胞是生精细胞中的干细胞,经不断分裂增殖,一部分 Ad 型精原细胞继续作为干细胞,另一部分分化为 Ap 型精原细胞,再分化为 B 型精原细胞。B 型精原细胞经数次分裂后,分化为初级精母细胞。从精细胞发育为精子,在人类约需(64±4.5)天。一个精原细胞增殖分化所产生的各级生精细胞,细胞质并未完全分开,细胞间始终有细胞质桥相连,形成一个同步发育的细胞群。同源生精细胞可通过细胞质桥传递信息,保证同步发育。在生精小管的不同节段精子的发生是不同步的,故生精小管可以一批接一批地持续不断地产生精子。

由精原细胞经过一系列发育阶段发展为精子的过程称为精子发生。这个过程可分三个阶段:第一阶段,精原细胞经过数次有丝分裂,增殖分化为初级精母细胞;第二

阶段，初级精母细胞进行 DNA 复制，经过两次成熟分裂，经短暂的次级精母细胞阶段，变为精子细胞。在此过程中，染色体数目减少 1/2，故又称减数分裂；第三阶段，精子细胞不再分裂，由圆形的精子细胞变态发育为蝌蚪状的精子。

精子发生受神经内分泌调节，即下丘脑-垂体-睾丸轴；另外，睾丸内细胞间的相互作用对精子发生有局部调节作用，即生精细胞、支持细胞和间质细胞间的相互作用。这种相互作用，或是通过细胞间的相互接触，或通过局部激素和有关生长因子释放旁分泌和自分泌方式实现。如下颌下腺分泌的表皮生长因子（epidemal growth factor，EGF）可影响精母细胞的减数分裂；IL-1 可能与其他生殖激素相配合，直接参与精子发生的调节。间质细胞产生的雄激素、内啡肽、缩宫素等可调节生精小管的功能。

精子是男性成熟生殖细胞，形如蝌蚪，可分头部和尾部。头部的主要成分是浓缩的细胞核。核的前 2/3 有特殊帽状结构名顶体。顶体是一种特殊的溶酶体，内含多种水解酶，如顶体蛋白酶、透明质酸酶、酸性磷酸酶、类胰蛋白酶、芳香基酰胺酶、胶原酶样多肽酶、磷脂酶、β-葡糖苷酸酶、非特异性脂酶、唾液酸苷酶、ATP 酶、放射冠穿透酶等，总称为顶体酶系。在受精时，精子释放顶体酶，分解卵子外周的放射冠和透明带，因而对受精有着重要作用。精子的尾部又称鞭毛，是精子的运动装置。构成尾部的轴心是轴丝，轴丝是由外周 9 组双微管及两根中央微管构成。轴丝贯通尾部全长。

多种理化因素对生精细胞形成与发育影响很大，如射线、微波、高温、药物、毒素、性激素及维生素等。患隐睾症的患者，由于腹腔内温度比阴囊高，生精细胞不能演变成精子，以致失去生殖能力。

支持细胞分布在各期生精细胞之间，支持细胞对生殖细胞具支持和营养作用，支持细胞侧面和腔面有许多不规则凹陷，其内镶嵌着各级生精细胞。其微丝和微管的收缩可使不断成熟的生精细胞向腔面移动，并促使精子释放入管腔；支持细胞还能吞噬和消化精子形成过程中脱落下来的残余胞质；支持细胞在卵泡刺激素（follicle-stimulating hormone，FSH）和雄激素的作用下，可合成雄激素结合蛋白（androgen binding protein，ABP），其中 80% 分泌到生精小管管腔内。ABP 可与雄激素结合，以保持生精小管内雄激素的水平，促进精子发生。另外，高浓度的 ABP 随睾丸液流入附睾，这对附睾尤其是附睾头部功能具有重要意义；相邻支持细胞侧面的细胞膜形成紧密连接，参与血睾屏障组成。血睾屏障的组织成分包括间质的毛细血管内皮及基膜、结缔组织、生精上皮基膜和支持细胞紧密连接，其中紧密连接是构成血睾屏障的主要结构。血睾屏障可阻止某些物质进出生精上皮，形成并维持有利于精子发生的微环境，还能防止精子抗原物质逸出到生精小管外而发生自体免疫反应。但有实验表明，即使生殖道屏障遭到破坏，机体产生抗精子抗体，但血中的抗精子抗体也不能通过血睾屏障进入生精小管，与精子发生免疫反应。临床也发现某些人血中有抗精子抗体，但仍具有生育

能力。支持细胞分泌物中含有一种抑制素（inhibin），它可抑制腺垂体合成和分泌卵泡刺激素（FSH）。支持细胞有产生和分泌雌激素的能力。

在胚胎早期，支持细胞能分泌抗米勒管激素，它可抑制米勒管的生长发育，使其萎缩和消失。除此之外，有资料报道，支持细胞还能分泌多种蛋白质，如生长调节素（somatomedin）、运铁蛋白（transferrin）、H-y 抗原、睾丸白蛋白（testialbumin）、睾酮应答蛋白（testos-terone responsive protein）、视黄醇结合蛋白（retinol-binding protein）等。

大多数无脊椎动物和非哺乳动物精子离开睾丸后即具有受精能力，而哺乳动物精子离开生精小管时，活动很弱或不能活动，精子在附睾内停留 8~17 天，并经历一系列成熟变化，获得运动能力，达到功能上的成熟，这不仅依赖于雄激素的存在，而且与附睾上皮细胞分泌的肉毒碱、甘油磷酸胆碱和唾液酸等密切相关。附睾功能异常也会影响精子的成熟，导致不育。若用未在附睾中成熟的精子做人工授精，胚胎死亡率和畸胎率很高。这说明附睾不是一个单纯的容器和通道，而是为精子的成熟提供了合适的环境。

精子抗原、抗体的研究，无论对基础研究和临床应用，还是对抗生育和治疗男性不育，都有十分重要的意义。目前已发现的精子抗原达百种以上，当生殖道免疫屏障遭到破坏时，精子在男性可引起自身免疫反应，在女性可引起同种免疫以及生殖道局部的免疫反应。这些免疫反应与不育有重要的关系。研究表明，输精管结扎后，睾丸炎、前列腺炎患者的精子可能进入自身血液系统，导致自身免疫，患者的血浆中可检测出抗精子的特异抗体。Rouimi 等指出，10%~20% 不育症患者是因为有抗精子抗体所致，3 年以上持续原因不明的不孕与抗精子抗体的存在有关。

（二）卵子发生与排卵

1. 卵发生 卵巢是女性生殖腺，同时又是内分泌器官。它既产生卵细胞，又分泌女性激素。人的原始生殖细胞大约在受精后 5~6 周迁移至生殖嵴。人胚第 6 周时，估计生殖嵴内约有 1 000~2 000 个原始生殖细胞。胎儿第 5 个月末，卵巢中卵细胞数约有 600 万~700 万个。其中约有 200 万个卵原细胞，500 万个初级卵母细胞。它们中的大多数逐渐闭锁，至新生儿，两侧卵巢有 70 万~200 万个原始卵泡，7~9 岁时约有 30 万个，青春期约有 4 万个，至 40~50 岁时仅剩几百个原始卵泡。在胎儿及儿童期可偶见少量卵泡生长，但却不能发育成熟。至青春期，在促性腺激素作用下，每月约有 15~20 个卵泡生长发育，一般只有一个卵泡发育成熟，并排出一个卵。女性一生中约排卵 400 余个，其余卵泡均在不同年龄先后退化为闭锁卵泡。卵泡是由中央一个卵母细胞和周围一些卵泡细胞所组成。胚胎早期，卵原细胞分裂分化为初级卵母细胞，接着，初级卵母细胞开始进行第一次成熟分裂，此次分裂并未完成，长期休止于分裂前期阶段。需等胎儿出生成长至青春期，卵泡才陆续发育成熟，完成第一次成

熟分裂。卵泡的发育一般可分为原始卵泡、初级卵泡、次级卵泡和成熟卵泡四个阶段。

原始卵泡是处于静止期的卵泡,数量多,由一个初级卵母细胞及周围单层扁平的卵泡细胞组成。卵泡细胞具有支持和营养卵母细胞的作用,卵泡细胞与卵母细胞之间有许多缝隙连接。

初级卵泡由原始卵泡发育形成。此期,卵泡细胞由单层扁平变为立方形或柱状,随之卵泡细胞增殖成多层。在初级卵泡早期,初级卵母细胞和卵泡细胞之间出现一层含糖蛋白的嗜酸性膜,称为透明带。透明带是卵泡细胞和初级卵母细胞共同分泌形成的,透明带外层是卵泡细胞分泌的酸性糖胺多糖,内层是由卵母细胞分泌的中性糖胺多糖。卵泡细胞的长突起可穿越透明带与卵母细胞膜接触,在卵泡细胞与卵母细胞突起之间或卵泡细胞之间以桥粒和缝隙连接相连。这些结构有利于卵泡细胞将营养物质输送给卵母细胞以及细胞间离子、激素和小分子物质的交换、沟通信息、功能协调。卵泡细胞对卵母细胞的新陈代谢有重要作用。在受精过程中,透明带对精子与卵细胞间的相互识别和特异性结合具有重要意义。透明带的化学性质往往随动物种类而异。透明带含有的糖蛋白具有较强的抗原性和组织特异性,目前学者们正在研究透明带的抗原性,进而探讨其免疫避孕的可能性。

初级卵泡继续生长成为次级卵泡。卵泡细胞层次进一步增多,卵泡细胞之间出现一些含液体的小腔隙,并逐渐融合成较大的卵泡腔,腔内充满卵泡液。

成熟卵泡是卵泡发育的最后阶段。此时的初级卵母细胞又恢复成熟分裂,在排卵前36~48小时完成第一次成熟分裂,产生一个次级卵母细胞和一个很小的第一极体,染色体数目减半,核型为23,X。次级卵母细胞随即进入第二次成熟分裂,停止于分裂中期,受精时才完成第二次成熟分裂。次级卵泡和成熟卵泡具有内分泌功能,主要分泌雌激素。合成的雌激素小部分进入卵泡腔,大部分释放入血,调节子宫

内膜等靶器官的生理活动。

传统认为,人原始卵泡发育至成熟排卵是在一个月经周期的增生期内完成的(约10~15天)。近年研究揭示,原始卵泡发育至成熟排卵需跨几个周期才能完成。从初级卵泡后期至成熟排卵约需85天,从小囊状卵泡发育至排卵约需2个月。

人卵泡发育和闭锁的调节是一个复杂的过程。阐明卵细胞发育的影响因素及调控机制将为生命的起源胚胎干细胞的研究、人类在辅助生殖领域的研究提供重要的理论依据。

精子发生与卵发生基本过程相似,如均为减数分裂等,但两者相比有许多不同:第一,男性出生时,生殖细胞处于精原细胞阶段,直至青春期开始发育;女性出生时,生殖细胞已处于初级卵母细胞阶段,至青春期后分批发育。第二,一个初级精母细胞经两次成熟分裂,变为4个精子细胞;而一个卵母细胞经两次成熟分裂,变为一个卵细胞和3个极体。第三,精子细胞需经历变态方形成精子,还需在附睾内成熟,在女性生殖道内获能后才能受精;排卵时,排出的卵是第二次成熟分裂中期的次级卵母细胞,第二次成熟分裂是在受精过程中进行的。第四,卵子发生与成熟有周期性改变,而男性精子发生无类似女性的周期性(图2-1-1)。

2. 排卵　成熟卵泡破裂,卵母细胞自卵巢排出的过程称排卵(ovulation)。一般每28~35天排卵1次,两个卵巢轮流排卵,多数人每次排1个卵,偶尔可排2个卵。目前认为,排卵是一个多因素参与的复杂过程。主要依赖于神经内分泌的调节。

(1)酶的溶解作用:在排卵前夕,一系列"排卵酶"的活性增加,如蛋白水解酶、淀粉酶、胶原酶、透明质酸酶及纤维蛋白溶解酶等,这些酶可以溶解卵泡膜。

(2)在体和离体研究均提示黄体生成素(luteinizing hormone,LH)可促进孕酮分泌,在两者协同下可使卵泡壁张力下降,促进溶酶体生成并增加"排卵酶"的合成与释放,进而促进卵泡破裂。

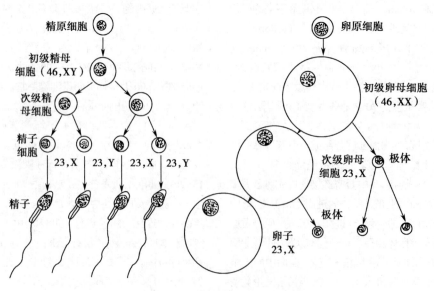

图 2-1-1　精子与卵子发生示意图

（3）神经肌肉机制：近年来发现许多动物包括人卵巢皮质的基质及卵泡膜外层的平滑肌均有丰富的自主神经末梢，主要是肾上腺素能神经纤维及末梢。在卵泡壁上还存在特殊平滑肌和功能性自主神经受体。这些特殊平滑肌的胞质内含有收缩蛋白、肌动蛋白、肌球蛋白。去甲肾上腺素可促使卵泡壁平滑肌收缩而促发排卵。

（4）目前越来越多的人认为，前列腺素（prostaglandins，PG）对排卵有重要作用。LH可诱导颗粒细胞合成PG，体外培养的人卵泡也能合成PG，PG可能有激活胶原酶的作用，并可使溶酶体膜变得不稳定，导致溶酶体酶的释放。实验表明，在兔交配后8小时给吲哚美辛（前列腺素合成抑制剂）可阻断排卵，而注入外源性前列腺素可反转吲哚美辛的抑制作用。

（5）近年来研究提出尿激酶（urokinase）参与排卵过程。

二、受精

受精（fertilization）是精子穿入卵子形成受精卵的过程。受精一般发生在排卵后的12小时之内的输卵管壶腹部，整个受精过程大约需要24小时。

（一）卵子的运行

在排卵时处于第二次成熟分裂中期的次级卵母细胞连同周围的透明带和放射冠，由于输卵管上皮细胞纤毛的摆动和肌层的收缩，迅速通过腹腔进入输卵管壶腹部。如果卵细胞未能与精子相遇，一般在12~24小时内开始变性死亡。

（二）精子的运行

人成熟精子从生精小管出发，进入附睾，贮存于附睾尾部。射精时，精子必须穿过20~40cm长的男女生殖道（是精子本身长度的7万倍），方能达到输卵管的壶腹部。能完成这段路程的精子不到百万分之一，这不仅在于运行本身的困难，更重要的是精子在男、女性生殖道运行过程中还必须经过一系列变化，其中包括在男性生殖道中成熟和在女性生殖道中获能和活化。

精子主要是在附睾尾逐渐发育成熟。在从附睾头流向附睾尾的过程中，约有半数精子死亡。剩下的精子中约有70%留在附睾尾，只有2%进入输精管内，直到射精时排出男性体外。长期储存在附睾尾和输精管的精子容易衰老，失去受精和运动能力，最后在输精管内分解。长期贮存在附睾中，可使精子染色体畸变，即使能受精也易发生流产。每次射精时有几亿精子进入阴道，但能达到输卵管壶腹部的精子一般不超过200个。

1. 宫颈的选择性屏障作用 精液射入阴道后第一个关口就是宫颈管。精子穿过宫颈主要凭借尾部运动，另外子宫肌层收缩也可能起了作用。宫颈对精子选择性屏障作用主要表现在：①宫颈充满黏液，只有活力强的精子才能穿过宫颈黏液。②在卵巢激素的调控下，宫颈黏液的量和理化性质有周期性改变。在排卵前期和排卵期，雌激素占优势，黏液由凝胶态变为水样溶胶，水分占黏液总量的92%~98%，有利于精子进入子宫腔。在分泌期，黏液变得黏稠，不利于精子通过，构成宫颈与阴道之间的屏障，阻止精子进入宫颈。③从排卵前期到排卵期，宫颈外口逐渐扩大，至排卵时直径可达3mm，此时宫颈松软，使精子容易通过。相反，排卵期后，宫颈口逐渐缩小至1mm，同时宫颈紧张度增加，不利于精子通过。宫颈除了贮存精子保护精子免于在阴道中被吞噬以及分泌黏液影响精子穿透宫颈的能力外，还能排除有缺陷和不活动的精子，为精子提供能量，参与精子获能。干扰宫颈功能可致避孕。目前有学者探讨宫颈局部给药方法，改变宫颈黏液性质以阻止精子穿过宫颈。这种宫颈局部给药的方法，既可提高避孕率，又可降低人体不良反应。如炔诺酮与甲地孕酮等避孕机制之一即是改变宫颈黏液，使精子不能通过。

2. 精子在输卵管内的运行 输卵管是个大而长的贮存精子的场所。人输卵管黏膜上皮在月经周期中有明显的周期性变化。输卵管分泌细胞的分泌物作为精子的载体，并为精子和受精卵提供营养。输卵管肌肉收缩使输卵管液从子宫与输卵管交界处向腹腔方向流动，推动精子在输卵管内运行。但在输送受精卵时分泌液多流向子宫。输卵管具有同时以相反方向输送精子与卵子的功能。卵子在输卵管的运行时间是恒定的，而且有种属差异。兔卵几分钟即可通过壶腹部，人卵在输卵管内运行时间较长，约3~4天。人排卵后约30小时，卵子到达壶腹峡部连接处并在此停留30小时，称输卵管封闭（tube-locking）。此封闭控制和减少输卵管内的精子数量，为正常受精创造条件。卵子通过峡部受激素（雌激素和前列腺素）或某些药物对输卵管平滑肌的作用的影响，输卵管分泌的液流作用以及上皮的纤毛摆动亦有作用。精子通过输卵管的方式和速率主要受甾体激素及前列腺素的影响。受精卵在输卵管中运行受雌激素和孕激素的调节。

精子在女性体内运行方式分快慢两型：一种是在射精后5~10分钟内，精子迅速穿过宫颈，在短时间内（1小时左右）到达输卵管壶腹部，这一部分精子能否受精，取决于必要的精子数目（200个左右）；另一种方式是大量精子进入宫颈隐窝，形成精液库，在射精后10~150分钟内从精液库不断释放精子，保证精子源不断地进入输卵管，使卵子受精。

精子在女性生殖道内存活时间：在阴道为2.5小时，在宫颈为48小时，在子宫腔为24小时，在输卵管为48小时。一般认为，精子只能在性交后20小时内保持受精能力。损伤的精子都在阴道内淘汰，子宫腔、输卵管的多形核白细胞有吞噬作用。多数精子在宫颈、子宫峡部以及输卵管峡部等屏障有选择地被消灭掉。

（三）精子获能

射出的精子虽有运动能力，却无穿过卵子放射冠和透明带的能力，这是由于精子头的外表有一层能阻止顶体酶释放的糖蛋白。精子在子宫和输卵管内运行过程中,该糖蛋白被女性生殖管道分泌物中的酶降解,从而获得受精能力,此现象称获能(capacitation)。通常,在生理条件下,精子获能只在雌性动物的生殖道内完成,但各种动物在体内获能的时间不一,目前研究揭示,精子获能不仅可在同种动物的雌性生殖道内进行,还可在异种动物的生殖道内取得,也可在体外人工培养液中完成。如人、猴的精子可在兔生殖道内获能,小鼠、豚鼠和人的精子能在比较简单的化学培养液中获能。各种动物精子在体外获能所需时间不同,如田鼠2小时,小鼠1小时,大鼠6小时,人9小时。实验证明,哺乳类精子的获能没有很严格的器官专一性和种族专一性。实验还揭示,获能是可逆的。在兔、牛、人的精浆中存在去获能因子(decapacitation factor)。去(获)能因子包括放射冠穿透酶和顶体蛋白酶的抑制剂。去能作用是可逆的。去能因子并不破坏细胞,可能只是改变和封闭细胞膜上的受体,使其不能发生顶体反应。当失能精子再进入女性生殖道,去能因子可受破坏,精子可再次获能。去能因子与精子结合后,可阻断精子的特异受体,必要的功能团,离子的转运小管,并抑制顶体水解酶的释放等。因此,去获能因子可以使精子失去受精能力。有人试图将去能因子注射到子宫,使精子失去获能,从而达到避孕的目的。精子获能时,质膜发生变化,精子的腺苷酸环化酶活性增加,膜的结构和性质发生改变。

(四) 顶体反应

精子获能后,还要通过最后的活化过程,才真正具有受精能力。这是指精子获能之后,在穿透放射冠和透明带之前或穿透这些结构期间,在很短的时间内顶体所发生的一系列变化,称为顶体反应。从形态上可见精子顶体前膜与精子的质膜融合,继而破裂形成许多小孔,顶体内含的各种酶逐渐释放出来,如透明质酸酶,其功能为使精子穿透卵丘;卵冠穿入酶使精子穿过放射冠;顶体素使精子通过透明带,形成一个精子穿过的通道。哺乳动物的顶体反应依赖于细胞外Ca^{2+}的存在。研究证明,钙离子是引起皮质反应的直接触发剂。某些物质可以阻止细胞膜钙离子转运,因而可以抑制精子的顶体反应。获能和顶体反应,除了钙离子外,尚需钠离子和钾离子的参与。

(五) 受精作用

只有发生顶体反应的精子才能与卵融合。在顶体酶的作用下,精子穿过放射冠,并与透明带上精子受体糖蛋白分子ZP3相作用,使精子释放顶体酶,穿过透明带进入卵周隙。受精开始时,精子头侧面赤道部的胞膜与卵细胞膜接触,随即精子的细胞核和细胞质进入卵内。精子进入卵子后,卵子浅层细胞质内的皮质颗粒立即释放其内容物到膜周围间隙中,引起透明带中ZP3糖蛋白分子变化,使透明带失去接受精子穿越的功能,与此同时,随着皮质颗粒的膜与卵细胞膜融合,使细胞表面负电荷随之增多,从而制止精子质膜与卵膜的融合,称为皮质反应(cortical reaction)。透明带结构发生变化,称为透明带反应(zona reaction)。此时,透明带对精子的结合能力降低,防止了多精受精(polyspermy)的发生,保证了人类单精受精(monospermy)的生物学特性。如果有两个精子参与受精,同时进入卵子形成三倍体细胞的胚胎,此种胚胎均流产或出生后很快死亡。防止多精受精有两种机制:第一个是卵细胞膜去极化,即一个精子与卵细胞融合后,卵细胞膜发生去极化,其他精子将无法再与卵细胞融合。此作用快速、短暂。第二个是卵细胞皮质反应和透明膜带硬化,其作用持久,是防止多精受精的主要环节。

精子入卵后,卵子迅速完成第二次成熟分裂,此时的精子和卵的细胞核分别称为雄原核和雌原核。两个原核逐渐靠拢,核膜消失,染色体融合,形成二倍体的受精卵。

(六) 受精的条件

发育正常并已获能的精子与发育正常的卵细胞在限定时间内相遇是受精的前提条件。如果精液中精子的数目太少,每毫升精液中所含精子少于500万个,或者小头、双头、双尾等畸形精子数超过20%,或者精子活动力太弱,或者卵子发育不正常,受精的可能性都会减小。如果男性或女性生殖道不通畅,尽管精子数量和质量俱佳,精、卵不能相遇,受精也不能实现。避孕套、输精管和输卵管结扎或黏堵就是据此原理而设计的避孕或绝育方法。雌、孕激素是维持和调节生殖细胞发生、发育及其正常运输的重要条件,如果这两种激素水平太低,也会影响受精过程。

(七) 受精的意义

受精是两性生殖细胞相互融合的过程,是新生命的开端。受精使卵子代谢旺盛,从而启动受精卵细胞不断分裂,即发动卵裂。精卵结合,恢复了两倍体,维持物种的稳定。受精决定新个体的性别。胎儿的性别取决于与卵受精的精子是带X还是带Y染色体。

受精卵的染色体来自父母双方,是双亲遗传基因随机组合的过程。加之生殖细胞在成熟分裂时曾发生染色体联合和片段交换,使遗传物质重新组成,使新个体具有与亲体不完全相同的性状,有着比双亲更丰富多样的遗传特征和更强的生命力。受精后,母体血浆内很快出现一种称为早期妊娠因子或早孕因子(early pregnancy factor)的免疫抑制物,在早期妊娠检测中具有较大意义。

(八) 受精的抑制

在计划生育研究方面,受精的抑制也是许多学者的研究热点。有研究表明,合成胰酶抑制物可作用于卵子与精子而抑制受精。用精液免疫动物可以抑制兔和小鼠的受精。抗卵巢血清可抑制田鼠和小白鼠的体内、外受精,某些植物凝集素可特异地作用于透明带上的一些多糖,使透明带变性,使精子不能通过。这些都为寻求和探索新的避孕方法提供了线索。

三、胚胎早期发生

(一)卵裂和胚泡形成

受精卵从输卵管运行到宫腔,是受到输卵管内皮纤毛的驱动作用,大约需要4~5天。此转运过程中,胚胎发育3个阶段:细胞分裂即卵裂期、桑葚胚期、囊胚期。

受精卵的分裂称卵裂(cleavage),卵裂产生的细胞称卵裂球(blastomere)。卵裂时,随着细胞的分裂同时出现细胞分化,并无细胞生长,因而细胞数目虽然有增加而细胞体积越来越小。人类受精卵第一次卵裂的结果产生大小两个不等的细胞。大细胞分裂增生将形成内细胞团,未来发育为胚体和部分胎膜。而小细胞演化形成绒毛膜和胎盘的一部分。随着卵裂球数目的增加,到第3天时,形成一个12~16个卵裂球的实心球,称桑葚胚(morula),此时已由输卵管运行到子宫腔。早期卵裂球仍具有全能发育的潜能,将二细胞期的卵裂球或将桑葚胚分为两半,每半均可发育成为一个全胚。当卵裂球增至100个左右时,细胞间出现一些小的腔隙,随之融合为一个大腔,腔内充满液体,呈囊泡状,称胚泡(blastocyst)(图2-1-2)。空腔的周围为一层扁平细胞称滋养层(tro-phoblast),中心的腔称胚泡腔(blastocoele),腔内一侧有一群细胞,称内细胞群(inner cell mass)。

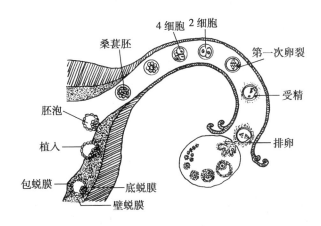

图 2-1-2 排卵、受精、卵裂与植入示意图

内细胞群所靠近的滋养层叫极端滋养层。早期胚泡外周仍被透明带所包裹,后来透明带破裂消失,胚泡开始黏附于子宫内膜,进而埋入宫内膜。近年研究表明,促使桑葚胚发育成胚泡的因素是多方面的,但主要是由于子宫腔液体通过透明带渗入到卵裂球之间和胚卵自身产生的转化生长因子(trans-forming growth factor,TGF)共同作用的结果。比利时的Mulard认为,在胚泡腔形成中,溶酶体也起一定作用,主要是溶解破坏了一些卵裂球,形成空隙。Hermming认为人胚产生的胰岛素样生长因子(IGF)可促使桑葚胚演变成胚泡。

(二)植入

胚泡逐渐埋入子宫内膜的过程称植入(implantation),又称着床(imbed)。着床是哺乳动物特有的生殖活动。植入约于受精后第5~6天开始,第11~12天完成。研究表明,胚泡产生的层粘连蛋白(laminin)和子宫内膜上的受体蛋白(β-integrin)促使胚泡黏附在子宫内膜,胚泡与子宫内膜随即形成微绒毛交错现象,滋养层细胞和内膜上皮细胞间形成桥粒等专门固着结构。植入时,内细胞群侧的滋养层先与子宫内膜接触,并分泌蛋白酶,消化与其接触的宫内膜组织,胚泡则沿着被消化组织的缺口逐渐埋入子宫内膜功能层(图2-1-2)。经过着床,原来漂流的胚泡紧密附着于子宫壁,进而埋入子宫壁中,从而取得母体营养和保护,建立起母子间结构上的联系。

植入是一个深刻变化的过程,母子双方暂时的结合,是将两个在基因型上和在发育阶段上不同的个体统一起来,两者既紧密联系又保持各自的独立。从某种意义上来说,胚泡着床与同种异体移植(allogenic transplantation)过程十分类似。子宫对胚泡这个"异体"不仅不排斥,反而能够容纳并保护其正常发育,直至分娩。

植入过程相当复杂,胚泡的发育必须与子宫内膜的改变同步才能发生植入。几乎所有哺乳动物的子宫仅在某一特定的时期才允许着床,同时,胚泡也只在特定发育阶段才能与子宫内膜识别并着床,人类子宫内膜一般在月经周期的第20~24天具备对胚胎的接受能力,称为子宫内膜着床期。

着床的过程分为3个阶段:①定位:即囊胚胚极一端的滋养层与子宫内膜上皮贴近;②黏附:囊胚的滋养层与子宫内膜上皮紧密相连;③侵入:滋养层细胞很快侵入子宫内膜。

在植入过程中,滋养层细胞迅速增殖,并分化为内、外两层,外层细胞的细胞界限消失,称合体滋养层(syncytiotrophoblast);内层由单层立方细胞组成,称细胞滋养层(cytotrophoblast)。细胞滋养层细胞有分裂能力,可不断产生新细胞加入合体滋养层。胚泡全部植入子宫内膜后,缺口修复,植入完成。此时,合体滋养层内出现腔隙,其内含有母体血液。

胚泡植入时,在孕酮的作用下,子宫内膜腺体增大弯曲,腺腔中含有大量黏液及糖原。内膜血管充血,结缔组织细胞肥大。月经周期变化暂时停止。此时的子宫内膜称蜕膜。根据蜕膜与胚泡的位置关系,蜕膜可分三部分:包蜕膜,覆盖在胚泡宫腔表面的子宫内膜;底蜕膜,胚泡植入深处的子宫内膜,将来发育成胎盘的母体部分;壁蜕膜,胚泡植入处以外的其他子宫内膜。

胚泡着床是一个复杂的生物学过程,主要是通过类固醇激素-免疫细胞-细胞因子、黏附分子网络的调节来实现的。植入过程要在雌激素和孕激素的精细调节下才能正常进行。调控胚胎着床的机制十分复杂,与之有关的物质很多,包括激素、细胞因子、免疫因子、酶、黏附分子等。近年来,黏附分子,尤其是整合素在胚胎着床中的作用日益受到重视,已成为研究热点之一。根据结构与功能,将细胞黏附分子分为五大类:钙黏附分子(cadherins)、整合素(integrins)、免疫球蛋白超家族(immunoglobin super-family)、选择素(selectins)、CD44。其中整合素是一类普遍存在于细胞表面的跨膜糖蛋白,由α、β两个亚基以非共价形式连接成异二聚体。整合素具有两大基本功能:黏附和信号传递。由于整合素外连细胞外基质,内连细胞骨架,因此可以沟通细胞内外的信号传递,参与细胞的增殖、分化、黏附、迁移等过程,从而在免疫、炎症反应、创伤修复、肿瘤生长、浸润、转移、受精、胚胎着床及生长发育等许多生理、病理过程中起着重要作用。研究表明,胚胎滋养层细胞可通过增、减各种整合素的亚基的合成,或将散在的受体聚集到细胞顶端来调节整合素在细胞表面的表达与分布。因而,在侵入过程中,滋养层细胞能够根据不断改变的细胞外基质成分,调节整合素的表达及亲和力,使其黏附、迁移能力增强,以保证着床的顺利进行。有学者提出,子宫内膜细胞能分泌激活胚泡着床或停止合成某种防止着床的物质。植入时,胚泡必然对内膜乃至整个母体产生影响,发出信息(embryonic signals)(如类固醇激素、前列腺素、卵因子、胎盘蛋白14、滋养层蛋白、早孕因子、胚性血小板激活因子等),以协调植入的进展。新近实验表明,在极早期阶段,受精卵分泌一种早孕因子,它在防止免疫排斥胚泡中可能起着独特的作用,保证植入过程顺利进行。胚泡排出的代谢产物和分泌的激素局部效果突出,因而对植入十分重要。植入时胚泡产生的层粘连蛋白及其受体可促使胚泡黏着在宫内膜的基膜上,而Ⅳ型胶原酶破坏基膜,有利于胚泡进入宫内膜。

目前,有资料证明,许多细胞因子(cytokines)(如IL-1、GM-CSF、CSF-1、IL-6和TGF-β等)和生长因子(growth factor)(如表皮生长因子、胰岛素样生长因子、成纤维细胞生长因子和肝素结合表皮生长因子等)能从促进和抑制两个方面影响胚泡的植入。细胞因子参与子宫内膜的改变和着床的调节。其中生长因子,包括转化生长因子β(TFG-β)、表皮生长因子(EGF)、胰岛素样生长因子、肿瘤坏死因子α(TNF-α)、血管内皮生长因子(VEGF)、血小板衍生生长因子(PDGF)、成纤维细胞生长因子(FGF)等,作为细胞生长调控的重要物质,影响着胚泡的着床。

抗植入是最理想和易于实现的抗生育手段。有学者认为,从理论上来说,抗着床有三种可能的途径:①干扰胚泡与子宫内膜的相互识别及相互作用;②干扰激素,以造成子宫内膜不能接受胚泡着床;③用免疫学方法造成对胚胎的排斥。有学者认为,植入的发动是由胚泡分泌雌激素,刺激宫内膜合成前列腺素,使局部血管扩张,进而启动植入。故用抗前列腺素作用的药物(如阿司匹林、吲哚美辛等)可抗植入,这在动物实验也获得证实。研究表明,大鼠及小鼠在着床前24小时内给予抗雌激素可以阻止着床。因为对小鼠与大鼠来说,内源性的雌激素高峰对于着床启动是必需的。灵长类的情况与之不同。有实验证明,对于灵长类胚泡着床而言,母体的雌激素似乎不是必需的。然而近年来的研究表明,着床期子宫内膜也需要基础水平的雌激素,而且孕激素的表达有赖于雌激素的诱导,因此用小剂量的抗雌激素作为抗着床的可能性仍然是存在的。另有研究表明,高浓度的CSF-1能干扰胚胎着床,导致胚胎吸收或流产。

综上而述,调控胚泡着床的机制十分复杂,与之相关的因素较多,包括雌孕激素、细胞因子、黏附分子、免疫因子、酶等。近年来趋化性细胞因子在胚胎植入中的作用重新受到重视,研究提示在植入过程中趋化因子及其受体发挥重要调节作用。如IL-8能够通过上调基质金属蛋白及其活性,使胚胎滋养层细胞侵袭能力增强,而在胚胎植入中发挥作用。

胚泡的植入部位通常在子宫体和底部,后壁多于前壁。在内分泌失调、输卵管炎症、粘连、狭窄等因素影响下,使胚泡未能进入子宫而在子宫以外的部位植入,发生宫外孕(ectopic pregnancy),常发生在输卵管,偶也见于卵巢表面、子宫阔韧带、肠系膜等处。宫外孕在人类约占妊娠的1/500~1/300,往往是因为输卵管堵塞或蠕动不协调所致,胚泡在宫外也能着床发育说明子宫内膜并非必要条件,而胚泡才是植入的主要方面。

目前,利用体外受精技术,可使受精卵在体外发育到桑葚胚或早期胚泡,然后再移植入子宫,也已获得成活。

(三)胚层形成、分化及胚体形成

胚胎发育第二周,内细胞群和滋养层细胞分别同时增生演化。

1. 二胚层时期——内胚层和外胚层形成

(1)内细胞群分化:具有全能分化潜力的内细胞群细胞增殖分化,逐渐形成一个圆盘状的胚盘(embryonic disc),此时胚盘由内外两个胚层组成。外胚层(ectoderm)为邻近滋养层的一层柱状细胞,内胚层(endoderm)是位居胚泡腔侧的一层立方细胞,两层紧贴在一起,其间隔着一层基膜。以后,在外胚层与细胞滋养层之间出现一个腔,称羊膜腔,外胚层构成羊膜腔的底。内胚层的周缘向下延伸形成卵黄囊,内胚层构成卵黄囊的顶。羊膜腔的底(外胚层)和卵黄囊顶(内胚层)共同构成的胚盘是人体的原基。滋养层、羊膜腔和卵黄囊则是提供营养和起保护作用的胎儿附属结构(图2-1-3)。

(2)滋养层分化:细胞滋养层向内增生,充满胚泡腔,称胚外中胚层。之后,胚外中胚层细胞间出现一些小间隙,经过融合,合并成一个大腔,称胚外体腔。胚外体腔的出现,把胚外中胚层分为两部分,衬在滋养层内面和羊膜腔外周的部分称胚外中胚层壁层;覆盖在卵黄囊外面的部分,称胚外中胚层的脏层。连接羊膜囊和滋养层的胚外中胚层,称体蒂,它是联系胚体和绒毛膜的系带(见图2-1-3)。

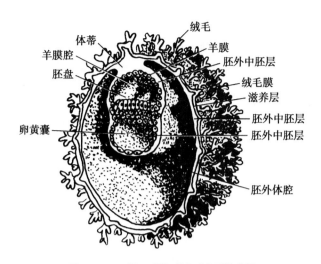

图 2-1-3　第3周初的胚剖面模式图

2. 三胚层时期——中胚层形成　胚胎发育至第三周,在胚盘一端的中轴线上,外胚层的部分细胞增殖形成一条增厚区域,称原条(primitive streak)。原条的头端膨大为原结(primitive node)。继而在原条的中线出现浅沟,原结的中心出现浅凹,分别称原沟(primitive groove)和原凹(primitive pit)。随着原条的出现,胚盘即可区分出头尾端和左右侧。原始外胚层细胞继续增生并向原沟集中、下陷,且向前后左右迁移,于是在内、外胚层之间形成了一层新的细胞,称胚内中胚层(intraembryonic mesoderm),它在胚盘边缘与胚外中胚层连续。原结处的细胞增生内陷到内、外胚层之间,并继续向前伸展,形成一条中空的细胞索,以后分化为脊索(notochord),在早期胚胎起一定支架作用。成人脊柱椎间盘的髓核就是它的残迹。脊索向头端生长,原条则相对缩短,原条最终消失。若原条细胞残留,在人体骶尾部可分化形成由多种组织构成的畸胎瘤(teratoma)。在脊索前方和原条的尾侧,各有一块内、外胚层相紧贴的无中胚层的狭小区域,分别称口咽膜和泄殖腔膜。

3. 胚体形成与胚层分化　在胚胎发育的第4~8周末的发育过程,三胚层分化形成许多器官系统的雏形,胚胎初具人形(表2-1-1),胎膜和胎盘也于此时期发育形成。此时期的胚胎发育对环境因素的作用十分敏感,某些有害因素(如病毒、药物等)易通过母体影响胚胎发育,导致发生某些严重的先天性畸形。

(1)胚体形成:随着胚层的分化,扁平胚盘逐渐卷折变为圆形的胚体,胚盘卷折主要是由于各部分生长速度的差异所引起。如胚盘中部的生长速度快于边缘部,外胚层的生长速度快于内胚层,胚盘头尾方向的生长速度快于左右方向的生长,头侧的生长速度快于尾侧,因而胚盘卷折为头大尾小的圆柱形胚体。此时,内胚层位于胚胎最内层,胚体表面为外胚层,中胚层位居中间。至第8周末,胚体外表可见眼、耳和鼻的原基和发育中的四肢,初具人形。

(2)胚层分化:胚体形成的同时,3个胚层也逐渐分化形成各器官的原基(表2-1-2)。

1)外胚层的分化:脊索诱导其背侧中线的外胚层板状增厚,称神经板(neural plate)。神经板两侧隆起形成神经褶,中央下陷形成神经沟。两侧神经褶首先在神经沟中段靠拢并愈合,愈合向头尾两端延伸,最后形成一条中空的神经管。在神经管头尾两端仍暂时保留有开口,称前、后神经孔。前、后神经孔相继于第25天和第27天封闭。若前神经孔未闭则形成无脑儿,若后神经孔未闭,则形成脊髓脊柱裂。神经管将分化为中枢神经系统以及松果体、神经垂体和视网膜等。在神经褶愈合过程中,它的一些细胞迁移到神经管的背侧,形成左右神经嵴,它将分化为周围神经系统(脑、脊神经节和交感神经节)及肾上腺髓质等结构。神经嵴细胞可远距离迁移,形成肾上腺髓质中的嗜铬细胞、甲状腺的滤泡旁细胞、颈动脉体的Ⅰ型细胞,还可迁移至头部,参与头面部的骨、软骨和肌肉等的发生。

外胚层除了形成脑、脊髓与神经节外,还演变为表皮及其衍生物(如毛发、指/趾甲、汗腺、皮脂腺等)、角膜上皮、晶状体、内耳膜迷路、外耳道上皮、口腔、鼻咽和肛门的上皮等。

表 2-1-1　胚的外形特征与长度

胚龄/周	外形特征	长度/mm
1	受精、卵裂、胚泡形成,开始植入	
2	圆形两胚层胚盘,植入完成,绒毛膜形成	0.1~0.4(GL)
3	梨形三胚层胚盘,神经板和神经褶出现,体节初现	0.5~1.5(GL)
4	胚体渐形成,神经管形成,体节3~29对,鳃弓1~2对,眼鼻耳始基初现,脐带与胎盘形成	1.5~5.0(CR)
5	胚体屈向腹侧,鳃弓5对,肢芽出现,手板明显,体节30~40对	4~8(CR)
6	肢芽分为两节,足板明显,视网膜出现色素,耳郭突出现	7~12(CR)
7	手足板相继出现指/趾初形,体节不见,颜面形成,乳腺嵴出现	10~21(CR)
8	手指足趾明显,指/趾出现分节,眼睑开放,尿生殖膜和肛膜先后破裂,外阴可见,性别不分,脐疝明显	19~35(CR)

表2-1-2 三胚层分化的各种组织和器官一览表

外胚层
表皮、毛发、指甲、皮脂腺、汗腺等上皮
口、鼻腔和鼻旁窦黏膜的上皮,牙釉质,味蕾,唾液腺,肛门上皮
外耳道、鼓膜外层上皮,内耳膜迷路上皮,结合膜上皮,角膜上皮,视网膜上皮
晶状体,瞳孔括约肌和开大肌肌上皮细胞,脑垂体、神经垂体,肾上腺髓质
男性尿道的末端上皮
神经系统

中胚层
结缔组织、真皮、软骨、骨、骨膜、关节囊、肌腱
骨骼肌、心肌、平滑肌
血液、心、血管、骨髓、脾、淋巴结、胸膜、腹膜、心包膜
眼球、纤维膜、血管膜、脑脊髓膜
肾单位、集合小管、输尿管与膀胱三角区上皮
睾丸、附睾、输精管、精囊腺上皮
卵巢、输卵管、子宫上皮
肾上腺上皮

内胚层
咽到直肠各段消化管上皮,肝、胰、胆囊的上皮
喉到肺泡各段的上皮
中耳鼓室与咽鼓管的上皮,鼓膜内层上皮
甲状腺、扁桃体、甲状旁腺、胸腺的上皮
女性尿道、男性尿道近段和膀胱的上皮
前列腺和尿道球腺的上皮
阴道前庭及阴道上皮

2)中胚层的分化:中胚层在脊索两旁从内向外侧依次分化为轴旁中胚层、间介中胚层和侧中胚层。分散存在的中胚层细胞,称间充质,分化为结缔组织以及血管、肌肉等。

轴旁中胚层(paraxial mesoderm):紧邻脊索两侧的中胚层细胞迅速增殖,形成一对纵行的细胞索,即轴旁中胚层。它随即分化成左右对称的块状细胞团,称体节(somite)。体节左右成对,从颈部向尾部依次形成,随胚龄增长而增多,故可根据体节的数目推算胚龄。第5周时,体节全部形成,共约42~44对。体节将分化为皮肤的真皮、大部分中轴骨骼(脊柱、肋骨)和骨骼肌。

间介中胚层(intermediate mesoderm):位轴旁中胚层与侧中胚层之间,分化为泌尿生殖系统的原基。

侧中胚层(lateral mesoderm):最初为一层,之后在其中形成一个大腔,将其分为两层。一层紧贴外胚层,称体壁中胚层,将来分化为体壁上的骨骼、肌肉和浆膜;另一层紧贴内胚层,称脏壁中胚层,将来分化为内脏平滑肌、结缔组织及浆膜。两者之间的腔隙称胚内体腔,它是未来心包腔、胸膜腔和腹膜腔的基础。心脏、血管和淋巴管也来自中胚层。

3)内胚层的分化:在胚体形成的同时,内胚层卷折形成原始消化管。其后分化为消化管、消化腺、呼吸道和肺的上皮,以及中耳、甲状腺、甲状旁腺、胸腺、膀胱和阴道等的上皮组织。

(祝彼得 石娅萍 范 玲)

第二节 胎膜与胎盘

一、胎膜

胎膜(fetal membrane,FM)是胚胎发育中的辅助结构,为胚胎发育所不可缺少,但不参与形成胎儿身体的组织和器官,具有保护、营养及与母体进行物质交换的作用,人的胎膜包括绒毛膜、羊膜、卵黄囊、尿囊和脐带。

(一)绒毛膜

1. 绒毛膜的形成与结构 绒毛膜由滋养层和胚外中胚层组成。在胚胎植入后,滋养层细胞迅速增生并分化为内层的细胞滋养层和外层的合体滋养层。两层细胞在胚泡表面形成大量绒毛,突入蜕膜中,这些绒毛中央为细胞滋养层,外表为合体滋养层,是最早的绒毛,此时的绒毛称为初级绒毛干(primary villus),绒毛的发育使其与子宫蜕膜的接触面增大,利于胚胎与母体间的物质交换。胚胎发育至第二周末或第三周初,胚外中胚层逐渐伸入绒毛干内,改称次级绒毛干。约在第三周末,绒毛内的间充质分化为结缔组织和毛

细血管,形成三级绒毛干。至此,滋养层和胚外中胚层已发育成为完善的绒毛膜。绒毛干进而发出许多分支,形成许多小绒毛。同时绒毛干末端的细胞滋养层细胞增殖并穿出绒毛干末端伸抵蜕膜组织,将绒毛干固定于蜕膜上。这些穿出的细胞滋养层细胞还沿蜕膜扩展,形成细胞滋养层壳(cytotrophoblastic shell),使绒毛膜与子宫蜕膜牢固连接。孕4周时,细胞滋养层壳与子宫蜕膜之间出现一层纤维蛋白物质沉积,称尼塔布赫层(Nitabuch layer)。绒毛干之间的间隙,称绒毛间隙,内充满从子宫螺旋动脉来的母体血,胚胎通过绒毛吸取母血中的营养物质并排出代谢废物。

2. 绒毛膜的演变 胚胎早期,绒毛均匀分布于整个绒毛膜表面,随着胚胎长大,与底蜕膜相邻的绒毛,因营养丰富、血供充足而干枝茂盛,称叶状绒毛膜,组成胎盘的胎儿部分。与包蜕膜相邻的绒毛因血供缺乏、营养不足而逐渐退化,称平滑绒毛膜。至妊娠第3个月,平滑绒毛膜和羊膜被胚外体腔分开。随着胎儿的长大及羊膜腔的不断扩大,羊膜、平滑绒毛膜和包蜕膜进一步突向子宫腔,最终与壁蜕膜融合,胚外体腔和子宫腔消失,子宫内仅存一个羊膜腔。平

滑绒毛膜通常比羊膜更透明,厚度很少超过 1mm。这两个结构是分子转移和代谢活动的重要场所。此外,它们是胎母交流系统中重要的旁分泌臂。

3. 绒毛膜发育异常　在绒毛膜发育过程中,若绒毛内的血管发育不良或与胚体循环未通连,胚胎可因营养缺乏而发育迟缓或死亡。若滋养层细胞过度增生,绒毛内结缔组织变性、水肿,血管消失并逐渐液化,胚胎吸收,绒毛外观呈葡萄状,称水泡状胎块,临床上又称葡萄胎。如果滋养层细胞过度增生并癌变,即为绒毛膜上皮癌(chorion carcinoma)。

(二)羊膜与羊水

1. 羊膜(amnion)　为半透明质韧的薄膜,厚度仅为 0.02~0.05mm,由羊膜上皮及胚外中胚层组成,羊膜几乎提供了胎膜的全部张力。羊膜位于胎膜最内层,一侧直接与羊水相邻,另一侧与绒毛膜毗邻。羊膜最内为一层立方上皮细胞,向外依次可为基底膜、羊膜间质层、间叶细胞层、松质区。羊膜缺乏血管、平滑肌细胞、神经和淋巴管。羊膜最初附着于胚盘边缘,以后随着胚盘的卷折、羊膜腔的扩大,羊膜的附着点也转向胎儿的腹侧,最后会合于脐部,包围在脐带的表面。

2. 羊水(amniotic fluid,AF)的形成及交换　羊膜腔充满羊水。胚胎在羊水中生长发育。在妊娠前半段,水和其他小分子物质穿过羊膜、胎盘表面的胎儿血管及胎儿皮肤进入羊膜腔形成羊水。妊娠 12 周起,胎儿开始产生尿液,参与羊水形成,但直到妊娠中期才成为羊水主要来源。在妊娠 22~25 周因胎儿皮肤角化作用,经胎儿皮肤形成的羊水量逐渐减少。随着胎儿逐渐长大,尿量渐增多,羊水中所含的尿素、尿酸、肌酐及残余氮均显著增加,证明羊水中有胎儿尿不断排入。足月时,胎儿每天尿量约为 1 000ml,这样整个羊水每天都在循环。临床上发现,如果胎儿肾脏发育不全或尿道闭锁,胎儿不能将尿液排入羊水,可导致羊水过少。而胎尿的低渗状态又造成母体和胎儿血液与羊水之间的渗透压差,进而导致液体在胎儿血管及胎盘表面间的转运。羊水的另一重要来源是胎儿呼吸道,妊娠晚期大约每天能产生 350ml 的肺泡渗出液,其中 1/2 会立即被吞下。胎儿呼吸道不仅能吸取液体,而且可以渗出液体,参与羊水循环。

羊水的吸收途径主要有:①胎儿体表皮肤的吸收。实践证明,在妊娠早期,羊水量与胎儿体表面积成正比,妊娠中期以后,表皮细胞逐渐角化,吸收羊水功能日益减退。②胎儿吞咽羊水。妊娠第 3~4 个月的胎儿已有吞咽动作,胎儿每 24 小时可吞咽羊水 500~1 000ml,大部分随胎血液循环转输至母体。若胎儿出现吞咽障碍,常伴严重的羊水过多,如胃肠道阻塞或食管闭锁。无脑儿畸形,由于缺乏抗利尿激素,亦常发生羊水过多。③胎盘及脐带表面羊膜上皮吸收。

综上所述,羊水始终处于动态平衡状态。在母体、羊水、胎儿之间一直持续地进行着双向性的水和电解质交换,

且交换速度随妊娠的进展不断加快。经放射性核素测定表明,大约每 3 小时羊水就全部更新一次。

3. 羊水的成分　羊水的组成成分随妊娠时间不同而异。妊娠早期,羊水为无色透明的液体,弱碱性;妊娠后期,由于排入羊水的胎尿日益增多,羊水逐渐变得浑浊。妊娠后期的羊水中还含有皮脂、少量激素、胎儿脱落的上皮细胞、毳毛及消化道、呼吸道分泌物。近年来,人们利用羊膜腔穿刺抽取羊水进行细胞学、染色体和酶化学分析,以诊断胎儿先天性畸形和其他遗传疾病,亦可了解胎儿发育状况和预测胎儿性别。实验证明,卵磷脂(lecithin,L)和鞘磷脂(sphingomyelin,S)比(L/S)在妊娠 35 周 >2,在足月时 L/S 值可达 4 或以上,提示胎儿肺功能已成熟,出生后不致发生呼吸窘迫综合征。有学者提出,羊水中甲胎蛋白测定可以预测胎儿开放性神经管畸形。测定羊水中睾酮浓度可以预测胎儿男女性别。

4. 羊水量　羊水量随妊娠进展而增加,个体差异较大。妊娠第 10 周时,羊水量约 30ml,妊娠 16 周达 200ml,妊娠中期约 800ml,妊娠 34 周后逐渐减少,足月时羊水量平均为 1 000ml。如果羊水量多于 2 000ml,则为羊水过多;如果少于 300ml,为羊水过少。羊水过少发生率约 1∶4 000。羊水过少者子宫收缩时宫腔内压力可直接作用于胎盘及胎儿,影响胎盘及脐带血液循环。如在妊娠早期即已发生羊水过少,常使羊膜黏附在胎儿肢体上,造成严重畸形,甚至肢体短缺。有学者认为正常时,胎儿吸入的羊水似乎具有扩张肺泡并协助肺部发育的作用。而羊水过少时羊水不能被吸入肺泡,致肺的发育受到抑制,常伴有肺发育不全。羊水过多的发生率一般为 0.5%~1%,如妊娠合并糖尿病,则发生率可达 20%,但和糖尿病的严重程度无关。在羊水过多病例中,严重胎儿畸形的发生率可达 25%。在无脑儿,可能因为胎儿丧失吞咽反射和缺少抗利尿激素,不能吞咽羊水和尿量增多而发生羊水过多。食管闭锁与小肠高位闭锁影响羊水吸收,肺发育不全影响羊水吸入,均能造成羊水过多。

5. 羊水的功能　羊水为胎儿提供了一个适宜的生长环境,如适宜的温度和一定的活动空间,使胎儿在羊水中活动自如,可促进胎儿肌肉骨骼发育和其他组织器官的发育,防止胎儿自身以及胎体与羊膜的粘连而发生畸形。胎儿吞咽羊水,是胃肠道发育所必需的,胎儿呼吸是肺发育所必需的。

羊水能减轻外界环境的暴力打击和强烈震动所造成的机械性损伤;可以防止脐带受压;在子宫收缩时,羊水可以使压力不直接作用于胎儿,尤其是胎儿头颅部,对胎儿起保护作用。

羊水能保持胎儿体内水平衡。当胎儿脱水时,由羊水供给水分;胎儿体内水分过多时,则排入羊水中。

羊水还可使羊膜腔保持一定张力,支持胎盘附着于子宫壁上,从而防止胎盘早剥。分娩时,羊水有助于扩张宫颈;此外,羊水有抑菌特性,还有润滑和冲洗产道的作用,利于分

娩和减少感染。

羊水量异常可能反映出液体生产或循环的问题,如潜在的胎儿或胎盘病理情况。这些容量改变可能与不良妊娠结局的风险增加有关。

(三) 卵黄囊

初级卵黄囊(yolk sac, YS)是由内胚层围绕滋养层内面延伸而形成,随后重塑形成次级卵黄囊。卵黄囊顶部的内胚层构成原始消化管,卵黄囊的其他部分留在胚体之外,称固有卵黄囊。固有卵黄囊与原始消化管借卵黄蒂相连。约在胚胎发育第 5 周,卵黄囊蒂缩窄闭锁,卵黄囊与原始消化管断离,逐渐退化成为一个直径不到 5mm 的小泡,残存于胎盘胎儿面脐带根部附着处。次级卵黄囊是胚外体腔中第一个可以通过超声检测到的结构,其直径在妊娠 6~10 周略有增加,最大可达 6~7mm。

人类卵黄囊内无卵黄,它的出现是种系发生和进化的反映。虽然在人类,卵黄囊只是一个生物退化的遗器官,但在胚胎发育过程中有着十分重要的意义:第一,卵黄囊是人体第一代造血干细胞的发源地,它来自卵黄囊囊壁上的胚外中胚层发生的血岛;第二,卵黄囊壁上的内胚层细胞产生原始生殖细胞,这些细胞迁移进入生殖嵴,分化为生殖细胞,并诱导生殖腺的形成;第三,在胚胎发育第 2~3 周时,胎血液循环正在建立,此时,卵黄囊还起着运输营养物质给胎儿的作用。此外,卵黄囊血管可演变为肝门静脉和肠系膜动脉。在发育异常情况下,有大约 2% 的人卵黄囊蒂退化不全,在其与消化管连接处遗留一盲管憩室,称 Meckel 憩室(Meckel diverticulum),又称回肠憩室,距回盲部 40~50cm。患者平时无症状,但在感染时可出现腹痛等症状,临床上易与阑尾炎混淆。若卵黄囊蒂完全未消失,并开口于脐,则形成脐粪瘘,不时有回肠内容物从脐漏出。偶尔可见卵黄囊蒂发育异常,造成先天性肠梗阻。

(四) 尿囊

尿囊是从卵黄囊尾侧向体蒂内伸出的一个盲管。尿囊闭锁后形成膀胱至脐的脐正中韧带。人胚的尿囊很不发达,仅存数周即退化,其发生只是生物进化过程的重演,是进化上的遗迹,其本身无任何生理功能。重要的是,随着尿囊的发生,在其壁上形成两对重要血管,即一对尿囊动脉和一对尿囊静脉,以后分别衍变成脐动脉和脐静脉,成为胎儿与母体物质交换的生命线。在人胚,尿囊大部退化,形成脐正中韧带,除此之外,尿囊根部参与膀胱的形成。

若膀胱顶端与脐之间的脐尿管未闭锁,出生后尿液可从脐部漏出,称为脐尿瘘。若仅部分脐尿管残留并扩张,则形成脐尿管囊肿。

(五) 脐带

脐带是连于胚胎脐部与胎盘间的条索状结构。脐带外被羊膜,内含卵黄囊蒂、尿囊、脐动脉和脐静脉。脐血管周围为含水量丰富来自胚外中胚层的胶样组织,称华通胶(Wharton jelly),有保护脐血管的作用。脐带是胚胎与母体进行物质交换的重要通道和唯一的桥梁。脐血管将丰富的氧气和营养物质输送到胎儿体内,将胎儿的代谢产物和 CO_2 送至胎盘,渗入母血排出体外。

足月胎儿脐带长度大约为 30~100cm,粗约 0.8~2.0cm,平均长度为 55cm。如果脐带长度短于或等于 30cm,称为脐带过短,其发生率约为 1%。脐带过短可造成分娩困难,或引起胎盘早剥,或脐带血管断裂等,造成出血过多,后果严重。也可能与胎儿生长受限、先天性畸形等有关。

如果脐带长度等于或超过 100cm,则为脐带过长。脐带过长容易缠绕胎儿颈部或肢体,也可能导致脐带脱垂,同时也与胎儿畸形、酸中毒和死亡有关。脐带绕颈发生率约为 17%。绕颈严重者可导致新生儿窒息和死亡。

单脐动脉在活产儿中的发生率为 0.63%,在围产期死亡中发生率为 1.92%,在双胎妊娠中发生率为 3%。单脐动脉若不合并其他胎儿异常,发生染色体非整倍体异常的风险并不增高。当发现有胎儿其他异常时,染色体非整倍体风险增加,建议行产前诊断。最常见的异常是心血管和泌尿生殖系统,尤其是心血管畸形,发生率约为 1%~20%。

正常情况下,脐带附着于胎盘的中心或偏中心,偏心性附着多见,约占 48%~75%。脐带在胎盘面的附着部位取决于植入时内细胞群的位置与子宫壁的关系。若脐带附着于胎盘边缘,称球拍状胎盘;若脐带附着在胎膜上,称帆状胎盘,后者的特征是脐血管在胎盘边缘的一段距离的膜内扩张,到达胎盘边缘时仅被羊膜包围,脐血管容易受到挤压,可能导致胎儿低灌注和酸血症。帆状胎盘的发生率约为 1%,常见于前置胎盘和多胎妊娠。血管前置是帆状胎盘一种特别危险的情况,走行在胎膜内的血管覆盖在宫颈内口上方,位于宫颈和胎儿先露部之间。前置的脐血管容易被挤压、撕裂或撕脱,导致胎儿快速失血。一般建议前置血管的孕妇在 34~35 周择期剖宫产,以平衡分娩过程中血管撕裂出血和早产的风险。

二、胎盘

胎盘(placenta)是介于母体与胎儿之间的重要、复杂、特殊的器官。胎盘由胎儿与母体组织共同构成,是母儿间进行物质交换、营养代谢、分泌激素和屏障外来微生物入侵,保证胎儿正常发育的重要器官。为哺乳动物胚胎发育过程所特有。在胎生动物中,胎儿生长是通过胎盘与母体联系的,胎盘对维持妊娠的全过程,对胎儿生长发育,是不可缺少的器官。

(一) 胎盘的发生与结构

胎盘是由胎儿的叶状绒毛膜和母体的底蜕膜共同组成

的圆盘状结构。形态学上,胎盘发育起始于胚胎植入,即胚泡的胚极与子宫上皮接触时。在这一阶段,胚泡壁外层为单层滋养细胞,内层则来源于内细胞团的胚外中胚层细胞,内外层共同构成绒毛膜。胚胎植入完成时,胚体完全被合体滋养细胞覆盖形成合体滋养细胞幔,合体滋养细胞幔中通过产生空泡状结构并逐步形成比较大的间隙,进而形成绒毛间隙的前体。随着妊娠的发展,与底蜕膜相接触部位的绒毛数量迅速增加,反复分支,称叶状绒毛膜,是胎盘的胎儿部分,它与底蜕膜一起构成胎盘。绒毛之间存有充满血液的间隙,称绒毛间隙。绒毛间隙是在第二周时,由合体细胞滋养层内的腔隙衍化而来。在滋养层细胞的侵蚀过程中,子宫螺旋动脉和子宫静脉遭到破坏,直接开口于绒毛间隙,故绒毛间隙内充满来自母体的血液。但因为绒毛间隙壁上衬有合体细胞滋养层的细胞,故母体血液并不直接与蜕膜组织相接触,也不与胎儿血液相通。在绒毛侵蚀底蜕膜过程中,固定绒毛的滋养细胞与底蜕膜共同形成蜕膜板或称底板,相邻绒毛间隙之间残留下的楔形的底蜕膜形成胎盘隔,但这种分隔是不完全的,故相邻绒毛间隙中的血液可相互沟通。胎盘隔把胎盘的胎儿部分隔成10~38个不规则形状的胎盘小叶,每个胎盘小叶内含有1~4个绒毛干及其分支,多数绒毛浸于母血中,呈游离状态,称游离绒毛,少数绒毛与底蜕膜融合,起固定作用,称固定绒毛。绒毛的表面积很大,总面积高达12~14m²,相当于成人消化道的吸收面积。

最初,绒毛结构包绕整个绒毛囊,但至妊娠早期末,除植入位点处的绒毛留存并形成最终的盘状胎盘,其余部位绒毛全部退化。退化过程的异常可能导致绒毛在绒毛膜囊异常部位持续存在,从而形成副胎盘。此外,过多的不对称的退化,可导致脐带附着于偏心位置。

在正常情况下,绒毛只侵入到子宫内膜功能层深部,若底蜕膜及尼氏层(细胞滋养层与子宫蜕膜之间有一层纤维蛋白物质沉淀区)发育不良时,滋养层细胞可能植入过深甚至进入子宫肌层,造成胎盘植入谱系疾病。

在妊娠的前3个月,胎盘的生长比胎儿快。到妊娠约19周,胎盘和胎儿的重量大致相等。足月时胎盘重量约为胎儿体重的1/6,约450~650g,直径16~20cm,中央厚、周边薄,平均厚约25mm。胎盘的母体面呈暗红色,表面凹凸不平,由不规则的浅沟将其分为10~38个胎盘小叶,常见局灶性纤维化及钙化斑点。胎盘胎儿面呈灰白色,覆盖着一层光滑透明的羊膜,近中央处有脐带附着。

(二) 胎盘的血液循环

胎盘内有母体和胎儿两套血液循环,两者的血液在各自的封闭管道内循环,互不相混,两者之间有胎盘屏障相隔,可进行物质交换(图2-1-4)。

1. 胎儿胎盘血液循环 胎儿的静脉血经两条脐动脉及其分支流入绒毛毛细血管,与绒毛间隙内的母体血进行物质交换后,成为动脉血,又经脐静脉回流到胎儿。

胎盘胎儿血液循环系统的血容量在妊娠过程中不断变化。早期阶段,胎儿血大部分局限在胎盘内,足月胎儿体内的血容量是胎盘的3倍。研究表明,每分钟约有500ml胎儿血液流经胎盘,亦即胎儿体内所含血液,每分钟都要经胎盘循环1次,其循环量恰与母体供应胎盘的血流量相等。胎儿的动脉压是胎儿胎盘血液循环的动力。绒毛毛细血管压力(4.67kPa)明显高于绒毛间隙压力(1.33kPa),这有利于胎盘的物质交换。

2. 母体胎盘血液循环 母体动脉血从子宫螺旋动脉流入绒毛间隙,在此与绒毛毛细血管内的胎儿血进行物质交换后,由子宫静脉回流入母体。

在母体胎盘血液循环中,绒毛间隙内血液循环的推动力主要是母体的血压,与子宫肌肉的收缩和松弛亦有关系。已知从螺旋动脉流入绒毛间隙时的血压为9.33~10.7kPa,绒毛间隙的压力在子宫收缩时为4.0~6.67kPa,松弛时为

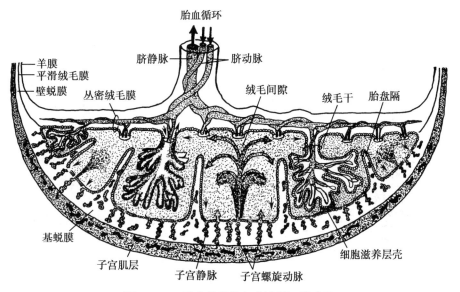

图 2-1-4 胎盘的结构与血液循环模式图

1.33kPa,子宫静脉的血压则仅为1.07kPa。由此可见,母体绒毛间隙血液循环主要通过动、静脉压力差推动。由于绒毛间隙宽阔而不整齐,又有绒毛繁茂分支的阻挡,故血流缓慢,有利于绒毛中的胎儿血与绒毛间隙中的母血进行物质交换。

在母体胎盘血液循环中,单位时间注入绒毛间隙的母血量对胎儿的正常发育至关重要。正常足月妊娠时,绒毛间隙中含血量约为150ml,每分钟更新3~4次。子宫胎盘间血流量在孕期逐渐增加,第10周时,每分钟约50ml,足月时,每分钟达500~600ml。在妊娠期高血压疾病及过期妊娠时,绒毛间隙的血液流量仅为正常的1/3,从而引起母儿之间物质交换障碍,影响胎儿的发育与生存。子宫胎盘血液循环如突然减低,将会引起胎儿缺氧甚至胎死宫内。子宫胎盘循环的慢性减少会引起胎儿生长与发育障碍,导致胎儿生长受限。

(三) 胎盘的生理功能

胎盘生理功能极其复杂,具有物质交换及代谢、分泌激素和屏障功能,对保证胎儿的正常发育至关重要。

1. 物质交换与防御屏障

(1)物质交换(图2-1-5):进行物质交换是胎盘的主要功能,胎儿通过胎盘从母血中获取营养和O_2,排出代谢废物和CO_2。因此,胎盘具有相当于出生后小肠、肺和肾的功能。

1)胎盘的物质交换方式:①简单扩散(simple diffusion):又称被动扩散,是物质交换中最简单,但也是最重要的一种方式,即分子量<500D的物质自高浓度区向低浓度区扩散。这过程不消耗能量。②易化扩散(faciliated diffusion):也是自高浓度区向低浓度区扩散,但需借助于细胞膜上的载体才能完成。易化扩散较简单扩散速度快,多不消耗能量,但具

饱和现象。③主动转运(active transport):指物质由低浓度区向高浓度区运输,此运输需消耗能量,需借助细胞膜上泵蛋白的帮助才能完成。这种转运方式具有特异性,能饱和。④其他:入胞和出胞作用:有些大分子物质,如免疫球蛋白就是通过这种方式从母体血液转运到胎儿血液中去的;通过胎盘屏障的裂隙转运,例如胎儿红细胞可以通过胎盘屏障上的微细裂口进入母体血液循环,同样母体红细胞也可出现于胎儿血液循环中;有些细胞可通过自身力量通过胎盘,如母体白细胞以及引起梅毒的苍白螺旋体等;某些细菌或原虫感染了胎盘,形成病灶,并由此进入胎血中。

2)气体交换:氧和二氧化碳在胎盘中以简单扩散方式交换。胎儿红细胞中所含血红蛋白含量高于成人,同时,绒毛间隙内氧分压(4.0~4.7kPa)远高于绒毛毛细血管内血氧分压(2.0~4.0kPa),使母血中血氧能迅速向胎儿方向扩散。脐静脉血的氧饱和度与绒毛间隙的相近,但氧分压略低于绒毛间隙氧分压。此外,由于胎盘屏障对CO_2的扩散度是O_2的20倍,故胎儿向母血排出二氧化碳较摄取氧容易得多。二氧化碳进入母血后引起的pH降低又可增加母血氧的释放。

3)水与电解质的交换:水的交换主要通过简单扩散方式进行,在胚胎发育过程中,胎儿与母体之间始终通过胎盘进行着水的交换。第36周时交换率最高,妊娠末期,每小时约3.6L水通过胎盘进入胎儿。钾、钠和镁大部分以简单扩散方式通过胎盘屏障,但当母体缺钾时,钾的交换方式则为主动运输,以使胎儿体内保证正常钾浓度。钙、磷、碘、铁大多是以主动运输方式单方向地从母血向胎儿血转运,以保证胎儿正常生长发育,有学者认为,铁的主动运输不受母体贫血的影响。亦有人有不同的看法,认为母亲将铁转运给胎儿是"有限无私论"。

4)营养物质的转运:葡萄糖是胎儿进行代谢的主要能源,以易化扩散方式通过胎盘从母体进入胎儿。乳酸是葡萄糖代谢的产物,通过与氢离子共转运的方式易化扩散通过胎盘。

氨基酸多以主动转运方式通过胎盘屏障。不同氨基酸通过胎盘屏障的速度差异很大,天然氨基酸要比其右旋异构体的转运速度快。胎盘合胞滋养层中氨基酸浓度较高,然后经胎盘转运至胎儿侧。胎盘转运受胎龄和环境因素的影响,包括热应激、缺氧、营养不良和营养过剩以及激素,如糖皮质激素、生长激素和瘦素等。多肽一般不能通过胎盘屏障,如母体的ACTH不能防止无脑儿的肾上腺萎缩,多肽可能先在胎盘屏障内水解,然后以氨基酸形式进入胎儿血液循环。

蛋白质通过胎盘屏障的入胞和出胞作用从母体转运至胎儿。各种蛋白质分子转运速度的不同与其分子量的大小无明显关系,但可能与胎盘屏障合体滋养层细胞膜表面的特殊受体有关。大分子蛋白质的胎盘转移是有限的。但是,免疫球蛋白G(IgG)通过内吞作用和滋养细胞Fc受体可以大

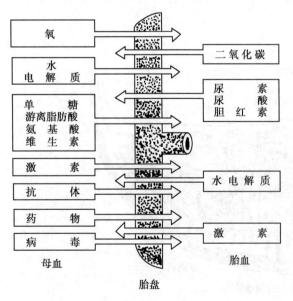

图2-1-5 母体与胎儿之间物质交换图解

量穿过胎盘。IgG 转移取决于母体总的 IgG 水平、孕龄、胎盘完整性、IgG 亚类和抗原性质。

以甘油三酯形式存在的中性脂肪不能通过胎盘,但甘油可以。长链多不饱和脂肪酸存在胎盘-胎儿转移。脂蛋白脂酶存在于母体,但不存在于胎盘的胎儿侧,这有利于绒毛间隙中甘油三酯的水解,同时保留了胎儿血液中的中性脂质。转移到胎儿体内的脂肪酸在胎儿肝脏中可转化为甘油三酯。

胎盘摄取和使用低密度脂蛋白(LDL)是胎儿吸收必需脂肪酸和氨基酸的一种替代机制。LDL 的载脂蛋白和胆固醇酯在合胞体中被溶酶体酶水解为:①合成孕酮所需的胆固醇;②游离氨基酸,包括必需氨基酸;③必需脂肪酸,主要是亚油酸。事实上,胎儿血浆中由亚油酸合成的花生四烯酸的浓度要高于母体血浆中的浓度。

维生素 A、D、E、K 等脂溶性维生素主要以简单扩散方式通过胎盘屏障。维生素 A 先以胡萝卜素的形式进入胚体,再转化成维生素 A。胎儿体内维生素 A(视黄醇)的浓度高于母体血浆,并与视黄醇结合蛋白和前白蛋白结合。胎儿血中的水溶性维生素 B 和维生素 C 浓度高于母血,故多以主动运输方式通过胎盘屏障。维生素 C 的转运是通过能量依赖的载体介导的过程完成。

5)激素的转运:甾体类激素和多肽类激素,部分由母体产生,部分来自胎盘及胎儿,仅能通过极缓慢的简单扩散穿过胎盘,但只有少量进入胎体,不能达到生理作用浓度。如在孕早期,供给母体大剂量皮质激素、雄激素、孕激素等,它们均可通过胎盘进入胎体,甚至引起胎儿畸形。

6)病原体的转运:多数病原体不能通过胎盘屏障,但有的病原微生物,尤其是病毒,如巨细胞病毒、风疹病毒等,可以通过胎盘屏障感染胎儿;弓形虫、梅毒螺旋体等,可先使胎盘局部发生病变,进而感染胎儿。

7)药物的转运:药物通过胎盘屏障的方式和速度取决于药物的理化特性。一般来说,分子量小、脂溶性高的药物多通过简单扩散进入胎儿;而分子量大的药物多以主动转运方式或入胞和出胞作用通过胎盘;那些难溶于脂肪的药物则不能通过胎盘。在妊娠早期,由于胚胎对各种药物均十分敏感,而且胎儿肝脏解毒功能发育不完善,易引起胎儿先天性畸形。如孕妇服用沙利度胺,可致胎儿发生短肢或肢体缺如畸形。故在妊娠期间,特别是在妊娠早期,孕妇用药需慎重,以免引起胎儿畸形。

8)抗体:一般以入胞作用选择性地通过胎盘屏障。母亲的抗体可以通过胎盘屏障进入胎儿,使胎儿获得被动免疫;也可对通过胎盘进入胎儿的抗原发生反应而产生抗体,使胎儿获得主动免疫。因此,新生儿对若干疾病有短期免疫力。Rh 因子阳性的胎儿红细胞可通过胎盘屏障上微小裂口进入母血,如果母体是 Rh 因子阴性,则胎儿红细胞抗原可刺激母体产生抗 Rh 抗体,再次妊娠时该抗体可能通过胎盘进入胎儿血液循环,引起胎儿大量红细胞破裂,导致胎儿溶血,甚至胎死宫内。

(2)胎盘屏障:胎儿血与母体血在胎盘内进行物质交换所通过的结构,称胎盘屏障或胎盘膜,可以阻止母血中某些有害物质进入胎儿血液。早期胎盘屏障:①合体滋养层细胞;②细胞滋养层细胞及基膜;③绒毛内薄层结缔组织;④绒毛内毛细血管内皮细胞和基膜。一些合体滋养层顶端表面和妊娠晚期胎盘绒毛毛细血管内皮中表达的转运蛋白以 ATP 依赖的方式调控大量阴离子和阳离子有机化合物的流出,这些转运蛋白 mRNA 的表达水平在妊娠晚期普遍增加。人胚 20 周后,由于细胞滋养层细胞部分退化,不再是一层连续的细胞,绒毛内结缔组织也相对减少,绒毛内毛细血管增多、增粗,使毛细血管内皮细胞和合体滋养层很贴近,胎盘屏障逐渐变薄。到妊娠后期,母体血与胎儿血之间只隔着合体滋养层、血管内皮及两者之间的基膜,其厚度仅 2μm,故通透性很强。多数细菌和其他致病微生物不能通过胎盘屏障,所以胎盘对胎儿有重要的屏障和保护功能。但这种屏障功能并不完善,胎盘本身遭受感染时,其通透性增加,各种病毒则比较容易通过。有学者认为胎盘的通透率和血-脑屏障功能相类似。也有人认为各种有害物质都能通过胎盘,因而胎盘的屏障功能是不可靠的。妊娠早期为胚胎各器官原基发生时期,孕妇如在此时感染风疹病毒,则可能有15%~50%的胎儿出现畸形;牛痘、水痘亦能传给胎儿。有些致病微生物可破坏胎盘屏障而进入胎儿体内,导致胎儿致病,如梅毒螺旋体导致胎儿先天梅毒。此外,大多数药物都可通过胎盘屏障进入胎儿体内。即使在妊娠晚期有些药物也能对胎儿发生不良影响,如碘化钾与硫氧嘧啶能致胎儿甲状腺肿,四环素能抑制胎儿骨骼生长,并使牙齿变色。因此,在妊娠期间不可轻易服用可能引起胎儿不良后果的药物。

在足月胎盘的绒毛上,合体滋养层细胞可分化形成两种具有不同结构和功能的区带,分别称为 α 带和 β 带。α 带较薄,厚度仅 2~14μm,此区合体滋养层中细胞核稀少,主要功能是进行物质交换。β 带较厚(14~60μm),此区合体滋养层中有成群的细胞核,也可见到细胞滋养层细胞,此区带的主要功能是合成和分泌激素。

2. 内分泌功能 胎盘是一个具有内分泌功能的器官。胎盘能合成大量物质,主要包括各种激素和酶。胎盘不仅能合成与释放多种蛋白质类激素、类固醇激素和脂类激素,还能合成前列腺素、多种神经递质和细胞因子,对维持正常妊娠有着不可替代的重要作用。

(1)胎盘蛋白质类激素:

1)人绒毛膜促性腺激素(human chorionic gonadotropin,hCG):是胎盘中最早发现的一种糖蛋白激素,主要由妊娠滋养细胞产生。在孕妇血与尿中大量存在多种形式的 hCG,尤其在早期妊娠阶段,故能用生物法或免疫法测定以诊断早孕。多种恶性肿瘤也会产生 hCG,甚至是大量的,尤其是妊娠滋养细胞肿瘤。在非妊娠期,若 hCG 出现于血或尿中,提示可能有分泌这种激素的肿瘤组织存在。hCG 的分子量为 36 000~40 000D，由 α 亚基和 β 亚基组成。hCG 的 α 亚基和其他垂体糖蛋白激素（FSH、LH、TSH）的 α 亚基具有相同的结构；hCG 的 β 亚基中的若干氨基酸片段和其他糖蛋白激素的 β 亚基尤其和 LH 的 β 亚基中的某些片段相类似，所以 hCG 与 LH 具有相似的生物学效应，但 hCG 的 β 亚基也有明显不同的氨基酸序列，其所含脯氨酸和糖比 LH 的 β 亚基更多，这种构成上的细小差异使 hCG 的 β 亚基能产生特异性很高的抗体，使 hCG 的免疫学测定方法成为可能。

hCG 在受精后第 7 天左右便出现在母体血液中，以后逐渐增多，约每 2 天增加 1 倍，在妊娠 8~10 周达峰值，约 100 000mU/ml，在 10~12 周开始下降，近 16 周时降至最低点，血浆水平保持在这个较低的水平至分娩，一般于产后 2 周内消失。母体尿液中 hCG 的浓度变化趋势与血清浓度变化大致相同，约在妊娠第 10 周达高峰。不同孕妇的 hCG 浓度和变化曲线明显不同，多胎妊娠的孕妇、葡萄胎以及绒毛膜上皮癌患者血中 hCG 的浓度均较正常妊娠妇女高。

hCG 的生理功能有：①hCG 具有腺垂体 LH 和 FSH 的活性，对黄体促性腺激素受体有高度亲和力，可维持黄体存在，增加甾体激素分泌以维持妊娠，亦可直接作用于下丘脑正中隆起而抑制排卵；②刺激雄激素的芳香化转变为雌激素，同时能刺激孕酮的形成；③刺激胎儿睾丸和肾上腺分泌睾丸激素和可的松，刺激胎儿性腺发育和雄性分化；④能与母体甲状腺细胞 TSH 受体结合，刺激甲状腺活性；⑤促进黄体分泌松弛素、促进子宫血管舒张和子宫平滑肌松弛；⑥在胎盘早期阶段调节子宫自然杀伤细胞数量的扩张，促进妊娠顺利进行；⑦hCG 能吸附于滋养细胞表面，以免胚胎滋养层被母体淋巴细胞攻击。

hCG 在母血中浓度远远超过胎血中的浓度，胎儿血中的浓度仅为母血中的 1/10，提示胎盘转运的 hCG 量很少。hCG 不易透过血-脑屏障。

从葡萄胎或绒毛膜上皮癌患者尿中提出的 hCG，在氨基酸组成、生物活力与免疫活力方面，都和正常孕妇尿中提出的 hCG 相同。有人认为，测定绒毛膜上皮癌患者血中 hCG 亚基对判断其预后有较大价值，如患者血中测不出 hCG 游离亚基，则对化疗的反应良好，如有相当数量的 hCG 游离亚基，则化疗往往无效而预后不良。

很多肿瘤能异位地分泌 hCG，有时分泌量很大，相当于早孕时的水平，而临床上并无特殊表现。除 hCG 外，其亚基也能被测出。有时病灶仅分泌 α 亚基，而 β-hCG 试验可能阴性。除妇科肿瘤（如卵巢上皮癌、宫颈癌、阴道癌）外，胃肠道的癌症（如胰腺癌、胃癌、肝癌、小肠癌等）和其他癌症（如肺癌、乳腺癌、肾癌、前列腺癌和血液病等）患者血清中均可测出 hCG。

2）人胎盘催乳素（human placental lactogen，hPL）：又称绒毛膜生长催乳激素，是一种单链多肽激素。与人垂体的生长激素和催乳激素的分子结构基本相似，由胎盘合体滋养层细胞合成释放。妊娠 4~5 周即可在母体血清中检测到，且随妊娠的进展而升高，在妊娠 39~40 周时达到高峰并维持至分娩，分娩后迅速下降，产后 7 小时即测不出。

hPL 有多种生理功能：①可促进乳腺腺泡的发育，刺激乳腺上皮细胞合成酪蛋白、乳白蛋白与乳珠蛋白。②促进母体脂肪分解，增加循环中的游离脂肪酸水平，为母体的新陈代谢和胎儿的营养提供能量来源。③有助于母亲适应胎儿的能量需求。母体胰岛素抵抗的增加确保了营养流向胎儿。hPL 也有利于蛋白质的合成，形成正氮平衡，并为胎儿生长提供了一个现成的氨基酸来源。④可增加母体 β 细胞增殖，以增加胰岛素分泌。⑤同时也是一种有效的血管生成激素，可能在胎儿血管形成中起重要作用。

hPL 似不能透过胎盘屏障，羊水中 hPL 量远较脐血为高，提示羊水中 hPL 从胎盘或蜕膜渗透而来并非来自胎儿。有研究表明 hPL 值和胎盘体积有明显关系，由于胎盘大小和胎儿大小有关，所以 hPL 能间接地反映胎儿发育状态。若有些因素虽严重影响胎儿但不影响胎盘功能，则胎儿虽死亡，hPL 仍能维持正常水平。

（2）胎盘肽类激素：胎盘具有合成许多肽类激素的能力，包括一些类似或与下丘脑和垂体激素有关的肽类激素、下丘脑释放或抑制激素，包括促性腺激素释放激素、促肾上腺皮质激素释放激素、促甲状腺素释放激素、促生长激素释放激素和生长抑素。

1）人绒毛膜促性腺激素释放激素主要存在于细胞滋养层细胞中，可刺激胎盘绒毛释放孕酮和 hCG，对胚泡着床和早期妊娠有重要作用。

2）人绒毛膜促甲状腺素释放激素可能参与调节胎儿甲状腺的发育。

3）胎盘促肾上腺皮质激素：胎盘促肾上腺皮质激素释放激素（CRH）可刺激绒毛膜促肾上腺皮质激素的合成和释放。CRH 的产生受到皮质醇的正反馈调节，可能在控制胎儿肺成熟和分娩时机中有重要作用。

4）胎盘生长激素：胎盘生长激素是垂体生长激素的变异（hGH-V），可能在合胞体中合成，具有与人生长激素相似的促进生长和抗脂肪生成的功能，还可降低致糖尿病的发病率和乳汁分泌。通常认为胎盘生长激素在妊娠 21~26 周时出现在母体血浆中，直到大约 36 周时浓度增加，此后保持相对稳定。体外滋养细胞分泌的 hGH-V 被葡萄糖以剂量依赖性的方式抑制。hGH-V 在小鼠中过表达会导致严重的胰岛素抵抗，因此它可能是介导妊娠胰岛素抵抗的候选基因。

5）人绒毛膜阿片样肽：人胎盘中存在各种类型的阿片样肽，包括强啡肽、甲硫脑啡肽、亮-脑啡肽和 β-内啡肽。不同类型的阿片样肽功能各异，推测其可能与调节胎盘内其他种类多肽激素的合成与分泌有关。

（3）类固醇激素：妊娠期血中甾体激素水平远较非妊娠

期为高,且有大量甾体激素从尿中排出,这种现象反映了妊娠期有大量甾体激素产生。过去认为这些甾体激素是由妊娠临时性的内分泌腺——胎盘分泌,目前认为甾体激素的合成是由胎儿-胎盘协同产生的。1964 年,Diczfalusy 首先提出胎儿-胎盘单位(fetal placental unit)的概念,说明胎儿或胎盘均缺乏单独合成甾体激素所必需的酶,但胎儿与胎盘功能相结合就能合成大部分,甚至全部具有生物活性的甾体激素。

1)人胎盘孕酮(human placental progesterone,hPP):人妊娠期孕酮有两个来源,一是妊娠黄体;二是滋养层。妊娠早期,孕酮主要来自黄体,虽然在整个妊娠期,黄体可继续分泌孕酮,但卵巢黄体功能随妊娠进展而下降,所以在妊娠 6~7 周以后,卵巢仅产生少量孕酮,此时手术切除黄体,甚至在第 7~10 周进行双侧卵巢切除术,都不能降低尿孕二醇的排泄率,而尿孕二醇是孕酮的主要代谢产物。然而,在此之前,除非给予外源性黄体酮,否则摘除黄体将导致自然流产。大约 8 周后,胎盘开始分泌孕酮,并在整个妊娠过程中逐渐升高。根据卵巢周期的不同,孕酮水平是非孕妇的 10~5 000 倍。

胎盘的组织培养提示,孕酮由合体滋养层细胞合成并释放。不需经胎儿-胎盘单位,合体滋养层细胞内的酶可将来自母体和胎儿的胆固醇转化为孕酮,其中母体来源的胆固醇约占胎盘孕酮合成的 90%。孕酮可以在胎盘、胎儿或母体中进行代谢。hPP 的生理功能主要是:①抑制子宫平滑肌自发性收缩,降低其肌张力;②在妊娠期,孕酮协同雌激素或者其他激素刺激乳腺生长,研究表明孕酮主要对乳腺小泡发生作用,且能抑制腺体细胞内乳蛋白的合成;③能对抗醛固酮对肾脏的作用,从而控制孕妇尿中钠的排出;④可调节孕妇血压,其机制尚不明确。

2)人胎盘雌激素(human placental estrogen,hPE):受孕前,雌酮和雌二醇主要是卵巢分泌的,雌三醇则为外周的代谢物。孕妇的雌激素水平随着妊娠进程而升高,分娩后突然终止。妊娠期雌激素的主要来源是胎儿-胎盘单位。在妊娠 6 周前,雌二醇还主要来源于卵巢,妊娠 7 周后,卵巢分泌的孕酮和雌激素量显著降低,此后,母体血清中超过 1/2 的雌二醇来源于胎盘。胎盘利用来自母体和胎儿肾上腺的血源性类固醇前体产生大量的雌激素。从胎盘产生的雌激素主要是雌酮(estrone,E_1)、17β-雌二醇(17β-estradiol,E_2)和雌三醇(estriol,E_3)。孕期不仅雌激素量明显增加,而且雌激素中三种成分的构成与非孕期比也有显著区别,即 E_3 增加程度远大于 E_1 和 E_2。hPE 的合成需要胎儿-胎盘单位的参与,所谓胎儿-胎盘单位是指胎儿与胎盘共同组成一个功能单位,共同完成某种物质的生物合成。由于滋养层细胞缺少合成雌激素所必需的酶和合成雌激素的前体物质,母体内胆固醇在胎盘内转变为孕烯醇酮后,需由胎儿肾上腺转化为硫酸脱氢表雄酮(DHAS)和再经肝脏转化为 16α-羟基硫酸脱氢表雄酮(16α-OH-DHAS)。妊娠期间雌激素的产生反映了

胎儿肾上腺、胎儿肝脏、胎盘和母体肾上腺之间独特的相互作用。由于雌三醇的主要前体物质来自胎儿,因此测定雌三醇可以反映胎儿发育情况。雌三醇值与胎儿月龄、胎儿发育和胎儿体重相关。某些胎儿畸形如无脑儿以及母体或胎儿疾病可以影响胎儿发育者,都伴有雌三醇下降。

胎盘产生的雌激素多进入母体,刺激子宫内膜和子宫肌的进一步增生和肥大,促进其血液供应。妊娠期间雌激素水平不断增高直至分娩。雌激素可在肝内与葡糖醛酸或硫酸盐结合,然后从母尿中排出。排出的雌激素中 80% 是雌三醇,15% 为雌酮,5% 是雌二醇。

3)人胎盘雄激素(human placental androgen,hPA):在胎盘雌酮和雌二醇合成过程中,其中间产物雄烯二酮和睾酮排入母血中。研究提示,合成睾酮的原料由母体和胎儿供给。

4)前列腺素(prostaglandins,PG):研究表明,胎盘中 PG 可能刺激胎盘中血管的发育,调节胎盘中蛋白质合成,并对胚胎的着床和妊娠的维持具有一定的作用。

5)生长因子和细胞因子:人类胎盘除能合成和释放上述多种激素外,尚能产生多种类型的生长因子及细胞因子,如表皮生长因子(EGF)、神经生长因子、胰岛素样生长因子(IGF)、转化生长因子-β(transforming growth factor-β,TGF-β)、肿瘤坏死因子-α(tumor necrosis factor-α,TNF-α)、粒细胞-巨噬细胞克隆刺激因子(granulocyte-macrophage colony-stimulating factors,Gm-CSF)、单核巨噬细胞集落刺激因子(CSF-1),以及白细胞介素(IL)-1、2、6、8 等。细胞因子是由活化的免疫细胞及其他类型基质细胞合成和分泌的小分子多肽,分子量介于 $6 \times 10^3 \sim 6 \times 10^4$D。近年来,越来越多的证据表明,细胞因子与生殖的各个方面存在着密切关系。细胞因子通过自分泌、旁分泌和内分泌的作用方式,参与并影响生殖活动的各个环节,包括垂体功能、卵巢功能、黄体的萎缩、子宫内膜周期性变化,胚胎着床和发育、胎盘功能和妊娠后蜕膜、绒毛之间相互作用,对胚胎有营养及免疫保护作用。

6)其他:有资料表明,在胎盘绒毛中,还存在去甲肾上腺素(NE)、肾上腺素、5-羟色胺等多种神经递质。人胎盘绒毛中还发现有 P 物质、血管活性肠肽、缩胆囊素、缩宫素、促胃液素、肾素和松弛素等。

此外,在妊娠期妇女的血浆中还发现有很多种类蛋白,它们大体分为两类:①有些蛋白在妊娠期血浆中浓度上升,提示和妊娠有关,但在非妊娠期血浆中也有相当浓度。如类固醇结合 β 球蛋白或性激素结合球蛋白(steroid binding β globulin,SBβG 或 sex hormone binding globulin,SHBG);②有些蛋白是特异性的,在非妊娠妇女血浆中不能测出或仅能测出微量,而在妊娠妇女血浆中则大量存在,且随妊娠进展而增加。目前认为,除了已知的 hCG 和 hPL 外,其他胎盘蛋白有妊娠相关血浆蛋白 A(pregnancy-associated plasma protein A,PAPPA)、PAPPB、PAPPC 和胎盘蛋白 5(PPS)

等。其中较重要的是 PAPPC，也称妊娠特异性 β1 糖蛋白（pregnancy-specific β1 glycoprotein，PSβ1G），现多称之为妊娠特异性蛋白 1，即 SP1。1971 年，Bohn 首次报道孕妇血浆中 SP1 的存在。SP1 由合体滋养层分泌，孕卵植入后，SP1 即进入母体血液循环，并逐渐上升，妊娠 34 周达高峰。正常妊娠的脐血、羊水、乳汁中亦能测出 SP1。测定 SP1 能间接了解胎儿情况。

（四）胎盘的免疫学特性

胎儿和胎盘既有母体的遗传物质，也有父体的抗原物质。因此，对母体而言，胎儿及胎盘相当于同种半异体移植物。已经有许多研究试图解释同种半异体胎儿移植的存活。这涉及着床和胎儿-胎盘发育的细胞免疫学特性，这些细胞包括蜕膜自然杀伤细胞（dNK）、蜕膜基质细胞，以及生长在蜕膜上的侵袭性滋养细胞。滋养细胞是唯一与母体组织直接接触的胎儿源性细胞。母体自然杀伤细胞的作用是控制滋养细胞的入侵。随后在这个过程中，dNK 协同基质细胞，通过产生促血管生成因子如 VEGF 介导血管生成，并通过产生 IL-8 和干扰素诱导蛋白-10 来控制滋养细胞对螺旋动脉的趋化作用，从而达到滋养细胞侵袭和母体血管重塑的"平衡"模式。

胎儿同种半异体移植存活可能用免疫惰性来解释。胎盘被认为是免疫惰性的，因此不能产生母亲的免疫反应。人类白细胞抗原（HLA）是人类 MHC 的类似物。事实上，MHC Ⅰ 类和 Ⅱ 类抗原在绒毛滋养细胞中是不存在的，绒毛滋养细胞在所有妊娠阶段都表现出免疫惰性。如有些学者认为，早期胚胎及胎膜组织无抗原性，因而用早期胚胎的一些组织进行组织移植时，不引起免疫排斥反应。胎儿组织相容性抗原不在合体滋养层表面表达，而仅在胎盘结缔组织细胞和胎盘血管内皮细胞上表达，故合体滋养层细胞芽脱离胚盘进入母体后，也不会引起免疫排斥。在妊娠早期蜕膜中，大量的子宫 NK（uNK）细胞靠近滋养层外膜，可能在滋养层侵袭中起调节作用。uNK 细胞分泌大量的粒细胞巨噬细胞集落刺激因子（granulocyte macrophage colony-stimulating factor，GM-CSF），阻止滋养细胞凋亡，而不促进滋养细胞复制。uNK 细胞可表达血管生成因子，而具有蜕膜血管重塑的功能。随着胚胎发育，胚胎组织开始出现抗原性，且由弱到强，到胎儿足月，随即发生强烈的免疫排斥反应，分娩发动。

由于母体与胎儿血液循环分离，加之，发育中的胎儿和母体界面处，即绒毛表面或胎盘合体滋养层细胞表面，常有一层较厚的来自母体循环系统的纤维蛋白和类纤维蛋白物质沉积和覆盖，构成一道免疫屏障。滋养层细胞表面的抗原被遮盖或滋养层细胞不能有效地表达其抗原，阻止了胎儿抗原与母体淋巴细胞及母体抗滋养层抗体接触，因而不会引起免疫排斥反应。有学者认为，类纤维素是一种糖蛋白，含有大量透明质酸和唾液酸，其分子中含有较多的带负电荷的

羟基。淋巴细胞表面也带负电荷，因而与覆盖在滋养层表面的类纤维蛋白相互排斥，不能靠近，故不引起免疫排斥反应。有实验证明，如果将滋养层表面的唾液黏蛋白除去，则可显示出组织相容性抗原的存在。

大量研究资料证明胎儿细胞能进入母血液循环，胎儿白细胞可穿过胎盘屏障进入母体，这种少量多次的抗原刺激使母体对胎儿抗原的免疫对抗逐渐减弱，产生免疫耐受性。另外，合体滋养层细胞芽不断进入母体，也使母体对滋养层细胞产生免疫耐受性，因而对胚胎和胎盘不发生排斥反应。亦有学者认为，滋养层有能力特异性地与母体免疫效应物结合，使其灭活或不扩散。

近年的研究提示，妊娠期产生的许多血清因子和激素，如孕酮、人绒毛膜促性腺激素、人胎盘催乳素、甲胎蛋白以及妊娠蛋白等，可能参与抑制母体的免疫排斥反应。其中以孕酮的作用最为重要。

据报道，胎盘产生的 hCG、雌激素、孕激素和母体产生的肾上腺皮质激素等有抑制排斥反应的作用。体外试验证明，hCG 可抑制植物凝集素对淋巴细胞的刺激作用。有人报道，对孕妇进行同种异体皮肤移植，其存活时间比非孕妇明显延长。对小鼠进行同种异体皮肤移植，同时注射 hCG，其移植皮的存活率明显提高。发育中的胎盘在母体-胎儿交界处有大量类固醇激素，主要为雌激素和孕酮，可达高浓度，产生有力的免疫抑制效果。

胎盘是一个重要的免疫器官，含有大量单核细胞。滋养层细胞本身可以合成多种细胞因子，如 IL-1、2 和 6，干扰素 γ（interferon-γ，INF-γ）和肿瘤坏死因子-α（tumor necrosis factor-α，TNF-α）等，影响母儿的免疫应答。转化生长因子-β（transforming growth factor-β，TGF-β）抑制着床部位的免疫反应，成为阻止母体对胚胎产生免疫排斥反应的重要机制。

近年发现母体尿中的一种糖蛋白——尿调节素（uromodulin），在体外能抑制 T 细胞和单核细胞，这种糖蛋白可能有特异性免疫抑制作用，使母体识别并排斥外来的非胎盘的细胞抗原，对胎盘抗原产生免疫抑制。此外，研究证明，胎盘附近有母体抑制细胞，可局部调整母体 T 细胞的功能。

实验表明，在受精时母体血清中即有一种免疫抑制因子，人们称之为早孕因子（early pregnancy factor，EPF），是一种由滋养层自分泌和旁分泌的生长因子，在胚胎着床期间发挥重要作用。着床前期的 EPF 主要由卵巢分泌，后期主要由胚胎分泌。人类的受精卵在受精 24 小时即可产生 EPF。EPF 能抑制母体淋巴细胞的活性，可能在防止免疫排斥胚泡中有特殊的作用。

对胎盘免疫等特性的上述诸种认识尚有不少矛盾与片面之处，还有待进一步深入研究，这不仅与生殖生理、分娩发动有关，而且对器官或组织移植、肿瘤和自身免疫疾病的研究，均有着重大理论和实践意义。

（五）胎盘异常

1. 胎盘重量异常 正常胎盘重量为胎儿体重的 1/6，平均重 450~650g，胎盘重量超过 800g 以上，称为巨大胎盘；<400g 者，称为胎盘过小。如果胎盘重量与胎儿体重的正常比例发生改变，一般会伴有疾病。

（1）巨大胎盘（huge placenta）：常为胎儿感染之征象，如先天梅毒感染，胎盘可重达胎儿体重的 1/4~1/3，甚至达 1/2，先天性结核、弓形虫病、巨细胞病毒感染和糖尿病，免疫性疾病也可能出现巨大胎盘。

（2）胎盘过小（excessively small placenta）：多见于早产儿（28~37 周）。此外，重症糖尿病患者，营养不良时，亦可导致胎盘过小。

2. 胎盘形态异常 正常胎盘呈圆形或卵圆形，也见有心形、肾形、马蹄形或带形。

（1）单胎多叶胎盘：单胎妊娠应仅有一个胎盘，但有时因底蜕膜血供障碍，呈局灶状分布，故胎盘呈多叶状。一般以双叶多见，两叶完全分开，其血管也不相连通，脐带分别插入两个分叶或形成一个连接的绒毛膜桥，称双叶胎盘。胎盘偶有分成更多叶者，曾有过 7 叶胎盘的报道。此类胎盘在娩出时易造成胎盘部分滞留，引起产后出血及

感染。如果这些胎盘血管覆盖在宫颈上方，则形成前置血管。

（2）副胎盘（placenta succenturiata）：是在胎盘主体附近有一个或数个大小不等的副叶，一般脐带附着胎盘主体，自胎儿面有一对血管供应副叶。分娩时偶有副叶滞留宫内，引起产后出血和感染。副胎盘若无血管与主胎盘相连，称为假胎盘。

（3）胎盘增厚：妊娠期间胎盘厚度每周大约增加 1mm，通常不超过 40mm。胎盘增厚是指胎盘厚度 >40mm，通常因绒毛增大引起。胎盘增厚可能与妊娠期糖尿病、母体严重贫血、胎儿水肿或与梅毒、弓形虫或巨细胞病毒引起的宫内感染有关。有时，胎盘肿大可能是绒毛周围大量纤维蛋白沉积、绒毛间或绒毛膜下血栓和大的胎盘后血肿，而不是绒毛肿大。

（4）其他：有时还可见轮状胎盘、筛状胎盘、膜状胎盘和环状胎盘。后三者在人类均较罕见。

3. 胎盘粘连、胎盘植入、胎盘穿透 当滋养细胞侵入肌层的不同深度，导致异常黏附时，前述的这些临床上重要的胎盘异常就会发生。如果有前置胎盘或胎盘植入之前的子宫切口或发生穿透时更有可能发生大出血。

（邓东锐）

第三节　胎儿的发育及特点

人类胚胎从受精起发育经历 38 周（约 266 天），可分为 3 个时期：①胚前期（preembryonic period）：从受精到第 2 周末。包括受精、卵裂、胚泡形成、着床以及三胚层胚盘形成前的胚胎发育时期。②胚期（embryonic period）：受精第 3 周至第 8 周末。至此，胚的各器官、系统及外形发育均初具雏形。③胎儿期（fetal period）：从受精第 9 周至出生。此期内胎儿逐渐长大，各器官、系统继续发育成形，部分器官出现一定功能活动。

胚期标志着从一个细胞即受精卵发育为初具人形，而胎儿期是胚期发生的组织和器官的继续生长和分化。胎儿期胎儿快速生长，尤以第 9~12 周最快，而体重增加则以最后数月为甚。

一、胎龄的估计

临床上胎龄的估计有多种方法，如月经龄、受精龄、性交龄以及根据辅助检查胚胎发育状况推算胎龄。

1. 月经龄（menstrual age） 以末次月经第一天作为起始日期计算出的胎龄。月经龄比胚胎实际发育时间（即受精龄）一般要多 14 天左右。但如果月经周期不规则或排卵时间变化，月经龄就会出现较大误差。根据末次月经推算的

预产期有 50% 不准确，需要妊娠早期超声确定或校正。

2. 受精龄（fertilization age） 以受精之日作为起始日期计算出的胎龄。是胚胎发育的确切时间。但往往受精发生的准确时间很难得知。一个正常成熟胎儿的受精龄约为 266 天，即 38 周。

3. 性交龄（coital age） 以性交时间计算出的胎龄，较受精龄多 0.5~1 天，故与受精龄大体相当。受精龄常以此推算。

在临床工作中常通过超声测量估计胎龄，特别是妊娠 11~13 周[+6] 测量胎儿头臀长（CRL）来估计孕龄是最为准确的方法。妊娠 ≥14 周则采用双顶径、头围、腹围和股骨长度综合判断孕龄。如果妊娠 22 周[+0] 前没有进行超声检查确定或校正孕龄，单纯根据末次月经推算的预产期称为日期不准确妊娠。

中国胚胎学工作者 1984 年统一了全国胚胎测量方法和范围后，根据国人正常胚胎发育的调查资料，编制了我国胚胎发育时刻表（表 2-1-3）。

二、胎儿各期要点

为便于了解胎儿生长发育情况，一般以 4 周为一个孕龄单位来描述胎儿发育的变化。

表2-1-3 中国人胚胎发育时刻表(长度 cm,重量 g)

周龄	身长	顶臀长	上肢长	下肢长	手长	脚长	枕额径	双顶径	头围	胸围	腹围	体重	外形特征
3		1											圆柱形;见体节,鳃弓,眼泡,尾芽;25天见上肢芽,"C"形,见颈曲,3个脑泡,4对鳃弓,眼泡,听泡
4		1.1										0.32	鼻板,耳泡,生殖结节;心肝隆突;体节全部出现;上肢芽分为两节
5		1.25										0.42	尾芽明显;指放线出现;上、下肢芽分为两节;下颌突合并;视网膜色素明显;耳结节出现
6		1.59			0.28	0.29						0.75	上、下颌,鼻隆起形成;眼眶移前,手蹼状;脐疝明显;耳结节清楚
7		2.24			0.35	0.4						0.91	耳郭形成;眼睑开始形成;手指分离;脚蹼状;尾开始消退
8		2.58	0.72	0.7	0.42	0.46	1.2	0.8	3.5	3.1	2.7	2.27	颜面形成;鼻凹明显;胚头大而圆;胸趾分离;尾消失
9	6.7	4.8	2.6	2.15	0.6	0.7	1.8	1.3	4.8	4.2	3.5	8.5	头仍大;眼凹大;脐疝开始回缩
10	9.3	6.5	4.5	4	0.8	0.9	2.2	1.9	6.2	5.2	4	19.4	脐疝已消失;外阴未分男女;乳晕出现;上、下肢发育成形;指、趾甲开始出现
11~12	11.9	8.4	6.3	4.8	1.2	1.4	2.9	2.5	8.2	6.8	5.5	45.4	外阴开始分化性别;眉毛,头发开始出现
13~14	13.2	9.3	7.3	6.7	1.4	1.5	3.3	2.8	9.2	7.7	6.4	92.6	外阴已分男女;胎毛开始出现;指甲明显;耳身明显;耳郭位置似成人
15~16	21.2	14.7	8.5	7.9	2.2	2.6	5.1	4.1	14.3	12.1	10.1	145.7	手、脚掌纹,指、趾纹均出现;趾甲明显;耳身贴近顶壁;眼向前方,但两眼仍分开
17~18	24.3	16.7	9.8	9.1	2.7	3.2	5.8	4.6	16.2	13.9	11.5	231.9	睾丸下降入腹股沟管内;孕妇开始感觉胎动
19~20	27.4	18.5	10.9	10.3	3.1	3.6	6.4	5.1	18.1	15.4	12.8	343.3	指甲过指尖;眼睑开始重开;耳郭出现弹性
21~22	29.7	20.2	10.7	11.4	3.4	4.1	7	5.5	19.8	16.8	14	519.2	皮皱,红色;指甲大多数达指尖
23~24	32.5	22	11.9	12.3	3.8	4.6	7.6	6	22.1	18.4	15.6	689.9	皮肤毛细血管明显;乳晕开始稀隆,睾丸开始入阴囊
25~26	35.2	23.9	13.4	13.5	4.2	5.1	8.3	6.5	23.8	20	17.3	918.7	胎毛遍布全身;有胎脂;耳郭有弹性
27~28	37.8	25.7	14.6	14.6	4.6	5.6	9	7.1	25.6	21.7	18.7	1150.7	多数趾甲已达指尖
29~30	40.2	27.2	15	15.4	5	6	9.5	7.6	27.1	23.3	20.3	1437.9	胎体丰满,胎毛渐减少;少数指甲过指尖;90%以上眼睑睁开
31~32	42.3	28.8	15.9	16.9	5.2	6.3	9.8	7.9	28.3	24.6	21.6	1732.7	耳郭均有弹性;95%以上指甲达指尖,其中20%过指尖
33~34	44.4	30.4	17.3	17.5	5.5	6.8	10.3	8.4	29.9	26.1	23.2	2007.3	大多数睾丸已入阴囊;全部眼睑睁开
35~36	46.5	30.5	18.3	18.7	5.8	7.1	10.6	8.8	31.1	27.6	24.4	2302.6	90%以上乳晕隆起
37~38	49.6	33.9	19.3	19.4	6.3	7.7	11.1	9.2	33.0	30.5	27.2	2905.2	2/3以上指甲过指尖;1/3趾甲过趾尖;胎毛消失
39~40	50.5	34.1	20.2	20.0	6.6	7.9	11.5	9.4	33.7	31.6	28.3	3132.2	同上

1. 第9~12周 第9周初，胎儿立高4~5cm，体重约8g，脸宽、两眼距离较大，两耳位置低，上、下眼睑融合，胎头几乎占胎儿全长的1/2。第9周，在脐带中可见胎儿小肠，即生理性脐疝。第10周，小肠退回腹腔，胎儿压、触觉感受器已发生，并开始行使功能。第11周，胎儿已能活动。胎儿第9~12周，神经系统已基本形成，大脑外侧沟可见，胎儿出现吮吸反射等，说明神经系统已能对胎体内、外的刺激发生反应。此期，四肢发育不够协调，如下肢比上肢短，大腿比小腿短，但四肢的长度已与身体长度基本相称。指/趾尖端开始有甲形成。12周末：胎儿身长约9cm，顶臀长6~7cm。外生殖器可初辨性别。多数胎儿骨内出现骨化中心。子宫已出盆腔，可在耻骨联合上缘触及宫底。

2. 第13~16周 此阶段末，胎儿身长约16cm，顶臀长12cm，体重约110g。从外生殖器可确认胎儿性别。头皮已长出毛发，胎儿已开始出现呼吸运动。皮肤非常薄，呈深红色，无皮下脂肪。部分孕妇可自觉胎动。骨化过程进行很快，16周开始在腹部X线片上也可显示胎儿脊柱阴影。呼吸肌开始运动。

3. 第17~20周 第18周时，免疫系统已发育完成，细胞和体液免疫系统功能已建立。胎儿的脑中央沟、距状沟、顶枕裂已出现，并可记录脑电活动。此时期胎儿皮肤暗红，出现胎脂。第20周，胎儿全身从颜面开始出现细小而柔软的毳毛，可见少许头发和眉毛。棕色脂肪也在此时期形成，棕色脂肪细胞内含有大量线粒体，且有丰富血供，它是产热的场所。棕色脂肪主要分布在两肩胛区，颈前三角，锁骨下动脉和颈总动脉周围，胸骨后方，肾及肾上腺周围，锁骨及腋窝等处。20周末：胎儿身长约25cm，顶臀长16cm，体重约320g。开始出现吞咽、排尿功能。自该孕周起胎儿体重呈线性增长。胎儿运动明显增加，10%~30%时间胎动活跃。

4. 第21~25周 此时期胎儿体重增加相当快，身体各部分的比例较为相称。24周末：胎儿身长约30cm，顶臀长21cm，体重约630g。各脏器均已发育，皮下脂肪开始沉积，因量不多皮肤呈皱缩状，出现眉毛和睫毛。支气管和细支气管扩大，肺泡导管出现，但是气体交换所需要的终末囊还未形成。出生后可有呼吸，但生存力极差。

5. 第26~29周 此时期各器官系统的发育已近成熟，肺已能进行正常的气体交换，并能进行节律性调节。肺血管的发育已能达到气体交换的需要。28周末：胎儿身长约35cm，顶臀长25cm，体重约1 000g。皮下脂肪不多，体内白色脂肪量增多，达到体重的3.5%。皮肤粉红，表面覆盖胎脂。瞳孔膜消失，眼睛半张开。四肢活动好，有呼吸运动。出生后可存活，但易患特发性呼吸窘迫综合征。胎儿听觉传导通路已基本建立，大脑主要沟回均已出现，大脑皮质的六层结构可识别，中枢神经系统的发育能引起带节律性的呼吸运动并能调节体温。

6. 第30~34周 32周末：胎儿身长约40cm，顶臀长28cm，体重约1 700g。皮肤深红色，仍呈皱缩状，出现脚趾甲，睾丸下降，生存能力尚可。第28~32周睾丸开始下降，34周末胎儿皮肤粉红色而光滑，手臂和腿圆胖，体内白色脂肪含量约占体重的7%~8%。

7. 第35~38周 此期毳毛大为减少，仅在肩背部有部分残留。指/趾甲已达指/趾尖或超过。男女婴儿均胸部发育良好且两乳突出。四肢运动频繁，肌肉张力增强。胎儿的头围与其他各部位的周径相比，仍是最大。36周末：胎儿身长约45cm，顶臀长32cm，体重约2 500g。皮下脂肪较多，身体圆润，面部皱褶消失。出生后能啼哭及吸吮，生存力好，存活率很高。

8. 第39~40周末 胎儿身长约50cm，顶臀长36cm，体重约3 400g。胎儿发育成熟。皮肤粉红色，皮下脂肪多，足底皮肤有纹理。男性睾丸已降至阴囊内，女性大小阴唇发育良好，出生后哭声响亮，吸吮能力强，能很好存活。

三、胎儿生理特点

(一) 循环系统

胎儿营养供给和代谢产物排出，均需经胎盘传输由母体完成。由于胎儿期肺循环阻力高及胎盘脐带循环的存在，胎儿期心血管循环系统不同于新生儿期。

1. 胎儿血液循环特点 ①来自胎盘的血液进入胎儿体内后分为3支：1支直接入肝，1支与门静脉汇合入肝，此两支血液经肝静脉入下腔静脉；另1支经静脉导管直接入下腔静脉。下腔静脉血是混合血，有来自脐静脉含氧量较高的血液，也有来自胎儿身体下半部含氧量较低的血液。②卵圆孔位于左右心房之间，其开口处正对下腔静脉入口，下腔静脉进入右心房的血液绝大部分经卵圆孔进入左心房。上腔静脉进入右心房的血液流向右心室，随后进入肺动脉。③肺循环阻力较大，肺动脉血液绝大部分经动脉导管流入主动脉，仅部分血液经肺静脉进入左心房。左心房血液进入左心室，继而进入主动脉直至全身，然后经腹下动脉再经脐动脉进入胎盘，与母血进行气体及物质交换。

胎儿体内无纯动脉血，而是动静脉混合血。进入肝、心、头部及上肢的血液含氧量较高及营养较丰富以适应需要。注入肺及身体下半部的血液含氧量及营养相对较少（图2-1-6）。

2. 新生儿血液循环特点 胎儿出生后，胎盘脐带循环中断，肺开始呼吸，肺循环阻力降低，新生儿血液循环逐渐发生改变。①脐静脉闭锁为肝圆韧带，脐静脉的末支静脉导管闭锁为静脉韧带；②脐动脉闭锁，与相连的闭锁的腹下动脉成为腹下韧带；③动脉导管位于肺动脉与主动脉弓之间，出生后2~3个月完全闭锁为动脉韧带；④出生后左心房压力增高，卵圆孔开始关闭，多在出生后6个月完全关闭（见图2-1-6）。

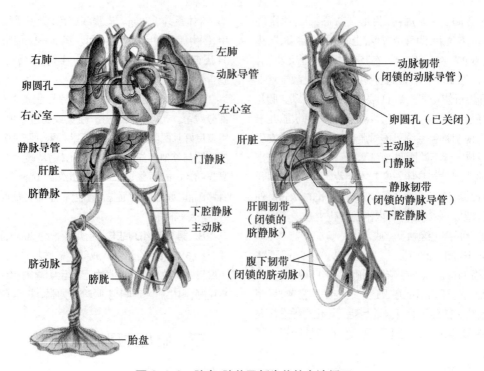

图 2-1-6 胎盘、胎儿及新生儿的血液循环
引自:谢幸,孔北华,段涛.妇产科学. 9 版.北京:人民卫生出版社,2018.

(二) 血液系统

1. 红细胞生成 早在受精第 3 周,卵黄囊开始造血,以后肝、骨髓、脾逐渐具有造血功能。妊娠足月时,骨髓产生 90% 红细胞。至妊娠 32 周红细胞生成素大量产生,故妊娠 32 周后出生的新生儿红细胞数均增多,约为 6.0×10^{12}/L。胎儿红细胞生命周期短,约为成人 120 日的 2/3,需不断生成红细胞。

2. 血红蛋白生成 妊娠前半期均为胎儿血红蛋白,至妊娠最后 4~6 周,成人血红蛋白增多,至临产时胎儿血红蛋白仅占 25%。

3. 白细胞生成 妊娠 8 周以后,胎儿血液循环出现粒细胞。妊娠 12 周,胸腺、脾产生淋巴细胞,成为体内抗体主要来源。妊娠足月时白细胞计数可高达 $(15~20) \times 10^9$/L。

(三) 呼吸系统

胎儿期胎盘代替肺功能,母儿血液在胎盘进行气体交换,但出生前胎儿已具备呼吸道(包括气管直至肺泡)、肺循环及呼吸肌。妊娠 11 周超声检查可见胎儿胸壁运动,妊娠 16 周时出现能使羊水进出呼吸道的呼吸运动。新生儿出生后肺泡扩张,开始具备呼吸功能。出生时胎肺不成熟可导致呼吸窘迫综合征,影响新生儿存活力。胎儿肺表面活性物质,包括卵磷脂(lecithin)和磷脂酰甘油(phosphatidyl glycerol),能降低肺泡表面张力,有助于肺泡扩张。通过检测羊水中卵磷脂及磷脂酰甘油值,可以判断胎肺成熟度。糖皮质激素可刺激肺表面活性物质的产生。

(四) 神经系统

胎儿大脑随妊娠进展逐渐发育长大,胚胎期脊髓已长满椎管,随后生长变缓。妊娠 6 个月脑脊髓和脑干神经根的髓鞘开始形成,但主要发生在出生后 1 年内。妊娠中期胎儿内、外及中耳已形成,妊娠 24~26 周胎儿已能听见一些声音。妊娠 28 周胎儿眼开始出现对光反射,对形象及色彩的视觉出生后才逐渐形成。

(五) 消化系统

1. 胃肠道 妊娠 10~12 周时开始吞咽,小肠有蠕动,至妊娠 16 周胃肠功能基本建立,胎儿能吞咽羊水,吸收水分、氨基酸、葡萄糖及其他可溶性营养物质。妊娠晚期,若吞咽活动被抑制,常发生羊水过多。胎粪排出可能是成熟胎儿正常肠蠕动的结果,或者脐带受压迷走神经兴奋的结果,或者缺氧使垂体释放血管升压素使大肠平滑肌收缩,胎粪排入羊水。

2. 肝脏 胎儿肝内缺乏许多酶,不能结合因红细胞破坏产生的大量游离胆红素。胆红素经胆道排入小肠氧化成胆绿素。胆绿素的降解产物导致胎粪呈黑绿色。

(六) 泌尿系统

妊娠 11~14 周胎儿肾已有排尿功能,妊娠 14 周胎儿膀胱内已有尿液。妊娠中期起,羊水的重要来源是胎儿尿液。肾脏对于胎儿宫内生存并非必需,但对于控制羊水量和成分非常重要。尿道、输尿管和肾盂梗阻时,肾实质受损并破坏解剖结构,导致无尿或尿量减少时常合并羊水过少和肺发育不全。

(七)内分泌系统

甲状腺于妊娠第 6 周开始发育,妊娠 10~12 周已能合成甲状腺激素。甲状腺素对胎儿各组织器官的正常发育均有作用,尤其是大脑的发育。妊娠 12 周开始胎儿甲状腺对碘的蓄积高于母亲甲状腺,因此,孕期补碘要慎重。胎儿肾上腺发育良好,皮质主要由胎儿带组成,能产生大量甾体激素,与胎儿肝脏、胎盘、母体共同完成雌三醇的合成。妊娠 12 周胎儿胰腺开始分泌胰岛素。

(八)生殖系统及性腺分化发育

男性胎儿睾丸开始发育较早,约在妊娠第 6 周分化发育,Y 染色体短臂的 IAIA 区的 Y 基因性决定区(sex determining region Y gene,SRY)编码一种蛋白,促使性索细胞分化成生精小管的支持细胞,至妊娠 14~18 周形成细精管,同时促使间胚叶细胞分化成间质细胞。睾丸形成后间质细胞分泌睾酮,促使中肾管发育,支持细胞产生副中肾管抑制物质,副中肾管退化。外阴部 5α-还原酶使睾酮衍化为二氢睾酮,外生殖器向男性分化发育。睾丸于临产前降至阴囊内。

女性胎儿卵巢开始发育较晚,在妊娠 11~12 周分化发育,原始生殖细胞分化成初级卵母细胞,性索皮质细胞围绕卵母细胞,卵巢形成。缺乏副中肾管抑制物质使副中肾管系统发育,形成阴道、子宫、输卵管。外阴部缺乏 5α-还原酶,外生殖器向女性分化发育。

四、影响胎儿生长的因素

遗传因素是决定胎儿生长过程和生长状况的基础。但是,环境因素也有效地调节和影响着胎儿的生长。

(一)遗传因素

胎儿的遗传构成,即基因型,明显地控制着胎儿的生长和新生儿的体重。据研究,在决定新生儿体重的诸因素中,胎儿基因型的作用约占 20%。如男性胎儿的基因型可增加新生儿的体重,因此,男性新生儿比女性新生儿的体重平均高 150~200g。遗传因素影响胎儿生长和新生儿体重的事实在不同种族间表现得十分明显。性染色体和常染色体的异常一般都伴有胎儿生长受限。如特纳(Turner)综合征(45,X),其新生儿体重比正常者低 10%~20%。除胎儿遗传构成对胎儿生长所发挥的遗传控制外,胎儿生长还受着父、母遗传因素的影响,其影响强度估计亦为 20%。影响胎儿生长的父母因素主要来自母体。母体的基因型还可以通过决定子宫的大小和功能而影响子宫内胎儿的生长。

(二)胎盘、脐带因素

胎盘循环是调节胎盘和胎儿间物质转运的关键,胎盘缺陷或功能不全会明显影响胎儿生长。有研究显示,胎盘的重量是衡量胎盘功能的重要指标,胎盘与胎儿的重量比例越大,胎儿的生长速度也越快。胎盘血窦、胎盘增厚、小胎盘或胎盘各种病变会导致子宫胎盘血流量减少,胎儿供血不足,影响胎儿发育。

胎盘的代谢状况以及胎盘所产生的多种激素也是影响胎儿生长的一个重要因素。如人绒毛膜促性腺激素不仅能维持卵巢黄体继续存在,而且能使更多的葡萄糖进入生长中的胎儿体内。人胎盘催乳素是通过母体促进胎儿发育的代谢调节因子,可以通过脂解作用提高母体游离脂肪酸、甘油浓度,以游离脂肪酸作为能源,抑制对葡萄糖的摄取,将多余的葡萄糖运送给胎儿,是胎儿的主要能源,也是蛋白质合成的能源来源。孕激素可通过提高母体血糖水平而增加胎儿胰岛素的分泌,从而促进胎儿生长。雌激素可促进子宫和胎盘血液循环,从而促进胎儿生长。

另外,单脐动脉、脐带过长、脐带过细(尤其近脐带根部过细)、脐带扭转、脐带打结等也会影响胎儿生长发育。

(三)母体因素

1. 母体营养状况 母体良好的营养状况是胎儿获得足够营养物质的基础,而正常的胎盘是胎儿获得营养的重要条件。如果孕期营养严重不足,胎儿的生长发育就会明显受限。

2. 母体疾病 母体的任何一种慢性消耗性疾病对胎儿生长均可产生不利的影响。凡使母体缺氧造成胎儿供氧不足的疾病,如高血压、贫血、心脏病、慢性肾小球肾炎、自身免疫性疾病(如系统性红斑狼疮)等均可造成胎儿生长受限,严重者可致流产,甚至死亡。影响胎儿生长最常见的疾病是母体心血管疾病,通过干扰子宫胎盘血液循环,进而影响胎盘的物质交换,致使胎儿生长受限。

3. 感染 部分病原微生物可以穿过胎盘屏障直接作用于胚胎,导致胎儿水肿、胎儿生长受限;有些微生物并非直接作用于胚胎,而是影响母体和胎盘,引起母体发热、缺氧、脱水、休克等,或引起胎盘功能改变、胎盘屏障破坏,从而间接影响胚胎的生长与发育。

(四)胎儿因素

1. 胰岛素 胰岛素不能通过胎盘屏障。胎儿血液中的胰岛素完全由胎儿的胰岛所分泌。早在妊娠的第 8 周,在胚胎的胰腺和血液中便可检测出微量的胰岛素。胎儿胰岛素可促进母体血糖通过胎盘进入胎儿,致使胎儿脂肪沉积,体重增加。

2. 甲状腺素 可增加神经生长因子的合成,从而影响中枢神经系统的发育。此外,甲状腺素对肺、骨骼等器官的发育亦有重要影响。

3. 生长激素 生长激素对胎儿生长的作用有明显的种属差异。在人类,生长激素和甲状腺素一样,似乎只影响骨骼的发育,不影响胎体的生长。

4. 皮质酮 肾上腺分泌的皮质酮在肺和小肠的成熟发育过程中发挥着关键性作用。

5. 生长因子 神经生长因子和上皮生长因子具有促进某些特定器官和组织生长及成熟的作用。上皮生长因子能促进多种细胞的分裂,并且能加速胎儿肺的成熟发育。神经生长因子可促进神经系统的正常发育。

6. 胎儿肾脏 胎儿肾脏在维生素 D 活性衍生物的产生中有着重要作用,促进胎儿骨骼生长。另外,肾脏与生长激素的降解和排出有关,因而可能参与生长激素的浓度和活性的调节。

(五) 药物和烟酒

1. 药物 有多种药物能引起胎儿生长受限,如乙醇、麻醉剂、苯巴比妥、叶酸拮抗剂、泼尼松等;甲氨蝶呤、巯嘌呤、环磷酰胺等抗肿瘤药物可引起多种畸形。某些抗生素对胎儿发育有致畸作用,如四环素可引起胎儿牙釉质发育不全。孕期大剂量、长期注射链霉素,可干扰胚胎听器官的发育,出现先天性耳聋。妊娠早期,较长时间地应用性激素,可干扰胚胎生殖系统的正常分化,甚至导致生殖系统的畸形。

2. 饮酒 已经明确认定,酒精滥用会导致胎儿畸形,宫内接触酒精带来的后遗症包括胎儿酒精综合征(fetal alcohol syndrome,FAS)的一系列典型畸形症状以及儿童时代出现的轻微行为障碍。

3. 吸烟 吸烟主要是由于尼古丁等物质破坏血管内皮细胞,并产生炎症,使胎盘血管收缩,胎儿缺血缺氧,从而导致胎儿畸形。吸烟所产生的其他有害物质,如氰酸盐,也可影响胎儿正常发育。孕妇被动吸烟对胎儿也有危害。

4. 毒品 海洛因对胎儿生长有严重的抑制作用,对新生儿生长发育亦有抑制作用。

(高 慧 邹 丽)

第四节　妊娠期母体变化

为了满足胚胎、胎儿生长发育的需要,在胎盘产生激素的参与和神经内分泌的影响下,母体解剖、生理及新陈代谢产生了一系列的适应性变化。激素引起的生理变化贯穿整个孕期并持续到产后阶段。母体适应性变化非常之大,几乎影响了每个器官系统。妊娠妇女的大部分生理活动处于活跃状态,但一些平滑肌(如尿道、胃肠道)生理活性减弱。因而,只有完全了解母体生理变化,才能区分妊娠期的生理性或是病理性改变,有助于做好孕期保健工作,有利于理解孕期并发症及合并症,以便为孕妇提供相关的咨询并作出正确处理。

一、生殖系统的改变

(一) 子宫

妊娠期子宫在孕育胚胎、胎儿和分娩过程中起重要作用,是妊娠期及分娩后变化最大的器官。

1. 子宫大小 宫体逐渐增大变软,子宫大小由非孕期时(7~8)cm×(4~5)cm×(2~3)cm增大至妊娠足月时35cm×25cm×22cm。非孕期子宫重量约50g,妊娠足月增至约1 000g,增加近20倍。宫腔容量非孕期时约5ml,妊娠足月增至约5 000ml。子宫增大主要是由于肌细胞肥大,以及少量肌细胞、结缔组织的增生以及血管的增多、增粗等。子宫肌细胞由非孕时长 20μm、宽 2μm 至妊娠足月时长500μm、宽 10μm,细胞质内充满有收缩功能的肌动蛋白和肌球蛋白,为分娩时子宫收缩提供物质基础。非孕期子宫肌壁厚度约 1cm,至妊娠中期逐渐增厚达 2~2.5cm,而妊娠晚期又逐渐变薄为 1~1.5cm。随着子宫体积的改变,子宫形状亦有较大的变化,由孕早期的倒梨形,至孕 12 周时呈球形,以及孕晚期的长椭圆形直至足月。妊娠早期子宫增大可能与雌、孕激素作用有关,因为异位妊娠时子宫腔内并无胚胎存在,但子宫亦有肥大;孕 12 周后子宫增大系宫腔内压力增加所致。

2. 子宫位置的改变 妊娠早期子宫位于盆腔内,妊娠 12 周后子宫增大逐渐超出盆腔,妊娠晚期子宫轻度右旋,与盆腔左侧乙状结肠及直肠占据有关。孕妇站立时,子宫长轴与骨盆入口长轴一致,腹壁对子宫有支持作用;如果腹壁松弛可形成悬垂腹。孕妇仰卧位时,子宫向后倒向脊柱,可压迫下腔静脉及主动脉而出现仰卧位低血压综合征,表现为脉快、心慌、血压下降等。

3. 子宫收缩 大量资料证实在孕 9 周时子宫即出现一种规则的、低强度收缩,这种收缩既不能从腹部扪及,孕妇自身亦感觉不到,称为 Alvarez 波,收缩强度只有 0.27~0.53kPa(2~4mmHg),静息压力为 0.4~1.07kPa(3~8mmHg),系由平滑肌本身特点所决定,这种收缩有利于子宫血液循环。在妊娠 12~14 周时可出现一种无痛性宫缩,由 John Braxton Hicks 所描述,故称为 Braxton Hicks 收缩,其强度为 1.3~2.0kPa(10~15mmHg),持续时间约为 30 秒,不伴宫颈扩张。宫缩能促进子宫血窦和绒毛间隙中血液循环,还能促进子宫塑形及位置的改变,以适应胎儿生长发育。临产前 1~2 周,此种收缩逐渐频繁、增强、较有规律,有时与临产难以区别。

4. 蜕膜 子宫内膜受精卵着床后,在雌孕激素作用下子宫内膜腺体增大,腺上皮细胞内糖原增加,血管充血,此时子宫内膜称为蜕膜(decidua)。按蜕膜与囊胚的关系,将蜕膜分为 3 部分:①底蜕膜:囊胚着床部位的子宫内膜,与叶状绒毛膜相贴,以后发育成胎盘母体部分;②包蜕膜:覆盖在囊胚表面的蜕膜,随囊胚发育逐渐突向宫腔;③真蜕膜:底蜕膜及包蜕膜以外覆盖子宫腔其他部分包的蜕膜,妊娠 14~16 周羊膜腔明显增大,包蜕膜和真蜕膜相贴近,宫腔消失。

5. 子宫胎盘的血流灌注 胎盘血流灌注主要由子宫动脉及卵巢动脉供应。胎儿及胎盘的生长、代谢及废物的排出,均依赖于胎盘。胎盘形成过程中,滋养层细胞建立了一个血液高速传导的绒毛膜板系统,使足够的子宫血液流向低阻力的胎盘组织,孕 10 周时为 50ml/min 至孕 28 周增至 185ml/min,至足月妊娠时胎盘绒毛间隙血流量约为 450~650ml/min。

子宫胎盘血流灌注的调节因素至今仍不清楚,通过动物模型以及间接方法的评定,认为人类子宫胎盘血流的调节可能与肾上腺素受体激动剂血管活性肽(内皮素、一氧化氮、心钠素)、肾上腺髓质素、前列腺素等有关。血管活性物质的合成、清除及受体功能的变化均影响胎盘血流,各种物质相互影响,形成一个网状效应,共同调节胎盘血流的供应。

6. 子宫峡部 位于宫颈管内,子宫解剖内口与组织内口间的一狭窄地带,长约 0.8~1cm。妊娠后峡部变软,逐渐伸展拉长变薄,扩展成宫腔的一部分,临产后伸展至 7~10cm,成为产道的一部分,称为子宫下段。梗阻性分娩发生时,易在该处发生破裂。

7. 宫颈 妊娠后在激素作用下,宫颈充血水肿、血管增多、宫颈变软,外观呈蓝紫色,为孕早期征象。宫颈管内腺体肥大增生,宫颈黏液增多,形成黏稠的黏液栓,堵塞于宫颈管,有防止细菌侵入子宫腔的作用。宫颈表面鳞状上皮的基底细胞增生活跃,有时可见分裂象,需与宫颈的癌前病变相区别。

(二) 卵巢

妊娠期卵巢略增大,停止排卵,也无新卵泡发育。受孕后卵巢黄体生长为妊娠黄体。在孕妇卵巢中,一般仅能发现一个妊娠黄体。妊娠黄体较大,可形成囊腔,内含黄色液体,是孕早期产生雌、孕激素的主要器官,对维持妊娠有重要作用。妊娠黄体的功能在妊娠 6~7 周最大。妊娠 10 周后黄体功能由胎盘取代,黄体开始萎缩。妊娠期有时可见两侧卵巢呈均匀性增大,包膜下有较多直径约为 0.5~1cm 大的囊状水泡,称为黄素囊肿。据报道妊娠期卵巢可呈实质性增大,切面呈黄色,镜检可见有间质细胞的过度黄素化,称为

黄体瘤(luteoma)。由于间质细胞产生睾酮,因而孕妇可出现多毛。黄素囊肿及黄体瘤均非赘生性肿瘤,分娩后可自行消失。

(三) 输卵管

妊娠期间输卵管伸长,但肌层并不增厚。黏膜层上皮细胞稍扁平,在基质中可见蜕膜细胞。有时黏膜呈蜕膜样改变。

(四) 阴道

妊娠期阴道黏膜变软,水肿充血呈紫蓝色(Chadwick 征)。阴道壁皱襞增多,周围结缔组织变疏松,肌细胞肥大,伸展性增加,有利于分娩时胎儿通过。阴道上皮细胞糖原积聚,乳酸含量增多,pH 降低,不利于致病菌生长,有利于防止感染。

(五) 外阴

妊娠期外阴充血,皮肤增厚,大小阴唇色素沉着,大阴唇内血管增多及结缔组织松软,分娩时可充分扩张有利于胎儿娩出。妊娠时由于增大的子宫压迫,盆腔及下肢静脉血回流障碍,部分孕妇可有外阴或下肢静脉曲张,产后多自行消失。

(六) 乳房

妊娠期胎盘分泌大量雌激素刺激乳腺腺管发育,分泌大量孕激素刺激乳腺腺泡发育。乳腺发育乳房变化显著。妊娠早期乳房开始增大、充血,孕早期的数周内孕妇可感乳房触痛和刺痛。由于乳腺腺管和腺泡的增多致使乳房增大。乳头变大并有色素沉着而且易于勃起,乳晕亦着色加深,因有散在的皮脂腺肥大而形成结节状突起称为蒙氏结节(Montgomery's tubercles),是孕早期的体征。

妊娠期并无乳汁分泌,可能与大量雌、孕激素抑制乳汁生成有关。孕晚期,尤其在接近分娩期时,可有少量泌乳。产后胎盘娩出,雌、孕激素水平迅速下降,新生儿吸吮乳头,乳汁开始分泌。

二、血液循环系统的改变

(一) 血液

1. 血容量 妊娠期血容量增加以适应子宫胎盘及各组织器官增加的血流量,对胎儿生长发育极为重要,也是对妊娠和分娩期出血的一种保护机制。母体血容量自妊娠 6 周开始增加,32~34 周后达到峰值,然后保持恒定到分娩。血容量增加 40%~45%,平均增加 1 450ml,是血浆容量和红细胞数量增加共同所致。孕期激素变化和一氧化氮增多是血容量增加的重要因素,但具体机制仍不明确。血容量增加程

度个体间差异较大,与母亲的身高、体重、胎次、胎儿数量等有关,血容量增加也同婴儿出生体重相关,但因果关系并不明确。

2. 红细胞 血浆量增加多于红细胞增加,出现生理性血液稀释,红细胞增加约450ml。由于妊娠期骨髓造血增加,网织红细胞轻度增多。红细胞计数约为 $3.6 \times 10^{12}/L$(非孕妇女约为 $4.2 \times 10^{12}/L$),血红蛋白值约为110g/L(非孕妇女约为130g/L),红细胞比容从0.38~0.47降至0.31~0.34。

3. 白细胞 妊娠期外周血白细胞计数逐渐上升。一般 $(5~12) \times 10^9/L$,有时可达 $15 \times 10^9/L$。临产和产褥期白细胞计数也显著增加,一般 $(14~16) \times 10^9/L$,有时可达 $25 \times 10^9/L$。因为白细胞计数在分娩过程中会正常升高,所以临床上不能用白细胞计数判断有无感染。白细胞计数的增加很大程度上是由于中性粒细胞增加,淋巴细胞增加不明显,单核细胞及嗜酸性粒细胞几乎无改变。白细胞增多机制不详,可能与雌激素水平和皮质醇水平增高有关。产后1~2周内白细胞水平恢复正常。

4. 血小板 目前对于妊娠期血小板计数的变化尚不明确。由于妊娠期血小板破坏增加、血液稀释,导致孕期血小板减少,部分孕妇在妊娠晚期可进展为妊娠期血小板减少症。但血小板计数的正常下降通常伴随血小板凝集功能的增强,因此,虽然血小板的数量下降,但血小板功能增强以维持止血。血小板计数多在产后1~2周恢复正常。

5. 凝血因子 妊娠期血液处于高凝状态,为防止围产期出血做好了准备。其主要原因是静脉血液淤滞、血管壁损伤以及凝血级联反应的变化,使妊娠期女性发生血管栓塞性疾病的风险增加5~6倍。大多数凝血级联系统中的促凝因子显著增加,包括凝血因子Ⅰ、Ⅶ、Ⅷ、Ⅸ、Ⅹ,因子Ⅱ、Ⅴ、Ⅻ水平不变或略增加,因子Ⅺ和ⅩⅢ水平下降。血浆纤维蛋白原水平在孕早期开始上升,孕晚期到达最高值,较孕前高50%,正常妊娠晚期增加至4.5g/L,纤维蛋白原的增加与血沉增加有关。

大部分血凝指标不受妊娠影响。血浆凝血酶原时间(prothrombin time,PT)、部分凝血活酶时间(activated partial thromboplastin time,APTT)和凝血酶时间(thrombin time)均略降低,但仍在非妊娠期的正常范围内,而出血时间和全血凝血时间值无变化。产后2周凝血因子水平恢复正常。

(二)心血管系统

妊娠期心血管系统发生显著改变适应妊娠期代谢量的增加和分娩期血液的流失。

1. 心脏解剖位置 妊娠期增大的子宫使膈肌升高,心脏向左、上、前方移位,心脏搏动左移1~2cm。心脏位置改变的程度与子宫体积、腹壁肌张力、胸腹部的结构有关。由于心脏位置的变动,在X线检查时可见食管凹陷以及心脏左侧缘变直,左缘至胸骨中线距离增加1.3cm,右缘至胸骨中线距离增加0.3cm。心脏容量增加70~80ml,这可能是由于心脏体积增大或心肌肥厚的缘故。整个孕期心脏大小约增加12%。这种由于心脏位置变动引起的心脏轮廓的改变,有时与真正的心脏肥大难以鉴别。

孕期由于心脏移位,大血管发生轻度扭转,血液黏稠度下降及血容量增加等原因,心脏常可出现功能杂音,半数孕妇可在心尖区听见收缩期杂音,不少孕妇可出现第三心音。正常妊娠由于心脏位置改变心电图可有电轴左偏约15°~20°。除此外多无改变。

2. 心排出量 自妊娠10周逐渐增加,至妊娠32~34周达高峰,持续至分娩,整个孕期约增加40%。心排出量增加是孕期循环系统的重要改变,为子宫、胎盘、乳房提供足够血流供应。心排出量对体位改变非常敏感,孕晚期孕妇从仰卧位变为侧卧位时,心排出量约增加22%,从坐位至站立时,下降至与非妊娠期相同。临产时,心脏排出量增加,第二产程用力屏气逼出胎儿时增加更多。影响心排出量的主要因素为心率和每搏输出量。孕妇心率随妊娠进展而有增加,平均较非孕妇增加10~15次/min。孕期每搏输出量增加20%~30%,在孕中期达到最高峰。每搏输出量受体位影响很大。

胎儿娩出后子宫血流量迅速减少,同时子宫对下腔静脉的压迫撤除,致回心血量迅速增加,产后1小时内心排出量可增加20%~30%,产褥期第3~4天内最为严重,因此对并发心脏病者应密切注意心脏功能的监测。

3. 妊娠期血流动力学变化 孕晚期心率、心搏量以及心排出量均有增加,全身血管及肺血管阻力则明显下降,肺毛细血管楔压及中心静脉压在孕晚期及产褥期均无改变。此外,心脏及大动脉的内径均有增加,上述改变可能与一氧化氮(NO)合成系统有关。

(1)血压:妊娠早期及中期血压偏低,妊娠24~26周后血压轻度升高。一般收缩压无变化,舒张压因受外周血管扩张、血液稀释及胎盘形成动静脉短路而轻度降低,使脉压稍增大。孕妇体位影响血压,一般上半身静脉压在孕期基本不变,但随着妊娠进展,下肢压力增加明显,尤其是当患者取仰卧位、坐位或站立位时。增大的子宫压迫下腔静脉导致回心血量降低,心排出量降低,血压下降,形成仰卧位低血压综合征。孕妇侧卧位时能解除子宫压迫,改善血液回流。

(2)外周阻力:与血压和心排出量有关。由于孕期血压下降或与孕前相同,而心排出量升高,因而,孕期外周阻力显著下降。

(3)血流量:妊娠期流向子宫、乳房、肾脏的血流量增加。与体循环相比,子宫和胎盘血管阻力小,因而流经子宫的血流量增加约500ml/min,甚至达700~800ml/min。肾脏血流量增加约400ml/min,乳房的血流量约增加200ml/min。皮肤的血流量也会增加,尤其是四肢的皮肤,主要是为了散热。

三、泌尿系统的改变

（一）肾脏、输尿管以及膀胱的解剖及形态的改变

1. 肾脏及输尿管的改变 妊娠期肾脏增大。肾脏血管、间质以及尿路无效腔的增加导致肾脏体积和重量的增加。而尿路无效腔的增加是由于肾盂肾盏、输尿管的扩张造成的。右侧肾盂肾盏于足月平均可扩张15mm（范围5~25mm），左侧为5mm（范围3~8mm）。

输尿管和肾盂扩张自妊娠的第二个月开始，到妊娠中期最明显，此时输尿管直径可达2cm。受子宫右旋影响，右侧输尿管扩张较左侧常见，扩张位置一般高于骨盆入口平面上缘，有学者认为这只是增大的子宫和卵巢静脉丛对输尿管机械压迫所致，但孕酮引起的平滑肌松弛对孕早期输尿管扩张也起一定作用。输尿管扩张在分娩6周后消失。输尿管肾盂扩张的临床意义在于无症状菌尿的孕妇肾盂肾炎发生率增高。对输尿管肾盂扩张的患者，难以通过泌尿系统X线片检查来评估有无尿道梗阻或结石。

2. 膀胱 妊娠早期由于增大子宫的压迫，膀胱容量减少，故常有尿频的现象。中期妊娠以后，由于子宫不断增大，盆腔器官充血，膀胱随增大的子宫而进入腹腔，膀胱三角区升高，输尿管开口于膀胱处的组织增厚，三角区变深、变宽导致尿液引流不畅而有淤滞，加重输尿管与肾盂的扩张、积水。Iosif等对初产妇从早孕至妊娠晚期进行尿道、膀胱动力学研究，发现膀胱内的压力从早孕时的8cmH$_2$O至孕足月升至20cmH$_2$O，膀胱内压力的升高与妊娠晚期初产妇先露较早入盆、胎头的挤压有关。为了保持对尿液的控制，尿道内的压力亦从70cmH$_2$O增至93cmH$_2$O。孕晚期先露入盆可影响膀胱底部血液及淋巴的引流，特别是临产后，该处易发生水肿以及局部的损伤，上述变化使得泌尿系统感染率增加，无症状菌尿易于发展成急性肾盂肾炎，以及慢性肾盂肾炎易有急性发作。

（二）肾功能的改变

妊娠期肾小球滤过率（glomerular filtration rate，GFR）以及肾血浆流量（renal plasma flow，RPF）于妊娠早期均增加，整个妊娠期维持高水平。与非孕时相比，GFR约增加50%，RPF约增加35%，致代谢产物尿素、肌酐等排泄增多，其血清浓度低于非孕期。肾小球对葡萄糖的滤过增加，而肾小管对葡萄糖重吸收能力未相应增加，约15%孕妇可出现生理性糖尿，应注意与糖尿病鉴别。

孕期肾功能的最大调整以肾小管对Na$^+$的重吸收为代表。所增加的过滤Na$^+$负荷达到5 000~10 000mmol/d，相关因素包括激素水平变化如孕酮、雌激素、抗利尿激素、皮质素、胎盘催乳素、醛固酮的上升及血浆蛋白的下降。孕妇体

位对肾脏血流动力学有较大影响，仰卧位时尿量及钠的排泄与侧卧位相比减少1/2，同时亦发现孕妇仰卧位时GFR及RPF均有减少。

四、呼吸系统的改变

（一）解剖学的改变

孕期由于雌激素水平升高，上呼吸道（鼻咽、喉、气管）黏膜增厚，轻度充血、水肿，黏液分泌增加。

孕期肋骨展平，肋骨下角增大而致胸廓容量增加，胸廓横径增加约2cm，周径增加5~17cm，妊娠晚期膈肌升高约4cm。由于子宫增大，腹压增加，膈肌活动度减少，但因胸廓活动相应增加，以胸式呼吸为主，这样气体交换仍可保持不变。

（二）肺功能的改变

在呼吸生理中，了解肺功能的指标有肺容积和肺容量。

1. 基本肺容积 包括四种，它们互不重叠，全部相加等于肺的最大容量。

（1）潮气量（tidal volume，TV）：每次呼吸时吸入或呼出的气量为潮气量。

（2）补吸气量或吸气贮备（inspiratory reserve volume，IRV）：平静吸气末，再尽力吸气所能吸入的气量为补吸气量。

（3）补呼气量或呼气贮备量（espiratory reserve volume，ERV）：平静呼气末，再尽力呼气所能呼出的气量为补呼气量。

（4）余气量或残气量（residual volume，RV）：最大呼气末尚存留于肺中不能再呼出的气量为余气量。

2. 肺容量 肺容量是基本肺容积中两项或两项以上的联合气量。

（1）深吸气量（inspiratory capacity）：从平静呼气末作最大吸气时所能吸入的气量为深吸气量，它也是潮气量和补吸气量之和，是衡量最大通气潜力的一个重要指标。

（2）功能余气量（functional residual capacity，FRC）：平静呼气末尚存留于肺内的气量为功能余气量，是余气量和补呼气量之和。

（3）肺活量和时间肺活量（vital capacity，VC）：最大吸气后，从肺内所能呼出的最大气量称作肺活量，是潮气量、补吸气量和补呼气量之和。

（4）肺总量（total lung capacity，TLC）：肺所能容纳的最大气量为肺总量，是肺活量和余气量之和。

妊娠期肺容积和肺容量发生改变。由于呼吸道肌肉松弛，导致呼吸无效腔气量增加。随孕周进展，潮气量逐渐增加约35%~50%。孕晚期由于膈肌上升，补呼气量及残气量有所下降，故功能残气量亦下降，但孕期由于深吸气量增加，

因而使下降的补呼气量得到补偿,肺活量无明显变化,肺总量下降 4%~5%。功能残气量在妊娠期间减少 20%~30%。妊娠期间分钟通气量和肺泡通气量在静息状态下有所增加,在运动后增加的频率较非孕期更加明显。由于每分钟的通气量及每分钟的摄氧均随妊娠进展而增加,故孕妇动脉血的 PO_2 比非孕时稍有增加。一些孕妇感到气短,想喘大气,但肺功能检查却无异常,可能与潮气量增加,使血中 PCO_2 轻度下降有关。

五、消化系统的改变

(一) 胃肠道

妊娠子宫增大,迫使胃向左上方推移,并向右旋转,呈不同程度的水平位,同时盲肠及阑尾亦向外上方向移位。因而上述器官发生疾病时体征有较大的变异,给临床诊断带来困难。

很多孕妇在停经后出现食欲缺乏、偏食以及喜食酸味食物等妊娠反应,部分孕妇伴有恶心、呕吐现象。这种反应的程度及持续时间因人而异,但多数不需特殊治疗,在妊娠 10~12 周逐渐消失。部分孕妇有胃部烧灼不适感觉,其原因可能与胃的位置发生改变,腹内压力增加使胃部压力增加有关,亦有可能为贲门-食管括约肌松弛,胃酸分泌物反流入食管下段致胃部有不适感。由于孕激素的影响,胃肠道蠕动减少,平滑肌张力减退,胃排空时间及肠道运输时间均有延长,不少孕妇有饱胀感觉。肠蠕动虽有减少,但小肠的吸收功能并无改变。由于肠蠕动减少,粪便在结肠停留时间延长,水分被吸收,致使粪便干燥,孕妇常有便秘出现。又由于腹内压的增加,子宫对下腔静脉的压迫,影响下肢静脉及盆腔静脉回流常有痔疮出现,或使原有的痔疮症状加重。

受雌激素影响,齿龈肥厚,容易充血、水肿、出血。少数孕妇牙龈出现血管灶性扩张,即妊娠龈瘤,分娩后自然消失。

(二) 肝和胆囊

在妊娠期,肝脏的大小和组织学形态一般不发生改变。肝脏的血流量在孕期无显著改变,故心排出量中分配到肝脏的血液比例减少。但是很多通常与肝病有关的临床和实验室表现会在孕期出现。高水平雌激素导致的蜘蛛痣和肝掌是正常现象,常在分娩后消失。尽管全身总蛋白增加,但由于血液稀释,血清白蛋白及总蛋白水平仍逐渐降低。至分娩前,与非孕期妇女相比,孕妇白蛋白水平降低 25%。而与非孕期妇女相比,孕晚期孕妇血清碱性磷酸酶活性升高 2~4 倍,升高主要来自胎盘合成的耐热同工酶,而非来源于肝脏。

超声显示孕期胆囊收缩减弱,胆道平滑肌松弛,胆囊排空时间延长,有较高的残余量,由于胆囊收缩减弱,使胆汁淤积、黏稠,易有胆结石形成,上述改变可能与孕期孕激素对平滑肌的抑制有关。

六、皮肤及其他改变

(一) 皮肤的改变

妊娠期间肾上腺皮质分泌糖皮质激素增多,分解弹力纤维蛋白,从而使弹力纤维变性,且随着孕周的进展,孕妇腹壁皮肤张力加大,使皮肤的弹力纤维断裂,孕期部分孕妇腹部皮肤可出现不规则平行裂纹,有时甚至出现在大腿、臀部以及乳房皮肤,裂纹呈淡红色或紫红色,质柔软,有皮肤变薄感,上述裂纹在产褥期退变呈白色,称为妊娠纹。

(二) 色素沉着及毛发改变

妊娠妇女腺垂体分泌促黑素细胞激素(melanocyte stimulating hormone,MSH)增加,同时增多的雌、孕激素也有黑色素细胞刺激效应,使黑色素增加,导致不少孕妇在妊娠晚期在面颊、乳头、乳晕、腹白线以及外阴等处皮肤有色素沉着,在面颊可呈不规则的褐色斑块,或呈蝶形分布,分娩后逐渐减退,但有时不能完全消失。

孕期极少数孕妇有阴毛和腋毛增多、增粗的现象,可能与睾酮和肾上腺皮质激素增多有关。但亦有孕妇发生轻度脱皮者,其原因不太清楚,多数均可于短期内恢复,不需特殊治疗。

七、内分泌系统的改变

孕期母体内分泌功能有显著改变,一是母体原有的内分泌腺功能活动增强;二是胎儿与胎盘在发育期间逐渐发展自身的内分泌系统(胎儿-胎盘单位)。胎儿-胎盘单位的功能又影响母体内分泌系统的结构与功能,两者共同担负着维持整个妊娠过程的激素调控任务。

(一) 垂体

妊娠期垂体增大约 1/3,主要由于垂体前叶分泌催垂体乳素的嗜酸性细胞增生所致。增大的垂体以及继发的蝶鞍内压力升高,使垂体更容易受血供变化和低血压的影响,增加了产后出血造成垂体梗死的风险(希恩综合征)。妊娠期腺垂体分泌的促肾上腺皮质激素、促甲状腺激素、催乳素以及黑色素细胞刺激素均增多。

1. 促性腺激素(gonadotropin,Gn) 孕期由于体内有大量雌、孕激素,对下丘脑及垂体的负反馈作用,使垂体分泌 FSH 及 LH 均有减少,因而妊娠期间卵巢无卵泡发育,也无排卵发生。

2. 生长激素(growth hormone,GH) 孕期垂体生长激素无明显增加,孕晚期稍有下降,而胎盘生乳素浓度却明显增加。分娩后,胎盘生乳素在母血迅速消失,垂体生长激素较产前稍有下降并保持在低水平一段时间,它们的抗胰岛素作用相对减弱,因而糖尿病产妇在产褥早期对胰岛素的需要量减少。

3. 催乳素(prolactin,PRL) 孕期 PRL 随妊娠进展而增加,至妊娠足月分娩前达高峰约 150μg/L,为非孕妇女的 10 倍。其主要功能为促进泌乳。在孕早期 PRL 作用于乳腺腺上皮细胞引起 DNA 合成及有丝分裂,并同时增加腺上皮细胞内的雌激素及催乳素的受体数量,促进乳腺发育为产后泌乳作准备。最后,催乳素促进乳腺腺泡细胞 RNA 合成,并增加酪蛋白、乳蛋白素、乳糖及脂类的产生。

(二)甲状腺

妊娠期母体和胎儿对甲状腺激素的需求增加。这种需要量的增加发生在妊娠 4~6 周,以后逐渐升高,直至妊娠 20 周达到稳定状态,持续保持至分娩。妊娠期间甲状腺组织增生、血管增多,在雌激素的刺激下,肝脏甲状腺结合球蛋白(thyroxine-binding globulin,TBG)显著增加,清除减少。TBG 从妊娠 6~8 周开始增加,第 20 周达到顶峰,一直持续到分娩。一般较基础值增加 2~3 倍。TBG 与 T_3、T_4 的结合力亦增加,故血浆中结合型 T_3、T_4 增多。TBG 增加必然带来总甲状腺素(TT_4)浓度增加,所以 TT_4 这一指标在妊娠期不能反映循环甲状腺激素的确切水平。总的说来,孕期血清总 T_3、T_4 稍有增加,而 FT_3、FT_4 无改变,故孕妇通常无甲状腺功能亢进表现。

在妊娠 8~10 周,血清 hCG 水平增加达高峰、促甲状腺素(TSH)水平降低。hCG 每增高 10 000U/L,TSH 降低 0.1mU/L。TSH 在孕 8~14 周降低 20%~30%,妊娠 10~12 周是下降的最低点。妊娠早期血清游离甲状腺素(FT_4)水平较非妊娠时升高 10%~15%。

因为母体对胎儿的免疫妥协作用,甲状腺自身抗体在妊娠后滴度逐渐下降,妊娠 20~30 周下降至最低滴度,降低幅度为 50% 左右。分娩后,甲状腺抗体滴度回升,产后 6 个月恢复到妊娠前水平。

妊娠期间由于 GFR 及 RPF 的增加,使得体内对碘的清除增多;加之孕期的生理需要及胎儿的需要,故应增加碘的摄入量。

(三)甲状旁腺

在妊娠初 3 个月,血浆甲状旁腺激素浓度有所减少,之后随妊娠进展而进行性增加直至孕晚期,可能与孕期血浆容量增加、肾小球滤过率增加以及胎儿对钙的转运增加有关。孕期甲状旁腺激素增加,使得孕妇有生理性甲状旁腺功能亢进的表现,有人认为这是为了满足胎儿有足够的钙的需求和维持母体钙的内环境稳定。血浆中钙离子浓度通过负反馈调节甲状旁腺激素的分泌。

(四)肾上腺皮质

1. 皮质醇(cortisol) 为主要的理糖激素,孕期血清皮质醇浓度明显增加,但产生的皮质醇进入循环后,75% 与皮质类固醇结合球蛋白(corticosteroid-binding globulin,CBG)结合,15% 与白蛋白结合,仅有约 10% 的游离皮质醇起作用,故孕妇并无肾上腺皮质功能亢进表现。肾上腺皮质醇的分泌速率亦并未增加,与非妊娠情况相比,可能稍有减低。孕期皮质醇的代谢清除率降低。

2. 醛固酮(aldosterone) 为理盐激素,已知肾素-醛固酮系统对正常妊娠期间血压-血容量的稳定性调节有重要作用。肾素由肾小球旁器分泌,与血浆内的血管紧张素原反应,形成血管紧张素 I,后经肺毛细血管内皮细胞转化酶的作用,转化为有显著升高血压作用的血管紧张素 II,血管紧张素 II 刺激肾上腺皮质分泌醛固酮,以增加水和钠的潴留,又由于水、钠潴留,以及血管紧张素 II 的增加,而抑制肾素的产生,形成生理反馈机制。

醛固酮水平从孕 15 周开始增加,至孕足月时为非孕妇女的 10 倍,而孕期雌激素可使肾素活性增加,血管紧张素 II 亦有增加,两者可刺激醛固酮分泌增加。有人认为孕期高水平的肾素及醛固酮可能是对孕酮造成的排钠及肾小球滤过率增高的一种代偿,以防止钠负平衡的发生及血容量的减少。

八、新陈代谢的改变

为满足母胎日益增长的需求,孕期代谢方面发生许多改变。

(一)基础代谢率及体重

基础代谢率在孕早期稍有下降,之后即逐渐增高,至妊娠晚期可增高 15%~20%。体温调节系统在孕期发生改变,孕早期体温最高,产后 3 个月降至最低点后恢复正常。早期妊娠体重无明显变化,中期妊娠起体重平均每周增加 350g,至妊娠足月时体重平均增加约 12.5kg。孕期增加的体重包括母体自身的体重增加和妊娠产物两部分。母体部分包括循环血流量的增加、子宫和乳房的增大、细胞外液的增加和脂肪增加。增加的脂肪主要位于皮下,但内脏脂肪也有所增加。妊娠产物(胎盘、胎儿和羊水)大约占孕期增重的 35%~59%。在孕晚期,由于母体血浆胶体渗透压下降,以及增大的子宫压迫腔静脉所致的部分梗阻,下肢静脉回流受阻,液体潴留,下肢常出现水肿,在分娩后即消失,体重随之下降。近年来发现孕期营养过度、体重过重所致巨大儿导致难产已有报道,严格控制孕期体重,可减少不良妊娠结局。单纯以孕期体重超过 80kg 为体重过重,不能全面反映孕妇是否肥胖及过度营养状况,采用体重指数(body mass index,BMI)进行判断则较为合理,BMI= 体重(kg)/身高(m)²。

(二)碳水化合物代谢

妊娠期碳水化合物代谢发生了显著的生理变化。目的是使母体能够以葡萄糖的形式持续向发育中的胎儿和胎盘传输能量。妊娠对胰岛素和碳水化合物生理需求增加,在所有的孕妇中,糖耐量都发生了一定程度的下降。大部分女性中这种改变是轻度的,但在少部分女性中,妊娠期的这种改变导致了妊娠期糖尿病的发生。

妊娠导致空腹血糖下降,餐后血糖升高及高胰岛素血症。为了适应妊娠期对胰岛素需求的增加,胰腺内的胰岛中分泌胰岛素的β细胞发生了肥大和增生,胰岛素分泌增加,血液循环中的胰岛素亦增加,因此导致孕妇空腹血糖下降。孕妇进行糖耐量试验时,发现有高血糖及高胰岛素血症时期延长,同时还有胰高血糖素受阻抑现象。出现上述情况可能是为了加强维持餐后葡萄糖对胎儿的供应。孕期胰高血糖素的作用还不完全清楚,有人对同一妇女,于孕晚期及产后分别进行葡萄糖应激试验,发现在输注葡萄糖后,孕晚期的反应是胰岛素增加4倍,相反,血浆胰高血糖素却受阻抑,其阻抑程度在孕晚期及产褥期是相同的。上述结果说明,正常妊娠对葡萄糖的应激试验,β细胞的敏感性增加,而α细胞的敏感性却无改变。影响胰高血糖素分泌的因素很多,血糖浓度是最重要的因素,另外胰岛素也可通过降低血糖间接刺激胰高血糖素分泌,胰岛素也可直接作用于邻近的α细胞抑制胰高血糖素。

孕期应用胰岛素效果较差,糖尿病患者用量增加,提示靶细胞有拮抗胰岛素的功能或因胎盘产生胰岛素酶破坏胰岛素,使孕期胰岛素需要量增多。

(三) 蛋白质代谢

孕期对蛋白质的需要量增加,处于正氮平衡状态。孕妇体内储备的氮(1g氮等于6.25g蛋白质)除供给胎儿生长发育及子宫、乳房增大的需要外,还为分娩期消耗作准备。孕晚期母体及胎儿共贮备蛋白质约1 000g,其中500g供给胎儿及胎盘生长的需要,其余作为母体子宫、乳腺增生、肥大及母体血容量扩充的需要。

孕期由于血容量增加,血浆总蛋白有所下降,血浆白蛋白从平均41.5g/L下降至约30.5g/L,血浆球蛋白含量则从31.4g/L上升至34g/L,故白蛋白与球蛋白比值下降,比值从未孕的1.5~2.6下降至1~1.8,由于白蛋白的减少,血浆胶体渗透压下降,因而孕妇易有水肿出现。故孕期应增加蛋白质的补充,同时食物中应有适量的碳水化合物及脂肪作为能量来源,如果后者不足,则为了能量的需要,母体会动员贮备的蛋白质作为能量的补充。

(四) 脂肪代谢

妊娠期间总脂肪增加,但增加量随着体重增加而变化。在妊娠中后期,血脂增加(血浆胆固醇增加50%,血浆甘油三酯浓度可能会增加3倍),但分娩后很快会降低。孕期低密度脂蛋白胆固醇(LDL-C)增加,在孕36周左右达峰值,在足月前开始下降。LDL-C的增加可能与雌、孕激素的作用有关,而足月时下降可能与胎盘生产孕酮,增加对LDL-C的需要有关。高密度脂蛋白胆固醇(HDL-C)在妊娠前半期增高,主要由于雌激素的作用,孕30周后达峰值,然后维持在该水平。低密度脂蛋白与高密度脂蛋白的比率增加。孕期母体有脂肪贮存,由于肠道对脂肪吸收能力增加,整个孕期血脂水平稍有增高,可能是脂肪贮备,为孕期、分娩及产后哺乳的能量消耗作好准备。

有研究表明,孕中期脂肪存储最多,孕晚期由于胎儿需求增加,脂肪储备下降。脂肪贮存为能量的贮备作准备,当孕妇遇到能量消耗过多,或处于较长时期饥饿以及做强劳动时,体内动用大量脂肪,使血中酮体增加,易发生酮症。

(五) 水代谢

孕期水潴留增加是妊娠正常生理性改变。整个孕期母体内总体液量增加平均为6.5L,其中胎儿、胎盘、羊水约3.5L,其余则为子宫、乳房组织增大,血容量的扩充以及组织间液的增加。孕期水潴留主要发生在组织间液,促进组织间液增多的原因有以下几方面:①孕期雌激素增加,雌激素可使组织间隙基质所含的黏多糖产生去聚合作用,而发生水、电解质在组织间隙的潴留;②孕期血浆白蛋白下降,血浆胶体渗透压亦下降,而致组织间隙体液增加;③孕期由于子宫增大,孕妇的体位如站立或坐位均可引起下肢静脉压增高,孕妇仰卧位,增大的子宫可阻碍下腔静脉血液回流,使下肢血液淤滞,由于静脉压力可超过血浆渗透压,致使体液通过管壁在组织间隙潴留,如孕妇改变体位为侧卧位,则部分积聚的液体可随尿排出。

正常妊娠初产妇阴道分娩后,产后10天内体重减轻约2kg。产后水的转移以及排泄,与孕期水的潴留多少、分娩时的脱水情况以及失血多少有关。

(六) 矿物质代谢

1. 铁代谢 正常妇女体内含铁量约为35mg/kg,其中70%存在于血红蛋白中,5%以肌蛋白及各种酶的形式存在,另有30%与白蛋白相结合储存于骨骼系统中。妊娠期红细胞增加,对铁的需求量也增加。整个孕期约需增加1 000mg铁,500mg铁用于母体红细胞,300mg铁转运给胎儿,母体日常铁流失补偿需200mg铁。

孕期铁需求并非恒定不变,而是随孕周增加而显著增加,孕早期铁需求量为0.8mg/d,孕晚期则需要6~7mg/d。一般饮食中含铁量约为10~15mg,尽管妊娠后半期肠道对铁的吸收率从10%增加至40%,但由于孕前已有铁摄入不足或其他原因所致之贫血,孕期如不及时补充外援性铁剂,常致贫血。妊娠合并贫血是指妊娠期血红蛋白(Hb)浓度<110g/L。

在妊娠初期血清铁稍有升高,以后则逐渐减少,至孕晚期约为初期的1/2。铁蛋白是机体贮备铁的主要成分,存在于肝、脾、骨髓等组织中,作为贮备铁指标的血清铁蛋白值的变化,与血清铁变化过程类似,从妊娠4个月开始下降,至孕晚期达最低值。

2. 钙代谢　孕期约需储积钙40g,以补充胎儿的钙需求。胎儿骨骼生长发育需储钙约30g,钙通过主动运输通过胎盘,这种储积80%发生在孕晚期,正是这个时期胎儿骨骼矿化处于顶峰时期,因而早产儿常有缺钙。妊娠期间肠道对钙的吸收增加,尿中钙的排出量亦增加,由于胎儿发育的需要,母体对钙的需要量增加,而一般饮食远远不能补充1.5g钙的需要,故孕期应额外补充维生素D及钙。孕期血清钙离子的浓度保持恒定,但由于血清白蛋白水平下降导致钙结合蛋白减少,因此妊娠期孕妇体内总的钙水平是下降的。近年来一些研究认为,孕期补钙可对血压的稳定产生有益的影响,可预防妊娠期高血压疾病发生,但其确切作用机制还不清楚。

3. 镁代谢　镁是具有许多重要生理作用的二价阳离子,人体内镁含量约为20~28g,其中60%在骨骼,40%在肌肉和软组织,仅少量约1%在细胞外液。正常健康未孕妇女血清镁值平均为2.6mg%,正常妊娠约为2.27~2.42mg%,较非孕妇女稍低,镁在孕期稍低的原因可能与血浆蛋白浓度下降、与蛋白结合的镁减少有关。

4. 锌代谢　锌参与核酸和蛋白质的催化、结构和调节功能。超过100多种酶需要锌的参与,母体缺锌可导致产程延长、胎儿生长受限、畸形、胚胎或胎儿死亡。孕妇的每日参考膳食摄入量为11mg/d,素食主义者可能会更高,因为全谷物和豆类所含的肌醇六磷酸与锌结合,减少其吸收。孕妇和非妊娠妇女可耐受的最高摄入量为40mg/d。均衡膳食的孕妇通常不需要补锌。但是,如果一名妇女每天摄入超过60mg元素铁,应建议补锌,因为铁与锌的吸收相竞争。

5. 维生素代谢

（1）维生素A:存在于各种化合物中的脂溶性维生素,包括视黄醛、视黄酯、视黄醇和视黄酸。视黄酸是维生素A最活跃的形式。维生素A在细胞分化、基因表达的调节以及脊椎、脊髓、四肢、心脏、眼睛和耳朵的发育等方面是必需的。维生素A的足量摄入可以很容易地从健康饮食中获得。因此,应建议增加维生素A的饮食摄入量,而不是补充维生素A,因为过量摄入视黄醇是已知的人类致畸因子。

（2）维生素D:维生素D对于钙的正确吸收、骨骼健康和骨骼内环境的稳定至关重要。孕期维生素D对于胎儿生长发育以及与受精卵着床和血管生成有关的基因调节至关重要。产妇低维生素D状态与子宫内长骨生长减少,妊娠期较短,先天性佝偻病和新生儿骨折相关。母体维生素D状态也可能是子痫前期的独立危险因素,补充维生素D可能有助于预防这种并发症和促进新生儿健康。

（3）维生素C:也被称为抗坏血酸,是一种水溶性维生素和抗氧化剂,有减少自由基的作用,也有助于前胶原的形成。铁的摄取也需要足够的维生素C。吸烟妇女对维生素C的需求增加。

（4）维生素B₆:一种水溶性B族复合维生素,它是蛋白质、碳水化合物和脂质代谢中的辅酶。维生素B参与血红素的合成,有助于母体和胎儿的红细胞、抗体和神经递质的形成。研究表明,补充维生素B可有效缓解孕期的恶心和呕吐。由于维生素B₆过量可引起麻木和神经损伤,孕妇女可耐受的最高摄入量确定在100mg/d。

（5）维生素K:一种脂溶性维生素,用于合成凝血因子Ⅱ、Ⅶ、Ⅸ和Ⅹ。维生素K从母体转运到胎儿的剂量有限。然而新生儿常常缺乏维生素K,在出生时需接受补充。

（6）叶酸:其代谢活性形式四氢叶酸,是核酸和多种氨基酸合成中一碳单位转运反应的辅酶。因此,足量的叶酸对于胎儿和胎盘的发育非常重要,细胞的快速生长、复制、细胞分裂和核苷酸合成都需要叶酸。叶酸缺乏可导致胎儿神经管缺陷的发生。人类叶酸缺乏主要归因于膳食摄入不足、行为和环境因素以及遗传缺陷。人类本身不能合成叶酸,因此其需求完全依靠膳食来源或补充剂来满足。

九、骨骼、关节及韧带的改变

妊娠期间骨质通常无改变,仅在妊娠次数过多、过密又不注意补充维生素D及钙时,能引起骨质疏松。部分孕妇可感腰骶部、耻骨联合及/或肢体疼痛不适,可能和松弛素使骨盆韧带及椎骨间关节、韧带松弛有关。部分孕妇耻骨联合松弛、分离致明显疼痛、活动受限,产后往往消失。妊娠晚期孕妇重心前移,为保持身体平衡,孕妇头部与肩部向后仰,腰部向前挺形成典型的孕妇姿势。

（陈　叙）

第五节　妊娠诊断

妊娠诊断（diagnosis of pregnancy）十分重要,对生育年龄妇女进行保健和疾病的诊治时都应考虑到是否存在妊娠。应根据患者的症状、体征和辅助检查进行综合判断得出正确的妊娠诊断,以避免误诊或漏诊。

妊娠期从末次月经的第一天开始计算。临床上分为3个时期:妊娠未达14周称为早期妊娠（first trimester）;第14~27周$^{+6}$称为中期妊娠（second trimester）;第28周及其后称为晚期妊娠（third trimester）。

一、早期妊娠的诊断

（一）病史与症状

1. 停经 月经过期是妊娠最早的症状。生育期，有性生活史的健康妇女，平时月经周期规则，停经应首先考虑妊娠，过期10天以上，应高度怀疑妊娠。即使使用了避孕措施也要考虑妊娠。此外，有些人会隐瞒性行为。

有以下情况可能停经史不好判断：月经不规则，哺乳期及人工流产后月经尚未恢复，由于精神、环境的变化，疾病、药物、吸毒、内分泌失调等亦可造成闭经。个别的心理因素也会出现月经期延长，围绝经期也会出现月经过期现象，还应注意的是少数妊娠在相当于月经期时有少量阴道出血，而被误认为是月经。9%的女性在怀孕前8周经历至少1天的阴道流血。量明显少于既往经量，可能近1~2张卫生巾/d。这些情况下也会存在妊娠的可能，都应当进行常规尿妊娠试验，再进行后续的检查和治疗。这种现象有的可持续一两个周期，少数甚至到妊娠中期。

2. 早孕反应 孕妇妊娠停经6周左右出现畏寒头晕、乏力、嗜睡、食欲缺乏、偏食、多喜酸性食物、厌油腻、恶心、晨起呕吐等症状，称为早孕反应（morning sickness）。60%~80%有早孕反应，早孕反应的程度个体差异很大，表现也是多种多样。多在12周后消失。末次月经不详的情况下，早孕反应出现的时间可以部分帮助判断怀孕时间。早孕反应的原因还不清楚，可能与精神和心理上的变化而引起的自主神经失调有关，也可能由妊娠后体内内分泌环境改变所致。早孕时hCG水平升高，促进甲状腺分泌T_4增多，故认为妊娠呕吐的程度与hCG和游离T_4的水平相关。早期妊娠时胃动素（motilin）水平增高，胃收缩功能亢进以及胃酸分泌减少亦是早孕反应的原因之一。早孕反应一般不重，停经4~6周出现，8~10周达高峰，妊娠12周后自然消失，偶有（10%）延至妊娠20~22周者。正常妊娠hCG及早孕反应的变化见图2-1-7。

3. 尿频 孕早期增大的子宫在盆腔内压迫膀胱或造成盆腔充血，产时尿频的症状，不伴有尿急、尿痛等尿路刺激症状，与尿路感染不同。当增大的子宫完全进入腹腔，反而解除了对膀胱的压迫，症状亦随之消失。

（二）体征

1. 基础体温（basal body temperature，BBT）**升高** 妊娠后由于孕激素水平的升高，兴奋下丘脑体温调节中枢，导致体温升高0.3~0.5℃，为双相型，时间可维持20天以上。

2. 乳房 妊娠后母体受雌激素和垂体催乳素等妊娠相关激素影响，乳腺管和腺泡增生，脂肪堆积。乳房逐渐长大，浅静脉显露，孕妇感觉乳房轻度胀痛、刺痛、乳头疼痛或乳房触痛，初产妇更为明显。检查时可见乳头及乳晕着色加深、变黑，乳晕周围出现蒙氏结节（Montgomery's tubercles），这是由于皮脂腺肥大形成的结节状小隆起。哺乳期受孕者发现乳汁分泌减少，可能是哺乳期孕妇较早感到的症状。

3. 皮肤色素沉着 主要表现在面颊部、额部和鼻部出现褐色斑点，称妊娠黄褐斑（chloasma gravidarum），典型者呈蝴蝶状。但这种色素沉着并非妊娠所特有。

4. 生殖器检查 阴道窥器检查可见阴道黏膜和宫颈充血呈紫蓝色，称为Chadwick征。早孕时妊娠6~8周时双合诊可触及宫颈变软，外口硬度如嘴唇样（未孕妇女宫颈如鼻软骨），宫体增大变软呈球形，子宫峡部变宽而柔软，以致在检查时感觉宫颈与子宫体似不相连，称为黑格征（Hegar sign）。黑格征是妊娠比较特有的体征。至妊娠8周时，子宫体约为非孕时的2倍，12周时约为非孕时子宫大小的3倍，超出盆腔，在耻骨联合上多可触及。

（三）辅助检查

1. 妊娠试验 测定人绒毛膜促性腺激素（hCG）是诊断妊娠最常用的方法，习惯上称妊娠试验。人绒毛膜促性腺激素（hCG）是检测妊娠和妊娠相关疾病的重要生物标志。由滋养细胞产生。hCG与促黄体激素（LH）、促卵泡激素（FSH）和促甲状腺激素一起是糖蛋白激素家族的一部分，这些激素是异源二聚体，它们共享一个共同的α亚基，但hCGβ亚基具有显著结构差异，目前的检测方法均针对β亚基血中hCG 95%以完整的异二聚体hCG形式存在，游离的β亚基<10%，而在尿液中hCG游离β亚基的比例很高，主要是从β亚单位衍生的两个多肽链称"β核心"。hCG由卵裂球合体层分泌，受精第2天6~8细胞的卵裂球中即可测到hCGmRNA，但直到受精卵着床后第6天之后，与子宫血管交通后才能在孕妇血清中检测到，这是标准血清hCG试验可检测到hCG的最早时间，但可偏差多达6天。血清妊娠试验是最敏感的早期妊娠检测方法。可检测低至1~2U/L的hCG水平。

hCG在预期来月经而未来的第一天中位血清hCG浓度为239U/L，中位尿hCG浓度为49U/L。个体差异很大。

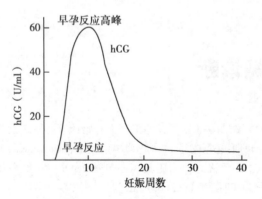

图2-1-7 正常妊娠hCG及早孕反应的变化

hCG 至妊娠 8~10 周达高峰，正常范围约 5 000~15 万 U/L（平均 6 万~9 万 U/L），然后缓慢降低，妊娠 16 周达到平台期（见图 2-1-7）。临床上一般在受孕后 10~18 天即可从血或尿中检测到 hCG。有研究包括存活宫内妊娠血中 hCG 平均翻倍增长时间为 1.4~2.1 天。在 85% 的存活宫内妊娠中，妊娠 40 天内，hCG 浓度每 48 小时至少升高 66%。15% 可存活妊娠 hCG 升高低于此阈值。

尿 hCG 检测是最常用的方法，仅需 1~5 分钟。检出 hCG 的阈值是超过 20~50U/L。现多用的是定性试纸。现还有半定量的尿 hCG 试验，诊断妊娠并不比定性试纸更高效。

hCG 低于 800U/L 时经阴道超声科可能发现宫内孕囊，在血清 hCG 浓度高于 1 500~2 000U/L 的时候可确定宫内孕囊。这对于结合超声评估是否宫内妊娠具有参考价值。多胎妊娠时由于 hCG 结果受到影响，在 hCG 高于 1 500U/L 超声也可能未见孕囊。

hCG 存在假阳性可能，目前使用的 hCG 免疫测定可专门结合 hCG 的 β 亚基，避免与其他激素（如 LH、FSH 或促甲状腺素）的亚单位发生交叉反应。hCG 的完整二聚体形式几乎完全由滋养细胞产生。最常见的因素是嗜异性抗体如类风湿因子，用于特定免疫分析的测试抗体。其他罕见的阳性结果但没有怀孕的原因可能是：①外源性 hCG 注射液用于减肥或不孕治疗，外源性 hCG，应在注射后 2 周内清除；②肾衰竭 hCG 清除受损；③生理性垂体 hCG；④产生 hCG 的肿瘤最常见，妊娠滋养细胞肿瘤和具有滋养细胞成分的生殖细胞肿瘤都可以产生。大约 15%~20% 的生精睾丸肿瘤和 40%~50% 的非生精睾丸肿瘤会分泌 hCG。这些都可能造成血清 hCG 阳性的非妊娠情况。

hCG 还存在假阴性可能，最常见的原因是受孕后过早检测，导致尿 hCG 低于检测方法敏感性阈值，或者实际受精时间晚，排卵推迟或种植推迟都可能造成 hCG 假阴性。对于月经过期的女性，首次检测阴性，建议 1 周后进行第 2 次检测，或考虑直接进行血清学检测。可以测出极低 hCG 水平。罕见的原因是，当 hCG-β 核心片段过度增多，也可能封闭尿 hCG 检测试纸中的抗体，造成检测假阴性。这常见于夹心型免疫测定法，称为前带效应或"高剂量钩"。在 hCG 检测浓度超过 5 000~20 000U/L 时会出现这个问题，过高的 hCG 常见于妊娠滋养细胞疾病，正常妊娠通常不会这么高。除受孕后第 1~3 周外，hCG 水平对估计孕龄几乎没有帮助。

2. 超声检查 早期妊娠进行超声检查的主要目的有：①诊断是否妊娠，阴道超声可在停经 30 天发现孕囊（相当于排卵后 16 天或着床后 10 天），腹部超声最早可在停经 42 天诊断早孕；②了解胚胎是否存活；③胎龄的估计。

（1）孕囊（gestational sac，GS）：增大的子宫轮廓中，宫腔内见到圆形或椭圆形的孕囊是超声首先观察到的妊娠标志，双环征是由绒毛膜形成的环形结构[妊娠环（gestational ring）]（图 2-1-8、图 2-1-9），环内为无回声暗区，外围为强回声环，强回声环外是低回声环（双环征），双环征是早期孕囊在超声下的重要特征。孕囊在妊娠第 4~5 周时即可显示，直径为 0.2~0.3cm。妊娠第 7 周孕囊占据宫腔的 1/3，直径为 2.0cm，可以 100% 地被检出。妊娠第 8 周孕囊占据宫腔的 1/2，第 9 周孕囊占据宫腔的 2/3，第 10 周孕囊几乎占满整个宫腔。至妊娠 12~13 周，羊膜囊充满子宫腔，并与子宫壁重合，不再显示孕囊。

（2）卵黄囊（yolk sac，YS）：妊娠第 5~6 周阴道超声可见，10 周消失，12 周前完全消失，大小为 3~8mm，是宫内妊娠的可靠标志，可以除外异位妊娠时在宫内的假性胚囊。胚囊直径达 20mm 时，却未见到卵黄囊或胎芽提示胚胎停育。

（3）胚芽（embryo）：在妊娠第 5 周阴道超声可观察到胚芽，胚芽长度为 2mm 时常可见原始心血管搏动。妊娠 7~8 周时可见外形蠕动，9 周开始有四肢活动。妊娠 5~8 周

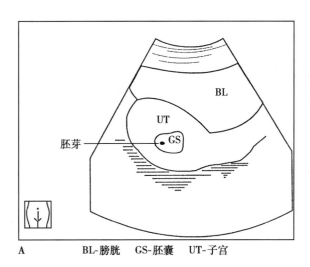

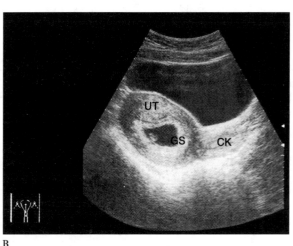

A   BL-膀胱　GS-胚囊　UT-子宫   B

图 2-1-8　孕 5~6 周超声图像（纵切面）
A. 示意图；B. 声像图。

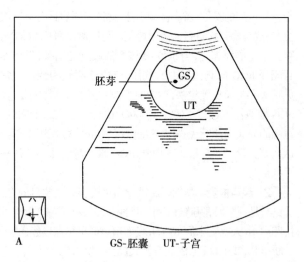
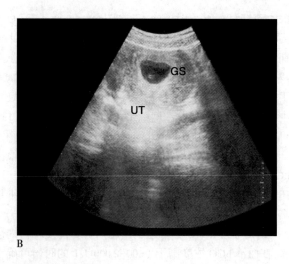

GS-胚囊　UT-子宫

图 2-1-9　孕 5~6 周超声图像（横切面）

A. 示意图；B. 声像图。

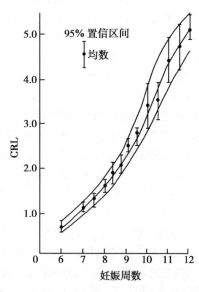

图 2-1-10　早期妊娠头臀径与妊娠周数的关系

时根据妊娠囊径线推断孕龄。孕 6 周以上根据头臀径推断孕龄，头臀径是推测孕周最准确的超声方法。双胎妊娠中如果双胎的生物测量参数不一致，基于较大一胎的参数确定孕周。

（4）胎心搏动：妊娠第 5 周后可以显示胎心搏动，为规律性闪烁光点。

（5）胎盘（placenta）：妊娠第 8 周出现脐带，第 9 周可显示胎盘，9~10 周时即明显可见呈半月状。

（6）胎龄（gestational age）的估计：孕囊的大小以及胚芽长度可作为妊娠发育和预后的重要指标，对月经不规则或末次月经难以确定的妇女，可根据 GS 大小和胚芽头臀径（crown-rump length，CRL）估计妊娠的期限（表 2-1-4，图 2-1-10）。在估计胎龄时，CRL 13 周 [+6] 内测量估算孕周准确率最高。当胚胎明显时，妊娠 8 周 [+6] 及之前测定的 CRL 是计算妊娠时机最准确的测量参数（±5），妊娠 9~13 周 [+6] 时，测量误差范围为 +7 日。CRL<25mm 时，孕龄（日）=

表 2-1-4　早期妊娠的经腹部超声检查

胎龄/周	声像图	GS/cm	CRL/cm
5	孕囊（占宫腔的 1/4）和/或胚芽	1.2±0.45	
6	胚芽，胎心搏动，卵黄囊出现	2.0±0.55	
7~8	可显示胚芽的头和躯干，胚囊占宫腔的 1/3~1/2，胚胎形态清楚，胚芽蠕动	2.7±0.65	1.1±0.3
8~9	孕囊占宫腔的 2/3，显示胎盘	3.5±0.7	1.5±0.3
9~10	孕囊占满宫腔，可见半月形胎盘	4.3±0.7	2.1±0.35
10~11	孕囊消失，可见胎儿在羊水中活动		3.0±0.50
11~12	胎头颅骨光环可见，测定双顶径		4.1±0.60

第二篇　产科

CRL（mm）+42，也可以通过查表来估计孕龄。头臀径84mm以上不能用于推断孕周。辅助生殖技术中如确定受孕/受精日期时，可根据该日期计算预产期。

（7）超声检查的安全性：1958年超声开始用于产科诊断，已在临床应用了40多年。2017版妊娠及哺乳期影像诊断指南提出超声不涉及放射风险，是妊娠患者可选择的影像诊断技术，但应谨慎应用，在需要解决临床问题或能够提供获益时使用。

超声检查的原理是利用超声波而非电离辐射成像，目前还没有诊断学超声检查对胎儿不良影响的报道。在临床中，应严格把握检查指征，采用尽可能低的声输出级别，使胎儿暴露风险最小化。美国FDA将超声换能器的时空峰值限制在720mW/cm²以下。在此强度下，理论上可使胎儿的温度升高2℃（华氏35.6℉）。由于在实际的操作过程中超声探头不断移动，胎儿局部解剖部位温度升高的可能性是极低的，几乎是不可能的。彩色多普勒超声检查增加局部组织温度的风险高于超声，但是产生的升温效应并不会损伤孕妇的健康。

3. 黄体酮试验（progesterone test） 对月经过期而又疑有早孕的妇女，特别是采用妊娠试验或超声检查仍不能明确时，可每天肌内注射黄体酮20mg或口服地屈孕酮10mg，每天2次，连续3~5天。停药后2~7天出现阴道流血则可排除妊娠，说明子宫内膜处于增生期，注射孕激素使之转变为分泌期，造成撤药性出血。如停药7~10天仍无阴道流血，则表示妊娠的可能性很大。

4. 宫颈黏液（cervical mucus）**检查** 如见到宫颈黏液量少，质黏稠，形成宫颈黏液栓，涂片干燥后，光镜下观察有排列成行的椭圆小体，而羊齿状结晶消失，应考虑妊娠。

5. 基础体温（BBT）**测定** BBT呈双相，体温升高持续20天以上，可考虑早孕。BBT反映黄体功能（分泌孕激素状况），并不反映胚胎情况，诊断妊娠的准确度较差。

如上所述，由于试验方法的进步，早期妊娠的诊断已有重大的变化，主要依据妊娠试验和超声来进行诊断。美国妇产科医师学会认为，应在妊娠22周前进行超声检查确定或修正预产期。超声诊断见到宫内胚囊提示宫内妊娠，见到胎心搏动可确定胎儿存活，阴道超声较腹部超声可能提前1周显示以上观察指标，如果可以在妊娠早期妊娠（13周⁺⁶或之前）测量头臀径是最准确的方法。

二、中晚期妊娠的诊断

妊娠中期以后，子宫明显增大，可以触及胎体，听到胎心，确诊并不困难，此时，不仅要确诊是否妊娠，而且还应对胎儿的发育、位置是否正常作出判断。

（一）病史与症状

1. 早孕经过 有停经、早孕反应及妊娠试验阳性等病史。

2. 腹部增大 妊娠12周后，子宫底位于耻骨联合上2~3横指，此后逐渐增大至分娩时。生育年龄妇女出现腹部增大、膨隆应考虑中晚期妊娠。经产妇腹部增大较初产时更明显。

3. 胎动（fetal movement, FM） 是妊娠诊断和胎儿成活的重要依据，亦是监测胎儿是否缺氧的重要指标。正常妊娠16~20周左右孕妇可自觉胎动，并随妊娠进展逐渐增加和增强，32周达高峰，至37~38周后又渐减少。初次胎动称胎动初感（quickening），胎动初感出现的早晚个体差异很大，因此不能单独作为妊娠期限的依据。正常妊娠胎动每小时3~5次，胎动有"生物钟"表现，上午8~12点比较均匀，下午2~3点最少，晚上8~11点最多。晚期妊娠时胎动有"醒-睡"周期。

4. Braxton-Hick宫缩（Braxton-Hick contraction） 妊娠中期以后可出现不规律的无痛性子宫收缩，孕妇可以感知，自觉腹部发紧。这种不规则宫缩称为Braxton-Hick宫缩，是一种生理现象，有促进子宫胎盘血液循环的作用，对胎儿的生长发育有利。妊娠28周以后，Braxton-Hick宫缩明显增多，对促进宫颈容受和子宫下段的形成有重要作用。

（二）体征

1. 子宫增大 手测或尺测耻骨联合上子宫底的高度可以初步估计妊娠周数（图2-1-11，表2-1-5），宫底高度受胎儿发育状况、脐耻距离、羊水量等的影响，因此仅供参考。子宫高度在满36周时最高，至足月时由于先露部下降宫底也略有下降。妊娠16~36周，宫底高度平均增长0.8~1.0cm/周，妊娠36周后平均增长0.4cm/周。同时伴有腹围增加，妊娠16~42周，腹围平均增长21cm（0.8cm/周），妊娠20~24周，腹围平均增长1.6cm/周，妊娠24~36周，腹围平均增长0.84cm/周，妊娠34周后平均增长0.25cm/周。

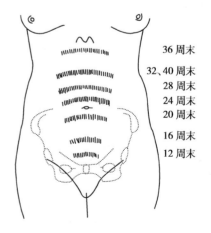

图2-1-11 不同孕周的子宫高度

36周末
32、40周末
28周末
24周末
20周末
16周末
12周末

表 2-1-5　不同孕期的子宫高度

胎龄	手触宫高	尺测耻骨上 子宫长度/cm
12 周末	耻骨联合上 2~3 指	
16 周末	脐耻之间	
20 周末	脐下 1 横指	18（15.3~21.4）
24 周末	脐上 1 横指	24（22.0~25.1）
28 周末	脐上 3 横指	26（22.4~29.0）
32 周末	脐与剑突之间	29（25.3~32.0）
36 周末	剑突下 2 横指	32（29.8~34.5）
40 周末	脐与剑突之间或略高	33（30.0~35.3）

2. 胎体触诊　妊娠 20 周以后,可以经腹壁触及胎体,最早可以分辨的是胎头,此时由于羊水相对较多,胎体在羊水中使检查感到浮动感,以胎头部最明显,手指触动胎儿有回弹的感觉称浮球感。到 24 周以后通过触诊基本可以分辨胎头、胎背、胎臀和肢体等,胎头圆如球状,胎背宽而平坦,胎臀宽而软,形状不规则,胎儿肢体小,并可感到不规则的胎动。随着妊娠的进展胎体各部分日益明确,在妊娠 28 周后可经四步触诊法,检查胎儿的胎产式和胎方位。

3. 胎心音（fetal heart sound）　听到胎心音可确定妊娠,用多普勒胎心听诊器于孕 10~12 周即可听到胎心音,用木质胎心听筒于孕 18~20 周时可以听到。正常胎心音呈双音如钟表的滴答声,每分钟 110~160 次。孕 24 周以前可在脐耻间沿中线听取,随胎儿长大,听诊胎心音的位置上移。胎心音在胎儿背部最清楚或沿脐下传导,故在头先露时胎心应在脐下而臀先露则在脐上的一侧听到,而肩先露时则在脐周围最清楚。

胎心音应与子宫杂音（uterine souffle）、腹主动脉音、胎动音、小肠内气体或液体声等区别,且应注意有无脐带杂音（umbilical souffle）。子宫杂音是血流通过扩大的子宫血管时发出的一种柔软的吹风样杂音,子宫下段最清楚。腹主动脉音为单调的“咚、咚”响的强音,这两种杂音均与孕妇的脉搏一致。脐带杂音是由于血流冲过受阻的脐动脉而引起的吹口哨样的杂音,与胎心率相一致。有报告约 13% 的孕妇可以听到脐带杂音,脐带杂音可能是一过性的,改变体位后消失。但如有持续性存在的强脐带杂音应注意有无脐带异常的可能,如脐带受压、绕颈、绕身或扭转等。

4. 乳房变化　乳房增大、乳晕色素沉着更加明显,晚期妊娠时还可以有初乳分泌,但它不是妊娠特有症状,在垂体肿瘤、服用某些药物及假孕时也可发生。

5. 皮肤色素沉着和腹纹出现　妊娠中期以后腹中线、会阴部等处可有明显的色素沉着（pigmentation）,下腹部至大腿上 1/3 外侧可出现紫红色或粉红色的斑纹,称妊娠纹（striae gravidarum）。这是由于皮下弹力纤维断裂,其下的毛细血管显露所致。初产妇为粉红色和紫红色,产后形成瘢痕,妊娠纹呈银白色。

（三）辅助检查

1. 超声检查　妊娠中期以后,超声检查的目的除确定妊娠外,还可以检查胎儿数目、胎产式、胎先露、胎方位、胎儿性别、有无畸形、羊水量、测量胎儿的各种径线以了解胎儿生长发育的情况、胎盘种植的部位和胎盘成熟度、进行胎儿生物物理监测（biophysical profile score,BPS）等。

应用超声多普勒,特别是彩色多普勒超声（color Doppler ultrasonography）测量子宫胎盘和脐血流 S/D 比值,大脑中动脉、肾动脉血流阻力的变化,已成为胎儿宫内监护的重要手段。妊娠 18~24 周,绝大部分胎儿结构异常可利用系统超声检查进行产前诊断。应用多普勒胎儿超声心动图（Doppler fetal echocardiography）能够准确分析胎儿心脏结构和血流动力学的变化,诊断胎儿先天性心血管畸形。胎儿颅脑超声检查是诊断脑内结构异常的重要手段。超声检查宫颈长度现已用于早产的预测。

2. 胎儿心电图　妊娠 12 周后即可采用单极或双极导联经孕妇腹壁做胎儿心电图（fetal electrocardiography,FECG）检查,妊娠 20 周后成功率更高,对胎心异常的诊断有一定价值,如 ST 段升高,提示胎儿缺氧,如节律异常、传导阻滞、PQRS 增宽应考虑胎儿先天性心脏病。

3. X 线诊断　妊娠期间,胎儿也会接受一定量的自然背景辐射,剂量约 1mGy。美国核管理委员会推荐,孕妇在整个孕期的职业性辐射暴露对胎儿来说不应超过 5mSv（500mrem）。育龄女性的非紧急影像学检查最好安排在月经周期的最初 10 天,因为这有助于避免在未识别的妊娠期间实施检查。孕妇进行非腹盆腔摄像时,均应穿戴一个铅围裙以尽量减少辐射散射引起的胎儿暴露。也可使用快速屏风组合或数字化 X 线摄影降低总辐射暴露量。尽管如此,头部、颈部、胸部和肢体的诊断性 X 线摄影（成像野中不包括胎儿）几乎都不会散射至胎儿,辐射剂量 <0.001mGy,因此,这些检查带来的辐射并不会造成可测量的不良结局风险升高。美国妇产科医师协会（American College of Obstetricians and Gynecologists,ACOG）2017 版妊娠及哺乳期影像诊断指南认为,在受精后最初 14 天,如果辐射暴露的剂量高于 0.05Gy（5rad）,最可能的妊娠结局是胚胎完整存活或死亡。保守估计,导致胚胎宫内死亡的临界辐射剂量是 >0.1Gy（10rad）。在受孕 14 天后,辐射剂量高于 0.5Gy 可能增加胎儿先天性畸形、生长受限和智力障碍的风险。当剂量低于 0.05Gy 时,目前没有证据表明电离辐射会增加胎儿畸形、智力障碍、生长受限或妊娠丢失的风险。

三、妊娠的鉴别诊断

一般来说,通过详细地询问病史和体格检查,同时进行必要的辅助检查,诊断妊娠并不困难,但如不小心,也可能误诊。

（一）与非妊娠疾病的鉴别

1. 子宫肌瘤（uterine leiomyoma） 早期妊娠时,部分孕妇有少量流血或既往月经不规律的,在双合诊时,妊娠子宫因检查的刺激收缩变硬可能被误诊为子宫肌瘤。但子宫肌瘤多无停经史,反而有经期延长、月经量多。子宫呈不规则增大、硬且表面凹凸不平、生长缓慢、妊娠试验阴性。如能详细了解病史,结合妊娠试验不难与之鉴别。子宫肌瘤合并妊娠时,有时可造成一定困难。在妊娠前有无肌瘤病史是重要的参考。如子宫增大与妊娠期限不符,而又确有妊娠临床表现,应考虑子宫肌瘤合并妊娠的可能。妊娠试验和超声检查可提供有价值的证据。

2. 卵巢囊肿 早孕子宫偶然可误诊为卵巢囊肿,特别是早期妊娠 Hegar 征明显时,常把妊娠子宫误诊为卵巢肿瘤。但卵巢肿瘤无停经史和早孕反应史,仔细检查,肿物应在子宫的一侧,质地比子宫软,推动肿瘤时宫颈不随之移动,妊娠试验阴性,可与之鉴别。妊娠合并卵巢肿瘤有时诊断困难,妊娠试验和超声检查对明确诊断有重要的价值。

3. 闭经 闭经无早孕反应,子宫不增大,子宫质地软,妊娠试验和超声检查可以明确诊断。黄体酮试验亦有助于鉴别,并有治疗作用。

4. 异位分泌 hCG 的疾病 单纯 hCG 阳性不能肯定就是妊娠,应除外系统性红斑狼疮和有异位分泌 hCG 的恶性肿瘤,如支气管肺癌、卵巢生殖细胞恶性肿瘤(胚胎性癌、非妊娠性原发性绒毛膜癌、多胚瘤)等。但此时 hCG 的浓度较低而且有原发性肿瘤的各种体征,双合诊时子宫正常大小,可与之区别。滋养叶细胞疾病时可有不规则出血,子宫大小与停经月份不符,hCG 的滴度较正常妊娠高。

5. 假孕（pseudocyesis） 假孕亦称幻想妊娠（pregnancy fantasy）,常见于迫切盼望妊娠者,亦偶见于对妊娠十分恐惧的患者。患者可以出现一系列的妊娠现象如停经、早孕反应、皮肤色素沉着、乳房增大甚至可有少量分泌物。由于腹部的脂肪沉着和肠胀气而使腹部逐渐长大。患者还可将肠蠕动和主动脉搏动误认为"胎动"。假孕的原因不明,可能

是由于神经-内分泌失调所致,有些药物如吩噻嗪类等抗精神病药物可导致垂体催乳素异常升高,引起停经、乳房增大、泌乳,甚至妊娠试验假阳性等。尽管如此,假孕诊断并不困难,重要的是要想到这种可能性,进行详细的检查,子宫不大,也无胎儿存在,确诊并不困难。

（二）初孕妇与经产妇的区别

初孕妇（primipara）与经产妇（multipara）在妊娠期,特别是分娩经过的表现和处理不同,因此有必要予以区别,除详细询问病史以外,腹壁、外阴、阴道及宫颈的表现不同有助于两者的区别（表 2-1-6）。

1. 早期妊娠胚胎死亡的诊断 早期妊娠胚胎死亡后,早孕反应和乳房发胀感逐渐消失。过去对早期妊娠胚胎死亡的诊断较为困难。需经多次的妇科检查,证明子宫未继续长大或反而减小,妊娠试验 hCG 的滴度下降或转阴等。由于胎儿死后数周内胎盘可以继续生长,故用妊娠试验诊断有一定的局限性。超声检查为诊断早期妊娠死亡提供了有效的方法。超声检查有下列表现时可作为胎儿死亡(又称枯萎卵,blighted ovum)的依据（图 2-1-12）:

(1) 经腹 B 型超声检查超过孕 8 周,经阴道超声检查超过孕 7 周仍无胎心搏动。

(2) 经腹 B 型超声检查 GS>4cm,经阴道超声检查 GS>2.5cm 仍无胎心搏动。

(3) GS 出现 3 周后仍未见胎心搏动,或曾有胎心搏动以后又消失。

(4) GS 增长停止或每周 GS 增长 <4mm。

对不足孕 8 周或经期不准的情况,超声诊断胚胎死亡应慎重。对可疑病例最好在 1 周后复查,如 GS 不见长大,仍观察不到胎心搏动时可以确诊。

2. 中晚期妊娠胎儿死亡的诊断 中期妊娠以后,可根据胎动停止、胎心消失、子宫停止增长或减小以及超声检查等方法确定诊断。

(1) 胎动和胎心的消失:胎动消失可能是孕妇最早引起的症状。在胎动消失以前,部分孕妇可能先有因胎儿在宫内缺氧造成的躁动而感到胎动特别活跃,继之胎动减弱,最后消失。胎动消失后应仔细听取胎心,如胎心存在则表

表 2-1-6 初产妇与经产妇的区别

	初产妇	经产妇
腹壁	较紧,无腹直肌分离	较松,可有腹直肌分离
妊娠纹	紫红色或粉红色	银白色
外阴	阴唇系带完整,外阴合拢,处女膜破裂,但边缘仍清晰,称处女膜裂	多数松弛,或有裂伤的瘢痕,阴唇系带消失,处女膜破碎成处女膜痕
阴道	较紧,皱襞多	较松,皱襞少,光滑
宫颈	圆锥形,外口呈圆形	多有陈旧性裂纹,外口呈横裂状
乳房	硬韧,乳晕色素沉着	松弛,有皮纹,乳晕色素沉着较重

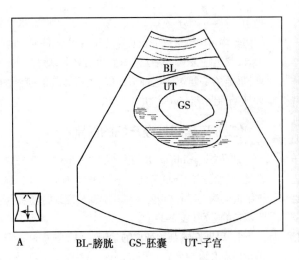 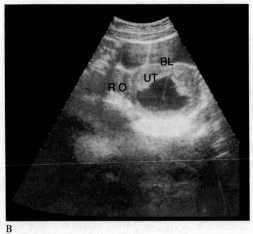

A　　　BL-膀胱　GS-胚囊　UT-子宫　　　　　B

图 2-1-12　枯萎卵超声图像

A. 示意图;B. 声像图。

示胎儿还存活,但对这样的孕妇应提高警惕严密观察。如反复检查,并通过刺激胎体仍听不到胎心则表示胎儿死亡,对羊水较多和肥胖的孕妇尤需耐心、仔细地检查,最好用多普勒胎心听诊器,更为准确,必须通过超声检查来最后确诊。

（2）超声检查:主要表现为胎心和胎动的消失,声像图还可表现为:①由于皮下脂肪与颅骨分离和头皮水肿,胎头声像图呈双线状;②颅骨呈瓦顶状重叠或呈现袋状变形;③双顶径因颅骨重叠而缩小;④胎体无张力,脊柱失去正常弯曲度而呈角度弯曲,躯干轮廓不清等(图 2-1-13)。

胎死 4~8 周以上可能造成死胎综合征(fetal death syndrome),因此除上述检查外还应进行凝血功能检查,且应给予必要的治疗。

（三）妊娠期限的诊断和预产期的确定

1. 正常妊娠期限　人类正常妊娠期限,从末次月经(last menstrual period,LMP)第一天开始计算(以 28 天为一

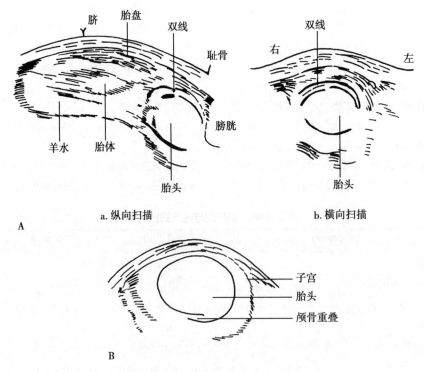

a. 纵向扫描　　　　b. 横向扫描

A

B

图 2-1-13　胎死宫内超声图像示意图

A. 显示双线;B. 显示颅骨重叠。

个月经周期),约为 280 天即 40 周。因排卵日多在下次月经前 14 天,故实际妊娠持续时间约为 266 天。但妊娠期限的个体差异很大,WHO 规定妊娠满 37 周~满 42 周以前(259~293 天)为足月分娩。计算孕龄常用的方法是妊娠日历盘,根据末次月经日期可立即得到孕龄。

2. 估计孕龄(gestational age)**的方法** 临床上常常遇到末次月经日期无法确定、月经失调或哺乳期月经未恢复而受孕的妇女,需要医生帮助估计孕龄。估计孕龄的方法有:①早孕反应出现的时间,相当于 6 周孕;②子宫大小,孕早期妇科检查的子宫大小有助于判断,中晚期根据不同孕期子宫底高度(见表 2-1-5)进行推算;③胎动初感的时间,相当于孕 18 周;④闻及胎心的时间,胎心听诊器闻及相当于孕 18~20 周,而用多普勒听诊器于孕 10 周可能听到胎心;⑤超声检查是目前应用最多的方法,孕早期根据测定的胚囊大小、胚芽头臀径(CRL)进行估计(表 2-1-7),根据 CRL 估计孕龄最准确。因此,当孕囊内胚芽明显时,可根据最早测量的 CRL 数据推测出 EDD,并且该 EDD 不随之后生物测量值的变化而改变。确定孕龄的标准方法是取 3 次 CRL 测量的均值。

如果在妊娠 22 周$^{+0}$前未进行超声检查,则中晚期根据胎儿双顶径、股骨长度、头围、腹围等估测胎龄算出的 EDD 欠准确(表 2-1-8)。在早期妊娠(妊娠 0~13 周$^{+6}$)测量头臀径(crown-rump length,CRL),是确定 EDD 最准确的超声方法(同理确定孕周)。早期妊娠的 CRL 比中期妊娠(14~27 周$^{+6}$)评估孕龄的任何生物测量参数均更准确。

3. 预产期的推算 预产期(estimated date of delivery,EDD)从 LMP 来潮开始,EDD 为 280 天;从受孕开始,EDD 为 266 天。只有 4% 的孕妇在 EDD 分娩,部分原因是估算孕龄的方法不完善,而且胎儿成熟的速度与自然分娩的时机存在自然生物性差异。双胎妊娠中如果双胎的生物测量参数不一致,通常基于较大一胎的参数计算 EDD。辅助生殖受孕预产期推算方式,在体外受精周期中,通过取卵/授精的日期加上 266 天,即 14+266=280 可得出 EDD。在使用冷冻卵裂期胚胎(培育 3 天)的周期中,可通过胚胎移植的日期加上 263 天得出 EDD,17+263=280,该计算考虑了胚胎培养所需的 3 天。在使用冷冻囊胚期胚胎(培育 5 天)的周期中,将胚胎移植的日期加上 261 天就得出 EDD。

表 2-1-7 头臀径与孕龄的关系(Hadlock 法)

头臀径/cm	孕周	头臀径/cm	孕周	头臀径/cm	孕周	头臀径/cm	孕周	头臀径/cm	孕周	头臀径/cm	孕周
0.2	5.7	2.2	8.9	4.2	11.1	6.2	12.6	8.2	14.2	10.2	16.1
0.3	5.9	2.3	9.0	4.3	11.2	6.3	12.7	8.3	14.2	10.3	16.2
0.4	6.1	2.4	9.1	4.4	11.2	6.4	12.8	8.4	14.3	10.4	16.3
0.5	6.2	2.5	9.2	4.5	11.3	6.5	12.8	8.5	14.4	10.5	16.4
0.6	6.4	2.6	9.4	4.6	11.4	6.6	12.9	8.6	14.5	10.6	16.5
0.7	6.6	2.7	9.5	4.7	11.5	6.7	13.0	8.7	14.6	10.7	16.6
0.8	6.7	2.8	9.6	4.8	11.6	6.8	13.1	8.8	14.7	10.8	16.7
0.9	6.9	2.9	9.7	4.9	11.7	6.9	13.1	8.9	14.8	10.9	16.8
1.0	7.2	3.0	9.9	5.0	11.7	7.0	13.2	9.0	14.9	11.0	16.9
1.1	7.2	3.1	10.0	5.1	11.8	7.1	13.3	9.1	15.0	11.1	17.0
1.2	7.4	3.2	10.1	5.2	11.9	7.2	13.4	9.2	15.1	11.2	17.1
1.3	7.5	3.3	10.2	5.3	12.0	7.3	13.4	9.3	15.2	11.3	17.2
1.4	7.7	3.4	10.3	5.4	12.0	7.4	13.5	9.4	15.3	11.4	17.3
1.5	7.9	3.5	10.4	5.5	12.1	7.5	13.6	9.5	15.3	11.5	17.4
1.6	8.0	3.6	10.5	5.6	12.2	7.6	13.7	9.6	15.4	11.6	17.5
1.7	8.1	3.7	10.6	5.7	12.3	7.7	13.8	9.7	15.5	11.7	17.6
1.8	8.3	3.8	10.7	5.8	12.3	7.8	13.8	9.8	15.6	11.8	17.7
1.9	8.4	3.9	10.8	5.9	12.4	7.9	13.9	9.9	15.7	11.9	17.8
2.0	8.6	4.0	10.9	6.0	12.5	8.0	14.0	10.0	15.9	12.0	17.9
2.1	8.7	4.1	11.0	6.1	12.6	8.1	14.1	10.1	16.0	12.1	18.0

表 2-1-8　胎儿双顶径、头围、腹围、股骨长与孕龄的关系（Hadlock 法）

孕周	双顶径/cm	头围/cm	腹围/cm	股骨长/cm	孕周	双顶径/cm	头围/cm	腹围/cm	股骨长/cm
12.0	1.7	6.8	4.6	0.7	26.5	6.7	25.1	22.4	5.0
12.5	1.9	7.5	5.3	0.9	27.0	6.8	25.6	23.0	5.1
13.0	2.1	8.2	6.0	1.1	27.5	6.9	26.1	23.5	5.2
13.5	2.3	8.9	6.7	1.2	28.0	7.1	26.6	24.0	5.4
14.0	2.5	9.7	7.3	1.4	28.5	7.2	27.1	24.6	5.5
14.5	2.7	10.4	8.0	1.6	29.0	7.3	27.5	25.1	5.6
15.0	2.9	11.0	8.6	1.7	29.5	7.5	28.0	25.6	5.7
15.5	3.1	11.7	9.3	1.9	30.0	7.6	28.4	26.1	5.8
16.0	3.2	12.4	9.9	2.0	30.5	7.7	28.8	26.6	5.9
16.5	3.4	13.1	10.6	2.2	31.0	7.8	29.3	27.1	6.0
17.0	3.5	13.8	11.2	2.4	31.5	7.9	29.7	27.6	6.1
17.5	3.8	14.4	11.9	2.5	32.0	8.1	30.1	28.1	6.2
18.0	3.9	15.1	12.5	2.7	32.5	8.2	30.4	28.6	6.3
18.5	4.1	15.8	13.1	2.8	33.0	8.3	30.8	29.1	6.4
19.0	4.3	16.4	13.7	3.0	33.5	8.4	31.2	29.5	6.5
19.5	4.5	17.0	14.4	3.1	34.0	8.5	31.5	30.0	6.6
20.0	4.6	17.7	15.0	3.3	34.5	8.6	31.8	30.5	6.7
20.5	4.8	18.3	15.6	3.4	35.0	8.7	32.2	30.9	6.8
21.0	5.0	18.9	16.2	3.5	35.5	8.8	32.5	31.4	6.9
21.5	5.1	19.5	16.8	3.7	36.0	8.9	32.8	31.8	7.0
22.0	5.3	20.1	17.4	3.8	36.5	8.9	33.0	32.3	7.1
22.5	5.5	20.7	17.9	4.0	37.0	9.0	33.3	32.7	7.2
23.0	5.6	21.3	18.5	4.1	37.5	9.1	33.5	33.2	7.3
23.5	5.8	21.9	19.1	4.2	38.0	9.2	33.8	33.6	7.4
24.0	5.9	22.4	19.7	4.4	38.5	9.2	34.0	34.0	7.4
24.5	6.1	23.0	20.2	4.5	39.0	9.3	34.2	34.4	7.5
25.0	6.2	23.5	20.8	4.6	39.5	9.4	34.4	34.8	7.6
25.5	6.4	24.1	21.3	4.7	40.0	9.4	34.6	35.3	7.7
26.0	6.5	24.6	21.9	4.9					

自然受孕通常的计算方法按 Nagele 公式（nagele rule），根据末次月经第 1 天起月份加 9（或减 3），日数加 7；如按农历计算则为月份加 9（或减 3），日数加 15。如果月经周期不是 28 天一次则应结合临床与辅助检查予以校正，如月经周期延长（以 28 天为标准），则预产期可以顺延。

预产期是分娩的大概时间，并不代表分娩的具体日期，据调查在 EDD 当日分娩者仅占 4%（2.9%~5.7%），而 EDD 前分娩者为 56.6%~69.7%，EDD 以后分娩者为 27.5%~37.7%。分娩时间的孕周分布见图 2-1-14。

四、胎产式、胎先露和胎方位

胎儿在宫腔内为适应子宫体的卵圆形状，而取一定的姿势称胎势（fetal attitude）。正常情况下，胎头俯屈，脊柱略向前弯曲，两臂交叉于胸前，两下肢盘屈于腹前。妊娠 28 周以前，由于羊水相对较多，胎儿较小，因此胎儿位置是不固定的。随着妊娠的进展，胎儿生长速度较羊水增长速度快，羊水相对地减少，胎体贴近子宫壁。至妊娠 32~34 周时胎儿

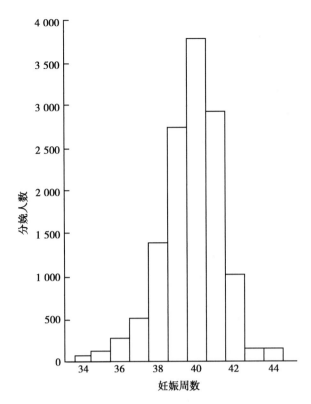

图2-1-14 13 634例单胎妊娠分娩时间的分布

的位置即变得较为恒定。胎儿位置的正常与否与能否顺利分娩和母子安全都有直接的关系。

（一）胎产式

胎产式（fetal lie）是指胎体纵轴与母体纵轴之间的关系，当两者平行时为纵产式（longitudinal lie），两者垂直时为横产式（transverse lie）（图2-1-15），两者交叉成锐角时为斜产式。

足月妊娠纵产式者大多数可经阴道分娩，而横产式则不可能自阴道分娩。斜产式是暂时的，多由子宫畸形、骨盆入口平面狭窄或前置胎盘造成，在临产过程中转为纵产式，可经阴道分娩，少数呈横产式造成难产。

（二）胎先露

胎先露（fetal presentation）是指临产时胎儿最先进入骨盆入口的部位，称胎先露。纵产式的先露部是头或臀（包括膝和足），横产式的先露部为肩。有时胎儿的上肢或足与头或臀同时进入骨盆，而成为复合先露。

1. 头先露（cephalic presentation） 先露部为胎头，又根据胎头俯屈或仰伸的程度再分为5种不同的头先露（图2-1-16）：

（1）枕先露（occiput presentation）：胎头俯屈良好，颏部与胸部接近，最先露出部分为胎头的枕骨。

（2）前囟先露（anterior fontanel presentation）：胎头俯屈不完全，最先露出的部分为前囟。

（3）额先露（brow presentation）：胎头不完全地后仰，最先露出的部分为胎儿的额部。

（4）面先露（face presentation）：胎头极度后仰，枕骨贴近胎背，最先露出的部位为胎儿的颏部。前囟先露和额先露为暂时性的，随着产程的进展，如胎头进一步俯屈可变为枕先露；如胎头进一步仰伸则变为面先露。

2. 臀先露（breech presentation） 根据胎儿两下肢的屈伸情况分为3种不同的臀先露（图2-1-17）：

（1）完全臀先露（complete breech presentation）：又称混合臀先露，即胎儿的姿势正常，但头在上方，双腿髋、膝关节均屈曲呈盘坐状，胎儿的臀与双足同时进入骨盆。

（2）单臀先露（frank breech presentation）：又称腿直臀先露，胎儿双侧髋关节屈曲，而小腿伸直至胎头两侧，最先进入骨盆的仅为胎儿的臀部。

（3）不完全臀先露（incomplete breech presentation）：包括膝先露和足先露。

1）膝先露（knee breech presentation）：胎儿两侧或一侧髋关节伸直，而膝关节屈曲，胎儿的膝部最先进入骨盆；双侧

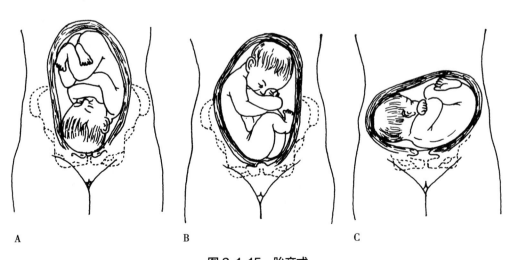

图2-1-15 胎产式

A. 纵产式——头先露；B. 纵产式——臀先露；C. 横产式——肩先露。

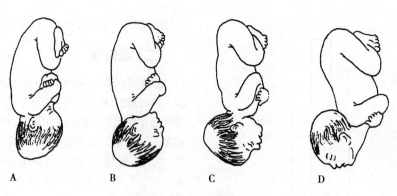

图 2-1-16 头先露的种类
A. 枕先露；B. 前囟先露；C. 额先露；D. 面先露。

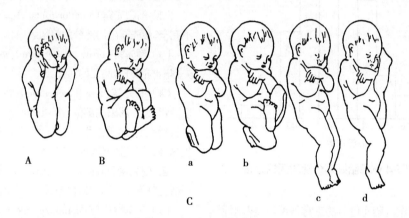

图 2-1-17 臀先露的种类
A. 单臀先露。B. 完全（混合）臀先露。C. 不完全臀先露：a. 双膝先露；b. 单膝先露；c. 双足先露；d. 单足先露。

膝关节均屈曲同时进入骨盆为双膝先露，一侧膝关节屈曲先进入骨盆者单膝先露。膝先露多为暂时性，在分娩过程中可变为臀或足先露。

2）足先露（footling breech presentation）：胎儿两侧或一侧髋关节和膝关节均伸直，胎儿的双足或一足最先进入骨盆，故可分为双足或单足先露。

3. 肩先露（shoulder presentation） 横产式时，胎儿的姿势正常，但头和臀在子宫的两侧，最先进入骨盆的是胎儿的肩部或手。

4. 复合先露（compound presentation） 胎儿的上肢或足与头或臀同时进入骨盆（图 2-1-18）。

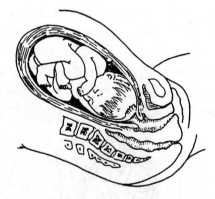

图 2-1-18 复合先露

（三）胎方位

各种先露部位中最容易触到的明显的骨标志称指示点。胎方位（fetal position）即指胎儿先露部的指示点与母体骨盆之间的关系。枕先露（occipital presentation）以枕骨为指示点，臀先露（breech presentation）以骶骨为指示点，肩先露（shoulder presentation）以肩胛骨为指示点。每个指示点

与母体骨盆入口处的左、右、前、后、横（侧）的关系可有 6 种方位（肩先露时只有左、右、前、后四种方位）。如枕左前是指胎儿的枕骨位于母体骨盆的左前方；骶右后是指胎儿骶骨在母体骨盆的右后方；枕右横是指胎儿枕骨位于母体骨盆的右侧方等，以此类推（图 2-1-19）。

各种胎方位的发生率如图 2-1-20 所示。

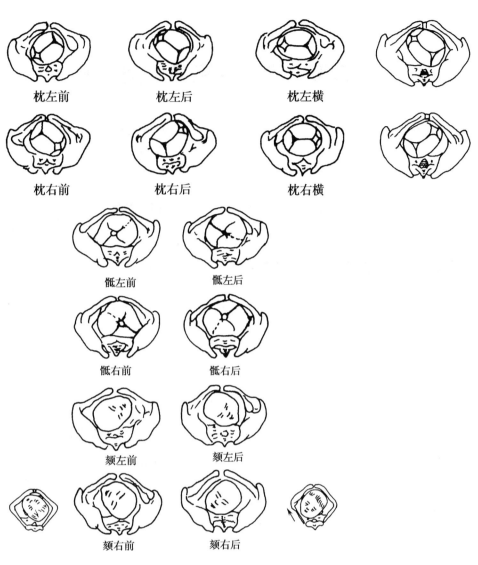

| 枕左前 | 枕左后 | 枕左横 |
| 枕右前 | 枕右后 | 枕右横 |

骶左前	骶左后
骶右前	骶右后
颏左前	颏左后
颏右前	颏右后

图 2-1-19　胎方位

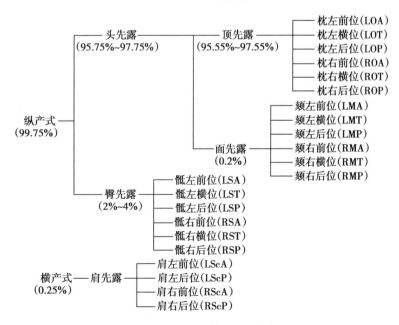

图 2-1-20　各种胎方位的发生率

（漆洪波　李笑天）

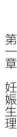

第六节　产前检查与孕期保健

1998年WHO成立50周年时,提出了"妊娠人生大事,务使母婴安全"的号召,呼吁全球重视孕期保健或产前保健(prenatal care)服务。为了保障母亲和婴儿健康,提高人口出生素质,《母婴保健法》强调了孕期保健服务,内容包括:卫生、营养、心理、咨询,定期产前检查,怀疑先天性或遗传性胎儿异常的产前诊断,高危孕妇及胎儿重点监护等。

一、我国降低孕产妇死亡率和孕期保健的成就

孕产妇死亡率、儿童死亡率和人均期望寿命是国际社会评价国家和地区发展的重要指标。妇女儿童健康是全民健康的基石,是衡量社会文明进步的标尺,是人类可持续发展的基础和前提。党和政府历来高度重视妇女儿童健康,将其作为保护妇女儿童权益,促进妇女儿童全面发展的重要基础性工作。新中国成立前,妇幼健康服务能力缺如,广大农村和边远地区缺医少药,孕产妇死亡率高达1 500/10万,婴儿死亡率高达200‰,2020年全国孕产妇死亡率下降到16.9/10万,婴儿死亡率下降到5.4‰,已位居全球中高收入国家前列。联合国千年发展目标要求到2015年,孕产妇死亡率要在1990年基础上下降3/4。中国于2014年提前实现,是全球为数不多实现这一目标的国家之一。

(一)在持续降低孕产妇死亡率方面

1. 全国范围孕产妇死亡率稳步下降　2008年全国孕产妇死亡率为34.2/10万,2021年下降至16.1/10万,较2008年下降了52.9%(图2-1-21)。

2. 城乡差距明显缩小　2021年,农村和城市孕产妇死亡率分别为16.5/10万和15.4/10万,与2008年相比分别下降了54.3%和47.3%。2008年城市与农村孕产妇死亡率之比为1:1.2,2021年降至1:1.1(见图2-1-21)。

3. 地区差距持续缩小　2021年,东、中、西部地区孕产妇死亡率分别为13.1/10万、15.5/10万、19.9/10万,与2008年相比,分别下降了32.1%、54.9%、61.4%。2008年西部地区孕产妇死亡率是东部地区的2.7倍,2021年降至1.5倍(图2-1-22)。

产科出血导致的孕产妇死亡大幅减少。2000年全国产科出血死因别死亡率为20.8/10万,2021年下降至3.6/10万,下降幅度为82.7%,对全国孕产妇死亡率下降的贡献比例达46.6%。尤其是农村地区下降更为明显,2000—2021年间下降幅度达88.2%,对农村地区孕产妇死亡率下降的贡献比例达52.2%。

(二)在孕期保健方面

1. 提供全方位孕期保健服务　普及产前检查,丰富服务内涵。开设孕前咨询门诊,提供生育力评估和备孕指导,教育群众树立科学孕育观。鼓励助产机构开设孕妇学校,加强孕妇及家属健康教育与健康促进,普及孕育健康知识,提升孕妇健康素养和技能。以《母子健康手册》为载体,免费为孕妇进行5次产前检查,推广生育全程医疗保健服务。全面推行妊娠风险分级管理和高危孕产妇专案管理,实现孕产妇风险管理防线前移。全国产前检查率稳步提高,由2000年的89.4%上升到2021年的97.6%,农村从87.0%上升到97.2%(图2-1-23)。

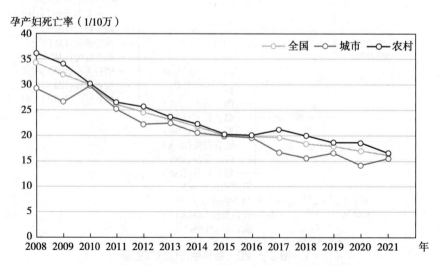

图2-1-21　2008—2021年全国孕产妇死亡率变化趋势

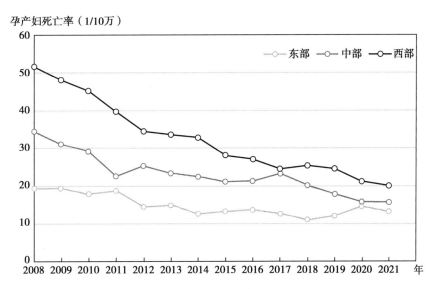

图 2-1-22　2008—2021 不同地区孕产妇死亡率变化趋势

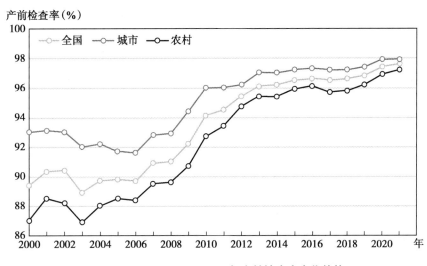

图 2-1-23　2000—2021 年产前检查率变化趋势

全力预防艾滋病、梅毒、乙肝母婴传播。为全国孕产妇免费提供艾滋病、梅毒、乙肝筛查，为所有发现感染的孕产妇及所生儿童提供预防母婴传播综合干预服务。近年来，孕产妇艾滋病、梅毒和乙肝的检测率稳定在 99% 以上，艾滋病母婴传播率从干预前的 34.8% 下降到 2021 年的 3.3%（图 2-1-24），先天梅毒报告病例数下降幅度超过 70%，乙肝感染孕产妇所生儿童的乙肝免疫球蛋白注射率达到 99.7%，有效避免和减少了儿童新发感染。全面探索开展孕产期营养、心理等专科服务，加强妊娠期糖尿病、妊娠期高血压疾病等专病管理，全方位保障孕产妇身心健康。

2. 全面推广普及住院分娩　持续提高住院分娩率。2000 年开始试点实施降低孕产妇死亡率消除新生儿破伤风项目，2009 年全面实施农村孕产妇住院分娩补助项目，对农村孕产妇住院分娩进行定额补助，部分地区实现免费住院分娩，部分省份还给予生活和交通费用补助。全国住院分娩率大幅提升，从 2000 年的 72.9% 上升至近 10 年来的 99% 以上。特别是农村住院分娩率由 2000 年的 65.2% 升高到 2021 年的 99.9%，城乡间差距明显缩小，为降低孕产妇死亡率作出了重要贡献（图 2-1-25）。西部地区住院分娩率从 1996 年的 44.8% 上升到 2018 年的 99.7%，地区差距基本消除（图 2-1-26）。

产科服务能力不断提高，产妇分娩体验持续改善。2018 年全国共有助产机构 2.6 万家，助产士 18 万人，产科医师近 21 万人。大力促进自然分娩，鼓励助产机构开展导乐分娩、分娩陪伴等服务，积极推广分娩镇痛服务。2021 年全国剖宫产率为 39.2%。

3. 加强孕产妇系统管理　逐步建立起了系统规范的孕产妇管理制度和服务模式，有效保障了孕产妇和新生儿健康。孕产妇系统管理率持续提高，从 2000 年的 77.2% 上升到 2021 年的 92.9%（图 2-1-27）。

艾滋病母婴传播率（%）

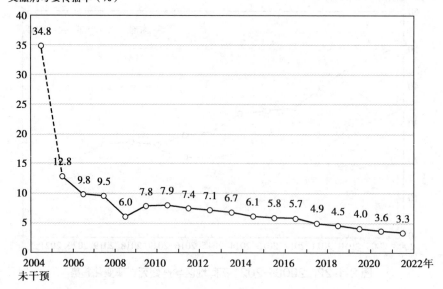

图2-1-24　2005—2021年艾滋病母婴传播率变化趋势

住院分娩率（%）、孕产妇死亡率（1/10万）

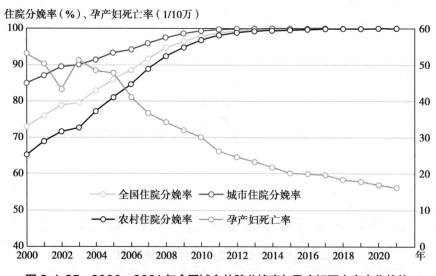

图2-1-25　2000—2021年全国城乡住院分娩率与孕产妇死亡率变化趋势

住院分娩率（%）

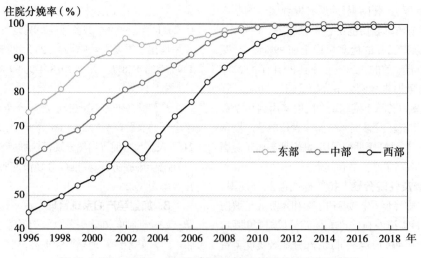

图2-1-26　1996—2018年不同地区住院分娩率变化趋势

第二篇　产科

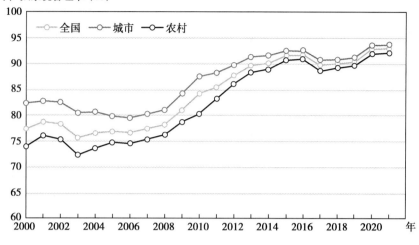

孕产妇系统管理率（%）

图 2-1-27　2000—2021 年孕产妇系统管理率变化趋势

二、孕期日常生活和工作

（一）睡眠及休息

孕妇要重视自我感受。睡眠时间应比平时多 1 小时左右，最低保证 8 小时，鼓励午睡 1~2 小时。孕期中常感疲乏，应增加休息时间。且应强调卧床休息，因坐卧往往使下肢受压引起水肿。卧床时采取左侧卧位，侧卧位感觉不适可于腹部下方垫个枕头支持子宫。患有子痫前期、早产、多胎妊娠、胎儿生长受限、前置胎盘或严重的心肺疾病的孕妇，可增加休息时间。

（二）体育锻炼及旅行

一般来说，只要不导致疲劳或有受伤风险，孕期不必限制运动。适宜的体育锻炼对妊娠和分娩有益，应鼓励孕妇每周至少进行 150 分钟的有规律的、中等强度的体育活动，如散步、慢跑、游泳、骑固定脚踏车和低强度的有氧运动等。只要不过于激烈如跳水、骑马、潜水等或引起孕妇胎儿损伤的体育锻炼均可进行。运动量应以不感觉疲劳为标准（有氧锻炼）。孕期应尽量避免长途飞行，长途飞行可引起代谢及生理功能紊乱，静脉淤滞，水潴留致下肢水肿。旅行应尽可能安排在孕中期完成，孕早期容易导致流产，而孕晚期特别是临近预产期时旅行，途中如出现异常情况，在无分娩条件下是存在一定危险性的。孕妇乘坐高速公路汽车时应系好安全带，安全带可固定于大腿上方。

（三）工作

孕妇妊娠后是否继续工作、需否更换工作岗位或调整工作时间，应当根据孕妇的工作性质、工作量、身体状况以及经济情况的不同分别决定。孕妇应避免的工作有：①重体力劳动，如搬运较重物品、需要频繁弯腰或上下楼梯；②接触有胚胎毒性或致畸危险的化学物质、放射线的工作；③剧烈振动或冲击可能波及腹部的工作；④中途无法休息或高度紧张的流水线工作；⑤长时间站立或寒冷、高温环境下的工作。此外，孕妇应避免值夜班或加班，避免单独一个人工作。有些必须进行电脑操作的孕妇，担心电脑对胎儿的不良影响，虽电脑操作不会导致胎儿畸形，但要注意每天操作时间不宜太长，尽量减少接触时间。总之，孕妇的工作量不要达到疲劳的程度，且我国规定女职工产前 2 周即可休假。

（四）衣着

应较平日衣着宽松、穿脱方便、质地柔软些。孕妇新陈代谢率增加，棉织品宜吸汗，较纤维制品为好。着背带裙以肩部作为支撑，较用裤带缚于腹部舒适。乳房最好选用设计合适、前开式的乳罩将乳房托住。袜子要绷紧的长袜，在晚孕时既感舒适又可减少静脉曲张，紧身短裤或弹力吊袜带影响下肢静脉回流。不宜穿高跟鞋，高跟鞋使腰椎前突，背部过度伸展，容易跌倒，且易造成踝关节损伤。应穿防滑鞋，鞋后跟高度 2cm 左右，保持足的弓形，这样走路不容易疲劳、疼痛或肌痉挛。

（五）洗澡

孕期应当经常洗澡。妊娠晚期由于子宫增大，孕妇容易失去平衡，浴室内应铺上防滑垫，防止摔伤。一般以淋浴为宜，以免水进入阴道。

（六）牙齿保护

孕期注意牙齿清洁卫生。可能出现牙龈出血，可用药液漱口或抗炎治疗。必须拔牙时应避免全麻。有龋齿时可以进行修补，有脓肿应积极抗炎治疗。

（七）性生活

正常妊娠对性生活虽无禁忌，但孕早期应节制或避免，以防流产的发生。妊娠最后 6 周应避免性生活,以防胎膜早破。要避免强烈刺激孕妇的乳头或子宫。对有反复流产、早产、阴道出血、前置胎盘或严重妊娠合并症者不应性生活。

(八) 预防免疫接种

美国妇产科医师协会(ACOG)(2015 年)和加拿大妇产科医师协会(Society of Obstetricians and Gynaecologists of Canada,SOGC)(2009 年)关于孕期免疫接种(immunization)建议,可作为孕期需要免疫接种时的参考。①活病毒疫苗和减毒活病毒疫苗:包括麻疹、流行性腮腺炎、脊髓灰质炎减毒活病毒疫苗(也称 Sabin 疫苗)、风疹、伤寒、牛痘、水痘-带状疱疹、黄热病:孕期禁忌接种。但是孕期不慎接种了活病毒

疫苗和减毒活病毒疫苗的孕妇,没有必要建议孕妇终止妊娠。②灭活病毒疫苗:流感疫苗比较安全,流感期间可以接种。狂犬病疫苗、甲型肝炎或乙型肝炎接种指征与非孕期相同。乙型脑炎疫苗的接种要慎重权衡接种与不接种对母儿的影响。孕期存在脊髓灰质炎感染风险时,可以考虑接种灭活脊髓灰质炎疫苗(inactivated poliovaccine,IPV),又称 Salk 疫苗。③灭活菌:脑膜炎双球菌和肺炎双球菌疫苗接种按照非孕期规定进行,霍乱和鼠疫疫苗孕期安全性不确定,接种应权衡利弊。④被动免疫注射:高效免疫球蛋白(乙型肝炎、狂犬病、破伤风、水痘)应在暴露后立即注射。麻疹和甲肝易感者可以注射丙种球蛋白。有破伤风和白喉杆菌感染可能者应注射抗毒素。美国妇产科医师协会(2015 年)针对妊娠期疫苗使用的建议,见表 2-1-9。

表 2-1-9 妊娠期疫苗使用的建议

疫苗	疫苗类型	妊娠期推荐	一般成人推荐
推荐所有孕妇可接种疫苗			
流感疫苗	灭活病毒亚单位或减毒活病毒重组体	在流感季节接种 1 剂灭活疫苗,任何胎龄均可	流感季节每年接种 1 剂灭活疫苗或减毒活疫苗
Tdap/Td	破伤风和白喉-灭活类毒素;无细胞百日咳-灭活亚单位	妊娠 20 周后接种 1 剂 Tdap,最好在妊娠 28 周;不需考虑之前 Tdap 的接种情况	用 1 剂终生剂量 Tdap 代替 Td 加强剂;若发生暴露,则每 10 年或更短时间使用 Td 加强剂
推荐产后妇女使用的疫苗(怀孕期间禁用)			
MMR	减毒活病毒	若风疹不免疫或可疑,产后立即接种 1 剂	1~2 剂,终生适用;超过 55 岁若存在危险因素,则增加 1 剂
水痘疫苗	减毒活疫苗(病毒)	若水痘不免疫,立即接种 1 剂	2 剂,终生适用
建议有风险因素或特殊情况的孕妇接种疫苗			
甲型肝炎疫苗	灭活全细胞病毒	若感染风险超过疫苗的理论风险,接种 2 剂	2 剂,终生适用
乙型肝炎疫苗	灭活病毒重组亚单位	若之前未接种疫苗或有高暴露风险,接种 3 剂	3 剂,终生适用
肺炎链球菌疫苗	灭活细菌多糖	若存在危险因素,接种 1 剂	若存在危险因素接种 1~2 剂;65 岁及以上接种 1 剂
流脑疫苗	灭活细菌多糖	若存在危险因素,接种 1 剂	可用于 2 岁以下的儿童和 55 岁以上的成年人以及流行病期间
黄热病疫苗	减毒活病毒	若前往流行地区且感染风险超过疫苗的理论风险,接种 1 剂	若前往流行地区接种 1 剂
乙脑疫苗	减毒活病毒	如果前往流行地区且感染风险超过疫苗的理论风险,接种 1 剂	若前往流行地区接种 1 剂
伤寒疫苗	减毒活细菌重组体	由于缺乏数据,暂不推荐	前往流行地区旅行需接种
炭疽疫苗	失活亚单位	对所有孕妇进行暴露后预防;由于缺乏数据,不建议进行暴露前预防	如果存在危险因素,进行暴露前预防;所有成人暴露后预防
狂犬病疫苗	灭活全细胞病毒	暴露后预防;如果暴露风险很高,考虑暴露前预防	如果存在危险因素,进行暴露前预防;所有成人暴露后预防

注:Tdap,破伤风、白喉、无细胞百日咳;TD,破伤风、白喉;MMR,麻疹、腮腺炎和风疹。

新冠病毒引起新冠病毒感染,世界卫生组织将之命名为冠状病毒病 2019(coronavirus disease 2019,COVID-19)。机体感染新冠病毒后能产生新冠病毒抗体,其中针对新冠病毒表面的刺突糖蛋白(spike glycoprotein)的抗体具有中和病毒的活性,是保护性抗体。我国已批准了全病毒灭活疫苗(死病毒)、腺病毒载体疫苗和基因工程重组蛋白疫苗(新冠病毒的刺突糖蛋白)用于群体接种,以全病毒灭活疫苗为主,并获得世界卫生组织认可。

新冠疫苗不含活病毒,妊娠不是接种新冠疫苗(尤其是灭活新冠疫苗)的禁忌证。考虑到孕期接种疫苗可发生疫苗的固有不良反应,在没有明显感染风险的情况下,孕期可暂缓接种新冠疫苗,但建议分娩后尽快完成接种。孕期存在感染风险的情况下,尤其生活和/或工作地发生流行时,建议按程序接种灭活新冠疫苗,孕早、中、晚期均可接种,同时观察是否出现不良反应,并随访妊娠和分娩结局。接种疫苗后发现妊娠者,无需终止妊娠,并可完成全程接种,同时观察是否出现不良反应,随访妊娠和分娩结局。

计划自然受孕女性,可按常规程序接种新冠疫苗,无需因为接种新冠疫苗而延迟受孕。如果接种第 1 针疫苗后发现妊娠,可按时接种第 2 针。男性接种新冠疫苗后,不影响精子质量。因此无需担心因丈夫接种疫苗对妊娠的影响。计划采用人工辅助生殖技术受孕者,慎重起见,接种第 2 针疫苗后 2~4 周再进行相应的医学处理。哺乳期接种新冠疫苗,不增加额外不良事件,建议哺乳期妇女按程序接种新冠疫苗。哺乳期接种新冠疫苗后,可正常哺乳。即使发生不良事件,也不影响哺乳。只有在母亲发生严重不良事件时,考虑母亲的安全,才建议暂停母乳喂养。

(九) 吸烟

孕前有些妇女吸烟,妊娠后必须戒烟。丈夫吸烟对胎儿生长发育亦有影响。吸烟对胎儿影响与吸烟量有关,产前检查时要注意询问并告知孕期主动及被动吸烟的害处。迄今的研究表明吸烟孕妇有 20% 出现低出生体重儿,体重平均减少 200g,早产、胎儿死亡、胎盘早剥和前置胎盘发生率升高,其机制在于增加胎儿碳氧血红蛋白水平,减少子宫胎盘血流,导致胎儿缺氧。有些国家甚至在香烟包装盒警告孕妇"妊娠期吸烟可导致胎儿损害、早产和低出生体重"。此外,近年来临床上偶可见到吸毒(海洛因、大麻、可卡因等)的孕妇,这类孕妇常不愿进行产前检查,多隐瞒病史,对吸毒可疑者,应注意观察精神面貌、眼神,手上有无注射的针眼有助于识别。

(十) 饮酒

孕期应当禁止饮用含酒精的饮料。酒精有潜在的致畸效应,可能导致胎儿酒精综合征(fetal alcohol syndrome),其特征为发育迟缓、小头畸形、小眼畸形、腭裂、外生殖器畸形和中枢神经系统异常等。但酒精对妊娠的不良影响在戒酒后可以很快消失。

(十一) 药物

绝大部分药物孕期使用的安全性尚不清楚,因此孕期应当避免不必要的用药,特别是受孕后 3~8 周更是用药的危险期。孕期使用任何药品要考虑对胎儿的影响,必须使用的药物应权衡利弊,并征得孕妇及家属的同意。用药前仔细阅读药品说明书。

三、孕期营养

孕期保健中孕妇营养是十分重要的环节。当前我国孕妇营养存在的问题表现为:①超量进食,导致巨大儿增多,难产及手术产率升高;②食物过于精细,导致某些营养素缺乏,反而影响胎儿发育;③营养素缺乏或未在医生指导下正规补充,甚至滥用营养素导致不良后果。

为了适应孕期母体各器官的变化及子宫、胎盘、胎儿、乳房发育的需要,孕期所需的营养必然要高于非孕期。孕期营养不足可以导致各种并发症,影响胎儿健康,故应强调孕期的营养指导,使孕妇加强对各种营养素摄取的意识,平衡膳食,合理补充。必需营养包括氨基酸、必需的脂肪酸、碳水化合物、水溶性及脂溶性维生素、矿物质和微量元素等。中国营养学会编写的《孕产妇膳食指南(2016)》可以作为营养指导的参考。必须指出的是推荐供给量是用于指导人群,每名孕妇的实际需要量与标准肯定有差异,应具体分析,单独指导。孕期妇女膳食指南应在一般人群膳食指南的基础上补充以下 5 条内容:①补充叶酸,常吃含铁丰富的食物,选用碘盐;②孕吐严重者,可少量多餐,保证摄入含必要量碳水化合物的食物;③孕中晚期适量增加奶、鱼、禽、蛋、瘦肉的摄入;④适量身体活动,维持孕期适宜增重;⑤禁烟酒,愉快孕育新生命,积极准备母乳喂养。

(一) 孕期体重的增加

了解孕期体重的增加情况,能为孕期保健时的营养指导提供依据。传统的孕期体重管理模式已经不能适应孕期保健的需要。传统的孕期体重管理模式为按体重增长进行管理,即不论孕前体重指数(body mass index,BMI)如何,从孕 13 周起体重平均每周增加 350g,直至妊娠足月体重平均增加 12.5~15.0kg。这种管理目标未考虑孕前的 BMI,所有孕妇的孕期体重增长采用同一标准,没有进行个体化管理,从而可能导致消瘦的孕妇孕期体重增长不够,而肥胖的孕妇孕期体重增长过多。应根据孕前体重指数来确定孕期体重增加多少为宜,不能一概而论。BMI= 体重(kg)/[身高(m)]^2。体重增加过少导致早产、低出生体重儿的发生,体重增加过多与大于胎龄儿(LGA)和剖宫产率的升高有关。

美国医学研究所(Institute of Medicine,IOM)推荐的体

重增长范围,是根据孕前 BMI 的不同,推荐孕期适宜的体重增长范围,实现了个体化的体重增长范围推荐,越来越被大家所推崇。2009 年 IOM 指南根据 WHO 的 BMI 分类标准对孕妇的孕前 BMI 进行分类,推荐的体重增长目标范围,见表 2-1-10。国内许多机构产科门诊开展了孕期体重管理,利用电脑软件绘制孕期体重曲线,非常直接方便地了解孕妇体重增长的情况,便于及时干预。

表 2-1-10　根据孕前 BMI 增加孕期体重的建议

孕期	BMI/ （kg·m^{-2}）	总体重 增长/kg	孕中晚期体重增长 的速度/(kg·周$^{-1}$)
低体重	<18.5	13~18	0.5（0.5~0.6）
正常体重	18.5~24.9	11~16	0.5（0.4~0.5）
超重	25.0~29.9	7~11	0.3（0.2~0.3）
肥胖	≥30.0	5~9	0.2（0.2~0.3）

(二) 热能

高能量饮食不但维持孕妇正常生理功能,体力活动,还使孕妇体重增加,胎儿出生体重正常;并对婴儿出生后一年内的生长、行为发育也是十分重要的。孕中期胎儿生长发育较快,平均每天增加重量 10g,基础代谢率增高 10%~20%,孕期估计热量需要增加大约 113×10^3~356×10^3kJ（27×10^3~85×10^3kcal）。美国推荐孕期平均每天应增加热能 1 250kJ（300kcal）,中国营养学会推荐孕妇在孕 4 个月后平均每天应增加热能 837kJ（200kcal）,达到 2 300kcal,如孕期继续正常劳动量每天需增加 1 004kJ（240kcal）,重体力劳动者需增加 1 715kJ（410kcal）。

(三) 碳水化合物

孕期能量增加主要是靠增加碳水化合物的摄入。但由于孕期各种妊娠相关激素分泌增加,胰岛素抵抗更加明显,容易发生妊娠期糖尿病,因此建议孕期碳水化合物的摄入尽量采用低生糖指数（glycemic Index, GI）的食物,减少血糖的波动。孕期碳水化合物的摄入量建议占总能量的 55%~65%,参考摄入量（reference nutrient intake, RNI）为 175g/d。

(四) 蛋白质

蛋白质在整个食物热能供应中不能低于 10%。妊娠期需要存储 900~1 000g 蛋白质,相当于每天 5~6g,以保证胎儿、胎盘、子宫、乳腺等组织的生长。孕期蛋白质 RNI 为:孕早期在原有的基础上增加 5g/d,孕中期增加 15g/d,孕晚期增加 30g/d。提供蛋白质的食物最好以肉、蛋、奶制品为主。蛋白质缺乏使胎儿对氨基酸的利用受到限制,影响胎儿生长及以后的智力发育。蛋白质与钙、铁、锌的运载及吸收有关。孕期总蛋白及白蛋白有明显下降,尤其我国膳食以谷类为主,更需补充优质蛋白(动物性和大豆类),优质蛋白不应低于 40%,奶制品和鱼类是优质蛋白的较好选择。

(五) 脂肪

孕期脂肪的推荐摄入量应占总能量的 20%~30%,其中亚油酸 RNI 为 13g/d,亚麻酸 RNI 为 1.4g/d,推荐比例为（4~6）:1。亚油酸富含于所有的植物油,α-亚麻酸在大豆油、低芥酸菜籽油和核桃油中含量较丰富。α-亚麻酸是合成 DHA 的前体,研究表明,尤其在孕晚期,胎儿大脑和视网膜中 DHA 浓度持续增加,足量摄入很重要。DHA 在鱼类、蛋类中较丰富。另外,研究证实反式脂肪酸对母儿健康有害无益,应该尽量避免食用,反式脂肪酸主要存在于人造奶油、重油食物、烘制食物及油炸食物中。

(六) 膳食纤维

膳食纤维主要是指不能被人类的胃肠道中消化酶所消化、吸收利用的多糖,包括纤维素、半纤维素、果胶及亲水胶体物质如海藻多糖等。膳食纤维可降低糖尿病、结肠癌、肥胖、心血管疾病的发生风险,对人体健康有着重要作用。孕期膳食纤维的 RNI 为 28g/d。膳食纤维在粗粮中含量较高,如燕麦麸、大麦、荚豆等。

(七) 矿物质与微量元素

1. 钙（calcium） 孕早期、孕中晚期及哺乳期钙的 RNI 分别为 800mg、1 000mg 和 1 200mg,钙摄入的可耐受最高摄入量（tolerable upper intake level, UL）为 2 000mg/d。钙供给不足将影响胎儿骨骼和牙齿发育,新生儿出生体重亦较低。缺钙可使孕妇小腿肌肉痉挛,腰腿痛,易并发妊娠期高血压疾病、低出生体重、早产等。考虑到我国妊娠妇女饮食中钙摄入不足,在妊娠后期（20 周以后）可补充钙剂 600mg/d,对于部分经产妇、年龄偏大或有小腿肌痉挛等缺钙症状的孕妇可提前补钙,但不宜过早,如在 14 周以前,因为许多孕妇有较明显的早孕反应,钙剂可能影响食欲。奶制品是孕期补钙最好的食物来源。

2. 铁（iron） 我国推荐的孕妇每天膳食中铁供给量为 28mg。由于胎儿、胎盘、子宫、乳房发育及母体自身造血均需要铁的储备,孕妇合成血红蛋白约需 300~500mg 的铁,胎儿及胎盘发育需 300~450mg 的铁,排泄 250mg 的铁,同时储存一定量的铁以备产时失血,故孕期需要铁 1 000mg 左右,为非孕期铁储备量的 2 倍,膳食中的铁难以满足妊娠需要,应额外补充。孕中期每天大约需要铁 3~4mg,晚孕时达 6~7mg/d。即使食物中含有适量的铁,但孕妇血清铁浓度及铁蛋白水平一般都是下降的。妊娠 20 周前铁的需求量少,不需补充,同时可以避免口服铁剂加重早孕反应。自妊娠 20 周起均应常规补充铁剂,最小剂量 30mg/d,如果已有缺铁性贫血或双胎妊娠,可以补充 60~100mg/d。此外,饮食中亚铁血色素从动物来源比蔬菜中的无机盐铁易于吸收。动物蛋白(肝脏、肉、蛋等)富含铁,维生素C可促进铁的吸收。

3. 锌(zinc) 锌供给不足影响孕妇体重增长,容易发生妊娠期高血压疾病、缺铁性贫血、早产、胎儿生长受限、神经管缺陷等。孕早期锌的摄入与非孕的妇女相同,RNI为11.5mg/d,孕中晚期每天增加到16.5mg/d,UL为35mg/d。孕妇锌的摄入只能达到需要量的40%~60%,因而每天需补充5~10mg。锌在贝类海产品、红色肉类、动物内脏中含量都很丰富,干果如花生中也富含锌。

4. 碘(iodine) 碘是人体必需的微量元素,碘供给不足容易导致甲状腺肿、胎儿生长受限、先天性呆小症等。孕期碘的推荐摄入量230μg/d,比非孕时增加近1倍,食用碘盐仅可获得推荐量的50%左右,为满足孕期对碘的需要,建议孕妇常吃富含碘的海产食品。海带(鲜,100g)、紫菜(干,2.5g)、裙带菜(干,0.7g)、贝类(30g)、海鱼(40g)可分别提供碘110μg。

5. 硒(selenium) 硒在地壳中含量极微,它是谷胱甘肽过氧化物酶的必需组成成分,硒缺乏与克山病和大骨节病有关,有研究表明妊娠期肝内胆汁淤积症与缺硒可能相关。但硒摄入过量也可以引起中毒,主要症状为头发脱落和指甲变形。孕妇每天硒的摄入量与非孕期妇女一致,RNI为50μg/d,UL为400μg/d,硒在海产品中含量较丰富。

6. 维生素(vitamin)

(1)维生素A:维生素A的摄入以视黄醇当量(RE)表示,1μgRE=3.33U维生素A。孕早期维生素A的RNI为800μgRE,较非孕期增加100μgRE,孕中晚期维生素A的RNI为900μgRE。维生素A有助于胎盘、胎儿发育,与早产、胎儿生长受限、低出生体重和妊娠期高血压疾病的发生有关。但过量摄入维生素A容易导致中毒和胎儿畸形。大多数孕妇可从膳食(动物肝脏、胡萝卜、奶制品、鱼肝油等)中获得需要的维生素A,不需要常规补充维生素A。

(2)维生素D:维生素D与钙磷代谢有关,能促进钙的吸收和钙在骨骼中的沉积,维生素D摄入不足者影响胎儿骨骼、牙齿、智力发育,导致先天性佝偻病、手足抽搐。孕中晚期维生素D的RNI为10μg/d(1μg=40U),由于维生素D摄入过量可能引起中毒,其UL为20μg/d。人体所需90%以上的维生素D来源于适宜的阳光照射。天然食物中维生素D含量并不广泛,不能满足适宜摄入量,维生素D₂主要存在于菌菇类,维生素D₃在鱼肝和肝油中含量最丰富,其次是蛋黄、牛肉等。

(3)维生素E:维生素E缺乏可能导致流产、早产和胎儿生长受限。孕期维生素E的RNI为14mg,UL为800mg(1 200U)。豆类、蛋类及水产品中维生素E的含量较丰富,不必额外补充。

(4)维生素B族:包括维生素B₁(硫胺素)、维生素B₂(核黄素)、维生素B₆(吡哆醇)、维生素B₁₂(钴胺素)。我国推荐的孕妇每天膳食中维生素B₁、B₂的RNI均为1.8mg。尚未制定孕期维生素B₆、B₁₂供给量标准,美国孕妇维生素B₆、B₁₂的摄入标准分别为2.2mg、2.2μg/d。维生素B₁、B₂、B₆参与蛋白质、脂肪或糖代谢。我国孕妇维生素B₁供给充足,但47%孕妇有维生素B₂缺乏,维生素B₆每天摄入量应较非孕期增加0.5mg,维生素B₁₂每天摄入量应较非孕期增加0.4μg。

(5)维生素C:孕妇孕中晚期维生素C的RNI为130mg/d,UL为1 000mg/d。维生素C可促进组织胶原形成,参与铁吸收、脂类和叶酸代谢,药物解毒,免疫抗体形成。正常平衡膳食如食用新鲜的蔬菜和水果,可满足需要。

(6)叶酸(folic acid):叶酸参与DNA、RNA的合成,叶酸缺乏者易导致胎儿神经管缺陷(neural tube defects,NTDs)、流产、早产、低出生体重。孕期叶酸的RNI为600μg/d,UL为1 000μg/d,但既往生育过神经管畸形的孕妇应将叶酸补充剂量增加至4mg/d。叶酸在烹饪过程中丢失50%以上,我国孕妇正常平衡膳食亦需要额外补充叶酸0.4~0.8mg/d,而且应尽可能在妊娠前和妊娠前3个月进行补充。

对于不能正常平衡饮食的孕妇,采用单一维生素或矿物质进行分别补充,剂量不好控制,服用繁琐。已有专为孕妇配制的复合维生素矿物质制剂出售,每片含孕期所需的多种维生素和矿物质,可以全面补充维生素矿物质,服用方便。

四、产前检查

著名的产科学家Eastman曾经指出,在当今时代,进行产前检查(prenatal examination)来拯救孕产妇生命,是其他任何手段都无法比拟的。规范化的产前检查对于早期识别高危妊娠和胎儿异常,及时采取干预措施,进一步降低孕产妇死亡率和出生缺陷率具有重要价值。2011年,中华医学会妇产科学分会产科学组发布《孕前和孕期保健指南(第1版)》,我国产前检查从此有了规范化的方案,中华医学会妇产科学分会产科学组更新发布了《孕前和孕期保健指南(2018)》,见表2-1-11。

(一)产前检查的次数及孕周

合理的产前检查次数及孕周不仅能保证孕期保健的质量,也可节省医疗卫生资源。WHO(2016年)发布的孕期保健指南,将产前检查次数增加到8次,分别为:妊娠<12周、20周、26周、30周、34周、36周、38周和40周。根据目前我国孕期保健的现状和产前检查项目的需要,2018指南推荐的产前检查孕周分别为:妊娠6~13周⁺⁶,14~19周⁺⁶,20~24周,25~28周,29~32周,33~36周,37~41周。共7~11次。有高危因素者,酌情增加次数。

表 2-1-11　产前检查的方案

检查次数	常规保健内容	必查项目	备查项目	健康教育及指导
第 1 次检查 （6~13 周 $^{+6}$）	1. 建立孕期保健手册 2. 确定孕周、推算预产期 3. 评估孕期高危因素 4. 血压、体重与体重指数 5. 妇科检查 6. 胎心率（妊娠 12 周左右）	1. 血常规 2. 尿常规 3. 血型（A、B、O 和 Rh） 4. 空腹血糖 5. 肝功能和肾功能 6. 乙型肝炎表面抗原 7. 梅毒血清抗体筛查和 HIV 筛查 8. 地中海贫血筛查（广东、广西、海南、湖南、湖北、四川、重庆等地） 9. 孕早期超声检查（确定宫内妊娠和孕周）	1. HCV 筛查 2. 抗 D 滴度（Rh 阴性者） 3. 75gOGTT（高危妇女） 4. 甲状腺功能筛查 5. 血清铁蛋白（血红蛋白 <110g/L 者） 6. 宫颈细胞学检查（孕前 12 个月未检查者） 7. 宫颈分泌物检测淋病奈瑟菌和沙眼衣原体 8. 细菌性阴道病的检测 9. 孕早期非整倍体母体血清学筛查（10~13 周 $^{+6}$） 10. 妊娠 11~13 周 $^{+6}$ 超声检查测量胎儿颈项透明层厚度 11. 妊娠 10~13 周 $^{+6}$ 绒毛活检 12. 心电图	1. 流产的认识和预防 2. 营养和生活方式的指导 3. 避免接触有毒有害物质和宠物；慎用药物 4. 孕期疫苗的接种 5. 改变不良生活方式；避免高强度的工作、高噪声环境和家庭暴力 6. 保持心理健康 7. 继续补充叶酸 0.4~0.8mg/d 至 3 个月，有条件者可继续服用含叶酸的复合维生素
第 2 次检查 （14~19 周 $^{+6}$）	1. 分析首次产前检查的结果 2. 血压、体重 3. 宫底高度 4. 胎心率	无	1. 无创产前检测（NIPT）（12~22 周 $^{+6}$） 2. 孕中期非整倍体母体血清学筛查（15~20 周 $^{+0}$） 3. 羊膜腔穿刺检查胎儿染色体（16~22 周）	1. 孕中期胎儿非整倍体筛查的意义 2. 非贫血孕妇，如血清铁蛋白 <30μg/L，应补充元素铁 60mg/d；诊断明确的缺铁性贫血孕妇，应补充元素铁 100~200mg/d 3. 开始常规补充钙剂 0.6~1.5g/d
第 3 次检查 （20~24 周）	1. 血压、体重 2. 宫底高度 3. 胎心率	1. 胎儿系统超声筛查（20~24 周） 2. 血常规 3. 尿常规	阴道超声测量宫颈长度（早产高危）	1. 早产的认识和预防 2. 营养和生活方式的指导 3. 胎儿系统超声筛查的意义
第 4 次检查 （25~28 周）	1. 血压、体重 2. 宫底高度 3. 胎心率	1. 75g OGTT 2. 血常规 3. 尿常规	1. 抗 D 滴度复查（Rh 阴性者） 2. 宫颈阴道分泌物胎儿纤维连接蛋白（fFN）检测（宫颈长度为 20~30mm 者）	1. 早产的认识和预防 2. 营养和生活方式的指导 3. 妊娠期糖尿病筛查的意义
第 5 次检查 （29~32 周）	1. 血压、体重 2. 宫底高度 3. 胎心率 4. 胎位	1. 产科超声检查 2. 血常规 3. 尿常规	无	1. 分娩方式指导 2. 开始注意胎动 3. 母乳喂养指导 4. 新生儿护理指导
第 6 次检查 （33~36 周）	1. 血压、体重 2. 宫底高度 3. 胎心率 4. 胎位	尿常规	1. B 族链球菌（GBS）筛查（35~37 周） 2. 肝功能、血清胆汁酸检测（32~34 周，怀疑妊娠肝内胆汁淤积症的孕妇） 3. NST 检查（32~34 孕周以后）	1. 分娩前生活方式的指导 2. 分娩相关知识 3. 新生儿疾病筛查 4. 抑郁症的预防
第 7~11 次检查 （37~41 周）	1. 血压、体重 2. 宫底高度 3. 胎心率 4. 胎位	1. 产科超声检查 2. NST 检查（每周 1 次）	宫颈检查（Bishop 评分）	1. 分娩相关知识 2. 新生儿免疫接种 3. 产褥期指导 4. 胎儿宫内情况的监护 5. 超过 41 周，住院并引产

（二）高龄孕妇的孕期保健

1. 仔细询问孕前病史，重点询问是否患有糖尿病、慢性高血压、肥胖、肾脏及心脏疾病等，询问既往生育史；本次妊娠是否为辅助生育受孕；两次妊娠的间隔时间；明确并记录高危因素。

2. 评估并告知高龄孕妇的妊娠风险，包括流产、胎儿染色体异常、胎儿畸形、妊娠期高血压疾病、妊娠期糖尿病、胎儿生长受限（FGR）、早产和死胎等。

3. 规范补充叶酸或含叶酸的复合维生素；及时规范补充钙剂和铁剂，根据情况可考虑适当增加剂量。

4. 高龄孕妇是产前筛查和产前诊断的重点人群。重点检查项目包括：①妊娠 11~13 周 +6 应行孕早期超声筛查：胎儿 NT、有无鼻骨缺如、NTDs 等。②预产期年龄 35~39 岁而且单纯年龄为高危因素，签署知情同意书可先行 NIPT 进行胎儿非整倍体异常的筛查；预产期年龄≥40 岁以上的孕妇，建议行 CVS 或羊膜腔穿刺术，进行胎儿染色体核型检查和/或染色体微阵列分析（chromosomal microarray analysis，CMA）。③妊娠 20~24 周，行胎儿系统超声筛查和宫颈长度测量。④重视妊娠期糖尿病筛查、妊娠期高血压疾病和 FGR 的诊断。

5. 年龄≥40 岁的孕妇，应加强胎儿监护，妊娠 40 周前适时终止妊娠。

（三）孕期不推荐常规检查的内容

1. **骨盆外测量** 已有充分的证据表明骨盆外测量并不能预测产时头盆不称。因此，孕期不需要常规检查骨盆外测量。对于阴道分娩的孕妇，妊娠晚期可测定骨盆出口径线。

2. **弓形虫、巨细胞病毒和单纯疱疹病毒血清学筛查** 目前，对这 3 种病原体没有成熟的筛查手段，孕妇血清学特异性抗体检测均不能确诊孕妇何时感染、胎儿是否受累以及有无远期后遗症，也不能依据孕妇的血清学筛查结果来决定是否需要终止妊娠。建议孕前筛查或孕期有针对性地筛查，不宜对所有的孕妇进行常规筛查，避免给孕妇带来心理的恐惧和不必要的干预。

3. **妊娠期细菌性阴道病筛查** 妊娠期细菌性阴道病（BV）的发生率为 10%~20%，与早产发生有关，早产高危孕妇可筛查 BV，但不宜针对所有孕妇进行常规 BV 筛查。但筛查发现的妊娠期 BV 需要进行治疗。

4. **宫颈阴道分泌物 fFN 检测及超声检查评估宫颈** 早产高危孕妇，这两项筛查的价值在于阴性结果提示近期内无早产可能，从而减低不必要的干预。但是尚没有足够的证据支持对所有孕妇进行宫颈阴道分泌物 fFN 检测及超声宫颈长度的评估。

5. **每次产前检查时行尿蛋白和血常规检查** 不需要每次产前检查时进行尿蛋白和血常规检查，但妊娠期高血压疾病和妊娠期贫血的孕妇可反复进行尿蛋白和血常规检查。

6. **甲状腺功能筛查** 孕妇甲状腺功能减退影响儿童神经智能的发育，有专家建议筛查所有孕妇的甲状腺功能（游离三碘甲状腺原氨酸、游离甲状腺素和促甲状腺素），但是目前尚没有足够的证据支持对所有孕妇进行甲状腺功能的筛查，孕期应保证充足的碘摄入。

7. **结核病筛查** 目前尚没有足够的证据支持对所有孕妇进行结核病的筛查（包括 PPD 试验和胸部 X 线检查）。高危孕妇（结核病高发区、居住条件差、HIV 感染、药瘾者）可以在妊娠任何时期进行结核病筛查。

具体产前检查方案见表 2-1-11。

（四）孕妇身体检查

1. **身体与体态** 首次产前检查时均应测身高，观察其发育营养状况。身体矮小者，尤其是 1.45m 以下的常常骨骼较小，伴有骨盆狭窄。对矮小的孕妇还应观察其行动步态，注意有无脊柱及下肢畸形。

2. **体重** 孕妇每次产前检查时均应准确测量体重，评估体重增长是否合理。

3. **血压** 早孕检查时应测血压作为基础血压。正常妊娠孕期血压不应超过 140/90mmHg。孕妇应在安静环境中休息 5~10 分钟，取坐位。通常测有上肢血压，右上肢裸露伸直并轻度外展，肘部置于心脏同一水平，将气袖均匀紧贴皮肤缠于上臂，使其下缘在肘窝以上约 3cm，气袖之中央位于肱动脉表面。至少两次读数取平均值。注意：如果一侧手臂血压的测量值总是高于对侧，则每次测血压均选择该侧臂。最好使用水银血压计来测量血压，如使用电子血压计，因其会低估血压值，尤其是收缩压。

4. **产科检查**

（1）孕早期检查：早孕时必须常规做阴道检查。检查可确定子宫大小与孕周是否相符，一般孕早期时子宫大小与停经时间不应相差 2 周以上，有相差时应复核孕龄。孕早期时做阴道检查还可及时发现阴道纵隔或横隔、宫颈赘生物、子宫畸形、子宫肌瘤、卵巢肿瘤、性传播疾病等。对于分泌物多者应做白带检查或培养，可及时发现滴虫、真菌、衣原体、淋菌等感染。

超声检查：B 超在不同孕周可分别见胚囊；胚芽和胎心搏动。用多普勒胎心听诊器于孕 10 周即可听到胎心音。

（2）孕中晚期检查：孕 12 周后腹部已可扪及子宫，用多普勒胎心听诊仪可以听到胎心音。中晚孕产科检查包括：

1）测量宫底高度（fundal height）：孕妇应排空膀胱，取仰卧位，用塑料软尺自耻骨联合上缘中点至子宫底，各孕周的宫底高度多数可以按测量的结果作为对应孕周的标准（表 2-1-12）。为了便于记忆，一般孕 22~34 周宫底高度即为相应孕周 ±2，例如孕 24 周则为 24±2，孕 32 周为 32±2。妊娠 16~36 周，宫底高度平均增长 0.8~1.0cm/周，妊娠 36 周后平均增长 0.4cm/周。

表 2-1-12 各孕周宫底高度

孕周	例数	宫底高度/cm		
		10th	50th	90th
20	35	15.3	18.3	21.4
21	38	17.6	20.8	23.2
22	40	18.7	21.8	24.2
23	27	19.0	22.0	24.5
24	39	22.0	23.6	25.1
25	42	21.0	23.5	25.9
26	51	22.3	24.0	27.3
27	32	21.4	25.0	28.0
28	42	22.4	26.1	29.0
29	34	24.0	27.3	30.0
30	42	24.8	27.5	31.0
31	44	26.3	28.0	30.0
32	50	25.3	29.3	32.0
33	34	26.0	29.8	32.3
34	64	27.8	31.0	33.8
35	60	29.0	31.0	33.3
36	70	29.8	31.5	34.5
37	86	29.8	32.0	35.0
38	76	30.0	32.5	35.7
39	51	29.5	32.8	35.8
40	38	30.0	33.3	35.3
41	20	31.8	34.0	37.3

2）测量腹围（abdominal circumference）：测量是以塑料软尺经脐绕腹1周。大约每孕周腹围平均增长0.8cm，孕16~42周平均腹围增长21cm。孕20~24周增长最快为1.6cm/周；孕24~36周为0.84cm/周；孕34周后增长减缓为0.25cm/周。

3）腹部检查：

A. 视诊：妊娠晚期腹部有妊娠纹，初孕妇为浅紫红色，经产妇为白色。单胎妊娠腹部呈卵圆形，两侧对称，胎背一侧腹部略突出。宫底高度低于相应孕周者应注意有无胎儿生长受限或孕龄推算错误。若子宫底高度超过相应孕周应考虑巨大儿、双胎、羊水过多等。腹部两侧向外膨出而宫底较低要考虑是否为横位。腹部向前下突出明显（悬垂腹、尖腹）应注意有无骨盆入口平面狭窄。

B. 触诊：触诊可明确胎产式、胎方位、估计胎儿大小及头盆关系。检查前孕妇将膀胱排空，取仰卧位，腹部放松，两腿稍屈曲；检查者立于检查台右侧，按四步触诊法（Leopold maneuvers）进行检查（图2-1-28）。

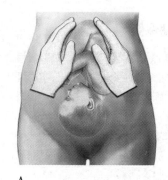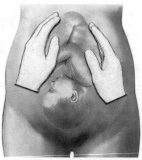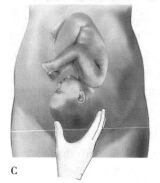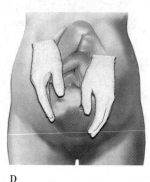

图 2-1-28 胎位检查的四步触诊法
A. 第一步；B. 第二步；C. 第三步；D. 第四步。

第一步：先用手确定宫底高度，并估计妊娠周数与胎儿大小是否相符。然后两手指交替轻推，判断位于宫底部的胎儿部分，如为圆而硬，并有浮球感者为胎儿头部，在推动胎儿头部时胎体不随之移动。如为不规则的宽而较软者为胎臀，推动胎臀时胎体亦随之移动。如在宫底部未能触及大的部分，则应注意是否为横产式。

第二步：检查者双手置于孕妇腹部的两侧，一手固定另一手轻轻深按，两手交替进行检查，以判断胎背和胎儿肢体的位置，宽平饱满一侧为胎背，另一侧为凹凸不平的小部分为胎儿肢体，有时还能感到肢体的活动。与此同时还可确定胎背向前、向侧方或向后。胎背向前者胎儿肢体向后，肢体常不清楚，如胎背向后则肢体向前，此时肢体清楚而胎背则不清楚。

第三步：检查者右手拇指与其余4指分开，在孕妇耻骨联合上方推动胎儿的先露部分左右移动，进一步证实先露是胎头还是胎臀，并确定先露部是否固定，如先露部可以自由地左右移动表示先露部尚未衔接，如先露部已固定不动表示已衔接入盆。

第四步：检查者仍站在孕妇右侧，面向孕妇足部，将两手置于先露部的两侧，沿骨盆入口向下深按，进一步证实先露部是胎头或胎臀。在两手向下深按时如能在耻骨联合上方合拢表示先露部尚未衔接，如不能合拢，表示先露部已衔接入盆。

C. 听诊：使用胎心听筒或多普勒胎心听诊器在胎背一

侧孕妇的腹部可清楚地听到。头先露时胎心于脐下右侧或左侧;臀先露于脐上右侧或左侧可听到;肩先露于脐周听及（图2-1-29）。需要注意的是不可只根据胎心的位置而确定胎位,这样容易误诊。有时在胎儿肢体部分听到的胎心最清楚,而在胎背部分仅有微弱的传导心音,此时应考虑枕后位。胎心音有时被节律一致的吹风样脐带杂音所淹没,此时可扪孕妇脉搏,如两者一致则为胎盘或子宫血管杂音。听不到胎心时,必须进一步确定胎心是否真正消失,应即刻做B超检查胎心搏动是否存在。

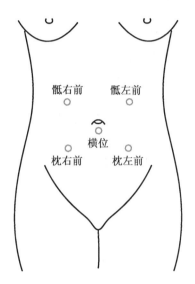

图2-1-29　不同胎位的听诊部位

骶右前　　骶左前
横位
枕右前　　枕左前

4）骨盆外测量:已有充分的证据表明骨盆外测量并不能预测产时头盆不称。因此,孕期不需要常规检查骨盆外测量。对于阴道分娩的孕妇,妊娠晚期可测定骨盆出口径线。①坐骨结节间径（intertuberal diameter）:孕妇取仰卧位,两腿向腹部弯曲,双手抱膝,用骨盆出口测量器测量两坐骨结节内侧缘的距离。正常值为8.5~9.5cm。此径线直接测出了骨盆出口横径长度（图2-1-30）。②出口后矢状径（posterior

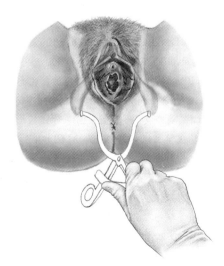

图2-1-30　测量坐骨结节间径

sagital diameter of outlet）:若坐骨结节间径<8cm者应测出口后矢状径。出口后矢状径是坐骨结节间径的中点至骶骨尖端的距离。以汤姆斯出口测量器置于坐骨结节间径,其测量杆一端位于坐骨结节间径的中点,另一端放在骶骨尖端,于测量器数字刻度即得到出口后矢状径的长度。正常值为8~9cm。出口后矢状径与坐骨结节间径之和>15cm即表示骨盆出口无明显狭窄（图2-1-31）。

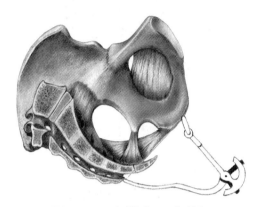

图2-1-31　测量出口后矢状径

5）骨盆内测量:若骨盆外测量提示有骨盆狭窄时,可进行骨盆内测量来准确了解骨盆的大小。测量时间在孕24~36周为宜,过早测量常因阴道较紧影响操作,足月妊娠后测量容易引起感染。测量时,孕妇取仰卧截石位,外阴部需严格消毒。检查者戴消毒手套并涂以滑润油,动作应轻柔。主要测量的径线有:

A. 对角径（diagonal conjugate,DC）:为耻骨联合下缘至骶岬上缘中点的距离,正常值为12.5~13.0cm。检查方法是将一只手的示、中指伸入阴道,用中指尖触到骶岬上缘中点,示指上缘紧贴耻骨联合下缘,用另一只手的示指正确标记此接触点,抽出阴道内的手指,测量中指尖至此接触点的距离,即为对角径（图2-1-32）,再减去1.5~2.0cm得到骨盆入口前后径长度。骨盆入口前后径正常值约为11.0cm。若测量时阴道内的中指尖触不到骶岬,表示对角径值>12.5cm,不存在骨盆入口的狭窄。

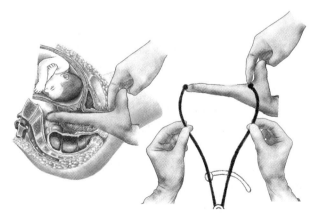

图2-1-32　测量对角径

B. 坐骨棘间径（interspinous diameter）：测量两坐骨棘间的距离，正常值约为 10cm。测量方法是一手示、中指放入阴道内，分别触及两侧坐骨棘，估计其间的距离（图 2-1-33）。

C. 坐骨切迹宽度：代表中骨盆后矢状径，其宽度为坐骨棘与骶骨下部间的距离，即骶棘韧带宽度。将阴道内的示指置于韧带上移动（图 2-1-34）。若能容纳 3 横指（约 5.5~6.0cm）为正常。

6）阴道检查：可以了解胎儿先露部、宫颈容受及扩张程度、骨盆情况。

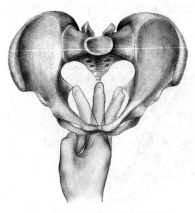

图 2-1-33　测量坐骨棘间径

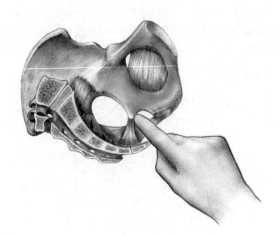

图 2-1-34　测量坐骨切迹宽度

（漆洪波）

参考文献

1. Lee SY，Pearce EN. Testing，Monitoring，and Treatment of Thyroid Dysfunction in Pregnancy. J Clin Endocrinol Metab，2021，106（3）：883-892.

2. D'souza R，Horyn I，Pavalagantharajah S，et al. Maternal body mass index and pregnancy outcomes：a systematic review and metaanalysis. Am J Obstet Gynecol MFM，2019，1（4）：100041.

3. Cunningham FG，Leveno KJ，Bloom SL，et al. Williams Obstetrics. 25th ed. New York：McGraw Hill Education，2018.

4. Mishra JS，Gopalakrishnan K，Kumar S. Pregnancy upregulates angiotensin type 2 receptor expression and increases blood flow in uterine arteries of rats. Biol Reprod，2018，99（5）：1091-1099.

5. Sekiya A，Hayashi T，Kadohira Y，et al. Thrombosis Prediction Based on Reference Ranges of Coagulation-Related Markers in Different Stages of Pregnancy. Clin Appl Thromb Hemost，2017，23（7）：844-850.

6. Peahl AF，Howell JD. The evolution of prenatal care delivery guidelines in the United States. Am J Obstet Gynecol，2021，224（4）：339-347.

7. Varner MW，Mele L，Casey BM，et al. Thyroid function in neonates of women with subclinical hypothyroidism or hypothyroxinemia. J Perinatol，2018，38（11）：1490-1495.

8. Jelinic M，Marshall SA，Leo CH，et al. From pregnancy to cardiovascular disease：Lessons from relaxin-deficient animals to understand relaxin actions in the vascular system. Microcirculation，2019，26（2）：e12464.

9. Barbe A，Bongrani A，Mellouk N，et al. Mechanisms of Adiponectin Action in Fertility：An Overview from Gametogenesis to Gestation in Humans and Animal Models in Normal and Pathological Conditions. Int J Mol Sci，2019，20（7）：1526.

10. Deshpande S，Kallioinen M，Harding K，et al. Routine antenatal care for women and their babies：summary of NICE guidance. BMJ，2021，375：n2484.

11. Cines DB，Levine LD. Thrombocytopenia in pregnancy. Blood，2017，130（21）：2271-2277.

12. 程家国，张露平，白佼明，等. 胎盘微生态与早产的研究进展. 中国初级卫生保健，2022（001）：036.

13. 顾红梅，柴晓文. 胎盘生长因子对妊娠影响的研究进展. 国际生物医学工程杂志，2020，43（02）：166-170.

14. 王美辰，白安颖，李玭，等. 中国 3 城市乳母孕期与产后 6 个月内营养素补充剂摄入情况调查. 中国公共卫生，2021，37（08）：1223-1227.

15. 张月华. 孕产妇死亡原因及应对策略. 河北医科大学，2016.

16. 张颖，吴金香，王海滨. 胚胎植入的研究进展：从基础到临床. 中国实用妇科与产科杂志，2017，（11）.

17. 中华医学会内分泌学分会. 妊娠和产后甲状腺疾病诊治指南(第2版). 中华内分泌代谢杂志,2019,35(8):636-665.

18. 谢幸,孔北华,段涛. 妇产科学. 9版. 北京:人民卫生出版社,2018:31.

19. 李继承,曾园山. 组织学与胚胎学. 9版. 北京:人民卫生出版社,2018:197.

20. 徐丛剑,华克勤. 实用妇产科学. 4版. 北京:人民卫生出版社,2018:46.

21. Gabbe S G,Niebyl J R,Simpson J L. Obstetrics:Normal and Problem Pregnancies. Churchill Livingstone,2007.

22. Tuncalp O,Pena-rosas JP,Lawrie T,et al. WHO recommendations on antenatal care for a positive pregnancy experience-going beyond survival. BJOG,2017,124:860-862.

23. Li L,Oza S,Hogan D,et al. Global,regional,and national causes of under-5 mortality in 2000-15:an updated systematic analysis with implications for the Sustainable Development Goals. Lancet,2016,388:3027-3035.

24. Delitala AP,Capobianco G,Cherchi PL,et al. Thyroid function and thyroid disorders during pregnancy:a review and care pathway. Arch Gynecol Obstet,2019,299:327-338.

25. Haider BA,Olofin I,Wang M,et al. Anaemia,prenatal iron use,and risk of adverse pregnancy outcomes:systematic review and meta-analysis. BMJ,2013,346:f3443.

26. Sanghavi M,Rutherford JD. Cardiovascular physiology of pregnancy. Circulation,2014,130:1003-1008.

27. 中国营养学会妇幼营养分会. 中国妇幼人群膳食指南. 北京:人民出版社,2016.

28. ISUOG Practice Guidelines:intrapartum ultrasound. Ultrasound in obstetrics andgynecology. The official journal of the International Society of Ultrasound in Obstetrics and Gynecology,2018,52(1):128-139.

29. 中国医师协会妇产科医师分会母胎医师专业委员会,中华医学会妇产科学分会产科学组,中华医学会围产医学分会,《中华围产医学杂志》编辑委员会. 妊娠期应用辐射性影像学检查的专家建议. 中华围产医学杂志,2020(3):145-149.

30. 中华医学会妇产科学分会产科学组. 孕前和孕期保健指南(第1版). 中华妇产科杂志,2011,46(2):150-153.

31. 中华医学会妇产科学分会产科学组. 孕前和孕期保健指南(2018). 中华妇产科杂志,2018,53(1):7-13.

32. 漆洪波,杨慧霞. 期待我国的孕前和孕期保健检查走向规范化. 中华妇产科杂志,2011,46(2):81-83.

33. Institute for Clinical Systems Improvement. Health care guideline:routine prenatal care. 14th ed. Minnesota:ICSI,2012:1-116.

34. VA/DoD Clinical Practice Guideline for Pregnancy Management.2nd ed. Washington,DC:The Pregnancy Management Working Group,2009:1-60.

35. National Institute for Health and Clinical Excellence. Antenatal care for uncomplicated pregnancies. NICE clinical guideline 62.2017.

36. World Health Organization. Pregnancy,childbirth,postpartum and newborn care:a guide for essential practice. 2nd ed. Geneva:WHO,2006:44-63.

37. World Health Organization. WHO recommendations on antenatal care for a positive pregnancy experience. Geneva:WHO,2016:1-172.

38. 国务院妇女儿童工作委员会. 中国妇幼健康事业发展报告(2019). 国务院妇女儿童工作委员会,2019-05-28.

第二章

分娩生理

第一节 妊娠分娩母体与胎儿的适应性变化

妊娠分娩过程是指从妊娠到产程发动直至胎儿及其附属物由母体内娩出,母体和胎儿发生适应性变化的过程。这种变化早在胚胎着床时就已经开始,并且在整个妊娠分娩期间持续进展,其中最为重要的是母体子宫与宫颈的变化。人类分娩过程中母体与胎儿适应性变化的调节机制目前并不完全清楚。根据妊娠分娩过程中子宫肌层和宫颈的主要生理变化,可人为地将分娩过程分为四个相互重叠的阶段:①第一阶段:指从受精卵形成至妊娠晚期,为分娩前奏,也称为子宫静止期;②第二阶段:通常为妊娠最后 6~8 周,为分娩前准备阶段,也称为子宫激活期;③第三阶段:指产时阶段,也称为子宫兴奋期;④第四阶段:指分娩恢复期,也称为子宫复旧期。

一、妊娠分娩各阶段的适应性变化

(一) 第一阶段

1. 子宫静止 此阶段子宫处于静止状态,特点为子宫平滑肌松弛,子宫肌层收缩被抑制且对于通常的刺激无反应。

妊娠后子宫的体积和血管发生显著变化,以适应妊娠期间胎儿的生长,以及临产后子宫的收缩。妊娠后子宫体积增大,肌壁相对变薄,以容纳不断生长的胎儿、胎盘和羊水。妊娠至足月时,子宫容量由 5ml 增大到 5 000ml,增大约 500~1 000 倍;子宫重量也相应增加,约 1 100g。妊娠期间子宫的增大主要是肌细胞的体积增大和少量肌细胞的增生。同时子宫肌层,尤其是外部肌层中,纤维组织和弹性组织大量积累,子宫壁强度和韧度显著增加。

伴随着妊娠进展,子宫胎盘血流量逐渐增加,接近足月时大约为 450~650ml/min。妊娠期间母体-胎盘血流量的增加主要是通过子宫血管的扩张,而胎盘-胎儿血流量的增加主要是由于胎盘血管的持续性增长。妊娠 20 周时,子宫动脉直径扩张 1 倍,超声多普勒可检测到血流速度增加约 8 倍;子宫静脉弹性蛋白含量和肾上腺素能神经密度减少,其直径和扩张性均增加,得以适应子宫胎盘血流量的增加。妊娠期的子宫平滑肌可以出现自发性、无效的收缩。自妊娠早期,子宫就已经开始出现不规则的收缩活动,通常为无痛性的。到妊娠中期后,可以经腹部触及子宫收缩。这种正常的生理性的宫缩活动,称 Braxton-Hicks 收缩,具有不规律、间断发作、持续时间较短、强度低,约在 5~25mmHg。Braxton-Hicks 收缩在妊娠期间并不频繁,但在分娩前 1~2 周时明显增多。

2. 宫颈软化 妊娠期间宫颈始终保持形态完整性,同时发生宫颈软化、组织顺应性增加等适应性改变。宫颈黏膜细胞会产生大量黏稠的黏液阻塞宫颈管。黏液栓中富含免疫球蛋白和细胞因子,可作为一种免疫屏障来保护宫腔免受外界感染。宫颈变软是由于宫颈血管增加、腺体肥大增生和细胞外基质结构及内容的改变,以保证临产后宫颈顺利扩张。

3. 阴道与会阴 妊娠期会阴皮肤和肌肉内血管增加,结缔组织变软。阴道壁也有相似变化,黏膜厚度增加,结缔组织疏松,肌肉细胞肥大。

(二) 第二阶段

在妊娠分娩的第二阶段,处于静止期的子宫肌被激活,子宫及宫颈逐渐变化为临产作好准备。

1. 子宫肌层变化 在子宫肌存在与收缩相关的蛋白表达改变:缩宫素受体、前列腺素受体和缝隙连接蛋白43均显著增加,且前列腺素受体和缩宫素受体在子宫底部肌细胞的表达较子宫下段增多。至妊娠足月时子宫峡部已经逐渐拉长形成子宫下段。

2. 宫颈成熟 宫颈成熟是指宫颈重新塑形的过程,从软化到成熟发生于临产前数天至数周,最终在临产开始时宫颈容受和扩张。

宫颈组织中仅有10%~15%为平滑肌,其余均为结缔组织。胶原是宫颈最主要的结构成分。在宫颈成熟过程中,胶原原纤维分裂,原纤维之间距离加大。宫颈成熟与胶原的三维结构改变有关,而不是与被降解有关。胶原含量在非孕期与孕期并没有明显差别。胶原原纤维的分散导致宫颈组织失去紧密连接的韧性,从而顺应性增加。

在宫颈成熟过程中,基质中葡萄糖胺聚糖和蛋白聚糖的总量和组成发生改变。透明质烷的含量和透明质烷合成酶2增加,使得大分子量透明质烷由透明质酸酶降解为小分子量透明质烷。宫颈成熟过程中为大分子量透明质烷占优势,填充组织间隙以增加组织弹性和基质分解;而产程和产褥过程中为小分子量透明质烷含量增加,促进炎症反应。核心蛋白多糖表达减少可使胶原重新排列、减弱、变短和分裂,而参与宫颈成熟。

宫颈成熟过程中细胞外基质还发生炎症细胞浸润,有假说认为宫颈成熟是一个炎症过程,宫颈趋化物吸引炎症细胞,释放蛋白酶使胶原和其他间质成分裂解。

(三) 第三阶段

1. 第一产程

（1）子宫收缩:临产后子宫收缩的特点是节律性、对称性和极性。在第一产程开始时,宫缩间歇约5~6分钟,而到第二产程,逐渐缩短为不足1~2分钟。在活跃期,每阵宫缩持续30~90秒,平均约60秒。而正常分娩中宫缩强度差异明显。自然发动的产程中宫缩所形成的羊水的压力约20~60mmHg,平均40mmHg。宫缩间歇对胎儿安危至关重要,无间歇的宫缩会减少子宫胎盘有效血流而使胎儿缺氧。

（2）子宫形状的变化:子宫体部肌纤维不断收缩过后并不会恢复至原来长度,而是相对缩短,此称子宫缩复。子宫体部肌层不断缩复会逐渐变厚;宫缩时子宫下段及宫颈较软,不断被拉伸变薄,被动扩张形成胎儿娩出通道。宫缩时,宫体和子宫下段之间形成明显分界,被称为生理性缩复环,甚至可经腹部触及。子宫形状逐渐随宫缩发生改变,横径变窄,纵向拉长,使得子宫纵向肌纤维拉伸绷紧,子宫下段及宫颈被进一步拉伸。这些变化使得胎儿脊柱伸直,宫缩力更直接地导向于胎儿先露部。

（3）宫颈变化:已经成熟的宫颈在宫缩的作用下,宫颈管消失并扩张。宫颈管消失是指宫颈管在产程开始前约2cm缩短为边缘非常薄的平板样圆孔。宫颈内口的肌纤维被牵拉向上成为子宫下段,而宫颈外口暂时没有变化。随着宫缩的作用,宫颈外口不断被牵拉扩张。

2. 第二产程盆底的变化 盆底由数层组织构成,最重要的是肛提肌及被覆于其上下的肌纤维结缔组织,支撑并功能性关闭产道。在妊娠期间,肛提肌通常变得肥大,承托子宫增大带来的压力。产程中在宫缩及胎先露的作用下,肛提肌受牵拉,会阴体变薄,使得妊娠期约5cm厚的会阴体变为非常薄的软组织结构或有弹性的膜样结构。

3. 第三产程的变化 胎儿娩出以后,子宫腔容积骤然减小而强烈收缩,胎盘与宫壁发生剥离。胎盘剥离后,胎膜也随之剥离并娩出。如果胎盘剥离面子宫肌壁血管持续开放将造成大量出血,此时的子宫肌层继续强烈收缩得以闭合子宫肌壁血管,同时子宫腔闭合。

(四) 第四阶段

在产程结束后,子宫肌层仍然持续收缩和缩复,同时乳腺开始泌乳。子宫复旧和宫颈修复使子宫和宫颈恢复至接近非孕期状态,保护生殖道不受微生物侵害,同时恢复子宫内膜对激素的反应性,内膜增生修复内膜创面。此阶段通常需要4~6周。

二、子宫肌层收缩与舒张的调节

1. 子宫肌层收缩的调节

通过3个方面:①增强肌动蛋白和肌球蛋白相互作用导致肌肉收缩;②增加子宫肌层细胞的兴奋性;③促进细胞间相互沟通使肌细胞同步收缩。调节因素包括:

（1）钙离子:子宫平滑肌细胞收缩时肌动蛋白需要从球状变为丝状,并且必须与肌球蛋白共同作用。肌球蛋白由多条轻链与重链组成,轻链磷酸化(由钙离子与钙调节蛋白结合后,激活肌球蛋白轻链激酶)产生肌动蛋白-肌球蛋白相互作用,激活ATP酶使ATP水解,然后产生肌细胞收缩。促子宫收缩物质可以通过调节细胞内钙离子浓度来调节子宫肌细胞收缩。例如$PGF_{2\alpha}$和缩宫素与细胞膜上相应受体相结合,配体激活的钙通道开放,使细胞内钙离子浓度增加,同时也将内源性储存在肌质网的钙释放。细胞内负电性降低,电压门控性离子通道打开,钙离子内流入细胞内,随即细胞去极化和收缩。

（2）钠钾泵和钾通道:子宫肌细胞兴奋性通过细胞膜电化性电位梯度的变化而改变。临产前,在 ATP 酶驱动的钠钾泵以及电压和钙敏感的钾通道（maxi 钾通道）的共同作用下,维持肌细胞内负电性相对较高,子宫肌细胞兴奋性升高。临产后,细胞内负电性的改变导致细胞去极化和收缩。

（3）缝隙连接:子宫收缩性的调节还表现为肌细胞的收缩和松弛都在协调下保持同步,使子宫收缩达到足够幅度,子宫松弛时能够维持正常胎盘血流。细胞间的缝隙连接对子宫及细胞收缩协调性作用至关重要。非妊娠子宫中间隙连接蛋白 43 接点很少,而在分娩期间其体积和数量都明显增加。

（4）细胞表面的受体:人类子宫肌层中存在多种不同的细胞表面受体,可以直接调节子宫肌层收缩状态:包括 G 蛋白耦联受体、离子通道耦联受体和酶耦联受体。多数 G 蛋白耦联受体与腺苷酸环化酶激活有关,部分与磷脂酶 C 激活有关。

2. 子宫舒张的调节 子宫的舒张与钙离子浓度降低和细胞内环腺苷酸（cyclic adenosin-3-5-monophosphate, cAMP）和 cGMP 浓度增加有关。另一维持子宫松弛的机制是促进肌动蛋白保持球状,而不是收缩所需要的丝状。

三、分娩各阶段适应性变化的调节

（一）第一阶段

分娩第一阶段的子宫肌层静止的调节因素可能包括:雌、孕激素通过子宫肌层细胞内受体发挥作用;子宫肌层细胞膜受体介导的 cAMP 增加;cGMP 的生成;子宫肌层细胞离子通道的变化等。

1. 孕激素和雌激素 雌激素和孕激素是分娩第一阶段的重要调节因素。孕激素维持子宫肌层相对静止,减少子宫活动和维持宫颈完整性,能够抑制细胞间隙连接蛋白 43 的表达。还可以抑制子宫肌层缩宫素受体的表达,增加肌层细胞内缩宫素受体降解和抑制缩宫素激活细胞表面受体。孕激素除具有内分泌作用外,还具有免疫作用,可直接介导母-胎界面微环境,致使母胎免疫耐受。因此,一定水平的孕激素对于维持妊娠很重要。

雌激素对维持妊娠的作用则与孕激素协同。雌激素可能促进孕激素反应性以促进子宫静止;雌激素受体还可能诱导孕激素受体的合成,从而增强孕激素介导的功能。但同时雌激素可以增加细胞间隙连接蛋白 43 的表达而促进缝隙连接形成,还可增加肌层缩宫素受体表达而刺激分娩。大量证据表明孕激素/雌激素的比例增加可以维持妊娠,下降则促进分娩。

2. G 蛋白耦联受体 β 肾上腺素受体、促黄体激素（LH）和人绒毛膜促性腺激素（hCG）受体、松弛素、肾上腺皮质激素释放激素（CRH）、前列腺素、心房钠尿肽和脑利钠肽、一氧化氮等,大多数受体通过介导 G 蛋白刺激的腺苷酸环化酶增加,cAMP 水平增加,调节肌层细胞松弛;部分受体通过激活 G 蛋白介导磷脂酶 C 增加,调节胞内钙离子水平从而调节子宫肌层细胞收缩。

3. 刺激子宫收缩物质降解或灭活加快 刺激子宫收缩物质降解或灭活的酶类活性显著增加,例如前列腺素合成酶、缩宫素酶、血管紧张素酶等。

（二）第二阶段

1. 孕激素 目前认为孕激素撤退与人类分娩发动有关。孕激素功能性撤退存在多种途径,包括孕激素受体（progesterone receptor, PR）异构体和受体激活水平变化,以及局部孕激素分解代谢酶的变化。

在妊娠后期孕激素受体的活性降低。孕激素受体可分为 PR-A、PR-B 和 PR-C 三个亚型,其中 PR-B 主要介导孕激素作用,而 PR-A 与 PR-C 抑制孕激素作用。妊娠后期子宫肌层内 PR-A 与 PR-B 的相对比例改变,而细胞膜孕激素受体亚型表达的变化,还可以促进肌层静止过渡到激活。

2. 缩宫素与缩宫素受体 子宫肌层和下段、羊膜绒毛膜、蜕膜组织中都存在缩宫素受体。妊娠分娩第二阶段时子宫肌层缩宫素受体增加,其激活增加磷脂酶 C 活性和胞内钙离子水平,从而导致子宫收缩增加;而子宫内膜和蜕膜缩宫素受体增加,可刺激前列腺素产生,加强缩宫素所诱发的子宫收缩。缩宫素还可以作用于子宫肌层和其他组织,增加 NF-κB 依赖的转录,增加促炎症细胞因子、环氧合酶 2 和前列腺素等的产生。

3. 松弛素 松弛素在妊娠分娩的第二阶段的作用包括:子宫、宫颈、阴道、乳房、耻骨联合的细胞基质的重塑以及促进细胞增殖和抑制细胞凋亡。松弛素可以通过基质金属蛋白酶诱导调解糖胺聚糖和蛋白聚糖的合成以及基质蛋白大分子如胶原的降解。

4. 胎儿 胎儿可能产生某些信号,通过多种方式刺激子宫产生收缩以发动分娩。

（1）胎儿生长:胎儿生长造成子宫肌层受牵拉,是妊娠分娩第二阶段子宫激活的重要因素。子宫肌层受牵拉可以诱导特定的收缩相关蛋白,还增加间隙连接蛋白 43 以及缩宫素受体的表达。

（2）胎儿内分泌:人类胎儿下丘脑-垂体-肾上腺-胎盘轴的激活被认为是正常分娩的重要组成部分,胎儿肾上腺分泌的类固醇作用于胎盘与胎膜,最终导致子宫由静止状态转变为收缩状态。

人类胎盘产生大量的促肾上腺皮质激素释放激素

（CRH），在分娩调控中发挥作用。孕早期孕妇CRH血浆水平较低，孕中期开始持续上升。在妊娠晚期，呈指数上升，至临产达到顶峰，分娩后急剧下降。胎盘CRH增加胎儿皮质醇产生，后者通过正反馈使胎盘产生更多CRH；CRH刺激胎儿肾上腺C19类固醇合成，从而增加雌激素促进子宫肌层的收缩蛋白的表达，导致肌层收缩。高水平的CRH还通过与CRH受体的相互作用，调节子宫肌层收缩。

（3）胎儿肺表面活性物质：胎儿肺表面活性物质在足月妊娠羊水中水平增加。研究表明，胎儿肺表面活性物质激活羊水巨噬细胞，迁移到子宫肌层，诱导转录因子核因子-κB。核因子-κB激活子宫肌层的炎症反应因子，促进子宫收缩。

（4）胎儿畸形：大脑异常的胎儿分娩时间延迟。Malpas描述了无脑儿妊娠周数延长至374天，由异常胎儿脑-垂体-肾上腺皮质功能所致。无脑儿的肾上腺非常小，仅为正常胎儿的5%~10%。主要是由于胎儿肾上腺发育和C19甾体类激素的生产的区域缺陷。但无脑畸形胎儿以及肾上腺发育不全的胎儿分娩孕周变化很大，因此这一确切作用还不清楚。

（三）第三阶段

刺激子宫收缩物质的数量是保证产程成功的重要部分，包括缩宫素、前列腺素、血清素、组胺、血小板活化因子（PAF）、内皮素-1、血管紧张素、肾上腺皮质激素释放激素（CRH）等。

1. 缩宫素 在妊娠末期肌层和蜕膜组织中缩宫素受体的数量明显增加，缩宫素可以作用于缩宫素受体促使胞内钙离子水平升高，还可以作用于蜕膜组织促进前列腺素释放，使得子宫收缩加强。在妊娠分娩第三阶段末，以及产后早期和哺乳期，母体血清催产素水平明显增加。

2. 前列腺素 前列腺素在妊娠分娩的第三阶段起着关键作用，主要在肌层和蜕膜内产生。胎膜和胎盘也产生前列腺素并释放入羊水。随着妊娠周数的增加，羊水中的前列腺素水平逐渐增加，至临产后达高峰，使得宫颈扩张和蜕膜组织暴露。

四、分娩过程中胎儿的适应性变化

在产程过程中胎儿表现出极强的适应能力：子宫平滑肌节律性收缩时减少胎盘血管床的血流量，造成暂时性的胎儿氧供应不足。正常胎儿可以凭借宫缩间歇期血流的恢复维持其自身氧的储备；当宫缩过频过强或母体极度缺氧时，胎儿还可以通过心血管系统循环解剖的特点、心功能的调节作用以及胎儿具备的有效抗酸中毒的缓冲系统等来进行适应性调节。

胎儿脐静脉至肝脏下缘分为两支，较大支流与门静脉汇合，进入肝组织，最后由肝静脉流入下腔静脉；另一支直接通过静脉导管进入下腔静脉（约占脐静脉血流的25%）。含氧量高的下腔静脉血进入右心房后，一部分经卵圆孔进入左心房、左心室，通过主动脉弓供应心脏、头部、上肢等；另一部分入右心室，其中约20%血流通过肺动脉供应肺，而约80%的血流通过动脉导管进入降主动脉，分布于全身各器官。

作为胎儿循环的重要通路，静脉导管决定脐静脉血流至心脏的比例。当胎儿面临缺氧时静脉导管适应性扩张，使脐静脉血进入静脉导管的血流量比例增加至90%，帮助维持心、脑等重要器官氧供给。研究发现血流量的调控除了静脉导管本身通过括约肌样结构来调整管径外，还通过肝内门脉括约肌改变管径来间接调控静脉导管分流量。

胎儿体内有大量内源性阿片类物质，在氧供减少时这些物质适应性增加，降低机体氧耗量；血浆激素水平也发生适应性改变——ACTH、糖皮质激素、儿茶酚胺、心钠素、肾素、抗利尿激素增加，以及胰岛素浓度下降。此外，胎儿具备有效对抗酸中毒的缓冲系统，这种缓冲系统随着胎儿的成熟而逐渐提高其效率。因而，临产后短时间的胎儿血氧波动，对其酸碱平衡状况没有太大的影响。

产程过程中，胎儿先露部发生适应性下降、转动以及形态改变以顺利完成产程。

（张卫社）

第二节　分娩动因

分娩的动因至今仍不清楚。近年来对妊娠和分娩时子宫活动的机制研究及其调节有了进一步的了解。

一、妊娠期和分娩期子宫活动的机制及其调节

妊娠期和分娩期的子宫肌发生明显的变化。妊娠期在雌激素的作用下，子宫肌肉肥大。在人类，妊娠期子宫平滑肌细胞由非妊娠时的$2\mu m \times 100\mu m$增大到$10\mu m \times 500\mu m$，膜的结构和功能也发生变化。此外，分娩期子宫肌的收缩有高度的自律性和协同性，其兴奋的传导也有特殊的机制。

（一）子宫平滑肌的结构特点

子宫平滑肌与骨骼肌不同，肌细胞是嵌在结缔组织内的。肌细胞内的结构也不相同，粗的肌质球蛋白丝和细的肌动蛋白丝是随机成束，而不像骨骼肌那样呈"Z"形间隔。由于这种结构，使子宫平滑肌的收缩力是各个方向的。子宫平滑肌的肌丝可分三种类型：

1. 细肌丝（thin filament） 直径 6~8nm，主要由肌动蛋白的单体聚合成双螺旋股。

2. 中间型肌丝（intermediate filament） 直径 10nm，主要由支架蛋白（desmin）和微支肽（vimentin）组成。

3. 粗肌丝（thick filament） 直径 15~18nm，由聚合的肌质球蛋白组成。

在肌细胞内，肌质球蛋白分子沿同一方向排成一线，形成长而不间断的肌丝。这种单向极性可使肌动蛋白沿粗肌丝的全长与肌质球蛋白反应，所以平滑肌较骨骼肌有更大的缩短能力。中间型肌丝和致密体不主动地参与收缩过程，而是形成稳定的结构网格，并连接肌动蛋白和肌质球蛋白成为完整的机械单位。致密体主要由 α 辅肌动蛋白组成，起"功能性" Z 线的作用，为肌动蛋白提供接触的位点。电子显微镜显示，肌动蛋白肌丝的自由端与肌质球蛋白交叉，提示联结邻近致密体的肌节样结构是由肌动蛋白和与之重叠的肌质球蛋白形成。

（二）子宫平滑肌收缩和舒张的机制

平滑肌的收缩蛋白包括肌动蛋白和肌质球蛋白。在肌丝中两个肌动蛋白的单体形成螺旋状的链。肌动蛋白的特点是：①可聚合成长肌丝；②能与肌凝蛋白结合，并激活肌凝蛋白 Mg-ATP 酶；③可与肌原球蛋白（tropomyosin）结合，在平滑肌中肌原球蛋白与肌动蛋白之比为 1：（6~7）。

肌质球蛋白有两个功能部位，即头部和尾部。头部两侧露出于粗丝的表面，包括肌动蛋白结合部、Mg-ATP 酶部和轻链（light chain）部。肌质球蛋白的尾部如螺旋状，是传递张力的部分（图 2-2-1）。每个分子肌质球蛋白的一个头部可与一个肌动蛋白的单体结合，形成肌动球蛋白（actomyosin）。一条粗肌丝大约由 200~300 个肌质球蛋白分

子组成，其长杆状的尾部聚集成束形成粗丝的主干，球状的头部则有规则地裸露在粗丝的表面形成横桥（crossbridge）。当肌肉舒张时，横桥与粗肌丝的主干方向垂直，并与肌动蛋白脱离。肌肉收缩时，横桥与肌动蛋白分子呈可逆性结合，结合后拖动细丝向一定的方向滑行，然后横桥与肌动蛋白解离，复位后再和肌动蛋白的另一个结合位点结合，出现新的横桥运动，使细肌丝继续滑行，从而造成肌束的缩短。横桥与肌动蛋白结合后，ATP 酶可将 ATP 水解，使化学能转变为机械能，并向尾部传递。轻链部的轻链，在肌质球蛋白轻链激酶（myosin light chain kinase，MLCK）的作用下，使肌浆球蛋白磷酸化，并激活肌动球蛋白收缩。当磷酸化的肌质球蛋白在肌浆球蛋白轻链磷脂酶作用下去磷酸化时，则其兴奋性消除，子宫肌舒张。子宫肌的兴奋状态是由肌质球蛋白轻链激酶和肌质球蛋白轻链磷脂酶的活性调节的，即子宫肌肉的状态取决于两者之比。这两种酶的活性均受细胞内 Ca^{2+} 的影响，因之细胞内 Ca^{2+} 的增加是造成子宫收缩的关键因素。

钙离子向细胞内转移，可通过电-机械能耦联和药物-机械能耦联的方式，使细胞膜表面的钙通道开放来完成（图 2-2-2）。

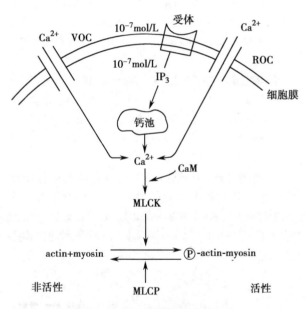

图 2-2-2 平滑肌内钙的转运

actin，肌动蛋白；myosin，肌质球蛋白；CaM，钙调蛋白；MLCK，肌质球蛋白轻链激酶；IP_3，三磷酸肌醇；MLCP，肌质球蛋白轻链磷脂酶；VOC，电工作通道；ROC，受体工作通道。

1. 电-机械能耦联 在活动电位时，钙可通过电压门通道（voltage-gated channels）进入细胞内，而此通道的开放受激素和神经的调节。活动电位的大小和幅度与妊娠的时期有关。活动电位的增加取决于钙离子的进入，而去极化是由于钙通道的失活和钾离子外流的结果。电压门通道有三种类型，即 L（long）型、T（transient）型和 N（neuronal）型。其中 L 型和 T 型对平滑肌是主要的钙离子通道，L 型通道可被

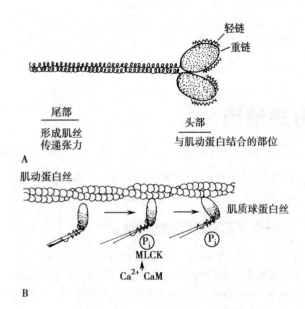

图 2-2-1 子宫平滑肌的结构

A. 肌质球蛋白的结构；B. 肌质球蛋白与肌动蛋白的关系。

各种钙通道阻断剂阻断。

2. 药物-机械能耦联 包括通过受体作用通道使钙离子进入细胞内和钙从内储存中释放。

（1）受体作用通道（receptor-operated channel）：刺激物与细胞膜表面的受体结合后，受体作用通道开放，使离子得以通过。现已知子宫平滑肌的受体作用通道有两种，即由 ATP 激活的通道和由乙酰胆碱激活的通道。这两种通道均可使钾离子、钠离子和钙离子通过，并可被二氢吡啶（dihydropyridine）抑制。在正常情况下，钙离子的通过较钠离子的通过少。

（2）内储存钙离子的释放：刺激物与受体结合后，与 G 蛋白耦联，并激活磷脂酰肌醇苷酶 C（phosphainositidase C，PLC），PLC 水解 4,5- 二磷酸磷脂酰肌醇（phosphatidyli-nositol-4,5-bisphosphate，PIP2）成 1,4,5- 三磷酸肌醇（inositol triphosphate，IP3）和甘油二酯（diacylglycerol）。IP3 可以使存在于肌质网（sarco-plasmicreticulum，SR）中的钙释放出来。甘油二酯又刺激蛋白激酶 C（proteinkinase C，PKC）使其本身进一步水解成磷脂酸（phosphatidic acid）和花生四烯酸（arachidonic acid）。

（3）钙离子的作用机制：细胞内的钙离子与细胞内的钙调蛋白（calmodulin，CaM）结合，作用于肌质球蛋白和肌动蛋白使子宫肌收缩。此时细胞内的钙离子必须在 1×10^{-6} mmol/L 浓度以上才能完成。由于钙与钙调蛋白结

合多少的不同，其形成的钙-钙调蛋白复合物的类型也不一样。低浓度钙-钙调蛋白复合物可以活化腺苷酸环化酶，使 cAMP 增加；而高浓度时其作用相反，并激活磷酸二酯酶使 cAMP 减少。此外，不同张力状态的子宫平滑肌对细胞内钙离子的敏感性也不相同。一般来说，肌肉张力较高时，其对细胞内钙离子的敏感性也较高。

子宫平滑肌收缩的机制如图 2-2-3 所示。

（三）子宫肌细胞间兴奋性的传导

分娩时相互紧密接触的肌细胞，通过低阻抗将某一部分的兴奋迅速传递到整个子宫，使所有的肌细胞进行统一而协调的活动。这种高度协调情况是分娩发动的基础。这种特殊的信息传递方式，是通过间隙连接（gap junction，GJ）来完成的。

1. 间隙连接的结构与功能 间隙连接广泛地存在于体内多数组织，其数量因组织类型的不同而异。间隙连接是由相邻的细胞膜上两个对称的、约 2nm 的接近区组成。每层膜突出部的膜内颗粒蛋白可以跨越两层细胞膜间的空隙。间隙连接是由膜颗粒的聚合而形成的隐窝状排列，颗粒为膜蛋白的一部分，颗粒脱落后即成隐窝。间隙连接断面上为直径约 7nm 的突出颗粒呈环状排列，颗粒的中心间距为 7~14nm。颗粒的这种排列与通道的开关有关。在相邻细胞膜内的间隙连接蛋白也呈规律性排列，其间形成约 1.5nm

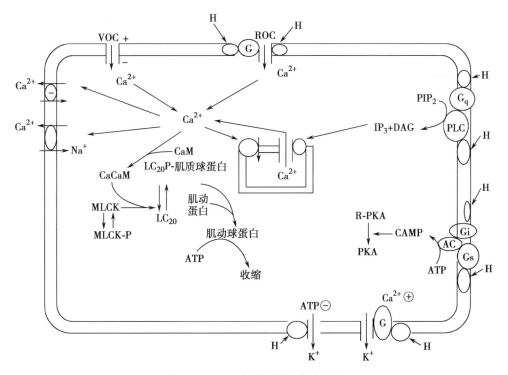

图 2-2-3 子宫平滑肌的收缩机制

Ca^{2+}，细胞内 Ca；CaM，调钙蛋白；MLCK，肌质球蛋白轻链激酶；LC_{20}，肌质球蛋白轻链；VOC，电工作通道；ROC，受体工作通道；G，GTP-结合蛋白；PLC，磷脂酶 C；CIP3，三磷酸肌醇；DAG，甘油二酯；CaMK，钙-调钙蛋白依赖性蛋白激酶；PKC，蛋白激酶；A AC，腺苷环化酶；PKA，蛋白激酶；PIP2，磷脂酰肌醇二磷酸。

的通道。这一通道可能就是细胞间耦联和代谢耦联的部位。在每侧细胞膜上排列着多个由6个蛋白质亚单位绕成的颗粒，即连接子（counxon），连接子中心是亲水性的孔道，它常在质膜上大量出现形成间隙连接斑（gap junction plaques）。连接子和孔道都穿过膜的脂质双分子层，与另一侧膜上类似的结构相对应，使两个细胞通过这些孔道互相沟通。这些孔道允许分子量<1 000Da、直径<1nm的物质通过，包括电解质、氨基酸和核苷酸等，并借此传递信息，从而使功能相同的细胞产生同步效应。并不是所有的染料、放射性核素和电解质等均能通过间隙连接自由交换。间隙连接的通道并不总是开放的，其开放或关闭与环境中的钙和pH的变化有关。

2. 间隙连接蛋白的基因表达　分子生物学的研究表明，间隙连接是一组蛋白质——结合素（connexin），不同组织的GJ蛋白的分子量也不同。结合素是普遍存在的，并具有多态性，在体内有重要的生理功能。不同的结合素均有其各自的基因定位。目前已克隆了几种表达结合素的cDNA（complementary DNA），其中子宫内膜为Cx26和Cx21；心肌和子宫肌为Cx43（43kDa）。

结合素的特征是形成二维的晶体状排列。用电子显微镜和X衍射观察证明，每个通道是由两个"半结合素（hemi-connexins）"形成六角形排列（hexameric array）。间隙连接为一膜蛋白，其跨膜区域为α-螺旋（α-helical），每个间隙连接含4个跨膜螺旋，其羧基端和氨基端均在细胞内。

3. 妊娠期和分娩期子宫肌间隙连接的变化　妊娠早期子宫肌的间隙连接很少，妊娠末期迅速增加，至分娩期不仅数量增加而且体积增大，于产后24小时内消失。早产分娩时也有同样的变化。因此，可以认为分娩前间隙连接的形成是一个必需的步骤。间隙连接的作用是：

（1）促进电-机械能耦联：动物实验的研究表明，分娩期子宫肌电阻抗较低为139Ωcm；而分娩前和产后分别为375Ωcm和1 450Ωcm。Verhoeff等证明，羊子宫肌间隙连接的变化与电信号传递速率、宫内压周期上升率和宫内压周期的面积明显相关。这些值在分娩时，随间隙连接的增加而增加，在产后下降。给去势羊注射雌激素，同样可使间隙连接的形成增多，并伴有宫内压上升和电活动增强。

（2）促进代谢耦联：GJ可能仅允许代谢和收缩活动同步化有关的小分子通过。

（3）增加子宫肌细胞对药物的反应性：神经末梢只终止在少数平滑肌细胞，这些细胞称之为关键细胞。神经介质与关键细胞上的受体结合发生电位变化，再经间隙连接在细胞间进行传递。Burstock指出，在神经分布稀少的组织中，间隙连接对信息传递是必需的。妊娠后期，在神经纤维甚少的子宫肌之间，间隙连接对信息的传递具有更为重要的意义。间隙连接可增加子宫肌对药物的敏感性。研究表明，分娩期子宫肌的缩宫素受体与间隙连接同时增加，并推测间隙连接就是缩宫素受体的结合部位。缩宫素与间隙连接蛋白结合后，使间隙连接蛋白的结构变化，致使其通透性改变，肌细胞

发生功能耦联而协同收缩。

4. 间隙连接代谢及其功能的调节

（1）间隙连接的形成：子宫肌细胞间隙连接的形成主要受激素的调节。雌激素和前列腺素（PG）可促进间隙连接的形成，而孕激素和前列环素（PGI$_2$）则抑制其形成。雌激素可以刺激间隙连接蛋白的合成，是间隙连接发育的必要条件。孕酮则是通过调节间隙连接蛋白合成的基因密码，抑制间隙连接蛋白的合成。PG与子宫肌间隙连接的关系比较复杂，其对间隙连接蛋白形成的调节，是通过环氧化酶完成的。花生四烯酸对间隙连接蛋白形成的作用可能通过如下途径：①直接影响结合素的合成；②影响蛋白与蛋白之间的交换；③改变甾体激素与受体之间的关系，抑制子宫肌内雌激素与其受体结合。

除类固醇激素外，机械因素如妊娠晚期子宫张力的增加也可导致Cx43表达的增加。

（2）间隙连接的降解：产后间隙连接迅速消失，甾体激素对其降解起重要作用。可能的机制是，甾体激素水平下降使相邻细胞间的间隙连接蛋白分离，然后在膜内解体；也可能是间隙连接蛋白被细胞吞噬，形成环状的结构由溶酶体消化。

（3）间隙连接功能的调节：间隙连接的开放和关闭受激素、细胞膜电位和细胞内钙离子浓度等变化的影响（表2-2-1）。

表2-2-1　影响间隙连接开关的因素

间隙连接开放	间隙连接关闭
细胞膜去极化	细胞膜再极化
细胞内钙离子浓度↑	细胞内钙离子浓度↑↑
缩宫素↑	cAMP↑
PG↑	pH↓
	PCO$_2$↑

（四）子宫平滑肌在分娩发动中的作用

子宫平滑肌的规律收缩和宫颈口的进行性扩张是分娩发动的特征性表现。这一特征目前公认的是由多因素、多途径、交互作用的过程。多因素中包含了复杂的内分泌或/及旁分泌因素、机械性因素、免疫因素或/和炎症因素；多途径涉及多种细胞内、外信息传导通路。其最终的结果是诱发子宫平滑肌收缩，发动分娩，提示分娩发动时多因素、多途径交互作用的靶器官是子宫平滑肌。

（五）子宫肌活动的调节

1. 神经调节　子宫受交感神经和副交感神经的支配。交感神经使子宫肌兴奋，促进子宫肌和子宫血管收缩；副交感神经则抑制子宫肌收缩，并使子宫血管扩张。此外，还有一种短肾上腺能神经元（short adrenergic neuron）参与子宫

活动的调节。这种短肾上腺能神经元,在形态与功能上与交感神经不同。它以非常缓慢的速度,自动地释放去甲肾上腺素,以调节子宫的活动,即使切断脊髓也不会使这些神经元退化,所以子宫不会出现去神经现象。截瘫患者不影响分娩时子宫的收缩就是证明。是否子宫还有自身内在的调节系统至今还不清楚。

2. 激素及其受体调节 影响子宫收缩和舒张功能的激素很多,大致可分三类,即兴奋性激素、抑制性激素和具有双重作用的激素。孕期各种激素水平变化如图2-2-4所示。

各种激素的作用都是通过激素与受体结合后实现的。因此,受体的变化对子宫活动的调节起重要作用。根据激素作用的不同,其相应的受体也分为子宫兴奋性受体和子宫抑制性受体两大类。抑制性受体较兴奋性受体少,多是通过增加腺苷环化酶活性和通过钙离子通道的调节起作用。

(1)抑制性激素及其受体:抑制性激素包括孕酮、松弛素、β-内啡肽和甲状旁腺激素相关蛋白等。

1)孕酮及其受体:孕酮是抑制子宫收缩最重要的激素,孕酮主要通过孕酮受体(progesterone receptor, PR)和糖皮质激素受体(glucocorticoid receptor, GR)发挥抑制子宫收缩的作用。可能的机制包括:①降低子宫的自发工作电位,使静息电位增加;②稳定与细胞膜相连的钙池,使细胞内钙的释放降低;③抑制PG的分泌,并激活其降解过程;④抑制间隙连接蛋白的合成,降低子宫肌兴奋的传导等;⑤通过促进松弛素合成,抑制子宫平滑肌受体的表达;⑥加强一氧化氮对子宫的松弛作用。

2)松弛素(relaxin):子宫肌细胞有丰富的高亲和力的松弛素受体,故其对子宫平滑肌的调节作用可能通过受体的变化来实现。松弛素可能通过如下作用对子宫产生抑制作用:①上调子宫肌细胞内的cAMP水平;②通过cAMP依赖性蛋白激酶抑制缩宫素诱导的磷酸肌醇的转化;③上调基质金属蛋白酶(matrix metalloproteinase, MMP)的水平,促进宫颈成熟。在动物实验中证明,松弛素和孕酮有协同作用,但

两者对妊娠子宫影响的相对重要性有很大的种属差异。

3)β-内啡肽(β-endophine):妊娠期母血中β-内啡肽主要由胎盘产生。β-内啡肽有抑制子宫兴奋性的作用,在妊娠期高水平的β-内啡肽有利于保持子宫的稳定性。β-内啡肽还对缩宫素和PGE$_2$诱发的子宫收缩有明显的拮抗作用。

4)甲状旁腺激素相关蛋白(parathyroid hormone relative protein, PTH-rP):人类PTH-rP由子宫内膜间质细胞和羊膜产生,有扩张血管和抑制子宫收缩的作用,被认为是妊娠期维持子宫静止的因素。PTH-rP对子宫的抑制作用较NO和其他已知的舒张子宫物质的作用低。PTH-rP是局部产生的,通过子宫肌上的特异性受体,以自分泌或旁分泌的形式激活G蛋白,上调细胞内cAMP水平抑制子宫收缩。妊娠期子宫内PTH-rP的产生,可能是对子宫机械性张力增加和/或血管张力增加的反应。足月妊娠分娩时较分娩前羊水中PTH-rP浓度明显降低,表明在分娩时PTH-rP对子宫的抑制作用的撤退。

(2)兴奋性激素及其相关受体:兴奋性激素包括前列腺素、缩宫素和内皮素等。

1)前列腺素(prostaglandins, PG)及其受体(PG-R):

前列腺素(PGE$_2$和PGF$_{2\alpha}$)不仅对子宫肌有兴奋作用,而且还有促进宫颈成熟的作用。PGE$_2$和PGF$_{2\alpha}$主要由胎膜产生,并以自分泌和/或旁分泌的形式起作用。PGs中刺激子宫平滑肌收缩的主要是PGF$_{2\alpha}$;而PGE$_2$的主要作用是促进宫颈成熟。

PGs兴奋子宫肌作用的机制是通过:①对细胞内游离钙离子浓度的调节作用:PG可抑制子宫平滑肌内肌质网与钙离子的结合,使细胞内游离钙离子增加;②直接作用于子宫平滑肌的收缩蛋白;③增强缩宫素的作用,并刺激缩宫素的生成与分泌;④促进子宫平滑肌细胞的间隙连接的形成。Liggins证明,在无子宫收缩,也没有雌激素和孕激素变化的情况下,给动物注射PGF$_{2\alpha}$仍可见到间隙连接的增加,说明这一作用是直接的。

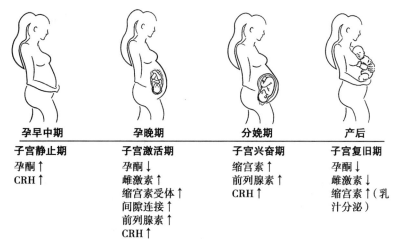

图2-2-4 孕期至产后母体激素变化

孕早中期	孕晚期	分娩期	产后
子宫静止期	子宫激活期	子宫兴奋期	子宫复旧期
孕酮↑	孕酮↓	缩宫素↑	孕酮↓
CRH↑	雌激素↑	前列腺素↑	雌激素↓
	缩宫素受体↑	CRH↑	缩宫素↑(乳汁分泌)
	间隙连接↑		
	前列腺素↑		
	CRH↑		

前列腺素通过前列腺素受体（prostanoidreceptor,PGR）起作用。针对不同的前列腺素,PGE_2、$PGF_{2\alpha}$、PGD_2、PGI_2 和 TXA_2,分别有 EP、FP、DP、IP 和 TP 受体。其中 EP 受体还分为 EP1、EP2、EP3 和 EP4 四个亚型。对子宫收缩反应是借助于 EP1、EP3、FP 和 TP 受体,而抑制反应则主要是借助于 DP、EP2 和 IP 受体。兴奋性前列腺素受体激活 PLC/IP_3 传递系统,EP3 还能抑制腺苷环化酶（AC）的激活。抑制性反应的受体是借助于 AC 的激活使 cAMP 聚积。PG-R 不受甾体激素的影响,分娩前后体内雌激素和孕激素发生很大的变化,而 PG-R 则没有。

2）缩宫素（oxytocin,OT）及其受体（OT-R）:缩宫素对子宫收缩的刺激作用有很高的特异性,其作用方式主要是局部性的。缩宫素的生物效应是通过子宫肌细胞上缩宫素受体的变化实现的。人类 OT-R 的形成与雌激素和孕激素的比值有关。除雌激素外胎儿源的雌激素前体物质也可能影响 OT-R 的形成。在人类于妊娠第 12~13 周 OT-R 开始出现,至妊娠足月时其浓度增加 50~100 倍,而且蜕膜中的 OT-R 浓度较子宫肌高。

缩宫素的受体有两大类:一类缩宫素受体位于子宫肌上,当受体被占位后即可引起子宫收缩。缩宫素与特异的受体结合后,改变受体的构型,并启动细胞膜上的离子通道开放,结果发生相关离子的跨膜运动,使膜去极化并发出动作电位。膜的电兴奋使细胞膜 Ca^{2+}-Mg^{2+}-ATP 酶的活性受到抑制,钙泵的运转受阻,加上细胞膜钙通道的开放,使细胞膜内游离钙离子浓度急剧上升。钙离子结合于细肌丝上的特

异位点后,激活肌凝蛋白轻链激酶,造成粗、细肌丝的相对滑行而引起子宫肌细胞的收缩。正常情况下,子宫平滑肌上的 OT-R 只有部分被占用,其余部分为"备用受体"。"备用受体"的存在可以保证子宫对附加缩宫素刺激的有效反应。另一类缩宫素受体存在于蜕膜上。蜕膜上的缩宫素受体被占位后,可刺激前列腺素的生成,此前列腺素扩散至邻近的子宫肌,又使子宫肌对缩宫素的敏感性增加,从而加强缩宫素的子宫收缩作用。因此,前列腺素是缩宫素发挥最大生物效应的必要条件（图 2-2-5）。

3）内皮素（endothelin,ET）及其受体（ET-R）:内皮素和内皮素受体广泛地存在于人体各组织中。内皮素可分为三种亚型即 ET1、ET2 和 ET3。在生理状态下,胎儿-胎盘单位是内皮素浓度最高的部位,主要是 ET1。在妊娠期羊膜是内皮素分泌的重要部位,羊水、胎膜、蜕膜和子宫肌层中均含有大量的 ET1,其浓度分别为正常晚期妊娠母循环中浓度的 40 倍、26 倍、23 倍和 14 倍。上述组织中 ET1 受体的浓度在妊娠期和分娩期没有明显改变,表明 ET 可能是通过旁分泌的形式对子宫活动进行调节。内皮素可能通过下列机制对子宫活动进行调节:①内皮素可直接刺激子宫平滑肌收缩。Wolff 发现 ET1 和 ET3 都可以使离体的子宫肌条收缩,ET1 的作用更为明显。内皮素促进子宫平滑肌收缩的机制是增加细胞内钙离子的浓度,促进肌凝蛋白的磷酸化。②内皮素可刺激 PG 的生成。Schrey 等在人类子宫蜕膜细胞的原代培养中证明,ET1 可刺激磷脂酰肌醇（PI）水解的作用,而且两者存在着剂量依赖关系,并通过单磷酸肌醇的蓄积和

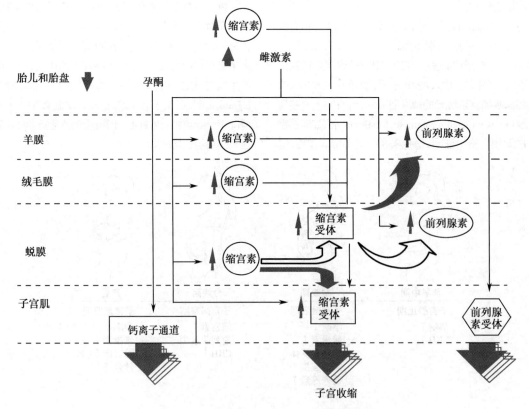

图 2-2-5　缩宫素和前列腺素对子宫收缩的调节

花生四烯酸释放的增加参与 PG 形成的调节。

（3）双重作用的激素：

1）雌激素及其受体：雌激素对子宫的作用是双重性的。雌二醇（E_2）有兴奋子宫的作用，而大量的雌三醇（E_3）则有抑制子宫收缩的作用。E_2 使子宫兴奋的机制为：①可使子宫肌缩宫素受体的数目增加；②可刺激 GJ 的形成；③促进 PG 的生成；④拮抗孕酮对子宫的稳定作用。E_3 则无上述作用。妊娠期产生大量的 E_3 可以占据子宫肌上大部分的雌激素受体位点，而使 E_2 不能发挥作用，从而保持子宫在妊娠期的相对稳定性。

2）胎盘促肾上腺皮质激素释放激素（corticotropin-releasing hormone，CRH）及其受体（CRH-R）：研究证明，只有在高等灵长类（如黑猩猩、狒狒）的胎盘才产生 CRH。胎盘 CRH 由合体滋养叶细胞产生，其 mRNA 表达及分泌的蛋白与下丘脑分泌的 CRH 相同。

正常妊娠时，CRH 与 CRH 结合蛋白（CRH-binding protein，CRH-BP）结合而失去其生物活性。CRH-BP 由肝、胎盘和脑产生，并随妊娠的进展而逐渐增加，在妊娠中期以后基本稳定在 5nmol/L 左右，于分娩前 4~6 周母血浆、羊水和脐带血中的 CRH-BP 下降，足月时母血中的 CRH-BP 水平只有妊娠中期以后的 50%，产后 5 天恢复正常。所以，从分娩前 4~6 周开始，具有生物活性的 CRH 逐渐增加。

已有多个实验室证明子宫肌内有促肾上腺皮质激素释放激素受体（CRH-R）的表达，当妊娠时子宫肌表现不同的 CRH 受体图像。现已知 CRH 受体有 5 个亚型，其中以 CRH-R1 和 CRH-R2 最为重要，但其各自的功能目前还不清楚。CRH 受体与 G 调节蛋白（G regulatory protein）耦合，它们都属于降钙素/血管紧张素超家族受体。在妊娠时的子宫静止期，CRH 受体通过 GαS 蛋白与腺苷环化酶耦联，使该酶激活，细胞内 cAMP 增加。妊娠晚期 CRH 受体不再与腺苷环化酶耦联，从而导致细胞内 cAMP 水平下降，而促进子宫收缩。在有宫缩的子宫肌较没有宫缩的子宫肌 CRHR1 的表达量明显增高。Stevens 等证明，CRH-R1 和 CRHR2 蛋白在非妊娠和妊娠子宫下段均存在，但在蜕膜和绒毛膜仅有 CRH-R1 而不存在 CRH-R2。妊娠期子宫下段 CRHR1mRNA 表达降低，而早产或者足月产时增加，但子宫底部无变化。分娩时 CRH-R1 与 CRH 同时对分娩起调节作用。

3. 旁分泌与自分泌因子的调节

（1）细胞因子（cytokine）：

1）生长因子：

A. 表皮生长因子（epidermal growth factor，EPF）及其受体（EPFR）：EPF 为一多肽类物质，可刺激 DNA 合成，并迅速引起平滑肌收缩。子宫对 EPF 反应的特点是长时限（long duration）的，包括有较高的静息压，随之有长达 2~4 小时的规律性收缩。EPF 造成子宫收缩的机制还不清楚，但已知 EPF 可刺激羊膜细胞合成 PG。表皮生长因子受体为膜受体

酪氨酸激酶，因其上有受体分子而表现酶的活性。膜受体酪氨酸激酶的基质是磷脂酶 Cr，其在静止时是两个分开的单体，磷酸化时单体被二聚化（dimerized）成 PLCrl。PLCrl 可影响 IP3 的生成，并造成细胞内钙离子的增加。

B. 转化生长因子（transforming growth factor，TGF）及其受体（TGF-R）：动物实验表明，TGF-β 为一抗孕激素因子并可导致子宫收缩的增加。在人类不同孕期子宫肌内 TGF-β 受体的表达也不相同。这些结果都支持 TGF-β 及其受体与子宫肌由妊娠期的静止状态转入临产状态有关。

2）白细胞介素：体外实验证明，足月分娩前及分娩过程中子宫肌细胞有 IL-1β、IL-6、IL-8 和 TNF-α 的 mRNA 表达。其中 IL-1β 和 IL-6 可能是通过旁分泌形式刺激胎膜和/或子宫肌 PG 的合成。IL-8 则是通过增加胶原酶的活性促进宫颈的成熟。Hebisch 证明，在无羊膜腔感染的足月分娩中，伴随宫口开大，母血中和胎儿-母体界面上的 IL-6 和 IL-8 明显增加。

（2）一氧化氮（NO）：一氧化氮作为重要的生物活性介质已被广泛地重视。研究表明，一氧化氮是很强的子宫平滑肌松弛剂，主要通过激活鸟苷酸黄化酶使一磷酸鸟苷（cGMP）升高，松弛子宫平滑肌，使子宫处于静止状态，维持妊娠。NO 与宫缩抑制直接相关，有研究发现，NO 对调节胚胎的发育和维持子宫的静息状态和血管的扩张状态有重要作用。血清 NO 浓度的改变必然会对妊娠产生影响。孕早、中期 NO 水平较高，子宫松弛，从而有利于维持子宫静息状态。孕晚期尤其是分娩期，NO 水平明显下降，抑制宫缩作用减弱，诱发宫缩。此外，NO 舒张子宫平滑肌的作用，部分是通过打开细胞膜上 Ca^{2+} 依赖性 K^+ 通道实现的，分娩时这一 K^+ 通道下降，子宫对 NO 的敏感性降低，从而使子宫肌的收缩性加强。妊娠早期一氧化氮合成酶（eNOS 和 nNOS）的活性较非妊娠子宫高，至妊娠晚期子宫肌 eNOS 明显降低，NO 的产生减少，对子宫抑制的作用减弱，有利于分娩发动。同时临产时子宫下段肌层诱导型一氧化氮合成酶（iNOS）活性升高，NO 水平增加，有利于子宫下段的成熟。调节 NOS-NO 系统的机制目前尚不明了，雌激素和孕酮（尤其是孕酮）可能是 NOS 的主要调节激素。NO 供体药物虽然对子宫收缩有一定的抑制作用，但不能改变分娩发动的时间，因此，可以认为妊娠期 NO 是维持子宫稳定的因素。至妊娠晚期 NOS-NO 系统参与宫颈成熟，以及子宫上段 NOS-NO 系统功能的减退都有利于分娩发动的作用是多方面和复杂的。

4. 机械性调节

子宫平滑肌具有较大的可塑性，故子宫肌的张力与子宫肌长度的关系是相对平坦的。妊娠期子宫平滑肌能保持一定的张力是维持妊娠的重要因素。在妊娠过程中子宫腔的容积由 5ml 增至 1 000ml，子宫腔的伸展是子宫肌增长重要的刺激物。与此同时，子宫的伸展又可以刺激子宫收缩。这一刺激子宫收缩作用对分娩发动的影响早已为人们所重视，但目前还不清楚的是，子宫肌伸展

直接刺激子宫收缩,还是需要有另外刺激物(如激素)的附加作用? 同样不明确的是,由于子宫肌伸展造成的子宫收缩,是否都是通过细胞内钙离子的增加和肌凝蛋白磷酸化过程来完成? 因为在一些实验研究中,未见到细胞内钙离子的增加,而另一些实验则表明,子宫肌伸展可通过蛋白激酶 C 的作用,使肌纤维对钙离子的敏感性增加。Barany 的实验室证明:①拉长子宫肌肉可得到最大速率的肌凝蛋白轻链的磷酸化;②磷酸化已确定为在子宫内由碳酰胆碱(carbocholelicited)引起的活动;③在有舒张剂存在的情况下,肌肉伸展仍能产生最大速率的磷酸化。

5. 代谢性调节 代谢性调节是指继发于子宫的氧供给和 pH 的变化对子宫收缩的影响。

(1) 缺氧与子宫收缩:强力的子宫收缩可造成子宫血管受压,甚至关闭,其结果是造成子宫缺氧。但子宫缺氧并不能导致子宫舒张。迄今为止,缺氧对子宫收缩的影响机制还不清楚。一般来说,当缺氧时子宫收缩减弱,但妊娠子宫较非妊娠子宫对缺氧有较强的耐受力。这可能是由于妊娠后生化改变的结果,如糖原和脂肪颗粒较多、乳酸脱氢酶、磷酸肌酐和 ATP 增加等。ATP 是子宫收缩所必需的,而子宫产生的 ATP 主要来自氧化磷酸化过程。子宫缺氧时 ATP 的生成减少,而且酸化的肌肉又使肌力降低。

缺氧时子宫收缩力下降的另一个机制,可能与钙离子浓度的变化有关。初步报告表明,用氰化物阻止氧化作用时,肌条上的钾流出增加。Heaton 认为,用氰化物后 ATP 下降造成 K⁺-ATP 通道开放,对子宫收缩的影响不大,但对钙离子通过的影响是较大的。由于低氧将造成:①抑制氧化磷酸化过程并因而改变代谢物的水平;②刺激厌氧糖分解而造成细胞内的酸化。这两种变化都可以造成子宫收缩力的降低。

(2) pH 与子宫收缩:pH 对子宫收缩的影响还不清楚。动物实验表明,子宫酸化可以抑制子宫的自然收缩,而子宫碱化则使收缩的频率增加。大鼠子宫肌的 pH 为 7.1,分娩发动后 pH 约下降 0.2。

6. 子宫平滑肌细胞膜离子通道对子宫收缩的调节 在子宫肌细胞表面存在 Na⁺、Ca²⁺、K⁺ 和 Cl⁻ 离子通道。快 Na⁺ 通道随妊娠进展逐渐增加,近足月时达到高峰,其作用可能会使 Na⁺ 内流,细胞内 Na⁺ 升高,钠-钙交换增强并导致细胞内钙离子增加,加强子宫收缩。K⁺ 通道对子宫肌细胞电位的形成和妊娠子宫肌的稳定性起作用。钙离子通道的激活则是子宫肌收缩的必要条件。很多调节子宫收缩或舒张的物质就是通过这一途径对子宫活动进行调节。

二、分娩发动的比较生物学

不同动物在维持妊娠的机制方面可分为两大类:一类是依赖妊娠黄体分泌的激素维持,如兔和山羊等,这些动物

在妊娠的任何阶段切除卵巢均导致妊娠的终止;另一类是依赖胎盘维持,如绵羊、猪、牛以及包括人类在内的灵长类动物。在人类,妊娠黄体的功能,在妊娠 12 周左右即已完成向胎盘的转移。Liggin 等通过羊的动物实验模型,系统地研究了分娩发动的机制,并建立了胎儿决定学说,成为目前说明分娩发动机制最有影响的学说之一。

依赖妊娠黄体维持妊娠的动物,在分娩发动前,胎儿分泌的皮质醇明显增加。皮质醇作用于胎盘的酶,造成硫酸激酶(sulfokinase)和硫酸酯酶(sulfatase)的比例改变,使产生的雌激素由结合型向非结合型转变,结果游离的雌二醇(E_2)增加。雌激素的增加可刺激 PG 的生成与分泌。PG 作用于黄体,使黄体溶解孕酮的生成减少。孕酮水平下降后其对 PG 合成的抑制解除,又可使 PG 生成进一步增加。PG 刺激子宫收缩并导致分娩发动(图 2-2-6)。

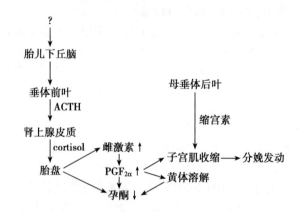

图 2-2-6 依赖妊娠黄体维持妊娠动物的分娩发动机制

依赖胎盘维持妊娠的动物,在分娩前胎儿皮质醇分泌增加,作用于胎盘使雌激素(主要是 E_2)增加而孕酮(P)减少,E_2/P 比值增加。E_2/P 比值增加可刺激 PG 的合成与分泌增加而诱发宫缩,分娩发动(图 2-2-7)。猕猴(rhesus monkey)分娩发动的机制比较复杂,切除胎儿肾上腺虽使妊娠期限延长,但仍可自行分娩。豚鼠分娩发动的机制可能是最接近人类的。妊娠期母血中有高水平的孕酮,而且分娩前并不下降,但 E_2 和缩宫素明显升高。与人类不同的是,给妊娠豚鼠注射皮质醇或 ACTH 可以诱发分娩。

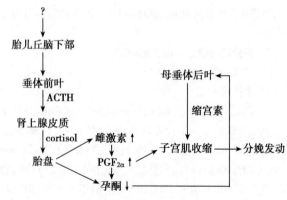

图 2-2-7 依赖胎盘维持妊娠动物的分娩发动机制

从以上的讨论可以认为,不论是黄体依赖性还是胎盘依赖性动物,在分娩发动前均有同一个关键的步骤,即前列腺素的合成与释放。PG 的合成与释放受雌激素和孕激素的调节。对黄体依赖性动物,PG 的作用首先是溶解黄体,然后刺激子宫收缩,故孕酮减少是主要的,而雌激素增加的重要性次之。胎盘依赖性动物则没有黄体溶解的过程,故孕酮下降的重要性较小,PG 的合成与释放取决于 E_2/P 比值的变化。

三、关于人类分娩动因的学说

分娩动因的学说很多,各种学说之间又是互相关联的,而且随着研究的不断深入,各种学说的内容也有发展。在各种学说中比较有代表性的有神经介质学说、机械学说、激素控制学说、免疫学说和宫颈与子宫下段成熟学说等。

(一) 神经介质学说

子宫受交感神经和副交感神经的支配。已知子宫肌有 α 肾上腺素能受体、β 肾上腺素能受体和胆碱能受体。其中儿茶酚胺类物质兴奋子宫的作用是通过 α 受体实现的。子宫肌有两种 α 受体,即 $α_1$ 和 $α_2$ 受体。$α_1$ 受体可以激活 PLC/IP_3 途径,使细胞内的钙离子浓度增加,而导致子宫收缩。$α_2$ 受体则激活 PLA_2/AA 途径,使腺苷环化酶激活而抑制子宫的舒张。β 受体则相反,有舒张子宫的作用。在正常妊娠过程中,这些受体之间处于动态平衡状态,以保持子宫的稳定。当这种平衡被打破,兴奋子宫的作用超过稳定子宫的作用时,分娩即开始。支持这一学说的证据是用拟 β 肾上腺素能药物,如利托君等,可抑制子宫收缩,并对先兆早产有治疗作用。但实际上,在分娩前和分娩时,母血中儿茶酚胺的浓度未见有明显的改变。因此,虽然神经介质是调节子宫收缩和舒张的重要因素,但不是分娩发动的直接原因。

(二) 机械学说

机械学说的理论根据是,由于子宫容积的增加,使子宫的伸展度和张力增加,子宫内压增加并对子宫下段和宫颈有机械的扩张作用。这种机械的扩张作用,通过交感神经,经脊髓传入中枢神经,到达下丘脑和神经垂体,使催产素释放而引起宫缩。在临床上,过度膨胀的子宫如羊水过多、双胎等常导致早产的现象支持这一学说。随后证明,母血中缩宫素水平的增加是在产程发动以后,随着产程的进展逐渐增加的。因此,这一机制还不能被认为是发动分娩的始发原因。值得注意的是,子宫张力的增加和宫颈的成熟,是分娩发动的必需条件和基础已被更多地重视。子宫紧张度的加大,不仅是神经反射的原因,而且还可以通过钙离子的内移而引起子宫收缩。因此,由于子宫肌伸展度增加造成的机械作用,对分娩发动的影响,也被予以更多的重视。

(三) 激素控制学说

激素控制理论是目前最有影响的学说。已知参与调节子宫活动的激素很多,但其相互关系十分复杂,有些还不明确。这些因素不仅以内分泌的形式,而且更重要的是以自分泌和旁分泌的形式起作用,在子宫局部形成调节网络。因而,确定哪种激素是造成分娩发动的启动者(trigger)也无定论。

1. 孕酮撤退学说 1956 年 Csapo 首先提出孕酮撤退(progesterone withdraw)学说,或孕酮封闭(progesterone block)学说。这一学说是基于动物实验的观察提出的,其根据是孕酮有重要的抑制子宫收缩作用,在某些动物的分娩发动前均先有母血中孕酮水平的明显下降。不支持这一学说的事实有:①人类母体外周血中孕酮水平随妊娠进展逐渐增加,临产前未见有撤退现象,且在分娩发动后,孕酮并不能阻止分娩的继续进行。②在分娩开始时,羊膜、绒毛膜和蜕膜组织中雌酮、雌二醇和孕酮的绝对量均无变化。③用孕酮受体类似物或孕酮合成抑制物,如 RU486 和环氧司坦,未能达到预期的效果。④妊娠足月时孕酮受体数较非妊娠时低,但在分娩发动时,羊膜和蜕膜的孕酮受体 mRNA 的表达没有变化。⑤虽然孕酮可以抑制宫缩,但没有证据表明人类分娩期子宫收缩的发生需有孕酮的下降。而且,在宫缩乏力时,胎儿和母体静脉血中的孕酮水平较正常分娩时还低。

虽然上述的事实不支持孕酮撤退是造成分娩发动的原因,但孕酮撤退的作用仍可能是重要的。首先,不同部位的子宫标本、子宫动脉、子宫静脉以及外周循环血中的孕酮水平并不相同,说明外周循环血中的孕酮水平不能代表子宫局部孕酮水平的变化(表 2-2-2)。

表 2-2-2 不同部位孕酮水平的测定结果

部位	孕酮水平
子宫肌	(125 ± 87)ng/g
蜕膜	(485 ± 16)ng/g
胎膜	(3 015 ± 12)ng/g
羊水	74ng/ml
子宫静脉	160ng/ml
子宫动脉	29ng/ml

循环中孕酮水平仅反映平均胎盘合成孕酮的能力,而子宫肌内孕酮水平与外周血中的孕酮水平无关。因此,目前认为孕酮的撤退是在子宫的局部起作用,而且更主要的是通过旁分泌系统完成。其次,现在认为在甾体激素中,雌激素和孕酮对子宫的作用是相对的。所以,雌激素(主要是雌二醇 E_2)与孕酮的比值(E_2/P)的变化较孕酮的绝对值更重要。再次,孕酮受体的变化与分娩发动的关系也受到重视,Henderson 等证明,在分娩开始后,核内孕酮受体的反应成

分较前减低 9 倍,说明虽然分娩前孕酮的分泌量没有明显减少,但由于孕酮受体的减少而使孕酮的生物活性降低,这可能在分娩发动中起重要作用。

2. 缩宫素学说 缩宫素学说的主要根据是缩宫素有刺激子宫收缩的作用,并有明确的引产和缩宫的临床效果。各种研究证明,缩宫的作用是通过缩宫素受体实现的。在临产前子宫肌缩宫素受体(OT-R)急剧增加,所以缩宫素通过 OT-R 参与分娩的发动可能是重要的因素。妊娠晚期在雌激素的作用下 OT-R 形成的增加,提供了子宫收缩的物质基础。同时,由于子宫张力增加和先露部压迫子宫下段,通过神经反射刺激缩宫素释放,从而造成分娩发动。但是,从大量的实验和临床观察,未能证明在分娩发动前有缩宫素急剧的增加。缩宫素是在分娩发动以后,随着产程的进展逐渐增加,至胎儿娩出前达到峰值。因此,目前多数学者认为,缩宫素对维持分娩的顺利进行是重要的环节和必要的条件,但不是分娩发动的启动因子。

3. 胎儿决定学说 胎儿决定学说的基本内容是,分娩的发动可能开始于胎儿脑的成熟。胎儿脑成熟后,ACTH 分泌增加并刺激胎儿肾上腺分泌皮质醇,并导致胎儿-胎盘系统产生雌激素和孕激素比值的变化。胎儿-胎盘系统产生雌激素和孕酮比值的变化,激发胎盘和子宫肌合成与分泌 PG,其中 PGE 促进宫颈成熟而 $PGF_{2\alpha}$ 兴奋子宫肌使之收缩。与此同时,由于胎儿的成熟,宫腔容积增大和子宫下段的伸展,反射性地使神经垂体分泌缩宫素增加。PG 和缩宫素增加的结果导致分娩的发动。

支持这一理论的根据是:①妊娠晚期胎儿-胎盘单位产生的雌激素和孕酮明显取决于胎儿肾上腺胎儿带的功能。胎儿带分泌的去氢表雄酮硫酸酯(DHEAs)是雌激素产生的重要前体物质,皮质醇也可以在 17 和 20 位上降解完成孕酮的代谢。所以,在妊娠晚期雌激素的增加和孕酮的下降,都与胎儿肾上腺胎儿带的功能相关。②在无脑儿,由于中枢神经不发育,ACTH 分泌减少,胎儿肾上腺萎缩,可造成延期分娩。但是这一理论仍然有疑问。因为:①在临床观察中未能见到在分娩发动前母血中皮质醇水平的变化;②应用皮质类固醇制剂未能达到引产的效果,而且外源性皮质类固醇还可以抑制母体和胎儿肾上腺的功能,并降低循环中 DHEAs、皮质醇和 E₃ 的浓度;③由于方法学的原因,很难得到人类的妊娠和分娩过程中胎儿垂体-肾上腺功能动态观察的资料。尽管如此,这一学说仍是目前比较有说服力的学说之一。近年来,胎儿皮质醇与胎盘 CRH 正反馈环的发现,和胎盘内11β-羟类固醇脱氢酶(11β hydroxysteroid dehydrogenase,11β-HSD)存在的确认使胎儿决定学说有了新的发展,并提出两个学说(图 2-2-8)。

一个学说是认为足月时,增加的雌激素刺激胎盘11β-HSD 增加,使皮质醇转化为无活性的皮质醇,造成从母体到胎儿的皮质醇减少,通过负反馈作用使胎儿垂体 ACTH 的分泌增加,并刺激胎儿肾上腺 DHEA 的产生增加。胎儿

DHEA 进入胎盘,造成胎盘雌激素产生的进一步增加,并刺激缩宫素、PG 和间隙连接产生的增加,最后导致子宫收缩和宫颈扩张。另一个学说是认为在足月时,大量的胎儿皮质醇不仅促使胎儿肺成熟,而且进入胎盘与孕酮竞争结合糖皮质激素受体,阻断孕酮对胎盘 CRH 基因表达的抑制作用,使胎盘 CRH 的分娩增加。胎盘 CRH 进入胎儿,通过刺激胎儿垂体 ACTH 分娩的增加,使胎儿肾上腺产生皮质醇和 DHEA 增加。胎儿 DHEA 进入胎盘又促使胎盘雌激素的产生,并刺激缩宫素、PG 和间隙连接产生的增加,最后导致分娩发动。

4. 前列腺素学说 前列腺素的发现及其能成功地终止各时期的妊娠,使人们将前列腺素与分娩的发动联系起来,并被认为是重要的因素之一。支持这一理论的根据有:①妊娠子宫内存在合成前列腺素的机制;②在妊娠各阶段应用前列腺素均可导致妊娠的终止或分娩的发动,而应用前列腺素合成抑制剂则可使分娩延迟;③分娩时羊水中前列腺素(主要是 $PGF_{2\alpha}$)明显增加,而且蜕膜中 $PGF_{2\alpha}$ 水平的增加先于羊水的增加,其浓度为羊水浓度的 10~30 倍。

然而进一步的研究表明,在人类分娩发动前母血中 $PGF_{2\alpha}$ 并没有特异性地增高,而是随着分娩的进展逐渐增加的,至第一产程末和第二产程时达到高峰。因此,目前认为前列腺素是维持分娩的重要因素而不是分娩的始动原因。

5. 胎盘 CRH 学说 胎盘产生的 CRH 不仅进入胎儿循环,也进入母循环中,而且在妊娠期间母血中的 CRH 主要来自胎盘。胎盘 CRH 进入胎儿循环后,刺激胎儿垂体释放 ACTH,并使胎儿肾上腺分泌皮质醇和去氢表雄酮硫酸酯(DHEAS)增加。胎儿皮质醇一方面促使胎儿器官功能成熟和维持内环境的稳定,另一方面胎儿皮质醇进入胎盘,刺激胎儿 CRH 产生的进一步增加,形成胎儿皮质醇与胎盘 CRH 的正反馈环(positive feed-back loop)。胎儿 DHEA 进入胎盘使胎盘产生雌激素增加,而皮质醇还与孕酮竞争结合胎盘的糖皮质类固醇受体,最后的结果是子宫局部的 E_2/P 比值增高,随着子宫肌内、缩宫素受体、PG 和间隙连接的生成增加,子宫收缩并进而使分娩发动(图 2-2-9)。这一学说的特点之一是把胎儿成熟与分娩发动有机地结合起来,在一定意义上是胎儿决定学说的发展和完善。

McLean 研究表明妊娠 16~20 周时母血中 CRH 浓度可以预测妊娠结局是早产还是足月产或过期产,从而提出"胎盘 CRH 时钟学说"。认为从妊娠早期开始,这一"时钟"就决定分娩的时间。在早产发生前 10 周即可见到母血中 CRH 浓度明显增加,但此时并没有皮质醇和 ACTH 增加的证据,而母血中 CRH 结合蛋白与妊娠时间呈负相关关系。这些结果提示,在妊娠早期母血中 CRH 异常增加才是早产的原因,而且有可能成为预示早产的发生指标。但以后的研究表明,在妊娠期高血压疾病和 FGR 妊娠,母血中 CRH 也增高,但不发生早产。Majzoub 等指出,"胎盘 CRH 时钟"不能自我纠正,而且可以在各种生理或病理的状态下使之发生偏离。因此,"胎盘 CRH 时钟"学说目前仍有争论。

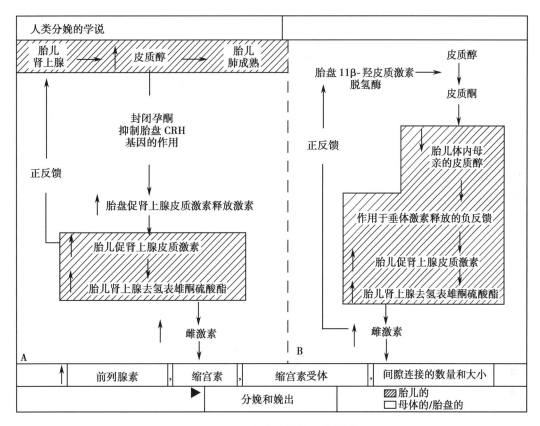

图 2-2-8　人类分娩的两个学说

A. 胎盘(白区)产生的 CRH 进入胎儿(灰区)循环,刺激胎儿垂体前叶分泌 ACTH,并刺激胎儿肾上腺分泌皮质醇和去氢表雄酮硫酸酯。胎儿皮质醇进入胎盘,与胎盘糖皮质类固醇受体结合,封闭孕酮对CRH 基因表达的抑制作用,从而进一步刺激胎盘产生 CRH,形成胎儿皮质醇和胎盘 CRH 的正反馈环。胎儿去氢表雄酮硫酸酯进入胎盘促使雌激素的产生。B. 由于母体皮质醇的进入,胎儿下丘脑-垂体-肾上腺轴在妊娠前半期呈静止状态。在妊娠后半期,由于胎盘雌激素刺激胎盘 11β-羟皮质类固醇脱氢酶(11β-HSD),使皮质醇转化为无活性的皮质酮。其结果是造成糖皮质激素对胎儿垂体的负反馈,促使胎儿 ACTH 分泌增加,并刺激胎儿肾上腺分泌皮质醇和去氢表雄酮硫酸酯。胎儿皮质醇促使胎儿成熟,而去氢表雄酮硫酸酯进入胎盘促使雌激素的产生。

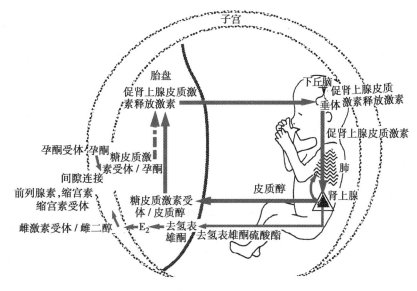

图 2-2-9　人类胎儿-胎盘单位甾体激素分泌的调节

综上所述，就目前所知人类分娩发动是受多因素作用的结果，其中激素的作用是一个重要的方面，而这些激素不仅通过内分泌形式，而更多的是通过自分泌和旁分泌的形式（图 2-2-10）起作用，形成在子宫局部的调节网络。

从子宫活动状态的角度理解，由维持妊娠到分娩的基本条件是子宫肌由静止状态转为兴奋状态。由分娩发动及其后的分娩连锁反应（parturition cascade）都是基于维持子宫静止因素的撤退和子宫兴奋因素的恢复和加强。在这一模式中，每一个因素都与下一个因素紧密相连。很多因素都是多个正反馈环（multiple positive feed-back loop）的一部分，其中包括很多自分泌和旁分泌的途径。简言之，人类足月分娩是一个生理过程，在子宫组织内（包括子宫肌、蜕膜和宫颈）完成一系列变化。这一变化（包括子宫内 PG 的释放、子宫肌间隙连接的形成，以及子宫肌缩宫素受体的形成和激活等）在分娩的数周前即已开始。一旦子宫肌和宫颈的准备完成，来自胎儿-胎盘单位的内分泌-自分泌-旁分泌因子就造成子宫由不规律收缩转为规律的子宫收缩和宫颈的扩张。

（四）宫颈成熟和子宫下段形成学说

在妊娠过程中一个重要的变化是子宫下段的形成。子宫下段是由子宫峡部发展形成的。非妊娠时子宫峡部的肌层以螺旋排列的平滑肌为主，也有少数的宫体纵行肌的延续部分。外膜有子宫主韧带、骶骨子宫韧带和耻骨宫颈韧带附着形成坚强的子宫内口。随着妊娠的进展，与胎儿发育成熟同步的是子宫峡部逐渐地被拉长形成子宫下段。此时其闭锁宫腔的功能也逐渐地消失。子宫下段和宫颈由于宫腔压力的增加而被动地伸展，并与附着其上的蜕膜发生相对的错位，可能是蜕膜激活的因素。此外，宫颈的成熟与分娩的发动有明显的时相关系。只有充分准备的宫颈才能有与宫缩相适应的宫口扩张。而且宫颈成熟的程度与临产的时间，产程的长短和分娩能否顺利进行都密切相关。因此，宫颈和子宫下段在妊娠和分娩过程中，不再被认为是一个被动的部分，而宫颈的成熟和子宫下段的形成与发育是分娩发动的必要条件。

宫颈的成熟和子宫下段的形成是在复杂的内分泌和机械的作用下完成的。在内分泌的调节机制中，雌激素（E_2）和前列腺素（PGE_2）起重要作用。E_2 可使胶原酶（collagenase）的活性增加，而 PGE_2 除增加胶原酶的活性外，还可使白细胞内的胶原酶和弹性蛋白酶（elastase）的活性增加。Kanayama 认为，在宫颈成熟过程中弹性蛋白酶活性的增加更为重要。它不仅促进宫颈的成熟，而且还表示宫颈基质内粒细胞的激活程度。而白细胞的激活还可能参与分娩发动

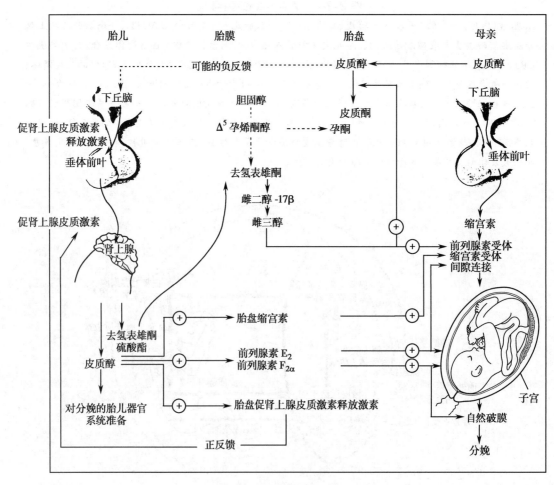

图 2-2-10　分娩发动的内分泌、自分泌和旁分泌机制

前的蜕膜激活过程。

（五）免疫学说

胎儿对母体来说是半异体移植物,妊娠的维持是由于母子之间免疫受到抑制的结果,一旦这种抑制解除即可发动分娩。目前对于解除这种免疫抑制因素的研究正在逐渐深入。Inass 等报道,临产孕妇宫颈内白细胞和巨噬细胞密度明显高于未临产孕妇,而且在临产和未临产孕妇的子宫内膜、宫颈内都有 IL-1β、IL-6、IL-8mRNA 表达,临产后以上因子的表达多于未临产时。这些细胞因子能增加蜕膜和绒毛膜中前列腺素合成酶活性,刺激 PG 产生,从而启动分娩。

1. 分娩发动的免疫理论基础 胎儿对母体来说是半个异体的同种移植物,妊娠之所以能维持是由于母子之间特殊的免疫关系来实现的。总的来说,在妊娠期母体的免疫抑制是主要方面。一旦母体的免疫系统对胎儿(胎盘)的识别能力增加,即会表现出排斥反应,分娩也即随之发生。根据这一原理,分娩的发动受免疫因素的调节和控制是合乎逻辑的推断。然而,在相当长的时期这一理论并没有获得足够的证明。近年来,随着免疫学的进步,对分娩发动的免疫学机制的研究也有了很大的进展。

妊娠期胎儿不受排斥的机制是由于:

(1)妊娠期母体内存在着大量的免疫抑制物(表 2-2-3),使母体处于免疫抑制状态。

表 2-2-3　妊娠期母体内的免疫抑制物

种类	免疫抑制物
激素类	甾体类激素:皮质醇、雌激素、孕酮 蛋白类激素:hCG;HPL
蛋白类	胎儿蛋白:AFP;CEA 妊娠特异蛋白:PZP;PP14;SP1;PAPP-A
抗体	封闭抗体
细胞因子	TGF-β

(2)母体对胎儿识别能力低下:在妊娠初期和妊娠中期,母体细胞免疫能力逐渐下降,至妊娠晚期逐渐增加,表现为 T 细胞数增多而 B 细胞数减少。

(3)胎盘的免疫屏障作用:从解剖学的角度,胎盘的屏障作用是重要的,包括母循环中封闭抗体对绒毛滋养叶细胞的遮盖作用、蜕膜本身的免疫惰性作用(蜕膜细胞对胎儿抗原的刺激不敏感),以及蜕膜内的转移生长因子等。

(4)胎儿的组织适应性抗原不成熟故其抗原性弱,不容易被母体识别等。

近年来的研究表明,以维持妊娠为目的的母体细胞免疫和体液免疫功能的变化,在分娩发动中起重要作用。这些免疫因素在子宫局部呈梯度性变化,即胎盘附着部位较母血中高。在产程发动前的准备状态中,胎盘、胎膜和蜕膜的界面的免疫环境变化可能起重要的作用。Akin 证明,在自然分娩发动前,胎盘滋养叶组织中 IgG 抗体增加,而且自然分娩胎盘中 IgG 的含量较剖宫产者高。早产时则未见有这种变化。这说明随着妊娠的进展,母体免疫系统对胎儿抗原识别的能力加强,并在分娩发动中起作用。此外,各种免疫调节细胞因子,如 IL-2、INF-γ 和 TNF 等可因母体免疫系统被激活而不利于妊娠的维持,在正常妊娠过程中,胎儿产生 IL-4 和 IL-10 以抵消其作用。最近 Osmer 观察了剖宫产者子宫下段、蜕膜和胎膜的 IL-8、IL-2、TNF-α 和白细胞的基质金属蛋白酶-8(metalloproteinase-8,MMP-8)及基质金属蛋白酶-9(metalloproteinase-9,MMP-9),结果表明,子宫下段的 IL-8 增加,同时白细胞的 MMP-8 和 MMP-9 也增加。故认为 IL-8 参与人类分娩发动的过程,而 IL-2 和 TNF-α 则无大影响。Maradney 进一步证明,胎膜、羊膜和子宫下段的伸展可刺激 IL-8 的产生,而 IL-8 又可增加胶原酶的活性,促进宫颈的成熟。这一结果为子宫下段成熟理论提供了新的证据。Olah 报告,正常分娩时羊水中 IL-6 水平较剖宫产者高,而且 IL-6 和 INF-γ 有良好的相关性。最近还证明,在分娩时前羊水中的浓度高于后羊水,也说明 IL-6 的产生可能与子宫下段伸展的刺激有关。IL-6 可能通过旁分泌的形式,刺激胎膜产生 PG,而参与分娩的机制。

2. 蜕膜激活学说 从免疫学的角度,妊娠的维持(胎儿不被排斥)和分娩(胎儿被排斥),都与母体和胎儿之间的免疫状态相关。在维系母体和胎儿关系方面存在着器官联系系统(organ communication system),通过内分泌(endocrine)和旁分泌(paracrine)的形式实现,而且旁分泌形式是主要的。来自胎儿和母体两个方面的各种因素,主要通过旁分泌的网络来维持。在分娩前的重要事件(在各种动物几乎是相同的)就是介于胎儿和母体之间的蜕膜被激活。进一步的研究证明,蜕膜的被激活,主要是由于胎儿的成熟使胎儿维持妊娠的旁分泌系统撤退。从解剖学角度,维持妊娠和分娩发动的核心是绒毛与蜕膜的界面,即胎儿移植物和母体组织的结合部;而从功能的角度,则确认蜕膜是具有巨噬细胞样功能的组织。因此,蜕膜激活学说的理论基础是免疫性的。认为蜕膜是巨噬细胞样组织的根据有:

(1)蜕膜中含有丰富的骨髓分化(marrow-drived)的巨噬细胞,而且蜕膜的前身——子宫内膜间质细胞也是巨噬细胞样(macrophage-like)细胞。

(2)蜕膜细胞和巨噬细胞相同,都含有丰富的花生四烯酸,占全部脂肪酸的 25%。

(3)都具有使 25-OH-维生素 D₃ 1α 羟基化,并形成 β-内啡肽的能力。

(4)与巨噬细胞相同,都能在细菌内毒素的作用下,产生大量的 PG。

(5)蜕膜细胞和巨噬细胞中都有 c-fms 和 CSF-1 受体基因的产物。

(6)与巨噬细胞相同,蜕膜细胞在体外培养中可产生 IL-1 和 TNF-α。

蜕膜被激活的结果是:①花生四烯酸的释放和 PG 的合成与释放增加;②血小板活化因子(platelete activating factor,PAF)的形成与释放增加;③产生大量的细胞因子,如 IL-1β、TNF-α 和 GM-CSF 等。这些物质在分娩前的羊水中有较多的聚积就是证明。分娩前蜕膜源的细胞因子在羊水中具有较高的浓度,一方面是由于产生的增加,另一方面也是由于这些物质在羊水中的半衰期较长之故。如 PG 在母血中的半衰期为 6~8 分钟,而在羊水中为 4~6 小时。这些兴奋子宫的物质在羊水中的长半衰期,有利于它们通过旁分泌形式在局部起作用。羊水中的 IL-1β 增加,可以刺激 PG(包括 PGF$_{2\alpha}$ 和 PGE$_2$)及 PAF 的形成与释放。IL-1β 能刺激 PGE$_2$ 的形成说明蜕膜的激活还可以反过来激活羊膜。此外,IL-1β 还可以被视为 PGF$_{2\alpha}$ 的协同刺激物,有兴奋子宫的作用。蜕膜激活后产生的兴奋子宫和促进宫颈成熟的因子,都参与分娩发动的机制,并起重要的作用(图 2-2-11)。

(六) 关于人类分娩动因的现代认识

如前所述,人类分娩发动的机制是一个十分复杂的渐进过程。人们长时间不断寻求的所谓分娩发动的"启动者"(trigger),其本身就是一个复杂的综合作用的结果。所以从一定的意义来说,人类分娩的动因仍是科学之谜。

目前对分娩机制的研究已取得了不少的进展,主要可以概括为:

1. 从分子生物学水平进一步明确,子宫收缩的机制是平滑肌细胞内钙离子水平的增加,而平滑肌细胞间信息的传递是通过子宫肌细胞间的间隙连接来完成。这些变化构成了分娩发动的物质基础。在分娩发动前,在各种因素的作用下,子宫肌细胞内钙离子浓度的增加和间隙连接的形成,使子宫由妊娠期的稳定状态转变为分娩时的兴奋状态。

2. 分娩过程是从维持子宫的稳定,以保证胎儿在宫内的生长发育,变为使成熟的胎儿排出。故分娩发动的必备条件是胎儿的成熟和母体的准备。在胎儿的成熟方面包括胎儿神经内分泌系统、免疫系统和各种生理支持系统的成熟,以保证体外生存的需要。母体的准备包括子宫体平滑肌敏感性的增加和宫颈的软化成熟。这两者是同时平行进行的,其中胎儿的成熟可能是更为主要的方面。

3. 从妊娠到分娩的转变,其本质是由母体对胎儿的耐受转变为对胎儿的排斥。在这一转变中,介于胎儿和母体之间的蜕膜与胎盘、胎膜和羊膜的关系起重要的作用。

4. 分娩发动时发生的内分泌和免疫环境的变化,并由此产生的促进子宫收缩的因子,是通过自分泌或旁分泌的形式,形成器官联络系统(organ communication system),并借此在局部调节子宫的活动。

基于上述理论建立的母-胎相关学说,可以比较满意地解释分娩发动的机制。其基本内容可归结为,蜕膜的作用类似于巨噬细胞,在妊娠期起到明显的屏障作用。妊娠期子宫的内环境则是以孕酮为主,包括其他抑制子宫收缩的因素(NO、PTH-rP、松弛素、CRH 等)的稳定子宫作用为主导方面。随着胎儿的成熟,胎儿垂体内分泌系统逐渐脱离母体的控制,由于胎儿皮质醇与胎盘 CRH 正反馈环的形成,在 ACTH 的作用下,胎儿肾上腺分泌的皮质醇和 DHEA 增加,结果子宫局部的 E$_2$/P 的比值随之增加,并激活蜕膜产生大量的细胞因子。子宫局部的激素和免疫环境的变化,造成:①PG 的合成和分泌增加,PGF$_{2\alpha}$ 刺激子宫收缩而 PGE$_2$ 主要的作用是促进宫颈成熟;②促进子宫肌缩宫素受体和间隙连接的形成,使子宫的敏感性增加;③促进钙离子向细胞内转移,使细胞内钙离子增加。最后造成子宫收缩,并使分娩发动(图 2-2-12)。

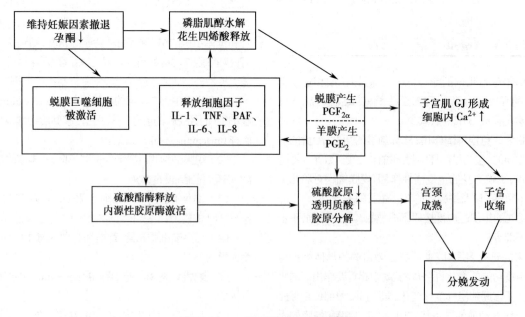

图 2-2-11　蜕膜激活学说示意图

320

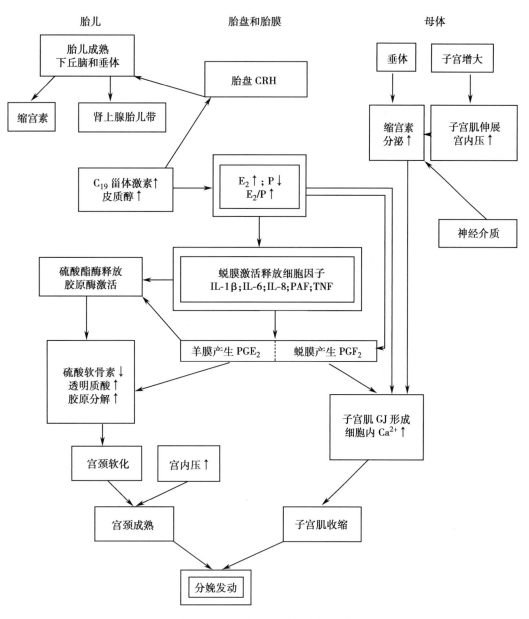

胎儿　　　　　　　　胎盘和胎膜　　　　　　　母体

图 2-2-12　人类分娩发动的机制

这一理论还有很多不明之处。由于方法学的限制,我们很难得到局部各种内分泌和免疫因素变化的资料,而且内分泌和免疫因子之间相互关系及其调节还不清楚。因此,阐明分娩发动的机制还需要做很多的工作。

（张卫社）

第三节　影响分娩的因素

分娩虽是一个正常的生理过程,但也有其复杂的分娩机制。能否顺利分娩取决于产力、产道、胎儿以及精神心理因素的协同作用。其中产力是分娩启动的动力源泉。阵发性、有节律、逐渐增强的子宫收缩力,配合腹压及盆底肌肉的收缩力,共同推动胎儿通过与胎儿大小相适应的骨盆及充分扩张的软产道,最终将胎儿顺利娩出体外,促成正常分娩。此过程除了产力、产道、胎儿三要素外,精神心理因素贯穿着整个分娩过程,同样起着举足轻重的作用。近年来随着分娩镇痛、陪伴分娩、家庭化产房的广泛开展,产妇的焦虑情绪得到有效缓解,减轻了产时疼痛,提高了阴道分娩成功率。

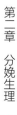

第二章　分娩生理

一、产力

产力是将胎儿及其附属物从子宫逼出的力的总称,包括子宫收缩力(简称宫缩)、腹肌及膈肌收缩力(统称腹压)和肛提肌收缩力。子宫收缩力是临产后的主要产力,腹压是第二产程胎儿娩出重要的辅助力量,肛提肌收缩力是协助胎儿内旋转及胎头仰伸所必需的力量。

(一)子宫收缩力

子宫收缩力贯穿整个分娩过程,正常的子宫收缩力具有节律性、对称性、极性和缩复作用的特点,并形成相应的强度、持续时间和间歇时间。

1. 节律性 正常宫缩是子宫体肌肉有规律的阵发性收缩并伴有阵痛,标志着产程的开始。每次阵发性宫缩都是由弱到强(进行期),维持一定时间(极期),随后由强转弱(退行期),直到消失进入间歇状态(间歇期)(图2-2-13)。随着产程的进展,宫缩持续时间逐渐延长,强度逐渐增加,宫缩间歇时间则逐渐缩短。由于子宫肌层肌纤维呈交织网状结构,肌壁间血管走行于肌纤维间,宫缩时肌肉收缩压迫血管致使子宫血流量减少,而宫缩间歇期血管的压迫解除,胎盘绒毛间隙血流恢复。宫缩的节律性特点有利于维持胎盘及胎儿的血流灌注量,同时也使胎儿逐渐适应分娩。

2. 对称性和极性 子宫收缩起自双侧子宫角(起搏点),左右对称迅速沿宫底向中线集中,后再以2cm/s的速度向子宫体及子宫下段扩散,这个过程称为宫缩的对称性。而子宫各部位的宫缩强度也非均匀一致,以宫底部宫缩起始处收缩最强、持续时间最持久,向下则逐渐减弱。宫底部宫缩强度可达子宫下段的2倍,此为子宫收缩的极性(图2-2-14)。

3. 缩复作用 子宫平滑肌和其他部位平滑肌、横纹肌不同。子宫收缩时宫体部肌纤维缩短变宽,舒张时肌纤维松弛,但不能完全恢复到原来的长度,而此反复收缩致使肌纤维越来越短,这个现象称之为缩复作用。自产程开始,缩复作用引起子宫体部肌层逐渐增厚,宫腔容积变小,迫使胎先露下降。

(二)腹肌及膈肌收缩力

腹肌及膈肌收缩力,统称腹压,是第二产程胎儿娩出的重要辅助力量。在有经验的产科医师和/或助产士的指导下,配合宫缩正确使用腹压,可加速产程进展,促进成功分娩。宫口开全后,子宫收缩时胎先露或前羊膜囊下降,刺激直肠前壁,反射性出现排便反射,产妇会自发用力屏气,腹肌及膈肌收缩,随之增加的腹压推动胎先露部下降。腹压在第二产程后期作用最为明显。但过早使用腹压,除过度消耗产妇体力外,用力屏气增加的腹压,可能会使未开全的宫颈在胎先露和骨盆间受压,造成宫颈血液淤滞致水肿痉挛,阻碍宫口扩张,影响产程进展。有研究表明,对初产妇进行腹压配合训练,有助于缩短第二产程,降低会阴撕裂发生率,减少产后出血,提高分娩舒适感。胎儿娩出后进入第三产程,胎盘剥离,此时增加腹压也可协助胎盘快速娩出。

(三)肛提肌收缩力

第二产程中,胎先露部下降至盆底后,肛提肌收缩力可协助胎先露部在骨盆腔内完成内旋转;当胎头枕骨位于耻骨弓下方时,肛提肌收缩可协助胎头仰伸及娩出;第三产程肛提肌收缩力也可协助胎盘娩出。Kamel等在足月分娩初产妇中的研究发现,Valsalva动作(即深吸气后紧闭声门,再用力做呼气动作)可使肛提肌裂孔直径增大,缩短第二产程时间。此外,肛提肌收缩力在胎方位的改变上也有一定作用。当枕后位时,若能指导产妇配合宫缩屏气用力,充分屈髋以减小骨盆倾斜度,增加胎轴压,可使胎先露充分借助肛提肌收缩力转至枕前位后成功分娩。

二、产道

产道是胎儿娩出的通道,分为骨产道和软产道。

(一)骨产道

骨产道即真骨盆,由骶骨、两侧髂骨、耻骨、坐骨及其相互连接的韧带组成。为了方便描述及测量,人为地将骨盆分

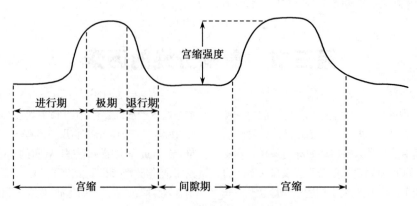

图2-2-13 子宫收缩力的节律性

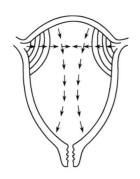

图2-2-14 子宫收缩力的对称性和极性

为3个假想平面,即骨盆入口平面、中骨盆平面和出口平面(图2-2-15)。胎儿能否通过骨产道是分娩的关键因素。在分娩过程中,骨产道的大小、形状变化不大。因此,骨盆外测量是以往孕妇产检中的必查项目。而近年来已有充分证据表明骨盆外测量并不能预测产时头盆关系。因此,中华医学会妇产科学分会产科学组在2018年发表的《孕前和孕期保健指南(2018)》中明确提出孕期不建议常规进行骨盆外测量,对于有阴道分娩意愿的孕妇,妊娠晚期可测定骨盆出口径线。也有国外学者使用X线、CT和MRI测定骨盆大小,以期预测胎儿是否能通过阴道分娩,但并不作为常规推荐。

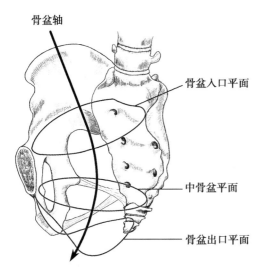

图2-2-15 骨盆各平面和骨盆轴

1. 骨盆入口平面(pelvic inlet plane) 呈横椭圆形,前后窄,左右宽,前方为耻骨联合上缘,两侧经髂骨崚向后至骶骨岬上缘,主要径线有骨盆入口前后径、入口横径和入口斜径。判断骨盆入口平面是否狭窄的重要径线是对角径(diagonal conjugate)及骨盆入口前后径(图2-2-16)。若骨盆入口平面狭窄,可能影响胎先露衔接导致胎位异常。

(1)入口前后径:又称真结合径,是指耻骨联合上缘中点至骶岬前缘中点的距离,平均约为11cm,但此径线临床实际测量困难,常用对角径,即耻骨联合下缘至骶岬前缘中点的距离,间接判断入口前后径。对角径正常值为12.5~13cm。

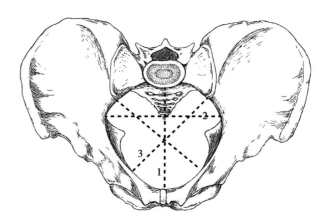

图2-2-16 骨盆入口平面各径线

1.骨盆入口前后径;2.骨盆入口横径;3.骨盆入口斜径。

此值减去1.5~2cm即为骨盆入口前后径的长度。

(2)入口横径:左右髂耻缘间最大距离,平均约为13cm。

(3)入口斜径:左入口斜径为左骶髂关节至右髂耻隆突间的距离,右入口斜径为右骶髂关节至左髂耻隆突间的距离。正常骨盆两侧对称,两条径线同等长度,平均约为12.75cm。由于乙状结肠位于左斜径上,故胎头多取右斜径入盆,这也是枕左前位胎头入盆的径线。

2. 中骨盆平面(mid-plane of pelvis) 是整个骨盆中最小的平面,呈纵椭圆形,前方为耻骨联合下缘,左右经两侧坐骨棘至骶骨下端,主要径线为中骨盆横径及前后径。判断中骨盆平面是否狭窄的重要指标是坐骨棘间径(interspinous diameter)和坐骨切迹(incisura ischiadica)宽度(图2-2-17)。

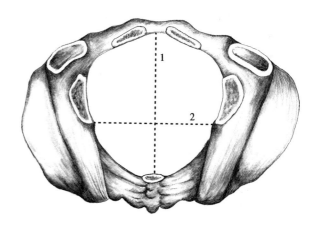

图2-2-17 中骨盆平面各径线

1.中骨盆前后径;2.中骨盆横径。

(1)中骨盆横径:为左右坐骨棘间的距离,故又称坐骨棘间径,正常平均值约为10cm。此径线狭窄可致胎头内旋转受阻,形成持续性枕横位,阻碍产程进展。

(2)中骨盆前后径:是指耻骨联合下缘中点通过坐骨棘连线中点,到达骶骨下端间的距离,平均约为11.5cm。

(3)骶棘韧带(sacrospinous ligament):为连接骶尾骨与坐骨棘之间的韧带,骶棘韧带宽度即坐骨切迹宽度,代表中

第二章 分娩生理

骨盆后矢状径,正常平均值为5.5~6cm,可容纳三横指,是判断中骨盆是否狭窄的重要指标。妊娠期受性激素影响,韧带松弛,使骨盆容积稍增大,有利于分娩。

3. 骨盆出口平面(pelvic outlet plane) 并非一个平面,而是由两个不同平面的三角形组成。前三角为尿生殖三角,顶端为耻骨联合下缘,两侧为耻骨降支,下缘为两侧坐骨结节连线,称坐骨结节间径。后三角为肛门三角,三角的底边同样是坐骨结节间径,而顶端为骶尾关节,两侧为骶骨结节韧带(scrotuberous ligament),即骶、尾骨与坐骨结节之间的韧带。骨盆出口平面的主要径线有出口前后径、出口横径、出口前矢状径及出口后矢状径(图2-2-18)判断骨盆出口平面是否狭窄的重要径线为出口横径,即坐骨结节间径,另外坐骨结节间径与骨盆后矢状径之和、耻骨弓角度(angle of pubic arch)也有着重要意义。骨盆出口平面狭窄可导致胎头下降受阻,第二产程延长。

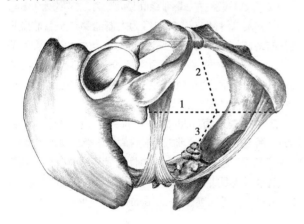

图2-2-18 骨盆出口平面各径线

1. 骨盆出口横径;2. 骨盆出口前矢状径;3. 骨盆出口后矢状径。

(1)出口前后径:指耻骨联合下缘到骶尾关节的距离,正常值约为11.5cm。

(2)出口横径:为两侧坐骨结节内侧缘连线的距离,故也称为坐骨结节间径,正常值约为8.5~9.5cm。此径线为骨盆出口平面最重要的径线,是胎先露部通过骨盆出口的径线。

(3)出口前矢状径:为耻骨联合下缘至坐骨结节间径中点的距离,正常值约为6cm。

(4)出口后矢状径:为骶尾关节至坐骨结节间径中点的距离,正常值约为8.5cm。当坐骨结节间径偏短应测量出口后矢状径,若两者之和>15cm,通常可指导产妇双手抱膝用力,以充分利用骨盆后矢状径,即后三角空间娩出胎儿。

(5)耻骨弓角度:指左右两侧耻骨弓降支形成的角度,正常约为90°,<80°为异常,此角度可反映骨盆出口横径的宽度,角度越小,出口横径越窄。

4. 骨盆轴(pelvic axis) 骨盆轴是连接骨盆入口平面、中骨盆平面、骨盆出口平面中点的连线,也是一假想轴线。胎儿沿此轴线娩出,故又称为产轴,此轴上段向下向后,中段向下,下段向下向前(见图2-2-15、图2-2-19)。

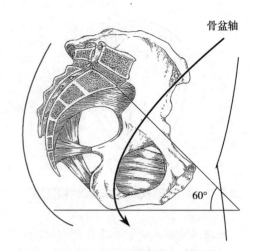

图2-2-19 骨盆倾斜度和骨盆轴

5. 骨盆倾斜度(inclination of pelvis) 骨盆倾斜度是指妇女站立时骨盆入口平面与地平面的夹角,一般非孕期为50°~55°,而孕晚期由于重力的影响发生重心改变,使得骨盆倾斜度增大3°~5°,但若此角度>70°则称为骨盆倾斜度过大,可阻碍胎头入盆、衔接、下降、俯屈等分娩机制。但也可通过改变体位纠正骨盆倾斜度,使胎头沿产轴方向经阴道分娩(见图2-2-19)。

6. 骨盆类型 骨盆为骨性组织,妇女成年后其骨盆形状及大小不会发生大的改变,除非有外力伤害引发骨折、骨裂等创伤造成骨盆大小、形态、对称性改变。根据骨盆形状将骨盆分为女型骨盆、男型骨盆、类人猿型骨盆、扁平型骨盆几大类,还有均小型骨盆和畸形骨盆等特殊类型。临床上骨盆类型及大小在阴道试产以及头盆关系的判断中十分重要,但并非唯一的、决定性因素。除骨盆畸形外,临床上绝对狭窄的骨盆十分少见。身材矮小妇女大多骨盆相对偏小,若其胎儿也相对偏小,仍然可以阴道试产。判断骨盆大小是否适合顺产的最佳工具是胎头,需要通过试产过程中胎先露是否入盆和顺利下降,以及产程进展是否顺利来判断。有研究表明,由于骨盆内外测量的误差和主观性,对产妇常规进行骨盆测量可能会增加剖宫产率,对分娩结局并无明显益处。故目前临床上不推荐对已临产的健康孕妇行常规的骨盆内外测量来决定分娩方式。只要没有绝对的头盆不称及阴道分娩的禁忌证,均应鼓励阴道试产。充分试产的情况下若出现各种胎方位异常且伴有胎儿颅骨严重重叠、产瘤、胎头下降缓慢或停滞、产程延缓或停滞等情况,可考虑剖宫产终止妊娠。

(二)软产道

软产道是由子宫下段、宫颈、阴道以及骨盆底软组织构成的弯曲管道。软产道在孕期尤其是临产后为适应分娩可产生巨大变化,包括子宫下段形成、宫颈管消失和宫口扩张,以及阴道、骨盆底和会阴的变化。

1. 子宫下段的形成 在非孕期子宫下段长约1cm称

为子宫峡部。子宫峡部在妊娠12周以后逐渐扩展成为宫腔的一部分，到妊娠末期逐渐拉长形成子宫下段，临产后的阵发性宫缩会进一步拉长子宫下段，可以达到7~10cm左右，成为软产道重要部分。

2. 宫颈管消失和宫口扩张 临产前宫颈管长约2~3cm，临产后随着逐渐加强的规律宫缩，宫颈内口向上向外扩张，宫颈管形成漏斗形，随后逐渐变短直至消失，成为子宫下段的一部分。宫口扩张是指宫颈外口扩张变大，直至10cm，即宫口开全。宫口扩张的大小是第一产程分期和判断产程进展的重要标志。通常初产妇先有宫颈管消失，后出现宫口扩张，而经产妇大多宫口松弛，其宫颈管消失和宫口扩张可同时进行（图2-2-20）。

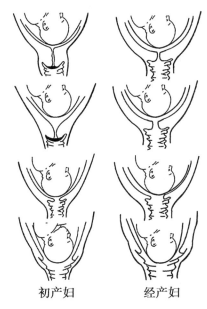

初产妇　　　经产妇

图2-2-20 宫颈管消失和宫口扩张

3. 阴道、盆底及会阴的变化 通常情况下阴道有着极好的延展性。当胎先露以及前羊膜囊或胎膜已破时仅有胎先露部经过开全的宫口进入阴道后，逐渐向前将阴道黏膜皱襞撑开展平，阴道扩张形成软产道的最后一部分，为一个向前向上的筒状管道。胎先露逐渐到达并压迫盆底，此时肛提肌向下及两侧扩展，肌纤维拉长，使得会阴体由5cm厚变薄成2~4mm，有利于胎儿娩出。但同时非常薄的会阴体如未得到很好的保护，极易撕裂形成产伤。

软产道既为产道的一部分，任何引起软产道梗阻的因素皆可影响分娩，无论是先天性畸形，还是肿块压迫引起的梗阻，或是疾病或手术引起的梗阻。常见的软产道异常有：①阴道异常，包括阴道横隔、阴道纵隔、阴道肿物等；②宫颈异常，包括宫颈粘连、宫颈肌瘤，宫颈瘢痕导致宫颈无法扩张、胎头压迫致宫颈水肿导致扩张受阻、宫颈癌等；③子宫异常，包括子宫畸形、瘢痕子宫（剖宫产史、子宫肌瘤剥出史）等；④子宫肌瘤、卵巢囊肿等阻碍胎先露下降。

三、胎儿

胎儿的大小、胎位及胎儿有无畸形是影响分娩及决定分娩难易程度的重要因素。胎儿的大小受多方面因素影响，遗传、肥胖、高龄、妊娠期糖尿病或糖尿病合并妊娠、过期妊娠等都是引起胎儿过大的高危因素。胎儿的大小是相对于骨盆大小而言的，头盆相称是顺利分娩的必要条件。正常大小的胎儿只有在胎儿纵轴和骨盆轴相一致时才容易通过产道，横位是阴道分娩的禁忌。而部分畸形胎儿，也难以通过产道顺利分娩。

（一）胎儿大小

要判断胎儿大小是否与骨盆相称，必须关注胎儿最大且最坚硬的部分——胎头。若胎头能够顺利通过产道，胎儿身体其余部分多可顺势娩出。也有少部分肥胖型巨大儿，胎头娩出后因其肩背部位脂肪堆积过多可能导致肩难产。胎头由两块额骨、两块顶骨和一块枕骨组成，其测量方法及正常值如图2-2-21、表2-2-4。

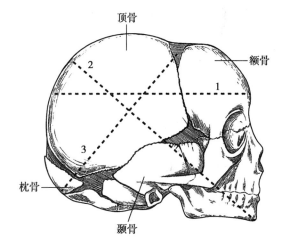

图2-2-21 胎头各径线

1. 枕额径；2. 枕颏径；3. 枕下前囟径。

表2-2-4 胎头各径线及测量方法

名称	测量方法	平均长度
双顶径	双侧顶骨隆突间的距离	9.3cm
枕额径	鼻根上方至枕骨隆突间的距离	11.3cm
枕下前囟径	前囟中央至枕骨隆突下方的距离	9.5cm
枕颏径	额骨下方中央至后囟顶部的距离	13.3cm

胎头通过产道的径线并非一成不变，为了适应骨盆大小会发生一定的适应性变化：在骨盆入口平面胎头半俯屈姿势以枕额径衔接；进入产道后以枕下前囟径下降及俯屈；到达盆底后经内旋转后枕骨到达耻骨下方，后经仰伸娩出。此过程如遇存在轻度的相对性头盆不称，胎头通过轻度的颅骨重叠，也可能通过产道成功分娩，或通过阴道助产完成分娩。

而严重头盆不称者胎头下降受阻,胎头不能很好完成内旋转,发生产程停滞,则需要剖宫产终止妊娠。组成胎头的五块头骨之间有骨缝连接。两块额骨及两块枕骨中间形成的菱形的间隙称为前囟,又称大囟。两块顶骨及一块枕骨中间形成的三角形的间隙称为后囟,也称小囟(图2-2-22)。前后囟是阴道检查中判断胎方位的重要标志。

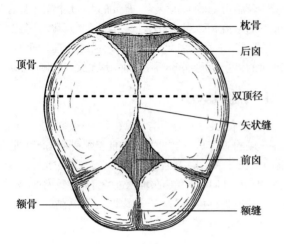

图2-2-22　胎头颅骨、骨缝及囟门

（二）胎位

胎位即胎儿脊柱与母体纵轴的关系,可分为纵产式和横产式,产道为一纵形管道,只有胎儿纵轴与产轴相一致时方能自产道分娩。横产式或斜产式皆无法直接从阴道分娩,需转成纵产式,即头位或臀位才可自阴道娩出。头位时胎头最先通过产道,因为胎头最大最坚固,又有一定可塑性,相比臀位更易分娩。枕前位是头位中最易完成分娩机转的胎方位,而其他胎方位会不同程度增加阴道分娩的难度,甚至发生难产。臀位分娩时较软且径线较小的胎臀先娩出,而较硬且径线较大的胎头后娩出,可能由于软产道未扩张完全,胎头颅骨未重叠而导致难产,危及母儿安全。因此,臀先露时,应事先充分评估胎儿大小及骨盆情况,必须由有经验的助产士或产科医生接产。有条件者也可行外倒转术转至头位后分娩。

（三）胎儿畸形

随着产前诊断的飞速发展和胎儿B超的普及,在孕期胎儿畸形的诊断率越来越高,诊断的孕周也越来越早。在我国大多胎儿畸形采用了优生性引产。但一些畸形胎儿也可在产后实施外科手术治疗。但应注意如脑积水、颈部水囊

瘤、脊柱膨出、脐膨出、骶尾部畸胎瘤、连体婴儿等胎儿畸形若选择阴道分娩,有可能因胎儿某径线增大导致难产,甚至肿瘤或膨出物嵌顿、破裂,危及母儿生命。

四、精神心理因素

分娩虽是生理现象,但分娩过程由宫缩引起的阵痛让多数产妇出现恐惧、焦虑,甚至抑郁等情绪。在产程中,尤其进入活跃期后,宫缩强度变强,间隔变短,阵痛加剧。产妇消耗大量体力,再加上进食饮水减少、过度换气等导致内环境紊乱。这些都可导致子宫收缩乏力,影响产程进展,甚至出现产妇放弃阴道试产,要求无临床指征的剖宫产。

近年来,美国妇产科医师协会(American College of Obstetricians and Gynecologists,ACOG)、英国国家卫生与临床优化研究所(National Institute for Health and Care Excellence,NICE)、澳大利亚昆士兰卫生组织(Queensland Health)等发布的指南均提出产程中除常规护理外,给予产妇持续一对一的心理和情感关怀可改善分娩结局。产程中无禁忌证时可选择自由体位,采用药物和/或非药物的方法减轻疼痛,增加产妇舒适度,并有效促进产程进展。我国开展的产房导乐陪伴分娩亦有助于加速产程,提高分娩质量。2018年,世界卫生组织(World Health Organization,WHO)发布了"产时管理改进分娩体验"(Intrapartum Care for a Positive Childbirth Experience),指出决定女性对分娩体验满意程度的4个重要因素是:个人期望、支持鼓励程度、医患关系的质量和决策制定中患者参与度。有经验的护理保障是确保高品质分娩及改善孕产妇分娩结局的关键。产前对于孕妇及其配偶的宣教、产时家人的陪伴、助产士和医生对产妇的鼓励及心理疏导可有效降低非医学指征剖宫产率。我国《孕产妇心理健康管理专家共识(2019年)》中也指出孕产妇心理健康与身体健康同样重要,充分的家庭支持对孕产妇情绪健康至关重要。专业卫生人员应协助孕产妇及伴侣和家庭做好迎接新生命的心理准备,教授孕产妇学习情绪管理、积极赋能、心身减压、自我成长等心理保健技术。

我国《分娩镇痛专家共识(2016版)》指出,产妇进入产房后只要有镇痛意愿,产科医生评估可阴道试产,且无椎管内阻滞麻醉禁忌证即可实施分娩镇痛。这可让更多的产妇得到安全、有效、及时的分娩镇痛,最大程度地降低分娩疼痛感,以愉悦的心情迎接新生命的到来。

(范建霞)

第四节　枕先露分娩机制

分娩机制是指胎儿先露部为适应骨盆各平面不同形态进行一系列适应性转动,以最小径线通过产道的全过程。临

床上枕先露占95.55%~97.55%,以枕左前位最多见,故以枕左前位分娩机制为例说明。枕右前位的分娩机制与枕左前

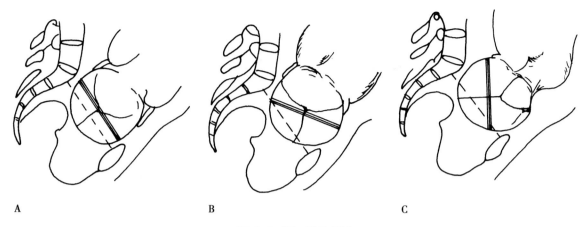

图 2-2-23 胎头衔接
（----表示入口平面 ══表示枕额平面）
A. 均倾式；B. 前不均倾式；C. 后不均倾式。

位相同,但方向相反。

分娩机制为一连续的过程,下降贯穿于分娩始末,胎头各种适应性动作都是伴随着下降逐渐完成,各动作之间无明显界限。胎先露下降程度是衡量产程进展的主要指标之一。

1. 衔接（engagement） 胎头双顶径进入骨盆入口平面,胎头颅骨最低点接近或达到坐骨棘水平,称为衔接。胎头以半俯屈状态进入骨盆,以枕额径衔接。由于枕额径大于骨盆入口前后径,胎头矢状缝多位于骨盆入口右斜径上,胎儿枕骨位于孕妇骨盆左前方。

多数情况下胎儿两侧顶骨同时入盆,称为均倾式入盆,如一侧顶骨先入盆,另一侧后入盆,称为不均倾式入盆。分娩开始时胎头多处于枕横位略带后不均倾势,即后顶骨先下降、低于前顶骨进入骨盆入口,矢状缝前移靠近耻骨联合,随后,胎头继续下降,前顶骨沿骶骨岬向下降,胎头渐成均倾式（图 2-2-23）。

衔接是分娩一重要的步骤,部分初产妇在预产期前 1~2 周内衔接,经产妇多在分娩开始后衔接。若初产妇已临产而胎头仍未衔接,应警惕有头盆不称的可能。

2. 下降（descent） 胎头沿骨盆轴前进的动作称为下降。下降贯穿整个分娩始终,下降伴随着其他动作同时进行。子宫收缩力是促使胎头下降的主要动力,下列因素促使胎头下降:①宫缩时通过羊水传导的压力,经胎轴达到胎头;②宫缩时直接压迫宫底、压迫胎臀,压力经胎轴传到胎头;③宫缩时胎体伸长伸直,有利于压力向下传递;④腹肌收缩使腹腔压力增加,压力经子宫传至胎儿。初产妇胎头下降速度因宫口扩张缓慢和软组织阻力较大而较经产妇慢。临床上以胎头下降程度作为判断产程进展的重要标志。胎头在下降过程中,受到盆底的阻力,发生俯屈、内旋转、仰伸和外旋转等一系列动作,完成胎儿经阴道娩出。

3. 俯屈（flexion） 当胎头以枕额径进入骨盆腔后,继续下降至骨盆底时遇到宫颈、盆壁及盆底的阻力,处于半俯屈状态的胎头进一步俯屈,使胎头以最小径线——枕下前囟径适应产道,有利于胎头进一步下降。

4. 内旋转（internal rotation） 胎头到达中骨盆时为适应中骨盆形态发生内旋转。中骨盆平面是前后径大于横径。当胎头通过该平面时,枕部遇到肛提肌阻力,将胎头推向阻力较小、部位较宽的前方,胎头向前旋转 45°。胎头后囟转至孕妇骨盆耻骨联合下方。内旋转由中骨盆平面开始至出口平面完成,一般在第一产程末完成。如果不能完成内旋转的动作,可能会持续性枕横位,形成难产。

5. 仰伸（extension） 胎头完成内旋转后已下降达到阴道口。由于该处解剖关系,产轴方向向前向上,前面的阻力小于后面。此时,胎头在宫缩力、腹肌和膈肌收缩力迫使下继续下降,而盆底阻力和肛提肌收缩力又将胎头向前推进,两者的合力使胎头沿产轴向前向下。当枕骨达耻骨联合下缘时,以耻骨弓为支点,使胎头逐渐仰伸,胎儿头顶、额、鼻、口、颏相继娩出。当胎头仰伸时,胎儿双肩已进入盆腔,并落在孕妇骨盆入口斜径或横径上。

6. 复位（restitution）**和外旋转**（external rotation） 胎头娩出时,胎儿双肩径沿骨盆入口左斜径下降。胎头娩出后,为使胎头与胎肩恢复正常关系,胎头枕部向左旋转 45°,称为复位。胎儿继续下降,与胎头内旋转的机制相同,胎肩也需做内旋转动作以适应产道变化,胎儿双肩间径与中骨盆前后径一致。胎肩内旋转带动胎头枕部在阴道外继续向左旋转 45°,以保持胎头与胎肩的垂直关系,称之为外旋转。

7. 胎儿娩出 胎头完成外旋转后,胎儿前肩(右肩)在耻骨弓下先娩出,随即后肩(左肩)从会阴前缘娩出,胎儿双肩娩出后,一般胎体及胎儿下肢已无任何阻力随之顺利娩出;至此,胎儿娩出过程全部完成。

必须指出,分娩机制中将各动作分别介绍,但在分娩过程中却是连续进行,下降动作始终贯穿于分娩全过程。

（常 青）

第五节　分娩临床经过

一、先兆临产

分娩发动前出现系列症状,预示着孕妇不久将临产。

1. 假临产(false labor)　宫缩持续时间短、间歇时间长、不规律;宫缩强度不增加,常在夜间出现、清晨消失;宫缩引起下腹部轻微胀痛,宫颈管不缩短,宫口扩张不明显;给予镇静剂后宫缩消失。

2. 胎儿下降感(lightening)　胎先露部下降进入骨盆入口使宫底下降。多数初产妇感到上腹部较前舒适,进食量增多,呼吸较轻快,常有尿频症状。

3. 见红(show)　在分娩发动前24~48小时内,因宫颈内口附近胎膜与该处子宫壁分离,毛细血管破裂少量出血,与宫颈管内黏液相混排出,称见红,是分娩即将开始较可靠的征象。若阴道流血量多,超过平时月经量,应考虑妊娠晚期异常出血,如前置胎盘、胎盘早剥等。

二、临产诊断

临产(labor)开始标志:①子宫收缩规律且逐渐增强,持续30秒或以上,间歇5~6分钟;②宫颈进行性扩张;③胎先露进行性下降。临床上准确确定分娩开始时间较困难,多数由孕妇主诉决定产程开始的时间,不容易与假临产区别,真假临产鉴别不能单纯根据孕妇自觉症状,因为不同人对疼痛敏感程度不一,必要时医务人员需对孕妇进行认真仔细、连续观察,每次时间至少10分钟以上。

三、产程分期

有关产程界定在临床上一直有较多争议,以往我国沿用产程时间是50年前制定的标准,目前我国采用的是2014年中华医学会制定的新产程标准。

第一产程(first stage of labor)(宫颈扩张期):从规律宫缩开始出现,到宫口开全。因产程开始时间较主观,潜伏期时间较难定义。初产妇一般不超过20小时;经产妇不超过14小时。但第一产程持续时间因人而异,变化很大。

第二产程(second stage of labor)(胎儿娩出期):从宫口开全到胎儿娩出。初产妇约需1~2小时;经产妇不超过1小时;未实施硬膜外麻醉者,初产妇最长不超过3小时,经产妇不超过2小时;实施硬膜外麻醉者,初产妇最长不超过4小时,经产妇不超过3小时。第二产程延长胎儿可因胎头受压过久引起脑组织缺氧或损伤;母体因产力异常容易并发

产后出血、感染。近20年因分娩镇痛普及、国内外研究认为第二产程时间可适当延长,但需关注是否仍存在头盆不称,不能盲目等待。

第三产程(third stage of labor)(胎盘娩出期):从胎儿娩出到胎盘娩出,需5~15分钟,一般不超过30分钟。

随社会发展,近几十年孕妇年龄、体重指数、产科干预(引产、无痛分娩、催产素应用)等都发生很大变化。以上因素均可能影响产程,因此50年前临床资料可能并不适宜于现时代的人。Zhang等对美国19家医院多中心回顾性研究(62 415例产妇)发现:初产妇和经产妇在宫口6cm之前产程进展相似,经产妇宫口6cm以后进入加速期,而初产妇无明显的加速期,这与我国传统的产程时间界定有区别。宫口开大4~5cm经历的时间可能>6小时,从5cm到6cm历时>3小时。在无痛分娩广泛应用以后,第二产程持续时间常较前有所延长,初产妇第二产程持续时间平均为3.6小时(硬膜外镇痛)、2.8小时(未镇痛);其待产时间大于传统的产程时间,但目前还缺少我国大样本统计数据。

四、产程各期临床表现和处理

(一)第一产程

1. 临床表现　临床表现为:规律宫缩、宫口扩张、胎头下降、胎膜破裂。

(1)规律宫缩:俗称"阵痛",产程开始时,宫缩持续时间较短(约30秒)且弱,间隔时间较长(5~6分钟)。随产程进展,持续时间渐长(50~60秒)且强度增加,间隙期渐短(2~3分钟)。当宫口近开全时,宫缩持续时间可长达1分钟或以上,间隙期仅1~2分钟。

(2)宫口扩张:当宫缩渐频且不断增强时,宫颈管逐渐短缩直至消失,宫口逐渐扩张。宫口扩张分两期:潜伏期及活跃期。宫口于潜伏期扩张速度较慢,进入活跃期后宫口扩张速度加快。若不能如期扩张,应积极寻找原因。常见原因有:宫缩乏力、胎位不正、头盆不称等。当宫口开全(10cm)时,宫口边缘消失,子宫下段及阴道形成宽阔腔道,即产道;产程中宫口扩张有以下相关问题:

1)药物影响:麻醉及镇静剂对宫口扩张有影响,有研究发现使用硬膜外镇痛比全身给予镇静剂影响更大,可以缩短宫口开全时间,且不增加剖宫产率。

2)宫颈水肿:是分娩较常见的异常现象,常发生在第一产程,与滞产、头盆不称、骨盆狭窄、胎方位异常有关。发现宫颈水肿应及时查找原因,积极处理。

（3）胎头下降：以胎头颅骨最低点与骨盆坐骨棘平面关系为标志进行评估。一般在宫口开大 4~5cm 时，胎头骨质部分最低点应达坐骨棘水平。胎头能否顺利下降是决定能否经阴道分娩的重要观察指标。通过阴道检查能判断胎头下降程度，以明确胎头颅骨最低点位置，并协助判断胎位。

2. 临床评估

（1）孕期保健手册和相关医疗资料回顾：每次接诊孕产妇时均应仔细阅读保健手册。包括：产前检查全部记录，孕期检查全部检验结果等。重点包括以下内容：保健手册书面记录、月经史、辅助检查等。应重点记录重要辅助检查结果，如：血常规、血糖、凝血指标、血型、肝功、血糖等；建议在住院待产记录首页以醒目标记在指定位置记录，应记录所有重点检验结果及异常结果，随时提醒各级医务人员注意。

（2）妊娠晚期评估：初产妇在分娩前 1~2 周胎头下降入盆，宫底下降，子宫对孕妇心、肺、胃的压迫减轻，孕妇感轻松，但因子宫压迫盆底，可能行走较困难，出现腰背部疼痛、阴道分泌物增加等变化。孕晚期出现不规律宫缩，宫颈变软，易于扩张。妊娠晚期孕妇情绪变化较大，或热切期盼或恐惧，适当给予心理辅导，安全度过这段时期。在先兆临产或潜伏期，不限制孕妇活动空间，鼓励做一些力所能及的事情。避免长时间仰卧体位。变换体位时要慢且稳，不过度弯腰或突然增加腹压。鼓励正常低危孕妇潜伏期在院外观察，有家人陪伴，能有效促进自然分娩，对孕妇和胎儿都有益。

Bailit 等入选 6 121 名活跃期入院的孕妇和 2 697 名潜伏期入院的孕妇进行研究发现，在不同时期入院，妊娠结局不同（表 2-2-5）。

（3）临产评估：临产开始时间在很多情况下无法准确确定。在潜伏期，宫缩特征大多为下腹部即耻骨联合上阵发性

表 2-2-5　潜伏期入院和活跃期入院妊娠结局比较

结局	OR 值	95%CI
活跃期停滞	2.2	1.6~3.1
氧气的使用	2.3	2.1~2.6
人工破膜	0.8	0.7~0.8
头皮 pH	2.2	1.8~2.6
催产素干预	2.3	2.1~2.6
分娩镇痛	2.2	2.0~2.4
产程停滞改行剖宫产	1.0	0.6~1.8
低位产钳	1.2	0.8~1.8
高位产钳	0.3	0~2.1
胎头吸引	1.1	0.9~1.4
产后出血	1.1	0.8~1.5
新生儿插管	1.2	1.0~1.4
绒毛膜羊膜炎	2.7	1.5~4.7
产褥期感染	1.7	1.0~2.9

不适或轻度疼痛，大多数孕妇能耐受。

在先露临产期，有些孕妇无任何感觉，但胎心监护图可显示有较强的宫腔压力波峰，能有效地促进宫颈成熟，使孕妇临产和分娩。当不规律宫缩长达 2 天或更长时间，宫颈口扩张无明显进展，且宫缩已经影响到孕妇生活、休息和睡眠时，无论诊断是否临产，需再次评估头盆及宫颈状况。分娩中保持孕妇精神和体力非常重要，医护人员应给予孕妇更多的情感心理支持，必要时可用镇静药。

宫颈成熟度是评估孕妇是否能经阴道分娩的关键因素。宫颈成熟度评估重要指标如表 2-2-6 所示，评分 <6 分者引产成功率低，≥6 分者引产成功率高。

表 2-2-6　宫颈 Bishop 评分

评分	0	1	2	3
宫口扩张（cm）	0	1~2	3~4	≥5
容受（%）	0~30	40~50	60~70	80~100
先露位置	−3	−2	−1~0	+1~+2
宫颈硬度	硬	中	软	
宫口位置	后	中	前	

3. 产程观察与处理

（1）孕妇生命体征：临产后，在观察产程开始症状及体征时，除认真、仔细阅读孕产期过程中所有医疗资料外，接诊后需要对孕妇及胎儿进行再评估。准确估算孕周以及高危因素分类。常规评估孕妇重要生命体征：呼吸、脉搏、血压和体温、精神状态等。产科检查评估：宫高、腹围、骨盆外测量，胎儿体重估计，胎位、胎心、宫缩及产程进展情况等。针对高危因素，制订产程计划。4 小时测一次生命体征，如发现异常应增加测量次数。及时排空膀胱，注意活动休息，并给予精神支持。

（2）子宫收缩及胎心监护：监测子宫收缩最简单、有效、准确的方法是由医务人员手掌放于孕妇近宫底腹壁上，宫缩时宫体部隆起变硬，间歇期松弛变软。定时连续观察宫缩持续时间、强度、规律性以及间歇期时间，并及时记录。

用胎儿监护仪描记宫缩曲线，能判断宫缩强度、频率和每次宫缩持续时间，是较全面反映宫缩的客观指标。利用仪器描记宫缩易受宫缩探头位置、固定方法影响，特别是医务人员经验不足或不能在床旁观察监视时，易导致错误判断，因此，应强调医护人员床旁监测的重要性（图 2-2-24）。

正常胎心规律，110~160 次/min。出现胎心异常，应及时查明原因，同时嘱孕妇左侧卧位，给予吸氧，注意排除有无脐带脱垂的可能。国外指南推荐低危孕妇正常待产第一产程中胎心监测方法是间断胎心听诊（intermittent auscultation）。随机对照试验证实低危组孕妇采用间断听诊和连续胎心电子监护两组间新生儿结局无差异。各国指南推荐胎心听诊时机各不相同，但都包括宫缩时和宫缩后。大部分学者推荐宫缩时及其后短时间内听诊 30~60 秒。一般

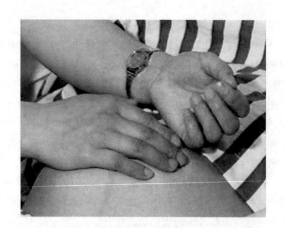

图 2-2-24　床旁数宫缩

建议活跃期每 15 分钟听诊一次。SOGC、ACOG、NICE 等指出低危孕妇行胎心间断听诊,当出现以下情况需持续听诊:①有高危因素的孕妇(妊娠合并糖尿病、高血压、早产、过期妊娠等);②间断听诊有异常(<110 次/min,或 >160 次/min,或宫缩后有减速);③孕妇发热(>38℃一次,或 >37.5℃,2 小时后复测仍 >37.5℃);④产程出现阴道流血,色红且量较多;⑤使用缩宫素加强宫缩;⑥羊水粪染者;⑦孕妇要求(Ⅱ-A)等。尚需更多研究来确定最佳的听诊间隔、结果判读的可靠性等。

(3)宫颈口扩张(cervical dilation)和胎头下降程度:目前国内外广泛应用阴道检查评估产程进展情况。阴道检查除能了解宫口扩张程度、胎先露下降、内骨盆情况外,能直接摸清胎头,并能查明矢状缝及囟门,明确胎位,对分娩方式判定有重要意义。产程中通过阴道检查评估宫口扩张、胎头下降情况。在宫缩时行阴道检查所测得宫颈口扩张大小、胎先露下降情况与无宫缩时有不同,应注意区别。目前通常在潜伏期每 4 小时检查一次,活跃期每 2 小时检查一次。经产妇或初产妇宫缩频而强时,需适当增减检查次数,避免无保护下分娩,发生母婴严重并发症。阴道检查需记录:中骨盆平面、出口平面重要解剖标志(坐骨棘、骶棘韧带、骶尾关节、出口横径等),宫颈口扩张情况、宫颈管消失程度、胎方位、胎膜状况、胎先露位置及高低;产瘤、颅缝是否重叠及分度等。

(4)破膜及羊水观察:

1)胎膜破裂(rupture of membranes)(简称破膜):宫缩时,子宫羊膜腔内压力增高,胎先露部下降,将羊水阻断为前后两部,在胎先露部前面的羊水称前羊水,量约 100ml,其有助于扩张宫口。当羊膜腔压力增加到一定程度时胎膜自然破裂。破膜后应立即听取胎心,并注意观察、记录破膜时间,羊水量及性状。发现羊水胎粪污染,或血性羊水应迅速查明原因,及时处理。Ramin 等指出,单纯用羊水粪染作为胎儿预后的标志,并做处理分娩的依据并不可靠。分娩过程中羊水粪染的高发生率常代表胎儿的正常生理过程,仅在伴有胎儿酸血症时才是胎儿危险的征兆。因此对有羊水粪染者既不要高估计其严重性,也不应掉以轻心。重要的是加强对

胎儿的监护。国外可行胎儿头皮血 pH 检测明确有无酸血症,国内尚未常规开展该项检测。

2)人工破膜(artificial rupture of membranes):人工破膜为常用加速产程的方法之一。破膜后羊水流出,宫腔容积变,发生子宫动力学改变;羊膜细胞中溶酶体释放出磷酸酯酶,促进前列腺素合成,加强宫缩;前羊水流出,胎头直接压迫宫颈,胎头对宫颈压力增加,反射地使前列腺素增加,同时刺激宫颈旁神经丛,缩宫素释放增加,进一步加强宫缩,使产程缩短;破膜后能观察羊水性状,评估胎儿状况。但人工破膜一定要有严格适应证,同时应注意有无禁忌证。

无明显头盆不称,胎头入盆,产程进展异常,可行人工破膜、严密观察产程进展及胎儿情况。一些手术术前必须人工破膜,如内倒转术、胎头吸引术、产钳术等。

人工破膜禁忌证有明显头盆不称,产道异常、胎位不正(如横位、脐带先露),宫颈不成熟等。

人工破膜争议较多,有关人工破膜相关研究、临床观察资料有价值的不多。国外指南建议如母儿状态正常,在第一产程时最好不要过多临床干预,不建议常规行人工破膜术加强宫缩。

(二)第二产程

1. 临床表现　进入第二产程后,孕妇会出现一系列的征象,但有些并不具有特异性。当有以下表现时,应行阴道检查了解宫颈扩张及胎先露下降情况,明确产程进展情况并行相应处理。

(1)屏气用力感:可能是宫口开全征象,也可能是下降的先露部压迫盆底后出现的反应。

(2)前羊水破裂:破膜可在分娩期的任何时候发生。第二产程时胎膜多已自然破裂,若仍未破膜,影响胎头下降,应行人工破膜。人工破膜应在胎头已完全衔接后,于宫缩间歇进行,破膜前后均应听取胎心音并观察羊水情况及孕妇一般情况,做好羊水栓塞抢救准备。破膜后,宫缩常暂时停止,孕妇略感舒适,随后宫缩重现且较前增强,每次持续 1 分钟或更长,间歇 1~2 分钟。

(3)肛门松弛扩张及皮纹出现:当胎头下降至骨盆出口平面时,会阴会逐渐膨隆变薄,肛门括约肌松弛,会阴后联合可见皮纹,并逐渐在阴道口可见胎头(图 2-2-25)。

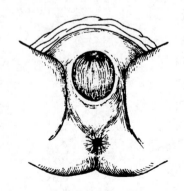

图 2-2-25　宫口开全后肛门松弛及皮纹出现

（4）米氏菱形窝（the rhomboid of Michaelas）显现：米氏菱形窝在孕产妇背部显现可能是生理反应，使 Carus 曲线（骨盆腔的轴线，如图 2-2-26 所示）变长变直，更适应胎儿通过产道。米氏菱形窝（图 2-2-27 和图 2-2-28）的菱形上角是第 5 腰椎棘突，两侧角则相当于两侧髂后上棘点，下角为两侧臀肌交叉点。在两侧髂后上棘连线中点上约 2~2.5cm 处，即为第 5 腰椎棘突下点。

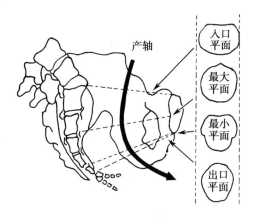

图 2-2-26 Carus 曲线（产轴）

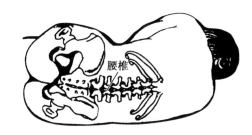

图 2-2-27 米氏菱形窝

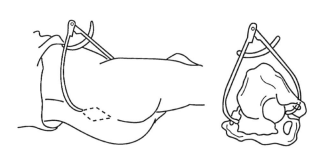

图 2-2-28 米氏菱形窝上角也为骶耻外径测量指示点

（5）上腹部压力感：硬膜外镇痛孕产妇可能随着胎儿伸直出现肋下不适感。

（6）阴道流血量增多：第一产程末期随着宫颈口迅速扩张，胎膜边缘破裂出现阴道流血量稍增多，需与胎盘剥离、前置胎盘、软产道损伤等鉴别。记录出血量，并动态观察，听取胎心音。行胎儿监护，观察孕妇一般情况及生命体征，触诊子宫有无压痛，记录宫缩及宫缩间歇持续时间及强度等。

（7）胎心率变化：第二产程时，子宫收缩及孕妇向下用力使胎盘灌注明显减少。胎儿通过产道下降，使宫内容积减少，可能发生胎盘早期剥离，危害胎儿健康。胎儿下降可能使缠绕胎儿的脐带变紧，阻碍脐血流。上述情况都可能出现胎心率变化，应密切观察胎心音变化，必要时行连续胎儿监护。

（8）先露部显现：随着产程进展，出现胎头拨露（head visible on vulval gapping）和胎头着冠（crowning of head）。当胎头降至骨盆出口压迫盆底组织时，孕妇有排便感，不自主向下屏气。随产程进展，会阴体渐膨隆和变薄，肛门括约肌松弛。宫缩时胎头露出于阴道口，露出部分逐渐增大，宫缩间歇期，胎头又缩回阴道内，称为胎头拨露。当胎头双顶径越过骨盆出口，宫缩间歇期胎头不再回缩，称为胎头着冠。此时会阴极度扩张，产程继续进展（图 2-2-29）。严重的胎头水肿（又称产瘤）及胎头过度变形时造成先露很低的假象。产瘤在宫颈口尚未完全扩张或胎头下降不理想时仍能在会阴部显现，容易误认为先露很低，造成误判（图 2-2-30），因此，需经阴道检查胎头双顶骨质部分及胎耳部位，借以准确判断胎头下降水平，同时了解宫颈有无水肿以及判断胎方位。

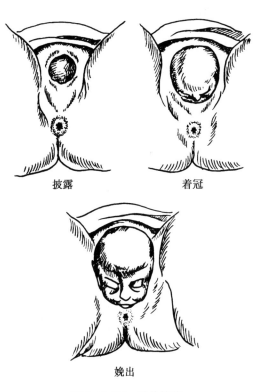

披露　　　　着冠

娩出

图 2-2-29 胎头娩出

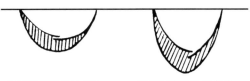

正常颅骨重叠与水肿　　　颅骨过度重叠与水肿

图 2-2-30 胎头水肿及颅骨重叠

如产程进展顺利,此后胎头枕骨于耻骨弓下露出,出现仰伸动作,胎儿额、鼻、口、颏部相继娩出。胎头娩出后,随即出现胎头复位和外旋转,随后前肩和后肩也相继娩出,胎体很快顺利娩出,后羊水随之涌出。

2. 产程观察和处理

(1)密切监测胎儿情况及产程进展:注意子宫收缩强度、频率和宫缩间歇期子宫能否完全松弛。通过观察孕妇反应和定期触诊进行评估,警惕强直性子宫收缩和病理性缩复环出现。宫缩之后需要胎心听诊1分钟以上,至少每5分钟一次。注意胎头下降情况。第二产程当孕妇出现宫缩乏力,必要时使用缩宫素加强宫缩。

新产程规定未实施硬膜外麻醉者,初产妇不超过3小时,经产妇不超过2小时;实施硬膜外麻醉者,初产妇不超过4小时,经产妇不超过3小时。Zhang等研究发现初产妇第二产程持续时间平均为3.6小时(硬膜外镇痛)、2.8小时(未镇痛)。胎心、羊水外观正常,孕妇无头盆不称等其他异常,建议不要过多干预产程进展。

(2)胎头下降延缓或者停滞,应及时查找原因,避免胎头长时间受压,引起胎儿窘迫、颅内出血等并发症发生。如胎头下降不理想,可以尝试孕妇增加产道重力的体位,如坐位或蹲位等,但持续时间不宜过长。如果是脐带过短或者因脐带缠绕造成的脐带相对过短,胎头可能在中骨盆平面与出口平面下降受阻,出现胎心异常。若为持续性枕横位或枕后位,可考虑徒手旋转胎头至枕前位(图2-2-31)。胎头继续下降,当胎头骨质部分下降到+3以下,无头盆不称,经阴道检查可打及胎耳,可阴道分娩。必要时行低位产钳及胎头吸引助产。若胎头下降≤+2,应及时行剖宫产术。第二产程宫缩频而强,需密切监测胎儿有无急性缺氧症状,应每5分钟听一次胎心,有条件可连续应用胎儿电子监护仪监测。应注意观察胎心与宫缩的关系,还应随时了解羊水情况如出现胎心变慢且在宫缩后不恢复或恢复慢,应立即行阴道检查,积极寻找原因,同时宫内复苏,并尽快结束分娩。但在无异常情况的分娩过程中,不做过多干预将有利于增加阴道分娩率,降低器械助产率,并缩短产妇屏气用力时间(图2-2-32)。

(3)孕妇管理及腹压用力:

1)孕妇管理:每小时测血压和脉搏,每小时阴道检查一次,每30分钟记录一次宫缩强度。鼓励孕妇及时排空膀胱,如因膀胱膨胀而不能自行排尿,应行导尿术,以免膀胱充盈阻碍胎头下降、影响产程进展。由于宫缩加强和孕妇屏气用力、出汗较多,应及时擦干孕妇身体的汗水,以免受凉。建议进食少量温开水或易消化食物。在第二产程建议孕妇斜卧位、半卧位或其他舒适体位,以利于产程进展。

2)腹压用力:近年来,大多数观点认为不要因过分强调第二产程时间限制而使用指导性下屏方法(valsalva pushing),建议使用自主下屏方法(spontaneous pushing)。指导性下屏方法(即指导孕妇屏气)是指医务人员根据宫缩情况作指示,宫缩时指导孕妇深吸一口气,用力自主向下用腹压,不呼气不发声,之后再重复吸气屏气,直至宫缩结束。指导性下屏方法一定程度上可缩短第二产程,但其缺点包括:孕妇由于持续的肌肉收缩造成肌肉供氧减少缺血增加、疲惫,肌肉收缩能力减弱,人工助产率增加;且胎儿氧气供给减少,脐血pH降低。

自主下屏方法是指导孕妇根据自己的感觉使用推力,没有特定要求下屏的时间和方式。医务人员多鼓励性支持,只偶尔给予提示。指导性自主下屏方法的优点包括减少胎儿缺氧、酸中毒、会阴裂伤、血压升高、产后疲劳等发生。自主下屏方法第二产程相对缓慢,但自然分娩率增加,会阴侧切率减少,新生儿结局无变化。

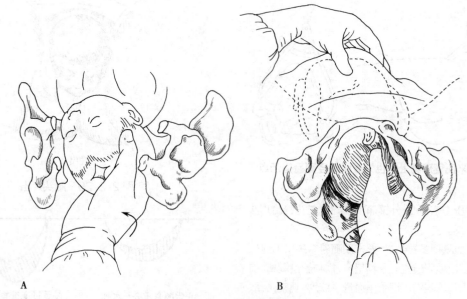

图2-2-31 徒手旋转胎头
A.右手旋转胎头;B.左手在腹部协助胎头旋转。

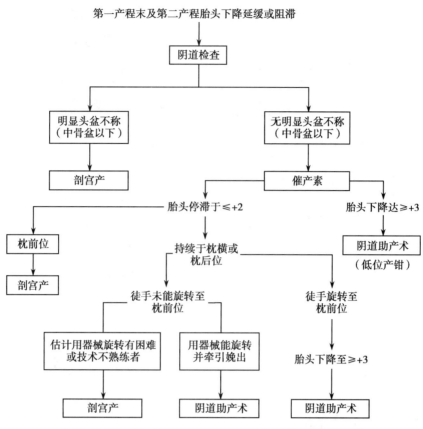

图 2-2-32 第一产程末及第二产程胎头下降延缓处理原则

3. 接生

（1）孕妇体位：鼓励孕妇根据自主意愿选择任何一种体位分娩。根据环境因素、助产士对每种体位接产方法的熟练程度、孕妇及胎儿的情况选择，包括仰卧位、（支撑）坐位、侧位、（支撑）蹲位、跪位、直立位及手膝位等（图2-2-33）。

常用体位有：

1）仰卧位分娩：目前国内多数孕妇分娩取仰卧位，其优点是有利于经阴道助产手术操作，如会阴切开术、胎头吸引术、产钳术等，且对新生儿处理较为便利。但从分娩的生理来说，并非理想体位。其缺点包括：①妊娠子宫压迫下腔静脉，孕妇可出现仰卧位低血压；②仰卧位使骨盆可塑性受限，且宫缩效率较低；③胎儿重力失去应有作用，导致产程延长；④增加孕妇不安和产痛等。基于上述原因，仰卧位分娩时继发性宫缩乏力和胎儿窘迫发生率较坐位高，异常分娩较多；不是理想的分娩体位，从某种意义上说，仰卧位分娩主要是适合医护人员的需要，而不是孕妇。

2）坐位分娩

A. 坐位分娩的优点：①可提高宫缩效率，缩短产程。由于胎儿纵轴与产轴一致，故能充分发挥胎儿重力作用。由于子宫胎盘血供改善，胎儿窘迫和新生儿窒息发生率降低。②减少骨盆倾斜度，有利于胎头入盆和分娩机制顺利完成。③X线检查表明，由仰卧位改坐位时，可使坐骨棘间距平均增加0.76cm，骨盆出口前后径增加1~2cm，骨盆出口面积平均增加28%。④孕妇分娩时感觉较舒适，减轻其不安和紧张情绪。

B. 坐位分娩的缺点：①分娩时间不宜过长，否则易发生阴部水肿。②坐位分娩时胎头娩出较快，易造成新生儿颅内出血及阴道、会阴裂伤。急产及产程进展较快孕妇不宜采用。③接生人员保护会阴和处理新生儿不便，这也是目前坐位分娩较少采用的主要原因。自20世纪80年代以来，已对坐式产床做了不少的改进，如：①制成可调整角度的靠背，分娩过程中可根据宫缩情况和胎头下降速度适当调整；②在胎头即将娩出时，可将靠背放平使孕妇改为仰卧位，以便于助产者保护会阴和控制胎头娩出的速度；③接生人员应使孕妇适时选择坐式产床，最好在坐式产床后1小时内分娩。有学者认为产床改进后的坐位分娩更有利于助产者操作。

3）侧位分娩：有人认为侧位分娩能使会阴放松，减少撕裂，巨大胎儿肩娩出亦可较容易。另外，侧位分娩可解除下腔静脉受压和阻塞，有仰卧位综合征的孕妇，宜用此法分娩，对于髋部外展困难孕妇也可选择此法，但在实际操作时，不如仰卧位分娩方便。

（2）接生和会阴保护：会阴侧切不能作为阴道助产的常规方法，常规会阴侧切不但不能缩短第二产程，反而会增加产伤的发生率。会阴正中切开术增加会阴Ⅲ度裂伤的风险。因此会阴切开术需严格掌握指征。

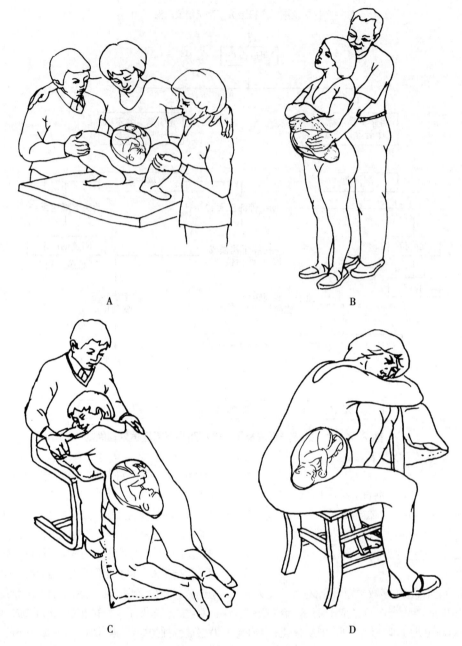

A   B

C   D

图 2-2-33　自由体位分娩

1）术式选择：会阴切开术（episiotomy）分侧切开和正中切开两种（图 2-2-34）。会阴侧切（lateral episiotomy）可扩大阴道口，适于胎儿较大及辅助难产手术。会阴侧切时切开球海绵体肌，会阴深、浅横肌及部分肛提肌，其缺点为出血多，愈合后瘢痕较大。会阴正中切开（median episiotomy）时切开球海绵体肌及中心腱，出血少、易缝合、愈合后瘢痕小为其优点，但容易并发Ⅲ度会阴裂伤，故仅适于会阴体较高、胎儿不大的孕妇，不适于难产手术的辅助切开。

2）会阴侧切的步骤：一般行会阴左侧切口。宫缩间歇期，手术时以左手示、中指伸入阴道与胎头之间，撑起阴道左侧壁，用会阴切开剪以阴唇后联合为起点开始向外旁开 45°，向坐骨结节方向，在宫缩开始时剪开会阴 4~5cm

（图 2-2-35）。若会阴高度膨隆则需向外旁开 60°~70°。若会阴体短则以阴唇后联合上 0.5cm 处为切口起点。当胎儿大、需行臀位或产钳助产时，会阴切开宜大，切开后即用纱布压迫止血。

3）会阴侧切缝合：①阴道黏膜缝合。用 2-0 可吸收线自阴道黏膜顶端上方 1cm 处开始，连续缝合阴道黏膜及黏膜下组织，左手示指探及黏膜下组织，引导缝合。黏膜下组织内有丰富的静脉丛，防止遗留无效腔，形成血肿。②缝合皮肤、皮下脂肪层。间断缝合脂肪层，对齐上下切口端，可吸收线行皮内连续缝合或丝线间断外缝。③缝合完毕后，应该仔细检查缝合区域，以确保止血。应进行阴道检查以确保阴道入口无狭窄。在完成操作时还应该检查直肠，特别是近肛

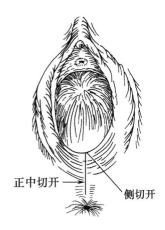

图 2-2-34 会阴切开种类

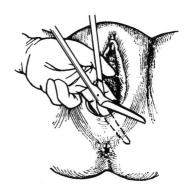

图 2-2-35 会阴侧切

门括约肌位置,确认缝合线没有穿入直肠黏膜层。任何有穿入直肠黏膜层缝合线必须拆掉,以防止直肠阴道瘘管的形成。确认无误后取出阴道填塞纱布。向产妇说明损伤性质和缝合状况,并告知是否需要拆线,并以书面文书记录。

4. 新生儿处理

(1)呼吸道处理:在胎肩娩出前助产者挤出新生儿口咽、鼻中分泌物。娩出后,置新生儿头轻度仰伸位(鼻吸气位)(图 2-2-36),用吸耳球先口咽后鼻清理分泌物。过度用力吸引可能导致喉痉挛和迷走神经性的心动过缓,使自主呼吸出现延迟。不建议常规用吸管,同时应限制吸管的深度和吸引时间(10 秒),吸引器负压不超过 100mmHg(13.3kPa)。在羊水清亮时大多数婴儿可以不需常规吸引羊水来清理呼吸道。当确认呼吸道通畅而婴儿仍未啼哭时,可用手拍打或手指轻弹新生儿的足底或摩擦背部 2 次以诱发自主呼吸。如这些努力无效,表明新生儿处于继发性呼吸暂停,需要正压通气。

(2)处理脐带:距母体胎盘约 8~10cm 处用两把血管钳钳夹脐带,两钳相隔 2~3cm,在其中间剪断。在血管钳未明确可靠钳夹前不能断脐,否则脐带断端出血易致新生儿过度失血。剪断后用棉签擦拭脐带断端以防脐血液飞溅到分娩区。现在鼓励让新生儿父亲辅助助产士参与到分娩中来,为新生儿断脐,增加亲子感情。

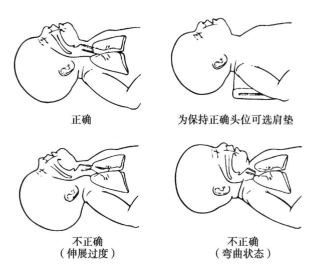

图 2-2-36 清理呼吸道体位

正确　　　为保持正确头位可选肩垫

不正确（伸展过度）　不正确（弯曲状态）

由于社会、文化、地区因素等差异,脐带护理和出生时残端处理各不相同。常用的处理方法为:①丝线结扎法:用 75% 乙醇消毒脐带根部及其周围,在距脐根 0.5cm 处用无菌丝线结扎第一道,再在结扎线外 1~1.5cm 处结扎第二道,在第二道结扎线外 0.5cm 处剪断脐带,挤出残余血液,用 5% 聚维酮碘溶液或 75% 乙醇消毒脐带断面,因使用碘酒消毒可灼伤皮肤,故不作为首选。待脐带断面干后,以无菌纱布覆盖,再用脐带布包扎。必须注意扎紧脐带防止出血,应避免用力过猛造成脐带断裂;处理脐带时新生儿要在已预热的保暖台上实施。丝线打结断脐法属于手法打结,松紧不易掌握,特别是对于水肿脐带结扎时,结扎过紧会引起脐带断裂,过松又易引起出血,因此目前临床极少使用。②脐带夹结扎法(图 2-2-37):新生儿出生断脐后,在距新生儿脐轮 2cm 处用脐带夹,然后在距脐带夹外约 0.5cm 处修剪脐带,挤净脐带断端残留血液,残端用 5% 聚维酮碘溶液或 75% 乙醇消毒后用无菌敷料包扎,次日沐浴时取下敷料暴露残端。一次性脐带夹是采用医用高分子材料制成,因而结扎血管性能好,可以有效阻断血运,使脐带基质干枯快,脐带组织脱落快。

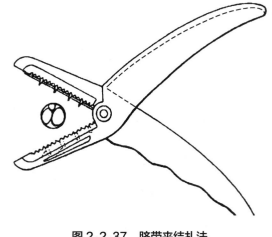

图 2-2-37 脐带夹结扎法

③气门芯结扎法:用 5% 聚维酮碘溶液或 75% 乙醇擦脐根部周围,在距脐根 0.5~1.0cm 处夹上套有气门芯的血管钳,气门芯套扎脐带,气门芯下缘套在紧贴脐轮皮肤处,在距气门芯 1cm 处剪断脐带后用 2.5% 碘酒及 75% 乙醇消毒脐带断端,松开血管钳,用脐带卷包扎。

由于立即钳夹脐带要降低足月新生儿全血 20~40ml/kg,相当于 30~35mg 铁,因此,近年来世界卫生组织及各国学术组织相继提出对新生儿实施延迟脐带结扎(delayed cord clamping,DCC)的建议,但对于延迟的时间存在争议。研究提示,DCC 能够降低婴儿贫血、脑室内出血、坏死性小肠结肠炎、低血压等发生风险,促进其神经心理发育,且不增加母亲产后出血的发生风险。DCC 是指脐带结扎时间不早于新生儿出生后 1 分钟,或至脐动脉搏动消失。DCC 适用于不需立即复苏(或不需正压通气)的自然分娩或剖宫产出生的足月新生儿及早产儿。世界卫生组织推荐DCC 为出生后脐带结扎的标准操作,延迟脐带结扎 1~3 分钟有助于新生儿期及婴儿期健康。对不能实施 DCC 的新生儿,可采取脐带挤捋(通过物理挤捋将脐带中的血液推入新生儿体内)作为替代方法;胎龄 <28 周早产儿使用脐带挤捋的安全性证据不足。

(3)Apgar 评分:虽然判断新生儿窒息及严重程度有多种方法,但目前仍普遍采用 Apgar 评分法。该评分法是 Virginia Apgar 医生于 1953 年推荐的评分方法(表 2-2-7),以出生后 1 分钟内的心率、呼吸、肌张力、喉反射及皮肤颜色 5 项体征为依据,每项为 0~2 分,满分为 10 分。8~10 分属正常新生儿。4~7 分为轻度窒息,又称青紫窒息,需清理呼吸道、人工呼吸、吸氧、用药等措施才能恢复。0~3 分为重度窒息,又称苍白窒息,缺氧严重需紧急抢救,行喉镜在直视下气管内插管并给氧。对缺氧较严重的新生儿,应在出生后 5 分钟、10 分钟时再次评分,直至连续两次评分均≥8 分。研究认为 1~5 分钟 Apgar 评分的变化是提示复苏效果的有效指标,而对于判断预后意义不大。5~10 分钟 Apgar 评分可为不同胎龄早产儿的存活率提供预后信息,即 Apgar 评分越低,死亡风险越高,且与胎龄相关。新生儿 Apgar 评分以呼吸为基础,皮肤颜色最灵敏,心率是最终消失的指标。临床预后差的顺序为皮肤颜色→呼吸→肌张力→反射→心率。

复苏有效顺序为心率→反射→皮肤颜色→呼吸→肌张力。肌张力恢复越快,预后越好。

(4)脐血 pH:近年对 Apgar 评分价值争议较多,评分主观性较大,不能准确反映新生儿酸碱平衡状态。新生儿脐动脉血气分析(umbilical arterial blood gas analysis,UABGA)能提示胎儿有无缺氧、酸中毒及其严重程度,被认为比 Apgar 评分更客观、更有特异性。研究表明,脐动脉血气分析与 1 分钟 Apgar 评分呈正相关。实验室研究证实,胎儿窘迫、新生儿窒息与新生儿脑损害之间关系复杂,窒息程度和持续时间受到心血管系统代偿能力调控,新生儿窒息可能是一过性的,不一定造成病理性后果。当脐动脉碱剩余 12~16mmol/L 时,新生儿中重度脑病、呼吸系统并发症等发生率增加,10% 新生儿脐血酸血症可发生中重度并发症;当脐动脉碱剩余 >16mmol/L 时,40% 的新生儿可发生中重度并发症。ACOG 认为,与脑瘫相关的急性产时事件有:①分娩时脐动脉血血气分析提示代谢性酸中毒(pH<7,碱剩余≥12mmol/L);②分娩孕周≥34 周,分娩后迅速出现中重度新生儿脑病;③四肢痉挛或运动障碍型脑瘫;④除外其他病理学原因,如创伤、凝血功能障碍、感染或染色体异常。

如条件许可所有新生儿出生后都应行脐动脉血血气分析检测,新生儿出生后 20 分钟内,应尽快留取血样即时检测。如果不能立即留取脐动脉血样,应将取血段脐带两端用止血钳夹闭,并冷藏保存,在生后 60 分钟内检测。如医疗机构条件有限应当对以下情况进行脐动脉血气分析:产时Ⅲ类胎监、羊水Ⅱ~Ⅲ度污染、早产、胎儿生长受限、妊娠合并症(高血压、糖尿病、产前出血),宫内感染等。临床中首选脐动脉血样进行血气分析,当脐动脉血样难以获得时,次选脐静脉血样进行血气分析。

中华医学会围产医学分会新生儿复苏学组提出结合 Apgar 评分及脐动脉血气 pH 诊断新生儿窒息标准为:①轻度窒息:Apgar 评分 1 分钟≤7 分,或者 5 分钟≤7 分,伴脐动脉血 pH<7.2;②重度窒息:Apgar 评分 1 分钟≤3 分,或者 5 分钟≤5 分,伴脐动脉血 pH<7.0。《新生儿脐动脉血气分析临床应用专家共识(2021)》将 pH<7.0 或者 BE<−12.00mmol/L,同时乳酸水平≥6.00mmol/L 作为新生儿围产期缺氧预后不良的最高危值。

(5)新生儿一般处理:

1)刺激:通过擦干新生儿、清理呼吸道等轻柔刺激可以启动呼吸。有多种方法,如拍打足底,用左手固定好新生儿小腿,右手手指轻拍足掌,或以中指轻弹足底 1~2 次。另一种常用的触觉刺激方法是摩擦新生儿背部。小儿取仰卧位,医务人员左手轻轻从背部将其肩部抬起并固定,右手在腰背部沿身体长轴快速、轻柔地摩擦皮肤 1~2 次。采用的方法在任何情况下均需动作轻柔,否则会引起严重疼痛或皮肤瘀伤。一些不正确的方法如用力拍打、胸骨按压等会造成身体伤害,应予以禁止。

2)保暖:新生儿娩出后保暖非常重要,应迅速擦干全身

表 2-2-7 新生儿 Apgar 评分法

体征	出生后 1 分钟内		
	0 分	1 分	2 分
皮肤颜色	全身苍白	躯干红,四肢青紫	全身粉红
每分钟心率	0	<100 次	≥100 次
喉反射	无反射	有些动作	咳嗽,恶心
肌张力	松弛	四肢稍屈曲	四肢屈曲,活动好
呼吸	无	浅慢,不规则	正常,哭声好

的羊水和血污,以减少失热和体温下降,然后撤离湿毛巾,将新生儿置于预热的辐射台上,身体用预热的毛毯包裹,戴上帽子保暖,只暴露胸腹部便于操作。极低出生体重儿有发生低体温危险,建议在使用常规保暖措施的同时应用塑料膜包裹全身保暖维持体温,谨防遮挡面部影响呼吸。注意:在辐射热源下要防止烫伤。在窒息复苏时,如用较冷和干燥的氧气进行气囊通气会增加对流和蒸发失热。

(三) 第三产程

1. 临床表现

(1)胎盘剥离征象:胎儿娩出后,子宫迅速收缩,宫腔容积明显缩小,宫底约在脐下1~2cm,质硬。胎盘剥离征象有:①宫体变硬呈球形,下段被扩张,宫体呈狭长形而被推向上,宫底升高达脐上;②剥离的胎盘降至子宫下段,阴道口外露的一段脐带自行延长;③阴道少量流血;④接产者用手掌尺侧在产妇耻骨联合上方轻压子宫下段时,宫体上升而外露的脐带不再回缩。50%胎盘在5分钟内自然娩出,90%在15分钟内自然娩出,如果胎盘在适当的时间内未娩出,是产后出血的高危因素。

(2)胎盘、胎膜娩出:胎盘娩出有子面娩出和母面娩出两种方式。①子面娩出式:多见,胎盘从中央开始剥离,而后向周围剥离,其特点是胎盘胎儿面先排出,随后见少量阴道流血。②母面娩出式:少见,胎盘从边缘开始剥离,血液沿剥离面流出,其特点是胎盘排出前先有较多量阴道流血。

胎盘、胎膜娩出后应揩干血迹后详细检查胎盘胎膜是否完整,胎膜破口位置,脐带附着位置,有无凝血块压迹、大小、副胎盘等。将胎盘铺平,先检查胎盘母体面胎盘小叶有无缺损,然后将胎盘提起、翻面,检查胎膜是否完整,再检查胎盘胎儿面边缘有无血管断裂,及时发现副胎盘(sussenturiate placenta)。副胎盘为一小胎盘,与正常胎盘分离,但两者间有血管相连。若有副胎盘,部分胎盘残留或大部分胎膜残留时,必要时在无菌操作下徒手入宫腔取出残留组织。若手取出胎盘困难,用大号刮匙清宫,若确认仅有少许胎膜残留,可给予子宫收缩剂待其自然排出,出院时应及时交代产妇,定期随访观察(图2-2-38)。

研究认为第三产程时限与产后出血发生风险相关。目前国内外研究证实人工流产、产妇肥胖、巨大儿等因素是第三产程延长(胎盘滞留)的高危因素。1991年Combs等报道当第三产程时限超过30分钟时显著增加了产后出血风险。此后将第三产程时限规定为30分钟以内,超过者视为第三产程延长,需进行干预以减少产后出血风险。

2. 软产道的检查

(1)产后软产道检查评估:分娩后常规行阴道、宫颈检查,检查会阴切口顶端有无撕裂延伸、会阴阴道下段有无撕裂,如果有撕裂,需评估分度。应警惕会阴阴道撕裂可能同时伴有宫颈撕裂,甚或累及膀胱直肠撕裂。

(2)会阴裂伤:胎儿娩出后,阴道有持续不断的鲜红色血液流出,而子宫收缩良好者,应考虑可能软产道损伤。通过详细阴道检查进行准确判断,并排除有无宫颈等其他部位撕裂。除浅表会阴撕裂外,大部分会阴撕裂伴有阴道下段撕裂,称为会阴阴道撕裂(colpoperineal laceration)。在分娩过程中,由于胎先露压迫盆底,肛提肌向下、向外扩展,肌纤维伸长并与肌束分离,使会阴体厚度由原来的数厘米变为数毫米,同时阴道皱襞伸展、变薄、变长,因此会阴与阴道是分娩时最易损伤的部位。

会阴阴道撕裂可以发生在任何类型的阴道分娩后。分析发现与会阴阴道撕裂有关的因素有:

1)胎儿原因:胎儿过大、胎先露异常,胎头以较大的径线通过产道,如持续性枕后位娩出;过期妊娠时胎头不易变形等均易导致会阴阴道撕裂。胎头娩出过速时由于会阴与阴道未充分扩张,常导致会阴阴道撕裂。

2)孕妇自身因素:①孕妇会阴过长,或会阴体坚硬、缺乏弹性;或阴道狭窄,或会阴阴道有瘢痕等,因在分娩时不能有效充分扩张,在分娩过程中产生撕裂。孕妇年龄过小、过大,尤其年龄<19岁或>40岁初产妇,阴道较紧,阴道撕裂可能性较大。②孕妇耻骨弓狭窄,伴骨盆出口横径小,胎头在利用后三角时会阴体受压而过度伸展,易造成会阴体严重撕裂。③孕妇产轴方向异常,如孕妇悬垂腹子宫过度前倾;或曾行子宫手术,宫颈常向后、向上移,可能造成阴道后穹隆过度伸展而撕裂。

3)接产时处理不当:初产、第二产程长、会阴水肿易引起会阴阴道撕裂;接产时未能很好地保护会阴或保护不当;

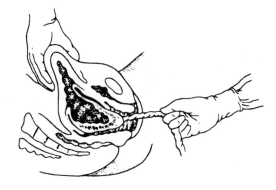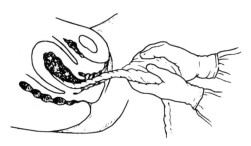

图 2-2-38 协助胎盘胎膜娩出

第二章 分娩生理

不恰当会阴切开,研究发现正中切开引起会阴阴道撕裂概率大于会阴侧切;阴道助产操作不当,产钳助产撕裂会阴阴道的概率高于胎头吸引术;产时处理医师经验很重要,未能准确判断接产时机,未能在孕妇运用腹压时保护会阴,或帮助胎头俯屈不充分,或保护会阴不当,过分用力和连续压迫会阴,或在胎肩娩出前未能继续保护会阴,均能造成会阴阴道严重撕裂。宫口未开全使用缩宫素导致宫缩过强,胎儿娩出过快,产道未能充分扩张,易造成会阴阴道撕裂。

单独阴道裂伤不伴有会阴裂伤在临床上很少见。会阴阴道裂伤常呈纵形,且多发生在会阴阴道口正中。为有助于评估和讨论损伤程度,进行适当的修复处理以及临床工作需要,构建了分类系统。在美国采用4级分类系统,欧洲则采用3级分类系统(欧洲的Ⅲ度撕裂与美国的Ⅳ度撕裂相当)。我国目前临床分类标准参照以上执行。以下是美国的4度分类法:

1)Ⅰ度撕裂:仅累及会阴皮肤及阴道黏膜。

2)Ⅱ度撕裂:累及会阴球海绵体肌、会阴浅横肌等会阴体肌肉,未损伤肛门括约肌。

3)Ⅲ度撕裂:①3a,<50%的肛门外括约肌撕伤;②3b,>50%的肛门外括约肌撕裂;③3c,肛门内外括约肌均撕伤。

4)Ⅳ度撕裂:会阴体,整个肛门括约肌复合体和肛门直肠黏膜撕裂。

会阴阴道撕裂,常使盆底组织受损松弛,出血多,容易发生感染,应及时按解剖层次结构缝合修补。

(3)宫颈裂伤:初产妇阴道分娩时几乎都有宫颈轻度裂伤,一般易发生在两侧,长度在1cm左右,若不出血,产后很快愈合,缩复成横裂形的外口,是妇女已产标志之一。既往认为当宫颈裂伤超过1cm且有出血而需缝合时才称为宫颈裂伤(cervical laceration)。现在的观点是,存在宫颈裂伤则提倡缝合,恢复原有解剖结构。严重者裂伤可向上延伸到阴道穹窿部、阴道上段或子宫下段,若累及子宫动脉及其分支时可致大出血或形成阔韧带血肿。

1)诊断:产后应常规检查宫颈,特别是在胎儿娩出、胎盘娩出后阴道持续性流血,色鲜红,而子宫收缩良好时应立即仔细检查产道。用两把卵圆钳钳夹宫颈并向下牵引,顺或逆时针方向检查一周。特别注意宫颈两侧,因该处肌纤维组织少容易撕裂。撕裂往往自宫颈外口开始向上延伸。

2)处理:应彻底止血,按解剖层次逐层缝合裂伤。以前认为宫颈裂伤≤1cm且无活动性出血不需缝合,若裂伤>1cm且有活动性出血应缝合,常用间断缝合。现在的观点是为防止以后宫颈柱状上皮外移,宫颈黏膜暴露于阴道内,病毒易黏附感染黏膜的柱状上皮诱发宫颈病变,建议恢复宫颈正常解剖结构。缝合第一针应超过宫颈裂口顶端0.5cm,可将回缩之血管结扎;若裂伤累及子宫下段,缝合时应避免损伤膀胱和输尿管,必要时可经腹修补,按子宫破裂处理。

3. 预防产后出血 胎儿娩出后应按要求准确收集产时产后出血量。建议产后产妇臀下常规放置产科专用接血盘或接血袋,产时出血量应包括接血盘内血量和纱布、敷料等血量统计,单纯目测出血量估计不准确。WHO指出:产后出血最常见的原因是宫缩乏力,部分孕妇产后出血并无高危因素。推荐:①有经验的医务人员进行积极预防措施;②预防性使用宫缩剂防止产后出血,首选缩宫素,其次是麦角新碱、前列腺素制剂、长效缩宫素等;③仅当新生儿需要复苏时建议尽早结扎脐带;④控制性牵拉脐带可作为产后出血的预防措施之一。

(1)积极处理第三产程:①第三产程时长:一般5~15分钟,但如超过正常时限仍无胎盘剥离征象且出血不多,不应强行剥离胎盘,警惕胎盘植入可能,必要时应立即行床旁B超检查;②宫缩评估:警惕宫缩乏力导致产后出血;③胎盘胎膜剥离:检查胎盘胎膜是否完整,如发现缺损,及时准确详细书面记录,阴道流血量多,应及时清宫,并记录清出组织大小、特征,粗略估计是否全部清除残留胎盘、胎膜组织,有条件建议在B超监测下清宫;④软产道检查:胎盘娩出后应仔细检查软产道(包括会阴、阴唇、前庭、阴道和宫颈)有无裂伤;⑤失血量评估,产后应立即在产妇臀下放置专用产科接血盘或接血袋,准确记录阴道流血量;⑥产妇一般情况监护:产妇生命体征准确评估决定了在紧急情况下产妇对出血、创伤等耐受能力,有条件及时床旁心电监护,便于动态观察病情。

(2)失血量监测方法:常用的估计失血量的方法有:①称重法或容积法;②监测生命体征、尿量和精神状态(表2-2-8);③休克指数法,休克指数=心率/收缩压(mmHg)(表2-2-9);④血红蛋白含量测定,血红蛋白每下降10g/L,失血400~500ml。但是在产后出血早期,由于血液浓缩,血红蛋白值常不能准确反映实际出血量。

表2-2-8 产后出血临床表现

失血量占血容量比例/%	脉搏/(次·min⁻¹)	呼吸/(次·min⁻¹)	收缩压	脉压	毛细血管再充盈速度	尿量/(ml·h⁻¹)	中枢神经系统症状
<20	正常	14~20	正常	正常	正常	>30	正常
20~30	>100	>20~<30	稍下降	偏低	延迟	20~30	不安
31~40	>120	>30~<40	下降	低	延迟	<20	烦躁
>40	>140	>40	显著下降	低	缺少	0	嗜睡或昏迷

表 2-2-9　休克指数与估计失血量

休克指数	估计失血量/ml	估计失血量占血容量的比例/%
<0.9	<500	<20
1.0	1 000	20
1.5	1 500	30
≥2.0	≥2 500	≥50

（3）产后出血预防：严重产后出血是全世界孕产妇死亡最重要的原因。超过 1/2 的孕产妇死亡发生在产后 24 小时内，其中过度出血是主要原因，正确处理第三产程是预防产后出血的关键。当第三产程 >10 分钟时，产后出血明显增加；>20 分钟出血增加更明显。

在回顾可收集的证据基础上，2003 年国际妇产科联盟（FIGO）和国际助产士联合会（ICM）认为积极干预第三产程有利于减少产后出血（PPH）的发生率、失血率以及输血的需要。第三产程积极干预的目的在于促进子宫收缩以利于胎盘娩出，避免子宫收缩乏力以预防 PPH。通常措施包括：①应用子宫收缩药物；②控制性脐带牵拉，对不熟练的医务人员可不进行该项操作；③在胎盘娩出后适当按摩子宫，因该证据不充分，应根据具体情况决定；④禁止过早的脐带钳夹，延迟断脐与产妇最终出血量无必然联系。

第三产程是预防产后出血的关键。胎儿娩出后，若阴道流血量多应查明原因，及时处理；胎盘娩出后要仔细检查胎盘、胎膜，并认真检查软产道有无裂伤和血肿。

五、急产

总产程不足 3 小时者称为急产（precipitate labour）。急产是由于软产道阻力过低，宫缩或腹肌收缩过强，在极少情况下也可能由于孕产妇缺失痛感，对阴道分娩不能察觉而导致急产。

（一）急产对孕产妇的影响

产程过快，其结果是：①过快的产程常使接生人员措手不及而造成无准备的分娩，增加产褥期感染的危险；②过频而强的宫缩：使产道来不及充分扩张，故在分娩过程中容易造成软产道的损伤；③产后易发生子宫肌缩复不良形成产后出血。

（二）急产对胎儿和新生儿的影响

急产时，由于胎儿娩出过快，新生儿发生窒息和产伤的危险性增加。

1. 过频、过强的子宫收缩使胎盘循环不良，胎儿在宫内缺氧，并可延续至产后而造成新生儿窒息。

已发生宫内窘迫的胎儿在快速娩出时，由于头部所受的压力突然降低，可造成颅内血管破裂；因在产道内下降过快易受损伤，新生儿颅内出血发病率较高。颅内出血是新生儿最严重的并发症之一，致残率、死亡率较高。

2. 在无准备分娩中可能使新生儿遭受不应有的损伤，增加感染机会。

（三）急产处理

凡有急产史的孕妇，在预产期前后均应特别小心，不宜外出并随时做好分娩的准备，提前入院待产。入院待产期间要密切注意产程发动和观察产程进展的情况，随时做好接生和新生儿抢救的准备工作，产后可注射子宫收缩剂防止产后出血，并仔细检查母儿有无损伤，一旦发现并发症应及时处理。

（常　青）

第六节　分娩期保健

一、分娩期保健定义

分娩期保健（intrapartum health care）是指从临产开始到胎儿及胎盘娩出期间的保护健康的措施，是围产期保健中的关键环节。分娩期孕产妇的生理、心理负担重，体力消耗大，容易出现母胎并发症。

2020 年《国家医疗服务与质量安全报告》数据显示阴道分娩并发症发生率逐年上升，2016 年阴道分娩并发症发生率 13.42%、2017 年 14.36%、2018 年 16.52%、2019 年 18.72%，其中 80% 以上并发症为产后出血、会阴 II / III 度裂伤、宫颈裂伤、阴道裂伤、胎盘胎膜滞留、手术切口感染等。2020 年国家卫生健康委员会将“降低阴道分娩并发症发生率”列为国家十大医疗质控指标之一。产科医护人员必须重视分娩期保健的重要性，做好分娩期保健，减少阴道分娩并发症的发生，以确保母婴安全，顺利度过分娩期。

二、分娩期保健新模式

近年来，由于医疗技术迅速发展，分娩期保健的水平和质量有了很大程度的提高。孕产妇和新生儿的死亡率明显下降。但目前分娩期保健存在过度医学化的趋势。医务人员占据主体地位,孕产妇自身的主动性得不到充分体现,忽略了多数妊娠与分娩是人类繁衍的自然过程,只有出现病理状态时才需要进行医学干预。并且随着生活水平的提高,人们对健康模式的需求发生了变化;从单纯的生理健康需求到需要生理、心理和社会环境相适应的全方面支持。目前提倡社会心理模式与医学模式并举,充分发挥孕产妇自身的主动性,形成以孕产妇参与为主、医疗干预为辅的分娩期保健新模式。

(一) 医学模式

在整个产程的观察和处理中,重点将"五防、二加强"落实。五防:防产程停滞、防产道损伤、防新生儿窒息、防产后出血、防产褥期感染。二加强:加强产时监护和产程处理、加强产科助产培训。在临床工作中,医务人员重点观察宫缩频率及强度,宫口扩张程度及速度,先露下降和胎心率变化情况。

1. 防产程停滞 总产程≥24小时称为产程停滞(prolonged labor)。决定分娩的因素为产力、产道、胎儿及社会心理因素。子宫收缩力是临产后的主要产力,贯穿于分娩全过程。但子宫收缩力是一个可变力,任何因素异常都会影响子宫收缩力引起难产,如胎儿头盆不称、胎位异常导致的胎儿先露部下降受阻、产妇精神过于紧张、子宫肌纤维被过度伸展等。这要求产科医务人员能及时发现异常,采取恰当处理,使产力恢复正常。常用的方法有:①合理应用镇静剂:比如由某种原因导致潜伏期延长,使用镇静剂可将不协调性宫缩变为协调性宫缩,缩短产程;②合理应用催产素:出现协调性宫缩乏力者,可给予小剂量缩宫素静脉滴注加强宫缩,使产程顺利进展;③人工破膜:宫口扩张≥3cm、无头盆不称、胎头已衔接而产程延缓者可行人工破膜,可加速产程及观察羊水性状,了解胎儿状况。此外,胎儿大小、胎位及有造成分娩困难的胎儿畸形都常使胎头下降受阻,通过产道时发生困难,可选择剖宫产术娩出胎儿。产道包括骨产道和软产道,需在临产前通过阴道检查、骨盆内、外测量对产道情况做出正确评估。如遇骨盆形态明显异常或骨盆径线明显狭窄时,可行择期剖宫产术,以防难产给母婴带来损伤。如未发现明显异常,原则上均允许经阴分娩,重点观察宫缩、宫口扩张、先露下降,并绘制产程图。

2. 防产道损伤 母体产伤中最常见的是软产道产伤,软产道产伤的原因有很多,如孕产妇年龄过大或过小、骨盆发育不良、外阴阴道炎症、巨大儿、胎位异常、急产、胎头吸引术、产钳助产等,因此做好孕期宣教工作,鼓励孕产妇合理营养饮食,适当锻炼,控制体重,妊娠期间发现胎儿大或既往分娩巨大胎儿者,应检查孕产妇有无糖尿病以对症处理;及时诊治外阴阴道炎症;临产时必须严密观察产程,认真描记产程图,防止宫缩过频、急产;早期发现产程异常,选择适时

适宜的助产手术,不贻误也不过度干预。如需行阴道手术助产,应先行会阴切开。接产时应始终注意协助胎头以最小径线通过产道,并注意控制胎头娩出的速度。对初产妇,尤其胎位不正,如臀位、胎儿巨大或虽已临产但胎头尚未入盆等情况提前入院为宜。

3. 防新生儿窒息 新生儿窒息(neonatal asphyxia)是指胎儿娩出后1分钟,仅有心跳而无呼吸或未建立规律呼吸的缺氧状态,为新生儿死亡、脑瘫和发生智力障碍的主要原因之一,应积极抢救。新生儿有可能窒息或已经发生窒息时,应及时清理呼吸道。胎头娩出后立即自鼻根部向下颏挤压,清除口鼻部羊水及黏液,胎儿娩出后立即用无菌吸痰管吸出口、咽、鼻内的分泌物。初始复苏完成后,若仍没有自主呼吸或心率<100次/min,则应进行正压通气。建议正压通气的峰压为20~25cmH$_2$O,必要时给予更高的峰压,但应注意避免峰压过高所致的潜在风险;辅助通气时应提供呼气末正压通气;不宜在早产儿中常规进行正压通气。新生儿进行有效通气及胸外按压后,心率仍<60次/min,需要给予肾上腺素/扩容或两者联合使用,最有效的方式是静脉注射给药,用量:肾上腺素0.01~0.03mg/kg。新生儿复苏的过程中,要对患儿的肤色、呼吸以及心率等进行密切地监测,缺氧加重的新生儿,其肤色会首先发生变化,并且随即产生呼吸不规则或者是心率下降。如果复苏有效,患儿的心率会最先恢复至正常状态,肤色也随之转红,最终能够自主呼吸。

4. 防产后出血 产后出血(postpartum hemorrhage,PPH)是指胎儿娩出后24小时内,阴道分娩者流血量≥500ml,剖宫产者≥1000ml,是分娩期严重并发症,是我国孕产妇死亡的首要原因。子宫收缩乏力、胎盘因素、软产道裂伤及凝血功能障碍是产后出血的主要原因。产后出血作为分娩期最严重的并发症之一,给产妇造成极大的生理和心理创伤,亦有导致多器官功能障碍的发生甚至死亡的可能。孕期及产时无高危因素者也可发生产后出血,对正常孕产妇产时未见异常,产后也应密切注意阴道出血量及宫缩情况,要常规肌内注射缩宫素及按摩子宫,防止产后出血。出血较多者在子宫按摩的同时,继续应用宫缩剂,可用缩宫素、前列腺素及垂体后叶激素等。如宫缩仍无好转,持续流血,可选用宫腔纱布或水囊(气囊)填塞、B-Lynch缝合、盆腔血管结扎等措施,具备经导管动脉栓塞术条件者也可行动脉栓塞止血。如果已使用各种足量的缩宫药和采用了各种保守性手术,仍存在子宫收缩乏力、持续出血,血源不充足危及生命时可行急症子宫切除术。

5. 防产褥期感染 产褥期感染(puerperal infection)是指分娩及产褥期生殖道受病原体侵袭,引起局部或全身感染。发热、疼痛、异常恶露是三大主要症状。随着围产医学的发展,产褥期感染导致的孕产妇死亡率已经明显下降,但仍有严重感染病例发生。产褥期感染途径分为外源性感染和内源性感染。外源性感染:指外界病原体进入产

道所致的感染。可通过医务人员消毒不严或被污染衣物、用具、各种手术器械及产妇临产前性生活等途径侵入机体。内源性感染：寄生于正常孕妇生殖道的微生物，多数并不致病，当抵抗力降低和/或病原体数量、毒力增加等感染诱因出现时，由非致病微生物转化为致病微生物而引起感染。如果剖宫产术后持续发热或产后 2~3 日低热后突然高热和/或疼痛、异常恶露，应考虑产褥期感染的可能。医务人员应详细询问病史及分娩全过程，并仔细检查腹部、盆腔及会阴伤口，确定感染部位和严重程度，并完善相关辅助检查，确定病原体，经有效抗感染的同时对症治疗，必要时手术治疗。

6. 加强产时监护和产程处理 分娩是一个连续的动态过程，每个时期都应该加强监护。胎儿监护作为产时评估胎儿状态最常规、最为重要的手段，旨在发现分娩过程中潜在的胎儿缺氧，以便能及时采取干预措施从而降低围产儿或新生儿的病死率。产时胎儿监护评估的内容应包括：母胎风险因素、产程及进展、宫缩特征、孕妇心率、胎儿心率特征及变化趋势、胎心监护结果的分类及判读。在行间歇性听诊时在确定胎心基线后应在有宫缩时听胎心 30~60 秒以评估胎心基线是否一致并检测出现的加速或者减速。在第一产程潜伏期，应每隔 1 小时评估 1 次；活跃期应每 15~30 分钟评估 1 次；第二产程时每 5 分钟评估 1 次或每次宫缩开始时听诊。电子胎心监护对有风险的孕妇第一产程行评估的频率同间歇性听诊；第二产程时可持续性监护，并至少每 15 分钟评估 1 次。当孕产妇患有妊娠合并症，如心脏病、糖尿病、甲状腺疾病、肝脏疾病等，孕期应积极治疗，并在临产后产科医务人员与内科、新生儿科医生密切配合做好孕产妇和新生儿监护和抢救工作。对于正常孕产妇仍不能排除分娩过程中出现异常情况的可能，就要求医务人员有强烈的责任心和使命感，并有扎实的专业技能，及时发现并处理异常产程，确保母婴安全。

7. 加强助产技术培训 近年来提倡以助产士为主导的助产模式，组建专业规范的阴道分娩团队能有效提高分娩的安全性、减少分娩期并发症的发生。阴道分娩团队应定期开展分娩相关指南及技术操作规范的培训，尤其在产后出血预防、预警及救治，组织助产技术、会阴裂伤修补训练班等，提高孕产妇管理救治服务能力。还应制订分娩安全助产管理流程优化方案，完善病例讨论制度，在发生不良事件后，及时总结经验，持续改进，使产科疾病诊疗更加专业化、精准化、规范化。

（二）社会心理模式

分娩是女性生活中非常重要的一段经历。由于初产妇缺乏分娩的相关知识和分娩经验，出现恐惧、焦虑、精神紧张等负性情绪，导致滞产、难产、产后出血量增多，严重者危及母婴身心健康和生命安全。分娩应激反应是孕产妇对内外环境中各种因素作用于身体时所产生的非特异性反应。应激状态的孕产妇心理承受能力下降、自我评价下降、自控力降低或丧失，表现在：担心胎儿性别、发育情况；担心分娩能否顺利；害怕分娩时的宫缩痛；害怕陌生的分娩环境等。这些负性情绪可引起交感神经兴奋，肾上腺素分泌增加，儿茶酚胺大量释放，血管紧张素分泌增多，外周血管阻力增加，导致心跳加快，呼吸急促，肺内气体交换不足，宫缩乏力，产程延长，甚至发生胎儿窘迫，以致不能顺利分娩。因此，在产后较长时间内注重孕产妇心理及身体因素的改变显得尤其重要。良好的社会支持可对应激状态下的孕产妇有缓冲保护作用。美国 ACOG 建议建立协同产后管理体系，即由妇产科医师、专科医师、精神专科医师、护士、社会工作者共同合作，向产后有抑郁倾向的患者提供社会支持，从疾病的筛查诊断治疗及随访各个方面完善治疗检测体系，可明显改变患有产后抑郁孕妇的症状和预后，改善患者的生活质量。Waldenstrom 等人发现，接受更多产科干预和负面生育经验的孕产妇在较长一段时间内处于一种应急状态，不利于产后恢复。目前"Doula（导乐）分娩"已经作为一种新的分娩方式在国内迅速开展并规范起来。从孕产妇住进医院待产开始，医务人员就会陪伴在旁边，解释孕产妇及家属提出的问题，对孕产妇进行分娩知识的宣教，使孕产妇对分娩充满信心；临产后要密切观察产程进展，及时发现产程异常并及时处理；教会孕产妇如何在宫缩期间分散注意力；帮助孕产妇更换或改变体位使孕产妇处于最舒适状态；宫缩间歇期鼓励孕产妇进食和饮水，保持足够的能量；必要时给予一定的镇静剂或镇痛剂。产后，医务人员陪同产妇一起回到产后观察室，进行 2 小时的母婴健康观察，指导母婴皮肤接触至少 90 分钟并完成第 1 次母乳喂养；及时给予产妇赞美的语言使产妇获得极大的成就感和满足感；提供新生儿护理及预防接种知识。通过开展"一对一"全程陪伴，最大限度地满足了孕产妇对安全、自尊、爱与归属的要求，充分调动孕产妇与医护人员配合的积极性，缓解孕产妇恐惧和紧张心理，使之具有安全感、依赖感和主动感。

通过孕产妇与医护人员的密切配合，加强产时心理护理，减少异常产程的发生，使孕产妇顺利度过分娩期，确保母子平安，真正体现世界卫生组织倡导的"爱母分娩"行动的实质，让产妇保持乐观的心态和情绪去迎接新生命的到来。

（马玉燕）

第七节 分娩期监测

一、分娩期母体监测

进入产程后,除了定时监测孕妇体温、脉搏、血压外,还需要观察孕妇有无头痛、头昏等相关情况,并督促孕妇进食、排尿,以利于及早发现母体的一些危险因素,及时处理。

(一)血压、脉搏、体温及其他

1. 血压 血压与宫缩的关系密切,宫缩时血压可升高5~10mmHg,宫缩的间期恢复正常。因此,应在宫缩的间期测量血压。第一产程一般每4小时测量一次,如发现异常应增加测量次数,并予以相应的处理,防止子痫的发生。胎儿和胎盘娩出后均应测量一次。如有产后大出血应密切注意血压变化。偶可见到产后血压突然升高,并有头痛、眼花、恶心等子痫发作的先兆,如不注意有可能失去防止产后子痫发生的时机。

2. 脉搏 每小时监测脉搏。宫缩时由于疼痛可使脉搏加快,故在第一产程时每分钟脉搏90次为正常范围。此外,如有产前出血和发热时脉搏也可以加快。

3. 体温 正常分娩过程中体温应无大变化。如产程延长,产妇脱水时可能出现体温增高,但一般不超过38℃。体温升高时要结合胎心率变化、血常规检查等综合分析。胎膜早破的产妇尤应注意体温变化、羊水性状变化,如体温持续升高是感染的重要的临床表现,需及时终止妊娠。

4. 其他 注意产妇排尿频率,以防脱水及发生尿潴留。同时应关注产妇情绪变化,关心产妇是否有不适主诉、对分娩的顾虑和期望等。

(二)分娩镇痛

1. 产妇可使用呼吸放松、局部按摩等方法缓解疼痛。

2. 在进行水中分娩时,每小时监测孕妇体温及水温,水温应<37.5℃,水质参照医院感染监测部门标准。

3. 吸入镇痛 一氧化二氮及氧气1:1混合吸入可作为分娩镇痛,观察孕妇是否存在药物引起的头痛或恶心。

4. 椎管内镇痛 保证静脉开通;建立镇痛后,每5分钟监测一次血压,持续15分钟;观察镇痛建立30分钟后的镇痛效果,产妇疼痛无缓解时需呼叫麻醉师;每小时评估麻醉阻滞程度。

(三)产程图

1952年,Freidman首先提出用产程图(partograph)观察产程,现已被公认是一种比较好的表述产程经过的方法,并被WHO推荐在各国使用(尤其是发展中国家)。我国从20世纪70年代开始引用。应用产程曲线观察产程并作为处理分娩的依据,是以积极的态度处理分娩,以期改善母儿的预后,并取得了一定的效果。

Freidman最早提出的产程图只包括宫口开大程度和胎先露下降程度两部分,曲线呈"S"形。1972年Philpott产程图加上了警戒线和处理线,作为处理的依据。此后在产程曲线以外,又添加了血压、脉搏、胎心率、宫缩频率、羊水性质、胎方位以及处理的内容等部分。各医院使用的产程图的形式也不尽相同。临床常用的产程图分为3个部分,记录了对产妇情况、胎儿情况和分娩过程的观察,最后一部分有助于判断是否存在产程延长。

近年来,一些学者对是否要使用产程图来指导临床处理提出了不同意见。他们认为,分娩是一个正常的生理过程,使用产程图是否会增加不必要的干预。2013年,Lavender等分析了12个产程图的相关研究,发现是否使用产程图对剖宫产率、产钳胎吸率及新生儿Apgar评分无明显影响;2小时处理线和4小时处理线比较,运用2小时处理线时,产妇吸氧治疗需求量增加;4小时处理线和3小时处理线比较,剖宫产率在4小时处理线组中较低。最后,作者指出,目前尚无明确证据表明产程图对改善分娩结局的绝对优势,但由于它已被广泛使用,且在卫生资源相对匮乏的地区,产程图仍具有一定作用。除非存在有力证据,产程图仍具有一定临床价值,各地区可以根据自己的实际情况进行选择。2018年WHO在证据力度低的情况下,仍强烈建议使用具有4小时处理线的产程图管理产程,因其在产房团队训练及转诊时是一个简单直观的工具。2014年7月中华医学会妇产科学分会产科学组发布了《新产程标准及处理的专家共识(2014)》,以宫口扩张6cm作为活跃期的标志,沿用多年的旧产程图受到了质疑,产程图有待更新。目前主要可供参考和使用的产程图包括张氏产程图和Neal&Lowe产程图以及2015年WHO新版产程图。基于我国的住院分娩政策,且大部分医院具备剖宫产技术,目前大部分医院都使用有处理线的折线产程图进行管理。

(四)产程的评估和监测

第一产程(first stage of labor):

1. 定义 第一产程,又称宫颈扩张期,指临产开始直至宫口完全扩张,及宫口开全(10cm)。有规律及逐渐增强的子宫收缩是临产的重要标志。宫缩持续30秒或以上,间歇5~6分钟,同时伴有进行性宫颈管消失、宫口扩张和胎先露下降。第一产程分为潜伏期和活跃期。

（1）潜伏期（latent first stage）是指从规律宫缩至宫口扩张 <5cm。

（2）活跃期（active first stage）是指从宫口扩张 5cm 至宫口开全。对于活跃期的标志，近年来不同的指南有不同定义。2010 年，在一项对美国 19 所医院 62 415 例单胎、头位、自然临产并最终经阴道分娩，且新生儿结局正常的孕妇（即正常分娩的产程）的回顾性研究发现，无论初产妇或经产妇，宫口扩张速度明显加快均出现在宫口开大 6cm 以后。基于以上研究，美国国家儿童健康与人类发展研究所、ACOG、美国母胎医学会（Society for Maternal Fetal Medicine，SMFM）推荐以宫口扩张 6cm 作为活跃期的标志，张氏产程图也被广泛接受。中华医学会妇产科学分会产科学组在《新产程标准及处理的专家共识（2014）》中也推荐以宫口扩张 6cm 作为活跃期的标志。之后，WHO 在经过对 3 项近年发表的关于低危、自然临产孕妇产程进展情况的系统综述进行分析后，于 2018 年提出将宫口扩张 5cm 作为活跃期的标志。2020 年中华医学会妇产科学分会产科学组的《正常分娩指南》也采用了这一标准。

2. 第一产程中的监护 快速评估包括孕妇生命体征、胎心率、宫缩、胎位、胎儿大小、羊水等情况，评估是否存在产科高危或急症情况以便进行紧急处理。观察并记录宫口扩张情况及胎先露下降情况，记录破膜时间。大部分指南建议，潜伏期每 4 小时进行 1 次阴道检查，活跃期每 2 小时进行 1 次阴道检查，2018 年 WHO 指南提出活跃期每 4 小时做 1 次阴道检查。首次阴道检查应了解骨盆情况，已经破膜者应注意观察羊水性状等。当发现胎膜自然破裂时，应立即听胎心，观察羊水形状及羊水量，并记录。

3. 潜伏期的时长和处理 潜伏期延长（prolonged latent phase）定义为初产妇 >20 小时，经产妇 >14 小时。单纯的潜伏期延长不作为剖宫产术的指征。研究显示，在母胎状况允许的前提下，潜伏期可以延长到 24 小时或更长。在除外头盆不称及可疑胎儿窘迫的前提下，缓慢但有进展（宫口扩张和胎先露下降）的潜伏期延长不作为剖宫产术的指征。建议如果母胎状况良好，不推荐在宫口开大到 5cm 前采用医疗干预加速产程进展。

4. 活跃期停滞（arrested active phase）**的处理** 当破膜且宫口扩张 ≥5cm 后，如果宫缩正常，宫口停止扩张 ≥4 小时可诊断活跃期停滞；如宫缩欠佳，宫口停止扩张 ≥6 小时可诊断为活跃期停滞。初产妇的活跃期一般不超过 12 小时，经产妇不应超过 10 小时。一些孕妇在活跃期宫口扩张速度低于 1cm/h 仍属于正常，母胎状况良好时不必干预。若发现活跃期有延长趋势，应进行全面评估和处理，如宫缩欠佳，应予以加强宫缩处理，明确为活跃期停滞者行剖宫产术分娩。活跃期停滞可作为剖宫产术的指征。

第二产程（second stage of labor）：

1. 定义 又称胎儿娩出期，是指从宫口开全至胎儿娩出的全过程。

2. 第二产程中的监护 宫口开全后，若仍未破膜，会影响胎头下降，应在宫缩间歇期行人工破膜术。行阴道检查时应注意胎先露的位置、胎方位、产瘤大小及宫缩时先露下降的程度。当胎头下降异常时，应对胎方位进行评估，必要时可以使用超声检查协助判断胎方位以及手转胎头至合适的胎方位。使用椎管内镇痛的初产妇在第二产程开始时即应在指导下用力，因有研究表明延迟用力可能跟绒毛膜羊膜炎、产后出血及新生儿酸中毒的发生有关。

3. 第二产程延长的处理 对于初产妇，如未行椎管内镇痛，第二产程超过 3 小时可诊断第二产程延长（prolonged second stage）；如行椎管内镇痛，超过 4 小时可诊断。对于经产妇，如未行椎管内镇痛，超过 2 小时可诊断第二产程延长；如行椎管内镇痛，超过 3 小时可诊断。对于第二产程延长者根据具体的评估情况决定剖宫产或阴道助产分娩。

第三产程（third stage of labor）：

1. 定义 又称胎盘娩出期，是指从胎儿娩出后至胎盘胎膜娩出，即胎盘剥离和娩出的全过程，需 5~15 分钟，不应超过 30 分钟。

2. 第三产程中的监护 应注意检测产妇的生命体征，建议每 15~30 分钟观察子宫收缩情况、检查胎盘和软产道，准确估计出血量，及早识别产后出血。第三产程超过 30 分钟，或未超过 30 分钟胎盘未完全剥离而出血多时，在做好预防产后出血的准备下，建议行手取胎盘术。

（五）宫缩

观察宫缩（uterine contraction）是产程观察的重要内容，应每 30 分钟一次，包括子宫收缩的节律性、收缩周期、强度和子宫内压力等，以期发现不协调性宫缩、高张性及强直性宫缩等病理情况。

1. 正常分娩期子宫收缩的特点 分娩期子宫呈间歇性收缩，有其固有的节律性。随着产程的进展，宫缩的间歇期逐渐缩短，持续时间逐渐延长。就每次宫缩而言，宫缩波形可分为上升段、峰值期和下降段。根据上升段和下降段的情况可将宫缩分为三种类型：I 型的特点是上升段 > 下降段；II 型是上升段与下降段相等；III 型是上升段 < 下降段。在三种类型中，I 型的宫缩最弱，III 型的宫缩最强。

Lindmark-Nilsson 指出，III 型子宫收缩的强度较 I 型高 30%。在第一产程开始时，I 型宫缩占优势，随着产程的进展，III 型宫缩逐渐占优势。在潜伏期 II 型宫缩与 III 型宫缩之比为 2:1，到活跃期时为 1:1。这是由于随着产程的进展，参与宫缩的肌肉细胞数增加，和各细胞收缩的时间同步性增加之故。如 I 型宫缩持续过多，表示有原发性或继发性宫缩乏力。

2. 子宫收缩的评价 子宫收缩的性质可从四个方面进行考察，即收缩频率、持续时间、收缩强度和静息压力。

（1）收缩频率：以 10 分钟内子宫收缩的次数计算，每一个周期以两次宫缩开始时间的间距计算。

（2）子宫收缩持续时间：从宫缩开始至宫缩结束的时间为宫缩持续时间。用不同的方法测量，其结果也不一样。器械测量，尤其是内测量的结果比较准确；手法测得的结果时间偏短。

（3）收缩强度：宫缩强度以内测法测量宫腔内的压力最准确。外测量法测量的结果并不能代表宫腔内的真正压力，它只能测到真实宫内压的 60%~90%。触诊法只凭感觉，带有明显的主观性，准确度更差。

（4）静息压力：静息压力是指两次宫缩间子宫休息时的宫腔压力。静息压力随孕周的增加而增加，在妊娠晚期约为 6~12mmHg，至第二产程时为 10~16mmHg。在孕 30 周前，子宫处于相对静息状态，宫内压很少超过 20mmHg。孕 30 周后，宫缩力逐渐增加，Braxton-Hicks 收缩的强度及频率均增加，至临产前一周变化尤为明显。用缩宫素引产者，其静息压力可达 20mmHg。静息压力过高常伴有胎儿窘迫。有效的子宫收缩力是实际的宫内压与静息压力差。正常分娩第一产程潜伏期时两者的差为 20~30mmHg，活跃期增至 50mmHg，到第二产程时可达 100~150mmHg。

3. 子宫收缩的监测方法　宫缩的评估方法主要有内监护和外监护 2 种。内监护由于具有侵入性，而且必须已经破膜，故不建议对低危孕妇实施。外监护的方法包括腹部触诊法和电子监护法。

（1）触诊法：触诊法是最常用的方法，但不准确。触诊法可以观察到子宫收缩的频率、持续时间，并估计子宫收缩力的大小。触诊时医生把手放在产妇的腹壁上，医生可以感到在子宫收缩时，子宫体部隆起变硬，收缩后间歇期子宫松弛变软，然后记录子宫收缩持续的时间。触诊法观察宫缩必须由医护人员亲自操作，不能凭产妇的主诉，而且每次至少观察 10 分钟以上。

（2）电子监护法：电子监护法是通过外部宫缩探头间接测量压力变化，这种方法产生的结果容易受到多种因素的影响，比如压力探头放置的位置、腹部皮下脂肪厚度、胎动、产妇呼吸、探头绑缚的松紧等。

目前，大部分临床指南建议以宫缩频率评估宫缩情况。宫缩过频的处理：宫缩过频是指宫缩频率 >5 次/10min，至少持续 20 分钟。当出现宫缩过频时，应立即停用缩宫素，必要时可给予宫缩抑制剂。

4. 子宫收缩波形分析　在分娩过程中有些宫缩可能是无效的，通过由外测量或内测量记录的子宫收缩波形，有助于对子宫收缩情况的估计。

Stookey 将子宫收缩波形分为 7 类，即正常波形、不对称波形、双波峰波形、收缩频率异常、收缩过速、高张性收缩和强直性收缩。

吴白涛对用球囊法描绘的子宫收缩波形进行了分析，将其分为四类 12 种：

（1）规则波形：各波形相似，静息压稳定。

（2）基本规则波形：各波形相似，但各波压力、持续时间和静息压不稳定。

（3）宫缩与腹压的联合波：宫缩加腹压时于波峰部有尖形波，各波形状相似，但压力、持续时间和静息压不恒定。

（4）频发波：静息期 <1 分钟，二波峰间隔 <2 分钟，静息压正常。

（5）双峰波：一次宫缩出现两个波峰，第一峰较高，以后较长的静息期。

（6）收缩期延长：收缩期 >60 秒，波峰时间 >12 秒。

（7）联波：2 个或 2 个以上波形连接在一起，以双联波多见。

（8）低压不规则波：在两个较高的宫缩波间有不规则的低波。

（9）高张力不规则波：波形频发而不规则，静息压高，很少有正常的静息期。

（10）高张过频宫缩波：波形规则，频发静息压普遍升高 8~10mmHg。

（11）强直性宫缩波：当压力升至波峰时呈持续性轻微波动，不再下降。

（12）减幅波：静息压升至 20mmHg 以上是强直性宫缩的前驱波形。

5. 影响宫缩监护的因素

（1）产妇的体位：当产妇由仰卧位改为侧卧位时，宫缩的频率减少而强度加大。坐位时宫缩的振幅明显加大，静息压力上升明显。此外，在外测量时，产妇体位的变化可以影响探头的位置或干扰记录。

（2）药物的影响：产程中的用药可能对宫缩产生影响。如应用缩宫素时，虽然可以增加宫内压力，但静息压力也增高，并有可能出现强直性收缩。

（3）宫缩前间隙：宫缩前间隙是指两次宫缩间的间歇时间。一般来说，下一次宫缩的强度与宫缩前间隙成正比，即宫缩前间隙长者，下一次的宫缩较强。反之，如宫缩过频，则宫缩强度减弱，甚至无效。

（4）胎动：胎动对子宫收缩是强有力的刺激，活跃的胎动可使子宫收缩的频率增加，强度增大。

（六）宫颈扩张

宫颈扩张（dilation of cervix）的程度和速度是决定产程进展的重要指标，可通过肛门指诊或阴道检查测得。肛门指诊不如阴道检查准确，已渐被阴道检查取代。

阴道检查：分娩时应用阴道检查观察产程进展是准确可靠的方法。

1. 适应证　阴道检查的适应证是先露部不明确；宫口扩张程度用肛门指诊查不清楚；疑有头盆不称或脐带先露，以及疑有生殖道畸形等。

2. 禁忌证　目前对阴道检查已无明显的禁忌证，但对产前出血者应慎重，并在检查前做好输液和输血的准备。

3. 方法和内容　产妇排空膀胱后，取截石位，消毒外阴和阴道。检查者戴无菌手套。

阴道检查的内容包括：

（1）骨盆情况：检查对角结合径、坐骨棘间径、骶骨弯度以及耻骨弓和坐骨切迹的情况等。

（2）先露部的方位和下降程度。

（3）宫颈情况：包括宫口开大程度，宫颈位置、硬度、长度以及有无水肿等。

（4）软产道的情况：包括阴道的伸展度，有无畸形，会阴的厚薄和伸展度等。

二、分娩期胎儿监测

分娩期胎儿监护（intrapartum fetal monitoring）又称胎儿监测（fetal surveillance），是采用生物物理和生物化学的手段，对胎儿发育和安危状态进行评价的方法具体参见第五章。

（华人意　程蔚蔚）

参考文献

1. Bai J，Qi QR，Li Y，et al. Estrogen Receptors and Estrogen-Induced Uterine Vasodilation in Pregnancy. International Journal of Molecular Sciences，2020，21（12）：4349.

2. Kim SH，Macintyre DA，Firmino DSM，et al. Oxytocin activates NF-kappa B-mediated inflammatory pathways in human gestational tissues. Mol Cell Endocrinol，2015，403：64-77.

3. Kim SH，Pohl O，Chollet A，et al. Differential Effects of Oxytocin Receptor Antagonists，Atosiban and Nolasiban，on Oxytocin Receptor-Mediated Signaling in Human Amnion and Myometrium. Mol Pharmacol，2017，91（4）：403-415.

4. 尹相杰，李昆明，段涛. 妊娠期黄体分泌激素的变化及其临床意义. 中国实用妇科与产科杂志，2021，37（04）：414-417.

5. Adu-Gyamfi EA，Czika A，Gorleku PN，et al. The Involvement of Cell Adhesion Molecules，Tight Junctions，and Gap Junctions in Human Placentation. Reproductive Sciences（Thousand Oaks，Calif.），2021，28（2）：305-320.

6. Hundley V，Downe S，Buckley SJ. The initiation of labour at term gestation：Physiology and practice implications. Best practice & research. Clinical Obstetrics & Gynaecology，2020，67：4-18.

7. Shynlova O，Nadeem L，Zhang J，et al. Myometrial activation：Novel concepts underlying labor. Placenta，2020，92：28-36.

8. Sivarajasingam SP，Imami N，Johnson MR. Myometrial cytokines and their role in the onset of labour. The Journal of Endocrinology，2016，231（3）：R101-R119.

9. Hofmeyr GJ，M Singata-Madliki. The second stage of labor. Best practice & research. Clinical Obstetrics & Gynaecology，2020，67：53-64.

10. Camerino Claudia. The New Frontier in Oxytocin Physiology：The Oxytonic Contraction. International Journal of Molecular Sciences，2020，21（14）：5144.

11. 李倩，许红燕，黄丽玉，等. 初产妇临产后腹压配合训练在无保护分娩中的应用研究. 护理学杂志，2018，33（22）：1-3.

12. Kamel R，Montaguti E，Nicolaides KH，et al. Contraction of the levator ani muscle during Valsalva maneuver（coactivation）is associated with a longer active second stage of labor in nulliparous women undergoing induction of labor. AM J OBSTET GYNECOL，2019，220（2）：181-189.

13. 杨慧霞，狄文，朱兰. 妇产科学. 2版. 北京：人民卫生出版社，2021.

14. 中华医学会妇产科学分会产科学组. 孕前和孕期保健指南（2018）. 中华妇产科杂志，2018，53（01）：7-13.

15. Pattinson RC，Cuthbert A，Vannevel V. Pelvimetry for fetal cephalic presentations at or near term for deciding on mode of delivery. Cochrane Database Syst Rev，2017，3：D161.

16. Harris BS，Heine RP，Park J，et al. Are prediction models for vaginal birth after cesarean accurate？ AM J OBSTET GYNECOL，2019，220（5）：491-492.

17. 梁永恒，谭艳丽，邓敏. 改变产妇体位纠正骨盆倾斜度对妊娠结局的影响. 中国性科学，2018，27（12）：61-63.

18. 余昕烊，漆洪波. 骨盆内外测量方法及必要性探讨. 中国实用妇科与产科杂志，2015，31（02）：109-112.

19. World Health Organization. WHO recommendations：Intrapartum care for a positive childbirth experience. Geneva：World Health Organization，2018.

20. The American College of Obstetricians and Gynecologists Committee. The American College of Obstetricians and Gynecologists Committee Opinion no. 630. Screening for perinatal depression. OBSTET GYNECOL，2015，125（5）：1268-1271.

21. UK NGA. Addendum to intrapartum care：care for healthy women and babies. London：National Institute for Health and Care Excellence（UK），2017.

22. Queensland Clinical Guidelines. Preterm labour and birth，Guideline No. MN20.6-V9-R25. ed. Queensland：Queensland Health，2020.

23. 华赟,骆香萍,冯霞云.产房导乐镇痛对产程分娩质量及产后抑郁的影响.中国妇幼保健,2021,36(09):1991-1993.

24. Ou Y,Zhou Y,Xiang P. Effect of Obstetric Fine Nursing on Pain during Natural Childbirth and Postpartum Recovery. IRAN J PUBLIC HEALTH,2018,47(11):1703-1708.

25. WHO Recommendations Non-Clinical Interventions to Reduce Unnecessary Caesarean Sections.Geneva:World Health Organization,2018.

26. 中华预防医学会心身健康学组,中国妇幼保健协会妇女心理保健技术学组.孕产妇心理健康管理专家共识(2019年).中国妇幼健康研究,2019,30(07):781-786.

27. 沈晓凤,姚尚龙.分娩镇痛专家共识(2016版).临床麻醉学杂志,2016,32(08):816-818.

28. Madden K,Middleton P,Cyna AM,et al. Hypnosis for pain management during labour and childbirth. Cochrane Database Syst Rev,2016,(5):D9356.

29. Smith CA,Levett KM,Collins CT,et al. Massage, reflexology and other manual methods for pain management in labour. Cochrane Database Syst Rev,2018,3:D9290.

30. 王丹,常青.前不均倾位的早期识别、诊断与处理.中华产科急救电子杂志,2018,7(30):170-173.

31. 王晓东.分娩机制头盆适应性的分析与思考.实用妇产科杂志,2014,30(9):660-663.

32. 凌萝达.难产理论与实践.重庆:重庆出版社,2016:197-204.

33. 谢幸,孔北华,段涛.妇产科学.9版.北京:人民卫生出版社,2018:168-170.

34. 中华医学会妇产科学分会产科学组,中华医学会围产医学分会.正常分娩指南.中华妇产科杂志,2020,55(6):361-369.

35. 中华医学会妇产科学分会产科学组.新产程标准及处理的专家共识(2014).中华妇产科杂志,2014,49(7):486.

36. 常青,刘兴会,严小丽.助产理论与实践.3版.郑州:河南科学技术出版社,2020:182-220.

37. 常青,阎萍,董晓静.助产技能与产科急救.郑州:河南科学技术出版社,2020:100.

38. 冯琪.新生儿脐带结扎策略及其研究进展.中华围产医学杂志,2021,24(3):169-172.

39. Devane D,Lalor JG,Daly S,et al.Cardiotocography versus intermittent auscultation of fetal heart on admission to labour ward for assessment of fetal wellbeing.Cochrane Database Syst Rev1,2017,CD005122.

40. 中华医学会妇产科学分会产科学组.剖宫产手术的专家共识(2014).中华妇产科杂志,2014,49(10):721-724.

41. 中华医学会围产分会新生儿复苏学组.新生儿窒息

42. 靳瑾,王志坚.脐动脉血气分析的临床应用价值.中国实用妇科与产科杂志,2019,35(4):376-380.

43. 中华医学会妇产科分会产科学组.产后出血预防与处理指南.中华妇产科杂志,2014,49(9):641-646.

44. 中华医学会妇产科学分会产科学组.妊娠晚期促宫颈成熟与引产指南.中华妇产科杂志,2014,49(12):881-885.

45. 李红雨,常青,郑春明,等.新产程标准实施对低危产妇妊娠结局的影响.中华妇幼临床医学杂志(电子版),2019,15(2):180-185.

46. CUNNINGHAM FG,LEVENO KJ,BLOOM SL,等.威廉姆斯产科学.杨慧霞,漆洪波,郑勤田,主译.25版.北京:人民卫生出版社,2020:452.

47. Bailit JL,Dierker L,Blanchard MH,et al. Outcomes of women presenting in active versus latent phase of spontaneous labor.Obstet Gynecol,2005,105:77.

48. 世界卫生组织.世界卫生组织关于产后出血预防和治疗的建议.朱倩倩,楼超华,高尔生,主译.世界卫生组织,2015.

49. 中华医学会围产医学分会,中华医学会妇产科学分会产科学组,中华护理学会产科护理专业委员会,等.中国新生儿早期基本保健技术专家共识(2020).中华围产医学杂志,2020,23(7):433-440.

50. Mire G,Williams F,Howie P.Randomised controlled trial of cardiotocography versus Doppler auscultation of fetal heart at admission in labour in low risk obstetric population. BMJ,2001,322(7300):1457-1460.

51. 王丹华.对Apgar评分的再认识.中华围产医学杂志,2021,24(3):165-168.

52. Liyanage SK,Ninan K,McDonald SD. Guidelines on deferred cord clamping and cord milking:a systematic review J.Pediatrics,2020,146(5):e20201429.

53. White CR,Doherty DA,Newnham JP. The impact of introducing universal umbilical cord blood gas analysis and lactate measurement at delivery.Aust N Z J Obstet Gynaecol,2014,54(1):71-78.

54. Report of American College of Obstetricians and Gynecologists'Task Force on Neonatal Encephalopathy. Neonatal Encephalopathy and Neurologic Outcome. Pediatrics,2014,133(5):e1482-e1488.

55. Hofmeyr GJ,Mshweshwe NT,Gulmezoglu AM.Controlled cordtraction for the third stage of labour. Cochrane Database SystRev,2015,1:CD008020.

56. 龙燕,蔺莉.人工破膜引产患者预防宫腔感染的措施与价值.实用妇产科杂志,2016,32(3):170-172.

57. World Health Organization. Guideline:Delayed

umbilical cord clamping for improved maternal and infant health and nutrition outcomes M. Geneva：World Health Organization，2014：3.

58. Giovannini N，Crippa BL，Denaro E，et al.The effect of delayed umbilical cord clamping on cord blood gas analysis in vaginal and caesarean-delivered term newborns without fetal distress：a prospective observational study. BJOG，2020，127（3）：405-413.

59. Persson M，Razaz N，Tedroff K，et al. Five and 10 minute Apgar scores and risks of cerebral palsy and epilepsy：population based cohort study in Sweden.BMJ，2018，360：k207.

60. Cnattingius S，Johansson S，Razaz N. Apgar score and risk of neonatal death among preterm infants.N Engl J Med，2020，383（1）：49-57.

61. Combs CA，Laros RK.Prolonged third stage of labor：morbidity and risk factors. Obstet Gynecol，1991，77（6）：863-867.

62. Frolova AI，Stout MJ，Tuuli MG，et al.Duration of the third stage of labor and risk of postpartum hemorrhage. Obstet Gynecol，2016，127（5）：951-956.

63. Van Ast M，Goedhart MM，Luttmer R，et al.The duration of the third Stage in relation to postpartum hemorrhage.Birth，2019，46（4）：602-607.

64. 中国妇幼保健协会助产士分会. 会阴切开及会阴裂伤修复技术与缝合材料选择指南（2019）. 中国护理管理，2019，19（3）：453-456.

65. 朱天颖，马骏楠，于圣南，等. 第三产程时限分布及其与产后出血的关系. 实用妇产科杂志，2021，37（4）：297-301.

66. 徐丛剑，华克勤. 实用妇产科学. 4版. 北京：人民卫生出版社，2017：375-414.

67. Daly LM，Gardener G，Bowring V，et al. Care of pregnant women with decreased fetal movements：update of a clinical practice guideline for Australia and New Zealand. Aust N Z J Obstet Gynaecol，2018，58（4）：463-468.

68. 张阳，邹丽. 胎儿窘迫诊断相关问题. 中国实用妇科与产科杂志，2019，35（9）：1058-1062.

69. 梁镔，李熙鸿. 2020 年美国心脏协会儿童基础、高级生命支持和新生儿复苏指南更新解读. 华西医学，2020，35（11）：1324-1330.

70. 鲍铮铮. 产后出血的临床新特征及防治措施. 中国妇幼保健，2019，34（21）：4872-4874.

71. 刘兴会，陈锰. 基于大数据的产后出血临床处理. 中国实用妇科与产科杂志，2018，34（01）：33-37.

72. 虞人杰，叶鸿瑁，朱建幸，等. 新生儿窒息诊断的专家共识. 中华围产医学杂志，2016，19（01）：3-6.

73. 刘平，樊尚荣. "Apgar 评分共识（2015）"解读. 中华产科急救电子杂志，2015，4（04）：214-218.

74. 石永言，富建华.《2015 年美国儿科学会新生儿复苏指南》解读. 中国实用儿科杂志，2016，31（06）：401-404.

75. World Health Organization. Early essential newborn care：Clinical practice pocket guide. Geneva：World Health Organization，2016：1-35.

76. 中华医学会妇产科学分会产科学组，中华医学会围产医学分会：正常分娩指南. 中华围产医学杂志. 2020.23（6）：360-370.

77. 中华医学会妇产科学分会产科学组，中华医学会围产医学分会：正常分娩指南. 中华围产医学杂志. 2020.23（6）：360-370.

78. 中华医学会妇产科学分会产科学组，中华医学会围产医学分会. 正常分娩指南. 中华围产医学杂志. 2020.23（6）：360-370.

79. 中华医学会妇产科学分会产科学组，中华医学会围产医学分会. 正常分娩指南. 中华围产医学杂志，2020，23（6）：360-370.

80. ACOG. ACOG Committee Opinion No. 742 Summary：postpartum pain management. Obstetrics and Gynecology，2018.

81. The American College of Obstetricians and Gynecologists，Society for Maternal Fetal Medicine. Safe prevention of the primary cesarean delivery. American Journal of Obstetrics and Gynecology，2014；123：693-711.

82. The American College of Obstetricians and Gynecologists. ACOG Committee Opinion No.766：Approaches to limit intervention during labor and birth. Obstetrics and Gynecology，2019，133：e164-e173.

第三章
产褥生理

第一节　正常产褥期的生理变化

从胎盘娩出至产妇全身各器官除乳腺外恢复至或接近妊娠前的状态,包括形态和功能,这一阶段称为产褥期(puerperium),一般规定为 6 周。

一、生殖系统的变化

产褥期变化最大的是生殖系统,其中以子宫的变化为最大。

(一) 子宫复旧

子宫在胎盘娩出后,由于子宫纤维的收缩及缩复作用,使子宫逐渐恢复至未孕前状态的过程,称为子宫复旧(involution of uterine corpus)。需时 6~8 周。

1. 宫体变化　胎盘娩出后子宫大小一般为 17cm×12cm×8cm,重量约 1 000g;产后 1 周子宫体积缩小至约妊娠 12 周大小,重量约 500g;产后 10 天,子宫缩小至骨盆腔内,腹部检查扪不到子宫底;产后 6 周一般恢复至孕前大小,此时子宫重量由分娩结束时的 1 000g 减少至约 50g。产后第 3 周除胎盘附着部位以外的子宫内膜基本修复,胎盘附着部位的内膜修复约需至产后 6 周。子宫肌层间的血管由于肌层收缩而被压缩变细,最后闭塞形成血栓,最终被机化吸收。

2. 子宫下段变化　产后 6 周内,被动扩张、拉长的子宫下段缩复,恢复至非孕时的子宫峡部。

3. 宫颈变化　胎儿娩出后,宫颈松弛壁薄,宫颈外口如袖口状。产后 2~3 日宫口可容 2 指。产后 1 周管壁变厚,宫颈管复原。产后 4 周左右宫颈恢复至孕前形态。宫颈左右两侧(3 点及 9 点处)常因产时撕裂,愈合后宫颈外口呈"一"字形横裂,称之为已产型。

4. 子宫血管的变化　子宫内的动脉和静脉在妊娠时,尤其是在胎盘部位明显增粗,新血管的生长大大增加了子宫的血流量。分娩后,子宫的血管通过透明样脱落,而后被一些小的血管替代。而子宫外的血管腔缩小至等于或接近孕前状态。

(二) 阴道及外阴的变化

分娩时阴道受胎先露部压迫,阴道黏膜皱襞消失,严重者可出现水肿。产后阴道壁水肿逐渐消失,弹性恢复。产后 3 周重新出现阴道黏膜皱襞,阴道黏膜上皮恢复至正常孕前状态需等到排卵恢复。

(三) 盆底组织的变化

分娩可造成盆底组织(肌肉及筋膜)扩张过度,弹性减弱,常伴有肌纤维部分撕裂,一般产褥期内可恢复。但分娩次数过多,间隔时间过短,盆底组织松弛,较难完全恢复正常,这也是导致子宫脱垂、阴道壁膨出的重要原因。

二、乳房变化

乳房是最复杂的内分泌器官,受神经和内分泌的调节,其主要变化为泌乳。

(一) 泌乳的生理

1. 乳汁的成分 乳汁的成分十分复杂。在乳汁的表面可见一个含有乳脂球(milk fat globules)的奶油层,可占总乳量的4%。脂溶性的成分如胆固醇、磷脂、甾体激素等主要存在于乳脂球中。下层的清乳是纯溶液,含有所有的水溶性物质,包括糖、乳蛋白、乳铁蛋白、酪蛋白、sIgA等各种成分。细胞成分包括脱落的上皮细胞、巨噬细胞、中性粒细胞和淋巴细胞等。

2. 乳汁合成与分泌的调节 乳腺泌乳细胞分泌乳汁的能力,主要受PRL的调节。产妇的营养和液体的入量对乳汁的分泌也有很大的影响。在整个哺乳期内,乳汁成分的变化,以脂肪最明显,蛋白次之,糖和无机盐的变化较少。乳汁中的脂肪和糖由皮质醇和胰岛素调节,同时也受母体营养和水分摄入的影响。

3. 乳汁量 PRL是维持泌乳的重要因素,但血中PRL的含量与乳汁量的多少并不直接相关。实际的泌乳量可能是由婴儿的需要来调节。也有研究认为,乳腺的张力也是影响泌乳量的因素之一。

4. 乳汁的排出 哺乳时,婴儿的吸吮动作刺激乳头和乳晕的感觉神经,触发神经垂体分泌缩宫素。缩宫素使腺泡周围的肌上皮收缩,将腺腔内的乳汁经乳腺小管向乳房外射出。这一神经反射受视觉、听觉和精神心理状态的影响。同时母亲对婴儿的抚爱也可刺激缩宫素的分泌,促使乳汁顺利排出。

(二) 乳房变化

1. 乳房变化 产褥期乳房变化是妊娠期变化的继续。产后2~3天乳房增大,皮肤紧张,表面静脉扩张、充血,有时可形成硬结并使产妇感到疼痛。由于乳房充血影响血液和淋巴回流,可导致淋巴结肿大,严重者会出现腺管阻塞,乳汁不能排出,乳头水肿。不哺乳者,上述的乳房变化可在1周左右恢复正常。

2. 泌乳 母乳中尤其是初乳中含有丰富抗体和初乳小体即吞噬细胞,可增强新生儿的抵抗力,初乳在产后1~2天增多,产后3~4天为移行乳,4天以后即为成乳。母乳喂养有利于促进子宫复旧,预防产后出血。产后1周至产后2个月内,泌乳是依靠婴儿吸吮刺激。至产后3个月泌乳则是依靠婴儿规律的吸吮与乳房的排空,以及母体充足的睡眠、足够的营养和水分来维持。乳汁的分泌量随婴儿的需要逐渐增加,最高可达每天1 000~3 000ml,至产后6个月逐渐下降。

3. 哺乳 如前述,哺乳过程是维持乳汁分泌和排出的最重要的条件。在哺乳的过程中,婴儿的吸吮刺激能促进泌乳,另一方面通过神经反射增加缩宫素的分泌,促进乳汁的排出。排空的乳腺又促使乳汁的再分泌,保证哺乳得以顺利进行。缩宫素的分泌的增加还有助于产后子宫的复旧。

三、循环系统的变化

子宫胎盘循环结束后,大量血液从子宫进入产妇体循环,加上妊娠期潴留在组织中的液体亦进入母体血液循环中。产后72小时内,产妇血液循环量增加15%~25%,心脏负担明显加重,应注意预防心力衰竭的发生。一般产后2~6周,血液循环量恢复到孕前水平。

四、血液系统的变化

产褥早期仍处于高凝状态,有利于胎盘创面迅速形成血栓,减少产后出血量。纤维蛋白原、凝血酶、凝血酶原于产后2~3周内降至正常。白细胞于产褥早期仍较高,中性粒细胞比例增多,淋巴细胞稍减少,一般产后1~2周内恢复正常。血小板亦逐渐上升,于产后2日恢复正常。产褥早期可继续贫血,一般产后10日血红蛋白上升,红细胞沉降率于分娩后3~4周逐渐恢复至正常。

五、泌尿系统的变化

产褥早期由于妊娠期体内滞留的多量水分进入体循环后通过肾脏排出,故产后最初数日的尿量增多。产后第1周,一般为多尿期。分娩过程中膀胱尤其是膀胱三角区受压,致使黏膜充血水肿和肌张力减低,对尿液的刺激敏感性下降,且由于会阴伤口疼痛等原因,产褥早期容易出现一过性尿潴留,尤其产后最初12小时。肾盂及输尿管生理性扩张,需4~6周恢复正常。

六、消化系统

妊娠期胃肠肌张力及蠕动减弱,胃液中盐酸分泌量减少,产后1~2周内消化功能逐渐恢复正常。产褥早期胃肠肌力仍较低,产妇食欲欠佳,常感口渴,喜进汤食,加之产妇活动少、腹肌及盆底肌肉松弛,肠蠕动减弱,或也会因会阴裂伤及痔疮而多进少渣饮食,容易发生便秘。产后1~2周消化功能逐渐恢复正常。

七、内分泌系统

产后1周,产妇血清中雌、孕激素水平恢复到孕前水平。血hCG产后2周内血中已测不出。胎盘分泌的胎盘生乳素,一般在产后 6 小时内消失,血中不再能测出。排卵的恢复与是否哺乳及哺乳时间长短有关。哺乳妇女一般在哺乳阶段不来月经,但也可以有排卵。哺乳妇女平均产后 4~6 个月内月经复潮,恢复排卵。不哺乳产妇平均产后 6~10 周月经复潮,约产后 10 周恢复排卵。

八、免疫系统

在产褥期,机体免疫功能逐渐恢复,NK 细胞和 LAK 细胞活性增加,有利于对疾病的防御。

九、腹膜和腹壁

1. 腹膜 产后当时子宫急剧收缩,子宫表面浆膜层皱褶。膀胱子宫反折部也形成皱褶,随子宫复旧于产后数日消失。阔韧带、圆韧带在产褥期仍较松弛,于产后 6~8 周时才逐渐恢复。

2. 腹壁 妊娠期腹壁中线和外阴部的色素沉着,在产后逐渐消退。紫红色妊娠纹逐渐变成白色妊娠纹。由于皮下弹力纤维断裂,产后腹壁变得松弛,还可能有不同程度的腹直肌分离。腹壁张力的恢复约需 6~8 周才能完成,产后过早的体力劳动,营养不良,生育过多、过密等,都不利于腹壁张力的恢复,并可使腹直肌分离更为严重,甚至形成腹壁疝。

十、一般情况的变化

1. 生命体征 产后 24 小时内,体温略升高但不超过 38℃,可能与产程长导致过度疲劳,产妇失水或恶露淤滞等

有关系,产后 3~4 天可能出现 "泌乳热(breast fever)"。因乳房血管、淋巴管充盈可发热,但一般不超过 38℃,24 小时内可自行消退。产后脉搏在正常范围,一般略慢,每分钟 60~70 次,1 周后恢复正常。当心跳加快的时候,应注意有无感染和失血。产褥期血压平稳在正常范围,若血压下降,需警惕排除产后出血。对患有妊娠期高血压疾病者,产后仍需要监测血压,预防产后子痫的发生。

2. 产后宫缩痛(after pains) 产后由于子宫阵发性收缩引起下腹疼痛,多发生于哺乳时,经产妇宫缩痛较初产妇明显。宫缩痛多在产后 1~2 天出现,持续 2~3 日后自然消失。一般不需要特殊用药,但如果宫缩痛比较严重,可试用局部热敷,也可酌情给予镇痛剂。

3. 褥汗 产后皮肤汗腺排泄功能旺盛,通过皮肤能排出妊娠期体内潴留的水分,夜间及初醒时明显,大约 1 周内逐渐好转,不属于病态。

4. 体重 分娩后因胎儿、胎盘、羊水排出,褥汗、大量排液、子宫复旧等,体重可见减轻 11~14kg。

5. 恶露(lochia) 产后经阴道子宫排出的坏死蜕膜组织、血液及宫颈黏液称恶露。正常恶露总量约 500ml,由于子宫的复旧,子宫出血量逐渐减少,一般持续 4~6 周。恶露有 3 种,产后前 3 日为血性恶露(lochia rubra),主要含有血液、坏死蜕膜、胎毛及胎粪等,有血腥味,无臭味,也称红色恶露。以后逐渐变淡成为浆液恶露(lochia serosa),含有少量血液、较多坏死蜕膜、白细胞、宫腔渗出液、宫颈黏液及阴道渗出液,含有细菌,一般持续 2 周;继而为白色黏稠的黏液,称白色恶露(lochia alba),含有大量白细胞、坏死蜕膜和细菌。如果子宫复旧不良合并感染时,恶露量增多有臭味,持续时间延长。

(钟 梅 黄启涛)

第二节 产褥期的处理与保健

一、产褥期保健

产妇经历了妊娠各阶段以及分娩过程,机体各器官系统均发生了很大的变化,这些变化将在产褥期内逐渐康复。产褥期是一个生理和心理变化非常复杂的时期。不重视产褥期保健或处理不当,可能造成产褥期疾病或远期后遗症,严重影响产妇的身心健康和婴幼儿的生长发育。产褥期保健的重点是防止产后出血和产后感染,指导合理的营养,保护产妇的哺乳功能,以及促进产妇正常生理与劳动能力的恢复。

(一) 一般生活指导

产妇的居室应清洁、通风,保证空气新鲜。由于产妇多

汗,应常擦身、洗淋浴,勤换内衣。应指导产妇保持外阴清洁。产后 4 周内宫颈尚未完全闭合,不可坐浴。为保证产妇哺乳,要特别注意乳房和乳头的保护。

产妇在哺乳期用药应慎重。已证明多种药物可以进入乳汁,如水杨酸类、抗生素类、激素和酒精等。但一般用量不大,持续时间不长,对婴儿的生长发育无大影响。

(二) 产妇的营养

产妇的营养对保证产妇的恢复、乳汁的分泌和婴儿的需要,都是至关重要的。在产褥期和哺乳期所需要的营养较未孕妇女要高。乳汁中的蛋白、脂肪酸、维生素和各种无机盐类(如钙、铁、硒、碘等)主要靠母亲摄入来维持。长时间的营养不良对乳汁及其成分可能有明显的影响,

特别对乳汁中的维生素、钙、镁、锌和免疫球蛋白等成分的影响较大。另一方面,产妇的营养过剩,也可能造成产后肥胖。故目前主张产妇在产后的营养供给应遵循下列原则:

1. 产妇和哺乳妇女每天摄入的总热量不低于 12 250kJ(3 000kcal)。

2. 饮食中应有足够的蔬菜水果以及谷类食品。

3. 控制食物中总的脂肪摄入,合理的脂肪摄入量是指脂肪提供的热量占总热量的 25%,胆固醇每天的摄入量应低于 300mg。

4. 补充足够的钙、铁、硒、碘等必需的无机盐类。

5. 通过合理的饮食和适当的锻炼,以维持正常合理的体重,避免由于过量的摄入而导致肥胖。

(三)运动与体操

1. 运动 ACOG 建议产后慢慢开始恢复锻炼。顺产的产妇在产后 6~12 小时即可起床作轻微活动,分娩后几天内就能恢复身体锻炼,适度锻炼有助于其心血管健康,并可锻炼盆底肌,促进恢复。行会阴切开或剖宫产的产妇尽早离床活动,有助于产妇体力恢复,促进排尿、排便,避免或减少静脉血栓形成,以及盆底和腹部肌肉张力的恢复。产后不应过早地做重体力劳动,以免造成日后的阴道膨出和子宫脱垂。

2. 产后体操 产褥期体操可补充产妇在产褥早期活动的不足,还能促进腹壁和盆底肌肉张力的恢复。产后体操的运动量应由小到大,逐渐增加,循序渐进。运动次数和每次持续的时间,应根据产妇的具体情况决定,量力而行。正常分娩的产妇从产后第 2 天开始即可进行。产后体操的动作主要是针对盆底肛提肌、腹肌、臀肌和腰肌的锻炼。

(四)产后检查

1. 住院观察 住院分娩者,在住院期间每天都应检查产妇情况,包括产妇的体温、脉搏、血压和子宫底高度、恶露以及会阴情况。同时要了解乳房和乳汁分泌的情况,并指导哺乳的方法。外阴部伤口缝合的丝线大多属于可吸收线,腹部伤口缝合的丝线一般在产后 7 天拆除。分娩过程完全正常的产妇,顺产至少应住院观察 2 天,剖宫产至少应住院观察 3 天,产妇和新生儿均正常者方可出院。

2. 产后访视 在家中分娩者,在产后第一周应隔日访视一次,内容与住院产妇相同,并在产后 2 周和 4 周时各再访视一次,了解产妇和婴儿的健康和哺乳情况等。

3. 产后健康检查 产后 42 天应对产妇做一次全面的检查,包括全身健康状态、盆腔器官的恢复、婴儿的生长发育以及哺乳的情况等。

(1)全身检查:包括血压、脉搏和血、尿常规检查,心、肺情况,以及产后运动及其坚持的情况等。

(2)盆腔检查:包括阴道窥器检查、双合诊、阴道分泌物检查、外阴伤口的愈合情况及 B 超检查子宫恢复情况等。阴道分泌物检查要注意分泌物的量、颜色、气味和性质。阴道检查时,应了解盆底和肛提肌恢复的情况,有无阴道和/或直肠膨出等,并通过双合诊检查子宫的大小、位置、宫颈有无裂伤、炎症以及附件和子宫周围组织有无炎症、包块等。

在产后检查中如发现异常应予以积极治疗。在产褥期出现的并发症以生殖器炎症和伤口感染的发生率最高,剖宫产和阴道助产者较自然分娩者多。对有轻度的膀胱膨出和/或子宫脱垂者,应反复宣传产褥期体操锻炼的重要性,鼓励产妇坚持锻炼。

二、产褥期的处理

(一)产后 2 小时内的处理

产后 2 小时内是产褥早期严重并发症,如产后出血、产后子痫和产后心力衰竭的好发时期。因此,须在产房密切观察产妇。甚至有人主张将此期列为"第四产程"。然而,常常是分娩后产妇和医护人员都如释重负,而忽视它的重要性。

产后 2 小时内仍应在产房内观察,以便在发生异常情况时,可以及时有效地处理,主要是严密观察产妇的血压、脉搏、子宫收缩情况和阴道出血量。产后应立即测量血压和脉搏,以后每 30 分钟测一次,离开产房前再测一次。对妊娠期高血压疾病和合并心脏病的产妇应注意心功能情况,此外还应注意子宫收缩及阴道流血情况。若发现子宫收缩不佳,可人工按摩子宫,并压出积在子宫内的血块,同时注射促子宫收缩药物。如是因产道损伤造成的出血,应予以仔细检查、缝合。产后 2 小时行阴道及直肠检查,注意有无阴道壁血肿及会阴切开缝线是否良好。如产妇有肛门坠胀感,应立即检查有无阴道后壁血肿,或检查有无缝穿直肠壁。产后出血多的产妇,应延长在产房内观察的时间,并要严密观察,及时针对原因处理。

(二)生命体征

产后 1 周内应注意体温变化,至少每周测量 1 次,最好 2 次,同时测脉搏。每天至少测血压 1 次。如遇有异常情况,可适当增加次数。有内科合并症应注意对相应疾病观察和处理,同时应注意预防晚期产后出血。

(三)饮食和营养

正常分娩后,如无麻醉禁忌,于产后 1~2 小时即可进流质饮食或清淡的半流质饮食,以后逐渐改为普通饮食。产妇胃肠功能恢复需要一定时间,产后建议少量多餐,以清淡、高蛋白饮食为宜,同时注意补充水分,不宜进食高脂肪食物,可多吃新鲜水果和蔬菜等,为了防止便秘可适当进食粗粮。

(四)排尿和排便

产后应鼓励产妇尽早自行排尿,产后 4 小时应鼓励产妇排尿,由于分娩过程中,胎儿对膀胱,特别是对膀胱三角区的压迫,造成黏膜水肿,同时产后膀胱肌、腹肌和盆底肌肉松弛,故容易发生尿潴留。麻醉或阴道及会阴的裂伤,也可导致排尿困难。对产后不能自解小便者,可先用温开水冲洗会阴、热敷下腹部刺激膀胱肌收缩、针灸穴位、肌内注射新斯的明等方法诱导排尿。如上述各种保守疗法均无效,应在严格无菌操作下导尿,必要时可留置导尿管 1~2 天,同时用抗生素预防感染。产后尿潴留恢复排尿者,开始时可能残余尿较多,应严密观察和治疗,直至排尿完全恢复为止。

产妇在产后活动较少,肠蠕动较弱,加之产褥早期腹肌和盆底肌肉的张力也较低,故常发生便秘。产后应鼓励产妇早期起床活动,多吃水果、蔬菜等高纤维素食品。已发生便秘者,可用适量缓泻剂或开塞露通便。

(五)观察子宫复旧和恶露情况

产后 1 周内应详细记录子宫底高度和恶露情况。测量子宫底高度最好每天在同一时间进行。产妇排空膀胱后,取仰卧位,两腿屈曲放松,两脚放在床上。先按摩子宫使之收缩,然后用皮尺测量耻骨联合上缘至子宫底的距离(cm),也可用体表标志表示。同时观察恶露的颜色、量和气味,以确定子宫复旧是否良好和有无感染。若合并感染,恶露有臭味且子宫有压痛,应让产妇取半卧位利于恶露排出,同时给予广谱抗生素控制感染。

(六)会阴处理

保持会阴清洁,会阴水肿者产后 24 小时内可用 50% 硫酸镁湿敷。会阴有缝线者,应观察伤口有无红肿、硬结和渗液等。产后应定期冲洗会阴,有会阴伤口者,冲洗次数还应增加,最好每次便后均冲洗。若伤口感染,可将会阴伤口缝线拆除,充分引流或行扩创处理,并定时换药,必要时加用抗生素控制感染。产后 4 周内,宫颈尚未完全闭合,不宜坐浴。

(七)乳房处理

1. 母乳喂养 WHO 推荐母乳喂养,母婴同室、早接触、早吸吮,指导正确哺乳,产后尽早哺乳,按需哺乳。于产后 30 分钟内开始哺乳,尽早刺激乳房,建立泌乳反射。母乳喂养的原则是"按需哺乳",哺乳的时间和频率取决于婴儿的需要及乳母感到乳胀的情况。

2. 乳房胀痛 产后乳房胀痛主要是由于乳腺管排出不畅,也可由于乳腺淋巴回流障碍或副乳腺有乳汁淤滞所致。此时可用热水袋或热毛巾敷乳房部并按摩乳房,必要时用吸乳器将乳汁吸出。长期乳汁排出不畅是造成乳腺感染

的诱发因素,应予以积极处理。

3. 乳头异常 乳头平坦、凹陷、过大或过小都影响乳汁的排出和正常哺乳的进行。如有乳头平坦、凹陷,难于哺乳者,可用乳头罩放在乳房上,婴儿经乳头罩上的乳头吸吮。乳头过大或过小也可用乳头罩辅助哺乳。

4. 乳头皲裂 乳头皲裂好发于初产妇,轻者可以哺乳。在哺乳前先将乳头洗净,哺乳后再洗净乳头并于皲裂处涂 10% 复方安息香酸酊或抗生素软膏,下次哺乳前将其洗净后再哺乳,也可用乳汁涂抹于乳头和乳晕上,短暂暴露使乳头干燥,因乳汁既具抑菌作用,又具有促进表皮修复的作用。皲裂严重者可用乳头罩哺乳,或用吸乳器将乳汁吸出,以免影响乳汁分泌。

5. 乳汁不足 增加乳汁的方法主要是指导产妇正确哺乳,保证产妇有足够的营养和水分摄入,并有充分的休息。每次哺乳后应将两侧乳房尽量吸空。目前催乳的药物不少,但效果并不肯定。

6. 退奶 因病或其他原因不宜哺乳或不能哺乳者应退奶。产褥早期即开始退奶的效果较好。退奶时首要的是坚持不哺乳,控制液体的入量并紧束双乳,同时可辅以药物。常用的退奶方法可选用:

(1)维生素 B_6 200mg 口服,每天 3 次,共 5~7 天。

(2)生麦芽 60~90g,水煎当茶饮,每天 1 剂,连用 3~5 天。

(3)芒硝 250g,研磨成粉末分装 2 纱布袋,覆于两乳房并包扎,湿硬时更换。

(4)对已用大量乳汁分泌者,可用溴隐亭,口服可以迅速吸收,溴隐亭为多巴胺受体激活剂,溴隐亭 2.5mg/次,每天 2 次,连用 14 天可以有效地防止乳胀,并抑制乳汁分泌。目前不常规推荐溴隐亭退奶。

(八)产褥中暑

为产褥期间产妇在高温、高湿和通风不良的环境中体内余热不能及时散发,引起以中枢性体温调节功能障碍为体征的急性热病。处理关键为降低患者体温,及时纠正脱水、电解质紊乱及酸中毒,积极防止休克。

(九)产褥期感染

产褥期感染(puerperal infection)是指分娩及产褥期内生殖道受病原体侵袭,引起的局部或全身的感染。亦可由生殖道以外感染如泌尿系统感染、呼吸道感染、乳腺炎、血栓性静脉炎等原因引起。产褥期感染是常见的产褥期并发症,其发病率为 6% 左右。至今产褥期感染仍对产妇健康构成严重威胁。主要有以下临床表现:

1. 急性外阴、阴道、宫颈炎 会阴裂伤及切开部位是会阴感染的最常见部位,会阴部可出现疼痛,局部伤口充血、水肿,并有触痛及波动感,严重者伤口边缘可裂开。宫颈裂伤引起炎症者,若深部达穹窿部及阔韧带底部,又未及时缝合,

则病原体有可能可直接上行或通过淋巴播散引起盆腔结缔组织炎。剖宫产腹部伤口感染一般发生在手术后 4~7 天，抗生素治疗后体温仍往往持续不退，伤口局部红肿、触痛或有炎症浸润硬结，伤口有浑浊液体渗出，伤口敷料常被渗液浸湿。严重者组织坏死，伤口部分或全层裂开。

2. 子宫感染　产后子宫感染包括急性子宫内膜炎、子宫肌炎。产褥期感染时子宫内膜是最常受累的部位。表现为产后 3~4 天开始出现子宫压痛伴有异味的分泌物，白细胞升高。如果炎症不能得到控制，病情加重出现寒战、高热、头痛、心率增快等感染征象。子宫内膜炎由于内膜充血、坏死，阴道内有大量脓性分泌物，可伴有恶臭。

3. 急性盆腔结缔组织炎和急性附件炎　感染沿淋巴管播散引起盆腔结缔组织炎和腹膜炎，可波及输卵管、卵巢，形成附件炎。如未能及时有效地控制炎症，可出现持续高热、寒战、腹痛、腹胀，检查下腹部有明显压痛、反跳痛及腹肌紧张，宫旁组织增厚，有时可触及肿块，肠鸣音减弱甚至消失；严重者侵及整个盆腔，形成"冰冻骨盆"。

4. 急性盆腔腹膜炎及弥漫性腹膜炎　炎症扩散至子宫浆膜，形成急性盆腔腹膜炎，继而发展为弥漫腹膜炎，出现全身中毒症状，病情危重。

5. 血栓性静脉炎　多由厌氧性链球菌引起。炎症向上蔓延可引起盆腔内血栓静脉炎，早期表现为下腹痛，而后向腹股沟放射。盆腔静脉炎向下扩散可形成下肢深静脉炎，表现为反复高热、寒战、下腹持续性疼痛，症状可持续数周或反复发作。当下肢血栓性静脉炎影响静脉回流时，可能出现下肢肿胀，局部皮温升高，皮肤发白，习惯称之为"股白肿"。

6. 脓毒血症和败血症　感染血栓脱落进入血液循环，可引起脓毒血症。若细菌大量进入血液循环并繁殖形成败血症，可危及生命。

（钟　梅　黄启涛）

第三节　母乳喂养

一、母乳喂养的重要性

（一）母乳喂养的益处

1. 母乳喂养对母亲的重要性　母乳喂养（breast feeding）对母亲具有诸多益处。母乳喂养除了可以使母亲的情感得到满足之外，还有益于母亲的身体健康。研究表明，母乳喂养可降低母亲患乳腺癌、卵巢癌、2 型糖尿病、心血管病等疾病的风险，并有助于母亲更快恢复到孕前体重，降低肥胖发生率。纯母乳喂养会推迟母亲月经恢复的时间，也就是可以延长母亲两次怀孕的时间间隔，是一种天然的避孕方法。

2. 母乳喂养对婴儿的重要性　母乳是婴儿最理想的食物，可提供婴儿健康发育所需的几乎所有的蛋白质、糖、脂肪。母乳喂养是确保儿童健康和生存的最有效措施之一。母乳是安全的，并包含可帮助婴儿完善免疫系统的一些物质，包括抗体、免疫因子、酶以及白细胞。这些物质可以帮助婴幼儿在母乳喂养期间免受许多病毒和细菌的侵袭，还可以在断奶以后的很长时间给婴儿形成一个安全屏障。除此之外，证据表明母乳能够防止婴儿过敏，降低婴儿时期各种疾病的发生率，相比人工喂养的婴儿，小时候得到母乳喂养的青少年和成人出现超重或肥胖、患 2 型糖尿病的可能性更低。母乳喂养可以刺激母亲分泌一系列激素，从而强化母爱行为，新生儿会从哺乳时的亲密接触中获得安全感。婴儿从母亲处获得的情感上的关联感与营养上的益处同样重要。母乳喂养能极大地促进亲子关系。

全球健康组织已经就母乳喂养的益处达成共识，母乳喂养的益处超过其他任何一种喂养方式，我们提倡给婴儿进食母乳——纯天然、有营养、又有情感交流功能的食物。

（二）纯母乳喂养持续时间

世界卫生组织（WHO）鼓励母亲进行纯母乳喂养（即除了母乳，不添加其他任何食物和水），强调应在婴儿出生后的 6 个月内进行纯母乳喂养；并建议之后在添加辅食的基础上，继续母乳喂养至 2 岁或更久；此外，应在婴儿出生后的 1 小时内就开始母乳喂养；应按需喂养，婴儿在白天或晚上一旦有需要就喂养；产后 1 个月内尽量避免使用奶瓶或安慰奶嘴。

二、泌乳生理

（一）乳腺发育

泌乳（lactation）是哺乳期乳腺腺体制造和分泌乳汁的过程。泌乳功能与乳腺发育密不可分。人类乳腺发育经历的发育阶段主要有胚胎期、青春期、妊娠期和哺乳期。在胚胎期，乳腺组织由中胚层和外胚层发育而来，逐渐形成乳芽、乳池和乳管。青春期时，体内激素水平变化使导管迅速生长扩张和延伸，初级和次级导管生长和分支，形成棒状终末端芽，但无腺泡结构形成。到妊娠期，乳腺导管系统生长增殖，三级和四级导管生成，乳腺小叶进一步形成，乳腺上皮细胞开始分化并形成具有分泌功能的腺泡。分娩后乳腺腺泡开始大量产乳,直至婴儿离乳,腺泡萎缩塌陷,乳腺退化。在妊娠循环中,乳腺上皮细胞的发育过程主要分为增殖、分化和活化、分泌、退化4个阶段。

女性只有在妊娠期和哺乳期,乳导管上皮细胞在胎盘性激素的刺激下,分化成为具有分泌功能的泌乳细胞,乳腺腺泡才发育完全成熟。成熟的乳腺体主要由实质和间质组成。实质由乳导管-小叶-腺泡结构组成。间质包括结缔组织、脂肪组织、血管、神经和淋巴管。乳腺腺泡是泌乳的最基本功能结构,主要功能是将动脉血中的营养物质进行选择性吸收,合成乳汁成分。每个腺泡上的分泌细胞外都有肌上皮细胞包围,对乳头吸吮刺激促使神经垂体释放的催产素进入血液,作用于肌上皮细胞引起收缩反应形成喷乳反射,将乳汁挤入导管中,通过导管网,向开口于乳头的主导管汇总,排出体外。

(二)泌乳过程

妊娠循环周期中,泌乳过程主要经历4个阶段:乳腺发育期(mammogenesis)、泌乳启动(lactogenesis)、乳汁生成期(galactopoiesis)和乳腺退化期(involution)。

1. 乳腺发育期 在妊娠早期,雌激素和孕酮作用下,乳腺导管和腺体组织分化。乳腺增长、体积和重量增加,此期受到内分泌调控。

2. 泌乳启动期 主要经历2个阶段:乳腺分化期(secretory differentiation)(也称为泌乳启动Ⅰ期)和乳腺活化期(secretory activation)(也称为泌乳启动Ⅱ期)。乳腺分化期发生在妊娠中期到产后第2天,乳腺上皮细胞分化成分泌细胞,催乳素刺激乳腺分泌细胞合成乳汁。乳腺活化期发生在产后第3～8天,母体孕酮水平迅速下降到一定水平触发,乳腺分泌细胞抑制解除,在催乳素刺激下,大量合成乳汁。乳腺细胞致密连接关闭,乳腺腺泡内乳糖浓度增加,大量水分进入腺泡。乳房充盈,温度升高。可以说此期是泌乳周期中最重要的阶段。乳汁分泌从约10ml/24h迅速增加到350ml/24h。此阶段,从乳房中移出初乳和成熟乳对于泌乳产能是必不可少的。泌乳建立后,泌乳从内分泌控制转为自分泌控制。

3. 乳汁生成期 此期大约是在分娩后第9天开始至乳腺退化期开始,主要由自分泌系统控制。乳汁合成是通过从乳房排出乳汁来维持,乳汁被排出多少量,乳房也将产生同等量的乳汁。因此,如果不通过哺乳或泵乳来移出乳汁,乳房的乳汁合成将会下降。纯母乳喂养情况下,主要由婴儿食欲主导,达到供需平衡。

4. 乳腺退化期 发生在末次哺乳后40天左右,由于乳汁淤积在腺泡内,泌乳抑制肽积聚并抑制泌乳细胞分泌乳汁,乳腺细胞和结构发生改变,乳腺分泌型上皮细胞开始凋亡,腺泡塌陷,逐渐被脂肪组织替代,逐渐恢复到孕前乳腺。乳腺分泌上皮细胞凋亡之前,如果恢复哺乳,乳腺又进入泌乳状态,为可逆期。腺泡塌陷后,泌乳功能就难恢复了。

三、母乳喂养的启动和维持

(一)分娩后早接触、早吸吮和早开奶

1. 早接触 早接触又分为即刻皮肤接触和早期皮肤接触。若新生儿出生后,状况良好,应尽早开始母婴皮肤接触(skin to skin contact,SSC),保持SSC至少60分钟。在此期间需严密观察母婴的生命体征及觅乳征象,指导母亲开始母乳喂养。在开展SSC的过程中应随时观察母婴状态。每15分钟记录1次新生儿的呼吸、肤色及其他生命体征等。如果新生儿或母亲出现任何异常情况,则需停止SSC,并进行相应处理。早期皮肤接触是指从分娩至出生后23小时内的任何时间开始,皮肤接触应不间断至少60分钟。实施方法为:分娩后,在确保母婴安全的前提下,将新生儿置于俯卧位,头偏向一侧,开始与母亲皮肤接触。多项研究表明,早接触可以改善6个月内的纯母乳喂养率。早接触使母亲在经过较长时间的待产、分娩后心理上得到安慰,也可使初生的婴儿在皮肤接触时很快表现安静。此项措施不仅能促进母婴情感上的紧密联系,也可促使新生儿的吸吮能力尽早形成。

2. 早吸吮和早开奶 如果给予足月健康婴儿皮肤接触的机会,婴儿会自行爬至母亲乳房,自主含接和吸吮,一般发生在生后60分钟左右。早吸吮是指生后60分钟以内开始吸吮母亲乳房。早吸吮能刺激母亲垂体前叶分泌催产素,促进子宫收缩,减少产后出血;可刺激母亲催乳反射。在婴儿出生后1小时之内吸吮乳房获得母乳,也就是"早点开始喂奶"。婴儿早开奶可获得初乳,初乳可以给新生儿提供出生后几天内所需要的所有液体、营养以及预防感染的物质。研究表明早开奶(出生后1小时内)与晚开奶(出生后2~23小时或1天后)进行比较,前者能提高婴儿存活率和纯母乳喂养率。产后3天乳汁的移出对建立成功泌乳至关重要。哺乳开始时间和第2天的哺乳频率与产后第5天的泌乳量呈正相关。

(二)母乳喂养姿势、婴儿含接和有效吸吮

1. 母乳喂养姿势 适宜的母乳喂养姿势的目的是实现婴儿对母亲乳房的良好含接,进行有效吸吮,获得充足的乳汁。当母亲和婴儿处于很舒适的姿势时,母乳喂养是一个让人愉悦的过程。母亲可用靠垫做支撑,躺着或坐着哺乳。婴儿的头部和身体应呈一直线,以易于吞咽;应将婴儿面向母亲的乳房,靠近或紧贴母亲;母亲需托住婴儿的背部、肩部和颈部;如果姿势正确,婴儿应该可以轻易地把头向后仰,不需要费力地伸出头去含接乳房。在这个过程中让婴儿应主动靠近乳房,而不是用母亲的乳房靠近婴儿。母乳喂养时的姿势有很多种,哺乳姿势并没有一个绝对的对或错的标准,每个母亲和婴儿都可以找到适合他们的姿势。哺乳姿势主要分为摇篮式、交叉式、橄榄球式(环抱式)、侧卧式。

2. 婴儿良好含接和有效吸吮 婴儿的良好的含接十分重要,可以保证母亲有足够的乳汁供应,预防发生乳头疼痛,并刺激母亲分泌更多乳汁。判断婴儿是否有效含接获得乳汁,主要通过看-听-感觉来了解母婴在哺乳过程中的表现。

（1）看:看婴儿与母亲乳房的位置。母亲要主动观察婴儿有没有要吃奶的"暗示",如果有就开始哺乳,不要等到婴儿哭闹后再开始喂奶;把婴儿凑近乳房,鼻子处于乳头水平的位置;如果是橄榄球式,用手呈"C"字形托起乳房,如果是交叉式,用手呈"U"字形托起乳房;观察婴儿有无觅食反射:用乳房轻轻地触碰婴儿的下嘴唇或下巴,观察婴儿是否出现嘴巴张大,伸出舌头呈勺形。母亲需要有足够耐心,因为要出现觅食反射需要一些时间;把婴儿凑近乳房,避免强行推动婴儿的头部而出现强直性颈部反射,反而会使婴儿离开乳房;良好的含接应做到深含接,看婴儿的嘴巴是否含住了大部分乳晕,上下嘴唇稍往外翻;看婴儿的舌头前伸,覆盖下方牙龈,看婴儿是否主动而有规律节奏地吸吮、下巴运动,然后吞咽;看乳房是否随着婴儿吸吮而稍微摆动。

（2）听:听婴儿吞咽的声音。听婴儿出生几天后,母亲泌乳量增加后的吞咽声音;可能的哺乳形式:婴儿吸吮、吞咽、呼吸 2~6 组后,稍作暂停;如果在吸吮的时候发出"吧唧"声,提示无效含接。含接良好的情况下,婴儿很容易通过吸吮吃到乳汁,听到明显的吞咽声音。

（3）感觉:母亲能感觉到子宫收缩、有睡意、乳头牵拉感(不是咬或夹的感觉)。感觉乳头和乳晕被婴儿嘴巴吸入;最初乳头柔软,婴儿进行吸吮后的 30 秒内,明显感觉乳头有紧张感;吸吮 1~2 分钟后,出现子宫收缩(基于催产素释放/催乳反射);吸吮 5 分钟后,感觉困乏、口渴、痉挛痛或放松有睡意(基于催乳素分泌);感觉潮热(基于雌激素下降)。

（三）按需哺乳

按需哺乳是指按母亲和婴儿的需要喂哺,婴儿想吃就喂或母亲感觉奶胀就喂,不设限哺乳,一般每天 8~12 次,一侧或双侧乳房变软,交替喂养。其重要作用是:能保证婴儿有足够的营养,有利于婴儿的正常生长发育;有利于母亲解除奶胀,保持乳汁的正常分泌,保证足够的乳量,防止乳汁淤积发生。实施方法为:识别宝宝早期喂养需求,包括寻乳、吸吮的声音;密切观察婴儿的喂养需求,持续进行母乳喂养;母乳喂养是 24 小时不间断地工作,要与婴儿同步休息。

（四）24 小时母婴同室

24 小时母婴同室有利于提供家庭式照顾,哺喂母乳方便。母婴同室能让父母较早掌握婴儿的生活习性,有利于迅速上手照顾婴儿,方便依婴儿需求哺乳,提高成功哺育母乳的概率。在母婴同室的时段中,爸爸可以和妈妈一起学习照顾婴儿,分享新生儿诞生的喜悦,早期建立亲子关系,增进情感联系。实施方法为:尽量避免母婴分离,除沐浴及预防接种时间婴儿需要暂时离开母亲身边,婴儿 24 小时尽量留在母亲身边。

（五）评估母乳摄入是否充足

评估母乳摄入是否充足主要从婴儿表现、母亲乳房变化、哺乳时表现、婴儿大小便、婴儿体重变化 5 个方面进行评估。

1. 婴儿表现 出生的几天内吃奶频繁,吃的时间也长,这有助于母亲乳房排空,尽快分泌更多乳汁。初生婴儿胃口小,母亲初乳也少,但它是浓缩的营养物质,正好能够满足婴儿的需求。母亲乳汁量从分娩后 3~4 天开始增加,婴儿摄入量也随之增加。婴儿每天需 8~12 次喂养,通常每 1.5~3 小时会醒来需要母乳喂养 1 次(每 24 小时为 1 个周期,期间可能会出现 1 次 4~5 小时不需要母乳喂养的情况)。

2. 母亲乳房变化 产后 3~5 天,母亲泌乳启动Ⅱ期开始后,在喂养前乳房有胀满感,喂养后变松软。一侧母乳喂养时,另一侧会漏奶。

3. 评估哺乳时表现 主要看婴儿是否做到有效含接。LATCH 评分法(表 2-3-1)是由 Jensen 等人于 1994 年研制,为临床医护人员提供了母婴哺乳技能评估工具。LATCH 评分对母乳喂养的评价包括 5 个方面,依照 Apgar 评分的模式研制,每项评估包含 0、1、2 分,总分 10 分。医护人员通过观察母婴哺乳时的表现,给予打分。得分越高,说明哺乳时母婴表现越好。LATCH 评分法的 5 个字母分别代表 5 项评估内容:含接(latch,L)、吞咽声(audible swallowing,A)、乳头类型(type of nipple,T)、乳房/乳头哺乳舒适性(breast/nipple comfort,C)和哺乳姿势(hold,H)。

4. 评估婴儿大小便 在母乳喂养的最初几周,将排尿次数和排便次数作为婴儿是否摄入足够母乳的指征进行判断。正常情况下,在出生后的第 1 周,婴儿尿湿的尿布数约等于婴儿的日龄(产后第 1 天尿布数 =1;产后第 3 天尿布数 =3);之后每天会有 6 次以上的小便,颜色清淡;每天 1~3 次量多大便,第 3 天由黑色胎粪转为黄绿色过渡便,第 5 天由绿转黄。

5. 婴儿体重变化 会出现生理性体重下降,这是正常情况,一般 24 小时下跌量 < 出生体重 5%,48 小时下跌量 <7%,72 小时下跌量 <10%,之后体重回升,在第 10~14 天恢复到出生体重。

四、母乳喂养常见问题应对

（一）识别母乳喂养禁忌证

当母亲存在以下情况时,不适合采用母乳喂养。HIV 血清阳性(如果有安全、足量的母乳代用品);HTLV-1 血清阳性;药物滥用;使用一些化疗药物;放射性核素治疗(应中断母乳喂养直至放射性核素从母亲的身体排出);乳房上活动

表 2-3-1 LATCH 评分表

表现	0	1	2
L:含接	嗜睡或不愿,不能达到稳定含接或吸吮	反复尝试含接,能含住乳头,需刺激诱发吸吮	含住乳头,舌下降,唇外翻,有节奏的吸吮
A:吞咽声	无	经刺激有少许吞咽声	自发、间歇式(出生≤24h);自发、频繁吸吮(出生>24h)
T:乳头类型	凹陷	扁平	刺激后突出
C:哺乳舒适性(乳房/乳头)	乳胀、皲裂、出血、水疱、擦伤等	充盈、发红,小水疱或擦伤,有些不适	柔软、无疼痛
H:哺乳姿势	完全需要帮助	较少帮助,指导一侧的哺乳,母亲完成另一侧哺乳;医护人员托住婴儿后母亲能接手	无需医护人员协助,母亲独立完成哺乳

性疱疹病变(可用未受影响的乳房哺喂或等至病变愈合);活动性肺结核(如果只有母亲被感染,应隔离母亲,直到治疗开始后母亲已不再具传染性,母亲挤出的奶可喂食婴儿;如果母亲和婴儿都被感染,则一起隔离);活动性水痘(如果母亲在婴儿出生前 5 天内或出生后 2 天出疹,应隔离母亲,直到她不再具有传染性,挤出的奶可喂食婴儿;如果母亲和婴儿均被感染,则一起隔离);南美寄生虫锥虫病(仅需在急性期中断哺乳;母亲挤出的乳汁采用巴氏消毒后可喂食婴儿)。如婴儿患有典型的半乳糖血症,也不适宜采用母乳喂养。

而以下情况常误判为禁忌证:酒精使用(建议母亲限制摄入量);巨细胞病毒感染;暴露于低水平的环境污染中;乙型或丙型肝炎病毒感染;其他不是典型半乳糖血症外的先天性异常代谢病;黄疸;乳腺炎;没有上面列出的禁忌证的母亲出现发热;烟草使用(建议母亲停止吸烟,或如果不能戒烟,应采取措施以避免造成婴儿吸到二手烟)。

(二)乳头疼痛的预防和处理

乳头触痛应是正常的、短暂的。正确的母乳喂养不会导致乳头损伤,而只吸吮乳头会导致乳头机械性损伤。持续疼痛意味着含接过浅。恰当的喂养姿势、正确的含接以及喂养结束后正确地将乳房从婴儿口中移开,是预防乳头疼痛最好的措施。

1. 乳头疼痛的预防 指导母亲识别婴儿要吃奶的暗示,而不能等到婴儿哭了才进行;等婴儿张大嘴,把乳房凑近进行含接,吸吮时不应有吧唧嘴巴的声音,不应将乳头硬塞入婴儿口中;重复检查是否含接好、观察喂养姿势,根据需要进行及时调整和纠正;母婴之间胸贴胸、腹贴腹,婴儿下巴和鼻子贴乳房;先中断吸吮,再把婴儿移开,让婴儿靠近乳房,不能让婴儿拉拽乳头或乳房;避免把婴儿的鼻子与乳房贴太近或离太远,调整婴儿的位置,直到能看到婴儿的鼻孔。

2. 乳头疼痛的处理 参考含接和喂养姿势的指导,做适当调整;如果通过调整哺乳姿势不能缓解,不建议婴儿继续吸吮,避免发展成为更严重的乳头损伤,可以通过挤奶或泵乳杯喂婴儿。喂奶后应用温热的纱布外敷,以提高局部血供;挤出少量的奶涂抹在乳头上(缓解疼痛促进愈合);如果

有乳头皲裂、破损或出血,乳腺科就诊;避免使用乳房垫;戴塑料乳头保护罩促进恢复,并保护乳头不直接接触内衣;可用棉球蘸取少量温盐水(一杯水加 1/4 茶匙盐)来清洁乳头。

(三)乳房肿胀的预防和处理

乳房肿胀指由于血管扩张,血液和组织液增加,产奶量增加而未被有效移出导致乳房肿胀,与喂养管理有关,表现为触碰时乳房时有发热的感觉,乳头变扁平和水肿,难以含接。如果没有及时解决,可能会导致产奶量下降。

1. 乳房肿胀的预防 指导母亲通过婴儿吸吮或挤/吸乳的方法规律地移出乳汁;乳房肿胀可能持续 1~10 天;每次喂养后可按如下方法进行缓解。

2. 乳房肿胀的处理 ①软化乳晕帮助含接:过度充盈的乳晕不利于婴儿含接,可以用指尖轻柔地反式按压乳晕和手挤乳交替进行,软化乳晕后可帮助婴儿含接吸吮,哺乳同时向乳房方向轻轻挤压乳房。②缓解疼痛和组织水肿:哺乳前后轻轻从乳晕向腋下按摩乳房,帮助乳房体液回流,每次持续 3~5 分钟;将干净的湿毛巾放入冰箱冷藏室,哺乳间隙冷敷乳房 10~15 分钟。③放松、缓解疲劳:保暖、洗热水澡、按摩背部等放松方法可以提高催产素分泌,有利于乳汁排出;热敷,对乳房进行湿热敷 5 分钟,能帮助扩张乳腺管并促进乳汁排出。但是长时间热敷可能会加重乳房肿胀。④吸奶器/手挤:用吸奶器或手挤的方式,把乳汁移出;必要时使用消炎镇痛药物。

(四)泌乳启动Ⅱ期延迟识别和应对

泌乳启动Ⅱ期通常在健康足月儿产后 30~40 小时开始。泌乳启动Ⅱ期延迟的定义,即产后 72 小时及以上,母体仍然无法感知到乳房充盈、肿痛及溢奶。泌乳Ⅱ期延迟的风险因素有:初产妇、心理压力/疼痛、母体肥胖症、糖尿病、高血压、分娩应激、剖宫产术、第一次母乳喂养的延迟、围产期哺喂频率低等。应对泌乳启动Ⅱ期延迟需要继续频繁哺乳,密切关注婴儿摄入、大小便、体重变化,加强喂养,必要时使用杯喂或乳旁加奶器进行补充喂养,同时要避免发生乳头混淆。

（五）感知性泌乳不足的评估和处理，保证母亲有充足乳汁

1. 感知性泌乳不足的评估和处理 母亲也许会因为产后柔软的乳房，婴儿哺乳后哭闹，而自认为乳汁供应不足。产后的几天内乳汁量会增加，而且通常伴随乳房的充盈。产后第二周的乳房充盈度下降不是乳汁产量减少的预兆。婴儿有经常性的食量增加，在此期间更为频繁的喂食会增加乳汁的产量，从而保证婴儿能量的摄入。如果一个烦躁的婴儿大小便正常，体重增加，那么奶量不足不是导致其哭闹的原因。正确处理方法为：耐心地对母亲做好解释说明；继续正确指导母乳喂养；教会母亲正确判断婴儿是否吃饱以及奶水是否充足。

2. 保证母亲有充足的乳汁 增加婴儿有效喂养的频率。有效喂养是指孩子含接正确，有效吸吮。评判有效含接的标准为乳头吃完以后不变形（不会变成唇膏状或变扁），婴儿深而长的吸吮，有停顿；必要时，增加手挤乳，或者吸奶器的使用，来帮助移出乳汁；在孩子吸奶或者手挤乳时，轻柔地挤压和按摩乳房，增加排出；在挤奶或者吃完奶后，可根据情况用手再挤一会儿乳房。

（六）母亲上班之后如何坚持母乳喂养

母亲上班前要学会挤奶和母乳储存的方法。上班时婴儿吃存放的母乳，下班以后亲自喂哺；母亲可将乳汁挤在洁净的容器中，可以使用专用的一次性母乳收集瓶或袋（PE或PP标记）。新鲜挤出的母乳在室温下（16~29℃）可以放置4小时；0~4℃（冰箱冷藏，切勿放在冰箱门上）可放置96小时；−20~−4℃（冷冻）可放置6个月；解冻后或添加了母乳强化剂的母乳可以在0~4℃（冷藏）的条件下储存24小时；在冷链包（内置提前冷冻12小时以上的蓝冰或冰袋）中可存放12~24小时；分离时间长者可在上班前1周开始挤奶，挤出的奶放置在消毒容器中保存；上班奶胀时，将母乳挤入事先准备好的消毒瓶内立即加盖放入冰箱，下班以后带回家备用。喂哺时应该先让孩子吸吮乳房，不够时再喂备用的乳汁。

五、哺乳辅助技巧

（一）手挤乳和吸乳器使用

对大多数母亲来说，健康足月的婴儿出生以后，尽早开始母婴皮肤接触，实现自主含乳，通过不设限制的舒适哺乳，母婴可以配合得很好。纯母乳喂养阶段一般也并不需要其他的辅助器具。若新生儿为早产儿，或由于各种原因造成母婴分离，又或尽管母婴在一起，婴儿无法很好地吸出母亲的乳汁时，需要用手挤乳和用吸乳器帮助乳汁的排出。

1. 手挤乳 手挤乳实际是为了模仿婴儿吃奶，刺激泌乳反射，让乳汁自主喷出来。手挤乳的步骤：七步洗手法洗手；将示指和拇指摆成圆滑的"C"形，把"C"形挪到乳房上，示指和拇指均距离乳头2~3cm，因为每个人的乳房形态、大小、乳晕肿胀情况不同，所以摆放的位置会有一些变化，而这个变化就需要母亲自己在练习的过程中去体会，当按压下去触碰到汇集的乳腺管，会发现乳汁排出顺畅，当按压的位置不对，乳汁可能无法顺利挤出。将示指和拇指深深地压向乳房深处，方向朝后背而不是朝向乳头。很多母亲以为挤奶就是挤乳头，或者使劲按压乳房本身，把乳房、乳头周围挤得很痛很肿，但还是挤不出来奶。压向乳房深处后再慢慢向中间挤压，随之放松，再反复该动作。环境舒适和全身放松有利于喷乳发生；手挤乳需要母亲自己反复练习直至熟练。

2. 吸乳器使用 吸奶器使用方法：①清洗双手，清洗乳房。按照产品说明书上安装吸奶器配件，保证密闭性，对接触乳汁部分要清洗和消毒。②选择合适的吸奶器喇叭罩：尺寸不合适的喇叭罩会导致乳头肿胀，乳汁吸出少。合适的喇叭罩则表现为，吸奶时乳头在管子中央伸缩自如，乳晕只会被稍稍拉动；吸奶后乳头会变大些，但不会肿胀，颜色也不会变深，乳头感觉舒服，乳汁也会吸出更多。③正确的吸力：足月宝宝口腔负压在−170~−60mmHg，吸力过大可造成乳头疼痛。吸奶时应采用"最大舒适吸力"，从最小吸力开始逐渐增加至感觉稍有不适时减低一挡，这时的吸奶过程最为舒适和高效。④正确的手势：乳导管分布在皮下浅表位置，吸奶时用手掌托住乳房和吸奶喇叭罩，保持密封，避免用力压迫乳房，影响乳汁流出。⑤刺激喷乳反射：喷乳反射俗称"奶阵"。第一次乳汁释放开始后，几分钟会退去。继续吸，几分钟后可能看到第二次乳汁释放；有些电动吸奶器具有泌乳模式（模仿婴儿非营养吸吮，短而快地抽吸）和吸乳模式（模仿婴儿营养吸吮，长而深地抽吸），泌乳模式能更好地刺激喷乳反射发生，因此，可以先使用泌乳模式激发喷乳反射发生后，再使用吸乳模式，吸奶效果更好。在使用吸奶器的时候，最关键的问题是正确使用吸奶器避免误伤乳房，喇叭罩要合适，吸力不是越大越好，要在舒适和顺利出奶之间找到平衡，吸奶时间并不是越长越好，要根据自己的情况调整，让乳房休息。

（二）乳旁加奶器使用

乳旁加奶器是哺乳时向婴儿提供补充营养的装置，该装置包括装有母乳或配方奶的容器和附着在容器上的细管（饲管）。容器可以挂在母亲脖子上或用手拿着，细管被粘贴在乳房上，尖端稍微延伸出乳头。哺乳时，婴儿同时获得乳房和细管流出的乳汁。推荐帮助那些无法建立或维持足够泌乳供应的母亲，和不能有效转移乳汁的婴儿。

乳旁加奶器的使用方法为将吸出的母乳或配方奶装入储奶器，放在需要的高度上；将饲管贴在乳房上，尾端固定在乳头边缘，可以从婴儿口角或下唇中间进入婴儿口腔；确保婴儿含住乳头、乳晕和饲管尾端，饲管尾端最好在乳头下方，

婴儿舌头中线的上方,这有利于形成理想的不对称含接;根据婴儿的吸吮吞咽呼吸的提示,调节流速。

(三) 杯喂指导

杯喂是当婴儿出现加奶指征时使用的一种添加方式,它仅是一种暂时性、应急的措施。在母亲或婴儿恢复正常含乳时,应立即让婴儿吸吮乳房。

杯喂过程中要注意:婴儿采取头部及背部直立的姿势,并提供适当的支撑;使用杯缘平滑的杯子;杯内液体半满至七分满;倾斜杯子并触碰婴儿下唇,刺激婴儿伸出舌头舔食奶水;记录婴儿摄入量;清洗喂杯;不能直接将乳汁倒入婴儿口中,会增加呛奶的概率;喂食过程中保持喂杯的位置正确;让婴儿决定摄食节奏,当婴儿摄食暂停时,不要移开喂杯,仍放置在婴儿下唇处。

(赵敏慧)

参考文献

1. Cunningham FG, Leveno KJ, Bloom SL, et al. Williams Obstetrics. 25th ed. New York: McGraw Hill Education, 2018.

2. Sénat M, Sentilhes L, Battut A, et al. Postpartum practice: guidelines for clinical practice from the French College of Gynaecologists and Obstetricians (CNGOF). European Journal of Obstetrics & Gynecology and Reproductive Biology, 2016, 202: 1-8.

3. Dueppers P, Grabitz K, Li Y, et al. Surgical management of iliofemoral vein thrombosis during pregnancy and the puerperium. Journal of Vascular Surgery: Venous and Lymphatic Disorders, 2016, 4(4): 392-399.

4. 沈铿, 马丁. 妇产科学. 3版. 北京: 人民卫生出版社, 2015.

5. 徐丛剑, 华克勤. 实用妇产科学. 4版. 北京: 人民卫生出版社, 2018.

6. 谢幸, 孔北华, 段涛. 妇产科学. 9版. 北京: 人民卫生出版社, 2018.

7. World Health Organization. Protecting, promoting and supporting breastfeeding in facilities providing maternity and newborn services. Geneva: World Health Organization, 2017.

8. World Health Organization. Implementation guidance: protecting, promoting, and supporting breastfeeding in facilities providing maternity and newborn services: the revised Baby-friendly Hospital Initiative. Geneva: World Health Organization, 2018.

9. Wambach K. Breastfeeding and Human Lactation. 6th ed. Burlington: Becky Spencer, 2019.

10. 中华医学会围产医学分会, 中华医学会妇产科学分会产科学组, 中华护理学会产科护理专业委员会, 等. 中国新生儿早期基本保健技术专家共识(2020). 中华围产医学杂志, 2020, 23(7): 433-440.

11. 国家卫生健康委员会妇幼健康司, 联合国儿童基金会驻华办事处. 婴幼儿喂养咨询: 基层卫生人员培训教程与实践指导. 北京: 人民卫生出版社, 2021.

第四章

新生儿与相关疾病

第一节　从胎儿到新生儿的过渡

出生时从胎儿到新生儿的过渡是所有人类必须面对的重大挑战。从胎儿宫内的"寄生"生活，到新生儿子宫外独立生活的过渡发生在娩出过程及出生后数天内。这种过渡是决定新生儿生命质量的重要过程，若此过程中发生了异常,轻则患病,重则留有远期残疾甚至死亡。因此了解生命中这一关键时段的病理生理基础,保护胎儿到新生儿的安全过渡十分重要。

一、胎儿的气体代谢

在出生前,胎儿肺充满液体不参与气体交换,而通过胎盘进行母胎之间的气体和物质交换。胎盘介于母体和胎儿之间,是母胎发生联系的主要部位,对维持妊娠和胎儿生长发育不可或缺。母体-胎盘-胎儿之间的协调平衡是胎儿得以在子宫内生存和发育的决定因素,只要其中任一环节出现障碍就将直接影响妊娠结局。

(一) 母体胎盘循环

子宫螺旋动脉重塑是母体子宫胎盘循环建立的一个重要环节,主要由间质滋养细胞和血管内滋养细胞这两种绒毛外滋养细胞完成。间质滋养细胞穿透蜕膜、子宫内膜和子宫肌层内 1/3 处,聚集在螺旋动脉周围,为血管内滋养细胞的侵入作准备,血管内滋养细胞以逆行方式沿螺旋动脉内腔迁移,取代血管内皮,使高阻力管腔转变为低阻力子宫胎盘血管,此变化使子宫螺旋动脉更易向绒毛间隙射血。在妊娠早期,血管内滋养细胞在螺旋动脉末端形成栓子将其堵塞,至孕早期末栓子消失,母体胎盘循环建立。

妊娠早期子宫血流量为 50ml/min,主要供应子宫肌层和蜕膜。妊娠足月时子宫血流量为 450~650ml/min,其中 80%~85% 流向绒毛间隙供应胎盘。母体动脉血从子宫螺旋动脉流入绒毛间隙,在此与游离绒毛内毛细血管的胎儿血进行物质交换后,再由子宫静脉回流入母体。母体胎盘循环的生理基础为一系列的压力差。母体螺旋动脉平均压力为 9.3~10.7kPa(70~80mmHg),绒毛间隙压力在子宫松弛时为 1.2~2kPa(9~15mmHg),子宫静脉压力为 1.07kPa(8mmHg)以下。可见,母体胎盘循环主要通过动静脉压力差推动。

(二) 胎儿胎盘循环

胎盘的每个绒毛干中均有脐动脉和脐静脉的分支。随着绒毛再分支,脐血管越来越细,最终形成进入三级绒毛的胎儿毛细血管网,建立胎儿胎盘循环。胎儿心脏将胎儿利用后的低氧血经两条脐动脉运向胎盘,在毛细血管网内与母体进行物质交换后,再经脐静脉流回胎儿。胎儿胎盘血液循环系统的血容量在妊娠过程中不断变化。早期阶段,胎儿血大部分局限在胎盘内,足月时从脐带通过的血可达 125ml/(kg·min)左右,即胎儿体内所含血液,每分钟都要经胎盘循环一次,其循环量恰与母体供应胎盘的血流量相等。胎儿的动脉压是胎儿胎盘血液循环的动力,周围绒毛的搏动、绒毛板、绒毛干及终末绒毛内平滑肌的收缩均有利于使静脉血回流至胎儿。

(三) 胎盘内的气体交换

胎盘的功能十分复杂,能进行物质交换、营养代谢、分泌激素和屏障外来微生物入侵,是保证胎儿正常发育的重要器官。气体交换是其重要的功能之一。

胎盘的气体交换是通过单纯扩散完成的,即当生物膜两侧物质浓度不同时,物质从浓度高处向低处转运。母胎间存在着 O_2 和 CO_2 的浓度差。母体血氧分压(PaO_2)约 12.7kPa(95mmHg),绒毛间腔 PaO_2 为 5.3~6.7kPa(40~50mmHg),而脐动脉 PaO_2 为 2.4~2.7kPa(18~20mmHg)。PaO_2 梯度差,使 O_2 由母体向胎儿方向转运。母体的 PaO_2 越高,单位时间内胎儿得到的氧越多。经交换后脐静脉内 PaO_2 可上升到 4kPa(30mmHg),氧饱和度可从 50%~60% 提高到 70%~80%。母体向胎儿提供的氧可达 7~8ml/(kg·min),而胎儿的需要量约为 5ml/(kg·min)。

CO_2 在母体-绒毛间腔-胎儿间的浓度差为 4.3kPa(32mmHg)-5.3kPa(40mmHg)-6.2kPa(48mmHg),所以 CO_2 由胎儿向母体方向转运。此外,由于胎盘屏障对 CO_2 的扩散速度是 O_2 的 20 倍且胎儿血对 CO_2 亲和力低于母血,故胎儿 CO_2 容易通过绒毛间隙直接向母体迅速扩散。CO_2 进入母血后引起的 pH 降低又可增加母血内氧的释放。

按 Fick 定律:$dQ/dt=k×A×\Delta C/x$,其中 dQ/dt 为单位时间内的转运量,也即扩散速度;k 为膜的通透性;A 为交换面积;ΔC 为浓度差;x 为膜的厚度。扩散速度与膜的通透性、交换面积和浓度差成正比;与膜的厚度成反比。因此,任何高危因素影响到母子间交换面积、膜的通透性和厚度时,气体交换者将发生障碍,如各种原因引起的绒毛退化、梗死、绒毛间质增厚、绒毛间腔狭窄等都降低胎盘气体交换速率。母体-胎盘或胎儿-胎盘循环障碍时也可造成胎儿的缺氧。当交换膜两侧 O_2 或 CO_2 浓度差降低时,气体的交换量也减少,如母血 PaO_2 下降和/或 $PaCO_2$ 上升时,胎儿可发生缺氧或 CO_2 潴留。

(四) 胎儿生理性低氧的适应

胎儿在宫内相当于低氧环境下的高山居民,其脐静脉 pH=7.40~7.45;PaO_2 平均为 3.7~4.3kPa(28~32mmHg);$PaCO_2$ 平均为 5.1~5.6kPa(38~42mmHg)。降主动脉 pH=7.36~7.40;PaO_2 平均为 2.7~3.1kPa(20~23mmHg),$PaCO_2$ 平均为 5.6~6.4kPa(43~48mmHg)。升主动脉 pH=7.37~7.40;PaO_2 平均为 2.8~3.4kPa(21~25mmHg),$PaCO_2$ 平均为 5.5~6kPa(41~45mmHg)。但他们却仍可正常生存,而且能满足生长发育的需要,这与胎儿的生理适应有关。

1. 胎儿的心排出量 胎儿可以通过增加心率(胎儿心率 110~160 次/min)和加强心肌收缩力增加心排出量。胎儿血容量为 80~100ml/kg,其中仅 5% 通过胎肺,其余均流回经胎盘进行气体交换。母子间频繁的气体交换保证了胎儿生长发育需要的氧气。

2. 胎儿红细胞比成人多,血红蛋白含量以及与氧的结合能力也比成人高。缺氧时氧解离曲线左移,使氧不易离解。

3. 胎儿儿茶酚胺在适应中的作用 儿茶酚胺包括去甲肾上腺素、肾上腺素、多巴胺等活性物质。胎儿的肾上腺髓质及其他交感神经组织能够释放儿茶酚胺来应对各种应激。在慢性缺氧及分娩过程中,胎儿交感神经-肾上腺系统反应增高,儿茶酚胺的分泌量也增加。体内的儿茶酚胺能使胎儿血液重新分配、心跳加快、血压升高,以维持心、脑、肾上腺等重要器官的血液供应。

二、胎儿的呼吸过渡

(一) 胎儿的液体肺

胎儿从成管期孕 15~25 周起胎肺内充满液体,至孕足月时达 30~35ml/kg,出生前肺内液体的体积高于出生时测量的肺静息容量。因此胎肺也称液体肺,其功能不是用来呼吸。维持肺液产生和清除之间的平衡在胎肺发育过程中起着重要作用。胎肺分泌的肺液,富含磷脂成分及其他酯类,如甘油酯、游离脂肪酸,和以白蛋白为主的蛋白质等。肺液的这种构成有利于脂类物质在其中溶解和弥散。肺液中还含有由肺泡Ⅱ型细胞分泌的肺表面活性物质。随着胎儿呼吸运动,肺液可流入羊膜腔内。肺表面活性物质由卵磷脂(lecithin,L)和鞘磷脂(sphingomyelin,S)构成,所以检查羊水的 L/S 比值可以判断表面活性物质的含量,预测胎儿肺成熟度。胎肺内充满液体使肺泡保持一定的容量,且肺表面活性物质可降低肺泡表面张力,从而增加肺顺应性,并防止肺泡塌陷以促进肺部扩张。

(二) 肺内液体清除

机体内存在以下多种机制使肺内液体在新生儿出生后 24 小时内得以清除干净:①分娩时的子宫收缩及产道挤压,会压缩高顺应性的胎儿胸腔,这些机械力有助于清除肺部的液体,此时约 1/3~1/2 的肺液可通过气道排出;②进入产程后胎儿儿茶酚胺分泌升高,通过刺激 β 肾上腺素能受体,抑制肺泡上皮细胞分泌肺液,同时激活肺泡上皮细胞钠离子通道,促进肺液吸收;③胎儿期体内有不同类型的水通道蛋白表达,在出生后肺内的水通道蛋白表达增加,使得肺内液体能通过此通道进入肺的间质组织。

(三) 呼吸过渡的三阶段

胎肺从一个血流量低的充满液体的器官过渡到出生后唯一的气体交换器官。呼吸过渡经过 3 个不同但重叠的阶段,这反映了肺的不同生理状态:气道肺液清除、肺液进入肺间质再进入淋巴组织或血液循环以及气体交换与组织能量代谢。在第一阶段,气道充满液体,因此肺部不可能进行气体交换。在大多数新生儿中,这一阶段的持续时间仅为几秒钟,但也可以延长至数分钟,直接体现在出生后新生儿持续的低氧合和心率偏低。第二阶段与第一阶段重叠,并且是第一阶段的直接结果,肺部大部分液体被清除,肺气体交换开始。在第二阶段,从气道清除的液体滞留在间质组织内,这会增加肺间质组织的压力并增加肺液在呼气末重新进入气道的可能性,从而影响气体交换。由于肺组织的液体清除速度远慢于气道,因此该阶段可持续数小时。当液体最终从肺组织中清除时,就进入第三阶段。第三阶段最初在肺的不同区域可能与第二阶段有很多重叠。这些生理功能的转变使得胎儿能够离开母亲的宫内液体环境而生存,适应并利用空气来促进机体的能量代谢,从而顺利地实现从胎儿向新生儿的过渡。

三、胎儿的血液循环

由于胎儿期肺循环不起呼吸作用及胎盘脐带循环的存在,胎儿期心血管循环系统与新生儿期有很大不同。胎儿心脏两个心室是同时工作而不是交替收缩,其中右心室承担着远较左心室多的容量负荷。因此,胎儿循环存在位于左右心房之间的卵圆孔以及位于主动脉与肺动脉之间的动脉导管这两个暂时性通道,以保证胎儿血液循环的顺利进行。

经胎盘气体交换后富氧血经脐静脉进入胎儿体内后分为三支:一支直接入肝,一支与门静脉汇合入肝,供给肝脏进行气体交换和物质代谢,此两支血液经肝静脉流回下腔静脉;另一支直接经静脉导管入下腔静脉,与来自下半身的静脉血混合。因此,下腔静脉血是混合血,含氧量高的血液倾向于在下腔静脉中间流动,含氧量低的大部分血液在侧壁流动。由于下腔静脉瓣的阻隔,来自下腔静脉的血流入右心房后,绝大部分经卵圆孔进入左心房,再经左心室流入升主动脉,主要供应心脏、脑和上肢;其余沿下腔静脉壁流动的低氧血流入右心室。从上腔静脉回流的来自上半身的静脉血流入右心房后,绝大部分流入右心室,与右心室内来自下腔静脉的血混合。

由于胎儿肺处于压缩状态,肺循环阻力高,胎儿右心室流出的绝大部分血经动脉导管与来自升主动脉的血混合汇入降主动脉,供给下肢和腹腔脏器。仅有 5%~10% 进入肺,经肺静脉流入左心房,随心搏再次参与循环。因此胎儿期供给肝、心、脑及上肢的血氧量较高于供给下半身的血氧量。被胎儿利用后的血液回流入腹下动脉再经脐动脉进入胎盘,与母血进行气体和物质交换。

由此可见,胎儿期存在右心向左心的分流,左右心室均向组织供血。胎儿体内无纯动脉血,是动静脉混合血,所以胎儿的血氧较出生后明显低。

四、胎儿循环向新生儿循环的过渡

胎儿娩出后脐带结扎,胎盘脐带循环中断,体循环压力即刻上升。出生后呼吸建立,肺泡扩张,肺小动脉管壁肌层逐渐退化,管壁变薄并扩张,肺循环压力下降。因此,由右心室流入肺动脉的血几乎全部进入肺循环,出生后肺内血流量比胎儿期增加8~10倍。由肺静脉回流至左心房血量也明显增多,左心房压力因而增高。

当左心房压力超过右心房时,卵圆孔在生后数分钟出现功能上关闭,出生后5~7个月在解剖上完全闭合。动脉导管在体循环压力高于肺循环压力时出现暂时性左向右分流。由于自主呼吸使血氧增高和前列腺素的影响,出生后24小时内动脉导管出现功能性关闭,在生后1年左右完成解剖学关闭,从而完成胎儿循环向新生儿循环的转变。

当新生儿期存在肺循环压力增高,或体循环压力降低的因素时,如严重肺炎、低氧血症等,均可使卵圆孔、动脉导管重新开放,出现右向左分流,致使新生儿发生严重缺氧。这种病理状态称为新生儿持续肺动脉高压(persistent pulmonary hypertension of newborn,PPHN)。

五、过渡期部分生理指标的改变及临床意义

(一)心率

出生后心率迅速上升是评价胎儿向新生儿充分过渡的重要参数。新生儿心率波动范围较大,通常为90~160次/min。早产儿心率偏快。健康足月儿出生后第一分钟心率可<100次/min,是由缺氧刺激引起的,随后迅速而显著地升高。Apgar评分把心率<100次/min作为评估新生儿出生时窒息的重要指标。2020年国际复苏指南建议,出生时新生儿心率<100次/min时应进行正压通气和氧饱和度监测,同时考虑心电监测。2021年中国新生儿复苏指南建议,可触摸新生儿的脐带搏动或听诊新生儿的心跳,计数6秒,再乘以10,可快速得出每分钟心率的估计值,但这种方法不如脉搏血氧饱和度仪或3导心电图准确。触摸脐带搏动或听诊新生儿的心跳比ECG低估心率约20次/min。现有的指南指出,在出生后的第一分钟ECG监测信号比脉搏血氧饱和度仪更快、更准确。

(二)体温

新生儿尤其早产儿体温调节中枢发育尚不完善,再加上新生儿皮下脂肪少、皮肤薄、皮肤表皮角化层差、血管多等自身特点,更易散热。当分娩室环境温度为22~24℃时,新生儿体表温度下降0.3℃/min,深体温

下降0.1℃/min。30分钟深体温下降2~3℃,皮温下降4~6℃,在中性温度下约6~8小时才能恢复到正常体温水平,之后1~2天内体温仍不稳定。新生儿的正常体表温度为36.0~36.5℃,正常直肠温度为36.5~37.5℃。中性温度是指机体维持体温正常所需的代谢率和耗氧量最低时的环境温度。新生儿出生体重越低、生后日龄越小,其中性温度越高。成人的中性温度是26~28℃,体重1kg的早产儿出生10天内中性温度为35℃。新生儿寒冷时无寒战反应而靠棕色脂肪化学产热。又因为出生后环境温度显著低于宫内温度、散热增加,因此在出生复苏时应将新生儿置于合适中性温度的环境如远红外辐射保暖床或暖箱中进行保暖。早产儿体温调节中枢功能更不完善,棕色脂肪少,产热能力差,汗腺发育差,寒冷时更易发生低体温,甚至硬肿症;而环境温度过高时体温易升高。因此对胎龄<32周的早产儿,复苏时可采用塑料袋或薄膜保温。

(三)血压

足月儿血压平均为70/50mmHg,早产儿血压较低。血压是循环良好的重要指标之一,但血压很少用于评估新生儿过渡是否充分或是否需新生儿出生时复苏。血压变化对于不需要任何医学支持的自然分娩的足月儿临床意义较大,而对早产儿的临床价值则较低,但其临床价值随着出生胎龄的增加而升高。

(四)心排出量

心排出量是指左或右心室每分钟泵出的血液量,即每搏输出量与心率的乘积。胎儿的心搏出量是成人的3~4倍。出生后短时间内,使用超声心动图可观察到新生儿每搏输出量逐渐升高,但左心室排出量的升高不明显。随着新生儿每搏输出量的升高,左心室输出量从出生后3~7分钟内的(168±42)ml/(kg·min),增加到出生后9~14分钟的(186±26)ml/(kg·min)。

(五)产程中胎儿pH

第一产程及第二产程初变化不大,当先露下降,第二产程>30分钟,pH渐降。胎头拨露时胎儿pH每分钟下降0.003,胎头娩出过程中pH每分钟下降0.04,胎体娩出过程中pH每分钟下降0.14。若第二产程长,胎头在会阴阻滞过久,pH下降,是新生儿出生时窒息的原因之一。

(六)血氧饱和度

由于胎儿期循环血液均为动静脉混合血,故胎儿血氧饱和度(SO_2)较低,为45%~65%。分娩时,由于脐带结扎和肺通气尚未完全建立,短期内SO_2可以更低。胎儿SO_2最好用脉搏血氧饱和度测定法进行测量。胎儿具有生理性低氧的适应能力。胎儿红细胞比成人多,达$(5~6)\times10^9$/L,血

红蛋白也高达 160~200g/L，每克血红蛋白携带 1.39ml 氧，比成人 1.34ml 高。胎儿血红蛋白与氧的结合能力比成人高，缺氧时氧离曲线左移，使氧不容易解离。剖宫产出生的新生儿 SO_2 明显偏低，需要更长时间达到 ≥85%，而这可能导致胎儿-新生儿过渡延迟。另外，出生胎龄 <37 周的新生儿在没有其他医学干预的情况，需要更长的时间使 SO_2 上升至正常水平。

（七）组织灌注

可通过灌注指数（perfusion index, pi）和近红外光谱（near-infrared spectroscopy, NIRS）两种方法测定组织灌注量。PI 是动脉血流与静脉血流的比值。正常足月儿出生时的 PI 值稳定，然而由于多种因素如温度变化和局部皮肤血管收缩都会影响 PI，PI 对评估胎儿-新生儿过渡的价值仍不确定。NIRS 是一种用于监测脑组织灌注的技术。足月儿出生时脑组织局部氧饱和度 SO_2（rSO_2）能迅速升高以适应宫外生活，出生后 3 分钟为 44%，7 分钟为 76%，此后基本保持稳定。脑组织 rSO_2 不受分娩方式影响，这也表明脑内的血流是独立自动调节的。此外，部分氧提取物 =（脑 SO_2-脑 rSO_2）/SO_2，也能通过 NIRS 来测定，用于测量组织耗氧量。在新生儿出生后 5 分钟内，部分氧提取物显著升高，此后维持稳定。

第二节　新生儿第一次呼吸的建立

一、新生儿自主呼吸必备的条件

（一）呼吸系统发育完善

胎儿在胎龄 25 周时完成肺泡解剖结构的发育。胎龄 35 周时肺泡内的肺表面活性物质已达到适当的浓度。胎肺充满肺液使肺泡张开并保持一定的容量，至妊娠足月可相当于新生儿肺容量，肺血管系统发育完善，为生后肺内气体与血液交换作好准备。胎肺充盈液体、肺泡周围血管被动受压，胎儿生理性的低氧状态下的肺血管收缩，均可促进肺血管舒缩张力的调节功能。此外，呼吸系统神经肌肉调节功能逐渐发育完善。胎儿呼吸运动不参与胎儿氧合，但在肺部生长以及呼吸肌和神经调节的发育中发挥作用。早在孕 11 周时可用超声检测到胎儿胸壁运动。孕 4 个月开始胎儿呼吸运动强度已足以使羊水进出呼吸道，这种羊水的交换在正常肺发育过程中是必要的。胎儿约有 30% 时间有快速、不规则的胸、腹壁运动，并伴有快而不规则的低压电生理活动，尤其在快速动眼睡眠相时更为明显。妊娠 36~40 周时，约 60% 的时间存在这种快速动眼活动。除缺氧外，低血糖、声音刺激、羊膜腔穿刺、分娩等因素的变化都会影响胎儿呼吸运动。因此，从机械运动角度看，第一次呼吸在胎儿期已经存在。但从气体交换的意义上讲，第一次呼吸发生在出生后。

（二）充足的肺表面活性物质

肺表面活性物质由肺泡Ⅱ型细胞合成与分泌，主要成分为磷脂类，其中以二棕榈酸卵磷脂的含量最高。肺泡Ⅱ型细胞产生板层小体，为表面活性物质合成场所。妊娠晚期，胎肺分泌完整的板层小体，并随着胎儿呼吸样运动排入充满羊水的胎肺中。出生时，随着第一次呼吸建立，肺表面活性物质从板层小体中释放，分散排布于肺泡表面。充足的肺表面活性物质能降低肺泡表面张力，稳定肺泡容积，防止呼气时肺泡塌陷。因此，出生前肺功能成熟是指胎肺能合成肺表面活性物质，而不是这种物质在胎肺的实际分布。

（三）呼吸中枢健全

刺激通过外周感受器和化学感受器传导至呼吸中枢，调节呼吸运动。先天性神经系统缺陷、缺氧、麻醉等均可影响呼吸中枢功能，从而导致新生儿出生时窒息。

（四）呼吸道通畅

呼吸道内黏液阻塞会增加呼吸道的阻力，使气体不能进入肺泡，并可阻碍新生儿自主呼吸的建立。

二、引起第一次呼吸的刺激

新生儿出生后立即开始呼吸和啼哭，表明已经建立起自主呼吸。压力、温度以及疼痛等刺激可引起呼吸，更主要的可能是缺氧与 CO_2 的蓄积。脐带结扎后胎盘循环终止，母体的氧不能向胎儿输送，胎儿产生的 CO_2 也不能通过胎盘排出，胎儿血内 PaO_2 急剧下降，$PaCO_2$ 急剧上升并刺激周围化学感受器，经中枢神经系统的调节而发生呼吸运动。

三、第一次呼吸需要克服的阻力

1. 气管中液体的阻力　气管内液体量越多越黏稠，则阻力越大。因此呼吸道黏液常是新生儿出生时窒息的主要原因。

2. 表面张力　依据 Laplace 定律：P（压力）=2T（表面张力）/r（肺泡半径）。当肺泡半径越小时，表面张力越大。所以若新生儿肺泡萎陷，其张开所需的压力更大。

3. 肺组织弹力 当肺泡有一定容量时肺组织回弹的阻力大,使肺不容易萎陷,再次吸气时更易张开。

四、第一次呼吸时所需的压力

生后第一次呼吸最困难。通过食管测量胸腔内压发现,第一次吸气需用负压 0.98~6.86kPa,呼气时胸腔压力为 1.96~2.94kPa 正压。第一次呼吸后 1/3 肺泡已膨胀良好,以后吸气所需压力大大减低,约为 −0.98kPa。呼气时与大气压之差约为 5mmHg,而成人为 8mmHg,故新生儿的呼吸较浅。

肺容量指标可反映肺内压的改变。新生儿的功能残气量为 30ml/kg(成人为 34ml/kg);残气量为 20ml/kg(成人为 17ml/kg);功能残气量与肺总气量之比为 0.48(成人为 0.4);残气量与肺总量之比为 0.33(成人为 0.2)。新生儿分钟通气量为 100~150ml/kg(成人为 60ml/kg);潮气量为 6ml/kg(成人为 7ml/kg);无效腔 2.2ml/kg(成人为 2.2ml/kg);无效腔与潮气量之比为 0.3(成人为 0.3);呼吸频率新生儿为 40 次/min(成人为 20 次/min)。

新生儿呼吸建立后的系列生理变化如图 2-4-1 所示。

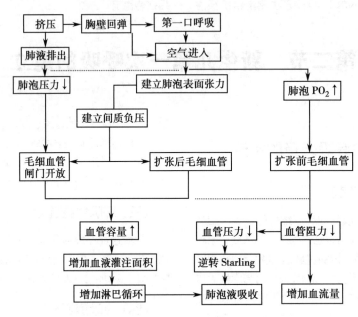

图 2-4-1　新生儿呼吸建立后的系列生理变化

(冯　玲)

第三节　新生儿出生时的评估

新生儿出生后的短时间内是从宫内到宫外的过渡时期,断脐后随着自主呼吸的建立,循环系统的改变,由胎儿转变为新生儿。对此阶段新生儿状况的判断不仅关系到生和死,还关系到今后的生活质量。

一、目的

1. 判断新生儿的重要生命体征有无异常,是否需要立刻进行复苏。

2. 判断宫内生长发育状况,决定相应的保健措施。

3. 判断有无严重的先天畸形和产伤,决定紧急的处理措施。

4. 根据体表特征及神经系统成熟度特征评估胎龄。

二、评估的内容

(一) Apgar 评分

见本章第六节。

(二) 检查有无严重的畸形和产伤

出生后即刻的全身检查在产房中进行,主要从体表观察有无畸形(如脑积水、脊柱裂、脊柱畸形)或肿物(如脑膜膨出、脊膜膨出、骶尾畸胎瘤等),唇腭裂、腹部异常膨隆(注意有无腹水或肿物),四肢畸形,外生殖器畸形、肛门闭锁,皮肤有无异常的色素沉着、丘疹、溃疡、破损或水肿等。如发现有畸形应及时向产妇和家属交代。

产伤包括皮肤损伤,主要是先露部位的淤血斑、破损、出血或血肿,骨骼损伤,如锁骨、肱骨、股骨和颅骨的骨折,肌肉或神经损伤,如胸锁乳突肌血肿、面神经麻痹或臂丛神经麻痹等。如发现有产伤应及时予以治疗。

以上仅是出生后即刻的检查,有些内脏畸形,如先天性心脏病、呼吸系统、消化系统、泌尿系统、神经系统的畸形需在生后一段时间才能确诊。某些产伤,如颅内出血、内脏损伤,也需要一定时间观察才能发现(详见本篇第四章第八节新生儿产伤性疾病)。

(三) 体格发育评估

全面体格发育评估是根据详细的形态指标如体重、身长、胸围、头围、上臂围等测量指标来判断,但出生短时间内测量的指标只包括体重和身长。根据出生体重与胎龄可以判断胎儿发育的状况,出生体重在该胎龄平均体重的第10~90百分位数内者为适于胎龄儿(AGA),是胎儿正常发育的结果;出生体重在该胎龄平均体重的第10百分位数以下者为小于胎龄儿(SGA),是胎儿发育迟缓的结果,如小于第5百分位数则预后差;出生体重在该胎龄平均体重的第90百分位数以上者为大于胎龄儿(LGA),是胎儿发育加速的结果。

体重测定应在出生后1小时内完成,磅秤的精确读数应可到5~10g,误差最多不能超过50g。

新生儿身长可在出生时测量,但头位胎儿胎头有明显塑形时可能影响结果,可在生后24~72小时内完成。测量是应用木制测量床或测量板,新生儿仰卧,两下肢完全伸直,测量从头顶到足底的长度。不可用软尺测量。我国不同胎龄新生儿出生体重、身长和头围值如表2-4-1~表2-4-3所示。

(四) 胎龄评估

胎龄是指胎儿生长发育的周龄或日龄,是判断胎儿成熟度、估计出生后生活能力的重要指标。如果母亲月经规律,以最后一次月经的第一天至出生时的一段时间作为胎龄比较准确。但对月经不规律或确切受孕日期不清楚时,需要通过胎龄评估进行确定,以制定保健措施和判断预后。

1. 体表特征

(1) 皮肤:极早产儿的皮肤薄似透明胶质,躯干尤其是腹壁皮肤透亮度高,大小静脉清晰可见。随着胎龄增加,皮肤逐渐增厚,血管可见度逐渐降低,直到看不见血管。

(2) 毳毛:20周胎龄时出现毳毛,其发育规律是由少到多,又逐渐变稀,消失。

表2-4-1　中国不同出生胎龄新生儿出生体重的百分位参照标准值
单位:g

出生胎龄/周	男								女							
	人数	P_3	P_{10}	P_{25}	P_{50}	P_{75}	P_{90}	P_{97}	人数	P_3	P_{10}	P_{25}	P_{50}	P_{75}	P_{90}	P_{97}
24	26	455	570	655	732	804	874	959	15	416	498	564	629	692	756	833
25	40	513	640	734	819	900	978	1 072	17	479	572	648	722	796	869	958
26	79	580	719	823	918	1 008	1 096	1 200	40	549	654	741	826	911	995	1 096
27	135	657	809	924	1 030	1 130	1 228	1 343	106	626	745	843	941	1 038	1 135	1 250
28	305	745	910	1 036	1 154	1 267	1 375	1 503	212	711	844	955	1 067	1 178	1 288	1 418
29	353	845	1 023	1 162	1 293	1 418	1 539	1 680	278	804	951	1 076	1 203	1 330	1 455	1 601
30	496	958	1 150	1 302	1 446	1 586	1 720	1 876	354	906	1 068	1 209	1 352	1 495	1 636	1 800
31	631	1 087	1 292	1 457	1 617	1 771	1 920	2 091	456	1 020	1 198	1 354	1 515	1 676	1 835	2 018
32	774	1 233	1 451	1 630	1 805	1 976	2 140	2 328	516	1 151	1 344	1 516	1 694	1 875	2 051	2 254
33	714	1 400	1 628	1 820	2 012	2 199	2 380	2 585	497	1 302	1 509	1 696	1 892	2 091	2 285	2 506
34	947	1 586	1 823	2 027	2 234	2 438	2 634	2 856	710	1 477	1 695	1 896	2 108	2 323	2 534	2 771
35	1 085	1 791	2 033	2 247	2 467	2 686	2 897	3 133	910	1 676	1 902	2 113	2 338	2 568	2 791	3 042
36	1 453	2 015	2 258	2 477	2 707	2 937	3 159	3 406	1 106	1 896	2 125	2 342	2 575	2 815	3 047	3 305
37	1 020	2 247	2 487	2 708	2 943	3 181	3 410	3 664	856	2 130	2 357	2 574	2 810	3 052	3 287	3 546
38	1 234	2 468	2 701	2 921	3 157	3 399	3 632	3 889	1 209	2 358	2 579	2 792	3 026	3 266	3 498	3 753
39	1 548	2 649	2 874	3 091	3 329	3 573	3 809	4 068	1 438	2 547	2 762	2 971	3 202	3 440	3 670	3 920
40	1 380	2 783	3 002	3 216	3 455	3 702	3 941	4 203	1 377	2 686	2 896	3 104	3 336	3 575	3 806	4 055
41	926	2 886	3 100	3 314	3 554	3 806	4 051	4 319	1 006	2 796	3 005	3 214	3 448	3 691	3 925	4 178
42	46	2 977	3 188	3 402	3 647	3 907	4 161	4 438	66	2 891	3 101	3 312	3 551	3 801	4 042	4 301

表2-4-2　中国不同出生胎龄新生儿出生身长的百分位参照标准值

单位:cm

出生胎龄/周	男								女							
	人数	P_3	P_{10}	P_{25}	P_{50}	P_{75}	P_{90}	P_{97}	人数	P_3	P_{10}	P_{25}	P_{50}	P_{75}	P_{90}	P_{97}
24	26	26.9	28.3	29.7	31.2	32.6	33.8	35.0	15	26.9	28.2	29.4	30.6	31.8	32.8	33.7
25	40	28.1	29.6	31.0	32.5	34.0	35.3	36.5	17	28.0	29.4	30.6	32.0	33.2	34.2	35.2
26	78	29.2	30.8	32.3	33.9	35.4	36.7	38.0	40	29.1	30.6	31.9	33.3	34.7	35.8	36.8
27	136	30.5	32.1	33.7	35.3	36.9	38.3	39.6	106	30.2	31.8	33.2	34.7	36.2	37.4	38.5
28	303	31.7	33.4	35.1	36.8	38.4	39.8	41.2	212	31.4	33.0	34.6	36.2	37.7	39.0	40.2
29	351	33.0	34.8	36.5	38.2	39.9	41.3	42.7	279	32.5	34.3	35.9	37.6	39.2	40.5	41.8
30	497	34.3	36.2	37.9	39.7	41.4	42.8	44.2	356	33.8	35.6	37.3	39.0	40.7	42.1	43.4
31	631	35.7	37.7	39.4	41.2	42.8	44.3	45.6	456	35.1	36.9	38.6	40.4	42.1	43.5	44.9
32	774	37.2	39.1	40.9	42.6	44.3	45.6	47.0	516	36.4	38.3	40.0	41.8	43.5	44.9	46.3
33	714	38.7	40.7	42.4	44.1	45.6	46.9	48.3	497	37.8	39.7	41.4	43.2	44.9	46.3	47.6
34	947	40.2	42.2	43.8	45.4	46.8	48.2	49.5	709	39.3	41.2	42.9	44.6	46.2	47.5	48.7
35	1 084	41.8	43.6	45.2	46.6	48.0	49.2	50.7	910	40.8	42.7	44.3	45.9	47.4	48.6	50.0
36	1 452	43.2	45.0	46.4	47.7	49.0	50.4	51.8	1 106	42.4	44.1	45.7	47.1	48.5	49.6	50.9
37	1 019	44.4	46.2	47.5	48.7	49.8	51.2	52.9	856	43.7	45.3	46.9	48.2	49.4	50.4	51.9
38	1 232	45.6	47.3	48.5	49.5	50.6	52.1	53.7	1 209	44.8	46.4	47.9	49.1	50.1	51.1	52.6
39	1 548	46.5	48.2	49.3	50.3	51.2	52.6	54.4	1 436	45.8	47.3	48.7	49.9	50.7	51.7	53.2
40	1 380	47.3	48.9	49.8	50.8	51.7	53.1	54.9	1 375	46.5	48.1	49.4	50.4	51.3	52.3	53.7
41	925	47.9	49.4	50.2	51.2	52.1	53.5	55.3	1 006	47.1	48.7	49.8	50.9	51.7	52.6	54.2
42	46	48.3	49.7	50.5	51.4	52.4	53.8	55.6	66	47.6	49.2	50.1	51.2	52.0	53.0	54.5

注:出生胎龄为整周对应数值,如24周参照值指出生胎龄为24周$^{+0}$数值;P为百分位数。

引自李辉.中国不同出生胎龄新生儿出生体重,身长和头围的生长参照标准及曲线.中华儿科杂志,2020(9):738-746.

表2-4-3　中国不同出生胎龄新生儿出生头围的百分位参照标准值

单位:cm

出生胎龄/周	男								女							
	人数	P_3	P_{10}	P_{25}	P_{50}	P_{75}	P_{90}	P_{97}	人数	P_3	P_{10}	P_{25}	P_{50}	P_{75}	P_{90}	P_{97}
24	26	19.4	20.3	21.2	22.0	22.8	23.5	24.0	15	19.3	20.0	20.7	21.6	22.3	22.8	23.2
25	40	20.3	21.3	22.2	23.1	23.9	24.6	25.2	17	20.1	20.9	21.7	22.6	23.3	23.9	24.4
26	78	21.2	22.2	23.2	24.1	25.0	25.7	26.4	39	20.9	21.8	22.6	23.6	24.4	25.0	25.6
27	135	22.1	23.2	24.1	25.1	26.0	26.8	27.5	106	21.7	22.7	23.6	24.5	25.4	26.1	26.7
28	302	23.0	24.1	25.1	26.1	27.0	27.8	28.6	212	22.6	23.5	24.5	25.5	26.5	27.2	27.9
29	350	23.9	25.0	26.0	27.0	28.0	28.9	29.7	278	23.4	24.4	25.4	26.5	27.5	28.3	29.0
30	497	24.7	25.8	26.9	28.0	29.0	29.9	30.7	356	24.2	25.2	26.3	27.4	28.5	29.3	30.1
31	630	25.6	26.7	27.7	28.8	29.9	30.8	31.7	456	25.0	26.1	27.2	28.3	29.4	30.3	31.1
32	774	26.4	27.5	28.6	29.7	30.7	31.7	32.6	516	25.9	27.0	28.1	29.2	30.3	31.2	32.1
33	713	27.3	28.4	29.4	30.5	31.5	32.5	33.4	497	26.8	27.9	28.9	30.1	31.1	32.1	33.0
34	947	28.1	29.2	30.2	31.3	32.3	33.2	34.2	708	27.7	28.7	29.7	30.8	31.9	32.8	33.7
35	1 085	28.9	30.0	30.9	31.9	32.9	33.9	34.8	910	28.5	29.5	30.5	31.5	32.6	33.5	34.4
36	1 454	29.7	30.6	31.6	32.5	33.5	34.4	35.3	1 106	29.3	30.2	31.2	32.2	33.1	34.0	34.9
37	1 018	30.3	31.2	32.1	33.1	34.0	34.9	35.8	857	30.0	30.9	31.8	32.7	33.6	34.5	35.3
38	1 233	30.9	31.8	32.6	33.5	34.4	35.2	36.1	1 210	30.5	31.4	32.3	33.1	34.0	34.8	35.7
39	1 549	31.3	32.2	33.0	33.9	34.7	35.6	36.5	1 439	31.0	31.9	32.7	33.5	34.3	35.2	36.0
40	1 378	31.6	32.5	33.3	34.1	35.0	35.8	36.7	1 375	31.4	32.2	33.0	33.8	34.6	35.4	36.3
41	926	31.9	32.8	33.6	34.4	35.2	36.0	36.9	1 005	31.7	32.5	33.3	34.1	34.9	35.7	36.6
42	46	32.2	33.0	33.8	34.6	35.4	36.2	37.1	66	31.9	32.8	33.6	34.3	35.2	36.0	36.9

引自李辉.中国不同出生胎龄新生儿出生体重,身长和头围的生长参照标准及曲线.中华儿科杂志,2020(9):738-746.

（3）头发：20周胎龄时出现头发，细如棉花绒毛，不能分清，随着胎龄增加，发丝逐渐增粗，出现光泽，可一根根分清。

（4）耳壳：极早产儿外耳薄平柔软，形如一块悬挂的皮肤，触不到任何软骨，随着胎龄增加，渐缓成形，软骨发育的程序是由腹侧向背侧、由下方向上方，即最先出现在对耳屏和耳屏，再由对耳轮和耳轮的下方逐渐向上发展，耳壳也逐渐出现弹性，当两耳背侧和上端可触及软骨时，可认为耳壳软骨框架已发育完全。

（5）足底纹理：系指粗纹。极早产儿足底光滑无纹，足底干燥时可出现"假"细纹，但用手将其伸展时即消失。足底纹的发展是由前向后，由少到多。32~34周胎龄时，足底前端出现少数纹理，随着胎龄增加纹理渐多并向后端延伸，足月时纹理已遍布足底。

（6）乳房小结：极早产儿不能发现或难以发现乳芽、乳晕，随着胎龄增加而逐渐显现，并由小变大，乳晕也渐隆起，并可触及渐次增大的乳房小结。

（7）外生殖器：20周胎龄时，男婴阴囊平而光滑，以后逐渐出现皱褶，胎龄30周以后在腹股沟外环可触及睾丸，近足月后才逐渐下降至阴囊；女婴初期阴蒂突起，阴唇扁平，继之小阴唇先增大，然后大、小阴唇增大到相等，近足月后大阴唇才逐渐增大到覆盖阴蒂和小阴唇。

2. 神经系统成熟度特征

（1）体位：新生儿取仰卧位，保持安静，观察其自然的体位和姿势。

（2）方窗：检查者用拇指将新生儿的手向前臂屈曲，可稍用力使之充分屈曲，测定小鱼际与前臂腹侧所成的角度。操作时勿旋转新生儿手腕。

（3）踝背曲：将新生儿足向小腿背侧屈曲，检查者拇指放在足后跟，其余手指放在小腿背侧，可稍用力使之充分屈曲，测量足背与小腿形成的角度。

（4）上肢退缩：将新生儿上臂贴胸，检查者用双手将新生儿两前臂压向上臂使肘部弯曲，5秒钟后拉回前臂，使之伸直，随即放手，按新生儿前臂弹回的位置评分。

（5）下肢退缩：将新生儿的髋与膝充分屈曲，5秒钟后牵引两足使之伸直，随即放手，按髋与膝弹回的位置评分。

（6）腘窝成角：检查者在新生儿右侧以左手拇指与示指抵住膝部，使之与身体成60°角，然后以检查者右手拇指和示指抬起踝后方，使小腿充分伸展，测量在腘窝处所形成的角度。

（7）足跟至耳：将新生儿两足拉向头部，测量足与头之间的距离和腘窝形成的角度。肌张力极低者，足可拉至头部。

（8）围巾征：将新生儿一侧手牵引至对侧肩部，尽可能放在对肩后方，观察肘部位置是否超过躯干中心线（胸骨中线）。

（9）头部后退：检查者抓住新生儿双手或双上臂，慢慢拉至坐位，注意头与躯干位置的关系。

（10）腹部悬吊：置新生儿于俯卧位，检查者用一只手伸入新生儿下腹部，将新生儿抬起离开检查台，观察新生儿情况：①背部弯曲程度：肌张力强者背部较平，弱者背部弯曲；②下肢屈曲度：肌张力强者下肢稍向背部伸直，弱者垂向下方；③头与躯干关系：肌张力强者头向上抬起稍高于躯干，弱者头向下弯曲。

3. 评估方法　新生儿出生后24小时内的外表特征和神经系统检查以估计胎龄称胎龄评估（assessment of gestational age）。外表特征包括皮肤、胎毛、足底纹、乳头乳房、耳壳和生殖器等，虽与胎龄有关，但尚不十分密切，而神经系统的发育则和胎龄平行，相关性密切。胎龄评估方法较多，有Dubowitz法、Finnstrom法和简易评估法。Dubowitz采用11个外表特征和10个神经系统作为评估项目，北美各医院大多采用此法。但因项目多，检查复杂，有些工作者简化了项目而成为简易评估法，为国内所采用，欧洲则较多采用Finnstrom方法。

外表和神经系统与胎龄的关系如表2-4-4、图2-4-2所示。

（1）Dubowitz胎龄评分法：表2-4-5~表2-4-7及图2-4-3是比较全面的评分法，但有21项体征需要检查。相当复杂，不容易执行，但因比较可靠，仍被有的医院采用。按表2-4-5、表2-4-6对新生儿的外表和神经系统进行评分，将两者的评分加在一起，根据表2-4-7和图2-4-3查出胎龄。

（2）Finnstrom评分法（表2-4-8、表2-4-9）比Dubowitz法简化，欧洲国家的医院多采用此法。按表2-4-8进行评分，再用表2-4-9查出胎龄。

（3）简易评分法（表2-4-10）：评估的胎龄与Dubowitz法相仿，而较国外几种简易评估法为优。其误差多数在1周以内，仅少数会达2周以上。此法只要2~3分钟即可完成，不受检查者和保暖等条件限制，便于推广，且可用于死胎。

（五）评估后的分类

新生儿生后进行初始评估，包括Apgar评分、胎龄评估及体格发育的检查，依据围产期病史中有无高危因素、胎龄、体重和初始检查结果，按风险程度初步分为高危、中危和低危，对高危、中危新生儿分别转入新生儿重症监护病房及普通新生儿病房，进行监护及进一步检查。低危新生儿可在母亲身边照料护理。

1. 高危儿　约占活产婴儿的3%~4%，主要包括极低胎龄和体重、出生时或生后不久呈现严重病征的新生儿。①胎龄≤32周或出生体重<1 500g；②Apgar 1分钟评分≤3分，5分钟评分≤5分；③持续的或进行性的呼吸窘迫、发绀，或呼吸节律不整、反复呼吸暂停；④心率异常，伴低血压、低灌流的表现；⑤持续发绀，给氧不能缓解；⑥苍白、广泛水肿；⑦出血倾向；⑧神志异常、反应差、肌张力改变，或出现惊厥；⑨体温不稳定、面色发灰、萎靡、不吸吮，或皮疹、瘀点、肝脾大等感染迹象；⑩脊髓损伤，膈神经损伤，肱骨或股骨骨折；⑪需急症手术的严重畸形，如食管气管瘘、膈疝、腹裂、脑脊膜膨出等。

表2-4-4　新生儿外表特征（出生后1小时内检查）

理学特征	20	21	22	23	24	25	26	27	28	29	30	31	32	33	34	35	36	37	38	39	40	41	42	43	44	45	46	47	48
胎脂	出现			覆盖全身较厚															背部、头皮、足纹内			仅足纹内有少量			无胎脂				
皮肤				薄、透明、色红，可见腹壁静脉、水肿										光滑、较厚、无水肿				粉红色，可见少量静脉				稍脱屑，粉红色			厚、白、脱屑（可见于全身）				
指甲	出现												至指尖											超过指尖					
足底纹				足底光滑无纹									足前部1-2条		2~3条		前2/3部位有纹		足跟部也有纹						整个足底有较深的纹				
乳房和乳晕						乳头和乳晕不易看见，乳房无结节										乳晕突起	结节1~2mm		3~5mm		5~6mm		7~10mm			12mm			
耳壳　形状				扁平，无定型											上边缘开始内弯		上部2/3边缘内弯				耳翼也内弯								
耳壳　软骨							耳翼无软骨，故柔软，易于弯折，不易复位						软骨少				软骨薄						软骨增加，耳翼成形						
头发		出现头发																		发如丝能分开									
毳毛	出现			覆盖全身					软细如羊毛							面部毳毛消失									肩部有毳毛		全部消失		
外阴　男婴									在腹股外环可扪及睾丸								降至阴囊上部						降至阴囊下部						
外阴　女婴													阴蒂明显，大阴唇小且分开					大阴唇增大可覆盖小阴蒂							大阴唇可覆盖小阴唇和阴蒂				
颅骨硬度	骨软								骨仍软，前囟附近骨更软									中心部硬，边缘仍软					骨已硬，但骨缝部可移动			骨硬，骨缝部不能移动			

胎龄/周

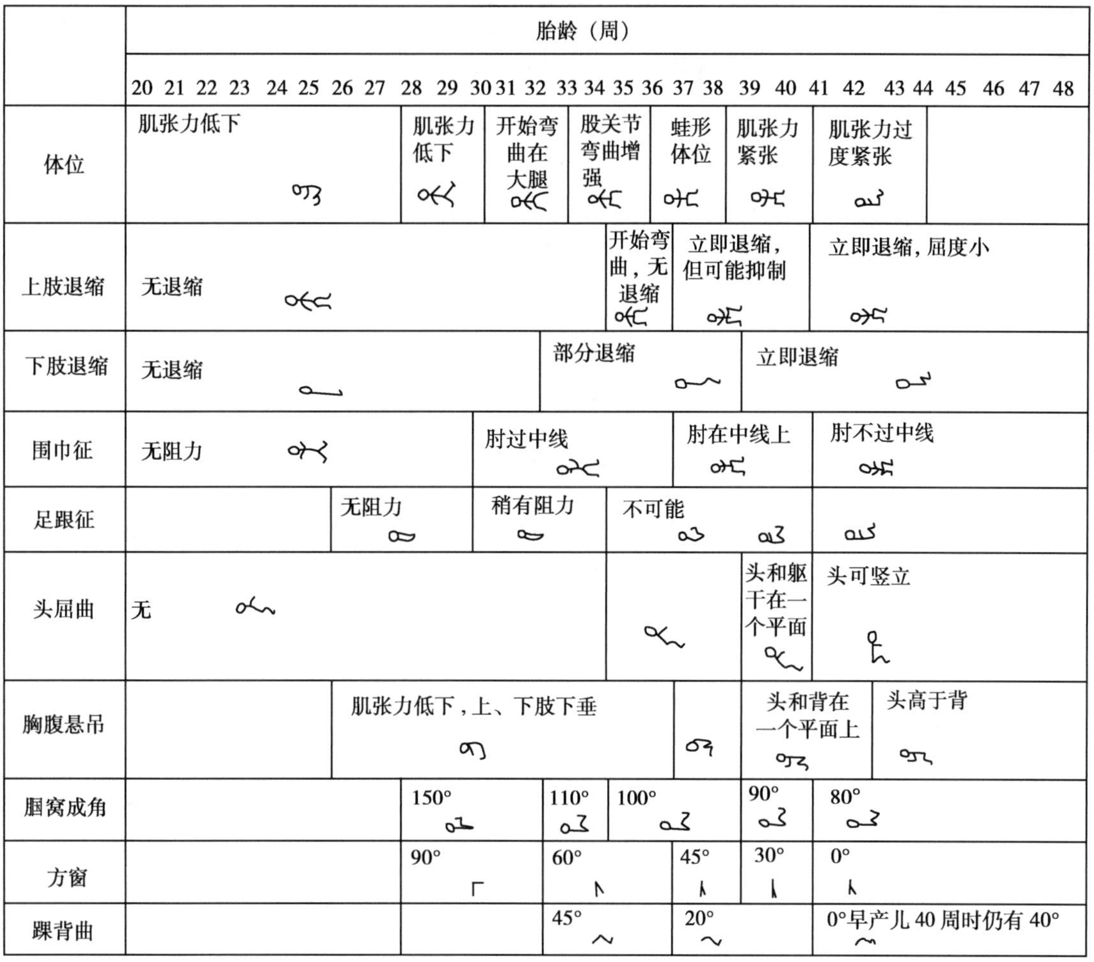

胎龄（周）
20 21 22 23 24 25 26 27 28 29 30 31 32 33 34 35 36 37 38 39 40 41 42 43 44 45 46 47 48
体位
肌张力低下
肌张力低下
开始弯曲在大腿
股关节弯曲增强
蛙形体位
肌张力紧张
肌张力过度紧张
上肢退缩
无退缩
开始弯曲，无退缩
立即退缩，但可能抑制
立即退缩，屈度小
下肢退缩
无退缩
部分退缩
立即退缩
围巾征
无阻力
肘过中线
肘在中线上
肘不过中线
足跟征
无阻力
稍有阻力
不可能
头屈曲
无
头和躯干在一个平面
头可竖立
胸腹悬吊
肌张力低下，上、下肢下垂
头和背在一个平面上
头高于背
腘窝成角
150°
110°
100°
90°
80°
方窗
90°
60°
45°
30°
0°
踝背曲
45°
20°
0°早产儿40周时仍有40°

图 2-4-2 新生儿神经系统检查(出生后24小时)

表 2-4-5 Dubowitz 胎龄评分法外表特征评分表

外观表现	评分				
	0分	1分	2分	3分	4分
水肿	手足明显水肿(胫骨压痕)	手足无明显水肿(胫骨压痕)	无水肿		
皮肤结构	很薄,滑黏感	薄而光滑	光滑皮疹或脱屑	轻度增厚,表皮皱裂及脱屑,以手足部位显著	增厚,并伴有皱裂深浅不一
皮肤色泽(新生儿安静不哭时观察)	暗红	粉红色全身一样	淡粉红色全身深浅不一	灰色,仅在耳唇手掌及足跟部位呈粉红色	
皮肤透亮度(躯干)	静脉及毛细血管清晰可见,尤其在腹部	可见静脉及其分支	在腹部可见少数大静脉	少数大静脉隐约可见	看不到静脉
胎毛(背部)		整个背部覆满长而密的胎毛	胎毛稀疏分布尤其在下背部	有少量胎毛间有光亮区	大部分无胎毛
足底纹	无皮肤皱褶	足掌前半部可见浅的红色皱褶	足掌前 <3/4 区域可见较明显的红色折痕	>3/4 足掌前区可见折痕	>3/4 足掌区可见明显深折痕
乳头发育	乳头隐约可见无乳晕	乳头清晰,乳晕淡而平,直径 <0.75cm	乳晕清晰,边缘不高起,直径 <0.75cm	乳晕清晰,边缘不高起,直径 >0.75cm	

外观表现	评分				
	0分	1分	2分	3分	4分
乳房大小	扪不到乳腺组织	在一侧或两侧扪到乳腺组织,直径 <0.5cm	两侧乳腺组织皆可扪到,直径 0.5~1.0cm	两侧乳腺组织皆可扪到,直径 >1.0cm	
耳壳	平如翼无固定形状,边缘轻度或无卷折	部分边缘卷曲	上半耳壳卷曲	耳壳发育较好,上半边缘卷曲	
耳的稳定性	耳翼柔软,易于弯折,不易复位	耳翼柔软,易于弯折,缓慢复位	耳翼边缘软骨已发育,但柔软,易回位	耳壳发育良好,边缘软骨形成,回位快速	
生殖器					
男性	阴囊内无睾丸	至少有一个睾丸位于阴囊高位	至少有一个睾丸位于阴囊位		
女性	大阴唇明显分开,小阴唇突出	大阴唇大部分覆盖小阴唇	大阴唇完全覆盖小阴唇		

表2-4-6 Dubowitz胎龄评分法神经系统评分表

神经系统体征	评分					
	0分	1分	2分	3分	4分	5分
体态	软,伸直	软,稍曲	曲,稍有张力	曲,有张力	曲,更有张力	
方格	90°	60°	45°	30°	0°	
踝背曲	90°	75°	45°	20°	0°	
上肢退缩反射	180°	90°~180°	<90°			
下肢退缩反射	180°	90°~180°	<90°			
腘窝成角	180°	160°	130°	110°	90°	<90°
足跟至耳	至耳	接近耳	稍近耳	不至耳	远离耳	
围巾征	肘至前腋线外	肘至前腋线和中线之间	肘至中线上	肘不至中线		
头部后退	头软后退	头呈水平位	头稍向前	头向前		
腹部悬吊	头软下垂	头稍高但在水平位下	头呈水平位	头稍抬起	头抬起	

表2-4-7 Dubowitz总分与胎龄的关系查对表

分数	胎龄/日	胎龄/(周+日)	分数	胎龄/日	胎龄/(周+日)
10	191	27+2	45	259	37
15	202	28+6	50	267	38+1
20	210	30	55	277	39+
25	221	31+4	60	287	41
30	230	32+6	65	296	42+2
35	240	34+2	70	306	43+5
40	248	35+3			

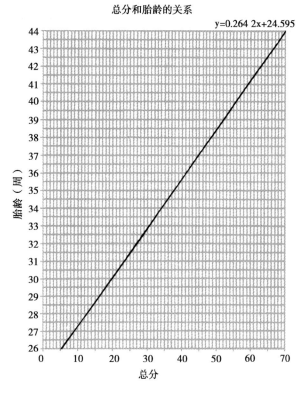

图 2-4-3　Dubowitz 胎龄评分法

表 2-4-8　Finnstrom 评分法

表现	1	2	3	4
皮肤	静脉多,腹部小静脉清楚可见	静脉及其支流可见	腹部大血管清楚可见	腹部少数大血管可见或看不见血管
耳壳	耳屏无软骨	耳屏有软骨感	耳轮有软骨	软骨发育已完成
足底纹	无	仅见前横沟	足底前 2/3 有纹	足底至足跟部有纹
乳房大小	<5mm	5~10mm	>10mm	
乳头	无乳头,无乳晕	有乳头和乳晕但乳晕不高起	有乳头,乳晕高起	
指甲	未达到指尖	已达指尖	指甲顶较硬	
头发	细软,不易分清	粗,易分清		

表 2-4-9　Finnstrom 评分法总分与胎龄的关系查对表

分数	胎龄/日	胎龄/(周+日)	分数	胎龄/日	胎龄/(周+日)
7	191	27+2	16	250	35+5
8	198	28+2	17	256	36+4
9	204	29+1	18	263	37+4
10	211	30+1	19	269	38+3
11	217	31	20	276	39+3
12	224	32	21	282	40+2
13	230	32+6	22	289	41+2
14	237	33+6	23	295	42+1
15	243	34+5			

表 2-4-10　简易胎龄评估法

体征	0分	1分	2分	3分	4分
足底纹理	无	前半部红痕褶痕不明显	红痕 > 前半部褶痕 < 前1/3	褶痕 > 前2/3	明显深的褶痕 > 前2/3
乳头形成	难认,无乳晕	乳晕淡而平,直径 <0.75cm	乳晕成点状边缘突起,直径 >0.75cm		
指甲		未达指尖	已达指尖	超过指尖	
皮肤组织	很薄,胶冻状	薄而光滑	光滑,中等厚度,皮或表皮翘起	稍厚,表皮皱裂和翘起,以手足为显	厚,羊皮纸样,皱裂深浅不一

注:胎龄周数 = 总分 +27,如体征介于两者之间则取其均数。

2. 中危儿　约占所有活产婴儿的10%~15%,包括病症较轻或有潜在危险的新生儿。①胎龄 33~36 周,出生体重 1 500~2 499g;②Apgar 1 分钟评分 4~7 分,但 5 分钟评分 ≥8 分;③呼吸频率增快,但无呼吸窘迫或发绀;④较轻的产伤:如头颅血肿、较大的软组织挤压伤、面神经或臂丛神经麻痹;⑤行为异常:如嗜睡、激惹、吸奶差;⑥贫血(血细胞比容 <35%)或红细胞增多症(血细胞比容 >65%);⑦较大的先天畸形,但不需立即手术或紧急处理者;⑧胎膜早破 >18 小时;⑨双胎儿,多胎儿;⑩小于胎龄儿;⑪大于胎龄儿;⑫患感染性疾病、糖尿病、有药瘾史的母亲分娩的新生儿。

3. 低危儿　约占整个活产婴儿的80%~85%。凡足月出生、体重在正常范围、反应良好、无疾病征象,并且已不存在高危险因素威胁的新生儿,皆归入此类。

(朴梅花　王　颖)

第四节　新生儿出生后的处理

尽管当前围产医学进步巨大,医学干预手段日新月异。大多数情况下,分娩仍然是一个自然的过程,医护人员应尽可能维护这个"自然"属性,让大多数家庭经历愉悦的分娩之旅。但是,即便是孕期最为"正常"的妊娠,也存在不可预知的风险。新生儿出生后早期管理的目的,是促进婴儿机体完成从宫内到宫外的过渡,顺利开始母乳喂养,以及完成疾病筛查和发现高危新生儿,来降低新生儿不良结局的风险。这个阶段涉及产科、麻醉科、助产士、新生儿科或儿科,此外还可能有胎儿专科和遗传学等专科,应重视多学科的合作和有机结合,每个专科均应以循证医学为指导,规范新生儿出生后的医学管理,以最大限度保障新生儿的健康。对于出生后需要立即复苏或者入住新生儿重症监护病房(neonatal intensive care unit,NICU)的新生儿,其出生后的处理参见本篇第四章第六节新生儿窒息和复苏。

一、新生儿早期处理的目前状况

新生儿在分娩过程中和出生后早期特别脆弱。欧美发达国家新生儿死亡率约(2~4)/1 000 活产,我国新生儿死亡率约为 6.3/1 000 活产。新生儿期死亡占所有 5 岁以下儿童死亡人数的 40%,其中 2/3 发生在出生后前 3 天。90% 发生在发展中国家和经济不发达地区,许多死亡是可以预防的。因此世界卫生组织(WHO)、联合国儿童基金会(UNICEF)和其他合作伙伴制定了《每个新生儿:终结可预防的新生儿死亡行动计划》(2014 年)(World Health Organization. *Every newborn:An action plan to end preventable deaths.* Geneva:World Health Organization,2014)。该计划推荐实施 WHO 建议的标准化"新生儿早期基本保健"(early essential newborn care,EENC)。多年的实践证明,这些措施可降低 3 个最重要的引起新生儿死亡的原因:早产、出生窒息和败血症。因此,新生儿出生后,应遵循 EENC 的规范和要求,按照前述行动计划推荐的流程完成新生儿的处理,降低新生儿死亡率和患病率,提高围产期保健的质量。

二、实施 EENC 的临床证据

2013 年,西太平洋地区在柬埔寨、中国、老挝、蒙古国、巴布亚新几内亚、菲律宾、所罗门群岛和越南等 8 个国家,通过世卫组织西太平洋区域办事处(WHO/WPRO)合作框架,制定并通过了《西太平洋地区健康新生儿行动计划(2014—2020 年)》,推行 EENC。WHO/WPRO 的年报显示,推行 EENC 5 年后,足月儿出生后立即开始早接触的比例提高到 87%,85% 的足月婴儿在产后立即开始早吸吮,90% 的婴儿分娩时采用延迟脐带结扎(delayed cord clamping,DCC)。2016 年中国在西部地区开始推行 EENC,对最早实施的六家医院的初步评估显示,实施 EENC 3 个月后,87%

的足月出生的婴儿在分娩后立即开始早接触,出院前纯母乳喂养率上升48%。通过围产期实践和质量改进,西太平洋地区每年可以减少超过50 000例新生儿死亡。由于我国体量庞大,对于实施EENC的卫生人员进行规范化培训需要花费较长时间。2017年,我国在西部推行了为期3年的新生儿安全项目(safe newborn project,SNP),SNP的目标是优化EENC建议以适应中国的环境,探索可行的实施策略,并进行强有力的监测,特别是在中国的偏远地区。与实施EENC前(2016年)出生的54 335名新生儿比较,实施EENC后(2018年)共有58 057名新生儿出生,实施早接触(skin-to-skin,STS)的比例从32.6%上升到51.2%[危险比(RR)1.57,95%置信区间为1.55~1.59],实施较长STS(超过90分钟)的新生儿比例从8.1%增加到26.8%(RR3.31,95%置信区间为3.21~3.41)。出生窒息率和新生儿重症监护病房的入院率略有下降,新生儿死亡率没有明显变化。在受访母亲中,分娩后立即开始STS的新生儿比例从34.6%上升到80.0%(RR 2.31,95%置信区间为1.69~3.17)。纯母乳喂养率从43%上升到73.4%(RR 1.71,95%置信区间为1.43~2.04)。第一次哺乳的平均时间从15.8分钟增加到17.1分钟。推行EENC使试点医院的新生儿保健服务有了显著改善。2020年国家卫健委在全国每个省建设《国家级新生儿保健特色专科》,为新生儿保健工作承担指导和牵头作用;2022年中国疾控中心妇幼中心在各省推进《新生儿安全项目》建设;这些工作使规范化新生儿保健的推进从试点逐渐全国覆盖,并进行落实和考核。

三、新生儿出生后处理的基本内容

(一)脐带结扎和清洁

1. 延迟脐带结扎(delayed cord clamping,DCC) 脐带结扎(umbilical cord clamping,UCC)不仅仅是婴儿与母亲分离的象征,也是胎儿转变到新生儿的一个巨大转折点,婴儿的呼吸和循环必须经历一次重大的功能和结构的转换,会对婴儿出生后的健康产生重大影响。但脐带结扎的时机一直存在争议。至少可以追溯到公元前300年就有亚里士多德关于脐带结扎的描述。1801年,伊拉斯谟·达尔文(Erasmus Darwin)提出:"另一件对孩子非常有害的事,就是过早地结扎脐带;脐带应该一直保留到孩子建立规律呼吸,直到脐动脉搏动停止时结扎。否则,过早结扎脐带会使孩子更为虚弱。"

多项研究和指南认为,延迟脐带结扎至30~60秒,母体可向新生儿输送胎盘存储血量的3/4~4/5,增加新生儿血容量约10~15ml/kg。DCC可以增加足月婴儿铁储备和降低贫血风险。对于<32周的早产儿,DCC可以降低呼吸窘迫的发生率,且减少IVH和NEC的风险。由于脐带结扎后的

生理变化为肺循环阻力下降,体循环阻力增加。因此,延迟脐带结扎有利于新生儿获得更多的血容量使得体循环阻力上升,有更多的血液经过肺循环进行氧合,有利于进一步减低肺循环阻力、促进肺液吸收,对肺换气的建立十分有益。延迟脐带结扎较为安全,目前尚没有明确与延迟脐带结扎相关的母婴不良反应,目前已经成为许多医学中心的常规操作,世界卫生组织也在2014年将延迟脐带结扎作为促进母婴健康的措施进行推广。

延迟脐带结扎期间,从胎盘流向新生儿的血容量受到多种生理因素的复杂相互作用的调节。理论上,单位时间内脐静脉与脐动脉之间血流量的净差为胎盘流向新生儿的血容量。最为主要的促进因素是婴儿的哭声和充分的呼吸,与出生后延迟脐带结扎持续的时间有较弱的非线性关系,但与胎盘和新生儿的相对体位没有相关性。相反,强烈的宫缩会减少胎盘流向新生儿的血流;正压通气会增加胸腔内压从而减少回心血流,增加周围循环阻力,减少胎盘流向新生儿的血量。因此,在执行延迟脐带结扎期间,维持婴儿充分的哭或者呼吸非常重要;对于需要正压通气复苏的新生儿不建议执行延迟脐带结扎;缩宫素在完成DCC后使用。

2. 脐带的清洁 脐部感染是导致新生儿期感染的重要原因之一。脐带护理的基本原则是保持脐带清洁和干燥,这是最快和最安全的脐部护理方法,也是最佳的预防脐炎的措施。然而在世界不同地区,包括发达国家,脐部护理的临床实践有很多不同,导致护士、医生和家长之间的混淆和信息不一致。脐部发生各类并发症,都需要调整脐部护理的措施。

脐带结扎后应维持清洁和暴露,每天采用消毒剂进行护理,直至脐部残端脱落且分泌物消失。新生儿脐部理想的消毒剂应无毒、无刺激性、无色、速干、持久。使用最广泛的消毒剂是70%医用酒精或4%氯己定(chlorhexidine),均具有良好的抗菌作用和广泛的抗菌谱,抑制病原菌定植,显著降低脐炎的发病率。氯己定的一个重要优点是其杀菌作用持久。需要注意的是,4%的氯己定需要通过7.1%的二葡萄糖酸溶液或凝胶发挥作用。脐部护理时,健康脐部的定义包括:脐带残端无红肿或脓臭分泌物;无明显出血;无脐茸;残端脱落时间<2周;残端脱落后分泌物持续时间不超过2周。有上述任意一项均需要对脐部加强护理或就诊。

(二)保暖和体温控制

1. 新生儿的体温调节 新生儿尤其是早产儿的体温调节功能尚不完善,分娩后避免热量的丢失对于减少代谢消耗,降低低体温损害(hypothemia)和提高新生儿存活率至关重要。在子宫内,胎儿产热使其体温较母体高0.5℃。出生时新生儿全身沾满羊水,周围环境显著低于其体温,加之体表面积相对较大,通过蒸发丢失热量非

常显著。出生后体温的下降幅度与分娩室的温度、空气对流的速度和暴露的时间相关。遇到寒冷刺激时，新生儿通过上述化学产热和血管收缩减少散热等方式保持体温的稳定。在遇到热刺激时，可通过血管扩张和出汗来增加散热。但新生儿这种调节的能力差，故容易受寒冷和高热的损伤。

2. 新生儿的产热机制　新生儿的产热来自基础代谢率、食物的特殊动力作用、活动产热和冷刺激的代谢反应等。新生儿体表面积相对较大，单位体表面积的产热比成人低 1/2。早产儿相对体表面积更大。新生儿活动少时仅消耗总能量的 17%，而活动多的新生儿则消耗总能量的 40%。此项产热与活动量大小、环境温度和新生儿的成熟度有关。

寒冷刺激时新生儿通过寒战产热机制不健全，足月儿所在环境温度 15℃以下才寒战，早产儿无此反应。新生儿期依靠棕色脂肪产热，每克棕色脂肪可产热 10.5kJ（2.5kcal）。棕色脂肪主要分布于肩胛区、颈部、腋窝及胸腹部、大血管及肾上腺周围，以及神经末梢和血流供应丰富处。棕色脂肪在胎龄 26 周时开始出现，胎龄越小的早产儿含量越少。足月儿其含量可达体重的 5%~7%。若进食不足，棕色脂肪即耗竭。棕色脂肪产热需要：①充足的氧供应，最大氧耗量可达 14ml/kg；②完善的神经系统调节功能；③丰富的血流；④有效的内分泌调节如儿茶酚胺、甲状腺激素等。棕色脂肪的产热效能与其含线粒体的量有关。麻醉镇痛药，如吗啡、地西泮等，以及 β 肾上腺能受体抑制剂均能降低其产热效能。

3. 中性温度（neutral temperature）　中性温度是在这一环境温度下机体耗氧和代谢率最低，蒸发热量也少，能保持正常体温的温度。1984 年 Sauer 等提出了这一概念并给出计算新生儿的中性温度的方法。成人的中性温度为 25~30℃。新生儿的中性温度比成人高，并随日龄增长中性温度逐渐降低，胎龄越小中性温度越高。

4. 保暖措施

（1）新生儿出生时，应尽快用温暖的干毛巾擦干皮肤表面的羊水减少蒸发引起的热量丢失，尽量避免婴儿的皮肤裸露。足月儿和近足月儿可以放在母亲胸前并盖上温热的毯子，而极早产儿需要放置在暖箱或者远红外抢救台维持体温，因为早产儿的产热不足以维持体温。如果需要机械通气，气源也需要加温和加湿。

（2）健康新生儿洗澡应推迟在出生后 24 小时后。出生时或洗澡后立刻擦干，并用温热的毯子或被子包裹，由于头部散热较多，新生儿期建议戴帽。

（3）保持新生儿周围环境温度适中。新生儿需要处置时如脐部护理、洗澡、体格检查、新生儿复苏、医疗护理操作等均应在温暖的环境中进行。如需转运，应采用转运暖箱由医护人员转运。

（4）婴儿直接接触的物体如衣服、床、检查台、器械等均

应预热，减少热量经传导丢失。在分娩室或新生儿室处置新生儿时，应关窗、关闭空调，新生儿不应置于通风孔下，减少对流产生的热量丢失。

（5）早接触和袋鼠护理是简单有效的保暖措施。

（6）暖箱适用于早产儿、低出生体重儿和高危儿。理想的皮肤温度为 36.5~37.3℃。箱内湿度保持在 55%~65% 之间。为减少辐射丢热，最好用双层壁暖箱。

（7）远红外辐射台是利用远红外线保持温度。使用时可以根据新生儿肤温调节温度。但这种方法会增加新生儿的不显性失水。远红外辐射台适用于复苏或做短暂操作或治疗时使用。

（三）早接触（STS）和早吸吮

1. 早接触和早吸吮的意义　20 世纪 70 年代初，美国新生儿重症监护病房规定早产儿生后前 3 周强制隔离，不允许探视。Klaus 等研究者认为母亲在产后有一个敏感时期，在这个时期比其他任何时候都更有可能与婴儿产生母婴依恋（attachment），同时也帮助母亲建立照护婴儿的信心。Klaus 和 Kennel 写道："在出生后的最初几分钟和几个小时里，有一个敏感时期，在这个时期，母亲和父亲有必要与新生儿密切接触，以便日后的发育达到最佳状态。"这种情感联结如果受到干扰，会导致父母更容易发生异常行为（如虐待、忽视儿童），并对儿童发展产生负面影响。由于认识到母婴分离的危害，欧美等发达国家于 1970 年开始着手研究早接触对母婴双方的影响。早接触是母亲和新生儿出生后立即进行身体和情感接触，让父母体验到分娩的喜悦，满足他们在出生后尽快拥抱新生儿的需要，并对新生儿大脑的快速发育有益。

2. 早接触的行为　在新生儿刚出生时，全身应使用干燥温暖的毛巾彻底擦干。如果婴儿呼吸规律和四肢活跃，肤色逐渐转红（通常在生后 1~3 分钟内），可以将婴儿趴在母亲腹部上，头部位于母亲胸前两乳之间，开始早接触。或者根据母亲的意愿放置在她身旁。在早接触时，让婴儿尝试第一次吸吮，这个过程持续约 1 小时。临床随机对照研究的荟萃分析显示，皮肤早接触可以稳定婴儿生命体征，减少低体温发生，以及延长母乳喂养，减少婴儿对分娩的应激。世界卫生组织建议，健康新生儿应在出生后 10 分钟内开始早接触；早接触应至少持续 1 小时以上，除非有医学指征而不得不中断。

3. 早吸吮的行为　新生婴儿初生时贴近母亲，闻到类似羊水的气味，听到母亲的声音，有母亲的体温提供保暖，这些感官上的刺激类似在子宫内，会让新生儿更容易适应宫外环境。此时婴儿的头部和嘴唇靠近母亲的乳房，婴儿可以在没有母亲的帮助下实现寻乳、含乳以及吸吮。在没有医疗干预的自然分娩，并且产后立即放到母亲腹部的情况下，新生儿能够遵从既有的行为程序实现母乳哺育。医学干预及母婴分离会打断这种程序，从而导致不正确的吸吮模式。而延

后的肌肤接触仍能重新建立原有的行为程序,从而使婴儿学会含乳。

4. 影响早接触和早吸吮的因素 爱婴医院的规范和执行,产房内医护人员对早接触的继续教育,是改善早接触开展情况的重要措施。但不可否认,有许多围产期因素和产房内环境的因素需要识别,为改进早接触质量提供线索。笔者医院针对早接触开展了临床质量改进,分析了一个季度健康分娩新生儿的早接触情况。在这个队列中,虽然60.1%的母婴早接触超过30分钟,但仅13.2%超过60分钟。在分析的围产期因素中,产妇的年龄,是否有产科并发症如糖尿病和妊娠期高血压、肝功能损害、是否有产前发热以及产后出血均不影响开展早接触。经产妇和多胎妊娠是影响早接触的重要因素,但不影响早接触的时长。

(四) 袋鼠护理

20世纪70年代哥伦比亚波哥大母婴研究所的两位新生儿学家埃德加·雷伊和赫克托·马丁内斯博士偶然遇到一位乡村奶妈,观察到她采用裸贴照顾新生婴儿获得灵感,认为这种方法对早产儿有积极的影响,并用袋鼠护理(Kangaroo mother care,KMC)命名。袋鼠护理时,新生儿靠着母亲的胸部,皮肤贴皮肤,腹部贴腹部。袋鼠护理最初的3个关键要素是母亲、爱和温暖。随着袋鼠护理实践的继续,袋鼠护理的要素中增加了纯母乳喂养。许多国家的母婴研究中心汇集了KMC的研究证据,为制定医院政策、患者和保健专业教育材料以及国家和国际政策提供支持。我国卫生健康委员会于2017年制定了《早产儿保健工作规范》,将袋鼠护理作为低成本、易推广的早产儿护理模式进行推广。现有证据表明,KMC在各种环境下对婴儿、母亲和家庭都有短期和长期的影响。袋鼠护理还可以使早产儿、低出生体重儿、先天性心脏病患儿等受益。

过去50余年围产医学专家和生理学家对袋鼠护理的研究主要集中在三个方面:第一个领域是袋鼠护理对新生儿生理和行为状态的益处,以及降低感染风险;第二个领域是袋鼠护理对促进母乳喂养的作用;第三个领域是分析袋鼠护理对母婴依恋和神经发育的影响。21世纪以来袋鼠护理研究出现新的领域,机器人技术可以用来模仿袋鼠护理。这种具有"皮肤状表面"的机器人床垫放置在新生儿重症监护病房暖箱中,可以模拟呼吸时胸部的轻柔运动,床垫发出低沉的心跳声,可根据父母的生理记录或婴儿的需要进行个性化设置。KMC与婴儿微生物群的关系也是KMC研究的另一个新热点,出生后早期的KMC护理与独特的微生物模式和口腔微生物成熟有关。

(五) 母乳喂养

世卫组织建议婴儿在6个月前进行纯母乳喂养(exclusive breast feeding)。与部分母乳喂养的新生儿相比,纯母乳喂养6个月的婴儿胃肠道发病率较低,呼吸道发病率较低,感染相关新生儿死亡率较低。为保证母乳喂养的成功,首要的是母亲要对母乳喂养的重要性和优点有足够的认识,建立信心。其次需要家属和社会的支持。此外,产科观念和制度的改革要为母乳喂养提供方便的条件。促进母乳喂养有如下措施:

(1) 早接触和早吸吮:早接触和早吸吮至少坚持30分钟,有利于新生儿及早建立觅食、吸吮和吞咽反射,以获得营养和初乳中丰富的免疫物质。早吸吮还可以刺激母亲腺垂体释放催乳素,为泌乳做准备;并可刺激神经垂体释放缩宫素,减少产后出血的风险。

(2) 实施母婴同室:从生后即刻起母婴24小时不分开,以便于实施按需哺乳,保证充足的乳汁,加强母婴感情,减少婴儿室所致的交叉感染。

(3) 按需哺乳:不限制母乳喂养的次数、间隔和持续时间,根据新生儿需要决定。

(4) 指导正确衔乳和喂养姿势:可保证足够的乳汁,减少乳房疾病,如乳头痛、乳头皲裂和乳汁淤积等。

(5) 不给母乳喂养的婴儿除了母乳以外的其他食物,纯母乳喂养至6个月。过早添加水或其他食物会减少对母乳的需求,使乳量减少,也会增加孩子胃肠的负荷。

(6) 提供出院后的随访和支持:互联网和信息技术的发展使出院后支持更多样化和便捷。社区的同伴支持小组也是良好的支持措施。

(六) 免疫接种

目前我国在新生儿期的免疫接种有卡介苗和乙肝疫苗。

1. 卡介苗接种

(1) 适应证:无接种禁忌的新生儿应在生后1个月内完成接种。胎龄>31周早产者且医学评估稳定后,可以接种卡介苗;胎龄≤31周的早产儿,医学评估稳定后可以在出院前接种。

(2) 禁忌证:体温在37.5℃以上,有严重呕吐、腹泻、湿疹、脓疱疹、产伤或其他疾病者。

(3) 接种方法:用结核菌素注射器,将0.1ml卡介苗于左臂三角肌下端偏外侧做皮内注射。

2. 乙肝疫苗接种

(1) 适应证:所有新生婴儿,如果没有禁忌证,都应该完成乙肝疫苗接种。注射时间:乙肝疫苗应在出生后24小时内注射。注射剂量:$10\mu g$/次。注射方法:肌内注射。

(2) 接种禁忌证:①已知对该疫苗中的任何成分,包括敷料、甲醛和酵母过敏者。②患急性疾病、严重慢性疾病、慢性疾病的急性发作期和发热者。③对未控制的癫痫和其他进行性神经系统疾病者。④出生体重<2.0kg者原则上不是接种乙肝疫苗的禁忌。但体重越低不良反应风险越高。

（3）出生体重 <2.0kg 的新生儿：其母为 HBsAg 阴性者暂缓接种乙肝疫苗，待体重达到 2.0kg 后接种第 1 针（如出院前体重未达 2 000g，在出院前接种第 1 针）；1~2 个月后再重新按 0、1、6 个月 3 针方案进行；如果早产儿生命体征不稳定，应首先处理相关疾病，待稳定后再按上述方案接种。如果母亲 HBsAg 阳性，出生时同时注射乙肝疫苗和乙肝免疫球蛋白。因为阻断乙肝病毒的垂直传播带来的益处要优于可能的不良反应。

（4）乙肝免疫球蛋白（HBIG）：对于母亲 HBsAg 阳性者，出生后 12 小时内在不同部位同时注射 HBIG 0.5ml（100U）。对于出生体重≤2.0kg 的早产儿，孕妇为 HBsAg 阳性，新生儿在 12 小时内肌内注射一针 HBIG，另要求间隔 3~4 周再次注射一次。

（5）母亲 HBsAg 阳性新生儿的随访：推荐在新生儿 7~12 个月（完成至少三剂的乙肝疫苗注射后），检测 HBsAg 和抗-HBs。

（七）新生儿体格检查

1. 新生儿体格检查的目的

（1）获得新生儿体格测量的基本信息。

（2）发现疾病和需要立即治疗的新生儿。

（3）发现新生儿的一些常见问题并给予父母解答。

（4）结合产前的筛查、家族史和孕产期病史，诊断和发现先天性或者遗传性疾病。

（5）作为给予父母照顾新生儿建议的基础评估。

2．新生儿体格检查的时机和准备工作　新生儿体格检查应由经过专业培训的儿科医生或者新生儿科医生，在新生儿出生后 72 小时内，或者离开分娩机构前完成。检查前应回顾其母的产前筛查、孕产史，父母双方的家族史。体格检查应该在室内温度为新生儿的适中温度的房间进行，检查所用的器械要清洁、温暖，医护人员要洗手。开始前要告知父母双方体格检查的目的，并获得其口头同意。并在完成检查后简略告知检查结果和提供一些建议。

3. 新生儿体格检查的内容

（1）记录新生儿的体重、身长和头围。母婴同室的新生儿应每天测体重，以了解体重下降、回升和增长情况。正常新生儿生理性体重下降不超过出生体重的 10%，生后 1 周左右可回升到出生体重，以后每天增长 20~30g。体重可以很好地反映孩子的健康状况和喂养状况。

（2）观察新生儿的发育、反应、神态和姿势。

（3）观察皮肤颜色有无青紫、黄疸及其程度。皮肤有无瘀斑、瘀点或感染灶。皮肤皱褶处有无糜烂。

（4）头面部和颈部检查：观察头颅的大小和形状，有无水肿和皮肤破损。检查囟门大小和紧张度，有无颅骨骨折和缺损，骨缝的重叠程度和颅缝宽度。眼有无异常分泌物，有

无眼球及其大小，巩膜有无黄疸或出血斑，有无白内障或角膜瘢痕。外耳的形态和位置有无异常，有无分泌物。鼻腔是否通畅，有无鼻翼扇动，鼻外形有无异常。口腔外观有无唇腭裂，舌的大小和有无伸舌，下颌发育有无异常。颈部检查应注意有无斜颈、胸锁乳突肌血肿，有无肿物或蹼颈，以及有无淋巴结肿大。

（5）胸部检查：先观察胸廓有无畸形，呼吸时有无肋下缘和胸骨上下软组织下陷。观察心尖搏动位置并了解心界大小（可用中指尖直接叩诊）。通过听诊了解两肺呼吸音是否对称，进入肺内的呼吸音是否清晰，有无啰音以及啰音的性质和部位。听诊心率和节律，各瓣膜听诊区有无杂音，杂音的性质和传导方向。

（6）腹部检查：观察呼吸时胸腹是否协调，腹部外形有无异常，皮肤有无异常血管充盈。脐带残端有无出血、红肿或异常的分泌物。触诊肝脾大小，有无肿物、胃肠型，腹部有无胀气。听诊了解肠鸣音。

（7）脊柱和四肢检查：观察肢体和指端有无形态异常，四肢活动情况和肌张力，以及有无骨折或髋关节脱位等。俯卧位检查有无脊柱异常弯曲、脊柱裂、脊膜或脑膜膨出、骶尾部畸胎瘤等。

（8）会阴检查：评估性别和生殖器外观。检查肛门是否存在、位置有无异常（如异位肛门或会阴肛门瘘等）。如 24 小时不排便或有腹胀者，应用小指做肛检，检查有无肛门或直肠闭锁。注意外生殖器有无异常，男婴双侧睾丸是否已降入阴囊，有无鞘膜积液，有无腹股沟疝等。

（9）髋关节检查：先观察髋关节是否对称（Galeazzi 征），臀部和大腿皮肤纹理是否对称，然后检查髋关节的稳定性，检查 Barlow 征和 Ortolani 征是否阳性。

（10）原始反射：检查拥抱反射、握持反射、觅食反射和吸吮反射是否引出。

（八）新生儿的常规处理的其他方面

1．疾病筛查　健康新生儿应根据母亲孕产期的状况开展早期疾病筛查，包括新生儿低血糖和早发型败血症筛查，并完成遗传代谢病筛查、听力筛查和先天性心脏病筛查。笔者所在医院采取的疾病筛查流程参见图 2-4-4 和图 2-4-5。

2．疾病预防　所有新生儿均应在生后 1 小时内肌内注射 1mg 的维生素 K_1，预防自然出血症。为了预防淋病奈瑟菌结膜炎，所有新生儿均应在出生后 1 小时内用红霉素或者氧氟沙星滴眼液滴眼。

3．新生儿的一般环境　新生儿的环境应保持整洁、空气新鲜、湿度适中，并维持适中温度，使新生儿体温保持在 36.5~37.3℃。新生儿的衣服应柔软、清洁、宽松。母婴同室应尽量避免非直系亲属探视。

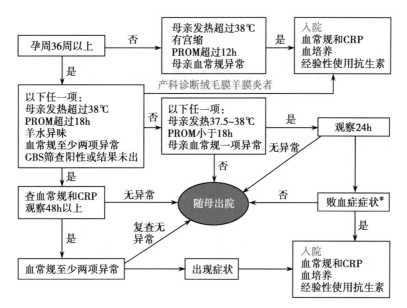

图 2-4-4　新生儿早发型败血症筛查流程

注:* 败血症症状如下:

- 产妇血常规指标包括白细胞超过 1 万、中性粒细胞超过 0.8、I/T 超过 0.2、CRP 超过 10mg/L、抗生素治疗小于 4 小时。
- 新生儿血常规指标包括白细胞超过 2 万或低于 5 千、中性粒超过 0.8、I/T 超过 0.2、血小板低于 10 万、CRP>10mg/L。
- 临床绒毛膜羊膜炎诊断:产妇发热 38℃以上,伴有以下任意一项:产妇 HR 大于 100、胎心大于 160、羊水臭味、子宫下段压痛或产妇血常规超过两项异常。

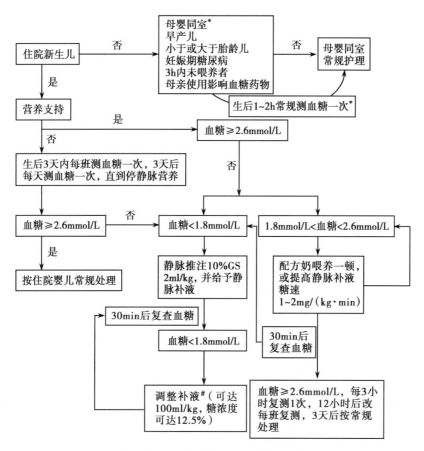

图 2-4-5　新生儿低血糖筛查流程

注:* 住院早产儿常规每天测血糖 1 次,共 3 天;妊娠期糖尿病母亲的婴儿每 3 小时监测血糖 1 次,共 3 次,常规开奶。# 持续低血糖按目前处理不能解决,进一步鉴别诊断。

(刘江勤)

第五节　新生儿疾病筛查

新生儿疾病筛查(neonatal screening)是指对一些目前还无法在产前进行诊断的先天性、遗传性疾病,在新生儿期取少量血液进行快速、简便、敏感的检验来判别新生儿是否患有遗传性疾病。这些疾病可以导致儿童体格及智能发育障碍,危害儿童生命。新生儿疾病筛查的实施,有助于进行早期诊断和早期治疗,从而将遗传性疾病造成的损害降低到最小。国内外实践证明,新生儿疾病筛查能及早诊断并给予相应干预,以降低儿童智力低下的发生,有利于提高人口出生质量,且社会和经济效益均十分显著。

一、新生儿疾病筛查的概述

不同的国家由于技术水平和发展程度的不同,地理位置的不同,高发疾病种类的差异,故新生儿疾病筛查的病种也不同。根据国际共识并结合本国国情、社会经济发展水平和流行病学进行筛查疾病的选择,筛查的疾病一般应符合以下几个标准:①疾病危害严重,可导致残疾或致死,已构成公共卫生问题;②有一定发病率,筛查的疾病在人群是相对常见或流行的疾病;③疾病早期无特殊症状,但有实验室指标能显示阳性;④有可靠的、适合于大规模进行的筛查方法,假阳性和假阴性率均较低,并易为家长所接受;⑤筛查疾病可以治疗,特别是通过早期治疗,能逆转或减慢疾病发展,或改善其预后。

我国自 20 世纪 80 年代初期开始新生儿疾病筛查。1994 年 10 月颁布的《母婴保健法》中第二十四条明确提出了在全国逐步推广新生儿疾病筛查,使开展新生儿疾病筛查工作有了根本的法律保障。从 2000 年开始,卫生部(现称为国家卫生健康委员会)先后制定了《新生儿疾病筛查管理办法》《全国新生儿疾病筛查工作规划》《全国新生儿疾病筛查技术规范》《苯丙酮尿症和先天性甲低诊治技术规范》等,有力地推动与规范了全国新生儿疾病筛查工作。

目前我国主要对新生儿血标本筛查苯丙酮尿症(phenylketonuria,PKU)和先天性甲状腺功能减退症(congenital hypothyroidism,CH)两种疾病,广西、广东地区增加了葡萄糖-6-磷酸脱氢酶(glucose-6-phosphate dehydrogenase,G6PD)缺乏症筛查,江苏和上海部分地区增加了先天性肾上腺皮质增生症(congenital adrenal hyperplasia,CAH)筛查。

我国新生儿疾病筛查中心以三级妇幼保健网为基础,与各医疗单位的产科、儿童保健科建立起系统的筛查网络,并承担患者的诊治、随访与评估等,同时也承担新生儿疾病筛查管理工作。新生儿疾病筛查是一个集组织管理、实验技术、临床诊治及宣传教育为一体的系统工程。我国的新生儿疾病筛查工作是由国家卫生健康委妇幼司直接领导、各省市卫生局直接管理。

我国的新生儿疾病筛查是有法律约束的,非强制性的,遵循知情选择原则,通过产前孕妇宣教等方式让父母了解新生儿疾病筛查的意义及方法,书面知情同意并签字。

血标本采集是筛查至关重要的第一步,依照《新生儿疾病筛查技术规范》,血标本采集机构必须取得“医疗机构执业许可证”,采集人员应具有中专以上学历、有 2 年以上临床工作经验,并接受过新生儿疾病筛查知识和技能培训,持有采血合格证书。严格掌握采血时间,完善采血机构和实验室专人双重核对血标本的验收制度,严格掌握实验室检测操作常规,如因上述各种步骤执行不当而造成筛查结果的假阳性、假阴性,或导致漏筛均需承担法律责任。

建立新生儿疾病筛查的质量保证体系十分必要。除了实验室内质控外,每个筛查实验室每年必须定期接受国家卫生健康委临床检验中心组织的实验室能力比对检验,以保证实验检测质量。此外,从伦理、法律角度,父母有权得到筛查结果(包括阴性结果)。成立分级监督机构,包括筛查中心、妇婴医院、儿保所及地区卫生服务中心,提高召回率和随访率,使新生儿疾病筛查诊断的患者得到早期诊治及长期随访、评估。

二、新生儿疾病筛查的对象、内容及方法

(一) 对象和时间

所有活产的新生儿,采血时间为出生 72 小时后,7 天之内,并充分哺乳(哺乳至少 6~8 次);对于各种原因(早产儿、低出生体重儿、提前出院者等)没有采血者,最迟不宜超过出生后 20 天。

(二) 标本采集方法

血标本由采血滤纸及新生儿信息卡两部分组成。采血滤纸要求有一定厚度、渗透性好、渗透均匀,国际通用滤纸为 S&S903。采血人员应填写好新生儿信息卡的姓名、性别、出生日期、孕周、出生体重、出生医院名称、住院号码、采血日期、新生儿是否使用过抗生素、是否接触过碘等。务必详细填写家庭联系电话和住址,以便发现可疑阳性患儿时能及时通知和召回。

采血部位最好选取新生儿足跟内或外侧,切不可在足

跟正中部采血,以防伤及跟骨髓导致骨髓炎。采血前应充分按摩或热敷足跟,以保证足跟有良好的血液循环。用酒精棉球或棉签轻轻涂抹针刺位置,刺入约2~3mm,使血液自行流出,轻轻用无菌棉球擦去第一滴血,然后取3~4滴血至于滤纸片上,避免在同一处重复滴血,并使血滴通透滤纸正反两面,每个新生儿取3个血斑,每个血斑≥8mm。挤压足跟时切勿挤压针刺点处,以免混入组织液使血液稀释,可在针刺点周围较大的范围挤压,用力适度并间歇放松。血标本充分晾干,不能互相重叠或竖立放置,避免标本堆积引起交叉污染。取血后妥善保存血样,避免紫外线照射和液体污染,在规定时间内送达筛查中心,或暂时放入纸袋置2~10℃冰箱保存。

(三) 筛查内容

筛查疾病的种类依种族、国家、地区而异,还与各国的社会、科学技术的发展、经济、教育水平及疾病危害程度有关。根据我国目前情况,筛查的疾病仍以PKU、CH为主,某些地区则根据疾病的发病率选择如G6PD缺陷、CAH等筛查或开始试用串联质谱技术进行其他氨基酸、有机酸、脂肪酸等少见遗传代谢病的新生儿疾病筛查。

三、高苯丙氨酸血症的新生儿疾病筛查

(一) 概述

血苯丙氨酸(phenylalanine,Phe)浓度高于120μmol/L称为高苯丙氨酸血症(hyperphenylalaninemia,HPA)。低出生体重儿、慢性肝损害患儿可有一过性高苯丙氨酸血症,酪氨酸血症患儿血苯丙氨酸浓度可轻度增高。遗传性HPA是由于苯丙氨酸羟化反应障碍引起,血液苯丙氨酸持续高浓度。根据不同的酶缺陷分为两种类型:一类为苯丙酮尿症(PKU)是由于苯丙氨酸羟化酶(phenylalanine hydroxylase,PAH)缺陷引起的苯丙氨酸代谢障碍。根据血苯丙氨酸浓度又分为经典型、中型及轻症三型。另一类是因苯丙氨酸羟化酶的辅助因子四氢生物蝶呤(tetrahydrobiopterin,BH₄)缺乏引起,神经系统受损明显。两类均为常染色体隐性遗传,是少数可治性遗传性代谢病之一。

PKU发病率有地区差异,美国约为1:14 000,日本较低1:78 000;我国新生儿疾病筛查资料统计,中国内地HPA(包括PKU)的发病率约1:11 000,HPA患儿中BH₄缺乏症的发病率约为10%~15%,高于白种人1%~3%的发病率。

典型PKU临床特点为皮肤白、头发黄、全身和尿液有特殊鼠臭味、不同程度智能发育障碍。根据正常蛋白质摄入情况下血苯丙氨酸浓度,分为经典型PKU(苯丙氨酸浓度≥1 200μmol/L)、轻度PKU(苯丙氨酸浓度360~1 200μmol/L)及轻度HPA(苯丙氨酸浓度<360μmol/L)。BH₄缺乏者不仅使PAH活性下降,导致血苯丙氨酸增高,还可导致神经

递质多巴胺及5-羟色胺合成障碍所致严重肌张力低下等症状,后果更严重,治疗完全不同于PAH缺乏性PKU。

(二) 筛查方法

早期诊断、早期治疗是关键。治疗需从生后8周以前开始,最好在生后2周内,才能避免脑损伤。在临床典型症状出现后才开始治疗为时已晚。诊断主要靠血苯丙氨酸浓度检测,即新生儿疾病筛查。新生儿出生72小时或喂奶6~8次采集血片标本。方法包括传统的Guthrie细菌抑制试验、新的MS-MS筛查。如新生儿疾病筛查原标本测得血苯丙氨酸浓度>120μmol/L,对原标本复查,如血苯丙氨酸浓度仍>120μmol/L,召回新生儿复查,如结果提示HPA,必须进行鉴别诊断。

(三) 诊断与鉴别诊断

新生儿时期无特殊的临床症状。有些可出现喂养困难、呕吐,可有湿疹。约3~4个月以后逐渐出现异常,尿有鼠尿味,肌张力偏高,腱反射亢进,近半数有癫痫,其中婴儿痉挛症占1/3。大多数患儿有烦躁、易激惹、抑郁、多动、孤独症倾向等精神行为异常,最终导致中度或极重度智力低下。由BH₄缺乏造成的PKU的临床表现在生后数月内与经典型不易区分,不同的是虽很早开始进行饮食治疗,神经系统症状2~3个月后仍出现,如肌张力改变,软弱,不能抬头,流口水,吞咽困难,惊厥等,且进行性恶化。经BH₄、左旋多巴、5-羟色氨酸等治疗好转。采用四氢生物蝶呤(BH₄)负荷试验、尿蝶呤谱分析、二氢蝶啶还原酶活性测定进行快速鉴别诊断。

四、先天性甲状腺功能减退症的新生儿疾病筛查

(一) 概况与发病率

先天性甲状腺功能减退症(CH)又称克汀病(cretinism)或呆小病。由于甲状腺先天缺如、发育不良(原位或异位)或甲状腺激素合成途径缺陷而引起者称为散发性甲状腺功能减退,因母孕期饮食中缺碘引起者称地方性甲状腺功能减退。临床主要表现为体格和精神发育障碍,早期诊断和治疗可防止症状的发生和发展,否则可导致严重的脑损害和智力低下。

新生儿CH筛查指原发性甲状腺功能减退症的筛查。其发病率世界各地报道不一,多在1:4 000。2008年对我国13个城市新生儿进行了甲状腺功能减退的筛查,其发病率为0.291‰(1:3 400),地域特点是中国北部和南部地区的发病率低于东部、中部及西部地区。

(二) 筛查方法

原发性CH其病变在甲状腺本身,因其血液中甲状腺

素（T_4）减少，负反馈促使垂体分泌的促甲状腺激素（TSH）增加。甲状腺功能检查为确诊的主要方法。新生儿 TSH 在出生后有生理性增高，一般认为与寒冷刺激有关，2 天后恢复正常。因此筛查的足跟血标本应在生后 72 小时收集。测定 TSH 的方法有许多进展，如酶标法（EIA）、酶联免疫吸附法（ELISA）及时间分辨荧光免疫分析法（DELFIA）等。由于测定 TSH 药盒的种类及方法不同，故 TSH 测定的阳性切割点意见不一，大多实验室 TSH 阳性切割点为 10mU/L，也有为（15~20）mU/L。对筛查原标本复查后 TSH 仍大于阳性切割值者，应召回患者复查，如 TSH 仍增高，应采集静脉血做游离 T_3（FT_3）或 T_3、游离 T_4（FT_4）或 T_4、TSH 测定、骨龄、甲状腺显像（超声、放射性核素扫描）检查以确诊。低或极低出生体重儿由于丘脑-垂体-甲状腺轴反馈建立延迟，可能出现 TSH 延迟升高，危重新生儿或接受输血治疗的新生儿可能出现假阴性结果，因此，对这些新生儿需要在出生 2 周再次采血复查。

（三）诊断与鉴别诊断

新生儿出生时无临床表现。无甲状腺的患儿约在 6 周后症状明显；具有残留甲状腺组织或家族性甲状腺功能减退患儿，可迟至数月或数年才出现症状；少数较重患儿出生时或生后数周出现症状，母乳喂养儿的症状出现较晚。母孕期胎动减少，过期产，常为巨大儿，60%~70% 患儿存在骨成熟障碍的早期体征，如前后囟大和颅缝宽。生后可出现黄疸较重或者黄疸消退延迟、嗜睡、少哭、哭声低下、吸吮力差、皮肤花纹（外周血液循环差）、面部臃肿、便秘、腹胀、脐疝、心率缓慢、心音低钝等。随年龄增长，逐渐出现生长障碍、骨龄延迟、智能发育落后。面容特殊如前额较窄、眼距宽、睑裂小、鼻梁低平、唇较厚，舌大而宽厚，常伸出口外等。

血游离 T_3、T_4 或总 T_3、T_4 降低，TSH 增高诊断为甲状腺功能减退症；如血游离 T_3、T_4 或总 T_3、T_4 正常，TSH 增高，诊断为高 TSH 血症；甲状腺显像（超声、放射核素扫描）显示甲状腺缺如或甲状腺发育不良，而高 TSH 血症患者甲状腺发育多正常。继发性下丘脑-垂体先天性发育不良的 CH 患者临床甲状腺功能减退的症状较轻，智能发育多正常，可伴有垂体其他激素缺乏症状，血 FT_3、FT_4 或总 T_3、T_4 降低，TSH 降低，头颅 MRI 检查可发现垂体发育不良。

五、先天性肾上腺皮质增生症的新生儿疾病筛查

（一）概况与发病率

先天性肾上腺皮质增生症（CAH）是一种常见的常染色体隐性遗传病，是由于肾上腺皮质激素合成过程中所需酶的先天性缺陷所导致的一组疾病，其中 95% 以上是由于先天性 21-羟化酶缺乏所致。典型 CAH 的发生率约为 1/15 000~1/5 000，而非典型的发病率为典型的 10 倍，男女比例为 2∶1。新生儿 CAH 发病率为 1/20 000~1/16 000。临床表现取决于其酶的阻断部位及严重程度，大多数患儿有不同程度的性征异常和肾上腺皮质功能减退。

新生儿 CAH 筛查目的是预防危及生命的肾上腺皮质危象以及由此导致的脑损伤或死亡，预防女性患儿由于外生殖器男性化造成性别判断错误，预防过多雄激素造成的以后身材矮小、心理和生理发育等障碍，使患儿在临床症状出现之前及早得到诊治。

（二）筛查方法

主要是 21-羟化酶缺乏症的筛查。方法：采足跟血检测 17-羟孕酮浓度。17-羟孕酮水平与出生体重有一定关系，足月儿 17-羟孕酮水平约 30nmol/L，低出生体重儿为 40nmol/L，极低出生体重儿为 50nmol/L。17-羟孕酮筛查的阳性切割点根据各实验室方法制定，国内实验室多采用 DELFIA 法测定，17-羟孕酮浓度 >30nmol/L（药盒提供）召回。典型 21-羟化酶缺乏其 17-羟孕酮高于正常值几倍、几十倍，甚至几百倍。CAH 的确诊还需依靠其他指标如血浆皮质醇、睾酮、24 小时尿 17-酮类固醇、促肾上腺皮质激素、骨龄及临床症状综合评价。

（三）诊断与鉴别诊断

主要根据外生殖器性别不清，生后早期出现水盐代谢障碍或高血压，家族史中有过本病患者，再结合实验室检查确诊。

单纯男性化型系 21-羟化酶不完全缺乏，无肾上腺皮质功能减退和失盐症状。肾上腺雄性激素大量增加，引起女性不同程度的外生殖器男性化，阴蒂增大，或伴阴唇融合，似正常男性隐睾的外生殖器，内生殖器仍为女性型；男性生后 6 个月内逐渐出现假性性早熟症状，阴茎、阴囊及前列腺增大，但睾丸不相应增大，亦无精子形成。男女患儿均可出现男性第 2 性征，如出现腋毛、阴毛、胡须、痤疮和喉结，声音低沉等。女孩呈现男性体型，身高及骨龄均明显超过同龄儿。

21-羟化酶缺乏需与 11β-羟化酶等其他酶缺乏鉴别，两者临床症状相似，但后者可有高血压、高血钠、低血钾；男性 CAH 者应与真性性早熟鉴别，后者外生殖器形态类似，但睾丸和阴茎同时增大。

六、红细胞葡萄糖-6-磷酸脱氢酶缺乏症的新生儿疾病筛查

（一）概况与发病率

葡萄糖-6-磷酸脱氢酶（G6PD）缺乏症是指 G6PD 活性降低或性质改变引起的红细胞破坏导致溶血性贫血，是人类

最常见的单基因遗传病之一,属 X 伴性不完全显性遗传性疾病。G6PD 缺乏患者常在某些诱因下(药物或食入蚕豆),故又称为蚕豆病。在新生儿期发病的诱因包括感染、窒息缺氧、酸中毒、大量出血及一些氧化剂类药物的使用。发病时临床表现为急性溶血性贫血和由此而产生的高胆红素血症。新生儿期一旦患上此症,多在生后 48 小时内出现黄疸,且进展迅速,严重者可于 1 周内发生胆红素脑病而死亡。一些患儿因核黄疸导致以后智能发育障碍。

本病是世界上最常见的红细胞酶缺陷病,其高发区为地中海沿岸国家、印度、东南亚等。我国华南及西南各省(广东、广西、云南及四川)等地为高发区。不同地区的同一民族或同一地区的不同民族基因频率有显著差异。

(二) 筛查方法

目前国内 G6PD 缺乏的新生儿疾病筛查是与 CH 及 PKU 筛查项目一起进行,标本用同一张血滤纸片。因酶活性易受到温度等环境影响,故标本在递送过程中应避免受热、受潮,实验室收到标本后最好在 3 天内检测,当天检测更好。目前较常用的筛查方法为荧光斑点法及荧光法,荧光斑点法对男性半合子及女性纯合子的检出率 100%;荧光法灵敏度高、操作简便、耗时少等特点,适用于新生儿疾病筛查。阳性切割值应根据正常人群 G6PD 活性及当地 G6PD 缺乏症的发病率而定。如果筛查原标本 G6PD 低于切割值,立即召回新生儿复查,复查后 G6PD 仍低于切割值,同步测定 G6PD 和 6PGD 活性来计算 G6PD/6PGD 比值(正常新生儿 G6PD/6PGD≥1.09),更能反映 G6PD 的活性,若比值降低即反映 G6PD 活性降低。

(三) 诊断与鉴别诊断

在新生儿期 G6PD 活性缺乏的患儿高胆红素血症的发生率较高,男性多于女性,酶活性缺乏程度越重高胆红素血症的发生率越高,广东地区新生儿 G6PD 缺乏症中约有 50% 发生高胆红素血症。大多数新生儿出生时无特殊,出生 3~4 天后出现黄疸,黄疸进展快,4~7 天达高峰,多呈现中至重度黄疸、贫血,肝脾可肿大,黄疸的出现可无任何诱因,或仅有轻微感染,或缺氧、代谢障碍(低血糖、酸中毒)等,严重者病情迅速恶化,可导致胆红素脑病。

有可疑或阳性家族史,亲代或同胞中有 G6PD 缺乏者,高发地区或祖籍在高发地区的新生儿黄疸均应高度怀疑本病。诊断 G6PD 缺乏所致的溶血性贫血,需排除其他原因引起的溶血性贫血,包括 ABO 及 Rh 血型不合新生儿溶血病、感染性溶血、传染性肝炎、红细胞膜缺陷、血红蛋白异常或其他酶的缺陷等。

七、其他先天性遗传代谢病的新生儿疾病筛查

除了上述我国开展的新生儿疾病筛查项目外,其他先天性遗传代谢性疾病种类繁多,包括糖、氨基酸、尿素循环、有机酸、线粒体、核酸等代谢异常。遗传性代谢病的病因是基因突变,导致酶的生物合成、受体缺陷、细胞膜功能异常等,使体内代谢过程不能正常进行,使底物及其衍生物在体内蓄积,产物缺乏,引起一系列代谢紊乱的临床症状。多数疾病的酶缺陷为单一的,也有少数疾病为多种酶缺陷综合作用的结果。虽遗传性代谢病单一病种发病率较低,各国报道的发病率差异大,但其总体发病率仍高约 1∶2 000。至今,发现的疾病有 500 多种,新生儿期出现症状的约 100 种。

很多代谢病患儿出生几天内不出现症状或开始时症状轻微,不被注意。急性起病者主要表现拒食、呕吐、呼吸困难、顽固性惊厥、昏迷等,常有低血糖、代谢性酸中毒、高氨血症等,多误认为是严重感染、心肺疾病、癫痫等。患儿常在确诊前死亡,而死后常规尸检又无特殊发现,是新生儿学的一个难点。有些疾病在新生儿及幼儿期无症状,而在儿童期仅表现为生长及智能发育落后。

MS-MS 技术逐渐用于新生儿遗传代谢病的筛查,近年来,随着分子检测技术的进展,基因检测在 IMD 诊断中的作用亦逐渐显现,使患儿在临床症状未出现时或出现不久即进行早期诊断和治疗,降低新生儿死亡率,改善预后。我国也已颁布一系列共识和政策,标志着我国新生儿 IMD 的筛查工作得到不断规范和完善。

当一个危重婴儿被怀疑患有遗传代谢病,如有机酸血症或尿素循环缺陷时,即使没有确诊,也应开始紧急处理,以挽救患儿生命,避免和减少神经系统后遗症。处理前应先留取血浆/血清、血纸片、尿液等标本做相应检测。

新生儿疾病筛查是一个集组织管理、标本采集、标本登记及验收、实验技术、临床诊治、随访及宣传教育为一体的系统工程。随着新生儿疾病筛查发展,定期的评估、策略制定、建立与健全新生儿疾病筛查网络、扩大宣传和筛查知识的普及均有利于完善我国的新生儿疾病筛查体系。

(朴梅花)

第六节　新生儿窒息和复苏

新生儿窒息(asphyxia)是指由于产前、产时或产后的各种病因使新生儿出生后不能建立正常呼吸,引起缺氧并导致全身多脏器损害,是围产期新生儿死亡和致残的主要原因之一。正确的复苏是降低新生儿窒息死亡率和伤残率的主要

手段,积极在全国范围内开展新生儿复苏培训,提高新生儿复苏的水平,是围产工作者的重要任务。

一、概述

新生儿窒息是导致全世界新生儿死亡、脑瘫和智力障碍的主要原因之一。据世界卫生组织 2005 年的统计数字表明,每年 400 万的新生儿死亡中约有 100 万死于新生儿窒息,亦即新生儿窒息导致的死亡已经占到了新生儿死亡的 1/4。根据我国妇幼卫生监测报告显示:2019 年全国新生儿死亡率为 3.5‰,占 5 岁以下儿童死亡率的 44.8%。新生儿死亡原因的前三位为早产、产时并发症和先天异常,产时并发症占第二位。根据中国残联等有关部门 2003 年底的一项抽样调查结果显示:每年新增 0~6 岁残疾儿童为 19.9 万,在五类残疾儿童中,智力残疾占 54.2%。智力致残原因依次为:产时窒息、早产、胎儿窘迫等,产时窒息为致残的首位原因。

新生儿复苏项目(Neonatal Resuscitation Program,NRP)由美国儿科学会(American Academy of Pediatrics,AAP)和美国心脏病协会(American Heart Association,AHA)建立,自 1987 年在美国首次提出后,迅速传至全世界,不仅在发达国家,而且在发展中国家开展,明显降低了新生儿窒息的病死率和伤残率。

我国自 20 世纪 90 年代开始引进新生儿复苏项目,于 2003 年 7 月成立了中国新生儿复苏项目工作组,在全国开展新生儿复苏培训。2014 年对项目省市的 347 所医院抽样调查数据分析显示,新生儿窒息的发生率从 2003 年的 6.32% 下降至 2014 年的 1.79%,因新生儿窒息死于分娩现场的发生率从 2003 年的 7.55/ 万下降至 2014 年的 1.64/ 万。培训工作的最终目标是:降低新生儿窒息的死亡率和伤残率,促进婴儿的安全和健康,确保每个分娩现场至少有一名受过复苏培训、掌握新生儿复苏技术的卫生工作人员。

二、病因

新生儿窒息是由于产前、产时或产后的各种病因引起母-胎气体交换障碍,使新生儿出生后不能建立正常的自主呼吸。因此,凡使胎儿、新生儿血氧浓度降低的任何因素都可引起窒息,可出现于妊娠期,但多数出现在产程开始后,如果缺氧严重且发生较早,胎儿可死于宫内;如果缺氧发生在产程中或产后,则为产时窒息或娩出后的新生儿窒息。表 2-4-11 所列的产前和产程中的高危因素,可以造成胎儿缺氧,与新生儿窒息的发生有密切关系,有报道凡有高危因素的分娩,新生儿窒息的发生率可达 70%,应高度重视,做好复苏的准备。

表 2-4-11　产前和产时的高危因素

产前高危因素	产时高危因素
妊娠期糖尿病	急诊剖宫产
妊娠期高血压疾病	产钳或胎吸助产
胎儿贫血或同种免疫疾病	臀先露或其他异常先露
既往死胎或新生儿死亡史	早产
妊娠中、后期产科出血	急产
孕妇感染	绒毛膜羊膜炎
孕妇心、肺、肾、甲状腺或神经系统疾病	脐带脱垂
	滞产(超过 24 小时)
羊水过多	第二产程延长(超过 2 小时)
羊水过少	巨大儿
胎膜早破	持续胎儿心动过缓
胎儿水肿	产妇使用全身麻醉剂、镇痛、催产药
过期妊娠	
多胎妊娠	子宫强直性收缩
胎儿大小与孕期不符	产前 4 小时内用麻醉药
孕妇用药,如镁剂、肾上腺素能阻滞剂	羊水胎粪污染
	脐带绕颈
孕妇吸毒	胎盘早剥
胎儿畸形或异常	前置胎盘
胎动减弱	明显的产时出血
未产前检查	
年龄 <16 岁或 >35 岁	

三、病理生理

1. 呼吸暂停的概念　动物实验证实,无论胎儿或新生儿发生窒息,都要经历如下演变过程(图 2-4-6):

(1)原发性呼吸暂停:胎儿或新生儿缺氧时,先有呼吸运动加快,若缺氧继续,则呼吸运动停止,心率减慢,此为原发性呼吸暂停。此时若及时给氧及必要的刺激,多能诱发自主呼吸。

(2)继发性呼吸暂停:如窒息持续存在,婴儿出现深度喘息样呼吸,心率继续下降,同时血压开始下降,呼吸越来越弱,最后在一次深呼吸后进入继发性呼吸暂停。在此阶段,心率、血压及血氧饱和度均持续下降,刺激将不能使新生儿恢复呼吸,此时必须给予正压通气。

由于窒息常发生在分娩前或分娩过程中,因此,出生时很难确定新生儿已经有缺氧和/或循环损害多长时间,通过对刺激的反应能帮助判断缺氧时间。如刺激后立刻开始呼吸,则处于原发性呼吸暂停,否则处于继发性呼吸暂停,必须进行呼吸支持。

2. 出生前后肺和肺循环的改变　胎儿期由于氧供来自胎盘,胎儿只有很少部分的血液流经胎肺。胎肺不含气,肺泡内充满了液体,灌注胎肺的小动脉因胎儿氧分压低而处于收缩状态,来自右心室的血液无法进入肺,大部分通过阻力低的旁路即动脉导管流入主动脉。

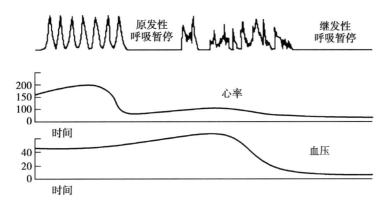

图2-4-6　原发性呼吸暂停和继发性呼吸暂停

出生后新生儿不再与胎盘相连,只能靠肺呼吸作为氧气的唯一来源。所以肺泡内液体必须被吸收并被空气所替代。1/3肺液出生时经产道挤压由口鼻排出,其余由肺部淋巴组织吸收。由于空气提供充足的氧(21%),肺泡的充气和氧含量的增加,肺血管扩张并降低了血流阻力。脐动脉的收缩和脐带结扎后,脐动脉和脐静脉的关闭去除了低阻力的胎盘循环并提高了体循环的血压。体循环血压的升高,使肺动脉压力低于体循环,使肺血流增加,通过动脉导管的血流减少。

虽然正常过渡的步骤发生在出生后几分钟之内,但整个转变过程要数小时甚至几天才能完成。研究发现足月儿的正常过渡需要10分钟才能达到氧饱和度90%或以上。动脉导管关闭要到生后12~24小时,肺血管的完全扩张要数月之后。

3. 窒息时缺氧及肺灌注减少　窒息的新生儿出生未建立正常的呼吸,肺泡不扩张,肺液排不出,不能进行气体交换,造成缺氧。窒息时血氧饱和度下降、酸中毒,使新生儿肺内小动脉仍保持收缩状态,动脉导管持续开放,血液不经肺而进入主动脉,即使肺泡开放,氧气也不能进入血液,更使缺氧加重。

窒息造成的低氧血症引起多脏器损害,尤其是呼吸中枢供氧不足加重呼吸抑制。故正压通气改善全身缺氧,尤其是改善呼吸中枢缺氧是窒息复苏的关键措施。

四、诊断

新生儿窒息是指由于各种病因使新生儿出生后不能建立正常呼吸,引起缺氧并导致全身多脏器损害的一系列改变,主要依靠临床表现进行诊断。1953年美国学者 Virginin Apgar 提倡用 Apgar 评分系统对新生儿窒息进行评价,50多年来一直是国际上公认的评价新生儿窒息最简捷实用的方法。Apgar 评分由5项体征组成,5项体征中的每一项授予分值0、1或2。然后将5项分值相加,即为 Apgar 评分的分值。复苏措施是改变 Apgar 评分的要素,因此在评分时应用的复苏措施也应同时记录。建议在产房内填写的表格如表2-4-12所示。

在新生儿生后1分钟和5分钟作出 Apgar 评分。当5分钟 Apgar 评分 <7时,应每隔5分钟评分一次,直到20分钟。一般将1分钟 Apgar 评分0~3分诊断为重度窒息,4~7分为轻度窒息。评分应登记在婴儿出生记录中,复苏中的完整档案必须包括实施复苏措施的具体描述。

近20余年人们对 Apgar 评分的诊断价值不断提出质疑:①Apgar 评分虽可识别新生儿有无抑制,但不能区别抑制的病因;②低 Apgar 评分并不等同于窒息,低评分的原因可能不是宫内缺氧;③早产儿由于肌张力弱和对刺激反应差,其 Apgar 评分可低于正常;④没有突出呼吸抑制,把相同的分值赋予了重要性并不相等的5个成分;⑤1分钟 Apgar 评分与患儿远期预后无明显相关性,5分钟低评分与预后相关性更强;⑥主要不足之处在于敏感度高而特异度低,常导致窒息诊断扩大化。而且,国内部分医疗单位及个人不能正确执行评分,个体主观影响较大,降低了评分的可靠性。

因此,不能将 Apgar 评分作为诊断窒息的唯一指标或将低 Apgar 评分一律视为窒息。近年来国际上有提出对出生窒息的患儿检测脐动脉血气以增加诊断依据。认为 Apgar 评分敏感性较高而特异性较低,血气指标特异性较高而敏感性较低,两者结合可增加其准确性。还有人提出新生儿窒息的诊断除低 Apgar 评分外,还应加上血气和多脏器损害等进行综合诊断。

我国于2016年和2021年在《中华围产医学杂志》上分别发表了《我国新生儿窒息诊断的专家共识》和《新生儿脐动脉血气分析临床应用专家共识(2021)》,建议对出生后怀疑有窒息的新生儿,生后即刻常规做脐动脉血气,Apgar 评分要结合脐动脉血 pH 的结果作出窒息的诊断:①轻度窒息:Apgar 评分1分钟≤7分,或5分钟≤7分,伴脐动脉血 pH<7.2;②重度窒息:Apgar 评分1分钟≤3分或5分钟≤5分,伴脐动脉血 pH<7.0。

Apgar 评分可评价窒息的严重程度和复苏的效果,但不能指导复苏,因为它不能决定何时应开始复苏,也不能对复苏过程提供决策。评分是1分钟后完成,但患者不能等1分钟后再进行复苏。指导复苏靠快速评价新生儿的两项指标:呼吸和心率。

表 2-4-12　Apgar 评分（孕龄：＿＿周）

体征	0	1	2	1min	5min	10min	15min	20min
肤色	青紫或苍白	四肢青紫	全身红润					
心率	无	<100 次/min	>100 次/min					
呼吸	无	微弱,不规则	良好,哭					
肌张力	松软	有些弯曲	动作灵活					
对刺激反应	无反应	反应及哭声弱	哭声响,反应灵敏					
总分								

备注:	复苏					
分钟	1min	5min	10min	15min	20min	
初步复苏						
PPV/NCPAP						
气管插管						
胸外按压						
肾上腺素						

注:NCPAP,鼻塞持续气道正压(nasal continuous positive airway pressure)。

五、预后

Apgar 评分对判断新生儿窒息的预后有重要价值,但大多研究结果表明,由于 Apgar 受多种因素影响,不能仅以评分高低判断预后,尤其是 1 分钟 Apgar 评分无预测价值。2009 年美国国家儿童健康与人类发展研究所的多中心研究分析了 1、5、10 分钟 Apgar 评分与新生儿早期死亡和神经系统不良结局的相关性,结果 10 分钟评分与预后相关。瑞典 120 万足月儿出生队列研究提示,10 分钟 Apgar 评分与脑性瘫痪发生率明显相关,10 分钟评分越低,脑瘫风险越高。该团队 2020 年又一项对 113 300 例早产儿的研究显示,5~10 分钟 Apgar 评分可为不同胎龄早产儿的存活率提供预后信息,Apgar 评分越低,死亡风险越高,且与胎龄相关。

如前所述,Apgar 评分对新生儿窒息的诊断有许多缺点,近年来提出同时检查脐动脉血气及判断有无多器官功能障碍作为新生儿窒息预后判断的指标,认为血气 pH<7 是判断预后的重要指标。为诊断多器官功能障碍,除临床表现外,还可以头颅 B 超、CT、磁共振、脑电图、血清酶活性、心电图以及新生儿行为神经测定(neonatal behavioral neurological assessment,NBNA)等作为判断指标,对评估新生儿的预后有重要价值。

此外,正确、规范化的复苏是降低新生儿窒息死亡率,减少窒息后并发症,改善预后的重要手段。要在我国实施正确、规范化的复苏,关键在于对参与新生儿复苏的医务人员进行培训。

六、新生儿复苏技术

新生儿窒息是新生儿死亡、伤残的重要原因,正确规范的复苏对降低窒息的死亡率、伤残率非常重要。为指导新生儿复苏,是美国儿科学会(American Academy of Pediatrics,AAP)和美国心脏病协会(AHA)制定了新生儿复苏指南,1992 年成立国际复苏联络委员会(International Liaison Committee on Resuscitation,ILCOR)后,自 2000 年起由 ILCOR 每 5 年发布国际性新生儿复苏指南,针对上一版指南中存在争议的或证据缺乏的问题提出新一轮循证方向,经过反复总结讨论,直至达成一致并制订治疗建议。

为指导我国的新生儿复苏,我国新生儿复苏项目专家组根据我国国情,参照国际的指南制定了中国的新生儿复苏指南,并定期修改。下面依据 2021 年修订的我国新生儿复苏指南介绍最新的新生儿复苏技术。

(一)复苏的准备

1. 医务人员的配备　加强产科、儿科合作,儿科医师参加高危产妇分娩前讨论,在产床前等待分娩及实施复苏,负责复苏后新生儿的监护和查房等。产科、儿科医师共同参与新生儿复苏,保护胎儿完成向新生儿的平稳过渡。每个婴儿出生时,应做好复苏的准备,至少要有 1 名熟练掌握复苏技能的医务人员在场,应掌握正压通气、气管插管、胸外按压及药物的使用等技能。还应有 1 名助手,掌握除插管以外的复苏技能。复苏 1 名严重窒息的新生儿需要组成 3~4 人的复

第二篇

产科

苏团队,团队每个成员需有明确的分工,均应具备熟练的复苏技能。多胎分娩的每例新生儿都应有专人负责。

2. 器械和用品的准备 产房内应备有整个复苏过程所必需的、功能良好的全部器械。预计新生儿高危时,应将器械打开备用。复苏物品的准备见表2-4-13。

(二) 复苏方案和实施

新生儿窒息目前采用的复苏方案为ABCD方案:

A(airway):建立通畅的气道。

B(breathing):建立呼吸,进行正压人工通气。

C(circulation):进行胸外心脏按压,维持循环。

D(drug):药物治疗。

大约90%的新生儿可以毫不困难地完成宫内到宫外环境的过渡,他们需要少许帮助或根本无需帮助就能开始自主且规则地呼吸。约有10%的新生儿在出生时需要一些帮助才能开始呼吸;约有1%需要使用各种复苏措施才能存活。

图2-4-7是2021年我国新生儿复苏项目专家组参考国际指南,结合中国国情修订的中国新生儿复苏流程图,以下的复苏实施按此流程图进行。

"评估—决策—措施"的程序在整个复苏中不断重复。评估主要基于以下3个体征:呼吸、心率和脉搏氧饱和度。通过评估这3个体征中的每一项来确定每一步骤是否有效,其中心率对于决定进入下一步骤是最重要的。

1. 快速评估 出生后立即用几秒的时间快速评估以下4项指标:

(1)足月吗? 如果是足月儿,进行下一步评估。如果是早产儿,在转变至宫外生命过程中常需要干预。因此,应将早产儿置于辐射保暖台进行初步复苏。如果是晚期早产儿(胎龄34~36周),且生命体征稳定,呼吸好,可在数分钟内与母亲接触,继续完成过渡。

(2)羊水清亮吗? 如羊水有胎粪污染,提示胎儿可能宫内缺氧和增加出生后需要复苏的风险。如羊水胎粪污染,进

行有无活力的评估及决定是否气管插管吸引胎粪。

(3)哭声或呼吸好吗? 是否有哭声或呼吸是判断新生儿有无窒息的最重要的指标。有力的哭声是强有力的呼吸的指征。如果无哭声,观察新生儿胸廓是否有呼吸运动。喘息样呼吸是在严重缺氧或缺血气体交换障碍的情况下发生的一系列单次或多次深吸气。

(4)肌张力好吗? 新生儿出生后,迅速观察其肌张力,健康足月新生儿应四肢屈曲且活动很好。

如果快速评估的4项均为"是",新生儿可与母亲在一起,放在母亲胸或腹部,快速擦干后进行皮肤接触和常规护理。

如以上任何一项为"否",则需要放在辐射保暖台上进行以下初步复苏。

2. 初步复苏 初步复苏需时大约30秒。

(1)保暖:产房温度设置为24~26℃。提前预热辐射保暖台,辐射保暖台温度设置为32~34℃,或将肤温探头放于新生儿腹部,并设置肤温36.5℃。早产儿根据其中性温度设置。用预热的毛巾包裹新生儿放置辐射保暖台上,注意头部擦干和保暖。如无辐射保暖台,可因地制宜采取保温措施,如用预热的毯子裹住婴儿以减少热量散失。

(2)体位:新生儿应仰卧,颈部轻度仰伸到"鼻吸气"位。应注意勿使颈部伸展过度或不足,这两种情况都会阻碍气体进入。为保证正确的体位,可在肩下放一折叠的毛巾,作为肩垫。

(3)吸引:不建议常规进行口鼻咽部及气道吸引,以免增加心动过缓和呼吸抑制的风险。如新生儿气道有较多分泌物且呼吸不畅,可用吸引球或吸痰管清理气道,先口后鼻。应限制吸痰管插入的深度和吸引时间,吸引负压80~100mmHg(1mmHg=0.133kPa)。

羊水胎粪污染时的处理:当羊水粪染时,新生儿出生后首先评估新生儿有无活力。有活力(哭声响亮或呼吸规则,肌张力好,心率>100次/min)时,不需气管插管吸引胎粪,

表2-4-13 复苏物品核查表

操作步骤	物品
保暖	预热的辐射保暖台及温度传感器、预热的毛巾或毛毯、婴儿帽子、塑料袋或保鲜膜(<32周)、预热的床垫(<32周)
清理气道	肩垫、吸引球、负压吸引器、10F和12F吸痰管、胎粪吸引管
监测及评估	听诊器、3-导联心电监测仪和电极片、脉搏血氧饱和度仪及传感器、目标血氧饱和度参考值表格
正压通气	自动充气式气囊、T-组合复苏器、足月儿和早产儿面罩、6F和8F胃管、注射器
给氧	氧源、空氧混合仪、吸氧导管
气管插管	喉镜、0号和1号镜片(00号可选)、导管芯(金属导丝)、不带套囊的气管导管(2.5、3.0、3.5mm)、软尺和气管插管深度表、防水胶布、剪刀、喉罩气道
给药	1:10 000(0.1mg/ml)肾上腺素,生理盐水,1、2、5、10、20、50ml注射器
脐静脉置管	脐静脉导管、三通、脐静脉置管所需其他物品

引自:中国新生儿复苏项目专家组,中华医学会国产医学分会新生儿复苏学组. 中国新生儿复苏指南(2021年修订).中华国产医学杂志,2022,25:4-12.

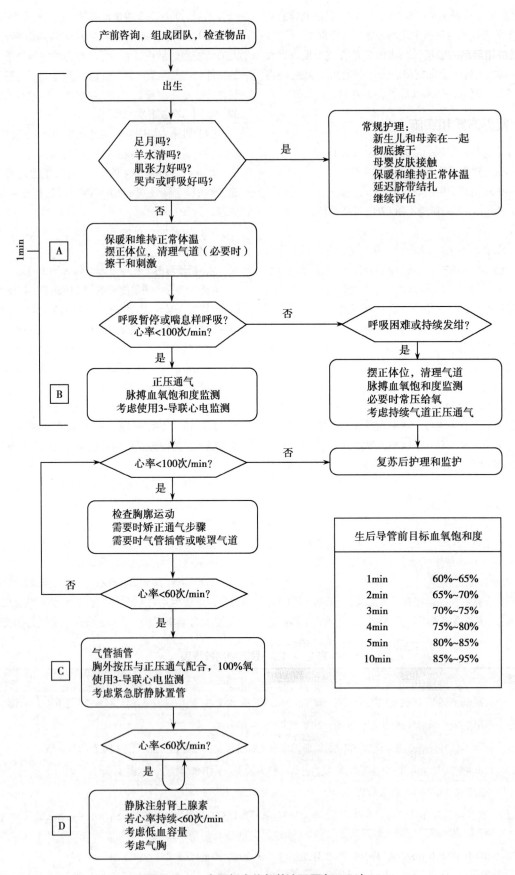

产前咨询，组成团队，检查物品

出生

足月吗？
羊水清吗？
肌张力好吗？
哭声或呼吸好吗？
——是——>
常规护理：
  新生儿和母亲在一起
  彻底擦干
  母婴皮肤接触
  保暖和维持正常体温
  延迟脐带结扎
  继续评估

否

1min

A
保暖和维持正常体温
摆正体位，清理气道（必要时）
擦干和刺激

呼吸暂停或喘息样呼吸？
心率<100次/min？
——否——>
呼吸困难或持续发绀？
是

是

B
正压通气
脉搏血氧饱和度监测
考虑使用3-导联心电监测

摆正体位，清理气道
脉搏血氧饱和度监测
必要时常压给氧
考虑持续气道正压通气

心率<100次/min？
——否——>
复苏后护理和监护

是

检查胸廓运动
需要时矫正通气步骤
需要时气管插管或喉罩气道

否

心率<60次/min？

是

生后导管前目标血氧饱和度	
1min	60%~65%
2min	65%~70%
3min	70%~75%
4min	75%~80%
5min	80%~85%
10min	85%~95%

C
气管插管
胸外按压与正压通气配合，100%氧
使用3-导联心电监测
考虑紧急脐静脉置管

心率<60次/min？

是

D
静脉注射肾上腺素
若心率持续<60次/min
考虑低血容量
考虑气胸

图 2-4-7　中国新生儿复苏流程图（2021）

吸引口鼻清理气道分泌物后继续完成其他初步复苏。无活力[无呼吸或喘息样呼吸,肌张力低下,心率<100次/min(3项具备1项即可)]时,应在20秒内完成气管插管及吸引胎粪(图2-4-8)。如不具备气管插管条件而新生儿无活力,应快速清理口鼻后立即使用面罩气囊开始正压通气。

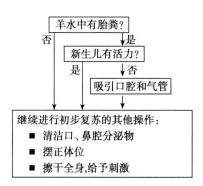

图2-4-8　羊水胎粪污染的处理

气管插管吸引胎粪的方法:插入喉镜暴露声门,气管导管插入气管,将气管导管经胎粪吸引管与吸引器相连,边吸引边慢慢(3~5秒)拔出气管导管,必要时可重复操作(图2-4-9)。

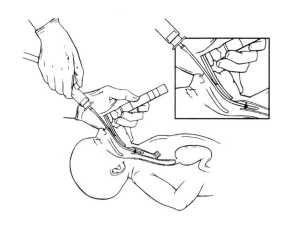

图2-4-9　用气管导管和胎粪吸引管吸引胎粪

(4)擦干:放新生儿于预热的毛巾或毯子上,快速擦干头部、躯干和四肢,拿走湿毛巾。

(5)刺激:彻底擦干也是刺激新生儿,如仍无自主呼吸,给予触觉刺激。用手拍打或手指弹患儿的足底或摩擦背部2次以诱发自主呼吸。如无效,表明新生儿处于继发性呼吸暂停,应进行正压通气。

(6)评估呼吸和心率:初步复苏后,应观察新生儿呼吸状况并评估心率。心前区听诊是最初评估心率的首选方法,计数心率6秒,数值乘以10即得出每分钟心率。

3. 正压通气　新生儿复苏成功的关键是建立充分的正压通气。

(1)指征:

1)呼吸暂停或喘息样呼吸。

2)心率<100次/min。

对有以上指征者,要求在出生后的"黄金一分钟"内实施有效的正压通气。如果新生儿有呼吸,心率≥100次/min,但有呼吸困难或持续发绀,应监测脉搏血氧饱和度,可常压给氧或持续气道正压(continuous positive airway pressure,CPAP)通气,特别是早产儿。

如果新生儿有呼吸且心率≥100次/min,但在给CPAP或常压给氧后脉搏血氧饱和度不能维持在目标值,可以考虑给正压通气。

有自主呼吸的早产儿,出生后如需即刻呼吸支持,应给予CPAP通气而不是气管插管正压通气。

(2)方法:

1)压力:通常情况下吸气峰压为20~25cmH₂O(1cmH₂O=0.098kPa),少数病情严重的新生儿可用2~3次30cmH₂O压力通气。对需要正压通气的新生儿,最好同时提供呼气末正压。

临床常用的新生儿复苏囊为自动充气式气囊(250ml)(图2-4-10),使用前要检查减压阀,有条件时最好使用具备呼气末正压的复苏囊并配备压力表。

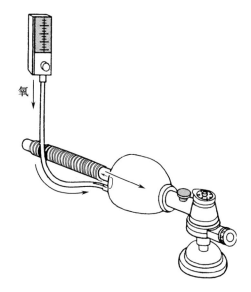

图2-4-10　自动充气式气囊

T-组合复苏器(T-Piece)(图2-4-11)是一种由气流控制、有压力限制的机械装置,能提供恒定的吸气峰压及呼气末正压,维持功能残气量,有助于提高早产儿复苏效率和安全性,推荐医疗机构使用。T-组合复苏器使用前需连接压缩气源,采用空氧混合仪调节氧浓度。需预先设定吸气峰压20~25cmH₂O、呼气末正压5cmH₂O、最大气道压40cmH₂O。

2)频率和吸气时间:正压通气的频率为40~60次/min,用"吸—2—3"的节律大声计数以保持正确的速率。无论是足月儿还是早产儿,正压通气的吸气时间≤1秒。不推荐对早产儿正压通气时增加吸气时间,因采用持续性肺膨胀策略有潜在危害。

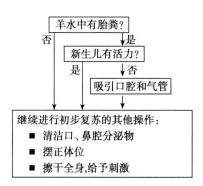

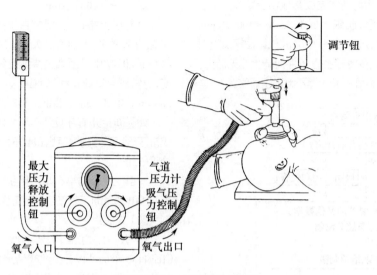

调节钮

最大压力释放控制钮

气道压力计吸气压力控制钮

氧气入口   氧气出口

图 2-4-11 T-组合复苏器

3）用氧：推荐使用空氧混合仪及脉搏血氧饱和度仪。无论足月儿还是早产儿，正压通气均须在脉搏血氧饱和度仪的监测指导下进行。足月儿和胎龄≥35 周早产儿开始用 21% 氧气进行复苏。由于使用纯氧与死亡风险增高有关，故不建议使用。胎龄 <35 周早产儿自 21%~30% 氧气开始。流量调节至 10L/min，根据脉搏血氧饱和度调整给氧浓度，使脉搏血氧饱和度达到目标值。分娩机构应配备脉搏血氧饱和度仪和空氧混合仪。在缺乏相应设备的情况下，可采用自动充气式气囊得到 3 种氧浓度：气囊不连接氧源，氧浓度为 21%(空气)；连接氧源，不加储氧器，氧浓度为 40%；连接氧源，加袋状或管状储氧器，氧浓度分别为 100% 或 90%。脉搏血氧饱和度仪的传感器应置于新生儿动脉导管前位置（即右上肢，通常是手腕或手掌）。在传感器与仪器连接前，先将传感器与婴儿连接有助于最迅速地获得信号。

4）判断通气有效性：有效的正压通气表现为胸廓起伏良好、心率迅速增加。正压通气开始后，边操作边观察胸廓是否起伏，同时连接脉搏血氧饱和度仪，考虑使用 3-导联心电监测。在需要复苏的新生儿，脉搏血氧饱和度仪和 3-导联心电监测是重要的辅助手段，可提供持续的心率评估。为了更快速、准确地评估心率，在胸外按压时，推荐使用 3-导联心电监测。

5）矫正通气步骤：如未达到有效通气，需做矫正通气步骤。首先，检查面罩和面部之间是否密闭；其次通畅气道，可调整体位为鼻吸气位、清理气道分泌物、使新生儿的口张开；最后，适当增加通气压力。上述步骤无效时，进行气管插管或使用喉罩气道。

6）评估及处理：30 秒有效正压通气后评估新生儿心率。①如心率≥100 次/min，逐渐降低正压通气的压力和频率，同时观察自主呼吸是否良好。如心率持续 >100 次/min，自主呼吸好，则逐渐停止正压通气。如脉搏血氧饱和度未达到目标值，可常压给氧。②如心率在 60~99

次/min，再次评估通气的有效性，必要时再做矫正通气步骤，可考虑气管插管正压通气。③如心率 <60 次/min，再次评估通气有效性，必要时再做矫正通气步骤，给予气管插管，增加氧浓度至 100%，连接 3-导联心电监测，开始胸外按压。

7）其他：持续面罩气囊正压通气（>2 分钟）可造成胃充盈，需经口插入胃管，用注射器抽出胃内气体，并保持胃管远端处于开放状态。

4. 气管插管

（1）指征：

1）气管内吸引胎粪。

2）面罩气囊正压通气无效或需长时间正压通气。

3）需胸外按压。

4）经气管注入药物(肾上腺素、肺表面活性物质)。

5）特殊复苏情况，如先天性膈疝等。

（2）准备：新生儿气管插管所需的器械和用品应放置在一起，在产房、手术室、新生儿室和急救室随时备用。常用的气管导管为不带套囊、不透射线且有刻度标识的直管。如使用金属导丝，其前端不可超过管端。气管导管型号（导管内径)的选择见表 2-4-14。

表 2-4-14 不同胎龄、体重新生儿气管导管型号

胎龄/周	新生儿体重/g	导管内径/mm
<28	<1 000	2.5
28~34	1 000~2 000	3.0
>34	>2 000	3.5

（3）方法：整个过程中，应常压给氧。将新生儿置于轻度仰伸位，左手持喉镜，使用带直镜片（早产儿用 0 号、足月儿用 1 号)的喉镜经口气管插管。喉镜镜片应沿舌面右侧滑入，推进镜片直至其顶端达会厌软骨谷，暴露声门（图 2-4-12)，插入气管导管，使导管声带线标识达声带水平，

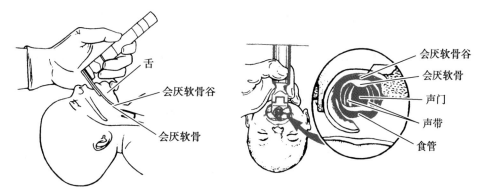

图 2-4-12　识别声门的解剖标记

即管端置于声门与气管隆突之间,接近气管中点。整个操作要求在 20~30 秒内完成。

（4）插管深度(端唇距离):①公式法:出生体重(kg)+(5.5~6)cm;②胎龄和体重法:见表 2-4-15。

表 2-4-15　经口插管最初的气管插管深度(管端至唇)

胎龄/周	管端至唇的深度/cm	新生儿体重/g
23~24	5.5	500~600
25~26	6.0	700~800
27~29	6.5	900~1 000
30~32	7.0	1 100~1 400
33~34	7.5	1 500~1 800
35~37	8.0	1 900~2 400
38~40	8.5	2 500~3 100
41~43	9.0	3 200~4 200

引自:美国儿科学会.新生儿复苏教程.叶鸿瑁,虞人杰,主译.7 版.杭州:浙江大学出版社,2019:1-127.

（5）判断气管插管成功的方法:①胸廓起伏对称;②听诊双肺呼吸音一致;③无胃部扩张;④呼气导管内壁有雾气凝结;⑤心率和脉搏血氧饱和度上升。

5. 喉罩气道　喉罩气道是用于正压通气的气道装置,多用于体重≥2 000g 的新生儿。

（1）适应证:①新生儿存在口、唇、舌、上腭和颈部的先天性畸形,面罩气囊难以形成良好的气道密闭,或使用喉镜观察喉部有困难或不可能;②面罩气囊正压通气无效及气管插管不可能或不成功。

（2）方法:喉罩气道由一个可充气的软椭圆形边圈(喉罩)与弯曲的气道导管连接而成(图 2-4-13)。弯曲的喉罩越过舌产生比面罩更好的气道密闭和更有效的双肺通气。采用"盲插"法,用示指将喉罩罩体开口向前插入新生儿口腔,并沿硬腭滑入至不能推进为止,使喉罩气囊环于声门上方。向喉罩边圈注入 2~4ml 空气并使充气控制球达到适当压力,使喉罩覆盖声门。喉罩气道导管可直接连接复苏气囊或 T-组合复苏器进行正压通气。

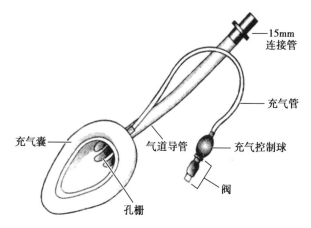

图 2-4-13　喉罩气道

6. 胸外按压

（1）指征:有效正压通气 30 秒后,心率持续 <60 次/min,在正压通气的同时,开始胸外按压。

（2）方法:胸外按压的位置为胸骨下 1/3(两乳头连线中点下方),避开剑突。按压深度为胸廓前后径的 1/3。按压和放松的比例为按压稍短于放松时间,放松时拇指不应离开胸壁。

胸外按压采用拇指法,操作者双手拇指端按压胸骨,根据新生儿体型不同,双拇指重叠或并列,双手环抱胸廓支撑背部。拇指法可改善新生儿血压和减少操作者疲劳。

胸外按压时,需气管插管进行正压通气,将氧浓度提高至 100%,同时进行脉搏血氧饱和度和 3-导联心电监测,考虑脐静脉置管。

（3）胸外按压与正压通气的配合:由于通气障碍是新生儿窒息的首要原因,胸外按压务必与正压通气同时进行,一人站在患儿头侧(或一侧)进行正压通气,另一人站在患儿一侧(或头侧)进行胸外按压。胸外按压与正压通气的比例应为 3:1,即每分钟按压 90 次,正压通气 30 次,共 120 次,每 1 个循环(按压 3 次,通气 1 次)需时 2 秒。按压者大声喊出"1—2—3—吸",其中"1—2—3"为胸外按压,"吸"为助手做正压通气配合。

（4）胸外按压时心率的评估:研究显示,新生儿的自主循环可能要在胸外按压开始后 60 秒左右恢复。因此,在建立了协调的胸外按压和正压通气后,可在 60 秒时评估心率。尽量避免中断胸外按压,因为按压停止后,冠状动脉灌注减少,延迟心脏功能的恢复。

如心率≥60 次/min,停止胸外按压,以 40~60 次/min 的频率继续正压通气。

如心率<60 次/min,检查正压通气和胸外按压操作是否正确,以及是否给予了 100% 氧。如通气和按压操作皆正确,做紧急脐静脉置管,给予肾上腺素。为便于脐静脉置管操作,胸外按压者移位至新生儿头侧继续胸外按压,这样可给脐静脉插管者留出足够的空间。

7. 给药 在新生儿复苏时,很少需要用药。新生儿心动过缓通常是因为肺部充盈不充分或严重缺氧,而纠正心动过缓的最重要步骤是充分的正压通气。

(1) 肾上腺素:

1) 指征:在有效的正压通气和胸外按压 60 秒后,心率仍<60 次/min,需要使用肾上腺素。在没有建立有效通气前,不应给予肾上腺素。

2) 剂量:应使用 1∶10 000 的肾上腺素。静脉给药剂量每次 0.1~0.3ml/kg,气管内给药剂量 0.5~1.0ml/kg。

3) 方法:首选脐静脉给药。当脐静脉通道正在建立或没有条件行脐静脉置管时,可气管内快速注入,若需重复给药,则应选择静脉途径。静脉给药后用 1~2ml 生理盐水冲管,气管内给药后要快速挤压气囊几次,确保药物迅速进入体内。骨髓腔也是给药途径之一。

必要时间隔 3~5 分钟重复给药。如果在血管通路建立之前给予气管内肾上腺素无反应,则一旦建立静脉通路,不需要考虑间隔时间,即刻静脉给予肾上腺素。

(2) 扩容剂:

1) 指征:根据病史和体格检查,怀疑有低血容量的新生儿尽管给予了正压通气、胸外按压和肾上腺素,心率仍然<60 次/min,应使用扩容剂。低血容量表现为皮肤苍白、毛细血管再充盈延迟(>3 秒)以及心音低钝或大动脉搏动微弱。如缺乏低血容量表现或急性失血病史,不常规扩容。

2) 扩容剂:生理盐水。

3) 方法:首次剂量为 10ml/kg,经脐静脉或骨髓腔内缓慢推入(5~10 分钟)。必要时可重复注入。不推荐采用外周静脉途径进行扩容治疗。

4) 其他药物:分娩现场新生儿复苏时一般不推荐使用碳酸氢钠。

(3) 脐静脉置管:脐静脉是静脉给药的最佳途径,用于注射肾上腺素以及扩容剂。当新生儿对正压通气及胸外按压无反应,预期使用肾上腺素时,复苏团队一个成员应准备放置脐静脉导管,而其他人员继续进行正压通气和胸外按压。

置管方法:常规消毒铺巾,沿脐根部用粗线打一个松结,如断脐后出血过多,可将此结拉紧。在夹钳下离脐根部约 2cm 处用手术刀切断脐带,可在 11、12 点位置看到大而壁薄的脐静脉。脐静脉导管连接三通和 5ml 注射器,充以生理盐水,导管插入脐静脉,导管尖端深入脐根部以下 2~4cm,抽吸有回血即可。早产儿插入导管稍浅。避免将空气推入脐静脉。

8. 继续或停止复苏 如果复苏的所有步骤均已完成,而心率始终无法检测到,应在生后 20 分钟后团队与患儿监护人讨论,做出继续复苏或停止复苏的决定,决定应个体化。对于生存机会很小、可能早期死亡或有严重合并症的新生儿,经专家讨论,监护人参与决策,可以不进行复苏或仅给予有限步骤的复苏。

9. 复苏后监护和护理 复苏后的新生儿可能有多器官损害的危险并仍有再恶化的可能,一旦足够的通气和循环建立,应转运至新生儿重症监护病房进行密切监护和治疗。接受复苏的新生儿应及时检测脐动脉血气,进行生命体征的监测如心率、血压、呼吸的监测,实验室检查如血气分析、血糖、血钙、血钠的检测等。复苏后的新生儿要给予最佳的护理,做好保暖,保持呼吸道通畅,适当限制入量和控制脑水肿,维持血糖在正常水平,防止低血糖。及时对脑、心、肺、肾及胃肠等器官功能进行监测,早期发现异常并适当干预,以减少窒息的死亡率和伤残率。

对于胎龄≥36 周的新生儿,如果接受了高级复苏,应评估有无新生儿缺氧缺血性脑病的证据,以确定是否符合亚低温治疗标准。有中至重度新生儿缺氧缺血性脑病时,应按照相应的诊疗规范进行亚低温治疗。

10. 早产儿的复苏 早产儿由于有如下特点,更容易发生窒息及其并发症:①肺部缺乏肺表面活性物质,会导致呼吸困难;②脑发育不完善,易发生呼吸暂停;③肌肉张力低,易出现自主呼吸困难;④皮肤薄,体表面积大,皮下脂肪少,散失热量多;⑤大脑血管脆弱,缺氧易致出血;⑥不成熟的组织易受过度氧气的损害;⑦血容量少,易受失血致低血容量的影响;⑧免疫功能差,易受感染。

因此,对早产儿分娩应更重视,积极复苏,防止并发症。近年来,对早产儿的复苏和复苏后的处理提出了更高的要求。

(1) 体温管理:早产儿有发生低体温(体温<36.5℃)及其合并症的危险,应采取如下措施:①提高产房温度。②预热辐射保暖台。③戴上预热的帽子。④胎龄<32 周和/或出生体重<1 500g 的早产儿用塑料膜保温:在辐射保暖台的毯子下放一个化学产热的预热的床垫(避免加热床垫直接与新生儿皮肤接触),新生儿生后不擦干,即刻将颈部以下躯干和四肢放于聚乙烯塑料袋中(食物清洁级)或用塑料膜包裹。复苏及稳定阶段要保持早产儿颈部以下被塑料膜包裹,如果新生儿需要做脐静脉插管,则需要在塑料膜的相应位置剪一个孔,将脐带放在外面进行操作。需监护新生儿体温,不可过热,保持新生儿的腋下温度在 36.5~37.5℃。

(2) 正压通气时控制压力:①早产儿由于肺发育不成

熟,通气阻力大,不稳定的间歇正压给氧易使其受伤害。正压通气需要恒定的吸气峰压及呼气末压,推荐使用T-组合复苏器进行正压通气。②应用肺表面活性物质:《新生儿复苏教程》(第7版)推荐,胎龄<30周的早产儿,有自主呼吸且需要呼吸支持时应给予持续气道正压通气,根据病情选择性地使用肺表面活性物质或者进一步进行呼吸支持。③给氧浓度:因为早产儿易受高氧损伤,推荐胎龄<35周的早产儿开始复苏时用21%~30%浓度的氧,用脉搏血氧饱和度仪做指导,用空氧混合仪调整给氧浓度,保持氧饱和度在目标值。

(3)维持血流动力学稳定:由于早产儿生发层基质的存在,易造成脑室管膜下-脑室内出血。心肺复苏时要特别注意保温、避免使用高渗药物、注意操作轻柔、维持颅压稳定。缺氧后器官功能监测围产期窒息的早产儿因缺氧缺血易发生坏死性小肠结肠炎,应密切观察,延迟或微量喂养。注意尿量、心率和心律。

新生儿复苏见视频2-4-1。

视频2-4-1 新生儿复苏

(朴梅花)

第七节 早产儿

一、概述

早产儿(preterm infant)是指胎龄<37周出生的新生儿,也称未成熟儿(premature infant)。

2012年世界卫生组织(WHO)发布《全球早产儿报告》,统计分析了184个国家和地区早产儿发生的状况,全世界早产儿发生率平均10%,每年有1 500万早产儿出生,早产儿是新生儿死亡的主要原因,是5岁以下儿童死亡的第二位原因,到2015年已上升为第一位原因。该报告显示近二三十年来全球早产儿发生率呈持续增加趋势,并首次提出早产儿已成为全球公共卫生问题,引起全世界高度重视。

不同国家和地区早产儿发生率差别较大,非洲和南亚国家早产儿发生率高达12%~18%。我国早产儿发生率低于世界平均水平,2011年邹丽颖等对全国11个省市自治区39家医院10万例分娩新生儿进行回顾性调查,显示早产儿发生率为7.1%。2015—2016年,张军等对25个省市89家医院75 590例出生新生儿进行流行病学调查,结果显示我国早产儿发生率在6.7%~7.3%之间。

随着围产医学和早产儿救治技术的发展,胎龄非常小的早产儿获得成功救治,需要对早产儿胎龄进行进一步细分。2012年世界卫生组织根据胎龄将早产儿分为4类,将胎龄<28周早产儿命名为超早产儿(extremely preterm infant,EPI)(表2-4-16),目前大多数国家将早产儿最低胎龄定于24周,胎龄24周超早产儿存活率已达50%。

近年发达国家胎龄<24周超早产儿存活报道呈增加趋势,将胎龄22周和23周早产儿命名为生存极限超早产儿(periviable extremely preterm infant,PEPI)。

就出生体重而言,早产儿出生体重多数低于2 500g,出生体重<2 500g为低出生体重儿(low birth weight,LBW),出生体重<1 500g为极低出生体重儿(very low birth weight,

表2-4-16 早产儿胎龄分类及定义

分类名称	英文名称	胎龄定义/周
晚期早产儿	late preterm infant	$34^{+0}\sim36^{+6}$
中期早产儿	moderate preterm infant	$32^{+0}\sim33^{+6}$
极早产儿	very preterm infant	$28^{+0}\sim31^{+6}$
超早产儿	extremely preterm infant	<28

VLBW),出生体重<1 000g为超低出生体重儿(extremely low birth weight,ELBW)。

二、早产儿特点

1. 早产儿外表体征特点 早产儿外表体征不成熟,可根据外表体征和神经系统成熟度评估早产儿胎龄,早产儿外表体征与足月儿比较见表2-4-17。

表2-4-17 早产儿主要外表体征与足月儿比较

体征	早产儿	足月儿
皮肤	绛红、水肿、毳毛多	红润、皮下脂肪丰满、毳毛少
头发	细软、分条不清、绒毛状	分条清楚
耳郭	耳轮软、缺乏软骨、耳舟不清楚	耳轮坚挺、耳舟成形
乳腺	乳晕着色浅,乳腺结节<0.4cm	乳晕着色,乳腺结节≥0.4cm
外生殖器	女婴:大阴唇未覆盖小阴唇 男婴:睾丸未降入阴囊	女婴:大阴唇已覆盖小阴唇 男婴:睾丸已降入阴囊
足底纹	不清楚,未超过足掌1/3	清楚,超过足掌1/3
指/趾甲	未达指/趾端	达到或超过指/趾端

2. 出生后体重下降 足月儿生理性体重下降程度一般 <10%，1 周左右恢复到出生体重。早产儿因体表面积相对较大、皮肤薄，更容易蒸发体内水分，生理性体重下降程度比足月儿更多，体重恢复比足月儿慢，可能到 2 周左右才能恢复。

3. 体温调节功能 早产儿体温调节中枢不完善，体表面积相对更大，易散热。寒冷时无寒战反应，靠棕色脂肪化学产热，但早产儿棕色脂肪少、产热能力差。早产儿常发生低体温，如不及时保暖，易发生寒冷损伤综合征，发生休克和肺出血，病死率非常高。

4. 呼吸系统特点 早产儿呼吸中枢和呼吸器官发育未成熟，肺泡数量少，气体交换率低，呼吸肌活动弱，咳嗽反射差。表现为呼吸浅快不规则，呼吸暂停（apnea）发生率比较高，在极低出生体重儿呼吸暂停发生率 20%~30%。胎龄 <35 周早产儿Ⅱ型肺泡细胞发育未成熟，肺表面活性物质（pulmonary surfactant，PS）缺乏或不足，呼吸窘迫综合征（respiratory distress syndrome，RDS）发生率较高。早产儿如发生严重缺氧、感染、寒冷损伤时，易合并肺出血。胎龄 <32 周早产儿肺发育非常未成熟，常需要辅助通气，长时间氧疗，易发生感染，支气管肺发育不良（bronchopulmonary dysplasia，BPD）发生率较高，在超早产儿 BPD 发生率高达 50%~70%，成为超早产儿的重要死亡原因。

5. 循环系统特点 早产儿心血管系统发育未成熟，早产儿动脉导管发育未成熟，动脉导管开放（patent ductus arteriosus，PDA）发生率较高，超早产儿 PDA 发生率 30%~50%。早产儿易发生低氧血症、酸中毒，早产儿肺动脉高压（PAH）发生率较高，容易出现左向右分流，造成持续肺多血、肺水肿或肺出血。早产儿心脏和血管收缩功能较弱，血压不稳定，常发生低血压。

6. 消化系统特点 早产儿吸吮力差、吞咽反射弱、胃容量小、贲门括约肌松弛，常发生喂养困难、喂养不耐受、溢乳、胃食管反流等，注意避免乳汁吸入性肺炎。早产儿由于肠黏膜发育未成熟，容易发生缺氧损伤、感染等原因，坏死性小肠结肠炎（necrotizing enterocolitis，NEC）发生率较高。早产儿肠蠕动功能差，容易形成胎粪便秘，生后 24 小时内常不排胎便，甚至 3~4 天不排胎便，影响消化功能及黄疸的消退。

7. 肝脏功能和胆红素代谢特点 早产儿肝功能较差，胆红素代谢能力较差，高胆红素血症发生率较高，易发生胆红素脑病。早产儿是否发生胆红素脑病与总胆红素水平、非结合胆红素的游离程度、新生儿血-脑屏障功能成熟度等相关，非结合胆红素的游离程度与血清白蛋白、血 pH 等多种因素相关。由于早产儿肝脏代谢功能特点，早产儿肠外营养者，肠外营养相关性胆汁淤积症（parenteral nutrition associated cholestasis，PNAC）发生率比较高，严重病例发生肝硬化、肝功能损伤和阻塞性黄疸。

8. 神经系统特点 早产儿神经系统发育未成熟，肌张力较低，原始反射包括拥抱反射（moro reflex）、握持反射（grasp reflex）、吸吮反射（sucking reflex）及觅食反射（rooting reflex）等不易引出。胎龄 <32 周早产儿，侧脑室周围室管膜下的生发基质非常丰富，缺氧或血压波动容易发生脑室周围-脑室内出血（periventricular intraventricular hemorrhage，PIVH）。早产儿脑白质发育未成熟，生发基质缺血或供血不足，容易发生脑白质损伤，严重者发生脑室周围白质软化（periventricular leukomalacia，PVL），成为以后痉挛性脑瘫的病理基础。

9. 血液系统特点 早产儿造血功能较差，血容量少，早产儿贫血（anemia of prematurity，AOP）发生率高，发生早，持续时间长。肝脏合成凝血因子不足，肝脏维生素 K 储存量少，依赖维生素 K 的凝血因子活性不足，容易发生凝血功能障碍，表现为颅内出血、胃肠出血及肺出血等。

10. 泌尿系统特点 早产儿肾脏浓缩功能、排酸保碱能力和对醛固酮反应较差，易出现低钠血症、尿糖、晚期代谢性酸中毒。应监测排尿量，及时了解肾功能状况。

11. 水电解质和代谢功能特点 早产儿代谢调节机制不成熟，在环境及疾病等因素影响下，水电解质代谢调节范围非常狭窄，易发生电解质失衡。生后 1 周内早产儿易发生代谢性酸中毒、低血糖、高血糖等。

12. 免疫系统特点 早产儿皮肤黏膜非常薄，脐部开放，致病菌容易侵入。补体、调理素、单核巨噬细胞等数量不足，能力低下。IgG 通过胎盘的量与胎龄有关，胎龄越小，母亲通过胎盘输给胎儿 IgG 量越少；IgA、sIgA 和 IgM 不能通过胎盘；早产儿抗体免疫应答低下或迟缓，T 细胞免疫功能低下。因此早产儿容易发生感染，感染性肺炎、泌尿系统感染和败血症发生率较高。血-脑屏障功能不成熟，化脓性脑膜炎发生率较高。

13. 其他特点 早产儿视网膜发育未成熟，早产儿视网膜病（retinopathy of prematurity，ROP）发生率较高，超早产儿 ROP 发生率高达 50%。早产儿甲状腺发育未成熟，早产儿暂时性甲状腺功能减退（transient hypothyroxinemia of prematurity，THOP）发生率较高。早产儿肾上腺发育不够成熟，对外源性糖皮质激素敏感，易出现暂时性肾上腺皮质功能不全。

三、早产儿管理

早产儿各脏器发育未成熟，功能不稳定，代偿能力差，病情变化快，随时可能发生各种危重情况，需密切观察和监护，及时做好各方面管理。

1. 产房复苏 早产儿出生时易发生窒息，分娩前须作好各种复苏准备，有受过正规复苏培训的医务人员在场。

2. 保暖 早产儿生后应立即给予保暖，要求产房温度达 28℃，复苏要在辐射台上进行，胎龄 <32 周早产儿生后应立即放在辐射保暖台下，不用擦干而是直接用塑料薄膜或袋子从足到双肩包裹起来，避免发生低体温和湿度丢失。

复苏结束后及时放置暖箱保暖,暖箱温度调至适中温度,适中温度(neutral temperature)是指机体代谢率和氧耗量最低且维持体温正常的最佳环境温度。早产儿所需的适中温度与出生体重和日龄相关,出生体重越低、日龄越小所需适中温度越高(表2-4-18)。相对湿度一般为50%~80%,超早产儿或超低出生体重儿暖箱温度和湿度要求更高,以减少体液蒸发,生后10天内暖箱温度35℃,同时相对湿度达100%(表2-4-19)。

表2-4-18　不同出生体重新生儿的中性温度

出生体重/g	适中温度			
	35℃	34℃	33℃	32℃
1 000	日龄10天内	10天后	3周以后	5周以后
1 500	—	日龄10天内	10天以后	4周以后
2 000	—	日龄2天内	2天以后	3周以后
>2 500	—	—	日龄2天内	2天以后

表2-4-19　超低出生体重儿暖箱温度和湿度

日龄/d	1~10	11~20	21~30	31~40
温度/℃	35	34	33	32
湿度/%	100	90	80	70

3. 维持血糖稳定　生后24小时内有半数早产儿可出现低血糖,多为无症状,需监测血糖,维持血糖稳定,如血糖<2.6mmol/L(46mg/dl)及时静脉补充葡萄糖,以避免低血糖脑损伤发生。

4. 早产儿喂养　早产儿喂养目标,第一阶段<7天,为转变期,维持营养和代谢平衡;第二阶段为稳定生长期,达到宫内体重增长速度15g/(kg·d),维持临床状态平稳至出院;第三阶段为出院到1周岁,达到追赶性生长。

(1)早产儿喂养乳品:①早产儿母乳:不仅具有足月儿母乳的优点,而且其中蛋白质、能量、钙、锌、钠和氯更高,不饱和脂肪酸是足月成熟乳的1.5~2倍。母乳喂养可降低院内感染、坏死性小肠结肠炎和早产儿视网膜病发生率,促进神经发育。②早产儿母乳强化:有专门的母乳强化粉或液体,包含蛋白、矿物质、维生素等。一般在早产儿能耐受100ml/(kg·d)母乳后才添加强化。③早产儿配方乳:用于出生体重<2 000g的低出生体重儿,其能量达80kcal/100ml。

开始喂养以母乳为首选,如没有母乳,则选用早产儿配方乳。如肠道喂养不能满足能量需求,须进行肠外营养以满足早产儿营养需要。根据实际情况可采用部分肠外营养或完全肠外营养。注意同时增加微量喂养,即<10~20ml/(kg·d),5~7天内加到20ml/(kg·d)或非营养性吸吮,通常是在管饲喂养期采用,可促进胃肠成熟,对神经心理发育有利。

(2)早产儿喂养方法:对于出生体重>1 000g,病情相对稳定的早产儿可在12小时内开始肠内喂养。对吸吮能力差、吞咽功能不协调的小早产儿或患病儿可由母亲挤出乳汁,经管饲喂养。对于有严重窒息史、接受脐动脉置管(UAC)、出生体重<1 000g早产儿延长到24~48小时开始肠内喂养。对于胎龄>34周、吸吮和吞咽好、情况稳定、呼吸<60次/min者可经口喂养;对于胎龄<34周、吸吮和吞咽差、情况不稳定、呼吸>60次/min者可管饲喂养(胃管或经幽门置管)。

(3)微量营养素供给:早产儿体内各种维生素贮量少,维生素和铁相对缺乏。母乳喂养早产儿,生后一次性给维生素K_1 1~3mg。生后第2周可给维生素D 800~1 000U/d,3月龄后改为400U/d至2岁。早产儿一般缺乏维生素E,可给予维生素E 5~10mg/d,直至体重达到1 800g为止。其他方面,可适当给予维生素A、复合维生素B和维生素C。早产儿铁储备低,需肠内补充铁剂,目前推荐在建立肠内喂养开始后补充元素铁2~4mg/(kg·d),从生后2~6周到直至校正年龄1岁。早产儿配方乳喂养者,视配方乳成分决定维生素及矿物质是否需要额外补充。不能经胃肠喂养者,在静脉营养中加入多种维生素。

5. 早产儿氧疗　早产儿呼吸疾病发生率较高,需要氧疗机会比较多,低氧血症时必须给予氧疗以维持生命,但早产儿氧疗容易发生氧损伤,需密切关注和谨慎。高氧损伤常与早产儿视网膜病和支气管肺发育不良等疾病相关,因此,早产儿氧疗须严格监护,严格控制吸入氧浓度(FiO_2)和减少氧疗时间,以维持经皮血氧饱和度($TcSO_2$)90%~95%或动脉血氧分压(PaO_2)6.7~9.3kPa(50~70mmHg)为度,并作好相应的记录。

6. 颅内出血监测和防治　早产儿生后应常规做头颅超声检查,生后3天内首次检查,以后每周1次随访检查,以及时发现并及时处理。早产儿PIVH重在预防,保持病情稳定最为重要,保持体温稳定,液体量和循环功能稳定,维护颅内压及脑血容量稳定,避免静脉推注高渗液体,各种操作动作轻柔,环境安静。

7. 高胆红素血症监测和防治　早产儿应每天多次监测经皮胆红素,如超过不同胎龄和不同日龄设定的参考值标准,应及时给予光疗或换血等治疗,不同胎龄/出生体重早产儿高胆红素血症干预标准各不相同(表2-4-20),胎龄越小,出生体重越低,总胆红素干预水平越低。

8. 预防感染　做好早产儿病房及暖箱的日常清洁消毒,定期乳酸蒸汽消毒新生儿重症监护病房,经常更换氧气瓶、吸引器、湿化瓶、暖箱水槽中的水。严格执行消毒隔离制度,护理人员严格手卫生规范,各项操作必须严格按照院感控制的有关规定实施。早产儿有感染者应及时隔离,及时治疗。

9. 早产儿视网膜病防治　应采取综合性的预防措施,积极防治早产儿各种并发症,同时对高危病例进行规范的视网膜筛查,早期发现ROP病变,及时进行药物、激光或手术治疗,避免失明。

表2-4-20 出生体重<2 500g早产儿高胆红素血症光疗和换血推荐标准

出生体重/g	血清总胆红素水平/(mg·dl^{-1})											
	<24h		24~<48h		48~<72h		72~<96h		96~<120h		≥120h	
	光疗	换血	光疗	换血	光疗	换血	光疗	换血	光疗	换血	光疗	换血
<1 000	4	8	5	10	6	12	7	12	8	15	8	15
1 000~1 249	5	10	6	12	7	15	9	15	10	18	10	18
1 250~1 999	6	10	7	12	9	15	10	15	12	18	12	18
2 000~2 299	7	12	8	15	10	20	12	20	13	20	14	20
2 300~2 499	9	12	12	18	14	20	16	22	17	23	18	23

10. 甲状腺功能监测 早产儿应常规监测甲状腺功能,如甲状腺功能减退,应给予甲状腺素治疗,并至少随访到2~3岁。

11. 预防接种 早产儿体重增长到超过2 000g,情况稳定后进行预防接种,按照程序注射卡介苗和乙肝疫苗。

出院标准:早产儿经过住院救治和管理,病情逐渐稳定,体重逐渐增长,根据评估结果决定是否可以出院。一般早产儿出院标准为:能自己吸吮进奶,在一般室温中体温平稳,体重稳定增长,并已达2 000g以上。近期无呼吸暂停及心动过缓发作,已停止用药及吸氧一段时期。早产儿在出生后完成听力筛查,遗传代谢疾病筛查,出院前做眼底检查,常规进行血红蛋白检查有无贫血。在上述情况均稳定的条件下,可考虑早产儿出院。

出院前需对家长进行护理指导,出院后应长期随访评估,并给以相关指导和干预。

四、早产儿呼吸窘迫综合征

早产儿呼吸窘迫综合征(respiratory distress syndrome,RDS)是由于早产儿肺发育未成熟,Ⅱ型肺泡细胞合成和分泌肺表面活性物质(PS)不足所致。主要发生在胎龄<35周早产儿,胎龄越小,发生率越高。有报道胎龄<28周者RDS发生率60%~80%,胎龄32~34周者发生率15%~30%,胎龄35~36周发生率降到5%~10%。

【病因和发病机制】 胎龄15周胎儿肺即开始有PS的重要成分表面活性蛋白(SP-B和SP-C)的mRNA表达,胎龄24~25周合成磷脂和活性SP-B,但直到胎龄35周左右PS量才迅速增多,因此,胎龄<35周早产儿易发生RDS。正常足月儿PS分泌充足,分布于肺泡表面,降低肺泡壁表面张力,防止肺泡萎陷。早产儿PS缺乏或不足,肺泡壁表面张力增高,肺泡逐渐萎陷,进行性肺不张,阻碍肺泡气体交换,造成通气-血流比例失调,产生缺氧、酸中毒、肺小动脉痉挛、肺动脉高压,导致动脉导管和卵圆孔开放,血液右向左分流,即肺循环的未经肺组织气体交换的血液直接分流到体循环,加重缺氧,导致恶性循环。肺毛细血管长时间缺氧致通透性增高,血浆纤维蛋白渗出到肺泡,形成肺透明膜,更加重肺组织气体交换障碍的恶性循环。

【临床表现】 早产儿生后1~2小时即出现呼吸困难,有些病例复苏后立即出现呼吸困难。先是呼吸增快、急促、鼻翼扇动,呼吸60次/min以上,然后出现呼气性呻吟,吸气时出现三凹征。病情呈进行性加重,继而出现呼吸不规则、呼吸暂停、发绀、呼吸衰竭。两肺呼吸音减弱。

血气分析PaO$_2$下降,PaCO$_2$升高,呈代谢性或混合性酸中毒。尽快做肺部影像学检查(胸部X线片和超声),早期为两肺充气不良,透亮度降低,毛玻璃状。严重者两肺肺不张,甚至呈白肺。RDS常合并动脉导管开放和肺动脉高压。

【诊断和鉴别诊断】

1. RDS诊断依据

(1)病史:多见于胎龄<35周早产儿。

(2)临床表现:早产儿生后很快出现呼吸困难,并进行性加重,发生呼吸衰竭。

(3)肺部影像学检查:胸部X线片和肺部超声检查显示RDS表现。

2. RDS鉴别诊断

(1)B族溶血性链球菌感染:产前感染发生的B族链球菌(GBS)肺炎或败血症,临床表现和胸部X线片早期表现极似RDS,不容易鉴别。但该病常有孕妇羊膜早破史或感染表现,患者胸部X线片改变有不同程度的融合趋势,而RDS肺部病变比较均匀,病程经过与RDS不同,用青霉素有效。

(2)湿肺:重症湿肺与RDS较难鉴别,湿肺生后数小时出现呼吸困难,但病程短,病情相对较轻,胸部X线片表现以肺泡、间质、叶间胸膜积液为主。肺部超声可鉴别RDS和湿肺,湿肺超声图像特征为双肺点、AIS和胸腔积液等,胸膜线异常是鉴别RDS和湿肺的首要特点,RDS胸膜线毛糙、增厚(厚度>1.45mm),湿肺胸膜线光滑。

(3)感染性肺炎:表现为呼吸困难、呻吟,但不呈进行性发展,胸部X线片表现两肺渗出,分布不均匀。

【预防和治疗】

1. 产前糖皮质激素预防 循证医学证据已证明,产前应用糖皮质激素能促进胎儿肺成熟及PS分泌,明显降低早产儿RDS发生率。指南推荐对胎龄<34周,可能发生早产的产妇静脉或肌内注射倍他米松或地塞米松:倍他米松,每次12mg,间隔24小时,一个疗程2次,肌内注射;或地塞米

松,每次 6mg,间隔 12 小时,一个疗程 4 次。一般使用 1 个疗程即可,必要时可使用第 2 个疗程,产前激素预防的最佳时间是分娩前 24 小时~7 天给药。

2. 无创通气 早产儿生后应密切观察呼吸变化,如出现呼吸困难应早期使用无创通气治疗,先使用经鼻持续气道正压通气(nasal continuous positive airway pressure,nCPAP),如 nCPAP 不能维持可改用经鼻间隙正压通气(nasal intermittent positive pressure ventilation,NIPPV)或无创高频通气(nasal high frequency ventilation,nHFV)。无创通气能使肺泡在呼气末保持正压,防止肺泡萎陷,有助于萎陷的肺泡重新张开。如使用无创通气后呼吸困难未缓解,或出现反复呼吸暂停、PaCO$_2$ 升高、PaO$_2$ 下降,应改用机械通气。

3. 肺表面活性物质(PS)药物治疗

(1)治疗时机:对早产儿 RDS 应强调早期给药,建议早期使用 nCPAP,如 nCPAP 压力≥6cmH$_2$O,FiO$_2$ >0.30,建议给 PS 治疗。对病情进展快,需要气管插管和机械通气的严重 RDS,立即给予 PS 治疗。

(2)给药剂量:根据药物推荐剂量和病情严重程度选择 PS 剂量,猪肺 PS 推荐剂量为每次 100~200mg/kg,牛肺 PS 推荐剂量为每次 70~100mg/kg,对重症病例建议在推荐剂量范围内使用较大剂量。

(3)给药次数:根据病情需要决定给药次数,一般较轻者给 1 次即可,如判断 RDS 病变仍比较严重或改善后又加重,可重复使用 PS,严重病例需用 2~3 次,少数严重病例给 4 次,但给 4 次后病情仍未能改善,不必再给药。间隔时间一般 6~12 小时。

(4)给药方法:PS 常规给药方法为仰卧位,经气管插管注入肺内。对使用无创通气的早产儿 RDS,尤其是出生胎龄 25~32 周早产儿可采用微创给药技术(LISA 或 MIST)。

4. 机械通气 对无创通气效果不理想者,应采用机械通气,一般先使用常频机械通气,初调参数呼吸频率 40~50 次/min,吸气峰压(PIP)15~20cmH$_2$O,PEEP 5~6cmH$_2$O。如常频机械通气参数比较高,效果不理想,可改用高频机械通气,减少常频正压通气所致的肺损伤。使用机械通气病情改善者应尽早撤离机械通气,在撤离机械通气过程中使用咖啡因,可以加速撤机,减少再次气管插管和机械通气。撤机后再改用无创通气。

5. 支持治疗 RDS 因缺氧、高碳酸血症导致酸碱、水电解质、循环功能失衡,应予及时纠正。

五、早产儿预后

1. 早产儿存活率 最近 10 年早产儿存活率显著提高,目前发达国家早产儿存活率已达到很高水平,胎龄 23 周存活率 40%~50%,胎龄 24 周存活率 50%~60%,25 周存活率 75%,28 周存活率可达 95%。我国早产儿存活率也有显著进步,胎龄 25 周早产儿存活率达 50% 左右,胎龄 26~27 周存活率 70%~80%,胎龄 28 周存活率 80%~90%,胎龄 29~30 周存活率达 90%~95%。

2. 早产儿生活质量 由于早产儿神经系统患病率较高,会发生后遗症,影响生活质量。主要后遗症有运动功能障碍、智力障碍、行为和心理异常、视力和听力异常等。发达国家对早产儿生活质量进行了长时间随访,多中心随访数据显示,最近 10 年早产儿运动功能障碍和智力障碍发生率显著降低,早产儿生活质量显著改善。

(陈 超)

第八节 新生儿产伤性疾病

产伤(birth injury)是分娩以及复苏过程中所发生的持续性损伤,特别是产程较长、宫缩较强或者先露异常的分娩。1981 年报道新生儿死亡原因中,产伤排在第六位,大约造成 23.8/10 万活产的新生儿死亡。随着助产术的提高和对产前检查的重视,剖宫产的普及,产伤的发生率有所下降。2012 年的报道中产伤发生率下降至 1.9/1 000 活产。目前产伤已经不是新生儿死亡的主要原因,因产伤引起新生儿死亡已经非常罕见,但引起的各类并发症并不少见。大多数产伤的临床表现较为轻微且为自限性,也有少数引起严重的并发症甚至威胁新生儿生命。临床医生应掌握产伤的特点,及时地诊断并给予合理的处理。

一、头颅血肿

头颅血肿(cephalhematoma)是在产程和分娩中,颅骨板与骨膜间的血管破裂引起的骨膜下出血。活产中发生率为 0.4%~2.5%,初产妇和男婴多见。在产程延长或者难产时,胎儿的头颅反复顶在母亲的盆骨上引起机械性创伤;或者是难产时使用产钳引起的创伤。在胎膜早破或者羊水过少时,头颅血肿可能发生在分娩启动前。通常出血局限在一块颅骨的区域,不跨越颅缝。最常见于双侧顶骨,枕骨较为少见,头颅的肿胀会在分娩后数小时或数天内逐渐明显,特别是产瘤的水肿消退后。生后第 2~3 天肿胀最为显著,但可以触摸到边界,触诊有波动感。到 2 月末,血肿周边的骨膜会增厚隆起;最终整个病灶都会钙化成骨质样,最后逐渐吸收消失。

头颅血肿应与先锋头(caput succedaneum)和帽状腱膜下出血(subgaleal hemorrhage,SGH)鉴别。先锋头又名产瘤,是最为常见的头位产引起的头皮水肿。由于水肿发生在颅骨骨膜外，因此常常跨越颅缝。先锋头通常不需要特殊治疗，一般在数天内吸收消失。SGH 是出血发生在帽状腱膜与骨膜之间的腔隙，其发生率在使用真空胎头吸引操作的助产中为 64/10 000 活产，普通人群中的发生率为 4/10 000 活产。其他一些危险因素包括早产、凝血功能异常、巨大儿、肩难产或急产。帽状腱膜下腔隙较为松散，可容纳高达 260ml 血液。SGH 的特征是头部弥漫性肿胀，病情进展迅速，可伴有显著的贫血和神经系统损伤症状(如肌张力低下、萎靡、惊厥)，疾病的结局要比头颅血肿严重。

对于没有并发症的头颅血肿不需要治疗。在极少见的情况下，头颅血肿可能出血量较大而引起贫血，需要输血治疗。头颅血肿可引起显著的高胆红素血症，按照高胆红素血症的指征给予光疗。大多数头颅血肿在出生后 2 周~3 个月内逐渐吸收，取决于血肿的大小和范围，平均为 6 周。少数会形成钙化灶，可能持续存在数月至 1.5 年。

二、面神经损伤

面神经损伤(facial nerve injury)是产伤引起的最常见的脑神经损伤，是在通过产道时面神经压迫在骶骨岬上引起。其症状和体征包括患侧闭眼困难，正常鼻唇沟消失，哭闹时面部不对称。前额由对侧面神经支配而不受影响。大多数面神经损伤的症状在 1 周后逐渐消失，除非 3~4 天后病情没有改善，一般不做神经兴奋性和传导性检查。如果在几周内神经损伤还没有消失，应该请神经科会诊。

三、臂丛神经损伤

臂丛神经损伤(brachial plexus injury)常常是由于巨大儿产程延长引起。臀位产时牵拉肩部，以及顶先露分娩困难时转动头部，都会牵拉臂丛神经。绝大多数为单侧，右侧为左侧的 2 倍。产科技术的提高已经明显降低了臂丛损伤的发生率。根据难产病史、患肢的姿势和缺乏主动性及反射性运动，可以作出诊断。治疗方法主要是支持和物理治疗，以免发展成肌肉挛缩。上臂应放在自然的位置，并避免过度固定不动。出生 1 周后应开始做被动练习。恢复的时间由损伤的范围决定。轻度部分性臂丛损伤会完全恢复。而 Klumpke 瘫痪和完全性臂丛损伤预后较差，极少能完全恢复，后遗症包括肌肉萎缩和挛缩。

四、锁骨骨折

锁骨骨折(fracture of clavicle)是最常见的产伤性骨折，大多数锁骨骨折为青枝骨折，偶尔为完全离断性骨折。多见于肩先露难产或者臀位产引起的上肢过伸。但在平产中偶尔也可见锁骨骨折，可能是因为宫缩的力量、母亲的骨盆形态和胎儿在宫内的体位的差异。

青枝骨折通常没有明显症状，常常在生后 7~10 天触摸到骨折部位的骨痂才发现，因此不少新生儿锁骨骨折在家或者产后第一次访视时被发现。完全离断性骨折或者一些严重的青枝骨折可能出生时出现患侧上肢活动少，移动患侧上肢时哭闹，或因为疼痛出现患侧上肢假性瘫痪，常被误诊为臂丛神经损伤。锁骨骨折的主要治疗是尽量减少婴儿疼痛。骨折侧患肢制动，外展>60°，肘部放松超过 90°。一般生后 7~10 天内疼痛逐渐缓解，骨痂形成。患肢不再需要制动。锁骨骨折预后良好，大约几个月后锁骨外形塑形完全恢复正常。

五、颅骨骨折

新生儿的颅骨骨折(skull fracture)常常发生在产钳助产或者产程延长，分娩困难使头部反复压迫母亲的耻骨联合或者坐骨棘造成骨折。此外胎头真空吸引也可能造成骨折。大多数骨折为线性骨折，凹陷性骨折常常见于使用产钳助产分娩者。但剖宫产或者没有产钳助产的分娩中也可能自发产生。导致其发生的因素包括胎头收到母亲产道周围骨骼突起或者子宫肌瘤、胎儿的手或者脚，或者双胎的某个身体部位的压迫。颅骨突起部位的线性骨折常常伴有软组织水肿或者头颅血肿，婴儿通常没有异常神经系统表现，除非有硬膜下或蛛网膜下腔出血。通常不需要治疗，在数月内自愈，不留下遗症。颅底伴有枕骨基部和鳞部骨折分离常常引起严重的静脉窦出血，婴儿分娩后迅速出现休克和异常神经系统症状，鼻腔或耳道流出血性脑脊液，需要神经外科治疗。存活的婴儿可能会有严重的神经系统后遗症。

六、颅内出血

1. 硬膜下出血(subdural hemorrhage) 硬膜是最外层的脑膜，紧贴在颅骨下，含有血管。在两层硬膜间还包围着重要的静脉窦，严重的压迫和牵拉会导致大脑镰或小脑幕撕裂，特别是在这两者汇合的地方。其发生的危险因素包括巨大儿、头盆不称、肩难产、产钳助产和早产。出血可由硬膜内窦、大的大脑静脉或 Galen 静脉损伤引起。有外伤病史或难产史，出现局灶性神经系统症状如瞳孔不对称、眼偏离或轻偏瘫时，应该考虑硬膜下出血。这些症状可能存在数小时到数天。婴儿常常表现出一些非特异性的症状，如苍白、昏睡、易激惹或拥抱反射减弱。头颅超声不适合用来诊断硬膜下出血。当怀疑有硬膜下出血时，应立即做 CT 或者 MRI 检查。没有症状的硬膜下出血一般无需手术治疗。即便是较大的硬膜下出血，外科清理血块并没有益处；但对于后颅窝的出血，清理血块有时可挽救生命。必须严密监测，以免遗漏神经系统状况恶化的症状。

2. 蛛网膜下腔出血(subarachnoid hemorrhage) 蛛网膜下腔出血由穿过蛛网膜下腔的静脉损伤引起。这种损伤相当常见,可有惊厥发作。当腰穿发现脑脊液为血性或含血样液体时,应怀疑有蛛网膜下腔出血。这种情况一般不需要治疗,通常会自然吸收。

3. 脊髓损伤(spinal injury) 产伤引起的脊髓损伤在19世纪就有描述,随着产科技术的进步,这种情况已相当

罕见。通过对脑瘫的回顾研究显示,脊髓损伤只占所有损伤的0.6%。最常见于臀位产,是由于在分娩时侧方或纵向牵拉,或扭曲颈部造成。大多数有严重脊髓损伤的婴儿不能存活。

(刘江勤)

第九节　新生儿母婴血型不合溶血病

一、概述

新生儿溶血病(hemolytic disease of the newborn,HDN)是指母婴血型不合致胎儿和新生儿同族免疫性溶血性疾病。引起新生儿溶血病的血型系统主要是 ABO 系统(占85.3%)和 Rh 系统(占14.6%),MN 系统(占0.1%)等极少见。

二、发病机制

HDN 为母婴血型不合引起的抗原抗体反应。胎儿红细胞通过胎盘进入母体,或母体通过其他途径(接种疫苗、应用血制品)等初次接触血型抗原,激活母体机体免疫系统产生特异性 IgM。随后的8~9周产生该抗原的特异性 IgG,在体内可持续很长时间,甚至终生。当致敏的血型抗原再次刺激母体,引起免疫记忆反应,在较短时间内迅速产生大量特异性 IgG,通过胎盘进入胎儿体内,与胎儿红细胞膜表面的特异性抗原结合(致敏红细胞),继之在单核巨噬细胞系统内大量破坏,引起溶血,产生大量血清未结合胆红素,可通过血-脑屏障导致神经细胞损伤,以脑干和基底节神经核损伤最为常见,故称核黄疸,严重时全大脑染黄,故也称胆红素脑病,危及生命或留下严重后遗症。红细胞大量破坏导致贫血。

ABO 血型不合溶血病与 Rh 血型不合溶血病发病机制相同,只是抗原初次刺激的机会和时间有所不同。ABO血型系统中的 A、B 抗原也大量存在于自然界中。50%的孕妇在初次怀孕前就接触了自然界的 A 或 B 抗原,体内已产生抗 A 或抗 B 的 IgG。因此第一次怀孕时少量胎儿红细胞漏入母体即可引起母体特异性免疫记忆反应,产生大量抗 A 或抗 B 的 IgG,故50%发生在第一胎。但在 O 型血的母亲,仅1/5发生 ABO 溶血病,其原因是胎儿红细胞的抗原结合位点较少,不足以与相应的抗体结合而发生严重溶血;A 或 B 抗原存在于许多其他组织中,可中和母体抗体。

Rh 溶血病与 ABO 溶血病的不同点如下:①Rh 血型系统有6种抗原,即 C、c、D、d、E、e,其抗原性强弱依次为D>E>C>c>e,故以 RhD 溶血病最常见。②胎儿红细胞上

Rh 抗原性较强,胎儿红细胞破坏较多较快,临床上黄疸和贫血更严重。③Rh 血型抗原 D、E、C 只存在于人类和恒河猴(Rhesus),故初次妊娠发生溶血的可能性极少(约占1%)。初次致敏一般发生在妊娠晚期,等8~9周产生抗 D-IgG 后,该胎儿已经出生,故不会发病。再次妊娠如果胎儿 Rh(+),只需0.01ml 胎儿血液刺激免疫记忆反应,就会引起快速抗D-IgG 水平上升,故胎儿溶血会在妊娠中、晚期和出生后早期发生,且妊娠次数越多,病情越重,发生越早。④罕见情况下可在初次妊娠发生 Rh 溶血病,包括母亲有输血史,意外输入 RhD、RhE 或 RhC 血已造成初次致敏;外祖母学说,即孕母为 Rh(-),但孕母的母亲(即外祖母)为 Rh(+),孕母在外祖母宫内已产生初次致敏,成年后初次怀孕即产生免疫记忆反应。

三、临床表现

(一)黄疸

>90% 的 Rh 溶血病和1/3的 ABO 溶血病患儿黄疸出现在生后24小时以内,且逐渐加重,以非结合胆红素升高为主,皮肤表现为亮黄色(中医称阳黄),溶血严重时可致胆汁在肝脏内淤积造成肝内阻塞性黄疸,使结合胆红素升高,皮肤变为暗黄色(中医称阴黄)。Rh 溶血病进展速度更快,并发核黄疸风险更高。

(二)贫血

Rh 溶血病较为严重,多数(约50%)在出生时脐带血血红蛋白降低。ABO 溶血病贫血相对较轻,发生时间较晚。需要注意贫血程度不能绝对反映溶血程度,如出生时 Hb 220g/L,发生溶血使其降到150g/L,此时已经有大量溶血,但达不到贫血诊断标准。严重贫血可致心力衰竭。贫血可持续到出生后3~6周,也有顽固贫血而黄疸相对较轻的特殊表现。

(三)肝脾大

严重溶血时,髓外造血增加,可见肝脾大,有时可发生腹水,增加脾脏破裂的风险,多见于 Rh 溶血病。

(四) 胎儿水肿

严重溶血可造成胎儿迅速贫血，组织严重缺氧导致胎儿水肿，甚至死胎。新生儿出生时表现全身水肿、苍白、皮肤瘀斑、胸腔积液、腹水、心力衰竭和呼吸窘迫。多见于多次妊娠，尤其 Rh 血型不合者。

四、胆红素导致的神经功能障碍

新生儿溶血病可引起胆红素导致的神经功能障碍（bilirubin-induced neurologic dysfunction，BIND），其中最严重的并发症为胆红素脑病（核黄疸）。

BIND 发生于胆红素穿过血-脑屏障并与脑组织结合时。"急性胆红素脑病"（acute bilirubin encephalopathy，ABE）用于描述显性 BIND 的急性表现，还用于区分在 BIND 综合征中观察到的细微体征，这类脑损伤目前认为是可逆的。"核黄疸"用于描述显性 BIND 的慢性和永久性后遗症，包括一系列神经后遗症。

(一) 胆红素脑病的相关因素

胆红素脑病的发生取决于：①未结合胆红素水平；②血-脑屏障完整程度；③未结合胆红素与白蛋白联结状态。只有未结合胆红素水平升高超过其通过血-脑屏障的阈值，才能发生该并发症。足月儿出生时血-脑屏障不成熟，1 周后就逐渐成熟，所以足月儿胆红素脑病一般发生在 1 周内。早产儿的血-脑屏障不成熟，孕龄越小胆红素阈值越低，故早产儿常常会发生低胆红素水平的胆红素脑病。发生胆红素脑病的高危因素（ABCDE）：A（acide or albumin level low），酸中毒或低蛋白血症；B（blood brain barrier disruption），血-脑屏障破坏如颅内出血、败血症、脑膜炎、窒息等；C（Coombs positive，G6PD deficiency），Coombs 试验阳性，或其他溶血；D（displacers of bilirubin），存在胆红素夺位物质，如游离脂肪酸、药物等；E（encephalopathy），脑病。

(二) 临床表现

1. 急性胆红素脑病

（1）警告期：表现为嗜睡、吮吸无力、肌张力减弱、尖叫等，一般持续 12~24 小时就会进入下一个阶段，此期如及时认识、及时有效地换血处理，可通过康复等治疗逐渐恢复正常，不留明显后遗症，所以此期是防止后遗症的关键期。

（2）痉挛期：双眼凝视、肌张力增高、呼吸暂停、角弓反张、抽搐及发热等，约 1/3~1/2 的患儿在此期死亡，或持续 12~48 小时，其中角弓反张是最具特征性的体征，且可持续 1~2 年。

（3）恢复期：以上表现逐渐消失，持续约 2 周。此期易造成疾病治愈的假象，但仔细检查仍有角弓反张的体征。

2. 慢性胆红素脑病
恢复期后逐渐表现出核黄疸四联症：①手足徐动；②眼球运动障碍；③听觉障碍；④牙釉质

发育不良。还可能有脑瘫、智力落后和癫痫等后遗症。

(三) 辅助检查

1. 脑干听觉诱发电位（brain-stem auditory evoked response，BAER）　胆红素脑病常有脑干损伤，特别是耳蜗核损伤，对 BAER 检查特别敏感。

2. 磁共振成像（MRI）　可在生后 10 天以内显示苍白球异常：T_1WI 高信号，T_2WI 等信号或稍高信号。

五、新生儿溶血病的实验室检查

(一) 确定发病的血型基础：血型测定

1. ABO 溶血病　母为 O 型，新生儿为 A 型或 B 型。

2. Rh 溶血病　母血 Rh（-）即 dd，新生儿血 Rh（+）即 Dd；或母血 Rhee，新生儿血 RhEe；或母血 Rhcc，新生儿血 RhCc。后两者分别为 RhE 和 RhC 溶血病。

(二) 溶血的证据

1. 网织红细胞计数（Ret）　网织红细胞计数升高反映了骨髓增生的代偿程度，支持溶血诊断，但早产儿应根据贫血程度和胎龄进行调整。足月儿正常值为 4%~5%，早产儿为 6%~10%（胎龄 30~36 周）。有症状的 Rh 溶血病，Ret 可达 10%~40%。

2. 有核红细胞　可增多，常常 >10/100 白细胞。

3. 血红蛋白　Rh 溶血病出生即可表现为严重贫血。生后动态随访血红蛋白，ABO 溶血等可逐渐发生贫血。

4. 血清总胆红素　升高，以未结合胆红素升高为主。

(三) 血清特异性血型抗体检查

1. 直接抗人球蛋白试验　又称库姆斯试验（Coombs test），用于检查新生儿血致敏红细胞，Rh 溶血病敏感度在 90% 以上，是其诊断的主要指标。而 ABO 溶血病其敏感度只有 40% 左右，假阴性较高，故确诊常需下列试验。

2. 抗体释放试验　检测致敏红细胞在加热下释放出特异性血型抗体，敏感度 100%，是 ABO 溶血症确诊指标。

3. 游离抗体试验　只能反映新生儿血中存在游离特异性血型抗体，可作为诊断的参考指标。

(四) 胆红素结合力检测

在高胆红素血症患儿管理中的价值尚不清楚。

(五) 一氧化碳（CO）

通过检测内生 CO 量以评估 Rh 溶血病的严重程度。血红素被分解为胆红素，可产生等摩尔量的 CO。血红蛋白与 CO 结合形成羧酸血红蛋白（COHb），通过呼吸排出体内。溶血病的新生儿 COHb 水平升高。COHb 水平

>1.4%,需要换血治疗的风险增加。

六、产前诊断

1. 病史 以往有母子血型不合溶血病的生产史,或者死胎史。ABO溶血病可发生于第一胎,Rh溶血病在第一胎发病罕见。

2. 孕妇及其丈夫的血型 一定要有构成母子血型不合溶血病的血型基础,这是发病的先决条件。

3. 孕妇血清特异性血型抗体 如将发生该病,妊娠16周以后其效价逐渐升高。Rh阴性或O型血的孕妇,若丈夫为Rh阳性或A、B或AB型血,可做间接抗人球蛋白试验检测孕妇抗体。妊娠16周测定第1次,于28~30周测第2次,以后隔2~4周重复,如抗体效价持续上升提示本病,当达1:16或1:32时,宜做羊水检查和胎儿检查。

4. 产前B超检查 对了解胎儿受累程度有一定价值,主要观察胎儿水肿、腹水、胸腔积液、肝脾大、胎盘水肿及羊水量等。

5. 羊水检查 羊膜腔穿刺取羊水,用分光光度计在波长450nm处测羊水中胆红素水平,在Liley曲线图上(图2-4-14)可读出,并可用于决定干预手段。

七、治疗

(一) 产前治疗

目的是纠正贫血、减少抗体,从而减轻胎儿溶血的病情。

1. 提前分娩 既往有输血、死胎、流产和分娩史的Rh阴性孕妇,本次妊娠Rh抗体效价逐渐升至1:32或1:64以上,用分光光度计测定羊水胆红素增高,且羊水L/S>2者,提示胎肺已成熟,可考虑提前分娩。

2. 血浆置换 分娩过Rh溶血病的产妇,再次怀孕时,若抗人球蛋白抗体效价高于1:64,又不宜提前分娩(因胎儿太小或贫血不明显时),可考虑行血浆置换治疗。

3. 宫内输血 有胎儿水肿或胎儿Hb<80g/L,但肺尚未成熟,提早分娩存活困难者,可在B超引导下经脐血管或胎儿腹腔内输血以纠正胎儿贫血。可在Liley曲线提示下,采用与母亲血清不凝集的Rh阴性的O型血浓缩红细胞,输血量据孕周而定。使胎儿血细胞比容≥0.35,若未达到则1周后再输血。

4. 静脉丙种球蛋白(intravenous hemorrhage,IVIG) 在孕28周前且胎儿受累较重但未发生胎儿水肿者,给孕妇IVIG 400mg/(kg·d),4~5天为一疗程,每间隔15~21天重复直至分娩。

5. 酶诱导剂 可于产前1~2周给予母亲口服苯巴比妥以提高胎儿转氨酶活性。

(二) 新生儿期治疗

1. 光疗 新生儿溶血病诊断一旦确定,及早光疗。

2. 静脉注射丙种球蛋白(IVIG) 确诊新生儿溶血病者,在72小时内,伴严重高胆红素血症[血清胆红素上升超过8.5μmol/(L·h)超过4小时],每次IVIG 1g/kg,2~4小时静脉输注,必要时可12小时后重复使用1剂。

3. 白蛋白 一般用于生后1周内的重症高胆红素血症,符合以下2种情况之一者:①血清胆红素接近换血值(一

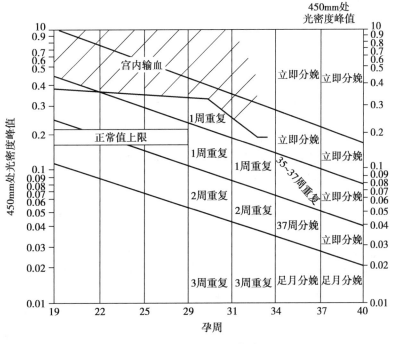

图2-4-14 Liley曲线

般 >20mg/dl),且白蛋白水平 <25g/L;②美国医学会推荐用总胆红素/白蛋白(mg/dl:g/dl,B/A)比值结合出生胎龄及危险因素作为判定换血、使用白蛋白的依据。

注:晚期足月新生儿(日龄 >7 天),胆红素脑病发生概率小,不应滥用。

4. 换血 若达到换血指征,及早换血。

5. 纠正贫血

(1)输血适应证:①重度贫血无症状者:Hb<70g/L;②血红蛋白明显下降同时出现心跳加快、气促或体重不增等症状时。

(2)血制品选择:ABO 血型不合溶血病患儿在病程 2 周内宜输注 O 型洗涤红细胞,直到患儿与 ABO 同型的交叉配血试验阴性。RhD 血型不合溶血病患儿在 2 周内也应输注 Rh 阴性、ABO 同型或 O 型红细胞,直到患儿 Rh 同型红细胞交叉配血阴性。

(3)输血量:少量多次输注,每次 5~10ml/kg。

(三)预防

预防目的只能预防初次致敏,第一胎的 RhD(-)母亲在流产或分娩 RhD(+)胎儿后,于 72 小时内肌注抗 D-IgG 300μg,但估计进入母体的胎儿血量 >25ml 时,则剂量加倍。

(曹　云)

第十节　新生儿常见症状的识别和处理

一、发热

新生儿的正常核心温度(肛温)为 36.5~37.5℃,正常体表温度为 36~37℃。发热(fever)通常是指新生儿的核心温度高于 37.5℃。新生儿对高热的耐受能力较差,如体温长时间超过 40℃而不及时处理,可引起机体代谢紊乱和器官功能变化,甚至导致中枢神经系统损害。

【常见病因及其鉴别】

1. 环境因素 由于新生儿所处的周围环境温度过高,如新生儿室或母婴同室室温过高、新生儿包裹过严过多、新生儿暖箱温度控制不当、光疗时温度过高、放置新生儿的辐射抢救台皮肤温度电极过松或脱落时,均可引起新生儿的核心温度迅速升高。

2. 脱水热 常发生在生后 2~3 天,母乳喂养婴儿,摄入奶量不足,加之环境温度较高,体温骤然升高达 39~40℃,表现烦躁不安、哭闹、面色潮红、呼吸增快、尿量减少,严重者无尿。给予补充水分,解开包散热,降低环境温度后,体温可在短时间内降至正常。

3. 感染 感染是引起新生儿发热的常见原因,可发生在出生前和出生后。包括各种病原体引起的局部和全身性感染,如上呼吸道感染、肺炎、化脓性脑膜炎、脐炎、肠炎及脓毒症等。但需注意,有些严重感染的新生儿,特别是早产儿表现为低体温。

4. 其他 如惊厥持续状态、先天性外胚叶发育不良、新生儿颅内出血可引起中枢性发热。

【处理原则】 首先应当明确发热的原因,如因环境因素引起发热,应去除病因,如降低室温,松开包裹,重新设置暖箱及光疗箱温度,检查辐射保温台皮肤温度电极是否松动等;如发热因脱水引起,应尽快补充水分;如发热为感染引起,应查明感染病原,积极控制感染。

新生儿发热的处理应以物理降温为主,常用凉水袋置于新生儿枕部,如体温超过 39℃,可洗温水澡或温水擦浴,水温 33~35℃为宜。擦浴部位为前额、枕部、颈部、四肢、腋下、腹股沟等。忌用酒精擦浴。慎用退热药,以防药物在新生儿期的毒副作用及体温骤降。

二、低体温

新生儿低体温(hypothermia)指核心温度(肛温)≤35℃,可引起皮肤硬肿,严重者可导致多脏器衰竭,甚至死亡。

【常见病因及其鉴别】

1. 寒冷 寒冷是低体温的重要因素。寒冷使末梢血管收缩,去甲肾上腺素分泌增多,致棕色脂肪分解,增加产热以维持体温,若受寒冷时间长,则储备的去甲肾上腺素耗尽,棕色脂肪耗竭,化学产热能力剧降;体表面积相对较大,皮下脂肪薄,血管多,易于散热,保温能力差;肌肉不发达,活动少,不能通过颤抖产热。

2. 早产、低出生体重 由于棕色脂肪少,产热能力低下。此外,早产儿体温调节功能较差,缺乏寒战反应。胎龄越小、体重越低,低体温发生率越高。

3. 疾病 新生儿体温调节中枢尚未发育完善,易受窒息、肺炎及其他感染等疾病的影响而致功能障碍。疾病状态下,新生儿热量摄入不足,消耗增加。缺氧、酸中毒、休克等抑制神经反射调节及棕色脂肪产热,均可使新生儿发生低体温。

【处理原则】

1. 复温 通过提高环境温度(减少失热或外加热),以恢复和保持正常体温。①若肛温 >30℃,可通过减少散热,使体温回升。将患儿置于已预热至中性温度的暖箱中,一般在 6~12 小时内可恢复正常体温。②当肛温 <32℃,将患儿置于箱温比肛温高 1℃的暖箱中进行外加温。每小时提高

箱温 0.5℃（箱温不超过 34℃），在 12~24 小时内恢复正常体温。然后根据患儿体温调整暖箱温度。在复温过程中，体表温度与直肠温度的差不应高于 1℃。

2. 热量和液体补充 供给充足的热量有助于复温和维持正常体温。热量供给从每天 210kJ/kg（50kcal/kg）开始，逐渐增加至每天 419~502kJ/kg（100~120kcal/kg）。喂养困难者可给予部分或全静脉营养。有明显心、肺、肾功能损害者，在复温时可发生左心功能不全和肺出血，故应严格控制输液速度及液体入量。

3. 控制感染 根据血培养和药敏结果应用抗菌药物。

4. 纠正器官功能紊乱 对心力衰竭、休克、凝血障碍、弥散性血管内凝血、肾衰竭和肺出血等，应给以相应治疗。

三、呼吸困难

呼吸困难（respiratory distress）是指呼吸频率、节律、强弱、深浅度改变，以及吸气与呼气的比例失调。临床表现为呼吸急促或减慢、费力、点头、张口呼吸，以及呼吸辅助肌参与所引起的三凹征（胸骨上窝、剑突下窝和肋间隙的凹陷）、鼻翼扇动等。可由多种原因引起，临床表现为程度不同的低氧血症、代谢性和/或呼吸性酸中毒，若不及时处理，可危及生命。

【病因】

1. 呼吸系统疾病

（1）呼吸道阻塞性疾病：上呼吸道阻塞多表现吸气性呼吸困难、吸气性三凹征，部分伴有吸气性喘鸣音，见于后鼻孔闭锁、喉蹼、巨舌畸形、小颌畸形、声门下狭窄、气管狭窄、声带麻痹、舌甲状舌管囊肿、会厌囊肿、喉痉挛、喉软化等。下呼吸道阻塞多表现呼气性呼吸困难，见于气管、支气管狭窄或软化、羊水或胎粪吸入等。

（2）肺部疾病：是引起新生儿呼吸困难的最常见原因。如肺透明膜病（HMD）、湿肺、肺炎、肺出血、肺不张、肺气漏（包括纵隔气肿、气胸、间质性肺气肿）等。此外，先天性肺部疾病，如先天性肺囊肿、先天性肺发育不全、膈疝、膈膨升等。

2. 循环系统疾病 常见于先天性心脏病（特别是青紫型先天性心脏病）及新生儿持续性肺动脉高压（persistent pulmonary hypertension of newborn，PPHN）。心力衰竭时肺淤血，肺顺应性降低，换气功能障碍是出现呼吸困难的主要原因。

3. 中枢神经系统疾病 新生儿窒息、各种原因导致的脑病、颅内出血，脑血管的自动调节功能降低，血管通透性增高致脑水肿、颅内压增高，抑制呼吸中枢，缺氧、感染也可直接损伤大脑，影响呼吸中枢功能，引起中枢性呼吸困难。此外，代谢性酸中毒、低血糖、中枢神经抑制剂如吗啡、苯巴比妥等都可影响呼吸中枢，引起中枢性呼吸困难。

【诊断】

1. 详细询问病史 包括母孕期健康状况、胎龄、分娩方式、胎盘情况及是否有出生窒息、胎儿窘迫、羊水胎粪污染等。若生后即出现呼吸困难和青紫，提示有严重心肺畸形；早产儿生后不久出现进行性加重的呼吸困难伴呻吟，要考虑新生儿呼吸窘迫综合征（Neonatal Respiratory Distress Syndrome，NRDS）；有胎儿窘迫或出生窒息伴羊水胎粪污染，出生后有呼吸困难，应考虑胎粪吸入综合征（meconium aspiration syndrome，MAS）可能；剖宫产儿生后出现呼吸困难，应注意湿肺；母亲产前有发热或胎膜早破，生后如有呼吸困难应注意宫内感染性肺炎或早发型脓毒症。肺部疾病在治疗过程中（特别是正压通气时）呼吸困难突然加重，应注意有无气胸。出生时窒息，生后如有缺氧缺血性脑病及呼吸节律改变或喘息样呼吸，应考虑中枢性呼吸困难。

2. 体格检查 观察呼吸的频率、节律和深度，健康足月新生儿的呼吸频率为 35~45 次/min，哭闹时呼吸增快，可达 60~80 次/min，如呼吸频率持续 >60 次/min 称为新生儿呼吸急促。新生儿呼吸 <30 次/min 为呼吸减慢，往往是由呼吸中枢受抑制所致，是病情危重的表现之一。若患儿表现为吸气性的呼吸困难，哭闹后加重，甚至发生呼吸暂停，应注意上气道梗阻。注意有无青紫，吸氧后是否能够缓解，若吸氧后缓解不明显，应注意有无青紫型先天性心脏病。注意胸廓的形态，一侧胸廓饱满伴呼吸音减弱或消失提示有气胸。胸部听诊对诊断新生儿呼吸系统疾病如新生儿肺炎、NRDS、MAS、肺出血等有一定的帮助，要注意两肺呼吸音的强弱是否对称。

3. 辅助检查 胸部 X 线检查在 NRDS、湿肺、MAS、肺炎、肺气漏、胸腔积液等均有特征性表现，若胸部 X 线不能明确诊断，进一步可完善 CT，甚至 MRI 检查。此外，胸部 X 线检查对某些先天性心脏病的诊断也有一定的帮助。喉镜、喉部 CT 对明确上气道梗阻的原因有重要意义，包括舌根部甲状舌管囊肿、会厌囊肿、咽喉壁肿物等。新生儿纤维支气管镜检查可直接观察气管内黏膜病变及行组织病理学检查、细胞学检查、病原体鉴定等，对明确呼吸困难原因有重要意义。如患儿发绀明显，吸氧不能缓解或缓解不明显时，应做心脏超声检查，明确有无先天性心脏病或 PPHN。伴有神经系统症状及体征的患儿，在病情稳定后或在保证适当通气和氧合的情况下进行头颅 MRI、CT 或超声检查。

【处理原则】

1. 首先应通过吸氧或机械通气，维持 PaO₂ 50~70mmHg（6.7~9.3kPa）和经皮氧饱和度（TcSO₂）90%~95%（青紫型先天性心脏病除外）。严重上气道梗阻需要气管插管。

2. 迅速查明引起呼吸困难的原因，从而进行病因治疗，如手术治疗先天畸形，解除呼吸道梗阻；治疗各种肺部疾病，改善呼吸功能；治疗引起心源性呼吸困难的先天性心脏病及心力衰竭；治疗引起中枢性呼吸困难的中枢神经系统疾病。

四、呼吸暂停

呼吸暂停（apnea）是指呼吸停止时间 >20 秒，或呼吸停止<20秒伴心率减慢<100次/min或出现青紫(血氧饱和度≤80%)。周期性呼吸是指呼吸停止<10秒,在两次发作间期呼吸正常,并且不伴有心率、血氧饱和度下降,常在生后3周内消失。早产儿呼吸中枢发育不成熟,可发生原发性呼吸暂停。足月儿呼吸暂停多为继发性。无论是原发性还是继发性的呼吸暂停,反复发作不及时处理都可导致中枢神经系统的损害。

【病因】 按病因分为原发性呼吸暂停和继发性呼吸暂停。

1. 原发性呼吸暂停 多见于早产儿。常见于胎龄<34周、出生体重<1 800g的早产儿,多发生在生后3~5天,呼吸暂停与早产儿脑干呼吸中枢发育不成熟有关,胎龄越小,发生率越高,可不伴有任何其他疾病。

2. 继发性呼吸暂停 多见于足月儿,也可见于早产儿。多种原因可引起继发性呼吸暂停:①颅内疾病,如各种原因导致的脑病(缺氧缺血性脑病、胆红素脑病等)、颅内出血等;②神经肌肉疾病,包括吸吮与吞咽功能障碍或不协调、吸吮与呼吸不协调等;③呼吸系统疾病,包括上气道梗阻、肺部疾病、膈或声带麻痹等;④消化系统疾病,包括胃食管反流、喂养不耐受等;⑤循环系统疾病,包括心力衰竭、动脉导管未闭、严重先天性心脏病等;⑥其他,如出生时窒息、感染、贫血、红细胞增多症、低血糖、胎母用镇静剂、代谢及电解质紊乱等。

【分类】 新生儿呼吸暂停可分为中枢性、阻塞性或混合性。

1. 中枢性呼吸暂停 是指患儿既没有自主呼吸(即口鼻腔内无气流通过),也没有呼吸动作(即胸廓运动消失)。约占呼吸暂停的10%~25%。

2. 阻塞性呼吸暂停 是指有呼吸动作,但上气道不能开放,尽管患儿持续进行呼吸动作(即有胸廓运动),气流仍无法进入患儿肺内。约占呼吸暂停的12%~20%。

3. 混合性呼吸暂停 是指中枢性、阻塞性两种呼吸暂停的联合。混合性呼吸暂停可以中枢性或阻塞性呼吸暂停任一种形式开始,以后可以两种交替或同时存在。此型最多见,约占呼吸暂停的53%~71%。

【治疗】 首先确定是原发性呼吸暂停还是继发性呼吸暂停,继发性呼吸暂停应积极治疗原发病,包括控制感染、纠正贫血、治疗胃食管反流等。

1. 一般处理 密切监护患儿呼吸、心率、经皮氧饱和度。避免可能诱发呼吸暂停的相关因素,包括减少咽部吸引,减少经口喂养,避免颈部的过度屈曲或伸展等。必要时给氧。

2. 物理刺激 呼吸暂停发作时可先给予物理刺激,促使呼吸恢复,如托背、摇床、弹足底等,或用气囊面罩加压呼吸。

3. 药物治疗 ①氨茶碱:首次剂量5mg/kg,20分钟内静脉滴注,12小时以后给维持量2mg/kg,每隔12小时1次,静脉或口服。静脉应监测血药浓度,维持5~15μg/L为宜。疗程5~7天。目前临床应用较少。②枸橼酸咖啡因:首次剂量20mg/kg,20分钟内静脉滴注,12小时后给维持量5~10mg/kg,每天1次,静脉滴注或口服,有效血浓度为5~25μg/L,疗程5~7天。

4. 鼻塞持续正压通气(CPAP) 对频繁发作的呼吸暂停,可采用鼻塞CPAP,压力一般为3~4cmH$_2$O。

5. 机械通气 经药物治疗和鼻塞CPAP不能控制呼吸暂停发作,应气管插管,应用呼吸机进行机械通气。如果患儿肺部有器质性病变,应采用较低的呼吸机参数进行通气,以免引起低碳酸血症和肺损伤。

6. 治疗原发病 对症状性(继发性)呼吸暂停者,必须对原发疾病给予积极治疗,如纠正贫血(如Hct<25%输注浓缩红细胞)、低血糖,控制感染,止惊等。

五、青紫

青紫(cyanosis)是新生儿期的常见症状之一,当动脉血中还原型血红蛋白含量超过50g/L时,肉眼即可见青紫。口腔及舌黏膜青紫出现早,若还原型血红蛋白含量达30g/L左右,即可观察到青紫。青紫可由多种原因引起,包括呼吸系统疾病、循环系统疾病、血液系统疾病及中枢神经系统疾病等,也可以发生在少数正常新生儿。

【病因】

1. 周围性青紫 多与周围环境过冷、血红蛋白含量过高及局部静脉阻塞等因素有关。由于血流速度缓慢、淤滞,导致局部缺氧所致,但患儿动脉血的氧分压和氧饱和度均正常。常见于如下疾病:①全身性疾病:心力衰竭、休克时体循环血流速度缓慢、心搏出量减少,红细胞增多症时血液黏滞度增加等;②局部血流障碍:为局部受压迫所致,如分娩时先露部位受压(面先露、臀先露等),此外寒冷等致局部血液循环不良,使局部缺氧引起青紫。

2. 中心性青紫 因全身性疾病引起动脉血氧饱和度和氧分压降低,导致青紫。常见于如下疾病:①各种呼吸系统疾病:上呼吸道梗阻、NRDS、肺炎、气胸、MAS等。②心血管疾病:主要是各种青紫型先天性心脏病和PPHN。先天性心脏病如大动脉转位、肺动脉闭锁、左心发育不良综合征、三尖瓣闭锁、肺静脉异位引流等。③其他原因:中枢性疾病如HIE、中枢神经系统感染等引起的呼吸暂停发作可伴有青紫;原发性或继发性中枢性低通气综合征;神经肌肉疾病导致呼吸肌无力等。

3. 异常血红蛋白导致青紫 ①高铁血红蛋白血症:当高铁血红蛋白含量超过血红蛋白总量的10%时,可出现皮肤青紫。如亚硝酸盐、磺胺类、非那西汀及饮用含硝酸盐或亚硝酸盐的水等可引起新生儿高铁血红蛋白血症。②遗传性异常血红蛋白病:较少见,如M-血红蛋白血症。

【诊断】 应首先鉴别是周围性,还是中心性青紫,若动脉血氧饱和度和氧分压降低,应进一步寻找引起中心性青紫的原因。

1. 呼吸系统疾病 肺部疾病引起的青紫,吸高浓度氧后青紫会有所缓解,应详细询问病史,仔细查体,包括胸廓扁平或饱满,听诊肺部呼吸音减弱或有无啰音。肺部 X 线检查,能为诊断提供重要依据,必要时需胸部 CT 或 MRI 检查。

2. PPHN 多发生于足月儿。重症 MAS 患儿常并发 PPHN,主要表现为持续而严重的发绀,其特点为:当 $FiO_2>0.6$,发绀仍不能缓解;哭闹、哺乳或躁动时发绀加重;发绀程度与肺部体征不平行(发绀重,体征轻)。部分患儿胸骨左缘第二肋间可闻及收缩期杂音,严重者可出现休克和心力衰竭。

发绀是 PPHN 的主要临床表现,但常需与青紫型先天性心脏病或严重肺部疾病所导致的发绀相鉴别,鉴别方法如下:①高氧试验:吸入纯氧 10 分钟,如动脉氧分压(PaO_2)或经皮血氧饱和度($TcSO_2$)较前明显增加,提示为肺实质病变;PPHN 和青紫型先天性心脏病则无明显增加。②动脉导管前、后血氧差异试验:比较动脉导管前(右桡或颞动脉)和动脉导管后(左桡、脐或下肢动脉)的 PaO_2 或 $TcSO_2$,若动脉导管前、后 PaO_2 差值 >15mmHg(2kPa)或 $TcSO_2$ 差值 >10%,表明动脉导管水平有右至左分流。若无差值也不能除外 PPHN,因为也可有卵圆孔水平的右至左分流。③高氧-高通气试验:经气管插管纯氧复苏囊通气,频率 60~80 次/min,通气 10 分钟,使动脉二氧化碳分压($PaCO_2$)下降和血 pH 上升,若 PaO_2 较通气前上升 >30mmHg(4kPa)或 $TcSO_2$ 升高 >8%,则提示 PPHN 存在。

3. 青紫型先天性心脏病 除通过上述的高氧试验、高氧-高通气试验与严重肺部疾病及 PPHN 相鉴别外,超声心动图是确诊的重要检测手段。它不仅了解心内结构,确定有无先天性心脏畸形,并间接测量新生儿的肺动脉压力,以助于与 PPHN 鉴别。需注意的是,某些严重的青紫型先天性心脏病在新生儿期并不出现杂音,因此,不能以听不到杂音或无响亮的杂音而将先天性心脏病除外。此外,对于少数复杂型先天性心脏病,由于检查者的经验不足,可能漏诊或误诊,因此,当超声心动图检查结果与临床不符时,应再次检查,必要时可行心脏 CT 扫描。

【处理原则】

1. 周围性青紫 一般不需要吸氧。应加强局部保温护理,积极治疗原发病,如心力衰竭或休克引起者应改善心功能,纠正休克和微循环障碍。

2. 中心性青紫 应寻找病因,进行病因治疗。如由肺部疾病引起,应及时治疗肺部疾病;如青紫由 PPHN 引起,可用磷酸二酯酶抑制剂(如西地那非、米力农),高频通气或 NO 吸入治疗等;如青紫由先天性心脏病引起,则选择时机,进行手术治疗。需注意的是,对某些动脉导管依赖型先天性心脏病(如完全性大动脉转位、肺动脉闭锁等),手术前需应用前列腺素 E 维持动脉导管开放。

3. 其他 如青紫由高铁血红蛋白血症引起,可给予亚甲蓝,每次 1~2mg/kg,加入 10% 葡萄糖 10ml 静脉推注。也可用维生素 C 0.5mg,加入 10% 葡萄糖 20ml 静脉推注,但作用不及亚甲蓝迅速。

六、呕吐

由于新生儿消化道的解剖及生理特点不同于婴幼儿及儿童,故引起呕吐的原因与其他年龄组小儿不尽相同。新生儿呕吐不仅会发生误吸而导致窒息或吸入性肺炎,同时长时间或频繁的呕吐也可引起脱水、电解质紊乱及酸碱失衡和营养不良。

【病因】 分为内科性呕吐和外科性呕吐两大类。

1. 内科性呕吐 占绝大多数。包括:①胃黏膜受到刺激,如咽下羊水(即咽下综合征)、胃黏膜出血、应激性溃疡、服用某些药物等;②喂养不当,如乳头内陷、大量吞入空气、奶嘴孔过大、奶方稀释浓度不合适、每次喂奶量过多或次数过频等;③胃肠功能失调,如胃食管反流、贲门失弛缓、幽门痉挛等;④肠道内感染和肠道外感染,如败血症;⑤早产儿喂养不耐受;⑥某些先天遗传代谢病,如肾上腺皮质增生症、高氨血症、半乳糖血症、苯丙酮尿症等。

呕吐特点:①有围产期窒息史、难产史、产前感染、喂养不当史或服药史;②以呕吐奶汁及咖啡样物为主,呕吐物不含胆汁,更不含粪汁;③大便正常或量稍少;④无肠梗阻表现;⑤常有消化系统以外的症状、体征;⑥腹部 X 线片无异常特征。

2. 外科性呕吐 病因不同,呕吐出现时间及程度不一,包括:①食管闭锁;②胃扭转、穿孔及食管裂孔疝等;③肠狭窄、肠闭锁及肠扭转不良;④肛门闭锁;⑤先天性巨结肠;⑥胎粪性肠梗阻、胎粪性腹膜炎;⑦先天性肥厚性幽门狭窄;⑧肠套叠、阑尾炎、坏死性小肠结肠炎、膈疝、肠重复畸形等。

呕吐特点:①羊水过多史;②反复的顽固性的严重呕吐,常伴有脱水和电解质紊乱;③呕吐物含胆汁、粪汁;④呕吐伴胎粪异常或不排胎粪往往是提示外科性疾病的重要线索,但完全性肠梗阻的远段肠管或十二指肠膜状闭锁偶尔也可排出少量胎粪;⑤有肠梗阻表现;⑥腹部 X 线片、钡剂或碘油可见各种消化道病变的特征。

胆汁性呕吐偶可由非外科性疾病引起,但在未明确诊断之前应按外科性呕吐(最严重的潜在疾病是先天性肠旋转不良、伴或部分伴有肠扭转)处理,偶尔见于无肠梗阻早产儿,是由于肠道蠕动减弱所致,胆汁呕吐量少,不伴腹胀。

【诊断】

1. 首先要鉴别是溢乳还是呕吐,若为呕吐,需详细了解发病时间、呕吐特点及其伴随其他临床表现,均有助于诊断。

2. 辅助检查对明确呕吐的病因有重要意义。腹部 X 线检查(正立、侧卧位片)可明确有无消化道梗阻或穿孔;消化道造影,包括上消化道造影和下消化道造影,可明确有无消化道畸形,如先天性肥厚性幽门狭窄、十二指肠闭锁或狭窄、肠旋转不良、环状胰腺、先天性巨结肠等;24 小时胃食管 pH 动态监测可明确有无胃食管反流;腹部 B 超检查可诊断先天性肥厚性幽门狭窄及肠套叠;胃镜检查可明确有无胃和十二指肠黏膜病变,如溃疡、出血等,但在新生儿开展较少。

【处理原则】

1. 病因治疗 首先应明确是内科呕吐还是外科呕吐,如为外科呕吐,应根据病情选择急诊或择期手术治疗;如为内科呕吐,应积极去除病因。

2. 禁食、胃肠减压 呕吐轻者不需禁食,呕吐严重者在确诊前应禁食,伴有严重腹胀或疑似消化道梗阻者,应予以胃肠减压。

3. 洗胃 对咽下综合征患儿,如症状明显,可采用温生理盐水或 1% 碳酸氢钠洗胃。

4. 体位 对胃食管反流患儿,可采用前倾卧位,头抬高 30°。

5. 胃动力药物 新生儿很少使用。

6. 回避过敏原 食物过敏患儿应饮食回避,牛奶蛋白过敏患儿建议使用深度水解蛋白喂养,严重者可使用游离氨基酸配方奶粉治疗。

7. 其他治疗 在治疗原发病的同时,对呕吐严重伴脱水者,应适当补液,纠正酸中毒及电解质紊乱。

七、消化道出血

消化道出血(gastrointestinal hemorrhage)包括呕血或便血或者两者共存,为新生儿期的常见临床表现之一,需鉴别真性消化道出血和假性消化道出血。可因消化道疾病所致,也可以是许多急危重的并发症或全身疾病的症状,病情急且危重,如不及时治疗可使出血加重,导致贫血、休克甚至死亡。

【病因】

1. 假性呕血和/或便血 患儿一般状态良好,无失血及贫血的表现。多见于吸痰、放置胃管或气管插管所引起的鼻咽部或气管黏膜损伤性出血,被吞咽至消化道所致;分娩过程吞入母亲产道的污血所致的新生儿咽下综合征;吸吮过程中咽下母亲乳头破溃或皲裂处的血液;口服铁剂、铋剂、炭末、酚酞等也可引起黑便。

2. 出凝血机制障碍 如重症感染、硬肿症等所致DIC;由维生素 K 缺乏所致新生儿出血症;血小板减少性紫癜;各

种先天性凝血因子缺乏症等。

3. 消化道疾病 急性胃黏膜病变,如窒息缺氧、败血症等;急性胃肠炎;反流性食管炎;肠梗阻;消化道畸形;坏死性小肠结肠炎等。近年来,因配方奶不耐受引起的过敏性肠炎(主要表现为便血)也有增多趋势。

【诊断】

1. 排除假性消化道出血 对生后 48 小时内发病的新生儿,选取首次上消化道出血的胃液,进行碱变性(Apt)试验,可帮助鉴别血液是否来自母亲血,以除外咽下综合征。母血所含的成人型血红蛋白遇到氢氧化钠可由粉红色变为黄棕色,即 Apt 试验阳性。咽下综合征所导致的呕血 Apt 试验即为阳性。

2. 出血部位的初步评估 如呕血与黑便同时存在者可能是上消化道出血;洗胃后,胃液带有少许鲜血时可能为操作损伤所致;黑便、果酱样便、咖啡色便,但不伴呕血提示小肠或右半结肠出血;鲜红色便或暗红色便提示左半结肠或直肠出血;血与成形便不相混或便后滴血提示病变在直肠或肛门,大便混有黏液和脓血多为肠道炎症。

3. 一般检查 血常规及血型、粪常规 + 潜血、粪便培养,必要时进行凝血功能、肝功能等检查。

4. 其他检查 腹部正立、侧卧位片可明确有无肠梗阻和肠穿孔,对小肠扭转、坏死性小肠结肠炎及胎粪性腹膜炎诊断非常重要。纤维或电子内镜、十二指肠镜检查能确定出血部位及情况,能在直视下活检和止血并发现浅表及微小病变,但在新生儿尚未普遍开展。

【处理】

1. 禁食 保持呼吸道通畅及安静,监测生命体征变化。

2. 留置胃管 主要用于胃肠减压和判定有无活动性出血。可也用于注入药物,予 1% 碳酸氢钠洗胃,中和胃酸,也可应用于注射局部止血剂。

3. 制酸剂 常用的有 H_2 受体拮抗剂,如西咪替丁 5mg/(kg·次),每 6~12 小时,静脉滴注;质子泵抑制剂,如奥美拉唑,0.4mg/(kg·次),每 12~24 小时,静脉滴注。但目前对新生儿是否应用上述药物仍存争议。

4. 对症治疗 新生儿出血症可给予维生素 K_1 治疗,必要时可输新鲜冷冻血浆。对失血性贫血,可根据患儿失血量,输新鲜同型血 10~20ml/kg,必要时可重复 1 次。

(曹 云)

参考文献

1. 谢幸,孔北华,段涛,等.妇产科学.9 版.北京:人民卫生出版社,2018:34-44.

2. Buckmaster A,Arnolda G,Owen L,et al. Lost in Transition:Is Early Respiratory Support in Newborn Infants the Best Option? Neonatology,2020,117(4):517-521.

3. 王卫平,孙锟,常立文,等.儿科学.9 版.北京:人民卫生出版社,2018:88-96.

4. Hooper SB,Kitchen MJ,Polglase GR,et al. The physiology of neonatal resuscitation. Curr Opin Pediatr,2018,30(2):187-191.

5. Wyckoff MH, Wyllie J, Aziz K, et al. Neonatal Life Support: 2020 International Consensus on Cardiopulmonary Resuscitation and Emergency Cardiovascular Care Science With Treatment Recommendations. Circulation, 2020, 142 (16 suppl 1): S185-S221.

6. 中国新生儿复苏项目专家组, 中华医学会围产医学分会新生儿复苏学组. 中国新生儿复苏指南 (2021 年修订). 中华围产医学杂志, 2022, 25 (1): 9.

7. Hvidemose SO, Pærregaard MM, Pihl CA, et al. Precordial ECG Amplitudes in the Days After Birth: Electrocardiographic Changes During Transition from Fetal to Neonatal Circulation. Pediatr Cardiol, 2021, 42 (4): 832-839.

8. Mouradian GC JR, Lakshminrusimha S, Konduri GG. Perinatal Hypoxemia and Oxygen Sensing. Compr Physiol, 2021, 11 (2): 1653-1677.

9. Lomauro A, Aliverti A. Physiology masterclass: Extremes of age: newborn and infancy. Breathe (Sheff), 2016, 12 (1): 65-68.

10. 邵肖梅, 叶鸿瑁, 丘小汕. 实用新生儿学. 5 版. 北京: 人民卫生出版社, 2019: 57-62, 311-319, 390-404.

11. 首都儿科研究所, 九市儿童体格发育调查协作组. 中国不同出生胎龄新生儿出生体重、身长和头围的生长参照标准及曲线. 中华儿科杂志, 2020, 58: 738-746.

12. Wang H, Liddell CA, Coates MM, et al. Global, regional, and national levels of neonatal, infant, and under-5 mortality during 1990-2013: a systematic analysis for the Global Burden of Disease Study 2013. Lancet, 2014, 384 (9947): 957-979.

13. Bhutta ZA, Das JK, Bahl R, et al. Lancet Newborn Interventions Review Group; Lancet Every Newborn Study Group. Can available interventions end preventable deaths in mothers, newborn babies, and stillbirths, and at what cost? Lancet, 2014, 384 (9940): 347-370.

14. World Health Organization, Regional Office for the Western Pacific. Second biennial progress report: 2016-2017 Action Plan for Health Newborn Infants in the Western Pacific Region: 2014-2020. Manila: WHO Regional Office for the Western Pacific, 2018.

15. 李夏芸, 岳青, 王燕, 等. 教练式培训在新生儿早期基本保健技术推广中的应用及效果评价研究. 中国儿童保健杂志, 2017, 25 (7): 750-754.

16. Obara H, Sobel H. Quality maternal and newborn care to ensure a healthy start for every newborn in the World Health Organization Western Pacific Region. BJOG, 2014, 121 (Suppl 4): 154-159.

17. Qu W, Yue Q, Wang Y, et al. Implementation of the early essential newborn care (EENC) on neonatal outcomes in West China: an observational study. Lancet, 2018, 392: S54.

18. Qu W, Yue Q, Wang Y, et al. Assessing the changes in childbirth care practices and neonatal outcomes in Western China: pre-comparison and post-comparison study on early essential newborn care interventions. BMJ Open, 2020, 10 (12): e041829.

19. Raju TN. Timing of umbilical cord clamping after birth for optimizing placental transfusion. Curr Opin Pediatr, 2013, 25 (2): 180-187.

20. Sinha A, Sazawal S, Pradhan A, et al. Chlorhexidine skin or cord care for prevention of mortality and infections in neonates. Cochrane Database Syst Rev, 2015, 3: CD007835.

21. Sauer PJ, Dane HJ, Visser HK. New standards for neutral thermal environment of healthy very low birthweight infants in week one of life. Arch Dis Child, 1984, 59 (1): 18-22.

22. Klaus MH, Jerauld R, Kreger NC, et al. Maternal attachment. Importance of the first post-partum days. N Engl J Med, 1972, 286 (9): 460-463.

23. Moore ER, Bergman N, Anderson GC, et al. Early skin-to-skin contact for mothers and their healthy newborn infants. Cochrane Database Syst Rev, 2016 (11): CD003519.

24. Widström AM, Lilja G, Aaltomaa-Michalias P, et al. Newborn behaviour to locate the breast when skin-to-skin: a possible method for enabling early self-regulation. Acta Paediatrica, 2011, 100 (1): 79-85.

25. Conde-Agudelo A, Belizán JM, Diaz-Rossello J. Kangaroo mother care to reduce morbidity and mortality in low birthweight infants. Cochrane Database Syst Rev, 2011, 16 (3): CD002771.

26. Holsti L, MacLean K, Oberlander T, et al. Calmer: A robot for managing acute pain effectively in preterm infants in the neonatal intensive care unit. Pain Reports, 2019, 4 (2): e727.

27. Rodríguez-Gallego I, Leon-Larios F, Corrales-Gutierrez I, et al. Impact and Effectiveness of Group Strategies for Supporting Breastfeeding after Birth: A Systematic Review. Int J Environ Res Public Health, 2021, 18 (5): 2550.

28. 赵正言. 新生儿疾病筛查在我国的发展. 中国儿童保健杂志, 2011, 19: 97-101.

29. 卫生部临床检验中心新生儿遗传代谢疾病筛查室间质量评价委员会. 新生儿疾病串联质谱筛查技术专家共识. 中华检验医学杂志, 2019, 42: 89-97.

30. 罗飞宏. 先天性肾上腺皮质增生症诊断治疗进展. 中华实用儿科临床杂志, 2015, 30: 564-569.

31. 应艳琴, 罗小平. 新生儿遗传代谢病筛查与基因诊断的现状与展望. 中华围产医学杂志, 2021, 24: 85-88.

32. 中华医学会儿科学分会内分泌遗传代谢学组. 先天性甲状腺功能减退症诊疗共识. 中华儿科杂志,2011,49:421-424.

33. Ferreira CR,van Karnebeek CDM. Inborn errors of metabolism,Handbook Of Clinical Neurology. New York:Elsevier,2019:449-481.

34. Saudubray JM,Sedel F,Walter JH. Clinical approach to treatable inborn metabolic diseases:anintroduction. J Inherit Metab,2006,29:261-274.

35. Korenev S,Lemonde H,Cleary M. Newborn screening for inborn errors of metabolism.Paediatrics and Child Health,2019:105-110.

36. 顾学范. 临床遗传代谢病. 北京:人民卫生出版社,2015:3-7,24-27.

37. 赖婷,李小洪,邓奎,等. 2006—2016 年中国新生儿疾病筛查覆盖率分析. 中国妇幼保健,2018,33:3601-3604.

38. 国家卫生健康委员会妇幼健康司. 2020 全国妇幼健康信息分析报告. 国家卫生健康委员会妇幼健康司,2020:56-59.

39. 黄醒华. 保护从胎儿到新生儿的安全过渡——初生时并发症的预防. 中华围产医学杂志,2011,14(3):142-145.

40. 梁琴,周启昌. 胎儿肺发育不良的研究现状与进展. 中华妇产科杂志,2006,41(12):858-860.

41. 中国新生儿复苏项目专家组,中华医学会围产医学分会新生儿复苏学组. 中国新生儿复苏指南(2021 年修订). 中华围产医学杂志,2021,25:4-12.

42. 中国新生儿复苏项目专家组. 国际新生儿复苏教程更新及中国实施意见. 中华围产医学杂志,2018,21:73-80.

43. 美国儿科学会. 新生儿复苏教程. 叶鸿瑁,虞人杰,主译. 7 版. 杭州:浙江大学出版社,2019:1-127.

44. 中华医学会围产医学分会新生儿复苏学组. 新生儿窒息诊断的专家共识. 中华围产医学杂志,2016,19:3-6.

45. Aziz K,Lee HC,Escobedo MB,et al. Part 5:Neonatal Resuscitation:2020 American Heart Association Guidelines for Cardiopulmonary Resuscitation and Emergency Cardiovascular Care.Circulation, 2020,142(16 suppl 2):S524-S550.

46. 中华医学会围产医学分会新生儿复苏学组. 新生儿脐动脉血气分析临床应用专家共识(2021). 中华围产医学杂志,2021,24:401-405.

47. Person M,Razaz N,Tedroff K,et al. Five and 10 minute Apgar scores and risks of cerebral palsy and epilepsy:population based cohort study in Sweden.BMJ,2018,360:k207.

48. Cnattingius S,Johansson S,Razaz N.Apgar score and risk of neonatal death among preterm infants.N Engl J Med,2020,383(1):49-57.

49. Laptook AR,Shankaran S,Ambalavanan N,et al. Outcome of term infants using apgar scores at 10 minutes following hypoxic-ischemic encephalopathy. Pediatrics,2009,124:1619-1626

50. 张沂洁,朱燕,陈超.早产儿发生率及变化趋势. 中华新生儿科杂志,2021,36(4):74-77.

51. 陈超,袁琳.超早产儿的救治意义及救治技术的发展. 中华围产医学杂志,2016,19(10):727-729.

52. Chawanpaiboon S,Vogel JP,Moller AB,et al. Global,regional,and national estimates of levels of preterm birth in 2014:a systematic review and modelling analysis. Lancet Glob Health,2019,7(1):e37-e46.

53. Chen C,Zhang JW,Xia HW,et al. Preterm birth in China between 2015 and 2016. Am J Public Health,2019,109(11):1597-1604.

54. Zhicheng Zhu,Lin Yuan,Jin Wang,et al. Mortality and morbidity of extremely preterm infants at tertiary medical centers in China from 2010 to 2019. JAMA Network Open,2021,4(5):e219382.

55. Ho JJ,Subramaniam P,Davis PG.Continuous positive airway pressure(CPAP)for respiratory distress in preterm infants. Cochrane Database Syst Reviews,2020,Issue 10. Art. No.:CD002271.

56. Ng EH,Shah V. Guidelines for surfactant replacement therapy in neonates.Paediatr Child Health,2021,26(1):35-41.

57. 朱志成,陈超.超早产儿运动功能远期预后的研究进展. 中华儿科杂志,2019,57(4):301-304.

58. Norman M,Hallberg B,Abrahamsson T,et al.Association between year of birth and 1-year survival among extremely preterm infants in Sweden during 2004-2007 and 2014-2016. JAMA,2019,321(12):1188-1199.

59. Crump C,Howell EA,Stroustrup A,et al. Association of preterm birth with risk of ischemic heart disease in adulthood. JAMA Pediatr,2019,173(8):736-743.

60. Merriam AA,Ananth CV,Wright JD,et al. Trends in operative vaginal delivery,2005-2013:a population-based study. BJOG, 2017,124(9):1365-1372.

61. 曹云,周文浩. 新生儿医师手册. 7 版. 上海:上海科学技术出版社,2020.

62. 程国强,黄循斌,尹兆青,等. 新生儿疾病基层医生诊疗手册. 北京:人民卫生出版社,2021:62-78,163-173.

63. Jackson ME,Baker JM. Hemolytic Disease of the Fetus and Newborn:Historical and Current State. Clin Lab Med,2021,41(1):133-151.

64. Hyland CA,O'Brien H,Flower RL,et al. Non-invasive prenatal testing for management of haemolytic disease of the fetus and newborn induced by maternal alloimmunisation. Transfus Apher Sci,2020,59(5):102947.

65. Riordan SM, Shapiro SM. Review of bilirubin neurotoxicity I : molecular biology and neuropathology of disease. Pediatr Res, 2020, 87（2）: 327-331.

66. Shapiro SM, Riordan SM. Review of bilirubin neurotoxicity II : preventing and treating acute bilirubin encephalopathy and kernicterus spectrum disorders. Pediatr Res, 2020, 87（2）: 332-337.

67. 中华医学会儿科学分会新生儿学组. 新生儿高胆红素血症诊断和治疗专家共识. 中华儿科杂志, 2014, 52（10）: 745-748.

68. Trevisanuto D, Testoni D, de Almeida MFB. Maintaining normothermia : Why and how? Semin Fetal Neonatal Med, 2018, 23（5）: 333-339.

69. Gupta SK. Clinical Approach to a Neonate with Cyanosis. Indian J Pediatr, 2015, 82（11）: 1050-1060.

70. McFarlin A. What to Do when Babies Turn Blue : Beyond the Basic Brief Resolved Unexplained Event. Emerg Med Clin North Am, 2018, 36（2）: 335-347.

71. Patrinos ME, Martin RJ. Apnea in the term infant. Semin Fetal Neonatal Med, 2017, 22（4）: 240-244.

72. Pai AK, Fox VL. Gastrointestinal Bleeding and Management. Pediatr Clin North Am, 2017, 64（3）: 543-561.

73. Shields TM, Lightdale JR. Vomiting in Children. Pediatr Rev, 2018, 39（7）: 342-358.

74. Vargas MG, Miguel-Sardaneta ML, Rosas-Téllez M, et al. Neonatal Intestinal Obstruction Syndrome. Pediatr Ann, 2018, 47（5）: e220-e225.

75. Burge DM. The management of bilious vomiting in the neonate. Early Hum Dev, 2016, 102: 41-45.

76. Gallacher DJ, Hart K, Kotecha S. Common respiratory conditions of the newborn. Breathe（Sheff）, 2016, 12（1）: 30-42.

第五章

孕期超声检查与胎儿监护

第一节　多普勒超声在产科的应用

一、多普勒超声诊断原理

1842 年奥地利的物理学家和数学家 Johann Christian Doppler 利用天体行星运动色彩的改变,提出了多普勒效应(Doppler effect),1845 年荷兰数学家 C.H.D. Buys Ballot 证实了多普勒原理。

20 世纪 70 年代医学超声工作者将多普勒技术运用于人体血流的测量,其基本原理仍是利用声波源或声波的接受体之间运动所导致频率的改变,即频移的产生。超声波仪器探头发射出的声波进入人体血管后,血管内的主要成分红细胞接受声波并且再反射至探头,探头的发射频率和经红细胞反射接受回来的频率有所不同,就有了频移的产生。频率改变和红细胞速度之间的关系,可从以下多普勒方程式中表达出来:

$$f_d = \pm \frac{2f_0 v \cos\theta}{c}$$

$$f_0 = \pm \frac{fdc}{2f_0 \cos\theta}$$

其中:f_d,多普勒频率;c,声速(1 540m/s);f_0,探头的频率;θ,声速和血流之间的夹角;v,血流速度。

c 是恒定的,而 f_0 经选定后也不会改变。所以,把 c 和 f_0 又可以看成是常数 k。

$$V = k \frac{f_d}{\cos\theta}$$

从频移值计算出来的血流速度 V 和真实的血流速度 V 之间存在一个非常简单的关系,即:

$$V = V \cos\theta$$

它与相对运动的速度有关,速度越大,频移也越大。频移大小也与超声束入射的角度有密切关系。由多普勒频移计算出来的血流速度和真实的血流速度差别的大小取决于超声声束与血流方向之间夹角 θ 的大小。也就是说,$\cos\theta = 1$ 时声束平行于血流,可获得最大的频移;$\cos\theta = 0$ 时无频移产生。所以可以看出,超声声束与血流之间的夹角从 $-30° \sim +30°$ 时,计算出来的血流速度和真实血流速度之间的差值为 $0 \sim 13\%$;而 $>60°$ 时,误差非常显著。故在临床实际操作中,应尽量通过变换患者的体位或变换探头探查的部位获取最小的角度,以减少不必要的数值误差。

应用这一原理,可以检测受检对象有无运动、运动的方向以及运动的角度。对运动的脏器如心脏、血管等进行探测的仪器,即多普勒超声诊断仪,也可用来研究胎盘、脐带的血流,甚至胎儿全身其他血管的血流,如脑动脉、肾动脉等。同样也可用于研究妇女盆腔内脏器血管如子宫动脉及卵巢动脉等的血液。

二、多普勒成像模式

利用多普勒原理进行成像的模式分为脉冲波多普勒（PW）、连续波多普勒（CW）以及彩色血流成像（其中包括速度图、加速度图、能量图及方向性能量图等）。

（一）连续波多普勒

其主要特点是探头内具有两组晶片，在同一时间内一组晶片连续发射超声，而另一组晶片连续接收反射的声波，因此其取样范围为声束所经过的全路线，沿着整个声束的长度监听返回的信号，无距离分辨；测高血流速度不会有混叠现象，最大量程约 15~20m/s。适用于寻找小血管，可以单独应用。不一定要有二维图像配合。其发射功率较小，用于胎儿更安全，仪器价格较低。但最大缺点是不能定点分析，即对血管的某一特定部位的血流测量，没有二维图像引导，寻找血管也较盲目。临床上主要应用于心脏器官的检测。

（二）脉冲波多普勒

其特点为探头内只有一组晶片，承担发射超声和接收声波的功能，晶片以一定的脉冲发射超声波，发射间隙接收组织内的回波。其优点是将所接收的声波集中在特定的时间取样容积，有二维图像很容易获得信息，具有卓越的距离分辨率。

但由于必须与实时二维超声或彩色多普勒超声共存，具有速度的时间极限性，脉冲波多普勒流速测量上限值受奈奎斯特频率限制。脉冲重复频率（PRF）决定流速的测量范围，极限为 5~7m/s。不过一般情况下妇女内生殖器官与胎儿都在距腹壁 15cm 之内，最大流速一般不超过 150cm/s，以发射频率 2~3MHz 的探头为例，其脉冲重复频率大约为 5~7MHz 都能够在妇产科领域应用。测量高速血流时可产生混叠现象。

临床上主要应用于腹部及外周血管。

（三）彩色多普勒

彩色多普勒是在二维显像及脉冲多普勒的基础上，对某一特定区域进行多点取样、分析。按频移进行彩色编码。也就是在二维声像图上叠加彩色实时血流显像，每一个彩色的点表示小区域内血液流量的平均值，不同的颜色代表不同的速度。通过信号的自相关运算获得速度、加速度、方差等信息。用红色标明朝向探头方向的血流，而背向探头方向的血流则用蓝色表示，以彩色的明暗度表示血流速度，彩色多普勒与脉冲多普勒同样具有产生彩色混叠现象可能性和角度相关性。当与血流呈 90° 时无彩色信号出现，可造成诊断困难。其优点是易于识别血管包括其解剖位置、大小、形态、分布等。彩色多普勒成像可定性地观测血流走向、速度快慢以及方向等信息，能显示实时血流方向、运动状态及类型。

较易显示软组织和囊性病灶包膜上的血流及分布扫描范围内有血流的部位。可缩短检查时间。缺点是受角度及其他运动影响，容易混叠。此外，价格昂贵，其输出功率较高，对胎儿应用要慎重，掌握适应证和尽可能缩短检查时间。还要注意使用的仪器是否确保发射功率在规定的胎儿保护措施范围之内。

（四）能量多普勒

原理是取受检区域红细胞的能量总积分，配以红色成为血流信息的图像显示。彩色亮度表示多普勒信号能量的大小。血流信号显示与血流方向无关。

三、影响多普勒测量的因素

为了更好地获得良好的图像和准确的测量结果，还要适时调节仪器本身的各项功能，如探头的使用频率、量程、滤波、取样容积、叠加、前处理、彩色框、增益和发射功率等。取样范围大小可影响多普勒频谱，多普勒频谱代表取样范围内血流状况，取样范围过大会造成血管间的相互影响，波形重叠，产生综合效应，取样范围过小仅位于血管中央部位，则造成周边血管信号丢失，影响分析结果。此外，对滤波阈值的恰当调整十分重要，以保证获得既无干扰信号，又能得到最小流速的波形，达到较准确的分析结果。

将多普勒提示的血流动力学的变化与超声图像相结合为妇产科工作者提供了更为丰富的临床评价指标。从以往单一的超声形态学诊断，发展到功能性的评价。但产科医生更关注的是超声波的安全性问题。众所周知，超声波作用于物体上，可以产生两种效应：一种是物理效应，另一种是生物效应。主要的物理效应包括产生热能、非离子化、机械效应、空化作用、化学效应等；生物效应则包括蛋白质变性、酶不活化、膜通透性改变、细胞膜破裂、肌肉超微结构改变、染色体断裂、神经传导阻滞、脑组织受损、致死性发育异常等。胚胎及胎儿是对超声波最敏感的，就此 1985 年起美国食品药品监督管理局（FDA）以及相应协会规定多普勒用于胎儿检查时，反映其发射功率的空间峰值、时间平均强度必须 $<94\text{mW/cm}^2$。尽管如此，就像很难完全证实一种药物对孕早期胎儿的安全性一样，建议在妊娠早期尽量避免超声波的照射，如果临床需要时，要尽量减少受检时间，如果有临床必要，孕早期多普勒超声检查一般不超过 5~10 分钟。故提示一方面超声医生在进行产科扫查时应及时调换适宜的超声波发射功率，以减少对胎儿不必要的过度辐射；另一方面，应避免无明确医学指征的过度超声检查。

四、分析方法

在妇产科领域中主要用频谱波形分析，因为计算平均血流时误差较大，角度不容易纠正到 20° 以内，以及血管运动和小血管截面不规则难以准确测量。多普勒波包括以下数据:速度、速度范围(宽度)、血流量大小以及血流方向灯。而用频谱分析(图2-5-1),测量动脉收缩期最高血流和舒张末期最低血流进行分析,可以获得间接判断局部供血状况的信息。现在,在妇产科领域中,用于评估血管收缩期和舒张期血流状态的常用3个指数为阻力指数(resistance index,RI)、搏动指数(pulsatility index,PI)和收缩期、舒张期比值(systolic/diastolic ratio A/B):

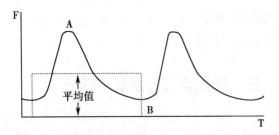

图2-5-1 波形分析图

1. A/B比值(或S/D比值) 收缩期、舒张期比值

$$(A/B)=\frac{收缩期峰值流速(MAX)}{舒张末期流速(MIN)}。$$

2. 阻力指数(resistance index,RI) 阻力指数(RI)=

$$\frac{收缩期峰值流速(MAX)-舒张末期流速(MIN)}{收缩期峰值流速(MAX)}。$$

3. 搏动指数(pulsatility index,PI) 搏动指数(PI)=

$$\frac{收缩期峰值流速(MAX)-舒张末期流速(MIN)}{时间平均最高流速(TAMX)}。$$

A:代表收缩时最高血流(或S)

B:代表舒张时最低血流(或D)

需要说明的是,阻力指数(RI)的测量时,如果舒张末期血流速度为零,或出现舒张期血流的逆流,则没有任何临床指导意义。搏动指数(PI)因更为准确地测量了舒张期血流情况,较其他两个指数更接近实际情况。收缩期的血流代表血流量,舒张期的血流则代表阻力情况。也就是说舒张期血流丰富,反映低阻力血流;反之,为高阻力血流。故目前临床上推荐使用搏动指数(PI)。

五、临床应用

彩色超声波的探头也包括腹部和阴道探头。患者受检前的准备以及体位与灰阶式B超相同。彩色多普勒在产科中的应用在于母胎血流(动脉系统和静脉系统)的探测成像和分析,例如胎儿身体内其他某些重要器官的血管得到很好的识别(胎儿脐动脉、大脑中动脉等)、胎儿静脉血流检测、母胎血流和胎盘血流灌注评估(能量图)以及母体子宫动脉血流对于子痫前期的预测等,对胎儿状况的估计和提供临床早期采取治疗等措施具有极大的帮助。

(一)胎儿血流监测

1. 胎儿脐动脉 脐带为母体与胎儿连接的桥梁。首先彩色超声波可以清晰地显示脐带正常的解剖结构:两根脐动脉,一根脐静脉。而且可以判断脐带的螺旋程度、判断脐带缠绕和打结。在正常妊娠期间脐动脉血流的RI、PI和S/D与妊娠周数有密切的相关性。1978年Mc Callum等首先就在脐带动脉多普勒频谱的收缩期峰值和舒张末期流速之比(A/B)建立了标准。临床上对胎儿脐动脉分析最多用的为A/B比值。因为脐动脉A/B值分析最简便而且很有效,如果舒张期血流降低,则A/B值就高,随妊娠周数增加,胎盘发育成熟,胎盘阻力越来越低,从而使脐动脉的舒张血流增加。因此A/B值就随孕周增加而下降,而使胎儿脐动脉A/B值与孕周呈负相关直线图。但由于目前超声仪器计算机处理系统的逐渐成熟,RI及PI数值能在测定波形后自动显示,故PI更能说明波形的实际意义。脐动脉血流采集的部位会造成测量值的差异,靠近胎儿脐端血流阻力相对于胎盘端高,所以建议脐动脉血流测量部位在脐带的游离段。双胎妊娠时,由于脐带游离段确定有一定的难度,建议采用邻近脐带在胎儿腹壁的插入部,要注意测量值的评估价值。此外,单脐动脉的管腔比较大,血流测定值与正常脐动脉阻力参考值之间也需要考量评估。临床上,当胎盘血流阻力增高时,应注重脐动脉血流波形的动态变化,脐动脉脐端部位的血流会更早出现舒张期血流消失或反流,其往往提示胎儿处于濒危状态,应加强胎儿安全性的评估。

应用脐动脉分析发现以下情况可以提示脐动脉血流阻力异常:

(1)胎儿生长受限与脐动脉舒张期血流下降有密切关系。脐动脉血流阻力值越高,胎儿危险越大,甚至发生胎死宫内。

(2)13-三体及18-三体综合征的胎儿是容易出现舒张末期血流消失的病例。当羊水量正常时,血流阻力值高于正常,伴有其他遗传异常影像时,应当进行羊水的染色体检查。

(3)母亲伴有严重妊娠合并症或并发症的胎儿,如妊娠期高血压疾病、糖尿病等,也可出现脐动脉舒张期血流下降,动态观察脐动脉阻力值,可以了解病情控制的情况、治疗效果及判断胎儿的安全性,以等待更成熟时,再适时终止妊娠。

(4)多胎胎儿可以观察各自的脐动脉血流,来判断每个胎儿的情况。尤其在发生胎胎输血综合征时,有助于诊断。

2. 胎儿大脑动脉血流 临床上有关胎儿血液循环,大多测量颈内动脉和大脑中动脉。一般情况下,大脑中动脉的阻力较颈内动脉阻力为高。胎儿正常时,这些血管存在很少的舒张期血流。一般多以大脑中动脉作分析,因易于寻找,且血流数值能代表大脑的获氧状况。目前临床上之所以对胎儿进行联合多血流指标的评估,是因为综合指标的参与,加之其他临床指标的共同评估,能够更准确地、更全面地评估胎儿状况,避免单一评价指标的局限性。临床上推荐大脑中动脉搏动指数(PI)。测量过程中避免对胎头不必要的加压,其会造成大脑中动脉收缩期血流峰值(PSV)升高,舒张期血流减少。

正常情况下,由于血管管腔大小的差异,胎儿脐动脉血流阻力数值在任何孕周均低于胎儿大脑中动脉血流阻力值。而且胎儿大脑中动脉阻力数值随着孕周的增加逐渐降低,与孕周呈负相关性。在胎儿出现缺氧时,胎儿为了对应"应激",会出现血流动力学的变化,通过静脉导管血流的调节,将更多含氧量高的血液输送给胎儿的重要脏器,比如大脑、心脏和肾上腺。此时,胎儿颅内血管管腔进一步扩张,远端阻力下降,以大脑中动脉血流为例,会出现大脑中动脉血流阻力指标下降的表现,出现所谓的"大脑保护效应"。而当胎儿缺氧逐渐加重或持续存在时,会出现胎儿脐动脉阻力数值逐渐上升,大脑中动脉血流阻力数值反之下降,甚至出现后者高于前者的结果,其提示胎儿出现比较严重的缺血缺氧表现。但如果缺氧极其严重时,大脑中动脉搏动指数也会反而升高。临床上,脑胎盘比(cerebroplacental Doppler ratio,CPR)来反映大脑保护效应,定义为大脑中动脉 PI 与脐动脉 PI 的比值,此外,也有脐带脑比值(umbilicocerebral ratio,UCR),为脐动脉 PI 与大脑中动脉 PI 的比值,前者更常用。

近年来,胎儿大脑中动脉 PSV 在一定程度上可以预测胎儿贫血,其值大于相应孕周值 1.5MOM 时,对胎儿中度以上贫血有一定的预测价值,故对胎儿贫血的高危胎儿可以进行 MCV-PSV 的测量。

3. 胎儿主动脉 主动脉内大约 55% 的血液进入脐循环,余下将供给内脏和胎儿的下肢。孕 26~38 周胸段主动脉的血流阻力逐渐增加。降主动脉舒张末期血流消失通常视为异常。

4. 胎儿肾动脉血流 胎儿缺氧时,肾动脉是反应较早的血管之一,会出现血流重新分布,表现为肾动脉收缩,阻力升高,致使肾动脉搏动指数升高,在妊娠 32 周后正常肾动脉搏动指数约为 1.89±0.08。肾动脉血流的增高与胎儿生长受限有一定的关系。此外肾发育异常时该值也有所变化。

5. 胎儿静脉血流 正常情况下,脐静脉血流波形平坦,时而能观察到与胎儿呼吸样运动相关的浅幅度变化。但如果胎儿缺氧严重,则可以出现与心动周期一致的波形。此外,静脉导管由于在胎儿缺氧时起到了重要的血流动力学调节作用,因此,其数值及波形的改变也可提示胎儿缺氧,而非仅仅在于妊娠早期对胎儿遗传学异常的预测作用。

(二) 胎儿心脏检测

胎儿心脏结构超声检查应该包括二维结构成像和血流检测。由于胎儿心脏体积小、管腔多、血管连接复杂,尤其是当发生胎儿心脏复杂畸形时,心脏及周边大血管的血流动力学会发生相应复杂性变化。此时,彩色多普勒超声心动图检测就起到了至关重要的作用,为判断先天性心脏病的种类及功能变化提供了非常必要的信息。近年来,由于彩色多普勒技术的进一步发展,比如高级动态血流成像技术、时间空间校正成像技术、断层切片成像技术、反转成像模式等技术,均有助于胎儿心脏的检测。

(三) 胎盘血流

由于胎盘的血液循环涉及母体胎盘血液循环和胎儿胎盘血液循环两部分,所以,如何正确评估,目前正在研究摸索中。为此,我们可以引入彩色多普勒能量图来清晰地显示两套循环系统,它具有对低速血流敏感的特性;如果再加用彩色多普勒速度能量图,可以显示血流的方向和流速,但后者受到角度的限制。

(四) 母体子宫及卵巢血流的变化

1. 子宫动脉 在妊娠早期,子宫动脉的血流与非孕期相同,呈高阻力低舒张期血流型。从妊娠 14~18 周开始逐步演变成低阻力并伴有丰富的舒张期血流。子宫动脉的 RI、PI 和 S/D 均随孕周的增加而减低,具有明显的相关性。无论是单胎或双胎妊娠胎盘侧的子宫动脉的血流在整个孕期均较非胎盘侧血流丰富,也就是说,具有较低的血流阻力。而且双胎母体子宫动脉相关数值较单胎母体子宫动脉相关数值为低。子宫动脉血流的丰富与否直接关系到胎盘血流的有效灌注,所以它是评价子宫胎盘血液循环的良好指标之一。目前在妊娠早期(妊娠 11~13 周 $^{+6}$)和妊娠中期(妊娠 22~24 周)经腹或经阴道测定子宫动脉血流阻力指标,或有无舒张早期波形切迹,再加上某些血清学指标,对子痫前期的发生有一定的预测价值。值得注意的是,相同孕周经阴道测量的子宫动脉血流阻力值较经腹部测量值高;针对子宫动脉血流测量时,必须分别测量左侧和右侧子宫动脉,然后取平均值。

2. 卵巢动脉 在孕 10 周之前出现"妊娠黄体血流",其频谱多普勒的特征为振幅加大,流速增加,舒张期血流成分丰富,阻力指数变小。

3. 滋养层周围血流 二维超声时显示的"双环征",经彩色多普勒显示其暗区内有血流信号,四周彩色可呈放射状排列;脉冲多普勒显示既有静脉性频谱,又有动脉性频谱。所以,双环征的暗区实际上是一个包绕绒毛膜囊的充满流动血液的血池,该血池由扩张的螺旋动脉供血,也有静脉血流。它是孕卵着床后,滋养细胞侵蚀子宫内膜局部产生的一种正常的血流动力学变化。

(陈 倩)

第二节 超声在产科领域的其他应用

一、宫颈管测量预测早产

（一）测量宫颈长度的方法

目前通过阴道检查来评估宫颈的长度,主要是在判断临产前后宫颈长度的变化以及宫口扩张的程度。在过去,医生曾以手以及阴道窥器检查来诊断可疑宫颈功能不全的产妇。阴道检查可以明显地发现突出的胎膜、粉红色或暗红色的分泌物,以及明显软化的宫颈和子宫下段。在所有的表现中,软化的宫颈和子宫下段与宫颈管缩短消失最密切相关。但是,由于颈管消失由宫颈内口开始,当手查出宫颈功能不全时常常宫颈管已经明显缩短消失了。因此,阴道检查无阳性改变并不能除外宫颈功能不全。阴道检查评估宫颈长度时的弊端还在于:①稳定性不如超声检查,不同的检查者之间存在着不可避免的主观误差;②阴道检查评估宫颈的长度平均比超声检查短 11mm;③阴道检查也不能发现宫颈外口闭合但宫颈内口开大的宫颈管漏斗形变化;④许多有多次分娩史的经产妇在孕中期晚期,宫颈管已经扩张 1~2cm。

基于上述原因,目前用于预测早产以及判断宫颈功能不全时,均采用超声波测量宫颈长度。超声评估方法包括经腹部、经会阴以及经阴道等途径,每种方法均有利弊,但目前优先推荐经阴道测量。

1. 经腹部测量宫颈长度 20 世纪 70 年代,当超声波最早应用于检查宫颈长度,经腹超声是最常用的超声检查方式。但这种检查方式存在很多不足,渐渐不作为首选方法。这些不足包括:①腹部探头与宫颈的距离较远,扫查到的图像模糊,特别是对于肥胖孕妇;②超声检查时膀胱必须足够充盈,这样可能会将子宫下段前壁向后方压迫、拉长宫颈或形成假性宫颈内口漏斗形改变;③胎儿先露部掩盖宫颈的可能性增大,尤其是 20 周以后的妊娠。Hassan 报道了腹部超声检查宫颈长度预测早产的敏感性仅有 8%,明显低于其他检查方法。所以,目前只有当其他检查方法无法实施时,才采用经腹超声检查宫颈长度。

2. 经会阴超声 最早是在 20 世纪 80 年代,法国医学家证明经会阴超声是一种比经腹超声更好的超声检测方法。检查时受检者应躺在检查床上,双腿屈曲,将腹部探头用手套或塑料套包裹置于双侧大阴唇之间的会阴处,并保持传感器在矢状方向。图像显示不满意时,可在受检者臀部下方置一软垫,以抬高臀部,以便检查宫颈。此方法相较经腹超声有明显的优点:①图像不会被胎儿所遮挡;②膀胱无须充盈;

③传感器与宫颈距离近使宫颈能显示清楚;④此方法不需另外的传感器;⑤非侵入检查,更易被产妇所接受。存在的弊端则包括直肠中的气体可能导致宫颈外口显示不清,并且此方法需要一定的技术含量。

3. 经阴道超声 最早出现于 20 世纪 80 年代后期,和经会阴超声时代相同,由于阴道探头的研发,使阴道超声已经成为评估宫颈长度的最佳方法,其原因是它和经会阴超声一样能够清楚地显示宫颈,并且又能不受肠道气体的影响。为准确地测量宫颈长度,详细的检查方法如下:①行超声检查前排空膀胱。②准备好套上安全套的干净探头。③轻轻放置阴道探头,以免引起产妇不适,或可由产妇自己置入探头。④将探头置至阴道前穹窿,获取整个宫颈管的矢状长轴面图像;若图像模糊可后撤探头,再次以足够压力以获取满意图像(避免对宫颈压力过大而拉长宫颈)。⑤放大图像使整个宫颈占据至少 2/3 的画面,并可见宫颈内外口。⑥测量宫颈内外口之间的颈管长度,正常宫颈管呈弯曲状,若宫颈内口到外口的直线偏离 >5mm,宫颈管可追踪测量,或测量两条沿颈管曲线的直线测量值的和;建议至少获取 3 个测量值,选取最短的值记录,以毫米为单位。⑦如果需要采用宫底加压试验,加压时间为 15 秒,再次记录宫颈长度至少 3 次,记录最佳测量值;这个检查过程需持续至少 5 分钟,记录最短的测量值。

虽然阴道超声是敏感性和特异性最强的检查方法,但是仍存在弊端。若膀胱排空不充分或探头压力过大,可能导致宫颈管漏斗的出现。而子宫收缩亦可导致宫颈漏斗形的出现。这种情况下,宫颈管可呈 "S" 状,子宫下段(前或后或两者)增厚且不对称。孕 14 周之前,由于胎体较小,胎囊或羊膜囊还未足够大,未能扩张子宫下段,故此时较难区分子宫下段与宫颈管,因此 14 周之前测量宫颈长度容易不精准。不同于其他两种方法,阴道超声具有较好的可重复性,不同观察者或同一观察者多次检查的差异 <10%。在研究的病例中,95% 病例同一检查者两次测量值差异 <3.5mm,不同检查者测量值差异 <4.2mm。

阴道超声测量宫颈长度时需要注意如下问题:①膀胱必须完全排空,因为膀胱充盈可能导致颈管缩短或漏斗形成;②宫颈有回声表示受到来自探头的压力,应确保图像显示宫颈前后唇的厚度相同;③阴道超声检查时,宫颈的长度和形态变化明显提示可能有宫缩的存在,宫缩可能导致宫颈缩短或者漏斗形成,检查时间需持续至少 5 分钟,并记录最短的宫颈长度用于临床;④在孕早期,由于孕囊未能扩张子宫下段,超声难以区分宫颈管与子宫下段,检查宫颈长度可能 >50mm。

（二）经超声测量宫颈的长度值

妊娠 14 周之前，所有孕妇，包括具有早产高危因素的孕妇，宫颈长度通常都是正常的。随着孕周增大，宫颈进行性缩短。妊娠 14~24 周产妇的宫颈长度正常范围是 25~50mm。妊娠 22 周之前平均的宫颈长度为 40mm，22~32 周为 35mm，32 周之后为 30mm，宫颈长度与分娩史无明显关系。如果妊娠 14 周前，颈管长度 <25mm 的情况只见于有过中期流产史或曾行宫颈锥切术的孕妇。低危产妇 14~30 周的平均宫颈长度为 35~40mm，浮动范围不超过 10%。

也有研究显示不同途径测量宫颈长度会存在一定的差异。比如妊娠期间，经阴道测量宫颈长度范围是 32~48mm，经会阴测量为 29~35mm。经腹部测量为 32~53mm。

而且需要明确行阴道超声检查宫颈长度的理想时间，因为检查过早可能无法区分子宫下段与宫颈管，导致宫颈长度数值的不精准。另外，妊娠 30 周之后，宫颈通常开始进行性缩短以为足月分娩作准备，故 30 周之后 CL<25mm 是正常的，若无症状，并不预示早产。

（三）经超声测量宫颈预测早产

1. 经阴道超声评估宫颈长度　是预测早产的最佳方法，因为它满足了好的影像学检查的全部要求。①早产发生率较高，在美国发生率大约为 13%，阴道超声为早产的预测提供了一种有效的方法；②阴道超声可由有经验的超声医生实施，具有很好的可重复性；③阴道超声是测量宫颈长度的安全且易接受的方法。经调查，>99% 的妇女接受阴道超声检查，<2% 的妇女可能自觉疼痛。Carlan 报道阴道超声不会增加细菌阴道种植的概率及感染的风险。

2. 测量宫颈长度预测早产的时间　目前比较公认的是无论单胎妊娠还是双胎妊娠对于早产高风险人群在妊娠 18~24 周（与进行胎儿产前筛查超声的时段一致）间进行宫颈长度的测量有意义；若 <25mm 则预示早产的可能，进而结合阴道分泌物胎儿纤连蛋白测定阳性，则早产概率明显增加。即使是妊娠晚期宫颈长度 <25mm，亦有一定的临床意义。

产妇有早产史并且宫颈长度 <25mm，早产发生的风险是一般人群的 3.3~4.5 倍。1/2 在妊娠 22 周发现宫颈长度 <25mm 的产妇并未在妊娠 35 周之前分娩，只有不到 1% 的无早产史、宫颈正常、FFN 阴性孕妇会在妊娠 32 周之前分娩。

宫颈长度越短，越早发现宫颈缩短，早产的风险越大。宫颈长度每增加 1mm，35 周之前早产的风险减少 6%。宫颈缩短并不一定意味着早产，也不能用以预测分娩时间。

Vaisbuch 的近期研究指出，极少数无症状的孕妇 14~28 周测量宫颈长度为 0mm，发生妊娠 32 周之前早产的概率是 74%。若妊娠 24 周之前发现，早产发生率是 93%。只有 28%

会在 7~14 天内分娩。一些在妊娠 24~28 周发现宫颈管缩短的产妇直到足月才分娩。Berghella 等的研究指出颈管长度 <15mm，发生妊娠 34 周之前的早产的敏感性仅为 46%，而阴性预测值为 93%。无高危因素的产妇，结合宫颈长度分析，极少数真的发生早产。

大部分会早产的孕妇，第一次发现宫颈管缩短常在妊娠 18~22 周，因此最早的检查应在此周数开始。越早发现宫颈缩短，早产概率越大。另外，颈管越短，早产的概率也越大。对于高危产妇，若在妊娠 14~18 周检测到颈管 <25mm，70% 可发生 35 周之前的早产；若在妊娠 18~22 周发现颈管 <25mm，早产发生率为 40%。对于高危产妇妊娠 18 周之前行阴道超声检查颈管长度有临床意义，可以指导临床医师对于早产进行临床干预。

针对早产预测，重复阴道超声检查的好处和最佳间隔时间目前尚未明确。鉴于宫颈管变化与早产的关系，目前学者认为应该根据不同情况分成 3 组：低危组、高危组和极高危组。对于低危组产妇，妊娠 18~22 周 1 次阴道超声检查即可，之后不需重复检查；对于高危组产妇，妊娠 14~18 周、妊娠 18~22 周行两次超声检查，若颈管正常，两次检查即可；对于极高危组产妇，包括那些有过中期流产史或早期先兆早产的产妇，妊娠 14~24 周应每 2 周做 1 次阴道超声检查。选择合适的时间行超声检查帮助医师及时进行临床干预。

超声测量宫颈长度可评估高危产妇发生早产的风险。在大多数的研究中，低危产妇测量宫颈长度的敏感性和特异性并不高，但美国放射学会（American College of Radiology，ACR）仍然推荐孕中期的超声检查，需检查子宫下段和宫颈情况。ACOG 并不推荐为孕中期的低危产妇测量宫颈长度。在我国中华医学会妇产科学分会产科学组的早产相关指南中建议对妊娠 18~24 周对高危孕妇进行宫颈长度的测量。

关于双胎问题，来自 21 项研究（16 项研究对象为无症状女性，5 项为有症状女性，包括 3 523 例病例）的结果显示在无症状人群中，妊娠 20~24 周 CL≤20mm 能最准确预测妊娠 <32 周及 <34 周早产（混合敏感性、特异性、阳性和阴性似然比分别为 39% 和 29%、96% 和 97%、10.1 和 9.0、0.64 和 0.74）。妊娠 20~24 周颈管长度≤25mm 预测 <28 周的流产的混合阳性似然比为 9.6。有症状人群颈管长度预测早产的准确性低。因此，无症状的双胎妊娠人群中，20~24 周阴道超声测定颈管长度对自发性早产的预测准确性高。

（四）经超声测量宫颈判断宫颈功能不全

阴道超声检查可以在早期尚未出现症状时发现宫颈功能不全，以便临床医生采取有效的措施预防早产的发生。超声可见的宫颈改变包括宫颈内口的扩大、宫颈进行性扩张以及缩短和外口的扩张。

宫颈管漏斗形改变的定义是超声下可见宫颈内口开大。10% 的低危产妇和 25%~33% 的高危产妇，在孕中期会出现宫颈内口开大。开大的部分的长度为漏斗长度,内口开大数值为漏斗宽度,漏斗百分比为漏斗长度占宫颈全长度的比例。宫颈总长为漏斗长度与功能性宫颈长度的总和。功能性宫颈是指仍闭合的宫颈部分,功能性宫颈用以预测早产的发生。

宫颈漏斗的形成是一个逐渐连续的过程。正常的闭合的宫颈内口呈"T"形,当漏斗开始形成时,最先出现的形状是"Y"形。"Y"形宫颈表示形成的漏斗较小,长度通常小于宫颈25%,不伴明显症状。进而形成"V"形,这表示漏斗形改变更加明显并靠近宫颈外口。最严重的漏斗形状为"U"形,强烈预示早产的发生。

宫颈漏斗的评估专家需检查至少5分钟,以除外各种情况所导致假性漏斗形成。子宫下段的收缩可能导致漏斗形改变的形成,而且漏斗形改变可能与子宫下段融合在一起导致混淆。在检查漏斗形改变时,不同检查者测量结果差异较测量宫颈长度大。

虽然不同观察者检查漏斗形改变存在差异,但宫颈漏斗形改变仍对于预测早产准确性很高。对高危产妇的研究中,妊娠14~22周发现小漏斗形改变(<25%)并不明显增加早产的风险。相反,中度漏斗形改变(25%~50%)和重度漏斗形改变(>50%)预示早产的风险增加50%。如果出现漏斗形改变,宫颈管长度通常<25mm,与单纯的宫颈管<25mm相比,出现漏斗形改变增加早产预测的敏感性从61%到74%,不改变特异性以及阳性阴性预测值。若同时发现宫颈管<25mm,且漏斗形成,早产的风险更大。相反,若宫颈管>25mm,出现漏斗并不增加早产风险。所以,超声报道宫颈长度是十分重要的,尽管描述漏斗形改变,但不改变临床处理。

(五)影响预测的因素

1. 胎儿数量 经阴道超声测量宫颈长度在预测单胎妊娠中是最有效的。大多数早产的多胎妊娠产妇在孕中期并未发现宫颈管缩短。多胎妊娠CL预测早产的敏感性<50%。

2. 产科高危因素 经阴道超声测量宫颈长度对于有既往早产或流产史的单胎妊娠产妇是最敏感的。对于这些孕妇,孕中期检查宫颈管长度是十分有意义的,2/3的孕妇在尚无临床表现时,B超可发现宫颈管缩短。对于单胎妊娠合并其他因素,包括宫颈锥切术后、米勒管畸形以及多次的宫颈管扩张,宫颈长度预测早产的敏感性>50%。未合并高危因素的孕妇,CL预测早产的敏感性仅为37%。对于多数发生早产但没有高危因素的孕妇,孕中期并未发现宫颈管缩短,故这类患者,不能单纯根据CL变化予以或不予以临床处理。

3. 宫颈管长度 CL越短,早产风险越大。25mm是一个界限,宫颈管长度>25mm考虑正常,≤25mm考虑缩短。28周之前宫颈管<25mm预示早产的发生。许多产妇宫颈

管长度为16~24mm,未合并高危因素,并未发生早产。人群中1%~2%的产妇24周之前宫颈管可能<15mm,需予以临床干预。

4. CL测量时的孕周 越早发现CL缩短,早产的风险越大。进行宫颈环扎的时间是妊娠16~23周,因此可在此周数间进行超声检查,若发现宫颈管缩短,可行环扎术。孕激素在孕中期甚至孕晚期应用仍是有利的。因此CL检查可继续至妊娠24周之后,若发现异常,及时给予以临床处理。

5. 胎儿纤维连接蛋白(FFN) 一些研究报道了TVU CL与FFN的相互作用。多数研究表明此两项均为阳性比一项阳性早产风险增高。但是单纯的FFN阳性,并无临床干预措施。因此,对于无临床表现的产妇不建议行FFN。

(六)羊膜腔内悬浮物与早产的关系

羊膜腔内悬浮物在超声下表现为一簇靠近宫颈的自由浮动的高回声物质。悬浮物是绒毛膜羊膜炎以及细菌定植侵入羊膜腔的危险因素。可能导致自然流产、胎膜早破以及早产。Espinoza报道71%超声发现羊膜腔悬浮物的孕妇在7天之内自然流产,而未发现悬浮物的产妇流产风险为16%。若同时发现羊膜腔悬浮物以及宫颈管<25mm,强烈预示着流产或早产。现在仍缺乏证据证明羊膜腔内悬浮物有和宫颈管长度一样的预测价值。

(七)其他超声指标

三维超声可用于评估宫颈管长度,但并不是必需的。其他测量值与早产的关系也被研究,这些测量值包括漏斗宽度、漏斗长度、宫颈管扩张、宫颈宽度、宫颈位置、子宫下段厚度、宫颈角度、宫颈内口绒毛膜、宫颈指数(漏斗长度+1/功能性宫颈长度)以及血管分布。但这些指标的临床价值尚需进一步认证,目前尚不能与宫颈长度相提并论。

二、产科介入性诊断与治疗时超声的引导作用

介入性超声是在实时超声显像的监视下,引导穿刺针或导管,准确地放置于所要求的部位,采取活体标本进行检验,或注入药物等进行治疗的技术。由于其属于非创伤性操作,故对患者及操作的医务人员都是安全的,而且设备移动性强,便于操作,故目前在产科介入性诊断和操作过程中,超声是非常实用的辅助医疗器械。其优势在于在操作过程中,超声实时监控,从而定位准确,可避开不必要经过的器官与部位,既减少了并发症,又能提高准确性。更重要的是,在操作过程中能实时监测胎儿的状态,进行评价。

目前需要超声引导的产科介入性诊断与操作包括绒毛活检术、羊膜腔穿刺术、脐血穿刺术、羊水引流术、羊水灌注术、胎儿输血、胎儿器官减压引流、宫内减胎术。

在进行介入性诊断与操作时的注意事项：

1. 应该进行常规的胎儿超声检查以及穿刺所经部位及器官的扫查，以明确孕周、胎儿数目、胎心、胎儿结构异常、胎盘位置、脐带起始部位、羊水量等。

2. 根据穿刺目的，选定穿刺部位。

3. 常规消毒穿刺部位。

4. 一般多选择腹部超声探头。

5. 超声探头用消毒塑料套或手套包裹。

6. 与腹部皮肤之间需用消毒的耦合剂。

7. 操作完成后，应用超声再对胎儿、胎盘、羊水以及穿刺部位进行评价。

（陈　倩）

第三节　胎儿生物物理评分

胎儿生物物理评分（biophysical profile，BPP）是通过对胎儿的生物物理指标进行综合评分来评价胎儿的宫内状况、判断胎儿有无缺氧和酸中毒的方法。Manning 等于 1980 年首先提出了此方法，并进行了大量的研究，发现其对高危妊娠胎儿宫内状况的评价有一定的意义。BPP 包括的生物物理指标有：胎动（fetal movements，FM）、胎儿呼吸运动（fetal breathing movements，FBM）、胎儿肌张力（fetal tone，FT）、羊水量（amniotic fluid volume，AFV）及无应激试验（non stress test，NST）。

一、胎儿生物物理指标

（一）胎动

胎儿最早自孕 7~8 周超声可以观察到胎动。20~30 周之间整体运动逐渐协调，并开始建立睡眠-活动周期。至 36 周胎儿运动发育逐渐成熟，大部分胎儿建立行为状态。胎动的活跃程度取决于胎儿的睡眠周期，20~75 分钟不等。超声观察发现正常胎儿中最长的静息时间是 75 分钟，足月胎儿平均的静息时间为 23 分钟。胎动受大脑中枢的支配，其中枢位于大脑皮质核，强有力的胎动是胎儿健康的指标之一。胎动的情况可以间接反映胎儿的情况，是临床常用的孕妇自我监护的手段，2 小时 10 次以上的胎动属于正常。

研究发现胎动明显减少提示胎儿可能缺氧。由胎动减少到消失，直至最后胎心消失，这段时间短者数小时，长者 1~2 天。但由于其主观性强，故有很强的局限性。超声下观察胎动更加客观，因此将其作为生物物理指标之一用于评价胎儿的宫内状态。

（二）胎儿呼吸运动

Dawes 等于 1972 年首次观察到胎儿气管内有液体少量出入的现象，这种羊水的交换证实了胎儿在宫内的呼吸运动。Johnson 等观察到胎儿吸气时胸壁下陷而腹部膨隆，这与出生后的呼吸运动相反。

胎儿的呼吸运动约在妊娠 21 周后出现。支配呼吸运动的神经中枢位于第四脑室的腹侧面。当神经中枢受到缺氧酸中毒的损害时，呼吸运动消失。但呼吸运动还受到其他多种因素的影响，例如孕龄、低血糖、各种刺激（声音刺激、羊水穿刺等）、孕妇吸烟、宫缩及胎儿心率的影响。观察发现胎儿夜间呼吸运动明显减少，进食后增加。在一些正常胎儿中，呼吸运动的消失可达 122 分钟，所以诊断呼吸运动消失需要长时间的观察。1980 年 Manning 等将其用于胎儿的生物物理指标之一评价胎儿的宫内状况。

（三）胎儿肌张力

超声下观察胎儿躯干及肢体的形态可以反映肌张力的情况。胎儿肌张力正常时，上下肢处于完全屈曲状，躯干屈曲位，头部俯屈于胸前，30 分钟内至少有一次肢体和/或躯干伸展后又恢复至屈曲位。控制肌张力的中枢位于大脑皮质，没有周期性的变化。当胎儿肌张力消失时，胎儿已经处于严重的缺氧酸中毒的状态。所以单纯观察肌张力的变化不能发现胎儿早期缺氧的状态，一般是作为生物物理评分的指标之一。

（四）无应激试验

电子胎心监护是常用的产前监护方法，在无任何刺激亦无宫缩情况下进行的电子胎心监护称为无应激试验。主要观察一段时间内胎心率的基线、胎动后有无胎心率的加速，以此来判断胎儿宫内状态。具体判断标准详见胎儿监护。

（五）羊水量

孕 20 周后，正常羊水量为 300~2 000ml，<300ml 为羊水过少，>2 000ml 为羊水过多。应用超声半定量评估羊水量，已成为产前保健和产时处理中评价胎儿缺氧风险的一个常用指标。妊娠 20 周后羊水的来源主要为胎儿的尿液，胎儿血容量不足会导致尿生成减少，进而表现为羊水减少。羊水最大垂直深度≤2cm 为羊水过少（oligohydramnios）的诊断标准。

二、胎儿生物物理评分

（一）生物物理评分（BPP）的生理学基础

胎儿肌张力、胎动、胎儿呼吸运动及胎心率的变化反映胎儿中枢神经系统功能的急性变化。而羊水量则是反映胎儿慢性缺氧的指标。控制胎儿肌张力、胎动、胎儿呼吸运动及胎心率的中枢位于大脑不同的部位,且在不同的孕期开始出现功能。胎儿的肌张力是最早出现的生物物理活动,受皮质及皮质下的一个神经中枢的控制,胎动中枢位于大脑皮质神经核。因此超声观察胎儿肌张力及胎动可以在中孕后的任何时间进行。胎儿呼吸运动在孕21周左右出现,中枢位于第四脑室的腹侧面。最后出现的是胎动后胎心率的反应,出现于24~26周,受下丘脑后部及延髓的调控。所以生物物理评分一般选择在26周后进行。

(二)胎儿生物物理评分方法

1980年Manning等首先应用上述生物物理指标评估胎儿宫内状态,之后此方法又经历了一定的发展演变。传统BPP方法为:先行NST检查,再在超声下实时观察胎动、胎儿呼吸运动、胎儿肌张力及羊水量。每一项目正常为2分,异常为0分,根据五项评分之和预测胎儿宫内状态和结局。具体评分标准详见表2-5-1。评分≥8分为正常。此项评价对于检查者的技术、经验和仪器有较强的依赖性。研究发现90%的正常胎儿可以在4分钟内完成需要超声下观察的4个指标,平均监测时间不超过8分钟,但是最大监测时间为30分钟。

(三)生物物理监测的意义及处理

1980年Manning等首先应用生物物理指标对216名孕周为30~44周的高危妊娠进行胎儿的监测和评价。研究发现将这5个指标结合应用对于评价胎儿健康状况优于单一指标。之后Manning等又进行了大样本研究,显示生物物理评分检查中结果正常的占97.5%,可疑者占1.72%,异常者占0.76%。而CST结果正常率为84.6%,NST结果正常率为89%。除外了先天性结构畸形及Rh溶血的因素,校正的围产儿死亡率为1.9‰。对于正常的生物物理评分后一周之内发生胎死宫内和死胎的病例,假阴性率为0.634‰。而同时期一般人群(包括80%的低危孕妇)中的围产儿死亡率为14.3‰,死胎率为6.35‰。其假阴性率与宫缩应激试验(contraction stress test,CST)0.4‰的假阴性率相似,明显低于NST的假阴性率(3.2‰)。而评分为0者,围产儿死亡率高达187‰。结果显示BPP的应用优于单一的NST检查,并提高了预测高危妊娠围产儿不良结局的敏感性和特异性。同样其他研究也得出类似结论。生物物理评分后发生胎儿死亡最常见的原因包括胎盘早剥、脐带意外和胎母输血。

脐动脉血气分析可以反映胎儿的酸碱平衡状态。当$pH<7.2$时提示胎儿酸中毒。研究显示BPP与胎儿的pH有一定的相关性。BPP正常时,即BPP≥8分,胎儿处于正常的酸碱平衡状态,$pH>7.2$。当BPP在6分时,80%以上pH在7.1~7.2。BPP≤4分时,胎儿平均$pH<7.2$。BPP≤2分时,对酸中毒的敏感性是100%。NST反应型及呼吸运动存在时$pH>7.2$。

Vintzileos等研究发现在胎儿缺氧发生时,最晚出现的生物物理活动最先受到影响,最早出现的生物物理活动则最晚受到影响。四项指标从早到晚出现的顺序为:胎儿肌张力、胎动、胎儿呼吸运动,最后是胎心率的加速反应。受到缺氧和酸中毒影响的顺序则正好相反。胎儿缺氧和酸中毒首先发生的临床表现是NST无反应型和呼吸运动消失。缺氧和酸中毒进一步发展并出现高CO_2血症时,胎动与胎儿肌张力消失。所以,当观察到胎儿的呼吸运动且NST呈反应型时,可以不再观察胎动及肌张力。相反,如果胎儿呼吸运动消失且NST无反应型时,就一定要特别注意胎动及肌张力的情况,如果胎动及肌张力异常,则预示着严重的酸中毒、低氧血症及高CO_2血症。肌张力和胎动消失比超声多普勒血流测定与pH的相关性更大。胎儿生物物理评分异常有不同的处理方法,详见表2-5-2。

(四)生物物理评分的循证医学分级及适用人群

BPP作为高危妊娠胎儿的监测手段已经广泛应用于临床。与单纯NST相比其有较低的假阳性率和极低的假阴性率,与CST无明显差别。而且这项检查为无创性,既可评价胎儿急性缺氧状况又可评价慢性缺氧状况。国际妇产科联盟、美国妇产科医师协会(American College of Obstetricians and Gynecologists,ACOG)、美国放射学会(American

表2-5-1 胎儿生物物理评分

项目	2分	0分
NST	20~40分钟内有2次或2次以上的胎动 >32周胎心加速≥15次/min,持续时间≥15秒 <32周胎心加速≥10次/min,持续时间≥10秒	40分钟内无胎心加速或仅有1次加速
FBM	30分钟内至少有1段持续30秒的呼吸运动	30分钟内无呼吸运动或持续时间少于30秒
FM	30分钟内≥3次肢体或躯干运动	30分钟内<3次
FT	至少有一次肢体和/或躯干伸展后又回到屈曲位	0次伸展/屈曲运动
AFV	最大羊水池深度在两个垂直径线上测量至少2cm×2cm	最大羊水池垂直深度≤2cm

注:NST,无应激试验;FBM,胎儿呼吸运动;FM,胎动;FT,胎儿肌张力;AFV,羊水量。

表 2-5-2　生物物理评分意义及推荐处理方法

生物物理评分	意义	推荐处理方法
10	正常,胎儿无缺氧	无胎儿方面的干预指征,按常规检查
8/10(羊水量正常) 8/8(NST 未做)	正常,胎儿无缺氧	无胎儿方面的干预指征,按常规检查
8/10(羊水量过少)	可疑胎儿慢性缺氧	终止妊娠
6	可能胎儿缺氧	如羊水量过少,分娩; 如≥36 周,羊水量正常,宫颈条件成熟,分娩;如 <36 周或宫颈条件不成熟,则 24 小时内复查评分,如仍≤6 分,分娩; 如 >6 分,观察并按常规复查
4	胎儿缺氧可能性大	当日复查评分,若仍≤6 分,分娩
0~2 分	几乎肯定胎儿缺氧	分娩

College of Radiology,ACR）等多个学会认为生物物理评分对于高危妊娠是一种可靠的产前胎儿评估方法。但是由于绝大部分的研究都不是前瞻性大样本的随机对照研究,所以根据美国预防医学工作组的分级标准,BPP 的所有证据均为Ⅱ-2 级,对高危孕妇实行 B 级推荐。

适用生物物理评分的高危妊娠包括:胎儿生长受限;宫内感染;母体有合并症或并发症如高血压、糖尿病、甲状腺疾病、肾病、系统性红斑狼疮、贫血、血栓性疾病等;胎动减少;过期妊娠;产前出血;既往胎死宫内史;双胎生长不一致;足月或未足月胎膜早破;胎儿心律异常;妊娠期胆汁淤积症;孕妇 Rh 阴性血型等。应用起始的时间最早可于 24 周以后,一般建议于 32 周后应用,每周 1 次或 2 次,并结合临床其他情况评估。影响因素有胎儿的睡眠周期、孕妇的饮食状态、亚临床的宫内感染等。

三、改良的生物物理评分

生物物理评分在应用过程中费时并且需要有一定超声水平的医生来完成,依据渐进性缺氧的概念,对传统的 BPP 进行了改良,仅联合 NST 检查与 AFV（羊水最大池深度）的测量进行监测,发现其对围产儿缺氧和死亡的预测意义近似于传统的生物物理评分。NST 结合羊水量监测的方法称为改良的生物物理评分（modified biophysical profile,MBPP）。

胎儿缺氧时最先出现的异常是 NST 无反应或出现减速,而羊水量则是慢性缺氧最敏感的指标。NST+AFV 的测量联合起来作为高危胎儿的初步筛查,如果两项都正常,则不必再观察其他三项指标。Miller 等对 MBPP 进行了研究,对 15 482 位孕妇共进行的 540 617 次改良生物物理评分,结果显示其假阴性率为 0.8‰,假阳性率为 60%。假阳性率定义为异常检查结果后立即分娩,并未出现产程中的胎儿窘迫、羊水粪染、5 分钟 Apgar 评分 <7 分或出生体重小于相应孕周的第 10 百分位数。此研究对象孕周为≥34 周,研究结果显示假阳性率并没有显著增加其剖宫产率,因为假阳性结果而进行干预造成的医源性早产的比例为 1.5%。其他研究也得到了类似的结果,认为这是一种很好的产前监测方法,无一例非预期的胎儿死亡。

NST+AFV 联合的改良生物物理评分在临床中应用的推荐流程:

（1）NST 反应型并且 AFV 正常则依据常规进行监测和产前检查。

（2）NST 反应型而羊水过少,依据其他临床情况终止妊娠或相应处理后复查。

（3）NST 无反应则行超声检查,如胎儿呼吸运动正常,羊水量正常则处理同 "（1）";如羊水过少则处理同 "（2）"。

（4）NST 无反应则行超声检查观察胎儿生物物理活动,如呼吸运动缺失,而胎动和肌张力正常,羊水量正常,则延长 NST 时间或复查 BPP,如果所有生物物理活动缺失则终止妊娠。

为了缩短 BPP 的检查时间,近年来有学者将声音或声振动刺激胎儿的方法应用于 BPP 过程中,称之为快速生物物理评分（rapid biophysical profile,rBPP）,方法简单有效,不仅缩短了检查时间,而且降低了 NST 无反应型的发生率。

四、生物物理指标监测联合胎儿血流检查

虽然 BPP 可以较准确地评价胎儿是否缺氧和酸中毒有一定的价值,但是逐渐有研究提示对于严重生长受限的胎儿评价有一定局限性。特别是对于体重 <1 000g 的生长受限的非足月儿,BPP 不是一个可靠的评价胎儿状况的监测手段,良好的 BPP 评分不能确保严重生长受限胎儿 24 小时之内的安全性。对于严重胎儿生长受限的胎儿,需要联合多种产前监测方法如多普勒血流测定。

（时春艳　陈俊雅）

第四节　电子胎心监护

胎心监护在现代产科临床中应用广泛,其经历了一定的发展历程。在19世纪末发明了胎心听筒,通过听诊胎心的方法诊断胎儿是否存活,20世纪中期(1958年)Edward Hon发明了电子胎心监护仪,到1968年第一台厂商提供的监护仪得以应用。此后电子胎心监护迅速得到广泛应用,成为产前和产程中发现胎儿缺氧、判断胎儿安危的主要方法,实践证明电子胎心监护的应用一定程度降低了围产儿发病率和围产儿死亡率,提高了新生儿Apgar评分,但是并没有显著降低人群中脑瘫的发生率,一定程度上增加了剖宫产率。

一、胎儿心率的神经调节和影响因素

(一)胎儿血流供应的影响因素

胎儿的血流主要来自于子宫动脉,经过胎盘,脐带到达胎儿,胎盘起到胎儿的气体交换、营养物质交换的功能,此外还有内分泌的功能。胎儿的氧和受到子宫动脉血流量、子宫动脉血流的含氧量、胎盘的组织结构、功能、脐带和胎儿自身状态的影响。具体的影响因素有:①母体的健康状况,母体处于低氧状态如青紫型先天性心脏病或严重的肺疾病会导致胎儿慢性缺氧;②母体的体位,如妊娠晚期仰卧时腹主动脉和下腔静脉受压,回心血流减少,进而导致子宫动脉血流减少;③子宫收缩时血流量明显减少,甚至停止,宫缩过强或宫缩过频都可以导致胎儿的缺氧;④胎盘储备功能正常的胎儿是能够耐受生理状态的宫缩的,如果储备功能不正常或胎盘早剥则可导致胎儿缺氧;⑤胎盘的结构和交换面积对胎盘的储备功能有重要影响,重度子痫前期或慢性血管病变时胎盘的交换面积减少从而胎盘的储备功能下降,导致胎儿慢性缺氧;⑥脐带是血流的通路,如果脐带缠绕、打结、脐带扭转、脐带受压或脐带发育异常都会不同程度影响胎儿的血流供应。

(二)胎儿循环的特点

胎儿的循环不同于成人,胎儿循环的氧含量远远低于成人的氧含量,保证胎儿的生长发育,胎儿的循环有其自身的特点。来源于胎盘的含氧丰富的脐静脉血进入胎儿体内后部分进入胎儿肝脏、部分通过静脉导管进入下腔静脉,流入右心房经过卵圆孔进入左心房再进入左心室进入主动脉,含氧丰富的血供应头部和上肢。相对乏氧的血(上腔静脉和部分下腔静脉血)经右心房到右心室再到肺动脉经动脉导管入降主动脉供应下肢,经脐动脉到达胎盘。胎儿血氧分压约35mmHg,相对乏氧状态。但相比于成人,胎儿的血红蛋白含量远高于成人,约140~200g/L;胎儿的心搏输出量高于成人;另外胎儿血红蛋白携氧力强,此3个特点使得胎儿能够代偿低氧状态。

(三)胎心率的神经调节

胎儿心率受到中枢神经系统、交感神经、副交感神经、颈动脉的压力感受器和化学感受器的调节。交感神经的活动使心跳加速,副交感神经主要是迷走神经的活动使心跳减慢。在妊娠20周前以交感神经活动为主,随着孕龄的增加,副交感神经逐渐发育成熟,胎心率随着孕周增加呈逐渐下降的趋势。孕15周时胎儿的平均基础心率为160次/min(beat/minute,bpm)。孕足月时平均140次/min。胎儿越成熟,迷走神经的作用就越明显。动物实验表明化学感受器是在妊娠晚期开始有反应,母体出现低氧血症,胎儿血氧分压下降,二氧化碳分压上升,主动脉化学感受器受刺激使血压升高,间接兴奋颈动脉窦压力感受器,使胎心率下降。压力感受器也是在妊娠的后半期有反应,这些反射主要通过迷走神经来完成,通过交感神经来阻断。交感神经和副交感神经中枢均位于大脑脑干,中枢通过调节交感神经和副交感神经来维持胎心率的正常变异。临床研究显示大脑功能异常如无脑儿、脑发育不良、严重脑积水和缺氧性脑损伤时胎心率变异消失,如同成人植物状态时,心率没有变异一样。此外,胎儿成熟后,心脏窦房结对心率的调节有调控作用。胎动和胎儿的睡醒周期均与胎心率的变化有密切的关系。正常情况下胎儿睡眠周期20~60分钟。

二、电子胎心监护的方法

电子胎心监护按是否进入产程分为产前监护和产时监护,产时监护又分为外监护和内监护,破膜后可以使用内监护,但外监护为常用的方法。

产前监护是指孕晚期未临产时进行的胎心率的电子监护,称为无应激试验。产前监护除了在医院进行外还可以应用远程监护,患者在家里进行,数据传输到医院,由医生或助产士即时分析曲线。远程监护的优点是孕妇在家进行,对于高危孕妇或出现异常的孕妇如胎动减少可以立即进行监护,有研究显示远程监护可以一定程度减少不良结局的发生。产时监护是指有宫缩后胎心率的变化,称为宫缩应激实验(contraction stress test,CST)

三、胎儿监护各种参数的解读

主要从4个方面评价和分析产前监护曲线:胎心率基线、基线变异,有无胎动后的加速、有无减速。产时监护解读的参数有:基线率、基线变异、宫缩后胎心率有无减速、减速的类型、子宫收缩的情况。

(一)胎心率基线

胎心率基线(baseline of fetal heart rate)是指无胎动无宫缩影响时10分钟以上的胎心率的平均值。不包括周期性变化和一过性变化。正常的胎心率基线维持在110~160次/min,随着妊娠的进展,胎心率呈下降的趋势。胎心率基线异常分为:胎儿心动过缓和胎儿心动过速。

1. 胎儿心动过缓(bradycardia FHR) 胎心率持续<110次/min称为胎儿心动过缓,持续≥10分钟。母体患有风湿免疫性疾病、心脏结构畸形或巨细胞病毒感染可导致心脏传导阻滞,引起胎儿心动过缓。胎儿超声心动检查可以明确诊断。某些药物亦可导致胎儿心动过缓,比如使用普萘洛尔等。如果产程中突然出现胎儿心动过缓,则要排除脐带受压、脐带脱垂、母体仰卧综合征等。

2. 胎儿心动过速(tachycardia FHR) 胎儿心动过速是指基础胎心率持续>160次/min。交感神经兴奋所致。引起胎儿心动过速的原因有:①胎儿缺氧(图2-5-2);②胎动过多;③母亲疾病,如感染导致发热、母体患有甲状腺功能亢进;④母体使用了兴奋交感神经药物,如阿托品类药物;⑤其他见于胎儿贫血、胎儿感染、胎儿心源性心动过速;⑥胎龄过小,迷走神经不成熟。

3. 基线漂移 胎心率基线不稳定,极少见,见于胎儿神经系统异常,需要全面评价。

(二)基线变异

基线变异(variability of FHR)是指每分钟胎心率从波峰到波谷的振幅变化,分为长变异和短变异。短变异指每一跳和每一跳间的频率差异,肉眼难以精准计算和区分,通过电脑分析系统可以计算出短变异。长变异是通常所说的变异,指一段时间的胎心率的变化,在监护图形中可以计算出长变异。通过分析胎儿监护图中1分钟内心率的振幅变化可以计算长变异,也就是说1分钟里最快心率和最慢心率的差值(需要排除加速和减速,比如,如果最快心率是160次/min;最慢心率是155次/min,变异就是5次/min)。正常变异为5~25次/min。变异分为正常变异、显著变异、微小变异和无变异。显著变异是指振幅波动>25次/min,微小变异是指振幅波动≤5次/min。

为了适应始终存在的胎儿静脉回心血量和新陈代谢需要量的微小变化,交感神经和副交感神经相互作用以调节心率和心排出量。变异就代表了交感神经系统、副交感神经系统的这种持续的相互作用。正常的变异代表了正常的神经调节功能,胎儿状态良好。

1. 正常变异 变异幅度在5~25次/min,提示正常的氧和状态和完整的神经调节通路。

2. 显著变异(marked FHR variability) 变异胎心率基线变异>25次/min,确切的机制和病因不太清楚,在胎儿急性缺氧时,胎心率变异最初可能表现为一过性增加。

3. 微小变异和无变异(minimal and absent variability)胎心率基线变异≤5次/min为微小变异,如果≤2次/min或基本看不到变化为无变异。原因:①胎儿处于睡眠状态,胎心率变异减少。胎儿的睡眠周期40~60分钟,胎儿处于静止睡眠状态时,胎心率变异减少,该状态持续时间一般不超过60分钟,可以通过声震刺激等叫醒胎儿,如果变异恢复正

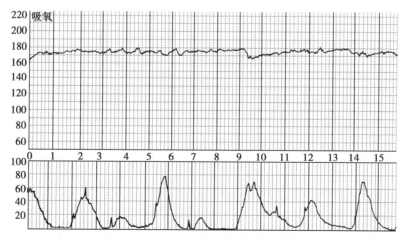

图2-5-2 40周$^{+5}$,自然宫缩,胎动减少1天,胎儿监护如图,基线170~180次/min,剖宫产娩出胎儿重度窒息,pH=7.0,BE=−8.3mol/L

常,则可排除缺氧所致。②药物所致,导致胎心率变异减少的药物有:镇静药如哌替啶、过量酒精、毒品、抗癫痫药物、硫酸镁等,均可以引起胎心率微小变异或无变异,具有可逆性。③胎儿不成熟,胎儿自主神经系统尚未发育成熟,30 周前监护可能表现出胎心率变异减少。④严重缺氧,当胎儿有严重缺氧,引起大脑缺氧,胎心率变异消失,可同时伴有重复出现的胎心率的减速。⑤胎儿先天神经系统疾病,或者已经存在的神经系统的损害,神经调节障碍,导致变异消失(图 2-5-3)。

(三) 加速

1. 正常加速(acceleration) ≥32 周,胎动后胎心率增加≥15 次/min,持续时间≥15 秒。<32 周胎动后加速≥10 次/min,持续时间≥10 秒为正常。胎心监护曲线出现胎动后的正常加速称为有反应,提示胎儿氧合正常。

2. 无加速(无反应) 胎动后胎心率无增加或增加幅度不够。主要原因有:①胎儿安静睡眠时;②孕妇使用镇静或镇痛药之后;③胎儿缺氧。鉴别上述原因可以通过增加监护

时间,比如将监护增加到 60 分钟,因为胎儿的睡眠周期一般不超过 60 分钟,还可通过声震实验唤醒胎儿,同时分析有无胎儿缺氧的病史和原因。

(四) 减速

减速(deceleration)主要指依据与宫缩的关系而出现的暂时性的胎心率减慢。依据出现的时间、持续的时间和形状将减速分为四种:早期减速、晚期减速、变异减速和延长减速。各种减速的原因和病理生理机制不同,为了区分这些减速,必须准确记录宫缩。

1. 早期减速(early deceleration) 定义:减速发生几乎与宫缩同时开始,同时结束。在宫缩达到峰值时胎儿心率达到最低点,在宫缩停止后恢复到基线,形态对称。从开始到下降到最低点的时间≥30 秒。

早期减速(图 2-5-4)是由于宫缩时胎头受压所致。胎头受压引起颅内压升高,从而使大脑供氧和血流减少,副交感神经活动加强,进而胎心率减慢。这些减速是由轻微的

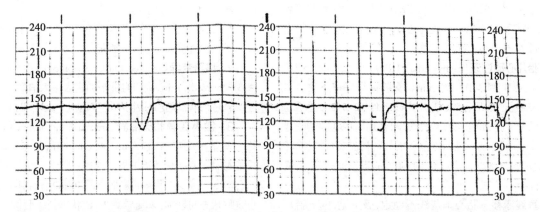

图 2-5-3 31 周,自觉胎动少,胎儿监护基线平直,无变异,吸氧无好转,每天监护均如此,至 36 周行剖宫产分娩,新生儿昏迷状态,血气分析正常,生后 30 天死亡,尸解脑组织软化,神经系统发育异常

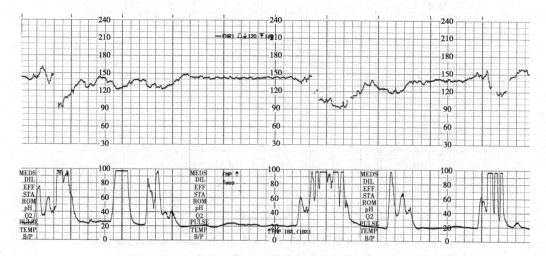

图 2-5-4 早期减速

一过性的缺氧引起的,常出现于活跃期,通常见于宫口开大4~7cm。如果不伴有基线变异异常或心动过速,则不提示低氧血症、酸中毒。但是早期减速并不常见,一旦出现必须引起注意。可以尝试通过改变母亲体位缓解胎头受压,并密切持续监护。

2. 晚期减速(late deceleration) 定义:凡是减速落后于宫缩上升的起点,减速(图2-5-5)的波谷落后于宫缩的波峰即为晚期减速。胎心率逐渐下降从开始至最低点的时间一般≥30秒。有时减速的幅度很小,基线变异可以正常,也可以伴有基线变异减少或消失。

晚期减速发生是由于胎盘功能储备不足,宫缩之后子宫血流量减少以及氧含量减少引起的。主动脉弓的化学感受器受到低氧刺激,α-肾上腺受体兴奋导致胎儿血压升高,激活压力感受器,兴奋副交感传导通路,导致胎心率下降。由于血液循环从胎盘到达主动脉弓需要一段时间,因而减速迟发。如果胎心率基线和变异是正常的,提示大脑氧气供给尚正常。如果胎心率变异减少或消失,甚至出现胎儿心动过速,提示胎儿大脑已经受到缺氧的损害。

晚期减速出现提示胎盘功能不全,可以是胎盘内源性的,也可以是外源性的,内源性的常见于合并严重血管病变或妊娠特发疾病的母体,如糖尿病、子痫前期、慢性高血压合并子痫前期、肾脏疾病等,胎盘绒毛血管交换能力减弱,宫缩血流减少后出现低氧血症;胎盘外的原因则是由于胎盘血流量异常减少,如胎盘早剥、母亲低血压、自身的宫缩过频过强或促宫缩药物引起的宫缩过频过强;第三个原因为胎儿异常,如胎儿生长受限、未成熟儿、Rh溶血、双胎输血、胎儿宫内感染等。

3. 变异减速(variable deceleration) 胎心率减速与宫缩无特定关系,下降迅速,下降到最低点的时间一般<30秒。胎心率下降的幅度和持续的时间也不一致,下降的幅度>15次/min,持续时间>15秒,但是<2分钟,严重的变异减速胎心率可低于70次/min持续60秒,基线变异或减速峰谷消失并连续发生等,变异减速通常出现在第二产程。

产程中脐带或胎儿本身短暂受压导致脐带血流受阻。脐带轻度受压,静脉回流受阻,胎儿回心血量减少,心排出量下降,血压下降。主动脉弓上的压力感受器受到刺激后使交感活动增强,反射性地引起胎心率上升以维持血压。当脐带进一步受压,动脉血流也被阻断,此时胎儿高血压形成,导致副交感神经兴奋性增强,胎心率下降。当血管的压迫解除,胎儿又表现出低血压而交感神经兴奋出现反应性的胎儿心动过速。变异减速对胎儿的影响取决于脐带受压的程度和时间,减速时间越长,下降的幅度越大,对胎儿造成危害就越大。但是胎心率基线的变异情况是反映胎儿氧合的最佳指标。如果基线变异正常,则胎儿预后大多良好。常见的临床情况有:脐带绕颈或绕身、脐带真结、脐带扭转、脐带脱垂、羊水过少脐带受压、帆状胎盘等(图2-5-6、图2-5-7)。

4. 延长减速(prolong deceleration) 指明显低于胎心率基线的减速,减速≥15次/min,持续时间2~10分钟。通常见于产程中脐带持续受压、母体仰卧位综合征等。

(五) 正弦图形

在无胎动反应的基础上,基线率在正常范围内规律平滑摆动,短变异消失,振幅幅度为5~15bpm,长变异周期为3~5次/min,持续时间≥20分钟。正弦图形(sinusoidal fetal heart rate pattern)是类似于数学中的正弦样曲线,不存在心跳间的变异(图2-5-8),是一种严重异常的曲线。病因归结于3个方面:严重缺氧、贫血和不明原因。可出现在Rh血型不合、双胎输血或大量胎儿或母体出血、胎母输血的患者中。如果短暂出现,持续时间不超过20分钟,之后就恢复到正常变异,不提示缺氧,有研究发现胎儿吮吸手指之后或孕妇使用麻醉镇痛药之后短暂出现。

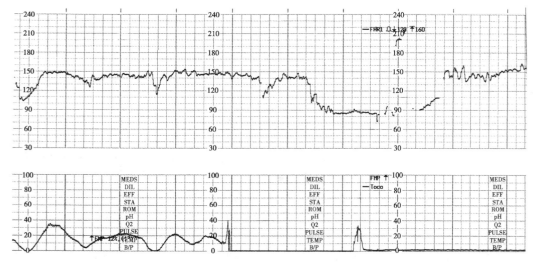

图2-5-5 晚期减速

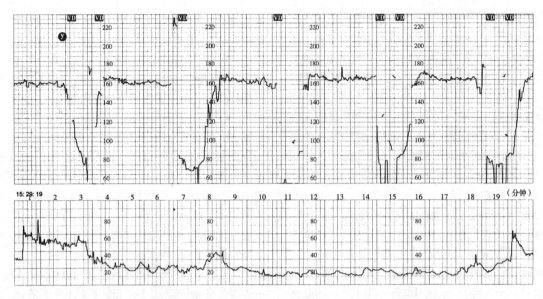

图2-5-6　36周,常规保健,无异常主诉,常规行胎儿电子监护提示重度变异减速

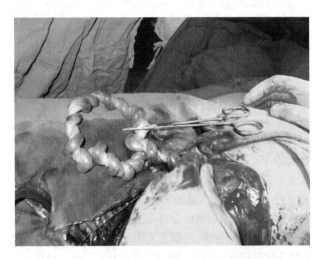

图2-5-7　孕妇急诊行剖宫产术中见胎儿脐带扭转

四、产前监护

约2/3的胎死宫内发生于临产前。临产前常用的胎儿监护的手段有:孕妇自数胎动、胎儿生长发育的监测、胎心率的监护、胎儿生物物理评分及多普勒血流的监测等。其中胎心率的电子监护相比于胎动计数来说是一个客观的监护手段,现已广泛应用于孕晚期的常规保健中,虽然产前使用胎儿监护的明确指征为所有高危妊娠及胎儿异常者,但是随着监护仪器的普及,并且胎死宫内更多发生于非高危妊娠中,如果医疗资源条件许可,则非高危妊娠晚期36周以后可以进行电子胎心监护。高危妊娠者则根据孕妇个体的情况在28周后应用也有重要的意义。此外无应激试验(non-stress test,NST)还是高危妊娠时胎儿生物物理评分的重要指标之一(详见本章第三节)。

(一)产前监护应用时机

通常≥32周后应用。高危孕妇是电子胎心监护的明确指征,监护的频率1次/d~1次/周。监护时间通常20分钟,如果无反应可以延长到60分钟。我国《电子胎心监护应用专家共识(2015年)》建议,不推荐低危孕妇(无合并症及并发症的孕妇)常规进行电子胎心监护(electronic fetal monitoring,EFM)。但当低危孕妇出现胎动异常、羊水量异常、脐血流异常等情况时,应及时进行EFM评估胎儿情况。对于高危孕妇(母体因素,如妊娠期高血压疾病、妊娠合并糖尿病、母体免疫性疾病、有胎死宫内等不良孕产史等;胎儿因素,如双胎妊娠、胎儿生长受限、羊水偏少、胎减少、脐血流异常等),EFM可从妊娠32周开始,但具体开始时间和频率应根据孕妇情况及病情进行个体化应用。如患者病情需要,EFM最早可从妊娠28周开始。随着我国新生儿救治技术的进步,在妊娠26~28周的有生机儿,也可以进行监测,但应该考虑到对这个时期胎儿EFM可能较足月存在误差。胎儿睡眠周期60分钟左右,安静睡眠最长可以持续45分钟,Brown和Patrick于1981年研究发现监护到60分钟无反应率是最低的。基线处于正常范围、正常变异和加速反映胎儿正常的氧合及酸碱平衡状态。其神经中枢位于下丘脑的后部,随着神经系统的发育成熟,一般孕晚期开始发挥作用。≥32周胎儿的NST反应型定义为:无论是否有自觉伴有胎动,在20分钟内胎心率有2次或2次以上的加速并且较基线水平升高≥15次/min,持续≥15秒;<32周如果胎心率加速≥10次/min,持续时间≥10秒亦属于正常反应。NST应该尽快由受过专门训练和具有资质的医生或助产士出报告,一旦明确为NST可疑或不正常,应该通知医生或保健人员,记录并做相应的处理。

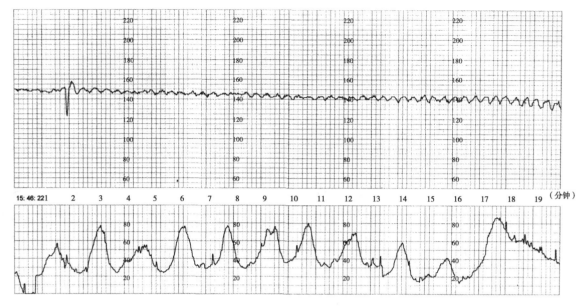

图2-5-8　35岁,38周 +5,自然临产,胎儿监护图为正弦曲线

羊水胎粪污染,急诊行剖宫产终止妊娠,新生儿苍白,Hb 68g/L。Apgar评分:7分、9分,转入儿科ICU。

(二) 解读胎心监护图形的注意事项

评估胎儿有无宫内缺氧是一个结合病史和临床检查的综合判断,其中胎心监护图形起到重要的作用,但是由于各种因素的影响,临床实践中发现有时胎心监护图形异常,但是胎儿并无缺氧表现,导致了假阳性率高,一定程度上增加了剖宫产率,因此识图时要注意了解以下情况和病史:胎儿有无缺氧的病因;孕妇是否用过影响胎儿心率的药物;有无妊娠合并症和并发症等。影响因素有:胎儿睡眠周期、胎龄、药物、胎儿畸形,如先天性心脏病、中枢神经系统畸形等。此外,不同年资的医生的临床经验也是一个重要的影响因素,研究发现不同的医生对一份监护图形可能得出不同的结论,因此在临床实践中对于可疑图形要请示上级医生一同阅读。为提高阳性预测值:联合其他手段,如孕妇自觉胎动情况、有无胎儿生长受限、生物物理评分(BPP)、Doppler血流,必要时行CST试验,应用电子胎心监护的电脑分析等。

产前电子胎心监护可能提示:胎儿是否缺氧和酸中毒(Ⅲ类图形)、胎儿是否有贫血(正弦曲线)、胎儿中枢神经系统有无损害(Ⅲ类图形)、胎儿有无感染(母体感染伴胎儿心动过速)、胎儿有无心律不齐、是否需要进一步检查等,但是正常的监护不意味着胎儿在宫内完全正常,不能预测突发事件的发生。

五、产程中监护

产程中监护是临产后应用电子胎心监护仪进行的胎心率和宫缩的电子监护,主要观察胎心率在发生宫缩时和宫缩后的变化,早期发现胎儿有无缺氧,减少死胎和围产儿窒息率。产程中电子胎心监护的广泛应用,一方面降低了死胎率、降低了新生儿患病率;另一方面,由于高的假阳性率导致了剖宫产率和阴道助产率的增加,此外由于异常曲线的复杂性,一部分异常曲线漏诊,不良结局的发生易引起医疗纠纷,而电子胎心监护曲线又可能成为纠纷的证据之一。分娩是一个复杂的过程,胎儿和母体情况的不断变化导致电子胎心监护的假阳性率高的同时又导致医生的误读时有发生。因此提升监护曲线正确识别和解读的能力是关键所在,2008年美国NICHD和2009年ACOG的产程中电子胎心监护的规范和指南中对产程中监护曲线重新统一命名,规范定义和解释,以期达成共识,方便交流,减少不良结局事件和纠纷。

(一) 入室试验

在临产入产房后进行电子胎心监护,即入室试验(admission test)。入室试验由新加坡学者Ingomarsson于1986年提出,对所有孕妇临产入产房后即刻行20分钟的监护,目的在于筛查低危孕妇胎儿窘迫,了解胎盘储备功能,对产程中是否出现异常进行预测。但是一次20分钟的入室试验并不能预测产程中的一切情况,当前很多国家采用连续电子胎心监护(continuous cardiotocography,CTG),或是间断听诊结合电子胎心监护的方式来监护产程中胎儿的状况。

(二) 间断听诊胎心率与持续电子胎心监护

当前国内产程中主要采取间断胎心率听诊结合电子胎心监护的方法来监测产程中胎儿的情况。我国2020年发布的正常分娩指南建议无高危因素者在基于入室实验正常的前提下产程中间断听诊胎心率和电子监护结合的方式,间断听诊的间隔时间是第一产程 30~60 分钟听诊胎心率一次，活跃期每 30 分钟听诊一次，每次听诊 30 秒，根据情况酌情行电子胎心监护，第二产程每 10~15 分钟听诊胎心率。但是发现异常应持续电子监护并评估。对低危孕妇间断听诊胎心率的方法与连续监护相比对于发现胎儿缺氧有同样的意义，同时胎心率听诊不影响孕妇活动，增加孕妇的舒适度。对于低危和高危妊娠，与间歇胎心听诊相比，持续电子 FHR 监护在预防胎儿死亡和神经功能远期不良结局方面无明确优势，且假阳性率高。2017 年的一项荟萃分析纳入了 13 项随机试验，共 37 000 多例低危及高危妊娠，对持续电子 FHR 监护与间歇胎心听诊进行了比较，结果显示持续 CTG 组孕妇的剖宫产率和阴道助产率高于间断听诊组，但两组围产儿死亡率、脑瘫发生率和 5 分钟 Apgar 评分 <7 分的比例、入住 NICU 率、缺血缺氧性脑病、围产儿死亡率差异均无统计学意义。因此在临床实践中也在倡导对低危孕妇采用间断听诊胎心率的方法，但应该每次听诊 30~60 秒，第一产程活跃期间隔时间为每 15~30 分钟，第二产程为 10~15 分钟，并且是在宫缩后听诊，主要为了及时发现晚期减速。听诊异常者行持续 CTG。连续监护时对于低危孕妇在活跃期应该每 30 分钟分析一次，在第二产程至少每 15 分钟分析一次。对于高危孕妇在第一产程活跃期每 15 分钟分析一次，第二产程每 5 分钟分析一次。但是对于高危孕妇，有条件者应产程中连续胎心监护，具体指征：①各类高危妊娠，如母体有合并症如重度子痫前期、糖尿病合并妊娠等；②胎儿因素：胎儿生长受限、早产、羊水过少、脐血流异常、羊水胎粪污染等；③产时母体因素：阴道异常出血，可疑宫内感染；④分娩因素：剖宫产分娩史等。

（三）产程中胎心监护的分类和解读

1. 宫缩的频率 在判断胎儿宫内状况及有无胎儿缺氧时，必须对宫缩情况进行描述和记录。宫缩的情况统一用是否有宫缩过频来描述。通常描述 30 分钟窗口期内宫缩的频率。正常宫缩频率为≤5 次/10min，观察时间为 30 分钟。如果 30 分钟内宫缩 >5 次/10min，则为宫缩过频（tachysystole），宫缩过频的概念适用于自然宫缩和人工引引起的宫缩，在产程中应该尽量避免宫缩过频的发生。

2. 产程中电子胎心监护曲线的分类 变异减速、晚期减速和延长减速均提示各种原因导致的胎儿不同程度的缺氧可能，如果不能纠正进一步缺氧会导致胎儿低氧血症、无氧代谢，严重时导致酸中毒。代谢性酸中毒是引起胎儿中枢损害及全身器官功能障碍的必备条件（脐动脉血气 pH<70，BE 达到−12mmol/L）。胎儿基线的变异情况反映胎儿的中枢调节功能是否正常，基线率正常、变异正常、有加速无减速代表当时的氧和正常，可以排除代谢性酸中毒，属于正常曲线，又称为Ⅰ类曲线，而基线无变异同时伴有减速或正弦曲线则代表胎儿缺氧酸中毒或已经存在的严重的神经系统的损害，为严重异常曲线，为Ⅲ类曲线，其他的为Ⅱ类曲线，详见表 2-5-3。

表 2-5-3　产时电子胎心监护三级评价系统及其意义

分类	描述	意义
Ⅰ类	同时包括以下各项： 基线：110~160 次/min 基线变异：6~25 次/min 无减速 加速：≥2 次，加速幅度≥15 次/min，持续时间≥15 秒（≥32 周） 加速：≥2 次，加速幅度≥10 次/min，持续时间≥10 秒（<32 周）	正常的胎心监护图形，提示在监护期内胎儿酸碱平衡状态良好。后续的观察可按照产科情况常规处理，不需要特殊干预
Ⅱ类	除Ⅰ或Ⅲ类以外的图形，如： 1. 胎儿心动过缓但有正常变异 2. 心动过速 3. 基线率正常，但变异减少 4. 变异减少但是不伴重复出现的减速 5. 刺激后胎心率无加速 6. 重复出现的变异减速 7. 延长减速 8. 重复出现的晚期减速但是基线变异正常等	可疑的胎心监护图形。既不能提示也不能排除胎儿宫内有异常的酸碱平衡状况。Ⅱ类胎心监护图形需要持续监护和再评估。评估时需充分考虑有无合并症或并发症、产程、孕周，联合其他手段。必要时实施宫内复苏措施并积极处理
Ⅲ类	包括以下任何一项： 1. 基线变异缺失伴以下任一项： 　反复性晚期减速 　反复性变异减速 　胎儿心动过缓 2. 正弦波形	提示在监护期内胎儿出现异常的酸碱平衡状态或异常的神经调节功能，必须立即宫内复苏，同时终止妊娠

3. 异常曲线的处理 产程中胎心监护的目的主要是发现胎儿缺氧,当出现异常曲线时要及时寻找原因并采取措施,缓解胎儿缺氧。主要的处理手段有保守性处理和及时终止妊娠。I类曲线为正常曲线,可以排除胎儿缺氧和酸中毒,Ⅲ类曲线为严重异常曲线,必须立即处理。而Ⅱ类曲线则需要分析和依据孕妇的个体情况处理。许多单一的胎心率异常可以通过保守性处理得到缓解(图2-5-9、图2-5-10)。如有可能,应尝试头皮刺激诱发 FHR 加速,以进一步确认胎儿状态。一般来说,当头皮刺激能诱发加速时,胎儿发生酸中毒的可能性 <10%,而没有诱发出

加速时,胎儿酸中毒的可能性约为 50%。对于严重异常曲线,即使已经决定手术终止妊娠,但也要同时进行保守性的处理。如果胎心率异常的原因能够确定,如缩宫素导致子宫收缩过频和过强引起的晚期减速,在解除这个因素后,胎儿在子宫内能迅速恢复,应避免在高度缺氧情况下娩出胎儿。

常用的保守措施:吸氧、改变体位、静脉输液、停用缩宫素、纠正仰卧综合征、宫缩过强使用宫缩抑制剂、阴道检查以排除脐带脱垂等。吸氧可以改善母亲的氧合状况,改变体位可以解除脐带受压导致的减速,在排出补液禁忌的情况下静

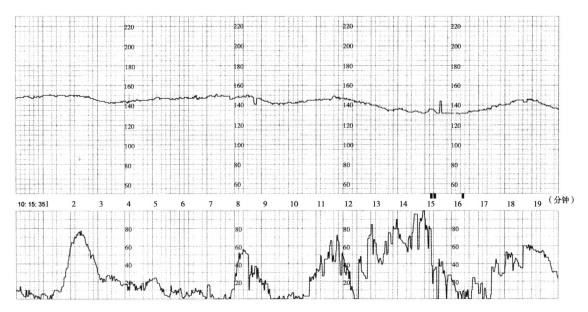

图 2-5-9 孕 39 周,入院当日胎心监护,基线没有变异,并且有可疑晚期减速,提示胎儿宫内严重缺氧,紧急行剖宫产,新生儿 Apgar 评分:0、4、4,新生儿结局不良(Ⅲ类曲线)

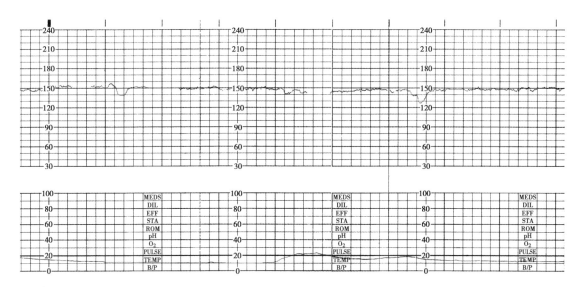

图 2-5-10 孕 39 周,FGR,规律宫缩临产图形,晚期减速 + 基线平直,3 小时后胎心听不到,B 超诊断胎死宫内,新生儿 2 100g,胎盘重 220g(Ⅲ类曲线)

脉输注乳酸林格液或生理盐水可以增加血容量从而增加子宫和胎盘血流量,不建议输注含有葡萄糖的液体。停用缩宫素可以减少宫缩过频的发生,若仍有宫缩过频可以应用宫缩抑制剂。如有条件测量胎儿头皮血气。即使已经决定迅速结束分娩,也应该同时使用这些措施。

(时春艳)

参考文献

1. Cunningham FG, Leveno KJ, Bloom SL, et al. Williams Obstetrics. 25th ed. New York: McGraw Hill Education, 2018: 331-346.

2. ISUOG. ISUOG Practice Guidelines (updated): use of Doppler velocimetry in obstetrics. Ultrasound Obstet Gynecol 2021; 58: 331-339

3. American College of Obstetricians and Gynecologists' Committee on Practice Bulletins Obstetrics. Prediction and Prevention of Spontaneous Preterm Birth: ACOG Practice Bulettin, Number 234. Obstet Gynecol, 2021, 138(2): e65-e90.

4. Akolekar R, Sarno L, Wright A, et al. Fetal middle cerebral artery and umbilical artery pulsatility index: effects of maternal characteristics and medical history. Ultrasound Obstet Gynecol, 2015, 45(4): 402-408.

5. A Sotiriadis, E Hernandez-Andrade, F Da Silva Costa, et al. ISUOG Practice Guidelines: role of ultrasound in screening for and follow-up of pre-eclampsia. Ultrasound Obstet Gynecol, 2019, 53(1): 7-22.

6. 中华医学会国产医学分会胎儿医学学组, 中华医学会妇产科学分会产科学组. 胎儿生长受限专家共识(2019版). 中国产前诊断杂志(电子版), 2019, 11(4): 78-98.

7. 何怡华, 姜玉新. 胎儿心脏病产前超声诊断咨询及围产期管理指南. 北京: 人民卫生出版社, 2015.

8. D Oros, S Ruiz-Martinez, E Staines-Urias. Reference ranges for Doppler indices of umbilical and fetal middle cerebral arteries and cerebroplacental ratio: systematic review. Ultrasound Obstet Gynecol, 2019, 53: 454-464.

9. 中国医师协会超声医师分会. 中国产科超声检查指南. 北京: 人民卫生出版社, 2019.

10. Baschat AA. Planning Management and Delivery of the Growth-restricted Fetus. Best Pract Res Clin Obestet Gynaecol, 2018, 49: 53-56.

11. Jha S, Dangal G. Role of Modified Biophysical Profile in High Risk Pregnancy in Predicting Fetal Outcome. J Nepal Health Res Counc, 2020, 18(3): 401-405.

12. Nir Melamed, Anmet Baschat, Yoav Yinon, et al. FIGO (international Federation of Gynecology and Obstetrics) initiative on fetal growth: best practice advice for screening, diagnosis, and management of fetal growth restriction. Int J Gynaecol Obstet, 2021, 152(Suppl 1): 3-57.

13. American College of Obstetricians and Gynecologists. ACOG Practice Bulletin No.145: antepartum fetal surveillance. Obstet Gynecol, 2014, 124(1): 182-192.

14. Liston R, Sawchuck D, Young DJ. No.197a-Fetal Health Surveillance: Antepartum Consensus Guideline. Obstet Gynaecol Can, 2018, 40(4): e251-e271.

15. American College of Obstetricians and Gynecologists. ACOG Practice Bulletin No. 106: Intrapartum fetal heart rate monitoring: nomenclature, interpretation, and general management principles. Obstet Gynecol, 2009, 114: 192.

16. Devane D, Lalor JG, Daly S, et al. Cardiotocography versus intermittent auscultation of fetal heart on admission to labour ward for assessment of fetal wellbeing. Cochrane Database Syst Rev, 2017, 1: CD005122.

17. 中华医学会妇产科学分会产科学组. 正常分娩指南. 中华妇产科杂志, 2020, 55(6): 361-370

18. 中华医学会国产医学分会. 电子胎心监护应用专家共识. 中华国产医学杂志, 2015, 7(18): 486-490.

第六章

异常分娩

第一节　产道异常性难产

产道异常包括骨产道及软产道异常,以骨产道异常多见。产道异常使胎儿娩出受阻。分娩时应通过产科检查,评估骨盆形态及大小,明确骨盆类型及狭窄程度,并结合产力、胎儿等因素,综合判定分娩方式。

一、骨产道异常性难产

妇女骨盆可分为病理性骨盆和发育性骨盆(即生理骨盆)两大类别,病理性骨盆约占2%,发育性骨盆约占98%。虽然病理性骨盆导致难产机会多,但更多的难产仍是发育性骨盆及其变异骨盆所致,是产科的重要问题。

(一)病理性骨盆

病理性骨盆的发生原因包括全身性发育异常、营养缺乏以及因炎症、外伤、脊椎病变和下肢疾病等原因导致的继发性骨盆改变。各种病理性骨盆都按其发生原因产生一定规律的变形,骨盆因失去生理性骨盆的形态,发生难产的机会明显增高。

1. 发育异常所致的骨盆异常

(1)婴儿型骨盆:由于骨盆发育过程中缺乏机械性作用因素,因病长期卧床,以致成年时仍保持婴儿状态的骨盆,骨盆入口呈圆形,髂凹较深,髂翼发育不良,骶骨较窄,骶岬突出不明显,骶骨横凹和骶前表面凹度均不明显,呈平直而前倾,骨盆侧壁呈漏斗状,耻骨横枝较短,耻骨弓角度狭小。

(2)侏儒型骨盆:按Breus及Kolisko可分为5种类型

侏儒骨盆,以软骨发育不全侏儒骨盆居多。由于髂骨发育不全,其骨盆入口前后径高度缩短,骨盆入口呈扁形。

1)真性侏儒骨盆:由于腺垂体疾病,生长发育迟缓,致骨盆不能相称发育,骨盆各骨骺不能完全骨化,成年后仍保持有婴儿型骨盆并有软骨部分,骨盆呈一般性狭窄(图2-6-1、图2-6-2)。

2)发育不全性侏儒骨盆:由于全身发育不全,骨盆生长发育迟缓,骨化中心最终可以完成骨化,骨盆各骨发育虽正常,但骨盆很小,成为狭小骨盆。

3)软骨发育不全性侏儒骨盆:为先天性软骨发育不全症,多认为是内分泌疾病所致,但有家族遗传性,由于髂骨发育不全,骨盆前后径明显缩短,入口横径稍短,骨盆入口呈扁形,髂耻线上可见到髂部发育不全(图2-6-3~图2-6-5)。

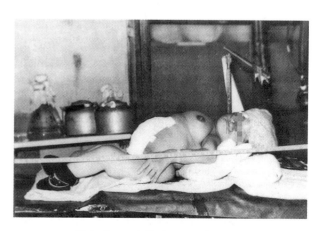

图2-6-1　真性侏儒人像(平卧位)

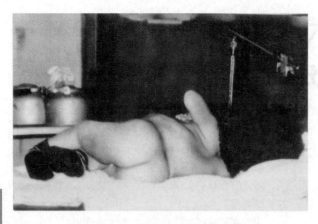

图 2-6-2　真性侏儒人像（侧卧位）

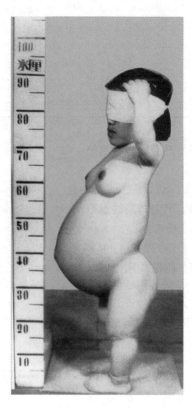

图 2-6-4　软骨发育不全性侏儒人像（侧面像）

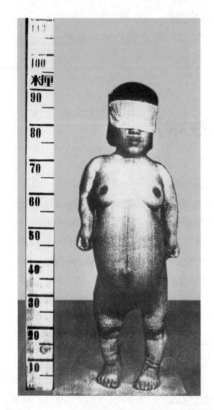

图 2-6-3　软骨发育不全性侏儒（正面像）

4）克汀病（cretinism）侏儒骨盆：为部分山区地方病，由于碘缺乏致甲状腺功能障碍，患者智力低下，身材矮小，尤以下肢短于上肢，保持婴儿体型的比例，骨盆为均小型骨盆，但区别于真性侏儒，而不呈婴儿型（图 2-6-6～图 2-6-8）。骨质发育不全，骨化中心成长迟缓，骨骺与骨干联合延迟，骨盆软骨存在时间延长，达成年时仍可完全骨化，骨盆多为扁形，其闭孔甚大，骶骨短而弯曲。

5）佝偻病侏儒骨盆：由于身体发育期缺乏维生素 D，致钙磷代谢障碍，骨质发育受阻，身材矮小，骨盆各径线均缩短。

发育异常所致的病理性骨盆常导致骨盆各径线出现不同程度的缩短，一旦妊娠发生难产的概率较大。

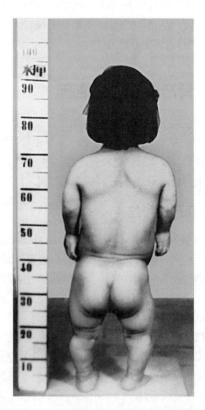

图 2-6-5　软骨发育不全性侏儒（背面像）

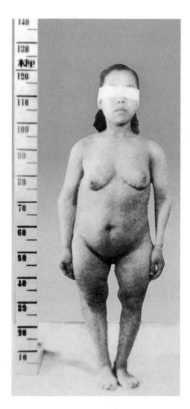

图 2-6-6　克汀病侏儒人像（正面像）

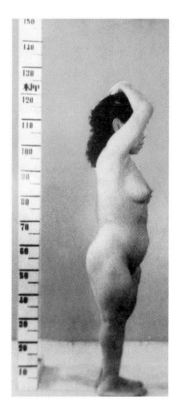

图 2-6-7　克汀病侏儒人像（侧面像）

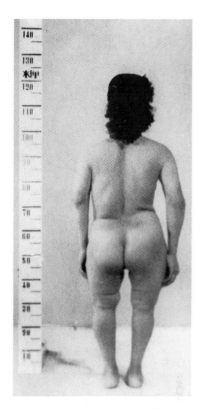

图 2-6-8　克汀病侏儒人像（背面像）

2. 营养不良所导致的骨盆异常

（1）佝偻病骨盆：病理性骨盆中以婴幼儿期患佝偻病所致的佝偻病骨盆最为常见。婴幼儿期慢性营养不良症、维生素 D 缺乏、钙磷代谢障碍、接受日光少等原因，使骨骼的生长部分在幼年时期软骨钙化不足。佝偻病骨盆的入口特点是骶骨受躯干的压力而下沉前倾，使骶岬明显向盆腔倾斜，整个骶骨向后方移位，使骨盆入口成为肾形，前后径明显缩短。两侧髂后上棘向中央聚合，两侧髂耻线即在骶髂关节前方造成尖锐的弯曲，骨盆两侧壁外展，耻骨弓角度增大，两坐骨结节间距明显增长，致骨盆中段平面及出口均较宽阔（图2-6-9、图 2-6-10）。

（2）骨软化症骨盆：骨软化症骨盆是由于患者缺乏营养及维生素 D 所致的钙磷代谢障碍引起的成年人骨质软化变形的疾病。以长骨、胸部、脊椎及骨盆的突出变形为主（图 2-6-11）。

此种骨盆变形主要由于身体的重力作用于骶骨，使骶骨上段向骨盆入口前方倾斜，骶骨下段由于踞坐及骶棘韧带、骶坐骨韧带的牵引，使骶骨在第 3 骶椎体中央部发生弯曲变形，耻骨联合向前伸出，两侧耻骨坐骨支向中央转移，互相靠近，而两坐骨结节亦互相接近，结果骨盆入口成为三角凹形（图 2-6-12）。由于双下肢承担体重，使两大腿骨头作用于两侧骨盆侧壁，使两侧髋臼向中央及前方推进，成为"望远镜"形的两髋臼凹陷（图 2-6-13、图 2-6-14）。骨盆中部及出口均狭窄，骨盆变形呈多种多样，严重变形时，骨盆出

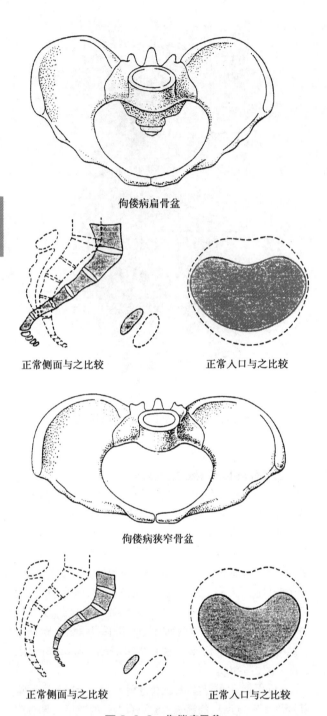

佝偻病扁骨盆

正常侧面与之比较　　　正常入口与之比较

佝偻病狭窄骨盆

正常侧面与之比较　　　正常入口与之比较

图2-6-9　佝偻病骨盆

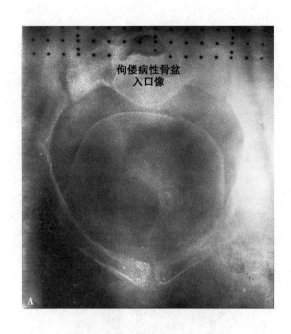

佝偻病性骨盆
入口像

A

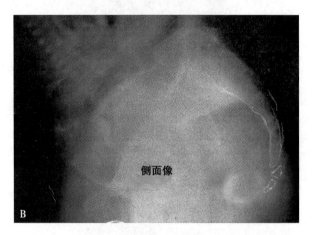

侧面像

B

口仅能容纳2~3指(图2-6-15)。

3. 炎症、外伤、脊椎病变、下肢疾病等其他原因所致的骨盆异常

（1）同化骨盆:正常情况下髂骨与骶骨借骶髂关节而联合,其联合部位首先在第2骶椎出现,继之第1及第3骶椎借骶髂关节与髂骨联合。如第5腰椎和第1骶椎联合时,为腰椎骶化,第1骶椎因是由第5腰椎同化而来,显示为第5腰椎特点,骶椎为6节,出现5个骶椎骨孔,称为高同化骨盆。由于第5腰椎与第1骶椎相同化(图2-6-16、图2-6-17),高

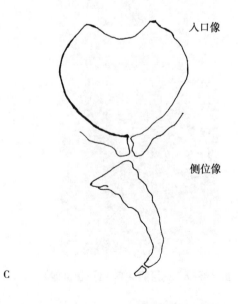

入口像

侧位像

C

图2-6-10　佝偻病骨盆X线像

A.入口像;B.侧位像;C.侧位像示意图。

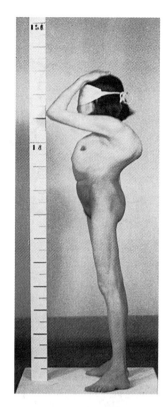

图 2-6-11　骨软化症患者侧面像

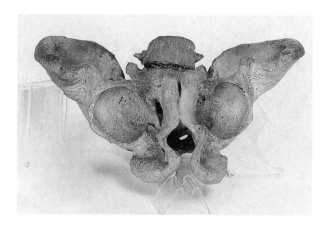

图 2-6-13　骨质软化症骨盆（女性尸骨骨盆）正面像，呈"望远镜"式

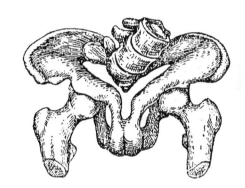

图 2-6-14　骨软化症骨盆

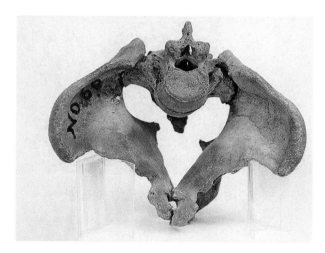

图 2-6-12　骨质软化症骨盆入口像，呈弯曲狭窄（女性尸骨骨盆像）

同化骨盆可出现第 2 骶岬、骶骨长，骶椎 6 节，骶骨高于骨盆入口之上，盆腔深，骨盆入口前后径长而横径短，出口横径狭窄呈漏斗形，胎头入盆困难，中段狭窄妨碍胎头旋转，常发生枕后位难产。

第 1 骶椎显示第 5 腰椎的特点，因其由第 5 腰椎同化而来，骶椎为 6 节，出现 5 个骶椎骨孔。

如髂骨与第 2、3、4 骶椎联合时，则第 1 骶椎呈现腰椎的特点，即第 1 骶椎与骶骨分离，形成第 6 腰椎，骶椎为 4 节，为 3 个骶椎骨孔，称为低同化骨盆（图 2-6-18、图 2-6-19）。

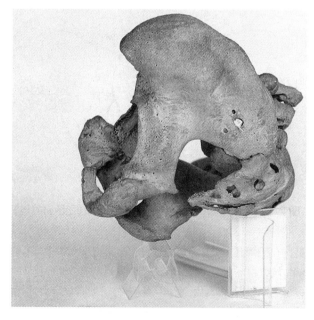

图 2-6-15　骨质软化症骨盆侧面像，骨盆中、下段狭窄（能容一指宽）（女性尸骨骨盆）

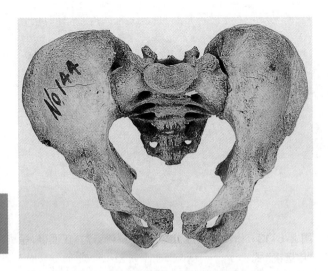

图 2-6-16　高同化骨盆

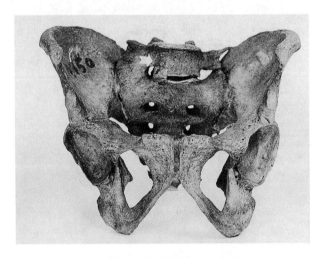

图 2-6-17　腰椎骶化骨盆出现双骶岬

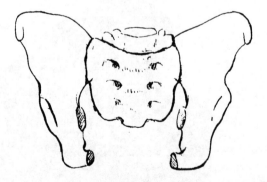

图 2-6-18　低同化骨盆（骶椎腰化）示意图（显示骨盆浅）

低同化骨盆骶骨变短变宽与髂骨结合，由于盆腔较浅，不影响分娩，在产科学上意义不大。偶尔也可出现一侧为正常的髂骨与骶骨联合，而另一侧出现高同化或低同化骨盆，称为不对称性同化骨盆。此种骨盆多合并脊椎侧弯或后突。出现第 2 骶岬、骶骨长，脊椎 6 节，高于骨盆入口之上，盆腔深，骨盆入口前后径长而横径短，出口横径狭窄呈漏斗形。

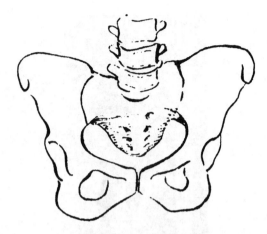

图 2-6-19　不对称的同化骨盆示意图（显示骨盆不对称）

此外，第 1 尾椎与第 5 骶椎同化，亦为同化骨盆的一种，造成尾骨固定，致骨盆出口前后径缩短，导致出口难产，并常易形成骨折（图 2-6-20）。

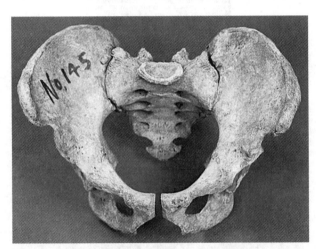

图 2-6-20　尾骨骶化骨盆（尸骨骨盆）

（2）分裂骨盆：妊娠末期可见耻骨联合间距增宽，属于生理范畴，但由于发育异常致两侧耻骨分离，则成为分裂骨盆。分裂骨盆常与前腹壁发育不全及膀胱外翻合并存在，耻骨互不联合。文献报道有宽达 10cm 者，两耻骨间填充以纤维组织。Litzmann 报告分裂骨盆患者因耻骨联合缺乏内聚的力量，使骨盆横径增宽。此类患者多合并膀胱外翻、尿道下裂等泌尿系统畸形，妊娠分娩后多易出现子宫脱垂（图 2-6-21～图 2-6-23）。

（3）Naegele 斜骨盆：此斜骨盆病为先天性、炎症、外伤等所致。早在 1839 年，由 Naegele 发现并收集 37 例斜骨盆的资料，命名为 Naegele 斜骨盆。其骨盆两侧互不对称，互不平衡，一侧骶髂关节强直固定，该侧骶翼及髂骨发育不全，呈现一种特殊形态的偏、斜骨盆（图 2-6-24）。

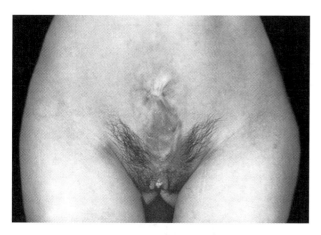

图 2-6-21　分裂骨盆患者下腹部瘢痕像（先天性）

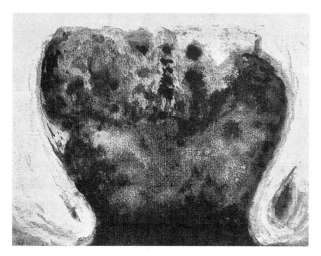

图 2-6-22　分裂骨盆患者 X 线像耻骨联合分裂达 14cm
（示意图）

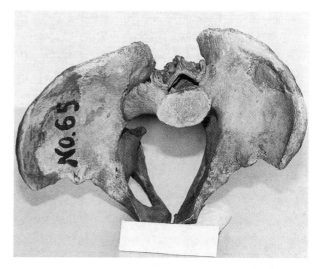

图 2-6-24　Naegele 斜骨盆（女性尸骨骨盆）

左侧骶髂关节强直固定及该侧骶翼及髂骨发育不全所致的一种特殊形态的偏斜骨盆。

患者骨盆向后上方偏斜，髂嵴提高，髂耻线伸直，对侧骶髂关节正常，髂耻线呈正常曲度，故使骨盆入口呈不对称的卵圆形，X 线所见形态入口小圆，尖端朝向患侧骶髂关节，如兔耳状，见典型 Naegele 斜骨盆 X 线像（图 2-6-25），整个骨盆偏斜，骨盆入口呈明显的偏斜，腰椎下段向患侧突弯倾斜，横径缩短，入口斜径明显不等，骶骨较薄，骶岬偏向患侧，骶骨的患侧骶翼呈一致的发育不良，整个骶骨向对侧倾斜，患侧骨盆侧壁向内推移，致使坐骨棘及坐骨结节向内向

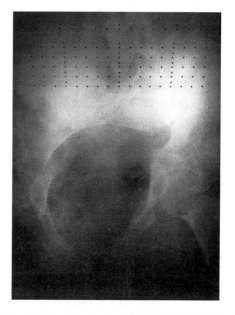

图 2-6-25　Naegele 斜骨盆患者入口 X 线像

骨盆入口（左侧）患侧的小圆尖一侧朝向患侧，X 线呈兔耳状形态，向左上突起，致整个骨盆偏斜，为一典型的 Naegele 斜骨盆。

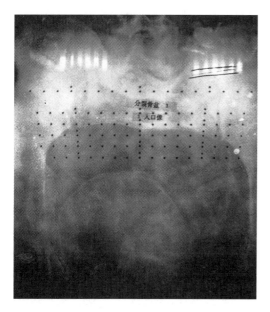

图 2-6-23　分裂骨盆 X 线像（入口像），耻骨联合分离达 14cm

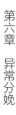

后转移。患侧坐骨切迹底部狭窄,两坐骨结节不在同一水平,患侧高于健侧,耻骨联合向盆腔中央转移。上述变形的结果,不仅表现在入口呈不对称的卵圆形,而且骨盆中段及出口平面狭窄尤甚,因此盆腔容积明显缩小,导致难产(图2-6-26~图2-6-28)。

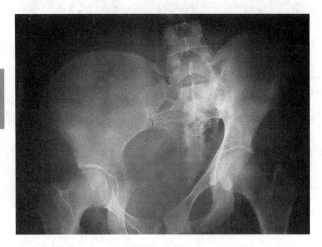

图2-6-26　Naegele 斜骨盆患者正面 X 线像

左侧骶髂关节强直、固定,向健侧偏斜,致骶骨偏斜,呈部分发育不良。

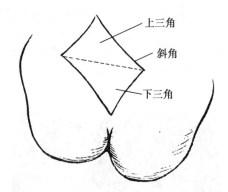

图2-6-27　Naegele 骨盆米氏菱形凹上下三角歪斜示意图

Naegele 骨盆的病理改变,导致腰椎下段向患侧侧弯。为了维持身体的重心,在腰椎以上的脊椎必然出现代偿性侧弯,而最终表现为头部向健侧歪斜,患侧肩部抬高,臀部两侧不等大,臀裂向健侧歪斜,两臀沟不在同一水平,健侧较患侧高,两侧下肢无明显改变,行走状态正常。一般 Naegele 斜骨盆的患者,如不做产前详细检查,常被忽略,以致临产后发生难产始被发现。

Naegele 斜骨盆患者米氏菱形凹明显歪斜,由于患侧髂嵴抬高,髂后上棘明显上移,第 5 腰椎向患侧侧弯,故其上三角的一边明显缩短,由于骶骨向健侧倾斜,致患侧的下三角的一边延长。遇此类患者时应进行骨盆详细检查,必要时做 X 线骨盆正侧位像,以助确诊。

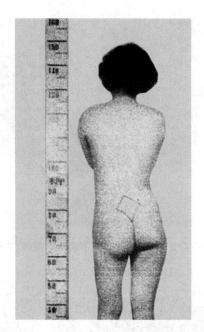

图2-6-28　Naegele 骨盆人像臀部米氏菱形凹歪斜

Naegele 骨盆由于变形程度不一,一般多不能由阴道自然分娩,但变形轻度者,也可由阴道分娩。对 Naegele 骨盆的分娩方式,应根据 X 线骨盆检查后,以观其变形程度及径线尺度,而决定分娩方式。

(4)Robert 骨盆:1842 年首先由 Robert 发现,并命名为 Robert 骨盆,其特点为两侧骶髂关节强直固定,两侧骶翼缺乏或发育不全所致的横径狭窄骨盆,骨盆各平面的横径均明显缩短,而前后径尚属正常范围。

此种骨盆为畸形骨盆中最为少见的一种,文献报告病例不多,其病因与 Naegele 骨盆相同,但系炎症同时侵犯两侧骶髂关节或两侧受侵程度也并不一致,故骨盆横径狭窄的程度也不完全相同。Robert 骨盆其入口横径如不小于11.5cm 时,则其临床意义不大(图2-6-29)。

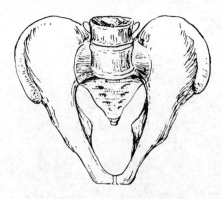

图2-6-29　Robert 骨盆

(5)髋关节病骨盆变形:髋关节病主要是髋关节炎性病变,其中以结核病最为多见,婴幼儿时期患髋关节病变必然形成髋关节病变的骨盆变形。

当婴幼儿期一侧患髋关节炎症时,为避免减轻患侧病痛,并减轻患侧对躯干之负重,则将重心自然转移于健侧,长期致使健侧的骨盆侧壁变为平直并向盆腔内倾斜,使髂耻线变直,健侧坐骨棘向上推移,而使其位置升高,由于体重偏向一侧,骶骨上段则向健侧转移,同时腰椎下段也向健侧侧弯。患侧骨盆由于病变而发育较差,同时由于肌肉的失用以及强韧的韧带不规则牵引,致使患侧骨盆向外扩展。上述机械动力的结果,使骨盆呈典型的髋关节病性的倾斜骨盆,其变形是与 Naegele 骨盆的变形方向相反,前者为向健侧偏斜,后者向患侧偏斜。

髋关节病变如发生于成人已骨化完全的骨盆,则不能使骨盆发生偏斜改变,即使髋关节发生强直,也不致影响骨盆形态。但当髋关节结核病变侵及盆壁,则可破坏盆壁骨质,使骨盆中下段发生形态的改变(图 2-6-30~图 2-6-32)。

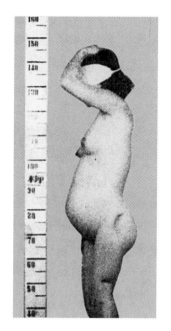

图 2-6-32　髋关节病变骨盆患者侧面像
左臀上端及左膝关节旁有瘢痕。

如有髋关节病变史时,应注意 Michaelis 菱形凹的形态变形,并检查臀部与腰部有无瘘管瘢痕。髋关节病变骨盆,除非髋关节结核累及骨盆侧壁,导致破坏变形,否则一般由于其偏斜程度并不严重,如骨盆尺度够大,经阴道分娩多无大困难。

(6)有棘骨盆:是在骨盆上出现了较小的良性棘状突起,发生于骶岬骨表面周围,偶发生于耻骨联合后表面、骶髂关节及髂耻线上或骶岬表面上,如骨盆径线狭窄,在分娩过程中棘状突起可以损伤胎头组织,或由于胎头压迫,致未开全的宫颈段发生横行撕裂(图 2-6-33)。

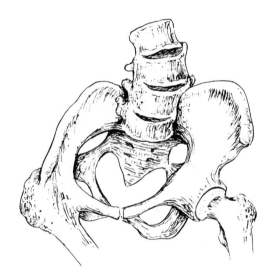

图 2-6-30　髋关节病变性骨盆示意图

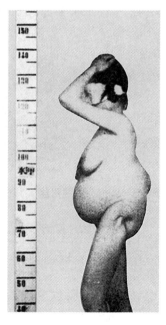

图 2-6-31　髋关节病变骨盆患者侧面像(左侧股骨处瘢痕)

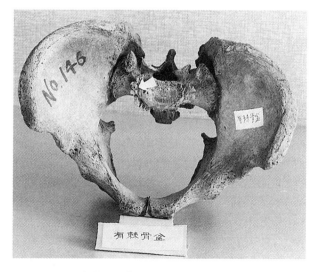

图 2-6-33　有棘骨盆(pecvis apinosa)(女性尸骨骨盆)
一种较小的良性棘状突起,发生于骶岬骨表面周围。

（7）骨盆肿瘤：其好发部位于骨盆后壁接近于骶髂关节处，肿瘤向盆腔突出，故多影响胎儿的下降，导致难产（图2-6-34）。

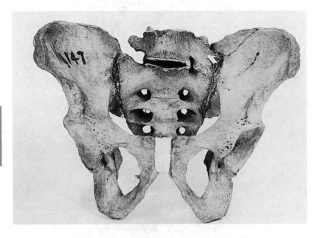

图2-6-34　骨盆肿瘤（女性尸骨骨盆）
发生部位多发于骨分后壁，接近于骶髂关节处，肿瘤向盆腔突出。

（8）外伤所致的骨盆变形：骨盆病变除上述的7种外，由于外伤引起的骨盆骨折，骨痂形成，可呈现各种不同的骨盆变形，可引起骨盆性难产。

（9）脊椎病变所引起的骨盆变形：常见的是脊椎结核或佝偻病所致的驼背。骨盆变形的程度取决于脊椎病变的部位及程度，如病变发生在脊椎高位，在其下段脊椎可以发生向前的代偿性前弯，影响骨盆的机会小；反之，如病变发生在脊椎下段则其以下无代偿性前弯的可能，由于重力作用于骶骨，则骨盆变形。因脊椎作用于骶骨的重心发生改变，使骶骨沿横轴旋转，骶骨向后倾斜。骶髂韧带的牵拉使两侧髂翼及髋骨外展，骨盆入口明显增大，骨盆中段及出口径线缩小，形为漏斗形骨盆。

1）驼背性骨盆：驼背多系由脊椎结核病变所引起，驼背对骨盆的影响，主要取决于脊椎病变的位置，脊椎病变位置越低，则骨盆变形越明显。

驼背性骨盆的特点为骶骨沿横轴旋转，骶岬向后移位，骶骨下部前倾，整块骶骨伸长而变窄，两侧髂翼沿各自横轴旋转、外展，坐骨向中线内倾，形为漏斗形骨盆。驼背性骨盆分娩时胎头早期可衔接下降，分娩开始时顺利，但当胎头通过中骨盆及出口时受阻，胎头旋转娩出困难，形成难产。产前对驼背性骨盆分娩的评估，要关注中骨盆及出口的径线。

2）佝偻病性驼背骨盆：由于佝偻病导致的发育性骨盆异常使骨盆入口前后径狭窄，而骨盆中段、出口较宽阔；而驼背性骨盆的特点是骨盆入口平面增大，中骨盆和出口平面狭窄，两种作用相互抵消，得以相互校正，骨盆不显示上述两种骨盆的特征。根据骨盆情况处理分娩。

3）脊椎侧弯性骨盆：其病因主要是佝偻病或骨软化病

及其他病因引起的，脊椎侧弯轻微，影响骨盆变形不大。骨盆变形的程度也取决于侧弯发生部位的高低。如在胸椎发生侧弯，在其下段的脊椎可形成反方向的代偿性侧弯，则不影响骶骨承受体重的压力，而对骨盆形态没有改变。如侧弯发生在腰椎部分，因其下段已无发生代偿的部分，则骶骨承受体重的压力重心，侧弯的一侧骨盆所承受的压力加大，更受下肢支撑的反作用，使骨盆可形成严重的向盆腔内偏斜，成为脊椎侧弯性偏斜骨盆，致骨盆入口、中段、出口各平面的径线缩短，除轻度变形者外，一般此类骨盆极易发生难产。

4）脊椎后弯性骨盆：脊椎后弯病变多为结核病所引起，脊椎后弯性病变能否影响骨盆变性，同样也以其病变发生部位不同而有所不同，如发生在脊椎上段，为支持身体平衡，则在病变的下方脊椎向前方弯出为代偿，一般不影响骨盆；如病变发生在脊椎下段，如结核病发生在第4、5骶椎，则体重多集中于骶岬，则骶岬必沿横轴回转，骶岬向后移位，骶骨下部向前倾斜，骶骨逐渐延长，骶前表面凹度消失呈平坦状，两侧髂骨亦向横轴回转，两骶翼外展，使骨盆入口前后径明显增加，出口前后径明显缩短，由于髂骨横行回转，骨盆入口横径稍延长，出口横径则缩短，如此的机械旋转则形成漏斗形骨盆（图2-6-35）。

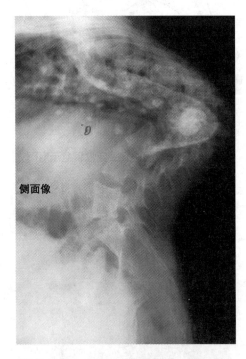

图2-6-35　胸椎后弯性骨盆X线侧位像

脊椎后弯性骨盆应该视其病变发生的部位而定，如病变部位越高，对骨盆影响越小，病变部位越低，尤以发生在第4、5腰椎的结核病变，对骨盆引起严重变形，对产科的影响，主要在于骨盆出口的前后径和横径的缩短，应当加以注意。

5）脊椎脱位性骨盆：第5腰椎与骶椎关节部折断或发育不全，致使第5腰椎体脱位向前突出，形成不同程度的脊椎脱位,轻者仅第5腰椎下缘稍向骶岬上前缘突出,重者则整个腰椎体向前下方突出,覆盖骨盆入口,骶岬后移,骶骨下部向内倾斜,使骨盆入口前后径缩短,中骨盆及出口平面狭窄,其出口前后径与横径均缩短,骨盆的倾斜度减少,形成前后径缩短的漏斗形骨盆(图2-6-36)。

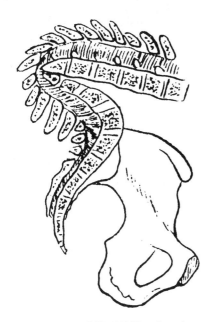

图2-6-36　脊椎脱位性骨盆示意图

(10)下肢病变所致的异常形态骨盆:

1)髋关节脱位性骨盆:髋关节脱位可分为单侧脱位及双侧脱位,使骨盆变形的结果并不相同。

幼儿发生单侧髋关节脱位时,股骨头因脱位而向上方转移至髂骨外面,将逐渐形成一假关节,初是患侧下肢缩短,体重转移至正常侧,而骨盆向后内上方偏斜,形成偏斜骨盆。

若髋关节脱位发生于双侧,在髂翼下形成两个假关节,由于支持体重的重心发生改变,骨盆两侧壁已失去股骨头的压迫,使骨盆呈扁平形,入口前后径缩短,横径不变。

2)下肢病变骨盆:幼儿时期患下肢病变,尤其是患婴儿麻痹的后遗症所致的下肢病变,为了减少患肢负重或因患侧足部不能全部着地,致使骨盆两侧所承担的体重不均,由于健侧负重较多,使健侧骨盆侧壁向内推移形成偏斜骨盆。

下肢病变影响骨盆的变形一般不严重,其发生是由于患侧下肢所受体重的压力减少,骨盆所受的压力也相应地较健侧为小,此种作用形成的偏斜骨盆,一般均较轻微,无骨盆径线明显狭窄或结构变形,致难产发生的机会不多。

综观以上病理性骨盆,形态学变化复杂,常常是造成难产的原因,因此临床上对骨盆的检查极为重要。

(二)发育性骨盆

临床上最多见的骨盆性难产是发育性骨盆所引起的骨盆各平面径线的尺度长短和骨盆的形态及其骨盆结构有关的骨产道性难产,故产科工作者必须熟悉发育性骨盆。发育性骨盆影响分娩的因素有三:一为骨盆各平面径线;二为骨盆入口形态;三为骨盆入口平面以下的各结构、长短、深浅。每种骨盆形态各具特点,因此对每个产妇在产前都需逐一加以检查及判断,才能正确处理好分娩。

1. 发育性骨盆的形态　骨盆在发育过程中,受种族、遗传、营养等因素的影响,骨盆的形态、大小可出现生理范围内的变异,Shapiro将其命名为发育性骨盆,形态学上常以骨盆入口形态划分,以入口横径为界,将入口分为后、前两部,如后、前两部均属于同一类型特点者,名为标准型骨盆,可分为女型、男型、扁平型及类人猿型4个标准形态(图2-6-37)。若骨盆入口后、前两部不属于同一类型,而后、前各自具备标准型的特点者,称为混合型骨盆形态,分为10个混合型。临床上形态及径线对分娩均有不同影响。

(1)女性发育性骨盆的标准形态:

1)女型骨盆:骨盆入口呈圆形或椭圆形,骨盆入口横径远离骶岬,近于中央,横径大于或稍大于前后径,入口分为前、后两部,该两部均较宽阔,骶骨横凹有适当弧度,耻骨联合后方角度中等大,骨盆入口边缘光滑,适当曲度,骶椎5节,骶骨上段直立,下段前倾,坐骨切迹顶部近乎平坦、较宽。坐骨棘间径≥10cm,耻骨弓角度近90°,呈Norman式,耻骨坐骨支纤细有一轻度弯曲,骨盆两侧壁直立,出口宽,骨盆前部中等高度。女型骨盆约占我国妇女52%~58.9%。

2)扁平型骨盆:骨盆入口呈横椭圆形,入口横径大于前后径,入口横径几乎位于中央,骨盆前、后部均较狭窄,骶骨横凹近似女型骨盆,耻骨联合后方角度较大,入口边缘光滑,但曲度较大,耻骨联合中等大,骶骨前表面有适当弧度,骶骨上段直立,下段前倾,坐骨切迹顶部平坦但较狭窄,耻骨弓角度>90°,耻骨坐骨支纤细有适当曲线呈女型。出口横径较宽,前后径窄,骨盆两侧壁直立或内聚,骨盆较浅。扁平型骨盆约占我国妇女23.2%~29%。

3)类人猿型骨盆:骨盆入口呈长椭圆形,入口横径几近中央,但远离骶岬,骨盆前后两部分均长而横窄,骶骨横凹明显,耻骨联合中等高,耻骨联合后方角度狭窄。骨盆入口边缘光滑,适当曲度,骶椎6节,骶骨上段直立,下段前倾,骶骨前表面光滑有适当曲度,坐骨切迹顶部平坦、宽大。耻骨弓角度狭窄,耻骨坐骨支纤细有曲度,出口横径狭窄,前后径较长,骨盆侧壁内聚或直立,骨盆较深,骨盆中段、出口前后径均大于横径。类人猿型骨盆约占我国妇女14.2%~18%。

4)男型骨盆:骨盆入口呈楔形或心形,入口横径近于骶岬,入口前部呈三角形,后部狭窄,骶骨横凹平直,至髂耻结节处呈一角度向后伸展。骶椎5节,骶骨表面平坦,骶骨向前倾斜,坐骨切迹顶部呈山峰状,坐骨切迹底部狭窄,坐骨棘突出。耻骨弓角度狭窄,呈Nothic式,耻骨坐骨支粗而直,耻骨联合较高,骨盆出口平面狭窄,两侧壁内聚,呈漏斗

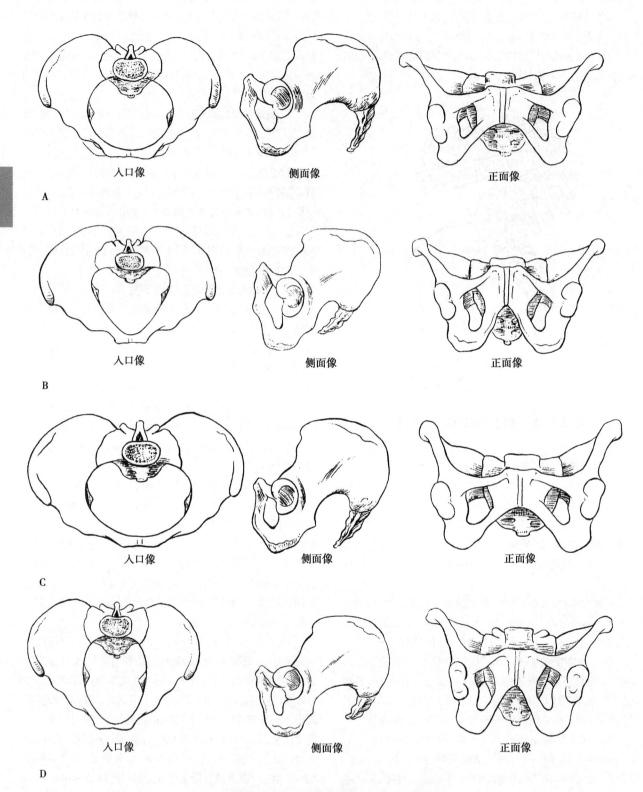

入口像   侧面像   正面像

A

入口像   侧面像   正面像

B

入口像   侧面像   正面像

C

入口像   侧面像   正面像

D

图2-6-37 发育性骨盆入口标准形态
A.女型骨盆;B.男型骨盆;C.扁平型骨盆;D.类人猿型骨盆。

形,骨盆前部较深、内聚,骨质较重。男型骨盆约占我国妇女1%~3.7%。

（2）女性发育性骨盆的混合形态:临床实际完全符合标准骨盆形态的典型骨盆并不多见,骨盆入口以下各部一般并不符合同一类型。混合型骨盆按骨盆入口后、前定名,第一个字表示后骨盆的形态,第二个字表示前骨盆的形态,分为女男型、男女型、女猿型、猿女型、女扁平型、扁女型、男猿型、猿男型、男扁型、扁男型等(图2-6-38)。

骨盆入口形态与胎头入盆所取的位置及入盆后的旋转有直接关系,女型骨盆入口前、后两部宽阔,适合胎头取枕横位入盆,入口以下部分宽裕,有利于胎头的旋转及娩出。类人猿型骨盆横径狭窄,前后径较长,有利于胎头取枕前位或枕后位入盆。如骶骨弯度或骨盆侧壁不利于胎头向前方旋转时,易形成枕横位梗阻或枕后位梗阻。男型骨盆入口呈楔

形或心形,除胎头易取枕横位入盆外,枕后位入盆者亦明显增多。男型骨盆结构极不利于胎头的下降和旋转,以致在分娩过程中常形成高位枕横位梗阻或枕后位梗阻,因而除骨盆径线较长或胎头相应较小外,一般极易形成难产。男、女型骨盆的各结构的不同差异见图2-6-39。

（3）女性发育性骨盆临床组型:为了便于指导临床实践,将4个标准型骨盆与10个混合型骨盆归纳为4个临床组型,每一组型皆具备该型的基本特点:①女型组:标准女型发育性骨盆;②男型组:包括标准男型、男女型、女男型三种发育性骨盆;③扁平型组:包括标准扁型、女扁型、扁女型、男扁型、扁男型5种发育性骨盆;④类人猿型组:包括标准猿型、猿女型、女猿型、猿男型、男猿型5种发育性骨盆。对骨盆形态的了解可以在产妇临产后,对胎儿能否顺利通过骨盆作出估计。

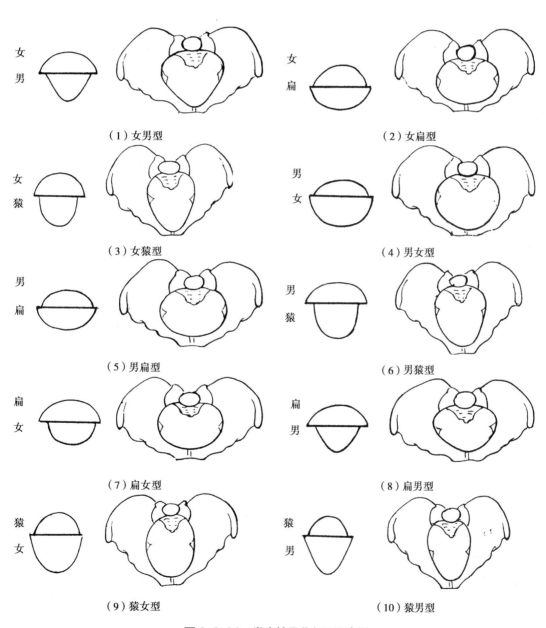

（1）女男型　（2）女扁型　（3）女猿型　（4）男女型　（5）男扁型　（6）男猿型　（7）扁女型　（8）扁男型　（9）猿女型　（10）猿男型

图2-6-38　发育性骨盆入口混合型

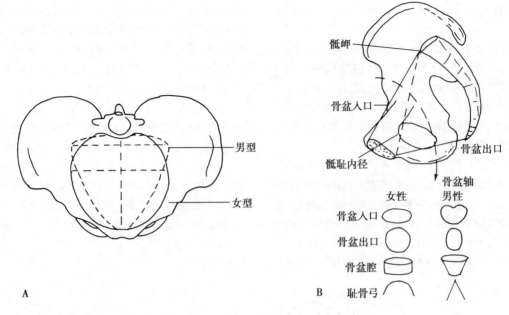

图2-6-39 男型与女型骨盆各平面比较

A. 两个不同形态的骨盆入口其径线相等;B. 女性产道骨盆与男性比较。

2. 发育性骨盆各径线测量数值 天津市中心妇产科医院对1 000例孕妇进行骨盆径线的临床及X线测量研究,并扩大研究了全国20个民族的女性骨盆。为中国女性骨盆研究作出了重要贡献。其结果如下:①关于临床测量骨盆径线统计(表2-6-1);②关于X线测量统计(表2-6-2~表

2-6-4)、骨盆各平面的径线测量值及骨盆轴(图2-6-40)。研究认为,临床骨盆测量方法应符合实际和需要,减少不必要的X线测量。对骨盆的评估应包括4部分(表2-6-5):①一般检查;②外测量;③内测量;④结论。

表2-6-1 中国20个民族3 680例女性生理骨盆临床测量数据统计

单位:cm

项目	平均值	最大值	最小值	标准差	标准误
身高	157.4	176.0	139.0	5.4	0.089 601
入口					
髂棘间径	25.1	31.0	20.0	1.5	0.024 514
髂嵴间径	27.5	33.0	22.0	1.5	0.023 943
骶耻外径	19.7	24.5	16.0	1.1	0.018 739
骶耻内径(未触及)>12					
中段					
中段前后径	11.3	14.5	8.4	0.8	0.013 373
坐棘间径	9.6	12.0	6.5	0.8	0.013 134
出口					
耻弓角度(°)	86.9	112.0	61.0	6.7	0.109 700
弓下废区					
无废区者29.38%					
有废区者70.62%	1.2	9.0	0.1	0.7	0.014 200
耻弓型					
女型　95.44%					

项目	平均值	最大值	最小值	标准差	标准误
男型　4.56%					
出口前后径	11.3	15.0	8.5	1.0	0.016 576
可用出口前后径	0.6	15.0	7.0	1.2	0.019 083
出口后矢状径	8.6	12.2	4.0	1.2	0.019 994
坐骨结节间径	8.9	11.5	6.0	0.8	0.012 361
其他					
米氏凹					
横径	9.4	13.0	6.0	0.9	0.015 304
竖径	11.5	16.0	6.5	1.3	0.022 097
骨盆前部高度	10.0	13.5	6.5	0.9	0.014 998
耻骨联合高度	5.6	8.0	3.0	0.7	0.011 326
坐骨切迹底部					
≤2指　13.95%					
>2指　86.05%					

表 2-6-2　中国 20 个民族 3 680 例女性生理骨盆 X 线测量数据统计　　　　　单位:cm

项目	平均值	最大值	最小值	标准差	标准误
入口					
入口横径	12.6	15.5	10	0.7	0.011 858
入口前后径	12	15.6	8.2	0.9	0.015 301
骶耻内径	13.1	16.7	9.1	1.0	0.016 286
入口后矢状径(正)	4.3	7.3	1.6	0.7	0.012 234
入口后矢状径(侧)	5.2	8.7	2	0.8	0.014 437
中段					
中段前后径	12.0	16.0	9.0	1.1	0.017 960
坐棘间径	10.5	13.6	7.3	0.8	0.013 419
中段后矢状径	4.0	7.2	1.6	0.9	0.014 342
出口					
耻弓角度(°)	89.6	120.0	59.0	7.8	0.012 817
坐骨结节间径	12.3	15.8	9.2	0.9	0.014 086
出口前后径	11.3	15.8	7.5	1.2	0.019 121
出口后矢状径	5.2	9.7	1.8	1.2	0.018 868
其他					
骨盆前部高度	8.9	11.1	6.5	0.6	0.094 534
耻骨联合高度	4.3	6.2	2.5	0.5	0.076 679
耻骨联合间距	0.3	0.8		0.1	0.021 886
坐骨切迹顶部	3.9	6.5	1.3	0.7	0.010 862

表 2-6-3　中国 20 个民族 3 680 例女性生理骨盆入口以下结构 X 线测得的数据统计

骨盆入口平面(°)		骶　骨	
地平与入口平面	57.8±7.8	上端宽(cm)	10.0±0.9
Mengert 指数	51.2±13.4	长度(cm)	1.4±1.2
骶骨上段与平面入口	93.6±7.6	弯曲度	
耻骨与入口平面	90.5±6.1	上下段构成的弯度(%)	
骨盆两侧壁相互关系(%)		中度弯	56.8
直立	57.1	轻度弯	18.0
内聚	32.9	近直立	25.2
外展	10.0	各弯曲度值(%)	
耻弓形态(%)		中度弯	131.4±10.1
女型	94.5	轻度弯	138.9±9.3
男型	5.5	近直立	141.0±10.5
骶前表面(%)		节数出现率(%)	
光滑	73.3	4	0.1
波纹	26.7	5	41.2
		6	48.2
		7	9.9
		8	0.6

表 2-6-4　中国 20 个民族总体 3 680 例女性生理骨盆 X 线测得的入口形态

入口形态/%			临床组型/%	
标准型	女型	47.3	临床型	
	男型	0.8		
	类人猿型	2.2		
	扁平型	2.9		
混合型	女男型	3.3	扁平型组	36.0
	男女型	1.7	女型组	47.3
	女猿型	5.6	男型组	5.8
	猿女型	2.8	类人猿型组	10.9
	女扁型	5.3		
	扁女型	25.6		
	扁男型	1.8		
	男扁型	0.4		
	男猿型	0.2		
	猿男型	0.1		
合计		100		

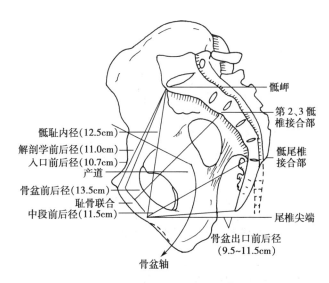

骶岬

第2、3骶椎接合部

骶尾椎接合部

骶耻内径(12.5cm)
解剖学前后径(11.0cm)
入口前后径(10.7cm)
产道
骨盆前后径(13.5cm)
耻骨联合
中段前后径(11.5cm)

尾椎尖端

骨盆出口前后径(9.5~11.5cm)

骨盆轴

图 2-6-40　骨盆内各条径线及骨盆轴

表 2-6-5　改良临床骨盆测量法

Ⅰ. 一般检查

身长：　　　　　　　　　　　　　　厘米

脊柱：前弯　后弯　侧弯

关节：腰骶关节　髋关节　骶尾关节

下肢：行走正常　两侧对称　形直　弓形腿　展腿

Ⅱ. 外测量

米氏凹：

骶耻外径：

髂棘间径：

髂嵴间径：

骨盆前部高度：

耻弓角度：

出口横径：

可用的出口前后径：

Ⅲ. 内测量

中段前后径：　　　　　　　　　　厘米

坐棘间径：　　　　　　　　　　　厘米

坐骨切迹：　　　　　　　　　　　厘米

骶耻内径：　　　　　　　厘米　未能触及

Ⅳ. 结论

骨盆形态：　生理　病理

生理骨盆尺度：　大　中　小　深　浅

头盆相称情况：

中国女性骨盆与欧美者比较在形态上有不同。中国女性骨盆绝大多数为女型（77.7%），其发生率超过欧美；扁平型骨盆亦比较多；类人猿型骨盆较欧美妇女为少；男型骨盆

更少，较之欧美妇女几乎为 1 ∶（20~30）。关于骨盆各径线，在生理范围内中国女性骨盆与欧美者比较无大差别。

本组骨盆数据 84% 来自黄河流域下游，其余 16% 来自长江流域、松辽流域、珠闽流域。更重要的是对全国 20 个民族妇女骨盆的数据比较，结果显示无明显差别。本组数字由大量的临床及 X 线测量所产生，有其科学根据。各地可结合各民族情况参考使用。

（三）骨盆形态与分娩的关系

根据 Caldwell-Moloy 利用 X 线立体镜方法研究，指明骨盆形态与预产式胎头入盆有关。女型骨盆胎头入盆取枕横位者占 69%，枕前位为 21%，枕后位为 10%；男型骨盆胎头入盆取枕横位为 71%，枕前位为 8.5%，枕后位为 20.5%；类人猿型骨盆胎头入盆取枕横位为 37.5%，枕前位为 34%，枕后位为 28.5%；扁平型骨盆胎头入盆取枕横位者为 80%，枕前位为 10%，枕后位为 10%。

通过上述研究表明，胎头取何种方法入盆与骨盆形态有关。但同一类型骨盆，亦可有不同胎方位入盆。通过 X 线对分娩机制的研究，表明胎头入盆是以比较大的枕额平面或枕下前额平面，即以较长的枕额径或枕下前额径，衔接于骨盆入口的最大径线。由于骨盆入口形态不同，其入口前后径与入口横径均有差异，如类人猿型骨盆其入口前后径较入口横径为大，因此取枕前位与枕后位者必然增加，而取枕横位的机会相应减少。Caldwell 及 Moloy 的研究认为除上述骨盆形态与胎头入盆方式有一定关系外，还与胎头和骨盆盆轴有关。一般情况下，胎头的纵轴是向较宽裕的后骨盆方向下降，此种现象在临产早期的 X 线侧面像可以看到。因此胎头纵轴指向后骨盆是正常情况。各种骨盆形态与胎头入盆的关系（图 2-6-41）。包括骨盆入口标准形态与混合形态。

骨盆轴的方向可以通过观察其轴线与骶骨和耻骨联合的距离，如轴线近于耻骨联合，表明胎头下降指向前骨盆，胎头取前骨盆入盆，虽能自然分娩，但难产机会显然增大。因骨盆前壁平直，不如骶凹形成的后骨盆宽裕。故胎头越下降也越困难，致产程延长，最后导致难产的发生。临床检查在临产早期可依宫口在骶骨与耻骨联合之间的位置加以鉴别，如胎头向前骨盆入盆，则宫口位置常近于耻骨侧，以此评估有一定参考价值。何种因素影响胎头入骨盆轴，目前尚不完全了解。早在 1860 年 Baznes 即指出，子宫下段对胎头进入到骨盆后方起重要作用。其他如胎头的大小及姿态、骨盆的形态及大小、子宫下段扩展情况、宫颈软硬和成熟度、子宫周围韧带、结缔组织等有一定影响。

发育性骨盆入口形态共有 14 种，各种类型骨盆的前、后两部均有差异，及胎头入盆轴的方向也有差异。可以解释为何同一类型骨盆，胎头入盆的位置有所差异。一般女型、男型、扁平型骨盆的骨盆入口后壁较平，胎头入于后骨盆时，则取枕横位入盆。类人猿型骨盆由于前后径较长，故取枕后位

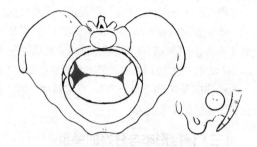

1. 女型骨盆入口呈圆形,前后骨盆宽阔,耻骨联合后部角度中等,入口边缘光滑,胎头入后骨盆时取枕横位入盆

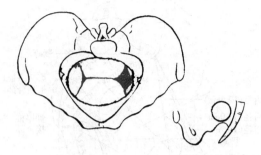

2. 男型骨盆入口呈三角形,后骨盆平坦,前骨盆狭窄,耻骨弓角度狭窄,胎头入后骨盆时取枕横位入盆或枕后位入盆

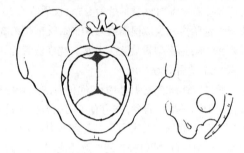

3. 猿型骨盆入口呈长椭圆形,骨盆前后二部均长而狭窄,儿头多取枕直前或枕直后位入盆

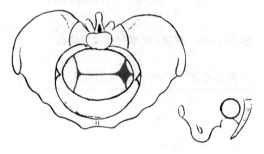

4. 扁型骨盆入口呈横椭圆形,后骨盆较平坦,前后骨盆前后径均狭窄,胎头入后骨盆多取枕横位入盆

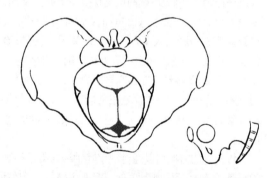

5. 女男型骨盆入口前骨盆狭窄,胎头入前骨盆时胎头取枕后位入盆

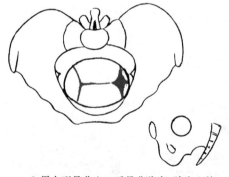

6. 男女型骨盆入口后骨盆狭窄,胎头入前骨盆时取枕横位入盆

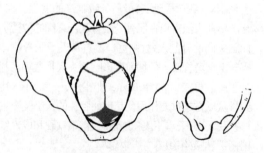

7. 男猿型骨盆,前骨盆长面窄,胎头入前骨盆时取枕后位或枕前位入盆

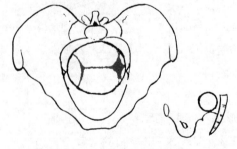

8. 男猿型骨盆入口后骨盆平而窄,前骨盆细长,胎头入后骨盆时取枕横位入盆

图 2-6-41　骨盆形态与胎头入盆的关系

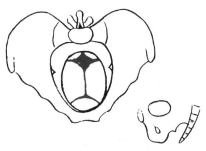

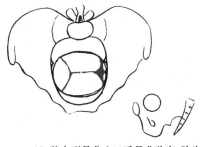

9. 女猿型骨盆入口前骨盆狭窄,胎头入前骨盆时,取枕前位或枕后位入盆

10. 猿女型骨盆入口后骨盆狭窄,胎头入前骨盆时取枕横位入盆

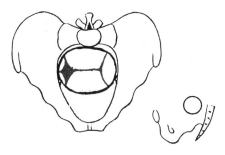

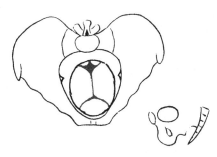

11. 猿男型骨盆入口后骨盆平,胎头入后骨盆时取枕横位入盆

12. 骨盆入口前骨盆狭窄,胎头入前骨盆时取枕前位入盆也可取枕后位入盆

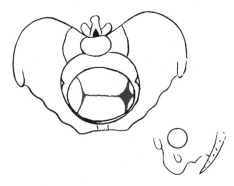

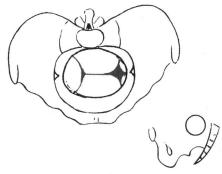

13. 耻骨联合后角宽阔,胎头入前骨盆时取枕横位入盆

14. 对女、扁、男型骨盆入口后缘平坦胎头轴向后骨盆时,多取枕横位入盆

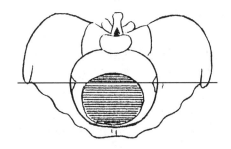

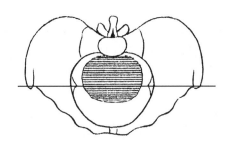

15. 胎头入前骨盆

16. 胎头入后骨盆

图 2-6-41(续)

或枕前位入盆。

胎头通过不规则的骨盆腔时,必须经过一定旋转机制,才能克服阻力而完成分娩。当胎头衔接于骨盆腔内行旋转动作之前,保持其入盆时的位置,当胎头下降达盆底后,在宫缩作用下,胎头受到肛提肌的作用,开始向前方旋转,胎头枕骨接触于耻骨支进入耻骨弓,胎头开始仰伸娩出,顺序胎体娩出。但各种类型的骨盆,在骨盆入口以下的部位,其结构有各种变异,如骨盆侧壁的内聚、骶骨前表面弧度缺乏、骶骨向前倾斜、耻骨坐骨支内聚等均可影响正常分娩机制,使胎头向后方旋转,如后骨盆宽裕则胎头可以娩出,否则形成枕后梗阻;枕横下降的胎头不能进行旋转,则形成枕横梗阻,导致难产。

枕横梗阻可分为中位及低位两种。低位枕横梗阻为扁平型骨盆最易发生的一种难产。临床处理较为容易,有时做会阴侧切,胎头即可向前方旋转自然娩出,或用一叶产钳加以协助旋转也可顺利分娩。中位枕横梗阻好发于男型骨盆合并侧壁直立及扁平型骨盆。男型或扁平型骨盆妨碍胎头的向前旋转,可形成中骨盆枕横梗阻。中位枕横梗阻临床处理用产钳或用手回转胎头极为困难。如用产钳牵引易给产妇及胎儿带来严重损伤,应以剖宫产分娩。

枕后梗阻也可分为中位及低位两种。低位枕后梗阻常发生轻度出口前后径狭窄或耻骨弓角度较小的类人猿型骨盆,对此种梗阻可不必用手或产钳旋转胎头,用产钳以枕后位牵引即可分娩。中位枕后梗阻好发于男型及扁平型骨盆合并骶凹较深,胎头由于向前回转困难,则向后回转,而形成梗阻。临床用手回转胎头常极困难,应剖宫产分娩。

出口平面狭窄也可致枕前梗阻,常由于耻骨坐骨支内聚,耻骨弓角度较小,骶骨末端前倾或尾骨骶化形成出口平面狭窄。根据胎头大小及梗阻情况可用低位产钳娩出。

(四) 临床骨盆检查要求及处理原则

临床骨盆检查要求全面和整体的视诊,测量准确性非常重要。

1. 询问以往病史。

2. 一般体格检查 测量身高,如身高在 141.5cm 以下者,常有骨盆狭窄。观察头部,看头部位置是否正直,两臂肩是否平衡,脊椎有无侧弯、后突,米氏菱形凹是否对称,有无歪斜,两髂嵴是否等高,两臀是否等大、等高,双下肢是否对称,有无膝关节病变,有无 "X" 形或 "O" 形腿等。

3. 产科检查

(1) 有无悬垂腹,如有应考虑骨盆异常。

(2) 检查胎位:如胎位有异常应考虑有骨盆异常的可能性。

(3) 检查头盆适应情况:排空膀胱,使产妇平卧,两下肢屈曲,检查胎头是否入盆,初产妇在预产期前 2~3 周胎头应衔接于骨盆入口,若于预产期前 2 周胎头尚浮动于骨盆入口,则应进一步检查头盆是否相称,检查者以一手置于耻骨联合,向上滑动,如胎头突出部分低于耻骨联合,则头盆相称。除腹部检查外,亦可用阴道腹部双合诊检查法,即用两手指置入阴道内,另一手置于腹部向下加压,加压时阴道手指感觉胎头有下降入盆之情况,否则头盆不称可能性较大。

(4) 检查骨盆出口、耻骨弓形态、耻骨弓高度以及耻骨弓角度,并测量骨盆出口横径及后矢状径,如两者之和 <15cm 时应考虑出口平面狭窄的可能,或用手拳置于出口,如手拳能通过出口,胎头娩出问题不大。

(5) 阴道检查:骨盆两侧是否对称,坐骨棘是否突出、骶前表面情况、倾斜情况以及坐骨棘切迹大小等,最后测量骶耻内径,骶耻内径减去 1.5cm,估计为入口前后径的长度。我国妇女骶耻内径正常者在 12.0cm 以上,最后检查骶尾关节的活动度,都是估计骨盆出口能否通过胎头的重要标准。

(6) X 线骨盆测量:现在一般不做骨盆 X 线检查。

4. 骨产道异常的临床表现

(1) 骨盆入口平面狭窄:

1) 胎先露及胎方位异常:狭窄骨盆产妇异常胎方位发生率是正常者 3 倍以上。头先露时头盆不称的发生率高,初产妇多呈尖腹,经产妇呈悬垂腹,临产后胎头迟迟不入盆,跨耻征阳性;偶有胎头尚未衔接,但在阴道口见到胎头产瘤的假象,扁平型骨盆且骨盆浅时,产程初期,胎头常呈不均倾位或仰伸位入盆,耻骨联合上方仍可触及胎头双顶径,误认为胎头位置低。

2) 产程进展异常:根据骨盆狭窄程度、胎位情况、胎儿大小及产力强弱情况表型各异。当骨盆入口平面狭窄而致相对性头盆不称时,常见潜伏期及活跃期早期产程延长,经充分试产,一旦胎头衔接,活跃晚期产程进展顺利。绝对性头盆不称,即使产力、胎儿大小及胎位正常,胎头仍不能入盆,常致宫缩乏力及产程停滞,甚至出现梗阻性难产。

3) 其他:胎膜早破及脐带脱垂等分娩期发病率增高。偶有狭窄骨盆伴有宫缩过强和产道梗阻,表现为腹痛拒按、排尿困难、尿潴留等症状。检查可发现产妇下腹压痛、耻骨联合分离、宫颈水肿,甚至出现病理性缩复环、肉眼血尿等先兆子宫破裂征象。

(2) 中骨盆狭窄:

1) 胎方位异常:胎头衔接后下降至中骨盆平面时,由于中骨盆横径狭窄致使胎头内旋转受阻,双顶径受阻于中骨盆狭窄部位,导致持续性枕后(横)位,经阴道分娩受阻。

2) 产程进展异常:胎头多于宫口近开全时完成内旋转,因持续性枕后(横)位引起继发性宫缩乏力,多导致第二产程延长甚至停滞。

3) 其他:胎头受阻于中骨盆,强行通过以及手术助产矫正胎方位等易导致胎头发生变形,软组织水肿,产瘤较大,严重者发生胎儿颅内出血、头皮血肿及胎儿窘迫等,阴道助产则可导致严重的会阴、阴道损伤和新生儿产伤。严重的中骨盆狭窄、宫缩较强,可发生先兆子宫破裂甚至子宫破裂。

（3）骨盆出口平面狭窄：常与中骨盆狭窄并存。易致继发性宫缩乏力和第二产程停滞，胎头双顶径不能通过骨盆出口平面。不宜强行阴道助产，否则会导致严重的软产道裂伤及新生儿产伤。

5. 骨产道异常性难产的处理原则　除有明显的病理骨盆或盆头不称者达足月应行剖宫产外，为了临床上的实用，将其处理综述如下：

（1）骨盆入口平面狭窄：骨盆入口平面狭窄，为分娩开始后胎儿面临的第一关，应给予试产机会。骨盆入口之主要径线即入口前后径，入口前后径以 8.5cm 为最小径线，如<8.5cm，大多正常胎头不能完全通过，应行剖宫产。一般入口前后径在 9.5cm 以上时多能自然分娩。骨盆入口横径最小在 10.5cm，横径狭窄亦常为难产的原因。对骨盆入口除估计其形态外，对径线之长短亦须全面加以考虑。

（2）骨盆中段狭窄：中段骨盆为骨盆腔内最小的平面。中段骨盆狭窄之产妇，在临产开始后，胎头的衔接与下降常无阻碍，宫颈的扩张亦无显著异常，但当胎儿俯屈，旋转受阻时，则逐渐表现产程进展缓慢，宫缩乏力，因此常常形成枕后梗阻或枕横梗阻等。如遇以上情况，应用手法协助胎头旋转，如胎头双顶径已下降至坐骨棘平面以下时，可用产钳助产完成分娩，如在坐骨棘水平以上时，应考虑剖宫产。

（3）骨盆出口平面狭窄：骨盆出口为骨盆最低平面，出口平面狭窄者一般并发中段骨盆狭窄，不宜试产，故对出口的大小应及早作出准确的估计，如出口过小可行选择性剖宫产术。轻度出口平面狭窄者可用胎头吸引器或产钳助产完成分娩。出口横径加后矢状径如 <15cm 时，胎头娩出多较困难，需剖宫产。注意耻骨弓角度窄小时，可能为骨盆出口前后漏斗形或弓下废区大，均影响胎头娩出，要早作诊断和估计分娩方式。

二、软产道异常性难产

软产道异常性难产比骨产道异常性难产少见，因而易被忽略。自从 Kronig Seitg 等研究软产道性难产以来，引起了产科工作者的重视。妊娠后软产道软化性、伸展性和弹力均大于未孕时，并且为了使胎儿通过产道，子宫体、子宫下段、宫颈、阴道、外阴形成的连续筒状的软产道发生扩张和宫口开大，才能顺利娩出胎儿。软产道异常分为功能性异常、器质性异常或两者合并发生。

（一）软产道的形成

妊娠子宫与非孕子宫不同，妊娠后子宫峡部向上、下伸展成为子宫下段。孕期子宫体肌壁增厚，富含纤维的纵行肌在分娩时发生自发性收缩。同时子宫体肌壁变短、变厚，促进子宫下段扩展，宫颈消失展平、宫口开大，形成一个让胎儿通过的连续而薄软有弹力的软产道，包括子宫下段、宫颈、阴道及盆底软组织。

1. 子宫下段　由未孕时的子宫峡部组成。子宫峡部位于解剖学内口与组织学内口之间，在非孕期长约 1cm，随妊娠进展被逐渐拉长，至妊娠末期形成子宫下段。临产后，规律宫缩使子宫下段进一步拉长达 7~10cm。由于子宫体部肌纤维的缩复作用，使上段肌壁越来越厚，下段肌壁被动牵拉越来越薄。在子宫内面的上、下段交界处形成环状隆起，称生理性缩复环（physiological retraction ring）。

2. 宫颈　非孕时宫颈长 2.5~3cm，在孕期宫颈闭合，以保护胎儿生长发育，并有防御上行感染的功能，到了孕末期宫颈逐渐消失、展平，称为宫颈成熟，为分娩做准备。临产后第一产程中宫口逐渐开大至开全，与扩展的子宫下段形成筒状软产道，以使胎儿顺利通过。

子宫体与宫颈管的组织学特点有所不同：①宫体平滑肌数量丰富，约占 68.8%，宫颈管上部含平滑肌占 28.8%，中部 18%，下部 6.4%，近宫颈外口处平滑肌数量明显减少，仅为宫体的 1/10。②宫颈大部分是富含胶原纤维的结缔组织，并富含弹性蛋白、蛋白聚糖和透明质酸。

宫颈成熟过程需要胶原组织的不断裂解和重构。由于妊娠期细胞代谢活跃：细胞激素分泌增多、白细胞的渗透物增多、细胞增殖及组织水合作用增强，前列腺素 E2 使毛细血管扩张，通透性增大，释放细胞因子，这一过程与炎症反应相似。在细胞因子的作用下，中性粒细胞被释放入组织，并释放出包括胶原酶、弹性蛋白酶和基质金属蛋白酶等，使胶原组织裂解，宫颈组织中黏多糖和透明质酸的合成增加。在宫颈扩张阶段，增加的黏多糖使胶原的聚集减少，可溶性增加；透明质酸具有高黏度、高弹性，能够增强组织的伸展性，并有润滑作用。生物力学测量证实了宫颈组织的顺应性在孕期呈进行性增强，并且在分娩时达到最大的拉伸强度。上述改变在孕期和分娩期持续发生，使宫颈逐渐成熟及扩张。

3. 阴道、骨盆底及会阴。

（二）宫颈管消失与宫口扩张的机制

临产后宫颈发生两个变化：宫颈管消失及宫口扩张（图 2-6-42）。

初产妇通常是先发生宫颈管消失，随后宫口扩张。经产妇一般是宫颈管消失与宫口扩展同时进行。由于子宫收缩，宫体肌增厚变短，向骨盆出口推压胎儿，子宫下段扩展，宫颈向上牵引致宫颈消失、展平、宫口开大，使胎儿通过薄软的子宫下段和开全的宫颈口。随着分娩的进展，宫体越来越变厚、变短，子宫下段扩展上升，宫颈消失，宫口开全，在耻骨联合上约 6cm 处可触摸到缩复环，为子宫上下部的分界，相当于子宫解剖学内口处，说明子宫下段和宫颈极度扩展，宫口已开全。

由于宫缩加强，子宫内羊水压力上升，并传导到全子宫，由于子宫上部收缩，子宫下段受到牵引而上升扩展，宫颈消失，宫口开大到开全，随着子宫收缩的增强，羊膜囊增大呈楔形进入宫颈，扩张宫口，胎膜适时发生破裂。宫口开全，子

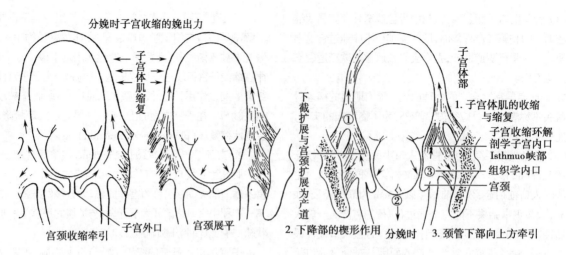

图 2-6-42　分娩时宫颈展平、宫口开大的机制示意图

宫下段与宫颈界限消失,形成胎儿通过的筒状产道。分娩时子宫下段与宫颈的扩张伸展形成产道的同时,盆腔阴道的肌肉群和盆底筋膜,尿生殖膈等同时开始扩张伸展,宫颈扩张开大呈无抵抗状态,进入第二产程。胎先露达盆底后,由于胎头挤压盆底组织,使软产道呈现向前弯曲薄软的管道,以便胎儿娩出。

(三)软产道异常的原因

1. 软产道发育异常　可由先天性异常及后天疾病因素引起,包括外阴异常、阴道异常、子宫异常、宫颈异常及盆腔肿瘤等。如子宫发育不良,会阴短、小、长,阴道狭窄,宫颈管长、小、硬,缺乏伸展性和弹性,分娩时扩展开大困难。

2. 高龄初产妇　35 岁以上的产妇为高龄初产妇。因高龄初产妇盆底肌肉群和筋膜伸展不良,胎儿通过时容易损伤盆底肌肉和筋膜,一般软产道裂伤形成子宫脱垂机会增多。

(四)软产道异常的种类

1. 外阴异常

(1)外阴瘢痕:包括外阴手术或外伤后瘢痕,以及炎症的后遗症性瘢痕牵缩等。如瘢痕不大,可行较大侧切,阴道分娩;若范围较大,分娩时易发生撕裂,以剖宫产为宜。

(2)外阴肿物:可导致难产,外阴脓肿在阴道分娩时应切开引流。

(3)外阴水肿:外阴水肿常见于子痫前期、严重贫血、心脏病及肾病综合征的孕妇。有全身性水肿时可合并有外阴水肿,此外外阴静脉瘤、静脉曲张、外阴狭窄也是导致难产的原因。

(4)其他:严重的外阴硬化性萎缩或白色病变等。

2. 阴道异常

(1)不全阴道闭锁:先天性阴道发育不良、产伤、药物腐蚀、手术或感染而形成的瘢痕狭窄。如子宫脱垂修补术后,高度炎症的瘢痕形成。虽然妊娠时可软化,分娩时可伸展开大,但可引起瘢痕裂伤出血。应早期诊断并根据阴道的情况决定分娩方式,如瘢痕较大以剖宫产为宜。

(2)阴道纵隔:完全纵隔由子宫延伸至宫颈达阴道,常合并有双子宫及双宫颈畸形。完全纵隔时,胎头在下降过程中一般能将半个阴道充分扩张后通过,不全纵隔有上、下之分,可妨碍胎头下降,有时自然破裂,但如较厚需将其剪断,待胎儿娩出后再切除剩余部分,用肠线锁缝残端。

(3)阴道横隔:阴道横隔多位于阴道上、中段,临产后肛查可误诊为宫颈口,但可感到宫颈口位于横隔水平之上,经阴道检查在横隔小孔的上方可查到宫颈外口,如宫口已开全,胎头下降至盆底时用手指扩张横隔或 X 形切开,待胎儿娩出后再锁缝切缘,困难时以剖宫产为宜。

(4)阴道斜隔:常伴有同侧泌尿系统发育异常,多为双子宫、双宫颈及斜隔侧肾缺如,因此病为一组畸形,又称阴道斜隔综合征。存在正常而通畅的子宫及阴道者,健侧子宫妊娠时大多可正常生育。亦有患者因子宫发育不良,导致流产、早产。当患者为Ⅱ、Ⅲ型斜隔侧子宫妊娠时,往往处理较困难时才发现为阴道斜隔,困难时以剖宫产为宜。

(5)阴道肿瘤:一般阴道囊肿在分娩时才被发现,囊肿较大时阻碍先露部下降,可穿刺吸出其内容物,待分娩后进一步处理;其他如癌瘤、肉瘤、肌瘤等使阴道伸展受限,脆性增大,易出血感染,且阻碍胎先露下降而又不易经阴道切除,达足月宜选择性剖宫产。

3. 宫颈异常

(1)宫颈发育异常:

1)双宫颈:常合并其他泌尿生殖道异常,如双子宫、阴道纵隔等,易导致不孕或怀孕后流产和早产,应充分评估有无其他生殖道畸形,选择适宜分娩方式。

2)宫颈功能不全:由于先天或后天性宫颈内口形态、结构和功能异常引起的非分娩状态下宫颈病理性松弛和扩张,不能维持妊娠至足月的现象,是导致中期妊娠复发性流产和早产的重要原因。目前宫颈环扎术是治疗宫颈功能不全导致早产的唯一术式和有效方法。手术方式主要为经阴道和经腹两种。经阴道宫颈环扎术后通常在妊娠 36 周后择期拆除环扎线以减少宫颈撕裂的发生。而经腹宫颈环扎术后应以剖宫产终止妊娠。

3）宫颈坚韧：常见于高龄初产妇，分为宫颈上部坚硬症，指宫颈管异常或宫颈肌化不全坚硬症；宫颈下部坚硬症，指宫颈结缔组织坚硬症，特点为宫颈不成熟，二者均影响宫颈变软、消失、展平和宫口开大及胎头入盆，而造成难产。分娩时可于宫颈两侧各注入 0.5% 利多卡因 5~10ml，若不缓解，应行剖宫产术。

（2）宫颈病变：

1）宫颈黏连和瘢痕，可为刮宫、感染、手术和物理治疗所致：①宫颈与胎膜粘连：宫颈下部与胎膜粘连，使产程进展缓慢，如经阴道检查可伸手入宫颈内口深部进行剥离，使之与子宫下段、宫颈壁分离，羊膜囊形成，加快产程进展；②颈口粘连：分娩过程中宫颈管已消失但宫口不开大，宫口包着胎头下降，先露部与阴道之间有一薄层的宫颈组织，如胎头下降已达棘下 2cm，可经手捅破，也可在子宫口边缘相当于时针 10 点、2 点及 6 点处将宫颈切开 1~2cm，再产钳助产，但宫颈有撕裂的危险；③宫颈瘢痕：宫颈呈不规则裂伤瘢痕、硬结，宫口发生狭窄。临产后产程延长，强行产钳助产可引起深部裂伤、出血，仍以选择性剖宫产为宜。

2）子宫颈鳞状上皮内病变：妊娠期间，增高的雌激素使柱状上皮外移至子宫颈阴道部，转化区的基底细胞出现不典型增生改变；妊娠期免疫功能可能低下，易患 HPV 感染。诊断时应注意妊娠时转化区的基底细胞可有核增大、深染等表现，细胞学检查易误诊，但产后 6 周可恢复正常。大部分妊娠患者为 LSIL，仅约 14% 为 HSIL。妊娠期 HSIL 进展率低，在除外浸润癌的情况下，孕期可密切随访，产后复查后再处理。妊娠合并子宫颈鳞状上皮内病变并非是剖宫产指征，不应作为改变分娩方式的依据。

（3）宫颈癌：妊娠合并宫颈癌的患者，若妊娠晚期（28 周以上）诊断宫颈癌，无论患者期别，患者要求继续妊娠者在孕 34 周、胎儿肺成熟后采用剖宫产结束妊娠为宜。

（4）宫颈肌瘤：较少见，分娩时影响宫颈扩张，引起难产，阴道检查可确诊，以剖宫产为宜。

（5）宫颈水肿：一般常见于扁骨盆、骨盆狭窄、胎头位置不正、产妇过早屏气或宫缩不协调时。由于产程延长，宫颈组织在骨盆壁与胎头之间受压，血液循环障碍，宫颈下部发生水肿。如为轻度水肿，可试 0.5% 普鲁卡因或利多卡因，宫颈局部多点封闭，可使宫口开大而顺产，重者以选择性剖宫产为宜。

4. 子宫异常

（1）子宫畸形：

1）双子宫：双子宫之一妊娠，另一子宫亦稍增大，一般不致造成难产，如另一子宫已阻塞产道，应行剖宫产。

2）双角子宫：妊娠发生在双角子宫或子宫纵隔比较常见，临床上很难区别这两种畸形，检查时双角子宫的宫底呈马鞍型，宫底向宫腔内膨隆，两角较凸起，而子宫纵隔宫底外形正常。部分可因宫腔发育异常而导致胎位异常或宫缩乏力，造成难产。

3）单角子宫：较少见，子宫肌层发育欠佳，可致流产、早产，子宫轴向失常，胎儿活动受阻可导致臀位。临产后宫缩乏力风险增加，可导产程延长、难产等并发症。

4）残角子宫：妊娠足月或近足月的残角子宫妊娠极少见。若在妊娠早期发现残角子宫妊娠，应行手术切除。

5）弓形子宫、纵隔子宫或不全纵隔子宫：多数在分娩后或刮宫时发现，是子宫发育异常中较常见的一种类型。多无症状，对孕妇及胎儿有一定的影响，妊娠后产科并发症发生率高。部分纵隔子宫可导致不孕或怀孕后流产、早产，因子宫有纵隔，胎儿活动障碍，易发生横位或臀位。胎产式或胎位不正时，根据孕妇的年龄，产次，骨盆大小及胎儿大小，决定分娩方式。对高龄的初产妇，有不良妊娠史，胎位不正者，可适当放宽剖宫指征。单纯纵隔子宫可阴道分娩，如有继发宫缩乏力，第二产程延长，应作阴道检查，明确是否有阴道纵隔，子宫纵隔达宫颈外口可阻碍产程进展或分娩。产后胎盘剥离障碍，产后出血多，易漏诊，多为 X 线检查发现。

（2）子宫脱垂：子宫完全脱垂，妊娠中期以后，脱垂子宫可回缩上升直至晚期分娩，分娩时盆底无抵抗，产程较快。但宫体在腹腔内，宫颈管长而脱出阴道外时，因结缔组织增生、肥大，影响宫口开大。分娩过程中，常常发生胎膜早破，产程延长，宫腔感染，宫颈裂伤。有突然破膜而孕妇向下用力，宫颈水肿，影响宫口开大造成难产可能。

（3）子宫肌瘤：子宫肌瘤对分娩的影响主要与其大小、生长部位、性质有关。如肌瘤在盆腔上方，胎头已入盆，如宫缩好，产程正常进展，可自然分娩，如肌瘤位于先露部以下，影响先露下降，胎头浮动，则阴道分娩有一定困难，可行剖宫产。

（4）瘢痕子宫：瘢痕子宫妇女再次妊娠时存在瘢痕子宫妊娠、凶险性前置胎盘、子宫破裂等风险。关于剖宫产术后再次妊娠的分娩方式有选择性再次剖宫产和剖宫产术后再次妊娠阴道试产两种。剖宫产术后再次妊娠阴道试产的成功率各国报道不一，从 60%~80% 不等；且子宫破裂的风险高于选择性再次剖宫产，但整体风险率不足 1%，一旦发生子宫破裂，孕妇输血率、子宫切除率和围产儿发病率、死亡率明显增加。因此，对于有阴道分娩意愿的孕妇必须在产前充分评估、具备阴道分娩适应证、规范的产时管理、具备相应的应急预案的前提下实施。

（5）子宫扭转：妊娠子宫的宫颈部分，分为上部和下部，上部扭转，严重时可引起胎儿死亡，阴道检查时，发现手指不易进入宫颈内口，即可确诊，应及早结束分娩。检查时行双合诊或三合诊更易确诊。

（6）子宫嵌顿：由于持续性子宫位置异常，子宫长轴不能向腹腔正常伸展，子宫底向孕妇腹侧、背侧或左右两侧生长，导致子宫局限于骨盆腔内，称为妊娠子宫嵌顿。其中绝大多数情况为妊娠子宫后倾后屈，局限于子宫直肠陷凹。一旦确诊，无论有无症状，尽快恢复子宫正常解剖位置。目前，此病尚无特效治疗方法，治疗方法因孕周而异。国内文献报道，孕14周前建议采用膝胸卧位纠正；孕14~20周，优先选择胸膝卧位，无效时推荐手法复位。若孕20周后子宫嵌顿仍无法复位，则需做好剖宫产准备。因本病可导致难产、子宫破裂等极严重的后果，且随着孕周的增加其风险亦增加，所以需结合子宫前壁肌层厚度的变化、症状，以判断剖宫产术时机，适时促胎肺成熟，做好急诊剖宫产的准备。

5. 其他

（1）卵巢囊肿：妊娠合并卵巢囊肿，可发生蒂扭转，如果卵巢囊肿阻塞产道，可导致卵巢囊肿破裂，或阻碍分娩，偶尔可导致子宫破裂。因此确诊后，应严密随访，必要时择期手术行卵巢囊肿摘除术。如果临产后卵巢囊肿嵌顿在盆腔内需行剖宫产。

（2）盆腔肿块：临床上比较少见，偶可有重度膀胱胀满，或阴道膀胱膨出，阴道直肠膨出，肾下垂等阻塞盆腔，阻碍分娩，可行剖宫产。

（五）软产道异常对产妇及胎儿的影响

1. 软产道异常对产妇的影响

（1）产程延长、产妇疲劳，对有合并症的产妇如妊娠期高血压疾病，心、肺疾病者不利，手术产率增加。

（2）胎位异常及/或旋转异常，产程停滞，导致难产和产伤。

（3）胎膜早破，产程延长，引起宫内感染。

（4）产钳助娩、穿颅术等手术产，产伤机会增多。

（5）软产道扩展受阻，导致宫缩异常，不利于分娩。

2. 对胎儿的影响 软产道异常时，产道扩展及宫口开大受阻，产程延长，引起胎儿缺氧酸中毒，宫内窒息，存活者有神经系统后遗症可能。据统计，胎儿死亡中软产道难产占65%，骨产道难产占20%，软产道异常所致胎儿死亡的65%中，35.7%为软产道开大不全，29.3%为手术产所致。第二产程延长分娩者，胎儿窒息及死亡率均增加。

（六）处理

根据软产道异常的种类及程度的不同，处理方法也不一致。

1. 如单纯瘢痕者切除即可。

2. 对于宫颈不成熟者可先促宫颈成熟，然后催、引产。

3. 宫颈坚硬者不能勉强试产。对于宫颈坚硬者已经临产，只做适当试产，对于出现狭窄环者可用镇静麻醉剂解除痉挛。产程异常者，可行剖宫产。如在观察产程时，出现影响母儿健康者可早期结束分娩。

4. 如宫颈水肿，可予以利多卡因宫颈局部多点封闭，需警惕胎位异常可能。

5. 对于会阴外阴异常狭窄，证实是骨盆出口小者，可行剖宫产。

（陈　叙）

第二节　产力异常性难产

产力系指将胎儿及其附属物通过产道排出体外的力量，包括子宫收缩、腹压和肛提肌的收缩力，子宫收缩是临产后的主要力量，贯穿于分娩的全过程，在产道和胎儿等因素无异常的情况下，使宫颈口逐渐扩展，胎先露逐渐下降。产力是保证胎儿正常娩出的重要因素之一。

影响分娩的主要因素为产力、产道、胎儿及社会心理因素（psychosocial factor），正常的分娩过程可以用5个"P"来概括：良好的子宫收缩力（power），相称的骨性骨盆（pelvis）通道，作为"过客"（passenger）的胎儿以适当的先露（presentation）通过产道，母体的心理（psychological）因素也发挥着重要作用。任何一个或一个以上的因素发生异常以及各因素相互不能适应，而使分娩进展受到阻碍，称异常分娩（dystocia）。一般而言，如胎位正常，骨盆与胎儿大小相称，凭借正常产力即能将胎儿排出于子宫外。如果子宫收缩失去了规律性、极性和对称性，或者其收缩的强度或频率过强或过弱，都称为子宫收缩力异常，简称产力异常（abnormal

uterine action）。

子宫收缩力异常临床上分为子宫收缩乏力（uterine inertia）和子宫收缩过强（uterine hypercontractility）两类，每类又分为协调性子宫收缩异常和不协调性子宫收缩异常（图2-6-43）。

一、子宫收缩乏力

【病因】 子宫收缩乏力（简称宫缩乏力）多发生于初产妇，尤其是高龄初产者，常见的原因有：

1. 导致宫缩乏力的有关因素

（1）精神因素：因产妇怕痛或对分娩及胎儿预后有顾虑，尤其是35岁以上初产妇，由于过重的心理负担和精神紧张或情绪不佳等，干扰了中枢神经系统的正常功能，而影响子宫收缩。

（2）体质因素：单纯性肥胖、营养不良、贫血或合并有急

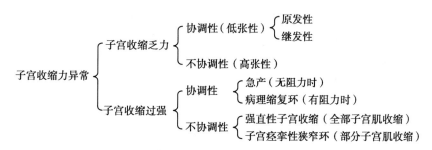

图 2-6-43　子宫收缩力异常的分类

慢性疾病,均能导致宫缩乏力。

（3）内分泌、电解质紊乱:临产后,产妇体内雌激素、缩宫素、前列腺素、乙酰胆碱及儿茶酚胺类物质分泌不足,孕激素水平下降速度缓慢,子宫对乙酰胆碱的敏感性降低等,均可引起内分泌失调性宫缩乏力;妊娠 30 周以下早产,缩宫素受体尚未完全建立,子宫平滑肌对缩宫素不敏感。

（4）药物影响:妊娠晚期或临产后应用大剂量解痉剂、镇静剂、镇痛剂及麻醉剂,如硫酸镁、吗啡、哌替啶、氯丙嗪、巴比妥等,使子宫收缩受抑制而乏力,或使用子宫收缩剂的剂量不适当,亦可引起子宫收缩不协调。

（5）基因调控:大约 10%~20% 的宫缩乏力与对缩宫素反应不良有关,单卵双胎的姐妹表现出一致性,而母亲或姐妹有产力异常病史者发生率明显升高,提示初产妇自然临产产力异常可能与基因调控有关。

2. 子宫本身因素　子宫壁过度膨胀,如多胎、双胎、巨大儿、羊水过多等,使子宫肌纤维过度拉长伸展失去正常收缩能力;子宫肌纤维变性,如多次妊娠及分娩、刮宫或曾有过急慢性子宫感染史者结缔组织增生,子宫肌细胞炎症,影响子宫收缩能力;子宫结构异常,如发育不良、子宫畸形如双角子宫、纵隔子宫、子宫肌纤维发育不良等;子宫肌瘤,尤其是壁间肌瘤或子宫下段肌瘤和嵌顿在盆腔内的浆膜下肌瘤,均可使胎先露下降受阻,导致宫缩乏力。

3. 产道和胎儿因素　骨盆大小和形态的异常,导致产道狭窄;胎儿过大或胎位异常,形成头盆不称,阻碍胎先露下降;悬垂腹子宫轴异常,子宫过度前倾,妨碍胎头衔接。临产后经过一段时间的试产,因不能克服胎先露下降的阻力或胎先露不能紧贴压迫子宫下段及宫颈部,而不能很好地刺激局部感受器,反射性地引起有效宫缩,致使正常子宫收缩逐渐减弱,此即所谓的继发性宫缩乏力。

4. 其他因素　产妇临产一段时间后往往不能进食,甚至呕吐,体力消耗甚大,使产妇处于疲惫状态,常可发生酸中毒,或于第一产程后期过早地使用腹压向下屏气,耗费体力使子宫正常收缩减弱。产妇尿潴留亦是影响子宫收缩不能忽略的重要因素之一,膀胱充盈会阻碍胎先露的下降。

【临床表现】　宫缩乏力可以分成协调性宫缩乏力和不协调宫缩乏力;根据宫缩乏力发生的时机分为原发性和继发性两种。原发性宫缩乏力是指从产程一开始子宫收缩功能就低下,宫口不能如期扩张、胎先露不能如期下降,导致产程延长;继发性宫缩乏力是指产程开始子宫收缩正常,只是在产程较晚阶段(多在活跃期后期或第二产程),子宫收缩减弱,产程进展缓慢甚至停滞。

1. 协调性宫缩乏力又称低张性宫缩乏力（hypotonic uterine inertia）　最为常见,子宫收缩具有正常的节律性、对称性和极性,但收缩力弱,宫腔内压力低,<2.0kPa（15mmHg）,持续时间短,间歇期长且不规律,宫缩 <2 次/10min。当宫缩高峰时,宫体隆起不明显,用手指压宫底部肌壁仍可出现凹陷,此种宫缩乏力,多属继发性宫缩乏力。临产早期宫缩正常,但至宫口扩张进入活跃期后期或第二产程时宫缩减弱,常见于中骨盆与骨盆出口平面狭窄、持续性枕横位或枕后位等头盆不称时。协调性宫缩乏力时由于宫腔内压力低,对胎儿影响不大。

2. 不协调性宫缩乏力又称高张性宫缩乏力（hypertonic uterine inertia）　子宫收缩的极性倒置,宫缩的兴奋点不是起自两侧宫角部,而是来自子宫下段的一处或多处,子宫收缩波由下向上扩散,收缩波小而不规律,频率高,节律不协调;宫腔内压力虽高,但宫缩时宫底部不强,而是子宫下段强,宫缩间歇期子宫壁也不完全松弛,表现为子宫收缩不协调,这种宫缩不能使宫口扩张,胎先露不能如期下降,属无效宫缩。此种宫缩乏力多属原发性宫缩乏力,故需与假临产鉴别。鉴别方法是给予强镇静剂哌替啶 100mg 肌内注射,能使宫缩停止者为假临产,不能使宫缩停止者为原发性宫缩乏力。产妇自觉下腹部持续疼痛,拒按,烦躁不安,严重者出现脱水、电解质紊乱、肠胀气、尿潴留,易出现胎儿窘迫。产科检查:下腹部有压痛,胎位触不清,胎心不规律,宫口扩张缓慢或停止扩张,胎先露部下降缓慢或停止,潜伏期延长。

3. 产程曲线异常　Friedman 在 20 世纪 50 年代建立了正常分娩过程的产程曲线,多年来我国一直采用这一产程图。潜伏期的定义是临产出现规律宫缩至宫口扩张 3cm,一般需 8~16 小时,超过 16 小时为潜伏期延长。几十年来分娩的自然过程已悄然发生了变化,近年来几项大样本研究结果陆续发布,推出了反映当今孕产妇正常分娩进展的新标准,对产程做出了新的定义,尤其改变了潜伏期的定义及时限。首先 2012 年美国国家儿童健康与人类发展研究所（NICHD）、美国母胎医学会（SMFM）和美国妇产科医师协会（ACOG）一致推荐 6cm 作为宫口扩张活跃期的起点，2014 年中华医学会妇产科学分会产科学组也提出了《新产程标准及处理的专家共识（2014）》，定义宫口扩张 6cm 之前为潜伏期，初产妇 >20 小时、经产妇 >14 小时定义为潜伏期延长。更明确指出，在除外头盆不称及可疑胎儿窘迫的前提下，缓慢但仍然有进展（包括宫口扩张及先露下降的评估）的第一产程不作为剖宫产指征。目前，国际上的不同指南对于潜伏期与活跃期的界定存在差异。我国《正常分娩指南》（2020）采用 2018 年 WHO 推荐的潜伏期与活跃期的分界，即以宫口开大 5cm 作为产程进入活跃期的标志。新产程定义及时限的更改，目的是在产程中尽量减少干预，在母儿安全的前提下，密切观察产程的进展，为自然分娩预留更充足的时间、机会，促进阴道分娩，降低剖宫产。

《正常分娩指南》（2020）对于新产程的具体推荐如下：

（1）第一产程（first stage of labor）：又称宫颈扩张期，指临产开始直至宫口完全扩张，即宫口开全（10cm）。临产的重要标志为有规律且逐渐增强的子宫收缩，持续 30 秒或以上，间歇 5~6 分钟，同时伴随进行性宫颈管消失、宫口扩张和胎先露部下降。第一产程分为潜伏期和活跃期。

1）潜伏期延长（prolonged latent phase）：潜伏期是指从规律宫缩至宫口扩张 <5cm。初产妇 >20 小时、经产妇 >14 小时。在除外头盆不称及可疑胎儿窘迫的前提下，缓慢但有进展（宫口扩张和胎先露下降）的潜伏延长不作为剖宫产术的指征。

2）活跃期停滞（arrested active phase）：活跃期是指从宫口扩张 5cm 至宫口开全。活跃期停滞的诊断标准：当破膜且宫口扩张≥5cm 后，如果宫缩正常，宫口停止扩张≥4 小时可诊断活跃期停滞；如宫缩欠佳，宫口停止扩张≥6 小时可诊断为活跃期停滞。活跃期停滞可作为剖宫产术的指征。

初产妇的活跃期一般不超过 12 小时，经产妇不应超过 10 小时。一些孕妇在活跃期宫口扩张速度低于 1cm/h 仍属于正常，母胎状况良好时不必干预。若发现活跃期有延长趋势，应进行全面评估和处理，如宫缩欠佳，应予以加强宫缩处理，明确为活跃期停滞者行剖宫产术分娩。

（2）第二产程（second stage of labor）：又称胎儿娩出期，是指从宫口开全至胎儿娩出的全过程。

第二产程延长（prolonged second stage）：对于初产妇，如未行椎管内镇痛，第二产程超过 3h 可诊断第二产程延长；如行椎管内镇痛，超过 4 小时可诊断。对于经产妇，如未行椎管内镇痛，超过 2 小时可诊断第二产程延长；如行椎管内镇痛，超过 3 小时可诊断。

【对母儿影响】

1. 对产妇的影响　由于宫缩乏力，产程长，产妇休息不好，进食少，精神与体力消耗，可出现疲乏无力、肠胀气、排尿困难等，影响子宫收缩，严重时可引起脱水、酸中毒、低钙血症。由于第二产程异常，膀胱被压迫于胎先露部与耻骨联合之间，可导致组织缺血、水肿、坏死，形成膀胱阴道瘘或尿道

阴道瘘。胎膜早破以及多次肛诊或阴道检查增加感染机会。产后宫缩乏力影响胎盘剥离、娩出和子宫胎盘剥离面的血窦关闭，容易引起产后出血。

2. 对胎儿的影响　协调性宫缩乏力容易造成胎头在盆腔内旋转异常，使产程延长，增加手术产机会，对胎儿不利。不协调性宫缩乏力，不能使子宫壁完全放松，对子宫胎盘血液循环影响大，胎儿在子宫内缺氧，容易发生胎儿窘迫。

【子宫收缩力】

最小的有效宫缩定义为每 10 分钟有 3 次平均 >25mmHg 以上的子宫收缩。然而，有效的子宫收缩涵盖着较为宽泛的范围，每次宫缩的幅度可能会发生变化，从 25mmHg 至 75mmHg，在每 10 分钟内可能持续 2~4.5 分钟，宫缩强度达到 95~395MVU［蒙氏单位，Montevideo units，是指经宫腔内导管或外部压力感受器测量出宫腔压力，将子宫收缩时宫腔压力峰值（mmHg）乘以 10 分钟内宫缩次数计算而得出］。在一项缩宫素引产的回顾性报告中 91% 可以达到至少 200~224MVU，40% 达到 300MVU 以上。在宫缩乏力中，虽然子宫基础张力在正常范围内（<10mmHg），但峰值升高不超过 25mmHg（正常压力约为 60mmHg 或 8kPa）。

1. 宫缩与宫颈扩张　在雌激素和前列腺素的影响下，整个孕期肌细胞都有自发活动，但在分娩发动前，任何个别的肌细胞或肌细胞群发起的收缩都不能蔓延至整个子宫肌层。在肌细胞间形成间隙连接，间隙连接为电活动在肌细胞间传导提供优先通道，子宫肌层产生协调反应。随着协调性不断增加，收缩力逐渐增强，以致宫内压力增加，孕妇或观察者均可感知到 Braxton Hicks 收缩，这种子宫收缩通常不会引起产妇疼痛。

分娩发动后，具有节律性、极性和对称性的有效子宫收缩在分娩过程中起到重要作用，可以使胎儿屈曲、旋转，适应并通过复杂的产道娩出。宫口未扩张时，子宫容积变化很小。宫颈管消退要求子宫壁具有张力，此时子宫肌层的收缩是等容性的（即肌纤维拉紧时没有变短）。同时因肌纤维没有明显变短，不会导致横穿子宫肌层的血管持续受压，从而避免了随着子宫收缩胎盘灌注的间断性减少。随着产程进展，子宫体肌纤维的缩复作用使宫腔容积逐渐缩小，迫使胎先露部下降，宫颈管消失及宫口开大。

传统理论认为，作用力（子宫肌层收缩，尤其在宫底部）和阻力（宫颈和下段）之间的平衡决定了产程进展。宫缩起始于宫底部，具有顺应性的宫颈减弱了子宫肌层产生的张力。这样具有顺应性的宫颈不仅可以迅速扩张，而且在较少的子宫收缩力下就可以扩张。与初产妇相比，经产妇子宫收缩力较弱，而宫颈扩张速度较快，这正是由于阻力低的缘故。子宫肌细胞的电生理研究进一步阐释，子宫收缩是高度协调的三维传播的子宫电活动，其中下段放松早于宫底部的模式更有利于产程进展。

2. 子宫收缩力评估

（1）触诊子宫收缩：因为子宫收缩的强度与可触知的收

缩持续时间有关(当宫压 >15mmHg 时,多数子宫收缩才能被触诊感知到),并且整体收缩力依赖于收缩频率,所以临床大多数情况下,触诊所感知的收缩持续时间和频率能够提供足够的、半定量的子宫收缩力评估。鉴于此原因,触诊宫缩仍然是临床检测子宫收缩力的方法之一。

触诊宫缩达到"至少持续 40 秒,10 分钟内有 3~4 次的宫缩频率"最为适宜。如果已出现进行性宫颈扩张,则不需要对子宫收缩力规定一个下限。只有当产程延长时,才需要考虑宫缩是否足够。宫缩过频是指宫缩频率 >5 次/10min,持续至少 20 分钟。宫缩之间的间歇短甚至无间歇,与胎心减速具有明显的相关性。

(2)宫缩监测仪(tocodynamometer):电子胎儿监护在监护胎心变化的同时,使用压力探头来评估子宫收缩情况。压力传感器放置在宫底部位的腹壁上,通过描记的曲线下面积来评估子宫收缩力,简单无创,能够测量宫缩的频率和持续时间。腹壁厚度、探头放置的位置可能会影响压力传感器接收宫缩的信息,使其不能非常准确评估子宫收缩的强度,特别是肥胖者,但目前该方法仍是临床评估宫缩的最客观和最常用的方法。

(3)宫内压力导管(intrauterine pressure catheter,IUPC):子宫收缩力可通过测量宫内压力(intrauterine pressure,IUP)来量化,IUP 与肌壁张力直接成比例,而与子宫大小间接成比例。评估子宫收缩力有 4 个参数:幅度、持续时间、频率和基础压力或张力。前三者与子宫收缩本身有关,末者与子宫本身的弹性回缩力和肌张力有关。

宫内压力导管是监测子宫收缩力的金标准,它比宫缩监测仪能更准确地评估宫缩频率和强度。宫内压力导管,需要在破膜之后才能置入宫腔,故而限制了其临床的使用。此外,这种侵入性方法有胎盘和胎儿损伤、感染和子宫穿孔的风险。美国妇产科医师协会和加拿大妇产科医师协会(Society of Obstetricians and Gynaecologists of Canada,SOGC)建议在有选择的情况下使用 IUPC,如产妇肥胖或对缩宫素反应不良,认为用 IUPC 监测可能更好地调整缩宫素剂量而改善母儿结局,从而防止子宫收缩过频和胎儿缺氧,能够更好地解释胎心率异常与子宫收缩的关系,但由于临床支持的数据有限,这个建议主要是根据专家意见。

宫缩内外监测的随机临床试验显示手术产率或新生儿不良结局无差异,故 IUP 在临床的应用并不普及。一项系统综述纳入了 3 项高质量的 RCT,比较了产程中应用宫内压力导管与体外监测对妊娠结局的影响,其中一项研究(n=150)仅限于被诊断为难产的自然分娩者,另外两项研究同时包括催引产者。结果显示,宫内压力导管增加了阴道手术分娩的比例(OR 1.25,95% 置信区间为 1.02~1.53),剖宫产率也较高(OR 1.25,95% 置信区间为 0.91~1.21),但与外监护相比无显著性差异;使用宫内压力导管(296.84 分钟)与外监护(297.19 分钟)的催引产平均产程没有显著差异(P= 0.99);相关感染的指标也没有差异(RR 0.69,95% 置信

区间为 0.44~1.08)。

(4)子宫肌电图(uterine electromyography,EMG):子宫平滑肌细胞的电活动可以通过子宫肌电图进行无创性监测。电子子宫肌动描记仪(electrical uterine myography,EUM)是一种由以色列 Migdal Haemek 开发的新技术软件和设备。设备用 9 个表面 EMG 电极和多通道放大器,对子宫的电活动进行测量。9 个电极呈正方形放置于孕妇脐周,形成 3 行3 列。收缩的能量以微瓦(μW)为单位。9 个电极对子宫不同部位的肌电信号进行精确的测量,信号输入计算机系统,进一步行数据库和功能界面的处理,对子宫收缩力进行量化评价。

EUM 不仅能够无创性地评估子宫收缩的开始、高峰时间、持续时间和频率,也可以评估其强度。此外,因为是无创监测而不需要破膜,也可以作为疑诊早产宫缩的评估工具。在监测过程中可以下床活动。在测定子宫收缩和预测早产方面,EUM 与宫缩外监护仪有很好的一致性。但目前,子宫肌电图的临床应用并未获得相关指南的推荐。

【预防】 应对孕妇进行产前教育,进入产程后,解除产妇不必要的顾虑和恐惧心理,使孕妇了解分娩是生理过程,增强其对分娩的信心。提倡陪伴分娩。避免过多使用镇静药物,注意检查有无头盆不称等,产程中及时排空膀胱,必要时可行导尿。

【处理】 产力异常是构成难产的三要素之一,可以是产力本身,也可以是由产道和胎儿因素所致的异常,因此,在处理产力异常时应明确病因,全面了解母儿状况,有针对性地进行处理。

1. 协调性宫缩乏力 一旦出现协调性宫缩乏力,不论是原发性还是继发性,首先应寻找原因,检查有无头盆不称及胎位异常,阴道检查了解宫颈扩张和胎先露下降情况。发现有头盆不称,估计不能经阴道分娩者,应及时行剖宫产术;若判断无头盆不称和胎位异常,评估能经阴道分娩者,应采取加强宫缩的措施。

(1)第一产程:

1)一般处理:消除精神紧张,鼓励进食,注意营养和水分的补充。建立静脉通道,以备给药或输液。如果产妇长时间不能进食或不喝水,应考虑静脉输液,产妇因长时间宫缩痛而出现疲劳者,可用镇痛药物如哌替啶 100mg 肌内注射或实施分娩镇痛。不推荐灌肠,排尿困难者,可先行诱导法,无效时导尿并留置尿管,有助于促进宫缩和先露下降。破膜12 小时以上者给予抗生素预防感染。在产程管理中助产人员应该充分考虑个体因素的不同,如孕妇年龄、心理因素、有无分娩镇痛、孕妇体力和饮食状况及胎儿因素等,针对不同情况给予个性化的照护。

2)加强子宫收缩:经上述处理,子宫收缩力仍弱,确诊为协调性宫缩乏力者,产程无明显进展,应采取措施加强宫缩。Bishop 评分法可用于判断宫颈成熟度,评估引产措施的效果,见表 2-6-6。

表 2-6-6 Bishop 宫颈成熟度评分法

分数	指标				
	宫口开大/cm	宫颈管消退/% 未消退为 3cm	先露位置 坐骨棘水平为 0	宫颈硬度	宫口位置
0	0	0~30	−3	硬	后
1	1~2	40~50	−2	中	中
2	3~4	60~70	−1~0	软	前
3	≥5	80~100	+1~+2		

该评分法满分为 13 分。若产妇得分≤3 分,人工破膜引产均失败,应该用其他方法促宫颈成熟;4~6 分的引产成功率约为 50%;7~9 分的成功率约为 80%,>9 分均成功。

A. 人工破膜:宫缩乏力、潜伏期出现延长趋势、胎心监护异常等,评估无头盆不称、胎儿已衔接,首先可考虑行人工破膜。破膜后前列腺素和缩宫素释放增加,胎头直接紧贴子宫下段及宫颈内口,引起反射性子宫收缩,加速产程进展,同时通过破膜可以观察羊水的性状。人工破膜应在宫缩间歇期进行。破膜时必须检查有无脐带先露,破膜后术者手指停留在阴道内,经过 1~2 次宫缩待胎头下降后,再将手指取出。对于羊水过多的患者,破膜后若短时间内大量羊水流出还应警惕胎盘早剥的发生。人工破膜可以缩短产程,减少缩宫素应用,但可能会增加绒毛膜羊膜炎风险。2013 年的一篇 Cochrane 综述纳入了 15 篇随机研究,包含 5 583 例单胎、头位、孕周 36 周以上且自然临产的孕妇,比较人工破膜和期待治疗对产程的影响,结果发现,单纯的人工破膜不会缩短第一产程和第二产程,但减少了后续缩宫素的使用,并不增加感染机会,而剖宫产风险有增加趋势。鉴于此,考虑到人工破膜存在一定的风险,如脐带脱垂或受压、胎儿损伤等,不建议产程中常规行人工破膜。无头盆不称、胎头已衔接而出现了产程延缓或停滞、胎心监护异常时,则推荐人工破膜了解羊水性状,促进产程进展,评估胎儿情况。但是新产程管理下,人工破膜的时机及利弊还缺乏大型的随机对照研究的循证数据支持,需要更多的临床研究。

B. 缩宫素静脉滴注:适用于协调性宫缩乏力、胎心监护正常、头盆相称者。应用缩宫素的目的是加强子宫肌的收缩力和频率,帮助宫颈扩张和胎儿下降,促进产程的进展。应用过程中要避免因宫缩过度频密诱发的胎儿窘迫。使用缩宫素催产前应评估骨盆、宫颈和胎位及母儿状况。

缩宫素是治疗宫缩乏力的关键性药物,通常在妊娠 20 周后子宫肌层才开始对外源性缩宫素有反应,并随着孕周的增长而加强,直到 34 周后趋于稳定。缩宫素受体敏感性增加的另一个高峰是在分娩期,这主要是由于子宫肌细胞表面缩宫素受体结合位点的募集和基于细胞内钙离子升高的受体激活。在自然分娩期间,血液中内源性缩宫素的浓度保持稳定,但受体激活对缩宫素反应性增强。外源性缩宫素的血浆半衰期很短,只有 3~6 分钟,大约需要 40 分钟才能达到稳定的血浆浓度,临床上可以每 30 分钟调整一次缩宫素浓度。产程中缩宫素的使用要规范,有条件者建议应用输液泵连续静脉内给药,可以对药物剂量进行连续、精确的控制。

缩宫素诱导的子宫肌层缩宫素受体脱敏已在动物及人体外实验得到证实,分娩期长时间连续使用缩宫素可能会导致缩宫素受体脱敏,从而减弱子宫肌层对缩宫素的进一步反应,增加产后出血的风险,与持续暴露于缩宫素相比,缩宫素间歇性作用子宫肌层对后续缩宫素的反应更灵敏,这很可能是由于缩宫素间歇性作用导致受体脱敏减少或促进了受体再敏化。

缩宫素是加强宫缩最常用的药物,但是不合理的应用会增加不良围产儿结局,2007 年被美国药物安全处方中心(Institute for Safe Medication Practices,ISMP)认为是一种具有不良反应高风险的药物,需要特殊保障措施,以减少应用不当造成的风险。

缩宫素静脉滴注的用药方法:先用 5% 葡萄糖 500ml 行静脉滴注,按每分钟 8 滴调好滴速,然后再向输液瓶中加入 2.5U 缩宫素,将其摇匀后继续滴入并根据宫缩进行调速。切忌先将缩宫素溶于葡萄糖中直接穿刺静脉滴注,因此法初调时不易掌握滴速,可能在短时间内有过多缩宫素进入体内,容易产生宫缩过频。最好用静脉输液泵输注以保证输注剂量的准确性。

不同国家和不同医疗机构颁布的缩宫素应用方法存在很大差异,例如 ACOG(2009)推荐有低剂量(low-dose)和高剂量(high-dose)两种不同滴注方案。但每个方案都建议采用静脉输液泵输注。低剂量方案是指初始剂量为 0.5~2mU/min,每次调整为 1~2mU/min,间隔 15~40 分钟。此方案减少了宫缩过频及胎心异常的发生。高剂量方案是指初始剂量为 6mU/min,每次调整为 3~6mU/min,间隔 5~40 分钟,此方案产程较短,较少出现绒毛膜羊膜炎和因难产而导致的剖宫产,但是增加了宫缩过频及胎心异常的发生。ACOG(2009)和 SOGC(2015)认为,两种方案都适用于临床。

因缩宫素个体敏感度差异极大,静脉滴注缩宫素应从小剂量开始循序增量,中华医学会妇产科学分会产科学组也推荐低剂量缩宫素方案,即 2.5U 缩宫素加入 5% 葡萄糖 500ml 中,从小剂量 2.5mU/min 开始,每次调整剂量 2.5mU/min,调整间隔为 30 分钟。具体用法是 2.5U 缩宫素溶于 5% 葡萄糖 500ml 中即 0.5% 缩宫素浓度(5mU/ml),以每毫升 15 滴计算相当每滴液体中含缩宫素 0.33mU。从每分钟 8 滴即约 2.5mU/min 开始,根据宫缩、胎心情况调整滴速,一般每隔 30 分钟调节 1 次,直至出现有效宫缩。有效宫缩的判定为 10 分钟内出现 3 次宫缩,每次宫缩持续 30~60 秒,子宫收缩压力达 50~60mmHg,伴有宫口扩张。在调整滴速时,每次递增 6 滴约 2mU,最大滴速不得超过 30 滴/min 即 10mU/min。如达到最大滴速,仍不出现有效宫缩时可增加缩宫素浓度。增加浓度的方法是以 5% 葡萄糖中尚余毫升数计算,一般 100ml 葡萄糖中再加 0.5U 缩宫素变成 1% 缩宫素浓度,先将滴速减半,再根据宫缩情况进行调整,增加浓度后,如增至每分钟 20mU 仍无有效宫缩,原则上不再增加滴数和浓度,一般以此为剂量上限。中华医学会妇产科学分会产科学组明确指出缩宫素引产的最大浓度 10U/L,最大剂量为 20mU/min。

缩宫素静脉滴注过程中,应有专人观察宫缩、听胎心率,或电子胎心监护仪连续监护;测量血压。若出现宫缩持续 1 分钟以上或胎心率有变化,应立即停止静脉滴注。外源性缩宫素在母体血中的半衰期为 1~6 分钟,故停药后能迅速好转,必要时加用宫缩抑制剂。由于缩宫素的结构类似于加压素,有抗利尿作用,水的重吸收增加,可出现尿少,需警惕水中毒(稀释性低钠血症)的发生。母体水中毒仅在长时间暴露于高剂量缩宫素时发生,尤其是在低渗溶液中给药时。

C. 地西泮静脉推注:地西泮能使宫颈平滑肌松弛,软化宫颈,促进宫口扩张,适用于宫口扩张缓慢及宫颈水肿时。常用剂量为 10mg,2~3 分钟静脉注射,间隔 2~6 小时可重复应用,与缩宫素联合应用效果更佳。

(2)第二产程:对于第二产程发生的宫缩乏力应予重视。宫口开全 1 小时产程无进展,应再次评估骨盆情况、胎方位、胎头变形及有无产瘤、先露骨质部分高低以及宫缩时先露下降情况,做出经阴分娩还是阴道助产或是剖宫产的正确判断。胎先露若达 S+3 或以下可阴道分娩。如果宫缩乏力导致第二产程停滞,经阴道检查判断无头盆不称,胎心监护正常,可静脉滴注缩宫素加强宫缩,同时指导产妇在宫缩时屏气用力。

(3)第三产程:为预防产后出血,当胎儿前肩娩出时,可静脉推注缩宫素 10U,并同时给予缩宫素 10~20U 静脉滴注,增强宫缩,促使胎盘剥离与娩出及子宫血窦关闭。对于产程长、破膜时间长及手术产者,应给予抗生素预防感染。

2. 不协调性宫缩乏力 处理原则是调节子宫收缩,恢复其正常节律性及极性,应给予强镇静剂。常用的有哌替啶 100mg 肌内注射或实施分娩镇痛,使产妇充分休息,不协调性宫缩多能恢复为协调性宫缩。在宫缩恢复为协调性之前,严禁应用缩宫素。若经上述处理,不协调性宫缩未能得到纠

正,或伴有胎儿窘迫征象,或伴有头盆不称,均应行剖宫产术。若不协调性宫缩已转为协调性,但宫缩仍弱致产程停滞或延长时,可用缩宫素加强宫缩。

二、子宫收缩过强

(一)协调性子宫收缩过强

子宫收缩的节律性、对称性和极性均正常,仅子宫收缩力过强、过频。ACOG(2003)将宫缩过强定义为 10 分钟超过 5 次宫缩,或收缩的持续时间 2 分钟或更长,伴或不伴胎心的异常。如产道无阻力,宫口迅速开全,分娩在短时间内结束,总产程不足 3 小时,称急产。

1. 对母儿影响

(1)对产妇的影响:宫缩过强过频,产程过快,可导致初产妇宫颈、阴道以及会阴撕裂伤。接产时来不及消毒可导致产褥期感染。胎儿娩出后子宫肌纤维缩复不良,易发生胎盘滞留或产后出血。

(2)对胎儿及新生儿的影响:宫缩过强过频,影响子宫胎盘血液循环,胎儿在宫内缺氧,易发生胎儿窘迫、新生儿窒息甚至死亡。胎儿娩出过快,胎头在产道内受到的压力突然解除,易致新生儿颅内出血。接产时来不及消毒,新生儿易发生感染。若坠地可致骨折、外伤。

2. 处理 对于子宫收缩力过强、过频者应及早做好接生准备,临产后不应灌肠,胎儿娩出时,指导产妇勿向下屏气。若急产来不及消毒及新生儿坠地者,新生儿应肌内注射维生素 K_1 10mg 预防颅内出血,并尽早肌内注射精制破伤风抗毒素 1 500U。产后仔细检查宫颈、阴道、外阴,若有撕裂应及时缝合。若属未消毒的接产,应给予抗生素预防感染。对于有急产史的经产妇,建议有临产征兆时尽早就诊。

(二)不协调性子宫收缩过强

1. 强直性子宫收缩过强(tetanic contraction of uterus)强直性子宫收缩过强通常不是子宫肌组织功能异常,几乎均为外界因素诱发,例如临产后分娩发生梗阻,或不适当地应用缩宫素,或胎盘早剥血液浸润子宫肌层,均可引起宫颈内口以上部位的子宫肌层出现强直性痉挛性收缩,宫缩间歇期短或无间歇。

(1)临床表现:产妇烦躁不安,持续性腹痛,拒按。胎位触不清,胎心听不清。有时可出现病理性缩复环、血尿等先兆子宫破裂征象。

(2)处理:一旦确诊为强直性宫缩,应及时给予宫缩抑制剂,如 25% 硫酸镁 20ml 加于 5% 葡萄糖液 20ml 内缓慢静脉推注(不少于 5 分钟),或宫缩抑制剂如羟苄羟麻黄碱口服。若属于梗阻性原因,应立即行剖宫产术。若胎死宫内,应尽快使用抑制宫缩药物,若宫缩能缓解、产道无梗阻、无头

盆不称者尽可能阴道分娩,否则也应行剖宫产术。

2. 子宫痉挛性狭窄环(constriction ring) 子宫壁局部肌肉呈痉挛性不协调性收缩形成的环状狭窄,持续不放松,称子宫痉挛性狭窄环。狭窄环可发生在宫颈、宫体的任何部分,多在子宫上下段交界处,也可在胎体某一狭窄部,以胎颈、胎腰处常见。

(1)原因:多因精神紧张、过度疲劳以及不适当地应用宫缩剂或粗暴地进行阴道内操作所致。

(2)临床表现:产妇出现持续性腹痛,烦躁不安,宫颈扩张缓慢,胎先露部下降停滞,胎心率异常,此环与病理性缩复环不同,特点是不增加宫腔压力,不随宫缩上升,不引起子宫破裂,但可导致产程进展缓慢或停滞。

(3)处理:应认真寻找导致子宫痉挛性狭窄环的原因,及时纠正。停止一切刺激,如暂停阴道内操作,停用缩宫素等。若无胎儿窘迫征象,给予镇静剂如哌替啶 100mg 肌内注射,也可给宫缩抑制剂如 25% 硫酸镁 10ml 加于 25% 葡萄糖液 20ml 内缓慢静注,一般可消除异常宫缩。当宫缩恢复正常时,可行阴道助产或等待自然分娩。若经上述处理,子宫痉挛性狭窄环未消退,宫口未开全,胎先露部高,或伴有胎儿窘迫征象,均应立即行剖宫产术。若胎死宫内,宫口亦开全,可在分娩镇痛协助下经阴道分娩。

(王谢桐)

第三节　胎位异常

胎位异常包括胎头位置异常、臀先露、肩先露和复合先露,是造成难产的常见原因。

一、持续性枕后位、枕横位

在分娩过程中,胎头以枕后位或枕横位衔接,在下降过程中,胎头枕部因强有力宫缩多数能转成枕前位而自然分娩,若经充分试产胎头枕部不能转向前方,仍位于母体骨盆的后方或侧方,致使分娩发生困难者,称为持续性枕后位(persistent occiput posterior position)或持续性枕横位(persistent occiput transverse position)。约占分娩总数的 2%～10%。

【原因】

1. 骨盆异常、胎头俯屈不良与宫缩乏力 男型骨盆或类人猿型骨盆入口平面前半部较狭窄,后半部较宽,胎头容易以枕后位或枕横位衔接,这类骨盆常伴有中骨盆狭窄,影响胎头枕部在中骨盆平面向前旋转,扁平型骨盆和均小型狭窄时胎头也容易以枕横位嵌顿在中骨盆平面以上,形成持续性枕横位。胎头俯屈不良使胎头以较大的枕额径通过产道,宫缩乏力可影响胎头下降及内旋转,容易造成持续性枕后位或枕横位。

2. 其他 前置胎盘、膀胱充盈、宫颈肌瘤、头盆不称、胎儿发育异常等均可影响胎头俯屈及内旋转,形成持续性枕后(横)位。

【临床表现及诊断】

1. 临床表现 临产后胎头衔接较晚及俯屈不良,易伴有协调性宫缩乏力及宫颈扩张缓慢。因枕骨位于骨盆后方压迫直肠,产妇自觉肛门坠胀及排便感,宫口尚未开全时易过早使用腹压,常常导致宫颈前唇水肿和产妇疲劳,产程进展缓慢,常导致第二产程延长。

2. 腹部体征 胎背偏向母体后方或侧方,前腹壁容易触及胎儿肢体,胎心音听诊位置偏母体侧腹壁,有时听诊胎心音遥远。

3. 阴道检查 通过触诊胎头矢状缝、前囟、后囟可以明确胎方位、胎头俯屈情况。有时需借助胎儿耳郭、耳屏位置及方向判定胎位,耳郭的朝向即为枕骨的方位。

4. 超声检查 根据胎头眼眶及枕部位置,能准确探清胎头位置。

【分娩机制】 在无头盆不称的情况下,多数枕后位及枕横位在强有力的宫缩作用下,枕部可向前旋转 90°～135° 成为枕前位。在分娩过程中,若不能转成枕前位时,其分娩机制如下:

1. 枕后位 枕骨向后旋转 45°,矢状缝与骨盆前后径一致。胎儿枕部朝向骶骨呈正枕后位,其分娩机制有(图 2-6-44):①胎头俯屈好:前囟抵达耻骨联合下时,以前囟为支点,胎头继续俯屈,先娩出顶、枕部,随后仰伸,相继娩出额、鼻、口、颏。②胎头俯屈不良:当鼻根出现在耻骨联合下时,以鼻根为支点,胎头先俯屈,前囟、顶、枕部娩出后,胎头仰伸,相继娩出鼻、口、颏。

2. 枕横位 持续性枕横位或枕后位转至枕横位时,多数需要用手或胎头吸引术将胎头转成枕前位后娩出。

【对母儿影响】

1. 对产妇及产程的影响 易导致产程延缓、胎头下降停滞及继发性宫缩乏力,常需手法旋转胎头及手术助产或剖宫产,软产道损伤、产后出血以及感染概率增加。胎头长时间压迫软产道,可致局部软组织缺血坏死,形成生殖道瘘。

2. 对胎儿及新生儿的影响 产程延长、手术助产机会增多,常出现胎儿窘迫和新生儿窒息,围产儿死亡率增高。

【处理】 若骨盆无异常、胎儿不大时,可以试产。试产时严密观察产程,注意胎头下降、宫口扩张程度、宫缩强弱及胎心有无变化。

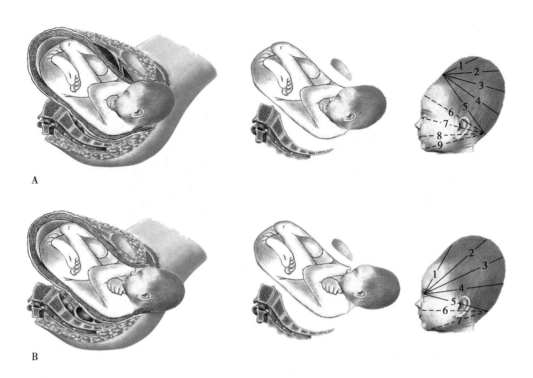

图 2-6-44　枕后位分娩机制
A. 枕后位以前囟为支点娩出(胎头俯屈较好);B. 枕后位以鼻根为支点娩出(胎头俯屈不良)。

1. 第一产程

(1)潜伏期:应保证产妇充分营养和休息。若情绪紧张、睡眠不好可给予哌替啶或地西泮。让产妇向胎儿肢体方向侧卧,以利胎头枕部转向前方。若宫缩欠佳,应尽早使用缩宫素。

(2)活跃期:宫口开大 5cm 后,除外明显头盆不称可行人工破膜,若产力欠佳应及时静脉滴注缩宫素加强宫缩,促进胎头内旋转。若宫口开大速度 >1cm/h,伴胎先露部下降,多能经阴道分娩。在试产过程中出现胎儿窘迫征象,应行剖宫产术。宫口开全之前,嘱产妇勿过早屏气用力。

2. 第二产程　需加强宫缩,促进胎头内旋转及俯屈。也可积极行徒手旋转胎头术,即当胎头双顶径已达坐骨棘平面或以下时,可徒手将胎头枕部转向前方,使矢状缝与骨盆出口前后径一致,同时协助胎头俯屈,使胎头以其最小径线适应中骨盆和骨盆出口平面较大的前后径,自然分娩或阴道助产(低位产钳术或胎头吸引术)分娩。若转成枕前位有困难时,也可向后转成正枕后位,如胎头位置≥+3,可以产钳助产。若以枕后位娩出时,需做较大的会阴侧切,以免造成会阴裂伤。若胎头位置较高,考虑相对头盆不称,则需行剖宫产术。

3. 第三产程　胎盘娩出后应立即肌内注射宫缩剂,减少产后出血的发生。有软产道裂伤者,应及时修补。凡行手术助产及有产道裂伤者,产后应给予抗生素预防感染。

二、胎头高直位

胎头以不屈不仰姿势入盆,矢状缝与骨盆入口平面前后径一致,称胎头高直位(sincipital presentation)。若胎头枕骨向前靠近耻骨联合称高直前位,又称枕耻位(图 2-6-45);若胎头枕骨向后靠近骶岬者称高直后位,又称枕骶位。约占分娩总数的 1.08%。

【原因】　胎头高直位的病因尚不清楚,可能与头盆不称、腹壁松弛及腹直肌分离、胎膜早破等有关。

【处理】　高直前位时,若骨盆正常、胎儿不大、产力强,应充分阴道试产。产程初期胎头矢状缝位于骨盆入口平面较小的前后径上,不易衔接,需强有力的宫缩促使胎头俯屈以缩小胎头径线,俯屈的胎头如能通过骨盆入口平面,当到达中骨盆平面时胎头已经俯屈,且不需内旋转即可继续下降,一旦胎头双顶径通过中骨盆平面,即可经阴道分娩或阴道助产。高直前位产程特点为产程初期进展缓慢,胎头位置偏高,一旦胎头能够下降,宫口开大 6cm 以后往往产程加速胎儿迅速娩出。若试产失败再行剖宫产术结束分娩。高直后位几乎不能经阴道分娩,一经确诊,应行剖宫产术。

三、前不均倾位

枕横位入盆的胎头前顶骨先入盆,称为前不均倾位(anterior asynclitism)。发生率为 0.5%~0.81%。分娩过程中胎头以枕横位到达盆底时未发生内旋转,而胎头矢状缝进行性向骶骨方向偏移即可诊断。一旦确认,除个别胎儿小、宫缩强、骨盆宽大者可给予短时间试产外,均应尽快行剖宫产术(图 2-6-46)。

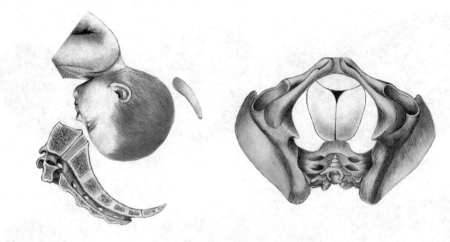

图 2-6-45　胎头高直前位

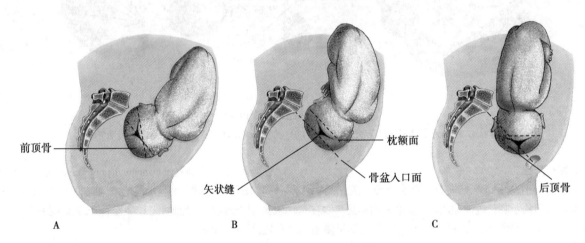

图 2-6-46　胎头前不均倾位入盆
A. 前不均倾;B. 均倾;C. 后不均倾。

标注：前顶骨、矢状缝、枕额面、骨盆入口面、后顶骨

四、面先露

胎先露是胎儿颜面部时,称为面先露(face presentation),发病率约0.17%,胎头以极度仰伸的姿势通过产道,多于临产后发现。面先露以颏骨为指示点,有颏左前、颏左横、颏左后、颏右前、颏右横、颏右后6种胎位。

【原因】　可能的原因有骨盆狭窄、头盆不称、腹壁松弛、脐带过短或脐带绕颈、胎儿畸形等。

【处理】　面先露均在临产后发生。颏前位时,若无头盆不称,产力良好,有可能经阴道自然分娩或产钳助娩,但会阴后侧切要开足够大。若有头盆不称或出现胎儿窘迫征象,应行剖宫产术。颏横位若能转为颏前位,可以经阴道分娩。持续性颏横位或持续性颏后位应行剖宫产术(图2-6-47)。

五、臀先露

臀先露又称臀位,是最常见的异常胎位,胎龄<28周时

发生率>25%,33周时降至8%,足月时臀位占分娩总数的3%~5%。

【原因】

1. 子宫腔宽大、羊水较多、经产妇腹壁过度松弛或者胎儿较小时,胎儿在宫腔内活动范围大易形成臀位。

2. 子宫畸形(如单角子宫、双角子宫、纵隔子宫等)、羊水过少、巨大儿、双胎妊娠等时子宫腔容积相对较小,胎儿宫内活动受限,致胎头不能转至向下,易形成臀位。

3. 前置胎盘、骨盆狭窄、子宫肌瘤或骨盆内肿瘤阻塞盆腔时,均影响胎头下降入盆,易形成臀位。

4. 胎儿畸形如脑积水、无脑儿等时,易发生臀位。

【分类】　根据胎儿双下肢的宫内姿势分为三类:

1. 单臀先露(frank breech presentation)　胎儿双髋关节屈曲,双膝关节伸直,双腿伸直在胎胸前,臀为先露,又称腿直臀先露。此类最多见,约占臀位的50%。

2. 完全臀先露(complete breech presentation)　胎儿双髋关节屈曲,双侧或一侧膝关节屈曲,以臀和足为先露,又称混合臀先露。临床上较多见。

3. 不完全臀先露(incomplete breech presentation)　胎

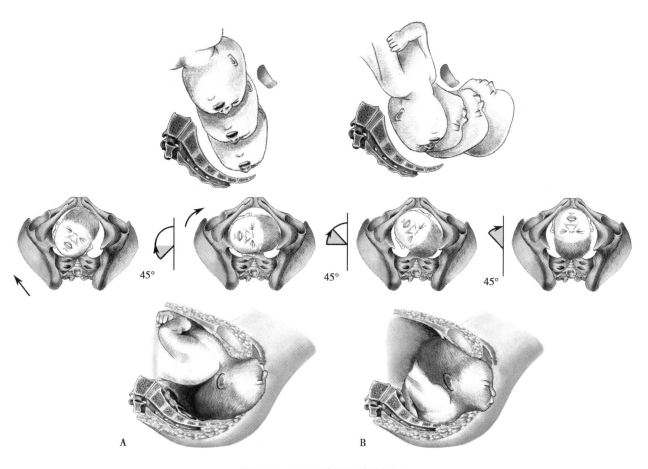

图 2-6-47　面先露的分娩机制

A. 颏前位可以自娩;B. 持续性颏后位不能自娩。

儿双侧或一侧髋关节伸直,胎儿以一足或双足、一膝或双膝为先露。膝先露是暂时的,产程开始后往往转为足先露。临床上较少见。

【诊断】

1. 临床表现　孕妇常感肋下有圆而硬的胎头。由于胎臀不能紧贴子宫下段及宫颈,常导致宫缩乏力,宫颈扩张缓慢,产程延长。

2. 腹部触诊　通过四步触诊法往往即可明确臀位的诊断,在宫底部可触及圆而硬的胎头,有浮球感,而耻骨联合上方可触及软而宽的、形状不规则的胎臀。胎心听诊位置较高,往往在平脐或脐水平上方的胎背侧。

3. 阴道检查　不能触及质硬的胎头,可触及不规则且较软的胎臀。若触及胎儿肛门时,应注意与面先露相鉴别。胎儿肛门与两侧坐骨结节呈一直线,手指放入肛门时有环状括约肌的收缩感,指尖可沾有胎粪;若为胎儿颜面部,胎口与两颧骨呈一等边三角形,手指放入胎口内可触及齿龈,可有吸吮动作。若触及胎足时,应与胎手相鉴别,胎足趾短而平齐,且有足跟,而胎手指长,指端不平齐(图 2-6-48)。

4. 超声检查　可以明确臀位的诊断、分类以及有无脐带先露,特别要注意胎头有无仰伸即望星式(stargazing fetus),胎头仰伸时需注意排除子宫形态异常及胎儿异常。

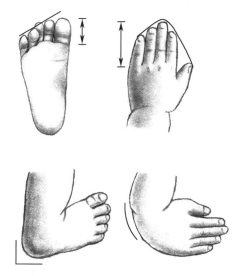

图 2-6-48　胎手与胎足的鉴别

【分娩机转】　臀位的阴道分娩机转概括为三期:胎臀娩出、胎儿躯干及胎肩娩出、胎头的娩出。此三期的胎体各部径线越来越大,易发生梗阻。因此,臀位经阴道分娩时,宫口必须开全,阴道应充分扩张并按照一定的机转才能使胎儿尽可能顺利娩出(图 2-6-49)。以骶左前位为例说明臀位分娩机转。

1. 胎臀的娩出 胎臀常于分娩开始后进入骨盆腔,随宫缩的加强,入盆时胎儿股骨粗隆间径衔接于骨盆左斜径,胎臀逐渐下降,前髋稍低,当前髋抵达骨盆底时发生内旋转,前髋顺时针旋转45°达耻骨联合后方,此时胎儿粗隆间径与母体骨盆前后径一致、胎儿骶骨在母体的左侧,内旋转同时胎体稍侧屈以适应产道弯曲度,当前髋达耻骨弓下缘时,胎体侧屈更加明显,后髋先自会阴前缘娩出,当后髋娩出后,胎体稍伸直而使前髋娩出,此时双腿及双足就相继娩出。胎儿臀部及下肢娩出后,胎背向逆时针方向旋转45°,此时双肩径衔接于骨盆左斜径。

2. 胎肩的娩出 双肩径衔接于骨盆左斜径后,继续下降,当双肩达骨盆底时,前肩发生内旋转,向顺时针方向旋转45°使双肩径位于骨盆出口前后径,同时胎体侧屈使后肩及其上肢自会阴前娩出,接着前肩及上肢自耻骨联合下方相继娩出。当胎肩娩出时,将胎背逐渐旋转至前方,使胎头枕骨抵达耻骨弓。

胎肩娩出过程中如胎臂上举,两手抵达头部则胎肩的周径将大为增加,娩出困难,容易发生胎儿骨折。臀位阴道分娩时要防止两臂上举,如若发生则需要进行解脱:先在宫缩间歇时,将胎体上推,使之松动,将胎背向后转,则胎头枕部随之转至侧方,上举之胎臂即可滑向胎儿面部,助产者用手伸入阴道,用示、中二指伸向胎儿肘窝下压,再伸至前臂,将上举之胎臂沿胎儿面部及胸前方向拔出(猫洗脸式)。

对侧同样操作,将两上举的胎臂解脱出来。

3. 胎头的娩出 当胎肩通过会阴时,胎头矢状缝进入骨盆右斜径或横径,胎头继续下降达盆底时发生俯屈及内旋转,胎头枕部向逆时针方向内旋转45°使胎头矢状缝位于骨盆出口前后径上,当枕骨下凹处于耻骨联合下时即以此作为支点进一步俯屈,使颏、面及额相继自会阴前缘娩出,最后枕部亦自耻骨弓下娩出,整个胎儿即可娩出。

胎头娩出过程中因未经产道挤压塑性径线较大,应使胎头充分俯屈,以较小的枕下前囟周径通过产道,具体接产方法为:当胎背转向前方后,使胎头矢状缝置于骨盆出口的前后径,助产者将胎儿的上下肢骑跨在助产者的前臂上,左手示、中二指伸入阴道触及胎儿面部,压着胎儿鼻翼两侧,或伸指压着胎舌,使胎头俯屈,助产者以右手示、中二指从胎颈两侧轻轻勾住胎肩,按骨盆轴的方向向下向外牵引,在腹壁耻骨联合上方向下推压胎头,使之俯屈下降,当胎头已达耻骨弓时,助产者将胎体向上提起缓慢牵引,在会阴保护下将胎儿面部及前额沿会阴前缘娩出。

偶有枕部向后旋转直达骶窝,发生分娩困难,此时助产者可用三种机转使之娩出。①胎头俯屈良好:枕部可能旋转至前方而娩出;②胎头俯屈不良:由枕后位娩出,此时胎鼻降至耻骨弓下为支点发生旋转,助产者将胎儿肢体前举,则胎颈后部、枕部及头顶将相继自会阴前缘娩出,然后胎面自耻骨弓下娩出;③胎头伸直:额部被耻骨支所阻,将胎儿前举以颈前部在耻骨弓下为支点发生旋转,则枕部头顶及前额可相

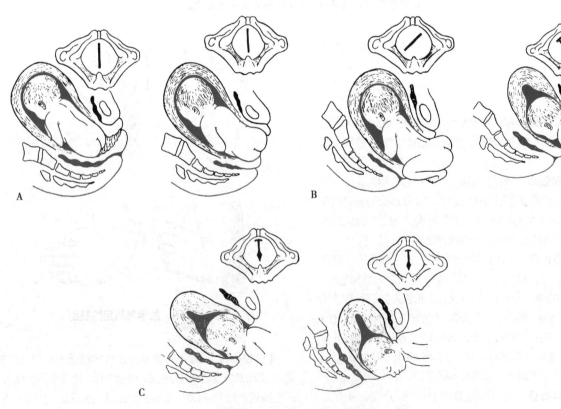

图 2-6-49 臀位分娩机转

A.胎臀娩出;B.胎儿躯干及肩娩出;C.胎头娩出。

继自会阴前缘娩出。

【处理】

1. 妊娠期　妊娠 30 周前的臀位多能自行转为头位，妊娠 30 周后可以试用特殊体位如胸膝卧位矫正，或刺激至阴穴(激光、针灸或艾灸等)矫正，但这些措施并没有很好的循证证据支持，不建议推荐。

如有阴道分娩可能，妊娠晚期的臀位可以考虑使用外倒转术矫正。外倒转术的时间近年来多选择 37 周之后。37 周前臀位有可能自行转为头位，经外倒转术成功转为头位的胎儿也可能再次转为臀位，此外，37 周前行外倒转术时如因并发症急诊行剖宫产则可造成医源性早产。相对禁忌证包括：脐带绕颈、胎膜早破或羊水过少、瘢痕子宫、子宫形态异常、多胎、胎儿生长受限、胎盘早剥病史或伴其他高危因素等。术前应使用宫缩抑制药物，作好紧急剖宫产准备，在超声监测下进行。术后需加强胎动、胎心监测。

2. 分娩期　目前多认为剖宫产对于臀位新生儿是比较安全的分娩方式，对早产儿≤32 周者应慎重选择，权衡利弊，适当处理。

（1）选择性剖宫产的指征：狭窄骨盆、软产道异常、胎儿体重 >3 500g、胎儿窘迫、严重的胎儿生长受限、胎头仰伸、脐带先露、完全和不完全臀先露、高龄初产、有难产史或其他妊娠合并症等，均应行剖宫产术结束分娩。

（2）阴道分娩：如决定经阴道分娩，处理如下：

1）第一产程：产妇不宜站立走动，尽量避免胎膜破裂。一旦破膜，应立即听胎心。若有脐带脱垂，胎心尚好，宫口未开全，为抢救胎儿，需立即行剖宫产术。宫缩乏力时可应用缩宫素。当存在足先露时，宫口开大 4~5cm 时胎足即可经宫口脱出至阴道。为了使宫颈和阴道充分扩张，应使用"堵"外阴方法(图 2-6-50)。即每次宫缩时需用无菌巾以手掌堵住阴道口，避免胎足先下降，在宫缩和手掌力量的作用下胎儿膝关节屈曲，胎臀和胎足共同扩张软产道，待宫口及阴道充分扩张后才可让胎臀娩出。此法有利于后出胎头的顺利娩出。

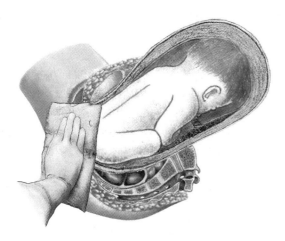

图 2-6-50　堵臀助宫颈扩张

2）第二产程：有 3 种分娩方式：臀位自然分娩(spontaneous breech delivery)：胎儿自然娩出，助产者仅需挟持胎体，不做任何牵拉。极少见，仅见于经产妇、胎儿小、宫缩强、产道正常者。臀助产术(assisted breech delivery)：当胎臀自然娩出至脐部后，胎肩及后出胎头由接产者协助娩出。脐部娩出后，一般应在 2~3 分钟娩出胎头，最长不能超过 8 分钟。必要时需使用后出头产钳娩出胎儿。臀位分娩多数需要臀助产术。臀牵引术(breech extraction)：胎儿全部由接产者牵拉娩出，此种手术对胎儿损伤大，不宜采用。

3）第三产程：胎盘娩出后，应及时应用促宫缩药物，防止产后出血。行手术操作及有软产道损伤者，应及时缝合，并给抗生素预防感染。

【预后】　臀位分娩对母婴的预后影响均较大，胎膜早破、脐带脱垂、早产、胎儿窘迫、产后出血、软产道裂伤、感染、新生儿颅内出血、骨折、神经肌肉损伤等的发生率均明显高于头位。围产儿死亡率约 0.3%，围产儿死亡率是头位的 3~8 倍，新生儿损伤及神经系统并发症约 0.7%。虽然臀位剖宫产对新生儿较为安全，但并非绝对。臀位分娩是产科领域既困难又亟待解决的问题。

六、肩先露

胎产式为横产式时，胎先露部为肩，称为肩先露(shoulder presentation)。占妊娠足月分娩总数的 0.25%。以肩胛骨为指示点，有肩左前、肩左后、肩右前、肩右后 4 种胎方位。肩先露是最不利于分娩的胎位，除死胎及早产儿胎体可折叠而自然娩出外，足月活胎不可能经阴道自然娩出。若不及时处理，容易造成子宫破裂，威胁母儿生命。可见于腹壁松弛使子宫前倾胎体纵轴偏离骨产道、早产儿尚未转至头先露、前置胎盘、骨盆狭窄、子宫异常或肿瘤、羊水过多等。

妊娠期发现者，可给予纠正，纠正方法同臀先露。若未能纠正，应提前住院待产。若发生在分娩期：应根据胎产次、胎儿大小、胎儿是否存活、宫口扩张程度、胎膜是否破裂、有无并发症等，综合判断决定分娩方式。

1. 足月活胎伴有产科指征(如狭窄骨盆、前置胎盘、有难产史等)，应于临产前行择期剖宫产术。

2. 初产妇，足月活胎，临产后应行剖宫产术。

3. 经产妇，足月活胎，首选剖宫产术。若宫口开大 5cm 以上，破膜不久，羊水未流尽，可在硬膜外麻醉或全麻下行内转胎位术，转成臀先露，待宫口开全助产娩出。

4. 双胎足月活胎，一胎儿娩出后第二胎儿变成肩先露，可行内转胎位术。

5. 出现先兆子宫破裂或子宫破裂征象，无论胎儿是否存活，均应立即行剖宫产术。

6. 胎儿已死，无先兆子宫破裂征象，若宫口近全，在麻醉下行断头术或碎胎术。术后应常规检查子宫下段、宫颈及阴道有无裂伤,若有裂伤应予及时缝合,注意防治产后出血,给予抗生素预防感染。

七、复合先露

先露部除头或臀之外,尚有肢体手或足共同进入骨盆,称为复合先露(compound presentation)。发生率约0.1%,多发生于早产时,头与手的复合先露最常见。发现复合先露时应首先寻找发生的原因,骨盆狭小及头盆不称,或者脐带脱

出的足月儿,特别是初产妇,宜行剖宫产。如无明显头盆不称,可以嘱产妇向脱出肢体的对侧侧卧,等待脱出肢体自然还纳,严密观察胎心变化,及时发现脐带脱出等异常情况,根据产程进展和先露下降情况决定分娩方式。脱出肢体部分较小如胎手且并未阻塞于盆腔者,可因分娩推动胎体下降,使肢体自动缩回。如整个肢体脱出,而胎头尚高者,可于全麻下行肢体还纳,还纳肢体后应下压并固定胎头,防止肢体再次脱出,然后根据进展情况等待自然分娩或行产钳助产或剖宫产。

(黄 谱 李雪兰)

第四节 肩难产

肩难产(shoulder dystocia)是指胎头娩出后,胎儿前肩嵌顿在耻骨联合上方,用常规助产方法不能娩出胎儿双肩。超过50%的肩难产发生于正常体重的新生儿,且产前无法预测。肩难产时脐带在产道内挤压,如不能及时娩出胎儿,将导致严重并发症。发病率约1%。近年来肩难产的发生有升高趋势。

【高危因素】

1. **产前高危因素** 包括巨大胎儿、肩难产病史、妊娠期糖尿病、过期妊娠、孕妇骨盆形态异常、胎儿畸形等。胎儿偏大或骨盆偏小,胎儿双肩径偏大易嵌顿于骨盆入口平面耻骨联合上方。

2. **产时需要警惕的因素** 第一产程活跃期延长;第二产程延长伴"乌龟征"(胎头娩出后未发生外旋转而又向阴道方向回缩);使用胎头吸引器或产钳助产。

【对母儿影响】

1. **对母体影响** 产后出血和会阴裂伤常见,最常见为侧切口延裂或Ⅲ、Ⅳ度裂伤,其他并发症还包括阴道裂伤、宫颈裂伤、膀胱麻痹、子宫破裂、生殖道瘘和产褥期感染等。

2. **对胎儿及新生儿影响** 最常见为臂丛神经损伤,多为一过性损伤,亦可发生其他神经肌肉和骨骼的损伤、窒息、新生儿缺血缺氧性脑病、颅内出血、神经系统异常,甚至死亡。

【诊断】 胎头娩出后,胎颈回缩,使胎儿颏部紧压会阴,此时双肩径位于骨盆入口上方使胎肩娩出受阻,除外胎儿畸形即可诊断肩难产。

【处理】 缩短胎头和胎体娩出时间间隔是新生儿存活的关键。肩难产的处理原则为:立即请求援助,请有经验的产科医师及相关科室到场协助抢救;同时作好新生儿复苏抢救准备;排空膀胱,麻醉下行足够的会阴切开或延长原会阴切口以便手法操作。助产时可采用的方法如下:

1. **屈大腿法**(McRoberts法) 令产妇尽量向上屈曲大腿,使双腿紧贴腹壁,双手抱腿或抱膝,使腰骶段脊柱弯曲度

缩小,骨盆倾斜度减小,耻骨联合升高,这时嵌顿于耻骨联合后的前肩自然松动,适当加以牵引胎头即可娩出前肩。可成功处理40%的肩难产。

2. **耻骨上加压法** 当助产者持续、轻轻地向外牵拉胎儿时,助手用手掌跟部在耻骨联合上嵌顿的胎肩处加压,使作用力传导至肩胛骨后方,可缩短双肩径或者可同时旋转胎肩至骨盆入口斜径上,使胎肩由耻骨联合后解脱出来。这种压力可以是持续或间断式的,应与McRoberts法同时进行。

3. **先牵后臂娩后肩法** 助产者手顺骶骨部伸入阴道,胎儿背在母体右侧用右手,在左侧用左手,将示指与中指放入胎儿后肘窝,然后以手压后肘窝,使胎儿屈后肘并屈前臂,握持胎儿后上肢并从胎儿前胸部牵出,娩出胎儿后上肢和后肩,继而旋转胎体并娩出前肩。

4. **旋肩法**(Woods法) 术者将示指和中指伸入阴道内,从胎儿背部寻找并确定前肩和肩胛骨位置,待子宫收缩时,旋转胎肩,同时牵拉胎头,助手则应于腹部推压胎体以利旋转,当双肩径达骨盆斜径时可使嵌顿的前肩松动得以娩出。

5. **四肢着地法**(Gaskin法) 产妇翻转至双膝和双手着地位于产床上,助产士向外牵拉胎儿和胎颈,重力作用抑或是骨盆与胎儿相对位置发生了改变,可能解除胎肩的嵌顿状态。

以上方法可以重复。如无法奏效,还有一些极端方法可考虑,因预后不良,需谨慎考虑使用。可能的方法有:

(1)断锁骨法:助产人员可试着用拇指向耻骨支方向按压嵌顿的胎儿前肩锁骨,使双肩径缩小,有可能解除嵌顿的胎肩,但在临床实践中操作困难。如果此法能够成功,与臂丛神经损伤、窒息和新生儿死亡相比,断锁骨的损伤相对轻微。分娩后积极处理,锁骨骨折多能愈合良好。用剪子等尖锐器械切断胎儿锁骨的锁骨切开术则通常应用于胎儿死亡后。

(2)Zavanelli助娩法:第一步将胎头转至枕前位或枕后位,使胎头俯屈,并缓慢将其还纳回阴道,第二步为紧急剖宫

产娩出胎儿。操作前应使用宫缩抑制药物。有一定的失败率,母胎并发症多见。

(3)耻骨联合切开术:切断耻骨联合部位的软骨、韧带以增大骨盆径线解除胎儿嵌顿,母体骨盆损伤及尿道损伤等并发症较多且严重。

【预防】 肩难产时处理较困难,新生儿产伤机会多。巨大儿、产妇肥胖、第二产程延长、既往肩难产病史孕妇发生肩难产的风险增加,但是大多数肩难产是无法准确预测或预防的。随胎儿体重增加肩难产发生率增加,因此孕期应合理饮食,及早发现并治疗糖代谢异常,减少巨大胎儿的发生。分娩过程中,当胎头娩出后,不必急于行外旋转,凡胎头复位后矢状缝在骨盆斜径上,而胎肩在骨盆另一斜径上(斜径大有利于肩娩出),令产妇屏气用劲,稍压胎头使前肩进入骨盆入口,继而后肩进入骶凹处,减少前肩嵌顿的发生,预防肩难产的发生。

(黄　谱　李雪兰)

参考文献

1. Pavličev M, Romero R, Mitteroecker P. Evolution of the human pelvis and obstructed labor: new explanations of an old obstetrical dilemma. Am J Obstet Gynecol, 2020, 222(1): 3-16.

2. Mitteroecker P, Huttegger SM, Fischer B, et al. Cliff-edge model of obstetric selection in humans. Proc Natl Acad Sci U S A, 2016, 113(51): 14680-14685.

3. Euliano TY, Nguyen MT, Darmanjian S, et al. Monitoring uterine activity during labor: a comparison of 3 methods. Am J Obstet Gynecol, 2013, 208: 66.e1-e6.

4. Haran G, Elbaz M, Fejgin MD, et al. A comparison of surface acquired uterine electromyography and intrauterine pressure catheter to assess uterine activity. Am J Obstet Gynecol, 2012, 206: 412.e1-e5.

5. Stewart RD, Bleich AT, Lo JY, et al. Defining uterine tachysystole: how much is too much? Am J Obstet Gynecol, 2012, 207: 290.e1-e6.

6. 王淑雯, 岳琏. 中国女性骨盆研究. 天津: 天津科技翻译出版公司, 2009.

7. 中华医学会妇产科学分会产科学组. 妊娠晚期促宫颈成熟与引产指南(2014). 中华妇产科杂志, 2014, 49(12): 881-885.

8. Brown R, Gagnon R, Delisle MF, et al. No.373-cervical insufficiency and cervical cerclage. J Obstet Gynaecol Can, 2019, 41(2): 233-247.

9. 彭昱霖, 曾施, 骆迎春. 妊娠子宫嵌顿四例的诊断与治疗. 中华围产医学杂志, 2021, 24(02): 141-146.

10. 魏丽惠, 赵昀, 谢幸, 等. 妊娠合并子宫颈癌管理的专家共识. 中国妇产科临床杂志, 2018, 19(02): 190-192.

11. 中国抗癌协会妇科肿瘤专业委员会. 宫颈癌诊断与治疗指南. 中国实用妇科与产科杂志, 2018, 34(6): 613-622.

12. 中华医学会妇产科学分会. 女性生殖器官畸形诊治的中国专家共识. 中华妇产科杂志, 2015, 50(10): 729-733.

13. 中华医学会妇产科学分会产科学组. 剖宫产术后再次妊娠阴道分娩管理的专家共识. 中华妇产科杂志, 2016, 51(08): 561-564.

14. Catalin S, Buhimschi. Spatiotemporal electromyography during human labor to monitor propagation of the uterine contraction wave and diagnose dystocia. Am J Obstet Gynecol, 2009, 9: 54-56

15. Charles P Read, R Ann Word, Monika A Ruscheinsky. Cervical remodeling during pregnancy and parturition: molecular characterization of the softening phase in mice. Reproduction, 2007, 134: 327-340

16. Chen MM, Coakley FV, Kaimal A, et al. Guidelines for computed tomography and magnetic res onance imaging use during pregnancy and lactation. Obstet Gynecol, 2008, 112: 333-340

17. Clark SL, Simpson KR, Knox GE, et al. Oxytocin: new perspectives on an old drug. Am J Obstet Gynecol, 2009, 200: 35.e1-35.e6

18. Donal J Brennan, Sharon F McGee, Elton Rexhepa, et al. Identification of a myometrial molecular profile for dystocic labor. BMC Pregnancy Childbirth, 2011, 11: 74

19. Euliano TY, Nguyen MT, Darmanjian S, et al. Monitoring uterine activity during labor: a comparison of 3 methods. Am J Obstet Gynecol, 2013, 208: 66.e1-66.e6

20. Gowri V, Jain R, Rizvi S. Magnetic resonance pelvimetry for trial of labour after a previous caesarean section. Sultan Qaboos Univ Med J, 2010, 10: 210-214

21. Rozenberg P. Is there a role for X-ray pelvimetry in the twenty-first century? Gynecol Obstet Fertil, 2007, 35: 6-12

22. Sibony O, Alran S, Oury JF. Vaginal birth after cesarean section: X-ray pelvimetry at term is informative. J Perinat Med, 2006, 34: 212-215

23. Timmons B, Akins M, Mahendroo M. Cervical Remodeling during Pregnancy and Parturition. Trends Endocrinol Metab, 2010, 21: 353-361

24. Word RA, Li XH, Hnat M, et al. Dynamics of Cervical Remodeling during Pregnancy and Parturition: Mechanisms and Current Concepts. Semin Reprod Med, 2007, 25: 69-79

25. American College of Obstetricians and Gynecologists. ACOG Practice Bulletin No. 818：Medically indicated late-preterm and early-term deliveries. Obstet Gynecol 2021；137：e29-33.

26. Spong CY，Berghella V，Wenstrom KD，et al. Preventing the first cesarean delivery：summary of a joint Eunice Kennedy Shriver National Institute of Child Health and Human Development，Society for Maternal-Fetal Medicine，and American College of Obstetricians and Gynecologists Workshop. Obstet Gynecol，2012，120（5）：1181-1193.

27. 中华医学会妇产科学分会产科学组. 新产程标准和处理的专家共识（2014）. 中华妇产科杂志，2014，49（7）：486.

28. 中华医学会妇产科学分会产科学组，中华医学会围产医学分会. 正常分娩指南. 中华围产医学杂志，2020，23（6）：361-369.

29. Hauth JC，Hankins GD，Gilstrap LC，et al. Uterine contraction pressures with oxytocin induction/augmentation. Obstet Gynecol，1986，68（3）：305-309.

30. Cohen WR. Clinical assessment of uterine contractions. Int J Gynaecol Obstet，2017，139（2）：137-142.

31. Vlemminx MWC，Rabotti C，van der Hout-van der Jagt MB，et al. Clinical Use of Electrohysterography During Term Labor：A Systematic Review on Diagnostic Value，Advantages，and Limitations. Obstet Gynecol Surv，2018，73（5）：303-324.

32. Thijssen KMJ，Tissink JGLJ，Dieleman JP，et al. Qualitative assessment of interpretability and observer agreement of three uterine monitoring techniques. Eur J Obstet Gynecol Reprod Biol，2020，255：142-146.

33. Bakker JJ，Janssen PF，van Halem K，et al. Internal versus external tocodynamometry during induced or augmented labour. Cochrane Database Syst Rev，2013，8：Cd006947.

34. Lavie A，Shinar S，Hiersch L，et al. Uterine electrical activity，oxytocin and labor：translating electrical into mechanical. Arch Gynecol Obstet，2018，297（6）：1405-1413.

35. Smyth RM，Alldred SK，Markham C. Amniotomy for shortening spontaneous labour. Cochrane Database Syst Rev，2013，31（1）：CD006167.

36. Wathes DC，Borwick SC，Timmons PM，et al. Oxytocin receptor expression in human term and preterm gestational tissues prior to and following the onset of labour. J Endocrinol，1999，161（1）：143-151.

37. Talati C，Carvalho JCA，Luca A，et al. The Effect of Intermittent Oxytocin Pretreatment on Oxytocin-Induced Contractility of Human Myometrium In Vitro. Anesth Analg，2019，128（4）：671-678.

38. American College of Obstetricians and Gynecologists. ACOG Practice Bulletin No. 107：Induction of labor. Obstet Gynecol，2009，114（2 Pt 1）：386-397.

39. Society of Obstetricians and Gynaecologists of Canada. SOGC clinical practice guidelines. Guidelines for vaginal birth after previous caesarean birth. Number 155（Replaces guideline Number 147），February 2005. Int J Gynaecol Obstet，2005，89（3）：319-331.

40. American College of Obstetricians and Gynecologists. ACOG Committee on Practice Bulletins Number 49：Dystocia and augmentation of labor. Obstet Gynecol，2003，102（6）：1445-1454.

41. 谢幸，孔北华，段涛. 妇产科学. 9版. 北京：人民卫生出版社，2018.

42. Cunningham FG，Leveno KJ，Bloom SL，et al. Williams Obstetrics. 25th ed.New York：McGraw-Hill Education，2018.

43. Ouzounian JG. Shoulder dystocia：incidence and risk factors. Clin Obstet Gynecol，2016，59（4）：791.

44. Macharey G，Gissler M，Rahkonen L，et al. Breech presentation at term and associated obstetric risks factors-a nationwide population based cohort study. Arch Gynecol Obstet，2017，295（4）：833.

45. American College of Obstetricians and Gynecologists. ACOG Practice Bulletin No. 221 External cephalic version. Obstet Gynecol. 2020；135（5）：e203-e212.

46. American College of Obstetricians and Gynecologists. ACOG Practice Bulletin No. 178：Shoulder dystocia.Obstet Gynecol. 2017；129（5）：e123-e133.

47. Yeomans ER，Hoffman BL，Gilstrap LC III，et al. Cunningham and Gilstrap's Operative Obstetrics. 3rd ed. New York：McGraw-Hill Education，2017.

48. Rodgers R，Beik N，Nassar N，et al. Complications of external cephalic version：a retrospective analysis of 1 121 patients at a tertiary hospital in Sydney. BJOG，2017，124（5）：767.

第七章
分娩期并发症

第一节　脐带异常与脐带脱垂

　　脐带是连接胎儿与母亲之间的管状结构,一端连接于胎儿的脐轮,另一端附着于胎盘,由一条脐静脉和两条脐动脉组成。脐带外面由脐带胶质样的结缔组织,本身没有血管,包裹着脐动脉和脐静脉。胎儿通过脐带获得氧气和所需的营养物质,排出代谢废物。脐带的长短、粗细、动脉、静脉的改变等,可与胎儿的畸形和死亡有关。脐血流一旦受阻,轻者可致慢性胎儿缺氧及胎儿生长受限,严重的脐血流断流可致胎儿窘迫、新生儿窒息及其缺氧引起的各种并发症以及死亡。

一、脐带先露与脐带脱垂

　　当胎膜未破时,脐带位于胎头或胎臀的下方或一侧,位于宫颈的上方部位,称为脐带先露(presentation of umbilical cord)或隐性脐带脱垂(图2-7-1)。胎膜破裂后脐带脱于宫颈口外,降至阴道内或露于外阴部,称为脐带脱垂(prolapse

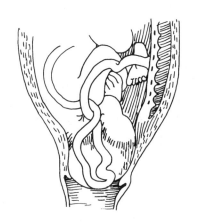

图 2-7-1　脐带先露

of umbilical cord)(图 2-7-2)。

　　【病因】 多发生在胎先露部未衔接时:①胎位异常,包括足先露、臀先露、肩先露、枕后位等;②骨盆和胎儿异常,骨

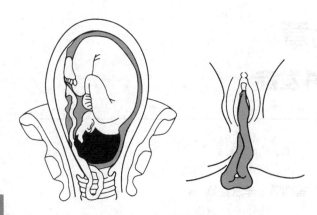

图 2-7-2 脐带脱垂

盆狭窄、胎头入盆困难、胎头高浮、胎儿过小等;③羊水过多;④脐带过长;⑤脐带附着异常及低置胎盘等。

【对母胎的影响】

1. 对产妇影响 剖宫产率、软产道损伤的机会增加。

2. 对胎儿影响 当胎先露部尚未衔接、胎膜未破,宫缩时胎先露部下降,先露脐带一过性压迫脐带导致胎心率异常。胎先露部已衔接、胎膜已破者,脐带受压在胎先露部与骨盆之间时,胎儿缺氧,胎心完全消失。若脐带血液循环阻断超过 7~8 分钟,即可出现胎死宫内。

【诊断】 有脐带脱垂危险因素存在时,应警惕脐带脱垂的发生。胎膜未破,于胎动、宫缩后胎心率突然变慢,改变体位、上推胎先露部及抬高臀部后迅速恢复者,应考虑有脐带先露的可能,临产后应行密切胎心监护。胎膜已破出现胎心率异常,应立即行阴道检查,了解有无脐带脱垂和有无脐带血管搏动。在胎先露部旁或其前方以及阴道内触及脐带者,或脐带脱出于宫颈或者外阴者,即可确诊。B超及彩色多普勒超声等可协助诊断。

【治疗】

1. 脐带先露 经产妇、胎膜未破、宫缩良好者,取头低臀高位,密切观察胎心率,期待胎头衔接,宫口逐渐扩张,可改变体位,胎心持续良好者,可经阴道分娩。初产妇或足先露或肩先露者,宜行剖宫产术。

2. 脐带脱垂 一旦发现脐带脱垂,胎心正常,胎儿存活者,应尽快娩出胎儿。宫口开全,胎先露在 +2 时,行产钳术;臀先露行臀牵引术。宫颈未全,产妇立即取头低臀高位,上推胎先露部,应用抑制子宫收缩剂,缓解或减轻脐带受压;在严密监测胎心同时,尽快行剖宫产术。

【预防】 妊娠晚期及临产后,超声检查应注意有无脐带先露。对羊水过多、临产后胎先露部迟迟不入盆者,应警惕脐带先露发生的风险。

二、脐带长度异常

脐带正常长度为 30~100cm,平均长度为 55cm。脐带短于 30cm 者,称为脐带过短(excessive short cord)。妊娠期间

脐带过短常无临床征象,个别情况可能会有胎动减少。临产后因胎先露部下降,脐带被牵拉过紧,使胎儿血液循环受阻,因缺氧出现胎心率异常;严重者导致胎盘早剥。胎先露部下降受阻,引起产程延长,以第二产程延长居多。经抬高床脚和吸氧,胎心率仍无改善,应立即行剖宫产结束分娩。脐带过长(excessively long cord)易造成脐带绕颈、绕体、打结、脱垂或脐带受压。

三、脐带附着异常

脐带附着于胎儿端异常时可发生脐膨出(omphalocele)、腹裂等,发病率大约是 3/万。B超可诊断,根据胎儿有无畸形选择继续还是终止妊娠。

脐带在胎盘端的附着,常见异常有帆状胎盘、球拍状胎盘。正常情况下,脐带附着于胎盘胎儿面的近中央处。若附着于胎盘边缘者,为球拍状胎盘(battledore placenta),对母儿无大影响,多在产后检查胎盘时发现。若附着于胎膜上,脐带血管通过羊膜与绒毛膜间进入胎盘,称为脐带帆状附着(cord velamentous insertion)或称帆状胎盘(图 2-7-3),若胎膜上的血管跨过宫颈内口位于胎先露部前方时,称为前置血管(vasa previa)。由于前置的血管缺乏脐带胶质的保护,容易受到宫缩、先露的压迫或血管破裂。当前置血管(走行于胎膜中)受胎先露部压迫,可导致脐血液循环受阻,胎儿窘迫或死亡。当前置血管发生破裂时,发生出血,通常为鲜血,则胎儿失血使胎儿缺血、缺氧,发生胎儿窘迫,甚至突然胎死宫内。所以,脐带帆状附着的临床表现为胎膜破裂时发生无痛性阴道流血,伴胎心率异常或消失,严重时胎儿死亡。若取流出血涂片检查,查到有核红细胞或幼红细胞并有胎儿血红蛋白,即可确诊。由于脐带帆状附着对胎儿危害大,所以,超声检查时应注意脐带附着在胎盘的部位。尤其是妊娠晚期超声发现胎盘低于正常位置者,应进一步评价脐带的插入位置。对于血管前置高危因素的孕妇,如脐带低或帆状附

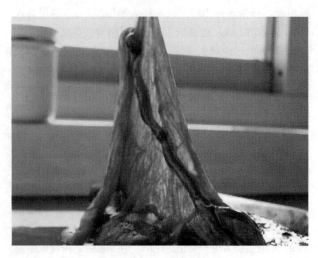

图 2-7-3 帆状胎盘

着，双叶胎盘或副胎盘或有阴道流血的孕妇，可行阴道超声检查包括阴道多普勒检查。已诊断为脐带帆状附着、血管前置的孕妇，妊娠期应严密观察，胎儿成熟后行择期剖宫产，以降低围产儿死亡率。

四、脐带缠绕

脐带围绕胎儿颈部、四肢或躯干者，称为脐带缠绕（cord entanglement）。通常以绕颈较为常见，也可围绕胎儿身体。90%为脐带绕颈，以绕颈1周者居多，占分娩总数20%左右。脐带缠绕多与脐带过长、胎儿小、羊水过多及胎动频繁等有关。脐带本身有补偿性伸展，不拉紧至一定程度，不发生临床症状。脐带绕颈对胎儿影响与脐带缠绕松紧、缠绕周数及脐带长短有关。脐带绕颈可致相对性脐带过短，可引起因脐带过短导致的脐带过度牵拉而血流受阻的征象，可致胎儿或新生儿死亡。对产妇的影响表现为胎头下降停止，产程延长或停滞。

临床特点：①胎先露部下降受阻：脐带缠绕使脐带相对变短，影响胎先露部入盆，可使产程延长或停滞。②胎儿窘迫：当缠绕周数多、过紧使脐带受牵拉，或因宫缩使脐带受压，导致胎儿血液循环受阻，胎儿缺氧。③胎心率变异：出现频繁的变异减速。④脐带血流异常：彩色多普勒超声检查时，在胎儿颈部发现脐带血流信号。⑤B超检查见脐带缠绕处皮肤有明显压迹，脐带缠绕1周呈"U"形压迹，内含一小圆形衰减包块，并可见其中小短光条；脐带缠绕2周呈"W"形；脐带缠绕3周或3周以上呈锯齿形，其上为一条衰减带状回声。出现上述情况应高度警惕脐带缠绕，特别是胎心监护出现频繁的变异减速，经吸氧、改变体位不能缓解时，应及时终止妊娠。产前超声诊断为脐带缠绕，在分娩过程中应加强监护，一旦出现胎儿窘迫，及时处理。

五、其他脐带异常

1. 脐带缺如　为少见的异常。据报道，曾见一例为死胎，另一例为活婴，其胎盘似乎直接附着于胎儿腹壁上，也有胎儿脐轮与胎盘紧紧相连。脐带缺如的胎儿常伴有多种畸形，如无脑畸胎、内脏脱出、脐疝等。

2. 脐带过细　指脐带细于正常直径的1/2以上。使胎儿的营养和排泄运转受阻，导致胎儿低出生体重儿出生、宫内窒息甚至死亡。多发生于有宫内操作史的孕妇。

3. 脐带过粗　也称"脐带肿胀"。脐带大于正常直径的1/2左右，多见于脐带胶质样的结缔组织肿胀、脐带过粗的孕妇，临床上常会出现胎盘早期剥离、胎膜早破、死胎、胎儿畸形等意外情况。引起的原因多为孕妇患有糖尿病，或有生殖器官感染（子宫内膜炎）史等。

4. 脐带狭窄（stricture of umbilical cord）　狭窄与扭曲有关，有脐带狭窄的大部分婴儿为死胎。

5. 脐带血肿（hematoma of umbilical cord）　血肿可压迫脐血管，轻者可致胎儿窒息，重者造成血运梗阻而致胎儿死亡。

6. 脐带扭转（torsion of umbilical cord）　由于胎儿活动的结果，导致正常的脐带变成螺旋状，即脐带顺其纵轴扭转，生理性可扭转6~7周，有人认为可转9~11周。如脐带过分扭转>30周以上，加上脐带长度的影响或近胎儿脐轮部变细呈索状坏死，可致胎儿血管闭塞或伴血栓形成，血运中断而死亡。

7. 单脐动脉　正常脐带的解剖为两条脐动脉、一条脐静脉。如果胚胎发生异常，只有一条脐动脉，称为单脐动脉。其血流量较正常接近1倍，可导致胎儿生长受限，胎儿缺氧。单脐动脉的胎儿有1/4者伴有心血管或其他部位畸形，流产、早产、死亡率明显升高。此类孕妇多数曾有过人工流产、不孕史，少数人有染色体异常的疾病。

8. 脐带打结　有假结（false hoot）和真结（true hoot）两种。脐血管较脐带长，为了调节脐带长度，血管会发生扭曲似结，称为假结，通常对胎儿无大危害。真结较为少见，发生率为1.1%，但围产期死亡率为6.1%，在单羊膜囊双胎中真结的发生率较高。真结多在妊娠3~4个月发生，先有脐带缠绕胎体，后胎儿又穿过脐带套环而形成真结。结未拉紧时尚无症状，如拉紧后胎儿血液循环受阻而致胎儿发育不全或胎死宫内，多数仅在分娩后确诊。

9. 其他　较少见的还有脐带囊肿、肿瘤、脐膨出等，常常伴有其他类型的胎儿畸形。

（李　力　李雪兰　黄　谱）

第二节　子宫破裂

子宫破裂（uterine rupture）指子宫体部或子宫下段发生破裂，可发生于妊娠各期，但常见于分娩期或妊娠末期，为产科严重并发症，严重威胁母婴生命。患者主要死于出血、感染、休克。子宫破裂的发生率常作为判断一个地区产科质量标准之一。随着我国产科工作者的数量和质量的提高，城乡妇幼卫生三级保健网的建立和逐步健全，子宫破裂发生率已显著下降。多中心的调查研究显示，我国子宫破裂发生率约为0.03%，2019年我国子宫破裂占孕产妇死因构成比约为2.0%。但是，近年来由于剖宫产率上升，瘢痕子宫破裂的发生有所增加，应当引起产科医生的高度重视。

根据发生时间可分为妊娠期、分娩期子宫破裂。根据发生的部位可分为子宫体部破裂、子宫下段破裂。根据病因可分为子宫自然破裂、损伤性破裂、瘢痕破裂。根据发生的不同阶段可分为先兆子宫破裂、子宫破裂。按破裂程度可分为：完全破裂，即子宫肌层及浆膜层全层裂开，子宫腔直接与腹腔相通；不完全破裂，即子宫肌层全部或部分裂开，但浆膜层和腹膜层尚保持完整，宫腔与腹腔未相通。

一、病因和发病机制

子宫破裂多发生于难产、高龄多产和子宫曾有过手术或有过损伤的产妇。子宫破裂以剖宫产瘢痕破裂最为常见，其次是梗阻性难产或宫缩剂使用不当引起。国内学者刘兴会报道了2008—2018年四川省的86例子宫破裂的临床资料，其中瘢痕子宫占62.8%；而国外作者（Anneke Kwee、Latika 等）报道，子宫破裂病例中瘢痕子宫占比为50.7%~96.9%，由此可见，瘢痕子宫是引起子宫破裂的主要原因。荟萃分析显示，子宫切口单层缝合、引产、前列腺素类引产、缩宫素引产、缩宫素催产均为完全性子宫破裂的危险因素。

（一）自然破裂

梗阻性难产为最常见和最主要的发病原因，尤其好发于子宫肌壁有病理改变者，如畸形子宫肌层发育不良，过去有过多次分娩或多次刮宫史、子宫穿孔史、人工剥离胎盘史等。骨盆狭窄、头盆不称、胎位异常（如忽略性横位）、胎儿畸形（如脑积水）等，均可使胎儿先露受阻，造成梗阻性难产，当胎儿先露下降受阻时，为克服阻力，子宫体部肌层强烈收缩、收复后变厚、缩短；子宫下段肌层则被过度牵拉、变薄、伸长，过度伸展后，受阻的胎儿先露将子宫下段薄弱处撑破，故裂口多发生在子宫下段，纵行或斜纵行。位于前壁右侧者多，亦可延伸至宫体部和宫颈、阴道甚至撕裂膀胱。

（二）损伤性子宫破裂

主要是由于分娩前子宫收缩剂使用不当和分娩时手术创伤引起。

1. 子宫收缩剂使用不当　由于孕妇个体对缩宫素敏感程度不同，缩宫素引产或催产时应采取稀释后静脉滴注，专人看守，调整滴速以接近生理性的有效宫缩。若使用缩宫素不当，如分娩前肌内注射或过量使用缩宫素；无适应证以及无监护条件下静脉滴注缩宫素；其他子宫收缩剂如前列腺素阴道栓剂使用不当均可增加子宫肌张力，引起强烈子宫收缩，导致子宫破裂，特别是高龄、多产、头盆不称和子宫本身存在薄弱点者更易发生子宫破裂。

2. 分娩时手术创伤　在临产时受到创伤的孕妇相对于那些没有受到创伤的孕妇会发生更为严重的并发症，包括子宫破裂的发生会明显增加。不适当和粗暴地施行各种阴

道助产手术如：①臀牵引手术手法粗暴：不按分娩机转致使胎儿手臂上举，增加出头困难，后出头时强行牵拉，可引起子宫破裂；②宫口未开全时行产钳助产，或臀牵引术或困难产钳，均可造成宫颈裂伤，延伸至子宫下段造成子宫破裂；③忽略性横位行内倒转术、断头术、毁胎术等手术操作不慎，困难的人工剥离胎盘术均可引起子宫破裂；④暴力压腹助产，即不妥当地人工加压子宫底，促使胎儿娩出，也可使子宫破裂。

（三）瘢痕破裂

发生于子宫有过切口，如以往剖宫产或子宫切开，妊娠子宫破裂或子宫穿孔后子宫修补术，肌瘤剔除术尤其是创面接近或达到内膜层者。在妊娠晚期，子宫膨大，尤其是在分娩过程，原瘢痕承受不了子宫内压力增加，瘢痕裂开，自然破裂；古典式剖宫产术者由于子宫体部瘢痕比下段瘢痕更容易发生破裂，故子宫破裂发生率为下段切口瘢痕破裂的数倍，且体部瘢痕破裂多为完全破裂。

近年来剖宫产率上升，瘢痕子宫破裂的发生有所增加。剖宫产后的瘢痕子宫破裂存在一些特殊的危险因素，包括：

1. 前次剖宫产的切口位置及切口愈合情况　如果切口位置选择不当，上下切缘解剖对合不良而影响愈合，增加子宫破裂发生的风险。文献报道：不同类型剖宫产子宫切口发生子宫破裂概率为：古典切口 4%~9%，T 形切口 4%~9%，低位纵切口 1%~7%，低位横切口 0.2%~1.5%。此外，术中切口延裂，易造成切口局部血肿和感染，愈合后瘢痕组织大，再次妊娠时更易发生破裂。

2. 前次剖宫产采用的缝合方式　近年来，剖宫产时子宫的单层缝合因操作简便、时间较短而得到了广泛应用。但是研究表明，与双层缝合相比较，采用单层缝合的孕妇再次妊娠时子宫破裂的发生率会增加 4 倍，达到 3.1%；而采用双层缝合的孕妇子宫破裂的发生率仅为 0.5%。

3. 剖宫产的次数　一项超过 1 000 例孕妇的单中心研究提示，进行过 2 次及 2 次以上剖宫产的孕妇再次妊娠试产时子宫破裂的发生率为 1.7%，有一次剖宫产的孕妇子宫破裂的发生率为 0.6%（OR 3.06,95% 置信区间为 1.95~4.79）；而 3 次及 3 次以上剖宫产的孕妇与 2 次剖宫产的孕妇相比，危险度没有明显增加。另一项研究表明，进行过 2 次剖宫产的孕妇再次妊娠时子宫破裂的发生率为 3.7%，仅进行过一次剖宫产的孕妇子宫破裂的发生率为 0.8%（OR 4.5,95% 置信区间为 1.18~11.5）。

4. 两次妊娠间隔的时间长短　如果剖宫产后再次妊娠与前次妊娠时间间隔太短，子宫切口不完全愈合，便增加了子宫破裂的风险。Shipp 和 Coworkers 报道了在妊娠间隔短于 18 个月时，子宫破裂的发生率为 2.3%，而妊娠间隔更长一些，发生率为 1.1%；而 Huang 的研究与此不相一致，认为妊娠间隔不足 18 个月与间隔时间更长者相比较，并没有增加子宫破裂的风险。Bujold 研究显示妊娠间隔短于 24 个月，再次妊娠时子宫破裂的发生率为 2.8%，延长妊娠间隔发

生率仅为 0.9%。

因此,我国《剖宫产术后再次妊娠阴道分娩管理的专家共识(2016)》明确建议 2 次分娩间隔≥18 个月为剖宫产术后阴道试产的适应证,而前次剖宫产术为古典式剖宫产术、子宫下段纵切口或 T 形切口,2 次及以上子宫手术史,既往有子宫破裂史,前次剖宫产有子宫切口并发症等,均为剖宫产术后阴道试产的禁忌证。此外,植入性胎盘穿透子宫浆膜层极易造成子宫破裂。近年来随着人流率及剖宫率的提高,植入性胎盘的发生率也有上升趋势,胎盘植入后由于子宫内膜以及肌层组织的改变,更易发生子宫破裂并且症状更不明显。植入性胎盘并子宫破裂多发生于妊娠中晚期。

二、临床表现

绝大多数的子宫破裂发生在分娩的过程中,当胎头或异常的先露在骨盆入口上时,强有力的子宫收缩力不能使之入盆,子宫体部的肌层越来越厚,下段越来越薄,因此进入危险的阶段。从整个过程而言子宫破裂可分为先兆子宫破裂和子宫破裂两个阶段,但有时先兆阶段短暂或不明显,因此不易发现,而且由于引起子宫破裂的原因不同,破裂时间、部位、范围、出血量,胎儿和胎盘情况不同,临床表现不尽相同。

(一)先兆子宫破裂

先兆子宫破裂(threatened uterine rupture)常见于产程长、梗阻性难产病例。

1. 子宫收缩呈强直性或痉挛性 下段膨隆,压痛明显,子宫圆韧带极度紧张,可明显触及并有压痛。产妇自诉下腹十分疼痛难忍、烦躁不安、呼叫、脉搏呼吸加快。由于胎先露部位紧压膀胱使之充血,出现排尿困难、血尿形成和少量阴道流血。

2. 病理性缩复环(pathologic retraction ring) 在临产过程中,当胎儿先露部下降受阻时,强有力的宫缩使子宫下段逐渐变薄而宫体更加增厚变短,两者间形成明显的环状凹陷,称为病理性缩复环。腹部检查上下段交界可见环状凹陷,此凹陷会逐渐上升达脐平或脐部以上;阴道检查可发现胎先露常较紧地固定于骨盆入口处,且有较大产瘤或明显颅骨重叠。

3. 胎心率异常 由于宫缩强且频繁,胎儿供血受阻,表现为胎动频繁,胎心加快或减慢,胎心率图形提示重度或错乱的变异减速或晚期减速等程度不等的胎儿窘迫图形。

这种情况若不立即解除,子宫将很快在病理性缩复环处及其下方发生破裂。

(二)子宫破裂

根据破裂程度,可分为完全性子宫破裂与不完全性子宫破裂两种。

1. 完全性子宫破裂 指宫壁全层破裂,使宫腔与腹腔相通。子宫完全破裂一瞬间,产妇常感撕裂状剧烈腹痛,随之宫缩消失,疼痛缓解,但随着血液、羊水及胎儿进入腹腔,很快又感到全腹疼痛,脉搏加快、微弱,呼吸急促,血压下降。检查时有全腹压痛及反跳痛,在腹壁下可清楚扪及胎体,子宫缩小位于胎儿侧方,胎心消失,阴道可能有鲜血流出,量可多可少。拨露或下降中的胎先露部消失(胎儿进入腹腔内),曾扩张的宫口可回缩。子宫前壁破裂时裂口可向前延伸致膀胱破裂。若已确诊为子宫破裂,则不必再经阴道检查子宫破裂口。若因催产素注射所致子宫破裂者,产妇在注药后感到子宫强烈收缩,突然剧痛,先露部随即上升、消失,腹部检查如上所见。

2. 不完全性子宫破裂 指子宫肌层全部或部分破裂,浆膜层尚未穿破,宫腔与腹腔未相通,胎儿及其附属物仍在宫腔内。腹部检查,在子宫不完全破裂处有压痛,若破裂发生在子宫侧壁阔韧带两叶之间,可形成阔韧带内血肿,此时在宫体一侧可触及逐渐增大且有压痛的包块。胎心音多不规则。

对于有子宫手术史的患者,子宫体部瘢痕破裂及子宫下部剖宫产切口瘢痕破裂的临床表现可能不同:

子宫体部瘢痕破裂多为完全破裂,约 1/3 发生于妊娠晚期,甚至在足月前数周,子宫先兆破裂症状常不明显,可有瘢痕局部疼痛或压痛,以及子宫敏感性增高。有时可有少量阴道流血。随着裂口扩大,疼痛加重,出血增多,浆膜层裂开,胎儿部分或全部排入腹腔,此时症状、体征同无瘢痕子宫破裂。但子宫破裂时不一定都出现突发性腹痛的典型症状,有时在产妇出现休克时才发现,偶有在剖宫产术时才发现。

子宫下部剖宫产切口瘢痕(特别是横切口)破裂多为不完全性,出血很少,且因有腹膜覆盖,因而缺乏明显的症状与体征,即所谓的"安静状态"破裂。也有时出现局部压痛、敏感性增高等局部特征,常常在进行剖宫产术时才发现,亦可能经阴道自然分娩,在产后常规检查时发现。但如果瘢痕裂开累及子宫动脉及其分支,可引起急性腹腔大出血。瘢痕完全裂开时,胎儿亦可被排入腹腔,同无瘢痕子宫破例类似。瘢痕子宫破裂,即使是完全性,胎儿尚未完全排入腹腔前,行胎心监测时胎心率图形可表现为早期减速、变异减速,随后出现晚期减速,持续较长时间而不恢复,这是子宫破裂的最早征象。

三、诊断与鉴别诊断

(一)诊断

应结合病史、体征等临床表现以及辅助检查综合判断,有下列情况应考虑子宫破裂:

1. 临床表现

(1)高危因素:具有子宫破裂的高危因素,如梗阻性难产、子宫收缩剂使用不当、多产、创伤等。

（2）症状体征：孕、产妇在晚期妊娠或临产后突感撕裂样腹部疼痛，伴恶心、呕吐、阴道流血，以及有休克前期和休克征象，腹部检查有明显腹腔刺激征，胎儿死亡，胎体触及在腹壁下。

（3）胎心异常：可疑病例应行连续胎心监护，如发现胎儿心跳加快或减慢，各种减速的出现，特别是晚期减速持续较长时间而不恢复，应高度警惕子宫破裂。

（4）阴道检查：可发现曾扩张的宫颈口往往回缩，已下降的胎儿先露上升，伸手入宫颈探查时可触及子宫破裂部位，裂口与腹腔相通，还可触及肠管。但阴道检查常可加剧损伤，故除产后疑有子宫破裂需探查宫腔外，一般不宜进行。

2. 辅助检查

（1）超声检查：可协助诊断子宫有无破裂及其部位，可疑病例可行此项检查。特别对于可疑病例、不完全的子宫破裂、子宫后下部破裂等有确诊价值。超声若发现子宫下段瘢痕出现缺陷或下段厚薄不均，下段局部失去肌纤维结构或羊膜囊自非常薄的子宫下段向母体腹部前壁膀胱方向膨出，应考虑先兆子宫破裂或者子宫不完全破裂。

（2）磁共振成像（MRI）：能较为清楚地显示胎儿、胎盘以及子宫的关系，是子宫破裂超声确诊的补充手段，但应注意的是 MRI 仅用于孕妇病情稳定状态。

（3）特殊检查：腹腔穿刺或后穹窿穿刺可明确腹腔内有无出血。如果腹部叩诊移动性浊音阳性，结合病史，体征多可诊断，就不必进行此项检查。

总之，子宫破裂诊断与破裂的类型、程度、部位、性质、内出血量、胎心有无、胎盘完全或部分排出等情况密切相关，轻型或不典型者易被忽略，如子宫后壁破裂症状与体征常不典型；发生于子宫下段剖宫产的瘢痕子宫破裂如位于肌层薄，无血管区时，常无明显症状和体征，因出血少，临产宫缩又常掩盖了腹痛症状，仅于再次剖宫产时发现或在产后常规阴道探查宫腔时发现。

（二）鉴别诊断

1. 胎盘早期剥离 胎盘早剥常因发病急、腹部剧烈疼痛、内出血及休克等症状，可以与子宫破裂相混淆，但胎盘早剥常发生于妊娠期高血压疾病或外伤患者，可有内出血和阴道出血，阴道流血量与失血量不成比例，B 超检查胎盘后有血肿，分娩后检查胎盘有血块压迹，可以鉴别。两者鉴别诊断见表 2-7-1。

2. 难产并发感染 个别难产病例，经多次阴道检查后感染，发现腹痛症状和腹膜炎刺激体征，类似子宫破裂征象，阴道检查时由于产程长，子宫下段非常薄，双合诊检查手指相触，犹如只隔腹壁，易误诊为子宫破裂，但此类病例宫颈口不会回缩，胎儿先露不会上升，更触不到胎体位于腹腔内侧，子宫亦不会缩小。

四、预防

孕产期子宫破裂的预后与是否能得到及时发现、正确处理有很大关系。近年来，随着产科质量的提高，城乡妇幼卫生保健网的建立健全，子宫破裂的孕产妇死亡率及围产儿死亡率均有明显下降。如能进一步做好孕期检查，正确处理产程，绝大多数子宫破裂可以避免。

预防工作包括：

1. 健全妇幼保健制度 加强围产期保健检查，系列产前检查应从早期妊娠开始。凡以往有剖宫产史、子宫手术史、难产史和产前检查发现骨盆狭窄，胎位异常者可提前住院分娩。做好分娩方式计划，必要时提前择期剖宫产。

2. 密切观察产程 及时识别异常，出现病理性缩复环或其他先兆子宫破裂征象时应及时行剖宫产。

3. 严格掌握缩宫素和其他宫缩剂的使用 应用缩宫素或其他宫缩剂要有严格适应证，胎位不正、头盆不称、骨盆狭窄等产道异常禁止使用缩宫素和前列腺素。剖宫产史、胎儿偏大、多胎经产应慎用或不用缩宫素引产。无禁忌证的产妇，应用缩宫素引产宜稀释后静脉滴注，专人负责看守产程，调整滴速，必要时进行胎心连续监测，禁止在胎儿娩出前肌内注射缩宫素。前列腺素制剂引产亦必须强调要有同缩宫素引产的监护条件。

4. 严格各种阴道手术指征 任何阴道手术的方法操作必须严格掌握手术指征，遵守手术操作规程，困难阴道手

表 2-7-1 胎盘早剥与子宫破裂的鉴别诊断

	胎盘早剥	先兆子宫破裂
发病相关因素	常伴发于妊娠期高血压疾病，尤其是重度子痫前期者，或有外伤史	有头盆不称，分娩梗阻史或剖宫产史
腹痛	发病急，剧烈腹痛	强烈子宫收缩，烦躁不安
阴道出血	有内、外出血，以内出血为主，阴道出血量与全身失血症状不成正比	少量阴道出血可出现血尿
子宫	子宫板状硬，有压痛，胎位不清	可见病理性缩复环，下段有压痛，胎位尚清楚
B 超检查	有时可见胎盘后血肿	常无特殊变化
胎盘检查	早剥部分有凝血块	无特殊变化

术如困难产钳、内倒转术等术后常规探查宫颈和宫腔,以便及时发现宫颈及子宫下段有无破裂。有剖宫产史、子宫手术史者,阴道自然分娩后常规探查宫腔。

5. 严格剖宫产指征 鉴于近年来种种因素,剖宫产率不断上升,瘢痕子宫破裂占子宫破裂的比例亦随之上升。因此,第一次剖宫产时,必须严格掌握适应证。术式尽可能采取子宫下段横切口式。

6. 严格掌握剖宫产术后再次妊娠阴道试产(trial of labor after cesarean section,TOLAC)**的适应证及禁忌证** 要密切观察,并加强产程中监护,发现先兆子宫破裂征象及时行剖宫产术。有下列情况(不限于)的瘢痕子宫尽量行择期剖宫产:

(1)前次剖宫产适应证仍存在。

(2)前次剖宫产术为古典式剖宫产术、子宫下段纵切口或T形切口,或子宫切口有严重撕裂或术后有感染可疑切口愈合不良者。

(3)已有2次及以上剖宫产史者。

(4)医疗单位不具备施行紧急剖宫产的条件。

(5)超声检查胎盘附着于子宫瘢痕处。

(6)估计胎儿体重为4000g或以上。

五、治疗

(一)治疗原则

1. 先兆子宫破裂 应尽快剖宫产。

2. 子宫破裂 在纠正休克、防治感染的同时尽快急诊剖腹探查,手术原则为力求简单、迅速,能达到止血目的。根据子宫破裂的程度与部位,手术距离破裂的时间长短,以及有无严重感染而定不同的手术方式。

(二)常规治疗

1. 一般治疗 密切监测生命体征,积极抢救,给予输血、输液(至少建立2条及以上静脉通道快速补充液体)、吸氧等,并给予广谱抗生素预防感染。

2. 手术治疗

(1)先兆子宫破裂:发现先兆子宫破裂时立即给以抑制子宫收缩的药物,如给吸入或静脉全身麻醉,肌内注射或静脉注射镇静剂,如哌替啶100mg等,并尽快行剖宫产术。如果处理及时,可保证母儿安全,并避免发展到子宫破裂,可望获得活婴。

(2)子宫破裂的手术治疗:越快越好,分秒必争,在子宫破裂发生的30分钟内施行外科手术是降低围产期损伤以及胎儿死亡的主要治疗手段。根据情况判断孕妇是否可以保留子宫,选择合适的手术方式,最大限度地减少对母婴的损害。

1)子宫破裂时间在12小时以内,裂口边缘整齐,子宫动脉未受损伤,无明显感染,需保留生育功能者,可考虑修补缝合破口。前次剖宫产瘢痕裂开,包括子宫体或子宫下段的,应行裂口缝合术。

2)破裂口较大或撕裂不整齐且有明显感染者,考虑行子宫次全切除术。

3)子宫裂口不仅在下段,且自下段延及宫颈口考虑行子宫全切术,如子宫横行破裂伴有膀胱损伤、子宫多处撕裂包括宫颈或阴道的撕裂、古典式瘢痕子宫,整个瘢痕全层破裂延及宫颈或伴有子宫内翻;子宫破裂伴严重的宫腔、盆腔感染者。

4)在阔韧带内有巨大血肿存在时,为避免损伤周围脏器,须打开阔韧带,游离子宫动脉的上行支及伴随静脉,将输尿管与膀胱从将要钳夹的组织推开,以避免损伤输尿管或膀胱。开腹探查时除注意子宫破裂的部位外,还应仔细检查膀胱、输尿管、宫颈和阴道,如发现有损伤,应同时行这些脏器的修补术。个别被忽略的、产程长、感染严重的病例,为抢救产妇生命,应尽量缩短手术时间,手术宜尽量简单、迅速,达到止血目的。能做全子宫切除术或子宫次全切除术或仅裂口缝合术加双侧输卵管结扎术需视具体情况而定。术前后应用足量有效抗生素防治感染。

3. 子宫破裂已发生休克者 尽可能就地抢救,应避免搬运而加重休克与出血。但如限于当地条件必须转院时,也应在大量输液、输血抗休克条件下转运。

(刘兴会)

第三节　产后出血

一、概述

产后出血(postpartum hemorrhage,PPH)是导致我国孕产妇死亡的首要原因。2000年9月,联合国提出了改善孕产妇保健的千年发展目标,要求到2015年,孕产妇死亡率要在1990年基础上降低3/4。近年来,随着我国围产医学的发展和妇幼保健水平的提高,我国孕产妇死亡率逐年下降,已从1990年的88.9/10万降至2019年的17.8/10万,下降了80%,并于2014年提前实现联合国千年发展目标,是全球为数不多实现这一目标的国家之一。虽然近年来孕产妇死亡率大幅下降,但产科出血仍是我国孕产妇死因构成比的第一位,2021年占孕产妇死亡总数的22.1%,其中又以产后出血导致的孕产妇死亡为主,在产科出血死亡的构成比例为 83.4%。

产后出血的传统定义为阴道分娩胎儿娩出后 24 小时以内出血量≥500ml,或剖宫产胎儿娩出后 24 小时以内出血量≥1 000ml。但需要注意的是,事实上有很大一部分经阴道分娩的孕妇实际产后出血量达到或超过 500ml,剖宫产的出血量更高,需注意的是临床估计的出血量往往只有实际出血量的 1/2。2017 年美国妇产科医师协会对产后出血的定义进行修正,即无论采用何种分娩方式,产后 24 小时出血量累计超过 1 000ml,或伴有低血容量的症状或体征,称之为产后出血。我国目前仍采用产后出血的传统定义。

二、流行病学特征

全国各地产后出血的发病率数据报道不一致,主要原因是对产后出血量的估计和测量方法存在较大差异,并且估计出血量往往远远低于实际出血量,所以实际的产后出血发生率应该要高于报告值。部分地区剖宫产率仍处于高位,这也使得产后出血的发生率难以降低。

三、病因和危险因素

产后出血的四大原因分别是子宫收缩乏力(uterine atony)(简称宫缩乏力)、产道损伤、胎盘因素和凝血功能障碍。值得注意的是,有些产妇因为血容量不足或其他原因,耐受出血的能力较低,虽然出血量未达到产后出血的诊断标准,但仍可能导致严重的病理生理改变,如重度子痫前期或子痫、妊娠合并严重贫血、败血症、慢性肾功能不全、脱水或身材矮小等。虽然有危险因素的孕妇发生产后出血的危险性更高,但是没有相关危险因素的产妇也有可能在无任何征兆的情况下发生产后出血,这一点值得重视。

(一) 宫缩乏力

是产后出血最常见的原因,约占 50%~70%。胎儿娩出之后,子宫肌层的缩复功能可以有效地压迫肌束间的血管,这是防止出血过多的最有效的自我止血方式。任何影响子宫肌正常收缩和缩复功能的因素都有可能使得子宫肌肉不能正常挤压血管,从而引起宫缩乏力性产后出血。下列为常见的导致宫缩乏力的因素:

1. 全身因素 产妇体质虚弱、合并慢性全身性疾病或精神紧张等。

2. 药物因素 过多使用麻醉剂、镇静剂或宫缩抑制剂等。

3. 产程因素 急产、产程延长或滞产、试产失败、引产或催产等。

4. 产科并发症 子痫前期等。

5. 羊膜腔感染 胎膜破裂时间长、发热等。

6. 子宫过度膨胀 羊水过多、多胎妊娠、巨大儿等。

7. 子宫肌壁损伤 剖宫产史、子宫肌瘤、子宫肌瘤剔除术后等。

8. 子宫发育异常 双子宫、双角子宫、残角子宫等。

(二) 软产道损伤

任何能够导致会阴、阴道、宫颈或子宫损伤的医源性或非医源性因素都可能最终导致产后出血的发生,因损伤形成的血肿表现为隐性出血。

1. 会阴、阴道或宫颈损伤 会阴切开术、软产道组织弹性差、急产、手术产、软产道水肿或瘢痕等。

2. 子宫损伤、破裂 瘢痕子宫、难产、剖宫产、剖宫产子宫切口延伸或裂伤、子宫切除等。

3. 子宫内翻 宫底胎盘、第三产程处理不当等。

(三) 胎盘因素

胎盘因素相关的产后出血主要是由于胎盘剥离异常所致,如胎盘残留在宫腔内影响宫缩、剥离面血管残端暴露等情况均可引起产后出血,此外需注意的是胎盘植入,尤其是凶险性前置胎盘,其导致的出血非常凶险,短时间内出血可达数千毫升,严重威胁孕产妇生命。

1. 胎盘早剥 妊娠期高血压疾病、腹部外伤、仰卧位低血压综合征等。

2. 前置胎盘 多次人工流产、多产、产褥期感染、瘢痕子宫等。

3. 胎盘滞留(retained placenta) 宫缩乏力、膀胱膨胀、胎盘剥离不全、胎盘嵌顿等。

4. 胎盘植入性疾病(placenta accrete spectrum disorders, PAS) 是指胎盘绒毛在其附着部位与子宫肌层紧密连接,根据侵入深度分为胎盘粘连、胎盘植入和穿透性胎盘植入,与多次人工流产、剖宫产史、子宫内膜炎、蜕膜发育不良等相关。胎盘植入的临床问题微课见视频 2-7-1。

视频 2-7-1　探索胎盘植入的临床问题

5. 胎盘胎膜残留 胎盘小叶、副胎盘等。

(四) 凝血功能障碍

主要分为以下两类:

1. 妊娠合并凝血功能障碍性疾病 包括妊娠合并血液系统疾病,如遗传性假血友病——von Willebrand 病、血友病、血小板减少症等;妊娠合并肝脏疾病,如重症肝炎、妊娠期急性脂肪肝等;或者抗凝治疗相关的凝血功能障碍。

2. 产科相关并发症引起的凝血功能障碍 如 HELLP 综合征血小板减少,重度子痫前期/子痫、胎盘早剥、死胎、羊水栓塞、败血症等引起的产科 DIC。

四、临床表现

产后出血的主要临床表现包括阴道流血和失血过多引起的休克。

(一)阴道流血

不同原因导致产后出血的特点各异:宫缩乏力性产后出血是常发生在胎盘娩出之后,间断性的中等量出血,血液颜色较暗红,触诊子宫常发现其质地较软。软产道损伤所致阴道流血常在胎儿娩出后立即出现鲜红色出血,伴有会阴部或盆腔疼痛。胎盘因素导致的产后出血常发生在胎儿娩出几分钟后,色较暗,但血液可凝。凝血功能障碍所致的产后出血常表现为持续的阴道流血、会阴切口持续渗血或穿刺点渗血等,血液不凝且止血困难,可伴有全身出血灶,血小板计数、凝血功能等检查常能发现异常。

虽然产后出血大多表现为阴道显性出血,但是隐性出血(宫腔内积血)、缓慢的持续性少量渗血或阴道血肿也有发生,这些情况容易被忽视。如果产后阴道出血量虽不多,但产妇有严重失血的症状和体征时,需考虑到以上情况,应仔细检查子宫收缩情况、产道损伤情况以及有无血肿形成。

(二)休克

休克往往是由于失血过多所导致的病理生理改变,是产后出血严重的并发症,可发展为多器官功能障碍,威胁产妇生命。休克的临床表现包括脉搏增数、血压下降、尿量减少、面色苍白、呼吸增快、毛细血管充盈障碍、中枢神经系统症状等,这些症状的出现及其严重程度与失血量和产妇对失血的耐受性密切相关。

正常孕妇孕晚期的血容量较非孕期常能增加30%~50%,提高了对产后出血的耐受性,但这也使得正常孕妇发生产后失血性休克时的临床表现可能不明显,产妇从代偿到发生失代偿的时间较短,临床上常无法早期识别,导致诊断延误。

五、诊断

产后出血的诊断包括两个方面的重要内容:积极寻找病因和准确估计出血量。产后出血的诊断一定要做到及时、准确,诊断延误可能给产妇带来严重后果,甚至危及生命。

(一)病因诊断

临床上,往往根据产后阴道流血的特点即可初步判断产后出血的原因。产后出血的四大原因可单独存在,也可合并存在,有时还互为因果,这就要求产科医生在诊断产后出血时要仔细观察并考虑周全。

1. 宫缩乏力 胎盘娩出之后,触诊子宫检查子宫张力

和子宫大小,如果发现子宫体积较大、质地较软,结合阴道持续流血,那么产后出血很可能是宫缩乏力所致。及时使用缩宫素并进行子宫按摩、按压,同时使用强有力的宫缩剂,如麦角新碱等,直到子宫变硬、体积缩小且阴道流血减少或者停止,这也是鉴别宫缩乏力与其他原因导致产后出血的重要方法。

2. 软产道损伤 如果持续的阴道流血发生在胎儿刚娩出后,血液颜色鲜红且子宫收缩良好,那么需要考虑软产道损伤导致的产后出血。此时,应仔细检查阴道、宫颈和子宫,以发现损伤的具体位置和损伤的程度。若出血较快或损伤位置较深、范围较广时,可能需要到手术室在麻醉下进行检查。

(1)会阴、阴道裂伤:按损伤程度,会阴、阴道裂伤可分为4度。Ⅰ度裂伤指仅有阴唇系带、会阴部皮肤及阴道入口黏膜撕裂,未伤及深部的筋膜及肌肉层,分娩后仔细检查较易发现,除尿道周围撕裂外,出血量通常不多;Ⅱ度裂伤指会阴体筋膜及肌层已受损,且累及阴道后壁黏膜,但未伤及肛门括约肌,出血较多;Ⅲ度裂伤指在阴道黏膜及会阴体组织的损伤的基础上,还合并有肛门括约肌部分或完全撕裂,但尚未累及直肠黏膜;Ⅳ度裂伤指在Ⅲ度裂伤的基础上,直肠黏膜已受损,肛门、直肠和阴道完全贯通,出血量可不多。阴道中、上1/3处损伤并累及深部组织时出血量可较大,且不易发现,若怀疑时需特别仔细地检查。

(2)宫颈裂伤:如果第三产程结束之后,阴道大量出血且子宫收缩良好,应该考虑到宫颈深度撕伤的可能。此时,由于宫颈质软,阴道指检往往不满意,需要在充分暴露宫颈的情况下进行彻底的检查,通常需要助手用力按压腹部使子宫下移,同时手术者用环钳向外牵拉宫颈以便检查,必要时还可借助阴道壁拉钩以更好地暴露深部组织。另外,对于所有经阴道分娩困难、借助器械娩出胎儿的情况,由于其发生宫颈裂伤的可能性大,不管在第三产程结束之后是否有阴道出血,建议常规检查宫颈损伤情况。

(3)产后血肿:产后血肿可分为外阴血肿、外阴阴道血肿、阴道旁血肿和腹膜后血肿。外阴血肿的形成常常是因为阴部动脉分支受损,包括直肠后动脉、会阴横动脉和阴唇后动脉;阴道旁血肿的形成则可能是子宫动脉下行支损伤所致;腹膜后血肿的形成主要是由于盆腔深部的动脉损伤,并且往往是因为出血较多而向上延伸至腹膜后,有时可在腹股沟韧带上方触及血肿包块。外阴血肿最突出的临床表现是剧烈的疼痛和外阴肿胀,血肿包块形成迅速、张力高、触痛明显并常有波动感,根据这些表现常能迅速做出诊断。阴道旁血肿的诊断则常依赖指检发现一圆形或类圆形突向阴道腔内的波动性包块。如果阔韧带内形成血肿或血肿形成的范围更高,检查时不易触及,容易漏诊,若发生失血性休克将会危及产妇的生命,当怀疑存在深部血肿或血肿范围延伸较广时,借助超声、CT等辅助检查可帮助诊断并确定血肿的位置和范围。

（4）子宫内翻：常与第三产程过度牵拉脐带相关。当阴道流血不多而休克的症状和体征明显且排除了其他导致产后出血的原因时，需考虑到子宫内翻的可能，产妇可伴有剧烈疼痛、下坠感和排尿困难，腹部触诊可能无法触及子宫或仅触及一凹陷（子宫底陷入宫腔内），经仔细检查不难诊断。

（5）子宫破裂：请参考本书相关章节。

3. 胎盘因素　若胎儿娩出后 10~15 分钟胎盘仍未娩出，并出现阴道大量出血，颜色暗红，应考虑胎盘娩出困难，需要立即做阴道及宫腔检查，并试图人工剥离胎盘；若胎娩出后发现胎盘胎膜不完整或胎盘胎儿面有残留的血管断端，则应考虑胎盘组织残留或副胎盘的存在，需立即行宫腔检查。如果怀疑胎盘植入子宫肌层较深甚至可能为穿透性胎盘时，需借助超声以确定植入的范围及深度。

4. 凝血功能障碍　如果产妇阴道持续流血，且血液不凝、止血困难，同时合并穿刺点渗血或全身其他部位出血，并排除了因宫缩乏力、胎盘因素及软产道损伤引起的产后出血，应及时检测患者的血小板计数、凝血时间、纤维蛋白原等指标。若发现血小板计数降低、凝血时间延长或低纤维蛋白原血症等情况，再结合患者的病史特点，不难做出凝血功能障碍或者 DIC 的诊断。

（二）出血量的估计

估计产后出血量的方法多种多样，临床上常用的估计产后出血量的方法是以下所述的前五种：

1. 目测法　众所周知，目测法不准确，极易低估产后出血的总量，文献报道利用目测法估计产后出血量所得到的产后出血发生率比实际产后出血发生率要低 30%~50%。

2. 称重法　即称重分娩前后无菌巾、纱布、一次性棉垫的重量，重量的差值除以血液比重 1.05 即可换算成产后出血量。

3. 容积法　断脐后迅速置一弯盘或便盆紧贴于产妇会阴部，用量杯测量收集到的包括第三产程的所有失血量。若有条件还可使用标有刻度的一次性产后血液收集带，可直接于收集带上读出产后出血的量。

4. 面积法　按血液浸湿纱布、无菌巾的面积来计算出血量，如 10cm×10cm 纱布浸湿后含血量为 10ml、15cm×15cm 纱布浸湿后含血量为 15ml 等。由于不同质地的纱布或无菌巾吸水能力的不同以及浸湿范围的不均匀等因素，此法测定的出血量只是一个大概的估计值。

5. 血红蛋白及血细胞比容测定　在产后出血早期，由于血液浓缩，血红蛋白及血细胞比容常在产后出血数小时后方出现延迟表现，故血红蛋白值常不能准确反映实际出血量，因此产后出血早期不适用该方法估算出血量。在血容量达到平衡时可以应用，一般血红蛋白每下降 10g/L，或血细胞比容下降 3%，出血量为 400~500ml。

6. 休克指数法（shock index，SI）　休克指数 = 心率/收缩压（mmHg），常用于估计大量出血时的出血量（表 2-7-2）。

表 2-7-2　休克指数与估计失血量

休克指数	估计出血量/ml	占总血容量的百分比/%
1.0	500~1 500	10%~30%
1.5	1 500~2 500	30%~50%
2.0	2 500~3 500	50%~70%

7. 临床表现估计产后失血量　如表 2-7-3，通过监测个体生命体征、尿量和精神状态估算失血量的方法。当孕产妇出血在总血容量的 20%（即 1 000ml）以内，个体生命体征往往并无明显改变，仅当出血量达到总血容量的 20%~30% 时，才开始出现生命体征表现，而且往往是脉搏先增快，而血压可能尚在正常范围，很容易被临床忽视，但实际上此时个体因产后出血已相当危险，一旦出血量超过总血容量的 40%，其全身情况将迅速恶化。孕产妇的失血性休克从代偿到失代偿往往很突然，需要临床予以高度警惕。值得注意的是，由于孕期血容量的增加使得孕妇对出血的耐受性提高，从失血到发生失代偿休克常无明显征兆，并且失血性休克的临床表现往往滞后，容易导致诊断及处理不及时。因此，不能仅仅根据产妇的临床表现来估计产后失血量，需综合评估。

目前，尚无标准化的测定产后出血量的方法，各种测量方法都有其局限性。如称重法和容积法都可能因羊水、尿液等因素而产生误差，且往往还忽略了胎盘中母体血液的量。产后出血量只是估计或测定所得的一个结果，不管用何种方法估计或测定产后出血量，都不应忽略产妇本身的临床表现（包括生命体征、神志状态、尿量等），而且要结合病因诊断进行相应的处理。

表 2-7-3　Benedetti 出血程度分级

	Ⅰ级	Ⅱ级	Ⅲ级	Ⅳ级
出血量（%）	15	20~25	30~35	40
脉搏（次/min）	正常	100	120	140
收缩压（mmHg）	正常	正常	70~80	60
平均动脉压（mmHg）	80~90	80~90	50~70	50
组织灌注	直立性低血压	外周血管收缩	面色苍白、烦躁、少尿	虚脱、无尿、缺氧

六、治疗

事实上,产后出血导致的孕产妇死亡大多是可以避免的,其高死亡率的原因主要在于诊断和治疗的不及时。因此,早期及时的诊断和出血量的准确估计是产后出血治疗的关键。

产后出血治疗的总体目标有2个:一是针对低血容量休克进行复苏,以维持正常组织灌注和氧气供应的循环血容量;二是针对病因进行止血,以防止进一步的出血。两者同时进行。

为达到这两个目标,团队协作是关键,依靠个人力量难以完成产后出血的抢救。一旦产后2小时出血量超过400ml或产妇出现任何低血容量休克的表现,就应该即刻启动产后出血的抢救流程,首要步骤就是立刻求助,组建抢救小组。抢救小组人员应包括经验丰富的产科医师、助产士、麻醉师、血液科医师、血库人员、检验科人员,甚至血液运输人员和专门的记录员,应尽早通知以上相关人员,随时保持联系并做好抢救准备。同时,还应做好抢救相关的物资准备,如某些医院配备的产科出血抢救箱。

(一)复苏

低血容量休克抢救的关键在于尽早地快速补充循环血容量以维持组织灌注和氧供,从而避免进一步的重要脏器损伤。

1. 快速建立静脉通道 静脉充盈时,尽早静脉穿刺建立2条及以上静脉通路,且最好选用相对较粗的静脉输液针头(如16号针头,至少18号针头,必要时可选择14号针头),以保证能够快速地补充血容量。同时,还应留取交叉配血及其他实验室检查所需的血液标本。

2. 严密监测生命体征 复苏过程中,尽量安排专人连续严密地监测产妇的脉搏、血压、体温、呼吸和尿量等指标,随时汇报结果并做好详细记录,以便判断病情及其变化情况。

3. 动态监测实验室指标 全血细胞计数、凝血功能检查(包括凝血酶原时间、活化部分凝血活酶时间和纤维蛋白原水平)和肝肾功检查是常规的实验室检查,它们可辅助判断病情。另外,血气分析可以更快捷地检测血电解质、酸碱平衡状态和血红蛋白水平,据此可对组织有无缺氧、是否发生酸中毒等情况做出快速的判断。在病情极其危重的情况下,还可建立有创监测(如穿刺监测中心静脉压、动脉置管直接监测动脉血压等),但不是紧急处理时优先考虑的处理措施。由于产后出血患者的病情常常变化迅速,所以应该根据临床实际情况动态监测以上指标。

4. 呼吸管理 呼吸管理的目的主要是保持呼吸道的通畅和持续的氧供应。

5. 合理补液 早期积极合理的补液不但可以纠正失血导致的低血容量状态,还可能进一步减少血液制品的输入。但应注意输液过多会导致循环负担过重引起肺水肿,以及稀释性的凝血功能障碍,因此输液量并非越多越好,只要能够维持生命器官的正常功能即可,急性早期大量出血时,输液总量应控制在3 500ml以内(快速输入晶体液不超过2 000ml,胶体液不超过1 500ml)。先于10~20分钟内快速输入250~500ml晶体液或胶体液,若出血则需快速给予2 000~3 000ml液体,尽量维持正常血压和尿量>30ml/h或0.5ml/(kg·h)以保证循环灌注,继之应尽快大量输入血液制品,包括红细胞悬液、新鲜冷冻血浆、血小板等。输液过程中应给予产妇保暖措施,还应预热输入液体以减少发生DIC的机会。

6. 及时输血 大量失血导致血红蛋白的丢失会造成血液携氧的能力大大降低,从而引起组织缺氧,导致乳酸酸中毒、全身炎症反应综合征伴多器官功能障碍和凝血障碍。输血(主要是输注红细胞悬液)是快速补充血红蛋白提高血液携氧能力的最佳方法,在产后出血的抢救中起着至关重要的作用。美国妇产科医师协会推荐产后出血输血治疗的时机为持续出血≥1 500ml,或出现进行性恶化的生命体征(如心动过速、低血压)。我国《产后出血预防与处理指南(2014)》中指出一般情况下,血红蛋白水平>100g/L可不考虑输注红细胞,而血红蛋白水平<60g/L几乎都需要输血,血红蛋白水平<70g/L应考虑输血,如果出血较为凶险且出血尚未完全控制或继续出血的风险较大,可适当放宽输血指征。如果出血超过2 000ml,存在凝血因子消耗,应启动产科大量输血方案,推荐使用红细胞悬液∶新鲜冷冻血浆∶血小板悬液的比例为1∶1∶1(10U红细胞悬液+1 000ml新鲜冷冻血浆+1U机采血小板)。如果高度怀疑弥散性血管内凝血(DIC)的可能,推荐使用冷沉淀补充纤维蛋白原。产科输血的目标主要包括以下几点:维持血红蛋白水平在8g/dl以上,维持血小板计数不低于$50×10^9$/L、凝血酶原时间和活化部分凝血活酶时间不超过正常参考值的1.5倍、纤维蛋白原不低于2.0g/L。应注意大量输血方案带来的不良反应,如酸中毒、低钙血症、高钾血症、低体温、急性输血反应、输血相关性肺损伤等。应进行相应处理及预防,必要时请血液科专家、血库、麻醉科协助。

7. 回收式自体血回输(intra-operative cell salvage,IOCS)IOCS技术在产科主要用于剖宫产术中可能发生严重产后出血的孕妇,目前已在国内外广泛应用。国内多中心研究已证实该项技术在剖宫产术中应用中的安全性及有效性。国外指南建议启动自体血回输的指征包括:术前贫血、术前评估产后出血高风险、出血量已超过全身血容量10%~20%、产后出血已导致患者贫血、缺乏库存血或拒绝异体输血患者。目前我国指南建议剖宫产术中如果出血量超过1 500ml,有条件的医院可考虑自体血过滤后回输。

8. 心肺复苏 若产妇因产后大出血发生心搏骤停,应立即开始心肺复苏,按照成人基础生命支持(ABC系统:气道开放、呼吸支持和循环支持)和高级生命支持的标准步骤进行,尽可能地挽救产妇生命。

(二) 止血

产后迅速找到出血原因是产后出血止血治疗的前提,不同原因导致的产后出血其治疗方法可能不同,同样原因导致的产后出血也可采取不同的方法进行治疗,但治疗目的都殊途同归。

1. 宫缩乏力 诊断宫缩乏力性产后出血之前,应排除因胎盘因素、产道裂伤或血肿、子宫内翻或子宫破裂导致的出血。宫缩乏力的治疗措施较多,应按照以下方法顺序进行,即遵循"先简单后复杂、先无创后有创"的治疗原则,直到出血得到控制。虽然以下治疗方法是放在宫缩乏力的治疗当中阐述,但这些方法的使用并不局限于宫缩乏力性产后出血,如 B-Lynch 缝合术、盆腔血管结扎、动脉栓塞术等。

(1) 子宫按摩或按压(uterine massage):宫缩乏力时,子宫按摩是机械性止血首选的方法,出血多时亦建议采用双手经腹经阴道联合按压子宫,即患者取膀胱截石位,操作者一手握拳置于阴道前穹窿向后压迫宫颈,另一手于耻骨上方按压宫底和宫体。子宫按摩按压止血的原理是利用子宫肌纤维的网状排列,通过机械按压以压迫子宫血管而止血。单独采用子宫按摩按压通常不能有效、持续地止血,必须配合使用宫缩剂尤其是强有力的宫缩剂如麦角新碱、前列腺素制剂等以促进子宫收缩,按摩时间以达到子宫正常收缩、阴道停止流血为宜。子宫按摩按压前应排空膀胱,可留置导尿管。

(2) 药物治疗:治疗宫缩乏力性产后出血的药物主要包括缩宫素及其类似物、麦角新碱类、前列腺素类和止血剂四类。

1) 缩宫素(oxytocin, OT):是预防和治疗产后出血的一线药物,常与子宫按摩联合使用。由于缩宫素半衰期较短(1~6 分钟),所以需要持续静脉滴注以维持有效血药浓度从而维持有效的子宫收缩。缩宫素的使用相对安全。但快速静脉输入未稀释的缩宫素可引起全身血管平滑肌松弛而发生低血压,大剂量应用时可引起高血压、水中毒及心血管系统副作用。缩宫素另外一个特点是受体饱和现象,剂量达到上限后再加大剂量并不能增加子宫收缩的效果,相反,可能会带来不良反应。因此,常将 24 小时缩宫素的使用总剂量控制在 60U 以内。

2) 卡贝缩宫素(carbetocin):为长效缩宫素,与缩宫素效果一致,但作用持续时间较缩宫素更长。

3) 麦角新碱(ergometrine):麦角新碱是我国历史上最早应用于预防产后出血的药物之一,早在 1965 年由当时的张家口制药厂与中国医学科学院药物研究所合作研发并投产,但因原料药采购困难于 2003 年停产,但可喜的是 2016 年该药在国内恢复生产。目前仍推荐将缩宫素及麦角新碱作为预防和治疗宫缩乏力的一线药物。该药可与缩宫素联合使用发挥协同作用,现在一些发达国家已经将缩宫素和麦

角新碱制成复合制剂(Syntometrine)作为首选的预防产后出血宫缩剂常规使用。麦角新碱的作用机制是通过刺激子宫肌 α 肾上腺素受体从而引起子宫收缩,作用强且持久(约 3 小时),是强有力的宫缩剂。不良反应少见,极少数有恶心、呕吐、头晕、血压升高等,需注意的是冠心病、严重高血压及肝功损害者慎用。

4) 前列腺素制剂:包括卡前列素氨丁三醇(carboprost trometamol)、米索前列醇等。此类宫缩剂是治疗宫缩乏力性产后出血的二线药物,在一线治疗药物使用无效时应用,但胃肠道等副作用明显。卡前列素氨丁三醇为肌内注射剂,起效较快,常作为产后出血的二线治疗药物,在存在产后出血高危因素(前置胎盘、胎盘粘连等)或存在麦角新碱禁忌证的孕产妇中,可选择性地扩大卡前列素氨丁三醇的使用指征,哮喘、心脏病和青光眼患者禁用。而米索前列醇、卡前列甲酯亦属此类药物,但起效稍慢。

5) 益母草注射液:为中成药制剂,可兴奋子宫平滑肌,引起全子宫持久兴奋。但作用缓和,给药后 0.5~1.5 小时血药浓度达峰值,半衰期约 6 小时。临床上可与缩宫素或其他药物联合使用于预防产后出血,而对于晚期产后出血及促进子宫复旧效果明确。

6) 止血剂:氨甲环酸和重组活性凝血因子Ⅶa(rFⅦa),主要用于治疗顽固性宫缩乏力导致的产后出血,治疗目的在于稳定病情,常应用于盆腔血管结扎或子宫切除之前。氨甲环酸在治疗产后出血的作用在国外大型随机双盲研究证实,在产后 3 小时内、常规治疗产后出血失败后,静脉给予 1g 氨甲环酸能降低产妇的病死率,且不会增加患者静脉血栓的风险。重组活性凝血因子Ⅶa 用于严重的产后出血,但费用高昂。

(3) 宫腔填塞(uterine packing):当子宫按摩和宫缩剂都无法停止或者减少出血时,应考虑进行宫腔填塞。主要有两种宫腔填塞方法:水囊压迫和纱条填塞,前者多用于经阴道分娩,后者则多用于剖宫产。宫腔填塞必须由经验丰富的产科医师或助产士在有麻醉师和充分备血的情况下进行,填塞前还必须排除产道损伤、胎盘残留并清除宫腔内容物,填塞时可同时使用宫缩剂和止血剂辅助治疗。填塞完成后应密切监测产妇阴道出血情况、生命体征、子宫高度并评估血红蛋白水平和凝血功能状况,以排除有无宫腔内积血。水囊或纱条填塞的时间尽量不超过 48 小时,还应使用广谱抗生素以预防感染。

(4) 子宫加压缝合(uterine compression sutures):应用最广泛的是 B-Lynch 缝合术(图 2-7-4),也称为子宫背带缝合法,效果肯定且并发症少,避免了大量的围产期子宫切除。此缝合法止血的原理是通过垂直压迫横行进入子宫的血管而达到机械性止血的目的。B-Lynch 缝合术不仅可用于宫缩剂和子宫按摩等措施治疗无效的宫缩乏力性产后出血,还可应用于胎盘因素和凝血功能障碍导致的产后出血。但 B-Lynch 术后可能因缝线滑脱、肠管疝入致肠梗阻,也有缝

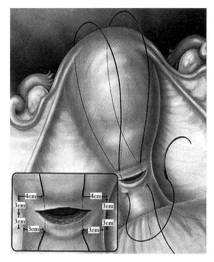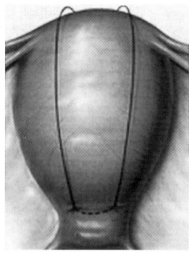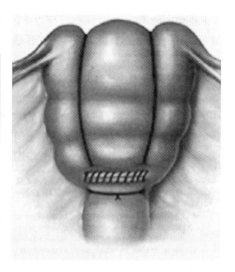

图 2-7-4　B-Lynch 缝合术

合后子宫坏死的个例报道,因此该缝合术使用的指征应由经验丰富的产科医师掌握,缝合过程也应由熟练掌握此技术的高级别产科医师完成。

(5)血管结扎:包括子宫动脉结扎和髂内动脉结扎(图2-7-5、图2-7-6)。

子宫血管结扎适用于难治性产后出血,尤其是剖宫产术中宫缩乏力或胎盘因素的出血,或子宫切口撕裂而局部止血困难。亦可用于危重孕产妇,如严重心脏病、高血压、急性脂肪肝等,在强有力的宫缩剂使用受限时,而预防性结扎血管。推荐五步血管结扎法:单侧子宫动脉上行支结扎;双侧子宫动脉上行支结扎;子宫动脉下行支结扎;单侧卵巢子宫血管吻合支结扎;双侧卵巢子宫血管吻合支结扎,前三步骤是最常用的手段。

髂内动脉结扎术手术操作困难,需要熟悉妇产科盆腔手术并对盆腔解剖非常熟悉的产科医生、麻醉师,必要时需要妇科肿瘤医生协助手术,以避免损伤。结扎髂内动脉的指征包括产后大出血切除子宫前后、阔韧带基底部持续性出血、盆腔侧壁大量出血、阴道穹窿部持续性出血、不明部位的

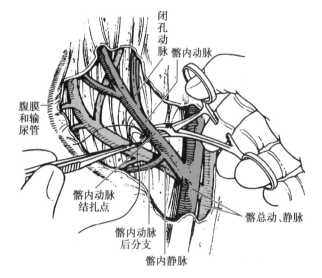

图 2-7-6　髂内动脉结扎

持续性出血、保守方法治疗宫缩乏力失败、助产术造成宫颈严重裂伤、阔韧带下部大出血、骨盆骨折后腹腔内大出血等。血管结扎时,应尽量避免损伤静脉和输尿管,减少副损伤的发生,在关腹前应彻底止血,术后严密监护患者的情况。

(6)介入栓塞:动脉栓塞治疗属于放射介入治疗,指征包括经保守治疗无效的各种难治性产后出血(宫缩乏力、产道损伤和胎盘因素等)。动脉栓塞术按栓塞血管不同可分为髂内动脉(脏支)栓塞和子宫动脉栓塞,前者主要适用于时间紧迫来不及超选择子宫动脉、子宫动脉开口狭窄或角度异常无法超选择插管及具有子宫动脉以外的动脉血管出血的患者。后者是在时间和条件允许的情况下进行子宫动脉插管、栓塞,栓塞止血的目标明确、术后的并发症较少。栓塞成功率较高,可在行外科开腹手术之前考虑使用,若治疗成功可避免进一步的手术或输血,保留生育能力。栓塞的目的是找出出血的责任血管,使用栓塞剂机械性地堵塞该血管以控制出血和预防再出血。虽然栓塞也有发生并发症的风险,如

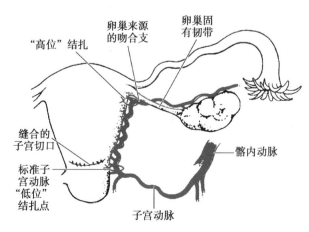

图 2-7-5　子宫动脉结扎

穿刺部位血肿形成、栓塞后缺血、坐骨神经痛、感染、血栓形成等,但这些都不足以阻碍栓塞术广泛应用于产后出血的治疗。

(7)子宫切除:围产期子宫切除的适应证主要包括胎盘异常(如前置胎盘、胎盘植入)、各种保守治疗无效的宫缩乏力性产后出血、子宫破裂、严重的宫颈损伤、严重子宫感染导致的败血症或子宫肌层脓肿形成等。除了前置胎盘或胎盘部分植入宫颈等特殊情况下需行子宫全切术之外,通常的围产期子宫切除采用的是子宫次全切除术。手术应由对子宫切除术非常熟悉的产科医师或妇科肿瘤医师主持,资深的产科麻醉师也必须在手术现场。由于子宫切除时仍有活动性出血,故需以最快的速度"钳夹、切断、下移",直至钳夹至子宫动脉水平以下,然后再缝合打结,术中还需特别注意防止损伤输尿管和膀胱。围手术期应常规使用抗生素预防感染。

2. 产道损伤 产道损伤的治疗原则是找出出血部位,缝合伤口止血,预防感染。

(1)修补裂伤:准确找出损伤部位是修补的前提,常在局麻下行裂伤修补术,保证良好的照明条件,修补损伤部位时应彻底止血并尽量恢复其解剖结构。

1)会阴裂伤修补术:会阴裂伤修补的关键是第一针缝合应超过裂口或侧切的顶端,用可吸收缝线连续缝合以关闭无效腔,同时注意缝线不能太紧。

2)阴道裂伤修补术:阴道裂伤的缝合原则同会阴裂伤基本一致。对较深的阴道裂口,需结扎出血点,若结扎后尚残留明显的无效腔或阴道组织较脆而缝合难以完成时,需进行阴道纱条填塞。

3)宫颈裂伤修补术:小而浅的宫颈裂伤出血不多或不出血,通常不需要缝合;当宫颈裂伤超过 2cm 或出血较明显应及时缝合,如果缝合不成功或缝合后出血仍未得到控制,可行选择性动脉栓塞术止血。

(2)处理血肿:大的血肿应切开并清除积血、缝扎止血或纱条填塞压迫止血,小的血肿若无进行性增大则可密切观察或采用冷敷、压迫等保守治疗。

(3)子宫内翻:子宫内翻的患者常发生严重的疼痛和休克,处理的关键在于及时的抗休克治疗和子宫还纳。子宫还纳术可在麻醉下进行,还纳术后应用宫缩剂以帮助子宫收缩。

(4)子宫破裂:子宫破裂的处理请参考本书本章第二节。

3. 胎盘因素

(1)胎盘粘连:当发生胎盘粘连引起的胎盘滞留、胎胎膜残留,且有活动性出血时,可立即行胎盘徒手剥离术,必要时使用器械清理。但需建立液体通道,切忌强行牵拉或撕扯,以免发生胎盘残留、子宫内翻甚至子宫穿孔等严重并发症。如果考虑胎盘植入无法剥离,应将患者快速转至手术室,在合血、快速建立 2 个以上静脉通道、随时有急诊开腹手

术止血的条件下进行剥离。如果徒手剥离胎盘失败,应进一步采取以下措施进行处理。

(2)胎盘植入:包括保守手术治疗(如胎盘植入局部楔形切除或缝扎)、药物保守治疗(如使用甲氨蝶呤)、介入治疗(如子宫动脉栓塞术)等。甲氨蝶呤的治疗效果报道不一,治疗后胎盘排出的时间相差较大,从 7 天到 6 个月不等,现临床使用不多。在选择保守治疗之前,应充分考虑到医院的条件、患者对生育能力的要求以及对保留胎盘可能出现的一些风险(如大出血、宫腔感染、败血症等)的承受力,以及患者是否有交通、就医的快捷通道。

(3)胎盘穿透性植入:国外的多版指南均提出剖宫产时子宫切除是胎盘穿透性植入的首选治疗,国外文献报道中该类患者的产时子宫切除率超过 50%,但国内多中心大样本回顾性研究发现产时子宫切除率低于 20%。这得益于各种保守性治疗的综合发展以及多学科团队的协作,包括术前通过磁共振技术了解胎盘植入情况、积极备血及开展 IOCS 技术、术前预置球囊止血以及针对胎盘植入的各种保守手术治疗等。

术前考虑胎盘植入的患者,可进行髂内动脉球囊阻断、髂总动脉球囊阻断、腹主动脉下段球囊阻断等不同方案,以预防或控制术中出血,降低子宫切除率。但近期国内的一项全球最大样本的前瞻性随机对照研究发现,髂内动脉球囊阻断术并不能改善患者结局,可能与妊娠期间盆腔血供丰富、存在大量的侧支循环相关。腹主动脉下段球囊阻断术相较其他方式,受盆腔侧支循环影响小,但操作难度较大,且存在缺血再灌注损伤、血管神经损伤、血栓形成等风险。

如果上述保守治疗方式不能有效止血,应考虑及时行子宫切除。

4. 凝血障碍 治疗的原则和目标是补足相应的凝血因子,维持正常的凝血功能,防止 DIC 的发生。

(1)一般认为,血小板低于(20~50)×10⁹/L 或血小板降低并出现不可控制的渗血时需输入血小板,维持血小板水平在 50×10⁹/L 或达到控制出血的目的。

(2)新鲜冷冻血浆几乎包含血液中所有的凝血因子以及纤维蛋白原,能快速纠正凝血功能,常用剂量为 10~15ml/kg。

(3)冷沉淀主要用于提高血纤维蛋白原浓度,血纤维蛋白原浓度高于 1.5g/L 时不必输注冷沉淀,冷沉淀的常用剂量为 1~1.5U/10kg。

(4)输注纤维蛋白原可直接升高其血浓度,通常输入 1g 纤维蛋白原可将其血浓度提升 0.25g/L,1 次可输入纤维蛋白原 4~6g。

七、预防

产后出血的预防应从产前保健做起,分娩期的处理尤其是第三产程的积极干预是预防产后出血之关键,产后 2 小

时是产后出血发生的高峰,因此,产后观察也同样重要。

(一)产前保健

产前甚至孕前就应该认识到产后出血的危险因素,有针对性地加强产前检查。若孕前有凝血功能障碍性疾病,应积极治疗纠正凝血功能后再受孕,若早期发现妊娠合并凝血功能障碍,可选择性地于孕早期终止妊娠。高危患者应尽早转诊至有输血及抢救条件的医院进行分娩。

(二)分娩期处理

分娩过程与产后出血的发生关系密切,高质量的产程处理是预防产后出血的关键,其中第三产程的积极处理更是预防产后出血的核心。

1. 第一产程 临产前应仔细对孕妇进行评估,密切观察产程进展,合理地使用子宫收缩剂、镇静及镇痛剂,既要防止宫缩过强所致的急产、子宫破裂,又要防止宫缩乏力而影响产程进展。

2. 第二产程 此期应指导产妇屏气,配合宫缩正确地运用腹压,胎头暴露后注意保护会阴,预防会阴撕裂;严格掌握会阴切开的指征,缝合会阴切口时应彻底止血;进行阴道检查或者使用阴道助产(产钳、胎头吸引术等)时,动作应轻柔、规范,尽量预防软产道损伤。

3. 第三产程 积极处理第三产程是预防产后出血的重中之重,现已成为产科临床实践常规。2018 年世界卫生组织(WHO)对既往版本的指南做出修正,强调了第三产程中宫缩剂的使用,首选静脉或肌内注射缩宫素。既往认为的过早钳夹脐带、连续子宫按摩等方式不再推荐作为常规预防产后出血的手段,而仅限于在熟练的助产人员使用适度牵拉脐带的方法预防产后出血。在胎盘娩出之后,还应当仔细检查胎盘胎膜是否完整、胎盘胎儿面边缘有无血管断端,及时发现有无胎盘胎膜残留、副胎盘的存在;产后检查软产道也同样重要,包括仔细检查会阴、阴道及宫颈有无撕裂伤或者血肿形成,一旦发现应及时处理。

(1)使用宫缩剂:预防性使用宫缩剂是积极处理第三产程的精髓所在,常用的宫缩剂包括缩宫素及其类似物、麦角类制剂和前列腺素制剂。

1)缩宫素:是预防产后出血首选的宫缩剂,其预防产后出血的效果有大量的循证医学证据支持。卡贝缩宫素与缩宫素效果一致。

2)麦角新碱:肌内注射是最常用的给药途径,常用剂量为 0.2mg。国内外多中心随机对照研究及多项研究,结果均提示麦角新碱联合缩宫素可以明显降低产后出血及剖宫产术中严重产后出血(出血量 >1 000ml)。

3)前列腺素制剂:米索前列醇可口服、舌下给药、阴道内给药或直肠给药,但呕吐、发抖和发热等不良反应明显,一般用于资源匮乏、缺乏缩宫素的地区。预防产后出血常用的米索前列醇剂量为 200~600μg,并建议单次给药。

(2)牵拉脐带:目前没有充分的证据表明在正常分娩时,胎儿娩出后 30~45 秒内牵拉脐带以加快胎盘娩出能够降低产后出血发生的危险,因此,暂不建议将牵拉脐带作为第三产程的常规手段。虽然如此,此方法还是可能缩短第三产程的时间、减少胎盘滞留的发生,从而可能降低产后出血的发生,但需要更多的临床证据。

(三)产后观察

产后应常规观察产妇 2 小时,包括仔细监测产妇生命体征、神志状态、阴道流血情况、宫缩情况以及会阴切口有无血肿,发现异常应及时处理。另外,鼓励产妇排空膀胱或直接导尿以减少充盈的膀胱对子宫收缩的干扰,产妇早期接触新生儿、早吸吮能反射性地诱发子宫收缩,这些措施也能从某种程度上预防产后出血的发生。

PPH 风险评估工具和预警系统的效用评价见视频 2-7-2。

视频 2-7-2 PPH 风险评估工具和预警系统的效用评价

(阮 洁 刘兴会)

第四节 羊水栓塞

羊水栓塞(amniotic fluid embolism,AFE)是指分娩时或者分娩前后羊水及胎儿成分进入母体血液循环后引起的过敏样综合征,表现为肺动脉高压、低氧血症、循环衰竭、弥散性血管内凝血(disseminated intravascular coagulation,DIC)以及多器官衰竭等一系列复杂病理生理学变化。其临床特点为起病急骤、病情凶险、难以预测,病变涉及呼吸、循环、免疫、凝血等多个系统,可导致母儿残疾甚至死亡等严重的不良结局。羊水栓塞临床表现多样且未必典型,因此,早期识别和及时救治尤为重要。2018 年中华医学会妇产科学分会产科学组制定了羊水栓塞共识,对提高及规范我国 AFE 诊断和抢救治疗能力,以改善孕产妇和围产儿结局起到了推进作用。

一、流行病学

AFE 的发生率为(1.7~7.7)/10 万,死亡率为 19%~86%。由于上报口径不一致,目前缺乏我国 AFE 的真实数据。

二、病理生理

AFE 的发病机制尚不明确。当母胎屏障被破坏,羊水进入母体血液循环,累及多系统多器官产生复杂的病理生理变化(图 2-7-7)。一方面引起机械性的阻塞,另一方面胎儿的异体抗原激活母体的炎症介质时,发生炎症、免疫等"瀑布样"级联反应,从而发生类似全身炎症反应综合征,补体系统的活化在此过程中可能发挥着重要的作用。最终导致母体肺动脉高压、肺水肿、严重低氧血症等一系列表现。

(一)肺动脉栓塞、肺动脉高压与呼吸衰竭

AFE 时可通过如下机制引起呼吸衰竭:①羊水中所含的少量有形成分如胎儿角化上皮细胞、毳毛、胎脂等堵塞下腔静脉或肺动脉主干,造成猝死;或直接形成栓子栓塞肺小血管,导致血管机械性阻塞、狭窄。②肺血管栓塞后迷走神经兴奋,引起反射性肺血管痉挛和支气管痉挛,分泌亢进。③羊水中含有或刺激母体产生大量活性成分,如白三烯、内皮素、前列腺素及血栓素等物质,可造成血管舒缩功能障碍,引起肺血管的异常收缩痉挛,导致肺动脉高压。④羊水中促凝物质可促使母体肺血管内产生大量微血栓,亦可使肺小血管堵塞、狭窄。在肺血管堵塞和痉挛的互相促进下,患者出现严重的血气交换病理损伤,使肺通气量降低,产生低氧血症、呼吸困难、发绀、呛咳等症状;加之肺动脉高压使肺毛细血管血流障碍及肺泡水肿,造成换气障碍,进一步加重缺氧,最终导致急性呼吸衰竭、成人呼吸窘迫综合征等一系列肺部疾病。

(二)过敏性休克与循环衰竭

AFE 患者发生右心衰竭的病理机制是肺动脉高压使右心前负荷加重,导致急性右心扩张和充血性右心衰竭。而严重的肺动脉高压和右心衰竭导致左心房回心血量不足,左心

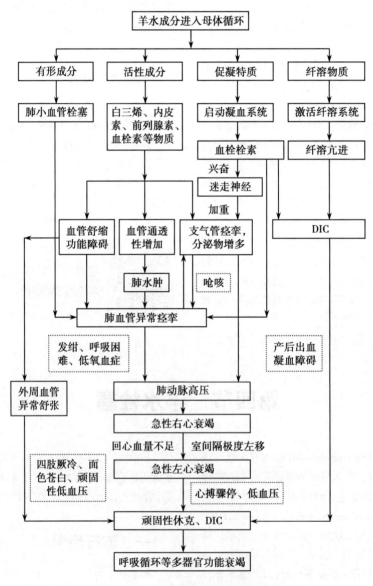

图 2-7-7 羊水栓塞病理生理学图解

室每搏输出量明显减少,继发冠状动脉灌注不足及心肌细胞缺血缺氧,从而出现急性左心衰竭。随着右心室充血扩张,室间隔极度左移,引起左心室容量受限,加速了急性左心衰竭的进展。严重的急性左心衰竭导致心肌缺血、循环衰竭,患者可出现因脑、心重要脏器缺血而突发心搏骤停及顽固性低血压。此外,羊水中含有的或刺激母体产生的活性成分导致外周血管舒缩功能障碍,故60%的患者可出现四肢厥冷、面色苍白及顽固性低血压。

(三)弥散性血管内凝血与产后出血

羊水中的促凝物质进入母体血液循环后与凝血因子Ⅶ形成复合物,通过激活凝血因子Ⅹ启动外源性凝血途径,最终导致广泛的微血管内血栓形成,引起DIC及消耗性凝血功能障碍。分娩或刚刚产后发生的AFE可表现为难治性产后出血,这一症状大多发生在呼吸循环障碍之后,但也有少数病例以产后出血为主要临床症状。由于AFE的高凝期非常短暂,当临床症状明显时大多数已处于消耗性低凝期,进入DIC的纤溶时期凝血因子消耗殆尽,可表现为难以控制的大出血或创面伤口甚至黏膜广泛性渗血。

(四)严重缺血缺氧造成的多脏器功能障碍

如脑缺氧可致抽搐、晕厥或昏迷;心脏缺血缺氧可致心力衰竭;肾缺血缺氧,肾小球坏死可致血尿、少尿、无尿、急性肾衰竭;肺缺血缺氧致肺水肿、肺出血、成人呼吸窘迫综合征、呼吸衰竭等。

三、临床表现

(一)发病时间

AFE的发生时间大多在胎儿娩出前2小时及胎盘娩出后30分钟内,但也有极少部分发生于孕中期引产、羊膜腔穿刺术、宫颈环扎术拆线、手取胎盘术及外伤时。70%的AFE发生在产程中,11%发生在经阴道分娩后,19%发生于剖宫产术中及术后。

(二)前驱表现

30%~40%的AFE孕产妇会出现非特异性的前驱症状,主要表现为憋气、呛咳、呼吸急促、心慌、胸痛、寒颤、头晕、恶心、呕吐、乏力、麻木、针刺样感觉、焦虑、烦躁、精神状态的改变及濒死感等。这些症状常被误认为是受凉、精神过度紧张、宫缩过强等引起而被忽略。前驱症状与出现AFE的间隔时间为0~4小时。

(三)临床症状

由于累及的器官与系统不同,AFE的临床表现具有多样性和复杂性。典型的临床表现为"三低",即突发的低氧

血症、低血压和凝血功能障碍。

1. 呼吸循环功能衰竭 典型的羊水栓塞表现为围分娩期出现心肺衰竭和循环衰竭,按其严重程度可以分为三级:

(1)突发呼吸心跳停止:最为严重的一级表现,前驱症状之后不久迅速出现心室颤动、无脉性室性心动过速及心搏骤停,于数分钟内猝死。临床描述最惨烈的就是产妇大叫一声即死亡。如不能及时复苏,大部分患者可在10分钟内死亡,即便抢救成功,85%孕产妇与50%新生儿会留有神经系统症状。

(2)快速低氧和休克:二级表现,前驱症状之后不久出现急性肺动脉高压症状,即出现喘憋、烦躁、脸色苍白、四肢厥冷、呼吸困难和/或口唇发绀;急性肺水肿时可以口吐粉红色泡沫痰;很快抽搐、神志淡漠、意识丧失或昏迷。检查发现心动过速、脉搏细数、血压急剧下降、血氧饱和度下降,肺底部较早出现湿啰音,插管患者呼气末二氧化碳分压测不出,心电图可表现为右心负荷增加。

(3)一过性的轻度低氧和低血压:三级表现,患者阴道分娩后或者剖宫产手术时主诉胸闷、头晕,检查患者神清,不明原因的氧饱和度降低、低血压、心跳加快,临床上有时称为不典型羊水栓塞。

2. 凝血功能障碍 大部分AFE孕产妇存在DIC,发生率高达83%以上,且可为AFE的首发表现。

(1)产后出血后迅速凝血功能异常:部分患者以产后出血为主要临床表现,表现为胎儿娩出后无原因的、即刻大量产后出血,且应用缩宫素无效,很快出现与出血量不符的凝血功能障碍,可以同时伴有低氧和低血压。

(2)少量持续阴道不凝血或伤口渗血:一部分患者表现为以少量持续阴道不凝血或伤口渗血为主的全身出血倾向,包括切口渗血、全身皮肤黏膜出血、手术切口等,且为不凝血。

3. 多器官功能损害 AFE孕产妇的全身器官均可受损,除心肺衰竭及凝血功能障碍外,肾脏和中枢神经系统是最常受损的器官和系统,存活的AFE孕产妇可出现肾衰竭和中枢神经系统功能受损等表现。

(1)急性肾衰竭:除心肺损伤外,AFE患者最常见的受损器官为肾脏。由于羊水栓塞后所发生的急性心肺衰竭、DIC患者休克、低血容量、肾脏微血管栓塞、肾缺血,导致肾脏缺血缺氧,从而造成急性肾衰竭。常表现为少尿、无尿或尿毒症表现,引发肾脏器质性损害。实验室检查为血肌酐上升,水、电解质紊乱,酸碱平衡失调等。

(2)急性肝衰竭:肝衰竭通常继发于肺、肾衰竭后,但也可能先于两者发生。患者的肝脏合成和代谢功能受到严重抑制,表现为黄疸加重、腹水、凝血功能障碍,重者还可继发肝性脑病,出现神经精神紊乱症状。血生化指标可提示肝功能异常,血胆红素升高,血氨升高,凝血功能异常等。

(3)急性脑损伤:脑组织会因缺血、缺氧、能量不足和酸性代谢物积聚而严重受损,表现为头晕眼花、抽搐、神情淡

漠等不同的脑损害症状。

4. 酸中毒和电解质紊乱 由于各种器官系统衰竭导致机体内环境紊乱，出现酸碱平衡失衡与水电解质紊乱。由于微循环障碍及组织缺氧，机体无氧酵解增多，加之肝肾功能异常，体内乳酸堆积并发代谢性酸中毒。而酸中毒可损伤血管内皮、激活溶酶体酶、诱发 DIC，进一步加重微循环紊乱及器官衰竭。机体缺血缺氧时，ATP 生成明显减少进而使细胞膜上的钠泵运转失灵，导致细胞内水钠潴留，细胞外 K^+ 增多，引起高钾血症。酸中毒时由于 H^+-K^+ 交换可加重高钾血症。

5. 胎儿窘迫为首发表现 若在胎儿娩出前发生羊水栓塞，由于羊水有形成分进入母体，子宫平滑肌痉挛、胎盘灌注消失而出现严重的胎心率异常，不明原因的胎儿窘迫常为首发表现。胎心电子监护可显示胎心减速、胎心基线变异消失等异常；严重的胎儿心动过缓可为 AFE 的首发表现。

四、早期识别高危因素

（一）高危因素

AFE 的高危因素包括：高龄、多次妊娠、手术产、前置胎盘和胎盘早剥、羊水过多、宫颈裂伤或子宫破裂。但少数发生羊水栓塞的患者并无以上高危因素。此外，AFE 的很多高危因素是无法避免的，因此无法仅通过对高危因素的识别及干预来减少 AFE 发病率，但有助于加强临床医护人员警觉从而能够及时采取有效措施，改善 AFE 的不良结局。

（二）预防

羊水栓塞的预防措施如下：①人工破膜时应避开宫缩且不应同时剥膜，以免宫缩增强时羊水直接通过受损的小静脉进入母体血液循环。②严格掌握缩宫素应用指征。缩宫素引产或加强宫缩时，必须有专人观察，及时调整缩宫素用量，避免宫缩过强，对破膜后使用缩宫素者更应注意。人工破膜后等待 30 分钟~1 小时后，宫缩无改善考虑使用宫缩剂。③宫缩过强时，可使用镇静剂，如哌替啶 100mg 肌内注射，或地西泮 10mg 静脉注射。④娩出胎儿过程中避免强力按压腹部及子宫，以防羊水被压入母体血液循环。⑤严格掌握剖宫产指征，术中要保护好切口，减少羊水进入子宫肌层破裂血管的可能，在娩出胎儿前应尽量吸尽羊水，以预防剖宫产术中的 AFE。⑥做大月份人工流产钳夹手术时，应先破膜，待羊水流净后再钳夹。

（三）早期识别

1. 重视前驱症状 AFE 的前驱症状虽不具有特异性，但临床医生应保持警惕性和敏感性。若孕产妇于第一及第二产程中、剖宫产术中或分娩后短时间内发生烦躁不安、不明原因的血压、氧饱和度下降、大量产后出血等症状，应考虑

鉴别诊断 AFE。手术中产妇寒战、憋气、轻度气促，会误认为麻醉因素，而产程中出现被认为宫缩痛和屏气导致，没有考虑羊水栓塞的前驱表现而延误诊断。

2. 加强围分娩期心电监护 大部分 AFE 患者会出现血压降低、心跳加快、气促、氧饱和度降低等表现，通过心电监护可对这些表现进行实时监测，避免简单归因于麻醉因素或产程中宫缩痛和屏气导致。

3. 处理产后出血时要有羊水栓塞的意识 部分患者按序出现症状，在出现分娩过程中或产后的突然喘憋、呼吸困难、发绀等症状后，继而出现心肺衰竭，度过此期后进入出凝血功能异常阶段。而部分患者则可能首发症状即为不明原因的胎儿娩出后大量产后出血。因此当患者出现产后出血，尤其应用缩宫素无效，出现与出血量不符的凝血功能障碍和休克，更应警惕 AFE，及早诊断。

五、诊断标准

羊水栓塞缺乏明确统一的诊断标准。20 世纪 80 年代中期之前的许多报道是基于尸检时从母体肺循环中或从肺动脉导管的远端端口抽吸物中检测到鳞状细胞和其他胎儿来源的成分如毳毛、黏液等。随后研究表明正常孕妇血中常有鳞状上皮细胞和其他羊水成分而不发生羊水栓塞，因此病理诊断不能替代临床诊断，且可能会使部分不典型的轻症病例被排除在外。近年各种羊水栓塞诊断标准中，以临床表现为主要依据、出现急性心肺衰竭、DIC，不能用其他原因来解释，不需依赖实验室、病理及尸检来诊断的原则是一致的。主要区别与争议在于发病时间和临床诊断不同的排除标准。中华医学会妇产科学分会产科学组 2018 年的羊水栓塞诊断标准可以作为我国目前临床实践的指导。

中华医学会妇产科学分会产科学组发布的《羊水栓塞临床诊断与处理专家共识（2018）》强调排除性的临床诊断，建议的诊断标准如下：

1. 诊断 AFE 需以下 5 条全部符合：

（1）急性发生的低血压或心搏骤停。

（2）急性低氧血症：呼吸困难、发绀或呼吸停止。

（3）凝血功能障碍：有血管内凝血因子消耗或纤溶亢进的实验室证据，或临床上表现为严重的出血，但无其他可以解释的原因。

（4）上述症状发生在分娩、剖宫产术、刮宫术或是产后短时间内（多数发生在胎盘娩出后 30 分钟内）。

（5）对于上述出现的症状和体征不能用其他疾病来解释。

2. 其他原因 当其他原因不能解释的急性孕产妇心肺衰竭伴以下 1 种或几种情况：低血压、心律失常、呼吸短促、抽搐、急性胎儿窘迫、心搏骤停、凝血功能障碍、孕产妇出血、前驱症状（乏力、麻木、烦躁、针刺感），可考虑为 AFE。这不包括产后出血但没有早期凝血功能障碍证据者，或其他原

因的心肺衰竭者。

六、辅助检查

羊水栓塞并不以孕产妇血液中是否含有羊水有形成分来确诊，因此实验室检查并非用于确诊或排除羊水栓塞。血常规、凝血功能、血气分析、心电图、心肌酶谱、胸部 X 线片、超声心动图、血栓弹力图、血流动力学监测等有助于羊水栓塞的诊断、病情监测及治疗。

1. 血常规及凝血功能相关检查 血常规、凝血 4 项、抗凝血酶Ⅲ、D-二聚体等，了解有无凝血酶原时间（PT）、活化部分凝血活酶时间（APTT）延长，纤维蛋白原（Fb）的消耗，ATⅢ活性下降，D-二聚体升高，血红蛋白及血小板的减少，以判断有无 DIC 的发生及 DIC 所处阶段。见第十章第五节。

2. 胸部 X 线片检查 90% 以上患者可出现肺部 X 线异常改变，如正常也不能除外肺栓塞。肺内可见由于肺水肿造成的双肺圆形或密度高低不等的片状阴影，呈非节段性分布，多数分布于两肺下叶，以右侧多见，浸润阴影一般数天内可消失。可伴有肺部不张、右侧心影扩大，伴上腔静脉及奇静脉增宽。

3. 心功能检查 包括心电图和超声心动图检查。

（1）心电图：可见右心房、右心室扩大，ST-T 波变化。

（2）超声心动图：彩超见右心房、右心室扩大，心肌缺氧，心排出量减少，心肌劳损等。超声心动图可以发现肺动脉高压。经食管超声心动图（TEE）可以评估心脏充盈的程度，帮助准确判定心脏前负荷和心脏功能，是 AFE 治疗过程中监测心功能的重要指标，可同时指导心肺复苏和血管加压治疗。

4. 血流动力学监测 一旦高度怀疑羊水栓塞，应立即行中心静脉插管，监测中心静脉压（central venous pressure，CVP）指导补液量。CVP 可判断患者血容量、心功能和血管张力的综合情况，是判断与心血管功能匹配的血管内容量的常用监测指标。同时监测肺动脉楔压（PAWP），右心衰竭如果同时伴有低 PAWP 和低心排血量时，在保持输液的同时，可给予正性肌力药物，以维持正常的心排出量。

5. 氧合监测 脉搏氧饱和度仪能瞬时和连续显示动脉血氧分压（SpO$_2$），与动脉血气分析联合监测可以有效监护低氧血症患者。SpO$_2$ 为 75% 是器官严重缺氧的危急值，应尽快干预。

6. 血栓弹力图 可快速了解孕产妇的全血凝血功能状况外，还可以反映纤溶状态、血小板的功能，并指导血液成分的输注，且可监测肝素和肝素样抗凝物质对凝血功能的影响。

七、鉴别诊断

严格的鉴别诊断对于提高羊水栓塞诊断的准确度非常

必要，需排除导致心力衰竭、呼吸衰竭、循环衰竭的疾病，包括产科疾病（急性大量出血、子宫破裂、胎盘早剥、子痫）、肺栓塞、心脏病（心肌梗死、心律失常、围产期心肌病、主动脉夹层）、麻醉并发症（全身麻醉或高位硬膜外阻滞、局麻药中毒、误吸）、脑血管意外、药物性过敏反应、输血反应等。在保证基本的呼吸循环支持治疗的同时，充分结合病史、发病特征及凝血功能等辅助检查结果，多数情况下做出正确的鉴别诊断并不困难，重要的是能考虑到 AFE 的诊断。

八、治疗

AFE 的治疗分为两个方面：一方面是支持治疗和保护器官功能，包括给氧、迅速分娩、容量复苏、止血复苏、予血管活性药物、血液成分输注及外科手术干预；另一方面则是病因和发病机制治疗。推荐多学科密切协作参与抢救处理，及时、有效的多学科合作对于孕产妇抢救成功及改善其预后至关重要。羊水栓塞抢救流程见图 2-7-8。

（一）呼吸支持治疗

立即保持气道通畅，充分给氧，包括面罩给氧、无创面罩或气管插管辅助呼吸等。保持良好的通气状况有助于改善肺泡毛细血管给氧，有利于预防肺水肿的发生，减轻心脏负担，改善脑、肾缺氧，有利于患者复苏。

（二）循环支持治疗

根据血流动力学状态，在 AFE 的初始治疗中使用血管活性药物和正性肌力药物，以保证心输出量和血压稳定，并应避免过度输液。

1. 液体复苏 以晶体液为基础，常用林格液。应多次少量补液，并需重复进行评估。一旦血容量恢复正常，应停止静脉内补液。如果出现新发肺水肿或肺水肿加重，应立即停止静脉内补液。AFE 的液体管理分为几个阶段：①肺动脉高压、右心衰竭阶段，掌控容量负荷不使心力衰竭肺水肿加重并维持血流动力学稳定。②循环支持阶段，进行液体复苏。③弥散性血管内凝血（DIC）阶段，合理的血液管理避免发生缺血再灌注损伤及循环负荷过重。在循环支持治疗时一定要注意限制液体入量，否则很容易引发心力衰竭、肺水肿，且肺水肿也是治疗后期发生严重感染、脓毒血症的诱因之一。

2. 维持血流动力学稳定 针对低血压，应使用去甲肾上腺素或血管升压素等药物维持血压，如去甲肾上腺素 0.05~3.30μg/（kg·min），静脉泵入。多巴酚丁胺、磷酸二酯酶抑制剂（米力农）兼具强心和扩张肺动脉的作用，是治疗的首选药物。

（1）多巴酚丁胺：通过正性肌力作用，扩张外周血管、扩张冠脉，增加心排出量而升高血压，同时可降低肺动脉压。单独使用多巴酚丁胺时，该药往往通过降低全身血管阻力

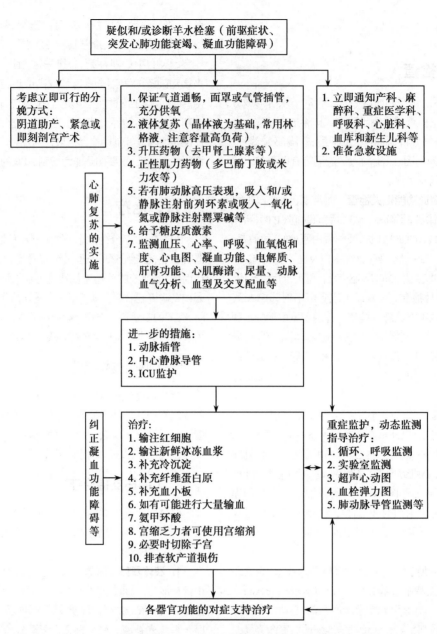

图 2-7-8 羊水栓塞的抢救流程

(与增加心输出量不成比例)而降低血压。在难治性低血压情况下也可选用去甲肾上腺素升压,多巴酚丁胺与去甲肾上腺素联合使用可降低单一药物剂量较大引起的副作用。用法:多巴酚丁胺 2.5~5.0μg/(kg·min),静脉泵入。

(2)米力农:选择性抑制心肌和血管平滑肌内的 PDE3,使环腺苷酸降解为 5-单磷腺苷受阻,从而减少环腺苷酸(cAMP)降解。用法:米力农 0.25~0.75μg/(kg·min),静脉泵入。

3. 肺动脉高压靶向药物

(1)磷酸二酯酶-5(PDE5)抑制剂:兼具强心和扩张肺动脉的作用,选择性抑制 PDE5(在肺组织高表达)、增加平滑肌细胞内 cGMP 浓度、舒张血管平滑肌、扩张肺动脉、降低血管阻力,从而降低肺动脉压、增加活动耐力。用法:西

地那非(sildenafil,万艾可)20mg 口服,1 日 3 次,或通过鼻饲和/或胃管给药;伐地那非(vardenafil,艾力达)5mg 口服,1日 2 次。

(2)磷酸二酯酶-3(PDE3)抑制剂:米力农(见上文)。

(3)前列环素(PGI₂)类:扩张肺血管,抑制血管重铸,可以降低肺动脉压力和肺血管阻力、增加心排出量和 6 分钟步行距离、提高生活质量、延长生存时间。用法:依前列醇(epoprostenol)10~50ng/(kg·min),吸入;或伊洛前列素(iloprost)10~20μg/次,吸入,6~9 次/d;或曲前列尼尔(treprostinil)1~2ng/(kg·min)起始剂量,静脉泵入,逐步增加直至达到效果。

(4)一氧化氮(nitric oxide,NO):内皮源性舒张因子,通过增加血管平滑肌细胞内 cGMP 的浓度而扩张肺血管。

484

用法:一氧化氮 5~40ppm,吸入。

（5）其他药物:建议根据各医疗机构条件选择降低肺动脉高压药物。也可给予罂粟碱、阿托品、氨茶碱、酚妥拉明等药物。

1）罂粟碱:可扩张冠状动脉、肺动脉、脑血管并松弛平滑肌。也可与阿托品（1mg）联合用药,阻断迷走神经反射引起的肺血管、支气管痉挛,扩张肺动脉。用法:首次用量 30~90mg/d,加在 5%~10% 葡萄糖溶液 250~500ml 中静脉滴注,每天总量不超过 300mg。

2）阿托品:可抑制平滑肌痉挛,解除肺血管痉挛,促进气体交换,解除迷走神经对心脏的抑制,使心跳加快,改善微循环,增加回心血量、兴奋呼吸中枢,与肺动脉解痉药有协同作用。若心率在 120 次/min 以上慎用。用法:1mg 缓慢推注或肌内注射,15~30 分钟重复 1 次。

3）氨茶碱:可解除肺血管及支气管平滑肌痉挛,有利于冠状动脉扩张。用法:250mg 加入 5%~10% 葡萄糖溶液 20ml 中静脉缓慢推注,必要时可重复使用 1~2 次/24h。

4）酚妥拉明（phentolamine）:α-肾上腺素能抑制剂,可解除肺血管痉挛,降低肺动脉阻力并加强心肌收缩力。用法:10~20mg 加入 100~200ml 生理盐水中以 0.3mg/min 的速度静脉滴注。

4. 确切的心肺复苏 当孕产妇出现 AFE 相关的心搏骤停时,应首先、即刻进行标准的高质量的心肺复苏。对 AFE 孕妇进行胸外按压时频率、深度均应该与普通患者相同,同时助手在孕妇左侧协助腹部左倾 30°平卧位或子宫左牵,缓解增大的子宫对下腔静脉压迫影响回心血量。心脏电复律或除颤时要注意去除母体腹壁的胎儿监护探头,避免电弧损伤。

5. 应用糖皮质激素 糖皮质激素用于羊水栓塞的治疗存在争议,目前糖皮质激素在羊水栓塞中的使用价值证据不足基于临床实践的经验,尽早使用大剂量糖皮质激素可作为有益的尝试。具体用量如下:氢化可的松 500~1 000mg/d,静脉滴注;或甲泼尼龙 80~160mg/d,静脉滴注;或地塞米松 20mg 静脉推注,然后予 20mg 静脉滴注。

6. 新的循环支持策略 严重 AFE 患者,多种血管活性药物无效情况下,可通过有创性血流动力学支持治疗,比如体外膜氧合（ECMO）和主动脉内球囊反搏。

（三）处理凝血功能障碍

1. 综合处理 凝血功能障碍可在 AFE 并发心血管系统异常后出现,也可为首发表现,推荐早期进行凝血状态的评估。羊水栓塞 DIC 处理的基本原则是阻断或减少促凝物质继续进入母体血液循环,降低或灭活微血管内皮细胞的活化,减轻全身炎症反应综合征,阻断 DIC 的进一步发展,改善微循环,保护心、脑、肺、肾等重要组织器官的灌注和功能并减少出血。

2. 输血 快速补充红细胞和凝血因子(新鲜冷冻血浆、冷沉淀、纤维蛋白原、血小板等)至关重要,尤其需要注意补充纤维蛋白原。同时进行抗纤溶治疗,如静脉输注氨甲环酸等。如有条件,早期即按大量输血方案（MTP）进行输血治疗可使抢救更有效。

3. 肝素使用 临床上对于肝素治疗 AFE 引起的 DIC 争议很大。2018 年中华医学会妇产科学分会发布的《羊水栓塞临床诊断与处理专家共识（2018）》中认为使用肝素治疗弊大于利,因此不常规推荐肝素治疗,除非有早期高凝状态的依据。

（四）产科处理

若 AFE 发生在胎儿娩出前,抢救孕妇的同时应迅速终止妊娠。经阴道分娩者要注意检查是否存在宫颈、阴道等产道裂伤。产科处理的难点包括围死亡期剖宫产、宫缩剂使用问题及产科子宫切除操作问题。

1. 围死亡期剖宫产 当孕妇在妊娠早期发生心搏骤停时单纯进行 CPR 操作即可,而对于孕周较大孕妇如何提高抢救成功率一直备受关注,近年来围死亡期剖宫产（perimortem cesarean section,PCS）概念的引入与应用引起了临床医生的广泛关注。PCS 指当孕妇心搏骤停经过 4 分钟心肺复苏后不能改善循环需立即剖宫产,这不仅可以挽救胎儿的生命(其可减少母体心搏骤停时胎儿缺氧的发生),而且在理论上可以通过移除庞大子宫对下腔静脉压迫有利于其复苏。但当 AFE 孕产妇发生心搏骤停时,在孕产妇围死亡期做出剖宫产术的决定是比较困难的,须根据抢救现场的具体情况做出决策,并无统一的处理标准。

2. 宫缩剂使用 宫缩剂与 AFE 的因果关系,迄今为止尚无明确定论。就宫缩药物与 AFE 发生的相关性而言,对 AFE 发生后使用宫缩剂需斟酌而定,具体可结合当时病情、出血情况、宫缩强度、血流动力学情况、DIC 出现时间来综合判断。如宫缩乏力是 AFE 的主要表现,在血流动力学稳定前期下可酌情使用宫缩剂,并根据治疗反应及时调整剂量。

3. 子宫切除 子宫切除不是治疗 AFE 的必要措施,不应实施预防性子宫切除术。对于难以控制的产后出血,危及产妇生命时,宫腔纱条填塞或球囊填塞、子宫动脉结扎、B-Lynch 缝合等止血操作效果不佳时,应当果断、快速地切除子宫。实施子宫切除术前应及早启动多学科团队协作,遵守标准流程,建议采用"钳夹-剪开-离断子宫（clamp-cut-drop）"的操作方法,控制双侧子宫动脉后再缝扎各个断开的韧带和血管。选择全子宫切除还是子宫次全切除术应该根据术中情况决定,如果宫颈无出血性病变,应行子宫次全切除术。如出现很罕见的剖宫产术后或术中出现弥漫性出血且不适合手术治疗者,需考虑给予盆腔填塞并转移至重症监护病房进行进一步的药物治疗,并延迟关腹处理。

（五）迅速、全面的监测

立即进行严密的监护,全面的监测应贯穿于抢救过程的始终,包括血压、心率、呼吸、尿量、凝血功能、电解质、肝肾功能、血氧饱和度、心电图、动脉血气分析、中心静脉压、心输出量等。

(六) 器官功能支持与保护

AFE 急救成功后往往会发生急性肾衰竭、急性呼吸窘迫综合征、缺血缺氧性脑损伤等多器官衰竭及重症脓毒血症

等。心肺复苏后要给予适当的呼吸、循环等对症支持治疗,以继续维持孕产妇的生命体征和内环境稳定,包括神经系统保护、亚低温治疗、稳定血流动力学及足够的血氧饱和度、血糖水平的控制、血液透析和/或滤过的应用、积极防治感染、胃肠功能的维护、微循环的监测与改善、免疫调节与抗氧化治疗等。

(贺 晶 陈 璐)

第五节 弥散性血管内凝血

弥散性血管内凝血(disseminated intravascular coagulation,DIC)是不同原因引起的、获得性的、无特殊定位的血管内广泛凝血系统激活,导致弥散性微血管内纤维蛋白沉积、微血栓形成,造成组织细胞供氧紊乱为特征的综合征。

产科 DIC 是各国孕产妇死亡的重要原因之一。孕期生理性高凝状态,使妊娠期病理状态下发生 DIC 的风险更高,围产期任何原因导致的大量失血均可导致 DIC。产科 DIC 发病率各个国家略有不同,约 0.03%~0.35%。发展中国家 DIC 主要病因为产科出血及妊娠期高血压疾病,发达国家是胎盘早剥及产后出血。其临床表现差异较大:轻者仅见实验室检查改变,重者发生难以控制的大量出血。产科 DIC 在发生初期临床表现隐匿、疾病发展迅速凶险,易发生多脏器功能衰竭,死亡率较高,严重影响母婴健康。

一、妊娠期凝血纤溶平衡与 DIC 关系

1. 妊娠期生理性高凝状态 妊娠期妇女肝脏凝血因子合成增多。特别是妊娠晚期,孕妇体内凝血因子 I (纤维蛋白原)、Ⅶ、Ⅷ、Ⅸ、Ⅹ 及纤维蛋白溶酶原水平生理性增加,其他血浆因子和血小板虽无明显变化,但活性大大升高;血纤维蛋白肽 A、β-凝血球蛋白、血小板因子 4 和纤维蛋白降解产物显著增加,凝血系统部分激活。这一生理变化使血液呈高凝状态,为产后快速有效止血提供物质基础。

胎盘、胎膜和羊水中含大量组织因子样促凝血活性物质(如凝血活酶),在正常分娩时常有少量进入血液促凝,正常分娩时有利于止血。此外,羊水中含有大量粘连蛋白及胎儿鳞屑物质,进入母血后活化凝血因子Ⅹ,快速提升纤维蛋白结合强度,促进凝血。

2. 纤溶系统功能相对减弱 孕妇体内抗凝血酶Ⅲ降低、组织纤溶酶原激活剂(t-PA)减少,纤溶酶原激活物抑制物(PAI)增加,游离蛋白 S 水平下降,抗凝血功能下降。纤溶功能的下降减弱了机体对胎盘产生的 t-PAI 的反应,净效应是纤溶活性降低。尽管如此,纤维蛋白降解产物(FDP)随着孕周逐渐增加、D-二聚体含量逐渐增高,显示继发性纤溶存在,提示妊娠妇女有可能发生轻微血管内凝血。

妊娠期凝血与纤溶系统发生的这些变化在妊娠早、中期表现不明显,妊娠晚期的血液"高凝状态"是机体一种保护机制,对于胎盘剥离面止血,防止产时、产后大出血有重要作用。但这种生理保护机制同时也是诱发 DIC 的高危因素。

二、产科弥散性血管内凝血

【病因】

1. 产后出血 大量失血导致的凝血因子大量丢失和凝血机制启动引起的凝血因子及血小板大量消耗,是 DIC 发生和进一步加速的主要原因。

2. 胎盘早剥 胎盘剥离时,受损组织产生大量组织因子、组织凝血活酶进入母血,激活外源性凝血系统,导致 DIC 发生。胎盘后积血块可使胎盘边缘羊膜破裂,羊水中有形成分进入母血也可激活凝血系统。胎盘后血肿消耗大量纤维蛋白原,当纤维蛋白原 <1.5g/L 时即有出血可能。

3. 子痫前期 子痫前期孕妇 DIC 发生率约为 12%~14%。机制:血液浓缩,血管内皮细胞功能紊乱,内皮素合成释放增加,致血管痉挛性收缩,机体各脏器缺血、缺氧、血管内皮。血管内皮损伤导致前列环素合成酶减少,血栓素合成酶相对增加,两者比例下降,加重血管痉挛。血管壁上皮细胞损伤暴露管壁胶原纤维,引发血小板黏附和聚集,血小板消耗性降低并激活内源性凝血系统,诱发 DIC。子痫前期是胎盘早剥高危因素。作为子痫前期严重并发症,HELLP 综合征 DIC 发病率约为 21%~55%,主要因血小板聚集消耗引起。

4. 严重感染 妊娠及产褥期感染产生大量内毒素,损伤血管内皮细胞,激活Ⅻ因子启动内源性凝血系统。内毒素还损害单核巨噬细胞系统,使其丧失清除血液中各种凝血活化因子、异常促凝物质、纤溶酶及纤维蛋白裂解产物的作用,致 DIC 发生。

5. 死胎滞留 妊娠中晚期胎死宫内 4 周以上未排出者,死亡胎儿的溶解组织可释放组织凝血活酶;死胎过久增加羊膜和绒毛膜渗透性,羊水中促凝物质可进入母体血液,

有引发母体DIC的可能。

6. 羊水栓塞 羊水中胎儿上皮细胞、胎粪、胎脂、黏液等颗粒物质进入母体血液循环可迅速激活外源性凝血系统，同时激活凝血因子Ⅷ，从而激活内源性凝血系统，具有强烈的促凝作用。羊水中的纤溶活酶可降解纤维蛋白，使血液从高凝状态急剧转变为低凝高溶解状态，导致DIC发生。

7. 休克 休克与DIC互为因果，但多数是由于休克状态的恶化而发生DIC。休克晚期，微循环淤血、血流缓慢，严重缺血缺氧致血管内皮细胞损伤，激活内源性凝血系统致DIC。

8. 妊娠期重症肝损伤 重症肝衰竭或妊娠期急性脂肪肝（AFLP）时，肝脏产生凝血因子大量减少或不能合成凝血因子，引起凝血功能障碍，最终导致DIC。

9. 医源性DIC 非法堕胎手术或妊娠期宫腔操作等，可引发绒毛膜炎、羊膜炎及败血症，因脓毒症休克引发DIC。

【临床表现】 由于进入母体血液的外源性促凝因子量及凝血因子消耗降低速度不同，产科DIC的临床表现也不同。慢性DIC凝血因子消耗较慢，临床症状较轻，病情发展较慢，病程较长，可持续几周及以上。以血栓栓塞表现多见，早期出血症状不重，见于稽留流产、死胎等。急性DIC多见于羊水栓塞、胎盘早剥和AFLP。临床起病急骤，数小时至1~2天内发病，症状凶险，主要表现为生殖道和消化道大量出血。DIC病程及分期不明显，发现时可能已进入纤溶亢进期。产科DIC临床表现可分为三类：出血、休克及栓塞症状。

1. 出血 产科DIC以子宫出血最常见，常误诊为子宫收缩不良性产后出血，延误抢救时间。子宫出血特征是持续阴道流血，量多少不一，无血凝块。严重时可伴有皮肤瘀斑、牙龈出血、咯血、呕血、尿血，以及注射针眼和手术切口出血。

2. 休克 急性DIC能导致休克，程度与出血量不成比例。DIC时微血栓阻塞微循环毛细血管网，组织灌注减少，细胞缺氧引起功能障碍。如不及时改善组织细胞灌流量、疏通微循环，可导致严重器官功能损伤。DIC时血液循环可出现微循环和体循环分流现象，血液经动静脉短路绕过毛细血管阻塞部位回静脉，临床可表现出正常动脉压，但实际上已存在组织灌流量不足，不及时纠正可导致不可逆性休克。

3. 脏器栓塞及器官功能损害 微血栓可累及一个脏器或多个脏器，因阻塞器官部位和范围不同，临床表现也不同。最常见的是肾小球血管栓塞，表现为急性肾功不全、少尿或无尿，严重者可致急性肾衰、肾皮质坏死。胃肠黏膜微血管受累可出现腹痛。心肌损伤出现急性心功能不全、心律不齐，甚至心源性休克。肺损伤表现呼吸困难、肺水肿和肺出血。脑受累可出现谵妄、惊厥和昏迷。肾上腺损伤可致肾上腺皮质坏死出血。垂体坏死可致希恩综合征。

【实验室检查】

1. 消耗性凝血障碍相关检查

（1）血小板计数：对DIC诊断特异性较差。50%~60%DIC患者血小板计数 $<100 \times 10^9/L$，10%~15%血小板 $<50 \times$ $10^9/L$。血小板 $>150 \times 10^9/L$ 时DIC发生可能性不大。此外，子痫前期、TIP等均可出现血小板减少，需注意鉴别。

（2）纤维蛋白原：正常妊娠晚期，纤维蛋白原含量约300~600mg/dl。DIC时纤维蛋白原转变为纤维蛋白组成纤维蛋白网。纤维蛋白网会被已激活的纤溶酶溶解而消耗，故DIC主要表现为血纤维蛋白原过低。但单纯测定血纤维蛋白原含量对DIC诊断意义有限，敏感度仅28%，需结合临床表现和其他实验室指标综合判定。血浆纤维蛋白原 $<150mg/dl$ 时，对DIC有诊断意义。

（3）凝血酶原时间（PT）和活化凝血活酶时间（APTT）：两者分别为外源性和内源性凝血系统异常初筛试验。DIC时凝血因子消耗增加，当体内凝血因子数量 $<50\%$ 时，PT和APTT均延长。与正常值相比PT延长3秒，aPTT延长10秒，对DIC诊断有意义。DIC早期PT和APTT即可延长，阳性率高，但结果正常不能除外DIC。

2. 纤维蛋白单体相关检查

（1）血浆鱼精蛋白副凝固试验（plasma protamine paracoagulation test，3P试验）：3P试验反映血浆纤维蛋白单体尤其是纤维蛋白碎片的存在。正常血浆内可溶性纤维蛋白单体复合物含量极少，3P试验阴性。DIC时形成的纤维蛋白单体可与FDP形成可溶性复合物，鱼精蛋白具有使纤维蛋白单体从可溶性复合物游离出来的特性，纤维蛋白单体再聚合成不溶性纤维蛋白丝，呈胶冻状态，此过程称之为副凝固现象，此时3P试验为阳性。因此，该试验阳性反映纤维蛋白单体增多，纤溶亢进。纤溶亢进时，纤溶酶作用增强，当纤维蛋白被降解为D、E碎片时，则3P试验为阴性。故3P敏感性低、特异性高，同时假阴性也较高，单纯依靠3P实验易漏诊DIC。

（2）D-二聚体（D-dimer）：D-二聚体是纤维蛋白降解产物，对诊断DIC更有特异性。有报道认为在DIC时有93.2%患者D-二聚体异常升高，D-二聚体及其抗原DD-3B6/22可能成为确诊或排除DIC的关键试验。以D-二聚体阴性或定量不超过400μg/L不能诊断DIC为标准，准确率达98.4%。通常认为：①D-二聚体 $<500μg/L$ 可不考虑DIC；②D-二聚体 $≥500μg/L$ 可疑DIC；③D-二聚体 $≥2\,000μg/L$ 可考虑DIC诊断；④D-二聚体 > 正常值8倍以上对DIC诊断的特异性可达95.5%。

3. 纤维蛋白降解产物（fibrin degradation product，FDP） FDP是纤维蛋白-纤维蛋白原降解产物，原发性及继发性纤溶亢进FDP含量均可增高。FDP敏感性高，特异性有限，术后、创伤、静脉血栓、炎症时均可出现FDP增多。由于FDP由肾脏分泌，经肝脏代谢，其含量受到肝功能及肾功能影响。在消耗性低凝期和继发纤溶期，因血小板、凝血因子消耗，纤维蛋白降解产物产生过多。正常40~80μg/ml，DIC时 $>80μg/ml$。

4. 纤溶活性相关检测

（1）优球蛋白溶解时间（euglobulin lysis time）：血浆中

的优球蛋白含纤溶成分,不含纤溶酶抑制物。此试验是去除血中纤维蛋白系统的溶解物质以了解纤维蛋白溶解活性。纤溶期时,纤溶活性增强,优球蛋白溶解时间缩短。正常人血优球蛋白溶解时间 >120 分钟,<70 分钟表示明显缩短。

（2）纤维蛋白溶解试验（fibrinolysis）:将正常人已凝固的血 2ml 加入患者 2ml 血中,30~40 分钟后正常人血凝块破碎,表示患者纤溶活性亢进。

（3）纤维蛋白肽（fibrin peptide FP）A/B:在凝血酶作用下纤维蛋白肽最早从纤维蛋白原释放出来,可作为凝血亢进的早期指标。正常人 FPA 含量 <9g/L,FPB<2g/L,DIC 早期 FPA 含量可升高十至百倍,FPB 含量也增高。

5. 凝血抑制剂相关检测

（1）抗凝血酶-Ⅲ（AT-Ⅲ）:是机体最重要的凝血酶抑制剂,由肝脏产生,水平不受孕龄影响。它能封闭凝血因子Ⅸa、Ⅹa、Ⅺa 和Ⅻa 的活性中心,使这些凝血因子灭活,而起抗凝作用。DIC 孕妇血浆中 AT-Ⅲ 含量降低,其减少可辅助诊断 DIC。

（2）活化蛋白 C（aPC）:内皮细胞损伤后,凝血酶激活蛋白 C,使之结合内皮壁细胞膜,参与 DIC 内皮细胞损伤的修复过程。活化蛋白 C 在脓毒症导致的 DIC 患者血浆中含量极低,是出现皮肤紫癜的关键机制因子。

6. 其他

（1）血涂片:观察外周血破碎红细胞。DIC 时因微血管病性溶血,血中可出现大量畸形或破碎红细胞及碎片。有报道称,DIC 患者血片中该类红细胞超过 10%。此法特异性与敏感度较差,需与其他血栓形成性微血管病相鉴别。

（2）血凝块观察:是一个简便、迅速、较实用的血凝障碍检查方法,可在无条件做上述实验室检查时使用。抽血 5ml 放入干燥玻璃试管内,观察血块形成时间及稳定性。凝血正常时,约 6~10 分钟血液凝固成块,血块占全血的 30%~60%,30 分钟摇动试管,凝块不受影响。血凝障碍时,>10 分钟血液不凝或有血块但脆弱不稳定,在 30~60 分钟内全部或部分溶化,表明纤维蛋白原含量低及/或纤溶亢进,结合临床表现有助于诊断。

（3）可溶性血栓调节蛋白（TM）:与凝血酶结合后可降低凝血酶的凝血活性,加强其激活蛋白 C 的能力。由于被激活的蛋白 C 具有抗凝作用,因此,TM 是使凝血酶由促凝转向抗凝的重要血管内凝血抑制因子。

【诊断标准】 产科 DIC 的诊断主要依据临床表现并结合实验室检查。

1. 存在基础疾病和诱因。

2. 有广泛出血和组织器官缺血性损伤或/和难以解释的休克。

3. 实验室指标

（1）依据中华医学会血液学分会的诊断标准,有下列 3 项以上异常者可确诊:①血小板 <100×10⁹/L 或进行性下降;②血浆纤维蛋白原含量 <1.5g/L 或进行性下降;③3P 试

验阳性或血浆 FDP>20g/L 或 D-二聚体检测阳性;④凝血酶原时间缩短或延长 3 秒以上或呈动态变化;⑤纤溶酶含量及活性降低;⑥AT-Ⅲ含量及活性降低;⑦血浆因子Ⅷ活性 <50%。

（2）国际上目前有三种评分标准:①1983 年日本厚生劳动省颁布的（JMHW）评分标准;②2001 年颁布的（ISTH）评分标准;③2005 年日本急救医学会发布的（JAAM）。

以第二种为例:①血小板计数:≥100×10⁹/L=0,<100×10⁹/L=1,<50×10⁹/L=2;②纤维蛋白分解产物 D-二聚体升高:无升高 =0,轻度增加 =2,明显增加 =3;③PT 时间延长:<3 秒 =0,≥3 且 <6 秒 =1,≥6 秒 =2;④纤维蛋白原水平:≥1g/L=0,<1g/L=1。分数统计:≥5 分者为 DIC,每天重复检测评估;<5 分者可疑 DIC,1~2 天后重新检测评估,若发生 DIC,ISTH 评分标准需结合临床及结局进行。

以上不同诊断标准对临床和实验室检查特征侧重点不同,而且同一凝血指标在不同标准中的诊断界值及赋予权重也略有不同。此外,正常妊娠期间随孕周增加孕妇的止血平衡逐渐向高凝状态转移,几乎所有凝血因子的活性都有明显增高。因此,对于产科 DIC 患者的诊断,直接引用现有的 DIC 诊断评分标准进行诊断可能并不完全合适;临床可能需要寻找适合于不同孕周的各项凝血指标诊断界值,建立适合产科这一特殊人群的 DIC 诊断标准。DIC 的诊断需结合临床表现及实验室检查结果,应多次、动态监测实验室检查结果及临床表现。此外,还应注意与血栓性血小板减少性紫癜（TTP）、溶血性尿毒症综合征（HUS）、原发性纤溶亢进、抗磷脂抗体综合征（APS）等相鉴别。

【预防】

1. 加强孕期宣教,使孕产妇都能认识到产前检查的重要性,自觉定期到医院产检,如有异常情况出现,随时就诊。

2. 杜绝非法接生,严格掌握催产素使用的指征和使用方法。

3. 对有诱发产科 DIC 高危因素的患者,如妊娠期高血压疾病、死胎滞留、胎盘早剥、妊娠合并肝病、血液病者应注意监测。

【治疗措施】 产科 DIC 多来势凶猛,病情迅速恶化,但如能及时处理多可获得较好疗效,治疗的早晚对抢救能否成功意义重大。病情危急又高度怀疑 DIC 时应行 DIC 实验室检查,结果出来前即可根据临床表现进行 DIC 治疗。实验室检查尚未达标准者,可给予预防性治疗或试验性治疗。治疗原则应坚持序贯性、及时性、个体化及动态性。

1. 去除病因 积极治疗原发病,阻断内、外源性促凝物质来源,是预防和终止 DIC 的关键。感染产生的内毒素是诱发 DIC 的重要因素,及时控制感染灶和应用抗生素是治疗感染相关 DIC 的关键。对于宫内感染者要尽早娩出胎儿、清除子宫内容物,必要时切除子宫。胎盘早剥、胎死宫内、出血性休克等易诱发 DIC,在积极治疗原发病的基础上,密切关注出血倾向,防止 DIC 的发生。与此同时应注意防

治酸中毒,改善缺氧,预防溶血。

2. 改善微循环,防治多器官衰竭 晚期 DIC 患者必然出现多脏器功能损害,是 DIC 患者死亡的重要原因。多器官衰竭病死率高,病死率与原发病的程度及受累器官多少有关,4 个脏器衰竭患者病死率达 100%。预防和治疗器官功能损伤的关键是改善器官微循环的灌流量,防止细胞缺氧。保证血氧浓度在 95% 以上,维持平均动脉压在 65mmHg 以上,以确保重要器官的血氧供应非常重要。首先应补充血容量,维持血压,保持微循环血流通畅。补充血容量的同时,需注意及时输氧、脱水、利尿、强心、纠正酸中毒,必要时血液透析,阻断首发脏器衰竭引起的连锁反应,以提高治愈率。肾脏是最易受损器官,纠正休克同时合理利尿剂使用对保护肾脏功能至关重要。脑组织和心脏的保护也需密切关注。

3. 及时成分输血、补充凝血因子 DIC 时由于消耗了大量的凝血因子,需要补充。消耗性低凝血期是补充凝血因子较为适当的时机。

(1) 新鲜血和新鲜冷冻血浆:输新鲜血的目的是补充丢失的红细胞、提升血红蛋白水平、增加血液携氧能力,减少因器官细胞缺氧导致的器官功能损伤。新鲜冷冻血浆富含全部人体所需凝血因子,因此输注新鲜冷冻血浆的作用除扩容外,更重要的是补充丢失和消耗的凝血因子。在 DIC 早期(高凝期)与肝素协同应用可阻断凝血因子继续消耗。PT 和 APTT 延长是使用新鲜冷冻血浆指征,最初剂量 15ml/kg。有证据证明输注新鲜冷冻血浆 30ml/kg,矫正凝血因子水平更完全。

(2) 纤维蛋白原:当 DIC 出血不止和 PT、APTT 延长,可补充纤维蛋白原,无须等待实验室结果。输注 3g 纤维蛋白原可提升血浆纤维蛋白水平 1g/L。

(3) 血小板:当患者发生大出血或存在出血高危因素(手术、介入治疗等)且血小板降于 $75 \times 10^9/L$,应输注血小板。当血小板 $<50 \times 10^9/L$,无大出血也应补充血小板。建议血小板输注的初始剂量为 1U(约含血小板 $240 \times 10^9/L$),根据患者病情需要继续补充血小板至 $80 \times 10^9/L$ 以上。

(4) 冷沉淀物:严重的低纤维蛋白血症(<1g/L)或由于容量超负荷而不适宜使用血浆时,可输入冷沉淀(内含凝血因子 I、V、Ⅷ、Ⅶ),每单位可增加纤维蛋白原 100mg/L,并提高Ⅷ因子水平,用量 25~30U/kg,输液器应有滤网装置为宜。

凝血因子补充后要求达到血小板 $>80 \times 10^9/L$、凝血酶原时间 <20 秒、纤维蛋白原含量 >1.5g/L。若未达到上述标准,应继续补充凝血因子和血小板。

4. 抗凝药物

(1) 肝素:国内外意见不一。DIC 是以广泛的凝血启动为特征,肝素可阻止凝血物质的大量消耗,从而改善微循环,因此 DIC 早期使用肝素抗凝治疗理论上是合理的,但多项临床研究未显示对整个生存期的益处。国内有文献报道,在产科因素如胎盘早剥、胎死宫内、感染性流产、休克、羊水栓塞等诱发 DIC 时给予肝素治疗可获得较好疗效,但均属于

个别病案报道,缺乏循证医学证据。应用肝素时需动态监测凝血指标、AT-Ⅲ水平,若发现肝素过量,及时给予鱼精蛋白对抗,1mg 鱼精蛋白静脉注射可对抗 1mg 肝素。国外 DIC 诊治指南中明确提出:对于无出血征象的慢性 DIC 患者,推荐使用预防剂量的低分子量肝素预防静脉血栓栓塞。由于尚缺乏普通肝素的 RCT 实验,临床使用存在风险,不推荐使用普通肝素纠正 DIC,以免加重出血。

(2) 抗凝血酶Ⅲ(AT-Ⅲ):AT-Ⅲ是一种由肝脏产生的糖蛋白,属于丝氨酸蛋白酶抑制剂,主要抑制凝血酶活性,是机体内最重要的抗凝血物质,占血浆中全部抗凝活性的 70%~80%。在肝素的协同作用下抗凝活性增强 1 000~3 500 倍。AT-Ⅲ浓缩物可单独用于产科 DIC 早期及抗凝血酶含量或活性 <70% 时。在一项 RCT 中,选取使用依诺肝素治疗的子痫前期患者,分别给予抗凝血酶制剂及安慰剂对照,1 500U/d,持续 7 天,结果显示给予抗凝血酶制剂的实验组胎儿生物物理评分及凝血指标均优于对照组,并且没有不良事件出现。

(3) 活性蛋白 C(aPC):aPC 是凝血因子 Va 和Ⅷa 抑制剂,在肝功能受损、感染、败血症合并 DIC 患者可使用 aPC,用量 14μg/(kg·h),持续使用 4 天。由于 aPC 可诱发大出血,患者有潜在出血因素时不应使用,尤其是当血小板计数 $<30 \times 10^9/L$ 时。

(4) 抗血小板凝聚药物:右旋糖酐可降低红细胞和血小板的黏附和凝聚,一般用量不要超过 1 000ml。双嘧达莫有对抗血小板凝聚的作用,抑制血小板二酯酶的活性,若与阿司匹林合用,用量应降低。阿司匹林主张用小剂量 60~80mg/d,主要阻断血栓素的产生。

5. 抗纤溶剂 氨甲环酸(tranexamic acid)可与纤溶酶原形成一可逆性复合体,从而使纤溶酶原结构上发生变化,阻止纤溶酶的形成,大剂量时可直接对抗纤溶酶活性,抑制纤维蛋白溶解。可在产科大出血早期使用。

6. 皮质激素 对皮质激素的应用意见不一。有学者称激素特别在羊水栓塞、HELLP 综合征的治疗中能起到抗过敏、增加血小板、改善肝功能等作用。持反对意见者认为肾上腺皮质激素有抑制单核巨噬细胞系统的作用,可促血液凝固,DIC 的治疗应避免应用。

7. 产科及其他处理 分娩前发生的 DIC,若宫口开全,胎头位置在 +3 以下,可尽快行胎头吸引或产钳助产,否则急行剖宫产手术来终止妊娠。若产后或术后子宫及创面出血可以采用宫腔填塞、介入栓塞、子宫捆扎术或结扎血管等方法止血。若积极抢救出血仍不能控制,应果断行子宫切除。一般行全子宫切除,以防宫颈继续出血。子宫切除后积极输血及新鲜冷冻血浆纠正 DIC,并待血压平稳后,仔细探查阴道残端无渗血再关腹,在有必要的情况下可考虑特殊的止血方法,如盆腔血管栓塞术、盆腔纱布填塞等方法。

8. 转诊 原则:就地组织有效而积极的抢救,积极终

止可逆性病因,同时有效进行全身支持治疗(补充血容量、纠正休克、酸中毒、低氧血症、水电解质及酸碱失衡)。可请上级医院出诊协助处理,待病情稳定、具备转诊条件后及时转院。

综上,产科DIC起病急,病情变化迅速而凶险,病死率高。充分掌握产科DIC的病理生理学特点,警惕诱发产科DIC的高危因素,结合临床表现及实验室检查,早期识别,及时诊断,及时个体化多学科干预,将干预关口前移是救治成功的关键。

(王志坚　余艳红)

第六节　产科休克

休克(shock)是指机体在严重失血失液、感染、创伤等强烈致病因子的作用下,有效循环血量急剧减少,组织血液灌流量严重不足,引起细胞缺血、缺氧,以致各重要生命器官的功能、代谢障碍或结构损害的全身性危重病理过程。产科休克是一个长期使用的名词,仅指发生于孕产妇特有的休克,系指与妊娠、分娩有直接关系发生的休克。根据产科领域各种疾病的研究,产科休克分类方法与其他休克分类相同,但妊娠期间休克常见的为出血性休克(hemorrhagic shock)、脓毒症休克(septic shock)。产科休克特点是产科临床中一项最突出的、需要兼顾母体、胎儿紧急处置的综合征。

一、出血性休克

妊娠6~8周循环血容量开始增加,至妊娠32~34周达高峰,平均增加约1 450ml,此后维持在该水平直至分娩,产后2~6周恢复正常。孕妇为适应胎儿生长和足月分娩的需要,子宫、宫颈、阴道以及外阴都发生一系列生理变化,产道软化、充血,血供丰富。临产时心脏及循环负荷增加,若此时或胎儿娩出后24小时内胎盘、子宫、产道等发生异常将导致出血量较正常明显增加。

(一)出血性休克的原因

1. 妊娠期　常见有流产、异位妊娠破裂、宫颈妊娠、前置胎盘、胎盘早剥、子宫破裂、凝血功能障碍等引起的出血,而少见于妊娠期子宫血管破裂。

2. 分娩期　①宫缩乏力;②胎盘滞留、胎盘植入、胎盘部分残留等;③软产道裂伤包括会阴、阴道和宫颈裂伤,严重裂伤者可达阴道穹窿、子宫下段甚至盆壁,导致腹膜后或阔韧带内血肿,甚至子宫破裂,或损伤宫旁静脉丛致破裂出血;④凝血功能障碍。

3. 产褥期　胎盘胎膜残留、产褥期感染、剖宫产术后子宫切口愈合不良等。

(二)出血性休克的病理生理变化

1. 微循环变化　低血容量性休克是产科休克最常见的类型,妊娠晚期特别是产后,出血速度快且量大,短期内即可出现严重的低血容量性休克。失血性休克最根本的病理生理改变是失血所致的微循环功能障碍,尤其是重要脏器微循环改变。当有效血容量降低时,颈动脉窦和主动脉弓压力感受器受到刺激,抑制迷走神经,使脑干心血管中枢(血管舒缩中枢)和交感神经兴奋,作用于心脏、小血管和肾上腺等,使心跳加快,心排血量增加。血容量急剧减少时,可导致交感-肾上腺髓质系统兴奋,使儿茶酚胺大量释放入血。儿茶酚胺通过作用于α受体,使皮肤、腹腔脏器和肾脏的小血管收缩,外周阻力升高,组织器官血流灌注不足,微循环缺血缺氧,但对心脑血管影响不大;儿茶酚胺作用于β受体,使微循环动-静脉短路开放,血液绕过真毛细血管网直接进入微静脉,使组织灌流量减少,组织缺血缺氧,当肺微循环的动-静脉短路大量开放,则可影响静脉血的氧合,使PaO_2降低,加重组织缺氧。组织细胞长时间缺氧,将导致酸中毒、扩血管物质生成增多和白细胞黏附的改变。酸中毒与扩血管物质联合作用,使微血管扩张,血压进行性下降,心脑血液供应不能维持,休克早期的代偿机制逐渐丧失,全身各脏器缺血缺氧的程度加重。此外,白细胞黏附于微静脉,增加了微循环流出通路的血流阻力,导致毛细血管血液淤滞。此时,休克即由代偿期进入失代偿期。严重酸中毒、大量一氧化氮和局部代谢产物的释放以及血管内皮细胞和血管平滑肌的损伤等,均可使微循环衰竭,导致微血管麻痹性扩张或DIC形成。

2. 细胞损伤　细胞损伤是休克时各器官功能障碍的共同基础。由于缺氧、酸中毒等因素影响,导致细胞膜损伤,引起膜离子泵功能障碍或通透性增高,出现细胞水肿,使微血管受压或微血管管腔狭窄,从而加重微循环障碍。当线粒体受损时,ATP合成将减少,导致细胞能量生成不足,进一步影响细胞功能。缺血缺氧和酸中毒也可导致溶酶体受损,释放的溶酶体酶可引起细胞自溶,进入血液循环后可损伤血管内皮细胞,使得微血管通透性增加,并激活激肽系统、纤溶系统,促进组胺等炎症介质的释放,加重了微循环障碍,导致组织细胞损伤和多器官功能障碍。

3. 继发多脏器损害　器官受损严重程度与出血量、出血速度和机体本身的耐受能力有关。当出血量超过全身的25%时,其代偿机制不足以维持心排出量和血压的稳定,此时如继续出血,临床情况进一步恶化,组织缺氧加重,动静脉氧储备已下降,为保证对心、脑、肾上腺等重要器官的供血,通过选择性血管收缩,使肾脏、脾脏、皮肤的血供减少,组织灌注量进一步下降,供氧减少,无氧代谢增强而使乳酸积累发生代谢性酸中毒,造成器官组织缺血,细胞内代谢进一步恶化而趋向死亡。低血容量休克还使细胞内多种离子分布异常,如钠离子和水进入骨骼肌而细胞内钾进入细胞外液,如果失血不能纠正,心脑受到损伤,发生心肌损害、昏迷、呼吸障碍,肾功能必然受损而少尿、无尿,以致死亡。

(三)临床表现

1. 休克代偿期表现 主要以液体丢失、容量血管收缩代偿为主要表现,包括早期的皮肤或面色苍白,四肢湿冷,出冷汗,口渴,心动过速,精神紧张、焦虑,注意力不集中,烦躁,呼吸加快,尿量正常或减少等。此时期血压可能正常甚至偏高。

2. 失代偿期表现 组织缺血进一步加重,可能出现神志淡漠、反应迟钝甚至昏迷;口唇、黏膜发绀,四肢湿冷,脉搏细数,血压下降,脉压明显缩小,少尿、无尿,皮肤花斑。此时期可以出现脏器功能障碍,特别是急性呼吸窘迫综合征(acute respiratory distress syndrome, ARDS),甚至多器官功能障碍综合征(multiple organ dysfunction syndrome, MODS)。

3. 合并产科局部变化症状和体征 常与出血量有关。

(四)治疗

产科出血性休克是由于产科出血处理不及时,治疗措施不当所发生的严重并发症,是产妇死亡的主要原因。由于出血发病急,出血凶猛,病情进展迅速,往往造成不可逆后果,及时诊断后积极处理,非常重要。

1. 患者管理与循环通路建立 当发生产后出血,临床上采用产后出血A(通道建立)/B(呼吸管理与维持)/C(循环管理与维持)/D(药物使用)/E(治疗效果的评价)的流程已取得较好的疗效。首选外周大静脉通路,使用16G以上的静脉穿刺针建立2条以上的静脉通路,并尽早建立中心静脉通道,当不具备中心静脉通道建立条件时可做静脉切开,有条件应考虑骨髓腔内血管通路,保证静脉通畅以备输血、输液。保持患者平卧以及保暖。

2. 复苏 准确估计出血量是早期诊断、处理出血性休克的第一步,由于人体大量失血后,血容量骤减,使组织间液向血管内和细胞内转移,组织间液同时减少,所以在休克早期有效补充血容量是治疗失血性休克的关键。根据出血量多少、患者血流动力学变化及血电解质结果,选择液体种类、数量和速度。静脉补液时等渗晶体液应优先于胶体液,在等待血液输注的过程中,应输注温热等渗晶体液。在血液未送达之前,先输入2L晶体,进一步的液体复苏可以继续输注等渗晶体或胶体,不推荐使用羟乙基淀粉。再输晶体或胶体液。成分输血在治疗产后出血尤其是严重产后出血中起着非常重要的作用,何时输血并没有明确的标准,应根据出血量、临床表现、止血情况、实验室检查结果等综合判断。在输

注红细胞的同时,应注意及时补充凝血因子,包括新鲜冷冻血浆、血小板、冷沉淀、纤维蛋白原等。临床上推荐红细胞:新鲜冷冻血浆:血小板的比例为1:1:1,或者6:4:1,出现凝血功能障碍时应恰当使用凝血因子产品(重组活化凝血因子Ⅶ)和氨甲环酸,临床上液体复苏原则为补充量应超过丢失量,并尽快输注以增加有效循环血量。但在输入晶体液时,输液量3倍于失血量方能纠正休克,其维持血容量作用时间仅为4~6小时,第1~2小时内应补液1 000~2 000ml。尽快输注血制品,使血压维持在90~100mmHg,中心静脉压(central venous pressure, CVP)维持在6~12cmH$_2$O,在心功能受损时检测肺动脉楔压(pulmonary artery wedge pressure, PAWP),对指导输液防止肺水肿较CVP更为可靠,PAWP维持在正常范围8~12mmHg。此外,还应达到以下目标:Hb>80g/L;PLT>50×10^9/L;凝血酶原时间(PT)<正常值的1.5倍,活化部分凝血活酶时间(APTT)<正常值的1.5倍,纤维蛋白原>2g/L。

3. 给氧 无论产妇血氧饱和度如何,均应通过面罩给予高浓度氧(10~15L/min),当发生产前出血时,为满足胎儿的氧气供给,动脉血PaO$_2$低于70mmHg行气管插管给氧或机械通气,必要时行气管切开。但应避免供过于求或者供不应求的情况发生,防止氧过量或者不足造成的一些不良反应发生。

4. 血管活性药物的应用

(1)血管收缩剂:主要兴奋α受体,对β受体作用较弱,使周围血管收缩,增加回心血量。增加心肌收缩力,使动脉压上升。适用于失血性休克,活动性出血已控制,血容量已补足而血压过低,不能维持脑、心、肺、肾的供血,可用血管收缩药提升血压,缓解重要脏器低灌流状态。

1)去甲肾上腺素(noradrenaline):是目前临床治疗失血性休克较为常用药物,主要激动α受体,对心脏β$_1$受体也有兴奋作用,对β$_2$受体几乎无作用。通过α受体的激动作用,可引起小动脉、小静脉血管收缩,外周阻力增加,使血压显著升高。通过β$_1$受体的激动作用,可使心肌收缩力加强,心率增快。主要用于治疗低血压,特别是高排低阻患者,在充分扩容后使用能显著见效。高血压和动脉硬化及器质性心脏病禁用。

2)间羟胺(metaraminol):可直接和间接兴奋肾上腺素受体,作用类似去甲肾上腺素,使血管收缩、血压升高,增强心肌收缩力、增加心排血量,其效应稍弱,但作用时间稍长,长时间滴注可耗尽体内储存的去甲肾上腺素而失效,应改为去甲肾上腺素。

3)多巴胺(dopamine):具有剂量依赖性激动α、β$_1$和多巴胺受体,对β$_2$受体作用稍弱。小剂量静脉输注[<10μg/(min·kg)]的多巴胺,主要作用于β$_1$和多巴胺受体,可增加心肌收缩力,使心脏每搏量和心排出量增加,收缩压升高,心率增加或无明显变化,同时也可以扩张肾和胃肠道等内脏器官血管。大剂量静脉输注[>15μg/(min·kg)],则主

要为 α 受体作用,增加外周血管阻力。抗休克治疗时,主要取其强心和扩张内脏血管的作用,应采用小剂量静脉输注。如果升压效果不佳可辅以去甲肾上腺素,尽量保持多巴胺激动 DA 受体效应。右侧心力衰竭时慎用。

(2)血管扩张剂:失血性休克使用扩血管药物较少,只有当出现心力衰竭或低心排出量时才使用。主要有硝普钠(sodium nitroprusside)和硝酸甘油(nitroglycerin)。应从小剂量开始,逐渐增加剂量,直到获得满意效果。

(3)肾上腺皮质激素:应用指征、治疗剂量以及疗程一直存在争议,多数认为肾上腺皮质激素可保护及改善循环灌注量,促进细胞摄取氧和营养物,稳定细胞的膜系统。临床使用较多的是地塞米松,10~20mg 静脉推注,20mg 缓慢静脉滴注。

5. 纠正酸中毒 在纠正休克的过程中应重视纠正酸中毒。纠正酸中毒可以增强心肌收缩力,改善微循环血液淤滞。但在纠正酸中毒的同时必须改善微循环灌注,否则代谢产物不能被运走,无法改善酸中毒。首选碳酸氢钠。

6. 出血原因处置 针对出血原因,可采取加强子宫收缩、清除残留胎盘胎膜、修复软产道损伤、结扎或栓塞子宫动脉、宫腔填塞、子宫压迫缝合等方法,以减少出血,防止休克继续加重。

(1)如为宫缩乏力,应用宫缩剂(缩宫素、前列腺素、麦角)以及抗纤维蛋白溶解作用的氨甲环酸。若药物治疗效果欠佳,可根据患者情况和医师熟练程度选用宫腔填塞术、子宫压迫缝合术、盆腔血管结扎术以及经导管动脉栓塞术。

(2)如为产道损伤,则应在充分暴露手术视野的前提下,查明损伤部位,予以缝合止血,若出现血肿,可切开清除积血、缝扎止血或碘伏纱条填塞血肿压迫止血(24~48 小时后取出);若为子宫破裂,则应立即开腹行手术修补或行子宫切除术。

(3)如为胎盘滞留或胎盘胎膜残留,可用手或器械清理,出血严重者可行介入治疗或其他保守性手术治疗。

(4)如为凝血功能障碍,应迅速补充相应的凝血因子,维持凝血酶原时间及活化凝血酶原时间均 <1.5 倍平均值,并维持纤维蛋白原水平在 1g/L 以上。经药物及上述保守外科手术治疗失败,急诊行子宫全切或次全切除是最为有效的方法。

二、脓毒症休克

脓毒症(sepsis)是指因感染引起的宿主反应失调导致的危及生命的器官功能障碍。脓毒症休克则是由"脓毒症引发的循环、细胞或代谢异常,并由此造成病死率增加"的临床状态。其病死率超过 50%,是危重患者的首位死亡原因。在分娩中处理不当可导致脓毒症休克,妊娠期脓毒症的感染来源可分为产科因素与非产科因素。产科因素包括感染性流产、绒毛膜羊膜炎、子宫内膜炎和伤口感染等,非产科因素

包括泌尿系统感染、肺炎、阑尾炎、胃肠道感染等。引起脓毒症的微生物在多数孕产妇脓毒症研究中缺乏报道,最常见的致病菌为大肠埃希氏菌和 A、B 族链球菌等,且存在多种微生物混合感染的情况。

(一)妊娠合并脓毒症休克的原因

1. 流产或产褥期感染 过多的阴道检查,宫腔操作,子宫穿孔。

2. 中晚期妊娠引产因宫颈管及阴道内的致病菌而发生的严重感染 阴道内的病原微生物上行引起羊膜腔感染。

3. 早产、胎膜早破、侵入性操作。

4. 妊娠期合并其他感染性疾病 妊娠合并急性化脓性肾盂肾炎,妊娠合并化脓性阑尾炎。

(二)病理生理

脓毒症发生发展过程中免疫和炎症反应失衡引起机体血管内皮屏障功能障碍、组织水肿、低血压、红细胞携氧功能下降和微循环血栓形成等病理生理改变,其本质是引起组织灌注不足,造成组织氧供减少、细胞氧代谢障碍;最终导致神经功能障碍、循环衰竭、呼吸功能不全、肝/肾功能不全以及凝血功能紊乱等多系统器官衰竭。

1. 脓毒症早期主要表现为免疫细胞过度活化和炎症反应失控 病原菌入侵后,宿主单核巨噬细胞和中性粒细胞通过表达的模式识别受体(PRRs)(包括经典 Toll 样受体和非经典 non-Toll 样受体)识别外来病原菌,诱导免疫细胞的活化以及细胞内一系列信号通路的激活,启动全身炎症反应。在经历脓毒症早期阶段后,逐渐进展为免疫抑制状态,各种免疫细胞对病原菌的反应减弱,患者出现原发感染灶难以清除、继发二重感染以及体内潜伏病毒出现活跃复制等临床表现。

2. 内皮细胞损伤与微循环功能障碍 宿主的巨噬细胞识别细菌细胞壁磷脂多糖,导致细胞因子释放,后者激活凝血和炎症过程,引起血管内皮损伤、血管渗漏、循环衰竭和休克。

(1)内皮细胞位于血管壁内表面,具有抗凝、抗黏附的生理作用,并参与调控血管舒缩。内皮细胞表面有一层糖蛋白复合物的多糖包被,能促进红细胞流动,防止白细胞和血小板黏附。血管内皮细胞多糖包被受损是脓毒症患者造成微循环障碍的重要因素之一,它可以使白细胞和血小板发生滚动、聚集和黏附。炎症反应、氧化应激等引起的血管内皮损伤,使血管通透性增加。血管内皮损伤还可以引起胶原暴露,激活凝血瀑布反应,促进血栓形成,并可能由于凝血因子过度消耗而引起出血,导致弥散性血管内凝血(DIC)。氧自由基、细胞因子、前列腺素类物质释放也可引起内皮细胞释放黏附分子 ICAM 等,进一步放大炎症反应,同时降低血管对缩血管药物的反应性,失去调节微循环舒缩运动的能力,从而导致血管功能障碍。

（2）微循环是循环系统最基本的功能单位，主要涉及血液、淋巴液和组织液的流动和交换，承担着组织细胞代谢、物质交换的重要职能，是脏器功能正常的根本保障。微循环功能障碍将导致组织灌注不足，组织缺氧，能量产生减少，乳酸堆积，代谢性酸中毒，进而引起细胞功能障碍，最终导致器官功能衰竭直至患者死亡。

3. 血管容积与血液容量失衡及血液流变学异常 正常人体血管容积与血液容量是在动态平衡下相匹配的，这种匹配是心输出量正常以及外周组织灌注正常的前提。脓毒症发生容积扩大的标志之一是系统血管阻力下降。扩大的血管床必须有更多的液体填充才能保证正常的心输出量和外周血液灌注。但脓毒症患者血管内皮受损引起的毛细血管渗漏使血管容量降低，这会加重血管容积与血容量的不匹配。毛细血管主要渗出的是血浆成分，结果将导致血管中的血液变得更加黏稠，外周循环流动不畅，容易导致微血栓形成，进一步造成组织缺氧，乳酸堆积，加重各器官脏器的衰竭。

（三）临床表现

1. 高危因素 产前出血、宫腔操作史、破膜时间延长、产程延长、多次阴道检查、妊娠期细菌性阴道病、妊娠期糖尿病、产后出血、剖宫产术、人工剥离胎盘、产道血肿、宫颈阴道裂伤、胎盘胎膜残留等病史。

2. 专科检查异常 阴道分泌物增多，严重时呈脓性；有下腹坠痛、腹部压痛及反跳痛、肌紧张，子宫及双附件压痛；胎心过速，持续在 160 次/min。

3. 全身改变 ①意识和精神状态经初期的躁动后转为抑郁淡漠甚至昏迷，寒战体温升高或者不升，苍白、四肢厥冷而面部四肢水肿。②皮肤苍白、四肢厥冷、发绀伴斑状收缩，微循环灌注不足。如前胸或腹壁出现瘀点或瘀斑，提示有 DIC 可能。③血压继续降低，表现为尿少或无尿。

（四）诊断标准

对于感染或疑似感染的患者，当脓毒症相关序贯器官衰竭[sequential（sepsis-related）organ failure asesment，SOFA]评分较基线上升≥2 分可诊断为脓毒症。由于 SOFA 评分操作起来比较复杂，临床上也可以使用床旁快速 SOFA（quick SOFA，qSOFA）标准识别重症患者，包括呼吸频率≥22 次/min、意识改变、收缩压≤100mmHg 三项，如果符合 qSOFA 标准中的至少 2 项时，应进一步评估患者是否存在脏器功能障碍。脓毒症休克为在脓毒症的基础上，出现持续性低血压，在充分容量复苏后仍需血管活性药来维持平均动脉压（mean arterial pressure，MAP）≥65mmHg 以及血乳酸浓度 >2mmol/L。

（五）处理

原则：早期识别、把握"黄金 1 小时"。即一旦怀疑或确诊脓毒症，应在 1 小时内给予经验性治疗，经验性治疗包括液体复苏、纠正缺氧和使用抗菌药物（包括抗生素和抗病毒药物），还需考虑去除感染原（如手术清除感染灶，如感染的胎盘、拆除血管导管等），以及静脉血栓栓塞的预防，孕妇如有应用去甲肾上腺素等升压药指征应及时应用。妇产科医生还需关注的问题包括：是否需要终止妊娠（流产和清宫），对宫颈环扎患者是否需要拆除环扎缝线，对胎盘植入产后原位保留胎盘者是否需要取出胎盘，对存在腹腔、盆腔脓肿者是否需要引流和如何引流，以及是否存在子宫感染需要切除子宫。

1. 液体复苏 应尽早开始，在拟诊断为脓毒症休克起的 3 小时内输注至少 30ml/kg 的晶体溶液；完成初始复苏后，应根据血流动力学状态决定下一步的液体使用。可监测脉压变化以预测脓毒症休克患者的液体反应性。对于需使用血管活性药物的脓毒症休克患者，以 MAP 65mmHg 作为初始复苏目标；对于血清乳酸水平升高的患者，建议以乳酸水平指导复苏，将乳酸恢复至正常水平。可使用晶体液进行初始液体复苏及随后的容量替代治疗。与晶体液相比，应用胶体液无任何显著获益，而且可能导致肾损伤以及凝血机制异常等不良事件。不推荐使用羟乙基淀粉（HES）进行容量替代治疗。在早期复苏及随后的容量替代治疗阶段，当需要大量的晶体溶液时，可以加用白蛋白。只有在患者血红蛋白降至 <70g/L 且排除心肌缺血、严重低氧血症或急性出血等情况时才输注红细胞。对无出血或无计划进行有创操作的脓毒症患者，不建议预防性输注新鲜冷冻血浆。对于血小板计数 <10×10⁹/L 且无明显出血征象，或 <20×10⁹/L 同时存在高出血风险的患者，可预防性输注血小板。

2. 抗感染治疗 在入院后或判断脓毒症以后尽快使用抗菌药物，1 小时内最佳，最迟不超过 3 小时。对于脓毒症休克患者，经验性使用可能覆盖所有病原体的抗菌药物，在病原学诊断及药敏结果明确或临床症状充分改善后进行降阶梯治疗。在脓毒症休克患者中，抗菌药物的剂量优化策略应基于目前公认的药效学/药动学原则及药物的特性。脓毒症休克患者出现的多种生理紊乱可极大地改变抗菌药物的药动学稳定性，如血流动力学改变、肾脏清除率改变等。因此，当脓毒症休克患者应用抗菌药物多药联合治疗时，应对其进行治疗药物监测。脓毒症休克患者的抗菌药物疗程为 7~10 日，并以测定降钙素原（procalcitonin，PCT）水平为辅助手段指导脓毒症患者抗菌药物疗程。对可能有特定感染原的脓毒症患者，应尽快明确其感染原，并尽快采取适当的控制措施。

3. 血管活性药物 将去甲肾上腺素作为首选血管加压药，对于快速性心律失常风险低或心动过缓的患者，可将多巴胺作为替代药物。可在去甲肾上腺素基础上加用血管升压素（最大剂量 0.03U/min）以达到目标 MAP 或降低去甲肾上腺素的用量。经过充分的液体复苏以及使用血管活性药物后，如果仍持续低灌注，可使用多巴酚丁胺。在休克状态，使用动脉导管监测血压比袖带血压计测量更准确，可进行连续监测且允许每搏分析。

4. 糖皮质激素 对于脓毒症休克患者，在经过充分的液体复苏及血管活性药物治疗后，如果血流动力学仍不稳定，可静脉使用氢化可的松，剂量为每天 200mg。

5. 肾脏替代治疗 对于脓毒症合并急性肾损伤（acute kidney injury，AKI）的患者，如需行肾脏替代治疗（renal replacement therapy，RRT），连续性肾脏替代治疗（continuous renal replacement therapy，CRRT）和间歇性 RRT 均可。对于血流动力学不稳定的脓毒症患者，则使用 CRRT。对于脓毒症合并 AKI 的患者，如果仅有肌酐升高或少尿而无其他透析指征时，不需要进行 RRT。

6. 机械通气 对脓毒症诱发急性呼吸窘迫综合征（acute respiratory distress syndrome，ARDS）的患者进行机械通气。

7. 镇静和镇痛 对于需要机械通气的脓毒症患者，应用小剂量的连续性或者间断性镇静，以达到特定的镇静目标。

8. 血糖管理 对于 ICU 脓毒症患者，采用程序化血糖管理方案，每 1~2 小时监测一次血糖，连续两次测定血糖 >10mmol/L 时启用胰岛素治疗，目标血糖为 ≤10mmol/L，血糖水平及胰岛素用量稳定后每 4 小时监测一次。应对有动脉置管的患者采集动脉血测定血糖。

9. 应激性溃疡 对于脓毒症及脓毒症休克患者，如果存在消化道出血危险因素，应进行应激性溃疡的预防。

三、特殊原因所致的休克

特殊原因所致休克的原因：

（一）麻醉反应

麻醉药过敏，麻醉药过量，腰麻或硬膜外麻醉误入脊髓腔发生全脊髓麻醉，循环受到抑制造成休克。

（二）手术操作

胎盘滞留反复挤压子宫致子宫内翻，手剥离胎盘，刮宫，中期引产宫腔内注药，创伤性休克。

（三）仰卧位低血压综合征

妊娠足月仰卧位分娩，子宫压迫主动脉使回心血量减少，心跳加快，血压降低，可发生休克，剖宫产产床向左侧倾斜或右侧垫高 30° 施行手术为宜。

（四）低钠综合征

长期食用低盐或无盐饮食，服利尿剂或中暑脱水，钠丢失，有效血容量减少造成休克。

（陈敦金　陈娟娟）

参考文献

1. Cunningham FG，Leveno KJ，Bloom SL，et al.Williams Obstetrics.25th ed.New York：McGraw-Hill Education，2018.

2. Prefumo F，Izzi C. Fetal abdominal wall defects. Best Pract Res Clin Obstet Gynaecol，2014，28：391-402.

3. Rebarber A，Dolin C，Fox NS，et al. Natural history of vasa previa across gestation using a screening protocol. J Ultrasound Med，2014，33（1）：141-147.

4. Szpejankowski K，Guzik P，Chechliński P，et al. Pseudocyst of the umbilical cord-case report. Przegl Lek，2015，72（7）：394-396.

5. 谢幸，孔北华，段涛. 妇产科学. 9 版. 北京：人民卫生出版社，2019：159.

6. 曹甜甜，林春容，刘倚君.86 例完全性子宫破裂临床特点分析.实用妇产科杂志，2020，36（12）：926-930.

7. 林春容，刘广钰，曹甜甜. 完全性子宫破裂危险因素的 Meta 分析. 中国循证医学杂志，2020，20（10）：1187-1192.

8. 刘喆，杨慧霞，辛虹. 全国多中心子宫破裂现状调查及结局分析. 中华妇产科杂志，2019，54（6）：363-368.

9. 中华医学会妇产科学分会产科学组. 剖宫产术后再次妊娠阴道分娩管理的专家共识（2016）. 中华妇产科杂志，2016，51（8）：561-564.

10. 刘兴会，陈锰.基于大数据的产后出血临床处理.中国实用妇科与产科杂志，2018，34（1）：33-37.

11. American College of Obstetrics and Gynecologists. ACOG Committee on Practice Bulletins No. 183：Postpartum Hemorrhage.Obstet Gynecol，2017，130（4）：e168-e186.

12. 中华医学会妇产科学分会产科学组. 产后出血预防与处理指南（2014）. 中华妇产科杂志，2014，49（9）：641-646.

13. 大量输血现状调研协作组.大量输血指导方案（推荐稿）.中国输血杂志，2012，25（7）：617-621.

14. 吕斌，刘兴会，赵扬玉.基于多中心数据的回收式自体血回输在剖宫产术中的应用评价.中华妇产科杂志，2021，56（8）：537-544.

15. World Health Organization. WHO recommendations：Uterotonics for the prevention of postpartum haemorrhage. Geneva：World Health Organization，2018.

16. WOMAN Trial Collaborators. Effect of early tranexamic acid administration on mortality，hysterectomy，and other morbidities in women with post-partum haemorrhage（WOMAN）：an international，randomised，double-blind，placebo-controlled trial. Lancet，2017，389：2105-2116.

17. 中国医师协会介入医师分会妇儿介入专委会，中华医学会放射学分会介入学组生殖泌尿专委会,中国妇儿介入联盟.围分娩期产科出血介入治疗中国专家共识.中华介入放射学电子杂志,2020,8(1):1-5.

18. Chen M,Liu X,You Y.Internal iliac artery balloon occlusion for placenta previa and suspected placenta accreta:a randomized controlled trial. Obstet Gynecol,2020,135(5):1112-1119.

19. Fitzpatrick KE,Tuffnell D,Kurinczuk JJ,et al. Incidence,risk factors,management and outcomes of amniotic-fluid embolism:a population-based cohort and nested case-control study. BJOG,2016,123(1):100-109.

20. Mu Y,McDonnell N,Li Z,et al. Amniotic fluid embolism as a cause of maternal mortality in China between 1996 and 2013:a population-based retrospective study. BMC Pregnancy Childbirth,2016,16(1):316.

21. Sultan P,Seligman K,Carvalho B. Amniotic fluid embolism:update and review. Curr Opin Anaesthesiol,2016,29(3):288-296.

22. Society for Maternal-Fetal Medicine. Amniotic fluid embolism:diagnosis and management. Am J Obstet Gynecol,2016,215(2):B16-24.

23. Tamura N,Farhana M,Oda T,et al. Amniotic fluid embolism:Pathophysiology from the perspective of pathology. J Obstet Gynaecol Res,2017,43(4):627-632.

24. 中华医学会妇产科学分会产科学组.羊水栓塞临床诊断与处理专家共识(2018).中华妇产科杂志,2018,53(12):831-835.

25. American College of Obstetrics and Gynecologists. ACOG Practice Bulletin No.196:Thromboembolism in Pregnancy. Obstet Gynecol,2018,132(1):e1-e17.

26. 赵扬玉.以羊水栓塞发病机制为基础探讨其救治思路.实用妇产科杂志,2019,35(01):6-8.

27. Alhousseini A,Romero R,Benshalom-Tirosh N,et al. Nonovert disseminated intravascular coagulation(DIC)in pregnancy:a new scoring system for the identification of patients at risk for obstetrical hemorrhage requiring blood product transfusion. J Matern Fetal Neonatal Med,2022,35(2):242-257.

28. Ranit Hizkiyahu,Anat Rabinovich,Jecko Thachil,et al. Modified ISTH pregnancy-specific DIC score in parturients with liver rupture:population-based case series. J Matern Fetal Neonatal Med,2019,32(15):2517-2523.

29. Kamata M,Maruyama T,Nishiguchi T,et al. Correction to:Sudden onset of syncope and disseminated intravascularcoagulation at 14 weeks of pregnancy:a case report. BMC Pregnancy Childbirth,2020,20(1):430.

30. Kimura F,Takahashi A,Kitazawa J,et al. Successful conservative treatment for massive uterine bleeding with non-septic disseminated intravascular coagulation after termination of early pregnancyin a woman with huge adenomyosis:case report. BMC Womens Health,2020,20(1):56.

31. Kasper Adelborg,Julie B Larsen,Anne-Mette Hvas. Disseminated intravascular coagulation:epidemiology,biomarkers,and management. Br J Haematol,2021,192(5):803-818.

32. Gonen N,Levy M,Kovo M,et al. Placental Histopathology and Pregnancy Outcomes in "Early" vs. "Late" Placental Abruption. Reprod Sci,2021,28(2):351-360.

33. Refaai MA,Riley P,Mardovina T,et al. The Clinical Significance of Fibrin Monomers. Thromb Haemost,2018,118(11):1856-1866.

34. Erez O. Disseminated intravascular coagulation in pregnancy-Clinical phenotypes and diagnostic scores. Thromb Res,2017,151(Suppl 1):S56-S60.

35. Erez O,Othman M,Rabinovich A,et al. DIC in Pregnancy-Pathophysiology,Clinical Characteristics,Diagnostic Scores,and Treatments. J Blood Med,2022,6(13):21-44.

36. Brown M,Hong M Jr,Lindquist J. Uterine Artery Embolization for Primary Postpartum Hemorrhage. Tech Vasc Interv Radiol,2021,24(1):100727.

37. 陈会欣,王顺.《2015肿瘤相关弥散性血管内凝血ISTH诊疗指南》要点解读及启示.中国输血杂志,2019,32(4):410-412.

38. 李宇琪,翁丹卉,乔福元,等.14例产科弥散性血管内凝血诊治分析及 Takao 产科 DIC 评分系统应用探讨.现代妇产科进展,2018,27(8):575-579.

39. 张婧,邹雅丹,高辉,等.疑难病例析评第441例顽固性重度血小板减少-胎盘早剥-弥散性血管内凝血.中华医学杂志,2018,98(31):2521-2524.

40. American College of Obstetrics and Gynecologists. ACOG COMMITTEE OPINION,Number 794:Quantitative Blood Loss in Obstetric Hemorrhage. Obstet Gynecol,2019,134(6):e150-e156.

41. Manuel Muñoz,Jakob Stensballe,Anne-Sophie Ducloy-Bouthors,et al. Patient blood management in obstetrics:prevention and treatment of postpartum haemorrhage. A NATA consensus statement. Blood Transfus,2019,17(2):112-136.

42. Daneil L Jackson,Thomas G DeLoughery. Postpartum Hemorrhage:Management of Massive Transfusion. Obstet Gynecol Surv,2018,73(7):418-422.

43. Jessica L Bienstock,Ahizechukwu C Eke,Nancy A Hueppchen. Postpartum Hemorrhage. N Engl J Med,2021,384(17):1635-1645.

44. Chang Hwan Sohn, So Ra Kim, Youn-Jung Kim, et al. Disseminated Intravascular Coagulation in Emergency Department Patients With Primary Postpartum Hemorrhage. Shock, 2017, 48(3): 329-332.

45. 曹钰, 柴艳芬, 陈玉国, 等. 脓毒症液体治疗急诊专家共识. 中华急诊医学杂志, 2018, 27(01): 30-38.

46. 贺芳, 陈敦金. 产科感染性休克的诊治. 中国实用妇科与产科杂志, 2016, 32(12): 1185-1188.

47. Sasabuchi Y, Matsui H, Lefor A K, et al. Risks and Benefits of Stress Ulcer Prophylaxis for Patients With Severe Sepsis. Crit Care Med, 2016, 44(7): e464-e469.

第二篇

产科

第八章

产褥期并发症

第一节　产褥期感染

产褥期感染（puerperal infection）是指分娩后生殖道的感染，是产褥期最严重的并发症之一，发病率1%~8%。产褥期发热，虽然多见于产褥期感染，但分娩24小时后至10天内测量体温，每天至少4次，有2次达到或超过38℃者，称为产褥病率，所以产褥病率包括了产褥期感染和其他原因导致的发热。产褥期感染是引起孕产妇死亡的主要产科原因之一，要予以重视。

由于产妇在分娩后的前24小时内出现低热比较常见，因此产褥期感染通常在反复发热或高热或出现其他感染迹象和症状后作出诊断，但感染严重时体温也可能不升。常见的产褥期感染包括生殖道感染、会阴或伤口及盆腔内生殖器的感染。产褥期感染需与以下疾病进行鉴别：呼吸系统感染、泌尿系统感染、乳腺内乳汁淤积、乳腺炎、药物热、血栓形成等。

产后感染最显著的危险因素是产程停滞剖宫产或阴道助产，术后感染的发生率较高，建议对中转剖宫产或滞产后助产软产道水肿、裂伤较重的产妇常规预防性使用抗生素。此外，产前有阴道炎、产时阴道操作次数多、长期服用激素类药物、贫血、低蛋白血症及其他原因导致免疫力低下的产妇等产褥期感染的危险增加。

产褥期感染最常见的病原体依次为大肠埃希氏菌、A族链球菌（GAS，亦称化脓性链球菌）、B族链球菌（GBS，亦称无乳链球菌）、金黄色葡萄球菌、肺炎链球菌。大肠埃希氏菌通过肛门污染或肠道菌群的异位，引起生殖道感染，严重者发生菌血症和脓毒血症，在妊娠期可引起无症状菌尿、膀胱炎和肾盂肾炎。因此，产褥期感染最常见病原体为大肠埃希氏菌，在经验性选择抗生素时应充分注意到感染的特点及临床表现。

A族链球菌也称化脓性链球菌，生殖道的定植率不高，

潜在感染途径主要是呼吸道至血流下行来源的感染，少数是阴道定植上行引起的感染，因此，A族链球菌感染是产后严重的感染之一，多数是全身严重感染波及生殖道。感染可在产后2~48小时内迅速出现，表现为发热、腹痛和低血压。进展迅速，产妇死亡率高。一旦疑诊A族链球菌感染，需要对血液、尿液和宫内物进行涂片显微镜检查、革兰氏染色和培养，尽早诊断和使用敏感抗生素。抗生素可选择青霉素或新型青霉素类，并兼顾积极的液体复苏和控制感染原，必要时需要清创或子宫切除术挽救患者生命。

B族链球菌比A族链球菌感染更普遍，但其感染不如A族链球菌凶险。B族链球菌在成人的生殖道和胃肠道以及婴儿的上呼吸道定植率高达20%~40%。在女性中可引起泌尿道感染、子宫内膜炎和绒毛膜羊膜炎。B族链球菌是新生儿严重早发感染最常见的病原体，几乎占新生儿脓毒症实验室确诊病例的50%，但因是条件致病菌，引起孕产妇脓毒症的概率较低。一项针对B族链球菌的研究发现大约46.4%感染发生在产前，53.6%感染发生在产后。所以，围分娩期，尤其是胎膜破裂前后是预防B族链球菌最重要的关键时期，静脉给予天然敏感的青霉素，可以有效阻断B族链球菌引起的母婴感染。

一、会阴阴道及宫颈感染

尽管会阴局部接近肛门，易被细菌污染，但结构完整的会阴感染发生率很低。会阴侧切、局部组织撕裂等伤口存在是会阴部感染最常见的原因。阴道感染和宫颈感染常与会阴感染和子宫感染并存。

【感染诱因】　会阴侧切伤口越大，产道裂伤越严重，则发生会阴部感染的概率越大。常见引起会阴伤口感染的因

素包括:滞产组织水肿、手术助产、会阴伤口缝合缺陷以及其他与感染有关的因素包括贫血、出血性疾病、阴道感染和糖尿病、吸烟等。

【微生物学】 正常孕期妇女下生殖道内寄生有大量微生物,包括某些条件致病菌。会阴侧切伤口感染多系需氧和厌氧菌所致的混合感染。葡萄球菌和大肠埃希氏菌是引起会阴、阴道及宫颈感染最常见的细菌。会阴局部极易被感染,在解读会阴侧切伤口感染部位细菌培养结果时要特别注意。

【临床表现和诊断】 会阴裂伤或会阴侧切口感染时,会阴部出现疼痛,伴或不伴排尿困难、尿潴留。影响产妇活动,且可有发热,伤口局部充血水肿、裂开,并有脓性分泌物,压痛明显。如未及时拆除缝线,则感染可向深部蔓延。重症病例外阴部水肿形成硬结,表皮溃疡并覆盖有分泌物。

阴道裂伤可直接发展为感染,或由会阴感染发展而来。阴道感染时,出现阴道部疼痛,甚至出现畏寒、发热及脉速等全身症状。阴道黏膜出现充血、水肿或溃疡。严重者组织大片坏死脱落,甚至形成尿瘘。

宫颈裂伤很常见,但很少发展为明显的感染,可表现为子宫炎。严重裂伤如宫颈裂伤延至阔韧带时,有可能出现感染。

按感染的深浅,将会阴侧切口感染分为四度:单纯性感染;浅筋膜感染;坏死性筋膜炎;坏死性肌炎。

【处理】 会阴和直肠细菌培养对患者处理帮助甚少,深部组织直接涂片革兰氏染色镜检和培养有助于处理。会阴部感染处理要点:

1. 引流通畅 及时拆除伤口缝线,否则会导致感染扩散,形成阴道旁和宫颈旁结缔组织炎。

2. 尽早坐浴 每天至少 1:5 000 高锰酸钾溶液冲洗伤口或坐浴 2 次。

3. 应用广谱抗生素 覆盖肠道菌群的抗生素,治疗24~48 小时后好转,如对治疗反应差或一般情况不良者,应改为广谱抗生素,并及时行局部清创术。

4. 支持治疗 包括呼吸、循环及营养等。

5. 会阴侧切伤口裂开 会阴伤口水肿消退、感染创面新鲜、表面无渗出,即可以早期修复。术前在充分止痛的情况下彻底清创伤口。手术采用组织反应比较小的可吸收线分层缝合。术后全身抗生素使用 2~3 天,阴道使用内置棉条,定期更换,局部缝合创面可在消毒后外涂莫匹罗星软膏,进食无渣半流高营养饮食,口服乳果糖等预防便秘,促进会阴伤口的完全恢复。

【并发症】 坏死性筋膜炎是一种罕见的会阴和阴道伤口感染的致命性并发症,深部软组织感染包括肌肉和筋膜。外阴切开术的坏死性筋膜炎(necrotizing fasciitis)可以包括表面的和深部筋膜的多层组织,有可能发展到大腿、一侧臀部、腹壁。除外少部分严重的感染是 A 族 β 溶血性链球菌引起,在产后早期即发生;大部分患者典型表现在产后的

3~5 天前没有明显症状。当高度怀疑患有这种疾病时,手术探查有助于阻止病情进展。坏死性筋膜炎的管理原则是早期的诊断、彻底的清创术、敏感抗生素早期足量使用、严密的监护及支持治疗是成功的关键点。

二、产后子宫感染

产后子宫感染(postpartum uterine infection)包括产后子宫内膜炎、产后子宫肌炎及产后子宫旁组织炎。感染常累及子宫蜕膜、子宫肌层及子宫旁组织。故被称为子宫炎伴盆腔蜂窝织炎(metritis with pelvic cellulitis)。

【感染高危因素】 与产后子宫感染发病有关的高危因素包括:产时剖宫产、破膜时间延长、阴道助产手术、滞产、贫血、肥胖、营养不良、临近预产期性交、宫内感染、胎儿内监测、低社会经济状况、急诊手术、产后出血、阴道指诊检查次数、合并阴道炎、细菌性阴道病、多胎妊娠、宫颈炎和羊水污染等,其中转剖宫产、破膜时间延长和产程延长是引起产后子宫感染最重要的原因。

【微生物学】 破膜前子宫腔内常保持无菌,破膜后下生殖道的细菌可上行进入子宫腔内。在产后子宫感染产妇子宫腔内分离出的常见细菌包括:B 族链球菌、粪肠球菌、大肠埃希氏菌及拟杆菌属细菌;其次出现的细菌包括枸橼酸杆菌属、不动杆菌属及假单胞菌属细菌。外源性病原体包括淋病奈瑟菌、A 族链球菌及沙眼衣原体。产后子宫感染常由包括需氧菌和厌氧菌等多种细菌混合感染引起。

【病理生理】 阴道分娩后的产褥期感染包括胎盘部位、蜕膜、邻近的子宫肌层、宫颈阴道的裂伤。手术后子宫感染发生主要与细菌污染、手术创伤、异物(缝线)及合适的厌氧环境等有关。由于病原体由胎盘剥离面侵入,扩散到子宫内膜层,引起急性子宫内膜炎,炎症可累及邻近的浅表肌层,感染扩散时可侵及深部肌层乃至浆膜层,因此,子宫内膜炎多伴有子宫肌炎。

【临床表现和诊断】 发热是产后子宫炎的最重要的诊断标准。伴有寒战的发热提示菌血症。患者通常主诉腹部疼痛,在腹部和双合诊检查会发现子宫复旧不良及压痛、宫旁触痛,可能出现恶露多,浑浊而有臭味。但 A 族链球菌感染等一般恶露不增多,无异味。

【并发症】 盆腔结缔组织炎由子宫内膜炎、子宫肌炎经淋巴扩散或宫颈阴道深度裂伤后感染蔓延引起。产妇多见于产后 3~4 天出现子宫内膜炎症,持续数日后体温持续上升,伴有寒战,并出现单侧或双侧下腹疼痛及肛门坠胀,检查发现宫旁一侧或双侧结缔组织增厚触痛,也可有肿块形成。

腹膜炎多由于子宫感染引起,常发生子宫炎和子宫切口坏死及裂开。可继发于盆腔结缔组织炎及血栓性静脉炎。子宫切口的蜂窝织炎可以导致坏死和切口的裂开,化脓组织的挤压通常会导致腹膜炎。产褥期的腹膜炎腹部触诊的

"僵硬感"可以不明显。首现症状常表现为麻痹性肠梗阻、肠道恢复不良。

腹腔脓肿、盆腔脓肿是由于腹膜表面有渗出的纤维素覆盖,容易引起脏器与肠管粘连,形成局部脓肿。子宫直肠窝形成脓肿时,可在直肠子宫陷凹或在腹股沟上方出现有波动感的包块,触痛明显。脓肿可自行穿破,引起弥漫性腹膜炎。

腹部伤口感染、腹部伤口裂开。通常表现为术后第5天出现伤口渗液。约2/3的病例存在伤口感染或合并局部组织坏死。大多数患者同时存在子宫感染。

产褥期脓毒血症及中毒性休克。临床表现通常有发热、头痛、精神错乱、红斑皮疹、皮下水肿、恶心、呕吐、水样泻、明显的血液浓缩、器官功能严重受损或衰竭、弥散性血管内凝血、迅速出现循环衰竭。以金黄色葡萄球菌引起的脓毒症及中毒性休克最多见,治疗原则是广谱敏感抗生素早期足量联合使用、加强支持疗法及液体复苏,监测生命体征,必要时配合感染灶的清创术或感染子宫的切除术。

【实验室检查】

1. 血液检查 白细胞总数于产褥早期仍较高,可达20 000/mm³,周围血白细胞总数增高及分类核左移常常预示感染。但严重产褥期感染时由于骨髓抑制,白细胞总数及中性粒白细胞可不增高。

2. 尿液分析 泌尿道感染的临床表现常和轻型子宫内膜炎者相似,应对所有产后子宫内膜炎患者进行尿液分析,在正确采集尿液标本情况下,如果发现脓尿或菌尿,则应同时治疗泌尿道感染并送尿液培养。

3. 微生物学检查 消毒会阴后暴露宫颈,从宫颈采集标本进行需氧菌和厌氧菌培养,沙眼衣原体人型支原体和解脲脲原体的检测。尽管常常可从宫颈甚至子宫腔培养出细菌或其他病原体,但这些微生物并不一定是引起宫腔感染的病原体,故应谨慎解释结果。

4. 超声检查 有助于确定是否存在宫腔胎盘、胎膜残留;子宫旁包块;直肠子宫陷凹积液血肿或积脓;腹部切口积液;检查可能存在的子宫感染并发症,如宫旁蜂窝织炎、伤口感染、盆腔脓肿及感染性盆腔静脉炎等。

【处理】 处理原则,依据感染的部位及感染的严重程度,制订具体化的处理方案。

重症病例注意纠正贫血、低蛋白血症及水电解质紊乱,注意补充热量及水分,高热时应采取物理降温。产妇取半卧位,有利于恶露排出及将炎症局限于盆腔。

抗生素选择宜敏感、高效、足剂量,同时兼顾对哺乳的影响。阴道产后轻度子宫感染可选择口服抗生素。中重度子宫感染特别是剖宫产后子宫切口感染应选择静脉滴注或肌内注射。一般患者治疗后在48~72小时内会明显好转,如果在治疗24~48小时后仍持续性高热、局部症状或全身症状无改善,常提示有难治性盆腔感染,应给予足够重视。

抗生素选择最好根据细菌培养结果和药敏试验选择抗生素。但在获得细菌培养前必须根据经验选择抗生素。国内多以三代头孢类为首选,亚胺培南、西司他丁宜作为严重全身感染的高规格抗生素作为保留性使用。

产褥期盆腔炎症性疾病多为子宫内膜炎,常表现为高热、腹痛及异常恶露,易诊断。如无需哺乳,首选克林霉素及庆大霉素静脉给药方案,对95%的患者有效,是国外指南大多数情况下的推荐标准治疗方案,但应注意庆大霉素的肾毒性和耳毒性的潜在风险。如果48~72小时没有效果时上述组合需加上氨苄西林。甲硝唑对厌氧菌有更好的治疗效果。氨苄西林和氨基糖苷类以及甲硝唑的组合在严重的盆腔感染时对大多数的微生物都覆盖有效。如需要哺乳,可考虑三代头孢菌素联合甲硝唑。如发热超过5天,需行盆腔增强计算机断层扫描或磁共振成像检查以除外血栓性静脉炎及深部脓肿。

广谱抗生素持续治疗会有明显的临床改善。典型病例5~7天发热好转,硬结的吸收大约需要数日至数周。当怀疑子宫切口感染坏死、无法愈合时可考虑手术探查。

腹膜炎的治疗如果感染是来源于未受损的子宫而扩展至腹膜,通常来说单纯的抗生素治疗即足够。但如果腹膜炎是来自子宫切口的坏死或肠管的损伤要进行手术治疗。

抗生素治疗无效应考虑腹腔盆腔脓肿的可能,如膈下脓肿、肠区间脓肿及直肠子宫陷凹脓肿(多见)。根据脓肿位置及时经穹窿或腹壁进行引流(图2-8-1)。盆腔脓肿局限者可考虑超声引导下局部穿刺或放置引流管,对于广泛性腹腔感染实施开腹引流,因腹腔脏器粘连、水肿,很难达到引流的目的,且带来新的创面,一定要慎重选择。

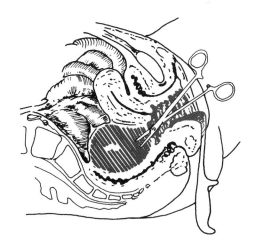

图 2-8-1 盆腔脓肿经阴道切开引流术

三、剖宫产术后腹部伤口感染

剖宫产术后腹部伤口感染常与产程滞产、术中缝合及术后贫血等有关。若剖宫产术后肠道恢复慢、低热或持续性高热,应首选考虑是否存在切口的感染。

【感染诱因】 与剖宫产术前、手术及术后多种因素有关,包括:肥胖、糖尿病、营养不良、手术止血不良、血肿形成、缝线过密(引起组织缺血及坏死)、异物(缝线)、贫血、破膜时间延长(>24 小时)、产程时间(>12 小时)、羊膜腔感染、胎儿内监护(>8 小时)、手术时间过长(>1 小时)、应用糖皮质激素及免疫抑制剂、急诊剖宫产术等。

【病理生理】 腹部伤口感染包括腹壁伤口蜂窝织炎、腹壁伤口脓肿及腹壁伤口坏死性感染。腹壁伤口蜂窝织炎常由 A 族链球菌感染所致,临床上不出现局部积脓。腹壁伤口脓肿是最常见的腹部伤口感染类型,由 A 族溶血性链球菌以外的细菌感染所致。腹壁伤口坏死性感染(necrotizing infection)是最严重的感染类型。根据引起感染的病原体不同,分为芽胞梭菌感染和非芽胞梭菌感染,后者亦被称为非芽胞梭菌性厌氧菌性蜂窝织炎或革兰氏阴性厌氧菌性皮下坏疽(cutaneous gangrene)。芽胞梭菌感染常因手术污染引起。

【临床表现和诊断】 腹壁伤口蜂窝织炎常在术后 24 小时出现,表现为高热及心动过速。腹壁伤口脓肿形成常于手术后第 4 天出现发热,常出现伤口疼痛,局部组织红肿、压痛,严重时可出现组织坏死或腹部伤口裂开。芽胞梭菌坏死性感染的潜伏期通常为 2~3 天,感染早期表现为局部水肿和压痛,局部引流物为污浊、有臭味的含大量细菌但多形核白细胞极少的血清样液。可出现体温升高,但通常低于 38.3℃,休克时可表现为体温不升。常在疼痛出现后不久即出现全身不适、苍白及出汗。进一步出现脉速、血压下降、休克、肾衰竭、谵妄及昏迷。非芽胞梭菌坏死性感染也常于术后第 3 天表现明显,典型表现为从伤口渗出黑色伴有臭味的水样物。X 线检查可见局部软组织有气体聚积。

【处理】 在开始抗生素治疗前首先要对感染伤口进行需氧菌和厌氧菌的培养,同时取伤口分泌物涂片进行革兰氏染色涂片显微镜检查,初步确定致病菌为革兰氏阳性菌或革兰氏阴性菌或混合感染。

1. 腹部伤口脓肿 首先拆除伤口缝线,彻底清创。怀疑深部合并感染者可选用抗生素治疗。治疗重点是局部处理和全身情况的改善。

2. 蜂窝织炎 无需打开伤口及引流。关键是早期诊断和抗生素选择。进展快速的蜂窝织炎尽管多为单一细菌感染所致,临床上仍建议在培养结果出来前选择广谱抗生素,如替卡西林/克拉维酸、氨苄西林/舒巴坦、头孢西丁、头孢唑肟或头孢替坦等,兼顾革兰氏阳性菌和阴性菌有效。

3. 坏死性感染 广谱、敏感抗生素及早期的清创术十分重要。清创要达到健康、有血运的组织层面,必要时多次清创,并附以高压氧治疗,闭合表面的切口有困难者,可选用人工合成网眼补片。

4. 局部感染伤口 无全身症状的局部伤口感染、裂开,不主张局部和全身应用抗生素,以局部处理为主。局部切口护理每天 2~3 次,等待创面无渗出、新肉芽形成即可进行二次缝合。二次缝合后 7~10 天间断或连续拆线。

四、产后血栓性静脉炎

产后血栓性静脉炎(postpartum thrombophlebitis)多发生在产褥期感染的同时或之后,分为盆腔内血栓性静脉炎和下肢血栓性静脉炎。病原体多为厌氧菌。

通常与盆腔血栓性静脉炎相关的危险因素包括剖宫产、绒毛膜羊膜炎和子宫内膜炎。45% 的盆腔血栓性静脉炎女性患有妊娠期高血压疾病,这可能因为 Virchow 三联症(高凝状态、内皮损伤和静脉淤滞)和妊娠期高血压疾病均与内皮功能障碍有关。

【病理生理】 产褥期感染可以沿着静脉蔓延,并且引起血栓形成,常伴发淋巴管炎。由于卵巢静脉引流子宫上部分的血流,常为胎盘附着部位,因此卵巢静脉可能波及。子宫胎盘附着面的血栓感染向上蔓延可引起盆腔内血栓性静脉炎,常累及卵巢静脉、子宫静脉、髂内静脉、髂总静脉及阴道静脉。左侧卵巢静脉炎可扩展至左肾静脉甚至左肾,右侧卵巢静脉炎则扩展至下腔静脉。子宫静脉炎可扩展至髂总静脉。下肢血栓性静脉炎系盆腔静脉炎向下扩展或继发于周围结缔组织炎症所致(图 2-8-2)。血栓性静脉炎的病程常持续较久,最后炎症消退,血栓机化。感染血栓脱落进入血液循环,引起脓毒血症、感染性休克及脓肿形成,其中以肺脓肿、胸膜炎及肺炎最为常见。其次为肾脓肿(好发于左肾);也可累及皮肤和关节引起局部脓肿。

【临床表现和诊断】 有盆腔感染性血栓性静脉炎的患

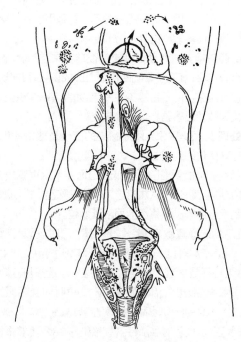

图 2-8-2 血栓性静脉炎的扩散

者,往往持续发热,在应用抗生素治疗后盆腔感染多会好转,可伴有一侧或双侧下腹部疼痛,但有些患者除寒战外没有其他的症状。子宫活动受限,宫颈举痛,有时可扪及增粗及触痛明显的静脉丛。少数表现为急性腹痛,被认为急腹症开腹探查后方能确诊。诊断可通过盆腔电子计算机断层扫描或者磁共振成像确诊。

下肢血栓性静脉炎:下肢血栓性静脉炎的临床症状随静脉血栓形成部位而有所不同。患者多于产后1~2周出现持续发热和心动过速。髂静脉或股静脉栓塞时,影响下肢静脉回流,出现下肢疼痛、肿胀、皮肤发白、局部温度升高及栓塞部位压痛,有时可触及硬索状有压痛的静脉。小腿深静脉栓塞时出现腓肠肌及足底部疼痛和压痛。血栓感染化脓时形成脓毒血症,导致感染性休克、肺脓肿、胸膜炎、肺炎及肾脓肿等,出现相应的症状和体征。

卵巢静脉血栓性静脉炎罕见,产后有症状的患者比例低至0.01%~0.05%。剖宫产的女性比阴道分娩的女性风险更高。大多数有症状的卵巢静脉血栓性静脉炎发生在分娩后的前10天,也可能在产后1个月。卵巢静脉血栓性静脉炎的症状大多是非特异性的。经典三联症包括盆腔疼痛、发热和右腹部肿块。约80%的卵巢静脉血栓性静脉炎患者出现发热,但只有30%~50%会出现腹痛。超声检查可发现血流缺失和低回声管状肿块位于卵巢头部并延伸至下腔静脉。电子计算机断层扫描和磁共振血管造影在诊断卵巢静脉血栓性静脉炎方面比超声更敏感和特异。电子计算机断层扫描可识别的特征包括厚壁和扩大的卵巢静脉,中央管状低密度和边缘增强;磁共振血管造影发现相似,但敏感性接近100%。

【辅助检查】 下肢静脉压测定正常人站立时为130cmH$_2$O,踝关节伸曲活动时,压力下降为60cmH$_2$O,停止活动20秒后压力回升。下肢主干静脉有血栓形成阻塞时,无论患者休息或活动,下肢静脉压力均明显升高,停止活动后压力回升时间一般为10秒。

其他检查方法包括下肢静脉造影和超声多普勒下肢血管血流图测定,下肢静脉造影对诊断有确诊价值;电子计算机断层扫描和磁共振检查可诊断血栓性静脉炎者。

【处理】 卧床休息,抬高患肢。下肢静脉栓塞时局部可敷中药活血化瘀。

积极控制感染,选择对需氧菌和厌氧菌均有较强作用的抗生素。

关于肝素治疗,支持肝素治疗的学者认为经大量抗生素治疗后体温仍持续不降者,可加用肝素治疗。每6小时静脉滴注肝素50mg,24~48小时后体温即可下降,肝素需继续应用10天。如肝素治疗无效,则需进一步检查有无脓肿存在。但Brown等在14个患者的随机研究中,肝素和抗生素联合治疗感染性盆腔血栓性静脉炎,并不能加快恢复或改善预后。对于较轻的静脉血栓性静脉炎也没有需要长期抗凝的证据。

外科疗法,对持续有化脓性血栓播散,可结扎发生栓塞性静脉炎的卵巢静脉或下肢静脉。

卵巢静脉血栓性静脉炎的严重并发症包括肺栓塞和脓毒血症,如果不及时治疗,肺栓塞的发生率为25%,死亡率达4%。主要治疗包括静脉注射肝素和抗生素。起初7~10天的静脉肝素疗程后采用低分子量肝素或华法林,延长至产后3个月以防止血栓延伸到下腔静脉,并进行定期检查。

【预防】 鼓励产妇产后早下地活动,不能离床活动者应在床上活动下肢。预防和积极治疗产褥期感染,加强产时的管理和手术技巧的提升。

五、感染的预防

1. 围手术期抗生素预防 建议对所有剖宫产分娩使用抗生素预防,除非孕妇已经接受具有同等广谱覆盖率的抗生素治疗(如绒毛膜羊膜炎),此类预防措施应在剖宫产开始前30~60分钟内进行。对于剖宫产预防,单剂量抗生素如第一代头孢菌素是首选的一线抗生素,除非存在明显的药物过敏。对于接受非计划性剖宫产的女性,可以考虑在标准抗生素预防方案中加入阿奇霉素输注1小时以上。

普通方案如下:对于体重80kg以下的女性,可以考虑在剖宫产前静脉注射1g头孢唑林作为预防。对于体重80kg或以上的女性,建议将剂量增加至2g;尚未确定对体重120kg或以上的女性采用3g剂量的益处。对于有明显青霉素或头孢菌素过敏史(过敏反应、血管性水肿、呼吸窘迫等)的女性,采用克林霉素与氨基糖苷类的单剂组合进行预防用药(克林霉素900mg+ 氨基糖苷类5mg/kg)。

在剖宫产前和胎膜破裂的患者中,可以考虑使用局部消毒剂进行阴道清洁。

在肛门括约肌损伤的情况下,修复时给予单剂抗生素。

手术时间过长或失血过多(>1 500ml)的患者应术中接受额外剂量的相同抗生素用于切皮前预防。

没有足够的证据支持对基于病史、超声检查指征的宫颈环扎术进行抗生素预防有益。

2. 阴道炎治疗 无症状性阴道感染的产前治疗并不阻止产后的盆腔感染,但高危患者产前阴道炎和B族链球菌的排查应纳入常规。

3. 手术技巧 胎盘自然剥离相比人工剥离感染率更低,即使更换手套进行胎盘剥离,仍高于自然剥离的产妇,产前和产时减少宫腔非必要的操作。其次,产时剖宫产的子宫切口选择不宜过低、阴道助产时会阴侧切的时机及长度、切口缝合勿过密过紧和遗留无效腔。对于贫血、低蛋白血症、糖尿病及长期服用免疫抑制剂的患者,应纳入产褥期感染的高危人群进行管理,早期识别感染信号,降低切口感染、裂开的发生率。

(张卫社)

第二节　晚期产后出血

产后 24 小时，在产褥期内发生的子宫大量出血，称为晚期产后出血（late postpartum hemorrhage）或继发性产后出血（secondary postpartum hemorrhage，SPPH）、迟发性产后出血、产后延期出血（prolonged postpartum hemorrhage）。晚期产后出血是产褥期常见并发症，发生率为 0.5%~2%。以产后 1~2 周期间发病者居多，但也有迟至产后 6 周发病者。表现为子宫持续或间断出血，也可表现为一次性急骤大量出血伴凝血块排出。

【病因】　晚期产后出血因病因各异，常可并存或互为因果。剖宫产术后者血性恶露持续时间较阴道分娩者长，临床上诊断晚期产后出血应谨慎。

最常见的病因是妊娠物残留，包括胎盘、胎膜残留、蜕膜残留、胎盘植入和积血。多发生在产后 1~2 周，血性恶露时间延长，反复阴道流血或突然大量阴道流血。蜕膜残留出血多数发生于产后 2 周左右，出血量较少。

1. 子宫胎盘附着部位复旧不全　多发生在产后 2~3 周，突发大量阴道流血，子宫复旧不良，宫底高于正常复旧的高度，可伴有压痛。

2. 感染　子宫内膜炎、子宫肌炎有恶露异味，伴盆腔痛、发热等感染征象；盆腹腔感染、产褥期脓毒血症出现感染的局部、全身症状及体征。

3. 剖宫产切口愈合不良　剖宫产切口感染、裂开。多发生在剖宫产术后 2~4 周，突然发生的无痛性大量新鲜阴道流血，并反复发作，患者易发生休克。造成子宫切口裂开的主要原因有子宫切口感染、剖宫产子宫下段切口过高或过低、切口一侧撕裂等。

4. 生殖道血肿　外阴血肿、阴道血肿，外阴局部紫蓝色肿胀，触痛，可有直肠压迫症状；阔韧带/腹膜后血肿，全身情况差，可引起失血性休克或腹腔内出血症状。生殖道血肿可能在产后数小时才被发现，常不伴阴道或会阴撕裂伤。

5. 子宫血管异常　子宫动静脉畸形、假性动脉瘤。无痛性的间歇性、不规则阴道流血或突发的大出血。

6. 妊娠滋养细胞肿瘤、胎盘部位超常反应　子宫及宫颈肿瘤，全身性疾病，如血液系统疾病、肝脏疾病所致凝血功能障碍等。

【临床表现】　病史常有第三产程或产后 2 小时内阴道流血量较多或曾怀疑有胎盘残留的病史；或有产后恶露不净、有臭味的病史。

各种原因引起的晚期产后出血有所差异。胎盘残留常是多次反复阴道少量流血或恶露经久不净，也可以是突然阴道大量流血。子宫胎盘附着部位复旧不全多为突然多量流血且持续不断。胎盘息肉的阴道流血特点则是间歇流血或

持续不断流血，后者更常见。子宫切口裂开的阴道流血多是突然的、大量的，可在短时间内处于失血性休克状态。阴道流血量过多可造成严重贫血重症可致失血性休克，甚至危及生命。由于产妇抵抗力降低，极易并发感染、发热及恶露增多，伴有臭味。

检查时注意子宫轮廓和局部压痛。阴道分娩者重点检查软产道情况；剖宫产分娩者检查切口有无压痛；怀疑腹腔内血肿者应检查有无腹部压痛、反跳痛、异常包块及移动性浊音；怀疑妊娠滋养细胞疾病者应行肺部听诊及生殖道局部检查；行妇科检查排除宫颈肿瘤所致出血可能。

【实验室检查】　晚期产后出血检查血常规、凝血功能、C 反应蛋白、β-人绒毛膜促性腺激素（β-hCG）等。血常规可提示贫血水平及出血情况，凝血功能有助于鉴别凝血系统疾病，C 反应蛋白有助于感染的判断，产后 β-hCG 水平持续升高对妊娠滋养细胞疾病有鉴别意义。

怀疑感染者行宫腔分泌物培养及药物敏感试验有助于确定病原微生物种类及选用敏感抗生素。

【影像学检查】　首选超声。可以了解子宫大小、宫腔内有无残留物、子宫切口愈合情况、宫旁及后腹膜有无包块等。

回声肿块和增厚的"子宫内膜"的存在与妊娠物残留相关。胎盘残留时，子宫肌层常可见血管区域征象。空子宫腔或仅含有少量液体的征象提示复旧正常及预后良好。无宫腔占位灶对于排除妊娠物残留的阴性预测价值高。妊娠滋养细胞肿瘤可表现为子宫肌层非特异性肿块。典型的子宫动静脉瘘表现为"湖泊样"高速低阻的血流信号。子宫动脉假性动脉瘤则可探及动脉血流进入瘤腔和瘤体内旋涡状血流信号。

计算机断层扫描和磁共振成像优势在于评估病灶范围、与子宫肌层关系及宫旁浸润。增强计算机断层扫描及磁共振成像可用于评估病灶血供来源及变化。

数字减影血管造影（DSA）用于高度怀疑子宫血管异常者，同时可行血管栓塞术。

【诊断】　诊断重在病因诊断。检查方法首选超声，未发现占位时，考虑子宫复旧不全、感染、凝血功能异常。若发现占位则考虑其他原因，必要时结合计算机断层扫描、磁共振成像、数字减影血管造影诊断。

子宫动脉壁破裂形成血管异常，超声检查子宫肌层中存在低回声区，肌层中多个不同大小的类圆形低回声区图像。其征象是非特异性的，因此需要彩色多普勒超声辅助提高检查准确性，部分胎盘残留也可有类似动静脉畸形的征象，需要进一步通过选择性动脉造影诊断。

妊娠滋养细胞肿瘤的诊断基于病史、连续定量β-hCG和盆腔超声。报道晚期产后出血发现的绒毛膜癌诊断时间较晚(平均为分娩后7周)。大多数情况下β-hCG非常高(>10 000U/L)。正常分娩后大约1个月β-hCG恢复正常,但分娩后正常产妇及胎盘植入产妇β-hCG衰减曲线均无标准的动态趋势可以判断。

晚期产后出血可使凝血功能障碍或抗凝治疗复杂化。如凝血障碍患者恶露的持续时间更长。

对于瘢痕子宫阴道分娩的患者,应考虑产后子宫破裂的可能性。剖宫产分娩时,应考虑子宫瘢痕是否愈合。

【治疗】 首先应详细询问病史,包括胎产次、分娩方式、分娩过程、胎儿大小、胎盘是否完整等。治疗方案取决于出血原因、严重程度以及生育要求。首先纠正贫血补充血容量的同时,给予子宫收缩剂加强宫缩和广谱抗生素抗感染。若出现失血性休克,应立即抢救,补充血容量纠正休克,并迅速查找病因处理。

妊娠物残留所致晚期产后出血。对于间歇性阴道流血不多、占位灶血流信号不明显、无感染征象者,可给予促进子宫收缩药物促进排出,并密切随访;对于占位灶体积大或血流信号丰富者建议行超声引导下清宫术。对于合并感染者,应先钳夹出大块残留组织,避免过度搔刮宫腔造成感染扩散,术后继续应用广谱抗生素和子宫收缩剂,待感染控制后酌情二次清宫。

子宫复旧不全所致晚期产后出血。原则上使用有效的子宫收缩药物促进子宫修复,同时治疗并存的其他晚期产后出血情况。药物包括缩宫素、中药联合制剂益母草注射液、麦角新碱、前列腺素制剂等。对于阴道长时间流血或大量流血、怀疑合并子宫内膜炎时应用抗感染治疗。

出现晚期产后出血的女性,应进行阴道微生物学评估(阴道和宫颈拭子)。如果出现子宫压痛和低热,应高度怀疑子宫内膜炎并在怀疑时开始使用抗菌药物治疗。研究支持对阴道微生物学进行常规评估并对晚期产后出血妇女使用合适抗菌治疗。如静脉用药已改善了无并发症的子宫内膜炎,则不推荐进一步口服治疗。无需哺乳首选克林霉素及庆大霉素静脉给药方案(克林霉素0.9g,静脉滴注,1次/8h;加用庆大霉素,首次负荷剂量2mg/kg,静脉滴注或肌内注射,维持剂量1.5mg/kg,1次/8h)。如需要哺乳,可考虑三代头孢菌素(如头孢曲松1g/24h静脉滴注或肌内注射)联合甲硝唑,但应用甲硝唑后3天内禁止哺乳;或阿莫西林克拉维酸钾1g/8h。但注意药物的毒副作用。

对于剖宫产术后子宫出血且超声提示切口愈合不良者,保守治疗包括促宫缩药物、抗生素;若仍反复出血或者再次大出血应尽快手术或介入治疗。

对于生殖道血肿,血肿小且无增大趋势者可考虑保守治疗。对于血肿较大、症状明显或伴有活动性出血是切开和引流的指征。血肿腔内引流、缝合切口、阴道内压迫通常能控制出血。当产妇生命体征不稳定但未见明显的出血时应

警惕是否存在腹腔或腹膜后出血的可能。如血肿诱因不清,很可能是盆腔内动脉瘤或异常血管的破裂、出血,贸然开腹极有可能找不到出血灶及出血点,建议考虑腹主动脉或髂总动脉造影术,寻找出血部位,指引栓塞的血管。对于血肿来源于子宫损伤者,应结合病灶范围、感染状态、患者年龄及生育要求行子宫修补术或子宫切除术。

子宫血管异常所致晚期产后出血禁行刮宫术。对于血流动力学稳定、未破裂、无明显症状或出血持续但量较小的子宫血管异常者,可考虑保守治疗。当持续大出血或保守治疗失败时,首选子宫血管造影,栓塞出血的动脉血管,但不排除血管复通及侧支循环形成所致再次出血的风险。当子宫动脉栓塞术失败、持续大出血或血流动力学不稳定时,可行手术止血或子宫切除术。子宫动脉栓塞术仅对动脉性出血有效,无法控制盆腔静脉的出血,在实施前出血的诱因、出血的性质一定要作出判断。

对于子宫及宫颈肿瘤所致晚期产后出血,常见为子宫肌瘤或子宫腺肌瘤,因瘤体占位影响子宫收缩或肌瘤变性等可导致晚期产后出血。对于良性子宫及宫颈肿瘤所致晚期产后出血,以保守治疗为主,若保守治疗失败应及时手术去除子宫占位病灶;对于高度怀疑恶性肿瘤者,按恶性肿瘤的诊疗原则处理。

妊娠滋养细胞肿瘤治疗原则以化疗为主,由于病灶对子宫肌层的侵袭,常可合并继发性动静脉畸形。胎盘部位超常反应也可导致晚期产后出血,如发生严重晚期产后出血且常规治疗无效者应切除子宫。

凝血功能障碍所致晚期产后出血,最常见的是妊娠相关性血小板减少症,少见的如血管性血友病、白血病、淋巴瘤、凝血因子缺乏等。积极治疗原发疾病,及时补充凝血因子,改善凝血功能。对有抗磷脂抗体综合征、易栓症及心脏手术后需长期服用抗凝药物的产妇,要警惕因药物使用过度而引起的晚期产后出血。

【预防】 晚期产后出血预防性治疗的关键是促进子宫复旧,对子宫复旧不良的产妇应寻找原因,给予针对性的治疗方案,并进行严格的追踪。

首先应尽可能地采取预防产后出血的措施,识别高危孕妇,孕期提高铁储备和血红蛋白水平,分娩期间做好产后出血的预防,一旦发生产后出血应积极应对,并尽可能纠正血红蛋白水平在80g/L以上。

其次,对血管性血友病或其他凝血功能障碍的疾病,应注意在围分娩期纠正凝血障碍,强化手术操作,避免局部血肿的形成,并将产后血红蛋白水平和凝血功能障碍纳入监测的范围。

再者,对感染高危孕产妇,如糖尿病、长期应用免疫抑制剂、产时中转剖宫产、滞产及助产、严重贫血及低蛋白血症、子宫复旧不良及产后流血时间长、产时伤口延裂等患者,预防性使用宫缩剂的同时加用抗生素,并监测子宫的复旧,有胎盘残留或大部分胎膜残留,应及时取出。

剖宫产建议进行围手术期抗生素预防感染。剖宫产术应合理选择切口,避免子宫下段横切口两侧角部撕裂,切口按解剖层次缝合,不宜缝合过多过密,避免发生术后组织坏死而影响愈合。

术后超声检查子宫切口愈合声像图,可为临床处理提供参考,对防治晚期产后出血有一定价值。

产褥期注意纠正子宫后倾后屈位置,纠正贫血,增强营养,提高机体抵抗力,有助于降低晚期产后出血的发生率。

尽量避免人工流产及宫腔操作,以防分娩时胎盘粘连及残留。

(黄靖锐　张卫社)

第三节　子宫复旧不全

子宫复旧不全是产后常见并发症,胎儿、胎盘娩出后子宫开始向妊娠前的状态恢复,这一过程称为子宫复旧(involution of uterus)。交错的子宫肌束在缩复时压迫子宫肌层内的血管,从而阻断血流,这是防止产后出血的主要机制。子宫肌层缩复使得连续收缩后使子宫能保持缩短后的长度。子宫肌层收缩不足导致宫缩乏力是产后早期出血的最常见原因。除子宫肌层收缩外,胎盘部位的血管形成血栓是预防失血的次要机制。正常的子宫复旧主要是子宫肌纤维缩缩,子宫体积逐渐缩小。一般产后1周子宫缩小到孕12周大小,在耻骨联合上方刚可扪及。产后2周子宫缩小进入盆腔,在耻骨联合上方已经触不到子宫底。到产后6~8周时可恢复至非妊娠时的正常大小。子宫复旧时子宫肌层内的血管管腔狭窄甚至栓塞,使局部血液供应减少,子宫肌细胞缺血发生自溶而逐渐缩小胞浆减少,在肌纤维收缩的同时伴有子宫平滑肌细胞体积缩小,而非平滑肌细胞数量的减少。产后6周产褥期结束子宫平滑肌细胞体积缩小至晚期妊娠时的1/20,子宫重量由产后即刻约1 000g减少到6~8周后的60g。但一般仍比非孕时子宫平滑肌细胞体积要大。当上述过程因某种原因出现障碍时即发生子宫复旧不全(subinvolution of uterus)。

【病因】 常见原因主要有:

1. 胎盘、胎膜残留、蜕膜脱落不全可致子宫内膜炎、子宫肌炎甚至盆腔感染。

2. 子宫肌瘤,如较大的子宫肌壁间肌瘤、子宫腺肌病。

3. 子宫过度屈曲,恶露排出不畅,影响子宫收缩。

4. 胎盘面积过大(如多胎妊娠、前置胎盘等)影响子宫复旧,胎盘附着部位的肌层较薄子宫收缩力明显减弱。

5. 多产妇因多次分娩使子宫纤维组织相对增多,子宫收缩力下降。

6. 产后尿潴留致膀胱过度充盈,影响恶露排出。

7. 分娩过程中有宫腔手术操作,如胎盘粘连时人工剥离胎盘术,使子宫肌层受到不同程度的创伤,可影响子宫收缩或增加产后感染。

上述因素有时互为因果,或合并存在,可直接或间接引起子宫复旧不全。如部分胎盘胎膜残留增加产后感染导致子宫内膜炎、子宫肌炎或盆腔感染,由于子宫过度后屈或侧屈导致的恶露不易排出体外,子宫壁间肌瘤、子宫肌腺病,妊娠期子宫过度膨胀,如多胎妊娠、羊水过多、巨大胎儿,因可直接影响子宫平滑肌收缩而出现子宫复旧不全。

【临床表现】

1. **症状** 血性恶露持续时间延长,从正常的3~5天延至7~10天,甚至更长。若病因为胎盘或胎膜残留,血性恶露持续时间长且血量也明显增多,常合并有不同程度的感染,此时恶露常浑浊或伴有臭味。有时恶露时断时续、性状时暗时红、量时多时少,可出现晚期产后出血。有时恶露中能见到坏死的残留胎盘组织和/或胎膜组织一起排出。若有脓性分泌物流出提示伴有子宫内膜炎症。常伴有腰痛及下腹部坠痛感,有少数患者血性恶露量少,主要是下腹部出现剧烈疼痛。

2. **体征** 双合诊发现宫颈较软,子宫较同时期正常产褥子宫增大、质软,子宫可呈后倾后屈位并有轻重不等的压痛。压痛较重者提示可能合并有子宫内膜炎、子宫肌炎或盆腔感染,若炎症扩散到附件区也可有不同程度的压痛。

【并发症】 主要并发症为感染,包括子宫内膜、盆腔及全身感染。

【诊断】 根据上述临床表现,加上有宫腔手术操作等病史,子宫复旧不全的诊断常无困难,B超检查可以了解子宫大小、位置及子宫内血流情况。有时可见到子宫较大且子宫腔内有残留胎盘、胎膜影像,则可确诊为胎盘残留或胎膜残留所致的子宫复旧不全;若见到子宫肌壁间肌瘤或子宫腺肌瘤影像即可确诊子宫复旧不全的病因。若B超无异常发现可行诊断刮宫术,将刮出组织送病理检查可协助明确病因。同时可以取宫腔或阴道分泌物进行细菌学检查,以明确有无感染,给治疗提供病原学依据。

【鉴别诊断】 主要与其他病因所致的阴道流血及腹痛进行鉴别,如滋养细胞肿瘤、产褥期感染、其他部位感染等相鉴别。

【治疗】

1. 子宫复旧不全时,均应给予子宫收缩剂。最常用的药物有:缩宫素10~20U,2次/d肌内注射;麦角新碱0.2mg,肌内注射,2次/d;益母草颗粒剂2g,3次/d,冲服;生化汤25ml,2~3次/d,口服。

2. 确诊为部分胎盘残留或大部分胎膜残留所致子宫复旧不全时,应力争使宫腔内残留物完全彻底排出。通常在残留物排出前已伴有子宫内膜和/或子宫肌层轻度感染,故应先行抗感染治疗,可口服头孢拉定 0.5g,4 次/d,和口服甲硝唑 0.2g,3 次/d。感染控制后再行刮宫术,以免感染扩散。若感染严重应行静脉抗生素治疗的同时行刮宫术。若炎症已被控制,应全面彻底地刮除残留组织及子宫蜕膜,以达到止血和进行病理检查的双重目的,还应注意排除滋养细胞肿瘤。若感染没有控制,患者一般情况不佳时应抗感染治疗的同时适度清宫,之后继续抗感染治疗直到感染满意控制后再行彻底清宫术。术后继续给予子宫收缩剂促进子宫收缩,并继续应用广谱抗生素治疗直至症状消失。

3. 子宫复旧不全的原因为子宫肌瘤或子宫腺肌瘤时,主要是应用子宫收缩剂治疗,若治疗无显著效果,阴道仍持续长时间较多量流血,且患者无生育要求时可考虑切除子宫。

【预防】

1. 正确处理第三产程　胎盘及胎膜娩出后,应认真仔细检查娩出的胎盘胎膜是否完整,并注意检查胎盘胎儿面边缘有无断裂血管及破损以便能够及时发现副胎盘或部分胎盘组织残留。若怀疑有部分胎盘残留或大部分胎膜残留应在严密的无菌操作下取出全部残留组织。若检查胎膜后确认仅有少许胎膜残留,产后可及时应用子宫收缩剂及抗生素,等待其自然排出及预防感染。

2. 为避免产后尿潴留,嘱产妇于胎盘娩出后 4 小时内及时排尿。若产后 6 小时仍不能自行排尿并诊断为尿潴留时,应及时处理,必要时导尿。子宫后倾后屈位,每天应行胸膝卧位 2 次,每次 15~20 分钟予以纠正。

3. 若无禁忌应鼓励产后母乳喂养,可以促进子宫复旧。注意产褥期卫生,保持外阴部清洁卫生,预防产褥期感染。

4. 加强分娩及产褥期护理。避免长时间仰卧位,尽早下床活动。流血量多或长期流血不止者,应行 B 超检查,如发现宫腔内有残留物,应行清宫术。刮出物送病理检查。如有发热、白细胞增高者,可能已有感染发生,应在做宫腔内容物细菌培养的同时,开始大剂量广谱抗生素治疗,确实经保守治疗无效者亦可考虑手术治疗。根据肌瘤的情况可行肌瘤挖除,很少需要子宫切除者。

(徐先明)

第四节　急性乳腺炎

急性乳腺炎(acute mastitis)是乳腺的急性化脓性感染,是乳腺管内和周围结缔组织炎症,多发生于产后哺乳期的妇女,尤其是初产妇更为多见。常在短期内形成脓肿,多由金黄色葡萄球菌或链球菌沿淋巴管入侵所致。本病虽有特效治疗,但发病后痛苦,乳腺组织破坏引起乳房变形,影响哺乳。因此预防重于治疗。

【病因】　急性乳腺炎的形成必须有 3 个条件,首先是致病菌入侵,主要是金黄色葡萄球菌,其侵入途径有以下两种:通过乳头皮肤的破损处和通过乳腺导管开口侵入。初产妇在婴儿吮吸乳头时,常有不同程度的皲裂、糜烂或细小溃疡。细菌可经此入口沿淋巴管扩散到乳腺实质,形成感染病灶。细菌通过乳腺导管开口上行到乳腺小叶,再扩散到乳房间质。引起急性乳腺炎的其他细菌还有链球菌及大肠埃希氏菌。其次,乳汁淤积是急性乳腺炎发病中的重要因素。乳头的内陷、畸形,乳腺导管的先天性不通畅,产妇授乳经验不足,常不能使乳汁得以充分排空,以致乳汁淤积,为细菌的繁殖创造条件。再次就是机体免疫力下降,产后机体全身及局部免疫力下降为感染创造了条件,乳头部潮湿与温度的升高,更易造成细菌的感染,免疫力良好者,病变可以停留在轻度炎症或蜂窝织炎期,可以自行吸收。免疫力差者,易致感染扩散,形成脓肿,甚至脓毒血症。

【临床表现】　多数为哺乳期初产妇罹患急性乳腺炎。初期表现为乳头皲裂、疼痛,哺乳时疼痛加剧,以致产妇惧怕或拒绝哺乳,而出现乳汁淤积、乳房胀痛不适或有积乳的块物。局部可以出现红、肿、疼痛、压痛或痛性肿块。感染严重者,炎症肿块增大,可有波动感,并可出现腋下淋巴结肿大、疼痛和压痛。全身表现有寒战、高热、白细胞增高等。不同部位的脓肿表现也不尽相同。浅表的脓肿可以自行穿破,深部的脓肿波动感不明显,脓肿可深入到乳房后疏松结缔组织中,形成乳房后脓肿。未给予引流的脓肿可以进入不同的腺叶间,穿破叶间结缔组织间隙,形成哑铃状脓肿或多发性脓肿。乳腺大导管受累者,可出现脓性乳汁或乳瘘。实验室检查可有血白细胞升高,超声检查有液平段,肿块穿刺可抽出脓液。依据病情发展临床上可分为两期:

1. **早期**　急性乳腺炎在开始时患者乳房胀满,疼痛,哺乳时更甚,乳汁分泌不畅,乳房肿块或有或无,皮肤微红或不红,或伴有全身不适,食欲欠佳,胸闷烦躁影响患者睡眠及休息等。

2. **化脓期**　局部乳房变硬,肿块逐渐增大,此时可伴高热、寒战、全身无力、大便干燥、脉搏加快、同侧淋巴结肿大、白细胞增高,常可在 4~5 天形成脓肿,可出现乳房跳痛,局部皮肤红肿透亮,肿块中央变软,按之有波动感,若为乳房深部脓肿,可出现全乳房肿胀、疼痛、高热,但局部皮肤红肿及波动不明显,有时一个乳房内可同时或先后存在数个脓腔。浅表的脓肿常可穿破皮肤,形成溃烂或乳汁自创口处溢出而形成乳漏。较深部的脓肿,可穿向乳房和胸大肌间的脂肪,形成乳房后位脓肿,严重者可发生脓毒败血症。少数以脓毒血症为主要表现,而乳房局部表现并不严重。

【诊断和鉴别诊断】 产后哺乳的女性如出现乳房局部红、肿、热、痛,并可扪及痛性肿块,伴有不同程度的全身炎性中毒性症状,不难作出诊断。但需与以下情况鉴别:

1. 乳房内积乳(奶结) 产后 3~4 天乳房充血明显,整个乳房胀大,可见皮下静脉扩张充血,可表现为局部疼痛与肿块,也可有 38℃ 以内的发热等全身表现,但常无局部的红、肿与搏动性疼痛。一般在数小时至十数小时可缓解,或经乳房按摩及婴儿吸吮后缓解。

2. 乳房皮肤丹毒 比较少见,有皮肤的红、肿、热、痛,且有明确的边界。局部疼痛较轻,而全身毒血表现尤为明显。乳房实质内仍松软,无炎性肿块扪及,由此可以鉴别。

3. 炎性乳癌 急性乳腺炎与炎性乳癌的症状有相似之处,容易混淆。炎性乳癌亦好发于妊娠或哺乳期女性,由于其来势凶猛,转移出现早且广泛,患者常于 1~3 年内死亡。炎性乳癌是一种比较少见的乳腺癌好发于乳晕部,大多有乳头先天性凹陷史,脓液中夹有豆腐渣样、极臭的分泌物,部分可形成瘘管,创口反复发作,全身症状有寒战、高热、浑身乏力、大便干燥等。实验室检查外周血白细胞计数显著升高,特别是中性粒细胞数显著升高。溢液涂片或肿块针吸细胞学检查可见大量的浆细胞及中性粒细胞、淋巴细胞、巨噬细胞等炎症表现。其主要临床特征为乳房红肿、疼痛亦很明显,但一般局部没有肿块可扪及。肿瘤发展迅速,常累及整个乳房。由于其恶性程度高,病理切片见癌细胞呈弥漫性,乳房和乳房淋巴管内充满大量癌细胞。

【并发症】

1. 脓毒血症和菌血症 病程进入急性化脓性乳腺炎阶段,患者可并发脓毒血症和菌血症。此时患者持续高热,面色潮红,谵妄。可出现转移性脓肿。

2. 乳房瘘管 脓肿形成后,脓肿可向内或向外破溃,形成皮肤破口和乳腺瘘管。如处理不当可形成长期不愈的脓瘘或乳瘘,临床可见从瘘管排出乳汁及脓液。

【治疗】

1. 一般治疗 早期注意休息,暂停患侧乳房哺乳,清洁乳头、乳晕,促进乳汁排泄(用吸乳器或吸吮),凡需切开引流者应终止哺乳。

2. 冷敷治疗 能使局部温度下降,毛细血管渗出减少,周围神经传导冲动减缓,具有镇痛、消肿、抑制炎症扩散、减少乳汁的分泌的作用。于急性炎症的早期,在炎症尚未被控制的 48 小时内进行,方法:用棉布包裹冰袋外,置于硬结局部 3~4 小时。局部皮肤复温后可再行冷敷。若局部麻痛不可忍受,改为短时间冷敷,冬天可用冷水敷。在冷敷的同时可多饮水,使乳汁变稀,减少淤滞,利于乳汁的排出,以起到引流及冲洗作用,有利炎症的消退。冷敷时尚须注意防止局部冻伤。如患病后 24 小时内用冷敷尚未能控制者,可放弃冷敷而改为热敷,以利于炎症吸收。

3. 热敷治疗 急性乳腺炎起病 3 天后,局部病灶呈现浸润和渗出改变。此时热敷可增加局部组织血流,促进白细胞趋化,提高白细胞的吞噬功能,促进炎性渗出物的吸收、局限和液化,具有镇痛、消炎的作用。方法:以 50℃ 左右温热敷布置于红肿局部,上盖以垫被保温。每次 20~30 分钟,3~4 次/d。水肿明显者可用 25% 硫酸镁湿热敷。

4. 红外线照射 红外线热力穿透性强,可达乳房组织的深部,效果比湿热敷更佳。

5. 乳房按摩 可以减少乳汁淤积,五指并拢,以两手小鱼际部,夹持乳房基底部,沿乳管走行,向乳头部轻轻按摩 1~2 分钟。然后用手掌由淤积硬结的外缘向乳头方向逐步推赶并轻轻挤压,反复按摩 5~10 分钟,即可将淤积的乳汁逐渐推出。按摩时,可以用手轻轻提动乳头数次,以扩张乳头部的输出管。若按摩前先作局部热敷,效果更好。

6. 乳房承托 用乳罩或布带或三角巾带撑托减小乳房活动度,减轻乳房疼痛。

7. 全身应用抗生素 为防治严重感染及败血症,根据细菌培养及药敏选用抗生素,必要时静脉滴注抗生素。

8. 手术治疗 一旦脓肿形成应及时手术,切开引流。浅表的小脓肿可在局麻下进行,大而深的脓肿应在静脉麻醉下进行。在脓肿中央、波动最明显处作切口,但乳房深部或乳房后脓肿可能无明显波动感。切口要足够大,以乳头为中心呈放射方向,或沿乳房下皮肤皱褶处做弧形切口。进入脓腔后,用手指探查,打通所有脓肿内的间隔,以保证引流通畅。如属乳房后脓肿,应将手指伸入乳腺后间隙,轻轻推开,使脓液通畅流出。哑铃状脓肿,必要时可做对口引流。所有脓肿切开后应放置引流物,每天换药。脓液应常规做培养与药物敏感试验。

9. 回乳 凡有乳头畸形及反复发生乳房脓肿者、脓肿引流后出现乳瘘者及引流伤口经久不愈者可以考虑回乳。回乳方法有:炒麦芽 60g 煎服,每天 1 剂,分次服用。适量芒硝,用纱布包裹后外敷于乳房,潮解后变成硬块应及时更换,每天 2~3 次。回乳药物,如已烯雌酚 5mg,口服,每天 3 次,共 3~5 天;或苯甲酸雌二醇 2mg,肌内注射,每天 1 次,直到泌乳停止。也可用溴隐亭 2.5mg,每天 2 次,一般 7~15 天可以取得较好效果。

【预防】 乳腺炎的预防较治疗更为重要。在妊娠期及哺乳期要保持两侧乳头的清洁,如果有乳头内缩,应将乳头轻轻挤出后清洗干净。在哺乳前后可用 3% 硼酸水洗净乳头。养成定时哺乳的习惯,每次哺乳时应将乳汁吸净,不能吸净时可按摩挤出或用吸乳器吸出。如果乳头已有破损或皲裂,应暂时哺乳,用吸乳器吸出乳汁,待伤口愈合后再行哺乳。

1. 防止乳头破裂 乳头破裂既容易乳汁淤积,又有可能因伤口而发生细菌感染。养成正确的哺乳方法,避免小儿养成含乳头睡眠的习惯;哺乳后,用水洗净乳头,用细软的布衬在乳头衣服之间,避免擦伤;轻度乳头破裂仍可哺乳,但在哺乳后局部涂敷 10% 复方安息香酸酊，或 10% 鱼肝油铋剂，下次哺乳前洗净；重度乳头破裂，哺乳时疼痛剧烈，可用乳头罩间接哺乳；或用吸奶器吸出后，用奶瓶哺食小儿；对乳头上的痂皮，不要强行撕去，可用植物油涂，待其变软，慢慢撕掉。

2. 防止乳汁淤积 产后应尽早哺乳，哺乳前热敷乳房以促进乳汁通畅。如果产妇感到乳房胀痛更要及时热敷，热敷后用手按捏乳房，提拔乳头；婴儿吸吮能力不足或婴儿食量小而乳汁分泌多者，要用吸奶器吸尽乳汁。

3. 防止细菌感染 保持乳房清洁，产前清洗乳房，去除乳头部黏垢；哺乳前要清洗乳头，尤其是乳头已有破裂者；

避免对乳房的挤压，穿衣服要宽松。

4. 宜常作自我按摩 方法：一手用热毛巾托住乳房，另一手放在乳房的上侧，以顺时针方向转向按摩。如果乳房感到胀痛，或者乳房上有肿块时，手法可以重一些。在自我按摩的同时，可稍用力挤压乳房，把乳汁从乳头挤出，反复几次后，乳腺管就通畅了。一般每天按摩 1 次，每次 15~20 分钟。

5. 少吃有刺激性的食物 如葱、姜、蒜等。中医认为，急性乳腺炎是由于内有蕴热、热毒壅结而成。因此在饮食上少吃热性食物，以免助火生疮。

（徐先明）

参考文献

1. Chiang TL，Chang CY，Ong JR. Postpartum ovarian vein thrombophlebitis presenting as vaginal bleeding：A case report. Medicine，2021，100（8）：e24632.

2. American College of Obstetricians and Gynaecologists. ACOG Committee on Practice Bulletins No. 199：Use of Prophylactic Antibiotics in Labor and Delivery. Obstet Gynecol，2018，132（3）：e103-e119.

3. Dotters-Katz SK，Smid MC，Grace MR，et al. Risk Factors for Postpartum Septic Pelvic Thrombophlebitis：A Multicenter Cohort. Am J Perinatol，2017，34（11）：1148-1151.

4. Mohamed-Ahmed O，Hinshaw K，Knight M. Operative vaginal delivery and post-partum infection.Best Pract Res Clin Obstet Gynaecol，2019，56：93-106.

5. 中华医学会妇产科学分会感染性疾病协作组. 盆腔炎症性疾病诊治规范（2019 修订版）. 中华妇产科杂志，2019，54（7）：433-437.

6. Akladios CY，Sananes N，Gaudineau A，et al. Hémorragie secondaire du post-partum [Secondary postpartum hemorrhage]. J Gynecol Obstet Biol Reprod（Paris），2014，43（10）：1161-1169.

7. Bienstock JL，Eke AC，Hueppchen NA. Postpartum Hemorrhage. N Engl J Med，2021，384（17）：1635-1645.

8. American College of Obstetricians and Gynaecologists. ACOG Committee on Practice Bulletins No. 183：Postpartum Hemorrhage. Obstet Gynecol，2017，130（4）：e168-e186.

9. Hong W，Wang BY，Wu ZP，et al. Systematic retrospective analysis of 13 cases of uterine arteriovenous fistula：Pathogeny，diagnosis，treatment and follow-up. J Obstet Gynaecol Res，2020，46（7）：1117-1127.

10. Kaur B. Pathology of gestational trophoblastic disease（GTD）. Best Pract Res Clin Obstet Gynaecol，2021，S1521-6934（21）00050-X.

11. Royal College of Obstetricians and Gynaecologists. Prevention and Management of Postpartum Haemorrhage：Green-top Guideline No.52. BJOG，2017，124（5）：e106-e149.

12. 向阳，周琦，吴小华，等.妊娠滋养细胞疾病诊断与治疗指南（第四版）.中国实用妇科与产科杂志，2018，34（9）：994-1001.

13. 中华医学会围产医学分会. 晚期产后出血诊治专家共识.中国实用妇科与产科杂志，2019，35（9）：1008-1013.

14. American College of Obstetricians and Gynaecologists. ACOG Committee Opinion No. 736：Optimizing Postpartum Care. Obstet Gynecol，2018，131：e140-e150

15. Dixon JM，Khan LR. Treatment of breast infection. BMJ，2011，342：1756-1833.

第九章

妊娠并发症

第一节　妊娠剧吐

一、概述

80%~90% 的妇女在妊娠早期会出现恶心和呕吐（nausea and vomiting in pregnancy，NVP）或孕吐，这种情形通常呈自限性，一般在妊娠 6~8 周起病，9 周达到高峰，妊娠 16~20 周自然消失；10%~20% 孕妇的恶心、呕吐症状可持续至分娩。NVP 的程度因人而异，从偶尔的早孕反应到剧烈、整天持续的呕吐不等，仅 0.3%~2% 的孕妇会出现严重的恶心、呕吐，引起体重明显下降、脱水和电解质紊乱，需要入院输液治疗，称妊娠剧吐（hyperemesis gravidarum，HG）。一些 GH 孕妇还表现为一过性甲状腺功能异常（甲亢）、肝功能异常（转氨酶升高）。HG 是一种排除性诊断，诊断之前首先考虑其他原因引起的呕吐。

二、病因

近来认为 HG 发病是多因素的，涉及遗传、内分泌和胃肠道因素。遗传学研究显示，这些因素并非孤立的，与胎盘介导机制、内分泌激素和胃肠道动力不足有关（表 2-9-1）。

（一）遗传与内分泌因素

1. 人绒毛膜促性腺激素（hCG）水平增高　主流观点认为 hCG 水平是 NVP 和 HG 的中心环节，主要基于 NVP 发生和消退的临床过程与孕妇血 hCG 升高和下降时间相一致，且多胎妊娠、葡萄胎患者 hCG 水平显著增高，其发生妊娠剧吐的风险也增高，而一旦终止妊娠后，呕吐即消失。另一方面，妊娠呕吐的程度与血 hCG 水平不一定呈正相关性，临床上发现某些孕妇 hCG 水平下降后在整个孕期仍然持续呕吐，而某些妇女（如绒毛膜癌患者）尽管 hCG 水平也显著升高，但并不会出现恶心和呕吐。因此，hCG 理论并不能解释所有的妊娠呕吐现象。近期荟萃分析报道 18 个研究显示 hCG 水平与 NVP 或 HG 有关，而 13 个研究则显示二者无关。最近研究发现由胎盘蜕膜基质细胞和滋养层细胞产生分泌的生长分化因子 15（GDF15）是一种激素，孕早期分泌量最高，遗传因素、营养缺乏、长期禁食和甲亢可引起 GDF15 表达水平的改变，继而可能导致孕妇血液水平的异常升高。当 GDF15 通过血液循环系统至第四脑室底部末端后置区即呕吐区时，与其受体（GFRAL）结合，发出食欲丢失、厌食信号。正常情况下，机体应激时 GDF15 激活 GFRAL，但当过度激活时，就会引起恶心、呕吐。理论上讲，妊娠发生 HG 时，在脑干呕吐区 GDF15-GFRAL 通道信号异常高水平时，可能引起食欲缺乏、恶心、呕吐。

2. 胎盘因素　临床上完全性葡萄胎（绒毛水肿，无胎儿）时易发生严重的恶心、呕吐，提示 HG 是胎盘而非胎儿源性疾病。支持的证据还在于 HG 发生在双胎妊娠中高于单胎妊娠，可能与胎盘大小有关。

3. 甲状腺功能改变　60% 的 HG 患者可伴发短暂的

表 2-9-1　妊娠剧吐相关的母亲因素

病因	作用
种族	英国的亚裔女性、美国的亚裔和非洲裔女性以及新西兰的太平洋岛居民高发
体重指数	BMI 低于正常范围（某些研究高于正常范围）与妊娠剧吐有关
母亲年龄	母亲年龄越小越容易发生
产次	多见于初产妇
胎儿性别	多见于女性胎儿
胎儿数量	多胎妊娠高发
既往妊娠剧吐病史	约 15% 的复发率
家族史	有 HG 的母亲其女儿易发生 HG，有 HG 史的妇女其姐妹发生 HG 风险上升 17 倍
妊娠滋养细胞疾病（GTD）	更容易发生妊娠剧吐，但妊娠剧吐并不是 GTD 的诊断依据，GTD 的早期诊断往往依赖于孕早期的阴道超声检查
内科合并症	合并甲状腺功能亢进症，精神疾病，既往葡萄胎病史，糖尿病，胃肠疾病和哮喘
心理因素	妊娠剧吐与心理压力或怀孕的矛盾心理有关
吸烟	母亲吸烟与发生率降低有关

甲状腺功能亢进,称妊娠剧吐性甲亢(hyperthyroidism of hyperemesis gravidarum,THHG)。其原因为 hCG 的 β-亚单位结构与促甲状腺素(TSH)相似,可刺激甲状腺分泌甲状腺激素,继而又反馈性抑制 TSH 水平。HG 与游离甲状腺激素水平显著相关。THHG 的诊断标准:①有妊娠剧吐引起的血清学病理改变;②孕前无甲状腺功能亢进史;③甲状腺抗体检测阴性。THHG 病程呈自限性,一般持续到孕 18 周即自行缓解,多数患者无须抗甲状腺治疗。

(二)精神及社会因素

恐惧妊娠、精神紧张、情绪不稳、依赖性较强以及社会地位低下、经济条件差的孕妇易发生 HG。

(三)神经因素

一方面,妊娠早期大脑皮质的兴奋性升高而皮质下中枢的抑制性降低,从而使丘脑下部的各种自主神经功能紊乱,引起妊娠剧吐;另一方面,妊娠后子宫随妊娠月份增大,子宫内感受器受刺激,传导到大脑中枢而引起放射性反应,产生恶心、呕吐。

(四)其他因素

幽门螺杆菌感染:研究显示,与无孕吐者相比,HG 患者血清抗幽门螺杆菌的 IgG 浓度升高,治疗幽门螺杆菌感染可缓解妊娠剧吐症状。目前资料有限,需要进一步研究。

三、妊娠剧吐对母婴的影响

越来越多的证据表明 HG 对母婴均有不良影响,症状越严重,不良结局就越明显。长时间呕吐导致孕妇营养不良,维生素 B_1 缺乏引发韦尼克脑病,低钾、低镁和低钙血症可引起心律失常。一些研究还提示持续至孕中期的 HG 增加孕妇子痫前期、胎盘早剥,胎死宫内风险。孕妇常合并抑郁、焦虑、食管反流、需要住院治疗和休假等也严重影响生活质量,加重家庭的经济负担。胎儿方面,研究表明,HG 妊娠丢失率、早产率和先天畸形显著低于普通孕妇,但也有研究显示妊娠剧吐会增加胎儿生长受限、小于胎龄儿的发生风险,不过并未显著增加围产儿的患病率。而近来某些研究提示 HG 的远期影响包括子代发生神经精神发育异常如注意力不集中、学习迟缓、感觉和语言发育迟缓风险增高。

四、临床表现

1. 恶心、呕吐 停经 6 周左右出现恶心、流涎和呕吐并随妊娠进展逐渐加重,至停经 8 周左右发展为频繁呕吐不能进食,呕吐物中有胆汁或咖啡样分泌物。

2. 酸碱平衡失调 饥饿状态下,机体动用脂肪组织供给能量,使脂肪代谢的中间产物——酮体聚积,引起代谢性酸中毒。

3. 水、电解质紊乱 严重呕吐和长期饥饿导致脱水、电解质紊乱,使氢、钠、钾离子大量丢失,出现低钾血症。患者明显消瘦,极度疲乏,口唇干裂,皮肤干燥,眼球凹陷,尿减少,比重增加,营养摄入不足使体重下降。患者可因肝、肾功能受损,出现黄疸、血清胆红素和转氨酶、尿素氮和肌酐升高,尿中出现蛋白和管型。眼底检查可发现视网膜出血。若病情继续发展,患者可出现嗜睡、意识模糊、谵妄,甚至昏迷、死亡。

五、并发症

1. 食管与胃交界处黏膜裂伤出血(Mamory-Weiss 综合征) 严重呕吐致食管破裂出血。常在剧烈呕吐后发生,大多数认为呕吐引起反射性幽门括约肌收缩与胃窦剧烈收缩,胃内容物即以很大的冲击力和高压作用于胃贲门区及食管交界处。与此同时,由于食管处于痉挛收缩状态,其远端可出现局部扩张。当胃内压达到 13~20kPa 时,黏膜不能像肌层一样扩张,从而造成胃食管交界处的黏膜撕裂。除上述力学原因外,局部胃黏膜病变也是发病的主要内因。各种原因所致的胃炎,使黏膜脆化,抵抗力减弱,易引起贲门黏膜裂伤。多数在呕吐时或呕吐后发生严重上腹部剧痛,位置较固定,镇痛药不能缓解,深吸气或吞咽时加剧;呕血量多少主要取决于黏膜裂伤的大小及波及血管的大小,并可出现黑便,严重者可致失血性休克,甚至死亡。

2. 暂时性甲状腺功能亢进 多数并不严重不需要治疗,偶发生严重甲亢危及生命。

3. 妊娠期韦尼克脑病 严重呕吐致维生素 B_1(硫胺素)严重缺乏,诱发妊娠期韦尼克脑病,表现为中脑和大脑导水管周围灰质出现点状出血、细胞坏死和胶质增生,小脑丘脑背核、下丘脑和乳头体点状出血和坏死。约 10% 的恶性呕吐患者并发该病,主要特征为眼肌麻痹、躯干共济失调和遗忘性精神症状。临床表现为眼球震颤、视物障碍、步态和站立姿势受影响,个别发生木僵或昏迷。该病患者经治疗者死亡率为 10%,未治疗者死亡率高达 50%,常死于肺水肿及呼吸肌麻痹。

六、诊断

(一)病史

停经已确诊妊娠者,应仔细询问病史,旨在排除可能引起呕吐的其他疾病症状,如尿路感染、胃肠道感染、胰腺炎或孕前疾病。应特别询问是否有上腹疼痛及呕血,这些可能是长期呕吐的结果,或提示其他病变(如胃溃疡)引起的症状。呕吐持续的时间对评估并发症风险尤为重要,特别是韦尼克脑病,一般要在起病后 3 周方出现症状。

（二）典型临床表现

妊娠剧吐的诊断基于持续性呕吐，不能进食，尿酮必须阳性。

（三）实验室检查（表2-9-2）

1. 尿液检查　尿妊娠试验呈阳性反应，尿常规中酮体至少1个（+），同时，测定尿量、尿比重，注意有无蛋白尿及管型尿。

2. 进一步测定血常规、动脉血气、电解质、肝肾功等评估病情程度。

3. 眼底检查　重症妊娠剧吐患者可出现视神经炎及视网膜出血。

4. 超声检查　主要排除多胎妊娠、滋养细胞疾病等。

表2-9-2　妊娠剧吐实验室检查

检查项目	结果判读
常规项目	
尿常规	尿酮体阳性有助于诊断妊娠剧吐
中段尿培养	如果尿常规提示Nit（+）或白细胞（+）
全血常规	血液浓缩致Hb>150g/L，HCT>0.45
	贫血（维生素B_6和B_{12}缺乏）
肾功能和电解质	低钾血症
	低钠血症
	血清尿素氮降低：如果发生肾功能不全则出现尿素氮和肌酐升高，代谢性低氯性碱中毒（呕吐结果）
肝功能	大约67%的病例出现AST或ALT升高，但一般不会超过正常值上限的4倍，继发于脱水、营养不良和乳酸酸中毒，通常在纠正脱水和能够进食后缓解
选择性项目	
甲状腺功能	66%的妊娠剧吐患者出现T_4升高和TSH下降
复查肝功能	肝炎病原学检查、肝脏B超检查排除相关疾病
淀粉酶	HG患者淀粉酶升高是由于唾液淀粉酶分泌增多，而不是胰淀粉酶的合成增加

七、鉴别诊断

妊娠剧吐通常发生在9周以前，9周以后需警惕其他合并症，尤其对于病史不典型或对初期治疗效果不佳者，应除外其他严重和潜在威胁生命的代谢性疾病，如艾迪生病（原发性慢性肾上腺皮质功能减退症）可能与妊娠剧吐有相似

的症状（恶心、呕吐、体重减轻、疲劳），可能引起肾上腺危象甚至危及生命。

（一）葡萄胎

由于葡萄胎血清hCG水平显著增高，易引起妊娠剧吐。但葡萄胎引起的妊娠剧吐症状出现早且顽固，同时伴有不规则阴道流血，检查可发现子宫大于停经月份，可伴有血压升高等症状，腹部触不到胎体，B超检查宫内无胎儿及胎心，可见蜂窝样或落雪征象。

（二）妊娠合并消化系统疾病

妊娠引起的呕吐常常会掩盖某些合并症引起的呕吐，如急性病毒性肝炎、胃肠炎、胰腺炎或胆道疾病，应进行一些必要的检查以排除这些合并症，如肝肾功能、肝炎病毒学、血尿淀粉酶等。

1. 急性胃肠炎　也可引起恶心、呕吐，甚至脱水，多有饮食不洁史，除恶心、呕吐外兼有上腹部或全腹阵发性疼痛、腹泻、水样便，粪便检查有白细胞或脓细胞，抗感染治疗后症状可迅速消失。

2. 病毒性肝炎　严重HG可出现黄疸，肝功能损害，但一般血清转氨酶升高不超出正常值上限的4倍，在补足水分，纠正电解质紊乱及酸中毒后病情好转。急性病毒性肝炎常有肝炎接触史，呕吐不甚严重，常伴有肝区疼痛，虽食欲缺乏，但多可进食；肝功能检查谷丙转氨酶明显升高，胆红素升高，肝炎病毒的特异性血清学标志可助于诊断。

3. 消化道溃疡　本病部分患者可有恶心、呕吐，常伴上腹部疼痛嗳气、反酸，胃溃疡常于饭后30分钟~2小时发作腹痛，十二指肠溃疡的疼痛则在空腹或夜间发生。

4. 胆囊炎　本病多在进食油腻食物后发生，恶心、呕吐伴右上腹部持续性或阵发性绞痛，常向右肩放射，可伴寒战、发热、黄疸。腹部体检可扪及肿大的胆囊，墨菲征（Murphy sign）阳性。B超检查胆囊增大，囊壁毛糙。

5. 胆道蛔虫症　本病除恶心、呕吐外，伴上腹部剑突下右下方阵发性或持续性绞痛，疼痛多剧烈，可向肩背部放射。粪便检查有虫卵。B超检查胆道内有平行光带的蛔虫体。

（三）代谢性疾病

1. 甲状腺功能亢进　原发性甲状腺功能亢进患者很少出现呕吐。妊娠剧吐患者TSH和游离T_4水平与Graves病（甲亢）患者相似，却没有Graves病的临床表现，甲状腺抗体阴性，使用抗甲状腺药物治疗不能减轻恶心、呕吐症状。如果游离T_4水平升高而又缺乏诊断Graves病的其他证据，一般不应给予抗甲状腺药物治疗，应于孕20周左右复测甲状腺功能，因为此时甲亢的症状已经缓解，游离T_4水平通常会恢复正常。

2. 糖尿病酮症酸中毒　主要多见于1型糖尿病患者，

在感染等诱因下发生的高血糖、高血酮、脱水、电解质紊乱及代谢性酸中毒等改变的综合征。

（四）神经精神性疾病

1. 神经官能症性呕吐 本病的特点是呕吐发作与精神刺激等因素密切相关，与妊娠无关。呕吐常在进食后立即发生，呕吐声响，吐出物主要为水分，呕吐后又可再进食，虽长期反复发作却不影响营养状态，肝肾功能正常。

2. 偏头痛 本病多从青春期开始，以阵发性半侧头痛为主，伴恶心、呕吐，吐后头痛减轻。妊娠后可诱发本病发作，发作前常有乏力、嗜睡或烦躁不安等。头痛时伴有同侧偏盲、眼前闪动性光点和颜面感觉异常。

（五）泌尿系统疾病

常常除特定表现外还伴有恶心、呕吐的消化道症状，需要与妊娠剧吐进行鉴别。

1. 肾盂肾炎 由于女性泌尿道短而直的生理性特点和妊娠的影响，肾盂肾炎是妊娠期好发的疾病之一，患者有发热、尿频、尿急、尿痛、菌尿及腰痛等症状。

2. 泌尿系统结石 特点为肾绞痛、血尿、腰痛、排尿困难等，可伴恶心、呕吐，通过病史及泌尿系统 B 超可进行鉴别。

八、治疗

（一）一般处理

对于既往妊娠剧吐者，可在孕前 1 个月口服复合维生素减少早孕反应的发生。妊娠呕吐的妇女应尽量避免接触容易诱发呕吐的气味、食品或添加剂，如脂肪、辛辣的食物或铁剂。每天少吃多餐、两餐之间饮水、食用姜，摄入温和干燥、高蛋白的食物可缓解症状。建议孕妇将食品放于随手可及处便于进食，避免早晨空腹。持续性恶心、呕吐和酮血的 HG 患者需要住院治疗，给予静脉补液，补充多种维生素特别是 B_1，纠正脱水、电解质紊乱，酌情使用止吐剂，防治并发症。

孕期止吐药安全性研究：维生素 B_6-多西拉敏复合制剂曾是 FDA 唯一通过的用于早孕妇女的止吐药，迄今已有 50 多年的历史。近几年来的研究尤其是对妊娠呕吐接受维生素 B_6-多西拉敏复合制剂治疗后所生的子代至 7 岁时进行随访研究表明，该组儿童神经系统的发育与母亲未用药或未发生妊娠呕吐所生的子代无差异，且 RCT 研究也证实其有效性，再次证明维生素 B_6-多西拉敏复合制剂可作为孕早期首选的止吐药物，目前我国尚无此药。

目前研究认为，甲氧氯普胺适用于整个妊娠期，至今在人类及动物中，尚未发现其对胚胎、胎儿、新生儿有害的证据。哺乳期建议：对胎儿有潜在毒性(资料有限)。胎儿风险

总结：美国儿科学会认为，甲氧氯普胺对新生儿的影响未知，可能会存在影响。甲氧氯普胺用于妊娠期止吐及减慢胃排空时间。在动物的生殖研究中，使用相当于人体剂量的 250 倍的甲氧氯普胺，显示对生殖能力及胎儿无危害。

另有研究也证实，甲氧氯普胺用于孕早期治疗 HG，与对照组相比，在先天性畸形、低出生体重儿、早产、围产儿死亡方面与对照组相比差异无统计学意义，为孕期甲氧氯普胺治疗妊娠剧吐的安全使用提供了有力的证据。异丙嗪与甲氧氯普胺在治疗妊娠剧吐方面均有效，但甲氧氯普胺缓解临床症状的效果明显优于异丙嗪，副作用轻微。

（二）补液治疗

每天应静脉滴注葡萄糖液、葡萄糖生理盐水、平衡液共 3 000ml 左右，其中加入维生素 B_6 100mg、维生素 C 2~3g，维持每天尿量≥1 000ml，并给予维生素 B_1 肌内注射。注意：葡萄糖禁忌单纯输注，尤其是在尚未补充足够的电解质和 B 族维生素以前易诱发再喂养综合征。建议葡萄糖应与胰岛素（按照 4~5g 葡萄糖∶1U 胰岛素比例配制）和 KCL 配成激化液给予。恶性呕吐者可考虑胃肠外营养。

补液量应根据脱水的严重程度给予：

1. 轻度脱水者 稍感口渴，皮肤弹性略差，尿量正常，体液丢失占体重的 2%~3%，补液量约 30ml/（kg·d）。

2. 中度脱水者 口渴明显，皮肤弹性差，尿量减少，体液丢失占体重的 4%~8%，补液量约 60ml/（kg·d）。

3. 重度脱水者 患者可神志不清，嗜睡，昏迷，血压下降，尿量极少甚至无尿，体液丢失占体重 10%~13% 以上，补液量约 80ml/（kg·d）。

脱水纠正良好者，24 小时尿量不少于 600ml，尿比重不低于 1.018。

（三）止吐镇静治疗

可应用维生素 B_6、甲氧氯普胺、恩丹西酮、异丙嗪等药物，开始时予肌内注射或静脉给药，症状缓解后应改为口服给药（表 2-9-3）。

（四）纠正电解质紊乱

缺钠者适当补钠，补液同时应补钾一般每天剂量 3~4g，严重低钾血症时予补钾 6~8g，须注意观察尿量多少，监测血清钾和心电图变化，随时调整剂量。

补钠量（mmol/L）= 体重（kg）×0.6×（140-测定的血钠浓度 mmol/L）

补钾量（mmol/L）= 体重（kg）×0.4×（正常血清钾-测定的血清钾）

（五）纠正代谢性酸中毒

应根据血二氧化碳值，适当补充碳酸氢钠或乳酸钠溶液。

表 2-9-3　妊娠恶心、呕吐的药物治疗 *

口服制剂	剂量及用法	副作用	美国FDA分类	评价
维生素 B_6(吡哆醇)	10~25mg,8 小时 1 次(一线用药)		A	建议维生素 B_6 或维生素 B_6-抗组胺复合制剂作为一线用药
维生素 B_6-多西拉敏复合制剂	维生素 B_6,10~25mg,8 小时 1 次;多西拉敏:25mg,每晚 1 次,12.5mg,每早 1 次,必要时下午加服 12.5mg(一线用药)	镇静	A	
维生素 B_6-多西拉敏缓释剂	维生素 B_6 10mg+ 多西拉敏 10mg 缓释剂 2 片,每晚 1 次,白天 1 片,每早 1 次,必要时 1 片,每天 2 次(一线用药)			
抗组胺药		镇静		
多西拉敏(镇静催眠药)	12.5~25mg,8 小时 1 次		A	
苯海拉明	25~50mg,8 小时 1 次(二线用药)		B	
美克洛嗪	25mg,6 小时 1 次		B	
安他乐	50mg,每 4~6 小时 1 次		C	
茶苯海明	50~100mg,每 4~6 小时 1 次(二线用药)		B	
吩噻嗪系	二线用药	锥体外系症状,镇静		
异丙嗪	25mg,每 4~6 小时 1 次		C	口服,直肠给药,或肌内注射为佳;静脉使用可能造成严重的组织损伤
三氟拉嗪	5~10mg,6 小时 1 次		C	也可作为含片
多巴胺拮抗剂	二线用药	镇静、抗胆碱能作用		
曲美苄胺	300mg,每 6~8 小时 1 次		C	
甲氧氯普胺	10mg,6 小时 1 次,30mg/d	可能出现迟发性运动障碍	B	持续用药超过 12 周可能增加迟发性运动障碍风险
达哌啶醇	肌内注射/静脉滴注 2.5mg,每 3~6 小时 1 次		C	尚未发现致畸性,可能诱发扭转性室性心动过速
5-羟色胺 3 受体拮抗剂	二线用药	便秘,腹泻,头痛,疲倦		
恩丹西酮	4~8mg,6 小时 1 次	轻度的镇静和头痛	B	口含片比口服片贵
糖皮质激素	三线用药			
甲泼尼龙	16mg,6 小时 1 次,共 3 天,然后再逐渐减量,减量时间不得少于 2 周	如果妊娠 10 周前使用可轻微增加唇裂风险	C	避免在妊娠 10 周前使用,最长治疗期限不超过 6 周,以避免母亲出现严重副作用
生姜提取物	125~250mg,6 小时 1 次	呃逆,胃灼热	C	可作为食品补充剂

注:* 本表药物并不详尽。孕期用药 FDA 类别如下:A,对照研究表明没有风险;B,没有发现人类风险的证据;C,风险不能排除。

(六) 心理支持治疗

医务人员及患者家庭应给予患者心理疏导。周围环境应避免有异味刺激,避免让患者进食不想吃的食物以免诱发呕吐。经上述治疗 2~3 天后,患者病情多迅速好转,呕吐停止,尿量增加,尿酮体转阴性。此时可鼓励患者进食少量流质,少食多餐,随病情好转而逐渐增加进食量;如每天饮水量和食量不足时,仍应适当补充液体。少数患者出院后症状复发,则须再次入院。

(七) 低分子量肝素

预防静脉血栓,出院即停。

(八) 终止妊娠指征

体温持续高于38℃;卧床休息时心率 >120 次/min;持续黄疸或蛋白尿;出现多发性神经炎及神经性体征;有颅内或眼底出血经治疗不好转者;出现韦尼克脑病。

(九) 小结

妊娠剧吐的处理流程见图 2-9-1。

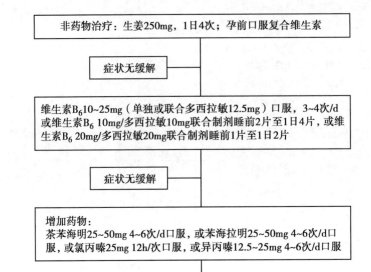

图 2-9-1　妊娠剧吐的治疗流程

(马润玫)

第二节　流　产

一、自然流产

【定义】 妊娠未达 28 周、胎儿体重不足 1 000g 而自行终止者,称为自然流产。随着医学的发展进步,流产的时限问题至今仍存在争议,不同国家和地区对流产限定的妊娠时期有所不同,有国家将自然流产的时限定为 24 周,甚至是 20 周,这是由于在发达国家,孕龄超过 20 周,体重超过 500g

的新生儿,通过有效的救治仍可获得存活的机会,但目前我国仍然根据国内的实际情况,将流产的时限定为未达 28 周。临床上将妊娠 12 周前终止者,称为早期流产;妊娠 12 周至未达 28 周终止者,称为晚期流产。

【流行病学】 以往文献报道自然流产发生率约 15% 左右,但这个发病率仅涵盖了临床确诊部分。近年采用敏感的 β-hCG 测定法于月经周期的后半期对已婚妇女进行检测,发现约有 31% 的胚胎在着床后发生流产,其中 80% 为早期流产。在早期流产当中 2/3 为隐性流产（clinically silent miscarriage），临床表现仅为月经稍延迟、经量稍增多，这些妇女往往不知道自己已经妊娠而且发生流产，临床上也称生化妊娠（chemical pregnancy）。生化妊娠的归类目前仍存在争议：因生化妊娠包含少数异位妊娠流产，因此国外有学者称之为不明部位妊娠；欧洲人类生殖及胚胎学会（European Society of Human Reproduction and Embryology，ESHRE）最新共识将其归为流产；而美国生殖医学会（American Society for Reproductive Medicine，ASRM）将其与临产妊娠后的流产进行区分，有学者将其归为胚胎种植失败。

【病因】 胚胎或胎儿染色体异常是早期自然流产最常见的原因，占 50%~60%，因此，将自然流产视为异常胚胎自然淘汰的一种临床现象。但是随着围产医学及生殖免疫学的发展，专家学者们逐渐发现自然流产，特别是复发性自然流产的病因十分复杂，除了遗传因素之外，还包括解剖异常、免疫紊乱、血栓前状态、内分泌紊乱、感染因素、环境因素及母体的全身性疾病等，将在本节"复发性流产"部分详细叙述。

另外，不同的致病原因导致的自然流产，其发生时限也有所不同，早期流产多为染色体异常、内分泌异常、生殖免疫紊乱、感染及血栓前状态等所致；晚期流产且胚胎停止发育者，多见于血栓前状态、感染等；晚期流产但胚胎组织新鲜者，多数是由于子宫畸形、宫颈功能不全等解剖因素所致。

【病理】 流产的过程为一个妊娠物逐渐与子宫剥离直至排出子宫的过程。

早期流产，胚胎多在排出之前已死亡，多伴有底蜕膜出血、周边组织坏死，继而引起子宫收缩，妊娠物多能自然排出。少数排出不全或者完全不能排出者，导致出血较多。

晚期流产，多数胎儿排出之前尚有胎心，流产时先出现腹痛，然后排出胎儿、胎盘；或者在没有明显产兆情况下宫口开张、胎膜破裂、胎儿排出。少数胎儿在排出之前胎心已停止，随后胎儿自然排出；或者不能自行排出形成肉样胎块，或者胎儿钙化后形成石胎。其他还可见压缩胎儿、纸样胎儿、浸软胎儿、脐带异常等病理表现。

【临床类型】 根据自然流产发展的不同阶段，可以将其分为以下几种临床类型：

1. 先兆流产（threatened abortion） 指妊娠 28 周前出现阴道流血，阴道流血量较少，多为暗红色，也可为鲜红色或血性白带，可持续数天或数周。继而可出现阵发性痛下腹或腰骶部不适。盆腔检查宫颈口未开，胎膜完整，妊娠物未排出，子宫大小与妊娠周数相符。20%~25% 的孕妇在早期妊娠时可能出现以上症状。倘若超声检查已见胎心搏动，则流产风险会明显下降，但仍有部分出现先兆流产的患者最终流产。

2. 难免流产（inevitable abortion） 指先兆流产进一步发展，流产不可避免。阴道流血量增多，阵发性下腹痛加剧，或出现阴道排液（胎膜破裂）。妇科检查宫颈口已扩张，有时可见胚胎组织或胎囊堵塞于宫颈内口，子宫大小与停经周数基本相符或略小。

3. 不全流产（incomplete abortion） 难免流产继续发展，部分妊娠物排出宫腔，且部分残留于宫腔内或嵌顿于宫颈口处，或胎儿排出后胎盘滞留宫腔或嵌顿于宫颈口，影响子宫收缩，导致大量出血，甚至发生休克。妇科检查见宫颈口已经扩张，宫颈口有妊娠物堵塞及持续性血液流出，子宫小于停经周数。

4. 完全流产（complete abortion） 指妊娠物已经完全从宫腔排出，阴道流血明显减少并逐渐停止，腹痛渐消失。妇科检查宫口已经关闭，子宫大小接近正常。

此外，临床上尚有几种特殊流产情况，简述如下：

（1）过期流产（missed abortion）：又称稽留流产，指胚胎或胎儿已经死亡，但由于孕期未及时监测 β-hCG 或者 B 超，死亡胚胎或胎儿仍滞留宫腔内未能及时自然排出者。典型表现为早孕反应消失，有先兆流产症状或无任何症状，子宫不再增大反而缩小，若已到中期妊娠，孕妇腹部不见增大，胎动消失。妇科检查宫颈口未开，子宫较停经周数小，质地不软，未闻及胎心。死亡的妊娠物在宫腔内滞留过久，可使母体发生严重的凝血功能障碍，与早期妊娠相比，胎儿死亡前已达中期妊娠者更易出现此种情况。

（2）复发性流产（recurrent spontaneous abortion，RSA）：指与同一性伴侣连续自然流产 3 次及 3 次以上者。近年来，大多数专家认为连续发生 2 次自然流产即应重视并予以评估，因为再次流产的风险与 3 次相近。复发性流产与偶发性流产的病因基本一致，但各种原因所占的比例有所不同，如胚胎染色体异常的发生率随着流产次数的增加而下降。复发性流产的患者应在孕前进行病因的系统筛查，根据不同病因在孕前及孕期进行对应治疗。

（3）感染性流产（septic abortion）：流产过程中，如果阴道流血时间过长，或有胚胎组织残留于宫腔内，有可能引起宫腔感染，严重感染时可波及盆腔、腹腔甚至全身，从而并发盆腔炎、腹膜炎、败血症及感染性休克。

【诊断】 临床上根据病史、临床表现加之适当的辅助检查诊断自然流产一般不难，还需根据不同临床表现确定其临床类型，以决定相应的处理方法。

1. 病史 询问患者有无停经史和反复流产史；有无早孕反应、阴道流血，阴道流血量及持续时间；有无阴道排液及妊娠物排出；有无腹痛，腹痛部位、性质、程度；有无发热、阴道分泌物性状及有无臭味等。

2. 体格检查 测量体温、脉搏、呼吸、血压；有无贫血及感染征象。消毒外阴后行妇科检查，注意宫颈口是否扩张，羊膜囊是否膨出，有无妊娠物堵塞于宫颈口内；子宫大小与停经周数是否相符，有无压痛；双侧附件有无压痛、增厚或包块。操作应轻柔。

3. 辅助检查

（1）超声检查：可明确妊娠囊的位置、形态及有无胎心搏动,确定妊娠部位和胚胎是否存活,以指导正确的治疗方法。孕早期间B超监测胎心搏动情况也对流产有一定预测价值,以下超声诊断标准提示发生稽留流产:

1)超声检查头臀径≥7mm,未见胎心搏动。

2)宫内妊娠囊平均直径≥25mm,未见胚胎。

3)宫腔内妊娠未见卵黄囊,2周后仍未见胚胎和胎心搏动。

4)宫腔内妊娠可见卵黄囊,11天后仍未见胎心搏动。

(2)尿、血hCG测定:临床多采用胶体金法hCG检测试纸检测尿液,可快速明确是否妊娠。为进一步了解妊娠的预后,多采用敏感方法连续测定血β-hCG的水平,正常妊娠6~8周时,其值每天应以66%的速度增长,若48小时增长速度<66%,提示妊娠预后不良。

(3)孕酮测定:因体内孕酮呈脉冲式分泌,血孕酮的测定值波动程度很大,对临床的指导意义不大。

【处理】 自然流产应根据其不同类型进行相应的处理。

1. 先兆流产 对于初次妊娠先兆流产者,无须进行过于积极的治疗,但既往有反复自然流产病史的患者出现先兆流产时,则必须在严密监测的同时给予恰当而有效的治疗措施。相关处理包括:

(1)适当减少活动量,严重流血时可短期卧床休息、严禁性生活,给患者营造一个有利于心情稳定,解除紧张气氛的环境,对曾有流产史的患者,应给予更多的精神支持。

(2)补充足够的营养物质,适当补充维生素E、复合维生素、叶酸,必要时可使用对胎儿无害的镇静药物。

(3)对孕激素水平低者可以进行孕激素治疗,黄体酮20~40mg,每天肌内注射1次;或使用口服孕酮片,如地屈孕酮每天20~40mg;也可使用微粒化黄体酮,每天200~300mg塞阴道,阴道流血的患者应谨慎使用;对hCG水平低或上升情况欠佳者,可每天补充hCG 1 000~2 000U。

(4)如伴有下腹隐痛不适,则可使用解痉药物。

(5)止血药疗效仍有待商榷。

(6)严密监测hCG水平,定期复查B超,以便明确保胎措施是否有效;同时进行病因学方面的筛查,以便针对病因进行治疗。

2. 难免流产 难免流产一旦确诊,应及时进行清宫术,尽早使妊娠物完全排出子宫。妊娠物吸出、刮出或排出后,要认真检查是否完整,并送病理学检查。清宫前,要检查ABO血型、Rh血型、血常规、凝血功能等,若阴道流血多,应作好配血、输血准备,必要时输血或补液。对Rh血型阴性者,要及时注射Rh血型(抗D)免疫球蛋白。清宫术后可酌情给予抗生素预防感染、子宫收缩剂加强宫缩,同时检测血β-hCG,明确其是否已经转阴,必要时还可复查B超。

3. 不全流产 应及时进行清宫术,尽早清除宫腔内残留妊娠组织。术中可予宫缩剂,如催产素10U以加强子宫收缩。需认真检查排出或清出的妊娠物是否完整,并送病理

学检查。必要时可适当使用抗生素预防感染,以减少子宫内膜炎、盆腔感染等,术后需要检测血β-hCG水平,必要时通过超声检查了解宫腔是否有妊娠物残留。

4. 完全流产 仔细检查胚胎排出物,如无感染症状,可不予特殊处理。排出的组织物应送病理学检查。另需注意子宫收缩情况。

5. 稽留流产 确诊稽留流产后,应尽早终止妊娠。术前需详细检查凝血功能,并作好配血、输血准备。对凝血功能异常者,应酌情输新鲜血、新鲜冷冻血浆、血小板、纤维蛋白原等,待纠正凝血功能后再行清宫。若子宫小于孕12周,可直接行清宫术,对稽留流产时间长者,因有组织机化和与子宫粘连可能,故手术时慎防子宫穿孔和出血,倘若一次清宫不能刮净妊娠物,可5~7天后再次刮宫。晚期稽留流产者,子宫较大,估计吸宫或刮宫困难时,可用催产素5~10U加入5%葡萄糖液500ml中静脉滴注引产,也可使用米非司酮(RU486)加米索前列醇、依沙吖啶(利凡诺)等方法引产,使胎儿、胎盘排出。胎儿死亡时间长者,妊娠物易与宫腔粘连,使清宫或引产困难,可预先给予雌激素3~5天,如每天2次口服炔雌醇1mg,或每天3次口服或肌内注射己烯雌酚5mg等,以提高子宫对催产素的敏感性。

复发性流产及感染性流产将在后续篇章详细叙述。

二、复发性流产

【流行病学】 2次或2次以上的流产患者约占生育期妇女的5%,而3次或3次以上者占1%~2%。随着流产次数的增加,再次流产风险而上升。数据显示,既往有1次自然流产史者再次流产率约为13%~17%,2次自然流产后,流产的复发风险约为第一次的3倍,发生率可达38%,有4次以上流产史者,如未接受适当治疗,则再次妊娠流产高达60%以上。

【病因】 复发性流产的病因十分复杂,包括遗传因素、解剖异常、内分泌异常、感染因素、免疫紊乱和血栓前状态等。但除此之外,仍有接近半数的患者病因不明,临床上称之为原因不明复发性流产(unexplained recurrent spontaneous abortion,URSA)。现将已知可导致复发性流产的各种病因阐述如下:

1. 遗传因素

(1)胚胎染色体异常:染色体异常是自然流产最常见的原因。根据国内外文献报道,在早期自然流产中有50%~60%的妊娠物存在染色体异常的情况,在中期妊娠流产中占1/3,晚期妊娠胎儿丢失仅占5%。染色体异常包括数量异常和结构异常两大类。

1)数量异常:①单体异常:多1条染色体,总数达47条,在数量异常中染色体三体居第一位,约占52%。除1号染色体三体未见报道外,其他各种三体均有发现,其中以13、16、18、21和22号染色体最为常见。母亲年龄增加,该类异常

的发生率亦增加。②单体X(monosomy X,45X):是仅次于三体的较常见染色体异常,如能存活,足月分娩以后即形成特纳综合征(Turner syndrome)。③三倍体:常与胎盘的水泡样变性共存,不完全水泡状胎块的胎儿可发育成三倍体或第16号染色体的三体,流产较早,少数存活稍长亦伴有多发畸形但未见活婴。④四倍体:活婴极少,绝大多数极早期即流产。

2)结构异常:利用分带技术,可以发现易位、缺失等染色体异常,嵌合体、染色体倒置和重叠亦有报道。染色体结构异常通常不会引起流产。一些婴儿携带染色体平衡易位,可能表型完全正常。

对流产物形态的观察十分重要,但应注意即使胚胎或胎儿外观形态正常,其中仍有20%存在染色体异常,如45,X等。与非整倍体流产相比,染色体整倍体异常发生流产的时间相对较晚。比如,75%的非整倍体流产发生在孕8周前,而整倍体异常的流产多发生在近孕13周时。

从流行病学角度出发,自然流产的发生率随着妇女年龄的增加而升高,因此有人认为,胚胎染色体异常可能与孕妇年龄相关。但是目前已有研究表明,除21-三体外,其余三体与母亲年龄均无明显的相关性。

(2)夫妇染色体异常:自1962年Schmid报道习惯性流产与夫妇染色体异常有关后,遗传因素与复发性流产的关系即引起高度关注。据报道,有2%~5%的RSA夫妇中至少一方存在染色体结构异常,包括染色体易位、嵌合体、缺失或倒位等,其中以染色体平衡易位和罗伯逊易位最为常见。临床上染色体平衡易位者的表型正常,但研究发现,其妊娠后流产的发生风险明显增加,且子代更易出现异常。同源染色体罗伯逊易位者理论上不能产生正常配子,而非同源染色体罗伯逊易位者的生殖细胞经减数分裂后可产生6种配子,受精后有1/6是正常核型,1/6为平衡易位携带者。

近年研究认为,染色体微缺失可能导致某个与流产相关的基因异常,从而导致流产的发生。一项小样本研究对22例复发性流产的夫妇的流产绒毛进行基因微缺失未重复检测,结果显示有13个流产胚胎出现拷贝数变异(copy number variations,CNVs),且多数是遗传的。此外,有研究利用acGH技术检测RSA夫妇染色体,发现夫妇一方或双方可存在亚显微染色体变异,可能与RSA有关,认为染色体微观变异部分造成同源染色体配对困难,遗传物质重复或缺少,从而影响细胞分裂,致使胚胎死亡及流产,但多为个案报道,目前基因库资料有限。这些变异可为单纯多态性也可为致病性,确切临床意义尚未知,有待于大量临床信息的积累。

2. 解剖异常 子宫解剖异常导致的复发性流产占12%~15%,其导致的复发性流产的特点为:基本为晚期流产(发生于孕13周后)或早产;流产史胚胎组织新鲜,除非在孕前予以手术纠正,或宫颈功能不全者在孕期行宫颈环扎术,否则大多数妇女有流产复发。

(1)宫颈功能不全(cervical incompetence):是指由于先天性或后天性宫颈内口形态、结构和功能异常而引起的非分娩状态下宫颈病理性扩张和松弛,不能维持妊娠至足月的现象。临床表现为在没有宫缩的情况下,无痛性的宫颈扩张和/或缩短导致羊膜囊脱出、胎膜破裂、晚期流产或早产,可反复发生,且多发生于妊娠的同一月份。据Rand等报道,其发生率为0.1%~2%,在妊娠16~28周复发性流产中占15%左右。其原因包括先天性宫颈发育不良和宫颈后天性损伤。其中先天性病因主要包括先天性宫颈发育不良、米勒管发育异常、孕妇在胎儿期的雌激素暴露等。据文献报道,约有1/3的宫颈功能不全是由先天性因素导致;后天性病因主要是为宫颈机械性损伤导致宫颈括约肌功能的完整性受损,产伤造成的宫颈管损伤最为重要,尤其是中期妊娠引产引起宫颈组织的损伤最为常见。此外,宫颈功能不全可继发于手术造成的宫颈损伤,如宫颈锥切术,但是锥切术后是否引起宫颈功能不全,与术后颈管的长短有关,另LEEP术也增加宫颈功能不全的发生率。近年发现,辅助生殖技术助孕者,无论单胎还是双胎,宫颈功能不全发生率明显比自然受孕者高,推测可能与助孕技术中使用大量激素相关,其发生机制仍在进一步研究。

(2)先天性子宫发育异常:易导致复发性流产的先天性子宫畸形,包括双子宫、双角子宫和鞍状子宫、单角子宫及纵隔子宫,其中纵隔子宫可以分为完全性纵隔和不完全性纵隔两类。此外值得注意的是,先天性子宫畸形的患者常合并有宫颈功能不全。该类患者妊娠流产率在所有子宫发育异常者中最高,可达26%~94%,这可能是由于受精卵子在纵隔区着床,但该部位的内膜及血管发育不良,不利于受精卵的发育而易致流产,但经宫腔镜手术切除纵隔后,流产率显著下降至8.2%。

(3)子宫病变:常见的子宫病变包括子宫肌瘤、子宫内膜异位症、宫腔粘连等,其中又以子宫肌瘤最为多见。由于在妊娠早期宫腔形态发生改变,不利于受精卵的着床和生长发育,自然流产发生率是非肌瘤孕妇的2~3倍,可达20%~30%。Vercammen等通过回顾性研究认为,子宫内膜异位症与习惯性流产物有明显关系,对于子宫内膜异位症的药物或手术治疗也并没有有效降低自然流产的发生率;宫腔粘连可使子宫腔的容积缩小,干扰正常的胎盘形成而导致流产,当缺乏适当治疗时自然流产率可达40%。

(4)子宫内膜炎:研究表明子宫内膜炎可引起早期胚胎环境不适宜,妨碍正常胎盘的形成及胚胎发育。另外引起炎症的病原体可激发机体的免疫反应,产生大量致敏的活性细胞并产生许多细胞因子,这些可能对胚胎产生细胞毒作用,其中的免疫抗体又可干扰正常胚胎和子宫内膜间的组织相容性,使机体对正常胚胎产生攻击,造成流产。

3. 免疫因素 近年来,生殖免疫研究表明,RSA的病因约半数以上与免疫功能紊乱有关。目前将与免疫紊乱有关的RSA分为自身免疫型和同种免疫型两大类。

(1)自身免疫型RSA包括:①组织非特异性自身抗

体产生,如抗磷脂抗体综合征(antiphospholipid syndrome,APS)、系统性红斑狼疮(systemic lupuserythematosus,SLE)、干燥综合征(Sjögren's syndrome,SS)、类风湿关节炎(rheumatoid arthritis,RA)、系统性硬化症(systemic sclerosis,SSc)、未分化结缔组织病(undifferentiated connective tissue disease,UCTD)等;②组织特异性自身抗体产生,如抗精子抗体、抗甲状腺抗体等。

(2)同种免疫型 RSA 包括:①固有免疫紊乱,包括自然杀伤(NK)细胞数量及活性升高、巨噬细胞功能异常、树突状细胞功能异常、补体系统异常等;②获得性免疫紊乱,包括封闭抗体缺乏,T、B 淋巴细胞异常,辅助性 T 淋巴细胞 Th1/Th2 细胞因子异常等。

抗磷脂抗体综合征(antiphospholipid syndrome,APS),是一种非炎症性自身免疫性疾病,以体内产生大量的抗磷脂抗体(APL),包括 ACA、LA 及抗 β_2 GP1 抗体为主要特征,临床表现包括动静脉血栓形成、病理妊娠、血小板计数减少等,属于免疫功能紊乱范畴,也属于血栓前状态范畴。有报道 5%~20% 的 RSA 患者可检出抗磷脂抗体,其中未经治疗者再次妊娠的活产率将降低至 10%,是 RSA 最为重要且可以治疗的病因之一。典型 APS 的诊断必须至少有 1 项临床标准包括:3 次或 3 次以上小于妊娠 10 周的不明原因流产;1 次或 1 次以上大于妊娠 10 周的不明原因流产;1 次或 1 次以上妊娠 34 周前因子痫、子痫前期或胎盘功能不全所致的早产。以及至少 1 项实验室指标包括:连续 2 次及以上间隔 12 周或以上 LA 阳性,或者 ACA 或抗 β_2 GP1 抗体滴度 > 第 99 百分位数。

近年来提出非典型产科抗磷脂抗体综合征的概念,也与 RSA 密切相关。即具有 APS 中的临床表现与不典型的实验室检查(2 次 aPLs 阳性,但检测时间间隔 <12 周;IgG/IgM 型 aCL 和/或抗 β_2 GP1 抗体为 20~39 GPL/MPL,或滴度为第 95~99 百分位数);或不典型的临床表现(连续 2 次不明原因流产;或 3 次及以上非连续不明原因流产;或晚发型子痫前期;或胎盘血肿、胎盘早剥、晚期早产)与 APS 中的实验室标准。

此外,系统性红斑狼疮、干燥综合征、类风湿关节炎、系统性硬化症、未分化结缔组织病等风湿免疫疾病,产生的自身抗体可对胎盘造成免疫损害,影响胎盘功能,从而导致不良妊娠结局的发生。

关于甲状腺自身抗体阳性与流产的关系,目前已有大量循证医学证据证明两者有显著相关性,有研究发现,RSA 患者的甲状腺自身抗体阳性率显著增高,其他研究也发现,甲状腺自身抗体阳性妇女的 RSA 发生率增高。

近年认为,生殖相关抗体,例如抗精子抗体、抗子宫内膜抗体、抗卵巢抗体等导致 RSA 缺乏证据,因此,不推荐对生殖相关抗体进行筛查。

目前,对同种免疫型 RSA 仍处于研究阶段,因此,常称之为"原因不明复发性流产"(unexplainedrecurrent

spontaneous abortion,URSA)。研究发现,母胎免疫耐受失衡机制主要表现为母胎界面自然杀伤细胞(NK)、T 细胞、巨噬细胞、骨髓源性抑制性细胞(MDSCs)等免疫活性细胞以及蜕膜基质细胞(DSCs)和滋养细胞等数量、功能以及它们之间的交互对话机制异常,但其确切发病机制尚不完全清楚。此外,夫妇 HLA 相容性过大,造成封闭因子缺乏也有可能导致不明原因复发性流产。

4. 血栓前状态 血栓前状态(prethrombotic state,PTS)是凝血因子浓度升高,或凝血抑制物浓度降低而产生的血液易凝状态,尚未达到生成血栓的程度,或者已形成的少量血栓正处于溶解状态。临床上的血栓前状态包括先天性和获得性两种类型:①先天性血栓前状态是由于与凝血和纤溶有关的基因突变所造成,如 V 因子和 II 因子(凝血素)基因突变、蛋白 S 缺乏等。荟萃分析显示,晚期自然流产与 V 因子和 II 因子(凝血素)基因突变、蛋白 S 缺乏所致的先天性血栓形成密切相关。但 V 因子和 II 因子(凝血素)基因突变在汉族人群中罕见。②获得性血栓前状态主要包括抗磷脂抗体综合征(antiphospholipid syndrome,APS)、获得性高半胱氨酸血症以及其他各种引起血液高凝状态的疾病。目前,血栓前状态引起自然流产的具体机制尚未完全明确,普遍认为,妊娠期高凝状态使子宫胎盘部位血流状态改变,易形成局部微血栓甚至引起胎盘梗死,使胎盘组织的血液供应下降,胚胎或胎儿缺血缺氧,最终导致胚胎或胎儿的发育不良而流产。

5. 内分泌异常 RCOG 指南认为,多囊卵巢综合征(polycystic ovarian syndrome,PCOS)可增加自然流产的发生率,虽然 PCOS 导致 RSA 的机制尚不完全明确,但有研究认为,此类患者出现 RSA 可能与胰岛素抵抗、高胰岛素血症及高雄激素血症有关;然而,美国生殖医学学会则认为,PCOS 是否导致 RSA 发生仍有争议。美国生殖医学学会认为,高催乳素血症与 RSA 有关,通过影响卵母细胞的发育,引起黄体功能不全从而导致 RSA 的发生。此外,孕妇的内分泌疾病如未控制的糖尿病、甲状腺疾病等均与 RSA 的发生有关。

(1)多囊卵巢综合征:有研究表明 PCOS 与 RSA 相关,且推测 PCOS 患者流产率升高与高胰岛素血症有关。胰岛素抵抗及高胰岛素血症引起流产的机制尚未明确,可能机制如下:①高胰岛素血症使孕早期免疫抑制性糖蛋白(Glycodelin)的浓度降低,Glycodelin 是子宫内膜腺体在黄体期分泌的一种糖蛋白,它可以通过抑制混合淋巴细胞反应和自然杀伤细胞的活性而抑制子宫内膜对胚胎的免疫反应而有利于受精卵植入,所以血清低浓度的 Glycodelin 预示着一个不利于胚胎植入的子宫内膜环境从而增加孕早期流产率;②高胰岛素血症可负性调节胰岛素样生长因子结合蛋白-1(IGFBP-1)的浓度,IGFBP-1 在非孕妇女中主要由肝脏分泌,妊娠期间可由肝脏和子宫内膜共同分泌,有利于围植入期胚胎和母体的黏着,PCOS 患者的胰岛素水平升高,

IGFBP-1 降低,流产风险增加;③高胰岛素血症上调血浆纤溶酶原激活物抑制物(PAI-1)的水平,诱发绒毛血栓形成,影响胎盘血供,使滋养层发育不良导致流产;④高胰岛素血症可增加卵泡周围及黄体周围的血流阻力,不利于子宫内膜及内膜下的血管形成,不利于胚胎的种植和发育导致流产;⑤高胰岛素血症也可能与高半胱氨酸血症有关,高半胱氨酸血症增加血管内皮的氧化应激反应,激活血小板,促血栓形成,影响胚胎血供,导致胚胎停育。

(2)糖尿病:在胰岛素依赖型糖尿病妇女中自然流产率和胎儿先天性畸形率均增加,风险程度与妊娠早期代谢控制程度有关。有报道显示,复发性流产妇女体内胰岛素抵抗增加,有效控制血糖能够显著降低流产率。Mills 等进行的前瞻性研究表明,糖尿病妇女妊娠早期(21 天内),血糖控制良好者流产的发生率与非糖尿病组无差异,但血糖控制欠佳者的自然流产率显著升高,可达 15%~30%。此外,妊娠早期高血糖是造成胚胎畸形的危险因素之一。

(3)甲状腺功能异常:虽有研究指出,甲状腺自身抗体异常与自然流产率升高有关,但其在复发性流产中的作用尚缺乏证据。2000 年,Rushworth 等在对 870 名复发性流产的女性进行研究发现,有自身免疫性甲状腺抗体的妇女与没有抗体的妇女活产率无明显差别。因此,目前尚不能明确甲状腺疾病是否能导致复发性流产的发生。

(4)高催乳素血症:催乳素水平升高也会抑制黄体功能,使黄体期缩短,孕酮分泌不足,同时影响子宫局部的PRL 水平,干扰胚胎的发育导致流产。

6. 感染 任何能够造成菌血症或病毒血症的严重感染均可以导致偶发性流产,然而生殖道各种病原体感染以及 TORCH 感染与 RSA 的发生虽有一定相关性,但不一定存在因果关系。支原体、衣原体、细菌性阴道病等生殖道感染是晚期流产及早产的高危因素,但与早期流产的关系仍不明确。

7. 其他因素 复发性流产还与许多因素相关,包括:不良环境因素,例如有害化学物质的过多接触、放射线的过量暴露以及噪声、振动等;不良的心理因素,例如妇女精神紧张、情绪消极抑郁以及恐惧、悲伤等不良的心理刺激都可以影响神经内分泌激素系统,使得机体内环境改变,从而影响胚胎的正常发育;过重的体力劳动、吸烟、酗酒、饮用过量咖啡、滥用药物及吸毒等不良嗜好。

【病因筛查】
1. 一般检查
(1)询问病史:详细询问夫妇双方病史,除年龄、月经婚育史、既往史、家族史外,还应注意询问有无吸烟、酗酒、吸毒以及化学毒物放射线接触史。依照时间顺序描述既往流产情况,包括发生流产时的妊娠周数、有无诱因及特殊伴随症状、流产胚胎有无畸形、是否做过染色体核型分析等。通过病史询问大致判断引起 RSA 的病因,为进一步的实验室检查指明方向。

(2)体格检查及妇科检查:测量身高、体重和血压,注意有无代谢性疾病的体征,是否有多毛、溢乳、黑棘皮病和甲状腺肿大等。特别注意妇科检查,了解子宫及双附件有无先天畸形,并检查宫颈是否有损伤、感染等。

2. 实验室检查
(1)遗传学检查:同时对夫妇双方外周血淋巴细胞染色体进行核型分析,观察有无数目和结构畸变,以及畸变类型,以便推断其复发概率,行遗传咨询。如条件允许,也应对流产物行染色体核型分析,必要时进行微阵列检查。

(2)内生殖器畸形的检查:

1)宫颈功能不全的检查:目前宫颈功能不全尚无统一的诊断标准。目前在非妊娠期有以下临床诊断方法:子宫输卵管造影测定宫颈管宽度、8 号 Hegar 宫颈扩张棒无阻力通过宫颈管、经宫颈峡部牵拉球囊或 Foley 导尿管的施力评估等。但它们都不能作为诊断宫颈功能不全的“金标准”,必须综合病史、典型临床表现及超声检查结果,作出临床诊断。

2)B 超:主要用于诊断子宫外部形态异常,明确子宫内膜厚度、有无粘连畸形、有无子宫肌瘤等。

3)宫腔镜及腹腔镜:宫腔镜可直接观察宫腔内状况,不但能明确诊断宫腔粘连、子宫纵隔等子宫畸形及其类型,还可同时进行宫腔粘连分离、子宫纵隔切除等治疗。宫腔镜检查同时取子宫内膜进行 CD38、CD138 免疫组化染色,可诊断子宫内膜炎;腹腔镜则可在直视下了解子宫外部形态,不仅可以诊断盆腔粘连、子宫内膜异位症,同时也可以进行治疗。

(3)免疫紊乱相关检查:

1)抗磷脂抗体综合征相关检查:抗磷脂抗体(anti-phospholipid antibody,aPL)[包括狼疮抗凝物(lupus anticoagulant,LA)、抗心磷脂抗体(anti-cardiolipin antibody,aCL)IgG/IgM/IgA 亚型、抗 β₂- 糖蛋白 1 抗体(anti-β₂-glycoprotein 1 antibody,anti-β₂GP1)]IgG/IgM/IgA 亚型。此外还有诊断标准外的其他 aPLs,如抗磷脂酰乙醇酰胺抗体、抗波形蛋白抗体、抗膜联素 A5 和抗膜联素 A2 抗体、抗蛋白 S 抗体等,这类 aPLs 的临床价值,现有证据仅基于小样本的观察性研究或队列研究,一般不推荐进行常规检测。同样属于诊断标准外的 aPLs,抗 β₂ GP I 结构域 I 抗体、抗凝血酶原抗体及抗磷脂酰丝氨酸/凝血酶原复合物抗体目前认为拥有一定的临床应用前景。

2)风湿免疫疾病相关检查:抗核抗体(antinuclearantibody,ANA)谱[包括可提取核抗原抗体(extractable nuclear antigens,ENA)]、抗双链 DNA 抗体(anti-double strand DNA antibody,anti-dsDNA)、类风湿因子(rheumatoid factor),补体 C3、C4,免疫球蛋白 IgG、IgM、IgA。

3)同种免疫紊乱相关检查:排除各种非免疫因素及自身免疫紊乱后的不明原因 RSA,应当考虑是否与同种免疫紊乱有关。有条件者可行封闭抗体以及 HLA 多态性检查,及外周血中 NK 细胞的数量和/或活性检查。

（4）血栓前状态的检查：目前，常用于检测血栓前状态的指标包括凝血相关检查［凝血酶时间（TT）、活化部分凝血活酶时间（APTT）、凝血酶原时间（PT）、纤维蛋白原及 D-二聚体］、相关自身抗体［抗心磷脂抗体（ACA）、抗 β_2 糖蛋白 1（β_2GP1）抗体及狼疮抗凝物（LA）］及同型半胱氨酸（Hcy）。此外，有条件的医疗机构还可以进行蛋白 C、蛋白 S、XII因子、抗凝血酶III（AT-III）等血栓前状态标志物的检测。

（5）内分泌检查：

1）基础体温测定（BBT）：BBT 能反映卵巢的功能状态，可用于筛查黄体功能不全。此方法最为简单、经济，每天测量晨起时的静息体温即可。黄体正常寿命为 12~16 天，一般为 14 天，双相体温的黄体期持续时间至少 12 天；体温上升应迅速，幅度至少在 0.3℃以上，如体温上升缓慢，超过 2 天以上或 BBT 上升不足 12 天者即可提示有黄体功能不足。

2）血清孕酮测定：当黄体功能不足时，孕酮分泌量减少，故监测外周血清中孕酮水平可以粗略估计黄体的功能状态，若 P<10ng/ml，则提示黄体功能不全。

3）子宫内膜活检：于月经第 23 天（黄体末期）行子宫内膜活检，若内膜发育落后于月经周期 2 天以上，或子宫内膜非常薄、腺体稀疏、腺上皮含糖原少、螺旋动脉血管壁薄等，均可说明黄体功能不全。诊刮日期应尽可能靠近下次月经期，以便真正反映内膜对黄体分泌的全部孕酮的反应。流产后前 2 次月经周期中尽量不行内膜诊刮，因 22%~45% 的流产妇女此时内膜反应异常，易造成误诊。内膜活检除了做常规的组织学检查外，最好同时测定雌、孕激素受体，排除激素受体含量过低导致的假性黄体功能不全。

4）血清催乳素（PRL）测定：PRL 过高或过低均可导致黄体功能不全，PRL 正常值 4~20ng/ml。目前已有研究表明，血清 PRL 轻度升高与 RSA 关系密切。检测血清 PRL 时需要特别注意采血的时间和方法，虽然 PRL 的分泌在月经周期中无明显的变化，但却存在明显的昼夜波动，早晨分泌量较低而夜晚分泌增多，故而应统一在早 8~9 时采血，最好能够每间隔 15 分钟连续抽血 3 次，混匀后再测 PRL 值。

5）其他性激素测定：对于月经失调者，应在月经周期第 3 天抽血检查 FSH、LH、E_2 和 T；对疑有 PCOS 患者，必要时予以检查硫酸脱氢表雄酮（DHEA-S）和性激素结合球蛋白（SHBG）。

6）甲状腺功能测定：检测 TSH、T_3 和 T_4，必要时行甲状腺抗体的测定。

7）糖代谢检查：对怀疑有胰岛素抵抗，有糖尿病高危因素，例如：有家族史、高龄、肥胖、PCOS 等患者，应行 OGTT 及相应时段胰岛素检查。

（6）感染因素检查：伴有不良妊娠史如早产、胎膜早破

等，或找不到其他病因的复发性流产患者，应行宫颈分泌物解脲支原体、人型支原体、沙眼衣原体等检测。

【处理】

1. 染色体异常　对于染色体异常导致的流产目前尚无有效的治疗方法，仅能根据夫妇双方染色体异常情况于妊娠早期取绒毛或妊娠中期取羊水脱落细胞进行产前遗传学诊断和咨询，以便决定胚胎的取舍。对于采用辅助生殖技术的患者最好能够进行植入前诊断（PGD），以免植入染色体异常的囊胚。若为常染色体平衡易位及罗伯逊非同源易位携带者，有可能分娩正常核型及携带者婴儿，故可以妊娠但应进行产前诊断；对于罗伯逊同源易位携带者则应避孕或绝育，以免反复流产或分娩畸形儿。先兆流产时，应根据夫妻双方的核型分析来决定是否保胎，但是在夫妇双方染色体均正常的情况下，配子形成及胚胎发育过程中亦可能出现染色体异常。需要指出的是，随着对复发性流产病因学研究的逐渐深入，可采用的针对性治疗手段也日渐增加，通过长期的临床实践可以发现，对于部分染色体异常的夫妇在给予免疫治疗、抗凝治疗等处理措施后，亦可保胎成功并最终分娩正常婴儿，这就提示染色体异常并非导致复发性流产的单一因素，仍有可能同时并存其他致病因素，因此不应轻易而盲目地放弃对染色体异常者的检查和治疗，在经过全面筛查、针对性治疗及必要的产前诊断等处理后仍有可能获得良好的妊娠结局。

2. 解剖异常

（1）宫颈功能不全：宫颈环扎术是治疗宫颈功能不全最主要的手段，其目的在于修复并建立正常的宫颈内口形态和功能，尽量增加宫颈管的张力，阻止子宫下段的延伸及宫颈口的扩张，协助宫颈内口承担妊娠后期胎儿及其附属物的重力作用。同时，联合术后的安胎治疗可以降低子宫平滑肌纤维的张力及子宫下段的负荷，维持妊娠，延长孕周，避免晚期流产和早产的发生，提高胎儿的成活率。

根据手术时机不同，宫颈环扎术可分为病史指征的宫颈环扎术、超声指征的宫颈环扎术及体格检查指征的宫颈环扎术。

1）病史指征的宫颈环扎术：是基于既往有妊娠中期或者晚期，无痛性宫口逐渐扩展，开大，发生晚期流产或极早产病史。建议在 12~14 周，超声测量宫颈尚未发生变化时进行预防性环扎。

2）超声指征的宫颈环扎术：超声检测宫颈长度是评估妊娠期宫颈功能不全的可靠方法，妊娠 24 周前宫颈长度 <25mm，提示有发生宫颈功能不全的风险。研究表明，该手术可降低 30% 早产的发生。

3）体格检查指征的宫颈环扎术：又称紧急宫颈环扎术。是指当体格检查发现宫颈口扩展，且无明显宫缩，除外绒毛膜羊膜炎的临床征象时进行的手术。研究表明，紧急宫颈环扎手术可延长孕周平均达 6~9 周，而卧床休息为主的保守治疗延长孕周不足 4 周。

4）再次环扎术：宫颈环扎术后需定期超声检查，监测宫颈情况，并行 FFN 检测等，如发现宫颈扩张，可行再次环扎术。Rand 等提出，24 周以前预防性环扎术后发现宫颈扩张或展平可行二次手术，但要充分估计手术可能带来的胎膜早破、羊膜腔内感染及早产的潜在危险。

目前临床采用的环扎术有多种方式，大体上可按手术途径分为经腹环扎和经阴道环扎两类。

1）经阴道环扎：①McDonald 法（宫颈荷包缝合）：适用范围广，是目前临床采用的主要术式。可用于各种原因引起的宫颈功能不全，其他手术方法失败后的再次环扎，因其操作简单，在紧急宫颈环扎时多采用该术式。McDonald 可适用于任何孕周，该术式的优点在于操作简单，术中无须切开任何组织，损伤小，对母婴干扰少，手术时间短，术后恢复快，容易拆线，而且手术成功率高可达 85%~92%，费用较低。但 McDonald 法环扎不能用于宫颈已消退或宫颈过短的病例，且缝线位置较低，只能达到宫颈中 1/3 段，缝线所能承受的负荷较小，术后易再次出现宫颈改变，需行二次环扎。②Shirodkar 法：多用于宫颈过短、宫颈管已经消退不宜行 McDonald 手术的患者。该法为高位宫颈环扎，缝扎位置可达宫颈上 1/3 段，能有效地增加宫颈管的张力，承受较大重力。该法的缺点在于术中需切开阴道前后穹窿，损伤较大，出血多，操作较为复杂。③改良 Shirodkar 法：该方法仅切开宫颈阴道前壁黏膜，按照由左后到左前，再到右前，最后至右后的顺序完成环扎缝合。较之经典 Shiordkar 法具有创伤小、出血少的优点，在宫颈条件不宜行 McDonald 法时，实施改良 Shiordkar 法很有必要。④其他常用术式：单褥式 "U" 形缝合术和双褥式 "U" 形缝合术，类似 Shirodkar 法，可用于宫颈内口松弛无损伤缺陷者；左右褥式交叉缝合术，适用于宫颈阴道段松而长者；宫颈侧方或前方褥式缝合术，适用于宫颈陈旧性裂伤达穹窿者或宫颈阴道段极短甚至缺如者。

2）经腹宫颈环扎术：该手术的优点是从子宫下段分离膀胱，环扎带在子宫峡部环扎，位置较高，缝线不易脱落。但经腹环扎术后，足月妊娠后只能通过剖宫产终止妊娠，且在妊娠中晚期发现胎儿畸形、晚期流产等情况，可能需剖宫取胎，创伤较大，因此不推荐作为治疗首选，仅有以下情况时考虑进行该术式：先天性宫颈短（子宫已烯雌酚暴露所致）；后天性阴道部宫颈短、残缺、几乎缺失或缺失（如阴道分娩所致宫颈损伤、宫颈切或锥切、广泛宫颈切除术后）；多发性深锯齿状宫颈缺损；宫颈严重瘢痕；宫颈阴道漏；穹窿部严重撕裂后；既往 1 次或多次孕期经阴道宫颈环扎失败等难以经阴道进行宫颈环扎术的患者。

宫颈环扎术后，还需对患者进行监测，以便及时采取恰当的处理。

1）术后禁止性生活，避免负重，保持大便通畅。

2）抑制宫缩：大多数宫颈功能不全患者术前并无明显宫缩，但手术操作对宫颈和子宫可造成刺激，可诱发宫缩。

因此积极正确使用宫缩抑制剂是提高宫颈环扎术的成功率的关键。对所有宫颈环扎术后患者，应常规使用宫缩抑制剂预防宫缩发生。如术前已有宫缩，尽量使用宫缩抑制剂治疗，待宫缩减弱并消失后行手术治疗。

3）预防感染：择期及应激性手术通常术后预防性使用抗生素不超过 48 小时。对于宫口已经开大的患者，术前可进行羊膜腔穿刺，行羊水炎症指标检查，术后密切监测体温、血白细胞、CRP 等指标，定期检查阴道分泌物，根据情况决定抗生素使用疗程。

4）注意腹痛、阴道流血、阴道排液情况，警惕胎膜早破的发生。

5）术后出院后应定期复查宫颈长度，于妊娠 37 周拆除缝线。

（2）先天性子宫发育异常：双子宫患者是否需行矫形术尚存争议，有报道显示，矫形术前后对比时活产分娩率无显著性差异，但也有研究认为矫形术后，可使流产率下降，从而改善妊娠结局。目前多数学者较为一致的观点是双子宫不做常规矫形术，但对于复发性流产患者，在排除染色体异常、黄体功能不全以及免疫紊乱等因素后可行矫形术；对于双角子宫或鞍状子宫的复发性流产患者，在排除其他已知病因后，可行子宫矫形术，双角子宫矫形以 Strassman 经腹或经阴道手术为主要方法，鞍状子宫可行腹腔镜监视下宫腔镜电切术；纵隔子宫的治疗目前多采用宫腔镜切除纵隔；单角子宫一般不需特殊治疗，孕期加强监护，及时发现并发症予以处理。

（3）其他子宫病变：黏膜下肌瘤患者自然流产率较高，宜在妊娠前行宫腔镜下肌瘤切除，体积较大的肌壁间肌瘤亦可影响胎儿发育，也应行肌瘤切除。对于宫腔粘连者需在宫腔镜下行粘连松解术，术后安放宫内节育器，防治再次粘连，术后除服用抗生素预防感染外，还可加用雌激素制剂，周期性使用，或配合黄体酮制剂行人工周期治疗，以促进子宫内膜的生长。

3. 免疫紊乱 对于免疫性流产患者，应通过细致而全面的检查了解其免疫紊乱的类型，给以针对性治疗，但需要注意的是，部分患者可能存在多种免疫异常，应采取综合治疗。

（1）抗磷脂抗体综合征：对于抗磷脂抗体综合征患者，在计划妊娠时建议每天口服低剂量阿司匹林（LDA）50~7 100mg，维持整个孕期。确诊怀孕后，在整个妊娠期继续应用 LDA 的基础上，加用低分子量肝素（low molecular weight heparin，LMWH），剂量和使用时间应遵循《低分子肝素防治自然流产中国专家共识》和《产科抗磷脂综合征诊断与处理专家共识》。对于常规治疗失败的 APS、合并 SLE 或其他全身性自身免疫性疾病的 APS、高风险 aPLs 谱（LA 阳性、LA、aCL 或抗 β_2-GPI 抗体双重阳性、LA、aCL 和抗 β_2-GPI 抗体三重阳性、aPL 持续中高滴度阳性）和有血栓形成史的患者，建议妊娠前根据抗体滴度等情况，应用羟氯喹

200~7 400mg/d。

（2）风湿免疫疾病：2020年，复发性流产合并风湿免疫病免疫抑制剂应用中国专家共识编写组编写的《复发性流产合并风湿免疫病免疫抑制剂应用中国专家共识》，规范了目前我国对于RSA合并风湿免疫疾病，过度治疗、超适应证使用等不良现象。建议RSA合并SLE、SS、SSc以及UCTD等风湿免疫病，应在风湿免疫科与妇产科共同管理。

（3）同种免疫紊乱：同种免疫型RSA患者的治疗方法包括主动免疫治疗，即淋巴细胞免疫治疗（lymphocyte immunotherapy，LIT）及被动免疫治疗，即静脉注射丙种球蛋白。虽然，目前对LIT及静脉注射丙种球蛋白这两种免疫治疗的有效性尚存在较大争议，但仍有临床实践证明，免疫治疗对防治早期RSA有一定疗效，对于已经排除各种明确致病因素，考虑存在同种免疫功能紊乱的不明原因RSA患者，尤其是封闭抗体阴性及NK细胞数量及活性升高者，给予LIT或静脉注射丙种球蛋白仍可作为一种治疗手段。近年来，有研究认为环孢素（CsA）、粒细胞集落刺激因子（G-CSF）、肿瘤坏死因子拮抗剂等对URSA有一定疗效，但临床实践仍有待进一步证明。

4. 血栓前状态 血栓前状态者的主要治疗方法是低分子量肝素（LMWH）单独用药或联合应用阿司匹林。低分子量肝素用法一般是5 000U，皮下注射，每天1~2次。用药时间可从孕早期开始，一般在血β-hCG诊断妊娠即开始用药，在治疗过程中如检测胎儿发育良好，孕妇凝血-纤溶指标检测项目恢复正常即可停药，停药后须定期复查凝血-纤溶指标同时监测胎儿生长发育情况，如有异常需考虑重新开始用药，必要时治疗可持续至整个孕期，在终止妊娠前24小时停止使用。妊娠期使用低分子量肝素对于母胎均有较高的安全性，但有时也可引起母体的不良反应，例如过敏反应、出血、血小板减少及骨质疏松等，因此在使用低分子量肝素的过程中，有必要对药物不良反应进行监测；小剂量阿司匹林一般于孕前使用，推荐剂量为50~75mg/d，在治疗血栓前状态的过程中要注意检测血小板计数、凝血功能及纤溶指标，其对胎儿的安全性目前尚处于研究之中；除以上抗凝治疗之外，有学者认为，对于获得性高同型半胱氨酸血症者，通过补充大剂量叶酸，维生素B$_6$及维生素B$_{12}$可取得一定疗效，但具体用药方案以及确切治疗效果仍有待进一步研究论证。

5. 内分泌异常 对存在内分泌异常的复发性流产患者，应针对基础疾病进行积极治疗，例如对黄体功能不足者可通过氯米芬诱导排卵，黄体期给予hCG和黄体酮增强黄体功能；高催乳素血症患者可在孕前给以溴隐亭进行治疗；PCOS患者的治疗包括诱导排卵及应用二甲双胍改善高胰岛素血症；甲状腺功能亢进者孕前应用丙硫氧嘧啶（PTU），待病情稳定后再妊娠；甲状腺功能减退的患者需补充甲状腺素，在甲状腺功能恢复3个月后再行考虑受孕；对于糖尿病患者需积极有效地控制血糖，在备孕前3个月停用降糖药

物，改用胰岛素控制血糖。在各种原因导致的复发性流产中，内分泌原因引起的复发性流产的治疗效果最好，有报道内分泌异常得以矫正后，成功妊娠率可达90%以上。

6. 感染 存在生殖道感染的RSA患者，应在准确检测出感染因素的基础上加以针对性治疗。支原体、衣原体感染的治疗首选大环内酯类药物，如红霉素。

三、感染性流产

【定义】 流产过程中，如果阴道流血时间长，或有组织物残留于宫腔内，则可能引起宫腔感染，严重时可扩展到盆腔、腹腔甚至全身，并发盆腔炎、腹膜炎、败血症及感染性休克等称为感染性流产。

【病因】 感染性流产常与非法堕胎有关，但有时自然流产及选择性流产后也有可能合并严重感染。在机体健康、周围环境正常的情况下，阴道及宫颈管均有厌氧菌及需氧菌共存，菌种多而复杂，存在于黏膜表面，一旦组织出现创伤，需氧菌中的条件致病菌将迅速繁殖，使局部成为缺氧环境，导致厌氧菌随之快速增殖，从而发生感染且表现为混合性感染。在厌氧菌感染中，以脆弱类杆菌（bacteroides fragilis）、消化球菌（peptococcus）、消化链球菌（peptostreptococcus）多见，偶见韦永球菌（veillonella），梭状芽孢杆菌属的产气荚膜梭菌（clostridium perfringens）感染则较为少见，但却可能导致严重的致命性的感染。在需氧菌方面，多见大肠埃希氏菌、溶血性链球菌、葡萄球菌等，此外支原体及衣原体也是感染性流产的病因之一。

感染性流产的病情轻重及预后可与病菌的种类、感染的范围及严重程度、治疗是否及时有很大关系。其中以子宫内膜炎最为常见，此外宫旁组织炎症、腹膜炎、败血症甚至心内膜炎也可能发生，严重时发生感染性休克。

【临床表现】 患者除了有各种类型流产的临床表现或非法堕胎史外，还出现一系列感染相关的症状和体征：

1. 感染的一般临床表现 畏寒发热、脉搏增快、恶心、呕吐等。

2. 腹痛 常表现为下腹部或盆腔部位的持续性疼痛；当存在弥漫性腹膜炎时疼痛可波及全腹。

3. 白带异常 白带量增多，为脓性或脓血性，有臭味。

4. 妇科检查 宫口可见脓性分泌物流出，宫颈举痛明显，子宫体压痛，附件区增厚或有痛性包块。

5. 腹膜炎体征 下腹部或全腹部有压痛、反跳痛及肌紧张。

【诊断】 根据临床表现和辅助检查，感染性流产的诊断并不困难，同时应当作出病菌诊断，并注意并发症的诊断，如感染性休克、急性肾衰竭、弥散性血管内凝血（DIC）等。

1. 询问病史 详细了解有关流产的病因，如既往性生活状况，本次流产过程等，若为人工流产需详细了解在何处、由何人进行流产手术，手术方法、手术过程以及流产后发热、

腹痛、阴道流血及有无组织无排除等情况。

2. 体格检查及妇科检查 全身检查除体温、脉搏、呼吸及血压外，还应注意全身及巩膜有无出血点及黄疸，下腹部有无压痛及反跳痛，是否可打及包块；妇科检查需注意阴道有无脓性或脓血性分泌物，有无异味，宫颈是否扩张，有无组织无嵌顿，检查子宫大小，宫体有无压痛，后穹窿是否饱满，宫旁组织有无增厚、压痛、肿块。

3. 辅助检查 做血常规、肝肾功能检查；对怀疑有黄疸患者必须做胆红素测定；如全身有小出血点或体温超过39℃，应做血培养，须包括需氧菌及厌氧菌两类；在妇科检查同时应做宫颈管分泌物及宫腔内容物做需氧菌及厌氧菌培养；如尿少而色深者应做血红蛋白尿检查；如果附件部位及后穹窿触诊有包块，疑有脓肿形成者可行 B 超检查，并且可于 B 超引导下行阴道后穹窿穿刺了解穿刺液性状，并将抽出液送细菌培养；疑有产气荚膜梭菌感染者可做盆腔 X 线摄片以了解子宫周围有无积气；对重症患者，如有感染性休克或处于休克前期者应严密监测生命体征，并注意尿量及是否出现急性肾衰竭，此外还需行凝血功能的相关检查警惕 DIC 的发生。

【处理】 一旦确诊感染性流产，治疗原则为积极控制感染，尽快清除宫内残留物。

1. 控制感染 由于阴道内及宫颈管有厌氧菌及需氧菌共存，考虑绝大部分感染为混合性感染。因此在致病菌尚未明确时，应选择对厌氧菌及需氧菌有效的药物。

（1）厌氧菌：甲硝唑是目前治疗厌氧菌感染最理想的药物，它几乎对所有的厌氧菌均有明显抗菌作用。使用方法：首次剂量 0.5~1g，1 小时静脉滴完，以后每 6~12 小时 0.5g，直到体温接近正常或正常，改口服 0.2g，每天 3 次，持续 1 周。

（2）需氧菌：一般尚不严重的感染可使用青霉素，例如青霉素 G，每天 240 万~960 万 U 静脉滴注。对严重的感染，可选择广谱抗生素如头孢类药物，包括头孢拉定、头孢唑林、头孢哌酮钠、头孢曲松钠等。

如血、组织物或脓液培养阳性，可根据药物敏感试验结果调整抗生素的使用。

2. 清除宫内残留物 感染性流产时，宫内残留的妊娠物大多已感染、坏死，不全流产不容易止血，坏死的妊娠物、血块及蜕膜等是极好的细菌培养基。当子宫收缩时可能有不间断的细菌进入血液循环，容易导致败血症及迁徙性脓肿。所以在使用抗生素控制感染的情况下，应尽快清除宫内残留物。

如阴道流血不多，先使用静脉抗生素 2~3 天，待感染控制后行清宫术；如阴道流血量多，则可在静脉滴注抗生素的同时行清宫术。清宫时应该使用卵圆钳将宫内残留物夹出，切不可用刮匙全面搔刮，以免造成感染扩散。

如感染严重，盆腹腔脓肿形成，应在 B 超引导下做阴道后穹窿穿刺或切开引流；如果子宫周围积气或有感染性休克，抢救效果不显著时，可考虑做子宫切除。

3. 支持治疗 严重感染的病例应予以补液、纠正水电解质平衡、补充热量、输血及白蛋白等，以增强机体抵抗力及提高对手术的耐受性。

4. 感染性流产相关问题

（1）严重感染性流产无论术前、术中及术后均可能伴发感染性休克以及一系列并发症，如急性呼吸窘迫综合征、急性肾衰竭和 DIC 等，故需密切注意血压、脉搏、呼吸、尿量以及出血倾向，以便及时发现并积极纠正。

（2）脆弱类杆菌感染性流产易发生血栓性静脉炎，如盆腔静脉丛、髂内静脉，此类患者易出现低热、下腹疼痛，位于右侧者可能误诊为阑尾炎，应特别加以注意。

（张建平　祝丽琼）

第三节　早　产

早产（preterm birth）是产科综合征之一，不仅是围产儿病死率的主要原因，也影响到婴儿和儿童期的生存和健康。存活早产儿脑瘫、智力障碍等伤残发生率较高。伴随近年某些产科合并症和并发症不断增加，产科早产率在逐年增加，特别是 28 周前的早产率增加。随着新生儿监护技术改进，早产儿生存率有了增加，然而其发病率与致残率未能明显改善，尤其是 32 周胎龄前早产儿远期神经功能障碍仍然是重要遗留问题。早期早产或极低出生体重儿出生带给社会、家庭、医学及伦理学一系列复杂问题和深远影响，成为世界性公共卫生问题。对于早产综合征各种病因探索是提供抗早产时机的关键之一。

一、早产的概念

（一）早产定义

1961 年，WHO 将早产定义在孕龄 37 周以下终止者，可能受各地围产期定义限定不同，其下限并无统一限定。在英国和其他一些欧洲国家普遍接受的早产孕周下限为 23~24 周，而在美国、澳大利亚、苏格兰则以 20 周作为下限。目前我国采用的早产定义为：发生于妊娠满 28~36 周 ^{+6} 的分娩。虽然也有人提出"新生儿出生体重≥1 000g"的标准，但伴随对于宫内生长受限的不断认识,新生儿出生体重≥1 000g不应视为早产界定标准,尤其各种原因的早期早产儿中不乏胎儿生长受限者。

(二) 孕龄、出生体重与妊娠结局

孕龄与出生体重有关,都是关系早产儿近远期病死率的重要因素。胎儿成熟度与孕龄之间的关系相对于出生体重的关系更为密切,孕龄是与围生结局直接相关的主要因素。重度子痫前期医源性早产婴儿结局在一定孕周范围内与孕龄相关性胜于高血压本身对其造成的影响。石凌懿和杨孜等对重度子痫前期的医源性早产以及不同阶段自发早产的多因素回归分析也显示了分娩胎龄是影响围生结局的主要因素。

根据新生儿出生体重大小分为:低出生体重儿(low birth weight,LBW):出生体重<2 500g;极低出生体重儿(very low birth weight,VLBW):出生体重<1 500g;超低出生体重儿(extremely low birth weight,ELBW):出生体重<1 000g。几乎各国都有根据孕龄和体重绘制的体重增长曲线,体重小于同孕周第10百分位数者称为小于胎龄儿。

(三) 早产分类

1. 按孕龄区分 多数发达国家将妊娠≥24~<32周的早产称为早期早产(very preterm birth or early preterm birth);妊娠≥32~<37周为晚期早产;而≥20~<24周的早产则为极早期早产(extremely preterm birth)。也有将<28孕周列为极早期早产,又有将妊娠≥34~<37周看作晚期早产。

2. 按发生情形区分 自行发生的早产称自发性早产(spontaneous preterm birth,SPB),病因复杂,约占所有早产的80%,又可分为胎膜完整的自发性早产和胎膜早破早产(preterm premature rupture of membrane,PPROM)即妊娠37周以前胎膜早破后临产分娩。宫颈功能不全所致的早产常归类于自发性早产。需要所谓"病因不明"自发早产中积极查找复杂病因,不查不知,这是此类抗早产新的挑战之一。

因某些疾病治疗需要终止妊娠的早产称医学指征性早产(medically indicated preterm birth)约占所有早产的20%。包括治疗妊娠并发症、合并症,由于孕妇病情救治的需要而提前终止妊娠如重度子痫前期、妊娠合并心脏病心力衰竭等,也包括挽救或放弃胎儿造成的早产如胎儿窘迫、胎儿生长受限和胎儿畸形等。严谨的医源性早产(iatrogenic prematurity)应该有别于医学指征性早产,是特指在医疗救治方面存在问题所造成的早产。

二、早产发病机制

一个多世纪以来,随着分娩动因的研究进展,对早产的发病机制有了新的认识,但其确切机制仍未阐明。

(一) 感染

感染是早产的重要始动因素,这些感染包括蜕膜-羊膜炎、无症状性菌尿、细菌性阴道病、各种性传播性疾病以及全身的感染。各种炎症最终激活多种炎症通路,引起促炎因子,如IL-1β、TNF-α、IL-6、IL-8以及G-CSF等表达增加,前列腺素释放,导致早产。动物实验中,将活的病原体或细菌内毒素放入子宫内可以诱发早产。宫颈及阴道穹窿部微生物可以产生蛋白水解酶,使局部组织及邻近胎膜抗张能力降低、胶原纤维减少、脆性增加,易引起胎膜早破。感染致早产更常见于小孕周的早产。

(二) 前列腺素合成增加

人类妊娠子宫组织中的前列腺素(PG)生成部位具有严格的限制性。PGE_2主要在羊膜产生,其产量在分娩发动时增加。绒毛膜、蜕膜也可产生PGE_2。绒毛膜中存在的15-羟前列腺素脱氢酶(PGDH)被认为能及时降解自身和羊膜中生成的PG,防止PG到达蜕膜和肌层。正常分娩时刺激宫缩的PG来源于子宫蜕膜。在一些早产患者绒毛膜中PGDH活性消失,来自绒毛膜或羊膜的PG就有可能刺激子宫平滑肌收缩。

(三) 促肾上腺皮质激素释放激素增加

母体紧张、胎儿窘迫以及胎盘着床异常时母体或胎儿的下丘脑-垂体-肾上腺轴异常活跃,导致胎盘及蜕膜细胞分泌促肾上腺皮质激素释放激素增加,使促肾上腺皮质激素(ACTH)、肾上腺皮质激素增加,最终导致雌激素增加,子宫对缩宫素敏感度增加而导致早产。血液循环中促肾上腺皮质激素释放激素(corticotropin-releasing hormone,CRH)大部分结合于高亲和力的CRH结合蛋白(CRH-BP),处于无活性状态。CRH-BP主要由肝脏和胎盘产生,通过与CRH结合阻止了胎盘CRH对母体下丘脑和子宫平滑肌的作用。在足月妊娠或早产患者中,循环中CRH-BP浓度下降,游离CRH水平升高,游离CRH浓度的骤增可能是引起分娩发动的重要因素。在早产者外周血CRH明显升高。CRH还能下调PGDH表达使PG合成增加。

(四) 蜕膜出血

蜕膜出血导致局部凝血酶及抗凝血酶Ⅲ复合物增加,进一步激活局部细胞因子网络或蛋白分解酶网络导致早产,而凝血酶和其受体结合可以直接引发宫缩。局部中性粒细胞浸润易发生胎膜早破,细胞因子IL-8增加引发早产。国外和笔者的临床研究均揭示,妊娠早、中期蜕膜出血使SPB的危险性增加3倍。妊娠期蜕膜出血可使50%患者发生PPROM。伴随对于早期蜕膜出血与母胎界面免疫互作的相关研究深入,这方面的关联正在不断被揭示。

(五）子宫过度膨胀

多胎妊娠,羊水过多,子宫畸形患者妊娠期子宫扩张快于其自身的生长速度时,直接机械性激活羊膜细胞因子网络,亦可导致胎膜细胞外基质降解,胎膜抗张能力下降。胎儿纤连蛋白(fetal fibronectin,FFN)从蜕膜和绒毛膜分离处释出,成为早产的标志物。

三、早产高危因素

（一）高危因素

包括:①前次早产史:再发早产风险比一般孕妇高2.5倍,前次早产孕周越早再次早产风险越高,前次早产史病因依然存在再发早产风险高;②宫颈手术史:宫颈手术、宫颈锥切、LEEP刀治疗、反复人工流产扩张宫颈等与早产有关;③子宫、宫颈畸形增加早产风险;④孕妇<17岁或>35岁,文化层次低、经济状况差或妊娠间隔短,两次妊娠间隔如控制在18~23个月早产风险相对较低;⑤孕妇体重指数<19kg/m² 或孕前体重<50kg,营养状况差,工作时间>80h/周;⑥辅助生殖技术后妊娠、多胎妊娠、胎儿异常、阴道流血、羊水过多/过少者;⑦患高血压、糖尿病、甲状腺疾病、自身免疫性疾病、哮喘、腹部手术史、有烟酒嗜好或吸毒者;⑧患细菌性阴道病、滴虫性阴道炎、衣原体感染、淋病、梅毒、尿路感染、严重病毒感染、宫腔感染;⑨妊娠16~28周宫颈缩短,妊娠28周后宫颈进行性缩短,也存在早产风险;⑩不适宜个体的过度运动;⑪反复出现规则宫缩;⑫某些中国人西方化生活方式的改变。

（二）早产与风险因素

对于早产综合征,无论是风险因素抑或病因在个体都存在异源性和异质性。2016年Ferrero DM等包含400余万病例荟萃分析显示65%左右的早产孕妇无明确高危因素,对早产综合征异质性病因探索是21世纪需要继续努力的方向。

四、早产预测

约90%有先兆早产症状的孕妇不会在7天内早产,其中75%的人将足月分娩,因此在有症状者中识别真正具有早产风险者对于选择性干预治疗十分重要。

1. 经超声测量宫颈长度预测早产 目前显示在妊娠14~24周,经阴道超声测量宫颈长度(cervical length,CL)无论对有早产症状者还是有早产高危因素者,均对预测早产有一定帮助。但目前尚无循证证据支持在普通孕妇中及无症状低风险者常规筛查宫颈长度。若以CL≤25mm为界值,预测34周前分娩的敏感性、特异性、阳性预测值、阴性预测

值分别为76%、68%、20%、96%。宫颈漏斗变化并不增加预测敏感性,测量宫颈功能长度变化可以代替宫颈形态变化来预测早产。早产临产的宫颈变化与足月临产宫颈变化明显不同,宫颈管扩展从内口开始变化,进而向外口扩展,使得宫颈下段闭合功能部分逐渐变短;在纠正和去除了导致宫颈缩短因素后,宫颈功能长度会恢复。Ziliantietal曾经描述宫颈消失时的外观特征,从B超图像上看到宫颈呈现"Y""V""U"形态改变。但要注意,当存在"V""U"明显宫颈形态变化时,功能闭合长度消失,已经不在临床预测时段,为处于需要更严密监测或及时处理阶段。另外,虽然经阴道超声测量方法被国外学者推崇,但随着超声仪器精密度提高以及超声医师技术提高,国内高质量经会阴超声测量宫颈仍能够获得准确数据和清晰图像。

2. 宫颈/阴道后穹窿分泌物检测FFN预测早产 曾经一度被用来作为预测方法之一,因预测价值低,至今尚无足够证据支持对无症状的孕妇常规检测FFN预测早产。已经不再被推荐。

3. 联合预测方法 对于早产综合征如同子痫前期综合征的预测,联合孕妇风险因素及存在的临床症状,附加超声测量CL及检测宫颈/阴道后穹窿分泌物FFN可能会有益于早产预测,这是早产预测探索方向之一。研究显示单纯宫颈长度≤25mm或者单纯FFN阳性的阳性预测值均较低,在发现其中一个指标阳性时可增加检测另一个指标会提高预测效率。对于早产综合征或者短宫颈综合征来说,预测应当从孕妇风险因素及存在的临床征象附加超声测量CL联合应用多方考虑,更符合卫生经济学原则以及抓住临床预警和干预时机。

五、早产诊断

1. 早产临产 凡妊娠满28~<37周,出现规律宫缩(指每20分钟4次或每小时内8次),同时宫颈管进行性缩短(宫颈缩短≥80%)伴有宫口扩张。

2. 先兆早产 凡妊娠满28~<37周,孕妇虽有上述规律宫缩,但宫颈尚未扩张,而经超声(阴道或会阴)测量CL≤20mm并进行性缩短,则诊断为先兆早产。

六、早产预防

（一）重视孕前宣教

避免低龄或高龄妊娠;两次妊娠间隔最好>6个月;避免多胎妊娠;孕前口服叶酸1年或以上;平衡营养摄入,避免体重过轻或过重妊娠;孕前完成疫苗接种,如风疹、乙肝疫苗等;戒烟酒;控制好原发病,如高血压、糖尿病、甲状腺功能异常、系统性红斑狼疮等自身免疫性疾病;停止服用可能致畸的药物;知晓早产风险因素。

（二）孕期一般注意事项

孕早期超声检查包括确定胎龄、胎数，如果是双胎，应了解绒毛膜性，测量 NT 则可了解胎儿非整倍体及部分重要器官畸形的风险；第一次产检就应了解早产高危因素，针对性预防；筛查和治疗无症状性菌尿；平衡饮食，合理增加妊娠期体重；避免吸烟饮酒；避免长时间站立，避免工作时间过长；孕期运动应该因人而异。

（三）特殊孕酮的应用

预防早产的孕酮包括天然孕酮阴道栓（天然孕酮凝胶90mg/支、微粒化孕酮胶囊 200mg/粒）和 17α-羟孕酮甲酯（250mg/支，注射剂）。在单胎无早产史孕妇，妊娠 14~24 周持续 CL<20mm，应用天然孕酮凝胶 90mg 或微粒化孕酮胶囊 200mg 每天 1 次阴道给药，可至 36 周，可预防部分早产，且围产儿获益。对单胎以前有早产史者，可应用 17α-羟孕酮甲酯 250mg 每天 1 次肌内注射，从 16~20 周开始至 36 周。最近有研究报道，17α-羟孕酮甲酯无明显预防早产复发的作用。注意追查宫颈缩短原因及早产史者以往病因，给予对应干预和处理优于盲目的特殊孕酮应用。

（四）宫颈环扎

对有早产史/晚期流产史、单胎妊娠、无宫缩，排除继续妊娠禁忌证后，可考虑预防性宫颈环扎。目前的研究报道，此种预防性宫颈环扎与阴道用孕酮效果相当；如果无早产/晚期流产史的单胎妊娠，妊娠 24 周时持续 CL<25mm 亦可考虑宫颈环扎，尤其存在 CL 进行性缩短时。对于无宫缩、宫口自行扩张甚至羊膜囊已突向阴道时，紧急治疗性环扎宫颈也有效；但要排除绒毛膜羊膜炎继续妊娠的禁忌证。宫颈环扎或阴道用特殊孕酮对双胎、子宫发育异常、宫颈锥切者没有预防早产作用。实施宫颈环扎术前注意排除禁忌证，宫颈环扎围手术期预防感染。

（五）尚无证据支持的早产预防方法

尚无证据支持的早产预防方法包括：无指征性的卧床休息；服用富含 ω3 脂肪酸的饮食；富含蛋白质的饮食；治疗牙周病；无指征地监测子宫收缩；筛查宫颈阴道 B 族溶血性链球菌；筛查细菌性阴道病。

七、早产药物治疗

（一）抑制宫缩治疗

1. 宫缩抑制剂的作用 对于早产临产者，宫缩抑制剂能延迟分娩，完成促胎肺成熟治疗，以及为转诊到有早产儿抢救条件的单位分娩赢得时间。

2. 宫缩抑制剂应用指征 宫缩抑制剂只应当用于符合上述先兆早产和早产临产诊断标准者、胎儿能存活且无继续妊娠禁忌证者。当孕龄≥34 周时，一般情况下多不再推荐宫缩抑制剂应用。关于早产胎膜早破宫缩抑制剂的使用，虽有学者认为使用宫缩抑制剂增加了感染的风险，但是在早期早产或 34 周以下出生的新生儿发病率和死亡率主要与不成熟而不是与感染有关。因而在排除绒毛膜羊膜炎的前提下，可考虑对 34 周以下（也有推荐 32 周以下）早产胎膜早破（PPROM）患者使用宫缩抑制剂。宫缩抑制剂可以延缓分娩，通过完成胎肺促熟治疗减少呼吸窘迫综合征的发生或完成宫内转诊让早产儿得到更好的救治，使围产儿间接获益，不论何种宫缩抑制剂均不能使围产儿直接获益。

3. 宫缩抑制剂的选择 目前临床使用的宫缩抑制剂包括：钙通道阻滞剂、β 受体激动剂、前列腺素合成酶抑制剂、缩宫素受体拮抗剂。

（1）钙通道阻滞剂：作用机制是在子宫平滑肌细胞动作电位的复极阶段，选择性地抑制钙内流，使平滑肌细胞胞质内的钙减少，从而有效地减少子宫平滑肌收缩。常用药物是硝苯地平。不良反应：母体一过性低血压、潮红、头晕、恶心等；胎儿无明显不良反应。禁忌证：左心功能不全、充血性心力衰竭、血流动力学不稳定者。给药剂量：尚无一致看法，通常首剂量为 20mg，口服，90 分钟后重复 1 次；或 10~20mg 口服，每 20 分钟 1 次，共 3 次，然后 10~20mg，每 6 小时 1 次，维持 48 小时。用药期间可同时开放静脉通路补液，以避免低血压。

（2）β₂ 受体激动剂（betamimetics）：主要有利托君（ritodrine）与特布他林（terbutaline）。前者被美国 FDA 批准用于早产抑制宫缩，后者已明确禁用于早产治疗。不良反应：母体不良反应较多，包括恶心、头痛、鼻塞、低钾、心动过速、胸痛、气短、高血糖、肺水肿、偶有心肌缺血等；胎儿及新生儿的不良反应包括心动过速、低血糖、低血钾、低血压、高胆红素、偶有脑室周围出血等。禁忌证：明显的心脏病、心动过速、糖尿病控制不满意、甲状腺功能亢进。用药剂量：利托君起始剂量为 50~100μg/min，静脉滴注，每 10 分钟可增加剂量 50μg/min，至宫缩停止，最大剂量不超过 350μg/min，共 48 小时。用药过程中应观察心率及患者的主诉，必要时停止给药。

（3）前列腺素合成酶抑制剂：用于抑制宫缩的前列腺素合成抑制剂是吲哚美辛（非特异性环氧化酶抑制剂）。需要注意该药通过胎盘，可引起胎儿肾血流量减少和动脉导管提前关闭。在妊娠 32 周前给药或使用时间不超过 48 小时比较安全；否则应监测羊水量、动脉导管的宽度。母体副作用：恶心、胃酸反流、胃炎等。胎儿副作用：大剂量长时间给药可减少胎儿肾血流量造成羊水减少；此外可提前关闭动脉导管。禁忌证：血小板功能不良、出血性疾病、肝功能不良、胃溃疡、对阿司匹林过敏的哮喘。给药方法：50mg 口服或 100mg 阴道内或直肠给药，继以 25mg 每 4~6 小时给药 1 次，用药时间 48 小时。

（4）催产素受体拮抗剂（oxytocin-receptor antagonists）：阿托西班是一种选择性催产素受体拮抗剂，因价格昂贵，临床选择中注意卫生经济学问题。不良反应：阿托西班对母儿的副作用轻微。无明确禁忌证。剂量：负荷剂量 6.75mg，静脉输注，继之 300μg/min，维持 3 小时，接着 100μg/h，维持 45 小时。

（5）宫缩抑制剂给药疗程：推荐宫缩抑制剂持续应用 48 小时，以便完成糖皮质激素促胎肺成熟治疗或宫内转诊。对 <30 周的早产临产或存在先兆早产者，第一个 48 小时治疗后宫颈仍进一步缩短者，需要重新评估绒毛膜羊膜炎、胎盘早剥等继续妊娠的禁忌证，如果无明确继续妊娠禁忌证，可更换宫缩抑制剂。不推荐对宫缩消失 48 小时后仍盲目维持应用宫缩抑制剂。

（二）硫酸镁

在抗早产中具有对早产儿中枢神经系统的保护作用。从 1969 年开始，硫酸镁作为宫缩抑制剂应用于临床。由于相对安全以及不良反应轻，硫酸镁在北美一度被用作一线宫缩抑制剂。目前认为硫酸镁无明显抑制宫缩的作用。目前的证据表明，对 32 周前的早产，产前使用硫酸镁可使早产儿脑瘫严重程度及发生率有所降低，有脑神经保护作用。因此，多数指南推荐建议对 32 周或 34 周前的早产临产时使用硫酸镁 5g 作为负荷剂量快速静脉滴注，后以 1~2g/h 速度维持，24 小时总剂量不超过 25g，作为胎儿中枢神经系统保护剂治疗。长期应用硫酸镁可引起胎儿骨骼脱钙，造成新生儿骨折。硫酸镁使用禁忌证：孕妇患肌无力、肾衰竭；不良反应包括恶心、潮热、头痛、视物模糊，严重者有呼吸、心跳抑制。应用硫酸镁过程中要注意呼吸 >16 次/min、尿量 >25ml、膝反射存在，否则停用。镁中毒时可静脉推注钙剂解救。

（三）糖皮质激素促胎肺成熟治疗

中华医学会妇产科学分会产科学组早产诊治指南推荐对所有妊娠 28~≤34 周[+6] 的早产给 1 个疗程的糖皮质激素促胎肺成熟治疗。对于无生存可能的胎儿不主张应用糖皮质激素；但证据表明在妊娠 24 周[+0]~<28 周的早产，包括胎膜早破者，给予促胎肺成熟治疗围产儿获益。

糖皮质激素促胎肺成熟的药物包括倍他米松和地塞米松，两者效果相当，单疗程为：倍他米松 12mg，肌内注射，24 小时重复 1 次，共 2 次；或地塞米松 5mg，肌内注射，6 小时重复 1 次，共 4 次。不推荐常规重复疗程给药，如果 7 天前曾使用过一疗程未分娩，目前仍有 34 周[+5] 前早产可能，可考虑重复一疗程，不推荐超过 2 个疗程以上的给药。如果早产在即，糖皮质激素使用后不足 24 小时，或者一个疗程不能完成即可能分娩者，糖皮质激素的使用仍然能让新生儿获益，仍建议给药。

（四）抗生素

对于胎膜完整的早产，预防性抗生素给药不能预防早产，除非分娩在即而下生殖道 B 族溶血性链球菌（group B streptococci, GBS）阳性，应当产时用抗生素预防感染，否则不推荐预防性应用抗生素。如果存在早产临产或早产分娩迫在眉睫，不知 GBS 检查状况，应在产时给予抗生素以预防新生儿早发 B 族溶血性链球菌感染。

对于早产胎膜早破，加强宫内感染监测，及时诊断宫内感染和及时终止妊娠。抗生素被推荐用于 PPROM 的患者，主要是防止上行性感染，延长孕周。对妊娠 <34 周[+7] 的早产胎膜早破妇女期待治疗期间，建议采用静脉注射氨苄西林和红霉素联合使用，然后口服阿莫西林或红霉素，为期 7 天。红霉素不可用或不耐受的情况下，可选用阿奇霉素替代红霉素。对早产胎膜早破者，应接受产时 GBS 预防，而不考虑此前或早期的抗生素应用与否。

（五）早产胎膜早破的监测和处理

PPROM 发生在大约 3% 的孕妇中，而出现在大约 1/3 的早产中。新生儿并发症随破膜时的孕周和出生体重增加而减少。早产胎膜早破的处理关键包括预防感染、促胎肺成熟和抗早产，降低早产相关新生儿并发症。<24 孕周，全面评价母儿危险因素决定治疗，如果有绒毛膜羊膜炎、临产、胎儿宫内情况不明确时不论胎儿出生后能否存活，应当考虑引产；如果没有继续妊娠禁忌证，与孕妇及家属充分知情同意谈话，告知期待治疗与立即终止妊娠的利弊后，商定治疗方案。期待治疗适用于孕 24~33 周[+6]，排除继续妊娠禁忌证后的孕妇，卧床休息，短期应用宫缩抑制剂，使用糖皮质激素及广谱抗生素，检查 GBS，监测感染指标、胎盘-胎儿情况；一旦发现绒毛膜羊膜炎应终止妊娠；用硫酸镁进行胎儿脑保护；孕 34~36 周[+6]，期待治疗不能使母儿受益，反而增加感染风险，检查 GBS，鼓励即时分娩或引产。

PPROM 宫内感染的监测：①母亲的监测：测体温、脉搏，每 4 小时 1 次，监测子宫体压痛有无，阴道分泌物的量及气味，定时测定血象及 C 反应蛋白（C-reactive protein, CRP），对于检测的间隔时间目前尚无一致意见。证明宫内感染的最直接证据是经腹羊水穿刺细菌培养，包含需氧菌、厌氧菌、支原体，但该方法很难用于持续监测，而且病原体检测的假阴性率可能较高。②胎儿状态评估：间断胎心电子监护（NST）、每天 2 次胎心听诊，胎动计数，间断 B 超监测羊水量、生物物理学评分。

宫内感染处理原则：①宫内感染一旦诊断，无论孕周大小均应当立即终止妊娠；②宫内感染一旦诊断应当立即静脉给予抗生素治疗。宫内感染处理重在及时抗感染、临床过程的监测和果断终止妊娠。

（六）分娩方式与产时产后处理

早产儿尤其 <32 孕周极早早产儿需要良好的新生儿救治条件，对有条件者可转到有早产儿救治能力的医院分娩。产程中加强胎心监护。分娩镇痛以硬脊膜外阻滞麻醉镇痛相对安全，不提倡常规会阴侧切，也不支持没有指征的产钳应用。对臀位特别是足先露者应根据当地助产技术和早产儿治疗条件权衡剖宫产利弊，因地制宜选择。早产儿出生后适当延长 30~120 秒后断脐，大约可减少 50% 的新生儿脑室内出血。产后注意对母儿感染监测，依据不同胎龄做好早产新生儿护理和救治。

早产微课见视频 2-9-1。

视频 2-9-1　早产

（杨 孜　胡娅莉）

第四节　过期妊娠

一、定义

凡妊娠期已达或超过 42 周（294 天）者称为过期妊娠（postterm pregnancy）。

人类的妊娠期平均为 40 周，若从正式受孕开始计算，则为 266 天，但实际上，不同个体，甚至同一个体不同孕次的妊娠期并非完全一致。在所有妊娠中，约 80% 以上妊娠期在（40±2）周之间。

对于早产，人们的认识早就一致，由于胎儿不成熟存在很多并发症，以致围产儿死亡率增高。关于过期妊娠，初期人们的看法并不一致。1902 年，Ballantyne 就指出过期妊娠对胎儿和母亲均不利，可以造成死胎、临产后胎儿窒息及分娩损伤；1952 年，Cliford 提出了过期妊娠的胎盘功能不足问题；20 世纪 60 年代初的一次讨论会上，著名的妇产科学者 Broune 曾就过期妊娠是否存在问题答辩说："在海德公园里的苹果树是最能说明问题的，过了苹果成熟季节以后，您仍然可以看到苹果树上还挂着稀稀落落的几个已经干瘪了的苹果，这就是有关过期妊娠问题的一个很好的写照。"其后，大量研究发现，过期妊娠与足月妊娠间的围产儿死亡率以及新生儿并发症 显然不同，自 20 世纪 60 年代以后看法趋于一致，即目前学者们普遍认为过期妊娠是一种高危妊娠，其围产儿死亡率明显高于正常妊娠期妊娠，而且过期越久，死亡率越高。

二、发病率

过期妊娠的发生率在众多的文献中各有不同，1963 年，McClure Browne 及 Macafee 报道过期妊娠发生率分别为 3.5% 及 12%，>43 周者为 1% 及 4%。按 Lagrew 等报道，发生率为 5%~12%。不同国家的过期妊娠发病率不尽相同，奥地利和比利时过期妊娠发病率可低至 0.4% 和 0.6%，而瑞典和丹麦则为 7.5% 和 8.1%，发生率有巨大差异的主要原因在于研究人群、评估孕龄方法及引产政策的不同，综合末次月经及常规超声确定预产期可明显减少过期妊娠的发生率。Blondel 等研究了 44 623 名产妇的资料后发现，如按末次月经计算，过期妊娠发生率为 6.4%，但如按在 16~18 周超声测量确定预产期后，仅有 1.9% 真正属于过期妊娠。Caughey 等提出，按 12 周前的超声有 2.7% 发生过期妊娠，而按 13~24 周超声则为 3.7%。Meir 等提出，当常规由超声确定孕龄而无引产政策时有 7% 超过 42 周，有 1.4% 超过 43 周。随着引产策略干预的增加，过期妊娠发生率呈下降趋势，我国统计过期妊娠发生率由 2012 年的 1.49% 下降至 2016 年的 0.70%，而美国过期妊娠的发生率由 2010 年的 0.46% 降至 2018 年的 0.30%。

过期妊娠与种族、产次、社会经济水平和母亲年龄是否有关，文献报道存在差异，但 Olesen 等分析了大量危险因素后报道只有孕前体重指数（BMI）和初产妇和过期妊娠明显相关。有趣的是，Bakketeig 分析 27 677 名挪威妇女中第一次妊娠为过期妊娠者第二次过期妊娠率自 10% 上升至 27%。若过去两次妊娠均为过期妊娠者，第三次过期妊娠发生率为 39%。

三、病因

过期妊娠的病因尚不明确，目前观察到的可能原因有：

1. 雌激素水平低　尽管临产的机制十分复杂，血中雌激素水平的高低与临产有密切关系，过期妊娠可能与血雌激素水平过低有关。例如胎儿丘脑或肾上腺发育低下，胎儿肾上腺皮质所产生的 16α-羟基硫酸去氢表雄酮（16α-OH-DHEAS）减少，16α-OH-DHEAS 是雌二醇及雌三醇的前身物质，因此，血中雌激素水平亦不高，无脑儿即为典型的范例，刘雅鸿等曾报道 100 例无脑儿畸形，在自然临产组中过期妊娠发生率为 28%，竟是一般的过期妊娠发生率的 3~4 倍。但在大数量的过期妊娠中，并无雌激素水平低于普通正常妊娠的直接证据。

2. 胎盘硫酸酯酶缺乏　胎盘硫酸酯酶缺乏（placental sulfatase deficiency）是一种罕见的伴性隐性遗传病，本病由 Ryan 于 1980 年报道。患此症者虽然胎儿肾上腺产生了足量的 16α-OH-DHEAS，但由于缺乏胎盘硫酸酯酶，无法将这种活性较弱的脱氢表雄酮转变成雌二醇及雌三醇，以致发生过期妊娠。

3. 头盆不称　过期妊娠中部分胎儿较大，胎头迟迟未入盆，宫颈未受到应有的刺激，使产程的开始推迟。这是较多见的原因。

4. 遗传　有少数孕妇妊娠期较长，数胎均出现过期妊娠，有时常见于一个家族，说明这种倾向可能与遗传有关。当母亲分娩女儿时发生过期妊娠，其女以后分娩时发生过期妊娠的概率升高 2~3 倍。母系遗传因素对分娩时间的影响可能高达 34%，而父系基因则没有显示出对出生时间的显著影响。

四、胎盘及胎儿的病理改变

任何生物的生长发育有一个从正常到老化的过程，胎盘也不例外，从正常妊娠到过期妊娠，胎盘也会出现某些趋于老化的表现，但在过期妊娠中并非所有胎盘都会出现这些异常表现，不过出现异常表现的频率增加。

在正常情况下，胎盘在第 5 个妊娠月时已完全发育，它能充分地供应氧及各种营养物质以备胎儿生长、发育的需要。当妊娠 36 周时，其生长功能的发挥已达巅峰，此后虽然也有部分的胎盘仍然保持较好的功能状态，但就大多数而言，其生长速率放慢，妊娠足月后生长速度更慢，妊娠 42 周以后，除少数胎盘外，生长已停止，老化表现却日益明显。

1. 胎盘肉眼变化　胎盘母体面梗死区域及钙化较正常胎盘多，个别的胎盘小于正常，特别在胎儿有过于成熟者更为明显。胎盘的胎儿面有时有黄染现象。

2. 镜下观察　主要是绒毛血管减少，因此绒毛灌注流量减少，同时有继发性合体细胞结节增多以及间质纤维化。由于胎盘的轻度缺血，细胞滋养细胞轻度或中度增生，以及滋养细胞基底膜增厚。在电子显微镜下，有报道可见合体细胞表面微绒毛明显减少，合体细胞内吞饮小泡减少，内质网空泡变、线粒体、高尔基复合体及分泌颗粒减少，滋养细胞基底膜增厚。

胎盘生长的停止，意味着氧及营养物质的供应不再增加而且有减少的趋势，胎盘处于一种慢性功能不全的状态，占所有妊娠的 5%~12%，在 20%~40% 的围产儿死亡的胎盘检查中可见以上变化。

3. 有上述胎盘变化的胎儿与一般胎儿不同，瘦弱且小，称为胎儿过熟综合征，又称胎盘功能不全综合征。Cliford 根据该征新生儿临床表现分为 3 级：

第 I 级：由于缺乏皮下脂肪，四肢显得细长，皮肤干而有皱褶，类如羊皮纸，胎脂及胎毛少，指甲长，新生儿表现营养不良，但无胎粪的污染，颅骨硬，但面容反应尚机敏。

第 II 级：新生儿表现如第 I 级，但伴有含胎粪的羊水，胎粪可以沾染皮肤、胎盘、胎膜和脐带的表面，但无黄染的表现。

第 III 级：新生儿表现如第 I 级，除有胎粪沾染外，新生儿指甲、皮肤黄染，胎盘、胎膜及脐带表面均染成黄绿色。

五、病理生理

伴有胎盘病变的过期妊娠对胎儿的主要病理生理变化是一个逐渐加重的慢性缺氧及营养障碍的过程。

胎粪本是胎儿消化道的自然产物，学者们认为，胎粪出现于羊水中是胃肠道对氧供不足时蠕动增加而肛门括约肌松弛的一种反应性表现；但是羊水中出现胎粪是常见现象，并不能认为是并发症，其发生率随孕龄增加而增加，并被认为是胎儿肠道成熟的结果。Merro 曾对 13 000 次晚期妊娠羊膜腔穿刺中发现 13% 的羊水中有胎粪可见。但因在羊水循环中，原有羊水被胎儿吞入，胎尿又不断地排入羊膜腔，胎粪不断地被稀释，羊水又逐渐恢复原有的清晰，因此胎粪的出现可以是偶然的一过性现象。但有时胎粪污染是慢性缺氧的结果，而出现在 30% 的 FGR 病例中。胎粪不断排入羊膜腔，同时胎尿也减少，以致发生明显的胎粪污染，终至胎儿指甲、胎膜等部黄染。根据 Cliford 的报道，新生儿有成熟障碍综合征表现者的死亡率为 36%，其中 2/3 有明显的临床并发症，胎粪吸入死亡率为 50%，尚有部分发生颅内出血。

在产程开始前，胎粪排入羊膜腔，有些并发症是不可避免的。对于第 III 级新生儿，其主要问题是胎粪吸入后所致的呼吸困难，持续缺氧的状态还可以发生中枢神经系统的损害。目前，发生过期的新生儿已经减少，但如出现第 III 级新生儿，其死亡率仍在 15% 左右。妊娠过期后，由于胎盘功能障碍而逐渐加重的缺氧在临床上可以发生胎心率（FHR）的改变及羊水量减少；关于 FHR，变异减少及基线高的出现提示缺氧。最近有不少文献报道，如 Bartnicki 等对过期妊娠的 FHR 研究就发现与正常妊娠相比，FHR 的加速及变异减少，差异有统计学意义。Weiner 等对 45 名过期妊娠的胎儿心功能做了细致的 Doppler 研究，对每个孕妇每隔 3~4 天进行胎儿心血管系统检查，共 2~3 次，检查内容包括 NST、多普勒测定主动脉及肺动脉通道，在瓣膜的远侧端测主动脉及肺动脉血流速，包括最大流速、血流量及心率，并进行计算。结果发现，在随访期间羊水指数与主动脉最大流速及主动脉流量明显相关，而与肺动脉流量无关。在 8 名胎儿中，主动脉最大流速及主动脉流量及肺动脉流量均减低者，较其他产程正常者，其结果发展至在产程中出现异常 FHR 即 FHR 基线变异减少及出现晚期减速、变异减速明显增多。Weiner 认为，在过期妊娠中，胎儿心功能受损者可发展至 FHR 的异常表现，而左心功能的变化与羊水指数的变化一致。关于羊水减少，胎盘功能不全导致慢性缺氧，胎儿血流重新分布，肾血流量减少,胎尿形成减少而发生羊水过少,脐带容易突然受压而出现变异减速。

总结以上病理生理变化,可以归纳为以下几点:①胎盘一般在妊娠 41 周后生长停止;②胎盘可出现退行性变化;③胎儿生长停止;④氧及营养物质供应减少;⑤胎儿-胎盘单位功能病理性趋向增加;⑥胎粪污染率增加;⑦羊水量减少;⑧胎儿窘迫及围产儿死亡率增加。

六、并发症

1. 羊水过少 在妊娠过程中,妊娠 38 周以后羊水的减少逐渐明显,40 周后更明显,42 周后过期妊娠常合并羊水过少,Mark 等按照羊水指数(AFI)≤5cm 为羊水过少的标准,则在 511 次≥42 周妊娠中,羊水过少者的发生率为 12%。它反映了胎盘功能的状况,并说明了胎粪污染严重性。因为羊水的减少,胎粪排出在少量羊水的稀释下势必较一般情况下更为黏稠,如有吸入,则新生儿的胎粪吸入综合征更为严重;此外,脐带压迫的可能性也增加。

2. 胎儿窘迫 在过期妊娠中,部分患者的胎盘功能老化,胎儿呈慢性缺氧状态,一旦临产,因缺氧的失代偿可迅速发生,这在 FGR 的胎儿中更频繁出现。所以在过期妊娠时做 NST,常有基线变平的情况,进入产程,常有基线高、平坦、屡屡出现晚期减速,而且迟迟难以恢复至正常水平。这些都提示胎儿有窘迫。在多项研究中对足月及过期妊娠的新生儿低 Apgar 评分(<7 分)发生率进行了比较发现无明显差异。一项研究中显示,引产者较自然临产者新生儿低评分更频繁出现。

3. 胎儿生长受限 由于部分过期妊娠的胎盘退化或功能不良以致无法提供充足的营养,过期产胎儿的生长受限发生率远高于正常妊娠分娩胎儿。Clausson 等报道,瑞典 1991—1995 年,约 500 000 次妊娠中 37~41 周妊娠及≥42 周妊娠的胎儿生长受限的发生率各为 2% 及 4%,死胎的发生率各为 11‰ 及 15‰。Aleander 等比较了 Parkland 医院分娩的 355 名过期妊娠儿其体重≤第 3 百分位而其余的 14 520 名其他孕龄儿体重则位于较高的百分位,而在生长受限的新生儿中其死亡率及患病率均明显增高,而在死胎中约 1/4 是生长受限儿。

4. 巨大儿 在妊娠虽已过期但胎盘功能并未衰减者,其最大的危险是胎儿过大。大多数情况下,随着孕周的增加,胎儿在宫内持续生长,与妊娠 40 周分娩者相比,胎儿体重≥4 000g 或≥4 500g 发生率明显升高。Eden 等报道,在正常妊娠期内分娩的 8 135 例及≥42 周分娩的 3 457 例两组中新生儿平均出生体重各为 3 452±436g 及 3 626±487g,新生儿体重≥4 500g 者各占 0.8% 及 2.8%;其发生肩难产的例数各为 0.7% 及 1.3%,同时剖宫产率各为 8.3% 及 17.6%,差异均十分显著。Martin 分析 2006 年美国出生资料显示 37~41 周出生体重超过 4 000g 者占 8.7%,而到 42 周以上则

升高到 11.2%。我国一项研究显示,过期产儿中巨大儿(定义为出生体重 >4 000g)发病率大于妊娠 40 周时出生婴儿中巨大儿的概率(11% vs. 9%,校正 OR 1.35,95% 置信区间为 1.3~1.41)。这些婴儿在出生时除体型偏大外,其他看起来均正常,但低血糖、呼吸窘迫综合征等风险增加,且由于滞产、头盆不称和肩难产,过期产巨大儿发生产伤的风险也增加。

5. 胎儿畸形 胎儿畸形问题在过期妊娠亦受到注意,因过期妊娠中胎儿畸形亦高于一般妊娠,根据 Ahn 和 Phelan 的报道,畸形率为 2.5%,其中以神经系统畸形多见。在 Eden 等的报道中,先天性畸形中正常妊娠期组及过期妊娠组中先天性畸形各为 2.0% 及 2.8%(P<0.05)。在此,人们应意识到巨大儿的增加,合并妊娠期糖尿病者亦增多,也应考虑到畸形率的上升,特别是先天性心脏病。不过近年来,由于 B 超能早期发现胎儿先天性畸形已及时做引产处理,故与一般产科人群比较,畸形率并无明显升高。

6. 胎儿过度成熟综合征 多达 20% 的过期胎儿有"胎儿过度成熟综合征",这与上述所说胎儿有慢性宫内营养不良有关,并且由于羊水过少或胎盘功能不全所导致的产前或产时胎心异常风险增加。这些新生儿可能出现与巨大儿、胎儿生长受限等有关的并发症,例如低血糖、呼吸系统问题、新生儿窒息及神经发育性并发症等。

7. 围产儿死亡 当妊娠超过 40 周时,围产儿死亡率增加,并且 FGR 的存在会增加围产儿死亡的风险,这可能与导致 FGR 的胎盘功能不全、窒息(伴或不伴胎粪)和宫内感染有关。在一项挪威的人群研究中,出生时胎龄≥42 周的婴儿围产儿死亡率是正常妊娠足月儿的 2 倍。早年过期妊娠围产儿死亡率是较高的,根据瑞典 1943—1952 年的研究数据,妊娠 42 周时围产儿死亡率为 27‰,43 周时竟达 60‰。英国的 McClure Browne 在 1963 年报道在 16 986 次妊娠中,妊娠 39~40 周的围产儿死亡率为 10.5‰,但妊娠 42 周及 44 周时高达 20.0‰ 及 40.0‰。近年来,由于产前、产时及新生儿阶段检测、护理的发展,围产儿死亡率已明显下降。如瑞典在 1977 及 1978 年的妊娠 42 周及 43 周围产儿死亡率已降至 3‰ 及 4‰。但与同时期的妊娠 40 周及 41 周围产儿的 2.3‰ 及 2.4‰ 相比,仍然较高。另外,初产妇、高龄与过期妊娠围产期死亡率增加有关,一项研究显示胎龄 >42 周时,初产妇死胎风险高于经产妇,40 岁过期妊娠孕妇的围产儿死亡风险高于年龄 20~34 岁和 35~39 岁的孕妇(1.2% vs. 0.3% 和 0.5%)。回顾性队列研究显示,给予完善的母胎监护后无并发症的过期妊娠并不一定增加围产儿死亡率,但前瞻性队列研究显示,不同的母胎监护水平可能影响这一结果。由于过期妊娠有关并发症的发生率相对较低,所以需要大样本的研究数据且统一母胎并发症定义的前瞻性研究来给出明确的证据。

8. 母体并发症 过期妊娠对母体的影响随着孕龄的增加也随之增加。Caughey 曾报道在晚期足月妊娠和过期

妊娠孕妇中,严重会阴撕裂、产后出血、剖宫产率、绒毛膜羊膜炎、子宫内膜炎等分娩并发症风险与孕龄的增加呈正相关。一项纳入 23 524 名孕妇的回顾性研究发现,过期妊娠剖宫产率(8.9% *vs.* 5.6%,*P*<0.001)及阴道助产率(9.6% *vs.* 7.4%,*P*=0.024)均高于晚期足月妊娠。这可能与过期妊娠所带来的围产儿并发症,例如巨大儿、胎儿窘迫等的发生风险增加有关。

七、诊断

如过去月经史十分正常,而本次末次月经期又十分明确,同时有早期诊断的各种检查佐证,则诊断过期妊娠并不困难。但在以下情况中诊断过期妊娠就要谨慎,例如:月经周期不规则或月经周期长、在哺乳期时妊娠、在使用口服避孕药时妊娠、偶然的排卵延迟等,因此对一些末次月经时间有疑点或根本不清楚的妊娠妇女,则必须借助于其他方法。

1. 过期妊娠高危因素的识别

(1)前次妊娠史:前次妊娠为过期妊娠者,本次发生过期妊娠的可能性升高。

(2)新生儿性别:男性胎儿发生过期妊娠者较女性胎儿多,各为 8.5% 及 4.0%。

(3)产次:初产妇的过期妊娠发生率高于经产妇。

(4)胎儿畸形:胎儿畸形,特别是无脑儿,过期妊娠率(约为 9%)高于正常胎儿。

2. 准确核实孕周

(1)末次月经:若妊娠女性平素月经规律,月经周期在 28~30 天,以末次月经第 1 日计算,预产期为末次月经月份减 3 或加 9,日数加 7。这种方法假定孕妇的受精时间为月经周期的第 14 天。

(2)排卵日期:不少妇女因不孕或其他原因测基础体温,如过去月经不正常,基础体温是十分有力的佐证。不少妇女的周期在 40 天左右,一般黄体期平均为 14 天,虽然可以按末次月经日期推算预产期,但用基础体温测定更为可靠,一旦基础体温上升而不再下降,加上血或尿 hCG 测定,可根据基础体温推算排卵日期,若排卵后≥280 天后仍未分娩者可诊断过期妊娠。另外,如 B 超监测排卵、促排卵及辅助生殖技术助孕等,则可根据排卵日期获知非常精确的孕龄。

(3)首次胎动:首次胎动对于孕妇是十分重要的,孕妇往往能觉察并回忆,但初产妇和经产妇感知初次胎动的时间有不同,胎盘部位亦影响孕妇对初次胎动的感知。一般首次胎动在妊娠 18~20 周时可被感知,也可以更早些,经产妇早于初产妇。Gillieson 等发现,胎盘位于子宫前壁在初产妇及经产妇感到初次胎动的时间各为妊娠 19 周及 17.5 周,但胎盘位于子宫后壁时,初产妇及经产妇感到初次胎动时间各为 18 周及 16.1 周。因此,一般情况下,根据初次胎动在初产妇加 22 周,经产妇加 24 周可视为预产期。但胎动感知不仅主

观性较强,且个体差异较大,因此以胎动来推算孕龄准确性较低。

(4)首次听到胎心:一般在妊娠 12 周用多普勒胎心听诊仪可探及胎心。在欠发达地区,人们还在应用比较原始的木质听筒,如在产前检查时比较细心地应用木质听筒则在妊娠 20 周时可以听到胎心。

(5)宫底高度:子宫大小与孕龄的相关性是根据经验得出的,当初次产前检查,如妊娠已达 20 周,子宫底已可扪及,可用耻骨联合上缘测宫底高度并乘以 8/7,可以作为估测妊娠周数方法,此亦称之为 McDonald 法则。

(6)超声测量:自超声仪问世后,超声测量已成为预测预产期的重要工具,在超声测量的时间比较上,以早期妊娠时最为准确;已有大量文献证实超声比以末次月经评估孕龄更为准确,即使是月经周期规律的女性。常规超声确定孕龄后过期妊娠引产的比例明显下降。早期妊娠超声检测头臀长(CRL)是评估孕龄最准确的方法,在早期妊娠用头臀长(CRL)推算,当 CRL<25mm 时,孕龄(日)=CRL(mm)+42,在妊娠 9 周之前,预产期误差范围在 ±4 天,在 9~14 周,误差范围在 ±7 天。妊娠 16~26 周或 CRL>84mm 时,常使用双顶径及股骨长推算预产期,其准确性约在 ±1 周,此后,准确性在 ±(2~3)周。但不可以据这些检测结果改变早期妊娠时以 CRL 推算的预产期。因此,应常规行孕早期超声检查,当产前检查发现其与预产期不符,则需进行 B 超测量以确认预产期,但中晚期超声要考虑 FGR 因素对检测结果的影响。

总之,过期妊娠在诊断处理前需要孕期超声核实预产期,然而,也要认识到即使是最好的方法仍有小的偏差和误差发生的可能。

八、处理

应充分认识到处理过期妊娠的复杂性,其原因是:①妊娠期往往难以判定,有时娩出的新生儿小于确切的孕龄而且不成熟;②如不处理,虽然大多数的胎儿存活性及预后较好,但对少数胎儿是否有危及生命或娩出后有严重并发症则难以确定;③引产并不一定都能成功;④要随时准备可能需立即终止妊娠。因此,对过期妊娠的处理必须十分谨慎。现有两种主要的处理原则,一种是为防止妊娠期过长而行引产;另一种是在严密监护下行期待治疗,只在有特别指征的情况下引产或剖宫产。但针对任何一例过期妊娠重要的是先要评估孕龄以防止不必要的干预。

1. 妊娠过期后仍无产兆者的初步处理

(1)重新认真复核其预产期。

(2)凡有妊娠合并症及并发症者,应先及时处理:如妊娠合并心脏病、妊娠合并肾炎等妊娠合并症,如妊娠期高血压疾病等妊娠并发症,妊娠过期后均增加母亲及胎儿的危险,应及时终止妊娠。

（3）重估胎儿大小并判断有无头盆不称：利用子宫高度的测量或用 B 超测量双顶径、腹围、股骨长度等以估计胎儿大小，除外明显头盆不称，若体重已接近 4 000g，妊娠过期后若胎儿继续长大，将不利于分娩，亦应考虑终止妊娠。

（4）评估宫颈成熟度：妊娠过期后时常面临终止妊娠的选择，宫颈成熟度往往是引产成功或失败的关键，对宫颈成熟度的估计，一般以 Bishop 评分法表示，其内容包括宫颈口扩张、容受（宫颈管长度）、宫颈质地、宫颈位置及先露高位各项（表 2-9-4）。

因 Bishop 评分检查存在较大的个人主观性，并与个人临床经验密切相关，从而影响对宫颈成熟度的准确评估。近年来，为探寻宫颈成熟度的准确、客观指标，并随着超声诊断技术的进一步发展，越来越多的学者研究应用超声评估宫颈成熟度作为预测引产成功率的指标。Yang 发现经阴道测量宫颈长度在 30mm 以下者预测可引产成功。Vankayalapati 则提出宫颈长度 25mm 以下者预测可自然临产或引产成功。Ciaciura-Jarno 等报道，在宫口开全时，所有进展角度（angle of progression AOP，指会阴矢状切面下，耻骨联合长轴与胎头颅骨最低点的切线之间的夹角，胎先露位置越低，角度越大，该指标符合产道曲线的特点）≥126° 的产妇最终均自然分娩。而 Gillor 等纳入 150 例孕妇的前瞻性观察研究发现 AOP≥92° 与高阴道分娩率有关。此外，也有研究表明宫颈弹性成像预测引产成功的价值。但仍需大样本的前瞻性随访对照研究以支撑其临床应用。

2. 期待与引产 过去对无产科并发症和合并症的妊娠过期的孕妇，大部分国家主张等待至妊娠 42 周后再行处理。尽管妊娠 40~42 周整体的围产结局是好的，但不良妊娠结局风险逐渐增加，随着越来越多的研究发现在妊娠 41 周引产对妊娠结局改善的效益，WHO 及包括我国在内的多数指南建议在妊娠 41 周引产。

Hunnah 等在加拿大进行了一项多中心的大样本临床试验：3 407 名孕妇在妊娠 41 周被随机分配为引产组和期待治疗组，结果显示虽然引产组剖宫产率相对降低，但两组间围产儿死亡率及新生儿并发症发病率并无显著差异，且孕妇对引产的态度更为积极。因此研究者们认为，应向孕妇说明引产的利弊以供其选择参考。Goeree 等根据加拿大 22 个医院 3 407 名妊娠 41 周以上的孕妇统计，发现引产组与期待治疗组围产儿死亡率及新生儿并发症发病率相同，但引产组所需费用明显少于期待治疗组，主要由于期待治疗组剖宫产率较高及继续监测所需费用，若引产方法普遍用于加拿大，可降低费用达 800 万加元。

近期一项随机试验的荟萃分析对足月或过期妊娠比较了引产与期待治疗（30 项试验、12 000 多例女性）的围产期结局，发现常规引产组中围产期死亡率降低 70%、死胎降低 70%、剖宫产降低 8%、巨大儿（出生体重 >4 000g）降低 28%、胎粪吸入综合征降低 23%、新生儿重症监护病房入住率降低 12%；亚组分析显示，引产时间在妊娠 ≥41 周和妊娠 <41 周时的围产期死亡、死胎及剖宫产降幅相近。约 75% 的受试者采用了妊娠 ≥41 周的引产政策。研究者认为虽然围产儿死亡的绝对风险很小，但向孕妇提供适当的咨询，帮助她们在计划引产和期待治疗之间作出选择，可能是有帮助的。该研究结果未明确建议足月妊娠后计划引产的最佳时机，但从亚组分析结果及大部分实验引产截断值来看，建议在妊娠 41 周时引产是可行的。

3. 引产 对妊娠 41 周仍未临产者，在征求孕妇及家属意见后可考虑引产，引产应根据胎儿大小、宫颈成熟度及产前监测等综合评估选择最佳引产方式。

（1）促宫颈成熟：对于宫颈不成熟者应用促宫颈成熟方法可增加引产的成功率。促宫颈成熟的方法有机械性（经阴道 Foley 单球囊导管或 Cook 双球囊导管）和药物性（米索前列醇或前列腺素 2）。

（2）人工剥膜：指的是操作者将一根手指插入宫颈内口以上，沿子宫下段圆周样旋转手指将胎膜与蜕膜分离的过程。Boulvain 针对 15 项随机对照进行荟萃分析提出，孕 38~40 周行人工胎膜剥离的方法可减少过期妊娠的发生，但不减少剖宫产的发生，也不会增加母胎的感染率。2020 年一篇荟萃分析纳入了 40 项比较胎膜剥离与无干预或假干预的随机试验，发现人工剥膜轻微降低了引产率，以及轻微升高了自然临产发动率，但未影响其他妊娠结局。但其他研究表明，剥膜并不能降低引产率，故尚存争议。

（3）引产方法：引产可应用催产素、伴或不伴人工破膜以及选择前列腺素。应用药物引产时要考虑到子宫过度刺

表 2-9-4 Bishop 评分法（1964）

指标	评分			
	0	1	2	3
宫颈口扩张（cm）	0	1~2	3~4	≥5
宫颈容受（%） ［宫颈管长度（cm）］	0~30 （≥2.5）	40~50 （2）	60~70 （1）	≥80 （≤0.5）
宫颈质地	硬	中	软	
宫颈位置	后	中	前	
先露高位	−3	−2	−1 或 0	+1 或 +2

激引起的心动过速、胎心监护不可靠及子宫破裂的危险。建议在药物引产的过程中,尤其是应用前列腺素,需常规监测胎心。

(4)产程处理:临产是过期妊娠特别需要关注的时刻,危险常发生于该阶段,应予以立即做胎心电子监护。产程中建议连续胎心监护,注意羊水形状,及早识别胎儿窘迫,及时处理。对人工破膜,学者曾有不同的态度,破膜后羊水流出可以加重对脐带的压迫,但是如发现羊水少而其中含有胎粪或在产程中羊水自较清澈而变为浑浊,则提示胎儿有吸入羊水而发生胎粪吸入综合征的可能,若短期内无法阴道分娩,可以剖宫产终止妊娠。对少而黏稠的胎粪污染的羊水行羊膜腔内灌注也是有争议的做法,ACOG(2005,2006)认为并不能预防胎粪吸入综合征的发生,但仍不失为一种减少复发性可变减速的方法。若在产程中反复出现晚期减速或重度可变减速应立即终止妊娠。若宫口已开全,胎头低,可做会阴切开,产钳助产,胎头娩出后,立即清除口腔内黏液,如胎儿活力不佳,娩出后立即气管插管吸出气管内含胎粪的羊水,并给予气管通气,以尽量减少胎粪吸入综合征的可能性。

(5)剖宫产:对于疑有头盆不称或产程中宫缩无力者宜及早剖宫产终止妊娠,至于宫缩不佳者宜以缩宫素加强宫缩。

4. 期待治疗 对继续妊娠者做好胎儿监护,大部分研究建议在妊娠41周时加强母胎监测,但对于过期妊娠并没有特定的胎儿监护检查可预测急性事件(例如胎盘早剥或脐带并发症)。目前临床最常应用的是胎心监护、羊水量测定、胎儿生物物理评分、超声评估胎儿体重和胎儿脐带血流的多普勒测定。

(1)胎动计数:1973年,Sadovsky首先将胎动计数用于临床,胎动最多的时间为妊娠32~38周,以后减少,妊娠过期后减少较明显。过期妊娠胎动多少是胎儿在宫内状态的重要指标。孕妇每天早、中、晚静坐计算胎动次数,然后将三段时间胎动次数相加乘4,代表12小时内胎动次数,这是传统所采用的时间固定法。目前较常用及实用的为"数10法",即孕妇休息并专注于胎动计数时,2小时内至少感受到10次胎动。上述方法若计数胎动<10次,提示有可能胎儿缺氧,应立即告知医务人员。

(2)胎儿电子监护:对于妊娠已过期者的胎儿电子监护,应不同于未足月者,过期时间越多,胎盘供氧能力下降而影响胎儿,因此监护次数宜增加。无应激试验(NST),国内常在过预产期后开始1周2次,近42周可1~2天1次,每次20~30分钟,至妊娠42周以后,宜1天1次,如有需要,NST观察时间可延长至60~120分钟。

(3)B超监护:

1)羊水量:妊娠38周以后,羊水量逐渐减少。羊水量的减少在任何妊娠中都会增加胎儿的危险,但需要可靠的定量测定羊水的方法。目前羊水量的测量有两个主要方法:一

是Manning法,即寻找最大的羊水暗区,垂直测量其最大径,如<2cm,诊断为羊水过少;二是Phelan法,该法以脐为中心将羊水划分成4个象限,将4个象限区的最大羊水暗区垂直径相加,通常称之为羊水指数(amniotic fluid index,AFI),如AFI<5cm为羊水过少。但这两种方法无论哪一种都不能反映实际的羊水量。而且许多研究证实,在延期妊娠中测量羊水的方法预测价值很低。Alfrevic随机将500名过期妊娠的妇女进行羊水指数(AFI)或最大羊水池深度的测定,发现AFI过估了过期妊娠的不良结局情况。Divon等对139例过期妊娠,每周2次B超测AFI,结果<5cm者,无论FHR减速、胎粪污染均明显增加。在妊娠40周后用B超测羊水量一般1周1~2次,妊娠41周为2~3天1次,如羊水量减少明显,应迅速处理,但需注意有时羊水减少可发生在较短时间内。Clement曾报道6例过期妊娠原来羊水量正常,但24小时后羊水量突然减少,其中1例死亡,故必要时需连续监测。

2)胎儿大小及生长情况估计:由于大部分过期妊娠的胎盘功能属正常范围,胎儿仍在生长,B超测量胎儿各有关径线是现有的估计胎儿生长情况及其大小的最佳方法。过去常用的径线是双顶径、股骨长、腹围等,从单个变量衡量,腹围是预测胎儿大小的比较准确的方法,现在已经发展到多个变量的计算方式。超声可预测胎儿生长受限,按超声测量结果对照胎儿的生长曲线来鉴别生长受限的程度。要认识到胎儿生长受限或胎儿体重低是发生胎儿或新生儿不良预后的最重要危险因素。超声在诊断较大体重或巨大儿的方面价值有限,胎儿体重越大,误差越大。

3)生物物理评分:在此尚需提到1980年Manning等提出的生物物理监测概念,内容包括5项,即胎儿呼吸运动(FBM)、胎动(FM)、肌张力(FT)及羊水量(AFV)用评分法以估计胎儿情况。但经过多年临床实践,学者们认为,NST比较敏感,阴性预测率达95%~99%,在B超中,羊水量测定的实用价值最大。评分法在美国常用,而在欧洲较少。

4)超声多普勒血流测定:有证据表明,超声脐动脉血流测定可改善高危妊娠的处理和结局。尽管在低危妊娠中,不推荐常规使用多普勒超声检查,但在胎儿生长受限的病例中,评估胎儿状况已证实是有价值的。胎儿血管(动脉、静脉、大脑中动脉)的多普勒超声可评估胎儿对慢性缺氧的耐受性,但并没有证据表明多普勒超声检查对过期妊娠的分娩处理时机有价值。

以上的意见由于国情不同,仅作为参考,各地可根据自己的情况制订本地区的方案。对于妊娠过期妇女的心理状态,医务人员应主动关心;一般在过期后,孕妇的情绪常常表现焦急,她们对胎儿的安危、体力的负担、费用的增加以及对住院环境的不适应都有很多顾虑,但每一个人的想法又不完全相同,因此工作人员除应耐心解释外,还应倾听意见,根据不同的情况采取相应的措施。

(周 健 刘 铭)

第五节　胎膜早破

临产前胎膜自然破裂称为胎膜早破（premature rupture of membrane，PROM）。妊娠满 37 周后发生者称足月胎膜早破；不满 37 周发生者称未足月胎膜早破（preterm premature rupture of membrane，PPROM）。足月单胎 PROM 发生率为 8%；单胎妊娠 PPROM 发生率为 2%~4%，双胎妊娠 PPROM 发生率为 7%~20%。胎膜早破可能并发羊膜腔感染、早产、新生儿呼吸窘迫综合征、胎盘早剥、羊水过少和胎儿窘迫等，导致孕产妇感染率和围产儿患病率及死亡率显著升高。

一、国内外指南的发布及 PROM 的释义

英国皇家妇产科医师学会（Royal College of Obstetricians and Gynaecologists，ROCG）及美国妇产科医师协会（American College of Obstetricians and Gynecologists，ACOG）分别于 2010 年及 2013 年发布了胎膜早破的临床处理指南。中华医学会妇产科学分会产科学组根据国际发布的临床指南及国内的围产现状，编写了胎膜早破的诊断及处理指南（2015），旨在规范和指导胎膜早破的诊治。根据最新的循证医学证据，ACOG 分别于 2016 年、2018 年和 2020 年对胎膜早破指南进行了更新。

胎膜早破既往术语为"premature rupture of membranes（PROM）"，其中"premature"意为早产的、不成熟的。但胎膜早破实际是指临产前胎膜发生破裂，因此 2018 年 ACOG 的胎膜早破指南中更新了胎膜早破的标准术语，为"prelabor rupture of membranes（PROM）"，而"premature rupture of membranes"现今仅指未足月 PROM，即"preterm prelabor rupture of membranes"。

二、病因

常是多种因素影响的结果，常见的因素有：

（一）生殖道感染

生殖道感染是胎膜早破的主要原因。常见阴道炎及宫颈炎的病原体如厌氧菌、衣原体、支原体、B 族链球菌（group B streptococcus，GBS）、弓形虫、淋病奈瑟球菌、病毒上行侵袭宫颈内口局部胎膜。感染引起胎膜早破可通过多种途径实现：

1. 许多微生物可产生内毒素和磷脂酶 A2，诱发胎膜上的磷脂分解，花生四烯酸增加，从而使前列腺素（PG）合成增多；此外，感染的胎膜可激活细胞因子，如 IL-1、IL-6、IL-8 和肿瘤坏死因子（TNF-α）的释放，刺激羊膜和蜕膜产生 PG，刺激子宫收缩，导致胎膜破裂。

2. 宫颈与阴道穹窿部的微生物可产生大量的过氧化物酶和蛋白水解酶，降解胎膜 ECM，导致胎膜破裂。

3. 研究证实绒毛膜羊膜炎孕妇的子宫下段 IL-1、IL-6、IL-8 和 TNF-α 显著升高。这些细胞因子可以诱导胎膜 MMP-8 和 MMP-9 的产生，减少 TIMP 的合成，从而降解 ECM 及各种类型胶原，加之胶原酶及弹性蛋白酶的释放引起宫颈软化和扩张，导致胎膜破裂。

4. 诱导胎膜细胞的凋亡。PROM 的胎膜破口附近可见到大量凋亡的羊膜细胞。凋亡过度可导致成纤维细胞减少，胶原合成障碍，局部胎膜变薄引起胎膜破裂。细胞凋亡可激活 MMPs 而减低 TIMP 的合成。PROM 胎膜的促凋亡基因 *P53*、*Bax* 和 *MMP-2* 表达水平上调而 *Bcl-2* 表达水平下降，说明细胞凋亡加快是 PROM 的一个重要机制，但是启动凋亡的具体机制尚有待研究。

（二）羊膜腔压力升高

覆盖于宫颈口处的胎膜在妊娠晚期存在形态、生化及组织学的改变，为胎膜薄弱区。当宫腔压力过高如双胎妊娠、羊水过多等，增加的压力作用于薄弱的胎膜处，可引起胎膜早破。

（三）胎膜受力不均

胎位异常、头盆不称等可使胎儿先露部不能与骨盆入口衔接，前羊膜囊所受压力不均，导致胎膜破裂。因先天性或手术创伤（如宫颈锥切术）宫颈组织结构薄弱，宫颈内口松弛，前羊膜囊楔入，受压不均；或缺乏宫颈黏液的保护，易受生殖道病原体感染，进而导致胎膜早破。

（四）创伤

羊膜腔穿刺不当、人工剥膜引产、性生活刺激、撞击腹部等均有可能引起胎膜早破。

（五）营养因素

孕妇铜、锌及维生素等缺乏，影响胎膜的胶原纤维、弹力纤维合成，胎膜抗张能力下降，易引起胎膜早破。

三、临床表现

典型症状是孕妇突感较多液体自阴道流出，增加腹压

阴道排液增多。足月胎膜早破时肛门检查触不到前羊膜囊，上推胎儿先露时阴道排液量增多，可见胎脂和胎粪。为减少感染机会，应避免不必要的肛查和阴道检查。少量间断不能自控的流液需与尿失禁、阴道炎溢液进行鉴别。

胎膜早破的潜伏期是指胎膜破裂到分娩启动的时间，期待治疗过程中，随着潜伏期延长，致使宫内感染的风险增加。当出现发热、阴道流出液有异味和子宫激惹等表现，应考虑绒毛膜羊膜炎。由于多数绒毛膜羊膜炎症状不典型，呈现"隐匿性"，对出现孕妇或胎儿心率增快者就要引起重视。

四、诊断

一旦发生胎膜早破，医生需及时准确诊断，从而给予干预措施以降低相关并发症的发生。倘若孕妇已经发生PROM，又没有及时诊断，可能导致绒毛膜羊膜炎和早产等的发生。而误诊PROM的情况也时有发生，导致不必要的产科干预，如抗生素、糖皮质激素的使用和医源性早产等。

PROM主要依据临床进行诊断，包括病史及体格检查。孕妇主诉突然出现较多阴道排液，阴道窥器检查见羊水自宫颈口流出时，诊断不难作出。但当孕妇主诉阴道排液量不多，且阴道窥器检查未见羊水自宫颈口流出时，应与阴道炎、尿失禁等鉴别。这时，靠病史及体格检查作出临床诊断较困难，需要借助于一些实验室检查。

（一）胎膜早破的辅助诊断

1. 阴道窥器检查 可见液体自宫颈口内流出或后穹窿有液池形成。

2. 超声检查 可发现羊水量较破膜前减少。

3. 阴道液 pH 测定 正常妊娠阴道 pH 为 4.5~6.0，羊水 pH 为 7.0~7.5，阴道液 pH≥6.5 时支持胎膜早破的诊断，但血液、尿液、宫颈黏液、精液及细菌污染可出现假阳性。

4. 阴道液涂片检查 阴道后穹窿积液涂片见到羊齿植物状结晶。

5. 宫颈阴道液生化检查 ①胰岛素样生长因子结合蛋白-1（insulin like growth factor binding protein-1，IGFBP-1）检测。②胎盘 α 微球蛋白-1（placental alpha microglobulin-1，PAMG-1）测定。以上生化指标检测诊断 PROM 均具有较高的敏感性及特异性，且不受精液、尿素、血液或阴道感染的影响。③其他生化指标包括：甲胎蛋白（AFP）、胎儿纤维结合素（fFN）、催乳素、β-hCG、肌酐、尿素、乳酸盐、AST 等。

各种辅助诊断方法的比较见表 2-9-5。

（二）绒毛膜羊膜炎的诊断

1. 临床表现 ①母体体温≥38℃；②阴道分泌物异味；③胎心率增快（胎心率基线≥160 次/min）或母体心率增快（心率≥100 次/min）；④母外周血白细胞计数升高（≥15×10⁹/L 或核左移）；⑤子宫呈激惹状态、宫体有压痛。母体体温升高的同时伴有上述②~⑤任何一项表现可诊断绒毛膜羊膜炎。

2. 辅助检查

（1）超声引导下羊膜腔穿刺抽取羊水检查可以辅助诊断绒毛膜羊膜炎，羊水检查内容包括：①羊水涂片革兰氏染色检查：找到细菌可诊断绒毛膜羊膜炎；②羊水葡萄糖水平测定：低糖（≤14mg/dl）提示绒毛膜羊膜炎；③羊水白细胞计数：≥30 个白细胞/mm³，提示绒毛膜羊膜炎；④羊水细菌培养：是诊断绒毛膜羊膜炎的标准，但费时，难以快速诊断。

（2）胎盘、胎膜或脐带组织病理检查：结果提示感染或炎症，有助于绒毛膜羊膜炎的诊断。

表 2-9-5 PROM 辅助诊断方法

诊断方法	阈值	敏感性/%	特异性/%	阳性预测值/%	阴性预测值/%
硝嗪试验	阳性/阴性	90~97	16~70	63~75	80~93
羊齿状结晶	阳性/阴性	51~98	70~88	84~93	87~97
AFI	10cm	89.2	88.5	72.2	96
IGFBP-1	3μg/L	74~97	74~97	72~92	56~87
PAMG-1	5ng/ml	98~99	88~100	98~100	91~99
AFP	30μg/L	90~94	95~100	94~100	91~94
fFN	50ng/ml	97~98	70~97	74~93	98~100
PRL	30~50μU/ml	70~95	76~78	72~84	75~93
β-hCG	40~65μU/ml	68~95	70~95	73~91	78~97
尿素及肌酐	0.12~0.6mg/dl	90~100	87~100	94~100	91~100
乳酸盐	4.5mmol/L	79~86	88~92	88~92	78~87
AST	3U/L	91	83	80	93

五、对母儿的影响

(一) 对母体的影响

1. 感染 胎膜破裂后,宫内感染的风险随破膜时间的延长而增加。破膜超过 24 小时,感染率增加 5~10 倍;同时破膜后剩余羊水量越少,感染的风险越高。

2. 胎盘早剥 因胎膜早破后宫腔压力发生改变,2%~5% 的 PPROM 者发生胎盘早剥,应注意腹部张力、阴道出血和胎儿宫内状况。

3. 剖宫产率增加 羊水减少致使脐带受压、宫缩不协调和胎儿窘迫;需要终止妊娠时引产不成功,导致剖宫产率增加。

(二) 对围产儿的影响

1. 早产 PPROM 是早产的主要原因之一,早产儿的预后与胎膜早破的发生及分娩的孕周密切相关,孕周越小,早产儿呼吸窘迫综合征等疾病的发病率越高,预后越差。

2. 感染 并发绒毛膜羊膜炎时,易引起新生儿吸入性肺炎,严重者发生败血症、颅内感染,甚至危及新生儿生命。

3. 脐带脱垂和受压 羊水过多及胎先露未衔接者胎膜破裂时脐带脱垂的风险增高;继发羊水减少,脐带受压,可致胎儿窘迫。

4. 胎肺发育不良及胎儿受压 破膜时孕周越小,胎肺发育不良风险越高。羊水过少程度重、时间长,可出现胎儿受压表现,胎儿骨骼发育异常如铲形手、弓形腿及胎体粘连等。

六、处理

(一) 足月胎膜早破

应评估母胎状况,包括有无胎儿窘迫、绒毛膜羊膜炎、胎盘早剥和脐带脱垂等。随着破膜时间延长,宫内感染风险增加,破膜后 12~18 小时应预防性应用抗生素,同时尽量避免频繁阴道检查。如无明确剖宫产指征,宜在破膜后 2~12 小时内积极引产。对宫颈成熟的孕妇,首选缩宫素引产。宫颈不成熟且无促宫颈成熟及阴道分娩禁忌证者,可应用前列腺素制剂促宫颈成熟。试产过程中应严密监测母胎情况,有明确剖宫产指征时宜行剖宫产终止妊娠。

(二) 未足月胎膜早破

应根据孕周、母胎状况、当地新生儿救治水平及孕妇和家属的意愿进行综合决策;如果终止妊娠的益处大于期待延长孕周,则积极引产或有指征时剖宫产术分娩。

1. 放弃胎儿,终止妊娠 ①妊娠 <24 周,胎儿存活率极低、母胎感染风险很大,以引产为宜;②妊娠 24~25 周 +6 要求引产放弃胎儿者,可以依据孕妇本人及家属意愿是否终止妊娠。

2. 不宜继续妊娠,采用引产或剖宫产终止妊娠 ①妊娠 34~36 周 +6 已接近足月,有宫缩或早产征兆;②无论任何孕周,明确诊断的绒毛膜羊膜炎、胎儿窘迫、胎盘早剥等不宜继续妊娠者。

3. 期待治疗 ①妊娠 24~25 周 +6,要求期待治疗者,要充分告知期待治疗过程中的风险,如羊水过少(羊水最大深度 <2cm)、绒毛膜羊膜炎等,宜考虑终止妊娠;②妊娠 26~33 周 +6 无继续妊娠禁忌,可期待治疗,尽量延长孕周至 34 周以后,期待治疗过程中给予抗感染和糖皮质激素促胎肺成熟治疗。

2020 年 ACOG 发布的胎膜早破指南,其中针对不同孕周处理方案的推荐,供临床参考,见表 2-9-6。

未足月胎膜早破期待治疗的具体内容如下:

(1) 一般处理:保持外阴清洁,避免不必要的肛门检查和阴道检查,动态监测体温、宫缩、母胎心率、阴道排液量和性状,定期复查血常规、羊水量、胎心监护和超声检查等,确定有无绒毛膜羊膜炎、胎儿窘迫和胎盘早剥等并发症。

(2) 抗生素的使用:导致 PPROM 的主要原因是感染,约 30%~50%PPROM 可以找到感染的证据。PPROM 预防性应用抗生素的价值是肯定的,可有效延长 PPROM 的潜伏期,减少绒毛膜羊膜炎的发生率,降低破膜后 48 小时内和 7 天内分娩率,降低新生儿感染率以及对肺表面活性物质的需求。

虽然目前没有关于抗生素使用的最佳方案,推荐给予所有期待治疗 PPROM 的女性一个 7 天疗程的抗生素预防性治疗。具体方案为:氨苄西林联合红霉素或阿奇霉素静脉滴注 48 小时后,改为口服阿莫西林联合肠溶红霉素或阿奇霉素 5 天。青霉素过敏的孕妇,可单独口服红霉素或阿奇霉素 10 天。应避免使用氨苄西林 + 克拉维酸钾类抗生素,因其有增加新生儿发生坏死性小肠结肠炎的风险。

PPROM 孕妇,建议行会阴或肛门 GBS 培养。GBS 培养阳性,即使之前已经使用了广谱抗生素,一旦临产,应给予抗生素重新治疗,预防 GBS 垂直传播。

(3) 促胎肺成熟:早在 1972 年 Liggins 等就报道了产前糖皮质激素(antenatal corticosteroid therapy,ACT)治疗可促进胎肺成熟,减少 RDS 的发生。以后的研究表明产前使用糖皮质激素促胎肺成熟能减少新生儿呼吸窘迫综合征(NRDS)、脑室内出血(IVH)和坏死性小肠结肠炎(NEC)的发生,且不会增加母儿感染的风险。目前指南均建议妊娠 24~34 周可能发生早产者,应给予糖皮质激素治疗。具体用法为地塞米松 6mg 肌内注射,每 12 小时 1 次,共 4 次;或倍他米松 12mg 肌内注射,每天 1 次,共 2 次。首剂给予后,24~48 小时内起效并能持续发挥作用达至少 7 天。若治疗后不到 24 小时即分娩仍可减少 NRDS 的发生。治疗后 7

表 2-9-6　按孕周分类处理 PROM

类别	处理方案
足月 PROM (妊娠 37 周及以上)	根据指征进行 GBS 预防治疗;若存在羊膜腔感染,应立即治疗;尽快分娩(根据情况/指征进行引产或剖宫产)
晚期 PPROM (妊娠 34~36 周$^{+6}$)	期待治疗或继续分娩(根据情况/指征进行引产或剖宫产);之前未给予糖皮质激素治疗,将在 24 小时~7 天内引产或分娩且无绒毛膜羊膜炎证据者,应使用单疗程糖皮质激素;根据指征进行 GBS 筛查和预防;若有羊膜腔感染,应立即治疗(并尽快分娩)
早期 PPROM (妊娠 24~33 周$^{+6}$)	期待疗法 若无禁忌证,推荐使用抗生素延长 PPROM 潜伏期 单疗程糖皮质激素治疗 若有羊膜腔感染,应立即治疗(并尽快分娩) 应在初次就诊时获取阴道直肠拭子进行 GBS 培养,并按指征给予 GBS 预防治疗 如果无禁忌证,妊娠 32 周前有分娩风险者,应使用硫酸镁进行胎儿神经保护
围存活期 PROM (妊娠 <23~24 周)	为患者提供新生儿和母胎医学咨询 期待治疗或引产 抗生素最早在妊娠 20 周开始考虑 胎儿有存活能力前,不推荐进行 GBS 预防治疗,不推荐使用糖皮质激素治疗,不推荐使用宫缩抑制剂,不推荐使用硫酸镁进行神经保护

天仍未分娩者,是否仍有治疗作用目前尚不清楚。

既往认为孕周超过 34 周的极少发生 NRDS,因而不宜常规使用糖皮质激素,除非有胎肺不成熟的证据。2016 年,美国国家儿童健康与人类发展研究所(National Institute of Child Health and Human Development,NICHD)发表了倍他米松用于晚期早产的大型临床试验,其中 20% 的患者为 PPROM。如果 34~36 周$^{+6}$ 的孕妇在 7 天内可能发生早产,激素治疗可降低新生儿呼吸系统并发症。ACOG 随后更新了早产指南,并于 2018 年更新了未足月胎膜早破的指南,推荐在妊娠 34~36 周$^{+6}$ 常规使用糖皮质激素,应根据患者具体情况而定。

对于妊娠 32~34 周前使用了单疗程糖皮质激素治疗,产妇又没有分娩,之后是否应在产前重复使用糖皮质激素仍存在争议。关于产前重复使用糖皮质激素的随机对照试验所得出的结论不一致,但均未报道不良反应的风险有统计学意义的增加。2016 年欧洲围产医学会推荐如果第 1 个疗程的糖皮质激素已使用超过 1~2 周,且妊娠 <32~34 周的孕妇又出现早产迹象,产前可以再给一个疗程的糖皮质激素。

(4)宫缩抑制剂的使用:使用宫缩抑制剂的目的是延长孕周,争取至少延迟分娩 48 小时,从而为糖皮质激素的应用赢得时间。使用宫缩抑制剂的前提条件是:①对药物无禁忌;②无延长妊娠的禁忌;③胎儿健康并可继续妊娠;④孕周应在 24~34 周。

由于 PPROM 发生后早产常不可避免,应立即使用宫缩抑制剂,而不应等到出现宫缩后才用。目前宫缩抑制剂有五类:①β 受体兴奋剂,代表药物为羟苄羟麻黄碱(盐酸利托君)和沙丁胺醇;②硫酸镁;③前列腺素合成酶抑制剂,代表药物为吲哚美辛(消炎痛);④钙离子通道阻滞剂,代表药

物为硝苯吡啶(心痛定);⑤催产素受体拮抗剂,代表药物为 Atosiban(阿托西班)。

需要注意的是,宫缩抑制剂只能暂时抑制了宫缩 48 小时~10 天,并不能很好地起到延迟分娩的作用,因此不能显著降低围产儿患病率和围产儿死亡率,同时应注意对孕妇及胎儿带来的副作用。使用宫缩抑制剂的最大益处可能在于能够延长妊娠时间 48~72 小时以上,应抓紧利用这一时间,及时给予糖皮质激素促进胎儿肺成熟,减少 RDS 的发生,从而降低新生儿患病率和死亡率。因此促胎肺成熟治疗是改善 PPROM 围产儿预后的关键,而宫缩抑制剂则是为这种治疗提供时间。使用宫缩抑制剂过分延长孕周会增加母胎并发症,因此应根据具体情况来决定宫缩抑制剂的疗程,包括有无感染征象、胎儿宫内安危情况、胎儿发育及胎儿存活的可能性等。使用过程中,应密切监护母胎情况,权衡利弊,选择最适时机终止妊娠,提高新生儿存活率,同时减少并发症。

(5)胎儿神经系统的保护:妊娠 <32 周前早产风险者,给予硫酸镁静脉滴注,预防早产儿脑瘫的发生。高浓度的镁离子直接作用于子宫平滑肌细胞,拮抗钙离子对子宫收缩活性,有较好抑制子宫收缩的作用。长时间大剂量使用硫酸镁可引起胎儿骨骼脱钙,造成新生儿骨折,建议硫酸镁不作为早产治疗的药物选择。但硫酸镁可以降低妊娠 32 周前早产儿的脑瘫风险和严重程度,推荐妊娠 32 周前早产者常规应用硫酸镁作为胎儿中枢神经系统保护剂。用法:硫酸镁 4~5g 静脉注射或快速滴注,随后 1~2g/h 缓慢滴注 12 小时,一般用药不超过 48 小时。

(6)羊膜腔封闭治疗:PPROM 孕妇中只有 7.7%~9.7% 的胎膜破口能够自然愈合,妊娠可能继续,其围产儿预后较

第九章 妊娠并发症

好,如果胎膜破口能够愈合或封闭,则可能恢复羊膜腔的内环境,从而延长孕周,同时使羊水量逐渐恢复正常,减少羊水过少导致的胎肺和骨骼发育不全。国外学者对重新封闭胎膜破口进行了许多体内及体外实验探索,1996 年 Quintero 等将血小板及冷沉淀物经羊膜腔滴注治愈了 1 例 PPROM 孕妇,因而推测血小板及冷沉淀物在胎膜破口处形成的纤维蛋白凝块封闭了胎膜破口,使胎膜的完整性恢复。Sciscione 等经宫颈注入冷沉淀物和凝血酶治疗 12 例妊娠 24 周前的 PPROM 孕妇,延长孕期 4~105 天,平均 53 天,7 例获健康活婴,推测胎膜破口处的纤维蛋白凝块能够促进胎膜生长和修复,达到胎膜完全愈合。除羊膜补片(血小板及冷沉淀物)外,封闭材料还可以采用纤维蛋白胶、明胶海绵和胶原补片。目前这些封闭剂的安全性和有效性尚未得到确定,仍处于研究阶段。

(7)分娩方式:综合考虑孕周、早产儿存活率、是否存在羊水过少和绒毛膜羊膜炎、胎儿能否耐受宫缩、胎方位等因素。无明确的剖宫产指征时应阴道试产。阴道分娩时不必常规会阴切开,不主张预防性产钳助产。有剖宫产指征或臀位时,选择剖宫产终止妊娠。分娩时应作好新生儿复苏的准备,分娩后采集胎盘和胎膜组织,进行病理检查,可疑或明确绒毛膜羊膜炎产妇,可行羊膜腔和新生儿耳拭子培养。

七、预防

加强围产期卫生宣教与指导,妊娠后期减少或避免性生活,积极预防和治疗生殖道感染。避免突然腹压增加。补充足量的维生素、钙、铜及锌等营养素。宫颈功能不全,可于妊娠 12~14 周行宫颈环扎术。

(漆洪波)

第六节 妊娠期高血压疾病

一、概述

(一)疾病命名

对于该疾病的命名和分类,国内外一直存在不同认识,也一直在不断变化中。"妊娠毒血症""妊娠中毒症"及"妊娠高血压综合征"等均曾作为命名出现于国内外文献和教材中。直至 1996 年美国妇产科医师协会(ACOG)提出了新的分类方法与诊断标准,才解决了混乱已久的妊娠期高血压疾病的分类、诊断等问题。这也被美国国家高血压教育项目工作组(NHBPEP,2000)推荐应用。此方法按照发病基础、脏器损害程度来进行诊断,将妊娠期高血压疾病分为 5 类,即妊娠期高血压、子痫前期、子痫、慢性高血压并发子痫前期、妊娠合并慢性高血压。在我国,自 1980 年江森教授和张振均教授对本病的命名和分类提出修改意见后,人民卫生出版社出版的规划教材《妇产科学》一直沿用"妊娠高血压综合征"(简称妊高征)的命名,并将其分为轻、中、重度。2003 年,我国开始与国际接轨,自《妇产科学》(第 6 版)开始采纳 NHBPEP 的命名及分类方法,用"妊娠期高血压疾病(hypertensive disorders of pregnancy,HDP)"替代传统的"妊高征"。

妊娠期高血压疾病(HDP)是妊娠与高血压并存的一组疾病,不仅仅包括妊娠期高血压(gestational hypertension)、子痫前期(preeclampsia)、子痫(eclampsia),还包括慢性高血压并发子痫前期(chronic hypertension with superimposed preeclampsia)和妊娠合并慢性高血压(chronic hypertension)。而原来的"妊高征"仅仅是妊娠期特有的疾病,并不包括慢性高血压。截至目前,随着循证证据的不断更新,随着对这个疾病包括发病机制的更进一步认识,大家的观点基本达成一致,支持 1996 年 ACOG 对妊娠期高血压疾病的五分类方法,2020 年更新的 ACOG 相关指南也再次进行推荐。

(二)流行病学

关于妊娠期高血压疾病的发病率,国内外甚至不同区域的报道都有比较大的差异。中国疾病预防控制中心(CDC)报道,2014—2018 年中国八省市妊娠期高血压疾病的发病率为 6.4%,并随着孕妇年龄、BMI 及孕前高血压发病率的增长呈上升趋势。2021 年《全国妇幼健康监测及年报通讯》指出,2019 年我国妊娠期高血压疾病平均发病率为 5.06%,高于 2017 年的妊娠期高血压疾病发病率(4.69%),与 2018 年(5.08%)基本持平。上海 1988—1998 年 10 年间调查的数据为 5.57%,广州 4 家医院联合报道 1995—2004 年的 71 020 例孕妇中妊娠期高血压疾病的发病率为 5.78%,武汉市报道 2011 年 83 761 例孕产妇共发生妊娠期高血压疾病 3 064 例,发生率为 3.67%。

国外报道的妊娠期高血压疾病发病率波动于 5%~10%,美国为 6%~8%,法国约为 7.4%,非洲约为 10%。发病率的差异可能和纳入研究的人群特征、妊娠期高血压疾病的定义、研究方案设计、数据来源及统计方法等不同有关,也可能与国家地区的卫生经济发展水平有关。

从疾病在孕产妇死因构成比来看,2014 年世界卫生组织(WHO)数据统计显示,全球范围内 14% 的孕产妇死亡归因于妊娠期高血压疾病,高居第二位,仅次于产科出血(27.1%)。我国妇幼健康监测系统统计的数据显示,2020年我国妊娠期高血压疾病所致的孕产妇死亡占比为10.8%,是继产后出血(25.3%)及心脏病(12.7%)导致中国孕产妇死亡的第三大原因。

二、分类和诊断

目前,妊娠期高血压疾病的分类原则仍沿用2000年NHBPEP推荐的标准,但各国指南推荐的诊断指标仍存有差异,本文的诊断标准主要根据2020年颁布的ACOG指南更新,标准如表2-9-7。结合病史、临床表现和实验室检查可作出临床诊断。但由于该疾病有病因的异质性、病情的不稳定性和延续性,临床表现的多样性等特点,故应通过严密监测、动态评估,根据有无多脏器功能的损害,以鉴别高血压的类型及其严重程度。

1. 病史 注意询问孕妇显现或隐匿的基础疾病,如妊娠前有无高血压、肾脏疾病、糖尿病及自身免疫性疾病等;有无妊娠期高血压疾病史、家族史或遗传史;了解孕妇的既往妊娠史,有无既往妊娠期高血压疾病史、死胎史等;了解此次妊娠后孕妇的高血压、尿蛋白等症状出现的时间和严重程度;了解孕妇一般情况,包括年龄、体重、此次妊娠情况、饮食和生活环境等。

2. 高血压 同一手臂至少2次测量,收缩压≥140mmHg和/或舒张压≥90mmHg定义为高血压。血压测量前,患者至少静坐5分钟,高血压诊断需至少有两次血压升高(收缩压≥140mmHg和/或舒张压≥90mmHg),两次血压测量间隔时间>4小时。若收缩压≥160mmHg和/或舒张压

≥110mmHg为重度高血压(severe hypertension),应缩短血压复测间隔,甚至可以缩短至数分钟后,以便及时指导降压治疗。若重度高血压急性发作且持续时间>15分钟则为急性重度高血压(acute-onset,severe hypertension),处理方法与重度子痫前期相同,即使没有尿蛋白,重度高血压也可导致严重不良预后。若血压较基础血压升高30/15mmHg,虽不作为诊断依据,但需严密观察。此外,另有几种类型的高血压与重度高血压、子痫前期的发生风险相关,但临床上往往容易被忽视:

(1)短暂性高血压(transient hypertension):通常门诊测量血压≥140/90mmHg,复测后恢复正常。产检中40%可进展为持续的高血压,需要警惕额外的血压监测。可能与焦虑、产时疼痛有关。

(2)白大衣高血压(white-coat hypertension):较为常见,约30%的孕妇发生在20周内,风险介于持续高血压和正常血压之间。常表现为门诊测量血压≥140/90mmHg,但居家测血压<135/85mmHg。目前临床实践认为对于此类孕妇直接给予降压治疗是不够合理的,建议进行严密的连续血压监测。

(3)隐匿性高血压(masked hypertension):多见于妊娠早期,孕期发生率约30%,非孕期10%。孕妇往往居家自测血压<140/90mmHg,但门诊测量血压≥135/85mmHg。当孕妇出现有与妊娠期高血压疾病相关临床表现但血压正常时,应怀疑隐匿性高血压的存在,需给予随访指导血压监测,避免并发症的发生。

3. 尿蛋白 所有孕妇每次产检时均应检测尿蛋白,尿液检查应选用清洁中段尿。可疑子痫前期孕妇应检测24小时尿蛋白定量,尿蛋白≥0.3g/24h或尿蛋白/肌酐比值≥0.3

表2-9-7 妊娠期高血压疾病的分类与诊断标准

分类	诊断标准
妊娠期高血压	妊娠20周之后首次出现血压升高,收缩压≥140mmHg和/或舒张压≥90mmHg;尿蛋白阴性;产后12周血压恢复正常;产后确诊
子痫前期	妊娠20周之后首次出现血压升高,收缩压≥140mmHg和/或舒张压≥90mmHg,24h尿蛋白定量≥0.3g或尿蛋白/肌酐比值≥0.3mg/dl或随机尿蛋白≥(++) 或虽无尿蛋白,但新出现下列任何一项者: • 血小板减少:血小板<100×10⁹/L • 肾功能损害:血肌酐水平>1.1mg/dl或为正常值上限2倍以上,除外其他肾脏疾病者 • 肝功能损害:血清转氨酶大于正常值上限的2倍 • 肺水肿 • 新发生的中枢神经系统异常或视觉障碍
子痫	子痫前期基础上发生不能用其他原因解释的抽搐
慢性高血压并发子痫前期	慢性高血压妇女妊娠前无蛋白尿,妊娠20周后出现蛋白尿(++);或者妊娠前有蛋白尿,妊娠后尿蛋白增加,或血压进一步升高,或出现血小板减少<100×10⁹/L,或出现其他肝肾功能损害、肺水肿、神经系统异常或视觉障碍等表现
妊娠合并慢性高血压	妊娠前或妊娠20周前出现收缩压≥140mmHg和/或舒张压≥90mmHg(除外妊娠滋养细胞疾病),妊娠期无明显加重;或妊娠20周后首次诊断高血压并持续到产后12周以后

定义为尿蛋白。24 小时尿蛋白定量为诊断金标准,仅当 24 小时尿蛋白定量或尿蛋白/肌酐比值不可用时考虑随机尿蛋白。既往子痫前期的尿蛋白诊断为随机尿蛋白≥(+),但研究发现与 24 小时尿蛋白 300mg 相比,随机尿蛋白"+"的检测结果假阳性率达 71%。因此 ACOG 认为如果随机尿蛋白为评估尿蛋白的唯一方法时,建议使用"++"作为截断值。注意排查孕妇肾脏疾病和自身免疫性疾病与尿蛋白的关系。

4. 辅助检查 妊娠期出现高血压时:应注意进行以下常规检查和必要时的复查:①血常规;②尿常规;③肝功能、血脂;④肾功能;⑤凝血功能;⑥心电图;⑦胎儿心电监护;⑧产科超声检查。视病情发展和疾病需要酌情增加以下检查:①眼底检查;②超声检查肝、胆、胰、脾、肾及胸腹水等情况;③血电解质、血气分析;④心脏彩超及心功能检查;⑤头颅 CT 或 MRI 检查;⑥自身免疫性疾病相关指标。

三、妊娠期高血压

2013 年,ACOG 妊娠期高血压疾病工作组将妊娠期高血压定义为:收缩压≥140mmHg 和/或舒张压≥90mmHg,且至少两次血压升高,两次血压的测量间隔 >4 小时,并将妊娠期高血压分为重度和非重度两类。重度妊娠期高血压是指收缩压≥160mmHg 和/或舒张压≥110mmHg,这一标准已在世界范围内达成共识。但对于非重度妊娠期高血压的定义尚存在分歧。英国皇家妇产科协会(RCOG)进一步将其划分为轻度和中度,轻度是指收缩压波动于 140~149mmHg 和/或舒张压波动于 90~99mmHg,中度是指收缩压在 150~159mmHg 之间和/或舒张压在 100~109mmHg 之间。妊娠期高血压属于临时性诊断,在整个孕期未发展成子痫前期,并且于产后 12 周内血压恢复正常,方可确诊。因此,妊娠期高血压或可以是暂时性的,亦可进展成为子痫前期,也可能于产后 12 周血压仍未恢复而诊断为慢性高血压。妊娠期高血压患者妊娠结局一般良好,尤其是发生在 37 周及之后者,与正常孕妇结局相似,只是引产率增高。但重度高血压的围产期并发症明显升高,甚至高于轻度子痫前期,此类患者的胎盘早剥、早产及小于胎龄儿的发病率与重度子痫前期患者相似。另外,有研究发现超过 50% 的妊娠期高血压患者最终会进展成子痫前期,尤其在妊娠 32 周前诊断者。故不应该放松对妊娠期高血压的警惕和关注。

由于妊娠期高血压一般处理降压、监测评估等原则与子痫前期大致相同,故将在后续一并阐述。

四、子痫前期

子痫前期是妊娠期特有的疾病,发病率波动于 2%~8%。

子痫前期是一种动态性疾病,病情可呈持续性进展,这就是子痫前期-子痫严重程度的延续性。既往将子痫前期分为"轻度"和"重度",但 ACOG、IHSSP 等指南认为这种划分会错误引导产科医生对该疾病严重性的认知,"轻度"子痫前期只代表诊断时的状态,任何程度的子痫前期都可能导致严重不良后果,因此不再诊断"轻度"子痫前期而诊断为子痫前期,以免造成因诊断"轻度"而对病情忽视。根据是否伴有严重表现,ACOG 将子痫前期分为伴有或不伴有严重表现的子痫前期(preeclampsia with severe features),为简化疾病诊断和便于病史书写,便于和国内疾病诊断编码保持一致,本文仍按照国内既往习惯将伴有严重表现的子痫前期命名为"重度子痫前期"。参考 2020 年 ACOG 指南诊断标准见表 2-9-8。

表 2-9-8　重度子痫前期的诊断标准

子痫前期伴有以下任何一种表现:
- 收缩压≥160mmHg 和/或舒张压≥110mmHg
- 血小板减少:血小板 <100×10⁹/L
- 肾功能损害:血肌酐水平 >1.1mg/dl 或为正常值上限 2 倍以上,除外其他肾脏疾病者
- 肝功能损害:血清转氨酶大于正常值上限的 2 倍
- 肺水肿
- 新发生的中枢神经系统异常或视觉障碍

1954 年 Pritchard 首次描述了 3 例出现溶血、转氨酶升高及血小板减少的子痫患者,仅 1 例存活。后续不少学者对此类病例进行描述和报道。1982 年 Louis Weinstein 首次命名并报道了 HELLP 综合征,是指在重度子痫前期-子痫基础上发生的以溶血(hemolysis,H)、转氨酶升高(elevated liver enzymes,EL)及血小板减少(low platelet count,LP)为特点的一种综合征。自 HELLP 综合征被命名以来,时至今日,其定义、诊断、发病率、病因及处理均存有很多争议。争议的焦点在于 HELLP 综合征是一种独立的疾病,还是重度子痫前期的一组严重表现,两种疾病之间的关系以及是否同属于一种疾病。

HELLP 综合征临床症状多样,可表现为腹痛、恶心、呕吐和全身不适等,因此临床表现不具有一定的特异性。尽管用于临床诊断及文献研究中涉及的 HELLP 综合征的诊断标准迄今尚不统一,从 HELLP 综合征的最初命名描述来看,其诊断的建立主要是依据实验室检查指标,但不同实验室有不同的诊断标准,并没有完全统一和标准化,另外,转氨酶升高和血小板下降的程度也没有明确界定,诊断溶血的标准之一血清结合珠蛋白临床上亦未常规开展。总之,HELLP 综合征有很多不同的诊断标准。Sibai 等建议的 HELLP 诊断标准:①溶血,应该至少有以下两种表现:外周血涂片(破裂细胞、锯齿状细胞);血清总胆红素≥1.2mg/dl(20.52μmol/L);血清结合珠蛋白≤25mg/dl;非失血性严重贫血。②转氨酶升高:血清转氨酶(AST 和 ALT)大于正常值的 2 倍;③血小

板计数低:<100×10⁹/L。

2020年ACOG建议的诊断标准需要同时符合以下三点:①乳酸脱氢酶(lactate dehydrogenase,LDH)≥600U/L;②血清转氨酶(AST和ALT)升高大于正常值的2倍;③血小板计数<100×10⁹/L。除此之外,也有学者建议根据血小板减少的严重程度对HELLP综合征进行亚分型(Mississippi分级)见表2-9-9。不过,ACOG更新的诊断标准还没有被推广使用,临床所采用的HELLP诊断仍以Sibai的建议最为常用。

表2-9-9 HELLP综合征Mississippi分级

I级	血小板计数≤50×10⁹/L且LDH>600U/L,同时AST或ALT≥70U/L
II级	血小板计数≤100×10⁹/L且LDH>600U/L,同时AST或ALT≥70U/L
III级	血小板计数≤150×10⁹/L且LDH>600U/L,同时AST或ALT≥40U/L

【鉴别诊断】 妊娠期与妊娠状态无关的高血压原因包括:慢性高血压、慢性肾脏疾病(chronic kidney disease,CKD)、其他躯体疾病(如嗜铬细胞瘤、甲状腺功能亢进等)。大多数有高血压、血小板减少和/或转氨酶升高的妊娠女性都存在伴严重表现的子痫前期,需与以下疾病相鉴别:妊娠期急性脂肪肝(acute fatty liver of pregnancy,AFLP)、血栓性微血管病和自身免疫性疾病[如系统性红斑狼疮(systemic lupus erythematosus,SLE)、抗磷脂抗体综合征(antiphospholipid syndrome,APS)]。

【发病机制】 子痫前期病因及发病机制尚未完全阐明。PE被认为是多因素、多机制及多通路发展的复杂病理过程,无法以"一元论"来解释。2009年Redman提出著名的子痫前期"二阶段模式"学说,第一阶段为病理生理变化形成过程,即临床前期,以滋养血管重塑导致胎盘血流灌注减少,胎盘缺血、缺氧为特点,亦称为胎盘形成不良或胎盘浅着床;第二阶段是第一阶段导致的临床征象的发生。随着对PE发病机制的深入研究,Redman认为"二阶段模式"学说不能充分反映PE发病机制,继而在2014年提出"六阶段模式",本质上仍是对"二阶段模式"学说更加细化的时间分段和内容补充,也不能反映所有PE患者的发病机制和诱发疾病模式。

目前还没有任何一种单一的因素能够解释子痫前期-子痫的病因和发病机制,而是综合了母体、胎儿、胎盘等多种因素的相互影响、相互作用。研究较重要的因素包括:滋养细胞浸润异常、母-胎间免疫平衡失调、氧化应激反应导致的母体对正常妊娠炎症改变的适应不良、遗传因素及营养因素等。

1. 滋养细胞浸润异常 正常着床时,固定绒毛滋养细胞侵入妊娠子宫蜕膜,深度可达子宫基层的内1/3,充分重塑子宫螺旋动脉,破坏血管壁中层肌弹力纤维,使弹力纤维丧失,螺旋动脉进行性扩张,变成漏斗状,使阻力减少,血流量增加;同时,子宫的自然杀伤(natural killer,NK)细胞分泌一系列涉及血管生成的细胞因子,包括(vascular endothelial growth factor,VEGF)、胎盘生长因子(placental growth factor,PLGF)、血管生成素-2等。而子痫前期-子痫时滋养细胞侵入深度仅达螺旋动脉的蜕膜段,螺旋动脉重塑不良,少数血管甚至不发生血管重塑,造成胎盘灌注相对减少及缺氧环境,这一现象又称为胎盘浅着床。

2. 氧化应激反应 多方面的证据显示,氧化应激反应是第一阶段胎盘浅着床引起的后续反应。目前的研究认为,氧化应激反应是子痫前期-子痫由基本病理生理变化阶段发展至器官损害阶段的重要联系纽带。缺氧胎盘的局部氧化反应转移到孕妇全身的体循环系统,导致全身血管内皮细胞产生自由基和脂质过氧化物等,这些物质进一步损伤血管内皮细胞的结构和功能,虽然在正常的妊娠中也存在脂质过氧化物增加,但可以通过同步增加的抗氧化作用抵消,氧化-抗氧化作用仍维持平衡;在子痫前期-子痫患者中,抗氧化作用相对减弱,氧化作用占优势,导致血管内皮细胞损伤。应用抗氧化剂(如维生素E、维生素C、β-胡萝卜素等)预防子痫前期-子痫的发生已展开相应研究。

3. 免疫平衡失调 流行病学研究结果显示,孕前有输血、流产、被男方淋巴细胞免疫史,均可降低子痫前期-子痫发生的危险;而初孕者、人工授精后妊娠者及工具避孕后受孕者,则会增加子痫前期-子痫发生的发病率,故又将此病称为初父亲(primipaternity)疾病。妊娠是一种成功的半同种移植现象,其成功有赖于母-胎间免疫平衡。人类白细胞抗原(human leukocyte antigen,HLA)可以与NK细胞抑制受体结合,诱导免疫抑制反应,是母-胎界面免疫耐受的重要机制之一。正常妊娠妇女对胎儿组织的细胞免疫表现为低应答,使Th1/Th2细胞之间的免疫达到平衡,即Th1所介导的细胞免疫反应和Th2所介导的体液免疫反应的平衡,而子痫前期-子痫患者滋养细胞HLA-G表达下降或缺失,血液中的NK细胞、中性粒细胞、白细胞介素2(IL-2)、IL-6、IL-12及肿瘤坏死因子-α(TNF-α)等均增加,它们可以直接作为细胞毒性因子或介导细胞毒性因子的产生而导致血管内皮损伤,并增加Th1细胞的细胞免疫活动,打破Th1/Th2细胞之间的平衡。

4. 遗传因素 流行病学研究结果显示,子痫前期-子痫有遗传易感性,但其遗传模式尚不清楚,一般认为是多因素、多基因疾病。研究发现:若母亲为子痫前期患者,其女儿中20%~40%会患子痫前期-子痫;11%~37%的子痫前期患者是姐妹;在双胎中,患子痫前期的一致性为60%。母、胎双方遗传学方面的异常对子痫前期-子痫的发病均有影响。目前已经研究出部分基因(如MTHFR、LPL等)可能与子痫前期相关。对Fas受体、HIF-α(低氧诱导因子-α)、IL-1β(白细胞介素-1β)、TGF-β3(转化生长因子-β3)、ApoE(载脂蛋白E)和TNF-α的基因多态性也有研究。因子痫前期的遗传易感性,特别是其他基因和环境因素的相互作用引起复杂性表型表达,所以任何候选基因都可能引起子痫前期。多基因与子痫前期发病的相关性是今后子痫前期遗传学研究的一个方向。

5. 营养因素 孕期补充锌、钙、镁,对预防子痫前期-子痫有一定作用。研究显示,进食丰富蔬菜和水果可以提高机体抗氧化功能,有助于降低血压,而缺乏维生素C可增加子痫前期-子痫发病的危险性。

综上所述,子痫前期-子痫可能的发病机制是,由于某些遗传因素导致母体对胎儿滋养细胞膜抗原的低识别,造成防护性的免疫减弱和排斥反应的增强,使滋养细胞功能受损和胎盘浅着床,从而引起胎盘缺血缺氧和代谢障碍,表现为胎盘源性细胞毒性因子增加,并进而造成血管内皮损伤,血管活性物质平衡失调,导致全身小动脉痉挛,最终发生子痫前期-子痫,如图2-9-2所示。

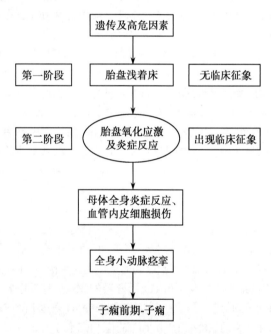

图2-9-2　子痫前期二阶段发病机制

【病理生理改变】 子痫前期-子痫的基本病理生理改变是全身小动脉痉挛,导致各系统靶器官血流灌注不足,造成组织细胞缺血缺氧,并呈现相应脏器功能损害的临床表现。

1. 脑 脑部病理改变包括脑水肿、充血、局部缺血、血栓形成及出血等。子痫前期脑血管阻力和灌注压均增加,以保持正常脑部血运;子痫时,脑血流由于脑血管自我调节功能丧失,灌注压明显增加。临床表现为头痛、头晕、呕吐、烦躁不安、视物模糊、意识障碍甚至昏迷等。而子痫的发生与脑血管自身调节功能丧失相关。

2. 肾脏 肾脏病理改变为肾小球毛细血管内皮增生,

内皮细胞肿胀、增大,内皮下纤维素沉积。子痫前期肾脏血流灌注降低25%~30%,肾小球滤过率减少,肾小球基底膜受损,通透性增加,出现尿蛋白。患者可出现尿酸及肌酐水平升高,可表现少尿、无尿,甚至急性肾衰竭(主要是急性肾小管坏死引起的)。

3. 肝脏 肝脏细胞缺血、缺氧、坏死,病情严重时,肝内小动脉痉挛后随即扩张松弛,血管内突然充血,使静脉窦内压力骤然升高,门静脉周围可能发生局限性出血,甚至肝被膜下血肿形成,自发性肝破裂。临床表现为上腹部不适,特别是右上腹不适,恶心、呕吐,肝区叩痛。肝功能异常时,肝转氨酶水平升高,血浆碱性磷酸酶升高。

4. 血液

(1)凝血:子痫前期-子痫患者全身小动脉痉挛,血管内皮损伤,引起血小板激活、聚集并且破坏和消耗增加,活化的血小板激活凝血因子ⅩⅡ,并释放多种血小板因子加速凝血过程。重度子痫前期患者由于胎盘缺血、缺氧及梗死,则可使大量破碎绒毛的滋养叶细胞进入母体循环被溶解而释放大量的凝血活酶,从而进一步导致凝血功能障碍,如凝血酶原时间(PT)、部分凝血活酶时间(APTT)、凝血酶时间(TT)可明显缩短,纤维蛋白原(Fg)明显增加;D-二聚体(D-D)、纤维蛋白降解产物(FDP)含量升高;抗凝血酶Ⅲ(ATⅢ)明显降低。

(2)血容量、渗透压:子痫前期-子痫患者由于血管收缩、内皮细胞损伤、通透性增加等原因,导致水分丢失血液浓缩,实际有效循环血量减少,表现为血细胞比容增加,血液黏度增加等。由于肾脏、肝脏等器官功能损害,白蛋白生成能力及功能低下且排出增多,肠胃血管痉挛使蛋白质吸收减少,因而可引起严重的低蛋白血症。患者血浆胶体渗透压降低,导致细胞内外滤过压不平衡,细胞内液移至细胞间隙,严重者可出现全身明显水肿,甚至浆膜腔积液(腹腔、胸腔、心包)。

5. 心血管 子痫前期患者全身小动脉包括冠状动脉广泛痉挛,外周血管阻力增加,而发生一系列心血管和血液流变学的改变:平均动脉压升高,左心室舒张末期压力升高,收缩功能下降;冠状动脉广泛痉挛、内皮细胞损伤导致重度子痫前期患者出现不同程度的心肌损害,心肌细胞肥大,心肌间质局限性纤维变化,重者尚可见点状出血和局灶性坏死。再加上不同程度的贫血、低蛋白血症,血浆胶体渗透压降低,种种因素使子痫前期患者形成低排高阻型血流动力学改变,容易发展成急性左心衰竭。而子痫前期的内皮损害和胶体渗透压降低引起了组织液向肺间质和肺泡内渗漏,尤其是产后存在严重的低蛋白血症时,极易发生急性肺水肿。左心衰竭和外周血管阻力升高是肺水肿的危险因素,合并原发性高血压者更易发生肺水肿。

6. 胎盘-胎儿单位 血管痉挛及子宫蜕膜和基底层血管发生急性动脉粥样硬化,管腔变窄,极易引起子宫螺旋小动脉栓塞,导致胎盘功能下降,胎儿生长受限,胎儿宫内缺血、缺氧，甚至胎儿窘迫、宫内死亡。若胎盘血管破裂出血，可导致胎盘早剥。

【预测与预防】

1. 预测 首次产检应进行危险因素评估，主张联合多项指标综合评估预测。

（1）危险因素：根据现有的研究证据，可将子痫前期的危险因素分为高危因素和中危因素。高危因素包括子痫前期病史、CKD、慢性高血压、糖尿病、自身免疫疾病（如抗磷脂抗体综合征或系统性红斑狼疮）。中危因素包括初产妇、初次产检 BMI>30kg/m²、年龄≥35 岁、多胎妊娠、妊娠间隔时间≥10 年以及子痫前期家族史（母亲或姐妹）。当合并有 1 项高风险因素或 1 项以上中危因素则发生子痫前期的风险增加。2020 年 ACOG 指南关于子痫前期风险因素见表 2-9-10。

表 2-9-10 子痫前期的危险因素

初产妇	系统性红斑狼疮
多胎妊娠	孕前 BMI>30kg/m²
子痫前期病史	抗磷脂抗体综合征
慢性高血压病史	年龄≥35 岁
孕前糖尿病	肾脏疾病
妊娠期糖尿病	辅助生殖技术受孕
遗传性易栓症	阻塞性睡眠呼吸暂停综合征

（2）物理预测指标：

1）子宫动脉多普勒超声检查：基于子痫前期病因的胎盘浅着床、免疫适应不良学说，1983 年 Campbell 等首次运用多普勒超声检查子宫胎盘血流，发现子宫动脉的阻力随着孕龄的增加而降低，而在子痫前期的孕妇中，子宫动脉血流的频谱呈高阻状态。妊娠 20~24 周时行子宫动脉多普勒血流检测，如子宫动脉搏动指数（uterine arteria pulsatile index，UTPI）和阻力指数（resistance index，RI）持续升高或出现子宫动脉舒张早期切迹等异常波形，有助于预测子痫前期的发生。尽管有系统评价发现在发生子痫前期风险较高的女性中，中期妊娠评估子宫动脉搏动指数及子宫动脉切迹可最佳预测子痫前期的风险（敏感性 19%、特异性 99%），子宫动脉阻力指数增加可最佳预测重度子痫前期的风险（敏感性 80%、特异性 78%）。但基于现有的大量研究证据并不支持常规使用多普勒超声检查筛查子痫前期，因为研究者们使用的多普勒分析技术、异常血流速度波形的定义、研究人群、筛查孕周以及子痫前期的诊断标准都不相同，无论是使用单一指标还是与其他指标组合，对早发型子痫前期的预测率都较低，而对晚发型子痫前期的预测率则更低。

2）眼动脉多普勒检查：不同于子宫动脉，眼动脉多普勒血流的改变并不是直接由胎盘滋养细胞浸润导致，可能与孕妇血流动力学改变有关。一项系统评价评估了眼动脉多普勒血流对子痫前期的预测作用，发现初始眼动脉舒张期峰值流速 >23.3cm/s 时，可预测早发型子痫前期的发生（敏感性

为 61%、特异性为 73.2%，AUC 0.68），但预测晚发型子痫前期价值较低。与子宫动脉多普勒检查相似，其在独立预测早发型或晚发型子痫前期方面，临床价值有限。

（3）生物标志物预测指标：

1）血管生成调节因子：弥漫性内皮细胞损伤和毛细血管通透性增加是子痫前期的病理生理性标志，而血管生成调节因子的异常表达对子痫前期的发病机制具有重要作用。近年来有大量关于血管生成调节因子预测子痫前期的研究，其中最为热点的是血管内皮生长因子（vascular endothelial growth factor，VEGF）和胎盘生长因子（placental growth factor，PLGF）以及 2 种抗血管生成蛋白：可溶性内皮因子（soluble endoglin，sEng）和可溶性 fms 样络氨酸激酶 1（soluble fms-like tyrosine kinase 1，sFlt-1）。妊娠中期，这些血管生成调节因子在血液和尿液中的浓度变化会在子痫前期临床症状出现前数周或数个月发生变化，所以将它们作为预测子痫前期的潜在生化标志物，并可在一定程度上反映病情的轻重。2016 年一项具有里程碑意义的多中心临床试验发现 sFlt-1/PLGF 比值对短期预测子痫前期具有临床价值。当 sFlt-1/PLGF 比值≤38 时 1 周内发生子痫前期的阴性预测值为 99.3%，sFlt-1/PLGF 比值 >38 时 4 周内发生子痫前期的阳性预测值为 36.7%，推测 sFlt-1/PLGF 比值可能最有益于预测子痫前期。但上述生物指标能否在子痫前期相关的不良妊娠结局的早期预测，尚缺乏有效证据，在这一作用得到更好的证实之前，目前不常规推荐临床应用。

2）其他实验室检查：母体血清分析物检测是唐氏综合征筛查项目的一个重要组成部分。越来越多的研究证据表明，在妊娠早期和中期，若发生原因不明的母亲血清分析物浓度异常，如妊娠相关血浆蛋白 A（pregnancy-associated plasma protein A，PAPP-A）以及游离胎儿 DNA 水平异常，可能与胎盘功能异常相关，可用于筛查不良妊娠结局，包括子痫前期。尽管这些指标存在一定的相关性，但预测的准确性，无论是单独使用还是与其他危险因素联合，仍然低于临床有效筛查试验的理想水平。此外，尿酸、纤维连接蛋白、氧化应激标志物和促炎症细胞因子等指标异常也与子痫前期发生有关，但其预测价值仍需进一步的研究。

3）多因素联合预测模型：鉴于单个指标预测价值有限，目前更多的研究倾向于多因素联合预测子痫前期发生风险。尽管许多研究者已创建了多种基于母体因素、多普勒超声指标、生物化学指标等多因素联合预测子痫前期模型，然而，大多数预测模型未进行效能验证或未通过效能验证。

值得关注的是英国胎儿医学基金会（Fetal Medicine Foundation，FMF）的早期妊娠预测模型。FMF 使用贝叶斯理论，结合通过孕妇特征和病史计算的前涉风险和孕期不同孕周、不同生物物理、生化指标进行风险计算。效能验证发现，妊娠 11~13 周，在假阳性率 10% 的情况下，联合母体因素、平均动脉压（MAP）、子宫动脉搏动指数（UTPI）、PLGF，可以预测 90% 的早发型子痫前期、75% 未足月子痫前期及

45% 足月子痫前期。该模型在亚洲人群中验证表明,在筛查假阳性率分别为 5%、10%、15% 和 20% 时,未足月子痫前期的检出率为 48.2%、64%、71.8% 和 75.8%,明显优于英国国家卫生与临床优化研究所(NICE)指南和 ACOG 指南传统筛查模型(基于母体特征、产科因素及既往病史联合预测)PE 的检出率(前者假阳性率为 5.5% 时检出率 26.3%,后者假阳性率为 20.4% 时检出率 54.6%)。当然,筛查方式的最终选择不仅取决于筛查效果,也需要考虑到当地卫生经济条件及实施的可行性。2019 年国际妇产科联盟(FIGO)指南推荐对所有孕早期女性进行 PE 风险筛查,当风险≥1% 时,则为 PE 高风险孕妇,可给予 150mg/d 阿司匹林口服预防 PE。如果所在地区医疗资源有限,推荐采用二阶段筛查策略,即对所有孕妇常规使用母体危险因素和 MAP 进行未足月 PE 筛查,对于筛查出的危险人群再进行 PLGF 和 UTPI 或 PAPP-A 测量。一项纳入 12 万单胎妊娠女性的前瞻性研究发现,在筛查假阳性率为 10% 时,两阶段的 PE 检出率仍可高达 71%。多因素联合预测模型虽然提高了预测 PE 的效果,但相关预测指标检测成本较高,目前仍未广泛应用于临床实践,还需结合中国国情开展前瞻性、大样本量的多中心临床研究以制订适合中国的方案。

2. 预防 随着子痫前期的发病机制认识的深入,人们对于子痫前期的预防措施进行了广泛的研究,但大多数研究结果都不太理想。迄今为止,除低剂量阿司匹林的使用得到国内外广泛认可外,其他的预防措施都被认为不能起到有效的预防作用。

(1)一般预防措施:子痫前期高风险孕妇妊娠期应适度锻炼,合理安排休息,以保持妊娠期身体健康。不推荐严格限制盐的摄入,也不推荐肥胖孕妇限制热量摄入。

(2)低剂量阿司匹林:依据目前大量的研究证据,低剂量阿司匹林是最有效的药物预防方法。在孕早期进行子痫前期风险筛查和评估后,明确具有高风险的孕妇建议在妊娠 11~14 周开始每晚口服阿司匹林,剂量 75~150mg,服用至妊娠 36 周或分娩时或确诊子痫前期时。不同指南对于阿司匹林的使用条件、起止时间及剂量的要求略有不同,总体而言预防措施的施行原则是低剂量、早使用、近全程,但获益程度取决于个体的多种因素,如使用药物的依从性等。目前就高危 PE 风险的确切标准尚未达成共识,而这对于指导用药人群具有重要意义。FIGO 指南推荐妊娠早期使用 FMF 联合预测模型进行 PE 风险评估,对计算风险≥1% 的孕妇,推荐孕 11~14 周起每晚口服阿司匹林 150mg。美国预防服务工作组(United States Preventive Services Task Force,USPSTF)和 ACOG 指南则是基于临床危险因素的风险评估标准,推荐以下人群使用低剂量阿司匹林预防 PE 见表 2-9-11,使用的阿司匹林剂量为 81mg*。虽然基于临床危险因素预测 PE 简单、经济,但研究发现其预测敏感度不足 40%,可能会造成临床上很多孕妇接受不必要的治疗,同时增加孕妇服药的焦虑以及非甾体类药物应用的副作用。因此,作者更倾向于多因素联合预测后给予小剂量阿司匹林预防 PE。

(注:* 不同国家阿司匹林的剂量略有不同。在美国,成人阿司匹林的剂量为 325mg,小剂量阿司匹林又被称为"宝宝阿司匹林",其剂量为成人剂量的 1/4,常被用于各种慢性疾病的预防。目前美国"宝宝阿司匹林"的剂量为 81mg,这就是 ACOG 指南中指定剂量的由来。而在英国,成人阿司匹林的剂量则为 300mg,对应的小剂量"宝宝阿司匹林"为 75mg。因此,在各国指南中我们可以看到不同的应用剂量。)

(3)钙剂补充:最早由 Belizan 等于 1980 年报道低钙饮食的孕妇发生子痫前期的危险增加,随后多项研究显示,妊娠期补钙可降低血压并预防子痫前期的发生。2010 年 WHO 提出建议,对于钙摄入量低(<800mg/d)的女性,补充钙替代制剂(钙元素≤1g/d)或钙补充剂(钙元素 1.5~2g/d)可能会降低子痫前期的发生风险。2018 年 WHO 再次验证了这一结论,并推荐在初次产检时就开始指导补充钙剂。Cochrane 一项关于低钙摄入地区孕妇子痫前期预防措施荟萃分析发现,子痫前期和妊娠期高血压发生风险在钙剂补充后显著降低,但其预防效果对于正常钙摄入女性收效甚微。

(4)其他预防措施:若高风险孕妇对阿司匹林过敏或不耐受,且缺乏其他证据支持的干预措施,则应密切监护和期待治疗,包括频繁的门诊或家庭血压监测以早期识别和诊断子痫前期。其他的治疗方法,如增加镁、锌、叶酸,维生素 C、D、E 或鱼油的摄入,口服他汀类药物、二甲双胍对于预防子痫前期的效果尚缺乏可靠的研究证据。

【治疗】 治疗目的是控制病情、延长孕周、尽可能地保障母儿安全。治疗原则主要为降压、解痉、镇静等;密切监测母儿情况;适时终止妊娠是最有效的处理措施。

表 2-9-11　子痫前期高危因素与阿司匹林的使用

风险等级	危险因素	推荐
高风险	子痫前期病史,尤其伴有不良妊娠结局;多胎妊娠;慢性高血压;1 型、2 型糖尿病;肾脏疾病;自身免疫性疾病,如 APS、SLE	建议具有任何一项高危因素者使用低剂量阿司匹林
中风险	初产妇;肥胖(BMI>30kg/m²);子痫前期家族史(母亲或姐妹);社会人口特征(非洲裔、低社会经济地位);年龄≥35 岁;个人病史因素[低出生体重和/或小于胎龄儿分娩史、前次不良妊娠结局(如死胎)、距前次妊娠间隔 >10 年]	建议具有一项以上高危因素者使用低剂量阿司匹林
低风险	前次无并发症的足月分娩史	不建议使用低剂量阿司匹林

1. 评估和监测 子痫前期病情复杂、变化快，分娩及产后生理变化及各种不良刺激均可导致病情变化，因此，对产前、产时及产后病情进行密切评估和监测十分重要，以便了解病情进展情况，及时进行干预治疗，避免不良妊娠结局发生。评估和监测的内容和频率需根据病情严重程度决定。

妊娠37周前，在初始诊断性评估后，对于病情稳定且不伴严重表现的子痫前期患者可选择门诊治疗及监测，这部分患者应能够依从频繁的母体和胎儿监测，并作好随时入院准备。重度子痫前期患者建议住院治疗，便于母胎评估，当病情进展迅速时有助于迅速干预。

评估内容主要包括严密监测子痫前期的发展或恶化情况。对于没有严重表现的子痫前期患者，建议每周1~2次产检，每周检查血小板计数、血肌酐和转氨酶水平，每周至少1次胎心监测及评估羊水量，每3~4周超声评估胎儿生长发育情况。若有病情恶化时，应尽早重复以上检查，必要时增加24小时动态血压、孕妇超声心动图、胎儿脐动脉血流、生物物理评分等。监测过程中应仔细询问有无严重表现的子痫前期症状（如头痛、视觉改变、上腹痛和气促等）。监测中进行患者宣教，所有子痫前期患者应了解重度子痫前期的症状和体征，并应每天监测和自我血压监测。若发生头痛、视觉改变、呼吸急促、右上腹或上腹痛，应立即告知医护人员。

产时进行连续母胎监测，以识别如下情况：高血压加重；母体肝、肾、心肺、神经或血液系统功能恶化；胎盘早剥；胎心异常。同时严密监测液体平衡，以免过度补液导致肺水肿、心力衰竭等严重并发症的发生。

妊娠期高血压可延续至产后，也可在产后首次出现，亦可进展为子痫前期甚至子痫，因此，产后仍需加强血压、子痫前期严重表现症状及体征的监测，以便及时降压、解痉等治疗。

2. 一般治疗

（1）适当休息：因为目前没有证据表明卧床休息对改善妊娠结局的有效性，并且卧床休息可增加住院患者静脉血栓栓塞症的风险，因此不建议严格卧床休息。

（2）饮食：注意营养丰富而又不过度，保证充足的蛋白质和热量，适当补充多种维生素，如维生素C、维生素E、钙剂等。不限制盐和体液，对于全身水肿者应适当限制盐的摄入。

（3）精神和心理治疗：加强与患者及其亲属的沟通，尽量解除思想顾虑，避免不良刺激影响。

3. 降压治疗

（1）降压治疗时机：有效治疗妊娠期重度高血压可以降低母亲的脑卒中、心力衰竭和其他严重并发症。因此，目前一致认为对妊娠期重度高血压（收缩压≥160mmHg和/或舒张压≥110mmHg）应予以积极降压治疗。

对于妊娠期非重度高血压是否降压治疗，各个国家的学术组织并没有达成共识。2018年国际妊娠期高血压研究学会（ISSHP）推荐妊娠期高血压患者降压时机为医院测量血压≥140/90mmHg或家庭测量血压≥135/85mmHg。2019年NICE推荐，无论是妊娠期高血压还是子痫前期患者，收缩压≥140mmHg或舒张压≥90mmHg均应予降压治疗，控制目标血压≤130/80mmHg。2020年ACOG对血压<160/110mmHg的妊娠期非重度高血压的药物治疗未做推荐。2021年中华医学会妊娠期高血压疾病血压管理专家共识推荐，对于血压<150/100mmHg者可密切观察，暂不应用降压药物治疗。只有当收缩压≥150mmHg或舒张压≥100mmHg或出现靶器官受损时方考虑应用药物治疗，目标血压为：无器官功能损伤，酌情将收缩压控制在130~155mmHg，舒张压控制在80~105mmHg；伴有器官功能损伤，则收缩压应控制在130~139mmHg，舒张压应控制在80~89mmHg；血压不可低于130/80mmHg，以保证子宫胎盘血流灌注。2022年SOGC建议对收缩压≥140mmHg或舒张压≥90mmHg的所有孕妇均应该给予降压治疗，并指出可显著降低孕妇脑卒中的发生率。2015年Magee等在NEJM上发表了一项多中心、开放式随机对照研究，即妊娠期高血压控制研究（the control of hypertension in pregnancy study，CHIPS），评估比较了妊娠期高血压严格控制舒张压至85mmHg与非严格控制舒张压至100mmHg对妊娠结局的影响，结果显示两组围产儿结局虽无显著差异，但当舒张压严格控制至85mmHg可降低13.1%母体发生重度高血压的风险。也正是基于这项研究，2022年SOGC将妊娠期高血压的控制阈值140/90mmHg中的目标舒张压更改为85mmHg。

尽管各国学术组织的观点不一，但基于CHIPS的研究证据和国内现状，为减少母胎并发症，我们建议：收缩压≥160mmHg和/或舒张压≥110mmHg的重度高血压必须尽快降压治疗；收缩压≥140mmHg和/或舒张压≥90mmHg的非重度高血压可考虑降压，尤其是并发脏器功能损伤时。目标血压：收缩压控制在130~139mmHg，舒张压控制在80~89mmHg，降压过程力求平稳，不可波动过大。为保障子宫胎盘血流灌注，血压不建议低于130/80mmHg。

（2）降压药物选择：目前降压药物种类并不少，应首先选择不减少肾脏、胎盘血流灌注，同时对胎儿影响小的药物。降压药物选择时，也要根据产科医生的经验选用熟悉的药物，注意规范应用。一般不首先推荐使用阿替洛尔和哌唑嗪，并建议禁止使用血管紧张素转换酶抑制剂（ACEI）和血管紧张素Ⅱ受体拮抗剂。此外，2013年一篇Cochrane系统评价分析了治疗妊娠期重度高血压的药物，结果表明应用尼莫地平和硫酸镁降压治疗后，持续性高血压的发生率均较高，分别为46%和65%，且尼莫地平还可能增加新生儿出生后低血压的发生风险（RR 3.12，95%CI 0.63-15.40），因此，不推荐尼莫地平和硫酸镁作为降压药物使用。临床上常用的降压药物有：

1）拉贝洛尔：为α、β肾上腺素受体阻滞剂，降低血压而不影响肾脏及胎盘血流量，并可对抗血小板凝集，促进胎儿肺成熟。该药起效快（1~2分钟），不引起血压过低或反射性心动过速。用法：口服，50~150mg，3~4次/d，30~60分钟起效，2~3小时达峰值；静脉注射，初始剂量20mg，10分钟后若无有效降压则剂量加倍，最大单次剂量80mg，直至血压控制；静脉滴注，50~100mg+5%葡萄糖250~500ml，根据血压调整滴速，待血压平稳后改口服，每天最大总剂量1 200mg。脑出血、哮喘患者禁用；心脏及肝肾功能不全者慎用。

2）硝苯地平：为钙离子通道阻滞剂，可解除外周血管痉挛，使全身血管扩张，血压下降，由于短效硝苯地平降压作用迅速，一般不主张舌下含服。用法：口服10mg，3~4次/d，必要时可加量，一般一天30~90mg，每天最大剂量不超过120mg。其副作用为心悸、头痛，使用时需监测血压，警惕低血压造成严重并发症。禁用于动脉粥样硬化性心血管疾病史。硝苯地平可选择短效、缓释或控释制剂，既往常用短效制剂降压，但由于短效硝苯地平降压过快，可能会影响子宫胎盘血流灌注，增加母胎不良预后的风险。因此，在治疗非重度妊娠期高血压时，开始更倾向于使用缓释或控释制剂。

3）甲基多巴：可兴奋血管运动中枢的α受体，抑制外周交感神经而降低血压，妊娠期使用效果较好。用法：250mg口服，3~4次/d，每天最高不超过2g。其副作用为嗜睡、便秘、口干、心动过速。相比其他降压药物，其对胎儿的长期安全性已经得到更广泛的证实，常被一些国际权威组织作为一线用药推荐。但由于作用温和，起效缓慢，单纯口服该药可能无法降到目标血压。另外，受药物供应短缺的影响而使一些国家包括中国临床使用有限。

4）肼屈嗪：是一种直接小动脉血管扩张剂，使外周血管阻力降低。用法：口服10~20mg，2~3次/d；5mg静脉或肌内注射，随后每20~40分钟给予5~10mg，最大剂量可至20mg；或持续静脉泵入，0.5~1.0mg/h。降压过快可导致低胎盘灌注；有心动过速、头晕、恶心、呕吐、震颤、上腹痛、体液潴留等不良反应。由于口服可导致反射性心动过速和液体潴留限制其临床应用，主要是静脉用药治疗妊娠期急性重度高血压。

5）尼卡地平：二氢吡啶类钙离子通道阻滞剂。用法：起始剂量20~40mg口服，3次/d；静脉滴注1mg/h起，根据血压变化每10分钟调整剂量。

6）乌拉地尔：为α肾上腺素受体阻滞剂，同时作用于中枢与外周，降压效果快。用法：50~100mg+0.9%生理盐水250ml，4~8滴/min起静脉滴注。其易引起直立性低血压；若用药前已予以其他降压药，则使用时保证充分间隔时间，必要时减量；疗程不超过7天。

7）酚妥拉明：为α肾上腺素受体阻滞剂。用法：10~20mg+5%葡萄糖100~200ml，以10μg/min静脉滴注。

8）硝酸甘油：作用于氧化亚氮合酶，可同时扩张动脉和静脉，降低前后负荷，主要用于合并心力衰竭和急性冠脉综合征时高血压急症的降压治疗。起始剂量10mg+5%GS（0.9%NS）500ml，20滴/min起静脉滴注。

9）硝普钠：强效血管扩张剂，扩张周围血管使血压下降。由于药物能迅速通过胎盘进入胎儿体内，并保持较高浓度，其代谢物（氰化物）对胎儿有毒性作用，在妊娠期使用要谨慎。分娩或产后血压过高，应用其他降压药效果不佳时，方考虑使用。用法：50mg+5%GS（0.9%NS）500ml，静脉滴注，0.6ml/h起滴，每次调整0.3~0.6ml/h直至目标血压，最大剂量400μg/min。妊娠期仅适用于其他降压药物无效的高血压危象孕妇，使用时请注意避光，减少分解为氰化物的风险。用药期间，严密监测血压及心率。

（3）急性重度高血压的治疗：2019年ACOG发布了急性重度妊娠期高血压的处理指南，对产时及产后高血压急症建议硝苯地平、肼屈嗪和拉贝洛尔降压治疗，但由于国内不常使用肼屈嗪，故主要讲述硝苯地平和拉贝洛尔的具体使用方法，见图2-9-3及图2-9-4。

急性重度高血压是发生脑出血及脑梗死的重要危险因素，迅速控制急性重度高血压对子痫前期和子痫的临床结局至关重要。确认重度高血压后，应在30~60分钟内给予一线降压药物，以减少脑出血和脑梗死的风险。重度高血压不能突然降至正常范围，收缩压应控制在140~150mmHg，舒张压控制在90~100mmHg。初始降压达标后，应继续给予降压药物，保持血压稳定。

值得注意的是，短效硝苯地平的使用仍存在争议。有学术组织对于妊娠期急性重度高血压的降压治疗，推荐的一线药物是拉贝洛尔和肼屈嗪，而并非短效硝苯地平。主要的原因是，有研究发现若按上述方案治疗，可能会出现降压过快、母体交感神经系统反射性激活致心率过快及头痛，严重可发生脑卒中、心肌梗死、心律失常等心脑血管并发症。鉴于此，2018年ISSHP推荐硝苯地平治疗急性重度高血压时每次口服剂量更改为10mg，共计2次，间隔时间延长为45分钟。2022年，Magee等人也推荐了不同的硝苯地平治疗方案，即每次口服10mg，共计使用4次，使用间隔时间延长至30~60分钟。

鉴于上述争议，根据临床使用现状，笔者建议首选静脉给药作为急性重度高血压的一线用药，仅在无法建立静脉通道时，首先选择短效硝苯地平口服，但使用剂量及间隔时间建议延长至30~60分钟。若拉贝洛尔降压效果不满意或医疗机构缺乏该药时，应根据母体因素、医疗机构的药物种类及医师用药习惯决定降压药物的使用，主要目标是降压平稳有效，力求减少严重并发症的发生。

（4）降压治疗的注意事项：

1）降压药的效果有很大的个体差异性，故无法精确地预测出降压效果。对每位患者需要根据用药后的反应进行药物种类和剂量的调整。关键是能否及时发现血压升高或变化，在病程的最早阶段就进行平稳的血压控制。除非是重度高血压患者，否则不需要开始就静脉应用降压药。即使是静脉应用降压药的患者，在血压控制稳定后建议改口服用药。口服降压时，建议采用联合用药，一则联合用药的效果

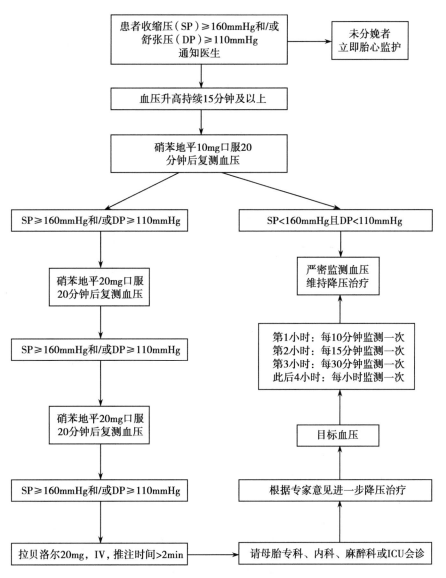

图 2-9-3　急性重度高血压硝苯地平给药方案

比单一用药好,再则联合用药可以减少每种药物的剂量,避免单一大剂量用药带来可能的副作用。

2)在应用降压药物时注意平稳降压,减少血压波动,尤其要注意清晨血压波动峰值,从而防止或减缓重度子痫前期患者心脑血管并发症及胎盘早剥等的发生。降压太快或幅度太大会导致胎盘灌注以及氧输送减少,引起胎儿窘迫,特别是在胎儿生长受限或监护有异常的情况下更是如此,同时也增加孕妇脑血管意外、胎盘早剥等严重并发症的风险。在与硫酸镁同时应用时,因为其外周血管扩张作用,降压药物的效应可能被放大。血压测量同时要确保患者夜间得到充分休息。

3)对于需要行剖宫产终止妊娠的患者,需要减缓降压速度或是停用降压药,因为硬膜外麻醉可以降低大约15%的血压。而且麻醉效果比较好的情况下,容易出现仰卧位低血压综合征,所以通常不需要在手术时应用降压药,但术后

30分钟,应注意麻醉效果过后的血压回升,及时应用降压药物控制血压波动。

4)慢性肾衰竭患者的高血压比较难以控制,其中部分原因是血容量过多。既往有肾脏或心脏病史者可适当加用利尿剂。

5)重度高血压患者治疗过程中出现长时间昏迷、视神经盘水肿、偏瘫或在硫酸镁治疗时发生抽搐,或产后48小时后发生抽搐,应做CT检查,除外脑血管意外的发生。

4. 解痉治疗　2002年发表在 *Lancet* 上经典的 Magpie Trial 试验发现,硫酸镁预防重度子痫前期患者发生子痫而需要治疗的人数(number need to treat,NNT)为90,也就是说仅需要治疗90个患者就能够预防1例子痫的发生。因此,截至目前,硫酸镁仍被公认是预防子痫前期发生子痫和治疗子痫疗效最确切、应用最广泛的药物。研究发现,硫酸镁控制子痫再次发作的效果优于地西泮、苯巴比妥和冬眠合剂等

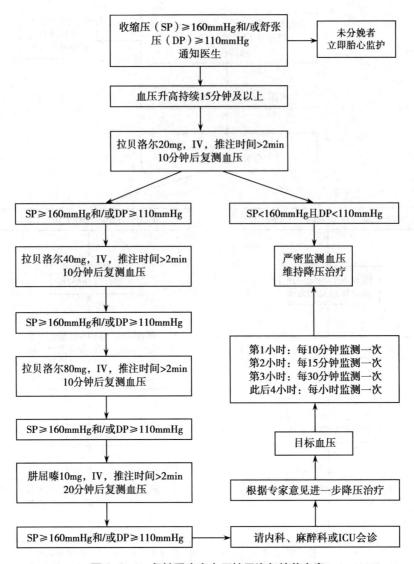

图2-9-4 急性重度高血压拉贝洛尔给药方案

镇静药物,故除非存在硫酸镁应用禁忌证或硫酸镁治疗效果不佳,否则不推荐使用苯巴比妥和苯二氮类用于子痫的预防或治疗。

(1)作用机制:镁离子可通过以下机制解痉:①抑制运动神经末梢对乙酰胆碱的释放,阻断神经和肌肉间的传导,使骨骼肌松弛,从而能有效地预防和控制子痫的发作;②使血管内皮合成前列腺素增加,抑制内皮素合成,降低机体对血管内皮紧张素Ⅱ的反应,缓解血管痉挛状态;③通过阻断谷氨酸通道阻止钙离子内流,解除血管痉挛,减少血管内皮损伤;④提高孕妇和胎儿血红蛋白的亲和力,改善氧代谢。

(2)用药指征:①控制子痫抽搐或防止再抽搐;②预防重度子痫前期发展成子痫;③重度子痫前期围分娩期用药,预防产时或产后子痫。硫酸镁不可作为降压药使用。

(3)治疗时机:对于决定进行保守治疗的重度子痫前期女性,应考虑给予硫酸镁。硫酸镁的应用在剖宫产或阴道分娩时应持续使用,并维持到产后24小时。

(4)治疗方案:首次负荷剂量4~6g,溶于25%葡萄糖20ml静脉推注(15~20分钟),或溶于5%葡萄糖100ml快速静脉滴注(15~20分钟),随后1~2g/h静脉滴注维持。若静脉通道建立困难时,可选择深部肌内注射:初始剂量10g(每侧臀部注射5g),随后每4小时注射5g,为减少肌内注射的疼痛,可将25%硫酸镁20ml溶于2%利多卡因2ml中。硫酸镁24小时用药总量不超过25g,治疗过程中监测尿量、呼吸、腱反射和氧饱和度。

(5)注意事项:血清镁离子的有效治疗浓度为1.8~3.0mmoL/L,>3.5mmol/L即可出现中毒症状。使用硫酸镁必备条件:①膝腱反射存在;②呼吸≥16次/min;③尿量≥25ml/h(即≥600ml/d);④备有10%葡萄糖酸钙。镁离子中毒时停用硫酸镁并缓慢静脉推注(5~10分钟)10%葡萄糖酸钙10ml。如患者同时合并肾功能障碍、心功能受损或心肌病、重症肌无力等,则硫酸镁应慎用或减量使用。若有条件者,建议用药期间监测孕妇的血清镁离子浓度。

（6）治疗副作用：应用硫酸镁常见的轻度副作用有自觉发热、面颊潮红、恶心、呕吐、肌肉无力、头晕和注射部位刺痛感等，发生率在15%~67%。严重副作用包括：运动麻痹、腱反射消失、呼吸抑制、心律失常（传导时间延长）等，因此，重症肌无力患者禁用。当患者出现消化系统症状和疲乏无力时要警惕药物过量中毒，临床表现与 HELLP 综合征相似，应注意鉴别以免贻误治疗。

5. 其他治疗

（1）镇静治疗：镇静药物可以缓解孕妇紧张、焦虑情绪，改善睡眠，预防和控制子痫。

1）地西泮：2.5~5mg 口服，2~3 次/d，或者睡前服用，可缓解患者紧张、失眠等症状，保证充足的休息。地西泮 10mg 肌内注射或静脉注射（>2 分钟）用于控制子痫发作和再次抽搐。但有学者认为，地西泮控制子痫发作有心搏骤停的风险，故不推荐使用。

2）苯巴比妥：镇静时口服剂量为 30mg/次，每天 3 次，控制子痫时肌内注射 0.1g。

3）冬眠合剂：冬眠合剂由氯丙嗪（50mg）、哌替啶（100mg）和异丙嗪（50mg）组成，可抑制中枢神经系统，有助于解痉、降压、控制子痫抽搐。通常以 1/3~1/2 量肌内注射，或以半量加入 5% 葡萄糖溶液 250ml 静脉滴注。由于氯丙嗪可使血压急剧下降，导致肾及胎盘灌注降低，且对母胎肝脏有一定损害，故仅应用于硫酸镁治疗无效时。

（2）纠正低蛋白血症：重度子痫前期患者普遍存在低蛋白血症，循环血量减少和血液浓缩。尽管扩容治疗可增加容量负荷，易致肺水肿和脑水肿而被认为弊大于利，但是严重的低蛋白血症，血浆胶体渗透压明显降低，可导致严重的胸、腹腔积液和心包积液，孕妇循环不稳定而造成难以控制的心力衰竭、肺水肿等。及时有效地补充蛋白质和血浆，纠正低蛋白血症对于重度子痫前期的治疗十分重要。分娩期和产后的血流动力学变化最为明显，血浆胶体渗透压可以从足月时的 22mmHg 降到产后 16mmHg，而在子痫前期患者则是从足月时 18mmHg 降到产后 14mmHg。血浆胶体渗透压的改变在产后 6~16 小时达到最低点，在产后 24 小时后恢复到产时水平。血管内外的胶体渗透压和流体静水压的平衡在重度子痫前期伴有严重低蛋白血症时被破坏，当产后回心血量增加时，胶体渗透压更进一步下降，此时最易发生心力衰竭和肺水肿。无论是在产前、产时还是产后，在心力衰竭控制平稳后，都可以给予人血清白蛋白或血浆，以提高胶体渗透压来稳定微循环，但需要警惕循环血量增加而再次诱发心力衰竭的可能，重要的是，应用白蛋白或血浆时，应严密监测病情和经静脉给予呋塞米。在分娩前注意逐步纠正低蛋白血症是稳定产时和产后微循环和防止心力衰竭发生的措施之一。

（3）糖皮质激素治疗：大量循证医学证据已证实糖皮质激素对于早产胎儿促进胎肺成熟的作用。糖皮质激素在早发型重度子痫前期的应用，亦可以明显降低新生儿呼吸窘迫

的发生，同时降低新生儿脑室内出血、感染和死亡的发生，并且并不增加母亲的并发症（用法详见第九章第三节早产。）

（4）利尿：子痫前期孕妇不主张常规应用利尿剂，仅当孕妇出现全身性水肿、肺水肿、脑水肿、肾功能不全、急性心力衰竭时，可酌情使用呋塞米等快速利尿剂。甘露醇主要用于脑水肿，有心力衰竭或潜在心力衰竭时禁用，甘油果糖适用于有肾功能损害的孕妇。严重低蛋白血症伴有胸腹腔积液者，可补充白蛋白后给予利尿剂。

【分娩时机和方式】

终止妊娠的原则和方法：终止妊娠是子痫前期治愈的最根本方法，终止妊娠的时机和方法应根据患者妊娠周数、严重并发症发生情况、家庭经济状况和当地医疗条件综合决定。

1. 终止妊娠时机 下列情况可以考虑终止妊娠：①妊娠期高血压、无严重表现的子痫前期患者可期待至 37 周终止妊娠。②重度子痫前期患者：妊娠 <24 周，经治疗病情不稳定者建议终止妊娠；妊娠 24~28 周，根据母胎情况及当地母儿诊疗能力，决定是否期待治疗是否可行；妊娠 28~34 周，若病情不稳定，经积极治疗 24~48 小时病情仍加重，应终止妊娠；若病情稳定，可考虑期待治疗，并建议提前转至早产儿救治能力较强的医疗机构；妊娠 ≥34 周者应考虑终止妊娠。

2. 分娩方式的选择 分娩方式的选择应对孕妇和胎儿的整体状况包括病情和生育、家庭状况进行充分评估，进行个体化处理，如无剖宫产指征，原则上阴道试产。但如果无法短时间内阴道分娩，病情有加重可能，可考虑放宽剖宫产指征。

3. 麻醉方式的选择 在阴道分娩的产程镇痛中，若没有其他禁忌证的情况下，子痫前期患者首选椎管内镇痛。

对于子痫前期患者的剖宫产手术，可以采用椎管内麻醉或全身麻醉，前者包括腰麻、腰硬联合麻醉（combined spinal epidural，CSE）或硬膜外麻醉。过去，硬膜外麻醉是一直被肯定应用的麻醉方法，腰麻被认为因快速发生交感神经阻滞出现严重低血压而限制使用。但近年来研究发现，与硬膜外麻醉相比，腰麻产生的血压下降幅度相似，腰麻患者因低血压而需要升压药物比例也并不增加。因此，腰麻在重度子痫前期患者中的使用是安全和有效的。腰麻操作通常比硬膜外麻醉快，可快速产生充分且可靠的双侧麻醉，但腰麻单次注射后的麻醉持续时间有限，且无法在应急情况下扩大和延长麻醉。硬膜外麻醉可通过逐步增加药量延长麻醉时间，但其效果弱于腰麻，不如腰麻可靠，起效也更慢。因此，CSE 不仅具有腰麻和硬膜外麻醉的优点，同时也弥补了各自缺陷，已被临床广泛应用，也可作为重度子痫前期选择的一种麻醉方式。

在无椎管内麻醉禁忌情况下，子痫前期患者剖宫产应首选椎管内麻醉。若存在凝血功能障碍或有潜在出血风险时，椎管内麻醉有导致硬膜外血肿的风险，可以考虑选择全身麻醉。血小板减少有导致硬膜外血肿的风险，但目前各国

关于血小板数值下限与禁忌使用椎管内麻醉的关系尚无统一定论,最近一项来自 19 个医疗机构 84 471 名孕妇的回顾性研究表明,血小板 $\geq 70 \times 10^9/L$ 时硬膜外血肿的发生率极低(<0.2%)。因此,ACOG 认为当血小板 $\geq 70 \times 10^9/L$,并且病情平稳,无血小板继续减少风险及未使用抗血小板或抗凝治疗时,可以选择椎管内麻醉。

【早发型重度子痫前期的处理】 迄今为止,虽然早发型和晚发型的界定标准以 34 孕周为界、还是以 32 孕周为界尚未统一,但明确的是两者的病因和发病机制是不同的。早发型被认为是一种胎源性疾病,伴有较高的胎盘功能不良和胎儿生长发育受限发生率,围产儿死亡率较高,母儿预后差;晚发型被认为是一种母源性疾病,可能为潜在的母体疾病,胎盘功能及形态多数正常,并不影响胎儿的生长,故母儿预后较好。对于重度早发型子痫前期,既往的处理是不考虑孕周大小均提倡终止妊娠,结果导致因胎儿不成熟所致的围产儿死亡率大大增加。近年来,对于已经出现严重并发症者终止妊娠仍不容置疑;对无严重并发症的早发型重度子痫前期延迟分娩的保守治疗,可以延长孕周,改善围产儿妊娠结局。

早发型重度子痫前期患者建议住院治疗,入院后经过充分评估病情,明确有无严重的器官损害表现,决定是否进行期待治疗。

1. 病例选择 严格选择适合的病例是采取期待治疗方案的第一步,病例的选择取决于胎儿和母亲两方面,包括孕周、胎儿情况以及评估母亲的病情严重程度和重症发生时间、医疗环境和救治条件,患方的意愿和经济状况都是应考虑的影响因素。原则上,母儿安全的前提下,病情相对稳定即可以继续期待治疗。

2. 转诊 所有早发型重度子痫前期患者应在具备母儿重症监护的三级医疗保健机构进行严密监护,若所属医院不具有上述条件和资质,在决定保守治疗方案后,应及时转诊。

3. 临床监测 在期待治疗过程中应当严密观察母体终末器官受累症状、体征和相应实验室指标的动态变化及其异常发生时间,同时严密监测胎儿生长情况。监测项目依具体病情而定,包括每天的胎心和胎动计数,在某些严重病例或胎盘功能受影响的病例,必要情况下进行每天 2~3 次 NST。注意胎儿生物物理评分、胎儿生长发育情况和羊水量估计及脐动脉血流检查等。脐血管胎盘病变和眼底检查、脐动脉血流 S/D 比值之间呈平行关系。脐动脉舒张期血流波形是一种无创的胎儿安危监护手段,当出现脐动脉舒张末期血流缺失或反流时,需要进行干预治疗,当宫内环境已经不利于胎儿继续生长时,需及时终止妊娠。

4. 期待治疗期间终止妊娠的指征 当出现以下母儿病情恶化时终止妊娠,母体指征有:持续重度高血压;头痛、上腹痛或视觉障碍等重度子痫前期症状的反复发作或加重;脑卒中;心肌梗死;HELLP 综合征;肺水肿;子痫;疑似胎盘早剥或非前置胎盘引起的持续阴道出血。胎儿指征有:胎儿

窘迫;死胎;孕周太小胎儿无法存活者。

5. 终止妊娠的方式 如无产科剖宫产指征,原则上考虑阴道试产。但如果不能短时间内阴道分娩、病情有可能加重,可考虑放宽剖宫产指征(图 2-9-5)。

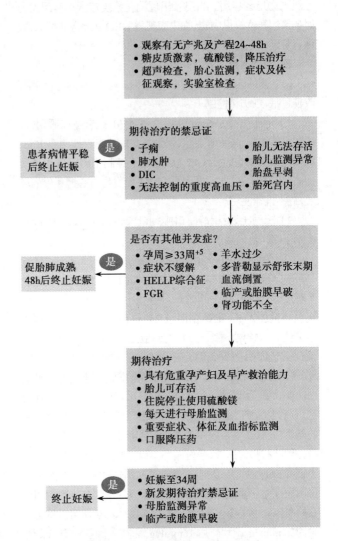

图 2-9-5 早发型子痫前期的管理

【HELLP 综合征的处理】 HELLP 综合征的治疗原则为在积极治疗子痫前期的基础上的对症治疗,适时终止妊娠。对症治疗包括:

1. 预防出血 当血小板 $<50 \times 10^9/L$ 且血小板数量迅速下降或存在凝血功能障碍时应考虑备血及血小板;当血小板 $<20 \times 10^9/L$ 以及患者有明显出血倾向时,应输注新鲜的血小板悬液。也有学者建议,如果患者血小板 $<40 \times 10^9/L$,在准备剖宫产前常规输注血小板,但预防性输注血小板并不能预防产后出血的发生。

2. 保护肝脏功能 肝功能明显异常时,可以应用保护肝脏药物,如葡醛内酯、谷胱甘肽等。

3. 糖皮质激素的应用 对于糖皮质激素在 HELLP 综合征中的应用仍没有一致的观点。既往观察性研究认为,糖

皮质激素可快速改善 HELLP 综合征患者的实验室及临床指标,但在 Cochrane 发表的一篇纳入 11 项随机对照试验的研究中,比较了糖皮质激素与安慰剂或不治疗对 HELLP 综合征患者的效果,结果发现糖皮质激素并未显著改善孕妇严重并发症的发生及降低母儿死亡率,但能提高孕妇血小板计数。因此,糖皮质激素治疗 HELLP 综合征的证据仍不够充分,但当血小板 <50×10⁹/L 时,可考虑糖皮质激素治疗。

4. 产科处理

终止妊娠时机:当妊娠≥34 周,或出现多器官功能障碍、DIC、肝脏梗死或出血、肾衰竭、胎盘早剥、胎儿状况不良等情况下应立即终止妊娠。对于母体状况稳定而仅有血液实验室检查轻度异常,并且胎儿状况良好时的处理原则仍有分歧:一些学者建议,糖皮质激素促胎肺成熟后可终止妊娠(图 2-9-6);也有学者建议可继续保守治疗,直至母亲或胎儿方面出现新的终止妊娠指征,或妊娠至 34 周再终止妊娠。最根本的原则应视个案分析处理。

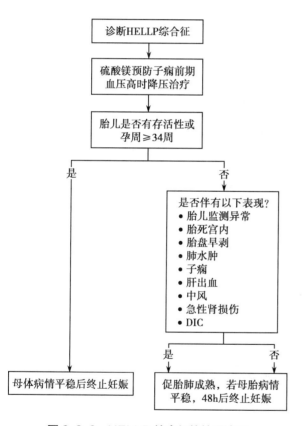

图 2-9-6 HELLP 综合征的处理流程

【预后】 目前已有确切证据证实,前次妊娠患有子痫前期者,再次妊娠时,相应并发症发病率显著上升;并发子痫前期的妇女,远期罹患心脑血管疾病的风险明显增加。

1. 再次妊娠风险

一般而言,前次妊娠子痫前期发病时间越早,再次妊娠复发的可能性越大。有研究发现,子痫前期孕妇再次妊娠时,16% 的患者出现了复发性子痫前期,20% 的患者仅发生了高血压。复发的风险随首次发作的严重程度和发生时间而不同,早发型、重度子痫前期女性复发的风险最高,达 25%~65%。

故对于子痫前期产妇需再次妊娠者,孕前咨询时应告知相应风险,孕早期使用阿司匹林预防;孕期加强母儿监护,积极处理并发症。

2. 远期预后

(1)心脑血管系统并发症、代谢性疾病:无论孕妇合并何种类型的妊娠期高血压疾病,远期罹患心脑血管疾病的发病率均上升。研究证实孕期并发子痫前期者,远期高血压、糖尿病、静脉血栓栓塞、卒中等疾病发病率增加。一项基于 780 000 名产妇 15 年的随访研究结果显示,孕期合并妊娠期高血压者,远期慢性高血压发病率增加 5.2 倍;合并子痫前期,其发病率增加 3.5 倍;合并重度子痫前期者,发病率增加 6.4 倍。远期罹患糖尿病的风险也增加,一项纳入 100 万多例女性的人群回顾性队列研究显示,无妊娠期糖尿病的子痫前期或妊娠期高血压女性在产后 16.5 年的随访期间,糖尿病发病率增至 2 倍。

(2)肾脏并发症:有研究显示,子痫前期患者远期发生肾衰竭的风险较正常人群高出 4 倍,该值在再次妊娠复发子痫前期人群中更高。15%~20% 子痫前期妇女肾穿刺活检可发现慢性肾脏疾病。

(3)中枢神经系统并发症:以往的观点认为子痫抽搐并不会产生远期后遗症。但近来观念有所更新,研究表明,子痫抽搐妇女似乎更易发生白质病变,并且可能出现认知障碍,但两者的相关性有待进一步研究。

五、子痫

子痫指妊娠期高血压或子痫前期患者新发强直-阵挛性抽搐,也是子痫前期的严重表现之一。ACOG 定义子痫为在没有其他病因(如癫痫、脑梗死、脑出血或药物使用)的情况下,新发局灶性或多灶性强直-阵挛癫痫样发作。子痫抽搐进展迅速,是妊娠期高血压疾病所致母儿死亡的重要原因,尤其在资源匮乏地区。子痫在资源丰富国家发病率较低,并呈下降趋势或稳定在 0.15‰~1.0‰。但在中低资源水平国家可达 5.0‰,并且不同国家发病率从 1.96‰~14.2‰不等,差异悬殊。

子痫大多发生在产前,约 21% 发病在产后,其中 90% 的产后抽搐发生在分娩后 1 周内,但仍有在产后 10 周发生子痫的病例报道,因此临床医生仍需警惕妊娠期高血压患者产后子痫的防治。

【临床表现】 大部分子痫患者在抽搐发作前具有高血压、头痛、视觉障碍、右上腹痛等前驱症状或体征,然而,仍有 20%~38% 患者在发作前没有典型的子痫前期症状(高血压或蛋白尿),因此单纯认为从无严重表现的子痫前期自然线性发展到伴有严重表现的子痫前期,并最终发生子痫抽搐的观点是不准确的。

子痫的典型发作过程首先表现为眼球固定,瞳孔散大,头偏向一侧,牙关紧闭;继而口角及面肌颤动,数秒后发展成为全身及四肢肌强直,双手紧握,双臂屈曲,迅速发生强烈抽动。抽搐时呼吸暂停、面色青紫。持续1分钟左右,抽搐强度减弱,全身肌肉松弛,随即深长呼吸,发出鼾声而恢复呼吸。抽搐发作前及抽搐期间,神志丧失。抽搐次数减少,间隔时间长,抽搐过后即可苏醒;抽搐频繁且持续时间长,往往陷入深昏迷。在抽搐过程中,易发生种种创伤,如唇舌咬伤、摔伤甚至骨折,昏迷中呕吐可造成窒息或吸入性肺炎,同时可伴发严重的并发症,如胎盘早剥、肺水肿、心肺功能停止、急性肾衰竭,甚至产妇死亡。

【诊断与鉴别诊断】 子痫通常在子痫前期的基础上发生抽搐,但应与癫痫、脑炎、脑肿瘤、脑血管畸形破裂出血、糖尿病高渗性昏迷、低血糖昏迷相鉴别。

【治疗】 子痫处理原则为保持气道通畅、防止误吸、控制抽搐、防止抽搐复发、纠正缺氧和酸中毒、控制血压,适时终止妊娠(图2-9-7)。

1. 一般急救处理 尽早呼叫,建立应急抢救团队,并寻求神经科、麻醉科、ICU等多学科协作。保持呼吸道通畅、面罩吸氧、侧卧防止误吸,维持呼吸、循环功能稳定,密切观察生命体征,留置导尿监测尿量。避免声、光等刺激。预防坠地外伤、唇舌咬伤。严密监测血压、脉搏、呼吸、神志及尿量等。

2. 控制抽搐 硫酸镁是治疗子痫及预防复发的首选药物。当患者存在硫酸镁应用禁忌或硫酸镁治疗无效时,可考虑应用地西泮、苯妥英钠或冬眠合剂控制抽搐。子痫患者产后需继续应用硫酸镁24~48小时。

3. 抽搐复发治疗 对于在硫酸镁维持治疗期间抽搐复发者,可额外予硫酸镁2~4g静脉推注,持续时间>5分钟。对于硫酸镁难治的病例(硫酸镁注射20分钟后仍有抽搐或复发>2次),可给予异戊巴比妥钠(250mg,静脉给药,持续3分钟)、硫喷妥钠或苯妥英(1 250mg,静脉给药,速率50mg/min)。

4. 镇静剂使用 参见本节子痫前期处理部分"5.其他

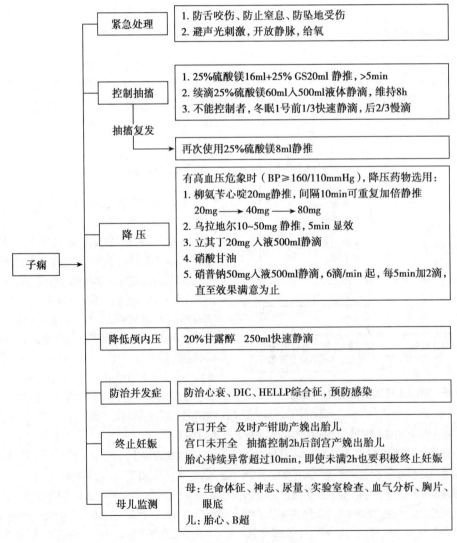

图2-9-7 子痫抢救流程

治疗（1）镇静治疗"。

5. 降压　脑血管意外是子痫患者死亡的最常见原因。当收缩压持续≥160mmHg，舒张压≥110mmHg时要积极降压以预防心脑血管并发症。高血压的治疗指征、药物选择和剂量以及目标血压都与子痫前期相同。

6. 纠正缺氧和酸中毒　间断面罩吸氧，根据pH、二氧化碳结合力及尿素氮值给予适量的4%碳酸氢钠纠正酸中毒。

7. 终止妊娠

（1）若宫口开全且满足阴道助产条件，可及时用产钳助产娩出胎儿。

（2）若宫口未开全，抽搐控制后剖宫产娩出胎儿。

（3）若胎心异常，控制抽搐后积极终止妊娠。

8. 密切观察病情变化　密切观察子痫患者体温、脉搏、呼吸、血压、神志、尿量、实验室检查、血气分析、胸部X线片、眼底；及早发现心力衰竭、脑出血、肺水肿、HELLP综合征、肾衰竭、DIC、胎盘早剥等并发症，预防感染，积极处理。对于胎儿而言，密切注意胎心监护及进行B超检查。

六、慢性高血压并发子痫前期

慢性高血压的孕妇出现任何一种与子痫前期相关的器官功能损害时即可诊断为慢性高血压并发子痫前期。

【评估与监测】　慢性高血压易并发子痫前期，同时对母儿带来更高的风险，因此，慢性高血压患者应严密监测是否并发重度子痫前期，一旦并发重度子痫前期则按照子痫前期进行管理。

【治疗】　若母儿病情稳定，可在严密监测下期待至37周终止妊娠；若慢性高血压并发重度子痫前期，则按照前述的重度子痫前期的处理方案进行。

七、妊娠合并慢性高血压

妊娠合并慢性高血压指妊娠前或妊娠20周前已经诊断为高血压，且妊娠期无明显加重，或妊娠20周后首次诊断高血压并持续到产后无好转者。妊娠合并慢性高血压的发病率为0.9%~1.5%，在美国，从1970年到2010年，妊娠合并慢性高血压的发病率平均每年增加6%，这种增长主要与孕妇年龄和肥胖增加有关，其所导致的母儿并发症发病率和死亡率也随之显著升高。

【诊断】　传统的高血压诊断标准为收缩压≥140mmHg和/或舒张压≥90mmHg，至少测量2次，每次测量至少间隔4小时。2017年，美国心脏病学会（American College of Cardiology，ACC）和美国心脏协会（American Heart Association，AHA）将收缩压≥130mmHg和/或舒张压≥80mmHg诊断为非孕成人高血压1期，估计若根据该诊断

标准，可使美国孕妇被诊断为妊娠合并慢性高血压者增多1倍。但ACOG认为对于妊娠20周之前的高血压1期孕妇并不需要降压治疗，妊娠合并慢性高血压的诊断仍依据传统标准，但需加强对初次就诊血压≥130mmHg和/或舒张压≥80mmHg孕妇的监测和管理。

由于妊娠早中期血压呈生理性下降，部分慢性高血压患者在妊娠中期首次就诊时血压正常，在妊娠晚期血压升高而被误诊为妊娠期高血压或子痫前期，因此，区分慢性高血压、妊娠期高血压或子痫前期有时只能通过回顾性诊断。若产后持续高血压并超过12周应修改诊断为妊娠合并慢性高血压。

【评估与监测】　慢性高血压和心血管疾病是孕产妇和新生儿发病和死亡的主要原因，13%~40%的妊娠合并慢性高血压患者可能发展成子痫前期，进一步增加了母儿不良预后的发生风险。研究发现，相比于正常孕妇，慢性高血压孕妇患脑血管疾病、肺水肿或肾衰竭的风险增加5~6倍，妊娠期糖尿病、剖宫产率、产后出血、胎盘早剥、早产、胎儿生长受限、新生儿死亡等风险均增加。然而，大多数患有轻度原发性高血压的孕妇一般无妊娠合并症，只有在严重的、无法控制的高血压病例中，妊娠合并症的风险才会显著增加。因此，孕期应加强母儿监测和评估避免严重不良结局的发生。

孕前告知慢性高血压妊娠期间可能发生的相关风险及干预措施，评估是否为继发性高血压、是否有终末器官损害，必要时转诊至相关专科门诊。调整降压药的使用，加强血压的管理。加强妊娠合并症（如肥胖、糖尿病）的防控，包括减轻体重、合理膳食、改善生活习惯。

慢性高血压孕妇初次就诊时需做病情评估，判断是否有终末器官损害。由于妊娠早期的生理性变化，孕前进行评估尤为重要；如果在孕前未进行评估，应在建档时完成。慢性高血压孕妇评估内容包括：①血清谷草转氨酶和谷丙转氨酶；②血清肌酐；③血清电解质；④尿素氮；⑤全血细胞计数；⑥尿蛋白/肌酐比值或24h尿总蛋白和肌酐；⑦心电图及超声心动图。

孕期加强血压的监测和管理，警惕重度高血压及子痫前期的发生，监测胎儿生长发育和宫内状况，及时发现胎儿生长受限并进行临床干预。

【治疗】　治疗目标主要是为了预防高血压对母儿带来的风险，尽可能延长妊娠时间。治疗原则为：①降压目标和降压药物的选择原则同子痫前期；②终止妊娠的时机取决于有无其他并发症，若无，妊娠38~39周应终止妊娠。

八、妊娠期高血压疾病的严重并发症

妊娠期高血压疾病，尤以子痫前期-子痫，由于全身小动脉痉挛和血管内皮损伤，全身各器官各系统血流灌注减少可造成多器官多系统损害，伴随疾病的进展，严重情况下可

导致高血压脑病和脑血管意外、心力衰竭、肾衰竭、肝包膜下血肿形成和破裂、肺水肿、中枢神经系统病变以及发生弥散性血管内凝血（DIC）、胎盘早剥或死胎等并发症，对母儿危害极大，甚至导致母儿死亡。因此，针对妊娠期高血压疾病的严重并发症产科医生应提高预警，并及早通过临床表现和辅助检查进行识别、诊断和干预，联合多学科诊治或进行危重转诊，及时阻断病程进展，改善母婴结局。

1. 高血压脑病和脑血管意外 高血压脑病是指高血压疾病发展过程中，血压骤然急剧升高引起的暂时性急性脑功能障碍综合征，基本的病理改变为急性脑部血液循环障碍引起的脑水肿和颅内压增高，常见于子痫前期-子痫患者严重高血压未得到有效控制，或血压波动过大，情绪过度激动或反复子痫抽搐时。脑血管意外包括脑出血性疾病和缺血性疾病，前者包括脑出血和蛛网膜下腔出血，而后者包括脑血栓形成、脑栓塞和短暂性脑缺血发作。子痫前期患者小动脉节段性痉挛和扩张，血管内皮损伤，循环血栓形成倾向，使得子痫前期患者在急骤且严重的高血压时，更易出现高血压性脑部病变。临床表现有头痛、呕吐、烦躁不安、视物模糊、意识障碍，甚至昏迷等；子痫患者抽搐后昏迷不醒、大小便失禁、流涎或偏瘫。CT或MRI检查可提示脑水肿、脑出血或脑缺血、坏死。应仔细辨别患者临床症状，出现头痛明显加重不缓解，神经系统、听觉、视力异常时应高度警惕。仔细进行神经系统查体，必要时与专科医师共同诊治和监控。

2. 心力衰竭 发病隐匿，病情危重，是导致妊娠期高血压疾病母儿死亡的主要原因之一，可发生在重度子痫前期的发展过程中，也可与重度子痫前期相伴同时起病，产前、产时和产后都可发病。感染是最常见的诱因，其他还包括贫血、电解质紊乱及低蛋白血症。而不适当的扩容或在应用白蛋白等扩容治疗中缺乏对循环血容量出入平衡的控制，以及补液速度的过快和过量等都是比较常见的医源性诱发心力衰竭因素。早期心力衰竭的临床表现为夜间不能平卧、端坐呼吸自觉心慌气短，查体心率>110次/min，呼吸>20次/min、心界扩大、心前区闻及收缩期杂音或偶闻肺底湿啰音时。但在某些病例中，特别是无规律产检者，可能仅以咳嗽为主诉就诊。在子痫前期尤其是重度子痫前期，伴有明显水肿或体重增加较快，贫血和低蛋白血症患者中，尤其应注意有无咳嗽、胸闷憋气、夜间不能平卧等不适主诉，并注意监测患者的液体出入量和检查心肺体征。心电图或24小时动态心电图可明确心脏电生理变化，发现各种异常心率、心律、心肌缺血、传导阻滞等。心脏超声检查可排除心脏结构异常，反映心脏功能。心肌酶检查可明确心肌损伤的程度。X线检查有助于心脏扩大、心脏肥厚及肺水肿的诊断。一旦发现上述异常指标，应引起重视，监测随访，及早联系心血管内科协助诊治，同时应注意与围产期心肌病鉴别。

3. 肺水肿 3%的子痫前期患者会发生肺水肿，其中70%发生在产后。并发肺水肿的原因是多方面的，包括毛细血管渗漏、急性左心衰竭、急性重度高血压和医源性导致的全身容量超负荷等。早期间质性肺水肿期临床表现有不明原因的烦躁、失眠、心慌、血压升高、胸闷、阵发性呼吸困难、呼吸浅快、时而端坐呼吸、面色苍白、脉速等，病情持续进展至肺泡性肺水肿期可出现严重的呼吸困难、胸痛、发绀、湿冷、大汗、咳大量粉红色泡沫痰，肺部可闻及广泛的湿啰音，后者是产科医生比较熟知的，但前者不典型的临床表现往往容易被忽视。如果在肺水肿早期及早识别和积极处理，可在一定程度上逆转肺水肿的发生，改善妊娠结局。

Anish等研究发现，初产妇、多胎妊娠、轻中度贫血、平均动脉压增高均是重度子痫前期患者发生肺水肿的危险因素，针对合并上述情况的患者应警惕肺水肿的发生，需加强对患者主观症状、肺部体征、疾病相关指标的连续动态监测，必要时胸部超声、X线片或肺部CT等检查。特别要强调的是，如果发现氧饱和度不断下降要积极分析原因，不能通过盲目的增加氧流量而掩盖肺功能恶化。此外，无论产前或产后均应及时控制高血压、防止液体超负荷、严格的液体平衡及围手术期适当的利尿剂使用对重度子痫前期相关肺水肿具有重要的预防价值。

4. 弥散性血管内凝血 弥散性血管内凝血（DIC）并非是一种独立的疾病，而是在原发病症基础上病程进展的一个重要环节。子痫前期引起的DIC多为慢性，发生胎盘早剥等严重并发症时可呈现急性DIC。DIC的主要临床表现有出血、休克、栓塞和溶血，可以在尚无明显临床表现的情况下就已经显现实验室检查指标的异常，有的则在尚未意识到的情况下已进入凶险阶段。诊断标准需同时具有以下3项或3项以上异常：①血小板<$100 \times 10^9/L$或进行性下降。②血浆纤维蛋白原（Fib）<1.5g/L。③3P试验阳性或血浆纤维蛋白降解产物（FDP）>20mg/L或D-二聚体水平升高；D-二聚体测定是一项特异性纤维蛋白降解产物的检查，是诊断DIC的特异性试验之一，能反映凝血酶原和纤溶酶原的活性。正常人未稀释血浆D-二聚体测定为阴性（<0.25mg/L），若>0.5mg/L对DIC高危患者具有极高的预测价值。④凝血活酶时间（PT）>15秒或比对照延长3秒以上，当形成凝血酶所必需的凝血物质明显减少时，当Fib低于危险水平（约<1g/L）时或FDP明显增加时均可出现PT和部分活化凝血活酶时间（APTT）延长，故PT和APTT延长虽有一定的意义，但并不一定代表DIC的发生。⑤ATⅢ活性<60%或蛋白C活性降低。⑥血浆纤溶酶原（PLG）<300mg/L。⑦血浆内皮素-1（ET-1）>80pg/ml或凝血酶调节蛋白（TM）增高。

早期识别和早期干预尤为重要。重度子痫前期应常规进行DIC相关检查以确定亚临床DIC的存在。快速实验室检查和动态监测血小板、纤维蛋白原（Fib）、纤维蛋白降解产物（FDP）、凝血活酶时间（PT）、部分活化凝血活酶时间（APTT）的变化,可及时发现和监控 DIC。重视 D-二聚体指标测定及其动态变化。若临床上缺乏某项诊断 DIC 的完全特异性的实验室指标,连续监测实验室指标并密切观察患者的临床症状对 DIC 诊断和临床结局至关重要。

对于不明原因皮肤黏膜出血点或产后出血不凝、静脉采血很快凝固者更应引起高度重视。应注意伤口渗血、子宫出血和压迫处是否出现紫斑等情况,注意及早做血小板动态检测,如果有出血、栓塞或用原发病难以解释的循环衰竭和休克应想到 DIC 的可能。

5. 急性肾衰竭 急性肾衰竭（acute renal failure,ARF）是由各种原因引起的肾功能在短时间内（几小时至几周）突然下降而出现的氮质废物滞留和尿量减少综合征。大量的病因学研究表明,妊娠期高血压疾病是妊娠期发生急性肾衰竭的首要原因,约 1%~5% 的重度子痫前期会发生 ARF,当合并 HELLP 综合征时 ARF 的发生率则可高达 20%,其病理基础为小动脉广泛痉挛、内皮细胞损伤导致长时间的肾脏灌注不足,造成肾皮质或肾小管坏死,最终导致急性肾衰竭。主要的临床表现为血肌酐（Cr）和尿素氮（BUN）升高,水、电解质和酸碱平衡紊乱及全身各系统并发症。常伴有少尿（<400ml/d）,但也可以无少尿表现。确诊主要依据肌酐、尿素氮浓度和 GFR 值,而尿量多寡不能列为急性肾衰竭的必备诊断标准。

由于妊娠生理的改变,孕期 GFR 约增加 50%,可致代谢物尿素、肌酐等排泄增多,因此,孕期较非孕期的肾功能标准值要低。如果仅参考非孕期急性肾衰竭的诊断标准,往往容易掩盖早期肾损伤。故对妊娠期高血压疾病的患者,尤其是子痫前期-子痫的患者,监测尿量、肾功能、电解质及 GFR 的动态变化显得十分重要。当血清肌酐水平超过平常的基线值,尤其是 48 小时内血清肌酐水平≥1mg/dl 或较基础值升高≥50%,伴或不伴少尿或无尿,均应警惕和及早识别急性肾衰竭的发生,联合肾病内科医生、重症医学科医生进行综合的管理,包括液体管理、高血压管理、酸碱电解质紊乱调节、终止妊娠时机等,以防止进一步的损伤。

大多数妊娠期高血压疾病患者的急性肾损伤可在分娩后逆转,产后 6 周随访复查对于发现不可逆转的肾损伤具有重要意义,必要时需指导患者进行专科诊治。

6. 肝包膜下血肿形成和破裂 肝包膜下血肿是子痫前期较为罕见的严重并发症,与严重的肝

能损害有关,发生率约 1/25 万~1/4 万,但严重威胁着孕产妇的生命。肝包膜下血肿破裂则是 HELLP 综合征最严重的并发症之一,常累及肝右叶,伴有肝实质的出血,孕产妇死亡率可高达 59%。值得关注的是,肝包膜血肿形成或破裂的临床表现并不具有特异性,常见症状为右上腹或上腹部疼痛、恶心、呕吐、低血压或休克,需要与肺栓塞、急性胆囊炎或胰腺炎相鉴别,B 超、CT、MRI 等影像学检查有助于诊断。治疗方法有保守治疗和手术治疗,保守治疗适用于症状相对较轻、血流动力学稳定的患者,包括严密的生命体征监测、血流动力学监测、输血、肝肾功能监测以及重复的影像学检查等。手术治疗适用于血肿进行性增大、血流动力学不稳定或血肿破裂的患者,主要的手术方式以填塞控制出血为主,也可进行血肿清除、肝实质深部缝合、手术结扎或经导管栓塞阻断肝动脉,必要时需考虑肝移植。

7. 视觉障碍 重度子痫前期患者视觉障碍,有视物不清、视网膜脱离和皮质盲。视网膜高度水肿时,可引起视网膜渗出性脱离,发生暂时性失明。通常仅发生于一侧,很少发生于双侧,在分娩 1 周后可自行恢复,无须眼科特殊处理。动态的眼底检查可早期发现眼底变化。皮质盲较少见,主要由于双侧大脑后动脉及其分支的痉挛或阻塞,血流减少,使视皮质中枢暂时性缺血而发生,表现为患者头痛、视力丧失,而瞳孔对光反射存在,眼底检查正常,瞬目反射消失。轻症以及积极治疗后可自行恢复,一般在产后 6 个月内恢复,但如果失明是由于大脑皮质高度水肿,甚至血栓栓塞、缺血坏死,或视网膜梗死、出血所造成,为时较长未能获得重度子痫前期及时治疗者,可遗留永久性损害。临床重点在于对重度子痫的监控和治疗。

8. 胎盘早剥 发生率占妊娠期高血压疾病的 4.1%,发病高危因素有:各种类型的妊娠期高血压疾病、母亲年龄>35 岁、既往胎盘早剥病史、胎儿生长受限、多胎妊娠、吸烟、绒毛膜羊膜炎、血栓形成倾向、外伤等。在各种类型的妊娠期高血压疾病中,慢性高血压并发子痫前期、重度子痫前期合并 HELLP 综合征、血压波动大者,胎盘早剥发生率明显升高,与早产和围产儿死亡率、患病率密切相关。尽管有研究报道一些相关的临床特征和实验室指标与胎盘早剥发生有关,如孕早期阴道流血、孕中期甲胎蛋白升高、子宫动脉血流切迹、血管紧张素原 Thr235 突变等,但仍不能被准确预测和预防。

胎盘早剥的临床表现变化极大,严重时可危及母儿安全,甚至发生胎死宫内。约 51% 的患者有腹痛,70% 有阴道流血,而约有 19% 的患者根本没有腹痛和阴道流血,不到 1/3 的患者存在血性羊水,仅有 15% 的患者超声影像可见胎盘后血块。患者可没有典型的腹痛和出血症状,或仅有一项。早期识别、早期诊断是改善母儿预后的关键。尽管辅助检查手段不断发展,但应注重临床诊断。对于频繁的宫缩;反复出现无原因的胎心异常,同时伴临产先兆;不明原因的自发早产;子宫张力高;阴道持续少量流血;B 超检查发现胎盘厚度增加而无明显胎盘后液性暗区表现,应高度警惕胎盘早剥的发生。注意监测血红蛋白、血小板和凝血功能及 DIC 筛选试验,在胎盘微栓进行阶段予以阻断干预。一旦发生胎盘早剥,及时处理是改善结局的关键,可避免产后大出血以及由此所致的子宫等器官损伤乃至生命的丢失。

死胎 死胎的定义目前普遍采用美国国家卫生统计中心的标准,即妊娠≥20 周或胎儿体重≥350g,胎儿分娩时无

呼吸、心跳、脐带搏动或随意肌的明确运动等生命迹象。Tao Xiong 等对 66 494 例死胎病例进行分析，发现妊娠期高血压疾病导致死胎的发生率约 2.19%，而在慢性高血压、不伴有重度表现的子痫前期及重度子痫前期孕妇中，死胎的发生率分别为 0.6%~2.5%、0.9%~5.1% 和 1.2%~2.9%。子宫螺旋动脉重铸不足导致胎盘灌注降低，同时伴有内皮损害及胎盘血管急性动脉粥样硬化，使胎盘功能进行性减退并发胎儿生长受限，甚至胎盘早剥，导致胎儿宫内急、慢性缺氧是妊娠期高血压疾病发生死胎的主要原因。尽管 Cochrane 评价认为目前尚无有效预防死胎的措施，但研究发现在妊娠期高血压疾病患者中，产前密切监测母胎情况可预防贫血、胎儿生长受限、胎盘早剥等并发症，进而预防死胎的发生。监测的内容包括母体症状、动态的生化指标、产科超声、胎心监护以及胎儿多普勒血流等，监测频率可根据个体病情决定。对于一经确诊的死胎应及时处理，原则是保障孕妇安全，选择适当的方法终止妊娠，可参考 2020 年 ACOG 死胎管理专家共识。

九、关于妊娠期高血压疾病的几点争议

1. 到底该如何诊断重度子痫前期？

近年来，即使研究证据不断更新，各国指南对子痫前期尤其是重度子痫前期的诊断标准仍颇具争议。主要的争议在于代表子宫胎盘功能障碍（uteroplacental dysfunction）的 FGR、异常多普勒血流和死胎能否作为重度 PE 的诊断标准。

从子痫前期的发病机制看，子宫螺旋动脉重铸不足导致胎盘灌注下降，缺血、缺氧，引起胎盘梗死、绒毛发育不全，继发胎盘源性的胎儿生长受限（FGR），可能是子痫前期疾病进展的临床征象。因此，1993 年 ACOG 将胎儿生长受限作为重度妊娠期高血压疾病的临床表现之一。美国国立儿童健康与人类发展研究所（National Institute of Child Health and Human Development，NICHD）有关高血压孕妇的研究也发现：重度子痫前期患者早在妊娠 22~23 周时便出现 FGR，无严重表现的子痫前期患者和正常血压孕妇，胎儿生长发育无明显差异；轻度妊娠期高血压患者的胎儿有一过性胎儿生长受限，但在妊娠晚期恢复正常，故得出 FGR 的发生与妊娠期高血压疾病的严重程度相关。Reddy 等人的研究也支持这一结论。鉴于此，SOGC、NICE、FIGO 等指南将 FGR 纳入重度子痫前期的诊断标准。但随着研究进展，学者们发现子痫前期 FGR 与非子痫前期 FGR 的处理方式类似，并没有因为子痫前期合并 FGR 而改变终止妊娠时机，FGR 的影响因素很多，除外子宫胎盘功能障碍，还包括母体、胎儿和脐带等因素。另有研究认为，重度子痫前期患者在妊娠 24~33 周期待治疗时，无论是否合并 FGR，其母体妊娠结局无显著差异。相比于 FGR，各重要脏器功

能损害更能反映 PE 的进展。故自 2013 年开始 ACOG 不再将 FGR 作为"伴有严重表现（重度）子痫前期"的诊断标准。

从子痫前期的治疗角度看，终止妊娠是唯一有效的措施。当子痫前期出现严重疾病特征时称之为伴有严重表现的子痫前期，此时继续妊娠可使母体和胎儿面临巨大风险，而终止妊娠可以最大程度地降低母体和胎儿严重并发症的风险。也就是说，当出现一种表现时，如果需要尽快终止则可被作为重度子痫前期的标准，子痫前期合并 FGR 并不是立即终止妊娠的指征，而是加强监测的同时评估胎儿宫内健康状况。只有当出现胎儿宫内健康状况不良时，包括胎心监护或超声多普勒血流等异常时，方建议终止妊娠。因此，本文作者支持 ACOG 最新指南的观点，FGR 并非重度子痫前期的诊断标准。

另一个争议在于尿蛋白是否作为重度子痫前期的诊断标准？子痫前期的病理生理变化为全身小血管痉挛，可影响肾脏血流灌注降低，肾小球基底膜受损，致使蛋白质渗漏出现蛋白尿。另外，血管内皮细胞损伤也会进一步导致微血管内血栓形成，进一步加重疾病对肾脏的损伤，造成尿蛋白的增加，大量蛋白质流失时，患者会出现低蛋白血症，胶体渗透压下降，血管内液体流入组织间隙，引起血液高度浓缩，加重血栓的进一步形成，造成恶性循环。因此，已经达成共识：尿蛋白与子痫前期不良妊娠结局存在相关性，尿蛋白也被公认为是诊断子痫前期的标准之一。但争议在于，尿蛋白的严重程度能否代表子痫前期的严重程度，重度尿蛋白能否作为重度子痫前期的标准之一。

2013 年之前的认知，尿蛋白是除了高血压诊断子痫前期的另一必要条件，重度尿蛋白是重度子痫前期的独立诊断标准之一，不少国家及学术机构包括中国、美国、加拿大、昆士兰等支持这一观点。但随着证据更新，大家的观点有所改变。早在 2003 年，Newman 等人的回顾性研究便发现，在妊娠 <37 周的子痫前期患者中，不同尿蛋白严重程度（<5g/24h、5~9.9g/24h、≥10g/24h）在子痫、胎盘早剥、肺水肿、HELLP 综合征、新生儿死亡或新生儿发病率方面并没有显著差异。后续不断有研究的结论显示尿蛋白与子痫前期不良妊娠结局的相关性不大，2013 年 ACOG 指南更新了观点，将尿蛋白从重度子痫前期的诊断标准中删除。随后 SOGC、RCOG、NICE 等更新的指南也去除了重度子痫前期中原有的尿蛋白诊断标准。本文作者亦同意目前多数指南和学者的建议，一旦诊断重度尿蛋白，不会因此终止妊娠，会在严密观察下继续期待妊娠。在期待治疗过程中，若母儿状况良好、无其他严重表现的情况下，大量蛋白尿应引起临床医生的重视或警惕，但不应作为母儿不良结局的预测指标和终止妊娠的指征。

但国内外对尿蛋白与子痫前期不良妊娠结局相关性的研究却有不同结果。Lei 等人比较分析了我国重庆地区某医院不同 24 小时尿蛋白定量（轻度 <0.3g、0.3g≤中度 <2g、重

度≥2g）与子痫前期患者妊娠结局之间的关系，结果发现母儿不良妊娠结局与尿蛋白显著相关，引产率及死胎随尿蛋白定量的增加而增加。伍绍文等人同样回顾性分析了我国共37家医院所有诊断为重度子痫前期且发病孕周在28周以上的单胎孕妇共2 305例，根据最高24h尿蛋白定量结果分为3组（0~2g、2~5g、>5g），结果发现不同程度的24h尿蛋白并不增加心力衰竭、肺水肿、胎盘早剥及HELLP综合征的风险，但增加了重度子痫前期患者低蛋白血症的发生，并且与低新生儿体重、胎儿生长受限及新生儿窒息的发生率相关。但Newman等人进行的回顾性研究发现，在妊娠<37周的子痫前期患者中，不同尿蛋白严重程度（<5g/24h、5~9.9g/24h、≥10g/24h）在子痫、胎盘早剥、肺水肿、HELLP综合征、新生儿死亡或新生儿发病率方面没有显著差异。另有许多研究显示，不论是尿蛋白的增长速率，还是尿蛋白的含量，都不影响孕产妇和围产儿结局。以上研究结果的差异可能和人群特征、重度子痫前期不同诊断标准、回顾性研究的选择偏倚有关。

重视尿蛋白并积极处理，或许可减少母体并发症的产生及改善围产儿预后，但若过度诊断、过度干预同样会出现因提前终止妊娠所导致的不良后果，及医疗资源和经济资源的浪费。目前我国仍缺乏前瞻性大样本数据、期待治疗与终止妊娠成本-效益的深入研究，ACOG、SOCG等国家提出的子痫前期诊断标准是否适用于我国仍需进一步验证。

就我国现状来说，笔者认为，在期待治疗过程中，若母儿状况良好、无其他严重表现的情况下，大量蛋白尿或可引起临床医生的重视或警惕严重并发症的发生，但不作为母儿不良结局的预测指标和终止妊娠的指征。

基于国内现状，究竟如何诊断重度PE见视频2-9-2。

视频2-9-2　基于国内现状，究竟如何诊断重度PE

2. 有关HELLP综合征的几点争议

HELLP综合征自命名以来，就其定义、发病率、病因、诊断及处理均存在较多争议，而近年来聚焦的争议点在于HELLP综合征究竟是一种独立的疾病，还是重度子痫前期一组严重表现，两种疾病之间的关系以及是否同属于一种疾病。

从HELLP综合征命名来看，1982年Weinstein基于对29例重度子痫前期-子痫的实验室检查分析的基础上，发现该类患者有血小板减少、外周血涂片异常、肝功能异常指标，由此正式命名了HELLP综合征（H，溶血；EL，转氨酶升

高；LP，血小板计数减少）。因此，追溯起源，更合理的理解是HELLP综合征为重度子痫前期的一种严重程度的表现形式，而不是一种独立的疾病。

从疾病进程来看，子痫前期是一种动态性疾病，疾病进展过程常可孤立或者合并伴发转氨酶升高、血小板减少及溶血的发生，而HELLP综合征的诊断正是依据这三种实验室检查结果作为依据的。当出现血清转氨酶水平大于正常值2倍以上或血小板<100×10⁹/L即可诊断为重度子痫前期，再结合溶血指标的变化，HELLP综合征的诊断也成立。可能鉴于上述考虑，目前多数国际权威学术组织，包括ACOG、RCOG、SOGC、NICE均支持HELLP综合征是重度子痫前期的一种严重表现形式，而非重度子痫前期的一种严重并发症，更不将其作为一种独立疾病对待。从诊断一个疾病的必要条件来思考，没有相对独立的发病机制和临床表现，仅有几项实验室检查标准作为诊断依据，也是不合乎逻辑或者说不十分科学的，这也与本文作者观点一致。

另一个有关HELLP综合征的争议点是临床分类。1990年Sibai教授提出HELLP综合征的严格诊断标准须同时满足溶血、转氨酶升高、低血小板减少三联症。但临床发现许多患有重度子痫前期的女性可能仅有上述1项或2项实验室指标的异常，如单纯的血小板减少或转氨酶升高，此后便有学者提出完全性HELLP综合征、部分性HELLP综合征的分类，即当溶血、转氨酶升高、低血小板3项指标全部达标为完全性，其中任1项或2项异常，未全部达到上述标准的称为部分性HELLP综合征。Audibert等为比较上述分类是否有利于改善妊娠结局，进行了一项回顾性临床研究，纳入完全性HELPP综合征67例、部分性HELLP综合征71例、重度子痫前期未发生HELLP综合征178例，三组均按照重度子痫前期的管理的标准，结果发现完全性HELLP综合征孕产妇并发症明显高于后两组，而后两组孕产妇并发症并无明显差异（分别为21%和22%）。也就是说部分性HELLP综合征可不同于完全性HELLP综合征的临床处理，不需要诊断48小时内即终止妊娠，上述分类可能会造成过早终止妊娠，因此2018年ACOG指南更新中已将2013年"partial HELLP syndrome"剔除。

综上所述，无论从历史缘由和疾病进展来看，HELLP综合征都可视为重度子痫前期的一种严重表现形式，而非一种独立疾病。随着循证证据更新，由于与妊娠不良结局的相关性不够，不完全HELLP综合征的诊断已被逐步摒弃。但仍需重点关注的是，HELLP综合征除按照重度子痫前期的原则管理外，还要十分重视重要脏器功能的管理及终止妊娠时机的把控。

（段　涛）

第七节　前置胎盘

前置胎盘(placenta previa,PP)是妊娠晚期出血的最常见原因,是妊娠期的严重并发症,处理不当可危及母儿生命。

一、定义

1683 年 Portal 首先描述前置胎盘,1709 年 Schacher 第一次在产后精确描述胎盘与子宫的关系。胎盘的正常附着位置在子宫体的后壁、前壁或侧壁,孕 28 周后,若胎盘附着在子宫下段,其下缘达到或覆盖子宫内口,位置低于胎儿先露部,则称为前置胎盘。

二、发生率

当受精卵在子宫体腔内低位着床时,很可能形成一个非常贴近宫颈内口的胎盘。如此附着的胎盘有三种结局:①早期流产:超声显像研究揭示最终流产的早期妊娠,往往胚囊位置低;②向子宫底迁移:胎盘与子宫同步生长发展,因此,低位胎盘常被牵引向上进入子宫体而离开宫颈;③留在原位,发展成为前置胎盘,称为持续性前置胎盘(persistent placenta previa,PPP)。国内文献报道前置胎盘的发生率为0.24%~1.24%,国外资料为 0.3%~0.5%;多胎妊娠前置胎盘的发生率(0.39%)高于单胎妊娠(0.28%)。国内外前置胎盘的发生率存在差异,源于目前对前置胎盘定义和诊断标准不一。

三、病因

(一) 子宫蜕膜血管生长受损或缺陷

多次妊娠、高龄、子宫瘢痕(剖宫产史、子宫肌瘤剔除史)等增加前置胎盘发生危险。当受精卵植入时,因血液供给不足,胎盘为摄取足够营养而扩大面积,伸展至子宫下段。

刮宫术可增加前置胎盘发生的风险,有宫腔扩张和刮宫术史者前置胎盘风险增加 1.7 倍(95% 置信区间为0.9~2.9),此外有研究对后壁部分性前置胎盘患者进行分析,发现有 2 次以上刮宫者产后大出血的风险升高 4 倍以上。

35 岁以上高龄孕妇的前置胎盘发生率 3 倍于 25 岁左右的年轻孕妇,研究显示与子宫蜕膜血管生长不良有关。

剖宫产和子宫肌瘤剔除术是引起子宫瘢痕的原因,剖宫产、子宫肌瘤剔除术损伤子宫内膜及肌层,致使子宫蜕膜血管生长不良。子宫下段切口瘢痕妨碍胎盘随子宫

体、子宫峡部的增长伸展而向上"迁移",亦诱发胎盘前置。Rosenberg 的一项队列研究发现患有前置胎盘女性中有20.9%(161 名)妇女有 1 次剖宫产史,5.6%(43 名)妇女有过2 次剖宫产,5.8%(45 名)妇女有过 3 次及以上剖宫产史。

(二) 胎盘面积过大

多胎妊娠、胎儿红细胞增多症等会导致胎盘面积增大,从而增加前置胎盘的风险。双胎妊娠的前置胎盘发生率较单胎高 1 倍。

(三) 胎盘异常

如副胎盘,主胎盘在子宫体部,其副胎盘可附着于子宫下段、宫颈内口处。包蜕膜随囊胚发育逐渐突向宫腔,由于高度伸展,缺乏营养而逐渐退化。在妊娠 12 周左右,因羊膜腔明显增大,使包蜕膜与真蜕膜贴近,子宫腔消失,包蜕膜与真蜕膜逐渐融合。若包蜕膜在孕 3 个月后继续维持血液供应,或绒毛膜不退化,包蜕膜骑跨在宫颈内口,与对侧真蜕膜相融合,则形成前置胎盘。

(四) 受精卵滋养层发育迟缓

当受精卵抵达子宫体腔时,其滋养层尚未发育至能着床的阶段而继续下移植入子宫下部,就地生长发育形成前置胎盘。

(五) 吸烟及可卡因影响子宫胎盘血供

国外报道,吸烟及嗜可卡因诱发前置胎盘。一项荟萃分析指出吸烟女性发生前置胎盘的风险为不吸烟女性的1.27 倍(95% 置信区间为 1.18~1.35)。尼古丁可促肾上腺皮质释放肾上腺素,使血管收缩影响子宫胎盘血流量,而一氧化碳又致慢性血氧降低,胎盘为获取较多氧供而肥大,即有可能覆盖宫颈内口。可卡因使血管收缩,妊娠期间可拮抗其作用的胆碱酯酶(cholinesterase)较少,故孕妇易罹患可卡因引起的血管并发症,表现为子宫血管发生痉挛,胎盘中的螺旋小动脉堵塞及退变,由此造成的灌注低下刺激胎盘代偿性肥大,扩大面积以建立有效循环,导致胎盘前置的风险增加。

四、临床分类

目前有很多关于前置胎盘的分类方法,但每种分类方法都是按照胎盘与宫颈内口的关系,对前置胎盘进行分类(图 2-9-8)。

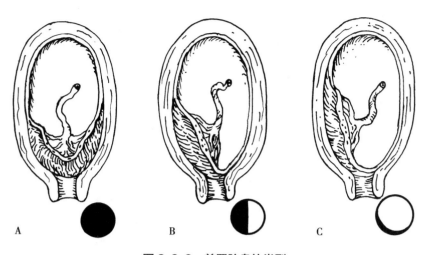

图 2-9-8 前置胎盘的类型
A. 完全性前置胎盘；B. 部分性前置胎盘；C. 边缘性前置胎盘。

(一) 完全性前置胎盘

完全性前置胎盘（complete or total placenta previa）或称中央性前置胎盘（central placenta previa），宫颈内口全部被胎盘组织覆盖。

(二) 部分性前置胎盘

部分性前置胎盘（partial placenta previa），宫颈内口部分被胎盘组织覆盖。

(三) 边缘性前置胎盘

边缘性前置胎盘（marginal placenta previa），胎盘附着于子宫下段，边缘达宫颈内口但不超越。

(四) 低置胎盘

低置胎盘（low lying palcenta），指胎盘附着于子宫下段，胎盘边缘距宫颈内口的距离 <20mm。低置胎盘包括了边缘性前置胎盘。

有学者把前置胎盘分成 Major 前置胎盘和 Minor 前置胎盘：Major 前置胎盘包括完全性前置胎盘和部分性前置胎盘；Minor 前置胎盘包括边缘性前置胎盘和低置胎盘。

胎盘与宫颈内口的关系可随子宫下段的逐渐伸展、宫颈管的逐渐消失和宫颈口的逐渐扩张而改变。因此，胎盘前置的程度可随妊娠的进展、产程的进展而发生变化。临产前为完全性前置胎盘，临产后由于宫颈口的扩张，可变为部分性；反之，临产前的边缘性前置胎盘，临产后可变成部分性。所以，入院时的分类很可能与处理前的检查结果不一致，应以后者决定其类型。

另外，英国皇家妇产科医师学会（ROCG）则根据胎盘是否对称性覆盖宫颈内口，把前置胎盘分成 4 个等级（图 2-9-9）。

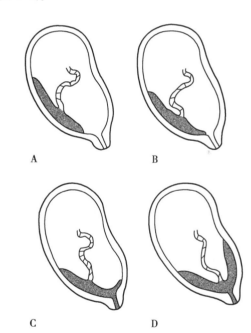

图 2-9-9 RCOG 关于前置胎盘的分级
A. 胎盘位于子宫下段；B. 胎盘达宫颈内口；C. 胎盘非对称性覆盖宫颈内口；D. 胎盘对称性覆盖宫颈内口。

五、临床表现

(一) 症状

1. 阴道流血 无诱因的无痛性阴道流血是前置胎盘特征性的临床表现。

前置胎盘的阴道流血与子宫下段的形成有关:子宫峡部自妊娠 12 周后,逐渐扩展成为子宫体腔的下部,至妊娠晚期,逐渐被拉长而形成子宫下段。子宫下段进一步伸展牵拉宫颈内口,使宫颈管逐渐变短。临产后的规律宫缩使宫颈管消失而成为子宫下段的一部分,宫颈外口逐渐扩张。由于附着在子宫下段、宫颈内口的胎盘前置部分不能相应地伸展,以致与其附着处的子宫壁发生错位而剥离,血窦破裂出血。

初次阴道出血时,出血量一般不多,且常在胎盘剥离处血液凝固后,自然停止。有时,初次出血发生在睡眠中,苏醒时发觉底裤或床单有血污。偶见初次即发生致命性大出血。

阴道流血发生的时间、次数、出血量的多少等与前置胎盘的类型有关:完全性前置胎盘初次出血发生的时间早,大多在妊娠中期末,反复出血的次数多,出血量也较多;边缘性前置胎盘初次出血时间较晚,往往在妊娠末期或临产后,出血量较少;部分性前置胎盘的初次出血时间和出血量则介于两者之间。边缘性或部分性前置胎盘患者,若胎膜自破而胎先露能迅速下降压迫胎盘,阴道流血可减少或停止。由于子宫下段的蜕膜发育不良,前置胎盘可合并植入性胎盘,在子宫下段形成过程中及临产时未发生阴道出血,但在产程中或胎儿娩出后发生严重出血。

2. 贫血　出血量多或反复出血可致贫血,贫血程度与阴道出血量成正比。偶见一次大量出血即可使孕妇陷入休克状态且致胎儿窘迫,甚至死亡。

(二) 体征

孕妇全身状况与出血量成正比。短时间内大量、急性的出血,可致孕妇出现面色苍白、脉搏微弱、血压下降等休克现象。腹部检查,子宫大小与妊娠周数相符,软且无压痛;胎位清楚,由于胎盘占据子宫下段,故而胎先露大多高浮且 15% 左右并发胎位异常,以臀位居多;有时可在耻骨联合上方闻及胎盘杂音。

六、诊断

通过病史询问及以下各项检查可作出诊断。

(一) 病史

妊娠中期产前超声曾提示胎盘邻近或覆盖宫颈内口,妊娠中晚期突然发生无诱因、无痛性阴道流血或临产后出现较多阴道流血时要考虑前置胎盘的可能。

(二) 体格检查

全身状况取决于出血量、持续时间以及出血速度。反复多次阴道出血者可呈现贫血貌;急性大量出血者可发生休克。

1. 腹部检查　子宫软、轮廓清楚、无强直性宫缩,其大小与妊娠月份相符。胎先露高浮,后壁前置胎盘可有骑跨现象,前壁前置胎盘下腹部触诊可似膀胱膨胀。当胎盘附着于子宫下段的前壁时,耻骨联合上方可闻及胎盘杂音。一般无胎儿窘迫表现,除非孕妇已陷于休克状态或短时间内大量失血。

2. 窥器检查　严格消毒外阴、阴道后,阴道窥器暴露阴道及宫颈,检查有无阴道、宫颈局部病灶出血,可同时了解阴道内的积血量,宫颈口有无活动性出血以及出血是否来自宫腔。

3. 阴道检查　超声检查可准确确定胎盘位置,如诊断明确,不必再做阴道检查,以防附着于宫颈内口处的胎盘进一步剥离引起大出血,除非必须通过阴道检查明确诊断或为终止妊娠决定分娩方式,应在输液、备血或输血以及可立即手术的条件下进行。

(三) 超声检查

超声安全、准确且无创,可清楚地显示胎盘、子宫壁、胎先露和宫颈的位置,是评价胎盘状况的理想工具。

1. 超声检查的途径　目前临床上用于评估胎盘的超声检查包括经阴道超声检查(transvaginal sonography,TVS)和经腹部超声检查(transabdominal sonography,TAS)。TVS 是评估胎盘状况的"金标准",其准确性优于 TAS。我国一项对 78 例妊娠 35 周以上孕妇进行的研究发现 TVS 的敏感性、特异性、假阳性率分别为 100%、90% 和 10%,TAS 则分别为 71.4%、60% 和 40%。而另一项对妊娠晚期 81 名怀疑前置胎盘的孕妇进行超声检查的研究则指出 TVS 和 TAS 对前置胎盘的诊断均具有较高的敏感性和特异性,TAS 和 TVS 的敏感性分别为 86% 和 95%(P=0.2),特异性均为 93%,两种方法之间的一致性良好(Kappa 值 =0.7,95% 置信区间为 0.55~0.86)。TAS 诊断前置胎盘准确性较低的原因如下:膀胱的充盈程度、孕妇腹壁厚薄及胎头均会影响 TAS 对于子宫下段的观察及胎盘位置的判断,TAS 对着床于子宫后壁的胎盘进行位置检查时的准确性较低。

2. 阴道超声的安全性　很多研究证实,TVS 用于诊断前置胎盘是安全的,即使在有阴道流血的情况下,也不增加出血的危险,主因超声探头以一定角度进入阴道,位于宫颈口外或者穹窿部。1990 年,Leerentveld 报道用 TVS 诊断了 100 例的前置胎盘,其中 76 例有孕中期或孕末期出血史但 TVS 后并没有发生出血加重的情况;而其余的 24 例 TVS 后没有出现阴道出血。

3. 超声检查的孕周　由于子宫下段的形成,使胎盘下缘与宫颈内口的距离逐渐拉大。因此,B 超描述胎盘位置时,须注意标明妊娠周数。妊娠 20 周前,胎盘占据子宫腔面积的 1/2,故胎盘邻近或覆盖宫颈解剖内口的机会较大,若发现胎盘位置低,不宜诊断为前置胎盘,应称"胎盘前置状态"并定期超声随访胎盘位置。

一项队列研究对714例妊娠的多次超声检查进行分析，发现在妊娠15~19周、20~23周、24~27周、28~31周和32~35周时超声诊断的前置胎盘中，分别有12%、34%、49%、62%和73%的患者分娩时仍为前置胎盘。妊娠中期后前置胎盘持续存在者风险明显更高，故妊娠中期超声检查为前置胎盘并且胎盘覆盖过宫颈内口15mm及以上，应该在孕26~30周再次复查超声。

（四）产后检查胎盘及胎膜

胎膜破口距该处胎盘边缘在7cm以内，为部分性、边缘性前置胎盘或低置胎盘的佐证。若行剖宫产结束妊娠，则术中即可直接了解胎盘位置。

七、对母儿的影响

（一）对母亲的影响

1. 出血 前置胎盘是引起产前、产时和产后出血的主要原因之一，Fan关于前置胎盘产妇发生产前及产后出血的荟萃分析指出前置胎盘孕妇产前出血发生率约为51.9%，约为无前置胎盘孕妇的10倍，产后出血的发生率约为22.3%，约为所有孕妇产后出血发生率的4倍。

妊娠期由于子宫下段逐渐伸展、宫颈管逐渐消失或宫颈口有所扩张，附着于子宫下段或宫颈内口的胎盘前置部分不能相应伸展，两相发生错位，胎盘自附着处剥离，以致该处宫壁血窦破裂而出血。产时和/或产后出血，由于子宫下段肌纤维含量明显低于宫体部，既不能使附着的胎盘完全剥离，也不足以使胎盘剥离面的开放血窦缩紧闭合，故出血量多且难控制。倘若产前失血性贫血未很好纠正，则产后出血更容易使患者迅速陷入休克状态。

2. 植入性胎盘 子宫下段蜕膜的发育远逊于子宫上段，因此，前置胎盘有可能并发植入性胎盘，胎盘绒毛穿透底蜕膜或深入子宫下段肌层。偶见胎盘全部植入，产前无出血，胎儿娩出后，胎盘不剥离，亦不引起出血。如果胎盘部分植入，则致胎盘剥离不全而在胎儿娩出后发生难以控制的大出血。

3. 羊水栓塞 羊水可通过前置胎盘附着处病理性开放的子宫静脉窦进入母体血液循环，前置胎盘是发生羊水栓塞的诱因之一。

4. 产褥期感染 前置胎盘的胎盘剥离面位置低，接近宫颈外口，细菌易从阴道上行入侵。且多数患者为剖宫产术终止妊娠或伴有失血性贫血，机体抵抗力降低，故易发生产褥期感染。

（二）对胎儿的影响

1. 早产和新生儿急性呼吸窘迫综合征（acute respiratory distress syndrome，ARDS）Vahanian的文章报道前置胎盘

患者早产的风险增加4.32倍（RR 5.32，95%置信区间为4.39~6.45），早产原因绝大多数是由于产前出血而需终止妊娠。相比一般早产新生儿，前置胎盘早产儿ARDS发生率显著增加：孕37周之前分娩的早产儿ARDS发生风险增加14倍，孕34周之前分娩的早产儿ARDS发生风险增加25倍，而妊娠中期诊断的前置胎盘孕妇分娩的新生儿ARDS发生风险则增加3.6倍（OR 4.6，95%置信区间为2.6~25.4）。

2. 围产儿死亡率和新生儿死亡率 Vahanian在荟萃分析中指出前置胎盘的围产儿死亡率增加2倍左右（RR 3.01，95%置信区间为1.41~6.43），新生儿死亡率增加4.44倍（RR 5.44，95%置信区间为3.03~9.78），与早产、低出生体重和胎儿畸形等有关，及时剖宫产终止妊娠可明显降低围产儿死亡率。

3. 胎儿生长受限和低出生体重 纳入13项研究的荟萃分析指出前置胎盘妊娠与FGR/SGA风险轻度增加相关（OR 1.19，95%置信区间为1.10~1.27），且由于分娩孕周明显提前，所以低出生体重发生率较无前置胎盘妊娠增加9倍（aOR 10，95%置信区间为2.3~44.2）。

八、处理

前置胎盘的临床表现变化多端，结局难以从产前情况预计。处理原则是止血和补血，根据失血量、妊娠周数、产次、胎位、胎儿存活、临产与否等决定终止妊娠时机。

（一）期待疗法

是指在保证孕妇安全的前提下，通过抑制宫缩延长孕周、促胎肺成熟治疗、适时计划分娩等措施以提高围产儿存活率的治疗方法。期待治疗的前提是胎儿存活、无胎儿畸形（主要为致死性畸形）、胎肺未成熟及孕妇生命体征平稳。近年来，国外许多研究表明：对于无症状或仅有少量阴道流血的前置胎盘，门诊随访同样安全，并不会影响妊娠结局，但孕妇居住地不能离医院过远，应交通便利并有良好的通讯手段。

1. 休息 出血期间应减少日常活动。取侧卧位以减轻下腔静脉受压。密切观察阴道流血情况，保留24小时会阴垫，以评估每日出血量。禁止肛门检查、灌肠。排便不畅或便秘者，避免用力屏气，应予以润肠通便药，如液状石蜡、开塞露等。

2. 纠正贫血 定期检测血、尿常规及出凝血常规等以了解有无感染、贫血和凝血功能状况。有贫血者应予以铁剂等纠正贫血的治疗。输血仅限于经常规铁剂等纠正贫血无效、急性失血、近期需尽快终止妊娠而血红蛋白低的患者，以维持正常血容量。

3. 胎儿监护 包括胎心率、胎动计数及无应激试验（non-stress test，NST）。

4. 抑制宫缩和促胎肺成熟 在期待过程中，应密切注

意宫缩情况，如出现宫缩，为防止胎盘进一步剥离引起再出血，或为促胎肺成熟治疗创造条件，可酌情选用宫缩抑制剂24~48小时，但对于无宫缩的前置胎盘，应用宫缩抑制剂并不能降低产前出血以及延长孕周（详见本篇第九章第三节早产）。

5. 宫颈环扎术 已有大多数研究表明，对于前置胎盘进行宫颈环扎术并不能降低产前出血和延长孕周，所以目前并不主张对前置胎盘孕妇进行常规的宫颈环扎术。

6. 深静脉血栓的预防 前置胎盘特别是有出血症状的前置胎盘孕妇大多担忧胎儿安危，会以卧床休息为主，因此要做好深静脉血栓风险的评估，长时间制动的孕妇每天应摄入充足水分、穿弹力袜。

7. 其他 期待过程中，定期行超声检查，随访胎盘位置是否迁移、与宫颈内口的关系有无改变；测量胎头双顶径、股骨长度等，评估胎儿生长发育状况。

（二）终止妊娠

1. 终止妊娠的时机 对于没有症状的前置胎盘，同时又不合并其他并发症，建议在妊娠36~38周$^{+6}$终止妊娠，如果怀疑伴有植入胎盘，可以在34~37周终止妊娠。对于有反复阴道出血的前置胎盘，选择终止妊娠的时机时要权衡利弊，结合出血情况和所在医疗机构的新生儿诊治水平综合考虑，一般推荐在妊娠34~37周终止。在期待治疗过程中出现大量出血，危及母儿安全时需行紧急剖宫产术终止妊娠。

2. 终止妊娠的方式 剖宫产是前置胎盘终止妊娠的主要方式。加拿大妇产科医师协会（Society of Obstetricians and Gynaecologists of Canada，SOGC）、美国妇产科医师协会（American College of Obstetricians and Gynecologists，ACOG），在前置胎盘分娩方式选择的推荐中指出：孕35周后TVS检查显示胎盘边缘距离宫颈内口的距离可以作为计划分娩的依据，如果>20mm，可以进行试产，并且成功率高；如果在0~20mm之间，虽然有可能进行阴道分娩，但是剖宫产率很高；如果胎盘覆盖过宫颈内口，应该进行剖宫产。但对于低置胎盘，孕妇意愿尝试阴道分娩者，需充分与孕妇及家属沟通分娩相关风险，在试产过程中一定要做好紧急剖宫产术和输血的准备，建议在有条件的医疗机构，备足血源，严密监测下行阴道试产。

（1）剖宫产：剖宫产可于短时间内娩出胎儿，在直视下处理胎盘，达到迅速止血目的，对母儿均较安全，故而已成为目前处理前置胎盘的急救措施与适时分娩的首选手段。对于前置胎盘，分娩前利用超声明确胎盘具体位置非常重要，有利于剖宫产时子宫切口的选择。

1）子宫切口选择：原则上子宫切口的选择应尽可能避开或避免穿透胎盘，否则会增加孕妇和胎儿失血的风险。一般认为若前置胎盘主体附着于后壁或前侧壁，可选择子宫下段的横切口；而胎盘主体广泛位于子宫前壁下段时，可选择

子宫下段及体部斜切口（L形或J形切口）、子宫底部横切口或纵切开子宫体行古典式剖宫产术。但具体到每一例前置胎盘的患者，子宫切口的选择在遵循上述原则的基础上应行个体化的选择，术前的胎盘超声定位有助于切口的选择。术中可参考以下步骤选择子宫切口：①衡量子宫下段的宽度与长度，横或纵切口的长度能否达到胎儿娩出的要求。②评估子宫下段的血管分布情况：胎盘附着在子宫下段后壁时，其前壁通常无异常征象，胎盘附着在前壁左侧或右侧时，附着侧的子宫下段前壁血管丰富、充盈，要是胎盘附着在正前壁，子宫下段前壁两侧血管全面怒张趋向中央。③触摸子宫下段与胎先露之间是否有海绵样厚组织夹杂，如有，辨别其偏向左侧还是右侧，其上界是否清楚。④倘若上界清楚，为避开胎盘，可选择子宫体纵切口，也可在胎盘上界附近做子宫下段横切口，推开胎盘边缘、破膜，取出胎儿。⑤倘若胎盘上界不清，估计附着在子宫体的下段前壁，选择子宫下段纵切口比较安全，可避免切口撕裂累及一侧或双侧子宫动脉上行支，需要时可向上延长切口；或做子宫下段横切口，将胎盘"开窗"，边穿透胎盘，边用无齿卵圆钳夹住切缘控制出血，迅速破膜，娩出胎儿。⑥如果胎盘位于子宫下段前壁右侧，从左向右横切开子宫下段，位于左侧，则从右向左横切开子宫下段，先暴露胎膜，继而分离胎盘，向对侧延长切口，破膜，取出胎儿。

胎儿娩出后，立即注射缩宫素10~20U以增强子宫收缩，用无齿卵圆钳钳夹子宫切缘止血，视出血情况决定是否需要剥离胎盘。如果剥离胎盘过程中发现合并植入性胎盘，不可强行剥离，应根据植入面积大小予以分别处理，可采用缝扎局部病灶和创面、氩光凝固、楔形切除部分子宫肌壁或行子宫全切术。

2）止血方法：前置的胎盘娩出后，往往子宫体收缩良好而子宫下段收缩差，胎盘剥离面出血汹涌，此时除积极使用宫缩剂外，还可以采用下列辅助方法止血：①热盐水纱布垫压迫；②在明胶海绵上放凝血酶或巴曲酶，置出血部位再加纱垫压迫；③用可吸收线"8"字缝扎开放的血窦；④在胎盘剥离面的蜕膜下注射升压素（vasopressin），将升压素5U（1ml）用0.9%氯化钠10ml稀释后，多点注射，每点注射1ml稀释液，促使局部血管收缩而止血；⑤动脉阻断（如子宫动脉上行支结扎、髂内动脉结扎、髂内动脉栓塞等）；⑥子宫压迫缝合术，如B-Lynch缝合术、Cho缝合术、子宫下段环状横行压迫缝合术等；⑦子宫腔内压迫，如宫腔纱布填塞、球囊压迫等；⑧切除子宫，如果采取以上各项措施均无效，胎盘剥离面仍然出血不止，唯有立即施行子宫全切除术止血，切不可为保留子宫、保留生育能力，犹豫不决而贻误救治时机。

（2）阴道分娩：对于低置胎盘，孕妇意愿尝试阴道分娩者，需充分与孕妇及家属沟通分娩相关风险，在试产过程中一定要做好紧急剖宫产术和输血的准备，建议在有条件的医疗机构，备足血源，严密监测下行阴道试产。试产过程中宫

口开大 3cm 以上时可行人工破膜,破膜后羊水流出,胎头下降可压迫胎盘前置部分而止血,并可促进子宫收缩而加速产程进展。产程中需密切注意胎心变化,建议采用连续电子胎心监护。若人工破膜后,胎头下降不理想/有持续性出血或产程进展不顺利,应立即改行剖宫产术。阴道分娩的孕妇,产后要仔细检查胎盘、胎膜,并应逐一探查阴道穹窿、宫颈等处有无裂伤。

（三）紧急转送

原则上应该就地救治,但如患者阴道大量流血而当地无条件处理,应予以静脉输液、输血、腹部加压包扎,并在外阴消毒后用无菌纱条填塞阴道以暂时压迫止血,联系好上级转诊医院,知情告知后迅速护送转院。

（应　豪　王子莲）

第八节　胎盘早剥

胎盘早剥(placental abruption)是妊娠晚期出血的重要原因,是妊娠晚期的严重并发症,往往起病急、发展快,若处理不及时,可危及母儿生命。

一、定义

胎盘的正常附着位置在子宫体部的后壁、前壁或侧壁。妊娠 20 周后或分娩期,附着于正常位置的胎盘在胎儿娩出前,部分或全部从子宫壁剥离,称为胎盘早剥。

二、发生率

国内报道的胎盘早剥的发生率为 0.31%~2.1%,围产儿死亡率为 20%~35%,国外该病的平均发生率为 0.4%~1%,对发达国家的统计指出约 10% 的早产和 10%~20% 的围产儿死亡是胎盘早剥导致的。发生率的悬殊可能与各级医院收治高危孕妇的数量、产时监护水平、产后是否仔细检查胎盘等因素有关,有些轻型胎盘早剥无明显临床表现,但于产后检查胎盘时,可发现早期剥离处有凝血块压迹。

三、病因

胎盘早剥的发病机制尚未完全阐明,其发病可能与以下因素有关:

（一）高血压与血管病变

重型胎盘早剥半数以上与孕妇高血压有关。并发妊娠期高血压疾病时,全身小动脉痉挛,重症者子宫底蜕膜螺旋小动脉痉挛;原有慢性高血压、慢性肾脏疾病,尤其已有全身血管病变的孕妇,其子宫底蜕膜螺旋小动脉也有硬化。底蜕膜螺旋小动脉痉挛或硬化可引起远端毛细血管缺血坏死以致破裂出血,血液流至底蜕膜层积聚而形成血肿,导致胎盘与子宫壁分离。慢性高血压、妊娠期高血压及子痫前期孕妇发生胎盘早剥的风险分别增加 0.8~1.4 倍(OR 1.8~2.4)、0.5~1.5 倍(OR 1.5~2.5)和 0.9~3.4 倍(OR 1.9~4.4)。

（二）机械性因素

外伤是导致胎盘早剥的一个重要因素,尤其是腹部直接受撞击或挤压、俯身摔跌腹部触地等。行外倒转术矫正胎位时,如果操作过程中脐带受牵拉,特别是脐带过短,或因缠绕胎颈、胎体或胎肢导致的脐带相对过短,容易诱发胎盘早剥。分娩过程中,当胎儿逐渐下降,尤其宫缩强致胎儿下降速度较快时,如果脐带长度不足,可牵拉胎盘而使胎盘自子宫壁剥离。

（三）羊膜腔穿刺

在经腹羊膜腔穿刺术的操作过程中,如果胎盘附着于前壁,盲目穿刺有可能导致穿刺针损伤胎盘或者脐带附着处,引起出血而导致底蜕膜血肿形成,继而使胎盘自子宫壁剥离。

（四）宫腔内压力骤减

胎膜早破或羊水过多者在自然或人工破膜时羊水流出过快,或者双胎妊娠第一胎儿娩出后,宫腔内压力骤然降低,子宫收缩,可致胎盘与附着处子宫壁发生错位而剥离。

（五）子宫静脉压突然升高

妊娠晚期或临产后,如孕产妇不注意改变体位而长时间仰卧,则增大的子宫压迫下腔静脉,可致回心血量减少,血压下降而子宫静脉淤血。子宫静脉压升高,蜕膜静脉床淤血以致破裂,积血可使部分或全部胎盘与子宫壁分离。

（六）吸烟、嗜可卡因

尼古丁及可卡因可刺激肾上腺素及去甲肾上腺素的分泌,使血管收缩。子宫血管发生痉挛,底蜕膜内的螺旋小动脉堵塞,引起远端毛细血管缺血坏死、破裂出血,与不吸烟孕妇(0.11%)相比,吸烟孕妇(0.55%)胎盘早剥发生率升高。

四、病理生理

(一) 胎盘后血肿的形成

胎盘早剥始自底蜕膜血管破裂出血,血液积聚于底蜕膜层内形成血肿,致使该处胎盘与子宫壁分离。若破裂的底蜕膜血管继续出血,底蜕膜血肿继续增大,胎盘剥离面随之扩大,即形成胎盘后血肿。如出血逐渐增多,血液流至胎盘边缘,冲开胎盘边缘并使胎膜与子宫壁分离,即由胎膜与子宫壁之间经宫颈管向外流出,即为显性剥离(revealed abruption)。若胎盘边缘仍然附着于子宫壁,或胎膜未与子宫壁分离,或因胎头已固定于骨盆入口,胎盘后血液不能外流,则为内出血,称隐性剥离(concealed abruption)。由于血液不能外流,胎盘后出血越积越多,当出血过多达到一定量时,最终仍然冲开胎盘边缘与胎膜,经宫颈管外流,形成混合性出血(mixed hemorrhage)。胎盘后积血也可穿破羊膜溢入羊膜腔,形成血性羊水。

(二) 子宫胎盘卒中

胎盘早剥时,血液积聚于胎盘与子宫壁之间。随着局部压力的逐渐升高,血液侵入胎盘后子宫壁肌层,并逐渐向周围扩展,引起肌纤维分离、断裂、变性。当血液浸润子宫壁经肌层至浆膜层时,子宫表面即呈现蓝紫色瘀斑,称为子宫胎盘卒中(utero-placental apoplexy);严重时血液可进一步渗入阔韧带结缔组织、输卵管系膜,甚至经输卵管流入腹腔。

五、临床表现及类型

根据胎盘早剥的出血特点和临床表现,可将其分为以下类型:

(一) 以出血特点分型

胎盘早剥可分为显性、隐性及混合性出血三种类型。

1. 显性出血型(revealed type) 约占80%。胎盘剥离面位置大多偏离胎盘中央,故胎盘后出血易于冲开胎盘边缘及胎膜,经宫颈外流而表现为阴道流血。一般仅部分胎盘发生早剥,临床症状较轻,并发症少。

2. 隐性出血型(concealed type) 约占20%。胎盘剥离大多起自胎盘中央,出血积聚于胎盘后或宫腔,无阴道流血。胎盘剥离面积往往较大,甚至完全剥离,常伴有严重并发症。

3. 混合性出血型(mixed type) 既有显性出血又有隐性出血。一般先有内出血,后因胎盘后积血过多,血液冲开胎盘边缘及胎膜,经宫颈口外流至阴道。临床表现和并发症轻重取决于内外出血的总量。

(二) 以病情轻重分型

根据病情严重程度可分为轻、重两型。然而,胎盘早剥的症状及体征变异很大。有的外出血汹涌,胎盘剥离面积却并不广泛;有的毫无外出血,亦无明显腹痛,胎盘已完全剥离而直接导致胎儿死亡。

1. 轻型 以显性出血为主,胎盘早剥面积通常不超过1/3,多见于分娩期。主要症状为阴道流血,出血量一般较多,血色暗红,无腹痛或有轻微腹痛。腹部检查时,子宫大小与孕周相符、质软、无压痛或有轻微局部压痛(胎盘剥离处),胎位清楚,胎监正常或可疑型。若发生在分娩期,宫缩有间歇,产程进展较快。产后检查胎盘,可见胎盘母体面组织色泽不一,暗褐处有凝血块及压迹。

2. 重型 以隐性出血为主,亦有混合性出血,胎盘早剥面积超过1/3,多见于重度妊娠期高血压疾病或已有全身血管病变的慢性高血压孕妇。主要症状为突发持续性腹痛、腰酸、腹背痛,腹痛程度与胎盘剥离面积、胎盘后积血量成正比。严重时,由于疼痛及出血,出现恶心、呕吐、面色苍白、冷汗、四肢冰凉、脉搏细弱、心率加速、血压下降等休克现象。无阴道流血或流血量不多,贫血程度与阴道流血量不成比例。腹部检查时,子宫大于孕周,处于紧张状态,硬如板状,压痛明显(胎盘附着于子宫前壁)或不明显(胎盘附着于子宫后壁)。如有宫缩,间歇期子宫不能松弛。胎方位扪不清,胎心音听不清。随着病情进展,子宫底升高、压痛加剧。病情之凶险,不仅在于常导致凝血功能障碍,也在于出血量难以正确估计。

六、辅助检查

(一) 超声检查

正常情况下超声图像显示胎盘应紧贴子宫体部后壁、前壁或侧壁。胎盘早剥的最早征象为底蜕膜区回声带消失,若超声图像显示胎盘与子宫壁间有界限不太清楚的液性暗区,并见胎盘增厚,提示胎盘后血肿形成;若在暗区内可见不同程度的光点反射,提示积血机化;若见胎盘绒毛向羊膜腔内突出,乃胎盘后血肿体积较大的表现;若血液渗入羊水中,可见羊水回声增强。当胎盘边缘已与子宫壁分离、血液外流时,不见胎盘后血肿图像,故超声检查阴性也不能除外胎盘早剥。超声诊断早剥的敏感性为57%(95%置信区间为37.15%~75.57%),特异性为100%(95%置信区间为15.81%~100%),阳性和阴性预测值分别为100%(95%置信区间为79.42%~100%)和14%(95%置信区间为1.78%~42.83%),超声对胎盘早剥的检测不敏感,但具有高度特异性。重型胎盘早剥时,常伴胎心、胎动消失。

(二) 实验室检查

主要了解贫血程度及凝血功能。重型患者应做弥散性血管内凝血（DIC）筛选试验，包括血小板计数、凝血酶原时间、纤维蛋白原测定；以及纤溶确诊试验，血浆鱼精蛋白副凝试验（3P 试验），凝血酶时间，优球蛋白溶解时间、肾功能与二氧化碳结合力等。情况紧急时，可行血小板计数、全血凝块观察及溶解试验，监测凝血功能，以期早诊断凝血功能障碍。

全血凝块观察及溶解试验：抽取 2~5ml 静脉血放入一小试管内，将试管倾斜。若血液在 6 分钟内不凝固，或凝固不稳定于 1 小时内又溶化，提示凝血功能异常。此试验可粗略估计纤维蛋白原含量。如血液在 6 分钟内凝固，患者的纤维蛋白原含量在 1.5g/L 以上；血液凝固时间超过 6 分钟，且血凝块不稳定，纤维蛋白原含量 1~1.5g/L；血液超过 30 分钟仍不凝固，则纤维蛋白原含量在 1g/L 以下。

七、诊断与鉴别诊断

(一) 诊断

主要依据病史、症状及体征。轻型胎盘早剥的症状与体征不明显时，确诊依赖于临床及超声检查除外前置胎盘等其他出血原因。重型胎盘早剥的症状、体征大多典型，诊断不难，但需判断其严重程度及确定有无凝血功能障碍、肾衰竭等并发症。附着于子宫后壁的胎盘早剥，尤其剥离面积较小、出血不多时，易于漏诊。孕晚期有原因不明的子宫张力增高，特别是伴有妊娠期高血压疾病者，应高度怀疑胎盘早剥。

(二) 鉴别诊断

胎盘早剥必须与其他可引起妊娠晚期、分娩期阴道流血的产科并发症或妇科疾病鉴别，尤其是前置胎盘与子宫破裂。

1. 前置胎盘　前置胎盘患者在临产后出现腹痛伴有阴道流血等症状，易与胎盘早剥混淆。轻型胎盘早剥可表现为无痛性阴道流血，尤其胎盘附着于子宫体后壁时，腹部体征常不明显，超声检查可准确判定胎盘位置及其下缘与宫颈内口的关系，不难作出诊断。

2. 子宫破裂　当子宫先兆或不全破裂时，孕妇烦躁不安、呼叫，诉下腹疼痛拒按，出现胎儿窘迫征象，可有少量阴道流血，其临床表现与重型胎盘早剥较难鉴别。然而，子宫破裂大多发生在分娩过程中，多因梗阻性难产引起或有子宫手术史，检查可发现宫缩并不频密，有子宫病理性缩复环及子宫瘢痕处压痛。至于胎盘早剥，则多见于妊娠期高血压疾病患者，腹部检查子宫张力大，如板样硬，宫缩频密无明显间隙。

八、并发症

(一) DIC 与凝血功能障碍

胎盘早剥是妊娠期发生凝血功能障碍的最常见原因。重型胎盘早剥，尤其是胎死宫内的患者，很可能发生 DIC 与凝血功能障碍。胎盘剥离处的坏死胎盘绒毛和子宫蜕膜组织释出组织凝血活酶进入母体血液循环，激活凝血系统，导致 DIC。肺、肾等脏器的毛细血管内均可有微血栓形成，造成脏器损害，血小板及纤维蛋白原等凝血因子大量消耗。病程持续时间长，促凝物质不断进入母体血液循环，DIC 继续发展，即激活纤维蛋白溶解系统，产生大量纤维蛋白降解产物（fibrin degradation product，FDP），FDP 具有干扰凝血酶/纤维蛋白原反应、抑制血小板功能等复杂的抗凝作用。由于凝血因子的大量消耗，纤维蛋白原减少（hypofibrinogenemia），继而伴发血小板减少（thrombo-cytopenia），最终导致凝血功能障碍。临床表现为皮下、黏膜下或注射部位出血，子宫出血不凝，甚至发生尿血、咯血或呕血。因此，一旦确诊为胎盘早剥，应密切注意 DIC 的发生及凝血功能变化，并予以积极处理。

(二) 急性肾衰竭

重型胎盘早剥由重度子痫前期引起者居多。重度子痫前期时，全身小动脉痉挛引起组织缺氧，肾小球血管壁内皮细胞肿胀、体积增大，使血流阻滞；内皮细胞下有纤维样物质沉积，使肾小球前小动脉极度狭窄；肾脏缺血，再加上胎盘早剥失血过多、休克时间较长及 DIC 等因素严重影响肾血流量，可导致双侧肾皮质或肾小管缺血坏死，出现急性肾衰竭。慢性高血压孕妇发生胎盘早剥，大量出血引起心排血量下降，肾脏严重灌注不良，亦可致急性肾衰竭。

(三) 羊水栓塞

胎盘剥离面的子宫血管开放，羊水流入开放的子宫血管至母体血液循环，形成栓子，继而引发羊水栓塞综合征。临床表现为肺栓塞及肺动脉高压、呼吸衰竭、循环衰竭、DIC 及继发性纤溶等一系列症状与体征。多在胎儿娩出前发病，患者多表现为突然的烦躁不安、呛咳、呼吸困难、发绀、心率快、肺部有湿啰音，并迅速陷入休克状态及昏迷，并可继发全身出血不凝、严重产后出血、肾衰竭、少尿、无尿及尿毒症等。

(四) 产后出血

胎盘剥离面的血液侵入子宫壁肌层，引起肌纤维分离、断裂、变性，严重影响其收缩功能，一旦发生 DIC/羊水栓塞，产后出血更不可避免。

九、处理

胎盘早剥危及母儿生命,母儿的预后取决于临床处理是否及时与正确。

(一)及时终止妊娠

胎儿娩出前胎盘一旦剥离,胎盘后的出血会持续,时间越长,病情越严重,出现并发症的风险也越大。因此,确诊后必须及时终止妊娠,娩出胎儿才能控制子宫出血。根据孕妇的胎产次、病情轻重、胎儿宫内状况及产程进展等决定终止妊娠的方式。

1. 经阴道分娩 经产妇生命体征平稳,以显性出血为主,宫颈口已扩张,估计短时间内能迅速分娩者,可选择经阴道分娩。应行人工破膜,了解羊水性状的同时还可促进子宫收缩。若产程进展不理想,可静脉滴注缩宫素,应密切观察患者的血压、脉搏、子宫底高度,行持续电子胎心监护。待宫口开全后,酌情缩短第二产程。胎儿娩出后,立即人工剥离胎盘,静脉滴注缩宫素和使用其他的加强宫缩药物,无高血压者,可应用麦角新碱。检查胎盘后积血情况以及有无血块压迹,并密切观察子宫缩复情况及产后出血量、有无血凝块。

2. 剖宫产分娩 凡重型胎盘早剥,尤其初产妇,在短时间内不能分娩者应尽快剖宫产终止妊娠;即使是轻型的胎盘早剥,但出现胎儿窘迫征象者也需尽快终止妊娠;胎盘早剥致死胎时,如果母亲生命体征不平稳且短时间不能阴道分娩者,也应尽快剖宫产终止妊娠,以确保母亲的安全。手术娩出胎儿后,应积极使用宫缩剂加强宫缩,术中若发现子宫胎盘卒中,可用热盐水纱布湿敷加加强宫缩,大多数情况下子宫收缩会好转。但若发生子宫收缩不佳出血多,可应用各类止血缝合技术如子宫动脉上行支结扎术、可吸收线大"8"字缝合卒中部位的浆肌层等。倘若发生不可控制的出血或DIC,应快速输注血制品,并果断行子宫切除术。

(二)纠正休克

出血过多、入院时情况危重、已处于休克状态的患者,应立即予以面罩吸氧、输注血制品。抢救成功率与补充血制品、维持血容量的速度与量密切相关,要按照大量输血方案的原则输注液体和血制品,尽快使血细胞比容达 30% 或稍高,维持尿量 >30ml/h,以纠正休克,改善全身状况。在救治过程中应尽快建立深静脉通道并保持通畅,监测中心静脉压可以指导补液量和补液速度,同时要尽快终止妊娠并积极控制出血,可预防致命的肾衰竭。

(三)并发症的处理

1. 产后出血 分娩后应积极应用宫缩剂,如缩宫素、麦角新碱、前列腺素制剂等,持续按摩子宫。如子宫大量出血且血液不凝,按凝血功能障碍处理。若使用各种止血技术都无法有效控制子宫出血,应果断行子宫切除术。

2. DIC 及凝血功能障碍 在迅速终止妊娠、阻断促凝物质继续进入母血液循环的基础上采用下列措施:

(1)抗凝:在 DIC 的高凝阶段应用肝素抗凝至关重要,可阻断 DIC 的发展。已发生凝血障碍而有活动性出血的患者,不应使用肝素,以免加重出血。

(2)补充凝血因子:及时、足量输入血制品是补充血容量及凝血因子的有效措施,根据出血量和凝血功能的检查结果,合理地输注浓缩红细胞、新鲜冷冻血浆、血小板等血制品。纤维蛋白原 <2g/L,应补充纤维蛋白原,每 4g 纤维蛋白原可提高血纤维蛋白原 $1\sim2g/L$。

(3)抗纤溶:若妊娠已终止而 DIC 由高凝阶段转入纤溶亢进阶段,出血不止,可应用抗纤溶药物以抑制纤维蛋白溶酶原的激活因子,使纤维蛋白溶酶原不能转变为纤维蛋白溶酶,从而抑制纤维蛋白的溶解。常用 6-氨基己酸 $4\sim6g$、氨甲环酸 $0.25\sim0.5g$ 或氨甲苯酸 $0.1\sim0.2g$ 溶于 5% 葡萄糖液 100ml 内静脉滴注。

3. 急性肾衰竭 在处理过程中,应密切监测尿量。若每小时尿量少于 30ml,应及时补充血容量;每小时少于 17ml 或无尿,应考虑有肾衰竭可能。在血容量补足后,予以呋塞米 $40\sim80mg$ 静脉滴注,必要时重复使用。一般多能于 $1\sim2$ 天内恢复。经处理后尿量在短期内不见增加,血尿素氮、肌酐、血钾等明显升高而 CO_2 结合力下降,提示肾衰竭严重,已出现尿毒症,应行血液透析以抢救患者生命。

4. 羊水栓塞 胎盘早剥并发羊水栓塞并不多见,但当临床表现疑似该病时应尽快启动救治流程,包括正压供氧、抗过敏、抗休克、解除肺动脉高压、防止心力衰竭等。具体措施详见本篇第七章第四节羊水栓塞。

(应　豪　王子莲)

第九节　妊娠期肝内胆汁淤积症

妊娠期肝内胆汁淤积症(intrahepatic cholestasis of pregnancy,ICP)是妊娠晚期特有的肝脏疾病。以皮肤瘙痒,母血中胆汁酸和/或转氨酶水平升高以及围产儿不良结局增加为其主要临床表现;偶有患者可伴黄疸、脂肪痢、恶心、呕吐、厌食等。该病曾有过许多命名,反映出不同阶段对疾病某些特征的认识。1883 年 Ahlfeld 首次报道一种妊娠期复发性黄疸并在妊娠终止后消失的妊娠并发症,曾先后被命名为妊娠黄疸(jaundice in pregnancy)、妊娠期复发性黄疸（recurrent jaundice of pregnancy）、特发性妊娠期黄疸（idiopathic jaundice of pregnancy）；20 世纪 50 年代发现这类疾病往往有明显的瘙痒，伴或不伴黄疸，被称为妊娠瘙痒（pruritus in pregnancy）。基于该病主要为妊娠期母亲体内胆汁淤积，目前妊娠期肝内胆汁淤积症和产科胆汁淤积症（obstetrics cholestasis）是公认的命名；前者符合该病孕妇肝脏的病理改变，即肝细胞无明显损害，以肝内毛细胆管扩张、胆汁淤积为主；而产科胆汁淤积症反映了该病的特点：妊娠母体肝内胆汁淤积、胆汁酸的代谢、肝肠循环异常，进而导致胎儿体内胆汁淤积。我国教科书、指南及国际上多数文献均采用"ICP"这一命名，并公认 ICP 往往对母体无严重危害，但明显增加早产、胎儿窘迫以及围产儿死亡的概率。

一、临床流行病学

不同地区及种族 ICP 发病率差异很大，提示该病的发生与种族遗传及环境因素有关，也与诊断标准的不一致有关。据报道，智利 ICP 的发生率约 4.7%~6.5%；北欧的瑞典、芬兰发病率居中，为 0.54%~1.5%；北美 ICP 的发病率 <1%，但美国拉丁裔孕妇 ICP 发病率为 5.6%；英国报道的 ICP 发生率为 0.7%，亚洲血统（印度、巴基斯坦）人群的发病率达 1.24%~1.46%；根据我国最近一项 >100 000 例医院分娩的数据统计，ICP 发生率为 1.2%。我国长江流域包括四川、重庆、上海、安徽、江西、江苏等地为 ICP 高发区，成都、重庆地区报道的 ICP 发生率为 5.2%~5.9%，浙江报道的发生率高达 8.47%，以上报道多为基于大医院数据的发生率，人群中的发病率应该低于以上数据。

ICP 具有复发性及家族聚集倾向，16%ICP 孕妇有家族史，其复发率为 40%~92%。ICP 发病的季节性差异报道不多，芬兰、瑞典、智利、葡萄牙的研究发现，ICP 多发于冬季。

二、病因及发病机制

ICP 的病因至今尚不明确。但大量的流行病学资料以及实验室研究提示，妊娠期明显升高的女性激素诱导作用、遗传易感性以及环境等多因素参与了 ICP 的发病机制。ICP 胎儿不良妊娠结局的病理机制是近年来基础与临床研究的热点，也是疾病防治的重要切入点。

（一）ICP 的病因学研究

1. 分子遗传病因 ICP 发病的流行病学特点支持遗传因素在其发病中的先决作用。胆汁淤积是 ICP 最基本的病理改变，借鉴非妊娠期胆汁淤积症——进行性家族性胆汁淤积症（progressive familial intrahepatic cholestasis，PFIC）的研究成果：PFIC 是一种常染色体隐性遗传性胆汁淤积性肝脏疾病，研究已经证实，胆道转运蛋白 ATP8B1（FIC1）、ABCB11（BSEP）和 ABCB4（MDR3）的基因缺陷可分别导

致 PFIC Ⅰ 型、Ⅱ 型和Ⅲ型的发生。近年来研究显示，胆道转运体 MDR3、BSEP、FIC1 和影响胆汁酸稳态的主要核受体 FXR 的基因突变，以及这些基因易感性的多态性，可能与 ICP 的发生及病情的轻重有密切联系。ICP 妇女在非孕期往往无胆汁淤积，因此，有人提出，其发病可能与表观遗传学变化有关；支持这一观点的是，与正常妊娠相比，ICP 患者中 FXR 和另一核受体 PXR 的启动子区域的 DNA 甲基化发生了改变。但其他一些 ICP 分子遗传的研究，未发现上述基因的相关突变点，说明 ICP 的病因复杂，仅部分患者的发病具有基于家系或群体的遗传易感性。

2. 性激素的诱导 妊娠期发生 ICP 的另一个可能的解释是妊娠内分泌环境的改变。ICP 多发生在妊娠晚期、双胎妊娠、IVF 卵巢过度刺激，以及既往使用口服复方避孕药者，以上均为高雌激素和孕激素水平状态。研究显示，在小鼠模型和人细胞系中，雌激素的代谢物通过雌激素受体 ERα 和 17β-雌二醇的信号通路可以抑制胆汁酸配体 FXR 诱导的 BSEP 表达；在用炔雌醇诱导的小鼠胆汁淤积模型中发现，胆汁转运蛋白 NTCP、OATP、MRP、BSEP 的表达降低，同时胆汁酸的分泌相应下降。硫酸化黄体酮代谢物可损害胆汁酸流入和流出肝细胞，并部分拮抗 FXR。总之，对遗传基因易感的孕妇，增加的雌、孕激素及其代谢物可通过转录或转录后水平导致胆盐载体在肝细胞的表达及功能障碍，最终诱导胆汁淤积。

3. 环境因素 ICP 发病率的地区性及季节性提示一些环境因素与其发生有关。流行病学研究表明，在冬季的几个月里，ICP 的患病率会增加。从食物中摄入的硒全年有差异，而且在冬季阳光照射减少，因此，母亲维生素 D 水平低或饮食中硒的摄入量减少可能与冬季 ICP 发生率高有关。硒是谷胱甘肽过氧化酶的一种活性成分，有研究发现，ICP 患者母血中硒水平及谷胱甘肽过氧化物酶活性明显低于正常妊娠；Reyes 等研究发现，妊娠妇女血硒浓度与 9 年前相比明显增加，可能与近年来智利地区 ICP 的发生率下降有关。

（二）胎儿病理机制的研究

ICP 的最大危害是围产儿不良结局增加，包括早产（自然早产和治疗性早产）、胎儿窘迫、羊水粪染以及围产儿死亡。其中死胎是医生和患者及家人对 ICP 的最大担忧。据报道，排除其他原因的死胎（如子痫前期、糖尿病、胎儿生长受限和胎儿异常等），妊娠 37 周后 ICP 导致的死胎率约为 1.2%，远远高于全美同期死胎率 0.1%~0.3%。因此，揭示 ICP 胎儿病理机制，是疾病防治的要点。越来越多的基础研究及大样本临床研究提示，母胎体内胆汁淤积是 ICP 胎儿不良妊娠结局的关键因素。

1. 基础研究提示胆汁酸与 ICP 围产儿的不良结局有关

（1）ICP 胎盘胆汁酸转运障碍：胎儿期肝脏已具有合成

部分胆汁酸的能力,由于多数肝肠转运系统在新生儿近娩出或出生后才表达,胎儿体内存在"生理性胆汁淤积"。正常妊娠的胎盘和体外培养的滋养细胞中有 OATPs(A、B、8)、MDR3、FIC1、BSEP、MRPs(1、2、3)等多种胆汁酸转运载体的表达,胎儿体内的胆汁成分主要经胎盘转向母体,由母体的肝肠循环及肾脏排出,称为"胎盘-母体肝脏连体"。ICP 母亲体内胆汁淤积,胆汁酸由胎儿向母体方向的生理性转运减少,而胎盘母体面 ATP 不依赖的转运加强,使胆汁酸由母体转至胎儿体内,导致胎儿体内胆汁淤积。邢爱耘等对 ICP 胎盘胆汁酸转运蛋白的分布、表达及其调控机制进行了系列研究,结果显示,多数胆盐载体在胎盘滋养细胞的表达与肝细胞具有相似的细胞膜分布特点,ICP 胎盘中 OATP-A、AE2、FIC1 及 FXR 表达异常可能与 ICP 母胎间胆汁酸转运障碍,导致胎儿胆汁淤积有关。

(2)胆汁酸与胎儿缺氧死胎:ICP 死胎是不可预测的,往往发生在发育正常的胎儿,没有慢性胎盘功能不全的证据。鉴于此,存在着许多关于 ICP 死胎的突发灾难性原因的理论。在体外模型中,高浓度的牛磺胆酸(ICP 患者母血中明显升高的胆汁酸)可使离体人胎盘绒毛血管痉挛。不同浓度的牛磺胆酸作用于离体新生鼠的心肌细胞后,其收缩率减少,并丧失了同步收缩性。ICP 大鼠模型中记录到胎鼠死亡前出现短暂的心律失常。这些研究表明,高水平胆汁酸诱导的突发性胎盘血管痉挛和胎儿心律失常可能是胎儿死亡的原因。

(3)胆汁酸与早产:研究发现胆酸可增加正常子宫肌纤维对催产素的敏感性以及催产素受体的表达,ICP 子宫肌纤维对催产素刺激的反应性高于正常子宫肌纤维;动物实验还显示胆酸可剂量依赖性地增加子宫肌纤维的收缩性以及羊水胎粪污染和早产的概率。

(4)胆汁酸与羊水粪染:ICP 死胎病例 85%~100% 有羊水胎粪污染。ICP 羊水中胆汁酸浓度明显增高,母羊注射胆酸后胎羊出生时 100% 伴有羊水粪染,提示胆汁酸与羊水粪染的发生密切相关。其可能的机制为胆汁酸可刺激胎儿肠运动增加,致使羊水胎粪污染。羊水中胆汁酸弥散到胎盘表面收缩脐带血管和胎盘绒毛血管,进一步导致胎儿缺氧及促进羊水胎粪污染。

2. 临床研究提供了胆汁酸与 ICP 不良围产儿结局相关的直接证据 1967 年胆汁淤积和不良胎儿结局之间的相关性首次被丹麦学者报道。一直到过去的十几年内,随着更大规模的队列研究和与胆汁淤积相关的不良围产期结局的前瞻性调查,可靠的临床数据才开始出现。Glantz A 等于 1999—2002 年对 45 485 名瑞典孕妇进行的前瞻性队列研究可谓一个"里程碑",2014 年英国进行了一项基于全国数据的 ICP 前瞻性病例对照研究。这两个最大的前瞻性队列研究和几个较小的系列研究已经证明,孕妇血清胆汁酸浓度升高(≥40μmol/L)与自发性和医源性早产、羊水粪染、胎儿缺氧以及死胎的发生率增加有关。2019 年一项针对单个患

者数据的大型系统综述和荟萃分析显示,单胎妊娠 ICP 死胎的发生与最高总胆汁酸水平(total bile acid TBA)水平相关,TBA≥100μmol/L 的死胎风险最高,高达 13.44%。这些高质量大样本的随机对照研究结果为 ICP 的诊治提供了新的循证证据。据此,美国母胎医学会(SMFM)2021 年更新了 2011 版的 ICP 专家共识,英国皇家妇产科学会(RCOG)2022 年更新了 2011 版的 ICP 指南。

Zecca E 等于 2004 年首次报道 ICP 近足月新生儿(36~37 周)发生难以解释的 RDS。进一步的系列研究发现 ICP 新生儿 RDS 发生率为 28.6%,在患 RDS 的 ICP 新生儿肺泡灌洗液中检测到高浓度的胆汁酸,新生儿气管内给予表面活性物质后改善了症状;推测胆汁酸可能通过诱导磷脂酶 A2,降解肺泡表面活性物质;由此提出新生儿"胆汁性肺炎"的诊断。

(三) ICP 对子代的远期影响

胎儿源性成人疾病已成为近年来围生医学研究的热点。以往主要涉及肥胖及妊娠期糖尿病孕妇的子代成年后患代谢性疾病高风险的研究。虽然 ICP 不增加巨大儿和胎儿生长受限的风险,但 ICP 母亲存在不同程度脂代谢异常以及容易合并妊娠期糖尿病。Georgia P 等的研究提示,ICP 胎儿宫内暴露于高胆汁酸水平增加了其成年后患代谢性疾病的易感性,即妊娠期胆汁淤积可编码其子代代谢性疾病发生的风险。

1. ICP 影响子代青少年期的代谢状况 一项芬兰北部出生队列资料的研究,分析 ICP 子代在 16 岁时的代谢及人体测量学指标。结果发现,在母体 BMI 及新生儿出生体重无差异的前提下,ICP 男性子代的 BMI 及空腹胰岛素水平显著高于正常妊娠的子代;而女性子代的臀位、腰围显著高于正常对照,高密度脂蛋白、胆固醇水平显著低于正常对照。提示 ICP 可能影响其子代成年后的代谢健康状况。

2. 孕鼠高胆汁酸血症导致子代代谢性疾病 通过喂食添加了 0.5% 胆酸的饮食建立 ICP 大鼠模型,研究发现虽然 ICP 子鼠出生大小及体重与对照组无差异,但子鼠成长过程中给予高脂饮食可诱发代谢性疾病;包括肥胖、糖耐量异常、血脂异常、肝脏脂肪变性等的发生。进一步研究显示胎儿宫内高胆汁酸暴露可导致胎盘、肝脏、脂肪的基因表型及其子代表观遗传学的改变。

三、诊断

(一) 高危因素

1. 既往 ICP 病史、家族史。
2. 双胎妊娠、试管婴儿 ICP 的发生率增加。
3. 肝胆疾病史 孕妇既往胆囊炎、胆结石、非酒精性脂肪肝、非酒精性胰腺炎病史或家族史增加了 ICP 的患病风

险。国外研究报道丙型肝炎病毒血清阳性者患 ICP 概率明显增加。我国为乙型肝炎的高发区,慢性乙型肝炎病毒感染(慢性 HBV 携带)孕妇患 ICP 的风险增加,但尚需大量临床资料的证实。

(二)临床表现

1. 皮肤瘙痒 妊娠中、晚期出现的皮肤瘙痒往往是 ICP 的首发症状。瘙痒的特征为无皮肤的损伤,有时有抓痕,常见部位为手掌和脚掌,可逐渐延伸至肢体。瘙痒程度不一,常呈持续性,往往夜间加重,严重的可影响睡眠。ICP 瘙痒多于分娩后迅速缓解、消失。

2. 消化道症状 约 10% 的患者可出现轻度黄疸;少数孕妇可出现上腹部不适、恶心、呕吐、食欲减退及脂肪泻。但上述症状一般不明显或较轻,孕妇精神状态良好,分娩后症状消失。

3. 肝功能异常 ICP 的主要病理改变为孕妇肝脏肝内毛细胆管扩张、胆汁淤积,而肝细胞无明显损害。因此,血清胆汁酸浓度升高是 ICP 特征性的血液生化改变;多数 ICP 患者的转氨酶轻-中度升高,以丙氨酸转移酶(ALT)及门冬氨酸转移酶(AST)为主。在一项对 ICP 患者的前瞻性研究中,85% 的患者出现转氨酶升高,胆红素升高为 14%,GGT 升高为 11%。由于胎盘中产生碱性磷酸酶同工酶,妊娠期碱性磷酸酶增高属于妊娠期的生理改变。

4. 其他 伴发明显脂肪泻的患者,因脂溶性维生素 K 的吸收减少,可出现凝血功能障碍。单纯 ICP 不会导致胎儿慢性宫内缺氧的表现,如胎儿生长受限、羊水过少等。

(三)诊断要点

排除其他疾病的妊娠期皮肤瘙痒、血清胆汁酸水平升高为诊断 ICP 的要点。

1. 筛查 瘙痒是 ICP 的典型症状,往往也是引起患者和医生警惕的首发症状。在妊娠后半期出现新发瘙痒但无皮疹的妇女应考虑 ICP。ICP 患者瘙痒可先于血清胆汁酸水平升高数周,如果症状持续且瘙痒无其他解释,则应重复测定总胆汁酸和血清转氨酶水平。妊娠期瘙痒的发生率约 14%~20%,其中仅约 28%~60% 确诊为 ICP。因此,瘙痒仅为筛查 ICP 的指征,不单独作为诊断依据。

2. 血清胆汁酸浓度升高 胆汁淤积为 ICP 的病理特征及与胎儿不良结局密切相关的指标。因此,血清胆汁酸水平升高是诊断 ICP 的必备条件。目前国际上 ICP 的诊断标准尚缺乏共识,大多数指南都推荐总胆汁酸(total bile acid,TBA)水平升高≥10μmol/L 为 ICP 的诊断标准。总胆汁酸常被报道为包括胆酸、鹅去氧胆酸、去氧胆酸、熊去氧胆酸、石胆酸和猪去氧胆酸在内的所有胆汁酸的总和。然而,人体内的主要胆汁酸是胆酸和鹅去氧胆酸,其余的胆汁酸在正常和 ICP 患者中都很少量。ICP 患者中,胆酸与鹅去氧胆酸比大大增加,通常为 3:1。胆汁酸检测有不同类型的方法可

用,质谱和液相色谱可用于检测总胆汁酸和分类胆汁酸(胆酸、鹅去氧胆酸和去氧胆酸等)水平;目前多数医院采用快速经济的酶法测定总胆汁酸水平。一些临床医生提倡使用胆酸与鹅去氧胆酸的比值来增加诊断 ICP 的特异性。然而,与分类胆汁酸相比,血清总胆汁酸水平在诊断胆汁淤积方面具有相似的敏感性和特异性。现有的共识推荐最有临床实用价值的是 TBA 水平,且国外指南及文献均采用 TBA。

尽管 ICP 患者常伴转氨酶水平的升高,但其不是诊断的必要条件。妊娠期出现的排除其他原因的转氨酶异常,即使胆汁酸水平正常,也需在保肝的同时密切监测胆汁酸水平的变化,以避免漏诊 ICP。

3. 排除其他原因导致的瘙痒及肝功能异常 ICP 是一个排除性诊断。诊断前需筛查甲、乙、丙肝炎病毒及 EB、巨细胞病毒,行肝胆 B 超检查,以排除其他疾病(如病毒性肝炎、原发性胆汁淤积性肝硬化、胆道疾病、子痫前期、妊娠期急性脂肪肝等)所致的肝功能异常。单纯 ICP 分娩后 2~4 周内症状消失及血液生化改变恢复正常。产后持续存在的胆汁淤积应排除 ICP 的诊断。

(四)临床分度

基于 Glantz A 的研究结果,TBA≥40μmol/L 增加了围产儿不良结局的风险,为 ICP 的临床分度奠定了基础。尽管各国指南诊断阈值可能不同,多数文献及我国第 2 版 ICP 指南将重度胆汁淤积定义为 TBA>40μmol/L。虽然 RCOG 指南未对 ICP 进行分度,但英国产科监测系统(UK Obstetric Surveillance System,UKOSS)的全国数据显示,他们仅对 TBA>40μmol/L 的重度病例进行分娩干预。2019 年的一项荟萃分析显示,当血清 TBA>100μmol/L 时,显著增加死胎的风险,与 <40μmol/L 相比较,危险比为 30;TBA>100μmol/L 的妊娠死胎率(13.44%)明显高于英国全国的平均死胎率(0.33%~0.42%)。

总之,现有的临床研究资料提示,TBA≥40μmol/L 增加了早产、羊水粪染、胎儿窒息、新生儿转 NICU 的风险,TBA≥100μmol/L 明显增加了死胎的风险,是临床诊治 ICP 的两个重要节点,决定了产前保健的频度以及终止妊娠时机的评估。

(五)鉴别诊断

1. 其他妊娠期皮肤疾病鉴别 皮肤瘙痒是妊娠期一种常见的主诉,常见的病理原因包括妊娠特应性疹(AEP)、多态妊娠疹(PEP)、妊娠类天疱疮(PG)和 ICP。其中,最常见的是 AEP,它与面部、眼睑、颈部、肘前窝和腘窝、躯干和四肢的湿疹有关。PEP 与腹部和大腿近端瘙痒性荨麻疹丘疹和斑块有关。PG 较罕见,表现为水疱和大疱。在 ICP 中,瘙痒通常是全身性的,但主要影响手掌和脚底,体格检查可显示皮肤抓痕,但缺乏原发皮肤病变可将 ICP 与上述皮肤疾病进行鉴别。

2. 与其他引起肝功能异常的疾病鉴别

（1）妊娠期肝脏疾病：单纯的ICP除少部分病例因严重瘙痒影响睡眠、情绪外，孕妇往往无特殊不适，妊娠终止后瘙痒及肝功能损害迅速恢复正常。虽然肝功能异常是ICP常见的临床表现，但临床上发现严重肝功能损害、凝血功能障碍时需首先考虑其他肝脏疾病，如重型肝炎、急性脂肪肝、HELLP综合征等（表2-9-12）。

（2）原发性胆汁性肝硬化：常与其他免疫性疾病，如类风湿关节炎、干燥综合征、慢性淋巴细胞性甲状腺炎等并存，早期症状轻微，患者一般情况良好，食欲与体重多无明显下降，可伴皮肤瘙痒和黄疸。实验室检查肝功能、胆汁酸、血脂可能增高，但自身抗体如抗平滑肌抗体、抗线粒体抗体可能阳性。瘙痒症状即使在妊娠结束仍不消失，或者消失后重现。

（3）肝外胆汁淤积症：肝外胆汁淤积症是指肝外胆道系统由于结石、炎症或肿瘤等引起部分或完全性的机械性梗阻。妊娠期与非妊娠期肝外胆汁淤积症表现基本相同，可出现不同程度腹痛，伴瘙痒或黄疸。除依靠病史和症状外，肝胆系统B超有助于提高诊断正确率。

（4）药物性肝损：药物用量过大、种类过多或用药时间过长，可能对肝脏造成伤害，出现黄疸、转氨酶升高等肝功能异常。鉴别主要依靠病史，患者一般有肝毒性药物，如解热镇痛消炎药、镇静催眠药、抗结核药、某些抗菌药和激素类药物等使用史。

四、处理

ICP治疗目标是缓解母亲的瘙痒症状，降低胆汁酸水平，改善肝功能，延长孕周；选择最佳的分娩时机和方式、获得良好的围产儿结局。

（一）药物治疗

1. 熊去氧胆酸（ursodeoxycholic acid，UDCA）　为各个指南推荐的治疗ICP的一线药物，妊娠中晚期使用安全性良好。UDCA常用剂量为10~15mg/(kg·d)，可分4次口服。常规剂量疗效不佳，又无明显的副作用时，可适当加大每天剂量，最大剂量21mg/(kg·d)。

熊去氧胆酸（UDCA）有最多的实验数据支持其临床使用。它是一种天然亲水性胆汁酸，占人体生理胆汁酸池的3%~5%，通过多种机制改善胆汁淤积性肝病的胆汁酸谱，包括增强胆汁排泄。UDCA被证明可以改善脐带血中的胎儿胆汁酸水平，增加BSEP蛋白在胎盘中的表达，为胎儿胆汁酸经胎盘转运、排泄增加提供了一个可能的解释。此外，UDCA能够逆转牛磺胆酸在体外胎儿心脏模型大鼠中导致的心律失常作用。荟萃分析总结了来自随机试验的数据，与安慰剂或替代药物(如考来烯胺或S-腺苷蛋氨酸)相比，UDCA可缓解皮肤瘙痒、降低转氨酶及TBA水平。关于UDCA是否改善围产期结局的数据还不太确定。一项对12个随机试验的荟萃分析报告称，接受UDCA治疗的ICP患者早产、胎儿窘迫、呼吸窘迫综合征、新生儿转NICU的风险均降低。2019年发表的一项大型随机对照试验研究，发现UDCA能改善产妇瘙痒，但对使用UDCA来改善围产期结局(围产儿死亡、早产及新生儿转NICU)提出了质疑。同一研究团队2021年发表的荟萃分析认为，UDCA治疗可减少早产合并死胎的概率，建议UDCA作为ICP产前治疗的一部分，特别是对37周前发生的ICP，及TBA≥40μmol/L的患者。

2. 替代药物　用于无法耐受UDCA或UDCA最大剂量无效者，这类药物的使用目前尚无循证证据。

（1）S-腺苷蛋氨酸（S-adenosylmethionine，SAMe）：有报

表2-9-12　妊娠期常见肝脏疾病的鉴别诊断

	HELL综合征	急性脂肪肝	重型肝炎	ICP
发病时间	中晚孕	晚孕	整个妊娠期	晚孕
高血压	有	无	无	无
转氨酶	↑，LDH↑	↑↑	↑↑/酶胆分离	↑
胆红素	↑间胆为主	↑直胆为主	↑↑	-/↑
血小板	减少	正常/减少	正常/减少	正常
PT/APTT	正常	延长	延长	正常
纤维蛋白原	正常	减少	减少	正常
血糖	正常	降低	正常	正常
血氨	正常	↑↑	↑↑	正常
HBV标志物	阴性	阴性	阳性	阴性

注：PT，凝血酶原时间；APTT，活化部分凝血活酶时间。

道 S-腺苷蛋氨酸可改善瘙痒,但效果不如 UDCA。我国指南推荐为 ICP 的二线药物,或与熊去氧胆酸联合用以治疗重度、进展性、难治性 ICP。SAMe 具体用法:静脉滴注每天 1g,或口服 500mg 每天 2 次,疗程 12~14 天。

(2)考来烯胺:胆碱-苯丙胺素在肠道中与胆汁酸结合,减少它们的再吸收,但对 ICP 患者瘙痒的影响有限,且有显著的副作用,主要包括便秘、腹泻、腹痛、恶心、呕吐和腹胀等胃肠道症状。

(3)利福平:有报道称,利福平可联合 UDCA 治疗难治性病例,改善瘙痒。

(4)抗组胺药:如苯海拉明或羟嗪也被用于治疗瘙痒,可能有有限的好处。

(5)局部止痒药:如薄荷乳膏和炉甘石洗剂等在妊娠期局部使用是安全的,对部分孕妇能有效缓解瘙痒症状,但其作用也很有限,因为瘙痒通常是全身的。

3. 维生素 K ICP 患者食物中脂肪的吸收减少,可影响脂溶性维生素 K 的吸收。但目前缺乏预防性使用维生素 K 有效性的证据。最新的研究发现 ICP 并不增加产后出血的风险。多数指南建议仅在 ICP 患者有明显脂肪泻或凝血酶原时间延长者,可每日口服水溶性维生素 K 5~10mg/日。

(二)产前监护

ICP 最大的危害是胎儿急性缺氧,甚至是突然的胎儿死亡。ICP 死胎通常与胎儿生长受限、羊水过少或异常胎盘组织学无关,因而有一种假设认为,ICP 患者产前胎儿监护可能没有用处。最近的临床试验和荟萃分析支持使用胎儿监测,与早先的报道相比,加强胎儿监护可使不良围产期结局的发生率大大降低。产前监护包括:

1. 定期复查血清 TBA 及转氨酶水平 在 ICP 患者中,胆汁酸水平可在妊娠期间升高,并可能在短期内迅速升高。因此反复测定 TBA 水平有助于指导 ICP 的管理。

2. 加强胎儿宫内状况的监护 包括孕妇重视自数胎动、胎心电子监护,必要时行胎儿生物物理评分仍是临床常用的 ICP 监护手段。

最佳产前监护的频率尚不清楚,可根据孕周、胆汁酸水平及有无其他合并症等标准确定。原则上胎儿有存活机会后加强监护频率。推荐孕周在 28~32 周后的 ICP 患者每周复查血清 TBA 及转氨酶水平,每周 1~2 次胎儿电子监护。如孕周近足月或 TBA 水平持续增高(如重度胆瘀),建议入院治疗,加强胎儿监护,以指导终止妊娠时机。

(三)适时终止妊娠

1. 终止妊娠的时机 大多数 ICP 死胎发生在妊娠晚期,往往为急性缺氧,难以预测。虽然早计划分娩可以避免晚死胎的风险,但必须权衡与早产相关的新生儿风险。迄今为止,尚无高质量的随机对照研究提供不同分娩孕周与 ICP 妊娠结局关系的有效证据。各个指南对具体分娩孕周的建

议不同,但多数建议对于无其他合并症的 ICP 患者,应尽量避免医源性早产,但也要考虑到妊娠晚期 ICP 死胎的风险。任何在妊娠 36 周之前分娩的 ICP 患者都应该广泛地了解早产的潜在风险以及早产对母亲和胎儿的益处。对于妊娠 37 周之前分娩的患者,如果之前没有使用过糖皮质激素促进胎儿肺成熟度,推荐产前使用一个疗程。以下为美国母胎医学会(SMFM)2021 年 ICP 指南对分娩时机的建议:

(1)TBA≥100μmol/L:妊娠 36 周终止妊娠。

(2)TBA<100μmol/L:妊娠 36~39 周间个性化终止妊娠。TBA<40μmol/L 建议近 39 周终止妊娠;而 TBA≥40μmol/L 建议足月后终止妊娠。

(3)TBA≥100μmol/L,同时出现下列任一项,可考虑妊娠 34 周~36 周终止妊娠:①持续、痛苦的瘙痒,药物无法缓解;②既往 36 周前 ICP 死胎史;③肝脏疾病加重、恶化。

英国皇家妇产科学会(RCOG)2022 年指南建议 TBA≥100μmol/L 者 35 周~36 周终止妊。

2. 终止妊娠的方式 ICP 不是剖宫产指征。所有国外指南中均强调加强分娩期的胎儿监护,均未将 ICP 作为剖宫产指征。我国指南及教科书均建议重度 ICP 剖宫产终止妊娠,加之双胎、既往 ICP 病史、ICP 相关的死胎、新生儿窒息病史等高危因素均诊断为重度 ICP,使我国 ICP 的剖宫产率很高。而大量国外的临床数据显示,经过积极有效的孕期、分娩期管理后,大多数 ICP 病例可以实现足月后阴道分娩。

以英国产科监测系统(UKOSS)的全国数据为依据的一项前瞻性病例对照研究显示,ICP(TBA>40mmol/L)组的平均分娩孕周为 37.5 周,ICP 组(25%)与正常对照(23%)的剖宫产率相同。ICP 组的早产率、新生儿转 NICU 率及死胎率显著高于正常对照组;ICP 组的 10 例死胎中 7 例有其他产科合并症(表 2-9-13)。因此,无其他产科指征者可严密监测下阴道试产,产程中重视对羊水粪染的监测,做好新生儿复苏准备;严重肝功能损害者需监测凝血功能,必要时做好备血准备。由于死胎的风险较高,ICP 患者应在分娩期间对胎儿进行连续监护。

(四)产后管理

1. 产后生化指标复查 由于产后 10 天内肝功能指标会生理性升高,建议生化指标复查至少推迟至产后 10 天后,绝大多数 ICP 患者的瘙痒症状和生化指标异常在分娩后会迅速缓解。如果在分娩后症状持续 4~6 周,应再次进行生化检查,如果这些检查结果仍不正常,患者应转到肝脏专科门诊做进一步评估和处理。

2. 建议避免使用含雌激素的避孕药物 口服雌激素可能引起瘙痒症状和增加 ICP 复发风险,建议避免使用含雌激素的避孕药物。

3. ICP 患者再次妊娠、ICP 患者直系亲属妊娠,发病率增高,告知孕前检查重要性,同时孕早期应及时就诊。

表 2-9-13　重度 ICP 的妊娠结局（UKOSS）

	ICP n=669	对照 n=2 205	P
平均孕周	37.5	39.5	<0.001
早产率	25%	6.5%	<0.001
自然早产	7.5%	3.8%	<0.001
医源性早产	17%	2.7%	<0.001
剖宫产率	25%	23%	0.39
出生体重（g）	3 049.5	3 357.5	<0.001
死胎率	1.5%	0.5%	0.011
新生儿窒息率	2.8%	1.6%	0.101
转 NICU 率	12%	5.6%	<0.001

4. ICP 患者及新生儿应定期体检，及时发现可能存在的远期后遗症。有数据表明，患有 ICP 的女性患肝癌和胆道癌的长期风险略高，以及其他肝胆疾病（最常见的是胆石症）的发病率较高。瑞典一项基于人群的研究利用国家疾病数据库也发现 ICP 病史的妇女患糖尿病、甲状腺疾病、牛皮癣、炎症性多关节病、克罗恩病和心血管疾病的发病率轻度升高。因此需长期随访。

（邢爱耘）

参考文献

1. Niemeijer MN, Grooten IJ, Vos N, et al. Diagnostic markers for hyperemesis gravidarum: a systematic review and metaanalysis. Am J Obstet Gynecol, 2014, 211（2）: 150.e1-150.

2. American College of Obstetricians and Gynecologists. ACOG Practice Bulletin No. 189: Nausea And Vomiting Of Pregnancy. Obstet Gynecol, 2018, 131（1）: e15-e30.

3. Mitchell-Jones N, Gallos I, Farren J, et al. Psychological morbidity associated with hyperemesis gravidarum: a systematic review and meta-analysis. BJOG, 2017, 124（1）: 20-30.

4. Jansen L, Koot MH, Van't Hooft J, et al. A core outcome set for hyperemesis gravidarum research: an international consensus study. BJOG, 2020, 127（8）: 983-992.

5. Mcparlin C, O'donnell A, Robson SC, et al. Treatments for hyperemesis gravidarum and nausea and vomiting in pregnancy: a systematic review. JAMA, 2016, 316: 1392-1401.

6. Cunningham FG, Leveno KJ, Bloom SL, et al. Williams Obstetrics. 25th ed. New York: McGraw Hill Education, 2018.

7. 谢幸, 孔北华, 段涛. 妇产科学. 9 版. 北京: 人民卫生出版社, 2018: 70-74.

8. 张建平. 流产基础与临床. 北京: 人民卫生出版社, 2012.

9. 中华医学会妇产科学分会产科学组. 复发性流产诊治的专家共识. 中华妇产科杂志, 2016, 51（1）: 3-9.

10. 陈子江, 林其德, 王谢桐, 等. 孕激素维持早期妊娠及防治流产的中国专家共识. 中华妇产科杂志, 2016, 51（7）: 481-483.

11. 低分子肝素防治自然流产中国专家共识编写组. 低分子肝素防治自然流产中国专家共识. 中华生殖与避孕杂志, 2018, 38（9）: 701-708.

12. 中华医学会生殖医学分会第四届委员会. 不孕女性亚临床甲状腺功能减退诊治的中国专家共识. 中华生殖与避孕杂志, 2019, 39（8）: 609-621.

13. 中华医学会围产医学分会. 产科抗磷脂综合征诊断与处理专家共识. 中华围产医学杂志, 2020, 23（8）: 517-522.

14. 复发性流产合并风湿免疫病免疫抑制剂应用中国专家共识编写组. 复发性流产合并风湿免疫病免疫抑制剂应用中国专家共识. 中华生殖与避孕杂志, 2020, 40（7）: 527-534.

15. 自然流产诊治中国专家共识编写组. 自然流产诊治中国专家共识. 中国实用妇科与产科杂志, 2020, 36（11）: 1082-1090.

16. 中华医学会计划生育学分会. 早期妊娠稽留流产治疗专家共识. 中国实用妇科与产科杂志, 2020, 36（1）: 70-73.

17. Richard Brown, Robert Gagnon, Marie-France Delisle. No.373-Cervical Insufficiency and Cervical Cerclage. J Obstet Gynaecol Can, 2019, 41（2）: 233-247.

18. Deng K, Liang J, Mu Y, et al. Preterm births in China between 2012 and 2018: an observational study of more than 9 million women. Lancet Glob Health, 2021, 9（9）: e1226-e1241.

19. Ferrero DM, Larson J, Jacobsson B, et al. Cross-Country Individual Participant Analysis of 4.1 Million Singleton Births in 5 Countries with Very High Human Development Index Confirms Known Associations but Provides No Biologic Explanation for 2/3 of All Preterm Births. PLoS One, 2016, 11 (9): e0162506.

20. 杨孜. 紧急宫颈环扎术在抗早产中的应用价值. 中国妇产科临床杂志, 2008, 9 (6): 405-407.

21. 中华医学会妇产科学分会产科学组. 早产临床诊断与治疗指南. 中华妇产科杂志, 2014, 49: 481-485.

22. Siegler Y, Weiner Z, Solt I. ACOG Practice Bulletin No. 217: Prelabor Rupture of Membranes. Obstet Gynecol, 2020, 136 (5): 1061.

23. Society of Obstetricians and Gynaecologists of Canada. SOGC Clinical Practice Guideline. Magnesium sulphate for fetal neuroprotection. J Obstet Gynecol Can, 2011, 33: 516-529.

24. Skoll A, Boutin A, Bujold E, et al. No. 364-Antenatal Corticosteroid Therapy for Improving Neonatal Outcomes. J Obstet Gynaecol Can, 2018, 40 (9): 1219-1239.

25. World Health Organization. WHO Recommendations on Interventions to Improve Preterm Birth Outcomes. Geneva: World Health Organization, 2015.

26. Mcgoldrick E, Stewart F, Parker R, et al. Antenatal corticosteroids for accelerating fetal lung maturation for women at risk of preterm birth. Cochrane Database Syst Rev, 2020, 12 (12): Cd004454.

27. World Health Organization. WHO recommendations: induction of labour at or beyond term. Geneva: World Health Organization, 2018.

28. Deng K, Huang Y, Wang YP, et al. Prevalence of postterm births and associated maternal risk factors in China: data from over 6 million births at health facilities between 2012 and 2016. Sci Rep, 2019, 9: 273.

29. Middleton P, Shepherd E, Crowther CA. Induction of labour for improving birth outcomes for women at or beyond term. Cochrane Database Syst Rev, 2018, 5: CD004945.

30. Keulen JK, Bruinsma A, Kortekaas JC, et al. Induction of labour at 41 weeks versus expectant management until 42 weeks (INDEX): multicentre, randomised non-inferiority trial. BMJ, 2019, 364: l344.

31. Royal College of Obstetricians and Gynaecologists (RCOG). Preterm prelabour rupture of membranes. London (UK): RCOG; 2010 (Green-top guideline, NO. 44).

32. American College of Obstetricians and Gynecologists. ACOG Practice Bulletin Number. 188. Prelabor Rupture of Membranes. Obstetrics & Gynecology, 2018, 131 (6):

1163-1164.

33. American College of Obstetricians and Gynecologists. ACOG Practice Bulletin, Number. 217. Prelabor Rupture of Membranes: Obstetrics and gynecology, 2020, 135 (3): e80-e97.

34. 漆洪波, 吴味辛. 重视未足月胎膜早破的研究. 中华妇产科杂志, 2006, 41 (1): 3-6.

35. 中华医学会妇产科学分会产科学组. 胎膜早破的诊断与处理指南 (2015). 中华妇产科杂志, 2015, 50 (1): 161-167.

36. Wei Z, Jiangli D, Aiqun H, et al. Incidence and Risk Factors of Hypertensive Disorders of Pregnancy—8 Provinces, China, 2014-2018. China CDC Weekly, 2021, 3 (22): 476-482.

37. American College of Obstetricians and Gynecologists. ACOG Practice Bulletin, Number 222: Gestational Hypertension and Preeclampsia. Obstet Gynecol, 2020, 135: 237-260.

38. Butalia S, Audibert F, Côté AM, et al. Hypertension Canada's 2018 Guidelines for the Management of Hypertension in Pregnancy. Can J Cardiol, 2018, 34: 526-531.

39. American College of Obstetricians and Gynecologists. ACOG Committee Opinion No. 767 Summary: Emergent Therapy for Acute-Onset, Severe Hypertension During Pregnancy and the Postpartum Period. Obstet Gynecol, 2019, 133: 409-412.

40. Ives CW, Sinkey R, Rajapreyar I, et al. Preeclampsia-Pathophysiology and Clinical Presentations: JACC State-of-the-Art Review. J Am Coll Cardiol, 2020, 76: 1690-1702.

41. Agrawal S, Cerdeira AS, Redman C, et al. Meta-Analysis and Systematic Review to Assess the Role of Soluble FMS-Like Tyrosine Kinase-1 and Placenta Growth Factor Ratio in Prediction of Preeclampsia: The SaPPPhirE Study. Hypertension, 2018, 71: 306.

42. Mosimann B, Amylidi-Mohr SK, Surbek D, et al. First trimester screening for preeclampsia—a systematic review. Hypertens Pregnancy, 2020, 39: 1.

43. Abalos E, Duley L, Steyn DW, et al. Antihypertensive drug therapy for mild to moderate hypertension during pregnancy. Cochrane Database Syst Rev, 2018, 10: CD002252.

44. van Oostwaard MF, Langenveld J, Schuit E, et al. Recurrence of hypertensive disorders of pregnancy: an individual patient data metaanalysis. Am J Obstet Gynecol, 2015, 212: 624.e1.

45. Fan D, Wu S, Wang W, et al. Prevalence of placenta previa among deliveries in Mainland China: A PRISMA-compliant systematic review and meta-analysis. Medicine (Baltimore), 2016, 95 (40): e5107.

46. Lee HJ, Lee YJ, Ahn EH, et al. Risk factors

for massive postpartum bleeding in pregnancies in which incomplete placenta previa are located on the posterior uterine wall. Obstet Gynecol Sci, 2017, 60（6）: 520-526.

47. Shobeiri F, Jenabi E. Smoking and placenta previa: a meta-analysis. J Matern Fetal Neonatal Med, 2017, 30（24）: 2985-2990.

48. Jauniaux E, Alfirevic Z, Bhide AG, et al. Placenta Praevia and Placenta Accreta: Diagnosis and Management: Green-top Guideline No. 27a. BJOG, 2019, 126（1）: e1-e48.

49. Ahn KH, Lee EH, Cho GJ, et al. Anterior placenta previa in the mid-trimester of pregnancy as a risk factor for neonatal respiratory distress syndrome. PLoS One, 2018, 13（11）: e0207061.

50. Balayla J, Desilets J, Shrem G. Placenta previa and the risk of intrauterine growth restriction（IUGR）: a systematic review and meta-analysis. J Perinat Med, 2019, 47（6）: 577-584.

51. Weiner E, Miremberg H, Grinstein E, et al. The effect of placenta previa on fetal growth and pregnancy outcome, in correlation with placental pathology. J Perinatol, 2016, 36（12）: 1073-1078.

52. Jain V, Bos H, Bujold E. Guideline No. 402: Diagnosis and Management of Placenta Previa. J Obstet Gynaecol Can, 2020, 42（7）: 906-917.e1.

53. American College of Obstetricians and Gynecologists, Society for Maternal-Fetal Medicine. ACOG Committee Opinion, Number 818: Medically Indicated Late-Preterm and Early-Term Deliveries. Obstet Gynecol, 2021, 137（2）: e29-e33.

54. 郭广丽, 张英奎, 李雅丽, 等. 河北省胎盘早剥流行病学特点和危险因素分析. 中华流行病学杂志, 2018, 39（12）: 1621-1625.

55. Tikkanen M. Placental abruption: epidemiology, risk factors and consequences. Acta Obstet Gynecol Scand, 2011, 90（2）: 140-149.

56. Odendaal H, Wright C, Schubert P, et al. Associations of maternal smoking and drinking with fetal growth and placental abruption. Eur J Obstet Gynecol Reprod Biol, 2020, 253: 95-102.

57. Shinde GR, Vaswani BP, Patange RP, et al. Diagnostic Performance of Ultrasonography for Detection of Abruption and Its Clinical Correlation and Maternal and Foetal Outcome. J Clin Diagn Res, 2016, 10（8）: QC04-QC7.

58. Ovadia C, Seed PT, Sklavounos A, et al. Association of adverse perinatal outcomes of intrahepatic cholestasis of pregnancy with biochemical markers: results of aggregate and individual patient data meta-analyses. Lancet, 2019, 393: 899-909.

59. Matthew JB, Jeffrey D, Suneet PC. Intrahepatic cholestasis of pregnancy: Review of six national and regional guidelines. European Journal of Obstetrics & Gynecology and Reproductive Biology, 2018, 231: 180-187.

60. Lee RH, Metz TD, Pettker CM. Society for Maternal-Fetal Medicine Consult Series #53: Intrahepatic cholestasis of pregnancy. Am J Obstet Gynecol, 2021, 224（2）: B2-B9.

61. Chappell LC, Bell JL, Smith A, et al. Ursodeoxycholic acid versus placebo in women with intrahepatic cholestasis of pregnancy（PITCHES）: a randomised controlled trial. Lancet, 2019, 394: 849-860.

62. Ovadia C, Sajous J, Seed PT, et al. Ursodeoxycholic acid in intrahepatic cholestasis of pregnancy: a systematic review and individual participant data meta-analysis. Lancet gastroenterol Hepatol, 2021, 6（7）: 547-558.

63. Girling J, Knight C L, Chappell L. Intrahepatic cholestasis of pregnancy: Green-top Guideline No 43 June 2022. BJOG: an international journal of obstetrics and gynaecology, 2022, 129（13）: e95-e114.

第十章

妊娠合并症

第一节　妊娠合并心脏病

一、概况

妊娠合并心脏病是一个严重的产科合并症。妊娠和分娩均增加心脏额外负荷,原来患病的心脏如不能胜任负荷,心功能进一步减退可造成严重的后果,而原来健康的心脏也可在此期患病。所以,妊娠合并心脏病仍是引起孕产妇患病和死亡的主要原因之一。

(一)妊娠合并心脏病的发生率

妊娠合并心脏病的发生率为 1% 左右。1975—1984 年,上海 12 所医院的资料显示,妊娠合并心脏病孕妇有 3 421 例,占同期分娩总数 373 585 例的 0.92%。在前 5 年(1975—1979 年),风湿性心脏病的发生率占第 1 位(49.33%),先天性心脏病占第 2 位(30.43%),但在后 5 年(1980—1984 年),先天性心脏病跃居第 1 位(36.16%),风湿性心脏病已退居第 2 位(29.58%)。1993—2020 年,上海交通大学医学院附属仁济医院收治妊娠合并心血管疾病共 3 779 例,其中先天性心脏病为首位(26.67%),风湿性心脏病退居第 2 位(11.11%)。美国 2000—2010 年分娩住院孕产妇先天性心脏病由每 10 000 人中 6.4 人上升至 9.0 人。这可能与先天性心脏病诊断、外科手术技术的进展使患有先天性心脏病的女孩能存活到生育年龄有关。但从资料统计中也可看出风湿性心脏病的发生率并未明显下降(估计农村中的发生率还要高),且占心脏病死亡中的 60%,因此,仍不能忽视风湿性心脏病。

(二)妊娠合并心脏病的死亡率和病死率

发达国家先天性心脏病引起的孕产妇发病率和死亡率相对保持不变,分别稳定在 11% 和 0.5%。在我国发达地区和城市,心脏病成为孕产妇的主要死因,根据上海 1997 年的资料,妊娠合并心脏病 2 680 例中死亡 15 例,病死率为 0.56%,占孕产妇总死亡数的 12.40%;妊娠合并心脏病的围产儿死亡率为 7.76‰。2008—2017 年上海 64 例危重孕产妇死亡中,心脏病为第 1 位死亡原因(26.15%)。2000—2013 年全国孕产妇死亡病因分析,心脏病为第 4 位死亡病因,其中城市为第 3 位,农村为第 5 位。2000—2009 年上海市孕产妇死亡率为 20.48/10 万,262 例孕产妇死亡中前 5 位的死因顺位依次为产科出血(69 例,26.3%)、妊娠期高血压疾病(27 例,10.3%)、妊娠合并心脏疾病(24 例,9.2%)、妊娠合并肝脏疾病(17 例,6.5%)、羊水栓塞和异位妊娠(均为 15 例,5.7%)。在英国,在 105 例孕产妇间接死亡中,心脏病占 40 例。在美国马萨诸塞州,1954—1985 年,妊娠合并心脏病

的孕产妇死亡率从 5.6/10 万下降到 0.3/10 万。虽然如此,但在美国乃至全世界,心脏病仍是孕产妇的主要死亡原因,2007—2016 年相关数据显示孕产妇死亡率为 16.7/10 万,心血管是首位死因,占 26.5%,和 2006—2010 年数据比较,出血、妊娠期高血压疾病和麻醉并发症在死因构成比中所占比例下降,而心血管疾病在死因构成比中占比增加。

(三)正常妊娠心血管系统的变化

1. 妊娠期

(1)血容量的改变:自孕 6~10 周开始血容量增加,约于 32~34 周达高峰,较妊娠前约增加 40%~50%,相当于从平均 4 000ml 增加至 5 800ml。产后 2~6 周恢复至妊娠前水平。在血容量增加中,血浆增加约 50%~60%,而红细胞增加仅 10%~20%,故红细胞计数、血细胞比容、血红蛋白浓度相对下降,血液稀释,形成所谓妊娠期生理性贫血。与此同时,全身水量也逐渐增加,直至分娩为止。血容量与全身水量增加的原因与妊娠期醛固酮、雌激素、孕激素分泌增多,作用于肾小管引起水钠潴留,也可能作用于垂体引起抗利尿激素与促肾上腺皮质激素增加有关。血容量的增高加重了孕妇循环系统的负担。

(2)血流动力学的改变:妊娠期出现内分泌改变,代谢需要增加,血容量增多,子宫胎盘形成动静脉短路,自孕 10~12 周起心排血量增加,在孕 20~24 周达高峰,约可增加 30%~50%,妊娠终末逐渐恢复或接近正常。孕早期心排血量的增加主要是心搏出量增加,而孕晚期主要是心率的增加,心率平均增加 10 次/min。心跳加快及由此增加的心排血量,对于有病变的心脏是一个很重的负担。

体位的改变也影响心排血量,孕晚期仰卧位时,增大的子宫压迫下腔静脉,使回心血量受阻,心排血量可突然减少,部分孕妇可发生仰卧位低血压综合征,血压降低、晕厥,出现心动过缓、苍白、出汗、焦虑等血管迷走神经表现。

由于子宫胎盘区域动静脉短路以及妊娠心房、胎儿-胎盘心钠素的分泌量增加,使血管紧张素Ⅱ的敏感性下降,引起周围血管阻力下降,一般收缩压维持稳定而舒张压下降,使脉压增加。

2. 分娩期与产褥期　第一产程时,由于子宫收缩,周围循环阻力升高,子宫内血液减少而全身血容量增加。每次宫缩时,心排血量约增加 20%~30%,使动脉压增高 1.33~2.67kPa;第二产程时,腹壁肌及骨骼肌收缩,使周围循环阻力更高。产妇的屏气动作,使肺内、肺循环以及右室压力都增高,有可能使某些先天性心脏病患者从左向右分流转为从右向左分流,出现发绀。子宫收缩,腹内压增加,内脏血流回心量增加,明显地加重了心脏负担;第三产程胎儿、胎盘

娩出，子宫骤然缩小，子宫血窦内血液进入体循环中。而随腹压下降，大量血液又移向心脏。分娩过程中能量和氧的消耗亦增多，因此分娩期血流动力学发生急剧的变化，明显地加重心脏负担。

产后最初 24~48 小时，组织内水分大量回到体循环，使血容量增加；体液的再吸收以及妊娠期细胞外液潴留的解除，使血浆容量的增加可持续达 2 周。整个孕产期心血管系统的主要变化见表 2-10-1。

（四）妊娠合并心脏病的妊娠风险评估及管理

心脏病妇女的妊娠风险程度与心脏病种类、疾病严重程度和心功能有关，国内外指南均推荐，应在孕前由妊娠心脏团队（pregnancy heart team）对心脏病妇女在妊娠期间可能出现的风险进行评估。2016 年中华医学会妇产科学分会产科学组参考 WHO 心脏病妇女妊娠风险评估分类法，结合中国育龄期妇女心脏病疾病谱的特点，制定了适合中国国情的心脏病妇女妊娠风险分级表，同时，为了使心脏病孕妇分层管理更加规范、有序、安全，对不同级别医院承担的分诊人群作出了推荐（表 2-10-2）。

对于孕前已明确心脏病的诊断较为容易，妊娠后保持原有心脏病诊断，并关注患者心功能分级和心脏病并发症。目前还是采用纽约心脏病协会（New York Heart

表 2-10-1　正常妊娠的心血管系统生理改变

	孕早期	孕中期	孕晚期	第一产程	第二产程	分娩后早期	分娩后 3~6 个月
心输出量	↑5%~10%	↑↑35%~45%		↑30%	↑↑50%	↑↑↑60%~80%，↓（1h 后）	恢复到孕前
心率	↑3%~5%	↑10%~15%	↑15%~20%	子宫收缩时↑40%~50%		↓5%~10%（24h）；↓（6 周）	恢复到孕前
血压	↓10%	↓5%	↑5%	子宫收缩时↑SBP15%~25% ↑DBP10%~15%		↓SBP5%~10%（48h）；↑（3~6 日）	恢复到孕前
血容量	↑	↑↑40%~50%	↑↑			↑↑↑500ml	恢复到孕前

表 2-10-2　心脏病妇女妊娠风险分级及分层管理（2016 年中国专家共识）

风险分级	疾病种类	妊娠风险	就诊医院级别
Ⅰ	① 无合并症的轻度肺动脉瓣狭窄和二尖瓣脱垂 ② 小的 PDA（内径≤3mm） ③ 已手术修补的不伴肺动脉高压的房间隔缺损、室间隔缺损、PDA 和肺动脉畸形引流 ④ 不伴有心脏结构异常的单源、偶发的室上性或室性期前收缩	孕妇死亡率未增加，母儿并发症未增加或轻度增加	二、三级妇产科专科医院或者二级及以上综合性医院
Ⅱ	① 未手术的不伴有肺动脉高压的房间隔缺损、室间隔缺损、PDA ② TOF 修补术后且无残余的心脏结构异常 ③ 不伴有心脏结构异常的大多数心律失常	孕妇死亡率轻度增加或者母儿并发症中度增加	二、三级妇产科专科医院或者二级及以上综合性医院
Ⅲ	① 轻度二尖瓣狭窄（瓣口面积>1.5cm²） ② 马方综合征（无主动脉扩张），二叶式主动脉瓣疾病，主动脉疾病（主动脉直径<45mm），主动脉缩窄矫治术后 ③ 非梗阻性肥厚型心肌病 ④ 各种原因导致的轻度肺动脉高压（<50mmHg） ⑤ 轻度左心功能障碍或 LVEF 40%~49%	孕妇死亡率中度增加或者母儿并发症重度增加	三级妇产科专科医院或者三级综合性医院
Ⅳ	① 机械瓣置换术后 ② 中度二尖瓣狭窄（瓣口面积 1.0~1.5cm²）和主动脉瓣狭窄（跨瓣压差≥50mmHg） ③ 右心室体循环或 Fontan 循环术后 ④ 复杂先天性心脏病和未手术的青紫型先天性心脏病（氧饱和度 85%~90%） ⑤ 马方综合征（主动脉直径 40~45mm），主动脉疾病（主动脉直径 45~50mm）	孕妇死亡率明显增加或者母儿并发症重度增加；需要专家咨询；如果继续妊娠，需告知风险；需要产科和心脏科专家在孕期、分娩期和产褥期严密监护母儿情况	有良好心脏专科的三级甲等综合性医院或者综合实力强的心脏监护中心

风险分级	疾病种类	妊娠风险	就诊医院级别
	⑥ 严重心律失常(心房颤动、完全性房室传导阻滞、恶性室性期前收缩、频发的阵发性室性心动过速等) ⑦ 急性心肌梗死,急性冠脉综合征 ⑧ 梗阻性肥厚型心肌病 ⑨ 心脏肿瘤,心脏血栓 ⑩ 各种原因导致的中度肺动脉高压(50~80mmHg) ⑪ 左心功能不全(LVEF 30%~39%)		
V	① 严重的左室流出道梗阻 ② 重度二尖瓣狭窄(瓣口面积<1.0cm²)或有症状的主动脉瓣狭窄 ③ 复杂先天性心脏病和未手术的青紫型先天性心脏病(氧饱和度<85%) ④ 马方综合征(主动脉直径>45mm),主动脉疾病(主动脉直径>50mm),先天性的严重主动脉瓣缩窄 ⑤ 有围产期心肌病病史伴左心功能不全 ⑥ 感染性心内膜炎 ⑦ 任何原因引起的重度肺动脉高压(≥80mmHg) ⑧ 严重的左心功能不全(LVEF<30%) ⑨ NYHA 心功能Ⅲ~Ⅳ级	极高的孕妇死亡率和严重的母儿并发症,属妊娠禁忌证;如果继续妊娠,须讨论终止问题;如果继续妊娠,需充分告知风险;需由产科和心脏科专家在孕期、分娩期和产褥期严密监护母儿情况	有良好心脏专科的三级甲等综合性医院或者综合实力强的心脏监护中心

注:PDA,动脉导管未闭;LVEF,左心射血分数;TOF,法洛四联症。

Association,NYHA)于 1928 年首次公布、1979 年第 8 次修订的心功能分级,依据患者对一般体力活动的耐受程度分为Ⅰ~Ⅳ级:Ⅰ级,进行一般体力活动不受限制;Ⅱ级,进行一般体力活动稍受限制,休息时无不适,活动后感乏力、心悸、轻度气短或心绞痛;Ⅲ级,一般体力活动显著受限制,休息时无不适,轻微日常活动即感乏力、心悸、呼吸困难或心绞痛;Ⅳ级,不能进行任何体力活动,甚至在休息时仍可发生心功能不全或心绞痛症状。

在对心脏病患者妊娠风险作出评估后,则需要根据患者不同分级行分层管理。一般认为,妊娠风险Ⅰ~Ⅱ级的轻型心脏病、心功能Ⅰ~Ⅱ级、既往无心力衰竭史,亦无其他并发症者,孕期母儿并发症发生率无明显增加,大多能耐受妊娠与分娩,因此,可以在二、三级妇产科专科医院或二级以上综合性医院产检、分娩,若孕期心功能下降、已超出医院处理能力,则应及时转往上级医院。而妊娠风险Ⅳ~Ⅴ级病情严重者、心功能Ⅲ~Ⅳ级、既往有心力衰竭史,孕期母儿并发症发生率明显增加,不宜妊娠,要加强孕前评估,并指导其进行有效避孕,孕早期应规劝其终止妊娠,若在充分告知妊娠风险后患者仍拒绝终止妊娠,应在具有良好心脏专科的三级甲等医院或综合实力强的心脏监护中心产检和分娩。

心脏病妇女的终止妊娠时机应根据其心脏病严重程度及心功能状态而定。中国专家共识推荐,妊娠风险分级Ⅰ~Ⅱ级且心功能Ⅰ级者可以妊娠至足月,如果出现严重心脏并发症或心功能下降则提前终止妊娠。妊娠风险分级Ⅲ级且心功能Ⅰ级者可以妊娠 34~35 周终止妊娠,如果有良好的监护条件,可妊娠至 37 周再终止妊娠;如果出现严重心脏并发症或心功能下降则提前终止妊娠。妊娠风险分级Ⅳ级但仍然选择继续妊娠者,即使心功能Ⅰ级,也建议在妊娠 32~34 周终止妊娠;部分患者经过临床多学科评估可能需要在孕 32 周前终止妊娠,如果有很好的综合监测实力,可以适当延长孕周;出现严重心脏并发症或心功能下降则及时终止妊娠。心脏病妊娠风险分级Ⅴ级者属妊娠禁忌证,一旦诊断需要尽快终止妊娠,如果患者及家属在充分了解风险后拒绝终止妊娠,需要转诊至综合诊治和抢救实力非常强的医院进行保健,综合母儿情况适时终止妊娠。

二、妊娠合并风湿性心脏病

风湿性心瓣膜病系由于反复风湿性心肌炎发作,发生心瓣膜及其附属结构(腱索、乳头肌)病变,导致瓣膜狭窄和关闭不全的瓣膜功能异常,产生血流动力学障碍,即为慢性风湿性瓣膜病。风湿性心瓣膜病以二尖瓣最常见,其次为主动脉瓣,后者常与二尖瓣病损同时存在称联合瓣膜病。肺动脉瓣和三尖瓣病变通常为先天性所致。

(一)病理生理

1. 二尖瓣狭窄 二尖瓣狭窄是妊娠期最常见的风湿性心瓣膜病。正常二尖瓣瓣口面积(mitral vavle area,MVA)约 4~6cm²,瓣膜狭窄程度以二尖瓣口平均面积分度,当 MVA 为 1.5~2.0cm² 为轻度狭窄,1.0~1.5cm² 为中度狭窄,<1.0cm² 为重度狭窄。狭窄造成流经瓣口血流受阻,引起左心房压力升高及扩张,继而使肺静脉及肺毛细血管扩张、淤血,肺静脉压升高,致阻塞性肺淤血,可以导致左心衰竭。长期肺淤血经反射性肺小动脉痉挛,引起血管内膜增生及中层增厚,产

生肺小动脉硬化,进入阻塞性肺动脉高压阶段。由于右心室收缩期负荷增加,产生右心室肥厚,可致右心衰竭及体循环淤血。妊娠期间血循环血容量的增加、心率增快、舒张期缩短,分娩期、产后回心血量增加,均加重了肺淤血,更加容易发生心力衰竭,因此妊娠合并二尖瓣狭窄相当危险。病程晚期常合并心房颤动。

2. 二尖瓣关闭不全 单纯风湿性二尖瓣关闭不全少见,多与狭窄并存。单纯性二尖瓣关闭不全,一般能较好适应心负荷增加,很少发生肺水肿和心力衰竭。

3. 主动脉瓣狭窄 正常主动脉瓣瓣口面积(aortic valve area, AVA)约3~4cm²,AS严重程度可以以主动脉瓣瓣口面积来分度,当AVA>1.5cm²为轻度狭窄,1.0~1.5cm²为中度狭窄,<1.0cm²为重度狭窄;AS也可根据超声上主动脉瓣峰值流速(aortic jet velocity)Vmax来分度,Vmax<3.0m/s为轻度狭窄,3.0~4.0m/s为中度狭窄,≥4.0m/s为重度狭窄。主动脉瓣狭窄使左心室排血受阻,心排血量减低,左心室压力增加。左心室与主动脉间压力阶差增大,左心室肥厚,左心室舒张期顺应性减低,舒张末期压力升高,左房压的增高引起肺淤血。由于心排血量减低及左心室肥厚,心肌耗氧量增加,活动后可有心肌缺血、心绞痛及各种心律失常。妊娠时血容量的变化,增加了左心室前负荷,压力阶差增大,加重本病的发展。轻型常能安全度过妊娠、分娩及产褥期,重型者可发生充血性心力衰竭甚至突然死亡。

4. 主动脉瓣关闭不全 由于孕期心跳加快,舒张期缩短,虽然血容量增加,而由主动脉回流至左室的血量趋于减少,所以多能较好耐受妊娠时血流动力学的变化。

(二)临床表现

1. 症状 主要有疲劳乏力、呼吸困难、心悸、咳嗽、咯血、发绀、右心衰竭等症状。

2. 体征 二尖瓣狭窄孕妇可见二尖瓣面容,即两颧部及口唇轻度发绀,心尖区可触及舒张期细震颤,听诊有心尖部拍击性第一心音亢进,舒张早期二尖瓣开放拍击音,心尖区舒张中晚期低调的"隆隆"样递增型杂音,左侧卧位明显,肺动脉瓣第二心音亢进与分裂。二尖瓣关闭不全孕妇可听到心尖区全收缩期吹风样杂音,多向左腋传导,心尖区第一心音减弱,肺动脉瓣第二心音亢进与分裂。主动脉瓣狭窄孕妇可听到胸骨右缘第二肋间粗糙、响亮的收缩期喷射音,先递增后递减,常伴有震颤,主动脉瓣区第二心音减弱或消失,可以出现第二心音逆分裂。主动脉瓣关闭不全可听到主动脉瓣区舒张期高调哈气样杂音,呈递减型,可见到水冲脉、毛细血管搏动征等周围血管征。

(三)辅助检查

孕期的检查应尽量采用无损伤及对胎儿影响小的方法,如心电图、超声心动图等。由于放射线对胎儿有影响,所以应尽量少做或不做X线检查。

(四)诊断和鉴别诊断

根据病史(重点是有无风湿热发作史)、体征(重点是心脏杂音),结合心电图、X线检查、超声心动图检查,尤其超声心动图的特征性表现,可作出明确诊断。因为1/2左右患者既往风湿热病史不明显,妊娠后可产生功能性杂音、原有杂音变性,X线检查对胎儿有影响,孕早期禁忌检查,孕中晚期尽量少做检查,故诊断更多依赖于超声心动图检查。

二尖瓣狭窄应与左心室扩大、流速加快引起的相对性二尖瓣狭窄作鉴别,另需与左心房黏液瘤相鉴别;二尖瓣关闭不全应与乳头肌功能失调、二尖瓣脱垂综合征相鉴别;主动脉瓣狭窄需与肥厚性梗阻型心肌病相鉴别;主动脉瓣关闭不全应与梅毒性主动脉瓣关闭不全和先天性主动脉瓣关闭不全作鉴别。

(五)治疗

1. 一般处理

(1)加强产前检查,缩短产前检查间隔时间。密切观察心功能和各种症状,及时纠正各种心力衰竭诱因如贫血、上呼吸道感染、维生素缺乏、妊娠期高血压疾病等,如发现心力衰竭早期现象,及时住院观察治疗。

(2)注意休息,减少体力活动,避免情绪激动,每天保证10~12小时睡眠。宜取左侧卧位,避免仰卧,以促进血液回流,增加心排血量。

(3)增加营养,但避免体重增长过快,每周不超过0.5kg,整个孕期不超过10~12kg。饮食中富含多种维生素、优质蛋白、食物铁,孕4个月起限制钠盐摄入,每天不超过4~5g,减少水钠潴留。除饮食外,还需服用铁剂,防止妊娠生理性贫血。

(4)妊娠后期孕妇仰卧时,下腔静脉受压迫,造成孕妇站立起来时下肢静脉血回流困难,减少心排血量可能引起脑供血不足,尤其是严重二尖瓣、主动脉瓣狭窄的孕妇。可让孕妇穿着弹性长袜,促进下肢静脉回流。

2. 药物治疗

(1)心力衰竭:绝对卧床休息,可取半卧位,持续吸氧。慢性心功能不全者给予地高辛0.25mg/d,注意孕妇对洋地黄类耐受性差,治疗剂量与中毒剂量接近,洋地黄过量会加重心力衰竭症状,如有条件,可以做地高辛浓度监测。轻度心力衰竭者给予小剂量噻嗪类利尿剂间断治疗,如氢氯噻嗪25mg,每2天1次;中重度心力衰竭者给予袢利尿剂,如呋塞米20mg,每天2次;顽固心力衰竭者联合应用利尿剂,注意长期利尿剂治疗引起低钾血症、低钠血症、代谢性碱中毒等并发症。急性心力衰竭时,给予毛花苷丙0.2~0.4mg和呋塞米20~40mg静脉推注;硝酸甘油0.5mg舌下含化,继而硝酸甘油静脉滴注,初始剂量10μg/min,每5分钟增加5~10μg/min,至症状缓解,用药期间严密观察血压,避免过低血压影响胎盘血流灌注,引起胎儿死亡。

（2）心律失常：妊娠合并风湿性心瓣膜病最常见的心律失常是房性心律失常：房性期前收缩、阵发性心房扑动、阵发性心房颤动、持续性心房颤动。维拉帕米（异搏定）对孕妇及胎儿安全、无致畸副作用，每次 40~80mg 口服，每天 3 次。阵发性室上性心动过速者给予腺苷弹丸式静脉推注或者维拉帕米 5mg 稀释后缓慢静脉推注，注意观察心律、心率变化，转为窦性心律后立即停止静脉推注。严重心功能不全者、低血压者禁用，合用地高辛者减量。室性心律失常如室性期前收缩可给予利多卡因 50~100mg 静脉推注，有效后以 1~2mg/min 静脉维持，或美西律（慢心律）每次 150mg 口服，每天 3 次，利多卡因、美西律对胎儿均无致畸作用。奎尼丁虽无致畸作用，但能引起子宫收缩、奎尼丁晕厥、流产、损伤胎儿第八对脑神经，故不宜使用。胺碘酮可通过胎盘，同时影响孕妇、胎儿的甲状腺功能，不宜使用。药物治疗不能转律的心房颤动，可考虑电复律，对胎儿、孕妇较安全，但心房已扩大的患者很容易再次转为房颤心律。严重缓慢性心律失常的孕妇可安置心脏起搏器。

（3）防治栓塞：妊娠时血液处于高凝状态，心房颤动导致血液素流容易在左心房产生血栓，继发心功能不全引起静脉系统淤血，加上孕妇活动减少，均增加了孕妇发生栓塞性并发症的可能。栓塞可位于脑动脉、肺动脉、四肢动脉等部位，严重者导致孕妇死亡。可以使用预防剂量的低分子量肝素，经超声波或 CT 检查明确有栓子者，或首次发生栓塞 3 个月内，可给予治疗剂量低分子量肝素，对极易产生血栓的孕妇可给予肠溶阿司匹林预防性应用，每天 50~100mg 口服，分娩前一周停药。用药期间注意观察有无出血等并发症。华法林可通过胎盘，导致胎儿宫内出血和骨骼异常，应慎用。

（4）感染：妊娠期如风湿热复发，可选用青霉素抗感染治疗，剂量同孕前。对任何部位、任何类型的其他感染，应及早选用敏感抗生素治疗，以免加重心脏负担。孕妇进行有创性检查、治疗时，应短期应用抗生素预防感染性心内膜炎。产前、产后，尤其剖宫产，均应预防性应用抗生素。

3. 手术治疗

（1）重度瓣膜狭窄和关闭不全属不宜妊娠人群，建议孕前手术治疗。二尖瓣狭窄明显者可根据瓣膜情况选用分离术或人工瓣膜置换术解除梗阻，分离术近期疗效肯定，但有可能随疾病发展再狭窄，人工瓣膜置换术采用生物瓣，数年后失去功能，机械瓣经久耐用但需终身抗凝。人工瓣膜置换术后妊娠期间要注意预防血栓形成。二尖瓣关闭不全如有严重心功能不全，孕前可进行瓣膜修复术或人工瓣膜置换术。主动脉瓣狭窄症状明显者也应在孕前进行分离术或人工瓣膜置换术。重度主动脉瓣关闭不全建议孕前手术治疗。手术后心功能在 I~II 级以下者，可耐受妊娠和分娩。

（2）妊娠前未做手术治疗或妊娠后发现风湿性心瓣膜病同时有症状者，根据不同病情作不同处理。二尖瓣狭窄患者药物治疗无效，心功能III~IV级，可进行经皮球囊分离术，手术安全，对孕妇和胎儿影响小；瓣膜不适合分离术者进行

瓣膜置换术，手术宜在孕 6 个月内完成，但瓣膜置换术相对风险大，术中胎儿死亡率高，术后易发生流产等并发症。二尖瓣关闭不全妊娠中需手术者较少，除非发生抗生素治疗无效的感染性心内膜炎者，可进行人工瓣膜置换术。主动脉瓣狭窄妊娠期间出现药物不能控制的严重症状，可进行经皮球囊分离术或直视下交界分离术。主动脉瓣关闭不全妊娠期间一般不作特殊处理。

4. 产科处理

（1）终止妊娠时机：妊娠合并风湿性心瓣膜病，基础病变较重（如重度二尖瓣狭窄、有症状的主动脉瓣狭窄）或并发心力衰竭、重度肺动脉高压等妊娠风险分级V级患者，一经发现，尽快终止妊娠。对于妊娠风险IV级（如中度二尖瓣狭窄和主动脉瓣狭窄），建议在孕 32~34 周终止妊娠，如果病情稳定、综合监测能力强，可以适当延长孕周。而基础病变较轻、心功能较好者，可以妊娠至足月。

（2）分娩方式：基础病变较轻、心功能较好者（如轻度二尖瓣狭窄、不伴肺动脉高压的中度二尖瓣狭窄），可采用经阴道分娩。但自然分娩产程长，血流动力学变化大，原来情况稳定的孕妇可能发生心力衰竭，故病变较重（如有症状的主动脉瓣狭窄）、合并有肺动脉高压、NYHA 心功能III~IV级的风湿性心瓣膜病孕妇宜采用剖宫产。术中要注意避免麻醉过度引起的血压下降，胎儿娩出后立即在产妇腹部放置沙袋，防止腹压骤降明显减少回心血流量。

（3）围分娩期治疗：产后回心血量增加，是心力衰竭发生的高风险期，特别是在 24 小时内，故仍要密切观察病情，及时作相应处理。原服用地高辛的继续服用。心功能 I~II 级者可以哺乳。

三、妊娠合并先天性心脏病

（一）心血管系统的发育

心血管系统是胚胎时期最早执行功能的系统，在妊娠第 3 周末就开始有血液循环。由于胚胎的迅速增长，急需摄取营养和排出废物，故心血管必须提前发育。

1. 心管的发生 首先，在口咽膜头侧的中胚层中出现了一群内皮样细胞，称生心板。生心板的细胞形成左右两条并列的纵管，称原始心管。不久，心管的头尾两端分别与动、静脉相连，左右两条心管也逐渐靠拢，最后融合为一条心管。其管壁由内、外两层构成，内层形成心内膜，外层形成心肌和心外膜。

2. 心脏外形的演变 随着胚胎的发育，心管发生 2 个缩窄环，将心管分成了 3 个部分，自头端向尾端依次为动脉球、心室和心房。后来在心房的尾端又出现一个膨大，称静脉窦。由于心管生长的速度比心包腔快，迫使心管弯曲，先是 U 形，后是 S 形。这种改变主要发生在动脉球和心室部分，动脉球和心室之间形成的弯曲突向前下方生长移动，同

时心房和静脉窦相对向后上方移动,于是心房和静脉窦移到心室的后上方和动脉球的背侧。由于心房腹侧受动脉球和背侧受食管的限制,故只能向左、右两侧扩展,因而膨出于动脉球两侧,形成将来的心耳。心房和心室相连的孔道称房室管,以后分隔为左、右房室口,在心脏外表面相当于房室管处呈一深沟,称为冠状沟。心室和动脉球之间原有的一道深沟,由于动脉球的一部分被吸收为心室的一部分,深沟遂即变浅。胚胎第 5 周,原位于心房头侧的心室,移到心房的尾侧。动脉球的变化是近心室部分被心室吸收,形成右室动脉圆锥和左室主动脉前庭;心球连动脉干的部分则和动脉一起分隔为主动脉和肺动脉。至此,心脏已基本具备成人心脏的外形,但内部尚未分隔成左右两半。

3. 心脏内部的分隔

(1)房室管的分隔:胚胎发育到第 4 周末,在房室管的背侧壁和腹侧壁的正中线上,心内膜组织增厚,形成 2 个心内膜垫。胚胎第 6 周时,背、腹两个心内膜垫融合,于是房室管被分成 2 个管道,即左、右房室管。在 2 个管口处,心内膜局部皱褶形成瓣膜,左侧为二尖瓣,右侧为三尖瓣。

(2)心房的分隔:在心内膜发生的同时,心房顶壁的正中线上发生一个镰状隔膜称为第一房间隔或原发隔,此隔向着心内膜垫方向生长,最后与之融合,将心房分成左、右两部分。在原发隔下缘与房室管内膜垫之间,暂时存留一孔,称第一房间孔或原发孔,故左、右心房仍然相通。以后,此孔逐渐缩小,最后封闭。在封闭之前,第一房间隔顶部被吸收,出现一孔,称第二房间孔或继发孔,它使左、右心房仍能相通。与此同时,在第一房间隔的右侧又发生一隔膜,称第二房间隔或继发隔。此隔不完整,呈新月形,其下缘围成一孔,称卵圆孔。继发隔从右侧遮盖第二房间孔,原发隔从左侧遮盖卵圆孔。原发隔较薄而柔软,能在右心房血液的压力作用下(胎儿时右房压力高)向左心房开放,起着卵圆孔瓣膜的作用,故称之为卵圆孔瓣,因此它允许右房血液经卵圆孔、第二房间孔流入左心房;反之,将关闭卵圆孔,阻止血流倒流。胎儿出生后,由于肺开始呼吸,肺循环增强,左心房内的压力增高,压迫原发隔使之逐渐与继发隔相愈合,而形成永久性的房间隔,卵圆孔则形成卵圆窝。卵圆窝完全闭合,在 1 岁儿童中只占 18%,2 岁儿童占 50%,成人约有 20%~25% 未完全闭合,但多数只留有细小裂隙。偶见有卵圆孔在出生前即已封闭,此异常称为卵圆孔早闭。如果卵圆孔早闭,可以引起右心极度肥大、左心发育较差,通常这种患儿在生后短时间内死亡。

(3)静脉窦的演变:在胚胎的早期阶段,两侧的静脉窦左右对称、大小相等,分别接受同侧的总主静脉、卵黄静脉和脐静脉的血液,并将其导入心房。后来,由于回心的血液多流经右角,故右角特别膨大,而左角则逐渐萎缩退化,其远端形成左房斜静脉的根部,其近端则形成冠状窦。胚胎第 6~8 周,心房扩大很快,右角生长缓慢,因此右角大部为右房所扩占,原通入静脉窦右角的上、下腔静脉便直接通入扩大了的

右心房,原始的右心房变成右心耳。原始的左心房只与左、右两条肺静脉相连,左、右肺静脉的根部都被吸收为左心房的一部分,于是,直汇入左心房的肺静脉便成了 4 条。原始的左心房则变成左心耳。

(4)心室的分隔:从胚胎第 4 周末,心室内部也开始分隔。在心室的底部发生一个半月形的肌性隔膜,向心内膜垫方向延伸,形成室间隔的肌部。半月形隔膜的凹缘与心内膜垫之间留有一孔,称室间孔。待胚胎发育到第 2 个月末时,由于肌性室间隔凹缘的结缔组织和心内膜垫结缔组织的增生以及动脉球嵴的延伸,共同形成一结缔组织性的膜,将室间孔封闭,此即室间隔膜部。这样形成了完整的室间隔,心室被分隔成左心室和右心室。

(5)动脉球的分隔:胚胎第 4 周末,动脉球的内膜局部增厚,形成 2 个螺旋形的嵴,称动脉球嵴,从第 4 对与第 6 对动脉弓基部之间开始发出,呈螺旋形向心室方向进展。大约在胚胎第 2 个月,2 个动脉球嵴在中线融合。于是,动脉球被隔成了 2 条并列的管道:一为主动脉,通入左心室;另为肺动脉,通入右心室。由于动脉球嵴呈螺旋形,故分隔成的主动脉和肺动脉呈相互盘旋。在主动脉和肺动脉的根部,管壁的内膜组织局部增厚,形成了主动脉和肺动脉的半月瓣。

(二)先天性心脏病分类

1. 无青紫型先天性心脏病

(1)无分流类:该类所包括的心血管畸形未构成左右两侧循环之间的异常交通,不产生血液的分流,故无发绀。包括单纯肺动脉瓣狭窄、肺动脉瓣关闭不全、主动脉瓣狭窄、主动脉缩窄等。

(2)左至右分流类:该类所包括的心血管畸形构成了左右两侧循环之间的异常交通,使动脉血从左侧各心腔(包括肺静脉)分流入静脉血中(包括右侧各心腔及肺动脉),故也无发绀。该类包括心房间隔缺损、心室间隔缺损、动脉导管未闭、主肺动脉隔缺损及主动脉窦动脉瘤破裂入右心、心房心室联合缺损等。

2. 青紫型先天性心脏病
本型先天性心脏病均有右至左分流。其左右两侧血液循环途径之间有异常的沟通,使静脉血从右侧心腔的不同部位分流入动脉血中,故有发绀,其中有些又同时有左至右分流,包括:①右心系统瓣膜病变同时伴间隔缺损,如法洛三联症和法洛四联症等;②大血管出口异常,如右心双出口和完全性大动脉转位等;③肺血管异常,如肺动-肺脉瘘等;④腔静脉畸形引流入左心房等。

(三)先天性心脏病病因

先天性心脏血管病是先天性畸形中最常见的一种。这种畸形是胎儿的心脏在母体内发育有缺陷或部分停顿所造成。引起胎儿心脏发育畸形的原因,目前还不十分清楚,但 90% 是多因素造成的。

1. 遗传因素
在一个家庭中,兄弟姐妹同时或父母子

女同时患先天性心脏血管病，以及不少遗传病同时有心脏血管畸形的事例，说明先天性心脏血管病有遗传因素的存在。先天性心脏病可由染色体畸变、单基因突变和多基因遗传所引起。遗传学的研究认为先天性心脏病是由遗传因素在环境因素的触发作用下所形成的。

2. 母体疾病或药物因素　母亲患胰岛素依赖型糖尿病，其所生婴儿有 3%~5% 会发生某种类型的先天性心脏病，如心室间隔缺损、主动脉缩窄、大血管错位等。孕妇患风疹，其婴儿的 35% 患有先天性心脏病，如心室间隔缺损、心房间隔缺损以及动脉导管未闭。母体患系统性红斑狼疮和苯丙酮尿症者，其婴儿先天性心脏病的发生率也增高，苯丙酮尿症母亲的婴儿有 25%~50% 发生心室间隔缺损、心房间隔缺损和法洛四联症。酗酒或服用含锂药物孕妇的婴儿也易患心房间隔和心室间隔缺损以及动脉导管未闭。

3. 其他因素　如早产婴儿患心室间隔缺损和动脉导管未闭者较多，这与未有足够时间完成发育有关；高原地区氧分压低，患动脉导管未闭和心房间隔缺损者也较多。高龄孕妇所生孩子患法洛四联症的危险性也较大。

（四）妊娠合并房间隔缺损

房间隔缺损为最常见的先天性心脏病之一。女性患者较为多见，男女比例在 1：（2~4）之间。

【病理解剖】　心房间隔缺损有各种不同的解剖类型，包括卵圆孔未闭、原发孔未闭、继发孔未闭、高位缺损、后下部缺损和心房间隔的完全缺失。

在胎儿时期，卵圆孔容许血液自右心房流入左心房；此时来自胎盘的含氧混合血液进入右心房后流入左心房。出生后左心房的压力高于右心房，因而使此带有活瓣性质的孔闭塞，不致发生分流。虽在 20%~25% 成人中，尚留下极细小的裂隙，但卵圆孔未闭，一般不致引起两心房间的分流，仅在右心房压力增高的情况下，如在肺动脉高压或右心室高压时，使之重新开放，可引起右至左分流。

心房间隔缺损常合并其他先天性畸形，如肺静脉异位引流入右心房、肺动脉瓣狭窄、心室间隔缺损、动脉导管未闭等。

除非缺损甚小，房间隔缺损时心脏多增大，以右心室及右心房为主，往往肥厚与扩大并存，左心房与左心室则不扩大。当原发孔未闭而伴有二尖瓣关闭不全时，则左心室亦有增大。

【病理生理】　由于左心房的压力通常高于右心房。正常左心房压力为 0.53~1.07kPa（4~8mmHg），右心房压力为 0~0.66kPa（0~5mmHg），因此心房间隔缺损的分流一般系由左至右，分流量的大小随缺损的大小及两侧心房的压力差而不同。但是，在大的房间隔缺损，左右心房压力近乎相等，却有显著的左至右分流，此时决定心房水平分流方向和分流量大小的主要因素是左右心室的顺应性。心室舒张时，左心房血既流入左室，也通过缺损进入右室。由于右心室较左心室

壁薄，顺应性较左更好，因此，更多的左房血流经缺损进入阻力较低的右心，因而构成了心房水平至右分流。同样，心室舒张时，右房血流既可进入右室，也可通过缺损进入左心。但在实际上，全部右房血均进入了顺应性良好的右心室。

肺循环血流量增加，甚至可达体循环血流量的 4 倍，右心室的工作量增加。体循环血流量正常或稍减低。肺动脉压与右心室压可能正常或增高，肺动脉阻力可能增高。由于肺小动脉阻力增高引起的显著的肺动脉高压可出现在晚期的病例。

合并显著的肺动脉口狭窄、三尖瓣闭锁或下移畸形、显著的肺动脉高压等，或右心衰竭时，右心房压力高于左心房，此时分流转为右至左而出现发绀。

【临床表现】

1. 症状　随心房间隔缺损的大小而轻重不一，轻者可完全无症状，仅在体格检查时发现本病。卵圆孔未闭，严格意义上不属于真正的房间隔缺损，因为在正常情况下，左心房压力高于右心房，因瓣膜之故，无左至右分流，故无病理意义。原发孔或者继发孔型缺损，一般较大，症状常较明显。主要症状为劳累后心悸、气喘、乏力、咳嗽与咯血，患者无发绀，但如有显著的肺动脉高压、右心衰竭等使右心房压力高于左心房时，则可出现发绀。

2. 体征　缺损较大者发育较差，体格瘦小，左前胸隆起。心脏浊音界增大，心前区呈抬举性搏动。胸骨左缘第二肋间可听到 2~3 级（有时达 4 级）的收缩期吹风样喷射性杂音，为肺循环血流量增多及相对性肺动脉瓣狭窄所致，多数不伴有震颤。肺动脉瓣区第二心音明显分裂并增强。肺动脉压显著增高时，亦可能听到由于相对性肺动脉瓣关闭不全而引起的舒张期吹风样杂音。桡动脉搏动一般较弱。

【辅助检查】

1. 超声心动图　房间隔连续中断。右室大，流出道增宽；室间隔与左室后壁呈同向运动，左室由正常的圆形变为椭圆形甚至半月形；有时候需要使用食管超声或者超声发泡实验才能明确诊断。

2. 心电图检查　心电图变化有三类主要表现：完全性右束支传导阻滞、不全性右束支传导阻滞和右心室肥大，伴心电轴右偏。此外，P 波可能增高，显示有右心房增大，P-R 间期可能延长。

【诊断和鉴别诊断】　根据患者典型体征、心电图及超声心动图等诊断本病不太困难。而对少数房间隔缺损小，体征不太明显，如仅在胸骨左缘第二肋间听到 2 级吹风样收缩期杂音，孕前又未做过详细检查者，需与生理情况相鉴别，必要时产后可通过心导管检查进一步明确诊断。

心房间隔缺损尚需与瓣膜型单纯肺动脉口狭窄、心室间隔缺损、部分性肺静脉畸形引流入右心房、原发性肺动脉高压等相鉴别。

【处理】

1. 孕前　孕前应对患者先天性心脏病妊娠后可能发生

的情况进行评估,先天性房间隔缺损发生心力衰竭者较为少见,尤其房间隔缺损不大,加上孕前患者症状不明显,故常未被发现。若孕前已发现有心房间隔缺损,以手术矫治后妊娠为宜,因妊娠后,由于心脏的分流,加之胎盘动静脉瘘样分流,能引起血流动力学的严重障碍。缺损大,孕前未经手术矫治的孕妇,重度心力衰竭的发生率高,常因心力衰竭、栓塞、肺部感染、败血症等而导致孕产妇死亡。如妊娠前缺损部位已行手术矫治者,母儿预后良好。

2. 妊娠分娩期

(1)心房间隔缺损<1cm者,孕妇常无明显症状,对妊娠期血流动力学的改变常能耐受,能顺利度过妊娠与分娩,很少发生心力衰竭,死亡率极低。而房间隔缺损口径>2cm,又未行手术矫治,或有明显症状,心功能在Ⅲ级以上,宜终止妊娠,如为孕早期,可做人工流产。

(2)加强产前检查:对于能继续妊娠者,宜在高危门诊随访,由内科和产科医生共同检查。增加产前检查频次,严密观察心功能及各种症状。

(3)防治心力衰竭:孕妇应有充分的休息,适当调节工作与生活,避免较重的体力劳动,防止过度情绪激动。防止各种感染,尤其上呼吸道感染,当孕妇有咳嗽症状时要先排除心力衰竭后才能诊断为呼吸道感染,以免延误治疗。心功能Ⅲ级或有心力衰竭者均应住院治疗。孕妇对洋地黄类强心药的耐受性较差,用快速静脉注射及用维持量时,都须观察有无毒性症状出现。

(4)孕期注意补充营养,尤其维生素B族;纠正贫血,可给予铁剂和叶酸口服。适当限制食盐摄入。

(5)防治妊娠期高血压疾病:由于妊娠期高血压疾病时血压升高、水钠潴留,可加重病情。应积极控制妊娠期高血压疾病,适当提前终止妊娠。

(6)胎儿胎盘功能检查:心房间隔缺损孕妇,由于缺氧,尤其在分娩期由于氧消耗量增加,更易引起缺氧,进而影响胎儿供氧,而发生胎儿窘迫等并发症。故孕34周后应每周行NST检查及B超生物物理评分和多普勒脐血流检测以监护胎儿。

(7)分娩时间及分娩方式:房间隔缺损小,孕妇心功能良好,可妊娠足月经阴道分娩,产程应密切监测心功能,注意饮食、休息、心理支持、减轻产痛,第二产程应避免过度用力,可手术助产,缩短第二产程。胎儿、胎盘娩出后如无明显出血则不给宫缩剂。如房间隔缺损大,心功能Ⅱ级以上,分娩对孕妇是严重的威胁,应设法使孕妇安全度过分娩期,是降低其死亡率的关键。阴道分娩血流动力学变化较大、产程长、疲劳和精神负担,增加了不利因素,而剖宫产可加快分娩过程,较阴道分娩安全,凡心功能Ⅱ级以上或心功能Ⅰ~Ⅱ级但合并产科问题如臀位、妊娠期高血压疾病等,宜采用剖宫产术。但术前要对患者情况有准确和全面的了解,手术宜由技术熟练的产科医生进行,必要时应请心内科医师共同监护,并以择期手术为宜。术前及术后要使用抗生素预防

感染。

(8)产后:产后仍应对产妇进行严密观察。由于血流动力学变化,产后有心力衰竭可能,应积极防治。在极少数的情况下,由于产后失血过多,全身静脉回流不足,而发生血管收缩,使大部分肺静脉血经过房间隔缺损,进入右心房,未进入左心室,导致左心室排血量不足,甚至可发生心搏骤停。房间隔缺损不大,产妇心功能良好者,产后可以哺乳。

(五)妊娠合并室间隔缺损

心室间隔缺损可为单独畸形,亦可作为法洛四联症或艾森门格综合征的一部分而存在,亦常见于主动脉干、大血管错位、肺动脉闭锁等中。单纯的心室间隔缺损在先天性心脏病相对构成比中,成人期占10%。其男女性的分布略相等。

【病理解剖】 根据心室间隔缺损所在部位,一般可分四种类型:①室上嵴上型(又称肺动脉瓣下型):此型位置最高,较少见,可伴有主动脉瓣关闭不全,亦称球间隔缺损;②室上嵴下型(即膜型):此类缺损常见,占单纯性室间隔缺损的80%,位于右室流出道,上面紧邻室上嵴,从室间隔的左室面观,它位于主动脉右瓣的下方;③房室共道型:此型缺损多较大,可能累及室间隔膜部,其上缘为三尖瓣瓣环,其下缘为室间隔的顶部,此型较少见,约占4%;④流入道型(又称肌型):位于室间隔肌部,既不涉及室间隔膜部,又不涉及任何瓣环。此型也较少见。

心室间隔缺损的大小由直径0.2~3.0cm不等。在膜部的缺损多较大而在肌肉内部则较小。巨大缺损或心室间隔缺失,则可形成极少见的单心室,患者多不能存活至生育期。

心室间隔缺损时,心脏本身的增大多数不显著,缺损小者以右心室增大为主,缺损大者则左心室的肥厚与扩大较右心室显著。

心室间隔缺损可与心房间隔缺损、动脉导管未闭、大血管错位、主动脉瓣关闭不全、肺动脉口狭窄等合并存在。

【病理生理】 由于左心室压力经常高于右心室,因此心室间隔缺损所造成的分流是从左到右,故一般无发绀。分流量取决于缺损的大小、右心室的顺应性和肺循环的阻力。根据缺损面积的大小将室间隔缺损分为大、小两种。小型缺损是指缺损面积≤$1.0cm^2/m^2$,血液从左室分流入右室存在一定阻力,右室和肺动脉收缩压远低于左心室收缩压。小型缺损分流量一般不大,肺动脉压力和肺血管阻力正常或接近正常,肺循环的血流量仅较体循环的血流量略为增高。大型缺损时,左至右的分流量大,肺循环的血流量可为体循环的血流量的3~5倍。大量血液冲击肺血管床,久之肺循环的阻力可增加,产生肺动脉高压。当肺动脉高压明显而等于或高于体循环的血压时,即在心室部出现双向或右至左的分流,引起发绀,后者即形成所谓艾森门格综合征。

【临床表现】

1. 症状 缺损小、分流量小的患者可无症状,预后较

好,往往能达到生育期,因之合并妊娠也多见此种类型。缺损大、分流量大而又未经手术矫治者,发育不良,劳累后有心悸、气喘、咳嗽、乏力、肺部感染等症状,预后较差,少数患者能达到生育期,怀孕后常由于心力衰竭等并发症而引起死亡。

2. 体征 典型的体征是在胸骨左缘等3、4肋间的响亮而粗糙的全收缩期反流性杂音,常达4级以上,并伴有震颤。杂音占据整个收缩期,常将心音淹没。此杂音在心前区广泛传播,在背部亦可能听到。当肺动脉显著高压时典型的收缩期杂音减轻,但在肺动脉瓣区可能有由于相对性肺动脉关闭不全而引起的舒张期吹风样杂音。

心室间隔缺损大的患者一般发育差,较瘦小;有右至左分流的患者,有发绀及杵状指/趾;发生心力衰竭时有相应的心力衰竭体征。

【辅助检查】 超声心动图检查:超声检查已经是诊断结构异常心脏病的主要手段,可以显示室间隔缺损的部位,还可判断有无其他合并畸形,是否存在肺动脉高压,同步测量心脏收缩功能和舒张功能等。脉冲多普勒可检出小的多发性缺损。有时候需要使用食管超声或者超声发泡实验才能明确诊断。

【诊断与鉴别诊断】 根据典型的杂音、X线检查、心电图、超声心动图检查,诊断本病不太困难,孕前经心内科配合心导管检查大多可以确诊。本病需与心房间隔缺损、肺动脉口狭窄、主动脉口狭窄以及心室间隔缺损伴有主动脉瓣关闭不全等相鉴别。

【处理】

1. 孕前 小型室间隔缺损,常于6岁时自发性关闭,临床问题不多。大型室间隔缺损很难自发关闭,患者应于孕前进行室间隔缺损手术矫治。当缺损较小、分流亦小时,若妊娠前未经手术修补,虽不会有明显的血流动力学变化,但存在着发生感染性心内膜炎的危险。缺损大者,妊娠期可加重心力衰竭和心律失常,感染性心内膜炎的发生率也明显增加;分娩过程中,血流动力学变化较大,此类患者可使肺动脉高压加重,导致血流右向左分流,发生发绀,处理不当可导致孕产妇死亡。而手术矫治后妊娠者,母儿均相对安全,但孕产期尚需严密观察与监护,由于妊娠期血流动力学的改变,妊娠期心脏负荷加重,患者心血管功能下降,心室间隔修补处可出现裂隙、感染性心内膜炎、栓子等并发症。

2. 妊娠分娩期

(1)孕早期:心室间隔缺损口径小,不发生右向左分流,以往无心力衰竭史,也无其他并发症者,妊娠期发生心力衰竭者少见,一般能顺利度过妊娠与分娩。心室间隔缺损大,常伴有肺动脉高压,右向左分流,出现发绀和心力衰竭,故此类患者妊娠期危险大,在孕早期宜行人工流产终止妊娠;如妊娠已超过3个月,应再次评估决定是否可以继续妊娠,如有先兆心力衰竭、出现右向左分流、肺动脉高压或其他并发症者,应积极处理、控制心力衰竭后终止妊娠。

(2)心室间隔缺损小、无明显临床症状、允许继续妊娠者,孕妇应在高危门诊由产科和心内科医生共同检查,增加产前检查频次,并提前入院待产。

1)妊娠期注意休息,不做重体力劳动,注意营养,纠正贫血和防治妊娠期高血压疾病及上呼吸道感染。

2)妊娠期加强胎儿胎盘功能监护,定期做NST及B超检查,必要时做彩超检查以排除胎儿先天性心脏病。

3)分娩方式的考虑,根据心室间隔缺损大小、心功能状况、产科问题以及有无妊娠并发症来决定,对于合并有肺动脉高压、NYHA心功能Ⅲ~Ⅳ级者,一般主张放松剖宫产指征,采用剖宫产为妥。

4)分娩前后应使用抗生素防治感染性心内膜炎。

5)产妇如心功能及体质差者,产后则不宜哺乳。

(六)妊娠合并动脉导管未闭

动脉导管未闭是一种常见的先天性心血管畸形。在先天性心脏病中,其相对构成比为5%~20%。该病多见于女性,男女比例为1:3。动脉导管是连接肺动脉和降主动脉的血管管道,胎儿期肺尚无呼吸作用,故大部分血液不进入肺内,由肺动脉经动脉导管转入主动脉。其主要功能是将含有氧气和养料的右心室血转运至主动脉,以满足胎儿代谢的需要。出生后随肺部呼吸功能的发展和肺血管的扩张,动脉导管失去其作用而逐渐闭塞。出生后一年99%的导管均已闭塞,此后,若导管依然开放,即为动脉导管未闭。

【病理解剖】 动脉导管的肺动脉口正好位于肺动脉干分叉处左侧,紧靠左肺动脉起始部;主动脉端开口在主动脉前侧壁,左锁骨下动脉开口的远侧部。未闭的动脉导管最长可达30mm,最短仅2~3mm,直径5~10mm不等。未闭的动脉导管有管型、窗型和漏斗型三种类型。

动脉导管未闭常与主动脉缩窄、大血管错位、肺动脉口狭窄、心房间隔缺损或心室间隔缺损等先天性心脏病合并存在。

【病理生理】 动脉导管未闭所引起的血流动力学变化主要取决于导管的粗细以及肺血管阻力的大小。由于未闭的动脉导管粗细不一,引起分流量的大小,每分钟4~19L不等。如果动脉导管细,肺动脉压正常,由于主动脉压高于肺动脉压,故在整个心动周期,血液分流均由左至右,分流量不大,血流动力学改变也不十分显著。如果导管较粗,有可能发生肺动脉高压,引起右心室的增大与右至左的分流,出现发绀。

【临床表现】

1. 症状 导管细,分流量小,可无症状。导管粗,分流量大,可出现症状,如乏力及劳累后心悸、气喘、胸闷、咳嗽、咯血。在妊娠32~34周,由于是心脏负荷最大的时期,孕妇可发生心力衰竭。

2. 体征 典型的体征是在胸骨左缘第二肋间有响亮的连续性机器声样杂音。如导管粗、分流量较大的患者,可见心尖搏动向左下移位,范围弥散,在胸骨左缘第 1~3 肋间可扣及连续性震颤。少数并发显著肺动脉高压引起右至左分流的患者,可能仅在肺动脉瓣区听到舒张期吹风样杂音,并有发绀,发绀以下半身为明显。

【辅助检查】 超声心动图检查:除了可提示相应的房室扩大外,还可发现主动脉和肺动脉增宽以及室间隔与左心室后壁呈逆向运动。多普勒彩色血流显像可探测到从降主动脉经未闭动脉导管进入肺动脉的血流,此血流部分经肺动脉瓣反流入右心室流出道。

【诊断和鉴别诊断】 根据典型的杂音、X 线检查、心电图和超声心动图检查,可以相当准确地诊断本病。个别情况在孕前可经右心导管检查进一步确诊。动脉导管未闭需与其他足以引起心脏连续性杂音的疾病进行鉴别,如先天性主动脉、肺动脉间隔缺损、主动脉窦部动脉瘤穿破入右心、心室间隔缺损伴有主动脉瓣关闭不全等。

【处理】

1. 孕前 由于儿童期动脉导管未闭可经手术治愈,故妊娠合并动脉导管未闭的发生率较低。若较大的动脉导管未闭,在孕前未经手术矫治者,由于大量主动脉血向肺动脉分流,显著的肺动脉高压使血液分流逆转,发生发绀,先左心衰竭继而右心衰竭,可以导致孕产妇死亡,故应于妊娠前给以未闭导管结扎或切断手术矫治。

2. 妊娠分娩期

(1)孕早期如发现未闭动脉导管口径较大,但尚未出现明显的右至左分流,可考虑妊娠期未闭动脉导管手术矫治。如已有肺动脉高压并有明显的右至左分流者,宜人工流产终止妊娠。

(2)未闭动脉导管口径较小、肺动脉压正常者,妊娠期一般无明显症状,可继续妊娠至足月。妊娠期除注意休息、补充营养外,应预防上呼吸道感染,积极防治妊娠期高血压疾病。

(3)分娩时间与分娩方式:动脉导管未闭、口径较小、无肺动脉高压者,可妊娠足月经阴道分娩,分娩期应加强对产妇的监护,如产程较长或出现胎儿窘迫者应放松剖宫产手术指征。如未闭动脉导管口径较大或合并妊娠期高血压疾病、胎位不正,患者虽无明显症状,亦宜于妊娠 37 周或胎儿已成熟能存活时,采取选择性剖宫产终止妊娠。妊娠过程中若出现心悸、气喘、胸闷等先兆心力衰竭症状者,应积极控制心力衰竭后终止妊娠。

(4)分娩或剖宫产手术前后应给以抗生素以防治感染性心内膜炎。

(5)心功能良好者产后可以哺乳。

(七) 法洛四联症

法洛四联症(tetralogy of Fallot)约占先天性心脏病的 5%~6%,是最常见的青紫型先天性心脏病,是指心室间隔缺损、肺动脉口狭窄、主动脉右位(骑跨)与右心室肥大等 4 种

情况合并存在的先天性心脏血管畸形,其中以心室间隔缺损与肺动脉口狭窄两者为主。法洛四联症的四种畸形,其各自病变与严重程度在各个患者可有不同。只有心室间隔缺损、肺动脉口狭窄与右心室肥大而无主动脉骑跨的患者,被称为非典型的法洛四联症。法洛四联症如合并有未闭卵圆孔或心房间隔缺损即称为法洛五联症。

【病理解剖】 法洛四联症的心室间隔缺损位于心室间隔的膜部。肺动脉口狭窄以右心室漏斗部型居多。右心室显著肥厚,其壁大多厚于左心室壁。主动脉的右位程度变化很大,最多见的是主动脉向前向右方移位,骑跨在左、右两心室之上,升主动脉粗大,其血流约 2/3 来自左心室,1/3 来自右心室;主动脉弓的位置则可在左侧,20%~30% 则在右侧。本病还可合并右位心、双侧上腔静脉、动脉导管未闭、部分性肺静脉异位引流等。

【病理生理】 由于肺动脉口狭窄,右心室压力增高,右心室肥厚,右心室排出的血液大部分经由心室缺损进入骑跨的主动脉,这样可造成血氧饱和度降低,组织器官缺氧,发生酸中毒、红细胞增多以及发绀等。肺血流量减少,常有扩张的支气管动脉、食管动脉、纵隔动脉与肺动脉之间侧支循环的建立,这样可部分代偿肺部氧合血量的减少。肺动脉口狭窄程度轻的患者,在心室水平可有双向性分流。肺动脉口狭窄轻、心室间隔缺损小的患者,右心室压力不太高,可无右至左分流,因而无发绀,称为非发绀法洛四联症。

【临床表现】

1. 症状 本病肺动脉口狭窄和主动脉骑跨程度越重,发绀出现越早,病情越重,这类患者很少生存至生育年龄,故合并妊娠者极少。主要症状为发绀、呼吸困难、乏力,部分患者可有头晕、阵发性昏厥。严重者可致心力衰竭、脑血管意外、感染性心内膜炎和肺部感染。

2. 体征 患者多数发育较差、瘦小,有发绀与杵状指/趾。心脏听诊胸骨左缘 2、3 肋间有收缩期吹风样喷射性杂音,可伴有震颤。心脏浊音区可扩大,心前区与中上腹可有抬举性搏动。合并妊娠时,孕妇腹部检查,宫底高度多较妊娠月份小,有 FGR 的倾向。

【辅助检查】 超声心动图:主动脉根部扩大,其位置前移并骑跨在心室间隔上,主动脉前壁与室间隔的连续性中断。

【诊断与鉴别诊断】 本病临床表现较具特征性,根据症状、体征和辅助检查,一般不难诊断。但需与其他青紫型先天性心脏病(如法洛三联症、艾森门格综合征等)相鉴别。

【处理】

1. 孕前 经手术矫正后的法洛四联症患者,通常能较好地耐受妊娠,妊娠风险为 II 级,但仍有约 8% 的患者在孕期出现心脏不良事件。而未经手术治疗的患者,尤其是伴有右室功能障碍、中重度肺动脉瓣反流者,妊娠风险大大增加,心律失常和心力衰竭是最常见的心脏并发症,因为发绀,胎儿生长受限也很常见,因此鼓励这部分孕妇在孕前接受手术

矫治治疗。一项印度研究报道了 27 例法洛四联症妊娠，其中 8 例未经手术矫治，均安全度过孕期，但 37.5% 出现胎儿生长受限、50% 出现早产，均高于手术矫治后的患者（6.7%、13.3%）；而经手术矫治后的患者，并发症的风险与无心脏病的患者相似。

2. 妊娠分娩期 未经手术矫治的法洛四联症患者，往往伴有发绀、右室功能障碍，妊娠风险较高，属不宜妊娠，故在发现妊娠后，应劝告终止妊娠，如果已经妊娠中、晚期，则应根据孕妇年龄、心脏功能及有无其他并发症，确定终止妊娠时机；经手术矫治、NYHA 心功能Ⅰ~Ⅱ级的患者，可在严密观察下继续妊娠。孕期应注意休息，避免上呼吸道感染及其他产科并发症。文献报道，这类患者妊娠至足月是安全的。如在待产过程中，心功能较差，胎儿已成熟能活，为保障孕妇安全，应及时剖宫产分娩。术前后应使用抗生素预防感染性心内膜炎。分娩后心功能差者，不宜哺乳，以保证产妇休息和睡眠。

（八）妊娠合并艾森门格综合征

艾森门格综合征（Eisenmenger syndrome）有广义的与狭义的两个含义。狭义的是指一种复合的先天性心脏血管畸形，包括室间隔缺损、主动脉右位、右心室肥大与正常或扩大的肺动脉；患者有发绀，它与法洛四联症的不同仅在于并无肺动脉口狭窄。广义的是指凡有间隔缺损、伴有肺动脉高压、肺循环压力高于体循环压力产生右至左分流而出现青紫型先天性心脏病。

【病理解剖】 原有的心室间隔缺损，心房间隔缺损，主动脉、肺动脉间隔缺损或未闭的动脉导管均颇大，右心房和右心室增大，肺动脉总干和主要分支扩大，而肺小动脉有闭塞性病变。

【病理生理】 由于大量左向右的分流，肺循环血流量增加，当增加到一定程度时，肺动脉压升高，当收缩压超过 12kPa（90mmHg）、平均压超过 8kPa（60mmHg）时，则可出现双相分流或右向左的分流，肺血管阻力增加，右心室压力上升。另外，大量的左向右的分流使肺循环血流量过多，如果持续性肺动脉高压，使肺小动脉内膜增厚、纤维化，形成阻塞性肺动脉高压，当肺动脉压力增高至等于或大于体循环压力时，则可发生双向分流或右至左的分流，而出现发绀。当肺动脉高压形成后，右心室负荷增重，形成右心室肥厚劳损。

【临床表现】

1. 症状 轻至中度发绀，于劳累后加重，气急、乏力、头晕，严重者可发生右心衰竭。有些患者于劳累后突然死亡。

2. 体征 有发绀与杵状指/趾，具有心室间隔缺损伴肺动脉高压的体征。心脏听诊时，在肺动脉瓣区有收缩喷射音和收缩期吹风样喷射型杂音，第二心音亢进并可分裂，有时可听到由肺动脉瓣相对性关闭不全所产生的肺动脉瓣区吹风样舒张期杂音。

【辅助检查】 超声心动图：可以有原有的房（室）间隔缺损的表现，存在双向分流或右至左的分流，以右心室肥大与劳损的变化为主，可能同时有右心房肥大或左心室肥大的变化。肺动脉压重度升高。

【诊断和鉴别诊断】 根据症状、体征、X 线及心电图检查可帮助本病的诊断，患者于孕前经过超声心动图声学造影可协助诊断右向左的分流水平，切面超声心动图和彩色多普勒超声的应用可进一步明确诊断。本病需与其他青紫型先天性心脏病相鉴别。

【处理】 由于艾森门格综合征手术疗效不佳，目前多采用保守治疗，故预后较差。肺血管靶向药物被证明可以改善艾森门格综合征患者的预后，提高患者生活质量和生存期，国内常用的肺动脉高压靶向药物有内皮受体拮抗剂、磷酸二酯酶抑制剂和前列环素类药物三大类。常用于孕妇的有：5 型磷酸二酯酶抑制剂（如西地那非）、曲前列尼尔等，但这部分药物容易造成体循环压力降低、血栓风险增加，因此，必须在专家的指导下进行使用。艾森门格患者发生血栓栓塞风险高于一般心脏病患者，因此可以考虑使用抗血小板或低分子量肝素抗凝治疗，值得注意的是，这部分患者出现血小板减少、出血的风险也较高，治疗时需严密监测凝血功能。心肺联合移植是最终手段，但这种治疗只能适用于小部分的患者，围手术期死亡率也比较高。

本病合并妊娠，其预后极差，常可发生严重心力衰竭、感染性心内膜炎及栓塞，孕妇死亡率可高达 20%~50%，由于长期缺氧，妊娠多终止于流产及早产。故确诊为本病的患者应采用避孕措施，如发生妊娠，应于孕早期人工流产终止妊娠。艾森门格综合征患者终止妊娠本身也具有风险，坚持妊娠者需要有妊娠心脏团队一起进行妊娠管理，并制订终止妊娠方案，目前分娩方式尚无明确定论，国内多采用剖宫产终止妊娠，采用椎管麻醉比全身麻醉似乎更安全。

（九）妊娠合并埃布斯坦畸形

埃布斯坦畸形（Ebstein anomaly）是少见的先天性心血管畸形，其相对发病率为 1% 以下，男女发病一样。

【病理解剖】 其特点是三尖瓣下移畸形，右心室房化和功能性右心室腔缩小。由于三尖瓣向右心室移位，三尖瓣的前侧瓣常正常地附着于纤维环上，而隔侧瓣和后侧瓣的附着点明显下移，位于右心室壁的心内膜上。因而右心室被分为 2 个腔，畸形瓣膜以上的心室腔壁薄，与右心房连成一大心腔，是为房化的右心室，其功能与右心房相同；畸形瓣膜以下的心腔，为功能性右心室，起平常右心室相同的作用，但心腔相对地较小。上述情况可引起三尖瓣关闭不全或三尖瓣狭窄。

本病常伴有心房间隔缺损、心室间隔缺损、动脉导管未闭、肺动脉口狭窄。

【病理生理】 病理生理变化取决于肺动脉瓣狭窄的有无、功能性右心室容量的大小和三尖瓣反流的程度。由于这种畸形常伴有房间交通存在。如果三尖瓣病变很轻,有心房间隔缺损存在,则在心房水平发生左至右分流;如果三尖瓣病变轻,卵圆孔已闭,则不发生分流;第三种情况是三尖瓣畸形严重,右心房压升高则出现心房水平的右至左分流。前2种情况,临床上无发绀,第3种情况则有发绀。

【临床表现】

1. 症状 症状轻重不一,包括心悸、气喘、乏力、头昏和右心衰竭,约80%的患者有发绀。畸形较轻者,直至成年期也不一定出现明显症状,故合并妊娠者多见。严重畸形者出生后则有发绀和充血性心力衰竭,往往未达生育期已死亡。

2. 体征 心脏浊音界明显增大,心前区搏动微弱(所谓安静的心前区)。心脏听诊在心前区可听到3、4个心音,第一心音和第二心音明显分裂,可有增强的第三心音,还可以出现第四心音。三尖瓣区可出现柔和的收缩期杂音及短促的舒张中期杂音。患者可有发绀及杵状指/趾。

【辅助检查】 超声心动图:典型的表现呈三尖瓣前叶活动振幅增加,同时又有关闭延迟(至少要在二尖瓣关闭后0.04秒才关闭)。右心室增大(房化的右心室),心室间隔动作也异常。

【诊断和鉴别诊断】 临床表现、X线检查、心电图和超声心动图检查可协助诊断。孕前若考虑心脏矫治术,可做右心导管检查以明确诊断,但此项检查危险性较大,易发生严重的心律失常,可导致患者死亡。

本病如有发绀者则需与三尖瓣闭锁和其他青紫型先天性心脏病相鉴别,无发绀者则需与心肌病和心包积液等相鉴别。

【处理】

1. 孕前 病变严重者,心脏增大,有右至左分流发绀者,预后差,70%的患者于20岁前或未达生育期,由于右心衰竭和肺部感染而死亡。轻症者预后较好,这类患者无血液分流、无明显发绀,可允许妊娠。Lima等报道美国2003—2012年收治的共计82例埃布斯坦畸形患者,未出现孕产妇死亡、心搏骤停,但是心力衰竭、心律失常等心脏不良事件和早产、产后出血等产科并发症风险增加。

2. 妊娠期 如病情严重,有发绀及血液分流者于孕早期应劝告患者终止妊娠。评估能继续妊娠的患者,孕期应在高危门诊严密监护下妊娠,终止妊娠时机根据患者是否有房内分流、发绀来决定,对于大多数患者而言,阴道分娩是安全的。手术前后应使用抗生素预防感染。

(十) 妊娠合并先天性肺动脉口狭窄

【病理解剖】 肺动脉口狭窄是肺动脉出口处局部狭窄,包括右心室漏斗部狭窄、肺动脉瓣膜狭窄和肺动脉的狭窄。单纯肺动脉口狭窄绝大多数是瓣膜狭窄,占70%~80%,少数是漏斗部狭窄,肺动脉瓣狭窄最少见。

肺动脉口狭窄时,右心室呈向心性肥厚,肺动脉口狭窄越严重,右心室肥厚将越显著,右心室壁的厚度有时甚至超过左心室。

肺动脉口瓣型狭窄者,常有狭窄后肺动脉干扩张。此型狭窄,多为单纯型;少数也可合并其他心血管畸形,如动脉导管未闭、右位主动脉弓、主动脉瓣狭窄以及主动脉缩窄等。肺动脉口狭窄若与房间交通(多数为未闭卵圆孔,少数为房间隔缺损)并存,则称为法洛三联症(trilogy of Fallot)。

【病理生理】 正常肺动脉口面积为$2cm^2/m^2$积。肺动脉口狭窄时一般要瓣口面积减少60%才出现血流动力学改变。肺动脉口狭窄使右心室排血受阻,因而右心室压力增高,而肺动脉的压力则减低或尚正常。两者的收缩压差达1.33kPa(10mmHg)以上,可能达到19.95~31.92kPa(150~240mmHg)。长时间的右心室负荷增加,引起右心室肥厚,最后可发生右心衰竭。

【临床表现】

1. 症状 由于肺动脉口狭窄,右心室排血受阻,导致右心室压升高、右室肥厚,可引起右室舒张压、右房压及体循环静脉压均升高。故单纯肺动脉瓣狭窄,其症状的有无及其轻重主要与病变的严重程度有关。轻度狭窄常无症状,重度狭窄者于劳累后或孕期心脏负荷加重时可引起呼吸困难、心悸、乏力、胸闷、咳嗽,偶有胸痛或晕厥,重者可发生右心衰竭,偶可并发感染性心内膜炎。

2. 体征 严重狭窄者可见患者身体发育较差,体格瘦小。心脏听诊主要在胸骨左缘第2肋间有2~5级响亮而粗糙的收缩吹风样杂音,呈喷射状,多数伴有震颤。严重狭窄患者可有右心室增大的体征,心前区有明显的抬举性搏动。伴有心房间隔缺损、有右至左分流的患者,可出现发绀与杵状指/趾。

【辅助检查】 超声心动图:示右心室增大、前壁增厚、室间隔增厚并常与左心室后壁呈同向运动,右心房可增大。瓣膜型狭窄的患者,肺动脉瓣回声曲线的a波加深,平均值可达10.5mm,b点下移;漏斗型狭窄的患者,在收缩期中可见瓣膜扑动。由于二维超声很难直接得到肺动脉瓣口的短轴切面,一般情况下通过肺动脉瓣口跨瓣压差来评估肺动脉瓣狭窄程度,正常情况下,右心室与肺动脉之间无明显压差,所以正常情况下我们认为右室压=肺动脉压,当出现肺动脉瓣狭窄时:轻度,跨瓣压差<40mmHg;中度,跨瓣压差40~70mmHg;重度,跨瓣压差≥70mmHg。跨瓣压差由CW获取肺动脉瓣口血流频谱,通过伯努利方程所得。

【诊断与鉴别诊断】 根据体征、X线、心电图、超声心动图检查的特征,作为诊断的参考。孕前右心导管检查可以确诊并有助于判定狭窄的类型和程度。鉴别诊断时要考虑到下列各病:心房间隔缺损、心室间隔缺损、先天性原发性肺动脉扩张及法洛四联症。

【处理】 单纯肺动脉口狭窄的预后一般较好,多数可存活到生育期,轻度狭窄者能度过妊娠期与分娩期。中至重度狭窄者,由于妊娠期及分娩期心排血量的增加,可加重右室负荷,当右心室压力与肺动脉压力差超过6.67kPa

（50mmHg）时，则将发生右心衰竭。引起死亡的主要原因为充血性心力衰竭。与其他瓣膜狭窄相比，重度肺动脉口狭窄患者孕期发生子痫前期、围产儿早产风险增加。故肺动脉口狭窄宜于妊娠前行手术矫治。

1. 孕早期　轻度肺动脉口狭窄，常无并发症，对心功能影响不大，可允许妊娠至足月。重度狭窄心功能已处于Ⅲ级者不能耐受妊娠负荷，早期妊娠宜劝告患者人工流产终止妊娠。重症者即使妊娠，自发流产的机会也较高。

2. 轻症允许继续妊娠者，应在高危门诊定期随访，妊娠期注意休息和营养，防治上呼吸道感染以免诱发心力衰竭。如无并发妊娠期高血压疾病及产科问题，心功能在Ⅱ级以下者，可以妊娠至足月，在严密观察下经阴道分娩；若患者年龄大或合并其他内科并发症、胎位不正等，应放松剖宫产指征。分娩前后应预防性应用抗生素，以防感染性心内膜炎。心功能Ⅱ级以下者可以哺乳。

（十一）妊娠合并主动脉缩窄

主动脉缩窄是较常见的先天性血管畸形，在先天性心脏病中约占 6%~8%，多见于男性，男女比例（4~5）：1。约 80% 主动脉缩窄患者是在幼时即被诊断，并且大多都会接受外科手术纠正，多能活到生育年龄，只有极少数未手术修补、血流动力学稳定的患者可以活到生育年龄。

【病理解剖】　主动脉内径的正常值在 2.3~3.5cm 之间。主动脉缩窄是主动脉的局限性缩窄，缩窄段可发生在从主动脉弓中部到主动脉分支处之间的任何一处，而以主动脉弓与降主动脉交接处最常见。在缩窄近侧段主动脉和远侧段动脉之间，常有侧支循环形成。主动脉缩窄常合并多种其他先天性畸形，如二叶主动脉瓣、动脉导管未闭、室间隔缺损等。

【病理生理】　主动脉缩窄最主要的病理生理变化是缩窄段近侧主动脉腔内血流阻力增加，血压升高；远侧端主动脉腔内压力下降。当缩窄段主动脉腔横截面缩小不达 70% 时，对血流动力学影响不大。多数有明显血流动力学改变的患者，缩窄段主动脉腔直径只有 1~2mm。

【临床表现】

1. 症状　在 15 岁之前往往无明显的自觉症状；而在生育期及 30 岁以后，症状渐趋明显。主要表现有三方面：①上身高血压所产生的症状：头痛、头晕、耳鸣、失眠，严重者可发生脑血管意外以及心力衰竭；②下身供血不足所产生的症状：下肢无力、酸麻、冷感等；③由于侧支循环而增粗的动脉压迫附近器官所产生的症状，如压迫脊髓而引起下肢瘫痪等。

2. 体征　①上肢收缩压高于下肢收缩压，上肢舒张压等于或略低于下肢，因此上肢脉压大于下肢。触诊上、下肢脉搏，股动脉搏动比桡动脉搏动减弱，而且延迟。上下肢脉搏差异为主动脉缩窄的一种具有诊断价值的体征。②侧支循环动脉的曲张、显著搏动和震颤，常见于肩胛间区、腋部、

胸骨旁和中上腹部。③心脏浊音界向左向下扩大。沿胸骨左缘、中上腹、左侧背部有收缩中后期吹风样杂音 2~4 级；肩胛骨附近、腋部、胸骨旁可听到侧支循环的收缩期或连续性血管杂音。

【辅助检查】　超声心动图：切面超声心动图可见左心室后壁和心室间隔增厚、主动脉增宽、搏动增强。脉冲多普勒超声心动图可以准确确定缩窄部位。

【诊断和鉴别诊断】　根据临床表现及各项检查诊断无困难。妊娠前尚可经心导管检查和选择性心血管造影可以确定缩窄的严重程度，了解主动脉弓及侧支循环的发育状况，以评价合并心脏畸形的血流动力学的重要性。本病需与高血压或其他症状性高血压相鉴别。由后天性炎症引起的主动脉炎症性的缩窄，鉴别有一定困难，但后者缩窄段往往较长，且常是多处动脉受累，可供鉴别。

【处理】

1. 孕前　经手术矫治的主动脉缩窄患者通常能安全度过妊娠期，妊娠风险为Ⅲ级。未经手术修复的主动脉缩窄患者预后较差，平均寿命约 30 岁，患者多于 30 岁前死于主动脉破裂、感染性心内膜炎和脑血管意外，在 30 岁后多死于心力衰竭。近年来，由于心脏血管手术的进展，预后有了改善，手术以 10~20 岁之间进行最为适合，近年有主张 4~6 岁之间即可施行手术。未经手术矫治患者应劝告避孕，不宜妊娠，因孕期血流动力学改变，心脏负荷加重，易致心力衰竭；同时，妊娠可使缩窄动脉壁的结构改变，可造成主动脉瘤破裂、脑血管意外等严重并发症。故孕期有 20% 孕妇发生各种并发症，死亡率为 3.5%~9%。围产儿预后也较差，因孕妇死亡、子宫供血不足，胚胎发育不良常致胎死宫内，主动脉缩窄患者所生的活婴中，3.6%~4% 患有先天性心脏病。因此，对于中重度主动脉缩窄、有症状、心脏代偿功能不良孕妇，应避免妊娠，尽早接受外科治疗。

2. 妊娠分娩期　高血压、残留狭窄或存在主动脉瘤会增加主动脉缩窄患者在孕期出现血管意外的风险，同时，因为主动脉狭窄可能会造成胎盘低灌注，因此，这部分孕妇产检时需严密监测血压变化，必要时予以药物控制血压。梅奥医学中心报道了 50 例妊娠合并主动脉缩窄患者（其中 16 例孕前未接受过手术），30% 患者孕期血压升高，1 例孕妇死于主动脉夹层破裂，流产率 9%，新生儿死亡率 0.94%。

分娩时机取决于血管缩窄程度、心脏代偿功能、有无发症及医疗条件，年轻、轻度主动脉缩窄、心脏代偿功能良好，患者可在严密观察下继续妊娠，待妊娠足月，胎儿能存活时，以选择性剖宫产为宜。对于中重度主动脉缩窄、有症状、心脏代偿功能不良、合并妊娠期高血压疾病或其他并发症者，为保障孕妇生命安全，应尽早终止妊娠。

（十二）妊娠合并先天性主动脉口狭窄

【病理解剖】　正常主动脉瓣瓣口面积（aortic valve area，AVA）约 3~4cm² 主动脉口狭窄有三种类型：①主动脉瓣膜

狭窄：为主动脉瓣瓣叶发育不全，常为二叶式，增厚或融合，顶端留一孔，其直径仅 2~4mm，该型最常见，约占 80%；②主动脉瓣下狭窄：少见，是在主动脉瓣膜下 1~3cm，左心室流出道处有纤维环或纤维嵴所致；③主动脉瓣上狭窄：较为少见，在主动脉根部、主动脉瓣之上，由向主动脉腔内突出的环或带所致，也有整段动脉狭窄的。本病多见于男性，男女比例为（2.5~4）：1，少见于生育期妇女，发病率不足 0.01%，在心脏病妇女中约占 3.23%。

【病理生理】 主动脉口狭窄使左心室排血受阻，左心室压力增高而主动脉压力降低。左心室逐渐肥厚与扩大，最后发生充血性心力衰竭。

【临床表现】

1. 症状 轻型可无症状。重型主动脉口狭窄的症状有乏力、心悸、气喘、晕厥和心绞痛等，可发生心力衰竭和感染性心内膜炎。

2. 体征 重型患者发育迟滞，甚至形成侏儒症。脉搏迟滞而较弱，血压及脉压偏低，心浊音界向左增大，心尖区可见抬举性搏动。心脏听诊在主动脉瓣区有响亮的 3~5 级收缩期吹风样喷射型杂音，多伴有震颤，杂音向颈动脉及心尖部传导。少数患者还可听到由主动脉关闭不全引起的舒张期吹风样杂音。

【辅助检查】 超声心动图：也可显示左心室及流出道肥厚。主动脉瓣口狭窄严重程度可以以瓣口面积来分度，当 AVA>1.5cm² 为轻度狭窄，1.0~1.5cm² 为中度狭窄，<1.0cm² 为重度狭窄；也可根据超声上主动脉瓣峰值流速（Aortic Jet Velocity）Vmax 来分度，Vmax<3.0m/s 为轻度狭窄，3.0~4.0m/s 为中度狭窄，≥4.0m/s 为重度狭窄。在瓣膜狭窄型可见主动脉根部内的主动脉回声曲线的形态发生变化，收缩期中方盒形曲线的距离变小，在舒张期中单一曲线明显增宽。在瓣下狭窄型可见左心室流出道狭窄、主动脉收缩期扑动和提早部分关闭。瓣上狭窄型可见主动脉瓣上的狭窄及其范围和程度。

【诊断和鉴别诊断】 根据临床表现、X 线检查、心电图和超声心动图检查可提示诊断，孕前经左心导管检查及选择性左心室造影可明确诊断。本病需与风湿性的主动脉瓣狭窄、二尖瓣关闭不全、心室间隔缺损相鉴别。

【处理】

1. 孕前 主动脉口狭窄患者的妊娠风险与狭窄程度和患者活动耐量有关。轻度主动脉口狭窄患者常常无症状，往往也无需手术治疗，一般能耐受妊娠，孕期心力衰竭发生率不足 10%。中、重度主动脉口狭窄且症状较重者，妊娠后约 25% 患者可能出现心力衰竭、心律失常，因此这部分患者应在妊娠前接受手术干预。Stefan 等在 2016 年总结了 96 例妊娠合并中重度主动脉狭窄，未发生孕产妇死亡，新生儿死亡率 3.3%，11.5% 患者出现心力衰竭，出现的平均孕周为 27 周。故孕前应对主动脉狭窄患者进行评估其病情的严重度（包括左室功能、运动耐量）以决定能否妊娠。

2. 妊娠分娩期 经评估后的患者孕期应在高危产科门诊定期随访，有症状的、重度主动脉口狭窄的患者，至少每 2 个月评估一次心脏功能。主动脉口狭窄患者孕期出现心力衰竭通常能用药物纠正，必要时可予以利尿剂减轻容量负荷。对于药物治疗无效的、病情威胁生命的重度狭窄患者，孕期可由有经验的医生进行经皮球囊扩张术，或在剖宫产术后早期行瓣膜置换术。分娩方案也因人而异，对于无症状的轻度患者，通常可以妊娠至足月，经阴道自然分娩也是安全的。对于症状明显的严重患者，推荐剖宫术终止妊娠。分娩期可用中心静脉压，甚至肺动脉血管导管监护患者血流动力学的变化，目的在于维持心脏前负荷及预防心动过速。这类患者使用区域性麻醉时虽然有成功的报道，但应注意到由于因交感神经阻滞使血管阻力下降，导致前后负荷降低，可引起心力衰竭使患者突然死亡。补液、体位改变以及加压素的使用可缓解心脏负荷的降低。

四、围产期心肌病

围产期心肌病（peripartum cardiomyopathy，PPCM）是指心脏健康的女性在妊娠晚期至产后数月内发生的心力衰竭，呈特发性心肌病表现，其突出特点是左心室收缩功能下降，左心室射血分数（left ventricular ejection fraction，LVEF）<45%。左心室多有扩大。部分 LVEF 超过 45% 的患者，如有明确的心功能受损和典型 PPCM 表现，有时也诊断为 PPCM。诊断 PPCM 必须排除其他原因导致的心力衰竭。

（一）流行病学

发病率约为 1：（300~15 000）（妊娠总数）。我国近年来 PPCM 病例明显增多，发病率呈上升趋势，这与晚婚晚育，生殖技术的多胎妊娠增加以及对 PPCM 诊断能力的提高有关。

主要危险因素有多胎多产、家族史、种族、吸烟、糖尿病、高血压、子痫前期、营养不良、母亲年龄、长时间使用 β 受体激动剂类的保胎药等。

PPCM 是孕产期女性死亡的重要原因，随着治疗手段的提高，死亡率已较前明显下降，病死率为 2.0%~24%，死因大多为难治性心力衰竭、心律失常、并发肺栓塞等。

（二）病因和病理生理

发病与多种因素有关，如遗传易感性、病毒感染、炎症、自体免疫反应、氧化应激等。

目前认为妊娠相关激素及其分解和代谢异常所导致的系统性血管生成障碍以及个体易感性不同是主要病理生理机制。垂体和胎盘于妊娠晚期和分娩后早期大量分泌催乳素等妊娠相关激素，在氧化应激介导下催乳素裂解为 16kDa 小片段催乳素，后者具有抗心肌血管生成和诱导血管内皮损伤的作用。

(三) 临床表现

多数患者发病时表现为心力衰竭症状,包括劳力性气短、乏力、端坐呼吸、夜间阵发性呼吸困难、水肿、心悸及胸闷不适。体格检查常有呼吸急促、心动过速、颈静脉充盈、肺部湿啰音。少数发病即为心源性休克、严重心律失常、血栓栓塞性并发症或心脏性猝死。部分患者主要表现为咳嗽、气喘,临床上容易被误诊为哮喘。

患者的临床表现和起病方式均呈现复杂和多样性。有的病情隐匿,心力衰竭症状不明显,或难以与正常妊娠反应相区分,但检查仍可发现心脏受累(心脏扩大或心功能降低)。大多以急性心力衰竭起病,症状可轻可重,合并症可有可无。多数患者病程演变与扩张型心肌病(DCM)类似,PPCM总体预后好于DCM。

(四) 检查

PPCM患者尤其急性发病者BNP和/或NT-proBNP明显升高。所有怀疑为PPCM的患者均需检查心电图,有助于与心肌梗死、肺栓塞等其他疾病相鉴别。超声心动图为诊断PPCM的最重要检查方法,所有临床怀疑的患者均需尽快检查以明确诊断。患者4个心腔都有可能扩大,但以左心室扩大最常见也最明显,室壁厚度一般正常。心室腔内血栓是最常见并发症,还可能出现少量心包积液。超声心动图测量的LVEF下降和肺动脉高压均是本病患者重要的预后指标。

(五) 诊断

传统上PPCM定义强调的是女性于妊娠最后1个月和产后5个月内发生的心力衰竭。现发现部分发病较早或稍迟的妊娠相关心肌病也完全符合PPCM的特点,2019年ESC更新后的专家共识把PPCM之前严格限定的时间范围放宽至妊娠晚期至产后数月内。在上述时段出现心力衰竭表现的孕产妇应考虑本病可能性,需做进一步的检查和评估。

(六) 鉴别诊断

主要与妊娠前已存在的DCM、成人先天性心脏病等鉴别。产后发病的PPCM,心力衰竭的发生相对缓慢,症状也不典型,如气短、乏力、胸痛、咳嗽、腹部不适,易致诊断延误,所以产后身体状况难以恢复到妊娠前状态的女性均需怀疑有PPCM。PPCM伴有心源性休克的患者需与一些妊娠相关的急重症鉴别,如急性心肌梗死、肺栓塞和羊水栓塞以及应激性心肌病等。

(七) 合并急性心力衰竭的处理

急性心力衰竭的初始治疗与其他原因所致的急性心力衰竭大致相同,同时需选择合适的时间和分娩方式终止妊娠。

(八) 并发心源性休克的处理原则

立即静脉给予正性肌力药和/或缩血管药,同时适当补充容量,如血压仍不能提升,可植入机械循环支持;充足氧供,必要时行体外膜氧合(ECMO)治疗;在机械辅助循环支持下尽快终止妊娠;基层医院如发现有PPCM患者,原则上应转入有条件的医院救治。

(九) 药物治疗

2019年ESC的PPCM专家共识中提出了PPCM急性发病者的药物治疗可以用"BOARD"来概括,即:"B"溴隐亭、"O"口服抗心力衰竭治疗、"A"抗凝药物、"R"血管扩张剂和"D"利尿剂,有重要参考价值。

有研究提示,溴隐亭治疗可改善包括LVEF在内的左心室功能参数,并能预防再次妊娠时的PPCM复发,严重或急性PPCM患者在标准抗心力衰竭治疗的基础上加用溴隐亭有助于改善预后,目前溴隐亭在PPCM的推荐级别为Ⅱb。

(十) 分娩时机及围分娩期监测

一旦诊断PPCM,应在有条件的医院接受多学科共同管理。血流动力学稳定、无明确产科剖宫产指征的PPCM患者,可经阴道正常分娩,建议行硬膜外麻醉下的经阴道无痛分娩。经过积极治疗仍表现为进展性心力衰竭和血流动力学不稳定的孕妇,无论胎儿月份大小,均建议行紧急分娩,优选椎管内麻醉下的剖宫产术,麻醉药物的剂量需由经验丰富的麻醉专家团队来仔细商定调整。分娩前后和分娩过程中需密切观察患者的血流动力学变化。必要时需考虑机械辅助循环支持。

(十一) 产后管理

考虑到催乳素是PPCM的一种致病因素,同时哺乳的高代谢需求增加心脏负担,也影响产妇休息,因此对于LVEF明显下降(LVEF<35%)或NYHA心功能Ⅲ或Ⅳ级的严重患者,建议不哺乳。是否哺乳临床上应视具体情况进行个体化的处理。

对于PPCM患者能否再次妊娠,没有足够的证据和确定的推荐。LVEF是否恢复正常是患者再次妊娠后是否复发的最佳预测因素。PPCM心功能完全恢复再次妊娠时复发率为10%~20%。目前的建议是,心功能未恢复到正常,即LVEF未恢复到>50%~55%的患者应避免再次妊娠。对一些再次妊娠愿望强烈的女性,建议至少要等到左心室功能恢复正常,在严密观察下停药6个月左右,如无明显心功能恶化后再进行妊娠,而且要对患者交代再次妊娠有很高的复发风险。

目前建议所有患者均需联合使用抗心力衰竭药物，至少要用到左心室功能完全恢复后的12~24个月。很多专家建议所有患者要长久维持用药，以避免停药可能带来的心功能下降风险。患者决定停药还是长期持续用药，均需与患者和家属商讨两者的利弊得失，坚持个体化的方案。

（十二）预后

PPCM患者预后通常好于其他射血分数降低的心力衰竭，23%~78%的患者心功能得以恢复。心功能的恢复多在发病后的1个月内开始，一般6个月内完全恢复正常，但超过6个月者仍有可能恢复，最长者可达2年。

五、心脏手术后妊娠

心脏病术后妊娠严重心脏事件发生率远高于普通人群，近1/2的并发症是可预防的，为实现这一目标，涉及产科、麻醉科和心脏科的多学科管理至关重要。

（一）心脏手术后妊娠管理

1. 孕前咨询　所有心脏病术后妇女都应该进行孕前咨询，讨论母体心脏和产科风险以及胎儿风险，包括胎儿遗传的可能性。女性的心脏状态应在孕前得到优化。孕前应仔细回顾所用药物，以评估其潜在致畸，妊娠计划对于降低胎儿致畸风险非常重要。

2. 产前监测　妊娠期多学科管理非常重要，心脏手术后孕期母体心脏评估的频率与心脏状况和风险有关，包括药物治疗计划尤其是抗凝药物、心脏评估和检查计划时间表以及围产期注意事项。应进行常规超声心动图检查，常规筛查BNP水平。向孕妇提供胎儿超声心动图检查。

3. 产程与分娩　心脏手术后孕妇临产前周密计划至关重要。根据多学科监护情况，确定理想的分娩医院。

大多数孕妇如果在麻醉和疼痛管理满意条件下阴道试产是安全的。初次剖宫产的适应证很少，通常包括那些应该避孕患者，如重度肺动脉高压、主动脉病变伴扩张及严重心室功能障碍。

监护应由麻醉科、产科和心脏科团队共同商定。许多患者可以采用常规围产期监护，心律失常高危患者也可采用无创监测，侵入性监测如动脉或肺动脉导管监测很少使用。

4. 产后管理　产后发生严重心脏事件的风险更高，血流动力学需要几周时间才能逐渐恢复到基线水平。制订个体化的产后监护计划，门诊心脏病随访及重复超声心动图检查通常不迟于产后6周。

（二）先天性心脏病术后妊娠管理

随着内外科在先天性心脏病（CHD）治疗方面的进步，大多数先天性心脏病患儿能存活到成年，修复后的CHD妇女怀孕越来越普遍。要根据患者不同病情作相应处理。

1. 修复后的简单病变　简单病变修复后，如房间隔缺损（ASD）、室间隔缺损（VSD）、动脉导管未闭（PDA），如果临床表现良好，没有其他持续心脏并发症，如心律失常、瓣膜病或心室功能障碍，可以常规产科管理。此类患者在孕早期由心脏专家进行评估，以确定其生理学稳定后，可以由普通产科团队跟踪随访。

2. 房室间隔缺损（AVSDs）　房室间隔缺损患者的管理取决于修复前或手术后残留的病变类型，应在妊娠早期进行心房水平和心室水平分流、房室反流、左室流出道梗阻和肺动脉高压的测定，并就主要病变进行管理。

3. 法洛四联症　修复后的法洛四联症患者，最常见的残余病变是肺反流，这种情况往往可以耐受多年，然而严重肺反流伴右室功能不全与妊娠期间的不良心脏事件有关，如左室功能不全、肺动脉高压。

4. 主动脉缩窄　育龄妇女可能接受过外科修复、经皮介入或未接受任何干预，大多数主动脉缩窄妇女都能很好地耐受妊娠，但剖宫产风险增加。产前MRI可能有助于风险分层，主动脉直径越小，并发症风险越高，如果缩窄与二叶主动脉瓣相关，有发生主动脉夹层的风险。怀孕期间应保持严格的血压监测和控制，对于用药患者应更频繁地临床随访。对于主动脉直径异常患者，应制订详细的分娩计划。

5. Fontan循环　Fontan手术是治疗各种复杂先天性心脏病变的最终姑息性手术。怀孕对单心室的长期心脏影响不明确，孕前咨询至关重要，包括：药物调整，残余病变的内外科优化，妊娠期间的风险分层和可能并发症的先期指导。最常见的母体并发症是房性心律失常和心力衰竭、血栓栓塞并发症等。

（三）机械瓣膜置换术后妊娠期抗凝问题

华法林是机械瓣膜置换术后抗凝治疗最常用药物，华法林最佳的抗凝强度为INR 1.8~3.0，此时出血和血栓栓塞的危险均最低，不建议低强度INR<2.0的抗凝治疗。对于植入人工机械瓣膜的患者，最佳的策略是给予华法林并严密监测INR，因为普通肝素和低分子量肝素的疗效均不确切。

妊娠期抗凝有几种治疗方法可供选择。华法林能通过胎盘并造成流产和胚胎畸形，在妊娠最初3个月华法林相对禁忌，华法林对胚胎的致畸作用与剂量相关，欧洲指南认为妊娠期间华法林的剂量如果不超过5mg/d，发生胚胎病的风险很低。低分子量肝素对胎儿的影响较小，但是换用低分子量肝素，母体与胎儿发生血栓的事件上升。咨询后拒绝使用华法林的孕妇，建议使用调整剂量的低分子量肝素作为替代抗凝剂，但前提是每1~2周监测一次抗Xa水平。ACCP9建议妊娠患者的血栓风险为高危时全程给予华法林抗凝，如二尖瓣置换术或有栓塞病史的患者。终止妊娠前3~5天应停用华法林，改为低分子量肝素或普通肝素，使用低分子量肝素者分娩前停药12~24小时以上，使用普通肝素者分娩前停药4~6小时以上，调整INR至1.0左右时剖宫产手术比较安全。若孕妇病情危急，紧急分娩时未停用华法林，可以使用维生素 K_1 拮抗和使用人凝血酶原复合物。未停用普通肝素抗凝治疗者，如果有出血倾向，可以谨慎使用鱼精蛋白拮抗。分娩后 24 小时若子宫收缩好、阴道流血不多，可恢复抗凝治疗，原应用华法林者，因其起效缓慢，在术后同时使用低分子量肝素 4~5 天并监测 INR，华法林起效后停用低分子量肝素。加强新生儿监护，注意新生儿颅内出血问题。

六、心律失常

心律失常，是妊娠期最常见的心血管并发症，既往存在此类问题的患者可能在妊娠期间变得更加频繁，尤其是年龄较大和患有先天性心脏病的妇女。应对心律失常患者进行详细评估，并进行适当管理。心脏科、母胎医学、儿科和麻醉科多学科协作，识别心律失常和适当的处理对母胎结局至关重要。

母亲风险：有任何症状性室上心动过速（SVT）或室性心动过速病史的患者应考虑在妊娠前进行导管消融。新发室性期前收缩排除潜在的结构性心脏病，因其与母亲心脏性猝死的风险增加有关。心动过缓和传导障碍在没有潜在心脏病的情况下通常有良好的结局。

（一）妊娠期心律失常的诊断与处理

1. 窦速 不适当窦速（IST）可能在妊娠期间出现，并且很难与体位性直立性心动过速综合征以及妊娠期生理性心率增加相鉴别。IST 的特点是静息心率升高超过每分钟100 次，症状包括心悸、疲劳、胸部不适、头晕等。在已发表的病例报告中，IST 似乎耐受性良好，不会对母体或胎儿造成不良后果。

【诊断】 区分生理性心动过速与不适当窦速和体位直立性心动过速综合征。

【处理】 鼓励充足饮水、加压袜、β 受体阻滞剂、钙通道阻滞剂。避免诱发因素（如酒精、咖啡因）。

2. 期前收缩 妊娠期房性和室性期前收缩很常见，在一项研究中有 59% 的妊娠会发生，期前收缩通常为良性，不必过于担心。在部分患者中，期前收缩可能与结构性心脏病有关，需要进一步的检查和谨慎评估。室性期前收缩（PVC）可能是心肌病的最初表现，也可能发展为心肌病。不良心血管事件发生率为 11%，包括心力衰竭、持续性和非持续性室性心动过速。

【诊断】 动态心电图监护定量室性期前收缩负荷、超声心动图进一步评估结构性心脏病。

【处理】 纠正电解质异常、β 受体阻滞剂、钙离子通道阻滞剂、索他洛尔、多非利特、胺碘酮、导管消融等。有明显症状且收缩功能正常患者不必过于担心，药物治疗适用于有症状或左室射血分数下降的患者，一线治疗建议使用钙通道

阻滞剂或 β 受体阻滞剂（不包括阿替洛尔）。

3. 室上性心动过速（SVT） 室上性心动过速是妊娠期第二常见的心律失常，妊娠住院发生率为 22/10 万。房室结折返性心动过速（AVNRT）和房室折返性心动过速（AVRT）是最常见的 SVT 亚型。室上性心动过速可能出现在妊娠任何阶段，但通常出现在妊娠中期。室上性心动过速表现为心悸突然发作，可能伴有呼吸困难、胸部不适或晕厥前兆等。

【诊断】 抗心律失常治疗前超声心动图检查评估结构性心脏病。

【处理】 刺激迷走神经、腺苷、β 受体阻滞剂、钙离子通道阻滞剂、氟卡尼、直流电复律、导管消融等。

推荐使用腺苷作为急性 PSVT（阵发性室上性心动过速）转复的第一种药物选择。除了患有 WPW（Wolfe-Parkinson-White）的患者，β 受体阻滞剂（阿替洛尔除外）或维拉帕米是预防 PSVT 的一线药物。使用预防性药物治疗应与严重程度、心动过速时的症状和血流动力学障碍有关。

局灶性房性心动过速（AT）可能与耐药、心动过速诱导的心肌病相关。腺苷可能有助于诊断以及终止 30% 的局灶性房性心动过速患者。

4. 心房颤动（Af）/ 心房扑动 妊娠期 Af 的危险因素与非妊娠期相似。肥胖和年龄超过 40 岁会显著增加 Af风险，其他风险因素包括先天性心脏病、Af 病史、孕前使用 β 受体阻滞剂和心脏瓣膜病。

妊娠期 Af 与不良母胎结局有关，包括胎儿生长受限、呼吸窘迫综合征、脑室出血、早产和新生儿 ICU 入院率较高。不良母体结局包括心力衰竭和血栓栓塞事件。

【诊断】 超声心动图评估结构性心脏病和/或进一步心脏影像检查。

【处理】 β 受体阻滞剂、地高辛、钙离子通道阻滞剂、索他洛尔、氟卡尼、胺碘酮、直流电复律、导管消融等。对血流动力学稳定的房颤>24 小时考虑直流电复律，阿司匹林、华法林或低分子量肝素抗凝。

根据 2018 年欧洲心脏病学会（European Society of Cardiology，ESC）指南，节律控制更适用于妊娠期 Af 治疗，首选口服低剂量的 β 受体阻滞剂进行心率控制，此类药物可能导致低血压、胎儿生长受限和新生儿低血糖。当血流动力学不稳定或对母亲或胎儿风险大的心房颤动时，建议进行电复律，妊娠期心脏复律是安全的。在心电复律前通常需要抗凝治疗，发生血栓栓塞事件在心脏复律后的第一个月最高，心脏复律后至少应持续抗凝 4 周。妊娠期 Af 抗栓治疗方法各不相同。如果使用阿司匹林，剂量不应超过 162mg，完全剂量阿司匹林有增加动脉导管早闭风险。

5. 室性心动过速（VT） 室性心律失常（VA）对母胎的发病和死亡构成显著风险。VAs 最常见于结构性心脏病、缺血（如妊娠相关心肌梗死、冠状动脉痉挛）、遗传性

心律失常综合征和药物或电解质异常引起的 Q-T 间期延长。有 VAs 史的妇女更可能发生：心律失常性右室心肌病（ARVC）、肥厚型心肌病（HCM）、遗传性心律失常综合征。

【诊断】 超声心动图和/或进一步心脏成像评估结构性心脏病，考虑遗传性通道病和缺血。

【处理】 电复律、纠正电解质异常、利多卡因、普罗帕酮、胺碘酮、β 受体阻滞剂、导管消融等。多形性室性心动过速：使用镁剂。避免使用 Q-T 延长药物，不规则宽大复杂的心动过速考虑预激心房颤动。妊娠期符合条件的患者考虑植入心律转复除颤（经静脉或皮下）。

特发性心房颤动到心动过速是最常见的室性心动过速类型，可使用 β 受体阻滞剂、维拉帕米或其他抗心律失常药物预防性治疗，如药物治疗失败，建议导管消融术。

如果妊娠期间出现紧急症状，建议进行除颤器（ICD）植入。室性心动过速患者植入 ICD 应遵循 ESC 指南，因为考虑到分娩后自发恢复率相对高（50%）。对遗传性 Q-T 延长综合征以及多态室性心动过速的患者，在整个孕期和产后期间（至少产后 40 周）应继续使用非选择性 β 受体阻断剂。

6. 缓慢性心律失常 在妊娠期不常见，如果存在通常是由于功能不全或高度房室传导阻滞，或在孕前已出现。先天性心脏病修复或心脏手术史的妇女发生缓慢性心律失常风险增加。与孕前稳定型房室传导阻滞相比，新发房室传导阻滞患者更可能需要干预。

【诊断和管理】 临床评估从详细的临床病史、产科史、家族史和查体开始。危险信号包括：劳累性晕厥、由情绪压力和/或听觉刺激引发的晕厥，与心绞痛、胸痛或晕厥相关的心悸以及突发性心脏病死亡家族史。

均应进行心电图检查，特别注意预激征象、病理性 q 波、心室肥大、传导延迟和间隔。基于症状发生频率应进行心电监护或动态心电图监测、超声心动图检查，根据临床情况考虑运动负荷试验或进一步影像学检查。

窦房结功能障碍：罕见的窦性心动过缓可能与妊娠的仰卧低血压综合征有关，有症状的心动过缓，建议孕妇取左侧卧位，如症状持续存在，则可能需要安装一个临时起搏器。

房室传导阻滞：稳定患者不需要临时心室起搏，推荐部分因心动过缓和晕厥风险而出现症状的女性安装。

（二）药物治疗

目前尚无妊娠期心血管疾病药物治疗的随机研究报道。鉴于妊娠期药物使用的有限数据，应权衡风险与获益。广泛证据支持：腺苷、地高辛、利多卡因、索他洛尔妊娠期可安全使用，大量经验支持：普萘洛尔、美托洛尔、维拉帕米、氟卡尼在妊娠期可考虑使用。腺苷、地高辛、利多卡因、普萘洛尔、美托洛尔在哺乳期可使用。在使用长期药物治疗前应考虑到触发心律失常因素，包括严重电解质紊乱及某些产科用药，如特布他林和硫酸镁。胺碘酮与不良胎儿效应有关，用于难治性和危及生命的心律失常。

（三）直流电复律

心脏复律在妊娠期是安全有效的，因为它不会影响胎儿的血流，对诱导胎儿心律失常或早产的可能性也很小。操作过程中持续胎儿监护，胎儿的心率可在复律后进行常规控制。如需抗凝，应考虑胎龄和紧急分娩需要来选择合适的治疗方案。

（四）射频消融术

导管射频消融在妊娠期可安全进行，药物治疗不佳时可选择低/无射线消融，妊娠期导管消融尽可能推迟到妊娠中期，如果可以，消融宜推迟至产后。使用超声心动图引导进行导管消融术，在有经验的中心使用非透视电解剖图及导管导航系统，以尽量减少或消除辐射暴露。

（五）埋藏式心脏复律除颤器和心脏起搏器

对有心脏性猝死高风险的患者，孕前考虑行埋藏式心脏复律除颤器（ICD）的植入。怀孕期间使用 ICD 不会增加 ICD 相关并发症的风险。妊娠期植入 ICD 和心脏起搏器是安全的。ICD 电击与胎儿的不良反应没有关系。

妊娠合并肺动脉高压见视频 2-10-1。

视频 2-10-1　妊娠合并肺动脉高压

（林建华　古　航）

第二节　妊娠合并肝病

妊娠合并肝炎（pregnancy complicated with hepatitis）是妊娠期常见合并症、导致不良妊娠结局的病因之一，早期发现、合理处置是降低肝炎病毒母婴垂直传播等不良结局的有效措施。

一、妊娠期和产褥期肝脏生理改变

1. 解剖组织学改变　孕期肝脏大小及外形通常无明显

变化,孕期肝脏向上向后移位。组织学可有一定改变,如肝细胞大小及形态略不一致,胞质可成颗粒状,可有脂肪空泡,Kuffer 细胞形态增大,电镜下可见光面内质网增生肥大,线粒体亦明显增大。

2. 妊娠时全身血流量可增加 40% 以上,而孕期肝脏血流量占心排出量 28%。妊娠子宫压迫,门静脉压力上升,食管静脉压上升,正常妊娠中 60% 孕妇可有短暂性的食管静脉曲张。

3. 妊娠期肝功能可以有不同程度变化 血清胆红素常为正常值的上限。孕期血清碱性磷酸酶(ALP)逐渐升高,至妊娠末期可达正常的 2 倍;血浆白蛋白含量在妊娠时有不同程度的下降,肝脏合成的多种凝血因子明显增加,如因子 Ⅶ、Ⅷ、Ⅹ 和纤维蛋白原,孕晚期纤维蛋白原可增加 1 倍,所以当凝血检查显示为非孕期正常值内的纤维蛋白原浓度时常提示病理情况如 DIC。因此在临床鉴别诊断上极易引起混淆,增加临床判断的困难。

二、妊娠合并病毒性肝炎

病毒性肝炎是妊娠妇女肝病和黄疸最常见的原因。妊娠任何时期都有被肝炎病毒感染的可能。常见的病原体有甲肝病毒(hepatitis A virus,HAV)、乙肝病毒(hepatitis B virus,HBV)、丙肝病毒(hepatitis C virus,HCV)、丁肝病毒(hepatitis D virus,HDV)、戊肝病毒(hepatitis E virus,HEV)等肝炎病毒。近年来,还提出己肝病毒(hepatitis F virus,HFV)、庚肝病毒(hepatitis G virus,HGV)以及泰诺病毒(Torquetenovirus,TTV)感染等报道。这些病毒都可能造成严重肝功能损害甚至肝衰竭。HBV 是我国病毒性肝炎最常见的病原体,单独 HBV 感染或与其他肝炎病毒混合感染是我国病毒性肝炎的主要原因。2014 年,中国疾病预防控制中心(Center for Diseases Control and Prevention,CDC)对全国 1~29 岁人群乙型肝炎血清流行病学调查结果显示:1~4 岁、5~14 岁和 15~29 岁人群 HBsAg 流行率分别为 0.32%、0.94% 和 4.38%,与 1992 年比较,分别下降了 96.7%、91.2% 和 55.1%。据估计,目前我国一般人群 HBsAg 流行率为 5%~6%,慢性 HBV 感染者约 7 000 万例,其中慢性乙型病毒性肝炎(chronic hepatitis B,CHB)患者有 2 000 万~3 000 万例。妊娠合并重型肝炎(肝衰竭)是目前我国孕产妇死亡的重要原因之一。

(一)病原学

1. HAV HAV 属于微小 RNA 病毒科的肠道病毒,只感染人和几种高等灵长类动物,HAV 感染是一种世界性流行和分布的急性传染病。HAV 主要经消化道传播,人类普遍易感,但感染后可获得持久免疫力。临床常表现为自限性过程,不造成慢性携带状态。与其他类型的病毒性肝炎相比,其临床表现一般较轻,肝衰竭发生率低于 1%。由于其病

毒血症时间短暂,母婴垂直传播罕见。

2. HBV HBV 是嗜肝 DNA 病毒科正嗜肝 DNA 病毒属的一员。在电镜下观察,HBV 感染者血清中存在三种形式的颗粒:①大球形颗粒:为完整的 HBV 颗粒,直径 42nm,内含 HBsAg、糖蛋白与细胞脂质;核心直径 27nm,内含环状双股 DNA、DNA 聚合酶、核心抗原,是病毒复制的主体。②小球形颗粒:直径 22nm。③丝状或核状颗粒:直径 22nm,长 100~1 000nm。后两种颗粒由 HBsAg 组成,无感染性。

(1)表面抗原(HBsAg):为小分子蛋白或主蛋白,是 HBV 外壳蛋白的主要组成部分,其抗原性较复杂,有一个属特异性的共同抗原决定簇 "a" 和至少两个亚型决定簇 "d/y" 和 "w/r",据此将 HBsAg 分为 10 个亚型,其中 2 个为混合亚型,主要亚型是:adw、adr、ayw 和 ayr。HBsAg 存在于胞质、包膜及血清中,并且具有免疫原性,可刺激机体产生相应抗体(HBsAb),慢性乙肝患者血清中通常可检测到 HBsAg,但通常检测不到 HBsAb,正常人群接种乙肝疫苗后血清中可检测到 HBsAb。

(2)核心抗原(HBcAg):肝组织中 HBcAg 主要存在于受感染的肝细胞核内,通过核膜的孔隙进入胞质,在内质网与 HBsAg 的外壳蛋白装配成 Dane 颗粒进入血液。因此,血液循环中的绝大多数 HBcAg 主要存在于 Dane 颗粒的核心,游离的 HBcAg 极少,故较少用于临床常规检测。临床上很难用常规方法检测血清中的核心抗原,仅能检测到 HBcAb 和 HBeAg。

(3)e 抗原(HBeAg):HBeAg 是一种可溶性非颗粒状的抗原,仅在 HBsAg 阳性的血清中才能发现此抗原。HBeAg 是核心抗原的亚成分,或是核心抗原破裂的产物。HBeAg 阳性表示体内病毒在复制,有传染性;HBeAg 的存在表示患者处于高感染低应答期。HBeAg 消失而抗-HBe 产生称为 e 抗原血清转换。抗-HBe 阳转后,病毒复制多处于静止状态,传染性降低;但部分患者仍有病毒复制,肝炎活动。

(4)乙肝病毒 DNA(HBV DNA):可存在于血清中,是病毒复制和传染性的直接标志。定量测定对于判断病毒复制程度、传染性大小、抗病毒药物疗效等有重要意义。

人类因含 HBV 体液或血液进入机体而获得感染,具体传播途径主要是血(体)液传播、母婴传播、性接触传播;母婴传播是我国慢性 HBV 感染的主要传播途径。HBV 感染人体后可造成急性、慢性肝炎或无症状携带者,可发展为重型肝炎(肝衰竭);HBV 感染者进展为肝硬化、肝癌的风险高于无 HBV 感染者。

3. HCV HCV 呈球形颗粒,为有包膜的单链 RNA 病毒,属黄病毒科丙型肝炎病毒属,直径 30~60nm。HCV 基因组为单股正链 RNA,基因长约 9.5kb,有一个大的开放的读码区,能编码 3 010~3 011 个氨基酸的多肽。目前可将 HCV 分为 11 个不同的基因型,同一基因型可再分为不同亚型。我国常见的基因型是 1b 亚型。

HCV 主要通过血制品传播、性传播、注射或针刺或器官移植或骨髓移植或血液透析传播、母婴传播等途径传播。临床表现类似于乙型肝炎，感染后多数隐匿，一般症状较轻，重型肝炎少见，易转为慢性肝炎，慢性化率为 60%~85%，慢性化后易进展为肝硬化、肝癌。

4. HDV 感染　HDV 是一种缺陷的嗜肝 RNA 病毒，在血液中由 HBsAg 包被，其复制、表达抗原及引起肝损害需有 HBV 的辅佐。但细胞核内的 HDV RNA 无需 HBV 的辅助能自行复制。大部分情况下是在 HBV 感染的基础上引起重叠感染。发病有赖于 HBV 的存在，有同时感染和重叠感染两种情况，易发生重型肝炎。

HDV 的传播途径与 HBV 基本相同，经输血、体液等方式传播，与 HBV 相比，母婴传播相对少见，但性传播相对重要。

5. HEV 感染　HEV 为正链单股的 RNA 病毒，直径 27~34nm，无包膜。根据同源性将 HEV 分为至少 4 个基因型，基因 1 型和 2 型只感染人，其中基因 1 型主要感染男性青壮年，孕妇感染后病死率高达 20%。基因 2 型分布于墨西哥及少数非洲国家。基因 3 型和 4 型既可感染人，也可感染多种动物，可在人和动物之间传播，基因 4 型流行于亚洲，是我国人群散发 HEV 感染的常见基因型，容易感染老年人及免疫力低下人群。

主要传播途径为粪口传播。潜伏期约为 2~8 周，以消化道症状为主，病程一般 4~8 周，极少发展为慢性肝炎，但原有慢性 HBV 感染者或孕晚期感染 HEV 后病死率高。

（二）妊娠对病毒性肝炎的影响

妊娠本身不增加对肝炎病毒的易感性，但妊娠期肝脏负担增加、肝脏抗病能力降低，可加重病毒性肝炎病情，诱发肝炎活动；妊娠并发症引起的肝损害，易与病毒性肝炎混淆，增加诊断和治疗难度。

孕期重型肝炎发生率较非孕时高 37~65 倍，与以下因素有关：①妊娠期新陈代谢明显增加，营养消耗增加，肝内糖原储备减少，不利于疾病恢复；②孕期大量雌激素需在肝内灭活并影响肝脏对脂肪的转运和对胆汁的排泄；③胎儿的代谢产物需在母体肝脏内解毒；④并发妊娠期高血压疾病等并发症常使肝脏受损，易发生暴发性肝衰竭；⑤分娩时体力消耗、精神紧张、缺氧、酸性代谢物质产生增加，应用麻醉剂及产后出血等均可加重肝损害。

（三）病毒性肝炎对母儿的影响

1. 对孕产妇影响

（1）孕早期合并肝炎时易使恶心、呕吐等反应加重。

（2）肝脏损害降低了醛固酮灭活，可增加妊娠期高血压疾病的发生率。

（3）由于肝功能损害使凝血因子产生减少，增加产后出血发生率。

（4）由于妊娠合并肝炎易进展为重型肝炎，病死率高达 80%。妊娠合并重型肝炎是我国孕产妇死亡的重要原因之一。

2. 对胎儿、新生儿影响

（1）妊娠早期并发肝炎易发生流产，发生率 5%~8%。妊娠晚期合并肝炎易出现早产、死胎。

（2）目前并无证据表明病毒性肝炎增加胎儿畸形发生率的报道。

（3）母婴垂直传播：妊娠合并病毒性肝炎患者，可通过宫内传播、产时传播和产后传播发生母婴垂直传播，尤以乙型肝炎危害最大。

1）甲型肝炎：一般认为 HAV 不会通过胎盘感染胎儿和新生儿。

2）乙型肝炎：不同地区报道的母婴垂直传播发生率有差异。有报道每年新发的乙型肝炎病例中有 35%~45% 是由于围产期传播造成的；但在北美和欧洲围产期传播并不常见。

A. 宫内传播：HBV 可通过胎盘感染胎儿。应用分子杂交法在引产胎儿肝、脾、肾、胎盘等组织中均可检出 HBV DNA，证明宫内感染的存在。近年研究表明，HBV 宫内感染率在 9.1%~36.7%。宫内传播的机制尚不清楚，可能由于胎盘屏障受损或通透性增强引起母血渗漏造成。影响宫内传播的因素有：①妊娠中晚期肝炎易传播，慢性乙肝孕妇若 HBV DNA ≥ 2×10^5 U/ml，其新生儿发生 HBV 母婴传播的风险达 75%；②母亲 HBeAg 阳性胎儿易感染；③羊水 HBsAg 阳性者易感染。

B. 产时感染：是母婴传播的重要途径，占 40%~60%。表现为出生时脐血 HBsAg 阴性，而在 3 个月内转为阳性，与乙肝的潜伏期一致；分娩中宫缩使胎盘绒毛血管破裂，少量母血渗漏入胎儿循环，导致新生儿感染。分娩期影响母婴传播的因素尚有：①产程越长，感染的风险越高；②母亲 HBsAg 滴度越高，感染率越高；③HBeAg 阳性者易感染。

C. 产后感染：产后感染可能与新生儿接触母亲的唾液和乳汁有关。关于母乳喂养问题，多年来一直争议较多。近年来，多认为 HBsAg 阳性母亲分娩的新生儿产后经主、被动免疫后，可以哺乳；但 HBeAg 阳性者母乳喂养是否导致感染证据尚不充分。

新生儿围产期感染的诊断依据：①脐血或新生儿股静脉血 HBcAb-IgM 阳性；②出生后 3 天新生儿血液 HBsAg 滴度高于母血，提示新生儿体内有病毒复制；③出生时注射乙肝免疫球蛋白，新生儿体内 HBsAg 被中和，如果产后 3 天新生儿体内 HBsAg 仍可检出，提示新生儿 HBV 感染。

3）丙型肝炎：已证实 HCV 存在母婴传播。HCV 的母婴传播率约为 4%~7%，当母亲血液 HCV RNA 滴度超过 10^6 拷贝/ml 时，易发生母婴传播，且许多发生宫内感染的婴儿在生后一年内可自然转阴。

4）丁型肝炎：传播途径与 HBV 相同，经血液或注射途径传播,亦可发生母婴传播,但与 HBV 相比,相对少见。

5)戊型肝炎:目前已有 HEV 母婴传播的报道。母婴传播主要发生于产时和产后,传播途径为粪口传播。

(四)临床表现与诊断

综合接触史、临床表现和实验室检查进行诊断。许多患者并无明显症状体征,仅在体检时发现实验室检查异常而得以诊断。

1. 病史 有与病毒性肝炎患者密切接触史,6 个月内曾接受输血、注射血制品史等。

2. 临床表现 ①非特异性症状有乏力、食欲下降等;②流感样症状:头痛、全身酸痛、畏寒、发热等;③消化道症状:恶心、呕吐、腹部不适、右上腹疼痛、腹胀、腹泻等;④其他:身目黄染、皮肤瘙痒,病情严重时可并发多器官衰竭,出现肝性脑病、凝血功能障碍、肾衰竭等;⑤体征:可有黄疸、肝区叩痛、肝脾大等,但孕期受增大的子宫影响,肝脾常难以被触及。

3. 实验室检查

(1)肝功能检查:目前,肝功能试验种类繁多,检查时注意以下指标:

1)转氨酶:血清转氨酶主要有丙氨酸转氨酶(ALT)和门冬氨酸转氨酶(AST)。肝脏富含这两种酶,只要有 1% 的肝细胞破坏,其所释放的转氨酶即足以使血清中转氨酶水平升高 1 倍,目前血清转氨酶测定仍被认为是反映肝细胞损害的标准试验。转氨酶高低可在一定程度上反映肝脏受损程度。

2)胆红素:肝脏在胆红素代谢中具有摄取、结合和排泄功能,肝脏功能受损时,引起胆红素代谢异常,可致血清总胆红素上升。可反映肝细胞坏死程度,在预后评估上较转氨酶更有价值。

3)白蛋白、胆碱酯酶、血清胆固醇、凝血酶原时间(PT)等均为反映肝脏合成功能指标,与患者预后相关。PT 在病情观察上尤其重要,PTA 是 PT 测定值的常用表示方法,对判断疾病进展及预后有较大价值,近期内 PTA 进行性降至 40% 以下为肝衰竭的重要诊断标准之一,<20% 者提示预后不良。

4)血糖:肝脏是维持血糖正常的主要器官,大量肝组织坏死时肝内糖原耗竭,无法补充血糖,肝衰竭时可出现明显的低血糖。

(2)血清病原学检测

1)甲型肝炎:临床常通过检测血清中 HAV 抗体及血清 HAV RNA。HAV-IgM 阳性代表近期感染,HAV-IgG 在急性期后期和恢复期出现,可持续终生,属保护性抗体。

2)乙型肝炎:临床常用检查为乙肝 5 项和 HBV DNA。

3)丙型肝炎:目前通常使用酶联免疫吸附测定(enzyme linked immunosorbent assay,ELISA)技术来检测 HCV 抗原,但由于患者血清中 HCV 滴度较低、抗体出现较晚、HCV 变异大等特点,使得临床上急性期 HCV 感染的检出率只有 60%。临床中通过检测抗 HCV 抗体和 RNA 来诊断丙肝,常用抗 HCV 抗体来作筛查,单纯抗体阳性者为既往感染,需同时 RNA 阳性才能诊断丙肝。

4)丁型肝炎:临床常通过检测血清中 HDV 抗体来测知 HDV 感染。采用 RT-PCR 和巢式 PCR 检查血清和肝组织中的 HDV RNA,具有高度的灵敏度和特异性,且操作简单,结果稳定。

5)戊型肝炎:常用方法为检测 HEV 抗体。由于其抗原检测困难,而抗体出现较晚,在疾病急性期有时难以诊断,即使抗体阴性也不能排除诊断,有疑问时应反复检测。对于高度怀疑或急性期 HEV 感染的患者也可用 RT-PCR 方法检测血清中或粪便中的 HEV RNA。

4. 影像学检查 主要是超声检查,必要时 CT、MRI 检查,有助于鉴别诊断。

5. 病毒性肝炎的临床分型

(1)急性肝炎:病程在 24 周内,分为急性无黄疸型和急性黄疸型。

(2)慢性肝炎:病程在 24 周以上,分为轻度、中度和重度。

6. 重型肝炎的诊断标准 妊娠合并肝炎出现以下情况考虑重型肝炎:

(1)黄疸迅速加深,血清胆红素每天上升≥17.1μmol/L,或大于正常值 10 倍。

(2)肝脏进行性缩小,肝浊音界缩小甚至消失,出现肝臭气味,肝功能明显异常。

(3)消化道症状严重,表现为食欲极度减退,频繁呕吐,腹胀,出现腹水。

(4)凝血功能障碍,全身出血倾向,凝血酶原活动度<40%。

(5)出现肝性脑病。

(6)出现肝肾综合征。

在临床工作中,一般出现以下 3 点可基本确定重型肝炎:

(1)出现严重消化道症状。

(2)凝血酶原活动度<40%。

(3)血清总胆红素>171μmol/L。

(五)鉴别诊断

1. 妊娠剧吐引起的肝损害 妊娠早期因反复呕吐和长期饥饿,导致水、电解质及酸碱平衡紊乱,肝肾功能受损,可出现黄疸,血清胆红素轻度升高,一般不超过 68.4μmol/L,部分病例血中转氨酶轻度至中度升高,尿酮体阳性。给予营养支持,纠正水、电解质及酸碱平衡紊乱后,病情迅速好转,肝肾功能完全恢复。肝炎病毒血清标志物检查有助于鉴别。

2. 妊娠期高血压疾病引起的肝损害 在高血压、蛋白尿和肾功能受损的基础上合并肝损害。转氨酶和胆红素轻度或中度升高,但胃肠症状不明显,妊娠结束后迅速恢复。HELLP 综 合 征(hemolysis,elevated liver enzymes,and low platelet count)是妊娠期高血压疾病肝损害的一种严重并发症,往往是在妊娠期高血压疾病的基础上伴有溶血、转氨酶升高和血小板减少三大特征,有血管内溶血表现,胆红素轻、中度升高,以非结合胆红素为主,一般凝血酶原活动度变化不显著,妊娠终止后好转明显。

3. 妊娠期肝内胆汁淤积症 是发生在妊娠晚期、少数发生在妊娠 25 周以前,以瘙痒及黄疸为特点的疾病。患者一般情况良好,无明显消化道症状,转氨酶及胆红素轻、中度升高,以结合胆红素为主,胆酸显著升高,凝血功能一般正常,终止妊娠后迅速好转。肝炎病毒血清标志物检查有助于鉴别。

4. 妊娠期急性脂肪肝 多见于妊娠 30 周以上,尤其是妊娠 36~40 周,以初产妇居多。起病急,病情重,病死率高。起病时常有上腹部疼痛、恶心、呕吐等消化道症状,进一步发展为急性肝衰竭,临床表现与重型肝炎常难区分。妊娠期急性脂肪肝尿胆红素常为阴性,但阳性不能排除诊断。超声检查显示肝区弥漫性的密度增高区,呈雪花样强弱不均,与重型肝炎的坏死影像明显不同。肝脏穿刺行组织学检查显示肝细胞严重脂肪变性为确诊依据。

5. 药物性肝损害 孕妇因服药发生肝损害或黄疸较非孕期多见。可能与孕期肝脏负担较重有关。易引起肝损害的药物有氯丙嗪、苯巴比妥类镇静药、红霉素、利福平、异烟肼等。药物性肝损害有服药史,服药后迅速出现黄疸及转氨酶升高,可伴有皮疹、皮肤瘙痒、嗜酸性粒细胞增多。停药后逐渐好转。

(六) 处理

1. 非重型肝炎

(1)抗病毒治疗:有以下情形之一,则疾病进展风险较大,建议行抗病毒治疗:①肝组织学存在明显肝脏炎症(≥G2)或纤维化(≥F2;②ALT 持续正常(每 3 个月检查 1 次,持续 12 个月),但有肝硬化/肝癌家族史且年龄>30 岁;③ALT 持续正常(每 3 个月检查 1 次,持续 12 个月),无肝硬化/肝癌家族史但年龄>30 岁,建议肝纤维化无创诊断技术检查或肝组织学检查存在明显肝脏炎症或纤维化;④有 HBV 相关的肝外表现(肾小球肾炎、血管炎、结节性多动脉炎、周围神经病变等)。

孕期抗病毒治疗的益处:①对因治疗,减少病毒对肝脏的损害,对孕期肝功能稳定和长期的肝功能稳定都有重要意义;②降低母体病毒负荷,减少母婴传播。

孕期抗病毒治疗的风险:①药物对胎儿的可能风险。多年来,拉米夫定治疗妊娠合并 HIV 的经验来看,对胎儿并无明显风险,其他核苷类抗病毒药物中替比夫定、替诺福韦列为妊娠期推荐使用药物。②用药时间长,常达 2 年以上,有时难以坚持。③病毒变异、耐药问题,随着用药时间延长发

生率增加,可能需换其他药物。④停药病情反跳,甚至诱发肝衰竭。⑤一些罕见的药物并发症如横纹肌溶解,严重时危及生命。⑥药品说明书目前不主张哺乳。

权衡利弊,孕期符合抗病毒适应证的患者知情同意下应考虑抗病毒治疗。对于单纯高病毒血症而肝功能正常的孕妇,对于孕妇本身来说并无抗病毒指征,但对于母婴传播来说,当血清 HBV DNA 超 过 10^6 拷贝/ml(2×10^5U/ml)时容易出现宫内感染,导致产后的免疫阻断失败。目前国内外乙肝防治指南建议,妊娠中后期如果 HBV DNA 定量 ≥2×10^5U/ml,建议在与患者充分沟通,在其知情同意的基础上,于妊娠 24~28 周开始抗病毒治疗,应用替诺福韦或替比夫定。应用替诺福韦时,母乳喂养不是禁忌证。

我国《丙型肝炎防治指南(2019 年版)》指出,慢性 HCV 感染者的抗病毒治疗已经进入直接抗病毒药物(direct-acting antivirals,DAA)的泛基因型时代。优先推荐不需要联合干扰素的 DAAs 方案。已经妊娠者,可在分娩哺乳期结束后给予抗病毒治疗。

(2)护肝:常用药物有复方甘草酸苷、谷胱甘肽、腺苷蛋氨酸(思美泰)等,可予复方甘草酸苷 60~100ml 加入 5%~10% 葡萄糖 300ml 中静脉滴注,每天 1 次;谷胱甘肽 1.0~2.0g,每天静脉滴注 1 次;双环醇片:每次 25~50mg,每天 3 次口服;西利宾胺片:每次 50~100mg,每天 3 次口服;门冬氨酸钾镁 10~20ml 加入 5% 葡萄糖 250ml 静脉滴注,每天 1 次。

(3)注意补充各种维生素(不推荐使用脂溶性维生素)、微量元素,根据病情,必要时补充白蛋白、血浆、冷沉淀等血制品。

(4)病情较重者注意防治感染。

(5)营养支持改善宫内环境,可予维生素 C 2g、ATP 40mg、辅酶 A 100U 加入 10% 葡萄糖 500ml 中静脉滴注,每天 1 次。

2. 重型肝炎

(1)保肝治疗:肝细胞再生因子 40~120mg/d 加在 10% 葡萄糖 250ml 里静脉滴注。人白蛋白和新鲜血浆可促进肝细胞再生,亦可改善低蛋白血症和凝血功能;门冬氨酸钾镁 10~20ml 加入 5% 葡萄糖 250ml 静脉滴注,每天 1 次;复方甘草酸苷 100ml 加入 10% 葡萄糖 300ml 中静脉滴注,每天 1 次。纠正凝血功能障碍:补充凝血因子,可输新鲜血浆、冷沉淀、纤维蛋白原和凝血酶原复合物等。出现 DIC 时,在凝血功能监测下,酌情应用低分子量肝素治疗。产前 4 小时至产后 12 小时内不宜应用肝素。

(2)防治肝性脑病:低蛋白饮食;保持大便通畅;可用庆大霉素、诺氟沙星、甲硝唑等抑制肠道菌群;乳果糖口服,可酸化肠道,减少氨吸收;也可采用乳果糖保留灌肠,及时清除肠内含氨物质,使肠内 pH 保持在 5~6 的偏酸环境,减少氨的形成和吸收,达到降低血氨的目的;使用降血氨药物如门冬氨酸鸟氨酸(雅博司)、乙酰谷酰胺等;出现脑水肿表现时可用 20% 甘露醇或呋塞米(速尿)滴注,并注意水电解质平

衡。治疗肝性脑病的同时，应积极消除其诱因。

（3）上消化道出血：出血抢救时应消除患者紧张情绪，并给氧。预防出血可使用组胺 H_2 受体拮抗剂，如法莫替丁、雷尼替丁、西咪替丁等，有消化道溃疡时可选用奥美拉唑、埃索美拉唑、艾普拉唑等；补充维生素 K、C；输注凝血酶原复合物、新鲜冷冻血浆、纤维蛋白原、浓缩血小板等；降低门静脉压力，可选用特利加压素等。出血时可口服凝血酶或去甲肾上腺素或云南白药，静脉使用垂体后叶激素、注射用凝血酶、生长抑素等；必要时在内镜下直接止血（注射硬化剂、血管套扎、电凝止血等）；肝硬化门静脉高压引起出血可用介入及手术治疗。

（4）肝肾综合征：目前对肝肾综合征尚无有效的治疗方法。

1）严格限制液体入量，避免使用对肾脏有损害的药物，避免引起血容量降低的各种因素，纠正水电解质酸碱平衡紊乱。

2）利尿药物的使用：可应用前列腺素 E 或多巴胺静脉滴注并配合使用利尿剂，使 24 小时尿量不低于 1 000ml，大多不适宜透析治疗。早期隔天腹腔穿刺放液，腹腔内注射利尿剂和血管活性药物，并积极补充人血白蛋白，有一定效果。对难治性腹水进行大量腹腔穿刺放液亦难以获得满意疗效，且有诱发肝性脑病的风险。建议尽早争取肝移植治疗。

（5）继发感染：重型肝炎患者极易合并感染，必须加强护理，严格消毒隔离。感染多发于胆道、腹腔、呼吸道及泌尿道等。一旦出现感染，先根据临床经验选择抗生素，待病原体培养结果出来后再根据药敏结果调整抗生素方案。胆系及腹膜感染以革兰氏阴性杆菌多见，可选用头孢菌素或喹诺酮类。

重型肝炎病情复杂，所用药物种类繁多，治疗应注意几点：①应抓住主要矛盾，调整用药方案；②不要太迷信"护肝药"，在重症肝病中，护肝作用有限，使用血制品和抗生素处理凝血问题和感染常是更重要的治疗；③应关注出入量平衡问题，过多的用药常使入量过多，而肾功能常受损而使出量不足，从而诱发心力衰竭、脑水肿、肺水肿等问题。

（七）产科处理

1. 非重型肝炎

（1）妊娠早期：由于妊娠剧吐等原因可诱发肝炎活动，妊娠合并肝炎应积极治疗，许多药物如复方甘草酸苷、谷胱甘肽、思美泰、门冬氨酸钾镁、复方丹参液等对胎儿影响不大，多数患者经治疗后病情好转，可继续妊娠。少数患者经积极治疗病情仍持续恶化才需考虑终止妊娠。

（2）中晚期妊娠：妊娠中晚期由于肝脏负担加重，易加重肝功能损害。经积极治疗，即使为妊娠合并重度肝炎，病情亦常可逐渐好转。故中晚期妊娠合并肝炎亦应积极护肝治疗，视情况决定是否终止妊娠。如病情持续加重发展到重

型肝炎，则按重型肝炎处理。

（3）分娩方式：妊娠合并肝炎不是剖宫产指征，但相对阴道分娩来说，剖宫产可减轻肝功能损害，因而对于一般情况较差，肝炎病情较重，特别是凝血功能欠佳的患者，可放宽剖宫产指征。另有报道剖宫产可减少肝炎病毒母婴传播，但也有相反意见。一般认为，产后新生儿尽快洗去身上的血污和母亲分泌物等，尽早注射乙肝免疫球蛋白中和进入体内的病毒，分娩方式对母婴传播影响不大。

（4）分娩期注意事项：①分娩前应加强护肝治疗，改善肝功能；②注意患者凝血功能，视情况适当给予新鲜冷冻血浆、冷沉淀等改善凝血功能，肌内注射维生素 K 也有一定帮助；③注意观察产程，防止产程过长加重肝功能损害；④做好防治产后出血的准备，产前备血，视情况必要时行中心静脉置管，胎儿娩出后及时加强宫缩。

2. 重型肝炎

妊娠合并重型肝炎的救治仍是产科一大难题。目前，国内外尚缺乏对妊娠合并重型肝炎有说服力的研究，特别在产科处理方面没有成熟经验，争议甚多。但早识别、病情稳定后终止妊娠、综合处置，可以改善患者结局。

（八）预防

1. 甲型肝炎

对甲肝无免疫力的孕妇，如与甲型肝炎患者有密切接触史，接触 2 周内尽早肌内注射丙种球蛋白，同时行甲肝疫苗接种。孕晚期患甲型肝炎，新生儿出生后 2 周内应尽早注射丙种球蛋白。ACOG 指南认为给予适当的卫生防护措施，可以哺乳。

2. 乙型肝炎

目前公认产后新生儿联合使用乙肝疫苗和乙肝免疫球蛋白可以明显降低母婴传播。对 HBsAg 阳性母亲的新生儿，在出生后 24 小时内尽早（最好在出生后 12 小时）注射乙型肝炎免疫球蛋白（hepatitis B immune globulin，HBIG），剂量应 ≥100U，同时在不同部位接种 10μg 重组酵母或 20μg 酵母中国仓鼠卵母细胞（CHO）乙型肝炎疫苗，在 1 个月和 6 个月时分别接种第 2 和第 3 针乙型肝炎疫苗，可显著提高阻断母婴传播的效果。也可在出生后 12 小时内先注射 1 针 HBIG，1 个月后再注射第 2 针 HBIG，并同时在不同部位接种 1 针 10μg 重组酵母乙型肝炎疫苗，间隔 1 和 6 个月分别接种第 2 和第 3 针乙型肝炎疫苗。在孕期，对于病毒负荷高的患者，如有指征和条件应考虑行抗病毒治疗，可降低母婴传播风险。近年来，多认为乙肝抗原阳性母亲分娩的新生儿产后经主、被动免疫后，可以哺乳。ACOG 指南认为母亲单纯表面抗原阳性可以哺乳，但同时 e 抗原阳性者证据尚不充分。

3. 丙型肝炎

丙型肝炎尚无特异的免疫方法。注意个人防护，减少医源性感染是预防丙肝的重要环节。分娩方式对母婴传播无明显影响，剖宫产应以产科指征为主。多数学者认为，如乳头无皲裂破损，母乳喂养不增加传播率。也有人认为如母乳检测 HCV RNA 滴度高应避免哺乳。

三、妊娠合并肝硬化

肝硬化是一种由多种因素引起的弥漫性、进行性肝脏损害的疾病,肝细胞广泛变性、坏死,网状蛋白结构破坏,肝细胞结节再生,大量的结缔组织增生形成纤维分隔,形成假性肝小叶,肝脏萎缩变硬。临床上以肝功能损害和门静脉高压为主要表现,早期症状不明显,晚期出现消化道出血、肝性脑病、继发感染等严重并发症,危及母儿生命。妊娠合并肝硬化较少见,约占分娩总数 0.02%。以往报道妊娠合并肝硬化母儿病死率高,不主张肝硬化患者妊娠。近年来,随着医学水平的发展,妊娠合并肝硬化可以有较好的预后。

(一)病因

引起肝硬化的病因很多,在国内以病毒性肝炎所致的肝硬化最为常见。在国外,特别是北美、西欧,则以酒精性肝硬化最多见。其他少见病因有遗传和代谢疾病、肝脏淤血、化学毒物或药物、营养不良等。

(二)肝硬化对妊娠的影响

1. 不孕　肝硬化时,肝脏对雌激素的灭活能力下降,雌激素水平升高。导致月经紊乱和无排卵,造成不孕。

2. 胎儿并发症　妊娠合并肝硬化时流产、早产、胎儿生长受限,严重时出现死胎。

3. 孕妇并发症　可增加妊娠期高血压疾病、产后出血、感染等发生率。

(三)妊娠对肝硬化的影响

妊娠对肝硬化病情影响不清,可能影响有:

1. 肾素-血管紧张素-醛固酮系统灭活不足,活性增加,加重肝脏损害。同时,醛固酮增加造成水钠潴留。

2. 孕期雌激素水平升高,加重肝损害。

3. 孕期血容量增加,使腹水增加。

4. 易诱发食管下段曲张的静脉破裂,在孕中晚期发生率较高。

5. 以上因素可使肝功能恶化,可出现肝衰竭。

(四)诊断

1. 病史　有肝炎史或血吸虫病史、慢性酒精中毒、营养不良等。多数人孕前已在内科诊断为肝硬化。

2. 临床表现　有肝硬化诊断病史患者,产科医师应与内科医师联合诊治,主要依据肝硬化分期:①代偿期:症状不明显,缺乏特异性;②失代偿期:主要为肝功能减退和门静脉高压两大类表现,同时可有全身多系统症状。结合辅助检查:血常规检查、尿液检查、粪常规,以及肝功能试验、影像学检查等检查方法,充分评估患者情况。

(五)处理

1. 孕前咨询　一般肝功能处于代偿期,病情较轻,可以妊娠;如处于失代偿期或有食管静脉曲张,不宜妊娠。

2. 治疗　决定继续妊娠的患者,应由产科、内科和外科共同管理,严密监护。

(1)一般治疗

1)休息:孕期应多休息,注意保证睡眠时间,减轻对肝脏的负担。

2)饮食:以高热量、高蛋白和维生素丰富且容易消化的食物为宜。肝功能损害或有肝性脑病先兆时,应限制或禁食蛋白质;有腹水时饮食应少盐或无盐。禁酒及避免进食粗糙坚硬食物,禁用损害肝脏的药物。

3)支持治疗:失代偿期患者食欲缺乏,进食量少,且多有恶心、呕吐,可静脉输入葡萄糖液补充热量;注意维持水电解质和酸碱平衡,病情较重者视情况给予复方氨基酸、白蛋白或新鲜冷冻血浆。

(2)药物治疗:有抗病毒指征者考虑抗病毒,适当使用维生素和消化酶。中医治疗一般常用活血化瘀药物为主辨证施治。

(3)腹水的处置:主要是监测 24 小时出入量,保持出入平衡,适当使用利尿剂,此外,少量多次静脉输入鲜血或白蛋白有助于维持血浆胶体渗透压。

(4)妊娠期间注意并发症防治,如上消化道出血防治、自发性腹膜炎、肝性脑病、肾衰竭等。

3. 产科处理　病情如果容许,如肝功能处于代偿期、无并发症的肝硬化孕妇,无食管静脉曲张,估计产程顺利,可阴道试产,注意观察产程,防止产程过长加重肝功能损害,第二产程避免过度屏气和腹部加压,适当助产;做好防治产后出血的准备,产前备血,视情况必要时行中心静脉置管,胎儿娩出后及时加强宫缩。

有食管静脉曲张、肝功能失代偿期的孕妇,或有产科指征应行剖宫产。术中避免用力按压腹部。

产褥期注意休息和营养,使用对肝脏无害的抗生素防治感染,随访肝功能。是否哺乳视肝功能而定。

四、妊娠期急性脂肪肝

妊娠期急性脂肪肝(acute fatty liver of pregnancy,AFLP)少见,发病率约为 1/16 000~1/7 000,多发于妊娠晚期,起病急骤,病势凶险,是导致孕产妇死亡的重要原因。

(一)病因与发病机制

1. 胎儿脂肪酸代谢障碍　既往研究显示,有胎儿线粒体脂肪酸氧化障碍(mitochondrial fatty acid oxidation disorders,MFAOD)的母亲易患 AFLP。

2. 性激素　动物实验发现,性激素可能使肝细胞的线粒体的功能障碍,加上其他因素,使某些孕妇发生 AFLP。

3. 药物 药物(如四环素)、毒物和感染等因素可引起肝脏脂肪样变性。现在已经少见。

4. 免疫机制 近年来,还有研究认为 AFLP 可能与 Fas 系统的免疫调节密切相关。目前已知,在绝大多数情况下,细胞毒性 T 细胞特异性地识别并杀伤靶细胞是依靠同 Fas 抗原结合,启动 Fas 死亡信号进而引起靶细胞凋亡。AFLP 患者的肝细胞膜上 Fas 抗原强烈表达,使肝细胞大量凋亡,引起一系列组织学改变,包括肝内胆汁淤积、急性胆小管炎和肝细胞坏死,导致肝脏功能损害,严重者出现肝衰竭,发生相应的病理生理变化。

5. 其他机制 有临床资料发现产前子痫、HELLP 综合征和 AFLP 有一定关联,但两者关联性需要进一步厘清。

(二)临床表现与诊断

1. 发病时间 理论上 AFLP 可在妊娠期任何时间发病,但临床上多发生于孕 31~42 周。多见于初产妇、男胎及多胎妊娠。大约 50% 的患者有子痫前期,20% 的患者合并 HELLP 综合征。无肝病史及肝炎接触史,各种肝炎标志物常为阴性。

2. 症状 非特异性症状早期发病多见,如不适、易疲劳、头痛、厌食、恶心、呕吐。在大多数患者中,恶心、呕吐是最重要的症状。有些患者出现烦渴及右上腹部疼痛,有的在发病初期就出现较特异的症状,包括进行性加重的黄疸及出血。很多患者常在诊断后病情迅速恶化,以及多器官功能障碍。

3. 辅助检查 往往特异性不高,主要检查有:血常规、尿常规、肝功能检查。临床资料显示,AFLP 患者转氨酶升高不如病毒性肝炎显著,常在 300U/L 以下,胆红素上升一般也不如重型肝炎显著,据报道,轻度黄疸(<171μmol/L)较多,约占 56.5%,中度黄疸(171~342μmol/L),约占 26.1%,重度黄疸(>342μmol/L)者相对较少,约占 17.4%。

(1)凝血功能检查:由于肝脏功能低下,合成凝血因子减少,纤维蛋白原降低,凝血酶原时间延长,以及低血糖和高血氨。

(2)肾功能检查:尿酸、肌酐和尿素氮上升,尤其是尿酸上升与肾功能改变不成比例。

(3)影像学检查:超声显示肝区弥漫性的密度增高区,呈雪花样强弱不均。CT 检查示肝实质为均匀一致的密度减低。部分患者影像学检查无明显改变。文献报道 CT 准确性高于 B 超。

(4)有条件者可以行组织学检查:肝脏活检为诊断金标准,肝穿刺活检病理变化为肝细胞胞质中有脂肪小滴,表现为弥漫性微滴性脂肪变性,炎症、坏死不明显,肝小叶完整。

由于 AFLP 临床症状不特异,鉴别诊断有困难,有作者推荐使用 Swansea 诊断标准诊断 AFLP,值得借鉴。

(三)鉴别诊断

需要诊断与鉴别诊断的疾病主要为:妊娠合并重型肝炎、HELLP 综合征、妊娠期肝内胆淤积症,其次,在鉴别诊断时,应注意妊娠期合并脂肪性肝病,脂肪肝病是指孕妇在妊娠前存在脂肪性肝病,包括非酒精性脂肪性肝病和酒精性脂肪性肝病,延续至妊娠期,出现肝功能损害,部分患者也可在妊娠期不出现肝功能损害。AFLP 与妊娠期合并脂肪性肝病的肝脏病理学表现均可出现肝细胞内脂肪变性,但前者通常伴有胆汁淤积,炎症细胞浸润及纤维组织增生较少见,而后者可伴有不同程度的炎症细胞浸润和纤维组织增生,胆汁淤积较为少见。

(四)处理

确诊后或高度疑诊的患者应在积极术前治疗的情况下迅速终止妊娠以及给予最大限度的支持治疗。其他治疗还包括:

1. 保肝治疗 具体方法参看妊娠合并肝炎。

2. 血制品输注 根据情况给予新鲜冷冻血浆、冷沉淀等改善凝血功能,输注白蛋白纠正低蛋白血症,输注红细胞纠正贫血。

3. 血浆置换 近年不断有报道使用血浆置换疗法抢救 AFLP 成功的案例。血浆置换可清除血液中的内毒素,增补体内缺乏的凝血因子,减少血小板聚集,促进血管内皮修复。若合并多器官功能不全,血浆置换也是一种重要治疗手段。

4. 防治并发症 重视多学科协作,防治肝性脑病、肾衰竭、感染等并发症。具体方法参看妊娠合并肝炎。

5. 肝移植 目前已有 AFLP 行肝移植成功的报道,但患者肝脏具有潜在逆转能力,因此,不应过早考虑肝移植,只有经各种方法治疗,病情仍进展恶化,造成不可逆性肝损害者才考虑肝移植。此外,要解决肝移植治疗 AFLP 的确切指征、肝移植后产妇预后的危险因素等问题还需要大量的循证医学证据。

6. 干细胞治疗 干细胞作为具有多向分化潜能的"种子"细胞,现已经成功应用到治疗终末期肝病中,但目前尚无干细胞治疗 AFLP 的相关数据,未来随着干细胞基础及临床研究的深入,干细胞治疗 AFLP 将有较为广阔的前景。

7. 产科处理 尽快终止妊娠是改善母儿预后的重要保证。由于 AFLP 病情易迅速恶化,严重威胁母儿生命,AFLP 易出现死胎,死胎可加速、加重 DIC 发生,而且 AFLP 多发生在孕晚期,胎儿一般已可存活。因此一旦确诊 AFLP,无论病情轻重、孕周大小,均应尽快终止妊娠,早期终止妊娠可使母婴存活率明显升高;终止妊娠,去除 AFLP 致病因素,在强有力的支持治疗下,患者病情常可迅速改善。

分娩方式一般首选剖宫产,因剖宫产时间短,可减少待产过程中的体力消耗,减轻肝肾负担,一般建议放宽切除子宫指征,特别是病情较重的患者,可以减少产后出血,减少产褥期感染,消除子宫缩复对肝肾功能的负担,缩短肝功能恢复时间,提高母儿存活率,基于同样道理,一般子宫次全切除即可。对于有出血倾向或 DIC 形成而危及生命者,应立即切除子宫。

麻醉方式的选择可以根据患者具体情况与麻醉医师商量后决定。

(五) AFLP 母儿预后

AFLP 患者由于病情进展迅速、异常凶险,且早期症状不特异,母儿死亡率均较高。20 世纪 80 年代,AFLP 孕妇和新生儿死亡率分别为 75% 和 85%。目前,母亲死亡率约为 10%,胎儿预后也有明显改善,死亡率为 20% 左右。

1. AFLP 患者预后 AFLP 患者经积极治疗后病情可迅速好转,如产后无少尿过程,肾功能恢复较快,肌酐于产后 3 天开始下降,7 天左右恢复正常;胆红素于产后 7 天也开始下降,反映凝血功能的各项指标多于产后 4~12 天逐渐恢复正常。但产后白蛋白可继续下降,于产后 7 天左右开始回升,约于产后 18 天左右恢复至正常值。患者肝脏为可逆性改变,一般于产后 4 周左右可恢复正常。Jamal 等研究追溯 10 例 AFLP 患者,15 次妊娠生育史,其中有 3 次妊娠患 AFLP,其余 12 次妊娠正常,提示 AFLP 患者再次妊娠仍有一定的复发倾向。

2. AFLP 胎儿预后 AFLP 胎儿可能存在脂肪酸代谢障碍,该异常主要由长链酰基辅酶 A 脱氢酶(long-chain L-3-hydroxyacyl-CoA dehydrogenase,LCHAD)缺乏引起,产后有条件应对 AFLP 新生儿进行基因筛查。LCHAD 缺陷患儿脂肪酸代谢异常所致症状在婴儿期不立即表现出来,摄入含长链脂肪酸食物才引发症状,故患儿婴儿期护理非常重要。LCHAD 缺陷的儿童未经治疗死亡率为 75%~90%。存活者均应接受饮食治疗,饮食治疗可降低患者的发病率及死亡率。

(六) AFLP 的预测

目前,资料显示 AFLP 与胎儿 LCHAD 缺乏有关,而该异常为隐性遗传,父母双方携带致病基因时,其子女 1/4 发病。LCHAD 缺乏患儿母亲妊娠期 AFLP 发病率为 15%~25%。目前,生物分子学研究证实 AFLP 患者可能有基因异常,且该病与子代脂肪酸代谢障碍有关。提示 AFLP 高危患者及子代进行基因检测及随访十分必要。故所有妊娠期曾患 AFLP 或亲代谱系中有患 AFLP 及 LCHAD 缺乏儿童的妇女均应行生物分子学诊断检测,包括绒毛标本 DNA 分子学诊断及羊水细胞酶系分析等,有助于对 AFLP 进行预测。

妊娠期急性脂肪肝指南解读见视频 2-10-2。

视频 2-10-2　妊娠期急性脂肪肝指南解读

(陈敦金　潘兴飞)

第三节　妊娠合并糖尿病

糖尿病(diabetes mellitus,DM)是由遗传和环境等多种因素相互作用而引起的一组代谢综合征。其机制是胰岛素合成或分泌总量不足、分泌活性不足、胰岛素受体数目或受体结构异常、胰岛素与胰岛素受体结合异常和/或胰岛素受体后生化反应异常等因素引起的糖类、蛋白质、水和电解质的代谢紊乱,长期慢性高血糖为其主要临床特征。长期高血糖状态导致的全身微血管病变(眼底病变和肾病)、大血管病变(心脑血管和周围血管病变)和神经病变(周围神经病变),成为患者致残和病死的主要原因。

随着社会经济的发展,糖尿病患病人数不断增加,其中,1 型糖尿病(type 1 diabetes,T1DM)约占 3%~5%,2 型糖尿病(type 2 diabetes,T2DM)约占 95%。我国糖尿病发生率不断上升,成为影响成人健康的主要疾病之一。最早由于妊娠期高血糖孕妇的胎儿宫内死亡率高达 50%,并多发于妊娠 36 周,建议妊娠期高血糖孕妇孕 35~36 周终止妊娠,这便导致新生儿并发症(如新生儿呼吸窘迫综合征)及新生儿死亡率极高,1950 年围产儿死亡率高达 40%。但经过内科、产科及儿科医师共同协作,1960—1970 年围产儿死亡率下降至 10%~15%。20 世纪 70 年代后,通过严格管理妊娠期高血糖孕妇的妊娠期血糖水平,成功将妊娠期高血糖孕妇的妊娠终止时间推迟至孕 37~38 周,从而进一步降低了围产儿死亡率。近年来,通过严格控制妊娠期高血糖孕妇的孕期血糖水平,并加强对胎儿监测,妊娠期高血糖母儿预后有了更明显的改善,围产儿死亡率基本与正常孕妇相接近,围产儿患病率也明显降低。目前,妊娠期高血糖对母儿的影响主要见于孕期漏诊或确诊晚的 DM 患者。鉴于糖尿病在妊娠期临床过程比较复杂,母儿并发症较多,如何正确处理糖尿病孕妇仍是产科医师和内科医师工作中的重要课题。

一、妊娠期高血糖的分类及诊断标准

妊娠期高血糖是妊娠期最常见的并发症,包括两种不同类型的糖代谢异常,一种是孕前糖尿病合并妊娠(pregestational diabetes mellitus,PGDM),指孕前已经被诊断的糖尿病或孕前未被诊断但孕期发现血糖升高达到非孕期糖尿病诊断标准的,约占妊娠期高血糖的10%;另一种是妊娠期糖尿病(gestational diabetes mellitus,GDM),指妊娠期发生的糖代谢异常,占妊娠期高血糖的90%以上。

(一) PGDM

PGDM可以分为两类,一是在孕前已诊断的糖尿病,即孕前糖尿病或显性糖尿病;二是在孕期新诊断的糖尿病。孕前已确诊的糖尿病,根据其糖尿病类型在妊娠后分别诊断为"T1DM/T2DM/糖耐量异常(impaired glucose tolerance,IGT)/空腹血糖受损(impaired fasting glucose,IFG)合并妊娠。孕前未确诊、孕期发现血糖升高达到以下任何一项标准应诊断为"PGDM合并妊娠":①FPG≥7.0mmol/L(空腹8小时以上但不适宜空腹过久);②伴有典型的高血糖或高血糖危象症状,同时任意血糖≥11.1mmol/L;③HbA1c≥6.5%(采用NGSP/DCCT标化的方法);④口服葡萄糖耐量试验(oral glucose tolerance test,OGTT)2小时血糖≥11.1mmol/L。但有研究指出,单纯依据孕24周以后OGTT2小时血糖≥11.1mmol/L诊断DM,在产后6周~1年进行OGTT检查时,仅10.7%达到DM诊断标准,因而24~28周OGTT2小时血糖≥11.1mmol/L诊断DM尚缺乏循证医学证据支持,建议孕期按照GDM管理,产后行OGTT以进一步明确诊断。

(二) GDM

1964年,O'Sullivan等首次提出了GDM这一概念,以往GDM是指妊娠期间首次发生或发现的不同程度的糖代谢异常,1997年,世界卫生组织(WHO)将之列为一种特殊类型的糖尿病。随着健康与疾病的发育起源(developmental origins of health and diseases,DOHaD)学说研究的不断深入,孕期高血糖对胎儿近远期的影响越来越受到关注。美国国立卫生院(National Institute of Health,NIH)支持的全球多中心前瞻性研究,即高血糖与不良妊娠结局(hyperglycemia and adverse pregnancy outcome,HAPO)研究,包括了亚洲在内的9个国家、15个医学中心共计25 505例孕妇。该研究结果对全球GDM诊断标准的制定提供了科学依据。在HAPO研究的基础上,经过全球专家多次讨论,2010年国际妊娠合并糖尿病研究组(International Association of Diabetes and Pregnancy Study Group,IADPSG)制定出了新的GDM诊断标准,即推荐孕24~28周行75g OGTT作为GDM的诊断标准:空腹及服葡萄糖后1、2小时的血糖阈值分别为5.1、10.0、8.5mmol/L,任何一点血糖值达到或超过上述标准即诊断为GDM。2011年,美国糖尿病学会(American Diabetes Association,ADA)公布的"糖尿病诊疗指南"中采用了上述诊断标准。2010年11月末,WHO召开全球专家讨论会,大家一致认为"GDM筛查和诊断的关键问题在于确定合理的血糖诊断界值,即可导致围产期母儿不良结局的风险阈值"。

经过讨论,与会专家达成共识,孕期首次产检时应进行血糖检查,以便筛查出孕前未被诊断的糖尿病患者,GDM诊断标准应采用IADPSG推荐的OGTT界值。2011年7月,我国公布"中华人民共和国卫生部行业标准——GDM诊断标准"。我国GDM诊断标准强调妊娠中、晚期75g OGTT采用IADPSG的推荐标准。并且仅需营养管理+运动指导便可将血糖控制满意者定义为A1型GDM,需要加用降糖药物才能将血糖控制满意者定义为A2型GDM。所有孕妇均建议在首次产检时进行FPG筛查以除外孕前漏诊的DM,FPG≥5.6mmol/L可诊断为"IFG合并妊娠",明确诊断后可不行75g OGTT检查。不推荐妊娠期常规用HbA1c进行糖尿病筛查。但妊娠早期HbA1c处于5.7%~6.4%时,进展为GDM风险高。孕早期FPG在5.1~5.6mmol/L范围内,不作为GDM诊断依据。在医疗资源缺乏地区,妊娠24~28周可以先进行空腹血糖检查,建议在24~28周时先查FPG,FPG≥5.1mmol/L,可诊断为GDM;FPG<5.1mmol/L,则行75gOGTT。GDM新诊断标准的采用,对了解我国不同地区GDM的发病状况以及更好地和国际接轨,起到一定的推动作用。

在HAPO研究结果发表之前,由于各国学者对GDM采用的诊断方法和标准尚未完全统一,以及由于GDM发生与种族差异和地区差异有关,所以各国报道的GDM发生率相差悬殊,约为1.5%~14%。新的诊断标准实施以后,GDM发病率明显增高,在国际糖尿病基金(World Diabetes Foundation,WDF)项目研究中,中国妊娠合并糖尿病协作组2012年进行的多中心初步研究结果显示,我国GDM的发病率高达15%以上,当然,此结果是基于参与调查医院的发病情况而非基于人群资料。

二、妊娠期糖代谢的变化

(一) 妊娠期糖代谢的特点

妊娠期糖代谢发生明显的变化,主要表现在以下几个方面:

1. 妊娠期血糖水平下降 妊娠导致血糖下降的原因包括:①孕妇除本身需要能量外,尚需供应胎儿生长所需要的全部能量,且孕妇血中葡萄糖是胎儿生长发育的主要能源,通过胎盘依靠绒毛细胞膜上载体,以易化扩散的方式供给胎儿。随着孕周增加,胎儿对葡萄糖的需求量增多,妊娠晚期达高峰,导致妊娠期血糖水平的下降。妊娠合并糖尿病孕妇血糖持续升高,转运到胎儿体内的葡萄糖将增加,导致胎儿高血糖状态。②妊娠期肾血流量及肾小球滤过率均增加,而肾小管对葡萄糖的再吸收率不能相应增加,孕妇尿中葡萄糖排出量增加,引起孕妇血糖下降。另外,空腹时孕妇胰岛素清除葡萄糖的能力较非妊娠期增加,所以,孕妇空腹血糖下降最为明显,妊娠期孕妇长时间空腹极易发生低血糖。朱微微等研究提示,孕早期及孕中期早期FPG伴随孕周增加逐渐下降,这也是我国暂不采用孕早期FPG≥5.1mmol/L作为GDM诊断标准的原因。

2. 妊娠期糖负荷后反应 给予非妊娠女性糖负荷后,大约30分钟后血糖达峰值,1~2小时后恢复正常,而妊娠女性口服葡萄糖或进食碳水化合物后,血糖峰值高于非孕期并延迟到达,恢复正常水平也较缓慢,胰岛素分泌也呈类似变化。董志光等测定,正常孕妇口服75g葡萄糖后,血浆胰岛素释放较非孕期同样负荷下胰岛素释放更为活跃,提示孕期机体对胰岛素的敏感性低于非孕期,这主要与妊娠期存在许多特有的拮抗胰岛素因素有关,且随妊娠周数增加,这些因素作用逐渐增强,为了维持正常糖代谢状态,胰岛素分泌量需逐渐增加。对于胰岛素分泌受限的孕妇,如妊娠中晚期不能维持这一生理性代偿变化便会发生糖代谢紊乱,引起血糖升高,发生GDM。

(二) 妊娠期胰岛素拮抗因素

妊娠期胰岛素拮抗因素主要为胎盘分泌的系列激素,包括人类胎盘催乳素(human placental lactogen, HPL)、雌激素、黄体酮及催乳素等。随着妊娠期进展,这些激素生成量逐渐增加。分娩后该拮抗作用在数小时至数天内消除。

1. HPL 随着孕周的增加,HPL分泌量逐渐增加,足月达高峰。HPL具有促进脂肪分解、导致游离脂肪酸增加、抑制周围组织摄取葡萄糖及糖异生作用,从而致使血糖升高,糖耐量下降。

2. 雌激素与孕激素 对糖代谢有直接作用,可使葡萄糖与胰岛素比值下降。雌激素具有糖原异生作用,其拮抗胰岛素作用较弱。

3. 胎盘胰岛素酶 胎盘本身分泌的一种胰岛素酶,该酶为一种溶蛋白酶,可使胰岛素降解为氨基酸及肽而失去活性。

近期研究提示:孕妇体内TNF-α水平升高,而TNF-α也具有降低胰岛素敏感性的作用。此外,妊娠期机体分泌肾上腺皮质激素明显增加,尤其是在妊娠后期,进而导致内源性葡萄糖产生、糖原储备增加及利用减少,并降低胰岛素的作用。

(三) 妊娠期脂肪代谢变化

妊娠期脂代谢改变主要表现为孕早、中期脂肪存储增加和孕晚期脂肪分解增加。正常的孕期血脂改变,可为孕妇提供除糖和氨基酸外的另一种能源供给,以保证胎儿生长发育所需,而不适当的孕期血脂改变,则可能导致不良妊娠结局。

三、GDM 的病因、高危因素及预防

(一) GDM 的发病病因

近年来,研究发现GDM常发生在T2DM的高危人群,

且GDM孕妇产后发展为2型DM的风险明显增加,推测GDM与T2DM的发病机制相似。

1. 妊娠期胰岛素抵抗(insulin resistance, IR)**及胰岛素敏感性下降** 正常妊娠时,胰岛素敏感性较孕前下降50%~60%,胰岛素糖处理能力下降约50%,同时胰岛素分泌代偿性增加2~2.5倍,以维持正常血糖水平,故妊娠是一种生理性IR状态,可能与胎盘分泌的系列激素直接导致IR有关,此外,这些激素通过促进脂肪分解使游离脂肪酸增加,以及妊娠期肥胖也可能促进了妊娠期IR的发生。

研究发现GDM孕妇的孕期胰岛素敏感性较正常孕妇明显下降。体外试验表明,GDM患者胰岛素受体自身磷酸化和胰岛素受体底物1(IRS-1)磷酸化水平明显下降。可见,GDM孕妇胰岛素信号传递过程中多环节出现了问题,当机体不能分泌足够的胰岛素来代偿胰岛素敏感性下降或胰岛素抵抗时,即发生GDM。在某种意义上,妊娠是检验女性将来是否会发生T2DM的一次应激试验。

2. 遗传及自身免疫 有GDM病史的妇女不但将来发生T2DM的危险性增加,而且发生T1DM的风险也增加。GDM的遗传背景尚不明确,推测GDM的病因可能是多基因遗传而非常染色体显性遗传。通常探讨T1DM与免疫方面有某些相关性时用胰岛素抗体(ICA)、胰岛素自身抗体(LAA)以预测T1DM的发生,多数研究表明GDM患者中ICA阳性发生率较低,这支持GDM患者多数将来发展形成T2DM而非1型DM,但ICA阳性的GDM者,多数不久发展为T1DM,并且进展较快。所以,从GDM患者产后转归方面推测其发病原因既存在遗传的因素,也可能存在免疫因素。

3. 胰岛素分泌异常 无论是正常妊娠还是GDM合并妊娠,胰岛素的分泌量均随着孕周增加而增加,但GDM患者的增加幅度明显低于正常妊娠者,并且静脉滴注葡萄糖负荷试验后发现GDM孕妇第一时相胰岛素反应明显低于正常孕妇,而第二时相胰岛素反应相似于正常孕妇,这反映出GDM患者OGTT时胰岛素分泌峰有后移,可见孕期胰岛素分泌潜能的下降是GDM发病的原因之一。

4. 炎症 很多研究提示孕早期或中期血中TNF-α、C反应蛋白(CRP)以及白细胞计数的升高可以预测GDM的发生,提示炎症在妊娠期糖代谢异常的发生中起一定的作用。例如,TNF-α可以影响胰岛素受体信号的转导、降低胰岛素的敏感性,并通过增加血游离脂肪酸、瘦素、糖皮质激素及肾上腺皮质激素等水平,增加IR。

5. 脂肪细胞因子 现有许多研究发现瘦素、脂联素等脂肪细胞因子在GDM发病中发挥作用,GDM孕妇血中瘦素水平明显升高,脂联素水平显著下降,并被证明与IR程度增加有关。

(二) GDM 的高危因素

GDM的高危因素包括种族和一些母体因素,如高龄、

妊娠前超重或肥胖、妊娠期体重过度增长、多囊卵巢综合征、糖尿病家族史、GDM 病史、巨大儿分娩史、多次妊娠史、妊娠期高血压疾病、孕期体重过度增长等。将 GDM 发病的危险因素与种族和地域特征相结合,对设计更具地域和人群特异性的经济实用的筛查方案、提升诊断准确性有重要的临床价值。

(三) GDM 的预防

研究表明,健康饮食和运动锻炼对预防 GDM 发生有一定作用。GDM 相关不健康的饮食模式包括大量食用含糖饮料、油炸食品、动物脂肪、精制谷物、糖果、薯条和比萨等。相反,健康饮食因素包括绿叶蔬菜、家禽、鱼类,地中海饮食,以及坚果和膳食纤维。我国学者通过开展运动预防超重及肥胖孕妇 GDM 的临床随机对照研究,发现孕早期开始规律的中等强度蹬车运动可使超重和肥胖孕妇 GDM 发生风险下降约 50%。此外,进行肌醇或维生素 D 的补充以及对肥胖孕妇应用二甲双胍也对 GDM 预防有一定益处。

四、妊娠对糖尿病的影响

由于糖尿病患者孕期病情常加重,且孕前无糖尿病者妊娠期可能发展为 GDM,产后糖代谢又恢复正常。因此,妊娠本身可促使糖代谢异常的发生,而且,妊娠不同时期对糖代谢影响也不同。

(一) 妊娠对糖尿病治疗的影响

妊娠期不同阶段代谢变化将影响到妊娠期高血糖患者的治疗,主要表现如下:①妊娠早期:由于恶心、呕吐的存在,应用胰岛素治疗的糖尿病孕妇如果未及时调整胰岛素量,部分患者可出现低血糖,严重者甚至导致饥饿性酮症、酸中毒、低血糖性昏迷。与非孕期相比,孕早期胰岛素用量减少及增加者各占 1/3,提示孕早期糖尿病孕妇的胰岛素需要量要根据个体血糖特点进行调整。②妊娠中期:随着妊娠进展,机体胰岛素抵抗作用增强,胰岛素用量需要增加。另外,糖尿病孕妇血糖控制不满意或妊娠期合并感染均可能诱发酮症酸中毒的发生。③产程中:进入产程孕妇体力消耗较大,同时进食减少,如不减少胰岛素的用量容易发生低血糖;孕妇临产时情绪紧张及疼痛均可引起血糖的波动,因此,产程中应严密监测血糖,及时调整胰岛素的用量。④产褥期:产后胎盘排出体外,胎盘所分泌的胰岛素抵抗激素迅速消失,胰岛素用量也应立即减少,否则产后易出现低血糖性昏迷。

(二) 妊娠对糖尿病微血管病变的影响

糖尿病合并微血管病变如糖尿病肾病、糖尿病视网膜病变等,妊娠是否促进其病情的恶化,争议较多。以往多数学者不主张这类患者妊娠,近年来许多研究结果表明:①妊娠可造成轻度糖尿病肾病患者暂时性肾功能减退,较严重的肾功能不全患者[血清肌酐>265μmol/L 或肌酐清除率<50ml/(min·1.73m^2)]时,妊娠可对部分患者的肾功能造成永久性损害。因此,不建议这部分患者妊娠。肾功能正常者,如果妊娠期血糖控制理想,对肾功能影响较小。②糖尿病并发非增殖性视网膜病变者妊娠期眼底变化小,大多数能顺利度过妊娠期,仅少数病情发展为视网膜增殖性病变而且产后常能恢复;增殖性视网膜病变者,目前普遍认为进行激光光凝和孕期良好的血糖控制可将视网膜病变恶化的可能性降至最低。

五、妊娠期高血糖对母儿的影响

妊娠合并糖尿病对孕妇和胎儿造成的影响与糖尿病病情程度、孕妇血糖升高出现的时间以及孕期血糖控制水平密切相关。GDM 孕妇血糖升高主要发生在妊娠中、晚期,此时胎儿组织、器官已分化形成,所以,GDM 孕妇胎儿畸形及自然流产发生率并不增加。GDM 孕妇高血糖主要是导致胎儿高胰岛素血症、巨大胎儿、新生儿低血糖和红细胞增多症发生率增加的原因。妊娠前患有糖尿病者,糖尿病病程较长,病情程度相对较重。孕前或妊娠早期血糖控制不满意的孕妇,其自然流产和胎儿畸形发生率明显增加,孕期未能进行严格血糖控制和孕期监测,母、儿其他并发症也将明显增加。产后随诊提示,曾患 GDM 女性将来罹患 T2DM 风险增加。糖尿病孕妇子代远期患有肥胖、DM 等代谢综合征风险增加。

(一) 对孕妇的影响

妊娠合并糖尿病孕产妇死亡率已明显减少,但孕期血糖控制不满意者,孕产妇并发症较高,主要表现在以下几个方面:

1. 自然流产 多发生在孕早期,主要见于 PGDM 合并妊娠者,血糖未控制正常情况下妊娠,孕前及妊娠早期高血糖,将会影响胚胎的正常发育,导致胎儿畸形发生,严重者胎儿发育停止,最终发生流产。Rosenn 研究指出孕早期糖化血红蛋白(glycohemoglobin,HbA1)>8% 或者平均空腹血糖>6.7mmol/L,显著增加自然流产发生率。糖尿病患者应将血糖控制正常后再怀孕。

2. 妊娠期高血压疾病 由于妊娠期高血压疾病与糖尿病有诸多相似的发病机制(如 IR 和高胰岛素血症)和相同的高危人群(如高龄、肥胖、体重增长过快等),所以,糖尿病孕妇易并发高血压、子痫前期等。尤其常见于糖尿病病程长伴微血管病变者,糖尿病合并肾病时,妊娠期高血压疾病发生率高达 50% 以上。北京大学第一医院 23 年的资料显示:1 202 例妊娠合并糖尿病孕妇子痫前期发生率为 12.6%,PGDM、GDM 以及糖代谢正常孕妇的子痫前期发生率分别为 34.9%、11.8% 和 8.09%。

3. 早产 妊娠期高血糖孕妇早产发生率为 9.5%~25%,明显高于非糖尿病孕妇。大部分早产为医源性所致,如并发妊娠期高血压疾病、胎儿窘迫以及其他严重并发症需要提前终止妊娠。糖尿病肾病孕妇,早产率高达 50%~70% 以上。

4. 感染 妊娠引起的一系列生理变化,使孕妇易发生无症状菌尿,加之高血糖患者抵抗力下降易合并感染,所以,妊娠期高血糖孕妇泌尿系统感染风险进一步增加,有文献报道,其发生率高达 7%~18.2%,糖尿病孕妇肾盂肾炎发生率为非糖尿病者的 5 倍。肾盂肾炎得不到及时治疗将引起早产,严重者发生感染性休克,部分患者还会发展成慢性肾盂肾炎。糖尿病患者一旦并发感染将加重妊娠期胰岛素抵抗,严重者引起酮症酸中毒。糖尿病孕妇由于阴道糖原的升高,破坏了阴道内环境,容易出现反复发作的外阴阴道假丝酵母菌病。

5. 羊水过多 妊娠期高血糖孕妇羊水过多的发病率较正常孕妇增加 7 倍。Reece 等指出妊娠期血糖控制不理想的孕妇羊水过多的发生率高达 17%。高血糖孕妇羊水过多的发病机制尚不清楚,与下列因素相关:①胎儿畸形,常见的有神经管畸形、消化道畸形、腹壁缺陷等。②胎盘体积增加:糖尿病孕妇常伴有胎盘的增大和肿胀,绒毛水肿,影响羊水交换,出现羊水过多。③母亲高血糖,引起胎儿高血糖,导致胎儿渗透性利尿;母亲葡萄糖通过胎盘胎膜转运到羊膜腔,渗透性地产生过多的羊膜腔液。④糖尿病胎儿的过度发育和肾小球滤过率的增加,可导致胎儿尿量的增加。⑤妊娠晚期,羊水循环通过尿液的排出和羊水的吞噬及肺的吸收来平衡,糖尿病胎儿可能存在这三条途径的不平衡。

6. 酮症酸中毒(diabetic ketoacidosis) 酮症酸中毒是糖尿病的一种严重急性并发症。糖尿病孕妇并发酮症的主要原因在于高血糖及胰岛素相对或绝对缺乏,导致体内血糖不能被利用,体内脂肪分解增加,酮体产生增多。少数因为孕早期恶心、呕吐,进食量少,而胰岛素用量未减少,引起饥饿性酮症。由于孕期代谢变化特点使糖尿病孕妇更易并发酮症酸中毒,有时糖尿病孕妇血糖仅轻度升高 [8.3~16.7mmol/L(150~300mg/dl)]就能出现酮症酸中毒。

糖尿病酮症酸中毒对母儿危害大。孕妇因脱水导致低血容量及电解质紊乱,严重时诱导昏迷甚至死亡,是糖尿病孕妇死亡的主要原因之一。酮症酸中毒发生在孕早期具有致畸作用,孕中晚期将加重胎儿慢性缺氧、酸中毒,并且还可导致胎儿水电解质紊乱,严重时引起胎死宫内。另外,可危害胎儿神经系统发育。酮症酸中毒孕妇早期临床表现主要为四肢无力、疲乏、极度口渴、多饮多尿,常伴有食欲缺乏、恶心、呕吐、腹痛、伴血压下降等。当 pH<7.2 时常有呼吸深大,中枢神经受抑制而出现倦怠、嗜睡、头痛、全身痛、意识模糊、昏迷,化验检查血尿酮体阳性伴血糖升高,严重者电解质紊乱。

7. 分娩期的并发症 ①宫缩乏力、产程延长、剖宫产率增加;②孕期应用胰岛素治疗的孕妇,由于临产后停用皮下注射胰岛素以及孕妇不能规律进食,再加上产程中能量的消耗,使血糖很难控制在理想范围,反而易出现酮症或低血糖;③由于巨大胎儿的增多以及糖尿病胎儿皮下脂肪增厚,使得肩难产及臂丛神经损伤的发生率明显增加;④由于产程的延长、胎儿的偏大以及产妇精神方面等原因容易导致产后出血。

(二)对胎婴儿的影响

近年来,由于妊娠合并糖尿病得到及时诊断和处理,加之孕期胎儿监测方法提高,妊娠期高血糖孕妇围产儿死亡率已明显下降,妊娠晚期不明原因的胎死宫内极少发生。孕期漏诊以及未接受治疗的糖尿病孕妇,妊娠晚期仍易并发胎儿窘迫,严重者出现胎死宫内。妊娠期高血糖孕妇血糖水平与围产儿死亡密切相关:孕妇高血糖本身可降低胎盘对胎儿血氧供给,并且胎儿高血糖及高胰岛素血症使机体耗氧量增多,导致胎儿缺氧,严重时发生胎死宫内。糖尿病孕妇并发酮症时,孕妇血中酮体可通过胎盘达胎儿体内,减少血红蛋白与氧结合,进而加重胎儿缺氧,同时可导致胎儿酸中毒加重。孕妇并发酮症酸中毒时,胎儿死亡率明显增加,达 30%~90%。杨慧霞等总结发现,妊娠期血糖控制组 50 例无围产儿死亡,而 28 例未治疗组围产儿死亡达 10.7%。1986 年,美国糖尿病学会建议将糖尿病孕妇血糖控制在正常范围(如空腹血糖少于 5.6mmol/L,餐后血糖低于 6.7mmol/L),胎死宫内发生率可降低至正常妊娠水平。但新生儿畸形仍是目前造成糖尿病合并妊娠者围产儿死亡的主要原因之一。

根据胎儿暴露于高糖环境的阶段不同,胎儿累积受损程度也是不同的(图 2-10-1)。

1. 妊娠早期高血糖对胚胎的影响 主要见于 PGDM 合并妊娠的孕妇,由于早孕反应、胰岛素应用的不合理性,容易出现血糖水平较大波动以及并发酮症,影响胚胎的早期发育。

(1)胎停育:孕前或孕早期高血糖将会影响胚胎的正常发育,严重者引起胎停育,最终发生流产。

(2)胎儿畸形:糖尿病妇女妊娠后胎儿畸形率比正常孕妇高 2~3 倍,糖尿病的严重程度与胎儿畸形率成正比,胎儿常见的畸形有:神经管畸形、心脏畸形(室间隔缺损、大血管错位、主动脉缩窄)、肾脏畸形(肾积水、肾发育不全)、消化道畸形(十二指肠闭锁、肛门直肠闭锁)以及唇、腭裂等。

2. 妊娠中、晚期高血糖对胎儿的影响 GDM 孕妇血糖升高主要发生在妊娠中、晚期,对胎儿发育的影响主要包括胎儿发育过度(巨大儿)和胎儿肺发育成熟受累。早在 1960 年,Perdesson 提出糖尿病孕妇致新生儿一系列并发症(除畸形外)均因胎儿高胰岛素血症存在的缘故。妊娠合并糖尿病时,孕妇高血糖持续经胎盘达胎儿体内,刺激胎儿胰岛细胞增生、肥大,胰岛素分泌增多,继而发生高胰岛素血症。胎儿胰岛素升高可以促进胎儿细胞摄取氨基酸,加快组织蛋白质合成,降低脂肪分解,使脂肪及糖原在胎儿各组织

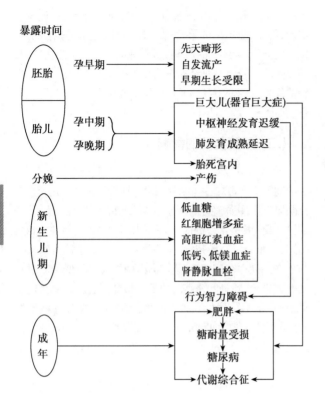

图 2-10-1　母亲糖尿病对其胎儿、新生儿及成年期影响示意图

中沉积增加,导致巨大胎儿形成。胎儿高胰岛素血症还会增加其机体耗氧的消耗,致胎儿宫内慢性缺氧、酸中毒。胎儿慢性缺氧诱导红细胞生成素产生增加,促使红细胞生成增多,导致新生儿红细胞增多症发生。高胰岛素血症具有拮抗糖皮质激素促进肺Ⅱ型细胞表面活性物质合成及诱导释放的作用,使胎儿肺表面活性物质产生分泌减少,导致胎儿肺成熟延迟,故新生儿呼吸窘迫综合征(neonatal respiratory distress syndrome,NRDS)发生增多。新生儿脱离母体高血糖环境,由于胎儿高胰岛素血症存在,易并发新生儿低血糖。因此,积极控制孕妇高血糖减少胎儿发生高胰岛素血症,对降低围产儿并发症有密切关系。

(1)巨大胎儿:主要见于糖尿病未得到很好控制。孕妇高血糖引发的巨大儿最大的危害在于胎死宫内、难产及产伤发生率增加。巨大胎儿发生率与妊娠中、晚期孕妇血糖水平呈正相关,Pettitt 等报道 OGTT 2 小时血糖在 8.9~11.1mmol/L(160~200mg/dl)及>11.1mmol/L(200mg/dl)两组孕妇中,大于胎龄儿发生率分别为 2 小时血糖<6.7mmol/L(120mg/dl)组的 2 倍及 4 倍,提示即使轻型糖代谢异常也可导致巨大胎儿发生率显著增加。此外,有极少数学者报道,即使将血糖控制至正常范围,糖尿病孕妇巨大胎儿发生率仍高于正常孕妇,并推测可能与以下三种因素有关:①除血糖外,其他物质(如氨基酸、脂肪)均可刺激胎儿胰岛细胞,引起胰岛素过度分泌,进而促进胎儿过度生长;②目前所制订的所谓正常血糖的界值偏高;③血糖监测次数少,未能及时发现孕妇高

血糖。

(2)NRDS:孕妇高血糖通过胎盘到达胎儿体内,引起胎儿高血糖和高胰岛素血症,进而降低糖皮质激素分泌并拮抗其促进肺表面活性物质合成及诱导释放的作用,推迟胎儿肺成熟,使新生儿易发生 NRDS,但妊娠期血糖控制满意者胎儿肺成熟不受影响。

(3)胎儿生长受限(fetal growth restriction,FGR):一般见于 PGDM 孕妇,由于血糖控制不理想,长期存在的高血糖影响胎盘功能,导致 FGR,尤其常见于糖尿病合并微血管病变者。其次,孕期不合理的饮食控制引起的孕妇营养不良,也会导致 FGR 发生。

3. 分娩期高血糖对胎儿的影响　分娩期容易出现羊水粪染、胎儿窘迫,有以下几方面的因素:①分娩期由于进食的随意性、能量的消耗,使血糖极不好控制,血糖水平或高或低,影响胎儿的能量摄取;②产程的延长或宫缩的不协调,增加了胎儿在缺氧环境中的时间;③糖尿病孕妇的巨大胎儿,或者 FGR 胎儿在产程中对宫缩的耐受能力较差,易出现宫内缺氧。

4. 对新生儿的影响　胎儿的高胰岛素血症诱发了新生儿出生后一系列的代谢异常及与之相关的疾病。

(1)新生儿窒息:由于妊娠合并糖尿病孕妇胎儿宫内慢性缺氧、产程中胎儿窘迫以及产程延长、难产存在的可能性较正常孕妇的胎儿发生率高,使得糖尿病母亲的新生儿生后窒息率明显增加。

(2)新生儿低血糖:新生儿断脐后,来自母亲的葡萄糖供应中断,胎儿的高胰岛素血症持续存在,故极易发生新生儿低血糖,严重时可导致脑损伤。新生儿低血糖指新生儿在出生 24 小时内血糖<2.2mmol/L,24 小时后血糖在 2.2~2.8mmol/L 之间。

(3)新生儿红细胞增多症:新生儿高胰岛素血症促进胎儿摄取氨基酸,加快组织蛋白质合成,机体耗氧量加大,致胎儿宫内慢性缺氧、酸中毒,慢性缺氧诱发红细胞生成素产生增多,刺激胎儿骨髓外造血而引起红细胞生成增多,导致新生儿红细胞增多症,其发生率高达 30%。本症伴发高血黏度,可降低胎儿大脑血容量,严重者造成新生儿神经系统发育阻滞和缺陷的危险。

(4)新生儿高胆红素血症:红细胞增多症的新生儿出生后大量红细胞被破坏,胆红素产生增多,造成新生儿高胆红素血症,如得不到及时治疗造成核黄疸,影响智力。

(5)新生儿肥厚性心脏病:病因尚不清楚,可能是高胰岛素血症引起胎儿心肌细胞核、细胞数及纤维增多。研究资料显示:10%~20% 的糖尿病子代有不同程度的心脏扩大,主要见于血糖控制不理想孕妇分娩的巨大儿。超声心动检查显示心脏扩大患儿中 75% 室间隔肥厚、心肌肥厚。部分新生儿表现有呼吸困难,仅少数严重者将会发生心力衰竭。多数新生儿的心脏扩大产后 6 个月内能够恢复正常。

(6)新生儿低钙血症、低镁血症:糖尿病孕妇常伴有低

镁血症而致新生儿低镁血症，大约30%~50%存在低血钙，主要发生在产后24~72小时之间。

（7）新生儿脑损伤及脑发育异常：由于母亲妊娠期糖代谢紊乱，有碍于子代脑的正常发育，新生儿脑成熟程度落后于同龄儿，此外，糖尿病母亲新生儿出现的低血糖、核黄疸，进一步加重脑损伤。

（三）远期并发症

1. GDM孕妇远期转归 曾患GDM病史的妇女是T2DM的高危人群，大量研究提示，产后6周~28年，有2.6%~70%的GDM患者将发生DM。患有GDM史的妇女再次妊娠GDM的再发率高达48%，GDM的再发率与下列因素有关：肥胖、巨大儿分娩史、前次GDM诊断较早（孕24周前）或前次GDM需要用胰岛素治疗等。

2. 对子代的远期影响 母亲妊娠期高血糖可引起胎儿及新生儿的异常，且很多问题会延续至婴幼儿时期和青春期，并可诱发一些成年疾病的发生。

（1）神经精神发育问题：一些研究表明GDM子代的神经发育受到影响，学者认为这种后果归因于小儿在孕期暴露于糖代谢紊乱的环境而导致的脑发育异常及脑损伤，大多表现为：运动落后、肌张力异常、语言和动眼功能障碍、社会适应能力差、注意力不集中、记忆障碍等，但有待进一步研究证实。

（2）肥胖及糖尿病：妊娠期高血糖母亲的子代在儿童期、青春期、成年期容易发生肥胖，且其成年后发生DM的概率是1%~9%。发生肥胖和糖尿病的原因可能是：孕妇糖代谢紊乱，母胎间的物质交换发生变化，胎儿胰岛细胞的增生，胰岛素水平升高，C肽升高使胎儿脂肪细胞的大小和数量甚至与能量代谢有关的器官结构与功能发生了改变，在其成长过程中，增加肥胖、DM的发生风险。

六、妊娠期高血糖管理及诊治

（一）妊娠前咨询

妊娠前患DM、糖尿病前期（IFG/IGT）或有DM高危因素的女性需计划妊娠，并行孕前咨询和病情评估。应教育并指导这些患者自行监测血糖，控制血糖接近正常后再妊娠，以减少胎儿畸形、自然流产和胎儿死亡的发生。同时，维持孕期血糖正常，进一步减少母儿严重并发症的发生。

1. 妊娠前需完善性传播疾病、甲状腺功能、妊娠前血糖控制水平、肝肾功能、心电图和超声心动图等相关检查，以评估糖尿病视网膜病变、糖尿病肾病、神经病变和心血管疾病等。

2. 明确糖尿病妇女是否能够妊娠。White B、C、D可以妊娠；White F的糖尿病肾病妇女，孕前尿蛋白<1g/24h，不伴有肾功能损害者，肌酐清除率>90mmol/min，在严密监测下可以妊娠；妊娠前经过控制血压>150/100mmHg或肾功能异常者不宜妊娠；White R患者，孕前或孕早期接受过激光凝固治疗的增殖性视网膜病可以妊娠；未经治疗的White R患者不宜妊娠。对暂时不适宜妊娠的人群应同时提供避孕咨询。

3. 孕前及孕早期HbA1c升高与多种胎儿畸形相关，推荐糖尿病患者妊娠前应尽量将HbA1c控制在6.5%以内，以降低胎儿先天性畸形发生风险。推荐孕前3个月及孕早期3个月内口服小剂量叶酸400~800μg/d或含叶酸的多种维生素。

4. 糖尿病的教育 解除糖尿病患者及家属的思想顾虑，告知孕期严格控制血糖的重要性，学会低血糖的识别，使其配合治疗，做好孕期保健。

（二）妊娠期治疗

由于妊娠期糖代谢会发生一定变化，所以，妊娠期血糖控制方法及标准与非孕期糖尿病不完全相同，妊娠合并糖尿病患者的血糖应由糖尿病专家、产科医生、营养师和从事健康教育的糖尿病专科护士共同管理。基本治疗方案也应遵循"五驾马车"的原则，即糖尿病教育、医学营养治疗、运动治疗、药物治疗及糖尿病监测。目的是孕妇在妊娠期无明显饥饿感的情况下，血糖控制达到表2-10-3所示血糖目标，同时，HbA1c<6%，尿酮体（-）。

表2-10-3 妊娠期血糖控制标准

时间	血糖/（$mmol\cdot L^{-1}$）	时间	血糖/（$mmol\cdot L^{-1}$）
空腹	3.3~5.3	餐后2小时	4.4~6.7
餐前30分钟	3.3~5.3	睡前	4.4~6.7
餐后1小时	5.6~7.8	凌晨2:00~4:00	4.4~5.6

1. 糖尿病教育 糖尿病孕妇的教育应贯穿于孕前、孕期及产后随诊的全过程。内容包括：①糖尿病患者妊娠前的基础教育、孕前评估及孕前准备；②妊娠期自我监测的重要性、监测方法、监测目标；③告知血糖增高对孕妇及胎婴儿的危害，做好孕期保健；④产后指导及产后随访教育

2. 医学营养治疗（medical nutrition treatment，MNT） MNT是糖尿病的基础治疗措施，80%以上的GDM通过合理饮食指导及适量运动，血糖可达到理想状态。MNT的目的：①维持孕妇体重合理增长；②保证母体的营养需要、胎儿的生长发育；③糖尿病孕妇的饮食控制不能过分严格，在血糖保持平稳的基础上，避免出现低血糖和反复尿酮体；④配合其他治疗，预防并发症的发生。MNT是妊娠合并糖尿病治疗的重要手段之一，应针对不同孕妇制订个体化的治疗方案。本节将重点且详细讲解。

（1）妊娠期各种营养素的需要量：

1）能量摄入：妊娠期高血糖孕妇应控制每日总能

表 2-10-4　妊娠期体重增长建议

妊娠前体重指数（BMI）分类/（kg·m⁻²）	总增长值范围/kg	妊娠早期增长值/kg	妊娠中晚期周体重增长值/kg
低出生体重（<18.5）	11.0~16.0	≤2.0	0.46（0.37~0.56）
正常体重（18.5~24.0）	8.0~14.0	≤2.0	0.37（0.26~0.48）
超重（24.0~28.0）	7.0~11.0	≤2.0	0.30（0.22~0.37）
肥胖（≥28.0）	≤9.0	≤2.0	≤0.30

量摄入,妊娠早期不低于 1 600kcal/d,妊娠中晚期 1 800~2 200kcal/d 为宜。伴孕前肥胖者应当减少热量摄入,但孕早期不低于 1 500kcal/d,孕中晚期适当增加。鼓励孕妇记录饮食摄入情况,监测体重增长。见表 2-10-4。

2）碳水化合物:碳水化合物是能量代谢的主要来源,糖尿病患者每天 50%~60% 的能量来自碳水化合物,并且每天碳水化合物摄入不建议低于 175g。孕前糖尿病孕妇碳水化合物摄入应占总热量的 40%~50%,对维持孕期血糖更为合适。碳水化合物是全天能量的主要来源,以五谷、根茎及豆类为主,要粗细搭配,除米、面外,宜多吃玉米面、荞麦面、燕麦片、小米等粗杂粮。

3）蛋白质:膳食中蛋白质的需要量不应低于 70g/d,或饮食中蛋白质占总热量的 15%~20%,可满足孕妇的生理需要和胎盘及胎儿生长发育的需要。

4）脂肪:膳食中脂肪总量占能量的 30%~35%,其中,饱和脂肪酸不超过总能量摄入的 7%。尽量减少反式脂肪酸的摄入。

5）膳食纤维:建议 20~35g/d,膳食纤维的供给方式以天然食品为佳,并与含高碳水化合物的食物同时食用,多选燕麦片、苦荞麦面等杂粮以及海带和新鲜蔬菜等。

6）维生素及矿物质:妊娠时对铁、叶酸、维生素 D 的需要量增加了 1 倍,钙、磷维生素的需要量增加了 33%~50%,蛋白质、锌、维生素 B₂ 的需要量增加了 20%~25%,维生素 A、维生素 B₁₂、维生素 C、硒、钾、生物素、烟酸的需要量增加 18%。因此,建议在妊娠期有计划地增加富含维生素及矿物质的食品,如瘦肉、家禽、海鲜、奶制品、新鲜水果和蔬菜等。

（2）计划合理的餐次:膳食计划需要个体化。应根据孕妇的生活方式、活动、社会习惯来调整个人的餐次安排。此外,每餐的能量构成对于保持糖尿病患者餐后血糖水平也是至关重要的,Jovanovic 等证明,对于维持血糖水平来说,早、中、晚三餐的碳水化合物的含量应控制在 33%、45%、40%。包括加餐,全天碳水化合物所提供能量可占总热量的 45%~60%（表 2-10-5）。

表 2-10-5　糖尿病孕妇不同餐次能量与碳水化合物分布

餐次	能量/%	餐次	能量/%	餐次	能量/%
早餐	10~15	午餐	20~30	晚餐	20~30
加餐	5~10	加餐	5~10	加餐	5~10

3. **运动疗法**　妊娠期的运动可改善胰岛素抵抗,管理血糖。20 世纪 90 年代以来,随着人们对运动疗法的不断研究,发现运动疗法对于大多数患者是一种安全、有效的方法。

研究证实,孕前和孕期的规律运动可明显降低孕妇 GDM 发生风险,尤其对于超重和肥胖孕妇;规律运动可提高 GDM 患者的血糖达标率和减少胎儿不良结局。建议无运动禁忌证的孕妇,一周中至少 5 天每天进行 30 分钟的中等强度运动。

妊娠期运动禁忌证包括:严重心脏或呼吸系统疾病,重度子痫前期/子痫,未控制的高血压、甲状腺疾病、1 型糖尿病,宫颈功能不全,持续阴道出血,先兆早产,前置胎盘,胎膜早破,重度贫血,胎儿生长受限,三胎及以上的多胎妊娠等。当孕妇运动时出现阴道出血、规律并有痛觉的宫缩、胎膜早破、呼吸困难、头晕头痛、肌肉无力影响平衡等症状时,应停止运动。专业人员如产科医生,在给予孕妇运动建议前,应对孕妇的身体情况进行全面充分的评估。

运动形式包括有氧运动和抗阻力运动。被推荐的运动形式包括步行、快走、游泳、固定式自行车运动等。应避免引起静脉回流减少和低血压体位以及易引起摔倒、外伤或者碰撞的运动和一些高风险运动。

此外,对于需要使用胰岛素治疗患者,需警惕运动引起低血糖的发生,应注意避免低血糖反应和延迟性低血糖。避免清晨空腹未注射胰岛素之前进行运动。血糖水平 <3.3mmol/L 或 >13.9mmol/L 的患者,应停止运动并检测尿酮体。

4. **药物治疗**

（1）胰岛素治疗:胰岛素是大分子蛋白,不通过胎盘,不会对胎儿造成不良影响,而且妊娠期应用胰岛素对孕妇内源性胰岛素分泌无远期影响,所以经饮食控制和运动疗法,血糖仍达不到理想状态时,应及时加用胰岛素。

应用胰岛素治疗的指征:①糖尿病患者妊娠前将口服降糖药改为皮下注射胰岛素;②妊娠早期发现血糖明显增高者;③GDM 被确诊后经饮食及运动治疗 3~7 天,孕妇空腹血糖 ≥5.3mmol/L 或餐后 2 小时血糖 ≥6.7mmol/L,尤其是控制饮食后出现饥饿性酮症,增加热量摄入血糖又超标者;④GDM 治疗较晚（如孕 32 周）,胎儿体重明显大于同龄胎儿者。

妊娠期胰岛素治疗的原则:①尽可能模拟生理状态:全天的基础胰岛素分泌及餐后胰岛素峰;②剂量必须个体化:

孕期胰岛素治疗剂量的个体差异大，每个人自身胰岛素抵抗不同，没有具体公式可供参考，即使同一患者在不同的妊娠期剂量也在变化，所以根据孕妇的状态调整剂量，以免发生低血糖；③必须在饮食治疗的基础上进行：在胰岛素治疗期间要有相对恒定进食热量、稳定运动量，同时保持情绪的相对稳定性，在此基础上了解全天血糖波动的规律性，调整胰岛素的剂量，孕妇无饥饿感也无尿酮体，而使血糖控制理想。

妊娠期应用的胰岛素制剂：见表 2-10-6。

表 2-10-6　妊娠期常用的胰岛素制剂（规格：300U/ 支）

种类	特点
超短效胰岛素类似物（IA）	1. 起效快，药物维持时间短，控制餐后血糖效果好 2. 餐前皮下注射，5~15 分钟起效，达峰快，30~60 分钟达药物高峰，持续 2~4 小时
短效胰岛素（胰岛素，R）	1. 起效快，作用持续时间短，剂量易于调整 2. 餐前 30 分钟皮下注射，2~4 小时达高峰，持续 6~8 小时
中效胰岛素（NPH）	起效慢，皮下注射后 2~4 小时起效，6~10 小时作用高峰，持续时间达 16~20 小时，降血糖的强度弱于短效胰岛素

表 2-10-6 中是常用皮下注射的胰岛素，但如果出现酮症、不能进食或产程中不宜应用皮下注射的胰岛素时，可选用胰岛素（R）小剂量静脉给药。

妊娠期胰岛素治疗方案及选择：在胰岛素替代治疗的过程中，除了注意三餐前胰岛素的补充，基础胰岛素的替代也非常重要。理想的"基础/餐前大剂量胰岛素替代治疗"的模式应该符合：基础胰岛素的替代作用能够达 24 小时，而餐前胰岛素的替代希望"快起快落"，即胰岛素注射后能快吸收、快达峰，当将餐后血糖控制满意后，则应很快回落到基础状态水平，这样一种替代模式是最符合生理要求的。下面有几种选择方式供参考，但应用胰岛素必须有医生的指导。

1）三次注射法：即 R-R-R，早、中、晚餐前皮下注射短效（餐前 30 分钟）或超短效胰岛素（餐前注射），适用于空腹血糖正常、餐后血糖增高者。

2）四次注射法：即 R-R-R-N，三餐前 30 分钟注射短效或超短效胰岛素，睡前注射中效胰岛素，该方案为目前胰岛素强化治疗最常用的一种方法。餐前注射短效或超短效胰岛素可提供随餐所需的胰岛素高峰浓度，控制餐后血糖，睡前注射 NPH 旨在提供夜间及次日清晨基础状态下的胰岛素血浓度。其优点：①餐后及空腹血糖都得到控制，容易达到血糖的控制标准；②容易调整剂量，根据上次餐后血糖或进餐的量随时调整 R 的用量；③若使用得当，不易发生低血糖。缺点：需要进餐时间的相对固定，且注射次数多，依从性较差。

3）五次注射法：即 N+R-R-R+N，该种方案是目前强化治疗模拟生物性胰岛素分泌模式的最理想方案。两次

NPH 注射，分别在早晨 8 点及晚上 10 点左右，用来补充全天的基础胰岛素；三次注射 R 或超短效胰岛素，用来补充餐后胰岛素峰。优点是这种方法与生理性胰岛素分泌模式最接近；缺点是注射次数多，患者难以坚持。具体方法：一般两次 NPH 的量约占全天胰岛素替代治疗用量的 30%~50%；其余 50%~70% 的胰岛素由三餐前 R 合理分配，具体根据三餐用餐及餐后血糖值调整。

4）持续皮下胰岛素输注法（CSII）：即胰岛素泵。采用可调程序的微型电子计算机控制胰岛素输注，模拟胰岛素的持续基础分泌和进餐时间的脉冲式释放。采用 CSII 治疗前一般必须通过多次皮下注射胰岛素法摸索出患者一天所需的适当剂量后，才能改用此法。胰岛素泵使用的是短效胰岛素或超短效胰岛素类似物，它在体内发挥作用快，更接近生理状态，必须经过医生的调整。

妊娠期胰岛素使用剂量及注意事项：血糖控制的成功与否与很多因素有关，其中主要是患者的进食量、活动量及胰岛素用量三者间的平衡。此外，与注射部位深度的不同、胰岛素剂型的差异等也有关。

1）胰岛素初始剂量及调整：①胰岛素必须遵循个体化的原则，从小剂量开始。多数患者初始剂量在孕早、中期为 0.3~0.5U/（kg·d），孕晚期为 0.5~0.8U/（kg·d），先用总计算量的 1/3~1/2 作为试探量，一般情况下胰岛素用量按照：早餐前>晚餐前>午餐前，即早、晚、午餐前胰岛素分配为 2/5、<2/5、>1/5。②空腹血糖增高者，应用中效胰岛素补充基础胰岛素分泌，每晚以 6~8U 开始，逐渐加量，直至空腹血糖正常。如晚餐前血糖仍高者，可在早晨 8 点注射中效胰岛素 6~8U。③调整胰岛素用量不能太频繁，每次调整后应观察 2~3 天判断疗效，胰岛素剂量调整的依据是血糖的趋势，而不单独是某点的血糖数值。④按照每 2~4U 胰岛素降低 1mmol/L 血糖的原则进行调整。1 型糖尿病应警惕低血糖的发生。针对 T2DM 和 GDM-A2 型孕期胰岛素添加应考虑胰岛素抵抗等因素，增加胰岛素的剂量但降糖效果不明显时，可以加用药物如二甲双胍以减少胰岛素抵抗。

2）胰岛素治疗时清晨或空腹高血糖的处理：糖尿病患者在应用胰岛素强化治疗过程中，餐后血糖比较理想，但早晨常表现为高血糖，原因有三方面：①夜间胰岛素作用不足：睡前或夜间血糖控制不好，导致清晨高血糖，可以用增加夜间中效胰岛素量来纠正。②"黎明现象"：夜间血糖控制良好，由于人体在清晨多种升糖激素（糖皮质激素、生长激素等胰岛素拮抗激素）分泌增加，肝糖产生增加，胰岛素敏感性下降，使胰岛素相对不足，而致黎明一段时间出现高血糖状态。常见于糖尿病患者。应将晚餐分餐，并适当增加胰岛素剂量。③Somogyi 现象：当外源性胰岛素过量导致低血糖后，胰高血糖素和肾上腺素立即释放，细胞内糖原分解成葡萄糖很快释放入血，血糖于几分钟内升高，并出现肾上腺素的其他作用，如饥饿感、心慌、出汗、颤抖，即胰岛素过量引起的低血糖后的高血糖反应——Somogyi 现象。应适当减

少夜间中效胰岛素的用量,如果次晨空腹血糖下降了,证明是 Somogyi 现象;如果减少胰岛素用量后,空腹血糖仍高,考虑是夜间基础胰岛素剂量不足所致。

分娩期和剖宫产围手术期胰岛素的应用原则:严格控制分娩期及剖宫产围手术期孕妇血糖、尿糖和尿酮体,保持孕妇血糖正常,预防发生 DKA 和新生儿低血糖。ACOG 建议:①产前需胰岛素控制血糖者计划分娩时,引产或手术前一天睡前的中效胰岛素正常使用;②引产当天停三餐前胰岛素;③给予静脉内滴注生理盐水;④血糖水平降低至 3.9mmol/L 以下时,将滴注的生理盐水改为 5% 葡萄糖液 100~150ml/h 的速度给予,以维持血糖水平在 5.6mmol/L 左右;⑤若血糖>5.6mmol/L,采用每小时 5% 葡萄糖液 250ml+RI 1.25U,每小时监测一次血糖,根据血糖调整胰岛素或葡萄糖输注的速度。在引产过程中也可参考表 2-10-7 进行输液和调整胰岛素用量。

表 2-10-7 产时静脉胰岛素用量及输液量

血糖/ (mmol·L⁻¹)	胰岛素/ (U·h⁻¹)	液体	量/ml
<4.4	0	5%GS	125
4.4~5.6	0		
5.6~7.8	0/1.0	5%GS-NS	125
7.8~10	1.5	NS	125
10~12.2	2.0	NS	125
>12.2	2.5	NS	125
>13.9	4.0	NS	125

产褥期胰岛素的应用:分娩后随着胎盘的娩出,体内拮抗胰岛素的激素急剧减少,胰岛素需要量明显减少,大部分 GDM 孕妇在分娩后血糖恢复正常,仅少数产妇仍需要胰岛素控制血糖,方法如下:①完全禁食期间需要补液,予静脉输液,胰岛素与葡萄糖比例为 1 :(4~6),同时监测血糖水平及尿酮体,按照血糖水平决定液体中胰岛素的加入量,术后尽早进食;②当产妇进流食时,按照表 2-10-7 中继续给予小剂量胰岛素输注,及时监测餐后血糖,决定餐前注射胰岛素的剂量(针对餐后血糖);③孕妇正常饮食时,监测血糖大轮廓,若产后血糖仍然增高者,应皮下注射胰岛素,但剂量减到孕前的 1/3~1/2,随着产后的康复和母乳喂养,大部分 GDM 无须继续胰岛素的治疗。

(2)口服降糖药在妊娠合并糖尿病中的应用:妊娠期应用二甲双胍的有效性和对母儿的近期安全性与胰岛素相似。若患者因主客观条件无法使用胰岛素(拒绝使用、无法安全注射胰岛素或难以负担胰岛素的费用)时,可使用二甲双胍控制血糖。

美国食品药品监督管理局(FDA)妊娠期药物安全性分级系统中提出:在口服降糖药中,格列本脲、二甲双胍、阿卡波糖为 B 级药物,其余都为 C 级药物。

1)格列本脲:是目前研究最为成熟的治疗妊娠合并糖尿病的口服降糖药。格列本脲属于磺酰脲类的第二代降糖药,作用于胰岛 β 细胞刺激胰岛素分泌。研究发现它几乎不通过胎盘,与胰岛素治疗相比较,血糖控制效果一致,围产儿结局无明显差异。服用格列本脲后偶有恶心、轻微头痛、低血糖等副作用,至于该药是否增加胎儿畸形的研究报道极少。使用格列本脲的主要优点是方便、经济、依从性好。加拿大和美国糖尿病学会认为在孕中晚期格列本脲可协助治疗妊娠期糖尿病。

2)二甲双胍:是双胍类降糖药,作用靶器官为肝脏、肌肉和脂肪组织,其降糖作用机制可能是增加周围组织对胰岛素的敏感性,促进组织细胞(肌肉等)对葡萄糖的利用;抑制肝糖原的异生作用,降低肝糖输出;抑制肠壁细胞摄取葡萄糖。与胰岛素作用不同,无促使脂肪合成的作用,对正常人无明显降糖作用。二甲双胍分子量低,可以通过胎盘,Elliot 等证实二甲双胍并不增加胎盘葡萄糖转运速率、胎儿血糖水平和胎盘的葡萄糖吸收。美国 FDA 将它列为 B 类药,但临床研究较少,目前有关二甲双胍在妊娠期使用安全性资料大多来自治疗合并 PCOS 孕妇的研究。Glueck 等在小样本非随机研究中,PCOS 患者孕期持续服用二甲双胍,孕早期自然流产率下降。动物实验发现二甲双胍无致畸性,目前仍没有临床数据提示二甲双胍有致畸性。二甲双胍禁用于 T1DM 合并妊娠、肝肾功能不全者、心力衰竭、糖尿病酮症酸中毒和急性感染者等。

3)阿卡波糖(拜糖平):α-葡萄糖苷酶抑制剂,在小肠内竞争性抑制 α-葡萄糖苷酶,使糖的吸收减慢或减少,降低餐后血糖,但可引起胃肠道不适。

随着口服降糖药在妊娠期的不断应用,在患者知情的情况下,孕期可适当选择口服降糖药。

(三)妊娠期监护

1. 孕妇监护　除一般的产前检查内容外,孕前糖尿病患者在妊娠孕早、中期应每 2~3 周产检 1 次,妊娠 28 周后每 1~2 周产检 1 次。GDM 孕妇根据病情程度,每 1~2 周产检 1 次,还需进行下列监测:

(1)孕妇一般情况的监测:

1)肾功能检查:糖尿病患者妊娠后,每 1~2 个月复查 1 次,包括血尿素氮、肌酐、尿酸、肌酐清除率、24 小时尿蛋白定量、尿培养,以及时了解肾功能的损害、泌尿系统感染,每次检查时应行尿常规检查。GDM 被诊断后,每 1~2 周进行 1 次尿常规检查,必要时检测血尿素氮、肌酐、尿酸等。

2)眼底检查:PGDM 初诊时行眼底检查,若有增生新生血管或伴玻璃体积血应及早激光治疗,定期随访观察。GDM 孕妇,高血糖时间短一般不会引起眼底的改变,可酌情进行眼底检查。

3)监测血压:首先了解基础血压,及早发现妊娠期高血压疾病。

4）严密观察宫底高度变化结合 B 超及时发现巨大胎儿或者羊水过多。

（2）妊娠期血糖的监测：妊娠期一定要进行血糖的监测，一方面了解孕妇血糖的情况，另一方面要根据血糖水平，进行合理的治疗，并能够评估治疗的满意程度。从下列几方面进行监测：

1）血糖轮廓试验：为了监测孕妇血糖控制情况，可以应用 24 小时末梢微量血糖的测定法，方法简便可行，孕妇可以自己进行，在监测血糖初期或血糖不稳定的情况下采用血糖大轮廓试验（七点法）：包括 0 点、三餐前 30 分钟和三餐后 2 小时的血糖值；如果血糖控制稳定，可以减少监测次数将血糖大轮廓试验改为血糖小轮廓试验（四点法），包括早餐前 30 分钟和三餐后 2 小时血糖。

GDM 孕妇在诊断后行自我血糖监测（self-monitor blood glucose，SMBG）并记录空腹及餐后血糖，如血糖控制良好，可以适当调整监测频率；GDM-A1 型至少每周监测 1 天空腹和三餐后血糖，GDM-A2 型至少每 2~3 天监测日空腹和三餐后血糖。PGDM（包括 T1DM 和 T2DM）孕妇血糖控制不达标应每天行 SMBG 并记录空腹、餐前及餐后血糖，如血糖控制良好，可以适当调整监测频率。睡前胰岛素应用初期、夜间低血糖发作或者增加睡前胰岛素剂量但空腹血糖仍控制不佳的情况下仍应加测夜间血糖。

GDM/PGDM 的孕期血糖控制目标为餐前及空腹血糖 <5.3mmol/L、餐后 1 小时血糖<7.8mmol/L（140ml/dl）、餐后 2 小时血糖<6.7mmol/L，夜间避免血糖<3.3mmol/L。

2）动态血糖监测：主要适用于血糖波动比较大、血糖不易调控至正常的孕妇。

3）尿酮体的测定：由于糖尿病孕妇血糖控制不理想时易并发酮症，故在监测血糖时应同时测定尿酮体。此外，由于妊娠期血糖与尿糖水平不一致，不能借助尿糖判断孕期血糖控制情况。

4）糖化血红蛋白测定：PGDM 孕妇在妊娠早、中、晚期至少监测一次 HbA1c。GDM-A2 型孕妇每 2~3 个月监测 1 次。孕期无低血糖风险者 HbA1c 控制在 6% 为最佳，若有低血糖倾向，HbA1c 控制目标可适当放宽至 7% 以内。

5）糖化蛋白测定（GA）：是测定糖化血清蛋白的一种方法，能反映近 2~3 周血糖控制情况。

（3）产程中的监测：除一般产程监测外，妊娠合并糖尿病孕妇产程中还需要监测血糖，每 1~2 小时监测末梢微量血糖 1 次，根据血糖值，小剂量胰岛素静脉滴注，及时调整血糖并适当补充能量，维持孕妇血糖在 4.4~6.7mmol/L。

2. 胎儿的监测

（1）B 超的监测：在怀孕 6~8 周及妊娠 11~13 周分别行 B 超监测，了解胚胎发育状况，核对孕周，提早发现严重的胎儿畸形；妊娠 20~24 周行畸彩超对胎儿进行全面的评估，排除胎儿心脏畸形；孕 30 周后，每 3~4 周复查 1 次 B 超，及时发现羊水过多和胎儿的过度发育等。

（2）胎儿超声心动图检查：孕前及孕早期血糖控制不理想的糖尿病孕妇，其胎儿畸形发生率高且以先天性心脏病占首位。建议对这部分孕妇进行胎儿超声心动图检查。研究报道超声心动图检查对先天性心脏病的产前诊断率为 80%。

（3）胎儿宫内状态的监测：

1）胎心监护：自妊娠 32 周开始至少每 2 周 1 次无激惹试验（NST），孕 36 周后至少每周 1 次 NST，若 NST 无反应型，应进一步做 OCT/CST。如合并高血压疾病、肾脏疾病或可疑 FGR 时，开始监护的时间适当提前。

2）胎儿生物物理评分（BPP）：妊娠晚期 BPP 可作为胎儿监护的一线手段，也可作为 CST 的替代手段，至少 30 分钟完成，借助超声和胎心监护完成。BPP 包括 5 项内容：NST、胎儿呼吸运动（FBM）、胎儿张力（FT）、胎动（FM）、羊水量（AFV），每项 2 分，满分 10 分，8 分以上提示胎儿宫内状况良好，低于 6 分则提示可能发生胎儿窘迫。因为 BPP 是综合因素的判断，优于单纯 NST，可以避免不必要的干预。

3）多普勒血流测定：常用的方法是检测胎儿脐动脉 S/D（收缩期波速的高峰值比舒张期血流速度）的比值，在有血管病变的孕妇中，胎盘阻力升高（脐动脉 S/D 比值升高）与胎儿生长受限有关，孕晚期利用多普勒测定胎儿脐动脉血流速度，可反映胎儿宫内安危状况，如 S/D≥3 时，提示胎盘血管阻力增大，胎儿宫内处于危险状态。

4）胎儿肺成熟度的评价：糖尿病孕妇易导致胎儿肺成熟延缓，新生儿可出现 NRDS，是否进行肺成熟度的评价，可根据以下几点：血糖控制理想，孕周准确，孕 38 周后终止妊娠者，胎儿肺已经发育成熟，不必进行肺成熟度的评估和促肺成熟治疗；如血糖控制不满意或孕周<38 周有终止妊娠指征者，建议进行胎肺成熟评估和促肺成熟治疗。具体方法和步骤如下：在计划终止妊娠前 48 小时行羊膜腔穿刺，测定胎儿肺成熟，抽取 10ml 羊水进行羊水泡沫试验，检测鞘磷脂和卵磷脂比值（L/S），如 L/S≥2 时，NRDS 的发生率很低。但是，在通常情况下，不管检验结果如何，穿刺的同时在羊膜腔内注射地塞米松 10mg，24~48 小时后终止妊娠，可预防 NRDS 的发生。对于胎膜早破者或其他原因而不能进行羊膜腔穿刺的孕妇，在严密监测血糖的情况下，可以肌内注射倍他米松，每次 10mg，24 小时，1 次，共 2 次；或地塞米松，每次 5mg，每天 2 次，共 4 次。

（四）分娩时机及方式

1. 分娩时机　原则上，严格控制孕期血糖的同时，加强胎心监护，尽量推迟终止妊娠的时机。GDM-A1 型经饮食和运动管理后，血糖控制良好，推荐在 40~41 周终止妊娠，GDM-A2 型需要胰岛素治疗，血糖控制良好，推荐在 39~39 周[+6] 终止妊娠，PGDM 血糖控制满意，且无其他母儿合并症，推荐在 39~39 周[+6] 终止妊娠，PGDM 伴血管病变、血糖控制不佳或有不良产史者，终止妊娠时机应个体化。必要时早行羊膜腔穿刺，了解胎肺成熟情况并促进胎儿肺成熟。

2. 分娩方式 妊娠合并糖尿病本身不是剖宫产指征，分娩方式的选择应根据母儿状况决定。糖尿病伴严重微血管病变或其他产科手术指征时可安排择期剖宫产。妊娠期血糖控制不好且胎儿超声估重≥4 000g者或既往有死胎史者，可适当放宽剖宫产指征。

（五）糖尿病合并酮症酸中毒的处理

一旦尿酮体阳性应急查血糖、电解质、血pH及二氧化碳结合力，以除外饥饿性酮症。糖尿病合并酮症酸中毒的治疗原则：①补液：常用生理盐水及5%葡萄糖液纠正低血容量。②小剂量胰岛素持续静脉滴注：一般来讲，若血糖>13.9mmol/L，应将胰岛素加入生理盐水，每小时滴入4~6U胰岛素，严密监测血糖及酮体变化，每小时应测血糖，若血糖≤13.9mmol/L，开始用5%葡萄糖盐水加入胰岛素，酮体转阴后，可改为皮下注射胰岛素调整血糖。小剂量胰岛素静脉滴注的优点能防止灭酮时低血糖及低钾的发生，而且能有效抑制脂解，防止酮体继续产生。③积极纠正电解质紊乱。④持续胎儿监测：直至代谢紊乱纠正，通过吸氧、左侧卧位，纠正孕妇代谢紊乱，及时改善胎儿宫内缺氧的情况。由于酮症酸中毒所致胎儿窘迫随着中毒纠正，胎儿窘迫可恢复，所以出现胎儿窘迫并非是立即终止妊娠的指征。当酸中毒不能及时纠正或灭酮纠酸后胎儿窘迫持续存在应尽早结束分娩，以防导致胎死宫内的发生。此外，在DKA的救治过程中要尽快启动包括内分泌医生在内的多学科会诊。

（六）新生儿的监护和处理

新生儿出生后处理如下：

1. 糖尿病母亲的婴儿是发生低血糖的高危儿，分娩后应立即提供常规新生儿护理，并注意低血糖症状。此外，应仔细进行新生儿查体，及时发现新生儿畸形，如先天性心脏病、消化道畸形等。

2. 定期监测新生儿血糖，监测时间为初次喂养后（生后1.5小时内）、第三次喂养前、生后24小时内每3~6小时测一次喂养前血糖，防止新生儿发生低血糖。足月新生儿血糖<2.2mmol/L（40mg/dl），可诊断新生儿低血糖，糖尿病母亲的新生儿有低血糖的症状时，经常不是易激惹状态，而是呈现安静和昏睡状，其他症状有呼吸暂停、呼吸急促、呼吸窘迫、休克、发绀和抽搐。因此，在未开展GDM筛查的医院，产后可根据糖尿病新生儿的外貌特征，对这些孕妇进行产后24小时内血糖检查，以防糖尿病患者漏诊。

3. NRDS的预防和治疗 目前，糖尿病母亲新生儿RDS，主要见于早产儿以及孕期血糖控制不理想者。所以，对于早产儿以及孕期血糖未控制者，终止妊娠前，应用糖皮质激素促胎儿肺成熟，新生儿出生后密切监护。对于胎肺不成熟而必须立即终止妊娠者，新生儿娩出后预防性给予肺表面活性物质，以防止NRDS发生。新生儿发生RDS后，立即应用肺表面活性物质治疗。

4. 新生儿低血糖的预防和治疗 新生儿出生后30分钟，喂10%葡萄糖液5~10ml/（kg·h），同时早开奶。不能口饲者或口服葡萄糖后低血糖不能纠正者，新生儿缓慢静脉滴注10%葡萄糖液，3~5ml/（kg·h），为防止发生反应性低血糖，不可突然中断静脉滴注，停用前先逐渐减量，也不可间歇注射高渗葡萄糖液，以免再度发生高胰岛素血症。症状性低血糖者，应用25%葡萄糖液，3~4ml/kg静脉推注（1ml/min），然后维持10%的葡萄糖静脉滴注，持续监测新生儿血糖的变化。新生儿血糖监测目标：生后4小时内血糖水平≥2.2mmol/L，24小时内血糖水平≥2.6mmol/L。

七、妊娠期糖尿病的产后随访

GDM患者将来发生肥胖和DM的风险明显增加，再次妊娠时GDM再发风险也显著增加。HAPO研究随访10年的结果发现，GDM妇女7.9%发生T2DM，39.4%发生糖尿病前期。因此应对所有GDM妇女进行产后随访。

Greenberg等研究指出，GDM产妇产后2个月OGTT异常与下列因素密切相关：多次GDM史、孕期血糖控制不理想、需使用胰岛素治疗。Greenberg等还指出，孕期胰岛素需要量>100U/d，产后2个月复查OGTT结果均表现出异常；而GDM-A1型产妇，产后2个月OGTT结果均正常。此外，还有研究指出，GDM筛查时空腹血糖水平为5.8~7.2mmol/L（105~130mg/dl）者，产后43%发展为DM，而空腹血糖>7.2mmol/L者，86%将发展为DM。

因此，建议所有GDM患者产后4~12周进行75gOGTT，并按照2020年美国糖尿病学会的标准明确有无糖代谢异常及其种类。结果正常者，推荐此后每1~3年进行血糖检测。产后随访时发现有糖尿病前期的女性，应进行生活方式干预和/或使用二甲双胍，以预防DM的发生。

HAPO随访研究通过比较GDM与非GDM子代的肥胖及糖代谢情况，发现GDM子代发生肥胖及糖代谢异常的风险显著增加。因此，应对妊娠期高血糖孕妇子代定期随访，指导其合理饮食、加强锻炼、维持理想体重等。此外，由于胎儿期母体宫内高糖环境的暴露可能对婴幼儿的神经发育产生影响，仍应定期监测糖尿病孕妇婴幼儿的神经系统发育状况，从而尽早功能锻炼，使其得到改善。

建议妊娠期高血糖孕妇在产后进行母乳喂养。研究发现，增加母乳喂养的比例以及延长母乳喂养的时间，均有助于预防将来T2DM的发生。

妊娠期高血糖微课见视频2-10-3。

视频2-10-3　妊娠期高血糖

（杨慧霞　张眉花　王　晨）

第四节　妊娠合并内分泌疾病

一、甲状腺功能异常

(一) 妊娠期甲状腺生理变化与正常参考值范围的建立

妊娠对甲状腺及甲状腺功能均有明显影响。妊娠期母体下丘脑-垂体-甲状腺轴发生适应性变化,甲状腺生理功能发生一系列改变,主要表现在:①甲状腺结合球蛋白(thyroid binding globulin,TBG)水平升高。妊娠后,在雌激素刺激作用下,肝脏TBG合成增加,TBG糖基化使其代谢清除率减慢,半衰期延长,循环中的TBG水平明显增高。这种变化从妊娠6~8周开始,妊娠20周时达高峰值,并持续到分娩。增高的幅度约为非孕时的2~3倍。②由于TBG水平增加,血清总 T_4(TT_4)浓度增加,产生高甲状腺素血症,一般是非妊娠时的1.5~2倍。③人绒毛膜促性腺激素(human chorionic gonadotropin,hCG)水平增加及游离甲状腺素(free thyroxine,FT_4)水平升高。妊娠早期hCG水平迅速上升,在妊娠8~10周达高峰。由于hCG的 α 亚基与血清促甲状腺激素(thyroid-stimulating hormone,TSH)结构相似,故hCG具有弱的刺激甲状腺分泌甲状腺激素的作用,引起妊娠早期FT_4上升,在妊娠中、晚期逐渐恢复到正常水平,妊娠晚期或有轻微下降。④妊娠期相对碘缺乏:妊娠期甲状腺素(T_4)和三碘甲状腺原氨酸(T_3)产生增加,碘需求量增加约50%;另外,妊娠期由于肾小球滤过率增加,肾小管对碘的重吸收降低,使母体相对缺碘;而妊娠中、晚期因胎儿发育的优先需要,母体向胎盘转运碘的能力增强,使母体更易产生缺碘现象。这些生理变化可能导致孕前甲状腺功能正常的妇女在妊娠后发生甲状腺功能减退(以下简称甲减)或亚临床甲状腺功能减退(以下简称亚临床甲减)。

由于妊娠期甲状腺功能存在上述适应性变化,妊娠早期血清TSH出现下降,妊娠10~12周下降至最低点,TSH值下限较非妊娠妇女平均降低0.4~1.0mU/L,20%妊娠妇女可以降至0.1mU/L以下,下降幅度可达20%~30%。与此同时,FT_4水平上升,较非妊娠时升高10%~15%。因此,妊娠早期容易发生一过性甲状腺毒症(gestational transient thyrotoxicosis,GTT),可以表现为甲状腺功能亢进(以下称甲亢)或亚临床甲状腺功能亢进(以下简称亚临床甲亢)。而原有甲亢的妇女在妊娠早期甲亢病情加重,需严密监测甲状腺激素指标。而甲减或亚临床甲减的妇女在妊娠早期容易被漏诊。在妊娠中期,母体激素变化处于平台期。表现为hCG水平逐渐下降,TSH水平逐渐恢复至正常或轻度上升,

FT_4水平逐渐下降。此时,一过性甲亢或亚临床甲亢的甲状腺激素指标多数恢复正常,甲亢患者激素水平也逐渐降低,大多数趋于稳定,需根据甲状腺监测指标调整抗甲状腺药物(antithyroid drug,ATD)的剂量,以免治疗过度造成甲减。在妊娠晚期,随着胎儿对甲状腺素需求量增加、孕妇血容量增加及肾脏碘排出量增加,甲减或亚甲减、低甲状腺素血症的发生率升高。

多胎妊娠妇女孕早期由于hCG水平比单胎妊娠高,TSH下调幅度也较单胎妊娠妇女更大。一项研究显示,孕早期双胎妊娠甲亢或亚临床甲亢发生风险增加;孕晚期亚临床甲减及单纯性低甲状腺素血症风险增加。

2018年中华医学会围产医学分会联合中华医学会内分泌学分会出版了中国《妊娠与产后甲状腺疾病诊治指南》(以下简称"我国指南"),仍然推荐建立本单位或本地区妊娠期特异性血清甲状腺功能指标参考值范围。如果无条件建立,指南推荐使用4.0mU/L作为妊娠早期TSH参考值范围的上限值,中国荟萃分析也证明了这一点。

(二) 胎儿甲状腺的发育特点

甲状腺激素是人体内生长发育的重要调节因子,在早期的胎盘发育和宫内胎儿生长发育中起着至关重要的作用。妊娠16周前胎儿甲状腺激素完全依赖胎盘转运的母体甲状腺激素。在胚胎期第4周,原始咽底正中处的内胚层增生,形成甲状腺原基,妊娠10周左右形成甲状腺;至妊娠10~13周时胎儿甲状腺开始具有浓集碘的功能,14~16周开始产生胎儿 T_4,在Ⅱ型脱碘酶的作用下,从 T_4 生成 T_3。妊娠18~22周时分泌 T_4 进入胎儿血液循环。此时胎儿下丘脑-垂体-甲状腺轴形成,血清TSH水平迅速升高,妊娠20~24周达峰值,此后少许下降。随着分娩,新生儿TSH水平于产后可突然升高,产后第2天 T_4 达峰值,产后1周回到正常水平。新生儿甲减筛查时应考虑以上变化。

(三) 妊娠期碘摄取与碘缺乏

由于妊娠期的生理变化,约10%~20%妊娠早期甲状腺功能正常的孕妇在碘摄入不足时可在妊娠晚期发展为亚临床甲减或甲减。研究显示妊娠期碘缺乏与流产、死胎相关,对后代的认知功能产生不利影响。严重碘缺乏其后代可表现为呆小症、智力低下、聋哑症及动作僵硬等。碘缺乏已被认为是世界范围内可预防的智力障碍的首要因素。

碘摄入不足仍然是妊娠期碘缺乏的主要原因之一,世界卫生组织(WHO)推荐妊娠妇女碘营养的衡量指标是单次尿碘浓度。但因受到尿量和妊娠期尿碘排泄量波动的影

响,单次尿碘不能准确地反映妊娠妇女个体碘营养状态。目前研究认为单次尿碘与尿肌酐比值(μg/gCr)能够排除尿量对尿碘测定的干扰,且与血清碘浓度平行变化。因此,尿碘与尿肌酐比值可以作为衡量妊娠妇女碘营养状态的指标,24小时尿碘指标优于单次尿碘。

2007年WHO提出的妊娠期和哺乳期碘营养的标准是:①严重碘缺乏:中位数尿碘浓度(UIC)<50μg/L;②中度碘缺乏:UIC 50~99μg/L;③轻度碘缺乏:UIC 100~149μg/L;④碘充足:UIC 150~249μg/L;⑤碘超足量:UIC 250~499μg/L;⑥碘过量:UIC≥500μg/L。食盐碘化是补充碘及改善母体和新生儿碘营养状况的经济且有效的方式。健康成人每天碘的推荐摄入量是150μg。WHO推荐妊娠女性和哺乳期女性的碘摄入总量为250μg/d。中国营养学会推荐妊娠期碘摄入量为230μg,哺乳期为240μg。补碘的时机选择也非常关键,如果妊娠10~20周后开始补碘,碘对子代发育的益处会大大减低。如果碘缺乏妇女在妊娠前补碘,母体甲状腺功能会有所改善,其改善程度与补充碘的剂量和起始时间有关;在妊娠早期补碘可以改善儿童的神经发育。在严重碘缺乏之地区,妇女在妊娠前或妊娠初期补碘可以改善儿童的认知能力,呆小症和其他严重神经系统异常的发生率显著下降。有研究显示妊娠期补碘有益于胎儿甲状腺素合成,且适量补碘(150μg/d)不会增加新生儿甲亢风险。因此,推荐所有备孕妇女、妊娠期和哺乳期女性每天至少摄取250μg碘,上述方案可以根据区域饮食结构以及碘盐的普及情况来调整。

美国甲状腺协会(American Thyroid Association,ATA)推荐碘最大摄入量为每天500μg。中国营养学会推荐碘可耐受最高摄入量对妊娠妇女和哺乳期妇女均为每天600μg。胎儿甲状腺急性碘阻滞效应(iodine blocking effect)逃逸功能需要在妊娠36周以后方能发育健全,所以碘过量容易引起胎儿甲减。常见的碘过量主要来自含碘药物,例如胺碘酮、含碘造影剂等。

(四)妊娠期甲状腺功能减退症

妊娠合并甲减主要分为两大类:一类是孕前已有甲减,多见于自身免疫性甲状腺炎、甲状腺手术史、甲亢 ^{131} I治疗后等;另一类是孕期产检发现和诊断的甲减。前者往往在孕前已在治疗中,定期检测甲状腺功能,及时调整药量,对妊娠结局影响不大;而妊娠期出现的甲减,若无定期产检或缺乏关键节点的甲状腺功能筛查,可贻误诊断及治疗,对母胎可造成一定的影响。

【诊断】 多数妊娠合并甲减的妇女无明显临床症状和体征,且一些症状与妊娠反应带来的不适难以区分和辨别。因此,常常需要通过实验室检查方可发现。妊娠期临床甲减的诊断标准是:TSH>妊娠期特异性参考值上限,FT₄<妊娠期特异性参考值下限。

【危害】 研究显示,严重临床甲减的女性生育率减低,

未经治疗的女性甲减患者常由于月经迟发、月经不规则、量多、不排卵等原因而导致不孕。妊娠期持续的临床甲减增加妊娠期母体并发症的风险,可对胎儿神经智力发育造成不良影响。相关的不良妊娠结局包括流产、早产、低出生体重儿、胎盘早剥、妊娠期高血压等。Abalovich等研究表明,若妊娠期临床甲减未及时诊断和治疗,发生流产的风险增加60%。一项涉及美国22万人的回顾性队列研究表明,妊娠期甲减发生妊娠期糖尿病、子痫前期、早产、自发性流产的风险增加1.3~1.6倍。对子代进一步随访发现,妊娠期甲减也会增加新生儿败血症、新生儿呼吸窘迫综合征、新生儿窒息和短暂性呼吸急促的风险。我国研究也显示,妊娠早期甲状腺激素水平降低会导致胎儿早期生长发育受限,头臀长下降,同时增加母亲妊娠期糖尿病的发生风险。但临床甲减及时接受有效治疗后,发生产科并发症的风险与正常孕妇相似。

【治疗与预防】 根据妊娠期生理特点及甲减发生的病因,及时调整左旋甲状腺素(LT₄)的剂量,定期监测TSH、FT₄,维持母体甲状腺激素水平处于稳定状态,可减少不良妊娠结局的发生。

1. 治疗目标 临床甲减一经确诊应立即开始治疗,使甲状腺功能尽早达标。一旦诊断为妊娠期甲减,其治疗目标是将TSH控制在妊娠期特异性参考值范围的下1/2。若无法获得妊娠期特异性参考值范围,则TSH可控制在2.5mU/L以下。

2. 药物与剂量 妊娠期甲减治疗首选口服LT₄,不建议使用其他甲状腺制剂,如三碘甲腺原氨酸或干甲状腺素片。LT₄起始剂量为50~100μg/d。非孕临床甲减的完全替代剂量为1.6~1.8μg/(kg·d),妊娠期临床甲减的完全替代剂量为2.0~2.4μg/(kg·d)。对于正在接受治疗的甲减妇女,50%~85%患者妊娠期间需增加LT₄的量。与桥本甲状腺炎相比,放射性碘治疗、手术切除甲状腺等的患者往往需要更大剂量的LT₄替代治疗。简单的计算方法为:在每周(7天)量的基础上再增加2天的剂量(约29%),另一个选择是每天将LT₄剂量增加20%~30%。该计算方法可使月经周期推迟或疑似妊娠的妇女快速提高妊娠早期甲状腺激素水平,以防对早孕胚胎的不利影响。

3. 监测频度 在妊娠前半期,对于正在接受治疗的甲减患者应每2~4周检测母体血清TSH,根据检测结果调整用药剂量。血清TSH稳定后可以每4~6周检测1次。每4周的检测频率可检出92%的异常数值,而每6周1次仅能检出73%的异常值。妊娠晚期26~32周建议进行1次甲状腺功能检测。

4. 产后调整 由于LT₄需求量增加是妊娠期特有改变,因此,产后用量应下调至妊娠前水平,并在产后6周测定血清TSH水平。50%的桥本甲状腺炎女性产后甲状腺激素治疗量比孕前有所增加,可能由于产后自身免疫造成甲状腺功能进一步恶化所致。

5. 远期预测 有研究提示妊娠期未予治疗或治疗不

足的甲减患者发生妊娠期并发症的风险增加,已得到充分治疗及甲状腺功能严密监测的甲减或亚临床甲减孕妇,不推荐其他附加检查和新生儿额外监测。

6. 计划怀孕 所有孕前接受 LT₄ 治疗的甲减女性,应在孕前口服 LT₄ 治疗使甲状腺功能达到最佳状态,血清 TSH<2.5mU/L 是治疗的目标值。当 TSH<1.5mU/L 时,可进一步降低孕早期甲减发生的风险,但上述两种目标值对妊娠结局的影响差异无统计学意义。总之,LT₄ 剂量的调整因人而异,孕前甲减的病因及妊娠前 TSH 的水平,可作为孕期剂量调整的参考依据。应注意相关病史收集,对患者进行整体评估。

(五)亚临床甲状腺功能减退症

国外报告妊娠期亚临床甲减(subclinical hypothyroidism, SCH)的患病率高于临床甲减,占整个孕妇人群的 3.5%~18.0%。我国研究资料表明,孕 4 周、8 周、12 周亚临床甲减患病率分别为 4.6%、6.2% 和 4.7%;孕 16 周和 20 周患病率分别为 4.5% 和 6.0%。

【诊断】 SCH 诊断标准是:TSH>妊娠期特异性参考值上限或>4.0mU/L,FT₄ 位于妊娠特异性参考值范围内。

【危害】 Maraka 等进行的一项荟萃分析表明,即使纳入的各项研究所采用的 TSH 参考值范围不同,亚临床甲减也增加了不良妊娠结局(如流产、早产、胎盘早剥)的发生风险。妊娠期糖尿病发生风险增加 1.6 倍,同时死胎的发生率增加 3.5 倍。有研究发现妊娠妇女 TSH 升高的程度与其子代智力发育损伤相关,但上述研究结果并不一致,可能与不同研究采用的 TSH 上限切点值及甲状腺过氧化物酶抗体(TPOAb)状态等因素有关。

【治疗】 对于 TPOAb 阳性的亚临床甲减孕妇应给予 LT₄ 治疗,早期干预可减少流产和早产的发生,亚临床甲减的治疗目标、治疗药物和监测频度与临床甲减的治疗方案基本相同。2018 年我国指南推荐:①TSH>妊娠特异性参考值范围上限(或 4.0mU/L),无论 TPOAb 是否阳性,均推荐 LT₄ 治疗。②TSH>2.5mU/L 且低于妊娠特异性参考值范围上限(或 4.0mU/L),伴 TPOAb 阳性,考虑 LT₄ 治疗。③TSH>2.5mU/L 且低于妊娠特异性参考值范围上限(或 4.0mU/L)、TPOAb 阴性,不考虑 LT₄ 治疗。④TSH< 2.5mU/L 且高于妊娠特异性参考值范围下限(或 0.1mU/L),不推荐 LT₄ 治疗。TPOAb 阳性,需要监测 TSH;TPOAb 阴性,无需监测。

LT₄ 的治疗剂量可以根据 TSH 升高的程度选择起始剂量治疗。根据我国妊娠妇女的前瞻性观察,妊娠 8 周之前诊断的亚临床甲减,TSH>妊娠特异性参考值上限,LT₄ 的起始剂量每天 50μg;TSH>8.0mU/L,LT₄ 的起始剂量每天 75μg;TSH>10mU/L,LT₄ 的起始剂量每天 100μg。以后根据 TSH 的治疗目标用药 2 周后调整 LT₄ 的剂量,过高则适当减量,不足可以适当加量。

【筛查】 在对妊娠女性进行普遍筛查甲状腺功能证据尚不充分的情况下,ATA 指南主张仅对高危人群进行筛查,但漏诊率较高。我国指南支持在妊娠前和妊娠早期筛查甲状腺功能,理由如下:①甲状腺疾病是我国育龄妇女的常见病之一,妊娠前半期筛查结果显示临床甲减、亚临床甲减和 TPOAb 阳性的患病率分别为 0.6%、5.27% 和 8.6%;②妊娠期甲状腺功能异常的临床表现往往不明显,只能通过实验室检测确诊;③国内外多项研究显示:妊娠期临床甲减、亚临床甲减和 TPOAb 阳性对妊娠结局和后代神经智力发育存在不同程度的负面影响;④治疗手段(LT₄)经济、有效、安全。

(六)低甲状腺素血症

单纯低甲状腺素血症(isolated maternal hypothyroxinemia, IMH),又称低 T₄ 血症。妊娠期单纯低甲状腺素血症患病率是 1.6%~10.1%。研究显示碘缺乏是低甲状腺素血症的原因之一,妊娠早期铁缺乏也是导致低 T₄ 血症的危险因素。因此,妊娠期出现低 T₄ 血症要寻找原因,对因治疗。

【诊断】 低 T₄ 血症的诊断标准:血清 FT₄ 水平低于妊娠期特异性参考值范围下限,而血清 TSH 水平在妊娠期特异性参考值范围内。根据 2017 版 ATA 指南,低 T₄ 血症是指孕妇血清 TSH 水平正常,而 FT₄ 水平低于妊娠期特异参考值范围的 2.5%~5%。

【危害】 关于低 T₄ 血症是否对胎儿发育有不良影响存在争论。Pop 等报道,TSH 水平正常,FT₄ 水平处于第 10 百分位点以下的孕妇,后代的智力发育指数和心理运动发育指数低。Henrichs 等人研究结果显示血清 FT₄ 水平低于 5 或者 10 个百分位点的孕妇其后代 3 岁时出现不良影响的风险升高 1.5~2 倍。一项大样本队列研究显示孕早期低 T₄ 血症的孕妇发生早产的风险增加,主要是发生自发性早产风险增加,且女胎发生早产的风险增加更明显。也有研究发现低 T₄ 血症与语言迟缓、运动功能减退、孤独症和多动症等的风险增加有关,但与早产无明显相关性。

【治疗】 目前对于妊娠期低 T₄ 血症是否治疗仍有争议。迄今为止,没有研究表明 LT₄ 干预治疗能够改善低 T₄ 血症子代神经认知功能,缺乏严格的 RCT 研究。值得注意的是在 CATS 研究队列中的妇女接受高剂量的 LT₄(每天 150μg)治疗,其中 10% 的妊娠妇女由于出现过度治疗的生化指标或临床表现而需要减少治疗剂量。并且有研究显示,FT₄ 升高或降低都可能与儿童智商降低及胎儿大脑皮质灰质体积减小有关。

我国指南既不推荐也不反对在妊娠早期给予 LT₄ 治疗。建议查找低甲状腺素血症的原因,如铁缺乏、碘缺乏或碘过量等,对因治疗。

(七)甲状腺功能亢进

【病因与发病特点】 妊娠期甲亢的患病率为 1%,其中临床甲亢占 0.4%,亚临床甲亢占 0.6%。Graves 病是妊娠期自身免疫性甲亢的常见原因,约占所有妊娠期甲亢的 85%。妊娠一过性甲状腺毒症(GTT)占 10%,甲状腺高功能腺瘤、毒性结节性甲状腺肿、葡萄胎等病因仅占 5%。它可于妊娠中首发,也可为既往有甲亢病史而在妊娠期复发。其他与 hCG 诱导的甲状腺毒症相关的因素包括:多次妊娠、葡萄胎或者绒毛膜癌,大部分病例中伴有明显的血清 hCG 升高。GTT 常见特点包括:妊娠前半期发生的暂时性甲亢,FT_4 升高,TT_4 正常或升高,血清 TSH 降低或测不到,血清甲状腺自身免疫抗体阴性。

【诊断与鉴别诊断】 妊娠期甲亢的诊断主要依靠病史、甲状腺功能指标、甲状腺自身免疫性抗体及超声诊断。甲状腺毒症的诊断标准:妊娠早期血清 TSH<妊娠期特异性参考值范围下限(或<0.1mU/L),提示可能存在甲状腺毒症。应当详细询问病史、进行体格检查,进一步测定 T_4、T_3 和促甲状腺素受体抗体(thyrotrophin receptor antibody,TRAb)、TPOAb、TgAb。Graves 病甲亢的诊断标准:如果血清 TSH 低于妊娠期特异性参考值范围下限(或<0.1mU/L),FT_4>妊娠期特异性参考值范围上限,同时伴有弥漫性甲状腺肿、突眼征及 TRAb、TPOAb 阳性;T_3 升高较 T_4 更明显等情况时,需高度怀疑 Graves 病甲亢。

GTT 发生在妊娠前半期,与 hCG 过度产生、刺激甲状腺激素产生有关。GTT 需与 Graves 病甲亢相鉴别。其共同的临床症状包括心悸、焦虑、手颤及怕热。既往无甲状腺疾病史、无 Graves 病临床特征(结节、眼病等)者更倾向于诊断 GTT。当临床诊断有异议时,需要检测 TRAb。若 TRAb 阳性,更倾向于诊断 Graves 病甲亢。TT_3 的检测也有利于诊断由 Graves 病导致的 T_3 甲状腺毒症。所有患者都应检测 FT_4、TT_4、FT_3、TT_3、TSH 和 TRAb,有助于甲亢的诊断。妊娠期禁忌做 ^{131}I 摄取率和放射碘扫描。

【治疗】 GTT 的处理需结合患者病史、临床表现、实验室指标及妊娠情况等综合考虑,区别对待,个体化诊疗。

1. 妊娠一过性甲亢治疗原则 GTT 的治疗原则取决于症状的严重程度。对有妊娠剧吐的女性,静脉补液支持治疗是常规方案。有严重呕吐的女性经常需要纠正脱水及电解质紊乱,必要时住院治疗。此时通常不需要抗甲状腺药物治疗,因为血清 T_4 在妊娠 14~18 周会恢复正常。有研究显示,GTT 病例应用 ATD 治疗并没有改善妊娠结局,且 ATD 可引起肝功能损害。

2. 妊娠期 Graves 甲亢的治疗原则与方法 妊娠期甲状腺毒症控制不良与流产、妊娠期高血压、早产、低出生体重儿、生长受限、死胎、甲状腺危象及母亲充血性心力衰竭相关。抗甲状腺药物是妊娠期间最主要的治疗手段,可抑制甲状腺激素合成。有 3%~5% 的患者在应用硫脲胺类药物后发生不良反应,大部分为过敏反应,如皮疹。但 ATD 的最大担忧是其致胎儿畸形。应用甲巯咪唑(MMI)可导致先天畸形,主要是皮肤发育不全及"甲巯咪唑致胚胎病"(包括鼻

后孔和食管的闭锁、颜面畸形)。丙硫氧嘧啶(PTU)致畸作用较小。因此,妊娠期间 ATD 首选 PTU。但美国食品药品监督管理局(FDA)不良反应报告系统指出应用 PTU 会造成孕妇肝脏毒性损害,因此推荐 PTU 仅限于妊娠早期内应用,达妊娠中期后建议将 PTU 改换为 MMI。由于肝毒性可发生在 PTU 治疗的任何时间,因此,在应用 PTU 时孕妇应定期检测肝功能。ATD 起始剂量取决于症状的严重程度及高甲状腺素血症水平,根据症状改善和甲状腺功能的监测结果调整用量。不推荐 LT_4 与 ATD 联合治疗妊娠甲亢,除非发生罕见的胎儿甲亢。

β 受体阻滞剂(如普萘洛尔等)对控制甲状腺毒症的高代谢症状是有帮助的。但 β 受体阻滞剂长期治疗与胎儿生长受限、胎儿心动过缓和新生儿低血糖症相关。

3. 妊娠期 Graves 甲亢应用 ATD 治疗的注意事项与 FT_4 的控制目标 甲巯咪唑、丙硫氧嘧啶、卡比马唑(CZ)均可通过胎盘屏障。因此,为了避免对胚胎的不良影响,建议甲亢在药物控制良好停药 3 个月以上再怀孕;若病情未平稳而意外怀孕,应使用最小剂量的 ATD 使 FT_4 值保持在参考值正常上限或略超出正常上限为治疗目标。应在治疗起始后大约每 1~2 周检测一次 FT_4、TSH,达到治疗目标值后每 2~4 周检测一次。应避免过度治疗,以免造成胎儿甲状腺肿及甲减。患有 Graves 病的孕妇,在妊娠早期症状可能改善不明显甚至加重;在妊娠中后期,Graves 病症状会逐渐改善,这时应注意减少 ATD 的剂量。妊娠晚期有 20%~30% 的患者可以停用 ATD 治疗,但体内有高水平 TRAb 的孕妇应该继续使用 ATD 直到分娩,分娩后部分患者甲亢病情可能出现反跳。总之,妊娠期应用 ATD 治疗的女性,需要定期监测 FT_4、TSH 和 TRAb。

4. 妊娠期 Graves 甲亢手术治疗的时机选择 对两类 ATD 均过敏、存在 ATD 禁忌证、需大剂量应用 ATD 或药物治疗依从性差的患者,应考虑行甲状腺切除术。如果手术指征明确,建议在备孕阶段进行手术,术后调整甲状腺功能至最佳状态;若孕期甲亢未控制,孕 4~6 个月是最佳手术时期。为评价胎儿甲亢的潜在危险,应当在手术时测定血清 TRAb 滴度。推荐应用 β 受体阻滞剂和短期碘化钾溶液(50~100mg/d)进行术前准备。

5. 妊娠期 Graves 甲亢且血清 TRAb 阳性的潜在风险与治疗 患有活动性 Graves 病甲亢的女性及甲状腺被清除(经放射性碘治疗或手术切除)的 Graves 病孕妇,其胎儿的潜在风险包括:①胎儿甲亢;②新生儿甲亢;③胎儿甲减;④新生儿甲减;⑤中枢性甲减。上述潜在并发症受以下多因素影响:①妊娠期间甲亢控制不佳可能诱发短暂的中枢性甲减;②过量的 ATD 与胎儿及新生儿甲减有关;③在妊娠 22~26 周时,高滴度 TRAb 是胎儿或新生儿甲亢的危险因素。超过 95% 的活动性 Graves 甲亢患者的 TRAb 阳性,即使甲状腺切除后抗体滴度依然维持在高水平。妊娠期间,下述患者需要测定 TRAb:①活动性甲亢;②放射性碘治疗

病史;③曾分娩甲亢婴儿;④妊娠期间因甲亢行甲状腺切除术治疗。活动性甲亢或曾有 Graves 甲亢病史的女性中,胎儿及新生儿甲亢的发病率分别为 1% 和 5%,如果未得到诊断及治疗,会增加胎儿或新生儿甲亢的发病率及死亡率。

妊娠 24~28 周时,测定血清 TRAb 有助于发现高危妊娠。TRAb 明显升高者,建议终止妊娠。也有研究推荐妊娠早期检测 TRAb,若升高可在妊娠 22~26 周复测;也有研究主张妊娠 24~28 周时检测一次,因抗体浓度通常在妊娠 20 周时开始降低。对患有甲亢未控制和/或高 TRAb 水平(高于正常上限 3 倍)的妊娠妇女,推荐定期进行胎儿超声监测,包括监测胎儿心率、生长情况、羊水量、胎儿甲状腺肿等。如果母亲 TRAb 阳性且应用 ATD 治疗时,胎儿出现甲状腺肿,建议检测脐血以了解胎儿的甲状腺功能。但应注意:单纯 TRAb 阳性并不是脐血检测的指征。

6. 哺乳期妇女 Graves 病甲亢的治疗 哺乳期可适量应用 ATD,PTU<300mg/d 或 MMI<20~30mg/d 是安全的。但建议对服用 ATD 者经母乳喂养的婴儿进行甲状腺功能筛查,并建议母亲分次服用 ATD(每次哺乳后立即服药)。由于对严重肝毒性的关注,PTU 作为二线用药应低于 300mg/d。

7. Graves 病甲亢者的计划怀孕 甲状腺功能正常是受孕的最佳时机。对所有甲亢或有甲亢病史的女性,应进行孕前指导。强烈推荐疾病得到控制前需要采取避孕措施。备孕前甲亢患者可接受局部治疗(^{131}I 或者手术)或药物治疗:

(1)局部治疗:应给予以下建议:①当 TRAb 滴度升高而患者计划 2 年内妊娠时;②^{131}I 局部治疗前 48 小时内应完成妊娠试验,以免漏诊造成对胎儿的放射暴露;③局部治疗后应延迟 6~12 个月受孕,留出充分时间使体内碘辐射降到最低,同时将 LT$_4$ 调整到适合妊娠的剂量(使血清 TSH 在 0.3~2.5mU/L 之间)。

(2)抗甲状腺药物:若患者选择 ATD 治疗,建议:①讨论应用 PTU 和 MMI 的风险性;②在妊娠早期应用 PTU,因为 MMI 有胎儿致畸的风险;③孕晚期过后可考虑停用 PTU,改用 MMI 以降低肝脏损害的发生率。

(八)孕期单纯甲状腺自身抗体阳性

【危害】 Negro 等研究发现在甲状腺功能正常的甲状腺抗体阳性女性中,TSH 水平随着妊娠的进展而逐渐增高。甲状腺自身抗体阳性的女性在妊娠这一应激因素下,由于甲状腺产生甲状腺激素的能力下降及胎儿对甲状腺素的需求,导致甲状腺激素量不能满足机体所需,TSH 水平增高。Korevaar TIM 等研究发现甲状腺自身免疫性疾病可能影响甲状腺功能,TPOAb 阳性可以在相当程度上减轻妊娠期甲状腺对 hCG 刺激而分泌 FT$_4$ 的反应。由于甲状腺自身抗体患者在妊娠前 3 个月,残留的甲状腺功能仍然可以代偿一部分甲状腺素,所以在妊娠晚期更容易患甲减。

除引起甲减以外,已经发现 TPOAb 阳性还可导致流产、早产、围产期死亡增加、产后甲状腺功能异常以及后代运动迟缓和低 IQ 的发生率增加。

【诊断与治疗】 甲状腺功能正常但甲状腺抗体阳性妇女孕期应定期监测甲状腺功能。每 4~6 周对上述人群进行监测是合理的。TSH 升高幅度超过妊娠期参考范围时应给予治疗。在妊娠 26~32 周应至少检测一次血清 TSH。对于甲状腺功能正常的自发性流产、习惯性流产、接受人工辅助生殖(IVF)的妇女,是否筛查甲状腺抗体,是否给予 LT$_4$ 治疗,目前支持或反对的证据均不足。Negro 等人最近观察到,与非治疗组孕妇相比,治疗组的孕妇每天接受 200μg 硒,不仅可以使产后甲状腺功能异常的患病率明显降低,同时也可以降低 TPOAb 的水平。

(九)产后甲状腺炎

【定义与病因】 产后甲状腺炎(postpartum thyroiditis,PPT)是自身免疫甲状腺炎的一个类型。一般在产后发病,持续 6~12 个月。PPT 的患病率为 8.1%(1.1%~16.7%)。患有其他免疫性疾病(如 1 型糖尿病、系统性红斑狼疮等)的妇女,PPT 的患病风险也有所增加。70% 的 PPT 患者会于第二次分娩后再次患 PPT。正在接受 LT$_4$ 治疗的桥本甲状腺炎妇女,若甲状腺未完全萎缩,一旦怀孕,患 PPT 的风险增加。

【临床分期、诊断、鉴别诊断】 典型病例临床经历三期,即甲状腺毒症期、甲减期和恢复期。非典型病例可以仅表现为甲状腺毒症期或者甲减期。实验室检查大多数患者 TPOAb、TgAb 阳性,TT$_4$、FT$_4$ 水平先升后降,^{131}I 摄取率先降低后升高。PPT 的甲亢期需要与产后 Graves 病鉴别。PPT 的甲状腺毒症是由于甲状腺组织破坏,甲状腺激素漏出所致,而 Graves 病甲状腺毒症是由于甲状腺功能亢进所致。Graves 病甲亢病情较重,伴有眼症,TRAb 阳性。

【治疗及预后】

1. 治疗与随访 PPT 甲状腺毒症期的症状往往比较轻,不需要干预。对症状较重的妇女可选用 β 受体阻滞剂(如普萘洛尔)治疗,尽可能采取小剂量。甲减期症状严重者可予 LT$_4$ 治疗。随访频度:每 4~6 周一次。在治疗 6~12 个月后可尝试逐渐减小剂量。但对有意愿再次妊娠、已妊娠或在哺乳期妇女不应减小 LT$_4$ 的治疗剂量。

2. 预后 10%~20% 的 PPT 患者产后 1~2 年会进展为永久性甲减。约有 50% 的妇女在产后 5~8 年发展为永久性甲减。发生永久性甲减的危险因素包括:甲减的程度、TPOAb 滴度、产妇的年龄及流产史等。所以,PPT 患者在发病后的 8 年内,应当每年复查 TSH,尽早发现甲减,尽早治疗。

(十)甲状腺危象

【诱因与临床表现】 甲状腺危象也称为甲亢危象,表现为甲亢症状的急骤加重和恶化,多发生于较重甲亢未予治疗或治疗不充分的患者。常见诱因有感染、手术、创伤、精神刺激等。剖宫产手术、临产分娩的应激、疼痛刺激和精神心理压力均可能诱发甲状腺危象。临床表现有:高热或过高热、大汗、心动过速(140 次/min 以上)、烦躁、焦虑不安、谵妄、恶心、呕吐、腹泻,严重患者可有心力衰竭、休克及昏迷。甲亢危象的诊断主要靠临床表现综合判断。临床高度疑似本症及有危象前兆者应按甲亢危象处理。甲亢危象的病死率在 20% 以上。

【诊断】 甲状腺危象的诊断需根据病史、症状和体征以及实验室检查。甲状腺危象多发生在有甲亢病史患者,临床表现可有高热(体温超过 39℃)、皮肤潮红、大汗淋漓、心动过速、心率增加与体温升高不成比例,心率增加可达≥160 次/min。严重者可出现心律失常,如室性期前收缩、室上性心动过速、窦性心动过速等,甚至出现心力衰竭;血压不升高,但脉压大,血压下降;精神烦躁不安、嗜睡,甚至昏迷;胃肠道表现有食欲缺乏、恶心、呕吐、腹泻、腹痛、体重迅速下降。甲状腺危象时实验室检查 FT_3、FT_4 明显升高,但因病情严重,常常根据病史、临床表现可以作出临床诊断,不能等待甲状腺功能检查结果。

【治疗】 去除诱因是预防危象发生的关键。尤其要注意积极防治感染和作好充分的术前准备。一旦发生危象则需积极抢救。

1. 抑制甲状腺素合成 确诊后立即进行,首选 PTU,首次剂量 600mg 口服或经胃管注入。如无 PTU 时,可用等量 MTU 60mg。继用 PTU(或 MTU)200mg,每天 3 次口服,待症状减轻后改用一般治疗剂量。

2. 抑制甲状腺素释放 服 PTU 后 1~2 小时再加用复方碘溶液,首剂 30~60 滴,以后每 6~8 小时 5~10 滴。或用碘化钠 0.5~1.0g 加入 5% 葡萄糖盐水中静脉滴注 12~24 小时,以后视病情逐渐减量,一般使用 3~7 天停药。

3. 抑制组织中 T_4 转换为 T_3 和/或抑制 T_3 与细胞受体结合 PTU、碘剂、β 受体阻滞剂和糖皮质激素均可抑制组织中 T_4 转换为 T_3。如甲状腺危象是由于甲状腺炎或应用过量甲状腺素制剂所致,用碘剂迅速抑制 T_4 转换为 T_3 比抑制甲状腺素合成更重要。而且,大剂量碘剂还可抑制 T_3 与细胞受体结合。如无哮喘或心功能不全,应应用普萘洛尔 30~50mg,每 6~8 小时口服 1 次,或 1mg 经稀释后缓慢静脉注射,视需要可间歇给 3~5 次;氢化可的松 100mg 加入 5%~10% 葡萄糖盐水中静脉滴注,每 6~8 小时 1 次,氢化可的松除抑制 T_4 转换为 T_3、阻滞甲状腺素释放、降低周围组织对甲状腺素的反应外,还可增强机体的应激能力。

4. 降低血甲状腺素浓度 在上述常规治疗效果不满意时,可选用血液透析、腹膜透析或血浆置换等措施迅速降低血甲状腺素浓度。

5. 支持治疗 应监护心、肾、脑功能,迅速纠正水、电解质和酸碱平衡紊乱,补充足够的葡萄糖、热量和多种维生素等。

6. 对症治疗 包括供氧、防治感染,高热者给予物理降温,积极治疗各种并发症。

7. 防止复发 待危象控制后,应根据具体病情,选择适当的甲亢治疗方案,并防止危象再次发生。

二、垂体催乳素瘤

垂体腺瘤是垂体最常见的分泌性肿瘤,按照肿瘤大小分为微腺瘤(直径<10mm)和大腺瘤(直径≥10mm)。由于放射免疫技术的应用及改进,催乳素(prolactin,PRL)测定的普及,使垂体催乳素瘤的诊断率大大提高。同时,随着多巴胺受体激动剂(包括溴隐亭和卡麦角林)的问世和应用,超过 85% 的女性患者经治疗后可以缩小肿瘤体积,恢复排卵和月经并成功妊娠。我国程蔚之等及陈蔚琳等分别报道:妊娠合并垂体催乳素瘤的发生率为 1.02‰ 及 1.89‰。妊娠期体内激素的变化导致对垂体催乳素瘤(pituitary prolactinomas)的诊断和评估有一定的困难。

【临床表现】 垂体催乳素瘤根据肿瘤的大小,未孕期的主要临床症状有闭经、泌乳、不孕等,较大的肿瘤可引起头痛,肿瘤压迫视交叉时,可有视力减退、视野缺损、偏盲等情况的发生。正常妊娠期,腺垂体的泌乳细胞由于雌激素的刺激作用而增生、肥大,从而导致正常孕妇的垂体增大50%~100%。垂体腺瘤在妊娠期同样会有不同程度的增大,但其增大程度及是否出现症状与肿瘤大小关系密切。

我国程蔚蔚等报道的 41 例妊娠合并垂体腺瘤中,出现头痛者占 26.83%,溢乳者 7.32%,视物模糊者 9.76%,视野缩小者 2.44%。

【诊断】

1. 病史 了解有无闭经、溢乳、不孕、头痛、视力视野改变等症状。

2. 体格检查 有无溢乳、视力减退及视野缺损等。

3. 实验室检查 血清 PRL 水平的测定是重要的诊断方法之一,但并非所有的高 PRL 血症均为催乳素瘤的特异性表现。非孕期血清 PRL>100μg/L 者多由垂体催乳素瘤引起,而血清 PRL<50~100μg/L 者大多是垂体或垂体旁的其他肿瘤而不是真正的催乳素瘤。但在妊娠期,PRL 水平较孕前明显增加,并有随妊娠周数增加而增高的趋势,至妊娠足月,较孕前可增加 10 倍。因此,妊娠期依据血清 PRL 水平诊断催乳素瘤存在一定困难。

4. 影像学检查

(1)蝶鞍 X 线检查:为基本检查之一,可进行蝶鞍体积的测量,当蝶鞍体积>1 024mm³ 时,应考虑垂体瘤的诊断。在垂体瘤很小时,蝶鞍可以没有变化,由于肿瘤长大可致蝶鞍扩大、骨质破坏,鞍背侵蚀等。

(2)计算机断层扫描:CT 可了解肿瘤生长情况,是否有局部坏死、囊性变和出血等。在显示鞍底骨质侵蚀上 CT

优于 MRI。但在妊娠期慎用。

（3）磁共振成像：MRI 可更好地观察垂体瘤内部结构及其与周围组织的关系，了解病变是否侵犯视交叉、颈静脉窦、蝶窦以及侵犯程度，对纤细的垂体柄是否断裂或被占位病灶压迫等细微变化的观察效果也优于 CT。最重要的是，MRI 因其没有电离辐射，更适用于妊娠期的诊断和监测。

【鉴别诊断】 需鉴别药物引起的高催乳素血症，如吩噻嗪、三环抗抑郁药、降压药（甲基多巴等）、阿片类药物等。亦需除外原发性甲状腺功能减退时的 PRL 升高。但其他原因引起的 PRL 升高很少超过 100μg/L。

【孕前处理】 目前对垂体催乳素瘤的治疗主要包括药物、手术及放射治疗三个方面。

1. 药物 多选用多巴胺受体激动剂，其中使用最多的是溴隐亭（bromocriptine）。溴隐亭是 2-溴-α-麦角克碱，是一种半合成的麦角碱的衍生物，直接作用于下丘脑与垂体，抑制 PRL 的合成、释放及肿瘤的生长。大量的临床研究已经证明：垂体催乳素瘤患者应用溴隐亭治疗后可有效控制肿瘤的生长，同时可恢复排卵并受孕。程蔚蔚等报道的 41 例垂体瘤中 35 例（85.37%）为单纯服用溴隐亭后妊娠，多数在用药后 6 个月左右妊娠。41 例患者中有 7 例（17.07%）孕期持续服药，23 例（56.10%）在得知受孕即停药，孕中期因出现症状或血催乳素显著升高而再次加用溴隐亭，这 30 例患者均无不良结局出现。

有文献报道新型长效多巴胺激动剂卡麦角林（cabergoline）用于治疗妊娠期垂体催乳素瘤是安全的，但尚缺乏对胎儿预后影响的证据。

（1）适应证：垂体微腺瘤；肿瘤有浸润或瘤体较大，手术困难者；手术后 PRL 下降不满意者。

（2）禁忌证：对麦角过敏者、高血压、冠心病、肝肾疾病、外周血管疾病等。

（3）用法：小剂量开始，1.25mg，1 天 2 次，7~14 天若无不良反应，逐渐加量至 5~7.5mg/d，分 2~3 次服用。

（4）不良反应：恶心、呕吐、头痛、眩晕、乏力、腹痛、腹泻、便秘、直立性低血压等，多在用药早期发生，1~2 周内自行消失。

2. 手术 手术切除效果良好，包括开颅手术和经蝶鞍手术治疗。60%~85% 的垂体微腺瘤可经蝶鞍手术治疗成功，手术成功标准：PRL 水平正常、月经正常、停止溢乳。大腺瘤因肿瘤无包膜，不易切净，可先用药，待肿瘤变小后手术效果好，术后可加用溴隐亭治疗。

适应证：不能耐受多巴胺激动剂或耐药者。

3. 放射治疗 效果肯定。

适应证：肿瘤过大，已超出蝶鞍外，手术不能完全摘除；有手术禁忌证或术后 PRL 持续升高者；术后加放疗可降低肿瘤复发率。

【妊娠期处理】 妊娠合并垂体腺瘤患者多在妊娠前已经确诊，并已经过治疗或正在治疗中。这些人群在妊娠期需

要关注的问题是：①多巴胺受体激动剂对胎儿的影响及停药时机；②妊娠对垂体瘤的影响。Huang 和 Molitch（2019）的一项包含 6 272 例服用溴隐亭和 1 061 例卡麦角林的综述发现：在出现月经推迟并确诊妊娠后立即停止多巴胺受体激动剂，并不会增加自然流产及胎儿畸形的风险。而妊娠期间继续服用多巴胺受体激动剂的安全性方面数据有限，只有 100 余例孕妇，新生儿除 1 例出现隐睾，1 例表现为足部畸形外，其余均未发现先天异常，但病例数较少，仍需继续观察。同时，仍有学者认为溴隐亭可通过胎盘，抑制胎儿 PRL 的分泌，因此主张除非必要，否则不建议在妊娠期继续应用溴隐亭；正在服用溴隐亭者，在确诊妊娠后应立即停药。

Huang 和 Molitch（2019）的综述同时发现：垂体催乳素瘤在孕期出现症状性（头痛、视野缺损）瘤体增大的风险与肿瘤的大小及是否经过治疗有关，微腺瘤的风险为 2.5%（20/800），未经手术或放疗的大腺瘤的风险为 18.1%（52/288），而经手术或放疗后的大腺瘤的风险为 4.7%（7/148）。

孕期监测垂体腺瘤的变化主要依据症状，包括头痛、溢乳、视力下降及视野缺损。大腺瘤更易在妊娠期增大，应定期评估，建议妊娠期每 3 个月进行一次视野检查。对于孕期是否进行 PRL 的监测，意见尚不一致。多数学者认为：孕期若出现肿瘤压迫症状时需行 MRI，必要时恢复多巴胺受体激动剂治疗。若胎儿不成熟，且药物治疗效果不满意时可经蝶鞍手术；若胎儿已成熟，则及时终止妊娠。

【产后处理】 产后需及时检测 PRL 水平。正常孕妇在产后数周或数月哺乳可以刺激 PRL 分泌，但哺乳并不能引起肿瘤生长。程蔚蔚等报道 41 例妊娠合并垂体腺瘤患者中 30 例（75%）产后母乳喂养（包括混合喂养），无一出现头痛、复视等不适症状。某些患者在产后 PRL 水平和肿瘤大小可能比孕前下降，部分产后可恢复排卵，不需重新使用多巴胺受体激动剂。母乳喂养也不会引起肿瘤增大。

因此，催乳素腺瘤患者产后不需治疗者不应阻止其哺乳，但分娩后需继续服用溴隐亭治疗的患者应禁止其哺乳。

三、嗜铬细胞瘤

嗜铬细胞瘤（pheochromocytoma）是由神经嵴起源的嗜铬细胞产生的肿瘤，这些肿瘤合成、储存和释放大量儿茶酚胺，表现为高儿茶酚胺血症，发生率<0.02%。在某些常染色体显性或隐性多发内分泌肿瘤综合征、神经纤维瘤病及 von Hippel-Lindau 病者，约 1/4 的患者有家族甲状腺癌及高血压的病史。合并妊娠罕见，却十分凶险。Gillhoed 报道 89 例妊娠合并嗜铬细胞瘤，43 例母亲死亡，产前诊断者死亡率高达 58%，产后诊断者为 18%。肿瘤多发生于 20~49 岁。肿瘤约 10% 为恶性，10% 为双侧，10% 于肾上腺外（交感神经节），又有"10% 肿瘤"之称。

【病理】 肿瘤大小不一，平均 5~6cm，重 50~200g，亦有

较大的肿瘤。外有包膜,若有包膜浸润及发生转移则多为恶性。肿瘤90%来源于肾上腺髓质,10%来自肾上腺外部位,即神经嵴起源的嗜铬细胞分布的其他部位,包括:颈动脉体、主动脉化学感受器、交感神经节、嗜铬体(Zuckerkandl体)等。肾上腺外的嗜铬细胞瘤按照其解剖部位不同又可分为:副神经节瘤、化学感受器瘤、颈动脉体瘤和膀胱嗜铬细胞瘤等。肿瘤有时作为多发性内分泌腺病Ⅱ型综合征的一部分,同时合并甲状腺髓样癌、甲状旁腺腺瘤、神经纤维瘤或血管瘤等。尸检常见,但常未被诊断。

【临床表现】

1. 高血压 嗜铬细胞瘤突出的症状为严重的高血压,以发作性高血压危象、抽搐或焦虑为常见的临床表现。有持续性高血压者占60%,其中约1/2有发作性高血压危象,血压正常者罕见。高血压主要与肿瘤分泌的一种或几种儿茶酚胺有关。

2. 头痛、心悸、多汗 为最常见的三联症状。在高血压危象发作时有头痛、大汗、心悸及恐惧。

3. 其他 直立性低血压、高血压及低血压反复交替发作;心律失常、心肌炎;由于心肌缺血、梗死引起的胸痛,恶心、呕吐,上腹痛、肠梗阻,视网膜病变引起视物不清甚至失明,代谢引起糖耐量异常,便秘及濒临死亡的感觉,苍白、潮红也常见。

发作时,患者可有上述部分或全部表现。在对肿瘤触诊、按压腹部、改变体位、麻醉诱导、排尿、用α受体阻断剂或有精神创伤时,均易诱发上述发作。

【体格检查】 在不发作时仅有高血压,视网膜及心脏肥大程度比相应的慢性高血压所造成的程度要轻。

【嗜铬细胞瘤与妊娠的关系】 妊娠期嗜铬细胞瘤虽少见,却十分凶险。妊娠期易发生高血压危象,死亡率很高。在高血压发作时心排血量的减少,亦可对胎儿产生不良后果,引起胎儿窘迫的发生。由于有高血压、头痛、视物障碍,常被误诊为妊娠期高血压或子痫前期而影响治疗。因此,孕期能否及时诊断很重要。对有嗜铬细胞瘤的孕妇,多数学者认为阴道分娩是禁忌的,因为阴道分娩时可引起大量的儿茶酚胺释放,发生高血压危象。此外,产后腹部的触诊亦有引起压力反射,导致高血压发作。

Bancos等报道了一项大型、多中心、回顾性队列研究(包括来自25个国家的186例患者,共197次妊娠)的结果,该研究评估了妊娠合并PPGL[嗜铬细胞瘤或副神经节瘤(肾上腺外嗜铬细胞瘤)]的母婴结局。这项研究另外有系统综述(7篇文献,52次妊娠)数据的支持。研究显示:儿茶酚胺过量(尤其是由于未被识别或治疗不理想的功能性PPGL所致)在230次妊娠中有33次(14%)与多种妊娠合并症(包括孕产妇或胎儿死亡)有关。与妊娠前确诊的PPGLs相比,未被识别和未经治疗的PPGLs与母体或胎儿并发症的风险显著增加相关(OR 27.0;95%置信区间为3.5~3 473.1)。与产后手术相比,妊娠期PPGL手术未能获得更好的结局。作

者认为孕期使用肾上腺素受体阻断剂治疗功能性PPGL至关重要,推荐在发现肿瘤后立即启动肾上腺素受体阻断。

【诊断】 根据上述临床表现再进一步做以下检查:

1. 尿儿茶酚胺测定 妊娠不改变儿茶酚胺的代谢。妊娠期诊断嗜铬细胞瘤首先推荐24小时尿儿茶酚胺测定,在高血压发作时,测尿中儿茶酚胺超过正常范围上限的2倍以上有助于诊断。

2. 肾上腺素、去甲肾上腺素及香草扁桃酸(vanillyl-mandelic acid,VMA)的测定 正常情况下,血浆肾上腺素<545.8pmol/L,去甲肾上腺素<3.0~3.5nmol/L。尿中VMA<35.4μmol/24h,在有嗜铬细胞瘤存在时,这些检查有明显升高。使用某些药物如甲基多巴可干扰化验结果,该项检查的特异性为85%~89%,假阳性率为11%~15%,故不作为一线推荐。

3. B超检查 可用作筛查,在Ahlawat的22例肿瘤中21例由B超发现。但是,由于增大的子宫可能会影响检查结果的准确性,因此存在局限性。

4. MRI MRI不存在电离辐射,对胎儿是安全的,适合于孕期应用,同时MRI还对肾外肿瘤的诊断有价值。

【鉴别诊断】

1. 子痫前期 此两种情况均有高血压、头痛、视物障碍,但子痫前期多发生于妊娠20周后,高血压同时有尿蛋白及水肿存在,高血压尤其舒张压与尿蛋白呈正相关,头痛多为重度子痫前期出现;而嗜铬细胞瘤严重的高血压为阵发性,可发生于妊娠的任何时期,常在孕早期已开始,常无尿蛋白存在。

2. 甲状腺功能亢进 很少伴有舒张压升高,脉压增大为其特点,并伴有持续的甲亢症状及体征,伴有高血压时为非阵发性发作。

3. 产后或麻醉诱导后不可解释的循环虚脱 一般血压下降,但需除外有嗜铬细胞瘤的可能。

【处理】

1. 控制血压 在有高血压及其他症状时可用α肾上腺素能阻滞剂如酚苄明(phenoxybenzamine)10~30mg,口服2~4次/d,治疗须≥10~14天,用α受体阻滞剂后,伴心动过速者可加用β受体阻滞剂,必要时用普萘洛尔,口服20~80mg,4次/d。酚苄明可以通过胎盘,目前认为对胎儿是安全的。

2. 肿瘤的治疗 手术是治疗嗜铬细胞瘤的根本方法,但在孕期手术具有挑战性,取决于孕周、药物治疗的反应、肿瘤的进展、是否存在胎儿窘迫等。Bancos等的队列研究显示:与产后手术相比,妊娠期PPGL手术未能获得更好的结局。孕期使用肾上腺素受体阻滞剂治疗功能性PPGL至关重要,推荐在发现肿瘤后立即启动肾上腺素受体阻滞。

3. 分娩方式与时机 剖宫产可减少由于阴道分娩子宫收缩引起的儿茶酚胺高峰,相对较安全。阴道分娩的死亡率为31%,高于剖宫产术的19%。如经阴道分娩,需避免产

妇用力。

4. 围分娩期处理 麻醉方法推荐全麻,麻醉剂可能诱发高血压危象。术后随诊重要,有的患者可有肿瘤复发,并有发生转移的可能,产后仍有危险的高血压发生。

【预后】 预后差,死亡率高,尤其在产前未能诊断者。随着广大学者对该病的认识提高,及时诊断和有效治疗可使其死亡率明显下降。

(范建霞 孙伟杰)

第五节 妊娠合并呼吸系统疾病

一、肺炎

肺炎是指由病原微生物、理化因素、免疫损伤、过敏及药物等因素所致的终末气道、肺泡和肺间质的炎症。根据分类方式不同,肺炎存在多种类别。妊娠合并肺炎发生率虽然很低,但其病程、严重程度和病死率均较非妊娠期增加,是孕妇非产科死亡的主要原因之一。

【分类】

1. 按解剖学分类 ①大叶性(肺泡性)肺炎:指病原体先在肺泡引起炎症,经肺泡间孔(Cohn 孔)向其他肺泡扩散,致使部分肺段或整个肺段、肺叶发生炎症;②小叶性(支气管性)肺炎:指病原体引起的累及细支气管、终末细支气管及肺泡的炎症;③间质性肺炎:主要累及间质,包括支气管壁、支气管周围间质组织及肺泡壁。

2. 按照病因分类(有利于临床用药的选择) ①细菌性肺炎,包括肺炎链球菌、葡萄球菌、肺炎克雷伯菌、流感嗜血杆菌、绿脓杆菌等;②病毒性肺炎,包括流感病毒、腺病毒、呼吸道合胞病毒、副流感病毒、麻疹病毒、水痘-带状疱疹病毒、鼻病毒、巨细胞病毒等;③非典型病原体所致肺炎,包括立克次体、支原体、衣原体、军团菌、放线菌等;④真菌性肺炎,包括组织胞浆菌病、念珠菌病、隐球菌病、曲霉菌病、毛霉菌病等;⑤其他病原体,包括弓形虫、原虫(如卡氏肺孢菌)、寄生虫(如肺包虫、肺吸虫、肺血吸虫)等;⑥理化因素所致肺炎,包括放射性损伤、胃酸吸入等因素所造成的肺炎。

3. 按患病环境分类(有利于指导经验性治疗) ①社区获得性肺炎(community acquired pneumonia,CAP),指医院外罹患的感染性肺实质性炎症。常见病原体为肺炎球菌。②医院内获得性肺炎(hospital acquired pneumonia,HAP),亦称医院内肺炎(nosocomial pneumonia,NP),指入院时不存在,也不处于潜伏期,而在入院 48 小时后在医院发生的肺炎。常见病原体为革兰氏阴性杆菌。

【流行病学】 妊娠合并肺炎的发病率与同龄妇女相比无显著性差异。在发生肺炎的孕妇中,CAP 较 HAP 更为常见。与非怀孕人群一样,在 40%~61% 的 CAP 病例中未发现病因。细菌是妊娠期肺炎的主要病原体,其中最常见的是肺炎链球菌(17%)和流感嗜血杆菌(6%);其次,病毒性肺炎占妊娠期肺炎确诊病原体的 5%,水痘-带状疱疹病毒和流

感病毒是最常见的病毒性病原体。妊娠合并肺炎的发病率具有明显的年代性:1965 年以前,妊娠合并肺炎的发病率为(6.3~8.5)/1 000 次分娩;随着抗生素的大量开发和应用,20 世纪 70~80 年代早期,发病率降低为(0.44~0.78)/1 000 次分娩;但是,近年来发病率又有所上升,为(1.2~2.7)/1 000 次分娩,可能是由于现代治疗技术的提高使很多合并内科疾病的妇女得以妊娠,而这些妇女在妊娠期患肺炎的危险性较高。虽然如此,各地的报道也不尽相同,英国诺丁汉市医院 1995—2000 年 5 年间 27 800 次分娩仅有 6 例合并肺炎,发病率仅为 0.2/1 000 次分娩。

【妊娠合并肺炎的危险因素】 妊娠期母体免疫功能、呼吸道防御功能降低。有报道认为妊娠合并肺炎与孕期有关,但与孕妇的年龄和产次无关,多发生于妊娠的中晚期(孕 24~31 周),少数发生于孕早期。多项研究表明贫血(血细胞比容≤30%)、哮喘病史、吸烟均是妊娠合并肺炎的危险因素。有报道认为产前应用地塞米松可增加患肺炎的危险性。一般认为肺炎好发于有妊娠并发症的孕妇。

其他的危险因素还包括:患有某些内科疾病,如糖尿病、镰状细胞贫血、心肺或肾脏的原发疾病等;免疫缺陷、酗酒及吸食毒品等。

【病因】 细菌、病毒、真菌、原虫均可引起肺炎。急性肺炎 50% 以上是由于肺炎链球菌(streptococcus pneumoniae)感染,其次是病毒感染。此外,鹦鹉热支原体、肺炎支原体、军团菌等也可引起肺炎。妊娠合并肺炎的最常见的类型是肺炎球菌性肺炎、流感嗜血杆菌性肺炎和水痘病毒性肺炎。病原体入侵的方式主要为口咽部定植菌随分泌物误吸和带菌气溶胶吸入,引起细菌直接种植。邻近部位感染扩散或其他部位经血道播散少见。

【临床表现及辅助检查】 不同病原体所致肺炎的临床表现特点也有所不同。总体来说,妊娠合并肺炎的常见症状为发热、咳嗽、咳痰、肌肉酸痛等,病变范围大或病情严重者可出现呼吸困难、呼吸窘迫,甚至发生休克、昏迷。体征:典型的肺炎有发热、呼吸困难面容,触诊时可有语音震颤,叩诊为浊音,听诊可有啰音,伴有胸膜渗出时,呼吸音减弱,有胸膜摩擦音。在有支气管肺炎时,有实质的体征如:触诊语颤增强,叩诊呈浊音或实音,听诊可有管状呼吸音或啰音。

辅助检查主要包括血常规、渗出物或痰液涂片革兰氏

检查及培养、血培养、X 线检查、免疫学检查(包括相应病原体抗体或病原的血清学检测)、应用 PCR 方法或特异的 DNA 探针等检测病原体等。其中痰的革兰氏染色和痰培养是鉴定病原体的简便快速的方法。因为许多病毒性的上呼吸道感染通常继发肺间质性感染,因此尤其强调的是任何怀孕的妇女只要是怀疑可能患有肺炎,就应该摄胸部正侧位片。

【肺炎与妊娠的关系】

1. 妊娠对肺炎的影响 由于妊娠合并肺炎发病早期症状常不明显,孕妇在晚期又常有不同程度的呼吸困难,并且对胸部 X 线片检查也很有顾虑,因此妊娠合并肺炎容易被误诊和漏诊。妊娠期生理改变(如横膈上升、胸腔受压)使孕妇清除分泌物的能力减弱和通气功能下降,同时由于孕期耗氧量约增加 20%,孕期免疫系统的变化包括淋巴细胞增生反应减弱,尤其孕中晚期更为明显;杀伤性淋巴细胞的活性也降低;T 辅助细胞数目减少,使孕妇易受感染,且对感染的耐受力差,因此发生肺炎时,病情较重,危险性增加,易发生呼吸衰竭。妊娠合并肺炎的患者由于发热子宫兴奋性增高,常出现先兆早产,临床会选择使用 β 受体激动剂,但该药有引起水钠潴留的不良反应,有时会导致急性肺水肿的发生。

2. 肺炎对孕妇的影响 在抗生素未广泛应用的时代,妊娠合并肺炎的孕妇死亡率增高达 30%。1960—1968 年,北美文献报道妊娠合并肺炎的死亡率为 3%~4%,且是非产科因素死亡率的第三大原因。随着高效广谱的抗生素的大量开发和应用,孕妇因为肺炎导致死亡近年来已十分罕见。但是甲型 H1N1 流感病毒暴发导致的肺炎中发生严重并发症的主要是孕产妇,各种人群中孕产妇的死亡率也较高。

而在近年出现全球大流行的新型冠状病毒感染(Corona Virus Disease 2019,COVID-19)中,从有限的病例数量来看,妊娠期间发生新型冠状病毒感染表现为严重肺炎症状的风险似乎不高于非妊娠人群,且新型冠状病毒感染并未明显增加产科并发症或不良妊娠结局的发生风险。

妊娠合并肺炎病情的严重程度与孕妇身体状况、感染程度、治疗时机等有关,重症患者还可出现菌血症、脓胸、心房颤动、呼吸衰竭等并发症。

3. 肺炎对胎儿的影响 妊娠期妇女由于呼吸系统生理变化使其对于肺炎导致的通气能力明显下降的耐受能力显著降低,容易发生缺氧,又由于胎儿对低氧血症和酸中毒的耐受能力较差,此外在妊娠中、晚期,酸中毒常常会导致流产、早产等非特异性风险。在应用抗生素前超过 70% 妊娠合并肺炎的妇女发生早产,应用广谱抗生素后早产率显著下降。

病毒性肺炎时,由于病毒可通过胎盘屏障,但是否可引起畸形目前尚未定论。MacKanze 及 Houghton 复习了所有的文献认为流感病毒性肺炎与胎儿畸形、流产、早产及子代恶性疾病之间无明显的关系。而 Lynberg 报道流感病毒性

肺炎引起的流产、早产及胎儿的神经管畸形的发生率比正常妊娠高 3 倍,尤其是晚冬、早春的流感病毒性肺炎者,子代可能有精神异常的危险。

孕妇感染水痘病毒性肺炎对胎儿的影响比较复杂,而且与感染的时期有关。孕早期水痘病毒感染,水痘病毒可通过胎盘感染胎儿,导致先天畸形出现"先天性水痘综合征"(包括小腿、小头、白内障、肢体发育不良、肌萎缩、皮肤病变等异常)。Pastuszak 报道 104 例妊娠合并水痘病毒性肺炎,小于孕 20 周者,2% 发生"先天性水痘综合征"。在妊娠期水痘病毒感染的病例中,宫内感染的发生率为 8.7%~26%,至于妊娠期水痘感染是否增加胎儿死亡率目前尚不十分清楚。若胎儿在孕妇出现水痘的 5 天内分娩,新生儿可发生播散性水痘,死亡率高达 5%~20%。

【诊断和鉴别诊断】 肺炎的诊断主要根据病史(包括流行病史)、典型的症状、体征和 X 线检查。因为肺炎的某些症状(如呼吸困难、胸闷或胸痛等)在正常妊娠也会出现,通常妊娠合并肺炎会被漏诊。孕期的呼吸困难通常发生在孕早期,而接近足月时会逐渐好转,并且不影响正常活动,休息时很少发生。由于增大的子宫对膈肌的机械作用,孕妇一般会在孕晚期感到胸闷或胸痛,一般很难与肺炎或其他肺部疾病所致的胸部不适症状区别。因此,应该仔细检查患者的体征,对确诊最有价值的还是胸部 X 线检查。

病原学诊断主要根据呼吸道分泌物、痰、血或胸腔积液检查和培养、特异性抗体的检测、PCR 检测出特异的病原体 DNA 等方法。目前,对于肺炎衣原体肺炎尚无既敏感又简易、便于推广的确诊方法,微量免疫荧光实验是目前最常用的肺炎衣原体血清学诊断方法。鹦鹉热肺炎主要根据有无职业史、接触史、血和支原体分泌物作细菌培养来发现病原体。双份血清抗体滴度有 4 倍增加或单次效价 1:64 以上有诊断价值。目前采用直接免疫荧光法的敏感性和特异性高。

【治疗】 妊娠合并肺炎的治疗主要是支持治疗和对因治疗。在卧床休息、补充营养,纠正水、电解质和酸碱平衡紊乱,维持正常心肺功能的同时,应尽早进行病原学诊断,从而及时进行有效的抗病原体治疗。对于重症患者可先行经验性治疗,待病原体明确后,再行抗病原体治疗。对因治疗因肺炎类型不同而异,详见以下各节。

【预防】

1. 肺炎的一般预防措施 ①均衡饮食、适度运动,多食用富含维生素 C 的食物,增加机体抵抗力;避免吸烟、酗酒。②天气突变时注意保暖。③病毒或细菌感染流行期间减少外出,避免与感染人群、鸟类或家禽接触。④加强对环境及水源(空调、供水系统等)的监控,做好卫生管理以减少肺炎军团菌的感染。

2. 肺炎的特异性预防措施 目前关于妊娠期免疫球蛋白和各种肺炎特异性疫苗的开发和应用已有很大进展,但是多数预防效果较差。简单介绍如下:①肺炎球菌疫苗

可用于预防肺炎球菌肺炎,并可降低耐药性肺炎球菌的出现,对于妊娠合并镰状细胞贫血病的孕妇推荐用此疫苗,而正常健康的孕妇则不主张用;②流感疫苗为蛋白来源的,对孕妇安全,建议所有孕中晚期的孕妇均应接种流感疫苗预防流感;③若孕妇接触水痘-带状疱疹病毒感染的患者可疑罹患感染,应在接触后96小时内应用水痘-带状疱疹病毒免疫球蛋白,预防或减轻水痘病毒感染的症状,通常剂量为12.5U/kg肌内注射,但是这种被动免疫方法仅限于保护性免疫缺失的患者,且目前尚无足够证据证实孕妇注射水痘-带状疱疹病毒免疫球蛋白能减轻或阻断胎儿感染。目前针对水痘-带状疱疹病毒的疫苗均不建议在妊娠期接种,既往无水痘病史和疫苗接种史的育龄妇女应在孕前或妊娠终止后接种疫苗。

二、细菌性肺炎

细菌性肺炎是最常见的肺炎,其病原体主要包括肺炎链球菌、葡萄球菌、肺炎克雷伯菌、流感嗜血杆菌等。当前,细菌性肺炎的重要特点是临床表现的多样化、病原谱多元化以及耐药株增加。

【病因】 妊娠期最常见的细菌性肺炎为肺炎链球菌(streptococcus pneumoniae)肺炎,其次为流感嗜血性杆菌(hemophilus pneumonia)、军团菌(legionella)、克雷伯菌(klebsiella)及金黄色葡萄球菌(staphylococcus aureus)引起的肺炎。在免疫损害的患者中,由条件致病菌如不动杆菌(acinetobacter sp)、沙雷杆菌(serratia sp)和假单胞杆菌(pseudomonas sp)所致的肺炎较常见。误吸性肺炎大多数为厌氧菌感染。25%~70%细菌性肺炎的患者有菌血症,而有菌血症的肺炎患者的死亡率较高(17%~30%)。

【病理】 肺炎链球菌肺炎典型的病理变化分4期:1期为水肿液和浆液析出;2期为红细胞渗入;3期为大量白细胞和吞噬细胞聚集,肺组织实变;4期肺炎吸收消散,抗生素大量应用后,大叶实症和肺实质已经很少见,多为肺段性炎症。其他细菌性肺炎虽有上述类似病理过程,但大多数伴有不同程度的肺泡壁破坏,金黄色葡萄球菌肺炎常可导致肺组织坏死和脓肿,部分可发生脓胸。消散常不完全,可引起纤维增生、残余性化脓灶或支气管扩张。

【临床表现和辅助检查】

1. 症状 肺炎链球菌肺炎起病前常有明显诱因,如受凉淋雨、疲劳、醉酒、精神刺激及病毒感染史等。1/3患者发病前有上呼吸道感染的症状,多数起病较急,患者可有轻度乏力和上呼吸道感染的表现,继之出现高热、寒战、咳嗽、血痰、胸痛等典型表现。金黄色葡萄球菌肺炎为典型的黄色脓性痰,肺炎链球菌肺炎为铁锈色痰,肺炎杆菌肺炎为砖红色胶冻样痰,铜绿假单胞菌肺炎为淡绿色痰,厌氧菌肺炎为臭味痰。部分患者有胸痛,累及胸膜时有针刺样痛。此外,全身症状还有呼吸困难、头痛、肌肉酸痛、乏力、少数神经系统症状。严重患者可有血压下降,呼吸困难加重,甚至需气管

插管人工呼吸,亦可能发生脓胸、气胸、心脏压塞等严重的并发症。

流感嗜血性杆菌引起的肺炎,其临床过程与前者相似,起病较慢,很少发生于年轻人,仅在有慢性呼吸道疾病、免疫低下、酗酒等情况下易发生。克雷伯菌感染肺炎常发生于抵抗力低下的患者,伴有组织破坏及脓肿形成,金黄色葡萄球菌肺炎多发生于流行性感冒之后,感染急剧开始,病情迅速发展,伴组织坏死及脓肿形成。

2. 体征 典型肺炎患者呈急性病容、气急、呼吸浅速或鼻翼扇动、发绀。肺炎链球菌肺炎常伴口唇单纯疱疹,少数可出现休克。早期胸部体征可无异常或仅有少量湿啰音,随疾病进展可出现典型体征,如患侧呼吸运动减弱、叩诊音浊、呼吸音降低和湿啰音等。葡萄球菌肺炎特点为严重的中毒症状和呼吸道症状不平行,可出现气胸或脓气胸相应体征。

3. 辅助检查 血白细胞总数和中性粒细胞多有升高。病原学诊断有赖于痰、血、胸腔积液的涂片检查和培养,聚合酶链反应(PCR)及荧光标记抗体检测可提高病原学诊断率。痰涂片镜检有助于早期初步的病原诊断,涂片见短链状、柳叶小刀形革兰氏阴性球菌,提示肺炎链球菌感染的可能,见到多形短小革兰氏阴性杆菌则提示流感嗜血杆菌感染的可能,具诊断意义。妊娠期一般不主张采取胸部X线检查,必要时应对腹部加以防护。

【治疗】 抗菌治疗是决定细菌性肺炎预后的关键,在完成主要检查和留取常规病原学检测标本后,即应该早期开始经验性抗感染治疗,若延迟治疗将明显影响预后。

1. 病情较轻无并发症者

(1)肺炎链球菌引起的肺炎可以用青霉素或大环内酯类药物治疗,无致畸和致流产作用。对于青霉素耐药株可选用β-内酰胺类抗生素;高度耐药者可以改用三代头孢菌素。

(2)流感杆菌肺炎应用阿奇霉素或克拉霉素优于红霉素,阿奇霉素首次口服0.5g,0.25g/d连续4天;也可用克拉霉素口服500mg,每天2次,共7~10天。

(3)革兰氏阴性菌感染可用头孢菌素β-内酰胺类抗生素;厌氧菌肺炎可用青霉素、甲硝唑、红霉素等。

2. 病情较重者

(1)可疑金葡菌或嗜血杆菌感染可以用头孢菌素如头孢唑肟(ceftizoxime)、头孢呋辛(cefuroxime)等口服。

(2)大多数革兰氏阴性杆菌可以用头孢菌素治疗,当有明确的指征应用氨基糖苷类,也可以在孕期应用,但是其有耳、肾毒性,发生率为3%~11%,婴儿出现听力障碍主要与用药量有关,与妊娠月份关系不大。在孕期禁用。

(3)当高度怀疑误吸性肺炎时,可用甲硝唑治疗。

3. 病情严重者

(1)第二代头孢菌素(头孢噻肟或头孢曲松)单用:头孢噻肟(ceftizoxime)2g/8h静脉滴注,或加头孢曲松

（ceftriaxone）2g/d 静脉滴注。

（2）第二代头孢菌素联合大环内酯类或新喹诺酮类：红霉素 15~20mg/（kg·d）分 4 次静脉滴注。

（3）青霉素或第二代头孢菌素，联合喹诺酮类。

4. 重症患者

（1）大环内酯类联合头孢噻肟或头孢曲松。

（2）具有抗假单胞菌活性的广谱青霉素/β-内酰胺酶抑制剂或头孢菌素类或前两者之一联合大环内酯类；碳青霉素烯类；青霉素过敏者选用新诺酮类。

一般经验性治疗 48~72 小时后应该对疗效作出评估。如果体温下降，呼吸道症状改善，被视为有效，则可继续治疗。如症状改善显著，则可考虑将肠外给药改为口服序贯或转换治疗。治疗 72 小时症状无改善或一度再恶化，认为无效。应尽早进行病原学检查，并根据病原及其药敏结果及时进行治疗方案调整。

三、病毒性肺炎

【病因】 呼吸道病毒感染中以流感病毒为常见，其次为副流感病毒、巨细胞病毒、腺病毒、鼻病毒、冠状病毒和某些肠道病毒（如柯萨奇、埃可病毒等）以及单纯疱疹病毒、水痘带状疱疹病毒、风疹、麻疹等病毒。

病毒性肺炎为吸入性感染。人与人之间通过飞沫传染。主要是由于上呼吸道病毒感染向下蔓延所致。但是，也有通过粪-口传染的，如肠道病毒。呼吸道合胞病毒可通过尘埃传染。

流感病毒有 3 型（A、B、C）可以导致人发病，其中 A 型与流感的流行性有关，常常导致妊娠妇女的严重感染。

孕妇感染水痘极少见［发生率（0.4~0.7）/1 000 名孕妇］。在疫苗常规接种应用后孕妇感染率进一步下降。妊娠期水痘感染对孕妇、胎儿和新生儿均可能造成不良影响。健康儿童感染水痘通常呈现良性和自限性疾病过程，而成人水痘症状较严重，常并发肺炎，病死率较高。近 10%~20% 的水痘孕妇会并发肺炎，病死率高达 40%。妊娠期水痘可通过胎盘传播，导致先天性或新生儿水痘。妊娠期水痘导致胎儿先天性水痘综合征的风险较低，仅发生于妊娠早期（0.4%）和中期（2%），表现为皮肤瘢痕形成、四肢发育不全、脉络膜视网膜炎和小头畸形。

【临床表现和辅助检查】 各种病毒感染起始症状各异，而临床表现一般较轻，与支原体肺炎的症状相似，起病缓慢，有头痛、乏力、发热、咳嗽，并咳少量黏痰或血痰。体征往往缺如。

X 线检查肺部炎症呈间质性改变，亦见斑点状、片状或均匀的阴影，偶可见少量胸腔积液。白细胞总数可正常、减少或略增加。病程一般为 1~2 周。

【治疗】 早期快速的诊断病毒性肺炎和积极的呼吸功能支持是治疗成功的关键。目前对多数病毒尚缺少特

异性治疗。尽管应用金刚烷胺、金刚乙胺和新药扎那韦尔（zanavir）对流感病毒有效，但对流感病毒性肺炎的疗效尚无评价。由于这些药物在妊娠期的效应和安全性尚不十分清楚，因此不提倡应用这类药治疗妊娠期流感。

水痘疱疹出现后 24 小时内口服阿昔洛韦能够缩短皮损持续时间并能减少新的皮损形成，也有助于减轻患者的全身症状。口服阿昔洛韦是安全的，鉴于妊娠期感染可能的后遗症，孕妇的皮损进展时也可以使用阿昔洛韦。虽然尚没有静脉应用阿昔洛韦有效性的随机对照试验数据，合并肺炎时应静脉应用阿昔洛韦，从而降低孕妇因肺炎所致的并发症和病死率。

近年来还有几种特殊的病毒性肺炎，新型冠状病毒感染、甲型 H1N1 流感病毒肺炎、重症急性呼吸综合征（severe acute respiratory syndrome，SARS）详见附 1、附 2 和附 3。

四、非典型肺炎

非典型肺炎（atypical pneumonias）早期含义是指一组具有类似临床表现及放射学特征的肺炎。1880 年，巴斯德首次分离出肺炎链球菌，此后半个世纪来肺炎就是肺炎链球菌感染的同义词。1938 年，Reimann 报道了一组患者，渐进性起病，有前驱症状如头痛、畏寒、咽痛，随后有支气管炎的表现，与典型的大叶实变的肺炎链球菌肺炎有明显不同，首次提出"非典型肺炎"的概念。不同学者对非典型肺炎的病原体分析不尽一致，但基本包括肺炎支原体肺炎、肺炎衣原体肺炎、鹦鹉热衣原体肺炎、立克次体肺炎和军团菌引起的肺炎。

近年来认为非典型肺炎是指一组有类似的不同于典型肺炎临床表现及放射学影像学特征，并对抗生素（主要是四环素类和大环内酯类）有效的肺炎。

1. 肺炎支原体肺炎 肺炎支原体肺炎是肺炎支原体（mycoplasma pneumoniae）引起的急性呼吸道感染伴肺炎，过去曾称为 Eaton 因子肺炎、冷凝集素肺炎。全年均可发生。

【病因】 肺炎支原体是兼性厌氧、能独立生活的最小微生物，它由口、鼻分泌物经空气传播，引起散发和小流行的呼吸道感染，主要见于儿童和青少年，在成年人中亦非少见，秋冬季较多。支原体肺炎约占非细菌性肺炎的 1/3 以上或各种肺炎的 10%。

肺炎支原体通过接触感染，不侵入肺实质，可吸附于宿主的呼吸道上皮细胞表面，抑制纤毛活动和破坏上皮细胞，同时产生过氧化氢进一步引起局部组织损伤。其致病性可能与患者对病原体或其代谢产物的过敏反应有关。

【病理】 肺部病变呈片状或融合性支气管肺炎或间质性肺炎，伴急性支气管炎。肺泡内可含少量渗出液，并可发生灶性肺不张、肺实变和肺气肿。肺泡壁和间隔中有中性粒细胞和大量单核细胞浸润，支气管黏膜细胞可有坏死和脱落，并有中性粒细胞浸润。胸膜可有纤维蛋白渗出和少量渗液。

【临床表现】 全年均可发生,以晚秋及早冬为发病高峰季节。其传染主要发生在急性期,通过口鼻分泌物传播。潜伏期一般为2~3周,一般起病缓慢,约1/3病例无症状。发热可高达39℃,2~3天后出现明显的呼吸道症状,发热可持续2~3周。一般起病隐匿,症状轻微,很少死亡。伴有咽痛、头痛、乏力、全身不适等。刺激性咳嗽为本病突出特征,无痰或仅少量黏液性痰,偶有咳痰带血。食欲缺乏、恶心、呕吐、腹泻等并不少见,但程度较轻。极少数病例可伴中枢神经症状如脑膜炎、多发性神经根炎甚至精神失常。

体检示有轻度鼻塞、流涕,咽中度充血。颈淋巴结可肿大,肺部体征约1/2可闻及干性或湿性啰音,约10%~15%病例发生少量胸腔积液。

X线上肺部病变表现多样化,早期间质性肺炎,后发展为斑点片状或均匀的模糊阴影,近肺门较深,下叶较多。约1/2为单叶或单肺段分布,有时可侵犯至多叶,有实变,表现为一处或多部位的斑点状、斑片状或均匀模糊阴影。肺炎常在2~3周内消散,偶有延长至4~6周者。

【诊断】 由于肺炎支原体肺炎临床表现、体格检查、X线征象、实验室检查均缺乏特异性,所以,对于有类似病情流行、患者临床表现较轻、青霉素和头孢菌素治疗无效者应首先考虑本病可能。血清学检查是确诊肺炎支原体感染最常见的检测手段,起病2周后,约2/3的患者冷凝集试验阳性,滴度1:32,如果滴度逐步升高,更有诊断价值。IgM抗体达到1:64或恢复期末抗体内有4次增高,可进一步确诊。也可采集患者咽部分泌物、痰、支气管肺泡灌洗液等进行培养和分离肺炎支原体,但由于培养技术难度较大,繁琐费时,无助于早期诊断。核酸杂交技术和聚合酶链反应技术也是具有快速便捷、敏感性高、特异性强的方法,目前被广泛用于肺炎支原体肺炎的早期诊断。

【治疗】 妊娠期支原体肺炎应用大环内酯类药物(如红霉素和阿奇霉素)治疗有效,可以缩短病程。红霉素0.5g,每8小时1次,治疗需持续2~3周,以免复发;或阿奇霉素首次口服0.5g,0.25g/d连续4天。阿奇霉素具有组织浓度高、半衰期长、抗菌作用强、胃肠道反应小等优点,临床应用效果满意。权衡对母儿影响的利弊后,阿奇霉素可以应用于妊娠期。

2. 衣原体肺炎

(1)鹦鹉热肺炎:鹦鹉热(psittacosis)由一种革兰氏阴性、不活动病原体——鹦鹉热衣原体(chlamydia psittaci)所引起。该病原体具有其他衣原体的特性。其寄生于鹦鹉和其他禽类(如鸡、鸭、鸽、孔雀等)的组织、血和粪中,与上述禽类接触或吸入鸟粪可致病。在急性发病期亦偶可通过呼吸道引起人与人之间的传播。Gherman等报道一例妊娠32周的孕妇患鹦鹉热衣原体导致的肺炎并由此引发胎儿、胎盘感染。

【病理】 吸入该病原体后,进入血液循环到达肝、脾的单核巨噬细胞中繁殖,再经血行播散至肺或其他器官。肺内病变常开始于肺门,血管周围有炎症反应并向周围扩散,引起小叶性和间质性肺炎,以肺叶或肺段的下垂部位为明显,严重者可有肺组织坏死。肝脏可出现局部坏死,脾可大,心、肾、神经系统以及消化道等均可受累发生病变。

【临床表现】 本病潜伏期为1~2周,长者可达4周。发病症状可似流感,1周左右出现咳嗽、咳少量黏痰或痰中带血,尚可出现恶心、呕吐、腹痛等消化道症状及嗜睡、木僵、抽搐等神经症状。X线示两肺浸润灶。从肺门向外放射,病灶可融合呈叶状分布,下叶较多,常有弥漫性支气管肺炎或间质性肺炎表现。白细胞正常或轻度增高。

【治疗】 四环素治疗有效,2~3g/d,分4~6次口服,一般24~48小时症状改善明显,热退后持续用药至少7天以上,以避免病情复发。但是,四环素是典型的致胎儿畸形的药物。因此,目前多用红霉素或阿奇霉素治疗,红霉素0.5g,每8小时1次,连续2~3周;或阿奇霉素首次口服0.5mg,0.25mg/d连续4天。

(2)肺炎衣原体肺炎:肺炎衣原体(chlamydia pneumoniae)为新定义的一种衣原体,主要引起呼吸道和肺部感染。1986年,Grayeton等在学生急性呼吸道感染中发现一种衣原体,以后于成人呼吸道疾病中亦被发现,当时命名为鹦鹉热衣原体TWAR-TW株,后经研究证明该衣原体为一新种,并命名为肺炎衣原体。在最近的调查中Joanne等人发现衣原体感染不会增加妊娠不良结局的风险,但仍推荐在妊娠期间对其进行持续监测。

肺炎衣原体常在儿童和成人中产生上呼吸道和下呼吸道感染,且为衣原体中最容易引起肺炎的一种病原体。大部分为轻症,发病常隐匿,感染方式可能为人与人之间通过呼吸道传播。

【临床表现】 成人中至少有40%受到该衣原体的感染,大部分为亚临床型。起病多隐袭,早期表现为上呼吸道感染症状,与支原体肺炎颇为相似。轻症可无明显症状,常有干咳、声嘶和发热、咽痛等咽炎、鼻窦炎和支气管炎等症状,且可持续数周之久。也可伴有肺外表现,如中耳炎、关节炎、甲状腺炎、脑炎、吉兰-巴雷综合征等。肺炎衣原体肺炎的X线检查显示肺压段少量片状浸润灶,并可发展至双肺病变。广泛实变仅见于病情严重者,少数出现胸腔积液,多发生于病程早期,多数患者白细胞增高。

【治疗】 红霉素或其他大环内酯类药物、四环素、喹诺酮类(如氧氟沙星)治疗均有效。喹诺酮类虽然毒性低且无致畸和致突变作用,但是发现该类药物对年幼的动物可引起关节病变,并影响软骨发育,并有致幼儿软骨畸形的报道,而且对神经精神方面也可产生一定的影响,因此孕期和哺乳期不宜长期使用。妊娠期可用红霉素2g/d,分4次口服,10~14天为一疗程。为避免复发,用药可延长至3周。

3. 嗜肺军团菌病 军团菌肺炎(legionella pneumophila pneumonia)是军团菌引起的以肺炎为主要临床表现的急性感染性疾病。1976年,首次暴发流行于参加美国宾夕法尼亚州退伍军人军团会议的人员中而得名。目前发现军团菌有58种及3个亚种,约30种可导致人类感染,主要感染下呼吸道。90%的病例是由嗜肺军团菌(*Legionella pneumophila*,Lp)引起的。2011—2015年欧洲收集29个国家上报28 188例确诊军团菌病病例,病死率为9.3%,可见是下呼吸道感染的重要疾病。本病呈世界性分布,我国亦有本病存在。

【病因】 军团菌为需氧的葡萄糖非发酵的多形革兰氏阴性杆菌,不易被通常的革兰氏染料染色,可用改良Dieterle饱和银染色法或直接免疫荧光法检出。嗜肺军团菌已有15个血清型,Lpl最多见。此外,其他菌种报告病例较多者有匹兹堡军团菌(*L. bozemanii*)、杜莫军团菌(*L. dumoffii*)、长滩军团菌(*L. longbeachae*)等。

本菌源自环境,在水源、土壤等自然环境中广为分布。本菌喜水,在蒸馏水中可存活1年左右。暴发流行多与人工的贮水源有关,如中央空调冷却水塔、循环温泉水、水龙头口、淋浴喷头处、超声湿润器、呼吸医疗器械、新生儿浴盆、盆花的腐叶土等受军团菌污染后均可成为医院获得性军团菌肺炎的传染源。

【病理】 特点是广泛分布的多灶性纤维素性化脓性炎症,病程中虽偶可发生菌血症,军团菌散布肺外脏器,但多不能在其他脏器发现本菌。

显微镜下,可见严重的肺泡和支气管炎。免疫低下者可发生广泛的肺泡损伤伴透明膜形成,并可引起肺外多器官播散性小脓肿。

【临床表现】 潜伏期为2~10天,平均55天。患者中23%~30%有外出旅游史,处于被污染的水或土壤的环境中。嗜好烟酒、接触粉尘、患有基础疾病等都是危险因素。与其他肺炎冬季发病多不同,军团菌肺炎夏季常见,这与长居空调房间或接触污染水源机会较多等有关。受污染者中只有1%~5%发病。

本病轻重不一,与其他肺炎比较,有消化道症状者较多,如恶心、呕吐、腹泻、稀便、腹痛,偶有消化道出血。出现幻觉、嗜睡或昏睡、谵妄、意识障碍、四肢震颤、小脑共济失调等中枢神经症状的患者也较多。但无脑膜刺激征和局限性神经系统症状。个别患者可发生休克或急性肾衰竭。总病程为8~10天。本病的病死率约为15%。

【辅助检查】 炎症反应现象较突出:①周围血白细胞常增高,(10~20)×10^9/L,中性粒细胞常增多,核左移;②血沉增快;③C反应蛋白(CRP)高值。肝损害严重时,肝功试验结果像是急性病毒性肝炎。血电解质测定常有低血钠,这也是军团菌肺炎的一个特征。随病程发展,血磷、血浆蛋白亦可降低。约10%有显微镜下血尿和蛋白尿。脑脊液检查常阴性,偶可有中毒性脑病表现。

胸部X线检查:X线检查表现形态多样,缺乏特异性,大多数呈急性进展的肺泡炎性阴影可与临床表现及预后不一致,其改变可为肺泡型、斑片状、肺叶段状分布或弥漫性肺浸润。胸腔积液相对较多,肺部病灶吸收较一般肺炎缓慢。

治疗延误或免疫缺陷者易发生肺空洞,但罕见肺脓肿。很少见到肺门淋巴结肿大。早期即有胸腔积液,入院时约20%患者可查到少量胸腔积液;病程中约63%胸腔积液增加。肺阴影消退较慢,治疗后常需数周才好转,数月才能完全吸收,故病理早期不能用X线变化作为疗效指标。

【诊断】 Cunha教授在1988年首先提出了WUH评分系统,该评分系统根据实验室检查指标及临床表现对军团菌肺炎的临床诊断做了指导,并在2017年进行了更新,6项预测因子分别为:①体温>38.9℃(伴有相对缓脉);②血沉>90mm/h或C反应蛋白>180mg/L;③铁蛋白高于正常2倍;④低磷血症;⑤磷酸激酶升高>2倍;⑥入院时镜下血尿。如有大于其中3项,则高度怀疑军团菌肺炎。2016年中国成人社区获得性肺炎诊断和治疗指南推荐在以下特定情况下进行军团菌筛查:群聚性发病;初始经验性治疗无效;重症社区获得性肺炎(community-acquired pneumonia,CAP);影像学提示双侧胸腔积液、双肺多叶病灶;免疫缺陷患者;发病前2周内有外出旅行史。

但由于军团菌的临床表现及X线所见均无特异性,很难与其他肺炎鉴别,故诊断主要依靠病原学和血清学检查。

【治疗】 因本病进展迅速,可疑病例即应采用针对本病的"经验治疗"。军团菌易被中性粒细胞和巨噬细胞所吞噬,但在细胞内却不易被杀死,且能在其中繁殖。因此,必须选用能较多地进入细胞内的抗生素。

(1)首选红霉素:回顾性研究发现,及时采用红霉素治疗,可使病死率降低80%以上。有报道称妊娠期军团菌病用红霉素治疗有效,可用红霉素500mg,每天4次静脉滴注;或阿奇霉素第一天500mg,以后250mg/d口服或静脉滴注,开始治疗宜静脉滴注,病情缓解改为口服,疗程一般为10~14天,免疫损害的孕妇(如HIV感染)继发军团菌肺炎时疗程需要3周以上。

(2)新一代大环内酯抗生素:如阿奇霉素(azithromycin,AZM)、克拉霉素(clarithromycin,CAM)、罗红霉素(roxithromycin,RXM)也可用于治疗。

(3)新喹诺酮类药物:如氧氟沙星、左旋氧氟沙星(LVFX)、环丙沙星、斯帕沙星(SPFX)近年来亦常用于治疗本病,但妊娠期应慎用。

4. Q热立克次体肺炎 立克次体中最易引起肺炎者为Q热立克次体(Q fever Rickettsia)通常是由于人吸入含有带菌动物分娩或流产的带菌气溶胶,一般此类患者均有呼吸系统的表现。当吸入带菌的孕妇分娩时的气溶胶时也会发生人-人之间的传播。研究者从无症状的孕妇的胎盘中分离到Q热立克次体,并且发现感染Q热立克次体可造成流产和死胎。一般用四环素治疗有效,但是考虑到四环素对胎儿的毒性作用,在妊娠期用大环内酯类药物治疗。

五、肺真菌病

【病因】 近年来,呼吸道真菌感染的发生率在逐步上升。我国肺部真菌病的病原体以白假丝酵母菌最常见,其次为新型隐球菌、放线菌、诺卡菌、毛真菌,国外以皮炎芽生菌、球孢子菌、隐球菌、组织胞浆菌等为主。尽管妊娠期会感染真菌,但是通常仅仅是轻度的自限性感染,妊娠合并真菌性肺炎很少见。相对其他真菌而言,妊娠期球孢子菌肺炎更易发生播散。

妊娠合并肺孢子菌病非常罕见,历史上妊娠合并肺孢子病的发病率最高曾高达 1/1 000 例妊娠,最近 Wack 等报道在 1979—1985 年间 47 120 例妊娠中有 10 例患球孢子病。如果患者在妊娠末期,感染扩散的危险更大,与之相关的死亡率也越高。有报道显示,妊娠期发生的球孢子病 22 例中,死亡率为 50%,远高于正常状态下孢子菌感染 HIV 患者的死亡率。13 名患者(59%)出现呼吸衰竭,因此需要机械通气,需要机械通气的患者存活率为 31%。

播散性球孢子病可增加早产率和围产儿死亡率。晚期妊娠球孢子病易播散可能是由于妊娠期母体的免疫抑制状态和雌、孕激素对真菌的刺激作用所致。

【临床表现】 其临床主要症状为咳嗽、发热,偶有播散。X 线检查常有肺浸润伴有肺门淋巴结肿大,罕见急性播散者,肺部呈粟粒状。痰涂片可发现真菌。隐球菌感染通常表现为脑膜炎,在免疫力正常的人中单纯表现为肺炎者较罕见。最近报道了妊娠期妇女患隐球菌肺炎 5 例,临床表现轻重不一,至今尚没有妊娠合并隐球菌肺炎死亡的报道。

【治疗】 关于妊娠合并真菌肺炎的报道很少,因此目前对真菌感染的最佳治疗方法尚不十分清楚。首先治疗原发病及去除诱因,加强支持治疗,增强机体免疫功能。有报道用两性霉素 B 成功治疗妊娠期球孢子病,因考虑到球孢子病有感染播散的危险,所以若在妊娠末期或产后诊断了球孢子病,应用两性霉素 B 进行治疗,1mg/kg,每天 1 次,用药时需注意肝、肾毒性。

六、社区获得性肺炎与医院获得性肺炎

社区获得性肺炎(community acquired pneumonia,CAP)又称医院外肺炎,是指社区环境中受到微生物感染而发生的肺炎,包括在社区感染、尚在潜伏期、因其他原因住院后发病的肺炎;同理,需要排除在医院内感染而在医院后发病的肺炎。社区获得性肺炎是相当于医院内获得性肺炎而言的。

医院获得性肺炎(hospital acquired pneumonia,HAP)简称医院内肺炎(nosocomial pneumonia,NP)是指患者入院时不存在肺炎,也不处于感染潜伏期,而于入院 48 小时后在医院(包括老年护理院、康复院)内发生的肺炎。

细菌、真菌、衣原体、支原体、病毒、寄生虫等病原微生物均可引起 CAP,其中以细菌性肺炎最常见。肺炎链球菌是 CAP 中最常见的病原体,另外呼吸道病毒、流感嗜血杆菌也较多见。通常认为 CAP 中肺炎链球菌和流感嗜血杆菌所占的比例分别是 30%~70% 和 8%~20%,肺炎衣原体、肺炎支原体、嗜肺军团菌和呼吸道病毒约占 10%~25%,革兰氏阴性杆菌和金黄色葡萄球菌分别占 3%~12% 和 2%~9%。

细菌是 NP 最常见的病原,约占 90%,1/3 为混合感染。不同基础状态、病情严重程度甚至不同地区和医院,NP 的病原谱存在明显的差异。如轻、中症和早发性(入院后 5 天或机械通气 4 天内发生)NP 以流感嗜血杆菌、肺炎链球菌、甲氧西林敏感金葡菌和肠杆菌科细菌为常见;重症、晚发型和免疫功能损害患者的 NP,则以耐药率高的革兰氏阴性杆菌如铜绿假单胞菌、不动杆菌、阴沟和产气杆菌以及革兰氏阳性球菌(如甲氧西林耐药金葡菌)多见。

3 项对大型综合医院 HAP 病原学的调查结果显示,我国 HAP 病原谱的构成与欧美国家有很大差异,主要体现在鲍曼不动杆菌最多,占 16.2%~35.8%;铜绿假单胞菌占 16.9%~22.0%,金黄色葡萄球菌占 8.9%~16.0%,肺炎克雷伯菌占 8.3%~15.4%。

治疗:对于患社区获得性肺炎的妊娠期妇女的治疗原则是住院治疗。但是,如果家庭护理非常好,也没有必要一定要住院。如果存在危险因素如多胎妊娠,就应该考虑住院。住院可以密切观察病情进展和用药是否有效,不至于使病情恶化。根据患者有无基础疾病、是否需要住院和肺炎的严重程度等差异选择不同的抗菌治疗方案。

对于医院获得性肺炎的治疗包括抗感染治疗、呼吸治疗(如吸氧和机械通气)、免疫治疗、支持治疗以及痰液引流等,以抗感染治疗最重要。临床经验是最初用药的主要依据。一般选择第二、第三代头孢菌素类或大环内酯类。抗感染治疗的疗程提倡个体化,时间长短取决于感染的病原体、严重程度、基础疾病及临床治疗反应等。

> ### 附 2-10-1 妊娠期新型冠状病毒感染

2019 年新型冠状病毒感染(COVID-19)暴发以来,传播迅速。一度感染新型冠状病毒的孕产妇数量迅速增加,这可能是因为孕产妇免疫系统、呼吸系统、心血管功能和凝血功能的病理生理特点与普通人群不完全相同。尤其是在分娩期存在过度通气导致呼吸道病毒暴露的可能性,羊水、阴道分泌物、血性液体喷溅等均可能增加病毒传播的风险,使得分娩期病毒传播感染防护更加困难。COVID-19 对妊娠的影响仍有待确定,需要全球协同努力确定对着床、胎儿生长和发育、分娩和新生儿健康的影响,以进行更精细化的管理。

【妊娠的生理特点及其对新型冠状病毒的影响】

1. 免疫反应 怀孕期间 CD4[+] T 细胞群向 Th2 表型转变,Th1 表型细胞相对减少,自然杀伤细胞减少,树突细胞减少。这些细胞群的减少可能会降低机体清除病毒的能力。这被认为是 2009 年 H1N1 流感大流行对孕妇影响更严重的

原因之一。

此外,妊娠期间会有先天免疫系统的改变,包括怀孕期间的模式识别受体 Toll 样受体(TLR),但是在 COVID-19 免疫反应中的作用仍需要研究。

2. 呼吸运动 由于妊娠子宫横膈膜夹板引起的胸部形状和横膈膜高度的生理改变会导致呼吸功能发生变化。尽管潮气量增加了 30%~40%,但胸腔容积的减少会导致功能残气量、呼气末容积和妊娠早期的残气量降低。总肺活量的降低和无法清除分泌物会使孕妇更容易受到严重的呼吸道感染。

3. 凝血功能 妊娠是一种高凝状态,在妊娠期间,循环凝血和纤溶因子(如纤溶酶)水平较高,导致孕妇发生血栓栓塞事件的风险增加。因此,患有 COVID-19 的孕妇发生肺栓塞和基底动脉栓塞的风险大大增加。目前的指南建议所有确诊为 COVID-19 的孕妇应在产后 10 天内进行血栓预防。

【新型冠状病毒对妊娠的影响】

1. 病毒对母体的影响 目前新型冠状病毒感染对妊娠期母体的不良结局尚无具体报道,但其他冠状病毒,如 SARS 和 MERS,可造成显著的不良孕产妇结局,孕产妇死亡率分别为 25.8% 和 28.6%,并且与早产、胎儿生长受限和围产期死亡有关。

2. 病毒对胎儿的影响 怀孕期间的病毒性疾病会增加胎儿出现一系列不良后果的风险。一项使用美国出生登记数据的研究发现,孕早期,与季节性流感的高人口水平相吻合,与早产、新生儿和婴儿死亡率显著相关。病毒感染引起的母体高水平炎症会影响胎儿大脑发育的多个方面,导致广泛的神经系统后遗症。怀孕期间的流感与后代中较高的双相情感障碍和精神分裂症发生率有关。目前尚无新型冠状病毒感染对妊娠期胎儿的不良结局报道。

【诊断性影像学检查】 影像学检查在 COVID-19 的诊断和病情严重程度评估中起到了重要的作用。但是,由于影像学检查存在电离辐射,可能会给孕产妇带来潜在的损害风险,因此在 COVID-19 流行期间,孕产妇影像学检查的必要性存在较大争议。事实上,诊断性胸部 X 线检查的胎儿辐射量通常为 0.000 5~0.01mGy,而胸部 CT 的胎儿辐射量为 0.01~0.66mGy,上述两种检查从电离辐射剂量来说,均远远低于可能造成胎儿不良影响的剂量(50mGy)。

对于孕产妇的影像学诊断建议如下:

1. 在新型冠状病毒暴发的中、高风险地区 助产机构应根据本机构接纳孕产妇情况和 COVID-19 感染的情况,可考虑将孕产妇在住院分娩前后进行胸部 X 线及 CT 检查纳入常规筛查中,对孕妇进行腹部防护以尽量减少胎儿的辐射剂量。

2. 在低风险地区 ①若孕妇存在流行病学史或出现发热、咳嗽等相关症状,不除外 COVID-19 感染,可结合相关实验室检查结果及呼吸科医生意见,完成胸部 X 线及 CT

检查以协助诊断;②若孕妇无任何流行病学史,无临床表现,不推荐住院分娩前常规行胸部 X 线及 CT 检查。

【诊断标准】

1. 对于发热孕产妇需要了解发热、乏力、咳嗽、咽痛、胸闷、腹泻症状,询问病史(有无 2 周内家庭内发热人员),有无明确疫源接触,包括疫区居住、旅行史、相关疫区人员接触史。对于无明显新型冠状病毒流行病学关联,且无明显呼吸道症状的患者,建议进行以下检查:血常规、尿常规、动脉血气、生化指标(转氨酶、心肌酶、肾功能等)、C 反应蛋白(CRP)、降钙素原(PCT)、乳酸脱氢酶(LDH)、肌红蛋白、凝血功能。

2. 对于急性发热(72 小时内,体温>37.3℃)且肺部影像学正常暂不能诊断疑似病例患者,若外周血淋巴细胞绝对值< 0.8×10^9/L,即使核酸检测未呈现阳性,若胎儿宫内状态稳定也需要居家隔离密切观察,隔离期间注意胎儿宫内状态,指导孕妇妊娠 30~32 周后正确计数胎动,胎动异常者及时急诊就诊。

3. 重型病例(按照国家卫生健康委员会定义) 符合如下标准之一,需留院治疗并尽快转运至定点诊治医疗机构:①呼吸窘迫,呼吸频率增快≥30 次/min;②静息状态下,指氧饱和度 ≤0.93;③动脉血氧分压(PaO₂)/吸氧浓度(FiO₂)≤300mmHg(1mmHg=0.133kPa)。

4. 危重型病例(按照国家卫生健康委员会定义) 符合如下标准之一,立即进入重症监护病房,并在条件允许时尽快转运至定点诊治医疗机构:①出现呼吸衰竭,且需要机械通气;②出现休克;③合并其他器官功能衰竭需 ICU 监护治疗。

【治疗原则】

1. 疑似感染孕妇单独隔离。主要采用支持疗法、抗病毒治疗。在积极寻找病原体的同时密切进行母儿状态的监测。

2. 确诊为新型冠状病毒感染的孕妇,收入定点诊治医院。①普通型:同疑似病例进行母儿监测,治疗及抗病毒治疗,无明确继发细菌感染证据,避免盲目或不恰当使用抗菌药物。必须使用时尽量选择对胎儿影响小的抗菌药物;②重型和危重型:采用 MDT 管理、抗生素联合应用、注意血压维持和液体管理、保障供氧、维持内环境稳定、床旁超声监护等。

【疫苗接种】

1. 备孕期 建议有备孕计划的女性,不必仅因接种新冠病毒疫苗而延迟怀孕计划。正在备孕的女性可以按照计划接种新冠疫苗(生理期可正常接种)。

2. 妊娠期 妊娠期为新冠病毒疫苗接种禁忌。由于缺乏大样本研究,无法确定新冠疫苗对孕妇女性及子代的安全性,故我国建议这部分女性暂缓接种。在未知妊娠的情况下开始了疫苗接种程序,建议暂缓后续接种直至分娩,产后完成疫苗补种。

3. 哺乳期 建议新冠病毒感染高风险的哺乳期女性接种疫苗，且哺乳期女性接种新冠病毒疫苗后可继续母乳喂养。

4. 特殊人群

（1）美国妇产科医师协会（ACOG）、美国母胎医学会（SMFM）、美国生殖医学学会（ASRM）共同建议，基于现有临床数据和动物研究，新冠病毒疫苗不太可能影响生育功能，不建议推迟计划妊娠。但目前缺乏新冠病毒疫苗对卵母细胞、精子、胚胎着床和妊娠早期影响的临床数据，更谨慎的做法是推迟到完成免疫程序后的 2 个月。

（2）妊娠期合并高血压：药物不可控制的高血压不得接种新冠疫苗，生活方式调整和/或药物治疗血压平稳后可接种新冠疫苗。血压< 140/90mmHg 的患者可以接种新冠疫苗；接种当日测血压≥140/90mmHg，血压< 160/100mmHg 仍可接种，接种后须加强留观；血压≥160/100mmHg，应调整降压药物，待血压下降后再接种。

（3）妊娠期合并糖尿病：通过生活方式调整和/或药物治疗，空腹血糖≤13.9mmol/L 的患者可以接种；糖尿病急性并发症（酮症酸中毒、高渗状态、乳酸酸中毒）或急性并发症痊愈未满 2 周的糖尿病患者，暂缓接种。治疗糖尿病的各种药物（包括注射胰岛素）均不作为疫苗接种的禁忌。

（4）妊娠期合并甲状腺疾病：未控制的甲状腺功能亢进或甲亢性突眼患者、甲状腺功能减退患者（TSH>10μU/ml 且 T_3、T_4 低于正常值）暂缓接种。而控制甲状腺疾病的药物如左甲状腺素、抗甲状腺药物甲巯咪唑、丙硫氧嘧啶不作为疫苗接种的禁忌。

附 2-10-2 妊娠期甲型 H1N1 流感

甲型 H1N1 流感是一种新型甲型流感病毒引起的急性呼吸道传染病。2009 年 4 月发现人类感染新型甲型 H1N1 流感以来，一个月后我国也发现了第一例境外移入病例。距我国第一例后一个月，WHO 即发布了全球大流行警报。甲型 H1N1 流感的大多数患者症状较轻，病死率很低，仅为 0.6%。甲型 H1N1 流感患者为主要传染源。H1N1 流感传播性较季节性流感强，但病死率与季节性流感没有明显差异。男女之间发病无差别，其中青壮年占 70%，与既往的呼吸道传染病患者以老年人和幼儿居多不同。与正常人相比，孕妇感染流感时有 5~6 倍的机会并发重症，重症和死亡病例孕妇约占 10%~15%。因此，世界卫生组织将孕妇列为甲型 H1N1 流感病毒的高危人群，尤其是妊娠中晚期的孕妇。此外，妊娠期妇女伴有以下疾病或状况：慢性呼吸系统疾病、心血管系统疾病（高血压除外）、肾病、肝病、血液系统疾病、神经系统及神经肌肉疾病、代谢及内分泌系统疾病、免疫功能抑制（包括应用免疫抑制剂或 HIV 感染等致免疫功能低下）者；妊娠合并肥胖（体重指数≥40kg/m² 危险度高，体重指数在 30~39kg/m² 可能是高危因素）者，更易发展成重症病例。

【临床表现】 潜伏期一般为 1~7 天，多为 1~3 天。通常表现为流感样症状，包括发热、咽痛、流涕、鼻塞、咳嗽、咳痰、头痛、全身酸痛、乏力。部分病例出现呕吐和/或腹泻。少数病例仅有轻微的上呼吸道症状，无发热。体征主要包括咽部充血和扁桃体肿大。

妊娠期妇女感染后更多表现为发热、气促、呼吸困难、ARDS，更易发生肺炎等并发症，严重者需送入 ICU 治疗，需要机械通气。还可诱发原有基础疾病的加重，呈现相应的临床表现。病情严重者进展迅速，可以导致早产、胎儿窘迫、胎死宫内甚至孕产妇死亡。妊娠期妇女及产褥期妇女多死于肺炎及随后出现的急性呼吸窘迫综合征，新生儿主要的结果是早产、死胎率增加，会出现其他肺炎。

【辅助检查】

1. 外周血象检查 白细胞总数一般不高或降低。

2. 血生化检查 部分病例出现低钾血症，少数病例肌酸激酶、天门冬氨酸氨基转移酶、谷丙转氨酶、乳酸脱氢酶升高。

3. 病原学检查

（1）病毒核酸检测：以 RT-PCR（最好采用 real-time RT-PCR）法检测呼吸道标本（咽拭子、鼻拭子、鼻咽或气管抽取物、痰）中的甲型 H1N1 流感病毒核酸，结果可呈阳性。

（2）病毒分离：呼吸道标本中可分离出甲型 H1N1 流感病毒。

（3）血清抗体检查：动态检测双份血清甲型 H1N1 流感病毒特异性抗体水平呈 4 倍或 4 倍以上升高。

4. 胸部影像学检查 合并肺炎时肺内可见片状阴影。

【诊断】 诊断主要结合流行病学史、临床表现和病原学检查，早发现、早诊断是防控与有效治疗的关键。

1. 疑似病例 符合下列情况之一即可诊断为疑似病例：

（1）发病前 7 天内与传染期甲型 H1N1 流感确诊病例有密切接触，并出现流感样临床表现。密切接触是指在未采取有效防护的情况下，诊治、照顾传染期甲型 H1N1 流感患者；与患者共同生活；接触过患者的呼吸道分泌物、体液等。

（2）发病前 7 天内曾到过甲型 H1N1 流感流行（出现病毒的持续人间传播和基于社区水平的流行和暴发）的地区，出现流感样临床表现。

（3）出现流感样临床表现，甲型流感病毒检测阳性，尚未进一步检测病毒亚型。

对上述 3 种情况，在条件允许的情况下，可安排甲型 H1N1 流感病原学检查。

2. 临床诊断病例 仅限于以下情况作出临床诊断：同一起甲型 H1N1 流感暴发疫情中，未经实验室确诊的流感样症状病例，在排除其他致流感样症状疾病时，可诊断为临床诊断病例。甲型 H1N1 流感暴发是指一个地区或单位短时间出现异常增多的流感样病例，经实验室检测确认为甲型 H1N1 流感疫情。在条件允许的情况下，临床诊断病例可安排病原学检查。

3. 确诊病例 出现流感样临床表现,同时有以下一种或几种实验室检测结果:

(1)甲型 H1N1 流感病毒核酸检测阳性(可采用 real-time RT-PCR 和 RT-PCR 方法)。

(2)分离到甲型 H1N1 流感病毒。

(3)双份血清甲型 H1N1 流感病毒的特异性抗体水平呈 4 倍或 4 倍以上升高。

4. 重症与危重病例

(1)出现以下情况之一者为重症病例:①持续高热>3 天;②剧烈咳嗽,咳脓痰、血痰,或胸痛;③呼吸频率快,呼吸困难,口唇发绀;④神志改变:反应迟钝、嗜睡、躁动、惊厥等;⑤严重呕吐、腹泻,出现脱水表现;⑥影像学检查有肺炎征象;⑦肌酸激酶(CK)、肌酸激酶同工酶(CK-MB)等心肌酶水平迅速增高;⑧原有基础疾病明显加重;⑨胎心率增快或减慢、胎动减少或胎儿窘迫征象。

(2)出现以下情况之一者为危重病例:①呼吸衰竭;②感染中毒性休克;③多脏器功能不全;④胎死宫内;⑤出现其他需进行监护治疗的严重临床情况。

【治疗】 首先要成立应对甲型 H1N1 流感的产科专家组,实行上报制度,孕产妇的处理均由专家组会诊决定。

对于疑似病例,应该在通风条件良好的房间单独隔离。住院病例需做甲型 H1N1 流感病原学检查。对于临床诊断病例,应在通风条件良好的房间单独隔离。对于确诊病例,应在通风条件良好的房间进行隔离。住院病例可多人同室。

一般根据病情及当地医疗资源状况,按照重症优先的原则安排住院治疗。优先收治重症与危重病例入院。对危重病例,根据当地医疗设施条件,及时转入具备防控条件的重症医学科(ICU)治疗,不收入产科病房。不具备重症与危重病例救治条件的医疗机构,在保证医疗安全的前提下,要及时将病例转运到具备条件的医院;病情不适宜转诊时,当地卫生行政部门或者上级卫生行政部门要组织专家就地进行积极救治。孕妇感染甲型 H1N1 流感较易成为重症病例,宜安排住院诊治。如实施居家隔离治疗,应密切监测病情,一旦出现病情恶化需及时安排住院诊治。

1. 一般治疗 休息,多饮水,密切观察病情变化;对高热病例可给予退热治疗。由产科专家组会诊对孕产妇及胎儿宫内安危进行评估及进行相应的产科处理。

2. 抗病毒治疗 孕妇在出现上述流感样症状之后,不一定等待病毒核酸检测结果,即可开始抗病毒治疗,即应尽早给予神经氨酸酶抑制剂进行抗病毒治疗。开始给药时间应尽可能在发病 48 小时以内(以 36 小时内为最佳)。乔宠等人的研究表明用药越早患者的围产结局越好。因此,一旦疑似就应开始用药。奥司他韦:用量为 75mg,每天 2 次,疗程为 5 天。对于危重或重症病例,奥司他韦剂量可酌情加至 150mg,每天 2 次。对于病情迁延病例,可适当延长用药时间。扎那米韦:用量为 10mg 吸入,每天 2 次,疗程为 5 天。

3. 及时终止妊娠 一旦发现重症病例应该及时终止妊娠,可有效降低孕产妇及围产儿死亡率。分娩方式可采用阴道分娩和剖宫产。乔宠等人研究表明,对于重症和危重症患者采用剖宫产,可迅速改善孕产妇的氧合状态,也可以将胎儿宫内的缺氧状态迅速解除,可有效提高母儿预后,并不增加母儿手术并发症。麻醉方式选择腰麻-硬膜外联合麻醉(CSEA)或全麻,视具体情况而定,术后无自主呼吸的患者也应转运至 ICU 进行呼吸机支持呼吸。新生儿医师应该在手术间进行新生儿的复苏抢救。

需要终止妊娠的妇女应及时从专用隔离病房或 ICU 转运至甲型 H1N1 流感患者专用手术间。转运流程为:穿、戴全套防护物品→至专用隔离病房或 ICU 病房接患者→患者戴口罩和手套→将患者安置在手术室专用的接送甲型 H1N1 流感患者的车上→将患者转运至甲型 H1N1 流感患者专用手术间→手术后返回→车辆及设备消毒→人员防护消毒。穿戴防护物品流程为:洗手或手消毒→穿工作服→戴防护口罩→戴工作帽→戴防护眼镜→穿隔离衣→戴手套。脱防护物品流程为:摘手套→洗手或手消毒→摘工作帽→摘防护眼镜→摘防护口罩→脱隔离衣→洗手或手消毒→脱工作服。医务人员清洁消毒流程为:手消毒→淋浴→换干净衣服。甲型 H1N1 流感专用手术间清洁消毒流程为:关闭门窗→2% 过氧乙酸气溶胶喷雾封闭 1 小时。

4. 其他综合治疗

(1)如出现低氧血症或呼吸衰竭,应及时给予相应的治疗措施,包括氧疗或机械通气等。

(2)合并休克时给予相应抗休克治疗。

(3)出现其他脏器功能损害时,给予相应支持治疗。

(4)合并细菌和/或真菌感染时,给予相应抗菌和/或抗真菌药物治疗。

(5)对于重症和危重病例,也可以考虑使用甲型 H1N1 流感近期康复者恢复期血浆或疫苗接种者免疫血浆进行治疗。对发病 1 周内的重症和危重病例,在保证医疗安全的前提下,宜早期使用。推荐用法:一般 100~200ml(或者根据血浆特异性抗体滴度调整用量),静脉输入。必要时可重复使用。使用过程中,注意过敏反应。

一般体温正常 3 天,其他流感样症状基本消失,临床情况稳定可以出院。因基础疾病或并发症较重,需较长时间住院治疗的甲型 H1N1 流感病例,在咽拭子甲型 H1N1 流感病毒核酸检测转为阴性后,可从隔离病房转至产科病房做进一步治疗。

【预防】

1. 妊娠妇女甲流疫苗的接种问题 我国的甲流疫苗是一种裂解疫苗,它是把甲型 H1N1 流感病毒株接种鸡胚,经病毒培养、收获病毒液、浓缩、纯化、裂解、灭活病毒后制成的,主要成分是甲型 H1N1 流感病毒血凝素抗原。通俗地说,就是把甲流病毒株灭活裂解,仅保留了能产生有效抗体的抗原成分,接种后既不会使人染病,又可以促使人体产生有效抗体,抵御病毒入侵。裂解疫苗是疫苗中安全性能比较好的一种疫苗,目前世界及中国使用最为普遍的季节性流感疫苗大部分都是裂解疫苗。我国是全球第一个完成疫苗研发和注册使用的国家。

2009 年 10 月 30 日,世界卫生组织公布了免疫战略咨询专家组就甲型 H1N1 流感疫苗的使用提出的建议:各国批准的甲流疫苗安全可靠;接种一剂疫苗足以产生免疫力;在大多数情况下,甲流疫苗可以同季节性流感疫苗同时接种。对怀孕妇女进行免疫非常重要,怀孕妇女面临的风险很高,特别是在怀孕 4 周以后。这些妇女可以接受获得国家卫生部门批准的任何一种疫苗。美国 CDC 建议孕妇接种 H1N1 疫苗,其原因为:接种流感疫苗是抵抗流感的唯一有效方法。孕妇很有必要接种甲流和季节性流感疫苗。患有任意一种流感的孕妇都极有可能引发严重的健康问题。最近的研究表明,接种疫苗与早产、流产和出生缺陷等不良妊娠结局无关联,甚至可能会降低死胎风险。

2. 加强宣传教育,增强孕妇预防“甲流”的意识,最好不到人多的地方和公共场所。

3. 避免接触呼吸道患者。家中有人出现流感症状时,孕妇应戴口罩,口罩用后要清洁消毒;不要与患者近距离接触或在一个房间休息,居室内应保持空气流通。

4. 如果戴口罩,必须正确使用和处置,以确保其效力,避免因不正确使用口罩增加传播风险。正确做法:用口罩仔细遮盖嘴和鼻子并系牢,尽可能减少面部与口罩之间的空隙;在口罩受潮或沾染湿气后,换上新的洁净和干燥的口罩;不要重复使用一次性口罩,一次性口罩在每次使用后应丢弃并立即处理;在触摸用过的口罩后,用肥皂和水或使用酒精、洁手液洗手。

5. 咳嗽或打喷嚏时用纸巾遮住口鼻,然后将纸巾丢进垃圾桶。

6. 注意个人卫生,经常使用肥皂和清水洗手,尤其在咳嗽或打喷嚏后或触摸公共场所的物品后。

7. 孕妇一旦出现流感样症状后,较易发展为重症病例,应尽快就医,并应尽早进行甲型 H1N1 流感病毒核酸检测及其他必要检查。

> **附 2-10-3 妊娠期重症急性呼吸综合征**

重症急性呼吸综合征(severe acute respiratory syndrome, SARS)是一种由 SARS 冠状病毒感染所致的急性呼吸道传染病,近距离飞沫传播或接触患者呼吸道分泌物传播。该疾病于 2002 年发现并迅速在东南亚乃至全球蔓延。SARS 潜伏期 1~16 天,常见为 3~5 天。通常以发热为首发症状,伴有头痛、肌肉酸痛、乏力等症状。

【SARS 对母婴的影响】

1. SARS 对孕妇的影响 在妊娠期间,孕妇体内生理特征发生巨大变化,包括细胞介导的免疫状态和肺功能的改变,可能影响到肺炎易感性以及严重程度。比起非孕期,妊娠期肺炎的病情相对会更重,更需要重症监护病房的呼吸机支持;而病毒性肺炎又比细菌性肺炎的发生率和病死率都高。

有研究报道,妊娠中晚期合并 SARS 患者发生早产、自发性流产、胎儿窘迫和胎儿生长受限的风险增加,妊娠中晚期合并 SARS 对围产结局有一定的不良影响,但未发现 SARS 病毒的垂直传播。

2. SARS 对婴儿的影响 在孕早期感染 SARS,自然流产率高,是否引起胎儿畸形还未知。所以,建议做好孕早期妊娠检测以及自我的防护措施。

孕中晚期感染的 SARS 病例,由于肺衰竭,易造成胎盘解剖和功能减退,胎儿生长受限及胎儿窘迫发生率增加。但新生儿畸形发生率并不增加,也没有证据表明 SARS 病毒可以通过母婴垂直传播给胎儿。然而,由于高剂量全身皮质类固醇或抗病毒剂的长期使用,在早产儿中观察到严重的胃肠道并发症,例如坏死性结肠炎和结肠穿孔。

【SARS 的防控】 SARS 是由冠状病毒引起的,普通抗生素无效。在 SARS 暴发期间,各种治疗方式都有不同的成功率。大多数患者使用皮质类固醇和广谱抗生素,以防止二次感染。孕妇可以给予靶向 RNA 病毒的核糖核苷类似物,包括冠状病毒和其他呼吸道病毒感染。值得注意的是,有些药物存在致畸作用如利巴韦林,在无明确依据可以治疗 SARS 感染前需谨慎使用。

二、肺结核

肺结核(pulmonary tuberculosis)是由结核分枝杆菌感染引起的肺部急、慢性传染病,主要通过呼吸道传染。结核病仍然是 21 世纪严重危害人类健康的主要公共卫生问题。据 WHO 调查显示,2019 年全球约有 1 000 万人患结核病,其中约 90% 为成年人,男性(58%)多于女性(34%),艾滋病患者占 8.2%。30 个高结核病负担国家占全球病例 87%,我国是高结核病负担国家之一,占全球病例 8.4%。2019 年我国有 83.3 万新发结核病例,总体结核病发病率呈下降趋势。

【分类】

1. 原发型肺结核 指初次感染即发病的肺结核,包括原发综合征及胸内淋巴结核。多见于儿童,胸部影像学主要表现为肺内原发病灶及胸内淋巴结肿大,或单纯胸内淋巴结肿大。

2. 血行播散型肺结核 包括急性、亚急性及慢性血行播散性肺结核。急性血行播散性肺结核表现为两肺均匀分布大小、密度一致的粟粒样结节;亚急性或慢性血行播散性肺结核的弥漫结节,多分布于两肺上中部,大小不一、密度不等,可有融合。

3. 继发型肺结核 指既往感染过肺结核的患者再次

感染后发病,是成人肺结核最常见的类型。根据临床特点不同可进一步分为浸润性肺结核、空洞性肺结核、结核球、干酪性肺炎、纤维空洞性肺结核等。

4. 结核性胸膜炎 指结核分枝杆菌及其产物侵犯胸膜腔而引起的炎症,分为干性胸膜炎和渗出性胸膜炎。

5. 菌阴肺结核 指痰标本检查阴性,但符合肺结核临床特征(症状、体征、影像、血清学检查、诊断性治疗等)的肺结核。

【病因及发病经过】 结核分枝杆菌通过空气中的飞沫传染,经呼吸道进入肺内,90%的宿主无症状,结核菌可长期处于静止状况。在免疫受损或有其他疾病的宿主可产生低热、咳嗽、胸痛、体重减轻等症状。肺内的原发感染灶多发生于肺中、下段,既可通过巨噬细胞经淋巴扩散,亦可经血液系统播散至全身。病原体可在肺、肝、脾、脑膜、骨、关节、淋巴结、生殖器甚至胎盘存在。1~3个月后宿主可发生免疫反应,肺或其他处的原发灶愈合、吸收、纤维化、钙化发生,病变愈合,但此后结核分枝杆菌仍可在体内存活多年,在宿主免疫力低下时,结核分枝杆菌又可活动,病变再转为活跃。在非洲等资源有限的国家,15~24岁的育龄妇女由于高的HIV感染率导致这一年龄组的妇女更易感染结核。妊娠期若发生结核血行播散,可引起胎盘感染,导致胎儿先天性结核感染的发生。

【临床表现】 肺结核初期多无症状,仅在X线表现异常时才会出现症状及体征。午后发热、盗汗、乏力、消瘦、肺尖部湿啰音是肺结核的典型临床表现,约1/3的患者有咯血症状,妊娠期出现此类症状应警惕肺结核的发生。肺结核患者合并妊娠多以咳嗽、低热等肺结核表现为主,可伴有母体孕期体重增加过缓、胎儿生长受限及早产等产科表现;妊娠期新患肺结核时多为急性发病,表现为中、高热伴不同程度的中毒症状,可有或无产科表现。

【辅助检查】

1. 胸部X线检查 在高度怀疑肺结核且X线检查作为临床治疗的重要依据时,可在腹部保护下进行胸部X线检查。肺结核影像特点是病变多发生在上叶的尖后段、下叶的背段和后基底段,呈多态性,即浸润、增殖、干酪、纤维钙化病变可同时存在,密度不均匀,边缘较清楚和病变变化较慢,易形成空洞和播散病灶。

2. 痰涂片抗酸染色 每毫升痰中至少含有5 000~10 000个细菌时为阳性结果,该方法简单快速但敏感度低。

3. 痰培养 结核分枝杆菌培养灵敏度高于涂片法,是结核病诊断的"金标准",但耗费时间长,改良罗氏法需2~8周采用液体培养基和测定细菌代谢产物的BACTEC-TB 960法,10天可获得结果并提高10%分离率。

4. 结核菌素试验(又称PPD试验) 对儿童、青少年及老年人结核病的诊断和鉴别有参考意义,为重要的辅助诊断方法。试剂为纯蛋白衍生物,以5个结核菌素单位皮内注射,48小时后观察硬结的大小。试验阳性判断标准:特殊人群,如人类免疫缺陷病毒感染者、近期肺结核接触者、接受泼尼松剂量≥15mg/d(且服药时间≥1个月)、胸部X线符合早期肺结核表现者等硬结直径≥5mm为阳性;特殊人群如近期有在肺结核流行区生活史的患者、有增加肺结核感染致病条件的患者(如糖尿病)、PPD试验由阴转阳的患者、医疗暴露的医务工作者等硬结直径≥10mm为阳性;所有其他患者硬结直径≥15mm为阳性。PPD试验阳性只能提示有结核分枝杆菌感染,阴性结果也不能完全排除结核。

此外,还有一些新的方法用于诊断结核菌感染,包括干扰素γ释放分析法、定量FERON-TB检测方法。

【肺结核与妊娠的关系】

1. 妊娠对肺结核的影响 对妊娠对肺结核的影响尚无统一的看法。妊娠期子宫增大,横膈上升,压迫胸腔有利于空洞愈合及结核预后改善,但同时膨胀减低引起的肺部缺氧,也容易使肺受到感染。已愈合的肺或肺外结核,孕期均有发展为活动结核的可能,这与孕妇自身体质、结核类型、是否接受系统抗结核治疗有关。妊娠期的结核病发生率增加及病情加重还与妊娠期的细胞免疫调节受到抑制有关。总体来看,现在由于有效的化疗药物使结核预后明显改进,孕期、产后的预后基本与未孕同龄妇女相同。

2. 肺结核对妊娠的影响 患有活动性肺结核的孕妇流产、宫内感染、胎死宫内、低出生体重儿、新生儿致病率及死亡率均有增加。结核分枝杆菌可通过感染胎盘引起绒毛膜羊膜炎。治疗结核病的药物对母儿带来不良作用的可能性也存在。妊娠不良的后果与诊断晚、治疗不彻底及肺部病变进展等情况有关。结核孕妇的胎儿可通过胎盘或吸入羊水而感染结核,从死婴及胎盘组织已分离出结核分枝杆菌。妊娠期多种药物耐药性结核合并HIV感染时母儿预后极差,主要包括早产、FGR、母亲用药和HIV相关的系列并发症。

【诊断】 妊娠期结核病的诊断有时很困难,因为有些结核菌感染后的非特异症状如不舒服、精神萎靡、乏力等,正常妊娠也会有这种表现,因此这些症状不会引起患者和医生的重视,也就不会想到结核菌感染。此外,妊娠期结核的临床表现和非妊娠期是相似的。因此,妊娠期结核的诊断的重要步骤是确定结核菌感染的危险因素及仔细询问相关的症状。

正是因为有些国家和地区并未把结核病筛查作为孕期常规检查的项目,因此导致妊娠期结核病的诊断延误,并由此导致母亲死亡率增加。目前建议应在孕期检查时常规进行关于结核病筛查的问卷调查,尤其是在那些HIV高发的地区。孕检时要询问有无结核史,若有,应了解既往治疗的情况、目前有无症状、有无家族结核史、是否为结核病的高危人群。此外,应做结核菌素皮肤试验,有以下情况推荐做PPD筛查:HIV感染者、与结核患者密切接触者、有某些疾病增加结核感染危险者(如糖尿病、长期免疫抑制治疗)、低经济收入者、酗酒及静脉用药吸毒者、保健工作人员等。尤其是 HIV 感染者中，特别注意结核存在的可能，Schulte 等报道 207 例 HIV 感染的孕妇中，21% 结核菌素皮肤试验为阳性，为活动性结核。在既往有过结核感染，或有结核活动，或最近注射过卡介苗（BCG）PPD 试验多为阳性，影响对结果的观察。若有症状且结核菌素试验由阴性变为阳性者应做胸部 X 线检查，此时应注意遮挡腹部。一般来说，结核菌素试验阴性应可以排除结核，但实际上有 10% 的成人及儿童有活动结核而 PPD 试验呈阴性，主要见于营养不良、药物或疾病引起的免疫抑制、年龄太大或太小及严重的结核患者。孕期以 PPD 试验做筛查安全有效，不会激活静止的结核病灶，出现假阴性的机会较小。正常妊娠血沉可高达 60mm/h，因此血沉对孕期结核病的诊断意义不大。

胸部 X 线片对明确病变的部位、性质的严重程度很重要。痰涂片抗酸染色找结核菌及痰培养对确诊很有必要。

【鉴别诊断】
1. 主要与肺炎、支气管扩张、肺脓肿、肺癌等呼吸系统疾病鉴别。
2. 与伤寒、败血症、白血病等发热性疾病鉴别。
3. 与胸内甲状腺、淋巴系统肿瘤、畸胎瘤等纵隔和肺门疾病鉴别。

【处理】 WHO 建议对于妊娠期结核病的治疗和非孕期基本一样，除了链霉素对胎儿有毒性，妊娠期禁忌使用外，其余一线药物均可以在妊娠期使用。

1. 预防性抗结核方案 推荐使用异烟肼，通常为 0.3g/d 或 5mg/（kg·d）顿服，加用维生素 B$_6$ 50mg/d 以防止药物对胎儿潜在的神经毒性，疗程为 6~12 个月。关于预防性治疗意见尚不统一，有些学者主张产后 3~6 个月再开始用药，有学者提出有下列情况可考虑在妊娠 28 周至产后 3 个月进行预防性治疗：①有与活动性肺结核患者密切接触史，且 PPD 试验强阳性；②PPD 试验由阴性转为阳性；③糖尿病患者 PPD 试验≥5mm 者；④人类免疫缺陷病毒感染者 PPD 试验阳性。

2. 治疗性抗结核方案 妊娠期间出现活动性肺结核应及时行治疗性抗结核方案。根据原卫生部结核病诊治指南，结核病治疗方案应分为强化期（2 个月）和巩固期（4 个月）。成人初治强化期首选异烟肼、利福平、吡嗪酰胺、乙胺丁醇；巩固期采用异烟肼和利福平。初治强化期第 2 个月末痰涂片仍阳性，强化方案可延长 1 个月，同时巩固期缩短 1 个月。若第 5 个月痰涂片仍阳性，第 6 个月阴性，巩固期延长 2 个月，总疗程为 8 个月。对粟粒型肺结核（无结核性脑膜炎者）上述方案疗程可适当延长，不采用间歇治疗方案，强化期为 3 个月，巩固期为 6~9 个月。痰菌阴性肺结核患者可在强化期中不使用乙胺丁醇。用药同时需服用维生素 B$_6$，以减少神经系统的毒性。禁用链霉素、阿米卡星等氨基糖苷类药物，以免造成先天性耳聋。禁用如左氧氟沙星、氧氟沙星、环丙沙星等氟喹诺酮药物，以免影响胎婴儿骨骼发育。哺乳期结核病患者如服用一线抗结核药物不必停止母乳喂养，因为这些药物在母乳中含量很低，不会使婴儿出现毒性反应。

3. 药物毒副作用监测 抗结核治疗易出现药物毒副作用，临床治疗期间应予严密监测。各药物使用剂量及常见不良反应见表 2-10-8。

4. 新生儿结核 虽然先天结核较罕见，Cantwell 等报道自 1980 年起英文文献仅有 31 例报告，先天结核发生于母亲有胎盘或生殖道结核感染者，并在生后的 1 周内发病。先天性感染虽罕见，但致命。胎儿的感染约 1/2 来自血行感染，通过脐静脉到肝、肺，另 1/2 是分娩过程中吸入了感染的分泌物而被感染。严重先天性感染的患儿可于产后 3 个月死亡。活动结核的母亲，经治疗或痰培养阴性，新生儿一般不被感染。若于分娩前 2 周孕妇才开始抗结核治疗或有活动性结核，新生儿需常规预防，予以抗结核治疗，异烟肼 10~20mg/（kg·d），3 个月或直至母亲痰涂片及痰培养阴性，治疗方能停止。在新生儿接受预防性抗结核治疗时，需停止母乳喂养，防止新生儿获得更多的异烟肼而产生毒性作用。另一种预防方法为给婴儿注射成人 1/2 量的卡介苗，对婴儿的监测可每 3 个月检查 1 次结核菌素试验。已证实为先天性结核感染的婴儿需接受抗结核治疗。可用异烟肼 10~15mg/（kg·d），利福平 10~20mg/（kg·d），吡嗪酰胺 15~30mg/（kg·d），因为耐药及结核感染危及生命，因此待培养药物敏感结果回报或看临床症状的情况，有时需考虑第 4 种药如乙胺丁醇 15~25mg/（kg·d），而链霉素除非能严密监测视、听，否则不宜使用。用药 2 个月需减量，仅用异烟肼及利福平，全部疗程为 9~12 个月。服用异烟肼哺乳的孕妇，新生儿可因维生素 B$_6$ 缺乏而发生抽搐，因此需补充维生素 B$_6$，由于新生儿对结核感染很敏感，母亲有活动病变，产后需与孩子隔离。有活动结核未治疗的母亲其新生儿在生后第一年可有 50% 的可能性感染。新生儿可通过飞沫吸入结核菌或污染的乳汁感染。

5. 产科处理
（1）孕期处理：凡是病情可以妊娠者，抗结核治疗和孕期保健必须同时进行。对严重患者，应在结核病疗养院或家中对她们行孕期保健检查，特别注意精神安慰和鼓励，消除思想负担，有利于防止高血压等妊娠并发症。有以下情况时应建议终止妊娠：①严重肺结核伴有肺功能减低，不能耐受继续妊娠及分娩者；②活动性肺结核需要及时进行抗结核治疗，考虑药物对胎儿不良影响难以避免者；③合并其他系统疾病不能继续妊娠者；④艾滋病患者妊娠合并结核病；⑤有产科终止妊娠的指征者；⑥高龄、体质虚弱、经济条件差或无法随诊并已有子女的经产妇，应劝告其终止妊娠并实施绝育。

（2）分娩期的处理：产程开始更注意热量的供应和休息，防止由热量供应不足或精神紧张而引起的宫缩乏力。第二产程多需产钳或胎头吸引器助产，以免疲劳过度使病情加重。如需剖宫产者，均行硬膜外麻醉为妥。产后注意出血感染。

（3）产褥期的处理：对于活动性肺结核产妇，必须延长休息和继续抗结核治疗及增加营养，并积极防治产褥期感染。新生儿应与患母隔离，并及时接种卡介苗。如果产妇为播散性肺结核患者，则其婴儿需用 INH 每天 15~20mg/kg，持续 1 年；如果结核菌素皮肤试验及胸部 X 线片均阴性，则可用卡介苗；如皮肤试验阳性而胸部 X 线片阴性，则需继用 INH 1 年；如皮肤试验及胸部 X 线片均为阳性，则需另加其他抗结核药物（表 2-10-8）。必须注意的是，如遇有产后原因不明的发热，不能以宫内感染解释，则应考虑是否有肺结核病灶的扩散，应进一步行胸部 X 线检查，明确诊断。

表 2-10-8　抗结核药物使用剂量及常见不良反应

药物名称	药物剂量	不良反应
异烟肼（isoniazid）	口服 5mg/kg，不超过 300mg/d	肝毒性，末梢神经炎
利福平（rifampin）	10mg/kg，不超过 600mg/d	一过性转氨酶升高，胃肠反应，过敏反应
乙胺丁醇（ethambutol）	口服 15~25mg/（kg·d），不超过 2.5g	球后视神经炎
吡嗪酰胺（pyrazinamide）	口服 15~30mg/kg	肝毒性、胃肠反应、痛风样关节炎
链霉素（streptamycin）	肌内注射 1g/d	胎儿听力减退、肾毒性、眩晕。通过胎盘，并可在乳汁出现

三、哮喘

哮喘（asthma）是由外源性刺激诱发，肥大细胞、嗜酸性粒细胞和 T 淋巴细胞等多种细胞和炎症细胞因子参与的慢性气道炎症，表现为不同程度的气道梗阻、支气管高反应性和气道水肿。哮喘为呼吸系统常见病，各国哮喘患病率从 1%~18% 不等，我国成人哮喘的患病率为 1.24%，且呈逐年上升趋势。哮喘是妊娠期最常见的呼吸系统并发症，在美国 5%~8% 的孕妇患有哮喘且患病率逐年上升。

【病因】　哮喘的病因复杂，一般以遗传和环境因素为主。

1. 目前认为哮喘是一种多基因遗传病，其遗传度约为 70%~80%。目前采用 GWAS 鉴定了多个哮喘易感基因，如 YLK40、IL6R、PDE4DJL33 等。

2. 环境因素　包括特异性变应原或食物、感染直接损害呼吸道上皮，致呼吸道反应性增高。某些药物（如阿司匹林类药物等）、大气污染、烟尘、运动、冷空气刺激、精神刺激及社会、家庭、心理等因素均可诱发哮喘。

【病理生理】　哮喘的主要特征是由于支气管平滑肌收缩、黏液过度分泌和黏膜水肿所致的可逆性气道梗阻。通常，由于气道炎症或外源性的刺激物引发肺组织释放原发炎

症介质（如组胺），此后，肥大细胞和 T 淋巴细胞释放多种细胞因子，促进 IgE 的形成，诱发嗜酸性粒细胞、中性粒细胞、单核细胞、T 淋巴细胞和血小板等释放更多的炎症因子，使血管通透性增加，引起哮喘的发作。

哮喘发作时呼气难，使肺泡过度充盈膨胀，导致肺泡壁毛细血管受压，使肺泡灌注减少，换气灌注不成正比。严重哮喘发作时，哮喘早期呈呼吸性碱中毒，严重时呈现呼吸性酸中毒。

【临床表现】

1. 症状　典型症状为发作性伴有哮鸣音的呼气性呼吸困难，可伴有气促、胸闷或咳嗽。症状可在数分钟内发作，并持续数小时至数天，可经平喘药物治疗后缓解或自行缓解。夜间发作或加重是哮喘的重要临床特征。有些患者尤其是青少年哮喘症状会在运动时出现。此外，临床上还存在没有喘息症状的不典型哮喘，患者可表现为发作性咳嗽、胸闷或其他症状。

2. 体征　发作时典型的体征为双肺可闻及广泛的哮鸣音，呼气音延长。但非常严重的哮喘发作，哮鸣音反而甚至完全消失，表现为"沉默肺"，是病情危重的表现。

【辅助检查】　肺功能检查及血气监测很重要。

1. 肺功能检查　一般肺活量测定只有在急性发作时才会表现为异常。1 分钟用力呼气量（forced expiratory volume，FEV_1）是评价气流阻塞严重性单一的最佳测定指标。FEV_1/FVC（肺活量）是气流阻塞早期而又敏感的指标。以 FEV/FVC<70% 或 FEV_1 低于正常预计值的 80% 为判断气流受限的最重要指标。FEV_1/FVC 达到 12%，或者使用支气管扩张剂后 FEV_1 明显改善，均可以诊断为妊娠期哮喘。因呼气流量峰值（peak expiratory flow，PEF）判断气流阻塞简单，重复性好，且与 FEV_1 相关性好，因此妊娠期可行 PEF 动态监测，应测得个体 PEF 最佳值及 24 小时变异率，治疗后所测 PEF 低于应达到值的 80%，24 小时变化率>15% 均表明还需要积极的治疗。FEV_1<20% 表明病情十分严重。

2. 动脉血气监测　重度哮喘时需要监测血气变化，哮喘初期，PCO_2 稍低于正常，pH 轻度偏碱，当缺氧加重可产生呼吸性酸中毒，引起呼吸衰竭，PCO_2 正常或升高表明严重梗阻，为不良征象。当严重换气不足，PCO_2 达 40mmHg 时，需考虑机械换气问题，若 PCO_2 达到 50mmHg 时必须要气管插管机械通气。

【哮喘与妊娠的关系】

1. 妊娠对哮喘的影响　妊娠对哮喘的影响主要是由于机械性的影响和与哮喘有关的激素变化的作用。在妊娠晚期，随着膈肌位置升高，导致残气量、呼气储备量和功能残气量有不同程度的下降，同时通气量和氧耗量增加、支气管运动张力下降及气道阻力下降、血液循环中的皮质醇水平增加、血浆组胺水平下降等均可减少哮喘发作频率及减轻其发作的程度。相反，黄体酮水平的增加、皮质激素水平的增加均可竞争糖皮质激素的受体，呼吸道病毒感染的增加、细菌

性鼻窦炎、$PGF_{2\alpha}$ 水平、胃食管反向压力增加及过度换气又可使哮喘加重。

研究发现，相比于未孕的女性哮喘患者，妊娠期妇女哮喘病情加重时需要医疗干预的比率显著增高。2008 年，Kircher 等发现 33.6% 的患者妊娠期哮喘病情好转，36.3% 哮喘病情恶化，26.4% 哮喘病情没有变化。Schatz 等将 1 739 名妊娠期哮喘患者分为轻度、中度和重度，他们发现重度组患者 51.9% 发生恶化，而中度组中 25.7% 发生恶化，轻度组有 12.6% 发生恶化。他们还发现在妊娠 29~36 周病情易发生恶化，而在 36~40 周则很少发作哮喘，病情趋向缓解。Stenius-Aarniala 等也发现超过 1/3 的哮喘妇女（40%）的病情在妊娠期会恶化，需要监护。

2. 哮喘对妊娠的影响 虽然妊娠造成肺功能下降，但是健康孕妇能在孕期很好地耐受这种生理变化，但对于哮喘患者而言，即使是轻度的哮喘也会对母儿构成威胁。一般若对妊娠期哮喘发作进行积极治疗，病情得到有效的控制，则母儿预后好，否则重度哮喘可影响妊娠的结局。

（1）对孕妇的影响：严重哮喘的孕妇发生妊娠不良结局的风险会增加，子痫前期、胎膜早破的发病率也明显增加。哮喘孕妇死亡比较少见，但是均与哮喘持续状态有关，哮喘的致死性并发症有气胸、纵隔积气等，需机械通气的哮喘孕妇死亡率高达 40%。

（2）对胎儿的影响：主要表现先天缺陷和低出生体重儿的发生。

曾经有报道妊娠期哮喘病情加重使胎儿先天缺陷的发生率增加 50%。妊娠早期，也就是胎儿器官形成时期，若孕妇的哮喘病情控制不好，导致哮喘病情加重，其出生缺陷发生率显著升高。一项包含 36 587 名哮喘的孕妇大型队列研究表明在孕早期发生哮喘急性加重的患者发生先天畸形的风险增加。1975—2012 年的荟萃分析显示，妊娠合并哮喘与新生儿唇腭裂（RR=1.30）、新生儿死亡（RR=1.49）、新生儿住院（RR=1.50）相关，与死胎和严重畸形无关。

哮喘孕妇的子宫动脉血流减少和呼吸性碱中毒导致氧离曲线左移，尤其是哮喘发作时，孕妇不能维持适当的氧合作用，可引起胎儿缺氧，通常在孕妇情况恶化之前，胎儿已发生严重缺氧。Murphy 等人的一项荟萃分析表明妊娠期哮喘病情恶化的患者低出生体重儿比率显著高于非哮喘孕妇。Clark 等进行的 2 个大型流行病学研究表明哮喘孕妇其早产、低出生体重儿、围产儿死亡率均较对照组增加。Perlow 研究显示，与对照组相比，哮喘组早产、低出生体重儿均增加，尤其是需用类固醇的哮喘患者，其早产及低出生体重儿均高于未用类固醇者，还发现哮喘持续状态孕妇其胎儿平均出生体重要比不需急症治疗哮喘孕妇的胎儿体重低 500g。此外，研究还发现严重的、病情控制不好的哮喘患者早产率、剖宫产率、子痫前期、胎儿生长受限的发病率均上升。

【诊断】 "喘息和呼吸困难"作为哮喘的重要临床表现，并不是哮喘特有的，大约 60%~70% 的孕妇在妊娠期间会

有喘息和呼吸困难的症状，通常被患者描述为"气短"。通常呼吸困难是逐渐出现的，在妊娠早期的末期和妊娠中期出现，在妊娠中期最重，以后症状维持至妊娠末期。一般在坐位时加重。但是，当妊娠期间出现的呼吸困难合并哮鸣音或者伴有咳嗽，应该怀疑是哮喘。根据哮喘发作的病史、体检、化验检查和肺功能检查基本可作出诊断。

1. 诊断标准

（1）反复发作的喘息、呼吸困难、胸闷或咳嗽，多与接触变应原、病毒感染、运动或某些刺激有关。

（2）发作时双肺可闻及散在或弥漫性的以呼气期为主的哮鸣音。

（3）上述症状治疗可以缓解或自行缓解。

（4）排除可引起喘息或呼吸困难的其他疾病，如肿瘤梗阻或压迫气道、喉头水肿、支气管内异物、肿瘤肺栓塞、心力衰竭、妊娠期高血压、肺部先天缺陷、多胎妊娠等情况。

（5）对症状不典型者(如无明显喘息或体征)应最少具备以下一项试验阳性：①若基础 FEV_1（或 PEF）<80% 正常值，吸入 β_2 受体激动剂后增加>15%；②PEF 变异率(用呼吸峰流速仪测定，清晨及入夜各测一次)>20%；③支气管激发试验(或运动激发试验)阳性。

2. 妊娠期哮喘的鉴别诊断 包括：

（1）过度通气导致的妊娠期呼吸困难。

（2）肺栓塞。

（3）羊水栓塞。

（4）气管炎或者肺炎。

（5）由于过敏性鼻炎或者鼻窦炎导致的后鼻道阻塞。

（6）先天性心脏病、心肌病或者肺水肿。

（7）胃食管反流综合征。

（8）声带功能异常。

【治疗】 妊娠期哮喘的治疗的主要目的是既要使哮喘得到良好的控制，防止病情恶化，又要注意到用药对胎儿的安全性，获得良好的母儿预后。世界哮喘教育和预防组织强调妊娠期哮喘的良好控制对于孕妇健康和胎儿发育是同等重要的。

妊娠期哮喘的处理原则是控制症状、纠正缺氧、维护肺功能。应做到：①对孕妇的肺及胎儿情况监测。②避免或控制环境因素引起的哮喘发作。因此，妊娠期进行过敏原诊断是十分必要的，但是不建议进行皮肤过敏原实验，因为有些过敏原有可能诱发全身的过敏反应。一般建议在妊娠期抽取静脉血进行特异性 IgE 的检测。③期望非药物性控制能保持足够的肺功能及血氧浓度，保证胎儿充分的氧供，否则需选择药物治疗。

ACOG 在 2018 年更新了妊娠合并哮喘的临床应用指南。在妊娠期哮喘的治疗方面进行了如下更新：

1. 在哮喘发作期的治疗 吸入性短效和 β_2 受体激动剂是治疗妊娠期哮喘急性发作的药物。吸入性沙丁胺醇是妊娠女性首选的短效和 β_2 受体激动剂，尽管其他的药物也

适用。一般而言,多数轻至中度哮喘的患者应当使用 2 次以上的吸入性沙丁胺醇(2~6 喷)或者每间隔 20 分钟使用喷雾的沙丁胺醇;对严重的症状加重可以使用更大剂量。为了避免母体和胎儿出现低氧血症,应建议患者一旦症状加重,如出现咳嗽、胸部紧张感、呼吸困难、哮喘或者 PEFR 降低 20%,应当在家里就开始发作期治疗。如果反应良好(如症状减轻或者缓解,PEFR 达到个人最大值的 80%),患者可以继续正常活动。如果患者的反应欠佳或者发现胎儿活动减少,就应当及时就医。

急性发作性哮喘患者出院后应当继续使用短效的和 β₂ 受体激动剂治疗,根据需要每 3~4 小时给予 2~4 喷。应当继续口服糖皮质激素 3~10 天,每天 40~60mg,顿服或者分 2 次服用。应当开始或者继续使用吸入性糖皮质激素至定期门诊随访。院外患者的随访应当安排在急诊处理的 5 天内。

2. 在哮喘控制期的治疗 妊娠期哮喘的控制应进行分级管理。①轻度持续型哮喘:推荐方案——低剂量吸入性糖皮质激素;备选方案——可玛林、白三烯受体拮抗剂或者茶碱(血清浓度 5~12µg/ml)。②中度持续型哮喘:推荐方案——低剂量吸入性糖皮质激素和沙美特罗或者中等剂量的吸入性糖皮质激素或者(必要时)中等剂量吸入性糖皮质激素和沙美特罗;备选方案——低剂量或者(必要时)中等剂量吸入性糖皮质激素加用白三烯受体拮抗剂或者茶碱(血清浓度 5~12µg/ml)。③严重的持续型哮喘:推荐方案——高剂量的吸入性糖皮质激素和沙美特罗和(必要时)口服糖皮质激素;备选方案——高剂量的吸入性糖皮质激素和茶碱(血清浓度 5~12µg/ml)和(必要时)口服糖皮质激素。

当患者使用中等剂量的吸入性糖皮质激素,症状没有控制住时,推荐添加使用长效的和 β₂ 受体激动剂。

3. 妊娠期哮喘的特殊处理要点 对于那些要发生早产或者有早产倾向的哮喘患者应该使用宫缩抑制剂,硫酸镁和特布他林(terbutaline)为首选用药,因为这两种药物本身有支气管扩张的作用,对于缓解哮喘有益。但是,吲哚美辛可以导致支气管痉挛,因此一般避免使用,尤其是对于那种阿司匹林过敏的哮喘患者是禁忌使用的。由于地诺前列醇类、麦角新碱、麦角类衍生物均可导致支气管痉挛,尤其是在合并全麻时其致支气管痉挛作用会加强,因此在哮喘孕妇分娩时禁忌使用。一般在哮喘产妇发生产后出血时,缩宫素为哮喘孕妇首选用药,但是当病情需要使用前列腺素制剂时可以使用 PGE₁ 或者 PGE₂。阿片类麻醉剂(包括芬太尼)能够释放组胺,可以加重支气管痉挛,因此禁忌使用。但是,推荐在哮喘孕妇分娩时采用连续镇痛麻醉,可以有效避免哮喘的发作,一般推荐腰椎硬膜外麻醉。

在分娩时不应当停止使用哮喘药物。要注意给患者补充水分并给予足够的镇痛药,以减少发生支气管痉挛的风险。正在使用或者近期使用过全身性糖皮质激素的孕妇,在分娩以及生后 24 小时内应当静脉给予糖皮质激素(如氢化可的松 100mg/8h),来预防肾上腺危象。

哮喘急性加重很少需要剖宫产。母体和胎儿的状态通常在加强医学治疗后会改善。但是,对胎儿已经成熟的不稳定哮喘的患者采用经阴道分娩可以改善呼吸道状态。腰髓麻醉在分娩时可以减少氧气消耗和分钟通气量。产科、麻醉科和儿科医生应当通力合作以完成产时和产后的护理和治疗。

【用药有效性和副作用】 对于妊娠期哮喘患者,经过适当的治疗对母儿是非常有益的,尤其是可以减少间歇性发作的患者 62% 的病情恶化风险,减少轻度持续发作哮喘患者 52% 的恶化风险。如果停止哮喘治疗,即使是轻度的哮喘患者也有严重和恶化的风险。ACOG 制定的妊娠期哮喘指南着重指出,为了妊娠期母儿的健康,建议妊娠期哮喘应该持续用药。

由于妊娠期药物动力学改变可能改变药效,如孕期常可造成茶碱的半衰期延长,并降低其与蛋白的结合力,但是用于治疗哮喘的其他药物在妊娠期与非妊娠期相比的药物动力学的研究尚未见报道。理论上说,血液循环中的黄体酮、醛固酮和去脱氧皮质醇水平的增加,可竞争糖皮质激素的水平,因此 1/3 孕妇哮喘病情恶化的部分原因在于孕期药效下降。美国食品药品监督管理局(FDA)根据药物对胎儿的危害性将药物分为 5 级。哮喘用药分级详见表 2-10-9。

表 2-10-9 哮喘用药分级表

药物类别	药物名称	级别
β₂ 受体激动剂	沙丁胺醇	C
	特布他林	B
	羟异丙肾上腺素	C
	沙美特罗	C
抗组胺药	苯海拉明	B
	西替利嗪	B
	氯雷他定	B
糖皮质激素类	倍氯美松	C
	氟替卡松	C
	氟羟脱氢皮质甾醇	C
	布地奈德	C
白三烯受体拮抗剂	扎鲁司特	B
	孟鲁司特	B
5-脂氧合酶抑制剂	色甘酸	B

由于在许多研究中很难完全排除疾病本身所致的负性效应,因此许多学者指出哮喘孕妇用药一定应在权衡对疾病的治疗效果和对孕妇及胎儿的潜在性危害后,方可作出决定。

【孕前咨询和评估】 世界健康调查的数据显示育龄妇女的哮喘发病率已经从 1976—1980 年的 2.9% 上升到

1988—1994 年的 5.8%,而其中 24~28 岁的年轻妇女的发病率则上升了 3 倍(从 1.8% 上升到 6.0%)。另外一项研究表明大约 4.1% 的妇女在孕前罹患哮喘。因此,对于哮喘患者的孕前咨询尤为重要,咨询重点在于强调妊娠期用药控制哮喘的重要性,尤其是妊娠早期控制哮喘的重要性;此外,还要解释用于治疗哮喘的药物对于胎儿的可能不良反应。

应该在受孕前咨询时向患者解释并进行关于哮喘刺激原的检测,让患者尽量避免可以诱发哮喘和加重哮喘的刺激,这样会有效地减少妊娠期哮喘的发作频率和严重程度,从而减少患者对于药物的依赖及减少胎儿的药物暴露。

因为大部分育龄的哮喘患者在孕前其病情不能得到很理想的控制,因此她们怀孕后不应仅在初级的妇幼保健机构进行检查,还应该被推荐至妊娠期哮喘专家门诊进行孕期检查。

四、支气管扩张

支气管扩张(简称支扩)是指反复发生支气管化脓性炎症,致使支气管壁结构破坏,管壁增厚,引起支气管异常和持久性扩张的一类异质性疾病的总称,大多数继发于呼吸道感染和支气管阻塞,尤其是儿童和青年时期麻疹、百日咳后的支气管肺炎,由于破坏支气管管壁,形成管腔扩张和变形。临床表现为慢性咳嗽伴大量脓痰和反复咯血,近年来发病率有减少趋势。

【病因】

1. 既往下呼吸道感染 既往下呼吸道感染(尤其婴幼儿和儿童时期)是支扩最常见的病因,如麻疹、百日咳、肺结核、肺炎等。随着我国结核防治更加规范,肺结核导致的支扩发病率逐年下降,但仍需关注。此外,铜绿假单胞菌的感染或定植与支扩病情发生发展的关系尤为密切。

2. 免疫功能缺陷 分为原发性和继发性,常见的原发性免疫缺陷有低免疫球蛋白血症,如免疫球蛋白 G 亚群的缺陷、免疫球蛋白 A 缺乏症等;常见的继发性免疫缺陷有长期服用免疫抑制药物、人类免疫缺陷病毒感染等。发生严重、持续或反复感染的患者,尤其是反复肺炎、多部位感染或机会性感染者,应注意免疫功能缺陷的可能。

3. 遗传因素 一些先天性疾病,如 α_1 抗胰蛋白酶缺乏、纤毛功能缺陷(如原发性纤毛运动障碍)等也会导致支扩。除支扩自身的临床表现外,常伴有其他系统症状。

4. 气道阻塞和反复误吸 儿童最常见的气道阻塞的原因是气道异物吸入,成人也可因吸入异物或气道内肿瘤阻塞导致支气管扩张,但相对少见。另外,毒性物质吸入可直接损害气道,改变气道结构和功能而出现支扩;吞咽困难或胃食管反流可导致反复误吸,也可能导致支扩。因此,对于支扩患者均应注意询问有无气道阻塞和误吸史。

5. 其他肺部疾病 变应性支气管肺曲霉病、慢性阻塞性肺疾病、哮喘、非结核分枝杆菌肺病、弥漫性泛细支气管炎等多合并有支扩的表现。

6. 其他系统疾病 类风湿关节炎、原发性干燥综合征、系统性红斑狼疮、抗中性粒细胞胞质抗体相关性血管炎、强直性脊柱炎、炎症性肠病等也与支扩的发病相关。

【病理】 典型的病理改变是由支气管壁组织破坏所造成的管腔扩大,管壁上皮呈急性及慢性的炎症与溃疡,柱状上皮被鳞状上皮所替代,支气管周围呈炎症改变,纤维化及肺气肿。肺血管与支气管血管互相吻合增多。支气管扩张肺下叶比上叶的多,左侧多于右侧。一般炎性支气管扩张多见于下叶,因为下叶易发生引流不畅。

支气管扩张的病理状态可分为柱状、囊状和囊柱状三型。其中柱状最常见,约占 60%;其次为囊柱状,占 25%,也称为曲张型扩张;囊状扩张约占 10%。目前认为这种分型无重要意义,但可显示破坏的程度,以囊状扩张最严重。

【临床表现】 主要症状为持续或反复的咳嗽、咳痰或咳脓痰,痰液为黏液性、黏液脓性或脓性,可呈黄绿色,收集后分层:上层为泡沫,中间为浑浊黏液,下层为脓性成分,最下层为坏死组织。50%~70% 的患者有咯血症状,部分患者以反复咯血为唯一症状,称为"干性支气管扩张"。严重支扩可表现为缺氧、营养不良、红细胞增多症、肺动脉高压及肺心病,以致大咯血及慢性呼吸衰竭甚至死亡;以肺囊性纤维化为主要病变的患者易出现营养不良。

约 80% 患者在 10 岁以前发病,约 1/3 患者有反复发作的急性呼吸道感染史。疾病活动期常表现为咳嗽、咳大量黄脓痰、反复肺部感染或不同程度的阻塞性-限制性肺功能障碍;严重支扩可表现为缺氧、营养不良、红细胞增多症、肺动脉高压及肺心病,以致大咯血及慢性呼吸衰竭甚至死亡;以肺囊性纤维化为主要病变的患者易出现营养不良,这类人群的营养不良主要与吸收不良、摄入减少及肺部病变继发营养需求增加有关,且肺囊性纤维化患者常并发气胸。临床症状的轻重与支气管病变的轻重、感染程度有关。约 50%~90% 的患者具有典型的慢性咳嗽、咳脓痰,反复咯血是本病的特点,约占 50%~75%,咯血量差异很大。有的患者以咯血为唯一症状,咳嗽、咳痰不明显,甚至完全没有,患者一般情况好,这一类型临床上常称为"干性支气管扩张"。很多患者有反复的肺部感染,其特点为同一部位反复发生和迁延不愈。

早期支气管扩张可无阳性体征,一般在患区或肺下部常有持续存在的粗、中啰音。咳嗽、排痰后啰音可暂时消失。病变严重尤其是伴有慢性缺氧、肺源性心脏病和右心衰竭的患者可出现杵状指及右心衰竭体征。

【辅助检查】 外周血白细胞计数增高,中性粒细胞核左移,血沉常增高。平均血清蛋白浓度升高。动脉血气显示低氧血症和/或高碳酸血症。肺功能检查显示阻塞性通气功能障碍。痰培养常为口腔内菌群,可出现真菌、厌氧菌等。

肺部 X 线检查:常显示一侧或双侧下肺叶肺纹理明显粗乱增多、边缘模糊,在增多的纹理中可有管状透亮区。严重病例肺纹理可呈网状,其间有透亮区,类似蜂窝状。虽然

X 线片的改变是非特异性的,而且无法判定支气管扩张的范围,但是可以排除其他肺部疾病,并可作为诊断和进行支气管造影的依据。

此外,支气管碘油造影、支气管镜检、高分辨率 CT(HRCT)等手段均可诊断,其中 HRCT 是目前确诊的主要方法。

【支扩与妊娠的关系】

1. 妊娠对支扩的影响　支扩合并妊娠很少见。妊娠本身并未使支气管扩张症患者的呼吸困难加重。排痰量亦未见增加,肺功能变化也不大。Howie 报道了 3 例支气管扩张的孕妇,孕期定期监测肺功能以评估妊娠对支气管扩张的影响,通过监测认为:妊娠对该病无明显的不良影响,且 3 例妊娠结局均为良好。

2. 支扩对妊娠的影响　对孕妇的影响与胎儿的影响:妊娠合并支扩的相关研究十分有限。早年 Howie 的研究表明支扩并未增加孕妇发生不良妊娠结局的风险,胎儿无任何生长受限的表现,同时妊娠也没有加重支扩患者的呼吸困难程度及痰量变化。

与 Howie 的研究结果不同,Templeton 和 Thaler 分别报道的共 3 例妊娠合并支扩病例中均出现了胎儿生长受限的情况,Thaler 认为重度支气管扩张对妊娠期母儿均有不良的作用,常导致胎儿缺血缺氧、胎儿生长受限等。

【诊断与鉴别诊断】　根据反复咳痰、咯血的病史和体征,再结合童年诱发支气管扩张的呼吸道感染病史,一般临床可作出诊断。进一步可以作 X 线检查,早期轻症患者胸部 X 线片示一侧或两侧下肺纹理局部增多及增粗现象;典型的 X 线表现为粗乱肺纹理中有多个不规则的环状透亮阴影或沿支气管的卷发状阴影,感染时阴影内出现液平。CT 检查显示管壁增厚的柱状扩张或成串成簇的囊样改变。但是,一般孕期不做放射线检查。支气管造影是最有诊断价值的检查方法,可以确诊,能够明确支气管扩张的部位、性质和范围以及病变的严重程度,虽然妊娠期也不作支气管造影,但有时必须手术证明病变范围时,可考虑进行,应在病情较稳定、清理支气管后才做。纤维支气管镜检查可排除肿瘤、异物、畸形、狭窄和明确咯血的来源部位,帮助确定手术方案。

支气管扩张症还要与下列疾病进行鉴别:慢性支气管炎、肺脓肿、肺结核、先天性肺囊肿等。

【治疗】　根据最新中国成人支气管扩张症诊断与治疗专家共识,支扩治疗主要分为稳定期治疗、急性加重期治疗和并发症治疗三部分。孕期应同时注意监测胎儿生长状况,若发现孕妇低氧血症,尤其是发现胎儿生长受限,应及早分娩。

1. 稳定期治疗

(1)气道廓清治疗:对于痰量多或排痰困难的患者,推荐行体位引流、拍背等方法辅助排痰,每天 2~4 次,晨起,或饭前,每次 10~30 分钟,频率和时间根据自身情况调整。

(2)祛痰治疗:对于排痰困难、生活质量差以及体位引流等效果不佳的支扩患者,可尝试长期使用(≥3 个月)一种祛痰药物。对于伴有气流受限或气道高反应的支扩患者,使用祛痰药物或高渗制剂前建议吸入支气管舒张剂。

(3)长期抗菌药物治疗:对于每年急性加重≥3 次的支扩患者,推荐接受长期(≥3 个月)口服小剂量大环内酯类抗菌药物治疗。对于有急性加重高危因素(如免疫缺陷)的支扩患者,长期使用抗菌药物的指征可适当放宽。对于采取了最佳的基础治疗和针对性的病因治疗后仍有急性加重者,或者急性加重对于患者的健康影响较大时,尽管急性加重<3 次/年,也建议给予大环内酯类药物治疗。

(4)病原体清除治疗:对于首次分离出铜绿假单胞菌且病情进展的支扩患者,建议行病原体清除治疗,推荐应用环丙沙星 500mg(2 次/d)口服 2 周的治疗;支扩合并非结核分枝杆菌肺病者如需要治疗一般是 3 种以上药物联合,疗程在 2 年以上。

(5)手术治疗:药物治疗有效时不考虑手术治疗。手术治疗主要是支扩病变局限时行肺叶切除术,适应证包括:①病变相对集中,而综合、规范的药物及非药物治疗长达 1 年仍难以控制症状者;②严重或频繁的急性加重,影响生活和工作者;③复发性难治性咯血,大咯血危及生命或经药物、介入治疗无效者;④肿瘤远端阻塞所致的支扩;⑤局限性病灶,受损的肺叶段可能是败血症的一个来源,不切除可能导致肺组织进一步破坏。

2. 急性加重期治疗　对于出现急性加重的患者,推荐经验性抗菌治疗前送检痰培养加药敏试验,中重度患者的经验性用药建议选用具有抗假单胞菌活性的抗菌药物治疗,推荐疗程为 14 天,并及时根据病原体检测及药敏试验结果和治疗反应调整抗菌药物治疗方案。

3. 并发症治疗

(1)咯血:对于少量咯血的患者,推荐适当口服止血及抗菌药物治疗;若咯血进一步加重,在垂体后叶激素无效或无法使用前提下,首选行支气管动脉栓塞术,辅助止血药物治疗;有介入禁忌的患者,可行支气管镜下止血或外科手术治疗。

(2)慢性呼吸衰竭:建议长期家庭氧疗。对于反复急性加重而住院的患者,推荐间歇性无创通气,可以减少住院次数,改善生活质量,但对血气及生存率没有改变。在使用无创通气前,建议先充分气道廓清排痰,使用过程中注意痰堵的可能。对于因痰液阻塞所致的呼吸衰竭患者,尽早行气管插管建立人工气道,以利于排痰。

(3)肺动脉高压:同时合并长期低氧血症的患者,建议长期氧疗。目前不主张靶向药物治疗此类肺动脉高压。

五、脊柱后侧突畸形

脊柱向后突出(kyphosis)、向侧突出(scoliosis)或向后侧突出(kyphoscoliosis)均可引起骨盆变形,造成分娩困难。

严重的畸形患者合并妊娠时，易发生重度心、肺并发症，甚至引起母儿死亡。北京协和医院1986—2001年19 200例孕妇中，合并4例脊柱后侧突畸形，发生率为0.021%。To等报道脊柱后侧突畸形合并妊娠的发生率为0.02%~0.7%。

【病因】 引起脊柱后侧突畸形的原因可为骨结核、外伤、脊髓灰质炎、佝偻病及先天畸形（系统性锥体异常、脊柱裂等），有些病例原因不明（特发性）。

【临床表现】 孕期随着妊娠的进展，子宫增大，横膈上升，胸腔变小。脊柱后侧突的患者，本身已有严重的胸廓变形，易发生肺不张，代偿性肺气肿，肺功能明显下降，甚至发生肺源性心脏病、肺动脉高压及心力衰竭，尤其是在肺活量明显减少者。妊娠期的这一生理改变无疑地使胸廓狭窄的该类患者的通气功能障碍进一步加重，使孕妇长期处于低氧血症、酸中毒、高碳酸血症的状态，并易发生呼吸道感染等并发症。妊娠及分娩期需氧量的增加及心脏负担的加重，更易发生心、肺衰竭。

孕妇缺氧可引起胎儿缺氧发生早产，胎儿生长受限甚至胎死宫内。脊柱后侧突畸形时合并骨盆异常的机会可高达80%。加上悬垂腹的发生率亦高，难产多见。李巧云等报道20世纪80年代后该类患者的剖宫产率已高达96%。此外，孕期该类患者合并妊娠期高血压疾病及呼吸道感染的概率均有增加。

对于病情较轻或通过手术等治疗方法纠正的患者，其妊娠的预后较好。

【实验检查】 肺功能检查很重要，肺活量明显减少，<1L妊娠预后差，血气分析通气不好的该类孕妇常有PaO_2下降及$PaCO_2$上升。

【处理】

1. 孕前 需咨询，肺活量<2L者，需做动脉氧分压测定，评估肺动脉高压的存在，做心电图及超声心动图检查，以了解心、肺功能情况，并决定是否可以妊娠。

2. 孕早期 需行肺功能检查，当肺活量<1L时，需及时终止妊娠，否则以后发生肺源性心脏病及心力衰竭的机会增加。

3. 孕中晚期 可以继续妊娠者，孕期预防及早期诊治呼吸衰竭十分重要。患者需定期做肺功能检查及血气分析、超声心动图、ECG等检查，尚需间断吸氧，及时控制呼吸道炎症，输液时入量不大于1 000ml以防止心力衰竭的发生。密切监测胎儿情况。妊娠期当肺活量<1L有/或肺动脉高压时需立即终止妊娠。肺活量为1~2L时，若胎龄<28周，短期内胎儿不能成熟，以终止妊娠为宜；若胎龄>28周，可密切随诊妊娠情况，必要时随时终止妊娠。临产及分娩：终止妊娠的方式由于多伴有骨盆异常及患者对宫缩耐受十分差，剖宫产相对较好，麻醉可用硬膜外麻醉，因腰骶椎畸形，硬膜外麻醉有困难者，可行全麻，密切监测心、肺功能十分重要。产程中不用哌替啶等止痛药，药物抑制呼吸，使孕妇的耐受更差。

4. 产后或术后 止痛仍需选用对呼吸无抑制作用的药物；予以广谱抗生素预防或治疗感染；可间断正压呼吸给氧，预防肺不张的发生；并建议患者应产后绝育。

六、妊娠期急性呼吸衰竭

妊娠期急性呼吸衰竭（acute respiratory failure，ARF）是指原来呼吸功能正常，孕期由于突发原因导致严重呼吸功能障碍，引起动脉血氧分压（PaO_2）降低，伴或不伴有动脉血二氧化碳分压（$PaCO_2$）增高而出现的一系列病理生理紊乱的临床综合征，是孕产妇死亡的重要原因。根据血液气体的变化特点，通常把呼吸衰竭分为低氧血症型（即I型）和低氧血症伴高碳酸血症型（即II型）；根据主要发病机制不同，也可将其分为中枢性和外周性。根据孕产妇死亡原因分析，由于孕期血栓栓塞、羊水栓塞即静脉气体栓塞引起致死性急性呼吸衰竭占20%，加上其他原因的呼吸衰竭共占30%~45%。受到近年新型冠状病毒感染暴发等因素影响，妊娠期ARF的病因更加多样复杂。临床上及时发现和处理ARF是改善其预后的关键所在。

【病因】

1. 急性呼吸窘迫综合征（acute respiratory distress syndrome，ARDS） 指非心源性的各种肺内外致病因素所导致的严重急性缺氧性呼吸衰竭，临床上是以呼吸窘迫、顽固性低氧血症和非心源性肺水肿为特征的一组综合征。ARDS早期阶段为急性肺损伤（acute lung injury，ALI），重度的ALI即ARDS。

2. 血栓栓塞（thromboembolism）**性疾病引起的肺栓塞** 妊娠期处于高凝状态加上子宫压迫使静脉回流发生障碍，在高龄孕妇、剖宫产术后、多胎、长期卧床、肥胖及用性激素退奶的孕妇易发生血栓栓塞。当大量的肺血管发生栓塞时，肺血管床可广泛闭锁或伴有急性肺水肿时，均可发生呼吸衰竭及血流动力学紊乱。

3. 羊水栓塞（amniotic fluid embolism） 此为妊娠期罕见的并发症。羊水栓塞，由于羊水及其内容物进入母体循环，可在肺小动脉及毛细血管内形成血栓，反射性引起肺小动脉痉挛，造成肺动脉高压、肺水肿。

4. 静脉气栓（venous air embolism） 前置胎盘患者在产前或分娩的过程中，空气可从胎盘附着处静脉血窦进入体内。非法流产进行妇科操作、头颈部外科手术、放置中心静脉导管时均可引起静脉气栓形成，导致肺栓塞、呼吸衰竭。

5. 异物吸入气道（aspiration） 酸性胃内容物不慎吸入气道、支气管，引起化学性肺炎，增加肺毛细血管的通透性，引起肺水肿。如大量的胃内容物吸入后，可立即窒息，引起细菌性肺炎，导致呼吸衰竭。

6. 呼吸道感染（respiratory tract infection） 妊娠期患有社区获得性肺炎，如肺炎链球菌、流感嗜血杆菌、支原体及军团菌感染、水痘病毒引起的肺炎，导致呼吸衰竭。受雌激素影响，孕妇上呼吸道（鼻、咽、气管）黏膜增厚，轻度充血、水肿，易发生上呼吸道感染。

7. 哮喘持续状态（status asthmaticus） 急性哮喘发作，尤其是哮喘持续状态时，可引起高碳酸及低氧血症、呼吸性碱中毒及呼吸衰竭。

8. 心脏病（heart disease） 心力衰竭，特别是伴有严重的原发性或继发性肺动脉高压，容易引起循环及呼吸衰竭。

9. β 受体兴奋剂（β-adrenergic agents）**的应用不当引起的肺水肿** 主要见于治疗早产抑制子宫收缩。在有液体过度负荷、胶体压减少、肺毛细血管的通透性增加严重时，应用 β₁ 受体兴奋剂可发生急性肺水肿，导致呼吸衰竭。

10. 其他 神经肌肉疾病如重症肌无力、急性感染性多发性神经根炎，孕期在家中时，可出现急性呼吸衰竭。药物（如麻醉、镇痛、三环抗抑郁药）过量时，纵隔气肿和气胸等情况均可引起呼吸衰竭。

【发病机制】

1. 通气不足 包括肺泡扩张，首先引起限制性通气不足和气道狭窄或阻塞引起的阻塞性通气不足。正常肺泡总通气量为 4L/min。各种原因只要引起总肺泡通气量不足，就会使肺泡气氧分压下降和肺泡气二氧化碳分压增高，流经肺泡毛细血管的血压不能充分动脉化，因而必然导致 PaO_2 降低和 $PaCO_2$ 增高。

2. 通气/血流比例失调 正常肺毛细血管通气/血流比例为 0.8，一旦比例失调可引起缺氧。流经此处的静脉血不能充分动脉化，因此氧分压降低、二氧化碳分压增高。由于 $PaCO_2$ 升高刺激中枢化学传感器以及 PaO_2 降低刺激主动脉体、颈动脉体化学感受器，导致呼吸增快、分钟通气量增加，这种代偿性过度通气可使肺泡的 PaO_2 增高而 $PaCO_2$ 降低以及氧分压有所增高、二氧化碳分压有所降低。

3. 静-动脉分流 静脉血不与肺泡接触而不能进行气体交换，导致提高吸氧浓度也不能增加动脉血氧分压。

4. 氧弥散障碍 当肺泡膜面积减少、厚度增加或通透性降低时，可出现氧弥散障碍，因氧从肺泡弥散到血液的过程受阻而使 PaO_2 下降。二氧化碳的弥散能力强（约比氧大 20 倍），其排出受影响较小，故 $PaCO_2$ 多可正常。这类患者吸入高浓度氧气可解除低氧血症。

5. 耗氧量增加 可使肺泡氧分压下降，若通气不够，可引起缺氧。

急性呼吸衰竭可导致多脏器受损：①中枢神经系统功能障碍，患者可表现记忆障碍、精神错乱、烦躁、谵妄、惊厥甚至昏迷。②心血管系统在缺氧早期可出现反射性心跳加快，心排血量增加，内脏血流重新分布；严重缺氧，心肌细胞受损，肺小动脉收缩而引起肺循环阻力增加，导致右心衰竭，甚至室颤或心搏骤停。③呼吸系统，在二氧化碳浓度过高时，使呼吸中枢受到抑制，可引起呼吸停止。④肝肾受损，出现代谢性酸中毒及二氧化碳潴留。发生电解质紊乱，血钾升高，血氯降低。

【临床表现】

1. 急性呼吸窘迫综合征 多种产科因素（如胎盘早剥、羊水栓塞、绒毛膜羊膜炎、子痫前期等）及非产科因素（如异物吸入、病毒性肺炎、空气栓塞等）均可引发 ARDS。ARDS 通常在最初损伤或疾病的 24~48 小时后发生。其症状及体征均无特异性，首先出现呼吸困难，通常呼吸浅速，吸气时可存在肋间隙和胸骨上窝凹陷，皮肤可出现发绀和斑纹，吸氧不能使之改善。听诊可闻及啰音、鼾音或哮鸣音，也可能正常。体检可有弥漫性或双肺底部的胸膜捻发音及发绀。无充血性心力衰竭及液体过度负荷的证据，妊娠期的血容量增加，尤其是孕 30~32 周易导致 ARDS 加重，使预后变坏，胸部 X 线片有间质肺泡浸润和弥漫性的白肺的表现，多数患者至少有 1/2 以上的肺野受累。死亡率可高达 30%~70%。

2. 血栓栓塞性疾病引起的肺栓塞 血栓多来自下肢深静脉，见于长期卧床、手术后、长期使用 β 受体兴奋剂患者，症状可以不明显，亦可有头晕、晕厥、呼吸过速、呼吸困难、心动过速、胸痛、青紫、烦躁不安等症状，甚至可迅速死亡。这与栓子的大小及栓塞的部位相关。体检可发现心跳或呼吸快，发绀、胸膜摩擦音、啰音，甚至有心力衰竭、休克的体征。胸部 X 线片可有充血性肺不张、肺梗死的表现。

3. 羊水栓塞 在临产或分娩的过程常以突然气短、低氧血症开始，伴有心血管虚脱或呼吸困难，接着出现凝血功能障碍，发生血液不凝。患者可直接死于呼吸衰竭或失血性休克。死亡率可高达 80%~90%，约占围产期孕妇死亡的 10%~20%。

4. 静脉气栓的形成 当空气从静脉窦进入循环达到右心，可使心-肺循环受阻，亦可在血-气界面使血小板受损并产生微小栓子，也可使多形核粒细胞进入肺泡-毛细血管界面，引起 ARDS 的发生。

5. 吸入 孕期由于孕酮的作用可使孕产妇管道括约肌松弛、胃排空延缓等情况，麻醉、临产或分娩时发生胃内容物吸入意外。其症状的严重与吸入量、吸入物的 pH 及吸入物的粒子大小相关。吸入量多、吸入物的 pH 低、吸入物的粒子大则预后差。临床过程有很大的不同，较轻的病例可仅表现轻度呼吸困难，支持治疗 4~5 天后吸收，重者可因呼吸困难、缺氧严重不得缓解而突然死亡。

6. 呼吸道感染 肺炎患者可有胸痛、发热、咳嗽、咳痰、气短及呼吸困难，严重者可发生呼吸衰竭。胸部 X 线片可见受累肺部有炎性浸润。

7. 哮喘持续存在 此时常有呼吸困难，以呼气困难为主，咳嗽、咳痰、心动及呼吸过速，伴有鼻翼扇动及使用辅助肌肉。如胸部听诊能听到很少的呼吸音，患者可能有突然死亡的危险。

8. 心脏病 患者可有心悸、气急、呼吸困难、不能平卧、端坐呼吸，尤以夜间明显；体检时可见患者有青紫，心脏可有病理性杂音存在。

9. β 受体兴奋剂所致肺水肿 典型的症状和特征是呼吸及心动过速、胸部不适、呼吸困难及端坐呼吸。肺底有胸膜捻发音。症状多起于开始治疗的 24~48 小时。胸部 X 线片有液体过度负荷的证据。

10. 其他 如纵隔气胸是罕见的妊娠并发症,常发生于第二产程中,突然胸、肩部痛,发射至颈及肩部,伴有呼吸困难及呼吸衰竭。重症肌无力主要是由于呼吸肌麻痹,引起呼吸衰竭。

急性呼吸衰竭时,其临床表现除上述原发疾病的症状外,主要是缺氧及二氧化碳潴留引起的多脏器功能紊乱。中枢神经症状可表现为精神错乱、狂躁、昏迷、抽搐等;血液循环系统发生肺动脉高压,导致右心衰竭,严重缺氧时发生心室颤动或心搏骤停;消化系统可出现消化道溃疡、糜烂及消化道出血。

【ARF 与妊娠的关系】

1. 妊娠对 ARF 的影响 孕妇耗氧量于妊娠中期增加 10%~20%,肺总容量下降 4%~6%,每分钟通气增加 20%~45%,功能性残余容量下降 15%~25%,潮气量增加 30%~50%,并因此出现轻微碱中毒,碱中毒可减少子宫血流量致胎儿缺氧。氧储备减少和氧消耗增加的结合导致在怀孕期间对低通气或呼吸暂停的反应迅速发展为低氧血症。此外,分娩后 3 天由于孕妇血流动力学和激素水平变化等原因,各类产科和非产科疾病均有突然加重的风险,要警惕因此而出现的 ARF。

2. ARF 对妊娠的影响

(1) 对孕妇的影响:ARF 由于起病较急,孕妇会迅速出现呼吸困难、发绀、昏迷的情况,救治不及时会导致孕妇死亡。

(2) 对胎儿的影响:ARF 会导致子宫动脉收缩及胎儿胎盘血管收缩,降低胎盘血供和胎儿携氧供应。低氧血症可引起胎儿生长受限、早产、胎死宫内、围产儿死亡率增加等。

【诊断】 结合原发病因、低氧血症和高碳酸血症的临床表现以及血气分析结果,对 ARF 的诊断并不困难。肺功能检测、胸部影像学检查和纤维支气管镜检查可进一步明确 ARF 病因。

1. 动脉血气分析 动脉 PaO_2<60mmHg,伴或不伴 $PaCO_2$>50mmHg 可诊断为呼吸衰竭。动脉血气分析还对病情严重程度和治疗具有重要意义。

2. 肺功能检测 肺功能检测可判断通气功能障碍的性质(阻塞性、限制性或混合性)及是否合并换气功能障碍,并对通气和换气功能障碍的严重程度进行判断。呼吸肌功能测试能够提示呼吸肌无力的原因和严重程度。

3. 胸部影像学检查 可了解肺部病变情况,但妊娠期非必要不建议行该检查。

4. 纤维支气管镜检查 对明确气道疾病和获取病理学证据具有重要意义。

5. 血流动力学监测 对于合并Ⅲ级及Ⅳ级心功能的心脏病、感染性休克、肺水肿、肺动脉高压及 ARDS 等的孕妇,建议通过肺动脉导管监测中心静脉压,可改善患者预后。

【治疗】

1. 病因治疗 在保护患者不受到 ARF 本身危害的同时,针对不同病因采取适当的治疗措施十分重要,去除病因,呼吸衰竭就可能自行缓解。

2. 一般支持治疗 纠正电解质、酸碱平衡失调,积极抗感染,及时补充血容量,纠正低血压、休克、贫血;防止消化道出血;保证充足的营养及热量供给对母儿的预后很重要,经鼻插胃管可减少吸入的可能。此外,加强护理工作也十分重要。

3. 保持气道通畅 清除气道内分泌物及异物,必要时需建立人工气道。对于昏迷患者应使其处于仰卧位,头后仰,托起下颌将口打开。支气管痉挛时应积极使用 $β_2$ 肾上腺素受体激动剂等支气管扩张药物。

4. 氧疗 可提高动脉氧分压,使组织缺氧得到改善,给氧也可使心、肺负荷得以减轻,低氧血症引起的肺动脉高压也可有所缓解。

(1) 高浓度(>50%)给氧:呼吸心搏骤停、急性肺水肿、ARDS 等严重缺氧的患者,当动脉血氧分压低至 3.3kPa(25mmHg)时,重要脏器就可丧失功能,甚至发生不可逆的损伤,需立即吸入高浓度氧或 100% 氧。但吸氧时间不应过长,以防氧中毒发生。

(2) 低浓度(<35%)给氧:对于缺氧伴有明显二氧化碳潴留的患者持续低浓度给氧,可刺激中枢化学感受器,又可使中枢对二氧化碳保持一定的反应性,并能纠正肺泡低氧血症。给氧的方法可根据病情采用经鼻导管吸入、面罩吸氧、气管内给氧。

5. 机械通气 指由人工辅助通气来改善通气和换气功能,是 ARF 十分重要的治疗手段。

(1) 应用指征:①无创正压通气(non-invasive positive pressure ventilation,NIPPV):尚无统一标准,出现中至重度呼吸困难(COPD 患者呼吸频率>24 次/min,充血性心力衰竭患者呼吸频率>30 次/min)、辅助呼吸肌运动或胸腹矛盾运动、血气异常(pH<7.35,$PaCO_2$>45mmHg)、氧合指数<200mmHg 的情况时可考虑进行 NIPPV。此外,进行 NIPPV 的患者需要清醒能够合作、血流动力学稳定、不需要气管插管保护、能够耐受鼻/面罩;②有创正压通气(气管插管):指征因病而异,当常规氧疗或 NIPPV 不能维持满意氧合或是患者需要气管插管保护(有误吸风险、严重消化道出血、气道分泌物过多且排痰不力等情况)时,需进行有创正压通气。

(2) 治疗目标:①保持母体 SaO_2>0.95;②维持 $PaCO_2$ 在 27~32mmHg,PaO_2>60mmHg,动脉 pH 在 7.40~7.45 之间;③除了目标 $PaCO_2$ 的差异,孕妇和非孕妇机械通气的大多数方面是相同的;④避免 $PaCO_2$ 低于 30mmHg,因为可能会降低子宫血流量;⑤在个别情况下,为了避免机械通气条件较高导致呼吸机相关肺损伤,可考虑采取暂时性允许高碳酸血症策略,建议 $PaCO_2$ 不超过 60mmHg。

（3）孕期机械通气注意事项：①妊娠期，由于气道的解剖变化，上气道相对狭窄，气管插管时易造成损伤，应选择较小的气管套管；②孕期由于功能残气量减少，插管时短期的呼吸暂停亦可引起急骤的动脉氧分压下降，因此，插管前需给 100% 的氧。但也不可采用过度换气来增加动脉氧分压，以免发生碱中毒，导致子宫血流减少而使胎儿缺氧。

6. 体外膜氧合 是体外生命支持技术中的一种，通过将患者静脉血引出体外后经氧合器进行充分的气体交换，然后再输入患者体内。体外膜氧合是严重呼吸衰竭的终极呼吸支持方式，主要目的是部分或全部替代心肺功能，让其充分休息，减少呼吸机相关性肺损伤的发生，为原发病的治疗争取更多的时间。

7. 呼吸兴奋剂 是改善通气的一种传统方法。由于正压通气的广泛应用，呼吸兴奋剂的应用不断减少。常用药物为多沙普仑，适用于以中枢抑制为主、通气量不足引起的呼吸衰竭，不宜用于以肺换气功能障碍为主的呼吸衰竭。

8. 终止妊娠 因临床资料有限，终止妊娠是否能改善呼吸衰竭尚不确定。若胎儿发育不成熟，特别是不足 24 周，而母亲的心肺功能状况不稳定，则建议推迟分娩；若孕妇需体外膜氧合，因同时需抗凝治疗，建议无论孕周大小，以孕妇安全为原则放宽终止妊娠指征。

七、肺栓塞

静脉血栓栓塞症（venous thromboembolism，VTE）是深静脉血栓形成（deep vein thrombosis，DVT）和肺栓塞（pulmonary embolism，PE）的统称。DVT 是指血液在深静脉内不正常凝结引起的静脉回流障碍性疾病，常发生于下肢，少数见于肠系膜静脉、上肢静脉、颈静脉或颅内静脉系统；若血栓脱落阻滞于肺动脉则会导致 PE。PE 是指嵌塞物质进入肺动脉及其分支，阻断组织血液供应所引起的病理和临床状态，是一种常见并可能危及生命的疾病，是孕产妇死亡的主要原因之一。与非妊娠妇女相比，妊娠期及产褥期血栓栓塞症的发病率增加 4~5 倍。国外数据显示，妊娠期及产褥期 VTE 的总发生率为 0.6/1 000~1.8/1 000，其中分娩后第 1 周是发病风险最高的时期。妊娠期及产褥期 VTE 中，DVT 占 75%~80%，发生率为 1.0/1 000~1.3/1 000，PE 的发生率为 0.2/1 000~0.4/1 000。

【产科 PE 的病因及高危因素】 VTE 的发生与许多危险因素相关，在妊娠期及产褥期生理性改变的基础上若再合并相关的危险因素，发生 VTE 的风险会明显增加。根据不同危险因素的特征，归纳为四大类：

（1）VTE 或 VTE 史：包括既往有 VTE 病史、经过治疗后目前仍存在的 VTE 等。

（2）存在与 VTE 发病相关的合并症：活动性自身免疫性或炎症性疾病、肾病综合征、心力衰竭、1 型糖尿病肾病、镰状细胞病、恶性肿瘤等。

（3）暂时性危险因素：妊娠期间外科手术、妊娠剧吐、卵巢过度刺激综合征等。

（4）产科及其他危险因素：VTE 家族史、高龄、产次、肥胖、截瘫或长时间制动、全身性感染、多胎妊娠、子痫前期、剖宫产术、产程延长、死胎、严重产后出血或大量输血等。

VTE 是多种危险因素相互作用的结果。Virchow 的经典三联好发因素，即高凝状态、静脉淤滞和血管损伤，在每次妊娠中都不同程度地存在。孕妇的血栓栓塞性疾病的危险因素是相同年龄非妊娠妇女的 5 倍，但是正常的妊娠本身有一定的保护机制来防止血栓形成，如：肝脏可清除已激活的凝血因子；血液中的循环抑制物亦可灭活激活的凝血因子；纤维蛋白酶可溶解纤维蛋白；此外，还有抗凝血酶Ⅲ、C 蛋白等。只有在血栓形成的条件与正常的保护机制失衡时，血栓才会形成。

【产科 PE 的病理生理改变】 肺栓塞常见为多发及双侧性，可累及多支肺动脉，下肺多于上肺，特别好发于右肺下叶，与血流及引力有关。栓子是否引起肺梗死由受累血管大小、阻塞范围、支气管动脉供给血流的能力及阻塞区通气适当与否决定，亦取决于患者原有心肺功能状态。

1. 呼吸系统的变化

（1）肺泡无效腔增大：栓塞区域出现通气-灌注失常，无灌注的肺泡不能进行有效的气体交换，使肺泡无效腔变大。

（2）通气受限：栓子释放的 5-羟色胺、组胺、缓激肽等，都可引起无效腔形成及支气管痉挛，使气道阻力增高，通气受限。

（3）肺泡表面活性物质减少，出现充血性肺不张，可引起咯血。

（4）低氧血症。

2. 血流动力学的改变

（1）血管阻塞：当血管床有 50% 被阻塞时，可出现肺动脉高压。

（2）栓塞前如有严重的心肺疾病，对肺栓塞的耐受性差，肺动脉高压的程度会更加严重。

（3）神经体液因素：除引起肺动脉收缩外，还可引起冠状动脉、体循环血管的收缩，导致呼吸、心搏骤停。

【临床表现】 70% 的 PE 来自下肢深静脉血栓，Moser 及同事报道近 40% 的有深静脉血栓形成的无症状患者伴有肺栓塞。尤其是来自盆腔深静脉的妇女常无症状发生。妊娠期的下肢深静脉血栓主要见于长期卧床保胎用 β 受体兴奋剂、长期卧床治疗孕吐等或盆腔手术（如剖宫产）后的患者。少数栓子来自于右心或其他部位。过去认为大多数肺栓塞病例发生在产后，一般多发生在产后 4 周内，产后 4 周以后肺栓塞的发生风险和普通未孕妇女是相似的。但现在许多报道 PE 发生在产前也常见，发生于产后的死亡率更高。

临床根据发病时间的不同，将肺栓塞分为急性、亚急性和慢性三类，发病时间 14 天以内的为急性；14 天~3 个月的为亚急性；3 个月以上的为慢性。

PE 发生时的临床表现主要取决于栓子栓塞的部位及栓子的大小。肺栓塞的临床表现可从无症状到突然死亡。典型三联症是呼吸困难、胸痛及咯血,但临床有典型三联症患者不足 1/3。

1. 小的栓子 某些可无临床症状,尤其是栓塞在肺血管终末端时,但在小的血栓的基础上,血凝块容易扩大,成为大的栓子。因此,可出现逐渐进行性的呼吸困难,胸部 X 线片检查可无异常的发现。

2. 中等大小的动脉栓塞 可发生胸部不适、气短、胸痛、咳嗽、咯血、呼吸困难等呼吸系统的症状或明显的焦虑不安。查体可有呼吸快、心率快、发绀、胸膜摩擦音、肺部啰音等体征。这些症状及体征的存在,表明有很强的肺栓塞的可能性。尤其是持续气短要引起注意,呼吸过快也是常存在的表现,多数病例心电图正常,偶有右轴偏移。胸部 X 线片通常可以是正常的,即使大的肺栓塞有咯血、胸膜痛、气短典型的三合一表现,也仅有 20% 的患者可见有胸部 X 线片的改变,胸部 X 线片也可有或无血栓部位的肺不张或肺梗死的表现。胸膜性疼痛为邻近的胸膜纤维素炎症所致,突然发生者常提示肺梗死。膈胸膜受累可向肩或腹部放射,如有胸骨后疼痛,颇似心肌梗死。

3. 大的动脉栓塞 出现突发的呼吸困难、烦躁不安、出冷汗、晕厥、休克、急性右心衰竭的症状,甚至突然死亡。晕厥常是肺梗死的征兆。心血管系统的主要体征有心动过速,甚至有舒张期奔马律、肺 A2 亢进、主动脉瓣及肺动脉瓣第 2 心音分裂、休克、发绀、中心静脉压升高、颈静脉怒张、肝大。肺部的主要症状有:呼吸快、湿性啰音、胸膜摩擦音、喘息音及肺实变的体征。ECG 有右轴偏移、T 波倒置及右束支传导阻滞。血气分析发现有:PaO$_2$ 及 PaCO$_2$ 均低,胸部 X 线片示有充血性肺不张或肺梗死,多在栓塞后 12~36 小时出现。

根据 1997 年美国妇产科医师协会报道:主要的临床表现包括呼吸过快(89%)、气短(81%)、胸痛(72%)、不安(59%)、咳嗽(54%)、心动过速(43%)、咯血(34%)。某些病例有肺动脉第 2 心音亢进、啰音、胸膜摩擦音,ECG 可有右轴偏移等。

【诊断】 早期诊断十分重要,早期诊断、早期干预有助于挽救患者生命。多数 PE 患者症状不典型,临床表现具有多样性但缺乏特异性。其中呼吸困难最常见,其次为胸痛、咳嗽、发绀及下肢疼痛、肿胀,少见休克、晕厥及心律失常,但一旦发生常提示严重 PE,导致孕产妇死亡的风险极高。PE 漏诊的后果可能十分严重,因此,对于临床可疑 PE 的孕产妇,建议在详细告知母儿潜在风险的基础上,积极行相关的诊断性检查。

1. 可疑急性 PE 时,首选心电图、胸部 X 线检查。

(1)心电图:约 40% 急性 PE 孕产妇的心电图显示异常:最常见为 T 波倒置,其次为右束支传导阻滞。

(2)胸部 X 线检查对诊断 PE 缺乏敏感性和特异性,但可以显示肺部感染、气胸等,主要为临床排他性诊断提供支持。

2. 非孕期 D-二聚体水平在正常范围对于排除 VTE 的诊断有帮助。但是,由于 D-二聚体水平在妊娠期间普遍升高,应用 D-二聚体这一指标排除妊娠期及产褥期 VTE 的价值非常有限。因此,不推荐 D-二聚体作为孕产妇 VTE 的筛查或诊断指标;更不推荐以单纯 D-二聚体水平升高作为 VTE 预防和治疗的依据。但在明确诊断的 VTE 患者的治疗过程中监测 D-二聚体水平还是有必要的。

3. 可以进行相关影像学检查,如胸部 X 线检查、V/Q 扫描以及 CTPA。在这些检查中,低剂量辐射(<50mSv)不会增加胎儿死亡率或致畸率。胎儿的暴露剂量在胸部 X 线检查、V/Q 扫描和 CTPA 中分别为<0.01mSv、0.1~0.5mSv、0.01~0.66mSv,女性乳房组织的暴露剂量三者依次为<1.0mSv、0.5~2.5mSv、0.5~3.0mSv。

CT 检查所需造影剂中的碘可以通过胎盘进入胎儿循环和羊水中,但尚未有致畸风险的报道,也未观察到甲状腺吸收碘造影剂后对胎儿有不良影响,其在乳汁中的分泌<1%,新生儿胃肠道吸收率<1%。因此,对有适应证的妊娠期和产褥期妇女合理使用碘造影剂是相对安全的。

4. 其他检查

(1)白细胞、血沉、乳酸脱氢酶、转氨酶、胆红素及肌酸磷酸激酶可升高,可溶性纤维蛋白复合物、血清纤维蛋白降解物在 PE 时其阳性率为 55%~75%,两者均阳性,有助于 PE 的诊断。血清 D-二聚体阴性有很好的阴性预测值,如果<500ng/ml 可排除肺栓塞。

(2)肺功能测定:生理无效腔增大,无效腔气、潮气量的比值>40% 时,提示有 PE,并可见肺内分流量增加。

【处理】 识别有血栓栓塞性疾病风险的孕妇,根据其情况提供个体化的预防措施很重要。除吸氧、止痛、纠正休克和心力衰竭以及舒张支气管等对症治疗措施外,特异性方法包括抗凝、溶栓和手术治疗。病史中要记录有血栓性疾病的个人或家族史。若有需要进行血栓栓塞倾向的筛查,如抗凝血酶Ⅲ、C 蛋白、S 蛋白和狼疮抗凝物。对有心脏机械换瓣、心房颤动、创伤、长时间卧床或手术后的妇女也要进行筛查,及时开始预防性的抗凝治疗。对已发生明显症状、高度怀疑 PE 者,需立即开始积极地抗凝治疗。

1. 抗凝治疗的药物

(1)肝素(heparin):为孕期首选的抗凝药。分子量为 12 000~16 000Da。肝素不通过胎盘,不进入乳汁,对胎儿及哺乳期的婴儿安全,不增加流产、早产及围产儿的死亡率。主要的用药并发症是出血,尤其是手术或分娩期,在实验室数据的监测下,严格控制用量,可减少出血的危险。使用肝素时的其他并发症是血小板减少及骨质疏松,血小板减少常在用药后 2~3 周出现,发生率约 3%~6%。骨质疏松发生于长期用药者(长于 6 个月),并且剂量达 15 000~20 000U/d,尤其是吸烟者。个别有注射部位的局部过敏(瘙痒性皮疹)。

骨折的发生率小,多数骨密度改变在停止治疗和哺乳1年内逆转。

(2)低分子量肝素(low-molecular heparin):是肝素家族衍生物,平均分子量是 4 000~5 000Da。小于常规肝素的剂量给药,有较长的半衰期,可有效地治疗及预防血栓的形成,很少有出血的并发症。其他的优点是每天只给药一次,皮下给药许多都不需监护。目前,低分子量肝素在孕妇中的应用尚有限。比普通肝素造成血小板减少、骨质疏松的概率小。

(3)华法林(warfarin):口服抗凝剂。华法林会通过胎盘,孕早期使用会造成胚胎异常。母乳中出现的量少,因此哺乳期可以使用,华法林在妊娠6~11周用药可引起"华法林特异性胚胎病变",包括:胎儿鼻骨发育不良、骨骼发育不良和生长受限。此外,尚有胎儿、新生儿出血、畸形等发生。孕期任何时候给药,抑制维生素 K 依赖的凝集因子,通过胎盘也可损坏胎儿的凝血功能和引起胎儿生长受限。

2. 预防性抗凝

(1)DVT 的低危患者:既往仅有一次血栓栓塞病史,可用小剂量阿司匹林75mg/d,或普通肝素 5 000~10 000U 每12 小时皮下注射,从确诊妊娠开始至分娩结束。分娩后改为连续使用肝素 6 周或 2~7 天后换为华法林,连续用 5 周以上。

(2)DVT 的高危患者:既往仅有一次以上的前次血栓栓塞病史,或虽然既往仅有一次血栓栓塞病史但有血栓栓塞的家族或血栓症化验检查阳性者。肝素 7 500~10 000U,皮下,每 12 小时,或低分子量肝素依诺 40mg/d。确诊为妊娠开始或在前次妊娠发生血栓栓塞的孕期前 4~6 周开始抗凝治疗,产后继续用肝素 6~12 周或 2~7 天后改为华法林。

3. 治疗性抗凝 美国妇产科医师协会推荐的剂量为:静脉输入负荷量80U/kg(最低为 5 000U),接以 15~25U/(kg·h),4 小时后测 APTT。若为皮下给药,在末次给药后6 小时测 APTT,应为对照的 1.5 倍。其他可接受的方法还有:开始冲击量 5 000~10 000U 静脉给药后,接以 1 000U/h,维持此量至 APTT 2 倍延长。间断静脉给药 5 000U 每 4 小时 1 次,或 7 500U 每 6 小时 1 次,皮下给药可 10 000U 每 8 小时 1 次,或 20 000U 每 12 小时 1 次。总之,全天量在25 000~40 000U。低分子量肝素依诺的剂量是:体重<50kg的孕妇需要 20mg 的依诺肝素;>80kg 的孕妇,每天需要的剂量多于 40mg。

静脉给药后继续使用固定的或调整剂量的皮下肝素直到分娩。固定的剂量皮下注射 10 000U/12h,调整剂量方案的目的是使 APTT 值在一定的范围内。用低分子量肝素代替皮下肝素治疗产前血栓性疾病在不断地发展,但目前没有充分的证据支持低分子量肝素的常规用法。每天 2 次低分子量肝素时,硬膜外麻醉的安全性值得担心,应在末次注射24 小时后方可进行。

产后 PE 可用静脉注射肝素 5~10 天,在治疗第一天开始使用华法林。每天检测国际标准比(INR),调整华法林用量,使国际标准比在 2.0~3.0 之间。当 INR 持续处于治疗范围 4~7 天后,停用肝素。华法林至少要连续使用 3 个月。

妊娠期间抗凝药物的启用取决于危险因素的程度和发生时间。在使用过程中出现以下情况需要停用抗凝药物:①用药期间出现抗凝药物相关的副作用(不同部位的出血、血小板减少、肝功能异常、过敏反应等);②出现临产征兆;③计划分娩:在计划分娩前至少停用低分子量肝素 12~24 小时。

4. 溶栓治疗 目前,对于妊娠期的溶栓治疗仅有个案报道,并且可能增加大出血、颅内出血等风险,因此,不推荐对 DVT、血流动力学稳定的急性 PE 患者使用,仅在血流动力学不稳定的急性 PE 患者中可考虑使用。

5. 血栓栓塞时的其他治疗 大的栓塞需立即心肺复苏。

(1)吸氧:应予高浓度氧吸入或气管插管给氧。

(2)放置中心静脉压导管,测量中心静脉压,控制输液剂量、速度,并可通过此途径给药。

(3)镇痛。

(4)抗休克:可用异丙肾上腺素 2mg+5% 葡萄糖 500ml静脉滴注,或多巴胺 20mg+5% 葡萄糖 500ml 静脉滴注,维持收缩压在 90mmHg(12kPa)以上。

(5)解痉:可用氨茶碱类药物。

6. 临产、分娩的处理 孕期因高凝状态,肝素用量较大,临产、分娩时需停药。分娩时,抗凝治疗是否引起出血取决于数种情况,包括:①肝素剂量、途径及给药的时间;②切口及撕裂的程度;③产后子宫收缩的强度;④是否有其他凝集缺陷的存在,若行正中切开并深度适当,无软产道的撕裂,子宫迅速地变硬收缩,不会增加太多的失血,但有时也可能发生多量的出血。尤其是在行剖宫产时,若术前 48~72 小时仍用药者,出血危险大。此外,事先存在凝血机制缺陷时,如血小板减少性紫癜,或阿司匹林损伤了血小板的功能,可增加肝素出血的可能性。

若近期发生 PE,但又必须剖宫产时,是个严重的问题;减少肝素的用量可再次发生血栓,充分剂量的肝素治疗亦可发生危及生命的大出血,调整好肝素的剂量十分重要。使用肝素时需准备硫酸鱼精蛋白,静脉注射可快速有效地对抗肝素,其目的仅为中和肝素,不能过量,否则有再引起栓塞的可能。产后无大的切口,子宫收缩良好,最早产后数小时可再用肝素抗凝,但产后 1~2 天再用药较为安全。一般,产后肝素 4~6 周改为华法林或香豆素治疗。

7. 下腔静脉过滤器 以降低肺栓塞的危险。可从颈静脉、股静脉或肾上静脉放置。Hux 及同事描述了 5 例孕妇及 3 例产后 Greenfield 过滤器的应用。Thomas 在 8 例孕妇用 Greenfield 过滤器,均很好地起到了短期保护作用。有人认为下腔静脉过滤器常规使用并未增加其好处。目前认为适用于少数来自于下肢血栓反复引起栓塞的病例,一般放置10天取走,亦可长期放置。下腔静脉过滤器置入在妊娠期中的应用有限,且相关研究较少,需权衡利弊后慎重决定。

8. 既往妊娠的血栓栓塞 对于该类患者,美国国立卫生研究院(National Institutes of Health,NIH)提出整个孕期用肝素5 000U,皮下,2~3次/d。美国胸腔学会(The American Thoracic Society,ATS)推荐同样的预防方法。美国妇产科医师协会荐5 000~10 000U,皮下,每12小时1次,持续整个孕期。但有人认为无效。关于低分子量肝素的预使用已有报道,Nelson-Piercy报道:用依诺肝素40mg 1次/d,69例孕妇未发生血栓栓塞,而1例每天用量20mg者,产后发生PE。长期用肝素有发生骨质疏松的问题需注意。对于肝素的预防应用亦有不同的看法,Brill-Edward报道125例停用肝素,仅3例栓塞再发,因此,他们认为不必要常规预防给予肝素。

（刘彩霞　乔　宠）

第六节　妊娠合并消化系统疾病

常见的妊娠期消化系统疾病多数属于急腹症,发病率从高到低依次有急性阑尾炎、急性胆囊炎、急性胰腺炎。妊娠期由于在解剖与生理上的改变,使得诊断相对困难。如孕早期常有恶心、呕吐、食欲缺乏等掩盖了消化道的疾病症状。妊娠中晚期又因子宫增大使体征不典型。此外,急腹症也要与妇产科问题相鉴别,如卵巢肿物蒂扭转、子宫肌瘤变性、HELLP综合征、胎盘早剥、流产及早产等。

在非孕期急腹症的诊断主要依靠影像学检查,而妊娠使一些影像学诊断的应用受限制。但目前根据国内外妊娠期应用辐射性影像学检查的专家建议,认为造成胎儿不良结局的最低辐射暴露剂量通常为50~200mGy,临床上常用的诊断性辐射性影像学检查方法的剂量通常低于50mGy,而拍摄一个腹部X线正位片暴露剂量约为0.1~3.0mGy,做一次腹部计算机断层X线扫描(computed tomography,CT)扫描暴露剂量约为30mGy。因此,对于急腹症的诊断,当超声不能提供确切的诊断依据,而又没有条件进行磁共振成像(magnetic resonance imaging,MRI)检查时,可以考虑选择CT,但应尽可能短时间暴露,孕早期仍建议使用铅布遮挡盆腔。MRI在妊娠中晚期的使用被认为是安全的,美国超声放射医师学会(Society of Radiologists in Ultrasound,SRU)2016版指南建议孕妇无明确的MRI检查禁忌证。尽管对胎儿畸形、组织热损伤及听力损伤存在理论上的担忧,但至今尚无急性损伤的证据。

虽然多数消化道疾病可经内科保守治疗好转,但有些仍需外科手术来挽救母儿生命,尤其是急性阑尾炎。妊娠期因非产科原因而行外科手术者约占0.2%,最常见的手术为阑尾切除术和胆囊切除术。手术主要由外科医师来负责,但围手术期需要与产科医师密切沟通,以确保母儿安全。术后需预防深静脉血栓和早产的发生。手术方式以开腹手术为主,但由于妊娠期消化道疾病诊断困难,阴性开腹率高达30%~50%,因此近年来孕中期腹腔镜手术日益普及。美国胃肠内镜外科医师学会(Society of American Gastrointestinal and Endoscopic Surgeons,SAGES)发表的妊娠期腹腔镜手术指南中认为在妊娠的任何时期都可进行腹腔镜手术。

一、妊娠合并急性阑尾炎

急性阑尾炎(acute appendicitis)是妊娠期最常见的急腹症原因之一。妊娠期急性阑尾炎的发病率与非妊娠期相同,为1/2 000~1/1 000。随妊娠子宫增大,阑尾位置改变。盲肠由右髂窝上升到右季肋区,使阑尾向上向外向后移位。增大的子宫将壁腹膜和感染部位分隔,阑尾相对位置较深,故压痛部位常不典型,肌紧张不明显。这些特点使妊娠中晚期急性阑尾炎临床表现常常不典型而贻误诊断,而由于不易诊断或手术不及时造成穿孔和腹膜炎较非妊娠期高2~3倍。当妊娠期间发生阑尾炎,特别是穿孔时,胎儿和孕产妇发病率和死亡率会增加。

【临床表现】

1. 症状 80%孕妇主要症状仍为右下腹痛。10%~55%表现为右上腹部转移痛,起病时常觉上腹部或脐周围不适,渐渐移至右下腹。到妊娠晚期疼痛部位可略上移,但多数仍在右下腹。可伴有恶心、呕吐。大多数孕妇体温低于38℃,25%的患者体温无改变。因此,不能以发热作为诊断依据。当阑尾穿孔、坏死或合并腹膜炎时,体温可升高。

2. 体征 右下腹压痛:妊娠早期右下腹麦氏点或稍高处有明显压痛。妊娠晚期因增大的子宫使阑尾移位,故压痛点常偏高。70%患者有肌紧张和反跳痛,但不如非孕期明显。

3. 化验及辅助检查

(1)血白细胞计数:白细胞计数不能预测阑尾炎,主要是由于妊娠期生理性白细胞增多。急性阑尾炎的白细胞平均计数在16×10^9/L。如白细胞持续≥18×10^9/L或计数在正常范围但分类有核左移也有意义。

(2)腹部超声:妊娠期由于阑尾位置变化,症状及体征不典型。可以通过腹部超声进行辅助诊断。

【诊断与鉴别诊断】

1. 诊断 根据典型病史,可以考虑急性阑尾炎的诊断。超声检查在妊娠期可作为影像学检查的首选,敏感性66%~100%,特异性95%,孕早中期诊断的准确性与非孕期相同。如果超声不能确诊阑尾炎,可选用 MRI 进一步检查,MRI 对诊断阑尾炎的敏感性和特异性均可达到 90% 以上。当临床高度怀疑阑尾炎而影像学无支持依据时,腹腔镜检查可提高诊断准确性。优点为手术创伤小,确诊后同时可做阑尾切除术。

2. 鉴别诊断 妊娠期急性阑尾炎最易与右侧肾盂肾炎混淆。因为妊娠后期阑尾常与腹膜后输尿管位置相邻,尿检中可出现红细胞和白细胞。此外,还需与其他急腹症如右输尿管结石、胆囊炎、肠梗阻、胰腺炎、急性胃肠炎或肠系膜淋巴结炎等鉴别。需与妇产科疾病如先兆早产、胎盘早剥、附件肿物扭转、异位妊娠、肌瘤变性等鉴别。急性阑尾炎早期右上腹痛时需与妊娠期高血压疾病并发 HELLP 综合征鉴别。

【处理】 处理原则:

1. 一旦诊断,应立即手术。鉴于孕期急性阑尾炎的诊断较非孕期困难,若误诊或未及时手术而导致穿孔、腹膜炎,将明显增加母儿病死率和死亡率。因此,不论在妊娠任何阶段,高度怀疑阑尾炎时,应放宽手术指征,一定比例的阴性开腹是允许的。腹腔镜阑尾切除术于 1980 年首次进行,孕早中期可行腹腔镜手术。与开腹阑尾切除术相比,它存在一些优点,比如腹壁创伤少、疼痛少、麻醉使用少、恢复时间快。然而,增大子宫的存在确实增加了被套管针穿刺的风险。限制腹内压 <12mmHg、减少手术时间可以降低母体高碳酸血症和胎儿酸中毒的风险。关于在妊娠期间使用腹腔镜治疗手术的问题相关指南已经由美国胃肠内镜外科医师学会(SAGES)制定。除了阑尾炎,腹腔镜下还可能发现其他疾病导致急腹痛。因此,在探查阑尾正常时,应仔细寻找其他产科及非产科急腹症。

2. 手术注意事项

(1)孕妇应采取左侧卧位,以减少对腔静脉和主动脉的压迫。

(2)围手术期应监测胎心。手术操作轻柔,尽量避免刺激子宫。手术中尽量避免缺氧与低血压,以免胎儿受损。

(3)如阑尾已穿孔应切除阑尾。如阑尾坏死形成脓肿,则应在腹腔放引流,不要做阴道引流。

(4)除非有产科指征,原则上仅处理阑尾炎而不同时做剖宫产。孕晚期如已发展成腹膜炎或腹腔脓肿时,可以同时做剖宫产。但这样可能明显增加产妇的病死率。

(5)围手术期应使用抗生素,通常是第二代头孢菌素、广谱青霉素,甚至三种药物联合治疗。

(6)宫缩抑制剂不应预防性使用,但当有早产迹象时应考虑使用。选用宫缩抑制剂时要慎用 β 受体兴奋剂如利托君或沙丁胺醇等,因感染状态下使用该药可导致肺水肿。

(7)对于妊娠期患者,建议采用术中和术后气压加压装置和术后早期下床活动预防深静脉血栓形成。

二、妊娠合并急性胆囊炎

妊娠期急性胆囊炎(acute cholelithiasis)是仅次于阑尾炎的外科疾病,发生率为 1/10 000~1/1 600,与非孕期类似。急性胆囊炎与胆石堵塞胆道及细菌感染有关。3%~4% 的妇女在妊娠前有胆石但无症状。

【特点】 妊娠期胆囊排空率降低,残余量增加,胆汁淤积。胆汁流动不畅,细菌易繁殖而导致感染。最常见的病菌为大肠埃希氏菌,占 70% 以上。其次有葡萄球菌、链球菌及厌氧菌等。胆囊排空减慢与孕酮增多有关。孕酮降低胆囊对胆囊收缩素的反应,同时又抑制胆囊平滑肌收缩而使胆囊排空缓慢。急性胆囊炎可单独存在或为急性化脓性胆管炎的一部分。急性胆囊炎约 90% 以上由胆道结石梗阻胆囊管引起。胆总管结石或胆道蛔虫常是急性化脓性胆管炎的病因。

【临床表现】 与非孕期相同。典型症状为发热、右上腹痛和墨菲征(Murphy sign)阳性。一般在进餐后或夜间急性发作,突然上腹绞痛,阵发性加重,疼痛可向右肩或后背放射,常伴低热、恶心、呕吐。在急性化脓性胆管炎时,因胆总管有梗阻,除上述表现外,可出现黄疸。

患者右上腹胆囊区有压痛、肌紧张。右肋缘下可触到随呼吸运动触痛的肿大胆囊。墨菲征阳性在孕妇有时不典型。

【诊断与鉴别诊断】

1. 诊断 根据典型病史,突发性右上腹绞痛,阵发性加重,右上腹胆囊区压痛、肌紧张,体温升高,即可诊断。超声检查是孕期最好的诊断手段。超声见胆囊肿大壁厚、收缩不良,或合并胆石等,诊断就更明确。如触到张力很大的胆囊或体温在 39~40℃、病情不缓解等,应考虑胆囊坏死、穿孔的危险增大,有可能引起腹膜炎。白细胞计数升高伴核左移,如有化脓或胆囊坏疽、穿孔时,白细胞可达 20×10^9/L 以上,基于妊娠期白细胞偏高,故这不是很特异的指标。血清谷丙转氨酶(ALT)与天门冬氨酸氨基转移酶(AST)轻度升高,碱性磷酸酶(ALP)轻度上升。胆总管有梗阻时,胆红素升高。

2. 鉴别诊断 主要与急性阑尾炎鉴别,妊娠期阑尾位置上移常易误诊为胆囊炎而延误手术。此外,要与心肌梗死、妊娠急性脂肪肝、重度妊娠期高血压疾病并发 HELLP 综合征、右侧急性肾盂肾炎、急性胰腺炎、肺炎等鉴别。

【处理】

1. 治疗原则 多数主张保守治疗,大部分患者经保守治疗后症状缓解。Date 等总结分析 310 例妊娠期胆囊炎,保守治疗成功者占 83%,保守治疗失败需手术者占 27%。

2. 保守治疗

(1)静脉输液纠正水电解质紊乱,给予高糖、高蛋白、低脂肪流食,补充维生素,出现黄疸时必须用大量维生素 K 注射等。

（2）选用对胎儿无不良影响的抗生素如头孢类等。

（3）解痉镇痛用阿托品0.5~1mg，必要时可肌内注射哌替啶50~100mg。

3. 手术治疗　妊娠期如反复发作经保守治疗无效，病情仍有发展，或出现严重并发症如胆囊坏死、穿孔、腹膜炎或胰腺炎时，应做胆囊切除术。有急性化脓性胆管炎者，应同时探查胆总管并引流。孕中期是手术的最佳时机。妊娠早期手术易导致流产，同时麻醉药物可能影响发育中的胚胎，而妊娠晚期又因增大子宫影响手术操作而易发生早产。妊娠中期的子宫尚未影响手术野，术后流产机会小。因妊娠期急性胆囊炎复发率达38%~70%，孕晚期复发易导致早产，故近年来主张孕中期积极手术处理。孕中期腹腔镜手术是安全的，手术不增加母儿并发症。

三、妊娠合并急性胰腺炎

妊娠合并急性胰腺炎（acute pancreatitis）的发生率为1/10 000~1/1 000，与非孕期相同。多发生在孕晚期与产后。胆结石是妊娠期间最常见的原因。其次为高脂血症，还有部分为特发性。同非孕期一样，急性胰腺炎分为轻症和重症，重症胰腺炎会导致孕妇和胎儿死亡。

【特点】　重症急性胰腺炎的比例高于非妊娠期，且并发症多、病死率高。其机制主要为妊娠期体内激素变化对平滑肌抑制，致使肠道菌群移位和肠源性内毒素吸收，加重多脏器功能紊乱，导致病死率增高。同时，妊娠加重营养代谢障碍，各脏器的负荷增加，对损伤的耐受能力降低。

易误诊，误诊率可达20%~40%。由于妊娠期胰腺的位置相对较深，体征不典型，炎症刺激子宫收缩，常被误认为临产；当急性坏死性胰腺炎时，出现腹肌紧张，呈板样强直，有压痛、体温升高或出现休克，常被误诊为胎盘早剥。

【临床表现】　与非孕期妇女相同。常为突发性上腹剧痛，且向后背放射，伴恶心、呕吐及发热，通常在进食后加重。也有的孕妇症状以呕吐为主。水肿性胰腺炎腹部体征较少，仅有上腹部压痛、腹胀，无肌紧张与反跳痛；出血坏死型胰腺炎上腹部压痛明显，并有肌紧张与反跳痛，肠鸣音减弱或消失，移动性浊音（+）。

【诊断与鉴别诊断】

1. 诊断　妊娠期急性胰腺炎的诊断与非孕期相同。除病史与体征外，诊断主要取决于血清淀粉酶和脂肪酶的升高。妊娠期血清胰淀粉酶可生理性升高，因此血清淀粉酶浓度高于正常值3倍提示胰腺炎。胰淀粉酶升高与病情严重度不相关。血清脂肪酶的升高有特异性，可帮助鉴别诊断。重症胰腺炎常伴低钙血症。化验白细胞升高。超声是妊娠期首选检查，可显示胰腺弥漫性增大，内部均匀低回声；出血坏死时可出现粗大强回声；胰周围渗液积聚呈无声带区。超声还可除外胆囊炎、胰腺囊肿及脓肿。但胰腺的超声成像很

困难，如果怀疑有明显的胰腺坏死，最好采用CT检查。但在大多数情况下，无需进行影像学检查。

2. 鉴别诊断　1/3患者常误诊为妊娠剧吐，妊娠剧吐本身也可诱发急性胰腺炎。其他需与消化性溃疡穿孔、胆囊炎、肠梗阻等鉴别，这些疾病血清淀粉酶也可升高。此外，还需与肝炎和妊娠期高血压疾病鉴别。

【处理】

1. 保守治疗　妊娠期急性胰腺炎主要是保守治疗，以支持和对症处理为主。绝大多数患者经4~5天治疗后病情缓解，逐渐开始进食。

（1）胃肠减压：使消化道休息，同时减少胰酶分泌，从而降低胰酶对胰腺的自溶作用。静脉输液纠正水、电解质紊乱，尤其有高糖低钙时。胰酶抑制剂目前认为效果不佳。

（2）缓解疼痛：首选哌替啶，并加用阿托品。

（3）抗炎：应用广谱抗生素。

2. 手术治疗　不是首选，急性期手术并不能阻止急性胰腺炎病情发展，反而增加术后并发症和病死率。手术指征：

（1）合并脓肿坏死。

（2）合并有其他急腹症如胃肠穿孔、化脓梗阻性胆管炎等。

（3）积极治疗后病情仍不见缓解，影像学提示病变范围扩大。

（4）胆石性胰腺炎应积极行胆囊切除术或ERCP，因为70%会在妊娠期反复发作。少数严重病例合并呼吸功能障碍、低血压、低血钙时或胰腺穿刺有暗血，则死亡率高，需转重症监护病房抢救。

此外，妊娠期急性胰腺炎应严密监测胎儿宫内状况。胎儿死亡的原因包括胎盘早剥和严重的代谢素乱如酸中毒。在产妇病情恶化时应及时终止妊娠。

四、妊娠合并肠梗阻

肠梗阻是妊娠期开腹手术的第三位原因，仅次于阑尾炎和胆囊炎。肠梗阻在妊娠期妇女中的发生率为1/15 000~1/3 000。近年来发病率有所上升，可能与外科手术（包括剖宫产）增多使粘连增多有关。肠梗阻60%~70%与既往手术粘连有关。其次是肠扭转，约占25%。其他因肠套叠、疝嵌顿、肿瘤引起较少见。

【特点】　妊娠期易发生肠梗阻的时间是孕中期当子宫升入腹腔时，或近足月胎头入盆时增大的子宫挤压牵扯肠襻，或产后当子宫突然缩小时。孕产妇与围产儿死亡率和病死率与不及时诊断、不及时手术和术前准备不充分直接相关。多死于感染和休克。

【临床表现】

1. 症状　腹痛、呕吐和不排气是典型的三大症状。

（1）腹痛：约85%患者有持续性或阵发性腹绞痛。

（2）呕吐：多为胃内容物,含血的呕吐物常见于绞窄性肠梗阻。

（3）不排气：一般排气或排便停止,但乙状结肠扭转或肠套叠者可频频血便。

（4）病程晚期肠扩张大量液体潴留可导致发热、少尿甚至休克。

2. 体征 腹部可见肠型或肠蠕动波,有压痛。出现肠坏死穿孔时,可有肌紧张、压痛和反跳痛。多有肠鸣音亢进。但部分绞窄性肠梗阻者肠鸣音可消失。移动性浊音或 B 超发现腹水是绞窄性肠梗阻的重要诊断依据。

【诊断与鉴别诊断】

1. 诊断 孕妇怀疑有肠梗阻时,一定要做腹部 X 线片检查,因为权衡孕妇由于误诊所带来的危害远远大于胎儿暴露于 X 线的影响。X 线检查对扩张且积有液气的肠袢亦能帮助确诊。一旦确诊为肠梗阻,便应仔细鉴别是绞窄性还是单纯性(非绞窄性)肠梗阻。鉴别要点与非妊娠者同。

2. 鉴别诊断 妊娠并肠梗阻时需与产科疾病如早产、隐性胎盘早剥、急性羊水过多等鉴别;还要与其他内、外科疾病鉴别。

【处理】 妊娠期肠梗阻的处理与非孕期相同。

非绞窄性肠梗阻可在严密观察下保守治疗,即胃肠减压、静脉输液、纠正水电解质紊乱、注射抗生素。48 小时仍不缓解或出现腹膜炎时,应尽快手术。绞窄性肠梗阻,不论发生在妊娠哪个时期,均应尽早手术,同时采用上述各种非手术治疗措施。

妊娠满 34 周前手术尽量避免干扰子宫,术后继续保胎治疗。如妊娠 34 周以上,胎肺已成熟,可先做剖宫产取出胎儿,使子宫缩小后再探查腹腔,否则膨大的子宫使术野难以暴露,难以操作。需请有经验的外科医生检查所有肠管,因常可能有一处以上的粘连梗阻。如有肠管坏死,还需做部分肠管切除与吻合术。死亡病例均系误诊,延误了手术时机,以致发展到肠坏死、穿孔、腹膜炎、中毒性休克、DIC、肾衰竭等。

五、妊娠合并消化系统其他疾病

（一）妊娠合并消化性溃疡

妊娠期消化道溃疡发病率下降。孕前有消化性溃疡的患者 90% 在妊娠期症状可缓解。主要原因包括雌激素水平增加导致胃酸减少,孕酮对胃黏膜保护作用增强,免疫耐受使幽门螺杆菌不致病以及孕妇生活习惯改变,避免饮酒、吸烟和非甾体抗炎药物等。与非妊娠期相似,消化道溃疡症状包括上腹痛、厌食、餐后恶心和呕吐。十二指肠溃疡疼痛可在饭后数小时或夜间发生,进食后好转。出现腹痛时要除外穿孔,保守治疗无效时要考虑内镜探查术。硫糖铝是妊娠期治疗消化道溃疡的首选药物。H$_2$ 拮抗剂在妊娠中的安全性

尚未得到充分证明。

（二）妊娠合并炎症性肠病

炎症性肠病一般包括特发性溃疡性结肠炎与克罗恩病。此两种病病因均不明,与遗传或感染等因素有关。两者本质是相似的,都是胃肠道腔内的炎症。但在胃肠道累及的解剖位置以及手术切除治疗效果有所不同。两者都是用类似的药物进行治疗。炎症性肠病不是妊娠禁忌证,但最好在孕前治疗至稳定期。通常妊娠期复发率较孕前下降,孕期很少有初次发病者。对妊娠的影响主要是早产、低出生体重和小于胎龄儿的风险增加,但先天性畸形的风险不增加。

1. 溃疡性结肠炎 溃疡性结肠炎的特征是仅限于结肠黏膜表面的炎症。主要表现为腹泻、血便,常加重与复发。消化道外表现为关节炎、眼葡萄膜炎与结节性红斑。随病程发展,恶变机会亦增加。妊娠期未控制的溃疡性结肠炎患者有 34%~45% 病情加重。

溃疡性结肠炎主要是保守治疗。非妊娠期药物治疗包括 5-氨基水杨酸、泼尼松、6-巯基嘌呤或硫唑嘌呤,偶尔也使用生物药物,如英夫利西单抗。妊娠期首选口服柳氮磺吡啶和 5-氨基水杨酸类药物,也可用泼尼松。6-巯基嘌呤或硫唑嘌呤在妊娠期的安全性数据有限。手术治疗通常很少需要,对顽固的病例可能需做直肠结肠切除术、回肠造口术或回肠肛门吻合术。手术可使溃疡性结肠炎完全治愈。

2. 克罗恩病 克罗恩病的特点是炎症可以透壁,累及胃肠道的所有层,约 40% 波及小肠,30% 孤立性地波及结肠,30% 两者均有。主要表现为腹痛、腹泻与肠梗阻。疾病呈慢性,时而加剧或复发。约 30% 在诊断后 1 年内需手术治疗。透壁的炎症可导致肠狭窄、肠瘘或脓肿。因常与会阴形成瘘管而使阴道分娩受影响。妊娠对此病预后无直接影响。在妊娠期间,评估炎症性肠病严重程度,可能需要内镜检查或影像学检查如 MRI 或 CT。

药物治疗选择与溃疡性结肠炎一样。甲硝唑和环丙沙星等抗生素也有一定效果。由于切除病变的肠管不能治好本病,故不建议手术治疗。妊娠期手术通常用于紧急情况,如肠梗阻、穿孔、脓肿或暴发性结肠炎。

炎症性肠病在生育年龄妇女多见,故妊娠合并消化道感染性疾病时要考虑:①在疾病静止期,妊娠不会使疾病突发,但在疾病发展期,妊娠可使疾病恶化,导致妊娠不良结局。②必要的影像学检查不要因妊娠而不做,以免延误诊断与治疗。③本病的很多处理方案,包括皮质激素的应用,妊娠期均不要中断。如需手术,不要因妊娠而延误。

（三）妊娠合并消化道恶性肿瘤

妊娠合并消化道恶性肿瘤发病率很低,但由于妊娠期的消化道症状常掩盖了肿瘤症状而延误诊断。因此是妊娠合并恶性肿瘤中孕产妇死亡的原因之一。虽然妊娠合并胃癌的发病率极低,约为正常妊娠的 0.025%~0.1%,但孕产妇

死亡率很高。由于症状的非特异性及妊娠期检测手段的局限性，大多数患者确诊较晚。孕早期的恶心、呕吐甚至食欲缺乏、消瘦，多被认为与妊娠生理性反应相关，仅予对症支持治疗，导致病情诊治延误。一般情况下，妊娠相关的恶心、呕吐症状孕 20 周后可明显缓解，因此对于持续性存在消化系统症状的女性应进行积极的检查以除外消化系统疾病。胃镜在胃癌的诊断方面具有独特意义，胃镜检查并不增加流产、早产率及胎儿畸形发生率，2015 年美国胃肠内镜外科医师学会（SAGES）也发布了妊娠期及哺乳期女性胃肠内镜应用指南，对于妊娠期女性胃肠内镜的安全使用具有指导意义。妊娠合并结肠癌或直肠癌也是同样问题，因此当出现腹痛、腹泻、便秘或便血等肠道症状时，应及时做肛门指诊、便潜血和纤维乙状结肠镜等检查，可发现 80% 的恶性肿瘤。治疗原则同非孕期一样，主要为手术治疗。妊娠合并消化道恶性肿瘤合并有卵巢转移者达 25%，因此术中应做卵巢活检冷冻切片病理，以决定是否行附件切除术。

（孙　瑜）

第七节　妊娠合并泌尿系统疾病

肾脏担负着排泄体内代谢产物，调节水、电解质及酸碱平衡以维持机体内环境稳定的重要任务，是保证生命活动正常运行的必要条件。肾脏功能状况除主要取决于其自身的解剖与功能外，还受全身循环血量及尿路通畅性的影响。

妊娠状态与肾脏疾病是相互影响的：正常妊娠期机体血容量增加，血液高凝状态，肾盂、输尿管扩张、蠕动减弱等生理性因素以及病理妊娠中常见的妊娠期高血压疾病、产科失血、休克或感染等，均能加重肾脏负担，引起肾功能损害或使原有的肾脏疾病进一步恶化。另外，严重的肾功能不全又是引起流产、早产或死胎的原因。妊娠合并泌尿系统疾病会危及母胎健康，应引起足够的重视。

一、妊娠期泌尿系统的解剖、生理变化

妊娠期间肾脏功能、水代谢和钠平衡均有生理变化，了解这些生理变化才能明白肾脏的病理改变。

1. 肾脏体积增大　影像学研究表明，肾脏长度较非妊娠期增加 1~1.5cm，体积增加 30%，这些改变与肾脉管系统、间质容积的增加有关。

2. 肾盂、肾盏、输尿管扩张　妊娠期雌、孕激素增加，使膀胱、输尿管的肌肉组织增生、肥厚，肌肉蠕动减弱，从而导致管道扩张，约超过 80% 的女性会出现生理性肾积水。孕酮通过降低输尿管张力、蠕动和收缩压力等调节这些解剖学变化。随妊娠期进展，增大的子宫于骨盆入口处对输尿管的机械性压迫也有一定影响，由于妊娠子宫右旋，因此临床上以右侧输尿管扩张多见，以仰卧位与直立位时影响最大；增大的子宫还使膀胱位置改变，因而容易引起排尿不畅或尿液反流入输尿管。上述原因导致孕妇尿液引流不畅，使无症状菌尿易发展为急性肾盂肾炎。

3. 肾血流量及肾小球滤过率增加　由于妊娠期血容量增加，心排血量增加及肾血管阻力降低，肾血流量明显增加，孕中期比基础水平增加 60%~80%，孕晚期又逐渐变为增加 50%~60%。肾小球滤过率（glomerular filtration rate，GFR）在孕早期增加 30%，孕中期直到分娩时增加 50% 左右，以致尿素氮、肌酐排出量增多，但其生成量却无明显变化，因此孕期血肌酐平均为（0.5 ± 0.1）mg/dl [（40.7 ± 11.5）$\mu mol/L$]，低于非妊娠期的（0.67 ± 0.2）mg/dl [（59.2 ± 12.4）$\mu mol/L$]，如果肌酐水平超过 0.8mg/dl（$70.4\mu mol/L$）就可能存在轻度肾功能不全。

4. 疾病检验相关指标改变　由于 GFR 增加，电解质、葡萄糖等物质被大量滤出，近曲小管能大量回吸收钠来保证体内的平衡，但有些物质的回吸收并不成比例增加，甚至还有降低，如葡萄糖阈由非妊娠期时的 194mg/dl 降至 155mg/dl，以致出现生理性糖尿，所以孕妇尿糖阳性并不是糖尿病的标志，但需注意其有利于细菌的滋生、繁殖，所以孕妇更容易发生泌尿系统感染。由于 GFR 的增加和肾小球基底膜的通透性增加使尿蛋白排泄增加，所以 24 小时尿蛋白超过 300mg 为异常（非孕期为 150mg）。另外，下肢水肿还会影响计时性肾功能检查的准确性，如果在孕晚期检查 GFR，需要在检查期间多饮水，至少间隔 1 小时测量 2 次，并取左侧卧位以减少下肢水肿导致液体积聚造成的测量误差。

二、妊娠期泌尿系统疾病

泌尿系统疾病可以依据肾脏原发疾病和继发于全身疾病而分为原发性和继发性两种。评估妊娠期发现的肾脏疾病时，要了解既往有无肾脏疾病以及患者的孕周等。通常孕晚期发生的可能与妊娠相关，而孕 20 周之前发生的很少继发于妊娠期并发症。

（一）妊娠期泌尿系统感染

妊娠期间激素和解剖的变化增加了尿液淤积和膀胱输尿管反流的机会，女性本身尿道比较短，孕期腹部增大也不容易进行会阴的清洗，所以孕期发生尿路感染（urinary tract infections，UTIs）的风险增加。

【分类】 UTI 包括无症状菌尿（asymptomatic bacteriuria, ASB）、膀胱炎和肾盂肾炎。在无症状患者中尿细菌数>100 000/ml，在有症状患者中尿细菌数>100/ml 且尿白细胞>7 个/ml。

ASB 指间隔 2 次清洁中段尿标本中细菌数>100 000/ml，没有泌尿系统感染的症状。在孕期的发生率与非孕期相似，约 2%~7%，多见于高龄孕妇、经产妇及社会经济地位低下的孕妇。如果 ASB 未经治疗，大约 40% 会发展为膀胱炎，25%~30% 会发展为肾盂肾炎。ASB 占孕期发生明显症状 UTI 病因的 70%。部分发达国家建议孕期常规行尿培养，我国 2011 年制定的《孕产期保健工作规范》中没有建议孕前保健中常规进行尿培养。

急性膀胱炎在孕期的发生率为 1%，是局限在下泌尿道的感染，其中 60% 在初次尿培养筛查时阴性。可以出现血尿、尿痛、耻骨上不适、尿频、尿急和夜尿增多，有些症状与孕期的生理改变类似。

大约 15%~50% 的急性膀胱炎会上行感染导致肾盂肾炎。孕期最常见的 UTI 为肾盂肾炎，发生率约 2%。表现为发热、腰痛、胁部叩击痛，并有明显的菌尿，其他症状还包括恶心、呕吐、尿频、尿急、尿痛等。

【病理生理】 大肠埃希氏菌是最常见的 UTI 的致病菌，占 80%~85%。

大肠埃希氏菌为肠道中的主要菌，能耐受阴道的酸性分泌物，并黏附于泌尿道的上皮细胞，其产生的毒素能降低输尿管的蠕动性并抑制巨噬细胞的活性，因此具有较强的致病力。其次为克雷伯菌、变形杆菌、葡萄球菌及假单胞菌属、B 族链球菌（group B Streptococcus，GBS），分别占 5%、3%、3%、2% 和 1%。GBS 是产科临床中重要的病原体，产程中传染导致的新生儿 GBS 感染可以导致肺炎、脑膜炎、败血症甚至死亡。另外，尿中含脓而培养阴性可能与衣原体感染有关，占非细菌性 UTI 的 30%。

孕期发生 UTI 的高危因素包括妊娠期糖尿病、泌尿系统疾病（神经源性膀胱、畸形）、孕前及孕期 UTI 史、镰状细胞贫血。严重的肾盂肾炎可能导致感染性休克，继而呼吸衰竭甚至死亡，母亲并发症还可能导致胎儿缺氧、胎盘血供不足。一项 24 000 例孕妇发生 UTI 的研究表明，UTI 增加早产（OR 为 1.5~5）和低出生体重（OR 为 2.8~5.6）的风险。

【临床表现】

1. 病史 妊娠期 UTI 可能没有症状，也可能有下泌尿道和上泌尿道的症状。下泌尿道症状包括尿频、尿痛、尿急、耻骨上疼痛、血尿、尿失禁，不伴全身症状，其中尿频是孕妇经常出现的生理表现，与血容量、GFR 及肾血流量增加有关，很难鉴别。上泌尿道症状包括发热、寒战、胁部疼痛、恶心、呕吐，也可能同时有下泌尿道症状。

ASB 通常没有症状，在尿培养筛查时随机发现。急性膀胱炎有尿痛、尿急、尿频、尿失禁的症状，还可能伴有下腹痛或耻骨上疼痛。尿培养阳性或尿常规显示白细胞、红细胞，偶有尿蛋白阳性。肾盂肾炎的症状包括发热（>38℃）、寒战、胁部疼痛、食欲缺乏、恶心、呕吐，右侧更常见。

2. 体格检查 妊娠期增大的子宫可能会掩盖体征。ASB 通常没有症状，或者仅有一过性的表现而被忽视。急性膀胱炎在触诊时有耻骨上压痛。肾盂肾炎患者表现为发热、叩诊胁部痛，右侧常见。胎心率可能因孕妇发热而加快，超过 160 次/min。

3. 实验室检查 患者自行留取清洁、中段尿进行检查，避免阴道分泌物的交叉污染。不主张常规导尿进行检查，因为导尿本身有可能导致细菌侵袭。留取标本后尽快送检，在室温下放置过久会导致假阳性结果，如果不能马上转送标本建议放在 4℃冰箱中保存。

尿培养是孕期 UTI 诊断的标准方法。对肾盂肾炎入院治疗的患者、感染复发者或对最初治疗不敏感的患者应行尿培养检查。每毫升尿中细菌数>100 000 才有意义。培养结果可以帮助识别特殊的病原体并行抗生素敏感试验。

尿常规检查中亚硝酸盐、白细胞、红细胞及蛋白阳性提示 UTI 可能大。需除外尿液浓缩或阴道分泌物污染的原因。

尿沉渣检查尿液细胞学发现大量白细胞时符合肾盂肾炎，大量红细胞时则可能为链球菌感染导致的肾小球肾炎，大量尿蛋白要可疑肾病综合征或子痫前期，大量脂肪提示膜性肾小球肾炎。

4. 影像学检查 在评估妊娠期 UTI 时不建议常规进行影像学检查。

对复发性 UTI 或可疑泌尿系统结石患者行双肾、输尿管超声有意义。但增大的子宫经常使肾脏超声的效果和结论均不明确。泌尿系统结石与肾盂肾炎的表现类似，都可能出现血尿、胁部疼痛、寒战、食欲缺乏，但泌尿系统结石没有合并肾盂肾炎时通常没有发热。超声有助于鉴别诊断。

静脉肾盂造影一定要在平衡利弊（明确诊断的好处与接受放射线照射的风险）后进行，孕期接触放射线的剂量不应该超过 0.03~0.05Gy（3~5rads），一般放射剂量为 0.004~0.01Gy。孕期接触放射线可能与出生后儿童发生肿瘤疾病有关。

【鉴别诊断】 肾盂肾炎发生的高热、腹痛、胁部疼痛需要与以下疾病进行鉴别：

1. 高热需与上呼吸道感染及产褥期感染等鉴别 前者有明显的呼吸道症状，全身肌肉酸痛，病毒感染时白细胞计数及中性粒细胞分类均降低；后者可有恶露异常、子宫或宫旁有压痛等，两者均无脊肋角叩痛及尿检异常。

2. 腹痛需与急腹症鉴别 肾盂肾炎发生持续性腹痛及血尿提示泌尿道破裂的可能，应与下述急腹症鉴别：

（1）急性阑尾炎：初起时有低热，并有转移性痛。

（2）胆绞痛：常有胆石症史，疼痛位于右上腹，可向肩部放射及伴有黄疸、发热,影像学检查胆囊或胆管处能发现结石。

（3）急性胃肠炎:有发热、恶心及吐、泻,常有饮食不洁史。

（4）子宫肌瘤变性:多有低热、腹痛,影像学检查能发现变性的肌瘤。

（5）胎盘早期剥离:可有腹痛、阴道出血、子宫敏感或局限性压痛,可伴有胎心变化,病史中有外伤史或并发妊娠期高血压疾病,后者有血压增高及蛋白尿。

以上除有各自的特征外,通常无寒战、高热及脊肋角叩痛,尿沉渣检查亦无明显异常可资鉴别。

泌尿道的轻微裂伤,及时发现可采用体位或导管引流等保守治疗;严重的肾实质破裂出血时则需手术治疗。

肋部疼痛需与急性肾、输尿管积水鉴别。急性肾及输尿管积水多有反复发作的肋痛,与姿势、体位有关,疼痛向腹股沟放射,左侧卧位或膝胸卧位时症状缓解;尿检查无或仅有少数红细胞,反复中段尿培养阴性为其特点。

【治疗】

1. 一般治疗 教育患者注意会阴卫生,减少泌尿道再次感染的风险。包括不要坐浴、大便或小便后用手纸从前向后擦拭,上厕所前洗手,使用湿巾清洗外阴,使用液体肥皂(可以避免固体肥皂上沾染细菌),洗澡时先洗外阴等。

一般饮食和活动均不受限制,病情严重无法进食或可能需手术干预时禁食水。肾盂肾炎住院治疗的重症患者要限制活动,有并发症可能昏迷者尽量避免单独活动。

2. 抗生素治疗 对 ASB 及膀胱炎患者首选口服抗生素治疗,一般建议连续治疗 10~14 天,治疗后 1~2 周复查尿培养阴性为治愈。如果尿培养仍为阳性,要考虑更换抗生素,并持续抑菌治疗到产后 6 周。

口服抗生素治疗方案包括:头孢氨苄 500mg,每天 4次;氨苄西林 500mg,每天 4 次;呋喃妥因 100mg,每天 2次;磺胺甲唑 1g,每天 4 次。如果菌尿持续存在或症状加重要考虑更换抗生素治疗,然后持续预防性抗生素(呋喃妥因)治疗至产后。呋喃妥因是安全有效的药物,可以每晚 1 次用于预防性抑菌治疗,在临产和分娩期不宜应用,因为胎儿或新生儿红细胞酶系统不成熟,可能导致溶血性贫血。

如果有尿培养的药敏结果,应该按照药敏结果进行治疗。但通常在没有培养结果之前就开始针对大肠埃希氏菌的经验治疗,依据医院或科室内的敏感药物选择用药。据报道,大约 28%~39% 的大肠埃希氏菌对青霉素氏菌耐药,对磺胺甲噁唑及一代头孢菌素的耐药率分别达 31% 及 19%,要避免选用本院耐药的抗生素治疗。

对急性肾盂肾炎的孕妇应该入院静脉给予 10~14 天的头孢类抗生素或庆大霉素,对复发或持续存在 UTI、合并泌尿系统结石者应该在整个孕期给予预防性抗生素,并定期监测尿常规和尿培养结果。

3. 其他治疗 肾盂肾炎患者通常有恶心、呕吐而导致

脱水,应补充足量液体,纠正水、电解质及酸碱失衡,改善全身情况;体温过高时应予以物理降温或对乙酰氨基酚退热治疗;呕吐严重时可用止吐药;取左侧卧位,有利于尿液引流及感染的清除。入院给予静脉抗生素治疗,治疗的同时注意观察并预防发生肺水肿、成人型呼吸窘迫综合征。肾盂肾炎还可能引发早产,需要进行评估并早期干预。有内科并发症及严重并发症时要找相关专科会诊。

孕期 UTI 很少需要外科手术治疗,除非怀疑存在病理原因才进行手术。膀胱镜可以帮助鉴别尿道或膀胱憩室、膀胱结石、下泌尿道损伤、间质性膀胱炎或膀胱癌等。逆行输尿管置管或经皮肾造瘘仅限于缓解输尿管绞痛和梗阻,很少在孕期行碎石术,如果必须手术,考虑在孕中期手术。如果在孕晚期急诊手术要考虑同时娩出胎儿。

【随诊】 通常,肾盂肾炎患者出院后应继续口服抗生素 1~2 周以预防复发,完成治疗后 7~10 天复查尿培养,仍为阳性时还要继续治疗,可使用呋喃妥因 100mg 每晚睡前服或头孢氨苄 250mg 抑菌治疗,持续整个孕期;培养阴性者可每个月复检 1 次。该病的复发率约 20%。

若肾盂肾炎治疗 72 小时未见明显改善,应重新评估抗生素的使用是否恰当(包括药物的种类与用量)以及有无潜在的泌尿系统疾病如泌尿系统梗阻等。可以采用肾脏超声检查了解有无肾盂扩张、泌尿系统结石及肾或肾周围脓肿等,但应指出妊娠期泌尿系统的改变可使超声检出结石的敏感性降低,阴性结果仍需进一步检查。IVP 显示的肾脏集合管系统有助于了解结石及肾结构异常,上述检查需权衡利弊后施行,确定梗阻后应由泌尿外科协助进行专科处理。

对单纯膀胱炎及 ASB 患者,应该在治疗结束后 1~2 周复查尿培养,结果阴性为治愈。如仍为阳性,考虑持续感染或复发,应改为敏感抗生素治疗,然后在整个孕期应用预防性抑菌治疗。

初级医院对发生成人呼吸窘迫综合征、肾衰竭、败血症休克等严重并发症的肾盂肾炎患者,要及时转院,转院之前与上级医院联系,改善患者一般状况,由医护人员陪同并携带病情和治疗摘要,确保转院期间的安全。

（二）妊娠合并慢性肾脏疾病

【孕前咨询】 对所有生育年龄的慢性肾脏疾病(chronic kidney disease,CKD)的女性都要进行生育和避孕的咨询,准备怀孕前必须进行充分的评估并告知妊娠的风险。即使女性的肾脏功能丧失 50%,也能维持肌酐低于 1.4mg/dl（125μmol/L）。如果肾功能进一步恶化,GFR 的轻微下降就可能导致肌酐的明显上升,而怀孕可能使肾功能不全加重、破坏内平衡。所以,合并 CKD 的女性应该在孕前了解一般状况以及肾脏原发病的病理结果,CKD 原发病的种类也影响妊娠结局,如狼疮肾病、膜性增生性肾小球肾炎等在孕期容易加重,而硬皮病、结节性动脉炎累及肾脏伴有高血

压的患者应该建议不要怀孕。孕前调整各种用药,使用孕期安全的药物维持舒张压≤80mmHg。肌酐水平应该低于2.8mg/dl(250μmol/L),尽量低于2.0mg/dl(180μmol/L),不超过1.4mg/dl(125μmol/L)为最佳。没有或仅有轻度蛋白尿,并且糖尿病、感染等并发症控制良好,还要回顾既往生育史。综合上述信息考虑是否适合妊娠或者继续妊娠。各种肾脏疾病对妊娠的影响见表2-10-10。

表2-10-10 慢性肾脏疾病与妊娠

肾脏疾病	妊娠期影响
慢性肾小球肾炎及局灶性肾小球硬化	孕晚期可能出现高血压,如果孕前轻度肾功能不全,没有高血压,则不影响肾功能。也有观点认为妊娠期的高凝状态会加剧病情,尤其是IgA肾病、膜性增生性肾小球肾炎和局灶性肾小球硬化
IgA肾病	有报道可能突然出现高血压及肾功能恶化。如果孕前为轻度肾功能不全则结局良好
慢性肾盂肾炎	如果孕期出现菌尿,可能病情加重
反流性肾病	有报道孕期突然出现高血压和肾功能恶化。但如果孕前轻度肾功能不全,没有高血压,则不影响肾功能。孕期要警惕泌尿系统感染
肾结石	输尿管的扩张及狭窄并不影响临床表现,但容易反复出现感染。严重时需要在孕期放置输尿管支架及超声碎石
多囊肾	生育年龄的患者通常仅有轻度肾功能不全和高血压
糖尿病肾病	对肾脏病变本身没有影响,但发生感染、水肿、子痫前期的风险增加。肾病病情严重可能影响预后
HIV相关肾病	仅少数文献报道肾病综合征或重度肾功能不全,孕期可能突然出现蛋白尿
系统性红斑狼疮	孕前病情稳定达6个月预后最佳,有些患者需要在产后增加激素剂量
结节性动脉炎	胎儿结局不良,可能会发生孕产妇死亡,应考虑流产
硬皮病	如果孕期出现可能会迅速恶化,孕前病情稳定的患者孕期和产后可能会加重
既往泌尿道手术史	多为先天畸形手术,易发生泌尿系统感染,肾功能可能出现可逆性的下降。如果行人工尿道括约肌手术,应行剖宫产以避免因分娩破坏括约肌功能
肾脏切除术、单肾畸形、盆腔肾	可以很好地耐受妊娠,有可能合并其他泌尿生殖道畸形,需要仔细鉴别。盆腔肾一般不会发生难产

Winfield总结1972—2000年间2 420例合并CKD女性的3 645次妊娠结局,结果见表2-10-11。肾功能不全的程度以及是否出现高血压影响妊娠结局和患者预后,如果孕前肾功能正常或轻度下降,肌酐≤1.4mg/dl(125μmol/L),仅有轻度高血压并控制良好的,产科结局满意,95%为活产,75%为适于胎龄儿。但是,孕期发生子痫前期、蛋白尿增加、胎儿生长受限及早产风险增加,达50%左右。而中度肾功能不全肌酐>1.4mg/dl(125μmol/L),甚至>2.0mg/dl(180μmol/L)和/或伴有高血压控制不佳,则妊娠结局不良,母亲远期肾功能恶化可能性大。

表2-10-11 CKD患者孕前肾功能和产科结局与肾衰竭的关系

肾功能	肌酐/(μmol·L⁻¹)	妊娠并发症	产科结局满意	肾衰竭
轻度	≤125	26%	96%	<3%
中度	≥125	47%	80%	25%
重度	≥250	86%	71%	53%

【孕期管理】 合并CKD的女性怀孕后应该尽早就诊,然后每2~4周随诊1次,直到孕32周,然后根据具体情况每1~2周随诊。临床医生要在孕期平衡母胎的预后,要考虑妊娠和肾脏疾病的相互影响。

1. 通过24小时肌酐清除率和24小时尿蛋白定量来评价肾功能。①如果在孕期发现肾功能恶化,要考虑是否存在泌尿系统感染(UTI)、轻度脱水、电解质紊乱等可逆性因素并解除诱因,如果为没有原因的肾功能恶化则要考虑终止妊娠。②如果出现并持续有蛋白尿,但血压和肾功能正常,可严密监测下继续妊娠。③如果出现肾功能的急剧恶化、肌酐超过20mmol/L和/或难治性高钾血症、严重的代谢性酸中毒、肺水肿、心力衰竭、利尿剂治疗无效时,可以行紧急透析。透析主要为了促胎儿成熟延长时间,并不能延缓肾功能的恶化,在透析之前要与患者及家属反复讨论,充分告知风险。④因为肾病综合征有血栓形成的倾向,可以考虑预防性应用低分子量肝素抗凝,持续到产后6周。

2. 监测血压以早期发现高血压和子痫前期,正常孕妇血压的临界值定为140/90mmHg,对轻度的血压升高(孕早期舒张压≤95mmHg,孕中期舒张压≤100mmHg)不需治疗,而对CKD患者,为了保护肾脏功能,就应该更积极地进行降压治疗,孕期降压治疗可以选用甲基多巴、拉贝洛尔、钙通道阻滞剂、肼屈嗪等。

3. 早期识别贫血,口服或静脉铁剂治疗贫血,必要时可以输血。有学者建议在血细胞比容低于20%时用重组人红细胞生成素,但可能导致或加重高血压,必须严密监测。

4. 早期发现和确认UTI,给予适当治疗。如果出现复发性UTI,应该在整个孕期用抗生素预防治疗。

5. 超声检测胎儿大小、发育及生物物理评分。如果没有发生母胎合并发症,可以足月分娩;如果发生并发症,则依据胎儿情况、新生儿重症监护病房抢救条件决定分娩时间。如果可能出现胎死宫内、孕妇肾衰竭、无法控制的高血压或子痫,要考虑早产终止妊娠,多数选择剖宫产分娩。

6. 妊娠期很少进行肾穿刺活检,有术后发生出血等并发症的报道,所以妊娠时肾活检为相对禁忌证。通常在产后进行操作,并发症与非孕期类似。仅在快速进展性肾小球肾炎或孕早期出现严重的肾病综合征时才进行肾穿刺。

【远期随访】 如果孕前为轻度肾功能不全和/或高血压,则妊娠并不影响 CKD 患者的肾脏疾病进展。如果孕前为中度或重度肾功能不全,可能在孕期和产后发生难以预料的、加速的、不可逆的肾功能下降。目前认为 CKD 合并子痫前期并不是疾病进展的危险因素。

【病例分享】

1. 病史 孕妇,女,29 岁,G1P0,末次月经 2019-11-10;预产期为 2020-08-16。身高 158cm,孕前体重 66.8kg,BMI 26.8kg/m²,停经 8 周,B 超示:CRL 1.0cm,见胎心。既往史:2018 年经肾活检诊断为 IgA 肾病伴节段性硬化,慢性肾功能不全,肾性高血压,骨质疏松;于北京协和医院肾内科规律随访,服用厄贝沙坦片 75mg,每天 1 次,吗替麦考酚酯胶囊 0.25g,每天 2 次。2019 年 6 月因备孕停用上述药物;停药后自测血压较前略升高,最高可至 140/90mmHg。2019 年 10 月发现高尿酸血症,开始服用碳酸氢钠 1g,每天 3 次。家族史:父亲慢性肾衰竭。

2. 查体及实验室检查 体重 68.5kg,血压 132/79mmHg;患者孕前肾功能基本稳定,肌酐 94μmol/l,24 小时尿蛋白定量在 1g/d 以下,血压控制良好。孕早期随着孕周增加,尿酸、肌酐有所下降,血压和尿蛋白都有增加,无贫血,甲状腺功能、肝功能、血电解质正常,尿酮体阴性。营养状态欠佳,糖化白蛋白水平 13.8%,稍高于正常,25-(OH)D 水平低,同型半胱氨酸 12.2μmol/L,处于妊娠早期女性正常高限,游离脂肪酸、红细胞内叶酸、维生素 B₁₂ 均正常。

3. 诊断 宫内早孕,慢性肾病,IgA 肾病伴节段性硬化,肾功能不全,肾性高血压,骨质疏松,高尿酸血症,维生素 D 缺乏,超重。

4. MDT 多学科会诊(2020 年 1 月 13 日),北京协和医院产科联合肾内科、营养科、心理医学科及药剂科医生为其进行 MDT 会诊。诊疗意见如下:

(1)肾内科:患者属于高危孕妇,妊娠风险增加,必要时随时终止妊娠。建议适度控制蛋白质的摄入,减少肾脏负担,延缓肾功能不全的进展。控制血压:加用拉贝洛尔,每天监测血压,调整药物剂量,保持血压在 130/80mmHg 以下。如血压控制不满意,可加用钙通道阻滞剂;严密随诊,每 2 周复查 24 小时尿蛋白、肾功能变化;如血压控制满意,尿蛋白仍增加明显,必要时可加用糖皮质激素和免疫抑制剂;多学科联合支持,如给予营养、心理、用药等多方面科学指导,一体化管理。

(2)营养科:孕早期适量限制蛋白质摄入至 0.8g/(kg·d),严格限盐(3g/d),孕中晚期平衡利弊,谨慎增加蛋白质摄入;警惕代谢风险,严格遵循低糖指数饮食;充分补充维生素 D;适量增加叶酸补充,将叶酸片(含叶酸 0.4mg)换为复合维生素片(含叶酸 0.8mg);充分摄入富含镁、钙的饮食,孕早期开始补钙,有助于高血压的管理。

(3)心理医学科:孕妇激素水平的波动,以及生活改变,加上该患者的身体情况复杂,自我健康管理压力大,容易出现焦虑情绪,影响其依从性。建议通过围产期情绪管理团体,掌握情绪管理策略。

(4)药剂科:权衡利弊,维生素 D 补充剂选用骨化三醇,剂量为 0.25μg,每天 1 次。监测血钙。拉贝洛尔 50mg,每天 2 次,控制血压。钙剂选用元素钙 200mg/片,每天 3 次,每天补钙总量还需考虑复合维生素中所含的 125mg 元素钙。

(5)妇产科:综合多科会诊意见,可以继续妊娠,但风险增加,需孕妇从血压的控制、营养管理以及心理调适、监测检查等各方面配合诊疗,同时适当运动,学习相关疾病和妊娠期知识,记录血压、体重、膳食等生活信息,多科严密随诊。孕妇超重,在孕早期体重增长不要过多,但需监测体重变化。

5. 管理效果 本例孕妇表现出良好的依从性,对膳食模式有良好的理解,血压及体重控制满意。具体如下:

(1)膳食变化:干预前,患者膳食知识匮乏,对"低蛋白饮食"的认知程度低,对优质蛋白及粗粮等的范畴不了解,食物选择能力差,膳食管理过程中存在很多问题。通过患者自行学习膳食知识及健康管理师一对一跟餐指导,患者已能自行选择适合的食物,膳食结构日趋合理。

(2)血压情况:通过对血压影响的重点因素(低盐、低脂膳食、适宜的运动方式推荐等)管理,患者每天监测血压,且血压状态平稳,血压均值 119/76mmHg。

(3)体重变化:患者孕前超重,且患有慢性肾病,依从多学科建议,在孕早期不建议体重增长过多。在健康管理师一对一膳食跟踪指导下,患者从接受服务的 11 周⁺⁶,至 14 周⁺⁶,3 周内体重增加 1.1kg,考虑其孕前超重,该体重增长适宜。

(4)实验室检查结果变化:患者情况趋于稳定,24 小时尿蛋白定量下降,肌酐、尿酸稳定,尿酸正常值参考范围:150~357μmol/L,肌酐正常值参考范围:45~84μmol/L,24 小时尿总蛋白定量正常值参考范围:0~0.20g/24h。

6. 妊娠结局 宫内孕 39 周 5 天,患者因胎头下降停滞在腰硬膜外阻滞麻醉下行剖宫产手术(子宫下段横切口),以正枕后转为左枕前剖娩 1 活女婴,身长 50cm,体重 3 810g,评分好,胎盘胎膜娩出完整。患者于术后第 4 天无特殊不适遂携婴出院。此后实验性数据提示患者各项指标均趋于稳定,未见特殊不适状况。

（三）妊娠合并肾结石

肾结石（nephrolithiasis）多发生于 30 岁后，男性较女性常见。因此，妊娠合并肾结石较为少见，Parkland 医院统计在 186 000 次分娩中，合并肾结石的发生率为 1∶3 300。

【诊断】

1. 临床表现 疼痛占 90%，以肋痛为主，也有学者报道认为孕期泌尿道扩张，结石排出时很少有症状；肉眼血尿仅占 23%；可伴持续性泌尿系统感染或既往结石史。

2. 辅助诊断

（1）尿检查：可见多量红细胞。

（2）影像学检查：①超声检查有助于诊断，但孕期肾盂积水以致使结石检出的敏感性降低，有报道检出率为 60%。当有明显的泌尿道扩张而未见结石时应作进一步检查。经腹彩色多普勒超声检查发现输尿管向膀胱的喷射影像消失时则提示结石的存在。②腹部 X 线片可以检出不透 X 线的结石。③静脉泌尿系统造影，于注射对比剂 30 分钟摄片 1 次也有助于显示结石及肾脏的集合管系统，但要平衡利弊进行。

【处理】 取决于症状的轻重及妊娠所处的阶段。

1. 保守治疗 静脉补液及镇痛剂的应用可使 75% 患者的症状得到缓解，必要时给予适当抗生素，50%~67% 的肾结石往往自行排出。

2. 手术治疗 25% 经保守治疗无效者需要泌尿外科进行专科治疗，酌情采用输尿管放置支架、激光碎石或手术治疗。

【预后】 肾结石在妊娠期除增加泌尿系统感染的发生率外，对妊娠结局无不良影响；妊娠并不增加肾结石发生的风险。

三、长期透析与妊娠

长期透析（chronic dialysis）是严重的慢性肾功能不全患者赖以维持生命、等待时机进行肾移植的一种重要措施。由于透析纠正了体内的紊乱，从而增加了受孕的机会，受孕成功率大约为 1/200，原有一定残存肾功能及日排尿量者较易受孕。透析女性妊娠过程冒着极大的风险，容易导致母亲高容量负荷、早产风险、羊水过多（40%~70%）、高血压加重、合并子痫前期（50%~80%），也偶尔发生胎盘早剥。其产科结局满意的预后因素包括透析时间< 5 年、年龄<35 岁、有残存肾功能及排尿、没有高血压或者高血压控制良好。凡不希望生育者，在透析过程中必须采取严格的避孕措施。

近 20 年来，陆续有长期血液透析或腹膜透析妇女获得妊娠成功的报道。2010 年，Luders 报道了最大的单中心透析后妊娠病例的 52 例，54 例胎儿（2 个双胎）中 47 例活产，3 例胎死宫内，4 例新生儿死亡，早产率为 85%，平均分娩孕周为 32.7 周。妊娠期高血压疾病的发生率为 19%（10 例），

其中有 4 例围产儿死亡，占< 30 周早产者的 70%。一些学者不主张长期透析女性怀孕并建议终止妊娠，但 Picolli 于 2010 年对文献报道的透析后妊娠病例进行荟萃分析，结果总的活产率为 75%，作者认为，目前不应该严格禁止血液透析女性妊娠，而是应该告知其成功率、对母亲的风险、妊娠期间的日常生活及远期预后，让患者自己作出选择。之后也有研究表明，受孕后开始长期透析的肾病女性与受孕时已经建立的透析患者相比，活产率更高。

透析过程中，一旦发生闭经或不规则阴道出血应警惕受孕可能，不可误认为月经不调。尿妊娠试验结果不确切，血 hCG 及 B 超检查有助于早孕或异位妊娠的诊断，以便及时处理。

【围产保健】 透析妇女与其他慢性肾病一样，只有血压控制在正常范围时才允许妊娠；妊娠的成功有赖于严格监测、控制血压、体液平衡及供给适当营养，预防妊娠期高血压疾病、贫血、胎盘早期剥离、胎儿生长受限及早产等并发症，包括以下几方面：

1. 孕期血液透析的有关问题

（1）维持血肌酐水平<20mmol/L，有些学者建议<15mmol/L，如果超过 20mmol/L，则胎死宫内的可能性增加。血肌酐水平越低，新生儿的出生体重越大，孕周越长。

（2）适当增加透析的频度与时间有利于控制体重的增加及饮食的管理，每周透析达到或超过 20 小时。有报道认为夜间透析（每周超过 36 小时）的妊娠结局好。延长透析时间可以更好地控制体重及饮食，但过多透析的不利因素是电解质紊乱，需要仔细调节。

（3）防止低血压：透析时，应使体液平衡的波动及血容量变动范围降低至最低程度，避免发生低血压和母亲血容量不足，整个孕期透析期间的体重变化<1kg。

（4）晚期妊娠的妇女透析时宜采用左侧卧位，以免发生仰卧位低血压综合征。血压降低可致子宫胎盘血液灌注不足，进而危及胎儿，透析时应监护胎心变化。

（5）可以使用肝素抗凝。透析时，肝素用量宜小，凝血时间宜维持在 2 分钟内。

（6）监测血钙，避免发生高钙血症，透析液使用高钾、低钙、低碳酸盐的透析液。如果使用硫酸镁溶液，要注意低磷酸盐、低钾以及水溶性维生素的缺乏。

（7）预防早产：透析时，血孕酮水平降低，可能是诱发早产的原因之一，故有主张在透析过程中给予孕酮者。透析还与子宫收缩有关，所以要严密观察宫缩情况，必要时应采取抑制宫缩的措施。

（8）预防发生低血糖反应：宜采用含糖的透析液，还宜加入适量的碳酸氢盐，避免用枸橼酸盐，以利于维持孕期处于代偿性呼吸性碱中毒妇女的酸碱平衡。

2. 纠正贫血 慢性肾功能不全的患者往往伴有不同程度的贫血，且随妊娠期的进展而加重，应用促红细胞生成素（erythropoietin，EPO）及补充铁剂纠正，孕期使用 EPO 是安

全的,临床上没有发现导致高血压和高凝的并发症。输血则应持慎重态度,通常在分娩前输血,但可能加重高血压,使循环负荷增加。透析时输入浓缩红细胞既可减少血容量的波动,又可达到提高血红蛋白的目的。由于贫血及静脉穿刺部位的缺乏,应将必要的化验有计划地集中进行。孕期中血红蛋白维持在 10g/dl,血细胞比容应维持在 25% 以上。

3. 控制血压 监测血压变化,积极控制高血压,整个孕期的舒张压控制在 80~90mmHg。合并高脂血症可促进动脉粥样硬化的形成与发展,使得心脏对妊娠的承受能力差,糖尿病性肾病的妇女妊娠时,心脏的问题更为突出。

4. 营养 即使在规律血液透析,也要控制饮食摄入。由于胎儿的生长发育,孕妇在透析过程中推荐每天摄入蛋白质 1.5g/kg、钙 1 500mg、钾 50mmol、钠 80mmol 及包括维生素 C、维生素 B_2、烟酸、维生素 B_1 和维生素 B_6 的多种维生素,其他营养素没有严格限制。营养不足可引起胎儿生长受限。可以测量血 25 -(OH)D 和磷酸水平,如低于正常可补充相应制剂。

5. 胎儿监护、分娩时间与方式 早产是常见的并发症,透析过程中进行胎心和宫缩的监测。仅在有产科指征时才剖宫产终止妊娠,也有观点认为择期剖宫产可以降低产程中的并发症。

6. 长期腹膜透析(continuous ambulatory peritoneal dialysis)有报道年轻女性可以通过腹膜透析成功妊娠,透析方式不影响妊娠结局。此类患者虽然不存在血液透析中需要使用抗凝剂及干扰体液平衡的问题,但仍有发生胎盘早剥、早产、胎死宫内及高血压等危险,腹膜炎是其特有而严重的并发症,值得重视。建议行腹膜外剖宫产,围手术期改为血液透析。

四、肾移植妇女的妊娠问题

随着肾移植(renal transplantation)技术的发展,新型免疫抑制剂的应用以及采用鼠单克隆抗人 T 细胞 CD3 抗原的抗体等降低了急性及慢性移植物排斥反应,从而提高了术后生存期,肾移植术后妊娠病例的报道也相应增多。其产科并发症与 CKD 患者类似,高血压和子痫前期分别占 70% 和 30%。大约超过 50% 妊娠为早产,平均孕周约为 36 周。有报道 1/2 胎儿体重< 2 500g,但不清楚是正常早产儿还是胎儿生长受限导致。还有大约 40% 病例发生 UTI。

约每 50 例肾移植成功的育龄妇女有 1 次妊娠,自然流产发生率为 13%,与正常人群相当,然而流产率却高达 30% 左右。有学者复习了 2 409 例肾移植术后妇女的 3 382 次妊娠的结局,发现能达到中期妊娠者,90% 可以妊娠成功。血肌酐≤1.4mg/dl 者比>1.4mg/dl 有中度肾功能不全者妊娠结局更好,胎儿存活率分别为 96% 和 75%。

【孕前咨询】

1. 适宜妊娠的时间 多数学者主张在同种异体肾移植手术后满 2 年再妊娠为宜,原因是此时身体已得到较好的康复,肾功能趋于稳定,免疫抑制剂已调整到最低的维持剂量。

2. 孕前需要进行的检查和咨询 包括:评估移植物功能,最近肾活检和/或肾功能试验,蛋白尿,肌酐,乙肝病毒、丙肝病毒、巨细胞病毒、弓形虫及单纯疱疹病毒免疫力检测,维持排斥药物治疗,适当处理并发症,必要时讨论肾脏病变可能的遗传因素,讨论移植肾对妊娠的影响,讨论胎儿生长受限、早产及低出生体重的可能性。

3. 适合妊娠的条件 应具备以下条件才允许妊娠:①肾移植术后 2 年,一般健康状况良好,身材适中;②尿蛋白阴性或微量;③血压正常;④无排斥反应;⑤近期静脉泌尿系统造影无肾盂、肾盏扩张;⑥肾功能稳定,血肌酐<125μmol/L(1.4mg/dl);⑦免疫抑制剂维持在最低剂量,泼尼松≤15mg/d,硫唑嘌呤≤2mg/(kg·d),环孢素≤5mg/(kg·d),后者在临床应用为时不长,例数较少,尚无公认的安全剂量。霉酚酸莫非替(mycophenolate mofetil)及西罗莫司(sirolimus)为孕期禁用药物。

4. 警惕发生异位妊娠 由于患者多曾有泌尿外科手术、腹膜透析、盆腔感染或使用宫内节育器等容易诱发异位妊娠的高危因素,故凡有闭经、不规则阴道出血时应警惕异位妊娠的可能,血妊娠试验及 B 超检查有助于诊断。

【孕期管理】 肾移植后妊娠属高危妊娠,应在三级医疗机构由产科与肾科医师协同管理,在妊娠 32 周前,每 2 周检查 1 次,此后应每周检查。发生严重并发症应及时入院治疗。

1. 早期诊断妊娠并确认准确的预产期。

2. 孕早期进行乙肝病毒、巨细胞病毒、弓形虫及疱疹病毒等感染的筛查,如果移植部位疼痛,患者有排斥反应,要复查上述指标。

3. 产前检查 内容除与慢性肾小球肾炎相同的部分外,每月应行全血细胞(含血小板)测定、尿培养,每 6 周复查肝功能、血浆蛋白、血钙和磷、蛋白尿。

4. 肾功能变化 孕期中约有 15% 的患者发生明显的肾功能不全并持续至分娩。但在非孕期妇女中,肾功能也是渐进性减低。孕期中应及时治疗无症状菌尿症,预防发生急性泌尿系统感染。

5. 移植物排斥反应 排斥反应可以发生于孕期或产褥期,严重排斥反应的发生率约为 9%,并不比非孕期高。孕前无法预测其发生,一旦发生则诊断常较困难,凡遇发热、少尿、肾功能减退、肾脏增大或压痛等症状应首先考虑排斥反应,临床上与急性肾盂肾炎、复发性肾小球肾炎、重度妊娠期高血压疾病或环孢素的肾毒性无法鉴别,在进行有创性抗排斥治疗前应行影像学及肾活组织检查。

6. 重度妊娠期高血压疾病 重度妊娠期高血压疾病并发率为 30%,可加重肾脏损害,及时发现与治疗极为重要。

7. 长期应用肾上腺皮质激素,胎膜变得脆弱,胎膜早破率达 20%~40%。由于胎膜早破或病情需要施行干预性早产的机会增加，早产率可达 45%~60%。

8. 妊娠期糖尿病　长期使用肾上腺皮质激素容易发生妊娠期糖尿病。

9. 监护胎儿生长发育，胎儿生长受限发生率平均为 20%。

【分娩时间与方式】　分娩时间的确定与慢性肾小球肾炎相同。分娩方式如无产科指征可以阴道分娩，事先应详细测量骨盆，特别是青春期前长期透析及使用肾上腺皮质激素者的骨盆发育可能受到影响。移植肾阻碍分娩的情况偶有发生。国外报道的剖宫产率约为 50%。阴道分娩通常对移植肾不会造成机械性损伤。产程中要严密监测体液平衡、心血管状态及体温；应严格无菌操作，任何小手术如导尿、破膜或会阴侧切等均应使用预防性抗生素，在移植肾对侧进行会阴侧切；分娩过程中可酌情增加肾上腺皮质激素的用量。剖宫产分娩要充分估计手术的困难，由于盆腔感染、泌尿外科手术等均可导致盆腔脏器的广泛粘连。

【产后随访】

1. 新生儿的问题与处理　1/2 活产的新生儿无特殊问题，处理与一般新生儿相同。新生儿的特殊问题包括：①大约 45%~60% 会发生早产，20%~30% 会发生胎儿生长受限，也可能两者同时存在；②呼吸窘迫综合征发生率高；③造血功能受抑制；④淋巴系统或胸腺发育不良；⑤肾上腺皮质功能不全；⑥败血症，应常规送脐血培养；⑦巨细胞病毒感染；⑧先天畸形；⑨免疫问题。事先应与儿科联系，分娩时需有儿科医生参加抢救，婴儿应送儿科进行监护与处理。

硫唑嘌呤诱发白细胞染色体的异常需要 2 年左右才能自然消失，其对组织的影响还不清楚，关于子代的生殖功能及恶性肿瘤发生等方面需要积累更多的临床资料。环孢素也存在同样的问题。

2. 尽管母乳喂养有诸多好处，但目前对硫唑嘌呤在乳汁中的排泄量和其对婴儿的影响不了解；对环孢素的了解则更少，仅知道它在乳汁中的浓度较同期血中者为高，只有能够监测胎儿药物浓度时才可以母乳喂养。产褥期处理为防止发生严重的移植物排斥反应，分娩后每 3~4 周监测免疫抑制药物水平，如果可疑排斥反应则可肾活检，可将免疫抑制剂药量增加。

3. 患者及移植物的长期存活是对肾移植成功的最终评价，由于该技术发展至今才 30 余年，尚缺乏基于长期大量随诊资料的总结。现有的资料表明肾移植术的 5 年存活率，活体肾移植者为 70%~80%，尸体肾移植者仅有 40%~50%。移植后 2 年肾功能检查正常者，5 年存活率可达 80%。目前大多认为妊娠对移植肾的功能与存活没有影响。

4. 口服避孕药可诱发或加重高血压、血栓栓塞及改变免疫系统的功能，不宜使用，然而若能严密监测，也非完全禁用。宫内节育器一方面可引起月经紊乱，与先兆流产及异位妊娠难以鉴别；另一方面容易招致感染，放取节育器引起的

菌血症约为 13%，操作前后应用预防性抗生素；由于免疫抑制剂的使用常使节育器的避孕效力降低，坚决要求使用者，应对其详细说明，并做好随诊。最好的避孕方法是采用避孕套等工具避孕。

5. 还要定期进行妇科检查，长期使用免疫抑制剂者恶性肿瘤的发生率为正常人的近百倍，生殖道肿瘤也不例外，定期检查得以发现早期病变，及时处理可改善预后。有学者认为肾移植患者的妊娠应多学科护理，因为母婴并发症的风险增加。每次怀孕都需要计划；必须研究和评估所有参数，以便优化结果和最小化并发症。

五、妊娠期急性肾衰竭

（一）急性肾衰竭

急性肾衰竭（acute renal failure，ARF）可发生于妊娠期或非妊娠期。近年来，由于各国流产法规的放宽，全世界范围内非法流产者日益减少；再加上围产期保健工作逐渐完善，以及产科处理水平的提高，产科严重并发症的发生率有明显下降，如妊娠期 ARF 的发生率在发达国家中不足 0.01%，在发展中国家的发生率略高，国内报道约为 0.05%。

【病因】　妊娠期的 ARF 可以由人群中各种肾脏疾病引起，如感染导致的急性肾小管坏死、狼疮导致的肾小球肾炎或者药物肾损害等。在妊娠的每个阶段，还有妊娠并发症也会导致急性肾衰竭，如孕早期妊娠剧吐或感染性流产导致的急性肾小管坏死等。轻度至中度子痫前期一般都能维持肾功能，不会导致急性肾衰竭。Gurrieri 于 2012 年总结 6 年间在梅奥诊所里诊治的妊娠期急性肾衰竭患者 54 例，发生率为 0.04%，其中 48 例（87.3%）都是由妊娠并发症（HELLP 综合征、大出血、感染）和孕前并发症（肾脏病、高血压、糖尿病）导致，大多数为一过性损害。另外也有研究显示子痫前期/子痫是孕期和产褥期 ARF 的最常见原因。导致妊娠期急性肾衰竭的因素包括各种原因引起的血容量不足、肾血管痉挛及微血管性溶血，偶见于毒物的损伤。

1. 前置胎盘、胎盘早剥、胎死宫内、羊水栓塞及产后出血等导致的大量失血、血容量不足；妊娠剧吐导致的严重脱水均可能导致严重的肾皮质坏死。

2. 肾血管痉挛多为全身血管痉挛的一部分，可继发于血容量不足；感染中毒性休克的内毒素刺激或某些产科并发症的特有表现如重度妊娠期高血压疾病。

3. 微血管性溶血　由于溶血、血红蛋白尿及伴发的肾小球毛细血管的纤维素栓子形成损伤肾脏导致急性肾衰竭，见于妊娠期急性脂肪肝、HELLP 综合征等。

4. 其他　偶见于血型错误的输血或羊水栓塞，鲜有由于巨大子宫、泌尿系统结石压迫输尿管引起的梗阻性急性肾衰竭。

【病理生理】　血容量不足及肾血管痉挛是导致妊娠期

急性肾衰竭的最常见的因素。无论始发因素为何，在病程进展中，两者往往同时存在，进一步加重病情，严重者还可伴有弥散性血管内凝血及微血管性溶血，多发生于重型胎盘早期剥离、死胎及重度妊娠期高血压疾病等情况。因急性肾衰竭的致病因素的不同，其病理生理过程也存在差异。

【诊断】 有引起急性肾衰竭的诱因，如感染、失血、重度妊娠期高血压疾病等。存在失血、感染等原发疾病的体征，如发热、休克、贫血、高血压、水肿或黄疸等。尿量显著减少或已达到少尿、无尿的标准。

实验室常规检查可以发现尿比重及沉渣随所处病程阶段的不同而有相应的变化。感染存在时，血白细胞计数及中性粒细胞分类增高；有弥散性血管内凝血时，血小板计数下降；明显溶血时，血红蛋白降低。生化检查血及尿的电解质、尿素氮、肌酐等依病程的不同阶段而异（详见病理生理部分）。其他伴随疾病的特征，如转氨酶、胆红素等升高。败血症时血细菌培养阳性。完全无尿者应行 B 超检查以排除结石造成的梗阻。心电图有助于高钾血症的诊断及对心脏情况的了解。中心静脉压测定可以准确了解循环负荷情况。

【鉴别诊断】

1. 少尿 少尿需要区别是由于血容量不足，还是已经发生了肾实质损伤，前者表现明显口渴、脉速、血压正常或降低、脉压缩小、尿浓缩、中心静脉压<0.59kPa（6cmH$_2$O），严密观察下，补充液体后尿量增加。当血容量纠正后，尿量仍不增加，表明肾血管有持续性痉挛或肾实质损伤，使用利尿剂后尿量增加者则前者可能性大，否则表明已进入急性肾衰竭少尿期。

2. 肾小管坏死 肾小管坏死与肾皮质坏死两者反映病情轻重，直接影响预后。当急性肾衰竭发生于妊娠较早阶段、年龄>30 岁、少尿或无尿持续>10 天则后者的可能性极大。选择性肾动脉造影，动脉相中弓形动脉或叶间动脉分支消失，肾包膜血管粗大，肾相显示皮质区有浅窝状缺损；CT扫描肾皮质呈透明区有助于肾皮质坏死的早期诊断。

【预防】 做好围产育期保健及高危妊娠的管理，提高产科处理水平，在很大程度上可以预防急性肾衰竭的发生，可以从下述几方面着手：①凡有发生出血危险的高危妊娠应转入三级医疗单位处理；②有出血高危因素者，分娩前要作好抢救出血的各项准备；③急性失血时，应及时补充血容量，避免盲目使用血管收缩剂；④重度妊娠期高血压疾病是引起妊娠期急性肾衰竭的主要原因之一，因此，及时发现并治疗妊娠期高血压疾病，疗效不佳的重症患者应适时终止妊娠；⑤遇严重感染，在积极治疗的同时，严密监测以便及时发现、处理中毒性休克；⑥少尿阶段禁忌滥用强力利尿剂。

【治疗】 多数患病孕妇年轻，早期诊断及适当处理，急性肾衰竭的死亡率较非孕妇为低。病程中出现的内环境紊乱及多种严重并发症均能危及生命，应由产科与肾科医师协同处理。处理原则及有关问题分述于后。

1. 严密监护生命体征、血容量及尿量 进行中心静脉压测定可以精确地了解血容量情况；血气测定有助于了解酸碱平衡的变化；保留尿管可以及时观察到每小时的尿量。

2. 积极治疗原发病 如控制高血压、抗感染治疗等。肾功能不全者行抗感染治疗，应选用青霉素类、红霉素、氯霉素、林可霉素及某些头孢菌素类等对肾脏毒性小或无毒的药物；另外，青霉素或头孢菌素主要经肾脏排泄，肾功能不全时，排泄率降低，药物在血中半衰期延长，应适当减少用量及延长用药间隔。

3. 纠正贫血、水电解质紊乱、酸碱失衡及维持营养。

4. 加强护理，预防发生肺炎及泌尿系统感染。

5. 放宽透析指征 ①预防性透析是指在尚未发生明显的电解质紊乱及尿毒症前施行，适用于胎儿尚未成熟、需要延长妊娠期者。②治疗性透析，用于保守治疗效果欠佳的重症患者，通过透析纠正高钾血症、低钠血症、体液超负荷、严重酸中毒或氮质血症，从而降低孕产妇死亡率。有腹膜透析及血液透析两种，前者因有妊娠子宫而通常不用；后者应用肝素抗凝时，应将凝血时间控制在 2 分钟内。国内有报道在行血液透析同时配合山莨菪碱的应用获得较好效果者。血液透析可引起血中孕酮浓度降低，从而引起早产。

6. 产科发生的急性肾衰竭多因妊娠期的严重并发症引起，故及时终止妊娠、去除病因非常重要，往往需用剖宫产分娩，产后仍应严密监测肾功能，进行综合治疗。

【预后】 资料表明，妊娠合并急性肾衰竭时，孕产妇死亡率为 16%~42%，主要死亡原因为颅内出血、尿毒症、重度感染或多脏器衰竭。影响预后的因素：一是致病因素能否被纠正或去除；二是治疗是否及时，肾小管坏死阶段或以前得到适当治疗者，肾功能可望恢复；双侧肾皮质广泛坏死者则预后不佳，具备透析条件时尚可维持生命，等待肾移植术。发病之初，相当部分的胎儿已死亡或处于危险中；肾衰竭时，母体严重并发症亦可危及胎儿。彭登智报道 19 例重度妊娠期高血压疾病导致的急性肾衰竭的围产儿死亡率为 25%。

（二）特发性产后肾衰竭

特发性产后肾衰竭（idiopathic postpartum renal failure）于 1968 年首次报道，病因不明。

【病理和病理生理】 主要病变为肾小球坏死、内皮细胞增殖、动脉内膜增厚、血栓栓塞及坏死。病理改变与产后血栓性血小板减少性紫癜——溶血性尿毒症综合征（thrombotic thrombocytopenic purpura-hemolytic uremic syndrome，TTP-HUS）相似，可归属于血栓性微血管病（thrombotic microangiopathies）。Furlan 及 Tsai 等发现，在疾病急性期内皮细胞分泌的金属蛋白酶（ADAMTS13）被抗体中和而不足时不能将威勒布兰特因子（Von Willebrand factor）裂解，致使形成多聚体。多聚体与血小板结合后引起血小板聚集、破坏，血栓形成而导致血栓性血小板减少性紫癜的发病，也有学者认为这不是引起溶血性尿毒症的原因。法国的 Noris 报道 21 例妊娠相关 HUS 患者中 18 例发现补体调节蛋白编码基因突变。

【诊断】 患者妊娠、分娩过程顺利，不存在肾衰竭的高危因素，通常在产后 6 周内发生少尿、无尿。至今无证据表明特发性产后肾衰竭与产后溶血性尿毒症性综合征两者间有明显的不同，除各项实验室检查符合肾衰竭的表现外，还具有以下特点：血涂片中有异形红细胞、红细胞碎片，有时可见有核红细胞并伴有血小板减少及网状红细胞增多；可出现血红蛋白尿。

【鉴别诊断】 应与重度妊娠期高血压疾病、HELLP 综合征相鉴别。临床上两者的鉴别有时十分困难。本病溶血较为突出；而 HELLP 综合征分娩后病情缓解为其特点。

【治疗】 早期诊断，给予支持疗法，贫血严重者应给予输入红细胞。早期透析减少体内紊乱。轻症使用泼尼松 200mg/d，可使约 1/4 的患者病情得到缓解；重者需要施行血浆置换。

【预后】 该病发生于产后，对婴儿通常没有影响；既往患病的产褥妇女死亡率高达 68%，如今经血浆置换及血液透析等治疗，死亡率已降至 18.2%，但日后仍有复发可能，远期还可能遗留高血压、肾功能不全以及输血感染等问题。至今尚无妊娠诱发血栓性微血管病的证据。

（刘俊涛　马良坤）

第八节　妊娠合并血液系统疾病

随着围产医学的发展和相关学科诊疗水平提高，妊娠合并血液系统疾病进入围产保健的病种发生着变化，从较常见的贫血（缺铁性贫血、巨幼细胞贫血、地中海贫血），妊娠期血小板减少（妊娠期血小板减少症、原发免疫性血小板减少症），到较少见的再生障碍性贫血、骨髓异常增生综合征、原发性血小板增多症以及经治疗后病情稳定的急性或慢性白血病、淋巴瘤等恶性疾病；这些疾病的孕期保健和诊疗给临床带来了新的问题和挑战。此外，除了孕前已诊断的疾病外，部分血液系统疾病在妊娠期可首次诊断。因此，在孕期保健中认识血液疾病的特点、对母儿的影响，做好孕期多学科合作管理，把握恰当的治疗指征及围分娩期处理，个体化诊治少见及危重的血液疾病是改善母儿结局的关键。由于目前国内尚缺乏多数疾病的孕期诊治指南或专家共识、参考文献进展，下面各节针对相对较常见的血液系统疾病进行阐述。

一、贫血

贫血（anemia）是妊娠合并血液系统疾病中最常见的疾病，以缺铁性贫血最为常见。其次为巨幼细胞贫血、地中海贫血和再生障碍性贫血等。2014 年我国关于妊娠期铁缺乏和缺铁性贫血诊治指南中明确妊娠合并贫血的诊断标准为血红蛋白（hemoglobin，Hb）浓度<110g/L，并根据 Hb 浓度将贫血分为轻度贫血（100~109g/L）、中度贫血（70~99g/L）、重度贫血（40~69g/L）和极重度贫血（<40g/L）。

根据患者红细胞平均体积（MCV）及红细胞平均血红蛋白浓度（MCHC）将贫血分为小细胞低色素性贫血（MCV<80fl，MCHC<32%）、正常细胞性贫血（MCV 80~100fl，MCHC 32%~35%）及大细胞性贫血（MCV>100fl）三类。大细胞性贫血主要有叶酸和维生素 B_{12} 缺乏引起的

巨幼细胞贫血、溶血性贫血网织红细胞大量增多时、肝病及甲状腺功能减退症的贫血。正常细胞贫血主要有再生障碍性贫血、溶血性贫血及急性失血性贫血。小细胞低色素性贫血主要有缺铁性贫血、珠蛋白生成障碍性贫血、铁粒幼细胞贫血及某些慢性贫血。

妊娠期贫血对母体、胎儿和新生儿均可造成近期和远期影响。对母体可增加妊娠期高血压疾病、胎膜早破、产后出血、产褥期感染和产后抑郁的发病风险；对胎儿和新生儿可增加胎儿生长受限、宫内缺氧、死胎、早产、新生儿窒息、新生儿缺血缺氧性脑病等疾病的发病风险。因此，预防及积极治疗妊娠期贫血对改善母儿结局有重要意义。

（一）缺铁性贫血

铁缺乏（iron deficiency，ID）是指体内贮存的铁不能满足正常组织细胞需要的一种状态。缺铁性贫血（iron deficiency anemia，IDA）是指体内用于合成血红蛋白的贮存铁耗尽，血红蛋白生成障碍而导致的贫血，是妊娠期最常见的贫血，约占妊娠期贫血的 95%。其发生与孕妇年龄、种族、受教育程度及经济状态等有关，发展中国家患病率明显高于发达国家。高危因素包括曾患过贫血、多次妊娠、在 1 年内连续妊娠及素食等。

【病因】 妊娠期铁需求量增加是孕妇缺铁的主要原因。妊娠期需铁总量约 1 000mg，包括血容量增加需铁 750mg，胎儿生长发育需铁 250~350mg。妊娠中期需铁 3~4mg/d，晚期 6~7mg/d，在双胎妊娠时需求增加更为显著。其次为饮食中铁摄入和吸收不足。每天饮食中含铁 10~15mg，吸收率仅为 10%（1~1.5mg），因此不能满足孕期铁的需求。

【临床表现】 IDA 的临床表现主要取决于贫血的程度。当仅有铁储备减少时，可无贫血的表现。随着病情加重，当

铁储备不足、血清铁下降、红细胞数量和 Hb 减少时,临床可表现出贫血的症状,如疲劳、皮肤、口唇黏膜和睑结膜苍白;当铁储备耗尽,红细胞生成严重障碍而发生重度贫血时,可出现全身乏力、面色苍白、头晕眼花,甚至有贫血性心脏病的表现。

【实验室检查】 实验室检查是确立缺铁性贫血的可靠方法。

1. 血常规 IDA 患者 Hb、MCV、MCH 和平均红细胞 Hb 浓度(MCHC)均降低。网织红细胞计数正常或轻度升高,白细胞和血小板计数正常或降低。血涂片表现为低色素小细胞性贫血。

2. 血清铁蛋白 是一种稳定的糖蛋白,不受近期铁摄入影响,能较精确反映铁储存量,是妊娠期铁缺乏的最佳实验室诊断指标。血清铁蛋白<20μg/L 诊断 ID;<30μg/L 提示铁耗尽早期,需及时治疗。但在感染时血清铁蛋白也会升高,可通过检测 C 反应蛋白加以鉴别。

3. 其他指标 血清铁、总铁结合力和转铁蛋白饱和度均属不可靠的铁储存指标,易受近期铁摄入、昼夜变化、感染及营养等因素影响。

4. 骨髓象 呈小细胞低色素性贫血。红系造血呈轻度或中度活跃,以中幼红细胞和晚幼红细胞增生为主,骨髓铁染色可见细胞内外铁均减少,以细胞外铁减少明显,铁粒幼红细胞<15%。但该方法为有创性检查,仅适用于难以诊断贫血原因的复杂情况。

【诊断及鉴别】 孕妇存在缺铁性贫血的诱因或存在贫血的临床表现,实验室检查为小细胞低色素贫血,首选铁剂治疗试验,治疗 2 周后 Hb 升高可诊断为 IDA,铁剂治疗无效者应进行鉴别诊断。

1. 巨幼红细胞贫血 贫血程度常较缺铁性贫血严重,血涂片红细胞平均体积大,可见中性粒细胞分叶过多,贫血严重者可伴有白细胞及血小板减少。骨髓象巨幼红细胞增多,血清叶酸降低有助于鉴别。

2. 地中海贫血 可有家族史及慢性溶血的表现,为小细胞低色素性贫血,对铁剂治疗无效。血清铁、血清铁蛋白常增高,可通过血红蛋白电泳测定 HbA2、HbF 含量诊断。

3. 再生障碍性贫血 常呈重度贫血,血常规表现为三系细胞均减少,红细胞大小及形态在正常范围,网织红细胞减少,骨髓象表现为各类细胞均减少,骨髓增生极度低下。

【治疗】

1. 一般治疗 增加营养和食用含铁丰富的饮食,如黑木耳、海带、紫菜、猪肝、豆类等。对胃肠道功能紊乱和消化不良者给予对症处理。

2. 药物 主要为补充铁剂,口服给药安全有效、简单易行。诊断明确的 IDA 孕妇应补充元素铁 100~200mg/d,治疗 2 周后复查 Hb 评估疗效,通常 2 周后 Hb 增加 10g/L,3~4 周后增加 20g/L。非贫血孕妇如果血清铁蛋白<30μg/L,应补充元素铁 60mg/d,8 周后评估疗效。常用的口服铁剂

有硫酸亚铁、琥珀酸亚铁以及多糖铁复合物等。口服铁剂同时可服维生素 C 0.1mg 促进铁吸收。对于重度缺铁性贫血或因严重胃肠道反应不能口服铁剂者,可选用静脉补铁,常用右旋糖酐铁或山梨醇铁 50~100mg,每天 1 次。

3. 输血 当 Hb<70g/L,接近预产期或短期内需分娩或行剖宫产手术者,应少量、多次、慢速输注浓缩红细胞快速纠正贫血,避免加重心脏负担诱发急性左心衰竭。

4. 产科处理 IDA 孕妇在母体治疗的同时应注意监测胎儿宫内发育情况,结合超声检查及时发现并纠正胎儿生长受限。孕晚期应加强胎儿监测,鼓励孕妇左侧卧位、间断吸氧,有助于改善胎儿宫内慢性缺氧状态。贫血孕妇应实施计划分娩,中重度贫血者临产后应配新鲜血备用,严密监测产程进展及胎儿宫内情况,尽量避免产程过长,积极应用宫缩剂预防产后出血。发生产后出血者输血治疗应积极,给予抗生素预防感染,产后贫血者应在产褥期继续补充元素铁 100~200mg/d,持续 3 个月。

【预防】 妊娠前应积极治疗失血性疾病以增加铁储备。孕期加强营养,鼓励孕妇进食含铁丰富的食物,在孕早、中、晚期至少各查血常规一次,有条件的医疗机构应检测血清铁蛋白,以期早期发现铁缺乏,及时治疗。对偏食、素食者或可能发生产后出血的高危孕妇,应进行预防性补铁,增加铁储存,预防贫血的发生。

(二)巨幼细胞贫血

巨幼细胞贫血(megaloblastic anemia,MA),又称营养性巨幼红细胞贫血,是由于叶酸和/或维生素 B_{12} 缺乏引起细胞核 DNA 合成障碍所致的贫血。临床上较为少见,约占所有贫血的 7%~8%。孕期贫血者并发胎儿生长受限、早产、胎盘早剥、妊娠期高血压疾病的概率增加。

【病因】 孕期主要见于长期严重偏食、挑食、肠道吸收障碍者。正常妊娠期孕妇对叶酸的需要量增加,由非孕期每天 180μg 增至 400μg;受体内增多的雌、孕激素影响,胃肠道对叶酸的吸收减少,而尿中叶酸排出量增加,这些因素是孕妇体内叶酸含量下降而发生巨幼红细胞性贫血的主要原因。

【临床表现】

孕妇贫血多发生于孕中晚期,起病较急,多为中度、重度贫血,表现为乏力、头晕、气短、心悸及皮肤黏膜苍白等。此外,还可出现消化道症状,如食欲缺乏、恶心、呕吐、腹泻、腹胀;出现神经系统症状,如手足对称性麻木、深感觉障碍、共济失调及健忘、易怒、表情淡漠、迟钝、嗜睡等,临床应加以重视。

【诊断】

1. 孕妇经济状况差或长期偏食处于营养不良状态;贫血发生于孕晚期;具有上述临床表现者要考虑巨幼红细胞贫血的诊断。

2. 实验室检查

(1)血常规呈大细胞性贫血,MCV>100fl,MCH>32pg,

大卵圆形红细胞增多、中性粒细胞核分叶过多,贫血严重者可伴有白细胞及血小板计数减少。部分同时合并缺铁性贫血的患者也可表现为正常体积红细胞贫血。

(2)血清叶酸和维生素 B_{12} 水平:血清叶酸值<6.8mmol/L(3ng/ml)、红细胞叶酸值<227nmol/L(100ng/ml)提示叶酸缺乏。若叶酸值正常,应测孕妇血清维生素 B_{12},若<74pmol/L提示维生素 B_{12} 缺乏。

(3)骨髓象:呈典型的"巨幼变",巨幼细胞系占骨髓细胞总数的30%~50%可诊断。

【鉴别诊断】

1. 再生障碍性贫血　再生障碍性贫血是一种骨髓造血衰竭综合征,表现为贫血或者全血细胞减少。对于孕期全血细胞减少者,可先进行血清叶酸及维生素 B_{12} 水平的检测,必要时再进行骨髓穿刺或活检以排除再生障碍性贫血。

2. 阵发性睡眠性血红蛋白尿　是一种红细胞膜缺陷性溶血病,主要表现为与睡眠有关的间歇发作的血管内溶血,可伴有全血细胞减少以及反复静脉血栓形成。对于孕期全血细胞减少者,应进行流式细胞检查 CD55、CD59 等排除有无阵发性睡眠性血红蛋白尿。

【治疗】

1. 营养指导　加强孕期营养指导,纠正孕妇偏食,鼓励多进食新鲜蔬菜、水果、动物肝脏及肉类、蛋类、奶类食品。对于有原发疾病者应治疗原发疾病,去除病因。

2. 药物　主要为补充叶酸及维生素 B_{12}。叶酸 10~20mg 口服,每天 3 次,吸收不良者每天肌内注射叶酸10~30mg,直至症状消失、血常规恢复正常后改用预防性治疗量维持。若治疗效果不显著,应检查有无缺铁,必要时补充铁剂。有神经系统症状者,单独用叶酸可能使神经系统症状加重,应及时补充维生素 B_{12}。

3. 输血　妊娠晚期 Hb<70g/L 者,应输入少量浓缩红细胞或新鲜血快速纠正贫血。

(三) 再生障碍性贫血

再生障碍性贫血(aplastic anemia,AA)简称"再障",是由多种原因引起的造血干细胞异常,导致全血细胞减少和骨髓增生低下的一组疾病。临床以贫血、出血、感染和骨髓造血衰竭为主要表现。妊娠合并再障较为少见,部分患者在妊娠期首次确诊。文献报道妊娠合并再障发生率约0.029%~0.080%,妊娠及分娩期患者可发生致命性出血或败血症,严重威胁到母儿安全。

【病因及分类】　根据病因可分为遗传性和获得性再障。遗传性再障临床表现除全血细胞减少外,还伴有智力低下及显著的多发畸形,易发展为骨髓增生异常综合征或急性白血病或实体肿瘤。获得性再障病因较复杂,目前研究认为主要与造血微环境异常、免疫功能紊乱及造血干细胞缺陷等有关。部分女性再障在妊娠期发病及确诊,约 1/3 患者在妊娠终止后病情改善,少数甚至得到缓解,再次妊娠时再发。

多数学者认为妊娠不是再障发生的病因,但妊娠期病情常呈加重状态。根据再障发病的急缓及病情严重程度分为:

1. 急性再障或重型再障Ⅰ型

(1)发病急,贫血进行性加剧,常伴有严重感染和内脏出血。

(2)除血红蛋白下降较快外,应具备以下 3 项中的2 项:①网织红细胞<0.01,绝对值<15×10^9/L;②白细胞数量减少,中性粒细胞绝对值<0.5×10^9/L;③血小板计数<20×10^9/L。

(3)骨髓象:①多部位增生降低,三系造血细胞明显减少,如增生活跃,应有淋巴细胞增多;②骨髓小粒非造血细胞及脂肪细胞增多。

2. 慢性再障(包括病情进展后的重型再障Ⅱ型)

(1)发病缓慢,贫血、感染和出血程度均较轻。

(2)血红蛋白、白细胞和血小板数值均较急性再障为高。

(3)骨髓象:①三系或两系细胞减少,至少 1 个部位增生不良,如增生良好,红系中应有晚幼红比例增加,巨核细胞明显减少;②骨髓小粒非造血细胞及脂肪细胞增多。当慢性再障病程中病情恶化,临床表现、血象及骨髓象同急性再障时,诊断为重型再障Ⅱ型。

国外根据骨髓造血细胞减少程度及全血细胞减少程度,将再障分为重型再障(SAA)、极重型再障(VSAA)和非重型再障(non-SAA)。SAA 指骨髓细胞容量<25%,或25%~50% 伴造血细胞数<30%,外周血改变至少符合下列 3项中的 2 项:①中性粒细胞计数<0.5×10^9/L;②血小板计数<20×10^9/L;③网织红细胞绝对值<60×10^9/L(也有研究提出网织红细胞绝对值<20×10^9/L)。若满足上述标准且中性粒细胞计数<0.2×10^9/L 称为 VSAA。未达到上述标准的再障患者称为 non-SAA。

【对母儿的影响】　妊娠合并再障可增加母儿相关并发症的发生风险,主要与贫血、中性粒细胞计数下降和血小板减少的程度有关。母体并发症主要为妊娠期高血压疾病,特别是子痫前期,病情重者常发病早、易发生心力衰竭和胎盘早剥。其次为妊娠期糖尿病、急性心功能不全和孕期及产褥期感染;胎儿并发症主要为早产、胎儿生长受限、低出生体重儿、胎死宫内和新生儿死亡。

【临床表现】　孕期临床表现依据再障的分类及患者外周全血细胞减少的程度相关。以贫血为主要表现者,多为中重度贫血,可导致孕妇内脏器官相对缺血,特别是影响心脏功能,加上妊娠负荷而发生贫血性心脏病;也可导致胎儿宫内慢性缺氧,常并发胎儿生长受限及胎死宫内。严重血小板减少者可发生致命性内脏出血,如消化道出血、颅内出血等。中性粒细胞显著降低者可致妊娠期和产褥期严重全身感染、败血症等,是孕产妇死亡的主要原因。

【诊断】　妊娠期再障包括孕前已明确诊断及妊娠期首次诊断者。我国现行再障诊断标准为 1987 年确定,包括:全血细胞减少,网织红细胞绝对值减少;一般无脾大;骨髓检查至少一个部位增生减低或重度减低;除外其他引起全血细胞减少的疾病,如阵发性睡眠性血红蛋白尿(paroxysmal nocturnal hemoglobinuria,PNH)、骨髓异常增生综合征(myelodysplastic syndrome,MDS)、急性造血功能停滞、骨髓纤维化、急性白血病和恶性组织细胞病;抗贫血药物治疗无效。

妊娠期首次诊断者常以血常规检查异常为初次表现,可为单纯贫血、血小板减少或两者同时减少,或全血细胞减少。但血常规表现为上述异常的疾病还有巨幼细胞贫血、PNH、MDS以及低增生性急性白血病,临床需通过病史及相关检查进行鉴别。

1. 贫血类型鉴别 全血细胞及网织红细胞计数,肝肾功能及直接、间接胆红素,乳酸脱氢酶,外周血涂片,Coombs试验,血清铁蛋白、叶酸和维生素 B_{12} 水平测定。上述检查结果有助于对妊娠期常见的缺铁性贫血及较少见的巨幼红细胞

2. 贫血、溶血性贫血进行鉴别。

3. 免疫疾病筛查 排除免疫性疾病导致的贫血或血小板减少,主要需排除系统性红斑狼疮及抗磷脂抗体综合征等疾病,包括:血沉、血小板抗体、补体 C_3、C_4,抗核抗体、抗心磷脂抗体、狼疮抗凝物、抗 β_2-糖蛋白、抗 dsDNA 抗体等指标。

4. 病毒检测 包括:甲型、乙型、丙型肝炎病毒,EB病毒,HIV 和 CMV 等,除外由病毒感染所导致的血液系统异常。

5. 骨髓检查 如果上述检查不能明确诊断,并表现为至少两系细胞减少时,建议进行骨髓检查,包括骨髓涂片、活检及染色体检查,协助除外 MDS 和血液系统恶性疾病。

6. 骨髓免疫表型分析 对于两系或全血细胞减少患者,有条件的医疗机构应检测 CD55 和 CD59 以除外 PNH。骨髓检查结果不典型,诊断仍然不明确时,需重复骨髓检查或等待产后随访而进一步确诊。

1991 年 Snyder 等提出妊娠相关再障诊断标准:妊娠期首次发现;没有证据显示再障的发生系前述已知的经典原因(如药物、病毒感染等)造成;全血细胞减少,包括外周血白细胞计数<5×10⁹/L;血红蛋白浓度<10⁵g/L;血小板计数<100×10⁹/L;骨髓活检显示增生低下。此诊断标准和现行非妊娠期诊断标准并无明显区别,只是在概念上强调了妊娠期首次发生。

【鉴别诊断】

1. 阵发性睡眠性血红蛋白尿(PNH) 不发作型 PNH 与再障的鉴别较困难,前者的出血、感染均较轻,但可发生重要器官的血栓栓塞,如门静脉系统血栓。网织红细胞绝对值大于正常值,骨髓多增生活跃,酸化血清溶血试验(Ham)及尿含铁血黄素试验(Rous)阳性,流式细胞仪检测外周血 CD59、CD55 阴性细胞比例增高。

2. 骨髓增生异常综合征(MDS) 特别是低增生性 MDS 与再障的鉴别诊断非常困难。前者以病态造血为特征,外周血易见巨大红细胞或有核红细胞以及畸形血小板。骨髓检查可能有原始细胞增多,病态造血除红系外,可能累及粒系和巨核系。骨髓活检、染色体核型分析及流式细胞仪检测 CD34 阳性细胞比例有助于鉴别诊断。此外,还应与骨髓纤维化、急性白血病(低增生性)等鉴别。对有阳性家族史者,要注意除外遗传性再障。

【治疗】 目前,妊娠期再障主要以支持治疗为主,免疫抑制剂如抗胸腺免疫球蛋白和环孢素在妊娠期应用的安全性及对胎儿的远期影响尚不确定,不作为常规治疗选择。骨髓移植由于需要大剂量免疫抑制治疗,在妊娠期仍属禁忌。关于雄激素治疗,由于其疗效尚不确切,且可能引起女胎男性化,亦不主张应用。

1. 慢性或非重型再障 如患者病情稳定可以妊娠。孕期需产科及血液科医生密切协作,共同参与围产保健和管理,动态监测血象,给予积极的支持治疗。

2. 急性或重型再障 孕早期建议行治疗性终止妊娠。如已到孕中晚期,原则上可通过积极支持治疗缓解病情并防治妊娠并发症发生,尽可能维持妊娠至胎儿存活的孕周。但若发生严重的妊娠并发症危及母儿生命,或全血细胞减少支持治疗难以维持对母体安全的水平时,仍需及时终止妊娠。支持治疗包括:①增加营养,改善一般状况,提高免疫功能,积极预防出血和感染。②输入成分血制品:主要用于纠正严重贫血和防治出血。建议应维持 Hb>70g/L,分娩前提高至 80g/L 以上,以增加对产后出血的耐受力。由于血小板输入可增加体内血小板抗体的产生,加速血小板的破坏,不主张预防性输注。只在血小板计数<10×10⁹/L 或有出血倾向时输注。③在白细胞极低的情况下,可考虑短期应用粒细胞集落刺激因子,以提高白细胞和中性粒细胞数目,同时应预防感染发生,一旦发生感染需用强有力的抗生素。

3. 分娩期处理 妊娠足月后实施计划分娩,分娩方式应结合产科情况、病情程度及医疗条件综合评估选择。分娩前尽可能通过输血支持治疗维持血红蛋白>80g/L,血小板>(20~30)×10⁹/L,同时准备新鲜血、血浆、血小板,作好产后出血的准备,预防性应用强宫缩剂,减少产后出血;认真检查和缝合伤口,避免发生产道血肿。产后加强抗炎治疗。

4. 产后随访及治疗 再障患者产后仍需严密随访。部分患者产后血象得到改善,甚至完全缓解。对产后病情仍不能缓解的重型再障患者,可考虑异基因骨髓移植。对非重型再障,若无血细胞减少的相应临床症状,建议观察及定期检查。

(四) 地中海贫血

地中海贫血(thalassemia,简称地贫)是最常见的遗传性溶血性疾病。是由于调控珠蛋白合成的基因缺陷(发生突变和/或缺失)引起相应珠蛋白的合成减少或丧失,导致构

成血红蛋白 α 链和 β 链珠蛋白合成比例失衡、红细胞寿命缩短,进而发生慢性溶血性、小细胞性的贫血。因该病首先在地中海地区发现而得名,我国长江以南各省是地贫的高发区,报道地贫基因缺陷率为 2.5%~20%。

【分类及临床表现】 根据基因缺陷的分类,临床上主要分为 α 珠蛋白基因缺失或突变所致的 α 地贫及 β 珠蛋白基因突变所致的 β 地贫。前者基因位于 16 号染色体短臂 13 区 3 带(16P13.3),后者基因位于 11 号染色体短臂 1 区 2 带(11P1.2)。

A 地贫根据 α 珠蛋白基因缺失的数量,临床上分为 α 地贫静止型(-α/αα)、标准型(--/αα 或 α-/α-)、HbH 病(--/--)及 HbBart 胎儿水肿,少数为非缺失型 α 地贫。静止型 α 地贫常无临床表现,新生儿发生 Bart 胎儿水肿可能性为 2%;标准型表现为轻度贫血,新生儿发生 Bart 胎儿水肿可能性为 3%~5%;HbH 病多表现为中~重度溶血性贫血,常伴有肝脾大、鼻梁塌陷、眼距增大等特殊贫血外貌;HbBart 胎儿水肿患儿常在出生前窒息死亡或出生后不久死亡。

B 地贫主要由于 β 珠蛋白基因突变导致 β 珠蛋白肽链缺如(β⁰)或合成不足(β⁺引起)轻型 β 地贫即单杂合子地贫,常无贫血症状或轻度贫血,血常规表现为典型的小细胞低色素性改变,血红蛋白电泳分析 HbA2 含量增高(HbA2>3.5%)。重型 β 地贫即双重杂合子或纯合子地贫,常表现为严重贫血、髓外造血所致特殊面容、性发育延迟和生长发育不良。

【筛查及诊断】 地贫为常染色体隐性遗传病,男女发病比例相等。轻型地贫携带者同正常人婚配,其后代有 50% 的机会成为轻型地贫携带者;静止型 α 地贫与轻型 α 地贫婚配,有 1/4 的概率娩出 HbH 病患儿;男女双方均为轻型 α 地贫,携带者则有 1/4 机会妊娠 Hb Bart 水肿胎儿;如同为轻型 β 地贫携带者,则也有 1/4 机会分娩重症或中间型 β 地贫患儿。

1. 血液学表型筛查

(1)全血细胞分析:主要指标为 MCV 和 MCH。若 MCV<82fl,MCH<27pg,则筛查阳性,需要进一步检查。但在静止型 α 地贫和 αβ 复合型地贫的检测中,这两项指标可能完全正常。

(2)红细胞脆性一管定量法:正常值为溶血>60%,如果 <60% 可判定为地贫(轻型,携带者)。此法诊断轻型地贫的敏感度为 88.6%,特异度为 76.2%,需要的实验室条件简单,适合基层医院采用。

(3)血红蛋白电泳:正常成人的 HbA2 为 2.5%~3.5%,HbF 为 0%~2.5%。静止型和轻型 α 地贫 HbA2 和 HbF 含量往往正常或稍低,轻型 β 地贫 HbA2>3.5%,HbF 含量正常或增高。

此外,有学者通过高效液相色谱法定量分析 HbA2 用于 β 地贫的筛查,通过酶联免疫吸附试验产前筛查东南亚缺失型 α 地贫。

2. 基因诊断 由于血液学表型筛查对静止型和复合型地贫患者有漏诊率,因此需要基因诊断进行确诊。如夫妇双方同时携带地贫基因,则应在医生指导下于妊娠 24 周前进行产前诊断,可采集绒毛或羊水提取 DNA 进行基于完整家系分析的基因诊断,避免重型地贫患儿出生。此外,还有部分学者开展了超声筛查技术、胚胎种植前的基因诊断以及利用孕妇外周血中胎儿细胞或直接分离胎儿 DNA 进行产前诊断。

由于 αβ 复合地贫患者进行血红蛋白电泳检测时仅表现出 β 地贫的特征,若未进行基因检测,目前尚无其他实验方法发现是否合并 α 地贫,因此很容易导致 αβ 复合地贫的基因携带者被漏诊。研究显示,我国广东及广西 β 地贫患者人群中约有 14%~19% 的人同时携带 α 地贫基因。若夫妇一方为 α 地贫,另一方为 β 地贫,则应对地贫筛查疑为 β 地贫的一方进行常规 α 地贫基因的检测;若系 αβ 复合地贫应进行产前诊断,以防 HbBart 胎儿水肿患儿的出生。

【孕期处理】 目前,地贫尚无根本有效的治疗方法,只有通过遗传筛查和产前诊断,淘汰重型地中海贫血胎儿的出生。妊娠期的处理主要是监测 Hb 水平及心脏功能,通过间断输血维持 Hb 达到或接近 80g/dl 以上,通过超声及胎儿监护等手段对胎儿生长发育及宫内状况进行监测。产前诊断宜在妊娠 24 周前进行,可以采集绒毛或羊水提取 DNA 进行基于完整家系分析的基因诊断和产前诊断。在条件允许的情况下,产后尽可能采集到胎儿血样或组织,以进一步验证产前诊断结果。分娩方式根据患者具体情况确定,剖宫产通常适用于有产科指征者。

二、血小板减少性疾病

血小板减少是妊娠期常见的合并症,总发生率约为 7%~10%,包括孕前诊断及妊娠期首次诊断者。妊娠期血小板减少的诊断标准尚存在争议,欧美国家多采用血小板计数<150×10⁹/L 为诊断标准,而国际血小板减少工作组则定义为血小板计数<100×10⁹/L。我国目前采用血小板计数 <100×10⁹/L 为妊娠期血小板减少的诊断标准。妊娠期血小板减少病因多样,不同病因对母儿结局影响不同。在除外继发性、药物性、先天性血小板减少外,其主要病因为妊娠期血小板减少症(gestational thrombocytopenia,GT)及原发免疫性血小板减少症(primary immune thrombocytopenia,ITP)。由于严重血小板减少潜在的出血风险,因此,孕期必要的治疗以维持安全的血小板水平可避免母体严重出血事件发生,维持妊娠。目前有文献将妊娠期血小板减少分为孤立性血小板减少及血小板减少伴系统性损害两类,并按照妊娠特异与非妊娠特异进行病因诊断,其常见的病因见表 2-10-12。

GT 与 ITP 均为排除性诊断,缺乏特异性检查,临床表现和血小板下降水平常有部分重叠。ITP 患者孕期可出现

表 2-10-12　妊娠期血小板减少的病因

	妊娠特异	非妊娠特异
孤立的血小板减少	妊娠期血小板减少症(70%~80%)	免疫性血小板减少症(1%~4%)
		继发性血小板减少症(<1%)
		药物诱导血小板减少
		血管性血友病ⅡB 型
		先天性血小板减少症
血小板减少伴系统性损害	严重子痫前期(15%~20%)	TTP/HUS
	HELLP 综合征	系统性红斑狼疮
	急性脂肪肝	抗磷脂抗体综合征
		病毒感染
		骨髓造血异常
		营养不良
		脾脏功能亢进(肝硬化、门静脉血栓形成、贮积病等)
		甲状腺疾病

重度血小板减少,母体出血风险增加,新生儿可发生免疫性血小板减少、颅内出血等并发症。

(一) 妊娠期血小板减少症

妊娠期血小板减少症(gestational thrombocytopenia,GT)约占总发病人数的 75%,发病机制尚不明确,多数学者认为是妊娠的生理性变化所致,可能与妊娠期血容量增加、血液稀释、高凝状态血小板损耗增加、胎盘循环中血小板收集和利用增多等因素有关。临床上未发现血小板质的改变及凝血系统的紊乱,认为是良性的自限性过程。

【临床表现】 临床上常具有以下特点:①妊娠前无血小板减少病史,孕早期血小板计数正常,多于孕中晚期首次出现;②血小板降低程度较轻,一般血小板计数>(50~70)×10^9/L,不随妊娠进展而加重,无出血症状,分娩后 2~12 周内血小板计数可恢复正常,但再次妊娠时可重复发生;③凝血功能正常,抗血小板抗体一般阴性;④一般不引起新生儿血小板减少。

【诊断】 根据上述临床特点,对于在妊娠期,特别是孕中晚期首次出现血小板轻度减少,筛查免疫疾病相关抗体阴性,并排除由高血压、感染、药物等因素引起,监测血小板计数随妊娠进展下降不严重者,多考虑该诊断。

【治疗】 孕期以严密监测为主,一般不需要干预治疗。分娩方式根据产科情况评估决定。预产期前应实施计划分娩,临产前准备相应的血源。与正常人群比较,妊娠并发症发生率及新生儿预后无明显差异。

(二) 原发免疫性血小板减少性紫癜

原发免疫性血小板减少症(primary immune thrombocytopenia,ITP),既往称为特发性血小板减少性紫癜。是一种获得性自身免疫性出血性疾病,以无明确诱因的孤立性外周血血小板计数减少为主要特点。临床可表现为无症状血小板减少、皮肤黏膜出血以及重要脏器出血。研究认为 ITP 主要发病机制是血小板自身抗原免疫耐受性丢失,导致体液和细胞免疫异常活化,共同介导血小板破坏加速及巨核细胞产生血小板不足。妊娠合并 ITP 发生率约 8/10 万,部分患者为妊娠期首次诊断。多数研究认为 ITP 在妊娠期病情易加重,严重者需要治疗以升高血小板水平、降低母体出血性事件。新生儿血小板减少症的发生率 8.9%~14.7%。

【诊断及鉴别诊断】 ITP 的诊断缺乏特异的症状、体征和诊断性实验,是排除性诊断。需通过病史、查体、实验室检查排除其他引起血小板减少的疾病后诊断。妊娠期 ITP 患者中约 1/3 为孕期常规检查发现血小板减少而诊断。诊断中需排除妊娠期高血压疾病、自身免疫性疾病、甲状腺疾病、淋巴系统增殖性疾病、骨髓增生异常、恶性血液病、慢性肝病、脾功能亢进、感染等所致的继发性血小板减少,以及假性、先天性血小板减少等疾病。

1. 病史 应注意是否存在家族性血小板减少、特殊用药、输血及反复自然流产、血栓形成等病史,这些有助于鉴别遗传性、药物性及免疫疾病所导致的血小板减少。孕期首次出现血小板减少的孕周及血小板减少的程度有助于鉴别 GT 与 ITP。有文献认为孕期血小板计数<50×10^9/L 者,在排除其他病因后应按 ITP 诊断。

2. 临床表现 与非孕期一样,主要为血小板减少和出血症状。血小板计数<20×10^9/L 的患者可出现皮肤黏膜瘀斑、瘀点,呈全身非对称性分布。黏膜出血包括鼻、牙龈及口腔,严重者可出现血尿,发生重要脏器出血者较少见。

3. 辅助检查

(1) 外周血涂片:可了解血小板凝集情况、有无破碎红细胞及白细胞有无形态和数目异常。有助于先天性巨大血小板减少症、假性血小板减少症、血栓性微血管障碍疾病及白血病等疾病的排除及进一步诊断。

（2）尿常规、肝肾功能及凝血功能：诊断是否存在妊娠期高血压疾病。

（3）伴发贫血者需进行贫血常见病因的检查：包括外周血涂片、Coombs 试验、血清铁蛋白、叶酸和维生素 B_{12} 水平测定。

（4）感染指标：除外可导致血小板减少的感染性疾病，如幽门螺杆菌，乙型、丙型肝炎病毒，人类免疫缺陷病毒及巨细胞病毒感染等。

（5）自身免疫性疾病抗体筛查：应常规进行抗磷脂综合征、系统性红斑狼疮等自身免疫性疾病抗体的筛查，包括抗核抗体、抗心磷脂抗体、狼疮抗凝物、抗 β_2-糖蛋白抗体及狼疮相关抗体等。除外由自身免疫性疾病引起的继发性血小板减少。

（6）骨髓穿刺：对于上述检查不能明确病因诊断的重度血小板减少、伴贫血或三系细胞减少，以及外周血涂片发现幼稚细胞者，应行骨髓穿刺、活检及染色体检查以排除骨髓增殖性疾病及恶性疾病。ITP 患者骨髓细胞形态学特点为巨核细胞增多或正常，伴成熟障碍。但骨髓穿刺不作为 ITP 的确诊依据，不推荐常规进行骨髓穿刺检查。

（7）血小板相关抗体（PAIg）及血小板糖蛋白特异性自身抗体：PAIgG 检测对 ITP 的诊断具有较高的灵敏度，但特异度较低，不作为常规检测。血小板膜糖蛋白 GPⅡb/Ⅲa 及Ⅰb/Ⅸ特异性自身抗体检测的特异性高，可以鉴别免疫性与非免疫性血小板减少。

（8）血小板生成素（thrombopoietin，TPO）：不推荐常规化验，仅在诊断困难时帮助鉴别血小板生成减少（TPO 升高）和破坏增加（TPO 正常），以鉴别 ITP 与不典型再生障碍性贫血或低增生性骨髓增生异常综合征。

【治疗】 妊娠期 ITP 治疗目的是降低严重血小板减少引起的出血性并发症及与血小板减少相关的区域麻醉和分娩出血并发症的风险。基于近年国内外关于 ITP 的诊治指南及专家共识，推荐妊娠期的治疗：

1. 治疗指征 推荐指征为血小板计数<30×10^9/L 或伴发出血倾向；血小板计数>30×10^9/L，无出血倾向者只需密切监测。

2. 一线药物 糖皮质激素及丙种球蛋白。

治疗药物的选择应考虑到患者血小板水平、出血表现和严重程度、预期血小板计数增加的速度、可能的不良反应以及患者个体的情况。

（1）糖皮质激素：可抑制血小板抗体合成及抑制抗原抗体反应而减少血小板的破坏；阻断单核巨噬细胞系统破坏已被抗体结合的血小板，延长血小板寿命；降低血管壁通透性而减少出血。为推荐首选的一线药物。关于激素的使用剂量，目前各指南尚存在差异。成人 ITP 激素推荐的起始剂量为 1mg/（kg·d），最大剂量不超过 80mg，疗程一般为 2 周，最多治疗 3 周。但目前尚缺乏针对妊娠期 ITP 激素治疗剂量的数据支持。2019 年 ACOG 推荐使用低剂量激素治疗，口服泼尼松 10~20mg/d，后根据血小板水平调整到最小有效剂量。参考各指南推荐及相关文献研究依据，考虑到妊娠期孕妇体重变化、激素使用的安全性、对母儿并发症的影响等综合因素，本共识推荐以泼尼松低起始剂量 [0.25~0.5mg/（kg·d）] 口服，出现明显出血倾向或严重血小板减少需要尽快提高血小板水平或短期内终止妊娠时可考虑泼尼松 0.5~1mg/（kg·d）口服或甲泼尼龙 40mg 静脉滴注。激素治疗反应多在 4~14 天，1~4 周达高峰，血小板计数上升并稳定后可逐渐减量，维持血小板计数>30×10^9/L 的最小剂量。研究表明妊娠期激素治疗的有效率不足 40%，低于非孕期，并可增加妊娠期糖尿病、妊娠期高血压疾病、感染发生的风险。

（2）静脉注射免疫球蛋白（IVIg）：可抑制自身抗体产生，阻断巨噬细胞表面 Fc 受体而降低血小板清除率，减少血小板的破坏。其优点为安全性好，起效快，副作用较少，优于糖皮质激素，但药物价格较高。常用剂量为 400mg/（kg·d），连续 3~5 天；也可使用 1g/（kg·d）连续 1~3 天，两者疗效相似，文献报道治疗起效在 1~3 天，起效高峰在 2~7 天，但疗效维持 2~4 周后血小板计数可降至治疗前水平，其有效率文献报道为 39%~56%，低于非妊娠期。推荐 IVIg 治疗适用于糖皮质激素效果不佳、有严重不良反应或血小板严重减少并伴出血倾向需要紧急提高血小板水平的患者；以及在分娩前使用，以期快速提升血小板水平后实施计划分娩。

（3）输注血小板：由于血小板输注后作用短暂，且可能刺激体内产生抗血小板抗体，加快血小板破坏，因此不推荐预防性输注血小板治疗。推荐在以下情况下可考虑输注血小板：血小板计数<10×10^9/L 或存在自发出血表现，需要控制危及生命的脏器出血。血小板计数<（30~50）× 10^9/L，需要阴道分娩或实施剖宫产手术，或需要进行有创产前诊断的操作。在输注血小板的同时，可静脉注射糖皮质激素或 IVIg，以利于提高血小板水平及维持时间。

（4）难治性 ITP 患者的治疗：①当一线治疗无效时，有研究显示糖皮质激素联合 IVIg 可作为二线治疗方案首选，对部分难治性 ITP 患者仍然有效。②脾切除：既往文献曾把脾切除作为一线治疗失败的最后手段，建议在血小板计数<10×10^9/L，并有严重出血倾向时应用。但基于妊娠期脾切除相关并发症问题和手术操作困难，近年临床较少应用。③其他：包括抗 D 免疫球蛋白、重组人血小板生成素（rhTPO）、TPO 受体激动剂及抗 CD20 单克隆抗体等。基于这些药物在妊娠期应用的报道有限，安全性及有效性尚未充分证实，结合相关文献及指南，不推荐作为难治性 ITP 患者的常规应用，但可根据患者的情况，在有经验的医疗机构，在权衡药物治疗潜在风险与继续维持妊娠获益的情况下，在妊娠晚期参考表 2-10-13 关于治疗方案的推荐意见。

表 2-10-13　妊娠期 ITP 治疗方案的推荐意见

治疗方案	治疗药物
一线治疗	丙种球蛋白或糖皮质激素
二线治疗	丙种球蛋白联合糖皮质激素 脾切除（孕中期）
其他治疗方案	
相对禁忌	抗 D 免疫球蛋白［C］
	硫唑嘌呤［D］
不推荐但有妊娠 期使用的报道	环孢素［C］
	氨苯砜［C］
	TPO 受体激动剂［C］
	利妥昔单抗［C］
禁用	环磷酰胺［D］
	达那唑［X］

注:［C］、［D］、［X］均为 FDA 关于妊娠期药物使用的分级。

【围分娩期处理】

1. 分娩时机及方式　需结合孕妇血小板水平、是否伴有母儿并发症、胎儿宫内情况以及血源供给等因素综合评估。血小板计数控制正常情况下可等待自然临产,超过预产期需计划分娩。血小板计数在（50~100）×10^9/L 间者,在预产期前计划分娩。血小板计数<50×10^9/L 者,妊娠足月后计划分娩。如果患者对治疗无效,血小板计数进行性下降或存在出血倾向时,可遵循以下原则:妊娠不足 34 周者,尽可能保守治疗延长孕周;妊娠 34 周后考虑终止妊娠。目前认为血小板计数>50×10^9/L 经阴道分娩较为安全,血小板计数在（30~50）×10^9/L 的经产妇及评估有较好阴道分娩条件的初产妇,在备好血小板条件下可考虑阴道分娩。阴道分娩中应避免产程延长及复杂的阴道助产,避免胎头负压吸引。麻醉方式的选择应根据分娩前患者的血小板水平决定,推荐硬膜外麻醉的安全血小板计数阈值为 75×10^9/L。

2. 分娩期前治疗　推荐孕期血小板计数<50×10^9/L 者,预产期前 2 个月可口服泼尼松,以 10mg/d 为起始剂量,根据血小板上升情况必要时增加剂量;或近足月前开始口服泼尼松 15~30mg/d,或输入 IVIgG 400mg/（kg·d）持续 5 天,在血小板计数>50×10^9/L 后计划分娩。对 IVIgG 或激素治疗均无效者,则在输注血小板条件下计划分娩。

3. 新生儿血小板减少　文献报道新生儿血小板减少的发生率为 8.9%~14.7%,与其相关的颅内出血的发生率为 0~1.5%。分娩后应检测新生儿脐血血小板水平,并动态监测,一般在出生后第 2~5 天血小板降至最低。血小板计数<50×10^9/L 的新生儿应行头颅 B 超或 CT 检查。如血小板计数降低明显、有出血倾向可给予 IVIgG 1g/kg,输注血小板或糖皮质激素治疗。目前认为根据母体血小板计数、血小板抗体水平预测胎儿或新生儿发生血小板减少并不可靠,既往分娩过血小板减少患儿是预测胎儿或新生儿发生血小板减少的独立因素。

（三）血栓性血小板减少性紫癜

血栓性血小板减少性紫癜（thrombotic thrombocytic purpura,TTP）为一组微血管血栓出血综合征。临床以微血管性溶血性贫血、血小板减少、神经精神症状、发热和肾脏受累为主要特征。发病率为（4~10）/100 万,女性多见,妊娠可诱发 TTP,是妊娠期少见的危重症,母胎死亡率均较高。

【发病机制】　主要与血管性血友病因子（VwF）裂解蛋白酶（ADAMTSl3）活性缺乏、血管内皮细胞 VwF 异常释放、血小板异常活化相关。TTP 分为遗传性和获得性两种,遗传性 TTP 系 ADAMTSl3 基因突变导致酶活性降低或缺乏所致,常在感染、应激或妊娠等诱发因素作用下发病。获得性 TTP 者根据有无原发病分为特发性和继发性。特发性 TTP 多因患者体内存在抗 ADAMTSl3 自身抗体,导致 ADAMTSl3 活性降低或缺乏,是主要的临床类型。继发性 TTP 系因感染、药物、肿瘤、自身免疫性疾病等因素引发。

【诊断及鉴别诊断】　依据 TTP 典型的"五联症"或"三联症"临床表现,结合实验室检查诊断。

1. 临床表现　多数患者起病突然,典型表现为"五联症"

（1）血小板减少:外周血血小板计数减少,部分患者低于 20×10^9/L,可出现皮肤黏膜出血,严重者有内脏或颅内出血。

（2）微血管病性溶血性贫血:多为轻中度贫血,可伴黄疸,反复发作者可有脾大。

（3）神经精神症状:表现为意识紊乱、头痛、失语、惊厥、视物障碍、谵妄以及局灶性感觉或运动障碍等,以发作性、多变性为特点。

（4）肾脏损害:可出现蛋白尿、血尿、管型尿,重者可发生肾衰竭。

（5）发热:发热程度不等,与组织损伤、溶血和感染等因素有关。但孕期出现典型"五联症"者仅占 20%~40%,且多为病程的晚期。60%~80% 患者表现为血小板减少性出血、微血管病性溶血及精神神经症状的"三联症"。

2. 实验室检查

（1）血常规:表现不同程度的贫血,外周血涂片可见异形红细胞及碎片（>1%）,网织红细胞计数大多增高;血小板计数显著降低,半数以上患者血小板计数<20×10^9/L。

（2）血液生化:血清游离血红蛋白和间接胆红素升高,结合珠蛋白下降,乳酸脱氢酶明显升高,尿胆原阳性,血尿素氮及肌酐不同程度升高。

（3）凝血功能基本正常。

（4）血浆 ADAMTSl3 活性及 ADAMTSl3 抑制物检查:遗传性 TTP 患者 ADAMTSl3 活性缺乏（活性<5%）;特发性 TTP 患者 ADAMTSl3 活性多缺乏且抑制物阳性;继发性

TTP 患者 ADAMTS13 活性多无明显变化。

（5）Coombs 试验阴性。

3. 鉴别诊断 妊娠期临床以血小板减少、微血管病性溶血、肾损害及严重时出现凝血功能异常等表现的危重疾病，主要包括系统性红斑狼疮、灾难性抗磷脂综合征、HELLP 综合征、溶血性尿毒综合征、妊娠期急性脂肪肝及败血症等。在诊断及鉴别中除了需注意各种疾病的临床表现特点外，需注意免疫疾病相关抗体的及时筛查及外周血涂片检查，有条件的医疗机构应检测 ADAMTS13 的活性以协助诊断及鉴别。

【治疗】 基于本病病死率高，一旦诊断明确或高度怀疑时，不论轻型或重型均应尽快开始积极治疗。

1. 原发病治疗 首选血浆置换治疗，其次可选用新鲜（冷冻）血浆输注和药物治疗。对高度疑似和确诊病例，输注血小板应谨慎，仅在出现危及生命的严重出血时才考虑使用。

（1）血浆置换疗法：为首选治疗，采用新鲜血浆、新鲜冷冻血浆；血浆置换量推荐为每次 2 000ml（或按 40~60ml/kg），每天 1~2 次，直至症状缓解、血小板及 LDH 恢复正常后可逐渐延长置换间隔。对暂时无条件行血浆置换治疗或遗传性 TTP 患者，可输注新鲜血浆或新鲜冷冻血浆，推荐剂量为 20~40ml/（kg·d）。当严重肾衰竭时，可与血液透析联合应用。

（2）免疫抑制治疗：发作期患者可辅助使用甲泼尼龙（200mg/d）或地塞米松（10~15mg/d）静脉输注 3~5 天，后过渡至泼尼松［1mg/（kg·d）］，病情缓解后减量至停用。特发性 TTP 患者可加用长春新碱或其他免疫抑制剂，减少自身抗体产生。

（3）静脉滴注免疫球蛋白：适用于血浆置换无效或多次复发的病例。

（4）贫血症状严重者可以输注浓缩红细胞。病情稳定后可选用抗血小板药物，如阿司匹林以减少复发。

2. 产科处理 终止妊娠是 TTP 的有效治疗方法之一，但终止妊娠并不能保证 TTP 的病情完全缓解，因此需依据 TTP 的病情、妊娠周数和胎儿的状况及治疗效果综合评估。对于孕周小，胎儿不具备存活能力者，可在诊断后积极实施规范化血浆置换或血浆输注治疗，若病情缓解，可以在严密监测下继续妊娠，定期监测胎儿宫内发育及胎盘血供情况，妊娠 37~38 周胎儿成熟后终止妊娠。若治疗无效，需及时终止妊娠。

三、遗传性凝血缺陷性疾病

遗传性凝血缺陷性疾病（inherited coagulation defects）是遗传性凝血因子缺陷造成凝血功能障碍引起的出血性疾病，妊娠合并遗传性凝血缺陷疾病较为少见，但部分疾病可增加妊娠期母儿并发症，导致不良结局，临床应在一定程度

上提高对这些疾病的认识。

（一）血友病

血友病（hemophilia）是一组遗传性凝血活酶生成障碍所致的出血性疾病，包括血友病 A（遗传性Ⅷ因子缺乏）、血友病 B（遗传性Ⅸ因子缺乏）和遗传性Ⅺ因子缺乏症。在所有血友病患者中，血友病 A 占 80%~85%，血友病 B 占 15%~20%，主要为男性患者，女性血友病患者罕见，绝大部分女性仅作为携带者传递疾病。目前关于女性血友病携带者合并妊娠的文献报道多为回顾性研究和个案报道，研究显示女性携带者妊娠期自然流产、产后出血和新生儿颅内出血发生率增高。

【病因及遗传规律】 血友病 A/B 是一组 X 连锁隐性遗传性出血病，致病原因为凝血因子 FⅧ/FⅨ 合成减少、活性减低或两者异常兼有。凝血因子 FⅧ/FⅨ 均参与内源性凝血途径，由于 FⅧ 或 FⅨ 因子缺乏均导致 X 因子无法正常激活，继而导致凝血酶生成显著减少，使纤维蛋白单体形成延迟或形成的凝血块不具有止血功能，从而导致过度出血。血友病发病的基因位于 X 染色体，通常仅携带血友病基因的男性发病。理论上只有当女性血友病患者（或携带者）与男性血友病患者婚配，其子代才可出现女性血友病患者，故临床上血友病女性患者罕见。但女性血友病基因携带者可通过妊娠传递疾病，女性携带者与正常男性婚配的子代中，男性 50% 发病，女性 50% 为血友病基因携带者。

【临床表现】 多数患者有家族成员出血史，重型患者发病早，轻型患者可到成年时发病，主要表现为关节腔内出血导致的关节肿胀、疼痛、强直甚至畸形、肌肉血肿、鼻出血、牙龈出血、皮肤黏膜瘀斑、瘀点等。也可有拔牙后出血不止、月经过多以及产后出血病史，严重者可出现颅内、内脏出血导致死亡，外伤及术后延迟性出血是本病的特点。

【诊断及鉴别诊断】

1. 实验室检查

（1）血小板计数、凝血酶原时间、凝血酶时间、出血时间正常，血块回缩试验正常，纤维蛋白原定量正常。

（2）激活的部分凝血活酶时间（APTT）延长：Ⅷ:C 浓度为 30%~40% 时即可延长，此项检查可作为过筛试验。

（3）简易凝血活酶生成纠正试验：可用于初步鉴别血友病的类型。血友病 A 能被吸附血浆纠正，不能被正常血清纠正；血友病 B 能被正常血清纠正，但不能被吸附血浆纠正。

（4）Ⅷ:C 测定：是确诊血友病以及分型的主要依据。

（5）ⅧR:Ag 是鉴别血友病甲与血管性血友病的主要依据，血友病甲时正常或增高，血管性血友病则减低。

（6）抑制物检测：若患者发生治疗效果不如既往时，应考虑可能产生了抑制物，可进行凝血因子抑制物滴度测定。

2. 分型 根据患者凝血因子活性水平可将血友病分为轻型、中间型和重型。血友病患者及血友病 A/B 携带者出血的风险均与凝血因子水平相关（表 2-10-14）。

表 2-10-14　血友病 A 和血友病 B 的临床分型

临床分型	因子活性水平/ （U·dl⁻¹）	出血症状
轻型	>5~40	大手术或外伤可致严重出血，罕见自发性出血
中间型	1~5	小手术或外伤后可有严重出血，偶有自发性出血
重型	<1	肌肉或关节自发性出血

3. 鉴别诊断

（1）血管性血友病（vWD）：主要通过 vWF 多聚体分析；vWF：Ag<30% 和/或瑞斯托霉素辅因子活性<30%；FⅧ：C<30% 等检查来确诊。

（2）获得性血友病：抗 FⅧ抗体属自身免疫抗体，多成年发病，既往无出血史，无阳性家族史，多继发于恶性肿瘤、自身免疫性疾病等。

（3）其他凝血因子缺乏症：血友病 B 患者应注意与维生素 K 依赖凝血因子缺乏症（遗传性或获得性）鉴别。除出血表现不一致外，相应凝血因子检测可以明确诊断。

【治疗】

1. 一般处理　轻症无出血患者无特殊处理，但应避免使用影响凝血功能的药物，包括抗血小板药物（如阿司匹林、双嘧达莫、吲哚美辛、前列腺素 E₁、右旋糖酐等）、抗凝药物（肝素、华法林等）和溶栓药物（尿激酶等），有皮肤黏膜出血倾向时应积极局部止血，可注射维生素 K，必要时输新鲜血或血小板以及凝血因子制剂。

2. 产科处理

（1）对有血友病家族史的高危孕妇，可通过产前诊断确定胎儿性别，检测Ⅷ：C 及ⅧR：Ag，可作出明确的产前诊断，以决定是否需要终止妊娠。

（2）血友病患者孕期保健应在产科及血液科共同管理下，孕期监测Ⅷ：C、血小板计数及凝血功能。文献关于孕期使用 DDAVP（1-去氨基-8-右旋-精氨酸升压素）是否可导致胎儿畸形报道不一，应慎用。哺乳期女性常规剂量使用 DDAVP 后乳汁中含量甚微，对婴幼儿无明显影响。

（3）血友病孕妇均应计划分娩，但非剖宫产指征，分娩方式应以阴道分娩为宜，临产、剖宫产以及严重出血时可通过注射维生素 K、输注新鲜冷冻血浆及使用人基因重组 FⅧ或 FⅨ制剂或者病毒灭活的血源性 FⅧ或 FⅨ制剂预防出血或止血。

（二）血管性血友病

血管性血友病（von Willebrand disease，vWD）主要是由于 vWF 数量或功能异常导致的凝血功能障碍，vWF 的功能包括介导内皮下胶原与血小板黏附，促进血小板血栓形成，致使其在小血管损伤后产生止血功能，此外还可结合并运输Ⅷ使后者稳定不被破坏。血管性血友病发病率在遗传性出

血病中仅次于血友病 A 为（3~7）/10 万。

【临床表现】

1. 症状　月经过多为此类女性患者突出而较难改善的症状，典型发作在月经初潮期。妊娠早期易发生流产，且可造成大出血。孕期女性血中 FⅧ与 vWF 浓度较非孕期高出一倍，孕期多可耐受妊娠。但妊娠导致的 FⅧ与 vWF 浓度升高在分娩后数天消失，因此可继发迟发性产后出血。

2. 实验室检查　①出血时间延长。②APTT 延长和因子Ⅷ缺乏。③vWF：Ag 定量测定显示降低或缺如。④瑞斯托菌素诱发的血小板聚集反应（RIPA）：大部分患者减低或缺如。

3. 分型及遗传规律　根据 vWF：Ag 多聚物分析将血管性血友病分为 1 型、2 型和 3 型。其中，1 型最为常见，为常染色体显性遗传，杂合子发病，症状较轻；2 型又分为 2A、2B、2N 和 2M 四型；3 型亦称为重型血管性血友病，为常染色体隐性遗传，患者为纯合子或双重杂合子。

【治疗】　血管性血友病与血友病的治疗相同，在分娩及产后需要监测 APTT、Ⅷ：C 水平，预防延迟产后出血，必要时可对症输血液制品包括新鲜冷冻血浆、因子Ⅷ，所需Ⅷ因子量可根据体重、期望的Ⅷ：C 水平与原有的Ⅷ：C 水平决定。

（三）血小板无力症

血小板无力症（thrombasthenia）是一种血小板凝集功能缺陷性出血性疾病，为常染色体隐性遗传，男女发病比例无差异。其病因为血小板膜糖蛋白 GPⅡb/Ⅲa 复合物减少、缺乏或结构异常导致的血小板黏附及聚集障碍。由 Glanzmann 于 1918 年首先报道，又称格兰茨曼血小板功能不全（Glanzmann's thrombasthenia）。妊娠合并血小板无力症比较少见，国内仅为个案报道。

【临床表现】

1. 症状　患者往往自幼发病，成年后病情逐渐减轻，主要表现为中重度皮肤、黏膜出血，常见的出血表现为皮肤紫癜、鼻出血和牙龈出血，女性患者有月经过多，而肌肉出血、关节出血、内脏出血和颅内出血罕见，此表现与血友病等凝血障碍性疾病不同。血小板无力症不影响妊娠，文献报道妊娠期约 50% 的患者会出现产前出血表现，多表现为轻中度的皮肤黏膜出血。

2. 实验室检查　特点为血小板计数正常，血涂片为正常形态的血小板分散存在，无成簇现象，聚集能力下降。凝血酶原及凝血激酶时间正常，出血时间延长。血小板对 ADP、凝血酶、肾上腺素、胶原和花生四烯酸等生理性诱导剂反应低下或缺如。

【治疗】

1. 血小板无力症尚无根治方法，也缺乏预防自发性出血的措施，主要以止血和支持对症处理为主，血小板输注是最主要和有效的止血方法。

2. 患者孕期应避免剧烈活动、外伤，避免服用阿司匹林

及非甾体抗炎药,注意口腔卫生、保持鼻腔湿润而避免皮肤黏膜出血。出现皮肤黏膜出血时以局部压迫止血为主,必要时使用外用凝血酶、抗纤溶药物及明胶海绵等。对上述方法出血不能控制者,需考虑输注血小板、使用重组活化凝血因子Ⅶ止血。

3. 有报道显示血小板无力症孕妇体内可产生抗血小板抗体,且与胎死宫内、胎儿血小板减少、胎儿颅内出血及新生儿血小板减少、新生儿死亡等风险相关。但条件所限,孕期较难估计胎儿及新生儿发生血小板减少症及出血的风险。

4. 对于分娩方式和时机的选择,目前文献所报道的病例多以足月后剖宫产方式终止。术前预防性输注血小板或新鲜血预产时及产后出血,积极应用子宫收缩剂预防产后出血。

(四)先天性纤维蛋白原异常

先天性纤维蛋白原异常是一组罕见的表型多样性的遗传凝血异常性疾病,是由4号染色体上FGA、FGB和FGG基因的单等位或双等位突变引起,包括数量异常及功能异常。先天性低纤维蛋白原血症(hypofibrinogenemia)及先天性无纤维蛋白原血症(afibrinogenemia)均为罕见的常染色体隐性遗传病,较多发生于近亲婚配的家族中,主要是由于肝脏合成纤维蛋白原的功能存在先天缺陷导致纤维蛋白原(fibrinogen,FIB)减少或缺乏,使纤维蛋白生成障碍,从而造成出血。纤维蛋白原功能缺陷大部分为常染色体显性遗传,通常表现为功能缺陷但数量正常的纤维蛋白原形成,也被称为异常纤维蛋白原血症。

【临床表现】 患者的主要临床表现为出血,不同类型的先天性纤维蛋白原异常发生出血的程度和频率不一。先天性无纤维蛋白原血症患者自新生儿时期即可出现全身各组织部位的自发性出血。先天性低纤维蛋白原血症患者自发性出血较轻,外伤所致出血严重。异常纤维蛋白原血症患者临床表现高度异质性,从无症状到严重出血和/或血栓形成。出血可以发生在全身各组织部位,其中脐带残端出血、鼻出血、早期流产常见,皮肤瘀斑、消化道出血、泌尿生殖道出血、中枢神经系统出血以及月经过多较常见,肌肉血肿少见。少数无纤维蛋白原血症及异常纤维蛋白原血症患者有发生血栓事件的报道,以静脉血栓为主。先天性纤维蛋白原异常的产妇可发生严重产科并发症,如胎盘早剥、产后出血等。

实验室检查无纤维蛋白原血症和低纤维蛋白原血症表现为凝血酶原(PT)、活化部分凝血活酶(APTT)和凝血酶凝固(TCT)时间延长,以及由Clauss测定确定的纤维蛋白原活性缺失或降低。通过免疫分析、重量分析或通过测量干凝块重量确定纤维蛋白原抗原的一致减少。异常纤维蛋白原血症的诊断是通过纤维蛋白原活性低于抗原水平的差异诊断。

【妊娠期对母儿结局的影响】 文献报道显示先天性无

纤维蛋白原血症/低纤维蛋白原血症合并妊娠可导致不良妊娠结局,如早期妊娠出血、早期流产、早产、胎儿生长受限、胎盘早剥、胎儿丢失、产后出血、产后血栓形成等。

【治疗】 先天性纤维蛋白原异常患者可通过补充纤维蛋白原恢复凝血功能,在临产、术前或出血时可对症输入新鲜冷冻血浆(FFP)、冷沉淀和纤维蛋白原。一般认为每输入全血200ml或血浆100ml可提高纤维蛋白原0.2~0.3g,提高血浆纤维蛋白原浓度1mg/L。因此,需根据病情使血中纤维蛋白原浓度达到临床上可以止血的浓度(0.5~1.0g/L)。输液时应仔细过滤并在1~2小时内输完。文献认为在妊娠早期和中期应维持FIB>0.5~1.0g/L,在妊娠晚期和围产期应维持FIB>1~2g/L。当FIB<0.5g/L或既往妊娠出现不良妊娠结局时,推荐在妊娠全程给予预防治疗,维持FIB>1.0g/L,以防止自发性流产。分娩前应将FIB提高至1.5g/L以上并维持3天以预防产后出血。目前关于分娩方式及麻醉方式的选择尚缺乏循证医学证据,推荐根据患者情况个体化选择。此外,应重视对患者FIB谷值和峰值的定期监测、对胎儿生长和胎盘出血的定期监测。同时关注血栓形成的风险,特别是与FIB替代治疗相关的血栓风险。

四、血液系统恶性疾病

(一)骨髓增生异常综合征

骨髓增生异常综合征(myelodysplastic syndrome,MDS)是一组异质性疾病,基本病变为克隆性造血干、祖细胞发育异常,导致无效造血及恶性转化危险性增高,临床表现为不同程度的贫血和/或血小板及中性粒细胞减少。妊娠合并MDS发生率较低,国内外文献报道较少,与再障相似,孕妇可在妊娠及分娩期发生致命性出血或败血症,是严重的妊娠并发症。少数孕妇可能在妊娠期或产后进展为急性白血病,预后不良。

【病因】 MDS的病因至今尚不明确,约20%~30%患者可能存在高危因素,包括电离辐射、病毒感染、某些职业或环境暴露及免疫抑制治疗等。如少数再障患者接受免疫抑制治疗后可发展为MDS。部分患者存在染色体异常、癌基因与抑癌基因失衡、造血细胞凋亡异常及免疫学异常等。文献报道妊娠合并MDS,部分是在妊娠期发现及确诊,但妊娠并不构成其发病原因。目前认为,MDS的发生发展是多步骤的过程,骨髓细胞的克隆性遗传学异常与异常造血微环境间的相互作用导致异常克隆增殖及单克隆造血,伴有基因组不稳定性,易发生继发性细胞遗传学异常。另一方面诱发免疫反应,导致T细胞介导的自身免疫性骨髓抑制,进一步损害造血细胞的增殖和成熟,并产生大量细胞因子(TNF-α、IFN-γ等),诱发过度凋亡,结果可能加剧基因组不稳定性,甚至演变为急性髓性白血病。

【对母儿影响】 妊娠对MDS病情进展的影响,不同研究尚存有争议。有研究认为 MDS 合并妊娠结局不良,部分患者可于妊娠期或产后进展为急性白血病。也有研究认为,妊娠合并 MDS-RA 经过输血支持治疗,妊娠结局良好,产后病情没有变化和进展。

与再障相似,MDS 患者妊娠期间可因长期严重贫血,影响胎盘的血氧运输,胎儿可能出现生长受限、胎儿窘迫甚至胎死宫内。孕妇可因全血细胞减少发生致命性出血(如消化道出血、颅内出血)以及严重感染、脓毒血症、感染中毒性休克等。

【分类】 1982 年,法、美、英协作组(FAB)提出 MDS 诊断标准及分型建议,即称为 FAB 分型。在此基础上,WHO 于 1997 年对 FAB MDS 分型进行了修订,并推荐作为国际统一标准,具体包括:难治性贫血(RA);难治性贫血环状铁粒幼细胞(RARS);难治性血细胞减少伴有多系增生异常(RCMD);难治性贫血伴原始细胞增多-Ⅰ(RAEB-Ⅰ);难治性贫血伴原始细胞增多-Ⅱ(RAEB-Ⅱ);纯 5 号染色体长臂缺失的 MDS(5q-综合征)及不能分型的 MDS(MDS-U)7 类。文献报道中,妊娠合并 MDS 以 RA 最常见,其预后好于其他分型。

【临床表现】 MDS 一般起病相对缓慢,临床表现从轻型到重型不等,与其外周全血细胞减少程度相关。通常以顽固性贫血为主,RCMD 和 RAEB 常伴有出血和感染并发症。部分患者可进展为急性白血病。妊娠合并 MDS 多以贫血为主要表现,为中重度贫血,严重者导致胎儿宫内慢性缺氧,常合并胎儿生长受限甚至胎死宫内。此外,严重血小板减少可发生致命性内脏出血,中性粒细胞显著降低可致妊娠期和产褥期严重的全身感染、败血症等。

【诊断】 MDS 的诊断主要结合临床表现及实验室检查,但需排除其他存在血细胞异常形态改变的疾病,如:巨幼细胞贫血、ITP、骨髓增殖性疾病、阵发性睡眠性血红蛋白尿(PNH)、某些恶性肿瘤、骨髓转移瘤、某些结缔组织病等。

实验室检查包括全血细胞计数及白细胞分类、网织红细胞计数、骨髓穿刺及活检、骨髓染色体核型分析以及条件允许时可考虑行流式细胞仪免疫分型等。需注意外周血有无血细胞发育异常的形态学改变,骨髓穿刺涂片有无原始细胞比例增高及各系细胞异常发育,骨髓活检有无造血细胞空间定位紊乱,有无异常染色体核型等。

对有原始细胞增多的 MDS(如 RAEB)诊断一般不困难,但原始细胞比例不高的 MDS(如 RA 等)及低增生性MDS,有时难以明确诊断。鉴别诊断主要包括巨幼细胞贫血、PNH、某些结缔组织病等。低增生性 MDS 需与再障相鉴别。与巨幼细胞贫血鉴别存在困难时,可考虑试验治疗。前者即使经过充分的抗贫血治疗,其外周血象及血细胞计数仍不会改善。

【治疗】 由于 MDS 的自然临床过程和转归差异较大,目前尚没有统一的特异治疗方案。治疗应综合考虑患者年龄、IPSS 评分、WHO 分型及骨髓供体情况。主要包括支持治疗、促进血细胞生成和分化成熟治疗、免疫抑制治疗、化疗以及造血干细胞移植。

妊娠合并 MDS 由于病例数较少,尚缺乏治疗规范,文献报道主要以支持治疗为主,通过成分输血维持血红蛋白和血小板水平,其治疗标准参考妊娠合并再障的支持治疗。免疫抑制治疗及化疗的安全性及对胎儿的远期影响尚不确定,一般不推荐孕期应用,造血干细胞移植在妊娠期亦属禁忌。

1. 具体的支持治疗可参照妊娠合并再障相关内容。孕期保健中强调产科与血液科医生的共同管理。首先需明确其 WHO 分型及 IPSS 危度评估,对低危者,给予积极的支持治疗,防治妊娠并发症,尽可能维持妊娠。对高危者应充分评估能否继续妊娠以及是否采取某些特异性治疗,如化疗等。高危型 MDS 是否可以妊娠目前尚缺乏观点。

2. 分娩期处理 与再障基本相同。

3. 产后随访及治疗 MDS 患者产后仍需严密随访。部分患者产后血象得到改善,甚至完全缓解。部分患者,特别是 IPSS 高危者,产后可能进展为急性白血病,需尽早发现,采取相应治疗。

(二)白血病

白血病(leukemia)是一类造血干细胞的恶性克隆性疾病。根据白血病细胞的成熟程度和自然病程分为急性白血病(acute leukemia,AL)和慢性白血病(chronic leukemia,CL)两类。AL 的细胞分化停滞在较早阶段,多为原始细胞及早期幼稚细胞,病情发展迅速,自然病程仅几个月。CL 的细胞分化停滞在较晚阶段,多为较成熟幼稚细胞和成熟细胞,病情发展缓慢,自然病程为数年。根据主要累及的细胞系可将 AL 分为急性淋巴细胞白血病(acute lymphoblastic leukemia,ALL)和急性髓细胞白血病(acute myeloid leukemia,AML)。CL 分为慢性髓细胞白血病(chronic myeloid leukemia,CML)、慢性淋巴细胞白血病(chronic lymphoblastic leukemia,CLL),以及少见类型的白血病,如毛细胞白血病(hairy cell leukemia,HCL)、幼淋巴细胞白血病(prolymphocyte leukemia,PLL)等。文献报道妊娠合并白血病的发病率约为 1/75 000~1/10 000。部分患者在妊娠期首次诊断。

【妊娠与白血病的相互影响】 目前文献认为妊娠不是白血病发病的原因,尚无证据表明妊娠会影响白血病的自然病程,影响患者对治疗的反应及预后。但白血病引起的白细胞异常、贫血和血小板数量减少或显著增高,以及抗白血病治疗的药物及副作用可使孕妇在孕期和围产期面临 DIC、感染、出血的风险增加,同时并发妊娠期高血压疾病、胎盘早剥、胎儿流产、死胎、生长受限和早产的比例明显增加,因此,使母儿在孕期面临较大的风险及不良结局。

【诊断】 妊娠期白血病多数患者为孕前已明确诊断者。妊娠期首次出现的白血病,由于早期临床症状易受到妊娠期生理性变化的干扰,诊断常因血常规出现异常变化而进一步检查明确。因此,孕期保健中应重视血常规的定期检查,并提高临床医生对异常结果的识别。对于无明显诱因发现外周血白细胞计数>（20~30）×10⁹/L 或<（2~3）×10⁹/L,或同时合并红细胞和血小板计数异常的孕妇,应及时进行进一步检查。此外,对于起病急骤,出现反复发热、进行性贫血、出血倾向和骨关节疼痛等表现时也需警惕白血病。外周血涂片、骨髓穿刺及活检对于白血病的诊断及排除具有重要意义,妊娠不是骨髓穿刺的禁忌。

1. 临床表现 疾病早期临床症状可不典型,常易被忽视。如疲劳、体重减轻、食欲缺乏及体内某处疼痛等非特异性症状。疾病进展时可表现为皮肤、黏膜苍白,口、鼻腔出血或全身瘀斑。偶见发生致命性颅内出血、消化道出血的体征;50%以上的患者有肝大;淋巴结肿大常表现在下颌下、颈侧、腋下、腹股沟等处触及直径<3cm、质地较软且不融合的淋巴结(慢性白血病患者淋巴结肿大少见)。急性白血病还可出现胸骨、胫骨压痛及特异性皮肤损害,如斑丘疹、结节、红皮病、剥脱性皮炎。如果累及心肌和心包膜,则可出现心包积液、心脏扩大及心力衰竭的体征。

2. 实验室检查 急性白血病患者外周血涂片大部分表现为全血细胞减少和出现原始和早幼细胞。白细胞总数可减少至（0.2~0.5）×10⁹/L 或增多至（300~500）×10⁹/L,少数可达（600~700）×10⁹/L,但有10%的患者仅表现为轻度贫血和中度的血小板减少,白细胞计数正常,外周血中无原始细胞,此类病例必须行骨髓穿刺。诊断依据为骨髓象中至少有30%的总有核细胞或非红系细胞成熟障碍(原始细胞增生>30%)。

慢性粒细胞白血病的自然病程分为慢性期、加速期和急变期。慢性期外周血白细胞数为（10~200）×10⁹/L 或高达700×10⁹/L,分类中有不同成熟阶段的粒细胞,以中幼粒及成熟粒细胞为多数。红细胞形态正常,血红蛋白浓度正常,血小板数量正常或升高,血涂片易见到有核红细胞。加速期和急变期血红蛋白浓度和血小板数量可明显下降。骨髓象则显示骨髓明显或极度增生,红系、髓系及巨核系普遍增生,以髓系更为突出。粒系与红系比例可达（15:1）~（20:1）。慢性期原粒细胞与早幼粒细胞总和不超过10%。嗜酸性与嗜碱性粒细胞比例明显高于正常,在病变恶化时增加更为明显。血清乳酸脱氢酶、尿酸及溶菌酶往往增高。

3. 细胞免疫学检查及遗传学检查 应用一组合适的抗体,结合必需的细胞化学检查,可以对所有的急性白血病进行分型诊断。染色体核型分析、原位杂交以及基因检测则可以明确诊断慢性粒细胞白血病。

【孕期处理】

1. 妊娠时机问题 临床观察显示 AL 患者在疾病治愈后可以妊娠。无白血病复发达 3~5 年者称为白血病持续完全缓解。完全缓解后妊娠复发率低,母儿结局好。CML 患者在病情完全缓解后可慎重妊娠。有学者认为在达到主要分子学缓解 24 个月后,如希望妊娠,可考虑停用伊马替尼,

停药和受孕的时间间隔最好在 6 个月内。

2. 妊娠期诊断的白血病继续妊娠及治疗问题

（1）急性白血病:由于 AL 病情进展迅速,目前认为孕早期诊断者应及时终止妊娠,然后开始化疗;妊娠中晚期诊断者,由于化疗对胎儿不良影响的风险较低,可以考虑继续妊娠,同时进行化疗,辅以支持疗法,争取在病情缓解后分娩,有望获得成熟的活婴。妊娠晚期诊断者也可以选择剖宫产获得活婴后再化疗,但延迟治疗有可能会影响母亲的预后。急性白血病的治疗:①化疗,可分为两个阶段。第一阶段是诱导缓解期,应用强力的化疗方案使体内白血病细胞总数下降至 10⁷~10⁹/L,使患者进入完全缓解状态。第二阶段是缓解后治疗期,此期时间长,期望继续减少白血病细胞总数并最终能够消除残余的白血病病变。化疗方案应由血液科医师决定。②支持治疗:对于全血细胞减少的患者,给予支持治疗是治疗本病的重要基础。贫血者可输注同型红细胞以维持患者血红蛋白浓度在 70g/L 以上。血小板数量显著减少并有严重出血者,尽量多次输注来自同一个献血者的血小板,以维持患者的血小板计数在 20×10⁹/L 以上,同时避免患者产生抗血小板抗体。③预防和治疗感染:对于粒细胞缺乏的患者,应戴口罩、勤洗手、隔离性探望,用复方氯己定含漱液漱口。出现发热或感染的其他征象时,应立即做细菌与真菌培养,予以广谱抗生素治疗,必要时抗真菌治疗。

（2）慢性白血病:孕期诊断的 CML 患者绝大多数处于慢性期,该时期的 CML 虽然具有恶性肿瘤的特征,但表现为一个相对良性的过程,一般可持续约 1~4 年。因此,这类患者,尤其是妊娠中晚期发病的患者,多可以顺利度过妊娠期。对于孕期 CML 的治疗目前尚无公认的诊疗常规,国内外常用的治疗包括药物治疗及白细胞单采术。伊马替尼、羟基脲、干扰素 α 等药物的作用特点为:

1）甲磺酸伊马替尼:是第一代酪氨酸激酶抑制剂（TKI）,能够高度特异性地抑制 BCR/ABL 编码蛋白的酪氨酸激酶活性,阻断其持续磷酸化,抑制 Ph 染色体阳性白血病细胞的增殖和抗凋亡,延长 CML 患者的生存期。研究显示伊马替尼在动物实验中有致畸作用;妊娠早期使用会增加流产和胎儿先天性畸形的风险,但妊娠中、晚期使用风险无显著增加。

2）干扰素 α:分子量大,很少通过胎盘。能通过影响蛋白合成、降解 RNA 及对免疫系统的调节达到抑制细胞增殖的作用。研究显示干扰素在动物实验中无致畸性,是整个孕期都能相对安全使用的药物。

3）羟基脲:是抑制 DNA 合成的细胞毒性药物,分子量小,可通过胎盘。研究显示其在动物实验中有致畸性,孕早期使用增加流产和胎儿先天性畸形的风险,孕中晚期使用相对安全,但母体发生子痫前期的风险增加,应引起临床关注。

白细胞单采术:能在短期内快速降低血液中白细胞计数,从而降低白细胞异常增多引起血管堵塞的风险。但该方法不能清除恶性克隆,不能延长患者的生存期,且需特殊的

仪器,使用不方便,费用较高,不作为 CML 患者维持治疗的推荐方法。妊娠期白细胞单采可以避免药物致畸的影响,且无其他不良反应,在整个孕期都可以使用。在临近分娩等紧急情况下使用能使白细胞水平快速下降,具有优势。

综合上述治疗措施,妊娠期诊断的 CML 慢性期患者,孕期可根据患者的经济状况选择干扰素 α 和/或白细胞单采治疗;孕中期后可选择羟基脲、伊马替尼进行治疗。病情控制应达到白细胞数<100×10⁹/L、血小板计数<500×10⁹/L、血红蛋白浓度>70g/L。

(3)终止妊娠:终止妊娠前需根据病情配新鲜血、血小板、纤维蛋白原及凝血酶原复合物等血制品。应根据产科情况决定分娩方式,尽量避免并减少手术操作,除非有手术指征。产后应积极应用宫缩剂防止产后出血,注意预防软产道血肿,术后预防应用广谱抗生素防止感染。

(4)新生儿处理:新生儿均应按高危新生儿管理:①新生儿出生后查血常规及染色体;②人工喂养:因产妇应尽快进行化疗,不宜母乳喂养;③产前如应用大剂量皮质激素,新生儿出生后应用泼尼松 2.5mg,每天 2 次口服,1 周后可逐渐减量。目前观察未发现恶性白血病克隆通过胎盘传给新生儿,但对子代远期神经系统发育、生殖功能以及发生恶性肿瘤等情况的随访资料尚有限。

(三)淋巴瘤

淋巴瘤(lymphoma)是一种起源于淋巴结和淋巴组织的恶性肿瘤。按组织病理学改变,淋巴瘤分为霍奇金淋巴瘤(Hodgkin lymphoma,HL)和非霍奇金淋巴瘤(non-Hodgkin lymphoma,NHL),两者在人群的发病率分别为 2.8/10 万及 16.6/10 万。妊娠合并淋巴瘤包括孕前诊断及孕期首次诊断者。文献报道妊娠期首次诊断的淋巴瘤发病率约为 13.5/10 万,占妊娠期新发恶性肿瘤中的第四位。其中 HL 为 8.1/10 万,NHL 为 5.4/10 万,是需要引起重视的妊娠期恶性肿瘤。

【病因】 尚不完全清楚,病毒学说受到重视。EB 病毒与 HL 的关系较为密切,是移植后淋巴瘤、AIDS 相关淋巴瘤及 Burkitt 淋巴瘤的可能病因。也有证据提示人类 T 淋巴细胞病毒Ⅰ型(HTLV-Ⅰ)、HTLV-Ⅱ及 HCV 等病毒与某些类型的淋巴瘤有关。幽门螺杆菌被认为可能是胃黏膜相关性淋巴样组织结外边缘区淋巴瘤的病因。免疫功能低下也与淋巴瘤的发病有关。遗传性或获得性免疫缺陷患者伴发淋巴瘤者较正常人为多,器官移植后长期应用免疫抑制剂而发生恶性肿瘤者,1/3 为淋巴瘤。

【临床表现】 非妊娠期淋巴瘤表现为全身及局部症状。全身症状包括不明原因发热、盗汗、体重下降等非特异性表现;局部症状主要取决于淋巴瘤的原发部位,即原发于淋巴结及结外淋巴组织两类。研究显示 HL 患者多原发于淋巴结,90% 以局部淋巴结无痛性、进行性肿大为首发表现,20%~30% 伴有全身症状。多数肿大淋巴结位于浅表,如颈部、锁骨上或腋下,少数仅表现为深部淋巴结肿大,如纵隔

和腹膜后。NHL 患者约 2/3 原发于淋巴结,1/3 原发于结外淋巴组织,表现为无痛性进行性淋巴结肿大或局部肿块,对器官可产生压迫和浸润症状,例如胸部以肺门及纵隔受累最多,半数有肺部浸润或胸腔积液,可出现咳嗽、胸闷、气促、肺不张及上腔静脉压迫综合征;腹膜后淋巴结肿大可出现腰痛、输尿管受压导致肾盂积水。极少数 NHL 患者表现为原发于生殖器官淋巴组织的淋巴瘤。疾病早期外周血常规检查常表现为轻中度贫血、淋巴细胞绝对或相对增多;疾病晚期累及骨髓、发展成淋巴瘤白血病时可表现为淋巴细胞增多的白血病样血象。约 20% 的 NHL 患者在晚期累及骨髓。疾病活动期可出现血沉增快、乳酸脱氢酶升高,后者常提示 NHL 患者预后不良。根据对妊娠期诊断的淋巴瘤临床表现分析,发现妊娠期淋巴瘤的临床特点与非妊娠期基本类似,但淋巴瘤累及生殖器官的概率高于非妊娠期,认为可能与妊娠期生殖器官血流量的增加及 NHL 细胞表面性激素受体的过度表达或激活有关。

【诊断】 诊断主要通过表浅淋巴结活检或深部病灶穿刺物涂片进行病理学检查,以发现 Reed-Sternberg 细胞或 NHL 细胞作为诊断依据。进一步分型需通过形态学、免疫组化、遗传学及分子生物学检查,按照 2016 年 WHO 淋巴组织肿瘤分型标准进行分型。目前 HL 分为经典型和结节性淋巴细胞为主型两大类,其中经典型 HL 更常见,约占 90%。NHL 共有 90 余种亚型,根据各个亚型生物学特性不同分为惰性、侵袭性及高度侵袭性 NHL。其中弥漫性大 B 细胞淋巴瘤最常见,约占 35%~40%,属侵袭性淋巴瘤。在淋巴瘤诊断明确后,需依据 B 超、CT、MRI、PET-CT 及放射性核素骨扫描等影像学检查显示淋巴瘤的分布范围,按照 Ann Arbor 分期(Cotswolds 修订)标准将淋巴瘤分为Ⅰ~Ⅳ期。文献认为妊娠期行淋巴结活检及穿刺、骨髓穿刺等有创检查是安全的。在妊娠期淋巴瘤诊断明确后,需结合临床表现、骨髓穿刺及影像学检查结果进一步明确临床分期。孕期影像学检查建议首选超声及 MRI,若病情需要,可以在遮蔽腹部的情况下进行胸部 X 线或 CT 检查,而 PET-CT、腹盆腔 CT、碘造影剂及钆造影剂等不建议在妊娠期使用。

【妊娠期淋巴瘤处理】 对于妊娠期诊断的淋巴瘤患者,首先需要产科及血液科医生共同评估是否可以继续妊娠。综合文献观点可根据以下因素进行评估:诊断时的孕周、肿瘤类型、分期及疾病激进程度(惰性/侵袭性/高度侵袭性)、是否存在危及母体生命的症状、胎儿宫内状况以及患者对于继续妊娠的意愿等多种因素综合评估。对于继续妊娠者,需严密监测病情变化、母儿并发症,动态评估是否需要进行治疗及治疗的时机和方式。淋巴瘤的治疗方式主要包括化疗与放疗,基于妊娠期放疗可能致畸的风险,目前不推荐孕期应用。而孕期化疗则需要考虑孕周及药物对胎儿的影响。孕早期化疗可能增加胎儿畸形及流产的风险,因此,淋巴瘤的孕期化疗建议尽可能推迟至妊娠中期后开始。结合文献研究,针对不同类型淋巴瘤的孕期处理:

1. HL 处理原则主要依据 HL 的分期及诊断时所处的孕周。对于早期 HL，多数文献认为可以密切观察至产后，孕期保健中需从临床症状、查体及影像学三方面监测病情。如果出现发热、盗汗、体重下降的全身症状、肿块直径达到 10cm、有结外病灶或肿大的淋巴结达 3 个或以上时被认为病情进展，需要尽快进行治疗。诊断时为晚期 HL 的患者需要立即治疗。此时若在孕早期，建议终止妊娠后治疗；若在孕中晚期，可考虑实施联合化疗。但有文献报道对于孕早期诊断的晚期 HL 患者，若患者继续妊娠的意愿强烈，可考虑选择单药长春碱桥接治疗至孕中期，后再实施联合化疗。妊娠早期应用长春碱的回顾性研究显示，该药存在胎儿畸形、低出生体重、流产及骨髓抑制的风险，因此需在充分知情的前提下应用。

2. NHL

（1）惰性淋巴瘤：由于其进展缓慢、病程较长，文献认为治疗策略主要是密切观察，至出现临床症状或病情进展时再进行联合化疗。监测中出现发热、盗汗或体重下降等全身症状、巨大肿块、受累淋巴结数目在 3 个以上或直径在 3cm 以上、脏器或骨髓受累、胸腔或腹腔积液等症状时，考虑为病情进展，需要进行联合化疗治疗。

（2）侵袭性淋巴瘤：基于非妊娠期人群数据，诊断后推迟治疗时间>30 天时影响预后，需尽早接受治疗，建议孕早期诊断的患者终止妊娠。但部分文献认为，对于在孕 10~12 周诊断、病灶局限、不伴有全身症状的早期侵袭性 NHL 患者，预后相对较好，若孕妇强烈要求继续妊娠，可选择密切观察或单药类固醇化疗至孕中期。在孕中晚期诊断的患者可采用标准剂量的化疗方案。

（3）高度侵袭性淋巴瘤：生长迅速，常侵袭至肠系膜淋巴结、肠、肾、肝、脾、卵巢等结外部位或表现为急性白血病，继而累及中枢神经系统，预后较差。诊断后需要强化联合化疗。由于其化疗方案的高毒性，文献建议积极终止妊娠。若孕妇继续妊娠意愿强烈、诊断时孕周在孕 20 周之后，可采用适当的联合化疗方案并进行中枢神经系统的预防性化疗。

【母儿结局】 文献报道显示妊娠期淋巴瘤患者母体并发症主要包括早产、胎膜早破、子痫前期、妊娠期糖尿病及感染；胎儿并发症包括流产、小于胎龄儿、新生儿先天性畸形等。妊娠期接受化疗与并发症的发生相关。2019—2020 年，C Maggen 等人分别对 111 例妊娠期 HL 和 73 例妊娠期 NHL 进行了回顾性研究。HL 患者中 69 例在孕中晚期开始化疗，42 例延迟至产后治疗，比较两组患者的并发症，发现妊娠期化疗的患者更易发生产科并发症，包括早产、胎膜早破及低出生体重儿。

【围分娩期处理】 病情平稳的患者可妊娠至足月或孕 35 周胎儿肺成熟后。对于病情进展迅速者，需结合患者的病情、孕周、新生儿抢救能力综合评估终止妊娠时机。对于分娩方式，淋巴瘤本身不是阴道分娩的禁忌，剖宫产可依据产科指征。有文献提出，在累及下腹部及腹股沟区域的病例

中，若选择阴道分娩，建议产前行腹部 MRI 排除产道梗阻。产后应及时对胎盘进行病理学检查，判断是否存在胎盘转移。如果出现转移，则需对新生儿进行淋巴瘤的随访。产后应用 PET-CT 对产妇淋巴瘤病情进行全面评估并在分娩 1 周后开始化疗。

五、其他疾病

（一）红细胞增多症

真性红细胞增多症（plycythemia vera，PV）是一种以获得性克隆性红细胞异常增多为主的慢性骨髓增殖性肿瘤（myeloproliferative neoplasms，MPNs）。该疾病主要表现为外周血血细胞比容增加，血液黏稠度增高，常伴有白细胞和血小板增高、脾大，病程中可出现血栓和出血等并发症。随着女性生育年龄的推迟及诊断技术的发展，目前文献报道 PV 在生育期女性中的发生率有所增高，20~34 岁女性的发病率约为 0.04/10 万，而 35~39 岁女性的发病率升至 0.25/10 万。妊娠合并 PV 很少见，文献报道显示妊娠过程中可因过高的血细胞比容和血小板计数及血栓形成而造成母儿严重并发症，甚至孕产妇死亡。孕期积极干预治疗有助于改善母儿不良结局。

【发病机制】 近期研究认为特异性基因突变，包括 JAK2V617F 和 JAK2 外显子 12 突变导致非红细胞生成素依赖的 JAK2-STAT 信号通路的活化是 PV 发病机制的核心。JAK2 为细胞内激酶，在细胞因子的信号转导中起重要作用。正常情况下，促红细胞生成素、血小板生成素、粒细胞-巨噬细胞集落刺激因子等造血因子与其受体结合后激活 JAK2，活化的 JAK2 可引起下游信号转导及转录因子的激活。研究发现约 95%PV 患者体内存在 JAK2V617F 突变，该突变可导致 JAK2 的结构异常，异常的 JAK2 在不依赖造血因子的情况下持续活化，引起下游信号转导和转录因子的活化，促进红系、巨核细胞系及粒系祖细胞增殖，导致红细胞、血小板及粒细胞计数增高。此外，约 3%PV 患者存在 JAK2 外显子 12 基因突变，该突变主要存在于 JAK2V617F 突变呈阴性的患者中。JAK2 外显子 12 基因突变主要引起 PV 患者骨髓红细胞系造血异常，造成患者体内红细胞数量增多。PV 患者体内红细胞数量增多，血液呈高黏滞状态，使红细胞更易黏附于血管内皮，造成内皮功能损伤，导致血栓形成。

【临床表现】 主要包括血栓形成或栓塞、微循环障碍所引起的症状、多血质表现及脾肿大。约 1/3 的患者在病程中出现血栓形成或栓塞，如脑卒中或短暂性脑缺血发作，静脉血栓及肺栓塞，血栓或栓塞的发生与血小板计数及血细胞比容升高有关。文献报道约 27% 的患者具有微循环障碍所引起的头痛、眩晕、耳鸣等症状。多血质表现为眼结膜显著充血，皮肤黏膜红紫。肝脾大为本病重要体征，约 40%~50% 患者有肝大，70%~90% 有脾大，脾大多为中、重度肿大，表面

平坦，质硬。部分患者可因嗜碱性粒细胞增多并释放组胺、前列腺素、白介素-3等刺激皮肤而出现瘙痒症。文献报道PV患者在妊娠期主要有头痛、眼结膜充血、皮肤瘙痒以及肝脾大等表现。上述临床症状可通过控制血细胞比容及抗血栓药物治疗而得到有效预防或缓解。

【诊断】 非孕期诊断标准由2016年WHO制定，女性患者主要诊断指标为：

1. 血红蛋白浓度>160g/L或者血细胞比容>0.48，或红细胞量超过平均正常预测值25%。

2. 骨髓活检提示相对于年龄而言全骨髓细胞高度增生，包括红系、粒系显著增生和多形性、大小不等的成熟巨核细胞增殖。

3. 存在JAK2 V617F突变或JAK2外显子12突变。

次要诊断指标：血清促红细胞生成素低于正常值水平。

符合上述三项主要标准或前两项主要标准加次要标准可诊断为PV。

目前尚无针对妊娠期PV的诊断标准。由于妊娠期生理性变化，血液呈稀释状态，血红蛋白浓度和血细胞比容等均有所下降，对于在妊娠期怀疑为PV的患者，如果按照上述标准进行诊断，部分达到上述诊断标准的轻症患者可能会被漏诊。有文献报道显示妊娠期首次诊断的PV患者与妊娠前诊断者相比，孕期发生妊娠并发症的风险更大，妊娠结局较差。

【对母儿结局的影响】 查阅近20年妊娠合并PV的文献报道，总结共45名PV患者的81次妊娠，结果显示活产率为60.5%，胎儿丢失率为30.1%，新生儿死亡率为3.7%。母体并发症主要为子痫前期（7.4%）及血栓栓塞事件（3.7%），孕产妇死亡1例。早期流产是胎儿最常见的并发症，其次为早产、胎儿生长受限及死胎。孕期干预治疗可提高活产率、降低母体并发症发生率。文献提出高危因素包括：①既往因PV引起的动脉或静脉血栓史、出血史；②既往有过妊娠并发症（>3次早期流产或者>1次中晚期流产，新生儿出生体重<第5百分位数，胎死宫内或死胎，因子痫前期需在妊娠37周前终止妊娠）；③血小板计数>1 500×10⁹/L；④既往有微循环障碍；⑤有≥2个遗传性血栓形成因素，如因子V基因突变、狼疮抗凝物阳性等；⑥需要药物治疗的高血压或糖尿病。更高危因素包括：①现存有血栓或最近6个月内有血栓事件发生；②既往有严重血栓或出血并发症。

【孕期管理】 PV并不是妊娠禁忌证，通过必要的孕前咨询、高危因素识别、加强孕期保健及管理，在积极的干预治疗下有望获得较好的妊娠结局。

1. 孕前咨询 孕前应在血液科及产科接受相关咨询，通过相关检查评估原发病控制的程度、脏器功能是否受损、是否存在高危因素以及是否需要继续服用药物治疗。如果病情控制良好，孕前应停止使用有致畸作用的降细胞类药物，包括：阿那格雷、羟基脲、白消安、哌泊溴烷等至少3个月。为更好评估妊娠期血栓性并发症的发生风险，推荐患者进行血栓形成倾向的筛查，包括：抗磷脂抗体、狼疮抗凝物、V因子基因突变、凝血酶原基因突变、蛋白S、蛋白C和抗凝血酶等。

2. 病情监测 根据病情程度每2~4周进行外周血常规检查，关注血细胞比容和血小板计数，血细胞比容应控制在<45%，血小板计数<1 000×10⁹/L。根据是否具有血栓形成的高危因素（如既往血栓病史、V因子基因突变、狼疮抗凝物阳性等），定期监测下肢静脉血管彩超、D-二聚体，注意血压、肝肾功能、尿常规监测。

3. 孕期治疗 非孕期一线治疗包括对症治疗及口服小剂量阿司匹林、静脉放血疗法、使用羟基脲或干扰素α降细胞治疗等。综合文献及相关指南意见，对于无用药禁忌证的所有PV孕妇，推荐整个孕期使用低剂量阿司匹林进行抗血小板治疗，具有高危因素者加用低分子量肝素（LWMH）抗凝治疗和/或通过静脉放血疗法和/或降细胞药物控制血细胞比容。

（1）阿司匹林：推荐使用低剂量阿司匹林（50~100mg/d）预防血栓形成；有出血倾向者应谨慎使用。血小板计数超过1 000×10⁹/L者出血风险增加，且患者可能合并获得性血管性血友病，使用阿司匹林会进一步增加出血的风险，可考虑选用干扰素α控制血小板水平。产前2周应停用阿司匹林，改用LMWH（依诺肝素40mg/d或达肝素钠5 000U/d）进行替代治疗。

（2）低分子量肝素（LWMH）：LMWH使用剂量应根据患者体重、肾功能和既往病史进行调整，推荐预防剂量为依诺肝素40mg/d或达肝素钠5 000U/d。体重和肾功能正常、具有高危因素的患者应当在妊娠确诊时即开始使用LMWH治疗；既往出现过静脉血栓或胎儿并发症的患者，推荐剂量为依诺肝素40mg或达肝素钠5 000U每天1次，在孕16~20周时剂量增加至每天2次；既往有过因PV导致的动脉血栓病史或当前有血栓形成时，推荐剂量为依诺肝素40mg或达肝素钠5 000U每天2次。

（3）静脉放血疗法：可作为非孕期PV患者血细胞比容过高或出现血液黏滞度过高表现时的紧急治疗，也可作为不具有高危因素患者控制血细胞比容的长期治疗。文献报道非妊娠期开始治疗阶段时，每2~4天静脉放血400~500ml，血细胞比容降至<45%或稍高于45%后可延长放血间隔时间，维持血细胞比容<45%。治疗过程中不推荐补铁，因补铁可能导致血细胞比容升高而增加血栓发生风险。目前尚没有针对妊娠期放血治疗的具体推荐方案，可参考上述方案进行治疗，控制血细胞比容<45%。

（4）降细胞药物：羟基脲为核糖核苷酸还原酶抑制剂，可通过抑制DNA的合成而减少红细胞生成，发挥降细胞作用。羟基脲可以通过胎盘，动物实验中证实羟基脲具有胚胎毒性。关于人类孕期使用羟基脲的相关研究尚不能证实其安全性，建议妊娠期应避免使用。干扰素α对于骨髓增殖性肿瘤的作用机制尚未阐明，研究认为其对髓系祖细胞，尤其是红系祖细胞具有直接促凋亡的作用,对于干细胞的增殖具有直接抑制的作用。2011 年欧洲白血病专家共识认为骨髓增殖性疾病患者在妊娠期使用干扰素 α 进行降细胞治疗是安全的。目前文献建议当患者出现以下情况时需要考虑加用干扰素 α 进行降细胞治疗:①在阿司匹林联合 LMWH 治疗的情况下仍然出现并发症。②在采用静脉放血疗法的情况下血细胞比容值>45%。③血小板计数>1 000×10⁹/L。④既往出现过严重血栓或需要输血治疗的严重出血。⑤目前存在血栓或近 6 个月内有血栓形成。2016 年国内真性红细胞增多症诊断与治疗专家共识认为约 70% 非妊娠期患者可通过干扰素(9~25)×10⁶U/周(分 3 次皮下注射)的治疗方案有效控制红细胞的生成,20% 的患者可获得部分缓解,为孕期使用干扰素 α 的剂量提供了参考。

4. 母儿并发症监测 孕期在进行常规产前检查的同时,需关注 PV 患者妊娠相关母儿并发症的发生及预防,主要包括子痫前期、肺栓塞以及胎盘功能不良导致胎儿生长受限、胎死宫内等并发症。在妊娠各阶段均需加强体重管理,加强对血压、尿蛋白的监测及母体栓塞性疾病的预防及监测。口服小剂量阿司匹林在治疗原发病的同时对预防子痫前期的发生具有一定作用。具有妊娠高危因素的患者可联合 LMWH 预防栓塞性疾病的发生,同时可改善血管内皮功能和胎盘功能。有研究认为在妊娠 20 周、24 周子宫动脉超声可显示子宫动脉是否处于高阻力状态或子宫动脉是否具有双侧切迹,可反映胎盘功能或滋养层细胞迁移情况,推荐在妊娠 20 周、24 周行子宫动脉超声检查,通过平均搏动指数来评估胎盘功能,若指数>1.4 提示胎盘功能不良,此时应增加胎儿生长监测频率,同时考虑加用 LMWH 和干扰素 α 治疗,对于已经接受 LMWH 治疗的患者可考虑增加用药剂量。

5. 围分娩期处理 关于分娩时机及方式,文献总的观点认为对于孕期无并发症者可以妊娠至足月,若出现母儿相关并发症则需要根据病情及程度决定分娩时机及方式。PV 本身不是剖宫产的指征,经评估后若患者无经阴道分娩的禁忌证可以选择经阴道分娩。PV 本身也不是硬膜外或脊髓麻醉的禁忌证,可以实施分娩期疼痛管理。对于经阴道分娩的产妇,若孕期接受 LMWH 治疗,应在分娩开始前 12~24 小时停用。产后至少在硬膜外导管移除 4 小时后给予 LMWH 治疗。对于剖宫产分娩的产妇应在手术前 1 天,最好在术前 12 小时使用一次预防剂量 LMWH。目前文献报道未发现 PV 孕妇分娩的新生儿出现畸形及与母体疾病相关的并发症发生率增高的现象,但建议仍需按高危儿进行管理及监测。

6. 产褥期管理 产褥期是形成静脉血栓的高风险时期,特别是产褥早期。若患者产后无出血或未留置硬膜外导管,应尽早使用预防剂量 LMWH 进行抗凝治疗,并推荐在产后 6 周内使用小剂量阿司匹林联合预防剂量 LMWH 预防血栓性事件发生,密切监测血常规,控制血细胞比容<45%。产褥期若出现反弹性血小板增多,可选用干扰素 α、

阿那格雷或羟基脲进行降血小板治疗,治疗期间不推荐实施母乳喂养。

(二)原发性血小板增多症

原发性血小板增多症(essential thrombocythemia,ET)是一种慢性骨髓增殖性疾病,其特征为血小板计数明显增多、骨髓巨核细胞过度增殖及临床表现为出血倾向和血栓形成。约 50%~70% 的患者有 JAK2V617F 基因突变。2006 年,欧美 5 国对 ET 的流行病学调查显示其发病率为(0.59~2.53)/10 万,男女比例 2:1,且以中老年好发。目前国内外对妊娠合并 ET 的报道较少,研究显示妊娠合并 ET 孕母儿出现流产、血栓等并发症的风险高于正常孕妇,对部分患者孕期实施必要的干预治疗可以改善母儿预后。

【发病机制】 研究较多的机制为 JAK2V617F 基因突变导致的 JAK-STAT 通路异常激活。基本同真性红细胞增多症。但只有约 50%~70% 的 ET 患者中存在 JAK2V617F 基因突变。在 JAK2V617F 基因突变阴性的 ET 中,文献报道约 10% 患者存在血小板生成素受体(thrombopoetin receptor,TPO-R,即 MPL)的突变,MPL 突变后可对血小板生成素(TPO)高度敏感,甚至不依赖 TPO 而自行活化,刺激巨核细胞过度增殖,进而导致 ET 的发生。

【临床表现及诊断标准】 ET 发病常较隐匿,进展缓慢,早期可无任何临床症状,仅在做血细胞计数时偶然发现,其主要临床特征为血栓形成和出血。妊娠期常无特异性临床表现,部分患者于孕期检查血常规时发现该病。2008 年 WHO 提出符合下述 4 条标准时可诊断 ET:

1. 血小板计数持续>450×10⁹/L(至少 2 次>450×10⁹/L),间隔时间至少为 1 个月,以排除暂时性血小板增多。

2. 骨髓活组织检查提示巨核系增生,以成熟的大巨核细胞数量增加为主,无明显粒系或红系增生。

3. 不符合世界卫生组织对慢性粒细胞白血病、真性红细胞增多症、原发性骨髓纤维化、骨髓增生异常综合征或其他骨髓增殖性疾病的诊断标准。

4. JAK2V617F 基因或其他克隆标记的表达,或无反应性血小板增多的证据。

妊娠期的诊断参考上述标准。当血常规检查提示血小板计数增多时,应首先通过病史及相关检查除外反应性因素所致,如失血或铁缺乏、感染、药物、溶血性贫血、先天性无脾或脾功能低下、肿瘤等,有条件者可行外周血 JAK2V617F 基因突变检测,JAK2V617F 基因突变阳性可以排除反应性因素引起的血小板增多;在排除了反应性因素后,骨髓活检对于排除其他骨髓增殖性疾病具有重要的参考意义。

【ET 对妊娠的影响】 文献报道发现部分 ET 患者孕期血小板计数存在自发下降现象,原因尚不完全清楚,可能与妊娠期血容量增加、血液稀释有关。ET 对母体的影响主要为血栓性并发症发病率高于非 ET 孕妇,而妊娠期高血压疾病、出血性并发症、胎盘早剥等并发症的发病率较非 ET

孕妇未见增高。对胎儿的影响主要为胎儿丢失率增高,是非 ET 孕妇的 2.5~3.4 倍;文献报道妊娠早期胎儿丢失率为 28%,妊娠中晚期胎儿丢失率为 9%。由于在一些妊娠中晚期胎死宫内的 ET 患者的胎盘中发现多发的胎盘梗死,有学者推测血液的高凝状态或血栓形成是造成妊娠早期胚胎着床不良、妊娠中晚期胎盘功能不全而导致胎儿丢失的原因。研究未发现 ET 患者的年龄、血小板计数、既往血栓病史、不良妊娠史、血红蛋白水平、白细胞计数等因素与母儿妊娠结局有明确的相关性;而 JAK2V617F 基因突变被认为与母儿不良预后相关,可能是预测 ET 孕妇不良妊娠结局的危险因素。

【治疗】

1. 治疗指征及目标 英国血液学委员会及意大利血液学学会等均建议,在无出血倾向时,所有妊娠合并 ET 的孕妇在整个孕期应服用小剂量阿司匹林,对于具有高危因素的孕妇,应加用低分子量肝素或/和降细胞的药物。2011 年欧洲白血病组织建议将下列因素作为妊娠合并 ET 患者的高危因素:

(1)既往有动、静脉血栓史。

(2)既往有与 ET 相关的血栓性及出血性病史。

(3)有心血管危险因素或遗传性血栓倾向。

(4)既往有可能与 ET 相关的严重的不良妊娠史(反复不明原因的早期流产、胎儿生长受限、死胎、重度子痫前期、产前或产后出血等)。

(5)血小板计数>$1\ 500 \times 10^9$/L。

建议治疗目标为血小板计数<400×10^9/L,若用药期间患者出现明显的副作用而不能耐受时,可将血小板控制目标放宽至血小板计数<600×10^9/L。

2. 治疗药物的选择 目前临床上主要以小剂量阿司匹林、低分子量肝素、干扰素 α 作为药物治疗手段,血小板单采术仅用于药物治疗无效需快速降低血小板水平的患者。

(1)阿司匹林:在无明显禁忌证的前提下,从妊娠开始即给予低剂量阿司匹林,剂量 50~100mg/d,至少持续至产后 6 周。建议在手术前至少 1 周停用阿司匹林,期间可以用低分子量肝素替代。由于当血小板水平极度升高达($1\ 000 \sim 1\ 500$)$\times 10^9$/L 时,血小板内的血管性血友病因子相对不足,可造成血小板功能缺陷,出现获得性血管性血友病,出血风险增加,因此,此时应用阿司匹林时应慎重。

(2)低分子量肝素:建议在患者既往有血栓性疾病史或存在可能与 ET 相关的不良妊娠史时,可以考虑自妊娠开始在阿司匹林的基础上加用低分子量肝素,剂量为达肝素 5 000U 或者依诺肝素 40mg,每天 1 次;从孕 14 周到分娩期间,达肝素 5 000U 或者依诺肝素 40mg,每天 2 次;在产后 6 周,剂量为达肝素 5 000U 或者依诺肝素 40mg,每天 1 次。

(3)干扰素 α:可作为妊娠期 ET 患者高危组治疗的首选用药。对于治疗的具体用量,意大利血液学学会建议干扰素用量可从 3×10^6U 每天 1 次开始,逐渐加量,至血小板水平控制在目标范围内,后调整剂量至控制血小板在治疗目标范围内的最低剂量。

3. 血小板单采术 即血小板分离术,是指使用血细胞分离机对血小板进行分离,以达到迅速减少血小板数量、改善临床症状的目的。一般循环处理 1.5~2 个血容量,可以降低 35%~50% 的细胞计数。但由于细胞梯度作用,在循环池中的血小板被去除后,储存池中的血小板可进入循环池,所以常需通过 2~3 次血小板单采术,每次间隔 2~3 天,后仍需口服降细胞药物血小板才能保持相对稳定。对于血小板计数>($1\ 000 \sim 1\ 500$)$\times 10^9$/L,临床药物治疗欠佳者或在终止妊娠前可作为短暂的治疗措施。

【孕期监测】 ET 患者在计划妊娠前应咨询有经验的产科与血液科医生,停用具有致畸作用的药物 3~6 个月后妊娠为宜。妊娠期需产科及血液科医生共同高危管理。产检时间间隔根据病情程度 2~4 周 1 次,监测血常规、尿常规、凝血功能、血压等;警惕血栓形成及妊娠期高血压疾病的发生;妊娠 12 周后每 4 周 1 次超声检查,监测胎儿宫内发育及胎盘功能。孕期治疗需从孕早期开始,低危患者孕期小剂量阿司匹林口服治疗;具有高危因素的患者,在无明显禁忌证的情况下,同时加用低分子量肝素或/和干扰素 α 治疗;对于血小板计数>($1\ 000 \sim 1\ 500$)$\times 10^9$/L 的患者,由于出血风险的增加,阿司匹林要慎用,应首选干扰素降低血小板水平。对于分娩时机,无妊娠并发症时可维持妊娠至足月后计划分娩。分娩方式取决于产科指征及血小板水平,血小板水平控制理想且产科无阴道试产禁忌的患者,可在严密监护下阴道试产;血小板水平控制不满意的患者,可适当放宽剖宫产指征。产时及产后仍需警惕血栓性并发症的发生,产后 6 周内血小板可能会有反弹性升高,血栓性并发症风险仍较高,需继续用阿司匹林或低分子量肝素预防血栓形成。

(梁梅英)

第九节　妊娠合并神经与精神疾病

一、神经系统疾病

神经系统疾病在生育年龄妇女中较为常见。许多神经系统的疾病伴随有躯体或精神异常,在过去是妊娠的禁忌。随着医疗水平的进步,目前许多有慢性神经系统疾病的女性妊娠成为可能。尽管大多数妊娠结局是良好的,但仍旧面临一些特殊的风险和特殊的治疗,作为产科医师应对此有所了解。

妊娠期神经系统疾病的诊断:大多数有慢性神经系统疾病的女性在妊娠前可以确诊其疾病状况。但是,也会有妊娠期新发生的症状,必须与妊娠的一些并发症相鉴别。神经系统影像学检查可以显示病变部位,对疾病的诊断有重要作用。如有检查指征,不应因其妊娠状态而耽误诊断。头颅CT(computed tomography)和磁共振(magnetic resonance imaging,MRI)在妊娠期应用均有较高的安全性。脑血管造影可以诊断和治疗一些脑血管疾病,做检查前可以进行仔细的腹部防护避免X线暴露。

(一)偏头痛

妊娠期神经系统疾病中,头痛是最为常见的。大约40%的头痛是紧张性头痛(tension headache),特点是头颈背部双侧轻至中度压迫性或紧束性非搏动性疼痛,不伴恶心、呕吐,可以持续几个小时。一般没有神经系统器质性疾病,可以通过休息、冷敷或热敷、止痛药物或温和的镇静药物即可缓解。紧张性头痛反复发作,可以咨询医生,设法缓解压力。此类头痛也可能是抑郁症存在的症状。

另一大类为偏头痛(migraine),是反复发作的血管性头痛,呈一侧或两侧疼痛,常伴恶心、呕吐,少数典型发作前有视觉、感觉和运动先兆。大约59%~67%的偏头痛表现为单侧头痛,但双侧发作的头痛也是可能的。头痛可以发生在眶部、颞部、额部,有时也可以发生在枕部、颈部,弥散至整个头部。一般头痛很少发生在孤立的部位,多个部位可以累及。87%的患者头痛感觉为搏动性头痛,可伴随有恶心、呕吐、畏光及畏声。一些日常活动可以诱发偏头痛,如剃须、洗浴等。药物治疗、睡眠或两者兼用可以缓解头痛症状。如不治疗,头痛可持续4~72小时。偏头痛的诱发因素有酒精、口服避孕药、咖啡因、疲劳等。

偏头痛发作可分为前驱期、先兆期、头痛期和恢复期,但并非所有患者或所有发作均具有上述四期。同一患者可有不同类型的偏头痛发作。

1. 病因 偏头痛可以发生在儿童期、青春期或青年期,18%女性和6%男性患偏头痛。此类偏头痛在青年女性中更为常见,大多数的女性偏头痛患者在生育年龄发病,并且受月经周期、激素补充治疗、绝经、妊娠等特定激素水平改变状态的影响。但激素水平和偏头痛之间的确切关系尚不明了。

偏头痛的确切病因不明,但前驱的神经系统症状提示其可能与脑血管的收缩和血流量下降相关。在一些病例中,偏头痛和脑卒中有一定的相关性。在偏头痛的女性患者中,缺血性脑卒中发生风险升高3~6倍。

2. 诊断 虽然偏头痛可以有典型的症状作出诊断,但对于初发的头痛患者,需行必要的检查除外神经系统的其他疾病。磁共振或CT除外各种可疑颅内病变,血液检查用于检查有无炎症、感染、代谢性疾病、激素异常或血液系统疾

病。凡具有典型的偏头痛症状、长期头痛发作基本相似且神经系统体检正常的患者,不推荐常规进行CT或MRI检查。

3. 与妊娠的相互影响 70%的偏头痛患者在妊娠后好转。月经产偏头痛的患者在妊娠后缓解更为明显。可能是因为其偏头痛的原因是月经前雌激素水平的下降,而在妊娠期高雌激素水平使其症状得到缓解。

大约15%的偏头痛在妊娠期首次出现。发作之前可伴随或不伴随神经系统症状,经常出现在孕早期激素水平上升期间。由于偏头痛的症状与其他严重神经系统异常的症状很难完全区别,需进行全面的神经系统评估,必要时包括进行影像学检查。

Banhidy F等于2007年报道了713例妊娠合并严重偏头痛的病例,发病率为1.9%,发现子痫前期的发病率和严重呕吐的发病率上升,流产和早产的发生率与正常孕妇无差别,分娩孕周和新生儿体重与正常孕妇无差别。

4. 处理 由于孕期雌激素水平升高,大多数的偏头痛在孕期好转。妊娠期偏头痛的治疗首先考虑非药物治疗,休息,去除发作诱因,健康生活方式。对于持续的、严重的、有伴随症状如恶心、呕吐明显的患者需行药物治疗。因为这些症状可能影响母儿状况。药物治疗的选择不但要考虑到症状的严重程度,而且考虑到胚胎毒性、致畸作用和对胎儿生长发育的影响。药物治疗包括:氨基酚、阿司匹林、非甾体抗炎药、阿片类药物、镇静药以及5-羟色胺受体类似物。

若妊娠期间不得不启动预防性治疗,必须向患者及家属告知风险及获益程度。对于预防性药物,仅镁盐(300mg/d,用2天)及美托洛尔被推荐用于妊娠期。

如果及早应用,大多数的偏头痛对简单的止疼剂有效,如阿司匹林或氨基酚,含或不含咖啡因或苯巴比妥。经常也需要应用一些镇静药物。对于严重的头痛,可应用可待因或哌替啶,继之应用异丙嗪等镇静剂。尽管半数以上的经典型偏头痛可以通过应用麦角碱类药物(ergotaminate),但麦角碱类药物有潜在的血管收缩作用,可能会影响子宫胎盘血流并收缩胎儿血管,故妊娠期不推荐应用。另外一些报道了暴露于麦角碱类药物的胎儿异常的发生。麦角碱类药物在围产期应用与母体心肌梗死、肺水肿、气管痉挛、肠梗死和脑卒中相关。

对于频繁发作的偏头痛,可以进行预防性治疗。阿米替林(amitriptyline),10~150mg/d;普萘洛尔(propranolol)20~80mg,每天3次;阿替洛尔(atenolol)50~100mg/d,以上在妊娠期应用安全有效。对于难治性头痛,可在产科会诊的前提下,使用甲泼尼龙静脉滴注治疗。

哺乳期间,须采用不经乳汁分泌或分泌极少量的药物。已证明丙戊酸在此情况下适用。β受体阻滞剂可经乳汁分泌,可能会引起婴儿心动过缓。

(二)癫痫

癫痫(epilepsy)是常见的妊娠期神经系统合并症之一,

在妊娠妇女中的发病率约为 0.3%~0.6%,约 40% 女性癫痫患者处于育龄期。虽然大多数妊娠合并癫痫的妇女可以获得较好的妊娠结局,但癫痫仍旧可能影响妊娠和分娩,并影响胎儿发育,并且妊娠也可以使癫痫加重。妊娠期间改变了抗癫痫药物代谢,某些抗癫痫药物的致畸作用在必须使用前应与患者充分沟通。

1. 病因 癫痫是多种因素所致的电-临床变化,随着诊断手段的进展,绝大多数癫痫均可寻求到致病病灶。再者,癫痫是一种慢性脑部疾病状态,除癫痫发作外,还合并认知减退、行为异常、抑郁等脑部功能异常及相应社会、心理的变化。对于癫痫疾病的理解不能从单一途径、单一致病机制考虑,需要进行综合分析和判断。但限于对癫痫认识的局限性,有些病因已知,称为症状性癫痫或继发性癫痫,病因未知者称为特发性癫痫。

2017 年国际抗癫痫联盟(International League Against Epilepsy,ILEA)推荐的"癫痫发作及癫痫分类指南"则将病因分类为遗传性、结构性、感染性、免疫性、代谢性以及未知病因六大类。对于多种病因共存且病因明确的癫痫患者,除常规的抗癫痫治疗外,更应积极控制病因。

症状性癫痫的原因有:脑外伤、脑血管病、肿瘤、中枢神经系统感染、寄生虫、遗传代谢病、脑皮质发育障碍、神经系统变性性疾病、药物毒物等。

值得注意的是,ILAE 于 2017 年正式提出基因性全面性癫痫(genetic generalized epilepsy,GGE)这一概念,目前 GGE 的遗传模式有:①单基因遗传模式:常染色体显性遗传 GGE 中,γ-氨基丁酸(GABA)亚单位受体基因 GABRG2 和 GABRA1 为儿童失神癫痫的致病基因,但阳性率低;SLC2A1 基因编码葡萄糖转运体 GLUT1,其突变导致频繁典型失神发作和智力障碍、运动协调障碍。IQSEC2 和 NEXMIF 基因变异导致的癫痫性脑病呈 X 连锁显性遗传,癫痫表型为失神发作、肌阵挛发作等全面性发作,其中 NEXMIF 变异的表型存在性别差异,女性患者的癫痫表型严重。②复杂遗传模式:包括拷贝数变异(copy number variants,CNVs)和序列变异。它们虽然不导致疾病发生,但增加了大脑皮质兴奋性,使癫痫易感性增加。CNVs 与 GGE 相关,大约 3%GGE 患者存在 15q13.3、15q11.2 和 16p13.11 上的微缺失。基于全基因组关联研究(GWAS)结果,众多基因,包括 SCN1A、PCDH7、KEAP1、COPB1 和 CACNA1B 的单核苷酸多态性(single nucleotide polymorphisms,SNPs)均可增加 GGE 的患病风险,但增加的总体风险不超过 5%。

2. 病理生理 癫痫不是单一的疾病实体,而是一种有着不同病因基础、临床表现各异但以反复癫痫发作为共同特征的慢性脑部疾病状态。是一组由不同病因引起,脑部神经元高度同步化,且常具有自限性的异常神经元放电,伴或不伴意识丧失。发病机制不完全清楚,神经元的异常放电及其扩散、出现脑电图可以描记的痫性发作和临床发作,异常电流传播局限在某一脑区可表现为局灶发作,放电波及双侧脑

部则出现全身发作,异常放电在边缘系统扩散,可引起复杂部分性发作,放电传到丘脑神经元被抑制,则出现失神发作。

3. 临床表现 部分型痫性发作来源于脑部某一定位的异常放电,影响相应区域的神经功能,可能来源于脑部的创伤、脓肿、肿瘤或围产期损伤等原因。单纯运动性发作表现为躯体某一部位开始,波及同侧躯体张力性的和规律性运动。单纯性发作也可影响感觉神经功能,导致自主神经功能紊乱或神经精神异常。神志经常清晰,很快恢复。部分性癫痫可以继发全面发作,意识丧失,全身痉挛。复杂部分性发作也叫作颞叶或精神运动性发作,通常出现神志一过性不清,感觉不连贯或本体感觉异常。

全身型发作同时累及双侧大脑半球,之前可能有意识突然丧失的先兆。先出现意识丧失,之后全身肌肉张力性收缩和痉挛,肌肉放松后仍旧有小的痉挛样抖动。大小便失禁很是常见。意识恢复后会出现神志混乱和认知异常。

癫痫小发作,仅有短暂的意识丧失而没有肌肉痉挛,发作往往很短暂,并且很快恢复。抗癫痫药物的适宜选择基于对于痫性发作的准确分类。

其他引起青春期和年轻成人抽搐发作的病因包括:创伤、酒精和其他药物戒断、脑部肿瘤或动静脉异常。当妊娠妇女初发抽搐症状,关于以上病因包括生化异常的检查均应进行。特发性抽搐的发作是除外性诊断,颅骨 X 线和动脉造影检查已被 CT 和 MRI 检查所代替,目前提倡将头颅 MRI 成像作为癫痫的首选成像手段。妊娠妇女也应接受与非妊娠妇女同样的检查和评估。

脑电图上的痫性放电是人类癫痫的另一个重要特征,也是诊断癫痫的主要佐证,且对妊娠期为无创性检查。在发作间期,通过睡眠时描记、深呼吸、节律性闪光或声刺激等诱发实验,诊断阳性率可达 80%~85%。但正常人部分也可出现节律异常,分析脑电图结果需结合临床。脑电图正常不能排除癫痫诊断;不能仅依据发作间期放电确定受累范围;正常人群中约 1% 可检测到癫痫样放电。随着电生理技术的进展,视频脑电图监测已在临床广泛应用,各种颅内电极脑电图技术也日趋成熟,为癫痫诊疗方案建立提供有力帮助。

ILAE 于 2014 年发布了癫痫的临床实用性定义,提出诊断癫痫的条件是:①至少两次间隔>24 小时的非诱发性(或反射性发作);②1 次非诱发性(或反射性发作),在未来 10 年再发风险与两次非诱发性发作再发风险相当(至少 60%)。

诊断某种癫痫综合征,目前提倡将癫痫诊断分 5 个步骤:判断是否癫痫,判断癫痫类型中将发作类型及癫痫综合征的类型分作 2 步,在寻求癫痫病因后增加了确定残障和共患病的情况。

4. 鉴别诊断

(1)子痫:多发生于妊娠 28 周之后,有妊娠期高血压疾病病史,伴有高血压、水肿及蛋白尿。而癫痫发作期血压通常不超过 95mmHg,不伴有水肿及蛋白尿。

(2)低钙血症:抽搐发生于任何孕周,手足抽搐为主。

患者多有偏食习惯,日照不足,血钙处于正常低限或以下。

（3）脑血管疾病:抽搐伴有颅内压增高的症状或定位性神经症状与体征,头颅 CT 或 MRI 有特殊表现。

（4）羊水栓塞:发生于产程中,突发性呼吸困难、胸闷、发绀、抽搐、休克,多伴有凝血功能障碍。

（5）癔症:发作时有明显的情绪因素,多有他人在场,症状多种,动作古怪,意识清楚,面色瞳孔正常,不发生自伤、外伤,也无尿失禁,发作可持续数小时,暗示治疗有效,事后可部分回忆起发作过程。

（6）晕厥:为弥漫性脑部短暂性缺血、缺氧引起。常有意识丧失、跌倒,部分患者可出现肢体强直阵挛。但多由焦虑、疼痛、见血、过分寒冷、高热诱导的发作,站立或坐位时出现发作,伴有面色苍白、大汗。多见于体质虚弱及神经血管功能不稳定者。起病与恢复均缓慢。

（7）精神类疾病:多合并妄想、躁狂、抑郁等其他精神症状,常为持续存在的状态,部分有遗传病史,必要时需结合精神疾病诊断评价量表进行诊断。

5. 妊娠与癫痫的相互影响 对于女性癫痫患者,妊娠相关的主要威胁在于癫痫发作频率的增加和后代致畸的风险。癫痫发作本身以及抗癫痫药物（antiepileptic drugs,AEDs）均可能对女性激素产生影响。癫痫发作通过改变下丘脑-垂体-性腺轴,导致女性癫痫患者出现性激素分泌紊乱、停经、不育的风险增高。长期服用丙戊酸可能增加高雄激素血症和多囊卵巢综合征发生的风险,甚至影响生育。全面性强直-阵挛发作（generalized tonic-clonic seizures,GTCS）容易造成胎停、流产等严重不良胎儿事件,也是导致患癫痫孕妇发生癫痫意外死亡（sudden unexpected death in epilepsy,SUDEP）的主要原因,损害意识状态的其他轻型发作对孕妇和胎儿也存在较大的潜在风险。孕前 9~12 个月无癫痫发作的女性有 74%~92% 的概率在孕期继续保持无发作状态。在妊娠状态下,AEDs 在体内的药代动力学与在正常人群体存在巨大差异。发作频率增加可能与抗癫痫治疗不足或癫痫发作阈值降低或两者均有相关。亚治疗水平与多因素相关,如对治疗干预的不依从、恶心、呕吐导致治疗剂量不足,胃肠功能减弱或应用抑酸药物使药物的吸收减少,有效循环血容量的增加使药物血药浓度降低,肝脏、血浆、胎盘酶使药物代谢加快,肾小球滤过率增加使药物清除加快。同时血浆蛋白结合减少使游离药物增加以拮抗以上情况。很重要的是通过有效的咨询减轻患者的顾虑,减少孕妇因担心胎儿情况自行停药的发生。癫痫发作阈值降低同样与多因素有关,如睡眠不足导致的疲惫,分娩时的过度通气。大多数疾病程度严重的患者更易在妊娠期发作频繁,可能由于他们癫痫控制更为困难和对小的刺激变化更为敏感。

癫痫妇女的胎儿具有更高的先天出生缺陷发生风险,可能与癫痫病情自身,或抗癫痫药物,或两者同时有关。近年来,随着新型 AEDs 不断面世,国际大规模癫痫妊娠登记项目的前瞻性研究结果的相继发表,育龄期女性癫痫患者有

了更为丰富的药物选择,基于更高级别证据的临床决策为该群体的母胎安全提供了有力保障。极为重要的是,需建立以癫痫专科医生为主导的,产科医生、精神心理科医生、遗传科医生共同参与的多学科合作模式,以对有生育意向的女性癫痫患者在备孕期、妊娠期、分娩期和哺乳期进行全程有效管理和科学指导。

妊娠合并癫痫孕妇各种产科并发症的发生风险均有升高:妊娠剧吐发病风险升高 1.6 倍,早产风险升高 3 倍,小于胎龄儿风险升高 2.5~2.8 倍,妊娠期高血压疾病及子痫前期风险升高 1.7 倍,剖宫产分娩及胎盘早剥风险升高 2~3 倍。

6. 妊娠期的管理 癫痫的妇女在孕前就应进行相应的咨询。

（1）孕前咨询:孕前咨询有助于选择合适的抗癫痫治疗。咨询时应充分交流癫痫发作控制的重要性、药物选择、抗癫痫药物的致畸作用、孕前及孕早期充分的叶酸补充以及相应的遗传咨询。合并癫痫的妇女是有望正常妊娠和分娩健康婴儿的,但也必须认识到未控制的痉挛性发作的风险和危害。抗癫痫药物的选择应兼顾母体癫痫的发作类型、癫痫症状和药物的致畸作用,必须进行个体化选择。

建议育龄期女性癫痫患者至少无发作 9 个月再计划妊娠。

如果患者最近 3~5 年均无发作,且脑电图正常,参照癫痫减停 AEDs 的一般原则,可考虑逐步停药,但应事先充分告知患者癫痫可能复发及其对患者和胎儿的影响。

考虑到女性生育的黄金年龄较短,且大多数低剂量AEDs 的致畸风险较低,对于正在联合治疗的女性,临床上并不建议完全停药后再怀孕,而应依据患者的具体情况进行调整:①改为低剂量单药;②替换高致畸率药物;③维持原方案,但减少剂量。

建议在怀孕前检测 AEDs 血药浓度,建立妊娠期间药物剂量调整的参考基线值。

（2）围产保健:孕期管理的主要目标是避免癫痫发作。在孕早期应注意恶心、呕吐反应,避免诱发癫痫的因素,如有不适及时就诊。一般来讲,抗癫痫药物应维持控制癫痫发作的最低剂量。虽然可以通过血清中检测出药物浓度,但建议在无异常情况时不必常规检测,在癫痫发生时可以检测血药浓度。妊娠期间药物与血浆蛋白结合率的变化使血药浓度检测受到一定的影响。游离药物浓度检测可能更有意义,但目前为止无法常规应用。

妊娠中期的保健应注意超声检查除外胎儿畸形。除此以外,对于癫痫本身并不需进行额外的胎儿监护。如果有胎儿生长受限、癫痫控制不满意或其他并发母体疾病时,应进行相应的胎儿宫内安危监测。

（3）计划妊娠及孕早期建议:建议在备孕时,优先选择新型 AEDs,尽可能避免使用丙戊酸,尽量保持单药治疗的最低有效剂量。

对于已经在使用丙戊酸的女性患者,建议重新评估,尽

量改用其他 AEDs 替代后再考虑怀孕。

计划外怀孕且正在使用丙戊酸的女性，若发作控制良好，不推荐在妊娠期临时替换丙戊酸，调整到较低剂量即可；若发作控制不佳，可尝试用起效较快的新型 AEDs 进行替换，或添加新型 AEDs，并维持较低的丙戊酸剂量。

推荐患癫痫女性从备孕时开始每天补充叶酸，并至少持续到孕 12 周。

若未服用 AEDs，建议叶酸日剂量为 0.4mg；如正在服用叶酸拮抗药或既往有流产史、曾生产过神经管畸形儿，建议叶酸日剂量为 5mg。

（4）孕中晚期建议：建议对患癫痫孕妇每 2~3 个月进行癫痫门诊随访，动态评估患者的癫痫发作情况，依据孕前或孕早期 AEDs 血药浓度基线值，及时调整药物剂量或联合治疗。对于服用拉莫三嗪的孕妇，建议每月监测血药浓度。

服用 AEDs 的患癫痫孕妇在妊娠期间出现抑郁、焦虑等精神心理症状，应请精神心理科医生进行早期干预。

建议孕期密切监测胎儿健康状况，如果发现胎儿异常，建议咨询产科医生和新生儿科专家，以确定妊娠期间和产后的治疗方案。

7. 分娩期的管理 应激、睡眠不足、疼痛和抗癫痫药物服用不足均可增加分娩期及产后癫痫发作的风险。可依据产科指征选择分娩方式，但不论何种方式均有风险。分娩期间应当继续服用 AEDs，如果经口不能耐受，则改为具备胃肠外给药途径的药物，如丙戊酸、苯巴比妥和左乙拉西坦等。抗癫痫药物应持续孕期用量并在分娩后维持 2~3 天，之后更改至孕前剂量。患癫痫孕妇分娩时镇痛药物优先选择吗啡，而哌替啶可能降低癫痫发作阈值，应谨慎使用。

一旦癫痫发作，马上应进行积极的支持治疗维持气道及氧供并同时监护胎心情况。大多数的发作有自限性，但持续发作应及时给予静脉氯硝西泮、劳拉西泮或地西泮终止癫痫发作。此类药物可以引起母体呼吸抑制和胎儿、新生儿镇静作用。要进行仔细的临床评估除外产时子痫。对于癫痫发作频繁和癫痫持续状态风险高的少数孕妇，可以考虑选择性剖宫产，并建议在条件完善的医疗机构实施。

分娩后数日内仍为癫痫发作的高危时期，充分地止痛、避免照顾婴儿的劳累可以降低发作风险。大多数的抗癫痫药物服用可以母乳喂养，但应注意新生儿的镇静状态。

8. 产后及母乳喂养 建议对患癫痫孕妇在分娩后 10~14 天检测血药浓度，并根据血药浓度调整 AEDs 剂量。

因抗癫痫药物可以诱导维生素 K 缺乏，如果母亲孕期使用了酶诱导型 AEDs，建议新生儿出生时肌内注射 1mg 维生素 K。对体重<1.5kg 的早产儿，剂量可减半。

对于单药 AEDs 治疗的癫痫患者，鼓励母乳喂养。

尽量避免使用苯巴比妥、苯二氮䓬类和托吡酯；如为多药联合治疗的患者，可考虑人工喂养。

（三）脑血管疾病

脑血管疾病（cerebrovascular disease）是妊娠期和产褥期严重且复杂的并发症，主要涉及心血管、内分泌和免疫系统。妊娠期和产褥期的脑血管多种危险因素可能导致血管痉挛和内皮细胞损伤，从而引起脑缺血、出血、可逆性后部脑病综合征、可逆性脑血管收缩综合征。动静脉阻塞可导致脑卒中（stroke），表现为脑水肿、脑出血、颅内高压。

1. 病理生理学 妊娠时处于高凝状态，通常为血液循环中的纤维蛋白原升高，因此进一步激活Ⅶ、Ⅷ、Ⅹ和 vWF，同时抑制 ATⅢ、蛋白 S 和蛋白 C 的活性。妊娠期高密度脂蛋白和载脂蛋白 A、B 的下降可能导致动脉粥样硬化，增加脑卒中的发生。孕中期心输出量的增加，血容量和血压逐渐升高增加了脑血管负荷。孕激素水平的升高增加了血管间的纤维结缔组织、降低血管外肌纤维胶原和弹性蛋白，导致血管扩张，静脉回流减慢，增加了脑出血的风险；而产后孕激素水平迅速下降导致脑血管收缩，从而引起脑缺血，严重者可发生缺血性脑卒中。子痫前期、高凝状态、感染、产时损伤刺激、遗传因素可能导致血管内皮损伤，从而引起局部脑血栓形成，纤溶亢进，继而脑出血。因此，当妊娠和产褥期妇女呼吸困难、突发头痛、神经系统症状改变（意识、语言、肌张力、视力、平衡力、单侧肢体触觉）时，需警惕脑血管事件发生。及时的影像学评估是有效快速地诊断中枢神经系统疾病的途径。

2. 缺血性脑卒中 妊娠期血液高凝状态，脑血管痉挛、内皮细胞损害等病理生理改变导致了血栓、空气栓子或羊水栓子形成，从而造成局部脑缺血。严重的高血压（160/110mmHg）是妊娠期妇女发生缺血性脑卒中的独立危险因素，高达 47% 的缺血性脑卒中发生在子痫前期和子痫的孕妇中。其他多见于合并系统性红斑狼疮、抗磷脂抗体综合征等孕妇。

栓塞部位多见于大脑中动脉及各束支，发病之前会有一过性脑缺血发作（TIA）的症状。脑卒中发生时，患者会感到突发的剧烈头痛、偏瘫或其他神经系统功能缺失、惊厥。这时应对患者进行全面的评估，包括血脂检查、超声心动、头颅 CT，必要时需行脑血管造影，而且还需与抗磷脂抗体综合征相鉴别。脑血管疾病及其并发症的加重在抗磷脂抗体综合征患者中更为常见。在年龄<50 岁的孕妇中发生缺血性脑卒中的概率，抗磷脂抗体综合征患者是健康孕妇的 3 倍。

推荐及时行 CT、MR 或血管造影检查。MR 对于胎儿没有影响，但增强剂中含有钆，有导致胎死宫内或者新生儿死亡的风险。CT 中含有金属放射线，需评估利弊后决定是否用于诊断。没有证据表明增强 CT 的造影剂对人类或者动物造成危害，所以哺乳期女性无需顾虑对婴儿影响，是可以做增强 CT 的。对于缺血性脑卒中，CT 依据病情演变仅有少数病例 6 小时内出现改变，然而大部分病例在 24 小时无改变，需要在 48 小时之后才能出现改变，表现为皮质或皮质下层的低密度影。

治疗同非孕妇女，包括休息、镇痛、抗惊厥药物来控制惊厥的发作，抗生素来治疗可疑的化脓性血栓性静脉炎。快速准确的诊断是至关重要的。对于急性脑卒中患者，推荐使用重组组织型纤维蛋白酶原激活剂溶栓和机械性取栓治疗，会改善急性缺血性脑卒中的预后。鉴于仅有少量文献报道，对于机械性取栓的安全性有待考究。不推荐使用法华林，华法林为致畸因子，孕早期应避免，在分娩前后应用有出血风险。

孕期缺血性脑梗死的再发风险很低，除非由明确的持续性特殊因素造成。Lamy 等于 2000 年研究了 489 名生育期发生脑卒中的妇女，其中 373 名为缺血性脑卒中。其中 37 名妇女的脑卒中发生在妊娠期或产褥期，但是这些妇女之后的 24 次妊娠中没有人再次发生脑卒中。在另一项相关报道中，23 名孕前有过不同原因导致脑卒中病史的妇女，在之后 35 人次的怀孕中均无再发脑卒中。在 1 770 名未怀孕时即有抗磷脂抗体综合征的妇女中，如果使用华法林及阿司匹林进行预防性治疗，其再发缺血性脑梗死的风险与常人无显著差异。

3. 出血性脑卒中　出血性脑卒中分为两大类：颅内出血和蛛网膜下腔出血。文献报道了多伦多市 50 700 名孕妇，发生出血性脑卒中的有 21 例，其中 7 例为蛛网膜下腔出血，6 例颅内出血，3 例动脉瘤破裂，5 例是动静脉畸形导致的颅内出血。92% 发生在妊娠期，产褥期发生率为 8%。

妊娠期间颅内出血的发生率在 1/10 000~5/10 000，但其病情更为凶险，致死率高。颅内出血最主要的病因是子痫前期或子痫，动静脉畸形破裂居第二位病因。主要由于小血管自发破裂造成。颅内出血因为部位的原因致死率比蛛网膜下腔出血要高。有报道 3/13 的妊娠期脑出血患者最终死亡。积极管理急性高血压对脑血管造成的病理损害是十分重要的。

蛛网膜下腔出血这类的出血常由健康人群的畸形血管造成。动脉瘤破裂造成了 80% 蛛网膜下腔出血，而缺血再灌注损伤也是常见病因。孕期高凝状态，产时损伤，感染可能导致血栓形成，当心脏存在左向右分流时，循环系统或者心腔内栓子可进入中枢神经系统，从而形成脑梗死，缺血区域再次出现血管重铸，血液流通后，新生血管破裂造成出血性事件发生。脑动脉瘤、血管瘤或动静脉畸形的破裂出血在妊娠期的发病率为 1/75 000。该发病率与非妊娠人群相比无显著差异，但妊娠期的致死率高达 35%。另有研究表明，不孕会显著增加蛛网膜下腔出血的发生率。

颅内动脉瘤的破裂造成了所有脑血管病死亡中的 25% 及脑卒中中的 8%。在妊娠期间，动脉瘤破裂出血的发生概率是动静脉畸形的 3 倍。虽然动脉瘤破裂出血多发生于妊娠的后 20 周，但也有 20% 发生在妊娠前 20 周。和非妊娠人群相比，孕产妇的出血多发生于 Willis 环，而且有 20% 的

患者为多发性出血。患者的头部症状包括突发剧烈的头痛，伴有视野改变、脑神经异常症状及局灶性的神经系统功能缺损、意识改变。典型患者会出现脑膜刺激征、心动过速、血压升高、低热、白细胞增多和蛋白尿。

及时的诊断和治疗可以预防潜在的致死性并发症。普通头颅 CT 是推荐的初步检查方法，敏感性高达 90%，可提示出血部位和量，对脑组织的影响，判断是否形成疝。如果 CT 扫描正常但临床表现强烈提示蛛网膜下出血，则应做脑脊液穿刺检查来确定出血与否，如果脑脊液中出现血液成分，则应做脑血管造影来明确出血部位。总之，MRA、CTA、DSA 等可很好地协助查找病因。

治疗包括卧床休息、止痛、镇静、神经监测及严格监测血压，这些治疗最好在重症监护病房内进行。妊娠期是否修复有潜在破裂风险的动脉瘤取决于再出血的风险及手术风险。在只进行保守治疗的患者中，一个月内动脉瘤再次出血的风险为 20%~30%，之后为 3%/年，其中 70% 的再出血患者死亡。对于位置便于手术的动脉瘤更推荐手术治疗。临近足月的孕妇可以在行剖宫产的同时行开颅手术。如果胎儿尚未成熟时就需要行神经系统手术，则需优先考虑胎儿的耐受情况。虽然大多数情况下胎儿可以耐受手术，但这种手术仍应该是尽量避免的。除非伴有子痫前期，否则动脉瘤破裂出血并不是终止妊娠的指征。

一些专家认为如果在动脉瘤出血修复后至少 2 个月之后临产，孕妇可以阴道试产。产科更关注的大问题是那些发生过蛛网膜下腔出血却没有进行外科手术修复的患者如何分娩。阴道分娩可以使颅内压上升 53~70cmH$_2$O，对于未修复的脑动脉瘤或动静脉畸形患者还是应尽量避免阴道分娩。除非充分评估再次出血的风险小，剖宫产的指征基于产科因素，但也应缩短屏气用力的时间并缩短第二产程。

动静脉畸形孕期颅内动静脉畸形出血的发生率并不升高。在近 90 000 次分娩中仅有 1 名产妇发生了动静脉畸形导致的脑出血。虽然一些数据表明动静脉畸形出血的发病率在孕期与非孕期相同，但是也有报道随着孕周增加，动静脉畸形导致脑出血的发病率也会增加。同时有数据表明，动静脉畸形出血的风险随母亲年龄增加而增加。

即使这些畸形易于手术，在非妊娠人群中，动静脉畸形是否需要手术治疗仍存在争议。未进行手术治疗的动静脉畸形再出血率较高。如果没有进行手术治疗，那么第一年再出血率为 5%~7%，之后每年发生率为 2%~3%。在非妊娠患者中，首次出血的死亡率为 10%，再次出血后的死亡率为 13%，其后再出血的死亡率接近 20%。据报道妊娠期的死亡率比非妊娠期患者高。28% 的妊娠期女性在首次脑出血后死亡。

脑出血后是否进行手术治疗取决于神经系统损害情况。因为未进行治疗的或者不能手术的颅内动静脉畸形损伤再出血的发生率很高，所以分娩的方式在这段易于再次出血的时期显得十分关键。与动脉瘤破裂出血不同，脑动静

畸形出血患者如果没有经过手术治疗不宜阴道试产,因再次破裂出血的可能性高达30%。

4. 脑静脉血栓形成 脑静脉血栓形成大约占脑血栓事件的0.5%~1%,其中70%发生在育龄期女性。病理生理原因不明,可能与高凝状态、血流淤缓、血管壁损伤有关。脑静脉血栓形成可阻碍脑脊液回流,减少血流量和脑灌注压,破坏血-脑屏障。头痛是最主要的症状,70%的围产期患者可表现为癫痫样发作,还可以表现为颅内高压等其他症状。MRI是首选的影像学检查,MRV可以用于评估病变部位及范围。而产褥期的患者可考虑使用增强MRI以便确定静脉阻塞病灶。

5. 可逆性后部脑病综合征 常发生于孕中晚期,主要表现为突发头痛、抽搐、视觉障碍等神经系统症状。研究表明普通人群平均动脉压波动在60~150mmHg,大脑动脉调节机制可使脑血流相对稳定。当孕期血压和血流超过了自动调节机制的上限,脑血管被动扩张,大脑灌注压升高。因此血液中的大分子结构甚至红细胞可通过血-脑屏障渗入脑实质。持续性水肿或继发内皮细胞损伤的血管破裂,可逆性后部脑病综合征可发展为不可逆器质性损伤和脑缺血坏死,其发生率为5%~19.4%。因此,可逆性后部脑病综合征不应被认为是完全良性、可逆的疾病状态。

6. 可逆性脑血管收缩综合征 可表现为反复发作的严重头痛,常发生于产后,与升高的抗血管因子有关,也可继发于子痫。常可导致可逆性后部脑病综合征、缺血性脑梗死、脑出血、脑水肿、蛛网膜下腔出血、颈动脉夹层甚至死亡。血管造影检查是诊断的金标准。

(四) 脱髓鞘疾病

脱髓鞘性疾病包括一组中枢神经系统局灶性或多发性的髓鞘结构异常,并伴有炎症反应。分为获得性和遗传性脱髓鞘病。多发性硬化常发生于育龄期女性,故本节仅介绍多发性硬化。

多发性硬化(multiple sclerosis,MS)是一组以中枢神经系统白质炎性脱髓鞘为主要病理特点的自身免疫性疾病。发病率为120/100 000。因为多发性硬化在女性中的发病率是男性的2倍,且发病多于20~30岁开始,所以育龄女性为易患病人群。该病有遗传倾向,多数患者为北欧血统,且家族再发率为15%。多发性硬化子女的发病率较正常人升高15倍。

多发性硬化病因不完全清楚,可能是由于病毒感染、自身免疫、环境及遗传因素等破坏了合成髓鞘的少突细胞而致病的。这种异常的免疫反应是特定的病毒或细菌作用于易感个体而触发的。特定的病原体可能包括肺炎衣原体、人类疱疹病毒6、EB病毒。

多发性硬化可分为4种类型:复发-缓解型、继发进展型、原发进展型和进展复发型。有多达85%的患者患有复发-缓解型多发性硬化,该型患者会出现不可预知的局灶或多发神经系统功能异常,但发病后可完全恢复。

典型症状包括视野缺损或复视,且有超过40%的患者在患病过程中会出现视神经炎。75%被诊为孤立性视神经炎的女性患者在15年内发展为多发性硬化。其他常见症状包括构音障碍、肌肉无力、反射增强、痉挛、感觉异常、共济失调、意向性震颤、眼球震颤、振动觉减弱及膀胱功能紊乱。该病需要排除诊断,确诊需要脑脊液及MRI检查。95%以上的患者均会出现典型的多灶性白质改变、连续性斑块和不连续区域的脱髓鞘改变。

MRI是检测MS最有效的辅助诊断手段,阳性率达62%~94%,常表现为病灶垂直于脑室壁,呈直角脱髓鞘征。

糖皮质激素在一定程度上可以减少急性发作的剧烈程度,但是对于永久性的功能缺失并没有显著作用。虽然一些研究人员发现静脉使用免疫球蛋白治疗复发缓解型多发性硬化可以取得良好效果,但是在临床上并没有发现其能改善多发性硬化患者的继发进展。止痛剂可以缓解症状;卡马西平、苯妥英钠和阿米替林可以治疗神经源性疼痛;巴氯芬可以解痉;α₂肾上腺素拮抗剂可以缓解膀胱颈部痉挛;而胆碱类药物及其拮抗剂可以刺激或抑制膀胱收缩。

妊娠期与MS多发性硬化病情进展、频繁复发应尽量避免妊娠。一些研究显示妊娠期的女性多发性硬化患者进展较非孕期女性缓慢,特别是孕晚期。而在产后1~3个月内急剧恶化十分常见,这或许是因为孕期雌激素水平波动造成的:雌激素剂量依赖呈双相性,一方面围分娩期呈低剂量,激活免疫系统;另一方面在妊娠期呈高水平,从而刺激了Th1向Th2转化,机体进入了免疫抑制状态,结束分娩后,免疫系统逐渐恢复至孕前状态,从而导致了疾病复发。而总体而言,所有的文献报道未发现MS患者妊娠对其疾病总体进展有不良影响。产后早期复发是MS疾病进展的不良预测值。孕前MRI检查是非常必要的,因为它是产后早期复发的强敏感预测因素。通过临床和MRI的表现,神经内科大夫可以为备孕妇女设计一套治疗策略,以期减少产后复发。近年来,基于疾病修正治疗的考虑,多发性硬化的治疗领域发生了巨大的变化。而孕期服用疾病修正治疗的药物主要会导致胎儿房间隔缺损、多趾畸形、畸形足。而报道发生房间隔缺损的病例暴露的药物呈多样性,包括那他珠单抗、干扰素β、醋酸格拉默、米托蒽醌。因此,欧洲药品质量管理局(European Directorate for the Quality of Medicines & HealthCare,EDQM)建议孕期使用。而Sandre(2020)认为干扰素β、醋酸格拉默、米托蒽醌并不增加自然流产、早产或者先天性畸形的概率。一些研究认为孕期至少应用8周的修正治疗方案,可减少产后复发率。如果孕期复发,则孕早期不建议使用类固醇药物,因为可导致唇腭裂。孕中晚期使用短程大剂量甲泼尼龙是首选方案。对于激素抵抗性复发,可考虑使用血浆置换。

非复杂性的多发性硬化并不会对妊娠产生严重的影响。妊娠并发症发生率、早产、出生低出生体重儿、畸形、早期新生儿死亡发生率与正常妊娠相似。孕妇可能更易感到疲劳,而那些膀胱功能紊乱的患者则更易患泌尿系统感染。多发性硬化并不影响分娩,剖宫产指征与正常产妇相同。阴道分娩要注意第二产程产妇疲劳及体力消耗。文献报道,产钳、胎吸率及剖宫产率较普通人群升高。长期应用肾上腺皮质激素或应用小剂量肾上腺皮质激素治疗的孕产妇在围分娩期要警惕肾上腺皮质功能减退。需补充足够量的激素。脊髓损伤在 T_6 及以上会有自主神经反射异常,因此,推荐硬膜外麻醉。硬膜外麻醉并不会改变产褥期多发性硬化的恶化概率。

产后母乳喂养存在争议。一些文献报道产后母乳可以减少 MS 的复发率,可能与哺乳性闭经引起了免疫抑制有关。如产妇产后很快复发,需使用修正治疗方案,应评估药物是否在乳汁中分泌,可考虑放弃母乳喂养方式。多发性硬化在产褥期的恶化可能会影响产妇哺乳,这也同样会对新生儿常规护理造成影响,所以应该预先考虑到这一期间可能需要家庭支持和他人帮助。

(五) 重症肌无力

重症肌无力(myasthenia gravis,MG)是免疫介导的神经肌肉接头的功能紊乱性疾病。MG 全球患病率为(150~250)/100 万,预估年发病率为(4~10)/100 万。我国 MG 发病率约为 0.68/10 万,育龄期妇女为高发人群。

目前重症肌无力病因不明,但遗传因素很可能是致病原因之一。例如有 HLA-B8 抗原的人群更易患病。该病的病理基础是 IgG 介导的横纹肌神经突触后胆碱能受体的破坏。因为受体不足,胆碱能介质不能产生足够的终板动作电位,以及横纹肌动作电位触发不一致,最终导致肌肉收缩乏力。全身骨骼肌均可受累,表现为波动性无力和易疲劳性,症状呈"晨轻暮重",活动后加重、休息后可减轻。眼外肌最易受累,表现为对称或非对称性上睑下垂和/或双眼复视,是MG 最常见的首发症状,见于 80% 以上的 MG 患者。该病被分为恶化和缓解两个时期,特别是在该病第一次出现明显的临床症状后。而缓解期通常持续时间很短,且症状并不能完全消失。全身性疾病、并发感染和情绪紧张均会导致恶化及危象的发生。重症肌无力的危象分为三种:①肌无力危象:其特征为严重的肌肉无力,吞咽困难、呼吸肌瘫痪;②反拗性危象:特征与前者相同,但常规治疗无效;③胆碱能危象:过多地使用胆碱类药物而导致的恶心、呕吐、肌肉无力、腹痛和腹泻。以上三者均会威胁患者生命,但是顽固性危象更依赖于药物的使用。

药物可以控制重症肌无力的病情进展,但是不能完全治愈。75% 的患者有胸腺增生或胸腺瘤,胸腺切除后病情会有所缓解。胆碱酯酶抑制剂,最常用的是溴吡斯的明,其是治疗所有类型 MG 的一线药物,可缓解、改善绝大部分 MG 患者的临床症状。但过量用药造成的副作用仍为肌肉无力,且症状难以与重症肌无力的症状区分。几乎所有患者都对

糖皮质激素、咪硫唑嘌呤和环孢素的免疫抑制治疗敏感。环磷酰胺可用于顽固性病例的治疗。静脉使用免疫球蛋白及血浆去除法可以取得短期的临床改善。

妊娠期影响:因为确诊后第一年的风险较大,所以最好将妊娠时间推后到临床症状缓解后。分娩前的治疗包括严密监测、适当的卧床休息和及时治疗感染。很多患者对药物反应良好。使用糖皮质激素达到缓解期的妊娠患者应该继续使用上述药物。急性发作或恶化期的重症肌无力需要及时住院支持治疗。紧急情况下可以使用血浆去除法,但是要注意母体血压过低或血容量过低等情况。如果妊娠期药物治疗无效,可以行胸腺切除术。

妊娠并不影响重症肌无力的病程进展,但妊娠期疾病的进展情况难以预测。在两项包括 123 名孕妇的监测研究中,大约 20 名患者妊娠期病情恶化。孕妇的死亡常由于重症肌无力的并发症及其治疗造成。

重症肌无力并不影响平滑肌,因此大多数妇女产力正常、耐受良好。产程必要时可以给予缩宫素。严密的监护和及时的呼吸支持十分必要。麻醉药品应小心使用,以免造成呼吸抑制。此外,任何有类似筒箭毒碱作用的药物都应避免使用。例如硫酸镁、全身麻醉时使用的肌松药以及氨基糖苷类抗生素。有产科指征时可以进行剖宫产,麻醉问题需和麻醉专家会诊决定,除外有严重的延髓肌受累和呼吸肌抑制,剖宫产不应使用局麻或神经阻滞麻醉。第二产程中,一些产妇可能难以坚持自发向下用力,可使用产钳或胎吸等助产技术。

新生儿影响:在大多数重症肌无力的患者中都可以找到胆碱能受体的 IgG,而它可以通过胎盘影响胎儿。大约 10%~20% 的患者的新生儿会有症状,其中大多数血液中可以找到抗体。如果母亲产生的自身抗体对本身的胆碱能受体作用不大,而直接影响胎儿,则新生儿常会出现症状。重症肌无力影响新生儿产生的暂时性症状包括哭声弱、吸吮无力及呼吸抑制。以上这些症状都能被注射用新斯的明和小剂量的氯化腾喜龙缓解。随着新生儿体内抗体被逐渐清除,症状多在 2~6 周内缓解,但是患重症肌无力的母亲所产的新生儿围产期死亡率较正常围产儿死亡率高(68/1 000)。

(六) 外周神经疾病

围产期的外周神经病通常被描述为外周神经的功能紊乱。因为外周神经病的病因多种多样,发现该病后应及时寻找病因。多发性神经病的患者通常合并有全身性疾病,如糖尿病、药物和毒素的接触及遗传性疾病。单发性神经病常只累及一条神经干,且常由局部的病因造成,如摔跤、压迫及静止时间长。

吉兰-巴雷综合征(Guillain Barré syndrome,GBS)又称为急性感染性多发性神经病、急性炎症性脱髓鞘性多发性神经炎。吉兰-巴雷综合征是一种多神经根神经病。主要损害多数脊神经根和周围神经,也常累及脑神经。年发病率约为

（0.6~1.9）/10 万，儿童与青壮年多见。自 2020 年新冠病毒 2019（COVID-19）疫情暴发以来，多项证据表明 GBS 谱系与严重急性呼吸综合征冠状病毒-2（SARS-CoV-2）之间存在关联。

在超过 67% 的 GBS 患者中都能找到病毒感染的临床或血清学证据，如巨细胞病毒、EB 病毒等。该综合征被认为由免疫介导，但发病机制尚不明确。主要的病理发现为 T 淋巴细胞侵犯脑神经、脊髓腹背侧神经根、背侧神经节、外周神经、淋巴结、肝脏、心脏、脾脏及其他器官，特别是对于急性感染的异常免疫反应。

临床表现包括无反射性瘫痪及偶发的轻度感觉异常、自身免疫紊乱。发病后 1~3 周症状最为明显。治疗以对症支持为主，但患者需要住院治疗，因为大约 10% 的患者在数周内病情进展需要手术治疗。25% 的患者需要通气支持，且该并发症的致死率高。激素治疗无效者，在症状初发的 1~2 周内使用血浆去除法和静脉使用大量免疫球蛋白［0.4g/（kg·d），使用 5 天］是有效的。近 85% 患者可痊愈，但 3% 患者会因急性并发症死亡。

妊娠期影响：妊娠并不增加 GBS 的发病率。但产褥期发病率升高 3 倍，特别是产后最初 2 周为本病高发期。当妊娠期疾病进展时，其病程难以改变。在急性发作之后，麻痹和瘫痪症状常持续进展，而呼吸功能不全常成为最严重的问题。大约有 1/3 的妊娠期妇女最终需要通气支持，整个孕期的孕产妇死亡率为 13%。有报道妊娠期患病使用血浆去除法可获得良好预后。高剂量的免疫球蛋白也可在孕期使用。

（七）脊髓损伤

脊髓损伤（spinal cord injuries，SCI）造成的截瘫多数是由于外伤，特别是车祸，以及神经系统疾病导致的完全或不完全性脊髓横贯性损伤，或出生缺陷并发的脊髓损伤。美国报道，目前有 282 000 名脊髓损伤患者，每年新发 17 000 名脊髓损伤患者，其中 20% 的患者为女性。大多数女性在 SCI 后的闭经间隔持续约 6 个月，但在恢复月经后，她们的长期生育能力通常不受影响，她们生育孩子的愿望可能没有改变。在一项对 472 名女性在 SCI 后至少一年随访怀孕经历的研究中，近 14% 的人怀孕。

患有脊髓损伤疾病的女性静脉血栓栓塞、胎膜早破、剖宫产、产后抑郁、胎儿出生体重偏低等风险增加。且住院时间更长，再住院时间增加。大多数患者均会患有无症状性或有症状的尿路感染，血清肌酐水平测定可以反映反复尿路感染后肾功能受累情况，从而判断预后。超过 1/2 的女性患者会有严重的肠道功能不全及渐进性的便秘，贫血和压疮同样常见。

妊娠合并脊髓损伤者在妊娠分娩期可能出现的严重并发症有 2 个：

1. 呼吸功能障碍　如果脊髓横断在 T_{10} 水平以上，则咳嗽反射减弱，而呼吸功能也可能受累。肺功能检测可以评

估病情，而一些肺功能受损较严重的患者在孕晚期及分娩过程中可能需要通气支持。

2. 自主神经功能紊乱　在 T_5~T_6 以上水平受损的女性，自主神经反射功能可能受损。这个合并症会使患者在损伤水平之下受自主神经支配的脏器对刺激反应异常——通常为肠道、膀胱或子宫——导致严重的交感神经功能紊乱。血管收缩及突然的儿茶酚胺类物质释放会导致严重的高血压及一系列症状，包括搏动性头痛、面部潮红、流汗、心动过缓、心动过速、心律失常及呼吸抑制。自主神经功能紊乱会由多种刺激诱发，包括输尿管、膀胱、直肠及宫颈的膨胀；导管插入；宫颈扩张；子宫收缩，或者是盆腔器官的手术操作。研究表明，多数 SCI 患者在妊娠的至少一个时期中会经受自主神经功能异常的痛苦。

可以扩散到 T_{10} 的脊髓或硬膜外麻醉可以预防自主神经功能紊乱，且应该在分娩开始时使用。如果在硬膜外麻醉前即出现了严重的症状，那么首先要做的就是终止任何引起症状的刺激，之后应该使用降压药物及外周血管扩张剂。

孕期保健管理应注意加强护理、锻炼膀胱、防止压疮、预防和纠正贫血。

子宫收缩并不受脊髓损伤的影响，产力也不会受损，甚至和常人相比，疼痛感更少。如果损害在 T_{12} 水平以下，则子宫收缩感觉如常。如果损伤在 T_{12} 水平之上，则可以通过按压子宫以感受子宫收缩来减少在家分娩的风险。一些医生建议 28 周后开始每周进行胎心监护及宫颈检查。由于 20% 的脊髓损伤患者会早产，推荐 36~37 周时择期入院治疗，分娩建议最好行阴道试产，同时使用脊髓或硬膜外麻醉可以减少自主神经功能紊乱的症状。第二产程延长的患者可使用产钳或胎头吸引器助产。产后可母乳喂养。

二、精神疾病

妊娠和生育是一件值得高兴的事情，但随着生育年龄的延迟、高龄产妇增多、生活节奏的加快和各种社会心理压力的加大，生育使家庭生活发生较大的变化。妊娠期及产褥期因为压力较大，可能发生精神方面的异常，神经精神类疾病已经成为一类严重影响身心健康的疾病，妊娠期合并神经精神疾病更是不容忽视。妊娠合并精神疾病可由已经存在的精神疾病复发或加重，也可能是新发的精神疾病。在一次以人口为基础的瑞典的研究中，发现妊娠期精神疾病的发病率可达 14%。

（一）妊娠期调节

妇女对妊娠期的压力因素有各种不同的精神反应。她们可能持续关注胎儿健康、产后婴儿护理及生活方式的改变，或者害怕分娩时的疼痛，焦虑及功能损害十分常见。那些胎儿先天畸形风险高和有产科或其他系统合并症的孕妇的压力明显较高。

因为精神压力常在产褥期升高,所以该时期患精神疾病的风险较高。部分产褥期女性会变得抑郁,患者可能表现为产褥期忧郁,包括自限性的轻微抑郁症状,或者单相重性抑郁等更严重的综合征。10%~20%的女性在分娩后6个月内会患有非精神病性的产后抑郁。其他产后患有严重精神疾病的患者多为躁郁症。有数据显示抑郁症在妊娠期和产褥期妇女中均很普遍。

(二)孕期评估

有研究表明,妊娠期精神疾病的发病率为:抑郁症3.3%,轻微抑郁症6.9%,焦虑症6.6%。在第一次产前检查时就可以进行精神疾病的筛查,以此来确定精神疾病,筛查项目包括:是否入院治疗、是否门诊就诊、是否使用过或正在使用抗精神病类药物、现在是否有症状。

应该充分评估危险因素。以往个人或家族的抑郁症病史是十分重要的抑郁症再发危险因素。有性虐待史的女性更易有抑郁症的症状,不良生活事件、孕前及孕期受到身体或言语虐待也是危险因素。药物滥用、暴力及情绪低落也与抑郁症发病相关。此外,因为孕期容易饮食不规律,此类孕产妇也应严格随访。

另外,精神障碍的存在并不能排除可能共存的其他疾病。因此,妊娠期精神疾病的评估应包括全血细胞计数、甲状腺、肾脏和肝脏功能等检查,除外共存疾病。药物、酒精及烟草的自行使用是心境障碍患者的常见并发情况,甚至在妊娠女性中也是这样,因此推荐进行尿液毒理学筛查。除此以外,还应该评估患者是否使用可能诱发或加重精神障碍的药物。

(三)精神疾病分类

精神病的诊断标准及治疗指南(DSM-5)由美国精神医学学会制定并定期更新(2013)。该标准帮助鉴别及诊断精神病,每项诊断中均有专门的标准。

【主要情绪异常】 包括严重抑郁症——一种单相的抑郁。如果合并躁狂症,则为躁郁症,即既有抑郁又有躁狂的症状。

1. 严重抑郁症 美国医疗保健研究与质量局(The Agency for Healthcare Research and Quality,AHRQ)报告了围产期抑郁患病率的最佳估计值:抑郁的期间患病率(即一段时间内一个群体中患病人数的测量;综合了时点患病率和发病率)如下:从怀孕到出生的任何时间为14%~23%,从出生到产后3个月的任何时间为11%~32%。重性抑郁的时点患病率(即在给定时间点对一个群体中患病情况的衡量)如下:妊娠期不同时间为3.1%~4.9%,产后第1年不同时间为1.0%~5.9%。这些患病率估计值与年龄相近的非妊娠女性的数据的差异无统计学意义。

2. 双相及相关障碍 是一类既有躁狂发作或轻躁狂发作,又有抑郁发作的常见精神障碍。双相障碍的月患病

率为0.2%。双相障碍一生中的首次发作情况为:重性抑郁54%,躁狂22%,混合发作(同时存在重性抑郁和躁狂症状)24%。双相障碍有明显的家族聚集性,但是属于多基因遗传。同卵双胞胎同病一致率为33%~90%,异卵双胎的同病一致率为10%~25%。双相障碍先证者亲属的患病概率高出一般人群10~30倍。对于有重性抑郁、躁狂或轻躁狂症状的患者,包括有混合特征(即相反的心境发作症状)的患者,应考虑双相障碍。可疑双相障碍患者,应详细询问精神科病史和一般躯体疾病病史、仔细观察精神状态和进行详细的体格检查,以及化验检查如:促甲状腺素、全血细胞计数、用于筛查药物滥用的尿液毒理学检查。双相障碍潜在诱因包括药物滥用(如可卡因)、甲状腺功能亢进及中枢神经系统肿瘤。大约10%~20%的患双相障碍的患者自杀,因严重情绪异常而自杀的患者占全美国自杀人数的2/3。

3. 精神分裂 精神分裂症的主要临床表现为妄想、思维(言语)紊乱,动作与行为明显紊乱或异常(包括紧张症),阴性症状。这种常见的严重精神病在成年人群中的终生患病率接近1%左右,影响美国1%的人口。精神分裂有一定的遗传倾向,属于复杂的多基因遗传性疾病。同卵双生子或父母双方均为精神分裂症的子女中患病率上升到40%~50%。近年来随着分子遗传学的进步,疾病易感基因的发现与定位有了可能。全基因组扫描提示精神分裂症的候选区定位于染色体1q、2q、5q、6p、8p、10p、13q、15q和22q。但是,由于遗传的异质性,致病基因目前并没有一致公认的结果。已发现精神分裂症患者的CNV发生率较高。最常见的精神分裂症相关CNV是22号染色体长臂(22q11)缺失。

患者常在20岁左右发病,且通常情况下工作及社会心理情况逐渐恶化。因为很多女性症状比男性为轻,且较少发生孤独症及其他神经发育异常,所以很多研究人员认为雌激素具有保护作用。受精神分裂影响的女性很可能在症状明显前就已经结婚、妊娠。接受正规治疗的患者症状可以缓解或停止恶化。从发病后5年的结果来看,60%的患者社交不受影响,50%的患者正常工作,30%的患者有精神缺陷及10%的患者需要持续住院治疗。

产科的特殊性可使精神分裂症风险增加,例如出血、早产、血型不合、胎儿缺氧等因素,均可增加精神分裂症的风险。

情感分裂是一种慢性不断进展的精神异常,与精神分裂相似,但是有明显的情绪症状。虽然精神症状很难减少,但是治疗可以调整情绪。

4. 焦虑障碍 焦虑障碍是指在没有脑器质性疾病或其他精神疾病的情况下,以精神和躯体的焦虑症状或以防止焦虑的行为形式为主要特点的一组精神障碍。上述异常均可由心理治疗及药物治疗控制,包括选择性5-羟色胺再摄取抑制剂、三环类抗抑郁药、单胺氧化酶抑制剂及其他药物,在获得及时、有效的治疗后通常能获得症状的显著改善和社

会功能的良好恢复。

5. 人格障碍 据估计,人格障碍在全球的社区患病率为11%。《精神障碍诊断与统计手册第5版》将人格障碍分为10种,根据描述上的相似性归为3组:A组特征:患者可能表现奇特和古怪,包括偏执型、分裂样和分裂型。B组特征:患者经常表现为戏剧性、情绪化或反复无常,包括反社会型、边缘型、表演型、自恋型。C组特征:患者经常表现出焦虑或恐惧,包括回避型、依赖型、强迫型。

基因和环境因素是造成人格障碍的重要原因。虽然人格障碍可用精神疗法治疗,但大多数患者并没有意识到他们患有人格障碍,只有20%的患者寻求帮助。

(四)妊娠对精神疾病的影响

妊娠期无论是生化因素还是生活压力均会影响精神疾病。激素会影响情绪,如经前期综合征和绝经后抑郁均是例证。雌激素具有调节5-羟色胺的功能,且已经被用来治疗抑郁症。它也许是妊娠期很多女性精神亢奋的原因。促肾上腺皮质激素释放激素常在妊娠期升高,但有妊娠期抑郁的患者其水平则相对较低。激素实际水平及其比例的改变也会造成一定影响。患有产后抑郁的妇女常在产前有较高的雌、孕激素水平,而产后两者水平明显下降到较低水平。

妊娠作为一种较大的生活压力也会使抑郁倾向显露或加重。婚姻不和谐很容易造成抑郁,如不想要孩子、个人或家族的抑郁病史及较低的社会经济基础。抑郁症可能会增加患子痫前期的风险。

(五)妊娠结局

母亲抑郁可能直接影响妊娠与胎儿;可能的不良影响包括致畸性、流产、子痫前期、胎儿生长受限、妊娠剧吐、早产及低出生体重。然而,高质量的研究极少。抑郁可能与致畸性相关。2015年的一项研究纳入了有单相重性抑郁的妊娠女性(n>3 000)和没有精神疾病的妊娠女性(n>432 000),发现抑郁与先天性异常相关(OR 1.4,95%置信区间为1.2~1.6)。但该研究没

有控制精神药物等其他因素。2010年的一项研究纳入29项前瞻性观察性研究(n>48 000例妊娠女性)的荟萃分析发现,母亲产前抑郁与早产和低出生体重相关,然而,这项研究未能控制许多潜在混杂因素,包括药物、共存疾病及产前保健;所观察到的影响较小;研究间的异质性介于中度至较大程度。因此精神疾病对妊娠结局的影响,仍需高质量的前瞻性研究证实。

(六)产后精神异常

1. 产妇情绪不稳定 也称为产后情绪不稳定。约50%的女性会在产后大约一周内出现一过性的情绪易激状态。主要情感表现为愉悦,但她们容易情绪化地出现失眠、哭泣、抑郁、焦虑、注意力不集中、易怒及情感不稳定。她们可能在几个小时里泪流满面,而后一切如常。但也可能第二天再次痛哭流涕。该病症状较轻,且仅在几天中的几个小时里出现。推荐支持疗法,一过性的恐惧可能由生化改变造成,患者不必过分担忧。但患者应被监测随访,以防出现其他精神异常,包括产后抑郁。

2. 产后抑郁 产后抑郁的定义为在产后4周内出现的抑郁症状。但很多研究中常包含在产后3个月内发病的人。临床研究估计,产后女性中的抑郁发病率为10%~16%;几乎在所有的文献中,产后抑郁类似轻、重度抑郁症,一天中的大多数时间均会出现抑郁症状,且每天均有症状持续至少2周。若不治疗产后抑郁会对母婴产生不良后果。

产后抑郁常合并产前抑郁,年轻母亲、单身母亲、吸烟或妊娠期非法药物的使用、妊娠剧吐、多次急诊就诊或患有其他疾病,以及孕前即患有精神疾病的妇女发病率也较高。有文献报道在孕中期通过问卷调查孕妇状态确定是否有抑郁症高危因素,抑郁症高危孕妇在产后3个月内应严密关注其状态,及时干预。

在产后抑郁患者中,约50%起病于妊娠前或妊娠期,研究发现,诊断为产后抑郁的患者中,20%发生于妊娠前,38%发生于产前,42%发生于产后。

(1)病程:如果不治疗,产后抑郁会在6个月内逐渐改善痊愈。随着抑郁症时间的延长,其后遗症及严重程度也会相应增加。此外,产后第一周的第一个月的抑郁会威胁婴儿安全并对其以后行为造成影响。

(2)治疗:对于轻至中度产后单相重性抑郁,建议初始治疗采用心理疗法(Grade 2B)。如果没有条件进行心理治疗,或者心理治疗无效,大多数专家推荐抗抑郁药物治疗。首先应选用选择性的5-羟色胺再摄取抑制剂。抗抑郁药对抑郁心境及伴随的焦虑、紧张和躯体症状的治疗有效率达60%~70%。如果用药6~8周后抑郁症状有所改善,那么应继续使用低剂量药物治疗6个月,以防复发。如果用药治疗6~8周无效或维持治疗期间复发,则应到精神科医师处就诊,可改用同类另一种药物或另一类机制不同的药物。

停药后一段时间内,患有产后抑郁的妇女中50%~80%会复发。有多次抑郁症病史的女性复发率较高。同时应该对患者进行监测,包括她们是否有自杀或杀害孩子的倾向、精神症状的出现以及对治疗的反应。也有一些女性,因为病情十分严重,需要住院治疗。

虽然有一些治疗精神病的药物会通过乳汁,但在大多数病例的乳汁中的药物含量很低或根本检测不出来。目前还没有使用药物的女性有哺乳期不良反应的报道。因此,大多数使用药物治疗的患者可以母乳喂养,但需要严密观测婴儿情况。

3. 产后精神病 产后女性发生或复发精神疾病的风险增加,包括心境障碍、焦虑障碍和精神病性障碍。常见于已诊断或将诊断为双相障碍的患者,但也可发生于重性抑郁伴精神病、精神分裂症或分裂情感性障碍患者。是严重的产

后精神异常,患者症状常在分娩后2周内显现,患者通常存在幻觉和妄想,常伴有思维紊乱或怪异行为。产后精神病相对罕见,每1 000次分娩有1~2例,发生率远低于产后忧郁和产后抑郁。2017年一篇系统评价显示,产后精神病发生率较低,为每1 000名女性0.89~2.6例。产前患有精神疾病的患者为高危人群,那些之前有产后抑郁的患者也同样危险。

因为之前患有精神疾病的女性产后复发率高10~15倍,因此需严密监控。此外,产后精神病在再次妊娠时复发率高。产后精神病病程多样化,且依赖于潜在疾病。产后患躁郁症或精神分裂的女性的病程与非妊娠期女性相似。这些患者常需要住院、药物治疗以及长期的精神看护。患精神病的妇女可能在意识不清的情况下伤害自己或她们的孩子。与非精神病性抑郁症不同,虽然并不常见,但是这些妇女更容易伤害婴儿。

对于在妊娠期或产后就诊的女性,应筛查当前精神卫生问题、精神科治疗史或精神疾病家族史。如果可疑有产后精神病,每位患者均需进行全面评估,包括病史、体格检查和实验室检查,以排除精神病的其他原因。病史应包括一般躯体疾病和精神疾病的既往史和现病史、目前的药物治疗、使用酒精及违禁药物的情况。体格检查应包括基本的神经系统和精神状态评估。

(七) 精神疾病的治疗

精神疾病可用的治疗选择范围很广,需要产科医生和精神科医生共同合作,从社会和心理方面考虑,包括儿童保护、药物治疗、电休克疗法(ECT)以及提供需要的服务,例如对母亲和婴儿的照顾。

1. 药物治疗 现在有大量的治疗精神病的药物可供控制精神病的病情。应告知使用治疗精神病药物的妇女该疗法可能出现的副作用。用药原则一般为选用:已知致畸作用

较少的药物;单一用药和治疗剂量范围内的最低剂量。

对于既往未接受过抗抑郁药治疗的妊娠期重度单相重性抑郁患者,建议选择性5-羟色胺再摄取抑制剂,如舍曲林、但西酞普兰和艾司西酞普兰。

对于躁狂和轻躁狂妊娠患者,建议给予在妊娠期广泛使用的第一代抗精神病药:氟哌啶醇,研究表明其不会增加先天性异常的风险。对氟哌啶醇抵抗的患者可以按照优先顺序依次选择利培酮、喹硫平或奥氮平。根据临床经验,产前躁狂和轻躁狂发作依次尝试以下药物通常能取得疗效:氟哌啶醇、利培酮、喹硫平和奥氮平。但对于抗精神病药治疗无效的难治性患者,建议按照优先顺序依次选择锂盐和电休克治疗。

如果产后重性抑郁患者行母乳喂养,决定是否使用抗抑郁药时需权衡各种风险,包括不治疗抑郁的潜在风险以及婴儿暴露于抗抑郁药的潜在风险。通常认为母乳喂养的患者可以使用5-羟色胺选择性重摄取抑制剂。

2. 电休克疗法 对于相继尝试抗精神病药和锂盐治疗无效的中度至重度躁狂发作妊娠患者,我们建议采用电休克疗法(ECT),ECT通常具有良好的耐受性,没有绝对禁忌证,即使在一般躯体状况较差的患者中也是如此。但是ECT之前需要进行评估,主要是评估ECT相关血压短暂性升高或降低和子宫收缩导致自然流产、早产、胎盘早剥及子宫胎盘功能不全的危险因素。在准备充分的情况下,治疗对于母儿的风险都很小。使用电休克疗法的女性应该在接受治疗之前使用快速抗酸药物,同时应该保护她们的呼吸道以减少呼吸道阻塞发生的风险。患者的右侧臀部应该被垫高,以防直立性低血压的发生。其他重要的治疗前准备包括宫颈的评估、停止不必要的抗胆碱能药物、胎心及宫缩监测以及静脉水化。在治疗过程中应该防止过度通气的发生。

(张晓红 尹秀菊)

第十节 妊娠合并免疫性疾病

一、系统性红斑狼疮

系统性红斑狼疮(systemic lupus erythematosus,SLE)是指自身免疫介导的以免疫炎症为突出表现的弥漫性结缔组织疾病,可累及全身多脏器系统,血清中出现以抗核抗体为代表的多种自身抗体。全世界SLE患病率大约是17.0/10万~48.0/10万,本病好发于育龄女性,女:男比约为(7~9):1,但青春期前和绝经期后的比例分别为1:3和1:2。妊娠期可诱发或加重病情,关于妊娠合并SLE发病率仅有小样本数据资料。目前SLE确切的发病原因尚不清

楚。我国发病率高于西方国家,与生活环境、民族以及遗传有关。SLE患者妊娠存在疾病加重风险性,随着医学技术发展,如今对SLE诊断及预后预测已有了很大进步。孕期低剂量使用皮质激素和羟氯喹已被证实可有效控制病情,预防妊娠合并症。

(一) 病因

1. 遗传学说 近年对人类SLE和动物模型的全基因组扫描和易感基因定位研究提示,SLE是多基因相互作用的结果,如sle1、sle2、sle3、Sap、Fas、C1q等。SLE同卵双胎共患率约50%,SLE患者子女患病率约5%。

2. 激素学说 由于妊娠期体内激素的变化,尤其是雌激素、催乳素水平的升高,支持 Th0 转化为 Th2 型细胞(B 细胞活化),产生大量自身抗体,丙种球蛋白升高,因此,由 Th2 介导的系统性红斑狼疮中 40%~70% 患者病情会加重。

3. 紫外线 波长在 290~320nm 的紫外线可以使上皮细胞核的 DNA 解聚为胸腺嘧啶二聚体,后者刺激机体产生大量自身免疫抗体,加重患者皮疹,引起疾病复发和恶化。

4. 其他 SLE 可能与某些感染因素有关,通过分子模拟或超抗原作用破坏自身免疫耐受。另外,含有芳香胺基团的药物如肼屈嗪、普鲁卡因胺等可诱发药物性狼疮,虽与 SLE 有所区别,但临床表现和血清学特征类似。

(二)病理

SLE 是一种较典型的免疫复合物病,患者体内有多种自身抗体,分为抗细胞核物质抗体和抗细胞质抗原抗体,前者包括:抗核抗体、抗单链、双链 DNA 抗体(ds-DNA)、抗组蛋白抗体、抗 RNP 抗体、抗 Sm 抗体等;后者包括抗核糖体抗体、抗血细胞表面抗原的抗体等。以上抗体在补体的参与下与 DNA 组成的免疫复合物,沉积于器官及血管,造成多器官的损害。SLE 的组织损害主要是 DNA 和抗 DNA 复合物所致的血管和肾小球病变,其次为特异性红细胞、白细胞、血小板的损害,引起狼疮肾炎、溶血性贫血、白细胞减少、血小板减少性紫癜。狼疮肾炎是免疫复合物沉积于肾脏,活动性狼疮肾炎患者,由于补体 C3、C4、CH50 分解代谢高,合成代谢减低,补体在血管外分布增加,血清中 C3、C4、CH50 水平降低。肾小球及肾小管病变,导致蛋白尿,肾脏功能下降,严重者肾衰竭。各类狼疮肾的临床表现虽有不同,其中急性坏死性小动脉炎、细动脉炎是本病的主要病理改变。

(三)临床表现

SLE 临床表现多种多样,呈多器官受累,常因早期表现不典型,容易误诊和漏诊。

1. 全身症状 除外感染因素的发热、乏力、体重减轻等。

2. 皮肤与黏膜 典型皮损为面部蝶形红斑;手掌大小鱼际、指端和指/趾甲周可出现红斑;可有光过敏、脱发、雷诺现象;活动期有口腔溃疡。

3. 关节与肌肉 约 80% 常出现不对称的多关节痛,呈间歇性、红肿少见,不引起骨质破坏,X 线片多数正常。40% 有肌痛,少数出现肌炎。

4. 心血管系统 约 30% 有心血管表现,以心包炎最常见,约 10% 有心肌炎及周围血管病。

5. 肺部表现 常出现胸膜炎,胸腔积液性质为渗出液。约 35% 有狼疮肺炎,咳嗽症状相对较轻,痰量少,无黄脓痰。偶有肺间质病变。

6. 消化系统 约 30% 有消化系统症状,其中以腹泻最为常见,少数发生急腹症,表明 SLE 活动,出现肠系膜血管炎,易被误诊。

7. 肾脏表现 肾活检显示几乎所有 SLE 患者肾脏均有病理变化。有临床症状者约 75%,早期仅有尿检异常,表现为蛋白尿、血尿、管型尿,晚期发生尿毒症,是 SLE 死亡的常见原因。狼疮肾炎分型对治疗及预后有积极临床意义,通常 I/II 型预后较好,III/IV 型预后较差,各分型间是可以转换的。

8. 神经系统 中枢神经系统以脑受累最常见,约 10% 有各种精神障碍,约 15% 出现癫痫发作。中枢神经系统症状表示病情活动及危重,预后不良。少数发生偏瘫、蛛网膜下腔出血、脊髓炎、脑神经及周围神经病变。

9. 血液系统 约 30% 有贫血,仅 10% 为溶血性贫血,约 40% 有白细胞减少或淋巴细胞绝对数减少,约 20% 有血小板减少,可伴出血。短期内重度贫血多为自身溶血引起,Coombs 试验阳性。部分可发生淋巴结和脾大。

10. 其他 约 30% 有眼底血管病变而影响视力,严重的可能致盲,及时治疗可逆转。SLE 常继发性干燥综合征,表现为眼干、口干,常有抗 SSB/SSA 抗体阳性。

(四)SLE 与妊娠的相互影响

1. 妊娠对 SLE 的影响 目前大多学者认为妊娠是 SLE 的恶化因素之一。一旦母体受孕,除了胎盘及胎儿的抗原刺激外,胎盘分泌的激素也使母体免疫受到抑制。一般孕 14 周和分娩期是病情恶化的发生高峰时间,SLE 患者如出现下列情况之一,将会产生严重不良结局:①受孕前 6 个月处于 SLE 活动期;②病情反复暴发;③因怀孕而擅自停用药物。SLE 患者在受孕前 6 个月病情稳定者,孕期中重度疾病活动发生率低于 10%。几乎 60% 孕前有疾病活动者在怀孕后病情加重。也有研究显示,怀孕期间 SLE 病情并不比非孕时严重。

来自霍普金斯的数据表明,狼疮肾在怀孕期间发病率增加,危险因素包括 10~13 周时即出现的蛋白尿、舒张压 >80mmHg 及肾小球滤过率(eGFR)<90ml/(min·1.73m^2)。活动性狼疮肾炎是指蛋白尿 >0.5g/d 并存细胞管型。有实验数据表明处于肾炎活动期的孕妇与无肾脏受累的 SLE 孕妇相比,妊娠合并症的发生率分别是 57% *vs.* 11%,肾病病情稳定患者的发生率为 35%,另外前者比后者更易于早产,平均分娩孕周为 34 周,流产率高达 35%,后者仅为 9%(*P*=0.031)。而加拿大一项前瞻研究发现,非孕患者与怀孕患者肾病活动和肾功能的变化无差异。

除加重肾脏负担及使肾损害加重外,还可激发红斑、发热、关节痛、血栓形成和血小板减少症等其他对母体致命的损害。有报道部分患者产后病情恶化,发生肺栓塞、肺出血、肺动脉高压、心脏血管栓塞等,此外由于长期使用皮质激素,免疫功能受到一定影响,产后极易引起感染,最值得注意的是,孕产妇死亡率比一般产妇高近 18 倍,因此,SLE 缓解达 6

个月以上或在控制期(症状控制或仅服用泼尼松 5~10mg/d 维持)才允许怀孕;活动期和有明显心肾功能损害者(包括心内膜炎、心肌炎、心力衰竭、肾病综合征、进展的肾小球肾炎等)应终止妊娠。

2. SLE 对妊娠的影响 由于胎盘免疫变化,SLE 妇女在妊娠期间 TNF-γ 减少或增多,IL-1 和 IL-2 减少,激活素 A、IL-17、IL-6、IL-10 和 TNF-α 等均有明显升高趋势,引起患者免疫系统超反应。CD4$^+$/CD25$^+$Treg 细胞具有强效免疫抑制活性,在自身免疫中发挥至关重要的作用。有证据表明在正常怀孕期间尤其是头 3 个月 CD4$^+$/CD25$^+$Treg 细胞增多,而 SLE 患者 Treg 细胞功能缺陷并且数量减少,使 T4$^+$/T8$^+$ 比例失调。TGF-β1 水平较低,阻碍 Foxp3/Treg 的转化,从而导致妊娠并发症。

孕晚期狼疮肾炎的活动表现和子痫前期的发生有时难以鉴别,临床都表现为血压和尿蛋白的升高,而处理的原则则完全不同,需通过血沉、补体、ds-DNA 等检查加以鉴别。如 SLE 累及中枢神经系统,严重时可发生抽搐,则与子痫抽搐类似;发生血小板减少并存(或无)溶血,更易混淆。有研究显示,SLE 并发子痫前期的高发时期为孕 30~37 周,而狼疮肾炎活动常出现在孕 9~25 周。

SLE 可以直接损害胎盘,导致胎盘功能不全者可达 30%(SLE 活动型和稳定型胎盘功能不全分别为 47.6%、18%),肾型 SLE 伴高血压孕妇因子宫胎盘血管痉挛致胎盘功能不全的发生率更明显增高。已证实 SLE 抗体能损伤胎盘,使胎盘发育不良。这种免疫损伤引起小血管壁缺血、缺氧及纤维素样坏死和急性动脉粥样硬化,造成胎盘发育不良,绒毛面积减少,物质交换功能受影响,胎儿获得营养减少,是导致 SLE 孕妇流产、胎死宫内、胎儿生长受限(FGR)发生的重要原因。在妊娠晚期胎儿极易发生宫内窘迫。

25%~65%SLE 患者携带抗 SSA/SSB 抗体,可通过胎盘对胎儿产生不利影响,如新生儿狼疮综合征,表现为出生后 6 个月内自限性的典型皮疹或先天性心脏传导阻滞,在宫内、出生时或新生儿期(出生后 0~27 天)即可诊断出,而母亲无任何临床症状。第一胎患心脏传导阻滞的风险是 1%~2%,第二胎发病率上升至 18%。

(五)诊断及分期标准

1. 目前临床常用诊断方法仍沿用 1997 年的 SLE 诊断标准。根据美国风湿病学院 1997 年修订的 SLE 分类标准,满足 11 项中 4 项及以上即可诊断 SLE(表 2-10-15)。

除此之外,近年来国际组织不断提出了新的诊断标准。2009 年系统性红斑狼疮国际协作组(Systemic Lupus International Collaborating Clinics,SLICC)修改了 ACR SLE 分类标准,其中临床标准包括:①急性或亚急性皮肤狼疮;②慢性皮肤型狼疮;③口鼻部溃疡;④脱发,非瘢痕性;⑤关节炎;⑥浆膜炎:胸膜炎和心包炎;⑦肾脏病变:尿蛋白/肌酐比值>0.5mg/mg,或 24 小时尿蛋白>0.5g/d,或有红细胞

表 2-10-15 美国风湿病学会(ACR)1997 年修订的 SLE 分类标准

分类	标准
颊部红斑	固定红斑,扁平或高起,在两颧突出部位
盘状红斑	片状高起于皮肤的红斑,黏附有角质脱屑和毛囊栓;陈旧病变可发生萎缩性瘢痕
光过敏	对日光有明显的反应,引起皮疹,从病史中得知或医生观察到
口腔溃疡	经医生观察到的口腔或鼻咽部溃疡,一般为无痛性
关节炎	非侵蚀性关节炎,累及 2 个或更多的外周关节,有压痛、肿胀或积液
浆膜炎	胸膜炎或心包炎
肾脏病变	尿蛋白>0.5g/24 小时或+++,或管型(红细胞、血红蛋白、颗粒或混合管型)
神经病变	癫痫发作或精神病,除外药物或已知的代谢紊乱
血液学疾病	溶血性贫血,或白细胞减少,或淋巴细胞减少,或血小板减少
免疫学异常	抗 ds-DNA 抗体阳性,或抗 Sm 抗体阳性,或抗磷脂抗体阳性(后者包括抗心磷脂抗体、或狼疮抗凝物阳性、或至少持续 6 个月的梅毒血清试验假阳性三者之一)
抗核抗体	在任何时候和未用药物诱发"药物性狼疮"的情况下,抗核抗体滴度异常

注:以上有 4 项阳性(其中应具有 1 项免疫学指标)可诊断为 SLE;不足 4 项,但仍疑为 SLE 者,宜进一步检查,如狼疮带试验阳性,和/或肾活检示免疫复合物性肾改变,也可确诊。

管型;⑧神经病变:癫痫发作或精神病,多发性单神经炎,脊髓炎,外周或脑神经病变,脑炎;⑨溶血性贫血;⑩白细胞减少(至少 1 次<4.0×10^9/L)或淋巴细胞减少(至少 1 次<1.0×10^9/L);⑪血小板减少症(至少 1 次<100×10^9/L)。免疫学标准包括:①ANA 滴度高于参考标准;②抗 ds-DNA 滴度高于参考标准(ELISA 法需≥2 次);③抗 Sm 阳性;④抗磷脂抗体:狼疮抗凝物阳性/梅毒血清学试验假阳性/抗心磷脂抗体高于正常 2 倍或抗 β2-GPI 中滴度以上升高;⑤补体降低:C3/C4/CH50;⑥无溶血性贫血但 Coombs 试验阳性。患者如果满足下列条件至少一条,则归类于系统性红斑狼疮:①有活检证实的狼疮肾炎,伴有 ANA 阳性或抗 ds-DNA 阳性;②患者满足分类标准中的 4 条,其中包括至少一条临床标准和一条免疫学标准。2019 年欧洲抗风湿病联盟(The European League Against Rheumatism,EULAR)/ACR 更新的 SLE 分类标准以 ANA 阳性(≥1:80)为进入标准,临床标准还增加了发热(体温>38.3℃),各项指标按权重计分,当标准总分≥10 分即诊断 SLE。

2. SLE 病情分期

（1）缓解期：指患者已经停服皮质激素 1 年以上，无 SIE 临床活动表现。

（2）控制期：指在应用少量激素（泼尼松 5~10mg/d）情况下，无 SLE 的临床活动表现。

（3）活动期：指患者有发热、皮疹、口腔溃疡、关节炎或脏器损害等，其中几项 SLE 活动的临床表现。

（4）妊娠期初次发病：指妊娠时出现 SLE 初次临床症状、体征者，常定义为 SLE 活动。

（六）实验室指标

1. 抗核抗体谱

（1）抗核抗体（ANA）：是 SLE 最佳筛选实验，2019 年欧洲抗风湿病联盟（EULAR）/ACR 更新的 SLE 分类标准以 ANA 阳性（≥1∶80）为进入标准。

（2）抗双链 DNA（dsDNA）抗体：特异性高达 95%，敏感性为 70%，抗体效价随病情缓解而下降。

（3）抗 Sm 抗体：特异性高达 99%，但敏感性仅 25%。SLE 患者的阳性率是 20%~30%。本抗体与 SLE 活动性无关。

（4）抗 SSA（Ro）及抗 SSB（La）抗体：阳性率分别为 30%、10%，特异性低。

（5）抗 RNP 抗体：阳性率 40%，但特异性不高。

（6）抗 Rib-P（rRNP）：阳性率 15%，特异性较高。

2. 其他抗体
抗红细胞膜抗体（Coombs 试验阳性与溶血有关）、抗血小板膜抗体、抗淋巴细胞膜抗体、抗神经元（与狼疮脑损害有关）抗体均可阳性。抗磷脂抗体（APL）阳性率约 50%（包括抗心磷脂抗体、狼疮抗凝物及梅毒实验假阳性），有此抗体易发生抗磷脂抗体综合征。约 15% 患者类风湿因子阳性。

3. 补体血清
总补体 CH50 下降。当经典途径激活，使 C3、C1q、C4 下降；经旁路途径激活，使 C3、备解素及 B 因子也下降。

4. 皮肤狼疮带
70% 的狼疮患者可为阳性。IgG 沉积对诊断意义大。

5. 肾病理
改变肾脏病理对狼疮肾炎的诊断、治疗和估计预后，均有价值。但孕期肾穿刺需要谨慎操作。

6. 其他检查
活动期 SLE 的血细胞三系中可有一系或多系减少；尿蛋白、红细胞、白细胞、管型尿等为提示临床肾损害的指标。血沉在活动期常增高；SLE 的 C 反应蛋白通常不高，合并感染或关节炎较突出者可增高。若 SLE 临床活动性和血清补体或抗 ds-DNA 均异常增高，病情预后较差。

关于免疫指标是否对新生儿有影响，Kim 等人认为母体 ANA、APL 水平与新生儿预后无明显相关。有研究表明 sVEGF-1 水平升高可能是子痫前期的先兆，抗心磷脂抗体阳性与自然流产、动脉血栓、血小板减少密切相关，是怀孕头 3 个月中预测妊娠并发症的最有效指标。洛杉矶的一项初步

分析表明，APTT、KCT、DRVVT、PT 初筛试验阳性，比高滴度 APL 和抗 β₂-糖蛋白 IgG 能更好地预测预后。

（七）妊娠期 SLE 活动性的监测

判断 SLE 患者妊娠期是否处于活动期或是否疾病加重对继续妊娠以及调整用药有其重要意义。但目前国际上有多种 SLE 活动评分系统，并不统一，国内比较常用 SLEDAI 系统性红斑狼疮疾病活动度评分，可以通过临床表现、体格检查和实验室检查加以判断（表 2-10-16、表 2-10-17）。

表 2-10-16　系统性红斑狼疮疾病活动度评分（SLEDAI）

积分	临床表现
8	癫痫发作：最近开始发作的，除外代谢、感染、药物所致
8	精神症状：严重紊乱干扰正常活动，除外尿毒症、药物影响
8	器质性脑病：智力的改变伴定向力、记忆力或其他智力功能的损害并出现反复不定的临床症状，至少同时有以下两项：感觉紊乱、不连贯的松散语言、失眠或白天瞌睡、精神活动增多或减少。除外代谢、感染、药物所致
8	视觉受损：SLE 视网膜病变，除外高血压、感染、药物所致
8	脑神经异常：累及脑神经的新出现的感觉、运动神经病变
8	狼疮性头痛：严重持续性头痛，麻醉性止痛药无效
8	脑血管意外：新出现的脑血管意外。应除外动脉硬化
8	脉管炎：溃疡、坏疽、有触痛的手指小结节、甲周碎片状梗死、出血或经活检、血管造影证实
4	关节炎：2 个以上关节痛和炎性体征（压痛、肿胀、渗出）
4	肌炎：近端肌痛或无力伴 CPK/醛缩酶升高，或肌电图改变或活检证实
4	管型尿：颗粒管型或红细胞管型
4	血尿：>5 个红细胞/高倍视野，除外结石、感染和其他原因
4	蛋白尿：>0.5g/24h，新出现或近期增加
4	脓尿：>5 个白细胞/高倍视野，除外感染
2	脱发：新出现或复发的异常斑片状或弥散性脱发
2	新出现皮疹：新出现或复发的炎症性皮疹
2	黏膜溃疡：新出现或复发的口腔或鼻黏膜溃疡
2	胸膜炎：胸膜炎性胸痛伴胸膜摩擦音、渗出或胸膜肥厚
1	发热：>38℃，需除外感染因素
1	血小板降低<100×10⁹/L
1	白细胞减少<3×10⁹/L，需除外药物因素

注：SLEDAI 积分对 SLE 病情的判断：0~4 分基本无活动，5~9 分轻度活动，10~14 分中度活动，≥15 分重度活动。

表 2-10-17　SLE 孕妇活动病情指数分组标准

分组	参数	标准	分值
1 组:轻度的临床症状	发热	T>38℃,排除感染和药物因素	1
	红斑	炎性皮疹,除外瘢痕,一过性皮肤病变和妊娠斑,血管炎不计	2
	关节炎	累及 2~5 个关节	2
		累及≥5 个关节	3
	浆膜炎	胸膜炎或心包炎引起疼痛	1
		通过超声或 X 线检查证实有渗出或心电图证实为心包炎	2
		大量胸腔积液或心脏压塞	3
2 组:内脏器官的症状	神经症状	有下列一项者:①精神病;②器质性脑综合征;③癫痫发作;④脑血管病变;⑤视网膜病变、巩膜炎和表层巩膜炎	3
	肾脏	肾活检:Ⅱ和Ⅴ型	2
		肾活检:Ⅲ和Ⅳ型	3
		管型和肾衰竭	3
	肺	肺浸润、咯血或间接证明肺泡出血,应排除肺部感染	3
	血液系统	血小板<100×10^9/L 或白细胞<3.0×10^9/L	1
		血小板<50×10^9/L,白细胞<1.0×10^9/L,或淋巴细胞<0.1×10^9/L	2
		血小板<20×10^9/L,或溶血性贫血,血红蛋白<80g/L	3
	血管炎		3
	肌炎		2
3 组:治疗药物的改变	NSAID 或羟氯喹或泼尼松的改变	增加 NSAID 或羟氯喹或泼尼松≤0.25mg/(kg·d)	1
		增加泼尼松≤0.5mg/(kg·d)	2
		增加泼尼松>0.5mg/(kg·d)	3
	免疫抑制剂的改变	增加免疫抑制剂	3
4 组:实验室指标	24h 蛋白尿(g)	0.5~1	1
		1~3	2
		>3	3
	抗 DNA 抗体	为正常值的 25%~50%	1
		>50% 正常值	2
	补体	为正常值的 50%~75%	1
		<50% 正常值	2

上述孕妇 SLE 病情活动标准对妊娠妇女更具临床指导意义(表 2-10-17)。总积分计算公式是:(1 组平均值+3 组平均值+4 组平均值+2 组最高值)/4,总分值为 0~2.6。应首先要取得孕前基线值,每次随诊时要进行活动度评分,与之前相比增加≥0.25 分视为病情活动。

(八)鉴别诊断

妊娠期间孕妇可有疲乏症状,可贯穿于妊娠期;皮肤因雌激素增多导致掌红斑和面部潮红,面颊和前额可出现光敏感性色素沉着斑,即"黄褐斑";产后雌激素水平降低,几周到几个月内脱发;由于生理性韧带松弛,致关节痛、背痛;妊娠早期由于孕酮的作用,呼吸加速,晚期由于子宫增大导致呼吸困难;肾小球滤过率增加,通常肌酐清除率>100ml/min。因此孕妇血清中尿素氮>13mg/dl、肌酐>0.8mg/dl 被视为肾功能受损;妊娠时 24 小时尿蛋白排泄可增加到 150~184mg,因此>300mg 才考虑有临床意义。上述妊娠生理性改变应与 SLE 区别。

另外,本病应与其他结缔组织病、细菌或病毒感染性疾病、血小板减少症、溶血性贫血、各种类型的肾脏病相鉴别。

1. 感染　80% 的患者活动期发热,抗生素治疗无效,相关免疫学检查有助诊断。

2. 类风湿关节炎　以关节起病,特征表现关节疼痛、肿胀、晨僵,持续时间短,为非侵袭性,不出现关节畸形。类风湿因子阳性的 SLE 患者常被误诊。

3. 结节性多动脉炎 结节性多动脉炎可有皮肤、关节和肾脏受累,但皮肤改变多为皮下结节,大关节肿痛,血白细胞数常升高,抗核抗体阴性。

4. 肌炎 多发性肌炎肾脏病变少见,抗-dsDNA 抗体、抗-Sm 抗体均阴性。SLE 患者肌酶谱正常,肌电图无异常。

5. 其他结缔组织病 混合性结缔组织病(MCTD)、系统性硬化症、白塞综合征(Behcet syndrome)、干燥综合征等。

6. 血小板减少性紫癜 3% 的患者以血小板减少性紫癜起病,不伴或很少有其他症状,很容易误诊为原发性血小板减少性紫癜。骨髓检查、抗核抗体检测及其他免疫学指标有助于诊断。

7. 类狼疮综合征 其中最常见者为药物引起的系统性红斑狼疮。本综合征可见类似 SLE 的一些症状、体征,以及实验室检查结果,有时难以区别。但通过询问服药史,性别差异不明显,临床症状轻,抗 Sm 抗体和抗 n-DNA(FARR)抗体阴性等不难鉴别。最主要的特点是停药后临床症状和实验室征象消失,再用药时复现。有时抗核抗体存在时间较长,一般预后良好。

(九)处理

1. SLE 妊娠适应证 目前大多学者认为只要掌握好适应证,SLE 妇女可以妊娠。

(1)病情不活动且保持稳定至少 6 个月。

(2)糖皮质激素的使用剂量为泼尼松 15mg/d(或相当剂量)以下。

(3)24 小时尿蛋白排泄定量为 0.5g 以下。

(4)无重要脏器损害。

(5)停用免疫抑制药物如环磷酰胺、甲氨蝶呤、雷公藤、吗替麦考酚酯等至少 6 个月;对于服用来氟米特的患者,建议先进行药物清除治疗后,再停药至少 6 个月后才可以考虑妊娠。

2. SLE 妊娠禁忌证

(1)严重的肺动脉高压(估测肺动脉收缩压>50mmHg),或出现肺动脉高压的临床症状。

(2)重度限制性肺部病变[用力肺活量(FVC)<1L]。

(3)心力衰竭。

(4)慢性肾衰竭[血肌酐(SCr)>2.8mg/dl 或者 247μmol/L]。

(5)既往有严重的子痫前期或即使经过阿司匹林和肝素治疗仍不能控制的 HELLP 综合征。

(6)过去 6 个月内出现脑卒中。

(7)过去 6 个月内有严重的狼疮病情活动。

3. 一般治疗 避免过度劳累,卧床休息,尤其需要避免日晒,防止受凉感冒及其他感染注意营养及维生素的补充以增强机体抵抗力。

4. 药物治疗 由于妊娠期特殊性,妊娠期可以安全使用的免疫抑制剂包括小剂量不含氟的糖皮质激素、羟氯喹(HCQ)、柳氮磺吡啶、硫唑嘌呤、他克莫司、环孢素等。妊娠期应避免使用甲氨蝶呤、来氟米特、吗替麦考酚酯、沙利度胺、雷公藤等。

(1)糖皮质激素:糖皮质激素是许多风湿免疫疾病的一线治疗药物,通过抑制中性粒细胞及单核细胞在炎症局部的聚集,降低毛细血管壁通透性,减轻充血与液体外渗,抑制肉芽组织形成等发挥抗炎作用。孕期较常使用的泼尼松与甲泼尼龙均属于中效糖皮质激素。由于胎盘产生的 11β-去氢酶能将泼尼松(龙)氧化成无活性的 11-酮基物,避免药物对胎儿的伤害,因此母体治疗应首选泼尼松(龙)。倍他米松和地塞米松均属于长效糖皮质激素,可以透过胎盘屏障,仅在以治疗胎儿为目的(如促肺成熟、预防先天性心脏传导阻滞、狼疮综合征等)时使用。

即使是孕前病情平稳的患者,怀孕后仍有 40%~50% 出现 SLE 活动,因此孕期应坚持使用泼尼松,以最低剂量可抑制狼疮活动表现为宜,有病情活动时应增加用量。建议维持剂量不超过每天相当于泼尼松 15mg 的剂量。妊娠期若狼疮出现中、重度活动或狼疮肾炎患者出现顽固性肾病综合征,可考虑静脉使用甲泼尼龙 0.5~1mg/(kg·d)静脉滴注(或相当剂量)。

由于长时间使用糖皮质激素对肾上腺功能有一定影响,妊娠终止后糖皮质激素用量需有所调整。对于病情稳定的、每天口服糖皮质激素剂量相当于泼尼松 5mg/d 者,进行人工流产、正常分娩或剖宫产手术时均不需要额外增加激素的剂量。但对于每天口服激素剂量在泼尼松 5mg/d(或相当剂量)以上者,均应该在围手术期调整糖皮质激素的使用剂量。对于进行人工流产、中期引产手术或正常生产的患者,在原使用糖皮质激素的基础上,在手术当日或产程启动时服用泼尼松 5mg(或相当剂量)或于产程启动时于手术前 0.5 小时,静脉注射甲泼尼龙 5mg 或氢化可的松 25mg,次日恢复原口服剂量即可;进行剖宫产手术的患者,在原糖皮质激素剂量的基础上,在手术当中静脉输注甲泼尼龙 10~20mg 或氢化可的松 50~75mg,术后次日起改为静脉注射氢化可的松 20mg,每 8 小时 1 次,或者静脉输注甲泼尼龙 10~20mg 或氢化可的松 50~75mg,共 2 天,术后第 3 天恢复至术前用量即可。

(2)羟氯喹:是经临床使用经验证实为安全的药物,主要作用机制是阻止 Toll 样受体激活,抑制 TNF-α、IL-1 等分泌,可控制疾病活动并减少泼尼松用量,孕期无需停药,否则可能会使疾病加重。因抗 SSA 抗体或抗 SSB 抗体阳性导致的胎儿先天性完全性心脏传导阻滞也可用羟氯喹治疗。虽然有新生儿视网膜和听觉毒性的报道,但有学者认为只要使用剂量低于 6.5mg/kg,并不会增加子代相关风险,而且能够显著降低 SLE 妊娠女性早产及 FGR 的发生率。对于 APL 阳性的患者,妊娠后使用羟氯喹可以减少血栓形成的危险。羟氯喹每天口服剂量 5mg/kg,最大剂量不超过 6.5mg/kg,推荐剂量为 100 围手术期 200mg,2 次/d。

（3）免疫抑制剂:妊娠期可使用的免疫抑制剂包括硫唑嘌呤、环孢素、他克莫司。若羟氯喹及小剂量泼尼松无法控制狼疮活动,可考虑使用硫唑嘌呤[1.5~2mg/（kg·d）,分 2 次服用]、环孢素[3~5mg/（kg·d）,分 2 次服用]或他克莫司（2~3mg/d,每 12 小时服用 1 次）等妊娠期相对安全的免疫抑制剂。

甲氨蝶呤、吗替麦考酚酯、来氟米特、环磷酰胺、雷公藤等不适宜孕期使用,已经服用这些药物的患者,建议在停药 6 个月后再考虑妊娠。服用来氟米特者应先使用口服考来烯胺（消胆胺）进行药物清除治疗后,再停药 6 个月尚可考虑妊娠。

（4）非甾体抗炎药（NSAIDs）:NSAIDs 具有镇痛、抗炎、解热作用,有效缓解疾病症状。其作用机制是通过抑制细胞分泌环氧化酶（COX）减少前列腺素合成,达到抗炎效果,是成功受孕的必要条件,建议孕前使用此类药物。阿司匹林属于 COX-1 特异性抑制剂,为 SLE 患者孕期较常使用的 NSAIDs 类药物。低剂量阿司匹林（<150mg/d）已被证实可以用于 APL 阳性者或高凝状态者,能降低血小板聚集,改善子宫血供、预防血栓和预防子痫前期的发生等作用,可有效减少胎盘微血栓形成导致的不良妊娠结局,降低流产、死胎的发生。

（5）低分子量肝素:SLE 因内皮损伤、内皮细胞功能障碍,一氧化氮和前列环素合成、释放减少,血管收缩物质的合成、释放增加,孕期容易引起胎盘血流受阻、子痫前期、血栓形成等,临床上推荐抗凝治疗预防此类不良事件发生。尤其是 APL 阳性、具有复发性流产史或死胎史的患者,建议预防性低剂量阿司匹林和低分子量肝素联合治疗,可有效降低不良结局发生率。

（6）其他:柳氮磺吡啶是 5-氨基水杨酸与磺胺吡啶的化合物,为二氢叶酸还原酶抑制剂,服用剂量不超过 2g/d 的孕妇无需停药。因柳氮磺吡啶是还原型叶酸载体抑制剂,所以患者在怀孕前及整个孕期必须补充叶酸。

单克隆抗体药物因具有较高靶向性、不良反应较少的独特优势,被广泛用于抗肿瘤及自身免疫系统缺陷治疗。目前临床上可用于孕期的特异性抗体药物包括利妥昔单抗和贝利木单抗,用以清除 B 细胞,从而减少自身抗体的产生,降低 SLE 活动度。此类药物可以透过胎盘屏障,所以接受此类药物的患者新生儿 B 细胞水平较低甚至检测不到。随着体内抗体水平下降,新生儿 B 细胞水平将在出生后 6 个月内逐渐恢复正常。虽然还未出现胎儿致畸的报道,但是药物介导的胎儿 B 淋巴细胞缺失以及贯穿整个孕期的用药安全性还缺乏大量研究证明。除非孕期用药的预期收益大于潜在风险,大多学者建议在预产期前 8~10 周停药,以降低新生儿免疫抑制的风险。

静脉注射免疫球蛋白（IVIG）是一种有效和安全的治疗,能有效改善妊娠结局和孕产妇的临床症状和实验室指标。若联合使用羟氯喹、小剂量糖皮质激素和抗凝抗血小板方案治疗仍无效,需考虑采用 IVIG［400mg/（kg·d）,连续

输注 3~5 天]或血浆置换等方法治疗。

5. 妊娠期监测 妊娠可引起大多数风湿免疫病患者在妊娠期间或分娩后出现病情活动,对于计划妊娠或已妊娠的风湿免疫病患者,建议进行生殖科、妇产科与风湿免疫科医师多学科协作诊治,以选择最佳受孕时机,选用妊娠期最合适的免疫抑制剂和治疗方案。

在确定妊娠后,应根据患者的具体情况考虑整个妊娠期间的随诊频率。推荐妊娠 28 周前每 4 周随诊 1 次,自第 28 周始每 2 周随诊 1 次,病情出现变化时可缩短随访间隔时间。妊娠期应严密监测患者红斑、皮疹、水肿等临床表现,监测血压、蛋白尿、血小板、肝肾功能等指标,监测抗磷脂抗体谱、补体、抗 ds-DNA 抗体等狼疮活动标志物是否波动,及时识别妊娠期高血压或子痫前期等妊娠期并发症,并和狼疮肾炎鉴别诊断,预防子痫发生,保证母婴安全。

对于血清抗 SSA 或抗 SSB 抗体阳性,或前次胎儿发生心脏异常的患者,建议在妊娠 16~24 周间,补充胎儿心脏超声检查,关注胎儿心率和心律。

6. SLE 病情活动的妊娠期处理 对于病情轻度活动的患者,可以将糖皮质激素加量至中等剂量的泼尼松（或相当剂量的其他糖皮质激素,但不建议使用含氟的糖皮质激素）4 周,然后逐渐减量至泼尼松 15mg/d 以下维持。病情中、重度活动的患者,可采用大剂量泼尼松治疗或使用甲泼尼龙冲击治疗;使用大剂量糖皮质激素的时间应尽量短,以控制病情为宜,并尽快将泼尼松的剂量减至 15mg/d 以下。没有使用羟氯喹的患者应加用,推荐剂量为 100~200mg,2 次/d。如果病情需要加用免疫抑制剂,尤其是肾脏病变严重需要进行免疫抑制治疗时,可使用硫唑嘌呤、环孢素或他克莫司或者加用单克隆抗体药物。

（十）终止妊娠时机及方式

对于在整个妊娠过程中病情稳定的患者,可以采取自然分娩的方式来结束妊娠,产时要加强胎心监测。对于妊娠期间病情不稳定或出现产科并发症的患者,可以采取剖宫产。出现以下情况时,应尽早终止妊娠:①妊娠前 3 个月即出现明显的 SLE 病情活动;②孕妇 SLE 病情严重,危及母体安全时,无论孕期大小都应尽早终止妊娠;③孕期检测发现胎盘功能低下,危及胎儿健康,经产科与风湿科治疗后无好转者;④出现以下并发症时:重度妊娠期高血压、精神和/或神经异常、脑血管意外、弥漫性肺部疾病伴呼吸衰竭、重度肺动脉高压、24 小时尿蛋白定量在 3g 以上并出现低蛋白血症和浆膜渗出;⑤对于病情平稳的患者,如果胎龄已满 38 周,胎儿已发育成熟时,建议终止妊娠。

（十一）哺乳期用药

1. 如果对婴幼儿没有禁忌证,可考虑在哺乳期间继续使用传统合成 DMARDs 和抗炎药物。这适用于羟氯喹、氯喹、磺胺吡啶、硫唑嘌呤、环孢素、他克莫司、秋水仙素、泼尼

松、免疫球蛋白、非选择性 COX 抑制剂和塞来昔布。在使用泼尼松剂量>50mg 时,建议在用药后延迟 4 小时再进行母乳喂养。

2. 对于部分缺乏在母乳喂养中安全使用数据的传统合成 DMARDs、靶向合成 DMARDs 和抗炎药物在哺乳期妇女中应避免使用。这适用于甲氨蝶呤、吗替麦考酚酯、环磷酰胺、来氟米特、托法替布和除塞来昔布以外的环加氧酶Ⅱ抑制剂。

3. 已有报道表明英夫利西单抗、阿达木单抗、依那西普和赛妥珠单抗存在低转移至母乳的情况,TNF 抑制剂的继续使用应在权衡与母乳喂养之间利大于弊后使用。

4. 如果有其他治疗方法可以控制疾病,则在哺乳期间应避免使用利妥昔单抗、阿那白滞素、贝利木单抗、乌斯奴单抗、托珠单抗和阿巴西普。这些生物 DMARDs 尚缺乏在哺乳期使用的安全性数据。孕期及哺乳期的 SLE 用药安全见表 2-10-18。

二、抗磷脂抗体综合征

抗磷脂抗体综合征(antiphospholipid syndrome,APS)为一种系统性自身免疫性疾病,临床特征主要表现为反复发作的动、静脉血栓形成、病理妊娠(妊娠早期流产和中晚期死胎)、血小板减少等。其病理机制与抗磷脂抗体抗原复合物造成的凝血功能紊乱、血栓形成和免疫损伤有关,生化指标显示抗磷脂抗体(antiphospholipid antibodies,aPLs)持续阳性。可单独存在,称为原发性 APS;或继发于其他自身免疫疾病,如系统性红斑狼疮(systemic lupus erythematosus,SLE),称为继发性 APS;罕见类型为灾难性 APS,表现为短

期内出现进行性广泛血栓形成,造成多器官衰竭甚至死亡。APS 的发病率文献报道不一,目前估计在普通人群中发病率约(2~5)/100 000,患病率约为 5/10 000。但在 1%~5% 健康妇女人群中可探测到 aPLs 阳性。40% 的 SLE 患者可合并 aPLs 阳性。

在 aPLs 持续阳性的情况下,以病理妊娠为主要临床表现,伴或不伴血栓形成者可诊断为产科抗磷脂抗体综合征(obstetric antiphospholipid antibodies,OAPS)。OAPS 患者可表现为受孕困难、不孕、复发性流产和反复的妊娠丢失。孕中晚期因胎盘功能减退易出现胎儿生长受限和重度子痫前期等并发症,母胎预后不良。同时妊娠期特有的生理性高凝状态也可加重 APS 患者原有的凝血素乱状态。

综上,APS 患者的妊娠期处理以减少妊娠丢失、改善患者症状和围产儿预后为目的,孕早期以抗凝治疗为主,必要时联合免疫抑制治疗提高受孕率;孕期维持抗凝治疗,加强高危监测随访;产褥期应预防产后出血和血栓形成。

(一)病因和病理

aPLs 是一组针对各种带有负电荷的磷脂及其结合蛋白成分而产生的自身抗体,目前已发现的 aPLs 有 20 余种,主要有抗心磷脂抗体(anticardiolipin antibody,aCL)、抗 β_2-糖蛋白 1 抗体(anti-β2 glucoprotein 1 antibody,aβ_2-GP1)和狼疮抗凝物(lupus anticoagulation,LA),及抗磷脂酰丝氨酸抗体、抗磷脂酰肌醇抗体、抗磷脂酰乙醇胺抗体、抗磷脂酰酸抗体等,其中以 aCL、aβ_2-GP1 和 LA 与临床相关性密切。APS 的主要病理表现如下:

1. 凝血系统素乱 磷脂结合蛋白主要有 β_2-糖蛋白-1(β_2GP1)、凝血酶原、蛋白 C、胎盘膜联蛋白以及血小板和

表 2-10-18　孕期及哺乳期的 SLE 用药安全

药物	对母体的影响	对胎儿的影响	母乳喂养
糖皮质激素	胎膜早破、高血压、高血糖、骨质疏松、骨坏死	小样儿、肾上腺发育不全、腭裂	母乳浓度低,耐受性良好
羟氯喹	改善病情	安全	可以
硫唑嘌呤	胎膜早破	小样儿	不明
环孢素	肾功能不全	小样儿	不明
他克莫司	改善病情	文献数据有限	不明
甲氨蝶呤	改善病情	致畸	禁忌
来氟米特	改善病情	胚胎发育异常	禁忌
环磷酰胺	改善病情	致畸	禁忌
阿司匹林/NSAIDs	减少流产、胎盘微血栓形成,预防子痫前期	过早关闭动脉导管	可以
低分子量肝素	改善胎盘微循环	安全	可以
柳氮磺嘧啶	无	腭裂、室间隔缺损、主动脉缩窄	可以(有便血病例)
丙种球蛋白	改善病情	安全	可以
单克隆抗体药物	改善病情	新生儿免疫抑制	不明

内皮细胞抗原,其中 β₂GP1 又被称为载脂蛋白 H(apoli-poprotein H,ApoH),其分子结构中有 5 个重复序列片段,第 5 重复序列区域存在磷脂结合位点,因此 β₂GP1 与磷脂的结合促成 aPLs 的产生。目前认为,β₂GP1 与磷脂形成的复合物具有抑制凝血因子尤其抑制凝血酶原活性的作用,进而导致凝血系统紊乱。

2. 血管内血栓形成 aPLs 通过与血管内皮细胞磷脂结合,使血管内皮受损,基底膜胶原暴露,触发内源性凝血系统;受损后的内皮细胞前列环素(PGI2)和纤溶激活物质减少,促凝物质如(TXA2)等相对增加,干扰体内抗凝功能;aPLs 通过作用于血小板活化因子,引起血小板聚集、活化,并释放 TXA2 进一步促使血小板聚集和收缩。在以上因素的综合作用下进一步加重凝血系统紊乱,导致全身血管内血栓形成,引发临床症状。另外,aPLs 与膜联蛋白家族的膜联蛋白 Ⅱ(annexin Ⅱ,A2)的相互作用加速抗 β₂-GP1 对内皮细胞的活化,与膜联蛋白 Ⅴ(annexin Ⅴ,A5)结合抑制后者在胎盘局部的抗血栓作用。

3. 胎盘局部免疫损伤反应 近来研究证据表明,APS 患者复发流产、妊娠结局不良与胎盘补体活化、肿瘤坏死因子(TNF-α)损伤、膜联蛋白的相互作用和趋化因子诱饵受体作用有关。Girardi 等的研究推测 APLS 优先针对靶组织蜕膜和胎盘,通过经典途径活化补体,导致其活化产物(C3a、C5a)产生,效应细胞媒介物的活化,包括 TNF-α,募集炎症细胞加速局部补体旁路激活途径,提高补体 C3 活化和沉积,产生更多的 C3a、C5a,最终由于连锁性的炎症反应和损伤扩大导致胎盘血栓、组织缺氧。除此之外,TNF-α 是一个联系补体活化和致病性 aPLs 对胎儿损伤的中介,针对蜕膜组织的 aPLs 会导致蜕膜和全身性的 TNF-α 水平迅速增加;aPLs 的作用下导致炎性 CC 族趋化因子水平增高,增加中性粒细胞渗入胎盘,导致流产率增加。以上机制与 APS 患者反复不孕、流产相关,并为 APS 的免疫抑制治疗提供了理论依据。

(二) 临床表现

血栓形成是 APS 最有代表性的症状之一,表现为多部位、反复动、静脉栓塞。下肢深部静脉血栓相对常见,其次包括肾、视网膜、下腔静脉。肢端缺血性坏死、缺血性骨坏死、下肢动脉血栓、心肌梗死也有报道。

血液系统常表现为血小板减少和溶血性贫血,其症状可轻可重,多为急性发作和周期性发作,也可以提前于其他临床征象多年出现。

另外,APS 患者还可见精神行为异常,与脑内血栓形成以及 aPLs 与脑磷脂发生交叉反应而造成脑组织弥漫性损伤有关。皮肤损害最具特征性的损害为非特异性网状青斑。一些非典型的临床表现包括:肺部的常见损害有肺动脉高压;心脏受累最常见的是瓣膜病,并可伴发心肌病;肾脏损害在原发 APS 主要表现为高血压,且常为重度高血压,甚至出现恶性高血压,并可能出现肾功能不全、蛋白尿、血尿、微血管性贫血。

更多的育龄期 APS 女性患者以反复流产、死胎不良生产史为主要临床表现或最初表现。

(三) 疾病和妊娠的相互影响

APS 患者胎盘血管病变、血栓形成、局部免疫损伤作用是妊娠不良结局的根本病理基础。临床上 APS 患者妊娠病变是多样化的:

孕前期和孕早期由于受精卵着床困难、胎盘滋养层细胞发育不良、胎盘功能减退,患者表现为受孕困难、不孕、复发性流产和反复的妊娠丢失。典型的 APS 流产常发生于妊娠 10 周以后,但亦可发生得更早,这与 aPLs 的滴度无关。在 aPLs 阳性人群中 15% 有复发性流产史。而在所有复发性流产患者人群中,可探测到 aPLs 阳性者占 5%~20%,明确诊断为 aPLs 的患者占 10%~15%。

孕中晚期 APS 患者常合并有严重的妊娠并发症,如妊娠期高血压疾病、妊娠胆汁淤积综合征等。其妊娠期高血压疾病发病时间早,多为早发型;症状重,并很快进展为重度子痫前期。胎儿预后不良,胎盘功能减退可引起胎儿生长受限、早产、羊水过少、胎盘早剥,严重者胎死宫内。目前文献统计估计约 1/3 的 APS 患者妊娠期合并有子痫前期,小于胎龄儿发生率超过 10%。抗体滴度越高,并有血栓形成史或其他临床症状、继发性 APS 的患者胎儿死亡率亦随之升高。

另外,妊娠期特有的生理性高凝状态可加重 APS 患者原有的凝血紊乱状态。孕妇妊娠期 Ⅱ、Ⅶ、Ⅹ、纤维蛋白升高,多种抗凝因子、纤溶系统活性抑制,妊娠后期血小板活性增加,导致 APS 诊断明确的患者在妊娠期、产褥期深静脉血栓发生率较非孕期明显升高。

(四) 诊断

1. 诊断标准 根据 2006 年公布的关于 APS 分类诊断修订标准的国际共识声明,确诊 APS 至少需同时存在一条临床标准和一条实验室标准。APS 的最新诊断标准见表 2-10-19。

确定 APS 与血栓形成和不良妊娠事件发生的主要危险因素为抗磷脂抗体风险谱,具体分类如表 2-10-20 所示。

2. OAPS 的分类

(1)典型 OAPS:至少具有 1 项病理妊娠的临床标准和 1 项实验室标准的 APS。

(2)非典型 OAPS(non-criteria OAPS,NOAPS):部分 OAPS 仅符合 APS 诊断标准中的临床标准或实验室标准,被称为 NOAPS。NOAPS 的分类包括:具有 APS 中的临床表现与不典型的实验室检查(2 次 aPLs 阳性,但检测时间间隔<12 周;IgG/IgM 型 aCL 和/或抗 β₂-GP1 抗体为 20~39 GPL/MPL,或滴度为第 95~99 百分位数);或不典型的临床表现(连续 2 次不明原因流产;或 3 次及以上非连续不明原

表 2-10-19　2006 年悉尼国际 APS 会议修订的分类标准

诊断 APS 必须具备下列至少一项临床标准和一项实验室标准；

临床标准

1. 血管栓塞　任何器官或组织发生 1 次以上的动脉、静脉或小血管血栓，血栓必须被影像学或组织学证实。组织病理学如有血栓形成，且血栓部位血管病无炎症表现

2. 病理妊娠　①在孕 10 周或 10 周以上发生 1 次或 1 次以上不可解释的胎死宫内，正常形态学的依据必须被超声或被直接检查所证实；②在妊娠 34 周之前因子痫或重度子痫前期或严重的胎盘功能不全所致 1 次或 1 次以上的形态学正常的早产；③在妊娠 10 周以前发生 3 次或 3 次以上的不能解释的自发性流产，必须排除母亲解剖、内分泌等因素及双亲染色体异常

实验室标准

1. 血浆中出现 LA，至少发现 2 次阳性，检测间隔至少 12 周

2. 用标准 ELISA 在血清中检测到中/高滴度的 IgG/IgM 类 aCL 抗体（IgG 型 aCL>40GPL；IgM 型 aCL>40MPL；或滴度>99 的百分位数）；至少 2 次，检测间隔至少 12 周

3. 用标准 ELISA 在血清中检测到中/高滴度 IgG/IgM 型抗 β_2-GP1 抗体（滴度>99 的百分位数）至少 2 次，检测间隔至少 12 周

表 2-10-20　抗磷脂抗体风险谱

低风险

　LA 阳性，有或无中高滴度 aCL 或抗 β_2-GP1 抗体 IgG 或 IgM 阳性

中风险

　LA 阴性，中高滴度 aCL 或抗 β_2-GP1 抗体 IgG 或 IgM 阳性

高风险

　LA 阳性，有或无中高滴度 aCL 或抗 β_2-GP1 抗体 IgG 或 IgM 阳性

因流产；或晚发型子痫前期；或胎盘血肿、胎盘早剥、晚期早产）与 APS 典型的实验室标准。

3. 诊断中的注意事项

（1）APS 的诊断应避免临床表现和 aPLs 阳性之间的间隔<12 周或>5 年。

（2）当共存遗传性或获得性引起血栓的因素时也能诊断 APS，但应注明：①存在；②不存在其他引起血栓的因素。危险因素包括：存在已知的心血管危险因素（如高血压、糖尿病、LDL 升高、HDL 降低、胆固醇升高、吸烟、心血管病早发的家族史、体重指数≥30kg/m²、微量白蛋白尿、GFR<60ml/min）、遗传性血栓倾向、长期口服避孕药史、肾病、恶性肿瘤、卧床和外科手术。因此，符合 APS 分类标准的患者应该按照血栓发生的原因分层。

（3）过去发生的血栓可以认为是一项临床标准，但血栓必须是经过确切的诊断方法证实的，而且没有其他导致血栓的病因。

（4）浅表静脉血栓不包括在临床标准中。

（5）强烈推荐研究者对 APS 患者进行分型：Ⅰ，1 项以上（任意组合）实验室指标阳性；Ⅱa，仅 LA 阳性；Ⅱb，仅 aCL 阳性；Ⅱc，仅抗 β_2-GPI 抗体阳性。

4. 自身免疫抗体　健康人群、传染性疾病、恶性肿瘤、病理状态或部分药物同样会引发 aPLs 阳性。正常育龄期妇女中 aPLs 阳性率约 2%，而有复发性流产病史的育龄期妇女 aPLS 阳性可上升至 15%。aPLs 持续性阳性是 APS 的主要实验室诊断标准。考虑到 aPLs 的异质性及检测方法的差异，对于可疑 APS 患者，建议同时检测 LA、aCL 及抗 β_2-GP1 抗体以预测女性血栓形成及妊娠期产科并发症发生风险。

（1）LA 一般通过凝血实验检测，表现为凝血时间延长。LA 检测是一冗长的工作，确定 LA 阳性后，还需进一步明确：①是否是磷脂依赖的凝血时间延长；②凝血抑制的证据；③磷脂依赖的证据；④特异性抑制何种凝血因子等。⑤使用华法林、肝素及口服抗凝剂治疗有一定概率造成 LA 假阳性，因此 LA 检测应在口服抗凝药物治疗前或抗凝药物停用至少 1 周后进行。

由于抗体存在明显的异质性，因此，诊断 APS 通常需要进行多项而非单项凝血试验。原则上，先采用敏感的 LA 筛选检测，阳性者再进行特异的确诊试验。

（2）aCL 是血管内皮细胞膜和血小板上心磷脂的自身抗体，有 IgG、IgA、IgM 三种类型，以 IgG 类最具临床意义。aCL 敏感，但特异性较低，阳性可见于多种疾病，包括结缔组织疾病、感染性疾病如梅毒、Q 热和获得性免疫缺陷综合征（AIDS），上述疾病中，一般表现为 IgM 型 aCL、低滴度、不伴 APS。而中高滴度的 IgG 型 aCL 阳性是首次深部静脉血栓栓塞形成和静脉血栓栓塞反复发作的危险因素。在诊断 APS 方面，LA 较 aCL 特异性强，但敏感性差。LA 与 aCL 间有高度的一致性，但并非同一抗体。

（3）近年来的研究认为 β_2-GP1 对于引发 aPLS 的产生是非常重要的，与 aCL 阳性相比，抗 β_2-GP1 抗体阳性者更易出现如血栓栓塞的临床症状，部分具有临床表现的 APS 患者 aCL 和 LA 阴性而抗 β_2-GP1 抗体阳性，因此直接使用 ELISA 测抗 β_2-GP1 抗体可能更具特异性。

凝血酶原为常见的 aPLs 靶目标抗原，可以通过将凝血酶原复合物作为抗原检测抗凝血酶原抗体。文献报道抗凝血酶原抗体阳性的 SLE 患者常常伴有 APS 的临床症状。部分具有 APS 临床症状的患者，aCL、LA 和抗 β_2-GP1 抗体可以均为阴性，而采用凝血酶原包被辐射板或以丝氨酸磷脂凝血酶原复合物作为抗原检测的抗凝血酶原抗体为阳性。因此提示若常规 APS 血清学检测阴性，可进一步检测抗凝血酶原抗体。另外，新近也有文献报道对于反复妊娠丢失的患者，IgM 型抗磷脂酰乙醇胺抗体及抗膜联蛋白 V 抗体阳性检

出率升高。

总之,目前 APS 实验室诊断标准主要依赖于 IgG 型或 IgM 型抗 β_2-GP1 抗体、IgG 型或 IgM 型 aCL 和 LA 阳性。但也有少部分具有典型 APS 临床症状的患者,标准 aCL、LA 和 β_2-GP1 检测始终阴性,对这部分患者必须反复检测,必要时检测针对其他靶抗原的自身抗体。

5. 其他检查 如血常规、尿常规、血沉、肾功能等检查,此外抗核抗体、抗可溶性核抗原(ENA)抗体和其他自身抗体检查以排除其他结缔组织病。影像学检查用于对血栓的评估。血管多普勒超声有助于外周动、静脉血栓的诊断;M 型超声、切面超声则有助于心瓣膜结构和赘生物的检测。必要时皮肤、胎盘和其他组织活检表现为血管腔内栓塞形成,一般无淋巴细胞或白细胞浸润,同样肾活检也可表现为肾小球和小动脉的微血栓形成。

(五)处理

APS 患者的治疗目的是预防妊娠丢失、子痫前期、早产等病理妊娠,同时避免或减少妊娠期血栓形成的发生率,妊娠期应采用个体化的动态监测及治疗方案。

1. 妊娠监测

(1)母亲监测:APS 常伴血小板减少或者血栓形成导致深静脉血栓,部分脏器或组织的动静脉血栓形成早期即可有临床表现,如下肢深静脉血栓可表现为患侧肢体肿胀、青紫、皮温下降等不适。

(2)胎儿监测:妊娠早期超声核准孕周,监测孕囊周边是否有绒毛膜板下出血,妊娠中晚期定期超声评估胎儿生长发育情况,具体包括:胎儿生长径线,羊水量,子宫动脉血流和脐动脉血流。同时加强胎心监护,评估胎儿宫内情况。

(3)实验室检查:①aPLs 的监测:妊娠期 aPLs 会相对非妊娠期降低,因此对于妊娠前确诊 APS 的患者,aPLs 滴度的变化尚不建议作为药物治疗方案调整的依据;②其他抗体的监测:对于继发于 SLE 或干燥综合征等其他免疫疾病的患者而言,应同时对原发病的抗体筛查,例如对于抗 Ro/SSA 或 La/SSB 抗体阳性的继发性的 APS 患者而言,胎儿循环系统的建立可能会受到影响,因此建议针对此类患者进行胎儿心超筛查;③凝血功能:妊娠期妇女属于高凝状态,而 APS 将会加重此种高凝状态引发血栓事件,对 APS 患者妊娠期应注重凝血功能测定,避免血栓形成;④其他检查:定期监测血常规、肝肾功能等有助于鉴别 OAPS 引发的产科并发症或其他妊娠合并症。

2. 治疗 对于 APS 的患者,应遵从差异化、个体化治疗。针对 OAPS 的患者,建议结合患者病史、流产史、临床表现及实验室检查制订抗凝方案。

(1)抗凝治疗药物:目前针对 APS 的抗凝中阿司匹林适用于具有高风险抗磷脂抗体谱,伴/不伴妊娠合并(并发症)患者的预防治疗;适用于既往无流产史,或妊娠前 10 周发生的流产的患者预防治疗。在孕前开始服用阿司匹林或者

一旦妊娠即开始服用,一般仍主张给予 50~100mg/d 以内的小剂量阿司匹林治疗,能有效改善妊娠预后。建议 OAPS 患者整个妊娠期持续使用小剂量的阿司匹林,治疗期间每 2~4 周复查血小板计数、血小板聚集,以调整用药剂量,避免过度治疗或者治疗不足。除此之外,建议在抗血小板聚集的基础治疗上根据个体病情联合低分子量肝素抗凝治疗或加用免疫抑制剂治疗,活产率达 95%。对于反复流产的 APS 患者,建议产后持续小剂量阿司匹林或者低分子量肝素预防远期血栓形成。

近年有荟萃分析对多份大样本回顾性临床研究资料统计显示,与单用阿司匹林对照组相比较,肝素联合小剂量阿司匹林能更有效提高 aPLS 阳性伴妊娠头 3 个月反复流产者的新生儿存活率。因此,低分子量肝素(LMWH)联合小剂量阿司匹林疗法是目前推荐治疗 APS 的方法,尤其适用于既往有妊娠 10 周以内流产病史≥3 次或有 10 周后流产病史患者。肝素不仅阻断于凝血过程的多个环节,更能阻断 aPLS 诱导的针对蜕膜的补体活化。除抗凝作用外,LMWH 还具有广泛的抗炎及免疫调节特性,在 APS 患者中对于预防妊娠丢失的意义更大。目前多使用新型的 LMWH,较普通肝素抗血小板、诱发出血的副作用大为减弱,生物利用度高达 98%,量效关系明确,抗凝效果易于预测。LMWH 的预防剂量:依诺肝素,4 000U,每天 1 次,皮下注射;达肝素 5 000U,每天 1 次,皮下注射;那屈肝素,2 850U,每天 1 次,皮下注射。治疗剂量:依诺肝素或那屈肝素,100U/kg,每 12 小时 1 次,皮下注射;达肝素,200U/kg,每天 1 次,皮下注射,或 100U/kg,每 12 小时 1 次,皮下注射。若既往有血栓形成史,以预防剂量 LMWH 应用于整个妊娠期,若本次妊娠新发血栓栓塞性疾病者,以治疗剂量 LMWH 应用于整个妊娠期。抗凝治疗过程中应注意监测出凝血时间、D-二聚体及血小板数,观察其下降趋势并及时调整用药剂量。同时在长期使用 LMWH 的过程中应当定期检测肝功能,警惕 LMWH 引发的药物性肝损。

停药时机:对于无血栓病史的女性,孕 36 周后可停用阿司匹林。建议阴道试产的 OAPS 患者于孕 37~38 周停用阿司匹林,剖宫产终止妊娠的 OAPS 患者于术前 7 天停用阿司匹林。为保证分娩及麻醉安全,LMWH 预防剂量应在分娩前 12~24 小时停药,而治疗剂量应在分娩前 24 小时停药。由于产后前 3 个月发生血栓的风险极大,产后应预防剂量 LMWH 抗凝至少 6 周,存在血栓形成史的患者可持续至 6~12 周,后根据个体化情况制订抗凝方案,避免血栓形成。部分患者孕期需要接收介入性产前诊断,考虑介入安全性,降低出血风险,建议在穿刺前 3 天停用阿司匹林,至少 12 小时停用 LMWH,穿刺后 6~12 小时恢复 LMWH、24 小时恢复阿司匹林。

(2)抑制免疫反应:①羟氯喹:该类药物具有抗炎、免疫调节等特性,可降低 LA 活性、aPLs 抗体及抗血小板聚集作用,因此建议 OAPS 患者,尤其是继发性 APS 的患者,排

除禁忌，每天 200~400mg 口服，调节免疫功能。②糖皮质激素与免疫抑制剂不作为常规治疗，只有在出现严重血小板减少、溶血性贫血，或不宜使用抗凝药物时才考虑使用，有时甚至需大剂量激素冲击及血浆置换来控制症状。适用于 aPLs 滴度高、持续阳性、无高凝状态或有出血倾向的难治性 OAPS 患者。治疗方案采用小剂量泼尼松 5~10mg/d，但不作为一线用药。③静脉注射免疫球蛋白（IVIG）：广泛应用于炎症或自身免疫性疾病的治疗，其作用机制包括参与调节 Fc 受体表达，干预补体活化和细胞因子网络，影响 T 和 B 细胞的分化及功能。近年来，国外有报道少数病例采用大剂量免疫球蛋白注射疗法治疗 APS，用于反复有不良孕产史或肝素治疗后仍有反复流产者。目前国内外指南没有明确用药剂量和时间，有不同的用法，通常是 IVIG 20g/d，1 个月一疗程，每疗程连用 3~5 天，反复应用直到孕 28~32 周或足月。IVIG 可单独使用，也有学者推荐可与阿司匹林或肝素联合治疗，但其疗效有待进一步观察，且有价格昂贵和血源性感染可能的缺点，目前还没有在临床上得到广泛使用，仅慎用于肝素联合阿司匹林治疗仍无效的 APS 患者。

（3）其他治疗：中西医结合疗法采用清热利湿、养血活血的中药辅助治疗。丹参主要成分为丹参酮，可起到活血化瘀的作用，对改善血脂代谢、凝血系统的失衡有较好的效果，且孕期应用中未发现有头痛、药物性流产、胎儿畸形等，安全性相对较高。黄芪为重要的补气类药物，近来研究显示黄芪多糖对免疫系统、机体代谢、血液系统等均有重要影响，有动物实验显示高剂量黄芪多糖可明显抑制小鼠多种抗磷脂抗体的生成，提示可能在 APS 患者妊娠期有应用价值。

其他靶向治疗还有如白介素 3（IL-3）疗法、TNF-α 抑制剂、TXA2 受体拮抗剂、多巴胺受体兴奋剂、抗 CD4 受体，以上国外有动物实验报道成功。血浆置换为机械清除血中的 aPLS。该疗法一般只在前述疗法疗效不佳时配合使用，其安全、有效、不良反应还待进一步的临床实践。

3. 终止妊娠的方式及时机 OAPS 并非剖宫产指征，若无严重产科并发症/合并症，胎儿生长发育良好可阴道分娩，但考虑到 APS 存在高凝和微血栓的风险可能影响胎盘灌注，产时要严密监测胎心和羊水等状况，以便及时发现胎儿窘迫，及时终止妊娠。若孕 34 周前出现严重的产科并发症或胎儿生长发育不良，风湿科医生、产科医生及新生儿医生联合管理，根据母胎情况决定是否在促胎肺成熟后剖宫产终止妊娠；若在孕 34 周后出现严重的产科并发症或胎盘功能不良危及母胎安全，应尽快剖宫产终止妊娠，保证良好的母胎结局。

三、妊娠合并干燥综合征

干燥综合征（Sjögren's syndrome，SS）是一种常见的自身免疫系统疾病，主要影响外分泌腺体，尤其是唾液腺和泪腺。干燥综合征属于全球性疾病，是继风湿性关节炎后最常见的结缔组织疾病，其发病率为 0.3%~3%，男女比例为 1：9。国内人群的发病率为 0.29%~0.77%。干燥综合征虽然不影响女性患者的生育能力，但其与妊娠之间相互影响，影响胎儿生长发育，增加自然流产率和早产率。在一定的条件下，干燥综合征能增加胎儿先天性房室传导阻滞和新生儿狼疮综合征的发生。

（一）病因及发病机制

目前发病机制尚不清楚，但免疫紊乱在该病发病机制中起着重要作用。免疫遗传研究显示：人类白细胞抗原（HLA），尤其是 II 类 HLA 与 SS 密切相关。发病可能与多种自身抗原（抗 SSA，抗 SSB）和外来抗原（如 EB 病毒、人类免疫缺陷病毒、疱疹病毒、丙肝病毒等）及性激素（雌激素）等有关。SS 患者的唾液腺活检证实：腺体被大量淋巴细胞浸润，浸润的淋巴细胞与腺泡、腺管上皮间相互作用，产生多种细胞因子，导致进一步的 T、B 淋巴细胞克隆增殖和组织器官的免疫损伤。

（二）临床表现

干燥综合征起病多数呈隐袭和慢性进展，临床表现多样且轻重不一，部分患者仅有口眼干的局部症状，就诊于口腔科、眼科，而部分患者则以重要脏器损害为重要首发症状。80% 以上的患者有口干症状；其次患者常诉干眼；大约 50% 的患者有两侧腮腺反复交替肿大的病史；此外，患者还可出现全身症状如乏力、低热；约 2/3 患者出现呼吸系统、消化系统、皮肤、阴道等腺体外其他器官的受累而出现多系统损害的症状，如过敏性紫癜样皮疹、雷诺现象、结节红斑、干咳、弥漫性肺间质纤维化、萎缩性胃炎、消化不良、黄疸、蛋白尿、关节痛等；本病还可出现白细胞、血小板减少以及淋巴肿瘤。

与产科有关的临床表现为：原发性干燥综合征患者易并发血小板减少，引起血小板在血管内聚集，造成胎盘功能障碍，导致胎儿生长受限。妊娠女性体内的抗 SSA 抗体、抗 SSB 抗体导致自然流产、早产及胎儿先天性心脏传导阻滞的发生率增加。

（三）干燥综合征和妊娠的相互影响

1. 干燥综合征对妊娠的影响

（1）干燥综合征对母体的影响：有研究发现，干燥综合征患者的月经周期延长，但生育能力与正常女性基本相同。文献还报道，若干燥综合征患者有血清学异常（抗磷脂抗体、抗红细胞抗体、狼疮抗凝物等阳性），孕妇自然流产的发生率增加。Elliott 等应用美国全国住院患者的数据，对 1999—2014 年间分娩的妇女进行了回顾性队列研究，比较有和没有 SS 孕妇的母婴结局，结果发现患有 SS 妇女的子痫前期风险较高，胎膜早破、早产、剖宫产和静脉血栓栓塞事件明显增加。更有报道发现患有干燥综合征等自身免疫性疾病的孕妇妊娠期高血压、产前出血和严重合并症(如:呼吸衰竭、脑血管出血、休克和心搏骤停)的发生率明显更高。且妊娠期间皮质激素维持量的患者,更易出现妊娠期高血压及妊娠期糖尿病,应积极控制血压和血糖。

(2)干燥综合征对胎儿的影响:妊娠合并 SS 患者的胎盘可作为靶器官受到免疫损害,造成胎盘功能障碍,从而对妊娠产生影响。SS 影响新生儿的发育,导致胎儿生长受限,新生儿出现低出生体重。Hussein 等研究发现,pSS 母亲的新生儿平均体重(3 010g)明显低于对照组(3 458g),正常分娩频率低于对照组(56% vs. 83%)。患有 pSS 的患者的妊娠期比没有 pSS 的患者更短,早产发生率更高。此外,国内的研究也表明干燥综合征妊娠患者早产发生率及低比重胎儿的比例明显高于健康对照组。

母体的 ANA、抗 SSA 和抗 SSB 抗体等 IgG 能通过胎盘进入胎儿体内,对胎儿的生长产生影响。抗 SSA 和抗 SSB 抗体是胎儿先天性心脏传导阻滞、新生儿狼疮综合征、新生儿血友病的致病因素。一项前瞻性研究表明,若孕妇血清中存在抗 SSA,则新生儿先天性心脏传导阻滞的发病率为 2%,复发的风险为 15%~20%。同样 Haga 等研究了 58 例患有 SS 的患者,其中 2 例患者的新生儿合并有先天性心脏传导阻滞,发生率为 3.04%。这是因为抗 SSA 能在孕期通过胎盘传给胎儿,损害胎儿的心脏传导系统,引起完全性房室传导阻滞,患儿的死亡率为 30%。抗 SSA 型 IgG 抗体已被证实能够阻断房室传导和胎儿心脏细胞 L 钙通道的内流,其还与非完全性先天性心脏传导阻滞新生儿的 Q-T 间期延长有关;人体心脏肌球蛋白 β 重链可被抗 SSB 自身抗体所识别,在胎儿的关键发育期,母体的自身抗体通过胎盘可以识别胎儿的心肌抗原,引起补体结合、炎症及随后的与先天性心脏传导阻滞有关的病理改变。

新生儿狼疮综合征是一种罕见的疾病,表现为皮肤损害、先天性心脏房室传导阻滞、血液系统异常和肝脏损害。主要是由于抗 SSA 和抗 SSB 所致。一般认为母体抗 SSA 抗体在胎儿体内存在 1~6 个月后消失,所以皮肤型新生儿狼疮有一定的自限性,但若抗体造成了新生儿心肌的损伤则难以恢复。

2. 妊娠对干燥综合征的影响 妊娠对干燥综合征的影响至今尚未定论,怀孕和母体免疫功能之间存在非常复杂的关系,免疫功能可能受到抑制、激活和调节。研究认为约 30% 的干燥综合征患者会因妊娠使病情加重。Feist 报道 1 例干燥综合征妇女的抗 SSA 和抗 SSB 抗体水平,在两次妊娠过程中均升高,而在流产和产后下降,这可能是妊娠影响干燥综合征的一种表现。国内有报道,1 例多系统功能损害患者怀孕至 24 周龄时,病情加重,只有终止妊娠才能控制病情,说明妊娠可能会加重病情。国内还报道过妊娠期间由于血液高凝,1 例原发性干燥综合征患者发生静脉血栓栓塞,而深静脉血栓的形成促使发生肺栓塞。妊娠期间,胎儿肝细胞可以通过胎盘,持续存在于母体血液循环中达数十年。这

些微嵌合状态的细胞在靶组织中可能转变为分化的细胞,成为自身免疫病的攻击靶,或成为激发自身免疫病的激发因素,这种微嵌合状态的细胞可能在干燥综合征的发病机制中发挥一定的作用。也有研究认为妊娠不影响干燥综合征的病情,意大利针对 109 例干燥综合征妊娠患者的研究显示,此疾病在大多数患者孕期能保持相对的稳定性。但也有报道显示,原发性干燥综合征患者在分娩后会出现轻度的疾病复发。

(四)实验室检查

常规化验包括血、尿、便常规;肝肾功能、血糖、电解质、血沉、C 反应蛋白、补体等。此外,应依据患者的症状和器官受累情况进行其他相应的辅助检查。

1. 免疫学检查 患者常有多种自身抗体升高,抗核抗体阳性者占 90%,以抗可溶性酸性核蛋白 SSA 和 SSB 抗体的阳性率最高,分别为 75% 和 52%,其中抗 SSB 抗体的特异性最高,仅出现于 SS 和 SLE 患者中。类风湿因子阳性者见于 60% 的患者。高球蛋白血症是本病的特点之一,50% 的患者白蛋白减少和多株峰型球蛋白增高,三种主要免疫球蛋白皆可升高,以 IgG 最明显,亦可有 IgA 和 IgM 升高,但较少见,程度也较轻。国外有学者建议将 IgG 水平升高作为判断 SS 活动性的指标。

2. 泪腺功能检查 包括:Schirmer 实验、泪膜破碎实验(BUT 实验)、角膜染色指数。

3. 唾液腺功能检查 包括:唾液流率测定、腮腺造影、唾液腺放射性核素扫描、下唇腺黏膜病理。其中下唇腺黏膜病理明确淋巴细胞浸润是诊断本病的一种敏感而特异的方法。

(五)诊断标准

1. 2002 年美欧修订 SS 国际分类标准(AECG 标准)

(1)分类标准项目:

1)口腔症状:每日口干持续 3 个月以上;成年后腮腺反复或者持续肿大;吞咽干性食物时需用水帮忙。3 项中有 1 项或者 1 项以上。

2)眼部症状:每日感到不能忍受的眼干燥持续 3 个月以上;有反复的沙子进眼或砂磨感觉;每日需要人工泪液 3 次或者 3 次以上。3 项中有 1 项或者 1 项以上。

3)眼部体征:Schirmer 实验(+)(≤5mm/5min);角膜染色(+)(≥4Van Bijsterveld 计分法)。任 1 项或 1 项以上阳性。

4)组织学检查:下唇腺病理活检示淋巴细胞灶≥1(指 4mm² 组织内至少有 50 个淋巴细胞聚集于唇线间质者为 1 个灶)。

5)唾液腺受损:唾液流率(+);腮腺造影(+);唾液腺放射性核素检查(+)。任 1 项或 1 项以上阳性。

6)自身抗体:抗 SSA 或者抗 SSB 阳性。

（2）具体分类：

1）原发性干燥综合征：无任何潜在疾病的情况下，符合下述任1条即可诊断：①符合标准中4条或者4条以上，但必须含有第4和/或第6条；②条目3、4、5、6四条中任3条阳性。

2）继发性干燥综合征：患者有潜在的疾病（如任一种结缔组织病），而符合上述分类标准项目中的第1、2条中的任1条，同时符合第3、4、5条中的任何2条。

3）必须除外：颈部、头面部放疗史，丙型肝炎病毒感染，获得性免疫缺陷综合征，淋巴瘤，结节病，移植物抗宿主病，抗乙酰胆碱药（阿托品、莨菪碱、溴丙胺太林等）的应用。上述的诊断标准经我国的初步验证，其特异性为98%，敏感性为87%。

2. 2016年美国风湿病学会（ACR）/欧洲抗风湿病联盟（EULAR）制定的pSS分类标准

（1）纳入标准：至少有眼干或口干症状之一者，即下述至少一项为阳性：①每日感到不能忍受的眼干，持续3个月以上；②眼中反复沙砾感；③每日需用人工泪液3次或3次以上；④每日感到口干，持续3个月以上；⑤吞咽干性食物需频繁饮水帮助。或在EULAR的SS疾病活动度指数（ESSDAI）问卷中出现至少一个系统阳性的可疑SS者。

（2）排除标准：患者出现下列疾病，因可能有重叠的临床表现或干扰诊断试验结果，应予以排除：①头颈部放疗史；②活动性丙型炎病毒感染；③艾滋病；④结节病；⑤淀粉样变性；⑥移植物抗宿主病；⑦IgG4相关性疾病。

（3）适用于任何满足上述纳入标准并除外排除标准者，且下述5项评分总和≥4者诊断为pSS：①唇腺灶性淋巴细胞浸润，且灶性指数≥1个灶/4mm²，为3分；②血清抗SSA抗体阳性，为3分；③至少单眼角膜染色计分（OSS）≥5或Van Bijsterveld评分≥4分，为1分；④至少单眼泪液分泌试验（Schirmer试验）≤5mm/5min，为1分；⑤未刺激的全唾液流率≤0.1ml/min（Navazesh和Kumar测定法），为1分。常规使用胆碱能药物者应充分停药后再行上述③、④、⑤项评估口眼干燥的检查。

（4）该标准敏感性为96%，特异性为95%，在诊断标准的验证分析及临床试验的入组中均适用。

在临床工作中，要结合患者的具体情况，既不要受限于诊断标准，以免遗漏早期不典型患者，但也要具备诊断标准中有力的证据，血清学和唇腺病理结果，以免造成误诊。

（六）鉴别诊断

1. 妊娠合并类风湿关节炎 干燥综合征患者的关节症状一般较轻且不明显，罕见关节骨破坏，畸形和功能受损，类风湿关节炎很少出现抗SSA和抗SSB抗体。

2. 贫血 妊娠期最常见的是缺铁性贫血和营养性贫血，通过补充叶酸、维生素B₁₂及铁剂，纠正饮食，多数能纠正，SS引起的贫血可能是免疫引起的溶血性贫血，常伴有血小板减少，SS抗体阳性，营养性免疫指标阴性。

（七）治疗

干燥综合征是一种慢性疾病，临床表现各种各样，大部分患者预后良好。目前干燥综合征尚无根治的方法，主要是采取措施改善症状，控制和延缓因免疫反应引起的组织器官损害的进展，预防继发性感染。

1. 孕期一般对症治疗 口干燥者应保持口腔清洁，勤漱口，可给予柠檬酸溶液及柠檬汁漱口，以刺激唾液的分泌功能和代替部分唾液。避免服用减少唾液分泌的药物，如阿托品和第一代抗组胺药物等；避免使用降低泪液分泌的制剂，如利尿剂、抗高血压药和抗抑郁药等；使用人造泪液滴眼；皮肤干燥者避免使用碱性肥皂，合并皮损者予以清创换药、抗生素预防感染；呼吸道护理；非甾体抗炎药治疗肌肉、关节痛；纠正低钾血症等。

2. 药物治疗

（1）泼尼松：对SS无脏器损害者，泼尼松0.5mg/（kg·d）（最大剂量≤40mg/d）维持4周，继以规律减量（-2.5g/周，至10mg/d）维持。对于合并血小板减少及肾脏损害的患者，可给予中等剂量糖皮质激素治疗，注意规律减量，重症患者可给予大剂量激素冲击治疗。泼尼松在通过胎盘时，被11β-脱氢酶作用，通过胎盘量很少，对胎儿副作用少。

（2）地塞米松：目前认为在孕期对明确的先天性心脏传导阻滞胎儿进行地塞米松治疗是有意义的。Theander等报道了1例原发性干燥综合征患者，抗SSA和SSB抗体阳性，孕19周发现其胎儿心动过缓，伴有Ⅱ度房室传导阻滞。2天后开始对母亲进行地塞米松治疗（4mg/d），胎儿心率逐渐改善，地塞米松治疗6周后恢复正常。Yamada等报道，1例胎儿有完全性房室传导阻滞的患者，应用泼尼松和地塞米松治疗后，胎儿心率明显好转，另1例不完全房室传导阻滞的患者同样治疗后2∶1阻滞转为3∶2传导阻滞及正常窦性心律。故认为，对明确新生儿会发生先天性心脏传导阻滞的高危妊娠妇女，地塞米松是安全的治疗方式。孕期治疗时首选地塞米松，因为地塞米松可通过胎盘。

（3）免疫抑制剂：妊娠期可考虑使用的免疫抑制剂包括羟氯喹、柳氮磺吡啶、硫唑嘌呤、环孢素等。羟氯喹是妊娠期可安全选择的药物之一。柳氮磺吡啶会导致叶酸缺乏，故使用柳氮磺吡啶的同时应补充叶酸（5mg/d），妊娠期间口服柳氮磺吡啶的每日剂量不应超过2g。妊娠期间使用每日1.5~2.0mg/kg的硫唑嘌呤是相对安全的。妊娠期可使用最低有效剂量的环孢素，综合目前文献表明，妊娠期使用小剂量环孢素（＜300mg/d）未发现有明显胎儿致畸性，对子代生长发育的随访亦未发现明显异常。妊娠期禁用的免疫抑制剂包括甲氨蝶呤、环磷酰胺、吗替麦考酚酯等。

（4）其他的治疗方法还包括：丙种球蛋白，血浆置换，CD20单抗治疗，TNF-α拮抗类生物制剂等。

3. 妊娠期母体的监测 对于合并SS的孕妇，定期进行产前检查,注意血压、体重、宫高、腹围的变化,定期复查孕妇的实验室指标:如血常规、血沉、抗体水平、C反应蛋白,补体水平,以反映疾病的活动程度。

4. 妊娠期胎儿的监测 加强胎儿监测,注意胎儿是否有胎儿生长受限、胎儿窘迫、胎儿心脏传导阻滞等。妊娠早期B型超声确定胎龄及胚胎情况;妊娠中期监测胎儿生长,注意胎心音听诊,定期完善多普勒超声心动图检查,了解胎儿心脏传导阻滞及心脏受损情况。妊娠晚期,每周进行NST试验,及时发现异常,为适时终止妊娠作好准备。

5. 终止妊娠时机和方式 妊娠合并SS孕产妇,孕期病情控制稳定,除产科指征及胎儿因素外,一般可以至足月经阴道分娩。若同时合并子痫前期、心包炎、肺栓塞、肺动脉高压、严重的胎儿生长受限和胎儿严重心脏传导阻滞时需要适时剖宫产终止妊娠。

总之,干燥综合征患者在病情得到控制,处于稳定状态,各项免疫指标正常或者抗体滴度处于最低水平、未服用药物或者服用药物影响最小并能做到孕期严密随诊时,可以考虑妊娠。妊娠期间需要产科医师、风湿病学专家和儿科医师进行多学科共同管理,监测疾病及胎儿情况,根据不同孕产妇的情况进行个性化的用药指导,以保证母儿安全。

四、类风湿关节炎

类风湿关节炎(rheumatoid arthritis,RA)是一种以侵蚀性关节炎为主要表现的全身性自身免疫性疾病,其病因尚不明确。以手、腕、肘、膝、踝和足关节最为常见,全身其他关节亦可受累。除关节外,类风湿皮下结节、动脉炎、神经系统病变、角膜炎、心包炎、淋巴结肿大和脾大等关节外系统表现也很常见。

RA可发生于任何年龄,高发年龄为30~50岁。流行病学调查显示,RA的全球发病率为0.5%~1%,而中国内地发病率为0.42%,女性发病率明显高于男性,男女患病比率约为1:4。育龄期女性随年龄增加RA发病率随之增高。

(一) 病因

RA是一种自身免疫性疾病,目前确切病因尚不明确,可能与遗传、感染及内分泌等因素相关。

1. 遗传因素 通过对RA家族罹患同种疾病的共同患病率发现,单卵双胎共同患病率为20%,而双卵双胎仅为5%,且该二组数据明显高于正常人群,说明遗传因素与RA的发生存在密切的关系。同时RA的发生和Ⅱ类主要组织相容性复合物(HLA-DR4)的表型密切相关。

2. 感染因素 感染可能是引起发病或触发免疫应答的重要因素。研究发现,80%的RA患者血清中可检出高滴度的EB病毒抗体。

3. 内分泌因素 RA女性患病率明显高于同龄男性,因此认为性激素可能干预了RA发病的多个可能环节。RA患者体内雄激素及其代谢产物明显下降,因此有学者认为

雌/雄激素间失衡,可能是RA起病的重要因素之一。

(二) 发病机制

1. 细胞免疫反应 自身或外来抗原被巨噬细胞吞噬后,逐步将抗原呈递给T细胞。T细胞激活后,可产生干扰素γ及白介素Ⅱ、Ⅲ、Ⅵ等;活化的巨噬细胞可产生白介素Ⅰ及肿瘤坏死因子(TNF);两者相互作用进一步产生更多的细胞因子。从而激活成纤维细胞,释放胶原酶及其他炎性介质,造成软骨及骨破坏。

2. 体液免疫反应 以上过程产生的细胞因子可进一步活化B细胞,产生自身抗体(如类风湿因子·RF),RF是抗人IgG Fc段的自身抗体,可与血液中的免疫球蛋白形成免疫复合物,沉积到身体各处,引起关节外表现。

(三) 病理

滑膜炎是类风湿关节炎的基本病理改变。早期出现滑膜微血管改变,如内皮细胞水肿、管腔闭塞等;随后滑膜细胞大量增殖,滑膜增厚,滑膜下层T淋巴细胞浸润;后期滑膜明显肥厚,可见多核巨细胞、肥大细胞等,血管数目明显增加,成纤维细胞增殖;肉芽组织形成血管翳向软骨延伸,血管翳释放某些水解酶对关节软骨、骨、韧带、肌腱的胶原基质进行侵蚀,同时影响软骨和滑液的接触和代谢,导致关节结构破坏、畸形、关节强直、功能丧失等。

(四) 和妊娠的相互影响

1. RA对妊娠的影响 类风湿关节炎不影响妇女的生育能力。在妊娠各期,类风湿关节炎患者早期流产与晚期流产风险均无明显增加,RA对早产的发生亦没有明显影响。对于活动期RA患者有研究认为其早产及胎儿生长受限的发生率轻度升高,但亦有研究认为RA患者低出生体重儿的发生率与孕晚期疾病活动性和激素使用无关。因此,多数情况下,病情稳定的RA患者均能获得良好的妊娠结局。

2. 妊娠对RA的影响 自1938年Hench首次报道妊娠对RA的炎症反应有明显改善作用,并采用可的松治疗取得良好效果。现已有多个研究证实60%~90%的RA患者孕期疾病均有不同程度的好转,且多数患者在妊娠早期疾病即可明显缓解。这可能与妊娠期间血清皮质醇激素水平升高,母婴之间HLA-Ⅱ不相容有关。另有报道认为多胎妊娠可能对疾病的远期预后有益。

3. 产后 虽妊娠期间疾病多可维持于稳定状态,但产后疾病复发高,产后3个月内疾病复发率高达90%。

(五) 临床表现

类风湿关节炎临床表现多种多样,不仅侵犯关节并且可侵犯全身各个脏器,关节受侵程度可与关节外表现的有无或严重程度不一致。

类风湿关节炎的发病可急可缓,多数病例常于数周或

数月内逐渐起病,首发症状多为对称性小关节肿胀、疼痛、晨僵,并伴有全身不适;少数病例急性起病,数日或数周内出现,多伴有发热等明显全身症状。

1. 关节表现

(1)部位:关节受累多为双侧、对称性的,最常侵犯的为近端指间关节、掌指关节、腕、肘、跖趾关节,同时颈椎、颞颌关节、胸锁、肩锁关节亦可受累,但很少侵犯远端指间关节。

(2)晨僵:是最为突出和常见的一种临床表现,大多超过1小时,晨僵时间的长短和滑膜炎的严重程度相关,是反映疾病活动和诊断RA的重要指标。

(3)关节疼痛:多表现为持续性钝痛和胀痛,严重时关节肿胀、局部皮温略高,一般不红,且持续时间较长,往往超过6周。

(4)畸形:多数由于手部肌肉萎缩、肌群间力量失衡引起;也有部分是由于关节面受损导致。典型表现有天鹅颈样畸形、尺侧偏斜、纽扣花畸形等。

2. 关节外表现 类风湿结节:常出现在受压部位,疾病活动时出现,可随疾病的缓解而消失,一定程度反映疾病活动程度的指标,也可以表现为心包炎、肾脏损伤、弥漫性肺间质纤维化、多发性神经炎或血管炎和胸膜炎、胸腔积液等。

(六)实验室检查

1. 血清学检查

(1)类风湿因子(RF):RA患者RF阳性率约为70%,且RF不仅仅出现在RA患者中,因此不能仅以RF阳性与否对疾病进行诊断,应结合临床综合判断。

(2)抗环瓜氨酸肽抗体(cyclic citrullinated peptide antibody,CCP)、抗核周因子(anti-parinuclear factor,APF)、抗角蛋白抗体(anti-keratin antibody,AKA)等多种自身抗体,对疾病早期诊断具有一定意义。

(3)其他自身抗体、补体及免疫复合物指标等可随病情变化产生波动。

2. 影像学检查 是诊断和疗效评价的重要指标,但孕期应谨慎应用,应根据孕妇的实际情况,恰当选用影像诊断技术以协助确诊。

3. 急性时相反应物指标 C反应蛋白是反映炎症活动的指标,疾病加重时,CRP升高;血沉在疾病活动时增快;RA活动时,70%患者血小板计数可持续升高;白细胞及嗜酸性粒细胞可轻度升高。

(七)诊断

由于类风湿关节炎没有特殊的诊断指标,需结合临床表现、实验室检查及影像学结果综合分析进行诊断。目前国际上有两种分类标准来帮助诊断RA,分别是1987年美国风湿病学会(American College of Rheumatology,ACR)制定的分类标准,以及2010年ACR联合欧洲抗风湿病联盟(The European League Against Rheumatism,EULAR)推出的分类标准。两种分类标准在敏感度和特异度方面各有优势,临床医师可同时参考,结合我国患者的具体情况,对RA作出准确诊断。

1. 1987年ACR分类标准

(1)晨僵:关节及周围僵硬感持续至少1小时。

(2)≥3个以上关节区的关节炎:双侧14个关节区(近端指间关节、掌指关节、腕、肘、膝、踝、跖趾关节),至少3个有软组织肿胀或积液

(3)手关节炎:掌指、近端指间或腕关节区中,至少一个关节屈肿胀。

(4)对称性关节炎:左右两侧关节同时受累。

(5)类风湿结节:骨突部位、伸肌表面或关节周围有皮下结节。

(6)类风湿因子阳性。

(7)影像学改变:手和腕后前位相上有典型RA影像学改变,必须包括骨质侵蚀或骨质脱钙

以上1~4条必须持续出现至少6周或12周。具备4条或4条以上者,可诊断为类风湿关节炎。

2. 2010年ACR/EULAR RA分类标准 目标人群为有下列表现者:

(1)出现至少一个关节的滑膜炎。

(2)并且不能用其他疾病解释时。

根据关节受累数目、关节炎持续时间、血清学抗体滴度、急性期反应水平进行评分(如表2-10-21)。当总评分≥6分则提示为确定的RA。

表2-10-21 评分表

受累关节*	得分(0~5分)
1个大关节	0分
2~10个大关节	1分
1~3个小关节	2分
4~10个小关节	3分
>10个关节(至少一个小关节受累)	5分
血清学**	得分(0~3分)
RF/抗CCP均阴性	0分
RF/抗CCP至少一个低滴度阳性	2分
RF/抗CCP至少一个高滴度阳性	3分
急性期反应物**	得分(0~1分)
CRP/ESR均正常	0分
CRP或ESR增高	1分
滑膜炎时间	得分(0~1分)
<6周	0分
≥6周	1分

注:* 大关节包括肩、肘、髋、膝、踝关节;小关节包括腕、掌指关节、近端指间关节、跖趾关节2~5;不包括远端指间关节、第一腕掌关节、第一跖趾关节;** 至少需要一项结果;RF为类风湿因子;CCP为环瓜氨酸多肽;CRP为C反应蛋白;ESR为红细胞沉降率。

（八）鉴别诊断

1. 风湿热 以关节炎为主要表现，多为大关节受累，表现为游走性关节红肿热痛，并伴有咽痛、发热、皮下结节等全身症状。抗链球菌溶血素"O"滴度升高，RF阴性等可助鉴别。

2. 系统性红斑狼疮 也可出现双手关节炎甚至关节畸形等。但SLE可出现面部红斑、蛋白尿及全身各个系统脏器损伤，抗核抗体、dsDNA抗体多呈阳性，补体下降等均有助于鉴别诊断。

3. 强直性脊柱炎 与遗传基因密切相关，多数患者HLA-B27阳性；疾病多侵犯脊柱及骶髂关节，最终出现竹节样变；四肢关节受累少见。

（九）治疗

类风湿关节炎治疗的最终目标是防止和控制关节破坏，阻止功能丧失，减轻疼痛及改善生活质量。

1. 一般治疗 包括加强宣教、物理治疗、适度锻炼和休息等。孕期应每月复查血常规、CRP、血沉等与疾病活动性相关的实验室指标，并加强母胎监护。

2. 药物治疗 病症缓解性抗风湿药（disease-modifying antirheumatic drugs，DMARDs）、非甾体抗炎药（nonsteroidal anti-inflammatory drugs，NSAIDs）、糖皮质激素。其中DMARDs又可分为传统合成DMARDs（csDMARDs）、生物类DMARDs（bDMARDs）、靶向合成DMARDs（tsDMARDs）。

（1）传统合成病症缓解性抗风湿药（csDMARDs）：此类药物起效慢，不具备明显止痛和抗炎作用，但可延缓或控制病情进展。csDMARDs是国内外指南认可的治疗RA的一线用药，强调早期用药，对病情较重、多关节受累等，应考虑2种或2种以上DMARDs联合应用，但应充分考虑孕期药物使用对母体及胎儿安全性。

1）柳氮磺嘧啶（SSZ）：有报道认为2g/d可用于整个孕期，且胎儿先天畸形的发生率无明显升高，但SSZ可影响叶酸的吸收和代谢，使用同时必须增加叶酸（5mg/d）的摄入。

2）羟氯喹：妊娠期可持续使用，不增加胎儿先天畸形的发生率。

3）甲氨蝶呤（MTX）、来氟米特：孕期绝对禁忌。

（2）生物类DMARDs（bDMARDs）：可治疗RA的bDMARDs包括肿瘤坏死因子α（TNF-α）抑制剂、白细胞介素-1（IL-1）和IL-6拮抗剂、抗CD20单抗等。当单一csDMARDs治疗效果不佳时，可建议一种csDMARDs联合一种bDMARDs进行治疗。

TNF-α抑制剂是目前证据较为充分、应用较为广泛的治疗RA的生物制剂，以往孕期因缺少临床数据及长期随访资料，临床上并不推荐使用，但随着近年来临床用药证据的积累及新药的上市与使用，EULAR对孕期使用TNF-α抑制剂等生物制剂信息进行更新及推荐。EULAR推荐英夫利西单抗可持续使用至孕16周，依那西普和阿达木单抗可使用至妊娠中期，为确保分娩时脐带血中药物浓度很低或无，孕16周后应停用英夫利西单抗，妊娠后期停用依那西普和阿达木单抗，如因疾病活动需持续使用至妊娠晚期时，新生儿应避免接种活疫苗，直到7月龄以后。

（3）靶向合成DMARDs（tsDMARDs）：目前孕期使用证据不足。

（4）非甾体抗炎药（NSAIDs）：通过抑制环氧化酶（COX）活性组织前列腺素合成起到抗炎止痛作用，常用药物为肠溶性阿司匹林。其他多数药物由于抑制前列腺素合成，影响胎儿循环，导致动脉导管早闭，一般孕期尤其是孕晚期不推荐使用。目前认为孕期小剂量应用阿司匹林也有利于抑制血小板聚集、血管舒张、改善胎盘血供，有利于妊娠结局。近分娩时，为防止母亲和新生儿出血应避免使用。近年来推出特异性抑制COX-2的新药，但尚缺少大样本长期随访。

（5）糖皮质激素：消炎止痛作用，但不能阻止病情的发展。短期适量应用泼尼松对胎儿无明显致畸作用，孕期可考虑小剂量口服泼尼松（5~15mg/d）治疗，而对于长期应用的患者，围产期可考虑冲击治疗。但倍他米松、地塞米松可通过胎盘，应慎用。

3. 终止妊娠及分娩方式 除有产科指征及胎儿因素外，一般可以经阴道分娩。分娩时机应视母儿具体情况而定。但疾病对骨盆关节影响者，应采用剖宫产终止妊娠。

（十）围产期处理

孕期小剂量口服阿司匹林、DMARDs及糖皮质激素等，病情多可维持稳定。但由于产后疾病复发率高，药物应同产时连续使用，并根据疾病临床表现及实验室相关指标适时减量，防止产后疾病复发或加重。

（林建华 杨程德）

第十一节　妊娠期感染性疾病

一、性传播感染

(一) 淋病

淋病(gonorrhea)是由革兰氏阴性淋病奈瑟菌(Neisseria gonorrhoeae)引起的泌尿生殖系统化脓性感染。好发部位包括尿道、宫颈、直肠、眼和咽部等。淋病奈瑟菌可上行感染引起子宫内膜炎和输卵管炎等甚至经血行播散引起脓毒症导致播散性淋病奈瑟菌感染(disseminated gonococcal infection,DGI)。其主要传播途径为性接触传播,孕妇可在分娩时由母亲感染胎儿。近年来淋病奈瑟菌耐药菌株日益增多,给治疗带来一定困难。

【流行病学】 各种族女性中发病率最高均是15~24岁组。2011—2012年女性淋病发病率增加0.6%,增至108.7/10万。孕妇淋病的检出率为0.08%~0.5%。在淋病感染妇女中有40%合并沙眼衣原体感染。

【临床表现】 淋病奈瑟菌常在感染3~7天后发病,年龄分布多集中于20~39岁性活跃人群,有年轻化倾向。在大部分妊娠妇女,淋病局限于下生殖道,包括宫颈、尿道、尿道周围和前庭大腺。宫颈淋病奈瑟菌感染者70%~90%尿道存在淋病奈瑟菌,35%~50%直肠存在淋病奈瑟菌,仅5%的患者为单一部位感染。

淋病最常见部位是宫颈炎,主要表现为阴道脓性分泌物增多,有时略带血色,有臭味,外阴痒及烧灼感,偶有下腹痛及腰痛。在妊娠12周内,因宫腔尚未被胎囊充满,宫颈淋菌可上行至输卵管致急性感染,引起高热、寒战、恶心、白带增多、双侧下腹痛,阴道分泌物呈脓性、量多、宫颈触痛,双侧附件区增厚压痛。如腹痛突然加剧出现腹膜刺激症状、肠鸣音减弱则提示脓肿破裂及腹膜炎。在诊断妊娠期急性输卵管炎前一定要除外急性阑尾炎,附件肿物扭转或输卵管妊娠。妊娠期播散性淋病远较非妊娠期多见,约占所有淋菌性脓毒症的40%~50%。淋菌进入血液循环后,首先表现为发热、寒战、倦怠,约半数在指端远侧起脓疮,此外有游走性关节痛,随之发展成关节炎或滑膜炎,上肢关节以损较下肢多见,其中以腕与手关节最常见。可同时并发脑膜炎、心内膜炎和肝周炎。此外,妊娠期淋病中非下生殖道淋病较非妊娠期多见,如淋菌性咽炎与直肠炎,可能和妊娠期性行为方式改变有关。

【对妊娠的影响】 发生在任何孕周的淋病奈瑟菌感染均可导致不良妊娠结局。未治疗的淋病奈瑟菌性宫颈炎与流产合并感染及人工流产后感染均相关。感染淋病奈瑟菌

孕妇更易发生胎膜早破、流产、早产、死胎、低出生体重、围产儿及新生儿死亡、新生儿结膜炎等。妊娠期感染淋病如未能及时发现、治疗,可导致胎膜早破和羊膜腔感染(胎盘、胎膜、脐带及胎儿),引起早产、产后脓毒症、子宫内膜炎、胎儿生长受限、低出生体重、新生儿眼炎和新生儿脓毒症等。淋病还与产褥期子宫内膜炎有关。

【诊断】 大多数孕妇是无症状感染者,因此对所有孕妇,尤其有高危因素者在初次产前检查时应作宫颈分泌物淋病奈瑟菌检测。鉴于妊娠期其他部位淋病亦常见,故要根据病情同时检测其他部位如咽部、尿道及直肠分泌物,尤其后者常是妊娠期淋菌侵犯的唯一部位。推荐根据培养或核酸检测诊断淋病。

1. **培养** 标本在选择培养基上培养,可明确诊断并进一步进行药敏试验,可应用于各种临床标本。从治疗失败病例分离的菌株推荐培养法并进行药敏试验。

2. **核酸扩增实验(NAAT)** 可用于检测多种标本式样,包括宫颈拭子、阴道拭子、尿液标本。需要注意的是,直肠、口咽及结膜标本仅可以用于培养,FDA尚未批准上述标本用于NAAT。通常NAAT检测生殖道和非生殖道淋病奈瑟菌的敏感性优于培养,但也因NAAT标本式样而不同。该检测方法无法提供药敏结果,如果临床上怀疑或证明治疗失败,需要同时行细菌培养和药敏试验。

3. **革兰氏染色涂片** 革兰氏染色涂片对宫颈管、直肠和咽部感染检出率低,不推荐应用。目前淋病奈瑟菌培养虽是金标准,但结合我国情况,在基层与边远地区,没有淋菌培养条件时,也可选择宫颈及其他部位分泌物涂片检查结合临床诊断淋病。

【处理】

1. **淋病奈瑟菌筛查** 淋病感染高危因素包括:新的性伴侣、多个性伴侣、共用性伴侣、性伴侣已确诊性传播疾病、非一夫一妻制关系中未持续使用避孕套,既往或目前合并其他性传播疾病,从事性交易。推荐所有年龄<25岁及25岁以上有淋病感染高危因素的女性在首次产检进行淋病筛查。一旦怀疑DGI,应对播散性感染部位、泌尿生殖道和外生殖器的分泌物同时进行NAAT或病原体培养,所有淋病奈瑟菌菌株需进行药物敏感试验。一旦确诊感染淋病,应立即接受治疗并在3个月后复查。感染高危因素持续存在的孕妇应在孕晚期再次进行淋病筛查以避免母体产后并发症及新生儿淋病感染。需要对所有淋病患者进一步筛查包括沙眼衣原体、梅毒和HIV。

2. **药物治疗** 孕妇合并下生殖道和直肠淋病首选头孢菌素方案或替代方案,不能耐受头孢菌素者,可选用大观

霉素肌内注射。怀孕期禁用喹诺酮类和四环素类抗生素。美国 CDC 推荐的淋病治疗方案如下:感染淋病奈瑟菌的孕妇应接受头孢曲松(ceftriaxone)500mg,单次肌内注射,如果尚未排除衣原体感染,则应治疗衣原体。当头孢菌素过敏或其他考虑无法使用该方案进行治疗时,建议咨询传染病专家。由于存在新生儿出生缺陷、肾毒性或耳毒性的风险,因此在怀孕期间应谨慎使用庆大霉素。

3. 其他问题

(1)疗效及评价:以上孕妇治疗后 2 周均需作淋病奈瑟菌培养以确定疗效。在妊娠末期与分娩前应反复检查以期早发现复发或再感染。治疗失败患者再次治疗仍然常规采用推荐治疗方案,因为再次感染的可能性明显大于治疗失败。但对于治疗失败的患者必须进行分泌物培养并药物敏感试验。再次治疗后 7~14 天推荐对感染部位分泌物再次进行培养,如情况许可可以同时进行 NAAT 及药物敏感试验。治疗后症状持续存在推荐进行淋病奈瑟菌培养并进行药物敏感试验。需要注意的是持续性尿道炎、宫颈炎或直肠炎可能由其他病原体引起。

(2)分娩方式:如无产科指征,均可阴道分娩。未治疗的孕妇无剖宫产指征应立即按上述方案治疗。新生儿生后即用头孢曲松治疗。

4. 患淋病的孕妇及其性伴侣 推荐淋病确诊患者 60 天内性伴侣在出现感染症状或确诊淋病前前往医疗机构评估、检测并治疗。如末次性生活在 60 天前,推荐最后一次性伴侣接受检测治疗。为避免再次感染,治疗结束 7 天内、性伴侣完成治疗且症状消失前应避免无保护性生活。对不可能前来检查患者的性伴侣提供抗淋病奈瑟菌和衣原体感染的药物进行流行病学治疗。

5. 孕妇并淋病所生新生儿的处理

(1)新生儿淋病奈瑟菌感染:

1)新生儿淋病奈瑟菌眼炎:主要见于未接受眼炎预防、母亲无产前检查或母亲有性病史婴儿。取眼部分泌物培养或涂片检查可确诊。预防新生儿淋病奈瑟菌眼炎推荐方案:红霉素(0.5%)眼药膏,外用 1 次。无论是阴道分娩还是剖宫产,应在新生儿出生后立刻使用,一人一管,避免交叉使用。淋病奈瑟菌眼炎患儿需要住院治疗和评价有无散播性感染(例如败血症、关节炎和脑膜炎)。并对患儿的母亲及其性伴进行评价与治疗。如果无法使用红霉素软膏,对于高危新生儿可用头孢曲松 25~50mg/kg,肌内注射或静脉注射,单剂量不超过 125mg。

治疗新生儿淋病奈瑟菌眼炎推荐方案:头孢曲松 25~50mg/kg,肌内注射或静脉注射,单剂量不超过 250mg。

2)婴儿 DGI 和淋病奈瑟菌头皮脓肿推荐方案:头孢曲松 25~50mg/(kg·d)静脉注射或肌内注射,每天 1 次,连续 7 天,如果有脑膜炎,疗程为 10~14 天。或头孢噻肟 25mg/(kg·d)静脉注射或肌内注射,每 12 小时 1 次,连续 7 天,如果有脑膜炎,疗程为 10~14 天。对于高胆红素血症的新生儿,尤其是早产儿,应谨慎使用头孢曲松。

(2)母亲感染淋病奈瑟菌婴儿的预防性治疗:推荐方案为头孢曲松 25~50mg/kg,单次静脉注射或肌内注射,单剂量不超过 250mg。

【随诊】 孕期淋病治疗后应在 3 个月后复查,感染高危因素持续存在的孕妇应在孕晚期再次进行淋病筛查。新生儿淋病奈瑟菌感染需对患儿的母亲及其性伴侣进行评价及治疗。

(二)梅毒

梅毒(syphilis)是由苍白螺旋体(treponemal pallidum)引起的一种慢性传染病,临床表现复杂,几乎可侵犯全身各器官,造成多器官损害。自 20 世纪 70 年代末以来,随着吸毒与人类免疫缺陷病毒(human immunodeficiency virus,HIV)感染病例增多,梅毒发病率亦随之增高。世界卫生组织(World Health Organization,WHO)为此发起了全球消除梅毒母婴传播的倡议及认证,目标是将梅毒母婴传播降到足够低的水平,使其不再是一个公共卫生问题。

【流行病学】 妊娠合并梅毒检出率为 2‰~5‰。随着女性病例增多,先天性梅毒病例也有增加。2018 年报告了 1 306 例先天性梅毒病例,包括 78 例梅毒性死胎和 16 例婴儿死亡,先天性梅毒发病率也同步上升,较 2014 年增加了 185%(达到每 10 万名活产 33.1 例)。2016 年全球母亲的梅毒感染率为 0.69%,导致的全球先天性梅毒发病率为 473 例/10 万活产。

【临床表现】

1. 一期梅毒 潜伏期约 10~90 天,多数在 6 周内。妊娠期生殖道硬下疳常好发于宫颈,因此时宫颈较脆、充血而易受损伤,使梅毒螺旋体易入侵。一般 2~6 周自愈,故不易被发现。但常伴单或双侧腹股沟淋巴结肿大。

2. 二期梅毒 患者全身出现多种多样的皮疹,15% 孕妇下生殖器有一个硬下疳。孕妇外生殖器、肛周附近可有扁平湿疣,但 25% 的患者常因病损轻微而被忽视。

3. 潜伏梅毒 妊娠期梅毒患者以潜伏梅毒为主。孕妇常无任何病史、症状及体征,仅梅毒血清学阳性。

【对母儿危害】 梅毒螺旋体可以通过胎盘而感染胎儿。过去认为在孕 16 周胎盘形成后,螺旋体才通过胎盘感染胎儿,现已证实在孕 6 周开始就可损害绒毛进而感染胎儿引起流产。孕 16~20 周以后梅毒螺旋体可播散到胎儿所有器官,引起肺、肝、脾、胰和骨等病变。必须牢记妊娠各期梅毒均可传给胎儿。妊娠合并早期梅毒,尤其是二期梅毒,几乎 100% 感染胎儿。未经治疗的一期梅毒和二期梅毒孕妇早产率高达 50%,而无感染梅毒的对照组为 8%。患早期潜伏梅毒的孕妇,虽临床无任何表现,但感染性很强,有 20% 早产及 40% 先天梅毒发生。患晚期潜伏梅毒者,虽性接触已无传染性,传给胎儿的机会仍有 10%。妊娠期合并梅毒感染引起的死胎、早产或胎儿生长受限(fetal growth restriction，FGR）与胎盘病变有关。梅毒感染的胎盘大而苍白，显微镜下绒毛失去典型的树枝状分布而变厚，呈棍棒状。

Sheffield 等（2002）报道 67 例梅毒胎盘的病理变化，有绒毛增大，急性及慢性绒毛炎。绒毛血管因血管内膜炎与间质细胞增生，数量明显减少，血管腔中红细胞增多。在严重感染病例管腔闭塞、血管消失，而致胎儿缺血缺氧。

一项研究发现，31% 的梅毒感染孕妇在预处理超声检查中有胎儿梅毒的证据。这些异常包括肝大（80%）、多普勒超声提示胎儿贫血的大脑中动脉（middle cerebral artery，MCA）收缩期峰值速度升高（33%）、胎盘肿大（27%）、羊水过多（12%）、腹水（10%）和胎儿水肿。图 2-10-2、图 2-10-3 为先天梅毒患儿的皮肤病损和腹部特征。

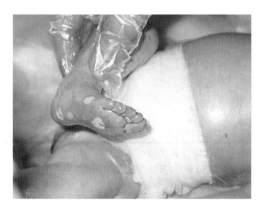

图 2-10-2 早期先天性梅毒（皮肤黏膜损害）

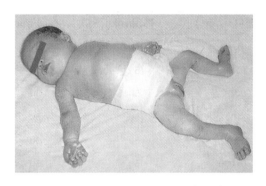

图 2-10-3 早期先天性梅毒（腹水）

先天梅毒（congenital syphilis，CS）发生与否，首先与孕妇梅毒期别有关。其次，先天梅毒发生与孕期治疗早晚相关。如距分娩 30 天内治疗，先天梅毒很难避免，新生儿生后即需驱梅治疗。孕妇梅毒血清抗体滴度越高，胎儿感染发生率亦越高。孕妇的高危因素有：①单亲、患性传播疾病、贫困、吸毒卖淫者；②没有充分的产前保健或虽有产前保健但因未做梅毒血清筛查而未及时发现；③没有症状或梅毒血清滴度高者；④部分病例因近期感染梅毒，筛查时血清抗体尚未形成而遗漏者；⑤病情不清者。因此，为减少先天梅毒儿的发生，应提倡所有孕妇做产前检查时，一定要做梅毒血清学筛查；对高危孕妇应在孕早期及妊娠晚期重复做血清梅毒

筛查。

【诊断】 妊娠期梅毒的诊断与非妊娠期基本相同。一期梅毒靠直接从病灶中取材用暗视野法找梅毒螺旋体。但大多数梅毒感染孕妇不易发现病灶，如宫颈的硬下疳需用阴道窥器检查才能发现。因此，梅毒主要靠血清学检查发现和诊断。二期梅毒时，孕妇有皮肤黏膜斑块，皮疹或会阴扁平湿疣，但常无不适也不会主动就医，尤其潜伏梅毒发生率高，因此也要靠血清学检查诊断。故妊娠期尽早做梅毒血清学筛查极为重要。

孕产妇初次接受产前保健时，即采用梅毒螺旋体血清学试验进行初筛。初筛结果呈阳性反应者，应用非梅毒螺旋体血清学试验进行复检，同时进行定量检测，确定其是否为梅毒现症感染。梅毒感染孕产妇在治疗随访过程中和孕晚期或分娩前，应进行非梅毒螺旋体血清学试验定量检测，作为治疗效果评价和先天梅毒诊治的依据。

1. 非螺旋体试验（nontreponemal tests，NTTs） 有性病研究实验室玻片试验（venereal diseases research laboratory，VDRL）与快速血浆反应素环状卡片试验（rapid plasmin reagin，RPR）。上两种试验均用心磷脂做抗原，检查血清中抗心磷脂抗体。RPR 的优点是可不用显微镜观察结果，应用更方便。一期梅毒滴度较低，二期梅毒滴度最高而晚潜伏梅毒滴度最低。如 VDRL 与 RPR 阳性，还可做定量试验。可用作疗效判断，尤其在潜伏梅毒是检测疗效的唯一指标。但 VDRL 或 RPR 在药瘾、有自身免疫病、近期有发热性疾病或妊娠时可有假弱阳性，应进一步做螺旋体试验。

2. 螺旋体试验（treponemal tests，TTs） 用活或死的梅毒螺旋体或其成分来检测抗螺旋体抗体。有梅毒螺旋体血凝试验（treponema pallidum haemagglutination assay，TPHA）、螺旋体颗粒凝集试验（treponema pallidum particle assay，TPPA）与荧光螺旋体抗体吸收实验（fluorescent treponemal antibody-absorption，FTA-ABS）。在非螺旋体试验（RPR 或 VDRL）假阳性时作确证。上两种试验是检测抗梅毒螺旋体 IgG 抗体的，即感染过梅毒将终生阳性，故不能用于观察疗效、鉴别复发或再感染。螺旋体试验和非螺旋试验均可作为血清学筛查试验，两种试验可互相确诊。

3. 脑脊液检查 如梅毒感染病期在一年以上或治疗后 RPR 滴度仍不下降或升高，则应做腰穿以除外无症状神经梅毒。虽年轻孕妇发生神经梅毒罕见，但做脑脊液（cerebrospinal fluid，CSF）中 VDRL、细胞计数和蛋白测定等对诊断无症状神经梅毒是有益的。

【处理】

1. 一般原则 妊娠期梅毒治疗目的包括治疗孕妇疾病及预防或减少先天梅毒的发生。孕妇如梅毒血清学试验呈阳性，但又不能排除梅毒时，尽管有过规范抗梅毒治疗，为了保护胎儿，应再做抗梅毒治疗。

2. 药物治疗 青霉素能够通过胎盘，对胎儿无毒副作用，是预防先天梅毒的理想抗生素。苄星青霉素 240 万 U 可

维持血清中可杀灭螺旋体的青霉素浓度长达 3~4 周（21~23 天）。妊娠期尽早诊断，规范化治疗对防治先天梅毒最为重要。

中国疾病预防控制中心（2020）推荐的妊娠合并梅毒的治疗方案如下：

（1）推荐方案：对妊娠期新诊断梅毒及有既往梅毒感染证据的孕妇，应予苄星青霉素 240 万 U 分两侧臀部肌内注射，每周 1 次，共 3 次。治疗后每月做 1 次非梅毒螺旋体血清学定量试验，观察有无复发及再感染。研究表明，接受 1 个疗程和 2 个疗程青霉素治疗的孕产妇，不良妊娠结局相似，因此妊娠期梅毒患者只需 1 个疗程的抗梅毒治疗。任何时刻只要发现未经正规治疗的孕妇梅毒，均需及时治疗。

（2）替代方案：孕妇如对青霉素过敏，目前尚无最佳替代治疗方案。在无头孢曲松过敏史的情况下谨慎选用头孢曲松，但要注意与青霉素可能的交叉过敏反应。由于我国梅毒螺旋体对大环内酯类药物普遍耐药，因此必须在确保无耐药的情况下（如对梅毒螺旋体耐药相关基因进行检测）才使用红霉素治疗梅毒，且在治疗后应加强临床和血清学随访，其婴儿出生后也要进行评估和治疗。在停止哺乳后，要用多西环素复治。红霉素不能通过胎盘，因此对胎儿无治疗作用。若青霉素过敏，在无头孢曲松过敏史且头孢曲松皮试阴性的情况下使用：头孢曲松 1g 肌内注射或静脉滴注，1 次/d，连续 10 天为 1 个疗程。若青霉素过敏且不能使用头孢曲松时，使用红霉素 500mg 口服，4 次/d，连服 150 天为 1 个疗程。应充分告知孕妇红霉素不能通过胎盘，因此对胎儿无治疗作用，在停止哺乳后，要用多西环素复治。

（3）注意事项：治疗后每月做 1 次非梅毒螺旋体血清学定量试验，观察有无复发及再感染。临产时发现的感染孕产妇，应立即启动并完成 1 个疗程的治疗。苄星青霉素治疗期间，若中断治疗超过 1 周；或采用其他药物（普鲁卡因青霉素、头孢曲松或红霉素）治疗期间，遗漏治疗 10 天或超过 10 天，均应重新开始计算疗程并继续治疗。

3. 特殊问题

（1）青霉素过敏：青霉素过敏者首先选择脱敏，脱敏无效时，可选用头孢类抗生素治疗。如头孢曲松 500mg 肌内注射，1 次/d，共 100 天。或阿奇霉素 500mg 口服，1 次/d，共 10 天，并评估及予青霉素治疗新生儿。缺乏头孢类抗生素经胎盘到胎儿的药代动力学及其预防先天梅毒效果的资料。需要注意，对青霉素过敏者也常对头孢类药物过敏。安全有效的方法是口服青霉素 V（苯氧甲青霉素）悬浮液，从小剂量开始渐渐增加剂量到暂时能接受消化道外的给药方式。脱敏处理一定要住在有急救药物及设施的医院进行。脱敏是暂时的，患者日后对青霉素仍过敏。脱敏方法详见表 2-10-22 和表 2-10-23。

（2）吉-海反应：吉-海反应（Jarisch-Herxheimer reaction）系由应用青霉素后大量螺旋体破坏释放出的异性蛋白所致。表现为发热、乏力、子宫收缩、胎动减少、胎监暂时性晚期减

表 2-10-22　青霉素皮试阳性患者口服青霉素-V 脱敏方案

给药次数	青霉素-V/（U·ml⁻¹）	剂量		累计剂量/U
		ml	U	
1	1 000	0.1	100	100
2	1 000	0.2	200	300
3	1 000	0.4	400	700
4	1 000	0.8	800	1 500
5	1 000	1.6	1 600	3 100
6	1 000	3.2	3 200	6 300
7	1 000	6.4	6 400	12 700
8	10 000	1.2	12 000	24 700
9	10 000	2.4	24 000	48 700
10	10 000	4.8	48 000	96 700
11	80 000	1.0	80 000	176 700
12	80 000	2.0	160 000	336 700
13	80 000	4.0	320 000	656 700
14	80 000	8.0	640 000	1 296 700

说明：口服脱敏剂溶于 30ml 水中口服，每次间隔 15 分钟，整个试验历时 3 小时 45 分钟，累计青霉素-V 剂量 130 万 U，末次试验结束后需观察 30 分钟才能开始治疗。

表 2-10-23　青霉素皮试阳性患者静脉滴注青霉素 G 脱敏方案

浓度/（U·ml⁻¹）	体积/ml	时间/min
0.01	50	30
1.0	50	30
10	50	30
100	50	30
1 000	50	30
10 000	50	30
100 000	50	30

速及原有梅毒损害暂时性加重。一期梅毒所有孕妇与二期梅毒约半数孕妇均有此反应。孕妇与胎儿梅毒感染严重者，治疗后的吉-海（J-H）反应，早产与死胎发生率高。孕妇有吉-海反应时脐动脉血流有急性高阻现象，胎儿可因全身性血管反应而死亡。治疗前口服泼尼松（如泼尼松 5mg 口服，每天 4 次，共 4 天）可减轻吉-海反应。

（3）性伴侣必须同时检查与治疗许多孕妇治疗失败与再感染有关。

（4）其他问题：四环素和多西环素禁用于孕妇。所有梅毒感染孕妇在治疗前同时查有无 HIV 感染。红霉素不能通过胎盘，不能治疗胎儿梅毒，不提倡用，若使用时应充分告知

表 2-10-24　妊娠合并梅毒孕妇分娩新生儿的处理

梅毒感染所属阶段及疾病情况	治疗方案
S1:确诊或极有可能　以下任何一项满足的新生儿:与先天梅毒相符的异常临床症状和体征;血清非梅毒螺旋体抗体滴度≥4倍分娩时母体滴度;胎盘、脐带、病变处或体液的暗视野显微镜检查阳性或聚合酶链反应阳性,或胎盘或脐带银染阳性	**方案1:**水剂青霉素 G 10 万~15 万 U/(kg·d)。出生 7 天内,5 万/kg 静脉滴注,每 12 小时 1 次;出生 7 天后,每 8 小时 1 次,共 10 天 **方案2:**普鲁卡因青霉素 G 5 万 U/kg 肌内注射,每天 1 次,共 10 天
S2:可能　新生儿在分娩时体检无异常,血清非梅毒螺旋体抗体滴度≤4倍母体滴度,且有下列情况之一:母亲患梅毒而未经治疗或未恰当治疗或无治疗记录;母亲接受红霉素或非青霉素 G 治疗方案;分娩前 1 个月内开始治疗	**方案1:**水剂青霉素 G 10 万~15 万 U/(kg·d)。出生 7 天内,5 万/kg 静脉滴注,每 12 小时 1 次;出生 7 天后,每 8 小时 1 次,共 10 天 **方案2:**普鲁卡因青霉素 G 5 万 U/kg 肌内注射,每天 1 次,共 10 天 **方案3:**苄星青霉素 G 5 万 U/kg 肌内注射,共 1 次
S3:较少可能　新生儿在分娩时体检无异常,血清非梅毒螺旋体抗体滴度≤4倍母体滴度,且以下均满足:母亲在孕期接受相应梅毒分期的推荐治疗方案,且治疗在分娩期 1 个月前开始;母亲没有再感染或复发的证据	无需对新生儿治疗或选择以下治疗:苄星青霉素 G 5 万 U/kg 肌内注射,共 1 次
S4:几乎不可能　新生儿在分娩时体检无异常,血清非梅毒螺旋体抗体滴度≤4倍母体滴度,且以下均满足:母亲孕前的治疗充分;母亲在孕前、孕期和分娩时的非梅毒螺旋体抗体滴度保持低水平且稳定(例如 VDRL≤1:2 或 RPR≤1:4)	无需对新生儿治疗或选择以下治疗:苄星青霉素 G 5 万 U/kg 肌内注射,共 1 次

孕妇红霉素不能通过胎盘,产后要用多西环素复治。

4. 治疗后随诊　孕妇治疗后必须每月检测 RPR 或 VDRL 滴度直至分娩。如 RPR 或 VDRL 持续升高 3 个月,或滴度增加 4 倍,或再现一、二期病灶,则应再行驱梅治疗,同时做脑脊液检查除外神经梅毒。VDRL 的滴度一般低于 RPR,故用不同血清学检测时要注意。因梅毒螺旋体 IgG 可经胎盘到胎儿,故脐带血检查对诊断早期先天梅毒不准确。如新生儿血清 RPR 滴度 4 倍于母血清者应诊断并治疗。若治疗结束后 3~6 个月内非梅毒螺旋体血清学试验滴度未下降 4 倍(2 个稀释度),或滴度上升 4 倍(2 个稀释度),或检测结果由阴转阳,应当立即再给予 1 个疗程的梅毒治疗。

5. 预防先天梅毒的效果　Alexander 等(1999)报道通过对 340 例妊娠期梅毒处理,二期梅毒治疗后可阻断预防 94.7% 的先天梅毒,一期与晚期潜伏梅毒治疗后可完全阻断预防先天梅毒,如在≤20 周治疗,可阻断预防 99.4% 的先天梅毒。Cheng 等(2007)报道 1 768 例妊娠合并梅毒病例的研究,通过及时诊断和治疗,99.1% 的孕妇可获得健康婴儿。

6. 妊娠合并梅毒孕妇分娩的新生儿　建议有条件的地区进行脑脊液检查,包括常规检查及脑脊液梅毒血清学试验,以判断是否存在神经系统侵犯。对妊娠合并梅毒孕妇分娩的新生儿的处理建议见表 2-10-24。

> ### 附 2-10-4　先天梅毒

梅毒螺旋体可通过胎盘而致胎儿先天感染,先天梅毒(congenital syphilis,CS)常为全身性,不一定有皮肤损害可供暗视野检查螺旋体。故诊断主要靠临床表现和实验室检查。早期先天梅毒为出生前至生后 2 年内发病,常在生后 3 个月内发病,多数在生后 5 周内发病。某些严重宫内感染胎儿可发生死胎。尽管应用抗生素治疗,部分患儿在新生儿早期死亡。部分受感染新生儿可无任何临床表现,直到在以后出现多器官受累临床表现。晚期先天梅毒是先天梅毒的晚期表现,常在 5~8 岁发病,13~14 岁多种症状相继出现,晚发症状在 20 岁或更晚期出现。先天潜伏梅毒患儿无临床症状,但梅毒血清学检查阳性。当前对妊娠合并梅毒包括先天梅毒的诊断和处理的知识仍需要普及和宣传,不恰当的过度诊断和处理已经给患者(儿)造成危害,甚至在发表的文献中也存在对先天梅毒的过度诊断。例如 Wu 等(2010)追踪了 42 例报告到 CDC 的先天梅毒病例 12 个月,最后没有病例能够真正确诊为先天梅毒。

【临床表现】　先天梅毒感染的新生儿最常见的表现有早产、低出生体重、骨软骨炎、骨膜炎及黄疸。约 95% 以上的先天梅毒儿可在生后 4 周内通过长骨 X 线片发现干骺端病变而确诊。其他有肝脾大、皮肤紫癜、淋巴结肿大、水肿、腹水、视网膜炎、鼻塞、肺炎、心肌炎、肾炎及假性瘫痪等。

【诊断】　先天梅毒死胎诊断有时困难。可取胎儿、脐带、胎盘组织用特殊银染或免疫荧光技术找螺旋体。在胎儿尸体自溶时,可对胎儿做全身长骨 X 线片检查,如发现胎儿有骨软骨炎或骨膜炎时对诊断有帮助。因母血梅毒螺旋体 IgG 抗体可经胎盘到胎儿,故脐血或生后新生儿血梅毒血清学检查不能确诊先天梅毒。如脐血或新生儿血中 RPR 滴度高于母血 4 倍,可诊断新生儿先天梅毒。有条件者选择 FTA-ABS 检查螺旋体 IgM 抗体。先天梅毒新生儿应作腰穿取脑脊液检查 VDRL、白细胞计数与蛋白定量,如 VDRL 阳性、白细胞计数>5/mm³、蛋白>500g/L,即诊断为神经梅毒。血液检查可发现贫血、高胆红素、血小板低及肝功能异常等。对有指征的新生儿(见本节(二)梅毒"6.妊娠合并梅毒孕妇分娩的新生儿"部分)做有关临床和实验室检测评估,包括:①全面体检,查找先天梅毒的迹象;②非梅毒螺旋体血清抗体滴度检测;③脑脊液检查;④长骨 X 线检查;⑤临床需要的其他检查(如胸部 X 线检查);⑥螺旋体抗原检测试验。

【治疗】 所有已确诊为先天梅毒的新生儿均需进行治疗。对妊娠合并梅毒孕妇分娩的新生儿的治疗见表 2-10-24。先天梅毒首选水剂青霉素或水剂普鲁卡因青霉素,若治疗中断 1 天以上,则整个疗程必须从头开始。

【随诊】 妊娠梅毒母亲所生的新生儿,出生时 RPR 或 VDRL 阳性,但滴度<母亲的 4 倍,每 2 个月检测 1 次至 6 个月。未获感染者,则非梅毒螺旋抗体滴度从 3 月龄逐渐下降,至半岁时消失。若发现其滴度保持稳定和增高,则应对患婴重新检测,并彻底治疗。有条件地区可检测 FTA-ABS IgM,FTA-ABS IgM 阳性者可诊断先天梅毒,但结果阴性不能排除梅毒感染。已经证实脑脊液细胞数增高的婴儿,应每 6 个月复查 1 次,直至脑脊液细胞数正常为止。如果 2 年后细胞数仍不正常,或每次复查无下降趋势者,则该婴儿应予复治,亦应 6 个月检查 1 次,若经脑脊液 VDRL 仍阳性,应予复治。此外,未获感染者,梅毒螺旋抗体也可能存在长达 1 年之久,若超过 1 年仍然存在,则该婴儿应按先天梅毒治疗。

(三)沙眼衣原体感染

沙眼衣原体(chlamydia trachomatis,CT)是女性泌尿生殖器官最常见的性传播疾病,在 25 岁及以下有性生活的女性中发病率最高。常与淋病奈瑟菌混合感染。沙眼衣原体感染方式以性传播为主,其次是手、眼或患者污染的衣物、器皿等媒介物间接感染。男女性伴间沙眼衣原体感染传播率为 45%。沙眼衣原体上行感染子宫内膜、输卵管,引起盆腔炎、不育及异位妊娠等。孕妇以宫颈为感染靶位,引起新生儿结膜炎和肺炎。

【流行病学】 Datta 等(2007)对 6 632 名参与者进行调查,在尿妊娠试验阳性的妇女中衣原体感染率为 2.0%。Sweet(2009)收集美国的资料,孕妇沙眼衣原体感染率为 2.0%~37.0%。张春平等(2002)用宫颈 PCR-SSCP 和 DNA 测序法对重庆 772 名孕妇进行检测,检出率为 11.3%。Chen 等(2006)对福州 504 名孕妇用 PCR 检测沙眼衣原体,检出率为 10.1%(51/504)。Yu 等(2009)用 Nest-PCR 法对重庆 330 名孕妇进行检测,阳性率为 11%,与 2002 年相比变化不大。

【临床表现】 沙眼衣原体感染的潜伏期为 7~21 天。妊娠期沙眼衣原体感染不但引起不良妊娠结局,还可导致新生儿沙眼衣原体感染。约 70%~90% 以上孕妇沙眼衣原体感染为无症状感染。有症状孕妇沙眼衣原体感染可有如下表现:

1. 黏液脓性宫颈炎 妇女中,沙眼衣原体感染主要部位是宫颈,在尿道内也可能潜藏衣原体。黏液脓性宫颈炎有特征的肥大性滤泡外观,并有水肿、红斑、脆性以及宫颈内黏液脓性分泌物,可有异常阴道出血(如性交后出血)。

在宫颈分泌物革兰氏染色玻片上,每个显微镜视野(1 000×)可见>30 个中性粒细胞。未治疗的沙眼衣原体性黏液脓性宫颈炎可持续一年或更长时间,且会出现各种临床表现和并发症,如尿道炎、急性尿道炎综合征、巴氏腺感染、子宫内膜炎、输卵管炎、腹膜炎、反应性关节炎和 Reiter 综合征等。

2. 尿道炎 孕妇出现尿频、尿痛等泌尿系统症状而一般尿培养阴性时,应想到沙眼衣原体感染,取尿道、宫颈分泌物查衣原体。

【母胎的影响】 沙眼衣原体感染对妊娠并发症的影响仍然存在争议。极少数报道沙眼衣原体和流产存在直接关联,而其他大部分研究则显示两者无相关性。未治疗的宫颈炎是否增加早产、胎膜早破和围产儿死亡的危险性仍存在争议。沙眼衣原体感染不增加绒毛膜羊膜炎和剖宫产后盆腔感染危险性。有报道沙眼衣原体感染引起产后延迟子宫内膜炎,该疾病在产后 2~3 周出现,与产后早期子宫内膜炎明显不同。它的特征是阴道流血或者排出分泌物、低热、下腹部疼痛和子宫压痛。

感染妇女经阴道分娩垂直传播率为 30%~60%。沙眼衣原体感染孕妇自然流产、胎膜早破、早产、低出生体重儿、产褥期感染、新生儿结膜炎、新生儿肺炎的发生率高于无感染者。围产期传染可导致新生儿肺炎,沙眼衣原体是新生儿眼炎最常见的病原体。沙眼衣原体感染常在产后数周至数月始被发现。

【诊断】 女性衣原体感染可以通过检测首次尿标本、宫颈或阴道分泌物拭子。NAAT 是最敏感的检测方法,因此推荐用于衣原体检测。FDA 明确推荐 NAAT 可以用于检测临床医生取样和自取样的阴道分泌物标本。NAAT 用于检测自取样标本在敏感性和准确性等同于临床医生取样。用于 NAAT 检测的最佳泌尿生殖道标本为阴道拭子(女性)。在接受口交和肛交的人群中的直肠及口咽部沙眼衣原体感染可以对相应解剖部位进行取样检测,但 FDA 并未推荐 NAAT 用于检测直肠和口咽部标本拭子。

【处理】

1. 推荐对沙眼衣原体感染风险增加妇女如年龄在 25 岁以下、多性伴、未婚、低社会经济地位或感染其他性传播疾病者,在第一次产前检查时筛检沙眼衣原体,若高危行为持续存在则应在孕晚期复查。

2. 药物治疗 推荐方案:妊娠期衣原体感染推荐使用阿奇霉素 1g 顿服,替代方案:阿莫西林 500mg,每天 3 次,连服7天。在妊娠期间禁用多西环素、氧氟沙星和左氧氟沙星。在妊娠期应用阿奇霉素治疗沙眼衣原体感染是安全和有效的。

3. 推荐60天的性伴侣或最后一位性伴侣(即使超过60天)进行衣原体检测。

4. 分娩方式　衣原体感染并非剖宫产指征。

5. 新生儿处理　新生儿感染衣原体最先累及眼黏膜、口咽部、泌尿生殖道和直肠,这些部位感染有可能是无症状的。新生儿衣原体感染最常见的临床表现是结膜炎,通常在出生后5~12天发病。衣原体也可引起亚急性无发热肺炎,通常在1~3个月发病。未经治疗的衣原体感染的妇女分娩新生儿虽然衣原体感染风险极高,但不推荐进行预防性抗生素治疗,因该种治疗疗效未确定。如新生儿出现感染症状则应严密检测积极治疗。

(1)新生儿沙眼衣原体结膜炎:推荐方案为红霉素碱或琥乙红霉素50mg/(kg·d),分4次口服,14天。替代方案为阿奇霉素混悬液20mg/(kg·d),口服,每天1剂,连用3天。不主张单独局部用抗生素治疗沙眼衣原体眼炎。应用全身治疗者不需要再局部用药。以红霉素和阿奇霉素治疗年龄<6周婴儿中,有报口服用药与婴儿肥大性幽门狭窄(IHPS)有相关性,应对用红霉素治疗的婴儿进行随诊,观察有无IHPS的症状和体征。红霉素有效率约80%,可能需要第二个疗程治疗,推荐对婴儿随诊以确定疗效。同时也需要考虑沙眼衣原体肺炎可能。

(2)新生儿沙眼衣原体肺炎:推荐方案为红霉素碱或琥乙红霉素50mg/(kg·d),分4次口服,14天。替代方案为阿奇霉素混悬液20mg/(kg·d),口服,每天1剂,连用3天红霉素有效率约80%。可能需要第二个疗程治疗,推荐对婴儿随诊以决定肺炎是否治愈,一些婴儿沙眼衣原体肺炎在以后儿童期可能出现肺功能异常。

(四)生殖器疱疹

【概述】　生殖器疱疹(genital herpes)由单纯疱疹病毒(herpes simplex virus,HSV)引起。HSV与CMV水疱-带状疱疹病毒和EB病毒同属疱疹病毒科,具有典型疱疹病毒形态特征。HSV有2个血清型,即HSV-Ⅰ型和HSV-Ⅱ型。HSV-Ⅰ型称口型或上半身型,主要引起上半身皮肤、口腔黏膜或器官疱疹感染,不累及生殖道,很少感染胎儿。HSV-Ⅱ型称生殖器型,属性传播型,主要引起生殖器、肛门及腰以下皮肤疱疹。85%原发型生殖器疱疹和98%复发患者与单纯疱疹病毒Ⅱ型有关。孕妇处于免疫抑制状态,易受HSV感染,一旦感染HSV可引起母儿垂直传播,是导致流产和出生先天异常儿的原因之一。新生儿单纯疱疹病毒感染发生在子宫内、产时及产后,绝大多数(85%)新生儿感染发生在分娩过程,10%新生儿感染为出生后感染,5%新生儿的感染发生在子宫内。

【流行病学】　女性的感染率比男性高。女性感染HSV的风险与已感染HSV的男性单次性交有关。生殖道HSV-1感染发生率增高部分由青年人群口交发生率增加引起。从青春性活跃期开始HSV-2患病率逐渐增加,成人期其患病率稳定增加。Patton等(2018)报道1999—2014年间美国孕妇HSV1血清学阳性率为59.3%,HSV2血清学阳性率为21.1%,血清学阴性率为30.6%;1999—2006年及2007—2014年,孕妇HSV1和2型血清学阳性率保持稳定状态。14~49岁女性中HSV-2感染率为15.9%;血清学检测提示HSV易感女性中,孕期新发HSV1或HSV2的感染率为2%(ACOG,2020)。

【发病机制】　HSV感染有初次感染的原发型和亚临床感染再活化的复发型。HSV初次感染期间,在入侵处损害黏膜或皮肤,并在该部位的细胞中增殖。HSV从病损处播散至局部淋巴结并进一步增殖。由于此时机体无免疫力,可以发生病毒血症,甚至侵犯中枢神经系统,也可以沿外周神经到达神经节进行长期潜伏。初次感染后1~3周在血清中出现特异性抗体,这些抗体只能防止HSV侵入血流及全身播散,但不能消灭存在于细胞内的HSV,也不能阻止HSV在细胞内增殖。HSV长期潜伏在机体内,呈亚临床经过,遇机体免疫功能低下(如妊娠分娩、应用激素等)时,可使体内潜伏的HSV重新活化而使HSV感染复发出现症状,HSV潜伏感染是生殖器疱疹复发的根本原因。复发性感染患者有不同效价的中和抗体,但效价多数不高。HSV典型病理所见是疱疹液中或疱疹边缘部位的细胞核呈毛玻璃样,疱疹液中有多核巨细胞、炎症细胞和细胞碎片,疱疹周围有急性炎症反应。受侵犯的细胞显著肿胀,疱疹周围的组织细胞中可见细胞核内包涵体。

【临床表现】　一旦通过生殖器-生殖器或口腔-生殖器接触传播,HSV-1或HSV-2便在进入部位复制。皮肤黏膜感染后,病毒沿感觉神经逆行向上,继而潜伏在脑神经或背侧脊神经节。根据Cunningham等(2018)HSV感染可分为以下三类:

1. 原发性感染首次发作　无HSV-1或HSV-2抗体,但能从生殖道分泌物中分离出病毒。仅1/3新近HSV-2生殖道感染是有症状的。在典型潜伏期(6~8天)后可能出现典型临床表现,其特征是大量伴瘙痒和刺痛的丘疹,丘疹进而发展为泡状并伴有疼痛。外阴和会阴多个病灶可融合,腹股沟淋巴结可能会严重肿大。原发性感染首次发作患者中短暂全身流感样症状很常见,可能是由病毒血症造成的。虽然以上患者很少发生播散性感染,但是有可能发生肝炎、脑炎或者肺炎。宫颈受累很常见,但宫颈受累的临床表现可能不明显。有些严重病例需要住院治疗。感染2~4周后所有症状和体征都消失。很多妇女无典型病变,仅表现为局部瘙痒或疼痛或刀割样疼痛。图2-10-4为生殖器疱疹的皮肤病损特征。

2. 非原发性感染首次发作　一种HSV类型病毒只能从仅含有另一种HSV亚型抗体的妇女体内分离出来。例

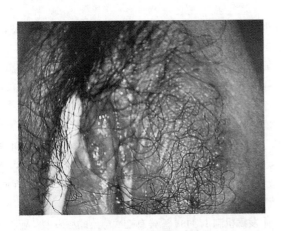

图 2-10-4　生殖器疱疹

如,HSV-2 病毒只能从体内仅表达血清 HSV-1 抗体妇女的生殖道中分离出来。一般而言,这类感染的特征是病变少、全身症状少、疼痛轻、排毒和病损持续时间短。该类感染特征的产生可能是由于交叉反应抗体的免疫作用,例如来自儿童时期 HSV-1 感染。在很多病例中,临床上几乎不能区分这两种类型的首次感染,所以血清学上的确诊是有益的。

3. 复发感染　特点是能从妇女生殖道中分离出相同血清型抗体的病毒。在潜伏期,病毒颗粒隐藏于神经节。HSV复发很常见,由多种但了解甚少的刺激原介导。病毒激活包括复发性生殖器疱疹及排毒。大部分复发性生殖器疱疹由HSV-2 引起。与原发性 HSV 感染相比,这些病变数目较少、病变较轻、排毒持续时间短(2~5 天)。HSV 通常在原发性感染部位复发。HSV 在初次感染后第一年复发很常见,几年后复发率缓慢下降。

4. 无症状排毒是在无症状和体征的情况下用培养或PCR 可检测到 HSV。大部分 HSV 感染妇女排毒是间歇性的,HSV 伴侣传播大部分也发生在无症状排毒期。

【对母胎的影响】

1. 对孕产妇的影响　妊娠是播散性疱疹的原因之一。妊娠合并疱疹性肝炎的病死率高达 43%。妊娠期无论原发感染或复发 HSV 感染均可能引起产道感染,产道感染主要是生殖道 HSV 逆行扩散或分娩过程中接触沾染所造成。

2. 对围产儿的影响　胎儿和新生儿 HSV 感染主要由HSV-2 引起,HSV-1 有时也可引起胎儿感染和新生儿感染。孕期 HSV 的垂直传播风险取决于母体免疫状态。HSV原发性感染首次发作垂直传播风险为 30%~60%,明显高于非原发性感染首次发作(25%)及复发性感染(1%)。

(1)胎儿感染:主要见于妊娠期原发 HSV 感染。经胎盘感染对于新生儿来说是致命性的。孕早期感染 HSV 可经胎盘感染胎儿,引起流产、死胎、胎儿畸形等。妊娠期经胎盘感染 HSV 少见,在新生儿疱疹的病例中发生率低。HSV所致胎儿畸形主要表现为小头、小眼、脉络膜视网膜炎、角膜云翳、晶状体浑浊、心脏异常、颅内钙化、断指/趾、痉挛性肢体瘫痪、脑发育不良、脑积水、肝脾大、肺炎和皮肤疱疹等,若为

多种病原体感染常出现复合畸形,表现为多器官畸形、畸形胚胎多在早期流产中淘汰,部分可以延伸到妊娠中晚期,但HSV 感染后,胎儿生长受限发生率、围产儿死亡率及早产率均明显增加。也有报道认为妊娠期 HSV 感染也可能是引发唐氏综合征的病因之一。胎儿感染 HSV 后的病理改变,包括肝、脾、肾上腺等脏器的全身扩散性损害和中枢神经系统(小头症、大脑钙化、脑水肿等)、皮肤(水疱、斑丘疹、出血点等)、眼(角膜结膜炎、脉络膜视网膜炎等)的局限性损害,所幸这些改变极罕见。经胎盘感染的新生儿死亡率较高,几乎所有幸存者都有神经系统后遗症。复发性 HSV 所致的先天性疱疹发生概率极低。妊娠早期大部分原发性感染和感染首次发作可能不增加自然流产和死胎的危险性。孕晚期原发性 HSV 感染可能与早产有关。

(2)新生儿感染:新生儿疱疹在活产儿中的发生率约为1/3 000~1/2 000。新生儿疱疹的感染途径有经胎盘、产时感染及产后感染。大部分新生儿疱疹是在分娩过程中通过接触母体生殖道 HSV 而发生的。病毒入侵的主要部位是眼、鼻咽部以及头皮破损处。超过 70% 的新生儿疱疹病毒感染的婴儿是由无 HSV 损伤症状或体征的母亲分娩的。临近分娩时母亲患生殖器疱疹新生儿感染风险高达 30%~50%,但有复发性疱疹史或妊娠前半期患生殖器疱疹新生儿感染风险明显降低(<1%)。

经产道感染的新生儿,由于细胞免疫功能尚未成熟,病变常表现为全身播散性,新生儿死亡率可以高达 70%~80%。幸存者也多有中枢神经系统后遗症。一般于出生后 4~7 天发病,表现为发热、发绀、疱疹(孤立存在或聚集呈蜂窝状,好发于胎儿先露部)、吸吮力差、黄疸、痉挛、肝脾大等,严重者常合并 DIC 倾向,多在 10~14 天因全身状态迅速恶化而死亡。

由上行感染(最常见于初次感染部位),或出生后与患口唇疱疹或非生殖道感染 HSV-1 例如手指感染 HSV-1(例如疱疹性瘭疽)或乳房感染 HSV-1 的人过于亲密接触而感染HSV-1 而引起鼻咽部疱疹罕见。

【诊断】

1. 症状和体征　性接触史。临床表现:典型的疱疹水疱有一个红斑性基底,含有淡黄色渗液,病损常融合而产生广泛溃疡,如波及外阴、小阴唇将出现水肿和浸软。阴道疱疹病毒感染时可出现大量白带。

2. 辅助检查

(1)抗体检测:建议进行基于类型特异糖蛋白 G 的血清学抗体检测,即 HSV-2(糖蛋白 G2)和 HSV-1(糖蛋白G1)分型抗体检测,其中 HSV-2 抗体的灵敏度约 80%~98%,在感染的早期阶段,可能更容易出现假阴性结果。因此,可疑 HSV-2 感染时,需要 12 周后重复进行类型特异性抗体检测。最常用的检测方法是酶免疫分析法,由于市售的特定类型 EIA 的特异性较差,应使用第二种方法进行验证性测试(Biokit 或蛋白质印迹法)。HSV-1 或 HSV-2 的 IgM 检测

无意义,因为 IgM 不具有类型特异性,并且在生殖器或口腔疱疹复发期间都可能呈阳性,因此,不建议进行 HSV-IgM 检测。几乎所有 HSV-2 感染都通过性行为获得,因此类型特异 HSV-2 抗体阳性提示肛门生殖器感染。但是,HSV-1 血清学检测不能区分口腔和生殖器感染,且 HSV-1 血清学抗体的敏感性较低,不推荐用于诊断生殖器官 HSV-1 感染。

以下情况推荐进行类型特异的 HSV-2 抗体检测:①复发性感染;②非典型生殖器疱疹症状;③具有病损但 HSV PCR 或培养阴性;④未经实验室确认的生殖器疱疹临床诊断;⑤性伴侣生殖器疱疹。对感染风险较高的患者(如接受性传播疾病评估的患者,10 个以上终生性伴侣的患者,以及 HIV 感染者)需要评估生殖器疱疹症状的病史,然后是类型特异的 HSV 血清学检测,用于诊断有生殖器症状的生殖器疱疹。不推荐在普通人群中进行 HSV-2 血清学筛查。

(2)病原检测:如采用聚合酶链反应(PCR)法检测病损处 HSV 核酸,敏感性和特异性高,能明显提高生殖器溃疡患者 HSV 确诊率,已成为诊断生殖器疱疹的"金标准"。但是在没有病变的情况下,不推荐采用随机或盲目的生殖器拭子进行生殖器 HSV 感染的诊断,因为这种方法敏感性低,并且阴性结果也不能排除 HSV 感染的存在。此外,还可以通过对患者生殖器溃疡或其他黏膜与皮损处组织或细胞培养检测 HSV,但培养的敏感性低,对复发感染者的培养敏感性更低。PCR 检测疱疹病毒 DNA 更敏感,已用于代替病毒培养,特别适用于中枢神经系统及包括脑膜炎、脑炎及新生儿感染在内的全身性 HSV 感染的诊断。根据细胞涂片诊断疱疹病毒感染的敏感性和特异性低,不是诊断 HSV 感染的可靠依据。由于感染患者排毒为间歇性,培养或 PCR 检测阴性并不一定代表不存在感染。由于 HSV 类型影响治疗和长期预后,无论何种检测都要对 HSV 进行病毒分型。

3. 产前诊断 美国妇产科医师协会(American College of Obstetricians and Gynecologists,ACOG)建议放弃产前每周检测 HSV 常规。由于 HSV 经胎盘感染率极低,不主张在产前进行穿刺检查。

【处理】

1. 有条件者在孕前做 HSV 抗体筛查,以鉴别易感妇女及暂不宜妊娠妇女。不主张在妊娠早期常规做 HSV 抗体筛查。

2. 由于多数孕妇已获得 HSV-sIgG 抗体,尽管发生 HSV 羊膜腔感染,但出现先天异常的报道例数很少,普遍认为即使孕妇于妊娠早期发生 HSV 生殖器感染,并不是终止妊娠的指征,仅在孕妇合并致命的疱疹性肝炎、疱疹性脑炎、疱疹性脑膜炎时,才应将 HSV 生殖器感染列为高危妊娠并及时终止妊娠。妊娠期 HSV 血清抗体检查,如 IgM 阳性,伴或不伴 IgG 阳性,应进行抗病毒治疗和胎儿监测,如发现胎儿感染、发育异常或畸形,应在孕妇知情的情况下选择处理方法或终止妊娠。孕妇在妊娠早期患病,在患者知情原则下,选择继续观察或人工流产终止妊娠。在妊娠中、晚期患病应排除胎儿感染或畸形后方能继续妊娠。

3. 一般处理 生殖器疱疹的治疗包括支持治疗和抗病毒治疗。细致的局部治疗能减轻患者的痛苦及局部并发症。为了防止局部继发性细菌感染,应保持局部清洁,尽可能保持局部干燥。大腿、臀部及生殖器部位病损每天用生理盐水轻轻洗 2~3 次,特别注意勿让疱顶脱落,长时间浸泡或坐浴可引起皮肤浸渍或真菌感染,则需要应用适当的抗生素。局部止疼可用局部表面麻醉药(如 2% 的利多卡因)。

4. 抗病毒治疗 如果孕妇症状严重,那么包括孕早期抗病毒药物治疗是合适的,有足够的数据支持抗病毒药物在妊娠整个过程中尤其是在孕妇有必须治疗指征时的安全性。

阿昔洛韦(acyclovir)能通过胎盘。对孕妇(包括孕早期)应用阿昔洛韦治疗,未发现胎儿出生缺陷发生率增加。应用阿昔洛韦治疗新生儿 HSV 感染也未发现不良反应,故哺乳妇女可应用阿昔洛韦治疗。原发性感染和复发性疱疹感染孕妇均可口服给药,但严重 HSV 感染需静脉用药。复发性 HSV 的女性孕晚期通过病毒抑制性治疗可以减少孕妇复发频率以进一步降低剖宫产率。推荐方案:①原发性感染首次发作:阿昔洛韦 400mg,每天 3 次,疗程 7~10 天;泛昔洛韦 250mg,每天 3 次,疗程 7~10 天;伐昔洛韦 1g,每天 2 次,疗程 7~10 天。②复发性感染发作:阿昔洛韦 800mg,每天 2 次,疗程 5 天;阿昔洛韦 800mg,每天 3 次,疗程 2 天;伐昔洛韦 500mg,每天 2 次,疗程 3 天;伐昔洛韦 1g,每天 1 次,疗程 5 天;泛昔洛韦 1g,每天 2 次,疗程 1 天。③严重感染:严重 HSV 感染、出现需要住院治疗的合并症(播散性感染、肺炎、肝炎等)以及中枢神经系统感染(脑膜炎、脑炎等)建议静脉给药,推荐阿昔洛韦 5~10mg/kg,每 8 小时 1 次,疗程 2~7 天或直至临床症状改善后改为口服抗病毒治疗,总疗程不少于 10 天。HSV 脑炎需要静脉用药 21 天。④皮肤黏膜疱疹病损可用 5% 阿昔洛韦膏治疗。⑤复发性感染抑制疗法:自 36 周起阿昔洛韦 400mg,每天 3 次;伐昔洛韦 500mg,每天 2 次。

5. 产科处理 生殖道检出 HSV 女性分娩时,阴道分娩新生儿感染率明显高于剖宫产分娩,分别为 7.7% 和 1.2%。

ACOG(2020 年)对孕妇 HSV 感染的分娩方式及时机建议如下:

(1)孕妇或配偶 HSV 阳性:分娩时如无活动生殖器疱疹病损及外阴疼痛、烧灼感等前驱症状,可阴道分娩;为检出新生儿暴露潜在危险,在分娩日对产妇及新生儿进行 HSV 检测;产后无须对产妇进行 HSV 检测。

(2)孕妇存在活动性生殖器疱疹病损或有外阴疼痛、烧灼感等前驱症状,即使是复发性 HSV 感染,临产或破膜后剖宫产可降低新生儿感染危险性,最好在未破膜或破膜 4~6 小时内剖宫产,但是,不管破膜时间长短,剖宫产均对预防新生儿感染有益。

(3)HSV 感染伴未足月胎膜早破:早产和期待治疗都对新生儿构成严重威胁,应充分权衡利弊,当新生儿有较高存活率时,剖宫产终止妊娠最为恰当;远离预产期的感染,尤其是复发性感染,越来越多的证据表明新生儿可以从糖皮质激素使用中获益;未足月胎膜早破的妇女中在什么孕周早产儿风险超过 HSV 感染风险仍未达成共识。如果选择期待疗法,推荐采用抗病毒治疗。

6. HSV 感染产妇的处理 推荐母乳喂养,除非乳房存在活动性疱疹病损。应尽一切努力避免新生儿接触疱疹病损。如果产妇能很好地洗手及穿清洁外套,应允许其接触新生儿。需要注意的是产后病毒可以通过口咽部或黏膜病灶传播给新生儿,可能由母亲外的其他家庭成员传播而来。既往有生殖器疱疹,产时和产后无活动感染者,无须进行隔离或特别预防。

7. 新生儿疱疹 通过病毒学检测或通过临床观察推测新生儿产时已接触 HSV,对这些新生儿要严密随访,对这些新生儿可做病毒监测,以便在临床征象出现前发现 HSV 感染。如果产妇为复发感染,可自新生儿鼻、口腔及皮肤取材,每周做 1 次 HSV 检测,连续 4~6 周。如果产妇为初发感染,建议对新生儿的尿液、粪便、眼及咽拭子进行 HSV 检测,同时对新生儿进行肝功能和脑脊液检查。也有专家建议对这些婴儿应用阿昔洛韦预防性治疗。对所有存在新生儿疱疹病毒感染征象者均应及时评估,并选择阿昔洛韦治疗;48 小时后新生儿上述任何标本之一出现 HSV 阳性,或脑脊液异常也应静脉应用阿昔洛韦。推荐阿昔洛韦 20mg/kg,静脉滴注,每 8 小时 1 次,如感染散播到中枢神经系统,疗程为 21 天;如感染限于皮肤黏膜,疗程为 14 天。

【预后】 在未进行抗病毒治疗之前,85% 的播散性新生儿 HSV 患者在 1 岁以内死亡,50% 的患者有中枢神经系统 HSV 疾病。抗病毒治疗后,播散性新生儿 HSV 患者 1 岁以内死亡率降低到 29%,中枢神经系统新生儿 HSV 疾病降低到 4%。在播散性 HSV 患者中,昏睡以及严重肝炎与死亡率相关;在中枢神经系统新生儿 HSV 疾病中,早熟以及疾病突然发作与死亡率相关。抗病毒治疗后发病率并没有像死亡率一样显著下降。神经系统发育正常的播散性新生儿 HSV 幸存者比例由抗病毒治疗前的 50% 上升到现在的 83%。对于中枢神经系统新生儿 HSV 疾病,神经系统发育正常的比例抗病毒治疗前为 33%,现在为 31%,较前无明显改变。抗病毒治疗开始前或者抗病毒治疗时突然发作,与播散性新生儿 HSV 及中枢神经系统新生儿 HSV 发病率增加有关。将播散性感染与中枢神经系统 HSV 相比,抗病毒治疗时 SEM 发病率显著改善。

(五)人乳头瘤病毒感染

【概述】 人乳头瘤病毒(human papilloma virus,HPV)是双链 DNA 病毒,大约 150 种类型的人乳头瘤病毒已被确定,其中至少 40 种可感染生殖器区域。HPV 可感染人的皮肤和黏膜上皮细胞,产生乳头瘤样病变,引起生殖器尖锐湿疣(condyloma acuminate)。高危型 HPV 类型(如 HPV16 和 HPV18)是宫颈上皮内瘤形成和宫颈癌的高危因素。非致癌性或低危型 HPV 类型(如 HPV6 和 HPV11)是生殖器疣和复发性呼吸道乳头瘤的病因。90% 生殖器疣患者是由 HPV6 或 HPV11 感染引起,在肉眼可见生殖器疣患者中,偶尔也可检测到 HPV 16、18、31、33 和 35。除引起生殖器疣,HPV6 和 HPV11 也与结膜、鼻部、口腔和喉部疣有关。

【流行病学】 健康妇女妊娠期 HPV 感染率明显高于非妊娠期,感染率随妊娠进展而逐渐上升。张晓瑜等(2018)对我国 1 763 例孕妇进行研究,发现 HPV 感染率为 27.74%,其中感染 HPV 高危亚型占阳性感染者的 84.05%,感染率较高的是 HPV58、52、16、53;单纯低危亚型占阳性感染者的 9.20%,感染率较高的低危型是 HPV6、54;高低混合感染占阳性感染的 6.75%。Pandey 等(2019)对印度 104 个早孕妇样本进行研究,其中 41/104(39.4 %)HPV 阳性,并且与胎膜早破的高发病率相关。Niyibizi 等(2017)报道国外孕期 HPV 感染率约在 5.5%~65% 不等,不同国家、地区、人群孕妇的感染率有一定差别。

【对母胎的影响】

1. HPV 感染对妊娠的影响 孕妇合并生殖道尖锐湿疣时,其病灶中易寄生细菌,细菌上行感染易致羊膜绒毛膜炎或胎盘炎症。在 HPV 感染或尖锐湿疣时,易合并细菌感染而影响胎婴儿及产妇会阴伤口的愈合。Niyibizi 等(2020)对妊娠合并 HPV 感染进行荟萃分析,发现 HPV 与早产和早产胎膜早破有一致且显著的相关性,HPV 也可能与胎儿生长受限、低出生体重和胎儿死亡有关。

2. 妊娠对 HPV 的影响 妊娠期由于母体生理变化使激素增多刺激鳞状上皮增生,以及免疫功能抑制,使母体对特殊病毒引起的疾病抵抗力下降,妊娠后雌激素水平升高,人绒毛膜促性腺激素和孕激素大量分泌,使 HPV 复制活跃。此外,孕妇免疫功能下降,阴道分泌物增加,也有利于 HPV 生长,致使亚临床乳头状瘤病毒感染增多,并促使亚临床乳头状瘤病毒感染衍变成临床病灶。妊娠期尖锐湿疣生长快,数量多,产后可自行消退。

3. 母婴传播

(1)羊膜腔感染与产时感染:HPV 阳性孕妇经阴道分娩的传播率明显高于剖宫产。新生儿及其母亲 HPV 的型别一致性率为 57%~69%。患生殖器疣的女性,当产程>10 小时,后代患病的概率增加 1 倍。妊娠期间生殖器疣病史是婴幼儿呼吸道乳头状瘤最重要的危险因素。HPV 可以通过孕妇血行经胎盘、羊水在羊膜腔感染胎儿。胎儿在分娩时经过产道吞咽含 HPV 的羊水、血或分泌物而感染。新生儿出生后可能从多种途径感染 HPV,但至今未见有关新生儿血行感染 HPV 的报道。

(2)婴幼儿呼吸道乳头状瘤:胎儿感染 HPV 可引起婴幼儿喉乳头状瘤(juvenile laryngeal papillomatosis),因乳头瘤易复发,故又称复发性呼吸道乳头状瘤(recurrent respiratory papillomatosis)。乳头状瘤为良性病变,恶变率<1%。引起婴

幼儿喉乳头状瘤或复发性呼吸道乳头状瘤的 HPV 多为 6 与 11 型,与女性生殖道常见的 HPV 类型一致,且 HPV11 更具有侵犯性。传播途径包括经胎盘、产时或出生后,感染相关因素不清。

婴幼儿喉乳头状瘤与复发性呼吸道乳头状瘤发病年龄平均为 5 岁,表现为声音嘶哑、发声困难、呼吸不畅,甚至呼吸困难,严重的呼吸道梗阻可以致命。检查可见咽喉部、声带处有多发粟粒至绿豆大息肉样或菜花样物。复发性呼吸道乳头瘤常需要在喉镜下反复切除病灶,以保证呼吸道通畅。个别病例甚至需每 2 周切除 1 次。目前认为 HPV 毒性较低,感染 HPV 的孕妇所生的婴幼儿患呼吸道乳头状瘤的危险度也是很低的,约在 1/1 000~1/400 之间。美国围产期协作组对 44 000 例婴儿随诊 1 年,未发现 1 例婴幼儿喉乳头状瘤。剖宫产分娩并不是预防围产期婴儿感染 HPV 的保护性措施,婴儿 HPV 感染在一年内可以被清除。

婴幼儿 HPV DNA 检测阳性并不能证明已经感染 HPV 而只能说明受过 HPV 污染,尽管经阴道分娩的胎儿更易暴露于 HPV,仍无足够证据向 HPV DNA 阳性的孕妇推荐剖宫产。

HPV 的垂直传播率较低,复发性呼吸道乳头状瘤感染的风险可能与孕妇生殖器 HPV 感染和产程延长有关。但剖宫产术能否降低 HPV 垂直传播率尚不清楚,所以并不推荐单独用剖宫产术来预防 HPV 感染。

【诊断】 妊娠期 HPV 感染基本与非妊娠期相同。如发现 HPV 为 16、18 或 31 型,因与宫颈上皮内瘤(CIN)相关,应密切随诊。Kaplan 等(2002)研究显示大部分低度鳞状上皮内病变在妊娠期间退化或者静止,产前诊断的所有高度鳞状上皮内病变均持续到产后,其中 11% 在产后发展为浸润癌。故妊娠期如发现 CIN,应很好随诊与评估,一般可推迟到产后处理。

生殖器疣诊断通常根据临床表现。活组织检查适用于以下情况:①诊断不明确;②标准治疗方案无效;③治疗中病情加重;④病变不典型;⑤患者合并免疫性疾病;⑥疣在醋酸试验中不着色、硬结、固定、出血和溃疡。HPV 检测结果不影响生殖器疣治疗,通常不用于生殖器疣诊断。3%~5% 醋酸可使皮肤变白色,可用于检查生殖器黏膜 HPV 感染。但醋酸试验对诊断 HPV 感染敏感性低,不提倡作为生殖器黏膜 HPV 感染诊断的常规检查。图 2-10-5 和图 2-10-6 分别为外生殖器疣和宫颈疣图。

【处理】 无症状和无病灶 HPV 亚临床感染,如果没有生殖器官疣或宫颈鳞状上皮内病变(SIL),则不需要治疗。生殖器官 HPV 感染常常可自然消退,没有方法可以根除 HPV 感染。当鳞状上皮内病变和 HPV 感染同时存在时,根据组织病理所见决定处理。因为生殖器官疣在妊娠期会增殖变得易碎,虽然可以考虑在妊娠期间去除疣,但在生产之前,可行的治疗手段不齐全或效果较差妊娠期治疗尖锐湿疣也有利于防止传染性伴侣,减少婴幼儿喉乳头状瘤(传染率

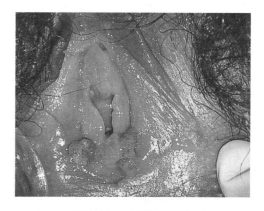

图 2-10-5　外生殖器疣

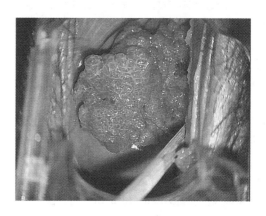

图 2-10-6　宫颈疣

极低)。HPV6 和 HPV11 能引起婴幼儿喉乳头状瘤,通过剖宫产防止婴儿呼吸道乳头状瘤的价值不清;剖宫产不能完全预防 HPV 感染新生儿。如果生殖疣妨碍产道或阴道分娩会导致大出血,应选择剖宫产。告知孕妇生殖器疣导致婴儿喉乳头状瘤的风险。妊娠期生殖道尖锐湿疣产后可能自行消退,故不必过分根治,治疗应尽量减少对孕妇的损害。治疗前需作宫颈刮片或病理检查除外鳞状上皮内病变或癌。

1. 妊娠期生殖道尖锐湿疣的治疗 妊娠期尖锐湿疣常为多灶性,血管丰富,手术及各种理疗均易出血。

(1)外生殖器疣:三氯醋酸或者二氯醋酸,制成 80%~90% 的溶液,局部应用,每周一次能有效治疗外生殖器疣。有些人则更倾向于冷冻疗法、激光烧灼或者手术切除。考虑到孕产妇和胎儿的安全,鬼臼毒素酊、咪喹莫特乳膏、5-氟尿嘧啶乳膏在妊娠期禁用。CO_2 激光治疗是目前治疗妊娠期湿疣最有效的方法。激光锥切术、电圈切除术治疗宫颈上皮内瘤变并不明显增加早产率,但是与胎膜早破明显相关,而且随着宫颈切除高度的增加,胎膜早破及总的早产率随之明显增加。冷刀锥切、激光锥切及电疗与围产期婴儿死亡率以及其他妊娠结局有关,而大的电圈切除术也是有不良结局的。所以宫颈锥切通过增加早产影响妊娠结局,这种影响在孕早期最严重,所以锥切术选择应慎重,而且对锥切术后妊娠应注意。孕晚期治疗疣虽复发率低,即使引起早产、胎膜早破及羊膜腔感染等危险的概率较小,治疗时也应考虑。对

宫颈、阴道或穹窿的巨型疣应等胎儿有存活力时或干脆等剖宫产后再治疗。

（2）宫颈疣：对外生性宫颈疣，在治疗前需要活检排除高度鳞状上皮细胞内瘤样病变（SIL），需要请专家会诊。妊娠期治疗宫颈疣需要权衡利弊，采取知情选择治疗或观察。

（3）阴道疣：阴道疣不推荐用冷冻器治疗，因为有阴道穿孔和瘘管形成风险。或80%~90%三氯醋酸或二氯醋酸局部涂药，每周1次。

2. 妊娠期生殖道尖锐湿疣的分娩方式 通过剖宫产防止婴儿呼吸道乳头状瘤的价值不清；剖宫产不能完全预防HPV感染新生儿。如果生殖器疣妨碍产道或阴道分娩会导致大出血，应选择剖宫产。告知孕妇生殖器疣导致婴儿喉乳头状瘤的风险。对外阴阴道疣应在妊娠34周产前积极治疗，以免影响会阴伤口愈合。

【预防接种】 在美国已注册三种HPV疫苗，分别为二价体疫苗（Cervarix）（包括HPV16/18）和四价体疫苗（Gardasil）（包括HPV6/11/16/18），以及九价疫苗（Gardasil 9）（包括四价疫苗的所有类型及HPV31/33/45/52/58）。疫苗都可以用于11~12岁女性和最小9岁的女性。13~26岁女性中，从没接种疫苗或没有接种整系列疫苗者应接种疫苗，由于疫苗对没有性行为人群作用最大，HPV疫苗适用于此年龄阶段女性。在HPV6/11/16/18四价疫苗的临床研究中，有2 832名妇女（疫苗组1 396名，安慰剂组1 436名）在3次接种过程中报告妊娠。两组中发生妊娠不良结局的比例相同。但疫苗组发生自发性流产的比例明显高于对照组。

中华医学会建议妇女若近期准备妊娠，推迟至哺乳期后再行接种HPV疫苗。若接种后意外妊娠，应停止未完成剂次的接种，将未完成接种剂次推迟至分娩后再行补充接种。已完成接种者，无需干预。同样地，美国疾病控制预防中心也不建议孕妇接种人乳头瘤病毒疫苗。

怀孕前后或怀孕期间不经意接种二价/四价人乳头瘤病毒疫苗与出现不良妊娠结局（如自然流产、死胎、胎龄小、早产和出生缺陷）的风险无关。但是应该被告知怀孕的风险，且疫苗接种不应该成为考虑终止妊娠的理由。Nikolai（2017）的研究表明孕期接种四价人乳头瘤病毒疫苗与未接种疫苗相比，不良妊娠结局的风险并不显著增加。始终如一地正确使用避孕套可以降低感染和传播人乳头瘤病毒以及患上人乳头瘤病毒相关疾病（如生殖器疣和宫颈癌）的概率。然而，人乳头瘤病毒可以感染没有避孕套覆盖的区域。避免性活动是预防生殖器人乳头瘤病毒感染最可靠的方法。

（六）人类免疫缺陷病毒感染

艾滋病（acquired immunodeficiency syndrome，AIDS）的病原体是人类免疫缺陷病毒（human immunodeficiency virus，HIV），包括HIV-1与HIV-2，属RNA反转录病毒，直径100nm，是由双脂质包膜包裹的球形多面体，表面呈穗状突起，其表面蛋白为gpl20及gp41。HIV有圆柱形核心，由RNA组成，其核壳蛋白为P18及P24。HIV侵入人体后主要破坏T4辅助淋巴细胞，它与T淋巴细胞表面的CD4受体结合，利用其反转录酶将T淋巴细胞的DNA转变成RNA来复制自己。机体大量T淋巴细胞遭破坏而致严重免疫缺陷，易患条件致病性感染与肿瘤。感染HIV的妇女约80%处于生育年龄，约1/3的妇女是通过异性关系感染HIV，大多数13岁以下儿童艾滋病是通过母婴传播获得。

【流行病学】 世界上流行的大多是HIV-1感染，而HIV-2仅在西非流行。妇女感染HIV的主要途径有：①性工作者，与HIV感染者有性关系；②吸毒或静脉毒瘾者；③使用污染的血制品；④用污染的针头与注射器；⑤其他，如用感染HIV者的器官、组织、精液作供体，或医疗、护理、实验室人员接触HIV感染者的体液而感染的占极少数。孕妇感染HIV的高危因素有：①本人吸毒或是注射毒品者（injecting drug users，IDUs）；②性伴侣已证实感染HIV；③多性伴侣，如性工作者或以性交换毒品；④从HIV高发区来；⑤有性传播疾病，尤其有溃疡型病灶；⑥应用不规范采集的血制品。

根据联合国艾滋病联合工作组统计，2019年全球估计有3 800万HIV携带者，艾滋病大流行仍然是一个主要的全球健康问题，尽管全球抗反转录病毒治疗（antiretroviral therapy，ART）的可得性不断提高，但2019年仍有69万人死亡，170万人新感染。至2017年年底，全球大约有110万HIV感染的孕产妇，在未经干预的情况下，母婴垂直传播可达15%~45%（WHO，2018）。但随着妊娠期HIV筛查、对HIV感染孕产妇进行ART，HIV围产期感染率可下降到1%以下。

【临床表现】 病毒在进入人体2天内到达局部淋巴结，5天内进入血液循环，导致全身播散，到达脑部和淋巴组织。从暴露于HIV到出现症状的时间一般为2~4周，在急性感染数天内，出现高水平病毒复制，血浆中可检出10^7个/ml病毒RNA分子。$CD8^+$细胞数上升，伴有短暂$CD4^+$细胞计数下降。HIV抗体出现后，病毒血症减轻，血浆中HIV RNA滴度下降，急性HIV感染症状消失。一般在感染后4~12周发生HIV抗体阳转。从HIV感染到产生抗体称"窗口期"。妊娠期HIV感染症状与非孕期相似，约80%感染者无临床症状，成人从感染HIV到发生AIDS的中位时间为10年，范围为数月至12年以上。出现症状后2年内80%~90%患者死亡。

【对母胎的影响】

1. 对母亲的影响

（1）临床表现：妊娠期HIV感染症状与非孕期相似，分为四期：急性感染期、无症状感染期、艾滋病前期、艾滋病期。前三期症状不明显，艾滋病期表现为HIV消耗综合征和明显免疫力缺陷导致的各种机会感染和恶性肿瘤。HIV从感染到出现临床症状，潜伏期平均为3~6周。急性HIV感染症状与许多其他病毒感染综合征相似，通常持续<10天。一

般症状包括发热、乏力、皮疹、头痛、淋巴结肿大、咽炎、肌痛、恶心和腹泻。在症状消退后,病毒血症水平降低到调定点,而病毒负荷最高的患者在该时期会更快进展到 AIDS 和死亡。

（2）妊娠对 HIV 感染的影响:对妊娠与非妊娠无症状 HIV 感染女性,妊娠不加速 HIV 感染恶化进程。对希望妊娠的女性而言,尽管妊娠不加速 HIV 感染进展,但需要考虑母婴传播可能性,性伴(HIV 阴性者)受感染可能性,以及 HIV 感染女性作为父母未来可能面临的问题。

（3）HIV 感染的妊娠并发症:HIV 感染与不同比例的不良妊娠结局有关,一些已知的相关不良结局包括自然流产、死胎、早产、围产期死亡率、胎儿生长受限、低出生体重儿、小于胎龄儿和绒毛膜羊膜炎发生率显著增加,同时假丝酵母性阴道炎、尖锐湿疣的感染机会增加。作者指出 HIV 感染对妊娠有无影响主要取决于疾病的状态。在孕妇免疫功能低下和出现 HIV 相关疾病时,早产、低出生体重及产后子宫内膜炎发生率均增高。到艾滋病阶段,不但妊娠结局不良,其胎儿受 HIV 感染危险度更高。因此,孕妇免疫状态低下,条件致病性感染高与妊娠不良预后相关。

2. 围产期传播 HIV 阳性孕产妇不采取任何干预措施约 15%~50% 会发生母婴传播,其中羊膜腔感染占 26%~38%,围产期占 65%~74%。母乳喂养传播风险增加 14%~16%,采取预防措施后,垂直传播率降为 2%。几乎半数母婴传播发生在孕晚期,仅小部分发生在孕早期,至孕 36 周时传播率也不高。在没有抗反转录病毒治疗的情况下,母亲将艾滋病病毒传染给新生儿的风险约为 30%,但通过抗反转录病毒治疗、产科干预(即妊娠 38 周选择性剖宫产)和避免母乳喂养传播率可降低到<2%。随着妊娠期 HIV 筛查、对 HIV 感染孕产妇进行 ART,及我国 2015 年起在全国全面开展预防艾滋病及避免母乳喂养等综合措施的实施,HIV 围产期感染率可下降到 1% 以下。

（1）羊膜腔感染:在怀孕早期可发生跨胎盘 HIV 传播,在选择性流产的标本中分离出 HIV 病毒、从足月胎盘和胎盘组织检出 P24 抗原与 HIV RNA 均证实存在羊膜腔感染。此外,部分选择性剖宫产儿虽未经阴道分娩仍感染 HIV,说明婴儿在出生前已发生羊膜腔感染。

（2）产时感染:Riley 等(2005)发现产时病毒负荷与新生儿感染率相关,见表 2-10-25。Mackelprang(2008)对 277 对母婴的研究发现,产时传播率为 45%,远高于羊膜腔感染和产时传播。另有研究发现孕前和妊娠期间接受 ART 孕妇所生婴儿中,病毒载量<50 拷贝/ml 的孕妇未出现垂直传播。

（3）产后感染:产后感染主要由母乳喂养传播 HIV。但乳汁也含有抗 HIV 的 IgA 与 IgM;乳汁中还存在细胞因子,它们可抑制 HIV-1 的 GP120 结合 CD4 受体而阻止病毒进入易感细胞。母乳喂养与 HIV 传播的荟萃分析估计:每100 个母乳喂养的新生儿中,有 8.9 个新生儿在产后 4 周发

表 2-10-25 产时病毒负荷与新生儿感染率的关系

产时病毒负荷/(拷贝·ml⁻¹)		新生儿感染率/%
WITS 研究	>30 000	23.4
	10 000~29 999	14.7
	3 500~9 999	9.3
	400~3 499	5.3
	<400	1.0
PACTG 367 研究	不清	17.1
	>10 000	5.6
	1 000~10 000	2.0
	<1 000	0.7

生 HIV 感染,且 HIV 在 1~18 个月的婴幼儿中传播率波动小。乳房病变,如乳腺炎(包括通过检测乳汁中的钠升高得以诊断的亚临床乳腺炎)、乳头病变和乳房脓肿以及婴幼儿鹅口疮也认为是母乳喂养的新生儿感染 HIV 的高危因素(BHITS,2004)。Horvath(2009)在母乳喂养与配方奶喂养的试验中发现配方奶喂养能有效防止艾滋病病毒的母婴传播,但婴儿第一年死亡率和营养不良率在两组相似。发达国家一般不主张 HIV 感染者母乳喂养。但在一些发展中国家,母乳喂养的益处超过了 HIV 传播的危险,世界卫生组织(WHO)与联合国儿童基金会(UNICEF)鼓励这些地区的孕产妇采取母乳喂养。

3. 妊娠期治疗对后续治疗的影响 为预防围产期 HIV 传播而进行的孕期短期治疗可能会使后续治疗出现耐药。目前成人非妊娠期开始抗反转录病毒治疗时机为:一旦确诊 HIV 感染,无论 CD4⁺T 淋巴细胞水平高低,均建议立即开始治疗,启动治疗后,需终身治疗。HIV 感染孕妇产后必须继续 ART,不可停药或减量。如原方案已达到病毒学抑制,一般不需要更改治疗方案。

【诊断】

1. 孕产妇艾滋病检测方法包括抗体筛查试验和补充试验。抗体筛查试验包括免疫凝集试验、免疫层析试验、免疫渗滤试验、酶联免疫吸附试验(enzyme linked immunosorbent assay,ELISA)、化学发光免疫试验(chemiluminescence immunoassay,CLIA)、抗原抗体联合检测试验等。补充试验包括抗体确证试验和核酸试验。抗体确证试验包括免疫印迹试验、条带/线性免疫试验、免疫层析试验、免疫渗滤试验及特定条件下的替代试验;核酸试验包括核酸定性试验和核酸定量试验。

2. 孕产妇初次接受孕产期保健时,首先进行 HIV 抗体筛查试验。筛查按照流程分初筛试验、复检试验。初筛试验有反应者进入复检试验。复检试验采用原有试剂+另一种筛查试剂进行复检或原有试剂双份复检,复检如有任意一种检测有反应尽快进行抗体补充试验。若抗体补充试验阳性

则报告HIV,若:①结果不确定;②结果阴性且有流行病学史;③结果阴性,但初筛采用抗原抗体4代试剂且结果阳性,则进行HIV核酸检测,若核酸检测阴性则继续随访。HIV感染后,HIV抗体检测可能在4~5周内仍是阴性,所以妊娠期间确诊HIV感染随访重复检测十分重要。

3. 对临产时才寻求孕产期保健服务、艾滋病感染状况不明确的孕产妇,尽快同时应用两种不同厂家或不同原理的检测试剂进行筛查(要求30分钟内出检测结果),根据筛查检测结果及时提供服务(中华人民共和国国家卫生健康委员会,2020)。

4. 检测HIV感染孕妇的免疫状态,检测CD4$^+$与CD8$^+$T淋巴细胞数与比值。孕妇CD4$^+$T淋巴细胞水平的高低与预后密切相关。

5. 及早发现与HIV相关的条件致病性感染,如卡氏肺囊虫性肺炎、弓形虫病、全身真菌感染、活动性肺结核、巨细胞病毒感染、囊球菌性脑膜炎等。发现溃疡型性传播疾病,尤其是梅毒或疱疹病毒感染。筛查有无其他性传播疾病,如梅毒、沙眼衣原体及乙肝等。

6. 围产期婴儿HIV感染的早期诊断主要靠实验室检测。婴儿从母体获得的被动HIV抗体可持续18个月。如出生18个月以后婴儿HIV抗体仍阳性,则可确认感染。如18个月后抗体阴性,且无其他临床表现和检测结果表示感染,则应确认为未受感染。HIV特异性IgA不能从母亲获得,婴儿感染2个月以上才产生,因此可作为婴儿较早期感染的检测指标。此外,P24抗原检测、PCR测HIV RNA均可作为婴儿出生6个月内较先进的检测方法。

【处理】

1. 知情选择 如果不计划怀孕,孕前咨询的重点是有效避孕。某些抗病毒药物可以降低激素类避孕药的作用。咨询还包括与减少高危性行为有关的教育、预防HIV传播和减少其他性传播疾病。HIV感染妇女一旦妊娠,根据本人意愿决定是否继续妊娠。如孕妇决定继续妊娠,需要有关专家关心和帮助:如至有治疗艾滋病经验的医生处检测孕妇免疫状态和处理条件致病性感染;产科医生监测及治疗妊娠期合并症;新生儿科医生评估与随诊新生儿;甚至需心理医生的支持与关怀。

2. 妊娠期处理

(1)抗反转录病毒治疗:母体病毒负荷与机体免疫状态是决定母婴传播的重要因素,ART是防止母婴传播的关键。对孕妇进行抗病毒治疗时,必须权衡抗病毒药物对孕妇、胎儿和新生儿的影响。无论孕产妇HIV病毒载量或CD4$^+$T淋巴细胞(简称CD4细胞)计数如何,所有HIV感染孕妇应在妊娠期尽早启动ART,以防止母婴传播。预防艾滋病母婴传播应该综合考虑三个原则:①降低HIV母婴传播率;②提高婴儿健康水平和婴儿存活率;③关注母亲及所生儿童的健康。预防艾滋病母婴传播的有效措施为:尽早服用抗反转录病毒药物干预、安全助产及产后喂养指导。

孕晚期ART的目标是尽可能快速降低孕妇的HIV病毒载量,尽量确保分娩时HIV病毒载量维持在检测不到的水平,以减少母婴传播的风险。如果患者于妊娠中期或晚期发现,应立即启动ART,可优先选择含整合酶抑制剂(INSTIs)的ART方案,以尽快降低HIV病毒载量,确保HIV病毒载量在分娩时期检测不到。

孕产妇抗病毒用药前、用药过程中应进行相关检测,评估孕产妇感染状况,确定用药方案和监测治疗效果。①用药前:进行病毒载量、CD4$^+$T淋巴细胞计数及其他相关检测(包括血常规、尿常规、肝功能、肾功能、血脂、血糖等)。有条件的地区可对感染孕产妇进行耐药检测。②用药过程中:按规定进行CD4$^+$T淋巴细胞计数及其他相关检测。③孕晚期:进行1次病毒载量检测,并在分娩前获得检测结果。

原则是孕前已应用ART的,不建议停用治疗。如果产前未应用ART,则需要产时和新生儿联合应用ART降低围产期传播;如果产前和产时均未开始ART治疗,则必须对婴儿应用ART以预防HIV感染。无论CD4$^+$T淋巴细胞计数和HIV RNA水平如何,治疗均能降低围产期传播危险性。

中华人民共和国国家卫生健康委员会(2020年)推荐的孕产妇及新生儿抗反转录病毒治疗方案,如下:

1)对于孕期发现艾滋病感染的孕产妇,应立即给予抗病毒治疗,可选择以下三种方案中的任意一种:

方案一:替诺夫韦(tenofovirdisoproxil,TDF)+拉米夫定(lamividine,3TC)+洛匹那韦/利托那韦(lopinavir/ritonavir,LPV/r)。

方案二:替诺夫韦(TDF)+拉米夫定(3TC)+依非韦伦(efavirenz,EFV)。

方案三:齐多夫定(zidovudine,AZT)+拉米夫定(3TC)+洛匹那韦/利托那韦(LPV/r)。

2)孕前已接受抗病毒治疗的孕产妇,根据病毒载量检测结果进行病毒抑制效果评估。如病毒载量<200拷贝/ml,可保持原治疗方案不变,否则应调整抗病毒治疗用药方案。

3)对于孕晚期(孕28周之后)发现的艾滋病感染的孕产妇,有条件的情况下推荐使用:替诺夫韦(TDF)+拉米夫定(3TC)/恩曲他滨(emtricitabine,FTC)+整合酶抑制剂。

4)新生儿治疗方案对所有的艾滋病感染孕产妇及所生儿童进行母婴传播风险评估,评估要依据孕产妇抗病毒治疗、实验室检测等情况,将所生儿童分为高暴露风险儿童和普通暴露风险儿童。符合以下条件之一的孕产妇所生儿童为艾滋病高暴露风险儿童,其他为普通暴露风险儿童:①感染孕产妇孕晚期HIV病毒载量>50拷贝/ml;②感染孕产妇孕期抗病毒治疗不足12周;③孕产妇临产时或分娩后HIV初筛试验阳性。

A. 普通暴露风险儿童应在出生后6小时内尽早开始服用抗病毒药物,可以选择奈韦拉平(nevirapine,NVP)方案或齐多夫定(AZT)方案中的任意一种,婴儿应服药至出生后 4 周,如选择母乳喂养,应首选 NVP 方案。治疗方案见表 2-10-26。

表 2-10-26　普通暴露新生儿抗病毒治疗方案

出生体重	用药剂量
≥2 500g	NVP 15mg(即混悬液 1.5ml),每天 1 次;或 AZT 15mg(即混悬液 1.5ml),每天 2 次
<2 500g 且≥2 000g	NVP 10mg(即混悬液 1.0ml),每天 1 次;或 AZT 10mg(即混悬液 1.0ml),每天 2 次
<2 000g	NVP 2mg/kg(即混悬液 0.2ml/kg),每天 1 次;或 AZT 2mg/kg(即混悬液 0.2ml/kg),每天 2 次

B. 高暴露风险儿童应在出生后 6 小时内尽早开始服用三联抗病毒药物每天 2 次,直至出生后 6 周。具体剂量见表 2-10-27。

出生后 2 周内:齐多夫定(AZT)+拉米夫定(3TC)+奈韦拉平(NVP)。

出生 2 周后至 6 周:齐多夫定(AZT)+拉米夫定(3TC)+洛匹那韦/利托那韦(LPV/r)。

在被充分告知潜在增加神经管缺陷患病风险(从怀孕至妊娠早期结束)的情况下,多替拉韦(dolutegravir,DTG)可用于生育年龄或者有怀孕意愿或不能保证有效避孕的青少年女性。如果女性在妊娠早期后确定怀孕,可在妊娠期间开始或持续使用 DTG。博茨瓦纳 Tsepamo 研究数据显示,怀孕期间服用 EFV 600mg 比 LPV/r 或 NVP 治疗方案更加安全。2019 年最新的系统评价再次证实,一线治疗方案中 DTG 联合两种核苷酸反转录酶抑制剂,具有更高的病毒抑制率、更低的耐药性风险和良好的药物安全性。所以,2019 年 WHO 在艾滋病指南一线治疗方案中推荐 DTG 作为首选。

除了在产科常规进行的检查外,那些新被诊断为 HIV 的孕妇必须每月对病毒载量进行评估,以监测管理的进展和效果。孕期开始 ART 的妇女,应在开始治疗后 2~4 周进行 HIV 病毒载量检查,以后至少每 3 个月、孕 36 周和分娩时进行一次病毒载量检查。对患有性传播感染或有急性 HIV 病毒感染征象和症状的孕妇应重复进行 HIV 病毒检测。对于感染 HIV 病毒的风险增加且在妊娠晚期未再次检测的孕妇,建议在分娩期间快速检测 HIV 病毒载量。

(2)抗病毒药物:目前国内的 ART 药物有核苷类反转录酶抑制剂(NRTIs)、非核苷类反转录酶抑制剂(NNRTIs)、蛋白酶抑制剂(PIs)、整合酶抑制剂(INSTIs)以及融合抑制剂(FIs)五大类(包含复合制剂)。国际上共有 6 大类 30 多种药物(包括复合制剂),相比国内多出了 CCR5 抑制剂。妊娠期常用的 ATR 药物中 NRTIs 包括替诺福韦(TDF)、拉米夫定(3TC)、齐多夫定(AZT)、阿巴卡韦(ABC);NNRTIs 包括依非韦伦(EFV)、奈韦拉平(NVP);PIs 包括洛匹那韦/利托那韦(LPV/r);INSTIs 包括多替拉韦(DTG)等。

一项在 2000—2006 年对英国及爱尔兰的 5 000 例 HIV 感染孕妇的队列研究显示,在高活性抗反转录治疗后,无论是否剖宫产或者计划阴道分娩,母婴传播率为 0.7%,在一个包含 2 000 例病毒负荷<50 拷贝/ml 的 HIV 感染孕妇的研究中,仅有 3 例发生母婴传播,传播率为 0.1%。

Joao 等(2010)对 1 229 例 HIV 感染孕妇研究显示,应用 ART 后,在 974 例活产(995 例妊娠)婴儿中先天畸形发生率为 6.2%(60/974),孕早期应用 ART 的畸形发生率与孕中期及晚期应用 ART 者相似,在分娩 7 天内确诊的先天畸形率为 2.36%。Watts 等(2013)对 1 414 例应用 ART 治疗的孕妇进行研究,出生缺陷发生率为 4.2%,其中孕早期应用 ART 者为 4.4%(30/636),孕中晚期应用 ART 者为 3.9%(30/778),除心脏缺陷外各种缺陷发生率相似,心脏缺陷发病率分别为 2.5%(16/636)、0.8%(6/778),但未发现应用 ART 与特定心脏缺陷相关。

目前在 Tsepamo 的出生结果监测研究的分析中,收集了截至 2020 年 4 月 30 日的数据,与最初在 2018 年 5 月的分析相比,在受孕时使用 DTG 的女性所生婴儿中观察到的

表 2-10-27　高暴露新生儿抗病毒治疗方案

年龄		体重				
		2~2.9kg	3~3.9kg	4~4.9kg	5~5.9kg	6~6.9kg
AZT	≤周龄	1ml	1ml	2ml	2ml	—
	>4 周龄	—	—	3ml	3ml	3ml
3TC	胎龄<35 周	1ml	1ml	2ml	2ml	2ml
	胎龄>35 周	2ml	2ml	3ml	3ml	4ml
NVP	≤2 周龄	2ml	3ml	3ml	—	—
LPV/r	>2 周龄	1ml	1ml	1ml	1.5ml	1.5ml

注:表中列出的为每次用药剂量。

神经管缺陷（neural tube defect，NTD）患病率下降并稳定在 2/1 000 例左右，妊娠期使用 DTG 相关 NTD 风险仅为 0.19%。欧洲合作研究以及英国妊娠及儿童 HIV 国家研究表明，应用 ART 不增加新生儿出生缺陷的危险性。但目前有关 ART 对新生儿的影响尚无定论。

（3）条件致病性感染：卡氏肺囊虫性肺炎（pneumocystic carinii pneumonia）是最常见的条件致病性感染，此外还有疱疹病毒感染、弓形虫病、巨细胞病毒感染及真菌病等。由于免疫抑制，HIV 会对怀孕期间许多感染的频率和病程产生不利影响，包括生殖器单纯疱疹、人乳头瘤病毒、外阴阴道假丝酵母菌病、细菌性阴道病、梅毒、阴道毛滴虫、巨细胞病毒、弓形虫病、乙型和丙型肝炎、疟疾、尿路感染和细菌性肺炎。此外，寄生虫感染和艾滋病毒相关的机会性感染，如肺结核、卡氏肺囊虫性肺炎，在妊娠期和产褥期很常见。

3. 产科处理 由于 HIV 感染孕妇的血液、羊水及体液中均含有病毒，产时母婴传播率最高。中国国家卫生健康委员会建议艾滋病感染不作为实施剖宫产的指征。对于孕早、中期已经开始抗病毒治疗、规律服用药物、没有艾滋病临床症状，或孕晚期病毒载量<1 000 拷贝/ml，或已经临产的孕产妇，不建议施行剖宫产，且应尽量避免紧急剖宫产。美国妇产科医师学会同样也建议 HIV 感染不作为实施剖宫产的指征。但对于临产前 HIV 病毒载量>1 000 拷贝/ml，无论孕期是否接受过 ART，建议在妊娠 38 周时进行择期剖宫产以尽量减少母婴传播。对于孕期接受 ART 且临产前 HIV 病毒载量≤1 000 拷贝/ml 的孕产妇，建议阴道分娩。而英国 HIV 协会则采取更加保守的建议，36 周时血浆病毒载量<50 个 HIV RNA 拷贝/ml 的孕产妇，在没有产科禁忌证的情况下，可以进行阴道分娩，但如果 36 周时病毒载量>400 个 HIV RNA 拷贝/ml，就应该进行计划剖宫产。对于 36 周时病毒载量为 50~399 个 HIV RNA 拷贝/ml 的妇女，应该考虑提前剖宫产。值得注意的是，通过阴道分娩的妇女垂直传播的风险大约是剖宫产分娩的 2 倍，如果排除宫内传播，这一风险将上升到 4 倍。没有证据表明病毒载量被很好抑制的妇女有剖宫产后阴道分娩（vaginal birth after cesarean section，VBAC）的机会。医务人员要尽量做好自我防护。产前检查和分娩过程中尽量避免可能增加母婴传播危险的损伤性操作，包括会阴侧切、人工破膜、宫内胎儿头皮监测、使用胎头吸引器或产钳助产等。应严密观察并积极处理产程。尽可能减少新生儿接触母亲血液、羊水及分泌物的时间和机会。

4. 产后处理 将 HIV 感染产妇转给有艾滋病治疗经验的医生，继续监测免疫状态，治疗条件致病性感染，在分娩结束后，艾滋病感染产妇无需停药，继续进行抗病毒治疗。对 HIV 孕妇所生儿童于出生后 48 小时内、6 周和 3 个月时，分别采集血标本，进行婴儿艾滋病感染早期诊断检测（核酸检测）。两次核酸检测结果阳性，可诊断为艾滋病感染。早期诊断检测结果为阴性或未进行早期诊断检测的儿童，应于

12 月龄时进行艾滋病抗体筛查，筛查结果阴性者，排除艾滋病感染；筛查结果阳性者，应随访至满 18 月龄，并再次进行艾滋病抗体检测，如抗体检测结果仍为阳性者应及时进行补充实验，明确艾滋病感染状态。艾滋病感染孕产妇所生儿童都应纳入高危儿管理，在儿童满 1、3、6、9、12 和 18 月龄时，分别进行随访和体格检查，观察有无感染症状出现。

【预防】
1. 遵守性道德，洁身自爱，不卖淫嫖娼。
2. 不以任何形式吸毒或静脉注射毒品。
3. 不共用注射器、牙刷、剃须刀和其他不洁医用具。
4. 禁用 HIV 污染的血制品、器官及体液。
5. HIV 感染者性接触必须正确使用避孕套。
6. 如孕妇怀疑感染 HIV 时应到有关卫生防疫机构或大医院去检查、咨询。

二、妊娠期病毒感染性疾病

（一）风疹

【概述】 风疹（rubella）是一种经呼吸道传播、临床症状轻微、预后良好、容易被忽视的急性病毒传染病。孕妇罹患风疹，特别是在妊娠早期，风疹病毒（rebella virus，RV）能经胎盘感染子宫内的胚胎或胎儿，有可能直接造成流产或死胎，或造成严重出生缺陷即先天性风疹综合征（congenital rubella syndrome，CRS）。

【流行病学】 RV 只对人致病。唯一的传染源为风疹患者，患者上呼吸道分泌物于出疹前 1 周至出疹后 5 天均有传染性。CRS 患者排病毒时间长，对周围易感者威胁较大。传播途径有：①风疹患者的口、鼻及眼部分泌物中的 RV，可以直接传播或经呼吸道飞沫传播给他人；②孕妇感染 RV 后，可以经胎盘传给胚胎或胎儿，即垂直传播。随着风疹疫苗的引入和覆盖，使得 RV 感染带来的危害已大幅度下降。2018 年全球 176 个国家报告了 26 006 例风疹，较 2000 年下降了 96%，较 2012 年下降了 72%，2018 年报告了 449 例 CRS，2012 年报告了 302 例 CRS。我国自 2008 年将 RCV 纳入国家免疫规划之后，风疹发病率明显下降，至 2017 年全国报告病例数降至历史最低点为 1 669 例（发病率为 0.12/10 万），接近风疹消除水平。

【发病机制】 孕妇罹患风疹，RV 进入人呼吸道后，首先侵犯上呼吸道黏膜，在上皮细胞内复制，引起局部炎症，继而在颈部、颏下、耳后淋巴结增殖，随后病毒进入血液循环引起病毒血症，出现轻微的临床表现，仅经数天即自行消退，但对子宫内的胚胎及胎儿的影响很大，可致胎儿生长受限，出生 CRS，更严重者可致流产、死胎，使围产儿死亡率明显增高。孕妇罹患风疹的时期不同，对胎儿及新生儿的影响也不尽相同。妊娠前 3 个月感染 RV，由于此时正值胚胎、胎儿器官原始形成、分化和发育时期，容易导致先天畸形，这是因

为 RV 在胎盘产生病灶，引起绒毛膜和绒毛的胎儿侧血管壁内皮细胞病变。这种内皮细胞的变性、坏死，是由于病毒进入胎儿体内造成的胎儿感染。RV 对胚胎及胎儿的有害作用，主要是引起炎性改变和抑制胚胎、胎儿细胞的增殖与分化，致使某些脏器、器官的细胞数目减少和发育不良，导致畸形。感染影响胎儿脏器类型取决于孕妇 RV 感染的时期，若在妊娠 6 周内对胎儿心脏及眼的影响最大，而在妊娠 6~10 周则对胎儿耳部的影响最大。

【临床表现】 孕妇患 RV 感染，多达半数感染孕妇临床症状不明显，需依靠血清学结果方能确诊。有症状者常表现为轻微的发热疾病。历经 12~23 天潜伏期之后进入初期（也称前驱期），出现轻度发热、头痛、乏力、喷嚏、流涕、咽痛、咳嗽和眼结膜充血等类似感冒的症状，约经 1~2 天后进入极期（也称出疹期），首先在颜面部出现皮疹，一天内播散至躯干和四肢，但手掌和足底无皮疹。皮疹最初为淡红色斑疹，继而呈斑丘疹或丘疹，直径约 2~3mm，可伴有关节疼痛或关节炎、结膜炎及表浅淋巴结肿大，以耳后、枕下和颈部淋巴结肿大更明显，触之常有轻度压痛。皮疹出现 2~3 天后逐渐消退，3 天内基本消失。这与典型麻疹（发热 3 天后出疹，3 天疹出齐，再 3 天疹基本消退）有明显区别。发热及其他症状也随之消失，肿大的淋巴结也逐渐缩小。皮疹消退后不遗留色素沉着，偶有细小糠麸样脱屑。

RV 是已知的最强致畸因子之一，可通过胎盘、生殖器引起羊膜腔感染，导致流产、胎儿发育障碍和 CRS。CRS 患儿的 3 大主要临床特征是心血管畸形、先天性白内障和先天性耳聋。CRS 患儿的临床表现，可分为新生儿期一过性症状、持久性障碍和迟发性障碍 3 类。

（1）新生儿期一过性症状：有低出生体重、血小板减少性紫癜（出生即有紫红色大小不等的散在斑点）、肝脾大、黄疸、溶血性贫血、间质性肺炎、淋巴结炎、脑脊髓膜炎、骨障碍（伴有骨骺部钙化不良）和前囟膨隆等先天感染的严重表现。

（2）持久性障碍：包括心血管畸形（以动脉导管未闭、肺动脉瓣狭窄为主，还有室间隔缺损和房间隔缺损，青紫型心脏畸形较少见）、眼障碍（特征性的是白内障，多为双侧，也可单侧，眼底视网膜有散在黑色素斑块对诊断有价值，常与小眼症并发；虹膜睫状体炎、脉络膜视网膜炎、青光眼也较多见，还有角膜浑浊、先天性斜视等，甚至可发生失明）、耳聋（多为双侧性，可以是先天性风疹的唯一表现，尤以在妊娠 8 周之后感染者居多）。

（3）迟发性障碍：包括幼儿期至青春期发生耳聋、高度近视、智力障碍、神经发育迟缓、糖尿病、中枢性语言障碍、性早熟、退行性脑疾病等。

CRS 儿通常多在生后 1 年内，特别是在生后 6 个月内死亡。死亡原因以心力衰竭、败血症及全身衰竭居多，伴有血小板减少性紫癜的患儿预后极差。

【诊断】 典型患者根据流行病学资料和临床表现，不难作出初步诊断。但不典型病例，即亚临床型感染则诊断困难，需行病毒分离或根据血清学检测结果始能确诊。

1. **血清特异性抗体检测** 检测孕妇血清风疹特异性 IgM、IgG 抗体：我国多采用酶联免疫吸附试验（enzyme-linked immunoadsordent assay，ELISA）。只需采血 1 次，采血时间以出疹后 1~2 周内最好。孕妇血清检测出风疹 IgM 抗体，可以确诊孕妇在近期患风疹。孕妇血清检测出风疹 IgG 抗体，提示孕妇感染过 RV，对 RV 已有免疫力。孕妇血清未检测出风疹 IgM 抗体和 IgG 抗体，提示孕妇对 RV 无免疫力，应视为监视对象。

2. **快速检测 RV 抗原** 用直接免疫荧光法检测孕妇咽拭子涂片中脱落细胞内的 RV 抗原，有诊断价值。

近年为确定胎儿是否被 RV 感染，可作宫内诊断，通过绒毛活检、抽取羊水、脐带血、胎儿血作病毒分离或检测风疹 IgM 抗体。

美国先天性风疹综合征诊断标准如下：

（1）确诊标准：有畸形体征同时有下列 3 项中 1~2 项者：①分离出 RV；②血清风疹 sIgM 阳性；③血清风疹 HI 抗体持续存在并高于被动抗体应有水平。

（2）符合 CRS 儿病例：实验室资料不充分，但有下列甲组中 2 项或甲、乙组各 1 项体征者：甲组，先天性白内障或青光眼、先天性心脏病、听力丧失、视网膜色素变性病；乙组，紫癜、脾大、黄疸、小头症、智力迟钝、脑膜脑炎、骨质疏松。

（3）可疑 CRS 儿病例：有上述甲、乙组所列体征，但达不到符合 CRS 儿病例标准。

（4）风疹先天性感染：缺乏 CRS 儿体征，但有先天性风疹感染证据（实验室证明）。

【处理】

1. 不主张在妊娠早期常规作风疹抗体筛查。建议准备生育的妇女在孕前 3 个月常规进行 RV IgM、IgG 抗体定量测定，RV IgG 抗体阴性的妇女应到当地疾病预防控制中心注射麻风腮三联疫苗后避孕 1~3 个月后计划妊娠。

2. 孕妇在妊娠早期感染，在患者知情原则下，选择继续观察或终止妊娠。在妊娠中、晚期患病应排除胎儿感染及畸形后方能继续妊娠。无胎儿畸形者按产科常规处理。

3. 对 CRS 儿无特效的治疗方法，加强护理，防止感染。不推荐对 RV 及 CMV 宫内感染的胎儿使用抗病毒药物，但需要综合评估胎儿预后。伴有先天性心血管畸形，应酌情行手术治疗等。

4. 虽然乳汁中能测出病毒，但未见因母乳喂养感染婴儿者。

5. 至今尚无特效治疗方法。孕妇患风疹用药需慎重，注意避免对胎儿的损害。

【预防】 预防的目的不仅要减少风疹的发病率，而且要减少胎儿感染所致的 CRS 儿的出生。易感率随年龄增长在不断增加，年龄为 35~39 岁阶段的易感率最高，处于生育年龄的妇女还有相当部分对 RV 感染无抵抗力，且研究表明 RV 的再次感染率随年龄增大有上升趋势。

1. **隔离患者** 至少应隔离风疹患者至出疹后 7 天。

2. **接种风疹疫苗** 先天性风疹可通过风疹主动免疫预防。风疹疫苗可在 95% 以上易感者中产生良好抗体反应，副作用少见。接种对象：①对儿童进行普遍接种，提高人群对风疹病毒的免疫力；②对妇女进行选择性接种，妇女于婚前检测血清风疹 IgG 抗体阴性者，应接种风疹减毒活疫苗。过去规定接种疫苗后 3 个月方可妊娠，目前已将这一间隔时间缩短为 1 个月，妊娠期间意外接种疫苗也非终止妊娠指征。

3. **保护孕妇** 于妊娠 3 个月内，尽量避免与风疹患者接触，不去公共场所。

【预后】 对 CRS 患儿进行随诊，50% 的患儿需要到助听学校学习，25% 的患儿需要特殊照顾，只有 25% 的患儿可无障碍在普通学校学习。

(二)巨细胞病毒感染

【概述】 巨细胞病毒感染是由巨细胞病毒（cytomegalovirus，CMV）引起的全身感染性疾病。巨细胞病毒属 β 疱疹病毒科，致人疾病的为人巨细胞病毒（HCMV），人是其唯一宿主，是引起先天性感染的最常见原因。CMV 具有潜伏活动的生物学特征，多为潜伏感染，可因妊娠而被激活，也可以发生显性感染。HCMV 容易发生垂直传播，对胚胎及胎儿危害极大，它可引起胚胎及胎儿发育异常，造成流产、早产、胎儿生长受限，也是引起新生儿先天缺陷和智力发育不全最主要的病原之一。CMV 宫内原发性感染是仅次于唐氏综合征导致智力发育延迟的病因。

【流行病学】 CMV 是先天性病毒感染的主要因素，HCMV 感染的流行情况因生活方式、社会经济发展水平、卫生环境条件等不同而存在地区差异。年轻且至少生育 1 个孩子是妊娠期原发性感染的危险因素。上次妊娠血清阴性的女性在妊娠期间初次感染的年风险为 5.9%，第一次怀孕血清学阴性且 2 年内再次受孕时在妊娠 3 个月内发生原发性胎儿感染和婴儿相关后遗症的风险分别比一般女性高 19 倍和 5 倍。

【发病机制】 CMV 感染的发病机制尚未完全清楚，CMV 感染细胞的主要病理特征是细胞增大形成巨大细胞，核内和胞质内出现包涵体。有产毒性感染及非产毒性感染两种：①产毒性感染：CMV 在人体细胞内复制，产生典型的巨细胞病毒，完成复制过程后成为成熟颗粒并释放到细胞外，具有感染性的颗粒又可进入另一易感细胞，使病变范围扩大。感染在胚胎期、胎儿期或新生儿期以神经细胞和唾液腺细胞最敏感。②非产毒性感染：CMV 进入人体细胞内，无子代病毒产生，也不引起人体细胞病变，但受感染的细胞内有 CMV DNA 存在，用常规方法不能分离出病毒，核酸杂交可呈阳性反应。

羊膜腔感染发病机制是孕妇病毒感染后，病毒可通过病毒血症，经血流到达胎盘或经宫颈羊水逆行感染胎儿，孕妇 CMV 感染后，受感染的淋巴细胞或子宫内膜的潜伏感染使 HCMV 通过胎盘感染胎儿，CMV 有感染腺体的嗜异性，子宫内膜是合适的传播部位。妊娠早期，胎盘未发育成熟，CMV 可通过渗透作用感染胎儿间质及原生质细胞，在胎儿血供及淋巴回流未健全时，宫内 CMV 感染，主要通过感染邻近细胞而感染胎儿，在胎龄 5~6 周后，随胎儿血液循环建立，则通过血流感染胎儿。

【分类】 妊娠期 CMV 活动性感染分为以下 3 种类型：原发感染、再激活和再感染。原发感染为孕前不久或孕期初次感染 CMV，感染前孕妇体内不存在 CMV IgG。再激活和再感染是指潜伏在体内的病原体被重新激活，或再次感染外源病毒。体内无 CMV 抗体的孕妇为易感者。妊娠是引起复发感染的诱因，此外患血液疾病或使用免疫抑制剂等都是复发感染的诱因。CMV 进入人体后，可能借助淋巴细胞或单核细胞播散全身，致使体内重要器官如唾液腺、肺、肾、脑等几乎均被侵犯，很多组织如皮肤、汗腺、眼、甲状腺等均可被波及，引起细胞溶解、灶性坏死及细胞炎症反应。

【临床表现】 免疫功能正常者受 CMV 感染多无明显临床表现，呈隐性感染，血清中可检出特异性抗体，但常不能将体内的 CMV 清除，形成病毒携带状态，并可经唾液、尿液、乳汁、宫颈分泌物排出 CMV：小部分人被 CMV 感染后表现为发热，常为低度至中度发热，发热时间常较长，可达 3 周以上，伴头痛、咽痛、全身不适、胃纳减退、咳嗽、腹泻、小便变黄、浅表淋巴结肿大等。

免疫功能受抑制者，如免疫功能尚未发育完善的婴儿，接受器官移植。骨髓移植后应用免疫抑制药治疗的患者和获得性免疫缺陷综合征患者，因其免疫功能受到明显的抑制，故其临床表现常较严重，患者可发生肝炎、肺炎、脑炎、肾炎、胃肠炎等，严重病例可因发生多器官衰竭而导致死亡。

【对母胎的影响】

1. **对母体的影响** 成人或年长儿童感染 CMV，因其免疫功能正常，病毒多局限于唾液腺和肾脏，造成的危害很小。仅有不到 1/4 CMV 原发感染孕妇会出现流感样临床症状，如发热、咽炎、乏力及肌肉酸痛。40% 的孕妇会出现淋巴细胞增多以及轻度的转氨酶升高。母体在孕前发生 CMV 感染，血清学阳性，仍可能再发感染，这种感染一般表现并不严重，很多孕妇临床上没有明显症状，但免疫功能低下者则可能发生严重并发症。

2. **对胎儿的影响** 孕妇感染 CMV 可发生病毒血症，使胎盘受感染并通过胎盘感染胎儿，影响胎儿细胞增殖，各器官的细胞数量减少，细胞缩小，使分化发育推迟或中断，导致胎儿结构缺陷。CMV 可引起绒毛膜炎及胎盘毛细血管内皮病变，致使胎儿供血不足，发生胎儿生长受限。由于经宫颈管能够排出 CMV，也可以在临产后经软产道时传播给胎儿。

孕妇 HCMV 原发感染有 1/3 会发生母婴垂直传播导致胎儿感染，其中有 10%~20% 分娩时出现感染相关的临床症状,包括肝脾大、瘀斑、黄疸、脉络膜视网膜炎、血小板减少症和新生儿死亡。出生时无症状的婴儿还有 14% 会在 2 岁内出现后遗症,如感音神经性聋、视觉障碍等。胎儿感染的风险随着孕妇感染孕周的增加而增大,围孕期(末次月经前 1 周至后 4 周$^{+6}$)为 34.5%,孕早期(孕 5~13 周$^{+6}$)为 30.1%,孕中期(孕 14~25 周$^{+6}$)38.2%,孕晚期(孕 26 周至分娩)为 72.2%。新生儿出现感染症状的概率随着发生感染的孕周增加而逐渐降低,孕早期宫内感染的新生儿出现症状的概率为 35.0%,孕中期宫内感染的新生儿出现症状的概率为 14.3%,孕晚期才发生宫内感染的新生儿均无症状。

复发感染孕妇体内的 HCMV-IgG 抗体对阻止母婴传播起了一定的作用,只有 0.5%~2% 的复发感染孕妇发生母婴垂直传播导致胎儿感染,其中感染胎儿约有 1% 出生后会表现出与感染相关的临床症状,感音神经性聋是其最常见的远期后遗症,8% 感染胎儿会在 2 岁内出现感音神经性聋等远期后遗症。HCMV-IgG 阳性的健康女性 3 年内有 1/3 的概率再次感染 HCMV 新病毒株。确诊的先天性 HCMV 感染患儿中 1/3 来源于母亲原发感染,2/3 来源于母亲非原发感染。这些研究表明,在孕期复发感染和感染 HCMV 新病毒株是宫内感染的重要来源。

3. 对新生儿的影响 先天性 CMV 感染是指在出生后 2 周内新生儿分离出 CMV,其临床表现为隐性感染、轻症感染或重症感染。对 CMV-IgM 阳性者所出生新生儿,脐血中检出 CMV-IgM 抗体,可诊为 CMV 先天性感染。此外,在出生后 1 周内留新鲜尿做 CMV 分离培养,出现病毒尿者也证明存在先天性感染。

先天性新生儿 CMV 感染:表现为无症状或轻度肝脾大,偶见黄疸或中度肝功能异常。严重感染时出现胎儿生长受限、肝脾大、黄疸、血小板减少性紫癜、溶血性贫血、呼吸窘迫、昏睡、抽搐等,多数患儿于生后数小时至数周内死亡。存活者可有神经性耳聋、永久性智力迟钝、脉络膜视网膜炎、视力丧失、癫痫,以及心脏畸形,如先天性二尖瓣及肺动脉瓣狭窄、法洛四联症、室间隔缺损、小头畸形等。经产道获得感染的潜伏期为 4~12 周,平均为 8 周,通常症状轻微,预后较好。与羊膜腔感染不同,分娩过程中或哺乳时病毒感染很少引起严重后遗症。

神经性耳聋和 CMV 感染:Foulon 等(2008)对 14 021 例未经筛选的活产婴儿进行长达 10 年的研究显示,先天性 CMV 感染率为 0.53%(74/14 021 例),5.4%(4/74 例)有症状。21% 无症状先天性 CMV 感染的婴儿存在感觉神经性听力损失,33% 有症状先天性 CMV 感染的婴儿存在感觉神经性听力损失。初次感染 CMV、复发性 CMV 感染及长期 CMV 感染的母亲所生婴儿中感觉神经性听力损失检出率分别为 15%、7% 及 40%。

【诊断】

1. 孕妇 CMV 感染 根据近期 CMV 感染的症状和体征。确诊孕妇 CMV 感染主要根据血清学诊断或病毒检测。CMV IgM 在感染后 30~60 天达峰浓度,之后逐渐下降,但可维持数月。初次感染诊断依靠测定急性期和恢复期血清 CMV 特异性 IgG 抗体滴度变化。最好能证实孕妇存在 CMV IgM 抗体,但特异性 IgM 抗体可出现在初次感染、再感染或再激活病例中,因此,根据特异性 IgM 抗体诊断的临床价值受到限制。IgM 阳性的孕妇,应根据条件和可能做以下检查:血、尿病毒分离或 CMV DNA 检查;定量 CMV DNA 以及 RT-PCR 检查以确定孕妇是否有活动性感染。取孕妇血液、阴道分泌物应用核酸杂交、聚合酶链反应等检测病毒。以下方法可以帮助确定孕妇为原发感染还是再发感染:

(1)IgG 滴度测定:低滴度 IgG 只出现在原发感染后 3 周,若能查到低滴度 IgG,可说明为 3 周以内的原发感染。同时检测间隔 3~4 周留取的前后 2 份母体血样本的 CMV IgG 滴度,是诊断原发感染的关键。CMV IgG 由阴性转为阳性,或者从低水平升高至 4 倍以上,是诊断原发感染的证据。

(2)IgG 抗体亲和力:是指所有特异性 IgG 抗体与抗原总的结合能力,即抗体与抗原结合的牢固程度。亲和力指数(avidity index,AI)是指抗体与抗原结合力的相对值。原发感染时,产生的抗体与抗原的结合不够牢固,为低 AI;随着时间的推移,抗体与抗原的结合力增加,故既往感染、病毒再激活或再感染时,抗体与抗原结合牢固,抗体亲和力随之增高,为高 AI。因此,低 AI(≤30%)提示感染发生在 3~4 个月之内,提示原发感染;高 AI(>50%)提示感染发生 6 个月以上,多数为再激活或再感染;如果 AI 为 30%~50%,需随访。只有 CMV IgM 和 IgG 均为阳性时,才需要检测 CMV IgG 的 AI。

2. 胎儿感染 CMV 产前诊断 羊水 CMV PCR 核酸扩增试验是诊断胎儿感染的金标准,因为病毒通过胎儿尿液排泄到羊水中。羊水检测可与超声法联合应用。孕妇外周血 CMV DNA 并不是羊膜腔穿刺过程中医源性胎儿传播的危险因素。以下两种情况推荐进行羊膜穿刺术检测 CMV:妊娠期间母体原发性 CMV 感染时,或当超声检查异常与胎儿 CMV 感染相符时。CMV 的存在可以通过 PCR、其他核酸检测或病毒培养证明,其中核酸检测法(如 RT-PCR)是检测羊水中巨细胞病毒的最灵敏方法。目前有几种方法用以预测感染胎儿围产期结局,包括产前超声和胎儿 MRI、羊水或胎儿血液 CMV DNA 定量、羊水多肽组检测、胎儿血小板计数和胎儿血液中的 IgM 水平,但仍需要更大规模的研究来验证它们的临床功效。羊膜腔感染的评估包括胎儿 CMV 感染的特异性和非特异性检测,如表 2-10-28。

先天性巨细胞病毒感染国际专家组建议,如果诊断出母体原发性 CMV 感染或怀疑胎儿感染,建议转诊至具有胎儿 CMV 感染产前诊断和管理经验的临床医生。胎儿 CMV 感染的确诊可以在妊娠 20~21 周后,以及从母体感染之日起至少 6 周后,通过使用核酸检测方法检测羊水中的

表 2-10-28　胎儿 CMV 感染诊断方法

取样方法	检测方法	
	直接检测	间接检测
羊水穿刺	病毒培养	全血细胞计数和血小板计数
病毒培养分离(早期 AG13 单克隆抗体)	病毒抗体	肝功能检测(谷氨酰转移酶)
PCR	PCR	总 IgM
经皮脐血取样		CMV 特异性 IgM

CMV。

3. 先天性 CMV 感染　除根据患儿的临床表现及其母有妊娠期间 CMV 感染史外,主要依靠实验室检查结果作出先天性 CMV 感染的诊断。

(1)确诊为羊膜腔感染:需在出生当时直至出生后 2 周内,取新生儿尿液、脑脊液、胃洗出液沉渣,用 DNA 探针或 PCR 技术证明血清、尿液中存在 CMV DNA 片段,新生儿脐血清或新生儿血清中检测 CMV sIgM 抗体阳性,均有确诊价值。

(2)确诊为产道感染:至少需在出生 2 周后方能从新生儿尿液中检出 CMV DNA。

先天性 CMV 感染超声特征,包括腹水、胎儿生长受限、小头畸形、脑结构异常、颅内积水、脑室扩张、羊水过少、胎儿水肿、肝或脾大、心包积液、肠高回声、心脏扩大症、皮肤水肿、胎盘瘤;罕见异常包括羊水过多、无羊水、心室不对称、心肌病、小肺、小淋巴结(肠)、高回声腹部肿瘤、胎儿头部形态异常、胎儿运动不活跃、短肢。

4. 新生儿 CMV 感染　新生儿感染的诊断除脐血和新生儿血 CMV IgM 阳性外,尚需在血、尿或其他体液中查到 CMV、病毒抗原 CMV RT-PCR 阳性或用 PCR 或定量 PCR 查到 CMV DNA;更重要的是有 CMV 感染临床症状。

【处理】

1. 孕前筛查　有条件者在孕前 3 个月作 CMV 抗体筛查 CMV IgG 和 IgM,以明确孕前免疫状态,有助于区分孕期感染类型,并鉴别易感妇女及暂不宜妊娠妇女。

2. 孕期筛查　不主张常规对孕妇筛查 CMV 抗体。孕前 HCMV-IgG 抗体阴性妇女,建议在孕中期复查 HCMV-IgG 和 HCMV-IgM 抗体。以下两类孕妇人群需要进行重点筛查:①高风险人群,即孕期出现感冒、发热、头痛、皮疹等症状或频繁与 2 岁以下儿童长时间接触的孕妇;②孕中期超声检查出现与胎儿宫内感染相关的声像异常,如脑室增宽、颅内钙化、小头畸形、肠回声增强、胎盘增厚等。在妊娠早期患病孕妇,在患者知情原则下,选择继续观察或人工流产终止妊娠。在妊娠中、晚期患病应排除胎儿感染或畸形后方能继续妊娠。可在妊娠 20 周时抽取羊水或脐静脉血检测 CMV IgM 抗体,若为阳性则应行妊娠中期引产终止妊

娠,以免出生先天缺陷儿。对无胎儿畸形的孕妇按常规产科处理,应在条件较好的综合医院分娩。孕妇于妊娠晚期感染 CMV,从宫颈管分离出 CMV 者,通常无须特殊处理。

3. 分娩方式　妊娠足月临产后,可经阴道分娩,因胎儿可能已在羊膜腔感染 CMV。由于新生儿尿液中可能有 CMV,或使用一次性尿布,或用过的尿布做消毒处理。

4. 哺乳问题　母乳的营养成分和比例最适合婴儿生长发育的需要,同时还可提供多种免疫和抗感染物质。这些有利于小儿健康的因素,也是大力提倡母乳喂养的理论根据。感染 CMV 者,血中既存在着高水平的抗体,同时乳汁中可检测出 CMV,此为 CMV 感染的特征之一。故新生儿吸吮含病毒的乳汁,是后天获得 CMV 感染的重要传播途径。有证据表明 CMV 常存在于母乳中且常传染给胎儿。极早产儿出生后感染 CMV 可引起严重的疾病。对足月产可母乳喂养;对早产儿,选择人工喂养。

目前我们在临床上对于确诊或高度怀疑 CMV 感染的婴儿,若检测出母乳中有 CMV 排毒时,一般建议停止母乳喂养。但母乳喂养确实存在很多益处,因此,美国儿科学会认为 HCMV 血清抗体阳性的母亲哺喂新鲜母乳价值大于乳汁感染带来的风险。部分研究认为 22~24 周早产儿通过母乳感染 HCMV 出现严重症状性感染率高达 65%,最好不要将未经处理的新鲜母乳直接喂喂 <32 周胎龄或出生体重 <1 500g 的早产儿。应将新鲜母乳经 -20℃冷冻,或者采用 63℃ 30 分钟巴氏消毒法处理后再喂养,但这些方法可能破坏母乳中的一些生物活性成分。

5. 新生儿筛查　目前各国均未对所有新生儿进行常规 CMV 筛查,仅对有症状者、有暴露史者或免疫异常者筛查。但在出生时无症状的 HCMV 感染新生儿中,如错失最佳治疗时间,10% 会发展为感音神经性聋。针对新生儿 HCMV 普遍筛查的卫生经济学研究认为,对所有新生儿进行 HCMV 筛查具有社会经济价值,能够节约治疗成本。先天性 HCMV 感染国际专家组建议应该普及新生儿 HCMV 筛查,以便早期发现先天性 HCMV 感染的婴儿,尽早诊断和干预感音神经性听力损失和发育迟缓等器官系统损害。

从胎儿尿液或唾液进行病毒 PCR 是现在诊断先天性 CMV 感染的首选方法,唾液检测有假阳性报告,因此任何阳性唾液结果都应通过尿液中的 CMV 检测来确认。

6. CMV 感染的治疗

(1)对症治疗及支持治疗:卧床休息,给予易消化吸收的食物,注意保持水、电解质、能量及酸碱平衡,必要时给予静脉输液。

(2)病原治疗:迄今为止尚无满意的病原治疗药物。更昔洛韦(ganciclovir)对本病有较好的疗效,常用剂量为 5mg/kg,每天静脉滴注 2 次,疗程为 2~4 周;疗程中应注意观察可能发生的皮疹、肝功能损害、中性粒细胞下降、血小板减少、贫血和血清肌酐升高等不良反应。对接受器官、骨髓移植者,目前更昔洛韦仍是一种预防及治疗 CMV 的首选

药物。

伐昔洛韦(valaciclovir)是更昔洛韦的口服剂型,其疗效与静脉滴注剂型相仿。有研究表明:伐昔洛韦能够降低妊娠早期母体原发感染后HCMV的垂直传播率。患者对它较易耐受,仅少部分服用者可出现轻微的胃肠不适反应及头痛。然而,仍应注意观察如更昔洛韦引起的不良反应。

(3)后遗症治疗:先天性感染所致的患者,较常出现后遗症,应根据病情作相应的康复治疗。对检测出CMV活动感染的孕妇,给予特异性DLE治疗。

【预后】 有症状的先天性CMV婴儿死亡率为10‰~15‰。约50%~90%幸存者有长期的后遗症,例如感音神经性聋、智力迟钝、发育迟缓、脑性麻痹、癫痫、视力异常以及小头畸形。前者在感染婴儿中的发生概率高达50%。妊娠期初次感染CMV母亲所生的婴儿预后最差,婴儿脐带血中有CMV特异性IgM,婴儿出生时有症状,特别是小头畸形、颅内钙化、脉络膜视网膜炎或者脑脊液蛋白增高。有些迟发性并发症例如耳聋及中枢神经系统受损可能由正在进行的病毒复制引起。大约7%~15%无症状的婴儿有感觉神经性耳聋。这些婴儿智力迟缓的发生概率是否会增加尚存在争议。

【预防】 预防接种是降低先天性感染的有效措施,但目前尚无获批的CMV疫苗上市。预防先天感染在于预防孕妇原发性感染,孕早期预防更为重要。宣传使孕妇有良好个人卫生习惯和注重洗手,对在日间托儿中心与幼儿接触的妇女更应强调。虽然可能存在受感染性伴的性传播,目前尚无有效的预防策略。

(三)水痘-带状疱疹病毒感染

【概述】 水痘和带状疱疹是同一种病毒水痘-带状疱疹病毒(varicella-zoster virus,VZV)引起的急性传染病。VZV属疱疹病毒科双链DNA病毒。其生物学特性类似HSV,同属于α疱疹病毒亚组。分类属人类疱疹病毒3型。VZV原发感染引起水痘,VZV再激活感染引起带状疱疹。在青春期或成年期前,超过90%的儿童血清中已出现VZV抗体,并对VZV感染获得免疫。感染后可获终身免疫,一般很少发生第二次感染,VZV再激活多见于免疫抑制人群及老年人。

【流行病学】 VZV具有高度传染性,病人是唯一的传染源,可通过呼吸道飞沫传播及密切接触传播。美国流行病学数据显示,孕产妇水痘患病率0.04%~0.07%(ACOG,2015)。无免疫力妇女在暴露后感染风险为60%~95%。从出疹前48小时到病损结痂期间均具有传染性。在妊娠期VZV原发性感染率相对低,为7/1 000。

【临床表现】

1. 水痘 水痘的潜伏期为10~20天,平均14天,通常为13~17天。儿童大多发热及皮疹同时出现,而在成人则不同,发热及全身不适通常会比出疹提前许多天。皮疹极具特征性,由脸部及头皮开始逐渐播散至躯干,四肢往往很少累

及。皮损最开始为斑疹,进而发展为小水疱、大疱、变干最后结痂。患者最为突出的表现是瘙痒。在2~5天时,新一批皮损出现,各种阶段(如小水疱、大疱、结痂)同时存在。传染期从出现皮疹前2天至皮损变干结痂为止,在此时期患者的呼吸道分泌物及水痘疱液具有传染性。

水痘最常见的并发症是皮损部位继发性细菌感染。脑炎、脑膜炎、心肌炎、肾小球肾炎及关节炎极为罕见。

水痘最严重的合并症为水痘肺炎,儿童中很少发生,但成人水痘者水痘肺炎发生率高达5%~10%,并致病死率明显增加。危险因素包括吸烟、皮疹数量>100个和妊娠晚期(ACOG,2015)。图2-10-7为水痘病损。

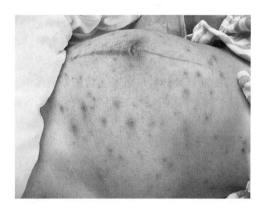

图 2-10-7 水痘

2. 带状疱疹 当免疫状况低下时,大约3%的VZV感染复发,表现为带状疱疹(herpes zoster):成簇的疱疹,沿身体一侧周围神经分布。目前尚无证据表明带状疱疹在孕妇中更频繁或更严重。带状疱疹水疱破裂时会有传染性,但传染性比初次VZV感染时低。图2-10-8为带状疱疹病损。

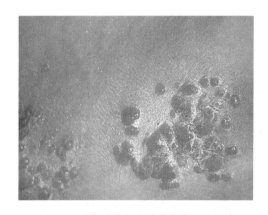

图 2-10-8 带状疱疹

【对母胎的影响】

1. 对孕产妇的影响 通常情况下,成人VZV感染较儿童感染的病情严重,孕妇的VZV感染病情较非孕妇者重,孕晚期感染者病情更严重,并易出现并发症如水痘肺炎等。

水痘肺炎在出疹后数天发生,其严重程度不同,不易预测。主要表现有咳嗽、气促、呼吸困难、咯血、胸痛及发绀。胸部 X 线呈现弥漫性、结节状支气管周围浸润影,严重者可进展为急性呼吸窘迫综合征。

2. 对胎儿的影响 妊娠期水痘可通过胎盘传播,导致先天性或新生儿水痘。孕妇水痘与流产、死胎和胎儿畸形发生相关。先天性水痘综合征的发病风险较低(0.4%~2%),孕早期暴露 0.4%,孕中期 2%,孕晚期 0(ACOG,2015)。先天性水痘综合征对脑部和肢体的影响多于其他器官。引起的畸形包括:皮肤瘢痕、肢体发育不良、耳聋、眼畸形(包括小眼畸形、白内障、视神经萎缩、失明等)及神经系统缺陷(包括小头畸形、脑皮质萎缩、脑发育不全、运动和感觉缺陷、显性麻痹、抽搐及智力障碍等)。胎儿感染和母亲感染程度无相关性。带状疱疹常与母亲体内病毒再激活有关,孕妇体内有一定抗体水平,故带状疱疹对胎儿影响极小。

3. 新生儿感染 胎儿通过胎盘从母亲血中获得对 VZV 感染的特异性抗体,故在新生儿期发生 VZV 感染者罕见。

在分娩前 5 天孕母感染水痘,新生儿感染常出现于生后第 5 天内,由于母亲产生抗病毒抗体,新生儿发病率和病死率显著降低。从母亲出疹到新生儿出疹的时间为 11 天(9~15 天)。母亲感染和新生儿感染的时间差与母亲继发病毒血症致胎儿感染有关。在少数情况下,新生儿水痘与母亲原发性病毒血症有关。孕晚期母亲感染与分娩间隔时间与新生儿感染的严重程度和新生儿预后密切相关。在妊娠晚期(分娩前 17 天内)感染水痘时,新生儿临床感染发生率为 24%。在分娩前 5 天内和产后 2 天内孕妇(或产妇)感染水痘时新生儿感染常出现于生后第 5~10 天,病情很严重,可出现 DIC、肺炎和肝炎,新生儿病死率高。带状疱疹的孕妇体内有抗体,故带状疱疹对新生儿影响极小。

【诊断】

1. 通常是根据典型的瘙痒和疱疹等临床表现诊断,不需要实验室检查(ACOG,2015)。

2. 确诊有赖于病原学和血清学检查。病毒在初次感染时对无覆盖皮肤破损或囊液取样后用 PCR 诊断水痘,或行 Tzanck 涂片、组织培养或直接荧光抗体测试分离。PCR 是非常敏感的。先天性水痘的诊断可使用羊水核酸扩增实验,但阳性结果与先天性感染相关性不大。

3. 产前诊断 羊膜腔穿刺、脐带穿刺和绒毛活检技术均可用于胎儿 VZV 感染的宫内诊断。从羊水或绒毛中检测出 VZV DNA 或从脐血中检出 VZV 特异性 IgM 可诊断胎儿 VZV 感染。但上述方法不能确定胎儿感染的严重程度。

超声检查在妊娠 20 周前几乎可以诊断所有由 VZV 感染所致的胎儿异常,包括胎儿水肿、肝脏和肠管强回声、心脏畸形、肢体畸形、小头畸形及胎儿生长受限等。

4. 新生儿先天性水痘综合征诊断 新生儿先天性水痘综合征诊断主要依据以下几点:①孕妇 VZV 感染;②新生儿皮肤病损符合皮区分布;③血清学检查阳性;④出生后数月内出现带状疱疹而无水痘病史。

【处理】 皮疹出现的 24 小时内口服阿昔洛韦,可以减少新皮损形成的持续时间和数量,同时可以改善全身症状。住院孕妇患水痘时应隔离,以免感染其他孕妇及婴儿。由于胎儿感染少见,孕早期感染水痘是否需终止妊娠应慎重考虑。不建议所有 VZV 感染孕妇常规终止妊娠,在患者知情的情况下继续妊娠,有条件者做产前诊断。

大多数孕妇只需支持治疗,需要静脉输液,尤其是合并肺炎者应住院治疗。可应用静脉滴注阿昔洛韦治疗:500mg/m² 或 10~15mg/kg,每 8 小时 1 次静脉滴注。没有发现孕期应用阿昔洛韦与胎儿畸形增加有关。

患带状疱疹及急性水痘女性乳汁病毒培养结果是阴性的,带状疱疹暴发后分娩的母亲允许哺乳。如果在家中的儿童发生水痘,就需要谨慎考虑母源性病史。如果母亲既往患有水痘或通过抗体试验能够识别既往感染,即允许母亲及新生儿回家,因为新生儿可以通过胎盘获得针对水痘的抗体。如果母亲免疫抗体阴性,即有必要将母亲及新生儿与易感染水痘儿童隔离。有条件者可给母亲及新生儿注射水痘带状疱疹免疫球蛋白。对未患过水痘而近期有水痘接触史的孕妇,在接触后 96 小时内注射水痘免疫球蛋白(varicella-zoster immune globulin,ZVIG)可减轻病情、保护胎儿和避免患严重水痘。如果不能在理想的窗口期内给予 VZIG,在暴露后 10 天仍可以使用。尽管注射未能阻止新生儿感染,但阻止了新生儿严重感染发生。建议对分娩前 5 天内和产后 2 天内感染 VZV 的孕妇或产妇所分娩的新生儿常规注射 VZIG,推荐剂量为 125U。足月妊娠孕妇感染 VZV 者,最好推迟分娩至出疹(水痘)5~7 天以后。

【预防】 推荐无水痘病史的未孕青少年和成人接种减毒活病毒疫苗。两剂疫苗间隔 4~8 周,血清转化率为 98%。重要的是,疫苗诱导的免疫力会随着时间的推移而减弱。不推荐孕妇或一个月内可能怀孕的女性接种该疫苗。一般认为接种减毒水痘疫苗引起先天异常的概率非常低或者不会发生,母乳中没有减毒疫苗病毒,因此,产后不应因母乳喂养而推迟疫苗接种。

(四) 人微小病毒感染

【概述】 人微小病毒 B19(human parvovirus B19,B19)是微小病毒族中唯一与人类疾病有密切关系的病毒,可引起传染性红斑或称五号病(fifth disease)。B19 属单链 DNA 病毒。易侵犯代谢较活跃的组织细胞或器官,如骨髓、红细胞、肝、脾等。有 5 个不同的基因型,血清型基本一致,与风疹病毒存在交叉反应。B19 与传染性红斑、一过性再生障碍性贫血危象、慢性贫血、关节炎及先天性肠闭锁密切相关。围产期 B19 感染与习惯性流产、死胎和胎儿水肿等有关。妊娠妇女感染 B19,在妊娠初期可导致自然流产,妊娠中期可导致非免疫性胎儿水肿或死胎,妊娠晚期可导致死胎、早产及新生儿预后不良。

【流行病学】 B19 感染的主要传播方式是经呼吸道或手-口接触传播，通常发生在春季。也可通过母婴垂直传播、骨髓和器官移植传播以及血液传播。

【发病机制】 B19 感染的发病机制尚未明确。目前普遍接受的观点是 B19 极易侵犯代谢活跃的组织和器官，特别是造血系统的红细胞和肝脏。B19 与人体内 P 抗原即红细胞糖苷脂蛋白特异结合后，破坏相应细胞的结构和功能，导致溶血和贫血的发生，进而出现水肿；B19 还可与肝细胞和心肌细胞结合，损害其功能。临床类型主要受宿主血液系统及免疫状态影响。健康宿主感染 B19 可能引起自限性亚临床表现，由自身免疫反应引起的红系细胞发育不全、皮疹或关节痛。患者出现红细胞生成减少或过度破坏，感染可导致血红蛋白明显降低，引起再生障碍性贫血危象。免疫缺陷的患者可能难以完全清除病毒，引起慢性贫血。B19 除了直接侵犯造血组织等红系细胞，还可通过胎盘垂直传播，引起流产、非免疫性胎儿水肿、胎儿畸形甚至死胎。这是由于围产儿的免疫系统功能不健全，不能针对病毒产生有效的特异抗体来中和病毒，使病毒在体内得以繁殖，加重了病情的发展。

【临床表现】 B19 感染是一种急性流行性传染病。病毒进入体内可出现病毒血症，表现为皮肤红斑丘疹，伴有非特异性低热和周身不适。20%~30% 成人感染无临床症状。孕妇感染 B19 后，其临床表现多样，可仅表现为不适、恶心、全身疼痛而无皮疹出现；也可表现为持续数周的皮疹和手、膝关节疼痛。感染后 10~12 天产生 IgM 抗体，持续 3~6 个月。IgM 抗体产生后数天，可检测到 IgG 抗体，后者作为自然免疫抗体而持续终生。

【对围产儿的影响】

1. 对胎儿的影响 B19 感染可导致胎儿水肿。发病机制为病毒通过胎盘，与半衰期较短的胎儿红细胞结合导致胎儿严重贫血、组织缺氧及心输出功能衰竭。其他可能的原因包括胎儿病毒性心肌炎导致的心力衰竭、直接损害肝细胞及含铁血黄素蓄积间接所致肝功能受损。胎儿水肿，超声表现为腹水、皮肤水肿、胸腔及心包积液、胎盘水肿。约 1/3 小病毒感染孕妇可通过垂直传播感染胎儿。胎儿感染与流产、非免疫性水肿和死胎有关。

B19 感染高峰期为妊娠早中期，孕 20 周前感染 B19 对胎儿影响最大。B19 所致胎儿水肿的发展和病理生理学表现为至少 85% 胎儿感染病例在孕妇感染 10 周内出现胎儿水肿，平均为 6~7 周。超过 80% 的胎儿水肿病例在孕中期发现，孕龄平均为 22~23 周。孕妇感染导致胎儿水肿的关键时期估计是 13~16 周，这一时期胎儿肝脏造血作用最强。

2. 对新生儿的影响 目前认为 B19 羊膜腔感染与先天性心脏病密切相关，认为 B19 一般不引起远期神经系统异常，但严重贫血可能导致神经系统后遗症。

有报道，将近 1/2 的胎儿水肿均患有严重的血小板减少

症，但未出现围产期颅内出血或其他相关出血，患儿总存活率为 77%。血小板计数在输注血小板后增加，输注红细胞悬液后血小板降低。尚未发现胎儿病毒载量与血小板计数相关联。在母亲孕期感染人微小病毒的双胎妊娠，可见到一个胎儿水肿而另一胎儿正常。临床上表现为超声动态监测下胎儿水肿完全消失，分娩的新生儿外观及内脏器官正常，血红蛋白浓度在正常范围。孕妇的临床表现与胎儿是否感染，以及感染的严重程度无一致性。

【诊断】

1. 孕妇诊断 孕妇感染通常根据血清学检测特异性 IgG 和 IgM 抗体诊断。在出现 B19 IgM 抗体前，可通过 PCR 检测孕妇血清中 B19DNA，病毒阳性可持续至感染后数月至数年。

2. 胎儿感染

（1）病毒检测：通过检测羊水中 B19DNA 或脐血穿刺检测胎儿血清 IgM 抗体诊断。胎儿和孕妇病毒载量不能预测胎儿发病率和死亡率。

（2）超声诊断：将胎儿水肿划分为轻、中、重 3 度，轻度指少量腹水，伴或不伴少量心包渗出和心肌肥大；中度指明显腹水伴或不伴心包渗出、心肌肥大或羊水过多；重度则指大量腹水并至少具有下列之一者，胸膜渗出、皮肤水肿（>5mm）、胎盘水肿、心包渗出、心肌肥大、心肌收缩力差、羊水过多或过少。此外，还要通过多普勒监测胎儿大脑中动脉收缩期峰值流速，以准确预测胎儿贫血情况。

【处理】 B19 感染不是孕期常规检查或筛查项目。目前对感染胎儿的治疗仍然存在争议。一种观点认为本病为自限性，胎儿感染后或引起自然流产或完全好转。另一种观点认为胎儿感染 B19 后后果严重可引起胎儿死亡，因此对严重 B19 感染的胎儿应进行宫内治疗，如胎儿输血。

B19 相关水肿主要出现在感染后最初 10 周，因此近期感染孕妇应行连续超声检查，每 2 周 1 次，持续 10 周。超声提示胎儿感染，进一步行脐血穿刺进行胎儿全血细胞计数、网状红细胞计数及 B19 RNA（PCR），并考虑宫内输血。神经系统发育状况与宫内输血前血红蛋白值并不一致。对超过 28 孕周者，应结合每周 2 次的无刺激试验、连续影像图检查及胎动计数对胎儿进行监测。孕周超过 32 周，且同时出现胎儿水肿加重、胎心率快慢不齐、胎心基线无变异或出现晚期减速，则应考虑终止妊娠。对心肌炎所致的胎儿水肿采用地高辛宫内治疗。对胎儿水肿是采取期待疗法、宫内输血疗法还是免疫球蛋白疗法，尚待前瞻性的研究。产程、分娩和产后采取适当的感染控制措施，对新生儿进行仔细的评价和血清学检查。

【预后】 B19 感染是一种常见的、自限性疾病，绝大多数不需要治疗，围产儿结局良好。胎儿 B19 感染引起贫血，通过输血治疗后，其长期神经发育状况仍不确定。

【预防】 目前尚无经认可的 B19 疫苗，也无证据表明抗病毒治疗可预防孕妇或胎儿感染。确定应避免的高危工

作环境很复杂，需要对暴露风险进行评估。应告知孕妇感染的风险，偶然、不常接触时为5%；紧密、长期工作接触，如教师，则是20%；密切、频繁互动，如在家里，则是50%。由于临床疾病前传染性最强，日间托儿中心和学校工作者不需要回避感染儿童，也不需要隔离受感染儿童。

（五）柯萨奇病毒感染

【概述】 柯萨奇病毒（Coxsachie virus）属肠道病毒（enterovirus），为小核糖核酸病毒科成员，可分为A、B两组。柯萨奇病毒感染从优生角度应予以重视，孕妇于妊娠期间感染柯萨奇病毒，常引起非瘫痪型类脊髓灰质炎改变，病毒能通过胎盘传播给胎儿，引起胎儿感染和致畸。

【流行病学】 世界各地不时地散发或流行。在我国已先后数次发生过医院内柯萨奇病毒小流行。我国柯萨奇病毒B组在妊娠晚期妇女中共发生4次流行，孕妇平均感染率为2.56%，流行月份的平均感染率为5.21%，非流行月份的平均感染率为1.30%。

【发病机制】 人类感染柯萨奇病毒，通常是从咽部或肠道侵入，24小时后即可在患者咽部或小肠查出病毒。病毒在局部黏膜和淋巴结中增殖并由局部排出，此时出现局部症状，于感染后48~72小时出现病毒血症，病毒随血流带至全身各器官，如肌肉、肝、中枢神经系统等处，在该处引起病变。病毒血症持续至头痛、恶心、呕吐、肌痛等症状及体征出现后始消失。感染柯萨奇病毒A组9型和16型常出现皮疹，多数呈斑丘疹或风疹样皮疹，偶见水疱样疹。皮疹起自颜面，继而扩展至颈部、胸部直至全身。于患病后1~2周在脑脊液中能查出病毒，于患病后6周在患者粪便中可以查出病毒。感染B组柯萨奇病毒能致孕妇全身性感染，病毒经胎盘传给胎儿。

【临床表现】 由于病毒型别多且分布广泛，增加人类感染机会，引起的疾病多种多样，主要引起疱疹性咽峡炎等疾病。孕妇柯萨奇病毒感染与普通人群感染者相比，临床症状没有明显差异。

1. 疱疹性咽峡炎 潜伏期平均4天，起病急，典型症状为发热、咽痛，检查见咽部黏膜充血红肿及在鼻咽部、会厌、舌、软腭部有散在灰白色小疱疹，直径1~2mm，四周有红晕，疱疹破溃形成黄色溃疡，少则1~2个，多则10余个，伴有淋巴滤泡增生及扁桃体肿大。通常4~6天后多自愈。绝大多数为柯萨奇病毒A组引起，以A组6型、8型、10型居多。

2. 手足口病 潜伏期2~5天。初起为低热、流涕、厌食、口痛，口腔黏膜出现小疱疹或溃疡，同时手及足部皮肤出现斑丘疹，后转为小疱疹，2~3天后即吸收自愈，不留痂。为柯萨奇病毒A组5型、10型、16型引起。

3. 流行性肌痛 潜伏期2~5天，也可长至2周。主要表现为突然发热和严重的肌肉疼痛，以下胸部及上腹部最常见，呈刺痛、胀痛或烧灼痛，肌肉活动时疼痛加剧。胸部X线片常无异常发现，经3~4天肌痛逐渐消失，发热也消退，多

能自愈。临床少见。

4. 急性心肌炎 多发生于新生儿，患病常与其母患病有关。多数先有短暂发热，类似感冒症状，心脏扩大，心率显著加快，继而发生心力衰竭，常伴有心律失常，甚至发生猝死。临床少见。

5. 无菌性脑膜炎综合征 以柯萨奇病毒B组最常见。主要表现为发热、头痛、食欲缺乏、呕吐，多数有胸痛，儿童常有腹痛。检查多数有脑膜刺激征，但深浅反射多正常。病程5~10天，预后良好。

【对围产儿的影响】 在妊娠期间发生柯萨奇病毒血清阳转者，柯萨奇病毒在分娩期传播给胎儿的机会为30%~50%，但经胎盘传播率尚未明确。妊娠期柯萨奇病毒可损害胚胎及胎儿，导致胎儿和新生儿死亡，以及明显的心脏畸形，晚期孕妇感染B组柯萨奇病毒常引起新生儿严重的临床症状。

1. 孕妇感染柯萨奇B组病毒 首先出现病毒血症，在孕早期会引起胚胎绒毛膜水肿，导致胚胎死亡，进而发生自然流产。妊娠期柯萨奇病毒感染增加胎儿心脏畸形和子代1型糖尿病的发生率。柯萨奇病毒感染类型越多的妇女，其后代患先天性心脏病的概率比仅感染一种病毒的发生率较高。

此外，孕妇感染A组柯萨奇病毒能引起胎儿唇裂、腭裂、幽门狭窄等，感染B组柯萨奇病毒4型则先天性心脏病的发病率增高，并容易引起尿道下裂、隐睾及其他畸形。

2. 新生儿感染柯萨奇病毒 B组柯萨奇病毒经胎盘传播可影响整个孕期。新生儿感染的临床表现包括严重的斑丘疹、皮损、肺炎、心肌炎及脑膜脑炎，可并发其他严重疾病，如新生儿水痘或疱疹。宫内胎盘感染柯萨奇病毒与新生儿严重呼吸窘迫综合征和中枢神经系统缺陷有关，强调新生儿一旦出现系统性疾病，病理学和病毒学检查的重要性。

【诊断】 依据孕妇近期柯萨奇病毒感染的病史、症状（疱疹性咽峡炎和传染性胸痛）和体征。柯萨奇病毒感染的临床表现复杂多样，且健康人群尤其是幼儿粪便中带此病毒者并不少见，故诊断必须慎重。确诊应结合临床表现，且有实验室检查结果作依据。

1. 检出柯萨奇病毒 是确诊的"金标准"，也是最费时费力的方法。取孕妇血液、阴道分泌物；通过绒毛活检、羊膜腔穿刺及脐带穿刺采集胎儿标本。将患者体液（脑脊液、血液、心包液、胸腔积液、疱疹液等）或活检脏器组织标本，接种在猴肾、人胚肾、人羊膜等细胞中，进行组织培养以观察细胞病变，对于阳性标本需用不同型的免疫血清作中和试验进行型的鉴定。也可用电镜直接检查活检标本中的病毒颗粒，适用于柯萨奇病毒浓度高时。

2. 检测出柯萨奇病毒RNA片段

（1）核酸杂交法：有报道用柯萨奇病毒B组2型或3型全长RNA，经反转录合成cDNA，再经缺口翻译制成探针，与检测标本进行杂交。已用于检测心肌中的B组柯萨奇

病毒。

（2）聚合酶链反应（PCR）技术：借助 PCR 技术检测柯萨奇病毒核心，如设计柯萨奇病毒 B 组 3 型引物并用于临床。

3. 检测患者血清柯萨奇病毒特异性抗体 仍是诊断柯萨奇病毒感染公认可靠的首选方法。检测病毒抗体，可以采用中和试验、血凝抑制试验、补体结合试验以及酶联免疫吸附试验（ELISA）。近年各国文献报道 ELISA 检测柯萨奇病毒 IgG、IgA 及 IgM 抗体，用于快速诊断。ELISA 检测 IgM 作为初筛，再用中和试验来确定，因中和抗体消失最慢，其特异性也较强。双份血清相比，若抗体值上升>4 倍有确诊价值。

【处理】 无特效治疗。在急性期应卧床休息，可给予干扰素抗病毒。有呕吐、腹泻者，应注意纠正脱水及酸中毒。有惊厥和严重肌痛者，应及时给予镇静剂和止痛剂。出现急性心肌炎伴心力衰竭时，应尽早快速洋地黄化、吸氧，必要时利尿。为预防继发感染，酌情给予广谱抗生素。由于发现肾上腺皮质激素在本病早期能抑制干扰素合成，影响人体免疫力，有促进病毒增殖的可能，故通常不主张在疾病早期应用。但当病情严重，已发生急性心肌炎伴心力衰竭及严重心律失常时，需应用肾上腺皮质激素治疗，给予地塞米松磷酸钠注射液，每天 10~20mg 静脉滴注；小儿剂量为 0.75mg/（kg·d）。

产科处理：孕妇在妊娠早期患病，在患者知情原则下，选择继续观察或人工流产终止妊娠。在妊娠中、晚期患病应排除胎儿感染或畸形后方能继续妊娠。孕妇柯萨奇病毒感染尤其是在孕早期感染时应作系统检查以排除胎儿畸形。对无胎儿畸形的孕妇按常规产科处理，应在条件较好的综合医院分娩。

【预后】 柯萨奇病毒感染多属轻症，呈亚临床表现，能较快治愈，预后良好。发生中枢神经系统急性感染病例，极少发生瘫痪，即使发生轻度瘫痪，也能在较短时间内恢复，基本不留后遗症。大流行期间个别病例发生延髓、脑桥病变，则能危及生命。

新生儿患柯萨奇病毒感染，多为全身性，常影响心、脑、肝等重要器官，临床表现复杂多样，多属轻症，但也可以危及生命。

【预防】 夏季应采取措施，严防将柯萨奇病毒带进产科病房和产房。由于柯萨奇病毒的传播途径主要是口-粪途径，因此应重视粪便处理。在产科病房和产室，切实做好隔离是控制感染流行的重要措施。一旦发生柯萨奇病毒感染，应果断采取暂时封闭、隔离措施，不让一例新生儿出院，监测临床症状，并将感染新生儿送至重症监护病房治疗。柯萨奇病毒减毒活疫苗尚不能普遍应用。

（六）流行性感冒

【概述】 流行性感冒（influenza）是由流行性感冒病毒（influenza virus）引起的急性呼吸道传染病，因流感病毒极易发生变异，人群对变异株缺乏免疫力，致使传播迅速不易控制，常引起散发或流行。孕妇及儿童易受感染，孕妇患流感如果未发生并发症，通常预后良好。流感的病原体是流感病毒。流感病毒属正黏病毒科（orthomyxoviridae），根据其不同的核蛋白抗原性，分为甲、乙、丙 3 型，各型又有许多亚型。甲型流感病毒抗原性极易发生变异，在我国以甲 I 型为主，甲型流感病毒毒力强，常侵犯下呼吸道，曾多次引起世界大流行；乙型流感病毒对人类致病性较低，多为局部小流行或散发；丙型流感病毒毒力弱，仅引起人类不明显或轻微的上呼吸道感染，多为散发，很少造成大流行。

【流行病学】 20 世纪已有 4 次世界性大流行记载：1918 年西班牙流感（H1N1 型）；1957 年亚洲流感（H2N2 型）；1968 年香港流感（H3N2 型）；1977 年俄罗斯流感（H1N1 型）。而自 21 世纪以来，已发生禽流感（H5N1）和甲型流感（H1N1）大流行。

【发病机制】 流感病毒侵入人体呼吸道，在上呼吸道纤毛柱状上皮细胞内进行复制，借细胞的神经氨酸酶将病毒释放，释放出的流感病毒再侵入周围的柱状上皮细胞，致使临床上出现全身中毒症状和白细胞数减少。流感病毒通常只引起表面感染，极少进入血液中，故通常不出现病毒血症，仅孕妇、婴幼儿及老年人容易发生流感病毒性肺炎，严重者可导致死亡。

轻症流感病变主要在上呼吸道，以气管黏膜为主，纤毛柱状上皮细胞发生变性、坏死和脱落，但基底细胞正常，起病第 5 天开始再生，形成未分化的移行上皮细胞，2 周后纤毛柱状上皮细胞重新出现。重症流感常并发肺炎。尸检流感病毒性肺炎的肺呈暗红色及水肿，气管和支气管内有血性分泌物，黏膜充血，黏膜下层有灶性出血、水肿和轻度白细胞浸润，肺泡内有纤维蛋白渗出液，肺下叶肺泡中常有出血，肺泡与肺泡管内形成透明膜。常能在肺组织中分离出流感病毒。

【临床表现】 孕期感染流感病毒其临床表现与非孕期并无差别，潜伏期为 1~4 天，平均 2 天。流行性感冒病毒感染者临床表现及病情程度差别很大。在临床上有轻型、单纯型、肺炎型、胃肠型和中毒型 5 种类型。

1. 轻型 起病虽急，但发热不高，呼吸道症状和全身症状均轻微，经 2~3 天多能自愈。

2. 单纯型 此型在临床上最常见。发病急骤，初起畏寒、高热、乏力、头痛、全身酸痛等症状。通常发热持续 1~2 天达高峰，3~4 天热渐退。

在全身症状和发热消退时，咽部疼痛、干咳等呼吸道症状相继出现，而鼻塞、流涕、喷嚏常不明显。部分患者可出现食欲缺乏、恶心、便秘等症状。检查眼结膜及咽后壁充血，肺部闻及干啰音。通常上述症状消失后，体力常需 2 周左右方能恢复。

3. 肺炎型 婴幼儿、年老患者及部分孕妇容易从单纯型流感转为肺炎型流感，也可以直接表现为肺炎型流感，经 1~2 天后病情急骤加重，出现持续高热、呼吸急促、阵咳、咯血及发绀等症状，检查双肺满布湿啰音，但无肺实变征象。

X线片见双肺弥漫性散在絮状或结节阴影,以近肺门处较多。病程常延长至3~4周,若治疗不见显效,多在7~10天发生呼吸衰竭或周围循环衰竭而死亡。

4. 胃肠型 主要表现呕吐、腹泻等消化道症状,呕吐严重时可有咖啡样吐出物,腹泻次数可以很多,可有里急后重,经2~3天即可恢复。

5. 中毒型 主要表现为全身神经系统和血管系统的损害,伴有明显的脑炎病变,而肺炎病变并不明显。临床上高热不退,呕吐,神志恍惚,谵妄,严重时出现抽搐、昏迷。检查脑膜刺激征阳性。少数患者因微循环障碍或肾上腺出血,可以导致血压下降出现休克,病情危重可迅即死亡。

【对母胎的影响】

1. 对孕妇的影响 孕妇流感有较高的发病率和死亡率。孕妇在妊娠晚期患肺炎型或中毒型流感,若治疗不及时,预后不良,孕妇死亡率明显增加。孕晚期孕妇感染流感后因急性心肺疾病的住院率比产后妇女高3~4倍,因哮喘发作住院率增加10倍。

2. 对胎儿的影响 在妊娠早期孕妇患流感,流产率显著增加。在妊娠3~9周期间服用阿司匹林,有可能造成胎儿畸形,孕妇应避免使用。在妊娠中、晚期患流感,可致胎儿生长受限及早产,死胎发生率也明显增高。

3. 对新生儿的影响 孕妇患流感对婴儿近期及远期影响意见尚不一致。新生儿死亡率增高与流感导致早产率高有一定关系。婴儿患急性淋巴性白血病与孕期患流感是否有关仍有争论。流感性感冒与右心梗阻型缺损、唐氏综合征患儿的房间隔缺损显著相关,孕妇在流感期使用解热药物可减少上述相关性。其机制不清楚,大量研究提示体温过高可导致细胞死亡,特别是在鸡胚中可导致血管畸形。类似地,已证实流感感染可导致体外人细胞死亡和鼠体内细胞死亡,但此研究还未在妊娠期体温过高人群中进行。

【诊断】 根据流感流行期间有接触史或集体发病史,发热、乏力等全身中毒症状重于呼吸道症状,诊断常无困难。确诊则需依靠实验室检查结果,包括:

1. 病毒分离 取发病3天内、体温在38℃以上急性期患者呼吸道标本(如鼻咽分泌物、口腔含漱液、气管吸出物)或肺标本中分离出流感病毒。

2. 下鼻甲黏膜印片检查 发病3天内取材阳性率高。用窄小玻片在双下鼻甲深部表面作压印标本。

3. 血凝抑制试验 进行血清抗体检查有价值。需取发病初期及痊愈期双份血清。若痊愈期血清抗体滴度高于发病初期血清抗体滴度3倍以上有诊断价值。

4. 荧光抗体技术 取患者鼻咽腔洗液涂片标本,应用荧光抗体技术检测,见有多处带荧光的细胞为阳性。此法快速,可在2小时内完成,灵敏度较高,有助于早期诊断。

5. 外周血象 白细胞总数减少,淋巴细胞数相对增加;合并细菌感染时白细胞总数和中性粒细胞增加。

6. 胸部X线片 重症患者胸部X线检查可显示单侧或双侧肺炎,少数可伴胸腔积液等。

7. 血清学检查 急性期(发病后7天内采集)和恢复期(间隔2~3周采集)双份血清进行抗体测定,后者抗体滴度较前相比有4倍或以上升高。

【处理】 流感患者若无并发症发生,无须特殊处理,应卧床休息并多饮水,注意鼻、咽、口腔卫生。抗病毒治疗需要考虑药物对胎儿的风险。可选用中药治疗。高热需要及时降温,剧吐至脱水者需补液,剧咳者给予止咳药。一般单纯型流感不需使用抗菌药物,只在继发细菌感染时使用。并发肺炎时按肺炎综合疗法处理。并发胃肠炎时按胃肠炎综合疗法处理,出现脱水时及时输液。若属中毒型流感,则需抢救。

孕妇在妊娠早期患病,在患者知情原则下,选择继续观察或人工流产终止妊娠。在妊娠中、晚期患病应排除胎儿感染或畸形后方能继续妊娠。

【预防】 接种流感疫苗是保护孕妇及其6个月以下婴儿免受与流感相关的不良后果的最佳方式。由于流感病毒易发生变异,应根据当地流行毒株制备疫苗,一般在流行季节前1~3个月内接种。孕妇应优先考虑接受流感病毒疫苗接种。灭活疫苗在孕期均可接种。但目前依从性差,与妇女及其卫生保健提供者担忧接种疫苗的安全性有关。妊娠期间禁止应用流感减毒活疫苗。有证据支持孕中晚期的健康妊娠妇女和任何孕期合并其他病的妊娠妇女接种季节性流感疫苗。疫苗在孕早期使用的安全性数据有限,另外,目前尚不清楚在孕早期感染的风险以及此期间使用疫苗的好处。含有硫柳汞的流感疫苗对妊娠妇女不禁忌。需要对妊娠期流感和流感免疫方法的长期安全性数据进行进一步的研究。目前尚无关于妊娠期流感免疫方法严重不良反应的报道。

1. 甲型流感 甲型流感病毒(H1N1)感染更严重,通常在冬季发生。对健康成人,感染不会危及生命,但对孕妇,则更容易出现肺组织受累。妊娠期及产褥期的妇女多死于肺炎及随后出现的急性呼吸窘迫综合征。轻症患者常呈现自限性过程。危重症患者病情进展迅速,常可出现多脏器功能不全,病死率极高。甲型H1N1流感的临床表现主要有:发热、呼吸系统症状(咳嗽、呼吸困难或哮鸣音)、全身乏力、肌痛、头痛和胃肠道症状。危重症患者还表现有肺炎、急性呼吸窘迫综合征、休克、肾衰竭、呼吸衰竭及多器官损害等并发症的相应症状。H1N1感染与围产期死亡率、早产、剖宫产和出生后5分钟的低Apgar评分增加有关。此外,在妊娠的前3个月感染甲I型会使非染色体先天性异常如神经管缺陷、脑积水、先天性心脏病、唇裂、消化系统缺陷和肢体减少缺陷的风险增加2倍。

诊断:H1N1流感病毒的确诊依靠鼻咽或者口咽拭子、鼻腔分泌物或者鼻咽和口咽拭子的混合物。甲型H1N1流感患者当出现以下情况之一者可诊断为危重病例:①呼吸衰竭;②感染中毒性休克;③多脏器功能不全;④出现其他需进行监护治疗的严重临床情况。

治疗：针对甲型 H1N1 感染有两类可选用的抗病毒药物。第一类抗流感病毒药物是神经氨酸苷酶抑制剂，其对早期甲型和乙型流感治疗非常有效。口服制剂奥司他韦（Oseltamivir）可用于治疗和预防，扎那米韦是吸入性治疗药物。美国妇产科医师协会（American College of Obstetricians and Gynecologists, ACOG）临床实践指南（2018）建议尽快给疑似或确诊流感的患者（包括孕妇和产后 2 周内的妇女）抗病毒治疗。治疗予奥司他韦 75mg，口服，2 次/d，5 天。建议对与高危人群密切接触的孕妇进行口服奥司他韦预防，并且应在暴露后 48 小时内尽快进行，预防剂量为 75mg，口服，1 次/d，10 天。第二类为金刚烷胺类，包括金刚烷胺和金刚乙胺，鉴于近年来流行的甲型流感病毒对金刚烷的高耐药性，不推荐使用仅对易感甲型流感病毒具有活性的金刚烷流感抗病毒药物治疗甲型流感。

磷酸奥司他韦和代谢物羧酸奥司他韦均已被证明可以穿过胎盘。没有证据表明奥司他韦会对妇女或其婴儿造成伤害。尽管在接受奥司他韦的哺乳期妇女的母乳中可检测到低浓度的奥司他韦羧酸盐，但奥司他韦治疗母亲流感的益处超过了婴儿暴露的任何潜在风险。因此口服奥司他韦时无需停止母乳喂养。

预防：灭活疫苗可预防 70%~90% 健康成人罹患临床疾病，尚无证据表明疫苗有致畸作用。如果孕妇在妊娠期间接种疫苗，其婴儿在 6 月龄内感染流感的概率降低。

2. 禽流感 鸟类是禽流感病毒（H5N1）的重要宿主，通常禽流感病毒很少感染人类。1997 年，人接触了禽流感病毒感染的禽鸟类后，导致了中国香港特别行政区一场禽流感严重暴发。自 2003 年以来，H5N1 病毒亚型重现，超过 50 个国家出现家禽及野生鸟类 H5N1 病毒感染。世界卫生组织报告的 12 个国家 321 例确诊的 H5N1 引起的人类流感中，有 194 例患者死亡。

禽流感病毒（H5N1）具有高致病率和高死亡率的特点。临床表现有以下：发热、咽痛、咳嗽、肌肉酸痛、头痛、全身倦怠等，部分患者有呕吐、腹泻和腹痛等消化道症状。多数伴有严重的肺炎，因心、肾等多器官衰竭导致死亡。疾病特点为：呼吸道疾病表现时病情进展快，数天可因并发急性呼吸窘迫综合征需辅助通气治疗。发病到死亡平均为 9 天，死因为急性呼吸窘迫综合征所致的呼吸衰竭、肾衰竭、心力衰竭等。与季节性流感相比，H5N1 更易通过胎盘传播。尸体解剖报告提示死者有包括胎膜感染在内的 H5N1 全身性弥散性感染，说明孕妇和胎儿对 H5N1 更易感。孕妇妊娠期间的免疫耐受状态可能是导致其感染，引起相应临床表现和进程的重要原因。

妊娠合并流感病毒感染时，应用解热、镇痛及止咳药等对症处理。可使用抗病毒药物神经氨酸酶抑制剂和金刚烷胺类。对于重症患者，经评估后如需给予机械通气，抢救时强调与呼吸科、麻醉科和重症监护病房多学科协作。对妊娠合并禽流感患者的终止妊娠指征有待进一步探究。目前尚无禽流感疫苗，建议勤洗手，流感期间孕妇远离流感患者等。

（七）人冠状病毒感染

【概述】 冠状病毒（coronavirus, CoV）中目前共发现 7 种可感染人类，包括常见的人冠状病毒（human coronavirus, HCoV）和高致病性 HCoV，前者包括 HCoV-229E、HCoV-OC43、HCoV-NL63、HCoV-HKU1，后者包括引起重症急性呼吸综合征（severe acute respiratory syndrome coronavirus, SARS）的 SARS-CoV、引起中东呼吸综合征（Middle East respiratory syndrome, MERS）的 MERS-CoV 及引起 2019 年冠状病毒肺炎（2019 coronavirus disease, COVID-19）的 SARS-CoV-2（2019-nCoV）。

常见的 HCoV 通常会引起轻度或中度的上呼吸道疾病如感冒。症状主要包括流鼻涕、头痛、咳嗽、咽喉痛、发热等，有时会引起肺炎或支气管炎等下呼吸道疾病。心肺疾病患者、免疫力低下人群、婴儿和老年人中较为常见。高致病性 HCoV 感染主要通过呼吸道飞沫、密切接触及气溶胶的方式传播，具有较强的致病性和传染性。潜伏期 1~14 天，多为 3~7 天。大多数患者感染后无症状或症状轻微，预后良好。少数患者发展为危重疾病，死于多器官衰竭，包括呼吸系统、胃肠道、肝脏和神经系统并发症。SARS、MERS 和 COVID-19 的死亡率分别为 10%、35%~38% 和 5.6%（Fan, 2020）。不良预后因素包括：高龄、病毒载量、超重或肥胖、合并症如高血压、糖尿病和冠心病等。由于妊娠期特殊的病理生理改变，晚期妊娠和围产期女性是重型、危重型 COVID-19 的高危人群，妊娠合并 COVID-19 易发展为重症，使不良妊娠结局的风险升高。妊娠期高致病性 HCoV 感染可能危及母儿生命，母亲和胎儿管理问题复杂。

【胎盘病理】 SARS-CoV 感染产妇的胎盘异常表现为绒毛膜下和绒毛间纤维蛋白增加，胎盘显示广泛的胎儿血栓性血管病变和因胎儿血管灌注不良而致无血管区域绒毛膜羊膜炎。SARS-CoV-2 感染产妇的胎盘病理表现为胎盘母体血管灌注不良、胎盘胎儿血管灌注不良、胎盘绒毛周围纤维蛋白沉积显著升高，母体胎盘血管异常或受损和绒毛间血栓。死胎患者的胎盘出现绒毛水肿和胎盘后血肿。胎盘血管灌注不良或血栓形成，这可能是胎盘血管内纤维蛋白沉积所致。胎盘血管病变和胎盘中存在 SARS-CoV-2 病毒，SARS-CoV-2 的病毒粒子入侵胎盘绒毛中合胞滋养细胞。Bouachba 等（2021）对 5 例 SARS-CoV-2 感染孕妇并胎儿不良妊娠结局（3 例胎儿死亡，2 例极早早产，其中 1 例生长受限）的胎盘进行了 SARS-CoV-2 免疫组化和反转录-聚合酶链反应（RT-PCR）研究，发现所有胎盘均表现大量绒毛周围纤维蛋白沉积和大绒毛间血栓，并伴有滋养层 SARS-CoV-2 强表达，羊水或胎盘样本 SARS-CoV-2 PCR 阳性，4/5 病例表现组织细胞慢性绒毛间炎，大量胎盘损伤是由病毒直接引起，其受体在滋养层上表达，导致滋养层坏死和绒毛腔的大量炎症，类似于成人 SARS-CoV-2 感染的弥漫性肺泡损伤。SARS-CoV-2可能与罕见的胎盘病变有关，这可导致胎儿死亡、早产或胎儿生长受限。胎盘病理可解释HCoV感染孕妇胎儿和新生儿的不良结局。胎盘的变化可能反映出影响胎盘生理的全身炎症或高凝状态。Hosier等（2020）报告了1例中期妊娠（孕22周）有症状COVID-19合并严重子痫前期和胎盘早剥患者。采用美国CDC定量RT-PCR检测，发现胎盘（3×10^7病毒拷贝/mg）和脐带（2×10^3病毒拷贝/mg）SARS-CoV-2RNA阳性，该患者血清检测抗SARS-CoV-2IgG和IgM抗体水平极高（IgM滴度为1：1 600，IgG滴度为1：25 600）。组织学检查显示胎盘存在弥漫性绒毛周围纤维蛋白和由巨噬细胞和T淋巴细胞组成的炎症浸润，SARS-CoV-2主要定位于母胎界面的合体滋养层细胞的胞质中。该病例显示SARS-CoV-2侵袭胎盘，突出了COVID-19孕妇重病发病率的可能性。Gengler等（2021）通过特异性免疫组化和RT-PCR研究发现在整个妊娠期胎盘绒毛的细胞滋养层和合体滋养层细胞中血管紧张素转化酶2（ACE2）强而弥漫性的表达，滋养细胞在绒毛间隙直接与母体血液接触，SARS-CoV-2在胎盘结合ACE2受体，支持SARS-CoV-2能够通过ACE2受体介导促进病毒进入靶细胞的机制感染胎盘，因此通过胎盘垂直传播给胎儿，并进入胎儿循环系统。

【母胎传播】 SARS-CoV-2病毒在子宫内从受感染的母亲垂直传播到胎儿。研究发现COVID-19产妇分娩的新生儿血液中检测SARS-CoV-2 IgG抗体和IgM抗体升高。Zeng等（2020）在6例患有COVID-19产妇的婴儿血液中检测到SARS-CoV-2IgG和IgM抗体，其中2例婴儿血液检测IgM和IgG阳性，5例婴儿血液检测IgG阳性。以RT-PCR检测新生儿咽拭子和血样均显示SARS-CoV-2阴性。两例婴儿中检测到IgM，由于IgM分子结构比较大，通常不会从母亲转移到胎儿，IgM可能是病毒穿过胎盘，由胎儿产生。Zhang等（2020）报道了4例感染COVID-19产妇（其母亲均感染SARS-CoV-2病毒，均为剖宫产，3例在分娩前出现症状，1例在分娩后出现症状）的新生儿年龄范围在30小时~17天之间。Alzamora（2020）报道1例严重SARS-CoV-2感染的孕妇在剖宫产后新生儿立即隔离，无延迟结扎脐带或皮肤接触，分娩后16小时鼻咽拭子检查发现新生儿SARS-CoV-2感染。Ferrazzi等（2020）报道42例患COVID-19产妇，24例经阴道分娩，1例新生儿患COVID-19，在阴道分娩后几小时内出现胃肠道症状，出生3天后出现了呼吸系统症状并被转移到新生儿重症监护病房（NICU），在机械通气治疗1天后康复，其母亲没有母乳喂养。其中11例接受母乳喂养的新生儿无COVID-19感染。Vivanti等（2020）通过全面的病毒学和病理研究明确证实了SARS-CoV-2经胎盘传播，并表明当经胎盘传播发生时，胎盘组织中的病毒载量远高于羊水、母体和新生儿血液中的病毒载量，经胎盘传播可能导致胎盘炎症和新生儿病毒血症，由脑血管炎引起的新生儿神经系统症状也可能与经胎盘传

播相关。

新生儿感染HCoV有可能发生在子宫内、经阴道分娩通过产道时或产后通过接触感染。HCoV-IgG在中期妊娠末被动地通过胎盘从母亲转移到胎儿，在出生时达到高水平，可能降低新生儿感染率。

【母胎结局】 妊娠SARS患者比非妊娠SARS患者更多出现肾衰竭、弥散性血管内凝血（DIC）。Lam等（2004）比较了10例妊娠和40例非妊娠女性SARS患者，妊娠组有3例死亡，而非妊娠组无死亡病例。患SARS孕妇比非孕妇的临床病程、结局更差。妊娠期SARS患者病死率为25%。孕产妇肺炎相关的最常见不良产科结局包括胎膜早破、早产、死胎、胎儿生长受限和新生儿死亡等。妊娠并发高致病性HCoV感染与母儿不良并发症的高发生率相关，如自然流产、早产、胎儿生长受限、胎儿窘迫、死胎、新生儿死亡、肾衰竭和弥散性血管内凝血（DIC）等，产妇需气管插管、机械通气、入住重症监护病房（ICU）等发生率增加，产妇并发症加重。Ellington等（2020）报道SARS-CoV-2感染育龄（15~44岁）孕妇（8 207例）和非孕妇（83 205例）病例特征，与COVID-19相关的死亡率均为0.2%（孕妇16例，非孕妇208例），住院治疗率孕妇（31.5%）明显高于非孕妇（5.8%），孕妇ICU入住率（1.5%）高于非孕妇（0.9%），5%的孕妇需机械通气，而非孕妇为0.3%。Villar等（2021）研究了2 130例处于任意妊娠阶段的住院孕妇，706例孕妇感染SARS-CoV-2，1 424例孕妇在分娩期间和出院后未感染SARS-CoV-2，两组孕妇之间有显著差异，感染SARS-CoV-2孕妇不良结局（包括孕产妇死亡率、子痫前期及早产）的发生率更高于未感染组。感染组孕妇患子痫前期的概率比后者高出76%，患严重感染的可能性是未感染组的3倍，入住ICU的可能性是未感染组的5倍。有11例感染SARS-CoV-2孕妇死亡，未感染组只有1例孕妇死亡，感染SARS-CoV-2孕妇发生死亡的可能性是未感染组的22倍。在感染SARS-CoV-2孕妇中，发热和呼吸急促使新生儿并发症如肺不成熟、脑损伤和眼部疾病等的发生率增加5倍；大约13%的婴儿SARS-CoV-2检测呈阳性；剖宫产与较高的SARS-CoV-2传播风险有关。母乳喂养似乎并不会传播SARS-CoV-2。Fan等（2020）回顾分析235例妊娠期HCoV感染病例，包括SARS（16例）、MERS（11例）和COVID-19（208例，其中双胎11例）。妊娠期SARS、MERS和COVID-19的产妇死亡率分别为19%（3/16例）、27%（3/11例）和4%（8/208例）。COVID-19增加了低出生体重和早产率，COVID-19孕妇不良母儿并发症较SARS或MERS患者少，COVID-19似乎不如SARS或MERS致命，见表2-10-29。

【诊断和鉴别诊断】 根据流行病学史、临床表现、实验室检查等进行综合分析，作出诊断。人冠状病毒核酸检测阳性为确诊的首要标准。CoVIgG和IgM可用于诊断HCoV感染。未接种冠状病毒疫苗者冠状病毒特异性抗体检测（IgM抗体、IgG抗体）阳性可作为诊断的参考依据。接种冠

表 2-10-29 14 例冠状病毒感染致产妇死亡病例特点

序号	HCoV 感染	年龄（岁）	孕/产次	胎龄（周）	CoV PCR	胸部 X 线片或 CT	合并症	分娩	新生儿结局	死因
1	SARS	44	4/3	5	+	+	无	自然流产	—	进行性呼吸衰竭
2	SARS	34	2/1	32	+	+	无	剖宫产	早产胎儿窘迫	进行性呼吸衰竭
3	SARS	34	2/1	27	+	+	无	剖宫产	早产、呼吸窘迫综合征、坏死性小肠结肠炎、动脉导管未闭、胎儿窘迫	耐甲氧西林金黄色葡萄球菌肺炎伴休克
4	MERS	32	2/1	38	+	+	无	阴道分娩	存活	多器官衰竭
5	MERS	31	1/0	24	+	+	哮喘、肺纤维化	剖宫产	剖宫产后 4 小时死亡	严重难治性低氧血症
6	MERS	32	3/2	32	+	+	无	剖宫产	健康	脓毒症休克
7	COVID-19	25~29$^+$	2/1	30$^{3/7}$	+	+	无	阴道分娩	死亡	多器官衰竭
8	COVID-19	25~29$^+$	1/0	38$^{3/7}$	+	+	肥胖	剖宫产	健康	心肺衰竭
9	COVID-19	40~44$^+$	2/1	30$^{5/7}$	+	+	亚临床甲减	剖宫产	早产，第 1 天阴性，第 7 天阳性	终末器官衰竭
10	COVID-19	30~34$^+$	3/0	24$^{0/7}$	+	+	无	未分娩	死胎	多器官衰竭
11	COVID-19	30~34$^+$	2/1	36$^{0/7}$	+	+	妊娠期糖尿病 A2 级	剖宫产	健康	心肺衰竭
12	COVID-19	35~39$^+$	2/0	24$^{0/7}$	+	+	无	未分娩	双绒毛膜双羊膜囊，未分娩	多器官衰竭
13	COVID-19	45~49$^+$	2/1	28$^{0/7}$	+	+	低出生体重	剖宫产	早产并发症、出生后第 3 天死亡	心肺复苏失败
14	COVID-19	29	2/1	29	+	+	2 型糖尿病（二甲双胍、胰岛素治疗）、肾小管酸中毒、维生素 D 缺乏	剖宫产	早产	进行性呼吸衰竭和基底动脉血栓形成

状病毒疫苗者和既往感染冠状病毒者，原则上抗体不作为诊断依据。胸部 CT 检查对于完整评估 COVID-19 感染至关重要。早期呈现多发小斑片影及间质改变，以肺外带明显。进而发展为双肺多发毛玻璃影、浸润影，严重者可出现肺实变，胸腔积液少见。多系统炎症综合征（MIS-C）时，心功能不全患者可见心影增大和肺水肿。X 线和 CT 检查均使用辐射，对胎儿的影响与检查时的胎龄和辐射暴露的剂量有关。临床需要的孕妇应使用 X 线和/或 CT 检查，并获得知情同意，腹部屏蔽和将暴露时间限制在最小限度以减少胎儿总辐射剂量。

HCoV 感染主要与流感病毒、副流感病毒、腺病毒、呼吸道合胞病毒和鼻病毒等其他已知病毒性肺炎及支原体肺炎、衣原体肺炎和细菌性肺炎鉴别。尤其是对可疑病例要尽可能采取快速抗原检测、多重 PCR 核酸检测等方法，对常见呼吸道病原体进行检测。此外，HCoV 感染应与非感染性疾病如血管炎、皮肌炎和机化性肺炎等鉴别。

【处理】

1. 一般处理 一般处理包括氧疗、抗病毒治疗、抗菌治疗、糖皮质激素和支持对症等治疗。确保足够的休息、睡眠及足够的热量摄入；根据需要提供氧气或呼吸支持，使孕妇氧饱和度（SpO_2）≥95% 及以上；并保持液体和电解质平衡。有危重症迹象的孕妇应立即转移到有负压或同等压力的 ICU。抗病毒治疗可降低急性呼吸窘迫综合征的发生率或死亡率。在有证据表明继发性细菌感染或怀疑有细菌脓毒症时进行抗菌治疗。初始可使用静脉注射第三代头孢菌素，同时等待培养和药敏结果。如有局部脓肿需引流。当发生脓毒症休克时，容量复苏和去甲肾上腺素用于维持平均动脉血压（MAP）在60mmHg或以上。如脓毒症引起严重急性肾衰竭或电解质紊乱，则可能需要血液透析。

2. 产科处理

（1）产前管理：无症状、已确诊的高传染性HCoV感染孕妇可以根据当地政策选择居家单独隔离或在指定医院自我监测，需监测发热和症状以及血压、体重、胎儿状况等。患有三种高致病性和传染性HCoV感染、无症状或轻型恢复期的孕妇，应每2~4周超声评估胎儿生长和监测羊水量，必要时进行超声脐动脉多普勒检查。

已确诊HCoV感染的孕妇应由指定的三级医疗中心由感染科、呼吸科、ICU、产科、微生物学科、麻醉科、影像科、新生儿科、助产士等组成的多学科协作团队进行管理。应密切监测和及时干预以减少产妇缺氧。必要时应给予吸氧；产妇应侧卧位，以最大限度地增加子宫血流。对于需要终止妊娠、胎儿有潜在存活可能的早产病例，应给予糖皮质激素促胎肺成熟和硫酸镁脑保护。但病情危重者如使用糖皮质激素可能使病情恶化，且可能会延迟分娩。经与传染科、母胎医学和新生儿科专家讨论，应考虑使用糖皮质激素。如果产妇出现自发性早产，不应为使用糖皮质激素而使用宫缩抑制剂延迟分娩。

（2）待产和分娩管理：单纯HCoV感染并不是终止妊娠的指征，分娩时机应个体化，根据产科适应证、母胎状况、胎龄而定。病情轻微和稳定对治疗有反应的患者，在没有胎儿危险的情况下，可密切监测继续妊娠到足月。如果孕妇病情危重，临床病情恶化可能导致死胎或母婴死亡，需要提前终止妊娠。当胎儿可活时，为挽救孕妇生命依患者及其家属意愿后可考虑终止妊娠。需提前终止妊娠的指征：①产妇病情迅速恶化；②未能维持足够的血液氧合；③妊娠子宫导致机械通气困难；④多器官衰竭；⑤胎儿窘迫；⑥其他产科指征。分娩方式主要由产科指征而决定。病情稳定的患者可以考虑阴道分娩。如果HCoV感染产妇自然临产并产程进展顺利，可以允许阴道分娩，需采取适当的预防措施，但需缩短第二产程。应尽可能在负压隔离病房进行分娩。感染HCoV孕妇的胎盘应作为生物危险废物处理；当胎盘组织样本需要进行检测时，应按当地和国家的规定进行处理。

（3）手术管理：如果产妇病情危重和/或远离足月，可选择剖宫产。应仔细考虑麻醉的选择，分娩可采用区域硬膜外麻醉或全身麻醉，镇痛方式应与麻醉学团队讨论后决定。如需要剖宫产，患者呼吸系统严重受累但不需通气时，最好选择性全身麻醉，已经使用通气的患者采用全身麻醉。应调用指定麻醉医师照顾HCoV感染患者。具有负压手术室或负压病房是减少病毒传播的理想方法。

（4）产后管理：需要建立工作流程，以确保母婴安全。麻醉医师应暂停术后常规访视，适当用打电话代替，减少工作人员在医院周围的流动。应尽可能地提供专用的泵奶器，在泵奶前母亲应做好手部卫生。在暂时母婴分离期间，应鼓励打算母乳喂养的母亲定期泵奶，以建立和维持泌乳。并根据需要提供心理支持。每次泵奶结束后，所有接触母乳的部位应进行彻底清洗，并对整个泵进行适当消毒。如果依产妇意愿或特殊原因新生儿与HCoV感染的母亲住同一间房，应采取措施减少新生儿接触HCoV。确诊HCoV感染或疑似感染的产妇应该在每次喂奶前或密切接触新生儿之前戴口罩并做好手卫生。其他健康家庭或工作人员为新生儿提供护理和喂养时，应使用个人防护用品，与新生儿接触时应戴口罩。

3. 新生儿处理 采集新生儿第一次呼吸前鼻咽拭子样本并送检查HCoV感染。建议尽早断脐，新生儿应立即清洁和干燥，考虑疾病严重程度、症状、体征以及实验室检测结果后应与临床医师、感染预防控制专家协商后决定暂时母婴分离。已确诊或疑似感染HCoV的母亲应在完全康复或被确认没有感染HCoV前避免母乳喂养。

确诊HCoV感染母亲生出的新生儿应视为接受调查者，婴儿应该至少被隔离14天，或者直到母亲的病毒被清除。新生儿应在隔离病房进行护理，并密切监测感染征象。不建议直接母乳喂养，如果母婴同室，母亲希望母乳喂养，每次喂奶前应该佩戴口罩并做好手卫生。一旦明确可以母乳喂养，不应该调整药物。

三、羊膜腔感染

妊娠期由于胎膜早破（premature rupture of membrane，PROM）、细菌性阴道病（bacterial vaginosis，BV）等使病原微生物进入羊膜腔引起羊水、胎膜（羊膜、绒毛膜和蜕膜）及胎盘感染称为羊膜腔感染（intraamniotic infection，IAI）。在所有妊娠中，羊膜腔感染发病率为5%~12%，而在特殊情况下，特定高危人群中发病率则高达20%。羊膜腔感染可引起新生儿感染，导致早产、死胎、脑瘫和产褥期感染，是围产儿致病率、死亡率和产妇致病率、死亡率升高的重要原因。

【病因及发病机制】

1. 病原体 健康育龄妇女阴道内存在各种细菌及其他微生物，常见有革兰氏阳性需氧菌、乳杆菌，如非溶血性链球菌、肠球菌及表皮葡萄状球菌，革兰氏阴性需氧菌，如大肠埃希氏菌、阴道加德纳菌，还有大量厌氧菌，如消化球菌、消化链球菌、拟杆菌等。此外，支原体、衣原体及假丝酵母菌也常存在。上述各种菌中以乳杆菌占优势。由于阴道上皮在雌激素作用下合成糖原经乳杆菌分解成乳酸形成弱酸环境，可有效地抑制其他寄生菌的过度生长。妊娠期母体受高水平雌激素的影响，使阴道上皮内糖原合成增加，加上孕期母体免疫功能下降,均有利于假丝酵母的生长。阴道内乳杆菌相对不足,在一定条件下,使正常菌群成分有所改变,而有致病可能。

引起羊膜腔感染的病原微生物很复杂。Fan 等(2020c)回顾性分析 580 例羊膜腔感染病例,经腹部羊膜腔穿刺或胎盘组织行病原微生物分离,发现解脲支原体占 30.2%,链球菌占 10.5%,大肠埃希氏菌占 6.9%,人型支原体占 6.4%,梭形杆菌占 6.0%,假丝酵母菌占 4.0%,乳杆菌占 4.0%,阴道加德纳菌占 3.6%,假单胞菌占 3.1%(图 2-10-9)。Romero 等(2021)报道经腹部羊膜腔穿刺羊水或胎盘组织微生物分离证实,宫内感染病例微生物分离阳性率为 70%,分离微生物按占比依次为解脲支原体、人型支原体、阴道加德纳菌、B 族链球菌(group B streptococcus,GBS)、咽峡炎链球菌,其中 65% 病例为混合感染。图 2-10-9 为 580 例羊膜腔感染病例羊膜腔穿刺羊水或胎盘组织病原微生物组成。

孕妇和胎儿感染 B 族链球菌的临床表现是从无临床症状的定植到脓毒症。B 族链球菌可引起不良妊娠后果,包括早产、胎膜早破、临床和亚临床绒毛膜羊膜炎以及胎儿和新生儿感染。B 族链球菌也可致孕妇出现菌尿、肾盂肾炎、产后子宫炎、骨髓炎和产后乳腺炎。全球 10%~30% 女性阴道和下消化道携带 B 族链球菌,孕妇平均带菌率约 18%,不同种族和地区孕妇带菌率差异大,带菌率为 11%~35%,南亚和东亚孕妇带菌率较低,分别为 12.5% 和 11%。细菌可由下消化道发展至生殖道,少数至尿道,但很少在宫颈部发现。由于肛门直肠部位的一些细菌寄生是经常的,而在阴道则是偶然的,因此,任何研究分析 B 族链球菌携带者时均应进行肛门、直肠和阴道的培养。有不少孕妇早中期培养阴性,到孕足月时培养为阳性。B 族链球菌是西方国家胎儿新生儿羊膜腔感染、生后感染的重要病因,也是孕产妇尿道生殖道感染的主要原因,其病情的严重程度远远超过常见的大肠埃希氏菌,因而临床上已引起广泛的重视。

A 族链球菌即化脓性链球菌,是引起孕妇感染的重要原因之一。A 族链球菌是引起急性咽炎最常见的病原菌,并与许多全身和皮肤感染相关。化脓性链球菌可产生大量毒素和酶,引起局部和全身毒性反应。产致热外毒素菌株通常会引起严重感染,引起羊膜腔感染、子宫肌炎、腹膜炎等。

2. 临床上导致感染的有关因素

(1)胎膜早破:胎膜完整对防御感染十分重要,胎膜早破使阴道条件发生了改变,由弱酸改变为弱碱性,有利于细菌的繁殖。破膜后阴道内致病原可沿生殖道上升进入宫腔及母血液循环,导致母婴感染。感染是胎膜早破的重要发病因素,存在于宫颈和阴道穹窿的某些微生物能够产生膜蛋白水解酶,水解胎膜的细胞外物质而使其抗张强度下降。感染还可使胎膜附近的过氧化酶激活,加速膜蛋白分解,白细胞弹性蛋白酶释放使羊膜中胶原纤维Ⅳ受损使胎膜脆性增高,局部感染还可导致前列腺素的产生与释放,从而引起宫缩,促使胎膜破裂的发生,因此,胎膜早破和羊膜腔感染之间互为因果,关系密切。

(2)细菌性阴道病:妊娠期细菌性阴道病的发生率波动于 3.5%~50.0%。妊娠状态与 BV 存在相互影响,一方面,妊娠期雌、孕激素水平变化,阴道局部黏膜免疫功能变化,宫颈黏液及阴道分泌物增多,可能增加了 BV 的易感性;另一方面,BV 可导致上生殖道感染,与不良妊娠结局及产褥期感染有关。因此,对于妊娠合并 BV 的管理应充分权衡患者筛查、治疗的获益与潜在的风险。

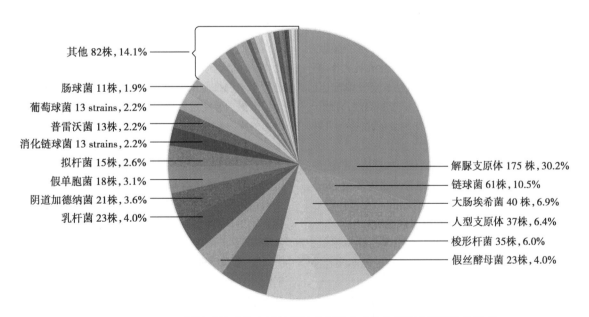

其他 82株,14.1%
肠球菌 11株,1.9%
葡萄球菌 13 strains,2.2%
普雷沃菌 13株,2.2%
消化链球菌 13 strains,2.2%
拟杆菌 15株,2.6%
假单胞菌 18株,3.1%
阴道加德纳菌 21株,3.6%
乳杆菌 23株,4.0%

解脲支原体 175 株,30.2%
链球菌 61株,10.5%
大肠埃希菌 40 株,6.9%
人型支原体 37株,6.4%
梭形杆菌 35株,6.0%
假丝酵母菌 23株,4.0%

图 2-10-9 580 例羊膜腔感染病例羊膜腔穿刺羊水或胎盘组织病原微生物组成

（3）医源性因素：产科医生一些操作包括内监护持续时间、破膜时间、阴道检查次数和产程长短可能与 IAI 的发生相关，某些阴道、宫腔操作可增加 IAI 的危险性。

（4）宿主抵抗力下降：阴道内的乳杆菌可降低毒性强的细菌的数量，如大肠埃希氏菌、A 和 B 族链球菌、厌氧菌、淋病奈瑟菌和沙眼衣原体等；宿主分泌免疫球蛋白和有关酶类对细菌有很强的杀灭作用；阴道黏膜下 CD4 和 CD8 淋巴系统对下生殖道病原菌有识别和应答作用；胎膜、羊水、胎盘对病原菌入侵胎儿和羊膜腔起重要的屏障作用。在另一方面，病原微生物的产物如唾液酶，磷脂酶 A、C 和内毒素可激活宿主细胞酶系统，降低宿主局部免疫反应，利于更多的病原微生物生存，给羊膜腔感染的发生提供了可能性。

【临床表现及诊断】 羊膜腔感染的临床指标既不特异也不敏感，多数情况下呈亚临床经过，因此，羊膜腔感染的早期诊断常是困难的。

1. 临床表现 羊膜腔感染的临床定义包括产时母亲发热，体温≥37.8℃，兼有下列两种或两种以上的情况：产母心动过速（>100 次/min）、胎心过速（>160 次/min）、子宫紧张有压痛、羊水有臭味，末梢血白细胞计数>15×10^9/L。

临床指标中产母发热是有价值的指标，但必须除外其他原因，包括脱水、硬膜外分娩镇痛或同时有尿道和其他器官系统的感染。10%~30% 产妇使用硬膜外分娩镇痛后出现发热，具体机制仍不明确，目前认为可能与硬膜外镇痛后产妇体温调节功能失衡、局部无菌性炎症反应、镇痛药物种类及局部药物浓度、镇痛后产程延长、产程中阴道检查次数增多等有关。鉴别诊断硬膜外分娩镇痛所致产时发热还是宫内感染发热存在一定难度，这导致产程中抗生素使用及对产妇和新生儿感染筛查等医疗行为增加。妊娠妇女中，无症状菌尿发病率为 2%~15%，有症状的泌尿系统感染发病率较低，为 1%~2%。未经治疗的无症状菌尿孕妇，20%~40% 会在妊娠后期发生急性泌尿系统感染如急性肾盂肾炎并出现发热，肾盂肾炎会导致早产的发生甚至增加新生儿死亡率，妊娠期无症状菌尿还可能与子痫前期、胎儿生长受限和低出生体重相关，妊娠早期进行无症状菌尿的筛查和治疗，有助于减少发生肾盂肾炎的风险，并减少早产的发生，提高胎儿存活率。

产母心率快也应区别其他因素所致，如产痛、药物、脱水和紧张等。白细胞升高在羊膜腔感染病例中常见，但作为单独指标其诊断意义不大，除非有明显的左移。胎心过速可与早产、药物、心律不齐和可能缺氧等有关。羊水有臭味和子宫压痛在羊膜腔感染早期出现的频率很低，由宫颈口流出脓性或有臭味的液体和子宫压痛均属晚期症状。

上行性羊膜腔感染分为四期（图 2-10-10）。第一期包括阴道/宫颈菌丛改变或宫颈病原微生物出现。一些需氧菌所致阴道炎可能是这一期的早期表现。一旦病原微生

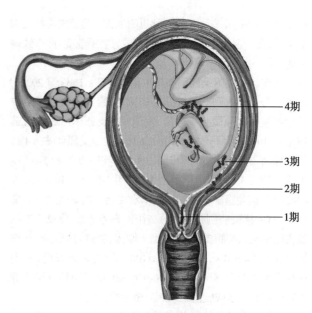

图 2-10-10　上行性羊膜腔感染分期

物穿过宫颈内管，它们便定植于羊膜腔下部（第二期）。局部炎症反应导致局部绒毛膜羊膜炎，接着微生物可穿过完整羊膜入侵羊膜腔（第三期）。上行性羊膜腔感染最后阶段（第四期）是胎儿感染。一旦进入羊膜腔，细菌便可经过多种途径感染胎儿。胎儿吸入已感染羊水可致先天性肺炎。感染羊水的微生物可直接繁殖，并致内耳炎、结膜炎和脐炎等。这些部位繁殖的细菌进入胎儿循环均可致菌血症和脓毒症。

2. 实验室检查 羊水直接检查可提供重要诊断资料。羊水标本培养是诊断羊膜腔感染的最好方法。结合胎盘胎膜组织学检查确诊绒毛膜羊膜炎或绒毛膜羊膜培养出致病菌是诊断羊膜腔感染的可靠依据。但病理检查和组织培养只能在产后进行，对临床处理已为时过晚。而羊水培养结果也至少需 48~72 小时，临床使用价值也受限。

其他羊水标本快速检测方法包括羊水标本革兰氏染色、羊水葡萄糖定量和白细胞计数。有条件的实验室还可进行羊水白细胞酯酶测定、乳酸盐、异常有机酸水平和胎儿纤维蛋白原测定等对诊断羊膜腔感染均有一定的价值，但有的需时较长，有的需特殊制剂和设备。孕妇外周血白细胞计数和 C 反应蛋白水平测定诊断羊膜腔感染敏感性及特异性不强。联合孕妇外周血及羊水生物学标志如细胞因子（白细胞介素 1、2、6、8，肿瘤坏死因子等）、羊水基质金属蛋白酶-8 等可提高绒毛膜羊膜炎组织学诊断的准确性。表 2-10-30 总结了绒毛膜羊膜炎的实验室诊断检测方法。

3. 胎盘病理 标准化胎盘大体检查和组织学取样对于发现胎盘异常很重要，病理切片需至少 4~5 张同时包括脐带、胎膜和 3 个部分胎盘实质的切片。胎盘、胎膜或脐带血管中发现感染或炎症的组织学证据可明确诊断。急性绒毛膜羊膜炎的母体和胎儿炎症反应分为 3 期 2 级

表 2-10-30　绒毛膜羊膜炎实验室诊断检测方法

样本与检测方法		绒毛膜羊膜炎
孕妇外周血	血培养	阳性
	白细胞计数	$>15 \times 10^9/L$
	C 反应蛋白	$>25.5\mu g/ml$
经腹羊膜腔穿刺羊水	培养	阳性
	革兰氏染色	阳性
	白细胞介素 6	$>7.9ng/ml$
	葡萄糖定量	$<15mg/dl$
组织学诊断	胎盘	绒毛膜羊膜炎
	脐带	脐带炎

（图 2-10-11）。母体炎症反应分期：1 期（早期），急性绒毛膜板下炎/绒毛膜炎；2 期（非特指），急性绒毛膜羊膜炎；3 期（长期），坏死性绒毛膜羊膜炎。母体炎症反应分级：1 级，轻度、中度炎性改变；2 级，>10~20 个中性粒细胞浸润或合并绒毛膜板下微脓肿。胎儿炎症反应分期：1 期，绒毛膜板血管炎或脐静脉炎；2 期，累及脐静脉和 1 条或 2 条脐动脉；3 期，伴有坏死性脐带炎/环脐血管周围炎。胎儿炎症反应分级：1 级，轻度、中度炎性改变；2 级，重度炎性改变伴有血管平滑肌坏死。慢性绒毛膜羊膜炎组织学分为 2 期 2 级：1 期，淋巴细胞局限于绒毛膜滋养细胞层；2 期，位于绒毛膜羊膜层；1 级呈斑片状分布，2 级呈弥漫分布。分期体现了炎性改变持续的时间，分级体现了炎性改变的严重程度。图 2-10-11 羊膜腔感染组织学改变。

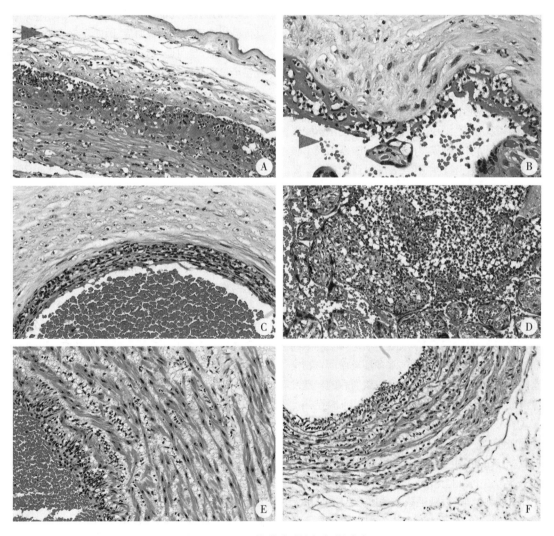

图 2-10-11　羊膜腔感染组织学改变

A. 母体炎症反应 2 期急性绒毛膜羊膜炎，中性粒细胞浸润羊膜结缔组织；B. 母体炎症反应 1 期急性绒毛膜板下炎，中性粒细胞浸润绒毛膜板；C. 胎儿炎症反应 1 期绒毛膜血管炎；D. 急性绒毛膜板下炎/绒毛膜板下脓肿，李斯特菌感染性流产患者胎盘中见中性粒细胞浸润绒毛膜板下纤维层和绒毛间隙；E. 胎儿炎症反应 1 期脐静脉炎胎儿中性粒细胞向脐静脉迁移浸润；F. 胎儿炎症反应 2 期脐动脉炎。苏木精-伊红（HE）染色，放大倍数 200 倍。

【对母婴的不良影响】

1. 对孕产妇的影响 20世纪70年代前,羊膜腔感染是产妇死亡的主要原因,约5%的母亲死亡和羊膜腔感染有关,到90年代,由于感染的严重合并症如休克、凝血障碍、成人RDS等十分罕见,成活率明显上升。但在妊娠各阶段,因羊膜腔感染所致的合并症仍较普遍。

产妇并发症包括:①早产;②胎膜早破;③菌血症和脓毒症;④宫缩乏力;⑤输血;⑥增加剖宫产风险;⑦产后出血;⑧产后感染;⑨罕见并发症,包括脓毒症、感染性休克、弥散性血管内凝血、多器官功能障碍综合征和死亡。

(1)流产和死胎:羊膜腔感染可导致流产和死胎。孕中期宫颈扩张孕妇羊水微生物培养阳性率51%,流产孕周越小,羊水微生物培养阳性率越高。妊娠20周后难免流产及分娩后胎盘病理绝大多数为急性绒毛膜羊膜炎。

(2)胎膜早破:如前所述,胎膜早破和羊膜腔感染之间互为因果关系密切。胎膜早破孕妇羊水培养微生物阳性率达32%。Romero等(2021)报道胎膜早破孕妇宫内感染发生率为56%,明显高于胎膜完整者(7%)。细菌可经宫颈口感染胎膜,也可血行播散至子宫、胎盘、羊水及胎膜,发生绒毛膜羊膜炎,胎膜水肿变性,另外细菌产生的蛋白水解酶更使胎膜张力低下从而引起胎膜早破,因此感染是胎膜早破原因之一。B族链球菌上行性感染,表现呈亚临床型。如果孕妇为B族链球菌携带者或患细菌性阴道病,当有性交或阴道检查时胎膜早破的发生率很高,且很快发生羊膜腔感染。

(3)早产:大部分早产原因不明,感染是早产的一个主要原因。感染的临床证据即羊水内有微生物存在,羊水和胎盘上的微生物在阴道内也会被发现,特别在细菌性阴道病病例,这些病例即使使用子宫松弛剂也常失败。

微生物学和组织病理学研究表明与感染相关早产病例占25%~40%,胎膜完整早产孕妇羊水微生物培养阳性率约13%。有研究发现早产孕妇孕中期羊水多项炎症标志物指标升高,这提示孕中期羊膜腔感染会导致数周后的早产发生。宫内感染的最后阶段为胎儿感染,羊水培养阳性胎儿行脐血穿刺,其中33%胎儿存在菌血症,而羊水培养阴性胎儿仅4%存在菌血症。

感染导致早产的机制可能是由于感染时细菌及其产生的毒素首先激活宿主的细胞免疫系统,产生炎症细胞因子,炎症细胞因子再刺激羊膜、绒毛膜和蜕膜产生前列腺素(PG)而导致早产。除PG外,近来认为内皮素也是一种新型的强力宫缩剂,它可由羊膜细胞等合成,在羊膜腔感染和早产者羊水中,内皮素与炎症细胞因子以相似的方式升高。

(4)难产:羊膜腔感染严重时,细菌及其毒素浓度升高,使蜕膜细胞受损影响PG产物的合成,同时全身状态受影响,临产中催产素干预多,但毒素可使子宫及宫颈对催产素敏感性降低,影响诱发有规律的有效宫缩或虽可产生宫缩但往往宫缩乏力,宫颈扩张延缓、产程停滞,使难产和手术产率升高。

(5)产褥期感染:阴道分娩后的子宫炎症不常见,仅1%~2%;其中将具有高危因素者如较长的胎膜早破、产程延长、多次阴道检查、内监护等单独分析,产后子宫炎症的发生率为5%~6%,而有羊膜腔感染者阴道分娩后炎症发生率高达13%。剖宫产后子宫炎症发生率因在不同阶段以及是否使用预防性抗生素而差异很大(13%~50%)。阴道宫颈部存在B族链球菌、假丝酵母、支原体、加德纳菌等均可增加产后感染的危险性,细菌性阴道病可使剖宫产后子宫炎症增加。严重产褥期感染依然是导致孕产妇死亡的重要原因,严重感染时患者出现脓毒症、全身炎症反应综合征、多器官功能障碍或多器官衰竭,最终导致死亡。

2. 对胎、婴儿的不良影响 当孕产妇因细菌、病毒或其他微生物感染致病毒血症、菌血症或其他微生物血症时,可通过胎盘,也可通过完整的胎膜,因此感染可发生在妊娠期甚至早期产程中或分娩期,也可于生后感染胎儿。

胎儿在宫内受细菌感染的途径有三:首先是上行性羊水感染,其次是上行性胎盘胎儿感染,第三是血行性胎盘胎儿感染。羊水中存在抑制细菌繁殖的物质,上行性羊水感染的发生机制目前不完全清楚。当羊水中细菌超越了羊水所具有的抗菌能力时,即会繁殖,胎儿吞咽后将受感染。

细菌可通过胎儿呼吸道、胃肠道、皮肤和耳朵导致胎儿感染。微生物侵袭皮肤黏膜,被模式识别受体如Toll样受体识别后诱导转录因子如NFκB失活,引起局部炎症反应,胎儿可出现严重皮炎或肺炎,随后,微生物到达胎儿循环导致全身炎症反应。

胎儿、新生儿并发症包括:①窒息;②支气管肺发育不良;③脑白质损伤;④神经发育迟缓;⑤脑瘫;⑥新生儿早发型脓毒症;⑦胎儿炎症反应综合征;⑧室间出血;⑨长期神经发育迟缓;⑩迟发型脓毒症;⑪早产相关死亡;⑫坏死性小肠结肠炎;⑬脑出血;⑭脑白质软化;⑮肺炎;⑯视网膜病变;⑰感染性休克;⑱围产期死亡。

羊膜腔感染时绒毛水肿使子宫血流量下降,氧耗增加,或炎症易致胎盘早剥,或细菌及其毒素对胎儿的毒性作用等导致胎儿缺氧。胎儿对感染的反应表现为胎儿炎症反应综合征(fetal inflammatory response syndrome,FIRS),FIRS表现为胎儿血浆白细胞介素6浓度升高。FIRS可致:①分娩时间缩短;②新生儿并发症增多;③胎儿多器官包括造血系统、免疫系统、胸腺、心脏、肾上腺、皮肤、肺、大脑、肾脏和肠道受累。FIRS可导致或者加重包括脑瘫等并发症。

无论胎膜破裂与否,阴道内细菌特别是B族链球菌、大肠埃希氏菌等可进入羊膜腔内,胎儿可以吞咽或吸入细菌和其产生的毒素,这些毒素可导致肺的破坏和心肌受损、肺血管痉挛、肺动脉高压和全身休克,甚至发生死胎。

大部分新生儿感染是在子宫内获得的,有些是在分娩时获得但少见。大多数婴儿临床感染性疾病是发生在产时或产后数小时。出生后72小时内的感染是由宫内或分娩时获得的。72小时后的感染很可能是生后获得的。围产期婴儿感染主要有肺炎、脓毒症和脑膜炎。

B族链球菌感染从20世纪70年代开始已取代了50年代的葡萄球菌,成为新生儿感染的主要菌种,是目前西方国家新生儿严重感染的第一位病原菌,其严重程度远超过其他病原菌。

新生儿B族链球菌感染分为两种类型:早发型多出现在出生第1周;晚发型出现在出生第1周~3个月之间。B族链球菌感染致新生儿早发型疾病的危险因素包括:早产、低出生体重、胎膜早破>18小时、宫内感染、孕妇低龄(<20岁)、孕妇低水平抗B族链球菌抗体、分娩期发热、孕妇GBS菌尿、非裔美国人、既往分娩过早发型疾病新生儿、双胎之一出现新生儿早发型疾病。新生儿早发型疾病脓毒症会出现严重疾病体征,这些体征通常出现在出生后6~12小时,包括呼吸窘迫、呼吸暂停和低血压。因此,对于早产儿,开始时必须与由于肺表面活性物质产生不足引起的呼吸窘迫综合征区别开来。早产婴的B族链球菌感染之所以严重,主要在于早产婴只有低水平抗B族链球菌抗体,因此对B族链球菌有较高易感性。其次是成人仅有低水平抗B族链球菌抗体可通过胎盘破坏细菌。

1996年美国疾病预防控制中心和ACOG对围产期GBS预防和处理制定了指南,2002年、2010年和2020年分别对指南进行了修改,根据指南推荐处理后,2020年美国早发型疾病平均发生率下降到每1 000例存活新生儿中有0.23例感染(ACOG,2020)。尽管早期治疗及抗生素预防性应用可以减轻病情及降低死亡率,B族链球菌仍然是围产期感染最重要的病因。然而,普遍使用分娩期抗生素预防可增加早产儿(尤其是极低出生体重儿)出现非链球菌性早发型败血症风险。例如,早产儿中B族链球菌败血症显著减少,而大肠埃希氏菌性脓毒症增加。

当前对新生儿晚发型B族链球菌脓毒症了解较少,文献报道的发病率是1 000名活婴中有0.5~2例,约占半数新生儿B族链球菌疾病。尽管分娩期普遍使用抗生素预防,晚发型疾病发生率一直保持稳定。表明B族链球菌筛查和药物预防可能对晚发型疾病影响不大。

【治疗】

1. 抗生素 羊膜腔感染一经确诊,广谱抗生素十分必要。过去主张分娩后使用抗生素可不影响新生儿血培养结果。近几年研究证明,一旦诊断立即使用可将产妇的感染率降到最低程度。羊膜腔感染的治疗目的是降低胎/婴儿致病率和死亡率,首先需要给胎儿提供有效的抗生素,药物治疗方案见表2-10-31。

2. 终止妊娠时机 羊膜腔感染一经确诊,无论孕周大小应尽快结束妊娠。感染时间越长,产褥病率越高,对新生儿的危险性更取决于胎儿在感染环境内时间的长短,时间越长新生儿感染和死胎的可能性越大,因此羊膜腔感染人群中剖宫产率明显升高。近几年的资料证明产时静脉给予广

表2-10-31 羊膜腔感染治疗方案

	用药方案	药物剂量
推荐方案	(1)头孢曲松钠,甲硝唑,克林霉素	头孢曲松钠 1g q.d.,静脉滴注;甲硝唑 500mg q.8h.,静脉滴注;克林霉素 500mg q.12h.,口服
	(2)氨苄西林-舒巴坦,阿奇霉素	氨苄西林-舒巴坦 1.5g q.6h.,静脉滴注;阿奇霉素 500mg q.d.,静脉滴注
	(3)氨苄西林-舒巴坦	3g q.6h.,静脉滴注
	(4)哌拉西林-他唑巴坦	3.375g q.6h.,静脉滴注或 4.5g q.8h.,静脉滴注
	(5)头孢替坦	2g q.12h.,静脉滴注
	(6)头孢西丁	2g q.8h.,静脉滴注
	(7)厄他培南	1g q.d.,静脉滴注
	(8)氨苄西林,庆大霉素	氨苄西林 2g q.6h.,静脉滴注;庆大霉素首剂量 2mg/kg 静脉滴注,其后 1.5mg/kg q.8h.,静脉滴注或 5mg/kg q.d.,静脉滴注
青霉素轻度过敏	头孢唑林联合庆大霉素	头孢唑林 2g q.8h.,静脉滴注;庆大霉素首剂量 2mg/kg,静脉滴注,其后 1.5mg/kg q.8h.,静脉滴注或 5mg/kg q.d.,静脉滴注
青霉素严重过敏	克林霉素或万古霉素联合庆大霉素	克林霉素 900mg q.8h.,静脉滴注或万古霉素 1g q.12h.;庆大霉素首剂量 2mg/kg,静脉滴注,其后 1.5mg/kg q.8h.,静脉滴注或 5mg/kg q.d.,静脉滴注

谱抗生素可在数分钟内进入胎儿、胎膜和羊水并达到足够的抗菌浓度。但胎儿接受足够抗生素后 3~5 小时内尚不足以改变新生儿的预后，因此处理的关键在于及早给予足够的抗生素后行剖宫产术。临产后，产程中应连续作胎心监护。如有变异减速或晚期减速，可能预示胎儿酸中毒；胎儿心动过速除外其他原因，持续加速可能是胎儿脓毒症或肺炎的一个表现，因此应尽快结束分娩并作好新生儿复苏的准备。

3. 终止妊娠方式　已诊断羊膜腔感染者，如不具备阴道分娩条件，则应以剖宫产终止妊娠。腹膜外剖宫产并不可降低产后感染及其他合并症。如术中发现感染严重，影响子宫收缩，严重出血不止，必要时须切除子宫。

4. 新生儿治疗　新生儿一出生立即行咽、耳鼻、脐血等细菌培养及药敏试验。体外药敏试验表明，B 族链球菌对青霉素、氨苄西林、头孢霉素、红霉素、林可霉素均敏感。不等培养结果，羊膜腔感染患者的新生儿通常联合应用青霉素和氨苄西林作为初选药物，当培养明确和症状明显时再决定其药物种类、用量和疗程。免疫疗法目前尚处于临床试验阶段，可输注少量新鲜血浆增强抗感染能力。

【预防】　由于多数羊膜腔感染呈亚临床表现，不易作出早期诊断，因此没有特别有效的预防策略。当羊水或胎盘胎膜细菌培养阳性，胎盘病理检查有绒毛膜、羊膜炎症以及出现明显的感染征象时常常危及胎儿和新生儿的生命或出现严重的合并症，因此无论根据高危因素还是筛查结果，应识别哪些妇女需要预防措施。高危对象有早产、胎膜早破、胎膜早破≥18 小时，既往有 B 族链球菌史或有发热。筛查对象为 36~37 周$^{+6}$B 族链球菌培养（＋）。

1. 先兆早产、早产　早产的原因很多，羊膜腔感染是导致部分早产的原因已得到共识。泌尿生殖道炎症或病原体携带，特别是携带 B 族链球菌常易发生早产，且对宫缩松弛剂不敏感。对合并感染者应用抗生素可能对延长孕周及控制感染有效。尚未推荐对胎膜完整的先兆早产、早产患者常规应用抗生素。

2. 胎膜早破　胎膜早破和羊膜腔感染的因果关系密切，当发生胎膜早破时，羊膜腔感染通常不明显，但需经全面检查、严密观察感染的征象。临床处理根据不同孕周作出决定，破膜时间越长，绒毛膜羊膜炎的风险越大，如胎膜早破发生在 34 周以后，则等待 12 小时不临产即行引产，否则潜伏期越长危险性越大，其间避免不必要的阴道检查和肛诊。孕周<24 周，根据我国国情，胎儿生存率很低，期待疗法时间过长难以保证安全，因此征得孕妇同意，可积极引产。孕24~28 周间，符合保胎条件同时孕妇及家人要求保胎者，可期待保胎治疗，但保胎过程长风险大，需充分告知期待保胎过程中的风险。孕 28~34 周间，新生儿存活率随孕周增加而上升，尤其 32 周以后，因此提倡期待疗法，尽量延长孕龄，同时促胎肺成熟，此期间应严密观察和管理，并使用预防性抗生素，虽然对此问题尚有争议，但目前我国仍对胎膜早破达 12 小时

以上者常规使用抗生素。如观察期间感染征象出现，宜立即终止妊娠。

3. 细菌性阴道病　尽管细菌性阴道病与包括胎膜早破、早产、羊膜腔感染和产后子宫内膜炎在内的不良妊娠结局有关，妊娠期治疗细菌性阴道病唯一确定的益处是缓解阴道感染症状和体征。潜在的益处包括降低妊娠期细菌性阴道病相关感染合并症和减少其他性传播疾病的风险。全身治疗对可能的亚临床生殖器官感染有益。多项研究和荟萃分析没有发现妊娠期应用甲硝唑增加胎儿畸形或机体细胞突变风险。替硝唑为妊娠 C 类药物，不用于孕妇。妊娠期 BV 筛查及治疗原则是无需常规对无症状孕妇进行细菌性阴道病筛查和治疗。对有症状的孕妇以及无症状但既往有感染相关流产或早产病史等高风险的孕妇均需筛查，筛查阳性者需进行治疗。用药方案：可选择口服甲硝唑和克林霉素。妊娠期阴道局部用药可能存在胎膜早破等风险，建议口服用药。可参考的用药方案包括：①甲硝唑400mg，口服，2 次/d，共 7 天；②克林霉素 300mg，口服，2 次/d，共 7 天。

4. B 族链球菌携带者的产前、产时处理　以培养为基础，孕妇在孕 36~37 周$^{+6}$行 B 族链球菌定植筛查，直肠和阴道 B 族链球菌培养阳性的孕妇在分娩期予抗菌剂治疗。婴儿既往患 B 族链球菌侵入性疾病和先前确定为 B 族链球菌尿的孕妇均应考虑药物预防。对于临产和 B 族链球菌培养结果未知的孕妇，根据感染危险因素选择预防。虽然青霉素被推荐为一线药物，但氨苄西林也是一种可接受的替代药物。对于青霉素过敏的妇女，如果过敏反应风险低，则推荐使用头孢唑林。如过敏反应风险高，则应在 B 族链球菌定植筛查的时候进行克林霉素的药敏试验，对克林霉素敏感者，选择克林霉素预防；若对克林霉素耐药者，需要选用万古霉素。治疗方案选择依赖于进行药敏试验的实验室能力。在具体医疗机构，在广泛应用抗生素预防的情况下，有必要认识潜在的抗生素耐药性恶化问题。孕妇中，氨苄西林的杀菌水平成功在脐血中持续达 30 分钟。分娩期抗生素预防围产期 B 族链球菌疾病的方案见表 2-10-32。

四、妊娠期其他感染

（一）细菌感染

1. A 族链球菌　A 族链球菌（group A streptococcal，GAS）即化脓性链球菌，这种细菌仍然是孕妇感染的重要原因之一。A 族链球菌会产生毒素和酶，尤其是 M3 超抗原菌株引起的感染特别严重。链球菌引起的咽炎、猩红热及丹毒很少危及生命。在过去的 20 年间，化脓性链球菌已经获得了一种中毒性休克毒素，这种毒素可导致致命性中毒性休克综合征（toxic shock syndrome，TSS）。妊娠相关的 GAS 感染发生率约为 0.8/1 000，初产和剖宫产是独立的保护性因素。

表 2-10-32　分娩期抗生素预防围产期 B 族链球菌疾病的方案

方案		治疗
推荐方案		青霉素 G,初次剂量 500 万 U,静脉滴注,然后每 4 小时 250 万~300 万 U,静脉滴注,直至分娩
替代方案		氨苄西林,初次剂量 2g,静脉滴注,然后每 4 小时 1g,静脉滴注,直至分娩
青霉素过敏	过敏风险低	头孢唑林,初次剂量 2g,静脉滴注,然后每 8 小时 1g,静脉滴注,直至分娩
	过敏风险高,B 族链球菌对克林霉素敏感	克林霉素,每 8 小时 900mg,静脉滴注,直至分娩
	过敏风险高,B 族链球菌对克林霉素耐药或敏感程度未知	万古霉素,剂量为 20mg/kg(根据体重计算),每 8 小时 1 次静脉注射,单次剂量最大为 2g。注射时间≥1 小时,或 500mg/30min,单次剂量>1g(ACOG,2020)

妊娠期的处理与非妊娠期相似,通常予青霉素治疗。妊娠相关的 GAS 感染中,子宫内膜炎占 40%,产褥热占 35%,TSS 占 8%,脓毒症占 4%。若从人体的无菌部位(如血液、脑脊液或胸腔积液等)或合并坏死性筋膜炎或 TSS 的非无菌部位分离出 GAS,则称之为侵袭性 GAS 感染,侵袭性 A 族链球菌感染导致的死亡率约为 5%~20%,若发生感染性休克,死亡率高达 30%~45%,平均每 50 个侵袭性感染患者中就有 1 个是产后患者,病死率为 3.5%。及时给予青霉素治疗,通常合并清创手术,可能会挽救生命。

2. B 族链球菌(详见本节三、"羊膜腔感染")

3. 耐甲氧西林金黄色葡萄球菌(methicillin-resistant staphylococcus aureus,MRSA)是引起皮肤和软组织感染的重要原因。MRSA 可分为社区获得性 MRSA 和医疗相关 MRSA。孕妇群体中 MRSA 的定植率约为 0.34%~4.3%。目前认为定植是感染的最大危险因素。多药耐药性金黄色葡萄球菌菌株(特别是 MRSA)正在蔓延。这些菌株同时也对耐青霉素酶的青霉素和头孢菌素耐药。皮肤和软组织感染是孕妇 MRSA 感染最常见的临床表现。会阴脓肿、腹部和会阴切口等部位的伤口感染及绒毛膜羊膜炎也与 MRSA 有关;感染 MRSA 的部分患者会出现乳腺炎和乳房脓肿。

大多数单纯性非侵入性皮肤和软组织感染应予脓肿引流处理,脓液用于培养和葡萄球菌药敏试验。近期的证据表明,对于较小的脓肿,除进行切开和引流外,应用抗生素也有益于治疗。对于严重的皮肤感染的患者,因其对局部治疗效果不佳或有合并症,均应使用 MRSA 敏感的抗生素治疗。多数社区获得性 MRSA 菌株对甲氧苄啶/磺胺甲噁唑和克林霉素敏感。利福平耐药性产生迅速,不应用于单药治疗。尽管利奈唑胺对 MRSA 有效,但价格昂贵,且将其用于妊娠期的相关报告较少。虽然多西环素、米诺环素和四环素对 MRSA 感染有效,但不应用于孕妇。万古霉素仍是对重型 MRSA 感染住院患者治疗的一线药物。

MRSA 感染的控制和预防依赖于适当的手卫生及避免皮肤间接触或接触伤口敷料。仅当已采取了最佳卫生措施后仍出现复发性皮肤感染,或密切接触者间发生持续传播时,才考虑去定植治疗。去定植治疗包括使用莫匹罗星、葡萄糖酸氯己定溶液进行鼻腔治疗,如果前述方法失败则改用口服利福平治疗。对产科患者进行常规去定植并非都有效。对于妊娠期培养结果证实社区获得性 MRSA 感染的孕妇,围手术期常规预防性添加单剂量万古霉素到 β-内酰胺类抗生素中,以预防剖宫产术伤口和深部会阴伤口感染。MRSA 感染不是母乳喂养的禁忌证,但应注意保持良好的卫生习惯以降低感染风险。

4. 李斯特菌病　单核细胞增生李斯特菌(Listeria monocytogenes)是一种不常见的细菌,但可引起未被诊断的新生儿脓毒症。这种兼性细胞内革兰氏阳性杆菌可从 1%~5% 成年人的粪便中分离出来。几乎所有李斯特菌病病例都是通过食物传播。通常由食用受污染食品而发病。李斯特菌感染常见于非常年老或年幼者、孕妇以及免疫力低下者。妊娠相关的李斯特菌感染发生率约为 3/100 000 活产。妊娠期李斯特菌感染无临床症状或引起发热性疾病,可与流行性感冒、肾盂肾炎或脑膜炎相混淆。除非血培养结果阳性,否则很难诊断。隐匿或临床感染均可能刺激分娩。变色、褐色或粪便污染的羊水常见于胎儿感染,甚至早产。孕妇感染后发生流产和死胎风险增加,活产新生儿发生脓毒症的风险也明显增加,新生儿感染的病死率约为 20%~60%。

氨苄西林加庆大霉素有协同作用,推荐联合应用氨苄西林加庆大霉素治疗李斯特菌感染。青霉素过敏妇女可选用甲氧苄啶/磺胺甲噁唑。治疗孕妇可能对胎儿感染也有效。目前尚无预防李斯特菌感染的疫苗。孕妇应彻底煮熟生食物,清洗生蔬菜,同时避免食用上述已列出的可能传染疾病食物。

5. 沙门菌和志贺菌　沙门菌(Salmonella)包括伤寒沙门菌和肠炎沙门菌两种亚型。非伤寒沙门菌胃肠炎主要通过污染食物传播,症状包括在接触后 12~72 小时出现腹泻、腹痛、发热、寒战、恶心和呕吐。根据大便检查诊断。单纯型感染不需要应用抗生素,应用抗生素通常不会缩短病期,反而会延长恢复期带菌状态。对脱水者予静脉输注晶体液。如果胃肠炎合并菌血症,给予抗生素治疗。沙门菌性菌血症与流产相关。伤寒热由伤寒沙门菌引起。伤寒沙门菌通过食入受污染的食物、水或牛奶传播。在流行区或合并 HIV 感染孕妇更可能感染这种疾病。产前伤寒热可引起流产、早产和孕妇或胎儿死亡。除喹诺酮类耐药地区外,氟喹诺酮类是最有效的治疗药物,孕妇的替代药物包括第三代先锋霉素或阿奇霉素。伤寒疫苗对孕妇无有害影响,在流行区或前往流行区前可接种伤寒疫苗。

志贺菌(Shigella)引起的细菌性痢疾是一种较常见的导致成年人炎性渗出性腹泻的原因,具有高度的传染性,可引起频繁血便。志贺菌性痢疾更常见于参加日间托儿中心的儿童,通过粪-口途径传播。临床表现为从轻微腹泻到严重痢疾、腹部绞痛、里急后重、发热和全身中毒性表现。志贺细菌性痢疾通常是自限性的,在严重病例,需仔细关注脱水的治疗。应注意分泌性腹泻超过 10L/d 的孕妇。妊娠期有效的治疗药物包括头孢曲松、阿奇霉素或甲氧苄啶/磺胺甲噁唑。

(二)弓形虫病

【概述】 弓形虫病(toxoplasmosis)是一种人兽共患、呈世界性分布的寄生原虫病疾。弓形虫是一种寄生于人和动物的原虫,猫科动物是终末宿主,人类是中间宿主之一。在各种弓形虫宿主中,只有猫能排出卵包囊而成为传染给人的媒介,患者直接或间接接触猫时即可被感染,其他感染途径包括吃生或不熟的肉等。母体感染弓形虫后,弓形虫可通过胎盘传播给胎儿,导致先天性弓形虫病(congenital toxoplasmosis,CT)的发生,这是人类最严重的先天性感染性疾病之一。

【流行病学】 弓形虫病广泛流行。世界各地发病率呈显著差异,全球范围内妊娠期潜伏感染的发生率为 33.8%,中国潜伏感染发生率约为 5.4%、急性感染率约为 1.8%。全球范围内妊娠期 IgM 抗体阳性率为 1.9%,IgG 阳性率为 32.9%。

【临床表现】 孕妇感染弓形虫,通常病情轻微,不显症状者居多。局限型者以淋巴结肿大最常见,触之较硬、无粘连和有压痛,常伴有疲倦无力、长时期低热、咽喉肿痛等,在肿大的淋巴结中能找到弓形虫。免疫功能降低的孕妇如患艾滋病或曾行器官移植后用免疫抑制剂孕妇能使体内原有的隐性型感染活化,使慢性弓形虫病复发,此时病变多在中枢神经系统。

【对母胎的影响】

1. 对孕妇的影响 孕妇感染弓形虫,流产、早产、妊娠期高血压疾病、胎膜早破、宫缩乏力、死胎、产后出血以及新生儿窒息等发病率均增高。

2. 对胎儿的影响 胎儿感染的临床表现程度差异很大,主要与感染的时间、原虫穿过胎盘的数量及毒性和母体

对于病原体的免疫状况等有关。对胎儿影响的程度与孕妇感染的时期密切相关,在妊娠早期发生宫内感染者,胎儿常发生广泛病变,多以流产告终;孕妇于妊娠中期、晚期感染弓形虫,尽管胎儿感染发病率逐渐增高,重症却明显减少。母体感染的垂直传播率为 20%,其中妊娠早期、中期或晚期垂直传播率分别为 5%、13% 和 32%;宫内感染后,胎儿畸形、死胎、胎儿生长受限和早产的发生率均显著增加。即使进行产前药物治疗,仍有部分接受治疗的受感染孕妇会将弓形虫传播给胎儿。

3. 对新生儿的影响 可以发生先天性弓形虫病(CT),主要由血行播散所致。在临床上 CT 分为两型:①隐性型:临床上最常见。出生第 1 个月是健康的,第 2~7 个月后显现脉络膜视网膜炎者居多,眼及神经系统症状可延迟至数年后,甚至直到成年时始发病。②显性型:也称激症型,是典型的先天性弓形虫病,典型表现是 Subin 四联症,包括脑积水或小头畸形、脉络膜视网膜炎、惊厥和钙化。显性型又分为全身感染型和中枢神经症状型两型。

【诊断】 除根据病史及临床表现外,确诊主要依靠实验室检查结果。

1. 孕妇弓形虫病的诊断 孕妇有症状和体征或猫接触史,确诊有赖于病原学和血清学检查。

(1)病原体检测:取孕妇血液、阴道分泌物;通过绒毛活检、羊膜腔穿刺及脐带穿刺采集胎儿标本。应用核酸杂交、聚合酶链反应等检测病原。也可在患儿脑脊液离心沉渣查到弓形虫滋养体,淋巴结活检查到弓形虫滋养体或包囊。

(2)血清学检测特异抗体:常用方法为酶联免疫吸附试验(ELISA)检测 IgM 抗体和 IgG 抗体,若 IgG、IgM 抗体均为阳性,提示近期感染弓形虫;若仅 IgM 抗体为阳性,提示急性弓形虫感染;若仅 IgG 抗体为阳性,提示孕妇曾感染弓形虫并已产生免疫力,胎儿先天性感染可能性极小;若 IgG、IgM 抗体均为阴性,则排除近期感染和既往感染,属于易感人群。商业试剂盒检测 IgM 抗体和 IgG 抗体有可能出现假阳性结果,美国推荐采用 4 种血清学试剂检测,至少 3 种试剂检测的结果一致时才定义为抗体阴性或阳性,并且推荐16 周之前进行血清学检测,这有利于确定母体感染与妊娠的时间关系,便于将既往感染从急性感染中区分出来;对于 IgG 阴性和 IgM 阳性结果,需要在 2~3 周后复测来区分急性感染(IgG 阳性,发生了血清学转换)和 IgM 假阳性(IgG 仍然阴性)。对于妊娠 20 周内的 IgG 阳性和 IgM 阴性结果,可以排除大多数患者在妊娠期间获得的感染,尤其弓形虫 IgG 滴度较低时。然而,如果该结果出现在妊娠 20 周之后,或临床高度怀疑胎儿先天性弓形虫病时(比如超声检查阳性表现),该结果应根据孕周进行额外测试以再次确认有无妊娠期感染。滴度较低的 IgM 阳性持续存在超过 1 年的情况不少见,应采用其他试验进一步验证,包括弓形虫 IgA(ELISA法)、IgE(ELISA 法)和 IgG 亲和力检测,有助于确定或排除

感染。

（3）IgG 亲和力检测：低亲和力有助于判断是近期感染，高亲和力有助于判断是既往感染。然而，仅靠 IgG 亲和力检测不能区分急性和慢性感染，因为在某些情况下，弓形虫 IgG 亲和力低会在初次感染后持续数年。在这种情况下，通常需要进行全面的测试。对于 ≤16 周妊娠的孕妇，弓形虫 IgG 高亲和力可以排除妊娠期或接近受孕时获得的急性感染；然而，对于>16 周妊娠的孕妇，IgG 高亲和力不排除在妊娠早期或非常接近受孕时获得的感染（因为初次感染 16 周后 IgG 亲和力会升高）。

2. 胎儿弓形虫病的诊断

（1）超声检查：母体感染时，应每月进行 1 次的胎儿系统超声扫描，直至分娩。超声阳性发现包括颅内钙化灶等。

（2）羊膜腔穿刺 PCR 测弓形虫 DNA（AF-PCR）：是宫内诊断的主要方法，推荐在母体原发感染后至少 4 周且满妊娠 18 周后进行，若母体原发感染在妊娠早期或中期，AF-PCR 的阴性预测值非常高（92%~99%），大概率可以排除胎儿感染；若母体原发感染在妊娠晚期，AF-PCR 的阴性预测值相对下降（56%~100%），阴性结果应谨慎解释，不能排除胎儿感染；对于妊娠期任何时间发生的母体感染，AF-PCR 的阳性预测值都非常高，排除实验室污染后，用于确诊胎儿弓形虫病，推荐对胎儿进行治疗。

（3）其他检测：脐血 PCR 检测弓形虫 DNA 的敏感性很低，不推荐用于诊断胎儿感染。

3. 先天性弓形虫病（CT）的诊断 参考美国国家弓形虫病实验室的标准，CT 诊断标准包括以下任何一项：

（1）弓形虫 IgG 抗体持续阳性超过 12 个月（金标准）。

（2）弓形虫 IgG 抗体阳性和弓形虫 IgM 抗体阳性和/或弓形虫 IgA 抗体阳性。

（3）羊水、外周血、脑脊液、尿液或其他体液中弓形虫 PCR 检测阳性。

（4）新生儿弓形虫 IgG 抗体阳性（但弓形虫 IgM 和 IgA 抗体阴性）和妊娠期母体急性弓形虫感染的血清学证据和提示 CT 的临床表现证据。

【处理】

1. 筛查 根据效益-成本分析，目前不主张对所有孕妇进行筛查。建议孕前筛查或者孕期有针对性的筛查。

2. 妊娠期处理 关于产前药物防治先天性弓形虫病的研究结论仍不一致，有限的研究均未证明对孕妇治疗可降低垂直传播率或有益。常用药物有乙胺嘧啶与复方磺胺嘧啶片及乙酰螺旋霉素等。

（1）乙胺嘧啶与复方磺胺嘧啶片（内含磺胺嘧啶 0.4g 和甲氧苄啶 0.05g）和亚叶酸联合应用：两药均不能杀灭虫体，仅能干扰弓形虫体内叶酸代谢，抑制滋养体分裂增殖，使之形成包囊变为慢性型或隐性型。药物在体内能通过血脑脊液屏障，治疗中枢神经症状型效果较好，早孕妇女不宜服用，因可能致胎儿畸形。用法：乙胺嘧啶每天 100mg 分 2 次

口服，2 天后改半量连续服 1 个月。口服乙胺嘧啶期间，加用磺胺嘧啶：①体重<80kg 者，1g 口服，每 8 小时 1 次；②体重≥80kg 者，1g 口服，每 6 小时 1 次（磺胺嘧啶最大量为 4g/d）。因能抑制骨髓和干扰叶酸合成，服用磺胺嘧啶期间需加用亚叶酸 10~20mg/d，口服，同时应注意血象变化，每周至少检测白细胞总数及分类、血小板计数、血红蛋白值 1 次。当白细胞总数降至<3.0×10⁹/L，血小板计数<100×10⁹/L 时应及时停药。应嘱患者大量饮水。服药期间，追踪胎儿超声检查和羊膜腔穿刺术查弓形虫 DNA 的结果。如果确认胎儿感染，继续予乙胺嘧啶治疗；若无胎儿感染，则停用乙胺嘧啶+磺胺嘧啶+亚叶酸，改用螺旋霉素；或者继续使用乙胺嘧啶+磺胺嘧啶+亚叶酸直到分娩或每月与螺旋霉素交替使用。现有研究提示乙胺嘧啶+磺胺嘧啶组的母胎传播率（18.5%）稍低于螺旋霉素组的母胎传播率（30%），但差异无统计学意义。

（2）乙酰螺旋霉素：用于治疗患弓形虫病的孕妇，对胎儿基本无害，有报道能降低先天性弓形虫病的发病率。乙酰螺旋霉素 3g/d（或 900 万 U/d），分 3 次口服，连服 10~14 天为一疗程，2~3 个疗程后复查。或螺旋霉素 3g/d，分 3~4 次口服，连服 10~14 天为一疗程，2~3 个疗程后复查。乙酰螺旋霉素用于治疗脉络膜视网膜炎的剂量 0.5~1.0g，每 6 小时一次口服，连服 3 周停药 1 周后再服 3 周，对眼葡萄膜炎患者治疗时应加用肾上腺皮质激素。此药副作用轻，仅有胃肠道反应。有报道克林霉素 150mg 眼周注射，治疗脉络膜视网膜炎有效。妊娠晚期患病，可选用克林霉素，每天 600~900mg。

3. 产科处理 孕妇在妊娠早期感染，在患者知情原则下，选择继续观察或人工流产终止妊娠。在妊娠中、晚期患病应排除胎儿感染及畸形后方能继续妊娠。对无胎儿畸形的孕妇按常规产科处理，应在条件较好的综合医院分娩。孕期血清抗体筛查阳性者，新生儿应作血清特异抗体试验，诊断有无先天感染。

患病的母亲和胎儿/新生儿对医护人员均无传染危险，治疗时不需要特殊处理。

4. 新生儿处理 对患弓形虫病孕妇所生的新生儿，即使其外观正常，也应口服乙酰螺旋霉素，每次 30mg，每天 4 次，连用 1 周。

5. 治疗方案 参考美国国家弓形虫病实验室的治疗措施，建议对疑似 CT 的婴儿持续治疗 12 个月，方案如下：

（1）乙胺嘧啶：每天 2mg/kg（分 2 次），共口服 2 天；然后从第 3 天至 2 个月（对于有症状的 CT，则治疗到 6 个月），每天 1mg/kg，单次口服；之后，每天 1mg/kg，单次口服，每周 3 次。

（2）磺胺嘧啶：每天 100mg/kg，口服，每天分 2 次。

（3）亚叶酸：10mg，口服，每周 3 次。

对于严重脉络膜视网膜炎或脑脊液蛋白浓度升高≥1g/dl 的病例，可考虑使用皮质类固醇（抗弓形虫治疗 72 小时后）。

【预防】 目前为止尚无有效的 DNA 疫苗或亚单位疫苗能够用于临床。先天性感染可通过以下方法预防：①烹调肉类至安全温度；②削皮或彻底洗干净水果和蔬菜；③清洁烹饪设备的表面和盛肉类的炊具；④整理猫的废弃物时戴上手套或请别人处理；⑤避免用生的或未煮熟的肉类饲养猫和避免让猫停留室内。然而，支持这些预防措施有效性的数据并不充足。

【预后】 美国国家弓形虫病实验室收集到的 15 年数据显示，164 名先天性弓形虫病婴儿中，85% 受到严重影响：92% 患有脉络膜视网膜炎，80% 患有颅内钙化，68% 患有脑积水，以及 62% 出现上述所有表现。

(三) 阴道炎

1. 阴道毛滴虫病 阴道毛滴虫病（trichomoniasis）由阴道毛滴虫（trichomonas vaginalis，TV）感染所致，阴道毛滴虫病是最常见的妇产科疾病。妊娠期阴道毛滴虫病的患病率约为 1.2%~2.1%。阴道毛滴虫病是否引起胎膜早破或早产一直有争议，尚需作前瞻性研究。尽管有研究显示滴虫感染与早产相关，但治疗并不能降低这一危险性，所以并不推荐对无症状妊娠妇女进行筛查和治疗。

对孕妇常规筛查阴道毛滴虫病并不能降低早产发生率。甚至有研究发现对无症状阴道毛滴虫病治疗增加早产率，其发生可能与治疗过程中死亡的滴虫释放炎症介质有关，从而导致早产。

阴道毛滴虫病与不良妊娠结局包括分娩异常、低出生体重和胎膜早破相关。对无症状阴道毛滴虫病治疗未减少以上不良妊娠结局发生率。对有症状的阴道毛滴虫病治疗可缓解症状。可选择甲硝唑，2g，单次口服方案治疗。替代方案：甲硝唑，400mg，口服，2 次/d，共 7 天。服用甲硝唑后 48 小时内禁喝酒。性伴侣应同时治疗。治疗妊娠期阴道毛滴虫病的首选药仍是甲硝唑。甲硝唑能通过胎盘到胎循环。甲硝唑对啮齿动物有致癌作用，对某些细菌有致畸作用。目前未有证据表明妊娠早期使用甲硝唑会增加致畸危险。

2. 外阴阴道假丝酵母菌病 外阴阴道假丝酵母菌病（vulvovaginal candidiasis，VVC）多由白色假丝酵母菌（*Candida albicans*）引起。妊娠期妇女易合并 VVC，其中妊娠晚期 VVC 发病率最高。

无症状的阴道真菌病不需要治疗。如出现外阴瘙痒、灼痛，白带增多呈白色稠厚豆腐渣样，则应治疗。妊娠期应尽量选择对胎儿无害或影响小的药物。短期局部制剂（如单剂量和 1~3 天方案）治疗单纯性 VCC 效果好。局部治疗咪唑类药物比制霉菌素效果好。经过全程的咪唑类治疗，大部分患者症状可缓解或培养转阴。外阴阴道假丝酵母菌病在妊娠期常见，几种常用的局部唑类抗真菌制剂均可在整个孕期应用。口服抗假丝酵母菌制剂不用于治疗妊娠期急性 VVC。孕期 VVC 应用克霉唑局部治疗可降低早产率。妊娠期 VVC 治疗后易复发，但产后一般好转。

常见治疗方案：①2% 布康唑膏（5g），阴道上药，每晚 1 次，共 3 天；②2% 布康唑膏（缓释剂）（5g），单次阴道上药；③克霉唑片，200mg，阴道上药，每晚 1 次，共 3 天；④咪康唑栓，200mg，阴道上药，每晚 1 次，共 3 天；⑤咪康唑栓，1 200mg，单次阴道上药；⑥6.5% 噻康唑膏（5g），阴道上药，单次剂量；⑦0.8% 特康唑（5g），阴道上药，每晚 1 次，共 3 天；⑧特康唑栓，80mg，阴道上药，每晚 1 次，共 3 天。

3. 细菌性阴道病 细菌性阴道病（bacterial vaginosis，BV）已成为常见的阴道疾病，由细菌性阴道病系阴道菌群紊乱，即以乳酸杆菌为主的需氧菌减少而加德纳菌、类杆菌、肠球菌、肠链球菌及弯曲弧菌等多种厌氧菌增多引起。妊娠期细菌性阴道病检出率远高于阴道滴虫及假丝酵母菌感染者。妊娠期 BV 会增加羊膜绒毛膜炎、羊膜腔感染、胎膜早破、早产、新生儿感染的风险。BV 患者剖宫产术后腹部伤口感染和子宫内膜炎发生率较非 BV 患者高。从这些患者产后子宫内膜炎部位常可培养出与 BV 相关的阴道加德纳菌及厌氧菌如普雷沃菌属、消化链球菌等。BV 孕妇发生泌尿系统感染的风险增加。有必要对妊娠期 BV 患者进行治疗。

【临床表现】 与非孕期相同。患者主诉白带增多，有鱼腥臭味，尤以性交后明显。阴道分泌物检查 pH>4.5，加 10% 氢氧化钾（KOH）后有氨味。显微镜检查找到线索细胞。与滴虫性阴道炎及外阴阴道假丝酵母菌病不同，患者的外阴、阴道、宫颈外观常无炎症。

尽管 BV 与胎膜早破、早产、羊膜腔感染和产后子宫内膜炎等不良妊娠结局有关，妊娠期治疗 BV 唯一确定的益处是缓解阴道感染症状和体征。对于既往有早产病史的妊娠期 BV 患者，预防性使用抗生素可以降低早产胎膜早破或早产的风险。潜在的益处包括降低妊娠期 BV 相关感染合并症和减少其他 STD 或 HIV 的风险。全身治疗对可能的亚临床上生殖器官感染有益。对有早产高风险孕妇筛查 BV 是否可行仍无一致意见。推荐方案：甲硝唑 400mg，口服，2 次/d，共 7 天；甲硝唑 200mg，口服，3 次/d，共 7 天；或克林霉素 300mg，口服，2 次/d，共 7 天。

(四) 生殖道支原体感染

支原体（mycoplasma）可引起人类生殖道感染，与人类生殖道感染有关的主要有解脲支原体、人型支原体和生殖支原体三种，而前两者在性活跃妇女阴道中约有 40%~50% 与 15%~72% 分离出。

支原体感染是一种机会性感染，且常常伴有其他促成因素。支原体和其他病原体合并感染时，可导致尿道炎和生殖道炎症。当与衣原体同存，可导致非淋菌性尿道炎，症状不明显或无症状，仅半数患者出现尿频或排尿困难。与淋菌感染引起的尿道炎不同，分泌物多为浆液性，不像淋病为脓性。与阴道加德纳菌同存，可发生细菌性阴道病。与淋菌、衣原体同时存在，可导致盆腔炎性疾病。

目前认为,妊娠期生殖道支原体携带者发生早产、未足月胎膜早破以及低出生体重儿等风险并未增加。妊娠期生殖道仅有支原体寄生如不合并其他病原体感染并不引起不良妊娠结局,故不必对孕妇常规进行支原体筛查或治疗。仍不断有研究报道支原体的致病性,出现部位可能更重要。

支原体对多种抗生素敏感,由于支原体无细胞壁,故对青霉素类作用于细胞壁的抗生素不敏感,对磺胺类药物也不敏感,对影响支原体胞质蛋白合成四环素类和大环内酯类敏感。

(樊尚荣)

第十二节　产科危重患者的救治

产科危重症(critically ill obstetric patients)是产科少见的严重并发症,是导致孕产妇死亡的主要因素,规范化的处置是降低孕产妇死亡率的有效措施。

一、妊娠合并多器官功能障碍综合征

产科危重症主要是指因在妊娠期、分娩和产后42天内,出现危及生命的产科并发症、合并症,如不立即进行抢救会威胁妇女生命的产科疾病。严重的妊娠并发症或合并症可累及孕产妇单个或多个生命重要脏器如心脏、肝脏、脑、肾脏、胰腺等,引起脏器功能损害,危及生命安全。产后性出血、感染、妊娠期高血压疾病是主要原因。产科危重症的处理主要是产科多器官功能障碍综合征(multiple organ dysfunction syndrome,MODS)救治。

目前,国内外将MODS定义为:严重创伤(包括休克、重型胰腺炎)、感染和病理产科等原发病发生24小时后,同时或序贯发生2个或2个以上脏器功能失常以致衰竭的临床综合征。除心、肺、肝、肾及脑等重要脏器的功能障碍,也可有血液、消化、神经及免疫的功能障碍。由于原发急症甚为严重,24小时内患者即可因器官衰竭而死亡,一般归于复苏失效,未列为多器官功能障碍综合征。

目前,MODS的发病机制尚未完全阐明。全身炎症反应是其主要发病机制(systemic inflammatory reaction syndrome,SIRS)。虽然国际上尚无产科SIRS和MODS的诊断标准,但多数专家建议仍沿用非妊娠诊断标准。对于SIRS的诊断标准,目前较普遍采用的是1992年ACCP/SCCM提出的SIRS标准,认为凡具备下列4项指标中的2项或2项以上者即可诊断为SIRS:

1. 体温>38℃或<36℃。

2. 心率>90次/min。

3. 呼吸频率>20次/min,或$PaCO_2$<4.3kPa(32mmHg)。

4. 白细胞计数>12×10^9/L,或不成熟白细胞>10%。

值得注意的是,妊娠期间特殊的生理改变,如心率、呼吸、白细胞均有升高,因而SIRS诊断的敏感性很高,但特异性较差。

目前国内MODS的诊断多采用2008年"MODS中西医结合诊治/降低病死率研究"组推荐的多器官功能障碍综合征诊断标准(表2-10-33)。

由于妊娠期生理高代谢、高容量、高凝状态的改变,且MODS的主要病因是产科并发症及合并症,因此产科MODS具有其相应的特点,因此,2009年世界卫生组织(WHO)发布了关于危重孕产妇诊断标准。

产科MODS具有其相应的特点:①原发致病因素多为急性的,常见为子痫和子痫前期、产科出血性休克、羊水栓塞、妊娠期急性脂肪肝和感染等;②继发受损器官均远隔原发损伤部位,来势凶猛,病死率高;③常呈序贯性多器官受累;④孕产妇发生MODS之前,机体器官功能基本健康,功能损害多数是可逆的,一旦发病机制阻断,及时救治器官功能可望恢复;⑤产科MODS与妊娠合并严重的器质性疾病如肝硬化、慢性肾炎、心脏病、血液病、恶性肿瘤等所引发的器官功能衰竭是两个完全不同的概念,后者已受损的器官功能难以恢复;⑥产科MODS首发功能障碍器官报道不一,我国报道病例依次为心血管、呼吸、神经、肝脏、血液系统及肾脏。不同病因引起不同器官功能障碍,产后出血依次为循环、血液及肾脏,重度子痫前期为心血管、呼吸及肾脏,妊娠合并肝炎为肝脏、肾脏及脑。

基于2009年世界卫生组织(WHO)发布的关于危重孕产妇诊断标准,有利于有效快速地进行初级评估及后续治疗,以降低孕产妇死亡率及严重并发症发生,见表2-10-34。

二、危重症患者的产科诱发因素及处理

妊娠期MODS的常见诱发疾病主要是妊娠期高血压疾病、产科出血、妊娠合并重症肝炎、各种产科感染、胎盘早剥和羊水栓塞、妊娠合并各种内外科疾病等,积极治疗上述诱发疾病,及时终止妊娠是治疗和预防妊娠合并MODS的主要措施。

如对妊娠期高血压病,临床上无特殊治疗,治疗原则主要为降压解痉、镇静等;密切监测母儿情况;适时终止妊娠是治愈的有效措施。

产科出血仍然是目前产科主要的并发症及孕产妇死亡的主要原因之一,对产科性出血处理是原因处置、血容量补充,原因处置多根据病因针对性采用宫缩剂、宫腔填塞、各种子宫压迫缝合术、结扎盆腔血管、清除胎盘胎膜残留、缝合软

表 2-10-33 MODS 诊断标准

项目	条件	诊断条件
心血管功能障碍诊断标准	a. 收缩压<90mmHg（1mmHg=0.133kPa） b. 平均动脉压（MAP）<70mmHg c. 发生休克、室性心动过速(室速)或心室颤动(室颤)等严重心律、心肌梗死	具备 a、b、c 三项之一，即可诊断
呼吸系统功能障碍诊断标准	氧合指数（PaO_2/FiO_2）<300mmHg	具备即可诊断
中枢神经功能障碍诊断标准	a. 意识出现淡漠或躁动、嗜睡、浅昏迷、深昏迷 b. 格拉斯哥昏迷评分（GCS）≤14 分	具备 a、b 两项之一，即可诊断
凝血系统功能障碍诊断标准	a. 血小板计数 PLT<100×10^9/L b. 凝血时间（CT）、活化部分凝血酶原时间（APTT）、凝血酶原时间（PT）延长或缩短；3P 试验阳性	具备 a、b 两项之一，即可诊断
肝脏系统功能障碍诊断标准	a. 总胆红素（TBil）>20.5μmol/L b. 血白蛋白（ALB）<28g/L	具备 a、b 两项之一，即可诊断
肾脏系统功能障碍诊断标准	a. 血肌酐（SCr）>123.76μmol/L b. 尿量<500ml/24h	具备 a、b 两项之一，即可诊断
胃肠系统功能障碍诊断标准	a. 肠鸣音减弱或消失 b. 胃引流液、便潜血阳性或出现黑便、呕血 c. 腹内压(膀胱内压)≥11cmH$_2$O（1cmH$_2$O=0.098kPa）	具备 a、b、c 三项之一，即可诊断

表 2-10-34 WHO 制定的危重孕产妇诊断标准

功能障碍系统	临床指征	实验室指标	治疗
心血管	休克、心搏骤停	重度血流灌注不足（乳酸>5mmol/L），重度酸中毒（pH<7.1）	连续使用血管活性药物，心肺复苏
呼吸系统	急性发绀，喘息；临终呼吸，重度呼吸急促(呼吸频率>40 次/min)，重度呼吸缓慢(呼吸频率<6 次/min)	重度低氧血症[血氧饱和度<0.90,持续≥60min 或氧合指数（PaO_2/FiO_2）<200mmHg]	气管插管和通气(为抢救而实施)
肾脏功能	少尿，补液和利尿剂无效	重度急性氮质血症(肌酐>309μmol/L)	急性肾衰竭透析
凝血/血液	凝血功能障碍	重度急性血小板减少症(血小板<50×10^9/L)	大量输血/输成分血（≥5U）
肝脏	子痫前期时发生黄疸	重度急性高胆血红素症(胆红素>103μmol/L)	
神经系统	长时间无意识或昏迷(持续≥12h,包括代谢性昏迷)，脑卒中，癫痫发作或持续状态，全身瘫痪	格拉斯哥评分<10 分	
子宫			出血或感染导致子宫切除术

产道裂伤，纠正凝血功能障碍等方法；必要时行子宫切除。

产科患者多数年轻，发病前脏器功能良好，易恢复。在救治产科危重症合并多器官损伤的过程中，多学科综合监护与救治是临床通常采用的方法，对产妇进行持续心电监护，监测产妇中心静脉压、凝血功能、肝肾功能，分析产妇动脉血气，给予产妇呼吸支持等，将各学科的治疗经验、先进理论充分利用起来，对产妇的各项生命体征进行严密观察，预防感染、维持内环境稳定、抗休克、纠正 DIC，从而促进抢救成功率的提升。规范的产科服务流程及孕产期保健，能够促进孕产妇危重症患者减少、严重程度减轻，将有效证据提供给临床，能有效降低孕产妇病死率。

三、加强各器官系统监测

妊娠期 MODS 严重威胁孕产妇的生命，必须重视对各主要器官系统功能状态的监测，了解病情变化，指导并调整治疗方案，对降低高危孕产妇的死亡率具有非常重要的意义，主要监测指标为呼吸、循环、代谢与内环境变化。

1. 心功能的监测 心功能监测包括心电图、超声心动图监测等，以及相关血液生化指标的监测。

（1）心电图的监测：目的是观察心率和心律，及时发现和诊断心律失常、心肌缺血、传导阻滞及电解质紊乱。最常采用的方法是无创性的心电监护仪监测。

（2）超声心动图或食管超声心动图监测：利用超声波对心脏形态、大小、活动进行评价，因能够细致观察心脏解剖结构。

（3）心肌酶谱检测：目的是观察是否存在心肌损害。方法是采取静脉血进行检测。

2. 外周循环的监测 主要监测内容：动脉血压、尿量、中心静脉压（CVP）和肺动脉楔压（PCWP）。可分为无创和有创两种。对合并 MODS 患者，有创监测是有效方法。

3. 肺功能的监测

（1）无创伤性监测指标主要有呼吸频率、脉搏血氧饱和度（SaO_2）和胸部 X 线片：是临床常用方法。

（2）呼吸功能监测：多采用肺量计监测潮气量、功能残气量、肺顺应性等，如潮气量明显下降，肺顺应性下降至 50ml/kPa 以下，必须使用呼吸机。

（3）动脉血气分析：动脉血气分析是动脉血经血气分析仪，测定出 pH、$PaCO_2$、PaO_2，再通过电子计算机计算并显示其他血气和酸碱参数。它能全面精确地判断患者的呼吸功能，包括通气、换气、组织供氧与氧耗，是重症患者诊治中的一项重要监测项目。

4. 肾功能的监测 监测指标主要包括尿量、尿比重、尿钠和血肌酐。

5. 凝血系统的监测 主要包括出血临床表现和相关的实验室检查。

6. 肝脏功能的监测 主要包括谷丙转氨酶（ALT）和血清总胆红素。

7. 代谢的监测 主要包括血糖和水电解质测定，相关指标超过正常持续 12 小时以上才能提示有代谢障碍。

8. 氧代谢监测 监测组织的氧代谢状态，及早发现组织、器官水平的氧代谢紊乱，并给予及时处理与治疗，阻断病情发展。

9. 胎儿情况监测 母体危重持续状态会造成胎儿急性或慢性缺血缺氧，使早产率、新生儿窒息率及围产儿死亡率明显升高。因此，判断胎儿的储备能力、胎儿生长情况尤为重要。通过超声、生化指标、胎心率变化等多项指标，综合判断，可较准确地了解胎儿情况，筛查是否存在胎儿窘迫。

总之，当以上监测指标提示有单一脏器严重受损或 2 个以上脏器出现早期功能障碍时，必须严密监测各脏器功能，根据监测结果调整治疗方案。如有条件限制，则待病情稍稳定后，及时转入有处置条件的医院。如此才能很大程度上提高抢救治疗的成功率。

四、MODS 的评分系统

目前使用较多的是欧洲危重病学会制定的 SOFA 评分和加拿大 Marshall MODS 评分（表 2-10-35）。SOFA 评分涉及呼吸、凝血、肝、心血管、神经和肾 6 个器官或系统。每个器官或系统选择 1 个指标进行评分。Marshall MODS 评分涉及呼吸、肾脏、肝脏、心血管、血液、神经 6 个器官或系统，每个器官或系统选择最有代表性的 1 个指标进行评分。研究表明：Marshall MODS 为 0 分时，患者病死率为 0，而当评分>20 分时，病死率达 100%，9~12 分时为 25%，13~16 分时为 50%，17~20 分时为 75%。国外研究也提示，2 个脏器功能障碍，死亡率为 41%~67%；3 个或以上脏器，死亡率为 60%~100%。2008 年我国"MODS 中西医结合诊治/降低病死率研究课题"组提出的：多器官功能障碍综合征病情严重度评分及预后评估系统（表 2-10-36），对比 Marshall MODS 评分增加了胃肠道的观察指标，是目前国内常用的评分体系，但对妊娠期的 MODS 评估，由于妊娠期的生理指标改变，现有的评分系统均过高地预计了死亡率，因此产科 MODS 病情严重程度评分系统尚有待修订。

表 2-10-35　Marshall MODS 评分

变量	0 分	1 分	2 分	3 分	4 分
呼吸系统（PaO_2/FiO_2，mmHg）	>300	226~300	151~225	76~225	≤75
血小板（$\times 10^9$/L）	>120	81~120	51~80	21~50	≤20
肝脏（胆红素 μmol/L）	≤20	21~60	61~120	121~240	>240
心血管系统（PAHR）	≤10.0	10.1~15	15.1~20	20.1~30.1	>30
中枢神经系统（GCS）	15	13~14	10~12	7~9	≤6
肾脏（肌酐 μmol/L）	≤100	101~200	201~350	351~500	>500

注：计算 PaO_2/FiO_2 时不考虑是否使用机械通气及机械通气的方式，也不考虑是否应用呼气末正压（Peep）及 Peep 的大小；计算血肌酐时，不考虑是否接受透析治疗；GCS 对于接受镇静剂或肌松剂的患者，可假定其神经功能正常，除非有意识障碍的证据。PAHR：压力调整的心率（pressure-adjusted heart rate），PAHR=心率×右房压（或中心静脉压）/平均动脉压。

表 2-10-36　2008 年 MODS 病情严重程度评分系统

器官、系统	指标	0分	1分	2分	3分	4分
心血管	收缩压（mmHg）	≥90	75~90	65~74	≤64	
肺	PaO$_2$/FiO$_2$（mmHg）	≥300	260~300	190~259	90~189	≤89
脑	意识状态	清楚	躁动或淡漠	嗜睡或浅昏迷	深昏迷	
凝血	PLT（×10^9/L）	≥100	80~99	60~81	≤60	
肝	TBil（μmol/L）	≤22.2	22.3~34.1	34.2~102.5	102.6~203.4	≥203.5
肾	SCr（μmol/L）	≤124	125~177	178~265	266~486	≥487
胃肠	症状/体征	肠鸣音无减弱，便潜血试验阴性，无黑便或呕血	肠鸣音减弱或消失，或便潜血试验阳性	肠鸣音减弱或消失，便潜血试验阳性	肠鸣音减弱或消失有黑便或呕血	

五、MODS 治疗：器官支持与保护

MODS 的防治必须在去除病因的前提下进行综合治疗，最大限度地保护各器官系统功能，切断它们可能存在的恶性循环。MODS 的治疗策略多专科联合诊治，治疗上仍然以支持治疗为主，应及早采取各种保护器官功能的支持疗法，主要是纠正器官功能障碍已经造成的生理紊乱，防止器官功能进一步损害，通过延长治疗时间窗、消除致病因素，促进脏器功能逐渐恢复。各器官脏器的支持及治疗具体如下：

（一）妊娠期 MODS 急性肺损伤与急性呼吸窘迫综合征

尽管引起妊娠期肺损伤的产科病因复杂，对各种原因导致急性呼吸窘迫综合征（acute respiratory distress syndrome，ARDS）的大量实验研究表明，感染、创伤等引发的 SIRS 是 ARDS 的根本原因。ARDS 是 SIRS 导致 MODS 的肺部表现，可以肺损伤为主要表现，也可继发于其他器官功能损伤而表现为 MODS。

急性肺损伤（acute lung injury，ALI）与 ARDS 两者共同的病理基础是肺泡毛细血管损伤，肺泡膜通透性增加，肺泡表面活性物质破坏，透明膜形成和肺泡萎陷，造成肺顺应性降低、通气/血流比值失调和肺内分流增加的病理生理改变，产生以进行性低氧血症和呼吸窘迫为特征的临床表现。ALI 是以低氧血症为特征的急性起病的呼吸衰竭，以肺部炎症和通透性增加为主要表现的临床综合征，ALI 与 ARDS 是连续的病理生理过程，ARDS 是病情最严重的极端阶段。认识及强调此连续病理生理过程，对早期认识和处理 ARDS 有着积极的临床意义。

1. 病因治疗

（1）控制致病因素：原发病是影响 ARDS 预后和转归的关键，及时去除或控制致病因素是 ARDS 治疗最关键的环节。产科处理包括：及时终止妊娠，产科出血控制，妊娠合并症及并发症的处理。

（2）调控机体炎症反应：ARDS 作为机体过度炎症反应的后果，SIRS 是其根本原因，调控炎症反应不但是 ARDS 病因治疗的重要手段，而且也可能是控制 ARDS、降低病死率的关键。目前临床上尚无疗效确切的抗感染治疗药物，糖皮质激素、环氧化酶抑制药及前列腺素 E$_1$ 及酮康唑在临床仅在小范围，临床疗效还有待于进一步的大规模临床、前瞻性、对照研究进行验证。

2. 呼吸支持治疗

早期有力的呼吸功能支持是纠正或改善顽固性低氧血症的主要及关键手段，使患者不至于死于早期严重的低氧血症，保证全身氧输送，改善组织细胞缺氧，为治疗转机赢得时间。呼吸功能支持可以根据是否建立人工气道分为"有创"或"无创"，主要区别在于连接方式不同，无创通气通过鼻/面罩等非侵入性方式与患者连接有创通气通过气管插管与气管切开的侵入性方式与患者连接。无创通气与有创通气在临床应用方面的关系相互补充而不是相互代替。

在呼吸支持治疗方法中，体外膜氧合（ECMO）治疗是近年来治疗热点方法之一：ECMO 是重症 ARDS 肺保护性策略的最后防线，部分重症 ARDS 患者即使已经采用最优化的机械通气策略，仍然难以改善氧合，出现严重低氧血症和继发性器官功能障碍。ECMO 是通过体外氧合器长时间体外心肺支持，通过体外循环代替或部分代替心肺功能的支持治疗手段。其最根本的作用是为重症低氧血症患者提供了额外的氧供，减少了氧债，从而改善全身的氧代谢，对用其他保护性肺通气措施仍然无效的 ARDS，ECMO 可能是不错的选择。ECMO 曾在 H1N1 禽流感 ARDS 患者中收到良好的效果，目前在重症 ARDS 患者肺保护性治疗中已得到广泛共识，在进行 ARDS 呼吸功能支持和治疗的同时，不容忽视对循环功能、肾功能、肝功能等器官功能的监测和支持。加强肺外器官功能支持，可以避免肺外器官的衰竭加重 ARDS，造成恶性循环。

（二）胃肠功能损伤与治疗

妊娠期受大量雌激素影响，胃肠平滑肌张力降低，贲门括约肌松弛,胃内酸性内容物可反流至食管。胃酸及胃蛋白酶分泌量减少,胃排空时间延长,肠蠕动减弱。妊娠期的生理改变,增加了产科危重患者的胃肠道损伤潜在风险,胃肠道损伤主要为胃肠道出血性疾病、胃肠道动力性疾病及肠道屏障功能障碍。国内有报道产科 MODS 出现胃肠功能障碍发生率为 42.86%。产科危重患者合并消化道出血的基础病变较为罕见,胃肠道出血多由胃肠黏膜应激性溃疡导致,肠道黏膜溃疡性病变可在 ICU 5 小时之内即可出现,72 小时可见到明显病变,应激性溃疡导致胃肠道出血可明显增加病死率。

胃肠功能损伤的治疗:针对具有高危因素的患者积极预防,尽可能避免胃肠道损伤,主要治疗方法为:

1. 胃肠减压 早期治疗常应用胃肠减压和禁食,减轻腹胀、肠麻痹等症状,可以改善胃肠血液循环以及促进功能的恢复,可及时观察上消化道出血情况。

2. 预防应激性溃疡 H_2 受体拮抗剂及抗酸剂是预防应激性溃疡最常用的药物,一般要求维持胃液 pH 在 4 以上。质子泵抑制剂能确切持续地控制胃酸水平,不但预防应激性溃疡引发的出血,也是胃食管反流抑酸治疗的最有效的药物。如果胃肠道可以使用,可口服片剂或经鼻胃管给予混悬液。如肠道不能应用,可通过鼻胃管给药。

3. 胃肠动力药物 除尽可能减少应用或停用能够使胃排空减慢的药物如麻醉剂等,甲氧氯普胺是在美国唯一被临床认证具有促胃动力作用并可在 ICU 中应用的药物,可根据情况使用。

4. 抗生素的使用 根据细菌药物敏感情况选择用药,避免应用广谱抗菌药物,尤其是具有抗厌氧菌活性的抗菌药物,避免破坏肠道菌群。

5. 积极维护血流动力学稳定 以保证脏器充足的血流供应,创伤或休克早期,根据黏膜 pH(pHi)进行快速而有效的输液治疗,以防止或减轻黏膜缺血。

6. 胃肠道内营养 早期使用胃肠道(危重症发生后 24～48 小时内)既可早期达到营养支持目标,又能早期恢复肠道运动,缩短住院时间。但早期 EM 补充谷氨酰胺是维持肠绒毛功能的重要手段,可以防止肠黏膜萎缩,有助于恢复肠道机械屏障。早期 EM,避免使用抗胆碱能药物及镇静、肌松药,尽早恢复肠蠕动。

(三)肾脏支持治疗

在产科感染、子痫、胎盘早剥、产后出血休克等的基础上,患者出现少尿或无尿,血清尿素氮、肌酐升高,诊断肾功能受损,表现为妊娠期急性肾衰竭(acute renal failure, ARF)。在大多数情况下,肾功能受损其起因不是本器官自身疾病或创伤,而是由于产科并发症所致 MODS。

产科失血性休克导致肾脏灌注的急剧下降所致的肾前性氮质血症以及由此所引起的急性肾损伤(acute kidney injury,AKI)、急性肾小管坏死(ATN),仍然是产科急性肾衰

竭最主要的原因。产科危重患者孕前多无基础病变,纠正循环功能障碍,改善全身组织灌注,消除组织灌注不足导致的缺血性肾前性氮质血症,等待并帮助肾脏恢复功能,肾脏功能往往得以完全或大部分恢复。部分产科患者孕前合并慢性肾衰竭是由于肾组织本身的感染或自身免疫等损伤因素如慢性肾小球肾炎,SLE 肾损伤,肾脏组织的基本结构受到进行性损害,往往导致失代偿的不可逆变化,肾脏最终失去其正常的组织结构形态和生理功能,需要长期依靠人工替代(血液透析)或等待肾脏移植治疗,见表 2-10-37。

表 2-10-37 急性肾损伤分级标准

分期	血清肌酐水平	尿量/[ml·(kg·h)⁻¹]
1	上升>0.3mg/dl 或≥150%~200%(基础值)	<0.5,6 小时以上
2	>200%~300%(基础值)	<0.5,12 小时以上
3	>300%(基础值)或≥4mg/dl 或急性上升≥0.5mg/dl	<0.3,24 小时以上或无尿 12 小时以上

肾功能损伤的支持治疗:当出现无尿、血清肌酐水平上升时,对于肾前性,应积极扩容,宜采用新鲜冷冻血浆。如为肾性,应该限制补液,使用利尿剂,大量临床循证医学研究表明,对于急性肾功能损害,干预越早,患者的生存率和肾脏功能恢复的可能性就越大,特别是 RIFLE 标准推出以来,许多国内外学者的研究观察发现,在危险(R)和损伤(I)期开始血液净化治疗的患者,较之衰竭期(F)才开始者有着更好的预后,特别是肾脏功能的恢复,明显优于处于同期的未行血液净化治疗的患者。而早期干预的效果,往往取决于临床医师如何合理地判断血液净化治疗的指征、选择何种方式方法,以及治疗剂量和时间。

连续性肾脏替代疗法(CRRT),又称连续性血液净化(continuous blood purification,CBP),是近年来血液净化技术的革新与进步,CBP 不仅是替代肾脏功能,同时还担负多器官功能支持,故人们提出肾脏替代治疗及器官支持治疗指征两部分。即肾脏替代治疗及器官支持治疗指征两部分。

目前认为妊娠期 MODS 和急性肾衰竭(ARF)时,可以接受各种连续的血液滤过及间断的滤过方式,对血流动力学不稳定的患者,液体负荷过多的患者更加适合连续性的血液滤过,使得血流动力学更加稳定,但是如果监控不佳,容易出现血容量不足。在妊娠期的患者,各种滤过方式可以合理组合、选择,根据患者的病情制订个体化的血液滤过方案。

(四)肝损伤与支持治疗

妊娠期 MODS 的肝损伤可以是首发受累器官,也可以由产科失血性休克、内毒素血症导致 MODS 中的继发受累器官。妊娠期 MODS 以肝损伤为首发受累器官,常见于妊娠重症肝炎、妊娠期急性脂肪肝和 HELLP 综合征等,其器官功能障碍顺序一般为肝、血液、脑、肾、胃肠、代谢、呼吸和

循环系统。

以肝损伤为首发受累器官导致的 MODS 是临床常见的产科重症，综合治疗包括基础治疗，清除致病因素，减少毒物生成（如内毒素、氨），纠正代谢紊乱，改善肝脏血液循环及提高氧供、促进肝细胞再生，防治及阻断 MODS 病程。

营养支持及护肝治疗：

1. 根据患者的代谢状态给予适当的营养支持，一般主张每天 25~30kcal/kg，给予高糖、低脂、适量蛋白质（25g/d）饮食，补充多种维生素；不能进食者，可给予肠外营养。中长链脂肪乳剂不易引起肝脏脂肪浸润，是理想的营养剂。注意监测血糖并防治低血糖。酌情输注新鲜血浆或全血、白蛋白。新鲜血浆、白蛋白有利于肝细胞的再生。

2. 暂时性肝脏支持疗法，促进肝细胞再生。

（1）肝细胞生长因子（HGF）可促进肝细胞再生，增强吞噬、免疫功能，降低肝脏炎症反应，促进肝损伤修复，阻止肝细胞坏死。常规剂量 100~120mg，溶于 10% 葡萄糖液 250ml 中缓慢静脉滴注，1 次/d，1 个月为 1 个疗程。门冬氨酸钾镁、N-乙酰半胱氨酸、还原型谷胱甘肽、肝得健等均具有保护肝细胞、改善肝细胞代谢、维持肝细胞正常生理功能、促进肝细胞再生的作用。

（2）改善微循环：前列腺素 E_1、复方丹参注射液、山莨菪碱等具有改善微循环、促进肝细胞再生作用。

（3）暂时性肝脏支持疗法：暂时性人工肝支持系统（ALSS），是借助体外机械、化学或生物性装置，给予体外支持和暂时及部分替代肝脏功能。人工肝脏的分类：①非生物型人工肝：血液透析、全血/血浆灌流、连续动-静脉血液滤过、血浆置换、血浆吸附等，这些方法可单用或联合应用。②生物人工肝：将肝细胞培育技术与血浆置换、血液透析、血液滤过、血液吸附相结合，是新一代的混合型人工肝支持系统。产科的危重患者大部分孕前身体健康，基于肝脏损伤的可逆性及肝细胞的强大再生能力，通过人工肝辅助治疗，期望在内环境改善的情况下，暂时阻断有害物质损害肝脏的恶性循环，使肝细胞有机会再生而使肝功能好转。人工肝支持系统在妊娠期急性脂肪肝、妊娠期重症肝炎已开展应用，并有较好的临床疗效。国内学者多主张，以肝损伤为首发受累器官的妊娠并发症及合并症不必等待病程进入晚期，应及早行人工肝支持治疗，以阻断病情进展。

（五）脑功能障碍

妊娠期 MODS 的脑功能障碍，基本上均由其他脏器损伤引发的脑损伤而导致。产科并发症及合并症常可直接或间接造成脑损伤，以颅内弥漫性病灶多见，表现为脑组织坏死、水肿、血管扩张、炎症细胞浸润、胶质细胞增生等，这些反应使大脑皮质、边缘系统、丘脑非特异投射系统受到破坏，导致意识障碍。如产科失血性休克时脑灌注处于低灌注状态，由于脑耗氧量很高，对缺氧极为敏感，休克不能及时改善更易发生脑水肿和颅内压增高，造成缺血缺氧性脑病。羊水栓塞造成心跳呼吸骤停后脑缺血再灌注损伤。此外，孕产妇子痫发作时，会引起呼吸暂停、血氧饱和度下降，脑组织缺血、缺氧、水肿造成脑功能障碍，且重度子痫前期时脑出血可直接造成脑细胞损伤。

MODS 时毒素及代谢障碍等因素作用于上行网状激活系统而致意识障碍，如妊娠期重症肝炎来自肠道的许多毒性代谢产物，未被肝解毒和清除，经侧支进入体循环，透过血-脑屏障而至脑部，引起脑功能障碍。妊娠期 MODS 累及脑功能死亡率明显升高，且预后不良。

1. 脑功能障碍的临床表现及监测 脑功能障碍的临床表现，除原发疾病的各种临床表现外，主要表现为急性意识障碍、脑局部局限性或弥漫性损害的症状和体征及颅内压增高症等，可伴有癫痫发作和呼吸功能的紊乱等。

目前评估脑功能障碍的主要依据为格拉斯哥昏迷评分（Glasgow coma scale，GCS）（表 2-10-38），评估从患者睁眼、言语反应、非偏瘫侧运动反应三个方面进行评定，最高得分 15 分，预后最好；最低得分 3 分，预后最差；8 分或以下为昏迷。Marshall 评分标准将脑功能与 GCS 评分对照，Marshall 评分≥1 分为脑功能障碍，≥3 分为脑功能衰竭。

近年来器官支持治疗中能反映局部重要脏器氧代谢的监测方法日益受到重视。目前，脑氧代谢监测已逐步在临床上得到应用。对危重患者进行脑氧代谢监测可了解脑氧代谢的变化可以及时调整以最大限度维持脑组织氧平衡，防止由于治疗不善所造成的脑组织缺血、缺氧；了解患者的预后及转归。脑氧代谢监测的常用指标：颈静脉氧饱和度（$SjvO_2$）监测和脑动静脉氧含量差（$AVDO_2$），$SjvO_2$ 是指颈内静脉球血氧饱和度，为临床上最早采用的脑组织氧代谢监

表 2-10-38 格拉斯哥昏迷评分

睁眼反应	评分	语言反应	评分	运动反应	评分
自主睁眼	4	语言正常	5	能按指令动作	6
呼唤睁眼	3	言语不当	4	对刺痛能定位	5
刺激睁眼	2	言语错乱	3	对刺痛能躲避	4
不睁眼	1	言语难辨	2	刺痛时肢体过伸	3
		不能言语	1	刺痛时肢体屈曲	2
				对刺痛无任何反应	1

测方法,可间接反映整个脑组织血流和氧代谢状况,被认为是评估脑氧代谢的金标准。$SjvO_2$ 监测可分为间断和持续监测两种,间断监测通过颈内静脉穿刺逆行插管到位于乳突水平的颈内静脉球采血测定。$SjvO_2$ 监测可用于发现脑氧供需失衡。$SjvO_2$ 的正常值为 55%~71%,当 $SjvO_2$<55% 时提示脑氧合不足,>71% 时提示过度灌注。经颅近红外线频谱法 NIRS 是近年来发展的一种安全、无创伤性的测定局部脑氧饱和度($rScO_2$),反映脑氧代谢的方法。$rScO_2$ 主要反映大脑静脉氧饱和度(SvO_2)。目前认为 $rScO_2$ 是反映脑氧供量(DO_2)的良好指标,可反映脑 DO_2 满意程度。在脑氧代谢监测中,$SjvO_2$ 与 $rScO_2$ 均可反映脑氧供需平衡,但前者反映的是全脑的氧供需平衡,而后者反映的是局部脑组织的氧供需平衡。

2. 支持治疗 在积极治疗原发病的同时,保护神经系统器官功能尤其是脑神经细胞功能,必须在第一时间采取脑保护措施,争取在脑功能障碍尚在可逆转时治疗,可明显改善预后。临床上除常规尽快进行脑外器官的支持治疗,尽可能保证脑组织灌注外,还要有针对性地采取措施减轻脑水肿,降低脑组织代谢率,避免复苏后代谢紊乱及血流动力学改变所造成的进一步损伤。

支持治疗包括:维持基本生命体征,维持循环状态的稳定,以保证脑组织的血液供应,维持呼吸道的通畅和充分供氧,以保证脑组织的氧气供应,维持血电解质及酸碱平衡,保持水出入量平衡。

降低颅内压时应用脱水剂的原则:根据患者的临床症状和实际需要,决定脱水剂的用量和用法。并密切观察颅内压的动态变化,调整治疗方案,做到有效控制,合理用药。

使用改善脑代谢的药物:如细胞色素 C、三磷腺苷(ATP)、胞磷胆碱、纳洛酮等均具有促进脑细胞的氧化代谢,改善脑循环的作用,起到促醒的作用。

亚低温在心肺复苏后,脑功能保护已广泛开展,亚低温可降低代谢、减少大脑对氧的需求,使患者增强大脑组织对缺血缺氧的耐受性,有利于神经系统功能的恢复。在低温治疗过程中,改善高凝状态及炎症反应从而改善大脑的灌注损伤。目前认为对于心肺复苏后而血流动力学稳定的患者,自发产生的轻度低温(>33℃),无须复温治疗;心肺复苏后昏迷但血流动力学稳定者,应将其体温降至 32~34℃,并维持12~24 小时,对患者的恢复有益。

(六)心功能不全的处理

妊娠期心脏负担加重,妊娠和分娩期血流动力学的改变增加了心脏负担,贫血、低蛋白血症和感染等不良因素可以导致心功能下降,双胎、羊水过多和妊娠期高血压疾病等产科因素可诱发心功能下降。尤其,心脏病孕产妇在妊娠32~34 周及以后、分娩期及产后 3 天内极容易发生心力衰竭。妊娠合并重症心脏病(心功能Ⅲ~Ⅳ级)、重度子痫前期、围产期心肌病均可引发 MODS,危及孕产妇的生命。妊娠期 MODS 常发生心功能不全,在积极治疗原发病的基础上,适时终止妊娠。

治疗目标:传统的急性心力衰竭的治疗目标单纯,主要是降低肺毛细血管楔压和增加心输出量。但是,最近的指南同时强调其他综合治疗的重要性,包括血压的控制、心肌保护、神经激素异常的纠正以及对其他脏器功能如肾功能的保护。

(1)控制基础病因和矫治引起心力衰竭的诱因:应用静脉和/或口服降压药物以控制高血压;选择有效抗生素控制感染;积极治疗各种影响血流动力学的快速性或缓慢性心律失常;应用硝酸酯类药物改善心肌缺血。糖尿病伴血糖升高者应有效控制血糖水平,又要防止出现低血糖。对血红蛋白低于 60g/L 的严重贫血者,可输注浓缩红细胞悬液或全血。

(2)缓解各种严重症状:

1)低氧血症和呼吸困难:采用不同方式吸氧,包括鼻导管吸氧、面罩吸氧以及无创或气管插管的呼吸机辅助通气治疗;充分保证氧供,减少氧债发生是防治 MODS 的关键步骤。

2)胸痛和焦虑:应用吗啡。

3)呼吸道痉挛:应用支气管解痉药物。

4)淤血症状:利尿剂有助于减轻肺淤血和肺水肿,亦可缓解呼吸困难。

(3)稳定血流动力学状态,维持收缩压≥90mmHg 纠正和防止低血压可应用各种正性肌力药物。血压过高者的降压治疗可选择血管扩张药物。

(4)纠正水、电解质紊乱和维持酸碱平衡:静脉应用袢利尿剂应注意补钾和保钾治疗;血容量不足、外周循环障碍、少尿或伴肾功能减退患者要防止高钾血症。低钠血症者应适当进食咸菜等补充钠盐,严重低钠血症(<110mmol/L)者应根据计算所得的缺钠量,静脉给予高张钠盐如 3%~6% 氯化钠溶液,先补充缺钠量的 1/3~1/2,而后酌情继续补充。

(5)保护重要脏器如肺、肾、肝和大脑,防止功能损害。

(6)降低死亡危险,改善近期和远期预后。产褥期仍然需要严密监护,抗感染治疗,因此,预防心力衰竭及控制感染是产褥期处理的两大关键。

(七)MODS 的综合管理

产科重症患者存在单个或多个生命重要脏器损害,使孕产妇处于危重状态,需要多学科参与救治。产科危重症的处理不能单纯纠正单一器官的功能障碍,积极处理首发受累器官,并需要注意各脏器损伤之间的联系,阻断器官损伤的恶性循环,支持治疗是维持生命、恢复健康、提高抢救成功率的关键处理措施,通过延长治疗的时间窗,为消除患者致病因素赢得充分的时间,从而达到挽救孕产妇生命的目的。

目前大多数的学者支持 MODS 是由于机体受到创伤和感染刺激而发生的炎症反应过于强烈以致促炎-抗炎失衡,炎症启动后激发机体产生众多的继发性炎症介质,加重

sirs 的瀑布效应，这种持续高水平的细胞因子可进一步发展为 MODS，从而损伤自身细胞。因此控制炎症反应是目前治疗 MODS 的策略之一。控制炎症反应的治疗途径有以下几类：

1. 免疫营养调节治疗 免疫加强治疗是在机体陷入免疫麻痹时，使用免疫增加剂等来逆转这种状态。在炎症过度反应时，给予抗感染治疗，尽管免疫治疗在实验研究中已经证明其积极的临床意义，但目前临床上尚无确切的免疫治疗方案，如何恢复抗炎与促炎平衡是免疫调整的治疗目标。

2. 肠道管理与各脏器的支持治疗 胃肠道在 MODS 形成中的作用正受到越来越密切的关注。肠黏膜的屏障结构或功能受损，使大量细菌和内毒素吸收、迁移至血液循环和淋巴系统，导致全身多器官功能损害，是 MODS 发病机制中的重要环节。肠源性的细胞因子可以通过门脉系统影响到肝脏或通过肠系膜淋巴管系统首先到达肺并引起 ARDS，肠、肝、肺在解剖结构上是独立器官，但在救治中应注重彼此在功能上是相互联系、相互影响的。

3. CRRT 现已被认识是不同治疗的共同平台，由初始的血液净化和肾脏支持发展到控制体温、控制酸碱平衡、控制液体平衡，心、肺、脑、肝重要脏器保护，免疫调节和内皮细胞功能支持，能同时发挥多种临床功效，这在 MODS 器官支持治疗中是非常重要的。

4. 营养支持 营养支持途径的选择取决于营养缺乏的程度，胃肠功能受损程度，预计持续时间及患者接受程度等。基础能量消耗估计公式：BEE=655+{9.6×体重（kg）+[1.8×身长（cm）-4.7×年龄]}，妊娠期为 BEE×1.25+300（kcal）（单胎妊娠）或者 500（kcal）（双胎妊娠），营养支持时应将危重孕产妇母体的血糖维持在 0.9~1.2g/L，母体发生高血糖应使用胰岛素治疗以避免胎儿胰岛素生成的增加，研究发现在营养食品中添加精氨酸、谷氨酰胺、微量元素、ω-3 脂肪酸和维生素等可以改变和调节免疫炎症反应，提高细胞免疫水平，促进伤口愈合。营养配方能对正常的肠道菌群提供支持，对保护肠道微生物屏障非常有益，肠内营养在改善内脏血流灌注方面的作用，真正的免疫营养剂以及增强肠道屏障的物质，正在成为未来的治疗方向。

5. 中医中药治疗 运用中医理论的"活血化瘀""清热解毒"方剂进行免疫调理治疗。已证实其对细胞免疫功能和创伤后免疫抑制方面调理作用明显，但对全身性炎症反应的研究无统一病例选择标准，有待进一步实验研究。

（陈敦金　张春芳）

参考文献

1. 中华医学会妇产科学分会产科学组. 妊娠合并心脏病的诊治专家共识（2016）. 中华妇产科杂志，2016，51（6）：401-409.

2. Regitz-Zagrosek V, Roos-Hesselink JW, Bauersachs J, et al. 2018 ESC Guidelines for the management of cardiovascular diseases during pregnancy. Eur Heart J, 2018, 39 (34): 3165-3241.

3. American College of Obstetricians and Gynecologists. ACOG Practice Bulletin No. 212: Pregnancy and Heart Disease. Obstet Gynecol, 2019, 133 (5): e320-e356.

4. Sliwa K, Bauersachs J, Arany Z, et al. Peripartum cardiomyopathy: from genetics to management. Eur Heart, 2021, 42 (32): 3094-3102.

5. Elkayam U, Shmueli H. Peripartum cardiomyopathy: one disease with many faces. Eur Heart, 2020, 41 (39): 3798-3800.

6. Acuna S, D'SouzaR. Pregnancy after heart transplantation: A second-generation transmission of the gift of life-in reply. J Heart Lung Transplant, 2021, 40 (3): 235.

7. Hoevelmann J, Hahnle L, Hahnle J, et al. Detection and management of arrhythmias in peripartum cardiomyopathy. Cardiovasc Diagn Ther, 2020, 10 (2): 325-335.

8. Roston TM, Werf C, Cheung C, et al. Caring for the pregnant woman with an inherited arrhythmia syndrome. Heart Rhythm, 2020, 17 (2): 341-348.

9. 中华医学会妇产科学分会产科学组. 孕前和孕期保健指南（2018）. 中华妇产科杂志，2018，53（1）：7-13.

10. 中华医学会妇产科学分会产科学组，中华医学会围产医学分会. 乙型肝炎病毒母婴传播预防临床指南（2020）. 中华围产医学杂志，2020，23（5）：289-298.

11. 何玉甜，孙雯，陈敦金. 美国妇产科学医师协会"妊娠合并病毒性肝炎指南"解读：乙型肝炎部分. 中华产科急救电子杂志，2012，1（1）：7.

12. 贾继东，侯金林，魏来，等. 慢性乙型肝炎防治指南（2019 版）新亮点. 中华肝脏病杂志，2020，28（1）：21-23.

13. 李艳萍，王珊，李善玲，等. Swansea 诊断标准在妊娠期急性脂肪肝诊断及病情评估中的价值. 中华围产医学杂志，2014，17（8）：559-562.

14. 中华医学会妇产科学分会产科学组，中华医学会围产医学会妊娠合并糖尿病协作组，中国妇幼保健协会妊娠合并糖尿病专业委员会. 妊娠期高血糖诊治指南（2022）. 中华妇产科杂志，2022，57（1）：3-12.

15. American Diabetes Association. 14. Management of Diabetes in Pregnancy: Standards of Medical Care in Diabetes—2021. Diabetes Care 44, S200-S210 (2021).

16. Wei Y, Yang H. Perspectives on diagnostic strategies for hyperglycemia in pregnancy-dealing with the barriers and challenges in China. Diabetes Res Clin Pract, 2018, 145: 84-87.

17. American College of Obstetricians and Gynecologists. ACOG Committee Opinion No. 762：Prepregnancy Counseling. Obstet Gynecol, 2019, 133：e78-e89.

18. Zhu WW, Yang HX, Wei YM, et al. Evaluation of the value of fasting plasma glucose in the first prenatal visit to diagnose gestational diabetes mellitus in China. Diabetes Care, 2012, 2013, 36（3）：586-590.

19. Wei YM, Xin-Yue Liu, Chong Shou, et al. Value of fasting plasma glucose to screen gestational diabetes mellitus before the 24th gestational week in women with different pre-pregnancy body mass index. Chin Med J（Engl）, 2019, 132：883-888.

20. Griffith RJ, Alsweiler J, Moore AE, et al. Interventions to prevent women from developing gestational diabetes mellitus：an overview of Cochrane Reviews. Cochrane Database Syst Rev, 2020, 6（6）：CD012394.

21. Jin S, Sha L, Dong J, et al. Effects of Nutritional Strategies on Glucose Homeostasis in Gestational Diabetes Mellitus：A Systematic Review and Network Meta-Analysis. J Diabetes Res, 2020：6062478.

22. Wang C, Wei Y, Zhang X, et al. Effect of Regular Exercise Commenced in Early Pregnancy on the Incidence of Gestational Diabetes Mellitus in Overweight and Obese Pregnant Women：A Randomized Controlled Trial. Diabetes Care, 2016, 39：e163-e164.

23. Wang C, Wei Y, Zhang X, et al. A randomized clinical trial of exercise during pregnancy to prevent gestational diabetes mellitus and improve pregnancy outcome in overweight and obese pregnant women. Am J Obstet Gynecol, 2017, 216：340-351.

24. Lowe WL Jr, Scholtens DM, Kuang A, et al. Hyperglycemia and Adverse Pregnancy Outcome Follow-up Study（HAPO FUS）：Maternal Gestational Diabetes Mellitus and Childhood Glucose Metabolism. Diabetes Care, 2019, 42（3）：372-380.

25. Lowe WL Jr, Lowe LP, Kuang A. Hyperglycemia and Adverse Pregnancy Outcome Follow-up Study（HAPO FUS）：Maternal Gestational Diabetes Mellitus and Childhood Glucose Metabolism. Diabetes Care, 2019, 42（3）：372-380.

26. Alexander EK, Pearce EN, Brent GA, et al. 2017 Guidelines of the American Thyroid Association for the Diagnosis and Management of Thyroid Disease During Pregnancy and the Postpartum. Thyroid, 2017, 27（3）：315-389.

27. 中华医学会内分泌学分会, 中华医学会围产医学分会. 妊娠和产后甲状腺疾病诊治指南. 中华围产医学杂志, 2019, 22：505-506.

28. Zhang Y, Zhang C, Yang X, et al. Association of Maternal Thyroid Function and Thyroidal Response to Human Chorionic Gonadotropin with Early Fetal Growth. Thyroid：official journal of the American Thyroid Association, 2019, 29（4）：586-594.

29. Yang X, Yu Y, Zhang C, et al. The Association Between Isolated Maternal Hypothyroxinemia in Early Pregnancy and Preterm Birth. Thyroid, 2020, 30（12）：1724-1731.

30. Dhillon-Smith RK, Middleton LJ, Sunner KK, et al. Levothyroxine in Women with Thyroid Peroxidase Antibodies before Conception. N Engl J Med, 2019, 380（14）：1316-1325.

31. Huang W, Mark E, Molitch ME. Pituitary Tumors in Pregnancy. Endocrinol Metab Clin North Am, 2019, 48（3）：569-581.

32. Bancos I, Atkinson E, Eng C, et al. Maternal and fetal outcomes in phaeochromocytoma and pregnancy：a multicentre retrospective cohort study and systematic review of literature. Lancet Diabetes Endocrinol, 2021, 9（1）：13-21.

33. 徐维锋, 李汉忠, 严维刚, 等. 妊娠合并嗜铬细胞瘤的诊断和处理. 中华泌尿外科杂志, 2011, 32（4）：254-257.

34. 葛均波, 徐永健, 王辰. 内科学. 9版. 北京：人民卫生出版社, 2014.

35. Wastnedge EAN, Reynolds RM, van Boeckel SR, et al. Pregnancy and COVID-19. Physiol Rev, 2021, 101（1）：303-318.

36. Chen X S. Adverse pregnancy outcomes due to Chlamydia trachomatis. The Lancet Infectious Diseases, 2018, 18（5）：499.

37. 中华医学会呼吸病学分会. 中国成人社区获得性肺炎诊断和治疗指南（2016年版）. 中华结核和呼吸杂志, 2016, 39（4）：253-279.

38. Chung DR, Song JH, Kim SH, et al. Asian Network for Surveillance of Resistant Pathogens Study Group. High prevalence of multidrug-resistant nonfermenters in hospital-acquired pneumonia in Asia. Am J Respir Crit Care Med, 2011, 184（12）：1409-1417.

39. National Center of Health Care Quality Management in Obstetrics. Suggestions on delivery management of pregnant women with COVID-19. Chinese Journal of Obstetrics and Gynecology, 2020, 55（00）：E007-E007.

40. Di Mascio D, Khalil A, Saccone G, et al. Outcome of coronavirus spectrum infections（SARS, MERS, COVID-19）during pregnancy：a systematic review and meta-analysis. Am J Obstet Gynecol MFM, 2020, 2（2）：100107.

41. Liu H, Wang LL, Zhao SJ, et al. Why are pregnant women susceptible to viral infection：an immunological viewpoint?. Journal of Reproductive Immunology, 2020, 139：

103122.

42. Wastnedge EA, Reynolds RM, Boeckel S, et al. Pregnancy and COVID-19. Physiological reviews, 2020, 101 (1): 303-318.

43. 陈练, 赵扬玉, 魏瑷, 等. 新型冠状病毒流行期间孕产妇胸部影像学检查策略建议. 中国实用妇科与产科杂志, 2020, 36(03): 10-11.

44. 乔宠, 刘彩霞. 辽宁省新型冠状病毒感染流行期间孕产妇管理指导意见. 中国实用妇科与产科杂志, 2020, 36(02): 127-130.

45. 李佳钏, 葛云鹏. 备孕期、妊娠期和哺乳期接种新冠病毒疫苗的建议——《新冠病毒疫苗接种技术指南(第一版)》指南解读. 中国计划生育和妇产科, 2021, 13(6): 5.

46. Zhang C, Wang X, Liu D, et al. A systematic review and meta-analysis of fetal outcomes following the administration of influenza A/H1N1 vaccination during pregnancy. Int J Gynaecol Obstet, 2018, 141(2): 141-150.

47. 任坦坦, 邓国防, 付亮, 等. 2020 WHO 全球结核报告: 全球与中国关键数据分析. 新发传染病电子杂志, 2020, 5(4): 280-284.

48. 中华医学会, 中华医学会杂志社, 中华医学会全科医学分会, 等. 肺结核基层诊疗指南(2018年). 中华全科医师杂志, 2019, 18(8): 709-717.

49. 支气管扩张症专家共识撰写协作组, 中华医学会呼吸病学分会感染学组. 中国成人支气管扩张症诊断与治疗专家共识. 中华结核和呼吸杂志, 2021, 44(04): 311-321.

50. 赵扬玉, 乔杰. 妊娠期急性呼吸衰竭与辅助机械通气. 中国实用妇科与产科杂志, 2021, 37(2): 139-141.

51. Lapinsky SE. Management of Acute Respiratory Failure in Pregnancy. Semin Respir Crit Care Med, 2017, 38(2): 201-207.

52. 中华医学会妇产科学分会产科学组. 妊娠期及产褥期静脉血栓栓塞症预防和诊治专家共识. 中华妇产科杂志, 2021, 56(04): 236-243.

53. 中华医学会妇产科学分会产科学组. 妊娠期应用辐射性影像学检查的专家建议. 中华围产医学杂志, 2020, 23: 145-149.

54. Lichtenstein GR, Loftus EV, Isaacs KL, et al. ACG Clinical Guideline: Management of Crohn's Disease in Adults. Am J Gastroenterol, 2018, 113: 481-486.

55. Skubic JJ, Salim A. Emergency General Surgery in Pregnancy. Trauma Surg Acute Care Open, 2017, 2: e000125.

56. Winfield S, Davison JM. Renal disease//Edmonds DK. Dewhurst's Textbook of Obstetrics & Gynaecology. 8th ed. London: Wiley-blackwell, 2012: 137-150.

57. Janes DC. Renal disease//Queenan JT, Spong CY, Lockwood CJ. Queenan's management of high-risk pregnancy—an evidence-based approach. 6th ed. London: Wiley-blackwell, 2012: 151-159.

58. Gurrieri G, Garovic VD, Gullo A, et al. Kidney injury during pregnancy: associated comorbid conditions and outcomes. Arch Gynecol Obstet, 2012, 286(3): 567-573.

59. Noris M, Remuzzi G. Atypical hemolytic-uremic syndrome. N Engl J Med, 2009, 361: 1676.

60. Cardiovasc J Afr. Physiological changes in pregnancy. Mar-Apr, 2016, 27(2): 89-94.

61. Saudi J. Pregnancy after renal transplantation: Effects on mother, child, and renal graft function. Kidney Dis Transpl, 2016, 27(2): 227-232.

62. Clin J. Pregnancy outcomes according to dialysis commencing before or after conception in women with ESRD. Am Soc Nephrol, 2014, 9(1): 143-149.

63. BMC. Acute kidney injury during pregnancy and puerperium: a retrospective study in a single center. Nephrol, 2017, 18(1): 146.

64. 史亦丽, 李融融, 黄菲玲, 等. 新冠疫情防控期间个案报告: 基于互联网平台的妊娠期合并症多学科管理. 中国妇幼卫生杂志, 2020, 11(3): 82-88.

65. 中华医学会围产医学分会. 妊娠期铁缺乏和缺铁性贫血诊治指南. 中华围产医学杂志, 2014, 17(7): 498-501.

66. 中华医学会围产分会, 中华医学会妇产科学分会产科学组. 地中海贫血妊娠期管理专家共识. 中华围产医学杂志, 2020, 23(9): 577-584.

67. Bo L, Mei-Ying L, Yang Z, et al. Aplastic nemia associated with pregnancy: maternal and fetal complications. J Matern Fetal Neonatal Med, 2016, 29(7): 1120-1124.

68. 中华医学会血液学分会血栓与止血学组. 成人原发免疫性血小板减少症诊断与治疗中国专家共识. 中华血液学杂志, 2020, 41(8): 617-629.

69. Thrombocytopenia in pregnancy. Pregnancy Bulletin No.207. American College of Obstetricians and Gynecologists. Obstet Gynecol, 2019, 133: e181-191.

70. Dunkley S, Curtin JA, Marren AJ, et al. Updated Australian consensus statement on management of inherited bleeding disorders in pregnancy. The Medical journal of Australia, 2019, 210(7): 326-332.

71. 中华医学会血液学分会血栓与止血学组, 中国血友病协作组. 罕见遗传性出血性疾病诊断与治疗中国专家共识(2021年版). 中华血液学杂志, 2021, 42(02): 89-96.

72. Gurevich-Shapiro A, Avivi I. Current treatment of lymphoma in pregnancy. Expert Review of Hematology, 2019, 12(6): 449-459.

73. William D Lewis, Seth Lilly, Kristin L Jones. Lymphoma: Diagnosis and Treatment. American Academy of Family

Physicians, 2020, 101 (1): 34-41.

74. 中华医学会血液学分会白血病淋巴瘤学组. 真性红细胞增多症诊断与治疗中国专家共识（2016年版）. 中华血液学杂志, 2016, 37 (4): 265-268.

75. Cunningham FG, Leveno KJ, Bloom SL, et al. Williams Obstetrics. 25th ed. New York: McGraw Hill Education, 2018.

76. 中华医学会神经病学分会脑电图与癫痫学组. 中国围妊娠期女性癫痫患者管理指南. 中华神经科杂志, 2021, 54: 539-544.

77. Aguiar de Sousa D, Canhão P, Ferro JM. Safety of pregnancy after cerebral venous thrombosis: systematic review update. J Neurol, 2018, 265: 211-212.

78. Abu-Rumeileh S, Abdelhak A, Foschi M, et al. Guillain-Barré syndrome spectrum associated with COVID-19: an up-to-date systematic review of 73 cases. J Neurol, 2021, 268: 1133-1170.

79. Butalia S, Audibert F, Nerneberg K, et al. Hypertension Canada: Hypertension Canada's 2018 Guidelines for the Management of Hypertension in Pregnancy. Can J Cardiol, 2018, 34: 526-531.

80. Crane DA, Doody DR, Schiff MA, et al. Pregnancy Outcomes in Women with Spinal Cord Injuries: A Population-Based Study. PM R, 2019, 11: 795-806.

81. Elgendy IY, Gad MM, Mahmoud AN, et al. Acute Stroke During Pregnancy and Puerperium. J Am Coll Cardiol, 2020, 75: 180-190.

82. Ferro JM, Bousser MG, Canhão P, et al. European Stroke Organization. European Stroke Organization guideline for the diagnosis and treatment of cerebral venous thrombosis-endorsed by the European Academy of Neurology. Eur J Neurol, 2017, 24: 1203-213.

83. Fisher RS, Cross JH, French JA, et al. Operational classifi- cation of seizure types by the International League Against Epilepsy: Position Paper of the ILAE Commission for Classifica-tion and Terminology. Epilepsia, 2017, 58: 522-530.

84. Hacein-Bey L, Varelas PN, Ulmer JL, et al. Imaging of Cerebrovascular Disease in Pregnancy and the Puerperium. AJR Am J Roentgenol, 2016, 206: 26-38.

85. Hussain A, Nduka C, Moth P, et al. Bell's facial nerve palsy in pregnancy: a clinical review. J Obstet Gynaecol, 2017, 37: 409-415.

86. Jones-Muhammad M, Warrington JP. Cerebral Blood Flow Regulation in Pregnancy, Hypertension, and Hypertensive Disorders of Pregnancy. Brain Sci, 2019, 9: 224-250.

87. Keskin Y, Kilic G, Taspinar O, et al. Effectiveness of home exercise in pregnant women with carpal tunnel syndrome: Randomized Control Trial. J Pak Med Assoc, 2020, 70 (2): 202-207.

88. Ladhani NNN, Swartz RH, Foley N, et al. Canadian Stroke Best Practice Consensus Statement: Acute Stroke Management during pregnancy. Int J Stroke, 2018, 13: 7437-7458.

89. Simone IL, Tortorella C, Ghirelli A. Influence of Pregnancy in Multiple Sclerosis and Impact of Disease-Modifying Therapies. Front Neurol, 2021, 12: 697-704.

90. Too G, Wen T, Boehme AK, et al. Timing and Risk Factors of Postpartum Stroke. Obstet Gynecol, 2018, 131: 70-78.

91. VanderKruik R, Barreix M, Chou D, et al. The global prevalence of postpartum psychosis: a systematic review. BMC Psychiatry, 2017, 17: 272-282.

92. Wesseloo R, Kamperman AM, Munk-Olsen T, et al. Risk of Postpartum Relapse in Bipolar Disorder and Postpartum Psychosis: A Systematic Review and Meta-Analysis. Am J Psychiatry, 2016, 173: 117-127.

93. 复发性流产合并风湿免疫病免疫抑制剂应用中国专家共识编写组. 复发性流产合并风湿免疫病免疫抑制剂应用中国专家共识. 中华生殖与避孕杂志, 2020, 40 (7): 527-534.

94. 中国系统性红斑狼疮研究协作组专家组, 国家风湿病数据中心. 中国系统性红斑狼疮患者围产期管理建议. 中华医学杂志, 2015, 95 (14): 1056-1060.

95. Tektonidou MG, Andreoli L, Limper M, et al. EULAR recommendations for the management of antiphospholipid syndrome in adults. Annals of the Rheumatic Diseases, 2019, 78 (10): 1296-1304.

96. Andreoli L, Bertsias G, Agmonlevin N, et al. EULAR recommendations for women's health and the management of family planning, assisted reproduction, pregnancy and menopause in patients with systemic lupus erythematosus and/or antiphospholipid syndrome. Annals of the Rheumatic Diseases, 2017, 76 (3): 476-485.

97. Sammaritano LR, Bermas BL, Chakravarty EE, et al. 2020 American College of Rheumatology Guideline for the Management of Reproductive Health in Rheumatic and Musculoskeletal Diseases. Arthritis Care & Research, 2020, 72 (4): 529-556.

98. 中华医学会围产医学分会. 产科抗磷脂综合征诊断与处理专家共识. 中华围产医学杂志, 2020, 23 (08): 517-522.

99. Parisis D, Chivasso C, Perret J, et al. Current State of Knowledge on Primary Sjögren's Syndrome, an Autoimmune Exocrinopathy. J Clin Med, 2020, 9 (7): 2299.

100. 张文, 厉小梅, 徐东, 等. 原发性干燥综合征诊治规范. 中华内科杂志,2020,59（4）:269-276.

101. Elliott B,Spence AR,Czuzoj-Shulman N,et al. Effect of Sjögren's syndrome on maternal and neonatal outcomes of pregnancy.J Perinatal Med,2019,47（6）:637-642.

102. 中华医学会风湿病学分会. 2018 中国类风湿关节炎诊疗指南. 中华内科杂志,2018,57（4）:242-251.

103. Fraenkel L,Bathon JM,England BR,et al. 2021 American College of Rheumatology Guideline for the Treatment of Rheumatoid Arthritis. Arthritis Care Res（Hoboken）,2021,73（7）:924-939.

104. Gabbe SG,Niebyl JR,Simpson JL,et al. Obstetrics normal and problem pregnancies.7th ed. Philadelphia:Elsevier Saunders,2017:1098-1155.

105. Workowski KA,Centers for Disease Control and Prevention（CDC）. Sexually Transmitted Infections Treatment Guidelines,2021. MMWR Recomm Rep,2021,70（4）:1-187.

106. E Inav S,Leone M. Epidemiology of obstetric critical illness. Int J Obstet Anesth,2019,40:128-139.

107. Flavio XSA,Mary AP,Antonio F,et al. Prognostic Value of an Estimate-of-Risk Model in Critically Ⅲ Obstetric Patients in Brazil,Obstet Gynecol,2022,139:83-90.

108. 高翔,苏华俊,邓流飞,等. 血压变异性、氨基末端脑利钠肽前体与维持性血液透析患者心血管事件的相关性分析. 临床肾脏病杂志,2019,19（1）:49-53.

109. Leovic MP,Robbins HN,Starikov RS,et al. Multidisciplinary obstetric critical care delivery:The concept of the "virtual" intensive care unit. Semin Perinatol,2018,42（1）:3-8.

110. Padilla C,Markwei M,Easter SR,et al. Critical care in obstetrics:a strategy for addressing maternal mortality. Am J Obstet Gynecol,2021,224（6）:567-573.

111. Maison,Rattanaburi A,Pruksanusak N,et al. Intraoperative blood volume loss according to gestational age at delivery among pregnant women with placenta accreta spectrum（PAS）:an 11-year experience in Songklanagarind Hospital.J Obstet Gynaecol,2021,22:1-6.

第十一章

胎儿异常与多胎妊娠

第一节　胎儿生长受限

一、关于胎儿生长受限的定义

小于胎龄（small for gestational age，SGA）儿是指超声估测体重（estimated fetal weight，EFW）或腹围（abdominal circumference，AC）低于同胎龄应有体重或腹围第 10 百分位数的胎儿。这个定义反映了胎儿生长在统计学意义上的偏小，但处于这样状态的胎儿并不等同于胎儿生长受限，因为这其中包含了两种情况:健康小样儿是指尽管胎儿的体格小，但生长达到了其遗传潜能、胎儿的结构及多普勒血流评估均未发现异常。健康小样儿没有明显的不良围产结局及远期并发症风险。胎儿生长受限（fetal growth restriction，FGR）是指受到母体、胎儿、胎盘等病理因素影响，胎儿生长未达到其应有的遗传潜能，多表现为胎儿超声估测体重或腹围低于相应胎龄的第 10 百分位数。研究发现，脐动脉血流异常（搏动指数>第 95 百分位、舒张末期血流缺失/反向）和 EFW<第 3 百分位与 FGR 胎儿的不良结局密切相关，因此把超声 EFW 或腹围<相应胎龄第 3 百分位或伴有血流异常的胎儿定义为严重 FGR。此类孕妇是妊娠管理的重点人群。

二、胎儿生长受限的病因

胎儿生长受限（FGR）的发生率和胎儿生长受限的定义及筛查方式有关。美国妇产科医师协会（American College of Obstetricians and Gynecologists，ACOG）采用基于人群生长曲线的 FGR 定义（低于第 10 百分位），其发生率为 10%，而我国采用的诊断标准是超声 EFW 或胎儿腹围低于相应胎龄应有的第 10 百分位数，发病率应高于 10%。值得注意的是，尽管 FGR 在产前多表现为 SGA，但有时也可表现为 EFW 高于第 10 百分位数，但这样的胎儿实际生长并未达到应有的潜能，导致了此部分 FGR 胎儿在产前可能被"漏诊"。讨论 FGR 的病因是一个复杂的过程，需要具体分析母体、胎儿、胎儿附属物等多方面可能存在的问题，并进行针对性的排查，相关的病因归纳见表 2-11-1。

区分 SGA 是否健康是非常重要的，处于病理状态的小样胎儿是真正的高危胎儿。第一种情况是"健康的 SGA"：胎儿 EFW 小于该胎龄的第 10 百分位，但该胎儿处于健康

表 2-11-1　FGR 的常见病因

类型	主要病因
母体因素	营养不良 妊娠合并症：青紫型心脏病、慢性肾病、慢性高血压、糖尿病、甲状腺疾病、自身免疫性疾病（如系统性红斑狼疮、抗磷脂抗体综合征）等 妊娠并发症：子痫前期、妊娠期肝内胆汁淤积等 多胎妊娠
胎儿因素	遗传学异常：染色体疾病、基因组疾病、单基因疾病等 结构异常：先天性心脏病、骨骼发育异常、小头畸形等
胎盘、脐带因素	胎盘异常：轮廓胎盘、胎盘血管瘤、绒毛膜下血肿等 脐带异常：单脐动脉、脐带过细、脐带扭转打结等
其他因素	宫内感染（风疹、巨细胞病毒、弓形虫、梅毒等） 环境致畸物 药物的使用和滥用（烟草、酒精、可卡因、麻醉剂等）等

状态、器官发育情况良好、生长发育速度和适于孕龄的胎儿一致；更为重要的是该胎儿并没有表现出任何围产期的并发症，出生后的结局良好。第二种情况是"并不健康的 SGA"，即 FGR：当母体供给胎儿的营养不能满足需要时，正常组织表现为生长速度的放缓，营养被用于保障胎儿重要脏器适应不良的环境。在超声下主要表现为胎儿腹围增长的减少。与此同时，胎儿主要脏器的血流发生重新分布，通常某些并不非常重要的脏器血流会相应减少如肾脏血流，导致羊水过少的发生，也可以同时检测到大脑中动脉舒张期血流的增加（体现了对重要脏器的保护）。

三、胎儿生长受限可能导致的不利影响

FGR 的发生对胎儿产生的影响如羊水过少、无法预测的胎心异常及胎死宫内等。对新生儿的影响包括早产的发生、新生儿呼吸窘迫综合征、颅内出血、坏死性肠炎、败血症、新生儿低血糖、神经系统损伤等。在和适龄儿长达 5~11 年的随访比较中发现，FGR 胎儿在出生后仍然存在某些功能发育不良的病理状态包括：低智商、神经系统发育迟缓、脑瘫、语言能力的低下、学习障碍等。成人疾病胎儿期起源的假说在低出生体重儿发育至成人阶段的队列研究中部分得到证实。通过对相似社会经济背景条件下不同队列的人群进行比较，FGR 和低出生体重儿在成年后发生一系列疾病如高血压、冠心病、糖尿病、肥胖症以及一系列社会经济问题的可能性更高。

四、FGR 的预防与筛查

（一）采取循证的积极预防措施

通过补充能量和蛋白质、补充孕激素和钙剂并不能预防 FGR 的发生。针对吸烟孕妇的一项随机队列研究显示，对比 261 例孕 15 周前戒烟和 251 例孕期持续吸烟孕妇的妊娠结局，后者 FGR 的发生风险增加，而前者 FGR 的发病率与正常对照相似。显然，针对吸烟孕妇来说，在孕早期实施戒烟干预对改善围产儿结局有一定的帮助。针对子痫前期高危的孕妇，已有相当的随机对照研究证实在孕 16 周前每天口服小剂量阿司匹林可以预防 FGR。因此在《胎儿生长受限专家共识（2019 版）》中把针对子痫前期高危人群的孕早期阿司匹林干预作为一项推荐。此外，低分子量肝素能否预防 FGR，目前仍有争议。妊娠合并症与 FGR 的发生有一定的关联。因此在孕前积极正规治疗相关疾病如心脏病、慢性肾病、慢性高血压疾病、糖尿病、甲状腺疾病、自身免疫性疾病等，使病情得到有效控制后再妊娠，对预防 FGR 的发生也有一定的作用。

（二）FGR 的筛查方式

可以通过多种手段对孕妇进行 FGR 筛查，包括母体病

史的梳理预警、宫高测量、血清学筛查和子宫动脉血流等。不同的方法有其各自的利弊和局限性。

1. 病史的梳理预警 该方法的好处是通过病史迅速厘清高危因素并识别风险、有针对性地开展妊娠管理工作。FGR的母体高危因素包括:年龄≥40岁、初产妇、体重指数<20kg/m² 或>25kg/m²、两次妊娠间隔过短、药物滥用、吸烟、子宫畸形、每天高强度运动、不良妊娠史(包括FGR妊娠史、子痫前期史、胎盘早剥史和死胎史等),以及妊娠合并症和并发症,包括糖尿病合并血管病变、肾功能中重度受损(尤其是合并高血压时)、抗磷脂抗体综合征(antiphospholipid syndrome,APS)、子痫前期、妊娠期肝内胆汁淤积综合征、严重的孕早期出血史、妊娠期严重贫血等。这项做法的局限性在于:我国尚没有客观的循证医学量表对相关的高危因素进行分层预警,梳理出高危因素后暂不能做到个体化的精细管理。

2. 宫底高度的测量 宫底高度,简称宫高,是指耻骨联合上缘至宫底的距离。宫高测量的好处是操作简便,能够在基层单位针对普通人群进行围产保健时方便使用,发现异常则通过胎儿生长测量超声进一步筛查。最常用的宫高标准值有2种。一种是宫高的数值(单位为cm)比孕周的数值少3;另一种是由INTERGROWTH-21st根据全球8个国家(包括我国)共13 108例健康孕妇的宫高测量结果制定的标准,宫高异常指宫高低于标准值的第3或第10百分位。由于腹部触诊测量宫高腹围受孕妇体重指数、产次、种族、是否合并子宫肌瘤以及羊水过多等因素影响,利用宫高筛查FGR的敏感性不高。

3. 母体血清生化标志物检测 用于胎儿非整倍体筛查的母体血清标志物对FGR有一定的预测价值。比如妊娠相关血浆蛋白-A(pregnancy-associated plasmaprotein A,PAPP-A)、血清甲胎蛋白(maternal serum alpha-fetoprotein,MSAFP)等,其结果通过中位数的倍数(multiples of the median,MoM)来区分高危和低危人群。血清学筛查的局限性在于单个的血清学标志物的预测敏感性较低。

4. 子宫动脉血流评估 一项纳入了61项研究的荟萃分析指出,在子痫前期低危和高危人群中,孕中期子宫动脉搏动指数增高伴切迹预测FGR的敏感度分别为12%和45%,特异度分别为99%和90%;预测严重FGR(特指<第3或第5百分位的FGR)的敏感度分别为23%和42%,特异度分别为98%和80%。可以看到,即使针对高危人群在孕中期进行子宫动脉测量,其敏感性也是有限的。目前也缺乏更有力的循证医学证据支持把子宫动脉血流作为常规的FGR筛查手段。所以在《胎儿生长受限专家共识(2019版)》中,并没有把子宫动脉作为FGR的常规筛查,但考虑到子宫动脉血流筛查有较高的阴性预测值,临床实践中可以考虑把它作为子痫前期高危孕妇的超声评估项目之一,用于对特定人群的超声监护。

五、如何诊断胎儿生长受限

核实准确的孕周是诊断FGR的关键。超声是诊断FGR的重要工具。当怀疑胎儿存在FGR时,应当尽可能地寻找引起胎儿生长发育受限的各项病理因素,进行全面的病因学调查。

(一) 孕周的核实

根据孕妇既往的月经史结合孕早期超声综合推断孕周。通过孕早期超声测量胎儿的头臀径长度评估孕周是最准确的(图2-11-1)。通过胎儿头臀径长度换算成孕周,对末次月经法计算的初始孕周进行校正。

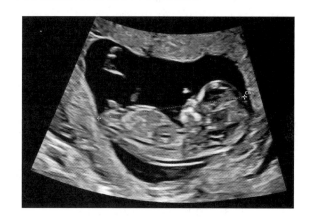

图2-11-1 胎儿头臀径的测量

(二) EFW与胎儿生长曲线的应用

超声对胎儿进行生长测量所获得的物理参数如双顶径、头围、腹围和股骨长度,最终可通过计算得到胎儿的估测体重EFW。无论是ACOG和RCOG关于胎儿生长受限的临床指南,还是我国颁布的《胎儿生长受限专家共识(2019版)》,均把EFW作为诊断SGA和FGR的重要指标。目前已发表的用于评估胎儿的生长曲线包括传统的Hadlock曲线、INTERGROWTH-21st、世界卫生组织胎儿生长曲线等,还包括张军提出的基于中国人群校正的半定制胎儿生长曲线以及美国国家儿童健康与人类发展研究所(National Institute of Child Health and Human Development,NICHD)胎儿生长曲线(亚裔)和中国南方人群胎儿生长曲线等(表2-11-2~表2-11-4)。胎儿在宫内的生长发育受到了胎儿性别及孕妇产次、父母种族、身高、体重、年龄等多种因素影响,因此基于本国人群数据的胎儿生长曲线对胎儿生长进行评价所得到的结果更为准确。《胎儿生长受限专家共识(2019版)》指出,对中国人群采用NICHD胎儿生长曲线(亚裔,包括腹围及EFW)及基于中国人群的半定制曲线(仅包括EFW),可以提高中国人群产前筛查SGA的准确度。

表 2-11-2　NICHD 亚裔人群不同孕周胎儿估测体重参考标准　　单位:g

孕周/周	主要百分位数							孕周/周	主要百分位数						
	第3	第5	第10	第50	第90	第95	第97		第3	第5	第10	第50	第90	第95	第97
14	66	68	71	83	97	101	104	28	913	938	978	1 136	1 318	1 375	1 413
15	86	88	92	108	125	131	135	29	1 039	1 068	1 114	1 293	1 501	1 566	1 609
16	110	113	118	138	160	167	172	30	1 175	1 208	1 260	1 463	1 698	1 772	1 821
17	139	143	149	173	202	211	216	31	1 318	1 355	1 414	1 642	1 908	1 991	2 047
18	172	177	185	215	250	261	269	32	1 467	1 508	1 574	1 830	2 129	2 222	2 284
19	211	217	227	264	307	321	330	33	1 620	1 667	1 740	2 026	2 360	2 464	2 534
20	257	264	275	320	373	389	400	34	1 778	1 829	1 911	2 229	2 600	2 717	2 795
21	308	317	331	385	447	467	480	35	1 938	1 995	2 085	2 438	2 851	2 980	3 067
22	367	378	394	458	532	556	571	36	2 100	2 162	2 262	2 653	3 111	3 255	3 352
23	434	446	466	541	628	656	674	37	2 259	2 327	2 437	2 869	3 376	3 536	3 644
24	509	524	546	634	737	769	790	38	2 408	2 483	2 604	3 077	3 637	3 814	3 933
25	594	611	637	740	859	896	921	39	2 539	2 621	2 752	3 269	3 884	4 078	4 210
26	690	709	740	859	997	1 040	1 069	40	2 643	2 731	2 873	3 434	4 105	4 318	4 462
27	796	818	853	990	1 149	1 199	1 232								

注:美国国家儿童健康与人类发展研究所(National Institute of Child Health and Human Development,NICHD)是美国国立卫生研究院(National Institutes of Health,NIH)的一个研究所。

表 2-11-3　NICHD 亚裔人群不同孕周胎儿腹围参考标准　　单位:mm

孕周/周	主要百分位数							孕周/周	主要百分位数						
	第3	第5	第10	第50	第90	第95	第97		第3	第5	第10	第50	第90	第95	第97
14	68.8	70.0	71.8	78.4	85.7	87.9	89.4	28	214.5	217.1	221.2	236.1	252.1	256.8	259.9
15	79.7	81.0	83.0	90.4	98.5	100.9	102.5	29	223.9	226.7	230.9	246.7	263.4	268.4	271.7
16	90.8	92.2	94.3	102.5	111.3	113.9	115.6	30	233.4	236.3	240.8	257.3	275.0	280.3	283.7
17	101.8	103.3	105.7	114.5	123.9	126.8	128.6	31	242.8	245.8	250.5	268.0	286.7	292.3	295.9
18	112.9	114.5	117.0	126.3	136.4	139.4	141.4	32	252.0	255.2	260.2	278.7	298.5	304.3	308.2
19	123.8	125.5	128.1	138.0	148.7	151.8	153.9	33	260.9	264.3	269.6	289.1	310.1	316.3	320.4
20	134.6	136.4	139.2	149.6	160.8	164.1	166.3	34	269.5	273.1	278.7	299.3	321.4	328.0	332.3
21	145.3	147.2	150.2	161.1	172.8	176.3	178.6	35	277.6	281.4	287.3	309.0	332.4	339.3	343.9
22	155.9	157.9	161.0	172.4	184.6	188.2	190.6	36	285.2	289.2	295.4	318.3	342.9	350.3	355.1
23	166.2	168.3	171.5	183.4	196.2	200.0	202.5	37	292.4	296.6	303.1	327.2	353.2	360.9	366.0
24	176.3	178.4	181.8	194.3	207.6	211.5	214.1	38	299.4	303.7	310.6	335.9	363.2	371.4	376.8
25	186.1	188.4	191.9	204.9	218.8	222.9	225.6	39	306.2	310.7	317.9	344.5	373.4	382.0	387.7
26	195.7	198.1	201.8	215.4	229.9	234.2	237.0	40	312.9	317.7	325.2	353.3	383.8	392.9	398.9
27	205.2	207.6	211.5	225.8	241.0	245.5	248.4								

表 2-11-4　中国人群不同孕周的胎儿估测体重参考标准　　单位:g

孕周/周	主要百分位数							孕周/周	主要百分位数						
	第3	第5	第10	第50	第90	第95	第97		第3	第5	第10	第50	第90	第95	第97
24	505	526	558	673	788	821	842	33	1 578	1 644	1 746	2 105	2 464	2 566	2 632
25	589	614	652	786	920	958	983	34	1 729	1 802	1 913	2 306	2 700	2 811	2 884
26	683	712	756	911	1 067	1 111	1 139	35	1 881	1 960	2 081	2 509	2 937	3 058	3 137
27	787	820	870	1 049	1 228	1 279	1 312	36	2 032	2 117	2 248	2 710	3 172	3 303	3 388
28	899	937	995	1 199	1 404	1 462	1 500	37	2 179	2 271	2 411	2 907	3 402	3 543	3 634
29	1 021	1 063	1 129	1 361	1 593	1 659	1 702	38	2 321	2 418	2 568	3 096	3 624	3 773	3 870
30	1 150	1 198	1 273	1 534	1 796	1 870	1 918	39	2 454	2 557	2 715	3 274	3 832	3 990	4 093
31	1 287	1 341	1 424	1 717	2 010	2 093	2 147	40	2 577	2 685	2 851	3 437	4 023	4 190	4 297
32	1 430	1 490	1 583	1 908	2 233	2 326	2 385	41	2 687	2 799	2 973	3 584	4 195	4 368	4 481

六、针对胎儿生长受限的妊娠期管理

胎儿生长受限（FGR）是高危妊娠中胎儿的一种病理状态，当诊断明确 FGR 后，需要在妊娠期进行系统的管理，既包括对胎儿发生 FGR 的病因进行鉴别诊断，也需要甄别发生 FGR 背后存在的母体疾病；既要对胎儿进行规范的生长监测达到评估其生长潜能的目的，也要联合多种手段对胎儿健康状况做到系统评估。规范的妊娠期管理能够尽可能找寻胎儿的病因，也有助于精准地做出临床决策。

（一）胎儿的病因学调查

病因的不同导致 FGR 胎儿的预后截然不同。对于 FGR 胎儿，建议详细的超声筛查评估胎儿解剖结构。当 FGR 胎儿合并结构异常（如心脏发育异常、四肢短小、小头畸形等）或孕中期超声软指标异常（如侧脑室增宽、肠管回声增强等）时，应建议实施介入性产前诊断；对<24 周的 FGR 孕妇或 EFW<500g 的孕妇，无论是否合并结构异常，都应当建议介入性产前诊断。无创产前筛查（noninvasive prenatal testing，NIPT）在 FGR 胎儿病因诊断中的价值有限，并不能代替介入性产前诊断的作用。此外，FGR 也与某些罕见单基因疾病（如 Cornelia de Lange 综合征等）及表观遗传学异常（如 Russell-Silver 综合征）等相关。建议根据产前胎儿表型提供个性化、专业化的遗传咨询及相关的遗传检测。

感染性因素占 FGR 病因的 5%~10%，其中以巨细胞病毒、弓形虫和梅毒的感染多见。有研究发现，发生相关感染的孕妇，其胎儿 FGR 的发生风险增高。由于缺少确诊手段及可能给孕妇带来心理的恐惧和不必要的干预，不建议对所有产前检查的孕妇常规推荐 TORCH 筛查，但《胎儿生长受限专家共识（2019 版）》建议对 FGR 孕妇进行巨细胞病毒和弓形虫的血清学筛查，尤其是发现胎儿存在相关发育异常时，筛查阳性结果必要时可通过介入性产前诊断获取胎儿样本进一步确诊，从而可以提高对 FGR 病因的诊断正确率。

胎盘及脐带异常是引起 FGR 的常见病因，包括胎盘局部梗死、胎盘形态异常（轮廓胎盘、副胎盘等）、胎盘染色体异常、胎盘肿瘤（如绒毛膜血管瘤）、单脐动脉、脐带帆状或边缘附着、脐带水肿和脐带过度螺旋等。对于 FGR 胎儿附属物的检测包括产前超声影像学扫查和产后病理性检查。产前超声影像可以发现相关的大体发育异常，起到判别病因、加强监护、及时预警的作用。分娩后的组织病理学检查可获得许多产前无法获知的信息。约有 40% 的 FGR 患者在产前未发现病理因素，产后对胎盘进行病理学检查可以协助找到病因，也可借此研究胎儿的宫内环境和胎儿对疾病的一些反应及发病机制。

（二）合理利用多种手段对胎儿进行健康状况的综合评估

评估胎儿宫内健康状况（fetal well-being）的重要手段之一是彩色多普勒超声检查：评估的内容主要包括脐动脉血流、大脑中动脉血流、静脉导管血流等。《胎儿生长受限专家共识（2019 版）》指出，对怀疑 FGR 的胎儿，建议进行脐动脉血流监测，可以帮助制定产科处理决策，从而降低因 FGR 导致的围产儿致病率及死亡率，是 FGR 最重要的监测方法。FGR 胎儿脐动脉舒张末期血流缺失反向（图 2-11-2）具有重要的意义，提示可能需要干预和考虑分娩时机。由于对于脐动脉血流异常的 FGR 胎儿目前尚无循证证据提供最佳的多普勒监测频率，考虑到我国的实际情况，一旦发现 FGR 胎儿存在脐动脉血流异常，建议在有条件的情况下转诊到相关经验的诊疗中心进行后续进一步的评估。

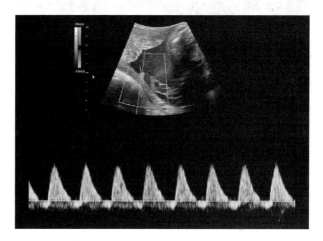

图 2-11-2　胎儿脐动脉舒张末期反向

当胎儿存在慢性缺氧时，胎儿的脑血管发生代偿性扩张，舒张期血流量增加，表现为大脑中动脉（middle cerebral artery，MCA）搏动指数降低。因此，MCA 搏动指数降低反映了 FGR 胎儿缺氧时的"脑保护效应"（brain sparing）。在应用 MCA 预测胎儿缺氧时，需要注意在小于孕 32 周的 FGR 中，MCA 血流预测新生儿酸中毒和不良结局的准确度有限。尤其当脐动脉舒张末期血流正向时，不可单独将 MCA 血流作为决定分娩时机的依据，避免过度干预导致的医源性早产。在 32 周以上的 FGR 中，MCA 搏动指数降低（<第 5 百分位）对新生儿酸中毒有一定预测价值，可作为决定分娩时机的参考指标。此外，大脑中动脉的测量参数是否准确与切面的标准化相关，准确的结果才能用于临床决策。大脑中动脉的测量切面参见图 2-11-3。

胎儿的静脉导管是连接脐静脉和下腔静脉的静脉通路，反映了胎儿右心房的压力。在正常胎儿的整个心动周期中，静脉导管血流为持续的前向血流。静脉导管 a 波的减少、缺失甚至反向通常代表胎儿心肌损伤和右心室后负荷增加所引起的心室舒张末期压力增加，与新生儿死亡率

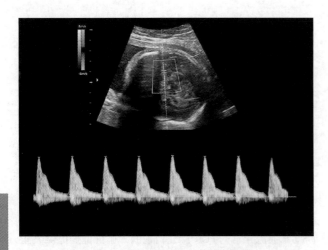

图 2-11-3　胎儿大脑中动脉血流频谱

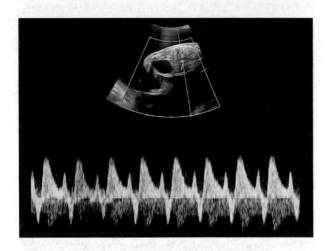

图 2-11-4　胎儿静脉导管 a 波反向

增加有关（图 2-11-4）。已有大量研究证实，静脉导管的血流可作为胎儿酸中毒的独立预测指标，尤其在未足月 FGR 胎儿出现脐血流异常时，静脉导管血流有助于判断分娩的时机。

胎心电子监护也是评价宫内状况的重要手段之一，但考虑到胎心电子监护的假阳性较高，不应被当作唯一的胎儿监护手段。胎心监护的频率取决于孕周和胎儿宫内的状态。如果超声多普勒血流发现异常，需要辅以胎心监护以更加精准地评估分娩时机。当 FGR 孕妇临产时，应进行持续的胎心监护，动态评估胎儿在产程中的耐受力。胎心率的短变异可有效预测胎儿宫内安危，尤其是出现了短变异≤3 毫秒的异常图形再结合超声多普勒评估，能够有效地预测胎儿宫内状况恶化，利于做出及时终止妊娠的决策。

生物物理评分（biophysical profile，BPP）是 20 世纪 80 年代 Manning 等总结出一种超声监测高危胎儿行为的方法，包括胎动（FM）、胎儿呼吸运动（FBM）、无激惹试验（NST）、胎儿肌张力（FT）、羊水量（AFV）共 5 项。BPP 的好处是针对>32 周的 FGR 进行评估，假阴性率较低。弊端在于检测

耗时长、实际操作过程中往往发生对 FGR 胎儿判定结果不满意等现象，且对<32 周的 FGR 胎儿，BPP 存在一定的假阴性。

综上所述，没有任何一项监护手段独具优势，因此目前较为理想的 FGR 监测方案是联合多项手段进行综合评估。对于 FGR 胎儿的首选监测方法是脐动脉血流，当脐动脉血流异常（阻力增高、舒张末期血流缺失或反向）的 FGR，必要时转诊至具有 FGR 监护和诊治经验的医疗中心，结合胎儿孕周、监测胎儿生长趋势、羊水量、静脉导管血流及电子胎心监护结果综合判断宫内监测终点。

（三）对可能导致 FGR 的母体疾病进行规范的妊娠期管理

当临床怀疑 FGR 的病理因素来自子宫胎盘灌注不良时，应考虑筛查自身抗体，排查母体自身免疫系统疾病，有利于及时治疗相关疾病，降低不良围产结局的风险。但目前尚无证据支持进行遗传性易栓症的相关筛查。对孕妇母体疾病的正确治疗如慢性高血压的控制，子痫前期的监测，糖尿病管理和其他妊娠合并症、并发症是非常重要的。规范的妊娠期管理，能够客观地权衡母体继续妊娠的风险与胎儿出生可能面临的早产并发症风险，从而做出精准的临床决策。

（四）停止没有循证医学证据的宫内干预

针对 FGR 胎儿的产前干预措施是否有效，一直存在争议。迄今为止开展的一些小样本的随机对照研究囊括了此前临床常见的一些干预措施：包括吸氧、卧床休息、对母体进行营养支持、扩容等做法，但均没有足够的证据支持这些做法能够带来好处。此前曾有研究提出对 FGR 孕妇使用西地那非尝试改善胎儿生长，但已经发现使用西地那非可能导致新生儿肺动脉高压的发生风险增高，因此《胎儿生长受限专家共识（2019 版）》提出，目前暂不应当把西地那非作为治疗 FGR 的手段。

（五）孕期规范随访胎儿的生长发育

利用超声对胎儿进行生长监测是对 FGR 胎儿有效的宫内随访手段。通过对随访间隔时间进行研究发现，每 2~3 周进行生长测量，能够平衡筛查带来的假阳性和观察期间发生的不良事件风险，减少不必要的产科干预。此外，多普勒超声对于 FGR 的随访和管理是非常重要的。在高危妊娠的管理中（尤其是妊娠期高血压疾病、严重的 FGR），利用多普勒血流对胎儿进行评估较之前单纯的生长发育监测，多普勒血流能够及时预警胎儿宫内状况的恶化，降低围产儿的死亡率（1.5% vs. 2.1%，下降了 38%）同时也减少了引产率和住院率。当胎儿宫内状况有恶化迹象时，严密随访能够尽可能精准地找到终止妊娠时机，降低突然胎死宫内的发生。

七、确定生长受限胎儿的分娩时机

目前FGR在宫内没有有效的治疗手段,最有效的干预措施仍然是终止妊娠。FGR终止妊娠的时机必须综合考虑孕周、病因、类型、严重程度、监测指标和当地新生儿重症监护的技术水平等因素。我国幅员辽阔,各地医疗水平存在相当差异,因此针对本地区的围产保健水平和危重新生儿救治能力,各地区可做出适合自己的管理决策。无论是ACOG和RCOG的指南还是《胎儿生长受限专家共识(2019版)》都提出,针对FGR应针对不同孕周实施分阶段的管理要求。

针对小于孕24周或EFW<500g的严重FGR,胎儿存在发育异常的可能性较高,应当建议转诊到当地的产前诊断中心接受专业评估,进行必要的产前诊断。如果明确FGR是由于遗传疾病或宫内感染所致,即使延长妊娠孕周也不能改变其发育受限的表型和不良结局。产前诊断的结果可帮助孕妇作出理性客观的决策。当胎儿<24周同时伴发多普勒血流异常,通常面临较高的围产儿死亡率和发病率,需要和家属详细沟通胎儿的预后,帮助其决定下一步的诊疗计划。

针对孕24~28周或EFW 500~1 000g的FGR胎儿,当出现明确的脐动脉多普勒血流异常(舒张末期血流缺失或反向)时,需要向家属告知此孕周是早产相关并发症和围产儿死亡的高风险阶段。如果家属要求积极救治,基层医院可以和具备NICU的区域转诊中心协调,尽可能争取宫内转运的机会,提高救治成功率。

针对孕28~32周的FGR胎儿,当脐动脉血流出现异常(舒张末期血流缺失或反向)同时合并静脉导管a波异常(缺失或反向),应当尽快完成糖皮质激素促胎肺成熟后积极终止妊娠。如果是单纯脐动脉血流舒张末期反向,而没有其他胎儿窘迫的证据(如异常电子胎心监护图形、静脉导管a波异常等),可在严密监护下继续期待妊娠至不超过孕32周。

针对孕32~34周的FGR胎儿,当只存在单纯的脐动脉舒张末期血流缺失而没有其他胎儿窘迫的证据(如异常电子胎心监护图形、BPP<4分、静脉导管a波异常等),可严密监护下期待至不超过孕34周。

针对孕34~37周的FGR胎儿,单次脐动脉多普勒血流升高应当考虑到超声多普勒的局限性,不应把一次超声检测指标作为立即分娩的指征,而是进一步完善对胎儿健康情况的系统评估,密切随访病情的变化。如胎儿的宫内各项监护情况良好,可期待至孕37周以后分娩。但是>34周的FGR胎儿如果出现停滞生长>2周、羊水过少(最大羊水池深度<2cm)、BPP<6分、无应激试验频发异常图形或明确的多普勒血流异常,应当考虑积极终止妊娠。

针对大于孕37周的FGR胎儿,可以考虑积极分娩终止妊娠。如果继续期待观察,需要和家属仔细沟通期待观察与积极分娩的利弊。ACOG和RCOG指南在足月FGR终止妊娠的时机上存在争议,目前也缺乏强有力的循证证据。因此考虑到国内实际情况,足月FGR的终止时机由医患充分沟通后取得一致,不同的中心在实际操作中也存在差异性。

八、早产儿分娩前的准备

对预计在孕34周之前分娩的FGR,建议产前使用糖皮质激素进行促胎肺成熟。对于孕34~37周预计在7天内有医源性早产风险,且孕期尚未接受过糖皮质激素治疗的FGR,也建议使用糖皮质激素促胎肺成熟。促胎肺成熟的方案可选择:倍他米松12mg,肌内注射,24小时1次,共2次或地塞米松6mg,肌内注射,12小时1次,共4次。对于孕32周之前分娩的FGR,建议使用硫酸镁保护胎儿的中枢神经系统,方案为硫酸镁首剂4~5g缓慢静脉推注负荷量,后续每小时1g维持量持续不超过24小时。

九、分娩方式

目前没有足够的循证证据表明FGR胎儿的结局和分娩方式有密切的关系,这与相关的临床研究中绝大多数脐动脉舒张末期血流缺失或反向的FGR均选择剖宫产分娩有关。结合国外相关指南和《胎儿生长受限专家共识(2019版)》可以认为,单纯的FGR并不能作为剖宫产的绝对指征,但FGR胎儿对缺氧耐受力差,胎盘贮备能力不足,难以耐受分娩过程中子宫收缩时的缺氧状态,所以是采取阴道分娩还是选择性剖宫产就需要充分考虑到胎儿的健康状况、产前产时的监护、孕妇的宫颈条件和本人意愿。但如果FGR伴有脐动脉舒张末期血流缺失或反向,则推荐行剖宫产终止妊娠。FGR胎儿的分娩方式选择也是个体化的临床决策。

(孙路明 周奋翮)

第二节 羊水量的异常

一、概述

充满于羊膜腔内的液体称为羊水。羊水在妊娠期占有举足轻重的地位，为胎儿躯干、肢体、肺部等的正常生长发育提供了充足的空间，并且防止脐带受压。20 世纪 50 年代以来，遗传学和胎儿医学逐渐发展起来，羊膜腔穿刺术成为获取羊水进行产前诊断的最常用技术，随着超声技术以及现代生物信息技术的发展，对羊水的形成和羊膜的功能有了更深一步的认识，不同妊娠时期羊水的质和量都处于动态的变化过程中，以适应胎儿正常生长发育的需要。

（一）羊水的形成与交换

1. 羊膜 羊膜上皮细胞膜呈现液态镶嵌多孔组织距型，可容许小分子物质和水分通过。有学者分析早期妊娠羊水的组成，发现其与母体血清的透析液成分十分接近，推测可能是母体血清经胎膜进入羊膜腔的透析液。羊水的动力学研究发现在妊娠 20 周以前，羊水中的化学物质主要是通过浓度梯度差进入羊膜腔，但到妊娠中晚期，羊膜和平滑绒毛膜周围的血管网十分稀少，通过胎膜渗透液形成的羊水量是极少的，而胎儿的尿液成为羊水的主要来源。

2. 脐带 脐带血管周围有大量含透明质酸酶的疏松结缔组织，这种结构有利于水分的吸收与转换。但因脐带的表面面积很小，故可进行的水分交换量很少。

3. 胎儿皮肤 1970 年 Parmley 等发现早期妊娠时水分可经胎儿皮肤渗入羊膜腔，胎儿皮下毛细血管床是水分和溶质的交换场所。妊娠 24 周以后，胎儿皮肤角化层形成，水和一般溶质均不能通过。

4. 胎儿肺 胎儿呼吸道参与羊水的形成。1941 年 Potter 曾报道一例人胎儿的一个肺叶未与气管相通而充满液体。另外，动物实验时结扎胎肺气管后其肺充满液体而膨胀。近年来，已经明确在妊娠 24 周以后，肺泡 II 型细胞合成表面活性物质，羊水中也可以测到这些物质，因而证实胎儿肺参与羊水的生成。1976 年由 Duenholter 及 Pritchard 等计算了晚期妊娠时人和猕猴胎儿每天有大量液体从肺泡分泌入羊膜腔 [200ml/(kg·d)]，胎儿在宫内通过主动的呼吸运动，每天有 600~800ml 羊水潮流量（tidal flow）通过胎肺，经过肺泡的毛细血管床来参与羊水形成与代谢。

5. 胎儿胃肠道 很多实验和临床方面的资料均证明胎儿能吞咽羊水，例如在胎粪中可找到毳毛及角化细胞等成分，又如将造影剂或示踪剂注入羊水，很快就可以出现于胎儿胃肠道中；而胎儿消化道的闭锁将发生羊水过多症。胎儿吞咽

羊水经胃肠道吸收、转运是羊水调节的一个重要方式。1965 年 Pritchard 用菊糖作示踪剂将有放射性核素标记的红细胞注入羊水，研究结果显示胎儿每 24 小时吞咽羊水约 500ml。

6. 胎儿肾 Abramovich 等报告妊娠 8~11 周胎儿有排尿功能并将尿液排入羊膜腔，妊娠 14 周 B 超可以显示胎儿膀胱内有液体积聚。Rabinowitz 等的研究发现胎儿的尿量从妊娠 22 周的 5ml/h 逐步增加至妊娠 40 周的 20ml/h。胎儿尿液为低渗溶液（渗透压为 80~140mOsm/L），远低于羊水的渗透压。至妊娠晚期，羊水量估计为 800~1 000ml，主要来源于胎儿的尿液，羊水的渗透压因大量低张的胎儿尿液的加入而降低，但尿酸、尿素及肌酐则相应地增高。

7. 胎盘的胎儿面 胎盘胎儿面也参与胎儿和羊水间的物质交换，水、Na^+、Cl^- 以及尿素和肌酐都可以通过其表面。

综上所述，在不同的妊娠时期，羊水的来源不同。早期妊娠时，羊水主要是母体血清经胎膜进入羊膜腔的透析液，胎儿血液循环形成后，水分及小分子物质可通过尚未角化的胎儿皮肤，也成为羊水的一个来源。中期妊娠以后胎儿皮肤逐渐角化，而胎儿尿液增多并排入羊膜腔逐渐成为羊水的主要来源，使羊水的渗透压逐渐降低，尿酸、肌酐量逐渐升高；同时胎儿通过吞咽动作参与羊水的平衡与代谢。晚期妊娠羊水量的维持除尿液的排出和胎儿胃肠道这两条重要途径外，胎肺也成为羊水产生和吸收的一个重要环节，另外每天约有 500ml 羊水及其溶质通过胎盘胎儿面的毛细血管直接进入胎儿脉管系统。总之，羊水的形成受多种因素影响，在正常情况下，羊水的量及其成分是水和小分子物质在母体、羊水和胎儿三者之间进行双向性交换取得动态平衡的结果，交换的速度随妊娠的发展而不断加快，特别是在妊娠晚期时，母体和羊水间的交换主要是经过胎儿间接进行的，经过胎膜交换的部分很少。血管内皮生长因子（vascular endothelial growth factor，VEGF）及催乳素可能在调节胎膜的通透性上起一定的作用。Mann 等人通过对水通道（aquaporins，AQPs）基因敲除小鼠进行研究，证实了 AQPs 参与羊水的调节。

（二）羊水量

Brace 使用染料稀释法测量得出人类各孕周的正常羊水量。从早期妊娠开始，羊水量随孕周逐渐上升，到 31~33 孕周达到最高峰，随后迅速下降。足月时平均羊水量大约 750ml。在孕 40 周以后，羊水量每周下降 8%。孕 42 周时，平均羊水量仅有 400ml。羊水量的改变与胎儿生长的速度相似，在孕 32 周左右胎儿生长速度达到高峰，羊水量也达到

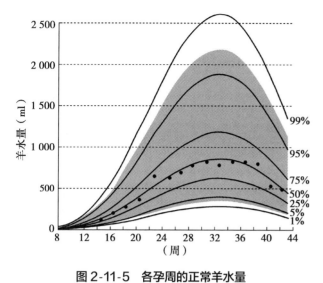

羊水量（ml）

99%
95%
75%
50%
25%
5%
1%

（周）

图 2-11-5　各孕周的正常羊水量

最大值,随后逐渐下降直至分娩(图 2-11-5)。

（三）羊水量的测量

在过去的几十年里,人们提出了数种通过影像学技术评估羊水量的方法。最简单的方法是通过超声测量宫腔内羊水的最大垂直深度。Phelan 小组在 1987 年提出了四分法评估羊水量的指标——羊水指数(amnionic fluid index, AFI),即计算宫腔内四个象限羊水最大垂直深度总和。如 AFI>24cm 则诊断为羊水过多。Magann 及其同事在 1997 年进行的横断面研究指出 AFI 在大约 40 孕周时达到峰值,之后呈明显下降趋势直至 42 孕周。并于 2000 年通过一项前瞻性研究给出了正常单胎妊娠不同孕周对应的羊水指数(AFI)、最大羊水厚径(SDP)、两径线羊水池(TDP)的参考值。大量的随机对照研究表明,AFI 与最大羊水厚径对评估羊水量有相关性,但后者可以减少因诊断羊水过少而带来的过度干预,因此推荐用最大羊水厚径来评估羊水量。对于处于临界值的羊水量异常案例可以动态监测。

许多因素都会影响 AFI 的数值。Deka 发现母亲的水分摄入会提高 AFI 数值,该效果会持续 24 小时。2015 年 Salvatore 在一篇综述中提出,对母亲的补液治疗能够有效改善特发性羊水过少导致的不良妊娠结局,而暂未发现补液治疗对正常羊水量的孕妇会有什么不良后果,相反限制液体或是脱水都会使 AFI 下降。Nilgun Benzer 等人在一项纵向研究中发现过期妊娠的胎儿肾脏动脉舒张末期血流减少、血管阻力升高是发生羊水过少很重要的病因,且肾动脉血流灌注指数(PI)的升高早于羊水过少的发生。

二、羊水过多

（一）定义

妊娠晚期羊水量超过 2 000ml 为羊水过多(polyhy-

dramnios)。如前所述,妊娠各期羊水量是不同的,羊水量呈先增多后减少的变化趋势。少数孕妇在妊娠中晚期羊水量超过 2 000ml,其中大部分呈缓慢增长,称为慢性羊水过多。个别报道,羊水量可多达 15 000ml。如羊水量在数天内急剧增加而使子宫明显膨胀,则称急性羊水过多。

（二）发生率

既往在妊娠期准确测量羊水量几乎是不可能的,因此,羊水过多的发生率很低。近年来,随着超声技术的发展,羊水量的测量成为可能,且测量的准确性不断提高。但因观察方法和观察者的不同,其发生率也各异,发生率大约为 1%~2%。Hill 等对 9 000 名孕妇在中期妊娠末至晚期妊娠行常规的超声检查,羊水过多的总发生率为 0.93%,其中 80% 的患者为轻度羊水过多,即羊水最大深度在 8~11cm 范围内;15% 的患者羊水最大深度为 12~15cm,定义为中度羊水过多;只有 5% 的患者羊水最大深度>16cm,诊断为重度羊水过多。

（三）病因

羊水过多的病因是十分复杂的,发病机制至今尚未完全清楚。妊娠早期,羊膜囊里充满类似细胞外液的液体,此时水的转移和其他小分子不仅可以通过羊膜,还可以通过胎儿的皮肤。妊娠中期,胎儿开始排尿、吞咽和吸入羊水,这些过程共同调控羊水量的变化。虽然人们认为过多的羊水最主要来源于羊膜的上皮细胞,但并未发现羊膜的组织学改变或羊水的化学改变。近年来人们已经注意到细胞膜水-通道蛋白的作用,一些跨膜蛋白表达于胎膜上,它们可能起到确保羊水的稳态的作用,研究发现水通道蛋白 1(aquaporin-1, AQP1)在原发性羊水过多患者的胎膜上表达增加。正常情况下胎儿吞咽羊水,通常认为这是控制羊水的量的方式之一。胎儿的吞咽如果受到抑制,如食管闭锁,经常会表现羊水过多,可以支持该理论。现就已知的病因及常与母体或胎儿病变共存的病种列举如下:

1. 胎儿畸形和染色体异常

(1) 胎儿畸形:约为 18%~40% 羊水过多合并胎儿畸形。

1) 神经管缺陷性疾病(neural tube defect):该种畸形最常见,约占 50%。其中又以无脑儿(anencephalus)、脊柱裂(spina bifida)所导致的脑脊膜膨出(encephalomyelocele)多见。尽管吞咽功能正常,但脑脊膜裸露于羊膜腔内,大量的液体渗出而导致羊水过多,脑脊髓中枢在无覆盖的情况下也不断受到刺激而发生排尿过多,此外抗利尿激素的缺乏也是导致此类羊水过多的原因。

2) 消化道畸形:约占 25%,主要是上消化道闭锁,如食管闭锁(atresia of esophagus)及十二指肠闭锁(atresia of duodenum),此外还有十二指肠狭窄(stenosis of duodenum),由于吞咽后其通道的闭锁及狭窄,羊水不能吸收或吸收速度慢,从而导致羊水过多。

3）腹壁缺陷（abdominal wall defect）：胎儿发育过程中腹壁未完全合拢，发生脐膨出（omphalocele），腹膜与羊膜层直接相贴，腹腔内脏器突出于这两层极为薄软的组织所形成的囊腔内，发生率约为 1/4 000。因为腹腔的裸露，囊腔血管的液体可渗出于羊膜腔内而造成羊水过多。

4）膈疝（diaphragmatic hernia）以及先天性甲状腺囊肿或巨大的颈淋巴囊肿引起的颈部中隔受压，亦可影响羊水的吞咽和吸收而发生羊水过多。

5）新生儿先天性醛固酮增多症：又称 Batter 综合征，胎儿肾小球旁细胞增多，产生低钾性碱中毒及醛固酮增多，导致多尿而发生羊水过多，常伴有胎儿生长受限，Reinalter 及 Bettinelli 等均有报道。

6）强直性肌萎缩症（myotonic dystrophy）：本病为妊娠期妇女肌萎缩疼痛中最常见的一种，其特殊之处是在妊娠期出现羊水过多，胎儿可伴有肢体位置异常或畸形足。

7）VATER 先天缺陷：VATER 是一组先天性缺陷词首缩写，包括脊椎缺陷（vertebral defect）、肛门闭锁（imperforate anus）、气管食管瘘（tracheoesophageal fistula）及桡骨肾脏发育不良（radial and reual dysplasia），超声检查胃萎缩或无胃，因无吞咽动作而发生羊水过多。

8）颌面部结构异常（mandibulofacial dysostosis）：又名复发性 Treacher Collins 综合征。Dixon 等报告这是一种少见的常染色体显性遗传疾病，因无吞咽动作而发生羊水过多。

9）遗传性假性低醛固酮症（pseudohypoaldosteronism，PHA）：这是一种遗传性低钠综合征，胎儿肾小管对醛固酮的反应减退，导致低钠血症、高钾血症、脱水、生长差、胎尿增加，有研究报道在两个家族中的 4 例 PHA，孕妇均有严重的羊水过多。

10）Noonan 综合征：以蹼颈、上睑下垂、性功能减退、先天性心脏病以及身体矮小，产前伴有胎儿水肿为表现。Menashe 等搜集文献中 33 例 Noonan 综合征病例，产后发现的有 31 例，其中 19 例晚期妊娠时发生羊水过多，产前 B 超心脏异常检出率低，仅 9 例。

除以上列举可导致羊水过多的胎儿畸形和疾病外，还有文献报道先天性脑血管畸形、先天性心脏病、先天性多囊肾、先天性肺囊腺瘤、先天性胎儿肝钙化、胎儿空肠扭转、胎儿纵隔肿瘤、胎儿食管裂孔疝等可造成羊水过多。

（2）胎儿染色体异常：部分羊水过多的胎儿伴有染色体异常。Zahn 等报告 45 例羊水过多中，约 38% 有胎儿结构性畸形，做羊膜腔穿刺者 22% 有核型异常。Carlson 等报告了 49 例羊水过多，22 例（44.9%）在超声检查可见异常，其中有 6 例（27.27%）有手姿态异常，之后证实为常染色体异常，其中 18-三体 3 例、21-三体 2 例、13-三体 1 例。

2. 双胎　在双胎中合并羊水过多者约占 10%。其中双绒毛膜双胎占 4%，单绒毛膜双胎占 16%，又以单绒毛膜双羊膜囊双胎的发生率最高。

（1）双胎输血综合征（twin-twin transfusion syndrome，TTTS）：单绒毛膜双羊膜囊双胎胎盘之间的血管吻合率高达 85%~100%，胎盘和胎盘的界面有动脉-动脉、动脉-静脉和静脉-静脉血管吻合，动静脉吻合为主时，双胎间出现血液循环的不平衡，受血胎儿呈高血容量、多尿而发生羊水过多，而供血儿则由于血容量减少，出现羊水过少，此为 TTTS 的临床特点之一。

（2）双胎动脉反向灌注序列征（twin reversed arterial perfusion，TRAP）：Napolotani 又将其分为四种：①无心无脑畸形（acardius anceps）；②无心无头畸形（acardius acephalus）；③无心无躯干畸形（acardius amorphus）；④无定性无心畸形（acardius amorphus）。TRAP 发生在单绒毛膜双胎，正常胎儿与无心胎之间存在动脉-动脉吻合支，正常胎儿通过动脉吻合支供血给无心胎，而无心胎也可通过吻合支将血液反向灌注给正常胎儿，导致正常胎儿成为血流动力学优势胎，出现羊水过多。

3. 妊娠合并糖尿病　羊水过多中约 10%~25% 合并孕妇血糖代谢异常。Yasuhi 等用 B 超连续观察胎儿在正常及糖尿病孕妇禁食及早餐后的膀胱大小，发现在早餐后 2 小时尿量均较禁食时明显增高，但在禁食期间，糖尿病孕妇胎儿的尿量明显高于非糖尿病孕妇的胎儿，故 Yasuhi 等认为糖尿病可能是发生羊水过多的原因之一。

4. 母儿 Rh 血型不合　孕妇产生抗胎儿血细胞的抗体，患儿出现溶血性贫血、水肿、尿量增加，同时胎盘增大、羊水过多。

5. 胎盘因素

（1）胎盘增大：胎盘催乳素（HPL）可能是调节羊水的因素之一，HPL 在羊水及母体血清中的浓度随妊娠月份而逐渐增长，而绒毛小叶亦出现 HPL 受体。Healy 等发现特发性的羊水过多中 HPL 受体减少，因此认为 HPL 受体减少可能是造成羊水过多的原因。

（2）胎盘绒毛血管瘤（chorioangioma of placenta）：胎盘绒毛血管瘤是胎盘常见的良性肿瘤，但直径 5cm 以上者罕见。

6. 特发性羊水过多　不能用上述因素解释的羊水过多，则为特发性羊水过多。特发性羊水过多可使剖宫产率升高，而对围产儿的预后无明显影响。

（四）临床表现

临床症状完全与羊水过多有关，主要是机械性压迫，羊水越多，症状越明显。

1. 急性羊水过多　多发生于孕 20~24 周。由于在数日内子宫体积急剧增加，产生一系列压迫症状，腹腔脏器向上推移，横膈上举，呼吸困难，腹壁皮肤则因张力过大而感疼痛，严重者，皮肤变薄，皮下静脉均可显露，由于巨大的子宫压迫双侧输尿管，同时体内液体大量汇向羊膜腔内，孕妇尿少，由于对下腔静脉的压迫，发生下肢及外阴部血液回流受阻，水肿明显。腹部检查发现腹部皮肤因腹壁紧张而有触痛，子宫壁紧张，扪不到胎儿，听不清胎心，压迫症状严重者呈端坐体位,不能平卧或行走。

2. 慢性羊水过多 常发生在妊娠晚期,由于羊水逐渐增加,量属中等偏多,压迫症状较轻,有时孕妇可以无感觉,仅在产前检查时发现子宫较正常孕周大,不易扪到胎儿或感胎儿浮游于大量羊水中,胎位不清,胎心遥远或听不清。

(五) 诊断

1. 超声检查 目前,超声是诊断羊水过多的最客观和最直接的方法,不但可以测量羊水深度或羊水指数,还可以筛查胎儿的结构畸形。用超声评估羊水量常用的方法有:羊水指数、最大羊水池的垂直深度、最大羊水池平面的垂直和水平径线等。

Phelan 等提出羊水指数法(amniotic fluid index,AFI)。具体方法是将腹部以脐为中心分为四个象限,四个象限羊水最大暗区的垂直径相加(AFI)以估计羊水量。当 AFI>24cm 时,羊水过多的诊断可确立。

最大羊水暗区的垂直深度(maximum vertical pocket,MVP)是超声用于评估羊水量的最早的方法,MVP>8cm 诊断为羊水过多。

此外,亦有用最大羊水暗区平面的横径和直径之和、最大羊水池的三维体积评估羊水量等方法。Magann 用分位数回归评估 AFI 和 MVP 的准确度后发现 AFI 在诊断羊水过多上更有优势,而 MVP 在诊断羊水过少上更有优势。

目前,MVP 和 AFI 是目前在临床上最为常用的方法。Haws 等对产前及产时胎儿监护的不同方法进行荟萃分析,指出 MVP>8cm 和 AFI>24 均是明确的围产儿死亡的危险因素。Morris 等人则在一项荟萃分析中提出 MVP>8cm 和 AFI≥25cm 与新生儿出生体重大于 90 百分位数有关联。Magann 等进行前瞻性纵向研究,用 AFI 大于 97.5 百分位作为诊断羊水过多的标准,并将羊水过多的孕妇与羊水正常孕妇的妊娠结局作比较,前者与后者分娩时胎心异常的发生率(29% vs. 17%)、因胎儿因素剖宫产率(21% vs. 7%)及新生儿 ICU 的入住率(10% vs. 5%)均有统计学差异,因而认为该标准更为恰当,并可作为妊娠不良结局的预测指标。

Hill 等人对 488 例正常双羊膜囊双胎各孕周的 AFI 进行测量,发现双胎之间各孕周 AFI 的变化数值相似,虽均比同孕周的单胎妊娠 AFI 低,但差异无统计学意义。因此,上述诊断羊水过多的方法同样亦适用于双羊膜囊双胎。而近期的一篇系统回顾则提出,用超声手段诊断单羊膜囊双胎的羊水量异常并不准确。

B 超还可以辨认各种不同的胎儿畸形,从轻度畸形如唇裂、联指,直至严重的如脑积水、无脑儿及先天性心脏病等均可作出诊断。

2. 染色体检查 若超声提示胎儿存在明显的结构异常,应做产前诊断查胎儿染色体。

3. X 线检查 腹部 X 线片可见胎儿四肢伸展,侧位片可见围绕胎儿羊水区至子宫壁的距离增宽,在孕中期羊水增

多情况下,胎儿可能显影不清晰。为诊断先天性消化道畸形,可用 76% 泛影葡胺 20~40ml 注入羊膜腔内,3 小时后,羊水中造影剂应明显减少,而在胎儿消化道中可出现造影剂,如此时消化道的上部未见造影剂或仅在胃内可见造影剂,则可高度怀疑有食管或十二指肠部闭锁,至于用羊膜腔内注射碘油以显示胎儿体表的方法已被超声所替代。放射线及造影剂均可对胎儿造成一定的损害,且当今产前超声技术已经得到了很大的发展,所以胎儿的 X 线检查方法目前临床上已淘汰。

4. 甲胎蛋白(α-fetoprotein,AFP)检查 胎儿的神经管畸形及消化道畸形,都可使血及羊水中的 AFP 升高,因此,母血或羊水的 AFP 检查亦可辅证某些胎儿畸形的存在。

(六) 处理

对羊水过多的处理,主要取决于胎儿有无畸形、孕周及羊水过多的严重程度。

1. 羊水过多合并畸形胎儿 一般均需终止妊娠。终止妊娠的方法,应根据具体情况加以选择。对较严重的羊水过多,可用高位破膜法,即以管状的高位破膜器沿颈管与胎膜之间向上送 15cm,刺破胎膜,使羊水缓慢流出,宫腔内压逐渐降低,在流出适量羊水后,取出高位破膜器,然后静脉滴注缩宫素引产,亦可选用各种前列腺素抑制剂引产,一般在 24~48 小时内娩出。若无高位破膜器或为安全缘故亦可经腹穿刺放液(详见后),待宫腔内压力降低后再行引产。

在破膜过程中,胎膜破裂孔过大,羊水短时间内大量涌出时,应注意可能发生胎盘早剥,此时需严密观察患者的血压、脉搏,有无阴道流血。

2. 羊水过多合并正常胎儿

(1)期待治疗:羊水量多但无明显临床症状,为延长孕周,可以观察。

(2)吲哚美辛(indomethacin):是一种前列腺素合成抑制剂。Moise 复习了一系列文献后认为吲哚美辛在治疗羊水过多中是有效的,其作用机制是减少胎儿尿液的生成。Mamopouloas 用吲哚美辛治疗 15 名羊水过多患者,剂量 2~2.2mg/(kg·d),其孕龄为 25~32 周,羊水暗区垂直深度均>8cm,治疗后羊水量均减少,平均为 5.9cm,所有 15 例新生儿均存活。值得注意的是吲哚美辛有导致胎儿动脉导管早闭的风险,Moise 发现约有半数的胎儿在母亲接受吲哚美辛治疗后发生动脉导管狭窄,作者指出每天 100mg 的剂量足以治疗羊水过多,并应该每周进行 1~2 次超声评估羊水量,开始治疗前 24 小时内及开始治疗后每周都应进行胎儿超声心动图检查。由于动脉导管狭窄现象主要发生在 32 孕周以后(50%),所以主张吲哚美辛的使用应限于 32 孕周以前。但在双胎中因个体对药物敏感度不同,应根据多普勒超声监视而定。

(3)羊水减量术:羊水过多引起一系列压迫症状时可考虑作羊水减量术(amnioreduction),既可以缓解临床症状、延

长孕期,又可通过放出的羊水做 L/S 比值或其他检查以了解胎儿情况。羊水减量术操作不难,但有胎膜早破、早产、感染和胎盘早剥等的风险,要做好相应的围手术期监护。

既往的观念认为羊水减量会导致宫内压下降诱发胎盘早剥,故常用注射器抽吸羊水,放液速度不超过 500ml/h,放液总量不超过 1 500~2 000ml,但这样的操作时间长、患者易出现仰卧位低血压且减量效果不佳。目前主张行快速的羊水减量术,不但能迅速缓解患者的压迫症状,手术时间短,宫内感染的风险下降,也不增加胎盘早剥等并发症的风险。术前先做超声确定胎盘位置,选择恰当的穿刺点,消毒皮肤后将穿刺针(外鞘软管为 16G、内芯为 18G)置入羊膜腔,连接负压吸引器,抽吸羊水,速度控制在每分钟不超过 150ml,减量至羊水最大垂直深度达正常值即可,每次放液的总量一般不要超过 5 000ml,拔出穿刺针后局部压迫止血,同时超声监测胎盘的情况以早期发现是否有胎盘剥离,术中应严格注意无菌操作,术后要密切监测宫缩、胎心率和阴道流血流液等情况。有研究对 138 名羊水过多患者的 271 次羊水减量术进行分析,放液速度为 100~125ml/min,中位放液量为 1 750ml,放液量不影响分娩孕周,第一次羊水减量的中位孕周为 31.4 周,较小孕周进行第一次羊水减量则与较早的分娩孕周相关,其中 11 例患者在羊水减量术后 48 小时内发生早产。

(4)终止妊娠的时机:轻度羊水过多(AFI 为 25.0~29.9cm 或最大羊水池垂直深度 8~11cm)若不伴有其他合并症,可在 39~39 周$^{+6}$ 终止妊娠;对于中、重度羊水过多(AFI>30cm 或最大羊水池垂直深度>12cm),应采取个体化处理,其合并胎儿畸形的概率较高,胎儿应在三级医疗机构分娩。

(七)预后

围产儿的预后与羊水过多严重程度有关。尽管超声可以发现明显的胎儿异常,但是对外表正常的围产儿的预后应谨慎对待,因为部分胎儿畸形尚难被超声发现,同时部分胎儿还伴有染色体异常;另外,发生早产、脐带脱垂、胎盘早剥均可影响新生儿的存活率,糖尿病孕妇的新生儿有核红细胞增多亦影响预后。对母亲的威胁主要是胎盘早剥及产后出血,但若处理正确,这些并发症是可以防治的。

三、羊水过少

(一)定义

妊娠足月时羊水量少于 300ml 为羊水过少(oligohydramnios)。但亦有学者主张以少于 100ml 为羊水过少。在临床工作中,对羊水量的测定大多用目测法,无论阴道分娩或剖宫产术时都很难准确地收集到羊水量,因此羊水量的记载很不准确。用诸如染色法等其他方法亦难以得到准确数字。超声用于临床后,对羊水量的评估起了很大作用,但目前仍无法以之准确定量。因此至今仍只能沿用过去的定义。

(二)发生率

随着对羊水过少的逐步认识过程以及超声的临床应用,本病的发生率逐渐增高,并与对此病的认识、重视程度及检测方法和标准不同而不同,约为 0.2%~4.4%。

据报道,羊水过少的孕妇其围产儿发病率、死亡率明显升高。Rabie N 在其纳入 15 项研究荟萃分析中指出,与羊水量正常者相比,单纯羊水过少者胎儿发生胎粪吸入综合征(RR 2.83,95% 置信区间为 1.38~5.77)、因胎儿窘迫剖宫产(RR 2.16,95% 置信区间为 1.64~2.85)及入住新生儿重症监护病房(RR 1.71,95% 置信区间为 1.20~2.42)风险升高,而合并其他高危因素(如妊娠期高血压)的羊水过少者仅有分娩低出生体重新生儿(RR 2.35,95% 置信区间为 1.27~4.34)风险升高,胎儿死胎率较低而难以应用于分析。

(三)病因

1. 慢性胎儿宫内缺氧 Cohen 等进行过一项胎羊对低氧血症及酸血症的循环系统反应的研究,将乙烯基导管置入母羊及胎羊的有关血管,术后 2~5 天进行母羊的缺氧实验,分别在母羊非缺氧期和缺氧期内取得胎心率及胎羊的动脉压、PO_2、PCO_2、pH 及各脏器血流量及心排血量等数据,结果显示胎羊在低氧血症时心率及心输出量均下降,酸血症时下降更明显;低氧血症时胎羊心排血量中至胎盘的血流及在胎羊心、脑及肾上腺的血流量明显增加,但至肺、肾、脾、肠的血流量明显减少,其中肾的血流量在正常对照时期为(175±8)ml/(min·100g),在低氧血症时降为(136±12)ml/(min·100g),合并酸血症时进一步降为(81±15)ml/(min·100g)。由此可见,缺氧可使胎羊的各个脏器的血流重新分布,肾血流量明显减少,推测尿的生成减少可能是羊水过少的重要诱因。在胎儿超声多普勒血流测定应用于临床后,有学者对 555 例正常妊娠足月胎儿、22 例宫内缺氧胎儿及 6 例以后发生围产儿死亡的胎儿作大脑中动脉、肾动脉、胎盘床动脉及脐动脉的搏动指数及阻力指数的比较,发现胎儿脐动脉血管搏动指数及阻力指数在围产儿死亡组及胎儿窘迫组均明显升高,而胎儿大脑中动脉改变不大,证实了 Cohen 的动脉实验结果。所以羊水过少可能是胎儿慢性宫内缺氧的早期表现。

2. 母体血容量的变化 Goodlin 等研究羊水量与母体血容量之间的关系,研究者以 Evan 蓝及放射性碘标记的人血浆白蛋白测量母体血浆量,另用超声测量羊水量,将羊水量及母体血浆量分为 5 个等级,即"少、较少、正常、较多及多"5 个等级,其结果是羊水量与母体血容量之间有很好的相关性。如出现羊水过少,母体常出现低血容量,反之亦然,因此作者认为如扩张母亲血容量可能改善羊水过少。Flack 等选择 10 例妊娠晚期合并羊水过少(AFI≤5cm)患者及 10

例羊水量正常孕妇（AFI≥7cm）于2小时内饮2L水，饮水前后测定母体血浆及尿液渗透压、AFI及母体子宫动脉、胎儿脐动脉、降主动脉及肾动脉多普勒血流速度，结果显示饮水后两组孕妇的血浆及尿的渗透压浓度均降低，但羊水过少组子宫动脉血流速度明显增加，AFI亦明显增加，而羊水量正常组中无上述变化，其他动脉的血流指数并无改变，以上两组研究可以说明母体的血容量确与羊水过少有关，但机制尚未完全明确。

3. 胎儿生长受限 羊水过少与胎儿生长受限（FGR）有密切关系，Manning等报告120例临床上疑有FGR的患者，超声怀疑合并羊水过少者有29例，分娩后证实其中26例为FGR，而羊水正常的91例中，仅5例为FGR，两者差异极为显著。Hill等及Philepsen等均证实了Manning等观察的正确性，FGR合并羊水过少的发生似与慢性缺氧有关。Hadlock等则认为Manning所定的羊水池深度1cm的羊水过少标准过于严格，可以确定为FGR仅占4%，而假阴性将达96%。对5 424例胎儿进行超声估重也发现254例（4.7%）与实际出生体重偏差>15%，羊水过少被认为与较高的偏差值及FGR假阳性诊断相关。Wladimiroff等以超声技术研究胎儿尿液的生成，在62例有并发症的孕妇中发现29例胎尿生成率低于正常界限，其中主要为FGR。

4. 胎儿发育异常 在羊水过少中合并胎儿先天性发育畸形并不罕见，以先天性泌尿系统异常最多见，此外还包括染色体异常、囊性淋巴瘤（cystic hygroma）、泌尿生殖道畸形、小头畸形、法洛四联症、前脑无裂畸形（holoprosencephaly）、甲状腺功能减退等。

5. 过期妊娠 近年来，过期妊娠已是围产期监护的重要问题之一，过期妊娠与羊水过少关系密切，与一般妊娠比较，其并发羊水过少的发生率明显增高。Maoz纳入1991—2014年共226 918次分娩进行荟萃分析后指出，过期妊娠的羊水过少、羊水粪染、低Apgar评分发生率显著升高。Trimmer等对38例过期妊娠的胎儿尿生成的研究中证明，羊水减少组中胎儿尿量较羊水适量的过期儿及正常足月胎儿减少50%，前文所述的实验性研究的胎羊低氧血症的内脏血流重新分布似可解释以上结果。

6. 双胎输血综合征 单绒毛膜双羊膜囊双胎胎盘之间的动静脉血管吻合支可导致双胎间出现血液循环的不平衡，受血胎儿呈高血容量、多尿而发生羊水过多，而供血儿则由于血容量减少，出现羊水过少。

7. 胎膜早破 胎膜早破是羊水过少的常见原因，足月与近足月胎膜早破因羊水外溢导致的羊水过少，除宫内感染风险增高外，分娩过程中的脐带受压也易导致胎儿窘迫；而未足月胎膜早破所致的羊水过少，在期待治疗过程中除感染问题外，因胎儿呼吸运动和宫内活动受限导致肺发育不良及骨骼畸形会严重影响胎儿的预后。纳入130例胎膜早破早产患者的研究发现，出现围产儿死亡的患者在胎膜早破后平均AFI为1.7cm，非围产儿死亡者则为4.4cm，具有明显差异，

且发现胎膜破裂时间及残留羊水水平为新生儿存活的主要预测因素。

8. 药物影响 吲哚美辛（indomethacin）是一种前列腺素合成酶的抑制剂，并有增加抗利尿激素的作用，在产科可用于治疗羊水过多，但使用时间过久，除可能发生胎儿动脉导管提前关闭外，近年来也有不少报道指出其可导致羊水过少。Klauser等进行的随机对照试验发现，使用吲哚美辛抑制早产与硝苯地平、硫酸镁对比具有相似的妊娠结局，但羊水过少发生率显著升高。亦有其他前列腺素合成酶抑制剂如异丁苯丙酸（ibuprofen，布洛芬）亦可引起羊水过少的报道，但有荟萃分析指出在妊娠中期短期使用NSAID类药物不会导致重大胎儿不良事件，但妊娠中期及以后使用应进行密切监测。另外，应用血管紧张素转换酶抑制剂（angiotensin converting enzyme inhibitor，ACE inhibitor），也可以导致胎儿肌张力下降、无尿-羊水过少、FGR、肺发育不全及肾小管发育不良等不良反应，例如报道曾指出甲丙脯酸（saptoril）及埃那拉普利尔（enalapril）均可导致羊水过少、胎儿窘迫、新生儿低血压及无尿。

（四）诊断

1. **超声测量** 前文已述，超声检查是诊断羊水过少的重要方法。既往推荐整个孕周以AFI<5cm作为羊水过少的诊断标准；或当孕周≥34周时，以MVP<2cm作为诊断标准。近年来有随机对照试验及荟萃分析均指出使用AFI导致更高的羊水过少诊断率及更高的引产率，但并未显著改善围产期结局，因此目前更加倾向用最大羊水池垂直深度作为羊水过少的诊断标准，即MVP≤2cm为羊水过少的诊断标准。

2. 若在产前未做超声检查，临产后未见羊水流出而在阴道检查破膜时羊水极少或用弯钳来到胎发，亦应怀疑羊水过少。

（五）处理

1. **妊娠早中期的羊水过少** 妊娠早中期出现的羊水过少也可称为早发型羊水过少，胎儿预后差。Hesson对116例排除胎儿结构异常的早发型羊水过少孕妇进行分析发现，54例择期终止妊娠，40例出现死胎或新生儿死亡。

对原因不明的羊水过少建议排查先天性发育不良。Newbould等描述尸体解剖时发现89例带有Potter序列或Potter综合征的胎儿，只有3%有正常的肾结构，34%出现双肾发育不全，34%双肾囊性发育不良，9%单个肾发育异常致发育不全，10%出现较小的尿路畸形。Ulkumen对54例早发型羊水过少患者进行分析发现37例为无羊水，13例胎儿有结构异常，核型分析均正常。

早发型羊水过少可导致胎儿肺发育不全，显著增加胎儿肺病理性增生的风险。肺发育不全发生率在出生时是1/1 000，但当羊水过少时，肺发育不全变得常见。回顾性分析73名早期早产（平均分娩孕周为27周）胎膜早破孕妇

发现有 78.1% 出现羊水过少,67.1% 在出生后被诊断为支气管肺发育不良,多变量分析表明,分娩前羊水过少持续时间超过 4 天和分娩孕周早于 24.1 周是支气管肺发育不良的危险因素。Weiner 的研究也报道对于羊水过少的早期早产胎膜早破孕妇,新生儿严重呼吸系统疾病风险增加 2.27 倍 (OR 3.27,95% 置信区间为 1.84~5.84)。据 Fox、Badalian 及 Lauria 等研究,发生肺发育不全的可能原因有三个:第一,胸膜腔压力可能阻止胸壁的移动和肺的扩张;第二,胎儿呼吸运动的缺乏使进入肺的液体减少;第三,肺受损的进一步发展将不能维持肺内羊水量及流出量的平衡。

另外一些正常的胎儿可能会因早发型严重羊水减少,导致羊膜发生粘连,羊膜带综合征的发生风险增加,从而导致严重的胎儿畸形,羊水减少使胎儿的肢体和躯干受压,可能会出现肌肉骨骼畸形如畸形足等。

2. 妊娠晚期的羊水过少　妊娠晚期羊水过少的处理要依临床情况而定。首先,进行胎儿生长发育的评估很关键。妊娠期羊水过少合并胎儿生长受限需要行密切的胎儿监护以防胎儿死亡。若孕 36 周前胎儿发育正常伴羊水过少,则应该在进行期待治疗同时增加胎儿监护次数。Wing 等对 11 827 次 AFI 检查中有 6 291 次在 4 天内随访者进行研究,结果显示第一次 AFI>8cm 者共 5 677 次,第二次随访时 128 次 (2.3%) AFI≤5,第一次 AFI5~8cm 者 593 次,第二次随访时 96 次 (16.2) AFI≤5cm;若根据孕龄计算,若妊娠 ≥41 周,AFI 为 5~8cm 者,4 天内有 23.3%≤5cm,原为正常者,则有 7.4%≤5cm;若为 37~40 周,则 AFI 原为 5~8cm 者,17.5%<5cm,原为正常者有 3.6%<5cm。因此,凡≥41 周者,每周做 2 次超声检查是必要的,如并发妊娠期高血压疾病、过期妊娠、FGR、胎膜早破等疾病,更应注意羊水量的测定。对于单纯性羊水过少(最大羊水池垂直深度≤2cm)若不伴有其他合并症,可在 36~37 周$^{+6}$ 终止妊娠。如果在 38 周后发现羊水过少,应尽快终止妊娠。

3. 分娩期羊水过少的处理　分娩时羊水过少易导致脐带受压,但分娩期羊水过少的妊娠结局存在争议。

Rabie 纳入 14 项研究的荟萃分析指出,羊水过少孕妇因胎儿窘迫而剖宫产风险增加 1.16 倍,新生儿入住重症监护病房及发生胎粪吸入综合征风险分别升高 0.71 倍和

1.83 倍,合并其他妊娠期并发症的孕妇分娩低出生体重儿风险更高。Shrem 纳入 12 项研究 35 999 名孕妇的荟萃分析也指出羊水过少的孕妇引产 (OR 7.56,95% 置信区间为 4.58~12.48)、剖宫产 (OR 2.07,95% 置信区间为 1.77~2.41),1 分钟和 5 分钟 Apgar 评分<7(OR 1.53,95% 置信区间为 1.03~2.26;OR 2.01,95% 置信区间为 1.3~3.09)和新生儿入住重症监护病房 (OR 1.47,95% 置信区间为 1.17~1.84)发生率显著升高。因此许多学者尝试向羊膜腔内注射液体以减少胎儿因脐带受压而引起的宫内窘迫。

纳入 19 项研究的荟萃分析发现对于疑似脐带受压的羊水过少孕妇进行经宫颈羊膜腔内灌注后,剖宫产率 (13 项试验,1 493 例,RR 0.62,95% 置信区间为 0.46~0.83)、胎心减速 (7 项试验,1 006 例,RR 0.53,95% 置信区间为 0.38~0.74);5 分钟 Apgar 评分<7 分 (12 项试验,1 804 例,RR 0.47,95% 置信区间为 0.30~0.72)明显降低,经腹羊膜腔内灌注的研究人数较少,但也表现出相似的结果。

由于羊水胎粪污染常与羊水过少相关,因此也有很多研究评估分娩期的羊膜腔内灌注能否预防羊水粪染所致的胎儿死亡。2014 年 Hofmeyr 在其纳入 14 项研究(含 4 435 名孕妇)的荟萃分析发现,具有标准围产期监测条件时,进行羊膜腔内灌注并未降低胎粪吸入综合征、围产儿及孕产妇死亡或严重并发症的发生风险,而在围产期监测条件有限时,进行羊膜腔内灌注后胎儿窘迫、剖宫产、胎粪吸入综合征 (RR 0.17,95% 置信区间为 0.05~0.52)、围产儿死亡 (RR 0.24,95% 置信区间为 0.11~0.53)和新生儿辅助通气或入住重症监护病房发生率明显降低。在一项纳入 4 000 多例孕妇的荟萃分析中,1 999 例羊膜腔内灌注组和 2 031 例对照组(即不进行羊膜腔灌注)的围产结局显示,羊膜腔灌注并没有降低胎粪吸入综合征 (RR 0.59,95% 置信区间为 0.28~1.25)及 5 分钟 Apgar 评分<7 分 (RR 0.9,95% 置信区间为 0.58~1.41)的风险及剖宫产率 (RR 0.89,95% 置信区间为 0.73~1.1)。总的来说,这些研究结果提示常规的预防性羊膜腔内灌注预防分娩期羊水胎粪污染是不推荐的。然而羊膜腔内灌注是减缓产程中发生频发胎心率变异减速的合理方法,但由于操作过程复杂,且有一定的技术难度,临床应用不多。

(王子莲)

第三节　胎儿窘迫

胎儿在宫内有缺氧征象危及胎儿健康和生命者,称为胎儿窘迫 (fetal distress)。可以由孕妇、胎儿或胎盘等各种高危因素引起,表现为胎儿急性或慢性缺氧,酸中毒为主要特征的综合征,其发病率为 10.0%~20.5%。胎儿窘迫是围产儿死亡的主要原因,同时也是胎儿智力低下的主要原因,如何早期诊断治疗胎儿窘迫以减少围产儿发病率、病残率和死亡

率,是产科临床工作者的重要课题。

【病因】　通过子宫胎盘循环,经胎盘交换后脐带血流经胎儿全身循环,母体输送氧给胎儿,其中任一环节出现障碍,都会引起胎儿窘迫。

1. 产前病因

(1) 母体因素:孕妇自身疾病引起胎儿窘迫的因素包括

孕妇全身的血氧含量降低或交换异常和子宫胎盘局部的血氧供应异常两方面。

1）孕妇血氧含量不足或交换异常：各种疾病引起孕妇全身血氧含量降低，引起胎儿长期处于低氧环境，可发生急性或慢性的胎儿窘迫。主要的孕妇疾病包括：妊娠合并严重的心脏疾病，特别是心功能不全；严重的肺部疾病，影响肺的气体交换，如肺结核、胸廓畸形等；严重的贫血以及血红蛋白病，红细胞携氧能力降低；感染性疾病，如肺炎、流感等导致高热，孕妇氧耗量增加；妊娠期暴发性糖尿病或急性脂肪肝出现酮症酸中毒等情况引起血氧交换异常也会引起胎儿窘迫。

2）子宫胎盘局部血供不足：血管性疾病如慢性高血压合并妊娠、慢性肾炎合并妊娠、糖尿病合并妊娠等使孕妇的血管病变，子宫胎盘血流减少，导致胎儿窘迫。子宫胎盘局部血运流失如胎盘早剥或前置胎盘大出血都可能会影响子宫胎盘供血。妊娠期因卵巢囊肿破裂或阑尾炎等手术使用麻醉药物，可能因麻醉药物引起低血压影响子宫胎盘血供出现急性的胎儿窘迫。

（2）胎盘因素：胎盘是孕妇和胎儿之间氧气和能量交换十分重要的器官，胎盘交换能力降低导致母胎之间的氧气交换不充分，是胎儿窘迫主要的原因。导致胎盘功能障碍的因素很多，主要有以下几类：

1）胎盘形态异常：在胎盘发育过程中，各种因素可导致胎盘形态异常。形态异常的胎盘对胎盘功能均有不同程度的影响，如膜样胎盘、轮状胎盘、帆状胎盘、球拍状胎盘、小胎盘等。目前有研究认为胎盘的形态异常是宫腔内环境的一种适应性改变。胎盘形态异常增加了胎儿窘迫、胎儿生长受限的风险。

2）胎盘病理改变：脐带与胎盘是重要的妊娠附属器官，是母胎间重要的输送传递通道，功能障碍必然影响胎儿获得所需氧及营养物质。妊娠期高血压疾病是妊娠期特有的影响胎盘功能障碍的疾病，在胎盘形成期就出现螺旋动脉的浅着床，绒毛膜板形成异常，胎盘血管硬化、变性、坏死，导致有效血流减少，易导致胎盘梗死灶增加或小胎盘等，严重影响胎盘功能。妊娠期肝内胆汁淤积症的高胆酸沉积在胎盘的绒毛膜板内，导致胎盘的交换功能降低，易发生胎儿宫内猝死。至于胎盘血管瘤，若其直径较大占据了胎盘很大部分，将明显影响胎盘交换功能导致胎儿窘迫。

（3）脐带因素：脐带是联系胎儿与胎盘的纽带，脐带的发育异常或病变影响血液在脐血管内流动，是导致急性胎儿窘迫的常见原因。脐带因素有以下几方面：

1）脐带长度异常：正常脐带的长度为30~70cm，当脐带绝对过短或因脐带缠绕引起相对过短时，因胎动或胎头下降导致脐带牵拉，血管因过度伸直而狭窄，影响脐带血流，导致急性胎儿窘迫；因胎动过猛等致脐带突然牵拉，使脐带胎盘附着端的脐静脉易破裂，导致脐带血肿。

2）脐带脱垂：妊娠期的胎膜破裂，胎头未入盆，一旦胎膜破裂，羊水急骤冲出，脐带随着水流下滑，导致脐带脱垂，使脐带血管受压甚至闭塞，血运受阻，胎儿急性缺氧，很快死亡。

3）脐带打结及扭曲：脐带真结在出生人群中的发生率不足1%，死胎可能性增加4倍以上。是由于胎动造成脐带缠绕，胎儿从缠绕的脐带圈的另一端钻出，造成脐带打结，牵拉后不能使结松开。真结较松时不影响脐带血流，一旦真结拉紧，胎儿胎盘循环受阻，发生急性胎儿窘迫，甚至导致胎儿死亡。脐带扭曲是指脐带过度螺旋，有研究认为当产后检查发现螺旋间距<2cm时可考虑脐带螺旋过紧。

4）脐带血肿：脐带血肿自发性少见，有创性操作后发生的医源性脐带血肿更常见，尤其是在经皮脐带血采样或输血之后。血肿可渗入周围的脐带胶质内，形成血肿，压迫脐血管，影响血流，在操作后监测期间，当发生医源性脐带血肿和/或出血时，常常可以观察到胎儿心动过缓。

5）脐带附着异常：脐带在胎盘端的附着部位异常主要有帆状胎盘和球拍状胎盘两种，均影响脐带的血供。特别是帆状胎盘，脐带胎盘端的脐血管分散开来，血管仅有胎膜包绕，缺少脐带胶质，被胎膜包绕的脐血管可以起始于脐带边缘附着时的一个异常血管分支，也可以是连接双叶胎盘、胎盘与副胎盘。脐带帆状附着发生率约为1%。但在单绒毛膜双胎妊娠中高达15%。附着于胎膜的血管也有发生扭结和受压的风险。胎膜包绕的血管越长越容易扭结，当这种血管靠近或覆盖宫颈时，临产中胎先露部分的下降增加血管受压的风险，胎膜破裂增加脐血管破裂风险，引起胎儿失血。胎儿血容量急速减少引起急性胎儿窘迫，如果胎儿失血持续存在或较严重，还可能导致胎儿死亡。脐血管扭结和受压也可能引起血管内血栓形成，导致胎盘梗死、胎儿肢体或指/趾坏死及新生儿紫癜。

（4）胎儿因素：胎儿窘迫的胎儿因素主要是胎儿先天性疾病，包括心血管系统、血液系统先天性疾病和胎儿染色体异常或胎儿宫内感染、颅脑损伤。胎儿心血管系统疾病有二腔心、三腔心、心肌炎、心律失常等，影响胎儿血液循环，使组织氧供降低，导致胎儿窘迫。血液系统疾病主要是胎儿的血红蛋白质和量异常，降低胎儿血红蛋白的携氧能力，导致胎儿窘迫，主要的血液系统疾病有先天性血友病、先天性血红蛋白病、母儿Rh血型不合等。胎儿染色体异常往往导致多系统、多器官的异常。胎儿微小病毒感染引起胎儿贫血，水肿使围产儿死亡率明显升高。

2. 分娩期病因 临分娩或分娩时缺氧或缺血会造成围产期窒息。新生儿缺氧可能引起多脏器衰竭或缺血缺氧性脑病。分娩时胎儿要经受十分严峻的考验。子宫收缩时子宫胎盘之间的血流受阻，此时的胎盘的交换功能降低；但在宫缩缓减时，血流恢复，约在2分钟后，胎儿恢复正常的生理状态。正常成熟胎儿可以耐受。产程进展过程中，孕产妇、胎儿以及胎盘的功能状态随时变化，产时胎儿窘迫病因中脐带、胎盘因素占主要地位。妊娠期引起胎儿窘迫的因素

在分娩期均能导致胎儿窘迫,但是,分娩期病因有其独特的特点,分别叙述如下:

（1）宫缩异常导致胎儿窘迫:每次宫缩都是子宫胎盘血运受阻的过程,如果宫缩过强,或者其他因素引起产程过长,胎盘储备功能耗竭,胎儿在宫缩过后不能及时恢复正常,出现胎儿窘迫。

（2）妊娠期已有子宫胎盘血供不足:当胎儿在妊娠期,即存在轻度或慢性缺氧的病理基础时,在分娩过程中胎盘血供进一步恶化,胎儿迅速失代偿,进入窘迫状态。OCT和CST就是根据该原理诊断胎儿窘迫。

（3）脐带因素:妊娠期的脐带因素在分娩期亦存在,分娩期增加了新的因素。由于脐带过短、缠绕、打结等因素存在,在分娩期胎头下降,使脐带进一步拉紧,血流受阻。分娩期的胎膜破裂,羊水减少,使子宫壁与胎儿之间的缓冲带减少,脐带易受压或隐性脐带脱垂,使脐带血管受压甚至闭塞,血运受阻,胎儿急性缺氧,很快死亡。

【病理生理】

1. 胎儿血液酸碱度改变　胎儿二氧化碳的排泄功能障碍,胎儿血液中二氧化碳积聚,表现为血中 HCO_3^- 的浓度升高和pH下降,发生呼吸性酸中毒。随着缺氧的加剧和时间延长,由于组织缺氧,有氧代谢功能抑制,无氧糖酵解加强,血液中无氧代谢的产物——丙酮酸、乳酸浓度升高,导致胎儿代谢性酸中毒。因此,胎儿窘迫的病理生理过程往往是缺氧、呼吸性和代谢性酸中毒同时存在,三者共同作用,引起胎儿重要脏器的损伤,甚至死亡。

2. 胎儿血流动力学改变　胎儿血液重新分布学说:胎儿窘迫首先表现为胎动、胎儿呼吸样运动以及其他活动受到抑制,使胎儿的耗氧量下降;胎儿循环系统的改变表现为外周血管的阻力增加,血流量减少;心、脑、肾上腺等重要脏器的血管扩张,血流量增加,以保护胎儿重要器官的正常活动。这就是血流重新分布学说（blood low redistribution）。

（1）胎儿心功能与心排血量:胎儿的血容量与胎儿的体重有关,两者之间是近似的线性相关。随着孕周增加,胎儿和胎盘的重量增加,血容量也明显增加。胎心率随着孕期的增加有轻微的下降,但与胎儿体重相关性不大;胎儿心脏重量与胎儿体重成比例增加,两者之间的比例相对恒定。因此,单位体积组织的耗氧量是恒定不变的。由于胎心率不增加,随着孕周的增加,增加的心排血量依靠每搏量增加来完成,而每搏量的多少以心脏的大小和体重作为物质基础。

与成人或新生儿的心脏细胞相比,胎儿的心肌细胞较短,收缩力弱,非收缩部分的比例（30%）比成人心肌细胞的比例（60%）小。在正常情况下,胎儿心肌收缩力呈最大负荷状态,相当于收缩力曲线的顶点,储备能力差。因此,在缺氧或增加心脏后负荷时,心肌收缩力的变化不大,心脏总排血量的调节主要通过改变胎心率的方式实现。

（2）脐循环:脐循环是胎儿获取氧气和营养物质、排泄体内废物的重要途径。脐带血管没有发现神经存在和神经调节,但是对缺血时产生的肾上腺素、去甲肾上腺素、血管紧张素Ⅱ、前列腺素、缓激肽等介质有反应。在正常情况下,胎盘血流量的改变与心排血量的变化成正比,随着每搏输出量的增加,为胎盘提供更多的氧量。然而,在胎儿窘迫时,各种血管活性物质的作用,脐循环和胎儿循环的血流量比例下降,这种现象似乎说明了为保证胎儿重要脏器的血流量,不惜减少胎盘血流量和氧的摄入。

（3）胎儿血流动力学变化的调节:胎儿循环系统的调节有神经调节、体液调节和反射弧调节三个方面,三者相互作用,改变胎儿血流的分布,适应缺血的内环境。

1）神经调节:随着孕龄的增加,迷走神经的作用加强,引起胎心率下降,这可能是孕期增加而胎心率下降的原因。相反,交感神经的作用在足月时才出现;然而,心肌细胞对去甲肾上腺素等激素的敏感性比成人高。同时,心肌细胞中去甲肾上腺素的浓度及其代谢活性酶（单胺氧化酶）在胎儿中较低。因此,胎心率的调节主要是通过迷走神经和去甲肾上腺素的作用,而受交感神经的影响较少。

2）体液调节:在缺氧状态下,体液中各种激素水平发生改变,体液调节也是胎儿窘迫中的重要环节。在缺氧和酸中毒的状态下,血管紧张素、肾素-醛固酮系统、肾上腺素系统、前列腺素、缓激肽等均激活共同作用。血管紧张素在正常情况下血浓度很低,但是在严重缺血时明显升高,表现为尿量下降,血压升高,同时肢体和躯干的血流量下降,脐血管收缩,使胎盘循环和胎儿循环之间的血流量比值下降。在正常情况下,血液中肾素水平很高,调节胎儿血流量的大小;但在胎儿缺血状态下的改变不明显。肾上腺素的血浓度很低,胎儿缺血时血浓度升高,主要使外周血管收缩,对脐动脉的作用不强,通过减少外周血管的血流,使胎儿重要脏器的血流量增加。前列腺素和缓激肽是局部体液调节因子,在缺血时细胞分泌,使局部血管收缩,减少血流量。

当胎儿出现轻度缺血或缺血早期,主要表现为外周血管收缩,心、脑以及肾上腺等重要脏器的血管扩张,用以保证重要生命器官的正常功能,当缺血进一步加剧,出现心力衰竭,加上局部血管活性物质的分泌,所有器官的血流量均下降,此时胎儿为不可逆的损伤阶段,危及围产儿的生命。

3. 胎儿窘迫时体内重要脏器的改变　胎儿窘迫时,首先表现为循环系统的血流分布发生改变,使组织、器官的血液供应下降,在缺血和酸中毒的情况下,组织、器官的代谢异常,影响胎儿的生长发育。

（1）脑组织:脑是对缺血和酸中毒反应最敏感的器官,缺血缺氧性脑病是胎儿窘迫最严重的并发症。脑组织损伤有以下两个时期,第一个时期是功能性的损伤,对轻度或慢性的胎儿窘迫以及胎儿生长受限的胎儿远期随访,结果显示其后的智力发育低于正常胎儿。第二个时期是器质性损伤,在严重的脑缺氧时,易引起脑水肿、脑细胞坏死、脑出血等并发症,称之为缺氧缺血性脑病。缺氧缺血性脑病的发病机制十分复杂,尚未完全清楚。

（2）心脏:胎儿心脏的耗氧量很高,是脑组织的1.5~2.0倍。在正常情况下,中度降低氧分压不能引起心肌代谢紊乱,进一步缺血对心肌的损伤机制不明。关于氢离子对心肌的作用尚未肯定,Moterni等用盐水注入胎羊循环系统,使血液pH下降到6.9之后,心排血量在随后2小时内未见明显减少。因此,胎儿心力衰竭和心肌收缩力下降与胎儿缺血、酸中毒的直接关系不大,可能的机制是胎儿窘迫时,要求心排血量增加,心肌负荷增加,使氧和能量的供应相对不足致心力衰竭。另外,在慢性缺氧所致的胎儿生长受限的病例中,心脏的发育影响较少。

（3）肺:胎儿急性缺血时,肺动脉收缩,血流量下降;然而,胎儿窘迫时肺的结构和功能改变情况尚不清楚。Ree等报道,在胎羊中,由于胎盘阻塞引起胎儿生长受限,研究支气管和肺的结构和功能改变,主要表现为以下几个方面:气管和支气管的黏膜层和黏膜下层的发育受到影响,黏膜层的上皮细胞上的纤毛稀疏,并且细胞膜上的皱褶较少;胎儿肺的重量比对照组下降,但是与体重相称,肺组织结构未见明显异常;肺内液体量明显下降,而且,表面活性物质的浓度也下降。

（4）脾脏:脾脏是胎儿造血的重要器官,在胎儿窘迫时,脾脏血供发生改变。可能的机制是胎儿缺血刺激机体,使脾血流量增加,进一步使造血功能加强,提高胎儿血红蛋白浓度。这可能是胎儿缺血的另一代偿机制。然而,在急性缺血时,神经和体液的作用能引起脾动脉阻力升高,血管收缩。详细的机制尚不明确。

【诊断】 根据胎儿窘迫的定义,胎儿动脉血的血气分析是诊断胎儿窘迫最可靠的指标,但是临床往往很难直接检测胎儿血气,需要通过胎动、羊水、胎心监护等间接指标诊断胎儿窘迫;而这些指标并不是胎儿窘迫的特异性指标,有时在正常妊娠中也存在,增加临床诊断的难度。胎儿窘迫的发生率也因诊断条件、诊断标准等的不同而差异甚大。

1. 胎动 胎动是唯一能被孕妇感知的,表示胎儿生命存在的征象。胎动频繁程度的改变能反映胎儿宫内状态。孕妇每天定时测胎动次数是一种简单且有效的自我监护的方法。胎动过频和胎动减少均是胎儿缺氧的先兆。

正常孕妇的自觉胎动在妊娠18~20周出现,随着孕周的增加,胎动次数也逐渐增加,到妊娠32周时达高峰,可达每天575次;以后逐渐减少,到达足月时约为每天280次;妊娠过预产期后,胎动明显减少。

在妊娠晚期,胎动的频繁程度还受胎儿睡眠周期的影响。在妊娠28周后胎儿的活动出现明显的周期性,我们称之为胎儿睡眠周期。每隔40~60分钟,胎儿出现周期的活动减少,表现为胎动、呼吸样运动、吸吮运动,以及胎儿的心率变异性降低。孕妇饮食、活动、静脉推注葡萄糖、腹部振荡或声音刺激能改变睡眠周期。胎动还受到昼夜节律的调节,一般在上午8~12点较均匀,下午2~3点减少到最低,晚上8~11点又增加至最多。

胎动计数还受孕妇的主观感受的敏感性影响,影响范围在20%左右。孕妇凭主观感受的胎动与仪器检测的记录比较,约有80%相符。

临床上常指导孕妇早、中、晚3次卧床计数自己胎动次数,每次持续1小时,相加后乘以4,即为12小时胎动计数。12小时胎动的正常值范围为3~30次;每次胎动计数均应>3次/h。急性缺氧胎动频繁后,若缺氧继续存在或加重,也会导致胎动减少,甚至消失。若胎动次数<3次/h,或比平时减少50%,要引起高度重视。胎儿往往在胎动消失12~24小时后死亡。因此,加强胎动计数,在胎动减少或消失,胎心仍存在时,及时终止妊娠,仍可能挽救窘迫胎儿生命。

2. 胎心率 胎心率改变是胎儿窘迫最常见的临床表现,正常胎心音强而有力,足月儿胎心率正常范围在110~160次/min（beats per minute,bpm）,大多数在130~150次/min。 胎心率>160次/min或<110次/min均为异常需要仔细分析原因是胎儿心律失常还是胎儿缺氧。

妊娠晚期常规检测胎心率对胎儿窘迫的检测有一定的价值,但是临床上许多胎儿窘迫往往表现为胎心率在正常范围。当出现胎动减少、胎动后加速不明显、胎儿心率变异性降低等表现时,即使胎儿心率在正常范围,亦应考虑胎儿窘迫;相反,仅表现为胎心率的异常,胎动、胎心监护、B超监护等其他指标均正常,也不一定是胎儿窘迫。因此,当胎心听诊发现胎心率异常时,应行胎心监护检查;另一方面,当胎儿存在许多高危因素,虽然胎心率在正常范围,亦应定期行胎心监护检查。只有把胎心率听诊结合临床高危情况和其他监护方法时,才能发挥其早期诊断的价值。

3. 羊水 胎尿是妊娠晚期羊水的主要来源。正常妊娠晚期的羊水为白色、半透明的液体,内含有胎儿的上皮细胞、胎脂以及胎儿尿液中的成分。当胎儿窘迫时羊水的改变主要表现为羊水量的急剧下降和羊水粪染。

（1）羊水过少:羊水量是由羊水的产生和吸收之间的动态平衡来维持的。妊娠晚期胎尿是羊水的主要来源。当胎盘功能不全导致胎儿缺氧时,胎儿全身的血液重新分布,包括肾血管内的外周血管收缩,血流量减少,使胎儿肾小球的滤过率降低,胎尿减少,从而使羊水的来源减少,导致羊水过少。因此,了解羊水量的变化可以间接判断是否存在胎儿窘迫。妊娠期羊水量的估计主要依靠B超检查,临产后可行人工破膜,根据破膜后羊水流出的多少间接判断。B超检测羊水量最常用的指标有最大羊水暗区的垂直深度和羊水指数两种方法。羊水过少的定义是根据超声测量羊水池的最深度<2cm或羊水指数<5cm。与羊水指数相比,羊水池深度诊断羊水过少,减少不必要的产科干预而不增加不良的围产结局。如何处理羊水过少,取决于多种因素,包括孕周、母

胎状况。根据羊水量判断胎儿窘迫要注意以下方面：首先，胎儿窘迫不一定表现为羊水过少。胎儿窘迫导致羊水过少是一个慢性的过程。当胎儿缺氧或酸中毒时，胎尿减少，羊水的代谢继续进行，导致羊水过少。从胎儿缺氧开始到 B 超诊断胎儿羊水过少需要数小时或数天，其次，胎儿窘迫不是羊水过少的唯一原因。导致羊水过少的原因很多。使羊水产生减少或代谢增加的因素均可导致羊水过少。如胎儿泌尿系统畸形、胎肺发育不全、药物（吲哚美辛）等均能导致羊水过少。

（2）羊水粪染：正常羊水应是无色或白色、半透明的液体。当胎儿缺氧时，脐动脉中血氧饱和度降低，胎儿胃肠道蠕动增加，肛门括约肌松弛，使胎粪排入羊膜腔内，形成羊水粪染。根据羊水粪染的程度可分为 3 度：Ⅰ度，羊水呈淡绿色，质薄；Ⅱ度，深绿色，质较厚，可污染胎儿皮肤、胎膜和脐带；Ⅲ度，羊水呈黄褐色，质厚，呈糊状，可污染胎膜、脐带及胎盘，鲜黄色胎粪污染胎儿皮肤及指/趾甲，厚而褐绿色的胎粪往往伴有羊水量的减少，表示严重的缺氧。羊水污染的发生率差异较大，国内外报道在 8%～29% 之间，随着孕周的增加，羊水粪染率增加。羊水粪染的机制尚未完全阐明，其临床意义亦有争论。既往将胎粪的排出归结为"由于（胎儿）血液氧气供应不足诱发肛门括约肌的松弛"，但许多研究表明尽管有 12%～22% 的分娩合并有胎粪污染，羊水粪染中相当一部分病例不能找到明确的原因，且绝大部分的新生儿结局良好；这些分娩很少和新生儿死亡相关。由胎粪导致的围产儿死亡率仅为 1%。产科医师很早就已认识到用产程中发现胎粪预测胎儿窘迫或窒息是有问题的。

解读羊水粪染与胎儿窘迫的关系需要结合孕妇本身高危因素及产时羊水及 FHR 变化。高危妊娠中羊水粪染的发生率明显增加，且重度羊水粪染者的血氧饱和度有所降低。如 FHR 正常，则新生儿脐动脉血血气分析中的血氧饱和度、氧分压等与羊水粪染无明显的相关性；如果 FHR 图形异常，胎粪的出现就与胎儿酸中毒、不良状况及出生时需要复苏的概率增加有关。目前关于胎粪的出现观点有两种，一种认为是成熟胎儿生理性的肠蠕动或脐带偶然受压所致，也有人提出，羊水粪染是慢性轻度胎儿窘迫的表现，证据是排除孕周等因素后羊水粪染仍与红细胞生成素有关。总之，临床上单凭羊水的状态来判断胎儿是否缺氧或缺氧程度不妥。如果羊水由正常转为粪染或合并有 FHR 异常，需要严密监护，及时发现进展为产时胎儿窘迫。

4. 胎心监护 自 20 世纪 60 年代初胎儿电子监护（CTG）监测开始，目前广泛应用于临床。它可以连续记录和观察胎心率的变化，以及宫缩、胎动等对胎心率的影响，并形成了一整套的胎心率图谱的分析方法。胎心监护有内监护和外监护两种方法，内监护为介入性、损伤性的检测方法，临床不常用。外监护是应用多普勒原理在孕妇腹壁探测胎心率，同时根据腹壁压力的变化间接反映子宫腔压力的方法。该方法检测到的胎心率有一定的误差，但在允许的范围

之内，且方便、简单、可重复，在妊娠期就可进行，因此应用广泛。

胎心监护根据是否临产又分为产前监护及产时监护。产前胎儿监护技术包括无应激试验、宫缩应激试验。产时胎心监护是唯一有效监护分娩前后胎儿宫内实时变化的手段。

产前和产时胎心监护的分析方法有所不同。妊娠期无明显宫缩时的胎心监护称为无应激试验（non-stress test，NST）。胎心率变化是胎儿正常自主活动的良好征象。无应激试验的理论基础是在没有酸中毒或神经受损的情况下，胎心率随胎动加速。正常胎心率由脑干中枢交感和副交感冲动介导的自主神经调节，在基线基础上加快或减慢。基线变异也由自主神经系统控制，观察 20 分钟，有 2 次胎动，并出现胎心率加速；同时胎心率以及胎心率变异性均在正常范围；称之为 NST 有反应，无反应型 NST 是指超过 40 分钟没有满意的胎心加速，需要进一步检查。妊娠 32 周$^{+6}$ 前，加速在基线水平上 ≥10 次/min、持续时间 ≥10 秒已证明对胎儿正常宫内状态有足够的预测价值。33 周后加速的持续时间需要 ≥15 秒，幅度 >15 次/min。目前建议 NST 作为妊娠晚期的常规检查，胎心监护时间在妊娠 32～35 周开始，高危妊娠可以提前进行胎心监护。目前还没有 RCT 研究证明产前监护能够降低胎儿死亡风险，但在发达国家产前监护仍广泛应用于临床。2021 年 ACOG 产前监护指南提出胎心监护和胎儿行为及代谢受损证据之间的合理相关性。异常胎心监测结果可能与酸血症或低氧血症有关，但它们既不能反映酸碱紊乱的严重程度，也不能反映持续时间。酸血症的程度和持续时间与短期和长期新生儿不良结局相关性较弱。

产时的胎心监护包括宫缩刺激试验（contraction stimulate test，CST）和催产素激惹试验（oxytocin challenge test，OCT）。理论基础是在宫缩的应激下，子宫动脉血流减少，引起胎儿短暂的缺氧，已处于亚缺氧状态的胎儿，在宫缩的刺激下缺氧逐渐加重诱导出现晚期减速。胎心监护图谱中与胎儿窘迫有关的指标有：早期减速（early deceleration，ED）、晚期减速（late deceleration，LD）、变异减速（variable deceleration，VD）、胎心率基线变异性降低或消失、胎动后无胎心率加速、持续性胎儿心动过速或心动过缓等，还有少见的正弦波（sinuidal pattern）、延期减速（prolonged bradycardia）等表现均反映胎儿窘迫的可能。

CST 和 OCT 试验时要求 10 分钟内宫缩在 3 次以上，每次宫缩持续 40 秒。CST 的结果分类如下：①阴性：无晚期减速或明显的变异减速；②阳性：50% 以上的宫缩后出现晚期减速（即使宫缩频率 10 分钟<3 次）；③高度可疑阳性：间断出现的晚期减速或明显的变异减速；④可疑阳性：每 2 分钟或更频繁的宫缩期间出现胎心减速，或每次胎心减速持续 90 秒以上；⑤不满意的 CST：10 分钟< 3 次宫缩或不明确的宫缩。

产时的胎心监护越来越引起人们的重视,作为常规的、必不可少的手段广泛地应用于临床。2008 年 NCHHD 及 2010 年 ACOG 将产时胎心率分为 3 类:第 I 类(正常),基线 110~160 次/min,基线中度变异;第 III 类(异常),FHR 缺乏基线变异的同时还存在反复晚期减速、反复变异减速和胎儿心动过缓三者中的任何一个,以及正弦波。第 II 类(不确定),包含除分类 I 与分类 III 所有其他类型的 FHR 图形。临床根据三级分类采取不同的处理措施。如为 III 类监护图形,提示胎儿有酸血症,应及时干预终止妊娠,II 类监护需要持续监护并动态评估。经过近 40 年胎心率模式的发展,证实一些合并存在的模式可以用来鉴别正常和严重异常胎儿。真正的胎儿窘迫图形是那些短变异消失且合并有严重的减速和/或持续的胎心率基线改变。而早期减速、变异减速、晚期减速都需联合短变异及羊水宫缩等综合判断。

孕妇在入院时立即进行胎心监护检查的入室试验(admission test,AT),在低危妊娠中是全面评估胎儿宫内的状态,预测分娩期可能出现的情况的一种有效手段。入室试验可以迅速地发现一般听诊不能发现的胎儿异常。即使在无宫缩或分娩早期宫缩较弱的情况下,入室试验可发现明显的胎儿异常。目前普遍认为胎心率变异性的减低是胎儿窘迫唯一最可靠的征象。有文献报道心率变异减少至 4.2 次/min 或更少持续 1 小时,就可作出发生酸血症及胎儿濒死的诊断。但良好的胎心率变异也不一定可靠。有脑损伤的胎儿,70% 入院时已经有持续存在的无反应型胎心率,说明胎儿脑损伤在入院前就已经存在。

第二产程的胎儿窘迫的诊断较困难。一般情况下,由于第二产程胎头到达盆底,胎头受压的程度较重,约有 1/3 的妊娠存在心率的减速,但并非所有胎心率异常的胎儿均存在胎儿窘迫。许多医疗单位在第二产程均采用胎心连续监护,很多胎心率减速经积极的宫内复苏,包括改变体位,降低宫缩频率,查找是否有麻醉或其他引起低血压因素,补液纠正低血压。阴道检查排查脐带脱垂能够缓解。合并有以下情况且积极宫内复苏不能缓解时,考虑结束分娩:①胎儿心率变异性降低达 100 次/min 以下;②胎儿心率基线>180 次/min,或<110 次/min 伴有羊水 II~III 度污染;③胎心监护为反复晚期减速或重度可变减速或延期减速(持续时间 2 分钟)(图 2-11-6~图 2-11-9)。

随着胎儿监护的广泛应用,胎心监护的不足和缺点也不断引起人们的重视。首先是影响胎儿监护结果的因素很多,胎心监护诊断胎儿窘迫的假阳性率很高,导致全球性的剖宫产率升高。目前没有一种独特的胎心模式与胎儿神经损伤相关。现普遍认为不能通过胎心监护预防围产期脑损伤。产时监测的应用和神经系统结局的改善之间缺乏相关性,所以胎心监护并不能减少脑瘫。美国妇产科医师协会(American College of Obstetricians and Gynecologists,ACOG)新生儿脑病特别工作组报告 2014 年第 2 版认为只有具有表 2-11-5 所示产时急性缺血缺氧事件表现时才考虑与脑瘫有关。

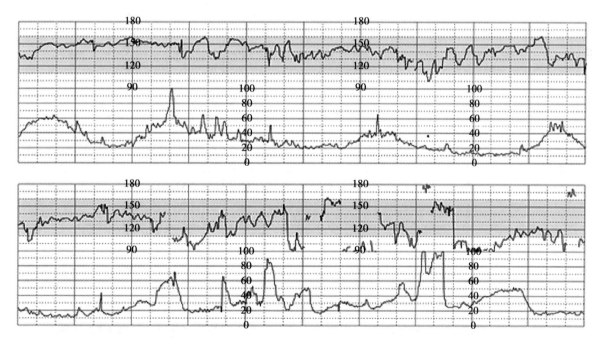

图 2-11-6　G1P0,孕 39 周$^{+3}$,宫口开全,先露头,S+3,胎心监护见宫缩后频发晚减,产钳助产娩出一婴,Apgar 评分 1 分钟 9 分,5 分钟 9 分。

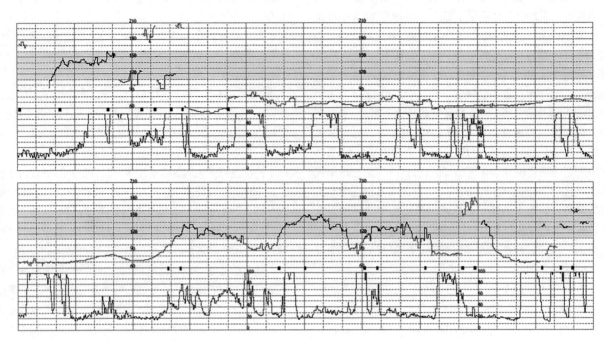

图 2-11-7　G1P0,孕 37 周⁺⁶,宫口开全,先露头,S+2,宫缩后见一阵胎心延长减速,最低降至 60 次/min,立即呼叫援助,启动产时抢救应急团队,改变体位,吸氧,停用催产素,阴道检查评估产钳助产可能,准备上台助产,胎心减慢 10 分钟后恢复至 130 次/min,已完成助产钳准备,减速 15 分钟时低位产钳娩出一女婴,2 500g。Apgar 评分 1 分钟 6 分,5 分钟 8 分。

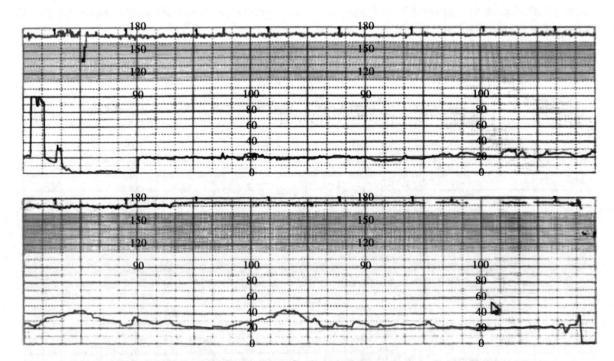

图 2-11-8　G5P1,胎动消失 10 小时入院,孕 33 周⁺⁵,胎心监护基线>160 次/min,基线平直,立即启动团队剖宫产 20 分钟内娩出一婴,2 170g,Apgar 评分 1 分钟 4 分,5 分钟 8 分,新生儿 MRI 提示缺血缺氧性脑病。

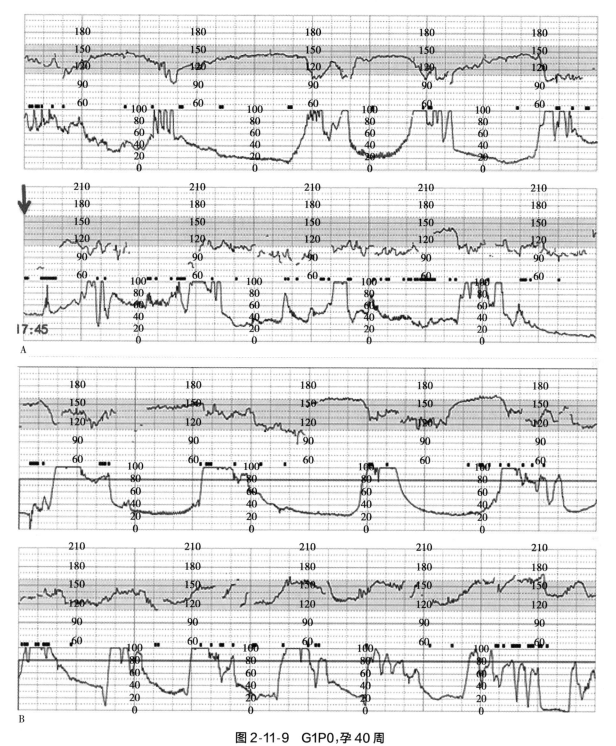

图 2-11-9　G1P0,孕 40 周

A. 宫口开全 15 分钟,S+1,ROT,胎心监护基线 130~145 次/min,见数阵变异合并晚期减速,最低至 90 次/min 持续 40 秒,吸氧等宫内复苏后胎心可恢复至 140 次/min,胎头转至 ROA;B. 宫口开全 40 分钟,ROA,S+3,基线 120~130 次/min,Ⅲ类胎监,产钳助产分娩一婴,Apgar 评分 1 分钟 3 分,5 分钟 8 分。

表 2-11-5　急性围产期或产时缺氧缺血的表现

与急性围产期或产时事件一致的新生儿体征：
5 分钟和 10 分钟时 Apgar 评分<5 分
胎儿脐动脉酸血症-胎儿脐动脉 pH<7.0，或碱剩余 ≥-12mmol/L，或两者兼有
脑 MRI 或 MRS 显示急性脑损伤的神经影像学证据与缺氧缺血一致
多系统器官衰竭与缺氧缺血性脑病一致
与急性围产期或产时事件一致的促发因素的类型和时间：
分娩前或分娩期间发生的前哨缺氧或缺血事件： • 子宫破裂 • 严重胎盘早剥 • 脐带脱垂 • 羊水栓塞同时伴有严重和持续的母体低血压和低氧血症 • 产妇心血管衰竭 • 前置血管或大量母胎输血导致胎儿失血
与急性围产期或产时事件一致的胎心率监测模式，尤其是 Ⅰ 类胎心率模式，转换为以下模式之一： • Ⅲ类胎心率模式 • 反复减速的心动过速 • 反复减速伴基线变异消失 基于影像学研究的脑损伤模式的时间和类型与急性围产期或产时事件的病因一致
新生儿缺氧缺血性脑损伤的典型脑 MRI 明确模式为： • 深核灰质（即基底节或丘脑）损伤 • 分水岭（边界区）皮质损伤 没有证据表明有其他近期或远期因素导致这种改变
新生儿发育为痉挛性四肢瘫痪或运动障碍性脑瘫： 其他脑瘫亚型不太可能与产时急性缺氧缺血性事件相关 可能会出现其他发育异常，但这些异常并非产时急性缺氧缺血性脑病的特异性 可能由多种其他原因引起

注：引自 American College of Obstetricians and Gynecologists' Task Force on Neonatal Encephalopathy. Neonatal encephalopathy and neurologic outcome（2ed edit）. Obstet Gynecol, 2014, 123：896.

近 10 年来，有关胎心监护的研究有所发展，主要反映在仪器的硬件和图谱分析软件上。随着计算机和网络的发展，胎儿监护向网络化、远程化的方向发展。同时，胎心监护图谱分析向计算机专家系统分析等方向发展，可以避免分析主观性。

5. 生物物理指标评分

（1）生物物理评分（biophysical profile scores，BPP）的评分方法：BPP 包括胎心监护、胎动（fetal movement，FM）、胎儿呼吸样运动（fetal breathing movement，FBM）、胎儿肌张力（fetal toning，FT）、羊水量（amnio fluid volume，AFV）和胎盘分级（placenta，PL）。胎儿 BPP 的评分方法很多，目前应用最广的有 Manning 等和 Ventzeil 等的方法。Manning 的方法仅包括前 5 项指标，每项 2 分，共 10 分。Ventzeil 的评分方法包括所有 6 项指标，共 12 分。

（2）BPP 应用时的注意事项：

1）由于胎儿存在生理性的睡眠周期，为了减少胎儿睡眠周期对 BPP 或 CTG 的影响出现假阳性，可以利用声音等外界刺激或延长时间提高胎儿的反应性。

2）胎儿的各种生物物理指标在胎儿发育过程中的出现有一定的顺序，依次为 FT、FM、FBM 和 NST。FT 出现最早，约妊娠 12 周；胎儿心率反应性出现最晚，约妊娠 28 周。并且出现越晚的指标对缺氧的敏感性越高，敏感性由高到低的次序依次为 NST、FBM、FM、FT，这种现象称为"渐进性缺氧学说"。根据该理论我们要注意两点：首先，BPP 适用于妊娠晚期的胎儿监护（一般在妊娠 32 周以后开始）；其次，当 FM 和 FBM 正常而 FT 异常时，要怀疑假阳性的可能（表 2-11-6）。

表 2-11-6　Manning 评分标准

指标	2 分（正常）	0 分（异常）
NST（20 分钟）	胎动≥2 次，伴胎心加速≥15 次/min，≥15 秒	胎动<2 次，胎心率加速<15 次/min，或<15 秒
FBM（30 分钟）	≥1 次，持续时间≥30 秒	无，或持续时间<30 秒
FM（30 分钟）	≥3 次躯干和肢体活动	无，或≤2 次躯干和肢体活动
FT（30 分钟）	≥1 次的躯干和肢体伸展复屈，手指摊开后合拢	无活动，肢体完全伸展，或伸展缓慢，部分复屈
AFV	羊水暗区，垂直深度≥2cm	最大羊水池的垂直深度<2cm

美国妇产科医师协会（American College of Obstetricians and Gynecologists，ACOG）2021 年指南认为改良生物物理评分是一种可采纳的产前胎儿监护方法：即每周进行 2 次声音刺激的 NST 和羊水指数检查，如 AFV>2cm 且 NST 反应型则改良 BBP 正常；若 AFV≤2cm 或者 NST 可疑/无反应型为异常。这种简化的生物物理评分是一种很好的产前监护方法，假阴性率为 0.8/1 000，假阳性率为 1.5%。

6. 胎儿多普勒血流监测（umbilical artery Doppler velocimetry）　多普勒超声成像能检测下游血流阻抗。通过检测 3 个胎儿血管（脐动脉、大脑中动脉、静脉导管）的血流速度来评估胎儿的健康状况，主要为监护那些生长受限或有心力衰竭可能的胎儿。这些测试的目标是选择最佳分娩时机：既能尽量避免早产，又避免胎儿宫内死亡。

（1）脐动脉血流多普勒流速：生长受限胎儿的脐动脉血流速度波形与正常发育的胎儿有显著的不同。生长受限儿的脐动脉舒张期血流速度减低，而正常发育胎儿的脐动脉以舒张期高速血流为特征。部分严重的胎儿生长受限者脐动脉舒张期血流缺失甚至反流，围产期死亡率显著增加。采用脐动脉多普勒检查进行监测，生长受限胎儿的围产期死亡率和未足月 FGR 胎儿的非必要分娩率可显著减少。当脐动脉舒张期血流缺失或反向时提示 60%~70% 的绒毛血管闭塞，胎儿预后不良。正常胎儿脐动脉血流速度测量对改善围产儿结局并没有益处。

（2）大脑中动脉：慢性胎儿窘迫引起胎儿生长受限的胎儿全身血流从外周重新分配至大脑，而多普勒测量胎儿大脑中动脉血流速度可以发现这种脑保护效应。缺氧时血液重新分配，脑血供增加，脑血管扩张，阻力降低，舒张末期流速增加。常用的是 PI（搏动指数）、RI（阻力指数）及 S/D（收缩期和舒张期血流速度比值）。妊娠 11~12 周后出现舒张末期血流，PI 恒定不变，直到妊娠的最后 6~8 周，PI 开始下降。动态观察大脑中动脉和脐动脉的阻力指数可以评估缺氧程度并改善生长受限新生儿的预后。多普勒脑胎盘血流比（cerebroplacental ratio，CPR）是大脑中动脉 PI（或阻力指数）除以脐动脉 PI（或阻力指数）；CPR 较低提示胎儿血流重新分布（脑保护）。但目前用 CPR 来预测 FGR 妊娠的围产期结局，预测的准确度有很大差异，需要临床积累更多的数据。

（3）静脉导管：对生长受限的胎儿静脉导管多普勒流速测量是围产儿预后的最佳预测指标。静脉导管缺失或反流是一种晚期表现，提示胎儿已经因缺氧形成不可逆的多器官损伤。

分娩孕周是独立于静脉导管流速测量的围产儿妊娠结局的主要决定因素。生长受限胎儿 26~29 周分娩死亡 36%，而 30~33 周分娩死亡仅 5%。因此，孕周是 30 周前分娩的生长受限胎儿最终妊娠结局的决定因素，尽管静脉导管的缺失和反流意味着胎儿广泛全身性的代谢紊乱，但是，当发现严重的静脉导管流速异常时胎儿已经濒临死亡，目前并不支持将静脉导管多普勒作为生长受限监测的常规手段。

7. 胎儿心电图 ECG 可分为经腹壁和经阴道两类。由于距离较远，母体心电图的干扰，经腹壁 FECG 的信号不稳定，提取较困难；经阴道 FECG 是有创性试验，有宫内感染的风险。

胎儿缺氧时胎儿心电图会产生 ST 段和 PR 间期改变，成熟胎儿缺氧会出现隆起的 ST 段伴随 T 波高度的逐渐增加，可以测量 T：QRS 比值。增加的 T：QRS 比反映了心脏先于神经损伤出现的对缺氧的适应性改变。有研究报道，STAN 胎心率监护系统的计算机解读对检出胎儿酸血症的敏感性为 38%~90%，特异性为 83%~100%。

8. 胎儿头皮血血气分析 胎儿动脉血的酸碱度和血气分析是判断胎儿窘迫较准确的方法，在许多临床研究中作为诊断胎儿窘迫的黄金标准。胎儿缺氧时，体内无氧酵解增强，大量酸性代谢产物堆积，当缓冲平衡失代偿而发生紊乱，可使血液中的 pH 下降。缺氧程度与 pH 的改变呈正相关。胎儿头皮血的 pH 7.25~7.30 为正常范围，pH 7.20~7.25 为可疑缺氧，pH<7.20 应诊断胎儿缺氧，及时终止妊娠。联合应用胎心监护和胎儿头皮血的 pH，可以提高诊断的准确性。胎儿头皮血血气分析操作需要使用带光源的羊膜镜暴露胎

儿头皮，清除黏附的血液、黏液和羊水。在头皮上涂抹硅凝胶，再使用 2mm 的刀片刺破头皮形成小血滴。收集在肝素化的长毛细管内。该操作要求宫颈至少扩张 2~3cm，否则难以操作，尚未明确证实产时胎儿头皮血采样测定 pH 评估酸中毒状态减少紧急剖宫产、减少阴道助产或改善围产期远期结局。头皮血采样失败率高达 10%，而且母亲有严重的可传播感染（如 HIV 或肝炎），以及胎儿有较高的出血体质风险时，禁用该操作。基于国情及应用的临床价值，临床几乎很少应用胎儿头皮血血气分析判断胎儿窘迫。

临床诊断胎儿窘迫可根据医院的条件，采用多种方法联合监护，尽可能提高临床诊断的符合率，排除单一监护方法的假阳性和假阴性。对于妊娠期高危孕妇的监测，可以首先教会孕妇自数胎动，当孕妇感胎动减少或胎心率改变时，及时进行胎心监护，当胎心监护出现明显的胎儿窘迫征象时应及时明确诊断，当胎心监护表现为可疑的胎儿窘迫，可进一步行 B 超生物物理评分。亦可根据孕龄、胎儿是否成熟、宫颈条件等情况给予人工破膜，了解羊水情况。当胎心监护、生物物理指标和羊水情况均不良时，胎儿窘迫的可能性明显增加。分娩期出现胎心率异常，如 CST 异常或羊水浑浊，应采取胎心率动态连续监护，有条件的医院可行胎儿头皮血的 pH 检查或血氧饱和度监测，若不能及时纠正，应立刻终止妊娠，不可盲目等待观望。

【处理】 由于大多数胎儿窘迫的病因不明，最好的方法是早期诊断，让胎儿及时离开缺氧的内环境；同时提高诊断的准确性，减少不必要的早产和剖宫产，这就是胎儿窘迫的处理原则。治疗方法主要有对症和病因治疗。

1. 产前监护 产前监护异常特别是延长减速，有三个因素需要警惕，如果伴有出血或腹痛，要警惕胎盘早剥和子宫破裂；如果伴有胎膜早破，要警惕脐带脱垂，这三个因素均需要立即终止妊娠，抢救胎儿。

积极结合母亲自身高危因素进行评估。如果可能是母亲的暂时性问题导致异常检查结果，如急性暴发性糖尿病或妊娠期脂肪肝引起血糖代谢异常酮症酸中毒或急性呼吸道通换气障碍，及时治疗母亲的疾病改善胎儿氧合，检查结果可以恢复正常，妊娠得以继续。母亲用药影响了胎儿的表现或心率，应尽可能停用致病药物，并在药效消失后再次检查，明确胎儿状态。其他如脐带受压或仰卧位低血压，可以通过改变体位，左侧或右卧恢复正常。如果考虑存在母体因素或胎盘因素引起的慢性供血供氧异常，如子痫前期引起胎盘功能障碍或胎盘过小等因素，需要叠加其他检测方法，例如无反应型 NST 后，需行 CST 或 BPP 或超声多普勒检测，综合考虑孕周、母体疾病的严重程度、胎儿缺氧严重程度、疾病进展情况决定是继续随访还是终止妊娠。

37 周足月慢性胎儿窘迫要考虑终止妊娠。而母体如果存在重度子痫前期，检测指标中出现提示慢性胎儿窘迫，34 周前就要考虑终止妊娠。胎儿生长受限处于第 10 百分位数且 AFV 和脐动脉多普勒血流正常可以随访，当病情出现以

下进展:羊水过少和异常脐动脉多普勒血流,胎儿生长处于第3百分位数等,要考虑积极终止妊娠。单纯持续羊水过少(羊水池最深度<2cm)孕36~37周可终止妊娠。孕周不足36周且胎膜完整的羊水过少,结合孕周及母胎状况个体化治疗,决定是继续维持妊娠还是终止妊娠。

2. 产时监护 我国2015年电子胎心监护应用专家共识建议对于产时第Ⅱ、Ⅲ类胎心监护寻找其原因,一般处理措施旨在改善子宫胎盘灌注和母亲/胎儿氧合,同时实施多种宫内复苏措施:停止任何宫缩刺激物,评估子宫收缩频率和周期了解是否有子宫过度刺激;宫颈检查以排除脐带脱垂或快速宫颈扩张或胎头下降;改变孕母体位为左或右侧卧位,减少腔静脉的压迫,改善子宫胎盘血流;监测母亲血压水平探究是否低血压,特别是那些局域麻醉,如果是,应用麻黄碱或苯福林可以纠正。

(1)停用宫缩剂或抑制宫缩:宫缩过频定义为10分钟内宫缩超过5次,平均持续30分钟或一次宫缩持续时间超过2分钟。子宫松弛可能改善子宫胎盘血流。由于宫缩不协调,使宫缩过频或过强,若为催产素等宫缩剂应用引起,应立即停用,在宫缩减弱胎心率恢复后,再根据胎儿的状态调节宫缩。若为其他原因引起,如自发性宫缩过强,宫缩间歇人工破膜,羊水流出后可以减轻宫内压力,改善胎儿的宫内环境。

当宫缩过强经以上处理无效时,可考虑予以宫缩抑制剂,如硫酸镁、皮下给予特布他林250μg。宫缩抑制剂的目的是减轻宫缩对胎儿的压力和恢复绒毛间隙及脐血流量,以改善胎儿缺氧的状态。宫缩不减弱,即使给氧,胎儿的血氧分压不易恢复。如停用宫缩剂或给予宫缩抑制剂后宫缩改善但异常监护图形持续存在考虑尽快终止妊娠。

(2)改变体位:由于临产后子宫收缩,脐带受压概率增加,因此,当出现胎心减速时,首先改变体位后观察是否能使胎心率恢复,若原来为左侧卧位可改为右侧卧位。改变体位还能改善子宫胎盘灌注。

(3)静脉补液:对于最近给予了椎管内药物进行分娩镇痛的患者,请麻醉团队会诊,由麻醉医生根据用药情况进行调整。静脉补液如500~1 000ml乳酸林格液或生理盐水,如果患者因长时间经口或静脉摄入不足、呕吐或者交感神经阻滞导致低血容量,静脉给予不含葡萄糖的晶体液能够改善胎盘血流,改善胎儿氧合。如果孕妇伴有子痫前期、心脏病或者正在使用β肾上腺素能药物抑制宫缩的女性谨慎给予液体。如果确定近期硬膜外给药后母亲继发低血压,给予α肾上腺素受体激动剂(比如去氧肾上腺素、麻黄碱)以及快速静脉补液就可以纠正,并能够改善子宫胎盘血流。

(4)辅助供氧(面罩给氧,8~10L/min):虽然发生FHR异常时给母亲供氧是标准做法,但氧疗的益处与潜在危害(产生自由基)存在争议,尤其是母亲无低氧血症时。因此,氧疗用于宫内复苏目前仅作为常规做法。2021年的荟萃分析纳入了16项随机试验,比较了氧疗和室内空气用于宫内复苏(氧疗n=1 078例,室内空气n=974例),发现辅助供氧不能改善脐动脉(umbilical artery,UA)血pH或其他新生儿结局(例如,Apgar评分、收入NICU)。仅仅依靠母亲给氧并不能纠正胎儿酸血症,所以仍需要寻找并解决胎儿低氧血症的潜在病因。

(5)分娩镇痛期间适当进食:近年来因为镇痛分娩的推广,因疼痛引起过度通气造成的呼吸性碱中毒较前减少。孕妇分娩镇痛期间的饮食和液体管理要求产妇进入产程后应避免摄入固体食物,避免意外情况下的误吸。分娩期间可适当摄入清饮料,包括水、无气泡果汁、含糖饮料、茶、咖啡和运动饮料等。镇痛前开放产妇外周静脉,根据禁食水情况及是否合并其他疾病决定输注液体种类及速度;建议分娩期孕妇进食高能量、易消化的半流质食物,对于不能进食者,可以静脉补充葡萄糖和电解质。妊娠期糖尿病或孕前糖尿病孕妇,产时血糖监测尤其重要,如果镇痛分娩更要注意避免发生产时酮症酸中毒。

3. 正确认识胎儿心动过速 胎儿心动过速定义为基线FHR>160次/min,持续至少10分钟。胎儿心动过速的原因包括:母胎感染、药物影响(比如β受体激动剂、阿托品、可卡因)、母体发热、胎盘早剥、胎儿缺氧等。医生要认识到<200次/min的胎儿心动过速本身与胎儿酸血症的相关性不强,除非同时伴有复发性减速、缺乏加速或变异微小/缺乏。随着镇痛分娩的广泛开展,产时发热比例越来越高,文献报道20%~30%。产时发热的孕妇体温升高的同时伴有胎儿心动过速。硬膜外镇痛相关母体发热(核心温度≥38℃)的发病机制,可能与非感染性炎症反应有关。初产妇、胎膜早破、产程延长、妊娠期特殊的生理变化、局麻药致炎作用、硬膜外阻滞操作等,均是引起发热的危险因素。目前尚无有效预防措施,预防性使用对乙酰氨基酚和抗生素不能预防发热。治疗应根据母婴监测及检查结果对症处理,如物理降温、适量补液、抗感染、药物降温等。在无胎心率及产妇其他异常情况下,可继续镇痛并经阴道分娩。但如伴发胎儿心动过速需要仔细分析,严密观察评判。评估胎儿心动过速应首先排查母亲感染或胎盘早剥,以及回顾母亲的用药情况。可考虑使用对乙酰氨基酚退热,使用抗生素治疗羊膜内感染。单纯的心动过速不伴有其他绒毛膜羊膜炎的诊断指标通常不是分娩的指征。如果同时出现减速或Ⅲ类图形,或者患者距分娩还有很长时间,积极母亲补液和退热治疗不能缓解心动过速时考虑终止妊娠。

4. 其他 羊膜腔灌注,适用于以下3种情况时:治疗变异减速或延长减速;对羊水过少行预防性羊膜腔灌注,如胎膜早破时间较长;稀释胎粪污染的羊水。

若分娩期胎儿窘迫伴有羊水过少,胎儿窘迫则可能是由于脐带受压,可通过羊膜腔内注射生理盐水的方法减轻胎儿窘迫。具体的方法是用0.9%的生理盐水加热到37℃,以每分钟15~20ml的速度注入羊膜腔,直到胎心监护正常,但总量不超过1 000ml。该方法可以改善90%以上的胎心率减速,增加阴道分娩的机会,同时可置换胎粪污染的羊水,减少新生儿吸入性肺炎的发生率。

5. 积极终止妊娠 分娩期Ⅱ类及Ⅲ类监护经积极处理,不能恢复的胎儿窘迫者如果无法去除病因,应在短时间内结束分娩,如短时间内经阴道分娩困难,可考虑剖宫产;让胎儿脱离宫内缺氧的环境,出生后再予以治疗。

分娩期是胎儿状态变化最快的时期,当出现胎心率变化,应立即行仔细的阴道检查,阴道检查有以下几个方面的目的:①了解病因,排除脐带脱垂等严重的并发症;②了解羊水的状态,若胎心异常伴有羊水胎粪污染,要高度怀疑胎儿窘迫,尽快结束分娩;③了解头盆关系、胎方位以及宫口扩张的程度,判断胎儿窘迫是否由难产造成的;④估计胎儿是否能在短时间内经阴道分娩。第一产程中出现胎心率早期减速,但阴道检查无胎头受压的因素存在时,要考虑胎儿窘迫的可能。这说明胎头受压不是胎心率早期减速的唯一解释,原因可能是妊娠本身存在胎盘功能低下,当临产后,宫缩导致胎盘血流进一步减少,胎儿处于缺氧状态,轻微的胎头受压即可导致胎心率的早期减速。第一产程的胎儿窘迫,经阴道助产较困难,一般采取即刻剖宫产结束分娩。第二产程的胎儿窘迫要根据产妇的情况以及产程进展的程度决定分娩方式。若胎儿先露在+2以下,可考虑应用产钳或胎头吸引

器助产。若胎头高浮,胎先露在+2以上,经阴道分娩对母儿的损伤较大,应选择剖宫产结束分娩为宜。

产程过程中出现急性胎儿窘迫,延长减速,胎儿 pH 以平均 0.01/min 的速度下降,因此积极排除三个最严重的致死性病因:脐带脱垂、胎盘早剥、子宫破裂。这三种情况一旦高度怀疑,越快终止妊娠越好。90% 的延长减速通过宫内复苏可以在 9 分钟内缓解,但如果持续不恢复。建议按照以下流程进行抢救方案:

具体步骤如下:

(1)胎心率异常持续 3 分钟,助产士应叫医师,呼叫团队启动应急小组。并作好分娩准备。

(2)胎心率异常持续 6 分钟,宫内复苏流程完成,评估分娩方式并制订分娩计划。

(3)胎心率异常持续 9 分钟仍未恢复,转运手术室或直接产钳助产。新生儿已到场准备复苏相关设备。

(4)胎心率异常持续 12 分钟,上台手术或者胎儿产道分娩。

(5)胎心率异常持续 15 分钟,胎儿手术娩出。

一般情况下,在胎儿窘迫20分钟后分娩者,易出现代谢性酸中毒,围产儿的预后不良,导致各种并发症。

(李笑天 彭 婷)

第四节 胎儿红细胞同种免疫性溶血

一、概述

1. 定义 胎儿红细胞同种免疫性溶血(isoimmune hemolysis)是指由于母胎血型不合,胎儿红细胞表面的血型抗原进入母体,致敏使母体产生特异性的同种免疫性抗体,通过胎盘进入胎儿循环与红细胞抗原结合,导致胎儿溶血、贫血,严重者发生免疫性水肿(immune hydrops fetalis, IHF)甚至死胎。

2. 抗原 引起同种免疫性溶血的红细胞血型抗原多达 50 多种,包括 Rh、ABO、Kell、Duffy、Kidd 等。这些抗原可以导致胎儿和新生儿溶血性疾病(hemolytic disease of the fetus and newborn, HDFN)。然而,仅有少数几种红细胞抗原可导致胎儿严重贫血从而需要进行宫内干预,其中以 RhD 抗原最为常见。严重同种免疫不常见的原因有:①不相容红细胞抗原少见;②胎盘对胎儿抗原或母体抗体有一定的屏障作用;③母胎 ABO 血型不合,导致胎儿红细胞在引起免疫应答前迅速被清除;④致敏性差异较大;⑤母体对抗原免疫应答各异。一些少见的血型抗原如 Kell、Rhc 等,罕见的血型抗原如 Duffy、Kidd、Rhe 等母胎血型不合也可以造成严重的胎儿贫血。

二、同种免疫性溶血的类型

1. ABO 同种免疫性溶血 在我国,ABO 血型不合占新生儿溶血症的95%以上。既往报道 O 型孕妇产生抗 A 型、抗 B 型 IgG 通过胎盘导致胎儿溶血,近年来,研究者从 O 型孕妇分娩的 A 型及 B 型新生儿红细胞放散试验中检出抗 AB 型 IgG,证实了 O 型孕妇产生的抗 A 型、抗 B 型、抗 AB 型 IgG 均可引起 HDFN,其严重程度无差异。A 型或 B 型孕妇的抗 B 型或抗 A 抗体主要为 IgM,不能通过胎盘屏障,一般不会导致新生儿溶血。

虽然 ABO 溶血是我国新生儿溶血的主要病因,但其溶血程度大多较轻,极少导致严重的胎儿溶血,一般无须进行宫内干预。这是因为 A、B 抗原的抗原性较弱,红细胞表面抗原位点少,与抗体结合较少。母体抗体效价与胎儿溶血无直接相关性。孕妇在妊娠前可能接触其他来源的血型抗原,如肠道寄生菌、某些疫苗、植物或动物等,均可含有 ABO 血型抗原。在连续妊娠中,ABO 同种免疫很少会变得更严重。目前不主张对 ABO 同种免疫进行妊娠期监测和处理,高危患者宜在新生儿期严密监测与处理。

2. Rh 同种免疫性溶血 Rh 同种免疫(Rhesus

alloimmunization 或 Rhesus isoimmunization）指母亲为 Rh 阴性、胎儿为 Rh 阳性，由此引起的妊娠期同种免疫反应。Rh 血型不合发生率因种族和民族而异。白种人 Rh 阴性者大约占 15%，非洲裔美国人约有 5%~8%，亚裔和印第安人只有 1%~2%。在白种人中，Rh 阴性的女性大约有 85% 的机会与 Rh 阳性的男性配偶，其中 40% 为 RhD 纯合子。母胎 Rh 血型不合引起同种免疫是造成胎儿严重贫血、免疫性水肿最常见的原因。自 1968 年预防性使用 Rh 抗 D 免疫球蛋白以来，HDFN 的发生率从 2% 降至 0.1%。随着对本病认知的深入、无创和可靠的诊断方法的建立、有效的预防措施以及宫内输血（intrauterine transfusion，IUT）技术的安全应用，母胎同种免疫的预后得以极大改善。

（1）Rh 血型抗原：Rh 血型抗原的编码基因位于 1 号染色体短臂，由两个基因——*RhD* 基因和 *RhCE* 基因编码三组血型共 5 种抗原：D、C/c、E/e，其抗原性的强弱依次为：D>E>C>c>e。由于 D 抗原的抗原性最强，根据有无 D 抗原将红细胞分为 Rh 阳性和 Rh 阴性。不同人群和种族中 Rh 阴性率不同，我国汉族为 0.34%，维吾尔族为 4.9%，北美洲的白种人为 15%，黑种人为 7%~8%，而巴斯克人高达 100%。c、C、E、e 抗原也可引起同种免疫性溶血。

加拿大一项多中心研究指出，0.96% 的人群血清学检测 RhD 血型为弱阳性。以往这种人群的血型曾被认为 RhD 阳性；近年的遗传学研究认为 RhD 弱阳性包括两种类型：一种为红细胞表达的 RhD 抗原数量减少；第二种只有部分 D 抗原，红细胞表面 D 抗原活性部位出现氨基酸置换导致部分抗原缺失，患者对正常 D 抗原的红细胞可产生抗体。有报道由于 D 抗原的部分缺失导致严重的胎儿和新生儿溶血，甚至发生水肿胎。采用常规的血清学检查，许多 D 弱阳性或 D 变异被报告为 RhD 阴性；而采用间接 Coombs 试验，大多数 D 抗原部分缺失或变异者被鉴定为 D 阳性血型。美国血库协会将弱 D 献血者归为 RhD 阳性，而作为受血者或者在妊娠期间归为 RhD 阴性，孕妇可接受抗 D 免疫球蛋白避免潜在的致敏。RhD 基因分型工作组建议对弱 D 表型个体进行分子遗传 RhD 分型，由于 1、2、3 型与 RhD 同种免疫风险无关，这类个体可避免使用 Rh 抗 D 免疫球蛋白。对此，目前临床上缺乏全面的成本-效益分析，尚需进一步的卫生经济学研究加以证实。

（2）病理生理：绝大多数妊娠或分娩可出现自发性胎母输血（fetomaternal transfusion），但不一定会导致母胎同种免疫，这可能与 Rh 阳性红细胞的免疫原性和母体免疫反应有关。一般认为，进入母体循环的胎儿 Rh 阳性血液量为 0.1ml 时即可致敏。发生胎母输血时，母体 B 淋巴细胞识别 RhD 抗原，缓慢产生分子量较大的 IgM 抗体，不能通过胎盘。当抗原再次刺激时，浆细胞迅速增殖并产生大量、分子量较小的 IgG 抗体，这些抗体可通过胎盘进入胎儿血液循环，造成一系列的病理改变：①抗体与胎儿红细胞表面的 D 抗原结合而发生溶血、贫血，导致代偿性髓外造血，造成胎儿肝脾增

大；②贫血造成组织缺氧，血管通透性增加，组织间隙积液、水肿；③心脏代偿性泵血增加，随着红细胞进一步破坏及心脏缺氧，心脏功能失代偿；④肝脏合成血浆蛋白障碍，导致低蛋白血症，水肿加重。胎儿最终全身水肿、心力衰竭、死亡。

Rh 阴性母亲第一次孕育 Rh 阳性胎儿后，母体产生抗体的机会为 16%。一般情况下，第一胎不发生溶血，随着妊娠次数的增加，溶血往往越来越严重，发病越来越早。罕见第一胎妊娠即发生溶血，可能原因是：①曾经输注 Rh 阳性血，约 1%~2% 的受血者将产生抗体；②"外祖母学说"：Rh 阴性的孕妇本身在胎儿期接触过阳性的母亲血液而被致敏。

母胎 ABO 和 Rh 血型不合可同时存在，此时不容易发生严重 HDFN。发生 Rh 溶血的机会从 16% 下降至 2%。其原因可能为：母胎 ABO 血型不合时，进入母体的胎儿红细胞被母体不相合的 ABO 血型抗体致敏，并激活补体后迅速溶血而被清除，由此减轻了进入母体的胎儿红细胞 Rh 抗原对母体的免疫刺激，从而产生对母胎 Rh 血型不合的保护效应。

三、诊断

1. 确定配偶血型及其基因型　Rh 血型遵循孟德尔遗传规律，Rh 阳性杂合子男性与 Rh 阴性女性婚配，其后代是 Rh 阴性或阳性的机会分别为 50%；而 Rh 阳性纯合子男性与 Rh 阴性女性婚配，其后代均为阳性杂合子。因此，确定生理学父亲 Rh 血型的基因型是诊断和处理的前提。在无条件检测父亲 Rh 血型基因型的情况下，按照父亲为纯合子的方案处理。

2. 确定胎儿血型及基因型　若生理学父亲 Rh 基因型为杂合子或未知，应确定胎儿 Rh 血型及基因型，以往需要抽取羊水通过 PCR 方法检测，或直接抽取胎儿脐血检查。由于介入性操作可能带来风险以及无创性产前诊断技术的进步，可以利用母体外周血中胎儿游离 DNA 检测胎儿基因型。对于 RhD 阳性胎儿的孕妇，其准确性较高，假阴性率只有 0.2%~0.4%；对于 RhD 阴性胎儿的孕妇，其准确性稍差，假阳性率为 1.3%~5.7%。

3. 判断孕妇是否致敏　判断孕妇是否已经致敏十分重要，并非所有母胎 Rh 血型不合均发生溶血，溶血仅发生在少数致敏孕妇的胎儿。母体的抗体水平是评估致敏的首选方法。所有 Rh 阴性孕妇首诊时应检测抗 D 抗体。根据本次妊娠期是否检出抗体，分作致敏型和未致敏型：抗体阴性者为未致敏型；而检出抗体为致敏型，提示胎儿可能发生溶血。即便如此，仍仅有少数严重贫血的胎儿需进行宫内干预。根据既往妊娠的情况，致敏的孕妇可分为首次致敏及再次致敏。首次致敏者既往未出现胎儿或新生儿溶血；再次致敏则反之。首次致敏者孕期多只需要系列监测抗体滴度，使用多普勒超声监测大脑中动脉收缩期峰值流速（middle cerebral artery peak systolic velocity，MCA-PSV）；而再次致敏者是重点监护对象。多数病例中，再次妊娠胎儿受累程度有

较前次妊娠加重的趋势,可能需要进行宫内干预。

4. 了解胎儿贫血程度 对于已经致敏尤其是再次致敏的孕妇,明确胎儿是否贫血及其程度十分重要。多数的致敏病例只发生轻度或中度贫血,90% 的致敏病例仅需密切监测 MCA-PSV,仅 10% 的病例需要宫内输血(IUT)。

(1)抗 D 抗体水平:抗体依赖性细胞介导的细胞毒性试验(antibody-dependent cell-mediated cytotoxicity,ADCC)特异性高于抗体效价测定。对于检出抗 D 抗体的孕妇,主要基于 ADCC 测试值评估 HDFN 的风险程度;而对于检出非抗 D 抗体的孕妇,则将抗体效价与 ADCC 测试值结合,评估 HDFN 风险。

对于 RhD 阴性孕妇,抗 D 抗体阴性者需在妊娠 28 周复查;抗体阳性者,则需评估母体血清中 Rh 抗体的效价。Rh 抗 D 抗体滴度在 1:(8~32)之间,即可能发生胎儿溶血甚至水肿。首次致敏者抗体达到 1:32 为危险值(若采用国际单位,15IU 为危险值),建议妊娠 24~28 周前每月复查抗体 1 次,28 周后每 2 周复查 1 次。此外,抗体的上升趋势也很重要,若短期内升高 4 倍以上(如由 1:16 升至 1:64),需警惕胎儿溶血加重。但对于既往有不良孕产史的孕妇,连续抗体滴度评估不足以监测胎儿贫血情况。

另外,抗 D 抗体的存在反映了母体被致敏,但并不表明胎儿 D 抗原阳性。若妊娠前已经被致敏,即使本次妊娠胎儿为 RhD 阴性,母体抗体滴度在妊娠期间也可能会上升到很高水平,即"应答遗忘"。

(2)超声检查:主要目的是预测胎儿有无中重度贫血,常用 MCA-PSV,其安全性、特异度、敏感度和可重复性均明显优于羊水胆红素检测。

1)MCA-PSV:贫血时心排血量增加、血液黏滞度降低,导致大脑中动脉血液流速增加。1995 年 Mari 首次报道可应用 MCA-PSV 预测胎儿贫血,近年则认为是预测中重度贫血的较准确指标,可早于水肿之前出现显著升高。2019 年一项关于 MCA-PSV≥1.5MoM 对未输血胎儿中重度贫血预测价值的荟萃分析表明,对中至重度贫血预测的敏感性为 79%、特异性为 73%;重度贫血敏感性为 80%、特异性为 69%。对于检出抗体高效价的高危孕妇,应从妊娠 16~18 周开始,每周行 MCA-PSV 监测。如 MCA-PSV>1.5MoM,需每 2~3 天复查;如 MCA-PSV 持续>1.5MoM,需行脐静脉穿刺检查胎儿血常规,必要时行宫内输血治疗。

MCA-PSV 与胎儿贫血程度的关系见表 2-11-7。

表 2-11-7 胎儿 MCA-PSV 与血红蛋白浓度的关系

MCA-PSV (MoM)	血红蛋白 (MoM)	贫血程度
>1.5	<0.65	中重度
1.29~1.5	<0.84	轻度
<1.29	>0.84	无

MCA-PSV:大脑中动脉收缩期峰值流速。

MCA-PSV 预测胎儿贫血的影响因素:①预测轻度贫血的准确性降低;②妊娠 34~35 周后预测的假阳性率增高;③IUT 后准确性降低:与胎儿的红细胞比较,成人红细胞较小、变形性及凝集性增高、对氧的亲和力较低。IUT 后胎儿循环被成人红细胞所取代,红细胞的黏滞性改变,影响胎儿后续贫血和下次 IUT 时间的预测。随着 IUT 次数的增加,MCA-PSV 预测中重度贫血的假阳性率升高。

2)水肿:胎儿出现水肿提示严重贫血和心力衰竭,预后不良。水肿症状出现的顺序可能依次为:腹水、心包积液(常伴有心脏增大)、皮肤水肿、胸腔积液、胎盘增厚、脐静脉扩张、肝脾大、羊水过多,严重贫血亦可导致羊水过少。

(3)侵入性诊断:当超声提示胎儿中重度贫血或出现水肿胎,侵入性诊断以确定胎儿贫血程度非常必要。作为评估胎儿溶血程度的间接指标,△OD450 检测羊水胆红素水平曾经在临床广泛应用。近 20 年来,MCA-PSV 已取代羊水检查,成为初步诊断胎儿贫血的主要指标,而脐静脉穿刺(cordocentesis)则是确诊胎儿贫血程度的金标准。

当 MCA-PSV≥1.5MoM 或超声提示胎儿水肿,必须进行脐静脉穿刺。检测内容包括:血型、血常规、网织红细胞、直接抗人球蛋白试验(Coombs 试验)、Rh 游离试验和放散试验、总胆红素。贫血的血象表现为:红细胞减少、血红蛋白降低、血细胞比容下降、有核红细胞增多和网织红细胞增多,个别严重贫血者可以合并血小板减少。

罕见地,大量抗体对胎儿红细胞表面抗原产生"遮蔽"现象,RhD 阳性胎儿偶尔会检出"阴性"血型,此时需要进一步鉴定血型。

值得注意的是,即使脐血检查结果未出现贫血,如果 Coombs 试验呈阳性,提示胎儿红细胞已经被母亲抗体致敏,继续妊娠可能会发生溶血、贫血,需要继续密切监测。

四、临床处理

1. 预防母体致敏 预防致敏仅适用于 Rh 阴性未致敏(即未产生抗体)的孕妇,其胎儿为 Rh 阳性或胎儿血型未能确定者。母体预防性注射 Rh 抗 D 免疫球蛋白可以预防致敏,降低再次妊娠胎儿溶血的风险。一旦被抗原致敏产生抗体,使用 Rh 免疫球蛋白则无效。

抗 D 免疫球蛋白预防 RhD 同种免疫的作用机制尚未完全阐明,既往普遍认为,被动输入的抗 D 免疫球蛋白清除或阻断了进入母体的胎儿红细胞 RhD 抗原。然而现有研究认为,这一假说不足以解释其预防作用,更倾向于认为这可能是免疫调节作用的结果。

抗 D 免疫球蛋白的注射时间:①妊娠 28 周:胎母输血在妊娠晚期明显增加,大多数母亲致敏发生于 28 周后,因而选择在 28 周左右注射 300μg 全剂量抗 D 免疫球蛋白,母胎同种免疫率从约 2% 降至 0.1%。②正常分娩后:RhD 抗原阴性母体娩出的新生儿中 40% 也是 RhD 抗原阴性,仅在确定新生儿为 RhD 抗原阳性后才推荐产后 72 小时内注射 300μg 全剂量抗 D 免疫球蛋白,可使同种免疫率降低 90%。若错过产后 72 小时,产后 13 天内注射亦有一定的保护作用,最迟在产后 28 天内使用。③其他所有可能导致胎母输血的妊娠相关事件。

应用 Rh 抗 D 免疫球蛋白应注意几个问题:①注射 Rh 抗 D 免疫球蛋白即为注射外源性抗 D 抗体,药物的半衰期约为 24 天,因此注射后,15%~20% 的孕妇可测得低浓度的抗 D 抗体,常为 1:(2~4)。②若因各种原因在 28 周前已经使用了一次 Rh 抗 D 免疫球蛋白,可将 28 周的使用时间推迟至距离前次注射 12 周;对于产前注射后 12 周仍未分娩的孕妇,既往一些权威人士建议注射第二剂免疫球蛋白,目前还没有足够的证据建议或反对这种方案。③英国建议妊娠 28 周一次性注射,或在妊娠 28 周和 34 周分两次注射。一项观察性研究指出,与双剂方案相比,单剂方案依从性更好,但目前没有证据表明两种方案之间的疗效存在差异。④一个中等身材孕妇的胎母输血量为胎儿全血减少 30ml 或红细胞减少 15ml 时,需要注射抗 D 免疫球蛋白 300μg(或 1 500U);临床上若超过该出血量,每增加 0.5ml 胎儿红细胞,应额外给予 10μg 抗 D 免疫球蛋白。⑤关于 Rh 弱阳性者是否需要预防性注射仍有争议,有学者认为这类孕妇不属于致敏危险范畴;亦有学者认为预防性注射可能减少其致敏机会。⑥接受其他类型血液产品(包括血小板输注和血浆置换)的 RhD 阴性妇女也有被致敏的风险,可用抗 D 免疫球蛋白进行预防。⑦对于致敏妊娠,应进一步检测抗 D 抗体来源:若为此前常规或潜在致敏事件而给予的抗 D 免疫球蛋白,应继续抗 D 治疗;若由于致敏而出现抗 D 抗体,则继续抗 D 治疗无益。⑧早在受精后 38 天就有关于胎儿红细胞上存在 RhD 抗原的报道,但由于胎儿血量少、异基因免疫率低,目前对妊娠 12 周或之前流产的孕妇是否给予抗 D 免疫球蛋白尚存争议。

2. 妊娠期监测

(1)首次致敏(本次妊娠首次受累):首次致敏的胎儿或新生儿病变较轻,孕期处理着重于系列监测抗体。抗体水平达到或超过临界危险值时,系列监测 MCA-PSV,一旦 MCA-PSV≥1.5MoM,则进行脐静脉穿刺确诊有无贫血。妊娠 32 周后进行电子胎心监护,若胎儿宫内状况良好,可延迟至 38 周后分娩;若妊娠 35 周后胎儿状况不佳,则考虑终止妊娠。

(2)再次致敏(前次妊娠胎儿受累):这类孕妇是重点监测和处理的对象。通常胎儿贫血程度较上一胎加重,发病时间很可能提前。多数胎儿可能需要 IUT 或出生后换血、输血等治疗。抗体水平不能预测这类胎儿贫血程度,推荐从妊娠 17~18 周开始,每 1~2 周进行 MCA-PSV 监测。

3. 宫内输血治疗胎儿贫血

1963 年 Liley 首先报道腹腔内输血治疗胎儿贫血,至今宫内输血(IUT)已经被确认是治疗同种免疫性溶血最有效的方法。

(1)IUT 的途径:IUT 途径的选择要考虑操作者的习惯、胎盘的位置、孕周等因素。

1)腹腔内输血(intraperitoneal transfusion,IPT):超声引导下 IPT 开始于 1977 年。输入腹腔内的红细胞通过膈下淋巴管吸收,经胸导管回流至循环系统,其优点是红细胞缓慢吸收,可以延长输血间隔;缺点是与血管内输血比较,Hb 恢复缓慢;有腹水时血液不能很好吸收。20 世纪 80 年代以来,在大多数的中心,IPT 已被血管内输血所取代。由于 20 周前脐带穿刺困难,IPT 仍被应用于小孕周(18~20 周前)的严重贫血。少数中心采取腹腔输血与血管输血两种途径联合应用,使胎儿 HCT 值维持较稳定的水平以延长输血间隔。

2)血管内输血(intravascular transfusion,IVT):20 世纪 80 年代,Rodeck 首先在胎儿镜引导下进行胎儿脐血管内输血。自从 80 年代中期以来,超声引导下经脐静脉输血术已是应用最为广泛的 IUT 技术,妊娠 20~34 周均可进行。由于直接将血液输入血液循环,可以直接、快速地纠正贫血;输血前可获得胎儿血检查贫血程度,可以得知 HCT 从而计算输血量;输血后检查血象了解贫血纠正情况,估计下次输血间隔。对于水肿胎,血管内输血较腹腔输血效果更好。

多数人选择脐带插入胎盘处作为脐带穿刺部位。该处脐带固定,血管粗大,有利于操作,但后壁胎盘由于胎儿遮挡可造成操作困难。也可选择脐带游离段,但由于脐带悬浮于羊水中易于脱落,且受胎动影响穿刺针易于脱落,并发症较高。此外,血管穿刺点可以出现难以估计的出血;胎动偶尔可撕裂血管引起大量出血。若穿刺到脐动脉可引起血管痉挛,由此导致心动过缓。

3)脐静脉肝内段输血(intrahepatic vein transfusion):优点为可以避免穿刺点失血,漏出的血液经肝脏或腹腔重吸收;此外,由于不容易穿刺到脐动脉而较少发生心动过缓。肝内输血可导致胎儿紧张激素分泌增多。近年的研究认为,与穿刺脐带根部比较,两种输血途径的并发症发生率无显著差异。

4)心内输血(intracardiac transfusion):由于风险较高,近年已废除。偶尔用作其他输血途径失败后的最后手段。手术相关并发症至少为 5%,包括心脏压塞、心包积血、心律失常、心跳停止。

(2)IUT 的指征及时机:胎儿贫血是 IUT 最重要的指征。为获得良好的预后,IUT 的时机非常重要。以往的观点认为:HCT 是实施 IUT 最重要的指标,当 HCT<0.3(30%)即考虑实施 IUT。因为在妊娠 20 周后,HCT<0.3 意味着低于正常第 2.5 百分位数,而大多数胎儿能够耐受 HCT 为 0.25(甚至更低)的贫血状态而无明显后遗症。随着监测手段的发展和 IUT 技术的成熟,目前的观点认为:胎儿出现中重度贫血但尚未出现水肿时是 IUT 的最佳时机。这时可以一次输入较多的血量,避免过早干预带来的并发症,减少输血次数。

水肿的出现提示胎儿严重贫血:出现腹水时,Hb 低于相应孕龄的 -6SD,HCT 一般≤15%,血红蛋白≤50g/L,此时 Hb 的浓度小于相应孕周正常值 70g/L 以上,胎儿处在疾病终末期,IUT 后的生存率明显降低。有人主张 IUT 的时机为 Hb 水平小于相应孕周的 −6~−4SD 之间,即低于相应孕龄均数的 60g/L 左右。

不是所有致敏病例均发生严重的胎儿贫血,个体化的评估十分重要。评估风险需综合考虑:①既往妊娠情况:以往妊娠的病情越重,再次妊娠病情加重的风险越大。如果前次妊娠出现水肿胎或死胎,本孕发病的孕周可能提前。②抗体水平:妊娠早期甚至孕前抗体水平已经很高,或怀孕后在短期内抗体迅速增高(如增高 4 倍以上)。③合并 Rh 血型系统的其他抗原致敏:如合并 C 抗体或 E 抗体升高,这些抗体通常只是轻度增高。④MCA-PSV>1.5MoM。

(3)血源要求:采用 Rh 阴性、"O" 型、HCT 0.75~0.85 的新鲜浓缩红细胞,采集时间一般不超过 3 天,与母亲血配型无凝集反应(以免产生新的抗体),经筛查无乙型和丙型肝炎、无 HIV 以及巨细胞病毒,经放射移除白细胞以避免移植物抗宿主反应,输注时过滤白细胞。

选择浓缩红细胞可以减少输血量以防止血容量超负荷。尤其胎儿心功能不全的情况下,过量的输注液体会导致心力衰竭甚至死胎。

母体血是很好的血源,理论上可以减少对外源性红细胞致敏的风险;由于血液新鲜,母体红细胞有较长的半衰期。此外,在罕见的母胎血型不合,寻找与胎儿相合的供血者极困难的情况下,母亲可以反复为胎儿供血。尽管宫内输血输注的是 Rh 抗原与孕妇相合的血液,但这仍可导致约 25% 进行胎儿宫内输血的孕妇被进一步同种免疫。

(4)输血量及速度:胎儿情况较好、无水肿时,理想的 IUT 后 HCT 应达到 0.4~0.5,Hb 达到 140~150g。

输血量有多种计算方法,可以采用以下公式:

输血量(V)=(期望 HCT 值 − 输血前 HCT 值)× 150ml/kg ÷ 供血者 HCT

腹腔输血:输血量(V)=(孕周 − 20)× 10

20 周之前的腹腔输血:15~18 周 5ml;18 周后 10ml。

注:输血量的单位为 ml。

IUT 的速度为 5~10ml/min。严重贫血尤其是水肿胎,输血速度减慢(2~5ml/min),输血量不宜多。

(5)麻醉药或肌松剂的应用:一些操作者建议用麻醉剂或肌松剂。对肝静脉输血者,有学者给胎儿芬太尼以缓解胎儿的紧张和疼痛;可通过胎儿静脉或肌内注射肌松剂:维库溴铵(vecuronium)0.1mg/kg(胎儿估重)、泮库溴铵(pancuronium)0.3mg/kg(胎儿估重)或阿曲库铵(atracurium)以停止胎动。

(6)输血间隔:IUT 的间隔基于 HCT 下降速度,每次 IUT 的间隔因人而异。第二次 IUT 的间隔取决于第一次输血前贫血程度、贫血纠正的情况、潜在病理变化、胎儿情况等,可根据输血后的脐血 HCT 或 Hb 浓度推算下次输血的间隔。

随着输血次数的增加,供血者的红细胞逐渐取代胎儿的红细胞,胎儿自身造血功能被抑制。第二次 IUT 后,由于

胎儿自身的红细胞遭溶血破坏,供血者的红细胞几乎完全将其取代。很难准确预测红细胞破坏和死亡速率,尤其在第一与第二次 IUT 之间。输血后 HCT 下降幅度因人而异,据报道每天下降的平均值约 0.01~0.02,严重者可达 0.03 甚至更多;Hb 每天平均下降速率为 0.3g/dl,随 IUT 次数的增加 Hb 下降的速率逐渐减缓,第一、二、三次 IUT 后下降速率分别为:0.4g/dl、0.3g/dl、0.2g/dl,故 IUT 的间隔随输血的次数相应延长。对于无水肿的胎儿,第二次 IUT 间隔一般为 1~2 周;若第二次 IUT 结果理想(HCT 达到 0.45),第三次 IUT 的间隔在 2~3 周之后,第四次则间隔 3 周或更长。严重贫血胎儿在妊娠 18~24 周宫内输血并发症较高,因此第一次输血量较少,建议输血后 HCT 不超过 25% 或输血前的 4 倍;48 小时后可进行第二次 IUT,使 HCT 升至正常范围;随后根据血细胞比容情况,通常每 2~4 周进行一次 IUT。

(7)手术并发症:IUT 是相对安全的胎儿治疗手术。手术相关并发症约为 3.1%,手术相关的胎儿丢失率约 1.6%~1.9%;围产期死亡率为 1.6%~2%;总的胎儿丢失率约为 4.8%。首次 IUT 前的贫血程度与预后关系密切。Kamp 等对一个中心大样本量的报道,胎儿总的生存率达 84%~89%,非水肿胎为 92%~94%,水肿胎为 74%~78%,严重水肿者为 55%。而水肿在 IUT 后缓解者生存率可达 98%,持续水肿者的生存率则明显降低,为 39%。

1)术中并发症:包括心动过缓、脐带血肿、穿刺点出血,最严重为发生脐带撕裂、死胎。一过性心动过缓最为常见,发生率约为 8%,穿刺脐动脉输血更容易出现血管痉挛及心动过缓,水肿胎心功能差的病例发生率更高,可转变为持续性心动过缓甚至死胎。胎儿窘迫发生于脐带意外如撕裂、痉挛、血肿造成的血流阻断,以及血容量超负荷,可导致死胎或需要紧急分娩。

2)术后并发症:包括胎膜早破、胎膜剥离、绒毛膜羊膜炎、早产、宫内死亡等。此外,操作引起的胎母输血的发生率为 2.3%~17%,可能加重母体致敏;反复输注外源性血液可能导致新抗体的产生。

20 周前进行 IUT 的并发症增加,手术相关的胎儿丢失率达 5.6%。即使脐带穿刺成功,胎儿对输血时急性血流动力学改变的耐受能力较差。

(8)IUT 的远期预后:94%IUT 存活儿无神经系统后遗症。预后与有无水肿及其严重程度有关,严重的水肿是预测神经系统损害的指标。脑瘫及发育迟缓在水肿胎的发生率高于非水肿胎。水肿胎总的神经系统发育障碍(包括脑瘫、严重发育迟缓、双侧耳聋等)的发生率为 4.8%;另一报道 2.3% 有严重的神经系统发育迟缓。轻度或中度的慢性贫血不影响胎儿生长发育,无明显的后遗症;严重贫血的胎儿可能发育迟缓,但经过 IUT 治疗后可出现宫内追赶生长,多数预后良好;尚未发生严重酸中毒的水肿胎,经过恰当的 IUT 治疗可以很快恢复,没有长期的后遗症。若经过两次 IUT 后,严重的水肿仍不能缓解者预后不良。

经过 IUT 治疗的胎儿出生后需要换血的机会减少，黄疸的程度较轻，光疗的时间缩短。IUT 的次数越多，造血系统受到抑制的时间越长，出生后输血的次数随之增加，出生后 1~2 个月内需要少量、多次输血；40 天左右可能因为中重度贫血返院再次输血。出生后 2 个月造血系统逐渐恢复，完全恢复需要 3~4 个月时间。

（9）IUT 后的分娩时机：现主张 IUT 进行到 34~35 周，监护良好的前提下，维持至 37~38 周终止妊娠，可增加肝脏、血-脑屏障的成熟度，降低高胆红素血症及核黄疸的发生率。

4. 其他治疗方法 静脉注射大剂量免疫球蛋白（intravenous immunoglobulin，IVIG）或 IVIG 联合血浆置换治疗对已产生同种免疫性抗体孕妇的有效性尚未得到证实。

五、Kell 同种免疫性溶血

Kell 同种免疫可以造成胎儿严重的贫血，出现水肿胎甚至发生死胎。仅 5%Kell 致敏的孕妇的新生儿发生溶血，其中少数病情严重。由于目前输血前未常规进行 Kell 交叉配型，Kell 抗原致敏多由输血所致。与 Rh 血型不合不同的是：①既往妊娠史不能准确预测本次妊娠同种免疫的严重程度。②抗体水平与溶血程度不相符，低抗体的病例可能预后不良。据报道，严重的病例抗 K 抗体滴度一般在 1∶32 以上。③贫血不仅由于溶血引起，红细胞生成抑制是其重要原因，因此，羊水胆红素测定无法预测 Kell 同种免疫贫血程度。④贫血可以合并血小板减少。⑤目前尚无特异性的免疫球蛋白预防孕妇致敏。MCA-PSV 同样可以预测胎儿中重度贫血，一旦抗体滴度达到 1∶32，必须密切监测 MCA-PSV，其监测和处理与 Rh 同种免疫相同。

其他红细胞同种免疫很少出现胎儿严重的溶血性贫血。文献有报道 RhC 或 c、e、E 抗原导致的严重溶血的病例，抗体水平一般较低。

（周祎 方群）

第五节　非免疫性胎儿水肿

胎儿水肿并非传统意义上的诊断，它是胎儿的一种症状，同时也是很多种胎儿疾病的终末期表现。100 多年前，Ballantyne 首先报道了一例水肿胎。1943 年，Potter 将胎儿水肿分为两大类：一类是因母胎血型不合导致的胎儿同种免疫性溶血性水肿，另一类是由非免疫性因素导致的胎儿水肿。1989 年，Machin 系统描述了胎儿水肿的复杂原因。

一、概述

非免疫性胎儿水肿（nonimmunologic hydrops fetalis，NIHF）是指超声检查发现胎儿具备水肿的征象，而母体血液循环中没有抗胎儿红细胞表面抗原的同种免疫性抗体。胎儿水肿征象指至少一处体腔积液伴皮肤水肿（厚度 ≥5mm）或者存在两处或两处以上不同部位体腔液体的异常聚积和组织水肿，如胸腔积液、心包积液、腹腔积液、胎盘水肿增厚（孕中期≥4cm 或孕晚期≥6cm）、脐带水肿等。中国人群 Rh 阴性血型罕见（汉族人群约为 0.3%），近年来，随着产前监测技术的普及、抗 D 免疫球蛋白的广泛应用和宫内输血技术的规范使用，免疫性胎儿水肿（immune hydrops fetalis，IHF）患病比例逐渐减少。相比之下，NIHF 更为常见，约占胎儿水肿的 76%~87%，亦有学者认为高达 90%。NIHF 病因复杂，临床表现多样，治疗手段有限，胎儿病死率较高，预后差异很大，本病的诊断、监测与治疗有重要的临床意义。

二、病因及发病机制

非免疫性胎儿水肿是胎儿疾病的一种临床表现，其发病原因非常复杂，且有 10%~20% 原因不明。Bellini 等对 51 篇相关论文进行系统回顾，研究中妊娠并发非免疫性胎儿水肿共 5 437 例，引起胎儿水肿的疾病如表 2-11-8，位列前三位的疾病是心血管疾病（21.7%）、染色体异常（13.4%）和血液系统疾病（10.4%）。依据《威廉姆斯产科学》（第 25 版）及其他文献，引起胎儿非免疫性水肿的发病原因又可分为胎儿、胎盘、母体和其他方面，见表 2-11-9。

表 2-11-8 5 437 例妊娠中引起非免疫性胎儿水肿的疾病分类

病因分类	非免疫性胎儿水肿发生率 /%	病因分类	非免疫性胎儿水肿发生率 /%
心血管疾病	21.7	双胎输血综合征等	5.6
染色体异常	13.4	各种遗传综合征	4.4
血液系统疾病	10.4	泌尿系统异常	2.3
宫内感染	6.7	其他	6.0
胸部疾病	6.0	特发性水肿	17.8
淋巴系统异常	5.7		

表 2-11-9　引起非免疫性胎儿水肿的病因

种类	百分比
心血管异常	21
结构缺陷：Ebstein 畸形、肺动脉瓣缺如的法洛四联症、左心或右心发育不全、动脉导管早闭、动静脉畸形（Galen 静脉瘤）	
心肌疾病	
快速性心律失常	
心动过缓,可能出现在内脏异位综合征伴心内膜垫缺损或伴抗 Ro/La 抗体阳性	
染色体异常	13
特纳综合征（45,X）、三倍体、21-三体、18-三体、13-三体	
血液系统异常	10
血红蛋白病,如 γ4-地中海贫血	
红细胞酶与膜紊乱	
红细胞发育不全/特发性红细胞生成不良症	
红细胞生成减少（骨髓增生性疾病）	
胎母输血	
淋巴异常	8
先天性淋巴水囊瘤、全身淋巴管扩张、肺淋巴管扩张	
感染	7
细小病毒 B19、梅毒、巨细胞病毒、弓形虫病、风疹、肠道病毒、水痘、单纯疱疹、柯萨奇病毒、李氏杆菌病、细螺旋体病、美洲锥虫病、莱姆病	
综合征	5
先天性多关节挛缩、致死性多发翼状胬肉、先天性淋巴水肿、I型肌肉强直性营养不良、Neu-Laxova 综合征、努南综合征、Pena-Shokeir 综合征	
胸部异常	5
囊性腺瘤样畸形、肺隔离症、膈疝、水/乳糜胸、先天性高位气道阻塞综合征、胸部肿瘤、骨骼发育不良伴极小胸	
胃肠道异常	1
胎粪性腹膜炎、消化道梗阻	
肾、尿路异常	2
肾畸形、膀胱出口梗阻、先天性（Finnish）肾病、巴特综合征、中胚叶肾瘤	
胎盘、双胎妊娠和脐带异常	5
胎盘绒毛膜血管瘤、双胎输血综合征、双胎反向灌注序列综合征、双胎贫血红细胞增多综合征、脐带血管血栓形成	
其他罕见疾病	5
先天性代谢缺陷：葡萄糖脑苷脂病、半乳糖唾液酸沉积症、GM、神经节苷脂贮积症、涎酸贮积症、黏多糖贮积症、黏脂贮积病	
肿瘤：骶尾部畸胎瘤、Kassabach-Merritt 血管内皮瘤综合征	
特发性	18

注：百分比反映了系统性回顾 6 775 例妊娠合并非免疫性水肿病例中各种类型的发病率。引自 Bellini C,Donarini G,Paladini D,et al. Etiology of non-immune hydrops fetalis：An update. Am J Med Genet A. 2015 May；167A（5）：1082-1088.

研究者认为胎儿中心静脉压增高似乎是水肿的关键环节（图 2-11-10）,还包括严重贫血引起的心衰和低氧血症、因肝功能受损引起的胶体渗透压减少和低蛋白血症等。水肿胎儿可因严重贫血和循环衰竭胎死腹中,濒死典型体征为正弦曲线的胎儿心率模式。此外,胎盘水肿可引起子痫前期,子痫前期孕妇可发生和胎儿水肿相仿的严重水肿——镜像综合征（mirror syndrome）（图 2-11-10）。

胎儿非免疫性水肿的具体病因及其相应的病理生理详述如下：

1. 心血管疾病　文献认为,20%~45% 非免疫性胎儿水肿病例和心脏异常有关。心血管疾病包括结构畸形和功能障碍（如心律失常、心肌病等）,前者所致胎儿水肿与右房压

增高和容量负荷过大有关,两者均导致静脉回流受阻和心力衰竭；后者往往与心室舒张期充盈不足和中心静脉压增高有关；肝静脉回流受阻常合并肝功能异常,进而导致胎儿水肿合并低蛋白血症。妊娠早中期胎儿出现颈部水囊瘤提示胎儿患心血管疾病的风险升高。

2. 血液系统疾病　血液疾病包括红细胞过度丢失（血红蛋白病、红细胞酶异常、红细胞膜异常）、红细胞增生障碍（先天性白血病、骨髓增生异常、微小病毒 B19 感染）、红细胞发育不良等。在东南亚地区和地中海沿岸,α-重型地中海贫血可能是 NIHF 的首要病因,此外,胎儿失血（如胎母输血、胎儿同种免疫性血小板减少症所致的颅内出血）也容易导致胎儿贫血。胎儿贫血所致水肿的发病机制与高输出量

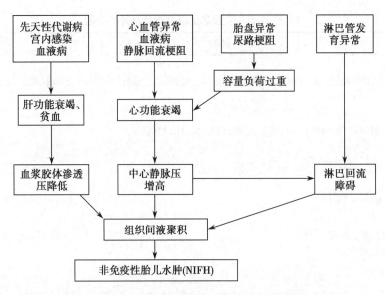

图2-11-10　非免疫性胎儿水肿病理生理学模式图

性心力衰竭和髓外造血有关,后者可引起肝功能异常。急性胎儿贫血(如严重的胎母出血)往往导致胎儿死亡,胎儿水肿常常见于慢性进行性胎儿贫血。

3. 染色体及基因异常　染色体异常合并胎儿水肿常见于特纳综合征、13-三体、18-三体、21-三体、10-三体嵌合体等,其中以特纳综合征最常见,胎儿水肿的表现也最显著。特纳综合征胎儿由于淋巴系统发育异常导致回流障碍,过多液体聚积在皮肤等疏松组织,以颈部皮肤为甚,可出现典型的"太空衣水肿胎"(space suit hydrops)。Shulman 等报道妊娠早期发现的严重而广泛的胎儿皮下水肿,80% 病例和染色体异常有关。近年来分子遗传学深入发展,通过基因分析,发现了此前许多病因不明的非免疫性胎儿水肿存在异常基因。报道指出,15% 的非免疫性胎儿水肿是淋巴管异常所致:EphB4 基因编码的 EphB4 激酶缺乏引起的淋巴管功能异常和淋巴静脉瓣缺陷是导致胎儿皮下水肿的重要因素,这种常染色体显性遗传病死亡率高,预后差;广义的淋巴管发育不良(generalized lymphatic dysplasia,GLD)是一种罕见的原发性淋巴水肿,PIEZO1 基因突变可导致常染色体隐性遗传相关的 GLD,PIEZO1 基因、CCBE1 基因、FAT4 基因共同参与 GLD 的发生发展。研究证实 RASA1 基因突变可导致母胎间毛细血管畸形-动静脉畸形相关的非免疫性胎儿水肿。此外,其他基因突变导致的非免疫性胎儿水肿病例有:唾液酸贮积症引起的胎儿水肿与 NEU1 基因突变有关;努南综合征相关的严重水肿新生儿遗传学检测到 c.4A>G SHOC2 错义突变;遗传性淋巴水肿包括 VEGFR3 基因突变引起的先天性淋巴水肿、SOX18 基因突变引起的孩童时期淋巴水肿、FOXC2 基因突变引起的青春期淋巴水肿;Munc13-4 基因突变引起家族性嗜血细胞综合征,最终导致水肿。

4. 宫内感染　可引起胎儿水肿的宫内感染病原体众多,统称为 TORCH。这些病原体可感染胎儿骨髓、心肌、肝脏和血管内皮细胞等,造成血细胞生成障碍性贫血、心力

衰竭、败血症所致的缺氧、血管内皮细胞损伤和毛细血管通透性增加等,从而导致或加重胎儿水肿。

人类微小病毒 B19(human parvovirus B19,hPV B19)是微小病毒属中唯一能使人类致病的病毒。Enders 等对妊娠妇女血清学抗体的研究表明,约 69.16%(4 097/5 924)妊娠妇女血清 hPV B19 IgG 抗体阳性,3% 妊娠妇女血清 IgM 抗体阳性。研究表明,妊娠妇女感染 hPV B19 引起胎儿水肿的发生率为 0.9%~23%,从感染到发生胎儿水肿的时间约需 3 周,感染后发生胎儿水肿的关键是妊娠 13~24 周,尤其是在胎儿肝脏造血期(8~20 周),因该阶段胎儿肝脏大量造血,红细胞表面的 P 抗原红细胞糖苷酯的表达增加,而 hPV B19 主要攻击表达高水平红细胞糖苷酯的红系祖细胞,阻止红细胞成熟。由于该阶段胎儿血液储备少,加之红细胞半衰期短,易引起胎儿贫血、心输出量增多,进而造成心力衰竭,引起胎儿胸腔积液、腹水、皮肤水肿等一系列全身水肿表现。

妊娠妇女感染 hPV B19 病毒后胎儿死亡率的报道差异很大,介于 1.6%~24% 之间。妊娠妇女感染 hPV B19 到胎儿死亡约需 3~5 周,但也有长达 5 个月的报道,胎儿死亡大多发生在妊娠 20~24 周。英国的一项前瞻性研究报道,妊娠中期感染 hPV B19 病毒后胎儿死亡率达 9%。另一回顾性研究发现,169 例胎死宫内的胎儿仅 4 例 B19 病毒 DNA 阳性,120 例流产胎儿中仅 1 例胎儿 B19 病毒 DNA 阳性,说明这些妊娠妇女的流产和死胎原因难以用 hPV B19 感染解释。Jensen 等研究表明,晚期自然流产者中 hPV B19 IgM 阳性率为 13%(4/31),而正常对照组仅 1.5%(46/3 120),两者差异有统计学意义。虽然研究者对妊娠妇女感染 hPV B19 病毒和胎儿预后持不同观点,但显然,临床医师应高度关注本病。

5. 胸部异常　胸部异常包括能造成心脏受压、系统静脉压升高而导致淋巴回流受阻和心功能受限的疾病,包括肺囊性腺瘤样畸形(congenital cystic adenomatoid malformation,CCAM)、肺隔离症、膈疝、先天性乳糜胸、纵隔

肿瘤及可造成胸腔狭窄的严重骨骼畸形(如致死性侏儒等)。

6. 遗传综合征与先天性代谢性疾病 遗传综合征与先天性代谢性疾病所致胎儿水肿的患病机制并不十分明确,贫血、肝功能异常引起胎儿心力衰竭,最终导致水肿可能是其中病因;由于产前诊断困难,遗传综合征与先天性代谢性疾病往往被忽视。代谢出生缺陷如戈谢病(Gaucher disease, GD)、GM1-神经节苷脂沉积症和唾液腺病可以引起复发性胎儿水肿。SOGC 指南(2018 版)详细介绍了越来越受到重视的遗传代谢病导致的胎儿水肿。溶酶体贮积症是 NIFH 中最常见的一类代谢病,由 *GBA1* 突变引起的致死性 GD2 型与胎儿水肿有关;由 *PPCA* 基因突变引起的半乳糖唾液酸沉积病在胎儿期可表现为胎儿胸、腹腔积液或水肿;由 *GBE1* 突变引起的糖原贮积症Ⅳ型可导致妊娠中期胎儿水肿发展及运动功能障碍。

7. 泌尿系统畸形与胸外肿瘤 泌尿系统畸形包括先天性肾脏畸形及肿瘤、输尿管-膀胱-尿道畸形、梅干腹(prune-belly)综合征等。胸外肿瘤包括导致静脉回流受阻的腹部肿瘤和所有导致高输出量性心力衰竭的肿瘤,如骶尾畸胎瘤、绒毛血管瘤和颅内的盖伦静脉瘤等。

8. 胎盘、脐带因素 目前认为单绒毛膜双胎胎盘间存在血管交通支(动静脉吻合)是导致双胎输血综合征和胎儿水肿的病理生理基础,双胎间血液不平衡使得受血胎血容量过多、心脏负荷过重,进而产生中心静脉压增高和水肿。若血液从供体急性转移到受体胎,可发生低灌注引起的低血压、脑缺血梗死和死亡。脐带包块也可导致心排血量增加而发生胎儿水肿。如果出现脐静脉栓塞、脐带血管黏液瘤、脐带真结、慢性静脉血栓形成时,胎儿往往因为慢性或急性宫内缺氧而发生心力衰竭和水肿。胎盘绒毛膜血管瘤引起胎儿高输出量性心力衰竭和贫血,可致胎儿水肿(图 2-11-11)。

胎母出血(fetal maternal hemorrhage,FMH)也是造成胎儿贫血和水肿的重要原因。Choavaratana 等在 2 000 名孕妇中开展了系列 Kleihauer-Betke 试验。结果发现,尽管每次妊娠胎母出血发生率高,但从胎儿转移到母亲的血容量极少。目前对胎母出血量超过 30ml 的发生率尚有争议。Bowman 报道 9 000 名有胎母出血的妇女中,只有 21 名达到出血量超过 30ml 这样的程度。Salim 等研究了胎母出血超过 30ml 的 800 名妇女,发现无论阴道产还是剖宫产,发生胎母出血量≥30ml 的妇女只有约 4%,其他可导致胎母出血的原因见表 2-11-10。

表 2-11-10 胎母出血的原因

分类	原因
早期妊娠丢失	流产
	稽留流产
	选择性流产
	异位妊娠
操作	绒毛膜绒毛取样
	羊膜穿刺术
	胎儿血取样
其他	特发性
	母亲创伤
	手工剥离胎盘
	外倒转术

9. 胃肠道疾病 胃肠道疾病包括胎儿十二指肠闭锁、十二指肠憩室、空肠闭锁、肠扭转、胎粪性腹膜炎等。

10. 双胎输血综合征(twin-twin transfusion syndrome,TTTS) 单绒毛膜双胎胎盘之间血管吻合导致双胎血流不平衡,通过胎盘间的动-静脉吻合支,血液从动脉向静脉单向分流,供血胎儿因血容量减少而贫血,受血儿因血容量过多导致心脏肥大、羊水过多、水肿。

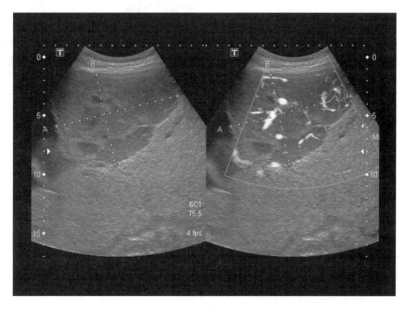

图 2-11-11 巨大胎盘绒毛膜血管瘤及其内部血流

11. 母体疾病　由母体疾病所致的胎儿水肿罕见,严重贫血、低蛋白血症、母胎镜像综合征、糖尿病、自身免疫性疾病等曾有报道。如母亲患系统性红斑狼疮时,抗心磷脂抗体可以通过胎盘损伤胎儿心肌组织,导致心力衰竭和水肿。但是,其他的母体疾病是否通过同样的机制起作用,尚有疑问。

12. 特发性胎儿水肿　随着产前诊断技术进步和对胎儿水肿的了解,特发性胎儿水肿(idiopathic hydrops fetalis)所占比例逐渐缩小。原因不明,预后较好。

综上,NIHF 的可能机制包括:心脏结构异常时右心压力增加,导致中心静脉压增加;肺部占位性病变引起动静脉血流受阻;胎儿心律失常引起心室舒张期充盈不足;肝静脉充血引起肝功能异常及白蛋白合成减少;宫内感染导致毛细血管渗透性增加;贫血引起高输出量心力衰竭、髓外造血及肝功能异常;淋巴管发育异常及淋巴管梗阻导致水囊瘤;先天性肾病导致渗透压降低等。以上这些异常会引起血管与组织间隙之间体液分布不平衡,组织间隙体液增加或淋巴液回流减少。

三、发病率及预后

1. 发病率　非免疫性胎儿水肿的精确发病率尚难以估计,1/4 000~1/1 500 均见报道,地区性差异显著。关于水肿胎患病率最早的临床研究来自 Royal Maternity 医院,他们总结了 1974—1989 年间 52 177 例活产病例,其中有 27 例水肿胎,发生率为 0.52/1 000 活产儿;该研究未统计死胎病例。Santolaya 等在接受超声检查的 12 572 例妊娠中发现了0.6% 胎儿水肿,77% 可找到明确的水肿病因,其中 2/3 是由于胎儿本身因素或胎盘异常引起。Heinonen 等报道水肿发病率低至 1/1 700 妊娠,95% 病例能确定病因。一些病例中胎儿仅发生腹水但没有其他水肿表现,总体预后较好。随后,Royal Maternity 医院再次总结分析了 1996—2002 年间的病例,在 25 443 例活产儿中有 35 例水肿胎儿出生,水肿胎的发生率为 1.34/1 000 活产儿。35 例水肿胎有 25 例在产前已经超声确诊,确诊平均孕周为 26.8 周(16~33 周)。产前未诊断的 10 例水肿胎,除 1 例为母胎 Rh 血型不合外,其余 9 例均为非免疫性水肿,非免疫性水肿的病因,1 例由21-三体综合征引起,另外 8 例原因不明。

2. 预后　目前尚缺乏对胎儿水肿预后判定的统一标准。总体而言,大多学者认为非免疫性胎儿水肿的妊娠结局不佳(死亡率高达 75%~90%),仅小部分存在治疗价值。相对而言,水肿发生得越晚,预后越好。McCoy 等发现,若在 24 周前就已经出现明显水肿,胎儿死亡率为 95%。相反,妊娠24 周以后出现水肿的胎儿,如果染色体核型正常,且心脏结构正常者其存活率为 20%。20 世纪 90 年代末,英国伯明翰胎儿医学中心(三级转诊机构)统计的数据表明,所有水肿胎中,非免疫性胎儿水肿所占比例高达 87.3%,胎儿和新生儿死亡率为 62%。Royal Maternity 医院 1996—2002 年间 25 443

例活产儿中有 35 例水肿胎儿出生,25 例在产前确诊,产前的治疗包括:8 例行羊水减量术,1 例行宫内输血术,1 例行羊水减量+宫内输血术。水肿胎平均分娩孕周为 31.5(26~38)周,平均出生体重为 2 371(882~4 844)g,男、女性别比为 2.5∶1。SOGC(2018 版指南)特别强调了紧急转诊的重要性。

四、诊断

1. 超声检查　超声检查是诊断 NIHF 的首选方法,可直观地发现胎儿水肿的表现,并排除伴发的其他系统畸形。SOGC 指南强调,全面的超声检查是诊断 NIHF 必要的一线检查。需要注意的是,如仅出现一处的组织或体腔液体聚积,不伴有其他畸形或异常,称为"孤立性"或"单纯性"腹水、胸腔积液、皮肤水肿等,而不作胎儿水肿综合征的诊断。胎儿水肿异常声像的诊断标准如下:

(1)体腔积液:腹腔、胸腔、心包等出现游离的无回声暗区。诊断胎儿腹水时,超声探查可见腹腔横切面无回声区域,肠袢、肝脏、脾脏、膀胱等漂浮于腹腔中(图 2-11-12);腹围、腹围/双顶径、腹围/头围增大。诊断心包积液必须在两个心室周围同时看到至少达到 1~3mm 厚度的无回声区,单侧或双侧胸膜积液也会在膈的轮廓边缘呈现无回声区。严重的胸腔积液可见胎儿纵隔移位和"蝙蝠翅膀征"。

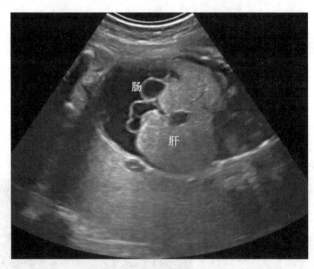

图 2-11-12　胎儿腹水(液性暗区),肠袢、肝脏漂浮其中

(2)皮肤水肿:皮下低回声区增厚,厚径>5mm;头皮水肿可见颅骨和头皮之间的低回声环(图 2-11-13)。有些严重病例表现为全身皮肤水肿,甚至呈现典型的"太空衣"征。

(3)胎盘增厚:胎盘厚度>6cm,有学者认为胎盘增厚可能是胎儿水肿的早期超声表现。超声下胎盘增厚伴回声增强可以是严重胎儿贫血的表现,常见于重型 α-地中海贫血。单绒毛膜双胎有一种特殊并发症——双胎贫血-红细胞增多序列征(twin anemia polycythemia sequence,TAPS),慢性失血的小胎(供血胎)常常出现极严重贫血和胎盘高度增厚与强回声(图 2-11-14)。

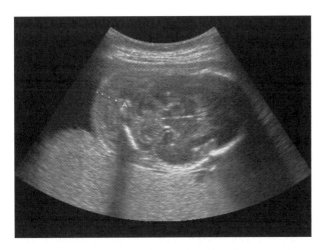

图 2-11-13 胎儿头皮水肿,厚度 11.9mm

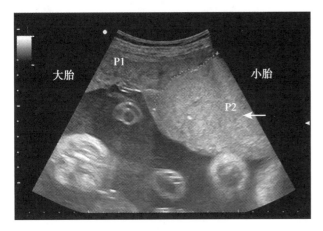

图 2-11-14 TAPS(双胎贫血-红细胞增多序列征)双胎的胎盘

小胎部分的胎盘(箭头所指)明显增厚,回声增强。

2. 其他 其他一些辅助检查在判断或排除胎儿水肿病因方面也有较重要作用。胎儿磁共振(MRI)有助于诊断并评估胎儿膈疝、骶尾畸胎瘤等疾病预后;电子胎心监护和胎儿心电图检查判定胎儿心律失常;胎儿超声心动图在诊断胎儿心血管畸形并评估心功能方面有重要作用。X线可以在引产后明确诊断胎儿骨骼发育异常,如软骨发育不良、软骨发育不全等。

3. 产前诊断 在超声发现胎儿水肿后,应积极寻找病因。

(1)注意采集病史:①胎儿水肿病史;②不良接触史(宠物、毒物、射线等);③免疫系统或内分泌疾病史;④血液系统病史等。

(2)母血检测:①检测 ABO 血型、Rh 血型及其他稀有血型,检测血型抗体(IgG)和不规则抗体滴度,行间接 Coombs 试验排除胎儿免疫性溶血性贫血;②血清学 TORCH 感染检查;③珠蛋白生成障碍性贫血(地中海贫血)检查;④Kleihauer-Betke 试验计算母血中胎儿红细胞含量,诊断有无胎母输血(图 2-11-15)。

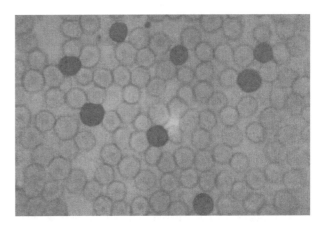

图 2-11-15 母体血液循环中的胎儿红细胞

经过酸洗脱处理,富含 HbF 的胎儿红细胞深染,极少量 HbF 的母亲红细胞淡染。

胎儿出血量=(MBV× 母血 HCT×
KB 染色中胎儿细胞百分数)÷ 胎血 HCT

其中 MBV 指母亲血容量(正常大小正常血压的孕妇到足月时约 5 000ml),HCT 指血细胞比容。因此,若 1 名中等身材的孕妇,其血细胞比容为 0.35,KB 染色阳性细胞为 1.7%;分娩 1 个 3 000g 足月儿的血细胞比容值如为 0.5,则可计算胎儿出血量:

胎儿出血量=(5 000×0.35×0.017)÷0.5=60ml

Choavaratana 等 在 2 000 名 孕妇 中 开展了系列 Kleihauer-Betke 试验。结果发现从胎儿转移到母亲的血容量极少。目前对胎母输血量超过 30ml 的发生率尚有争议。Bowman 报道 9 000 名有胎母出血的妇女中,只有 21 名达到这个程度。Salim 等研究了胎母输血超过 30ml 的 800 名妇女。他们根据《威廉姆斯产科学》(第 21 版)中的错误进行计算,得到错误的最初预期结果。当用校正后公式重新计算后,发现无论阴道产还是剖宫产,发生胎母出血量≥30ml 的妇女只有约 4%。

(3)侵入性产前诊断:

1)绒毛活检或羊膜腔穿刺:在超声引导下抽取胎儿绒毛组织或羊水行染色体核型分析、TORCH 病原体检测(DNA/RNA)、α- 地中海贫血基因等检测。绝大多数 NIHF 病例都应行胎儿遗传学检测:染色体荧光原位杂交技术(fluorescence in situ hybridization,FISH)能快速诊断主要的染色体非整倍体异常,染色体微阵列(chromosomal microarray,CMA)技术检测是否存在基因组的微缺失或微重复综合征,二代测序技术(如外显子测序、基因组合)也被运用到胎儿水肿的病因学检测中,特别是不明原因的复发性水肿病例。美国国家儿童健康与人类发展研究所的研究显示,患有先天性异常的正常核型胎儿中,致病性拷贝数变异的检出率达 7%,SOCG 指南(2018 版)强调对水肿胎儿致病性拷贝数变异的检查,所有 NIFH 应进行微阵列比较基因组杂交技术检测。

2）脐静脉穿刺：超声引导下脐静脉穿刺可获得脐带血，比羊水能提供更全面准确的信息，如判定血型、是否为贫血引起的水肿、血小板计数、胎儿肝功能、血红蛋白电泳、直接Coombs试验、血气分析、TORCH-IgM抗体检测、酶学检测等，获取更为直接的诊断证据。

3）胎儿胸腔或腹腔穿刺：对于胸腔积液或腹腔积液严重的病例，可以酌情考虑行胎儿胸腔或腹腔穿刺，行积液生化检查和细菌培养，检测TORCH-DNA/RNA，还可缓解过量液体可能导致的肺受压、心脏压迫和纵隔异位等。在病因未明的情况下，胸腔和腹腔穿刺抽液效果很有限。

（4）非侵入性产前诊断：胎儿无创产前检测（non-invasive prenatal testing，NIPT）是指采用高通量测序技术检测母体外周血游离DNA片段，判断胎儿是否携带目标遗传性疾病。目前NIPT只能作为21-三体、18-三体、13-三体等非整倍体染色体疾病的补充检测，SOGC与SMFM指南均建议水肿胎儿查胎儿染色体核型、染色体微阵列和基因测序检查（备选），不推荐行无创母血胎儿染色体筛查。

（5）尸检及病理检查：非免疫性胎儿水肿最终无法明确诊断时，建议对胎盘、脐带进行病理检查，以及对死胎和死亡新生儿进行尸检，进一步明确诊断。SOGC指南（2018版）强烈建议对所有产前没有诊断的NIFH胎儿或新生儿死亡后进行尸检，行X线检查评估可能的畸形综合征或骨骼发育不良；留存胎儿血液、组织、DNA和羊水的上清液以便后续进行生化或分子遗传检测；胎盘检查（显微镜、组织病理学）有助于肿瘤、贫血、感染和代谢病导致水肿的病因分析。

五、鉴别诊断

1. 非免疫性胎儿水肿与免疫性胎儿水肿鉴别　母血免疫性抗体检测阳性、间接Coombs试验阳性有助于诊断胎儿免疫性水肿，病史、超声声像及实验室检查结果可作为参考指标。

2. 镜像综合征和子痫前期的鉴别诊断　镜像综合征可发生在胎儿水肿出现的任何孕周，主要与血液稀释有关，表现为非贫血性的血红蛋白及血细胞比容下降；胎盘水肿，胎盘病理可见绒毛水肿；诊断前提为胎儿存在水肿。子痫前期主要起因于全身小动脉痉挛，与血液浓缩有关，表现为血细胞比容升高；胎盘较小，病理检查提示呈栓塞性改变；胎儿多数表现为生长受限。

六、妊娠期处理

1. 胎儿监测　期待治疗者应进行详细的超声检查，一般每2周1次（必要时每周1次），判断胎儿水肿情况、评估胎儿心脏功能、排除合并其他畸形。

2. 胎儿治疗　大部分NIHF无法治愈，最终引起胎儿

或新生儿死亡。仅少部分（20%~30%）NIHF存在治疗价值，如贫血、心律失常、胸腔积液、双胎输血综合征和胎儿肿瘤等所致胎儿水肿。

（1）贫血：Nicolaides等推荐血红蛋白至少小于同胎龄正常胎儿平均值以下2g/dl方可进行宫内输血。大多数学者推荐当胎儿红细胞比容<30%或在平均值2个标准差以下进行输血（具体方法和步骤参考上节）。应用宫内输血治疗技术使发生严重贫血而没有水肿的胎儿存活率达到90%以上，若胎儿水肿已经发生，存活率达到70%以上，而α-重型地中海贫血患胎无宫内输血价值。

（2）心律失常：实时超声检查和多普勒技术可发现异常胎儿心律，大多数为一过性、良性心律失常，但严重的心律失常若持续时间过长，可以引起心力衰竭、水肿和胎儿死亡。

1）先天性房室传导阻滞：Brucato等对来自38个研究的1 825例先天性房室传导阻滞病例进行回顾性研究，结果提示产前诊断的病例较儿童期诊断的病例预后更差，发生晚发性扩张型心肌病风险更高。约半数先天性房室传导阻滞病例是由于母亲抗SS-A（anti-Ro）抗体结合到心脏传导系统组织，激发传导组织炎症导致永久性损伤。并非所有受影响的胎儿都发生心脏传导阻滞，有症状存活者出生时常需要起搏器治疗。抗SS-A抗体也可以结合到其他心脏组织，导致广泛心肌炎，预后很差；Cuneo等证实若这些抗体与胎儿心律不齐或心内膜弹力纤维增生症有关，出生后则进行性恶化。

Robinson等使用沙丁胺醇治疗，可使心室率<60次/min的7个胎儿心率增加。宫内安置胎儿心脏起搏器也是一种治疗方法，但手术难度相当大。Saleeb等回顾了母体抗SS-A抗体和抗SS-B抗体引起的50名先天性传导阻滞胎儿的治疗方法，接受氟化可的松治疗的18名患者中，13名预后有明显改善，胸腔积液、腹水和胎儿水肿消失。目前，还没有完整的对照试验可以得出治疗方面的结论。SOGC指南（2018版）提出，目前对SSA、SSB抗体阳性孕妇胎儿的房室传导阻滞使用糖皮质激素治疗是否有效尚不确定，仍在研究阶段。

2）快速型心律失常：胎儿心率持续超过200次/min，容易引起胎儿水肿和心力衰竭。考虑给予孕妇服用地高辛治疗胎儿室上性心动过速。2016年Strizek等研究18例心源性水肿胎儿，通过母体口服氟卡尼或地高辛，以及两者联合用药，其中13例室上性心动过速胎儿成功复律。除非孕妇近足月，胎儿的快速心律失常均建议及时通过母体给药治疗。

（3）双胎输血综合征：双胎输血综合征（twin-twin transfusion syndrome，TTTS）若出现一胎水肿即可诊断TTTS Ⅳ期，这是一种非常严重的病理状态，胎儿突发宫内死亡的风险较高。治疗方法有羊水减量术、双胎之一脐带阻断术、胎盘血管交通支激光凝固术等。治疗效果有显著的个

体差异。

（4）胸腔积液或腹腔积液：胎儿胸、腹腔穿刺或胸、腹腔-羊膜腔分流术，对单纯性胸腔、腹腔积液者预后较实体病变者佳；虽然部分胸腔积液患胎存在自愈可能，实施胸腔-羊膜腔分流术能提高胎儿存活率；其机制可能是解除了心脏回流障碍和缓解了肺压缩所致的发育不良。水肿胎儿进行内腔穿刺术后，胎儿丢失率较高，约为 11.32%。

（5）胎儿肿瘤：目前进行开放性胎儿手术的例数甚少，疗效-风险评估有待进一步证实。

3. 母体疾病及并发症的治疗 根据情况，使用药物治疗母体甲状腺功能亢进所致胎儿心动过速引起的水肿；纠正母体贫血和低蛋白血症；积极治疗糖尿病、子痫前期和母胎镜像综合征，当危及母体健康时及时终止妊娠。

羊水过多是胎儿水肿最常见的母体并发症，而羊水过多易导致早产。子宫过度拉伸后宫腔内压力突然降低（如突发的胎膜早破）引起胎盘早剥、子宫收缩不良、胎盘滞留等都是较为常见的并发症。羊水过多导致呼吸困难可短期应用前列腺素抑制剂和连续多次羊水减量术，但目前缺乏证据表明上述治疗可使患者获益，且有潜在风险，如前列腺素抑制剂可导致动脉导管早闭，羊水减量可增加胎盘早剥、胎膜早破及新生儿坏死性小肠结肠炎风险，因此应谨慎选择。胎儿水肿引起母亲子痫前期风险明显增高（增加 2.3 倍），亦容易发生镜像综合征（又称 Ballantyne 综合征）。这种独特的由胎儿水肿导致的并发症被认为是由于肿胀的胎盘血管改变所引起。Kusanovic 等的观察本病显示可能与胎盘产生过多的血管活性因子有关。多数学者认为出现镜像综合征后不建议继续妊娠。有报道细小病毒引起胎儿水肿后并发的母体镜像综合征可以是自限性的。1995 年 Duthie 和 Walkinshaw，2005 年 Goeden 和 Worthington 分别描述了 1 名发生微小病毒相关的胎儿水肿且妊娠中期出现严重子痫表现的孕妇，当胎儿贫血和水肿改善几周后，孕妇子痫前期的临床表现也随着消失。也有报道严重胎儿贫血引起胎儿水肿后并发的母体镜像综合征，经胎儿宫内输血后，母体和胎儿水肿均得到缓解。

4. 终止妊娠 终止妊娠的前提是有围产医学团队对胎儿的客观分析和评估及高水平的新生儿复苏和救治能力，若无产科指征，不提倡医源性早产。分娩方式的选择基于对胎儿水肿病因的判断、是否有救治可能、孕妇自身状况及家庭对胎儿的期望值等。除外产科因素，由于胎儿水肿的整体

预后不良，若孕妇及家庭对胎儿的态度为顺其自然时，阴道分娩是最适宜的分娩方式；若评估胎儿水肿有治愈可能，而产前胎儿监测（如胎心监护、多普勒血流评估等）提示胎儿宫内状况恶化或胎儿过大可能增加难产风险时，可适当放宽剖宫产指征。

胎儿娩出后需要进行详细体检和各项相关检查，包括遗传学诊断、心脏超声、X 线、胎盘病理检查等，并保留血液或组织样本以备进一步的分子生物学诊断；如发生新生儿死亡，则强烈建议尸检。所有不明原因或复发性 NIHF 病例都应行进一步的病因研究，以排除罕见的单基因疾病所致的胎儿水肿，并接受再次妊娠的遗传咨询及产前诊断指导。

七、新生儿表现与处理

1. 临床表现 非免疫性水肿胎儿出生后可表现为新生儿窒息、皮肤水肿、胸腹腔积液、肝脾大、低蛋白血症、贫血等，部分新生儿出现原发性疾病的相应体征。新生儿复苏成功与否与其预后相关，解除原发性疾病是治疗非免疫性水肿的根本措施。

2. 处理

（1）新生儿复苏：出现新生儿窒息时立即予气管插管、高频正压通气，建立辅助呼吸；如大量胸腹腔积液必要时行胸腔穿刺和腹腔穿刺，要注意新生儿肺和支气管发育不良造成的呼吸窘迫综合征。

（2）支持治疗：纠正低蛋白血症，纠正贫血，必要时使用利尿剂减轻液体超载和组织水肿。

（3）原发性疾病治疗：全面体格检查，X 线、B 超、超声心动图、MR 等排除新生儿组织结构畸形；治疗原发性疾病，警惕严重宫内感染所致出生后的并发症。

八、远期结局及再发风险评估

非免疫性水肿胎儿的预后与原发性疾病相关，围产死亡率从 40% 到 90% 不等，与心脏畸形有关的 NIHF 的死亡率接近 100%。目前尚缺乏对成功复苏新生儿远期结局的评估资料，应对所有 NIHF 导致围产期死亡的病例进行尸体检查，明确潜在病因，有利于高效的遗传咨询和再发风险预测。

（周 祎）

第六节　多胎妊娠

凡一次妊娠有一个以上的胎儿称为多胎妊娠。哺乳类动物繁衍子代一般是多胎妊娠的方式，但进化至灵长类，常常是单胎妊娠，特别是人类，一般都是单胎妊娠，多胎妊娠是

一种特殊的方式。

Hellin 曾根据大数量资料计算出多胎发生率为 $1:89^{n-1}$，n 代表一次妊娠的胎儿数，该式仅为自然条件下计算多胎妊

表 2-11-11　美国 1961—2016 年多胎妊娠活产分布表

年份	总活产数	单胎	双胎	三胎及更高胎	三胎	四胎	五胎及五胎以上
1961	4 268 326	4 182 226	1∶50(84 926)	1∶3 646(1 174)			
1966	3 606 276	3 534 962	1∶51(70 340)	1∶3 710(972)			
1971	3 555 970	3 491 638	1∶56(63 298)	1∶3 439(1 034)			
1976	3 167 788	3 106 038	1∶52(60 664)	1∶2 917(1 086)			
1981	3 629 238	3 557 804	1∶51(70 049)	1∶2 620(1 385)			
1986	3 756 547	3 675 248	1∶47(79 485)	1∶2 071(1 814)			
1991	4 110 907	4 012 773	1∶43(94 778)	1∶1 225(3 355)	1∶1 317(3 121)	1∶2 025(203)	1∶186 859(22)
1996	3 891 494	3 784 805	1∶39(100 750)	1∶655(5 939)	1∶735(5 298)	1∶6 949(560)	1∶48 043(81)
2001	4 025 933	3 897 216	1∶33(121 246)	1∶589(7 471)	1∶584(6 885)	1∶8 036(501)	1∶47 364(85)
2006	4 272 095	4 128 470	1∶31(137 085)	1∶662(6 540)	1∶698(6 118)	1∶12 034(355)	1∶63 763(67)
2011	3 953 590	3 816 904	1∶30(131 269)	1∶730(5 417)			
2016	3 945 875	3 810 149	1∶30(131 723)	1∶986(4 003)			

注：本表格是美国 1961—2016 年每年的总活产数、单胎、双胎、三胎、四胎和五胎以上的分娩数。

娠的近似值，曾应用多年，三胎妊娠大约为 1∶8 000 分娩，四胎分娩为 1∶700 000 分娩，五胎妊娠则为 1∶65 610 000。但近年来，由于促排卵药物及辅助生殖技术的广泛开展，该计算式已失去意义。以美国为例，根据美国国家统计（表 2-11-11），1993 年在美国历史上多胎妊娠第一次超过 100 000 例。其中 96 000 例为双胎妊娠，三胎妊娠为 3 834 例，四胎妊娠为 277 例，五胎妊娠 57 例。从表 2-11-11 可见，美国的多胎妊娠的增加在 1981 年以后初露端倪，至 2006 年已达 1∶31，与 1964 年之 1∶51 有明显增加，至于三胎、四胎、五胎之发生率更迅猛增加，在 2001 年前后达到顶峰，此后因各国逐步控制三胎及三胎以上的发生率。自 2009 年起，相关医疗机构推广了选择性单胚胎移植技术的应用，由于每个周期移植的胚胎数量减少，辅助生殖技术（assisted reproductive technology, ART）的多胎分娩比例在持续下降，2019 年美国三胎及更高胎发生率下降至 87.7/100 000（1∶1 140），与未出现 ART 前几乎相等。

一、双胎

（一）双胎的发生率

双胎的发生率根据大数量统计大约在 10‰~12‰。根据英格兰和威尔士 1938—1989 年（1981 年因故未入），分娩总数 36 135 938 次，双胎共 402 499 次，发生率为 11.1‰。但从 20 世纪 80 年代中期，辅助生殖技术的迅猛发展，发达国家的双胎发生率猛增，美国、荷兰、澳大利亚双胎发生率峰值均高于 15.0‰。近年来，随着单胚胎移植技术的应用，发生率有所下降。

双胎分为两大类：一类是双卵双胎（dizygotic twins 或 fraternal twins）；另一类是单卵双胎（monozygotic twins 或 identical twins），其中单卵双胎的发生率较恒定，而双卵双胎的发生率差别较大。为去除辅助生殖技术的影响，Macgillivary 介绍了各地不同种族人群的单卵双胎及双卵双胎的发生率（表 2-11-12）。

表 2-11-12　单卵双胎及双卵双胎的发生率（‰）

国家		单卵双胎	双卵双胎	总数
尼日利亚		5.0	49	54
美国	黑种人	4.7	11.1	15.8
	白种人	4.2	7.1	11.3
英格兰、威尔士		3.5	8.8	12.3
印度（加尔各答）		8.1	11.4	3.3
日本		3.0	1.3	4.3

（二）影响双胎发生率的有关因素

前文所述，单卵双胎的发生率比较恒定，发生率波动在 3‰~5‰ 之间，而双卵双胎的波动极大，如尼日利亚的个别地区竟高达 49‰，即几乎 20 次妊娠中有一次双胎，但日本则较低，在 1 000 万次妊娠统计中，其双胎的发生率为 1∶155，主要因双卵双胎的发生率极低，仅为 1.3‰ 有关。

1. 血清促性腺激素水平　与双胎特别是双卵双胎的发生率有极大关系。例如尼日利亚双胎高发的 Ibaban 地区妇女的血清促性腺激素水平较高，而在双胎发生率较低的日本妇女血清促性腺激素水平较低。Allen 及 Benirschke 还认为促性腺激素水平与该地妇女的年龄、产次、营养和遗传也有一定关系。

2. 年龄和产次　年龄和双胎有一定关系。根据

Hendricks 的资料表明，年龄 20 岁或以下双胎的发生率在 8‰左右，但以后逐步上升，至 35~39 岁时达到 15‰，以后下降至 9‰。学者们认为这和促性腺激素水平的升高以及多次排卵有关。至于产次，则随产次增加，据 Hendricks 的资料，第一胎双胎的发生率仅在 6‰~7‰，至于第五产已达 14‰，第九产已达 26‰，这可能与年龄的增加呈平行的关系。在尼日利亚，Azubuike 报告在第一次妊娠双胎发生率为 1 : 50（2%），而至第六次或以上的妊娠双胎发生率竟高达 1 : 15（6.6%）。

3. 营养 动物实验已证实增加营养则双胎的发生率亦增加：高大的妇女双胎发生率高于身材瘦小者，可能与摄入的营养有关，从历史中研究人口登记可以帮助了解营养对人类双胎发生率的影响。第二次世界大战持续 4 年之久，法国作为主要参战国，战时食品匮乏，参照第二次世界大战前、后法国的双胎发生率均高于大战时双胎的发生率，即为一很好的例证。Czeizel 等曾随机在受孕前后给以叶酸，结果是服用叶酸者双胎发生率增加。

4. 遗传因素 有些妇女容易发生双胎妊娠，笔者曾为一例三产产妇接生，该产妇结婚 2 次，共妊娠 5 次，有双胎妊娠 1 次，单胎 3 次，末次为三胎，子女共 8 人。决定双胎的遗传倾向，母亲较父亲更为重要。White 和 Wyshake 报告 4 000 份调查中发现，母亲是双卵双胎之一的，分娩双胎者为 1 : 58；而父亲是双卵双胎之一者，分娩双胎者为 1 : 116。Bulmer 则报道母亲为双胎之一者分娩双胎为 1 : 25（4%），而父亲为双胎之一者，分娩双胎者为 1 : 60（1.7%）。有学者对分娩两次或两次以上双胎的妇女做家族性研究，发现这些妇女中本身即为双胎之一者占 4.5%，姐妹中有 5.5% 曾分娩双胎，兄弟的子女 6.5% 属双胎；连获双胎的父亲中有 4.2% 本人即为双胎之一，其姐妹中有 8.2% 曾分娩双胎，其兄弟的子女 6.5% 属双胎。这些数字表明，双胎的家族优势，其发生双胎的频率较一般高 4~7 倍。一般而言，单卵双胎并无家族遗传倾向，双卵双胎则存在这些倾向。有些学者认为，这些家族的男女都是遗传因素的携带者，但表现在女性，因为这些妇女的血清垂体的促性腺激素水平增高，其发生双卵双胎的频率较一般妇女高一倍。Painter 等人对 500 多个异卵双胞胎母亲的家庭进行了全基因组连锁分析，并确定了 4 个潜在的连锁峰。最高峰出现在 6 号染色体长臂上，其他可能的高峰出现在 7、9 和 16 号染色体上。

5. 季节 在芬兰北部某些地区，多胎与季节有十分明显的关系，其高峰在 7 月份。这可能与连续夏季光照射导致丘脑对垂体刺激增加有关。

6. 促排卵药物 应用促排卵药物，如人绝经期促性腺激素（human menopausal gonadotropin，hMG）或氯米芬（clomiphene）等，可明显导致每次排出多个卵子，其多胎发生率将增加 20%~40%。法国 Antoine Beclece 医院 1979—1992 年中共有双胎 842 例，其中 515 名系自然受孕妊娠，200 多名经诱导排卵妊娠，127 名系辅助妊娠技术妊娠的。

Hoechst-Marion-Roussel 曾报道用氯米芬诱导排卵获得妊娠者 2 400 例，165 例为双胎（7%），11 例三胎（0.5%），7 例四胎（0.3%），3 例 5 胎（0.13%），促排卵后双卵双胎及单卵双胎的发生率均增加。Derom 等研究了比利时东佛兰德的近 1 000 例单卵双胎，发现在诱导排卵后合子的分裂率增加了一倍。Brambati 等的报道认为凡刺激卵巢而发生的多胎妊娠具有高危因素，其发生率与胎儿数直接有关。

7. 辅助妊娠技术 自试管内授精（IVF）开展后，由于每次植入胚胎的数目可能不止一个，因此发生多胎妊娠的机会明显增加。前文已述及 Pons 等报道法国 Antonio Beclece 医院 842 例双胎中用辅助妊娠技术者 127 例。2014 年，美国利用辅助生殖技术诞生的新生儿占到了 1.6%，其中 18.3% 源自多胎妊娠。学者们认为这些结果与多胎妊娠是相关的。辅助生殖技术近几年中通过广泛实践，认识到植入过多的早期胚胎入宫腔不但增加母亲及婴儿的危险，而且经济费用也将明显增加。根据 Goldfarb 等的估计，包括 IVF 及产前检查分析的费用，单胎及双胎约为 39 000 美元，三胎或三胎以上耗资达 340 000 美元，主要是用于新生儿的监护，现已不止此数。2017 年美国生殖医学学会更新了辅助生殖技术的指南，推荐无论胚胎评级，应在 35 岁以下的妇女中进行单胚胎移植。这些措施有效地降低了多胎发生率，三胎及更高胎发生率自 2009 年起已逐年下降。最后，造成多胎妊娠率下降的另一个原因是多胎妊娠中选择性减胎的增加。

（三）双胎的围产儿死亡率

双胎的死亡率明显高于同时期的单胎妊娠，这与该国、该地区或该医院的条件和救治水平有关。发达国家如英格兰及威尔士 1975—1986 年（1981 年因故未列入）的资料表明，在 95 312 例双胎中，围产儿死亡率 63.2‰，较 Benirschke 及 Potter 的 142‰已有长足的进步。1999 年美国 Parkland 医院的双胎围产儿死亡率已降至 43‰，近年来又有下降。在双胎中影响围产儿死亡率的主要因素是早产，如果能正确处理早产，恰当地选择分娩方式，预防并积极处理新生儿呼吸窘迫综合征（respiratory distress syndrome，RDS），可以使围产儿的死亡率明显下降。2011 年一项荟萃分析纳入 3 万余例双胎妊娠，发现无论采用何种分娩方式，双胎妊娠中第一胎的并发症发生率和死亡率往往低于第二胎。第一胎和第二胎的总体新生儿并发症发生率分别为 3.0% 和 4.6%（OR 0.53，95% 置信区间为 0.39~0.70），总体新生儿死亡率分别为 0.3% 和 0.6%（OR 0.55，95% 置信区间为 0.38~0.81）。

（四）双胎的种类

1. 双卵双胎（dizygotic twins 或 fraternal twins） 即两个卵子分别受精形成的双胎，一般是在同一个排卵期同时排出两个以上的成熟卵子，并有两个卵子受精而成。这种双胎约占双胎的 70%，但其发生率差异较大，如前文所述约波动在 1 :（20~155）之间。Martin 认为双卵双胎孕妇的月经周期易有多个卵泡形成和成熟的倾向,他们曾对21名曾分娩过双卵双胎的妇女和18例未分娩过双卵双胎的妇女(包括分娩过单卵双胎13名)作为对象观察其每次月经周期中形成的卵泡数,发现前者21名中有13名在72个周期中有24个周期有多个卵泡形成(直径≥12mm),而后者18名中仅有2名在31个周期中有3个周期有多个卵泡形成,可见两者的差异是十分显著的。

在双卵双胎中有两个比较特殊的现象,即:

(1)异期复孕(superfetation):在一次受精后隔一个排卵周期后再次受精妊娠称异期复孕。只要第一次受精卵发育成的孕囊未完成封闭宫腔,从理论上说异期复孕的可能总是存在的,虽然目前已在马中证明有异期复孕现象,而在人类妊娠中未得到证实,但很多专家认为在双胎中两个胎儿似乎是同一时期受孕而胎儿大小有明显差异,实际上很可能是异期复孕的结果。

(2)同期复孕(superfecundation):在较短的时间内有两次性交使两个卵子受精发育,甚至可以不是一个人的精液,这种受孕称同期复孕。Harris曾报告一名妇女在月经周期的第10天遭到强奸,一周后与丈夫有性生活,近足月时经阴道分娩一名血型为A型的黑色婴儿及一名血型为O型的白色婴儿,该女性及其丈夫均为O型,说明同期复孕尽管十分少见,但它确实存在。

由于双卵双胎的两个胎儿各有其自己的遗传基因,因此其性别、血型、容貌均不同。但亦有个别的双卵双胎,其容貌十分相似。

2. 单卵双胎(monozygotic twins 或 identical twins) 由一个受精卵分裂而生长成为两个胎儿称为单卵双胎。分裂后的胚胎除极少数外均可形成独立的胎儿,此种双胎约占双胎总数的30%,一般恒定在1∶255左右。由于单卵双胎受精后分裂成两个胚胎的时间早晚不同可以表现为以下几种单卵双胎:

(1)双绒毛膜双羊膜囊双胎(dichorionic diamnionicity,DCDA):在受精后72小时内的桑葚期前分裂成两个胚胎,它有两个羊膜囊及双层绒毛膜,此即双羊膜囊双绒毛膜单卵双胎,约占单卵双胎的18%~36%,它有各自的胎盘,但相靠很近,甚至融合。通常情况下双卵双胎都为DCDA。

(2)单绒毛膜双羊膜囊双胎(monochorionic diamnionicity,MCDA):受精后72小时至6~8天,囊胚期内细胞块已形成,绒毛膜已分化,但羊膜囊尚未出现前形成的双胎为双羊膜囊单绒毛膜单卵双胎,它在单卵双胎中占70%,它们有一个胎盘,但各有自己的羊膜囊,两者间仅隔一层绒毛膜和两层羊膜。极少数情况下,内细胞块分裂不对称,形成一大一小,小的一个在发育过程中因与大而发育正常胚胎的卵黄囊静脉吻合,逐渐被包入体内,成为包入性寄生胎,俗称胎中胎或胎内胎。

(3)单羊膜囊单绒毛膜双胎(monochorionic monoamnionicity,MCMA):在受精后8~12天分裂为双胎者,此时

两个胎儿共有一个胎盘,处于一个羊膜囊内,但无羊膜分割,两个胎儿由于互相运动可发生脐带缠绕、打结,以致一个胎儿死亡。这种双胎仅占单卵双胎的1%,为数极少,但死亡率极高。

(4)连体双胎(conjoined twins):分裂发生在受精的13天以后,可导致连体畸形,发生率约占单卵双胎的1/1 500。

单卵双胎的性别、血型相同,容貌极为相似,在大多数情况下,大小也近似。但如发生选择性生长受限时,则胎儿大小及体重可有很大差别。

(五)双胎胎盘组织学表现

1. 双胎胎盘类型的确定 检查胎盘应将胎盘翻转至胎儿面,完全铺平,如果是两个完全分开的完整的胎盘,则不需做其他特殊观察,可以确定为双绒双胎;如果是融合的胎盘,则须仔细检查两个胎盘的界膜,界膜仅有两层羊膜组成则常呈透明状,如果两层羊膜间尚有两层绒毛膜,则透明度差,因此可做成一长条卷轴切片,作显微镜下检查。当然,在做胎盘检查的同时,尚需观察新生儿的性别及其容貌的相似性。

2. 双胎胎盘的血管吻合 单绒毛膜双胎两个胎盘间的血管吻合率很高,达85%~100%,吻合可在胎盘胎儿的浅表面,亦可在组织的深部。浅表部的吻合多为较大的血管,多数以动脉-动脉方式吻合,少数是静脉-静脉吻合,具有较大意义的是在组织深部的动脉-毛细血管-静脉吻合,吻合部在共同的胎儿小叶,血液从一个胎儿的动脉通过多种的吻合方式经绒毛的毛细血管流至另一胎儿的静脉,在胎盘中的多个共同的胎儿小叶血液从动脉-毛细血管-静脉的交通,有甲胎儿至乙胎儿的,也有乙胎儿至甲胎儿的。

为确定两个胎儿的胎盘间是否有血管吻合,除应注意两个胎盘的胎儿面的交界处的动、静脉吻合,还可以用造影剂、有色液体或有色塑料注入脐动脉或脐静脉内作进一步检查,如有交通支存在,则为单绒双胎。

双胎胎盘中,脐带帆状发生率较单胎高,脐带帆状附着与胎儿生长受限和脐带压迫风险增加有关,发生于12%的单绒毛膜双胎妊娠,7%的双绒毛膜双胎妊娠,2%的单胎妊娠。双胎妊娠前置胎盘的发生率略高于单胎(每1 000次活产:3.9例 vs. 2.8例)。这是因为双胎胎盘的总面积较大,尤其是双绒毛膜双胎胎盘。此外,双胎合并血管前置(vasa previa)和单脐动脉(single umbilical artery,SUA)亦较高。2017年的系统综述入队列研究和病例对照研究,共438例前置血管,其中11%发生于双胎妊娠,这提示双胎妊娠发生前置血管的风险高于一般产科人群。SUA常发生于单卵双胎的胎儿之一,SUA的发生率在双胎中可达7%,为单胎的10倍。

(六)双胎胎儿性别、妊娠期及体重

1. 双胎胎儿性别 在人类,随每胎胎儿的数目增加,男

性胎儿逐步减少。早在 1946 年, Strandskov 等就观察到在 31 000 000 次单胎中, 男性占 51.6%, 双胎占 50.9%, 三胎占 49.5%, 四胎占 46.5%。瑞典横跨 135 年的出生数据显示, 每出生 100 名女婴, 男婴数在单胎中为 106, 双胎中为 103, 三胎中为 99。至 1996 年曾报告在单绒毛膜单羊膜囊双胎, 女性占 70%, 连体双胎中女性占 75%。其解释首先是男性将承受更大的压力, 但女性易于存活, 这种倾向在宫内的双胎、多胎的女性中体现更为明显; 其次是女性的配子更易于分裂成双胎、三胎。

2. 双胎的妊娠期　双胎的妊娠期明显短于单胎, 由于双胎有两个胎儿, 其体积较同期单胎为大, 加以羊水、胎盘等, 整个妊娠物的体积明显大于单胎, 因此, 宫内所承受的压力明显高于单胎, 导致较早地启动了产程; 估计约有 57% 在妊娠 37 周或以前即已分娩, 因而早产率高。至三胎或三胎以上, 妊娠期就更短。

3. 双胎胎儿体重　双胎的胎儿体重明显低于单胎, 在双胎中生长受限和早产所占的比例升高, 胎儿体重明显降低。一般来说, 双胎中两个胎儿大小体重是相差不多的, 但是双绒双胎中由于两个胎儿的着床部位的不同, 血供丰富的一个体重就要大一些, 有时可以体重相差超过 25% 以上, 出现双胎生长不一致。单绒双胎的体重可以有较大的差异, 与胎盘份额和吻合血管相关。双胎预后与合子性和绒毛膜性均相关, 通常后者关系更密切 (表 2-11-13)。

表 2-11-13　各种双胎的发生率及特殊并发症

双胎的种类	并发症发生率				
	发生率	胎儿生长受限	早产<37 孕周	胎儿血管吻合	围产儿死亡率
双卵双胎	80	25	40	0	10~12
单卵双胎	20	40	50		15~18
双绒毛膜双羊膜囊	6~7	30	40	0	18~20
单绒毛膜双羊膜囊	13~14	50	60	100	30~40
单绒毛膜单羊膜囊	<1	40	60~70	80~90	58~60
连体双胎	0.002~0.008	—	70~80	100	70~90

（七）双胎妊娠的诊断

自在产科广泛应用 B 超检测技术以后, 在早、中期妊娠即可发现双胎妊娠。Kemppaineu 报告, 对 4 600 名妇女在妊娠 2 个月时临床上疑有双胎可能时方作 B 超检查, 仅诊断出 3/4 的双胎, 而对 4 700 名妇女常规作 B 超检查, 则获得 100% 的诊断率。

1. 病史及物理检查　凡有双胎家族史应用或氯米芬促排卵而妊娠者应注意双胎的可能。在体格检查时, 发现实际子宫或宫底高度大于相应月份时均应疑有双胎可能。Jimenez 等对 20~30 周妊娠的单胎及双胎子宫高度作了比较, 后者较前者平均高 5mm。凡妊娠期子宫高度明显大于实际孕龄者首先疑及双胎外, 其次应考虑到巨大儿、母体膀胱充盈、末次月经有误、羊水过多、合并子宫肌瘤、附件肿块、合并葡萄胎等可能。腹部检查时, 如扪及过多的小肢体, 或扪及 3 个胎极应疑有双胎可能, 如能同时听到两个速率不同的胎心并相差 10 次/min 以上亦可以作出双胎的诊断。

2. B 超　B 超是诊断双胎的重要工具, 它还有鉴别胎儿生长发育、观察胎儿有无畸形及有无羊水过多或过少的功能。

（1）早期妊娠时双胎的诊断: 用腹部 B 超检查法, 双胎妊娠最早出现在 6 周, 一般妊娠可在 7~8 周发现宫内有两个胚囊。一般在 2 周后, 或在 7 周末, 可在 B 超的同一切面中, 在胚芽中见到原始心血管搏动。

确定孕龄——孕早期超声检查能准确评估孕龄, 这对所有妊娠都很重要, 尤其对于双胎妊娠, 因为双胎妊娠发生并发症的概率较高。准确评估孕龄有助于判断产前筛查和诊断的时间, 确定胎儿生长是否处于对应胎龄的正常水平, 以及准确判断计划性晚期早产或足月产的时间。若用于估算孕龄的双胎生物学测量值不一致, 则一般认为应根据较大胎儿来计算分娩日期来尽可能减少因低估孕龄而漏诊生长受限的风险。

评估绒毛膜性 (chorionicity) 和羊膜囊性 (amnionicity) ——超声诊断是产前确定羊膜囊性和绒毛膜性的有效方法。超声评估绒毛膜性和羊膜囊性的最佳时间是早期妊娠第 7 周以后 (敏感性≥98%)。单绒毛膜双羊膜囊双胎的胚囊为一较大的双环囊内有一羊膜光带将胚囊分隔成两个小房, 各有胚芽及心血管搏动。DCDA 在早期妊娠时, 其着床部位分离较远, 在超声图像中可见到两个分离的胎盘, 附着在宫腔的不同部位, 如果两个孕囊种植部位靠得较近, 在发育中两个胎盘可以融合在一起, 但在胎盘融合处形成一个三角形组织, 向羊膜腔方向凸起, 其尖端的两侧胎膜继续延续, 这一突起称之为"λ (lambda) 征"或"双胎峰 (twins peak)", 双胎峰的存在表明是双绒毛膜双羊膜囊双胎, 大约出现在 10~14 周。而 MCDA 不存在这一现象, 胎膜与胎盘连接处呈直角形态, 成为"T 形"。故在双胎早孕时, 可借是否有"双胎峰"或"T 形", 以区别双绒毛膜或单绒毛膜双胎, 这一区别在临床上有重要意义。一项单中心研究纳入 600 多例 11~14 孕周的双胎妊娠, 采用 T 征、λ 征及胎盘数量来确定单绒毛膜性, 发现敏感性和特异性分别为 100% 和 99.8%, 仅 1 例双绒毛膜双胎妊娠误认为是单绒毛膜双胎。在这例误诊病例中, 胎盘血肿妨碍了医生对 T 征和 λ 征的诊断。2016 年一篇系统评价分析了单纯 λ 征的准确度 (共 2 292 个双胎, 9 项研究), 其预测双绒毛膜性的敏感性为 99%, 特异性为 95%。λ 征缺乏对预测单绒毛膜性的敏感性为 96%, 特异性为 99%。

阴道超声较腹部超声可更早发现双胎妊娠。但由于两个胚芽的原始心血管搏动的出现时间可不一致,故在妊娠9周时胎儿已初具人形并出现胎动时,诊断更为确切,至妊娠9~13周,两个胎囊、胎儿及其胎动均已清晰可辨。妊娠16周以后测量其双顶径观察胎儿的生长。如遇双角子宫,由于一角内受孕后,对侧角的蜕膜受卵巢及胎盘的影响而蜕膜充分发育,腺体的分泌充满于腔内可造成囊状的假象而误诊为双胎。

妊娠早期时B超诊断的双胎数较妊娠中、晚期时实际分娩的双胎数为高,因为在孕早期时,双胎中之一胎可因各种原因死亡,在宫内消失,发生率自20%~50%。

自从用超声诊断双胎后,人们在研究用B超早期诊断双胎的过程中,发现早期妊娠时双胎的发生率高,至中期妊娠时发生率降低,这种现象称之为"消失的双胎"(vanishing twin)。单绒毛膜双胎发生流产的危险性明显高于双绒毛膜双胎。可以肯定,有些先兆流产是在尚未能认识其为双胎的情况下排出了一个胎儿而另一个胎儿继续在宫内生长和发育。"消失"的双胎提示由于某种原因一个胎儿在宫内停育,孕周较小时会自溶被吸收,孕周稍大时可能被挤扁成为纸样胎儿(foetus papyraceus),直至分娩时方被发现,所以事实上早期妊娠时的双胎或多胎率远远高于晚期妊娠的双胎或多胎。

(2)中晚期双胎妊娠的诊断和护理:至中晚期妊娠,可用B超诊断双胎的正确率达100%,除出现两个胎头,或躯干及各自的胎心及不同的搏动频率以外,应注意双胎胎盘的位置,一方面区别单绒或双绒双胎,尚需留意是否有胎盘低置或前置胎盘可能。

晚期妊娠时,双胎的两个胎儿的生长速度慢于单胎,且两个胎儿有时可不等大,如伴发选择性生长受限时两个胎儿的差异更为明显。因此应对两个胎儿作多种参数如双顶径、股骨长度、腹径等的测量,以判断发育情况。另外,应当注意羊水的监测。双胎的羊水检测一般不用羊水指数(AFI),而用各胎儿羊膜腔的最大羊水池深度,2~8cm为正常范围。

很多学者用多普勒超声监测晚期双胎妊娠胎儿的脐血流速度及脐血流频谱以判断胎儿预后,凡脐血流有异常者,小于胎龄儿、早产及围产儿死亡率均显著高于正常者,故此亦可作为监护方法之一。

(3)双胎畸形的诊断:双胎的胎儿畸形明显高于单胎,常见的畸形有脑积水、无脑儿、脑脊膜膨出、脐膨出及内脏外翻、双联畸形及无心畸形等,均可经B超而诊断(详见后文)。

3. 其他诊断技术

(1)X线一度是诊断双胎的重要方法,但与B超相比,其诊断必须用于骨骼形成以后,而且母亲过于肥胖、羊水过多及胎儿的运动均影响诊断的正确性,且放射有一定的伤害性,不如B超可以通过多个切面观察胎儿的各部分结构,测量其径线,并可反复使用。因此已被B超所取代。

(2)磁共振:虽然磁共振通常不用于诊断多胎妊娠,但

可能有助于描述单绒毛膜双胞胎的并发症。一项综述汇总了17例通过超声和磁共振评估的复杂双胎,后者对双胎病理的评估更详细,尤其适用于连体双胎。

(3)生化检测:由于双胎胎盘比单胎大,在生化检测中,血人绒毛膜促性腺激素(hCG)、人类胎盘催乳素(hPL)、甲胎蛋白(AFP)、雌激素、碱性磷酸酶的平均水平及尿雌三醇和雌二醇明显高于单胎,故这些方法对双胎并无诊断的价值,唯有AFP明显升高将提高人们对畸形的警惕性。

(八)双胎母体及胎儿的适应性变化

一般而言,双胎孕妇的母体变化较单胎者更为明显,最重要的是母体血容量的增多比单胎多500ml,有学者统计25对双胎的产后失血量平均达935ml,较单胎多500ml。由于血容量的剧增,以及两个胎儿的发育,对铁及叶酸的需要剧增,因此母体更容易发生贫血。与单胎比较,双胎孕妇的心排血量增加,但舒张期末心室容积仍相同。心排血量的增加与心率的增加及每搏排出量的增加有关,而每搏排出量的增加可能是心肌收缩力加强心肌收缩期更短所致。

双胎妊娠的孕妇也有典型的动脉血压改变。Mac Donald-Wallis等分析了13 000多例单胎和双胎妊娠的连续血压。在孕8周时,双胎妊娠的孕妇舒张压低于单胎妊娠,但逐步上升,至足月时舒张压的增幅大于单胎。较早的一项研究表明,95%双胎妊娠的孕妇舒张期血压升高至少为15mmHg,而单胎女性的这一比例仅为54%。

另一个母体变化是双胎妊娠的子宫体积及张力明显增大,其容积增加10L或更多,体重将增加至少9.0kg,特别是在单绒双胎,其羊水量可以迅速增加,发生急性羊水过多,除压迫腹腔脏器,甚至发生移位外,可能有横膈抬高,肾功能受损。

对胎儿的主要影响表现在体重上。在妊娠早期和中期,双胎的生长速度与单胎相比没有显著差异。大多数研究显示,在晚期妊娠,尤其是孕30~32周以后,在没有合并症的情况下,双胎妊娠的胎儿生长速度较单纯性单胎妊娠时更慢。一项前瞻性队列研究报道,若使用单胎生长标准,近40%的近足月双绒毛膜双胎可归类为小于胎龄儿。这种生长速度的减慢是由于脐带附着异常以及胎盘过于拥挤所致(胎盘靠近会导致早期发育不良)。两个胎儿的体重一般相差不大,但在单绒双胎中发生选择性生长受限时,其体重往往相差500g或以上。至于双绒毛膜双胎,体重亦可发生极大差异者,例如在Parkland医院中的一例双胎,女性新生儿为2 300g,为适龄儿,男性新生儿785g,两者均存活,在以后生长过程中,后者始终落后于前者。

关于双胎体重的差异详见下文"双胎生长不一致"。

(九)双胎的妊娠并发症

1. 母亲并发症

(1)早产:由于双胎的子宫过于膨胀,早产的发生率

增高是必然的。早在 1958 年 Mckeown 即报道了双胎的平均孕期为 260 天,双胎胎儿中,有 1/2 体重<2 500g,早产部分是自然发生的,部分发生于胎膜早破以后。单卵双胎的胎膜早破发生率高于双卵双胎,但原因不明,因双胎中胎位不正常发生率高,故破膜后脐带脱垂的发生率亦高于单胎。

早产是双胎新生儿死亡率及新生儿致病率增高的主要原因。2018 年,美国双胎在孕 37 周之前的早产率为 60%,而在孕 34 周前为 20%,其中 56% 的双胎为低出生体重儿(<2 500g),9% 为极低出生体重儿(<1 500g)。值得注意的是,双胎均为男性时发生早产的风险似乎最高。Gardner 等及 Kilpatrick 等曾比较同孕龄的双胎早产新生儿和单胎早产新生儿的内在危险因素,结果是呼吸窘迫综合征、脑室内出血、坏死性小肠炎的发生率两者是相同的。长期随访亦未显示前者的危险度有所增加。所以与相同孕龄的单胎相比,双胎妊娠本身并未对胎儿带来更大的危害。但是双胎早产发生率远比单胎高,所以早产仍是主要危险因素。

(2)贫血:如前文所述,双胎妊娠发生贫血者约为 40%,主要原因为铁和叶酸的储备不足以应对两个胎儿的生长需要。

(3)妊娠期高血压疾病:是双胎妊娠孕妇的主要并发症之一,其发生率较单胎妊娠高 3~5 倍,Parkland 医院报道双胎妊娠妇女妊娠期高血压疾病的发生率为 20%。双胎妊娠中妊娠期高血压疾病的发生时间亦早于单胎妊娠,且病情重,易发展成子痫前期,小于胎龄儿的发生率亦增加。一项采用小剂量阿司匹林来预防子痫前期的多中心试验纳入了 684 例双胎和 2 946 例单胎妊娠的女性,双胎妊娠女性的妊娠期高血压和子痫前期发病率是单胎妊娠女性的 2 倍(双胎 13% *vs.* 单胎 5%~6%)。Cheu 等报道在 1993—1997,中国台湾 14 个三级医院中分娩者 206 551 次中有妊娠期高血压疾病患者 4 193 例(2.03%),双胎的妊娠期高血压疾病发生率明显高于单胎,其比值比为 1.92,95% 置信区间为 1.64~2.25(*P*=0.01)。

(4)妊娠期肝内胆汁淤积症(intrahepatic cholestasis of pregnancy,ICP):ICP 是我国孕妇的妊娠期常见的并发症之一,其发病原因与雌激素有关,妊娠期雌激素水平异常增高,双胎妊娠因有两个胎盘,雌激素水平增高更加明显,其主要症状是瘙痒,转氨酶升高,或伴胆红素升高,出现黄疸,对胎儿主要威胁是早产及胎儿窒息,以致突然死亡。上海市第六人民医院 1986—1996 年共分娩 12 866 次,发生 ICP 540 例,发生率为 4.2%,同期的双胎妊娠 90 例,记录完整者 80 例,并发 ICP 者 24 例,发生率 30%,且有妊娠期肝内胆汁淤积症者更易发生妊娠期高血压疾病。双胎合并 ICP 产后出血量亦增加。Reyes 亦有双胎中 ICP 发生率增高的报告。因此,双胎合并 ICP 的危险对孕产妇主要是产后出血,对胎儿主要是胎儿窘迫及早产。

(5)其他较常见于多胎妊娠女性的母体疾病包括:妊娠

瘙痒性荨麻疹性丘疹及斑块病(pruritic urticarial papules and plaques of pregnancy,PUPPP)、妊娠期急性脂肪肝、妊娠剧吐、胎盘早剥和血栓栓塞。血栓形成风险增加至少部分与这些妊娠时剖宫产率和卧床率增加相关。

2. 胎儿并发症

(1)围产儿死亡率:与单胎妊娠相比,双胎妊娠围产儿的死亡率明显增高,有报道称与单胎相比其死亡率增加 4 倍。死亡的主要原因是早产造成的低出生体重儿和极低出生体重儿,是双胎新生儿死亡率及新生儿致病率增高的主要原因。

(2)流产:双胎的流产率高于单胎,孕早期时经 B 超诊断为双胎者约有 20% 于孕 14 周前自然流产,此为单胎妊娠的 2~3 倍。流产可能与胚胎畸形、胎盘发育异常、胎盘血液循环障碍、宫腔容积相对狭窄等因素有关。

(3)双胎遗传学结果异常及结构畸形:随妊娠妇女年龄的增加及广泛开展辅助生殖技术,高龄妇女双胎及多胎的胎儿染色体异常和畸形有增加趋势,其染色体异常和胎儿畸形均高于单胎妊娠。单卵双胎的先天性异常发生率是单胎或双卵双胎的 3~5 倍,并且单绒毛膜单卵双胎较双绒毛膜单卵双胎高。一项研究发现,单绒毛膜双胎的先天性异常发生率为 634/10 000,双绒毛膜双胎为 344/10 000,单胎为 238/10 000。

此外,双卵双胎有不同的核型,其中任何一个胎儿都有发生独立的非整体的危险,或发生某种先天性畸形的危险,每个胎儿发生先天性异常的风险均类似于单胎。以 21-三体综合征为例,一位年龄 40 岁的双卵双胎妇女,其中任何一个胎儿发生 21-三体综合征的相对危险性为 1/100,计算法应该将两个 1/100 相加,即为 1/50;若两个胎儿都发生 21-三体综合征的相对危险性应为 1/100×1/100=1/10 000。然而,也有观察性数据表明该比率可能实际上接近于 1。

理论上单卵双胎一旦出现遗传学结果异常,两胎儿都有同样的异常。但是,由于可能发生合子后事件(例如,非分离和孪生错误),单卵双胎也存在两胎儿遗传物质不一致的现象。Sepulveda 等报告一例单卵双胎,一胎染色体正常,另一胎为 13-三体综合征。Lewi 等亦报告 6 例不同核型或异体核型(heterokaryotypic)或合子前期分裂错误。表 2-11-14 总结了单胎和双胎的各类结构异常发生率。

(4)羊水过多:在双胎妊娠中,中期妊娠时与单胎妊娠一样常见羊水过多,但以后逐渐减少,最终发展为羊水过多者约为 12%。急性羊水过多在单绒双胎中较多见,而且常出现于可以存活之前,如双胎输血综合征,对胎儿是很大的威胁。

(5)胎儿生长受限:胎儿生长受限及早产是造成双胎的低出生体重儿的两大原因。从中期妊娠开始就有生长受限的趋势,主要依靠 B 超检测诊断,胎儿生长受限在双胎妊娠中发生率为 12%~34%,其发生率及严重程度随孕龄的增加而增加;此外合并子痫前期者亦易发生胎儿生长受限。

表2-11-14 双胎分娩时为活胎的染色体异常和结构畸形

染色体及结构异常	1989—1991 (n=240 349)		1998—2000 (n=336 258)	
	n	风险 (1/10 000)	n	风险 (1/10 000)
总计	3 076	128.0	3 377	100.4
各类染色体异常	311	12.9	271	8.1
唐氏综合征	145	6.0	118	3.5
神经管缺损	273	11.4	268	8.0
脊椎裂	108	4.5	95	2.8
无脑儿	172	7.2	177	5.3
脑积水	162	6.7	167	5.0
神经系统异常	149	8.2	120	3.6
小头畸形	217	9.0	210	5.9
循环系统异常	1 719	71.5	1 903	55.6
心脏畸形	721	30.0	817	24.1
肾脏缺如	64	27.0	104	3.1
脐膨出/腹裂	119	5.0	131	3.9
肌肉系统异常	545	20.7	659	19.6

（6）呼吸窘迫综合征（RDS）：双胎妊娠中新生儿呼吸窘迫综合征的发生主要与双胎早产的高发生率有关，尤其是极低出生体重儿的发生率更高，因此RDS是双胎妊娠新生儿的重要并发症。

（十）单绒毛膜性双胎的特殊问题

所有单绒毛膜双胎的胎盘都可存在血管吻合，且大多是单绒胎盘所独有的。在一项对200多个单绒胎盘的分析中，吻合血管数目的中位数为8，四分位距为4~14。血管的吻合方式有动脉-动脉吻合（artery-artery anastomosis，AAA）、静脉-静脉吻合（veno-veno anastomosis，VVA）及动脉-静脉吻合（arterio-venous anastomosis，AVA）三种。AAA是最常见的，并且在多达75%的单绒胎盘的绒毛膜表面被发现。VVA、AVA的吻合各占大约1/2。这些血管吻合是否对胎儿造成威胁取决于它们的血流动力学平衡程度。当存在血流压力差时，双胎之间会发生血液分流。这种慢性胎儿输血可能导致多种临床综合征，包括双胎输血综合征、双胎贫血-多血质序列和双胎反向动脉灌注序列征。

1. 双胎输血综合征（twin-twin transfusion syndrome，TTTS） TTTS是双胎妊娠中一种特殊而严重的并发症，在单绒双羊膜囊中为9%~15%，在单绒单羊双胎妊娠中为6%。若不及早诊断、处理，围产儿死亡率几乎高达100%。

（1）TTTS的病理生理基础：AV吻合不平衡，血管活性介质的释放，以及不存在AA吻合。

AVA多见于胎盘深处，发生机制为：一胎的绒毛板表面动脉血管和另一胎的绒毛板表面静脉血管下行进入胎盘组织，并在下方胎盘小叶连接形成毛细血管网（即胎盘小叶的血供来自一胎的动脉，并从另一胎的静脉流出）。AVA是单向的，如果一个方向的AVA比另一个方向更多或更大（即AV吻合不平衡），则失代偿的流体静力压和渗透压将导致一胎向另一胎的净血流，即TTTS。如果两个方向的AV吻合数量与大小以及血流相同（即AV吻合平衡），则不会发生TTTS。

血管活性介质的释放由血管内容量改变所诱导，可影响双胎的心血管功能与肾功能。慢性血容量不足胎儿（供血儿）的肾灌注不足会导致肾素-血管紧张素-醛固酮系统（renin-angiotensin-aldosterone system，RAAS）激活和释放血管紧张素Ⅱ、肾素、醛固酮和血管升压素，以不断尝试恢复血管内容量和维持血压。这可引起少尿，严重者可导致无羊水和"贴附儿"。受血儿的慢性血容量过多可导致心房拉伸和释放心房钠尿肽；心室拉伸可导致释放脑利钠肽。这些激素可促进血管舒张、尿钠排泄及RAAS的抑制，从而引起多尿和羊水过多。但受血儿可能因为持续的容量超负荷、内皮素Ⅰ水平升高及RAAS介质水平升高而逐渐出现高血压性心肌病；受血儿自身的RAAS系统受到下调，但可经AV吻合从供血儿处获得RAAS介质。静脉高压是这一过程的晚期表现，可导致血管内液体转移到间质间隙和功能性淋巴管阻塞，进而出现胎儿水肿。

AA吻合可纠正AV吻合不平衡导致的双胎间容量不平衡，进而预防TTTS。有研究观察到TTTS妊娠中几乎不存在AA吻合，可支持上述理论。AAA和VVA与AVA显著不同，仅出现于胎盘表面而非深处，为端端吻合而非毛细血管吻合，且血流是双向的而非单向。因此，AA和VV吻合不会导致TTTS。

（2）TTTS的诊断，目前国际上对TTTS的诊断主要依据为：①单绒毛膜性双胎；②双胎出现羊水量改变，一胎最大羊水池深度>8cm（20周后>10cm），另一胎<2cm。严重情况下，供血儿羊膜囊内羊水过少，胎儿紧贴于子宫壁，羊膜紧贴在胎体上可导致"贴附儿"（stuck-twin）外观。

（3）TTTS分期：Quintero等将TTTS的严重程度分为5期。

Ⅰ期：羊水过少或羊水过多，供血儿膀胱可见。

Ⅱ期：超声不能显示供血儿膀胱。

Ⅲ期：出现脐动脉、静脉导管、脐静脉多普勒血流异常，供血儿出现脐动脉舒张末期血流缺如（umbilical artery absent end diastolic frequencies，UA-AEDF）或舒张末期血流反流（reversed end diastolic frequencies，REDF），以及脐静脉出现搏动性血流（pulsatile flow）或静脉导管（ductus venosus）出现反流。

Ⅳ期：受血儿水肿。

Ⅴ期：一个胎儿或两个胎儿死亡。

（4）TTTS的预后：预后与Quintero分期和出现时的胎

龄有关。据报道,超过50%~75%的Ⅰ期病例在没有干预的情况下保持稳定或消退。但Ⅱ期及以上的TTTS案例若无干预,围产期死亡率可高于90%。疾病进展的末期可出现受血儿的充血性心力衰竭或供血儿的贫血、心力衰竭,若发生一胎死于胎内,存活的一胎胎儿血液通过血管吻合支流向死亡的胎儿而发生贫血,甚至死亡,存活儿脑瘫的发生率也显著增高。

(5)TTTS的处理:胎儿镜下胎盘吻合血管激光电凝术(fetoscopic laser occlusion of chorioangiopagous vessels,FLOC)是经胎儿镜将激光送入宫腔,用于凝固胎盘表面穿过双胎间隔膜的浅表血管。虽然胎盘深层也有交通,但传入和传出支位置表浅。理论上,凝固浅表血管可以消除不平衡的双胎间输血。FLOC能明显改善TTTS患儿的预后,最佳手术孕周为孕16~26周,对于Quintero分期Ⅱ期及以上的孕16~26周的TTTS,应首选胎儿镜激光术治疗。随着胎儿镜手术的广泛开展,TTTS围产儿结局已得到极大改善。胎儿镜术后至少一胎存活率为81%~88%,两胎存活率为56%~69%,平均分娩孕周超过32周。随着胎儿镜术式的发展,与选择性激光电凝术相比,Solomon技术可显著降低吻合血管残留所致的继发性TAPS(3% vs. 16%)和TTTS复发的风险(1% vs. 7%)。与围产儿相关的近期并发症还包括胎儿丢失(10%~30%)、胎膜早破(15%~40%)和羊膜束带综合征(2.2%)。

对于Ⅰ期TTTS采用期待治疗、羊水减量(amnioreduction)或胎儿镜激光术治疗,尚未形成共识。尽管相关随机对照研究已开展数年,但尚未得出结论性意见。根据已有文献,期待治疗者双胎存活率为57.9%~76.6%,至少一胎存活率为75.8%~90.2%。10%~59%的Ⅰ期TTTS会出现进展。当羊水减量作为一线治疗时,双胎存活率为59%~90%,至少一胎存活率为90%~96%,0~47.7%出现病情进展。当胎儿镜作为一线治疗时,双胎存活率为71%~83%,至少一胎存活率为86%~95%,未报道术后有进展。这些研究提示,对Ⅰ期TTTS直接行胎儿镜治疗,其胎儿存活率与期待治疗和羊水减量相近,但可能有助于减缓病情进展。由于相关研究样本量较少,且缺乏新生儿结局和儿童远期神经系统结局,以上结果仍期待大样本随机对照研究的结果予以证实。

此外的治疗方法还包括选择性减胎。选择性减胎方法包括脐带双极电凝术、脐带激光凝固术、射频消融术(radiofrequency ablation,RFA),其妊娠结局相当,但通常首选RFA作为单绒毛膜双胎的选择性减胎方法,因其装置更小,可减少孕产妇并发症。通常选择预计存活概率最低的胎儿作为减胎对象,如具有严重心脏表现或水肿的受血胎,或者生长受限(体重不一致>30%、脐动脉多普勒血流异常)的供血胎。

2. 双胎贫血-红细胞增多序列(twin anemia-polycythemia sequence,TAPS) TAPS是由于胎盘间几处极小(直径<1mm)胎盘AVA缓慢输血所致,可导致一胎贫血而另一胎红细胞增多,特征为双胎间血红蛋白差异较大,且不同于TTTS,典型单纯发病时无羊水过少和羊水过多。TAPS可能自发出现,也可能是TTTS激光治疗的并发症。

TAPS的诊断标准:产前诊断标准为临床排除TTTS,多血质儿大脑中动脉收缩期峰值流速(middle cerebral artery-peek systolic velocity,MCA-PSV,MCA-PSV≤0.8MoM,贫血儿MCA-PSV≥1.5MoM,或2个胎儿MCA-PSV差值≥1.0MoM。产后的诊断标准为2个胎儿血红蛋白水平差异≥80g/L,并且贫血儿与多血质儿的网织红细胞比值≥1.7。

TAPS一经诊断,建议每周监测1次。目前对于TAPS进行宫内治疗的指征尚无共识。最新系统综述对TAPS进行期待治疗、胎儿宫内输血和胎儿镜激光术,围产儿死亡率依次为14.3%、15.8%和10.3%,存活胎儿患病率为23.5%、25.6%和0,差异无统计学意义,目前尚无证据支持何种方法更为有效。

3. 双胎反向动脉灌注序列征(twin reversed arterial perfusion sequence,TRAPs) 又称一胎无心畸形(acardius),是单绒毛膜双胎妊娠的一种特有的罕见并发症,表现为其中一胎无心脏或心脏残留("无心胎"),依靠另一胎("泵血胎")通过异常的动脉-动脉吻合供血。无心胎完全依赖泵血胎的循环支持,并且上半身和头部往往发育不良,甚至完全缺如。因此,无心胎在宫外不可能存活。由于泵血胎有支持无心胎的循环负担,如不干预,很可能发生心力衰竭和可能导致早产或死亡的其他并发症,在单绒毛膜双胎妊娠中的发病率为2.6%。

在TRAPs双胎中,泵血胎心输出量经1条或多条动脉-动脉吻合支,逆向流回单一或双脐动脉和流入无心胎的体循环,因而造成受血胎的"反向"循环灌注。学者们推测无心畸形是依靠正常胎儿心脏动力将血液反向灌注而获得生存的,因TRAP的血氧及营养成分较低,在孕早期时正常胎儿的心功能较强,而使另一胎心脏停止发育,终于畸形。无心畸形的脐带常合并单脐动脉。Couiam等通过1例早期双胎妊娠观察到其无心畸形的发展过程,在妊娠5~7周时,两个心脏都存在,第8周,一个心胎消失,而下肢仍在生长,但胸腔并不发育,在14周时观察到无心畸形的这一胎儿的脐带中有TRAP存在。研究者认为无心胎的下半身优先获得泵血胎的循环支持,因此无心胎的腹部、骨盆及下肢发育一般更好,而躯干、上肢和头常常表现为不同程度的坏死、发育不良和缺如。Napolitani根据畸形表现将其分为四类:①无心无脑畸形(acardius anceps):有部分头颅骨,面部发育不完全,可以有躯干、肢体的发育,但无心脏可见;②无心无头畸形(acardius acephalus):无头无胸部的发育,故无心脏,腹腔内可有发育不完全的各种类型脏器,有下肢发育,由于TRAP是从髂血管进入无心畸形体内的,因此往往下肢先得灌注,而头、上肢、胸腔不见发育,在无心畸形中此类畸形最多见;③无心无躯干畸形(acardius acormus)是无心畸形中最少见的一种,仅有胎头发育,与胎盘相连,亦可有颈部与脐带相连;④无定形无心畸形(acardius amorphous):该类畸形无人的形象而成为球形或无定形的难以辨认的肉团,上覆有鳞形上皮及毛发,与畸形瘤的区别是它有脐带与胎盘连接。

TRAPs 的产前诊断依据是上文所述的特征性 B 超表现:单绒毛膜多胎妊娠;一名胎儿无心搏或仅有残留泵血结构;多普勒超声显示动脉血逆向流入无心胎(具有诊断意义的表现)。由于泵血胎必须同时灌注自己的身体及无心胎的身体,这种血流动力学负担使其有发生心力衰竭的风险。泵血胎的心力衰竭可能导致心脏扩大、羊水过多、腹水和其他病理性积液、胎儿水肿、早产和围产期死亡。泵血胎发生先天性畸形的风险也升高(所有单绒毛膜双胎的该风险均升高),尤其是心血管畸形的风险升高。

TRAPS 的治疗方式与单绒毛膜性双胎中一胎异常的方式相似,多采用血管凝固技术减胎(射频消融术或脐带凝固术)。是否需要减无心胎取决于无心胎与泵血儿的相对大小,及是否出现泵血儿心脏功能受损的表现。关于对无心胎进行宫内干预的指征包括:①无心胎的腹围与泵血儿相等甚至大于泵血儿;②伴有羊水过多(羊水最大深度>8cm);③泵血儿出现严重的超声血流异常,包括脐动脉舒张期血流缺失或倒置、脐静脉血流搏动或者静脉导管血流反向;④泵血儿水肿(胸腹水等腔隙积水);⑤易出现脐带缠绕的单羊膜囊。

4. 选择性生长受限(selective fetal growth restriction,sFGR) 详见下文"双胎生长不一致"

5. 连体双胎(conjoined twins) 连体双胎是 MCMA 双胎特有的一种表现,两个胎儿部分身体相连而不分离。但亦有少数报道从病理上证明来自单绒毛膜双羊膜囊胎盘。一般认为是单个受精卵约 15~17 天分裂而形成连体双胎(分裂理论),亦有认为在已经分离为两个胚胎后继发性融合而成为连体双胎(融合理论)。大约在 50 000 例妊娠中可能发生 1 例连体双胎,但仅在 250 000 例活产可有 1 例活产。

连体双胎的两个胎儿发生联合的部位约 70% 在胸部称为胸部联胎(thoracopagus),其他有在腹部联合称为脐部联胎(omphalopagus),在会阴部联合的臀位联胎(pygo-pagus),在骨盆及下肢联合的坐骨联胎(ischiopagus)及在头部联合的头部联胎(craniopagus)等。

中期妊娠时 B 超筛查即可发现连体双胎,对其处理根据目前条件,如主要生命器官共用不可能分离者可以引产,对两个胎儿各有自己主要的独立的生命器官,将来有可能独立生活者,则可征求本人及家属意见,在分娩后由儿外科主持进行手术分离。

6. 寄生胎 在囊胚期时内细胞块分裂不对称,发育差的内细胞与正常发育胚胎卵黄囊静脉吻合,渐被包入体内,称为寄生胎,或称胎内胎,寄生胎大部位于正常胎儿的上腹部腹膜后部位,其表面有结缔组织包裹胎体,胎体的发育不完整,有发育不全的脊柱、肋骨、骨盆及四肢,有时有部分头盖骨及内脏的发育不全。

(十一)其他双胎的特殊问题

1. 双胎生长不一致(discordant twins) 双胎的两个胎儿的体重明显不一致称为不一致性双胎,严重时可出现选择性胎儿生长受限。根据最新的 Delphi 共识,DCDA 双胎选择性胎儿生长受限的诊断标准为双胎中一胎儿估测体重<同胎龄第 3 百分位数;或至少符合以下 3 个条件中的 2 个:①一胎儿估测体重<第 10 百分位数;②两胎儿估测体重差异≥25%;③较小胎儿的脐动脉搏动指数>第 95 百分位数。而单绒双胎 sFGR 的诊断标准双胎中一胎儿估测体重<第 3 百分位;或符合以下 4 项中的至少 2 项:①一胎儿估测体重<第 10 百分位数;②一胎儿腹围<第 10 百分位数;③两胎儿估测体重差异≥25%;④较小胎儿的脐动脉搏动指数>第 95 百分位。

发生不一致性双胎的原因并未完全明确,DC 双胎的发生机制与单胎相近,多由子宫胎盘灌注不足导致的胎盘性胎儿生长受限,胎盘种植部位好且发育良好则胎儿生长发育正常。若胎盘种植部位差,发育不良,体积小,甚至亦可发生不一致的结构异常双胎,此外也可能是两个胎儿的不同遗传因素所致,特别在性别不同的双胎更为明显。而在 MC 双胎中,sFGR 是 MC 双胎的常见并发症之一,由胎盘份额分配不均造成,显著增加了围产期并发症和死亡风险,发病率为 10%~15%。sFGR 可根据小胎儿多普勒血流分为三型:Ⅰ型为脐动脉舒张末期血流持续正向,预后最佳;Ⅱ型为小胎儿脐动脉舒张末期血流持续消失或反向,预后最差;Ⅲ型为小胎儿脐动脉舒张末期血流间歇性消失/反向,这是由于胎盘表面存在大的动脉-动脉吻合,最难以预测结局,可突然发生小胎儿死亡。

双胎生长不一致的预后与体重差异程度有密切关系。Hollier 等以体重相差 5% 为一等级,回顾性对 1 370 例双胎从体重相差 5%~40% 进行分析,他们发现新生儿的呼吸窘迫综合征、脑室内出血、脑室旁白质软化、脓毒血症及坏死性小肠炎的发生率随体重差异达到 25% 后增高,相差 30% 时,胎儿死亡的指对危险度增加至 5.6,40% 时相对危险度增加至 18.9。

而 MC 双胎 sFGR 的预后主要取决于分期,结局通常较 DC 双胎差。不同分期的 sFGR 胎儿期和新生儿期死亡率见表 2-11-15。

对双胎生长不一致的诊断主要依靠 B 超对胎儿的测量,测量内容包括两个胎儿的双顶径、股骨长度、腹围、脐动脉普勒超声,同时测量羊水池深度。测量力求准确,并要定期随访两个胎儿的生长情况和羊水变化,若两个胎儿的预测体重的差异不断增加,表明胎儿的危险度增加,若其中一个胎儿已呈现生长受限或发现羊水过少,应寻找原因,并适时考虑终止妊娠,终止妊娠的方法根据具体情况而定。

2. 双胎中一胎死亡 双胎中一胎死亡在双胎早期妊娠时发现多见。早期妊娠时 B 超诊断为双胎,中、晚期妊娠时

表 2-11-15　不同分期的 sFGR 不良妊娠结局发生率

分期	一胎胎死宫内			双胎死亡	平均分娩孕周	新生儿死亡率		
	小胎儿	大胎儿	OR			小胎儿	大胎儿	OR
1	4.3	4.1	1.4	1.9	33.7	3.3	2.8	2.1
	(2.0~7.5)	(1.2~8.7)	(0.4~5.0)	(0.5~4.3)	(33.0~34.3)	(0.9~7.0)	(1.0~5.5)	(0.6~7.5)
2	14.4	9.2	1.8	7.0	30.9	12.1	4.9	2.6
	(5.9~25.9)	(3.8~16.6)	(0.9~3.7)	(3.1~12.5)	(30.0~31.8)	(4.6~22.4)	(2.3~8.4)	(1.1~5.9)
3	15.6	4.9	3.4	4.9	32.0	3.9	4.4	1.0
	(9.8~22.6)	(1.8~9.4)	(1.3~8.8)	(1.8~9.4)	(31.3~32.8)	(0.7~9.6)	(1.0~10.2)	(0.2~4.5)

发现为单胎,实际上一胎已死亡。这种情况在足月妊娠分娩时可见软组织中一个很小并完全被压扁的胎儿,称为纸样胎儿。在一项研究中,双胎在孕 11~13 周存活,4 896 例 DC 双胎约有 3%、1 329 例 MC 双胎约有 11% 在孕 34 周前出现一胎胎死宫内。显然,如果包括孕 11~13 周前的一胎胎停,双胎中出现一胎死亡的发生率更高。

由于胎盘血管吻合,双胎之一死亡在 MC 双胎中是一个严重的问题。一胎死亡后存活胎儿的血液通过胎盘血管吻合支流向死亡胎儿,存活儿发生暂时的但严重的低血压及缺氧血症,以致脑部产生多囊性的脑白质软化,可导致存活儿死亡或出现脑瘫与智力障碍。在 DC 双胎中,由于没有胎盘血管吻合术,很少出现相关情况;然而,其中双胎之一的死亡可能反映了不利的宫内环境,也可能增加存活儿发病或死亡的风险。

最新的研究发现,当 DC 双胎中之一于孕 14 周后胎死宫内时,另一胎死宫内的发生率为 22.4%、早产的发生率为 53.7%,产后新生儿颅脑影像学异常、神经发育异常和新生儿死亡率分别为 21.2%、10% 和 21.2%。DC 双胎之一死亡后,共存儿的死亡率及神经发育异常的风险高于以往的文献报道。当 MC 双胎之一于孕 14 周死亡后,共存胎儿胎死宫内的发生率为 41.0%,明显高于 DC 双胎。存活儿中,20.0% 出现产前 MRI 异常影像学表现。早产、新生儿颅脑影像学异常、神经发育异常和新生儿死亡率分别为 58.5%、43%、28.5% 和 27.9%。MC 双胎之一死亡发生的孕周是影响存活胎儿预后的关键因素。与孕 28 周后死亡者相比,孕 28 周前发生一胎死亡者,存活胎儿发生宫内死亡和新生儿死亡的风险均显著增高,当合并 sFGR 和早产时,新生儿的死亡风险明显增高。

在处理方面,学者们认为怀疑一胎死亡后可启动对母体凝血功能变化的检查,固然在文献中曾有个别案例报道。但大量一胎死亡病例证实对另一胎儿和母亲并未造成明显的危害,原因是一胎死亡后胎盘血管闭塞,胎盘表面大量纤维素蛋白物质沉积,阻碍凝血酶向母体及存活胎儿释放,故为保守期待处理创造条件。我国邓慧秀报道,在 1 086 例双胎中发生一胎死亡者 30 例(2.76%),其中 23 例期待治疗,延长孕期 2~151 天,均存活。寇连芳 30 例双胎一胎死亡,25 例期待治疗,孕期延长 1~10 周,平均 7 周,存活 24 例,母亲

无一例发生 DIC。在期待处理期间,对孕 24~34 周患者,要预防早产和胎膜早破。可应用地塞米松以预防新生儿呼吸窘迫综合征,并用 NST 及 B 超监测胎儿生长情况,同时监测母体的凝血功能变化。如妊娠已达 36 周时一胎死亡,可考虑终止妊娠,终止方法可根据当时情况而定,剖宫产并非绝对指征。

至于双胎中的两个胎儿的死亡:该种情况极为罕见。Rydhofroem 总结于 1993—1999 年在瑞典分娩的双胎 15 006 例,两个胎儿均已死亡者 68 例(0.45%),死亡原因是单羊膜囊双胎及两个胎儿生长不一致,其处理原则是尽快引产。

3. 脑瘫　多胎妊娠发生脑瘫的风险增加,其原因包括:低出生体重、早产、先天性异常、脐带缠绕和血管连接异常。西澳大利亚的一项出生研究纳入 1980—1989 年的数据,发现存活到 1 岁的婴儿中,单胎、双胎和三胎的脑瘫患病率分别为 1.6‰、7.3‰和 28‰。

Scher 等报道美国和澳大利亚的 5 大组人群中 1 141 351 次分娩中有 25 722 次双胎,发现双胎发生脑瘫较单胎的危险度增加 4 倍,双胎体重的不一致及双胎中一胎死亡的另一胎儿的死亡率及脑瘫发生率均增加,当双胎中一胎为死胎,分娩后一胎即死亡或一胎发生脑瘫者,另一胎儿的脑瘫发生率各为 4.7%、6.3% 及 11.6%。其他学者亦持同样意见。Pharoch 等报道同性别和不同性别的不同体重的脑瘫发生率如表 2-11-16。该报道指出出生后死亡也会增加孪生幸存者的脑瘫风险,单卵双胎似乎会影响这种风险。

4. 双胎中一胎正常一胎为葡萄胎　双胎中一胎正常儿而另一胎为葡萄胎者并不罕见,文献中早有报道,但近年来双胎发生率增多,类似报道也增多。Fishman 等报道 1996—1997 年美国西北大学滋养细胞疾病中心的完全性葡萄胎及正常胎儿共存者 7 例,4 例于妊娠 20 周前因出血而经子宫排出,1 名于 24 周时大出血作紧急子宫全切除。另 2 例各于孕 26 及 34 周时娩出一活婴,葡萄胎经病理证实,而所有葡萄胎妊娠染色体均为 46,XX。该 7 例中 4 例分娩后化疗,包括 2 例娩出活婴者,用药为 MTX 的 5~7 天的方案。Sedire 等报告 53 例妊娠合并完全性葡萄胎中约 40% 得一活婴,学者们认为妊娠合并完全性葡萄胎的危险在于合并严重的子痫前期、产前或产时出血的可能性增加,特别是以后发生妊娠滋养细胞瘤变(gestatconal trophoblastic neoplasia)

表 2-11-16 同性别和不同性别及不同体重的脑瘫发生率（‰）

出生体重	出生状态	同性别双胎	不同性别双胎
<1 500g	一胎存活，一胎死亡	164.8	103.4
≥1 500g		81.3	19.2
合计		103.9	37.6
<1 500g	婴儿期一个死亡，一个存活	212.6	134.9
≥1 500g		42.8	0
合计		132.0	74.1
<1 500g	婴儿期均存活	52.8	43.3
≥1 500g		4.5	2.2
合计		8.1	4.8
<1 500g	存活双胎汇总	86.6	63.4
≥1 500g		4.5	2.5
合计		14.0	7.2

问题应高度警惕。

（十二）双胎的处理

近 20 年来，由于对双胎的认识上的深化，因此处理上有很多改进。围产儿死亡率进一步下降。对双胎的处理应重视几个重要关键：

1. 尽早确诊双胎妊娠及其种类。

2. 对母亲及胎儿做好监护工作，做好产前诊断，及时发现并处理好妊娠并发症。

3. 认识特殊种类的双胎，做到及时诊断和正确处理。

4. 重视胎儿生长发育。

5. 尽量避免或推迟早产的发生。

6. 根据孕妇的情况、胎儿的大小及胎位，选择最合适的分娩方法。

具体处理如下：

（1）妊娠期处理：

1）双胎的产前筛查：仅使用孕妇年龄来筛查唐氏综合征（或其他常见的三体性疾病）可以既简单又便宜，但筛查效能相对较差。例如，在 2018 年的美国人群中使用≥37 岁作为指标，可筛查出双胎中 59% 的唐氏儿（假阳性率为 15%）和三胎中 66% 的唐氏儿（假阳性率为 19%）。与单胎妊娠一样，多胎妊娠也存在调整单纯使用母亲年龄来预测唐氏综合征发生风险的方法。

与单独年龄预测风险相比，孕中期血清学筛查的检出率相似或更高，但假阳性率更低（仅为 5%~12%）。孕早期结合母亲年龄和颈项透明层厚度（NT），检出率可提高至 93%，但是有 10% 的假阳性率。在假阳性率为 5% 时，单独使用 NT 检出率可达 80%。值得注意的是，在多胎妊娠中增加孕早期的血清标志物筛查并不能显著改善筛查效率，因为它们

是妊娠特异性而非胎儿特异性的。孕早期孕中期联合检测是最复杂的筛查方法，在双胎妊娠中，在假阳性率为 5% 时，检出率高达 93%，并且许多唐氏综合征的胎儿可以在孕早期被检出。

近年来，在多胎妊娠中使用 cfDNA 筛查唐氏综合征越来越受到关注。国际产前诊断学会关于游离 DNA 在多胎妊娠中筛查唐氏综合征的立场声明总结了各个研究中共计 4 815 例进行无创检测并有相应结果的双胎妊娠，共有 117 例双胎妊娠检有至少一个胎儿的常染色体三体异常（84 个唐氏综合征，29 个 18-三体和 4 个 13-三体），检出率分别为 98.8%、93.1% 和 75%。在实际未受累的妊娠中的总的假阳性率为 0.29%。双胎 cfDNA 成功检测 21-三体、18-三体和 13-三体的阳性预测值分别约为 75%、47% 和 19%。18-三体和 13-三体较低的阳性预测值主要与由它们较低的患病率所导致。上述这些预测值预期与在普通人群单胎妊娠筛查阳性的预测值相似。因此该声明认为，游离 DNA 在双胎中筛查常见三体的阳性预测值高于使用血清和颈项透明层的筛查，认为目前已有足够的证据表明游离胎儿 DNA（cell-free DNA，cfDNA）在双胎中仍有高检出率、低假阳性率以及高预测值，因此可在孕早期使用 cfDNA 对常见的常染色体三体进行筛查。

cfDNA 检测有时无法为临床提供有用的结果。这样的结果被称为"无结果"或"测试失败"。这通常是由胎儿 DNA 占比不足或样本质量问题（如血样不足）或其他技术原因引起。在测试失败后，可以重复检测备份的血样或者再次取血检测。重复检测可解决部分上述病例失败的问题。双胎妊娠首次 cfDNA 非整倍体筛查的无结果率为 1.6%~13.2%，中位数为 3.6%，主要原因为胎儿 DNA 占比不足。重复检测的成功率为 50%~83%，中位数为 57%。失败率的中位数从最初的 5.6% 降低到修正后的 3.1%（减少了 45%）。有 2 项研究把双胎妊娠的 cfDNA 检测失败率与单胎妊娠进行了直接的比较后发现双胎检测的失败率分别是单胎检测失败率的 3.3 倍和 3.2 倍。多因素分析结果显示体重过重和体外受精是检测失败的重要预测因素。如果妊娠仍处在孕 11~13 周，可选择 NT 检查（合并或不合并生化检查）来进行筛查。

B 超在筛查早期与中期妊娠胎儿畸形方面，对双胎的筛查能力与对单胎一样有效，但是因为有两个胎儿，大的畸形检出率非常高，小畸形受另一胎儿的影响而有被漏检的可能；因此，有三维成像的 B 超的配合将更有效地提高检出率。

2）双胎的产前诊断：产前诊断的确诊方法与单胎相同，包括妊娠早期及中期时的绒毛取样检查（CVS）及妊娠中期的经羊膜腔穿刺抽羊水做细胞培养和抽脐血检查法，其操作难度均稍高于单胎。早期妊娠时的检查，对每一个胎儿的定位十分重要，有报告称双胎的 CVS 的流产率略高于单胎的 CVS，妊娠中期时抽羊水要靠 B 超准确地区分两个羊膜囊，

并在 B 超引导下穿刺,过去有学者用染料染色一个羊膜腔以免穿刺第二个羊膜腔时重新进入第一个羊膜腔,但有报告认为染料对胎儿和母体有伤害而建议不用染色方法。羊膜腔穿刺法的流产率与单胎的相等,但亦有报告称略高于单胎者,实际上,无论 CVS 法还是羊膜腔穿刺法的穿刺成功及流产率的关键在于操作者的熟练程度。2020 年一篇系统综述分析了 2 000 余例进行羊膜腔穿刺术和 500 余例进行 CVS 的双胎妊娠,术后 4 周内流产率分别为 2.1% 和 2.2%,介入性产前诊断技术并未额外增加双胎流产风险。

3)营养:已如前所述,足够的营养是促进胎儿生长的要点。应保证足够的热量、蛋白质、矿物质、维生素和脂肪酸以适应两个胎儿生长发育的需要。美国国家医学院推荐双胎妊娠女性足月时累计增长的体重如下:BMI<18.5kg/m² (体重较轻),数据不足,无推荐;BMI 为 18.5~24.9kg/m² (正常体重),体重增长 37~54 磅(16.8~24.5kg);BMI 为 25.0~29.9kg/m²(超重),体重增长 31~50 磅(14.1~22.7kg);BMI≥30.0kg/m²(肥胖),体重增长 25~42 磅(11.4~19.1kg)。Meis 等、Ewi-gman 等及 Neilson 等都认为在妊娠 20 周以前就应该注意营养使体重增加,孕 20 周以前的体重增加,保证

了中期妊娠的胎儿生长速度并有可能使妊娠期延长。

美国妇产科医师协会 2009 年推荐了双胎每日摄入,根据不同孕周,不同 BMI 有不同的推荐,见表 2-11-17。

4)预防妊娠期高血压疾病的发生:有多个报告认为双胎的妊娠期高血压疾病的发生率增加 20% 左右,特别是初产妇。Hardardottir 等报告多胎妊娠更易发生以上腹疼痛、溶血及血小板减少为特点的 HELLP 综合征,其发生时间早、程度重,因此预防十分重要。对双胎妊娠早期应测定基础血压及平均动脉压,以便在妊娠中、晚期对照。

5)产前密切监视胎儿的生长:妊娠应用 B 超系统地检测两个胎儿的双顶径、头围、腹围和股骨的增长速度,同时注意两个胎儿是否有生长不一致性。凡体重相差越大,围产儿死亡率将成正比例增加。另外还有用多普勒测定双胎脐静脉及脐动脉血液流速的报道。

对于无并发症的双胎妊娠,进行常规产前胎儿检测,包括无应激试验(nonstress test, NST)、生物物理评分(biophysical profile, BPP)、羊水量测定或多普勒血流速度测量,尚没有确证的益处。然而,目前广泛实行在 32 孕周时启用双胎产前胎儿监护,因为双胎的死胎风险增加,尤其是单

表 2-11-17 双胎妊娠营养建议

措施	孕早期	孕中期	孕晚期
母亲体重/体重增长	评估母亲孕前 BMI,制定 BMI 特定的体重增长目标	根据 BMI 特定的体重增长目标进行评估/咨询(每次产检时)	根据 BMI 特定的体重增长目标进行评估/咨询(每次产检时)
热量需求($kcal \cdot kg^{-1} \cdot d^{-1}$)			
正常 BMI	40~45	根据体重增长目标调整	根据体重增长目标调整
低出生体重	42~50		
超重	30~35		
微量元素补充(每天总摄入量)			
含铁剂的多种维生素片(30mg/片)	1	2	2
钙(mg)	1 500	2 500	2 500
维生素 D(U)	1 000	1 000	1 000
镁(mg)	400	800	800
锌(mg)	15	30	30
DHA/EPA(mg)	300~500	300~500	300~500
叶酸(mg)	1	1	1
维生素 C/E(mg/U)	(500~1 000)/400	(500~1 000)/400	(500~1 000)/400
营养咨询	是	若出现未达到体重增长目标、贫血、GDM,重复进行营养咨询	若出现未达到体重增长目标、贫血、GDM,重复进行营养咨询
实验室相关检查	血红蛋白、铁蛋白、叶酸/B_{12}、早期 GDM 危险因素筛查、维生素 D	若孕早期结果异常,则进行随访	血红蛋白、铁蛋白、GDM 筛查
危险因素-适当的运动或减少活动	筛查	筛查	筛查

注:GDM,妊娠期糖尿病。

绒毛膜双胎。

6）预防早产：双胎早产的预测比单胎更有意义。在单胎中预测早产的方法以经阴道或经会阴 B 超测宫颈长度及测纤连蛋白均可用于预测双胎的早产，Goldenberg 等曾同时用该两种方法预测双胎早产，两种方法比一种方法预测更为准确，孕 24 周的预测较孕 28 周预测似更有意义。

2021 年美国妇产科医师协会（American College of Obstetricians and Gynecologists，ACOG）多胎妊娠指南指出，目前已有多种方法试图进一步量化自发性早产的风险，包括经阴道超声检测宫颈长度、胎儿纤连蛋白筛查和家用子宫监测仪等。对于根据这些筛查方法确定为有早产风险却并未出现症状的多胎妊娠，尚无任何干预措施可以预防自然早产。因此不推荐在无症状的多胎妊娠妇女中常规使用这些筛查方法。

在出现早产症状的女性中，胎儿纤连蛋白或单独宫颈长度较短的阳性预测价值很差，尽管几项观察性研究表明，对出现早产症状的单胎妊娠妇女监测胎儿纤连蛋白或宫颈长度可能有助于医疗机构减少使用不必要的资源，但这些发现尚未得到单胎或多胎中的随机对照试验证实。

预防早产的具体处理及专家共识有：

A. 孕激素：无症状且孕中期超声显示宫颈管短的双胎孕妇，阴道使用孕激素可降低妊娠<30 至 <35 周早产的风险，降低新生儿死亡以及部分新生儿疾病的患病率。没有证据提示阴道使用孕激素对新生儿远期神经发育有显著影响。

B. 卧床休息：一些系统评价纳入了关于双胎妊娠女性住院或卧床休息的随机试验，发现这两种干预均不能增加分娩时的孕龄。卧床休息可能有害：一项关于孕妇的人群队列研究报道，与分娩无关的产前住院治疗（卧床休息的间接标志）会增加住院期间和出院 28 天内发生静脉血栓栓塞的风险。

C. 抗宫缩治疗：Cochrane 数据库分析了多项安慰剂对照随机试验，对于无症状的双胎妊娠女性，没有确凿证据显示预防性口服 β 模拟剂可减少早产。尽管尚无大型随机试验仅针对双胎妊娠进行评估，但对于急性早产临产的女性，可以短时间应用抗宫缩剂，以便使用一个疗程的皮质类固醇治疗。由于双胎妊娠的女性较单胎妊娠时血容量更多、胶体渗透压更低，所以双胎妊娠的女性在接受 β 受体激动剂后发生肺水肿的风险更高。因此，对于多胎妊娠的女性，需谨慎使用这些药物；首选钙通道阻滞剂或吲哚美辛。抗宫缩剂可以抑制症状性早产临产。

D. 预防 RDS 地塞米松：皮质类激素有促进胎儿肺成熟的功能，目前使用较多的是地塞米松，为预防早产所致的RDS，双胎妊娠已达孕 26 周必要时可用地塞米松 10mg 每天连续静脉注射 3 天，可有效地减少早产儿中 RDS 的发生率。但关于在产前使用糖皮质激素以防止双胎妊娠早产时发生早产儿 RDS 的方法，目前已有不同意见。Murphy 等作了自孕 24~32 周预防注射及平时无预防注射有早产可能时紧急给糖皮质激素两者不同处理的对比，前者 136 例胎儿，后者 902 例胎儿，其结果并未显示前者明显降低了 RDS，而相反，前者的平均出生体重降低了 129g。所以笔者认为在早产先兆时给以糖皮质激素即可。

E. 宫颈环扎术：如有前次早产史，为预防双胎的早产而行宫颈环扎术是可行的；如无上述情况，仅为预防双胎的早产而行宫颈环扎术，Der 等以及 Grant 等都认为无助于改善围产儿的死亡率，有的学者还认为它可能诱发早产、胎膜早破，甚至发生绒毛膜羊膜炎，其弊可能大于利，故不宜作为常规应用。

（2）分娩期处理：

1）分娩方式及时机的选择：双胎的分娩处理，首先是对分娩方式的选择，分娩方式的决定应根据孕妇的健康状况、过去的分娩史、目前孕周、胎儿大小、胎位以及孕妇有无并发症和何种并发症而定。无并发症双胎妊娠的最佳分娩时机取决于绒毛膜性和羊膜性。不过，超过 50% 的双胎妊娠发生自发性或治疗性早产；因此在多数情况下，分娩时机并非由产科医生决定。对无并发症 DCDA 双胎妊娠，ACOG 和美国母胎医学会（Society for Maternal Fetal Medicine，SMFM）建议在孕 38 周$^{+0}$~38 周$^{+6}$ 行计划分娩。ACOG 和 SMFM建议 MCDA 双胎妊娠在孕 34 周$^{+0}$~37 周$^{+6}$ 分娩，北美胎儿治疗网络（North American Fetal Therapy Network）建议在孕 36 周$^{+0}$~37 周$^{+6}$ 分娩。MCMA 双胎妊娠推荐在孕 32 周$^{+0}$~34 周$^{+0}$ 分娩。

2）阴道娩出：凡双胎均为头位或第一胎为头位而胎儿为中等大小都可阴道试产。阴道试产时，若出现需紧急分娩的并发症，如脐带脱垂、胎心率异常、臀位牵引术或胎头内/外倒转术失败，应能够立即行剖宫产。由于两个胎儿的总重为 4 500~5 000g，因此估计产程较一般单胎为长，故应保护好产力，注意及时补充能量，适时休息，使产妇保持良好体力，有较好的宫缩使产程正常进展。产程中要严密监护胎心变化，可以通过听诊，亦可以两个监护仪同时进行监护，一个作腹部外监护，一个经阴道于宫颈内胎头旁做监护。在产程中产程延长而胎头不下降，应注意到两个胎头下降过程中，第二胎头挤压于第一胎儿的胸颈部而阻碍下降，甚至发生胎儿窘迫，应及时发现。

当进入第二产程后，因胎儿一般偏小，且常为早产，胎头不宜受过多的压力，可作会阴切开，第一胎儿娩出后，宫内环境已有改变，而第二胎儿娩出后新生儿的 Apgar 评分，脐动脉及静脉的 PO_2 及 PCO_2 均比第一胎差，所以应掌握好其分娩时间及分娩方式。在第一胎儿娩出后，助手应在腹部将胎儿维持在纵产式，同时警惕脐带脱垂及胎盘早剥，如为头位或臀位已固定于骨盆腔内，阴道检查无脐带先露，则行破膜，并经常监听胎心变化，严密观察。如有胎心变慢或阴道出血，提示有脐带脱垂或胎盘早剥，均可产钳或臀位助产结束分娩。如第一胎儿娩出后一切正常，人工破膜后 10 分钟内无正规宫缩,则可用缩宫素静脉滴注,以再次启动并加强宫缩,促使阴道分娩。亦有医生在第一胎儿娩出后,在 B 超监视下迅速抓住胎儿的足部作内倒转及臀位牵引而使第二胎儿娩出,但要强调的是熟练的手法是成功的关键。

研究表明当产程中普遍常规使用电子胎儿监护后,只要胎心监护图形良好,则没有必要限定两个胎儿的分娩时间间隔。胎儿电子监护和实时超声的应用使产科医生在对多数双胎采取期待处理的基础上,可识别从加速分娩中获益的第 2 个胎儿。在极少数情况下,一胎娩出后,如宫内胎儿过小,亦有延长数日至数周分娩的,Wittman 复习文件并附加 4 例,其间隔在 41~145 天之间。

不论哪种分娩方法,RDS 容易发生在第二胎。Arnold 对孕 27~36 周分娩的 221 对双胎的分娩证实了这一点,人们怀疑和第二胎受压有关,但未得到证实。

对于双胎分娩中出现的特殊情况虽然少见,但应予以注意。交锁(locking)发生率极低,Cohen 在 817 例双胎中发生 1 例,其条件是第一胎儿为臀位,第二胎儿为头位,发生后第一胎儿常在数分钟内死亡;为娩出第二胎以剖宫产为上策。挤压则发生在两个胎儿为头位时,一个已入盆,另一个部分入盆挤压在第一胎儿的颈部下胸部上;前文已述如产程无进展,则应疑及此可能。B 超可以协助诊断,并以剖宫产为上策。至于一头一横,第一胎儿头部嵌在横位的颈部或腹部而不能下降,或两个臀位,第二胎儿的腿落于第一胎儿的臀部以下,发现后均应以剖宫产终止妊娠。

第二胎采取非计划性剖宫产的情况并不少见,占第一胎采取计划性阴道分娩的 4%~10%,并与胎儿/新生儿死亡或严重新生儿并发症的风险增加相关(在对双胎分娩研究的亚组分析中,为 13.6% vs. 2.3%)。非计划性剖宫产的原因包括产妇并发症、胎先露异常、脐带脱垂、滞产和胎心率异常。

3)剖宫产:目前,在双胎分娩中选择剖宫产为分娩方式有增加的趋势。Chervenak 报告剖宫产率为 35%,Thompson 为 45%,Parkland 医院 1993 年报告近 50%,而 1994 年的材料则为 53%。在手术指征中主要为非头位,其次为子宫收缩乏力、妊娠期高血压疾病、胎儿窘迫。

如胎儿的孕周在 34 周或体重在 2 000g 以上,胎位是决定分娩方式的主要因素。如两个均为头位,或第一胎是头位均可考虑经阴道分娩;若第一胎为臀位则以剖宫产为宜;近年报道第二个胎儿为臀位时,第一个胎儿分娩后可利用 B 超找到胎儿的双脚而有利于进行臀位牵引手术,其死亡率与剖宫产接近,但如果施行手术的医生没有内倒转或头位牵引的经验,仍以剖宫产为宜。

对极低出生体重儿<1 500g 双胎的分娩,学者的意见不尽相同;在发达地区国家,极低出生体重儿的存活率很高,体重 1 000~1 500g 的新生儿存活率在 90% 以上;如经阴道分娩因胎位、产程等因素死亡率将有所增加,但剖宫产不受影响,因此取剖宫产者甚多。但在我国大多数地区和单位对极低出生体重儿缺乏护理条件和经验,因此对极低出生体重儿的剖宫产宜取审慎态度。

在少数情况下第一胎娩出后发觉第二胎明显大于第一胎儿突然发生窘迫,或宫颈收缩变厚而不扩张,在短时间内不可能经阴道分娩,则可以考虑作剖宫产,Thompsond 等在第一胎儿经阴道分娩后第二胎需行剖宫产者约占 5%,共 29 例。该 29 例中 19 例为胎位正常,5 例胎儿窘迫、4 例脐带脱垂,1 例为产程停滞。

剖宫产的麻醉选择以硬膜外为好,因麻醉效果好,产后出血不多,对胎儿影响小。剖宫产手术切口以下段纵切口较好,对取第一胎儿及第二胎儿均较有利。在剖宫产中,最常见的术中并发症是产时出血,主要原因是子宫收缩乏力,对此当取出胎儿同时静脉中可推注缩宫素 10U,并静脉持续滴注缩宫素,子宫肌层可注射缩宫素 10U,麦角新碱 0.2mg,必要时可用 $PGF_{2\alpha}$ 1mg,如仍有少量阴道出血,则可在宫腔内填塞纱条,填塞要紧,不留缝隙,纱条一端通过宫颈留置阴道内,一般在 24~48 小时取出。

二、三胎及三胎以上妊娠

自药物诱导排卵及 IVF 开展以来,三胎及三胎以上妊娠目前受到广泛关注。本节主要介绍三胎及三胎以上妊娠的诊疗及处理情况。

(一)三胎及三胎以上妊娠的发生率

自 1979 年以来,三胎及三胎以上的发生率持续上升,至 1998 年与 1979 年(见前表 2-11-11)相比,双胎发生率增加了 62%,三胎及三胎以上则增加了 47%。在多胎妊娠(包括双胎)中,3/4 是与用了辅助生殖技术有关,用该项技术在不同的报告中 25%~38% 导致了多胎妊娠,特别是在三胎、四胎或四胎以上者更为明显。这种倾向已遍及发达国家及正在开展辅助生殖技术的发展中国家,使多胎妊娠发生率达到高峰。根据 Reynolds 等的资料,1997—2000 年美国的三胎及三胎以上妊娠,43% 来自辅助生殖技术,40% 来自非辅助生殖处理,仅 13% 系自然妊娠;Deron 等亦报告比利时人群中三胎及三胎以上妊娠 30% 为辅助生殖技术,52% 为促排卵所致,仅 18% 系自然妊娠,多胎妊娠的迅速增加,在 20 世纪 80 年代已经引起人们的注意,也做了某些规定,但效果不显著。在过去的 10 年中,尽管双胎及多胎分娩率仍比自然发生率高,但却有所下降。美国生殖医学学会和辅助生殖技术学会 2016 年的指南中推荐减少每个周期胚胎移植的数量。其他降低多胎妊娠率的因素还包括:培养技术的进步可以将胚胎培养至囊胚期并确保有更高的单个胚胎植入的成功率,从而促进了单胚胎移植。研究表明,相比于 IVF,现在的多胎妊娠更多出现在促排卵/宫腔内人工授精之后。最后,造成多胎妊娠率下降的另一个原因是多胎妊娠中选择性减胎的增加。

有关三胎及四胎的围产儿的死亡率,文献上有诸多报告。关于三胎的围产儿死亡率,根据 Newman 等所复习的三个阶段的历史资料,颇有意义,现介绍如下:

第一阶段代表大致在 1975 年前分娩 8 篇文献,共 162 次三胎,486 个三胎儿,平均体重为 1 871g,新生儿死亡率为 193.5‰,围产儿死亡率为 250.5‰。第二阶段代表大致在 1975—1986 年中分娩的 10 篇文献,共 631 次三胎,1 893 个三胎儿,平均体重 1 815g,新生儿死亡率为 70.4‰,围产儿死亡率 104.6‰。第三阶段代表大致在 1980—1992 年中分娩的 12 篇文献,共 471 胎,1 413 个胎儿,平均体重为 1 732g,新生儿死亡率为 79.6‰,围产儿死亡率为 109.3‰;根据三个阶段看,新生儿平均体重并无增长,但在 1980 年以后,虽然个别报道有最低至 12‰,以及 30‰~50‰ 的报道,但总体来说,围产儿死亡率已稳定在 110‰ 上下,关于四胎,代表大致在 1972—1991 年的 8 篇文献中,161 例四胎,76 个胎儿,平均体重为 1 455g,新生儿死亡率为 70.5‰,围产儿死亡率为 116.4‰,其中有两个较大的系列,各为 65 例及 69 例四胎,围产儿死亡率分别为 69.6‰ 及 155.8‰。

(二) 三胎及三胎以上妊娠的诊断

B 超是诊断三胎或三胎以上妊娠的有力工具。18~20 孕周是诊断多胎较为合适的时间。随孕周的增加,诊断准确率也上升。血清甲胎蛋白(AFP)测定亦有助于多胎的诊断。Maefarlane 的多胎资料表明血清 AFP 在双胎中明显升高者仅占 29.3%,三胎为 44.8%,四胎及四胎以上则达 80%。因此孕妇血清 AFP 的筛查有助于发现多胎。

在孕 8~13 周进行绒毛膜性和羊膜囊性检查是最理想的,对风险评估、咨询和妊娠管理至关重要。例如,单绒毛膜和双绒毛膜三胎妊娠有发生 TTTS 和 TAPS 的风险,这使围产期预后恶化。绒毛膜性羊膜囊性的诊断与双胎妊娠相似。

目前缺乏针对三胎妊娠进行产前筛查的方案,cfDNA 可能是一个潜在的方案。但是应该对每个孕妇都提供诊断性检测,并强调筛查检测的局限性。

(三) 三胎及三胎以上的妊娠产科并发症

三胎、四胎及四胎以上对母亲的主要危险是先兆流产、早产、早产胎膜早破、贫血、子痫前期,产后出血、子宫内膜炎的发生率仍随之而上升,危险的是 HELLP 综合征、肺水肿、肺栓塞、急性脂肪肝等严重并发症亦时有发生,必须提高警惕。其中以早产最多见,如 Devine 等回顾了一个围产组自 1992 年 1 月—1999 年 8 月连续在门诊观察并处理的 100 例三胎的分娩,该组患者 96% 均有并发症,最常见的是早产,其平均孕期为(33±4)周,14% 早于 28 周,围产儿死亡率为 97‰,现以 Albrecht 等及 Malone 等的母亲发病率列举如表 2-11-18 所示。

表 2-11-18　三胎妊娠的母体发病率

并发症	Albrecht	Malone
人数	57	55
早产	49(86%)	42(75%)
贫血	28(58%)	15(27%)
子痫前期	19(33%)	15(27%)
早产胎膜早破	10(18%)	11(20%)
产后出血	7(12%)	5(9%)
子宫内膜炎	8(14%)	13(24%)
HELLP 综合征	6(11%)	5(9%)
妊娠期糖尿病	6(11%)	4(7%)
肺水肿	2(4%)	0
肺炎	0	2(4%)
肺栓塞	1(2%)	0
急性脂肪肝	1(2%)	4(7%)
室上性心动过速	0	2(4%)
围产期心肌病	1(2%)	0
子痫	0	1(2%)

注:以上的一些并发症也直接影响胎儿的安全。

在所有的并发症中主要问题是早产,所以对三胎妊娠住院或门诊处理,有关妊娠结局 Shrablin 等作了回顾性分析。55 例于妊娠中期一开始即住院卧床休息监护(第一组)及 21 例在妊娠 28 周开始住院卧床休息并监护者(第二组)比较,选择性剖宫产在第一组及第二组各为 72.7% 及 37.5%,孕龄及新生儿平均体重第一组明显高于第二组,孕龄达 33~36 周第一组及第二组各为 60% 及 25%,以流产为结局者各为 3.6% 及 16.7%。围产儿死亡率及 FGR 第一组明显低于第二组,早期新生儿死亡率第一组及第二组各为 15.8% 及 28.9%。因之,三胎妊娠住院时间长者将获得较好的妊娠结局。

(四) 分娩时机与方式

分娩时机是基于羊膜囊性。推荐单羊或双羊三胎在 32 周[+0]~32 周[+6] 时通过剖宫产分娩,这是基于单羊膜多胎妊娠在宫内死亡的风险超过了该孕龄出生后非呼吸系统并发症的风险。无并发症的三羊膜囊三胎,无论其绒毛膜性,均在妊娠 35 周[+0]~35 周[+6] 分娩。一项研究表明在孕 36 周[+0] 后,无并发症三胞胎的胎儿死亡风险增加。妊娠复杂时应提前分娩;时间取决于具体的临床情况。

剖宫产是所有三胞胎妊娠的首选分娩方式。一项对国家数据库数据的回顾发现,与剖宫产相比,阴道分娩三胎增加死胎、新生儿和婴儿死亡的风险。这一发现得到了美国多中心回顾性队列研究的支持,该研究报告了阴道分娩的成功率只有 16.7%(四组三胞胎),而且阴道分娩与产妇输血和新生儿机械通气的高风险相关,新生儿综合发病率增加。然而,有多胎阴道分娩经验的产科医生可以考虑采用共享决策方法为患者提供三胞胎的计划阴道分娩。

（五）三胎及三胎以上妊娠的胎盘

根据 Macfarlane 的材料，对 243 例三胎胎盘的肉眼观察，三个胎盘完全分离者占 23.5%，两个胎盘融合另一个胎盘分离者占 41.6%，三个胎盘完全融合者占 32.9%。但单凭肉眼观察尚难确定为单卵三胎、单卵双胎及单卵一胎或为三卵三胎，须借助胎儿性别、绒毛膜性、血型及短串联重复检测，才能有比较准确的结论。

（六）三胎以及三胎以上妊娠的围产儿

1. 三胎以及三胎以上妊娠的围产儿体重 三胎以及三胎以上妊娠的围产儿体重与每胎胎儿的体重成反比，根据美国 1996—2000 年单胎、双胎、三胎及四胎以上的孕周、平均体重及 <1 500g、<2 500g 的各项数字，可以了解单胎及多胎妊娠的平均差，见表 2-11-19。

一项大型回顾性队列研究使用了 9 个国家的数据库，对 2007—2013 年间出生的早产的三胎和单胎进行了胎龄、性别和出生国家的匹配后，两者新生儿死亡或严重疾病发病率相当（23.4 和 24%）。严重疾病发病率定义为严重的神经损伤，经治疗的早产儿视网膜病变，或支气管肺发育不良。然而，多胎妊娠婴儿的围产期死亡率和婴儿死亡率高于单胎妊娠，因为多胎妊娠的早产、胎儿生长受限、产科并发症和先天性异常的发生率较高，且都随着胎儿数量的增加而增加。在

表 2-11-19 1996—2000 年美国单胎及多胎妊娠平均孕周出生体重

项目	单胎	双胎	三胎	四胎以上
例数	19 148 445	548 780	31 849	3 098
孕 32 周前早产(%)	1.6	11.8	36.7	64.5
早产(%)	10.4	57.4	92.4	97.8
平均分娩孕周/标准差	38.9（2.5）	35.4（3.7）	32.1（3.9）	30.2（3.9）
新生儿 <1 500g(%)	1.1	10.2	34.8	68.4
新生儿 <2 500g(%)	6.04	54.9	94.0	98.4
平均出生体重/标准差	3 350/579	2 361/656	1 692/596	1 413/1 008

美国，2013 年单胎婴儿死亡率为 5.3‰，而双胞胎、三胞胎和四胞胎的死亡率分别为 24.4‰、61.1‰和 137‰。

2. 新生儿疾病 多胎妊娠新生儿疾病的发生率与多胎胎儿的个数成正比，例如双胎为 32%，三胎为 53%，四胎及四胎以上为 68%，但双胎与单胎的第一胎儿均较其余胎儿的发病率低。

Newman 选择了 48 篇 20 世纪 90 年代以来分娩数量较大、资料完整的有关双胎、三胎及四胎的文献，对其新生儿的各种并发症、围产儿死亡率作了详细的统计（表 2-11-20）。

表 2-11-20 多胎妊娠的并发症

项目	单胎	双胎	三胎	四胎
妊娠数	112 820	2 632	542	165
婴儿数	112 456	5 264	1 593	667
妊娠期（各篇的平均数）	38~40	31~37	25~37.5	24.8~32.5
体重（g）（各篇的平均数）	3 268~3 564	1 837~2 510	895~2 239	1 172~1 645
进 NICU（%）	11	19	79	84
新生儿住院天数（天）	3	8.2~24	11.7~82	24~66
高胆红素血症（%）	5	22	48	75
呼吸窘迫综合征（%）	2	14	41	64
脑室内出血（%）	0.2	3	8	5
动脉导管未闭（%）	0.8	5	11	55
坏死性结肠炎（%）	0.4	1	2	4
脓毒血症（%）	0.9	2	5	4
肺支气管发育不良（%）		5	5	18
机械通气（%）		19	34	69
死胎率（‰）	11.0	34.2	63.9	51.4
新生儿死亡率（‰）	9.0	38.0	67.4	102.9
围产儿死亡率（‰）	19.9	71.0	126.9	150

根据表 2-11-20 内数字可见新生儿并发症随每胎胎儿数的增加,并发症数亦增高。其中最主要的是新生儿高胆红素血症与呼吸窘迫综合征,而脑室内出血、坏死性结肠炎、脓毒血症亦不在少数,而且肺支气管发育不良者四胎高达 18%,因之三胎及四胎需机械通气者达 34% 及 69%,故新生儿住院时间久,围产儿死亡率增加,所需费用亦增加。

关于畸形,主要是心血管畸形和泌尿系统畸形,三胎明显多于双胎,三胎的双联畸形亦高于双胎,而且在双胎中,畸形同时累及两个胎儿常见,但三胎中同时累及两个甚至三个者明显增多,例如有 3 例三胎三个新生儿均有先天性动脉导管未闭的报道。1 例三胎三个胎儿均有泌尿生殖系统畸形的报道。

(七) 多胎妊娠减胎术

相对单胎妊娠,多胎妊娠会增加母亲、胎儿和新生儿的各种并发症风险。最好通过更合理地使用辅助生殖技术来预防多胎妊娠。未采取预防措施、预防失败或自然受孕时,可通过多胎妊娠减胎术(multifetal pregnancy reduction, MPR)来减少总胎数,从而改善产妇和存留胎儿的结局。减胎胎儿一般随机选择,但也需考虑技术因素。

三胎及以上时都应建议 MPR,因为针对观察性研究的荟萃分析以高质量证据表明,MPR 可以提高新生儿生存率和存留胎儿结局。国际妇产科联盟(International Federation of Gynecology and Obstetrics,FIGO)的委员会报告指出:"超过双胎的多胎妊娠会给母体健康和胎儿带来重大危险,胎儿很可能早产且死亡或损伤的风险很高"。报告还指出:"处理此类多胎妊娠时,考虑减胎比不采取措施更符合伦理"。

1. 手术时机及准备 患者应明确了解多胎妊娠的风险及 MPR 的利弊。MPR 的主要风险是流产,但考虑该风险时还应结合期待疗法的流产风险,因为 MPR 后的流产风险要低于三胎或高序多胎未减胎时的自发性流产风险。MPR 一般在孕 10~13 周$^{+6}$ 进行。等到孕 10 周是为了给多数自发性流产留出时间。而且此时胎儿的大小适当,有利于充分的术中超声引导,以及评估其余胎儿的解剖结构。此时实施早期减胎术也可保证父母能够在妊娠状况相对保密的情况下接受手术。该时间段的手术相关妊娠丢失风险较低。孕 6~8 周和孕 16~18 周后的流产风险可能轻微增加,但数据不一致。

MPR 之前应进行胎儿解剖学检查,以寻找结构异常和非整倍体标志,例如颈项透明层增厚或鼻骨缺如。许多异常(40% 的致命异常)都可在早期妊娠结束之前检出;但孕 18~22 周的大排畸可以发现更多异常。早期妊娠中的胎儿评估有限,因此应明确告知患者存留胎儿的健康状况不能保证。虽然很罕见,但也有存留胎儿在中晚期妊娠中诊断出先天性或获得性异常。同时可在 MPR 之前对一个或多个胎儿进行 CVS。与单独 MPR 相比,MPR 之前进行 CVS 不会增加术后妊娠丢失率,而且可能会减少丢失率。可以对所有胎儿进行 CVS,或仅对计划保留的胎儿采用 CVS。

2. 手术技术 MPR 中一般选择最接近子宫前壁和/或宫底的胎儿,因为这些部位最容易进针。但优选头臀径偏小、孕囊明显较小、有提示非整倍体的标志或存在明显畸形的胎儿,因为这些表现与不良妊娠结局有关,例如流产、胎儿非整倍体。

多绒毛膜多胎的常规减胎技术是注射氯化钾,这种胎盘没有胎儿间的血管吻合。单绒毛膜多胎则选择脐带闭塞技术。脐带闭塞技术很多,包括双极电凝、激光凝固、光凝、射频消融和缝扎,目前首选射频消融技术。在手术 1 小时后行超声检查,以确认减胎胎儿心搏停止和存留胎儿心跳正常。胎儿心脏恢复跳动非常罕见,发生时应重复操作。

3. 减胎后妊娠结局 2017 年的一篇荟萃分析纳入了 24 项研究,比较了三胎妊娠减至双胎与不减胎(期待疗法)的结局:分娩胎龄较晚(均数差值 2.61 周,95% 置信区间为 2.09~3.12);早期早产率减少 60%~70%(<32 周:OR 0.30,95% 置信区间为 0.22~0.41;<28 周:OR 0.40,95% 置信区间为 0.22~0.71);新生儿死亡率降低(OR 0.36,95% 置信区间为 0.15~0.83);出生体重更高(均数差值 500g,95% 置信区间为 439.95~560.04)。减胎组的其他不良妊娠结局也有改善:妊娠期糖尿病(OR 0.35,95% 置信区间为 0.19~0.67);妊娠期高血压疾病(OR 0.47,95% 置信区间为 0.31~0.72);产前住院(OR -10.46,95% 置信区间为 -17.12~-3.81);剖宫产(OR 0.18,95% 置信区间为 0.10~0.33);妊娠丢失-两组<24 周的妊娠丢失风险相近(7.4% vs. 8.1%;OR 0.87,95% 置信区间为 0.52~1.42)。

2017 年的另一项荟萃分析分别评估了继续三绒毛膜三羊膜囊三胎妊娠(trichorionic triamniotic triplet pregnancy,TCTA)和双绒毛膜三羊膜囊三胎妊娠(dichorionic triamniotic triplet pregnancies,DCTA)与选择性减至双胎的结局。TCTA 妊娠中,减胎可以明显减少<34 周早产(17.3% vs. 50.2%),而流产率没有明显增加(8.1% vs. 7.4%)。DCTA 妊娠中,继续三胎妊娠的<34 周早产率很高(51.9%),减除其中的单个胎盘胎儿仅轻度减少早产率(46.2%),但此类病例太少,不足以明确 MPR 在 DCTA 妊娠中的实用性。

一项单中心观察性研究通过 840 多例已知结局的 MPR 发现,从多胎妊娠(2~5+)减至双胎的妊娠丢失率高于减至单胎(5.3% vs. 3.8%)。五胎、四胎和三胎减至双胎的妊娠丢失率分别为 12.1%、5.8% 和 4.5%,五胎、四胎、三胎和双胎减至单胎的妊娠丢失率分别为 0、4.0%、6.1% 和 2.1%。分娩时平均胎龄与最终的胎儿数量成反比:单胎、双胎和三胎分别为 38.0 周、35.2 周和 30.3 周。

(孙路明)

第七节 死 胎

妊娠 20 周后(若胎龄未知,出生体重≥350g)的胎儿出生后无呼吸、心跳、脐带搏动或肌肉自主运动等生命迹象称为死胎(fetal death)。胎儿在分娩过程中死亡,称为死胎(still birth),也属于死胎的范畴。由于各个国家死胎定义的孕周不同,其发生率差异较大,中国 2012—2014 年的死胎率为8.8‰,美国同期的死胎率为 5.96‰。

一、死胎的病因

死胎的病因分为母体、胎盘脐带和胎儿三个方面,需要有胎儿、胎盘疾病经验的病理科医师,与产科专家、遗传学家及儿科专家一起综合评判。约有 15%~35% 的死胎病因不明。

(一) 母体因素

母体因素是造成死胎的重要原因,占所有死胎的 10%,包括种族、年龄、肥胖、吸烟、药物滥用、感染、多胎妊娠等。既往死胎史,尤其是既往死胎为小于胎龄儿、早产(<32 周)者,再次妊娠死胎风险高。肥胖是死胎的高危因素,风险随孕周、BMI 的增加而增加,肥胖导致死胎发生的机制较为复杂,有报道显示肥胖孕妇发生胎盘功能下降相关死胎的风险是体重正常孕妇的 5 倍。高血压、糖尿病、呼吸系统等疾病均与死胎有关,慢性高血压孕妇发生围产儿死亡的风险是普通人群的 4 倍,1 型糖尿病、2 型糖尿病、妊娠期糖尿病的孕妇发生死胎风险增高,RR 分别为 3.3~5.0、2.3~9.0、1.35~1.34。妊娠合并睡眠呼吸暂停综合征发生死胎的风险也升高(OR 2.02,95% 置信区间为 1.25~3.28)。

获得性血栓性疾病如抗磷脂抗体综合征(antiphospholipid syndrome,APS)与死胎密切相关,死胎病史也是 APS 的诊断标准之一;遗传性血栓性疾病与母体血栓风险增加有关,但美国国家儿童健康与人类发展研究所(NICHD)的研究表明死胎与遗传性血栓性疾病没有关联,所以不建议常规筛查遗传性血栓性疾病。

多胎妊娠发生死胎的风险较单胎升高,一项系统评价显示,与双绒毛膜双胎妊娠相比,单绒毛膜双胎妊娠孕32~33 周、孕 34~35 周和孕 36~37 周时死胎风险均增高,OR值分别为 4.2(95% 置信区间为 1.4~12.6)、3.7(95% 置信区间为 1.1~12.0)和 8.5(95% 置信区间为 1.6~44.7)。

微小病毒 B19 感染、重症流感、轻症流感均增高了死胎风险(OR 分别为 3.53、4.2、1.91),HIV 感染、梅毒感染未治疗的孕妇发生死胎的风险增高(OR 1.67、1.05~2.66),乙肝病毒感染与死胎增多无关,GBS 感染与新生儿败血症相关,但并不增加死胎风险。

(二) 胎盘脐带因素

1. 胎盘因素 胎盘早剥是常见的死胎因素,在 5%~10% 的死胎病例中存在胎盘早剥,胎盘早剥往往与母体并发症(如高血压、吸烟等因素)有关。脐带血栓、脐带帆状附着、前置胎盘、多胎妊娠,尤其是单绒毛膜双胎的胎盘血管吻合多,易发生胎死宫内。

2. 脐带因素 约 10% 的死胎存在脐带异常。而正常妊娠中 23.6% 存在脐带绕颈 1 圈,3.7% 存在脐带绕颈 2 圈及以上,故判断脐带因素所致的死胎时应慎重。脐带因素导致死胎,往往与脐带先露、脐带受压、脐带脱垂或血栓有关,需要明确的证据,尤其是务必排除其他原因方可推定。

(三) 胎儿因素

1. 结构畸形 由于死胎的病因学评价缺乏统一的评估和分类体系,尸检率也较低,文献报道的胎儿重大致死性畸形的发生率各异,胎儿异常占所有病因的 25%~40%。NICHD 的一项系统评估显示胎儿尸检异常率为 42.4%,常见的原因包括神经管畸形、孤立的脑积水、复杂的先天性心脏病。

2. 遗传因素 除致死性结构畸形外,遗传因素在胎儿因素里也占有重要地位,6%~13% 的死胎存在核型异常,伴有 FGR 者染色体核型异常率为 20%,正常胎儿染色体异常率为 4.6%。死胎中最常见的核型异常是 21-三体、XO 单体、18-三体、13-三体。

二、死胎的评估

确定胎儿死亡的原因对于咨询下一次妊娠风险,和采取措施预防类似情况的发生具有重要的意义。也有助于对母亲的心理安抚,减轻潜在的内心负罪感。

(一) 临床调查

死胎发生后应详细询问家族史、既往史、婚育史、孕期产检等情况,具体项目参见表 2-11-21。有针对性地依次完善血常规、凝血、生化指标、血压、血糖等生化指标,以及母血胎儿红细胞检测、梅毒、狼疮抗凝物、抗心磷脂抗体、β₂-糖蛋白抗体等检查。

(二) 胎儿尸检及胎盘病理检查

1. 尸检 是确定死胎病因的有效方法,尤其是存在外

表 2-11-21　既往病史及孕期情况的调查

家族史	既往史	孕产史	孕期情况
• 复发流产史	• 既往静脉血栓史	• 复发流产史	• 孕妇年龄
• 静脉血栓病史	• 糖尿病	• 既往胎儿存在异常、遗传病或生	• 死胎胎龄
• 先天性异常或染色体	• 慢性高血压	长受限	• 孕期合并症
异常胎儿分娩史	• 血栓形成倾向	• 既往妊娠期高血压疾病或子痫	－胆汁淤积
• 遗传病	• 系统性红斑狼疮	前期病史	• 基础 BMI 与孕期体重增加
• 发育延迟	• 自身免疫病	• 既往妊娠期糖尿病	• 多胎妊娠并发症
• 血缘关系	• 癫痫	• 既往胎盘早剥	－双胎输血综合征
	• 严重贫血	• 既往死胎病史	－反转动脉输血综合征
	• 心脏病		－选择性胎儿生长受限
	• 烟草、酒精、毒品及用药情况		• 胎盘早剥
			• 腹部外伤
			• 早产或胎膜早破
			• 超声筛查异常
			• 感染或绒毛膜羊膜炎

观畸形、胎儿水肿和 FGR 的病例,应及时进行死胎的检查。测量胎儿体重、身长、脚长、头围,对胎儿正侧面多角度拍照。临床医生应提供详细产科及合并症情况,并提出有针对性的需求。另外超声、MRI 也有助于诊断,全身 X 线扫描有助于显示无法识别的骨骼异常,并进一步明确畸形的类别。

2. 遗传学检测　建议所有死胎,尤其是存在外观畸形、胎儿水肿和 FGR 的病例,进行遗传检测。比较基因组杂交、单核苷酸探针和拷贝数探针微阵列等新技术不仅可提供传统核型分析的信息,还可检测微小变异,单核苷酸探针还可以检测单亲二倍体和血缘来源。今后全外显子组测序或全基因组测序可能会成为死胎检查的一部分,但目前并未建议常规使用。遗传学标本包括羊水、胎儿皮肤、含绒毛膜板的胎盘组织、脐带节段或胎儿内部组织。

三、死胎的处理

死胎的分娩时机和方式根据孕周、孕妇意愿和临床状况确定。分娩处理应当个性化。为寻求死胎原因,建议将患者转诊到有条件进行后续诊断的医疗机构进行引产。妊娠 28 周之前,首选阴道放米索前列醇,也可选用高浓度催产素点滴引产;妊娠 28 周之后,按照常规剂量引产。

瘢痕子宫引产需慎重,目前缺乏质量良好的证据证实不同方式的有效性和安全性,所以应根据具体病情和孕妇的个人意愿,制订个体化方案。

四、再次妊娠

(一)孕前评估

有死胎病史的孕妇,再次妊娠发生死胎的风险升高

2~10 倍。再发风险与既往死胎的原因有关,如果既往死胎伴发 FGR,则再发死胎风险升高;若既往死胎与感染、脐带因素、孤立结构畸形、染色体异常有关,再发死胎风险无明显升高。虽然 2018 年一项系统评价显示,尽管并无有效干预措施可改善死胎史的孕妇后续妊娠结局,但仍应充分评估既往死胎的病因,积极纠正原发病,尽量将可改变的危险因素降至最低。对于合并高血压、糖尿病等内科合并症的孕妇,建议孕前控制血压、血糖情况,评估靶器官受损程度;对于有吸烟、饮酒史的孕妇,建议禁烟戒酒;对于肥胖的孕妇,孕前减重、妊娠期控制饮食和规律运动等方式不能有效降低死胎率,但可降低巨大儿、妊娠期糖尿病、高血压、早产的发生。

(二)孕期监护

严格胎动计数很重要。医务人员应指导孕妇进行标准的胎动计数方法并关注孕妇胎动减少的主诉。如果既往死胎孕周≥32 周,建议自 32 周或既往死胎孕周前 1~2 周,每周行胎心监护 1 次或 2 次;如果既往死胎孕周<32 周,建议根据病情制订个体化方案。过度的监测与医源性早产有关。有证据表明远程胎心监护和持续胎心监护并不能降低死胎率,且导致剖宫产率有所增高,所以应根据母婴情况,个体化使用,不推荐常规进行。

(三)分娩时机与分娩方式

由于妊娠 39 周之前分娩会增加新生儿呼吸系统并发症和入住 NICU 的风险,因此,再次妊娠分娩时机需要进行个体化选择。有死胎史的孕妇如果极其焦虑,在充分交代新生儿提前分娩的相关风险后,可考虑在孕 37~38 周$^{+6}$ 之间分娩。分娩时机需要充分权衡母婴和新生儿提前分娩的风险及继续妊娠的风险。

(王　颖　赵扬玉)

第八节　胎儿心律失常

胎儿心律失常是指胎儿心脏节律紊乱或节律虽然规则但却超出正常范围,发生率为1%~3%。胎儿心律失常包括心率过快、心率过慢及心律不规则。绝大多数的胎儿心律失常是异位搏动(75%)或心动过速(15%),由完全性心脏传导阻滞导致的心动过缓占9%。心率超过160次/min为心率过快,最常见的病理情况是室上性心动过速,定义为胎心率超过200次/min。少见的有心房扑动,心房率300~500次/min;心房颤动,心房率400~700次/min。胎儿心动过缓定义为间歇性或持续性胎心率低于110次/min,最常见的病理情况是完全性房室传导阻滞,心室率为40~50次/min。约53%的完全性房室传导阻滞合并严重先天性心脏病,该病预后较差,存活率不到15%。

一、快速性心律失常

快速性心律失常(tachyarrhythmia)在胎儿中的发生率约为1%。由于其中相当一部分是间歇性的或能自行缓解,故其实际发生率更高。孤立的异位搏动起源于心房且可自行缓解。室上性心动过速(supraventricular tachycardia,SVT)包括折返性心动过速和心房扑动(atrial flutter)、心房颤动。是产前发现的最常见的严重心律失常,占90%的病例。窦性心动过速的特征为心房率160~200次/min,1∶1房室传导,正常房室间隔时间,至少有一定程度的心率变异性,而室上性心动过速特征为心律规则,通常>200次/min,间歇性。心房扑动,通常为2∶1传导,心房率为400~440次/min,心室率为200~220次/min。

【病因和病理生理】 房性期外收缩及室性期外收缩的病因不清。孕妇使用咖啡、吸烟、饮酒可导致期外收缩频率增加。虽然以往认为期外收缩既不增加先天性心脏病的机会,也不影响血流动力学变化;而且往往在宫内或产后不久就消失。但在2%的胎儿期外收缩会发展成持续性的快速型心律失常,最近的研究显示5%~10%的快速性心律失常的胎儿存在心脏结构异常。

室上性心动过速的原因有自发性及折返两种。自发性是指异位兴奋灶发生高频率的冲动,暂时取代了窦房结,折返是因为房室结存在双通道,兴奋信号往心室传导的同时又从另一通道折返回原点又再传,再折返,循环不止,胎心率超过200次/min。阵发性室上性心动过速(简称室上速)可以是预激综合征(preexcitation syndrome)[又称WPW综合征(Wolff-Parkinson-White syndrome)]的一部分,心电图上可合并有短P-R,QRS延长,δ波。血流动力学损害的早期超声心动图表现包括双心房增大和房室瓣反流;后期表现包括心脏扩大和收缩功能下降,最终导致非免疫性胎儿水肿。SVT水肿胎儿的死亡率>50%,远高于无明显心力衰竭证据的胎儿。

间断的室上速不伴水肿可能并无临床意义,有报道室上速可自然消退。也有报道长期的室上速完全缓解继之胎儿正常发育,但是持续的室上速可能危及生命。如室上速合并心脏结构异常则胎儿预后不良。

胎儿心房扑动较室上性心动过速少见,心房率可达300~500次/min,心室率随房室阻滞程度的不同不定。胎儿心房扑动预后差,因一部分与心脏结构异常有关,并有胎儿水肿出现。

快速性心律失常胎儿心排血量下降,并且易发生胎儿水肿。室上性心动过速时间长会导致心力衰竭。导致胎儿心力衰竭和水肿的确切机制尚不明确。右心衰竭(三尖瓣反流、右心室扩张)继而出现胎儿水肿预示着即将发生心功能不全。推测可能是由于心力衰竭肝脏被动充血或心排血量下降减少肝脏灌注所引起的低蛋白血症,导致胶体渗透压下降液体渗出到组织间隙。心包积液、胸腔积液、腹水和皮下水肿可能是心功能不全的晚期临床表现。

【诊断】 超声心动图是诊断和评估胎儿心律失常的最重要手段,包括M型和频谱多普勒。二维超声心动图可以观察到心房和心室的活动,而将M型超声心动图取样光标垂直于心房壁和心室壁、主动脉瓣或肺动脉瓣可确定心脏节律,心房壁运动或左房室瓣或三尖瓣A峰的出现代表心房收缩,心室壁运动或者主动脉瓣或肺动脉瓣的开启代表心室收缩。M型超还可用于确定心包积液和测量心脏厚度、心腔大小和缩短分数。多普勒评估房室半月形瓣膜血流可用于计时房室收缩。通过测定四腔心的大小和功能、半月瓣和房室流速积分值和存在二尖瓣或三尖瓣反流、胎儿水肿来评估节律障碍的血流动力学效应。彩色血流成像可用于辨别血流紊乱(图2-11-16~图2-11-18)。

除了评估胎儿心脏节律外,超声评估还应包括对胎儿详细、全面的超声检查以及对胎儿心脏结构的检查,以除外结构畸形。心脏结构异常的发生率随心律失常的类型而不同。应检查胎儿有无水肿迹象,胎儿水肿定义为2个体腔(胸膜腔、心包或腹腔)有积液,或者1个体腔有积液且存在全身性水肿。羊水也可能有所增加。心脏增大或壁增厚可能提示心脏血流动力学异常。

【鉴别诊断】 胎儿快速性心律失常的鉴别诊断包括孤立的期外收缩、更严重的节律异常如心房扑动和室上性心动过速。M超声心动图有助于鉴别以上情况。

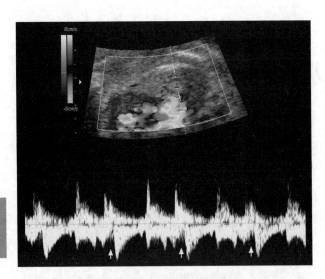

图 2-11-16　频发房性期前收缩

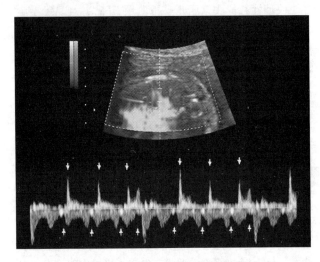

图 2-11-17　频发房性期前收缩

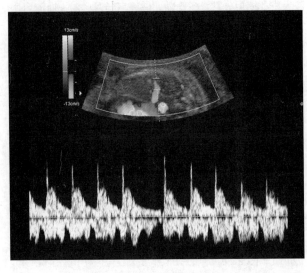

图 2-11-18　房性期前收缩

【处理】

1. 妊娠期处理

（1）产前评估：胎儿快速性心律失常的典型表现为一个无症状的孕妇在常规产前检查时听诊发现胎儿心率过快,这提示需要进行彻底的产前评估,包括:目前的用药史,心脏病史,心电图、血压等,以及母亲肝肾功能,血小板、尿蛋白等基础实验室检查。详细的超声检查胎儿解剖、生长、生理状态,以及超声心动图包括 M 超和多普勒超声来评估心律失常的特征以及对心肌功能的影响。5%~10% 的室上速病例发现有心脏结构异常,因此应仔细检查胎儿心脏解剖。随后通常需向小儿心脏病专家咨询。

当诊断室上速时,需围产医学专家和小儿心脏科专家共同制订治疗计划,并将儿科电生理学家纳入治疗团队。首先,由围产医学专家评估胎儿有无生理损害,行详细的超声检查评估胎儿生长、发育、生理状态,并仔细检查有无心包积液、胸腹水。然后由小儿心脏科专家确定房室收缩节律、房室大小和功能,以及有无房室瓣反流及其程度。在心动过速发作及正常窦性心律期测定主动脉和肺动脉流速积分。如存在血流动力学异常、胎儿窘迫或水肿,则需马上应用药物治疗。所有孕妇需收住入院,胎儿需 24 小时监护以测定节律障碍的持续时间。如无胎儿危险的征象,心动过速非持续性,患者依从性好,则可考虑期待治疗而非马上药物治疗,明确短期和中期的具体治疗目标。治疗选择包括:仅观察、分娩时和产后治疗、经母体给予药物进行宫内治疗,以及通过直接胎儿注射进行宫内治疗。

孕周决定总体治疗举措:

孕妇如果已经足月（≥37 周）,主要关注分娩方式及产时处理。在有胎儿医学专家和母胎医学专家,并且具备新生儿抢救能力的医院分娩。

孕妇未足月,这时候根据是否具有期待条件,重点关注经胎盘药物治疗。如果母体因镜像综合征或子痫前期不能继续妊娠,应积极以母体因素终止妊娠。

（2）期待治疗:治疗 SVT 胎儿的目标不一定是终止SVT,而是减慢心率,使之达到良好的心输出量。室上速胎儿如不存在水肿或血流动力学异常,可单纯保守治疗,不用药物治疗。文献报道胎儿室上速可自然消退,并发现胎儿后续发育正常。

期待治疗需保证密切随访。对于随访频率,如果胎心率 200~220 次/min,胎儿心脏科医生每周评估 1 次,以及产科医生每周 1 或 2 次的标准产前胎儿监测检查(如生物物理评分、无应激试验)。孕妇自数胎动。如果胎心率>220次/min,<50% 的时间,是否药物治疗应个体化,监测也相应更加频繁。个体化随访以证明室上性心动过速的消退或加剧。该措施适用于可靠的依从性好的患者。如不能经常随访或者依从性不可靠,应用抗心律失常药物治疗则更为恰当。

（3）母体药物治疗:如无合并心脏结构畸形,对于室上性心动过速且有血流动力学异常的胎儿采取宫内药物治疗和/或分娩已被广为接受，但考虑到一旦发生胎儿水肿，母体治疗效果欠佳，因此如果没有母亲禁忌证，持续心动过速≥50%，<37孕周胎儿也需要经胎盘药物治疗。有报道采用地高辛或地高辛联合维拉帕米或普萘洛尔后，14例室上性心动过速伴有水肿的胎儿中13例得到病情控制。因妊娠导致吸收有变异、分布容量大、药物清除快，需提高地高辛用量以达到治疗水平。在无水肿的胎儿更易转变为窦性心律。这可能由于水肿胎儿的抗心律失常药物的胎盘转运受损。Oudijk回顾性分析21例产前应用索他洛尔治疗的病例，10例为胎儿室上速，10例为心房扑动，1例为室性心动过速。9例胎儿存在水肿。在室上速组，10例中6例转为窦性心律，心房扑动组8例转为窦性心律。死亡率为19%（4/21例，3例室上速和1例心房扑动）。2例（2/17；12%）宫内转为窦性心律的胎儿在产后诊断为神经系统预后不良。作者认为索他洛尔可能导致胎儿心律失常，这可能是该组胎儿死亡率高的原因。该作者仅推荐对心房扑动或难治性的室上速可以应用索他洛尔。

目前推荐地高辛作为单发的胎儿快速性心律失常的一线用药，当地高辛治疗后胎儿室上速仍持续而孕周不适宜分娩时，可将普鲁卡因、氟卡尼、奎尼丁、维拉帕米、普萘洛尔、索他洛尔以及胺碘酮作为二线用药，这些药物都有不同程度治疗成功的报道。但与地高辛不同，这些药物与明显的母儿毒性有关。普鲁卡因和奎尼丁都对胎儿有致心律失常效应，对母亲有胃肠道毒性。维拉帕米与心脏失代偿和胎儿猝死有关。有发现应用普萘洛尔与生长受限和新生儿心动过缓、低血糖有关。胺碘酮用于治疗持续的节律异常，但可能发生母儿甲状腺功能减退。如成功转为正常窦性心律，孕周达足月予以分娩，如未转为正常窦性心律且出现心脏失代偿或胎儿危险则立即终止妊娠。

已有报道母体应用地高辛后室上速转变为心室反应不定的心房扑动。在宫内心房扑动更难以控制，因此预后差。有报道抗心律失常药物对88%的胎儿室上速有效，对心房扑动仅66%有效。虽然可尝试使用二线抗心律失常药物，对于地高辛治疗后仍顽固出现的室上速交替心房扑动有必要提早终止妊娠。根据文献报道的不良预后，推荐对于心房扑动胎儿，不管有无存在水肿，如果孕周不适于分娩，立即使用抗心律失常药物治疗。

一旦SVT得到控制，可以考虑密切门诊监测管理孕妇，监测内容包括：孕妇自身每天胎动计数；每周2~3次的胎心率或家用胎心监护仪每天监测；每周1~2次无应激试验或生物物理评分，以评估胎儿总体健康状况。胎儿心脏科医生每2周胎儿超声心动图。母亲地高辛药物监测包括每周至少1次心电图检查及血清药物水平检测。在窦性心律得到控制数周后，或随着胎儿接近足月，如应用索他洛尔可以尝试逐渐减少药物用量以减少新生儿副作用的发生。

（4）分娩方式：当足月首次诊断胎儿心动过速时，应用

药物治疗便于分娩过程和增加阴道分娩的可能性。所有患者都可能阴道分娩，但是如果未转为正常节律或存在胎儿水肿，剖宫产分娩则更为恰当。产时胎儿监护对于室上速并不可靠，水肿的胎儿可能不能耐受产程。在这些病例需间断地超声监护胎儿宫内状况。分娩前，应与儿科医生进行协商沟通产时产后处理方案，最好要有在处理新生儿心律失常方面经验丰富的心脏科或儿科专家在场，以帮助诊断和制定治疗决策，尽快让新生儿得到有效治疗。

2. 胎儿宫内干预　对于未足月的血流动力学异常或水肿的胎儿，通过母亲应用抗心律失常药物来治疗节律障碍，如果药物剂量、给药时间恰当，经充分尝试后治疗失败，可考虑直接胎儿宫内治疗。可通过脐静脉直接注射地高辛或胺碘酮。胺碘酮作用时间长，因此可能有效。有个别病例报道直接给胎儿肌内注射，但不如直接胎儿静脉注射最为适宜。

3. 新生儿治疗　由于50%的婴儿在出生后心动过速复发，因此新生儿心电图检查非常重要。同时应行新生儿超声心电图确认无心脏结构畸形并且评估心脏功能。出生时心动过速可应用心脏复律、经静脉心房超速起搏或抗心律失常药物转为正常窦性心律。如无血流动力学不稳定，可密切随访新生儿或预防性用药至1岁。

【远期预后】　在一组51例心动过速的胎儿中，50%的存活婴儿出生后有心动过速复发。复发在心房扑动患儿中更常见，60%的心房扑动有复发，而室上速复发率为42%。另一组33例室上速婴儿中8例复发：4例合并Wolff-Parkinson-White综合征，4例永久性连接折返性心动过速。在出生后1个月，78%的有胎儿期室上速或心房扑动病史的患者为治疗复发性心动过速或预防性地接受抗心律失常药物治疗，通常为地高辛，有时联合应用普鲁卡因、维拉帕米或氟卡尼。在3岁时，14%应用抗心律失常药物。

神经系统的不良预后与胎儿节律异常的宫内治疗成功有关。例如，Oudijk报道17例应用母体给药索他洛尔治疗的胎儿中2例转为正常窦性心律者，在产后诊断为神经系统预后不良。这2例均合并有胎儿水肿。

【遗传和再显风险率】　目前尚无在再次妊娠时胎儿节律异常复发的报道。Wolff-Parkinson-White综合征是个例外，它包括阵发性室上性心动过速且已证明为家族性遗传。

二、缓慢性心律失常

缓慢性心律失常（bradyarrhythmias）的诊断日益常见。其中最常见的病理情况是房室传导阻滞，心室率为40~50次/min。完全性心脏传导阻滞（congenital complete heart block，CHB）所致的缓慢性心律失常占所有胎儿心律失常的9%。53%以上的完全性心脏阻滞与先天性心脏病有关，预后差，存活率低于15%。但是，CHB合并结构性先天性心脏病的发生率仅为0.4%~0.9%。50%以上的心脏解剖正常

的胎儿 CHB 通常与母体患有结缔组织病，抗体如 anti-Ro（SSA）、anti-La（SSB）经胎盘转运有关。一度房室传导阻滞为 P-R 间期延长，在产前难以发现。二度房室阻滞表现为 P-R 间期进行性延长导致脱漏搏动，或 P-R 间期固定，房室传导比例为 2∶1、3∶1 或 4∶1 等。Ⅲ度房室传导阻滞是房室节律的完全分离，无心房搏动传导到心室。一度及二度传导阻滞一般不影响血流动力学，三度传导阻滞由于太慢的心室率可使排血量下降而出现充血性心力衰竭。

【发生率】 胎儿期 CHB 并不常见，发生率大约 1∶（20 000~25 000）活产。但是，许多 CHB 胎儿死亡，其实际发生率可能更高。

【病因和病理生理】 房室传导阻滞可能是传导系统发育不良、与房室结之间无连接或房室结解剖位置异常。在胎儿及新生儿完全性房室传导阻滞中，约 50% 的患儿存在心脏解剖结构的异常，包括单心室、心脏肿瘤和心肌病等。还有证据表明，有些胎儿房室传导阻滞是由于母体存在某种抗核抗体，通过胎盘进入胎儿引起其传导系统炎症，继而发生传导阻滞。抗可溶性核抗原抗体（ENA）：抗-Ro 和抗-La 抗体，被证明存在于受累的胎儿及其母亲血中。心脏结构正常的胎儿其 CHB 均与抗-Ro 和抗-La 抗体存在有关。病理生理学包括母体自身抗体抗-Ro 经胎盘转运，与胎儿心脏传导系统结合导致炎症和纤维化。胎儿和新生儿身体中心脏的抗 Ro 抗体浓度最高。在受累婴儿的心脏组织中证实有 IgG 沉着。体外实验证明，抗 Ro 抗体选择性地与新生心肌组织而非成人心肌组织结合抑制复极化。

CHB 胎儿的母亲几乎都存在抗 Ro 和抗 La 抗体，但仅 1%~2% 的抗体阳性孕妇的胎儿发生 CHB，且通常发生在孕 20~24 周。由于大多数抗体阳性孕妇怀有正常的胎儿，因此提示 CHB 发生必须有一个次要因素。有人推测病毒感染可能影响抗原表达启动免疫损害。Ro 与 La 核蛋白可能与病毒基因组形成复合物变成免疫原。有趣的是，在 CHB 胎儿的母亲体内发现，CMV 的 IgG 抗体滴度增高。CHB 不一定由母体抗 Ro 和抗 La 抗体引起，而可能由 QT 延长综合征或病毒感染所导致。

大多数 CHB 胎儿能较好地耐受心室率慢，并能维持到足月。但是，15%~25% 的 CHB 胎儿发生非免疫性水肿，而胎死宫内或出生后不久死亡。非免疫性水肿是预后不良的特征，存活率仅为 15%。与之相似，当 CHB 合并有心脏结构异常，存活率仅 14%。房室瓣关闭不全同样也是胎儿心脏失代偿和非免疫性水肿的预兆。心室率慢致心室进行性扩张，导致房室瓣变形引起房室瓣关闭不全。在 CHB 胎羊模型，缓慢的心室率导致心室进行性的舒张期扩张使房室瓣变形，导致反流。通过心脏起搏增加心室率能立刻扭转房室瓣关闭不全。因房室瓣关闭不全导致静脉高血压和被动性肝脏充血，继而出现非免疫性水肿，导致心包积液、胸腔积液、腹水和全身水肿。

除了对母体自身抗体沉积的炎症反应导致胎儿传导系统进行性破坏外，CHB 胎儿还可能出现广泛的心肌炎，抗体沉积遍布心脏，炎症反应导致进行性心肌失代偿。心内膜下弹性纤维组织增生标志着终末期心肌损害，表现为乳头肌或房室心内膜下心肌的回声改变。

【诊断】 胎儿 CHB 最常在产科检查时发现胎心率慢或不规则而诊断，平均确诊孕周为 26 周，范围为 17~38 周。超声心动图表现房室率差异可确诊 CHB。如早期检查，可发现一度或二度房室传导阻滞。M 型超声对于分别确定心房率和心室率很有帮助（图 2-11-19、图 2-11-20）。

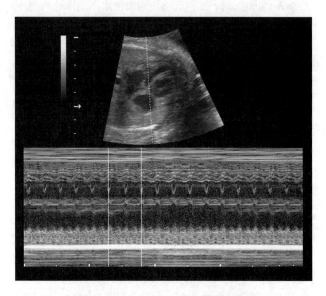

图 2-11-19　2∶1 房室传导阻滞

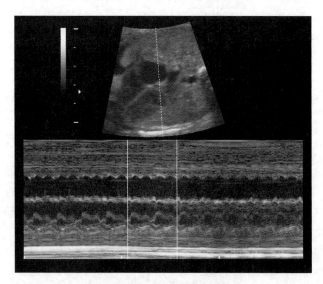

图 2-11-20　房室传导阻滞

50% 以上的 CHB 胎儿伴有心脏结构异常，因此评估胎儿心脏解剖结构是十分必要的。心房率低于 110 次/min 提示可能存在心脏结构异常。此外，应彻底检查胎儿，尤其要注意有无水肿，如表现为心包积液、胸腔积液或皮肤水肿。二维超声心电图应同时用于测量心胸比例。心胸比例增加超过正常范围可帮助预测肺受压程度和肺发育不全,以及通过心脏增大程度判断心力衰竭严重程度。胎儿 CHB 可能导致生长受限。因此需每 2 周评估胎儿生长情况,包括双顶径、腹围和长骨的测量。

因免疫复合物沉积和胎儿炎症反应可能导致心肌炎或明显的心肌损害,通过超声评估心肌功能同样重要。应注意心搏出量、左右心室射血分数、结合心室输出量、是否有房室瓣功能不全及其严重程度。多普勒超声可用于诊断瓣膜功能不全。升主动脉收缩期峰值流速及脐动脉舒张期流速作为心排血量的间接指标,应作为连续超声心电图评估中的主要内容。

多普勒超声还可用于测定胎盘循环中的血流阻抗。但是,由于计算依赖于舒张期血流衰退所需的时间,CHB 舒张期时间延长降低了该技术的价值。但是,CHB 胎儿舒张期血流缺失或反流在 CHB 及正常心律的胎儿中有同样的临床意义。这种超声检查方式对于 CHB 非常有用,因为 CHB 与结缔组织病的抗 Ro 和抗 La 抗体有关,如 SLE 患者常发生胎盘梗死和免疫蛋白沉积即使不存在心室逸搏率进一步减慢,胎盘阻力增加就可能足以导致心脏失代偿。

【鉴别诊断】 评估胎儿心动过缓,鉴别诊断包括由心脏结构畸形并发的心脏阻滞,心脏结构正常的阻滞(最常见于母体结缔组织病抗体经胎盘转运),以及发病前胎儿的窦性心动过缓。与 CHB 有关的最常见的结构缺陷表现有左心房异构、大动脉转位、房室间隔缺损、肺动脉瓣闭锁、异常肺静脉连接、右心室双流出道、房室不一致、右房室连接缺失、心室双流入道、右心房异构和肺动脉狭窄。虽然患有结缔组织病的孕妇其胎儿发生 CHB 的危险性显著增高,但仅 50% 的窦性心动过缓的胎儿其母亲有胶原血管病病史。胎儿 CHB 可能是母亲胶原血管病的首发表现。

在心脏阻滞发展早期诊断的胎儿可能表现为由于二度房室传导阻滞导致的心律不规则。包括部分进展性房室阻滞[文氏型房室传导阻滞(Wenckebach atrioventricular block)现象]或 P-R 间期固定,传导比例为 2∶1、3∶1 或 4∶1 等。Schmidt 等曾观察到正常窦性心律进展到二度房室传导阻滞。

【妊娠期处理】

1. 产前评估、监护和随访 既往无结缔组织病的孕妇如怀有 CHB 胎儿应进行风湿病相关问诊及检查。应详细超声检查胎儿解剖,包括脐动脉舒张期血流多普勒波形研究。应行超声心电图除外心脏结构异常,并证实房室分离、确定房室节律。此外,需注意评估心室收缩力、有无提示心内膜下纤维弹性组织增生的心肌回声增强、房室瓣关闭不全和心搏出量,作为随访评估的基线。

在妊娠晚期心室率可能进行性减慢,对心室率低于 65 次/min 的胎儿应增加监护的频率。心率<60 次/min 时应每周 2 次行超声检查有无房室瓣关闭不全或非免疫性水肿的早期表现。同样地,应行连续的超声心电图检查以发现收

缩力、心搏出量、心肌回声方面的细微变化和房室瓣关闭不全。脐动脉舒张期血流是随访胎盘循环阻力的有用指标。心胸比例可用于提示肺发育不良。因缺乏心率变异性,NST 没有临床价值。

2. 母体药物治疗 药物治疗分为减轻对胎儿心脏的免疫损害和增加心室率。一旦发现有完全性心脏传导阻滞,则现有的所有治疗方法都不能将其逆转,包括糖皮质激素、血浆置换、静脉注射免疫球蛋白(intravenous immune globulin,IVIG)及羟氯喹。二度心脏传导阻滞可能能够逆转,但即使给予治疗也可能进展为完全性心脏传导阻滞。一度心脏传导阻滞的临床意义尚不清楚。

(1)糖皮质激素治疗:应用糖皮质激素能提高存活率,母体应用地塞米松组与未应用地塞米松组的存活率分别为 90% 和 46%。二度传导阻滞进行糖皮质激素治疗的目标有两方面,一方面是减轻炎症,另一方面是防止发生不可逆的完全性心脏传导阻滞。因此,对于二度心脏传导阻滞胎儿的母亲,产前一旦检测到阻滞,建议在没有糖皮质激素禁忌证的情况下立即使用,每天口服地塞米松 4mg 或倍他米松 3mg,并每周进行一次超声心动图的胎儿监测。一旦确诊完全性心脏传导阻滞,基本难以逆转,5%~20% 的胎儿会在宫内死亡。二度传导阻滞可以在不治疗的情况下恢复为正常窦性心律,但并非所有患者都对治疗有应答。终止治疗的时间可以到足月。有前瞻性双盲研究 6~16 岁产前暴露于母体抗 Ro 抗体、胎心率缓慢和/或延长地塞米松治疗的免疫介导的先天性房室心脏传导阻滞(CAVB)的儿童,研究这些儿童学龄期认知和学习成绩的影响,发现智力得分、语言理解、感知推理、工作记忆和处理速度方面没有统计学差异。

(2)β-受体激动剂增加心室率:在没有心脏结构异常的情况下,心室率>55 次/min,胎儿通常能很好地耐受这种心律失常。当胎儿心率低于 55 次/min 时 β 受体激动剂可能增加心率和增强心肌功能增加每搏输出量。特布他林、利托君和异丙肾上腺素都用来尝试加速胎儿心率。这些药物没有比较性研究评估效果,且通常母体难以耐受达到有效增加胎儿心率的药物剂量。所有病例在开始 β 受体激动剂治疗前都应评估 QT 间期,防止 QT 延长综合征。应用心磁描记术有助于诊断 QT 延长综合征。

推荐对于心室率低于 55 次/min 或有心室功能异常证据的胎儿通过母体应用地塞米松(4~8mg/d)和 β 受体激动剂(利托君 30~60mg/d 或硫酸沙丁胺醇 10mg/d)治疗。

(3)静脉注射免疫球蛋白治疗胎儿 CHB。静脉应用免疫球蛋白与母体循环中的抗 Ro 抗体结合,增加抗体清除率,防止经胎盘转运。它同时降调抗-Ro 抗体产物。但支持该干预的资料有限,目前认为不能改变新生儿结局。

3. 血浆置换 血浆置换也被推荐用于发生心包积液、心脏增大、传导紊乱时减少心肌损害。但是,一旦胎儿 CHB 确定已无法通过血浆置换逆转。Bunyan 等建议在孕 20 周

前、抗体经胎盘转运增多之前进行血浆置换。在激素治疗之外，需每周 3 次血浆置换。血浆置换是基于这样的概念：血浆置换虽然不能逆转对胎儿传导系统的损害，但可消除母体抗 Ro 抗体和减少胎盘转运。但免疫治疗未被证明可有效预防或逆转胎儿 CHB 的后果。

4. 胎儿宫内治疗 胎儿 CHB 缺乏有效的药物治疗、早产儿预后差，而为放置临时起搏器行剖宫产早产分娩其围产儿死亡率接近 80%。因此一些学者尝试在宫内放置心脏起搏器。虽然在动物实验和个别患者成功开展该技术，但宫内干预仍处于试验阶段。

5. 终止妊娠 胎儿 CHB 终止妊娠的指征包括：胎儿总体状况不佳，胎儿生长受限有终止妊娠指征，心脏功能恶化的明显征象如继之发生非免疫性水肿。CHB 胎儿分娩方式尚存在争议。如胎儿因心功能不全而需终止妊娠，阴道分娩的应激可能加重血流动力学改变。此外，在 CHB 胎儿发现胎心率好转是非常困难的。一些学者报道产程中连续胎心监护和头皮血采样，宫内情况良好的 CHB 胎儿经阴道分娩。

当 CHB 胎儿达到 30 周，发生血流动力学异常、非免疫性水肿、心室率低于 55 次/min，房室瓣关闭不全或收缩力差时，推荐剖宫产终止妊娠。如 CHB 胎儿宫内情况良好，产时监护充分，可考虑阴道分娩。分娩需在配备有小儿心脏病专家和具备有能力放置经静脉或心内膜外起搏器的外科医生的中心进行。

6. 新生儿治疗 在宫内或新生儿期未诊断为结构性缺陷的情况下，所有先天性完全性心脏传导阻滞病例中，80%~95% 的病例是新生儿红斑狼疮（neonatal lupus，NL）导致的。NL 是一种自身免疫性疾病，自身抗体从母体被动转移至胎儿，导致胎儿和新生儿狼疮。主要表现是心脏和皮肤方面的表现。NL 最严重的并发症是完全性心脏传导阻滞。诊断标准是母亲存在抗 Ro/SSA 抗体、抗 La/SSB 抗体或可能存在抗 RNP 抗体，并且胎儿或新生儿出现心脏传导阻滞，或新生儿出现典型的皮疹、肝脏或血液系统表现，无法用其他原因解释。大多数 NLE 表现为皮肤和心脏疾病（表 2-11-22）。

在产房静脉通路建立之后立即静脉滴注异丙肾上腺素。可应用糖皮质激素预防心肌损害进展。有新生儿专家采用换血来清除循环中的母体抗体，但无证据支持。心脏起搏器是确切的治疗措施。如果婴儿不稳定或是因为心脏失代偿而分娩的，需经静脉或经胸腔放置临时起搏器。早产儿无法经静脉或经胸腔放置临时起搏器，而需行左前胸切口放置临时起搏器，直到婴儿长大到可以放置永久性起搏器。如

表 2-11-22　新生儿狼疮的临床表现

器官系统	表现	出现时间
皮肤	圆形，椭圆形，环状红斑	出生后数周到数月，6 个月后缓解，偶有色素沉着残留
心脏	完全性心脏阻滞，心肌炎，充血性心力衰竭	通常孕晚期出现，最早 17 周出现，隐性心脏阻滞
血液系统	血小板减少，贫血，白细胞减少	出生时，通常为自限性
肝脏	肝大，肝炎，胆汁淤积	出生时，通常为自限性

胎儿有水肿，因心脏失代偿而分娩，或心室率<55 次/min，需立即放置心脏起搏器。如心脏阻滞持久、心脏失代偿，药物如异丙肾上腺素治疗很难阻止进一步恶化。

产前诊断为完全性 CHB 的治疗方案：

（1）诊断为孤立的房室传导阻滞：心率>55 次/min、心室功能正常，给予地塞米松 4~8mg/d；心率>55 次/min、心室功能异常，给予地塞米松 4~8mg/d 及 β 受体激动剂。

（2）孕期随访：每周 2 次产科检查，每周 2 次胎儿超声心电图。

（3）分娩：无不良情况的，在 37 周剖宫产或阴道分娩；进行性水肿的，剖宫产后立即安装心脏起搏器。

（4）新生儿重症监护处理：心排血量低：异丙肾上腺素，起搏器；新生儿狼疮：口服泼尼松；心内膜纤维弹性组织增生：静脉滴注免疫球蛋白。

【远期预后】 CHB 新生儿期的死亡率至少为 25%。远期随访证明，新生儿期以后婴儿存活率达 90%。绝大多数死亡是由于起搏器放置失败。存活的婴儿需随访有无风湿病发生。

【遗传和再显风险率】 无已知的发生胎儿 CHB 的遗传因素。有 NL 患儿的妇女再显风险率最高。再次妊娠出现同样的 NLE 的表现。有自身免疫性疾病和抗 Ro 抗体的妇女是第二类高危人群。在无抗 Ro 抗体的 SLE 孕妇，NLE 的发生率仅为 0.6%。有抗 Ro 抗体占 NLE 患者的 50%，在胎儿或新生儿出现症状之前很难鉴别。胎儿的兄姐有心脏性 NL 病史，羟氯喹预防性治疗一天 1 次，400mg 孕期 6~10 周时开始使用可以降低胎儿发展为心脏性 NL 的风险。不推荐使用糖皮质激素进行预防治疗，即使既往分娩过 NL 新生儿，药物暴露的风险超过不确定的潜在收益。

（李笑天）

第九节 巨大胎儿

一、定义

巨大胎儿（macrosomia）是指胎儿体重达到或超过4 000g，这是目前在国际范围内最常采用的巨大胎儿定义。巨大胎儿的定义在世界范围内未达成统一，一方面是因为这个定义没有考虑到孕周和人种的差异；另一方面这个定义对于预测新生儿结局存在局限性。有些国家和地区将4 500g及以上的胎儿定义为巨大胎儿；或者以大于胎龄儿来定义胎儿过度生长的状态。

无论将巨大胎儿定义为4 000g还是4 500g以上，这个定义对指导孕期临床处理存在一定的局限性，因为即使在体重范围相同的巨大胎儿中，其新生儿结局还受到其他多种因素影响。例如，糖尿病孕妇的巨大胎儿与非糖尿病孕妇相同体重的巨大胎儿相比，前者的肩围较大，肩围与头围的比值较大，因而更易发生肩难产；糖尿病孕妇所分娩的巨大胎儿新生儿期以及远期并发症的发生概率均较高。

大于胎龄儿的概念虽然兼顾了孕周的差别、考虑了人种和地域的变异造成的影响，对于尽早在孕期预防巨大胎儿及其相关并发症有一定的作用，但是在实际操作中也存在一定的难度。

国内刘小霄等（2010年）提出应当采用体重指数（BMI）作为定义巨大胎儿的标准。因为某些血糖控制不好的糖尿病孕妇可以分娩身长较短且体重<4 000g的新生儿，但是这部分新生儿可表现出非对称性发育，如脂肪增加、胸腹围增大、面容肥胖、体重与身长比增高。这些新生儿可能也与妊娠期糖尿病巨大胎儿面临相同的近期和远期并发症，但由于体重未达到巨大胎儿的诊断标准，使这些高危儿漏诊。当然，这个定义也有其局限性，即只能根据出生实际体重和身高进行定义，并指导出生后的体重管理，而不能用于产前的预防、预测和处理。

二、发病率

巨大胎儿的发生率各地报道有明显差别，从0.5%~22%不等。仅以亚洲为例，巨大胎儿发生率从最低的印度0.5%，至我国最高可达13.9%。

在世界范围内，巨大胎儿的发生率在不断增加，可能与孕期营养增加、糖尿病发生率增加有关。20世纪初，婴儿出生体重超过5 000g的发生率为1/10 000~2/10 000次分娩，1999年为15/10 000次分娩。然而近20年来，美国、挪威、英国等发达国家报道的巨大胎儿发生率有逐步降低的趋势，可能与多胎妊娠、早产以及引产的发生率增加有关，也可能归因于孕妇健康意识的增强以及对妊娠期糖尿病的良好控制。

我国幅员辽阔、人口众多，各地的风俗习惯、饮食结构不尽相同，又由于经济发展尚不平衡，民众的健康意识和医疗条件也存在差异，因此巨大胎儿的发生率、变化趋势均存在较大差异。总的来说，北方高于南方、东部高于西部。Wang等报道在江苏淮安，2015年巨大胎儿的发生率高达13.9%；而Tu报道的广州的队列研究中，巨大胎儿发生率仅为2.62%。产科医生除了应继续关注巨大胎儿发生率较高的北部和东部地区，还应当关注经济相对落后地区在经济条件改善后可能会快速增长的巨大胎儿发生率。

近年世界各地和我国巨大胎儿的发生率见表2-11-23。

表2-11-23　近年世界各地和我国巨大胎儿（4 000g）的发生率

作者	国家或地区	年代	发生率
Stotland	美国	1995—1999	13.6%
Martin	美国	2017	7.8%
Morikawa	日本	2007—2009	0.9%
Shigemi	日本	2005—2017	1%
Koyanagi	印度	2007—2017	0.5%
于冬梅	中国	2006	6.5%
Wang	江苏淮安	2015	13.9%
Tu	广州	2012—2016	2.62%

三、病因

母亲糖尿病和肥胖是导致巨大胎儿的最重要的危险因素，但只有40%的巨大胎儿有发病高危因素。

（一）母亲因素

1. 糖代谢异常　在妊娠中、晚期，胎儿的发育很大程度上与母亲的营养摄入和代谢状态有关。孕妇血糖升高时，母体高血糖引起胎儿高血糖，导致胎儿过度分泌胰岛素、胰岛素样生长因子和生长激素，增加胎儿脂肪沉积，最终导致巨大胎儿。HAPO研究中发现母体血糖水平与大于胎龄儿之间呈明显的线性关系。糖尿病孕妇除存在高血糖外，还同时存在蛋白质代谢和脂肪代谢异常。在妊娠最后12周，糖尿病孕妇的胎儿较非糖尿病孕妇的胎儿脂肪多50%~60%。时春艳等（2005）发现糖代谢异常孕妇发生巨大胎儿发生率为12.5%，显著高于糖代谢正常的孕妇（7.8%）。李萍等（1999）对糖耐量异常者进行饮食控制或应用胰岛素治疗，使孕妇血糖控制在正常范围，可使其巨大胎儿发生率从35.14%降低至6.65%。

2. 孕前肥胖和孕期体重过度增长 孕前体重过重和孕期各个时段体重增长过快都是巨大胎儿发生的危险因素。于冬梅等（2008）在全国范围内的分层整群抽样的调查研究中显示，孕前超重的孕妇分娩巨大胎儿的风险是体重正常孕妇的1.848倍；孕期增重超过18kg的孕妇娩出巨大胎儿的危险是增重9~17kg者的2.454倍。

3. 过期妊娠 巨大胎儿是最常被忽略的过期妊娠并发症，大约60%的过期妊娠为生理性过期妊娠，其胎盘功能正常，故胎儿在妊娠过期后仍继续生长，体重增加。过期妊娠时出生巨大胎儿的机会较非过期妊娠分娩者高3~7倍，经产妇过期妊娠时出生巨大胎儿的机会更高。

4. 脂代谢异常 近年来孕期血脂代谢异常与巨大胎儿和糖尿病的关系日益受到重视。妊娠期血脂发生巨大变化，无论是妊娠期糖尿病孕妇或正常孕妇血脂均明显升高，妊娠期脂代谢异常主要原因为雌激素升高和胰岛素抵抗。孔令英等（2016）发现生育巨大胎儿的孕妇在早、中、晚孕期甘油三酯水平均显著高于正常体重组，而高密度脂蛋白低于正常体重组。

（二）胎盘因素

1. 正常情况下，胎盘循环是一个低阻低压系统，整个孕期胎盘血流增加，足月妊娠时子宫血流占孕妇心排出量的10%~20%，胎盘的阻力血管为前绒毛动脉，各种血管活性物质可调节胎盘血管床血管阻力。子宫内膜滋养细胞浸润、肌弹性组织内螺旋动脉及其纤维变程度均影响胎盘血管阻力。

2. 胎盘激素 胎盘分泌生长因子和各种激素可调节胎儿生长发育。其中胎盘生乳素可刺激胎儿产生IGF-1促进胎儿生长和发育。

（三）胎儿疾病

以下这些胎儿疾病也可能是发生巨大胎儿的原因，除了可能存在某些特征性的表现，及时查验巨大胎儿的血糖或可帮助发现这些情况。

1. Beckwith-Wiedemann 综合征 患儿特征包括巨大胎儿、巨舌、脐膨出、羊水过多和早产，平均出生体重4 000g，身长52.6cm。新生儿期常出现红细胞增多症、高血黏稠度，患儿由于巨舌，常出现呼吸困难。可出现显著及不可缓解的低血糖，并可出现抽搐。胎儿生长过快可能与胎儿对循环中正常量的胰岛素反应性增高有关。对无糖尿病孕妇出现巨大胎儿均应怀疑本病。对皮质醇拟似物治疗有效，治疗通常需要延续至生后4~5个月。

2. Simpson-Golabi-Behmel 综合征 本病为X染色体连锁遗传病。患儿在围产期和婴儿期死亡率高。表现为出生前、后过度生长。具有特征性脸形，被描述为牛头犬（bulldog）样外观（下颌大、突出、宽鼻梁、鼻尖上翘、短颈）。局部组织发育不良，内脏增大（如巨肾、巨舌）为本病的特征性表现，肋骨和脊椎畸形常见，其他畸形包括：手足宽短、腭裂、心脏畸形和肿瘤。部分患儿有轻度智力障碍。新生儿期低血糖、红细胞增多症和呼吸困难常见。

3. Sotos 综合征 本病为常染色体显性遗传病。患儿表现为巨颅、长颅和伴有窄下颌的凸颌畸形。平均出生体重3 900g，83%的患儿存在中、重度精神发育迟缓，14%的患儿在新生儿期有糖耐量异常。

4. 胰岛细胞增殖症 可能为常染色体隐性遗传病。系胰岛细胞弥漫性增生所致。患儿表现为持续性高胰岛素血症和低血糖症。病理检查患儿胰岛内组织结构异常，β细胞相对增多。患儿外观与糖尿病母儿相似，表现为以脂肪组织和肌肉组织增多为特征的巨大胎儿。

5. 高胰岛素血症 由胰岛素分泌过多所致，是新生儿反复低血糖发作最常见的原因，可导致不可逆的脑损害。药物治疗效果不理想，常需手术切除部分胰腺组织。根据病理类型不同治疗方法不同。弥漫性胰岛细胞增生所致高胰岛素血症对药物治疗和饮食控制常无反应，需要手术切除大部分胰腺组织。患儿在以后易患糖尿病。

（四）其他因素

其他因素包括种族、男性胎儿、双亲体型大，尤其是母亲体型大等。经产妇和前次分娩过巨大胎儿的孕妇更易分娩巨大胎儿。2018年Berntsen等进行的荟萃分析显示，冷冻胚胎试管婴儿周期巨大胎儿的发生风险是新鲜周期的2.7倍、自然妊娠的2.4倍。

四、并发症

（一）头盆不称

巨大胎儿分娩时头盆不称、产程延长和手术产率增高。巨大胎儿头径较大，尤其是双顶径较大者，直到临产后，胎头始终不能入盆；双顶径超过10cm者，胎头往往受阻于骨盆入口以上，跨耻征阳性，表现为第一产程延长；如双顶径不很大而肩周径和胸径较大者，表现为胎头下降迟缓，而发生第二产程延长；如未及时处理可发生子宫破裂和手术产特别是剖宫产率增高。

（二）肩难产及其他产伤

巨大胎儿分娩时的主要危险是肩难产及由此产生的产伤。当产妇骨盆大小仅能允许胎头娩出而不能使周径更大的胎肩娩出或娩出困难时，即可发生肩难产。在这种情况下,即使有经验的产科医师协助分娩,仍有一定的概率发生臂丛神经损伤。除了臂丛神经损伤,肩难产的新生儿并发症还包括窒息、胎头血肿、颅内出血、锁骨骨折、肱骨骨折、面神经麻痹及膈神经瘫痪。而产妇则可发生严重的软产道裂伤。

肩难产发生率与胎儿的体重成正比。4 000g 或以上巨大胎儿肩难产发生率为 3%~12%,4 500g 或以上巨大胎儿肩难产发生率为 8.4%~14.6%,发生肩难产巨大胎儿的头径、肩周径和胸径均大于同样体重组无肩难产的巨大胎儿。发生肩难产的新生儿中,2.3%~16% 的患儿将发生臂丛神经损伤;在发生了臂丛神经损伤的患儿中,约有不到 1% 将发生永久性的臂丛神经损伤。糖尿病孕妇胎儿由于躯体脂肪蓄积增加,更容易发生肩难产和肩难产的各种并发症。

(三) 新生儿期疾病

巨大胎儿母亲为糖尿病时,常为孕期血糖控制不满意,胎儿因长期处于高血糖环境,胰腺功能处于亢进状态,出生后容易发生新生儿低血糖(血糖低于 40mg/dl),发生率约 40%~60%,其中血糖低于 20mg/dl 为严重低血糖。新生儿低血糖如未及时诊断和处理,可危及生命或导致不可逆脑损害。所以,对巨大胎儿应在产后 30 分钟监测血糖。其他新生儿并发症包括:低血钙、低血镁、红细胞增多症及高胆红素血症等。

(四) 远期并发症

巨大胎儿出生后在儿童期甚至是成人期发生超重和肥胖的风险较正常体重出生儿均升高。此外,巨大胎儿往往是孕期血糖控制不佳导致,大量临床和流行病学证据也已经证实,糖尿病合并妊娠以及妊娠期糖尿病后代发生胰岛素抵抗、糖耐量异常、糖尿病以及肥胖的风险均增加。不仅如此,2008 年由多个国家参与的"高血糖与不良妊娠结局(the hyperglycemia and adverse pregnancy outcomes study, HAPO)"研究结果还显示,无论孕妇的血糖水平是否达到妊娠期糖尿病的诊断标准,胎儿乃至以后不良结局的发生风险都将随着孕期血糖水平的升高而增加,说明妊娠期糖尿病孕妇子代远期并发症主要与宫内的高血糖环境有关。

大量的流行病学研究还发现,巨大胎儿在儿童期发生神经母细胞瘤、儿童期白血病、中枢神经系统肿瘤的发生率增加。例如,Hjalgrim(2003)通过荟萃分析指出,出生体重每增加 1kg,儿童期急性淋巴细胞白血病的发病率增加 14%,急性髓细胞性白血病的发生率增加 29%。巨大胎儿成人后发生乳腺癌、结肠癌和前列腺癌的机会也增加。瑞典的研究发现,当女性新生儿出生体重≥2 500g 时,体重每增加 500g,其成年后发生乳腺癌的风险比就增加 1.62。目前巨大胎儿与出生后肿瘤的发生原因不详,可能与巨大胎儿在宫内受高血糖环境影响,导致免疫系统受累有关。

五、诊断

迄今为止,尚无在宫内准确估计胎儿体重的方法。常用的预测胎儿体重的方法为临床估计和超声测量,ACOG 巨大胎儿指南(2020)指出,无论是超声或者是临床估计巨大胎儿都不够准确,同时也指出,超声估计的方法也并不比临床触诊更准确。

(一) 临床估计

临床上常根据医生的触诊估测胎儿大小,也可采用宫高和腹围(经过孕妇脐部)形成公式估计胎儿体重。Johnson 公式是使用孕妇参数估计胎儿体重较常用的公式,适用于单胎头位胎儿。公式为:胎儿体重=(宫高-n)×155(n=12,胎头高于坐骨棘;n=11,胎头不高于坐骨棘)。

罗来敏等(1995)提出根据宫高和腹围计算胎儿体重的公式如下:

公式 1:估计胎儿体重(g)=0.3× 宫高(cm)× 腹围(cm)+2 900 [适合于宫高(cm)×腹围(cm)>3 770 的孕妇]。

公式 2:估计胎儿体重(g)=123×宫高(cm)+20×腹围(cm)−2 700。

不过宫高和腹围等指标受到孕妇体型、羊水多少、胎位、先露是否入盆等因素的影响,常存在较大误差。

(二) 胎儿体重的超声预测

双顶径、头围、股骨长和腹围这几个指标最常用于胎儿体重估计。一般认为腹围对预测巨大胎儿的意义最大,但腹围的准确测量往往也最困难。大多数超声设备往往内置 1~2 个可以估计胎儿体重的公式,在测量同时给出估计的胎儿体重。最常用的经验公式是 Hadlock 公式,然而在巨大胎儿或大于胎龄儿中,Hadlock 公式等对胎儿体重大多倾向于低估。超声学者们陆续提出将胎儿皮下脂肪、脐带横截面积、羊水指数等参数加入公式,以提高估计的准确性。

(三) 其他

三维超声或 MRI 的方法可以精确估算胎儿体积,通过体积计算胎儿的体重,较传统的二维超声更为准确,但是这些方法耗时、昂贵,难以普遍开展。近年来,深度网络计算机学习等方法被用于胎儿体重估计,并显示出较经验公式更好的结果,但是,由于巨大胎儿在人群中的比例较小,目前对巨大胎儿的预测准确性也并不高。

六、处理

(一) 预防性引产

两篇系统综述显示,对于足月怀疑巨大胎儿的胎儿进行引产,可以降低发生肩难产的风险,但并不改变臂丛神经损伤的风险;同时也不增加剖宫产或器械助产的风险。美国妇产科医师协会(2020)有关巨大胎儿的指南中明确指出(B 级证据),至少在 39 周前,怀疑巨大胎儿不应作为引产的指征,因为没有证据证明降低肩难产获益超过让胎儿早分娩所带来的风险。中华医学会围产医学分会(2020)建议,对于可疑巨大胎儿,可以在 $39\sim39$ 周$^{+6}$ 终止妊娠,对于没有阴道分娩禁忌证者,可进行引产,具体是否引产也要结合单位的条件和孕妇的意愿而决定。

(二)选择性剖宫产

为了避免肩难产,尤其是永久性的臂丛神经损伤的发生,有的情况下选择性剖宫产分娩可能是明智的。美国妇产科医师协会(2020)建议对估计体重>5kg 的胎儿非糖尿病孕妇,或胎儿体重>4.5kg 的糖尿病孕妇考虑实施剖宫产分娩。我国妊娠合并糖尿病诊治指南和剖宫产专家共识中,建议对糖尿病孕妇,如果胎儿体重>4 250g 实施选择性剖宫产。

对于估计体重>4kg 的胎儿即建议选择性剖宫产分娩是不明智的,不仅在于手术的风险本身,还在于卫生经济学的原因。一项研究指出,在非糖尿病的孕妇中,为了预防 1 例巨大胎儿肩难产导致的永久性臂丛神经损伤发生,需要另外进行 2 345 例剖宫产分娩。

(三)预防和处理肩难产

详见本篇第六章第四节肩难产。

七、预防

(一)糖尿病筛查和孕期血糖控制

由于巨大胎儿的发生以及近远期不良后果的产生均与孕期的血糖水平有关,因此孕期需要对所有的孕妇进行妊娠期糖尿病的筛查,并及时和正确控制孕妇血糖水平。

(二)孕期体重控制

孕期体重增加过快是巨大胎儿发生的高危因素,按照 IOM 推荐的标准加强孕期体重管理,将有助于减少巨大胎儿的发生率(表 2-11-24)。

表 2-11-24　不同体重指数妊娠期体重增长范围

孕前 BMI/ (kg·m^{-2})	总体体重 增长范围/kg	孕中晚期的体重增长 率平均(范围)/ (kg·周$^{-1}$)
体重不足 <18.5	12.5~18	0.51(0.44~0.58)
标准体重 18.5~24.9	11.5~16	0.42(0.35~0.50)
超重 25.0~29.9	7~11.5	0.28(0.23~0.33)
肥胖 ≥30.0	5~9	0.22(0.17~0.27)

(李　婷　杨慧霞)

第十节　胎儿出生缺陷的产前筛查与诊断

产前筛查(prenatal screening)与产前诊断(prenatal diagnosis)是出生缺陷二级预防的主要措施,目的是将严重致残或致死的胎儿诊断出来,早期干预。常用的主要方法包括:①通过超声筛查出胎儿结构严重畸形。②通过母血清学指标或胎儿游离 DNA 筛查胎儿常见非整倍体;对疑似者进一步产前诊断。

一、产前筛查

产前筛查是指通过非侵入性方法对普通孕妇的胎儿进行筛查,对发现的可疑异常胎儿进行产前诊断,以提高产前诊断的阳性率,减少不必要的侵入性操作相关的流产率,且减少不必要的诊断费用。

(一)产前筛查的目的及原则

1. 为疾病而筛查,禁止为选择胎儿性别进行性别筛查。
2. 该疾病在筛查人群中具有较高的发病率且危害严重。
3. 筛查方法无创、价廉,易于为被筛查者接受。
4. 能为筛查阳性者提供进一步的产前诊断及有效干预措施。

(二)产前筛查试验评价指标

评估产前筛查试验优劣的主要指标有:敏感性、特异性、阳性预测值、阴性预测值,还有合理的成本/效益比。不同评价指标的定义和意义见表 2-11-25。

(三)超声影像学筛查胎儿异常

超声筛查包括胎儿软指标即非结构畸形的异常,和结构畸形筛查。

1. 孕早期超声筛查(11~13 周$^{+6}$)

(1)胎儿颈项皮肤透明层厚度(neutranslucens thickness, NT)检测:在胎儿头臀长(CRL)45~84mm 时进行。NT 增厚与胎儿非整倍体、先天性心脏病等相关,是最重要的软

表 2-11-25　产前筛查试验的评价指标及意义

评价指标	定义	意义
敏感性	患者检测结果阳性的概率(真阳性)	反映检测效率的指标
特异性	非患者检测结果阴性的概率(真阴性)	反映检测效率的指标
阳性预测值	检测结果阳性者中患病的概率	反映预测价值的实用性,除与筛查方案有关外,还与发病率有关
阴性预测值	检测结果阴性者中非患病的概率	反映预测价值实用性,除与筛查方案有关外,还与发病率有关
阳性似然比	患病人群试验呈阳性的概率与非患病人群呈阳性概率的比	综合评价指标
阴性似然比	患病人群试验呈阴性的概率与非患病人群呈阴性概率的比	综合评价指标

指标。

（2）孕早期胎儿结构筛查:60% 以上的无脑儿、全前脑、严重心脏结构畸形、体蒂发育异常、开放性脊柱裂、致死性软骨发育不良等可在此时被检出。

2. 孕中期超声影像学筛查（18~24 周）　强调对胎儿从头到足的标准切面观察及标准测量,还包括胎盘、脐带、羊水的检查。是产前发现异常胎儿效率最高的检查。孕中期超声筛查内容详见后文。

（四）胎儿染色体非整倍体筛查

新生儿中发病率最高的染色体病是 21-三体综合征,俗称先天性愚型。该病群体发病率约为 1.23‰。因当前发展起来的 21-三体综合征筛查方法也能检测出其他常染色体非整倍体,如 18-三体、13-三体,故称之为胎儿非整倍体筛查。

1. 母体血清学筛查　目前我国及多数发达国家推荐的非整倍体一线筛查方法是孕早期 NT+HCG+PAPPA 组合。检测时间是妊娠 11~13 周[+6],如检测质控良好,该组合在假阳性率为 5% 时,检出率达 90%。如孕早期未能检测,孕中期母血清的 4 联筛查即 HCG+AFP+UE3+InhibinA 可作为补救方法,在假阳性率为 5% 时,检出率达 80% 以上。

2. 基于胎儿游离 DNA 检测的产前筛查　随着母血清胎儿游离 DNA（cell free fetal DNA,cff-DNA）的发现,分子遗传学检测技术的快速进步,基于 cff-DNA 产前筛查胎儿 21-三体、18-三体、13-三体的方法迅速推广,俗称无创产前检测（non invasive prenatal test,NIPT）。就目标出生缺陷而言,cff-DNA 检测针对性强,其筛查 21-三体、18-三体、13-三体胎儿的检出率高,假阳性率低。但 cff-DNA 检测只是 NIPT 的一部分,只是并不等同于 NIPT。为正确引导 cff-DNA 检测技术的开展,避免商业驱动,国家卫生行政管理部门多次发文,强调在孕妇充分知情同意的前提下,有指征地选用 cff-DNA 检测进行产前筛查,在合理的成本/效益比明确以前,不推荐在低风险孕妇中常规开展 cff-DNA 检测。目前,大部分研究是将 cff-DNA 检测作为高风险孕妇的二线筛查,英国胎儿医学基金会（Fetal Medicine Foundation in King's College,FMF）报道,在 6 万多孕早期筛查为高风险的孕妇中,cff-DNA 检测作为二线筛查,减少了 30% 的孕早期绒毛膜穿刺,检出率未受影响;荷兰报道,用 cff-DNA 检测作为二线筛查,预计减少介入性产前诊断 62%。丹麦基于 19 万多的人群资料研究表明,cff-DNA 检测作为高危孕妇的二线筛查风险主要在于非 21-三体、18-三体和 13-三体的染色体异常且具有表型患儿的漏诊。我们对 4 915 例介入性产前诊断指征及胎儿染色体异常分布分析,评估 cff-DNA 检测在不同产前诊断指征下的胎儿染色体异常检出率及漏诊风险,发现超声胎儿结构异常者,如采用 cff-DNA 检测作为二线筛查,漏诊最多。基于孕早期超声结合母血清学的一线筛查结果,确定某一区间用 cff-DNA 检测作为二线筛查的策略得到推崇,如英国 FMF 定义孕早期一线筛查风险≥1/10 直接 CVS,风险≤1/1 000 随诊,在此之间者行 cff-DNA 二线检测,既保证了检出率,又不增加成本,但是高、中风险界值确定的影响因素很多,它既取决于孕早期一线筛查的质量,也与 cff-DNA 检测价格有关。

在 cff-DNA 检测的临床服务流程中强调:知情同意过程、说明 cff-DNA 检测是筛查试验、其检测的目标出生缺陷及意义、检测失败风险及局限性;强调临床送检样本的同时必须提供必要的临床信息如胎龄、孕妇年龄、BMI、既往接受异体基因细胞或器官移植病史等;强调 cff-DNA 检测结果必须由临床医生当面向孕妇解释,高风险仅说明胎儿患 21-三体、18-三体、13-三体的风险增高,应该接受进一步的产前诊断,低风险必须结合胎儿超声检查结果解释,例如一孕妇 cff-DNA 检测低风险,但胎儿 NT>3.5mm,或发现结构异常,均应强烈推荐介入性产前诊断。

（五）着床前胚胎遗传物质异常筛查

着床前胚胎遗传物质筛查（pre-implantation screening）适应证:

1. 自然流产≥3 次或 2 次自然流产且其中至少 1 次流产物检查证实存在病理意义的染色体或基因异常的患者。

2. 反复种植失败(移植优质胚胎≥3 次),或移植不少于 10 个可移植胚胎的患者。

3. ≥38 岁的高龄且需要采用辅助生殖技术的患者。

二、产前诊断

（一）影像学诊断

对超声筛查怀疑复杂器官异常，如心脏异常者，可借助于胎儿超声心动图检查进一步确诊（表2-11-26）。

表2-11-26　胎儿超声心动图检查适应证

分类	适应证
母亲因素	
家族史	一级亲属患有先天性心脏病或与该病相关综合征
母体代谢性疾病	糖尿病、苯丙酮尿症
母体感染	巨细胞病毒、风疹病毒、柯萨奇病毒
心脏致畸剂接触史	维甲酸、苯妥英、卡马西平、碳酸锂、丙戊酸
母体免疫性疾病	抗Ro抗体（SSA）、抗La抗体（SSB）
前列腺素合成酶抑制剂	布洛芬、水杨酸、吲哚美辛
胎儿因素	
怀疑有心脏畸形、心外结构畸形、胎儿染色体核型异常、胎儿水肿	
NT增厚	孕14周前≥3.5mm
胎儿心律失常	持续性心动过速、持续性心动过缓、持续性心律不齐
多胎妊娠和疑有双胎输血综合征、单绒毛膜双胎、胎儿脐带、胎盘或腹壁内血管发育异常	
父亲因素	
主动脉瓣畸形伴或不伴主动脉瓣狭窄	
明显染色体异常或遗传综合征	

ISUOG提出胎儿心脏最佳检查时机是孕18~22周，国内常用20~24周，孕30周以上，由于胎位、羊水减少及呼吸样运动，影响满意图像的获得。目前，有些学者推荐在13~15周进行胎儿超声心动图检查，但由于心脏较小及心脏发育过程中的动态变化，需在20~24周再次复查。

对怀疑胎儿中枢神经系统发育异常者，ISUOG建议行针对胎儿中枢神经系统的超声诊断。MRI成像具有良好的组织分辨率和空间分辨率，可作为胎儿颅脑超声检查的有效补充（表2-11-27）。

表2-11-27　针对胎儿中枢神经系统超声诊断的指征

常规超声筛查时怀疑胎儿中枢神经系统或脊柱异常
NT筛查时怀疑胎儿中枢神经系统或脊柱异常
遗传性中枢神经系统疾病或脊柱畸形家族史
胎儿有先天性心脏病
单绒毛膜双胎
怀疑胎儿先天性感染
胎儿暴露于已知有中枢神经系统致畸风险的药物
染色体微阵列发现不明意义的变异

（二）胎儿遗传物质异常的产前诊断

通过胎儿细胞或组织检测遗传物质是否正常，称胎儿遗传物质异常的产前诊断。此种产前诊断有两大任务：①对超声发现的胎儿异常进一步寻找其遗传病因，以帮助预测胎儿预后，决定是否继续妊娠；②通过病史或筛查发现的遗传性疾病高风险者，也需要明确诊断。介入性产前诊断取胎儿样本，包括绒毛穿刺、羊水穿刺、脐血穿刺。

1.介入性产前诊断取样技术

（1）适应证：①产前筛查显示胎儿非整倍体风险增加。②超声产前筛查提示胎儿结构异常者。③夫妻一方有染色体异常或曾生育过染色体异常患儿。④X连锁遗传病基因携带者或患者；夫妇双方为某种单基因病患者，或曾生育过某一单基因病患儿。⑤连续不明原因的自然流产、畸胎、死胎。⑥胎儿宫内感染评估。⑦孕妇年龄≥35岁；一些国家的指南，不再将高龄作为唯一指征进行介入性产前诊断，而是建议所有年龄的孕妇都可选择产前筛查，根据筛查结果决定是否行介入性产前诊断。羊水穿刺，还有一指征是评估胎儿成熟度。脐血穿刺只在有特殊指征时进行，如怀疑胎儿血液系统疾病或胎儿需要静脉给药或输血治疗。

（2）禁忌证：①全身或穿刺局部有感染；②中央型前置胎盘或前置、低置胎盘有出血现象；③先兆流产未治愈者。

（3）取样时间：通常羊膜腔穿刺术施行时间为孕16~23周，绒毛穿刺在妊娠>10~13周。

（4）并发症及处理：①流产：发生率0.1%~1%；②羊水渗漏：在告知可能的母胎风险后，可期待治疗，监测血象、C反应蛋白等感染指标和羊水量及胎儿生长情况，多能自行停止；③感染：绒毛膜羊膜炎的发生率大约为0.1%，严重感染罕见；④损伤胎儿、胎盘或脐带：在超声实时监护下操作，极少发生；⑤穿刺后出现宫缩：多能自行消失，若宫缩频繁可给予宫缩抑制药；⑥HIV的母婴传播：羊膜腔穿刺术与HIV垂直传播有关，故穿刺前应查HIV抗体。

2.遗传学诊断方法

（1）细胞核型：通过绒毛或羊水培养，收集分裂中期的胎儿细胞，通过显带技术行核型分析，能检出染色体数目异常（非整倍体、多倍体），及>5Mb的结构变异。

（2）染色体微阵列检测（CMA）：直接提取胎儿样本中的DNA（无需培养），通过芯片技术，除检测染色体数目异常外，可检出基因拷贝数异常（微缺失、微重复），其分辨率在100kb左右。目前已作为产前诊断一线方法。但该方法也有其局限性：①不能检出基因组"平衡性"改变；②不能检出低比例的嵌合体；③不能阐明染色体变异的机制；④不能检测多倍体；⑤不能检测探针未覆盖的区域；⑥不能检测分辨率以下的CNV、点突变、基因表达异常、甲基化异常等。因此，CMA未检出某遗传综合征相应位点的异常，不代表该位点不存在其他变异。

（3）外显子组测序：单基因异常率大约1%，绝大部分无严重表型，不需产前诊断。但有些单基因突变是严重疾病、死胎、围产儿死亡、长期残疾的病因。随着治疗学的进步，有些可以宫内治疗或出生后治疗，减轻严重后果，故需产前诊断，决定妊娠期、产时、出生后处理以及未来生殖选择。目前多个遗传和产前诊断协会建议，此技术仅用于对超声异常，标准遗传学检测（CMA）未发现异常，或据现有指南提示应测序，或临床遗传学家咨询认为测序比其他检查更值得推荐者。当前不作为产前诊断常规技术推荐。

（4）对目的基因明确的家族，妊娠胎儿的产前诊断：通过先证者的确诊，已知遗传病的靶基因位点，可选用QF-PCR、MLPA、桑格测序、FISH等常规检测方法行产前诊断。

（三）分子细胞遗传学方法

分子细胞遗传学是细胞遗传学和分子遗传学结合的产物，发展的技术包括：荧光原位杂交（fluorescence in situ hybridization，FISH）、比较基因组杂交（compareative genomic hybridization，CGH）、多色FISH（M-FISH）、Rx-FISH、光谱核型分析（spectral karyotypeing，SKY）和光学基因组图谱技术（Optical genome mapping，OGM）。

1. FISH FISH利用碱基互补配对的原则，使用荧光标记的DNA、RNA或与mRNA互补的cDNA作为探针，与样本中的目标DNA序列杂交，然后通过荧光显微镜识别荧光信号进行检测，可用于中期染色体、间期核、组织切片、或生殖细胞。

现已有各类探针用于检测染色体重排和非整倍体改变。DNA探针可以分为以下几类：①由人类DNA序列中的串联重复序列构成的探针，如着丝粒α-卫星序列，是最常用于检测常见染色体非整倍体改变的探针。这些探针也可用于确定某些标记染色体的来源。此外还有β-卫星序列、I型经典卫星序列和端粒DNA序列。②特异序列探针，可用来鉴定基因组中某染色体上的缺失或复制的区域，而这些易为常规核型分析所漏诊（如威廉姆斯综合征、迪格奥尔格综合征等）。③染色体涂染探针，用于中期染色体，可以展示染色体易位的情况，确定标记染色体的来源或探测隐蔽的易位、重复、插入以及累及多个染色体的复杂重排。

FISH目前已广泛应用于临床，如染色体非整倍体的快速产前诊断、微缺失、重复、隐匿性重排等。

2. CGH FISH不能看到整个基因组的全貌，而CGH在揭示整个基因组的不平衡性改变中具有独特的优越性。在CGH中，检测DNA和对照DNA分别标记不同的荧光，并与正常的中期细胞核杂交，根据染色体上两种荧光强度的差异，经过软件分析可发现相应染色体或染色体区段的缺失或重复。分别将CGH应用于流产组织的染色体非整倍体诊断和染色体微小异常的辨别，取得了良好效果。但CGH的分辨率受到被杂交染色体分辨率限制，多数只能达到5~10Mb的分辨率。CGH局限性为：不能检出平衡易位、多倍体异常，因为两者均不导致拷贝数不平衡。另外，CGH操作烦琐，难以自动化，需要熟练的技师分析中期染色体，分析时间长，且通量低。

3. SKY SKY是光学显微镜、高分辨力图像系统和用来测量光谱发射的Fourier变换光谱法的综合应用。染色体探针由五种纯染料组成，可产生31种组合色。通过五种染料的特定组合使每个染色体都有一个独特的光谱特征。通过采集100幅光路不同的同一图像可获得光谱图。光谱图一旦获得，即可通过软件与其将含有每条染色体荧光的联合文库进行比较，并产生一个"分类"图像。该分类图像可给染色体加上伪色，从而显示特异结构异常。

SKY优于传统FISH之处在于只有一组滤光片，只做一次杂交反应就可以观察到全部染色体的变化，能同时辨认24种染色体上小至1~2Mb长度片段的异常，对复杂的染色体改变的检测具有较大的优势。此法不但可检测常见的染色体缺失、复制、倒位等异常，还可检出染色体结构的微小异常，如易位、插入等导致的平衡性或不平衡性染色体结构异常。此外，对于传统方法不能识别如标记染色体、环状染色体及双微体等的异常，SKY亦可作出准确的诊断。

4. OGM技术：光学基因组图谱技术（Optical genome mapping，OGM）是一种新型高分辨率细胞遗传学分析技术，该技术可以利用单个DNA分子基因组限制性内切酶图谱快速生成高分辨率、有序的全基因组限制性内切酶图谱，在检测基因组结构变异的方面具有重大应用价值；这一技术进而可以与现有的高通量测序技术（Next generation sequencing，NGS）相结合，优化涉及遗传病、肿瘤、血液病等多个领域的检测流程。

（四）分子遗传学方法

分子遗传学方法包括限制性内切酶技术、DNA杂交技术、DNA印迹（Southern blot）、聚合酶链反应（PCR）、DNA测序、多重连接依赖的探针扩增技术（multiplex ligation dependent probe amplification，MLPA）。这些技术单独或联合使用，可用于检测许多孟德尔遗传病或线粒体疾病。

用于分子遗传学检测的胎儿DNA可以来自绒毛、羊水细胞、脐血或者母血中的胎儿细胞或游离DNA。

1. PCR PCR 是由与目标片段两侧序列互补的一段寡核苷酸引物为引导,以目标 DNA 序列或基因组 DNA 为模板,在 DNA 聚合酶的作用下,经历若干个变性、退火、延伸过程,从而对目标序列进行扩增的过程。

PCR 可直接用于染色体片段、基因是否缺失的检测,也可利用 PCR 产物的长度不同检测一些重复序列的动态突变。许多后续的检测分析都是通过对 PCR 产物分析实现的。如用于突变检测的单链构象多态性方法、变性梯度凝胶电泳法、变性高效液相色谱法、错配化学裂解法、碳二亚胺修饰法、等位基因特异性寡核苷酸杂交法、限制性片段长度多态性法和扩增片段长度多态性法等等。

2. MLPA 2002 年,Schouten 等首次介绍了 MLPA 技术,可同时扩增 40 个以上片段,通过相对定量而检测基因拷贝数异常。其原理是:①设计探针:MLPA 探针分长(A)、短(B)两段构成,A 包括人工合成的靶基因 3' 端序列和 PCR 3' 端引物;B 包括靶基因 5' 端序列、PCR 5' 端引物和作为靶基因标志的定长核苷酸序列三部分。②将设计好的探针与标本 DNA 中含有靶基因的特定区域杂交,形成探针-DNA 复合物,并用连接酶将探针 A、B 段连接。③针对连接完整的 MLPA 探针进行 PCR 扩增、电泳。由于探针PCR 引物为公用引物,且内含有作为各个靶基因特异标志的不同定长核苷酸序列,所以可以同时批量检测基因组的不同靶基因。

目前用于非整倍体检测的 MLPA 试剂盒含有 40 对寡核苷酸探针,13、18、21 号染色体上各有 8 对,数目不等的 X 和 Y 染色体特异性探针,另外还有几对为内参,依试剂盒不同而有差异。Van Opstal D 等对 4 000 例羊水样本进行MLPA 分析,并与 FISH 和核型分析相比较,发现 MLPA 对非整倍体的检测敏感性和特异性均达到 100%。我们曾用MLPA 对先天性心脏病患儿进行 22q 微缺失检测,不但可以发现常规 FISH 不能发现的 <1.5Mb 的缺失,还可以精确定位微缺失的范围。现还有用于检测假性肥大性肌营养不良(Duchenne muscular dystrophy/Becker muscular dystrophy,DMD/BMD)及智力发育迟缓等多种疾病的 MLPA 探针出售。

MLPA 的优点有:①DNA 降解对 MPLA 结果影响不大。②1ml 羊水即足够用于检测。③敏感性和特异性都可以与QF-PCR 媲美。④可进行半定量和定性分析,对于一些隐性疾病的携带者检测不需再行连锁分析。⑤快速、高通量,可用于大样本筛查。

3. DNA 测序技术

(1) 第一代测序技术:自 20 世纪 90 年代初,所有的DNA 测序无一例外地全部采用半自动化毛细管电泳 Sanger 测序法。Sanger 法的原理是在 DNA 聚合酶作用下,2',3'ddNTP 通过其 5' 三磷酸基团掺入到延伸的 DNA 链中,但因其缺少 3' 羟基,不能与下一个配对的碱基形成磷酸二酯键,因而链延伸反应终止。在测序反应体系中加入少量dNTP 与 ddNTP 竞争,从而得到一系列长度不等的特异性链终止产物。当四种 ddNTP 分别用四种荧光染料标记后,通过对延伸产物末端四种不同荧光颜色的区分,计算机软件便可自动读出 DNA 序列。

(2) 新一代测序方法(next generation sequencing):在过去的几年内,大规模平行测序平台已经发展为主流的测序技术,DNA 测序费用降到了以前的百分之一。新一代 DNA 测序技术有助于人们更全面、更快速地分析基因组、转录组及蛋白质之间交互作用组的各项数据。

新一代测序仪使用的测序策略是循环芯片测序法(cyclic-array sequencing),简单来说就是对布满 DNA 样品的芯片重复进行基于 DNA 的聚合酶反应(模板变性、引物退火杂交及延伸)以及荧光序列读取反应。与传统测序法相比,循环芯片测序法具有操作更简易、费用更低廉的优势,所以很快得到了广泛的应用。如利用胎儿游离 DNA 的产前诊断技术。

(3) 三代测序:近年来,测序技术取得了新的进展,发展到第三代测序。代表性的测序平台有 PacBio 公司的 SMRT和 Oxford Nanopore Technologies 纳米孔单分子测序技术。与二代测序相比,三代测序的主要优势有以下几点:1. 真正实现了单分子测序,无 PCR 扩增偏好性和 GC 偏好性;2. 超长的测序读长,平均测序读长达到 10~15kb,最长读长 40kb;3. 可直接检测碱基修饰,如 DNA 甲基化。

PacificBiosciences 推出的单分子实时(single molecular real time,SMRT)DNA 测序技术以 SMRT Cell 作为测序载体,也是基于边合成边测序的原理。该技术目前已应用于先天性肾上腺皮质增生症、地中海贫血以及脊髓性肌萎缩等特殊基因的检测。也正在推广用于基因动态突变的检测。弥补了二代测序技术的检测盲区和难点。

2014 年,Oxford Naropore 公司推出了几款基于纳米孔技术的测序仪,包括 MinION、PromethION 和 GridION。与其他测序技术不同的是,它基于电信号而不是光信号。纳米孔技术的基本原理:在充满了电解液的纳米级小孔两端加上一定的电(100~120mv),测量通过此纳米孔的电流强度。由于纳米孔的直径(2.6nm)很小,只能容纳一个核苷酸通过,所以当有核苷酸通过时,纳米孔被阻断,通过的电流强度随之发生变化。四种核苷酸的空间构象不一样,因此当它们通过纳米孔时,所引起的电流变化不一样。由多个核苷酸组成的 DNA 或 RNA 链通过纳米孔时,检测通过纳米孔电流的强度变化,即可判断通过的核苷酸类型,从而进行实时测序。

此外,单分子纳米孔技术能够检测 DNA 甲基化,它能直接读出被甲基化的胞嘧啶,这对于在基因组水平直接研究表观遗传相关现象具有极大的帮助。纳米孔技术读长很长,大约在几十 kb,且通量高,错误率目前介于 1%~4%。然而原始的 DNA 可能被读错方向,需结合一代测序技术进行校正。

三、胎儿结构异常超声筛查与诊断

（一）概述

胎儿发育的基本过程包括分化、形态形成和生长,任何因素干扰胚胎和胎儿的发育过程,重则致死,轻则出现畸形。导致胎儿结构异常的因素主要有环境因素、遗传因素和环境与遗传联合因素。环境因素有生物因素(病毒、弓形虫、支原体等)、化学因素(药物、有毒元素等)、物理因素(放射线、微波、缺氧等)、母体因素(疾病、营养等);遗传因素包括单基因病、多基因病、染色体病等,约占20%~25%;在一定的环境下,胚胎的基因发生突变,部分先天畸形是由遗传与环境因素的相互影响而诱发的。

胎儿先天性发育异常以及种类繁多的遗传综合征中,结构性畸形占绝大部分。产前常规超声筛查和诊断级别的超声检查可以发现和诊断的先天性结构畸形多达100多种。超声检查是从形态学角度进行判断,胎儿必须存在解剖结构的畸形,才有可能被超声声像所分辨与鉴别。随着超声探头技术的进步,计算机技术的发展,以及对各孕周胎儿发育特征的了解,产前超声对胎儿结构异常的诊断已经达到了很高的水平,通过显示胎儿外形和内脏结构,筛查和诊断绝大多数有形态学改变的胎儿畸形,成为诊断先天畸形、监测胎儿发育和宫内状况评估的重要手段。

18~22周是超声初步筛查胎儿畸形的重要时期,能够检出大多数的严重畸形。目前超声仪器突飞猛进的发展,超声探头分辨力的提高,以及诊断经验的积累,使得胎儿畸形的发现时间大大提早,很多重大畸形在早期妊娠就能够被诊断出来,诊断时间的早晚关系到进一步检查措施和处理的效果,尽可能早地明确诊断将对降低出生缺陷、提高围产期质量有着重要的意义。

不同种类的先天畸形可以在不同的孕周表现出来。熟悉胎儿发育异常的出现规律有助于对胎儿异常作出正确的产前诊断。包括:①早期出现并持续存在的畸形,只要超声能分辨的病变,在任何孕周都可以发现和诊断,如无脑儿、连体双胎等;②一过性异常,多数是由于染色体缺陷导致的胎儿体内液体代谢紊乱而形成,如胎儿颈背部皮下透明层增厚、脑室扩张等;③不定时出现的异常,例如胎儿脑积水最早可以发生在妊娠13周,最迟可在足月才出现;④不同时期不同表现的异常,例如胎粪性腹膜炎,肠穿孔前表现为肠管扩张,穿孔后出现腹水,后期出现腹腔内钙化灶;⑤迟发性病变,例如颅内出血或宫内感染所致的脑液化到妊娠晚期才出现。

在运用超声技术筛查和诊断先天性胎儿发育异常时,应注意:熟记胎儿不同发育阶段的解剖特征、声像图特征,只有掌握正常才能判断异常;尽量使用高分辨力的探头扫查辨别异常结构,例如应用经阴道腔内探头观察孕早期胎儿全身结构异常或孕中期胎儿头颅异常;按顺序扫查胎儿不同部位

和器官,避免漏诊;发现可疑病变、腔室积液或器官功能改变有关的征象时,应嘱短期内复查,有时还需连续观察病变的变化后方可下结论。

（二）胎儿先天畸形超声筛查

1. 孕早期超声检查 包括11周前超声检查确认宫内妊娠、明确妊娠囊的位置、确认胚胎是否存活、鉴别多胎及多胎绒毛膜性、估计孕龄等,以及在11~13周$^{+6}$评估胎儿发育、通过检测超声软指标筛查染色体异常、早期诊断一些严重形态结构改变的畸形。此期通过超声测量胎儿颈后皮下透明层厚度(nuchal translucency,NT),并联合孕妇年龄、血清学生化指标等,20多年来一直作为筛查胎儿染色体异常,尤其是21-三体综合征的重要手段。近年来由于无创DNA技术筛查染色体异常具有较高的敏感性和特异性,随着价格的下降,有逐渐替代孕早期NT联合血清学筛查的趋势,但是仍然无法替代孕早期胎儿结构的超声检查。多年的研究已证实,增厚的NT与胎儿结构异常也有密切关系,尤其是心脏畸形,此期超声检查除了NT测量,更重要的是可以检出胎儿严重形态结构畸形。遵循国际妇产超声学会(The International Society of Ultrasound in Obstetrics and Gynecology,ISUOG)和国内孕早期超声检查指南,孕早期11~13周$^{+6}$在NT检查的同时,通过扫查胎儿全身结构,显示一些重要切面,可以筛查和诊断早发的、有明显形态学改变的重大结构畸形。由于孕早期经阴道超声检查所获声像图有较高分辨力,因此建议经腹超声扫查发现可疑征象时,行经阴道超声明确诊断。以下介绍孕11~13周$^{+6}$超声应观察的胎儿结构的重要切面。

（1）NT测量切面:NT测量的标准化是其作为筛查染色体异常的超声软指标的基本条件。测量孕龄11~13周$^{+6}$(头臀长45~84mm);图像放大至只包括头部和胸部;取胎儿水平仰卧位正中矢状切面;胎儿颈部不过仰或过屈;NT清晰可见(注意分辨羊膜和皮肤界限);游标放置于透明层的上、下缘,垂直脊柱长轴;测量NT最宽处,见图2-11-21。

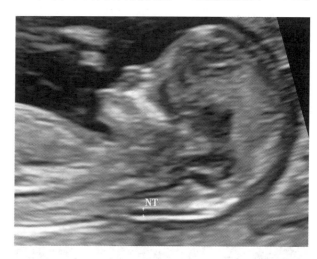

图2-11-21　11~13周$^{+6}$胎儿颈后皮下透明层(NT)标准切面及测量

孕 11~13 周$^{+6}$NT 测量值随头臀长的增加有轻微改变，但多数不超过 3mm，而 21-三体综合征的胎儿 NT 平均厚度为 3.4mm，18-三体综合征和 13-三体综合征胎儿 NT 中位数则分别为 5.5mm 和 4.0mm。后两者因有较多全身畸形，通常有典型的超声声像改变。

（2）头臀长测量切面：头臀长的测量是准确评估孕周的重要手段，尤其是对于月经周期不规律，以及 11 周前未行孕早期超声检查者。现有的超声诊断仪内，均内置标准化的头臀长径线与孕周的相关性参数，在妊娠 8~13 周$^{+6}$ 期间根据头臀长估计孕龄比较准确。头臀长测量切面取胎儿自然状态下的正中矢状切面，显示头面部轮廓和尾椎末端及生殖结节，测量头顶外缘到尾椎末端的距离，见图 2-11-22。此切面还可以筛查腹裂畸形、较大脐膨出和严重的脊柱裂脊髓脊膜膨出。

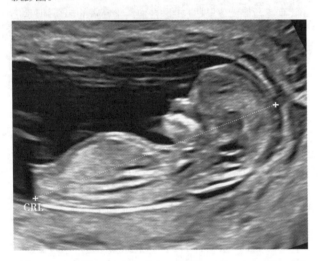

图 2-11-22　11~13 周$^{+6}$胎儿头臀长（CRL）测量切面

（3）头颅横切面：孕早期胎儿经侧脑室头颅横切面可以显示完整颅骨高回声环，其内可显示脑中线，此期脑实质较薄，主要的颅内结构为两侧侧脑室及侧脑室内高回声脉络丛，见图 2-11-23。此切面可以筛查和诊断神经管闭合缺

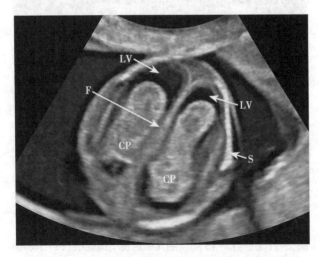

图 2-11-23　孕早期胎儿头颅经侧脑室横切面

陷、严重的脑膜脑膨出、无叶全前脑等重大畸形。

（4）胸部四腔心和三血管切面：孕早期胎儿心脏较小，灰阶超声对四腔心和大血管的显示分辨力较差，需增加彩色多普勒超声对心腔和大血管内血流充盈的观察而判断。四腔心切面可显示两条平行的房室腔内血流，三血管切面可显示 V 形的朝向脊柱的大血管，见图 2-11-24。根据这两个切面可以筛查一些早发的严重先天性心脏病，例如心脏位置异常、左心发育不良综合征、完全性房室间隔缺损等。但是要注意，孕早期胎儿心脏检查的超声参数对图像质量的影响较大，筛查效果具有较大的操作者依赖性。

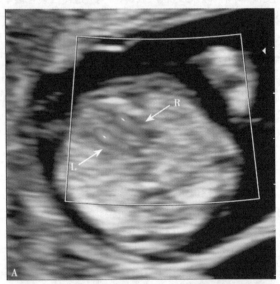

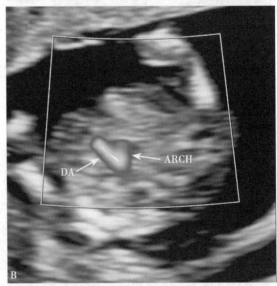

图 2-11-24　孕早期胎儿心脏四腔心（A）和三血管切面（B）彩色多普勒声像图

（5）腹部横切面：孕早期大部分胎儿胃泡可显示，此切面可显示腹壁是否完整，判断胃泡位置，见图 2-11-25。结合头臀长切面，可筛查和诊断脐膨出、腹裂、体蒂异常。

（6）四肢长轴切面：孕早期胎儿较小，超声扫查角度涵

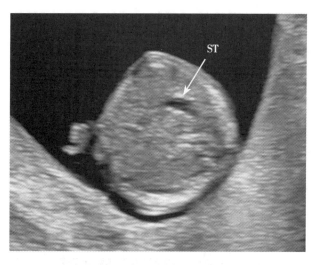

图 2-11-25　孕早期胎儿腹部横切面

盖全身,较容易在一个切面显示上肢或下肢体完整结构,以此排除肢体缺失,见图 2-11-26。但由于手指、足趾尚小,难以准确判断指/趾的异常。

2. 孕中期胎儿畸形超声筛查　孕中期超声检查的主要内容包括:测量胎儿生物学指标(双顶径、头围、股骨长度、腹围等)判断胎儿发育是否符合孕周;胎儿全身结构检

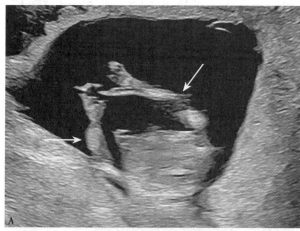

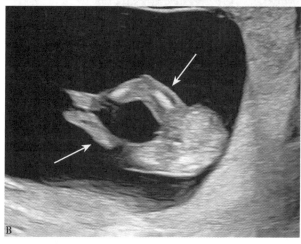

图 2-11-26　孕早期胎儿肢体声像图

查以筛查和诊断胎儿先天畸形;监测双胎妊娠并发症;母体并发症及合并症的监测等。具体包括胎儿姿势及方位、胎心搏动、胎儿数量及双胎绒毛膜性、胎龄/胎儿大小、羊水量、胎盘形态及位置、宫颈、基本胎儿解剖结构,以及子宫、附件。孕中期超声检查推荐在 18~24 周进行,对于某些边远地区或条件有限时,筛查时间可以在此前后 2 周调整。在不同地区因医疗条件或人员技术水平所限,超声检查胎儿全身结构的范围可能有所不同,根据 ISUOG 的孕中期超声检查实践指南和中国产前超声检查指南,对孕中期胎儿结构超声筛查的重要切面和内容的最低要求详述如下:

(1)头颅横切面:包括经侧脑室横切面、经丘脑横切面和经小脑横切面。

1)经侧脑室横切面:见图 2-11-27,可显示完整颅骨,呈椭圆形高回声环,大脑镰居中,两侧可显示侧脑室前角、体部和侧脑室后角,透明隔腔位于脑中线前 1/3 处,大脑实质呈低回声。两侧侧脑室内可见高回声脉络丛。显示侧脑室最宽处,通过侧脑室体部脉络丛水平,垂直于侧脑室的内侧壁测量侧脑室宽度,正常侧脑室宽度<10mm,侧脑室宽度≥10mm 称为侧脑室扩张。此切面除了可诊断无脑儿、枕部脑膨出、前脑无裂畸形等畸形之外,还可筛查胼胝体缺失、透明隔缺失、脑中线囊肿、颅内占位病变等。

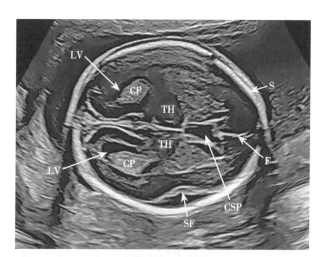

图 2-11-27　孕中期胎儿头颅经侧脑室横切面

2)经丘脑横切面:侧脑室横切面稍向下,显示两侧大脑半球对称,大脑镰居中,前方显示侧脑室前角、透明隔腔、中间为左右对称圆形低回声的丘脑,丘脑后方为大脑脚,此切面结构与经侧脑室切面基本相同,主要用于双顶径和头围的测量。

3)经小脑横切面:从丘脑切面探头向后下倾斜扫查可获得。从前向后依次可显示侧脑室前角、透明隔腔、丘脑、大脑脚、小脑、小脑延髓池。左右小脑半球之间通过稍高回声的小脑蚓部相连,呈蝴蝶形,见图 2-11-28。在此切面测量小脑横径以及小脑后方与枕骨间的小脑延髓池宽度,正常值 2~10mm。此切面可筛查后颅窝池异常,包括小脑发育不良、小脑蚓部发育异常的相关序列如 Dandy-Walker 畸形、因

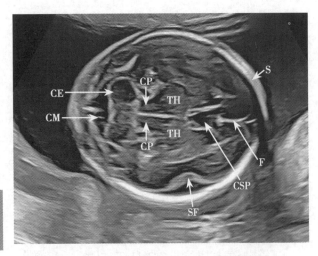

图 2-11-28　孕中期胎儿头颅经小脑横切面

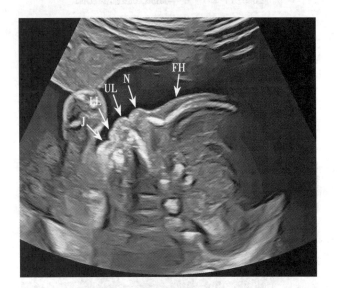

图 2-11-29　孕中期胎儿鼻唇冠状切面

开放性脊柱裂小脑疝入枕骨大孔形成的 Chiari Ⅱ 畸形，以及后颅窝蛛网膜囊肿等。

（2）面部：包括鼻唇冠状切面和头面部正中矢状切面。

1）鼻唇冠状切面：显示鼻尖、两侧鼻孔和上唇，见图2-11-29。此切面主要用于筛查较常见的唇裂畸形。

2）面部正中矢状切面：显示胎儿面部侧面轮廓，从上而下依次为前额、鼻梁及鼻骨、上唇、下唇、下颌，见图2-11-30。此切面的显示，可以筛查一些与综合征性先天异常相关的特殊面容如面中部发育不良、小下颌畸形等。

（3）胸部：胸部横切面上，胸廓形态呈圆形或椭圆形，肋骨正常弧形弯曲，双肺位于心脏两侧，呈回声均匀的中等回声，无纵隔偏移或占位。此切面观察双肺可筛查肺的先天病变，如先天性肺腺瘤样畸形、肺隔离症、上气道梗阻综合征，以及胸腔积液和膈疝等。胸腔矢状切面呈上窄下宽的桶形，膈肌呈低回声带，分隔胸腹腔，见图2-11-31。发生膈疝时，

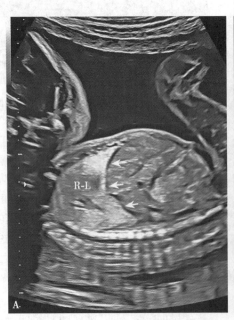

图 2-11-30　孕中期胎儿面部正中矢状切面

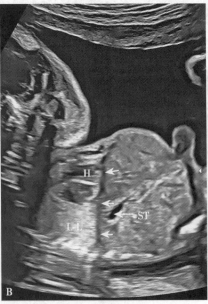

图 2-11-31　孕中期胎儿胸部右旁矢状切面（A）和左旁矢状切面（B）

此切面可以直接观察膈疝的膈肌缺损处。

（4）心脏：经胸部四腔心切面可显示心脏四腔心结构，通过观察心脏的心轴、心脏大小、心房心室比例、房室间隔、十字交叉、房室瓣膜、卵圆孔瓣、肺静脉及降主动脉横切面等结构，见图2-11-32，可以筛查部分心脏畸形，例如心脏位置异常（右旋心）、房室间隔缺损、肌部室间隔缺损、左心或右心发育不良、心脏肿瘤等。显示四腔心切面后，探头稍向胎儿头侧偏转，即可显示左室流出道切面和右室流出道切面，分别连接升主动脉和主肺动脉，两者交叉，主动脉在后下，肺动脉在前上，主动脉与肺动脉内径比值约为2：3，见图2-11-33。两条流出道切面是筛查动脉圆锥干畸形的重要切面，包括流出道型室间隔缺损、法洛四联症、大动脉转位、右心室双出口、主动脉缩窄、肺动脉闭锁、永存动脉干以及主动脉弓发育异常等。探头继续向头侧偏移，在胸腔上纵隔可显示三血管气管切面，从左向右依次为动脉导管、主动脉弓、上腔静脉横断面和气管横断面，其排列呈箭头形朝向脊椎左前方，见图2-11-34。此切面对于筛查和诊断大血管异常具有重要作用。

（5）腹部：包括经胃泡上腹部横切面、双肾横切面和脐带入口膀胱横切面。

1）上腹部横切面：胃泡位于左上腹，呈椭圆形无回声，肝脏大部分位于上腹部偏右侧，实质回声均匀，脊柱左前方可显示降主动脉横断面，降主动脉和脊柱右前方可显示下腔静脉横断面，肝脏中部可显示脐静脉肝内段，见图2-11-35。腹部两侧各显示一条肋骨。此切面是腹围测量的标准切面，可筛查和诊断腹壁发育异常、腹腔积液、腹腔内占位病变、十二指肠闭锁双泡征、食管闭锁（胃泡不充盈）以及肠管扩张等。

2）双肾横切面：经双肾上腹部横切面显示腰椎两旁的双肾，呈椭圆形，见图2-11-36。在肾脏横切面上测量肾盂前后径。正常情况下双侧肾盂可有轻度分离，妊娠24周前肾盂前后径<5mm，后期稍增宽<10mm，肾盂分离在正常范

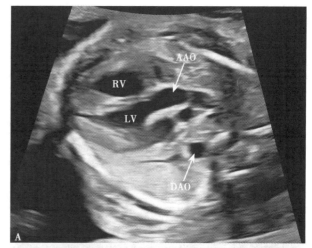

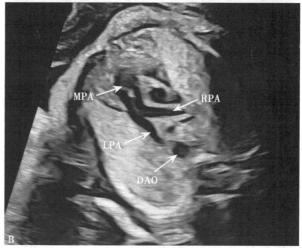

图 2-11-33　孕中期胎儿心脏左室流出道切面（A）和右室流出道切面（B）

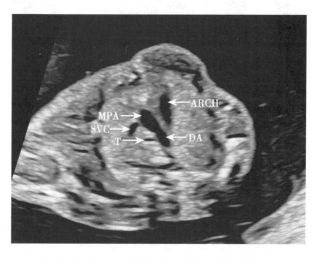

图 2-11-34　孕中期胎儿心脏三血管气管切面

围时，不需常规提示宽度。此切面加上双侧肾矢状切面是筛查和诊断胎儿泌尿系统畸形的重要切面，先天异常包括先天性肾缺如、各类多囊性肾发育不良、泌尿系统梗阻、肾和肾上腺肿瘤等。

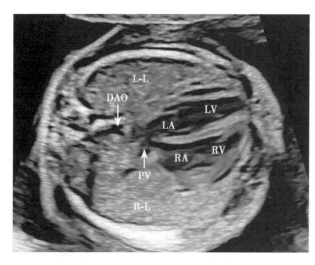

图 2-11-32　孕中期胎儿心脏四腔心切面

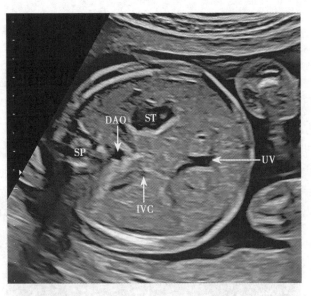

图 2-11-35 孕中期胎儿上腹部横切面

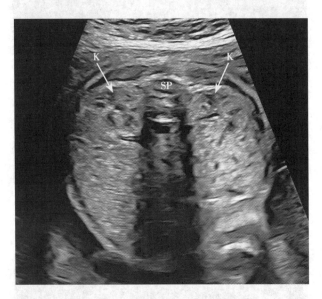

图 2-11-36 孕中期胎儿双肾横切面

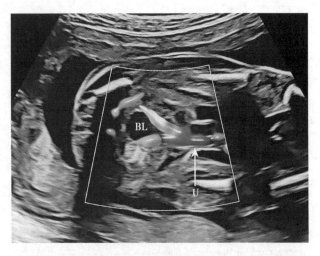

图 2-11-37 孕中期胎儿经膀胱水平腹部横切面彩色多普勒声像图

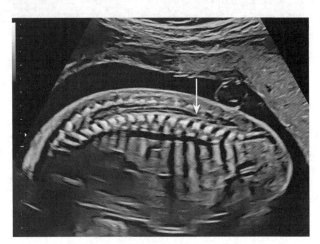

图 2-11-38 孕中期胎儿脊柱正中矢状切面

3）经膀胱水平脐带插入点腹部横切面：显示下腹壁完整，膀胱呈无回声区，彩色多普勒超声显示膀胱两侧脐动脉，向上朝下腹脐轮走行，左右两侧脐动脉与脐静脉构成脐带脐轮部，脐血管经此进出腹腔，见图 2-11-37。此切面可筛查和诊断腹裂畸形、脐膨出、膀胱外翻、巨膀胱、单脐动脉等。

（6）脊柱：通过观察脊柱正中矢状切面、冠状切面和各段椎体横切面，结合头颅"香蕉小脑"征，可诊断开放性脊柱裂脊髓脊膜膨出，以及筛查脊柱侧弯畸形、闭合性脊柱裂脊髓栓系、骶尾部畸胎瘤等。

1）正中矢状切面：脊柱连续，正常生理弯曲存在，背部皮肤完整。椎体排列整齐，椎管内可显示脊髓、脊髓圆锥和马尾，孕中期 20 周后，脊髓圆锥位于第二腰椎水平，见图 2-11-38，若在第三腰椎水平以下，则应注意脊髓拴系。

2）冠状切面：偏腹侧的一排椎体位于中线部位，偏背侧

的两排椎弓平行，至骶尾部逐渐靠近。此切面行三维超声成像，可显示脊柱全程，排除脊柱侧弯。

3）横切面：从颈椎至骶尾椎，各椎体与两侧椎弓围绕神经管排列。

（7）四肢：按照从近端到远端顺序追踪扫查四肢，显示双侧上臂的肱骨，前臂的尺骨、桡骨，有条件时可观察远端的手掌和手指；显示双侧大腿的股骨，小腿的胫骨、腓骨，以及远端的足底。可以筛查和诊断四肢骨骼异常，包括致死性骨发育障碍、短肢畸形、截肢样畸形、手脚缺如以及桡骨缺失等。还可通过动态观察胎儿肢体姿势和运动筛查关节挛缩症。

（三）严重致死或致残先天畸形产前诊断

1. 无脑畸形（anencephaly） 是由于头侧神经管闭合失败导致颅骨发育不全，脑组织暴露于羊水中，不自主的胎动使发育中的脑组织变成不规则神经血管组织（露脑），最后脑组织破坏消失形成无脑畸形。属于致死性畸形。孕早期超声筛查即可发现和诊断。露脑畸形超声表现为眼眶上

方脑组织凸出，呈"米老鼠面容"。脑组织完全崩解时，胎儿头臀长较短，眼眶上方缺乏脑组织导致胎儿面部呈"青蛙样"外观，见图 2-11-39。孕中期超声对于无脑儿的检出率可达 100%，目前大部分病例可在孕早期 NT 测量时检出。25%~50% 的病例可合并其他异常，有合并异常时染色体异常风险增高。

2. 脑膜脑膨出（meningoencephalocele） 是由于颅骨和硬脑膜缺损，脑膜及覆盖着脑膜的脑组织从缺损处疝出而形成。脑膨出大部分发生于中线、累及枕部（75%~85%）。额部、顶部偏一侧和顶骨间隙较少见。部分脑膨出合并其他颅内或颅外畸形，是一些异常综合征的表现之一，例如 Merkel-Gruber 综合征和 Walker-Warburg 综合征。严重脑膜脑膨出建议终止妊娠。严重的脑膜脑膨出 80% 在孕早期行超声检查即可发现，表现为颅骨高回声环不完整，脑组织在颅骨缺损处向外膨出，见图 2-11-40。但位于额部、顶部的脑膨出，尤其是病灶较小时，各孕期均容易漏诊。

3. 前脑无裂（holoprosencephaly） 又称全前脑，是由于神经管腹侧诱导失败，前脑泡不能完全分裂为端脑和间脑泡而形成不同类型的前脑无裂，包括无叶型、半叶型、叶状型。因额鼻突生长发育障碍，导致合并多种面中部发育畸形包括独眼、喙鼻、眼距过窄等。通常伴有染色体异常，特别是 13-三体综合征。无叶型、半叶型全前脑预后差，建议终止妊娠。孕早期超声检查通过显示颅内大的单一脑泡，无脑中线结构，发现和诊断最严重的无叶型全前脑。发现全前脑声像后，应常规扫查胎儿面部结构，观察有无独眼、喙鼻，见图 2-11-41。

4. 严重开放性脊柱裂伴脊髓脊膜膨出（myelomeningocele） 是由于脊柱背部中线结构缺损，椎管开放，脊髓脊膜通过缺损处暴露于羊膜腔内。属于致死性畸形。开放性脊柱裂好发于腰骶部，其次是骶部、胸腰部和颈部。孕早期超声检查可通过向背部凸出的骶尾部囊性或混合性包块诊断严重开放性脊柱裂伴脊髓脊膜膨出，见图 2-11-42。因脑脊液流入羊膜腔，蛛网膜下腔压力降低形成的"柠檬头"和"香蕉小脑"等间接征象可作为孕中期的重要诊断线索。

5. 严重胸腹壁缺损内脏外翻（viscera eversion） 是由于胸腹壁全层缺损导致心脏、肝脏、肠管等结构漂浮于羊水中。属于致死性畸形。70% 母血清甲胎蛋白明显升高。孕早期超声筛查即可发现和诊断，表现为胎儿腹壁不完整，胸

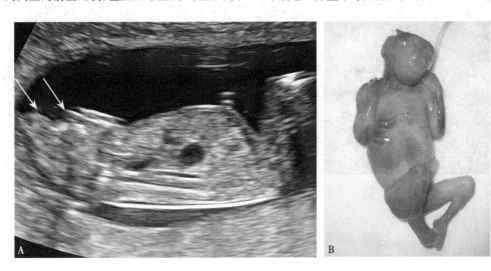

图 2-11-39　无脑儿声像图（A）与病理标本（B）

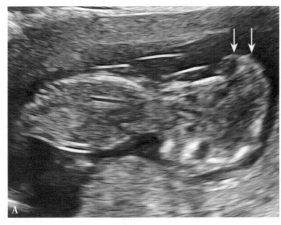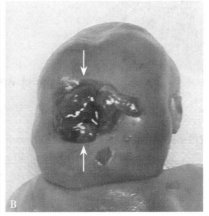

图 2-11-40　脑膨出声像图（A）与病理标本（B）

第十一章　胎儿异常与多胎妊娠

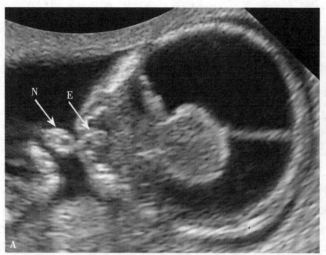
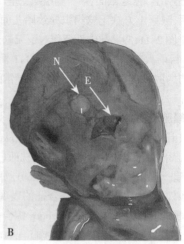

图 2-11-41　全前脑合并独眼、喙鼻声像图（A）与病理标本（B）

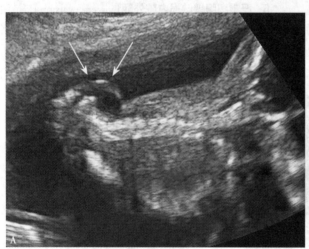
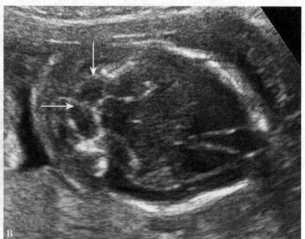
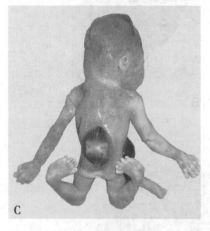

图 2-11-42　开放性脊柱裂脊髓脊膜膨出声像图（A、B）与病理标本（C）

腹腔脏器漂浮于羊膜腔中，见图 2-11-43。

6. 左心发育不良综合征（hypoplastic left heart syndrome，HLHS）　是以严重的左心室和左室流出道发育不良为特点的一系列病变。包括两种类型，第一类是二尖瓣和主动脉瓣闭锁，形成功能性单心室。超声表现为四腔心切面异常，左右心比例不对称，左心室狭小，二尖瓣开合受限，见图 2-11-44，可伴心内膜弹性纤维增生。第二类是主动脉闭锁、

发育不良，但二尖瓣开放良好，左心室增大。早发严重的左心发育不良综合征属于致死性畸形，部分病例于孕早期即可作出诊断。15%~20% 可合并其他心内或心外畸形，最常见的染色体异常是 45，X。

7. 双肾缺如　属于致死性畸形，超声表现为 16 周后双肾窝未见明确肾脏声像、膀胱未显示以及羊水过少甚至无羊水，见图 2-11-45。双肾缺如合并染色体异常的风险较低

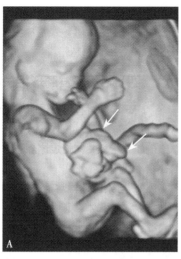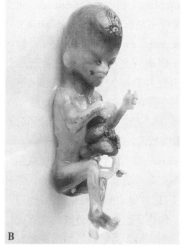

图 2-11-43　胸腹壁缺损内脏外翻三维超声成像图（A）与病理标本（B）

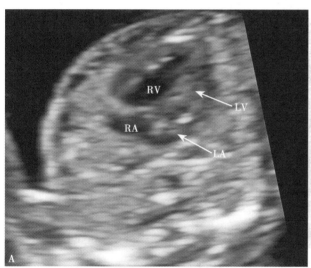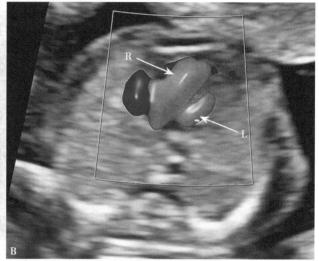

图 2-11-44　左心发育不良综合征灰阶（A）和彩色多普勒声像图（B）

（1%~5%），合并非染色体异常综合征的风险约为 20%~25%，例如尾椎退化综合征等。

8. 常染色体隐性遗传性多囊性肾病（autosomal recessive polycystic kidney disease，ARPKD）　又称婴儿型多囊肾，Potter Ⅰ型肾病，与 6p21 上的 *PKHD1* 基因突变有关。若父母双方携带相关异常基因，再发风险率约为 25%。超声表现为双侧肾脏对称性、均匀性增大，弥漫性回声增强，皮髓质分界不清，见图 2-11-46。16 周后开始出现严重羊水过少，膀胱无法显示。婴儿型多囊肾患儿可因肺发育不良在新生儿期死亡，预后差。部分婴儿型多囊肾合并其他结构畸形，是一些异常综合征的表现之一，例如 Merkel-Gruber 综合征等。

9. 致死性骨发育障碍（fatal dysosteogenesis）　以严重短肢和胸廓发育不良为主要特征的多种骨发育异常疾病，

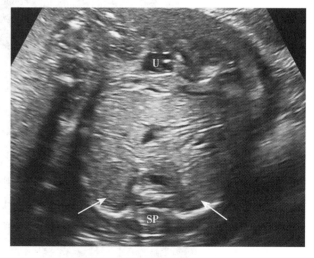

图 2-11-45　双肾缺如腹部横切面声像图

包括软骨发育不全（achondroplasia）、成骨不全（osteogenesis imperfecta）Ⅱ型、致死性骨发育不全（thanatophoric dysplasia）、短肋多指综合征（short rib polydactyly syndrome）等。致死性骨发育障碍共同的超声表现是严重四肢长骨短小（<-4SD），严重胸廓发育不良并双肺发育不良(胸围<第5百分位数，股骨长度/腹围<0.16，心胸比>0.6)，见图2-11-47。这类疾病常合并致病基因突变和家族遗传倾向，可建议全外显子测序明确致病基因。

10. 连体双胎（conjoint twins） 发生于单羊膜囊双胎妊娠，在受精第13天胚盘不完全分离而形成连体双胎。依据连体双胎联结的部位分类，最常见为胸腹部连胎，其他还有连头、连臀、连背双胎等。依据胚盘两部分分离的均等或不均等性，可分为对称性连胎和非对称性连胎，后者两胎大小、排列不一，小的一胎又称为寄生胎。孕早期超声检查可观察到2个胎儿身体紧靠，胎动时无法分开，10周后才能观察到相连的部位，见图2-11-48。连体双胎不仅会造成阴道分娩困难，还会由于联结造成各种严重的异常和畸形。双胎联结越广泛，预后越差。

（四）胎儿多发畸形相关的异常综合征

超声筛查过程中发现胎儿出现两个或两个以上结构异常时，应考虑与严重染色体异常相关的遗传综合征，以及非染色体异常相关的特定综合征。多发异常的各种组合提示存在不同的综合征。

1. 与染色体异常相关的结构异常 常见的染色体异常包括21-三体(唐氏综合征)、18-三体（Edward综合征)、13-三体（Patau综合征)、45,X(特纳综合征)、三倍体等。可观察到多发结构畸形，包括颅脑、头面、胸部、心脏、腹部、四肢骨骼等全身结构异常，还可同时合并其他的超声软标志，例如颈部皮层增厚、鼻骨钙化不良、鼻梁扁平、脉络膜囊肿、

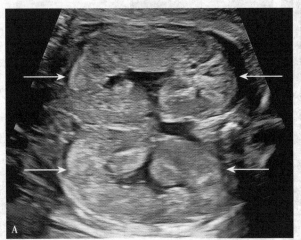
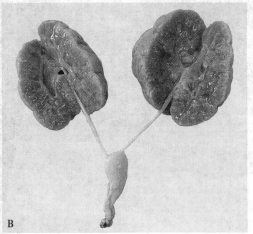

图2-11-46 婴儿型多囊肾声像图（A）与病理标本（B）

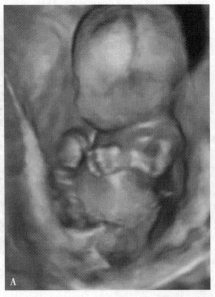
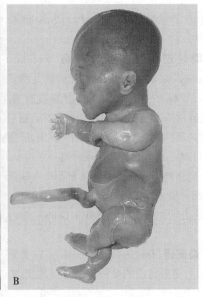

图2-11-47 致死性骨发育不良三维超声成像图（A）与病理标本（B）

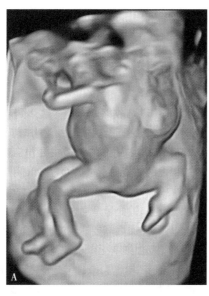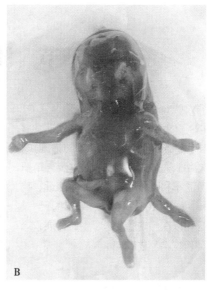

图 2-11-48　连体双胎(连胸连腹连背)三维超声成像图(A)与病理标本(B)

四肢短小、肠管回声增强、小指中指骨短小等。不同的超声异常(包括结构畸形和超声软指标)与不同的染色体异常有一定的相关性。

例如 21-三体综合征除了结构畸形外,较特征的表现是早期出现超声软指标异常,例如颈后皮层增厚、鼻骨钙化不良等;18-三体综合征的特征性异常包括多种畸形出现,草莓头、脉络膜囊肿、对位不良型室间隔缺损、重叠指、脐带囊肿等;13-三体综合征则有严重的结构畸形,如全前脑、独眼、中央性唇腭裂、严重心脏畸形、多指等;特纳综合征早期可出现胎儿水肿,后期可出现胎儿生长受限、主动脉缩窄;染色体三倍体中,若是父源性三倍体,则发育为葡萄胎,若为母源性三倍体,胎儿虽可发育至孕晚期,但有严重的胎儿生长受限,还可出现小下颌、心脏畸形、脊髓脊膜膨出及并指、足内翻等。其他常见的染色体异常还有 22 号染色体微缺失,可表现为唇腭裂、圆锥动脉干畸形、胸腺缺失等。

2. 与非染色体异常相关的畸形　胎儿期可以通过发现多发结构畸形,诊断出一些特定的异常综合征、联合征或序列征。例如羊膜带综合征(amniotic band syndrome),以胎儿体表结构破坏、带状羊膜紧贴胎体为主要表现;颅缝早闭综合征表现为头小、头颅形态异常、特殊面容、手足并指/趾畸形;VACTERL 联合征同时发生多系统畸形,包括脊柱(vertebral)、肛门(anal)、心脏(cardiac)、气管食管(tracheoesophageal)、肾脏(renal)和肢体(limb)畸形;Beckwith-Weidemann 综合征主要特征为巨舌、巨大儿和内脏肥大,故又称为脐膨出-巨舌-巨体综合征;Meckel-Gruber 综合征表现为枕部脑膨出、多囊性肾发育不良及轴后多指。产前可检出的具有结构畸形的综合征有

限,有怀疑的病例,可通过查找网络资源,如 OMIM(Online Mendelian Inheritance in Man)等,进行表型比对,以辅助诊断。绝大部分产前发现的异常综合征检测不到染色体和基因层面的遗传物质改变,但是近年来随着外显子测序技术的发展,部分综合征、联合征或序列征病例可以检出致病性的基因改变,对了解异常综合征致病机制具有重要的指导意义。

(五)胎儿畸形产前超声筛查与诊断的局限性

妊娠 11 周后的妊娠早期超声结构检查可以诊断出一些严重的、形态学改变明显的先天畸形,例如无脑儿、脑膜脑膨出、无叶或半叶全前脑、单心室、肢体缺失、连体双胎、胸腹壁缺损内脏外翻、羊膜带综合征等,以及筛查有超声软指标改变的染色体三体征,但是部分重要畸形和大部分常见畸形,直至孕中期才出现明显结构改变,无法在孕早期进行诊断。因此目前孕早期畸形筛查多数针对有不良孕产史、先天畸形和遗传缺陷的风险升高者。孕中期的常规超声检查可检出80% 以上的结构畸形,但检出率受检查者的经验、仪器的分辨力、孕妇的 BMI、羊水量、胎儿位置等因素的影响,在不同的产前诊断机构、不同的操作人员间可能存在很大的差异。虽然产前超声技术的进步,使得绝大部分的先天性结构畸形可被检出,但需要强调的是,即使最有经验的操作者、使用最好的超声仪器,也不能保证没有漏诊,尤其是那些只有在妊娠后期才表现出来的畸形。因此产前超声检查之前,医护人员应将超声检查的益处和局限性对孕妇及其丈夫进行告知,充分做到知情同意。

(胡娅莉　谢红宁)

第十一节 胎儿宫内治疗

随着"胎儿也是病人(The fetus as a patient)"理念的日益深入,以胎儿为主体的宫内治疗在近30年得到飞速发展,包括手术方式的转变、手术器械的改进、早产预防措施和胎儿麻醉的进展,每一次治疗理念和治疗技术的进步与革新,都对降低患病胎儿的死亡率和改善远期预后产生深远影响。胎儿宫内治疗在我国起步较晚,但近些年发展迅猛,已有越来越多的胎儿宫内治疗可以在国内胎儿医学中心开展,本节将介绍这一新兴领域的新技术及进展。

一、胎儿宫内治疗的分类

(一)根据手术方法分类

1. 微创性胎儿手术 指通过胎儿镜及其他介入性方法对胎儿进行手术,不必切开和关闭子宫。如宫内输血术、射频消融术、胎儿镜下腔内球囊气管闭塞术等。

2. 开放性胎儿手术 指切开子宫对胎儿进行手术,完成胎儿手术后关闭子宫切口,继续妊娠。如开放性胎儿手术治疗胎儿脊髓脊膜膨出、骶尾部畸胎瘤等。

3. 子宫外产时处理 也称胎盘支持下胎儿产时手术,是在保持胎儿-胎盘循环的同时进行胎儿手术。

(二)根据手术对象分类

1. 针对胎儿的手术 如球囊肺动脉瓣成形术、胎儿膀胱-羊膜腔引流术、胎儿镜下脊髓脊膜修补术等。

2. 针对胎儿附属物的手术 如胎儿镜下胎盘吻合血管激光电凝术、羊膜索带分解术以及胎盘绒毛膜血管瘤的激光治疗等。

二、常见胎儿宫内治疗

(一)宫内输血术

宫内输血术主要用于纠正各种原因引起的胎儿严重贫血及血小板减少症,防止胎儿水肿的发生,改善胎儿预后。最早的胎儿宫内输血在1963年由Liley开始,经胎儿腹腔输血,沿用了近20年,胎儿生存率得到明显提高,但对于胎儿水肿及早发型胎儿贫血,其预后仍然很差。1981年Rodeck等提出胎儿血管内输血,此后又出现了超声引导下经皮穿刺胎儿血管内输血术。技术上的改进及新生儿监护的进步,使得严重贫血的胎儿及水肿的胎儿生存率提高。胎儿贫血的严重程度可以通过超声大脑中动脉收缩期血流峰值评估。

当大脑中动脉收缩期血流峰值值达到1.5MoM值,甚至有升高的趋势时,提示严重贫血,需要产前干预。

目前宫内输血的途径主要包括脐静脉输血和腹腔输血,供血的血型通常选择O型Rh阴性血,血细胞比容要求达到75%~85%,且要求输血前经过γ射线照射以及完成传染病筛查。输血量是通过胎儿-胎盘血容量、初始胎儿血细胞比容和输血后需要达到的胎儿血细胞比容计算得出。输血后,胎儿血细胞比容一般需达到45%,输血结束后,要测定胎儿的血细胞比容,以确定是否达到目标的血细胞比容。成功输血后,大脑中动脉的收缩期峰值会迅速下降。有些胎儿会发生持续性溶血,胎儿血细胞比容以每天1%的速度下降。因此,胎儿严重贫血的情况下,可能一次输血效果不佳,需要重复输血。对于期待孕36~37周分娩的胎儿,孕34周时进行最后一次宫内输血。宫内输血的近期并发症包括胎膜早破、早产、感染、胎儿死亡等,远期并发症包括:神经系统损伤,与水肿密切相关;新生儿骨髓抑制,网织红细胞缺乏;婴儿期血型混乱;多次宫内输血术造成铁负荷过重、新生儿肝功能异常、凝血功能障碍等。

(二)双胎输血综合征的宫内治疗

双胎输血综合征(twin-twin transfusion syndrome,TTTS)是单绒毛膜性双胎妊娠特有的并发症,占单绒毛膜性双胎并发症的10%~15%。发病机制尚不明确,多发生于孕16~26周。孕24周前未经治疗的TTTS,胎儿病死率可达90%~100%,存活胎儿中发生神经系统后遗症的比例高达17%~33%。

TTTS的诊断标准是:单绒毛膜性双胎中,一胎儿出现羊水过多(孕20周前羊水最大深度>8cm,孕20周后羊水最大深度>10cm),同时另一胎儿出现羊水过少(羊水最大深度<2cm)。目前最常用的TTTS分期是Quintero分期,依据疾病的严重程度分为Ⅰ、Ⅱ、Ⅲ、Ⅴ期。

TTTS最早的治疗方法是羊水减量术,旨在通过降低羊膜腔压力而延长孕周,术后至少一胎存活率为50%~60%。与羊水减量术相比,胎儿镜激光凝固胎盘间吻合血管术能明显改善TTTS患儿的预后。Senat等对142例TTTS的随机对照研究发现,胎儿镜激光术治疗后的TTTS患儿,其预后明显好于反复的羊水减量术,胎儿镜激光术治疗后的一胎存活率在76%左右,明显高于羊水减量术的56%;同时,神经系统后遗症的发生率也有所降低,且术后平均分娩孕周(孕33周)也晚于羊水减量术后(孕29周)。目前胎儿镜激光术治疗TTTS的指征为QuinteroⅡ~Ⅳ期。对于TTTSⅠ期的患儿,是采用期待治疗、羊水减量术治疗还是胎儿镜激光术治疗,目前尚存争议。TTTS I期患儿的预后在一定程度上取决于疾病是否进展,10%~45.5% 的患儿会发生病情恶化,这种转归的不确定性正是 TTTS I期患儿是否需要接受胎儿镜激光术治疗存在争议的原因所在。胎儿镜激光术治疗 TTTS 的最佳孕周为孕 16~26 周。也有少数医疗中心进行了孕 16 周前及孕 26 周后的胎儿镜激光术治疗。胎儿镜激光术治疗 TTTS 在全世界范围内开展,治疗效果已被广泛认可。近年来,国内已有多个胎儿医学中心开展了胎儿镜激光术治疗,结果提示,接受胎儿镜激光治疗的 TTTS 患者术后至少一胎存活率为 60.0%~87.9%,两胎存活率为 51.5%,平均分娩孕周为 33~34 周。

(三)胎儿胸腔积液的宫内治疗

胎儿胸腔积液是位于胸膜间隙内非特异性的液体蓄积,胸腔积液过多可以导致纵隔移位、异常静脉回流、继发性肺压缩甚至胎儿水肿和死胎的发生。根据发生的原因可分为原发性和继发性。不同病因胎儿预后截然不同,所以在制订治疗方案前,要尽可能寻找病因,针对不同病因,选择相应的治疗策略。对于原发性的胸腔积液,胎儿宫内治疗技术包括胎儿胸腔穿刺术、胎儿胸腔-羊膜腔分流术、胎儿胸膜固定术等,不同治疗技术各有优缺点,需根据不同病例实施个性化选择。

1. 胎儿胸腔穿刺术 是目前治疗胎儿胸腔积液的常用手术方法。手术操作简单,技术难度相对较低。在未合并胎儿水肿的病例中,可首选胎儿胸膜腔穿刺术,一方面,可抽取胸腔积液用于产前诊断,对于胸腔积液的遗传学检查,除了常规的染色体核型和基因芯片外,还应该提供全外显子测序排除已知的单基因疾病;另一方面,通过穿刺减少胎儿胸腔积液量,试探性治疗,术后严密观察,评估胎儿胸腔积液是否再次产生以及产生速度,结合孕周,决定是否进一步行胎儿胸腔-羊膜腔分流术。孕周大,胸腔积液产生速度慢,可选择重复胎儿胸膜腔穿刺,孕周小,胸腔积液产生速度急,最好选用胎儿胸腔-羊膜腔分流术。

2. 胎儿胸腔-羊膜腔分流术(thoracoamnioticshunting,TAS) 手术原理是通过放置分流管,将胸腔积液持续引流到羊膜腔内,以减少胎儿胸腔积液量,促使胎肺扩张,并减轻对心脏的压迫,减少肺发育不良、心功能不全、胎儿水肿的发生。TAS 的手术指征目前尚不统一,主要应用于严重的胎儿胸腔积液,合并有胎儿水肿,或反复胸腔积液穿刺后体液快速复聚的病例。TAS 本身也有一定的并发症,包括早产、流产、胎膜早破、感染、出血、分流管移位、分流管堵塞等。

3. 胎儿胸膜固定术 也称胸膜闭锁术,是通过往胎儿胸膜腔内注射硬化剂,使胸膜产生无菌性炎症反应而发生脏层和壁层胸膜粘连固定,使胎儿胸腔积液增长缓慢或不再增长,达到治疗目的。胎儿胸膜固定术相对于胎儿胸腔-羊膜腔分流术,宫内操作简单,在不伴胎儿水肿的病例中可作为胎儿胸腔-羊膜腔分流术的辅助治疗方法,但需谨慎选择,因

为在失败的情况下,可能妨碍后续放置胸腔分流管。在水肿胎儿中治疗效果不佳。

胎儿胸腔积液的预后取决于其原发病因。原发性胸腔积液不伴有胎儿水肿时,多数预后良好。宫内治疗可能改善原发性胸腔积液伴有水肿胎儿的围产结局,但宫内治疗的指征、各种干预技术的安全性及有效性尚需要大样本的临床研究来评估。

(四)先天性肺囊腺瘤畸形的宫内治疗

先天性肺囊腺瘤畸形是一种肺发育不良或错构瘤,以终末细支气管过度增生和肺泡数量减少为特点。通常累及单个肺叶,可在孕期退化,也可继续增大导致胎儿肺发育不良和胎儿水肿。如出现胎儿水肿,期待治疗胎儿预后很差,应考虑胎儿宫内治疗。常见的宫内治疗的方法包括肾上腺皮质激素治疗、肺囊腺瘤大囊穿刺抽吸术、肺囊腺瘤大囊-羊膜腔分流术、病变局部热凝固术、开放的胎儿手术行肺叶切除术以及胎儿分娩时子宫外产时肺叶切除术。

大囊型肺囊腺瘤胎儿一般可先对大囊行穿刺抽吸术试探性治疗,术后评估是否进一步行大囊-羊膜腔分流术。大囊-羊膜腔分流术可有效降低瘤头比,并延长分娩孕周,提高胎儿生存率。微囊型 CCAM 的胎儿发生水肿不适合行分流术,产前可使用肾上腺皮质激素(地塞米松或倍他米松)促使胎肺成熟,尝试改善胎儿水肿。在孕妇及家属允许的情况下,也可以考虑通过开放性胎儿手术行肺叶切除术,但须让孕妇及家属充分理解手术对母胎的利弊风险。手术成功后,胎儿水肿可 1~2 周内消失,纵隔回到正常位置,残余肺快速追赶生长。微创技术用于 CCAM 也有报道,在超声介导下使用热凝固术选择性阻断供应病变的血管,已报告有良好的结局,但目前缺少大样本的对照研究资料。

(五)胎儿下尿路梗阻的宫内外科手术

下尿路梗阻是一组疾病,包括后尿道瓣膜、前尿道瓣膜、尿道狭窄及闭锁等。后尿道瓣膜是其中最常见的类型。胎儿下尿路梗阻(fetal lower urinary tract obstruction,LUTO)可导致膀胱膨胀、输尿管扩张、肾积水,肾积水压迫肾实质,进一步影响肾功能,最终导致肾功能不全,羊水量减少,引起胎儿肺发育不全。如果不经治疗,LUTO 的围产期死亡率较高,存活儿中有着较高的慢性肾功能不全发生率。目前采用的宫内治疗方法是膀胱-羊膜腔引流。该手术通过微创途径将"猪尾巴管"的一端放置到胎儿膀胱内,另一侧放置到羊膜腔,使胎儿尿液绕过尿道梗阻,直接到羊膜腔,防止肾衰竭、肺发育不良和因羊水少导致的物理变形。目前还没有循证医学的文献来支持如何选择合适的病例进行该手术,大多数中心手术的标准为:胎儿出现严重的羊水过少但尚存在一些肾功能。即使膀胱-羊膜腔分流术产前能达到较好的尿液分流,高达 1/2 的存活者在儿童期仍有慢性肾功能不全。对于后尿道瓣膜,亦有学者采用胎儿膀胱镜产前激光消融后尿

道瓣膜可以防止肾功能恶化和改善产后结局,目前仍处在试验阶段。

(六)胎儿镜下腔内球囊气管闭塞术

严重的先天性膈疝患儿可能因为严重肺发育不全而导致出生后无法存活。胎儿镜下腔内球囊气管闭塞术(fetoscopic endoluminal tracheal occlusion,FETO)手术是通过胎儿镜将一个用于阻塞血管的球囊放置到声带下方的气管内。由于该手术阻止了肺泡液的外排,使得肺组织不断被膨胀和拉伸,有利于肺的发育。与期待治疗相比,FETO手术明显提高了严重的孤立性左侧膈疝的新生儿存活率,并显著降低了新生儿病死率。FETO的手术适应证,需要同时满足以下几项:①孤立性CDH单胎妊娠,胎儿无其他畸形,染色体核型正常;②存在肝膈疝,至少1/3肝脏疝入胸腔;③LHR≤1.0。影像学指征还包括:o/e LHR<25%或o/e TotFLV<35%等。FETO的手术时机暂无定论。Deprest在欧洲进行的一项临床试验显示,实施FETO的孕周为27~30周。为了避免长期气管堵塞对肺表面活性物质的抑制,临床上通常在妊娠34周左右开放气道,解除气道梗阻。开放气道的方法有选择性胎儿镜手术和子宫外产时处理。

(七)胎儿主、肺动脉狭窄的宫内治疗

1. 主动脉瓣狭窄 胎儿主动脉瓣狭窄伴室间隔完整可能在孕期导致左心发育不良综合征的发生并进展,如果左心发育不良综合征出生后手术,会形成一个远离最优心脏结构的单心室Fontan循环,明显增加患儿的死亡率和患病率。因此,胎儿宫内手术为改善胎儿预后提供了希望。目前主要手术方法是球囊主动脉瓣成形术,这种手术利用球囊扩张狭窄的主动脉瓣膜,增加左侧心室血流量,改善了冠状动脉血流灌注,减少了胎儿心脏缺血性损伤,使得心室生长,避免引起心肌纤维化,从而为产后修复双心室功能作准备。球囊主动脉瓣成形术常见围手术期并发症包括心动过缓导致需要胎儿复苏、心包积血、心室血栓形成、胎死宫内、胎膜早破等。

2. 肺动脉瓣狭窄 和主动脉瓣狭窄一样,胎儿肺动脉瓣狭窄可能导致右心发育不良,如任其进展,出生后治疗,胎儿预后差,目前胎儿宫内手术主要方法是球囊肺动脉瓣成形术,利用球囊扩张狭窄的肺动脉瓣膜,增加右心室血流量,使得心室生长,阻止或延缓心室发育不全,从而为产后修复双心室功能作准备。

(八)胎儿脊髓脊膜膨出的宫内治疗

脊髓脊膜膨出(myelomeningocele,MMC)是最常见的先天性中枢神经系统异常,由神经管闭合失败引起,主要表现为脊膜和脊髓从椎管的缺陷处膨出。如果是开放性病变,脊髓神经暴露于羊水中,会导致胎儿期"二次打击",羊水中的神经毒性物质会逐渐破坏神经系统的发育,从而发展成严重后遗症,如智力低下、运动障碍、肛门括约肌功能障碍、性

功能障碍及ChiariⅡ畸形等,而且这些损害是不可逆的。因此,MMC患儿消极等待出生后手术修复往往预后不佳,于是MMC的宫内外科手术治疗成为研究的热点。

脊髓脊膜膨出治疗研究(management of myelomeningocele study,MOMS)是一项由美国国立卫生研究院(NIH)资助的多中心前瞻性随机对照试验,该试验比较了183例MMC开放性胎儿手术治疗和出生后外科治疗的患儿预后,发现相较产后手术组,开放性胎儿手术可有效改善出生后30个月患儿的精神发育和运动功能,并且在逆转后脑疝方面,开放性胎儿手术组优于产后手术组,而在出生后脑脊液分流术的实施率上,开放性胎儿手术组显著低于产后手术组。MOMS试验证实了开放性胎儿手术治疗MMC的有效性,目前开放性胎儿手术已是产前治疗MMC的金标准。

开放性胎儿手术可增加早产和再次妊娠子宫破裂或裂开的风险,为了降低母体风险,胎儿镜下脊髓脊膜修补术作为新的产前治疗MMC的手术方法而被广泛研究。已有研究表明,胎儿镜下脊髓脊膜修补术和开放性手术相比,胎儿神经发育结局和出生后脑脊液分流术的实施率无明显差异,但可降低子宫裂开风险,且可以阴道试产,手术的母体并发症明显下降,但同时发现MMC修补处裂开和泄露的发生率比开放性胎儿手术高。

(九)胎儿分娩时子宫外产时治疗

子宫外产时治疗(ex-utero intrapartum treatment,EXIT)又称胎盘支持下胎儿产时手术,即在保持胎儿胎盘循环的同时进行胎儿手术。EXIT最初用于胎儿重度先天性膈疝的气道闭锁治疗,在保持胎儿胎盘循环的情况下,移除胎儿气管腔内球囊,确保气道通畅后,结扎脐带,将胎儿从母体分离。后来EXIT的应用扩展到胎儿颈部巨大肿块、先天性高位性气道阻塞综合征和重度小颌畸形的开放呼吸道治疗(EXIT-to-airway)、先天性心脏病的体外膜氧合治疗(EXIT-to-ECMO)以及巨大胸腔肿块的手术切除(EXIT-to-resection)。

EXIT的手术处理关键在于维持子宫松弛状态和子宫容量,以维持胎盘灌注和减少胎盘剥离。孕妇深度麻醉的同时保证孕妇血压正常,对胎儿进行外科水平的麻醉同时保证其不发生心脏抑制。EXIT的成功需要产科、新生儿和儿外科、麻醉科、耳鼻喉科及医学影像学医师的通力协作。

三、胎儿宫内治疗的原则

胎儿宫内治疗是把双刃剑,可以治疗胎儿,也可导致母体及胎儿并发症,因此,1982年国际胎儿医学与胎儿外科学会(International Fetal Medicine and Surgery Society,IFMSS)提出了胎儿宫内治疗的准则,初步建立胎儿宫内治疗的原则和指征。我国胎儿宫内治疗发展尚处于起步阶段,临床应用中尚存在很多问题,亟需建立相应的原则和规范,下面是胎

儿宫内治疗的基本原则:

1. 有利原则 胎儿宫内治疗前必须评估治疗对母体和胎儿的利弊风险,须在利大于弊的情况下,与孕妇及家属充分沟通、知情选择后才能实施。

2. 必要原则 胎儿宫内治疗前需要认真评估其必要性,评估宫内手术与出生后手术,哪个更有利于母胎。胎儿宫内治疗的目的是阻断胎儿疾病的发展进程,降低胎儿的死亡率和患病率,改善远期预后,如果胎儿疾病在孕期稳定,甚至可以自行缓解就没有必要在胎儿期开展宫内治疗。

3. 有效原则 胎儿宫内治疗需有确实证据表明对胎儿疾病有效,或动物模型证实治疗确为可行,能够改善不良结局。

4. 非倾向性咨询原则 胎儿宫内治疗前与孕妇及家属咨询,需无倾向性地告知目前胎儿宫内治疗的国内外开展现状,以及对母体及胎儿带来的近期和远期的风险、利弊。

5. 自愿原则 胎儿宫内治疗须在孕妇及家属知情自愿的情况下实施。

6. 伦理原则 胎儿宫内治疗应符合伦理、道德标准,建议在胎儿医学中心进行,并经过伦理讨论。

宫内治疗的母体并发症微课见视频 2-11-1。

视频 2-11-1 宫内治疗的母体并发症

(孙路明)

参考文献

1. 中华医学会围产医学分会胎儿医学学组,中华医学会妇产科学分会产科学组. 胎儿生长受限专家共识(2019版). 中华围产医学杂志,2019,22(6):361-380.

2. American College of Obstetricians and Gynecologists. ACOG Practice bulletin no.204:fetal growth restriction.Obstet Gynecol,2019,133(2):e97-e109.

3. Lausman A,Kingdom J.Intrauterine growth restriction:screening,diagnosis,and management.J Obstet Gynaecol Can,2013,35(8):741-748.

4. Royal College of Obstetricians and Gynecologists.The investigation and management of the small for gestational age fetus.Green-top Guideline,No.31.(2013-3-22)[2019-5-10].

5. Hwang DS,Bordoni B. Polyhydramnios.StatPearls,Treasure Island(FL):StatPearls Publishing,2021.

6. American Association of Neurological Surgeons (AANS),Sacks D,Baxter B,et al. Multisociety Consensus Quality Improvement Revised Consensus Statement for Endovascular Therapy of Acute Ischemic Stroke. Int J Stroke,2018,13(6):612-632.

7. Hou L,Wang X,Hellerstein S,et al. Delivery mode and perinatal outcomes after diagnosis of oligohydramnios at term in China. J Matern Fetal Neonatal Med,2020,33(14):2408-2414.

8. Bardin R,Aviram A,Hiersch L,et al. False diagnosis of small for gestational age and macrosomia—clinical and sonographic predictors. J Matern Fetal Neonatal Med,2020:1-7.

9. Nakamura E,Matsunaga S,Ono Y,et al. Risk factors for neonatal bronchopulmonary dysplasia in extremely preterm premature rupture of membranes:a retrospective study. BMC Pregnancy Childbirth,2020,20(1):662.

10. Cunningham FG,Leveno KJ,Bloom SL,et al. Williams Obstetrics. 25th ed. New York:McGraw Hill Education,2018.

11. American College of Obstetricians and Gynecologists. ACOG Practice Bulletin No. 106:Intrapartum fetal heart rate monitoring:nomenclature,interpretation,and general management principles. Obstet Gynecol,2009,114:192-202.

12. American Academy of Pediatrics. Neonatal encephalopathy and neurologic outcome,second edition. Report of the American College of Obstetricians and Gynecologists' Task Force on Neonatal Encephalopathy. Obstet Gynecol,2014,123:896.

13. 中华医学会围产医学分会. 2015 电子胎心监护应用专家共识. 中华围产医学杂志,2015,18(07):486-490.

14. American College of Obstetricians and Gynecologists, Society for Maternal-Fetal Medicine. Fetal Growth Restriction:ACOG Practice Bulletin(Number 227). Obstet Gynecol,2021,137:e16-e28.

15. 中华医学会麻醉学分会产科学组. 分娩镇痛专家共识(2016 版). 临床麻醉学杂志,2016,32(8):816-818.

16. PInas A,Chandraharan E. Continuous cardiotocography during labour:Analysis,classification and management. Best Pract Res Clin Obstet Gynaecol,2016,30:33-47.

17. American College of Obstetricians and Gynecologists. ACOG Practice Bulletin(Number 229):Antepartum Fetal Surveillance:. Obstetrics and Gynecology,2021,137(6):116-127.

18. American College of Obstetricians and Gynecologists. ACOG Practice Bulletin No.192:Management of alloimmunization during pregnancy. Obstet Gynecol,2018,131

（3）：e82-e90.

19. American College of Obstetricians and Gynecologists. ACOG Practice Bulletin No.181：Prevention of Rh D alloimmunization. Obstet Gynecol，2017，130（2）：e57-e70.

20. Mari G，Norton M，Stone J，et al. Society for Maternal-Fetal Medicine（SMFM）Clinical Guideline #8：the fetus at risk for anemia—diagnosis and management. Am J Obstet Gynecol，2015，212（6）：697-710.

21. Martinez R，Lopez J，Hawkins A，et al. Performance of fetal middle cerebral artery peak systolic velocity for prediction of anemia in untransfused and transfused fetuses：systematic review and meta-analysis. Ultrasound Obstet Gynecol，2019，54（6）：722-731.

22. Bellini C，Hennekam RCM，Fulcheri E，et al. Etiology of nonimmune hydrops fetalis：A systematic review. Am J Med Genet Part A，2009，149A：844-851.

23. Norton ME，Chauhan SP，Dashe JS. Society for maternal-fetal medicine（SMFM）clinical guideline #7：nonimmune hydrops fetalis. Am J Obstet Gynecol，2015，212（2）：127-139.

24. Desilets V，De Bie I，Audibert F. No. 363-Investigation and Management of Non-immune Fetal Hydrops. J Obstet Gynaecol Can，2018，40（8）：1077-1090.

25. 孙路明，卫星，邹刚，等. 非免疫性胎儿水肿临床指南. 中华围产医学杂志，2017，20（11）：769-775.

26. Palomaki GE，Chiu RWK，Pertile MD，et al. International Society for Prenatal Diagnosis Position Statement：cell free（cf）DNA screening for Down syndrome in multiple pregnancies. Prenat Diagn，2020，41（10）：1222-1232

27. Emery SP，Bahtiyar MO，Dashe JS，et al. The North American Fetal Therapy Network Consensus Statement：prenatal management of uncomplicated monochorionic gestations. Obstet Gynecol，2015，125（5）：1236-1243.

28. Shah PS，Kusuda S，Håkansson S，et al. International Network for Evaluation of Outcomes（iNEO）in Neonates Investigators. Neonatal Outcomes of Very Preterm or Very Low Birth Weight Triplets. Pediatrics，2018，142（6）：e20181938.

29. 孙路明，赵扬玉，段涛. 双胎妊娠临床处理指南（第一部分）双胎妊娠的孕期监护及处理. 中华妇产科杂志，2015，7（3）：1-8.

30. 中华医学会围产医学分会胎儿医学学组，中华医学会妇产科学分会产科学组. 双胎妊娠临床处理指南（第二部分）：双胎妊娠并发症的诊治. 中华围产医学杂志，2015，18（9）：641-647.

31. 中华医学会围产医学分会胎儿医学学组，中华医学会妇产科学分会产科学组. 双胎妊娠临床处理指南（2020年

更新）. 中华围产医学杂志，2020，23（08）：505-516.

32. Zhu J，Liang J，Mu Y，et al. Sociodemographic and obstetric characteristics of stillbirths in China：a census of nearly 4 million health facility births between 2012 and 2014. Lancet Global Health，2016，4（2）：e109-e18.

33. Metz TD，Berry RS，Fretts RC，et al. Obstetric Care Consensus #10：Management of Stillbirth. American Journal of Obstetrics and Gynecology，2020，222（3）：b2-b20.

34. American College of Obstetricians and Gynecologists. ACOG Practice Bulletin No. 197：Inherited Thrombophilias in Pregnancy. Obstet Gynecol，2018，132（1）：e18-e34.

35. Page J M，Christiansen-Lindquist L，Thorsten V，et al. Diagnostic Tests for Evaluation of Stillbirth：Results From the Stillbirth Collaborative Research Network. Obstet Gynecol，2017，129（4）：699-706.

36. Wojcieszek AM，Shepherd E，Middleton P，et al. Care prior to and during subsequent pregnancies following stillbirth for improving outcomes. Cochrane Database of Systematic Reviews，2018，12（12）：CD012203.

37. Ladhani NNN，Fockler ME，Stephens L，et al. No. 369-Management of Pregnancy Subsequent to Stillbirth. Journal of Obstetrics and Gynaecology Canada，2018，40（12）：1669-1683.

38. Kelly EN，Sananes R，Chiu-Man C，et al. Prenatal anti-Ro antibody exposure，congenital complete atrioventricular heart block，and high-dose steroid therapy：impact on neurocognitive outcome in school-age children. Arthritis Rheumatol，2014，66：2290-2296.

39. Hayashi T，Kaneko M，Kim KS，et al. Outcome of prenatally diagnosed isolated congenital complete atrioventricular block treated with transplacental betamethasone or ritodrine therapy. Pediatr Cardiol，2009，30：35-40.

40. Oudijk MA，Michon MM，Kleinman CS，et al. Sotalol in the treatment of fetal dysrhythmias. Circulation，2000，101：2721-2726.

41. Pradhan M，Singh MR，Kapoor A. Amiodarone in treatment of fetal supraventricular tachycardia. Fetal Diagn Ther，2006，21：72-76.

42. Macones GA，Hankins GD，Spong CY，et al. The 2008 National Institute of Child Health and Human Development workshop report on electronic fetal monitoring：update on definitions，interpretation，and research guidelines. Obstet Gynecol，2008，112（3）：661-666.

43. Koyanagi A，Zhang J，Dagvadorj A，et al. Macrosomia in 23 developing countries：an analysis of a multicountry，facility-based，cross-sectional survey. Lancet，2013，381：476.

44. Magro-Malosso ER，Saccone G，Chen M，et al.

第二篇 产科

Induction of labour for suspected macrosomia at term in non-diabetic women:a systematic review and meta-analysis a) of randomized controlled trials. BJOG,2017,124:414.

45. American College of Obstetricians and Gynecologists. ACOG Practice Bulletin,Number 216:Macrosomia. Obstet Gynecol,2020,135:e18.

46. Alfirevic Z,Stampalija T,Gyte GM F,et al. Fetal and umbilical Doppler ultrasound in high-risk pregnancies. Cochrane Database Syst Rev,2010:CD007529.

47. Berghella V,Baxter JK,Hendrix NW. Cervical assessment by ultrasound for preventing preterm delivery. Cochrane Database Syst Rev,2009:CD007235.

48. Blaas HG,Eik-Nes SH.Sonographic development of the normal foetal thorax and abdomen across gestation.Prenat Diagn,2008,28:568-580.

49. Chen M,Lam YH,Lee CP,et al.A randomized trial on the comparison of nuchal scan and detailed morphology scan in early pregnancy for screening fetal structural abnormalities.Ultrasound Obstet Gynecol,2006,28:365.

50. Cohen-Sacher B,Lerman-Sagie T,Lev D,et al.Sonographic developmental milestones of the fetal cerebral cortex:a longitudinal study.Ultrasound Obstet Gynecol,2006, 27:494-502.

51. de Vries JI,Fong BF.Normal fetal motility:an overview.Ultrasound Obstet Gynecol,2006,27:701-711.

52. Fonseca EB,Celik E,Parra M,et al. Progesterone and the risk of preterm birth among women with a short cervix. N Engl J Med,2007,357:462-469.

53. Gagnon R,Morin L,Bly S,et al. Guidelines for the management of vasa previa.Obstet Gynaecol Can,2009,31: 748-760.

54. Hu Y,Chen X,Chen LL,et al.Comparative genomic hybridization analysis of spontaneous abortion. Int Obstet Gynecol,2006,92:52-57.

55. International Society of Ultrasound in Obstetrics and Gynecology. Cardiac screening examination of the fetus: guidelines for performing the "basic" and "extended basic" cardiac scan.Ultrasound in Obstetrics and Gynecology,2006, 27:107-113.

56. International Society of Ultrasound in Obstetrics and Gynecology. Sonographic examination of the fetal central nervous system:guidelines for performing the "basic examination" and the "fetal neurosonogram". Ultrasound in Obstetrics and Gynecology,2007,29:109-116.

57. Johnsen SL,Rasmussen S,Wilsgaard T,et al. Longitudinal reference ranges for estimated fetal weight.Acta Obstet Gynecol Scand,2006,85:286-297.

58. Leung TY,Chan LW,Law LW,et al. First trimester combined screening for Trisomy 21 in Hong Kong:outcome of the first 10 000 cases. J Matern Fetal Neonatal Med,2008, 13:1-5.

59. Lin CC,Hsieh YY,Wang CH,et al. Prenatal detection and characterization of a small supernumerary marker chromosome(ssSMC)derived from chromosome 22 with apparently normal phenotype. Prenat Diagn,2006,26:898-902.

60. Hu Y,Zhu X,Yang Y,et al. Incidences of micro-deletion/duplication 22q11.2 detected by multiplex ligation-dependent probe amplification in patients with congenital cardiac disease who are scheduled for cardiac surgery. Cardiol Young,2009,19:179-184.

61. Pilu G,Segata M,Ghi T,et al. Diagnosis of midline anomalies of the fetal brain with the three-dimensional median view.Ultrasound Obstet Gynecol,2006,27:522-529.

62. Qidwai GI,Caughey AB,Jacoby AF. Obstetric outcomes in women with sonographically identified uterine leiomyomata.Obstet Gynecol,2006,107:376-382.

63. Reddy UM,Filly RA,Copel JA. Prenatal imaging: ultrasonography and magnetic resonance imaging. Obstet Gynecol,2008,112:145-157.

64. Salomon LJ,Alfirevic Z,Berghella V,et al. ISUOG Clinical Standards Committee.Practice guidelines for performance of the routine mid-trimester fetal ultrasound scan. Ultrasound Obstet Gynecol,2011,37(1):116-126.

65. Salomon LJ,Bernard JP,Duyme M,et al. Feasibility and reproducibility of an image scoring method for quality control of fetal biometry in the second trimester. Ultrasound Obstet Gynecol,2006,27:34-40.

66. Salomon LJ,Bernard JP,Ville Y. Estimation of fetal weight:refere-nce range at 20-36 weeks' gestation and comparison with actual birth-weight reference range. Ultraso-und Obstet Gynecol,2007,29:550-555.

67. Saltvedt S,Almstrom H,Kublickas M,et al.Detection of malformations in chromosomally normal fetuses by routine ultrasound at 12 or 18 weeks of gestation-a randomised controlled trial in 39,572 pregnancies.BJOG,2006,113: 664-674.

68. Tegnander E,Williams W,Johansen OJ,et al.Prenatal detection of heart defects in a non-selected population of 30 149 fetuses-detection rates and outcome.Ultrasound Obstet Gynecol,2006,27:252-265.

69. Timor-Tritsch IE,Fuchs KM,Monteagudo A,et al.Performing a fetal anatomy scan at the time of first-trimester screening.Obstet Gynecol,2009,113(2 Pt 1):402-407.

70. Tongprasert F,Tongsong T,Wanapirak C,et

al.Cordoce-ntesis in multifetal pregnancyes.Prenat Diagn, 2007,27:1100.

71. Van Opstal D,Boter M,de Jong D,et al. Rapid detection with multiplex ligation-dependent probe amplification:a prospective study of 4 000 amniotic fluid samples.Eur J Hum Genet,2009,17:112-121.

72. Ville Y. 'Ceci n' est pas une echographi:a plea for quality assessment in prenatal ultrasound.Ultrasound Obstet Gynecol,2008,31:1-5.

73. Weisz B,Pandya P,Chitty L,et al. Practical issues drawn from the implementation of the integrated test for Down syndrome screening into routine clinical practice. BJOG,2007,114:493-497.

74. Weisz B,Rodeck CH. An update on antenatal screening for Down's syndrome and specific implications for assisted reproduction pregnancies.Human Reprod Update, 2006,12:513-518.

75. Zheng MM,Hu YL,Zhang CY,et al.Comparison of second-trimester maternal serum free-β hCG and α-AFP between normal singleton and twin pregnancies:a population-based study.Chin Med J,2010,123:555-558.

76. 段涛. 产前诊断的几个问题. 中华围产医学杂志, 2011,14:65-67.

77. 胡娅莉. 26 803 例中期妊娠妇女血清筛查胎儿染色体异常的结果分析. 中华医学杂志,2007,87(35):2476-2480.

78. 胡娅莉.再论产前筛查质量控制的重要性.中华围产医学杂志,2011,14(2):1468-1469.

79. 刘子健,梁德杨,陈敏,等.唐氏综合征的产前筛查模式和临床应用. 中华妇产科杂志,2010,45:473-476.

80. 盛敏,胡娅莉,李洁,等.高分辨比较基因组杂交技术检测胎儿染色体微小异常三例报告及分析.中华妇产科杂志,2009,44:381.

81. 杨月华,胡娅莉,朱湘玉,等.多重连接探针扩增技术在先天性心脏病 22p11 微缺失/微重复综合征诊断中的应用. 中国当代儿科杂志,2009,11:892-896.

82. Malinger G,Paladini D,Haratz KK,et al. ISUOG Practice Guidelines(updated):sonographic examination of the fetal central nervous system. Part 1:performance of screening examination and indications for targeted neurosonography. Ultrasound Obstet Gynecol,2020,56(3):476-484.

83. 中国医师协会超声医师分会.中国产科超声检查指南.北京:人民卫生出版社,2019.

84. Karim JN,Bradburn E,Roberts N,et al. First trimester ultrasound for the detection of fetal heart anomalies: A systematic review and meta-analysis. Ultrasound Obstet Gynecol,2021,10.1002/uog.23740.

85. Prefumo F,Fichera A,Fratelli N,et al.Fetal anemia: Diagnosis and management. Best Pract Res Clin Obstet Gynaecol,2019,58:2-14.

86. Abbasi N,Ryan G. Fetal primary pleural effusions: Prenatal diagnosis and management. Best Pract Res Clin Obstet Gynaecol,2019,58:66-77.

87. Cheung KW,Morris RK,Kilby MD. Congenital urinary tract obstruction. Best Pract Res Clin Obstet Gynaecol, 2019,58:78-92.

88. Deprest JA,Benachi A,Gratacos E,et al. Randomized Trial of Fetal Surgery for Moderate Left Diaphragmatic Hernia. N Engl J Med,2021,385:119-129.

89. Deprest JA,Nicolaides KH,Benachi A,et al. Randomized Trial of Fetal Surgery for Severe Left Diaphragmatic Hernia.N Engl J Med,2021,385:107-118.

90. Gardiner HM.In utero intervention for severe congenital heart disease. Best Pract Res Clin Obstet Gynaecol, 2019,58:42-54.

91. Moldenhauer JS,Flake AW. Open fetal surgery for neural tube defects. Best Pract Res Clin Obstet Gynaecol, 2019,58:121-132.

92. Lapa DA. Endoscopic fetal surgery for neural tube defects. Best Pract Res Clin Obstet Gynaecol,2019,58:133-141.

第十二章

其　他

第一节　分娩镇痛

一、分娩痛的产生机制

（一）分娩痛的程度和部位

1. 分娩痛的程度　大多数初产妇和经产妇在阴道分娩时都会感到不同程度的疼痛。大约有 50% 的产妇分娩时感受到剧烈疼痛，认为难以忍受（其中 20% 的产妇感到极其严重的疼痛，甚至可达"痛不欲生"的地步）；35% 的产妇感受到中等程度的疼痛，认为可以忍受；仅 15% 的产妇分娩时有轻微的疼痛感觉。而初产妇和经产妇的疼痛比率有所不同，10% 的初产妇和 24% 的经产妇分娩时经历轻度或中等程度的疼痛；30% 的初产妇和经产妇均感到严重的疼痛；38% 的初产妇和 35% 的经产妇会感到非常严重的疼痛；22% 的初产妇和 11% 的经产妇可达"痛不欲生"的地步，初产妇比经产妇在阴道分娩时要经历更大程度和更长时间的分娩痛。

2. 分娩痛的部位　绝大多数产妇分娩痛的部位在腹部和背部。Melzack 和 Schaffelberg 为了弄清具体疼痛部位，对 46 位产妇进行了研究，结果表明，46 位表现为全腹疼痛，

其中 44 位（96%）在子宫收缩时最痛，19 位（41%）只有在宫缩时才感到背痛。

（二）分娩痛的产生机制

分娩痛是生理性疼痛，有别于其他任何病理性疼痛。它的特点是随着子宫收缩开始而疼痛开始并逐渐加剧，而随着分娩完成，疼痛会自行缓解。

1. 第一产程　疼痛主要来自子宫收缩和宫颈和子宫下段的扩张。子宫收缩时，子宫内压力可升高达 $35\sim50\text{mmHg}$，子宫的韧带和腹膜受到牵拉，子宫壁的血管暂时受压而闭塞，使其周围组织产生暂时性的缺血缺氧而致交感神经兴奋，子宫肌肉组织发生炎性改变。疼痛部位主要发生在下腹部和腰部，可沿子宫及阴道痛觉感受器，经盆底内脏神经传入大脑，形成"内脏痛"。特点为范围弥散不定，疼痛部位不确切，且有副交感神经反射活动和内分泌改变。随着产程的进展，疼痛明显加剧，在宫颈扩张到 $7\sim8\text{cm}$ 时最为剧烈。子宫由 $T_{10}\sim L_1$ 脊神经支配。

2. 第二产程　来自宫颈扩张的疼痛逐渐减轻而代之以不由自主的排便感，宫缩时先露部紧紧压迫骨盆底部组

织,产生反射性的肛提肌收缩和肛提肌、会阴拉长及阴道扩张产生疼痛,此时的疼痛往往被强烈的排便感所掩盖。宫颈由 S_1~S_4 骶神经支配;上传到大脑,形成“躯体痛”。特点为疼痛部位确切,集中在阴道、直肠、会阴,性质如刀割样锐痛。肛提肌和阴道由 S_3~S_5 神经支配。

3. 第三产程 子宫容积缩小,宫内压下降,会阴部牵拉消失,产妇感到突然松解,产痛明显减轻。

子宫和宫颈的伤害性刺激通过 Aδ 和 C 纤维传入中枢而使人产生疼痛的感觉。

(三) 影响分娩痛的因素

1. 身体因素 产妇的年龄、产次和身体条件等身体因素,与分娩时宫颈口的大小、胎儿大小和产道条件等因素相互作用,决定着分娩痛的程度和持续时间。在分娩早期,初产妇比经产妇历经更严重的分娩痛,而分娩晚期正相反。

2. 生理生化反应因素 大量研究表明,分娩痛可使母体内血浆 β-内啡肽、β-促脂素和促肾上腺皮质激素(ACTH)水平升高,这些数值在分娩时和产后短时间内达到高峰,往往是分娩前或非产妇的 4~10 倍,β-内啡肽在产程中成为了母体中内在的镇痛剂。另外,体内阿片物质也可提高痛阈,有研究表明,子宫内的羊水也可产生镇痛作用。

3. 心理因素 产妇在分娩时的心理状态,对分娩方式选择的态度和情绪均影响着分娩痛的程度。产时的恐惧、忧虑和担心均可增加产痛程度并影响产痛行为。因此,产程中由产妇的丈夫陪待产,可有效缓解产痛,并给予妻子精神上的安慰与支持。同样,加强产前教育、分娩知识的宣教,均可起到产妇分娩时分散疼痛注意力的作用。

4. 文化和种族因素 文化和种族因素被认为是影响分娩痛忍受力和疼痛行为的重要因素。比如,意大利人、有拉丁文化背景的人或地中海地区的犹太人在分娩痛时的表现非常情绪化,往往夸大疼痛程度;而英国人、斯堪的纳维亚人、亚洲人、美国印地安人和因纽特人对疼痛反应有较强的克制力,表现出较少的疼痛行为。

(四) 分娩疼痛对母婴的影响

大量临床观察发现,分娩时的剧烈疼痛除了有助于产科医师判断产程进展程度的优点外,对产妇和胎儿有害无益。其所产生的一系列体内的神经内分泌反应可引起胎儿和母体的一系列病理生理变化。

(五) 缓解分娩疼痛的益处

有研究表明,硬膜外镇痛通过阻断伤害刺激的传入和交感神经的传出,可有效减少儿茶酚胺、β内啡肽、ACTH 和皮质醇的释放,从而降低产妇的应激反应,并减少由疼痛引起的心排血量增加和血压升高,减少产妇不必要的耗氧量和能量消耗,防止母婴代谢性酸中毒的发生。有效的分娩镇痛可避免子宫胎盘的血流量减少,改善胎儿的氧合供应。增加

顺产的概率,有研究表明,硬膜外镇痛可有效降低产妇产后抑郁症的发生。

二、分娩镇痛的方法

理想的分娩镇痛方法必须具备的 5 个特征:

1. 对母婴影响小。
2. 易于给药,起效快,作用可靠,满足整个产程的需求。
3. 避免运动阻滞,不影响宫缩和产妇运动。
4. 产妇清醒,可参与生产过程。
5. 必要时可满足手术的需要。

但迄今为止尚未选出任何一种完全满足以上要求的镇痛方法。

(一) 非药物性分娩镇痛法

非药物性镇痛法主要有:①精神预防性镇痛法;②针刺镇痛;③经皮电神经刺激仪;④水中分娩。

1. 精神安慰分娩镇痛法(心理疗法) 在临床实践中发现,分娩疼痛除了机体生理产生疼痛的因素外,还与产妇的精神、心理状态密切相关,如恐惧、焦虑、疲惫、缺乏自信及周围环境的不良刺激等因素都能降低产妇的痛阈。此镇痛法包括:①产前教育:纠正“分娩必痛”的错误观念;②锻炼助产动作:腹式呼吸、按摩;③照顾与支持:家庭式分娩、陪待产等;④“导乐”式分娩法:由一名有过自然分娩经历的女性陪伴并指导正在分娩的产妇。有研究证实精神安慰分娩镇痛法可降低 10% 的产痛,并可减少镇痛药物的使用量。

2. 针刺镇痛(acupuncture analgesia) 针刺镇痛作为中国传统医学的重要技术,但其镇痛有效率较低。

3. 经皮电神经刺激仪(transcutaneous electrical nerve stimulation,TENS) 1965 年,是由 Melzack 依据疼痛的“闸门学说”设计出来的,刺激较粗的传入神经激活脊髓背角或中枢下行性的抑制系统,但其确切的镇痛机制尚不清楚。1977 年,瑞典的医师将其应用于分娩镇痛。方法是将两个电极板放置产妇的背部 T_{10}~L_1 的位置,以 40~80Hz 的频率、5~40mA 强度的电刺激进行镇痛,它还可通过提高痛阈,暗示及分散疼痛注意力的作用原理缓解产痛,除了对胎心监护有干扰的缺点外无任何副作用,但其镇痛有效率仅为 25%。

4. 水中分娩 即产妇于第一产程及第二产程的前期坐于热水的浴盆中,靠热水和水的浮力缓解产痛。但镇痛效果不确切。

总之,非药物性的分娩镇痛法优点是对产程和胎儿无影响,但镇痛效果差或不确切,只适合于轻度、中度分娩疼痛的产妇,可推迟其他镇痛措施的使用时间或作为药物性镇痛的辅助方法。

(二) 药物性镇痛方法

1. 吸入性镇痛法 理想的吸入性镇痛剂应用于分娩

镇痛应具备以下特性：①镇痛效果好而产生极少镇静作用；②对母婴无毒性；③溶解度和气/血分配系数低，镇痛作用起效快、消退快；④分子量稳定易于保存；⑤对呼吸道无刺激性；⑥非易燃性；⑦对子宫收缩无影响；⑧对心血管系统无影响。

氧化亚氮（N_2O，俗称"笑气"）具有溶解度低（1.4）和气/血分配系数低的特性（0.47），因此吸入后可迅速达到肺与脑中浓度的平衡，可作为吸入性分娩镇痛的首选吸入气体。在临床实践中，吸入10次或吸入45秒一定浓度的氧化亚氮，即可达到最大镇痛的效果，而且排出快，在体内无蓄积。应用方法为麻醉机以N_2O：O_2=50%：50%混合后，在第一产程和第二产程产妇自持麻醉面罩放置口鼻部，在宫缩前20~30秒经面罩作深呼吸数次，待产痛明显减轻消失时，面罩即可移去。间歇吸入于第一产程、第二产程。N_2O吸入法的优点：①起效迅速、作用消退也快；②对胎儿抑制作用轻微、不影响宫缩及产程；③血压稳定、不刺激呼吸道。缺点：①镇痛效果并不确实，特别是在宫缩频繁、疼痛剧烈时。②N_2O有30~45秒的潜伏期，而宫缩又先于产痛出现，因此间断吸入至少在宫缩前50秒使用，若感觉疼痛时吸入，不但起不到止痛效果，反而在宫缩间歇时产妇进入浅睡状态并伴有不同程度的头晕、恶心和烦躁不安。③吸入时间不长，效果欠佳，若持续吸入时间超过30分钟，可抑制咽喉反射，也有发生误吸的危险。④氧化亚氮可污染空气，长时间吸入可引起骨髓抑制，在紫外线照射下生成氮氧毒气气体。安氟烷（enflurane）和异氟烷（isoflurane）与N_2O相比具有更强的分娩镇痛效果，但即使吸入较低的浓度，也可使产妇产生镇静作用并减弱子宫收缩强度。

2. 全身使用阿片类药物 全身使用镇痛剂是吸入性麻醉方法用于分娩镇痛的替代方法。使用最多的药物是阿片类药物，可用于产程早期或椎管内阻滞禁忌的产妇，全身阿片类药物使用越来越少，是由于若干药物选择或剂量使用不当会造成产程镇痛效果不完善或对母婴产生不良反应。最常用的分娩镇痛的阿片类药物介绍如下：

（1）哌替啶（pethidine）：是分娩镇痛中使用最广泛的阿片类药物，完全是因为它的熟悉性和低廉的价格，但它的镇痛效果让人质疑，而且对新生儿的呼吸抑制作用较为明显。哌替啶在母体的代谢半衰期为2.5~3小时，在新生儿体内可达18~23小时，而它的活性代谢产物去甲哌替啶的半衰期在新生儿体内长达60小时，这就是即使使用小剂量的哌替啶而仍能导致新生儿出生后呼吸抑制长达3~5天的原因。

（2）芬太尼（fentanyl）：是高脂溶性、高蛋白结合力的合成的阿片类药物，其镇痛效能是哌替啶的800倍，起效时间为3~4分钟，但使用重复剂量后其时效半衰期会增加。有研究表明，静脉给予芬太尼其镇痛效果优于哌替啶的分娩镇痛，但会影响产后新生儿哺乳。出生后的37%新生儿需使用纳洛酮，新生儿氧饱和浓度应出生后持续监测12小时。

（3）阿芬太尼（alfentanil）：比其他阿片类药物具有较低的亲脂性和较高的蛋白结合率。由于它的重新分布率较低决定了它起效迅速（1分钟）和持续时间短的特性，它的时效半衰期短于芬太尼，但其新生儿神经行为抑制作用强于哌替啶，其PCIA镇痛效果低于芬太尼PCIA。因此，阿芬太尼没有得以广泛应用于分娩镇痛。

（4）舒芬太尼（sufentanil）：起效时间稍长为4~6分钟，在重复给药后其时效半衰期较短。舒芬太尼已广泛应用于蛛网膜下腔给药及硬膜外给药用于分娩镇痛，但是由于静脉给药镇痛效果不佳，因此限制了其在全身的应用。

（5）瑞芬太尼（remifentanil）：是一新型阿片类药物，药效强，起效迅速，其时量相关半衰期（t1/2cs）为3~5分钟，因此作用消失快、无蓄积作用，静脉输注容易控制，不必担心作用时间延长，是安全可靠和对肝肾功能影响小的镇痛药，目前国内许多医院已较普遍使用此药用于围手术期的麻醉诱导与维持。瑞芬太尼与其他阿片类药物一样，容易通过胎盘，其药物代谢在新生儿脐动脉/脐静脉的比率为30%，瑞芬太尼在母体中的血浆清除率为93ml/（min·kg），是非产妇的2倍。由于其药代动力学在产科的特殊性，决定了瑞芬太尼在母体和胎儿体内代谢迅速，因此无其他阿片类药物的长时间呼吸抑制和镇静作用，对母体或新生儿均无严重影响。但在实际临床应用中，瑞芬太尼分娩镇痛对母婴的安全性有待进一步证实，镇痛过程中应连续监护产妇呼吸指标（呼吸次数，SpO_2）、镇静程度及胎心等指标，胎儿娩出前15分钟停止使用瑞芬太尼。麻醉科医师更要摸索并研究瑞芬太尼分娩镇痛的患者自控静脉镇痛（PCIA）设置模式的设定，这是达到较好镇痛效果并保证母婴安全的关键。因此，瑞芬太尼是分娩镇痛中最具有良好应用前景的全身阿片类药物，尤其适用于有椎管内阻滞禁忌的产妇，可作为椎管内分娩镇痛的替代方法。

（三）局部神经阻滞法

此种镇痛方法由产科医师实施，主要包括宫颈旁阻滞（paracervical block）和会阴神经阻滞（pudendal nerve block）或会阴浸润阻滞。

1. 宫颈旁阻滞 胎儿心动过缓是宫颈旁阻滞最常见的并发症。其主要原因为反射性胎心过缓、胎儿中枢神经系统或心肌抑制、子宫收缩性加强和子宫或脐动脉血管收缩。

2. 会阴神经阻滞和会阴浸润阻滞 在第二产程，产痛主要来自于阴道下段及会阴部的扩张。因此，会阴神经阻滞对第二产程镇痛效果显著，只适用于出口产钳的助产操作。常用单侧阻滞给予1%利多卡因10ml，若双侧阻滞可各给予1%利多卡因10ml。

（四）椎管内神经阻滞法

椎管内阻滞含硬膜外阻滞和蛛网膜下腔阻滞两种方法。

1. 腰部硬膜外阻滞分娩镇痛术 硬膜外阻滞麻醉在

全球广泛应用已有100余年的发展历史,至今仍为手术区域阻滞麻醉的主要方法。中国硬膜外分娩镇痛起步并不晚,1963年张光波医生首次将普鲁卡因注入硬膜外腔,为67位产妇实施了分娩镇痛,同样,它也是国内外麻醉界公认的镇痛效果最可靠、使用最广泛的药物性的分娩镇痛方法,镇痛有效率达95%以上。但硬膜外阻滞的"无痛分娩"技术所要求产生的效果是"镇痛",而不是"麻醉"。"镇痛"与"麻醉"概念的本质区别在于"镇痛"应没有意识消失和没有运动神经阻滞。即可达到可行走的硬膜外分娩镇痛(walking epidural analgesia)。其优点是镇痛效果好,可做到完全无痛,尤其适合于重度产痛的产妇;产妇清醒,可进食水,可参与产程的全过程;几乎无运动神经阻滞,产妇可下地行走;还可灵活地满足各种阴道助产和剖宫产的麻醉需要,为及早结束产程争取了时间。随着新的给药方式——腰麻硬膜外联合阻滞镇痛(combined spinal-epidural analgesia,CSEA)和患者自控硬膜外镇痛(patient controlled epidural ana-lgesia,PCEA)技术及新的药物——罗哌卡因(ropivacaine)的出现,提高了分娩镇痛技术的质量,对母婴和产程几乎无任何影响。但缺点为技术含量高,需要由掌握麻醉专业技能的麻醉科医师来操作,也就是说给药不简便;有技术风险,仍有3%的镇痛失败率;若镇痛药物剂量和浓度选择不当时,对运动阻滞、产程及母婴可能产生不良影响。

可行走的硬膜外镇痛(walking epidural analgesia)是运动阻滞最小的硬膜外镇痛。其优点在于:更自然,提高了产妇的自控能力和自信心,产妇可活动下肢,降低了置入尿管的发生概率及护理的负担。直立位可缓解疼痛,缩短产程,自然分娩率增高。但由于担心低血压、头晕而致产妇摔倒,因此直立行走时应注意检查产妇的下肢活动能力,产妇行走应有人陪伴。要达到仅有镇痛而没有麻醉或运动阻滞作用而需采取的方法有:①选用感觉运动阻滞分离特性明显的局麻药物,以罗哌卡因为分娩镇痛的首选药物;②使用单位时间内最少药量和最低的药物浓度;③利用局麻药和阿片类药物的协同作用,可减少局麻药的用量,以达到最小运动阻滞的目的;④采用患者自控镇痛(PCEA)的给药方式可将局麻药的用量减少25%~65%;⑤将首次剂量的镇痛药注入蛛网膜下腔(即采用腰麻-硬膜外联合阻滞技术)可将整个产程所需的镇痛药量减少1/2。

硬膜外分娩镇痛药物的新进展:

(1)硬膜外局麻药物的新进展:现有局麻药以布比卡因和罗哌卡因为硬膜外分娩镇痛的首选药物。布比卡因易使运动神经阻滞,孕妇需卧床,而且可能对产程起到抑制作用,从而增加剖宫产的发生率,而分娩期间适当的活动有助于宫颈扩张、促进产程、缓解腰痛等。罗哌卡因的出现,使分娩镇痛再次成为研究热点。

罗哌卡因是一新型长效酰胺类局麻药,它是第一个人工合成的纯单一S型映相体的局麻药物(心血管的副作用主要由R型引起),因此对心血管和中枢神经毒性低。大量随机、双盲、前瞻性研究证实:同等浓度的罗哌卡因和布比卡因感觉神经阻滞的起效时间和持续时间相仿,而运动神经阻滞的程度和持续时间罗哌卡因弱于布比卡因。

(2)硬膜外分娩镇痛中阿片类药物的应用:硬膜外腔应用阿片类镇痛药可以减少25%的局麻药用量。硬膜外腔给予阿片类药物用于产科镇痛不引起运动神经阻滞,无低血压(局麻药物引起)发生等优点。但单独给药会出现镇痛效果不佳,而相伴随一些副作用如恶心、呕吐、皮肤瘙痒甚至呼吸抑制的出现。因此,局麻药物与阿片类药物联合使用已成为硬膜外镇痛的主要方法。但阿片类药-局麻药间协同效应的机制目前尚不清楚。阿片类药物通过激动脊髓中的μ1受体产生镇痛效果,而同时作用于μ2受体产生呼吸抑制的副作用。临床上,阿片类药物分为非脂溶性和脂溶性两大类。非脂溶性药物为吗啡(分子量285,蛋白结合率30%,$T_{1/2}$ 1.4~4小时),其起效慢,作用时间长,硬膜外-蛛网膜下腔给予药量比为10:1;脂溶性药物为芬太尼(分子量336,蛋白结合率84%,$T_{1/2}$ 3~6小时),其脂溶性是吗啡的600倍,硬膜外-蛛网膜下腔给药比率为3:1,因其与中枢神经系统结合紧密,在脑脊液中的再分布较少,故呼吸抑制的发生率和程度比吗啡低。通过胎盘的药物浓度是由母体的用药量、给药方式、母体pH、药物的蛋白结合率、代谢率及排泄率等因素决定。阿片类药物是按Fick法则以被动扩散方式(药物浓度梯度)通过胎盘的。所有阿片类药物由于分子量较低,都可通过胎盘,而芬太尼由于分子量和蛋白结合率大于吗啡,通过胎盘的药量比吗啡少,对胎儿更安全,因此,芬太尼是分娩镇痛中最安全的阿片类药物。Wolfe和Davies硬膜外给予芬太尼100μg后,只有25%的产妇检测出血浆芬太尼,有研究表明(共计286例产妇中),硬膜外局麻药伍用芬太尼1~2.5μg/ml或单次给予100~150μg芬太尼,新生儿Apgar评分第1分钟8分以上,第5分钟9分以上,脐静脉血气结果均在正常范围内。另外,硬膜外应用1μg/ml舒芬太尼(sulfentanil)伍用布比卡因作为初始剂量,间断给予1、10、20或30μg或持续输注2μg/ml的舒芬太尼,母体与脐静脉血中未监测舒芬太尼,新生儿出生Apgar评分与对照组比较,无显著差异,无呼吸抑制的表现。但阿芬太尼(alfentanil)与抑制新生儿有密切关系。

(3)推荐硬膜外分娩镇痛药液配方:

1)0.0625%~0.125%布比卡因+2μg/ml芬太尼。

2)0.08%~0.2%罗哌卡因+2μg/ml芬太尼。

3)0.0625%~0.125%布比卡因+0.2~0.5μg/ml舒芬太尼。

4)0.08%~0.2%罗哌卡因+0.2~0.5μg/ml舒芬太尼。

(4)给药方法和药物剂量:当宫口开至1cm,可于L_2~L_3或L_3~L_4间隙行硬膜外穿刺,硬膜外置管4cm后,先注入0.2%罗哌卡因5ml的试验量后,给予上述药液10~15ml,建立镇痛平面。起效时间10~20分钟,持续作用时间60~90分钟。

给药方式归纳为单次间隔给药法、持续输注法（CEI）、患者自控镇痛法（PCEA）和硬膜外间歇脉冲注入技术（intermittent epidural bolus，IEB）四种。

1）腰部硬膜外间断注药法：产科硬膜外镇痛区别于手术的硬膜外麻醉和硬膜外的术后镇痛。硬膜外间断注药法是手术中的硬膜外麻醉的最常见的给药方法，它同样适用于硬膜外的分娩镇痛。它的优点是：①分娩疼痛是生理性疼痛，其疼痛性质有别于病理性疼痛，所以，单次硬膜外给予低浓度的局麻药和阿片类药物伍用即可达到较好的镇痛效果；②由于分娩疼痛具有较大的差异性（表现在个体间不同的疼痛程度、疼痛部位及产程的长短等），因此，间断给药有较好的可控性，间断注药产生的"峰谷效应"，其实在产程中会表现为"真实"的连续硬膜外镇痛作用；③适用于产程短的镇痛；④降低了分娩镇痛材料消耗品的费用，如果不把麻醉科医师的劳动价值计入成本，间断腰部硬膜外间断注药法是最经济的分娩镇痛法。此法可成为经济欠发达地区医院首选的硬膜外分娩镇痛法。

产科的镇痛目标是选择性镇痛。既要达到对神经肌肉组织最小的阻滞的目的，又要对产程及母婴影响最小。因此选用合适的硬膜外使用的局麻药物成为分娩镇痛成败的关键。而目前更倾向于低浓度局麻药和阿片类药物的联合应用。硬膜外首次负荷剂量的多少，很大程度上取决于不同产妇产痛的程度、宫颈口的扩张程度、镇痛药物持续时间和产程进展情况。分为以下 3 种情况：

A. 正常过程的分娩镇痛：产妇宫口开 3cm，这时，产痛加剧并可达到中等以上程度（VAS 评分 6~9 分），北京大学第一医院的方法为：硬膜外首次给予 0.1% 罗哌卡因+0.5μg/ml 舒芬太尼 10~15ml 为首次剂量，平卧位后，每隔 3~5 分钟监测产妇血压，若出现产妇血压下降（低于 90/60mmHg），采取产妇左侧卧位以有效缓解仰卧低血压综合征的症状出现。

B. 产程进展快的分娩镇痛：硬膜外只给一次镇痛药物，即可完成第一产程。

C. 潜伏期镇痛：许多学者均认为，过早的潜伏期分娩镇痛会抑制子宫收缩力而导致整个产程延长。所以，常规镇痛均在宫口开至 3cm 后进行硬膜外穿刺镇痛。但有不少产妇在潜伏期即强烈提出分娩镇痛的要求，为了满足产妇的镇痛需要，又不影响产程延长，故在宫口开至 1~2cm 时，硬膜外给予 0.1% 罗哌卡因+0.5μg/ml 舒芬太尼 10~15ml，此后可根据产程进展情况酌情再次追加首次药物剂量的 1/3~2/3。

2）腰部硬膜外连续注药法（continuous epidural infusion，CEI）：腰部硬膜外连续注药法，是将镇痛液药通过容量泵（持续注入器）持续注入硬膜外的方法。腰部硬膜外持续输注局麻药和阿片类药物的混合液已成为硬膜外分娩镇痛及术后镇痛甚至术中麻醉维持的主要方法。

3）腰部硬膜外患者自控镇痛注药法（patient controlled epidural analgesia，PCEA）：剧烈长时间的产痛，可引起机体应激反应增高，基础代谢明显增加，产妇的心率增快、血压增高，若不及时得到控制，对母婴造成极大的伤害。通过完善的镇痛可明显地控制应激反应，改善循环和呼吸功能，PCA 与其他镇痛方法相比较，更有利于母婴生理功能趋于稳定。PCEA 是将设定好数据的镇痛泵与硬膜外导管连接，由产妇根据宫缩疼痛的程度而自行控制给药达到镇痛的方法。有研究表明局麻药在产妇中有效剂量变化很大，这与产妇在分娩疼痛上具有较大的个体差异有关。

PCEA 的优点：①最大限度地减少了药物的使用剂量；②改善了患者的满意度；③维护了患者的自尊；④减少了患者的焦虑；⑤由于患者自控镇痛，对药物剂量过大或不足的抱怨减少；⑥分娩过程中可灵活掌握感觉阻滞的平面；⑦减轻了医务人员的工作负担。

PCEA 的缺点：①对不愿接受或不理解此技术的患者镇痛往往失败。②医务人员不熟悉此技术或不熟悉镇痛泵的设定，也可使镇痛失败。③镇痛泵故障，如程序错误可使镇痛失败或产生毒性反应。④感觉平面阻滞不足或过广。⑤容易忽略对患者的观察。临床应用中多种因素可影响 PCEA 的成败，其中所用药物及浓度、单次剂量、锁定时间及持续背景输注速度尤为重要，如设定不好可导致 PCEA 镇痛效果失败。⑥泵的使用价格较高。

多数研究者在间断或持续硬膜外给药时均采用低浓度的局麻药与阿片类药物混合液，以达到最佳镇痛效果和最大限度的安全，减少副作用。目前临床常用药物配方及镇痛泵设定见表 2-12-1。

表 2-12-1 常用药物配方及镇痛泵设置

局麻药溶液	输注速率/（ml·h^{-1}）	单次剂量/ml	锁定时间/min	最大剂量/（ml·h^{-1}）
0.125% 布比卡因	4	4	20	16
0.125% 布比卡因	6~8	4~5	15	28
0.0625%~0.1% 布比卡因[+]	6~8	4~5	15	28
0.1% 罗哌卡因[+]	6~8	4~5	15	28
0.125% 布比卡因	0	8~10	30	20
0.0625%~0.1% 布比卡因[+]	0	8~10	30	20
0.1% 罗哌卡因[+]	0	8~10	30	20

注：[+]溶液中加以下药物：芬太尼 2μg/ml 或舒芬太尼 0.2~0.4μg/ml。

我们的研究表明，采用 0.075% 布比卡因加 2μg/ml 芬太尼溶液 PCEA 与持续硬膜外（CEI）给药方法相比较，PCEA 可减少 25%~65% 的布比卡因用量，这对减少运动阻滞和胎儿血药浓度十分有利。并已证实硬膜外持续或间断给药分娩镇痛对胎儿无不良影响，而 PCEA 药物总用量更少，故同样不会产生不良结果。

4）硬膜外间歇脉冲注入技术（intermittent epidural bolus,IEB）：自2015年以来，国内将硬膜外间歇脉冲技术逐渐用于分娩镇痛，相比CEI,IEB可推迟首次PCA时间，降低局麻药用量，提高镇痛效果和产妇满意度。

2. 腰麻-硬膜外联合阻滞分娩镇痛术　蛛网膜下腔-硬膜外麻醉（combined spinal-epidural anesthesia,CSEA）是采用在同一椎间隙进行的针过针（needle-through needle）穿刺方法，将腰麻与硬膜外麻醉联合应用的新技术。1981年Brownridge首先应用于剖宫产手术。笔者所在的医院于1996年10月引入此技术，主要广泛应用于妇科开腹手术的麻醉、剖宫产的麻醉、下肢及会阴部手术等部位手术的麻醉。自开始应用至今已完成CSEA技术30 000余例，进入21世纪以来，跃居第二位，仅次于第一位的全身麻醉。已成为笔者所在的医院麻醉科主要的麻醉方法。

（1）CSEA在产科镇痛方面的优势：笔者所在的医院麻醉科从2001年8月开始，将CSEA技术又应用于分娩镇痛这一新兴的镇痛领域，已为近1 500例产妇实施了腰麻-硬膜外联合阻滞的分娩镇痛技术，取得良好的镇痛效果。腰麻-硬膜外联合镇痛是经典硬膜外镇痛的一种有用的替代疗法，可用于分娩早期和晚期。运用针内针技术，通过硬膜外穿刺针内的腰穿针先在蛛网膜下腔注入阿片类药物或局麻药后，其局麻药物的剂量是剖宫产腰麻剂量的1/5~1/4，是硬膜外阻滞分娩镇痛首次局麻药量的1/10。拔出腰穿针，再置入硬膜外导管，进行连续或间断硬膜外镇痛。其优点为起效迅速，镇痛完善，安全性高，用药量少，对胎儿影响小，灵活性强，产程过程中可允许产妇行走，对于经产妇或初产妇宫口>8cm者，蛛网膜下腔注药可迅速缓解分娩活跃期的疼痛。

（2）穿刺针的改进：国产腰穿针较粗为22号，且针尖是斜面式，因此穿刺时是切割硬脊膜纤维，致使脑脊液渗漏至硬膜外隙而引起产后头痛，其发生率高达5.4%~26.0%。

（3）操作方法：宫口开至3cm时，产妇取侧卧位，采用腰麻硬膜外联合麻醉包，严格按无菌操作。可选用L_2、L_3或L_4间隙穿刺，通常以L_2~L_3间隙最合适。穿刺点局部浸润麻醉。用18号Weiss硬膜外针垂直皮肤进针可依次进入皮肤层、皮下组织、棘上韧带、黄韧带，即可达硬膜外腔。然后，将Whitacre腰麻针通过Weiss硬膜外针缓慢直刺，遇有突破感，拔出腰麻针的管芯，即可见脑脊液缓慢流出，左手固定住腰麻针的针柄，右手持注射器注入镇痛药物，注药完毕，将注射器与腰麻针一并拔出，再向头侧置入硬膜外导管4cm，并用胶布固定好硬膜外导管。

（4）注药方法：蛛网膜下腔可注射以布比卡因和罗哌卡因为代表的局麻药物，也可注射以芬太尼或舒芬太尼为代表的阿片类药物，还可注射局麻药和阿片类药物的混合液。布比卡因单次剂量不超过2.5mg,罗哌卡因单次剂量不超过3mg,芬太尼单次剂量不超过25μg,舒芬太尼单次剂量不超过10μg。布比卡因和罗哌卡因由于蛛网膜下腔给的药物

剂量非常小，仅为剖宫产腰麻药量的1/5~1/4，因此无须考虑药物的比重问题，只需稍加稀释操作时容易推注即可（表2-12-2）。

表2-12-2　蛛网膜下腔注射常用药物及其作用时间

药名	常用剂量	常用浓度	维持时间/min
F	10~25μg	10~25μg/ml	60~90
S	5~10μg	5μg/ml	60~90
B	1.25~2.5mg	0.125%~0.2%	30~60
R	2~3mg	0.125%~0.2%	30~60
B+F	2.5mg B+25μg F	25μg/ml F+0.125% B	60~90
R+F	3mg R+25μg F	25μg/ml F+0.125% F	60~90
B+S	2.5mg B+10μg S	10μg/ml+0.125% B	60~90
R+S	3mg R+10μg S	10μg/ml S+0.125% R	60~90

注：F,芬太尼；S,舒芬太尼；B,布比卡因；R,罗哌卡因。

笔者所在的医院运用CSEA方法进行分娩镇痛已达1 500余例，均采用0.2%罗哌卡因蛛网膜下腔注射取得良好的镇痛效果。CSEA麻醉起效时间3~5分钟(4.1±0.5分钟)，达最高镇痛平面时间为10分钟左右。最高相对镇痛平面达T_5~T_{11}($T_{9.2}±T_{0.5}$)，其中87例(10.6%)出现绝对镇痛平面在T_{10}~S_5。VAS评分从镇痛前的84.2±13.3迅速降为5.4±6.4($P<0.01$)，镇痛维持时间30~50分钟。蛛网膜下腔注药后一侧下肢出现轻微麻木感，10~20分钟后消失。于30分钟后硬膜外导管接PCA泵由产妇自行控制以延续全产程的镇痛作用。99.1%的产妇Bromage运动神经阻滞分级为0级，可下地行走。

3. 连续腰麻分娩镇痛术　是为了满足某些手术的需要或为了达到某种治疗上的或麻醉技术上的目的，将麻醉药物分次或是连续注入蛛网膜下腔的方法，凡是采取此类注射方式的蛛网膜下腔阻滞法都称为连续蛛网膜下腔阻滞或称为连续腰麻镇痛（continuous spinal analgesia,CSA）。

连续腰麻的概念最早出现在1900年，英国的迪恩医师将腰穿针放置在蛛网膜下腔内，然后使之处于可重复注药的体位。但因技术上和穿刺破口较大等原因，并没有推广应用。直到1944年，橡胶导管的出现并由Tuohy首先使用，才使得连续腰麻的技术延续下来。现在使用的细针是28G,微细导管为32G,已使连续腰麻技术普遍使用成为可能，因为麻醉或镇痛效果比连续硬膜外镇痛或单次蛛网膜下腔阻滞更具优势，在产科麻醉与镇痛方面也无例外，但人们一直存在着对腰麻后头痛的顾虑。1989年，Denny报道采用26G腰穿针穿刺，32G导管置管产妇的腰麻后头痛的发生率为4%。

（1）操作技术：采用一次性无菌连续腰麻穿刺包（B. Broaun）操作。操作体位和皮肤消毒同腰麻-硬膜外联

合镇痛的操作。取 $L_3 \sim L_4$ 间隙,用导针垂直皮肤依次刺破皮肤层、皮下脂肪层及脊上韧带层,再用一根24G或28G笔尖式带侧孔的Sprotte腰穿针直入蛛网膜下腔,见脑脊液自动流出,可将32G的微细导管置入蛛网膜下腔1~2cm后,将导针及腰穿针一并拔出,固定腰麻导管方法与硬膜外导管相同。

(2)镇痛药物:于第一产程的活跃期开始即宫口开至3cm时,首次从连续腰麻的微细导管注射0.2%罗哌卡因2~3mg、0.125%~0.25%布比卡因1.25~2.5mg、芬太尼10~25μg或舒芬太尼5~10μg,并相应按所需浓度稀释,可根据产程进展情况追加首次剂量的1/3~1/2,直至产程结束。

(3)监测:蛛网膜下腔注药前应准备麻醉抢救及监护设备,并事先将心电图、无创血压及氧饱和度与产妇连接,开放静脉通路。蛛网膜下腔注药后继续监测血压,若出现仰卧综合征(cauda equina syndrome)必须将产妇采取左侧卧位,加快输液,必要时需静脉给予麻黄碱5~10mg。

4. 椎管内阻滞镇痛的副作用及并发症 硬膜外镇痛在产科仍保持着较高的安全纪录。英国1970—1984年的15年间,报道因硬膜外麻醉造成产妇死亡的仅9例,而同期由全身麻醉造成产妇死亡的有127例。1990年Scott医师报道了505 000例接受硬膜外麻醉或镇痛的产妇中,108例(1/4 676)有神经并发症,其中58例(1/8 707)与麻醉技术有关,其中5例(1/101 000)遗留永久性神经伤害。

(1)椎管内阻滞的副作用:产科椎管内阻滞镇痛的常见副作用(表2-12-3)为血压下降,尤其在蛛网膜下腔注射布比卡因或罗哌卡因后更为常见。预防及治疗措施为:镇痛前

表2-12-3 椎管内阻滞分娩镇痛的副作用

副作用	发生率/%
低血压	
腰麻或腰麻硬膜外联合阻滞镇痛	4.70
硬膜外	1.0
发热(T>38℃)	
初产妇	19.0
经产妇	1.0
穿刺后头痛	
腰麻或腰麻硬膜外联合阻滞	1.00~2.77
硬膜外	2.0
短暂胎心率减慢	8.0
皮肤瘙痒(单纯用阿片类药物)	
硬膜外	1.3~26.0
腰麻或腰麻硬膜外阻滞	41~85
恶心、呕吐	0.6~40.0
产后尿潴留	0.6~11.7
镇痛效果欠佳(硬膜外)	9~15

预先静脉输入等张无糖晶体液500~1 000ml;蛛网膜下腔注射镇痛药物后,让产妇左侧卧位或平卧位时将右髋部用一软质楔形状垫垫高,使体位稍向左侧倾斜;若血压尚未回升,静脉给予麻黄碱。硬膜外镇痛后第一产程时产妇体温会升高,初产妇发生率为19%,其机制尚不清楚。产程中硬膜外镇痛可有10%的镇痛效果不足,而另需硬膜外额外追加镇痛药物。

(2)椎管内阻滞镇痛的并发症:

1)穿破硬脊膜:实施硬膜外间隙穿刺时,穿破硬脊膜并不少见,20世纪50年代开始推广单次法时,穿破率在10%以上;20世纪60年代以后普遍采用连续法,穿破率下降到2%~3%,随着经验的积累,目前国内穿破率已下降到0.27%~0.60%。

A. 原因:硬膜外阻滞穿破硬膜的原因有操作因素及产妇因素两方面。

B. 预防:预防的首要措施在于思想上重视,每次硬膜外穿刺操作都应谨慎从事;每次必须严格按正规操作规程实施,其中更重要的是第一次试验量。

C. 穿破后处理:一旦硬脊膜被穿破,最好更换间隙(在原间隙的上一间隙)重新进行硬膜外间隙操作,并向头侧置管4cm。硬膜外导管中注入胶体溶液(羟乙基淀粉或低分子右旋糖酐)30~50ml。并静脉加快输液量,产后嘱咐产妇平卧并多饮水,数日头痛即可缓解。

2)穿刺针或硬膜外导管误入血管:硬膜外有丰富的血管丛,穿刺针或导管误入血管并不罕见,发生率据文献报道在0.2%~2.8%,尤以足月妊娠者,硬膜外间隙静脉怒张,更容易刺入血管。误入血管会因鲜血滴出或硬膜外导管中有鲜血流出而被发现。若将局麻药直接注入血管而有可能发生毒性反应。可将硬膜外导管稍稍往外拔直至回抽无鲜血为止,若硬膜外导管已几乎全部拔出仍回血时,可在原间隙或更改间隙进行重新穿刺。

3)硬膜外导管折断:这是连续硬膜外阻滞常见并发症之一,发生率约为0.057%~0.2%。

4)骶管穿刺针误入胎儿头部:这是产科分娩镇痛中,应用骶管阻滞中很罕见的并发症,并有误将药物注入胎儿头内的报告,关键在于勿粗暴进针、操作谨慎。

5)广泛硬膜外阻滞及全脊麻:广泛硬膜外阻滞及全脊麻通常是由于大剂量局麻药物无意中注入蛛网膜下腔。由于硬膜外麻醉局麻药的剂量是腰麻剂量的8~10倍,如果刺破硬脊膜未被及时发现,那么大剂量的局麻药物就会一次注入至蛛网膜下腔,由此就会产生非常高的阻滞平面。

6)局麻药毒性反应:硬膜外腔中存在着丰富的静脉丛,硬膜外针穿刺或置入硬膜外导管时,会导致硬膜外腔出血或导管直接置入血管中。若未及时发现,注入局麻药后而使局麻药直接或间接入血而发生局麻药毒性反应。局麻药的毒性反应重在预防。注射局麻药物时应仔细回抽,以免误入血管。注药速度宜慢,每次不超过3~5ml,并争取以最低的浓

度和容量达到适当的镇痛效果。试验药量中加入肾上腺素，若心率增快可考虑局麻药物入血。

7）注药液误入硬膜外间隙或蛛网膜下腔：误注药液入硬膜外腔或蛛网膜下腔都是严重的医疗缺陷，有时后果会很严重。发生错误的原因：一是药液混放；二是核对药物制度不严格，而粗心大意是主要原因。椎管内分娩镇痛技术是有创性操作，是医疗性服务项目，必须和其他麻醉工作一样，不应发生的并发症必须予以杜绝，否则这种错误的性质及其严重后果难以取得产妇及其家属的谅解，甚至会受到法律的追究，因此，麻醉医师必须充分认识其严重性。

8）椎管内阻滞镇痛的神经并发症：发生在产科分娩和手术的神经并发症并不多见，但常见原因主要为局麻药的毒性反应、消毒剂带入椎管、神经组织的损伤、细菌感染、使用肾上腺素、低血压、硬膜外间隙出血、脑脊液漏、产妇的体位和产科手术本身等。神经损伤的最直接的机制是损伤、脊膜炎、神经组织受压、慢性退行性病变、血管狭窄、颅压低和体位原因导致外周神经的损伤。

9）腰麻后头痛（postdural puncture headache，PDPH）：

A. 临床症状：PDPH 的典型症状为由平卧位转为坐位或直立位时出现剧烈头痛，尤其在咳嗽或突然活动时疼痛加剧，在平卧位时疼痛缓解。疼痛性质为钝痛，并感觉头部发沉。疼痛部位为枕部向头顶放射甚至达到前额部及颈部。四肢伴有轻度无力，并主诉以前从未有过此种头痛症状。PDPH 可穿刺后立即发生，也可发生在数日后，据统计，最常见是在 48 小时内。头痛持续时间数小时至几个月不等（若不治疗的情况下）。但大多数头痛在 4 日后即可缓解。伴随症状有恶心、呕吐、情绪低沉、视觉改变（发生率 0.4%）和听觉失衡（发生率 0.4%）。

B. PDPH 的原因：PDPH 的病因是复杂的，最常见的原因是脑脊液从刺破的硬脊膜不断流出造成脑脊液的压力降低所致。正常人体水平位时脑脊液的压力为 $7\sim20cmH_2O$，直立位时压力升至 $54cmH_2O$ 以上，而硬膜外腔隙又是闭合的，所以在直立位时蛛网膜下腔内的脑脊液压力为 $54\sim68cmH_2O$，就很容易使脑脊液随着压力梯度漏入到硬膜外腔。一些研究者发现，往硬膜外腔注射生理盐水或血液可

补充硬膜外腔的压力以达到缓解头痛的目的。

另一个原因可能为颅内血管扩张。颅内压由颅内三个组成部分所决定：脑组织（85%）、脑血容量（5%~8%）和脑脊液（7%~10%）。脑脊液的丢失使脑血管收缩以增加脑血容量，血管收缩刺激了血管周围的张力感受器导致偏头痛的发生。

C. PDPH 的发生率：某些患者为 PDPH 的高发人群，如年轻患者、女性患者、孕产妇和产后妇女。产妇的 PDPH 的发生率是非产妇的 2 倍。

D. 预防措施：

a. 针尖斜面的方向：1926 年 Green 就推测，若在做蛛网膜下腔穿刺时，穿刺针尖的斜面平行于硬脊膜的纤维，缺损会更小从而减少脑脊液的外漏；若穿刺针尖的斜面垂直于硬脊膜，会切割纤维，导致解剖缺损加大而使脑脊液外漏增多。

b. 针尖的设计：腰穿针的针尖形状决定着 PDPH 的发生率。传统的腰穿针为斜面式针尖，穿破硬脊膜时是切割纤维，因此损伤大；而腰硬联合套件中的 Whitacre 腰穿针为笔尖式的，穿破硬脊膜时是挤开纤维，因此脑脊液的渗漏明显减少，从而有效降低 PDPH 的发生率。

c. 腰穿针的穿刺角度：腰穿针的穿刺角度也可能会影响硬脊膜破口的大小。1977 年 Hatfalvi 报道 600 余位用 20G 腰麻针行腰麻未出现术后头痛，而这些患者全部都接受了侧入法穿刺。并发现若与硬脊膜成 30° 角度进针，则脑脊液渗漏比 60° 和 90° 进针明显减少，这是由于侧入时，相邻膜组织使硬脊膜上的破口不能相互重叠，而产生"封口"效应。

d. 患者体位：患者在接受腰麻穿刺操作时，经常处于弯曲的体位，易使腰穿针正中刺入蛛网膜下腔，此体位使硬脊膜伸紧，易使穿刺破口扩大。因此，有学者建议，采取俯卧位或松弛体位进行腰穿，但在实际操作工作中有一定困难。

e. 所用药物：蛛网膜下腔注射药物尤其是局麻药物对术后头痛发生率有影响。PDPH 发生率依次为蛛网膜下腔注射利多卡因>布比卡因>丁卡因-普鲁卡因复合物，注射药液中加入葡萄糖会增加 PDPH 发生率，而加入肾上腺素或芬太尼可减低 PDPH 发生率。

（曲　元）

第二节　引产、催产术

一、引产

（一）概念

引产是指当孕妇或胎儿继续妊娠的风险高于分娩的风险时，在自然临产前通过人工干预的方法诱发子宫收缩而

使产程发动的过程，是产科处理高危妊娠常用的手段之一。引产的主要目的是保护母亲和胎儿免受继续妊娠带来的母体/胎儿风险。根据引产的孕周可分为中期妊娠引产（28 周前）和晚期妊娠引产（≥28 周）。中期妊娠引产方法详见生育调节相关章节，本章主要介绍妊娠晚期引产手段。引产手段多样，且存在各种组合方式，均有其利弊和风险，但引产是否成功主要取决于宫颈成熟度。引产时应严格掌握指征、规

范操作,以减少并发症发生。

(二) 适应证

因母亲或胎儿原因需要尽早终止妊娠且无引产禁忌证者,引产的主要适应证如下:①妊娠并发症:如妊娠期高血压疾病、轻度 ICP 等,患者病情稳定并具备阴道分娩条件者,适时终止妊娠可降低母儿风险。②妊娠合并症:如妊娠合并心脏病、糖尿病、肾病等内科疾病,妊娠达到一定时期,胎儿出生后可以存活,继续妊娠风险大于获益并能够耐受阴道分娩者。③胎膜早破:近足月及足月妊娠胎膜早破 2 小时以上未临产者。④延期妊娠:因延期妊娠胎盘功能减退,易发生胎儿窘迫,故应尽快终止妊娠。⑤胎儿及其附属物因素:包括胎儿自身原因如 FGR、死胎及严重的胎儿畸形如脑积水、无脑儿等;附属物因素如羊水过少、生化或生物物理监测指标提示胎盘功能不良,但胎儿尚能耐受宫缩者。

(三) 禁忌证

1. 绝对禁忌证 ①孕妇有严重合并症或并发症,不能耐受阴道分娩或不能经阴道分娩者(如心力衰竭、重型肝肾疾病、重度子痫前期并发器官功能损害者、妊娠合并恶性肿瘤等);②子宫手术史,主要是古典式剖宫产术、未知子宫切口的剖宫产术、穿透内膜的肌瘤剔除术或子宫破裂史;③胎儿附属物异常:完全性及部分性前置胎盘、严重胎盘功能不良,胎儿不能耐受阴道分娩者,前置血管、脐带先露或脐带隐性脱垂;④胎儿异常:胎儿窘迫无法耐受宫缩、明显头盆不称或胎位异常如横位、初产臀位估计经阴道分娩困难者;⑤宫颈癌;⑥某些生殖道感染性疾病,如尖锐湿疣病灶广泛存在于外阴、阴道、宫颈或巨大病灶堵塞软产道者、生殖道活动性疱疹或前驱症状者;⑦未经治疗的 HIV 感染者;⑧生殖道畸形或有手术史,软产道异常,产道阻塞,估计经阴道分娩困难者;⑨对引产药物过敏者。

2. 相对禁忌证 ①臀位(符合阴道分娩条件者);②羊水过多;③双胎或多胎妊娠;④经产妇分娩次数≥5 次者。

(四) 引产前评估

参照中华医学会妇产科学分会产科学组制定的《妊娠晚期促子宫颈成熟与引产指南(2014)》,在实施引产前应做好如下准备:

1. 引产指征和预产期评估 仔细核对引产指征,排除引产禁忌;核实预产期,防止医源性的早产和不必要的引产。必须住院引产。

2. 胎儿成熟度评估 如果胎肺尚未成熟,在母儿情况允许的情况下,尽可能先行促胎肺成熟后再引产。

3. 骨盆评估 详细检查骨盆情况,包括骨盆大小及形态、胎儿大小、胎位、头盆关系等,排除阴道分娩禁忌证。

4. 胎儿宫内情况评估 引产前进行胎儿监护和超声检查,了解胎儿宫内状况,再次重点评估胎儿大小与胎儿对

宫缩承受力。

5. 并发症情况评估 对于妊娠合并内外科疾病及产科并发症者,在引产前,充分估计疾病严重程度及经阴道分娩的潜在风险,并进行相应检查,制订详细的处理方案及预案。

6. 对医护人员的基本要求 医护人员应熟练掌握各种引产方法的特点,如经阴道放置要掌握放置技巧,了解引产的危险性及其并发症的早期诊断和处理,要严密观察产程,做好详细、及时、真实的记录,引产期间需配备行阴道助产及剖宫产的人员和设备。

二、宫颈成熟度的评价

临床上评估宫颈成熟度的方法主要包括经阴道宫颈生物物理评估和超声评估,前者主要指 Bishop 评分,后者则包括经阴道超声测量宫颈长度(transvaginal ultrasound cervical length, TVU CL)和宫颈超声弹性成像(elastography)。超声测量虽然无创,且可定量评估宫颈长度和组织软硬度,但能否预测引产成败仍存在争议。Bishop 评分依赖操作者的经验及技巧,缺乏定量指标,且对宫颈上段难以评估,但操作简单且结果直观,在临床上广泛应用至今。Bishop 评分体系根据宫口扩张、宫颈管长度(消退)、宫颈软硬度(质地)、子宫口位置、先露位置 5 项指标对宫颈成熟度进行综合判断(表 2-12-4)。比较成熟的观点认为:Bishop 评分≥6 分,提示宫颈成熟,评分越高,引产的成功率越高;Bishop 评分<6 分,提示宫颈不成熟,需要促宫颈成熟。

表 2-12-4　Bishop 宫颈成熟度评分

指标	评分			
	0	1	2	3
宫颈扩张(cm)	0	1~2	3~4	≥5
宫颈管消失(%)	0~30	40~50	60~70	≥80
先露部位	−3	−2	−1~0	+1~+2
宫颈质地	硬	中等	软	—
宫颈位置	后	中	前	—

三、药物促宫颈成熟

促宫颈成熟的目的是促进宫颈变软、变薄并扩张,降低引产失败率,缩短从引产到分娩的时间。机械性和药物性促成熟手段各有其优劣势,在临床实践中,应结合母儿情况、促成熟手段的利弊、医生使用经验和患者意愿,选择促宫颈成熟方法。实践证明前列腺素制剂促成熟疗效确切且使用方便,但存在副作用和风险。此外,外源性前列腺素在促宫颈成熟的过程中常常诱发宫缩,因此难以将促宫颈成熟和引产

截然分开，实际上促宫颈成熟可视作引产的第一步。地诺前列酮（dinoprostone）和米索前列醇（misoprostol）是最常用于促成熟的两种外源性前列腺素制剂。

（一）地诺前列酮栓

地诺前列酮栓自 1995 年经美国食品药品监督管理局（FDA）批准用于足月引产前促宫颈成熟，1999 年中国国家食品药品监督管理局（SFDA）批准地诺前列酮栓用于足月引产前促宫颈成熟。实践证明，地诺前列酮栓可以明显提高宫颈 Bishop 评分，对于降低我国剖宫产率是有益的，尤其是降低非适应证剖宫产率。

1. 作用机制　地诺前列酮是一种合成的外源性 PGE_2，通过在宫颈或阴道持续释放地诺前列酮起到促宫颈成熟的作用。其作用机制可能有三种方式：一是通过改变宫颈细胞外基质成分，如激活胶原酶，增加胶原纤维溶解和细胞外基质中水分与透明质酸，降低硫酸角质素的含量，从而软化宫颈；二是影响宫颈和子宫平滑肌，使宫颈平滑肌松弛，宫颈扩张，宫体平滑肌收缩，牵拉宫颈；三是促进子宫平滑肌细胞间缝隙连接的形成。

2. 剂型和规格　地诺前列酮为片状栓剂，地诺前列酮栓以约 0.3mg/h 的恒定速度释放地诺前列酮长达 24 小时。优点是单次用药，不需严格无菌，可控制药物释放速度，在出现宫缩过频时能方便取出；缺点是其价格较贵，需要冷藏及冷链输送。

3. 适应证　用于妊娠足月时（妊娠第 38 周，即妊娠 37 周$^{+0}$开始）促宫颈成熟，其 Bishop 评分≤6 分，单胎头先露，有引产指征而无母婴禁忌证。

4. 禁忌证　①PGE_2使用禁忌证（哮喘、青光眼、严重肝肾功能不全等）；②急产史的经产妇或有 3 次以上足月产史；③瘢痕子宫妊娠；④有宫颈手术史或宫颈裂伤史；⑤已临产；⑥Bishop 评分≥6 分并伴有不规则宫缩；⑦盆腔炎活动期；⑧前置胎盘或不明原因出血；⑨臀位、横位；⑩胎儿窘迫或可疑胎儿窘迫；⑪正在使用缩宫素；⑫对地诺前列酮或任何赋形剂成分过敏者。

5. 使用方法　外阴消毒后用手指夹紧栓剂向后穹窿方向置入阴道。为确保栓剂位置适宜，将其旋转 90° 使其横置在后穹窿处；在阴道口留有一定长度（2~3cm）的带子以便取出。

6. 注意事项　①建议上午置药，确保监测过程及产程处理中有足够医护人员；②对于放置地点没有严格无菌要求，但应能随时进行母胎情况监护。③碘伏消毒外阴，无需消毒阴道；④从冷冻室取出药物后应马上使用；⑤放置地诺前列酮栓前无需常规湿润，对于阴道干涩、阴道分泌物少者，可使用少量水溶性润滑剂以助放置；⑥放置后孕妇应卧床休息 20~30 分钟，以保证栓剂固定，避免脱落；⑦置药 24 小时内除非有指征，不必进行过多的、额外的多次阴道检查。

7. 取药指征　取药时，轻拉终止带，栓剂可被方便快速地取出，并在产前记录中记录取出的时间。当出现下列情况时应终止给药：①临产。②自然破膜或人工破膜。③子宫收缩过频（每 10 分钟 5 次及以上的宫缩）或过强。④胎儿宫内不良状况证据：胎动减少或消失、胎动过频、胎心电子监护结果为 EFM 评价的Ⅱ类或Ⅲ类。⑤出现不能用其他原因解释的，考虑产妇对地诺前列酮栓发生系统性不良反应，如恶心、呕吐、腹泻、发热、低血压、母体心动过速或者阴道流血增多。⑥至少在开始静脉内滴注催产素前 30 分钟，应取出地诺前列酮栓后。因为缩宫素滴注前如果不及时取药，子宫过度刺激的风险大大增加。⑦置药 24 小时。

（二）米索前列醇

2002 年 4 月，美国 FDA 许可使用米索来促宫颈成熟。与地诺前列酮相比，米索的优势在于价格低、性质稳定、易于保存、无需冷藏，尤其适合基层医疗机构应用，但存在易发生子宫收缩异常、用药后难以去除的缺点。

1. 作用机制　米索前列醇是化学合成的前列腺素 E_1（prostaglandins E1，PGE_1）。米索前列醇可增加胶原分解酶的活性，提高对胶原纤维的分解，从而达到宫颈软化、宫口扩张的作用；还可以增强子宫平滑肌收缩，产生规律宫缩，从而达到引产的作用。米索前列醇口服给药的半衰期为 20~40 分钟，阴道给药半衰期为 60 分钟。

2. 剂型和规格　有多种含量的片剂，如要试用不同剂量引产时（如 25μg、50μg），需要准确区分，以免剂量不准造成并发症。

3. 适应证和禁忌证　应用米索前列醇促宫颈成熟的适应证、禁忌证与地诺前列酮栓相同。

4. 使用方法　米索前列醇的使用方法包括阴道给药、直肠给药、口服给药、舌下含服和通过颊黏膜给药。舌下含服米索前列醇后，药效发挥较快，完全吸收后作用时间和浓度稳定，但血药浓度较低，生物利用率低，且经过胃肠道吸收，消化道不良反应较常见；直肠给药时，药物经过直肠黏膜吸收，逐渐扩散至宫颈，故药效发挥较慢；阴道用药时，药物与宫颈直接接触，局部药物浓度较高，胃肠道不良反应较小，但药物的溶化和吸收影响因素不定，难以判断药物浓度。很多学者对米索使用剂量、给药方法及间隔时间进行了广泛研究，结果发现米索使用剂量不同、给药方法不同、间隔时间不同，其效果和副作用也不相同。由于通过颊黏膜、舌下或口服米索前列醇促宫颈成熟的资料还很有限，其标准剂量，治疗方案和安全性尚未完全确定，因此不建议常规使用这些给药途径。

目前普遍认可的药物促宫颈成熟方法是阴道给药。将药物放置于孕产妇阴道后穹窿，放药时尽量减少对宫颈的刺激。每次阴道放药剂量为 25μg，放药时不要将药物压成碎片。如 6 小时后仍无宫缩，可重复使用，每天总量不超过 50μg，以免药物吸收过多。在重复使用米索前列醇前应行阴道检查，重新评价宫颈成熟度，了解原放置的药物是否溶化、吸收,如未溶化和吸收则不宜再放。SOGC 指南还提及用一杯水口服 50μg(确保它可以迅速吞咽,避免舌下吸收),如果无宫缩或无痛宫缩,可每 4 小时后重复给药。

(三) 前列腺素促宫颈成熟的副作用及处理

1. 宫缩异常 一旦发生宫缩过频/宫缩过强,应汇报给上级医生,同时按下述流程处理:①左侧卧位,吸氧,开放静脉通路。②持续胎心电子监护。③调整或取出药物,同时可行阴道指检评估宫颈成熟度和宫口开大情况。使用地诺前列酮栓者,如宫颈成熟度不够且孕妇无痛感且胎心正常,可将药物向外牵拉至阴道下 1/3 段继续置药,待宫缩缓解或消失后再放回阴道后穹窿;若将下拉药物后 5~10 分钟宫缩仍过频,则取出药物。如宫缩过频伴胎心异常,应直接取药。对于使用米索者,如果药物未融化,应立即取出。④宫缩抑制剂:取药后 5~10 分钟内不能自行恢复,使用宫缩抑制剂,移至产房或手术室,备血,准备手术。关于宫缩抑制剂,ACOG 引产指南推荐特普他林 0.25mg 皮下注射;SOGC 引产指南推荐使用硝酸甘油,静脉注射硝酸甘油 50μg(超过 2~3 分钟),每 3~5 分钟后可重复用药,最大剂量为 200μg 或硝酸甘油喷雾剂(0.4mg,1~2 喷,舌下)。由于不同医疗机构药物种类不同,也可选择方便获得的其他宫缩抑制剂。若宫缩和胎心均恢复正常,则等待自然分娩或阴道助产;若宫缩不缓解或胎心持续异常,应立即剖宫产术。

2. 胎心变化 放置前列腺素后的胎儿心率异常伴随宫缩过频出现。一旦发生胎心变化,应立即取出药物,综合胎心恢复情况、宫颈成熟度变化、产程进展情况综合评估后续处理方案。若胎心短期内可恢复,后续可继续采取其他方式如缩宫素静脉滴注继续试产;若胎心短期内不可恢复,根据是否可短期内阴道分娩,决定手术助产或中转剖宫产尽快结束分娩。

3. 其他不良反应 包括胃肠道反应如恶心、呕吐、腹泻;发热;心血管及神经系统反应,如头痛、血压下降,一般在短期内可自然恢复。此外,地诺前列酮栓上市后的监测中还报告了其他少见或罕见的不良事件,包括超敏反应、弥散性血管内凝血、子宫破裂、皮肤瘙痒、外阴阴道烧灼感、生殖器水肿,其发生率未知。

(四) 其他化学促成熟方法

其他促宫颈成熟的药物包括小剂量缩宫素、硫酸脱氢表雄酮和蓖麻油等,后两者临床已较少使用,但小剂量、低浓度缩宫素静脉滴注在某些国家及我国尤其是基层医院仍被用于促宫颈成熟。缩宫素可以通过与蜕膜细胞膜上受体的结合,刺激蜕膜释放前列腺素,改变宫颈细胞外基质成分如激活胶原酶,使胶原纤维溶解和基质增加,间接软化宫颈。相较机械性促成熟法,缩宫素可同时诱发宫缩,有助于先露下降,尤其对于存在胎头俯屈不良或枕方位不太适合入盆的宫颈不成熟病例,采用小剂量、低浓度缩宫素静脉滴注方法

有利于给予胎头旋转和调整方向的机会,可以避免较强或较频繁的宫缩导致这些机转不正常导致的相对性头盆不称过早丧失试产机会。

四、机械促宫颈成熟

(一) 球囊

1. 作用机制 主要是通过机械刺激宫颈管,促进宫颈局部内源性前列腺素合成与释放从而促进宫颈软化、成熟。临床上广泛应用于中晚期妊娠、双胎妊娠以及既往有剖宫产史的妇女促宫颈成熟。球囊促成熟的优势在于易储存,促成熟过程中不需要频繁地胎心监护,较少引起子宫过度刺激和胎心率异常;弊端在于放置费时,放置过程中孕妇可能会出现局部不适、下腹坠胀和宫颈出血;肥胖孕妇以及宫颈管狭窄的孕妇可能放置困难或放置失败。

2. 规格 目前,有多种商品化的促宫颈成熟球囊,其中临床上最常用的是双球球囊和单球球囊。双球球囊具有一个阴道囊和一个宫腔囊,可以在宫颈内口和外口同时施加压力,机械性刺激宫颈管,每个囊的容量为 80ml。单球球囊为一个单囊,容量相对大,为 100~150ml。

3. 适应证 头位,胎膜未破,宫颈 Bishop 评分<6 分,有引产指征者。对于引产前 Bishop 评分<3 分时,促成熟至分娩的时间延长,但总体的阴道分娩率仍可以达到 70%~80%。宫颈成熟度低的孕妇,球囊脱落的时间更晚(大多数在放置后 12~24 小时脱落),脱落后 30%~40% 的孕妇 Bishop 评分<6 分,需要第二疗程促成熟。如果经过 2 个疗程促成熟后宫颈仍不成熟或先露未衔接,可行剖宫产分娩。

4. 禁忌证 存在任何阴道分娩禁忌或引产禁忌者;生殖道炎症(细菌阴道病、生殖器疱疹感染活动期、HIV 感染者)。

5. 使用方法

(1) 球囊放置前准备:①球囊放置应在产房内进行,放置前嘱孕妇排空膀胱;②物品准备:无菌手套,碘伏棉球,无菌检查包(包括阴道窥器、两把卵圆钳、宫颈钳、无菌垫巾),100ml 无菌生理盐水,20ml 或 50ml 注射器,16F 或 18F Foley 尿管或双球球囊。

(2) 放置流程:①取膀胱截石位,0.5% 碘伏消毒外阴及阴道。②无菌窥器暴露宫颈,0.5% 碘伏棉球消毒阴道及宫颈 3 次。③放置单囊时,借助卵圆钳经宫颈置入,使球囊通过宫颈内口后,向球囊内注入无菌生理盐水 30ml,轻轻下拉导管,确认球囊压迫宫颈内口上方。放置双囊时,使两个球囊均过宫颈内口,向子宫球囊(注水口标注有字母 "U")内注射无菌生理盐水 40ml,下拉导管直至子宫球囊压迫宫颈内口,阴道球囊在宫颈外口可见,然后向阴道球囊(注水口标注有字母 "V")注入 40ml 生理盐水。依次向

子宫和阴道球囊注入生理盐水（每次20ml），每个球囊的最大容量均为80ml。④夹闭导管末端，拉直导管并胶带固定于大腿内侧。⑤放置结束后听诊胎心，在产房内观察30分钟，注意孕妇有无腹痛及阴道流血；如无不适，孕妇可步行离开产房。

（3）取出球囊指征：①放置已达到24小时；②胎膜破裂；③球囊自行排出至阴道内；④临产（定义为出现有规律且逐渐增强的子宫收缩，持续30秒或以上，间歇5~6分钟，同时伴进行性宫颈管消失，宫口扩张且胎先露下降）；⑤子宫过度刺激；⑥胎心监护图形异常。

（二）人工剥膜

人工剥膜是通过分离宫颈内口处胎膜和蜕膜间隙，诱导前列腺素的释放，促进宫颈成熟和产程发动。操作时，示指经宫颈管通过宫颈内口，轻柔地分离羊膜和蜕膜间隙。剥膜后观察30分钟，再听诊胎心率1分钟，剥膜过程中大多无不良反应，可能发生下腹坠胀、见红或点滴出血，少数妇女会出现腹痛及阴道流血。由于同样存在感染、出血、损伤和胎膜早破的危险，国内较少使用人工剥膜的方法促宫颈成熟。

（三）其他机械性方法

宫颈扩张棒和海藻棒均可以吸收宫颈内的水分而扩张，从而机械性扩张宫颈，促进内源性前列腺素释放。并发症发生率很低，包括感染、疼痛、血管迷走神经反应、过敏、出血和胎膜破裂。

（四）机械法促宫颈成熟的不良反应

1. 宫缩过频 机械性促宫颈成熟过程中发生宫缩过频伴胎心率异常的发生率约为1%。发生宫缩过频伴胎心率异常时首先应取出球囊或宫颈扩张棒。如果胎心率异常仍不能缓解，可以给予宫缩抑制剂。

2. 胎位异常 宫颈内口上方的球囊可上推胎儿，使得头位转为臀位，或者由枕先露转为面先露。因此，先露高浮的孕妇谨慎使用球囊促宫颈成熟；球囊取出后，人工破膜前需要确认胎方位以及胎头是否已经衔接；如果出现胎位异常不可人工破膜，应改行剖宫产分娩。

3. 感染 使用机械性方法促宫颈成熟在理论上增加宫腔感染的风险；Cochrane系统回顾发现，与前列腺素制剂相比，球囊在产时发热、产时抗生素使用、绒毛膜羊膜炎以及产后子宫内膜炎的发生率上无显著差异。为减少感染并发症，球囊放置前应排除细菌性阴道病和B族链球菌携带；放置过程注意无菌操作，球囊导管进入宫腔的部分避免接触阴道壁；促成熟过程中如果出现发热应取出球囊；产程中发热应行持续胎心监护和血常规检查，如果怀疑羊膜腔感染则需静脉给予抗生素，并尽快结束分娩。

4. 其他 在放置过程中，可能出现宫颈接触面出血，

或球囊注水后宫颈小血管破裂出血，发生出血时，可以用小纱布压迫宫颈，大多数情况下出血会很快停止，若为持续性出血需要取出球囊，待出血停止后改用其他方法促宫颈成熟，若出现较多阴道流血，要考虑低置胎盘和胎盘早剥，此时应立即取出球囊，持续胎心监护，必要时急诊剖宫产分娩。此外，放置球囊可能引起持续性胀痛，大多数情况下，疼痛不影响继续使用球囊促宫颈成熟；仅在少数情况下需要取出球囊。此外，材料所致的过敏反应也有报道，但多数症状较轻，一旦发生立即取出，并按照过敏反应处理。

五、常用引产方法

（一）缩宫素（催产素）引产

缩宫素引产是目前公认的最安全、有效的方法，但在宫颈不成熟时，单用催产素引产效果不佳。

1. 作用机制 缩宫素是由8个氨基酸组成的肽类激素，靶器官主要是子宫，作用于肌细胞膜上的缩宫素受体，使肌细胞动作电位下降，细胞外钙离子进入细胞内，从而使子宫平滑肌兴奋收缩。因此，缩宫素有促宫颈成熟、诱发及加强宫缩的作用，且与缩宫素浓度、剂量以及用药时子宫状态有关。子宫上缩宫素受体的数目是随妊娠月份的增加而增加的，且其分布由宫体-下段-峡部-宫颈呈梯度变化，因此妊娠晚期子宫逐渐敏感，临产时和分娩后子宫敏感性达到高峰。缩宫素作用时间短，生物半衰期约为1~6分钟，在肝脏、肾脏中代谢，由肾脏排出。鉴于静脉给药因能精确控制剂量，出现副作用时可迅速停药，成为首选的使用方法。

2. 具体方案 具体方案可以分为小剂量方案和大剂量方案，这些方案的初始剂量、剂量增幅和剂量增加的时间间隔有所差异。两者在建立有效宫缩方面同样有效，但小剂量方案在减少子宫过度刺激及由此引起的并发症方面更有优势，因此一般从小剂量、低浓度开始循序增量静脉滴注。起始剂量为2.5U缩宫素溶于乳酸钠林格注射液500ml中即0.5%缩宫素浓度，以每毫升15滴计算相当于每滴液体中含缩宫素0.33mU。从每分钟8滴开始，根据宫缩、胎心情况调整滴速，一般每隔20分钟调整1次。应用等差法，即从每分钟8滴（2.7mU/min）调整至16滴（5.4mU/min），再增至24滴（8.4mU/min）；为安全起见也可从每分钟8滴开始，每次增加4滴，直至出现有效宫缩。最大滴速不得超过40滴/min，如达到最大滴速仍不能诱导出有效宫缩可增加催产素浓度。增加浓度的方法是以乳酸钠林格注射液500ml中加5U缩宫素变成1%缩宫素浓度，先将滴速减半，再根据宫缩情况进行调整，增加浓度后，最大增至每分钟40滴（26.4mU），原则上不再增加滴数和缩宫素浓度。注意，当增加浓度时不可在原有的剩余液体中增加催产素，而应更换药液重新配制。

3. 注意事项 ①要有专人观察宫缩强度、频率、持续时间及胎心率变化并及时记录,调好宫缩后行胎心监护。破膜后要观察羊水量及有无胎粪污染及其程度。②警惕过敏反应。③禁止肌内、皮下、穴位注射及鼻黏膜用药。④输液量不宜过大,以防止发生水中毒。⑤如有胎儿窘迫或宫缩过强,应及时停用缩宫素,必要时使用宫缩抑制剂甚至及时行急诊剖宫产终止妊娠,并做好新生儿抢救复苏工作。⑥引产失败:缩宫素引产成功率与宫颈成熟度、孕周、胎先露高低有关,如连续使用2~3日,仍无明显进展,应改用其他引产方法。

4. 副作用及其处理 缩宫素静脉滴注存在一定的副作用如:宫缩过频(10分钟内宫缩≥6次)、过强甚至强直性宫缩(单次宫缩持续2分钟或以上,伴有或不伴有胎心变化)、过度刺激综合征(宫缩过频且伴有胎心异常);可导致急产、子宫破裂、胎儿窘迫、羊水栓塞,甚至孕产妇死亡。一旦发现宫缩异常,应减慢点滴速度,或停止点滴,必要时给特普他林或硫酸镁缓解子宫收缩。此外,缩宫素还可引起恶心、呕吐,甚至药物过敏反应,小剂量给药可以克服宫缩过强、恶心、呕吐等副作用。引产期间产妇活动受到一定限制。还需要专人观察产程等。

(二) 人工破膜引产

是一种最老的引产方法,用人工方法使胎膜破裂,刺激内源性前列腺素释放,诱发宫缩,适用于头先露并已衔接,且宫颈条件较理想者。可以单用人工破膜来发动产程,但尚无足够证据证实单独使用人工破膜术的疗效和安全性。一般破膜后1~2小时内出现宫缩,1~2小时仍无宫缩应静脉滴注缩宫素。

1. 适应证 宫颈成熟,头先露并已衔接的孕妇。

2. 禁忌证 宫颈不成熟、未入盆、脐带先露、胎位异常(横位或臀位)、明显头盆不称、产道有梗阻者、前置血管。

3. 手术操作 取膀胱截石位,常规消毒外阴及阴道。用Alice组织钳或弯血管钳在手指引导下于宫缩间歇期夹破羊膜囊或撕破胎膜使羊水流出,若羊水流出不多,可轻轻上推胎头,以利羊水流出。观察流出羊水的性状、颜色。

4. 潜在风险 包括脐带脱垂或脐带受压、母婴感染、胎儿头皮损伤、前置血管破裂等。注意事项:①术中应准确查清宫颈容受程度、宫口大小;②术前排除阴道感染;③严格无菌操作,防止感染;④宫缩间歇期破膜,注意羊水流出速度,以避免羊水急速流出引起脐带脱垂或胎盘早剥;⑤术后需要常规听胎心,并观察胎心变化;⑥破膜12小时以上,予抗生素预防感染。

六、催产

(一) 概念

催产是指临产后因宫缩乏力,以人工方法促进宫缩,加速分娩的过程。

(二) 适应证与禁忌证

1. 适应证 无明显头盆不称及胎位异常,原发性或继发性低张性宫缩乏力并导致潜伏期、活跃期延长或停滞、胎头下降延缓者。

2. 禁忌证 头盆不称、胎儿窘迫、先兆子宫破裂、催产素过敏者、不协调性子宫收缩乏力、宫内感染等。瘢痕子宫者需在严密母胎监护并具备5分钟紧急剖宫产抢救条件的医疗机构内使用。

(三) 催产方法

非药物性方法最常用的是人工破膜,此外,刺激乳头也可反射性引起内源性催产素释放,加强子宫收缩。药物性方法常用的是小剂量催产素静脉滴注。

1. 人工破膜 用人工方法使胎膜破裂,能使胎先露下降紧贴宫颈,刺激内源性前列腺素和缩宫素释放,诱发宫缩。用于催产时,人工破膜可在产程的不同阶段进行,多数是在宫缩乏力所致产程延长或停滞时。破膜应在宫缩间歇期进行,以防羊水栓塞。对怀疑胎儿窘迫者,也可行人工破膜,了解羊水的性状,帮助判断胎儿宫内状态。人工破膜的方法及注意事项见上文常用引产方法。

2. 缩宫素 小剂量静脉滴注催产素是临床常用的、安全的催产方法,使用方法及剂量调整基本上与引产相同,详见上文常用引产方法。催产最有效的方法是人工破膜加缩宫素静脉滴注,一般破膜后观察1~2小时无有效宫缩,即可使用缩宫素。值得注意的是,对于产程进展缓慢或停滞者,在催产同时,应积极寻找原因,重新评估头盆、产道情况,并注意纠正产妇全身情况,不可盲目使用促进子宫收缩药物。

催引产详细讲解见视频2-12-1。

视频2-12-1 催引产

(贺 晶 陈 璐)

第三节 晚期妊娠胎盘病理

胎盘病理学检查是发现围产儿死亡原因的重要途径之一,仅通过胎盘的病理学检查,30%~50%(平均36%)的病例可以找到直接和/或间接死亡原因;结合尸检或临床各项检查,则可以提升至70%~80%。胎盘的病理学检查涵盖妊娠的全过程,从早期妊娠至分娩。尤其在早期妊娠,如自然流产、水泡状胎块等,胎盘组织是唯一可以检查的成分。胎盘所能反映的病理过程,以妊娠早中期的遗传异常为主,逐步到妊娠中后期的感染和母胎灌注不足为主等,以揭示围产儿死亡或病变过程,提供重要病理学依据。

胎盘病理学发现,可以验证妊娠过程中影像学监护的异常发现,并回溯产前处理的整个过程是否合理和准确。结合现代分子生物学检查,明确一些过去不明原因的死亡或胎儿生长受限的病因。

对可能出现的妊娠结局不良,经过病理学检查的留存胎盘组织可以用来进行进一步分子生物学分析,为现代分子遗传技术提供"先证者"参考。

一、胎盘的病理检查

(一) 送检指征

广义的胎盘组织学检查包含所有妊娠残留物,狭义的胎盘检查特指中晚期妊娠胎盘。原则上,所有胎盘均应进行检查,但并不意味着都要送病理学检查。胎盘检查可以由产科医生、助产士或病理医生完成。存在表 2-12-5 所示情况时,推荐送病理学检查。

(二) 胎盘产科初步检查

所有胎盘均应检查,可以由产科医生或助产士完成。

1. 胎膜检查法 测量胎膜破口至胎盘边缘的最短距离,如≤2cm,则考虑为前置胎盘或低置胎盘(剖宫产者除外)。检查胎膜上有无血管,是否为帆状胎盘并了解宫颈口与胎膜血管的关系,排除前置血管或副胎盘等;检查胎膜的色泽,有无胎粪污染。

2. 脐带检查法 测量脐带的长度;检查脐带的色泽、脐带附着部位、有无脐带真结、脐血管破裂或血栓形成。

3. 胎盘检查法

(1)检查胎盘的胎儿面:正常的胎儿面羊膜有光泽、半透明。注意胎儿面血管有无血栓形成,当血管极度扩张时较易识别。新鲜血栓,血管轻度扩张呈黄褐色或白色,未固定的胎盘,用手指不能推动其血管中的血液。较陈旧的血栓则呈黄白色索条状。从胎儿面观察绒毛膜下有无灰白色斑块,

表 2-12-5 病理学检查送检指征

分类	指征
母体方面	糖尿病(或葡萄糖耐量试验异常)
	妊娠期高血压疾病
	早产
	过期产
	既往有自然流产或早产病史
	羊水过少或过多
	发热
	感染
	滥用精神药物病史
	妊娠中期以后的反复出血
	胎盘早剥
	遗传学检查异常发现
胎儿和新生儿方面	死胎或围产儿死亡
	多胎妊娠
	先天性异常
	胎儿生长受限
	早产儿
	胎儿水肿
	黏性/脓稠胎粪
	进入新生儿重症监护病房
	严重的中枢神经系统阻抑(5分钟Apgar评分≤3分)
	神经系统问题,包括癫痫发作
	可疑感染
	遗传学检查异常发现
胎盘方面	胎盘、胎膜或脐带的任何大体异常

这种斑块系绒毛膜下纤维蛋白沉积所致,在成熟胎盘中常能见到。检查胎盘边缘的胎膜附着方式,是否为部分性或完全性有缘胎盘或轮廓胎盘。

(2)检查胎盘的母体面:表面是否完整,有无破损、残缺。正常胎盘母体面的蜕膜板呈灰色、半透明,当纤维蛋白沉积增多时,则呈灰白色不透明。晚期妊娠胎盘常见散在、质地坚硬的白色钙化点。注意母体叶是否有缺损,底蜕膜及边缘蜕膜有无血肿,若有底蜕膜血肿,则去除血肿后可见其下的胎盘组织受压凹陷,应记录其面积大小。

检查多胎妊娠胎盘时,应注意按胎儿娩出先后顺序,在脐带上所作的标记。重点检查单绒毛膜囊还是双绒毛膜囊,单绒毛膜囊意味着为一个胎盘,而双绒毛膜囊意味着为2个胎盘,每个胎盘为一个独立的功能实体,单独称重,独立评估。

参考胎盘送病理学检查指征,检查有问题或符合上述指征的应该进一步送病理学检查。推荐胎盘做新鲜检查,如条件受限可以4℃冷藏,时间不超过1周。应避免冷冻保存,冷冻可导致绒毛变形,胎粪颗粒模糊,影响病理诊断结论。确实无条件可以10%中性甲醛固定保存,固定剂量应至少为胎盘体积的2~3倍。应该要注意到应用中性甲醛固定可使胎盘重量增加7%~12%,固定剂可能会产生一些假象,如造成胎盘胎儿面血管扩张,再加上充血,就会产生类似于脐带阻塞和胎儿心力衰竭的效果。

二、胎盘发育异常

(一)胎盘的正常发育

在妊娠4~6个月时,脐带附着于中央。随着妊娠的继续,脐带附着处偏离中心。脐带附着处严重偏离中心是不正常的,同样,胎膜的不规则附着也是不正常的。胎盘的大体异常通常并不伴有疾病或畸形。

胎盘随着妊娠继续,逐步成熟。

1. 未成熟胎盘(immaturity) 妊娠20~27周,重量120~260g。绒毛为双侧滋养细胞被覆,具有早期妊娠胎盘的全部特征,绒毛血管树已经良好发育,但绒毛间质内毛细血管和合体细胞分离,意味着母胎交换能力依然有限。新生绒毛继续形成,胎盘依然处于继续生长成熟之中。

2. 成熟前胎盘(prematurity) 妊娠28~36周,重量260~400g。胎盘绒毛开始进入成熟发育阶段,至孕32周胎盘发育进入高峰。部分细胞滋养细胞开始消失,由单层合体滋养细胞被覆的终末绒毛增多,至36周大约3/4绒毛为单层合体滋养细胞被覆,绒毛间质血管增多呈血窦样扩张,血管合体膜(vasculosyncytial membranes,VSM)形成并逐步增多,提示母胎交换能力明显提高。

3. 成熟胎盘(maturity) 妊娠37~42周,重量400~500g。胎盘成熟阶段,终末绒毛大约占40%左右,80%绒毛为单层滋养细胞被覆,大量VSM形成,以保证充分的母胎交换。在胎盘小叶中央区保留约10%左右的成熟前绒毛,作为胎盘功能储备。

(二)胎盘形状异常

正常胎盘为盘状,多呈卵圆形或圆形。胎盘形状异常的种类繁多,其中有些并无特殊临床意义,且属罕见。膜状胎盘常有部分滞留而需徒手剥离;有缘胎盘和轮廓胎盘常有产前出血,其产后出血量也显著增加,需要徒手剥离胎盘者也增多,且常并发晚期流产或早产,可能系边缘胎膜血肿形成所致;多个胎盘、副胎盘及假叶胎盘等,往往由于一个母体叶滞留于宫腔,而导致产后出血或晚期产后出血和宫腔感染。因此此类形状异常的胎盘娩出时,要特别注意胎盘边缘部有无断裂的血管,胎膜上有无圆形的绒毛膜缺损区。

1. 带状胎盘(ring-shaped placenta) 胎盘围绕孕卵形成一个环状,宫底及宫颈两极均为胎膜者称为带状胎盘或环状胎盘。若系不完全的环,则胎盘在平面上展开呈肾形。这种胎盘系孕卵着床过深或过浅的返祖现象,在食肉类和奇蹄类动物属正常。

2. 膜状胎盘(placenta membranacea) 或弥漫性胎盘 系异常伸展的胎盘,直径可达35cm,而厚度却仅0.5cm。由于胎盘面积大,种植处往往达子宫下段而变成前置胎盘。有的膜状胎盘种植于下段的整个表面,临产后可在宫颈内口水平形成有窗胎盘,胎儿经此孔排出。这种胎盘系早期妊娠时应当萎缩的平滑绒毛膜部分的绒毛未萎缩所致。猪和驴的胎盘就是膜状胎盘。

3. 有缘胎盘(placenta circummarginata)**及轮廓胎盘**(placenta circumvallate) 有缘胎盘及轮廓胎盘属绒毛膜外胎盘。胎盘的胎儿面有一黄白色环,宽约1cm,环的内缘与胎盘的边缘距离不等,将胎儿面分成略凹陷的中央部分和周围部分。绒毛板中的胎儿血管自脐带附着处放射状走行,达胎膜皱褶处,而覆盖皱褶处绒毛的胎膜无血管,能被剥离下来而无撕裂,这些血管在穿过胎膜皱褶后,继续在胎膜下胎盘的深部走行。不过,在胎膜皱褶外的周围部分绒毛组织缺乏绒毛膜板,故称绒毛膜外胎盘。轮廓胎盘的环为一环形皱褶,皱褶的内缘下有一环形壁龛,轮廓胎盘亦可分为完全性及部分性。有缘胎盘与轮廓胎盘尚可混合存在。

4. 多叶胎盘(placenta multilobata) 系一个胎盘分成两叶、三叶或更多,但有一共同的部分互相连在一起。

5. 多部胎盘(placenta multipartita) 由大小几乎相等的两叶、三叶或多叶胎盘组成,这些叶的血管汇合入一个叶的血管后进入脐带。

6. 多个胎盘(placenta multiples) 由完全分开的两个、三个或多个叶构成,每个叶的血管很清晰,这些血管仅在进入脐带时才汇合。

7. 副胎盘(succenturiate placenta)**和假叶胎盘**(placenta spuria) 副胎盘中一个或数个母体叶(往往每个副胎盘只有一个母体叶)与主要的胎盘分开,并由中等大小的绒毛膜血管,经副叶和主要胎盘间的胎膜,接受其胎儿的血液循环。若副叶和主胎盘之间无血管相连,则称为假叶胎盘。副胎盘和假叶胎盘多附着于子宫下端或侧壁,可被误诊为前置胎盘。这类胎盘的形成,可能是由于局部包蜕膜与真蜕膜在非常早的时期就融合,因而有较好的血供,使部分应该退化的平滑绒毛膜没有退化。

(三)胎盘位置异常

胎盘位置异常指胎盘着床在非最佳部位,与母亲、胎儿和新生儿发病率和死亡率有关。异常着床包括宫内(前置胎盘)和宫外(异位妊娠)。

前置胎盘(placenta previa,PP):胎盘在子宫下段着床,部分或全部覆盖宫颈内口,或者胎盘边缘距宫颈内口2cm内。可分为完全性(即中央性)及部分性(即边缘性)两种。完全性前置胎盘是指宫颈口完全被胎盘组织所覆盖,有的完全性前置胎盘在临产过程中,随着宫颈口的扩张,可以变为部分性前置胎盘。

前置胎盘的发生率约为0.5%。前置胎盘常并发胎盘早剥、胎位异常和产后出血,剖宫产率增高。经阴道分娩者,产后检查胎盘的胎膜常无游离缘,或可见胎膜破口在胎盘边缘部,胎盘边缘部往往有破裂和出血,边缘蜕膜血肿形成。胎盘的低置部分偶见萎缩或梗死灶。由于子宫下段蜕膜形成不良,特别是缺乏蜕膜海绵层,故易导致前置胎盘与肌层粘连,形成粘连性前置胎盘。

(四) 胎盘异常附着

1. 胎盘异常附着 胎盘异常附着(morbidly adherent placenta,MAP)指胎盘异常黏附于子宫壁上的一系列疾病,包括粘连性胎盘(placenta accreta)、植入性胎盘(placenta increta)及穿透性胎盘(placenta percreta)。胎盘异常附着(MAP)的主要病理学特征和分级见表2-12-6。

表2-12-6 胎盘异常附着(MAP)的
主要病理学特征和分级

分级	定义
1	底板与肌层粘连
	胎盘底板与肌层粘连,可见蜕膜间隔
2	提示胎盘粘连改变
	子宫肌层与胎盘绒毛和/或罗氏(Rohr)纤维间隔≤2层蜕膜细胞,但是不足以诊断为胎盘粘连
3	符合胎盘粘连组织学改变
	胎盘绒毛和/或罗氏(Rohr)纤维与子宫肌层直接接触
4	侵入肌层内的植入性胎盘
	A=<25%
	B=25%~50%
	C=50%~75%
	D=75%~100%
5	穿透性胎盘但无相邻器官的侵犯
6	有相邻器官的侵犯或粘连

胎盘粘连是指胎盘绒毛异常着床在子宫浅肌层,缺乏中间蜕膜层。完全性胎盘粘连是累及所有胎盘小叶。部分性胎盘粘连至少累及两个胎盘小叶,但没有累及所有小叶。局灶性胎盘粘连病变只累及一个胎盘小叶,可以是部分或整个小叶。植入性胎盘是指胎盘绒毛侵入或延伸到子宫肌层内,穿透性胎盘则是指胎盘绒毛穿透肌壁全层达浆膜层,或累及相邻器官。MAP病变中粘连性胎盘占75%,植入性胎

盘占18%,穿透性胎盘占7%。

文献报道MAP发病率变化较大,可高达3/1 000,最近一项大型多中心研究报告其发病率为1/731。目前普遍认为剖宫产手术率的增加导致MAP发病率的增高。胎盘粘连发病率随着剖宫产手术次数的增加而增高,首次剖宫产发病率为0.24%,有6次或更多次剖宫产的女性的胎盘粘连发病率最高达6.74%。前置胎盘发生粘连的概率也随着剖宫产次数的增加而增加,其发病率在1次、2次、3次、4次、5次或更多次剖宫产妇女分别为3%、11%、40%、61%及67%。虽然剖宫产术及前置胎盘是MAP发生的最大危险因素,但其他因素(如子宫内膜或肌壁的损伤)也会导致MAP发生。子宫肌瘤剔除术,扩宫和子宫内膜刮除术或子宫内膜切除术的子宫器械损伤,或者阿谢曼综合征(Asherman syndrome)和黏膜下平滑肌瘤亦是MAP发生的危险因素。此外,高龄产妇是粘连发生的独立危险因素。

产前诊断MAP主要依靠超声检查。妊娠早期MAP的相关特征包括子宫下段的孕囊和胎盘床不规则的血管间隙。妊娠后期超声表现为胎盘正常低回声消失,胎盘下血管密度增加,子宫和膀胱之间见异常密度影,胎盘后肌壁厚度<1mm,这些超声特征提示为MAP。MRI也可用于MAP的诊断,但能否提高诊断准确性目前尚不明确。最近的大样本研究发现,最终诊断为MAP的女性中只有53.2%于产前曾被怀疑此病;然而在产前疑为MAP的病例比那些无产前可疑的病例发病率显著升高。这些研究结果提示产前影像学检查是诊断严重MAP的最佳方法。

胎盘异常附着引起产后胎盘剥离困难或无法剥离导致严重产后出血。另外,外科手术并发症和穿透性胎盘严重侵入可引起邻近器官损伤。因此,MAP并发症包括大量产科出血、休克、弥散性血管内凝血、重症监护病房住院、膀胱切开术、肠损伤、输尿管损伤及肠梗阻。当胎盘从子宫壁剥离困难或出血无法控制时,需行子宫切除术。

2. 剖宫产瘢痕妊娠 剖宫产瘢痕妊娠(cesarean scar pregnancy,CSP)是指胎盘种植在以前剖宫产瘢痕部位,被视为剖宫产的医源性并发症。

CSP发病率为1/2 216~1/1 688,在剖宫产率上升的国家,CSP发病率预计会上升。CSP诊断主要依靠产前超声在剖宫产瘢痕中见到孕囊种植。病理学显示绒毛粘连和/或植入在纤维化、瘢痕化的子宫肌壁上。

(五) 母体血管或滋养细胞发育异常

滋养层细胞的主要功能是建立胎盘-母体联系以获取足够的母体动脉血供。由于滋养细胞发育异常,母体血管重塑不足或缺失而导致血供不足。因此,本质上,既是发育问题,也是母源性血流低灌注表现。

1. 胎盘浅着床 胎盘浅着床(superficial implantation)是指绒毛外滋养层细胞(extravillous trophoblast,EVT)的功能障碍导致无法足够地侵入子宫肌层和重塑螺旋动脉,表现

为持续性底板动脉平滑肌层重塑缺失以及底板内胎盘部位巨细胞增多，从而导致绒毛间隙血供减少。

胎盘浅着床最常见于子痫前期患者，特别是重度子痫前期或是足月前的子痫前期患者，以及伴有严重的胎儿生长受限（fetal growth restriction，FGR）的早产病例中；亦可见于血压正常的FGR病例（尤其是伴有多普勒血流的异常）、孕妇有潜在的心血管风险因素和自身免疫性疾病的病例中。

胎盘浅着床会引起母体血液灌注不足，导致母体患心血管疾病风险的增加，并有可能在以后的怀孕中再次发生。而胎儿则有流产、生长受限、早产及死胎的风险。胎儿出生后的远期风险包括身材矮小、肥胖、心血管疾病和神经功能障碍。

2. 未成熟（过渡型）绒毛外滋养层细胞过多 原发或后天的缺陷可导致多个部位的未成熟（过渡型）EVT聚积，大量的分化不完全、表型不成熟（"过渡型"）的绒毛外滋养层细胞（EVT）的聚集，可伴有中央区囊性变。依据不同位置可以形成绒毛膜囊肿、胎膜微囊肿、底板微囊肿。

通常没有独立的预后意义，但为滋养细胞发育不良导致母体灌注不良的提示。多见于子痫前期和FGR患者的胎盘，提示早期或轻度的侵入母体组织内的滋养层细胞功能障碍。

3. 蜕膜动脉病 蜕膜动脉病（decidual arteriopathy）的病理改变包括肌细胞肥大、内皮/血管平滑肌变性、纤维素蛋白坏死、富脂巨噬细胞（泡沫细胞）的管壁浸润以及累及中小动脉和小动脉的慢性血管周围炎。血管壁肥大通常伴随肾素-血管紧张素系统的改变，特别是与血管紧张素原的T235等位基因有关，这一基因多态性与慢性高血压的易感性有关。

伴有FGR的子痫前期患者（同时可伴有多普勒脉冲血流异常）最易见蜕膜动脉病（50%~60%的病例）。它也常见于不伴有FGR的子痫前期、控制良好的慢性高血压、妊娠期和孕期糖尿病，以及结缔组织疾病，包括抗磷脂抗体综合征（15%~25%的病例）。而在多普勒脉冲血流正常的FGR或其他具有不良预后的临床疾病中少见。受累血管的数量与子痫前期的症状严重程度呈正相关，也与子痫前期患者的孕周呈负相关。

急性动脉粥样化提示产妇心血管功能异常的风险增高，而缺乏这种组织学表现的子痫前期产妇没有这样的风险。与其他严重的母体血管/滋养层细胞胎盘病变一样，复发风险高，特别是当同时出现FGR和早产时。

（六）弥漫性和局限性远端绒毛发育不良

远端绒毛发育不良（distal villous hypoplasia）是一种绒毛发育异常，其特征是终末绒毛数量减少，导致绒毛间隙增宽。病因不明，它可能是许多不同病因的最终表现。

典型的临床表现是多普勒超声检查发现的伴有脐动脉舒张末期血流减少或缺失的早发型胎儿生长受限。由于胎儿生长受限和妊娠期高血压疾病之间的临床症状有重叠，所以妊娠期高血压疾病或子痫前期患者也有不同程度的远端绒毛发育不良表现。因此，远端绒毛发育不良常不同程度并发母体血管灌注不良相关的病理损伤。

远端绒毛发育不良对妊娠的影响由许多因素决定。如果是弥漫性远端绒毛发育不良，会导致胎盘尺寸变小，进而导致胎儿生长受限。早产可能是一种保护机制，避免继续妊娠造成的损害。对于局限性远端绒毛发育不良，其预后影响取决于是否存在其他病变，如梗死或其他母体血管灌注不良的临床因素。

（七）胎儿间质-血管发育不良

胎儿间质-血管的功能是帮助物质在母血和胎儿血之间交换，即跨滋养层细胞屏障转运，使得营养物质输送给生长发育中的胚胎，与此同时也将胚胎的代谢产物转运到胎盘排出。由参与气体交换的远端绒毛，以及不参与气体交换的近端绒毛和绒毛膜板组成。

1. 绒毛血管病 绒毛血管病（villous choriangiosis）由绒毛的毛细血管过度延长和分支所形成，也称为绒毛毛细血管增生（villous hypercapillarization）或血管增生（hypervascularity）。

绒毛血管病本身并不能预示不良妊娠结局，而仅可提示氧气输送量的降低以及应激的胎盘储备功能的降低（所谓胎盘前缺氧）。

2. 绒毛膜血管瘤/局灶绒毛膜血管瘤病（localized choriangiomatosis） 绒毛膜血管瘤（choriangioma）的形成被认为是由间充质干细胞和/或内皮祖细胞大量聚集的区域（绒毛膜板边缘和初级绒毛干）缺氧引发的。呈结节状生长或累及多个相邻的绒毛干，由增生的毛细血管及其周围的血管周细胞和纤维性间质共同构成。

绒毛膜血管瘤可发生在任一胎盘，但在多胎妊娠和子痫前期时发生率升高。大/巨大甚至中等大小的绒毛膜血管瘤与胎儿生长受限（FGR）或死胎相关。偶尔，胎儿会因动静脉瘘或血小板滞留于肿瘤内继发的弥散性血管内凝血（DIC，Kasabach-Merrit综合征）而出现胎儿水肿。复发性多发性绒毛膜血管瘤综合征是一种罕见的疾病，可能是遗传性的、病因不明的综合征，可导致反复出现死胎。目前尚未明确相关基因异常。

3. 多灶性绒毛膜血管瘤病（multifocal choriangiomatosis，MC） 是一种毛细血管过度生长的病变，其特征是在绒毛干和/或未成熟中间型绒毛的边缘处灶性血管吻合网。病因不明，处于未成熟中间型绒毛和绒毛干边缘的血管旁毛细血管网异常反应性增生；在少数病例中，胎盘与胎儿的发育异常和/或胎儿血流异常可能参与病变形成。

在极早产中常见，也可见于高龄孕妇、某些种族和多次经产的妊娠胎盘。一些特殊类型可能与先天性畸形、FGR

和死胎以及酒精滥用相关。

斑片状 MC 与早产和胎儿生长受限有关;弥漫性 MC 与巨大儿、先天性畸形以及死胎有关。严重病例,如出现 Beckwith-Wiedemann 综合征和诊断不明确的先天畸形应筛查可能的基因/染色体异常。

4. 绒毛成熟延迟 绒毛成熟延迟(delayed villous maturation,DVM)是绒毛偏离正常成熟和发育方向,终末绒毛持续停留于欠成熟状态。可以是斑片状或弥漫性分布。DVM 是因为未成熟的中间型绒毛转化为成熟的中间型绒毛和终末绒毛的过程受阻,特别是死胎病例(部分患者反复发生死胎)。促使绒毛持续性生长的因素在临床上与 DVM 密切相关,推测可能为 DVM 的病因。这些因素包括:糖尿病孕妇出现胎儿胰岛素升高;脐带扭转引起慢性脐静脉受阻所致的静脉压升高。

DVM 胎盘储备功能因弥散距离增加、母-胎界面气体交换障碍而降低。它与死胎和新生儿脑病的风险增加有关。虽然部分病例出现巨大儿和相对性胎盘大,但也可以为 FGR 伴相对正常重量的胎盘。DVM 的复发率大约为 10%。

5. 畸形绒毛(dysmorphic villi) 是指绒毛结构和形态局灶性或弥漫性异常,类似于基因/染色体异常的早期流产的绒毛形态。可能和胎盘局限性嵌合体形成有关。表现为绒毛形态异常(atypical villus morphology)、绒毛轮廓不规则(irregular villous contour)、滋养细胞包涵体(trophoblast inclusions)、非特异性滋养层细胞增生(nonspecific trophoblast hyperplasia)、异常远端绒毛血管形态(abnormal distal villous vascular pattern)、近端绒毛-远端绒毛发育不匹配(proximal-distal villous discordance)。

畸形绒毛在妊娠晚期胎盘尚无充分研究。除了与已知的胎儿-胎盘基因/染色体异常相关外,一些证据表明,畸形绒毛与超声无异常的 FGR、神经系统发育异常风险增大以及胎盘粘连相关。人工辅助生殖技术增加了 11p 部分三体综合征(partial trisomy 11p syndrome)(又称贝-维综合征)和其他遗传印记异常的发生率,这些异常也可以出现绒毛畸形。

6. 胎盘间质发育不良(placental mesenchymal dysplasia,PMD) 胎盘间质发育不良为胎盘中部分绒毛间质印记基因表达异常。多数 PMD 为染色体 11p5.2 区域父源性染色体嵌合(androgenetic biparental mosaicism/chimerism,ABMC),少部分为染色体 11p15.2 为父源性单亲二倍体所致 BWS,以及 6 号染色体的父源性单亲二倍体所致的新生儿一过性糖尿病。除了以上的原因外,所有的 PMD 均有胰岛素样生长因子(IGF)2 的过度表达。胎盘通常增大,形态表现为血管畸形伴间质性绒毛干弥漫增生,假性部分性葡萄胎,极少数病例局部可表现完全性水泡状胎块形态。

PMD 可在孕 8 周后通过超声检查发现,表现为胎盘增厚、绒毛膜板下低回声/囊性区域以及血流减少。PMD 发生 FGR(50%)和死胎(36%)的比例相当高。超过 80% 的婴儿是女婴;20% 的婴儿患有 BWS。少数非 BWS 病例伴有胎盘外病变(肝间质错构瘤、多发性血管瘤和其他罕见的常染色体隐性遗传的疾病),与胎盘外染色体嵌合的克隆性增生有关。

三、胎盘循环障碍引起的病变

(一)母体血管灌注不良和母体血管完整性受损

1. 母体血管灌注不良(maternal vascular malperfusion) 母体血管灌注不良主要是滋养层细胞功能障碍和动脉重塑缺陷的结果,其他原因有子宫动脉灌注增加已经达到滋养层细胞重塑后的最大限度、孕期循环血容量未正常增加,以及胎盘所附着的部位动脉血供差等。可分为两大类:弥漫性/部分性(绒毛过度成熟)和节段性/完全性(梗死和梗死性血肿/胎盘内圆形血肿)。

(1)绒毛过度成熟:由于弥漫性或部分性母体灌注不良,绒毛过度成熟(accelerated villous maturation,AVM)表现为合体结节增多(合体细胞核聚集),绒毛间隙纤维蛋白增多,绒毛粘连,绒毛稀疏,微梗死,Tenney-Parker 改变,涵盖了胎盘实质下 2/3。形成原因为子宫动脉重塑缺失和蜕膜动脉病导致子宫动脉不同程度的狭窄,引起母体血流不均一且高速进入胎盘小叶。

常见于与子痫前期相关的胎儿生长受限(FGR),长期的孕前糖尿病,自身免疫性疾病,局限性胎盘嵌合和多普勒检测脉冲量异常。也可见于肥胖、妊娠期糖尿病、睡眠呼吸紊乱、高海拔地区的妊娠、血栓形成和胎膜早破导致的自发性早产。

患有 AVM 的母亲后期罹患心血管疾病和随后怀孕复发的风险增加。胎儿有 FGR、早产和胎儿宫内死亡(intrauterine fetal death,IUFD)的风险。早产相关的不良反应可在短期内纠正,但迟发性的慢性肺疾病风险会增加。其他长期风险包括身材矮小、肥胖、心血管疾病和神经功能障碍。

(2)陈旧性和新鲜性绒毛梗死:绒毛梗死反映了母体血管灌注突然性的完全中止,如继发于螺旋动脉血栓形成或胎盘早剥。绒毛梗死指超过 5 个(通常更多)绒毛间隙塌陷伴间隙内散在的细胞核碎片和中性粒细胞,绒毛缺血性坏死,滋养层细胞退变,绒毛间质退行性改变。病变常位于近底板处。

绒毛梗死最常见于子痫前期、孕前长期糖尿病、自身免疫性疾病、血栓形成倾向、局限于胎盘的嵌合体以及多普勒检测显示血流异常相关的 FGR。偶尔正常足月胎盘也可见到,但在足月妊娠合并子痫前期、稳定的慢性高血压、肥胖、妊娠期糖尿病、吸烟和高龄初次妊娠时有更高的发病率。

绒毛梗死较 AVM 伴有更多的母体血栓形成倾向,是死胎、FGR 和胎儿中枢神经系统损伤的危险因素。

(3)梗死性血肿/圆形胎盘内血肿:胎盘内梗死性血肿和圆形胎盘内血肿可能是螺旋动脉血栓形成后发生血流重建(缺血再灌注)的结果,也可能是胎盘实质内出血(圆形的胎盘内血肿)伴有继发性梗死,类似于早剥出现于胎盘内。

常见于子痫前期、FGR 和慢性高血压。胎盘早剥和死胎时,梗死性血肿/圆形胎盘内血肿可能更常见。

2. 母体血管完整性受损(loss of maternal vascular integrity) 足月胎盘大约由 120 个螺旋动脉供血,每分钟以约 70mmHg 的血压供应 600~700ml 血。如果这一供血系统的完整性遭破坏可以引起母体严重的出血,称之为胎盘早剥。胎盘早剥与大约 1/3 的孕产妇死亡有关,也是导致孕产妇弥散性血管内凝血(disseminated intravascular coagulopathy,DIC)的最常见原因之一。

(1)急性胎盘早剥:急性胎盘早剥(acute abruptio placentae)是指在孕 20 周之后,胎儿分娩之前出现胎盘与子宫的过早分离,常为出血所致,最常见的是动脉出血。动脉受损被认为是最可能的病因,表现为高压血流导致急性的且常是大范围的胎盘分离。

急性胎盘早剥在所有孕妇中的发病率大约为 1%。早剥可发生在妊娠期的任何时候,但在 24~26 孕周最为常见。发生胎盘早剥的危险因素包括:足月前胎膜早破(preterm prematare rupture of membranes,PPROM)、羊水过少、异常种植、黑色人种、吸烟、高血压、可卡因滥用、外伤、甲状腺疾病、男婴、种植在子宫肌瘤上、抗磷脂抗体综合征和急性绒毛膜羊膜炎。本病有显著的复发风险,先前有过急性早剥病史是最强的风险因素。该病也可能具有遗传易感倾向。大多数急性早剥存在至少一个上述的风险因素。

孕妇临床表现取决于每个病例血液丢失的总量,对母亲的影响包括危及生命的出血、DIC、子宫损伤(子宫胎盘卒中),以及紧急剖宫产。胎盘分离的范围不同,可引起胎儿不同程度的损伤或死亡。正常大小的胎盘,当胎盘分离超过 20% 时通常对胎儿造成伤害,当分离超过 50% 时可导致胎儿死亡。

胎盘早剥的复发风险高,有早剥病史者的相对复发风险增加 10 倍。该病也可见家族性聚集。有急性早剥病史的妇女,其随后一生中发生心血管疾病的风险会有所增加。

(2)急性边缘早剥(acute marginal abruption):胎盘边缘处静脉破裂导致出血,常为胎膜后和绒毛膜下分离性出血。也称为边缘早剥,边缘窦血栓形成,边缘窦破裂,急性胎盘边缘分离。发病原因不明,可能与胎盘异常种植、炎症或外伤有关。

由于静脉血压较低,相对于急性早剥,胎盘边缘早剥通常进展缓慢。大多数边缘早剥没有临床症状,仅表现为分娩时胎盘边缘存在血凝块。该病常与急性绒毛膜羊膜炎有关。

边缘早剥具有惰性病理特征,有无并发症取决于这种分离是否导致早产。如果急性边缘早剥的发生的范围较大,其预后类似于胎盘急性早剥。边缘早剥也可发展成为大量的绒毛膜板下血肿。发展为慢性病变可以出现严重的并发症,包括弥漫性绒毛膜羊膜含铁血黄素沉积症(diffuse chorioamniotic hemosiderosis,DCH)或慢性早剥羊水过少综合征(chronicabruption oligohydramnios syndrome,CAOS)。

(3)亚急性胎盘早剥(subacute abruptio placentae):亚急性胎盘早剥是由动脉性出血所引起,但没有立即分娩,而是继续妊娠,并常妊娠至足月,也称为亚急性早剥、陈旧性早剥、慢性中央性早剥。亚急性胎盘早剥的风险因素包括高血压疾病和胎盘异常种植(例如前置胎盘、浅着床或植入性胎盘),但是大多数病例病因不明。

亚急性胎盘早剥与急性胎盘早剥有相似的临床背景,但亚急性早剥通常病变更小、更为局限,因此不会立即引起分娩发动。

其预后取决于胎盘储备。亚急性胎盘早剥减少了功能性胎盘的比例,因此,如果发生在小的胎盘,则可导致胎盘功能不足和胎儿受损。

(4)慢性胎盘早剥(chronic abruptions):慢性胎盘早剥[经典型慢性早剥、慢性早剥羊水过少综合征、轮廓胎盘、慢性边缘早剥、弥漫性绒毛膜羊膜含铁血黄素沉积症(DCH)、慢性周围分离]的典型表现是妊娠期存在长期出血,经常持续数周或数月。常存在羊水过少,即慢性早剥羊水过少综合征(chronic abruption oligohydramnios syndrome,CAOS)。多胎妊娠和吸烟可能与慢性胎盘早剥有关。

胎盘分离是由于静脉出血导致,常位于胎盘边缘处,因而不影响妊娠而呈慢性经过。

慢性胎盘早剥导致早产率提高,围产期并发症的风险增加。DCH 和 CAOS 与围产期并发症和死亡率明显相关。在一些研究中,发现 DCH 与神经系统并发症,如脑瘫有关,但存在争议。新生儿肺动脉高压和"干肺(dry lung)"也与 DCH 和慢性早剥有关,但肺病理改变的发病机制尚不清楚,推测可能与慢性宫内缺氧有关。

(二)胎儿血管灌注不足和胎儿血管完整性受损

1. 胎儿血管灌注不足

(1)胎儿血管灌注不良:胎儿血管灌注不良(fetal vascular malperfusion,FVM)指胎儿循环中由于血流非急性受损,在不同的部位出现的一系列形态改变,包括绒毛膜板和/或绒毛干中出现的血管扩张、血栓形成(新鲜的或陈旧的)、血管壁纤维蛋白沉积(血管壁纤维蛋白斑块)、绒毛干血管闭塞(纤维肌层硬化,绒毛干血管内膜病),远端绒毛中出现的无血管绒毛、绒毛间质-血管细胞核碎裂(出血性血管内膜病)

和绒毛欠成熟（远端绒毛不成熟，胎盘成熟缺陷）。文献中曾经使用的其他名称包括胎儿血管血栓形成、胎儿血栓性血管病、纤维素性血管病、出血性血管内膜炎和血栓硬化性胎盘炎建议不再使用。

发生胎儿血管灌注不良的原因通常是由于脐带为各种因素所致的物理性压迫而造成脐血流量下降，其他原因还包括胎儿自身器质性疾病所致动脉血输出量减少，以及各种能导致胎儿血液黏滞度增高的疾病。

胎盘的FVM通常发生在妊娠晚期的后半期，因此胎儿能够存活。对胎儿的影响取决于FVM的病因和范围，大部分无明显临床症状，少数对胎儿/新生儿产生不良影响，包括：胎儿生长受限、巨大儿、胎心异常、羊水胎粪污染、低Apgar评分、新生儿窒息、早发性癫痫、脑卒中、永久性神经功能损伤、有核红细胞增多症、难治性低血糖症、新生儿血小板减少症和死胎。

（2）节段性FVM（血管性完全闭塞）：绒毛膜板或绒毛干血管血栓栓塞、绒毛干血管闭塞，常常与脐带受压或脐血流几近停滞有关。受累血管呈节段性分布，其下游绒毛内血流完全停止。

（3）弥漫性FVM（部分或间断性血管闭塞）：原因为脐血管部分性梗阻，大多与脐带自身病变有关。梗阻是局部或间断性的，所造成的病变在胎盘许多处呈弥漫分布。

弥漫性或节段性的FVM的病变在送检病理的胎盘中发生率高达6.4%。临床表现差异极大。如果病变轻微，则可能没有临床表现；如病变严重或持续时间长，则临床病情相应严重，可导致死胎。即使胎儿存活，也可能发生各种类型的神经功能障碍（包括脑卒中），和其他内脏器官血栓。

2. 胎儿血管完整性受损（loss of fetal vascular integrity）胎儿血管完整性受损可导致胎儿出血或绒毛水肿。胎儿出血可能是灾难性的血管破裂（如前置血管）或相对温和的病变（如绒毛间隙血栓）。绒毛水肿的原因是绒毛微血管由于静脉受压或阻塞所致，静脉压升高或由严重胎儿肝疾病等引起的渗透压降低。

（1）绒毛间隙血栓：绒毛间隙血栓（intervillous thrombi，IVT）通常是层状血栓，是绒毛间隙中的占位性病变，但对邻近的绒毛或滋养层细胞没有显著的影响。滋养层细胞破坏导致的胎儿血管完整性缺失和胎儿出血，通常是局灶性和少量的。大多数病例中，母体止血机制会迅速"堵塞"出血区。

绒毛间隙血栓在胎盘检查中相对常见，通常没有明显临床病史。它们被认为是由少量胎儿-母体出血引起的，可见于母胎儿血型不合、妊娠期糖尿病、肥胖妇女、胎儿生长受限、脐带缠绕和男性胎儿胎盘中。

由于绒毛间隙血栓可能表明有短时、微量的胎儿-母体出血，多灶性绒毛间隙血栓可能比单个的更有意义。

（2）胎儿血管撕裂、前置血管破裂：胎儿血管撕裂指导致胎儿出血的大血管破裂。前置血管如出现于宫颈内口处，可能在自发性或人工破膜时发生破裂。病因多样：①前置血管破裂（"自发性"或"医源性"）或任何胎膜内血管破裂/撕裂绒毛内出血，分娩时可出现阴道大出血；②脐带血管撕裂，通常由胎粪引起的血管肌壁坏死导致，如同时存在胎膜破裂的情况下，可出现阴道流血。脐带血管撕裂也可导致脐带胶质内的血肿/出血。

胎儿大血管破裂或撕裂通常是致命的。即使不致命，也会导致严重的低血容量或贫血，以及随之而来的并发症。

（3）绒毛内出血（intravillous hemorrhage，IVH）：指绒毛间质中血管外的"游离"血液。IVH的病因包括缺氧引起的血管/内皮损伤，或由于外力（如胎盘早剥）、血管阻塞（脐带意外）、物理因素（人工胎盘剥离术）或真空压力引起的血管内压力突然升高。IVH的预后与其病因有关。

（4）胎盘水肿（绒毛水肿，慢性绒毛水肿）：胎盘水肿（hydrops placentalis）的特征是绒毛和脐带严重慢性水肿、绒毛发育不成熟和胎盘重量增加。

虽然水肿可由多种原因引起，但心力衰竭和由此产生的全身水肿最常见。Machin将导致水肿的基本病因归为5种：心血管疾病、染色体异常、贫血、胸廓受限和双胎妊娠。胎盘水肿通常与胎儿水肿相关。胎儿水肿分为两大类：免疫性和非免疫性。免疫性水肿是由于胎儿母体间的血型不合，导致胎儿或新生儿溶血、严重贫血和红细胞增多症，最常见的免疫性水肿以Rh阴性引起。非免疫性水肿比免疫性水肿更常见，常见于心力衰竭导致的胎儿和胎盘水肿，其他原因包括先天性异常、染色体异常、双胎、胎儿心律失常、慢性胎儿出血、病毒感染、细菌感染、先天性代谢缺陷及先天性肿瘤等。

（5）弥漫性绒毛水肿（斑片状水肿，未成熟中间型绒毛）：大多数弥漫性绒毛水肿发生在早产儿，有产前缺氧迹象（例如：Apgar评分低或需要复苏），与急性绒毛膜羊膜炎、新生儿死亡和神经功能障碍相关。前置胎盘发生弥漫性绒毛水肿的概率较高。弥漫性绒毛水肿与许多新生儿疾病和死亡有关，无论是早产儿还是足月新生儿。相关病变包括脑瘫及其他神经认知障碍和呼吸窘迫综合征，如肺透明膜病。

（6）终末绒毛的斑片状绒毛水肿：绒毛间质水肿，主要累及终末绒毛，在整个胎盘呈斑片状分布。至少必须有15%的远端绒毛受累。这种病变是由于静水压升高导致液体漏出到终末绒毛间质所致，亚急性缺氧性损伤导致的心脏功能异常是其可能的发病机制。

可能与足月妊娠时的胎儿酸中毒相关，脐带血pH降低与新生儿脑部疾病（癫痫发作、缺氧缺血性脑病、脑瘫和脑出血）发病率和死亡率增加有关。

四、胎盘感染及相关性疾病

(一)胎盘感染

胎盘感染是围产儿发病率和死亡率的主要原因之一。已知的或者怀疑母体感染、胎儿生长受限(FGR)、胎儿水肿、胎儿宫内死亡(IUFD),以及新生儿复苏时都应考虑胎盘感染的可能性。胎盘感染可能存在3种途径:①经母体败血症——血源性途径;②通过宫颈阴道的微生物引起的羊水污染——上行感染;③子宫或盆腔感染直接蔓延导致感染。

1.血源性传播感染 母体血液循环中的微生物通过正常子宫循环到达胎盘。进入胎盘绒毛间隙后致病微生物破坏合体滋养层或直接感染合胞滋养层细胞,进入绒毛间质,最终导致绒毛间质和胎儿血液循环感染。虽然大多数病毒感染垂直传播的具体机制并不清楚,但有证据表明在滋养层细胞的细胞膜上存在某些病毒的特异性受体,如丙型肝炎病毒和获得性免疫缺陷病毒(HIV)。而其他病原体,即病毒和原生动物,如乙型肝炎病毒、弓形虫和巨细胞病毒在细胞培养模型中表明它们可直接感染滋养层细胞。绒毛的感染导致绒毛炎,炎症细胞既可以来自母体,也可以来自胎儿。

(1)急性绒毛炎(acute villitis):为感染引起的绒毛炎症,中性粒细胞性弥漫性浸润胎盘,病变呈片状"地图样"改变。母体感染通常伴有败血症,急性绒毛炎常同时伴有急性绒毛膜羊膜炎。引起急性绒毛炎的常见病原体包括B族溶血性链球菌(GBS)和李斯特菌,其他微生物则极其少见,如果GBS和李斯特菌被排除,则应考虑这些少见微生物的可能。少见微生物包括结核分枝杆菌(MTB)、梅毒螺旋体、肺炎克雷伯菌、流感病毒、沙眼衣原体、柯萨奇病毒B3和芽孢杆菌属。

急性绒毛炎先天性感染率较高,并且预后不良。它可能伴发致死性的严重的胎儿败血症,李斯特菌可能引起母亲和胎儿致死性感染,而B族溶血性链球菌感染通常对胎儿/新生儿是致命的,需要对刚出生的胎儿进行积极的治疗。

(2)慢性绒毛炎(chronic villitis):大多数慢性绒毛炎是非感染性的,因此被称为"病因不明绒毛炎"(villitis of unknown etiology,VUE),将独立描述。只有约1%组织学确诊的慢性绒毛炎是感染性的,这些感染性病例一般发生在妊娠早、中期,而VUE则主要发生在晚期/足月妊娠。

慢性绒毛炎是镜下诊断,偶尔大体可见苍白和质硬区域。大多数感染性慢性绒毛炎的病例伴有重量<10%的小胎盘或重量>90%的大胎盘。一些特异性感染存在大体异常表现,包括巨细胞病毒(CMV)感染引起的厚胎盘、梅毒感染巨大无水肿的胎盘。

TORCH即T,弓形虫病(toxoplasmosis);O,其他(others),如HIV、单纯疱疹病毒(herpes simplex virus,HSV)、水痘、微小病毒B19、带状疱疹、梅毒、Epstein-Barr病毒等;R,风疹病毒(rubella);C,巨细胞病毒(cytomegalovirus,CMV);H,HBV、HCV。

TORCH综合征可对胎儿发生严重损害,包括流产、死胎、畸形胎儿及严重的新生儿疾病。此类感染可导致低出生体重儿、小头畸形、肝脾大、血小板减少性紫癜、视觉听觉障碍、骨骼生长障碍、先天性心脏病等表现。有些可迟至10~12岁始出现由于中枢神经系统炎症而发生神经系统功能障碍。此外,VAMP[即水痘带状疱疹(varicella zoster)、麻疹(measles)、腮腺炎(parotitis)]虽然在妊娠期少见,但亦可发生死胎或先天性缺陷。近来尚有有关微小病毒(parvovirus)、柯萨奇病毒(Coxsackie virus)等感染的报道。病因不明慢性绒毛炎(VUE)有时会发现新的致病微生物,最近发现在既往诊断为VUE的病例中有的存在人乳头瘤病毒(HPV),也有的病例发现了流感病毒。

2.上行性感染 上行性感染是指宫颈-阴道菌群破坏胎膜进而感染羊水。上行性感染的病原体主要有:①病毒:单纯疱疹病毒(HSV);②细菌:B族链球菌(group B streptococcus)、大肠埃希氏菌等。细菌感染是感染性绒毛膜羊膜炎的主要原因。母体和新生儿都可发生炎症反应,母体炎症反应表现为炎症细胞在胎膜;胎儿炎症反应表现为炎症细胞累及胎儿血管、脐带或绒毛膜板血管。

(1)急性绒毛膜羊膜炎:急性绒毛膜羊膜炎(acute chorioamnionitis)分为两类,一类为急性坏死性绒毛膜羊膜炎,属于母体反应;另一类为坏死性脐带炎(亦称亚急性脐带炎和向心性脐血管周围炎),属于胎儿炎症反应。这些炎症特征性表现是中性粒细胞碎片,有时伴有钙化灶。

Naeye等按病理所见将其分为三期,并按中性粒细胞浸润的多少分为三级:

Ⅰ期:中性粒细胞的浸润较少、散在,几乎全部局限于绒毛膜板下纤维蛋白沉积物内,或胎膜的蜕膜层。

Ⅱ期:中性粒细胞的浸润增多,并延伸至绒毛膜组织内或绒毛膜板组织及胎儿血管,但未进入羊膜。

Ⅲ期:中性粒细胞已广泛浸润蜕膜、绒毛膜,并达羊膜。在十分严重的病例,中性粒细胞覆盖羊膜表面,提示羊膜腔已有脓毒症。

Ⅰ级:中性粒细胞数<10个/高倍视野。

Ⅱ级:中性粒细胞数在11~30个/高倍视野。

Ⅲ级:中性粒细胞数>30个/高倍视野。

急性绒毛膜羊膜炎根据临床症状、体征或者胎膜组织学的急性炎症表现来诊断。但是,临床和组织病理学之间并不完全一致,有25%的病例临床诊断为急性绒毛膜羊膜炎,组织学却没有确诊。临床无症状的急性绒毛膜羊膜炎也可以发生,组织学诊断为急性绒毛膜羊膜炎,但临床却无症状或体征。临床和组织病理诊断的急性绒毛膜羊膜炎的危险因素包括胎膜破裂时间过长,分娩时间延长,多次宫颈-阴道检查,细菌性阴道病,胎粪污染,硬膜外麻醉,母亲吸烟和/或饮酒,生殖道感染,宫内"异物"(环扎术、压力导管、宫内节育器、头皮电极)以及早产。羊膜腔感染率占活产的1%~4%,也有报道发病率更高,接近13%,早产儿的发病率最高(为40%~70%)。组织学急性绒毛膜羊膜炎发病率是未知的(因为不是所有胎盘都被送检),可能足月分娩的病例中,组织学急性绒毛膜羊膜炎发病率为5%或更少。

与急性绒毛膜羊膜炎有关的新生儿感染是致命的,必须积极治疗和处理。病理检查提供的早期重要的信息对新生儿的临床护理很有帮助。例如,脐带脓肿强烈提示白色念珠菌感染,提醒临床医生警惕念珠菌感染的可能性,使医生在微生物结果出来之前及早用抗真菌治疗。绒毛膜羊膜炎相关的围产期疾病很多,可能导致早产、新生儿败血症,增加呼吸系统并发症风险(包括肺炎和支气管肺发育不良),增加小肠结肠炎的风险,可能相关于语言听力缺陷/迟缓和神经发育障碍。动脉导管未闭与绒毛膜羊膜炎的相关性是存在争议的。许多研究发现脑瘫和绒毛膜羊膜炎也有关联。伴有胎儿炎症的新生儿脑瘫预后更严重尤其是累及脐动脉和绒毛膜板血管的病例。严重的绒毛膜板血管炎与极低出生体重脑瘫婴儿、脑室内出血有相关性。胎儿/新生儿死亡率随着绒毛膜羊膜炎组织学分级增加而增加。虽然发病率和死亡率的主要原因是感染,但有研究显示胎儿的炎症反应可能是致病的关键因素。产科并发症包括伴急性和亚急性胎盘早剥和早产。母体的绒毛膜羊膜炎后遗症也可能是严重的,大约10%伴有母体菌血症,或败血症。其他并发症包括异常分娩、产后出血和剖宫产率增加。绒毛膜羊膜炎引起宫缩乏力及产后出血需要切除子宫的比例也增高。

(2)亚急性绒毛膜羊膜炎(subacute chorioamnionitis):普通急性绒毛膜羊膜炎是形态保持完好的中性粒细胞在绒毛膜下、绒毛膜和羊膜内浸润,而亚急性绒毛膜羊膜炎是退变的中性粒细胞和单核细胞混合浸润,且在羊膜下比在绒毛膜和绒毛膜下更明显。亚急性绒毛膜羊膜炎可能是致病力弱的病原体发生的上行性感染,它可能代表了一种惰性感染。

亚急性绒毛膜羊膜炎新生儿早期感染症状不如急性绒毛膜羊膜炎常见,微生物培养阳性率可能更低。亚急性绒毛膜羊膜炎伴羊膜坏死时可能与新生儿慢性肺病有关,但很少导致新生儿急性呼吸窘迫。

3. 胎盘感染的其他病理改变

(1)绒毛间隙炎(intervillositis):母体血源性播散至绒毛间隙,引起绒毛间隙炎症反应。炎症细胞在绒毛间隙浸润(母体面),通常不伴有绒毛炎和急性绒毛膜羊膜炎。一般为单核细胞和组织细胞,急性炎症细胞也可以存在。

疟疾、寨卡病毒和鹦鹉热导致的绒毛间隙炎可能与新生儿疾病有关。伴有疟疾的患者在分娩中由于寄生的红细胞氧含量低造成胎儿明显缺氧。寨卡病毒垂直传播可以引起胎儿严重的神经系统并发症,例如小头畸形、眼

部疾病、关节挛缩和FGR。妊娠期鹦鹉热衣原体感染可引起高热和严重的并发症,包括DIC、肝肾功能损伤及流产等。

(2)绒毛间隙纤维素增加(massive perivillous fibrin deposition,MPFD):足月妊娠胎盘或几乎任何孕周的胎盘边缘都可以见到局灶纤维蛋白增多,大多为非病理性改变。但是纤维蛋白/纤维蛋白样物质呈弥漫分布,则可能为病理性的。绒毛周围/绒毛间纤维蛋白或纤维蛋白样物质增加,或者沿胎盘底板聚集。

可能的机制为病毒随着血源性播散感染绒毛滋养层细胞导致滋养层细胞损伤、坏死以及绒毛剥脱,导致母血中纤维蛋白析出或/和绒毛外滋养层细胞过多分泌纤维蛋白样基质,从而表现为血栓样病损。

目前发现柯萨奇病毒感染导致的死胎、自发性流产、新生儿并发症(包括心肌炎、脑膜脑炎和神经功能障碍)等可能出现较多的绒毛间隙纤维素沉积。目前还不清楚多大比例绒毛间隙纤维素沉积可能是由于柯萨奇病毒感染所致。因此,在伴有慢性绒毛炎合并大量弥漫绒毛间隙纤维素增加的情况下,应该首先排除柯萨奇病毒感染可能。柯萨奇病毒(coxackie virus)为18~25nm的RNA病毒,其血清型分为A组,1~24型;B组,1~6型。可发生胎儿唇裂或腭裂、幽门狭窄、先天性尿道下裂、胎儿水肿、心肌炎和脑膜炎等。本病可以发生小流行,要注意孕妇有无疱疹性咽喉炎,手、足、口腔等柯萨奇病毒感染症状。胎盘可能无明显的病理变化,或可在显微镜下观察到绒毛坏死和严重的绒毛间隙炎。

(3)急性化脓性平滑肌炎:妊娠晚期可能发生一种特别剧烈的A族链球菌感染,这种感染胎儿和母亲的预后都很差。上呼吸道感染为前驱病变,随后败血症和血源性传播,细菌导致化脓性子宫平滑肌炎以及继发性休克。组织学表现为急性坏死性子宫平滑肌炎,胎盘感染的证据很少。

(4)其他:许多发生于胎盘的先天性感染并没有大体和组织形态学特征。这些情况包括乙型和丙型肝炎病毒、人类免疫缺陷病毒和寨卡病毒。数据表明这些病毒可以感染滋养层细胞,但胎盘没有形态改变。细小病毒感染也没有胎盘病理改变,但可以根据胎盘胎儿血管中有核红细胞的包涵体得以确诊。许多无病理学改变的感染,可以严重影响妊娠,因此,伴有死胎、新生儿死亡、严重的FGR、新生儿疾病和胎儿水肿时,应该尽量做特殊检查以排除先天性感染。

(二)原因不明的慢性绒毛炎及相关病变

病因不明绒毛炎(villitis of unknown etiology,VUE)是一种感染源不明的以淋巴组织细胞浸润为主的绒毛炎。在一些自身免疫性疾病和部分IVF妊娠的胎盘发现绒毛炎,推测可能和免疫相关。实验研究证实在VUE中炎症细胞主

要来源于母体,主要为 T 细胞和巨噬细胞,有少量绒毛间质来源的 Hofbauer 细胞。因而,Altshuler 和 Russell 在 1975 年首次提出将 VUE 和感染性绒毛炎区别开。

大多数研究表明 VUE 的发病率在 5%~15% 之间,大多数发生在足月的胎盘。大部分病例伴有正常足月妊娠以及正常新生儿。高级别 VUE 有 10%~15% 的病例复发,经常引起复发及 FGR。当高级别病变与 FGR 同时存在时,尤其是伴有绒毛周围纤维蛋白沉积时,需要对母体进行自身免疫性疾病检查。

原因不明的慢性绒毛炎(VUE)应该引起关注,其中一部分可能为尚未发现的病原体感染导致。应用更为敏感的分子生物学技术检测病原体对于发现 VUE 的病因是有效的。

有几类特殊的炎症和 VUE 密切相关,包括慢性绒毛膜羊膜炎(慢性淋巴细胞性绒毛膜羊膜炎)、慢性蜕膜炎(淋巴浆细胞性蜕膜炎,慢性淋巴浆细胞性蜕膜炎,慢性蜕膜炎伴浆细胞浸润)和嗜酸性/T 细胞绒毛膜血管炎(eosinophilic/T cell chorionic vasculitis,E/TCV)。

慢性绒毛膜羊膜炎主要是淋巴细胞/单核细胞在胎膜的炎症浸润,常累及绒毛膜蜕膜交界部位,是一种常见的胎盘组织学病变,常伴有病因不明绒毛炎(VUE)和慢性蜕膜炎。足月分娩胎盘占 14%、早产胎盘 38%、胎膜早破 36%。在无法解释的死亡早产胎儿中,60% 胎盘也可发现存在慢性绒毛膜羊膜炎。目前,慢性绒毛膜羊膜炎尚未发现特异性感染性病原体,可能属于母体抗胎儿细胞排斥反应(同种异体移植排斥反应)的胎盘表现。

慢性蜕膜炎是指基底蜕膜淋巴细胞性炎症背景中出现浆细胞,如果底蜕膜存在弥漫性淋巴细胞浸润,在没有浆细胞的情况下也可诊断为慢性蜕膜炎。慢性蜕膜炎在早产儿胎盘和足月胎盘所占比例分别为 8%~25% 和 2%~13%,也常见于自然流产。慢性蜕膜炎与母体血清 IgG I 类和 HLA II 类抗体升高以及胎盘 C4d 沉积的比例增加有关,这支持蜕膜浆细胞与母体对胎儿抗原的免疫应答有关,而不是感染所致。慢性蜕膜炎在供卵妊娠比非捐卵体外受精妊娠更为常见,这也提示它为一种免疫反应来源。慢性蜕膜炎在复发性流产中的发生率较高,可能与母体反复接触胎儿抗原有关。

嗜酸性/T 细胞绒毛膜血管炎(eosinophilic/T cell chorionic vasculitis,E/TCV)是一种胎儿源性炎症细胞所致的病变,主要为嗜酸性粒细胞和 CD3+ 淋巴细胞,累及绒毛板大血管,通常累及单个绒毛膜表面血管。E/TCV 是一种少见的胎盘病变,文献报道其发生率为 0.37%~0.6%,常见于足月胎盘。据认为是应对血管损伤的反应,对于该病变认识依然局限。

(三)慢性组织细胞性绒毛间隙炎

慢性组织细胞性绒毛间隙炎(chronic histiocytic inter-villositis,CHI)是一种原因不明的慢性炎症性疾病,表现为单核巨噬细胞在绒毛间隙内呈斑片状或弥漫性浸润,但缺乏明显的慢性绒毛炎。CHI 可能是滋养细胞应对父源性抗原的免疫反应,绒毛间隙的炎症细胞中 80% 为 CD68 阳性的组织细胞,20% 为 T 细胞。

常见于易形成自身抗体倾向的女性,早期流产中最为多见,达 4.4%,妊娠中晚期胎盘中占 0.6%。大多数研究显示,未经治疗的 CHI 患者总体复发率达 67%~100%,可以发生在妊娠的任何阶段。CHI 患者中,总体围产儿死亡率为 80%。新生儿通常会出现早产、生长受限(fetal growth restriction,FGR)等影响。在一些有明显 FGR 的病例中,受累新生儿可能出现严重的骨质减少和骨生长改变。母亲在随后妊娠中常会发生反复流产或妊娠失败。免疫治疗可以将 CHI 复发率至少降低 50%。

五、胎盘肿瘤

胎盘肿瘤可分为原发性肿瘤与继发性或转移性肿瘤两大类。原发性肿瘤包括绒毛膜血管瘤或胎盘血管瘤、滋养细胞肿瘤和畸胎瘤;继发性肿瘤多为恶性黑素瘤、淋巴瘤、白血病、乳腺癌及胃癌等,仅极少数病例,肿瘤细胞可经胎盘屏障转移至胎儿,而个别胎儿神经母细胞瘤等可转移至胎盘。

(一)原发性肿瘤

原发性肿瘤包括绒毛膜血管瘤、滋养细胞肿瘤、畸胎瘤和平滑肌瘤。

1. 绒毛膜血管瘤(chorangioma) 绒毛膜血管瘤亦称胎盘血管瘤(placental hemangioma),发病率为 0.7%~1.6%。胎盘血管瘤的发生可能系早期胎盘的原始成血管组织发育异常所致。

绒毛膜血管瘤是良性肿瘤,但血管瘤能改变胎盘血流,破坏正常血液供应,导致胎儿生长发育受阻,且超限的血液循环可使胎儿心脏负担加重,导致胎儿窒息,甚至死亡。

一般直径<5cm 的绒毛膜血管瘤在妊娠期对孕妇和胎儿发育无明显影响,而直径>5cm 者可引起孕妇压迫症状、胎儿生长受限、胎儿贫血、羊水过多等。羊水过多的发生率约 16%~33%,文献报道有高达 48.7% 者,若将胎儿畸形者除外,其发生率为 14%~22%;胎儿丢失率约 40%。羊水过多的程度与绒毛膜血管瘤的大小有关。胎盘母体面的绒毛膜血管瘤偶尔可引起胎盘后出血,或有蒂血管瘤的血管蒂破裂,严重时危及胎儿生命。较大的绒毛膜血管瘤尤其是伴发羊水过多者,常导致胎膜早破而致早产,约 1/3 羊水过多者需提前终止妊娠。胎儿水肿、心力衰竭较少见。绒毛膜血管瘤还可伴有母血或母血与羊水的甲胎蛋白升高。肿瘤一般在分娩时和胎盘一起娩出,但也可在产时先从阴道排出,或稽留于子宫内引起子宫复旧不全和产后出血。

有绒毛膜血管瘤的活产婴儿一般正常,但少数为小于胎龄儿或生长受限,巨大或多个绒毛膜血管瘤对胎儿和新生儿的影响较大,使胎儿或新生儿的死亡率增加。因为流经肿瘤的无效腔(生理无效区)返回胎儿的血是低氧血,可导致胎儿窘迫和死亡,也可能因肿瘤类似外周的动静脉瘘或巨大的肿瘤压迫脐带导致胎儿心力衰竭、死亡。绒毛膜血管瘤是否使胎儿畸形增多尚有争议,较为肯定的是胎盘有绒毛膜血管瘤者,其婴儿皮肤血管瘤的发生率相当高。此外,有巨大绒毛膜血管瘤者,其新生儿有时可发生暂时的并发症,包括心脏肥大、水肿、贫血和血小板减少症。文献曾报道数个家庭中有复发性绒毛膜血管瘤,也伴有复发性死胎。

2. 畸胎瘤(teratoma) 胎盘畸胎瘤极罕见。肿瘤多位于胎盘胎儿面、羊膜和绒毛膜之间,亦可位于胎盘边缘的胎膜上。肿瘤呈圆形或卵圆形,表面光滑。肿瘤直径多为3~8cm,偶见巨大畸胎瘤直径可达14~16cm者。肿瘤呈实质性者较多,但亦有呈囊性者。肿瘤中可见三个胚层的组织,各种组织均分化成熟,属良性肿瘤。胎盘畸胎瘤被某些学者认为是无定形无心畸形(acardius amorphus),而不是真正的畸胎瘤。

3. 胎盘内绒癌(intraplacental choriocarcinoma) 胎盘内绒癌可发生于妊娠的任何时期,但也可能因无症状而直至孕晚期才在胎盘中发现。被认为可能是正常分娩后绒癌发生的来源。

胎盘内绒癌可伴发胎儿向母体大量出血,故对患严重贫血的新生儿,应详细检查娩出的胎盘以免对胎盘内绒癌的漏诊。胎盘内绒癌可以转移至新生儿肺、肝转移,预后不良。胎儿绒癌多来自胎盘内绒癌细胞通过脐静脉,经肝门静脉至肝而形成转移灶;或由脐静脉直接进入下腔静脉回流,经主动脉播散,形成全身器官转移。由于胎儿房间隔卵圆孔未闭,进入肺部血液较少,故胎儿肺转移较罕见。但若母体原发病灶消失,其他部位无转移灶,新生儿死亡后又未尸检,也可能漏诊。

(二)继发性肿瘤

继发性肿瘤有两种,一种系母体恶性肿瘤转移至胎盘,另一种系胎儿肿瘤转移至胎盘。

1. 母体肿瘤的胎盘转移 主要是经血行转移。转移至胎盘:①黑素瘤(melanoma),最常见,约占30%;②白血病(leukemia),发病数仅次于黑素瘤;③其他肿瘤(other tumors)包括乳腺癌、直肠癌、肺癌、胰腺癌、髓母细胞瘤、非霍奇金淋巴瘤等均可转移至胎盘。

2. 胎儿肿瘤的胎盘转移 胎儿肿瘤播散到胎盘者更为罕见。文献报道神经母细胞瘤、白血病及巨大色素痣可转移至胎盘。

(周先荣)

第四节 剖宫产术相关问题

一、现状与历史

(一)现状

剖宫产术(cesarean section)是产科最重要的手术之一,也是解决难产及部分高危妊娠分娩的有效手段之一,其合理应用对于改善妊娠结局起到了至关重要的作用,曾挽救了无数母婴的生命。然而,世界各地的剖宫产分娩率(cesarean delivery rate,CDR)均呈不断上升的趋势,须引起关注。我国的剖宫产率从2008年的28.8%增长到2018年的36.7%,有明显的地区差异:城市,尤其是大城市(人口总数≥500万)的剖宫产率显著高于农村地区。随着我国全面两孩政策的放开,临床上遇到更多的剖宫产术后再次妊娠的并发症,比如瘢痕妊娠、胎盘植入等。之后,国家放开了三孩政策,对广大产科工作者来说,面临了更大的挑战。因此,合理降低剖宫产率是摆在产科医生,乃至全社会面前的一个十分重要的问题。

美国妇产科医师协会(American College of Obstetricians and Gynecologists,ACOG)和美国母胎医学会(Society for MaternalFetal Medicine,SMFM)联合颁布"如何安全降低初次剖宫产"的产科管理共识,指出:初次剖宫产最常见的指征包括难产、异常或可疑胎心监护、胎儿畸形、多胎妊娠和疑似巨大胎儿。安全降低初次剖宫产率需要针对每一种情况采取不同的管理方案。例如,执行新的产程图、合理解释胎心监护、产程中给予更多的心理支持和非医疗干预等措施可能有助于降低剖宫产率。臀位外倒转术及双胎妊娠的第一胎为头位者选择阴道试产同样有助于安全降低初次剖宫产率。我国的产科医生及相关人员也在尽自己的努力期望进一步降低剖宫产率。

(二)历史

"Caesarean"一词的起源并不十分清楚,大致有三种说法。第一种是传说认为Julius Caesar是经过剖宫产出生的,因此被称为"caesarean operation",但并无医学文献记载。第二种传说被广泛认可,起源于公元前8世纪,当时的罗马法律规定:在妊娠的最后几周死亡的孕妇,为抢救孩子而剖腹娩出胎儿。第三种来源于中世纪拉丁文"caedere",意为"切开"。

正式的关于活体剖宫产术的文献记载是在1581年,

Francois Sousset 报道了 14 例成功的为存活孕妇施行的剖腹手术分娩。1668 年法国产科医生 Fancosis Mauricean 描述了剖宫产手术,但死亡率极高,1865 年英国报道为 85%,死亡的主要原因是出血和感染。1876 年意大利产科医师 Eduardo Porro 首次在行剖宫产同时实行次全子宫切除术。直到 1882 年,Max Sänger 医生开始缝合被切开的子宫肌层后,使术后出血导致的死亡率大大降低,因此剖宫产手术出现了重大的转折,但仍有许多产妇因感染而致命。

1906 年出版的 Fasbender 教科书中首次详细描述了剖宫产分娩。1907 年 Frank 介绍了腹膜外剖宫产手术;1912 年 Kronig 首次介绍了子宫下段剖宫产术。直至 1926 年由 Ken 医师介绍了被目前广泛应用的子宫下段横切口剖宫产技术,随后被广大医师所接受,并沿用至今。

1988 年以来,以色列的 Stark 对子宫下段横切口剖宫产术进行了较大的改进,主要在于:术中采用撕开皮下组织及腹膜的方法,而不是剪开,因而胎儿娩出快;术中不缝合腹膜,子宫肌层仅进行单层连续锁扣缝合;因而手术时间缩短,术后疼痛减轻,排气提前。但是,该手术方式也存在一定的不足,如单层缝合较两层缝合术后再次妊娠时发生切开裂开及剖宫产瘢痕妊娠的机会增加。

通过以上的历史回顾可以看出,解决难产问题或抢救母儿的生命一直是剖宫产术的目的,但同时,作为一种手术,剖宫产术也可能发生手术的并发症,虽然经过众多学者的不断改进,剖宫产术仍然可能导致母儿的不良结局,因此,无医学指征的剖宫产术应被禁止。

二、剖宫产对母儿的影响

世界卫生组织(WHO)2010 年发表的一项关于亚洲国家分娩方式和妊娠结局的研究结果显示:排除混杂因素影响后,剖宫产孕妇与自然分娩的孕妇相比,发生不良妊娠结局的风险更高,包括孕产妇死亡、转重症监护病房治疗、输血、行子宫切除或髂内动脉结扎等。更多的研究显示:剖宫产对产妇及剖宫产儿的影响远远不止这些方面。

(一)剖宫产对产妇的影响

【近期并发症】

1. 术中出血 一般而言,剖宫产术中的出血量多于阴道分娩者,出血的原因主要有两个:一是子宫切口的出血;二是因为子宫肌纤维的断裂而导致发生子宫收缩乏力的风险增加,因而胎盘剥离面的出血会增加。

2. 脏器损伤 相对多见的是膀胱损伤,膀胱损伤多发生于盆腔手术后形成的盆腔粘连而导致的膀胱位置改变,或因膀胱发育异常、解剖位置异常导致开腹时或打开膀胱反折腹膜时误伤膀胱。有时也会因为子宫切口撕裂而累及膀胱。

3. 胎儿损伤 剖宫产术中发生的胎儿损伤并不少见,主要为皮肤损伤和骨折。皮肤损伤一般见于子宫切口处的

胎儿先露部,主要发生于子宫壁较薄、羊水偏少或术者经验不足、力度过大时。骨折可发生在锁骨、肱骨、股骨和颅骨,多因剖宫产术中胎儿娩出困难,未能按照分娩机转正确娩出胎儿者。

4. 感染 产褥期感染是剖宫产术后最常见的并发症之一,主要包括剖宫产切口感染和子宫内膜炎。剖宫产术后泌尿道感染的发生率同样高于阴道分娩者,主要原因是剖宫产手术前后常规保留尿管增加了感染的风险。

5. 切口愈合不良 包括子宫切口愈合不良和腹部伤口愈合不良。切口愈合不良与组织再生能力、是否存在感染、缝合技术及缝线的质量有一定的相关性。

6. 羊水栓塞 剖宫产术中发生羊水栓塞的风险高于阴道分娩者。主要原因是:宫腔内压力增加、子宫切口处血管开放,同时胎膜破裂,羊水可以直接进入开放的血管而进入母体循环。

7. 晚期产后出血 是指分娩 24 小时以后,在产褥期内发生的子宫大量出血。剖宫产术后晚期出血除胎盘、胎膜部位感染导致的子宫复旧不全外,还可因子宫壁切口裂开、局部感染坏死而增加晚期产后出血的风险。

8. 结肠假性梗阻 又称 Ogilvie 综合征,1948 年 Ogilvie 最先报道,剖宫产术后多见,但也可发生于子宫切除术后,临床表现类似结肠机械性梗阻,但无结肠器质性病变原因。其确切病因尚不十分清楚。目前认为其发病与下列因素有关:①支配远端结肠的交感神经被阻断,而副交感神经作用引起局部局限性痉挛;②妊娠后体内孕激素大量增加导致肠道平滑肌张力下降,蠕动减少。产程延长及手术时对腹膜和肠管的刺激可能为诱发因素。

【远期并发症】

1. 腹壁切口子宫内膜异位症 发生率低,仅为 0.03%~0.47%。发病机制目前以子宫内膜种植理论来解释。临床上腹壁切口内膜异位症多发生于妊娠中期剖宫取胎、早产剖宫产和子宫体部剖宫产术后,剖宫产时子宫内膜碎片遗留种植于腹壁切口,继续生长而成。潜伏期一般为 6 个月~1 年,最长达 4 年。临床表现为:剖宫产术后切口瘢痕处出现与月经周期密切相关的疼痛性结节、肿块。

2. 腹壁子宫瘘 近年来罕见,发生机制为:剖宫产后子宫切口感染,组织缺血,切口愈合不良,在子宫切口和腹壁切口之间形成炎性通道,即腹壁子宫瘘。常见的原因有:子宫切口撕裂出血,反复缝扎止血,局部组织缝线过多造成组织缺血、坏死;剖宫产并感染术后炎症未控制。临床表现为:剖宫产术后腹部切口感染、迁延不愈。B 超检查:腹壁与子宫之间软组织炎性包块。从腹壁切口注入亚甲蓝后可见自宫颈口流出;子宫碘油造影检查也可确诊。

3. 膀胱、输尿管子宫瘘 发生率及发生机制与腹壁子宫瘘相似。膀胱、输尿管子宫瘘多发生于剖宫产术引起膀胱、输尿管损伤,术中未能及时发现或处理不当,导致局部组织缺血、坏死,在膀胱或输尿管与子宫之间形成瘘道。常见

的膀胱、输尿管损伤的原因:腹膜外剖宫产剥离膀胱时引起损伤;子宫切口撕裂,致膀胱、输尿管裂伤;直接将膀胱、输尿管误缝;有盆腔术史,子宫与膀胱粘连严重,分离时损伤膀胱。临床表现:尿液经子宫从阴道流出。

【几种特殊并发症】

1. 再次妊娠的子宫破裂 子宫破裂是产科的急症,一旦发生,会直接危及母儿的生命,多发生于瘢痕子宫。瘢痕子宫破裂多发生于妊娠晚期和分娩过程中。子宫破裂的风险随剖宫产次数的增加而增加。高危因素包括:前次为古典式剖宫产、前次剖宫产切口感染或愈合不良、前次剖宫产间隔时间过短(<2年)、本次妊娠胎儿偏大或羊水过多致宫腔压力过大。

2. 剖宫产切口瘢痕妊娠(cesarean scar pregnancy,CSP) CSP是指受精卵、滋养叶细胞种植于前次剖宫产子宫切口瘢痕处,被子宫肌纤维和瘢痕组织完全包绕,是一种十分危险的异位妊娠,在有剖宫产史的妇女中占0.15%,近年来发生率有上升趋势。1997年,Godin等提出如下诊断标准:

(1)无宫腔妊娠证据。

(2)无宫颈管妊娠证据。

(3)妊娠囊生长在子宫下段前壁。

(4)妊娠囊与膀胱间的子宫肌层有缺陷。

3. 再次妊娠胎盘种植异常 主要表现为前置胎盘、胎盘粘连或植入。前置胎盘的发生风险随剖宫产次数的增加而增加。有剖宫产史的产妇再次妊娠时如发生胎盘低置或前置时易合并胎盘植入,风险极大。有研究显示:剖宫产史的孕妇发生胎盘植入的风险高达11%~24%。

(二)剖宫产对后代的影响

【近期影响】

1. 新生儿窒息 剖宫产分娩的新生儿窒息率高于阴道分娩儿,主要原因:①剖宫产分娩,尤其是未进入产程的选择性剖宫产儿易发生肺内液体潴留,导致出生后窒息的风险增加,有时发生"倒评分"现象,即出生时新生儿状况良好,Apgar评分不低,但随后评分迅速下降,转为窒息状态,导致抢救困难。②腰麻或硬膜外麻醉后可造成产妇血压下降;剖宫产过程中产妇采取仰卧位,易发生仰卧位综合征,这两种情况均可导致胎盘灌注减少而导致胎儿及新生儿缺氧。③部分剖宫产的指征是胎儿窘迫,即分娩前胎儿已经存在缺氧的状况,产后发生新生儿窒息的风险增加。

2. 新生儿呼吸窘迫综合征(NRDS) 研究显示:剖宫产尤其是择期剖宫产分娩新生儿的NRDS发生明显上升,病情重、病死率高。可能的相关因素一方面是肺液清除延迟,表面活性物质(PS)被稀释而相对不足;另一方面是缺乏分娩应激反应、缺乏正常宫缩刺激产生的肾上腺皮质激素促进肺泡Ⅱ型细胞释放PS;同时,选择性剖宫产难以避免的医源性早产、新生儿窒息、代谢性酸中毒、低体温等高危因素存在。剖宫产新生儿RDS的特点:起病早、并发症多、合并湿

肺造成诊治困难,病死率高。

3. 湿肺 剖宫产儿较易发生湿肺,主要原因是:剖宫产分娩的胎儿缺乏产道的挤压,肺液易于蓄积而发生湿肺。胎儿肺内液体来自呼吸道的细胞,分娩发动后液体分泌停止。阴道分娩时由于宫缩可使胎儿血中儿茶酚胺含量增加,可抑制肺泡细胞氯离子的活性,使肺液分泌停止,并促使其吸收,加上胎儿通过产道时胸部受到挤压,肺泡液经气管排出,为出生后气体顺利进入气道、减少气道阻力作充分的准备,也有助于剩余肺液的清除和吸收。而剖宫产分娩尤其是未进入产程的选择性剖宫产儿则缺乏这一过程。以往认为湿肺是暂时的,数小时后即可改善,但有些湿肺病情比较严重,可并发RDS。

【远期影响】

1. 腹泻 研究表明,剖宫产出生的婴儿发生腹泻和胃肠炎的风险大于阴道分娩儿,其原因可能与剖宫产影响婴儿正常肠道菌群的定植有关。导致剖宫产儿胃肠道微生物发育异常的原因主要为:①剖宫产儿没有与母体阴道微生物接触,有益微生物缺乏,菌群失衡。②剖宫产母亲在围分娩期抗生素的使用也可能造成菌群失衡。剖宫产新生儿吸吮后,抗生素随乳汁进入肠道,可直接杀灭肠道内已存在的双歧杆菌等专性厌氧菌,影响新生儿肠道菌群正常建立。③剖宫妇女产后泌乳延迟,使剖宫产儿最初的母乳喂养率较低,正常菌群不易建立。研究发现,同样母乳喂养的婴儿,在出生后的前7天检测肠道菌群,剖宫产组双歧杆菌的数量低于阴道分娩组,这种差异可延续到出生后3~6个月。因此,剖宫产儿在关键的免疫成熟阶段恰恰缺乏能够发挥免疫刺激作用的有益细菌。胃肠道菌群失衡影响儿童的免疫系统发展。食物过敏、胃肠炎发病率增加,导致儿童腹泻危险增加。

2. 哮喘 一般认为,剖宫产儿呼吸系统疾病的患病风险增加。研究显示:剖宫产儿脐血中除纤溶酶活性较低以外,免疫球蛋白(IgM、IgG)和补体(C3、C4)均低于阴道分娩儿。这些免疫学差异可能在新生儿期后仍然存在影响,使剖宫产出生的婴幼儿上呼吸道感染发生率增加。哮喘是儿童期呼吸系统的常见疾病之一,研究发现剖宫产出生的儿童哮喘的患病风险增加,机制可能是剖宫产影响小儿胃肠道微生物的定植和刺激,进而影响免疫系统发展。如果儿童肠道微生物的构成不利,则可能增加变态反应性疾病的易患性。

3. 心理行为 研究发现剖宫产与自然分娩新生儿智力发育差异无统计学意义,但剖宫产对儿童学龄期在感觉运动和听知觉方面有显著影响。部分剖宫产儿童学龄期出现"感觉统合失调",容易发生学习障碍,学习能力下降等,也会对幼儿心理发育产生一定的影响,从而造成部分儿童社会适应能力下降等。研究认为胎儿从产道娩出的一系列动作就是在经历最初的"感觉统合",即阴道分娩过程是在胎儿神经体液调节下,按照宫缩、产道的物理张力而适度改变身体、胸腹、胎头等位置,依外界环境改变有节奏地被挤压,胎儿中

枢神经系统可对此形成有效的组合和反馈处理,使胎儿能以最佳的姿势、最小的径线、最小的阻力顺应产轴曲线娩出;剖宫产则是属于干预性分娩,缺乏胎儿主动参与,完全是迅速地被动娩出,因此不能像阴道产儿那样在一定时间顺势通过产道各个平面,缺乏必要的刺激,部分剖宫产儿童都表现为本体感和本位感差等感觉统合失调的现象。正常阴道分娩时的子宫收缩还会影响新生儿的嗅觉、听觉学习能力,许多儿童期甚至成年期神经精神疾病都与围产期不良因素关系密切,剖宫产作为围产期危险因素之一。

三、剖宫产并发症的预防

剖宫产术作为一种手术,最重要的是明确解剖、严密止血,除此之外,另外一些可以减少手术并发症的建议如下:

(一) 手术前处理

1. 手术前进行手术区域备皮 Cruse 和 Foord 发表的调查结果显示:手术前备皮较术前一天晚备皮,可有效减少伤口感染的发生率;用剪刀或脱毛膏备皮较刮除毛发更能减少伤口感染。

备皮时清洁皮肤用氯己定溶液优于碘伏。Darouiche 等近期报道了一项设计良好的前瞻性、随机、多中心试验研究(一级证据),比较用氯己定溶液和碘伏用于术前皮肤的准备。研究显示:氯己定酒精组浅层皮肤感染率为 4.2%,低于碘伏组的 8.6%($P=0.008$);氯己定组深部伤口感染率为 1%,低于碘伏组的 3%($P=0.005$)。

2. 在手术切皮前应用抗生素 Sullivan 等完成的一项设计良好、前瞻性的、随机对照试验(一级证据)显示:手术前静脉应用头孢唑林 1g 较断脐后应用可有效减少子宫内膜炎及伤口感染的发生率。Kaimal 等完成的一项回顾性队列研究(二级证据)同样显示:与断脐后应用抗生素比较,术前应用抗生素组总的手术部位感染的 $OR=0.33$,子宫内膜炎的 $OR=0.34$ 。Owens 等进行的回顾性研究(二级证据)与之结果相似,术前应用抗生素组共约 5 000 例,断脐后应用抗生素 4 000 例,术前应用组子宫内膜炎发生率减少 50%,伤口感染发生率减少 30%。

Tita 等的两项研究显示:加用阿奇霉素可以增加头孢唑林的抗菌谱,从而减少子宫内膜炎的危险($RR=0.41$),使伤口感染率由 3.1% 降为 1.3%($P<0.002$)。根据以上两项研究,推荐术前应用这两种抗生素,头孢唑林 1g 在手术前 30~60 分钟静脉推注,阿奇霉素 500mg 在术前 1 小时内持续静脉滴注。

(二) 手术中预防

在明确解剖、充分止血的前提下,Dahlke 等建议将剖宫产的手术步骤标准化,具体如下:

1. 腹部切口 皮肤切口选择耻骨联合上方 2~3cm,快速钝性分离皮下组织和筋膜。

2. 不主张常规下推膀胱。

3. 子宫的切口 子宫下段横形切开 2~3cm,钝性分离扩大至 10cm。

4. 胎盘娩出 尽量等待自然娩出。

5. 除非看见胎盘胎膜的残留,否则不必擦拭宫腔。

6. 不主张常规扩宫口。

7. 主张缝合子宫时将子宫取出。

8. 子宫缝合的方法是目前研究最多,也是争议最大的问题之一。根据目前的研究结果,推荐单层缝合。

9. 不主张常规腹腔冲洗。

10. 不主张关闭腹膜。

11. 不主张腹直肌复位。

12. 不主张术中常规更换手套。

13. 主张冲洗皮下组织。

14. 皮下组织深度≥2cm,则需缝合。

(三) 术后处理

1. 深静脉血栓中等风险的患者,术后需预防性应用加压装置或皮下注射肝素 中等风险人群包括:BMI>30kg/m²,严重的静脉曲张,术前制动超过 4 天的患者,合并有血栓栓塞倾向的内科疾病(镰状细胞贫血、肿瘤、抗磷脂抗体综合征、遗传性血栓形成而未发生过深静脉血栓或肺栓塞者)。

2. 有深静脉血栓高风险的患者,术后需预防应用加压装置和皮下注射肝素 高危人群包括:在中等风险组中具有两项以上危险因素的人群;曾经发生过深静脉血栓或肺栓塞的人群;或剖宫产术时子宫切除者,有遗传性血栓形成且发生过深静脉血栓或肺栓塞者。高危人群需在连续加压装置的同时皮下注射普通肝素或低分子量肝素,直至患者能完全下地活动。

四、剖宫产术后再次妊娠分娩

关于剖宫产术后再次妊娠的分娩方式包括:选择性再次剖宫产(ERCS)和剖宫产术后再次妊娠阴道试产(TOLAC)。

(一) TOLAC 的适应证

1. 孕妇及家属有阴道分娩的意愿。

2. 医疗机构有抢救 VBAC 并发症的条件及相应的应急预案。

3. 既往有 1 次子宫下段横切口剖宫产史,且前次剖宫产手术顺利,切口无延裂,无晚期产后出血及感染;除剖宫切口外子宫无其他手术瘢痕。

4. 胎儿为头位。

5. 不存在前次剖宫产指征,也未出现新的剖宫产指征。

6. 2 次分娩间隔≥18 个月。

7. B超检查子宫前壁下段基层连续。

8. 估计胎儿体重不足 4 000g。

（二）TOLAC 的禁忌证

1. 医疗单位施行紧急剖宫产的条件。

2. 已有 2 次及以上子宫手术史。

3. 前次剖宫产术为古典式剖宫产、子宫下段纵切口或 T 形切口。

4. 存在前次剖宫产指征。

5. 既往有子宫破裂史；或有穿透宫腔的子宫肌瘤剔除术史。

6. 前次剖宫产有子宫切口并发症。

7. 超声检查胎盘附着于子宫瘢痕处。

8. 估计胎儿体重为 4 000g 或以上。

9. 不适宜阴道分娩的内外科合并症或产科并发症。

（三）提高 VBAC 成功率的因素

1. 有阴道分娩史，包括前次剖宫产术前或后的阴道分娩史。

2. 妊娠不足 39 周的自然临产。

3. 宫颈管消失 75%～90%、宫口扩张。

4. 本次分娩距前次剖宫产 >18 个月。

5. 孕妇体重指数（BMI）<30kg/m²。

6. 孕妇年龄 <35 岁。

五、如何降低剖宫产率

（一）适宜的剖宫产率

适宜的剖宫产分娩率是多少？目前尚无统一标准。适宜的剖宫产分娩率应是以最小的母儿损伤和最节俭的医疗费用为前提，前者代表的是产科质量；后者代表的是国家和个人的经济负担。目前国际上评估产科质量的指标主要包括：孕产妇死亡率、围产儿死亡率、剖宫产分娩率等。有学者提出：不同的医院等级不同，高危孕妇的比例不同，简单地比较各医院实际的剖宫产分娩率，并以此评估医院的产科质量有失公允，因而建议使用"风险校正的剖宫产分娩率"作为评判产科质量的指标。风险校正的剖宫产分娩率即把某医院孕产妇各种可能行剖宫产分娩的危险因素通过一定的统计学处理，得出的预测剖宫产分娩率。而风险校正的剖宫产分娩率在我国尚未广泛开展，也未得到国家相关学术机构及政府机构的认可，还需要相关学者进一步探索和验证。

（二）如何降低初次剖宫产率

随着现代医疗水平的提高，高危孕妇可以通过剖宫产手术结束分娩，使母婴安全得到一定的保障，但是，剖宫产率的过度增加则可能危害母婴的安全，这已经是全世界面临的

问题。如何降低剖宫产率也就成为摆在产科医生面前的一个社会问题。而目前最迫切需要的是减少无医学指征的、母亲要求的剖宫产术，众多的学者在这方面进行了探索并提出了建议。

1. 加强产科医护人员助产技术培训，提高业务水平 随着剖宫产率的上升及阴道分娩率的下降，产科医生识别和处理难产的能力有所下降，阴道助产技术的应用减少，势必导致产科医师阴道助产技术水平的整体下降。因此，建议相关领域的各级学术团体及政府行政部门应长期组织关于阴道助产技术的培训，以提高产科医师和助产士的整体水平；医院科室内也应定期组织业务学习与交流，采用"扶帮带"的方式，使科室内的年轻的医务人员能够迅速成长、熟练掌握阴道助产的技能，从而整体提高阴道助产技术水平，在减少剖宫产率的同时减少不良妊娠结局的发生，保障母婴安全。

2. 进行业务学习，使产科内部达成共识 很多孕妇关于分娩的不正确认识来源于个别医务人员的错误引导，仍然有相当数量的医务人员认为：自然分娩要承担的痛苦大、风险高，剖宫产手术耗时短、风险少，为规避风险一味选择剖宫产结束分娩，却对剖宫产术中及术后可能存在的一系列问题认识不足，一旦出现了手术并发症，则难以面对产妇及家属的质疑。因此，提高医护人员的认识水平也是非常重要的，可以通过业务学习，使其充分认识到剖宫产率过高对母儿可能造成的风险；而分娩相关问题不会随着分娩的结束而终止，在剖宫产术后相当长的一段时间内，剖宫产相关问题仍有可能对母儿造成影响，如果只是因为信心不足或者能力不足而选择无医学指征的剖宫产，则必然导致剖宫产相关问题的增加。使全体医务人员达成共识，降低剖宫产率是每位医务人员义不容辞的责任。

国外研究证实，实际 CDR 高于风险校正的 CDR 可能增加母亲感染、产后出血、子宫切除孕产妇死亡的风险，而且新生儿死亡率并未随着 CDR 的升高而增加。因此，单纯提高剖宫产率并不能有效减少母婴不良结局。

3. 进行健康宣教，提高产妇及其家属的认识 精神心理因素已经成为公认的影响分娩能否成功的四大要素之一，产妇对自然分娩的渴望和积极配合可以在很大程度上促进产程的进展；对分娩的恐惧反过来也会影响产程的进展。而分娩对于女性来说多是一种未知体验，尤其是我国初产妇较多，对分娩的过程缺乏了解，仅有的相关知识多来源于母亲的言传或经过"艺术处理"的影视作品，因而多存在片面认识，容易产生紧张、焦虑及恐惧等一系列心理问题，因此，需要对所有的孕妇进行专业的健康宣教，可以利用孕妇学校及媒体，甚至是面对面的讲解，使其对分娩的过程有所了解，对剖宫产的风险有认识，从而可以积极参与到分娩过程中。对于心理压力过大的孕妇，可以请专业的心理医生进行咨询，鼓励待产妇树立信心，尝试自然分娩。

4. 广泛开展无痛分娩 影响产妇选择分娩方式的一

个重要因素是对疼痛的恐惧和不耐受,产科医生可以选择一些有效的方法帮助产妇减轻疼痛,包括:解除对分娩的顾虑,减轻思想压力,适当选择镇痛药物。近年来,国内外广泛开展的无痛分娩技术取得了良好的效果,但需要有专业的麻醉医生配合,同时需要加强监护,以保证母儿的安全。

5. 转变服务模式,开展一对一服务 产妇对分娩的恐惧主要源于对分娩过程的不了解,实践证明,有助产资质的医务人员提供的"一对一"服务弥补了家属陪待产对产妇分娩指导不足的缺点,能有效减少对自然分娩的干扰,使产妇最大限度地调动其主观能动性,提高对疼痛的耐受性,降低剖宫产率。因此,建议有条件的医院开展"导乐"服务。

6. 制定相应的政策,设立奖励及惩罚机制 目前国际上评估产科质量的指标大约有 176 种,其中传统的指标是孕产妇死亡率和围产儿死亡率。随着围产医学水平的不断提高,孕产妇死亡及围产儿死亡率已经明显下降,单纯应用这两个指标已经不够全面,应该推荐同时采用对围产医学的进一步发展能起到促进作用的指标,如风险校正剖宫产率。

随着围产医学相关领域的研究进展,越来越多的研究显示:分娩相关问题并不能随着分娩的结束而结束,如果只是因为信心不足或者能力不足而选择无医学指征的剖宫产,则必然导致剖宫产相关问题的增加。因此,建议各级卫生行政部门设立奖励惩罚机制,对于产程处理良好,严格遵守剖宫产手术指征的医务人员给予奖励,对于无医学指征的剖宫产相关人员给予一定的惩罚措施,使其认识到降低剖宫产率是每一个人的事,这将会有利于产科技术的提高,从而科学降低剖宫产率。

综上所述,剖宫产是解决难产的必要手段之一,过度选择剖宫产并不能进一步改善母儿结局,而分娩方式的选择又具有其复杂性,需要全体相关人员,包括政府部门、媒体及医疗机构共同努力,在提高医务人员技术和服务水平的同时制定相应的政策、法规,减少不必要的剖宫产。

(孙伟杰)

第五节　围产期营养

一、孕期均衡营养的重要性

近年来国内外研究均显示,孕期营养不均衡(无论是营养不足或过剩)不仅影响孕期母儿健康,而且增加子代成年后糖尿病、心血管疾病、癌症、骨质疏松、精神行为异常等慢性非传染性疾病(non-communicable disease,NCD)的发生风险。而生命早期的及时干预,较之成年后的干预,可明显降低 NCD 发生的危险。

近年来我国经济快速发展,但孕期健康营养知识的普及和宣教远滞后于经济发展速度,孕期能量摄入过剩及微量营养素缺乏问题并存。能量过剩导致孕妇肥胖、妊娠期糖尿病、妊娠期高血压疾病、手术产率等发生率增加。GDM 是母体产后发生 2 型糖尿病的高危因素,有研究显示,GDM 患者产后多年发生 2 型糖尿病的风险是非 GDM 孕妇的 7.5 倍。另一方面,胎儿宫内能量供给过度,胎儿高血糖暴露等导致胎儿高出生体重,尤其脂肪组织过多增加将来发生胰岛素抵抗和心血管疾病等风险。因此,合理的孕期营养不仅可降低营养相关性并发症的发生风险,直接关系到孕期母儿健康,而且对我国慢性疾病的预防意义重大。

二、孕前营养准备

良好的孕期营养应始于孕前。夫妇双方在计划妊娠前 3~6 个月应接受膳食和健康生活方式指导,调整各自的营养、健康状况和生活习惯,使之尽可能都达到最佳状态,以利于妊娠的成功。

(一)备孕妇女膳食指南关键推荐

在一般人群膳食指南的基础上,备孕期妇女应注意以下几点:

1. 调整体重到适宜水平

(1)肥胖妇女体重调整:超重和肥胖的女性在孕前应调整体重至适宜水平。具体措施如下:①控制总能量的摄入:使饮食供给的能量低于机体实际消耗的能量,避免过量进食。②保证蛋白质的供给:选用优质蛋白质,如牛奶、鱼、蛋、瘦肉等。③限制脂肪摄入:限制动物性脂肪的摄入,少食动物油,减少油炸食品、过油食品、奶油蛋糕等食品,限制在外就餐,奶类以低脂奶为宜。④适当限制碳水化合物的摄入量,多选择谷类食物,并严格限制糖、巧克力、含糖饮料及零食,优先选择血糖指数低的食物。⑤保证维生素和矿物质的供应:新鲜蔬菜和水果含有丰富的维生素和矿物质,能量较低但饱腹感明显,所以在节食减肥时不要过分限制。进食过多的盐刺激食欲,因此建议每日食盐摄入以 3~6g 为宜。⑥膳食纤维的供给:全谷类食物、豆类、芹菜、魔芋、菌类等食物富含膳食纤维,可适当增加。每日膳食纤维的供给达到 25~35g 为宜。⑦注意烹调方法:采用蒸、煮、烧、汆等少油的烹调方法,忌用煎、炸等烹制方法;应改变不良饮食习惯,减慢进食速度。⑧增加运动,推荐每日进行 30~90 分钟中等强度的运动。

(2)低体重妇女体重调整:体重是衡量人体营养的重要指标,成人的 BMI 低于 $18.5kg/m^2$ 被认为是慢性营养不良。

孕前营养不良女性应特别重视加强营养,尽可能使体重接近正常水平后再受孕。具体措施如下:①增加食物摄入、提高膳食质量:合理选用各类食物,可适当增加奶类、瘦肉、禽类、鱼虾和大豆制品的摄入,保证能量和优质蛋白质及微量营养素摄入;②改善烹饪技术,变换食品花样,以食物的色香味来刺激食欲;③少量多餐:如果长期食物摄入不足,机体不易耐受食物数量和质量的变化,可以分成 4~5 餐,既保证需要的能量和营养素,又可以使食物得到充分吸收利用;④适当使用营养素补充剂:若日常膳食不能满足营养需要,可适当使用营养素补充剂,保证充足的维生素及矿物质的摄入;⑤积极治疗原发病:治疗原发病是改善疾病引起的消瘦和营养不良的重要措施。

2. 常吃含铁丰富的食物,选用碘盐,孕前 3 个月开始补充叶酸

(1)铁:建议备孕期常吃含铁丰富的食物,如动物血、肝脏、瘦肉等动物性食物,应同时摄入含维生素 C 较多的蔬菜和水果,以提高膳食铁的吸收与利用。

(2)碘:建议除每日摄入 6g 碘盐外,每周再摄入 1 次富含碘的海产食品,如海带、紫菜、贝类等。

(3)叶酸:对于叶酸的补充建议详见本章第四节叶酸部分。

3. 禁烟酒,保持健康生活方式 夫妻双方在计划怀孕前的 6 个月都应停止吸烟、饮酒,并远离吸烟的环境。夫妻双方要遵循平衡膳食的原则,合理摄入各类营养素与能量,改变不良饮食习惯。保持良好的卫生习惯,有条件时进行全身健康体检。保证每日至少 30 分钟中等强度的运动,规律生活,保证充足睡眠,保持愉悦心情,准备孕育新生命。

(二)特殊妇女备孕前营养准备

对于高危妇女或内分泌、营养与代谢性疾病患者应于孕前进行营养咨询,告知高危因素对母婴健康的不良影响以及控制的意义;各种药物对母胎的影响及如何调整这些药物。向孕妇提供信息、建议与支持,降低发生母婴不良妊娠结局的风险,帮助其顺利妊娠与分娩。

1. 代谢综合征 孕前患有糖尿病、高脂血症、高血压的备孕女性,应尽量控制血糖、血脂、血压的异常,在疾病控制条件下,积极配合医学营养治疗,改善血糖、血脂、血压状态后受孕。

计划妊娠的糖尿病女性,妊娠前尽量控制血糖,使 HbA1c<6.5%,使用胰岛素者 HbA1c 可<7%。计划妊娠前评价是否存在并发症,已存在慢性并发症者,需在妊娠期重新评价。给予个体化营养及运动指导。妊娠前应停用妊娠期禁忌药物,合并慢性高血压者,调整降压药物为拉贝洛尔或钙离子通道阻滞剂。应用二甲双胍的糖尿病患者,需考虑药物可能获益或不良反应,可在医师指导下继续应用。

计划妊娠的高脂血症女性,制订个体化营养、运动治疗方案,低脂饮食。正在接受他汀类药物治疗的高脂血症女性,计划妊娠时应尝试受孕前 3 个月停药。

2. 贫血 对于备孕女性应监测贫血营养状况,一旦发现贫血,需要确认贫血性质,积极治疗,需改善贫血状态后受孕。

3. 甲状腺疾病 积极治疗基础病,调整甲状腺供能及相关激素水平正常条件下受孕,并根据临床建议配合医学营养治疗,确定相关营养素碘的摄入建议。

三、孕期生理特点及代谢改变

参见第一章第四节妊娠期母体变化:血液系统、消化系统、内分泌系统、新陈代谢、矿物质代谢等章节。

四、孕期营养需要及膳食营养素参考摄入量

孕期为满足母体生殖器官改变及胎儿生长发育,以及母体为产后泌乳进行营养储备的需求,对各营养素的需要量比非孕期有所增加。由于胎儿不同时期的生长发育速度不同,所需的营养素也不相同。

(一)能量

能量(energy)是维持体温及一切生命活动的基础。在生物体内,糖类(碳水化合物)、脂肪和蛋白质在代谢过程中均伴随能量的释放、转移和利用,此过程称为能量代谢。

妊娠期间,能量消耗主要包括基础代谢;体力和脑力活动消耗;食物特殊动力作用;胎儿及母体生殖器官的生长发育以及母体用于产后泌乳的脂肪储备。据统计,在整个正常怀孕期间需要额外增加 80 000kcal(1kJ=4.184 0kcal)的能量,但实际需要变异较大。低体重、限制能量的妇女在孕期摄入较高的能量,能够改善新生儿的体重和身长,减少死婴和围产期死亡率。而较高体重的个体摄入较高的能量可进一步导致母体储存更多的脂肪。

孕中晚期能量在非孕基础上分别增加 300kcal/d、450kcal/d(表 2-12-7)。

表 2-12-7 孕期需要增加的能量和蛋白质

	能量/能量需要量(EER)		蛋白质/(g·d⁻¹)	
	MJ/d	kcal/d	平均需要量(EAR)	推荐摄入量(RNI)
孕早期	+0	+0	+0	+0
孕中期	+1.26	+300	+10	+15
孕晚期	+1.88	+450	+25	+30

引自:中国营养学会.中国居民膳食营养素参考摄入量(2013版).北京:科学出版社,2014.

（二）碳水化合物

碳水化合物（carbohydrate，CHO）是由碳、氢、氧3种元素组成的重要能源物质。1g碳水化合物可产生4kcal的生理有效能量。主要由各种粮谷类、薯类、水果、糖类供给，是人类获取能量的主要来源。碳水化合物的供给应占总能量的50%~65%。

碳水化合物在体内被消化后，大多以葡萄糖的形式被吸收，并能迅速氧化供给机体能量；妇女怀孕后代谢增强，碳水化合物是机体活动最经济有效的"燃料"。如果母体碳水化合物摄入过少可导致脂肪酸不能被彻底氧化，容易产生酮体。酮体可进入羊水中，胎儿如缺乏葡萄糖而利用羊水中的酮体作为能量的来源，对脑及神经系统发育有不良作用。所以孕妇在孕早期，每日应至少摄入130g碳水化合物（约相当于170g的谷类）。

（三）蛋白质

蛋白质（protein）既是构造组织和细胞的基本材料，又参与各种形式的生命活动。

妊娠期间，每日所需能量大约有15%~20%来自膳食中的蛋白质。胎儿、胎盘、羊水、血容量增加及母体子宫、乳房等组织的生长发育约需950g蛋白质。由于胎儿早期肝脏尚未发育成熟而缺乏合成氨基酸的酶，所有氨基酸均是胎儿的必需氨基酸，需母体提供，孕妇应有足够的优质蛋白质补充。

孕早期膳食蛋白质摄入量建议同孕前，孕中晚期分别增加15g/d、30g/d。孕妇蛋白质的供给不仅数量要充足，而且质量要优，动物类及大豆类等优质蛋白质的摄入量应占总蛋白摄入量的1/2以上，这样才能保证食物中的蛋白质在母体内充分地消化吸收和利用。

（四）脂类

脂类（lipid）包括脂肪和类脂，类脂包括磷脂和固醇；脂类是人类膳食能量的重要来源，氧化1g脂肪所释放的能量约为9kcal。妊娠过程中孕妇平均增加3~4kg的脂肪，以满足母乳喂养的需要，此外，膳食脂类中的磷脂及其中的长链多不饱和脂肪酸、胆固醇对人类生命早期脑和视网膜的发育有重要的作用，这决定了孕期对脂肪以及特殊脂肪酸的需要。

孕妇膳食脂肪供能百分比建议为20%~30%，其中饱和脂肪（常见于动物内脏、肥肉、棕榈油、椰子油、可可奶油、全牛奶制品和普通的烧烤食品等）、单不饱和脂肪（主要含在橄榄油中）、多不饱和脂肪酸（主要含在花生油、豆油、硬果类食物中）分别为<10%、10%和10%。

（五）维生素

维生素作为很多体内生化反应重要的辅酶，对于加强孕妇的糖、脂代谢，预防妊娠期并发症以及胎儿畸形的发生发挥着关键作用，因此孕妇应该补充足量的维生素。包括水溶性维生素B_1、B_2、B_6、叶酸、维生素C及脂溶性维生素A、D、E、K等。

1. 水溶性维生素

（1）维生素B_1：维生素B_1（thiamin，硫胺素）是能量代谢中脱羧酶和转酮酶的辅酶，参与碳水化合物代谢和能量生成。孕期若出现缺乏或亚临床缺乏时，母体可能无显著症状，但新生儿可能出现先天性维生素B_1缺乏病。维生素B_1缺乏也影响胃肠道功能，进一步加重早孕反应，因此孕早期要特别注意摄入。

孕期维生素B_1孕早、中、晚期推荐摄入量（recommended nutrient intake，RNI）为1.2mg/d、1.4mg/d、1.5mg/d（表2-12-9）。富含维生素B_1的食物包括猪肉、牛肉、动物肝脏、动物肾脏、全麦、糙米、新鲜蔬菜和豆类等。

（2）维生素B_2：核黄素（riboflavin）即维生素B_2主要功能是构成体内许多黄素酶中的辅酶（FMN，FAD）。这些酶参与三羧酸循环及呼吸链中氧化还原反应与能量代谢。维生素B_2缺乏时可导致缺铁性贫血，影响生长发育。孕早期如果缺乏维生素B_2，会通过影响烟酸的代谢，进而影响胎儿神经系统的发育，造成神经系统畸形。同时还会影响蛋白质代谢及胎儿发育，可使胎儿软骨形成受阻，发生骨骼畸形。

孕期维生素B_2孕早、中、晚期RNI为1.2mg/d、1.4mg/d、1.5mg/d（见表2-12-8）。肝脏、蛋黄、肉类、奶类是维生素B_2的主要来源。

（3）维生素B_6：维生素B_6（vitamin B_6）有三种形式：吡哆醇（PN）、吡哆醛（PA或PL）和吡哆胺（PM），经磷酸化后参与体内氨基酸、脂肪酸和核酸的代谢。由于维生素B_6来源广泛，缺乏症较为少见。使用维生素B_6有助于缓解早孕反应，也有研究报道使用维生素B_6、叶酸和维生素B_{12}可预防妊娠期高血压疾病。

孕期维生素B_6的RNI为2.2mg/d。食物来源主要是动物肝脏、肉类、豆类以及坚果（瓜子、核桃）等。

（4）维生素B_{12}：维生素B_{12}（vitamin B_{12}）在体内以甲基B_{12}和辅酶B_{12}两种形式参与体内多种生化反应。维生素B_{12}缺乏可导致巨幼红细胞贫血、高同型半胱氨酸血症和神经系统的损害。

孕期维生素B_{12}的RNI为2.9μg/d（表2-12-8）。植物性食品中维生素B_{12}含量甚少，动物内脏（肝、肾等）、瘦肉、蛋黄等动物食物富含维生素B_{12}。素食孕妇要注意补充维生素B_{12}。

（5）叶酸：叶酸（folic acid）作为一碳单位的载体发挥重要作用，并参与氨基酸代谢、核苷酸的代谢、血红蛋白及甲基化合物的合成，是细胞增殖、组织生长和机体发育不可缺少的营养素。

孕妇在妊娠最初4周是胎儿神经管分化和形成重要时期，此时缺乏叶酸，可致胎儿神经管畸形，主要为脊柱裂和无脑畸形等中枢神经系统发育异常。先天性心脏病和先天性

表 2-12-8　妊娠期各类营养素的作用、推荐量及常见食物

营养素	作用	常见食物	孕妇 RNI
钙	构成骨骼和牙齿,维持机体众多重要生理功能	牛奶及其制品、海产品、豆制品、蛋类、水果(柑橘)、蔬菜类(花菜、西蓝花、油菜心等)	早期:800mg/d 中期:1 000mg/d 晚期:1 000mg/d
铁	参与体内氧的运送和组织呼吸过程;维持正常的造血功能;参与一系列基本生化反应	畜禽肉类、豆类及豆制品、黑木耳、紫菜、口蘑、芝麻等	早期:20mg/d 中期:24mg/d 晚期:29mg/d
镁	激活多种酶的活性;抑制钾、钙离子通道;调节激素,促进骨骼生长;调节胃肠道功能	粗粮、南瓜子、葵花籽、杏仁、黑木耳、紫菜、口蘑、芝麻等	370mg/d
锌	参与人体发育、认知行为、创伤愈合、味觉、免疫调节等方面	红色肉类、谷类胚芽(麦麸、燕麦)、动物肝脏、花生、山核桃、生蚝、海蛎、扇贝等	早期:9.5mg/d 中期:11.5mg/d 晚期:13.5mg/d
硒	抗氧化、调节免疫、调节甲状腺激素,参与排毒与解毒	松蘑、红蘑、猪肾、鸭肝、牡蛎、鲜贝、小黄花鱼等	65μg/d
磷	构成骨骼和牙齿;参与能量代谢;参与糖脂代谢;维持生物膜正常结构;构成遗传物质的重要成分	动物肝脏、海产品、虾皮、蛋类、粗粮、坚果类	720mg/d
碘	维持母体和胎儿的正常甲状腺功能,胎儿脑发育及能量代谢	海产品、海藻类(海带、紫菜)	早期:230μg/d 中期:230μg/d 晚期:230μg/d
叶酸	参与核酸和蛋白质的合成,参与 DNA 的甲基化,参与同型半胱氨酸的代谢	动物肝脏、豆类、坚果类、深色绿叶蔬菜、水果类	600μg DFE[*]/d
维生素 A	维持视觉功能、皮肤黏膜完整性、促进免疫功能、促进生长发育和生殖功能	羊肝、牛肝、鸡肝、鸡心、蛋类、鱼油、奶油、奶制品、胡萝卜、芹菜等	早期:700μg RAE[†]/d 中期:770μg RAE/d 晚期:770μg RAE/d
维生素 B_1	维持神经、肌肉正常功能及消化、分泌功能	未精制的谷类、动物肝脏、蛋类、豆类、干果类	早期:1.2mg/d 中期:1.4mg/d 晚期:1.5mg/d
维生素 B_2	参与体内生物氧化和能量合成;参与色氨酸、维生素 B_6 的代谢;改善抗氧化防御系统等	谷类、蔬菜类、奶类、蛋类、动物肝脏、动物内脏、水果类	早期:1.2mg/d 中期:1.4mg/d 晚期:1.5mg/d
维生素 B_6	参与氨基酸、糖原、脂肪酸的代谢;调节神经递质的合成和代谢;参与某些营养素的转化和吸收	干果类、鱼类、畜禽肉类、豆类	2.2mg/d
维生素 B_{12}	促进蛋白质和核酸的生物合成;参与甲基丙二酸-琥珀酸异构化过程	畜禽肉类、动物肝脏、蛋类、鱼和贝壳类	2.9μg/d
维生素 C	参与羟化反应、抗氧化、提高免疫力、对某些毒物的解毒作用	蔬菜类:新鲜的辣椒、菠菜、韭菜等;水果类:猕猴桃、柑橘、山楂等	早期:100mg/d 中期:115mg/d 晚期:130mg/d
维生素 D	维持血钙和磷水平稳定,参与某些蛋白质转录和体内免疫调节	鲜奶、动物肝脏、高脂肪海鱼、蛋类	10μg/d
维生素 E	抗氧化,维持免疫功能	谷类:大麦、燕麦、米糠 坚果类:榛子、松子仁、核桃、葵花籽 油脂类:橄榄油、玉米油、葵花籽油等	14mgα-TE[§]/d

引自:中国营养学会.中国居民膳食营养素参考摄入量(2013版).北京:科学出版社,2014.

唇腭裂等出生缺陷与叶酸缺乏也有相关性。叶酸摄入不足对妊娠结局还有多种负面影响,包括低出生体重、胎盘早剥及孕后期巨幼红细胞贫血。

围产期妇女应多摄入富含叶酸的食物,如肝脏、豆类和深绿色叶菜等,但天然食物中叶酸遇热易分解,生物利用率低,因此还应补充 400μg/d 叶酸或食用含有 400μg/d 叶酸强化剂的食物(见表 2-12-8),叶酸摄入可耐受最高摄入量(tolerable upper inake level,UL)值为 1 000μg/d(表 2-12-9)。此外,叶酸的补充需从备孕期开始;对于新生儿神经管缺陷(neural tube defects,NTDs)生育史妇女、男方既往有 NTDs 生育史、夫妻一方患 NTDs 及高 Hcy 血症者,建议从可能妊娠或孕前至少 1 个月开始,增补叶酸 4mg/d,直至妊娠满 3 个月;对于患有先天性脑积水、先天性心脏病、唇腭裂、肢体缺陷、泌尿系统缺陷,或有上述缺陷家族史,或一、二级直系亲属中有 NTDs 生育史的妇女,或患糖尿病、肥胖、癫痫、胃肠道吸收不良性疾病,或正在服用增加胎儿 NTDs 发生风险药物的妇女,建议从可能妊娠或孕前至少 3 个月开始,增补叶酸 0.8~1.0mg/d,直至妊娠满 3 个月。对于 MTHFR 677 位点 TT 基因型,或居住在北方地区,尤其北方农村地区妇女,或新鲜蔬菜和水果食用量小,或血液叶酸水平低,或备孕时间短等情况的妇女,可根据个体情况酌情增加补充剂量或延长孕前增补时间。5-甲基四氢叶酸(5 Methyl TetraHydroFolate,5-MTHF)是叶酸在体内的代谢产物,是发挥生物活性的主要形式。新近研究表明,口服补充 5-MTHF 可达到与补充合成叶酸同样的有效性及安全性,同时可减少未代谢叶酸在体内的蓄积,但尚无充足证据表明其较普通合成叶酸对健康是否更为有益。

(6)维生素 C:维生素 C(vitamin C)参与胶原蛋白合成,增强体内结缔组织,帮助骨骼及牙齿的生长,促进铁的吸收,有抗氧化、解毒及提高机体免疫力的作用。研究显示,孕妇缺乏维生素 C 可造成新生儿坏血病的发生,还可能导致胎膜早破及早产的发生;此外,维生素 C 作为血浆中高效的抗氧化剂,可与多种氧自由基反应,从而迅速清除自由基,减少血管内皮细胞氧化应激。

孕早期维生素 C 的 RNI 为 100mg/d,UL 为 2 000mg/d。各种新鲜蔬菜水果是维生素 C 的最好来源,应保证足够摄入量。

2. 脂溶性维生素

(1)维生素 A:维生素 A(vitamin A),亦名视黄醇(retinol)。维生素 A 对胎儿的生长发育、骨骼和胎盘的生长、免疫系统形成及母婴的视力维护等均有重要作用。

研究证实,孕期维生素 A 缺乏或过量会导致胎儿死亡和畸形发生。分别有文献报道母体维生素 A 营养状况低下与贫困人群中的早产、胎儿生长受限及婴儿低出生体重有关;孕早期大剂量维生素 A 及其类似物也可能导致自发性流产和新生儿先天性缺陷,相应剂量的类胡萝卜素则没有毒性。

孕早、中、晚期维生素 A 的 RNI 为 700μg RAE/d、770μg RAE/d 及 770μg RAE/d(见表 2-12-9)。UL 值为 3 000μg RAE/d(见表 2-12-9)。来源于动物肝脏、牛奶、蛋黄的维生素 A 是视黄醇。而来源于深绿色、黄红色蔬菜和水果的胡萝卜素被称为维生素 A 原,需在肠道转化成视黄醇后才有生物学活性,因此,孕妇应以动物性食物作为维生素 A 的主要来源。

表 2-12-9 孕妇某些微量营养素的 ULs

营养素	孕妇 UL
钙	2 000mg/d
铁	42mg/d
锌	40mg/d
碘	600μg/d
叶酸	1 000μg DFE*/d
维生素 A	3 000μg RAE†/d
维生素 B$_6$	60mg/d
维生素 C	2 000mg/d
维生素 D	50μg/d
维生素 E	700mg α-TE§/d

引自:中国营养学会.中国居民膳食营养素参考摄入量(2013 版).北京:科学出版社,2014.

(2)维生素 D:维生素 D(vitamin D)是由维生素 D 原(provitamin D)经紫外线 270~300nm 激活形成,血浆中的主要循环形式为 25-OH-D$_3$。

维生素 D 的生理作用主要包括维持血清钙和磷浓度的稳定和促进孕期及哺乳期输送钙到子体。有文献报道,孕期维生素 D 缺乏可导致母体和出生的子代钙代谢紊乱,包括新生儿低钙血症、手足搐搦、婴儿牙釉质发育不良以及母体骨质软化症。观察性研究指出孕早期维生素 D 缺乏是妊娠期糖尿病发生的独立危险因素;孕早期血清 25-(OH)-D 水平<50nmol/L,是子痫前期发病的独立危险因素。

孕期维生素 D 的 RNI 为 10μg/d,约相当于 400U(见表 2-12-8),UL 值为 50μg/d(见表 2-12-9)。维生素 D 食物来源非常有限,一些动物性食物是天然维生素 D 的主要来源,如脂肪高的海鱼和鱼卵,其他如肝脏、蛋黄、奶油和乳酪中含量相对较多。全国调查结果显示,我国孕妇维生素 D 的缺乏率高达 74.3%。皮下的 7-脱氢胆固醇经阳光和紫外线照射转变为维生素 D$_3$,因此,孕妇应多进行户外活动,接触阳光浴是合成维生素 D 最主要途径。若户外活动不足或者冬春季阳光不足的季节,维生素 D 强化食品或直接补充,成为预防缺乏的主要措施。

(3)维生素 E:维生素 E(vitamin E)是生育酚(tocopherol,T)与三烯生育酚(tocotrienol,T$_3$)的总称。其生化功能主要包括抗氧化作用;影响脂类代谢和衰老过程等。

在动物实验观察到,孕早期缺乏维生素E可导致子代先天性畸形,降低子代的体重。有研究提示,由于维生素E的抗氧化作用,可能对新生儿红细胞膜产生保护性作用而减少新生儿溶血和溶血性贫血的发生。

孕期维生素E的RNI为14mg α-TE/d(见表2-12-8)。维生素E广泛存在于各种食物,植物油、麦胚、谷、豆、坚果中含量丰富。

(4)维生素K:维生素K(vitamin K)是含有2-甲基-1,4萘醌的一类化合物。凝血过程中至少有4种因子依赖维生素K在肝脏内合成。

有研究表明孕期维生素K的营养状况可能对新生儿和婴儿早期维生素K缺乏性出血产生影响,产前补充维生素K,或新生儿补充维生素K均可以有效地预防。

(六)矿物质

矿物质包括常量元素和微量元素两大类。在人体中含量>0.01%的无机盐称为常量元素,其中含量较多的(>5g)为钙、磷、钾、钠、氯、镁、硫7种;在人体中含量<0.01%的无机盐称为微量元素,包括铁、铜、锌、碘、锰、钼、钴、铬、镍、锡、钒、硅、氟和硒14种。

1. 钙 钙(calcium)是体内含量最多的无机元素,除构成骨骼和牙齿外,还参与维持神经肌肉兴奋性、神经冲动的传导、心脏正常搏动及凝血过程。

孕期储存的钙量约为30g,其中25g保存于胎儿体内,其余保存于母体骨骼中以备哺乳之需。有研究提示孕期钙供给不足,可影响母体的骨密度;研究表明孕期补充钙剂可降低妊娠期高血压疾病风险。但是过多钙摄入可能导致孕妇便秘,也可能影响其他营养素的吸收。

孕早、中、晚期妇女钙的RNI分别为800mg/d、1000mg/d、1000mg/d,UL值为2000mg/d。钙的最好来源是奶及奶制品,豆类及制品;此外,芝麻、小虾皮、海带等海产品也是钙良好的食物来源。维生素D及膳食中钙磷比例可影响钙的吸收。

2. 铁 体内的铁按其功能可分为必需与非必需两部分。必需部分铁在氧的转运和细胞呼吸中起重要作用;参与肌肉的活动;维持新陈代谢及正常智力活动;提高细胞免疫功能等。非必需部分则作为体内的储存铁,存在于肝、脾和骨髓中。

大量的证据表明,孕早期缺铁性贫血可导致早产,增加分娩低出生体重儿的风险性。但是当长期大量摄入铁剂时,会引起铁中毒。

孕妇早、中、晚期铁的RNI分别为20mg/d、24mg/d、29mg/d(见表2-12-8),UL值为42mg/d(见表2-12-9)。动物肝脏、动物血、瘦肉是铁的良好来源,含量丰富且吸收好。膳食中充足的维生素C有助于铁的吸收和利用;维生素B_2、B_{12}、叶酸也有利于铁的利用和血红蛋白的合成。

3. 碘 碘在人体内主要参加甲状腺素的生成,其生理功能也通过甲状腺素的生理作用显示为调节能量产生,蛋白质的合成等。

碘可影响人类生长发育。胎儿期严重缺碘可引起克汀病。甲状腺激素水平低下时,导致大脑皮质等发育不全。孕期严重缺碘可引起婴儿不可逆的精神和躯体的发育迟缓,也可发生流产。

孕期碘参考摄入量为230μg/d,UL值为600μg/d(见表2-12-9)。海产品含碘较丰富,如海带、紫菜、蛤干、干贝、淡菜等。在孕期建议每周进食1~2次富碘的海产品。

4. 锌 锌参与人体内多种金属酶的组成,可促进机体的生长发育和组织再生;促进食欲;促进性器官和性功能的正常;保护皮肤健康;并参与免疫过程。

孕早、中、晚期妇女膳食锌的RNI分别为9.5mg/d、11.5mg/d、13.5mg/d,UL值为40mg/d(见表2-12-9)。锌普遍存于各种食物,动物性食物如牡蛎、鲱鱼、肉类、动物肝脏含锌丰富且吸收率高。铁剂补充>30mg/d可能干扰锌的吸收,故建议妊娠期间治疗缺铁性贫血的孕妇补充锌15.0mg/d。

五、备孕、孕期妇女膳食指南

由于怀孕不同时期胎儿的发育速度不同,孕妇的生理状态、机体的代谢变化和对营养素的需求也不同。因此孕妇各期膳食应在非孕女性基础上进行适当的调整。

(一)备孕期妇女膳食指南(图2-12-1)

见本节孕前营养准备膳食指南关键推荐。

(二)孕早期妇女膳食指南(图2-12-2)

孕早期胎儿生长发育速度相对缓慢,所需营养与孕前并无太大差别,孕早期膳食宝塔内容同孕前。但是怀孕早期妊娠反应使其消化功能发生改变,多数妇女怀孕早期可出现恶心、呕吐、食欲下降等症状。因此,怀孕早期的膳食应富营养、少油腻、易消化及适口。妊娠的4周内是胎儿神经管分化形成的重要时期,重视预防胎儿神经管畸形极为重要。

1. 多摄入富含叶酸的食物并补充叶酸 参见本章第四节关于叶酸的部分。

2. 早孕反应和碳水化合物摄入 孕早期无明显早孕反应者可继续保持孕前平衡饮食,如孕吐明显或食欲不佳者不必过分强调平衡饮食,可通过各种方式让孕妇尽可能多地摄入食物。可采取少食多餐的办法,保证进食量。对呕吐严重的孕妇,进食时间可不受限制,想吃就吃,坚持在呕吐之间进食。

早孕反应较重的孕妇应尽量多摄入富含碳水化合物的谷类或水果,保证每日至少摄入130g碳水化合物(约合谷类170g)。谷类、薯类和水果等食物富含碳水化合物。因妊娠反应严重而完全不能进食的孕妇,应及时就医,以避免因脂

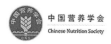

中国备孕妇女平衡膳食宝塔

依据《中国居民膳食指南（2022）》绘制

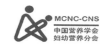

- 叶酸补充剂0.4毫克/天
- 贫血者在医生指导下补充铁剂
- 每天30分钟以上中等强度运动
- 监测体重，调整体重至适宜范围
- 愉悦心情，充足睡眠
- 饮洁净水，少喝含糖饮料
- 不吸烟，远离二手烟
- 不饮酒

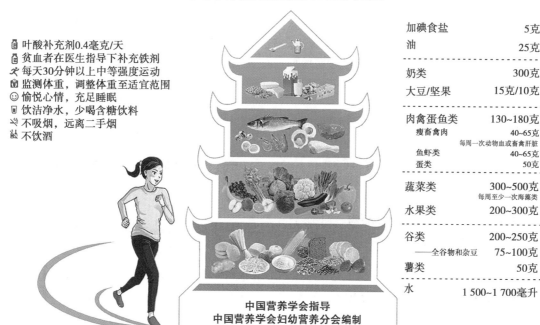

加碘食盐	5克
油	25克
奶类	300克
大豆/坚果	15克/10克
肉禽蛋鱼类	130~180克
瘦畜禽肉	40~65克
每周一次动物血或畜禽肝脏	
鱼虾类	40~65克
蛋类	50克
蔬菜类	300~500克
每周至少一次海藻类	
水果类	200~300克
谷类	200~250克
——全谷物和杂豆	75~100克
薯类	50克
水	1 500~1 700毫升

中国营养学会指导
中国营养学会妇幼营养分会编制

图 2-12-1　备孕期妇女平衡膳食宝塔

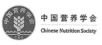

中国孕期妇女平衡膳食宝塔

依据《中国居民膳食指南（2022）》绘制

- 叶酸补充剂0.4毫克/天
- 贫血严重者在医生指导下补充铁剂
- 适度运动，经常户外活动
- 每周测量体重，维持孕期适宜增重
- 愉悦心情，充足睡眠
- 饮洁净水，少喝含糖饮料
- 准备母乳喂养
- 不吸烟，远离二手烟
- 不饮酒

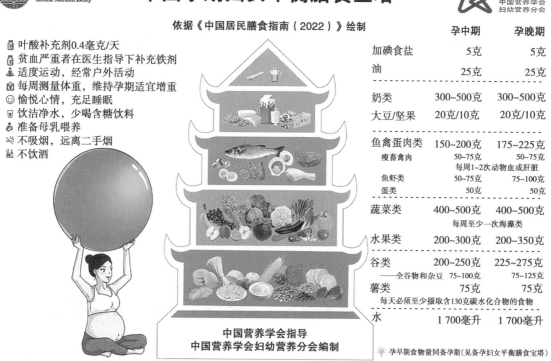

	孕中期	孕晚期
加碘食盐	5克	5克
油	25克	25克
奶类	300~500克	300~500克
大豆/坚果	20克/10克	20克/10克
鱼禽蛋肉类	150~200克	175~225克
瘦畜禽肉	50~75克	50~75克
每周1~2次动物血或肝脏		
鱼虾类	50~75克	75~100克
蛋类	50克	50克
蔬菜类	400~500克	400~500克
每周至少一次海藻类		
水果类	200~300克	200~350克
谷类	200~250克	225~275克
——全谷物和杂豆	75~100克	75~125克
薯类	75克	75克
每天必须至少摄取含130克碳水化合物的食物		
水	1 700毫升	1 700毫升

中国营养学会指导
中国营养学会妇幼营养分会编制

✿孕早期食物量同备孕期（见备孕妇女平衡膳食宝塔）

图 2-12-2　孕中晚期妇女平衡膳食宝塔

肪分解产生酮体对胎儿早期脑发育造成不良影响。

（三）孕中晚期妇女膳食指南

从孕中期开始胎儿进入快速生长发育期，直至分娩。与胎儿的生长发育相适应，母体的子宫、乳腺等生殖器官也逐渐发育，同时为产后泌乳开始储备能量以及营养素。因此，孕中晚期均需要相应增加食物量，以满足孕妇显著增加的营养素需要（图2-12-2）。在备孕及孕早期膳食指南基础上，孕中晚期妇女膳食还应注意以下几点：

1. 常吃含铁丰富的食物 伴随着从孕中期开始的血容量迅速增加和血红蛋白增加相对缓慢且增加量少，孕妇成为缺铁性贫血的高危人群。此外，基于胎儿铁储备的需要，宜从孕中期开始增加铁的摄入量，建议常摄入含铁丰富的食物。

2. 除摄入碘盐外，还需增加富含碘的食物 我国多数地区外环境缺碘，食用加碘盐能确保有规律地摄入碘。在每日6g盐的基础上，建议孕妇每周摄入1~2次富含碘的海产品。

3. 适当增加奶类、鱼、禽、蛋、瘦肉的摄入量 鱼、禽、蛋、瘦肉是优质蛋白质的良好来源，其中鱼类除了提供优质蛋白质外，还可提供n-3多不饱和脂肪酸（如二十二碳六烯酸），这对孕20周后胎儿脑和视网膜功能发育非常重要。蛋类尤其是蛋黄，是卵磷脂、维生素A和维生素B_2的良好来源。奶或奶制品不仅富含蛋白质，同时也是钙的良好来源。从孕中期开始，每日应至少摄入250ml的牛奶或相当量的奶制品及补充300mg的钙，或喝500ml的低脂牛奶，以满足钙的需要。

4. 适量身体活动，维持体重的适宜增长 孕妇应根据自身的体能每日进行不少于30分钟的中等强度身体活动，最好是1~2小时的户外活动，如散步、做体操等，因为适宜的身体活动有利于维持体重的适宜增长和自然分娩，户外活动还有助于改善维生素D的营养状况，以促进胎儿骨骼的发育和母体的骨骼健康。孕妇应维持体重适宜增长，IOM推荐的孕期增重范围见表2-12-10。

5. 禁烟酒 孕期必须禁烟戒酒，并要远离吸烟环境。浓茶、咖啡应尽量避免，刺激性食物亦应尽量少吃。咖啡中含有咖啡因，咖啡因可通过胎盘到达胎儿体内，对胎儿生长发育产生不利影响，严重时可致流产。咖啡因的兴奋作用可影响孕妇休息，甚至可导致孕妇暂时性心律失常或呼吸急

促。茶中含有丹宁（鞣酸），在肠道可能干扰铁的吸收。

怀孕期间身体生理变化、工作及社会角色的改变，均会影响孕妇情绪。需要孕妇积极了解孕期变化，学习孕育知识、定期产检，有需要向专业人员进行咨询。家人应给予孕妇支持和帮助，同时社会保障体系的建立健全也有助于促进孕妇身心健康。

母乳喂养对母儿健康均有益，孕妇应尽早了解母乳喂养的益处、加强母乳喂养意愿，学习母乳喂养的方法和技巧，为母乳喂养作好思想及心理准备，并通过平衡膳食进行合理的营养储备，进行乳房护理等。

六、常见妊娠合并症及并发症的营养治疗

（一）孕期铁缺乏与贫血的防治

2016年研究结果显示，我国部分城市孕妇妊娠早、中、晚期缺铁性贫血（iron deficiency anemia，IDA）的患病率分别为1.96%、8.40%、17.82%，妊娠期贫血依然是一个严重的公共卫生问题。

1. 铁的食物来源及影响因素 食物中的铁主要以血红素铁和非血红素铁两种形式存在。血红素铁是猪肝、猪血及动物性食物等所含的铁，它与血红蛋白及肌红蛋白中的卟啉结合，可被肠黏膜上皮细胞直接吸收，因而吸收率高，一般吸收率可达20%~30%。而植物性食物中所含的铁为非血红素铁，它主要以$Fe(OH)_3$络合物形式存在，需要在十二指肠还原成二价铁离子后才能被吸收。而粮谷类、蔬菜、蛋类食物存在的磷酸盐、植酸、草酸、鞣酸、卵黄高磷蛋白等可与非血红素铁形成不溶性的铁盐而妨碍铁的吸收，因此植物中的铁吸收率低，多在10%以下。维生素A、维生素E、维生素B_2对铁的吸收有利。膳食纤维摄入过多时，可影响铁的吸收，但纤维素和甜菜纤维似乎不抑制铁的吸收。

2. 孕期缺铁性贫血的预防和营养治疗

（1）补充铁剂：对于妊娠期铁缺乏和IDA仅通过食物难以补充足够的铁，通常需要补充铁剂。根据《妊娠期铁缺乏和缺铁性贫血诊治指南》，IDA孕妇应补充元素铁100~200mg/d，治疗2周后复查Hb评估疗效，通常2周后Hb水平增加10g/L，3~4周后增加20g/L。非贫血孕妇如果血清铁蛋白<30μg/L，应摄入元素铁60mg/d，治疗8周后评

表2-12-10　妊娠期妇女体重增长范围及妊娠期中期和妊娠晚期每周体重增长推荐值（单胎）

妊娠前体重指数分类	总增长值范围/kg	妊娠早期增长值范围/kg	妊娠中晚期每周增长值及范围/kg
低体重（BMI<18.5kg/m²）	11.0~16.0	0~2.0	0.46（0.37~0.56）
正常体重（18.5kg/m²≤BMI<24.0kg/m²）	8.0~14.0	0~2.0	0.37（0.26~0.48）
超重（24.0kg/m²≤BMI<28.0kg/m²）	7.0~11.0	0~2.0	0.30（0.22~0.37）
肥胖（BMI≥28.0kg/m²）	<9.0	0~2.0	0.22（0.15~0.30）

注：BMI=体重（kg）/身高（m）²。

估疗效;患血红蛋白病的孕妇如果血清铁蛋白<30μg/L,可予口服铁剂。为了避免食物抑制铁的吸收,建议进食前1小时口服铁剂,与维生素C共同服用,以增加吸收率。口服铁剂避免与其他药物同时服用。不能耐受口服铁剂、依从性不确定或口服铁剂无效者可选择注射铁剂。注射铁剂可更快地恢复铁储存,升高 Hb 水平。注射铁剂的禁忌证包括注射铁过敏史、妊娠早期、急慢性感染和慢性肝病。

（2）增加膳食血红素铁的摄入量:血红素铁主要存在于动物性食物如瘦肉类、肝脏、动物血中。肉类不仅提供优质蛋白,以合成血红蛋白,肉类还存在“肉类因子”能促进铁的吸收。

（3）摄入充足的维生素C:维生素C能与铁形成螯合物,促进铁的溶解而有利于铁的吸收。因此鼓励孕妇多摄入含维生素C丰富的新鲜蔬菜、水果,如菜心、西蓝花、青椒、西红柿、橙子、草莓、猕猴桃、鲜枣等。

（4）增加维生素 B_{12} 和叶酸的摄入量:维生素 B_{12} 和叶酸是合成血红蛋白必需的物质,摄入量充足可保证红细胞的正常增长。维生素 B_{12} 主要存在于肝脏、肉类和海产品等动物性食物中,而叶酸则广泛存在于各种动物性食物中,但在肝脏、酵母、蛋类、豆类中含量丰富。

（5）注意影响铁吸收的膳食因素:注意铁剂不要与钙制剂同时服用,即服用钙制剂,前后1小时内不可补铁,否则会导致对铁的吸收率降低。牛奶及一些中和胃酸的药物会阻碍铁质的吸收。此外,饮用茶和咖啡在一定程度上也会降低对非血红素类食品中铁的吸收。

（6）当补铁效果不佳时要考虑以下因素:要重新考虑贫血的真正原因,是否是由缺铁性贫血引起的。在发展中国家最常见的铁过量疾病便是重型遗传性贫血或地中海贫血,常由于反复输血,机体吸收多余的铁但又未能有效利用,对于这类患者应避免补铁。此外,当食物的质量不佳时,除铁以外的微量营养素摄入也受到影响,包括维生素 A、锌、钙、核黄素和维生素 B_{12}。微量营养素的缺乏可加重贫血的程度,这种情况下单独补铁或叶酸纠正营养性贫血并不十分有效,应考虑更为合适的微量元素补充配方。

（二）妊娠合并糖尿病的医学营养治疗

“医学营养治疗（medical nutrition therapy,MNT）”是孕期糖尿病治疗的基石。GDM 患者 MNT 应以保证母亲和胎儿的最佳营养状况,摄入足够能量,保证孕期适宜的体重增加,达到并维持正常的血糖水平,避免发生酮症为目标。

1. 糖尿病孕妇的膳食营养需要 可参见第十章第三节妊娠合并糖尿病妊娠期治疗部分。

2. 妊娠合并糖尿病的饮食制定方法

（1）食物交换份法:

1）食品交换份的概念:食品交换份是目前国际上通用的糖尿病饮食控制方法,是将食物按照来源、性质分成几大类。同类食物在一定重量内,所含的蛋白质、脂肪、碳水化合物和能量相似。不同类食物间所提供的能量大致相等。

2）食品交换份的饮食分配:一般将食物分成四大类(细分可分成八小类)(表2-12-11),每份食物所含能量大致相仿,约 90kcal,同类食物可以任意互换。具体食物的“分量”如下:

表 2-12-11 食品交换份四大类(八小类)内容和营养价值

类别	每份重量/g	热量/kcal	蛋白质/g	脂肪/g	碳水化合物/g	主要营养素
谷薯类	25	90	2.0	—	20.0	碳水化合物膳食纤维
蔬菜类	500	90	5.0	—	17.0	无机盐
水果类	200	90	1.0	—	21.0	维生素膳食纤维
大豆类	25	90	9.0	4.0	—	蛋白质
奶制品	160	90	5.0	5.0	6.0	脂肪
肉蛋类	50	90	9.0	6.0	—	
硬果类	15	90	4.0	7.0	2.0	脂肪
油脂类	10	90	—	10.0	—	

3）等值食物交换份表的具体内容见表 2-12-12~表 2-12-19:

表 2-12-12 谷薯类食物的能量等值交换份表

食物	重量	食物	重量
大米、小米、糯米	25g	干粉条、干莲子	25g
高粱米、玉米渣	25g	油条、苏打饼干	25g
面粉、米粉、混合面	25g	生面条、魔芋生面条	35g
荞麦面、各种挂面	25g	马铃薯	100g
绿豆、红豆、干豌豆	25g	鲜玉米1个带棒心	200g

注:每份谷薯类食物提供蛋白质2g,碳水化合物20g,热能90kcal。

表 2-12-13 蔬菜类食物的能量等值交换份表

食物	重量
大白菜、油菜、圆白菜、菠菜、莴笋、西葫芦、西红柿、冬瓜、苦瓜、黄瓜、芥蓝	500g
南瓜、菜花、白萝卜、青椒、茭白、冬笋	400g
山药、藕、荸荠	250g
胡萝卜	200g

注:每份蔬菜类食物供蛋白质2g,碳水化合物17g,能量90kcal。

表 2-12-14 水果类食物的能量等值交换份表

食物	重量
草莓	300g
梨、桃、苹果、橘子、橙子、柚子、猕猴桃、李子、杏	200g
葡萄	150g

注:每份水果供蛋白质1g,碳水化合物21g,能量90kcal。

表2-12-15　奶类食物的能量等值交换份表

食物	重量
奶粉、乳酪	20g
无糖酸奶	130g
牛奶、羊奶	160g

注：每份奶类食品供蛋白质5g，脂肪5g，碳水化合物6g，能量90kcal，市售一袋奶(240g)约135kcal能量。

表2-12-16　肉蛋类食物的能量等值交换份表

食物	重量
肥瘦猪肉	25g
瘦猪、牛、羊肉、鸡鸭鹅肉	50g
鸡蛋、鹌鹑蛋(带壳6个)	60g
对虾、青虾、鲜贝、蟹肉、鱼肉	100g

注：每份肉蛋类食物供蛋白质9g，脂肪6g，能量90kcal。

表2-12-17　豆类食物的能量等值交换份表

食物	重量
大豆	25g
豆腐丝、豆腐干、油豆腐	50g
豆腐	100g
豆浆	400g

注：每份大豆供蛋白质9g，碳水化合物4g，能量90kcal。

表2-12-18　坚果类食物的能量等值交换份表

食物	重量
芝麻酱、花生米、核桃粉、杏仁	15g
葵花籽(带壳)	25g
西瓜子(带壳)	40g

表2-12-19　油脂类食物的能量等值交换份表

食物	重量
花生油、香油、玉米油、菜籽油、豆油、红花油、黄油	10g

注：每份油类食物供脂肪10g，能量90kcal。

4）食物交换份法的优、缺点：

A. 优点：①易于达到平衡。只要每日膳食包括四大类、八小类食品，即可构成平衡膳食。②便于控制总能量。主食和副食同时控制，对总能量可以做到心中有数。③便于计算总能量。四大类、八小类食品中每份所含能量均为90kcal，这样便于快速估算每日摄取多少能量。④能够做到食品多样化。同类食品可以任意选择，避免饮食单调。⑤利于灵活掌握。患者掌握了糖尿病营养治疗知识，即可根据病情，在原则范围内灵活运用。

B. 缺点：仅注意到化学上的碳水化合物和能量相当，而没有考虑到碳水化合物的类型和其他成分对血糖的影响。

（2）血糖指数（glycemic index，GI）和血糖负荷（glycemic load，GL）的概念及应用：

1）血糖指数（GI）：为50g碳水化合物试验食物的血糖应答曲线下面积，与等量碳化合物标准参考物的血糖应答之比。若以葡萄糖作为参考（GI），将其血糖指数定为100，某一食物与其相比的百分数即为该食物的血糖指数（GI）。GI是一个相对值，反映了食物与葡萄糖相比升高血糖的速度和能力。一般而言，GI<55为低GI食物（表2-12-20）；GI55~70为中GI食物；GI>70为高GI食物（表2-12-21）。妊娠期糖尿病孕妇在制订饮食计划时，可选择低GI的食物。GI有几个方面的缺陷使它对单位重量膳食的血糖效应反应受到限制：①GI的测定建立在同等量碳水化合物基础上，如果比较不同食物就必须建立在同等量的碳水化合物基础上。②GI只是相对值，不能对不同重量的食物血糖反应作定量反映，也无法反映膳食总能量的控制及平衡膳食的搭配。③混合效应对血糖指数的影响很大，脂肪、蛋白质等食物成分的混入往往导致血糖指数下降。各种食物的GI数值见表2-12-19、表2-12-20。

表2-12-20　常见低GI食物

类别	食物
谷类	大麦、小麦、燕麦、荞麦、黑米等
薯类	马铃薯粉条、藕粉、苕粉、魔芋等
奶类	牛奶、低脂奶粉
豆类	黄豆、豆腐、绿豆、豌豆、四季豆、扁豆等
水果类	苹果、桃、梨、樱桃、李子、杏干、柑、柚、葡萄等
果汁	苹果汁、水蜜桃汁等
混合类膳食	馒头+芹菜炒鸡蛋、烙饼+鸡蛋炒木耳、米饭+鱼、饺子、包子、馄饨、猪肉炖粉条
即食食品	全麦或高纤维食品：黑麦粒面包等

从表2-12-21中可以看出，豆类、乳品属于低GI食物，而谷类、薯类、水果常依赖类型和加工方式，特别是高膳食纤维的含量而变化。

表2-12-21　常见高GI食物

类别	食物
谷类	精制食物：如小麦粉面条、富强粉馒头、烙饼、油条、精白米、糯米粥等
薯类	马铃薯泥等
蔬菜类	南瓜、胡萝卜等
水果类	西瓜等
即食食品	精白面包、棍子面包、苏打饼干、华夫饼干、膨化薄脆饼干、蜂蜜等

2）合理利用食物的GI来控制血糖：

A. 粗粮不要细作：粮食碾磨越精，营养素损失越多，尤以维生素 B₁ 为甚。同时，膳食纤维的含量和摄入量也随之减少。以面包为例，白面包 GI 为 70，但掺入 75%~80% 的大麦粒的面包 GI 为 34，所以提倡用粗制粉带碎谷粒制成的面包代替精白面包。

B. 避免过度加工：蔬菜尽量不切，谷粒减少碾磨，如煮大豆粒 GI 为 41，煮黄豆粒 GI 为 18，罐装黄豆为 14。

C. 多吃膳食纤维含量丰富的蔬菜：魔芋的纤维的含量极高，其他如芹菜、竹笋、木耳、菇类等膳食纤维含量也较为丰富。

D. 增加主食中的蛋白质：如一般的小麦面条 GI 为 81.6，强化蛋白质的意大利细面条 GI 为 37，加鸡蛋的硬质小麦扁面条 GI 为 55。饺子里蛋白质、纤维含量都很高，也是低 GI 的食品。

E. 急火煮，少加水：食物的软硬、生熟、稀稠、颗粒大小对 GI 都有影响。加工时间越长，温度越高，水分越多，糊化程度越高，GI 也越高。

F. 适量加醋：食物经发酵后产生酸性物质，可使膳食整体 GI 降低。在副食中加醋或柠檬汁，也是简便易行的方法。

G. 高低搭配：高、中 GI 的食物与低 GI 的食物搭配可以降低 GI。

3）血糖负荷（glycemic Load，GL）：即用食物的 GI 乘以摄入食物的实际碳水化合物的量，且碳水化合物要减去膳食纤维的量。GL 表示单位食物中可利用碳水化合物的数量与 GI 的乘积，将摄入碳水化合物的数量与质量相结合，能够对实际提供的食物或总体模式的血糖效应进行定量测定，更加便于饮食治疗计划的实施。对于 GL 的判断为 GL>20 为高，GL11~19 为中，GL<10 为低。推荐 GDM 患者在控制每日总能量的前提下，参考 GI/GL 数据进行食物的选择。

在制订妊娠期糖尿病的饮食计划中，首先要有量的概念，可以使用食品交换份来对总能量进行控制和对食物搭配，利用 GI/GL 的概念来合理选择食物，来达到既可使糖尿病孕妇血糖能够满意控制，又可以使饮食多样化，避免饮食单一的目的。

（3）妊娠合并糖尿病患者的饮食设计：妊娠合并糖尿病的食谱制定步骤如下：

第一步：标准体重的计算

标准体重（kg）=[身高（cm）−100]×0.9。

标准体重（kg）=身高（cm）−105。

第二步：评价患者是属于肥胖还是消瘦

计算体重指数：BMI=体重（kg）/[身高（m）]²。

体重过低：BMI<18.5kg/m²。

体重正常：BMI=18.5~23.9kg/m²。

超重：BMI=24.0~27.9kg/m²。

肥胖：BMI≥28.0kg/m²。

第三步：评价体力活动情况

1）不同强度劳动项目举例见表 2-12-22。

表 2-12-22　不同强度劳动项目举例（AF 记分）

强度	举例
极轻（1.2）	以坐着为主的工作，如办公室工作、组装或修理收音机、钟表等
轻（1.3）	以站着或少量走动为主的工作，如店员售货、化学实验操作、教师讲课等
中（1.4）	以轻度活动为主的工作，如学生的日常活动、机动车驾驶、电工、安装、金工切削等
重（1.5）	以较重活动为主的工作，如非机械化的农业劳动、炼钢、舞蹈、体育运动
极重（1.6）	以极重活动为主的工作，如非机械化的装饰、伐木、采矿、砸石等

2）每日能量供给标准见表 2-12-23、表 2-12-24。

表 2-12-23　成人糖尿病每日能量供给量

单位：kcal/（kg·d）

劳动（活动）强度	消瘦	正常	超重/肥胖
重体力劳动（如搬运工）	45~50	40	35
中体力劳动（如搬运工）	40	35	30
轻体力劳动（如坐视工作）	35	30~35	25~30
休息状态（如卧床）	30~35	25~30	20~25

注：根据标准体重和体力活动情况算出的数值是孕前日需要能量。孕早期能量推荐同孕前，孕中晚期要在计算出的孕前日需要能量基础上依次增加 200kcal/d。

表 2-12-24　根据 BMI 来计算，每日热能供给量

单位：kcal/kg

孕前体重指数/（kg·m⁻²）	热卡/（kcal·kg⁻¹）
<18.5	35~40
18.5~23.9	30~35
24.0~27.9	25~30
≥28.0	25

注：孕中晚期要分别增加 200~300kcal/d。

第四步：能量的分配

碳水化合物：50%~60%。蛋白质：15%~20%。脂肪：25%~30%。

（4）食品交换份应用举例：患者，27 岁，确诊为 GDM，职员，身高 160cm，孕前体重：55kg，现孕 27 周，目前体重：67kg。

制定食谱步骤如下：

第一步：计算标准体重：160−105=55kg，为标准体重，职员属轻体力劳动。

第二步：计算孕前 BMI：55/1.6²=21.48（kg/m²），该孕妇孕前属于理想体重。

第三步：计算每日所需总能量：55kg×30+200=1 850

（kcal/d）。

第四步：计算食品交换份数：1 850kcal÷90kcal/份=20.56 份。

第五步：按食品交换份法进行食物的分配。

具体参看表 2-12-25。

表 2-12-25　1 890kcal/d 能量及营养素分配

食物	份数	重量/g	碳水化合物/g	蛋白质/g	脂肪/g	热量/kcal	交换表
谷类	9	225	180	18	—	810	表 2-12-12
奶类	3	500	18	15	15	270	表 2-12-13
肉蛋	4	200	—	36	24	360	表 2-12-14
豆类	1	25	4	9	—	90	表 2-12-15
蔬菜	1	500	17	5	—	90	表 2-12-16
水果	1	200	21	1	—	90	表 2-12-17
油脂	2	20	—	—	20	180	表 2-12-18
产能比			51%	18%	30%		

第六步：参考等值食品交换份表分配食物，根据自己的习惯和偏好选择并交换食物。

表中食物重量均指生重即原材料的重量，因此患者要学会生熟互换：

1 两大米：生重 50g，熟重（米饭）约 130g。

1 两面粉：生重 50g，熟重（馒头）约 75g。

1 两肉：生重 50g，熟重约 35g。

第七步：餐次及量的分配。

早餐占总能量的 10%~15%；9~10 点间加餐一次占总能量的 5%~10%；中餐占 30%；下午 3~4 点加餐一次占总能量的 5%~10%；晚餐占 30%；睡前加餐一次占总能量的 5%~10%（表 2-12-26）。

表 2-12-26　1 890kcal/d 能量各餐分配情况

餐次	谷类	奶类	肉蛋	豆制品	蔬菜	水果	油脂
早餐	1	1.5	1				
早加	1						
中餐	3		1.5		0.5		1
中加	1					1	
晚餐	2		1.5	1	0.5		1
晚加	1	1.5					
合计	9	3	4	1	1	1	2

注：1 890kcal/d 的食谱举例：

早餐：一个小花卷（熟重约 35g），一杯低脂奶（约半斤），煮鸡蛋 1 个，八宝菜少许。

加餐：全麦面包一片（约 35g），西红柿 1 个。

午餐：杂豆饭一碗（约 200g），鸡丁炒柿椒（鸡肉 75g，柿子椒 100g）；素炒油麦（150g）；烹调油 10g，食盐<3g。

加餐：饼干 25g，橙子 1 个（约 200g）。

晚餐：花卷 1 个（熟重约 75g）；砂锅豆腐（对虾 80g，豆腐 100g，白菜 150，香菇少许）；麻酱拌豇豆（麻酱 5g，豇豆 100g）；烹调油 10g，食盐<3g。

加餐：全麦面包一片（约 35g），一杯低脂奶（约半斤）。

（三）妊娠期高血压疾病的膳食防治

1. 妊娠期高血压疾病的营养与膳食　目前的动物实验和流行病学研究显示，膳食营养元素摄入失衡与高血压疾病和妊娠期高血压疾病密切相关，能量超标致体重增长过快及肥胖、高糖分、高饱和脂肪酸、高胆固醇、低不饱和脂肪酸、蛋白过多或不足、低纤维素、低维生素（叶酸及其他 B 族维生素、维生素 D、维生素 C、维生素 E）、高钠、低钾、低钙、低铁、低镁、低硒、饮酒、吸烟等都可能与妊娠期高血压疾病的发病有关。

2. 妊娠期高血压疾病膳食防治原则

（1）控制总能量摄入：应以妊娠期适宜体重增加为标准调整进食量。孕前体重正常的单胎孕妇孕中晚期摄入能量应以保持每周增重 0.3~0.5kg 为宜，肥胖孕妇每月体重增长不超过 1kg。

（2）减少脂肪的摄入量：脂肪占总能量的比例应少于30%，而且饱和脂肪酸提供的能量应低于总能量的 10%，相应增加不饱和脂肪的摄入，即少吃动物性脂肪，以富含不饱和脂肪酸的植物油代之。胆固醇摄入量每日 300mg 以下。减少动物内脏、蛋黄、鱼子、鱿鱼等富含胆固醇食物的摄入。

（3）增加优质蛋白质：严重妊娠期高血压疾病孕妇若尿中蛋白丢失过多，可出现低蛋白血症，这种情况应适当多摄入优质蛋白以弥补其不足。孕妇应适当多吃鱼、禽、蛋、奶及大豆制品等含丰富优质蛋白质且脂肪含量低的食物。

（4）减少盐的摄入量：控制钠盐的摄入在防治高血压中发挥非常重要的作用，一般建议患者每日食盐的摄入量应限制在 3~5g 以内，同时少用酱油、盐腌渍食品。可以用葱、姜、蒜等调味品制出多种风味的食品来改善少盐烹调的口味。

（5）保证足够的微量营养素的摄入：研究显示钙、镁、锌、硒缺乏可增加妊娠期高血压疾病的发病风险。2021 中国孕产妇钙剂补充专家共识推荐：对于所有孕妇，每日钙的 RNI 为：孕早期 800mg，孕中晚期及哺乳期 1 000mg，以满足孕期钙的需要；对于普通孕妇，推荐从孕中期开始每日补充钙剂至少 600mg 直至分娩，有利于产后骨密度增加与骨骼恢复，同时可能是避免妊娠期高血压疾病的潜在保护因子；对于部分特殊孕妇（如不饮奶的孕妇、低钙摄入地区包括中国部分城市和所有郊县农村地区孕妇），以及妊娠期高血压疾病高危风险孕妇，推荐孕期每日补充钙剂 1 000~1 500mg 直至分娩，以达到预防子痫前期或妊娠期高血压疾病的获益；考虑到双胎妊娠时胎儿对钙的需求量增加，并且增加了子痫前期的基线风险,对于所有双胎妊娠的孕妇,谨慎推荐孕期每日应补充钙剂 1 000~1 500mg。硒可防止机体受脂质过氧化物的损害,提高机体的免疫功能,维持细胞膜的完整性,避免血管损伤。血硒下降可使前列环素合成减少,血栓素增加;锌在核酸和蛋白质的合成中有重要作用。充足的维生素 C 和维生素 E 摄入有助于抑制血中脂质过氧化作用,减轻内皮细胞的损伤。

(四)妊娠期病理性高脂血症的膳食防治

血清(或血浆)中一种或几种脂质浓度明显升高时称为高脂血症,包括高 TG 血症、高 TC 血症、混合型高脂血症与低密度脂蛋白血症。正常妊娠时血脂水平从 9~13 周开始升高,随妊娠进展逐渐上升,31~36 周达到高峰,维持高水平至分娩,于产后 24 小时明显下降,4~6 周后恢复正常水平。妊娠期高血脂是一个动态变化的生理过程,因而分析孕妇脂代谢指标,不能沿用正常成人参考值,必须与正常孕妇不同孕周参考值比较,才具有诊断或统计学上意义。妊娠期脂代谢变化可能是妊娠期激素改变引起的生理性适应性变化,是满足母儿营养需求及产后泌乳的重要保障,但妊娠期高脂异常升高对母儿健康均可造成不良影响。关于妊娠期病理性高脂血症尚无统一的定义,有研究显示,和孕前相比,孕晚期通常血浆 TC 可增高 50%,TG 可升高 2~4 倍。当空腹血浆 TG>11.3mmol/L(1 000mg/dl),增加了高脂性胰腺炎的危险,故有学者建议将空腹血浆 TG>11.3mmol/L(1 000mg/dl)定义为妊娠期严重高甘油三酯血症。

1. 妊娠期病理性高脂血症膳食防治原则

(1)适当控制膳食总能量,维持体重适宜增长。

(2)碳水化合物:摄入量占总能量的 50%~60%。碳水化合物摄入以谷类、薯类和全谷物为主,粗粮比如玉米、小米、燕麦、大麦中丰富的膳食纤维还有助于改善脂代谢。添加糖摄入不应超过总能量的 10%(对于肥胖和高 TG 血症者要求比例更低),过多的果糖、蔗糖可转化为甘油三酯。可选择使用富含膳食纤维和低血糖指数的碳水化合物替代部分饱和脂肪酸。

(3)低脂饮食:减少脂肪的摄入量,摄入脂肪不应超过总能量的 20%~30%。减少含饱和脂肪酸过多的动物性脂肪如猪油、肥猪肉、黄油、肥羊、肥牛、肥鸭、肥鹅等。而应适当多摄入富含多不饱和脂肪酸的食物,如富含 DHA 的鱼类。烹调时,应采用植物油,为预防妊娠期血脂异常,每日烹调油以不超过 30g 为宜。脂肪摄入应优先选择富含 n-3 多不饱和脂肪酸的食物(如深海鱼、鱼油、植物油)。若已经出现血脂的异常改变,脂肪的摄入量需要更加严格控制,具体可遵从医生的建议。

(4)胆固醇摄入量每日 300mg 以下。减少动物内脏、蛋黄、鱼子、鱿鱼等富含胆固醇食物的摄入。

(5)供给充足的蛋白质:蛋白质的来源非常重要,应多摄入优质蛋白质,主要来自于牛奶、鸡蛋、瘦肉类、去皮的禽类、鱼虾类及大豆、豆制品等食品。

(6)保证足够的微量营养素的摄入:应多吃富含维生素、无机盐的食物,如新鲜蔬菜、水果。

(7)注意烹调方式的选择,少用红烧、煎炸等方式,可选用清蒸、水煮、凉拌等少油的烹调方式。

(8)建议适当运动。规律运动可促进脂代谢,对无孕期运动禁忌孕妇,推荐每日 30 分钟中等强度的运动。

2. 严重高 TG 血症膳食治疗原则

(1)低脂膳食是治疗的核心:脂肪摄入量应低于总的能量 20%,在低脂治疗过程要警惕必需脂肪酸的缺乏,必需脂肪酸摄入要充足,亚油酸(LA)2%~6%,ALA0.7%(相当 LA4.4~13g/d,ALA1.4g/d),DHA&EPA 至少 300mg。同时需注意低脂肪摄入容易导致碳水化合物食物的摄入增加,过多的碳水化合物可导致空腹甘油三酯水平的升高。

(2)可补充中链甘油三酯(medium chain triglyceride, MCT)10~30g/d 口服。维持等热卡膳食同时不增加碳水化合物的摄入,可提供迅速的营养支持,不增加血 TG 水平。MCT 直接由小肠吸收经门静脉运送到肝脏,直接氧化为燃料,不需形成乳糜微粒,也不会导致乳糜微粒释放进入循环血中。

(3)适宜的碳水化合物和蛋白质食物的摄入,有文献建议两者的产能比分别为 45%~65% 及 10%~35% 为宜,注意减少高 GI 食物及高糖饮料的摄入。

(4)保证摄入叶酸、铁、钙等微量营养素。

(5)除非有明确指征,否则不建议常规使用肝素。研究发现使用肝素后 TG 会出现短暂的降低,随后可继发性升高。

(6)鱼油类:高纯度鱼油制剂,主要成分为 n-3 脂肪酸即 ω-3 脂肪酸,有研究表明对降脂有效,同时对于预防极低脂肪膳食导致的必需脂肪酸缺乏有一定作用,可补充 3~4g/d。

(五)碘营养与妊娠期甲状腺疾病的膳食防治

由于多数食物中缺乏碘,食用碘盐能确保规律地摄入碘。建议从孕前至少 3 个月起食用加碘食盐,每周摄入 1~2 次含碘丰富的海产食物。如干海带含碘可达 36 240μg/100g、干虾米类 983μg/100g。如果不食用含碘盐,妊娠期每日需要额外补碘 150μg。补碘形式以碘化钾为宜。当碘缺乏致甲减时,首选左旋甲状腺素补充治疗,并监测甲状腺功能。

甲状腺疾病患者妊娠期也要摄取足够的碘。食用加碘食盐是最好的补碘方法。患有自身免疫甲状腺炎和甲状腺功能减退的妊娠妇女,无需限碘,要定期监测甲状腺功能,及时调整左甲状腺素剂量。妊娠前患甲亢并低碘饮食的患者,在备孕前至少 3 个月食用加碘食盐,以保证妊娠期充足的碘储备,妊娠期也无需限碘。妊娠期初发甲亢患者,可以继续食用碘盐,早期适当限制含碘丰富的食物例如海带、紫菜等,同时定期监测甲状腺功能,及时调整抗甲状腺药物的剂量。

此外,在警惕碘不足的同时也要避免碘过量的问题,我国营养学会推荐妊娠妇女和哺乳期碘可耐受最高摄入量600μg/d。

(李光辉)

参考文献

1. Ding T, Wang DX, Qu Y, et al. Epidural labor analgesia is associated with a decreased risk of postpartum depression: A prospective cohort study. AnesthAnalg, 2014, 119: 383-392.

2. Deng CM, Ding T, Li S, et al. Neuraxial labor analgesia is associated with a reduced risk of postpartum depression: A multicenter prospective cohort study with propensity score matching. J Affect Disord, 2021, 281: 342-350.

3. Cai ZY, Hu LQ, Stellaccio FS, et al. Recognizing the Chinese Pioneer of Neuraxial Labor Analgesia: Dr Guang-Bo Zhang and Her Unpublished Manuscript From More Than a Half-Century Ago. AnesthAnalg, 2019, 128(1): 119-122.

4. 苏仙, 曲元. 硬膜外间歇脉冲注入技术用于产妇自控硬膜外分娩镇痛的效果. 中华麻醉学杂志, 2016, 36(011): 1306-1308.

5. 黄文雯, 曲元. 硬膜外分娩镇痛与分娩相关神经并发症. 中华围产医学杂志, 2019, 22(2): 93-96.

6. 中华医学会妇产科学分会产科学组. 妊娠晚期促子宫颈成熟与引产指南(2014). 中华妇产科杂志, 2014, 49: 881-885.

7. Kolkman DG, Verhoeven CJ, Brinkhorst SJ, et al. The Bishop score as a predictor of labor induction success: a systematic review. Am J Perinatol, 2013, 30(8): 625-630.

8. Verhoeven CJ, Opmeer BC, Oei SG, et al. Transvaginal sonographic assessment of cervical length and wedging for predicting outcome of labor induction at term: a systematic review and meta-analysis. Ultrasound Obstet Gynecol, 2013, 42(5): 500-508.

9. Berghella V, Mascio D D. Evidence-based Labor Management: Before labor (Part 1). American Journal of Obstetrics & Gynecology MFM, 2019, 2(1): 100080.

10. 欣普贝生临床应用规范专家组. 欣普贝生临床应用规范专家共识. 中国实用妇科与产科杂志, 2013, 29(12): 996-998.

11. Bakker R, Pierce S, Myers D. The role of prostaglandins E1 and E2, dinoprostone, and misoprostol in cervical ripening and the indu ction of labor: a mechanistic approach. Arch Gynecol Obstet, 2017, 296(2): 167-179.

12. Rugarn O, Tipping D, Powers B, et al. Induction of labour with retrievable prostaglandin vaginal inserts: outcomes following retrieval due to an intrapartum adverse event. BJOG, 2017, 124(5): 796-803.

13. Pierce S, Bakker R, Myers DA, et al. Clinical Insights for Cervical Ripening and Labor Induction Using Prostaglandins. AJP Rep, 2018, 8(4): e307-e314.

14. Alfirevic Z, Keeney E, Dowswell T, et al. Labour induction with prostaglandins: a systematic review and network meta-analysis. BMJ, 2015, 350: h217.

15. Chen W, Xue J, Peprah MK, et al. A systematic review and network meta-analysis comparing the use of Foley catheters, misoprostol, and dinoprostone for cervical ripening in the induction of labour. BJOG, 2016, 123(3): 346-354.

16. Thomas J, Fairclough A, Kavanagh J, et al. Vaginal prostaglandin (PGE2 and PGF2a) for induction of labour at term. Cochrane Database of Systematic Reviews, 2014.

17. 周先荣. 胎盘病理学检查的意义和基本原则. 中华病理学杂志, 2020, 49(08): 779-781.

18. Khong TY, Mooney EE, Ariel I, et al. Sampling and Definitions of Placental Lesions-Amsterdam Placental Workshop Group Consensus Statement. Arch Pathol Lab Med, 2016, 140(7): 698-713.

19. 陶祥, 赵澄泉. 胎儿血管灌注不良的胎盘病理学. 中华病理学杂志, 2020, 49(12): 1344-1348.

20. Colpaert RM, Ramseyer AM, Luu T, et al. Diagnosis and Management of Placental Mesenchymal Disease. A Review of the Literature. Obs & Gyn Survey, 2019, 74(10): 611-622.

21. 李娟, 尹燕雪, 赵澄泉, 等. 胎盘炎性病变的分类、病理特征及临床意义. 中华病理学杂志, 2021, 50(03): 300-304.

22. Vogler C, Petterchak J, Sotelo-Avila C, et al. Placental Pathology for Surgical Pathologist. Adv Ant Pathol, 2000, 74(4): 214-299.

23. Redline RW, Boyd T, Roberts DJ. 胎盘和产科病理学. 陶祥, 李娟, 主译. 北京: 北京科学技术出版社, 2020: 140-200.

24. Lumbiganon P, Laopaiboon M, Gülmezoglu AM, et al. Method of delivery and pregnancy outcomes in Asia: the WHO global survey on maternal and perinatal health 2007-2008. Lancet, 2010, 375: 490-499.

25. 杨慧霞. 剖宫产的现状与应对措施的思考. 中华围产医学杂志, 2011, 14: 2-4.

26. 刘铭, 马润玫, 陈芳, 等. 风险较正首次剖宫产率与产科质量的评估. 现代妇产科进展, 2007, 16:889-892.

27. Bailit JL, Dooley SL, Peaceman AN, et al. Risk adjustment for interhospital comparison of primary cesarean rates. Obstet Gynecol, 1999, 93:1025-1030.

28. Queenan JT. How to stop the relentless rise in cesarean deliveries. Obstet Gynecol, 2011, 118:199-200.

29. 中华医学会妇产科学分会产科学组. 剖宫产术后再次妊娠阴道分娩管理的专家共识(2016). 中华妇产科杂志, 2016, 51:561-564.

30. Dahlke JD, Mendez-Figueroa H, Maggio L, et al. The Case for Standardizing Cesarean Delivery Technique. Obstet Gynecol, 2020, 136(5):972-980.

31. Sewell JE. Ceasrean section-A brief history, history of cesarean section. The American National Library of Medicine. National Institutes of Health, 1993.

32. Li HT, Hellerstein S, Zhou YB, et al. Trends in Cesarean Delivery Rates in China, 2008-2018. JAMA, 2020, 323(1):89-91.

33. 中国营养学会. 中国居民膳食营养素参考摄入量(2013版). 北京:科学出版社, 2014.

34. 中国营养学会. 中国居民膳食指南 2016. 北京:人民卫生出版社, 2016.

35. 中华医学会围产医学分会. 妊娠期铁缺乏和缺铁性贫血诊治指南. 中华围产医学杂志, 2014, 17(7):451-454.

36. 赖建强, 苏宜香, 杨月欣, 等. WS/T 801-2022. 妊娠期妇女体重增长推荐值标准. 北京:中华人民共和国国家卫生健康委员会, 2022.

37. 中华医学会妇产科学分会产科学组, 中华医学会围产医学分会, 中国妇幼保健协会妊娠合并糖尿病专业委员会. 妊娠期高血糖诊治指南(2022)[第一部分]. 中华妇产科杂志, 2022, 57(1):3-12.

38. 中华医学会妇产科学分会产科学组, 中华医学会围产医学分会, 中国妇幼保健协会妊娠合并糖尿病专业委员会. 妊娠期高血糖诊治指南(2022)[第二部分]. 中华妇产科杂志, 2022, 57(2):81-90.

39. 刘兴会, 苏宜香, 汪之顼, 等. 中国孕产妇钙剂补充专家共识(2021). 实用妇产科杂志, 2021, 37(5):345-347.

40. Wong B, Ooi TC, Keely E. Severe gestational hypertriglyceridemia: Apractical approach for clinicians. Obstetric Medicine, 2015, 8(4):158-167.

41. Kleess LE, Janicic N. Severe hypertriglyceridemia in pregnancy: a case report and review of the literature. AACE Clin Case, 2019, 5(2):e99-e103.

42. 《妊娠和产后甲状腺疾病诊治指南(第2版)》编撰委员会, 中华医学会内分泌学分会, 中华医学会围产医学分会. 妊娠和产后甲状腺疾病诊治指南(第2版). 中华围产医学杂志, 2019, 22(8):505-539.

43. 单忠艳. 中国居民补碘指南解读. 中国实用内科杂志, 2019, 39(4):347-350.

44. Menezo Y, Elder K, Clement A, et al. Folic Acid, Folinic Acid, 5 Methyl TetraHydroFolate Supplementation for Mutations That Affect Epigenesis through the Folate and One-Carbon Cycles. Biomolecules, 2022, 12(2):197.

45. 胡贻椿, 陈竟, 李敏, 等. 2010—2012 年中国城市孕妇贫血及维生素A、维生素D营养状况. 中华预防医学杂志, 2017, 51(2):125-131.

第三篇

妇女保健

第一章
妇女保健概论

妇女的健康是人类生存和发展的要素,妇女保健(women's health)是以预防为主,以维护妇女健康为目的,针对妇女一生的主要健康问题,发展有效的社会机制,在政府有关妇女儿童健康相关的公共政策保障下,建立妇幼保健服务体系,以基层妇幼医疗保健为基础提供全生命周期妇女保健服务,提高公众妇女健康教育水平,增进妇女身心健康状况,预防妇女常见疾病和降低死亡率,不断提高妇女期望寿命,最大限度地改善妇女不同阶段的生命质量。

第一节　妇女保健的发展与策略

妇女的健康状况与其所处的社会阶段、享有的社会地位以及当时的社会、经济、政治、文化发展状况密不可分。在中华人民共和国成立之前,中国长期处在半封建半殖民地状态,医疗卫生体系发展及人民健康状况较差,特别是妇女,其社会地位极其低下,整体医疗卫生水平处于较低的状况,社会不能为妇女和儿童提供最基本的医疗保健服务。当时,妇女早婚、早育、多产极为常见,几乎没有孕产期就医和医疗保健服务,妇女在家分娩,由传统接生婆接生,孕产妇感染、出血、新生儿破伤风、营养不良、子宫脱垂、尿瘘发生率极高,严重威胁妇女儿童的健康与生命。中华人民共和国成立之后,党和国家对妇女儿童健康极为关注,妇幼卫生事业逐步发展,经过几十年的努力,妇幼卫生保障体系建设和妇女儿童健康改善取得了巨大的成就。

一、新中国成立初期妇女保健事业的初创

1949年中华人民共和国成立以来,推进妇女在政治、经济、社会等各方面享有与男子平等权利。《婚姻法》保障妇女婚姻自由,废除买卖婚姻与一夫多妻制,在社会和家庭中积极倡导提高妇女的地位,促进妇女平等享有健康和医疗保健的服务。

我国妇幼保健工作的发展,经历过一个漫长的由低到高、由点到面的过程。回顾我国70余年来妇女保健事业的发展,一些较大的妇女保健事件,始终贯穿着面向基层大众和预防为主、防治结合的原则和理念。

新中国成立前,威胁我国妇女儿童生命的最突出原因

是产褥热(产褥期感染)和新生儿破伤风,主要是由于在家庭分娩和传统的接生婆接生技能和条件限制所导致的。于是,当时妇幼卫生的重点是改造旧接生婆,推广"新法接生",最主要的措施就是推行消毒接生,提出"三消毒",指接生人员的手、接生器械和产妇外阴清洁消毒,之后加上新生儿脐带断端消毒为"四消毒"。通过倡导、培训,以及政策要求,在比较短的时间内,孕产妇感染和新生儿破伤风得到了有效控制,此后我国孕产妇和婴儿死亡率有了明显的下降。

另外,针对当年的以梅毒和淋病为主要性病的流行,开展了突击封闭所有的性交易场所,解放性工作者,免费为她们查病治病,对她们培训文化和劳动技能,使她们成为自食其力的劳动者。与此同时,国家组织了"驱梅队",到农村、牧区、少数民族和边远地区为性病患者免费治疗。到20世纪60年代中期,我国宣布已基本消灭了性病,这项举措在世界上被认为是公共卫生成就的壮举。

20世纪50年代中期,出现了妇女集中的工厂发生女职工生殖道感染和滴虫性阴道炎的小流行,查证是工厂为女职工新建的浴池是传播媒介。为此,工厂普遍将浴池改造为淋浴室,并积极为患者进行治疗,使滴虫性阴道炎的小流行很快得到控制。这是我国妇女疾病以预防为主、防治结合成功的又一事例。

同期,针对妇女子宫脱垂和尿瘘发生率高的情况,开展对接生人员的培训,加强分娩时的助产保护和接生技能,减少子宫脱垂和尿瘘的发生。与此同时,政府动员全国妇产科力量,集中为新旧患者免费治疗,大大缓解了广大妇女的病痛。目前,由于生育次数的减少和产科质量的提高,这两种疾病在我国的发生率已大为降低。

为了能对妇女常见病(特别是恶性肿瘤)早发现、早治疗,从20世纪70年代开始,在全国大中城市,先后开始了每2~3年定期进行一次妇女病普查普治,主要包括妇女常见的妇科炎症、妇科恶性肿瘤及子宫肌瘤等良性疾病。经过几十年的努力,宫颈癌的发病率、死亡率逐年下降。社会经济发展、医疗水平、卫生条件的改善,性行为和生育观念的改变,以及普查发现的生殖系统各种生殖道感染、癌前病变得到及时治疗是宫颈癌发病率、死亡率下降的主要原因。再次证明预防工作在妇女保健中的重要性。

二、改革开放时期妇女保健的进展

20世纪70年代,在我国改革开放的初期,首先加强孕产期和儿童系统保健服务,逐步建立由孕晚期开始的保健服务延伸向孕早期开始的系统保健服务制度;大力推广住院分娩,提高住院分娩率;开始探索并逐步形成高危孕产妇管理雏形,提高基层孕产妇和婴幼儿救治能力;关注农村高孕产妇死亡地区,致力于降低高发地区的孕产妇和儿童死亡率。由于我国人口众多,人口质量不高,我国推行少生优生的人口政策,并大力推广以避孕为主的计划生育策略,这又给妇幼保

健工作带来新的工作和技术任务,计划生育和避孕技术研发和策略实施进入了前所未有的发展阶段。在控制生育数量的同时,注重孕产妇和婴儿的保健,改善营养状况,降低各种疾病的发生,提高了妇女和儿童的健康水平。20世纪80~90年代,大力加强国际合作,一方面,学习和吸收国际先进理念和技术;另一方面,以项目合作形式获得大量国际组织经费支持,针对我国农村和偏远地区的孕产妇和儿童死亡率高的状况,通过加强基层妇幼卫生合作项目,开展大量针对基层妇幼人员的培训,配备大批妇幼卫生医疗基本设备,大大提高了基层和农村地区的妇幼保健服务的知识和技能,减少了城乡差距。

1995年颁布的《母婴保健法》,将母婴保健工作法制化,使妇女们能享受到有法律保障的医疗保健服务。逐步完善妇幼健康信息统计制度,为科学决策提供支撑。推动妇幼卫生的法制化建设,颁布《母婴保健法》及其实施办法,形成了"以保健为中心,以保障生殖健康为目的,实行保健和临床相结合,面向群体、面向基层和预防为主"的妇幼卫生工作方针,为妇幼保健体系建设、工作制度建立、妇幼卫生服务的优先重点人群的确立提供了基本保障。为加强妇幼健康工作的落实,中国政府颁发第一个儿童发展纲要和妇女发展纲要,将妇女儿童健康事业推向了更高的台阶。

但是,20世纪80年代,随着改革开放和对外交往的扩大,人们的生活态度和性行为也受到了较大影响,使得性传播疾病在我国死灰复燃,梅毒、淋病等性病发病率逐年增高,以致之后艾滋病感染开始在我国悄然流行。与性行为传播相关的人乳头瘤病毒(human papilloma virus,HPV)感染造成的宫颈癌的发病率和死亡率也面临上升的威胁;由于生活方式的改变,乳腺癌发病率上升趋势明显,已成为我国妇女恶性肿瘤发病之首,我国妇女健康与保健需求又面临新的挑战。

三、21世纪妇女保健的变革

进入21世纪,随着我国社会经济的不断发展,我国妇幼卫生工作也在逐步调整自己的工作内容和方向,以顺应社会和时代的发展及民众健康的需要。在采取各种防控措施、继续加强孕产妇系统保健、提高住院分娩率、降低农村孕产妇和婴儿死亡率的同时,在城市及经济发达地区,力求建立多层次的妇幼卫生服务体系,提供多维度更加人性化的、涉及全生命周期的妇女保健服务,从理论到实践发展,从青春期、育龄期、孕产期、更年期到老年期各生命时期保健服务内涵的扩展,以满足不同人群的要求。同时,通过大量的科学研究,制定医疗保健各种规范、制度,使妇幼卫生工作向科学化、法制化的发展更加深入。

在我国政府颁布新十年《中国妇女发展纲要》和《中国儿童发展纲要》的指引下,先后修改和制定了一系列与妇女保健相关的法律法规,为进一步加强妇女保健工作,规范妇女保健和生殖健康服务提供了有力的政策支撑。新"两纲"的颁布是我国政府对联合国成员国共同签署的《千年发展目标

（1990—2015）》的承诺，对我国政府制定我国社会发展规划、相关政策法规和妇女健康指标等起到了积极的促进作用，妇幼卫生和生殖健康服务在新千年得到了进一步的发展。主要表现在妇幼卫生相关管理、技术法规的不断完善，注重推进先进的、适宜的医疗技术在广大妇女儿童中的应用。为加强妇幼保健机构的体系建设，在2006年卫生部（现称为国家卫生健康委员会）出台的《妇幼保健机构管理办法》基础上，2015年又出台了《妇幼健康服务机构标准化建设与规范化管理指导意见》和《各级妇幼健康服务机构业务部门设置指南》，指导妇幼健康服务医疗保健规范化服务与管理，特别注重基层和农村地区的基本妇幼健康服务和危重急救医疗的能力建设，提高基层人员医疗保健服务水平。并针对妇女儿童的主要问题设立和开展不同重点的国内和国际合作项目。

为促进基本公共卫生服务均等化，2009年开始国家加大了医药卫生改革和投入力度，将实施基本公共卫生服务项目和重大公共卫生专项作为促进基本公共卫生服务均等化的两项重要任务。在妇女保健方面，为孕产妇提供系统的孕前保健和孕产期保健服务以及0~6岁儿童基本保健内容纳入了基本公共卫生服务中。农村孕产妇住院分娩补助项目，农村妇女宫颈癌和乳腺癌"两癌"检查项目，预防艾滋病、梅毒和乙肝母婴传播项目，及为准备怀孕的妇女免费增补叶酸预防神经管畸形的农村妇女孕前及孕早期补服叶酸项目均被列入重大公共卫生专项，这些对妇幼卫生事业的进一步发展和让广大弱势妇女和儿童享有基本保健服务起到了巨大的、历史性的促进作用，进一步促进了公共卫生服务的公平性和可及性。

四、新时期妇女保健的新需求

在"全球可持续发展议程（2016—2030）"指引下，2016年中共中央、国务院出台《"健康中国2030"规划纲要》和《"十三五"卫生与健康规划》，将人均期望寿命、孕产妇死亡率、婴儿死亡率作为主要健康指标，明确了在2016—2030年期间妇幼健康工作目标与任务，提出至2030年，人均期望寿命达到79.0岁，孕产妇死亡率达12.0/10万，婴儿死亡率5.0‰，5岁以下儿童死亡率达6.0‰的目标。在妇女保健方面提出了实施母婴安全计划，倡导优生优育，继续实施住院分娩补助制度，向孕产妇免费提供生育全过程的基本医疗保健服务；加强出生缺陷综合防治，构建覆盖城乡居民，涵盖孕前、孕期、新生儿各阶段的出生缺陷防治体系；提高妇女常见病筛查率和早诊早治率；实施妇幼健康和计划生育服务保障工程，提升孕产妇和新生儿危急重症救治能力；减少不安全性行为，加强对性传播高危行为人群的综合干预，减少意外妊娠和性相关疾病传播；预防艾滋病母婴传播等重点任务。

在2016年国家新生育政策实施后，生育需求和高龄孕产妇比例增高，妊娠并发症和合并症也随之增加，保障母婴安全面临新挑战。为了加强危重孕产妇和新生儿救治中心建设与管理，建立完善转/会诊和救治网络，提高救治能力

和服务质量，保障救治服务的及时性和安全性，切实降低孕产妇和新生儿死亡率，2017年国家卫生和计划生育委员会（现称为国家卫生健康委员会）研究制订了《危重孕产妇救治中心建设与管理指南》和《危重新生儿救治中心建设与管理指南》。两个"指南"紧紧围绕"保障母婴安全"这个主题，聚焦预防和减少孕产妇和新生儿死亡，对危重孕产妇和新生儿救治中心的区域组织管理、机构内部管理、业务管理、服务能力、设施设备配备、人员配置、工作制度等提出了明确要求，重点用于指导各级危重孕产妇和新生儿救治中心加强救治能力建设与质量安全管理。为了落实《"健康中国2030"规划纲要》提出的实施母婴安全计划和健康儿童计划，切实保障母婴安全，促进儿童健康成长，国家卫生健康委员会于2018年发布《母婴安全行动计划（2018—2020）》和《健康儿童行动计划（2018—2020）》，对母婴和儿童健康管理等工作做了更为翔实的要求和规定。《母婴安全行动计划》的行动内容包括开展妊娠风险防范、危急重症救治、质量安全提升、专科能力建设、便民优质服务等五大行动，要求各级医疗保健机构全面落实母婴安全保障系列要求，改善生育全程医疗保健服务，加强医疗机构质量安全，提升产/儿科服务能力。

2019年9月，国务院下发了"健康中国行动（2019—2030）之妇幼健康促进行动"，进一步提出到2030年，婴儿死亡率控制在5‰及以下，5岁以下儿童死亡率控制在6‰及以下，孕产妇死亡率下降到12/10万及以下，产前筛查率达到80%及以上，先天性心脏病、唐氏综合征、耳聋、神经管缺陷、地中海贫血等严重出生缺陷得到有效控制，农村适龄妇女宫颈癌和乳腺癌筛查覆盖率以县级为统计单位达到90%及以上。提倡适龄人群主动学习掌握出生缺陷防治和儿童早期发展知识；主动接受婚前医学检查和孕前优生健康检查，倡导0~6个月婴儿纯母乳喂养，为6个月以上婴儿适时合理添加辅食等具体目标。在个人与家庭层面提出5项、社会和政府层面提出10项具体措施。妇幼健康促进行动是落实"健康中国2030"规划目标、保护妇女儿童健康权益、促进妇女儿童全面发展、维护生殖健康的重要举措。

2021年9月国务院印发《中国妇女发展纲要（2021—2030）》，在新十年纲要的妇女与健康领域更加关注妇女全生命周期享有高质量卫生保健服务，从延长妇女人均期望寿命和人均健康期望寿命，进一步降低孕产妇死亡率、提高妇女生殖健康水平、关注女性心理健康、提升妇女健康素养水平等方面提出了10项主要目标和12项策略措施。与《"健康中国2030"规划纲要》中的相关目标相衔接，进一步提出增强宫颈癌和乳腺癌综合防治能力，适龄妇女宫颈癌人群筛查率达到70%以上。乳腺癌人群筛查率逐步提高；减少艾滋病、梅毒和乙肝母婴传播，艾滋病母婴传播率下降到2%以下；健全妇幼健康服务体系，提升妇幼健康服务能力和妇女健康水平等基本目标。新纲要将进一步推进妇女全生命周期健康水平提高，促进妇女保健全程服务的高质量发展。

上述70余年来我国的妇女保健事业的发展，为整体提

高我国妇女儿童的健康水平起到了极大的促进作用。妇女人均期望寿命，已由 1949 年前的 37.6 岁，提高到 2020 年的 79.4 岁。孕产妇死亡率已由 1949 年的 1 500/10 万降到 2000 年的 53.0/10 万，再降至 2010 年的 30.0/10 万（是 1949 年的 1/50）和 2020 年的 16.9/10 万。婴儿死亡率亦从 1949 年的 200‰，下降到 2000 年的 32.2‰，再降至 2010 年的 13.1‰（是 1949 年的 1/15）和 2020 年的 5.4‰。5 岁以下儿童死亡率 2000 年已降到 39.7‰，再降至 2010 年的 16.4‰和 2020 年的 7.5‰。但是，这些平均数字下还掩盖着极大的不平衡。以孕产妇死亡率为例，东、中、西部地区仍存在差距，内地和边远地区远远高于沿海地区。在大城市，孕产妇死亡率接近于发达国家，可达 10/10 万以下，西部地区为 50/10 万以上，而边远地区可达 100/10 万。从全国范围来看，可相差 5~10 倍。因此，近几十年，妇幼保健工作的重点持续向农村地区，特别是贫困地区倾斜。在这方面国家给予了高度重视和经费支持，同时也得到了联合国相关国际组织资金和技术支持，包括重点扶贫项目为贫困地区补充必要的设备和技能，组织城市医师为农村和贫困地区医疗扶贫，并为基层的医疗和保健人员进行逐级培训，为广大群众普及健康知识等，把知识和服务送到最亟须的地区和人群，有力地促进了我国妇幼保健事业的均衡发展。

（王临虹）

第二节　妇女保健的重要性和作用

一、妇女健康是构建和谐社会的基础

妇女不但是国家人力资源不可忽视的重要组成部分，同时还承担着不可替代的健康代际传递这一使命，妇女一生的健康关系到社会和家庭的和谐与稳定，同时也是社会生产力和劳动力的重要部分。妇女健康直接关系到儿童的健康，儿童是国家的未来，是人类健康的起点、民族的希望，儿童的健康状况不仅影响到儿童自身整个生命周期的生存状态，而且通过直接影响其智力发育水平而关系到他们未来的生产力和创造力。因此，在人口总体健康中，妇女儿童健康是关键性的环节，具有对人类发展的久远影响。对于任何国家和人口来说，如果没有妇女和儿童的健康就谈不上社会成员的整体健康。妇女和子女是家庭的重要组成部分，是家庭存续不可或缺的前提与条件，如果没有妇女儿童的健康，就不可能有家庭的和谐与幸福。因此，提高妇幼卫生水平、促进妇女儿童健康状况，对于推动国家的社会经济发展、构建和谐社会具有全局性和战略性的意义。

二、妇幼健康是衡量一个国家或地区社会发展水平和文明程度的重要指标

健康不仅意味着没有疾病和不适，而且是指在生理、心理和社会适应方面的完好状态。因此，健康，尤其是人口整体的健康是社会发展的基本前提和动力，也是人类始终为之奋斗的方向。由于妇女儿童是社会及社会发展中的弱势群体，他们在各类人口群体中的生存和健康状况相对较差，也最脆弱，因此妇女儿童的生存和健康状况，在反映一个国家或地区医疗卫生水平的同时，也成为体现国家发展质量的一个基础性社会指标。在国际社会，将妇幼卫生指标的孕产妇死亡率和婴儿死亡率作为衡量社会发展和公平性的综合性指标已成为惯例，1990—2015 年联合国"千年发展目标（millennium development goals，MDGs）"以及 2016—2030 年"全球可持续发展议程（sustainable development goals，SDGs）"提出的目标要求都将降低孕产妇死亡率和儿童死亡率以及改善妇幼保健和生殖健康等妇幼卫生领域内容作为全球发展的重要目标。因此，在国际社会，妇幼卫生指标一直受到关注和重视，妇幼健康状况的改善不仅直接影响到现实的社会经济发展，而且更将惠及几代人甚至几个世纪。加强妇幼卫生投资应该成为国家整体发展战略中的一个重要组成部分，为国民经济的持续、健康和快速的发展提供基础和保障，同时加强对妇幼卫生领域的投资具有明显提高国家公共卫生服务边际效益的作用。

三、妇女儿童健康是整体人口健康素质和卫生保健需求的体现

妇女和儿童占据着全世界总人口的 2/3，他们的健康状况对人口的总体健康水平有着很大的影响和作用。与其他人群相比，妇幼群体由于生理、心理特点以及涉及生命早期健康，保健内容较为独特，因此，他们对医疗卫生和健康促进的需求，代表着最广大、最基本、最迫切的健康需求。特别是在我国，由于人口众多，妇女儿童健康状况和妇幼卫生服务水平仍然不足和发展不平衡，妇女儿童健康成为反映我国医疗卫生事业发展水平和质量以及体现整体人口健康素质的"温度计"。由于婴幼儿和孕产妇死亡很大程度上与国家策略、社会因素以及妇幼卫生服务质量等综合因素相关，降低婴幼儿和孕产妇死亡率对于降低人口死亡率、延长人均期望寿命、提高人口整体健康素质具有关键性的意义，应列为社会发展和医疗卫生事业发展的优先领域。

四、降低孕产妇死亡率和儿童死亡率促进人均期望寿命的提高

人类死亡模式演变的规律表明,不同年龄人口的死亡率下降对人口平均期望寿命提高的贡献不同。国际经验显示,对尚不发达、人口死亡水平相对较高的发展中国家来说,在各人口年龄组中,儿童死亡率特别是婴儿死亡率的降低对人均期望寿命的提高有着重要的作用。根据我国2015年全国人口抽查资料计算出的数据显示:2015年我国男性和女性的出生时平均期望寿命分别为73.6岁和79.4岁。在2000—2015年间我国人口平均期望寿命提高了4.9岁。其中,5岁以下儿童死亡率的下降对寿命延长作出了约23.5%的贡献,即仅因5岁以下儿童死亡率的降低就提高了中国人口1.2岁的寿命。全球疾病负担研究显示,我国孕产妇死亡和5岁以下儿童死亡导致对期望寿命的损失1990年为3.89岁,2015年为0.97岁,说明妇幼健康对人口期望寿命的影响巨大,也体现出我国在降低孕产妇和儿童死亡率方面做出的努力,以及对提高我国人均期望寿命作出的巨大贡献。

五、维护妇女儿童的健康权益承载着基本国策的践行

党和政府始终把维护妇女儿童的健康权益、促进妇女儿童发展作为义不容辞的责任。自新中国成立以来,《中华人民共和国宪法》就将妇女儿童受国家保护列入其中。20世纪90年代以来,我国先后制定和发布了《母婴保健法》《中华人民共和国人口与计划生育法》《妇女权益保障法》和每10年颁布的《中国妇女发展纲要》《中国儿童发展纲要》等一系列法律法规和条例规划,特别是2016年中共中央和国务院颁布的《"健康中国2030"规划纲要》,将保障妇女儿童健康列入推进健康中国建设的重要内容之一,规划纲要不仅明确提出妇幼健康的发展目标,还将提高妇幼健康水平作为加强重点人群健康服务的重要任务加以部署。妇幼卫生服务承载了保证基本国策贯彻和推行的职能,特别是在提供技术服务、提高人口素质方面发挥了重要的基础性作用。近年来,随着我国的生育策略的调整和相应政策的出台,从另一方面给我国的妇幼卫生事业发展和人口素质的提高提出了更高和更多的要求,使得妇幼卫生承担着具有特殊意义的历史使命。

综上所述,长期以来,我国十分重视妇幼卫生工作的发展,加大了对妇幼卫生事业的投入,建立和改善了妇幼卫生服务体系和设施,明显改善了妇女儿童的生存和健康状况。随着我国社会经济状况的迅速发展,人民生活水平逐步提高,对健康和妇女保健服务需求不断增大,特别是党和政府对公共卫生的高度重视,都对妇幼卫生工作的内涵与目标提出了更高的要求,但同时也为妇幼卫生事业的发展带来了新的机遇和挑战。

(王临虹)

第三节　妇女保健工作重点与服务范围

妇女保健学是一门以维护和促进妇女健康为目的的学科,以妇女群体为服务和研究对象,以预防为主,以保健为中心,坚持保健与临床密切结合,面向群体和基层的工作方针。一个国家的妇女保健水平,是与该国妇女的政治、经济、社会地位与平等紧密相连的。70余年来,我国妇幼卫生事业有了很大发展,形成了中国特色的妇幼保健体系和医疗保健工作模式,妇女儿童健康水平有了极大的提高。但是在全国范围内,妇女保健和妇女身心健康水平的提高,还存在很多问题,尚需在新的历史时期加以重视和努力,以适应新的发展时代的需要。

一、完善妇女儿童健康的法律保障

我国在1994年就相继出台并实施了《中华人民共和国母婴保健法》《母婴保健实施办法》,并先后制定了《女职工劳动保护规定》《计划生育服务管理条例》《婚前保健工作规范》和《爱婴医院管理办法》等相应文件。特别是1995年我国颁布的首部"母婴保健法"提出了"以保健为中心,以保障生殖健康为目的,实行保健和临床相结合,面向群体、面向基层和预防为主"的妇幼保健工作方针,使得妇女儿童健康事业发展及妇幼保健工作体系建设有了更坚实的政策保障。进入21世纪以来,逐渐建立各类妇女保健工作的技术规范,先后颁布了《产前诊断管理办法》《新生儿疾病筛查管理办法》和《计划生育技术服务管理条例》《计划生育技术常规》《孕产期保健工作管理办法》《孕产期保健工作规范》等一批工作规范和规章制度,有效地规范了各项妇幼保健工作。为了规范妇幼保健机构建设,2006年原卫生部出台了《妇幼保健机构管理办法》以及2015年下发了《妇幼健康服务机构标准化建设与规范化管理指导意见》和《各级妇幼健康服务机构业务部门设置指南》等一系列文件,以进一步探索妇幼保健机构规范化管理模式,指导各地妇幼保健机构建设。

2009年,国家深化医药卫生体制改革,设立了包括孕产妇保健服务、儿童保健服务项目在内的基本公共卫生项目,孕产妇住院分娩补助项目、增补叶酸预防神经管畸形项目、宫颈癌和乳腺癌"两癌"检查项目被列入国家重大公共卫生服务项目,不断加大对妇女儿童健康投入的力度。2019年9月,国家又加大了基本公共卫生服务的力度和投入,将农

村妇女"两癌"检查项目、基本避孕服务、增补叶酸预防神经管缺陷、国家免费孕前优生健康检查等项目纳入了基本公共卫生服务项目,进一步提高了妇幼保健服务的覆盖率和公平性、可及性。

在 2016 年"全球可持续发展议程(2016—2030)"指引下,中共中央、国务院出台了《"健康中国 2030"规划纲要》和《"十三五"卫生与健康规划》都将孕产妇死亡率、婴儿死亡率作为主要健康指标,提出了明确的妇幼健康服务的任务目标。2016 年新的生育政策实施后,针对母婴安全面临的新挑战,2017 年原国家卫生和计划生育委员会下发了《危重孕产妇救治中心建设与管理指南》和《危重新生儿救治中心建设与管理指南》,重点用于指导各级危重孕产妇和新生儿救治中心加强救治能力建设与质量安全管理。为了落实"健康中国 2030"规划纲要提出的实施母婴安全计划和健康儿童计划,切实保障母婴安全,促进儿童健康成长,国家卫生健康委员会于 2018 年发布《母婴安全行动计划(2018—2020)》,对母婴健康管理等工作做了更为翔实的要求和规定。2019 年 9 月健康中国行动之妇幼健康促进行动以及 2021 年《中国妇女发展纲要》和《中国儿童发展纲要》的颁布,有利于促进和落实"健康中国 2030"规划目标的实现,进一步保障妇女儿童健康的全面发展。

不断制订和修订适合新形势下妇幼保健工作的系列法规、规范,以保证不断发展中的妇幼保健工作有法可依,有章可循,保障妇幼卫生事业健康和有序发展。同时,要加大综合执法和监督的力度,加强对妇幼保健相关法律法规的监督执法,促进与妇幼健康相关的各项法律、法规的贯彻实施。

二、妇幼保健服务体系建设

1. 妇幼保健机构建设 我国妇幼保健机构建设在历史上经历了"三起三落"的发展过程,由于政府对妇女儿童特殊群体健康的重视,使作为承载妇幼卫生发展和直接为妇女儿童提供医疗保健服务的妇幼保健机构得到了空前的稳固和发展。目前,我国每个行政区域均有一所由政府举办的、独立建制的妇幼保健机构,分为省、市(地)、县(区)三级设置,我国现有妇幼保健机构 3 000 多所,从业人员 30 余万人。各级妇幼保健机构作为本行政区域妇幼卫生医疗保健服务和业务指导中心,对辖区内的城乡基层卫生服务机构以及开展妇幼保健相关服务的各级各类医疗卫生机构提供业务指导和技术支持,协助卫生行政部门强化妇幼卫生行业管理。各级妇幼保健机构接受同级卫生行政部门的领导及上一级妇幼保健机构的业务指导。同时各级妇幼保健机构还针对个体和群体妇女儿童开展与规定范围和级别相适应的各类妇幼保健医疗保健服务。

2. 制定妇幼保健机构建设标准,加强规范化建设 依据《中华人民共和国母婴保健法》《妇幼保健机构管理办法》等一系列现行相关法律法规和规范的要求,明确规定新形势下妇幼保健机构基本职能和任务。根据各级妇幼保健机构的职能任务,明确各级妇幼保健机构必须开展的医疗保健服务项目,根据服务制定各级妇幼保健机构科室设置,基础设施的建设,人员配备及准入标准、岗位职责,必备设备配置,保健服务考核标准和绩效评估等系列标准,加强妇幼保健机构的基础建设,提高其服务能力,促进妇幼保健机构的健康和可持续性发展。

3. 明确妇幼保健机构功能定位,加强妇幼保健全行业管理 强化妇幼保健机构对辖区开展妇幼保健相关服务的各级各类医疗卫生机构的业务指导、技术支持和质量控制,行使妇幼保健机构对辖区妇幼保健服务的管理职能。在政府指导下,根据相关技术和管理指标,执行和完成妇女儿童健康的医疗保健服务机构职责和任务。同时有机整合地区医疗保健技术力量,提高当地妇幼保健工作技能和妇女儿童健康水平。加强上下级妇幼保健机构之间以及妇幼保健机构对城乡基层卫生服务机构的业务指导、工作督导和人员培训。加强对妇幼保健机构资源与服务的监测,定期开展对妇幼保健机构规范化建设和服务质量及绩效的考核评估,保证妇幼保健机构更好地履行职能,保障妇女儿童健康。

三、坚持政府主导和多部门合作机制

1. 加强政府对妇女儿童健康的责任 妇幼卫生属于公共卫生领域,必须加强政府在妇幼卫生工作中的主导作用,将妇幼卫生工作作为政府职责,围绕"一法两纲"和国家卫生与健康规划将所涉及的有关妇女儿童生存与健康相关指标纳入对当地政府工作政策和当地社会经济综合发展规划及考核指标中。加强政府对妇幼卫生的经费和人力投入,建立制度化、递增式的妇幼卫生经费投入机制,由政府对基本妇幼健康服务实行专项投入,保证妇幼卫生事业与社会经济同步发展甚至超前发展。

2. 加强多部门之间的合作,建立长期伙伴关系 以妇女健康为中心,加强卫生部门与其他部门的协作,特别是发展和改革委员会、财政、工会、妇联、教育、宣传、民政、残联、公安等有关部门的合作,建立长期合作协调机制,在妇女个体保健服务、辖区妇幼卫生群体保健服务、科学研究等多领域,整合资源,相互配合,更好地为广大妇女健康服务。

在卫生系统内部建立辖区协作组织,加强妇幼保健机构与辖区其他医疗保健专业机构的合作,充分利用综合医疗机构妇产科、儿科和其他相关科室的技术力量,建立辖区妇幼保健技术指导专家组织,开展对辖区妇女保健工作的业务指导和督导;同时,建立各级妇幼卫生专业机构的医疗保健转诊通道,整合辖区卫生资源,更好地为辖区妇女儿童健康提供服务。同时,加强妇幼保健机构与疾病预防控制机构、医疗机构、高等院校及相关科研机构的合作,在开展妇幼卫生工作和协作的同时,开展妇幼卫生领域的相关科研活动及人才培养。

第一章 妇女保健概论

四、加强学科建设和人才培养

逐步建立具有中国特色的妇女保健学科体系建设,利用不同形式,针对不同级别人员进行人才培养。加强大专院校妇幼卫生学科建立与发展,加强妇幼保健专业本科生和研究生培养。根据妇幼保健与临床密切结合的特点,培养模式以临床与预防相结合,加强预防医学相关学科(社会学、健康教育学、流行病学、卫生统计学、传媒学等)知识的学习,使妇幼卫生人才成为多学科的复合型人才。

建立妇幼保健机构在职人员继续医学教育长效机制,制订在职人员培训计划,根据个人知识结构,制订个性化的培训菜单。鼓励支持在职人员参加学历教育、学位教育;对新进入单位的本科毕业生实行3年住院医师规范化培训。安排优秀人才技术骨干到上一级机构进修学习。对所有业务人员按照国家继续医学教育有关规定,完成新知识、新技术培训等。

重点加强对县级妇幼保健机构、城市农村基层医疗卫生机构妇幼卫生人员的培养,提高基层妇幼保健服务能力。政府应提供专项经费支持,妇幼保健机构应有相应配套经费用于妇幼保健机构人员人才培养。

五、加强科学研究和鼓励科技创新

加强有关妇女儿童健康及生理、心理发育规律、行为特征和变化的科学研究,为妇女儿童生命周期各阶段的全方位服务提供理论依据;开展孕产妇生理病理、心理保健、疾病预防与救治、不孕不育与辅助生殖科学研究;开展重大出生缺陷病因学和防治研究;妇科肿瘤、生殖道感染/性传播疾病、盆底功能障碍等妇女常见病的防控研究;针对妇女全生命周期重点领域和关键问题开展全方位和深入的研究;注重加强基础科学研究,以及适宜技术的开发与推广。

鼓励科技创新,推进科学技术体制改革,调动各方研究人员的积极性,努力突破关键核心技术,促进科技成果转化通道,实现创新与健康需求和应用有效对接,强化创新发展的人才和科技基石作用。依托"互联网+"平台,充分利用众智创新的机制,改善科技进步的环境,发挥科学研究发展的协同优势和竞争机制,在理论形成和实践应用上促进妇女全面健康和保健管理更好地发展。

六、加强妇幼卫生信息建设和提高妇幼保健科学管理水平

(一)加强妇幼卫生信息化和智能化建设

利用现代信息化、智能化、"互联网+"技术,加强全国妇幼卫生信息网络化建设,实现纵向从基层到国家的数据采集、报告和反馈系统,横向多层次、多机构信息互联互通共享机制。加强对现有妇幼卫生信息年报及监测信息系统的建设和完善,逐步建立全国妇女儿童健康管理信息的上报和应用体系。充分利用现有网络资源,逐步建立信息共享和服务系统。

(二)加强妇幼卫生信息年报及监测工作

不断加强和拓展妇幼卫生信息报告系统的监测网络,使数据有更强的统计代表性,更科学、准确地反映妇女、儿童健康状况和变化趋势;建立妇女健康重大基础数据的纵向监测和干预评价机制;建立信息质量控制和督导系统,进一步提高数据质量;加强各级机构对妇幼卫生监测年报信息的分析与利用,使数据转化为信息,并为科学决策提供依据。

(三)建立健全信息共享机制和信息发布制度

建立妇女儿童健康信息共享机制,保证全面、及时提供有关数据和信息。根据部门职能和国家信息管理有关规定,建立完善妇女儿童健康的信息发布制度,明确各类信息的发布归口、协调程序及责任追究,保证信息发布的权威性、实时性和准确性。

七、加强国际交流与合作

在我国妇幼卫生发展的历程中,也离不开长期的国际交流和合作。特别在20世纪90年代不断加强的妇幼卫生国际交流与合作,争取到诸多外援项目,使我国农村贫困地区得到更多的妇幼卫生投入,更重要的是引进国外先进的管理科学、适宜技术。通过项目合作,引起政府重视和妇幼卫生政策的支持,促进了项目目标的实现;各项目间资源的整合增强了项目优势;有效的管理机制和实践提高了妇幼卫生服务管理能力;获得的基础设施的投入提高了基层妇幼卫生服务能力;专家技术指导和多种技术规范保证了项目的质量;适宜的妇幼卫生人员培训奠定了项目持续发展的基础。同时,国际合作项目促进了项目工作向常规工作的转化,以保证项目的成绩和经验得以延续,并向全国推广。

八、开展社会动员和妇女健康教育宣传

长期以来已形成大众妇幼卫生健康教育和健康促进社会氛围,与大众媒体(广播、电视、报刊、专栏、网络等)合作,利用多层次社会动员的手段,开展内容丰富、形式多样的公益活动和健康教育。同时,利用社区动员、社区干预,特别是近期发展的新媒体手段开展妇女保健知识的宣传教育,使人们积极采取主动寻求健康的行为,妇女健康状况得到改善。重点加强了对婚前保健、孕前保健、孕产期保健、住院分娩、母乳喂养、控制出生缺陷、妇女常见病防控、宫颈癌和乳腺癌防控、生殖道感染和性传播疾病防治、艾滋病、先天梅毒、乙肝母婴传播预防,以及青春期保健、更年期保健及健康生活

方式改善等多方位的教育和宣传。

九、提供全生命周期各阶段妇女保健服务

妇女一生是一个连续发育发展的过程,各生理阶段有其不同的保健特点,且其初期阶段对后期阶段又有明显影响。妇女保健服务将力争保证妇女一生的健康,针对每一生理阶段给予特殊保护。妇女在整个生命周期应享有良好的基本医疗卫生服务,延长妇女预期寿命,降低孕产妇和婴儿死亡率。注重生命早期1000天:生命早期的健康状况,往往对生命后期的健康有重要的影响,生命发育起源对成人健康以及慢性疾病影响已被证实,孕期胎儿宫内环境及出生后早期营养和健康状况是奠定一生健康的基础。女童期和青春期的营养与发育、身心健康发展、健康生活方式的养成、生殖功能保护、性传播疾病预防、伤害与暴力预防等问题应引起重视。做好婚前保健、孕前保健、孕产期及产后系统保健,以保证母婴安全,预防与控制妊娠期和产后疾病,提高服务满意度以获得良好体验。育龄期妇女面临着性行为与避孕指导、防止意外妊娠与人工流产保护、生殖道感染与性传播疾病防控、宫颈癌/乳腺癌防控等生殖健康问题,同时注重对不良生活方式、体重管理、慢性病的预防控制。重视围绝经期健康,针对内分泌改变和身心影响,开展全方位更年期保健服务,提高生命质量。随着人口老龄化,应逐步加强老年期妇女健康保健,防治心脑血管病、骨质疏松、恶性肿瘤等慢性疾病,提倡健康乐观的生活方式,重视膳食营养和适当运动,预防老年跌倒,防止对老年人的歧视和虐待,维护老年妇女的健康权益。同时,应实行保障妇女全生命周期健康的政策,创建支持性环境和协调机制,提高医疗保健服务的可及性,加强社会动员与健康教育,强化家庭支持与社区服务,以达到改善妇女全生命周期健康的目的。

(王临虹)

第四节　生殖健康与妇女保健

生殖健康(reproductive health)(又称"生育健康")是在20世纪80年代随着西方女权运动的发展,国际上提出的从更为广泛的领域全面维护妇女健康的新概念,同时也关注了男性生殖健康。之后,在充分的论证和实践中,世界卫生组织和其他一些国际组织及会议,先后接受和认可了这个概念并将其付诸实施和推广。在1991年第七届世界人类生殖会议上,世界卫生组织(WHO)高级顾问Mahmoud Fathalla博士正式提出"生殖健康"的概念。1994年9月,在开罗召开的"国际人口与发展"大会上,正式通过了生殖健康的定义,并将其写进了改善生殖健康的《行动纲领》中。

一、生殖健康的定义和内涵

20世纪80年代以来,生殖健康的概念和内涵逐渐形成,是一个发展过程。世界卫生组织根据健康定义给予生殖健康的定义为:"在生命所有阶段的生殖功能和过程中,身体、心理和社会适应的完好状态,而不仅是没有疾病和虚弱"。其内涵主要强调以下方面:

1. 性生活方面　人们能进行负责、满意和安全的性生活,不必担心感染性传播疾病和计划外妊娠。

2. 生育方面　人们具备生殖能力,并能够根据自我意愿决定是否生育、何时生育及生育间隔。

3. 母婴安全方面　能够获得安全的妊娠和分娩过程,妊娠结局良好,婴儿存活并健康成长。

4. 节育方面　夫妇可以知情选择节育方法,并获得安全、有效、价廉和易接受的避孕措施。

二、生殖健康的特点

生殖健康(或生育健康)理念的提出,不仅涵盖我国所推行的妇女保健重点,更多地强调全面的生殖健康维护、生殖健康的社会性、公平性和权力,和从更宽泛的领域去理解和实践全方位女性和男性生殖健康过程和功能的完好状态。生殖健康主要强调:

1. 以人为中心　生殖健康要求保障母婴安全、降低孕产妇死亡率,不单纯是从健康角度考虑,而认为是母亲的生存权和健康权;节育方法的知情选择是妇女自决权的体现。也就是说,把保护妇女生殖健康提高到享有健康权的水平来推动,把提高妇女地位以及保障妇女和家庭的权益作为先决条件。

2. 以服务对象的需求为评价标准　既往评价妇女保健工作以孕产妇、围产儿死亡率和避孕普及率等作为指标,而忽视服务对象对保健工作的评价和对服务的满意程度。健康问题的解决,不是单纯通过生物医学等技术手段,而是需要通过增强妇女权力,提高妇女地位,满足妇女和家庭的生殖健康需求,最终达到降低死亡率、提高妇女全生命周期各阶段生殖健康质量的目标。

3. 强调性健康　生殖健康强调满意和安全的性生活。长期以来,人类自身的性问题一直没有得到正确的认识。一方面,由于受传统文化习俗的影响,人们不能公平地对待性问题,因而产生许多生理和心理疾病。另一方面,由于不安全的性行为,造成性传播疾病的流行和非意愿怀孕的增加,

以及由此带来的各种生理、心理及社会问题,以及生活质量的下降。非常有必要针对我国性教育缺乏和不适宜的情况开展全方位的生殖健康活动,更全面地达到生殖健康的目的。

4. 强调社会参与和政府责任 生殖健康的落实,需要强化政府责任以及人们的广泛参与,需要多部门的合作与各部门之间的协调,社区以及妇联、工会、共青团等部门以及社团组织的参加;强调政府部门制定相关政策和提供保障的条件。

5. 涉及学科广泛 生殖健康不仅涉及生物医学领域,还包括心理学、社会学、人类学、人口学、伦理学、政策学、信息技术等多学科领域。

三、以生殖健康为核心的妇女保健

我国既往实施的妇女保健内容,是生殖健康的一部分,而且是重要的部分。生殖健康强调以人的健康为中心,特别强调以妇女为中心,这就从宏观角度对生殖健康的实施提出了策略上的倡导和战略上的决策。妇女生殖健康是一个超越生育功能的全面的妇女健康定义,它更为重视妇女地位的提高和妇女权力的拥有,更重视全面的保健服务的提供,更强调妇女全面的生活质量的提高,以及更关注健康的社会性

和科际整合性(interdisciplinary)。目前在我国,生殖健康的概念已经普遍被接受,生殖健康的要求已经被列入国家相关法规和规划,纳入中国妇幼保健工作内容和服务体系之中,同时也作为全面提高妇女健康水平的工作目标。

虽然我国在妇女保健的某些方面取得了巨大的成就,但是与全面的生殖健康目标相比,还存在很大的差距。如生殖健康强调的生理、心理、社会适应综合的健康状态,在目前妇女保健工作目标和服务中还不能充分体现;目前妇女保健服务的提供从广度和深度上还不能满足广大妇女的健康需求,尤其在农村和贫困地区仍然存在着不平衡与差距;在工作中不仅要强调各种"率"的变化,更要强调在"率"变化的同时注意健康和服务质量的提高;在近年国家生育政策调整的状况下,如何调整和扩展妇女保健与生殖健康的内涵,从注重人口数量的控制与增长,向更加全面的妇女生殖健康保护转化,为妇女提供综合性的保健服务;应注重健康教育、信息、咨询服务,使广大妇女掌握保健知识,提倡健康行为,提高妇女自我保健能力,充分体现妇女的健康权力;加强性健康教育,防止和控制性传播疾病,尤其加强青少年的性教育极为重要。生殖健康强调健康的社会性和科际整合性,在妇女健康方面应加强各部门的合作和全社会的支持,才能将妇女生殖健康推向新的、更高的层次。

(王临虹)

参考文献

1. 熊庆,王临虹. 妇女保健学. 2版. 北京:人民卫生出版社,2014.

2. 联合国第七十届会议. 改变我们的世界:2030 可持续发展议程. 联合国,2015.

3. 每个妇女每个儿童行动战略和协调小组. 妇女、儿童和青少年健康全球战略(2016-2030). 联合国,2015.

4. 王临虹. 中华医学百科全书-公共卫生学-妇幼保健分册. 北京:中国协和医科大学出版社,2018.

5. 国家卫生健康委员会. 中国卫生健康统计年鉴 2019. 国家卫生健康委员会,2019.

6. 国家统计局. 2018 年中国妇女发展纲要(2011—2020

年)统计监测报告. 国家统计局,2019.

7. Juan Liang, Xiaohong Li, Chuyun Kang, et al. Maternal mortality ratios in 2 852 Chinese counties, 1996—2015, and achievement of Millennium Development Goal 5 in China: a subnational analysis of the Global Burden of Disease Study 2016. Lancet, 2019, 393: 241-252.

8. 国家卫生健康委员会. 中国妇幼健康事业发展报告(2019). 国家卫生健康委员会,2019.

9. 国家卫生健康委员会. 卫生健康事业发展统计公告(2020). 国家卫生健康委员会,2021

第二章

女童保健

第一节　概　述

生殖健康要求对生命周期的各个阶段提供生殖保健服务,而女童保健(girls health care)不仅是妇女一生生殖健康的基础,而且还可影响其下一代的健康和发育。

妇女一生的各个时期有其不同的健康问题和保健特色,每一个阶段均需得到特殊的保护、相应的健康指导和保健服务。国际上,1939年,匈牙利Dobszay首先从事女性儿童生殖器官生理和病理学研究,由儿科医师建立小儿妇科学,以后美国、捷克、德国先后在妇科内建立儿童妇科学。1978年,德国慕尼黑建立小儿妇科学,成为世界上小儿妇科研究和治疗中心。我国是人口大国,又是多民族的国家,女童占比庞大,但是,国内女童期保健一直未受到人们的重视,直到20世纪90年代,随着生殖健康新概念的提出,女童期保健才逐渐引起人们的重视和社会的关注。

青春期前(10岁前)女童的体格遵循一定的规律迅速发育,性腺的发育相对较迟,男女童之间差别不大,生长发育、营养需求和计划免疫等保健需求基本相同,因此女童应该享有与男童同等的健康权益。但由于幼女有着解剖、生理及心理、精神等方面的特点,以及女孩的大阴唇较薄,不丰满,未能遮盖小阴唇及阴道口,外生殖器暴露在外、缺乏雌激素等导致其易于感染、损伤以及发生一些妇科病。

儿童期的疾病或异常不只影响儿童期的健康,并且直接影响妇女一生的身心健康。如女童期的心理行为异常可能导致过度依赖、恐惧与退缩行为、行为障碍等,品行障碍也可能成为成年后的犯罪根源;女童营养不良可引起孕妇贫血;佝偻病可致骨盆畸形,影响以后的正常分娩;生殖道感染、母婴传播性疾病也可能引起成年后妇女生殖系统疾病;女童期生殖道肿瘤虽不多见,但恶性度高,有的还影响性发育;女童生殖道畸形也是女童保健需重视的问题。此外,女童营养失衡引起肥胖或营养不良、性早熟等问题也已引起广泛的关注。世界上不论发达国家还是发展中国家,普遍存在重男轻女现象,使女童一出生甚至未出生即受歧视和摧残。此外,不同民族的陋习及一些国家施行女性割礼,使女童身心受到巨大的创伤。因此,学习和重视应用健康与疾病的发育起源(development origin of health and disease,DOHaD)概念和学说。使女童期的特殊保健问题成为妇女生殖健康保健的一个重要组成部分。

本章的内容主要是探索现代女童保健的新特点、新方法,从女童的生理、心理行为及常见疾病方面提出预防保健措施,使我国女童保健工作发挥我国中医中药优势,加快小儿妇科学科建设与国际接轨。

(张荣莲)

第二节　女童期生理发育特点与保健

一、女童期生理特点

女童期包括婴儿期(出生至1周岁前)、幼儿期(1岁后到3岁之前)、学龄前期(3岁后到入小学之前)、学龄期〔从入小学(6~7岁)到青春期前(女12岁)〕。其身心发育在不同的年龄段遵循一定的规律,了解这些规律,有助于评价和判断儿童的发育状况,进行有的放矢的保健指导。

(一) 体格生长发育

儿童的生长发育是一个连续的过程,但在生命的不同阶段,呈现出一定的差异性。生长(growth)是身体各组织、器官的不断长大,是量的变化,如体重、身高。发育(development)是组织、器官功能的不断成熟,是质的变化,如性的成熟。生长发育是个体成长过程中不可分割的两方面。

体格生长是一个连续过程,但并不匀速,各年龄段的生长速度也不相同,年龄越小,生长越快;身体各系统的生长发育先后和快慢也不相同,并且儿童的体格生长受到遗传、营养、疾病、环境和教育等环境的影响,存在着个体差异,每个人生长的"轨道"不完全相同,因此,儿童的生长发育水平有一定的正常范围。

1. 体重(weight)　是身体各器官、肌肉、骨骼、脂肪等组织及体液重量的总和,是反映近期营养状况和评价生长发育的最灵敏、实用的指标。儿科临床中多用体重计算药量及静脉输液量。1975年、1985年、1995年、2005年及2015年我国调查资料显示,正常足月婴儿出生后3~4个月体重约等于出生时体重的2倍;12月龄时婴儿体重约为出生时的3倍(10kg)。生后第2年体重增加2.5~3.5kg;2岁到青春前期体重增加减慢,每年增加约2kg。由于儿童的体重并非等速增长,在评价时应以其自己体重的增长变化为依据。当无条件测量体重时,可参照以下公式估计体重:

$$3\sim12\text{个月体重}(\text{kg})=[\text{年龄}(\text{月})+9]/2$$
$$1\sim6\text{岁体重}(\text{kg})=\text{年龄}(\text{岁})\times2+8$$
$$7\sim12\text{岁体重}(\text{kg})=[\text{年龄}(\text{岁})\times7-5]/2$$

2. 身长/身高(length/height)　是头部、脊柱和下肢长度的总和,为头顶到足底的长度。3岁以下小儿测量时采用仰卧位,故称身长。身高是反映儿童远期营养状况和骨骼发育最合适的指标,不容易受暂时营养失调的影响。身高的增长规律和体重相似,年龄越小增长越快。小儿生后第1年内增长最快,约增加25cm;前3个月增长11~13cm,大约等于后9个月的总增长值;第2年约增长10~12cm,2岁时身长约87cm;2岁后身长(高)的增长较稳定,每年增长6~7cm。当无条件测量身高(身长)时,可用公式估计身高(身长):12月龄,身长约75cm;2~6岁,身高(cm)=年龄(岁)×7+75(cm);7~10岁,身高(cm)=年龄(岁)×6+80(cm)。2015年九市城区及郊区7岁以下女童体重、身长(高)测量值见表3-2-1。

尽管男女儿童身高、体重的计算方法相同,但是女童平均身高及体重值均较男童低,因此评估营养发育状况时应按性别分别评价。

3. 顶-臀长/坐高(crumb-up length/sitting height)　由头顶到坐骨结节的长度,反映头颅与脊柱的发育。3岁以下婴幼儿取仰卧位测量顶-臀长,3岁以上取坐位,测量值为坐高。坐高占身高的百分数随年龄而下降,出生时占66%,6岁以后<60%。

4. 头围(head circumference)　自眉弓上缘经枕骨枕外隆凸最高点绕头1周的最大周径。反映头颅和脑的发育情况。出生时头围约33~34cm;6个月时为43cm;1岁时为46cm;2岁时为48cm;5岁时为50cm。2岁内测量最有价值。

5. 胸围(chest circumference)　经乳头下缘和两肩胛下角水平绕体1周的围度。胸围反映胸廓和肺的发育情况。出生时胸围比头围小1~2cm。1岁末与头围相等,第二年约增加3cm,3~12岁胸围平均每年增加1cm。

6. 骨骼　长骨生长主要由于干骺端软骨和骨骼逐步骨化,长骨生长结束的标志是干骺端骨骼融合。长骨骨骺端骨化中心出现的时间、数目及干骺端融合情况,可判断骨骼发育年龄,简称骨龄(bone age)。头颅骨发育为扁骨发育,可根据头围大小、骨缝和前、后囟闭合迟早来衡量颅骨的发育。前囟对边中点连线长度在出生时约1.5~2.0cm,随颅骨发育而增大,6个月后逐渐变小,约1~1.5岁闭合。

7. 牙齿　牙齿发育是骨成熟的一个粗指标。约4~10个月开始出乳牙,2.5岁左右乳牙出齐,共20个。12个月以后出牙者为萌牙延迟。6岁左右开始萌出第一颗恒牙即第一磨牙,约7~8岁乳牙按萌出先后逐个脱落代之以恒牙,20~30岁左右出齐,恒牙共32个。

(二) 生殖生理特点

女性胎儿在胎儿期,由于在母体子宫内受到雌激素的影响,新生儿期常可见到外阴轻度发育和充血,以及乳腺的增大、充盈和泌乳等,这些反应约持续2~3周后自然消退。生后5~7天,新生儿阴道内流出少量血性分泌物,不伴有其他特殊症状,大约3~5天自行消失,不必特殊处理,可用消毒纱布、棉花球轻轻拭去,这种现象称为假月经,也是受母体雌激素影响所致。

1. 女童期早期(8岁前)　女童下丘脑-垂体-卵巢轴的

表 3-2-1 中国九市 7 岁以下正常女童体格发育情况（2015 年）

年龄	城市				郊区			
	体重/kg		身长或身高/cm		体重/kg		身长或身高/cm	
	平均值	标准差	平均值	标准差	平均值	标准差	平均值	标准差
0~<1 个月	3.3	0.4	49.8	1.6	—	—	—	—
1~<2 个月	4.6	0.6	55.2	2.0	4.7	0.6	55.3	2.1
2~<3 个月	5.7	0.6	58.9	2.1	5.8	0.7	59.0	2.2
3~<4 个月	6.5	0.7	61.9	2.2	6.5	0.7	61.8	2.2
4~<5 个月	7.1	0.8	64.1	2.1	7.1	0.9	64.0	2.2
5~<6 个月	7.6	0.9	66.1	2.3	7.6	0.9	65.9	2.3
6~<8 个月	8.0	0.9	67.9	2.3	8.1	1.0	67.8	2.5
8~<10 个月	8.7	1.0	70.9	2.6	8.6	1.0	70.7	2.5
10~<12 个月	9.2	1.1	73.7	2.7	9.1	1.1	73.3	2.6
12~<15 个月	9.7	1.1	76.2	2.7	9.7	1.1	76.1	2.7
15~<18 个月	10.5	1.2	80.1	3.0	10.3	1.2	78.7	3.0
18~<21 个月	10.9	1.2	82.8	3.0	10.8	1.3	82.3	3.1
21~<24 个月	11.7	1.3	86.1	3.1	11.7	1.3	85.5	3.2
24~<30 个月	12.4	1.4	89.3	3.6	12.3	1.5	89.1	3.5
30~<36 个月	13.6	1.7	94.2	3.8	13.6	1.6	94.1	3.7
3.0~<3.5 岁	14.9	1.8	98	4	14.8	1.9	98	4
3.5~<4.0 岁	16.0	2.0	102	4	15.8	2.0	102	4
4.0~<4.5 岁	16.9	2.2	105	4	16.9	2.3	105	4
4.5~<5.0 岁	18.1	2.5	109	4	17.9	2.3	109	4
5.0~<5.5 岁	19.5	2.9	113	5	19.1	2.7	112	5
5.5~<6.0 岁	20.7	3.2	116	5	20.3	3.2	115	5
6.0~<7.0 岁	22.3	3.6	120	5	22.0	3.5	120	5

摘自:首都儿科研究所和九市儿童体格发育调查协作组.2015 年中国九市七岁以下儿童体格发育调查.中华儿科杂志,2018,56(3):192-196.

功能处于抑制状态,生殖器官呈幼稚型。

（1）大阴唇:较薄未能覆盖小阴唇及阴道口,外生殖器娇嫩的皮肤和黏膜暴露在外,易受损伤及感染。

（2）外阴及阴道:上皮薄,阴道狭长,无皱襞,阴道酸度低,抗感染抵抗力弱,易发生炎症。

（3）子宫:子宫体较小,宫颈较长,宫颈与子宫体之比为2∶1,肌层很薄。

（4）卵巢:狭长,卵泡虽能大量自主生长,但仅发育到窦前期即萎缩、退化,无雌激素分泌。

2. 女童期后期（约 8 岁以后） 随着女童体格的增长和发育,下丘脑-垂体-卵巢轴的功能抑制状态被解除,垂体开始分泌促性腺激素。

（1）大阴唇:逐渐发育丰满,皮肤增厚有皱纹,色素变深。

（2）阴道:增深,表层细胞增厚。

（3）子宫:子宫体生长,子宫体和宫颈比例逐步超出1∶1,并有少量分泌活动。

（4）卵巢:形态逐渐变为扁卵圆形,卵泡受促性腺激素的影响有一定发育并分泌性激素,但仍未达到成熟阶段即衰

萎闭锁。

（5）乳房:乳晕增大,乳房的腺管和腺体均开始增生。

（6）皮下脂肪:开始在胸、髋、肩部堆积。

二、女童各期生理特点与保健

人体各系统、器官发育遵循一定的规律。如神经系统发育较早,脑在生后 2 年内发育较快;生殖系统发育较晚;心、肝、肾、肌肉发育基本与体格生长发育相平行。各系统、器官发育速度与儿童不同年龄阶段的生理功能有关。

1. 胎儿期（fetal period） 从受精卵形成至胎儿娩出前称为胎儿期。正常胎儿期约 40 周（40±2 周）。此期胎儿容易受孕母身体状况的影响。该期保健的重点在于预防胎儿先天畸形、胎儿生长受限、宫内感染、早产、宫内缺氧等。因此,该期要做好孕前检查,教育妇女避免接触化学毒物和放射线及慎用药物,预防和治疗慢性病,预防感染,按时孕期检查,保证孕期充足均衡营养,保持良好情绪和适量的运动,孕前开始口服叶酸,保证胎儿正常生长发育。

2. 新生儿期（neonatal period） 指胎儿娩出后从脐带

结扎到出生后未满 28 天。此期新生儿从宫内完全依赖母体供给到离开母体适应宫外环境,功能需要进行有利于生存的重大调整。为了适应子宫外新环境,身体要经历解剖和生理上的巨大变化,各系统的功能从建立到逐渐稳定成熟,是生命最脆弱的时期。因此,该期的保健重点在于预防新生儿窒息;注意保暖、预防寒冷损伤;指导新生儿护理及合理喂养、预防感染;由于新生儿肝肾功能不成熟,因此不管新生儿本身还是哺乳的母亲都需慎用药物;做好新生儿疾病的筛查,目前常规筛查的项目包括听力、甲状腺功能减退症及苯丙酮尿症;做好新生儿家庭访视,以降低新生儿发病率和死亡率。同时应注意新生儿常见的几种特殊的生理现象:

(1)生理性体重下降:出生 1 周内因水分丢失、胎粪排出以及奶量摄入不足,新生儿可出现暂时体重下降,约在出生后 3~4 天减至最低限,下降幅度为出生体重的 3%~9%,7~10 天内恢复到出生体重。若下降范围超过 10% 或 10 天没有恢复到出生体重,应分析原因。

(2)生理性黄疸:足月新生儿出生后 2~3 天出现黄疸,5~7 天消退,最迟不超过 2 周;早产儿出生后 3~5 天出现黄疸,7~9 天消退,最迟不超过 3~4 周;同时每日血清胆红素浓度升高不超过 85μmol/L(5mg/dl)或每日不超过 0.5mg/dl;患儿一般情况良好。

(3)假月经:部分女婴生后由于母体雌激素的突然中断,于出生后 5~7 天,阴道流出少量血性分泌物,不伴其他特殊症状,可持续 1 周,不必特殊处理。

(4)乳腺肿大、泌乳:新生儿出生后 4~7 天可有乳腺增大,2~3 周消失。与新生儿刚出生时体内存在一定量的来自母体的雌激素、孕激素和催乳素有关。部分新生儿乳房受母体催乳激素的刺激而泌乳,量极少。不必特殊处理,切忌挤压或搓揉,以免感染。

3. 婴儿期(infant period) 指出生至 1 周岁前的时期。①此期生长发育迅速,对营养的需求量高。若能量和蛋白质供给不足,易发生营养不良和发育落后。所以要合理营养,提倡母乳喂养,6 个月后指导及时合理地添加辅助食品,辅食的添加注意食物种类的多样化,食品的营养素全面均衡化;添加强化铁的米粉、含铁多的红肉等食物,预防缺铁性

贫血,补充维生素 D 400U/d,人工喂养者根据配方奶中维生素 D 含量决定维生素 D 的补充量。②由于营养需求高,进食多而消化系统发育尚未完善,所以易发生消化不良和营养紊乱。添加辅食时注意有无消化不良和过敏反应的表现,及时调整食物。③来自母亲体内的抗体逐渐消失,而自身后天免疫系统还不成熟,易患感染性疾病。因此,要定期进行体格检查,做好预防接种,预防常见病、多发病、传染病的发生。

4. 幼儿期(toddler period) 指 1 岁至 3 岁前的时期。①此期体格生长速度较婴儿减慢,但是仍要注意膳食质量,培养幼儿自己进食的能力,不吃零食,避免强迫进食。②神经精神发育迅速,语言、运动、认知能力发育较快,此期与成人接触增多,成人应注意给幼儿提供良好的语言环境、安全的活动空间,和幼儿一起游戏互动,培养幼儿的认知能力。③由于活动范围扩大,识别危险的能力不足,缺乏自我防护意识,易发生意外事故,注意防止烫伤、异物吸入、车祸、跌伤、触电、溺水、药物中毒。④由于接触感染的机会增多,容易患传染病。继续做好预防接种,定期进行体格检查。

5. 学龄前期(preschool period) 3 岁至进入小学前(6~7 岁)的时期。此期小儿的体格稳定生长,食物种类和形状接近成人,注意培养小儿良好的饮食习惯,不吃零食。与外界环境接触日益增多,活动范围增大,注意意外伤害的发生,强化儿童的性别角色意识。继续按计划预防接种,定期健康检查,及时发现和预防营养性疾病的发生。5~6 岁时,乳牙开始松动脱落,恒牙依次萌出,注意口腔卫生,开展儿童弱视、斜视、弱听的防治。

6. 学龄期(school period) 指从入小学起(6~7 岁)至青春期前的时期。此期体格生长速度与学龄前期相似,但运动体能较前期增强,运动量及范围增加,抵抗力增强,发病率降低。认知和心理发展迅速,有一定的分析和理解能力,所以要为儿童提供良好的学习环境,发现及培养儿童良好的学习兴趣,同时充足均衡的营养供给是保证儿童正常身心发育的基础,合理安排学习和睡眠时间,做好用眼卫生、口腔卫生,做好安全教育,培养良好坐、走姿势。

(于学文)

第三节　女童期心理行为与保健

一、女童心理行为特点

(一)儿童心理行为发展过程

儿童中枢神经系统的发育是心理行为发展的基础,心理行为发展通过运动、语言、认知、社会交往和生活、情感、气

质等表现出来。心理行为发展分阶段,有序进行,遵循从简单到复杂、从一般到特殊的规律,每一阶段既是前一阶段发展的结果,又是后一阶段的前提和基础;既相互联系,又相对独立;既相对恒定,又是可变过程。其间存在个体差异,受遗传、环境及各种因素交互影响。

1. 儿童心理发展的关键期 心理学家研究发现,人类早期心理发展过程中,存在获得某些能力或学会某些行为的

关键期,即儿童在某一年龄段学习某方面的知识、行为、技能比较容易,这一时期称为关键期或最佳期。在关键期内实施适当的早期教育,可以使儿童潜能充分发展,达到事半功倍的效果。反之,错过关键期,虽然这种心理功能产生和发展的可能性依然存在,但其能力发展起来比较困难。各关键期见表3-2-2。

表3-2-2　儿童心理发展关键期

年龄/岁	关键期能力
1~3	口头语言
0~4	形象视觉
4~5	书面语言
4	图像视觉
5~6	词汇
5~5.5	数的概念
0~5	音乐学习
0~10	动作技能掌握

2. 语言发育　语言是人类所特有的一种高级神经活动。语言的发育必须要有听觉、发音器官及大脑三者功能正常,三者中任何一个发育异常,都会影响语言的发育。其过程主要经过发音、理解和表达三个环节,可划分为语言准备期、语言理解期和语言表达期。规律是先理解后表达,先学发音后词法、句法。2~3岁是口语的关键期。

3. 认知发育　认知指获得和利用知识的过程,是注意、知觉、记忆、思维和语言等共同参与、交互作用的复杂过程和相互制约的一个整体。儿童注意的稳定性较差,注意容易转移,随着年龄增长,注意力控制能力增强。据资料显示,5~7岁儿童集中注意的时间为15分钟左右,7~10岁20分钟左右,10~12岁25分钟左右,12岁以后30分钟。2~3岁已出现最初的空间知觉和时间知觉。3岁前儿童主要是无意记忆的发展,3岁时在外部环境的要求下有了有意记忆的萌芽。思维的发展经过直觉行动思维、具体形象思维和抽象概念思维三个阶段,幼儿期以直觉行动思维为主,学龄前期以具体形象思维为主,学龄前期后阶段逐渐出现抽象概念思维。

4. 情绪和情感发展　情绪是指机体生理需要是否得到满足的最简单体验。情感是人的社会性需要是否得到满足的体验。情感是人类所独有,具有稳定性和深刻性的本质内容,而情绪是情感的外在表现。婴幼儿情绪不稳定,随着年龄增长,儿童有意识控制自己情绪的能力逐渐增强。情感的发展也随年龄增长,与社会接触的增多,自我意识的增加,逐渐产生社会性情感如同情心、荣誉感、道德感、美感、理智感等。

5. 社会行为发展　儿童社会行为包括社会交往和生活能力。是各年龄阶段相应心理功能发展的综合表现。其中语言发展尤为重要。小儿社会行为与家庭经济、文化水平、育儿方式以及小儿性格、性别、年龄等有关。

6. 性格的发展　性格是个性的核心部分,它是指对己、对人、对事物比较稳定的态度。性格不是先天决定,而是在后天的生活环境中形成的。婴儿时期由于一切生理需要均依赖成人,逐渐建立了对亲人的依赖性和信赖感。幼儿时期已经能独立行走,说出自己的需要,故有一定的自主感,但又未脱离对亲人的依赖,常出现违拗言行与依赖行为交替现象。学龄前期小儿生活基本能自理,主动性增强,但主动行为失败时易出现失望与内疚。学龄期开始正规学习生活,重视自己勤奋学习的成就,如不能发现自己学习潜力将产生自卑。

婴幼儿期的性格尚未定型,家长及早培养儿童良好的性格极为重要。父母对孩子的态度影响孩子的性格(表3-2-3)。

表3-2-3　父母教育态度与孩子性格的关系

父母亲态度	小儿的性格
民主的	独立,机灵,大胆,善与别人交往、协作,有分析思考能力
过于严厉、经常打骂	顽固,冷酷无情,倔强或缺乏自信心及自尊心
溺爱	任性,情绪不稳定,骄傲,缺乏独立性
过度保护	被动,沉默,依赖,缺乏社交能力
父母意见分歧	警惕性高,两面讨好,易说谎,投机取巧
支配性	顺从,依赖,缺乏独立性

7. 气质　气质是个性心理特征之一,是人生来就具有的明显而稳定的个性特征。儿童气质的类型及特点见表3-2-4。通过对婴儿气质特征的了解,父母可理解孩子的行为方式,采用相适应的教育及与孩子相处的方法,可以密切和谐亲子关系,塑造出可被社会接受的个性特征。

表3-2-4　婴儿气质类型及特点

主要气质类型	亚型	特点
困难抚养型(10%)	中间偏难型	生理功能不规律,对新鲜事物和陌生人回避,适应较慢,经常表现为强烈的消极情绪,较难抚养,易出现行为问题
容易抚养型(75%)		生理功能规律性强,容易接受新鲜事物和陌生人,情绪积极,反应强度中或低度,适应快,易抚养,多数不会出现行为问题
启动缓慢型(15%)	中间偏易型	对新鲜事物和陌生人最初反应慢,适应性差,反应强度低,消极情绪较多

（二）女童心理行为特点及其影响因素

1. 女童心理行为特点 心理是人脑对客观现实主观能动的反映，行为是人和动物对刺激的复杂反应，是各年龄阶段相应心理功能发展的外在表现。

（1）语言：女孩的早期优势主要表现在语言能力上。不但说话早，而且发展也快。借助语言，不仅能直接感知具体的事物，形成感知觉和表象，而且还能间接认识事物的本质和规律，形成抽象逻辑思维，促使认识能力由感性水平上升到理性水平。女孩语言能力的早期发展使她们比男孩能较好地掌握一些概念，表达自己的思想，与人交往，善于观察周围事物和人与人之间的关系，领会他人意图，体察他人情绪、情感的变化。因此女孩的人际知觉能力和敏感性大大超过男孩。

（2）智力：总体上男女智力水平无差异，但女童智力发展较为均匀，而男童的标准误差大。智力发展的年龄倾向也有区别。女童在学龄前期及学龄期智力发展优于男童，到青春发育期就开始减弱。男性则从青春发育期开始，智力逐渐优于女性，并且随着年龄的增长渐趋明显，直到青春发育期结束才逐渐减弱其继续增长的趋势。

（3）思维：学龄前及学龄期女孩都处于领先地位。这是因为直觉行动思维和具体形象思维是学龄前期儿童思维的主要形式。而女孩感受性较强，语言能力发展较快，对具体形象的联想较丰富，第一信号系统活动占优势，比较适合直觉行动思维和具体形象思维的发展，因此这一时期女孩的思维水平要比男孩高。在日常生活中，学龄前女孩常常比同龄男孩懂事，有主见，会思考问题，有创造性。小学阶段女生除了语言能力强，机械和形象记忆好以外，学习成绩、活动能力、组织能力等也都比男生强。她们感到自己处处比男生强，没有什么自卑感。诸多方面的优越感使得小学女生比男生更有能力、更有主见，也更善于思考问题和解决问题。

（4）社会行为：女孩有亲和性和责任心的特性，因此有更多的亲社会行为，而男孩有更多的攻击性行为；有研究指出男孩表现为更多的身体攻击，女孩表现为言语攻击和关系攻击。

（5）个性特征：女童温柔、细致、文静、听话、依从性强、富有同情心、情感丰富；女童表现得更坚强，更能经得起事情；喜欢与人来往，因此在人际关系和情绪方面较敏感；触痛阈限较低，嗅觉较灵敏，对声音的定位辨别较好。男童在睾丸激素的影响下，有三种成长倾向，即攻击性、控制欲、冒险欲。有更多表现型特点；男童更脆弱，更经不起事情；喜欢与物打交道；男童嗅觉没有女童灵敏，对声音的定位辨别没有女童好，但辨别方位能力较强。

2. 影响女童心理行为发展的因素 心理行为发展的生理基础是神经系统和脑的生长发育，社会环境是心理活动发生发展的重要影响因素，如果女童处在不受重视、受歧视的环境中，都将影响女童的心理发育和身心健康。

（1）遗传：研究表明，人类遗传特性主要存在于 X 染色体上，X 染色体拥有的基因占人类基因组的大约 5%，对人类的影响程度远高于其他染色体，而且大约有 30% 的精神发育迟滞基因定位于 X 染色体。人类女性携带 2 条 X 染色体，而男性仅一条 X 染色体，因此男性在遗传上更易获得性连锁隐性遗传疾病。染色体遗传的性别差异在一定程度上可能会影响个体的智力及其发展。女性体细胞的 2 条 X 染色体中的一条在胚胎发育早期失活，另一条保持遗传活性，女性携带者所失活的 X 染色体往往倾向于有害变异的那一条，以至于这种畸变在大多数细胞中是沉默的，女性无相关表型或表型较轻。

（2）性激素：胎儿期的性激素可能影响着大脑半球的单侧化和脑组织的潜能，使女性的脑将来对语言信息较为敏感，男性的脑则对空间信息较为敏感。大量动物实验证明，性激素能影响甚至改变动物的攻击行为和性行为。例如，在胎内被注射雄性性激素的雌豚鼠表现出雄性性行为，攻击性强。对人类研究也发现，染色体正常的女孩产前暴露在异常增高的睾酮激素水平下，在儿童时期会表现出偏男性化的玩耍行为。另对年轻男性的研究表明，睾丸素的生产量与敌对行为、侵犯行为成正比。可见，性激素水平对人的性行为和攻击行为有着一定的影响。

（3）大脑功能：功能性磁共振研究表明，男女性在部分大脑区域中有着强烈的不对称性功能，对注意力和语言有一定影响。女童左侧大脑半球发达，脑功能的单侧化和专门化不如男童且出现时间晚。男孩处理空间信息的右脑半球在 6 岁左右已较专门化，而女孩的这种专门化要在青春期才出现。男婴与女婴在听音乐或听童话故事时用脑的部位恰好相反，男婴的反应部位在右半球而女婴则在左半球。同样遭受左脑或右脑半球损伤，女性比男性产生的语言或空间缺陷程度都要轻些，这可能表明女性的脑功能具有更多的双侧性。女孩大脑的海马体要大于男孩，并发展得更快，使得女孩更容易记住大量的词汇。

（4）性别角色：男女两性在出生时，除一些生理结构差别外，其心理差异并不明显。后来，随着个体在社会化进程中逐步获得性别角色，角色为男女两性制定了适合于各自性别的行为规范。一方面，社会根据这些行为规范来标定和要求个体；另一方面，个体在社会化过程中不断将这些行为规范内化，形成与其特定的性别角色、地位相适应的不同的心理特征和人格倾向。因此，男女心理与能力的差异在很大程度上是由于性别角色的影响所致。

（5）家庭：父母对于孩子的照顾和影响是任何人所无法替代的，家庭结构、居住和家庭物质条件以及夫妻和亲子关系、家庭气氛、父母的教育水平等都会对儿童产生影响，在一些较为开明的家庭，女孩能获得与男孩同等的地位和权益。社会所提供的性别角色模式决定着父母对不同性别后代的抚养方式和态度。父母对儿童的教育内容也会因性别而存在差异,对男孩强调责任心、上进、拼搏,对女孩则要求温柔、宽容、忍耐等,如此明显的区别对待无疑会强化孩子的自我概念,进而在行为表现和人格特征上发生分化。

(6)学校:学校在个体性别角色的发展过程中起着十分重要的作用。在女教师占优势的幼儿园、小学里,女孩因与女教师认同而获得较好的人格发展,因为女性天生具有母爱,有母爱的环境才是孩子最需要的。而男孩则因难以与女教师认同而产生心理焦虑、攻击性行为,与学校持不配合态度。其次,学校教育受到许多性别传统文化观念的影响。不少教师认为女生的特点是听话、文静、脑子不够灵活、喜欢死读书;男生虽然喜欢打打闹闹,但脑子灵活敏锐。一些老师常常对女孩的某些消极的个性特点加以鼓励,而对男孩的某些积极的个性特点却加以批评。这也许是小学女生成绩往往超过男生的一个重要原因。

(7)大众传播:大众媒体对男女儿童性别角色的形成也扮演着极其重要的角色。人类的大部分社会行为都是通过观察学习而获得的。电视、电影、广告、书籍、报刊、文艺作品等为性别角色提供了越来越多的示范性榜样,成为儿童重要的模仿对象,并起到替代性强化的作用。儿童在与大众传媒有意无意地接触时,会将其中的人物作为模仿对象,并将社会对性别角色定型的看法内化到自己的认知系统中,进而形成自己的性别角色观念和行为。

(8)社会环境、经济文化:随着市场经济的快速发展,原来的城乡二元结构逐渐消失,农民逐渐到城镇谋求生存和发展,随之而来的是农民工子女的生存环境问题。根据全国妇联2013年发布的报告,我国农村留守儿童有6 100多万,其中女童2 800多万。传统重男轻女观念的作用下,留守女童们被安放在一个被忽视的地位。远离父母、留守老人精力不济、经济状况不济使留守女童衣着、食物低于其他人,而且留守女童承担更多的劳务负担,家庭照料得不周、女童教育的缺位会导致农村留守女童在未来成长中处于不利境地。调查显示,大多数留守女童的共同点是内向、敏感、渴望爸爸妈妈的爱。有些人利用女童的年幼无知,以诱惑、恐吓手段,性虐待幼女。性虐待已经成为全球重要的公共卫生问题,尤其是女童性虐待,其发生的频率是男童的2~3倍,严重影响到女童成年后的身心健康。调查发现精神疾病的患者中,童年性虐待的发生概率明显高于一般人群。女童的心理发展还受到文化、不良风气和陋习等影响。

二、女童各期心理行为发育与保健

女童心理行为发展是通过运动、认知、语言、社会交往和生活、情感、气质及性心理等表现出来,各年龄段有一定的特点。

(一)婴儿期

婴儿期语言、认知和社会-情绪能力的发育提高了婴儿和周围人的亲近和联系的本领。

1.发育特点 7~8个月的婴儿能听懂自己的名字,开始表现出认生,9~12个月是认生的高峰期,12个月时能说简单的单词。婴儿期的注意发展以无意注意为主,无思维产生,情绪表现的特点是时间短暂、反应强烈、容易变化、外显而真实。儿童性格的发展处于信任感和不信任感阶段,因此在婴儿阶段应注意满足婴儿的生理需要,发展信任感。

2.保健要点 应注意:①鼓励婴儿多说话,父母为婴儿创造口头言语交流的机会。②母乳喂养,其一,母乳营养充足,满足婴儿的生理需求;其二,母亲哺乳可增加与孩子情感的交流,使孩子获得心理上的满足。③有意识地为孩子提供适当视觉、触觉刺激,适宜的信息刺激能促进婴儿运动、感觉器官和智力的发展。④培养婴儿良好的生活卫生习惯,良好的习惯对其以后的发展和社会适应性有重要影响。⑤父母的爱抚帮助婴儿建立依恋关系,适当的游戏如玩捉迷藏游戏减轻婴儿分离焦虑感。

(二)幼儿期

幼儿期是心理发育的重要时期,脑神经纤维迅速增长,神经纤维髓鞘化过程逐渐完善,大脑和脊髓的通路已经建立。儿童的运动、语言、情绪、思维迅速发展,儿童与外界的主动交流增加。

1.发育特点 2岁时不再认生,3岁时已经能指认许多物品名,并说由2~3个字组成的短句。1岁后开始产生思维,幼儿期思维以动作思维为主,情绪表现的特点同婴儿期。儿童的性格发展处于自主感和羞怯疑虑感阶段。

2.保健要点 应注意:①增加游戏活动,在游戏里可以促进幼儿用感官认知世界,促进大脑发育,有利于幼儿的创造力和认知能力的发展;②培养幼儿的自主能力,这个阶段的幼儿饮食,大小便有一定的自理能力,能听懂一些成人语言,父母允许合理的选择,不强迫或羞辱儿童,培养他们的自主感,使他们感觉到自己有影响环境的能力,发展顺利将来有依从和自主能力,养成宽容而自尊的性格;③营造温暖和睦的家庭环境,一个尊老爱幼、互相关心的家庭环境,可唤起幼儿愉快的心境;④培养鼓励幼儿有益的行为,如,引导儿童自己起床、穿衣、系鞋带、吃饭等,若家长过分限制、嘲笑他们的行为,可以使他们产生一种自认为无能的怀疑感。

(三)学龄前期

学龄前儿童心理发育迅速,求知欲强,知识面扩大,情绪控制能力加强,与同龄儿童和社会事务接触增多,生活自理和社交能力得到锻炼。

1.发育特点 4岁时能讲述简单的故事情节,3岁后开始出现初步形象思维,开始有意识地控制自己的情绪。儿童性格发展处于主动性和内疚感阶段,这个阶段的儿童要发展主动性,发展顺利则能创造性地掌握新任务,个人未来在社会中取得成就与本阶段所达到的主动性程度有关。

2. 保健要点 应注意:①鼓励儿童一起玩耍和游戏,有利于儿童增长知识、诱发思维和想象力,增加语言表达能力;与同伴的游戏中,培养交往能力及丰富情感。②强化儿童性别意识,在穿着、举止行为上要与自身的性别一致。③家庭成员言谈举止大方得体,儿童可以观察、模仿学习家庭中的适应行为,对其以后的婚恋关系、人际关系、家庭关系等方面都会产生影响。④正确对待儿童的过失或错误,诱导他们认识错误,吸取教训,避免挫伤他们的积极主动性。⑤不过分保护,过分保护可以影响儿童独立解决问题的能力,不利于培养儿童做事的技巧,丧失了在困难中锻炼成长的机会,而且儿童容易形成不良的心理品质。父母对于儿童新的目的给予支持,儿童的主动感得以发展,若父母要求的自我控制太多,就可能会引起儿童过度的内疚感。

(四) 学龄期

学龄期儿童学习所需要的神经生理功能基本成熟,理解能力更强,学习替代了游戏,表现出熟练掌握技能和竞争的能力,情绪控制和社交能力有了十分显著的发展。

1. 发育特点 6~11岁以后儿童逐渐学会综合分析等抽象思维方法,具有进一步独立思考的能力,能够有意识地控制自己的情绪,使情绪渐趋向稳定。性格发展处于获得勤奋感和克服自卑感阶段,发展顺利则能勤奋上进,掌握各种技能,许多人将来对学习和工作的态度和习惯都可追溯到本阶段的勤奋感。相反,如果学习上遭遇失败、成人的批评,则容易形成自卑感。

2. 保健要点 应注意:①帮助儿童尽快适应学校环境,熟悉学校制度、课程安排、老师和同学;②学校按照儿童身心发展规律安排教学内容和教学方法,培养儿童广泛的兴趣,注意儿童思维的灵活性、多向性、创造力和想象力的培养;③善于观察儿童的情绪反应,疏导儿童不良的情绪,鼓励儿童的自信心和独立性,及时发现心理问题及时解决;④注意儿童情商的培养,利用一切有利的条件培养儿童自强自立精神,良好的道德情操,同情和关心他人的品质,善于与人相处,善于调节控制自己的情感。

三、女童常见的心理行为和发育障碍

心理、行为和发育疾病的病因大多不明,或机制未明,且无体征可见,故统称"障碍"(disorder)。行为是心理活动的重要表现,不同年龄阶段有其平行的正常行为,在某些因素影响下可发生一些单项行为偏倚表现,但随年龄增长应逐渐消失,如果单项行为偏倚表现的数量、频度、持续时间以及严重程度等超过相应年龄所允许的范围时,则具有病理意义,称为行为障碍或问题。研究表明,儿童问题行为的起始年龄较早,在婴幼儿时期已经发生。有研究报道,早期儿童问题行为的发生率在10%~15%之间;国外一项纵向研究发现从幼儿到小学持续具有问题行为的儿童占儿童总人数的10%。

(一) 选择性缄默症

选择性缄默症(selective mutism,SM)指已获得语言能力的儿童,受精神因素的作用而表现出在某些社交场合(如学校,有陌生人或人多的环境等)持续沉默无语的一种心理障碍。其发病率在0.3‰~20‰,通常发作年龄在3~6岁之间,但往往到了学龄期(大约7~8岁)才被诊断出来。女孩比男孩多见,女:男比例约为2:1。

【病因】 病因复杂,非单一确定的病因,而是源于多种因素。①心理因素:具有胆怯、害羞、自卑、社交能力低下、孤僻、退缩和适应性低、依赖性强的个性特征;社交焦虑症状,与SM症状之间有较高的正相关。②家庭环境因素:过分保护、严厉教育、父母过分权威控制、明显的家庭内部冲突、经常搬迁等。③生物学因素:孕期及生后疾病、明显的发育迟缓或不平衡(说话迟、过多的发音错误及语言方面问题),常与功能性遗尿等发育障碍并存。有关神经生物学因素研究较少。目前研究发现SM患儿常伴有发育缺陷和/或听觉处理功能障碍,SM可能与听觉处理功能异常有关。

【表现】 多在3~5岁起病,病前已获得正常的语言理解和表达能力,在特定的(学校、陌生环境)需要言语交流的场合"不能"说话,可用躯体语言表达需求,而在另外一些场合(家里、熟悉环境)说话正常。

【诊断】 儿童在需要应答他人的某种或多种特定的社交场合长时间拒绝说话,但在另一些场合说话正常或接近正常;这种障碍持续时间超过1个月,排除初入学的第1个月;排除不具备在特定社交情境所需的知识或语言,或因身体不舒服而缄默。排除言语技能发育障碍、身心发育障碍、儿童精神分裂症以及脑器质性损害。

【保健】 ①心理治疗:基本原则是训练患儿社交技能和日常生活活动能力。鼓励患儿使用各种形式的交流(如手势),以及所有讲话的尝试(如窃窃私语)。行为治疗,采用正强化法;心理动力学治疗,利用游戏技巧推动交流;认知治疗,纠正错误的认知方式。②家庭治疗。③语言训练。④学校及社会支持治疗。⑤药物治疗:SM症状严重,或者心理干预效果不理想的情况下,药物治疗是一个值得考虑的选择,较多采用的是选择性5-羟色胺再摄取抑制剂(selective serotonin reuptake inhibitors,SSRIs)。

(二) 夹腿综合征

夹腿综合征指儿童以夹腿为主要特征,并不断用手或物品摸弄或摩擦会阴部的行为。常见于女童,1~3岁幼女最多见。只要不过度,可视为儿童性心理发育过程中的正常自慰现象。

【病因】 ①局部刺激:尿裤潮湿、裤子太紧、阴部湿疹、蛲虫、阴道滴虫等刺激、发痒,引起用手触摸、摩擦,反复发展形成。②心理因素:因环境不良,教育不当,使儿童情绪紧张,作为消除焦虑情绪的一种手段。父母或老师对其进行恐吓、惩罚后,更焦虑,发作也更频繁。③探索身体:碰巧摸到某个区域感到舒服、愉快,会再次有意识地去摸弄。④青春期性发育:青春期后夹腿综合征增加,并可有性幻想、性快感,男孩还会伴有射精。⑤其他原因:看到描写性爱的影视、图片、小说,被人教唆,受到性骚扰;某些精神发育迟滞和精神分裂症。⑥可能与多巴胺功能亢进、性激素水平紊乱有关。

【表现】 在入睡前或睡醒后用手摸弄自己的外生殖器,有时用床沿、椅子角等突出部分摩擦生殖器,女童表现为两腿交叉内收进行摩擦,伴有面色红、微出汗、两眼凝视等,出现愉快感后表现困乏、嗜睡。幼儿可不分场合,也无兴奋感。

【鉴别】 须与颞叶癫痫或顿挫型癫痫相鉴别。要点:夹腿综合征发作时无意识丧失、呼之有反应,可用转移注意力或自我控制等方式暂时终止这种行为。较大的儿童可以谈出自己的体验,当时的周围环境。脑电图出现典型的癫痫波对鉴别帮助极大,但正常脑电图并不能完全排除癫痫。

【保健】 ①父母不必过分关注、紧张、焦虑。②治疗外阴湿疹、炎症;养成良好的生活、卫生习惯;睡眠有规律,睡前适当活动,有倦意后上床,醒后即时起床;保持外阴清洁、干燥,不穿紧身裤、开裆裤,尿湿裤子及时更换。③保持愉快情绪,应耐心诱导,以玩具、游戏、故事等引导儿童兴趣,转移注意力,不应惩罚、责骂。

(三)注意缺陷多动障碍

注意缺陷多动障碍(attention deficithyperactivity disorder,ADHD)是一种常见的慢性神经发育障碍,起病于童年期,主要特征是与发育水平不相称的注意缺陷和/或多动冲动,影响可延续至成年。ADHD不仅损害儿童的学习功能,还存在情感、认知功能、社交等多方面,涉及生命全周期的损害。多数ADHD患者至少存在一种共患病,共患病不仅使病情更加复杂,也对患者的社会功能产生更大损害,不同程度地影响预后。全球儿童发病率约为7.2%,60%~80%可持续至青少年期,50.9%持续为成人ADHD。

【病因】 病因及发病机制至今尚未完全明确。目前认为ADHD的发生是在胚胎期和婴儿早期由复杂的遗传易感性与暴露环境多种不利因素协同作用的结果。

1. 遗传因素 ADHD有明显的家族集聚现象,1/3的

ADHD儿童的直系或旁系成员有可能有同样病史。ADHD一级亲属的患病率大约为总体人群的5~6倍。双生子研究显示ADHD遗传率为80%或更高。同卵双生子同病率在65%左右,异卵双生子的同病率在30%。症状越重,遗传的影响越大。但ADHD具体的遗传方式尚不明确,很可能是通过多基因遗传方式遗传。

2. 神经系统解剖学因素 ADHD患儿存在一些脑结构和功能的异常,包括大脑前额叶、基底节以及海马体和胼胝体。影像学和磁共振成像研究发现ADHD患病儿童的脑激活模式呈现出不成熟状态,患病儿童的左后侧脑室、右枕叶、左顶叶、右纹状体、右前额叶等体积与正常对照组不同。

3. 神经递质 大脑内神经化学递质失衡,去甲肾上腺素(norepinephrine,NE)、多巴胺(dopamine,DA)和5-羟色胺(5-hydroxytryptamine,5-HT)三种神经递质及其受体基因表达异常在ADHD的发生中起重要作用。前额皮质兴奋递质NE和抑制递质DA失衡,多巴胺D4受体基因与5-羟色胺2A受体基因多态现象在ADHD发生中所起的作用备受关注。

4. 社会心理因素 虽然处于次要因素,但不良的环境、社会和家庭因素、铅高暴露等持续存在是诱发、促进多动症的危险因素。家长较低的文化水平、短缺的教育投资、不良的教养方式、不和谐的家庭氛围常常导致ADHD患者长期处于警觉状态,继而出现异常的行为问题。

【表现】 核心症状是注意缺陷、多动和冲动,不同年龄阶段注意缺陷多动障碍的症状有所不同。表3-2-5示不同年龄阶段注意缺陷多动障碍的症状。

1. 注意缺陷 主动注意保持时间达不到与年龄和智商相应的水平。患儿常在听课、做作业或其他活动时难以保持持久注意,容易因外界刺激而分心,女孩常表现为凝视一处发呆。轻度注意缺陷时可对自己感兴趣的活动集中注意,如看电视、听故事等;严重注意缺陷时对任何活动都不能集中注意。

2. 活动过多 患儿表现出不分场合的活跃。小动作多,不能静坐听课。日常生活中常有无法安稳坐定、乱涂乱画、尖叫、四处跑动等表现。情景性多动者仅在某种场合(如学校)出现多动,而在另外场合(如家庭)不出现,其各种功能受损程度较持续性多动轻。

3. 冲动性 患儿在情绪上极易冲动,行动前很少思考,表现为克制力差,易受外界刺激而兴奋,不能耐心等待,

表3-2-5 不同年龄阶段注意缺陷多动障碍的症状

年龄阶段	注意力不集中症状	多动症状	冲动症状
学龄前期	容易转移注意力,似听非听	过分喧闹和捣乱,无法接受幼儿园教育	明显的攻击行为,不好管理
学龄期	不能完成指定任务,容易转移注意力,不能集中精神	烦躁、坐立不安,走来走去,过多的语言	自制力差,难以等待按顺序做事情,言语轻率
青少年期	不能完成作业,容易转移注意力	主观上有不安宁的感觉	自制力差,经常参与危险性活动

挫折感强,常出现危险举动或破坏行为。

4. 学习困难 学习困难可能与注意力不集中、好动贪玩、对老师讲授的知识一知半解有关;部分患儿智力偏低,理解力、领悟力、言语或文字表达能力偏低,认知功能缺陷,如视觉-空间位置障碍,不能分辨左右,以致写字颠倒,把"b"看成"d"或"p"看成"q"。

5. 神经系统体征异常 半数患儿可见神经系统软体征:快速轮替动作笨拙、不协调;精细动作不灵活;生理反射活跃或不对称,不恒定的病理反射;共济活动不协调(不能走直线、闭目站立、指鼻或对指试验阳性)。

6. 共患病 50%以上患儿同时患有另一种精神障碍。共患病的存在不仅影响患儿的预后,而且影响患儿的治疗效果。包括对立违抗性障碍、品行障碍、抽动障碍、抑郁障碍、焦虑障碍。

【评估】

1. ADHD诊断量表 父母版内容涉及注意力缺陷、多动-冲动核心症状共18个条目,用于ADHD症状评定。

2. Vanderbilt父母及教师评定量表 内容涉及注意力缺陷、多动-冲动、对立违抗性障碍、品行障碍、焦虑或抑郁、抽动障碍以及学习问题、人际关系共8方面,用于ADHD症状、共患病及功能损害评定。

3. Swanson、Nolan和Pelham父母及教师评定量表(Swanson,Nolan and Pelham rating scales,SNAP)-Ⅳ 内容涉及注意力缺陷、多动-冲动、对立违抗障碍、品行障碍、焦虑或抑郁以及学习问题共6方面,用于ADHD症状、共患病及功能损害评定。

4. Conners量表分为父母量表、教师量表及简明症状量表 内容涉及注意力缺陷、多动-冲动和品行问题、学习问题、躯体问题、焦虑问题等方面,用于ADHD症状、共患病及功能损害评定。

5. 智力测验 智力低下儿童也表现为多动、注意力不集中,需要做智力测验予以区别。35%患儿操作智商优于言语智商。以注意力缺陷为主的患儿其记忆-注意因子分低于平均值或其他因子分。

【诊断】 依据病史、体检、精神状态及量表评估。较常用的标准有美国《精神障碍诊断与统计手册第4版》(DSM-4)、WHO《国际疾病分类第10次修订本》(ICD-10)和《中国精神疾病分类与诊断标准第3版》(CCMD-3)。以下介绍CCMD-3诊断标准:

注意缺陷多动障碍(儿童多动症)发生于儿童时期(多在3岁左右),与同龄儿童相比,表现为同时有明显的注意力集中困难、注意持续时间短暂,以及活动过度或冲动的一组综合征。症状发生在各种场合(如家里、学校和诊室),男童明显多于女童。

1. 症状标准

(1)注意障碍:至少有下列4项:①学习时容易分心,听见任何外界声音都要去探望;②上课很不专心听讲,常东张西望或发呆;③做作业拖拉,边做边玩,作业又脏又乱,常少做或做错;④不注意细节,在做作业或其他活动中常常出现粗心大意的错误;⑤丢失或特别不爱惜东西(如常把衣服、书本等弄得很脏很乱);⑥难以始终遵守指令,完成家庭作业或家务劳动等;⑦做事难以持久,常常一件事没做完,又去干别的事;⑧与他说话时,常常心不在焉,似听非听;⑨在日常活动中常常丢三落四。

(2)多动:至少有下列4项:①需要静坐的场合难以静坐,常常动不停,或在座位上扭来扭去;②上课时常做小动作,或玩东西,或与同学讲悄悄话;③经常话多,好插嘴,别人问话未完就抢着回答;④常常十分喧闹,不能安静地玩耍;⑤难以遵守集体活动的秩序和纪律,如游戏时抢着上场,不能等待;⑥常常干扰他人的活动;⑦好与小朋友打斗,易与同学发生纠纷,常不受同伴的欢迎;⑧容易兴奋和冲动,有一些过火的行为;⑨常在不适当的场合奔跑或登高爬梯,好冒险,易出事故。

2. 严重标准 对社会功能(如学业成绩、人际关系等)产生不良影响。

3. 病程标准 起病于7岁前(多在3岁左右),符合症状标准和严重标准至少已6个月。

4. 排除标准 排除精神发育迟滞、广泛性发育障碍、情绪障碍、精神分裂症或其他精神疾病。

【保健】

1. 监测重点人群 目的是早期识别、早发现、早诊断。重点监测的人群包括:

(1)具有遗传易感性的高危儿:有患ADHD的兄弟姐妹、父母或其他亲属。

(2)具有环境易感性的高危儿:母亲孕期直接和间接吸烟、饮酒、感染,孕期中毒、营养不良、服药、胎儿窘迫、出生时脑损伤、出生窒息、低出生体重等;环境暴露,如铅暴露、双酚A等;长期摄入富含加工肉类、比萨、氢化脂肪等的西式饮食;父母关系不良、父母情绪不稳及教育方式不当(如消极、挑剔和严厉)等。

2. 非药物治疗 包括心理行为治疗、心理教育、特殊教育和功能训练,并围绕这些方面开展医学心理学治疗、家长培训和学校干预。

(1)心理行为治疗:指运用行为学技术和心理学原理帮助患儿逐步达到目标行为,是干预学龄前儿童ADHD的首选方法。常用的行为学治疗方法有行为治疗、认知行为治疗、应用行为分析、社会生活技能训练。行为治疗是有步骤地应用行为矫正和塑造技术针对问题行为进行干预的方式;认知行为治疗是控制多动症的有效方法,是结合认知策略和行为学技术的结构化治疗方法。通过矫正认知缺陷,同时采用行为管理技术,改善情绪和行为问题,从易到难,逐步教会患儿控制自己的行为;社会生活技能训练是针对不良的生活技能和交往技能的训练,如同伴交往训练等。

(2)心理教育:指对家长和教师进行有关ADHD的知识教育,是治疗的前提。

（3）家长和教师的培训：使他们深入了解ADHD病因、症状等知识，矫正错误观念，并传授ADHD患儿管理技巧等。在学校与老师配合，用榜样示范法，发现"闪光点"给予表扬，逐渐提高自信心，消除自卑感，培养学习兴趣和社交技巧。

3. 药物治疗 治疗药物以中枢兴奋剂和非中枢兴奋剂为主，注意逐步增加剂量以达到最佳剂量。治疗期间除随访疗效以外，还需随访药物不良反应、定期监测体格生长指标、心率、血压等。症状完全缓解1年以上可考虑减量及停药。6岁以下儿童原则上不推荐药物治疗，仅在症状造成多方面显著不良的影响时才建议谨慎选择药物治疗。药物包括两类：

（1）中枢兴奋剂：常用的有哌甲酯，为一线治疗药物。

（2）非中枢兴奋剂：包括选择性去甲肾上腺素再摄取抑制剂和α_2-肾上腺素能受体激动剂两大类。选择性去甲肾上腺素再摄取抑制剂如盐酸托莫西汀，也为一线治疗药物。α_2-肾上腺素能受体激动剂包括可乐定、胍法辛等。需构建有效的慢病管理体系，由专业医生、家长及教师组成联合治疗团队共同商讨治疗和随访方案，持续监测药效和不良反应。

4. 其他疗法 需要更多研究及循证医学证据进一步支持，如脑电生物反馈、感觉统合训练等。

（四）遗尿症

遗尿症（enuresis）的定义在不同卫生机构之间有所不同。国际小儿尿控协会和世界卫生组织定义遗尿症为儿童5岁以后，每月至少发生1次夜间睡眠中不自主漏尿症状且持续时间>3个月。美国《精神障碍诊断与统计手册第4版》（DSM-4）将其定义为年龄≥5岁儿童平均每周至少发生2次夜间睡眠中不自主漏尿，并持续3个月以上，排除先天性和获得性的神经源性排尿异常。ICD-10则将其定义为5~6岁儿童每月至少发生2次夜间睡眠中不自主漏尿症状，7岁及以上儿童每月至少尿床1次，且连续3个月以上，没有明显精神和神经异常。2019年《儿童遗尿症诊断和治疗中国专家共识》建议采用ICD-10标准。

根据国际小儿尿控协会的定义，2005年我国大样本流行病学调查显示5岁儿童中遗尿症的发生率为11.8%，5~18岁儿童总体发生率为4.07%，近年发生率有上升的趋势。遗尿症具有自愈倾向，在生长发育期每年约有15%的遗尿症儿童自愈，若不治疗有0.5%~2%患儿的遗尿症状可持续至成年。

【病因】

1. 功能性遗尿 ①发育成熟延迟：膀胱容量小，括约肌控制能力差。②心理因素：失去父母爱抚、环境改变、受惊吓、被训斥、被讥笑等，使儿童过度紧张、恐惧、疲劳，造成大脑皮质和皮质下中枢功能失调。③教育因素：过于严厉或溺爱。④遗传因素。⑤睡眠深，难以觉醒。夜间遗尿常见病因及发病机制见表3-2-6。

2. 器质性遗尿 ①中枢神经系统疾病：隐性脊柱裂、外伤、炎症、肿瘤、精神发育迟滞、癫痫；②泌尿道感染、畸形；③糖尿病。

表3-2-6 夜间遗尿常见病因及发病机制

发病机制	病因
觉醒功能异常	觉醒阈值增高 中枢对膀胱充盈信号不敏感 膀胱感觉减退 白天睡眠剥夺 睡眠中缺氧
夜间多尿	睡前饮水过多 抗利尿激素夜间分泌不足（节律异常） 抗利尿激素敏感性下降
膀胱尿道功能异常	膀胱容量小 逼尿肌过度活动 尿道括约肌不稳定 控尿功能发育延迟

【诊断】 详细询问病史，依据临床症状即可诊断。体格检查排除器质性病变。尿常规检查排除糖尿病和无症状的泌尿系统感染等。晨起首次尿比重检查有助于判断药物去氨升压素治疗遗尿症的疗效。常规泌尿系统超声检查排除泌尿系统异常。必要时行尿动力学检查以明确膀胱功能障碍的类型，更精准治疗夜间遗尿。心理评估判断患儿是否伴随精神或行为异常。

【保健】

1. 基础治疗 包括心理治疗、作息饮食调节、行为治疗、觉醒训练。家长充分认识夜间遗尿不是孩子的错，避免指责孩子；鼓励孩子白天正常饮水，避免食用含茶碱、咖啡因的食物或饮料；晚餐定时宜早，饭后不宜剧烈活动或过度兴奋；睡前排空膀胱，睡前2~3小时不再进食和大量饮水；当患儿膀胱充盈至即将排尿时将其唤醒排尿。

2. 治疗原发病 根据病因治疗原发病。

3. 药物治疗 包括有M受体拮抗剂和β_3肾上腺素能受体激动剂、盐酸甲氯芬酯、丙米嗪、去氨升压素，根据患儿夜尿情况和膀胱尿道功能选择不同的治疗方法。

4. 中医药和针灸疗法。

（五）精神发育迟滞

精神发育迟滞（mental retardation，MR）是指在18岁以前的发育时期内，一般智力功能明显低下和社会适应能力显著缺陷为特征的一组发育障碍性疾病。临床以发育阶段的技能损害为主要特征，包括认知、语言、运动和社会能力等不同程度的低下。患病率为1%~3%，男童多于女童。

【病因】

1. 出生前 ①遗传异常：精神发育迟滞具有高度的遗传异质性，包括有染色体数目或结构异常、不同染色体不同区域的异常拷贝变异、基因突变、遗传性代谢缺陷等；②先天获得性异常：感染、放射性损害、化学毒物、药物、孕妇严重躯体疾病造成缺氧、先天性甲状腺或垂体功能减退、孕妇年龄过高、胎盘功能低下、孕妇营养不良、孕妇的情绪及心理障碍等。

2. 出生时 早产、低出生体重、产伤和颅内出血、新生儿窒息、缺氧缺血性脑病。

3. 出生后 婴儿期感染、颅脑外伤、脑缺氧、中毒、核黄疸、癫痫、甲状腺功能减退、先天性代谢障碍、聋盲等特殊感官缺陷，严重缺乏早期合适刺激和教育等。

【表现】

1. 精神发育迟滞的分型 见表 3-2-7。

表 3-2-7 精神发育迟滞分型

分型	智商（IQ）	适应能力	比例
轻度	50~69	经教育可独立生活	75%~80%
中度	35~49	简单技能，半独立生活	12%
重度	20~34	自理有限，需监护	7%~8%
极重度	<20	不能自理，需监护	1%~2%

2. 精神发育迟滞伴随的躯体体征及神经系统症状 精神发育迟滞患儿除有智力低下和社会适应不良外，中、重、极重度者还往往伴有躯体异常的表现或体征：体格发育落后，伸舌样痴呆，毛发枯黄，皮肤白皙，有咖啡色斑，皮肤脱色斑，小头畸形，身体有尿味、霉味，交叉步态，耳郭畸形，眼裂、唇腭裂，视力及听力障碍，语言发育延迟或障碍，癫痫、学习困难。

3. 精神发育迟滞的主要心理特征 ①精神发育迟滞儿童的性格常常表现为某种极端性，过度内向，孤独，沉默不语或外向，活动过多，易兴奋和激惹。②感觉器官的感受能力弱。③记忆缺陷。④思维发展落后、肤浅和迟缓，思维固定、固执和缺乏积极性。⑤心理需求水平低，兴趣爱好狭窄或无，情感淡漠等。⑥情绪、情感发生晚，不稳定，很少出现复杂的情绪，对情绪、情感的调节、控制能力弱。

【诊断】 诊断包括 3 个方面：

1. IQ<70，低于人群均值 2 个标准差。

2. 社会适应行为缺陷，低于社会所要求的标准。

3. 智力低下和社会适应行为缺陷发生于 18 岁之前。

【保健】 关键在于早期发现及早期矫治。①病因治疗。②药物治疗和对症治疗。③康复和训练：多感官训练、言语语言训练、日常生活能力训练；特殊教育训练康复包括学前照管、特殊班级和特殊学校、住院照管。④咨询和服务：父母进行安慰和鼓励，开展宣传使全社会都来关心低智力儿童的成长，避免歧视和虐待。⑤预防：改善环境、加强公共卫生和围产期保健；开展遗传咨询和婚前、孕前健康检查，必要时做产前诊断；新生儿期做筛查及早诊断，针对病因早期干预，创造良好环境，适宜有益刺激，防治各类精神发育迟滞。

（六）Rett 综合征

Rett 综合征（RTT）是一种以女性为主的神经系统发育障碍性疾病，与 X 染色体上的甲基化 CpG 结合蛋白 2 基因突变是其主要致病基因，发病率为 1/15 000~1/10 000，以进行性智力衰退和已获得的运动技能丧失为主要特征。

【病因】 RTT 呈 X 连锁显性遗传，甲基化 CpG 结合蛋白 2 基因（methy-CpG binding protein，*MeCP2*）是主要致病基因，定位于染色体 Xq28。*MeCP2* 基因序列或拷贝数改变可导致 RTT 或 MeCP2 重复综合征，迄今为止已发现与 RTT 相关的 MeCP2 致病突变已经超过 250 种。突变的 *MeCP2* 基因主要位于父源 X 染色体上，故女性患病多于男性。在罕见的家族性病例中，突变的 *MeCP2* 基因遗传自母亲。*MeCP2* 基因发生突变后，将丧失调控其他基因表达功能，导致下游基因在错误的时间和部位表达，影响突触的成熟和维持，造成神经系统功能异常，产生一系列神经系统症状和体征。也有部分患者是由于 *CDLK5*、*FOXG1* 基因突变所致。

【表现】 本症绝大多数为散发性，约 1% 为家族性。主要临床特征：①运动倒退，原已获得的运动技能逐渐丧失，面部呈现"社交性微笑"，尚有呼吸异常及脊柱侧弯等症状；②智力衰退，主要表现为语言理解和表达能力减退或丧失；③孤独症行为，共济失调，癫痫发作，获得性小头；④部分患儿可有非特异性脑电图或脑成像异常。

【诊断】 典型的 RTT 诊断为一段时间的发育倒退，随后恢复或稳定，同时满足所有主要标准和排除标准。对于非典型的 RTT 诊断为一段时间的发育倒退，随后恢复或稳定，同时满足 4 个主要标准中至少 2 个，以及 11 个支持标准中 5 个。

1. 主要标准 ①已获得有目的的手的技能部分或完全丧失；②已获得语言能力部分或完全丧失；③步态异常：运动功能障碍或完全丧失；④手的刻板动作，如绞手、挤手、拍手、敲击、咬手、洗手及搓手等自动症的表现。

2. 典型 RTT 的排除标准 创伤继发的脑损伤、神经代谢性疾病、导致神经系统病态的严重感染；出生后 6 个月内神经运动发育严重异常。

3. 非典型 RTT 的支持标准 ①清醒时呼吸节律紊乱。②清醒时磨牙。③睡眠模式受损。④肌张力异常。⑤外周血管舒缩障碍。⑥脊柱侧/后凸。⑦生长发育迟缓。⑧手脚小而凉。⑨不适宜的笑或尖叫。⑩疼痛反应降低；或强烈的眼神交流，眼睛对视。

【保健】 目前无特殊疗法，应采用包括教养教育、心理治疗及药物对症处理的综合疗法。①肢体锻炼，按摩和增强运动能力减缓关节、肌肉变形，延缓致残及脊柱侧弯；②听音乐和与之玩耍，增强患儿注意力及交往能力；③支持治疗，对生活不能自理或智力严重衰退者，可通过补液来增加营养、纠正贫血和电解质紊乱；④手术治疗，对于严重的脊柱侧弯可进行手术治疗，使躯体重新获得平衡；⑤对症治疗，癫痫者可使用抗癫痫药物，呼吸困难、食管反流应予对症处理。

（七）孤独症谱系障碍

孤独症谱系障碍（autism spectrum disorder，ASD）简称

孤独症,又称自闭症,是一组以社交沟通障碍、兴趣或活动范围狭窄以及重复刻板行为为主要特征的神经发育性障碍。2013 年 5 月 18 日,美国精神病学会发布《精神障碍诊断与统计手册第 5 版》(*Diagnosis and Statistical Mannual of Mental Disorders-fifth edition* ,DSM-5)正式提出 ASD 的概念。目前在全球范围的发病率为 1% 左右,且发病率仍在逐年升高。ASD 核心症状尚无药物可以治疗。多数 ASD 患儿预后不良,成年后多不具备独立生活、学习和工作能力,成为家庭和社会的沉重负担。

【病因】 病因至今未明,大多数学者认为其发生是基因与环境的共同作用,被纳入研究的环境因素众多,但多数没有定论,但有:①有患 ASD 的兄弟姐妹;②有精神分裂、情绪障碍或其他精神及行为问题家族史者被认为是明确的 ASD 高危因素。

1. 遗传因素 双生子研究发现单卵双生 ASD 共病率为 70%~90%,双卵双生共病率最多为 30%,一般人群中同胞共病率为 3%~19%,同胞兄弟共患病是半同胞兄弟的 2 倍多,提示该病与遗传有关。研究发现 7%~14% 的特发性 ASD 患者存在有临床意义的拷贝数变异(copy number variations,CNVs),多见于散发 ASD 患儿以及孤独症受累同胞。有 5%~10% 的 ASD 患者是由单基因综合征所致,最常见的是脆性 X 综合征(fragile X syndrome,FXS),占 1.5%~3% 的 ASD 个体,由 *FMR1* 基因突变引起;多发性硬化(multiple sclerosis),约占 1% 的 ASD 患者,由 2 个基因突变 *TSC1* 和 *TSC2* 引起。

2. 脑器质性病变 许多研究认为其病变在脑部,但具体部位和机制尚不确定。尸体解剖发现患儿杏仁核、小脑、海马等部位细胞层消失;脑 SPECT 和 PET 显示大脑皮质、脑干和基底神经节血流量降低。

3. 神经生化因素 ASD 患者外周血中 5-羟色胺(5-hydroxytryptamine,5-HT)水平升高,但在其脑内 5-HT 水平降低,5-HT 的功能和信号转导的改变与 ASD 的发病息息相关。多巴胺(dopamine,DA)信号通路的基因突变与 ASD 有着广泛的联系,如研究表明大脑特定回路的 DA 失衡可能导致 ASD 相关行为,DA 含量也增加了 DA 富集脑区的疾病严重程度。

4. 围产期疾病 母亲孕期病毒感染、妊娠期出血、妊娠期用药史、妊娠期重金属暴露及空气污染等。

【表现】

1. 早期行为标志 ASD 预后较差,近年来越来越多研究发现,早期发现、早期行为干预和教育可显著改善 ASD 患儿的不良预后。ASD 社交不足行为和部分刻板行为在早期即可出现,ASD 的 5 种行为可作为早期识别的标记,简称"五不"行为。

(1)不(少)看:指目光接触异常,患儿早期即开始表现出对有意义的社交刺激的视觉注视缺乏或减少,对人尤其是人眼部的注视减少。

(2)不(少)应:包括叫名反应和共同注意。幼儿对父母的呼唤声充耳不闻,叫名反应不敏感。

(3)不(少)指:即缺乏恰当的肢体动作,无法对感兴趣的东西提出请求。

(4)不(少)语:多数患儿存在语言出现延迟。

(5)不当,指不恰当的物品使用及相关的感知觉异常:患儿从 12 月龄起可能会出现对于物品的不恰当使用,包括旋转、排列以及对物品的持续视觉探索。家长或基层医生如果发现上述问题,应及时进行体格检查、行为观察、问卷筛查。

2. 主要表现 症状复杂,但主要表现为以下 3 个核心症状:

(1)社会交往障碍:患儿在社会交往方面存在质的缺陷,不同程度地缺乏与人交往的兴趣,也缺乏正常的交往方式和技巧。具体表现随年龄和疾病严重程度的不同而有所不同。①婴儿期回避目光接触,没有期待被抱起的姿势或抱起时身体僵硬、不愿与人贴近,缺少社交性微笑,对他人的呼唤及逗弄缺少兴趣和反应。②幼儿期仍然存在回避目光接触外,呼之常常不理,对主要抚养者常不产生依恋,对陌生人缺少应有的恐惧,缺乏与同龄儿童交往和玩耍的兴趣。③学龄期仍然不同程度地缺乏与他人主动交往的兴趣和行为。虽然部分患儿愿意与人交往,但交往方式和技巧依然存在问题。他们常常自娱自乐,独来独往,我行我素,不理解也很难学会和遵循一般的社会规则。

(2)交流障碍:患儿存在言语交流和非言语交流障碍,以言语交流障碍突出。①言语交流障碍:言语发育迟缓或缺如,部分患儿开始讲话比别人晚,而且所讲内容少;言语理解能力受损,多无法理解幽默、成语、隐喻等;言语形式及内容异常,患儿可能用特殊、固定的语言形式与他人交流,并存在答非所问、语句缺乏联系、语法结构错误;语调、语速、节律、重音等异常,言语缺乏音调,无抑扬顿挫;言语运用能力受损,患儿主动言语少,不会主动提出话题、维持话题,不会使用代词或使用颠倒。②非言语交流障碍:患儿常拉着别人的手要想要的物品,但是其他用于沟通和交流的表情、动作及姿势却很少。他们多不会用点头、摇头以及手势、动作表达想法,与人交往时表情常缺少变化。

(3)兴趣狭窄、重复刻板行为:患儿倾向于使用僵化刻板、墨守成规的方式应付日常生活。具体表现为:①兴趣范围狭窄:患儿兴趣较少,感兴趣的事物常与众不同。②行为方式刻板重复:患儿常坚持用同一种方式做事,拒绝日常生活规律或环境的变化。③对非生命物体的特殊依恋:患儿对人或动物通常缺乏兴趣,但对一些非生命物品可能产生强烈依恋,反复触摸,有时喜闻某一物体,存在感觉过敏和感觉迟钝现象。④刻板重复的怪异行为:患儿常会出现刻板重复、怪异的动作。

(4)其他表现:除以上核心症状外,儿童孤独症患儿还常存在自笑、情绪不稳定、冲动攻击、自伤等行为。认知发展多不平衡,音乐、机械记忆(尤其文字记忆)、计算能力相对较好甚至超常。约75%的患儿伴有精神发育迟滞,64%的患儿存在注意障碍,36%~48%的患儿存在过度活动,6.5%~8.1%的患儿伴有抽动秽语综合征,4%~42%的患儿伴有癫痫,2.9%的患儿伴有脑瘫,4.6%的患儿存在感觉系统的损害。以上症状和伴随疾病使患儿病情复杂,增加了确诊的难度,并需要更多的治疗和干预。

【诊断】

1. 根据病史、精神检查、智力测试、体格检查和辅助检查。

2. 孤独症症状检查评定量表 目前有多种量表用于评定。

(1)修订的幼儿孤独症量表A部分(modified checklist for autism in toddlers -23,CHAT-23-A):适用于18~24月龄ASD患儿的筛查,该量表由23道问题组成,每道题目包含"没有""偶尔""有时""经常"4个选项。核心项为第2、5、7、9、13、15、23题。筛查阳性评定标准:总23项中≥6项阳性或7项核心项目中≥2项阳性。

(2)改良版幼儿孤独症筛查量表(modified checklist for autism in toddlers,revised,M-CHAT-R):M-CHAT-R适用于筛查16~30月龄的婴幼儿,该量表由20道问题组成,每道题目包含"是""否"两个选项。计分算法:量表总得分等于阳性答案题目数。总分0~2分记为低风险,3~7分记为中等风险,8~20分记为高风险。

(3)修订的幼儿孤独症量表B部分(modified checklist for autism in toddlers-23,CHAT-23-B,CHAT-23-B):该部分为观察部分,由4道题组成,包括目光注视、按要求指物、假装游戏等,由医师现场观察完成,4道题目中2道失败为阳性。

(4)改良版幼儿孤独症筛查量表的随访版(modified checklist for autism in toddlers,revised with follow-up,M-CHAT-R/F):根据儿童在M-CHAT-R中没有通过的问题来选择后续问题并根据流程图询问。可现场询问也可通过电话询问,如儿童没有通过后续问题的任意两项,则访谈筛查结果为阳性。

(5)儿童期孤独症评定量表(childhood autism rating scale,CARS):由检查者使用,总分30分为正常,30~35分为轻-中度孤独症,≥36分为重度孤独症。该量表适用于2岁以上的人群。

3. 早期筛查 各级医师应在儿童常规健康体检时开展发育和ASD的初筛工作。表3-2-8是由国家卫生和计划生育委员会于2013年组织国内儿童心理、发育领域资深专家经验制定,拟作为我国基层儿科儿童心理行为发育问题的早期筛查工具。在0~3岁年龄范围内涉及8个时点,每个时点包含4个条目。其中黑体字为与ASD有关的预警征象。

4. 诊断要点 起病于36个月以内;以社会交往障碍、交流障碍、活动内容和兴趣的局限及刻板重复的行为方式为基本特征;排除Heller综合征、Rett综合征等其他疾病。

【保健】 早期干预以教育训练为主,目的在于促进社会交往能力、言语和非言语交流能力的发展,减少刻板重复行为。同时,促进智力发展,培养生活自理和独立生活能力,减少不适应行为。

1. 以社会交往作为训练的核心内容 首先要熟悉患儿社会交往的主要形式,包括眼神注视、表情互动、动作指示、语言四种主要形式。其次,在日常互动中注意提高患儿的

表 3-2-8 儿童心理行为发育问题预警征象筛查表

年龄	预警征象	年龄	预警征象
3个月	1. 对很大声音没有反应 2. 逗引时不发音或不会笑 3. 不注视人脸,不追视移动的人或物品 4. 俯卧时不会抬头	18个月	1. 不会有意识地叫"爸爸"或"妈妈" 2. 不会按要求指人或物 3. 与人无目光对视 4. 不会独走
6个月	1. 发音少,不会笑出声 2. 不会伸手及抓物 3. 紧握拳不松开 4. 不能扶坐	2岁	1. 不会说3个物品的名称 2. 不会按吩咐做简单事情 3. 不会用勺吃饭 4. 不会扶栏上楼梯/台阶
8个月	1. 听到声音无应答 2. 不会区分生人和熟人 3. 双手间不会传递玩具 4. 不会独坐	2.5岁	1. 不会说2~3个字的短语 2. 兴趣单一、刻板 3. 不会示意大小便 4. 不会跑
12个月	1. 呼唤名字无反应 2. 不会模仿"再见"或"欢迎"动作 3. 不会用拇示指对捏小物品 4. 不会扶物站立	3岁	1. 不会说自己的名字 2. 不会玩"拿棍当马骑"等假想游戏 3. 不会模仿画圆 4. 不会双脚跳

社交主动性。另外,根据障碍的轻重,组织不同级别的社交活动和社交游戏。训练的同时也要根据不同患儿的特点,在行为管理、认知、生活自理、运动和语言等方面同时展开训练。

2. 以行为疗法为基本手段 对于患儿的训练过程中出现的每一个行为(包括良好行为、不良行为、不足行为、过度行为等)分别给予对应的奖励(强化)、辅助、提示或温和处罚策略,从而促进正常能力发展,减少不良行为。

3. 结构化教育与随机化训练为基本框架 建立每日生活常规,有序生活,寓教于乐,对患儿的干预是在家庭和自然生活环境中的自然养育、户内外活动和游戏、生活起居等完成的。除设计一些活动外,在日常生活中随时随地开展干预训练。最终达到"生活就是干预,干预就是生活"的境界,最大程度地减少患儿的"自闭"和"孤独"状态。

(于学文)

第四节　女童常见疾病防治

一、女童生殖器官发育异常与畸形

尽管发生的原因复杂,临床上种类繁多,这些异常或畸形都是与生俱来,但由于内生殖器异常或畸形在女童期多无症状,因此不易被发现。女童常见外生殖器发育异常与畸形如下:

(一)阴蒂肥大

可单独存在或与其他异常并存,常见于先天性肾上腺皮质增生。由于雄激素分泌过多致女性男性化,于出生时即有阴蒂肥大,类似男性尿道下裂,大阴唇似男性阴囊,但其中无睾丸。随着婴儿长大,男性化性征日益明显,开始身体发育较快,至青春期乳房不发育,无月经,并因骨骺愈合早,至成年时较正常妇女矮小。本病也可因母亲在孕早期应用雄激素药物引起。

(二)大阴唇融合

假两性畸形的女性均有不同程度的大阴唇融合。上述原因致阴蒂肥大常伴阴唇融合遮盖阴道和尿道口,形成一假的尿生殖窦,其开口位于阴蒂下方小孔,尿液由此排出。严重者两侧大阴唇肥厚皱褶,酷似阴囊,但其中无睾丸,甚至阴道难以发现。母亲在孕期应用雄激素越早,大阴唇融合的程度就越严重。

(三)处女膜闭锁

处女膜闭锁是比较常见的一种发育异常。常由母亲或家人发现而就诊。月经初潮前常无症状,偶有 10 岁左右的幼女,因阴道分泌物积聚或月经初潮经血无法排出而致阴部坠胀或下腹部不适。检查时可见处女膜无孔,肛查可触及紧张的长形囊性肿物。确诊后可在处女膜膨隆处做 X 形切开术,并剪除多余的处女膜,以 3 个"0"的肠线间断缝合,手术时注意切勿损伤尿道和直肠。

(四)两性畸形

两性畸形(hermaphroditism)是先天性生殖器发育畸形的特殊类型,属性腺发育异常。男女性别根据性染色质和染色体、性腺结构、内外生殖器形态及第二性征加以区别。如果生殖器官,特别是外生殖器具有某些男女两性特征,称为两性畸形。两性畸形分真、假两性畸形和生殖腺发育异常三种类型。

1. 假两性畸形(pseudo hermaphroditism) 患者体内只有男性或女性一种性腺,但生殖器和其他体态同时有两性特征者为假两性畸形。具有男性性腺者为男性假两性畸形,具有女性性腺者为女性假两性畸形。前者比后者多见。①女性假两性畸形(female pseudo hermaphroditism)是指患者性腺为卵巢,染色体核型为 46,XX,但外生殖器部分男性化,男性化程度取决于胚胎暴露于雄激素时期早晚和雄激素剂量。常因先天性肾上腺皮质增生(congenital adrenal hyperplasia,CAH)或称肾上腺生殖综合征(adrenogenital syndrome),导致女性假两性畸形,系因胎儿肾上腺合成皮质醇的一些酶缺乏,如 21-羟化酶缺乏,不能将 17α-羟孕酮转化为皮质醇,导致肾上腺皮质激素合成减少,对下丘脑和垂体负反馈作用消失,使垂体分泌促肾上腺皮质激素(ACTH)增加,引起肾上腺皮质增生,雄激素产生过多,使女胎外生殖器部分男性化。常有家族史,为常染色体隐性遗传。也可因孕妇于妊娠早期服用具有雄激素作用的药物或于服药过程受孕,如人工合成孕激素、达那唑或甲睾酮等,引起类似先天性肾上腺皮质增生所致畸形,但程度较轻,出生后男性化不再加剧,可有生育能力。②男性假两性畸形(male pseudo hermaphroditism)指患者为男性性腺,但具有部分或全部女性表型,染色体核型为 46,XY。临床较常见的类型有雄激素不敏感综合征,曾称为睾丸女性化综合征,为 X 连锁隐性遗传,常在同一家族中发生。并可根据外阴组织对雄激素不敏感程度不同,分为完全和不完全性。

2. 真两性畸形(true hermaphroditism) 在患者体内有睾丸和卵巢两种性腺同时存在称真两性畸形,较罕见。其中约 40% 的患者一侧性腺为卵巢，一侧为睾丸；约 40% 的患者一侧性腺有卵巢或睾丸，另一侧性腺同时含卵巢及睾丸两种组织，称为卵睾（ovotestis）；约 20% 的患者两侧性腺均为卵睾。临床表现内外生殖器多为混合型，或以男性或女性为主，一般皆有子宫，但其发育程度不一。其第二性征可为男性或女性，或两者兼有。体内同时有雌激素和雄激素。染色体核型多数为 46,XX，其次为 46,XX/46,XY 嵌合型，46,XY 较少见。核型为 46,XX 者，其体内雌激素水平可达正常男性的 2 倍。多数患儿出生时阴茎较大，若能及早确诊，个别有子宫的患者在切除睾丸组织后，不但月经来潮，还具有正常生育能力。

3. 性腺发育异常 分为混合型性腺发育不全和单纯型性腺发育不全。①混合型性腺发育不全（mixed gonadal dysgenesis）：系指一侧为异常睾丸并有输精管，另一侧性腺为未分化似索状痕迹或性腺缺如，并有发育不良的子宫和阴道，不少患者有特纳综合征（Turner syndrome）的躯体特征。表型不一，出生时难以判定性别。患者外阴部分男性化，表现为阴蒂增大，外阴不同程度融合、尿道下裂。染色体核型为 45,X 与另含有一个 Y 的嵌合型，以 45,X/46,XY 多见，其他如 45,X/47,XYY；45,X/46,XY/47,XXY。②单纯型性腺发育不全（pure gonadal dysgenesis）：染色体核型为 46,XY，但性腺未分化为睾丸仅呈索状，无雄激素分泌，副中肾管亦不退化，患者表型为女性，但身材较高大，有发育不良的子宫、输卵管，青春期乳房及毛发发育差，无月经来潮。

【诊断】 ①根据其母亲在孕早期或孕前服用含雄激素药物，家族史，体检身材是否矮小，外生殖器发育和畸形情况，肛腹双合诊，必要时 B 超了解内生殖器情况，认真排除真两性畸形。②实验室检查染色体核型为 46,XX，血雌激素、FSH 呈低值，血雄激素、尿 17-酮及 17α-羟孕酮均呈高值，ACTH 显著升高，为先天性肾上腺皮质增生；染色体核型为 46,XY，FSH 值正常，LH 值升高，睾酮在正常男性值范围，雌激素高于正常男性但低于正常女性者，为雄激素不敏感综合征。③对真两性畸形常需通过腹腔镜或开腹探查取性腺活检方能最后确诊。

【治疗】 诊断明确后应根据社会性别、本人愿望及畸形程度予以矫治。原则上无论何种两性畸形，除外生殖器阴茎发育良好外，均以女性抚养为宜。①先天性肾上腺皮质增生，出生后即开始并终生给予可的松类药物治疗，以防止外阴进一步男性化及骨骺提前闭合。肥大的阴蒂可以手术矫治，使之接近正常女性阴蒂大小；外生殖部融合畸形者，应以手术矫形，使尿道口、阴道口分别显露在外。②真两性畸形的性别确定，主要取决于外生殖器的功能状态，并将多余性腺切除，保留与其性别相适应的性腺。个别有子宫的患者切除睾丸后，可有月经，甚至具有生育能力。性别的鉴定争取尽早进行，否则对患儿的抚育、身心、学习、生活、工作和未来的婚姻带来一系列的问题。

【预防】 加强孕前优生知识的宣传，以及孕期保健知识的教育，进行婚前医学检查，杜绝近亲结婚，对有相同先天性肾上腺皮质增生家族史者双方不宜婚配；对有男性假两性畸形中雄激素不敏感综合征史者，可进行产前诊断，选择生女胎，男胎行人工流产。以此促进优生，提高出生人口素质。

二、生殖器官炎症

鉴于幼女的解剖、生理特点，其生殖器官炎症多局限于外阴、阴道，很少上行累及内生殖器官。由于幼女卵巢功能不健全，雌激素缺乏，阴道上皮非常薄、自然防御功能尚未形成，易致病原体入侵而感染。幼女外阴炎与阴道炎常并存，因此一起叙述，并按病原菌分为非特异性和特异性外阴阴道炎两大类。

（一）非特异性外阴阴道炎

当外阴擦伤或蛲虫引起抓伤，常易发生外阴炎。致病菌多为葡萄球菌、链球菌、大肠埃希菌等。常由母亲或其他护理人员的手、衣物、浴盆、毛巾等传播，或由于卫生习惯不良、穿开裆裤、阴道异物感染、穿化纤、尼龙内裤、洗涤剂及局部用药等引起外阴皮肤过敏、接触性炎症等。临床上大部分为非特异性外阴阴道炎。

【临床表现】 多见于 2~7 岁女孩，乳儿少见。因外阴痛痒，使患儿哭闹，检查时外阴、尿道口及阴道口黏膜、阴蒂红肿、充血，表面可有抓痕甚至呈糜烂或湿疹样。急性期阴道有脓性分泌物流出。取分泌物涂片检查或培养，可找到致病菌。

如急性期未及时处理，可发展成小阴唇部分或全部粘连，阴道及尿道口被遮盖，只在上下方留小孔，尿自此小孔排出。小阴唇粘连多见于 6 岁以下的女童，常被误认为生殖器官的畸形。此时应注意与阴道闭锁和处女膜闭锁鉴别。

【治疗】 针对病因治疗。原则上保持外阴清洁、干燥，减少对局部的摩擦、刺激，以 1:5 000 的高锰酸钾溶液坐浴，每天 2 次。混合感染者，可用聚维酮碘乳膏每晚睡前外用，也可用滴管或橡皮导尿管进行阴道冲洗，每天 2 次，同时针对病菌注入敏感的药物。发现小阴唇粘连者可用手指或器械向下、向外轻轻分离，分离后的创面每天涂 40% 紫草油或敷凡士林纱条防再度粘连，直至完全长好为止。严重者可用 0.1% 雌激素软膏涂擦局部 10~14 天，以保护创面，避免继发感染，防止再次粘连。如有感染可用金霉素或红霉素软膏涂抹。对久治不愈的外阴阴道炎，应查找是否为阴道内异物引起。

（二）特异性外阴阴道炎

1. 外阴阴道假丝酵母菌病（vulvovaginal candidiasis，VVC）是由假丝酵母菌引起的常见外阴阴道炎症。母亲患假丝酵母菌外阴阴道炎，可通过产道传给婴儿，或通过母亲的手、尿布、衣物或卫生纸等传染给幼女；也可因幼女长期使用抗生素后引起菌群失调所致。

2. 滴虫性外阴阴道炎 幼女少见,因幼女阴道 pH 较高,不利于滴虫生长。可因与被感染的母亲或其他密切接触的成员间接接触传染。

3. 淋菌性外阴阴道炎 近年少见,幼女淋病主要是直接或间接接触被患者分泌物污染的衣裤、被褥、毛巾、浴盆、马桶圈、痰盂便器等感染。因此,淋病可在家里、幼儿园、托儿所发生传播。幼女极少数为性虐待、性暴力引起。

【临床表现】 假丝酵母菌外阴阴道炎与滴虫性外阴阴道炎,都表现为外阴瘙痒,阴道分泌物增多,假丝酵母菌外阴阴道炎瘙痒更甚,分泌物呈凝乳块豆渣样。滴虫性阴道炎分泌物含泡沫或脓性,有臭味。

淋病潜伏期 2~10 天。幼女主要表现为外阴阴道炎,引起外阴及肛周皮肤红肿、灼痛,排尿时尤甚;阴道口黏膜红肿,有脓性分泌物,用手抓后再揉擦眼睛,可发生淋菌性结膜炎。

【诊断】 患儿父母为特异性外阴阴道炎,除有较典型的临床症状外,大多可从阴道分泌物涂片或培养中找到致病菌,如假丝酵母菌真菌性外阴阴道炎可见到假丝酵母菌的芽生孢子或假菌丝;滴虫性阴道炎可见到毛滴虫。

淋病患儿多有直接或间接接触淋病患者分泌物史,伴有临床症状,眼或阴道分泌物涂片,找到细胞内革兰氏阴性双球菌有诊断意义。症状不典型的幼女外阴阴道炎,应进行分泌物培养以确诊。

【治疗】

1. 假丝酵母菌外阴阴道炎 用洁尔阴或 5% 碳酸氢钠溶液清洗外阴,外阴涂抹达克宁(咪康唑)霜或克霉唑软膏或制霉菌素甘油等。如小儿合并消化道假丝酵母菌感染时,可用制霉菌素按体重 5 万 U~10 万 U/(kg·d),分 3~4 次口服,连用 5~7 天。但 5 岁以下儿童不推荐使用。

2. 滴虫性外阴阴道炎 甲硝唑 15mg/(kg·d),分 3 次口服,连用 7 天,用 1∶5 000 高锰酸钾溶液坐浴,每晚 1 次。

3. 婴幼儿淋病(包括淋病性眼炎、外阴阴道炎、尿道炎、咽炎、直肠炎) 治疗原则是早期诊断、早期治疗,并遵循及时、足量、规范用药的原则,父母有感染时应同时接受治疗。

体重≥45kg 者,按成人治疗,头孢曲松钠(头孢三嗪) 250mg,1 次肌内注射,或头孢克肟 400mg,1 次口服;儿童禁用喹诺酮类药物。体重<45kg 的儿童,头孢曲松钠 125mg,1 次肌内注射,或用大观霉素(壮观霉素)40mg/kg(最大量 2g),1 次肌内注射,大观霉素对淋菌性咽炎无效。也可用头孢曲松钠或头孢噻肟钠 50mg /(kg·d) 静脉滴注,治疗 6~7 天,症状消失,连续 3 周涂片复查阴性,随诊 1 个月无复发为临床治愈。

【预防】 加强卫生保健知识的宣传,普及外阴阴道炎防治知识。正规治疗患者,消除其传染性。婴幼儿不穿开裆裤,不穿化纤、尼龙类衣裤,内裤应宽松,以棉制品为宜;养成饭前便后洗手,便后由前向后擦肛门,勤洗外阴,勤换内裤,

注意保持外阴清洁、干燥,浴巾、毛巾、便盆和脚盆专人使用,以免间接感染。

三、生殖器官损伤

幼女生殖器官损伤时有发生,常由外伤、虐待、性暴力等所致。常见损伤有:

(一)外阴裂伤或血肿

幼女在某些活动或游戏时,从高处跌下或从楼梯滑下,如恰巧外阴部骑在一尖突起物或硬物如木棒、竹竿、尖石块,或嵌入阴道甚至盆腔,刺伤脏器等。也可因骑自行车、跳高、跳远、过度跨越栏杆、性侵犯等引起外阴裂伤或血肿。

(二)处女膜损伤

幼女阴道处女膜发育不成熟,缺乏弹性,损伤常与外阴裂伤、血肿并发。因此致外阴裂伤的原因均可导致处女膜损伤。处女膜单独损伤少见,偶幼女出于好奇或无意将果核、豆荚、小瓶盖、发夹等放入阴道造成损伤;或遭性虐待,粗暴性行为,如强奸、插入手指撕裂等暴力所致。极少数因误用腐蚀性药物,致外阴、阴道黏膜灼伤、溃疡等。另有故意伤害,以锐器切割外阴、阴道等。

四、肿瘤

幼女生殖器官肿瘤少见,以卵巢肿瘤较常见。0~14 岁小儿恶性肿瘤在北京城区的发病率 1988 年男性 8.5/10 万,女性 6.9/10 万,至 1990 年男性 6.5/10 万,女性 2.6/10 万,二次调查中男性发病率显著高于女性。

(一)外阴、阴道常见肿瘤

较常见的外生殖器先天性囊肿占 0.6%,常单发,如处女膜囊肿、尿道旁腺囊肿、前庭大腺囊肿等。婴幼儿外阴有黑色素痣时,注意与黑色素瘤鉴别,必要时行局部组织活检。幼女外阴肉瘤(sarcoma)极罕见,主要是葡萄状肉瘤,极度恶性。胚胎性横纹肌肉瘤(embryonal rhabdomyosarcoma)多发生于 2 岁前,少数在出生前已经发生,5 岁以后罕见。阴道壁囊肿因无症状,幼女不易被发现。

(二)卵巢肿瘤

婴幼儿最常见的恶性肿瘤是生殖细胞肿瘤,卵巢上皮性肿瘤在幼女较成人少见。常见的有:①内胚窦瘤(endodermal sinus tumor),又称卵黄囊瘤(yolk sac tumor),多发生于幼、少女,目前使用化疗已取得较好效果。②无性细胞瘤(dysgerminoma),又称生殖细胞瘤(germinoma),是儿童及青春期常见的恶性生殖细胞肿瘤。约 7% 发生于 10 岁以下的幼女,最小的 1 例仅 7 个月。③胚胎癌(embryonic carcinoma)约半数发生于儿

童,为卵巢癌中最恶性的一种,多为单侧性。④颗粒细胞瘤 (granulosa cell tumor),低度恶性,约占小儿卵巢肿瘤的 3%, 2/3 发生于青春期前,平均诊断年龄为 8 岁,据 Plantaz 和 Coll 报道,发病年龄最小为 7 个月,肿瘤产生雌激素,60% 有假性性早熟症状,多为单侧发病。⑤畸胎瘤 (teratoma) 为卵巢生殖细胞肿瘤中最常见,由多胚层组织构成,偶见只含一个胚层成分。可分为成熟畸胎瘤和未成熟畸胎瘤,分别占小儿卵巢肿瘤的 65% 和 5%;肿瘤多数成熟、囊性,少数未成熟、实性。肿瘤良、恶性及恶性程度取决于组织分化程度。⑥恶性混合性生殖细胞瘤 (malignant mixt germ cell tumor),约占恶性卵巢肿瘤的 8%,40% 是青春期前的幼女,该肿瘤可含有内胚窦瘤及胚胎癌成分。

卵巢肿瘤可发生于任何年龄,约 5% 发生在初潮前。恶性生殖细胞肿瘤多发生于 1 岁以内,以后少见,直至初潮前发生率又增加。1 岁以内发病多与母体激素有关;初潮前发生率又增加,系因此时内分泌活动之故。小儿的卵巢肿瘤中恶性肿瘤的发生率较高,为 15%~50%,且年龄越小,恶性率越高,Norris 报道<10 岁者,恶性率可高达 81.5%。

【临床特点】 发病率不高,但恶性度高,而且早期临床症状不典型,常不易早期诊断,一旦发生肿瘤,生长快,且年龄越小,恶性率越高,治疗不及时或不彻底,则预后不良;幼儿肿瘤常因腹部肿块为家人或患儿自己发现而就诊,并因肿瘤刺激腹膜、腹腔内出血、压迫周围组织或粘连而引起脐周或下腹部持续性疼痛,还可因幼儿好动,肿瘤易发生蒂扭转致急性腹痛;另外一些有内分泌功能的卵巢肿瘤,如性索间质肿瘤中的颗粒细胞瘤、卵泡膜细胞瘤、环管状性索间质瘤、原发绒癌等可能引起同性性早熟症状,因此也常因幼女出现性早熟通过检查而发现肿瘤。

【诊断】 依据病史可行肛腹双合诊和 B 型超声检查,磁共振、CT 及腹腔镜检查等。可根据肿块的囊性或实性、囊内有无乳头及肿块血流变化等,有助于诊断。磁共振检查、CT 检查利于判断肿块性质及其与周围器官的关系。也可行血液肿瘤标志物检查,如 AFP 在内胚窦瘤、未成熟畸胎瘤均可升高;激素测定,如 β-hCG 在绒毛膜癌可升高,颗粒细胞瘤及卵泡膜细胞瘤时 E_2 可升高。还可行 HE4 与 CA125 联合检查判断肿块的良、恶性。如有腹水者可腹腔穿刺行细胞学检查。

【治疗】 与成人的治疗原则相同。多采用保留生育功能手术加化疗如 PVB(顺铂、长春新碱、博来霉素)、PEB(顺铂、依托泊苷、博来霉素)、EP(卡铂、依托泊苷)获得良好效果。但因幼儿有其特点,不仅考虑治疗的彻底性,也要尽量保留内分泌及生育功能,而且小儿对化疗耐受性比成人强,而对放疗耐受性却比成人差。

【预防】 加强优生知识宣传,避免接触生活或职业环境中可能引起胎儿发育异常的致畸、致癌、致突变因素。对服己烯雌酚同时妊娠的孕妇,应尽早终止妊娠(该药品说明书提示:孕妇禁用,可能引起第二代女性阴道腺病及腺癌发

生率升高);幼女发现性早熟症状应认真鉴别,是否继发于卵巢肿瘤;发现原因不明的女婴外阴肿胀,应认真检查,对幼女消瘦、腹部增大、腹部疼痛、阴道不适、排液等均应重视,及时就医,争取早诊断、早治疗。

五、性早熟

女孩在 8 岁以前,男孩在 9 岁以前出现第二性征发育征象,称为性早熟 (sexual precocity)。性征与其真实性别一致者,称为同性性早熟 (isosexual precocity),反之则称为异性性早熟 (heterosexual precocity)。无论是男孩还是女孩出现比实际年龄早的第二性征,皆因体内甾体激素水平超过了青春期前而作用于敏感的靶器官。性早熟时,第二性征均出现称完全性性早熟 (complete precocious puberty)。只有乳房发育、阴毛发育或月经出现者称不完全性或部分性性早熟 (incomplete precocious puberty)。

【病因及分类】 正常生理性青春期出现是由于下丘脑-垂体-性腺轴的功能正常。性腺轴功能发动得迟早与种族、营养代谢和心理状态等有关,性腺轴的功能提前可发生性早熟,但如性腺本身或其他器官存在分泌性激素的肿瘤,即使性腺轴的功能启动未提前,也可由性激素直接作用于靶器官而出现第二性征,还可因周围组织对性激素异常敏感,仅少量性激素也促使第二性征早现。性早熟按性腺轴的功能是否提前分两大类:

1. 真性性早熟(GnRH 依赖性) 又称中枢性性早熟 (central precocious puberty,CPP),由于 H-P-G 轴的功能提前发动所致,常见于下丘脑的神经内分泌功能失调或中枢神经系统病变。分特发性(体质性)和继发性性早熟,未发现原发病变者称特发性性早熟。继发性性早熟主要继发于各种脑部病变。真性性早熟比假性性早熟多 5~6 倍。Tanner 于 1969 年及 1970 年报道 CPP 在一般人群中发生率为 0.6%。1998 年上海地区调查在 4~7 岁女孩中乳房发育发生率为 1.7%,女孩与男孩比约为 23∶1,中山医科大学附属第一医院 10 年的统计约为 24∶1(221/9)。

(1)特发性性早熟 (idiopathic precocious puberty):又称体质性性早熟。除性早熟症状外无其他特殊表现,未发现原发病变者称特发性性早熟。原因不明,女孩中 CPP 80%~90% 是特发性的,少数有遗传因素。先表现为乳房发育,逐渐出现规律性月经,伴有身高的加速增长和骨龄的超前发育。由于骨骺提前闭合而使患儿过早停止生长,致成年后往往较正常人矮小。此外有卵巢容积增大和卵泡的成熟。

(2)继发性性早熟(又称器质性性早熟):主要继发于各种脑部病变(肿瘤、囊肿、炎症、外伤、脑积水、视中隔发育不全等)影响下丘脑功能所致。

甲状腺功能减退伴性早熟:少数未经治疗的甲状腺功能减退患者可伴发真性性早熟。多见于女孩,其发病机制可能和 H-P-G 轴调节紊乱有关。甲状腺功能减退时,下丘脑

分泌 TRH(促甲状腺激素释放激素)增加,由于分泌 TSH 的细胞与分泌催乳素(PRL)、FSH、LH 的细胞具有相同的 α 亚单位,TRH 不仅促进垂体分泌 TSH 增多,同时也促进 PRL、FSH、LH 的分泌。原发性甲状腺功能减退的女童,偶有乳腺发育提前或仅有阴道出血,超声检查可见增大的多囊卵巢。

2. 假性性早熟(非 GnRH 依赖性)**即外周性性早熟**(peripheral precocious puberty) H-P-G 轴功能未启动,是由于内源或外源性激素过早过多刺激靶器官,致第二性征的发育及月经来潮,性成熟发育过程无正常顺序。性征可同性,亦可异性。常见于性腺肿瘤、肾上腺疾病、肝胚细胞瘤、外源性性激素摄入过多等。

多发性骨纤维发育不良伴性早熟综合征,又称 McCune-Albright 综合征。女孩多见,是由于 Gs 基因缺陷所致,患儿除性早熟征象外,尚伴有皮肤咖啡色素斑和骨纤维发育不良,偶见卵巢囊肿。少数患儿可能同时伴有甲状腺功能亢进或库欣综合征(Cushing syndrome)。其性发育过程与特发性性早熟不同,常先有阴道出血,随后才有乳房发育等其他性征出现。性早熟的病因见表 3-2-9。

表 3-2-9 性早熟的病因

真性性早熟	假性性早熟
1. 体质性	1. 肾上腺疾病 肾上腺皮质增生症;肾上腺腺瘤、肾上腺癌等
2. 下丘脑垂体病变 错构瘤、神经母细胞瘤、松果体病等;中枢神经系统感染或损伤	2. 性腺肿瘤 卵巢颗粒-泡膜细胞瘤、畸胎瘤、睾丸间质细胞瘤等
3. 先天畸形 脑积水、脑穿通畸形、视中隔发育不全等	3. 外源性 含雌激素的药物、食物、化妆品等
4. 其他 原发性甲状腺功能减退症等	4. 其他 多发性骨纤维发育不良伴性早熟综合征、肝胚细胞瘤等

【临床表现】 正常生理性青春期出现是由于下丘脑-垂体-性腺轴(H-P-G 轴)的正常功能。性发育有一定的规律,在性激素的作用下,卵巢内出现小滤泡,乳房开始发育,然后出现阴毛和生殖器发育,最后月经初潮和腋毛的出现,整个过程约 1.5~6 年,平均 4 年。在第二性征出现时,女童身高和体重增长加速,初潮前达高峰,其身高的年增长率峰值可达平时的 2 倍以上。

性早熟的临床表现多样,在青春期前的各个年龄组都可发病。特发性性早熟患儿的性发育过程遵循正常规律,同时有身高和体重增长加速、骨骼成熟过快和骨骺提前闭合,以致患儿在发病初期表现出生长过速,骨龄超前,至成人期身高反较正常人矮小,常在 150cm 以下。假性性早熟的性

发育过程常与上述规律不同。颅内肿瘤所致的性早熟,开始仅有性早熟的表现,后期有颅压增高、视野缺损等定位征象。也有在性发育达一定程度后停滞一段时间再进一步发育。

【实验室检查】

1. 骨龄测定 拍手和腕关节 X 线片,了解骨骼发育是否超前,骨骺是否提前闭合。

2. B 超检查 了解子宫、卵巢、肾上腺皮质情况。如单侧卵巢容积≥1~3ml,卵巢内可见 4 个以上直径≥4mm 的卵泡为性早熟。若 B 超发现卵巢不大而子宫长度>3.5cm 并见内膜增厚则为外源雌激素作用。

3. CT 或 MRI 检查 进行颅脑和腹部扫描,尤其对 6 岁以下真性性早熟女孩均应做 CT 或 MRI 检查,并注意蝶鞍区病变。

4. 血液检查 T_3、T_4、TSH、FSH、LH、E_2、T、HCG 等含量。必要时动态观察是否有周期性波动。性腺肿瘤患者的睾酮和雌二醇浓度增高;先天性肾上腺皮质增生症者 17-羟孕酮(17-OHP)、ACTH 和脱氢异雄酮(DHEA)明显增高。

5. GnRH 刺激试验 当 LH 峰值>15U/L;LH/FSH 峰值比>0.7;或 LH 峰值比注射前值>3 时可认为其性腺轴功能已启动。

【诊断】 性早熟的诊断包括 3 个步骤,首先确定是否为性早熟;其次判断性早熟属于中枢性或外周性;第三是寻找病因。

1. 特发性性早熟 诊断主要通过认真询问病史、查体以及血液性激素的测定,B 超、颅脑 CT 或 MRI 等检查,排除其他原因所致的性早熟,特别要注意排除中枢神经系统,肾上腺、性腺或肝肿瘤等。患儿血 LH、FSH 基础值升高,有时不易判断可行 GnRH 刺激试验来测定 LH 和 FSH 峰值。

2. 单纯乳房早发育(premature thelarche) 是女孩不完全性早熟表现,起病年龄小,常<2 岁,乳腺仅轻度发育,且常呈周期性变化。这类小儿不伴有生长加速和骨骼发育提前,血清雌二醇和 FSH 基础值常轻度增高,GnRH 刺激试验中 FSH 峰值明显增高。少数患儿可发展为真性性早熟。

3. 假性性早熟 误服含雌激素的药物或食物是导致女孩呈现性早熟的常见原因,常有不规则阴道出血,且与乳房发育不相称。通过详细询问病史并随访,多能诊断。

【治疗】 针对病因进行治疗,以控制和减缓第二性征的发育速度,预防月经早潮;恢复其实际年龄的心理行为;抑制骨骼成熟,改善成人期最终身高为目的。若为肿瘤,则根据年龄特点进行手术、放疗、化疗;甲状腺功能减退、肾上腺皮质增生则采用替代治疗;部分性早熟一般不需治疗,但要除外真性性早熟。

1. 外源性性早熟 应立即停服含激素的补品、食品或药物,一般停用后 2~3 个月症状可以消退,不需药物治疗。

2. 多发性骨纤维发育不良伴性早熟综合征 睾内脂系芳香化酶的竞争性抑制剂,阻止雄激素向雌激素转化,降低雌激素水平。开始剂量为 20mg/(kg·d),4 周后加至 40mg/(kg·d)。

3. 特发性性早熟 将促性腺素释放激素类似物(GnRH-a)10 肽分子中第 6 个氨基酸,即甘氨酸换成 D-色氨酸、D-丝氨酸或 D-组氨酸而成的合成激素,其作用通过下降调节,减少垂体促性腺激素的分泌。现多用长效制剂,0.1mg/kg,每 4 周肌内注射一次。D-丝氨酸-GnRH 也可通过鼻黏膜吸收。本药可改善成人期最终身高。目前认为该药是治疗特发性性早熟疗效较好的药物。近年多采用 GnRH-a 的缓释型制剂,如曲普瑞林(达必佳)、亮丙瑞林(抑那通)。开始治疗时骨龄越大,剩余生长余地就越小。治疗期注意观察和随访。

疗程与监测:GnRH-a 的疗程至少需要 2 年,具体疗程需个体化。一般在骨龄达 12~12.5 岁时可停止治疗,或年龄已追赶上骨龄,且骨龄已达正常青春发动年龄时可停药,使其性腺轴功能重新发动。治疗结束后第 1 年内应每 6 个月复查身高、体重和副性征,性激素水平测定等。如身高年增长<4cm,最好合用生长激素。

生长激素:能够刺激长骨干骺端软骨板的细胞分裂增殖,促进四肢长骨的生长,从而改善身高。剂量为 0.1U/(kg·d),晚上临睡前皮下注射。理想的治疗方案是联合使用 GnRH-a 及生长激素。

4. 钙剂及维生素 D 补充 对于骨矿含量及骨密度低于同龄儿童的性早熟,应及时给予足够的钙剂及维生素 D 治疗,以改善其骨质发育。

5. 中医中药 知柏地黄丸、大补阴丸。知柏地黄丸联合醋酸亮丙瑞林治疗中枢性性早熟,能改善机体性激素水平,延迟发育时间。

【预防】 加强保健指导,宣传有关预防保健知识,教育家长不要给小孩食用含激素的食物、补品,保管好避孕药。提高家长、老师对性早熟的认识,正确对待性早熟的患儿,使家长、老师了解除有器质性病变外,其他性早熟对身体影响不大,如特发性性早熟,除最终身高不如正常人外,不会造成其他损害。同时指导经期卫生,使患儿解除思想顾虑,恢复实际年龄的心理行为,使其身心朝正常"轨道"发展。单纯乳房发育的患者中有部分患者可发展为真性性早熟,因此,对单纯乳房发育的孩子要做好随访。

六、母婴传播疾病

以母婴传播为主,部分通过间接接触引起感染。本节着重介绍先天性梅毒与艾滋病。

(一) 先天性梅毒

先天性梅毒(congenital syphilis)胎儿感染的危险性与母亲的病程及有无治疗有关。患梅毒后妊娠或妊娠后感染梅毒者(含潜伏梅毒),未经治疗者在感染后 1 年内最具有传染性,均可传染胎儿,感染率达 80%~100%。随着病程的延长,性传播概率渐小,死胎。幸存者大部分出生时无症状,常于生后 2~4 周发病。幸存的先天梅毒儿,病情较重。分早期先天梅毒(2 岁以内)和晚期先天梅毒(2 岁以上)。

【传播途径】 幼女梅毒多数生母为梅毒患者,通过母婴垂直传播,螺旋体通过胎盘感染胎儿引起胎传梅毒;或分娩时通过产道引起先天性梅毒;少数因出生后密切接触污染衣物,输入梅毒患者的血液引起后天梅毒。

【临床表现】 被感染的婴儿出生时有临床症状者仅 10%~40%,梅毒螺旋体不仅侵犯皮肤和黏膜,而且可侵犯全身各个器官,产生多种多样的症状和体征。典型的临床表现有:瘦小、老人貌、发热、贫血、肝脾大、淋巴结肿大、血小板减少、黄疸及皮肤黏膜损害(水疱、鼻脓血性分泌物、鼻前庭皮肤湿疹样溃疡、喉炎、多型性斑丘疹、脱皮及口周皲裂)和骨损害(骨软骨炎、骨膜炎等)、营养不良和发育迟缓等。

【实验室检查】 梅毒血清学检测试验包括梅毒螺旋体血清试验和非梅毒螺旋体血清学试验。

早期先天梅毒皮肤及黏膜损害中可查到梅毒螺旋体;出生时梅毒螺旋体 IgM 抗体检测阳性;非梅毒螺旋体血清学试验定量结果阳性,而且血清 RPR/TRUST 试验滴度≥母亲滴度 4 倍(2 个稀释度)有诊断意义;荧光螺旋体抗体吸附试验(FTA-ABS)有确诊价值;脑脊液检查异常应考虑神经梅毒。

【诊断】 ①生母为梅毒患者(含潜伏梅毒);或出生后与梅毒患者密切接触史、输血史。②临床表现。③实验室检查:皮肤及黏膜损害中查到梅毒螺旋体,梅毒血清学试验阳性。④出生时不能诊断先天梅毒的儿童,任何一次随访过程中非梅毒螺旋体血清学试验结果由阴转阳或滴度上升 4 倍(2 个稀释度),且梅毒螺旋体血清试验阳性。⑤18 月龄前未能诊断先天梅毒的儿童,18 月龄后梅毒螺旋体血清学试验仍阳性。

【治疗】 治疗原则:越早效果越好,足量、足疗程。

梅毒患者所生的新生儿的预防性治疗方案:苄星青霉素 G,5 万 U/kg,1 次注射(分两侧臀部肌内注射)。

先天梅毒患儿的治疗方案:

1. 脑脊液正常者 同预防性治疗方案:苄星青霉素,5 万 U/kg,1 次分两臀肌内注射。已接受过预防性治疗的先天梅毒患儿无须重复治疗。

2. 脑脊液异常者 可选择以下任意一种方案:①青霉素,每次 5 万 U/kg,每 8 小时 1 次(7 天内新生儿,每 12 小时 1 次),静脉滴注,连续 10~14 天;②普鲁卡因青霉素,每次 5 万 U/(kg·d),肌内注射,连续 10~14 天。

治疗期间如果遗漏治疗 1 天或超过 1 天,需重新计算治疗疗程,再次开始治疗。如无条件检查脑脊液者,按脑脊液异常者治疗。对较大儿童青霉素用量,不应超过成人同期患者的治疗用量。

在无头孢曲松过敏的情况下,使用头孢曲松,每天肌内注射或静脉滴注,1次/d,连续10天为一个疗程。

若青霉素过敏又不能使用头孢曲松时,可用红霉素治疗,7.5~12.5mg/(kg·d),分4次口服,连服15天为一个疗程。8岁以下儿童禁用四环素。

【随访】 梅毒经充分治疗,应随访2~3年。第一年每3个月复查一次,以后每6个月复查一次,包括临床和血清(非螺旋体抗原试验)。神经梅毒要随访CSF(脑脊液),每6个月一次,直至CSF完全转为正常。

【预防】 加强宣传,提高对本病的认识。预防先天性梅毒的关键是早发现、早治疗。因此,婚前、孕前应积极治疗梅毒患者,对未治愈的梅毒患者做好隔离、随访,避免妊娠。产前检查时,尤其对高危孕妇,最好在妊娠早、中、晚期多次做梅毒血清筛查,一旦发现梅毒感染及早进行规范化治疗。同时对梅毒患者所生婴儿进行预防性治疗,并进行密切观察和随访。做好儿童保健,不歧视梅毒患儿,做好保密工作。医护人员应做好消毒、隔离和防护,避免医源性传播,同时告知家人、月嫂及有关人员戴手套处理被孕产妇血液、分泌物污染物品,避免传染,以及家中配备、使用消毒剂等注意事项。

(二)获得性免疫缺陷综合征

获得性免疫缺陷综合征(acquired immunodeficiency syndrome,AIDS)又称艾滋病,是由人类免疫缺陷病毒(human immunodeficiency virus,HIV)引起的性传播疾病。HIV引起T淋巴细胞损害,导致持续性免疫缺陷,多个器官出现机会性感染及罕见恶性肿瘤,最后导致死亡。艾滋病是世界性的公共卫生问题和社会问题,对人类生存和发展构成严重威胁。2011年3月31日联合国报道:每天仍有7 000例艾滋病新发感染,其中包括1 000名儿童。全球HIV感染的儿童1/3将在1岁以内死亡,1/2在2岁以内死亡,母婴传播感染的儿童平均存活期约为7年。美国HIV感染儿童存活到10岁的概率不到30%。尽管随着预防母婴传播干预措施的不断加强,儿童HIV感染已大幅下降,但人数仍不容忽视,2021年7月14日联合国艾滋病规划署发布《直面不平等——2021艾滋病防治全球进展报告》中提到:2020年,全球有170万是0~14岁儿童;全球还有80万感染艾滋病毒的儿童没有获得挽救生命的治疗,日益加剧的不平等是造成这些情况的主要原因。

【传播途径】 母婴传播是艾滋病的传播途径之一,是指人类免疫缺陷病毒感染的妇女在怀孕、分娩或产后哺乳等过程中将人类免疫缺陷病毒传染给胎儿或婴儿,导致胎儿或婴儿感染,90%以上是母婴垂直传播。有文献报道,如果母亲人类免疫缺陷病毒载量较高,亚洲国家母婴传播率

在45%左右,西方国家在25%左右。未采取干预措施的母婴传播率为25%~35%,经过综合干预感染率降低85%,根据2018年中国艾滋病人数省份排名我国云南母婴传播率降至0.8%。也可因血液及与HIV感染者或AIDS患者密切接触感染,极少数儿童可通过性虐待感染HIV。

【临床表现】 婴幼儿易发生脑病,表现为精神和运动发育迟缓,性情淡漠,认知、语言和社会适应能力的获得性延迟或者已获得的这些能力呈进行性下降,痉挛性偏瘫或四肢瘫,发病早、进展快、预后差。常见生长发育迟缓或停滞,年龄越小、发病越早,症状越严重;反复呼吸道感染,卡氏肺孢子菌肺炎和迁延难愈的间质性肺炎是导致死亡的主要原因;淋巴瘤、卡波西肉瘤;易合并结核和各种机会性感染,反复口腔假丝酵母菌病,腮腺肿大和单纯疱疹病毒感染,慢性腹泻,不明原因反复发热;肝脾、浅表淋巴结肿大;体重明显下降(3个月下降>10%)等。

【诊断】 对HIV感染母亲所生儿童的诊断,符合下列一项者即可诊断为HIV感染:

<18个月龄婴儿,为HIV感染母亲所生,同时HIV分离实验结果阳性,或不同时间的两次HIV核酸检测均为阳性(第二次检测需在出生4周后进行);≥18个月龄儿童,诊断同成人相同。

【治疗】 对急性HIV感染和无症状的感染者无需抗病毒治疗,只需注意休息,加强营养和劳逸结合,避免传染他人。对AIDS患者的综合治疗主要包括抗病毒,重建机体免疫功能,治疗并发症(机会性感染、肿瘤),支持治疗和心理疏导等对症治疗。延长无症状期,提高生存生活质量。

抗病毒药物有三类:①核苷类反转录酶抑制剂(NRTI):齐多夫定(AZT)、拉米夫定(3TC);②非核苷类反转录酶抑制剂(N-NRTI):奈韦拉平(NVP)、依非韦仑(EFV);③蛋白酶抑制剂(PI):茚地那韦(IDV)、利托那韦(RTV)、洛匹那韦/利托那韦(LPV/r)。

对AIDS患者及HIV感染者所生婴儿进行抗病毒治疗,抗病毒药物选择按照国家卫生健康委《预防艾滋病、梅毒和乙肝病毒母婴传播工作规范》(2020年版),根据母亲孕期服药情况及婴儿喂养的方式,以及出生体重,普通暴露风险及高暴露风险选用治疗方案:AZT方案或NVP方案。

儿童AIDS患者抗病毒药治疗主张联合用药方案(鸡尾酒疗法)。常用药物组合有:齐多夫定+拉米夫定+奈韦拉平;齐多夫定+拉米夫定+洛匹那韦/利托纳韦等。儿童一旦感染HIV,需终身服药。上述药物均有一定的不良反应,应加强药物不良反应的临床监测。

【预防】 艾滋病目前虽无治愈的方法,但可预防。加强宣传和健康教育,提高全社会对艾滋病危害性的认识。主要从源头上预防育龄妇女感染人类免疫缺陷病毒;感染孕妇动员终止妊娠;继续妊娠者进行自愿咨询和检测,14周开

始服用抗病毒药,做好孕产期保健,提倡住院分娩,安全助产,产后实施人工喂养,预防艾滋病母婴传播。进行儿童艾滋病感染早期诊断。同时做好儿童保健,不歧视人类免疫缺陷病毒感染儿童,并做好保密工作。婴幼儿未确定是否有人类免疫缺陷病毒感染前不宜接种活疫苗(如麻疹、脊髓灰质炎、卡介苗),一旦排除感染则应按正常儿童进行预防接种。

医护人员应做好消毒、隔离和防护,避免职业暴露和医源性传播,同时做好孕产妇家庭及其他接触人员的防护、消毒、隔离;告知家人、月嫂及有关人员严格消毒婴儿喂养的用具,戴手套并按要求处理被孕产妇血液、分泌物污染物品,避免传染他人;指导伤口接触了孕产妇的血液、分泌物后的处理方法,家中配备、使用消毒剂等注意事项。

(张荣莲)

第五节 女童期重点问题保健

女童是一个国家人口结构中的重要组成部分,其既是儿童又是女性的特殊身份,让她们在现实生活中承受着多重的负担。对该特殊群体权益的严重忽视所导致的结果和问题都将是社会性的。缺乏知识、技能与自信心的女性不仅不能获得与男性平等的发展机会,其心理与生活上的困境也将进一步折射到其生存的具体环境与其生育的下一代身上,民族的整体素质与国家的整体素质发展都会受到影响。由于女童的特殊性以及年幼,缺少自我保护意识和能力,因此除了应做好与男童一样的保健工作外,其生殖保健及保护更应当引起全社会的关注。

一、女童性教育

(一)女童性心理的发展与特征

性是人类的一种自然生理现象,出生后即有性唤起的能力。心理学家西格蒙德·弗洛伊德提出了心理性欲发展5个阶段学说,此学说认为人的心理性欲发展有5个阶段。其中儿童性心理发展有2个重要阶段:一是3岁前的幼儿阶段;二是11~13岁后进入青春期的少年阶段(见本篇第三章青春期保健)。本节重点叙述10岁前女童性心理的发展与特征。分阶段简述如下:

1. 女童性心理的发展

(1)3岁前的幼儿阶段:按弗洛伊德的精神分析理论,把3岁前的幼儿阶段分为两期,即口唇期和肛门欲期。①口欲期(又叫口腔期,或口唇期)(0~1岁):婴儿通过口腔活动的吸吮、吞咽、舔、咀嚼、咬合等口腔的刺激活动获得满足。当他们吸不到乳头时,往往喜欢吸自己的大拇指或其他,显然这种行为可给婴儿提供一些快感。由于口部到成人时期是一个性欲部位,因此,心理学家把口部作为婴儿期"性欲"快感中心。只不过此期婴儿性心理性征为无意识的性愉快体验。②肛门欲期(又叫肛门期)(1~3岁):幼儿从对肛门粪便的潴留与排泄活动来达到"里比多"(Libido)的发泄,从而获得快感。有人认为,此期性心理障碍可导致将来同性恋的发生。

(2)3~10岁的阶段:也可分为两期,即性器官期和潜伏期。①性器官期(phallic stage)又称生殖器期(genital stage)(3~6岁):是心理发育的"非性爱的异性好感期",此期幼儿已初具性别意识,知道男女性别角色,常比较自己与异性的性器官的异同,女孩羡慕男孩,常因自己缺少男性生殖器而感到羞涩。除了对自己的生殖器关注外,对他人身体充满好奇,出现窥视欲望。并对怀孕、生育、乳房等感兴趣,可出现触摸、暴露生殖器官或玩弄性器官,出现性关心和性疑问,性心理围绕着性别和性征而展开。②潜伏期(latent stage)(6~12岁):6岁进入学龄期开始上学,兴趣从"性"转向探索大自然、学习科学文化知识、文体活动、同伴交往活动等方面,随着学习内容的扩展和社交范围的扩大,使儿童对异性兴趣反而下降,此期又称为潜伏期。因女童9~10岁时发育快于男孩,如8~10岁女童出现乳房、乳头隆起,并可触及乳核。此期女童性意识加强,害羞感明显,因怕乳房过大而有意含胸,对自己的身体胖瘦敏感,男女孩界限明显,常疏远异性。

弗洛伊德认为,女子约从11岁、男子约从13岁便开始进入青春期,在此期,"里比多"冲动再次"萌发",男女相吸,快感来自于生殖器。

2. 女童性心理特征 可分为以下3个阶段:

(1)无意识的性愉快体验:婴儿期性心理、性征多为无意识的性愉快体验。随着年龄的增长,幼儿已初具性别意识,知道男女性别角色,6~7周岁的女童,其心理表现多为好奇与朦胧。已经能注意同伴行为,并能对同伴和自己的行为做出简单评析。道德观念有了一定发展。对"性"的兴趣稍有增加,会提出性疑问或在同学间探究性问题,如"我是从哪里来的?""为什么女人才能生孩子?",异性儿童之间玩"过家家"游戏,男童扮父亲,女童扮母亲,模仿着给小孩喂食、哺乳等,进行一些模仿性活动等。在感情上表现出对异性父母的亲近和对同性父母的排斥。如不恰当地引导,女童易出现"恋父情结"。

(2)性萌芽:8~9周岁女童,内心感受逐渐增强,多数比较稳定,性萌芽有害羞感。男女童的心理有所差异:女生性意识更加明显,对异性兴趣开始萌动并有窥视欲,对婚姻和家庭生活方面的问题表现出兴趣。这阶段的女孩喜欢学习做家务、缝衣、洗涤等,通过模仿进一步学习充当自己性别角色。

（3）进入了青春早期,第二性征开始出现:10~12周岁女童,大部分人进入了青春早期,是人体发育第二高峰,第二性征开始出现。心理处于一种不安定状态,对异性的关心程度增加,主要关心异性的学习成绩、运动成绩、形体是否健美等。

从上述女童性心理的发展与特征情况,我们应认识到这样一种规律,儿童性心理的发展是一个渐进、有序、变化的过程,虽然存在着个体差异,但都是以前一阶段为基础而逐渐发展的。

（二）女童性教育的内容与对策

1. 女童性教育的内容 主要包括男、女童生殖器官的解剖生理学特点,引导女童性别角色自认;简单介绍生命的形成和生育过程;青春发育期的表现,第一性征和第二性征发育;月经常识与外阴清洁卫生;认识女童手淫,防患于未然;女童性骚扰、性侵犯的防范。

2. 女童性教育的对策 家长、老师、社会都应认识封闭性知识来源的做法将适得其反,甚至导致女童的逆反心理。幼儿园、小学低年级是家庭性教育的延续,因此,应针对不同年龄阶段,重点要做到如下几点:

（1）形成正确的性别角色自认:家长要将婴儿按其特定的性别来养育,按孩子的性别提出行为要求。生活中,女童受妈妈的影响大,因此妈妈要注意自己的言行,树立温柔典雅的榜样。

（2）消除女童的性神秘感:通过对男女性生殖器官的解剖生理学和有关生命的形成,性别、性征的发育等知识教育,让女童了解属于自己身体一部分的性器官名称、功能,消除对性器官及第二性征的神秘、好奇;要认真回答孩子有关性的问题,目的是使孩子从小就知道爱惜并保护自己的身体。

（3）正确看待女童手淫:认识女童手淫有别于成人手淫,成人手淫是由于性冲动而引发,女童则是无意识的。防止手淫的发生,应减少环境与外界对女童的影响,父母对孩子适度地身体接触和言语呵护,保持外生殖器卫生,不穿过紧、过小、过于束缚的裤子,不逗弄孩子的敏感部位。发现女童有不恰当的性行为(包括手淫)时,老师、家长应转移她们的注意力,进行随机教育,给新颖的玩具、讲有趣的故事、找伙伴一起玩、进行户外活动或体育锻炼等。

（4）防范性骚扰、性侵犯:儿童的性安全问题既指儿童受到他人的性侵害,也包括自身性行为对生理、心理的安全造成危害。性骚扰、性侵犯以留守女童最常见,应加强性安全意识教育。每个人身上都有一些不能让他人触摸或暴露的部位称为隐私处,教育女童要防范他人触摸隐私处,也不能在他人面前暴露隐私处,或触摸他人的隐私处。

（5）顺应幼儿身心发展:父母的行为规范、家庭成员的言谈举止、家庭结构、文化环境、教育方式对女童健康性意识的形成起潜移默化的作用。家庭性教育的重点是顺应幼儿

身心发展的需要,不随便阻止孩子的性好奇,要正面引导,进行适度、适当的教育。

（6）不要超越她们的发育阶段:不要讲解女童无法理解和不适宜的性知识。性别角色来自外界社会环境与个体的相互作用。家庭、学校、大众媒体都是促进女童性别角色社会化的重要因素。因此,家庭、幼儿园、学校应相互配合,共同促进女童的健康成长,为女童终生生殖健康奠定良好的基础。

二、生殖保健措施

（一）防止生殖道损伤及感染

做好对女童的生殖健康保健,对女性的生理健康及社会稳定和谐有重要的意义。

1. 减少生殖道感染的机会 女童尿道短而直,尿道外口暴露接近肛门,易受细菌感染,因此女童尽早穿封裆裤,不要随地乱坐,以减少外阴感染的机会。每天清洗外阴,不必用肥皂或其他洗液,盆及毛巾专用;不用脏东西擦外阴、不用脏手抓挠外阴;培养定时排便的习惯,养成饭前、便后洗手,便后由前向后擦拭习惯。穿棉质内裤,经常更换,不穿紧身蓝色牛仔裤或尼龙紧身衣。

2. 保护好娇嫩的外生殖器,避免损伤 告诉孩子一些自我保护知识,比如:自己的外阴除了妈妈可以帮着洗,其他任何人不能看、不能摸,更不能把东西弄到里面去。注意女童活动场所的安全设施,对儿童进行安全性教育,避免运动时造成下身损伤的可能。

3. 家长、监护人、保育员的责任 家长、监护人、保育员一旦怀疑或确诊自身患有生殖器感染的疾病,应与孩子分床,衣物隔离洗涤,并及早诊治,避免传染给孩子。

（二）防治女童生殖器官疾病

1. 尽早发现并治疗发育成熟障碍 注意合理膳食,少吃或不吃广告中介绍的各类保健品,避免性早熟的发生。一些流行病学调查研究显示,环境激素类物质对女童的内分泌系统可能产生影响,如暴露于多氯联苯可使女童月经提前来潮;暴露于邻苯二甲酸酯可使女童乳房早发育。目前一些国家开始进行人群中环境激素水平的监测,该项工作对育龄妇女及儿童尤为重要。建立一套适宜孕妇和儿童最常见暴露的环境激素的毒性监测方法,根据监测结果针对性采取保护措施,保护孕妇及儿童避免或减少环境激素的暴露非常必要。成人也要放好自己的化妆品,不要让孩子轻易使用。

2. 慎重对待女童的生殖器官畸形及缺陷 及时发现、慎重对待女童的生殖器官畸形及缺陷,及时矫治。

（三）定期健康检查

现在学校和家长都非常重视儿童的健康和体格检查,

但儿童的体检项目中除重视儿童的体格发育外,还应重视儿童生殖系统的检查。临床资料显示,女童生殖系统可以存在一些问题,如两性畸形、小阴唇粘连等,这些病患不仅影响了女童的正常发育,还有可能损害生殖健康,影响以后的性功能和生育能力。因此,定期健康查体,及时发现儿童发育不良或异常,及时干预治疗,既能促进身心健康,又能保护生殖健康。

三、女童保护

女童应当受到法律的特殊保护,实践中女童相比男童更易遭受暴力侵害,为加强对女童的保护力度,应加大社会宣传与普法力度,加强对相关人员的知识培训,普及预防性保护教育,完善针对女童的专业化社会服务。

(一) 女童保护的法律文件

1. 女童保护的国际法框架 国际上在保护女童方面已有很多研究和具体的经验,不仅仅是惩治侵害女童的行为,更重要的是涉及对女童的教育、救助、社会性别意识提升等更全面的保护。《消除对妇女一切形式歧视公约》要求各国政府保障女童平等受教育的权利和消除对女童有害的传统习俗。《联合国儿童权利公约》明确女童"享有公约所规定的所有权利",即享有生存权、受保护权、发展权与参与权。《公民权利和政治权利国际公约》《关于男女平等的第 28 号一般性意见》都非常明确地规定了非歧视和平等对待原则。

2. 我国女童保护的主要法律文件 《未成年人保护法》规定:"国家根据未成年人身心发展特点给予特殊、优先保护,保障未成年人的合法权益不受侵犯。"说明国家政府对保护儿童权益的高度重视。《妇女权益保障法》不仅将"实行男女平等是国家的基本国策"写入法律中,而且规定"妇女的生命健康权不受侵犯。禁止溺、弃、残害女婴"。《母婴保健法》明确规定"严禁采用技术手段对胎儿进行性别鉴定,但医学上确有需要的除外"。《宪法》《刑法》《婚姻法》《义务教育法》等都包含对女童的保护。

(二) 女童保护的政策

《中国儿童发展纲要》和《中国妇女发展纲要》是与妇女儿童相关的国家行动计划,每 10 年根据妇女儿童的发展水平制定一次,现已经到第三轮 10 年期。《中国儿童发展纲要》对女童发展主要体现在 4 个方面:一是女童的平等教育权;二是女童健康权;三是女童的受保护权;四是女童的生存环境。《中国妇女发展纲要》在女童的平等教育权方面,对

女童受教育水平的目标不断提高;在健康权方面,提出"妇女在整个生命周期享有卫生保健服务"。《中国儿童发展纲要》与《中国妇女发展纲要》的制定与实施,是中国推进女童发展最重要的政策体系。针对频繁发生的女童遭受性侵事件,教育部、公安部、共青团中央、全国妇联于 2013 年共同发出《关于做好预防少年儿童遭受性侵工作的意见》,要求切实预防性侵犯少年儿童案件的发生。同年 10 月,最高人民检察院、最高人民法院、公安部、司法部联合发布了《关于依法惩治性侵害未成年人犯罪的意见》,明确规定依法严惩性侵害犯罪、加大对未成年被害人的保护力度。

(三) 加强女童保护的建议

女童保护涉及家庭、学校和社会各个方面,家庭、学校、社会共同关注女童的安全,相关部门和社会各界应当通力合作,建立家庭、学校、社会有效衔接的保护和服务网络。在学校、家庭和社区开展对儿童和监管人的防范意识和相关知识的教育培训,形成一种共同防范的体系。

1. 加大社会宣传与普法力度,增强性别平等意识和儿童优先的观念,消除对女童的歧视。在农村建立有利于女孩及其家庭的利益导向机制,提高生育女孩家庭的经济社会地位和社会福利待遇。

2. 在社区建立儿童保护办公室,负责全社区的儿童保护事务,在监护人缺位的情况下,更多地给予女童关照和保护,给女童创造相对安全的生存环境,及时发现、关注处于困境的女童,预防性侵害的发生。

3. 建立家长学校,教育家长加强修养,注意自己的榜样作用,增强保护女童的意识及行动,年幼女孩外出,家长一定要接送。家庭成员也应当注意自己的行为,不要有重男轻女的思想,不要随意使用暴力等,营造融洽温馨的家庭气氛。

4. 在学校开展"性教育""儿童保护""安全防范"等教育,学校应设立固定的学时和课程,通过课堂教学、编发手册等形式教育教授儿童防范性侵害、拐卖等暴力侵害的知识和应对技巧,懂得遭遇性侵害后如何寻求帮助。

5. 加强对学校及托幼机构的教职员工管理,严把进口关,将师德教育、法制教育纳入教职员工培训内容及考核范围,及时将违法犯罪人员清除出教师队伍。

6. 依法公正处理各类针对女童的暴力案件。

7. 支持、鼓励社会组织开展针对女童保护的项目及行动,开展对女童的救助、专业化社会服务活动,建立跨部门、多专业的一体化服务模式。

(于学文　张荣莲)

参考文献

1. 熊庆,王临虹.妇女保健学.2 版.北京:人民卫生出版社,2014:23-39.

2. 童连.0-6 岁儿童心理发育行为评估.上海:复旦大学出版社,2017:33-55.

3. 首都儿科研究所和九市儿童体格发育调查协作组. 2015 年中国九市七岁以下儿童体格发育调查. 中华儿科杂志, 2018, 56（3）: 192-196.

4. Pan Y, Lin X, Liu J, et al. Prevalence of childhood sexual abuse among women using the childhood trauma questionnaire: a worldwide meta-analysis. Trauma, Violence, & Abuse, 2021, 22（5）: 1181-1191.

5. 侯杰, 常春波. 近代家庭教育与儿童性别认同探析. 天津大学学报(社会科学版), 2018, 33（2）: 231-235.

6. 石燚, 刘倩琦. 性发育异常与性别分化相关影响因素的研究进展. 国际儿科学杂志, 2018, 45（11）: 865-868.

7. 金星明. 儿科专科医师规范化培训教材——发育行为学分册. 北京: 人民卫生出版社, 2017: 9-10.

8. 唐瑞强. 选择性缄默症的过去和现在. 国际精神病学杂志, 2020, 47（5）: 897-899.

9. 周羽西, 李赟, 宋绪鸣, 等. 儿童选择性缄默症的研究进展. 国际精神病学杂志, 2018, 45（6）: 977-979.

10. 戚务念, 刘莉, 王欣欣. 农村留守女童: 她们的日常生活与教育支持. 当代教育科学, 2019, 2: 3-14.

11. 中华医学会儿科学分会发育行为学组, 中国医师协会儿科医师分会儿童保健学专业委员会, 儿童孤独症诊断与防治技术和标准研究项目专家组. 孤独症谱系障碍儿童早期识别筛查诊断和早期干预专家共识. 中华儿科杂志, 2017, 55（12）: 890-897.

12. 黄小娜, 张悦, 冯围围, 等. 儿童心理行为发育问题预警征象筛查表的信度效度评估. 中华儿科杂志, 2017, 55（6）: 445-450.

13. 张翠芳, 李素水, 李秀萍, 等. 孤独症谱系障碍的相关遗传学机制研究进展. 神经疾病与精神卫生, 2020, 20（4）: 295-300.

14. 夏宝姝, 陈畅. 孤独症谱系障碍发病原因研究进展. 精神医学杂志, 2019, 32（5）: 383-387.

15. 中华医学会儿科学分会发育行为学组. 注意缺陷多动障碍早期识别、规范诊断和治疗的儿科专家共识. 中华儿科杂志, 2020, 58（3）: 188-193.

16. 于谦, 梁伟仪. 儿童注意缺陷多动障碍病因、诊断及治疗的研究进展. 临床医药文献电子杂志, 2020, 7（24）: 21-28.

17. 郭平, 杜亚松, 郭华. 儿童注意缺陷多动障碍的病因学及治疗研究进展. 心理医生, 2017, 23（30）: 2-3.

18. 中华医学会小儿外科学分会小儿尿动力和盆底学组和泌尿外科学组. 儿童遗尿症诊断和治疗中国专家共识. 中华医学杂志, 2019, 99（21）: 1615-1620.

19. 袁慧, 丁桂霞. 儿童遗尿症诊治进展. 医学综述, 2019, 25（9）: 1776-1781.

20. 中华医学会医学遗传学分会遗传病临床实践指南撰写组. Rett 综合征的临床实践指南. 中华医学遗传学杂志, 2020, 37（3）: 308-312.

21. 邱倩文. 学龄前儿童心理行为发展与家庭环境的关系. 中小学心理健康教育 2017, 343（32）: 8-14.

22. 国家统计局、联合国儿童基金会、联合国人口基金. 2015 年中国儿童人口状况: "事实与数据". 2017.

23. 谢幸, 孔北华, 段涛, 等. 妇产科学. 9 版. 北京: 人民卫生出版社, 2018: 315, 320-321.

24. 石一复. 重视小儿妇科的学科建设和发展. 国际妇产科学杂志, 2015, 42（1）: 7-8.

25. 国家卫生健康委员会. 预防艾滋病、梅毒和乙肝母婴传播工作规范（2020 年版）. 国家卫生健康委员会, 2020.

26. 王卫平, 孙锟, 常立文, 等. 儿科学. 9 版. 北京: 人民卫生出版社, 2018: 8-19, 67, 309, 401-403.

27. 谢坚, 徐冰, 佘静, 等. 知柏地黄丸联合醋酸亮丙瑞林治疗儿童中枢性性早熟的疗效观察. 现代药物与临床, 2016, 31（12）: 1979.

第三章

青春期保健

第三篇
妇女保健

第一节　基本概念

一、青春期定义

青春期(adolescence)是从儿童发育期到成年期的过渡阶段,也是个体体格、体质、智力、心理发展和社会适应能力的关键时期。青春期由于受神经内分泌系统剧烈变化的影响,身体迅速生长发育,同时性器官与第二性征发育、逐渐成熟;在躯体形态,生理功能变化的同时,心理行为也发生急剧变化。青春期终末时,躯体基本不再生长,性器官基本发育成熟,已具有生育能力进而转入成年期。

二、青春期年龄与分期

青春期开始年龄因人而异,发育速度也存在个体差异。世界卫生组织定义青春期年龄范围从10岁开始到19岁结束。一般女孩发育比男孩早1~2年。青春期又可划分为早、中、晚三期,每期大约2~3年。青春期早期主要表现为体格生长突增,青春中期以性器官与第二性征迅速发育为主要特点,伴有月经初潮来临;青春晚期性腺基本发育成熟,第二性征发育近似成人,体格发育逐渐停止。

三、青春期发育的影响因素

影响青春期发育的因素是多方面多层次的,是先天因素与后天各种外界环境因素相互作用的结果。遗传基因决定个体发育的可能性,即发育的潜力与最大限度;环境条件影响遗传赋予的潜力的发挥,决定发育的速度及可能达到的程度亦决定发育的现实性。从保健角度更着重后天环境诸因素。后天因素除自然条件与气候季节、环境污染、长期灾害等影响外,还包括政治、经济、文化教育与卫生保健等社会因素以及家庭诸因素。家庭是社会重要组成部分,社会因素通过家庭直接或间接影响下一代。家庭的居住条件、经济状况、父母的良好素质、性格爱好、行为气氛、生活方式与重视子女的智力开发、知识培养、正确的教育方式等,都是青春期发育的影响因素。具体指子女的营养(生长发育的重要物质基础)、体育锻炼(增强体质的重要因素)、疾病的防治(健康的保证)以及良好的生活作息习惯的形成(包括定时进餐、充足睡眠、适当学习、足够户外活动、人际交流)等。

青春期不论体格发育与生殖器发育、生理功能、心理行为都受上述诸因素影响,从而出现或多或少的差别。青少年发育存在显著的南北差异,世界大多数国家和地区都是北高南矮。身材发育差异是地理、气候、社会、经济等混杂因素长期影响的结果。长期战乱、灾害可以影响生长发育停滞不前,甚至下降,但总的趋势是导致青少年身材一代比一代增高,性发育也有提前的现象。月经初潮是青春期性成熟过程中的重要标志,其出现的年龄根据各地流行病学调查结果显示也存在差异,生殖器官发育与功能同样受多种因素影响存在差别,详见本节青春期的生理特点中月经初潮。

(吴久玲)

第二节　青春期女性的生理特点

一、体格发育

女孩进入青春期后,在神经内分泌影响下,身体迅速生长,出现人体生长发育的第二个突增阶段(第一个突增期指从胎儿期至出生后一年)。

(一)青春期的形态发育

青春期身体形态变化主要反映在以下几方面:

1. 身高　衡量生长突增变化的良好指标。大约25%的成人身高在青春成熟时定型,女性生长突增从10岁左右开始,比男性约早2年,突增高峰年龄多在12~13岁,在男女身高曲线图上形成"第一次交叉",突增幅度每年平均增长约5~7cm,最多可达9~10cm;女性生长的高峰期与月经初潮时间相关,随着月经初潮来临后,生长速度开始减慢,因而,身高增长期比男性短,最终总体身高比男性身高矮12~15cm。身体各部分突增的表现不尽相同:胎儿期形态发育头部领先,而后为躯干,最后是四肢,称"头尾发展律";童年与青春期身体发育则四肢先于躯干,下肢先于上肢,呈现自下而上,自四肢远端至躯干的程序,称为"向心律"。

2. 体重　青春期体重明显增加,但其增长高峰不如身高显著,且身高的发育先于体重。15~16岁少女显得身体瘦长,四肢细软。女性体重增长时间比身高长,且成年后体重仍可继续增加。一般青春期每年可增重5~6kg。女性体内50%的钙在青春期沉积,约99%的钙沉积在骨骼中。体重的增加除骨骼增长外,肌肉和脂肪的增长更为重要。女性肌肉发育在18岁左右一般不再增长。女性进入青春期后,体内雌激素促使脂肪在全身皮下沉积,肌肉与体脂的比例中脂肪更高,沿上臂、大腿、臀部和背部分布。女性骨盆较宽大也是雌激素的特殊作用。因此成年女性呈现相对身材较矮、体态丰满、曲线较突出的体型。

3. 形态发育类型　女性青春期形态变化除身高、体重外,胸围、肩宽、上臂围、小腿围等也呈现明显突增现象。青春期形态发育受多种因素的影响,存在很大的个体差异。一般分为早熟、晚熟、平均三个类型。

(1)早熟型:生长发育突增较早,此阶段身高高于同龄人,但此类型者,突增结束时间也较早,突增过程短,身高增长整体较少,最终的身高多低于平均水平,呈现为骨盆宽大,肩部较窄,矮胖体型,具有高度女性体态。

(2)晚熟型:生长发育突增出现相对较晚,整个童年期乃至青春早期的生长都低于同龄人,但突增时间长,身高增长多高于平均水平,呈现为骨盆较窄、肩部较宽,瘦高体型,具有一般男性特征。

(3)平均型:生长发育突增开始的年龄、速度及持续时间介于早熟型和晚熟型之间,身高处于平均水平,体态也介于两者之间。

影响青春期形态发育的因素很多,主要包括遗传与环境两大类,也就是内因和外因,或可称先天与后天。决定体格发育的遗传因素:一是种族;二是家族。国内外研究结果表明,在环境因素中营养因素引起的作用尤为重要。此外,疾病防治、生活条件、情绪和体育运动等也都影响人体的生长发育。

(二)内脏功能的发育

青春期形态发育的同时,相应各器官生理功能也发生变化。除生殖系统功能迅速发育外,心血管、呼吸、运动等系统的功能均发生程度不同的变化。在形态发育与功能发育互相促进下,机体逐渐成熟。

1. 心血管系统的发育　为保证青春期发育突增的进行,心血管也发生相应变化。心脏重量迅速增加,平均达220g,接近成人水平,容积也成倍增长。左心室的变化更加明显,心肌纤维增粗,心室壁增厚,富有弹力。

由于心肌功能增强,搏出量增多,每分钟只需70~80次,便能满足机体的需要。进入青春期后,血管径增长速度落后于心脏,周围循环阻力增加,血压随之而增加,加上此期自主神经调节功能不够稳定,因而有些青少年甚至出现暂时性血压偏高现象。正常成年人血压标准收缩压为12~18.17kPa(90~140mmHg),舒张压为8~12kPa(60~90mmHg)。青春期心血管系统虽迅速发育,但与成人比仍存在一些差距。心脏大小要到35岁左右才稳定,心搏出量也比成人少。因此青少年的体力活动与劳动强度不能与成年人同等要求,但适当的体育锻炼与劳动可促进心血管更健康成长,功能更完善。

2. 呼吸系统的发育　青春期肺的发育明显加速,12岁左右肺的重量为出生时的 10 倍,肺小叶结构逐渐完善,肺泡容积增大,呼吸肌发育加快,呼吸功能随之增强。肺活量比青春期前增加 1 倍,每次呼吸的气体交换量明显增加,呼吸频率减少。但青春期的肺通气效率较差,呼吸功能贮备也较少,当机体需氧量增加时,只能通过增加呼吸频率以弥补不足。青少年上呼吸道较狭窄,黏膜较薄,血管与淋巴组织较丰富,故易致感染而使黏膜充血肿胀,出现鼻塞、呼吸困难等。针对青少年呼吸系统的特点,应注意保持生活环境的空气新鲜,坚持锻炼,避免呼吸道感染,以利于呼吸系统的发育与功能的增进。

3. 脑和神经系统的发育 进入青春期前,脑神经的结构、重量与容量已接近成人水平。进入青春期后脑细胞内部结构不断分化,神经元的联结更加精确,神经纤维的网络联系增加,皮质和皮质下的某些神经纤维继续髓鞘化,胶质细胞数量增加,白质的容量呈线性增加,提高了神经传导的效率,青少年的认知能力有了质的转变。但其功能的完善主要在青春期才有较大进展。

青春期是脑的各部分间快速建立神经回路的时期,脑发育的状况将对成年后的脑功能产生深远的影响,并与某些不良习惯的养成、神经精神疾病的发生有关联。近年来影像学的研究表明,在青春期的前额叶皮质的细胞间,以及它与其他脑区间都建立了丰富的连接认知功能,得到了很快的发展。脑科学研究还发现前额叶皮质发育落后于某些皮质下结构,如边缘系统、下丘脑等,青春期脑的发育需要到 20~25 岁才完全和成人一样。

青春期脑发育处于一个特殊的时期,其发育的一个关键问题就是如何建立好前额叶皮质与某些皮质下结构,如边缘系统、下丘脑等与行为相关脑区的连接。一方面,前额叶皮质的发育在青春期虽然十分迅速,但是青春期的孩子要面对的十分复杂的生存环境包括自然生态、社会、家庭、学校等变化,其前额叶皮质并没有发育好应对这些变化,与适应生存环境的要求并不匹配,不足以应对现实的复杂环境,从而易出现一些行为上的失控。另一方面,又展现出认知功能和适应能力的飞跃式发展,在这个时期,智力可以迅速地提高,但同时又会出现某些行为上的失控,如表现出逆反心理,迷恋于某些活动,如打游戏机不能自拔,这些都与脑发育有关。

此外,在青春期,青少年的思考能力进一步加强,对事物能通过推理、分析作出判断,且大脑兴奋性较强,易接受新事物。但青少年神经系统不够稳定,容易疲劳,情绪也容易激动,必须注意学习,负担不宜过重。但也应注意到青少年可塑性最强,适当的启发、诱导、培养兴趣,对脑的发育都有促进作用。通过学习与训练,可将脑神经功能的发展推向更高阶段。

4. 青春期内分泌 人类的生长发育是一个极为复杂的过程,至今虽尚未完全了解,但已知人体存在一个完善的神经内分泌系统,调节有关组织器官的生理功能,使影响生长发育的两个最基本因素——先天遗传与后天环境综合起来,并起调节作用。影响生长发育最重要的激素在青春期前是生长激素与甲状腺素,并有胰岛素参与,而青春期发育是在性激素、肾上腺皮质分泌雄激素和生长激素的协同作用下,促使人生第二次生长突增。

(1)生长激素(growth hormone,GH):生长激素是影响生长发育最重要的蛋白质激素,由 191 个氨基酸组成,系腺垂体嗜酸性细胞分泌。每天分泌量:儿童期 91pg/d,青春期增至 690pg/d(吕姿之等,1985 年),深睡后是 GH 分泌高峰,提示睡眠对儿童生长发育的重要性。生长激素的功能是刺激所有身体组织细胞增长,促进蛋白质合成且动员储存脂肪供机体利用;对骨骼则刺激软骨生长,引起骨的纵向生长加速和骨骼变宽。但青春期生长突增不单是 GH 作用,也有肾上腺皮质分泌的雄激素的参与,是共同作用所引起。

(2)甲状腺素(thyroid hormone):甲状腺素对生长发育有显著的影响,是正常体格生长及骨骼成熟所必需的激素。人体生长过程中,甲状腺素与生长激素起协同作用。儿童期甲状腺功能减退者,软骨骨化与牙齿生长受阻,骨龄落后于实际年龄。身体主要长骨——股骨、胫骨发育障碍,致体态外貌呈幼稚状态。且甲状腺对神经细胞的正常发育与成熟有显著意义,甲状腺功能减退者,神经细胞发育不全,髓鞘形成不良,智力发育严重受阻,呈痴呆状。儿童期和青春期血中甲状腺素浓度一直保持平均水平或稍高于成人。

适量甲状腺素青春期可刺激促性腺激素(Gn)及性激素作用。对性腺发育及维持正常月经非常必要。能影响 Gn 分泌,促进卵巢及子宫乳腺等对 Gn 或甾体激素的敏感性。

(3)肾上腺皮质雄激素:肾上腺皮质分泌糖类固醇、盐类固醇与性激素三大类。前两者主要调节三大营养物质的代谢与体内水和电解质平衡;后者包括少量雌激素与雄激素,是男性体内雌激素与女性体内雄激素的主要来源。

雄激素刺激蛋白质合成与人体生长,加速骨生长与骨骺闭合,增加体重与肌组织,与 GH 协同促进青春期生长突增。在女性体内对女性阴毛、腋毛的生长、阴蒂、大阴唇的发育,均有很大影响。

肾上腺皮质雄激素的分泌随年龄而变化。7~8 岁有一小高峰称肾上腺皮质功能初显,但无明显功能活动。第二个高峰在 12~13 岁,与生长突增伴行。肾上腺皮质分泌的雄激素增加在垂体促性腺激素活动之前,因而有学者认为肾上腺在刺激下丘脑-垂体-性腺反馈系统中起关键性作用。女性青春期血中睾酮为 20ng/100ml(Janner,1986 年),初潮后为 50ng/100ml,尿内排泄的 17-酮类固醇随年龄增长与性功能成熟而逐渐增加,且与身高的增长明显相关。

(4)胰岛素:胰岛素促进葡萄糖向细胞内的转运和利用,从而节约体内蛋白质,故可促进生长。胰岛素也能促进蛋白质的合成,体内蛋白质合成与软骨形成都与胰岛素有关。胰岛素与生长激素互为刺激,生长激素减少则影响胰岛素分泌。糖尿病少年因胰岛素不足而生长不良,而胰岛素过多又会引起生长加速,肥胖且趋向身材高大。

（5）卵巢雌激素（estrogen,E）：人体雌激素有雌二醇、雌酮与雌三醇,前两者由卵巢分泌;后者为雌酮代谢产物,妊娠时由胎盘分泌。

雌激素的功能是促进女性生殖器官以及与生殖有关器官的形态发育与功能成熟。它促进小阴唇生长,使前庭大腺、尿道腺及皮脂腺分泌增加;促使阴道长度增加,血管生成,循环丰富,阴道上皮增生、角化并使阴道呈现酸性反应。

雌激素促使子宫发育,肌层变厚,内膜增生;参加月经初潮,是维持子宫内膜形态变化与功能的最基本天然化学物质。

雌激素与第二性征发育关系密切:刺激乳腺管发育;促使全身皮下脂肪沉积,尤其臀部与大腿最为明显;对阴毛也有刺激作用,使其在阴阜上部呈平底倒三角形分布,且抑制胡须与胸毛的生长。

雌激素促使骨细胞生长活跃,骨生长率增快;同时引起长骨骨骺与骨干早期愈合,该作用雌激素比雄激素强,结果使女孩长高比男孩早停止几年。此外,女性骨盆较宽与雌激素作用有关,从而形成了女性特殊的体态。综上所述,激素与青春期生长突增、第二性征形成及外形体态的关系,归纳见图3-3-1。

（6）催乳素（prolactin,PRL）：有类GH作用,可促使乳腺发育,并参与卵泡成熟、排卵、黄体形成与退化,但血中含量过高时,可抑制Gn导致黄体功能不足。

（7）青春期启动与内分泌调节:主宰青春期启动的是神经内分泌系统,通过下丘脑-垂体-性腺轴起作用。

性腺是脑垂体的靶腺,性腺激素的分泌受垂体促性腺激素（FSH与LH）的促进,而促性腺激素又受下丘脑促性腺激素释放激素（GnRH）的调控,性腺分泌对下丘脑与垂体起反馈作用;下丘脑又受大脑皮质、边缘系统及松果体的调节。

下丘脑-垂体-性腺反馈系统早在胎儿期已经形成,出生后随年龄增长不断成熟完善。FSH从青春期发育早期就开始增加并达成人水平,但LH水平的提高要到性征发育至一定成熟程度后才开始并逐渐提高至成人水平;之后其增高与早期血浆中雌激素水平升高相关。促性腺激素分泌有一定节律性,儿童期分泌量小,且呈脉冲性分泌,昼夜无区别;青春期前睡眠中FSH有脉冲性血浓度升高,进入青春期不仅睡眠时增高,醒觉时也有升高。LH分泌在青春期前与后,睡眠时均不见增高,只有青春发育期睡眠时出现增高现象,这是LH分泌的特点。

青春期下丘脑功能活跃,垂体兴奋,除分泌促性腺激素增加外还分泌促甲状腺素,促甲状腺发育并产生甲状腺素。也分泌促肾上腺皮质素,促使肾上腺皮质分泌皮质激素与雄激素。

青春期启动的机制主要有以下观点:①下丘脑敏感性进行性降低:青春期前下丘脑-垂体-性腺系统功能不够成熟,活动力较低,下丘脑对性腺激素的负反馈敏感性高,小量性激素就可控制下丘脑GnRH分泌。随年龄增长,下丘脑对负反馈作用敏感性逐渐降低,小量性激素已不能再对下丘脑起抑制作用,下丘脑分泌GnRH的能力提高,引起垂体分泌FSH与LH量增加,接着性腺活动加强,遂有青春期一系列变化。②松果体分泌的褪黑激素（melatonin）的浓度骤降。松果体分泌的褪黑激素对下丘脑GnRH的分泌及垂体

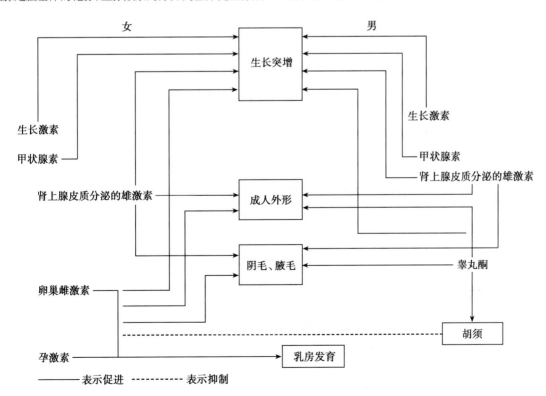

图3-3-1 激素与青春期生长和性发育的关系

促性腺激素的分泌，甚至性腺都有抑制作用。褪黑激素的骤降解除了以上各个环节的抑制，因此英国有褪黑激素是青春期"开关"之说。童年松果体患病导致的早熟现象，是有力的证据。③青春期垂体对下丘脑的 GnRH 效应最为敏感。注射 GnRH 的效应随年龄增大和青春期各阶段的推进而增加。注射 GnRH 后，非青春期儿童 LH 仅轻度升高，而青春期少年可出现青春发育期睡眠时增高现象。④临界体重和体脂含量：近年来人们开始关注到临界体重和体脂与青春期启动之间的关系。体脂含量高，肥胖的女孩月经初潮的年龄相对较早，而严重营养不良时则情况相反，往往出现停经，当体内的脂肪含量达到一定程度时，月经可以恢复，那些进行体操、舞蹈锻炼，体重轻、体脂含量低的女童，月经初潮较晚，一定程度上说明了脂肪含量对青春期启动及月经初潮的影响。

总之，青春期是在下丘脑、脑垂体前叶的影响下有关激素协同作用，引起一系列发育特征的出现。青春期后通过机体重新调整，使发育缓慢终达停止阶段。

5. 运动系统的发育 骨骼和肌肉是组成运动系统的主要部分。青少年骨骼特点是软骨成分较多，骨组织内水分和有机物多，无机物少，骨质密度较小，富有弹性，不易骨折而易弯曲变形，但坚固性较差。

少年儿童关节的关节面相对较厚，关节囊和周围韧带松弛，伸展性大，关节周围的肌肉薄弱、细长，因此关节活动范围大于成人，但牢固性差，外力作用下易脱臼。

青春期肌肉中水分多，蛋白质、无机盐少，因此肌肉较柔软松弛，运动容易疲劳。肌肉发育的规律：长身高期肌纤维长度增长，长体重期肌肉力量增加。大肌肉的发展早于小肌肉，躯干肌早于四肢肌，上肢比下肢快。由于少年肌肉发育落后于骨骼，故肌肉细长，力量和耐力都较差。15岁以后，肌纤维明显增粗时，肌肉力量随之增加。

根据以上特点，青少年应特别注意身体姿势，全面锻炼体格，避免局部负担过重；运动或劳动时，强度和时间安排要适当，长身高期不宜大负荷运动训练或做繁重的体力劳动，需要力量大的活动应安排在青春发育后期。

6. 造血功能 男性进入青春期后，雄激素促进红细胞与血红蛋白数量明显增加。红细胞从均值 $4.6 \times 10^{12}/L$ 增至 $5.3 \times 10^{12}/L$，而血红蛋白从均值 128g/L 增至 145g/L。而女性则不论血红蛋白或红细胞都增加很少。加上月经初潮之后，每月失血与怕胖减肥、节食减重，较容易引起贫血，应多补充营养与铁剂。

二、生殖器发育

女性生殖器官在青春期前发育缓慢，基本处于幼稚状态。进入青春期后，在激素的作用下迅速发育，并与其他系统共同进入成熟阶段。

1. 卵巢 出生时，卵巢皮质由被结缔组织分隔的原始卵泡群组成。每一原始卵泡含一原始卵母细胞，外环绕一层小型未分化细胞。髓质由疏松纤维结缔组织、血管、神经组成；而上皮主要由立方形细胞构成。卵巢在 8 岁前极小，表面光滑，卵泡经历不同发育阶段退化成为闭锁卵泡。青春期临近时大型卵泡数量增加，但绝大多数仍然退化。卵巢体积在 8~10 岁开始发育较快，以后直线上升。重量由原来的 6g，可增加 3~4g（Janner，1986 年）。在第一次卵泡成熟排卵之前，常有若干次无排卵月经周期。月经初潮时卵巢并未完全成熟，其重量仅为成熟卵巢的 30%，其后卵巢继续发育增大，皮质内出现发育程度不同的卵泡，表面也因排卵变得凹凸不平。从青春期开始，卵巢开始分泌激素，促进内外生殖器的发育。

出生时卵巢位于骨盆边缘，当盆腔长大时，卵巢、输卵管和子宫位置下降，月经初潮时卵巢已居成年位置，输卵管直径增加，管壁黏膜形成更复杂的皱襞，具有纤毛上皮。

2. 子宫 新生儿子宫长约 2.5~3.5cm。宫颈占整个子宫的 2/3。子宫肌层较厚，但内膜较薄，厚度只有 0.2~0.4cm，由稀疏间质细胞构成，表面有一层矮立方上皮细胞。有些新生儿腺体发育，子宫内膜大部分处于增殖期，部分还可见某种程度分泌活动，这是受母体孕激素影响的结果。出生后不久直至月经初潮前，子宫内膜则处于静止状态。10 岁时宫体长度大致和宫颈相等，月经初潮前子宫大小形状类似成年人，宫体明显增大，宫体与宫颈之比变为 2:1。子宫体的发育主要是肌层增生的结果，内膜发育则较少，月经初潮前子宫内膜只有单层矮立方上皮细胞，无分泌活动的迹象。

临近初潮时，宫颈宽度增加，颈管变大，腺体增生，腺上皮产生大量透明分泌物。取分泌物作涂片，干燥后在低倍镜下可见羊齿植物叶状结晶，是雌激素作用的表现。

3. 阴道 出生时阴道长约 4cm，儿童期阴道增加 0.5~1cm。进一步发育在第二性征出现前开始，持续到月经初潮或更晚些。初潮时阴道长约 10.5~11.5cm。

刚出生时，由于孕期母体激素的影响，阴道黏膜较肥厚且折叠，阴道涂片细胞学表现如月经初潮时所见。之后，母体雌激素效应消退。不成熟阴道上皮带有一层基底层细胞与中层细胞，少有表层细胞且没有角化现象。儿童后期阴道细胞学变化先于乳房或阴毛发育，涂片显示基底层细胞减少，中层细胞经常可见。由于雌激素量周期性增多，涂片中表层细胞渐多，直到涂片显示出成人型。

刚出生时阴道 pH 在 5.5~7.0。出生第一天内由于阴道内出现乳酸杆菌产生乳酸，pH 降至 5.0~4.0。其后由于雌激素撤退，pH 转为中性，再后为碱性。儿童期阴道少有液体，初潮前 1 年左右，液体量增加，pH 又转为酸性。

4. 外阴 出生时大小阴唇与阴蒂比较大，处女膜也较厚。母体激素消退后，阴唇变平，阴蒂较小，黏膜薄，处女膜也不突出。其后儿童期，外阴保持幼稚型。进入青春期，由幼稚型向成人发展，脂肪逐渐沉积，阴阜变厚，大阴唇增大表面形成细小皱纹。月经初潮前期，皱纹更显著，处女膜变厚，中间孔径约 1cm，前庭大腺功能开始活跃。

三、第二性征出现

女性青春期发育中,有2个较突出的特征:一是乳房的发育;二是阴毛的生长。大多数乳房发育先于阴毛的生长。过去30年中临床多采用Tanner与Marshall将乳房与性毛发育分为5期,第1期代表青春期前的发育,第5期为成人期。

1. 乳房的发育 青春期最早出现的女性特征是乳房发育,正常10岁左右乳房开始发育且隆起,乳头下出现硬结,并感轻微胀痛。这是卵巢产生雌激素的第一个临床征象。也表明脑垂体已开始分泌适量的促性腺激素,垂体-卵巢轴已经建立。

2. 阴毛的发育 在乳头下硬结出现后0.5~1年内,可见到阴毛生长。阴毛的出现标志雄激素的分泌逐渐增加,表明促肾上腺皮质激素-肾上腺轴的建立已渐趋完整。腋毛的出现多在阴毛长全之后。Tanner根据第二性征发育情况划分青春期分段变化,见表3-3-1。

表3-3-1 Tanner的青春期女性发育分段

阶段	乳房	阴毛
I	青春前期乳头突起	无
II	乳房与乳头微隆起	稀,长,微着色
III	乳房与乳晕融合突起	较深色,粗,弯曲,覆盖阴唇
IV	乳晕、乳头突出乳房之上	分布于阴阜上似成年型,毛稀疏
V	乳头增大突出,性成熟	阴毛向两侧唇分布,典型倒三角形

青春期身高突增现象虽不如乳房发育与阴毛发育突出,但也是躯体与性征生长过程的重要标志。身高突增通常标志青春期开始,身高停止增长是性成熟过程的终末阶段。

四、月经初潮

少女出现第一次生理性子宫出血,称月经初潮,是青春期来临和性发育的一个重要里程碑,也是性成熟过程中的重要标志。月经初潮后1年内,卵巢功能并不稳定,月经周期并不规律,多为无排卵性周期,或虽有排卵而无健全的黄体形成,故此段时期称为生理不孕期。大多数女孩在初潮后1~3年或更长时间才能形成规律月经,并具备生育能力。

月经初潮年龄个体差异比较大,与营养、体质、健康、遗传、种族、地区、经济、文化和环境等因素有关。一般来说,发达国家早于发展中国家,城市早于农村,经济发达地区早于落后地区,温带地区早于寒带地区。随着经济的发展和社会的进步,初潮年龄也在提前,平均每10年大约提前4个月。国内1978—1980年29省(市、区)调查,13万名女孩月经初潮平均年龄为15岁;1991年调查中国汉族城市为13.01岁,农村为13.63岁;2005—2014年中国学生体质与健康调查结果揭示,在344 230名9~18岁女孩中,月经初潮年龄分别是12.8岁(2005)、12.6岁(2010)、12.3岁(2014)。总之,初潮年龄个体差异大,值得注意的是,若女性在10岁之前出现月经初潮,要考虑"性早熟",年龄超过13岁,第二性征未发育或年龄超过15岁,第二性征已发育,月经还未来潮者要考虑"原发性闭经"。两者皆应及早就医。

(吴久玲)

第三节　青春期女性的心理行为特点

心理是人的内在世界,是感知、记忆、想象、情感、意志、性格等心理现象的总称。心理现象的实质是客观事物在大脑的反映。客观事物通过脑神经活动才能产生反映。青春期是大脑从生长发育走向日趋成熟的时期。结构的成熟,保证了功能作用的发挥。

青春期是智力发展、世界观形成和信念确定的重要时期。一方面,还保持儿童时代某些心理特点,常流露儿童的幼稚性;另一方面,已具有成人某些心理特征,开始萌发独立意识,不再依赖父母与家庭,喜欢与同龄人来往,先是同性,随年龄增长,喜欢与异性交往。

一、性意识的萌发

青春期生理成熟之后,对心理起特殊影响的就是性意识的萌发,开始意识到自己的性别,意识到两性间的关系,以及对待两性的态度与行为的规范。

性生理发育是性心理发展的生物基础,而性文化则是性心理发展的社会条件。生理成熟与性文化影响,促使性心理由幼稚向成熟发展。主要表现如下:

1. 性兴趣的产生 女孩8~14岁,随性器官发育与第二性征出现,感到惊奇、神秘、羞涩,开始感知性别差异的内涵,从而产生了解探索性奥秘的欲望。在性驱使下产生性兴趣,这与童年由好奇心产生的性兴趣有本质不同。这种性兴趣是隐蔽的,难以启齿,伴有羞耻感,往往通过各种渠道、各种方式去探究。主要表现为秘密、紧张、好奇地阅读有关性生理读物,也喜欢在同性伙伴中谈论月经、白带以及某些人的私生活及风流逸事等。

2. 性冲动的出现 14~15岁青年开始对性的兴趣、想象,产生性欲。体验到性冲动,可自然发生,也可由外界刺激所引起。报刊影视中性内容诱发心悸和阴道分泌物增加,从而感到困惑。本能地经常出现荒诞离奇的幻想和春梦或期望与异性互相接触及抚摸、拥抱,一般女青年的性冲动带有弥散性,并不一定集中在生殖器。女青年的性冲动易被触觉刺激所激发。缺乏触觉刺激,即使产生性冲动往往是一时性,且多微弱、较易控制。

女青年的性冲动与卵巢分泌雌激素关系极大。而性冲动的激发与维持,主要靠心理因素和接触身体的性感部位。

3. 性代偿行为与自慰行为 性刺激下为满足性欲望,青年常采取代偿性行为与自慰行为。性代偿性行为是通过观看色情材料而满足性的冲动。性知识读物中的挂图、影视、文艺作品中性的描写都被当作色情材料,艺术体操、技巧表演中的异性运动员、演员都可幻想为色情对象。

自慰行为则是通过手淫来满足性冲动的行为。用手或其他物品摩擦、玩弄生殖器诱发快感,以满足性兴奋与冲动。手淫常在性欲亢进时产生,常伴随色情的形象与幻想成分。手淫虽不会对健康产生影响,但应注意手淫时避免损伤生殖器,以不遗留疲劳感为宜。

青少年性欲意识的表现,是青春期发育性心理发展的必然结果。必须正视并正确对待,有效地对青少年施行性教育。

二、独立意向迅速发展

进入青春期自我意识迅速发展,突出地表现为自尊心增强,"成人感"与寻求"独立"的意识强烈。在家希望有自己的小天地,不愿意他人干扰。随年龄增长,与社会接触较多,内心世界日渐广阔,具有抽象概括的思维能力,是非观念也已初步形成,对原有外界环境再也不像童年时期不加批判地接受与服从。能够独立思考并憧憬未来,对家庭的传统习惯不愿适应。有强烈自主要求,但涉世不深,对社会认识不够成熟,处世经验与能力不足,思考问题常表现直观与感性分析,肤浅、片面,观点与信念未能确立或不稳定,加上经济未独立,实际生活尚不能完全离开成年人的指导与帮助。总之,渴望独立又独立不得,力图自主又自主不了。

理想与现实,独立与依附的矛盾,常使青年情绪不快、苦恼。针对其独立意向的发展,家长、老师应尊重其独立性、创造性,循循善诱,帮助其树立正确的理想与世界观,逐步给予更多独立权力,培养其独立能力。

三、伙伴关系密切

同龄伙伴是青少年在社交中非常重要的社会关系。多数青少年都具有群体观念,感到群体中有安全感。信任伙伴胜过信任教师与家长。同龄人有共同的爱好、兴趣,可互相倾吐内心秘密与苦恼,从中得到同情、理解与温暖,而这种情

感则很难得自成年人。自我意识的发展使得其对父母与老师的教导与劝告往往怀疑、忽视。对伙伴知己,情同手足。此时如果结交好伙伴,可互相鼓励,共同进步。相反,如果结交的不是良师益友,则不良意识也会互相影响,易走上歧途,甚至形成小团伙犯罪。父母老师应多加关心,敏锐地发现问题,及时疏导。

四、易沾染不良嗜好

青少年好奇心与模仿性强,容易受他人影响。如少女审美观易受社会影响,过分追求美容、发型、服饰。过早束腰、穿高跟鞋影响体格发育。由于经济未独立,使用劣质化妆品,反致皮肤损害。割双眼皮、填高鼻梁等美容,如美容师技术不高明,非但达不到预期效果反而损坏容貌。复杂社会还有形形色色的诱惑,加上识别判断能力还未完全成熟,容易沾染不良嗜好,有失自尊自重,追求穿着打扮,贪图享乐,自己又无钱挥霍;不切实际地追求虚荣易为别有用心者乘虚而入,上当受骗误入歧途不能自拔。

五、警惕网络成瘾

1. 网络对青少年的影响 当今信息技术飞速发展,网络对社会生活影响日益明显。网络成为青少年学习知识、交流思想、休闲娱乐的平台。同时,网络发展对青少年的身心发育影响也不容忽视。

一方面是积极影响:提供求知学习广阔的空间,提供各种信息渠道,帮助提高自身技能,有助拓宽思路与视野;加强交流与沟通,增强青少年社会参与度,开发其内在潜能。

另一方面是负面影响:网上许多不良信息和网络犯罪,潜在影响青少年人生观、价值观和世界观的正常形成;使许多青少年沉溺于虚拟世界脱离现实,荒废学习。

2. 青少年的特点 求知欲望强烈,追求时尚,有强烈自我实现的愿望。但青春期心理尚未成熟,尚未学会正确面对现实困难与挫折。部分青少年缺乏工作、学习与生活的目标,加上上网浏览的随意性、广泛性,不受时空限制,青少年易为网络的虚拟、互动、神秘吸引、诱惑,进而被控制,沉溺于色情、暴力等不良信息中。无节制上网陷于"网络成瘾"无法自拔。

3. 网络成瘾的危害 网络成瘾(internet addiction,IAD)也称为病理性网络使用(pathological internet use,PIU),主要表现对网络有心理依恋感,不断增加上网时间,上网获得愉快满足,下网感到迷茫不快。现实生活中少参与社会活动与他人交往,以上网来逃避烦恼与情绪问题。

网瘾是一种精神状态,难以有效控制自己上网行为,带来精神与身体痛苦,妨碍正常工作、学习与生活。表现有多种:游戏成瘾、交际成瘾(交友与网恋,导致许多少女上当受骗)、强迫收集信息成瘾,网络技术成瘾是青少年身心健康的

新杀手。网瘾的危害：

（1）对生理的影响：长时间上网,大脑高度兴奋,导致一系列生理变化,尤其自主神经紊乱,机体免疫力低下,由此引发心血管疾病、焦虑症、抑郁症等。

（2）对心理的影响：迷恋虚拟世界致自我封闭与现实隔阂,不愿与人面对面交往,久而必然影响正常的认知、情感与心理的定位,与现实疏远,心理异常,举止失常,性格怪异。

（3）对道德影响：网上世界是现实的延伸,也是现实世界扭曲的表现,易使青少年产生角色混乱。网络是身份丧失的场所,可匿名,隐存性别、社会地位等,且网上充斥有关色情、暴力、赌博、迷信等不健康事物,易刺激感官,产生诱惑,对涉世未深、缺识别判断能力、缺道德自律的青少年无疑是严重的挑战。一旦模糊道德认识,沉溺于不健康内容,必然妨碍青少年正确认知和健康人格的形成与正确人生观的塑造。

（4）对青少年行为的影响：影响学习,不能集中精力听课,法律与道德观念淡薄,过分放纵,丧失人格与自尊,欺骗,最后走上犯罪道路。

4. 如何防患网瘾于未然

（1）指导青少年养成良好习惯,上网前要有计划,明确目的,规划时间,避免无节制上网,力戒以上网来缓解精神压力。

（2）培养青少年其他兴趣与爱好,鼓励多参加文体活动充实生活。

（3）家庭、学校、社会共同参与,不能放任"开阔视野"。正确引导,合理监管,要指导合理使用互联网能力。

（4）政府要加强商业网吧管理,严控色情不健康信息传播。打击非法网站。

六、闭锁心理的出现

青少年在有成人感的同时,开始出现青春期特有的闭锁心理,即秘密感开始形成。表现为对许多问题的认识,对外界,对自己的家长、教师严密闭锁。

进入青春期,活动范围广阔,内心世界逐渐复杂,童年的单纯与天真消失,不轻易把内心活动表现出来,也不愿意向家长、教师倾吐,不少青少年对自己的隐私保密。随着社会文明进步,科技越发达,"闭锁"时间越长。当代青少年性生理发育成熟提前。为适应社会文明进步,结婚年龄不断推迟。加上男女间正常的友谊和社交往往遭长辈干涉和社会舆论压力,就更增加青春期闭锁心理的神秘和浪漫色彩。

有的青年闭锁心理产生升华,成为造就学业事业的动力;但也有由于闭锁心理,青少年常感不易被人理解,也不易理解别人,因而造成心理波动。同时由于闭锁性的特点,为了解和教育工作带来困难,处理不好则对青少年健康成长产生不良后果。

青春期心理的特点,既有闭锁性的一面,又有渴望被人理解的一面。师长应充分理解掌握这一特点,注意方式,把握时机及时帮助,还要引导其正确选择知己、认识友谊内涵,以期在交往中得到鼓励互勉与鞭策,在人生道路上共同茁壮成长。

（吴久玲）

第四节　青春期女性的主要生殖健康问题

一、非意愿妊娠

青少年性行为的特点为无计划、无准备、无保护,其结果常导致少女非意愿妊娠。发生在19岁以下女性年龄段的妊娠,这已经成为当前世界性的公共卫生的难题。WHO公布,每年有约1 600万15~19岁的少女和约100万15岁以下的少女分娩,妊娠和分娩期间的并发症是全球15~19岁少女死亡的第二大原因。

1. 少女妊娠的原因　有性行为就有妊娠的可能。如果性交射精前后正好排卵,即使一次性行为,也会怀孕。导致少女发生性行为的因素较复杂,可以有以下原因：

（1）性成熟提前：心理与精神情绪变化,追求异性与爱情,具备性行为和妊娠的可能。

（2）家庭结构松散：父母对子女关心不够,启发教育欠缺;或者家庭存在性暴力及性虐待。

（3）缺乏性健康教育：很多少女不掌握科学的性知识及避孕方法,性观念常常是错误和片面的,对性行为的后果认识不足,往往对性采取轻率和不负责任的态度。

（4）受黄色书刊或影视作品影响,不法成人引诱与教唆,对性问题态度随便而不负责任。

（5）遭受性虐待或强奸,特别是年轻的女孩,过早发生的性行为常常是在非自愿的情况下进行的。据调查,在美国14岁以前发生性行为的少女约40%是性暴力的受害者。在战争、灾难等特殊情况下,少女更常是受害者,会遭受性蹂躏和性摧残,以致发生少女妊娠。

2. 少女妊娠与人工流产的危害

（1）未婚先孕：致初婚与生育提前影响学习、工作及家庭生活,生育无计划,增加家庭与国家各方面负担。

（2）未婚人工流产：影响少女身心健康。第一胎人工流产并发症较多,发生率约5.6%;大月份引产并发症更多,可达18.5%。感染、子宫穿孔、粘连,对其后的孕育将可能遗留不良影响;如胎盘粘连、植入、异位妊娠、产后出血、不孕症等发病率增高。少女怀孕有更大危险并易发生贫血与妊娠期高血压综合征。

（3）少女妊娠的孩子常因孕期缺乏应有的保健与关心,且因母亲本身也处于生长发育阶段,不可能给胎儿提供足够的营养,因此低出生体重儿、出生缺陷等发生率增高,围产儿死亡率也相应增高。非婚生子女常因照顾不周而夭折,或沦为弃婴,遭社会歧视,加上多由女方抚养,母亲物质精神承受压力大,孩子的生活与教育也成问题,从而影响孩子身心成长,导致社会问题。

（4）少女过早开始性生活、早婚、早孕、多性伴等都是宫颈癌的高危因素,而且导致性病的传播。

二、性传播疾病

以往人们把不洁性交或滥交引起的梅毒、淋病、软性下疳和性病性淋巴肉芽肿,称为性病,俗称"花柳病"。除上述四种病外,实际还有不少疾病也通过性接触传播,如非淋菌性尿道炎、生殖器疱疹、尖锐湿疣、艾滋病、阴道滴虫病、真菌性阴道炎等,统称性传播疾病（sexually transmitted disease, STD）。

女孩性交过早、频繁、不洁性交、多性伴与 STD 有直接关系。由于女性生殖器官构造特点,携带 STD 病原体比男性速度快,女性青春早期宫颈上皮为柱状上皮,从宫颈管一直延伸至阴道,因而不能通过宫颈黏液阻止病原体侵入;柱状上皮又是沙眼衣原体与淋病奈瑟菌侵入的主要组织,所以青少年期患 STD 危险性大大增加。个别女性患者可同时感染两种以上 STD。少女患病早期往往不自知或不愿告诉他人而延误诊治,或找非正规医疗机构乱治疗,常因不能根治,性病进一步传播。因此须大力加强健康教育,提高青少年对 STD 认知率,增强防范意识。对 STD 易感人群进行监测,以期早期诊断,早期治疗,并对性伙伴展开追踪,减少传播。同时应教育人们坚持正确的性观念并普及性伦理道德,抵制错误的性观念和不道德性行为,以达控制性病传播的目的。

三、青少年常见病

（一）月经异常

青春期是神经内分泌及性激素靶器官的成熟过程,中枢神经-下丘脑-垂体轴对性激素的负反馈敏感性逐渐减少,GnRH 的合成与分泌增加,垂体对大量雌激素的青春期是神经内分泌及性激素靶器官的成熟过程,出现 LH 峰,引起排卵。而在排卵之前由于少量雌激素刺激子宫内膜引起增生,可致月经初潮来临。初潮距卵巢成熟排卵,建立正常周期之间常出现无排卵性、功能失调性子宫出血或有闭经现象。

1. 青春期功能失调性子宫出血（功血） 青春期功血是中枢成熟缺陷所致。由于下丘脑周期中枢未成熟,仅有持续中枢发生作用,垂体分泌 FSH 多于 LH,前者使卵泡发育,在少量持续分泌的 LH 协同作用下,卵泡分泌雌激素,但垂体分泌不出现 LH 峰,故无排卵。持续雌激素作用下子宫内膜出现不同程度增生。雌激素水平随卵泡生长或萎缩而增减;雌激素水平不断增长,内膜继续增生不出血;激素水平波动下降时,出现撤退性出血。由于无排卵,无黄体,缺孕激素,子宫内膜剥脱不完全,出血持续时间较长。因此初潮 2 年之内,月经周期常不规则,出血时间或长或短,出血量多或少不定。多数能自行调整,逐步建立正常周期的月经规则。但如出血时间过长,量过多,导致贫血,头晕心悸,则需按功血治疗。青春期功血治疗原则以止血、调整周期与促排卵为主。止血常用雌激素或孕激素,少用雄激素。雌激素补充体内不足,支持子宫内膜,且通过反馈作用于垂体。适量（2~6mg/d）达到止血后,每 3 天减 1/3 量,然后少量（0.5mg/d）维持到血止第 20 天,最后 5 天加用孕激素（每日黄体酮 10mg）然后撤退,止血效果较好。青春期少女,基础代谢在正常范围或偏低者,可给适量甲状腺素,每天 20~40mg,以促进新陈代谢,有助于调节卵巢功能。

2. 闭经 青春期闭经可分为原发性闭经和继发性闭经两类。原发性闭经是指青少年女性年满 14 岁第二性征不发育者,尚无月经来潮者;或年满 16 岁不论其是否有第二性征发育,尚无月经来潮者。继发性闭经是指已经有月经来潮,但月经停止 3 周期（按本人的月经周期长短计算）或超过 6 个月月经无来潮者。青春期闭经以原发性为主。原发性闭经应与隐性闭经相区别,后者实际有月经形成,但因处女膜闭锁,先天性无阴道等致经血潴留不能排出。继发性闭经要与生理性闭经——妊娠相区别。青春期闭经以原发性为主。闭经常见原因如下:

（1）子宫性闭经:米勒（Müller）管发育异常,如处女膜闭锁、阴道闭锁、无子宫、始基子宫等。无子宫内膜,则表现为原发性闭经。如有功能性子宫内膜,则可出现闭锁部位以上的经血潴留。后者并非真正无月经,常出现周期性腹痛,智力、体态、第二性征发育正常。妇科详细检查可作出正确诊断,手术造口引流经血,或行人工阴道治疗。

（2）卵巢性闭经:先天卵巢发育不良或功能缺陷,占原发性闭经中 12%~20%。患者除闭经外,常伴身材矮小、桶胸或蹼颈,肘外翻,且智力可能低下。常由性染色体异常引起,如特纳（Turner）综合征。但也有性染色体正常,单纯卵巢发育不全,性幼稚、第二性征不发育。此类患者可采用性激素周期性补充治疗,促进生殖器及第二性征发育,诱发月经,但无法矫正畸形。

（3）垂体性闭经:青春期前垂体发生肿瘤可导致原发性闭经。但多见于继发性闭经。

（4）下丘脑性闭经:系因下丘脑功能失常,影响垂体卵巢轴功能,导致闭经。①精神神经因素:青春期情绪发展多变，易波动并潜在不安，精神紧张、恐惧、忧虑、环境改变、寒冷刺激等都可扰乱中枢神经与下丘脑间功能，影响下丘脑-垂体-卵巢轴的正常调节，引起闭经；②营养不良或消耗性疾病影响激素合成致闭经；③药物抑制：长期用利血平、氯丙嗪、抗胆碱剂等抑制下丘脑，使其不能释放对垂体催乳素有抑制作用的抑制因子，导致长期泌乳，且催乳素抑制 GnRH 分泌，引起卵巢功能低落出现闭经；④多囊卵巢综合征：月经调节机制失常所致综合征。月经稀少、闭经、不育、肥胖、多毛，卵巢呈多囊性肿大，包膜厚，体内雄激素偏高。

（5）其他：如先天性肾上腺皮质增生症、肾上腺皮质肿瘤，除闭经外尚有多毛，其他男性化表现。

青春期前后营养不良或重症结核，消耗性疾病可致闭经。结核所致闭经除体质衰弱外也可由局部病灶出现于卵巢、子宫内膜致闭经。

原发性闭经应尽早就医，针对原因处理。初潮 2 年内继发性闭经，应排除器质性因素，如全身状况及第二性征接近正常，观察 6 个月，期待卵巢进一步发育成熟。观察期间可加强身体锻炼，合理安排生活、学习、工作，避免精神紧张，增加营养，月经多能自然复潮。闭经时间长，有卵巢功能不全现象，应给予激素治疗。

3. 痛经 经期下腹部痉挛性疼痛，伴全身不适，影响工作生活者称痛经。生殖器无器质性病变者称原发性痛经。生殖器有明显病变，如子宫内膜异位症、盆腔炎等引起者称继发性痛经。原发痛经多见于青春期少女，发病率 30%~50%。常在初潮后，排卵周期建立前出现。病因机制未完全清楚，与下列因素有关：

（1）精神因素：如紧张、恐惧、忧郁、情绪波动、过度衰弱或过度敏感者均易患痛经。

（2）子宫因素：子宫过度屈曲，宫颈管狭窄，经血不能畅流或因子宫内膜整块剥脱，子宫加强收缩促使其排出，引起疼痛。子宫发育不良，收缩不协调致子宫肌缺血，发生痛经。

（3）内分泌因素：有排卵月经，在孕激素作用下，子宫内膜合成前列腺素。经期内膜破碎脱落，前列腺素释放量多，使子宫肌痉挛收缩致疼痛。前列腺素也致肠胃平滑肌收缩，产生恶心、呕吐、腹泻等症状。

（4）其他因素：不注意经期卫生，月经期进行剧烈体力活动，受寒冷刺激如长时间接触冰冷物资、大量进食生冷食品或肢体和腹部保温不足等均易引发痛经。

诊断原发性痛经须先排除器质性病变，确诊后可对症治疗。重视经期卫生，注意经期保暖，忌食大量生冷物，避免剧烈运动等。可以做些放松精神训练，保持愉快情绪如听音乐、冥想等，减少不必要紧张焦虑。月经是性成熟生理现象，可能产生一些生理性反应，如小腹坠胀、轻度腰痛均属正常范围，月经畅流后可自然消失。疼痛较剧烈者下腹热敷可暂时缓解。必要时给予镇痛解痉剂，前列腺素合成抑制剂如吲哚美辛等。

（二）青春期发育延迟与性幼稚

指 13 岁以后尚未出现性征发育。常见类型与病因：

1. 体质性又称特发性青春发育延迟 指经各种检查未发现病理性原因。主要因为下丘脑 GnRH 分泌延迟发动引起。表现为 13 岁仍未见性征，身材矮，骨龄小于实际年龄。血 FSH、LH 与 E_2 浓度及 LH 对 GnRH 反应均为青春期水平。一旦骨龄发育在 12~13 岁时，同样会出现性发育过程达成熟。此类患者 GH 与 GHRH 均缺乏，但只是暂时性。其最终身高与家庭遗传因素相关。

2. 低促性腺激素功能低下 缺乏 GnRh 致 Gn 分泌不足。GnRH 缺乏原因可以是先天也可以是后天的发育缺陷；GnRH 分泌的量可绝对也可相对不足，也可能是质的异常即分泌的幅度或频率异常。常见于：

（1）中枢神经系统的肿瘤、感染、损伤及先天缺陷。临床表现：头痛、视野缺损、矮身材、肢无力、性征不发育、糖尿病、甲状腺功能减退症等。实验室检查 GnH、TSH、ACTH 等低。有时 PRL 高。

（2）单一 GnH 缺乏：不伴 GH 与其他垂体激素异常。

（3）特异性垂体功能低下矮小症：GnH 与 GH 都缺乏，补充 GH 治疗，骨龄虽已达超青春期标准，但性征仍不发育。

（4）功能性促性腺激素缺乏：慢性消耗性疾病、严重营养不良、甲状腺功能减退症、库欣病等引起。

（三）高促性腺激素性功能低下

由卵巢发育不全功能障碍所致。E 水平低，对下丘脑与垂体负反馈不足致 FSH 与 LH 均高，常见于先天发育异常如特纳综合征。染色体异常，45,X，或其他变异，卵巢不发育呈条索状，性征不发育，呈幼稚状态。除先天原因外，幼年时卵巢受手术、放疗、化疗等损害，也可影响青春发育。

青春发育延迟主要通过病史、体征、相应影像学检查及血内分泌各值寻找病因，确定其主因在卵巢、垂体或下丘脑而采取不同治疗方案。体质性青春延迟原则上无需特别处理，器质性引起的应去除病因。此外，GnRH-a 达必佳、达菲林等适用于垂体对下丘脑 RH 反应良好者。HMG 或 FSH 适用于 GnH 低、性腺功能低下的患者。高 PRL 者可用溴隐亭。雌激素可促进第二性征发育，与孕激素配合作为人工周期可诱发周期性子宫出血，且改善生殖道发育，有利于已婚妇女正常性生活。

（四）少女生殖系统肿瘤

1. 卵巢肿瘤 卵巢肿瘤多发生在卵巢功能旺盛时期，幼年少见，青春期卵巢功能渐趋成熟，发病机会渐多。常见良性赘生性卵巢肿瘤：如畸胎瘤、黏液性、浆液性囊腺瘤等。少女一般身材苗条，腰身较细。如发现腰围增粗，腹部增大，出现肿块，应及早诊治。恶性肿瘤中如无性细胞瘤、内胚窦瘤好发于青少年女性，肿瘤生长迅速，发展快，恶性度高，预后不良,必须警惕。卵巢性索间质肿瘤如颗粒细胞瘤,为低度恶性肿瘤,10%发生于青春期前。由于肿瘤分泌雌激素,故可出现假性"性早熟"。此外,卵泡膜细胞瘤也分泌雌激素,而睾丸母细胞瘤则分泌雄激素,具男性化作用,此两者均多为良性,少数可恶变。

2. 阴道腺病 本病来源于胚胎副中肾管上皮的残余部分,病因与其母于妊娠18周前服用大量合成雌激素有关。出生后少儿期无异常,潜伏至青春期发病,阴道任何部位可出现多个直径约0.5~5cm含黏液小囊。其组织形态和生化特点与宫颈柱状上皮相类似,有时表面破溃,形成溃疡,偶可发展为腺癌。

(五) 毛发增多与多毛症

毛发增多指体表毛发数量增多,分布密度加大,以头发、四肢部位明显;但第二性征的毛发增加不显著,且仍呈正常女性型分布,无男性化表现。多毛症指女性在正常或异常部位毛发增多,显著表现在颜面和下肢,分布形式有男性化倾向,如下颌、唇周、耳前、面颊、乳晕周围、胸前等,阴毛向脐部方向发展,呈菱形分布。多毛症除多毛外,可能出现男性化现象,骨、肌发育及脂肪分布近似男性,且阴蒂较肥大,而女性第二性征可能减弱。

毛发增多症,为体质性因素,多有家庭性毛发增多历史,常在青春发育期出现。毛发增多差异很大,月经初潮属正常范围,但月经不调者约60%,多表现为月经稀疏或闭经。

多毛症发病机制有两种可能:一是由于毛囊对循环中雄激素过度敏感;二是由于肾上腺皮质或卵巢雄激素产生过量所致,前者常因肾上腺皮质增生或肿瘤引起,后者多见于多囊卵巢综合征者。多毛首先应明确诊断,查明体内雄激素水平。如果增高,应进一步检查有无肾上腺或卵巢器质性病变,针对病因治疗。

(六) 痤疮

青春期皮脂腺由肾上腺皮质产生的雄激素作用,产生大量皮脂,淤积于腺体内,加上毛囊壁加速角化,皮肤落屑堆积毛囊口致脂质分泌不畅形成"粉刺",又称为"痤疮"。当毛囊口开放,角质物氧化形成一个黑头,开放的黑头粉刺很少导致炎症;当毛囊口小形成密闭粉刺(白头),内容物易破到真皮层,且毛囊口常是藏污纳垢所在,细菌繁殖致"痤疮"溃破。如反复发作,新旧病灶,瘢痕硬结相互交织,面部出现凹凸不平,虽无损身体健康,但影响面容,少女常感苦恼。注意皮肤保护,雄激素过高时可酌量用螺内酯、达英35,也可选用妈富隆。

(吴久玲)

第五节 青春期保健与指导

医学发展,已从原来纯生物模式转变为生物-心理-社会新模式。从纯治疗转变为群体保健、预防和人群主动参与的模式,加强全民健康意识,进行全民健康教育,提高民族自我保健能力成为医学科学及医务工作者的一项十分重要的任务。

青春期身心健康是决定一生体格、体质的关键时期。且为壮年、老年的健康打下基础,对推迟衰老,延长寿命,也起积极作用。同时也直接影响下一代健康。为帮助青少年顺利度过这一时期,发展成为身心健康、全面发展的人才必须重视青春期保健工作。

青春期保健(adolescent health care)应针对青少年的生理、心理与社会特点,重视健康与行为方面的问题,以加强一级预防为重点。

一、自我保健

帮助青少年培养自我保健意识,提高自我保健能力。首先加强健康教育,使青少年了解自己生理、心理上的特点,懂得自爱、学会保护自己,培养良好的个人生活习惯。要合理安排生活、工作与学习,有适当的运动与正常的娱乐,注意

劳逸结合。

良好的生活习惯包括衣、食、住、行各方面,如青春发育期,不宜穿着紧身衣裤,由于女性激素的作用,阴道经常有分泌物,穿紧身裤,布料不透气,不利于湿气蒸发,为细菌繁殖提供条件,易致炎症。站、坐、行都注意姿势端正、伸直脖子、挺直后背,不但美观,且有益健康。早睡早起精力充沛。学习工作注意休息、消除疲劳,不一定都要躺着睡眠休息,短时间散步、跳舞、体操活动、听音乐、看漫画等都可调节大脑得到休息。此外还得注意口腔卫生、用眼卫生,以防龋齿与近视眼。

二、营养指导

1. 青少年对营养的特殊要求 民以食为天,食物提供人体生长发育一切活动所需要的营养有效成分。蛋白质是构成机体的重要原料;脂肪与碳水化合物提供热能,维生素调节人体物质代谢,尤其与酶关系密切;无机盐钙、铁、锌、碘等微量元素为维持身体正常生理功能必不可少的物质;而水也是机体的必需营养素之一。营养是保证青春期生长发育的关键。必须重视合理的营养。青少年在发育期热量的需

要比成年人高 25%~30%（陈文祯，1996 年），1kg 体重所需热量（概算）如表 3-3-2 所示。

表 3-3-2 青春期不同年龄日需热量

单位：kcal/(kg·d)

年龄	男	女
13 岁	51	48
16 岁	44	42
19 岁	41	39

热量的主要来源是主食中碳水化合物。因此青少年应该增加饭量。青少年发育期间，身体细胞大量繁殖，而细胞的构成，主要以蛋白质为原料。青春期体内某些物质如激素、抗体以及促进体内代谢的酶急剧增多，这些物质的形成都依赖蛋白质的参与。且性腺的发育、神经兴奋能力的加强都需要蛋白质。因此，青少年发育期间应多进蛋白质饮食。

维生素 A、B、C、D 都是生长发育不可少的物质。钙与磷是骨与牙齿的主要原料，铁是构成血液中红细胞的重要成分。

足量的水分为青少年发育成长、新陈代谢以及废物排出所必需。青少年体内总液量要比成人多 7% 左右。青少年应养成多饮水的习惯。

2. 青春期的饮食卫生 青春期是身体发育的重要时期，学习任务又极为繁重，需要充足的营养外还需注意养成良好的饮食卫生习惯。

（1）定时定量三餐有度：定时指吃饭时间有规律，对保持和增强胃肠活动功能有好处。定量指食量要有节制，不宜过饱，切忌暴饮暴食。

食物消化过程，是把大分子营养物质转变成可溶性小分子物质，以便小肠吸收。如蛋白质分解成氨基酸，脂肪分解为脂肪酸与甘油，碳水化合物分解为葡萄糖。消化过程需要大量消化液起作用，才能完成。消化液不断分泌，广泛分布于消化道，有规律饮食，可使胃肠有节律工作。暴饮暴食，大量食物进入胃肠，消化液供不应求，胃肠负担过重引起消化不良、腹泻或在肠内停留过久，发酵、腐败以致产生有毒物质，致胃肠炎，且饮食过饱，使血液过多集中于胃肠，大脑等重要器官相对缺血，人感困倦。

青少年每日约需热量 2 300~2 400kcal，三餐合理分配，"早餐要吃好，午餐要吃饱，晚餐要吃少"。经过一夜的消化，胃已空虚，上午学习任务重，早餐宜吃好；中午既要补充上午的消耗，又要为下午学习活动作能量准备，必须吃饱；晚饭后，活动较少，食量不宜过多，且要清淡，不要进食过多脂肪类的食物，造成难以消化；如进食过多、过剩则转为中性脂肪贮存而引起发胖。

（2）合理营养，平衡饮食：人体所需几种必需氨基酸与必需脂肪酸，人体自己不能合成，只能从食物摄取营养素中提供。任何食物不可能都包含人体所需各种营养物质，单靠一种食物，即使营养物质再好，量再多，也不能完全满足人体需要，甚至出现某种营养缺乏现象。科学的饮食，应注意不挑食、不偏食。主食副食、荤菜素菜，粗细搭配，各种营养素平衡，有利健康成长。

饮食过量，活动量少，营养物质在体内变成脂肪贮存，体重增加，身体发胖，增加心脏负担，使心血管病的发病时间提前。应该注意三餐八分饱，尤其晚餐不过量，少进动物脂肪与糖类，多吃蔬菜，少吃盐，少吃零食，同时适当加强体育锻炼保持健美。

与上述相反，某些少女爱苗条，过分减食；重衣着不注重营养，无原则节制饮食，影响营养的供应。不科学的减肥有可能导致下述危险：头发光泽消失、干枯，皮肤粗糙，汗毛浓黑，运动迟缓，低血压，缺乏蛋白质与铁而导致头晕、贫血，影响女性健康的标志——月经不规则甚至闭经；缺钙，年纪轻轻骨密度较低，易患骨质疏松，身体过早老化。

因此，在营养指导中，不仅要普及营养知识，注意营养成分搭配，强调营养对青少年及今后一生健康的重要性，而且应注意培养良好的饮食习惯。

三、体育锻炼

青春期体育锻炼对身体健康成长必要且有益，应该注意几个问题。

1. 锻炼身体要全面发展 避免局部负担过重，防止偏废。青春期是身体发育的关键时期，是身体定型阶段，须注意全面发展身体各项素质，多参加各种体育活动。对发育正常者，锻炼能使体格健壮，形体健美，姿态端正；而对某些发育不太平衡者还能起矫正作用。如瘦长型者在全面锻炼基础上，重点发展力量素质，练举重、单双杠，使肌肉发达，骨骼粗壮；胸部不发达，背微驼者可练俯卧撑、哑铃操使胸大肌、背阔肌发达。

2. 注意掌握正确技术 青春期是神经系统功能最灵活、反应速度最迅速的阶段，可塑性最大，心灵手巧，动作敏捷，学技巧比较容易，但应注意各项技术动作正确性。女性可以根据身体条件和兴趣爱好，结合解剖生理特点选择适合自己的运动项目，如艺术体操、平衡木、跳水、花样滑冰等。

3. 要掌握运动负荷量 此期生长发育急剧变化，是人体进入不平衡不协调时期，运动过量往往出现乏力、嗜睡与消瘦甚至贫血现象；少女运动不宜过量，宜循序渐进。

4. 注意营养休息 青春期新陈代谢旺盛，体育锻炼又促进这一作用，因此对营养物质需要量较多，食物必须满足需求。同时应注意充足睡眠休息。

5. 月经期体育锻炼 月经是生理现象，一般盆腔充血可能出现腰痛腹胀轻度不适，但血液循环、呼吸、代谢、肌力等并不出现明显生理功能变化；因此没理由禁止少女经期参加适当运动，如徒手操、打排球、打乒乓球，适当活动可改善盆腔血液循环，减轻盆腔充血，并有助于调整大脑兴奋抑制过程，减少不适感觉。

所谓经期适当运动，即须根据不同年龄、健康状况和训练水平等个人情况适当安排锻炼，从而保证系统不间断的训练。但在经期要避免进行剧烈、大强度或振动大的跑跳动作，而且不宜参加比赛。比赛运动量大，精神紧张，神经系统往往难以适应。从事系统训练的女运动员应详细记录每次经期、经量、感觉，运动训练时间、内容、程度以及反应效果，以便及时发现问题，更科学安排训练计划。

四、卫生指导

青春期是以科学态度对青少年进行健康教育的关键时期。一方面要及时传授医学科技知识，另一方面应有效地采取卫生措施，帮助顺利度过青春期。

（一）经期卫生

月经期由于子宫内膜剥脱，血管断裂形成创面，且宫颈口微张，阴道酸性分泌物被经血冲淡，减弱了抑制细菌生长繁殖的自然防御能力；加上此时大脑皮质兴奋性降低，全身抵抗力较差，一旦细菌侵入，极易感染发病。经期必须注意卫生。

1. 月经期间，常见轻度腰酸、下坠感、嗜睡、疲倦等不适。可以参加一般劳动，但不宜过分紧张，过重劳动以免盆腔过度充血，致月经不调、痛经。

2. 月经前偶有乳房胀痛、烦躁、易怒等暂时现象，如果数种症状同时出现，做轻松运动，放松精神可有一定效果。不参加体育竞赛，并注意保暖，避免受冷。

3. 保持外阴清洁，每日至少一次，用温水和专用毛巾清洗外阴，但外阴不能泡在水中，洗澡时不宜盆浴。卫生纸、卫生巾、内裤注意不被污染，勤换勤洗，太阳下曝晒，不放阴暗潮湿处。内裤最好为棉织品，易通风透气。

4. 经期情绪易激动，既要有家人和朋友等关心体贴，也要注意自我克制，保持精神愉快，情绪乐观。

5. 禁止游泳，防污水进入阴道引起生殖系统感染。

6. 合理营养，多吃蔬菜水果，多进食含维生素 C 的食物，忌饮酒及过分刺激的食物，帮助大便通畅。

（二）正确保护皮肤毛发

体表皮肤具有保护身体不受外伤，保持人体内环境的稳定，调节体温，协助排除体内废物等多种功能。进入青春期，皮肤及其附属物如毛发、汗腺、皮脂腺等在激素作用下生长旺盛。体毛开始显现，大汗腺也很活跃。女性腋窝大汗腺如寄居产臭味的细菌，会发生腋臭症。

1. 皮肤的保护　皮肤有柔嫩、粗皱之分，绝非单一先天因素所决定，与个人是否注意保护大有关系。要保持皮肤细嫩、红润、健康、富有弹性，则应注意保护皮肤。

（1）注意保持皮肤清洁：体表皮肤经常与污物接触，易受灰尘、细菌毒物所污染，经常洗除污物，又可补充水分，洗澡洗脸，用水不宜过热，以免把皮表油脂洗掉致皮肤发干、发痒。选用不含或少含碱的香皂，用毛巾轻轻摩擦，清除淤积的皮脂。出现"痤疮"忌用手挤压，以免继发感染，平时不宜用油脂类化妆品擦脸。

（2）加强锻炼：锻炼可使皮肤更健美。根据个人身体情况，适当采取冷水浴，增强皮肤耐受力；经常参加体育运动与皮肤按摩，面部皮肤通过按摩加速血液循环，使皮肤细胞得到充分营养。坚持进行使皮肤健康红润。

（3）不同类型皮肤采取相应措施：皮肤干燥，天寒多风季节，外露皮肤应涂抹油脂、甘油等。油多汗多者应常行温水浴。饮食方面，皮肤干燥者，冬季应多进食含维生素 A、维生素 D 与维生素 E 的食物，使皮肤光洁不干。油多、皮脂分泌旺盛者，以清淡食物为主，食物应多样化，富含维生素，忌刺激性，不偏食挑食，以免影响皮肤营养。

（4）少女好用化妆品，价廉质劣者生产过程残留酸、碱、铅、锌等有害物质，可直接刺激皮肤引起瘙痒与皮炎。敏感部位皮肤肿胀。化妆品油脂能吸附灰尘与微生物，可能堵塞皮脂腺与汗腺开口，致毛囊炎、痤疮与疖。某些化妆品在日光紫外线作用下，使颜料、香精中杂质起化学变化，致皮肤色素沉着，细胞老化，皱纹增多反有损美容。选用新化妆品最好先在手臂做斑贴试验，局部出现红、痒不适则不宜选用。即使采用，淡妆为妙，不宜浓妆艳抹。睡前应将化妆品用温水洗净。

2. 毛发的保护　毛发是皮肤附属物，随皮肤发育而成长。青春期毛发生长活跃，皮肤深部毛囊在激素刺激下开始长出新毛发，成为第二性征的标志。毛发对身体健康起作用，毛发本身也需要保健：

（1）头发怕长时间烈日曝晒：烈日中紫外线常可损害毛发，强烈阳光下工作应戴草帽或裹白毛巾。

（2）注意头发卫生：头发具有保护头盖作用，但头发与头皮上往往黏附皮脂、头皮屑与污垢，此等物质淤积会影响头皮血液供应，使头发易脱落；还刺激头皮发痒，有臭味，常因搔抓头皮引起感染，所以应经常洗头发（一般每周一次，夏天酌情增加）。洗头发时不宜用纯碱，可用洗发液，因为皮脂中含有脂酸的化合物，能抑制细菌生长，又能滋润毛发，如被纯碱洗掉则头发干燥，易致皮肤病。有些人头发枯干，可搽些头油或发蜡，尤其干旱季节，能防止头发中水分过分蒸发。

（3）经常梳头、理发：梳理头发，每天 2~3 次，每次 10 多下，可去除头发脏物，且对头皮起刺激作用，促进头皮血液循环有利头发生长，但梳齿不宜太密，以免拉掉头发。

烫发能损伤头发，长久用电吹风吹发，也将使头发干燥而缩短寿命。头发不宜留过长，根据情况，每月理发一次。

（4）注意营养：头发主要组成原料为蛋白质，膳食中应有一定量蛋白质、脂肪与维生素。特别是不饱和脂肪酸（植物油中丰富）对头发保持乌亮油黑有重要作用。头发枯黄为营养缺乏表现，应多进食含维生素 A 的食物，如肝脏、蛋黄。

（三）青春期健美体型

1. 健美体型从青春期开始塑造。要体型健美，需具有强壮体格，即骨骼粗壮、肌肉壮实，此外，还应有正确的基本体姿，即良好的坐、立、卧、行的姿势。坐立要端正，不歪肩缩脖、不弓腰弯背，步行挺胸抬头不弯扭，睡眠侧卧，放松躯肢，有利于生长发育与健美体姿的养成。

2. 少女爱苗条，好束腰，腰部受压，胃肠道与肺部发育都受影响。

3. 乳房增长丰满是女性体态健美的重要标准之一。过去受旧风俗习惯影响，少女认为乳房隆起难看，为此羞涩不安而束胸，穿紧背心、裹小胸罩限制乳房发育。束胸影响心肺活动，不利乳腺发育，导致乳头凹陷，对以后哺乳带来影响。近年相反，不少少女为乳房小而困扰与担忧。实际少女不必为此烦恼。一则乳房大小不会影响生理功能（如其后的性生活、生育、喂奶）；再者女性乳房发育有迟到十七八岁才较丰满，到妊娠哺乳时乳腺更明显增生，乳房还会增大，适应乳汁产生分泌的需要。

乳房发育很大程度受遗传因素的影响，除后天营养外，运动也有助于乳房发育。青春期发育阶段可对乳房进行按摩、促进交感与副交感神经系统活动，使下丘脑、垂体功能增强，随之卵巢分泌大量雌孕激素，使乳腺管与腺泡发育。坚持早晚各按摩 5~10 分钟，可产生一定效果。此外经常做扩胸运动，如游泳、打球，有利于胸廓胸肌发达；唱歌也增加肺活量，有利胸廓发育，促进乳房丰满。

少女 15 岁左右乳房发育基本定型时，应及时佩戴乳罩，不仅美观且起保护乳房的作用。乳罩能防止耸起的乳房下垂，因下垂使乳房下部血流不畅，且乳房一旦下垂往往难以恢复，乳罩使乳房得到支持与扶托，使乳房血液循环通畅，有利于发育，并保护乳房，免受擦伤碰痛，尤其体力劳动与运动时可防止乳房过多颤动而引起不适。

胸罩大小应合适，不松不紧，背带应较宽，不宜过紧，尽可能装上可以调节的松紧带。材料最好选用棉布织物，有利于通气与吸湿，晚上睡眠松解胸罩，否则影响血液循环，妨碍呼吸也影响睡眠质量。

（四）保护大脑，开发智力

智力在人的活动中表现出来。智力是以脑发育为基础。而脑发育为智力提供条件。智力随脑发育而发展，随脑衰退而下降。但人的智力并非全由脑发育而决定。社会实践、后天教育和人的主观能动性对智力开发起重要作用。

保护大脑指促进大脑发育，充分发挥功能。脑的发育遵循"用进废退"的原则。脑细胞越用越发达，不用则退化。脑神经细胞间的轴突联系网络越多，传导信息越快，反应越灵敏、越精确。而神经网络的建立则在于后天的开发，尤其儿童期与青年期。因此青春期提倡善于用脑，活跃思维，勤

于思考，完善神经系统发育。同时也提倡合理用脑，注意用脑卫生，劳逸结合。

用脑卫生包括：

1. 保证脑神经细胞充分休息　在繁忙的学习、工作之后需要一定的时间休息。充分休息能消除疲劳，恢复活力，以保证下一步的学习与工作，提高效率与成绩。休息的方式可以是睡眠，也可以是轻松愉快的娱乐。足够的睡眠可避免脑神经因过度消耗而衰竭，可使疲劳的神经细胞恢复生理功能。使精力充沛，体力旺盛。青少年每天应睡 7~9 小时。多睡也没必要，反而因此头昏脑涨，主要由于大脑经常处于抑制状态，反应降低，失去正常平衡功能。

2. 轻松愉快的娱乐是另一消除疲劳的方式　听音乐、散步、弹琴、歌舞都是良好的休息方式。此外，规律的生活习惯对减少神经细胞负担，避免大脑过于劳累都具有重要的作用。

（五）烟酒的危害

近年青少年包括少女吸烟者日益增多。调查显示，2003—2013 年，中国 15~24 岁青少年吸烟率由 8.3% 上升到 12.5%。2018 年中国 15~24 岁人群吸烟率已经上升到 18.6%，其中男性青少年吸烟率达到 34%。

吸烟对健康危害：

1. 影响心肺功能　青春期生长迅速，各器官各系统都还没完全成熟，对有毒物质吸收比成人更快更容易，吸收后毒害也更深。青少年支气管短，烟雾微粒易使呼吸道黏膜纤毛麻痹而直接侵入肺泡，并减低吞噬细胞活力，削弱防病机制；且引起细小支气管痉挛，使通气功能下降；吸烟量越大，时间越长，影响越明显，患慢性支气管炎，心血管疾病越多。由于青少年组织修复能力较强，戒烟几周通气功能会明显改善。如长期刺激则常成为肺癌主要诱因。15 岁以前吸烟者，肺癌发生率比不吸烟者高 17 倍。比 15~19 岁、20~26 岁吸烟者高 10~15 倍。

2. 影响学习效率　吸烟同时大量吸入一氧化碳，后者与血红蛋白的亲和力比氧气大 240 倍，而且结合形成的碳氧血红蛋白，没有运氧能力，因此循环血液无法满足组织细胞氧的需求。烟草中其他有害物质促使血管收缩，加重组织缺氧，由于大脑供氧不足，所以智力、思维判断力、共济能力下降，长期吸烟学生的学习成绩明显低于不吸烟者。

3. 吸烟影响青少年性功能　匈牙利医生发现吸烟者的活动精子减少。澳大利亚医生也发现吸烟青少年血中睾酮水平比正常者低 26%~30%，吸烟的女性患上不孕症的概率可能比不吸烟的女性高，而孕妇吸烟，则易引起胎儿生长受限。

4. 浪费金钱，容易堕落　吸烟上瘾后，经济未独立，无收入，或瞒着家长变卖物品换烟抽，甚至偷钱买烟，容易受坏人教唆吸毒（海洛因、大麻、摇头丸），越陷越深，逐步走上犯罪道路。

吸烟有害,杜绝青少年吸烟,应广泛宣传,贯彻执行国务院《关于宣传吸烟有害与控制吸烟的通知》;教师、家长以身作则不吸烟;青少年经常出没的公共场所如游泳池、影剧院、体育场等应严禁吸烟;对已经染上恶习的部分学生,组织发动戒烟,互相帮助、鼓励、监督;社会、学校家庭综合治理下,逐步杜绝学生吸烟现象。

近年青少年饮酒与酗酒者也日益增多,少女也不例外。饮酒年龄也在降低。从饮用含低浓度酒精饮料到烈性酒,青少年喝酒受父母家庭影响,也与同伴影响有关。

酒中酒精20%自胃吸收,80%从肠吸收,2小时后全部入血。除少部分从尿、汗、呼吸道排出外,90%依靠肝脏解毒。青少年肝结缔组织丰富,肝细胞解毒能力却较差。过量酒精长期刺激,肝细胞脂肪变性、退化和坏死,重者肝硬化。严重影响健康与消化能力。酗酒严重者呕吐,语无伦次,进而昏睡,失去理智,引起酒精中毒。酒后由于定时定向判断能力大幅度减退,常导致车祸,意外死亡。少女饮酒易上当受骗,发生意外性行为而影响正常的学习生活。需要正确引导青少年健康的生活方式,加强有关饮酒的教育,不鼓励未成年人饮酒。

(六)心理卫生指导

青春期在心理发育上既具有童年期一些痕迹,又具有成年期一些萌芽,常表现为似成熟又不成熟。此期既要适应生理变化带来的心理卫生问题,又要适应社会环境变化带来的心理卫生问题。青少年评价自己、他人和认识社会能力还不高;个人行为问题容易导致对健康的损害,如对性发育困惑不解而引发青春期性行为,少女怀孕、患性传播疾病,心理压力导致学习失败,家庭内暴力引发自杀,丧失道德观念,乃至违法、犯罪等行为;这些青春期出现的问题均属心理卫生范畴。当今青少年生理发育月经初潮、性成熟提前,而其心理社会发育的成熟相对推迟,青春发育期心理卫生就更为突出。

医务工作者应特别重视关心青春期心理健康尤其性卫生的指导。

1. 性生理变化引起的性心理冲突　由于月经初潮,出现白带等引起的烦躁、紧张、不安等情绪,必须帮助少女认识这些正常的生理现象,以积极乐观的态度对待。

2. 异性交往引起的心理冲突　由于性意识的发展,对异性产生爱慕、接近、追求的动机。必须积极指导正确与异性交往,引导她们在广泛交往中培养理解、关心与尊重。

3. 性欲冲动引起的心理冲突　必须加强自我情感的调节与控制:性是本能,但并不表示人们可毫无节制地随意发泄,正如不能毫无节制地任意饮食一样。鼓励青少年多参加团体活动与聚会,尽量避免男女单独相处。避免接触色情小说或影视作品和酒精饮品。

4. 启发青少年,按时学习、休息、培养良好的个人生活习惯,把精力投入到学习与参加有益身心健康的集体活动中。

(吴久玲)

参考文献

1. 叶广俊.青春期发育与健康.北京医科大学儿童少年卫生研究所,1991:1,5,11,15.

2. 熊庆,王临虹.妇女保健学.2版.北京:人民卫生出版社,2015.

3. 王临虹.实用妇女保健学.北京:人民卫生出版社,2022.

4. Green-Hernandez C,Singleton JK,Aronzon DZ. Primary Care Pediatircs. Philadelphia:Lippincott,2001:158.

5. 中国学生体质与健康研究组.2014中国学生体质与健康调研报告.北京:高等教育出版社,2016.

6. 梅镇彤.如何促进青春期的脑发育.家庭用药,2017,8:32-33.

7. Yuanting Lei,Dongmei Luo,Xiaojin Yan,et al. The mean age of menarche among Chinese schoolgirls declined by 6 months from 2005 to 2014. Acta Paediatrica,2020:1-7.

第四章
围婚期保健

第一节　概　述

婚前保健（premarital health care）是对即将婚配的男女双方在结婚登记前所进行的婚前医学检查、婚育健康指导和咨询服务，是母婴保健服务和生育全程服务的重要内容，也是被实践证明能促进生殖健康、预防出生缺陷、提高出生人口素质行之有效的重要措施。2021年国家卫生健康委办公厅印发了"关于统筹推进婚前孕前保健工作的通知"，指出：健康教育、婚前医学检查、孕前优生健康检查、增补叶酸是婚前孕前保健及生育全程服务的重要内容，也是出生缺陷一级预防的重要措施，对于促进生殖健康、预防出生缺陷、提高婚育质量和出生人口素质具有重要作用。婚前保健是妇女保健的重要组成部分，它是保障个人和家庭幸福，促进社会文明、进步和人类发展的基础保健工作。随着社会生产力的发展，经济的繁荣，人民文化、生活及健康水平的提高，人们对保健的需求日益迫切，而婚前保健则是实现人人享有卫生保健，提高服务可及性、促进服务均等化，提高全民族健康素质的重要保障措施之一。

一、婚前保健服务的特点

婚前保健服务不同于一般的医疗工作，它有特定的服务对象，规范的服务内容、服务方法和管理办法。此项服务充分体现以预防为主，以保健为中心，防治结合，以保障生殖健康为目的，主动为群众服务的原则，符合生物-心理-社会健康模式的要求和服务标准。婚前保健服务的特点可概括为以下几方面：

（一）婚前保健的特定服务人群

婚前保健服务的主要对象绝大多数为男女青年，他们朝气蓬勃，对生活充满美好的憧憬，有理想、有抱负，同时也承受工作和社会各方面的压力。家庭作为生活的港湾和事业成功的支持力量，对青年来说至关重要。婚前保健为准备结婚的男女青年在婚前提供了获得保健的机会，为其一生家庭幸福、工作顺利、子代健康和社会适应能力将奠定良好的基础。

（二）婚前医学检查的特点

婚前医学检查不同于一般体格检查，它的重点在于通过医学检查的手段发现有影响结婚和生育的疾病，给予及时治疗，并提出有利于健康和出生子代素质的医学意见。因此,婚前医学检查的重点是严重遗传性疾病、指定传染病和有关精神病,而且通过一些化验检查发现亚临床的性传播疾病,采取有效措施预防母婴垂直传播。

(三) 婚前保健服务的保护健康和健康促进作用

婚前保健不同于诊治疾病,它既要以医学的基本知识和技能,在大量健康人群中筛查出影响结婚和生育的疾病,而且要为服务对象提出有关婚育的医学意见,帮助服务对象选择适宜的结婚时机、最佳的受孕时期及医疗保健措施。同时,通过婚前卫生指导,促使服务对象掌握性保健、生育保健和新婚避孕知识,为个人达到生殖健康目的奠定了良好基础。婚前卫生咨询服务帮助服务对象改变不利于健康的行为,对促进健康、保障健康生育起到积极的保护作用。因此,婚前保健服务是主动的保护健康和家庭健康促进的预防保健措施,而不是消极的被动补救手段。

(四) 婚前保健服务的依法从医

婚前保健服务不同于一般的诊治疾病,对从事婚前保健服务的机构和医师在《中华人民共和国母婴保健法》(以下简称《母婴保健法》)中有明确规定。因此,要求医疗保健机构和提供婚前保健服务的医疗保健人员树立法律意识,提高依法行医水平,依法保护公民健康,提高出生人口素质。《基本医疗卫生与健康促进法》明确将婚前保健纳入基本医疗卫生服务,明确国家采取措施,为公民提供婚前保健等服务,促进生殖健康,预防出生缺陷。《健康中国行动(2019—2030年)》将"主动接受婚前医学检查和孕前优生健康检查"作为个人和社会倡导性指标纳入评估指标体系,并将"推广婚姻登记、婚前医学检查和生育指导'一站式'服务模式"作为重点任务,列入妇幼健康促进专项行动。

二、婚前保健的意义

(一) 对公民健康权利的维护

婚前保健是为即将结婚的夫妇,围绕婚育提供的全面保健服务,在充分尊重公民知情权及隐私权的原则下,从医学角度帮助服务对象认识影响婚育疾病对婚姻及下一代带来的不良后果,体现了国家对男女双方健康权利的维护。

(二) 有利于生育健康后代,提高出生人口素质

通过婚前保健,可以尽早发现影响结婚、生育的疾病,医生将按照疾病的生物学规律,推断出下一代的再发风险及影响,使服务对象在知情选择的情况下采取相应的措施,目的是防止有遗传性疾病和先天性缺陷的个体出生,减少人群中遗传病的负荷,推进出生缺陷的一级预防,提高出生人口素质。

(三) 有利于男女双方的健康

婚前保健突出保健,预防为主,防患于未然。婚前保健为即将结婚的男女进行一次有重点而又全面的体格检查,从而可以发现一些健康问题,并对存在的健康问题进行尽早积极的干预,并提出医学意见,使青年男女做出有利于身体健康的决定和安排。

(四) 有利于促进婚后夫妻生活的和谐及生育调节

婚前保健的内容之一是婚育健康指导,准备结婚的青年男女通过婚育健康指导可以了解性保健知识以及生育保健知识。通常情况下,观念的改变总是先于行为变化,在我国一些地区健康教育特别是性教育相对滞后,准备结婚的青年男女得不到适时的、科学的、渠道正常的性教育,导致性无知或因性知识贫乏造成身心疾病。健康的性教育不仅对健康生育,建立良好的家庭卫生习惯有影响,而且有利于改变女性传统的依附地位,确立独立人格,促进性健康。青年男女在接受婚育健康指导时,可以根据自己的意愿和计划提出问题及咨询,医生会根据他们的要求,结合生理状况及社会条件,帮助制订生育调节计划,指导科学的避孕方法,落实具体措施,提高计划妊娠的受孕率,减少计划外妊娠。

(五) 有利于家庭幸福

家庭是社会的细胞,只有家庭获得了幸福,才能给全社会带来生机和发展。通过婚前教育使服务对象了解男女性生理、心理和卫生保健等方面的知识,享有互相尊重、互相平等的权利,意识到自己对家庭和社会的义务和责任,有利于家庭和谐。对于一个幸福家庭来说,丰富的经济收入、和睦的家庭关系、良好的起居条件等是基本的,但更为重要的是家庭成员的健康。夫妇生育了健康的、聪明的孩子,对家庭幸福是最重要的。

三、婚前保健与生殖健康的关系

(一) 生殖健康的定义和内涵

1. 生殖健康的定义 1994 年 4 月 WHO 对生殖健康进行了界定,即生殖健康是指在生殖系统及其功能和过程所涉及的一切事宜上,身体、精神和社会等方面处于健康状态,而不仅仅是没有疾病或功能失调。同年 9 月联合国在开罗第五届国际人口与发展大会(International Conference on Population and Development, ICPD)上正式确认了生殖健康的概念,指出:"生殖健康是指与生殖系统、生殖功能和生殖过程有关的一切活动中的生理、心理和社会上的一种完好状态,而不仅仅是没有疾病或虚弱"。

2. 生殖健康的内涵 人们能够有满意而安全的性生

活,不担心意外妊娠及可能发生性传播疾病;人们具有生育能力,可以自主而负责任地决定是否生育、生育时间、生育间隔及生育数量;妇女能够安全地度过妊娠和分娩,生育健康婴儿;男女双方能够知道和获取他们所选择的安全、有效、负担得起和可接受的节育方法及其他不违法的生育调节措施;没有生殖系统疾病;夫妇能够获得良好的咨询和女性人生全过程(全方位、全生命周期)的保健服务。

(二)生殖健康权利

生殖权利是人权的重要组成部分。所谓生殖权利是指公民在法律上认可或社会道德规范所允许的范围内可以享受的"性"和"生育"的自由以及依此可以获得的"性"和"生育"的要求。

根据生殖健康的内涵,生殖健康权利可以概括为以下几方面:夫妇在平等互敬的原则下,获得满意而安全性生活的权利,即性权利;在没有歧视、强迫和暴力的状况下做出有关生育的决定的权利,即生育权利;知道并获取节育方法的权利;获得生殖保健的权利。

(三)生殖健康的目标

1. 确保简单实用的生殖健康保健服务。

2. 促进并帮助在生育和节育方法的选择上采取自愿原则,但不违反法律规定,并能获得这方面的资料、教育和手段。

3. 满足一生中不断改变的生殖健康需求。

根据上述生殖健康权利和生殖健康的目标,在获得生殖保健服务的权利方面,育龄人群应能获取性和生育保健方面的信息、方法和卫生指导。

(四)影响生殖健康的因素

1. **社会和经济发展水平**　社会经济条件是影响实现生殖健康的基本因素,经济发展与生殖健康水平阳性相关。在任何国家,有关生殖健康的参数,如孕产妇死亡率、婴儿死亡率、5 岁以下儿童死亡率、低出生体重儿发生率等,是社会经济发展水平的敏感指标。由此可见,在贫困的社会经济条件下,最先和最容易受到伤害的是妇女和儿童。由于社会地位、文化教育、保健服务水平等因素,妇女失去利用生殖保健服务的权利。

2. **生存环境**　20 世纪 80 年代后期,环境对生殖健康的影响日趋显著,而且已受到国际社会和国家政府机构的关注。在环境恶劣和各种有害因素污染的生存条件下,由于生殖系统及其功能对不利环境条件特别敏感,生殖过程的每一个环节都可能受外部环境中有害物质的损害,导致生殖损伤。

3. **风俗习惯和社会风尚**　不良的社会习俗和风尚对生殖健康的影响极大。例如歧视妇女、早婚、家庭内性虐待和性暴力、性道德缺乏、对妇女的性割礼等均严重使妇女的生殖健康遭到伤害。性乱则导致性传播疾病的发生率增高。

4. **生活方式**　一定的生活方式是在一定的经济发展和文化教育水平下,人们思想观念、文化传统在生活中的具体表现。生活方式作为个人行为,是决定健康的主要因素。人们的起居、饮食、嗜好、消费行为、性生活方式等对生殖健康均产生重要的影响。因此,在一定程度上讲,健康更多地掌握在个体自身的手里,而不是掌握在医生的手里。

5. **卫生保健服务**　卫生保健服务的质量、便利程度、可利用程度和有效程度,是生殖健康的主要决定因素。例如,在一个国家里,住院分娩率高的地区,其孕产妇死亡率和婴儿死亡率明显低于住院分娩率低的地区。

6. **生殖健康研究**　科学研究是促进人类发展和社会进步的重要因素之一。生殖健康方面的研究成果将有力地提高人们的生殖健康水平。例如,避孕药的研制成功已为许许多多的使用者提供了可用以选择的避孕方法。性传播疾病的防治研究将会在预防性传播疾病的母婴垂直传播方面取得显著的效果。

(五)实施生殖健康行动

1. **提供生殖保健服务**　通过初级卫生保健制度,为人们提供生殖保健服务,服务方式包括提供健康宣教资料,进行生殖健康卫生指导,开展生殖健康咨询服务,诊治影响生殖健康的疾病。

2. **生殖保健方案**　提供的生殖保健方案应满足妇女的需要,因此,妇女必须参与各级保健系统的工作,促使其在领导、计划、组织、监督、评价服务中发挥作用。

3. **向男性提供生殖健康咨询指导**　向男子提供生殖健康资料、卫生指导和卫生咨询服务,促使男性在计划生育、家务、育儿等方面担负同等责任,在预防性传播疾病方面承担主要责任。

4. **重视青少年生殖健康教育**　重视对青少年关于生殖健康的教育,此种教育应当在父母的支持和指导下,通过学校、医院、青年组织完成。

5. **多方参与支持生殖健康活动**　推动部门、社会和个人共同参与,强化政策支持,鼓励各种非政府组织参与,全方位、全周期促进和保障生殖健康。

6. **特别关注居无定所者**　在世界许多地方迁移流动和流离失所者所能得到的生殖保健服务有限,他们的生殖健康和权利受到严重威胁,应给予特别关注。

(六)婚前保健与生殖保健

生殖保健是通过预防和解决生殖健康问题,促进生殖健康和福祉的各种方法、技术和服务,其对象应包括人的生命周期中各个生理阶段。青年人从恋爱过渡到结婚是一生中重要的转折点,婚前保健为准备结婚的男女青年这一特定的服务人群,在婚前迫切需要获得保健知识(如性保健、生育保健、节育知识和方法)的这一特定时期提供婚育健康指导,婚前卫生咨询和婚前医学检查服务。因此婚前保健是生殖保健的重要组成部分,是实施生殖健康的重要环节。

(于学文)

第二节 婚前卫生指导

婚前卫生指导是婚前保健服务的主要内容之一。婚前保健服务人员应为准备结婚的男女双方提供与结婚、生育以及预防病残儿出生等有关的生殖保健知识教育。

婚前卫生指导可采取"新婚学校"或"婚前卫生指导班"的形式进行系列讲座,也可组织集中观看专题录像片。除集体教育外,还应提供个别指导和供应宣教书册,做好解答具体问题、帮助加深理解的服务工作。

婚前卫生指导应以生殖健康为核心,其主要内容应包括性保健指导、生育保健指导和新婚节育指导。

一、性保健指导

性健康是生殖健康的一个重要标志。性健康是指在性道德、性观念、性社会适应能力、性生理和性心理等方面综合的健康状态。为促使人人都能达到性健康的目标,应保证男女双方在婚前能获得有关性健康的信息、教育和服务。性教育虽然从青春期即开始,但内容各有不同,婚前性教育宜更深入,为婚后性生活打下良好基础。在婚前卫生指导中进行科学的、健康的、适度适量的性健康教育,将有利于夫妻性关系从新婚开始就能沿着健康的方向发展。

性健康教育可分为性道德教育和性保健知识教育。性保健知识应包括性生理、性心理和性卫生的基础知识。

(一) 性生理

性生理知识教育除应讲解男、女生殖器官的解剖与功能外,还应介绍有关两性性生理活动的基础知识。

1. 性生理活动的调控 性生理活动是由性心理所驱动,在神经、内分泌和生殖系统健康协调的情况下进行的。要在性生活中充分发挥性功能,必须具备以下几方面的条件:

(1) 健全的神经、内分泌调节系统:无论男女,正常的性生理活动,必须在大脑皮层的主宰下,通过一系列神经、内分泌活动对性器官进行协调控制才能完成。

(2) 适量的性激素:男性的性功能发挥必须借助于雄激素。雌激素及雄激素在控制女性性生理活动中能起到诱发和驱动性欲的作用,尤其在缺乏性经验的婚后早期阶段,其作用更为明显。正常水平的性激素能维持正常的性功能。

(3) 正常的性器官:男女任何一方如存在性器官的某些缺陷或病变,都可能引起性生理活动的障碍。

(4) 必要的性刺激:性刺激是诱发性生理反应的先决条件。来自性对象的视觉、听觉或触觉刺激,甚至想象、回忆、文字、图画等都能成为有效的性刺激。各种性刺激都要通过

大脑皮质转化为性欲,继而激起性控制中枢的兴奋,通过神经传递到性器官而完成一系列的性生理活动。

2. 性功能发挥的过程 人的一次健康而完整的性功能发挥过程是从性欲开始被唤起直到平复,称为一个性反应周期,可分为4个紧密衔接的阶段:

(1) 兴奋期:性兴奋期是性冲动的萌发和性功能全面发挥的准备阶段。男性的性兴奋表现为阴茎的勃起,体积明显增大,是进行正常性生活必备的条件。此外,还可出现睾丸提升,乳头竖起。女性则表现为乳头勃起,阴蒂增大,阴唇饱满,阴道肿胀而渗出液体,明显的标志是阴部开始湿润。男女双方除心理上激动之外,会出现颜面红润、心跳加快、呼吸频促、血压上升、肌肉紧张等全身反应。一般来说,男性易于兴奋,女性的性要求常需一定的准备时间才能被唤起。

(2) 持续期:从阴茎开始插入阴道起,双方都应相继进入持续期。通过阴茎不断在阴道内摩擦抽动,性兴奋会持续高涨。男性表现为阴茎进一步充血胀大而持续勃起,尿道口可能流出少量黏液,系尿道球腺分泌物。女性则在兴奋期的各种变化进一步发展,尤其阴道下段显著肿胀,更加强了对阴茎的围裹,前庭大腺也分泌黏液,使阴部更为湿润。随着性器官摩擦抽动的频率和幅度不断增强,精神上的激动也迅速倍增而促发性快感的体现。

(3) 高潮期:通过持续期中性器官的摩擦刺激积累到一定高度时,男女双方可相继达到性满足的高潮期。男性的明显标志为射精,精液经尿道有节奏地射出。女性则表现为阴部肌肉,包括阴道、子宫和盆底肌肉不可自控地节律收缩。在此期间,性快感最为明显,但为时极短,仅几秒钟而已,常伴有全身肌肉不自主地轻微颤抖。随着身心两方面的极度兴奋,心跳、呼吸次数和血压都升至高峰。

(4) 消退期:性高潮一过,各种生理变化就迅速复原而进入消退阶段。双方性器官的充血逐渐缓解,全身感觉松弛舒适,情绪亦渐趋平静。男性的阴茎迅即软缩,女性消退比较缓慢。消退期后,男子往往必须间隔一段时间才能重新激起性的兴奋而进入另一个性反应周期,在两个周期之间的必要间隔称为不应期,其长短主要取决于年龄和体质,少则一二十分钟,多则几小时,甚至更长;女子则无明显的不应期,有的还具有发生多次性高潮的潜力。

一个性反应周期所需的时间长短是因人而异的。即使在同一个人身上,在不同时期,由于主观或客观条件的影响,也有所不同。据统计,一般男子的性反应周期为时较短,大多数在2~6分钟,女子大多在10分钟左右。因此,男女性生理反应过程往往存在一定的时间差。

3. 男女性反应的特点 男女性生理活动必备的条件

类同,性功能发挥过程也具有基本相似的程序,但性反应的表现存在着差异。

(1)男强女弱、男快女慢是男女性反应的基本差异。大多数男子的性欲比较旺盛,性冲动易于激发且发展亦快,平复迅速。女子的性要求一般较男子为弱,性兴奋不易被唤起,进展亦慢,消退徐缓。按一般规律,女子性兴奋之前,需要一定的诱导阶段。

(2)两性对各种性刺激的敏感度并不一致。性刺激是诱发性功能发挥的必备条件之一。性的想象和视觉刺激是对男子的有效兴奋剂。女方的体态、亲昵的表情往往很容易唤起男方的性冲动。女子除对性想象的反应和男子相仿外,对触觉、听觉的性刺激比较敏感,性兴奋往往容易被甜蜜的话语、热情的拥抱、接吻和爱抚所驱动。

(3)动情部位男女亦有异同。人体的某些部位在受到性刺激后,易于诱发性兴奋者称为动情部位或性敏感区。男女双方相互对性敏感区的柔情爱抚加速性功能的发挥。男性最敏感的部位集中在外生殖器及其附近,尤其是阴茎头部特别敏感。女性动情部位分布较广,阴蒂、阴唇、阴道及其外口周围、会阴、大腿内侧以及臀部、乳房、唇、舌、脸颊,甚至耳朵、颈部、腋部、腹部等,都可成为性敏感地带,但以阴蒂最为敏感。动情部位的所在和分布,除存在性别差异外,也具有因人而异的特点,而且在同一个人身上,不同部位的敏感度也有高低之分。

(二)性心理

长期以来人们普遍认为性功能的发挥、性生活的质量都取决于生理条件,一旦发生性功能障碍,就怀疑身体有病,力图找出生理异常之所在,常常忽视了心理因素。其实,性功能的发挥必须以性心理的驱动作为先决条件,很多性功能障碍是由于性心理发展的异常所引起。

性心理是指围绕着性征、性欲和性行为而展开的心理活动,是由性意识、性感情、性知识、性经验和性观念等组成。性意识是自我对性的感觉、作用和地位的认识,是构成性心理的重要基础。人类性意识有3个发展阶段:①青春期前性心理活动往往围绕着性别和性征而展开。②进入青春期后,性心理活动最为活跃,随着性生理的发育,产生了对了解性知识的兴趣和渴望,同时也开始表现出对异性的向往和眷恋。异性之间的相互吸引又会发展为性冲动。青春期是性心理发展的重大突变阶段,性心理活动主要是围绕着性欲而发展。③青春期后,性生理和性心理已发展成熟,两性间已具备恋爱、结婚、生育的条件,性心理活动就围绕着性行为而进行。

性心理的发展除了具有生理基础之外,还有包括文化、伦理、生活等方面的社会基础,绝非一朝一夕能形成,是受个人生物学条件、心理气质、文化教养、生活经验等影响而具有独立性、历史性和习惯性,要改变一个人已经定型的性心理是非常困难的。所以必须重视对青年男女进行适度的性医学知识教育和性道德、性伦理等社会科学的宣传,以促进性心理的健康发展。对夫妻生活中的性卫生保健,既要注意性生理的保护,也不能忽视性心理的调适。

(三)性卫生

夫妻之间如果只追求性生活的和谐而忽视了性生活卫生,就有可能会引起一些疾病,不但会影响性功能的发挥,甚至会造成生育上的障碍。所以从新婚开始就应养成良好的性卫生习惯。

1. 性心理保健

(1)首次性生活的顺利度过:要使初次性交能顺利完成,男方应对自己的性冲动稍加克制,要有步骤地采用温柔、爱抚的方式去消除女方的胆怯心理,随后才能激发其性欲而取得配合。女方应主动迎合,首先必须解除精神紧张,保持肌肉放松,采取两腿弯曲展开的姿势,使阴道口得以充分扩展,便于阴茎插入,也有利于减轻疼痛、减少损伤。如女方处女膜比较坚韧或肥厚,处女膜孔较紧或阴道狭小,阴茎插入时可能阻力较大,则可采取分次插入、逐步扩张的方式,大部分新婚夫妇能在数天内获得成功。如经以上方法仍不能解除障碍者,应进行检查咨询。

(2)科学地认识处女膜问题:按照传统习俗,处女膜的完整性历来被认作是判定女子贞操的标志。有些女子因在初次性交中未被丈夫发现血迹而被误断为不是处女。有的夫妻为了处女膜的疑云,长期存在着感情上的阴影,甚至造成家庭悲剧。所以在婚前卫生指导中,应宣传以科学的态度来对待处女膜问题。医学实践证明处女膜的特征因人而异,处女膜孔有松有紧,在性交时就会呈现不同的反应。富于弹性而松软的处女膜在性交动作比较轻柔的情况下,可以不发生裂伤出血,甚至有多次性交后仍能保持完整状态者。有的女子确属处女,但其处女膜曾受过外伤,或剧烈运动也可使处女膜受损,在初次性交时不再出血,男方应予以理解。

通常在初次性交活动中,处女膜会发生轻度擦伤和点滴出血,但偶然也会出血稍多。如感觉裂伤后局部灼痛,应暂停数天性器官的接触以利创口自然愈合。如发生多量出血,应立即就诊止血。

(3)注意预防蜜月膀胱炎:新婚期间男女双方对性器官的解剖生理还不太熟悉,如对性卫生不够重视、频繁摩擦,会增加尿道口的污染,再加上新婚期间身体比较劳累,抵抗力必然有所减弱,频繁性生活导致阴道 pH 变化,感染的可能性更大。蜜月膀胱炎是新婚阶段的常见病,一旦受染,常易反复发作,应注意预防。

2. 和谐性生活的建立 性生活的和谐是指男女双方在性生活过程中配合协调,都能共同获得性的满足。要建立和谐的性生活,应注意创造以下几方面的条件:

(1)爱情基础的巩固和发展:爱情是两性间性吸引的动力、性生活和谐的先决条件。但是夫妻间可因年龄、体质、性格、职业、文化水平、思想意识等方面的差异而在性意识、性反应上有所不同,会影响性生活和谐的建立。合乎道德原则、互相尊重、互相体谅、互相配合的两性关系可以弥补彼此间的差距而争取性生活的和谐。然而,性爱只是爱情的一部分,夫妻间除了性生活以外,还有更多的生活情趣和内容,包括工作上的志同道合、学习上的互相促进、业余爱好方面的兴趣相投以及合理地分担家务,有计划地安排生育和教育下一代等,都有利于爱情的保持和发展,在性生活中才有可能达到生理和心理上的高度交融。

(2)必要的健康条件和精神状态:性交不仅是一个由神经系统支配、内分泌调节、性器官反应的复杂生理活动,还应包括循环、呼吸作用的加强、肌肉运动的频速、热能消耗的增多等全身反应,是需要相当的体力和饱满的情绪才能胜任的。如在健康条件欠佳、精神状态不振的情况下进行性交,性功能的发挥必然会受到影响,性生活就难以和谐。

(3)性生活良好氛围的创造:人的性意识和性反应受高级神经中枢所控制,社会心理因素的干扰会影响性功能的发挥。创造一个性生活的良好氛围即保持周围环境的安静、隐蔽、温馨、舒适,使人思想放松、心情舒畅,会有利于性生活的和谐。忧虑、委屈、恐惧、不安等心理压力会破坏性生活的气氛,甚至造成性功能障碍。

(4)性知识的掌握与性技巧的运用:掌握了男女性反应的规律和特点,就可以在性生活实践中,运用性技巧来提高性生活的和谐程度。

1)争取双方在同步状态下进入持续期和高潮期:从理论上讲,性生活和谐的理想境界是夫妻双方性反应各期都能契合无间,性高潮应同时到达。但在实际生活中,这种完全一致的和谐是很难达到的。双方如能在同步状态下进入持续期和高潮期,即使性高潮的出现略有先后,只要各自均有性的满足,就应该认作为性生活和谐。由于女子性反应进程大多落后于男子,所以男方应适当控制自己性反应的进程,女方则要摆脱有意的控制和干扰。

2)注意弥补消退期的两性差异:一般男子在射精活动后,都会迅速进入消退阶段,常带着满足的神态疲惫入睡,女子却兴奋解除徐缓,仍有似终未终的依恋之情,尚需继续的抚爱和温存。男方注意射精后温馨的尾声,不仅能增加性生活和谐的程度,还能弥补性高潮中的不足。

3)选择和变换合适的性交姿势:一般最常用的姿势为男上女下位。在性生活实践中,选择或变换其他各种姿势也有可能促进性生活的和谐。

4)逐步探索对方性反应的规律:性高潮并非人人都能达到,也不是每次都可获得的。一般男子较易体验,女子则常无此感受。尤其在新婚阶段,必须经过学习和实践,逐步探索对方性反应的规律,再加上默契的配合,才有可能达到知己知彼、心意沟通的境界。

3.良好性卫生习惯的养成 夫妻之间如果只追求性生活的和谐而忽视了性生活卫生,就有可能会引起一些疾病,不但会影响性功能的发挥,甚至会造成生育上的障碍。

所以从新婚开始就应养成良好的性卫生习惯。

(1)经常保持外阴部的清洁卫生,不论男女,除定期洗澡外,还要经常注意外阴部的卫生,每次性生活前后应当清洗干净。男子的包皮垢对病原体的生长繁殖较为适宜,如不经常清除,不仅会引起自身感染,而且通过性交,还会传播给女方。女性由于外阴部的解剖特点,如阴唇和阴蒂间皱褶较多,分泌物常易蓄积,阴道口又邻近尿道口和肛门,更易相互污染,所以保持外阴部的清洁尤为重要。

(2)严格遵守女性各特殊生理期对性生活的禁忌:

1)月经期:男女双方应充分沟通,关键在于女方态度,从生理角度看,月经期宫颈口较松,内膜剥脱后存在创面,性交易增加生殖道感染的机会。其次,性交会使盆腔充血加重,可能引起月经过多、经期延长、淋漓不尽或腰酸腹胀等不适症状。但是,在女方经血很少时,若无明显妇科炎症,男方使用避孕套,双方注意性生活前后卫生,则并非严禁性生活。

2)妊娠期:妊娠初3个月应避免性交,因此时胎盘尚未形成,胚胎发育还不稳固,性冲动引起的盆腔充血、子宫收缩,有可能导致流产。妊娠末3个月必须严禁性交以预防早产、胎膜早破、继发出血、感染等。妊娠中3个月性交虽不属绝对禁忌,但也应有所节制,并注意避免腹部受压。

3)产褥期:分娩后生殖器一般需6~8周才能复旧,产后至少在8周内应严禁性生活,如恶露未净更当推迟。

4)哺乳期:哺乳期间女性生殖器处于暂时萎缩状态,组织比较脆弱,性交活动可能会造成组织创伤,甚至引起出血,男方应注意避免动作粗鲁。此外,喂哺婴儿会使女方劳累疲乏,性欲随之减退,男方亦应体谅,适当节制性生活。

(3)恰当掌握好性生活的频度:性要求的周期长短因人而异,常与年龄、体质、性格、职业等有关,即使同一个人,在不同环境、生理条件或精神状态下也会有所改变,如年龄的增长、体质的衰退、月经的来潮、生活中的烦恼和繁重的工作都会抑制性的要求。性生活的频度应根据双方性能力进行调整。一般情况下,青年人每周2~3次,中年人1~2次,随着年龄的增长,频度可逐渐减少。掌握的尺度可根据性生活后双方是否感到疲乏为原则。夫妻之间性要求的强弱往往不同,必须从爱护、体贴对方出发,恰当地安排好性交的频度,才能争取性生活的和谐。

(4)尽量选择合适的性交时机:性交时机最好选择在晚上入睡以前,以便有充分休息的时间。清晨起床前性交可能会影响白天的工作学习。但性欲的激发很难在事先拟定,最佳性交时机应是双方都有性要求的时刻。在性生活实践中,如能逐步养成习惯,尽量选在入睡前性交,将有利于身心健康。

二、生育保健指导

按照生殖健康的目标,人们不但要能获得安全、满意的性生活,同时还应具有生育能力,能按自己的意愿、有计划地调节生育,并实现下一代健康的愿望。在婚前卫生指导中,应使即将结婚的男女双方了解生育保健知识、促进他们在婚后能成功地做到计划受孕,顺利地度过妊娠、分娩,有利于保障母婴健康,提高出生人口素质。

生育保健指导的内容除受孕原理(包括生命的由来和男女双方必备的条件)外,应重点传授计划受孕的有关知识和技术。

(一)计划受孕前的准备

1. 受孕时机的选择

(1)生育年龄的选择:我国婚姻法规定结婚年龄男方22岁、女方20岁,这是法定的最低年龄,不是最佳年龄。从医学和社会学观点看来,女性最佳结婚年龄为23~25岁,男性为25~27岁;最佳生育年龄一般都认为女性为25~29岁,男性为25~35岁。如过早生育,女方生殖器官和骨盆往往尚未完全发育成熟,妊娠、分娩的额外负担对母婴健康均为不利,也会增加难产的机会,甚至造成一些并发症或后遗症。而且,过早承担教养子女的责任,会影响工作、学习和家庭生活的安排。但也应当避免过晚生育,一般女性不要超过30岁,因为年龄过大,妊娠、分娩中发生并发症(如宫缩乏力、产程延长、产后出血等)的机会增多,难产率也会增高。尤其在35岁以后,卵子中染色体非整倍体率增多,容易造成流产、死胎或畸胎。如能选择最佳年龄生育,这个时期是生殖力最为旺盛的阶段,计划受孕容易成功,精子和卵子的质量较好,难产的机会也少,有利于下一代健康素质的提高。

(2)受孕季节的选择:有人认为宜选择夏末秋初受孕,第二年春末夏初分娩较为理想。但是,在实际生活中,还应从男女双方健康状况、工作与学习负担等因素全盘考虑。

2. 健康条件的准备
父母的健康是下一代身体素质的基础。计划受孕最好在男女双方都处于体质健壮、精神饱满的条件下进行。因此在患病期间应尽量避免受孕。尤其在传染病尚未恢复,心肺肝肾等重要脏器功能不佳,生殖器官异常尚未矫治或性病未彻底治愈等情况下,更应暂缓受孕。特别是女方,妊娠常会使病情加重,疾病又可能增加妊娠和分娩的并发症,对胎儿生长发育也不利。而且在患病期间,大多需要使用药物,有的对胎儿发育会产生不良影响,如果在用药期间受孕又会增加治疗上的困难。

3. 避免不利因素的干扰
外界环境中的某些不良刺激往往会影响妊娠的进展、胎儿的发育,甚至会降低精子、卵子的质量。所以,在计划受孕前,应尽力排除以下几种不利因素的干扰,创造一种良好的受孕氛围。

(1)烟酒危害:烟酒对生殖细胞和胚胎发育的不良影响已被广泛公认。烟草中含有尼古丁、一氧化碳、烟焦油等多种有毒物质。男性吸烟会影响精子质量。孕妇吸烟或被动吸烟,可使子宫及胎盘血管收缩,影响胎儿发育,造成出生体重过低、大脑发育迟缓、先天性心脏病等,而且流产、死胎、早产、新生儿死亡的发生机会增加。酒精对生殖细胞发育的危害,常表现为胎儿生长受限、智力低下。所谓"星期日婴儿"是指假日狂饮酒后孕育的低能儿。孕妇饮酒过量会增加胎儿患"酒精综合征"的机会,可表现为体重过低、面部和小头畸形、智力迟钝等。因此,在婚前卫生指导中应强调在计划受孕前必须戒除烟酒。

(2)理化刺激:在工作或生活的周围环境中,某些理化因素会影响受孕的质量,如高温环境可使男性精子减少,活力降低,畸形增多;放射线的照射会引起染色体畸变或基因突变,导致胎儿畸形;甚至噪声、振动等物理因素都可影响胎儿发育。有些化学物质如铅、汞、镉、砷等金属,苯、甲苯、二甲苯等有机溶剂,氯化烯、苯乙烯等高分子化合物,以及某些农药等都有害于妊娠的发展和胎儿的发育。应当在受孕前就应尽可能避免接触。

(3)生物因素:迄今已知有10多种病毒能通过胎盘危害胎儿,可引起死胎、早产、胎儿生长受限、智力障碍或畸形。明确有致畸作用的有风疹病毒、巨细胞病毒、单纯疱疹病毒、流感病毒等,其中以风疹病毒危害最大。孕早期间,如感染风疹病毒,可造成胎儿先天性白内障、先天性心脏病、神经性耳聋等严重后果。注射风疹疫苗是一种有效的免疫接种,但在受孕期间禁止注射。

还有,如孕妇患弓形虫病,可造成流产、畸形或严重神经系统损害的婴儿。此病终末宿主为猫,故在受孕前即应停止接触猫、狗及其他家畜,不吃未煮熟的鱼、肉,接触生肉后要洗净双手和用具。

(4)药物致畸:由于治疗疾病等需要,正在应用某些可能有害于受孕的药物,或虽已停用但其作用尚未消失之前,均应避免受孕。女方妊娠后更应当重视用药问题,有些药物如利血平、白消安等还有影响精子发育的作用,男方也应当注意。

(5)社会心理影响:工作学习上的紧张、经济上的拮据、家务安排上的困难,尤其是夫妻感情的矛盾、对生育意愿的分歧等社会心理因素都会影响计划受孕的质量。

总之,理想的计划受孕,必须具备良好的身心健康状态、融洽的夫妻感情、和谐的两性关系、安全舒适的周围环境以及宽松稳定的经济条件。

(二)计划受孕的方法

夫妻双方了解了受孕原理、选择好了受孕时机,又为计划受孕准备好了各方面的有利条件,若要争取受孕计划能成功实现,必须先掌握一些科学的受孕方法和技术。

"自然计划受孕"是根据妇女生殖系统正常的周期性生理变化,采用基础体温测量和/或宫颈黏液观察等方法,自我掌握排卵规律,鉴别"易孕期"和"安全期",通过择日性交,从而达到计划受孕或计划避孕的目的。常用的方法有两种:

1. 基础体温测量法
正常妇女基础体温在月经周期中呈周期性变化。排卵一般发生在月经周期的中间,即在下次月经前 14 天左右,在排卵期前后 2~3 天性交可以提高精子与卵子相遇的概率。卵子从卵巢排出后可以生存 1~2 天,而受精能力的最强时间是排卵后的 24 小时内,健康的精子到达女方输卵管壶腹部可以生存 2~3 天,但其受精能力仅能保持 1~2 天,所以必须在妇女排卵前后 2~3 天内性交才有受孕的机会,此期即为“易孕期”,而体温上升 4 天后直至下次月经来潮前即为“安全期”。体温升高幅度一般应为 0.3~0.5℃。基础体温的升高提示排卵已经发生,但这种方法不能准确预测排卵。

2. 宫颈黏液观察法 妇女宫颈黏液的性状会随着月经周期中不同阶段性激素的水平呈现规律性的变化。当雌激素水平较低的月经期前后,黏液常稠厚而量少,阴部感觉干燥;接近月经周期的中期,随着雌激素水平逐渐升高,黏液也逐渐增多且越来越稀薄;越接近排卵期,越变得清澈透亮,状似蛋清,富于弹性,拉丝度高,此时阴部滑润感最明显。出现这种黏液的最后一天称为“高峰日”,其前后 48 小时之间将发生排卵(“高峰日”大多相当于排卵日或排卵前一天)。这种排卵期的宫颈黏液对受孕颇为有利,可对精子起到保护、营养、增强活力、引导穿透等作用。本法系训练妇女通过自我检测宫颈黏液在外阴部的感觉等来判断排卵期,选择在宫颈黏液峰日前后 3 天左右的易孕期性交,有利于成功受孕。

另外,性交技术对受孕也有重要的作用:性交最好的方式是妻子仰卧,丈夫面对妻子,以便使阴茎最大限度勃起,妻子两腿分开,臀部稍微抬高,以便接受精子,在性高潮时,让阴茎留在阴道深处,性交后妻子立即抬高臀部取肘背卧式,举高持续约 15~20 分钟,让精子保留在阴道深处以利于精子穿过宫颈,然后平卧至少 30 分钟起床。这样有助于精子与卵子结合,即有利于受孕。

(吕淑兰 李 芬)

第三节 婚前卫生咨询

婚前卫生咨询是婚前保健技术服务的重要组成部分。它对保护服务对象的生殖健康权利,保障母亲和婴儿健康,提高出生人口素质起着重要作用。

一、婚前卫生咨询的概念

咨询(counseling)是由具有相关专业知识和资质的咨询者(counselor)和服务对象(client)之间对某一问题进行商讨,咨询者解答服务对象提出的问题,提供有针对性信息和解决问题的方法与途径,供服务对象选择,同时给服务对象精神上的支持,帮助其作出合适的决定。

咨询的方式有个人和个人间面对面的交谈、电话咨询、书信咨询等,而面对面的交谈则是人际交流中最有效的信息交流和感情交流方式。咨询方式又可分为指令性咨询和非指令性咨询。指令性咨询是咨询者为服务对象作出相关决定并直接告诉服务对象。这种方式主要见于服务对象所咨询的问题涉及国家法律法规的问题,例如,直系血亲和三代以内的旁系血亲禁止结婚等。非指令性咨询是指咨询者对服务对象提出的问题进行分析后,仅提供相关的信息及建议,让服务对象根据具体情况自己作出决定。在临床咨询工作中多数属于非指令性咨询。

婚前卫生咨询是婚前保健医师与服务对象就生殖健康、生殖保健、婚育等有关问题进行面对面的交谈和商讨。医师在领悟服务对象的感受和问题的基础上,解答问题;阐明科学道理;提供解决问题的信息和办法;鼓励服务对象解决问题的信心;帮助其作出选择和决定;促使服务对象建立保护个人生殖健康权利的意识和能力,坚持有利于健康的行为。

二、婚前卫生咨询的重要性

婚前卫生咨询的主要作用是能够帮助服务对象转变不利于健康的行为。行为是有机体在环境影响下引起的内在生理和心理变化的反应。决定行为的因素包括:①先决因素,即倾向因素,作用于行为改变之前,它取决于人们行为的动机、知识、态度、信念和价值观;②实现因素,即促成因素,作用于行为改变之时,它是行为所需要的现实资源因素,如人、财、物等;③加强因素,即强化因素,包括医生、教师、同事、朋友、亲属等的评价等,它作用于行为改变之后,是促使行为继续存在或消失的因素。

婚前卫生咨询服务的质量是评价婚前保健服务质量的主要标准之一,是保障母婴健康,实施家庭健康促进,提高人们在生殖健康方面的自我保健能力必不可少的服务项目。同时,咨询服务的质量也是反映社会进步的指标之一,是体现医学服务模式转变的重要标志。

三、婚前卫生咨询的基本原则和技能

有效的婚前卫生咨询服务必须遵循以下基本原则和掌握一定的技能。

(一) 基本原则

1. 良好关系的建立 医师与服务对象之间建立良好关系是咨询服务有效与否的关键。首先,咨询医师与服务对象在人格上是相互平等的。咨询医师应当尊重每一位服务对象,平等待人,秉持热情、关怀和真诚的态度,获得他们的信赖。在此基础上,还要能够正确感受服务对象在讲话时的感受,从而理解服务对象的处境和心理状态,并进一步用语言表达出他们的感受。

医师应当把自己置于服务对象的位置上,站在服务对象的角度考虑问题,设身处地对服务对象所关注的问题作出回答。双方共同正视所面临的问题,寻求解决问题的方案。

这种心理位置上的转换并不等于"同情",而是"通情",或称"移情"。医师应当努力培养自己对服务对象移情的能力,且不可用简单的语言、生硬的态度表达自己对问题的看法,更不能靠简单的"指令性"语言来解决问题。藐视的态度和训斥语言更是错误的。一个人只有当其感受被理解和承认后,才能够建立解决问题的信心,才有可能接受医师的医学意见。因此,在咨询服务的过程中,尤其是交谈开始时,医师与服务对象建立良好的关系是咨询服务成功的基础。

2. 明确服务对象的需求　医师在提供有针对性的信息和科学知识前,必须明确服务对象的需求。婚前或新婚夫妇对待性和生育问题常具有羞耻或恐惧心理,女性则更为显著。尤其是患有性传播疾病的人,紧张心理则更为严重,希望在不为人知的情况下,尽快治愈疾病。反复提问常常对弄清问题有所帮助。在交谈中,一旦分析出服务对象的真正需求,应当及时总结出对服务对象需求的理解,并帮助其改变不良心态。

3. 参与和反馈　咨询不是劝告,更不是强迫,它的真实含义是选择。因此,医师一定要避免单纯说教式地传播信息或传授科学知识,而忽视服务对象的看法,更不能企图把自己的想法完全灌输给服务对象。因为,信息并不能引起明显的行为,人们在接收信息后,总是以自己脑海中已储存的知识和看法来处理外来信息。信息只不过是触媒,它本身并不能调整和改变人脑海中原有的印象和记忆,当人们处理信息时,可能接收信息并转变行为,也可能对信息置之不理,甚至反感。

咨询医师必须明确,转变行为的主体是服务对象,没有他们的积极参与,咨询服务将不会获得满意的效果。因此,在交谈的过程中,医师应当鼓励服务对象积极参与,充分表达自己的意愿和疑问,使咨询医师能够充分地掌握情况,做出准确的判断,给出准确的解释或正确建议。

4. 价值观准则　价值观是人们对事情重要性的认识和理解,或者说是人们对事物重要性的衡量标准。价值观受性别、年龄、文化水平、经济状况、生活环境、工作类别、健康状况、经历、信仰等多种因素的影响。

人们的价值观是一种能影响行为的重要因素。尽管人们强烈地感觉到自己的价值观,但是行为却不总是与之相匹配。例如,多数人认为他们最重视健康,但是,他们的行为却并没有经常维护健康,直到失去健康时才想到健康。

在咨询服务中,医师既要了解服务对象的价值观,也要清楚地认识自己的价值观。当自己的价值观和服务对象的价值观不相同时,不应持偏见,而是要学会尊重他人的价值

观,帮助服务对象认识其行为与价值观的不协调处,分析不协调的原因和不良行为对健康的影响,耐心听取服务对象的看法,并帮助其澄清错误观念,表扬他们任何一点一滴有益于健康的看法,从而引导他们认识改变行为的必要性。这就是用价值观准则调节行为的原则。

5. 知情同意　咨询服务的最终目的是帮助服务对象作决定,而不是替代或强制。帮助服务对象作决定的前提是"知情同意(informed consent)和知情选择(informed choice)。"

知情同意是由服务对象的两个基本权利构成的:其一是决定自己是否接受某种医学意见;其二是在作决定之前获得充分的信息,以便权衡选择决策的利弊,特别是认清接受医学意见对个人健康的益处和对家庭幸福的必要性,以及不接受医学意见可能导致的不良后果。知情同意的先决条件是接受医学意见的人必须:①有能力做出同意的决定;②理解自己所同意的内容;③同意是出于自愿,而不是强制。

知情选择建立在知情同意的基础上。咨询医师的责任是向服务对象提供他们所需要的信息和有关对策的建议,并鼓励他们选择符合自己特定条件下的最佳方案。

6. 保密　每个人在生活中都可能有或多或少的秘密或隐私。婚前卫生咨询中,医师可能得知服务对象的隐私或令人尴尬的问题,必须遵循保密的基本原则为服务对象守密,尊重服务对象的隐私权。

(二) 交流技能

婚前卫生咨询是需要获得帮助的人和可以提供帮助的医师间面对面的交谈,因此,医师必须具备良好的交流技能。

1. 语言交流技能　人类语言由两个部分组成:一为语言,是语言行为的核心;二为说话,是运用语言的行为。语言交流技能在咨询服务中极为重要。信息、科学知识、提出问题、回答问题、感情交流等都需要通过语言表达。以下介绍几种最基本的语言交流技能。

(1) 寻找共同点:交谈时不仅注意服务对象的语言内容,而且通过服务对象的举止谈吐、服饰姿态等估计其基本情况,从而在引导服务对象畅谈心里话之前容易找到共同点,使交谈具有良好的开端。

(2) "是"的反应技巧:对话时避免用"不"字,因为"是"的回答表示医师和服务对象双方对问题作出了相同的判断,看法基本一致,交谈容易深入。

(3) 表扬和鼓励:表扬是对服务对象好的认识或行为表示赞同;鼓励是给予服务对象以勇气和信心。当医师企图说服服务对象终止不利于健康的行为时,避免用批评和斥责的语言和态度。

(4) 语言应当通俗易懂,在解释科学道理时避免应用过多的专业名词,而应当将专业性很强的名词变换成简单易懂的语言,帮助服务对象充分理解。

2. 非语言交流技能　非语言交流技能包括面部表情、身体姿势、手势等。在面部表情中,眼神最能表示出人瞬间

变化的内心世界,身体姿势和手势亦称为身体语言,它不仅反映人的心理状态,也反映人的文化背景、风俗习惯和情感。在交谈中非语言交流技能可以起到强化语言交流的作用。从事咨询服务的医师应当掌握以下几方面非语言交流技能:

（1）与服务对象面对面相坐,保持合适的距离,身体微向前倾。

（2）行为端庄大方,礼貌待人,态度认真,平易近人。

（3）面带微笑,目光注视服务对象。

（4）常常用点头的方式表示对服务对象的赞同。

3. 听和问的技能

（1）听的技能:①全神贯注、聚精会神倾听,不做无关的动作;②不任意打断服务对象的谈话;③用非语言交流方式给予服务对象及时反馈。

（2）问的技能:①医师与服务对象开始交谈时,可以先问限制性问题,以免服务对象紧张而出现僵局,比如姓名、年龄等;②相继再问非限制性问题和追问性问题;③一次只提一个问题;④避免用"为什么"或"怎么不"开头提问题;⑤不要提诱导性问题。

四、婚前卫生咨询的对象、内容和步骤

（一）婚前卫生咨询的对象及内容

婚前卫生咨询的对象包括所有对生殖健康有疑问准

备结婚的男女和新婚夫妇。咨询内容涉及面较广泛,包括生育保健、节育方法、生育相关疾病、优生优育问题等。对于患有疾病的夫妇,医师需要主动、耐心、细致的咨询服务方能达到保护母婴健康和减少严重遗传性疾病患儿出生的目的,包括:①目前所患疾病的危害及治疗方法;②所患疾病的遗传情况,生育患儿的风险;③所患疾病对生育的影响;④一方患有重大疾病,应当在结婚登记前如实告知对方。

（二）婚前卫生咨询的步骤

1. 问候　是咨询的第一步,目的是缓和气氛,拉近与服务对象的距离,便于咨询的开展。

2. 询问　咨询者采用恰当的咨询技巧,掌握服务对象需要了解或解决的主要问题,并进行归纳向服务对象复述,征得服务对象的认同。

3. 采集信息　咨询者根据服务对象提出的问题,有针对性地采集相关信息。比如,涉及遗传性疾病的问题,应该详细询问服务对象家族成员的遗传疾病史、医疗史、生育史等,绘制出家系谱,全面了解家系情况。

4. 分析、解答和提出医学建议　咨询者全面掌握了服务对象的问题和相关信息后,科学多分析和解答服务对象的问题,同时向服务对象提出相关的医学建议。

（于学文）

第四节　婚前医学检查

婚前医学检查是对准备结婚的男女双方可能患影响结婚和生育的疾病进行的医学检查。通过详细询问病史、全身体格检查、生殖器官检查,必要的辅助检查及实验室化验检查,以确定有无影响结婚和生育的疾病。

一、婚前医学检查的主要疾病

（一）严重遗传性疾病

严重遗传性疾病是指疾病由遗传因素先天形成,患者全部或部分丧失自主生活能力,子代再现风险高,医学上认为不宜生育的遗传性疾病。

（二）指定传染病

指定传染疾病是指《中华人民共和国传染病防治法》中规定的艾滋病、淋病、梅毒、麻风病以及医学上认为影响结婚和生育的其他传染病在传染期内。

（三）有关精神病

有关精神病是指精神分裂症、躁狂抑郁型精神病以及其他重型精神病。

二、婚前医学检查的项目与基本技能

婚前医学检查项目包括询问病史、体格检查、常规辅助检查和其他特殊检查。

（一）询问病史

1. 一般项目　包括双方姓名、出生日期、身份证号、民族、文化程度、职业、工作单位、住址、邮编、联系方式、有无血缘关系等。

2. 现病史　包括现在依然存在的疾病的发生、发展、变化及治疗经过。有时虽否认病史,但在体格检查时发现异常,应再次询问病史,并记录有关症状。如患有先天性疾病、

智力低下、聋哑等，应详细询问其出生前后的情况、分娩方式及可能发生的原因。

3. 既往史 包括既往健康状况和曾患过的主要疾病。应重点询问有关精神病、指定传染病、重要脏器疾病、生殖系统疾病史。如有手术史，应详细询问手术名称、手术日期。与婚育有关的手术，更应详细询问并记录。

4. 月经史 包括初潮年龄、月经周期、有无痛经及末次月经日期。如有原发性闭经史，应详细记录相关症状。

5. 既往婚育史 如系再婚，应询问既往婚育史。特别注意有无生育失败病史，包括流产、死胎及出生缺陷等。

6. 家族史 重点询问与遗传性疾病有关的家族史，以直系血亲和三代以内的旁系血亲为主。对遗传病先证者及其家庭成员，应进行耐心细致的家系调查，并绘制系谱。

7. 家族近亲婚配史 近亲是指有血缘关系的直系血亲和三代以内的旁系血亲。近亲婚配是指有血缘关系个体间的通婚。

（二）体格检查

婚前医学检查依然按照诊断学关于检体诊断的步骤和要求进行。下面仅强调一些重点内容。

1. 一般检查

（1）血压：使用经过验证的上臂式医用电子血压计，或者使用符合计量标准的水银柱血压计（将逐步被淘汰）。标准规格的袖带（气囊长 22~26cm、宽 12cm），肥胖者或臂围大者（>32cm）应使用大规格气囊袖带。被测量者安静休息至少 5 分钟后开始测量坐位上臂血压，上臂置位于心脏水平。测量血压时，应相隔 1~2 分钟重复测量，取 2 次读数的平均值记录。如果收缩压或舒张压的 2 次读数相差 5mmHg 以上，应再次测量，取 3 次读数的平均值记录。

《中国高血压防治指南（2018 年修订版）》确定的 18 岁以上成人血压水平的定义和分类见表 3-4-1。当收缩压和舒张压分属于不同级别时，以较高的分级为准。

表 3-4-1 血压水平分类和定义

分类	收缩压/mmHg	舒张压/mmHg
正常血压	<120 和	<80
正常高值	120~139 和/或	80~89
高血压	≥140 和/或	≥90
1 级高血压（轻度）	140~159 和/或	90~99
2 级高血压（中度）	160~179 和/或	100~109
3 级高血压（重度）	≥180 和/或	≥110
单纯收缩期高血压	≥140 和	<90

（2）发育与体型：发育正常与否，通常以年龄、智力和体格成长状态（身高、体重及第二性征）之间的关系来判断。发育正常时，年龄和体格成长状态之间的关系是均衡的。

发育正常的成人，指距=身高；发育早熟时，指距<身高；发育迟缓时，指距>身高。一般病态发育和内分泌的关系最为密切。例如，先天性卵巢发育不全身材多矮小；先天性睾丸发育不全时身材高大，指距>身高，缺乏男性性征；垂体性侏儒症体格异常矮小；克汀病由于甲状腺功能减退，发育迟缓，严重影响身高，身体各部位比例如同婴儿。

体重的正常值，根据《中国成人超重和肥胖症预防控制指南》推荐的标准，BMI<18.5kg/m² 为体重过轻，18.5~23.9kg/m² 为体重正常，24.0~27.9kg/m² 为超重，≥28.0kg/m² 为肥胖。

（3）面容与表情：面容反映精神状态，面容与表情对诊断某些疾病具有重要临床价值。例如，健康人表情自然，神志舒展；甲状腺功能亢进时，面容惊愕，眼裂增大，眼球突出；肾上腺皮质功能亢进及长期应用肾上腺皮质激素者，脸面红胖如满月。

（4）步态：与神经系统、肌肉、骨关节功能有密切关系。健康人的步态因年龄、健康状态和所受训练的影响可表现不同。健康青壮年步态矫健快速。鸭步见于佝偻病、大骨节病、进行性肌营养不良或双侧先天性髋关节脱位等。慌张步态见于震颤性麻痹患者。醉酒步态多见于小脑疾患。跨阔步态见于腓总神经麻痹。共济失调步态起步时一脚高抬，骤然垂落，双目向下注视，两脚间距很宽。

（5）皮肤：应注意体毛、毛发分布及发际情况。肾上腺功能亢进与多囊卵巢综合征时出现多毛；黏液水肿毛发稀疏易脱落；腰骶部有毛发增生，应注意检查有无隐性脊柱裂。

2. 头部

（1）头颅大小及外形：头颅的大小以头围来衡量，人体发育至 18 岁时头围可达 53cm 或以上，以后则无变化。

（2）头面部异常体征：眼球震颤、眼距增宽、眼裂过大或过小、鼻梁低、低位耳、耳畸形、唇裂、腭裂、嘴大唇厚、牙齿稀疏等。

（3）听力：如发现听力减退则应进行专科检查。如果为先天性聋、哑，应详细询问发病经过及家族史。

3. 胸部

（1）乳房：正常人坐位时两乳房应对称，不对称者见于一侧乳房发育不全、先天畸形、炎症或肿瘤等。触诊时，被检查者取坐位，两臂下垂，先检查一遍，然后双臂高举和双手叉腰再检查，以后再卧位检查。乳房以乳头为中心作一垂直线和一水平线，将乳房分为 4 个象限，发现病变时应记录部位。检查时手指和手掌必须平置在乳房上，轻轻向胸壁按压，并做圆形和来回抚摸。检查乳房时，由外侧上部开始，沿顺时针方向由浅入深抚摸全部乳房，然后触乳头。切忌用手指将乳房捏起，这样易触及乳房中的小叶结节，乳房内包块反而不易触及。注意检查有无泌乳及包块。

（2）肺：注意检查呼吸频率，正常人平静呼吸时，每分钟呼吸为 16~20 次。

（3）心脏：心脏听诊时，被检查者取坐位或仰卧位，必要时可变换体位。听诊内容包括心率、心律、心音、杂音、心包摩擦音。

4. 腹部 腹部触诊时，被检查者取仰卧位，两腿屈曲并稍分开，张口缓缓做腹式呼吸运动，使腹肌松弛。触诊内容主要检查腹壁紧张度，有无压痛和反跳痛，腹部包块及肝脾是否大等。

（三）生殖器及第二性征检查

生殖器检查应由同性别医师进行。女性生殖器检查应行肛腹双合诊，如果发现异常，需行阴道检查时，必须说明理由，并征得受检人或家属同意，以取得其合作。除处女膜发育异常外，对其完整性不做描述，不做诊断。

1. 女性生殖器检查

（1）外阴发育和阴毛分布：注意大小阴唇和阴蒂发育。

（2）分开小阴唇，检查黏膜有无炎症、尿道口有无畸形、红肿及分泌物性状。观察阴道口分泌物的量和性状。

（3）盆腔检查子宫位置、大小、形状、软硬度、活动度、有无压痛、附件区有无增厚或包块。正常时附件区无压痛。

2. 女性第二性征 除生殖器官（第一性征）外，女性所特有的征象称为女性第二性征。如乳房丰满而隆起；出现阴毛及腋毛；骨盆宽大；肩、胸、臀部脂肪更多，呈现女性特有的体态。

3. 男性生殖器检查 检查男性生殖系统时，医师取坐位，被检查者取站立位，两脚分开，面对检查者。先检查外生殖器，然后再检查前列腺和精囊。

（1）阴茎：应重点检查包皮状况、阴茎的发育、形态、大小及病变。成人包皮不应掩盖尿道口，如包皮上翻后不能露出尿道口或阴茎头称包茎。包皮长过阴茎头但上翻后能露出尿道口和阴茎头，称为包皮过长。

（2）阴囊：检查时医师将两手拇指放阴囊前面，其余四指放在阴囊后面，双手同时触诊，进行对比。检查有无精索静脉曲张或肿块；有无鞘膜积液、腹股沟斜疝等。

（3）精索：精索由输精管、血管、淋巴管、神经、提睾肌等组成。

（4）睾丸：睾丸检查手法同阴囊检查手法。检查时应轻压睾丸，于其表面上下滑动，触摸睾丸的大小、软硬度、有无肿块。当打不到睾丸时，可能为睾丸未发育或睾丸位置异常。

（5）附睾：取立位检查。附睾位于睾丸的后外侧，正常的附睾头、体、尾部紧连睾丸后外缘，质地软，边界清晰，触压略有轻微胀痛。

（6）前列腺及精囊：应行肛诊检查。注意前列腺的大小、质地、平滑度，中央沟是否浅平，有无结节和触痛。

4. 男性第二性征 除生殖器官外，男性所特有的征象称为男性第二性征。表现为声音低沉、长胡须、喉结突起、体毛多、肌肉发达、肩宽大的男性体型。

（四）化验检查

常规化验项目包括血尿常规、肝肾功能，梅毒、丙

肝、乙型肝炎血清标志物、艾滋病筛查，女性阴道分泌物检查。

其他特殊检查，如生殖支原体和衣原体检查、精液常规、淋病奈瑟菌、染色体检查等，应根据需要或自愿原则确定。

1. 淋病奈瑟菌检查 男性有脓性分泌物者可直接用拭子取尿道口脓性分泌物；无明显脓性分泌物者，取材前1小时内不应排尿，用男性采样拭子插入尿道2~3cm，以旋转方式轻轻转动并保留5~10秒后取出。女性可用手指自耻骨联合后沿女性尿道走向轻轻按摩尿道，用同男性相似的方法取材。女性宫颈拭子取时先用生理盐水湿润的扩阴器扩阴，无菌棉拭子清除宫颈口外面的分泌物，再将女性取材拭子插入宫颈管内1~2cm，稍用力转动，保留5~10秒后取出。棉签插入颈管内转动停留10秒钟，采集标本后应立即检测。检测常用方法有：

（1）涂片法：取分泌物涂片，自然干燥，火焰固定后，革兰氏染色，镜检出革兰氏阴性细胞内淋病双球菌为阳性。适用于男性无合并症淋病的诊断（敏感性≥95%，特异性97%），但不推荐用于其他类型的淋病奈瑟菌感染（如咽部、直肠和女性宫颈感染）的诊断。

（2）培养法：样本可在选择性培养基以及适宜的环境下进行淋病奈瑟菌的分离培养，将取材的拭子转动涂布于平皿上，在35~37℃的CO_2培养箱中培养24~72小时观察菌落形态，根据菌落形态、氧化酶试验及糖发酵实验确定结果。适用于男、女性及除尿液外的其他所有临床标本的淋病奈瑟菌检查。淋病奈瑟菌培养的特异性为100%，敏感性85%~95%。

（3）核酸检测：用PCR等核酸检测技术在标本中检测到淋病奈瑟菌核酸（DNA或RNA）为阳性。适用于各种类型临床标本的检测，核酸检测应在通过相关机构认定的核酸扩增实验室开展。

2. 梅毒筛查 目前常用快速血浆反应素环状卡片试验（RPR试验），试验阳性或可疑阳性者，用保留血清做梅毒螺旋体特异性试验确诊。

3. 阴道分泌物滴虫、假丝酵母菌检查 阴道分泌物滴虫检查应用生理盐水悬滴法，在低倍显微镜下观察到透明、呈水滴状、活动的可疑滴虫后，必须再用高倍镜观察，当看到滴虫鞭毛甩动后方可确诊。也可采用核酸扩增试验，诊断敏感性和特异性均超过95%。

阴道假丝酵母菌检查常采用氢氧化钾或氢氧化钠制片。于玻片上的分泌物中加入10%~20%氢氧化钠溶液，在低倍和高倍镜下均可清晰地看到菌丝和芽胞。

（五）影像学及功能检查

胸部X线、妇科超声、心电图检查应列为常规检查项目。其他乳腺超声、男性生殖器官超声检查等，应根据需要或自愿原则确定。

三、婚育医学意见

经婚前医学检查,医疗保健机构应当出具《婚前医学检查证明》(以下简称《证明》)。婚前医学检查机构应认真填写《证明》,需经主检医师审签并加盖"婚检机构公章"后方有效。

婚前医学检查后的婚育医学意见,严格按照《母婴保健法》的规定填写。经医学检查,对患指定传染病在传染期内或者有关精神病在发病期内,医师应当提出医学意见;准备结婚的男女双方应当暂缓结婚。经医学检查,对诊断患医学

上认为不宜生育的严重遗传性疾病的,医师应当向男女双方说明情况,提出医学意见;经男女双方同意,采取长效避孕措施或者施行结扎手术后不生育的,可以结婚。男女双方为直系血亲或者三代以内的旁系血亲关系,按照《中华人民共和国民法典》第八百二十五条规定禁止结婚。

在出具任何一种医学意见时,婚检医师应当向当事人说明情况,并进行指导。接受婚前医学检查的人员对检查结果持有异议的,可以申请医学技术鉴定,取得医学鉴定证明。

各类疾病医学意见的掌握标准,详见本章相关节内容。

(于学文)

第五节　围婚期重点疾病与婚育医学意见

一、严重遗传性疾病与婚育医学意见

遗传病(genetic disease)是指生殖细胞或受精卵的遗传物质在结构、数量或功能上发生改变,从而使由此发育成的个体罹患疾病。遗传病的种类很多,危害程度差别也很大。婚前医学检查仅涉及严重遗传性疾病。严重遗传性疾病的筛选依据有以下几方面:

1. 全部或部分丧失自主生活能力。
2. 存活时间长。
3. 有生育能力。
4. 群体患病率高。
5. 无产前诊断方法。
6. 无有效治疗方法。

(一) 各种严重遗传性疾病的特点

从指导婚姻和生育角度讲,可以分为以下六种情况:

1. 致死性的严重遗传性疾病　是指这些疾病的患者存活不到生育年龄即死亡。例如,假性肥大型肌营养不良(DMD)为 X 连锁隐性遗传,4~6 岁发病,一般 20 岁左右死亡;染色体 13-三体综合征,一般 6 个月内死亡,个别患者活到 10 岁;猫叫综合征(染色体 5p-),最大活到 15 岁;黏多糖Ⅰ型(MPSI)2~4 岁发病,10 岁前死亡。由于这些患者在生育年龄前即死亡,因此对整体人群素质影响不大。

2. 迟发性的严重遗传性疾病　迟发性的严重遗传性疾病患者出生时无异常表现,发育到一定年龄才表现出症状,患者有生育能力。尤其是一些迟发的常染色体显性遗传性疾病,发病年龄晚,发病间期长。例如,慢性进行性舞蹈症发病年龄在 25~60 岁;遗传性痉挛性共济失调(Maris 型)一般在 20~40 岁发病,少数患者 50~60 岁才发病;面肩肱型肌营养不良,发病年龄在 15~60 岁之间;这些疾病的患者在发

病前仍能结婚和生育,将致病基因传给子代,可以影响人口素质。

3. 不完全外显的严重遗传性疾病　不完全外显的严重遗传性疾病是指携带显性致病基因的个体中,有些发病,有些不发病,不发病者终生不再发病,但他可以把致病基因传给子代,子代发病。这些致病基因携带者,容易被忽视,潜在危害很大。

4. 慢性进行性的严重遗传性疾病　有些遗传性疾病的病情发展表现为进行性,病情发展缓慢。这类患者在病情未加重前,仍能结婚和生育。例如,少年型家族性进行性脊肌萎缩症,一般 17 岁以后发病,阵挛癫痫症 10~20 岁发病,病情逐渐加重;Ⅱ型显性遗传的腓骨肌萎缩症,10~25 岁发病。这些疾病的患者不了解病情发展的后果,往往在病情未加重前结婚,并能生育,可能生育患儿。

5. 表现程度不同的严重遗传性疾病　此类疾病的患者,有的病情表现较轻,有的病情严重。例如,成骨发育不全、马方(Marfan)综合征、面肩肱型肌营养不良等,有的患者本人表现较轻,但婚后生育的子女可能为重型患者。

6. 严重遗传性疾病的致病基因携带者　严重遗传性疾病的致病基因携带者本人不发病,但她(他)们可能生出遗传病患儿。例如,视网膜母细胞瘤是不完全外显的常染色体显性遗传病,有些致病基因携带者(男女均可)本人不发病,但可能生育患儿;假性肥大型肌营养不良症(DMD)、血友病 A 等,致病基因携带者是女性,她本人不发病,却可生出男性患儿和女性携带者。

总之,严重遗传性疾病情况比较复杂,应分析不同情况提出医学意见。

(二) 遗传性疾病的识别要点

1. 遗传性疾病的病史特点

(1) 患者均为有血缘关系亲属:一般以"垂直传递"方

式出现,即从上一代传递给下一代,但不是每个遗传性疾病的家系中都可观察到这一现象。

(2)不同年龄均可发病。

(3)患病时间长,对多数遗传性疾病目前尚不能改变其遗传的物质基础,难以治愈。

(4)胎儿在出生前已带有致病基因,大多数婴儿出生时就已经患病。

(5)由于继承共同的致病基因,表现为患者发病的家族聚集现象。

2. 遗传性疾病的一般体征特点

(1)精神状态异常。

(2)智力发育障碍。

(3)发育迟滞。

(4)先天性头颅畸形。

(5)特异面容,五官异常。

(6)先天性聋。

(7)先天性视力障碍。

(8)先天性眼畸形。

(9)先天性四肢、手、足畸形伴功能异常。

(10)先天性骨骼畸形。

(11)腹部内脏发育异常。

(12)肌张力异常,过高或过低。

(13)肌肉萎缩或假性肥大。

(14)严重贫血,久治不愈。

(15)皮肤病变或颜色异常,久治无效。

(16)生殖器发育异常。

(17)尿异味。

(18)非传染性肝脾大。

有上述体征之一者,应考虑患遗传性疾病的可能。

3. 家系分析 家系分析是遗传性疾病诊断的重要方法之一,也是遗传咨询和群体遗传学研究中不可缺少的常用方法。根据病史询问所获得的患者家族病史资料,应用遗传学理论,对一个家系中所有成员的基因型及基因传递规律进行分析,确定遗传方式,预测子代各种基因型频率,估计疾病再发风险。因此,家系分析对提出婚育意见有重要的价值。

家系分析的步骤如下:

(1)按照完整、准确的先证者和家族病史资料绘制家系图(系谱),确定是否为遗传性疾病。

(2)如果是遗传性疾病,应确定遗传性疾病的类型,即该病是单基因病、多基因病、染色体病或是线粒体遗传病。

(3)如果是单基因遗传性疾病,应进一步确定其遗传方式。

(4)根据疾病的遗传方式,确定家系中每个成员的基因型。

(5)按 Bayes 理论,估计可疑杂合体的风险及其子女发病风险。

(6)对家系中的有关成员提出医学意见,特别是有关婚育的医学意见。

有些遗传性疾病有遗传异质性和表型模拟,在进行家系分析时,要查阅有关资料。遗传性疾病,尤其是严重遗传性疾病的诊断较为复杂,难度较大,有些尚需进行实验室检查,包括染色体、基因诊断、全基因组检测和表观遗传学分析方能确诊。上述遗传性疾病的病史特点、遗传性疾病的一般体征特点和家系分析三个方面,是作为从事婚前医学检查的医师需要掌握的初步筛查遗传性疾病的基本知识和基本技能。

(三)严重遗传性疾病的婚育医学意见

1. 婚育医学意见的依据

(1)疾病明确的诊断。

(2)详细正确的家族病史资料。

(3)家系分析的结果。

(4)必要的实验诊断和/或辅助检查资料。

2. 婚育医学意见的原则

(1)向服务对象阐明某种严重遗传性疾病的病因、发展和预后。

(2)对患者提出可能的治疗方法。

(3)对可疑携带者做携带者检测,若不能做携带者检出,必须估计其为携带者的风险。

(4)对孕期可以进行产前诊断的孕妇,建议在孕期进行产前诊断。

(5)如果不能做产前诊断,估计其子代再发风险>10%,应提出不宜生育的医学意见。

(6)X 连锁遗传性疾病患者或携带者,子代再发风险与性别有关,如果无条件做产前诊断,应建议选择生育子代的性别。

(四)各种遗传性疾病的医学意见

1. 多基因遗传病 多基因遗传性疾病的发病是遗传因素和环境因素共同的作用结果,并与基因的数量有关,按数量遗传规律传递。多基因遗传性疾病的群体患病率一般为0.1%~1.0%,一级亲属患病率为 1.0%~10.0%。根据具体家系,估计再发风险,提出婚育医学意见。常见病种有先天性心脏病、无脑儿、脊柱裂、先天性巨结肠、唇裂、腭裂、脑积水等。

(1)男女双方或一方为患者如所患疾病具备有效的产前诊断方法,可以生育;如所患疾病尚无有效的产前诊断方法,再发风险低于 5%,可以生育,再发风险高于 10%,不宜生育。

(2)男女双方表型正常,但双方近亲中都有人患同样的多基因遗传性疾病,他们都有可能是某一遗传病致病基因的携带者,其后代患病的可能性极大,故不宜生育。如男女双方的直系血亲或三代以内的旁系血亲所患疾病为非同样的遗传性疾病,且男女双方均正常,则可以生育。

2. 染色体病 因先天性染色体数目异常或结构畸变而发生的疾病,染色体结构畸变一般按分离定律传递,除同源染色体平衡异位携带者外,其他情况可以生育,但必须做产前诊断。孕妇高龄者易出生染色体数目异常的患儿,应做产前诊断。

3. 单基因常染色体隐性遗传性疾病 常见病种有苯丙酮尿症、白化病、先天性聋哑、肝豆状核变性、先天性全色盲、垂体性侏儒等。

（1）常染色体隐性遗传性疾病各种婚配型及其子女基因型和表现型频率见表3-4-2。

（2）如果婚配双方表现型正常,但其近亲中都有人患同样的隐性遗传性疾病患者,计算双方都是杂合体的风险,再乘以1/4,即为其子女的患病风险。这样的婚配双方有可能都是某一遗传病致病基因的携带者,其后代患病的可能性很大,怀孕后需要做产前基因诊断。

（3）如果婚配一方为患者,对方表现型正常,但其家系中有相同遗传性疾病患者,计算非患者为杂合体的风险,乘以1/2,即为其子女患病风险。

（4）散发病例患者,可能由基因突变引起。从理论上讲,其父母不一定是杂合体,且在人群中其父母都发生同样

突变的概率极小。因此,对散发病例患者的父母,一般仍按杂合体对待。

4. 单基因常染色体显性遗传性疾病 常见病种有软骨发育不全、多指、并指、缺指、成骨不全等。常染色体显性遗传性疾病,子代再发风险为1/2,因此,只要是不能进行产前诊断、不能治疗,又属严重的遗传性疾病,则不宜生育。

（1）常染色体显性遗传性疾病:各种婚配型及其子女基因型和表现型频率见表3-4-3。

（2）完全显性遗传的遗传性疾病:如果婴儿出生时或出生后不久即表现出症状,父母中必有一个患者(一般按杂合体分析),外显率100%,常见婚配型为 Aa×aa。患者子女患病风险为50%,非患者子女一般不再患病。

（3）不完全外显的显性遗传性疾病:本人表现型正常,但其父亲或母亲可能为患者,需要先估计本人为携带者的风险,再估计其子女的再发风险。

（4）迟发性显性遗传性疾病:婴儿出生时表现型正常,当发育到一定年龄时表现出症状,父亲或母亲已发病或尚未

表 3-4-2　常染色体隐性遗传性疾病各种婚配型及其子女基因型和表现型

婚配型		子代			
基因型	表现型	基因型及其频率/%		表现型及其频率/%	
AA×Aa	非患者×非患者	AA	50	非患者	100
		Aa	50		
AA×aa	非患者×患者	Aa	100	非患者	100
Aa×Aa	非患者×非患者	AA	25	非患者	75
		Aa	50		
		aa	25	患者	25
Aa×aa	非患者×患者	Aa	50	非患者	50
		aa	50	患者	50
aa×aa	患者×患者	aa	100	患者	100

表 3-4-3　常染色体显性遗传性疾病各种婚配型及其子女基因型和表现型频率

婚配型		子代			
基因型	表现型	基因型及其频率/%		表现型及其频率/%	
AA×AA	患者×患者	AA	100	患者	100
AA×Aa	患者×患者	AA	50	患者	100
		Aa	50		
AA×aa	患者×非患者	Aa	100	患者	100
Aa×Aa	患者×患者	AA	25	患者	75
		Aa	50		
		aa	25	非患者	25
Aa×aa	患者×非患者	Aa	50	患者	50
		aa	50	非患者	50

发病,但其祖父母或外祖父母中必有患者。故先计算本人是杂合体的风险,再估计其子女的再发风险。

5. X连锁显性遗传性疾病 常见病种有遗传性肾炎、抗维生素 D 佝偻病等。

（1）X连锁显性遗传性疾病:各种婚配型及其子女基因型和表现型频率见表3-4-4。

（2）致死性 X 连锁显性遗传病:患者达不到生育年龄即死亡,不存在婚育问题。

（3）非致死性 X 连锁显性遗传性疾病:男性患者的女

儿全为患者,儿子一般为非患者。因此,男性患者可以生育男性后代。女性杂合体患者的女儿和儿子患病风险为同性别同胞的50%。因此,只要该病不能进行产前基因诊断、不能治疗,又属严重的遗传性疾病,则不宜生育;女性纯合体患者的子女全为患者。

6. X连锁隐性遗传性疾病 常见病种有血友病、进行性肌营养不良等。

（1）X连锁隐性遗传性疾病:各种婚配型及其子女基因型和表现型频率见表3-4-5。

表 3-4-4 X连锁显性遗传性疾病各种婚配型及其子女基因型和表现型频率

亲代婚配型		子代			
基因型	表现型	基因型及其频率/%		表现型及其频率/%	
$X^aX^a \times X^aY$	患者×患者	女 100	X^aX^a	男 女 100	患者
		男 100	X^aY		
$X^AX^a \times X^aY$	患者×患者	女 50	X^aX^a	女 100	患者
		50	X^AX^a		
		男 50	X^aY	男 50	患者
		50	X^AY	50	非患者
$X^AX^A \times X^aY$	非患者×患者	女 100	X^AX^a	女 100	患者
		男 100	X^AY	男 100	非患者
$X^AX^a \times X^AY$	患者×非患者	女 50	X^AX^a	女 50	患者
		50	X^AX^A	50	非患者
		男 50	X^aY	男 50	患者
		50	X^AY	50	非患者

表 3-4-5 X连锁隐性遗传性疾病各种婚配型及其子女基因型和表现型频率

亲代婚配型		子代			
基因型	表现型	基因型及其频率/%		表现型及其频率/%	
$X^AX^a \times X^AY$	携带者×非患者	女 50	X^AX^A	女 50	非患者
		50	X^AX^a	50	携带者
		男 50	X^AY	男 50	非患者
		50	X^aY	50	患者
$X^aX^a \times X^AY$	患者×非患者	女 100	X^AX^a	女 100	携带者
		男 100	X^aY	男 100	患者
$X^AX^A \times X^aY$	非患者×患者	女 100	X^AX^a	女 100	携带者
		男 100	X^AY	男 100	非患者
$X^AX^a \times X^aY$	携带者×患者	女 50	X^AX^a	女 50	携带者
		50	X^aX^a	50	患者
		男 50	X^AY	男 50	非患者
		50	X^aY	50	患者
$X^aX^a \times X^aY$	患者×患者	女 100	X^aX^a	男 女 100	患者
		男 100	X^aY		

（2）女性携带者本人不表现症状，但能把致病基因传给儿子，使其患病；传给女儿，则为携带者。女性携带者致病基因传给儿子和女儿的概率各为同性别的50%。因此，如果不能进行产前基因诊断，不宜生育，或只能生育女性。

（3）男性患者的女儿全为携带者（杂合体），儿子全部正常；女性患者的女儿全为携带者，儿子全为患者。

7. 线粒体遗传病 致病基因在线粒体中，为母系遗传，母亲患病，子女可能患病，父亲患病不影响子女。

总之，遗传性疾病的婚育医学意见，应根据不同的遗传方式进行家系分析、携带者检出、再发风险估计和实验室检测，然后做出正确的结论，提出医学意见。

（五）智力低下的婚育医学意见

智力低下（intellectual disability，ID）的病因非常复杂，分遗传性和非遗传性两大类。据统计，遗传因素引起的智力低下占37%，包括染色体数目和结构改变、拷贝数变异、编码及非编码基因突变等，环境因素引起的占20%，不明原因的占43%（可能为遗传因素和环境因素共同作用）。

1. 由遗传因素引起的智力低下

（1）单基因遗传性智力低下有1 000多种。应根据其遗传方式，针对不同情况提出医学意见。

（2）多基因遗传性智力低下占遗传性智力低下的15%~20%，患者除表现智力低下外，不伴有其他临床症状。

（3）染色体病在新生儿中发病率约6‰，一般常染色体畸变都伴有智力低下，先天愚型在染色体病中发病率最高，约占智力低下患者的10%；其他常染色体异常也可引起智力低下，且多为重、中度智力低下，共占智力低下的2%；性染色体引起的智力损伤约占智力低下的3%，多较轻，但随X染色体数增多，智力损伤程度增大。

2. 环境因素引起的智力低下 胎儿的宫内感染，如风疹病毒感染可致多发畸形和智力低下。X线照射可导致胎儿小头畸形和智力低下。孕妇吃含有甲基汞的鱼、铅和酒精中毒也可引起胎儿出生后的轻至中度智力低下。

3. 获得性智力低下 获得性智力低下的发生主要是产时或出生后某种原因造成的智力低下。产程缺氧者，17%出生后将会有智力低下。由这些原因造成的智力低下，只要提高产科技术，加强分娩监护，即能预防患儿发生。

4. 社会性智力低下 社会性智力低下的发生主要是由地理隔离、文化落后、经济不发达、缺少社会和家庭教育、特殊的自然环境条件所致。例如，饮食中缺碘，甲状腺功能减退症流行区的智力低下儿可高达10%。由这些原因造成的智力低下，需要综合措施和必要的医疗，才能有效地降低这类智力低下患者的发生率。

总之，智力低下是病因非常复杂的一组疾病。首先应根据病因，确定是否遗传性疾病，如为遗传性疾病，进一步确定遗传方式，针对各种不同情况进行具体指导。因此，社会、医疗卫生、防疫、教育、新闻媒介、家庭和个人都要重视

起来，从不同方面采取措施，才能有效地降低智力低下的发病率。

（六）先天性聋的婚育意见

1. 先天性聋的病因 先天性聋（hereditary hearing loss）的病因复杂，分为遗传性和非遗传性。大约50%的患者由遗传因素引起，已经鉴定有80多个耳聋相关基因，如缝隙连接蛋白β-2/3基因（GJB2/3）、SLC26A4基因和线粒体DNA等，其中含有1 200多种突变。遗传性聋具有遗传异质性，据统计，75%为常染色体隐性遗传，3%为常染色体显性遗传，2%为X连锁遗传，单基因遗传性疾病中伴有耳聋的有550多种。其余20%为非遗传性聋，由环境因素（如病毒、耳毒性药物损害等）致聋。

2. 先天性聋的婚育医学意见

（1）通过询问病史、家族病史、母孕期健康状况、服药史、接触不良环境因素情况等，综合分析，确认是否遗传性聋。

（2）如为常染色体显性或隐性遗传单纯性聋，进行家系分析，基因检测，估计再发风险，并告知夫妇。

（3）如为某种遗传性综合征，伴耳聋者，按各综合征遗传方式，提出婚育医学意见。

（4）氨基糖苷类抗生素致聋分为两类，一类因接受了毒性剂量的氨基糖苷类抗生素而致聋，这类患者多无遗传背景。另一类接受了常规剂量的氨基糖苷类抗生素而致聋，这类患者多有遗传背景，属线粒体遗传，为母系遗传。母亲为患者，其子女可能患病，父亲为患者，则不再下传。线粒体基因突变也可以导致母系传递的迟发型非综合型聋患者。

（5）非遗传性聋对后代无影响。

（6）先天性遗传性聋家系人员状况及子女的再发风险估计：

1）父母为近亲结婚，子女风险1/4。

2）父母为近亲结婚，已有一聋儿或家系中另有先天性聋者，子女风险1/4~1/2。

3）父母一方耳聋，且耳聋为偶发病例，子女风险1/30。

4）父母一方耳聋，伴有亲属耳聋，子女风险1/10。

5）父母双方耳聋，伴一子女耳聋，子女风险1/2。

6）父母双方耳聋，一方亲属耳聋，子女风险1/7。

7）父母双方耳聋，另有两名亲属耳聋，子女风险1/3。

8）父母双方耳聋，有一耳聋子女并亲属中有聋人，子女风险50%~100%。

二、性传播疾病与婚育医学意见

性传播疾病（sexually transmitted diseases，STDs）是一类通过性接触传染的疾病，目前列入性病的病种多达20余种，常见的包括淋病、梅毒、尖锐湿疣、生殖器疱疹、沙眼衣原体、

支原体感染、艾滋病。根据全国性病控制中心调查,通过母婴传播的性病发病率有较快增长,对胎婴儿危害严重。婚前及孕前医学检查,可及时筛查出可疑性病患者,确定诊断,及时治疗,并向患者提出婚育医学意见,对保障患者及其后代的健康有积极意义。

(一)淋病的婚育医学意见

淋病(gonorrhea)是由奈瑟淋病双球菌(Neisseria gonorrhoeae)简称淋菌,引起的以泌尿生殖系统化脓性感染为主要表现的 STD。淋菌呈卵圆形或肾形,成对排列,存在于多形核白细胞胞质内,慢性期可存在细胞外,革兰氏染色阴性。淋病奈瑟菌在完全干燥环境仅存活 1~2 小时,被污染的衣裤、被褥、毛巾等在潮湿状况分泌物中的淋病奈瑟菌可存活 18~24 小时,脓液及潮湿器具中的淋病奈瑟菌可存活数天。淋病奈瑟菌在 100℃下立即死亡,对一般消毒剂甚为敏感,0.25% 硝酸银液 7 分钟死亡,1% 石炭酸液 1~3 分钟死亡,0.1% 升汞液迅速死亡。

人是淋病奈瑟菌的唯一天然宿主,因而淋病患者是其传染源。无论有无临床症状均可通过性接触传染对方。无合并症者:潜伏期 1~10 天,平均 3~5 天。其传染途径有以下两方面:

(1)性接触传染:成人的淋病几乎全部通过性生活传染。女性与男性淋病患者性交,其感染率可高达 90% 以上。男性与女性淋病患者一次性交,其感染率约 20%。

(2)非性接触传染:①患淋病孕妇可发生胎膜早破,引起羊膜腔感染及胎儿感染。②新生儿淋菌性结膜炎,多由母亲产道分泌物污染所致,在生后 2~3 天发病。③接触淋病奈瑟菌污染的衣裤、被褥、浴盆、毛巾、马桶圈等,在传染中亦起一定作用。④幼女淋病常通过间接途径传染,如污染的毛巾、肛表、尿布及护理人员的手以及与患病的父母密切接触和共用浴室用具而受染。少数因性虐待而传染。

【临床表现】

1. 女性 许多妇女感染淋病奈瑟菌后并无症状,有症状的患者,早期局限于下生殖道和泌尿道,如尿道炎、宫颈炎、前庭大腺炎等。表现为尿急、尿频、尿痛、脓性白带,检查发现病变处充血、水肿、触痛,分泌物呈脓性。幼女淋病主要表现阴道排出脓性分泌物,外阴及肛门周围皮肤黏膜红肿、灼痛,严重者发生溃烂及肛门直肠炎。由于用手搔抓后再揉摸眼睛,因而常合并淋菌性结膜炎。

淋菌性宫颈炎如未及时治疗,可上行感染,引起急性子宫内膜炎、输卵管炎、输卵管脓肿、盆腔腹膜炎、盆腔脓肿,甚至可因血行播散出现淋菌性败血症。输卵管因炎症粘连、阻塞,为婚后不孕症的主要原因之一。

2. 男性 主要为尿道炎,表现尿痛、尿急、尿频、尿道口红肿、有脓性分泌物流出。尿道炎在急性期未彻底治疗,炎症蔓延引起急性或慢性前列腺炎、精囊炎、附睾炎等,严重者可致尿道狭窄等并发症。

男性同性恋可发生淋菌性咽炎,咽部黏膜红肿,有脓性分泌物,偶伴发热及颈淋巴结肿大。亦可发生淋菌性直肠炎,直肠黏膜红肿,有黏液样或脓性分泌物,里急后重,肛门瘙痒、灼痛。

【诊断依据】

1. 不洁的性生活史或间接接触患者分泌物史。

2. 典型的临床表现。

3. 男性尿道分泌物涂片革兰氏染色,找到细胞内革兰氏阴性双球菌,可初步确诊。女性生殖道分泌物涂片阳性率低,应做淋菌培养以证实淋病奈瑟菌感染。

【婚育医学意见】

1. 淋病传染性强,危害严重,通过性关系容易传染对方;孕期可发生羊膜腔感染,导致胎膜早破、流产、早产、胎儿生长受限、新生儿败血症等;分娩时胎儿通过产道受感染,引起新生儿淋菌性眼炎,严重者发展为角膜炎,迅速形成溃疡,导致双眼失明。因此,淋病未治愈前应当暂缓结婚,治愈后可以结婚和生育。

2. 孕妇患病后,无明显症状,最常见的发病部位是宫颈,淋菌性宫颈炎如不及时治疗,可继续传染给性伴侣,分娩时可传播给胎儿。淋菌性宫颈炎可致宫颈粘连引起梗阻性难产。淋菌性宫颈炎在妊娠早期可致感染性流产以及人工流产后感染,妊娠晚期感染可引起羊膜绒毛膜炎与胎膜早破,引起早产。国内有资料报道,淋菌感染引起的早产达 17%。因此,对高危孕妇应在孕早期,或初诊时以及人工流产前与晚孕时做淋菌筛查。早发现早治疗,有些学者认为如能早期及时彻底治疗,预后较好,一般不用终止妊娠,分娩方式无特殊要求。

3. 淋病高发地区,孕妇应于产前筛查淋菌以便及时确诊并得到彻底治疗。淋病孕妇娩出的新生儿,应预防用 1% 硝酸银眼药水滴眼,也可选用 0.5% 红霉素眼膏涂双眼。如已感染淋菌性结膜炎时,用头孢曲松钠 25~50mg/kg(最大量 125mg),1 次/d,肌内注射或静脉滴注,单次给药,同时患儿双亲必须治疗。

4. 积极治疗现症者和无症状带菌者。患者在 30 天内接触过的性伴侣应做淋病检查和必要的治疗。2007 年,美国疾病预防控制中心不再建议使用喹诺酮类抗菌药物(环丙沙星、氧氟沙星和左氧氟沙星)治疗淋病,结合我国实际情况推荐联合使用头孢菌素类和阿奇霉素。首选头孢曲松钠 250mg,阿奇霉素 1g 顿服。孕期忌用喹诺酮类药,因为此类药物会抑制胎儿的骨骼发育。治疗后应随访治疗结果,并判断是否治愈。

5. 治愈标准 2 周内无性接触史,治愈标准如下:①治疗结束后临床症状及体征消失 1 周;②尿液澄清,不含淋菌,尿常规检查正常;③治疗结束后 4~7 天,男性取尿道分泌物涂片 3 次阴性,女性取宫颈管分泌物涂片和培养 3 次阴性。

（二）尖锐湿疣的婚育医学意见

尖锐湿疣（condyloma acuminate）是由人乳头瘤病毒（human papilloma virus，HPV）感染引起的鳞状上皮疣状增生的病变，属于 DNA 病毒。目前已知 40 余种 HPV 型别与生殖道感染有关，但主要是 HPV6、11、16、18 型等。HPV16、18 型有高度致癌性。宫颈 HPV 感染，如为 HPV16 型则提示为宫颈癌的先兆。生殖道尖锐湿疣主要与低危型 HPV 6、11 型感染有关。

人是乳头瘤病毒的唯一天然宿主。HPV 常通过皮肤黏膜的微小糜烂面进入人体，感染人体后，可潜伏在基底角质形成细胞间，在表皮细胞层复制。然后 HPV 侵入细胞核，引起细胞迅速分裂，同时伴有病毒颗粒的繁殖和传播，形成具有特征性的乳头瘤样改变。通过动物实验观察，感染后 4 周病毒出现转录现象，6~8 周之间病毒复制及细胞增生，10~12 周形成上皮完整的尖锐湿疣。有症状的病毒感染者、无临床症状的带病毒者或仅有亚临床感染者均有传染性。其传染途径有：

1. 性接触传染 性接触传染是主要的传染途径，约占 60%。由于 HPV 易在温暖潮湿环境中繁殖，故生殖器部位最易受感染。病变多发生在性交时易受损的部位，约 1/3 的患者同时患有其他性传播疾病，如淋病、滴虫或真菌感染等。

2. 间接接触传染 少数患者可通过被 HPV 污染的内裤、被褥、月经用品、浴盆、浴池、便盆等间接传染。

3. 母婴传播 妊娠期间尖锐湿疣有垂直传播风险，但宫内感染罕见。患尖锐湿疣的孕妇未经治疗或治疗不彻底，在分娩过程中，胎儿经过 HPV 感染的产道，或在宫内吞咽被 HPV 污染的羊水而感染；新生儿与患母密切接触；或人工喂养时接触被 HPV 污染的橡皮奶头，亦可感染 HPV；而于婴幼儿期发生喉部乳头瘤病，此种病变亦可发生于气管。值得注意的是，分娩时新生儿皮肤、黏膜的破损是 HPV 感染的门户，对新生儿吸痰或气管插管等操作可能导致黏膜损伤，是 HPV 感染新生儿咽喉部的途径。

孕期由于全身内分泌改变，雌激素、孕激素的作用，细胞免疫功能降低，局部免疫力低下，阴道分泌物增多，外阴湿热，使孕妇更易发生 HPV 感染，且感染后病变进展快，病灶易生长迅速、数目多体积大、多区域、多形态、质脆易碎，阴道分娩时容易致大出血，巨大尖锐湿疣可阻塞产道。

【主要临床表现】

1. 潜伏期 一般为 3 周~8 个月，平均 3 个月。

2. 好发部位 女性好发于下生殖道，包括大小阴唇、阴蒂、处女膜环、会阴、尿道口、肛门周围、阴道及宫颈。男性好发于包皮系带、冠状沟、龟头、包皮、尿道、阴茎体、肛门和阴囊等。同性恋者常发生于肛门及直肠，偶可见于生殖器以外部位。

3. 病灶形态 多样，初起为小、柔软、淡红色尖形丘疹，之后逐渐增大呈乳头状，相互融合成鸡冠状、桑葚状、菜花状、团块状等不同形态的赘生物，有时形成巨大肿块，根部可有细蒂。如合并感染可发生溃烂、出血、渗液、裂隙间有脓性分泌物，伴有恶臭。

4. 症状 有外阴瘙痒、灼痛或性交后疼痛。发生于肛门及直肠者可有疼痛及里急后重感。

【诊断依据】

1. 多数有不洁生活史或配偶感染史。

2. 外生殖器及肛门部位典型的病变。

3. 宫颈 HPV 感染大多为亚临床性，常需行阴道镜检查方能发现。疑有直肠湿疣者，应做直肠镜检查。

4. 常规行病灶活体组织病理检查或采用先进的 PCR 技术及 DNA 探针杂交行核酸检测，以确诊是否存在感染以及感染的类型。

【婚育医学意见】

1. 尖锐湿疣有高度传染性，除主要通过性接触传染外，尚可间接传染，并可母婴传播，在分娩过程中经过感染的产道感染或生后接触感染，导致新生儿、婴幼儿患病。胎儿宫内感染极罕见，目前虽无 HPV 感染与流产、早产、死胎或畸形有关的报道，但先天性尖锐湿疣及喉乳头瘤已有报道，其母亲大多有生殖系统湿疣病史。因此，在未治愈前应建议暂缓结婚，经治疗去除疣体后建议观察 6 个月左右，如无复发可考虑婚育事宜。

2. 积极治疗患病者，并随访治疗结果。目前尚无根除 HPV 的药物，治疗目的是去除疣体，改善症状，消除体征。因此，治疗后尚有复发病例。用干扰素凝胶外用治疗可降低复发。也有学者提出，为根除生殖道 HPV 感染，需同时治疗宫颈及宫颈内膜疾病。

治疗方法以局部用药或物理疗法为主。既往曾用足叶草碱、安息香酸酊涂擦，该药虽疗效高，但有不良反应，有胚胎致畸的风险，孕妇禁用。现对小的病灶常用 80%~90% 三氯醋酸病灶局部涂擦，5% 的氟尿嘧啶软膏。物理疗法有液氮冷冻、电灼、CO_2 激光、高频电刀等。巨大的病灶可以直接进行手术切除湿疣主体，待创面愈合后再继续应用药物局部治疗。性伴侣或者配偶必须同时治疗。

3. 临床治愈标准

（1）经有效药物或物理疗法治疗后，临床症状及体征消退。

（2）5% 醋酸试验阴性。其机制尚不清楚，可能是被人乳头瘤病毒（HPV）感染的上皮细胞角蛋白在上皮内表达增加，易被醋酸凝固而发白。以干棉球擦去疣分泌物，涂抹 5% 醋酸溶液，3~5 分钟后观察局部改变。有 HPV 感染的部位出现有光泽、均匀一致、边缘清楚的变白区，为阳性结果。如用放大镜或阴道镜观察则更清晰。涂擦醋酸后无上述改变为阴性。

（3）经有效治疗后 3 个月内治疗部位无再生疣即为基本治愈，可视为无传染的可能。治愈后 2 年不复发，细胞学检查正常，可认为痊愈。

（三）沙眼衣原体的婚育医学意见

沙眼衣原体（chlamydia trechomatis，CT）是常见的 STD 之一，孕妇沙眼衣原体感染率为 10%~20%，沙眼衣原体孕期感染可能引起流产、早产、胎膜早破、胎儿生长受限、胎死宫内的风险。

衣原体是一种不能运动、寄生于上皮细胞胞质内的微生物，大小介于细菌与病毒之间，具有细菌特征，对抗生素敏感。沙眼衣原体是一种常见的性传播疾病病原体，在欧美国家已成为性传播疾病的首位病原。我国人群中感染率有上升趋势。沙眼衣原体最易感染黏膜柱状上皮和移行上皮细胞。

沙眼衣原体感染的传染源为患者。传染途径有以下几方面：

1. 性接触传染　生殖器的沙眼衣原体感染主要是通过性传播。有衣原体尿道炎的男性患者，其女性性伴侣的宫颈衣原体阳性率可高达 68%。有衣原体宫颈炎的妇女，其男性性伴侣的感染率约为 28%。性伴侣越多，感染率越高。

2. 母婴传播　沙眼衣原体的母婴传播有三条途径：

（1）宫内感染：孕妇感染后可能发生宫内感染，垂直传播率为 30%~50%，新生儿血清 CT IgM 阳性表明有宫内感染。

（2）产道感染：沙眼衣原体感染新生儿，主要是通过衣原体感染的生殖道所致。胎儿经过衣原体感染的软产道，约有 50%~70% 成为衣原体感染的新生儿。最常受到侵犯的部位是眼结膜，亦有感染角膜的，病变可由之扩展到鼻咽部，引起新生儿肺炎、眼炎、中耳炎。多发生于生后 5~12 天，也有生后 3~16 周发病的。

（3）产褥期感染：新生儿生后与患衣原体感染的母亲密切接触，通过分泌物（如唾液、泪液）和/或手直接感染衣原体，也可通过毛巾、玩具等间接感染。

3. 非性接触感染　少数患者系接触被污染的毛巾、衣物等而感染沙眼衣原体。

【临床表现】

1. 潜伏期　数天至数月，多数 1~3 周。

2. 男性　男性衣原体感染表现尿道口刺痛，伴有不同程度的尿急、尿频、尿痛及排尿困难。长时间不排尿或早晨首次排尿前，发现尿道口有浆液性或黏液脓性分泌物，或凝结膜痂封住尿道口或污染内裤。检查发现尿道口有红肿。该病发病缓慢，约 30%~40% 的患者无症状或症状不典型，初诊时易被误诊。如未及时治疗或治疗不彻底，可发展为附睾炎及前列腺炎，尚可并发赖特综合征（Reiter's syndrome），表现为尿道炎、多发性关节炎及结膜炎。

3. 女性　据统计，60% 女性衣原体感染者无特异临床表现。症状多为白带增多、外阴瘙痒、下腹不适等。半数患者有尿频及排尿困难，但无明显尿痛。检查发现急、慢性宫颈炎和宫颈糜烂。如未经治疗，可并发前庭大腺炎、急性输卵管炎及盆腔炎，导致不孕症。

4. 母婴传播　感染母亲所生婴儿 CT 总感染率为 50%~70%。在 CT 阳性母亲所生的婴儿中，30%~50% 患结膜炎，至少 50% 的衣原体结膜炎婴儿发生鼻咽部感染，约 30% 的鼻咽部感染婴儿发生衣原体肺炎。另有 CT 宫内感染引起早产儿呼吸窘迫综合征、胎儿中枢神经系统和肝脏损害及早产儿 Wilson-Mikity 综合征的报道。

5. 淋病奈瑟菌与衣原体混合感染　有 19%~45% 淋病患者伴有沙眼衣原体感染。这些患者用青霉素治疗后仍有持续性或复发性尿道炎症状或宫颈炎症状无改善，此时易被误诊为慢性淋病或对青霉素耐药的淋病奈瑟菌感染。

【诊断依据】

1. 潜伏期内不洁性交或同性恋史。

2. 典型临床表现特点　临床表现无特征性。

3. 实验室检查　CT 培养是诊断"金标准"，抗原检测法，包括直接荧光抗体实验和酶联免疫吸附试验（ELISA）；血清抗体检测法，聚合酶链反应（PCR）敏感性高，假阳性多，用于筛选试验，近年来用连接酶联反应（LCR）比 PCR 更敏感。LCR 常以晨尿或长时间不排尿的首次排尿为标本，是一种无创性检测方法，更为患者所接受。

【婚育医学意见】

1. 沙眼衣原体传染性强，通过性接触可传染对方，感染后症状隐匿，不易获得及时诊治，易传播和蔓延。女性感染衣原体后，不仅引起自身泌尿生殖道病变，更重要的是通过宫内感染的方式直接损害发育中的胎儿，导致流产、早产或死胎等不良结局。因此本病未治愈前医学建议暂缓结婚，治愈后再婚育。

2. 孕妇感染沙眼衣原体后 80% 无症状，如不及早发现、治疗可能会发生早产，新生儿患眼炎、肺炎。妊娠期沙眼衣原体的感染率很不一致，英国伦敦（2002 年）的一项横断面研究结果显示：在 32 个综合性医院和 5 个家庭计划诊所对 1 216 名孕妇检测 CT 阳性率为 2.4%。Sweet 与 Gibbs（1995 年）收集美国 13 个城市资料，孕妇沙眼衣原体感染率为 11.2%~37.0%。因此，应对所有孕妇初诊时进行衣原体检测；对高危孕妇在妊娠末期及分娩前再做一次检查。

3. 治疗原则　早发现、早治疗、用药足量、足疗程、性伴侣同时治疗。对患者进行积极治疗以阻断传染源。可选用下列药物之一治疗：阿奇霉素 1g，一次顿服；多西环素 100mg，口服，2 次/d，连用 7~10 天；红霉素 500mg，口服，4 次/d，用 7 天；米诺环素 100mg，口服，2 次/d，连用 10 天。在治疗期间应考虑性伴侣的检查治疗。

4. 孕妇感染沙眼衣原体目前国内无统一处理方案，首选阿奇霉素 1g 单次顿服或阿莫西林 500mg 口服，每天 3 次，连用 7 天，孕妇禁用四环素类和喹诺酮类药物。而未治疗的孕妇，50% 新生儿受染。药物应首选红霉素，50mg/(kg·d)，口服每天 4 次，用 10~14 天。不能耐受红霉素治疗的可用阿奇霉素混悬液 20mg/(kg·d)，每天 1 次口服，用 3 天。

5. 治疗后随访疗效,判断是否治愈。标准如下:

(1) 患者自觉症状消失,无尿道分泌物。

(2) 尿液澄清,沉淀涂片无白细胞。

(3) 尿道及宫颈涂片检查衣原体阴性。

(四) 支原体感染的婚育医学意见

解脲支原体(ureaplasma urealyticum,UU)为一种极微小的球杆状微生物。通常寄生于正常人尿道、口腔及呼吸道上皮内,主要经性接触传播。孕妇感染后,可经胎盘垂直传播,或经生殖道上行扩散引起宫内感染。在分娩过程中,也可经污染的产道感染胎儿。

1. 支原体感染　传染源为患者,支原体存在于阴道、宫颈外口、尿道口周围及尿液中,支原体在泌尿生殖道存在定植现象,多与宿主共存,不表现感染症状,仅在某些条件下引起机会性感染,与其他致病原共同致病。

2. 支原体感染是否与不良妊娠结局关系　目前有关支原体感染是否与不良妊娠结局有关尚存争议。已有很多证据表明支原体可导致羊膜腔感染,但妊娠期阴道支原体定植与低出生体重及早产的发生无显著相关性。因此建议如果怀疑下生殖道支原体上行感染至宫腔可导致绒毛膜羊膜炎和早产,需从上生殖道取样进行评估。

【主要临床表现】

该病无特征性表现。

【诊断依据】

1. 支原体培养　是目前检测主要手段,取阴道和尿道分泌物联合培养。

2. 血清学检查及 PCR 技术。

【婚育医学意见】

本病对婚育影响不大。对有症状者先给予治疗。

【治疗】

1. 下生殖道检出支原体阳性而无症状者不需要进行干预和治疗。

2. 对有症状者首选阿奇霉素 1g 顿服,红霉素 0.5g 口服,每天 2 次,连用 14 天。

3. 新生儿感染选用红霉素 25~40mg/(kg·d)分 4 次静脉滴注,或口服红霉素,连用 7~14 天。

(五) 梅毒的婚育医学意见

梅毒(syphilis)的病原体为苍白密螺旋体(treponema pallidum),感染引起的慢性全身性传染病,是一个全球性的公共卫生问题。

梅毒螺旋体有吸附宿主的特性,因此螺旋体可持续存在于受感染的宿主中,在人体内能长期寄生和繁殖,具有较强的繁殖能力和致病力。在体外不易生存,体外培养亦很困难。梅毒螺旋体对寒冷抵抗力大,0℃可存活 48 小时,在梅毒病损处切除标本,置-20℃冰箱内 1 周后仍可使家兔致病,-78℃低温保存数年,仍能保持螺旋体形态、活力和毒性。

梅毒螺旋体经过完整的黏膜或擦伤的皮肤进入人体后,数小时后即侵入附近的淋巴间隙或淋巴结,并在该处繁殖 2~3 天,经淋巴管进入血液循环,而后播散至全身。一期梅毒的硬下疳中、二期梅毒患者的皮肤及黏膜梅毒疹中和血液中均含有梅毒螺旋体。

梅毒患者是主要传染源,传染途径有 4 个方面:

1. 性接触传染　是最主要的传染途径,约占 95% 以上。未经治疗的梅毒患者,在感染后的第 1 年内传染性最强,随着病期延长,传染性越来越小,病期超过 4 年基本无传染性。

2. 输血　输入梅毒患者的血液可以被传染。

3. 母婴传播

(1) 宫内感染:孕妇感染梅毒螺旋体通过胎盘及脐静脉进入胎儿体内,引起胎儿感染,多发生于妊娠 4 个月以后,导致流产、早产、死胎。少数患者妊娠可达足月,但约半数以上胎儿患先天性梅毒(患梅毒的孕妇,即使病期超过 4 年,其苍白螺旋体仍可以通过妊娠期的胎盘感染胎儿)。

(2) 分娩时感染:产道内有梅毒病变或血液和分泌物的孕妇,当胎儿通过产道时皮肤擦伤,螺旋体通过擦伤部位感染胎儿。

(3) 哺乳:梅毒一般不通过乳汁传播,但应避免乳头和乳晕的溃疡和皮肤损伤。

4. 间接接触传染　如密切接触患者分泌物污染的皮肤、牙刷、剃刀等而感染梅毒。

【婚育医学意见】

1. 凡确诊为早期梅毒者建议暂缓结婚。

2. 婚检发现系病原携带者,在出具婚检医学证明时,提出建议做好母婴传播预防。

3. 早期梅毒在正规治疗后达到临床治愈及 RPR 滴度下降 4 倍以上(即下降 2 个稀释度)可以结婚。婚后仍需定期复查,RPR 转为阴性即为血清治愈,在 RPR 转阴后考虑生育为宜。

4. 患者在一期、二期梅毒或早期潜伏梅毒确诊之前的 3 个月内,如婚配对方曾与之有过性接触,虽 RPR 检查为阴性,仍可能已被感染,应给予治疗,预防母婴感染。

5. 若未达到以上要求而双方坚持结婚,应尊重其意愿,提出相关医学措施,避免疾病传播,婚后继续治疗和定期复查。

【主要临床表现】

梅毒的临床表现较为复杂。其病程、症状、体征、病情轻重等均与梅毒螺旋体的活性、所侵犯的系统及人体抵抗力密切相关。

1. 后天梅毒

(1) 早期梅毒:主要表现为硬下疳、硬化性淋巴结炎、全身皮肤黏膜损害(如梅毒疹、扁平疣、脱发及口舌咽喉或生殖器黏膜红斑、水肿、糜烂等)。

(2) 晚期梅毒:表现为永久性皮肤黏膜损害,并可侵犯心血管、神经系统等多种组织器官而危及生命。

2. 先天梅毒(胎传梅毒) 胎传梅毒是孕妇的梅毒螺旋体通过胎盘血源性传播给胎儿所致,新生儿在分娩时通过产道被传染,还可通过产后哺乳或接触污染衣物用具而感染。婴儿出生后逐渐出现皮肤黏膜及内脏损害。

处于一、二期的梅毒感染孕妇,其传染性最强,螺旋体在胎儿内脏和组织大量繁殖,可以引起16周后的流产、死胎。晚期的潜伏梅毒孕妇(感染病期超过2年),虽然性接触已经没有传染性,但是仍有10%的可能会感染胎儿。

(1)早期先天梅毒:指生后2岁以内发者。患儿出生时瘦小,皮肤松弛,形若老人。若3周时出现异常。如鼻炎、低热、无痛性淋巴结肿大、贫血、肝脾大、梅毒皮疹、脓疱;外阴及肛周可发生湿丘疹或扁平湿疣;口腔黏膜可见黏膜斑;骨的损害多为软骨炎及骨膜炎;少数患儿发生神经梅毒。梅毒血清学试验阳性。

(2)晚期先天梅毒:发生于出生2年后。其活动性损害如间质性角膜炎、神经性耳聋、肝脾大、关节积液、胫骨骨膜炎、指炎、鼻部或上腭树胶样肿等。标记性损害为早期病变遗留的痕迹,如马鞍鼻、口周皮肤放射状裂纹、前额圆凸等。其病死率以及病残率明显升高。梅毒血清学试验阳性。

【诊断依据】

1. 病史 不正常的性生活史、性伴侣梅毒病史、生育失败史等。对先天梅毒应了解其生母的梅毒病史。

2. 体格检查 应做全面的体格检查,注意全身皮肤、黏膜、口腔、骨髓、外阴、肛门及表浅淋巴结等部位,必要时进行心血管系统、神经系统及妇科检查等,了解临床症状和体征。

3. 实验室检查 除病史和临床表现,主要根据以下实验室检查方法:

(1)病原体检查:取病损处分泌物图片,用暗视野显微镜检查或直接荧光抗体检查梅毒螺旋体确诊。

(2)梅毒血清学试验:梅毒血清学试验应作为诊断梅毒的常规检查,潜伏梅毒血清学诊断尤为重要。如临床怀疑梅毒,而血清学试验阴性,应于2~3周后复查。

人体感染梅毒螺旋体后,产生特异性抗梅毒螺旋体抗体,也可产生反应素。因此,用不同的抗原来检测体内是否存在抗梅毒螺旋体抗体或反应素用以诊断梅毒。

非梅毒螺旋体抗原试验:包括性病研究实验室试验(venereal disease research laboratory test,VDRL试验)和快速血浆反应素环状卡片试验(rapid plasma reagin circle card test,RPR试验);可定量定性检测,但敏感性高,特异性低,确诊需梅毒螺旋体实验,包括:①荧光螺旋体抗体吸收试验(简称FTA-ABS试验),该试验系用间接免疫荧光法检测血清中抗梅毒螺旋体抗体;②梅毒螺旋体血细胞凝集试验(简称TPHA试验),系用被动血凝法检测血清中抗梅毒螺旋体抗体。

(3)脑脊液检查:主要用于诊断神经梅毒,脑脊液淋巴细胞≥10×10⁶/L,蛋白量>0.5g/L(>50mg/dl),VDRL试验阳性。

(4)先天梅毒:诊断或高度怀疑先天梅毒的依据:①先天梅毒的临床表现;②病变部位、胎盘、羊水或脐血找到梅毒螺旋体;③体液中抗梅毒螺旋体IgM抗体(+);④脐血或新生儿血非梅毒螺旋体试验抗体滴度较母血增高4倍以上。

【预防及治疗原则】

1. 婚前及孕前男女双方均进行筛查梅毒

(1)治疗越早效果越好。

(2)治疗必须规范、足量、足疗程。

(3)治疗后要经过足够时间定期追踪观察。

(4)传染源及其性伴侣必须同时接受检查和治疗。

2. 治疗方案

(1)治疗药物主要为青霉素,首选苄星青霉素,次选普鲁卡因青霉素。对青霉素过敏者选取红霉素。

1)早期梅毒:苄星青霉素G,240万U/d,单次肌内注射,每天1次,连续10天;对青霉素过敏者,只选用红霉素治疗,每次500mg,4次/d,连用14天,或头孢曲松钠1g肌内注射,每天1次,连续10天,或阿奇霉素2g顿服。生后新生儿应尽早抗梅治疗。

2)晚期及分期不明梅毒:苄星青霉素G,240万U/d,单次肌内注射,每周1次,连续3周。对青霉素过敏者:只选用红霉素治疗,口服每次500mg,4次/d,连用30天。

3)神经梅毒:青霉素G,300万~400万U/d,静脉注射,4小时1次,连用10~14天。或普鲁卡因青霉素240万U/d,肌内注射,加丙磺舒0.5g口服,每天4次,连用10~14天。

4)先天梅毒:首选水剂青霉素5万U/(kg·d),静脉注射,出生7天内每12小时1次;出生7天后每8小时1次,连续10天。

5)儿童预防治疗:新生儿不符合梅毒诊断标准者给予预防治疗:苄星青霉素G,5万U/(kg·d),单次肌内注射(分两侧臀肌注射)。

(2)随访治疗效果:

1)经规范治疗后,每月进行1次非梅毒螺旋体试验复查抗体滴度评价疗效。早期梅毒应在3个月后下降2个稀释度,6个月后下降4个稀释度;多数早期梅毒2年后转阴。晚期梅毒治疗后抗体滴度下降缓慢,治疗2年后仍有约50%未转阴。少数晚期梅毒抗体滴度低水平持续3年以上,可诊断为血清学固定。

2)规范治疗后若3~6个月未下降2个稀释度或由阴转阳,应当立即再开始一个疗程的梅毒治疗。

3)分娩后常规随访,对梅毒孕妇分娩的新生儿应密切随诊。

(六)生殖器疱疹的婚育医学意见

生殖器疱疹(genital herpes)的病原体为单纯疱疹病毒(herpes simplex virus,HSV),人类为其天然宿主。该病毒为DNA病毒。根据抗原性质不同,用免疫荧光法及细胞培养可将该病毒分为HSV-Ⅰ型及HSV-Ⅱ型。引起成人生殖器疱疹的是HSV-Ⅱ型。近年来研究发现,约70%~90%生殖器疱疹病例由 HSV-Ⅱ型感染，约 10%~30% 生殖器疱疹病例由 HSV-Ⅰ型感染。HSV 在 50~52℃、30 分钟即被灭活，但 HSV 在干燥条件下，虽然温度高但也能存活，一般消毒剂均可使其灭活。

生殖器疱疹的传染源是患者或无症状的病毒携带者。其传染途径有以下三方面：

1. 性接触传染 多有不洁性接触史或配偶感染史。在性交时生殖器皮肤和黏膜表面因摩擦而有微小裂隙，病毒颗粒则乘隙而入，病毒在细胞核内复制，并传播周围细胞，受到感染的细胞被破坏，导致病损感染。

2. 母婴传播

（1）宫内感染：占 5%，孕妇病毒血症时，HSV 可通过上行感染至胎盘或在胎盘引起局灶绒毛膜炎，由坏死绒毛组织的感染侵入胎儿的血液循环中；亦可因病变扩展至胎膜污染羊水，胎儿吞咽羊水而感染。

（2）产道感染：产道感染多见，约占 80% 以上。分娩时产道内的病原体感染胎儿；或在胎膜破裂后，上行引起胎膜、胎盘感染而致胎儿受累；早期宫内膜感染与胚胎紧密相连，通过邻近细胞而感染胚胎。

（3）产后感染：10% 为产后感染。

3. 医源性感染 医源性因素可引起新生儿感染，如医护人员的手、器械、损伤性产科操作等，可感染新生儿。

【主要临床表现】

1. 原发性生殖器疱疹 潜伏期 3~7 天。患部先有烧灼感，先出现数个红色小丘疹，迅速变为疱疹，2~4 天后形成糜烂或浅溃疡，以后结痂，伴有疼痛。发病前后可伴有全身不适、发热、头痛等症状。尚有原发疱疹仅累及宫颈，致宫颈表面溃烂而产生大量排液。男性好发于龟头、冠状沟、尿道口或阴茎体。妊娠早期原发生殖器疱疹多数不会导致流产或死胎，而晚期原发感染可能与早产和胎儿生长受限有关。近分娩时患生殖器疱疹的孕妇，母儿传播率高达 30%~50%。因缺乏可透过胎盘的保护性抗体。

2. 复发性生殖器疱疹 初次感染治愈后在体内残存的病毒经周围感觉或自主神经末梢上行至神经节，并在神经节内长期潜伏而保持静止状态。当机体抵抗力降低或某种刺激因素如过度疲劳、感染、月经期、胃肠道疾病、紫外线等，致神经细胞产生病毒繁殖所需要的特异性转录酶，而病毒被激活，并返回至原发感染部位，临床再次出现疱疹，称为复发，病程 7~10 天。其症状体征均较原发者轻，因为体内已产生抗体，全身无症状，病程短，消退快。母婴传播率不到 1%。

【诊断依据】

1. 不正常的性关系与不洁性交史。
2. 典型的病变特点、好发部位、反复发作等特征。
3. 实验室检查

（1）血清抗体测定，测定血清中 HSV 抗体 IgM 及 IgG 的效价。

（2）病毒培养：从皮损处取标本做病毒培养、分型和药

物敏感试验。

（3）PCR 技术扩增单纯疱疹病毒 DNA 可提高诊断敏感性。

【婚育医学意见】

1. 婚前医学意见 如在感染期暂缓结婚，应在排毒减少及无疱疹后考虑婚育为宜。

2. 孕期医学意见 妊娠晚期感染者，每周进行临床检查及宫颈排ození病毒培养检测，连续 3 次阴性，方可经阴道分娩。初次感染近分娩时或伴活动性生殖器疱疹感染，仍应该以剖宫产结束妊娠为宜。有感染史但分娩时无活动性生殖道疱疹感染可阴道分娩。

3. 治疗方案 治疗原则：减轻症状，缩短病程，减少病毒排放。

（1）原发性生殖器疱疹：用阿昔洛韦 400mg，口服，3 次/d，连服用 7~10 天。

（2）复发性生殖器疱疹：阿昔洛韦 400mg，口服，3 次/d，连用 5 天。

4. 治愈标准 经合理治疗后，临床症状及病损完全消退，可判定为临床治愈。

（七）艾滋病的婚育医学意见

艾滋病（acquired immunodeficiency syndrome，AIDS）全称为获得性免疫缺陷综合征，是由人类免疫缺陷病毒（human immunodeficiency virus，HIV）感染引起的一种 STD；HIV 引起 T 淋巴细胞损害，导致持续性免疫缺陷，多个器官出现机会性感染及罕见恶性肿瘤，最终导致死亡。受艾滋病威胁的人群也已经从高危人群扩展到一般人群，由于 HIV 感染造成人群细胞免疫功能逐步丧失，发病后死亡率高，已成为全球关注的问题。

人类免疫缺陷病毒是艾滋病的病原体。HIV 属反转录病毒，目前已发现有 HIV-Ⅰ及 HIV-Ⅱ两种类型。HIV-Ⅰ引起世界流行，HIV-Ⅱ致病性较弱主要在西非流行。

艾滋病患者及 HIV 携带者是本病的唯一传染源。HIV 存在于感染者血液、精液、阴道分泌物、泪液、尿液、乳汁、脑脊液中。

目前已证实 HIV 的感染途径有三个方面：

1. 性接触传染 是 AIDS 传播的主要途径。同性恋或异性有多个性伴侣者感染率更高；配偶或性伴侣抗 HIV 抗体阳性者感染率高；患过梅毒、淋病、生殖器疱疹等患者感染 HIV 的危险性显著高于非性病患者。

2. 血液传染 输入感染 HIV 的血液、血液制品而受感染。共用受 HIV 污染的针头或注射器、针灸针、拔牙工具等，共用注射器主要发生在静脉注射毒品者中；也有移植或接受 HIV 感染者或高危人群的器官、组织或精液。

3. 母婴传播 感染人类免疫缺陷病毒的妇女在妊娠可通过胎盘传染给胎儿，或分娩时经产道感染，出生后经母乳喂养感染给新生儿；其中母婴传播 20% 发生在妊娠 36 周

前,50% 发生在分娩前几日,30% 发生在产时。母婴喂养传播率可高达 30%~40%,并与 HIV 病毒载量有关,病毒载量<400 拷贝/ml,母婴传播率为 1%;病毒载量>100 000 拷贝/ml,母婴传播率为>30%。

【主要临床表现】

1. 无症状 HIV 感染 无任何临床表现。HIV 抗体阳性,$CD4^+T$ 淋巴细胞总数正常,CD4/CD8 比值>1,血清 p24 抗体阴性。无症状 HIV 感染,可持续数年之久。

2. 急性感染期 潜伏期通常为几天到几周,平均 3~6 周。急性 HIV 感染与许多其他病毒感染症状相似,通常持续不到 10 天。常见症状包括发热、盗汗、疲劳、皮疹、头痛、淋巴结病、咽炎、肌痛、关节痛、恶心、呕吐、全身不适等流感样症状,称为急性感染期。

3. 艾滋病期 发热、体重下降、全身浅表淋巴结肿大常合并各种条件致病菌感染。

4. 典型的 AIDS 症状 AIDS 是 HIV 感染的最严重期,由 HIV 感染发展到 AIDS 平均经历 10 年时间跨度。且最终所有 HIV 感染者都会成为 AIDS 患者。临床表现为严重细胞免疫缺陷和体液免疫功能降低所致的机会性感染和少见的恶性肿瘤,如卡氏肺囊虫性肺炎、卡波西(Kaposi)肉瘤等。最终难免死亡。

【诊断依据】

1. 急性 HIV 感染

(1)流行病学:有明确感染史。

(2)临床表现:有发热、乏力、咽痛、全身不适等上呼吸道感染症状。个别有头痛、皮疹、脑膜脑炎或急性多发性神经炎。颈、腋及枕部有肿大淋巴结,类似传染性单核细胞增多症。肝脾大。

(3)实验室检查:①周围血白细胞及淋巴细胞总数下降,以后淋巴细胞总数上升,可见异型淋巴细胞;②CD_4/CD_8 比值>1;③抗 HIV 抗体阳性;④少数患者初期血液 P_{24} 抗原阳性。

2. 无症状 HIV 感染

(1)流行病学:有明确感染史。

(2)临床表现:常无任何症状和体征。

(3)实验室检查:①抗 HIV 抗体阳性,经确诊试验证实者;②CD_4 淋巴细胞总数正常,CD_4/CD_8 比值>1;③血液 P_{24} 抗原阴性。

3. 艾滋病

(1)流行病学:有明确感染史。

(2)临床表现:①原因不明确免疫功能低下;②持续不规则低热超过 1 个月;③持续不明原因的全身淋巴结肿大(直径>1cm);④慢性腹泻>4~5 次/d,3 个月内体重下降>10%;⑤合并口腔念珠菌感染,卡氏肺囊虫性肺炎、巨细胞病毒感染、弓形虫脑炎、单纯疱疹病毒感染、隐球菌脑膜炎、进展迅速的活动性肺结核、皮肤黏膜卡波西肉瘤、淋巴瘤等;⑥中青年患者出现痴呆症。

(3)实验室检查:①抗 HIV 血清抗体阳性,包括酶联免疫吸附实验(ELISA)和蛋白印迹实验(Western blot,WB),蛋白印迹实验或间接免疫荧光实验阳性确诊为 HIV 感染。②P_{24} 抗原阳性。③CD_4 淋巴总数<200/mm^3 显示机会性感染的危险明显增加;CD_4 淋巴总数<500/mm^3,显示病情较严重。④CD_4/CD_8<1,白细胞、血红蛋白下降,β_2-微球蛋白水平增高。⑤可找到上述各种合并感染的病原学或肿瘤的病理依据。

【婚育医学意见】

1. 已确诊 HIV/AIDS 者,婚前或孕前应当在充分的咨询下慎重、知情选择是否婚育,尊重患者的婚育选择,告知婚后通过性传播可致对方感染人类免疫缺陷病毒。并告知感染妇女可通过妊娠、分娩和母乳喂养途径而感染胎婴儿。在妊娠分娩过程中服用抗病毒药物,分娩后所生婴儿避免母乳喂养可减低母婴传播率。孕前或孕早期做 HIV 的筛查,能早期发现感染的孕妇,因为 80% 的感染孕妇没有症状。

2. 对可疑 HIV/AIDS 者,应转至卫生行政部门指定的医疗保健机构进行有关确认检测。

3. HIV 感染可增加妊娠不良结局的发生,如流产、早产、死胎、低出生体重儿和新生儿 HIV 感染。接受抗反转录病毒治疗及避免母乳喂养母婴传播率可降低至 2% 以下,鉴于 HIV 感染对胎儿、新生儿的危害,对 HIV 感染合并妊娠者是否在孕早期终止妊娠患者及家属知情选择。

4. 产时在分娩方式上 HIV 感染不是剖宫产指征。

5. HIV/AIDS 虽无特殊治疗,然而通过加强营养、支持疗法、心理治疗和免疫调节等治疗。可延缓免疫功能的下降,有望减轻病情。所以早期诊断 HIV 感染尤为重要,HIV 感染早期治疗能够延缓 HIV 感染的相关并发症,阻断 HIV 在细胞内复制,并可改善预后。延长 HIV 感染的无症状间期。

6. 对于母婴垂直传播的防治,目前 WHO 推荐使用三联抗病毒药物,自孕早期后即开始服用至分娩后,产后婴儿 6~12 小时继续尽早服用抗病毒药物 6 周,可有效降低母婴传播率。

【预防】 由于 AIDS 无有效的治疗手段,给人类健康带来严重的威胁,预防就显得特别重要。

1. 加强 AIDS 知识教育和健康性行为教育,推行避孕套的使用。

2. 加强性传播疾病的预防和管理,性传播疾病是增加 HIV 感染的重要因素。

3. 避免母婴传播,在婚前医学检查时即进行筛查,避免漏诊和误诊。有研究表明,在孕期和分娩期给母亲服用抗 HIV 的药物治疗及出生后婴儿服用此药,避免母乳喂养,可以减少母婴传播率。

4. 关于 HIV 疫苗发展前景,目前国内外正在为研究安全和有效的 HIV 疫苗做加倍努力。

【治疗】

1. 抗反转录病毒治疗(ART)。

2. 孕期发现 HIV 感染孕产妇，立即启动抗病毒治疗。

3. 孕前已接收抗病毒治疗的孕产妇，根据病毒载量检测结果调整抗病毒用药方案。如果病毒载量<200 拷贝/ml，可保持原治疗方案不变；否则，建议调整抗病毒治疗用药方案。

4. 产后，产妇继续抗病毒治疗，不能停药，选择母乳喂养者，应用抗病毒治疗至少持续母乳喂养结束后 1 周。

5. 高暴露风险婴儿应避免母乳喂养，出生后应尽早（6~12 小时内）抗病毒治疗。

三、精神疾病与婚育医学意见

精神疾病是一组由不同原因引起的以大脑功能紊乱为临床特征的疾病。临床突出表现为精神活动异常，包括认知、思维、情感、注意、记忆、行为、意识和智能等方面的异常。由此引起的精神卫生问题已经成为全球性重大公共卫生问题和突出的社会问题。熟悉妇女特有的心理行为问题和影响婚育的精神疾病有助于婚姻保健工作，本节重点介绍精神分裂症和躁狂抑郁症婚育的医学意见。

（一）精神分裂症的婚育医学意见

精神分裂症（schizophrenia）是指一种病因复杂的思维障碍性精神疾病，常表现出感知、思维、情感、行为等方面的障碍和精神活动的不协调。一般没有意识障碍及智能障碍，自然病程往往迁延发展。本病是各类精神病中患病率最高、发病程度最严重、最常见的一种。人群患病率为 7‰ 左右。本病好发生于青壮年，以 16~35 岁为高发年龄，女性略高于男性。

【主要临床表现】

1. 性格改变 患者多内向，孤僻少语，敏感多疑，想入非非。起病后表现为懒散，不修边幅，学习成绩或工作效率明显下降。

2. 情绪变化 对周围事物兴趣降低，对亲朋好友态度冷漠。面部表情呆板，有时会无端惊恐、紧张，或心灰意冷、忧心忡忡，或焦躁不安，或兴奋激动，有时会无端发怒。

3. 言行异常 言语单调、重复、啰唆、语态木讷、措辞模棱两可，有时喃喃自语，无故发笑，或对空咒骂不休。

4. 睡眠改变 睡眠习惯明显改变，或深夜不睡，或早晨不起，虽有失眠但不去求医。

【症状识别】

1. 特征性症状

（1）思维障碍：分为思维联想障碍和妄想两大类。思维联想障碍可表现联想散漫，谈话中缺乏固定指向和目的，结构松散，上下句之间缺乏逻辑联系，严重时句子（思维）破裂。有的患者用一种特殊符号或怪异结构图案表示某种文字或词；或用一种具体事物代替一种抽象概念，而只有他本人理解（病理性象征性思维）；或自己的思想被他人取走；或外来思想插入自己的思维中；或自己的思想尚未表达已被别

人知道等。妄想是指缺乏客观事实根据而患者对此却坚信不疑，并与其文化背景不相符的一种病态信念。常见的妄想有：①关系妄想，即将周围的事物和与己无关的事物和自己的病态信念联系在一起；②被害妄想，即认为周围的人用投毒、盯梢、新式武器操纵自己，进行迫害；③夸大妄想，即认为自己才能超群或是政界要人等；④嫉妒妄想，如认为自己的配偶有外遇，盯梢跟踪，寻找证据等。

（2）情感障碍：表现情感淡漠或情感不协调。情感淡漠是指对客观事物及自己情况漠不关心，缺乏情感反应。情感不协调是指内心情感体验与环境变化不一致，与面部表情不一致，缺乏内心细腻的情感交流，因之出现悲喜失调的表现特征。

（3）内向性：患者完全沉湎在自己的精神世界中，对客观事物毫不关心，甚至表现为白日梦，出现高度脱离现实的思维和行为。

2. 附加症状 这些症状亦可见于其他精神病，但主要见于精神分裂症，表现有行为障碍和知觉障碍。行为障碍可出现动作、行为的增加或减少，缄默，模仿言语或模仿动作，或有怪异动作，出现一种固定姿态，不动、不吃、不说话，称为紧张性木僵。也有呆滞不动，任何人摆布而做出一种怪异姿势，称为蜡样屈曲。知觉障碍最常见的是幻听，其他尚有幻嗅、幻味等。

【诊断依据】

依据 WHO《国际疾病分类第 10 次修订本》（International Classification Diseases-10，ICD-10）的诊断标准。

1. 症状标准 具备下述①~④中任何一组（如不甚明确常需 2 个或多个症状）或⑤~⑨至少两组症状群中的十分明确的症状。①思维鸣响、思维插入、思维被搬走及思维广播；②明确涉及躯体或四肢运动，或特殊思维、行动或感觉被影响、被控制或被动妄想、妄想性知觉；③对患者的行为进行跟踪性评论，或彼此对患者加以讨论的幻听或来源于身体某一部分的其他类型的幻听；④对文化不相称且根本不可能的其他类型的持续性妄想，如具有某种宗教或政治身份，或超人的力量和能力；⑤伴转瞬即逝或未充分形成的无明显情感内容的妄想，或伴有持久的超价观念，或连续数周或数月每日均出现的任何感官的幻觉；⑥思潮断裂或无关的插入语，导致言语不连贯，或不中肯或语词新作；⑦紧张性行为，如兴奋、摆姿势，或蜡样屈曲、违拗、缄默及木僵；⑧阴性症状，如显著情感淡漠、言语贫乏、情感迟钝或不协调，常导致社会退缩及社会功能下降，但需澄清这些症状并非由抑郁症或神经阻滞剂治疗所致；⑨个人行为的某些方面发生显著而持久的总体性质的改变，表现为丧失兴趣、缺乏目的、懒散、自我专注及社会退缩。

2. 病程标准 特征性症状≥2 个月。

3. 排除标准 有三条：①存在广泛情感症状（抑郁、躁狂）时，就不应作出精神分裂症的诊断，除非明确分裂症的症状早于情感症状出现（排除心境障碍）；②分裂症的症状和

情感症状一起出现,程度均衡,应诊断分裂情感性障碍;③严重脑病、癫痫、药物中毒或药物戒断状态应排除。

【婚育医学意见】

1. 精神分裂症在发病期内应当暂缓结婚 理由如下:

(1)结婚对当事者而言,无论在生理和心理上都发生较大的变化,有时还承受一定的社会压力。精神分裂症患者,虽然病情已好转或稳定,也能进行正常的社交活动,但在结婚前后,由于紧张频繁的交往活动,往往引起复发。调查发现,多数精神分裂症患者在病情好转、痊愈,稳定4年以上方能成功结婚。因此,建议病情至少稳定2年以上,结婚较为妥当。

(2)女性精神分裂症患者,妊娠、分娩是诱发精神分裂症复发的重要因素。研究资料表明,妊娠、分娩、产褥期体内明显的神经内分泌系统变化和一些不利的社会因素,如非自愿妊娠、经济困难、住房拥挤、不能获得支持等,均是精神分裂症发病或复发的诱因,其复发概率可达46.6%。因此,精神病患者在下述情况下妊娠时应当于妊娠早期接受人工流产:①发生精神分裂症;②有自杀企图者;③孕妇因精神病而导致性格极度不稳定者;④社会和家庭和谐严重破裂;⑤继续妊娠带给孕妇严重不良后果。

(3)女性精神分裂症患者,长期服用抗精神病药物,妊娠后可能引起胎儿发育不良的后果,如发育畸形、发育迟缓、低出生体重等。她们产后难以照顾自己,更无法抚育婴儿。

2. 家系分析及基因检测 遗传学研究发现,在患者的家族成员中,患相同病症者要比一般人群高数倍;血缘越近者患病率越高,其遗传度可达80%;单卵双生子的发病一致率远远高于双卵双生子的发病一致率;父母均为精神分裂症患者时,子女患病率在40%左右,说明遗传因素对精神分裂症的发病起着重要作用。另外,精神分裂症有明显的遗传异质性,其遗传方式可为多基因遗传,常染色体单基因效应。利用连锁分析、全基因组关联研究发现,Dysbindin、神经调节蛋白1(neuregulin1)基因、D-氨基酸氧化酶激活(G72)基因、G-蛋白信号转导调节子4(RGS4)基因、儿茶酚-O-甲基转移酶(COMT)基因、精神分裂症断裂基因1(DISC1)、组蛋白3家族成员H3F3B、核受体结合SET结构域蛋白2(NSD2)、miRNA-132等都可能与精神分裂症发病有关。为此,婚前医学检查时,如发现精神分裂症患者,应当进行家系分析和基因检测,确定其遗传方式,推算再发风险,按具体情况提出有关婚育的医学意见,供咨询对象选择。

(二)躁狂抑郁症的婚育医学意见

躁狂抑郁症(manic-depressive disorder)是情感性精神障碍中的一种常见疾病。病因至今未明,可能为遗传因素、生化和心理社会因素共同作用所致。临床表现主要为情感的异常高涨或低落,伴有相应的思维和行为改变。具有反复发作和自行缓解的特点,间歇期无明显异常,多次发作后不残留智力或人格缺陷。本病患病率为0.76‰,男∶女为1∶2,以青壮年和围绝经期较多。

【主要临床表现】 躁狂抑郁症分为躁狂发作(躁狂相)和抑郁发作(抑郁相)两种类型。如仅为躁狂发作或仅有抑郁发作,称为单相;如躁狂和抑郁两者交替发作,称为双相。每次发作数周至数月不等,最短者只有数天。在发作间歇期表现完全正常。本病预后较好,在多次发作后不遗留人格障碍。

1. 躁狂相

(1)躁狂相的临床表现最大特点是情绪高涨,精力充沛,表情活跃。谈笑时眉飞色舞,洋洋自得;往往是喜悦欣快,戏谑诙谐;有时暴躁易怒,矜持傲慢。其情绪高涨带有感染力,能使周围的人产生情感共鸣,而且有持久性。患者内心体验、外界环境、思维行为等均完全协调一致。

(2)患者的联想迅速,思维敏捷;往往因思潮澎湃而意念飘忽,语流增快,口若悬河,滔滔不绝。患者因自我评价过高,吹嘘浮夸,成叠词造句,有音连意联的特点。

(3)患者注意力难以维持集中,动作增多,忙忙碌碌,指手画脚,但做不成事。

(4)因睡眠减少,活动增多,而趋消瘦,且常有性欲亢进。

2. 抑郁相

(1)抑郁相的最大特点是情绪低落,表情呆板,面容悲伤,心事重重,长吁短叹,悲观厌世,有自杀意念,并可付诸实施。

(2)患者表现有联想迟钝,思维滞缓,构想困难,应答缓慢,言语减少,常自责自罪。

(3)行为减少,接触被动,食欲不佳,常有失眠、便秘等症状。

躁狂相患者一般发病较快,当患者兴奋、激惹、话多、失眠等症状出现时,易被发现而早期诊断。抑郁相患者,早期不易被发现,当乏力、食欲缺乏、失眠、内感不适等症状出现时易被误诊为神经衰弱或自主神经功能紊乱。

【诊断依据】 依据ICD10的诊断标准。

1. 躁狂症

(1)症状标准:要求典型症状+至少三条常见症状。典型症状为心境明显高涨,易激惹,与个体所处环境不协调。常见症状为:①活动增加;②言语增多;③思维奔逸;④注意力不集中,随境转移;⑤自我评价过高,夸大;⑥睡眠需要减少;⑦鲁莽行为;⑧性欲亢进。

(2)严重程度:出现精神病性症状,严重损害社会功能,或给别人造成危险。

(3)病程标准:≥1周。

(4)排除标准:排除其他精神疾病。

2. 抑郁症

(1)症状标准:至少两条(或以上)典型症状+至少两条(或以上)常见症状。典型症状为:①心境低落;②兴趣和愉悦感丧失;③精力不济或疲劳感。常见症状为:①注意力降低;②自我评价降低;③自罪观念和无价值感;④悲观;⑤自伤或自杀观念/行为;⑥睡眠障碍;⑦食欲下降。

（2）严重程度：①轻度抑郁：至少两条典型症状+至少两条常见症状；②中度抑郁：至少两条典型症状+至少三条常见症状；③重度抑郁：至少三条典型症状+至少四条常见症状

（3）病程标准：≥2周。

（4）排除标准：排除其他精神疾病。

【婚育医学意见】

1. 躁狂抑郁症患者在发病期内应当暂缓结婚。一般认为病情缓解后至少稳定1~2年结婚较为妥当。

2. 躁狂抑郁症患者有明显的遗传异质性。患者中有三种遗传方式：①常染色体显性遗传；②X连锁显性遗传；③多基因遗传。连锁分析和全基因组关联研究发现：在染色体1、3p、4p、10、11p、21、22和Xq等区域的位点上可能存在与不同躁狂抑郁症相关的候选基因，这些基因的表达改变对躁狂抑郁症的发病有重要作用。因此，对待该病的患者应当详细询问家族患病历史，进行系谱分析和基因检测，确定遗传方式，估计再发风险，按照遗传性疾病的诊断和治疗原则提出有关生育的医学意见。

总之，对精神病的诊断和提出医学意见前，应当请精神科医师会诊确定。

四、重要脏器疾病与婚育医学意见

（一）心脏病的婚育医学意见

心脏病患者的结婚生育问题较为复杂，它涉及心脏病的种类、心功能状态、有无并发症、治疗效果、年龄、医疗条件等多种因素。

1. 先天性心脏血管病 我国常见的先天性心脏病依次为：房间隔缺损、室间隔缺损、动脉导管未闭、法洛四联症、肺动脉瓣狭窄等，其中房间隔缺损和动脉导管未闭多见于女性。

传统上根据患者是否有发绀，可将先天性心脏病分为无发绀和发绀型两大类，发绀即由于分流或体循环静脉血混入动脉循环氧导致的动脉血氧失饱和。通过血流动力学检查，用病理解剖和病理生理相结合的方法，可将本病分为：①无分流型（无发绀型）；②左至右分流型（潜伏发绀型）；③右至左分流型（发绀型）。先天性心脏病患者随着年龄的增长，可出现病变进展和继发性病变，无发绀型疾病可转化为发绀型，心内存在的左向右分流者也可演变成右向左分流。无分流型者较常见，多见于肺动脉狭窄和主动脉狭窄等；左至右分流型者常见于房间隔缺损、动脉导管未闭、室间隔缺损等；右向左分流型多见于法洛四联症。

【主要临床表现】

轻型的无分流和有左至右分流者，可无症状，或仅有轻度症状，如劳动后稍有乏力、心悸等，但症状一般出现较晚。重型者早年即出现症状，以发育差、心悸、气急、易患呼吸道

感染、头晕、易疲劳等为常见。有右至左分流者，尚常有下蹲动作，出现发绀和杵状指/趾等。多数患者有特殊的体征，特别是典型的心脏杂音。由于重型有右至左分流的先天性心脏病患者，如未经手术治疗，多数于幼年时或20岁以前死亡，因之在婚前医学检查时少见。而在婚前医学检查时最常见到的先天性心脏病为房间隔缺损，其次为室间隔缺损及动脉导管未闭。

（1）房间隔缺损：单纯房间隔缺损的临床症状不典型，最常见的为不能耐受运动及心悸。缺损大者，因分流量大，肺部充血严重，患者容易发生肺部感染，出现发热、气促、咳嗽与咯血。显著的肺动脉高压常在20岁以后出现，因此发绀出现的年龄较晚，年龄更大的患者可表现为右心衰竭。本病可有阵发性心动过速、心房颤动等心律失常，后期可以出现右心衰竭。心脏听诊时在胸骨左缘第2肋间可听到Ⅱ~Ⅲ级收缩期吹风样喷射性杂音，大多不伴有震颤，但在第1及第3肋间胸骨左缘往往亦有同样响度的杂音。此杂音系由于肺循环血流量的增多和相对性肺动脉瓣狭窄所致。部分患者在胸骨左缘下段甚至心尖部，可听到舒张期低调杂音。此杂音由于相对性三尖瓣狭窄所引起。肺动脉瓣区第二音多数增强并有明显固定性分裂，深吸气时多不加重。当右心衰竭发生后，常闻及三尖瓣反流性全收缩期杂音。

（2）室间隔缺损：缺损小、分流量小的患者一般无症状。缺损大而分流量大者，可有发育障碍、心悸、气喘、乏力、咳嗽、反复肺部感染等症状。后期出现肺动脉高压甚至右至左的逆向分流，即为艾森门格综合征，出现发绀和右心衰竭。有的患者则仅在心力衰竭、肺部感染或体力活动时出现发绀。本病的典型体征是在胸骨左缘第3、4肋间可闻及响亮而粗糙的全收缩期反流性杂音，常达Ⅳ级以上，在心前区传播广泛，有时亦传向颈部，几乎在所有的患者均伴有震颤。

（3）动脉导管未闭：临床症状随病变轻重程度而不同。轻型者无症状，较重者出现的症状主要为心悸、气喘、咯血、咳嗽、乏力、胸闷等。晚期病例出现心力衰竭，肺动脉高压而有右至左分流的可出现发绀。本病典型的体征是在胸骨左缘第2肋间可闻及连续性机器样杂音。此杂音甚响，其声轰隆有如机器开动，占据几乎整个收缩期与舒张期，在收缩末期最响。此杂音可向左上胸、颈及背部传播，个别病例最响位置可在第3肋间。绝大多数伴有震颤。肺动脉瓣区第二音增强或分裂。

【诊断依据】

（1）病史：幼年时患心脏病，先天性心脏血管病的可能性大。家族史及生母妊娠时的病毒感染病史，对诊断有帮助。

（2）症状：症状中咯血常反映大量左至右分流导致的肺充血或主动脉和左心病变导致的左心衰竭，故很有诊断价值。

（3）体征：体征中最有诊断价值的是不同类型先天性心脏血管病本身所具有的特殊心脏杂音和其他心音改变。

（4）辅助检查:胸部 X 线检查,观察心影外形的改变、心影的增大或房室增大、心脏大血管的特殊搏动情况、肺血管的充血或缺血等,可提供诊断资料。心电图可以反映先天性心脏病的血流动力学改变。超声心电图检查可以探测心脏的形态和功能的改变,对分流进行定位和定量,有确诊一些先天性心脏病的价值,是最有效的无创伤性诊断先天性心脏病的手段。心导管检查以及心血管造影虽不是常规诊断所必需的,但对于重症病例,特别是需要与其他不同类型先天性心脏病鉴别或排除其他并存的畸形时,仍是有价值的方法。

【婚育医学意见】

（1）先天性心脏病有严重心脏代偿功能不全时,应积极治疗,待病情稳定后再考虑结婚,但要避免过累。

（2）先天性心脏病非发绀型,病情较轻,心功能Ⅰ～Ⅱ级,无并发症者,一般可耐受妊娠、分娩以及产褥期的负担。

（3）青紫型先天性心脏病,病情较重,心功能Ⅲ～Ⅳ级,或伴有明显的肺动脉高压或其他并发症时,均不宜妊娠。

（4）心房间隔缺损口径大时,由于心脏的分流及胎盘动静脉瘘样分流,能引起血流动力学严重障碍;妊娠加重左向右的分流,引起右心室肥厚、肺动脉段扩张、肺动脉高压并导致右心衰竭;右房内压升高,可继而出现右向左分流和发绀,使产妇和胎儿缺氧,未经手术治疗的病例,可因心力衰竭、栓塞、肺部感染、败血症等导致死亡。因之,房间隔缺损合并肺动脉高压的妇女,不宜妊娠。如已妊娠,应于妊娠早期行人工流产。

（5）动脉导管未闭的导管小或中等大小,肺动脉压正常,无症状及并发症,一般孕期经过顺利。如罹患大的未闭动脉导管,大量主动脉血向肺动脉分流,如伴有肺血管阻力增高,使血液逆流,则发生发绀,可出现左心衰竭,继而右心衰竭,因此而导致死亡。此种情况不宜妊娠。

（6）心室间隔缺损的口径小,孕妇只要无右向左的血液分流,一般很少发生心力衰竭,在严密的监护下一般能顺利度过孕产期及产褥期。如果缺损口较大,常合并肺动脉高压,易导致右向左分流和心力衰竭,此种情况不宜妊娠。心室间隔高位缺损,多合并肺动脉口狭窄、房间隔缺损、大血管移位等其他心血管异常,妊娠期可导致心律失常,加重心力衰竭,并发心内膜炎,临产后可使肺动脉高压加重,促使血流的右向左分流和发绀,此种情况不宜妊娠。

（7）先天性心脏病手术矫治后是否可以妊娠,取决于术后心功能状况。一般认为,先天性心脏病术后无发绀,心功能Ⅰ～Ⅱ级,可以妊娠。如果术后有发绀或肺动脉高压则不宜妊娠。

术后妊娠的时机影响到患者对妊娠、分娩的耐受力。一般认为,房、室间隔缺损修补术、动脉导管结扎术、法洛四联症根治术后等,心功能需要一定时间的恢复。故宜于手术 2～3 年后,根据心功能情况及有无远期并发症考虑是否可以妊娠。法洛四联症部分纠正术后早期疗效明显,故宜把握时

机,在心功能处于最佳状态时妊娠。

（8）先天性心脏病的发生,目前认为与遗传因素和胎儿在母体内的环境以及子宫内病毒感染等因素有关。根据国外已有的临床研究显示,父母一方若患有先天性心脏病,子女再发病的概率为 2%～10%。因此,在婚前医学检查时应建议妊娠后进行产前诊断,如羊水或绒毛膜组织检查可以预测先天性心脏病的发生率,以尽早发现胎儿是否患有先天性心脏血管发育畸形,而因为第一胎子女已患先天性心脏病,放弃生育二胎的机会并不明智。

（9）充分认识已知的致畸物质:不仅应认识那些可能会对胎儿和新生儿心脏和循环产生结构性损害的物质,而且也应认识可能对他们造成功能性损害的物质,并应采用可减少性腺损害和胎儿放射暴露的合适放射设备和技术,以降低出生缺陷的危害性。

（10）对多数心功能良好者,除有产科指征外,应尽量采用阴道分娩。另外,对单纯继发孔型房间隔缺损患者以及室间隔修补术或动脉导管未闭结扎和分离术后 6 个月以上的患者,可进行预防性抗生素治疗,以应对难以估计的分娩并发症和心内膜炎带来的严重后果。

2. 风湿性心脏瓣膜病　在风湿性心脏瓣膜病中二尖瓣病变最常见,其中二尖瓣狭窄约占 2/3～3/4。

【临床表现及诊断】

（1）二尖瓣狭窄:

1）症状:可伴有咳嗽和喘鸣,随后出现咯血。痰中血丝乃肺泡或支气管内膜的毛细血管破裂所致,常伴有阵发性夜间呼吸困难;喷射样大咯血见于支气管静脉曲张破裂,可随着二尖瓣狭窄的进展逐渐消失;急性肺水肿时为大量浆液性粉红色泡沫血液;肺梗死时血痰呈红色胶稠痰,此为二尖瓣狭窄伴心力衰竭的晚期并发症。不过不少轻度或中度二尖瓣狭窄病例无明显症状或只有轻微症状,大多能胜任一般的体力活动。另有约 15% 的患者出现胸痛,与心绞痛难以区别。

2）体征:二尖瓣狭窄的特征性体征为局限于心尖区舒张中晚期隆隆样杂音,次要体征为第一心音亢进、二尖瓣开放拍击音和肺动脉瓣区的第二心音亢进或伴分裂。不少二尖瓣狭窄病例的典型二尖瓣舒张期杂音在患者取坐位或站立时可能不易听到或完全消失,故听诊时必须让患者采取卧位,且左侧卧时最清楚。如果伴有心尖区收缩期杂音,多是由于同时存在二尖瓣关闭不全或三尖瓣关闭不全所产生。如果二尖瓣狭窄起病于儿童期,患者心前区可有隆起,重者颧赤唇绀,呈现"二尖瓣面容"。

3）诊断依据:局限于心尖区的典型舒张期杂音伴 X 线检查或者心电图示左心房增大,一般可诊断二尖瓣狭窄。超声心动图检查可确诊并判断病情严重程度。

（2）二尖瓣关闭不全:

1）症状:轻度二尖瓣关闭不全患者常无症状。病情较重者常因心排出量降低而诉疲倦或乏力,肺淤血的症状如呼

吸困难出现较晚。在肺血管阻力增加和肺动脉高压的急性二尖瓣关闭不全患者中突出表现为充血性肝大、水肿和腹水的特征性右心衰竭。

2）体征：最主要的体征是心尖区Ⅱ级以上全收缩期杂音，音调高或粗糙，常呈吹风样，可向左腋下和左肩胛下区传导，呼气期增强。在明显的二尖瓣关闭不全患者，心尖区常有第三心音，此心音在呼吸后屏气时最为清楚。由于左心室射血期变短，主动脉瓣关闭较早可致第二音分裂，吸气时更明显。有肺动脉高压时，肺动脉瓣区第二心音亢进。临床分析资料发现，半数二尖瓣关闭不全病例合并二尖瓣狭窄，因之在二尖瓣区既可听到收缩期杂音，也可听到舒张期杂音，此时则不出现第三心音。

3）诊断依据：二尖瓣区的收缩期杂音是临床诊断二尖瓣关闭不全的必要条件。病情发展时，X线检查可见左心房和左心室增大。心电图检查可见左心室肥厚。确诊有赖于多普勒超声心动图。

（3）主动脉瓣狭窄：

1）症状：主动脉瓣狭窄患者在代偿期中可无症状。重度狭窄者心搏出量大减，可致乏力、劳力性呼吸困难、阵发性呼吸困难；脑缺血可致眩晕、晕厥；心肌缺血可致心绞痛甚至急性心肌梗死；可产生各种心律失常而出现心悸，甚至突然死亡。

2）体征：主动脉瓣狭窄最主要的体征是主动脉瓣区粗糙、高音调的喷射性Ⅲ级以上收缩期杂音，严重病例常伴有收缩期震颤，杂音沿动脉传导，甚至达肱动脉。主动脉瓣区第二音减弱。收缩压降低较著，故脉压小，脉搏细弱。后期左心室增大。心尖部和颈动脉处同时触诊时，严重病例颈动脉搏动明显滞后。

3）诊断依据：主动脉瓣区典型的响亮而粗糙的收缩期杂音及震颤、主动脉瓣第二音减弱或消失及细小脉搏的出现，临床即可诊断主动脉瓣狭窄。大多数患者心电图表现有左心室肥厚。二维超声心动图检查对主动脉瓣狭窄的诊断优于M型超声心动图。当超声心动图不能确定狭窄的程度并考虑要行人工瓣膜置换时，应行心导管的检查。

（4）主动脉瓣关闭不全：

1）症状：多数轻度或中度主动脉瓣关闭不全患者均无明显症状。就诊主诉常为逐渐出现的劳力性呼吸困难、端坐呼吸，夜间阵发性呼吸困难，尤其是比较特殊的夜间心绞痛。反流较重者可出现心悸，平卧时显著，并可伴胸痛。脉压过大时可有头部动脉搏动感。

2）体征：最主要的体征是在胸骨左缘第3、4肋间可听到舒张早期递减型哈气样杂音，音调高，向心尖区及主动脉瓣区传播，在坐位体前倾及深呼气后较清楚。回流重者主动脉瓣第二音减弱或消失。舒张压明显降低时，患者面色苍白，脉压增大，可出现周围血管征，如水冲脉或塌陷脉、"枪击声"、杜氏（Duroziez）征、毛细血管搏动等。心尖部轻度的舒张中晚期隆隆样杂音即奥-弗（Austin-Flint）杂音，常见于

严重的主动脉瓣关闭不全及二尖瓣正常的病例。

3）诊断依据：根据胸骨左缘第3、4肋间典型的舒张期杂音伴周围血管征，可诊断。X线检查，左心室增大情况可以说明反流的严重程度及左心室功能状态，超声心动图可助确诊。

大多数风湿性主动脉瓣病变患者合并有二尖瓣病变。因此，绝大多数单纯性主动脉瓣病变属非风湿性病因所引起，诊断时应重视此点。

【婚育医学意见】

1. 医学意见的依据

（1）心功能的分级：①Ⅰ级（心功能代偿期）：一般体力活动不受限制。②Ⅱ级（心功能代偿不全Ⅰ度）：一般体力活动稍受限制，活动后乏力、心悸、轻度气短等症状，休息时无症状。③Ⅲ级（心功能代偿不全Ⅱ度）：体力活动明显受限，休息时无不适，轻微日常工作即感心悸、呼吸困难；或既往有心力衰竭史。④Ⅳ级（心功能代偿不全Ⅲ度）：不能进行任何体力活动，休息时仍有心悸、呼吸困难等心力衰竭的症状。

（2）各类风湿性心脏瓣膜损害患者妊娠后的危险性：

1）二尖瓣狭窄：此为妊娠期最常见的风湿性瓣膜疾病。患者妊娠时最常见的并发症是急性肺水肿和全心衰竭。其原因是妊娠期血容量增加，但二尖瓣狭窄时阻碍了血液从左心房流入左心室，增加了左心房负荷，易导致代偿功能不足。尤其是分娩时及分娩结束后心率增加，子宫缩复及胎盘血流关闭，使回心血量骤增，导致肺循环血量突然增多，但每分钟经狭窄的二尖瓣口喷出的血量不但不能相应增加，反而略有减少。因此左心排出量低于右心，致左心房压力骤增，从而使肺静脉及肺部毛细血管压力增高而超过血浆渗透压。于是大量血清渗出至肺泡及间质内，导致急性肺水肿。如左房失代偿及持续升高的左房压会使右心室后负荷增加，产生右室扩张、肥厚，终致右心衰竭。此外，孕妇出现早产、胎儿生长受限以及低出生体重儿的机会均较正常孕妇明显增加。

2）二尖瓣关闭不全：二尖瓣闭锁不全时虽然妊娠期二尖瓣的反流增多，但一般无严重后果。然而，合并二尖瓣狭窄或者妊娠前已有心力衰竭存在，则可能加重病情；合并感染性心内膜炎可致腱索断裂，则迅速加重二尖瓣反流而导致病情恶化。

3）主动脉瓣狭窄：较罕见。单纯主动脉瓣狭窄常能安全度过孕产期，因为主动脉瓣狭窄代偿期长，心力衰竭出现较迟。严重狭窄可出现劳力性呼吸困难、晕厥前兆、晕厥和肺水肿。瓣膜口明显狭窄至正常面积1/4左右时，可明显影响心排出量，导致心脑供血不足和左心乃至全心衰竭，孕妇可突然死亡。

4）主动脉瓣关闭不全：主动脉瓣关闭不全患者能耐受妊娠时血流动力学变化，因为妊娠期心率加速，缩短了舒张期时间，虽然血量增加，而由主动脉回流至左心室的血量减

少。然而主动脉瓣关闭不全多与狭窄及二尖瓣病并存,妊娠期血流动力学变化显著,易诱发心力衰竭。

(3)并发症:心脏病孕妇的并发症越严重,则危险性越大,死亡率亦越高。如风湿性心脏瓣膜病并发感染性心内膜炎常为致死原因;如合并慢性房颤时,易致心力衰竭或栓塞。

(4)年龄和胎次:一般心脏病的病变是进行性的,其代偿功能则随年龄的增长而逐渐减退。年龄超过35岁者,对妊娠期血流动力学变化耐受性降低,预后较差。另外,初产妇未经过妊娠使心脏负荷加重的考验,妊娠造成的危险性与死亡率均高于经产妇。有资料报道,既往妊娠曾发生心力衰竭者,约70%以上再次妊娠时再度心力衰竭。

(5)诊治条件与生活环境:社会因素与家庭因素对孕妇影响很大,对患有心脏病的孕妇则影响更大。因之,在提出婚育医学意见时,应当充分了解服务对象的诊治条件与生活环境。

2. 婚育医学意见

(1)风湿性心脏瓣膜病有严重心脏代偿功能不全时,应积极治疗,待病情稳定后再考虑结婚。

(2)可以妊娠:心功能Ⅰ级及Ⅱ级患者,病情较轻,无心力衰竭病史,无并发症,妊娠后经严密监护,适当治疗多能耐受妊娠。

(3)不宜妊娠:有下述情况之一者不宜妊娠:①心功能Ⅲ级或Ⅳ级;②有心力衰竭病史;③合并肺动脉高压;④左室射血分数≤0.6,心搏量指数≤$3.0L/m^2$的右向左分流型先天性心脏病;⑤严重的心律失常;⑥心脏病并发感染性心内膜炎;⑦近期内有风湿活动;⑧急性心肌炎;⑨合并严重疾病,如肾炎、肺结核等。

(4)风湿性心脏瓣膜病术后能否妊娠的评估:术后心功能Ⅰ级及Ⅱ级者,一般能耐受妊娠和分娩对心脏的负荷,但心功能Ⅲ级及Ⅳ级者则不宜妊娠。此外,瓣膜置换数目多、术后并发血栓栓塞、心律失常、心脏扩大未变小反而扩大者均不宜妊娠。术后妊娠的时机亦影响患者对妊娠和分娩的耐受力。瓣膜置换术后2~3年后心功能稳定改善的情况下再考虑妊娠。

(5)对不宜生育的心脏病患者,应建议其采用长效避孕或节育措施。

五、肺结核的婚育医学意见

肺结核是由结核分枝杆菌入侵肺部引起的感染性疾病,是多种结核病中最常见的类型。涂片染色结核分枝杆菌具有抗酸性,亦称抗酸杆菌,对外界抵抗力较强,在阴湿处能存活6~8个月,但在烈日曝晒下2小时,结核分枝杆菌的传染途径如下:

1. 呼吸道传播是结核菌的主要传染途径 传染源主要是排菌的肺结核患者的痰,尤其是痰涂片阳性,未经治疗者

的痰传染性强。

2. 经消化道和皮肤或者母婴传播者现已罕见。

【主要临床表现】

1. 症状 全身毒性症状为午后低热、乏力、食欲减退、体重减轻、盗汗等。当肺部病灶急剧进展播散时,可有高热。妇女可有月经失调或闭经。呼吸道症状主要为咳嗽、咯血。炎症侵入胸膜时可出现胸痛。慢性重症结核可表现为呼吸困难。

2. 体征 早期多无异常体征。病变范围广泛时可有肺实变体征如触觉语颤增强,叩诊浊音,听诊有呼吸音减低,或支气管肺泡呼吸音。肺结核好发部位为上叶的尖后段或下叶尖段,故锁骨上下、肩胛间区叩诊略浊,咳嗽后闻及湿啰音。多数肺结核患者起病缓慢,病灶轻微,常无明显症状和体征,经X线健康检查时始被发现。

【诊断依据】

1. X线检查 是发现早期肺结核的主要方法。因此,婚前医学检查规定胸部X线透视为常规检查项目。

2. 痰结核菌检查 是诊断肺结核的主要依据,同时也是评估疗效和随访病情的重要指标。肺结核患者咳痰有时呈间歇排菌,故须连续多次查痰方能确诊。

3. 根据病变的性质和范围将肺结核分为6个类型:Ⅰ型为原发型肺结核。Ⅱ型为血行播散型肺结核。Ⅲ型为继发性肺结核:①浸润型肺结核,②空洞型肺结核,③干酪性肺炎,④结核球,⑤纤维空洞型肺结核。Ⅳ型为结核性胸膜炎。Ⅴ型为菌阴性肺结核。Ⅵ型为其他肺外结核。

4. 肺结核的进展期和好转期均属活动性肺结核,痰菌可以是阳性(传染性)或阴性(非传染性),均需治疗。稳定期需要严密随访。

【临床治愈标准】

1. 病变无活动性,空洞关闭,或病变全部消失。

2. 痰菌连续阴性。每月至少查痰一次,观察2年,病变无活动性,痰菌连续阴性,可判为临床治愈。

【婚育医学意见】

1. 暂缓结婚 活动性肺结核或非活动性肺结核合并严重肺功能不全者均应暂缓结婚。待病情稳定,肺功能改善,达临床治愈标准时再考虑结婚。

2. 不宜妊娠的情况

(1)病灶广泛,病情严重,全身情况差,尤其伴有心肺功能不全的肺结核患者,妊娠、分娩将加重孕产妇负担,常使病情恶化,甚至发生生命危险。因此不宜妊娠。

(2)病变范围较广的活动性肺结核,如Ⅱ型、Ⅲ型和Ⅳ型肺结核,由于发热、缺氧及营养不良,致流产、早产的发生率增高,亦可能发生胎儿生长受限、窘迫甚至死亡,因此不宜妊娠。

(3)活动性肺结核治疗期间所用大量抗结核药物以及因病情需要行多次X线检查,对胎婴儿均会产生不良影响。因此,在此阶段不宜妊娠。

六、病毒性肝炎的婚育医学意见

病毒性肝炎是由多种肝炎病毒引起的,以肝脏损害为主的全身性传染病。临床上以食欲下降、乏力、肝脾大伴压痛,肝功能异常为主要表现,部分病例有发热、黄疸。病毒性肝炎具有传染性强,传播途径复杂,流行面广,发病率高及一些患者慢性化特点。

从病原学上,病毒性肝炎至少分为甲、乙、丙、丁、戊五型,从临床角度因各型肝炎具有共同点。因此,保留病毒性肝炎诊断,而将其又分为不同临床类型。

(一)病原分型及实验室诊断

1. 甲型肝炎

(1)病原体及传播途径:甲型肝炎病毒(hepatitis A virus,HAV)为微小 RNA 病毒,其核酸为单股正链 RAN。甲型肝炎通过"粪-口"途径传播。HAV 感染者在潜伏期最后 10 天至发病后 2~3 周内经粪便排出病毒,污染水源、蔬菜、食品、用具等可引起流行。HAV 感染后可表现为急性黄疸型、急性无黄疸型或重型肝炎,也可为亚临床和隐性感染。甲型肝炎为急性自限性感染,一般不转为慢性或病原携带状态,极少出现肝衰竭,但无症状感染较常见。HAV 感染可获持久免疫力。

(2)实验室诊断:甲肝特异性 IgM 抗体出现早,一般在黄疸出现时即可检出,滴度很快升至高峰,效价可维持 3~6 个月,因此抗 HAV-IgM 为甲肝早期诊断的灵敏可靠的指标。抗 HAV-IgG 在急性期后期和恢复期早期出现,滴度上升>4 倍,可以诊断甲肝,且抗 HAV-IgG 在人体内持续存在多年甚至终生。

2. 乙型肝炎

(1)病原体及传播途径:乙型肝炎病毒(hepatitis B virus,HBV)是一种部分链环状 DNA 病毒,病毒外层含乙型肝炎表面抗原(HBsAg),内层含核心抗原(HBcAg)及核心相关抗原(HBeAg)。HBV 可整合入宿主 DNA,它除对肝细胞具有特殊亲嗜性外,可侵犯其他组织细胞,已有人证实,HBV 能在外周单个核细胞中复制,这可能与 HBV 感染慢性化有关。

乙型肝炎主要传播途径有:①血液传染(包括医源性);②性接触传播;③母婴传播。母婴传播的重要途径为:子宫内经胎盘传染胎儿;分娩时胎儿通过软产道接触母血或羊水而受感染;产后新生儿接触母亲唾液或哺母乳感染。围产期感染的婴儿,85%~90%将转为慢性病毒携带者,这是我国 HBV 慢性感染的主要原因。HBV 慢性感染人群罹患原发性肝癌的危险性至少增加 100 倍。

(2)实验室诊断及血清标志:

1)HBsAg:①HBsAg 阳性为 HBV 感染标志,持续阳性达 6 个月以上则为 HBsAg 携带者,可以是慢性乙肝或无症状携带者(无肝炎病史、无肝炎症状体征、肝功能正常、肝活检组织学正常)。②HBsAg 阳性作为 HBV 复制和传染性指标不可靠。虽然滴度高者多数传染性较强,但有些患者尽管 HBsAg 滴度很高,而血中并无完整的具有传染性的 HBV 颗粒(Dane 颗粒)。③HBsAg 阴性并不能完全排除 HBV 感染。急性 HBV 感染的"空白期"(window phase)HBsAg 消失,抗 HBs 尚未出现,此时仅能检出抗 HBc(IgM 型);急性重型乙肝抗体反应亢进,抗 HBs 与 HBsAg 结合致 HBsAg 不能被检出;另外,输用 HBsAg 阴性而仅抗 HBc 阳性血液后,受血者可发生典型的输血后乙肝。以上均证实血清 HBsAg 阴性不能完全排除 HBV 感染。

2)抗 HBs:①抗 HBs 为免疫保护性抗体,初次感染出现晚,多见于 HBV 感染后 3~5 个月,在血中存在时间短,一般 6 个月~3 年;再次感染 HBV,抗 HBs 出现早(2~4 周),滴度高。②抗 HBs 与 HBsAg 同时存在是一种常见模式,国内报告为 7.5%。抗原抗体同时阳性也与 HBV 基因变异有关。③未接种过乙肝疫苗而单项抗 HBs 阳性,可能为假阳性,尤其是滴度低者。可通过动态监测或采用中和试验进一步确定。④有时抗 HBs 出现后仍有 HBV 复制。

3)HBeAg:①HBeAg 阳性为体内有 HBV 复制,是有传染性的标志。HBsAg 和 HBeAg 均阳性的孕产妇,其胎婴儿 HBV 感染的危险性高达 95%。②HBeAg 阴性并非 HBV 复制停止的标志,60%以上 HBeAg 阴性而抗 HBe 阳性的肝炎患者血清中仍检出 HBV DNA。③单项 HBeAg 阳性极为少见,假阳性可能性大,尤其是血清类风湿因子阳性时。

4)抗 HBe:抗 HBe 阳转意味病毒复制水平降低,传染性降低。但相当部分患者仍有病毒复制,应检测 HBV DNA 以确定复制水平和传染性。

5)抗 HBc:①抗 HBc 阳性为 HBV 感染标志,可以是现症感染或既往感染。②抗 HBc 不是保护性抗体,抗 HBc 由四种类型免疫球蛋白组成,即 IgM、IgG、IgA、IgE,一般"两对半"中的抗 HBc 为总抗体。③抗 HBc 出现早,持续时间长,因此自然感染后抗 HBs 阳性时多伴有抗 HBc 阳性。④HBsAg 阳性时,绝大多数抗 HBc 阳性。⑤"两对半"中单项抗 HBc 阳性可见于下述几种情况:若抗 HBc 抑制率低于 70%,则假阳性可能性大;急性 HBV 感染的"空白期"可见单项抗 HBc 阳性;输用抗 HBc 阳性血液可被动获得而呈现单项抗 HBc 阳性;孕妇血中 IgG 抗 HBc 可于妊娠 21 周后经胎盘主动转运至胎儿,因此 8 月龄以下婴儿出现单项抗 HBc 阳性不能作为感染标志;自然感染痊愈后早期抗 HBs 和抗 HBc 均阳性,随时间推移,抗 HBs 滴度降至检测水平以下,而仅出现单一抗 HBc 阳性;部分单项抗 HBc 阳性者为低水平 HBV 携带者,采用较敏感方法,如聚合酶链反应(PCR)法可从携带者血中检出 HBV DNA。

6)HBV DNA:HBV DNA 阳性表示 HBV 复制,传染性强,是 HBV 感染的最直接、特异且灵敏的指标。急性

HBV 感染时,于潜伏期 HBV DNA 即可阳性,感染后第 8 周达高峰至血清转氨酶升高时 90% 已被清除。慢性 HBV 感染者,HBV DNA 可长期阳性。

总之,对乙型肝炎病毒血清标志的临床意义解释是一项较为复杂的问题,应当遵循密切结合临床、选用敏感方法及多项指标联合检测与动态观察的原则做出综合判断。

3. 丙型肝炎

(1)病原体及传播途径:丙型肝炎病毒(hepatitis C virus,HCV)为有包膜单股正链 RNA 病毒。HCV 抗原性弱,不整合入宿主细胞基因组。与 HBV 相比,病毒血症水平低,其感染慢性化率高,与肝硬化、肝癌关系密切。丙型肝炎传播途径与乙型肝炎相同,但因其病毒水平低,血液外的其他体液中病毒含量更低。因此,输用污染血液和血制品为主要传播途径。

(2)实验室诊断:目前主要检测感染者的抗 HCV,但它并不能反映 HCV 的存在,采用反转录聚合酶链反应(RT-PCR)法检测 HCV RNA 是 HCV 存在、复制、具有传染性的标志。血清 HCV RNA 水平与肝组织学改变明显相关,但其复制水平与疾病严重性无关;急性自限性丙型肝炎于 4 个月内血清 HCV RNA 消失,慢化者则持续或间歇 HCV RNA 阳性,提示可用以判断急性丙型肝炎的预后;血清 HCV RNA 检测的意义在于确定感染、指导治疗和判断应答。

4. 丁型肝炎

(1)病原体及传播途径:丁型肝炎病毒(hepatitis D virus,HDV)的基因组为单股 RNA,病毒颗粒为 HBsAg,核心由 HDAg 和核酸组成。HDV 为一种缺陷病毒,其生物周期的完成在许多方面需嗜肝 DNA 病毒,后者主要为其提供衣壳(如 HBsAg),以及在装配、成熟、释放和再感染等环节发挥作用。HDV 感染对加重乙型肝炎患者的肝损害及促进其慢性化方面均起重要作用。丁型肝炎的传播途径同乙型肝炎。与 HBV 相比 HDV 的母婴传播少见,而性接触传染 HDV 的危险性明显高于 HBV。

(2)实验室诊断:目前主要检测血清中 HDAg 和抗 HDV。HBV 与 HDV 联合感染时,血清首先出现 HBsAg,急性期 HDAg 呈一过性,数日内消失,继之出现抗 HD IgM,但滴度低,持续时间短,同时 HBc IgM 也为阳性。如果在 HBV 感染基础上重叠 HDV 感染时,常出现抗 HBc IgM 阴性,抗 HD IgM 和抗 HBc IgG 阳性。持续高滴度抗 HDIgG 阳性为慢性 HDV 感染的主要血清标志。此外,尚可检测肝内 HDAg 或血清 HDV RNA 诊断 HDV 感染。

5. 戊型肝炎

(1)病原体及传播途径:戊型肝炎病毒(hepatitis E virus,HEV)为无包膜球形颗粒,基因组为单股正链 RNA。HEV 抗原的免疫原性远不及 HAV 抗原,机体产生的相应抗体效价较低。戊型肝炎的传播途径与甲型肝炎相同,为粪-口传播,水源污染是戊型肝炎流行的主要原因,故多发生于雨

季或洪水过后。戊型肝炎为自限性,不发展为慢性,但病情较甲型肝炎为重。年老患者、合并 HBV 感染、合并妊娠均为重症化的因素。妊娠期戊肝常出现流产、死胎、产后出血及急性肝坏死,尤为妊娠晚期,病死率高达 20%,有报告达 39% 者(Pastorek,1993 年)。HEV 感染后可获一定时期免疫力,但持续多久尚不清楚。

(2)实验室诊断:目前主要检测血清抗 HEV,抗 HEV 由阴转阳或滴度由低变高,或抗 HEV 阳性滴度 1∶20,即可诊断。此外,尚可应用斑点杂交或 PCR 方法检测血清和/或粪中的 HEV RNA。

(二)临床分型及主要临床表现

无论何种肝炎病毒感染,按其临床表现分为以下临床类型:

1. 急性肝炎 分为急性黄疸型和急性无黄疸型肝炎。前者临床表现为乏力、食欲下降、黄疸、肝脾大,部分患者有发热、关节痛、皮疹。无黄疸型症状较轻。

2. 慢性肝炎 肝炎病程超过 6 个月或发病日期不明,持续或间断出现肝炎症状,如乏力、食欲下降等;肝大,质地中等以上伴持续性脾大;肝功能不正常,可持续存在或呈间歇性,包括酶代谢、胆红素代谢与蛋白代谢;有肝外表现,如面色暗、肝掌、蜘蛛痣、面部毛细血管扩张、腮腺肿大、男性乳腺发育等;可出现多种不同的自身抗体,其中以抗肝特异性蛋白抗体(抗 LSP)的出现意义最大。

3. 重型肝炎 即肝衰竭,根据病理组织学特征和病情发展速度,肝衰竭可分为四种类型。

(1)急性肝衰竭:以急性黄疸型肝炎起病,2 周内出现肝性脑病,肝浊音界进行性缩小,有出血倾向,凝血酶原活动度降低为突出特点。可有黄疸迅速加深、胆酶分离现象。

(2)亚急性肝衰竭:起病于急性黄疸型肝炎,15 天~26 周出现黄疸急剧加重,重度乏力,明显食欲下降,重度腹胀(胀气与腹水),肝进行性缩小,出现肝性脑病,凝血酶原时间显著延长,晚期出现难治性并发症,如肝肾综合征、消化道出血等。

(3)慢加急性肝衰竭:是在慢性肝病基础上出现的急性肝功能失代偿。

(4)慢性肝衰竭:是在肝硬化基础上,肝功能进行性减退导致的以腹水或门静脉高压、凝血功能障碍和肝性脑病等为主要表现的慢性肝功能失代偿。

4. 淤胆型肝炎 胆红素明显升高,以直接胆红素为主,临床表现为梗阻性黄疸,如皮肤瘙痒、大便陶土色等。具有"三分离"特点,即黄疸深而消化道症状轻;黄疸深而转氨酶升高不明显;黄疸深而凝血酶原时间正常。

5. 肝炎后肝硬化 临床只能诊断临床肝硬化,可根据肝炎活动度分为活动性肝硬化和静止性肝硬化。凡慢性肝炎患者具有肯定的门静脉高压证据且除外其他引起门静脉高压原因者,即可诊断为临床肝硬化。

（三）婚育医学意见

1. 医学意见的依据

（1）病毒性肝炎是由肝炎病毒引起的全身性传染病,其中甲型和戊型肝炎经粪-口途径传染,乙型、丙型及丁型肝炎经血液传染和性接触传染,同时,可经母婴传播,是我国人群中慢性病毒携带的主要原因。据统计,乙型肝炎病毒携带者中35%将发展为慢性肝炎,其中68%将演变成肝硬化;我国80%肝细胞癌的病因为HBV或HCV;围产期感染HBV男婴50%将死于HBV相关疾病,女婴为14%。可见在婚前保健工作中阻断病毒性肝炎的传播,尤其是母婴传播,至关重要。

（2）病毒性肝炎患者妊娠后对母婴均可产生不良影响。据报道,妊娠使病毒性肝炎病情加重,重型肝炎发生率高,尤以妊娠晚期显著,其病死率是非妊娠妇女肝炎病死率的3.5倍。死亡原因为肝坏死、肝衰竭、肝性脑病、肝肾综合征、产后大出血等。妊娠早期患急性病毒性肝炎者有发生胎儿畸形的可能性。另外,由于肝炎病毒能通过胎盘感染胎儿,易导致流产、早产、死胎、新生儿死亡等,围产儿死亡率明显增高。鉴于病毒性肝炎患者妊娠后对孕产妇及胎婴儿可能发生的严重不良后果,在婚前保健工作中,如何帮助服务对象决定可否妊娠、何时妊娠较为安全等问题已是保障母婴健康的重要保健措施。

2. 婚育医学意见

（1）暂缓结婚:①各型肝炎在急性传染期内均应暂缓结婚;②甲型和戊型病毒性肝炎为良性自限性,经积极治疗痊愈后,对结婚无任何影响;③慢性病毒性肝炎患者,如果肝功能损害严重,最好经治疗病情相对稳定后再结婚;④乙型肝炎可经性接触传染,有报告认为HBsAg阳性者(尤为HBeAg阳性,HBV DNA阳性者)的新婚配偶若未感染过HBV,则有发生急性重型肝炎的危险。因此,如果婚配之一方为HBV携带者(包括无症状携带者和乙型肝炎患者),双方均应进行乙肝血清标志检测,而另一方血清标志阴性时,应先接种乙肝疫苗,全程免疫完成,血清抗HBs阳转后再婚育。

（2）妊娠时机:①各型肝炎在急性传染期内均不宜妊娠。②HBsAg阳性者妊娠,母婴传播危险性的高低与HBV在母体内的复制水平密切相关。因之,孕前应确定其传染性,如果HBeAg阳性及HBV DNA阳性者应给予治疗,待HBeAg、HBV DNA转为阴性再怀孕,较为妥当。③HBeAg阴性,而抗HBc及/或抗HBe阳性者中,部分为HBV携带者,可采用PCR法自血清中检测HBV DNA,有时血清HBV DNA阴性,但外周单个核细胞中存在HBV,在妊娠期发生宫内感染。因此有条件者对上述情况应同时检测血清和外周单核淋巴细胞中HBV DNA,以确定母婴传播的危险性,并采取相应治疗和阻断母婴传播措施。④肝硬化患者妊娠增加母婴的危险性,不宜妊娠。如果经过专科医师会诊并

经过治疗,认为炎症为非活动期,肝损害程度不严重,肝储备力尚好,可以妊娠,但是必须采取相应措施以保证安全分娩。

（四）阻断HBV母婴传播的措施

1. 对于HBV DNA $\geq 2 \times 10^{6}$ U/ml或e抗原阳性的感染妇女进行抗病毒治疗,预防母婴传播,孕前阻断是指感染HBV的妇女在怀孕前通过一定的方法防止孕后的母婴传播,目前主要应用抗病毒药物清除或减少体内的病毒量,以减少HBV母婴传播的概率。如果应用干扰素治疗的妇女停药6个月后可考虑妊娠,建议孕前服用替诺福韦抗病毒治疗,可以延续至妊娠后继续服用。

2. 对HBsAg阳性或HBeAg阳性孕产妇的新生儿采用下述免疫方案:新生儿生后6小时内立即肌内注射乙肝免疫球蛋白200U,12小时内注射首剂乙肝疫苗,生后1个月、6个月再各注射乙肝疫苗20μg,在完成最后剂次乙肝疫苗接种后1~2个月,应进行乙肝病毒表面抗原和表面抗体的检测,以明确母婴传播干预效果。

3. HBsAg、HBeAg双阳性和/或HBV DNA阳性孕产妇新生儿可采用乙肝疫苗四针接种,即"0、1、2、12"法,同时于生后6小时内注射乙肝免疫球蛋白200U。对于乙型肝炎母婴传播的预防问题,现有的HBIG联合乙肝疫苗具有70%~80%的母婴传播阻断效果,是目前控制HBV感染最有效的手段,但仍有10%~15%的婴儿发生免疫失败。

4. 世界卫生组织提出将乙肝疫苗注射纳入现行儿童计划免疫方案,对婴儿开展大规模乙肝疫苗接种,直至消灭HBV感染。

5. 乙肝疫苗强化接种　我国学者主张,第1次免疫程序完后对疫苗应答反应较弱的,可在2~3岁加强接种1针,以延长保护年限,可能对控制HBV感染有效。

七、肾脏疾病的婚育医学意见

肾脏疾病种类较多,同时肾脏疾病与其他系统疾病密切相关。现仅就最常见的原发肾脏疾病对婚育的影响加以介绍。

（一）原发性肾小球病

【主要临床表现及诊断依据】

1. 急性肾小球肾炎

（1）通常于前驱感染后(急性链球菌感染病史)1~3周左右发病。本病起病急,病情轻重不一,大多数预后良好,一般在数月至一年内痊愈。

（2）症状:肉眼血尿常为起病的首发症状,可伴有轻、中度蛋白尿;水肿;一过性的高血压;起病早期可有尿量减少(常在400~700ml)。

（3）体征:水肿见于80%~90%的病例,多见于皮下组织疏松处,晨起眼睑水肿,或伴有下肢轻度可凹性水肿。高

血压见于 80% 的病例,多为一过性轻、中度血压升高,偶见严重高血压并伴有视网膜病变或高血压脑病。

(4)实验室检查:血尿和短暂的氮质血症,一过性血尿素氮及肌酐增高;尿蛋白阳性,可见红细胞管型、上皮细胞和颗粒管型;尿纤维蛋白降解产物(FDP)升高;发病 4~8 周内血清补体总活力或 C3 量下降;血清抗链球菌溶血素 "O" 滴度增高。

(5)B 超检查:双侧肾脏无缩小。

2. 急进性肾小球肾炎

(1)起病急骤,发展迅速,病情重,以急性肾炎综合征(起病急、血尿、蛋白尿、尿少、水肿、高血压)起病,多在早期即出现少尿甚至无尿,若无有效治疗,肾功能进行性恶化并发展成尿毒症。多见于中、老年男性。约半数以上有上呼吸道感前驱病史,少数为典型链球菌感染,其他多为病毒感染。

(2)症状:全身症状较重,如疲乏、萎靡、消化道症状、腰背痛、关节痛等。

(3)体征:水肿以颜面为主,亦可呈全身水肿;轻中度血压升高;常有中度以上贫血;少尿甚至无尿。

(4)实验室检查:尿检查可见大量红细胞及红细胞管型,尿蛋白中等量,大量尿蛋白者血浆白蛋白下降。肾功能受损。

(5)B 超检查可见双侧肾轮廓增大。

(6)病理:新月体性肾小球肾炎。

3. 慢性肾小球肾炎

(1)起病缓慢,病情迁延,时轻时重,肾功能逐步减退,后期出现贫血、视网膜病变及尿毒症。病程中可因呼吸道感染等原因诱发急性发作。

(2)有不同程度的水肿、高血压、蛋白尿、血尿。

(3)临床分为三种亚型:①普通型:有肾炎的各种症状、体征及化验检查所见,但无突出特征。②高血压型:具有普通型的一般表现,而以血压持续中等以上程度升高为特点,尤以舒张压升高显著。由于肾血管痉挛导致肾功能进一步恶化,伴有 "慢性肾炎眼底改变"。③急性发作型:于慢性肾炎过程中,在感染或劳累后数日出现肾病综合征临床表现加重,大量蛋白尿、血浆白蛋白下降、明显水肿,肾功能急骤恶化。

4. 肾病综合征

(1)常于上呼吸道感染后发病,起病可急,可缓慢,亦有隐袭性起病者。

(2)大量蛋白尿(尿蛋白超过 3.5g/24h),可达数 10g。

(3)血浆蛋白显著降低,以白蛋白下降尤为明显(低于30g/L,甚至低于 10g/L)。

(4)呈全身性、体位性,可凹陷性水肿,严重者常有胸、腹腔积液,甚至纵隔水肿。常伴少尿,可有程度不等的高血压或循环血容量不足的表现,直立性低血压、脉压小、脉搏细弱、口渴等。

(5)高脂血症,血浆胆固醇明显增高(胆固醇>

6.25mmol/L)伴甘油三酯及低密度脂蛋白浓度升高。

(6)诊断肾病综合征时,大量蛋白尿及低白蛋白血症为必备诊断条件。

5. 无症状性血尿或/和蛋白尿

(1)本组疾病起病隐匿,临床表现轻微。系指无水肿、高血压及肾功能的损害,仅表现为肾小球源性血尿或/和蛋白尿的一组肾小球疾病。

(2)无症状性蛋白尿的临床特点为以往无急、慢性肾炎或肾病史,无水肿、高血压,肾功能良好,若尿蛋白<1.0g/d,以白蛋白为主,无血尿者,为单纯性蛋白尿。

(3)单纯性血尿是一组以血尿为突出表现而无蛋白尿,血压正常,肾功能正常的慢性疾病。主要表现为反复发作性肉眼血尿和/或持续性镜下血尿,呈变形红细胞尿。

【婚育医学意见】

1. 急性肾小球肾炎或者活动期,建议暂缓结婚。治疗恢复后在内科医师的指导下选择考虑婚育。

2. 急进性肾小球肾炎病情重,易发生肾衰竭,应积极治疗,严密观察病情,当有肾功能不全时应慎重考虑结婚时机,不宜妊娠。

3. 慢性肾小球肾炎仅有蛋白尿而血压、血肌酐正常者,可以妊娠;伴轻度肾功能不全,血肌酐<132.6μmol/L,舒张压<90mmHg 者也可以妊娠。但妊娠有使肾功能恶化趋势,孕产妇死亡率增高,应严密监测。但当血清肌酐>265.2μmol/L(3mg/dl)或尿素氮>10.71mmol/L(30mg/dl)时,妊娠多数流产或胎死宫内,对孕妇健康有很大的威胁,故不宜妊娠。

4. 单纯性肾病综合征无持续性肾功能不全,经积极治疗病情稳定后可以结婚,最好于病情缓解一年以上再考虑妊娠。伴有肾功能不全的肾病综合征,应慎重选择结婚时机,不宜生育。

5. 无症状性血尿或/和蛋白尿无肾功能损害,至少观察2 年,病情稳定者可以妊娠,但应避免过度劳累,加强对肾功能的监测。

(二)肾盂肾炎

肾盂肾炎是致病微生物(主要由细菌,极少数为真菌、原虫、病毒)引起肾盂和肾实质的炎症。依据临床表现可分为急性和慢性两类。

【主要临床表现及诊断依据】

1. 急性肾盂肾炎

(1)全身中毒表现:起病大多数急骤,常有寒战或畏寒、发热,体温可达 39℃ 以上,全身不适,头痛,乏力,食欲减退,有时恶心、呕吐。轻症患者的全身表现很少,甚至缺如。

(2)泌尿系统症状:在出现全身症状的同时或稍后大部分患者有腰痛或肾区不适。体格检查有上输尿管点(腹直肌外缘平脐处)或肋腰点(腰大肌外缘与十二肋骨交叉处)有压痛,肾区叩痛征阳性。患者常有尿频、尿急、尿痛及膀胱区压痛等尿路刺激征。

（3）尿液化验：尿沉淀中白细胞增多，常满布视野，可见脓细胞和白细胞管型。尿沉淀涂片革兰氏染色，镜下可见细菌。清晨第1次中段尿做尿细菌培养阳性。尿液检查出现上述变化是确诊肾盂肾炎的主要依据。急性肾盂肾炎一般经数天后有些患者可自行缓解，但菌尿常继续阳性，以后易复发。治疗用药恰当，1~3天内症状即可消失，仅少数体质差，致病菌毒性强或为耐药菌株时，病情才会加重或迁延不愈。

2. 慢性肾盂肾炎

（1）慢性肾盂肾炎的临床表现与急性肾盂肾炎相似，但通常全身表现较轻，甚至无全身症状，泌尿系统症状和尿改变也可不典型。当炎症广泛损害肾实质时，可因肾缺血而出现高血压，也可有轻度水肿。当肾实质被严重破坏时才会引起尿毒症。有些慢性肾盂肾炎患者(多见于女性)的临床表现呈隐匿状态，仅有低热、易疲乏等全身症状，但若仔细检查则可发现肾区叩痛和肋腰点压痛等阳性体征，尿细菌培养亦为阳性。

（2）一般认为诊断慢性肾盂肾炎的依据应当符合以下几点：①病史超过6个月以上；②静脉肾盂造影见到肾盂肾盏变形、缩窄；③肾外形凹凸不平，两肾大小不等；④肾小管功能有持续性损害。

【婚育医学意见】

1. 急性肾盂肾炎未治愈前应当暂缓结婚，以免婚后病情加重或迁延成为慢性肾盂肾炎。急性重度肾盂肾炎出现高热、寒战，在妊娠早期有发生流产及胎儿神经管缺陷的可能，若未及时治疗，尚可发生中毒性休克和急性肾衰竭。因之，此类患者在未治愈前应当暂缓结婚。痊愈后病情无复发达6个月以上者妊娠较为安全。

2. 慢性肾盂肾炎不影响结婚和生育，但妊娠期易诱发急性发作，应严密监测病情，并给予治疗。若慢性肾盂肾炎伴有肾功能不全或严重高血压时则不宜妊娠。

总之，对重要脏器疾病的诊断需与专科医师会诊后确定并提出婚育医学意见。

八、性功能障碍

性功能障碍是影响人类性健康及生活质量的重要问题。性问题涉及医学、心理学、社会学等方面的基本知识和理论，病因与治疗均较复杂，在妇科实践和妇女保健工作中较为常见。50%的夫妇、60%的成年女性和40%的男性都有过性功能障碍的经历。

（一）女性性功能障碍

1. 定义及分类 女性性功能障碍(female sexual dysfunction)指女性由于性欲低下或唤起困难、性高潮障碍或性交疼痛而使其痛苦和人际交往困难的一类疾病。当女性出现生理、精神、心理和生活环境关系方面的问题时，都可能引起性功能障碍，影响她们的正常生活。根据女性的生理活动特点，一般将女性性功能障碍分为以下几类：

（1）女性性兴趣/唤起障碍。

（2）女性性高潮障碍。

（3）生殖器-盆腔疼痛和插入障碍。

（4）物质或药物引起的性功能障碍。

（5）其他类型：包括妊娠相关性功能障碍、绝经相关性功能障碍等。

2. 常见女性性功能障碍疾病

（1）性欲低下：性欲低下是女性性功能障碍中最常见的一种，亦称为性冷淡或性欲抑制。其原因较为复杂，与以下因素有关：

1）器质性病因：①内分泌疾病，如卵巢功能低下、卵巢早衰、下丘脑-垂体-卵巢轴功能异常等均导致内分泌平衡失调，性激素水平明显降低，引起生殖器萎缩、黏膜变薄、分泌物减少。肾上腺疾病及希汉(Sheehan)综合征亦常有性欲低下。甲状腺手术后和/或甲状腺功能减退，机体基础代谢明显降低，影响机体的反应性，性兴奋亦降低。②神经系统的疾病使通过大脑的性兴奋反射失调，如肿瘤、脑部外伤、节段性脊髓瘫痪等。③任何疾病导致健康水平下降。

2）心理社会因素：①缺乏性知识，对生殖器解剖、性反应生理知之甚少，或对性生活有错误概念，认为性交仅是为了生孩子，除此而外的性生活是下流行为，下意识地抑制性欲，控制性冲动；②长期心情不畅，精神压抑、忧郁烦恼等不良情绪导致性兴奋下降；③各种不良的回忆和性生活经历，如曾经遭遇性强暴，性骚扰，性交疼痛或未婚妊娠遭受手术痛苦等强烈刺激，均可导致对性生活厌恶、恐惧，因而性欲被抑制；④夫妻双方的感情交流障碍，夫妇之间相互尊重、相互信任是和谐性交活动的基础，如果夫妻之间长期不和睦，相互猜忌，则可导致对性生活的厌恶；⑤未采取有效避孕措施，害怕怀孕，日久则导致性欲低下；⑥工作负荷过重、过度疲劳、不良的居住环境等均可影响性欲，导致性冷淡。

3）其他因素：如酒精中毒、肥胖、药物、长期便秘等亦可影响性欲，诱发性功能减退。

（2）治疗：有效治疗的前提是医患双方配合，找出引起性欲低下的病因及诱发因素，特别是造成大多数性欲低下患者的心理因素。

1）心理治疗：①通过性知识教育，帮助患者认识性是人类的一种基本需要和基本权利，帮助患者充分了解自身和配偶，了解性活动的过程，提高对性行为的正确认识；②进行夫妻间和谐性生活的知识教育，促使双方增强相互间感情交流，保持良好的心态和亲密感情，通过多样化触摸、身体接触激发性欲；③在医师的指导下鼓励女方尝试各种性生活姿势，调整性兴奋节律，同时注意改善性交时的环境。

2）对因治疗：①雄激素能增强性欲，提高皮质和皮质下部位(边缘系统)性中枢的兴奋性，增强生殖器的敏感性。

②如体内女性激素不足,可先应用雌激素,继而使用雄激素。③甲状腺素可刺激垂体促性腺激素的释放和性腺的分泌,同时也可提高机体对一些外源性激素(如雌激素、雄激素、人绒毛膜促性腺激素等)的周身反应性,以维持垂体与性腺功能的平衡。因此,对内分泌失调所致性欲低下患者可给予小剂量甲状腺素。④调节饮食习惯,以改变肥胖或因节制饮食而引起的性欲低下。⑤锻炼能提高性欲,对性欲低下者应进行加强体育锻炼的指导。⑥夫妻双方商议采用有效的避孕措施,以解除恐惧妊娠的紧张心理状态。

(3)性高潮缺乏:性高潮缺乏亦称为性高潮抑制或性快感缺如,可分为原发性和继发性两种。原发性性高潮缺乏是指妇女虽有性兴奋,但从无性高潮;继发性性高潮缺乏是指曾经有过性高潮,而现在不再出现。

在正常女性性反应周期中,性高潮系性反应的顶峰。性高潮只有在性兴奋和性紧张达到和超过一定水平(高潮阈值)时才会发生。女性这一阈值的变化范围很大,它组成一个由低到高的连续谱。当女性性高潮阈值很低时,她们可经自行性幻想或单纯视、听刺激就可以达到高潮;当阈值很高时,无论接受何种刺激都无法获得性高潮。因此,性高潮是高度个体化的反应。

1)原因:①所有造成性冷淡的原因均可导致性高潮缺乏。②阴道过度松弛,盆底组织撕裂,性交时接触不良,影响快感而不能达到性高潮。③夫妻之间性生活不协调,男女性反应周期不同。男性性高潮出现快,而女性较慢。如果男方在性交前不能很好地调动女方的情欲,并在性交活动中不等女方达到性高潮就射精,多次出现此种情况将导致女方性高潮缺乏。④女性性高潮是以中枢神经系统为中心的复杂神经精神反射,其物质基础为正常的神经内分泌功能及正常的生殖器官功能。女性性高潮时的快感中心在大脑。根据激发点,涉及的神经与肌肉、性感中心等划分为会阴高潮、混合性高潮和子宫高潮三种。会阴高潮的激发点是阴蒂,涉及阴部神经和耻骨尾骨肌,性感中心为阴道高潮平台。子宫高潮的激发点为阴道前壁的中点,靠近膀胱颈处,涉及子宫和盆腔器官、盆腔肌肉、盆神经和腹下神经。混合性高潮介于两者之间。三种高潮构成一个连续体,强度由低(会阴高潮)到高(混合性高潮),再到最强(子宫高潮)。因此,女性性高潮有关的主要器官包括子宫、卵巢、阴道和阴蒂。妇科手术切除上述器官均可导致女性性高潮缺乏。

2)治疗:根据是否有过性高潮经历和个体差异进行治疗。包括:①进行性知识的教育,明确性高潮的生理过程,消除对性生活的顾虑及可能引起性高潮抑制的心理障碍;②改变性生活方式,做好性交前的准备,如应用触摸性敏感区、刺激阴蒂和阴道前壁等方法引起女方的性快感,从而达到性满足;③进行必要的手术矫治,如阴道前后壁修补术和会阴裂伤修补术等;④加强营养,增强体质,改善生活条件,合理安排工作与休息,夫妻间的相互体贴关怀等,对治疗女性性高潮缺乏均有帮助;⑤妇科手术在设计手术范围时,应尽量保留正常卵巢组织,既要考虑达到治疗目的,也要考虑尽量减少对性生活的影响。

(4)性欲亢进:性欲亢进亦称性欲过强,是指妇女具有强烈的、不能控制的频繁性交要求。此种病态较为少见。

1)原因:①性心理变态:如对性生活态度错误,盲目追求性刺激;不自主地想超过男性的性欲望;使用药物或接触大量色情及有关性的外界刺激以达到性快感;②相关疾病:如肾上腺肿瘤、库欣综合征(Cushing syndrome,CS)所致肾上腺皮质网状带增生,雄激素分泌过多;某些脑肿瘤或下丘脑-垂体-性腺轴功能失调所致的疾病。

2)治疗:①提供性心理咨询服务,鼓励患者建立正确的性生活概念,纠正对性生活的错误态度,引导患者从事有兴趣的工作和体育锻炼或业余活动,使之在精神上有所寄托,从而减弱对性欲的兴趣;②积极治疗相关疾病,并停用能引起性欲过强的药物,如雄激素、左旋多巴等。

(5)性交障碍:女性性交障碍亦称性交困难,是指由女方原因引起的性交疼痛或阴道痉挛,发生性交困难,甚至无法进行性生活的性功能障碍。

性交疼痛是指性交时出现剧烈疼痛,并在以后的性交中反复发作。疼痛部位在外阴部或阴道口周围,称为浅部性交疼痛;疼痛部位在阴道深处称为深部性交疼痛。

阴道痉挛是指性交前或性交时,阴道括约肌(球海绵体肌)、阴道下1/3段肌肉、会阴浅横肌和肛提肌均出现不自主的痉挛性收缩,严重者大腿内收肌亦发生痉挛性收缩,使外阴不能暴露,以致性交困难或性交不能。

性交疼痛和阴道痉挛可互为因果,并可同时存在。按发生时间可将性交障碍分为原发性和继发性两种。前者是指从第一次性交开始在以后的每次性交都发生;后者指曾经有过成功的性交,但在以后的性交中发生障碍,常由器质性病变引起。

1)原因:①心理社会因素:包括既往创伤性遭遇,如被强奸、强迫性交、性骚扰等给妇女造成严重心理创伤,使其对婚后性生活产生紧张恐惧心理,引起性交疼痛或阴道痉挛;既往性病病史、性器官疾病造成持久的心理压抑。②夫妻双方缺乏性知识,男方动作粗暴,过度压迫阴道前壁和尿道引起疼痛,对以后性交产生紧张恐惧心理,以致造成性交困难;婚后居住条件受限,与家人同居一室,或担心受孕,或夫妻间感情不和,厌恶男方,使正常的性生活受到抑制,产生性交困难。③器质性因素:在器质性因素中生殖器官疾病引起的性交障碍是主要原因,如生殖系统感染性疾病、生殖器官发育畸形、外阴阴道瘢痕、子宫内膜异位症、子宫后位伴粘连、子宫脱垂、阴道前后壁膨出、盆腔淤血症、卵巢脱垂于直肠子宫陷凹、内分泌功能低下,尤其是卵巢功能低下、阴道手术或放疗后致阴道狭窄。除生殖系统疾病外,全身疾病亦可导致性交困难,尤其是神经精神系统疾病更易引起性功能障碍。④精液因素:性交时男子排出的精液含有前列腺素,对前列腺素非常敏感者可产生阴道、宫颈及子宫体不协调收缩出现性交疼痛,此种情况较为少见。

2)治疗:①对因治疗:对性交障碍患者应首先进行耐心细致地询问病史和体格检查,以判断其病因,分清是原发性或继发性、浅部或深部,寻找原发病灶给予治疗。②对症治疗:无原发病灶者,给予对症治疗。对阴道润滑度差者,可应用水溶性胶冻涂擦阴道口及阴道。对高度紧张者,除授予性知识外,应给予性生活技巧的指导。③心理治疗:对所有性交障碍的患者均应给予心理治疗,进行心理疏导。对检查没有原发病灶,而又久治无效的病例,心理治疗更为重要。

由于缺乏性科学知识,此类患者存在性态度和性观念上的欠缺或偏差,在性的认知和行为上常出现不健康甚至病态观念和行为。在生活中总是摆脱不开痛苦、忧郁、烦躁、紧张,在性生活中常出现性交疼痛甚至阴道痉挛。因此,对夫妇双方均应进行性科学知识的教育,耐心解释其问题,帮助建立正确的性观念和性行为。除此而外,对由于性行为粗暴而导致妻子发生性功能障碍的丈夫还应该进行性道德的教育,帮助他们认识严肃、平等、科学三位一体的性道德标准,尤其重要的是平等的性道德观念。要使他们明白性交是两性在自愿的基础上进行的,其过程中的行为和感觉都是平等的,丈夫要设法解除妻子对性生活的紧张恐惧心理。对有严重恐惧心理而致阴道痉挛久治无效者,尚可进行阴道扩张疗法,同时辅以心理治疗,多能逐步获得缓解。

婚前保健和婚后性咨询门诊的实践表明,预防女性性功能障碍发生的基本措施应该是加强婚前保健工作中的婚前医学检查,及时矫治可能导致性功能障碍的疾病;开展性保健、性科学知识、性道德的卫生指导和健康教育;通过性心理咨询,达到性健康促进的目的。

(二)男性性功能障碍

男性性功能是一种复杂的生理过程,包括性欲、阴茎勃起、性交射精、情欲高潮、勃起消退等几个环节,要通过一系列的条件反射和非条件反射来完成。如果某一环节发生异常而影响正常的性功能时,即可导致男性性功能障碍(male sexual dysfunction)。器质性的性功能障碍与生殖器官的解剖结构以及生理功能异常,内分泌激素、血液循环系统及神经系统的异常相关。精神心理性的性功能障碍,大多与大脑皮质的高级神经活动和条件反射的调节紊乱相关。男性性功能障碍的分类法较多,一般常用的分类法如下:

(1)性欲障碍:包括性欲低下、无性欲、性厌恶和性欲亢进等。

(2)勃起障碍:包括阳痿和异常勃起。

(3)射精障碍:常见者有射精过早(早泄)、射精延迟、不射精、逆行射精等。

(4)感觉障碍:主要指性感觉障碍,包括性高潮障碍、痛性射精等。

常见男性性功能障碍疾病:

1. 性欲低下　性欲亦称性动机或性驱力,是人类所共

有的生理和心理的行为体验,是源于大脑中枢神经系统的一种微妙变化。它的含义是异性间相互接触的欲望及在一定刺激下所产生的性交欲望,继而产生性兴奋。当性欲持续到一定程度时,男子出现阴茎勃起和尿道旁腺分泌液由尿道口流出。男性性欲低下是指男子性行为表达水平降低和性活动能力减弱的一种性欲受到不同程度抑制的状态。性欲低下的诊断尚无准确的测定方法,当已经有了性活动,而在长期刺激下不能诱发性欲者方可考虑为性欲低下。

(1)原因:

1)心理社会因素:精神心理的抑制作用和社会因素的影响是导致性欲低下的重要原因。精神心理素质较为脆弱紧张者更容易在外界事物和环境的影响下,产生焦虑与压抑交织反复存在的心理紊乱状态,干扰大脑皮质功能,从而导致性欲低下。诱发心理障碍的原因包括初次性交失败,性生活失败而被对方嘲弄、贬低或责骂,对性行为认识不足和自身信心缺乏而产生内疚情绪,对性生活的邪恶信念,夫妻间关系紧张,婚姻不圆满,生活中的不幸事件等均可导致性欲低下。

2)器质性病因:①几乎所有的严重全身性疾病、慢性疾病和多种药物都能抑制性欲,如镇静剂、治疗精神病的药物、抗高血压及抗癫痫药等;②性腺功能低下,睾酮缺乏甚至分泌不足可导致男性性欲低下,这是由于睾酮可以提高大脑皮质性中枢的兴奋性,激发性欲和产生性反应;③慢性酒精中毒可直接或间接导致性欲低下。

(2)治疗:

1)心理治疗:对所有男性性欲低下者均应采用性咨询和指导为主的精神心理治疗。治疗的原理是根据高级神经中枢的条件反射机制。对于有过性生活及性交经验的人,通过视、听、回忆等条件反射刺激,引起大脑皮质性中枢的兴奋。精神治疗的重点是:①帮助患者认识病情;②疏导不利于夫妻性生活的认识障碍;③改善夫妻性生活关系,增进情感交流,提高性生活技能;④排除影响性生活的环境因素;⑤增强自信心,应用自我刺激加强性反应和性情感,巩固已取得的效果。

2)对因治疗:通过治疗原发疾病以消除影响性欲的因素。对于血睾酮水平低下者,应用睾酮可以促进性欲。

2. 阳痿　阳痿是指阴茎不能勃起,或勃起持续时间过短,以致不能插入阴道完成性交的一种病态,是男性最常见的性功能障碍。此种病态持续长时间不恢复时方可做出医学诊断。

(1)病因:阴茎勃起是由于外界刺激(包括精神上和直接接触)引起全身多系统参与的一个复杂反射过程。主要有中枢神经系统、神经血管、内分泌及外生殖器等发挥协同作用。因此,凡能阻断和影响阴茎海绵体充血膨胀功能的因素以及参与阴茎勃起的各系统的功能紊乱和障碍均可导致阳痿。根据病因将其分为精神心理性和器质性两种。

1)精神心理性原因:紧张恐惧心理和焦虑情绪是引起

阳痿的重要原因。引起上述心理障碍的常见因素有:①缺乏性科学知识,误认为婚前有过手淫是邪恶行为,婚后自责,怕影响性生活;②缺乏有效的避孕措施,每次性生活均担心受孕,采用性交中断的方法避孕,得不到快感,精神上既紧张又焦虑;③夫妻情感不融洽,性生活不和谐,受到责难与冷遇;④工作压力过大,事业遭到失败;⑤精神上的创伤;⑥居住条件太差,引起性反应的负效应;⑦配偶性功能障碍等。

2)器质性原因:常见的器质性原因有:①内分泌因素,如下丘脑-垂体-性腺轴功能失调、垂体肿瘤、睾丸发育不全、睾丸炎症后萎缩、放射治疗和肿瘤化疗等导致体内雄激素水平过低。甲状腺功能亢进、肾上腺皮质功能减退、血中催乳素增高等均可直接或间接引起体内睾酮水平降低,导致性欲减退和阳痿。②血管性因素,如动脉粥样硬化、脑血管疾病、糖尿病、高血压、周围血管疾病等引起阴茎供血不足,造成动脉性阳痿;尿道海绵体与阴茎海绵体间有静脉瘘形成或阴茎海绵体先天缺陷等引起静脉不能及时关闭,血液不能存留于海绵体内,则造成静脉性阳痿。③神经性因素:脑损伤、脊髓病变、慢性酒精中毒等使神经系统失去正常调控,引起神经性阳痿。④全身严重慢性疾病间接影响内分泌、神经、血管三种因素而引起阳痿。⑤某些药物,如降血压药、利尿药、镇静药、治疗精神病药、治疗溃疡病的西咪替丁或雷尼替丁等均可以干扰自主神经系统和抑制中枢神经系统功能而造成阳痿。

鉴别精神性和器质性阳痿最简便可靠的方法是观察有无夜间勃起。夜间睡眠时有勃起,则可诊断为非器质性阳痿。

(2)治疗:

1)心理治疗:对精神性阳痿患者进行"性感集中训练课程"的性治疗。首先停止夫妻间的性接触,通过性科学知识教育,循序渐进地学习正确的性行为模式,促使焦虑情绪消除,建立正常的性条件反射。结合心理疏导及解除各种社会心理因素的影响,克服阳痿的心理障碍。

2)药物治疗:①睾酮替代:口服或肌内注射十一酸睾酮对血中雄激素低的内分泌性阳痿有效。②溴隐停用于高催乳素血症引起的阳痿。③西地那非,即万艾可(VIAGRA)能改善受损的勃起功能,引起对性刺激的自然反应,适用于治疗勃起功能障碍,治疗效果可靠。一般在每次性生活前约1小时服用50mg,根据个体耐受性和疗效,使用剂量可在

25~100mg调整。每天最多服用一次。④中枢激动剂,如应用阿扑吗啡舌下含服片。

3)对因治疗:按照不同病因治疗原发疾病。停用引起阳痿的药物,选择性应用辅助工具或手术治疗等。

3. 射精过早症 俗称早泄,指阴茎在插入阴道之前,或在插入后很短时间内出现不受控制的射精,包括阴茎在插入阴道之前、之时或之后1分钟内,或者射精潜伏时间降为3分钟或更少,或者在所有或几乎所有的性交机会中不能有效控制射精冲动,并产生苦恼、忧虑、挫折感或逃避性活动等消极后果。

【病因】

(1)精神心理因素:大多数射精过早症是由于精神因素所致。如婚前性生活或初次性生活过于紧张,在不适宜的环境下快速完成性行为,反复数次后就有可能形成射精过早症。一部分人是由于阴茎头过于敏感,当接触女方阴道后就会很快射精。频繁不适当的手淫也是射精过早的原因之一。夫妻性生活不协调,导致性生活时精神紧张,失去射精冲动的控制亦可引起射精过早。

(2)器质性原因:射精过早的器质性原因较少,慢性精囊炎、前列腺炎、包皮过长、先天性包皮系带过短、包皮环切术后或神经系统疾病可能是射精过早的病因。

【治疗】 射精过早症如能获得恰当治疗是完全可以治愈的,此点在治疗时医师必须告诉患者,使之建立治疗的信心,同时也可取得其配偶的合作。精神性射精过早症的治疗应分析其原因,在解决其原因的同时予以心理治疗。改善住房条件,协调夫妻关系有积极的意义;精神过敏者可给予地西泮、谷维素等调节神经功能的药物;阴茎头敏感者可采用阴茎套、涂布表面麻醉剂、牵拉阴囊或阴囊部冷敷等方法以降低局部的敏感性,从而达到治疗的目的。对于射精过早已久且已养成条件反射的患者,单纯心理治疗或药物不能见效者,可采用压迫法(间断压迫阴茎龟头)。经过一个阶段治疗后,可促使患者建立起性兴奋感觉状态,具备控制射精的能力。应用压迫法时必须在医师的指导下规律地进行,同时亦要取得女方的密切配合,方能获得良好的效果。

总之,关于男性性功能障碍的诊断与处理应与男性科或泌尿科医师会诊后确定。

(李 旭 李 芬 吕淑兰)

第六节　新婚期指导

相爱的男女双方携手走进婚姻殿堂,是快乐幸福的时刻,但是同时男女双方也应该多了解一些生理卫生知识,增强自我保健的能力,养成良好的生活卫生习惯,预防疾病的发生。

一、新婚期性保健

(一)顺利度过首次性生活

新婚之夜,男子一般都表现为兴奋、渴望、好奇而略有

紧张,女子则往往处于紧张、恐惧、羞涩而又疑虑的复杂心理状态。如果男方只图自己性的满足,不注意方式方法,急躁粗暴地鲁莽从事,不仅会给女方精神上不良刺激,躯体上也会造成不应有的损伤,使其对性交产生惧怕和厌恶,甚至导致心理上的性功能障碍。要使初次性交能顺利完成,男方应对自己的性冲动稍加克制,要有步骤地采用温柔、爱抚的方式去消除女方的胆怯心理,随后才能激发其性欲而取得配合。女方应主动迎合,首先必须解除精神紧张,保持肌肉放松,采取两腿弯曲展开的姿势,使阴道口得以充分扩展,便于阴茎插入,也有利于减轻疼痛、减少损伤。如女方处女膜比较坚韧或肥厚,处女膜孔较紧或阴道狭小,阴茎插入时可能阻力较大,则可采取分次插入、逐步扩张的方式,大部分新婚夫妇能在数天内获得成功。如经以上方法仍不能解除障碍者,应进行检查咨询。

夫妇双方任何一方在患病期,均不宜过性生活,如男方患包皮炎、尿道炎,女方患阴道炎、盆腔炎等不宜性生活。

(二) 科学地认识处女膜

按照传统习俗,处女膜的完整性历来被看作是判定女子贞操的标志。有些女子因在初次性交中未被丈夫发现血迹而被误断为不是处女。有的夫妻为了处女膜的疑云,长期存在着感情上的阴影,甚至造成家庭悲剧。所以在婚前卫生指导中,应宣传以科学的态度来对待处女膜问题。医学实践证明处女膜的特征因人而异,处女膜孔有松有紧,在性交时就会呈现不同的反应。富于弹性而松软的处女膜在性交动作比较轻柔的情况下,可以不发生裂伤出血,甚至有多次性交后仍能保持完整状态者。有的女子确属处女,但其处女膜曾受过外伤,或剧烈运动也可使处女膜受损,在初次性交时不再出血,男方应予以谅解。

通常在初次性交活动中,处女膜会发生轻度擦伤和点滴出血,但偶然也会出血稍多。如感觉裂伤后局部灼痛,应暂停数天性器官的接触以利于创口自然愈合。如发生多量出血,应立即就诊止血。

(三) 预防蜜月膀胱炎

新婚期间男女双方对性器官的解剖生理还不太熟悉,如对性卫生不够重视、频繁摩擦,会增加尿道口的污染,再加上新婚期间身体比较劳累,抵抗力必然有所减弱,频繁性生活导致阴道 pH 变化,感染的可能性更大。蜜月膀胱炎是新婚阶段的常见病,一旦受染,常易反复发作,应注意预防。

二、新婚节育指导

随着人们对生殖健康内涵的逐步理解,计划避孕和计划受孕一样,越来越受到重视,避免新婚阶段受孕也已逐渐被更多的新婚夫妻所认识。此外,社会上必然有一部分新婚青年由于工作、学习或生活上的需要或因健康条件限制,不允许婚后随即生育者,更迫切要求避孕。因此,提供节育指导已成为婚前保健服务中不可缺少的重要项目。

在新婚节育指导中首先应介绍各种常用避孕方法的避孕原理,然后重点围绕适宜避孕方法的选择。

(一) 新婚避孕的特殊要求和选择原则

1. 新婚阶段双方在性交时心情都比较紧张,又缺乏实践经验,选用的避孕方法要求简便易行,如宫颈帽或阴道隔膜等工具避孕放置技巧较难掌握,反易失败。

2. 婚后短期内性交时女方阴道内外组织较紧,某些外用避孕药具较难置入,亦不易放准部位,如阴道隔膜、避孕海绵等。

3. 要求所用避孕方法停用后不影响生育功能和下一代的健康。

(二) 适宜避孕方法的选择

目前常用的避孕方法种类很多,新婚后避孕一般可根据其要求避孕期限的长短,再结合年龄、职业、文化水平、居住条件以及月经情况、健康条件等帮助其合理选择一种或几种切实可行的避孕方法。

1. 非激素避孕方法

(1) 屏障避孕法:主要有避孕套、宫颈帽、阴道隔膜、阴道内杀精剂等。在美国,各种避孕方法中男用避孕套位居第三。世界卫生组织(World Health Organization,WHO)、联合国艾滋病规划署(Joint United Nations Programme on HIV/AIDS,UNAIDS)及联合国人口基金会(United Nations Population Fund,UNFPA)联合声明强调,坚持并且正确使用避孕套可起到预防性传播疾病(STDs/HIV)及避免非意愿妊娠的双重作用。应该说,避孕套是一种使用方便、安全、有效并能预防性传播疾病的男性避孕工具。

(2) 安全期避孕:即在排卵前后的易孕期避免性交。采用的方法有:宫颈黏液法、基础体温法。此法简便、经济、无害,但必须注意的是新婚期间往往体力劳累、精神激动,常会使排卵规律改变,而导致避孕失败。因此新婚后初期并不适合采用这种方法。

2. 激素避孕法 主要为短效口服避孕药。如无用药禁忌,可选用女用甾体口服避孕药,以短效者为宜。短效口服避孕药是一种可逆的避孕方法,停药以后生育能力即可恢复,可随时怀孕,无须等待 3~6 个月。

3. 初婚后要求长期避孕或再婚后不准备生育者,应选用长效、安全、简便、经济的稳定性避孕方法。宫内节育器一次放置可持久避孕数年至 20 年,易被育龄妇女接受。此外,长效避孕针、药、阴道药环、皮下埋植等方法也可根据具体情况选用。在长期实施避孕的过程中,每对夫妇最好能多掌握几种方法,以便在不同阶段、不同条件下灵活选用。有时女用,有时男用,有时外用,有时内服,不但有利于保障身心健康、增强双方的责任感,而且还会促进性生活的和谐、夫妻间的感情。

4. 凡属终生不宜生育者,原则上有病一方应采取绝育或长效避孕措施。

(三) 紧急避孕

无防护性生活后或避孕失败后几小时或几日内,妇女为防止非意愿性妊娠的发生而采用的避孕方法称为紧急避孕(emergency contraception)或房事后避孕。新婚夫妇在实施避孕的过程中,难免偶然未用避孕措施或在使用避孕方法中发生失误如阴茎套破损或滑脱、避孕药漏服等,可在性交后短期内(最好在 72 小时内)采取紧急避孕措施,常用的方法有孕激素、雌孕激素制剂、米非司酮等,对预防意外妊娠有一定作用。但这类方法只能在紧急情况下偶尔使用,不宜作为常规避孕方法,最好在医生指导下使用。

三、新婚生育指导

(一) 受孕时间

新婚阶段,由于男女双方体力上都比较疲乏,接触烟酒机会较多,如婚后随即受孕,常会影响孕妇的健康和胎儿的发育。一般认为最好延缓到婚后 3~6 个月受孕比较适当,

因为经过几个月的婚后生活,新婚阶段的体力疲劳应已恢复,工作和家务也应安排就绪,性生活也有了规律,夫妻双方在各方面也能互相适应,如此时健康状态良好,就可以考虑计划受孕。不建议饮酒后、过度疲劳、患病或病后初愈、情绪低落、旅行结婚时怀孕。

(二) 受孕准备

准备受孕时,应提前 3~6 个月夫妇双方进行与怀孕相关的身体检查,如果有异常,及时调整;如果没有异常,每天口服 0.4~0.8mg 叶酸,3 个月后妊娠。同时应注意加强营养,生活规律,适当锻炼,做好劳逸安排,促进身心健康,有利于妊娠的发展。

(三) 性交方式

性交技术对受孕有重要的作用,性交最好的方式是妻子仰卧,丈夫面对妻子,以便使阴茎最大限度勃起,妻子两腿分开,臀部稍微抬高,以便接受精子,在性高潮时,让阴茎留在阴道深处,性交后妻子立即抬高臀部取肘背卧式,举高持续约 15~20 分钟,让精子保留在阴道深处以利于精子穿透宫颈,然后平卧至少 30 分钟起床。这样有助于精子与卵子结合,即有利于受孕。

(李 芬 于学文)

参考文献

1. 陆国辉,徐湘民. 临床遗传咨询. 北京:北京大学医学出版社,2007:363-364.

2. 郭亦寿. 遗传病与优生遗传咨询. 北京:人民军医出版社,2007:7-17.

3. 沈渔邨. 精神病学. 6 版. 北京:人民卫生出版社,2018:503-532,558-573.

4. Williams HJ,Craddock N,Russo G,et al. Most genome-wide significant susceptibility loci for schizophrenia and bipolar disorder reported to date cross-traditional diagnostic boundaries. Hum Mol Genet,2011,20(2):387-391.

5. Vissers LE,Gilissen C,Veltman JA. Genetic studies in intellectual disability and related disorders. Nat Rev Genet,2016,17(1):9-18.

6. 郭应禄. 泌尿外科学. 北京:人民卫生出版社,2008:465-497.

7. Salonia A,Bettocchi C,Boeri L,et al. European Association of Urology Guidelines on Sexual and Reproductive Health—2021 Update:Male Sexual Dysfunction. Eur Urol,2021,80(3):333-357.

8. Liu JW,Li SW,Xiaoyan Li XY,et al. Genome-wide association study followed by trans-ancestry meta-analysis identify 17 new risk loci for schizophrenia. BMC Med,2021,

19(1):177.

9. Li HJ,Zhang C,Hui L,et al. Novel Risk Loci Associated With Genetic Risk for Bipolar Disorder Among Han Chinese Individuals A Genome-Wide Association Study and Meta-analysis. JAMA Psychiatry,2021,78(3):320-330.

10. 王玉,刘朝晖. 美国妇产科医师学会关于女性性功能障碍临床管理指南的解读. 现代妇产科进展,2020,29(12):942-946.

11. Hu H,Zhou P,Wu JY,et al. Genetic testing involving 100 common mutations for antenatal diagnosis of hereditary hearing loss in Chongqing,China. Medicine,2021,100(17):e25647.

12. 中华人民共和国全国人民代表大会. 中华人民共和国民法典. 2021 年 1 月 1 日.

13. 中国高血压防治指南修订委员会、高血压联盟(中国中华医学会心血管病学分会中国医师协会高血压专业委员会等. 中国高血压防治指南(2018 年修订版). 中国心血管杂志,2019,24(1):24-33.

14. 中国疾病预防控制中心性病控制中心撰写组. 淋病实验室诊断指南. 国际流行病学传染病学杂志,2019,46(4):273-276

15. 中华医学会妇产科学分会感染性疾病协作组. 阴道

毛滴虫病诊治指南（2021 修订版）．中华妇产科杂志，2021，56（1）：7-10.

16. 中华人民共和国人全国人民代表大会．中华人民共和国母婴保健法．2017 年 11 月 4 日修订.

17. 熊庆，王临虹．妇女保健学．2 版．北京：人民卫生出版社，2014：82-99.

18. 谢幸，孔北华，段涛，等．妇产科学．9 版．北京：人民卫生出版社，2018：116-123.

19. 罗荣，金曦．妇幼保健机构专业人员"三基"培训教材．北京：北京大学医学出版社，2019：93-105.

20. 王临虹．中华医学百科全书·妇幼保健学．北京：中国协和医科大学出版社，2018：47-58；73-79.

21. 国家卫生健康委员会．《预防艾滋病、梅毒和乙肝母婴传播工作实施方案（2020 版）》实施方案．国家卫生健康委员会，2020.

22. Pillai VK, Gupta R. Reproductive rights approach to reproductive health in developing countries. Glob Health Action, 2011, 4 : 8423.

23. 李力．人乳头瘤病毒感染对妊娠的影响及处理．中国实用妇科与产科杂志，2010，26（4）：243-245.

24. Yan X, Wang X, Wang Z, et al. Maternally transmitted late-onset non-syndromic deafness is associated with the novel heteroplasmic T12201C mutation in the mitochondrial tRNAHis gene. J Med Genet, 2011, 48（10）: 682-690.

25. 王临虹．妇科常见病防治．北京：中国协和医科大学出版社，2008：115-126.

第五章

孕前保健

孕前和孕期保健是促进人口健康的重要举措，是维护人口健康的基石。孕前保健（preconception care，PCC）是婚前保健（premarital health care，PHC）服务的延续，孕产期保健（maternal health care，MHC）的前移。规范的孕前保健可以降低孕产妇和围产儿并发症的发生率及死亡率、减少出生缺陷的发生。

第一节　概　述

孕前保健是以提高出生人口素质，减少出生缺陷和先天残疾发生为宗旨，为准备怀孕的夫妇提供健康教育与咨询、健康状况评估、健康指导为主要内容的保健服务。

一、孕前保健的概念

孕前保健（PCC）是指通过孕前评估计划妊娠夫妇在生理、心理和社会行为等方面，存在的可引起不良妊娠结局发生的各种危险因素，并采取相关预防和干预措施，维护与促进双方在孕前的健康状况，达到改善妊娠相关结局及预防出生缺陷发生，提高出生人口素质的目的。

20世纪80年代初，欧洲学者Chamberlain首次提出孕前保健概念。最初，孕前保健服务对象为既往曾有不良妊娠结局、计划再次妊娠的女性，主要提供相关的孕前指导和干预，以帮助其改善妊娠结局。以后随着孕前保健实践的发展，孕前保健在概念、服务对象及服务内涵等方面更为系统，欧美一些国家渐形成医学检查、围孕期咨询和医学干预等基本框架，并具备相应的筛查和评估工具，开展孕前检查、妊娠准备和孕早期保健服务模式。

二、我国孕前保健的发展及现状

（一）我国孕前保健服务政策的演变

我国最初孕前保健是以出生缺陷防控为主要目的。2003年10月，我国新《婚姻登记条例》实施。由于新条例中取消强制婚检，各地的婚前检查率大幅下降，婚前保健服务利用率也随之降低。2005年，基于落实预防出生缺陷的一级预防措施面临严重挑战，国内有学者首次提出"孕前-围孕保健"概念，建议以"风险评估-孕前咨询-干预行动"为要素，开启出生缺陷一级预防模式。2007年2月，卫生部（现称为国家卫生健康委员会）颁布实施《孕前保健服务工作规范（试行）》，规范中指出："孕前保健是以提高出生人口素质，减少出生缺陷和先天残疾发生为宗旨，为准备怀孕的夫妇提供健康教育与咨询、健康状况评估、健康指导为主要内容的保健服务。孕前保健是婚前保健的延续，是孕产期保健的前移。"这一文件的发布与实施，旨在指导各地各级医疗卫生机构为辖区居民提供孕前保健服务，探索孕前保健服务新模式;同时也标志着我国开始在全国范围内逐渐开展规范化、系统化的孕前保健服务。

2007年9月,国家人口和计划生育委员会(现称为国家卫生健康委员会)下发《国家人口和计划生育委员会关于开展出生缺陷一级预防工作的指导意见》。面对婚检率持续偏低的状况,计划通过孕前保健建立出生缺陷孕前预防的第一道防线。2008年起,河北、河南、山东、浙江、湖南、云南、广东、贵州等8个出生缺陷高发省被选为开展"孕前优生健康检查"试点工作;2009年起,吉林、上海、重庆、四川等也被纳入试点省市。2009年8月,《国家人口和计划生育委员会优生促进工程实施方案》中明确指出,出生缺陷一级预防包括以下6方面任务:宣传倡导、健康促进、优生咨询、高危人群指导、孕前优生健康检查和均衡营养。

2010年开始,孕前保健内涵扩大,并逐渐覆盖全国。2010年4月,原国家人口和计划生育委员会、财政部联合制定了《国家免费孕前优生健康检查项目试点工作方案》,启动"国家免费孕前优生健康检查项目"试点工作。首批确定在河北、吉林、江苏、浙江、安徽、山东、河南、湖北、湖南、广东、广西、重庆、四川、贵州、云南、陕西、甘肃、新疆的部分地区等18个省共100个试点项目县,为符合生育政策、计划怀孕的农村夫妇(包括流动人口计划怀孕夫妇)提供免费孕前检查。同年5月,为保证国家免费孕前优生健康检查项目试点工作科学规范实施,国家人口和计划生育委员会又发布了《国家免费孕前优生健康检查项目试点工作技术服务规范(试行)》。进一步明确了开展免费孕前优生项目的重要意义、试点工作的基本内容和要求。规定了包括优生健康教育、病史询问、体格检查、临床实验室检查、影像学检查、风险评估、咨询指导、早孕及妊娠结局追踪随访等在内的19项具体服务内容,并建立了国家免费孕前优生健康检查项目信息系统。2011年,国家免费孕前优生健康检查项目试点省份扩大为31个省,并新增120个试点项目县。2012年,国家再次新增1 494个试点项目县。2013年3月,国家人口和计划生育委员会、财政部下发《关于推进国家免费孕前优生健康检查项目全覆盖的通知》,除部分不具备条件的偏远区县之外,在全国全面实施国家免费孕前优生项目。提出"建立免费孕前优生健康检查制度,让每一对计划怀孕的夫妇都能享受到免费孕前优生健康检查服务,有效降低出生缺陷发生风险,提高出生人口素质"的总目标。

除此之外,国家还出台过与孕前保健相关的其他政策性文件,如《中华人民共和国母婴保健法》《中国妇女发展纲要(2001—2010年)》及《中国儿童发展纲要(2001—2010年)》《增补叶酸预防神经管缺陷项目管理方案》《卫生部关于印发贯彻2011—2020年中国妇女儿童发展纲要实施方案的通知》等。

(二)我国孕前保健服务开展现状

随着政策文件的指引,我国孕前保健实践的发展效果明显。各省市建立免费孕前优生健康检查制度,提供夫妇双方相应的免费孕前医学检查项目,开展孕前健康指导,提供免费叶酸等。同时,国内专家根据实践需要制定《孕前和孕期保健指南》。目前我国孕前保健时间为孕前3个月起,内容包括:①健康教育和指导;②常规保健(评估孕前高危因素、身体检查);③辅助检查(分为必查项目、备查项目)。

通过10多年的孕前保健工作,育龄夫妇对孕前保健重要性的认识明显提高,免费孕前检查知晓率和利用率有所上升,叶酸用于出生缺陷一级预防的效果显著,神经管缺陷发病率明显下降。

(三)我国孕前保健服务存在的问题

目前我国的孕前保健服务尚处发展阶段,在实施过程中还存在以下不足有待进一步补充完善。

1. 孕前保健与婚前保健的差异性 婚前保健(premarital health care,PHC)是对即将婚配的男女双方在结婚登记前所提供的婚前医学检查、婚前卫生指导和婚前卫生咨询服务。孕前保健是帮助服务对象选择适宜的受孕时期及医疗保健措施。

(1)两者共同点:无论婚前或孕前保健,其目的都是希望通过婚前及孕前保健服务,可以尽早发现影响婚育相关疾病,并根据疾病的生物学规律,选择适宜干预方法,以助于生育健康后代,提高出生人口素质。

(2)两者不同点:婚前保健的重点在于通过医学检查的手段发现有影响结婚和生育的疾病,给予及时治疗,并提出有关婚育的医学意见。同时,通过婚前卫生指导,促使服务对象掌握性保健、生育保健和新婚避孕知识,为个人达到生殖健康目的奠定基础。孕前保健则是通过孕前评估及改善计划妊娠夫妇健康状况,减少或消除可引起不良妊娠结局发生的各种危险因素,从而降低不良妊娠结局及出生缺陷的发生。

2. 孕前保健的同质化服务

(1)缺乏系统性孕前保健记录:在各地的孕产妇保健手册中均未有系统开展孕前保健工作的记录。

(2)缺乏统一性操作规范和流程:各地区受房屋、资金等限制,一些地方没有孕前专科门诊,缺乏统一的操作规范和流程。

(3)专业人员服务质量参差不齐:一些人员缺乏规范培训,尤其是咨询指导方面。咨询服务实际上是孕前保健服务的最核心服务内容,孕前保健专业人员需掌握广泛的孕前保健知识,一定的专业临床基础,具备良好的交流能力等。

(4)缺乏有效的孕前风险评估工具:检查后对孕前风险因素缺乏有效的干预措施。

3. 孕前保健服务资源的不平衡性 由于各地经济条件及医疗条件差别,在孕前保健服务的可及性、公平性、广泛性等方面还存在明显的地域差异。

4. 孕前保健服务可接受程度方面 目前我国采用的免费孕前保健服务模式基本都是计划妊娠的夫妇主动到指

定的机构寻求孕前保健服务。孕前保健重视及接受程度与服务对象的年龄、城市与农村、文化程度、经济条件、既往生育史、个人意识、配偶配合程度等都有相关性。

5. 公众的认知度和健康教育的普及性方面 健康教育和健康促进是孕前保健服务的重要内容和基础工作,孕前保健是每个人整个生命周期的责任,应更加重视及广为宣传孕前保健的必要性及国家孕前保健相关政策。针对不同背景的人群开发适宜的健康教育材料,加强与媒体的合作,宣传健康生活方式对孕前健康的重要性,提高公众的认知度,加强对育龄人群的健康教育。

三、孕前保健的必要性和意义

(一) 对公民健康权利的维护

孕前保健是为计划妊娠夫妇,围绕生育提供的全面保健服务,在充分尊重公民知情权及隐私权的原则下,从医学角度帮助服务对象认识影响生育因素及出生缺陷风险,是国家对公民健康权利的维护及提供的公共卫生服务。

(二) 有助于出生缺陷防控

出生缺陷日益成为突出的公共卫生和社会问题。据估计,全球每年约有 500 多万出生缺陷儿出生。目前我国的出生缺陷发生率在 5.6% 左右,每年新增出生缺陷儿约 90 万例。世界卫生组织(World Health Organization,WHO)提出的出生缺陷"三级预防"策略,其中一级预防是最有效、最经济和无痛苦的策略,重点就在于婚前和孕前的综合干预,孕前保健无疑是最重要措施。

(三) 有利于男女双方的健康促进

为评估计划妊娠夫妇的健康状况,孕前保健一个重要内容就是对备孕夫妇进行一次有重点而又全面的体格检查,通过孕前医学检查可以及早发现影响妊娠结局的遗传、环境、心理和行为等方面存在的风险因素,不仅可以针对性地

进行优生咨询指导,还可以及时进行疾病干预,使夫妇双方能够在最佳状态和最适宜的时机妊娠,保证生殖健康。

(四) 避免非计划妊娠的发生

计划妊娠(intended pregnancy)的临床意义在于:①可以将非意愿妊娠的发生率降至最低,进而降低人工流产的发生率;②计划妊娠尽量避免怀孕前后各种风险因素的影响,可以明显减少出生缺陷和不良妊娠结局的发生;③可以帮助准备怀孕夫妇及早发现与妊娠相关的一些疾病,从而降低妊娠合并症和并发症的发生,降低妊娠风险。

在我国,非计划妊娠(unintended pregnancy)仍处于一个相对较高的水平,意味着相当比例的待孕妇女面临较高的意外妊娠风险。意外妊娠可能增加母胎风险,孕前保健提倡的计划妊娠对母胎都会有一个较好的健康保障。

(五) 提高家庭幸福

生育是每个家庭重要事件,健康后代是家庭幸福感最重要的因素。通过孕前保健,降低妊娠风险及不良妊娠结局,降低出生缺陷发生,一个健康的孩子,对家庭幸福是最重要的。

四、孕前保健的目的

孕前保健的主要目的为:①提高计划妊娠比例;②提高计划怀孕夫妇优生科学知识水平,增强孕前风险防范意识;③改善计划怀孕夫妇健康状况、降低或消除导致出生缺陷等不良妊娠结局的风险因素,预防出生缺陷发生,提高出生人口素质的目的。

通过孕前保健为育龄夫妇提供健康促进和预防服务,以实现显著减低计划外妊娠,促进育龄女性对产前保健服务的利用,改善育龄男女双方的不良行为和生活方式,降低可能影响妊娠结局的危险因素从而改善妊娠结局。因此,应努力采取不同措施、积极推动和引导孕前保健的健康发展,使所有育龄夫妇都能够接受适宜的孕前咨询、筛查和预防服务。

(张欣文)

第二节 孕前保健内容

孕前保健由风险评估、孕前咨询和健康促进、知情选择和干预行动三部分组成,孕前保健的目标是以危险因素的风险评估作为基础,有针对性地向目标人群提供健康咨询和预防保健服务,降低不良妊娠结局的发生风险。

一、孕前保健服务的对象

对孕前保健服务对象的确定经历了一个不断修正的过程。国外最初孕前保健,是为既往有不良妊娠结局的女性提供的一项特殊服务。之后有学者提出应为所有计划妊娠的育龄女性提供该服务。其结果是有相当一部分计划外妊娠或未意识到孕前保健重要性的女性就不能享受到该项服务,而事实上,非计划妊娠的女性往往比计划妊娠的女性更有必要进行孕前保健,包括心理及营养咨询。随着生育健康及孕前保健服务的发展,人们逐渐认识到男性在优生优育中也同样起着关键作用,因此开始鼓励男性参与孕前保健过程,接受孕前

相关检查和指导,以保证受精卵质量,更好地孕育下一代。

本质上看,孕前保健是一种全人群预防策略,孕前保健服务对象应是所有面临妊娠的育龄男女,必要时还可包含家族成员。

二、孕前保健服务的内容

孕前保健的基础是筛查、识别和评估对妊娠结局有不良影响的孕前风险因素,并根据评估结果提供相应的健康促进、咨询指导和干预措施。因此,孕前保健服务内容,主要包括优生健康教育、病史询问、体格检查、临床实验室检查、影像学检查、风险评估、咨询指导、早孕及妊娠结局追踪随访等。

(一)健康教育与咨询

热情接待夫妻双方,讲解孕前保健的重要性,介绍孕前保健服务内容及流程。通过询问、讲座及健康资料的发放等,为准备怀孕的夫妇提供健康教育服务。主要内容有:

1. 与怀孕生育有关的心理、生理基本知识。

2. 实行计划妊娠的重要性和基本方法,以及孕前准备的主要内容。

3. 慢性疾病、感染性疾病、先天性疾病、遗传性疾病对孕育的影响。

4. 生活方式、孕前及孕期运动方式、饮食营养、药物及环境有害因素等对孕育的影响。

5. 出生缺陷及遗传性疾病防控的主要措施。

6. 孕前优生健康检查的主要目的及内容等。

(二)健康状况检查

通过咨询和孕前医学检查,对准备怀孕夫妇的健康状况做出初步评估。针对存在的可能影响生育的健康问题,提出建议。孕前医学检查(包括体格检查、实验室和影像学等辅助检查)应在知情选择的基础上进行,同时应保护服务对象的隐私。

1. 病史询问

(1)询问基本信息:包括夫妇双方姓名、性别、出生日期、民族、文化程度、职业、居住地等。

(2)询问病史:了解计划怀孕夫妇和双方家庭成员的健康状况,识别影响生育的风险因素。重点询问与优生有关的孕育史、疾病史、家族史、用药情况、生活方式、饮食营养、职业状况及工作环境、运动(劳动)情况、社会心理和人际关系等。

2. 孕前医学检查 在健康教育、咨询及了解一般情况的基础上,征得夫妻双方同意,通过医学检查,掌握准备怀孕夫妇的基本健康状况。同时,对可能影响生育的疾病进行专项检查。

(1)体格检查:按常规操作完成男女双方体格检查。包括常规体检,如身高、体重、血压、心率等测量,甲状腺触诊、心肺听诊、肝脏脾脏触诊、四肢脊柱检查等操作;进行男、女生殖系统专科检查。

(2)临床实验室检查

1)实验室检查:共9项,包括血常规、尿常规、阴道分泌物检查(含白带常规、淋病奈瑟菌和沙眼衣原体检测),血型(含 ABO、Rh),血糖、肝功能(谷丙转氨酶)、乙型肝炎血清学 5 项检测,肾功能(肌酐)、甲状腺功能(促甲状腺激素)等检查。

2)实验室筛查:共4项,包括风疹病毒、巨细胞病毒、弓形虫、梅毒螺旋体等感染检查。

3)专项检查:如地中海贫血等遗传性疾病筛查,染色体核型等特殊检查;可能引起胎儿感染的肺结核等传染病及性传播疾病;精神疾病;精液检查等,根据需要确定。

(3)影像学检查:1项。妇科超声常规检查主要观测子宫和附件形态、大小、内部回声、位置及毗邻关系、活动程度等。

(三)风险评估

对所获得的计划怀孕夫妇双方的病史询问、体格检查、临床实验室检查、影像学检查结果进行综合分析,识别和评估夫妇存在的可能导致出生缺陷等不良妊娠结局的遗传、环境、心理和行为等方面的风险因素,形成评估建议。

依据评估结果,将受检夫妇区分为一般人群和高风险人群。

1. 一般人群 指经评估未发现可能导致出生缺陷等不良妊娠结局风险因素的计划怀孕夫妇。

2. 高风险人群 指经评估发现一个或多个方面有异常的计划怀孕夫妇。

对于未发现风险因素的计划怀孕夫妇,建议定期接受健康教育与指导;对于仅一方接受检查评估、未发现风险因素的计划怀孕夫妇,建议另一方尽快前来接受孕前优生健康检查;对于发现风险因素的计划怀孕夫妇,建议接受进一步咨询、查治和转诊,必要时建议暂缓怀孕。

(四)咨询指导

将检查结果及评估建议告知受检夫妇,遵循普遍性指导和个性化指导相结合的原则,为夫妇提供针对性的孕前优生咨询和健康指导。

1. 普遍性指导 对风险评估未发现异常的计划怀孕夫妇(即一般人群),告知可以准备怀孕,并给予普遍性健康指导。指导内容主要包括:

(1)制订妊娠计划:建议有计划妊娠,避免大龄生育,介绍计划受孕方法和避孕措施。

(2)合理营养:提前增补叶酸。平衡膳食,适当增加肉、蛋、奶、蔬菜、水果摄入,保证营养均衡,根据情况科学地补充营养素及微量元素。

(3)积极预防慢性疾病和感染性疾病。

(4)谨慎用药:需要用药时应在医师指导下选用。

(5)避免接触生活及职业环境中的有毒有害物质(如放射线、高温、铅、汞、苯、甲醛、农药等)。

（6）保持健康的生活方式和行为，保持心理健康，预防围孕期及产后心理问题的发生。

（7）告知早孕征象和孕早期保健要点。

（8）告知妇女妊娠12周内，主动领取保健手册，并接受随访和指导。

（9）若接受孕前优生健康检查6个月或更长时间后仍未怀孕，夫妇双方应共同接受进一步咨询、检查和治疗。

（10）分娩后6周内或其他妊娠结局结束后2周内，应复诊并接受随访和指导。

2. 个体化咨询指导 对风险评估为高风险的计划怀孕夫妇，进行面对面咨询，给予个性化指导。在普遍性指导的基础上，告知存在的风险因素及可能给后代带来的危害，提出进一步诊断、治疗或转诊的建议和干预措施，必要时建议暂缓怀孕。指导内容主要包括：

（1）及时治疗和控制慢性疾病、感染性疾病，合理用药。

（2）改变不良生活习惯，戒除毒、麻药品，改变吸烟、饮酒行为，调整饮食结构，适当运动。

（3）避免接触物理、化学等有毒有害物质（如放射线、高温、铅、汞、苯、农药等）的工作及生活环境。

（4）接受心理咨询和辅导，缓解精神压力，消除不良情绪。

（5）对于特定病毒易感人群，指导接种风疹、乙肝等疫苗。

（6）对于有高遗传风险的夫妇，指导接受遗传咨询（genetic counseling）、产前筛查和诊断（prenatal screening and diagnosis）。

（7）必要时接受进一步检查、治疗和转诊。

在基本信息和病史收集阶段，以及获知体格检查、临床实验室检查、妇科超声检查等结果时，应及时针对已发现的风险因素，对计划怀孕夫妇进行指导和干预。

（五）早孕及妊娠结局追踪随访

1. 早孕追踪随访 对所有接受孕前优生健康检查的妇女，应及时准确了解怀孕信息，在怀孕12周内进行早孕随访，并做相应记录。随访内容包括：

（1）通过询问末次月经日期、尿妊娠试验、B超检查确定宫内妊娠。

（2）了解夫妇孕前优生健康检查各项干预措施依从情况。

（3）告知孕期注意事项和产前检查的时间，给予必要的健康指导和咨询，建议定期接受孕期保健。

2. 妊娠结局追踪随访 了解孕妇妊娠结局，收集出生缺陷等不良妊娠结局相关信息，为评估服务效果、提高服务质量提供基础资料。

高度重视高风险人群早孕随访和指导，指导高风险人群接受产前筛查及产前诊断，并及时了解情况，重点做好妊娠结局随访。

三、孕前保健服务的模式

（一）孕前保健"三阶段"模式与"孕前-围孕保健"模式

匈牙利孕前保健专家 Czeizel 结合其国内的实际情况，提出由有经验的护士或助产士主导的孕前保健"三阶段"模式，即：孕前检查、危险因素筛查阶段；孕前3个月准备阶段；孕早期即胚胎发育敏感期阶段。我国郑晓瑛等则提出"孕前-围孕保健"概念和以"风险评估-孕前咨询-干预行动"为三要素的孕前出生缺陷一级预防模式。"孕前-围孕保健"模式能够更经济有效地降低出生缺陷发生的风险。

（二）孕前保健整合入全生命周期健康模式

随着医学及人体健康理念的发展，更多的人认为孕前保健不应该是一项孤立、特定阶段的服务。

近20年，国内外专家已普遍采用"健康与疾病的发育起源（developmental origins of health and diseases，DOHaD）"即 DOHaD 理论，认为成年期慢性非传染性疾病的患病风险，可因母亲的健康或身体状况导致胎、婴儿的适应性改变而引起。DOHaD 理论倡导对于围产期保健，应高度关注对孕前、孕期营养膳食和营养状况的评价，高度重视胎儿期发育的评估。

随着 DOHaD 理论的不断发展，对发育编程短期和长期健康结局的理解逐渐深入，孕前保健对于子代健康效应的研究逐渐深入。在妊娠开始较长时间里，其实就已存在对妊娠结局产生巨大影响的因素，包括生理、心理、社会行为等各个方面。为获得良好妊娠结局而采取的孕前干预措施，如孕前对肥胖、酒精和成瘾药物滥用、吸烟、性传播性疾病等问题加以干预，将对育龄女性健康维护与促进起到重要作用，也避免和降低孕期疾病及其他应激事件发生对孕妇的影响；同时，还会降低胎儿成年期疾病的发生率。因此，不断有学者呼吁应重视孕前和孕期保健对子代健康和生活质量的长期效应。

从女性整个生命周期的健康出发，孕前保健在时间跨度和内涵上都可进一步扩展。从孕前开始，孕前、孕期和儿童早期的生活时空、代际效应、危险因素的累积等对终生健康都可能产生影响。因此，所有育龄男女应从整个生命周期的角度重视并参与孕前保健服务，将孕前保健整合到全生命周期的持续保健项目中，以利于提升育龄女性的整体健康，也更有助于优生优育。

（张欣文　李　芬）

第三节　孕前风险筛查与评估

孕前风险筛查与评估是通过健康状况评估、危险因素筛查、健康宣教及有效的干预，最大限度地减少不良妊娠结局的发生。对计划妊娠的夫妻双方开展孕前风险筛查与评估是预防出生缺陷的重要环节，也是保障母婴安全的有效途径。

一、孕前风险评估的内容

孕前风险因素筛查是指通过了解夫妻双方的年龄、职业、环境、生活习惯、营养、生育史、基础疾病、药物使用史、家族史以及致畸物质接触史等，发现可能导致不良妊娠结局的风险因素，并针对这些因素进行相关检查，为夫妻双方提供孕前咨询、宣教、指导或干预措施，目的在于提高人口素质、降低出生缺陷。随着我国三孩政策的实施，具有孕前风险因素的女性也逐渐增多。

（一）基本状况

1. 年龄　女性生育最佳年龄为 24~29 岁，过早（≤18岁）或过晚（≥35 岁）都增加发生出生缺陷、妊娠期并发症等不良妊娠结局的风险。男性生育年龄应 <45 岁。

2. 职业及环境　职业暴露和环境毒物因素接触是可减轻或预防的。应对计划妊娠的夫妻双方进行宣教，以识别环境暴露和职业危害，避免接触不良因素，包括高温、重金属、化学、放射及有毒物质，对不良因素接触史者应重点筛查。

3. 生活习惯　生活方式不规律、暴饮暴食、过度减肥、偏食或不良嗜好、工作压力大、吸烟、饮酒、饲养宠物等均属不良生活习惯，需在孕前纠正。妊娠期间没有安全的饮酒量或饮酒类型，与乙醇有关的出生缺陷包括生长畸形、面部畸形、中枢神经系统损伤、行为障碍和智力发育障碍。

4. 营养状况　计划妊娠前应将体重指数（body mass index, BMI）维持在正常范围内。体重指数（BMI）是反映和衡量一个人健康状况的重要标志之一，计算方法为体重（以千克为单位）除以身高的平方（以米为单位）。BMI 过高或过低都与不孕及妊娠并发症相关。孕前超重或肥胖是发生母胎并发症的独立危险因素，还可增加子代成年后的患病风险。孕前低体重是胎儿生长受限、低出生体重儿的独立危险因素。对于体重指数过低（≤18.5kg/m²）或过高（≥24kg/m²）者应进行营养指导，适当运动，以调整体重。

（二）生育史

自然流产史、复发性流产史、死胎史、生育过发育异常儿史，均需咨询专业医师，必要时进行相关检查，无异常后再计划妊娠。

（三）基础疾病

夫妻双方应身体健康，无活动性疾病，女方如患有心血管、肝、肾、内分泌、血液系统等疾病，传染性疾病、生殖系统疾病等，应经专业医师诊治，评估是否能耐受妊娠及分娩过程。男方如患有传染性疾病或影响生殖的疾病应经过治疗，非活动期再考虑生育。

（四）药物使用史

孕前咨询应对夫妻正在使用的药物进行评估，还应包括可能会影响妊娠的营养品，分析每种药物和营养补充剂对妊娠的影响，评估具有潜在致畸性的药物，并给出每种药物的具体风险，使用致畸药物者应采取可靠的避孕措施，有生育计划时在停止避孕前应调整潜在致畸药物的用量，停药后待药物代谢清除后再考虑妊娠。

（五）家族史

孕前是筛查遗传病的最佳时间，夫妻双方或一方有遗传病家族史应先咨询，进行家系分析遗传方式并评估再发风险，并作出完全知情的决定，必要时提供潜在干预措施的推荐，如用捐赠的卵子或精子、辅助生殖技术胚胎植入前基因诊断等。

二、孕前风险评估的方法

（一）询问病史

除询问年龄、职业等基本信息外，要了解夫妻双方及其家庭成员的健康状况，识别影响生育的危险因素。重点询问与优生有关的孕育史、疾病史、家族史、用药情况、生活习惯、饮食营养、职业状况及工作环境等。

（二）体格检查

1. 常规检查　包括身高、体重、血压，计算体重指数。

2. 专科检查　女性进行妇科检查（外阴、阴道、宫颈、宫体、附件），必要时行宫颈细胞学检查及 HPV 检查，并观察第二性征发育状况（乳房）。男性进行生殖系统检查。

（三）辅助检查

1. 实验室检查　包括血常规、尿常规、阴道分泌物检查、血型、肝功能、肾功能、血糖、甲状腺功能、传染病检查、TORCH［T 指弓形虫（toxoplasma，TOX），O 指其他（other），R 指风疹病毒（rubella virus，RV），C 指巨细胞病毒（cytomegalovirus，CMV），H 指单纯疱疹病毒（herpes simplex virus，HSV）］筛查等。男性还应进行精液分析检查。

2. 影像学检查 妇科超声、乳腺 B 超。夫妻双方行心电图检查，必要时可进行超声心动检查。

三、孕前风险评估的流程和管理

（一）初次生育

对初次生育的夫妇需要在计划妊娠前 3~6 个月进行生育前风险评估，根据评估结果进行生育指导，见图 3-5-1。

1. 一般人群 夫妻双方生育前医学检查未发现任何异常，符合世界卫生组织对健康的定义，生理、心理、社会适应均正常的夫妇，进行常规的孕前保健指导。

2. 高风险人群 夫妻双方生育前医学检查中发现以下情况者为高风险人群：①女方年龄≥35 岁，男方年龄≥40 岁；②女方 BMI≤18.5kg/m² 或≥24kg/m²；③不良生活习惯，如作息不规律、暴饮暴食、过度减肥、偏食或不良嗜好、工作压力大、吸烟、饮酒、饲养宠物等；④夫妻双方中有职业暴露和环境毒物因素接触，如高温、重金属、化学、放射及有毒物质等；⑤有不良孕产史、习惯性流产、死胎等；⑥有重要脏器疾病史、传染性疾病史、性传播性疾病史、生殖系统疾病史及精神病史等；⑦体格检查发现心、肝、肺、肾等有异常症状；⑧夫妻双方有生殖系统疾病；⑨辅助检查化验有异常影响生育者。

（二）再次生育

随着我国三孩政策的实施，具有孕前风险因素的女性也逐渐增多，特别是高龄夫妻，此人群易发生不良孕史和出生缺陷，对计划再次妊娠的夫妻双方除了依据初次生育筛查评估外，还应重点筛查评估：慢性疾病史、不良孕产史、女性卵巢功能、既往产科病史、生殖道疾病、剖宫产子宫瘢痕等。再次生育前风险评估流程见图 3-5-2。

四、孕前风险因素的干预

对初次生育和再次生育前风险筛查与评估具有高危因素者，应提供孕前咨询、宣教、指导或干预措施。

（一）高龄

孕妇高龄是发生出生缺陷的高危因素，针对年龄≥35 岁的妇女，需要告知流产、胎儿发育异常、死胎、妊娠期并发症等风险均增加，建议进行孕前检查和咨询、孕期产前诊断。女性卵巢功能随年龄的增加而减退，特别是年龄 >35 岁的女性应建议进行卵巢功能的评估，男性进行精液检查，超过 6 个月未孕者可积极助孕，必要时借助辅助生殖技术解决生育问题。

（二）瘢痕子宫

瘢痕子宫（scarred uterus）是指剖宫产术、子宫肌瘤剔除术、子宫穿孔或破裂修复术、子宫成形术等妇产科手术后子

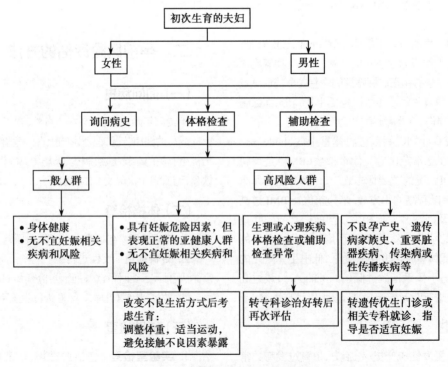

图 3-5-1 孕前风险评估和管理流程图

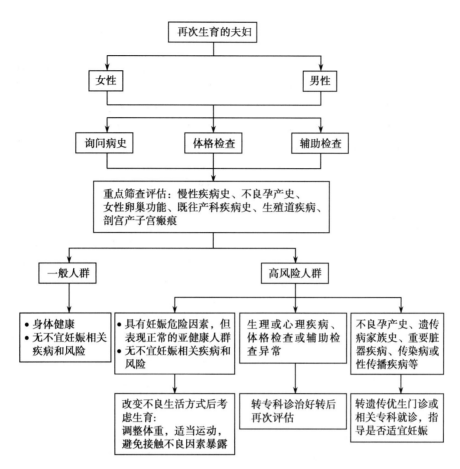

图 3-5-2　再次生育前风险评估流程图

宫组织留存瘢痕者。瘢痕子宫孕前需要充分评估风险并进行个体化指导,应详细了解既往手术指征、手术方法、手术过程、术后子宫恢复状况、术后病理结果等。

由于瘢痕子宫再次妊娠存在瘢痕部撕裂或子宫破裂风险,因此,女性应在孕前通过二维超声和三维超声成像技术评估剖宫产瘢痕愈合情况,是否有瘢痕部缺损(憩室),如有瘢痕部缺损应评估其严重程度,包括缺损宽度和深度、缺损处子宫浆膜层是否平整连续、剩余肌层厚度。

剖宫产术后满 2 年若瘢痕轻度缺损可考虑妊娠,但应告知其风险,中重度缺损者不建议再次妊娠。孕早期应行 B 超检查,确定孕囊着床位置与瘢痕的关系,若为瘢痕妊娠应尽早终止妊娠。

(三) 体重异常

通过指导饮食结构、适当运动、平衡膳食调节体重。低体重者应适当增加营养并规律运动以增加体重,超重或肥胖者应改变不良饮食和生活习惯,减少高脂肪、高热量、高糖食物的摄入,多摄入富含膳食纤维、营养素的食物,并适当增加运动量,每天坚持 30~60 分钟中等强度的运动,体重降低速度以 0.5~1.0kg/ 周为宜,不主张过度节食或使用减肥产品。

(四) 不良生活习惯

孕前纠正不良生活习惯,夫妻双方应戒烟戒酒,适当运动锻炼以增强体质、保持规律的作息时间、心理调整及缓解精神压力,科学补充营养素及微量元素。计划受孕期间尽量避免使用药物,如必须服药,需调整药物,避免使用可影响胎儿正常发育的药物。

(五) 复发性流产

我国通常将 2 次或 2 次以上在妊娠 28 周之前的胎儿丢失称为复发性流产(recurrent abortion,RA)。复发性流产病因十分复杂,主要包括遗传因素、解剖因素、内分泌因素、感染因素、免疫功能异常、血栓前状态、孕妇的全身性疾病及环境因素等。此外,仍然有大约 50% 的复发性流产患者病因不明,即使在已知病因中,发病机制和治疗方案亦存在诸多争议。妊娠不同时期的复发性流产,其病因有所不同。妊娠 12 周之前的早期流产多由遗传因素、内分泌异常、生殖免疫功能紊乱及血栓前状态等所致。妊娠 12~28 周的晚期流产且出现胚胎停止发育者,多由于感染、妊娠附属物异常、严重的先天性异常所致。大孕周流产也会因为子宫解剖结构异常或宫颈功能不全所致。因此,对复发性流产应在孕期根据具体情况进行相关检查和评估,针对病因进行治疗后再计划妊娠。

(六) TORCH 异常

TORCH 是弓形虫(TOX)、风疹病毒(RV)、巨细胞病毒(CMV)、单纯疱疹病毒(HSV)等英文名称首字母缩写及其他病原体如梅毒螺旋体(treponema pallidum,TP)、水痘-带状疱疹病毒(varicella-zoster virus,VZV)、人类微小病毒B19(human parvovirus B19,HPVB19)等组合而成。TORCH病原微生物可以通过胎盘垂直传播,引起宫内感染,造成早产、流产、死胎或胎儿畸形;通过产道感染新生儿,造成新生儿多系统、多脏器损伤和智力障碍等。孕前TORCH筛查旨在了解孕妇女对相关病原体的免疫状况,明确是否需要接种疫苗,指导受孕时间及孕前和孕期注意事项。

1. 风疹病毒　孕前IgG阴性的妇女是孕期风疹病毒感染的高危人群。建议:

(1)接种RV疫苗,待IgG阳性且数值>10U/ml后再妊娠或行辅助生殖技术。

(2)若不能接种疫苗,或接种疫苗后抗体IgG未达标,或备孕期未能自然感染风疹病毒获得免疫者,孕早期有暴露风险时可复查风疹病毒IgG和IgM水平,以便及时发现孕期初次感染。

(3)如果在不知道已经妊娠的情况下接种了疫苗,或接种疫苗后立即受孕,目前尚无这种情况下患先天性风疹综合征的病例报道。

2. 巨细胞病毒　建议巨细胞病毒IgG阴性的妇女在孕前和孕早期进行动态定量监测。孕前筛查结果有以下几种情况:

(1)IgG和IgM均阴性或者IgG阳性、IgM阴性:均可以准备妊娠,但前者无免疫力,孕期易发生初次感染;后者有一定免疫保护性,孕期注意复发感染。

(2)IgG阴性、IgM阳性或者IgG和IgM均阳性:2~3周后复查,如果前者IgG由阴性转为阳性(发生了初次感染),后者IgG抗体滴度升高4倍(发生了复发感染),应避孕3~6个月再准备妊娠。

巨细胞病毒IgG阳性孕妇应在孕早期和晚期监测尿液中病毒DNA的复制情况,及早发现复发感染。可疑胎儿感染的病例,可行超声检查判断胎儿结构异常,也可考虑羊膜腔穿刺进行确诊,但由于垂直传播率低,羊膜腔穿刺的风险收益比并不高。

3. 弓形虫　检测弓形虫IgG阳性提示感染过弓形虫,孕妇将终生免疫,胎儿患先天性弓形虫病的概率很小。但要注意,存在自身免疫缺陷性疾病或应用糖皮质激素治疗时,可能再次激活弓形虫,造成胎儿感染。孕前IgG阴性说明未感染过弓形虫,无免疫力,孕期易发生初次感染造成出生缺陷。应向备孕妇女说明,妊娠期间弓形虫急性感染可严重影响胎儿健康。如果摄取了未煮熟的肉类或食用了污染的食物和水,可导致弓形虫急性感染。

预防弓形虫感染的建议:①孕期避免接触猫、狗等动物的唾液和尿液,不与它们分享食物或共用器具;②蔬菜、水果清洗干净;③蛋、肉类要洗净并煮熟,器具生熟分开;④饭前便后洗手;⑤做好家居环境卫生,防止动物粪便污染食物。

4. 单纯疱疹病毒　孕前单纯疱疹病毒筛查IgG阴性,提示未感染过单纯疱疹病毒,无免疫力,孕期易发生初次感染。孕前单纯疱疹病毒IgG阳性提示感染过单纯疱疹病毒并产生了抗体,可以取宫颈分泌物,采用定量聚合酶链反应(polymerase chain reaction,PCR)检测病毒载量,低于参考值范围可准备妊娠,否则需要治疗后再准备妊娠。

5. 微小病毒B19　孕前B19病毒IgG和IgM均为阴性,提示未感染过HPV B19,无免疫力,是易感高危人群。在病毒暴发流行期,应尽量减少工作时暴露,避免接触儿童呼吸道飞沫和手-口接触感染。孕前动态监测B19病毒IgG由阴转为阳性,同时IgM也为阳性,提示发生了初次感染,建议暂缓妊娠,待IgG抗体稳定后再计划妊娠。孕前筛查B19病毒IgG阳性且IgM阴性,提示已具有免疫力,孕期可不再检测B19病毒抗体。

(七) 慢性病

1. 糖尿病　对于有糖尿病史计划妊娠的女性,全面的体格检查应包括:体重、血压、脉搏、甲状腺情况、心肺听诊、肝脾情况、下肢有无皮肤病损、视力和眼底检查等。相关的实验室检查应包括:血尿常规、空腹和餐后血糖、糖化血红蛋白(HbA1c)、肝肾功能、血脂代谢指标、心电图等,根据病情的轻重酌情增加甲状腺功能、心肌酶学和心脏超声等检查。

(1)生活方式的干预与调整:对于有孕前糖尿病史的妇女来说,孕前干预首先是生活方式的干预与调整。饮食控制和运动减重是减轻孕前胰岛素抵抗状态最好的方法,应告知其具体的饮食建议。饮食疗法建议个体化,但总体应多食用高纤维的食物,如蔬菜、水果、全谷类、豆类、低脂乳制品和新鲜鱼类,少食富含饱和脂肪的高能量食物。同时应该尽可能多地进行体力活动,包括有氧运动、阻力和灵活性训练。适当的体力运动有益于血糖的控制,每天坚持30~60分钟的中等强度有氧运动,每周至少5天;需要减重者还应继续增加每周运动强度和时间。

(2)降糖药物的调整:孕前应调整为孕期相对安全的降糖药物。胰岛素为首选,如果因各种原因不能改用或不能坚持应用胰岛素者,可选择口服降糖药二甲双胍。另一种降糖药物格列本脲虽然可在非孕期服用,但妊娠期间尤其是孕早期其安全性缺乏大样本、高级别的循证医学证据的支持,因此目前不推荐其在孕期作为一线降糖药物使用。胰岛素可以在内分泌科医师、产科医师的共同指导下使用,根据血糖的水平和糖尿病的类型选择合适的胰岛素剂型和给药方式,同时要教育备孕的女性掌握胰岛素的注射技巧、低血糖的识别及防治措施等。

2. 慢性高血压　慢性高血压的妇女孕前需了解年龄、

高血压程度、病程、有无靶器官损害(如心脏、肾、眼底)、是否合并其他疾病(如糖尿病)等。需做全面体检,包括生化检查、心电图、心功能情况、眼底检查、糖代谢筛查。孕前应评估高血压药物的致畸风险,妊娠期禁用血管紧张素转换酶抑制剂和血管紧张素受体阻滞剂;对长期高血压或高血压控制不佳的女性应评估是否有终末器官损害,例如心室肥大、视网膜病变和肾功能不全等,转诊至相关专科就诊。

3. 心脏病 孕前需至专科评估心脏病种类和心功能。首先详细询问心脏病病史,明确患者心脏疾病基本类型和是否有胸闷、气促、乏力、咳嗽等自觉症状进行性加重以及孕前心功能分级等。患者孕前有心脏手术史,要详细询问手术时间、手术方式、手术前后心功能的改变及用药情况;其次了解患者一般情况,是否存在例如肥胖、高血压、糖尿病、吸烟史等与不良妊娠结局有关的高危因素。孕前需咨询心脏科、产科、产前诊断专家,进行孕前风险分级评估,加强不同风险级别心脏病孕妇的管理,孕期联合多学科专家诊治,做到及时诊治和合理掌握妊娠适应证及禁忌证,降低母儿并发症的风险。

4. 甲状腺疾病 孕期甲状腺功能异常患者,其妊娠时机应咨询专科医师意见。

(1)甲状腺功能亢进:甲状腺功能亢进(简称甲亢)未控制的孕产妇易发生流产、早产、死胎等,可诱发妊娠期高血压疾病,增加不良妊娠结局风险,建议暂不怀孕。丙硫氧嘧啶为首选药,治疗停药后妊娠较安全或用药以最小剂量能控制病情为好。已患甲亢的妇女最好在甲状腺功能控制至正常后考虑妊娠,碘治疗的甲亢患者需要在治疗结束至少6个月后妊娠。

(2)甲状腺功能减退:甲状腺功能减退增加子痫前期、胎盘早剥、贫血、产后出血等的发生风险,故甲状腺功能未恢复正常时建议暂不怀孕。如经正规治疗,胎儿及新生儿一般无甲状腺功能异常,预后好。左甲状腺素为首选药,通过胎盘量少,不影响胎儿甲状腺功能。促甲状腺激素(thyroid-stimulating hormone,TSH)水平可作为药物治疗的监测指标。已患临床甲状腺功能减退的妇女计划妊娠时一般需要将血清 TSH 控制到 <2.5mU/L 水平后再怀孕,一旦怀孕,要立即调整左甲状腺素片的剂量。

5. 肾脏病 避免劳累,防止受凉感冒,保持良好的生活习惯,戒烟酒,加强营养,提高机体免疫力。必要时减轻体重。狼疮性肾炎患者注意避免日晒,IgA 肾病患者尽量选择无麸质饮食,以降低饮食抗原的 IgA 水平。计划妊娠时停用妊娠期禁忌的药物,补充多种维生素。不适宜妊娠者应严格避孕,避免使用含雌激素的药物。不同类型肾炎患者应在专科进行全面的检查和评估,病情稳定期再计划妊娠。

(八) 遗传病

医师应详细了解并记录包括遗传病、出生缺陷、精神疾病及乳腺癌、卵巢癌、子宫癌和结肠癌等家族病史。有生育遗传病患儿高风险的夫妇应进行孕前筛查,当夫妻一方或双方被诊断出有任何遗传病携带时,建议遗传咨询,使他们了解下一代的患病风险并作出完全知情的生育决定。患有特定遗传病风险的夫妇可就疾病的遗传方式和病程进行咨询,并提供潜在干预措施的推荐,如用捐赠的卵子或精子、辅助生殖技术助孕前及选择进行胚胎植入前基因诊断等。

(九) 传染病

1. 病毒性肝炎 病毒性肝炎常见的有甲肝、乙肝、丙肝、丁肝和戊肝 5 种肝炎病毒,其中乙肝、丙肝和丁肝可经血液、母婴、性接触传播,具有病毒携带者。

(1)急性病毒性肝炎:在传染期应暂缓妊娠,最好在肝功能恢复 3~6 个月后再检查评估。由于甲肝和戊肝不会演变为慢性肝炎和病原携带者,肝功能恢复后不影响患者婚育。

(2)慢性病毒性肝炎和病毒携带者:由于乙型病毒性肝炎在我国发病率比较高,以乙肝为例:①非活动性 HBsAg 携带者:血清 HBsAg 阳性、HBeAg 阴性、抗 HBe 阳性或阴性,HBV-DNA 检测不到,谷丙转氨酶在正常范围,不限制其生育;②慢性 HBV 携带者和慢性乙型肝炎:女性患者孕前应该接受专科医师的评估。还应告知对象采取相应的医学防治措施,如使用安全套、戒烟酒、合理营养。避免过度劳累,定期复查肝功能、甲胎蛋白、肝脾超声。而 HBsAg 阳性患者更应检测 HBV-DNA 载量,对于载量过高的人群建议孕前接受药物治疗,待 HBV-DNA 载量降低后,在医师指导下停用或更换抗病毒药物后计划妊娠。

2. 肺结核 肺结核是结核分枝杆菌导致的慢性肺部感染性疾病,主要传播途径是肺结核患者与健康人之间的空气传播,痰中排菌者称为传染性肺结核(infectious pulmonary tuberculosis),其次是生活密切接触,通过被结核菌污染的食物、物品等间接传播。活动性肺结核患者应适当隔离、积极进行抗结核治疗,待肺部活动病灶消失,痰菌阴性后再安排结婚。患肺结核的女性也应先彻底治愈,再择时生育。

3. 淋病 淋病的主要传播方式是性接触传播。治愈后可以结婚和生育。性伴侣应同时接受检查、治疗。若尚未治愈而双方坚持结婚,应尊重其意愿,对其说明本病传染性极强且有危害,提出相关医学措施,避免疾病传播,婚后继续治疗和定期复查至痊愈。

4. 梅毒 梅毒主要通过性接触传播,也可通过间接接触等途径传播,还可以通过胎盘由母亲传染给胎儿。快速血浆反应素试验(rapid plasma regain test,RPR)转为阴性即为血清治愈,在 PR 转阴性后安排生育为宜。患者在一期、二期梅毒或早期潜伏梅毒确诊之前的 3 个月内,如婚配对象曾与之有过性接触,虽 RPR 检查为阴性,仍可能已被感染,应给予治疗。

5. 艾滋病 主要传播途径是性接触传播、经血液传播、母婴传播。任何有生育计划的 HIV 感染患者都应接受抗反转录病毒治疗,并在妊娠前将血浆病毒载量抑制到检测下限。如果未感染 HIV 的女性与已感染的男性伴侣计划妊娠,应被转诊到传染病或生殖内分泌和不孕方面的专家处进行咨询。人工授精是 HIV 感染夫妇妊娠最安全的受孕方法,同时将 HIV 病毒传播给未感染伴侣的风险降至最低。通过孕前检查和风险评估,关口前移,最大可能地消除风险因素,最终达到正常妊娠的目的。

孕前风险筛查与评估详见视频 3-5-1。

视频 3-5-1　孕前风险筛查与评估

(李　芬　张欣文)

第四节　孕前生育与遗传优生咨询

生育是人类的一项社会目标,是需要通过人类个体的后代孕育来实现社会群体遗传素质的传递。生育咨询则是通过认识和改变备孕女性的生活方式、行为习惯,干预其不良医学状况,并降低相关的遗传及其他妊娠相关风险,从而有效降低围产期疾病及改善不良妊娠结局。

一、围孕期保健

(一)围孕期保健的概念

有关围孕期,至今尚未有确切的划分。一般认为围孕期指孕前及孕期。因此,围孕期保健(periconception health care)包含孕前保健和孕期保健(prenatal care)。围孕期保健是降低孕产妇和围产儿并发症的发生率及死亡率、减少出生缺陷的重要措施。通过规范化的孕前保健和产前检查,能够及早防治妊娠风险,及时发现胎儿异常,评估孕妇及胎儿的安危,确定分娩时机和分娩方式,保障母儿安全。

围孕期保健是针对围孕期夫妇双方进行的有关生殖问题的保健服务,围孕期保健服务:有利于优生优育;有利于女性的身心健康;有利于国家的计划生育政策的实施。

(二)围孕期保健与健康教育

围孕期优生健康教育是通过一定形式的健康教育途径,针对准备怀孕的对象从孕前到分娩前,尤其是孕早期,传达必要的优生优育知识,一般始于孕前 4~6 个月。

1. 鼓励孕前健康检查　孕前健康检查的目的是通过双方检查,发现将会影响孕妇身体健康和未来胎儿健康的疾病,以及影响受孕的疾病。孕前健康检查可以避免或者减小很多孕后的风险,还可以及早发现一些可能导致不易受孕的风险因素。

2. 计划妊娠　计划妊娠(intended pregnancy)是基于当前人们对生育行为的科学认识,育龄夫妇有意识地对自己妊娠行为做出安排。有计划地受孕和生育,也是建立优生的开始。

计划妊娠指导,是根据夫妻双方的健康状况、生理条件和生育计划,排除遗传和环境方面的不利因素,在心理和生理、精神和物质等各方面都有准备的情况下,选择最佳受孕时机或避孕方法。计划妊娠指导包括:①树立计划妊娠是男女双方共同责任的观念:计划妊娠应双方一起配合和相互支持,共同积极参与。②宣传与孕育有关的基本生理知识,包括保持健康体重、预防贫血、控制慢性病、预防感染性疾病、合理用药等。③选择适宜的受孕时机;受孕年龄上,最佳生育年龄女性在 24~29 岁,男性在 25~35 岁,应指导计划妊娠双方在最佳的身体、心理和环境状态下受孕。④了解环境和疾病对后代影响等孕前保健知识:日常工作生活中避免接触影响胎儿生长及健康的有毒、有害物质(包括药物);了解慢性疾病、感染性疾病、先天性疾病、遗传性疾病等对孕育的影响。⑤健康生活,创造良好的孕育环境:母体应均衡营养,多摄入一些胎儿生长所需要的养分,双方保持良好的生活习惯和方式,包括坚持生活规律,科学饮食,参加户外运动,戒烟戒酒,远离宠物等,使之适应优生的需要。⑥估算易受孕时间:通过简单易行的方法预测排卵日,估算"易孕期"。

3. 重视孕前和孕早期保健　很多夫妇没有意识到在孕前及孕早期时,夫妇双方健康状况、生活中接触有害物质、吸烟、饮酒等不良的生活方式对胚胎可能产生的影响,而忽略了孕前和孕早期的保健检查。如:叶酸必须于孕前 3 个月在医师的指导下进行补充,直至孕后 3 个月,才能有效预防神经管畸形;遗传病的筛查更应该放在孕前进行,如果夫妇双方经过筛查确定为遗传病的高风险携带者,则有充分时间获得遗传病方面的咨询和生育指导意见,以了解自己是否适合生育;孕早期掌握胚胎发育情况等。

4. 围孕期心理卫生指导　平衡妊娠心理是围孕期心理健康的关键。对于妊娠的期望程度,夫妇双方因其年龄、家庭背景、社会环境、文化价值观等因素的影响可能有所不同,但双方共同决定生育计划有助于家庭生活和谐。双方可以及时调整学习和职业计划、做好怀孕的心理准备、做好承担责任及确定孩子养育方式的准备、适应未来家庭结构变化等。

虽然怀孕是大多夫妇的愿望,但不孕症始终是婚姻家庭可能面临的一个重大问题。有研究认为,目前我国生育期女性中有 10%~15% 面临不孕的影响。不孕症对正常婚姻中夫妻双方都会构成压力。一旦婚姻生活中出现不孕症问题,女性往往会面临更多的心理压力。而长期紧张、焦虑的情绪又可影响卵子受精,导致越盼望越不孕,甚至影响夫妻关系和性活动,引起婚姻满意度下降等。辅助生殖技术虽然为不孕症家庭提高了生育机会,但治疗结局的不确定性,使女性在治疗期间会表现出较高水平的心理不适。通过健康教育,指导计划妊娠的夫妇双方理解妊娠不代表爱情生活的全部目的和意义,应平衡妊娠心态,不要因为妊娠原因导致婚姻困难。

5. 生育消费计划 宣传当地与生育相关的政策,让围孕期夫妇能够知道哪些保健服务可由医疗保健机构承担,哪些费用医疗保险可以分担,并能预先对生育消费做家庭经济计划。

二、围孕期感染对生育的影响

围孕产期的各种感染现象,在不同阶段,会对妊娠结局造成不同的影响;甚至一些严重感染,虽然孕妇本身几乎无明显症状产生,但对胎儿及婴儿可能已造成严重危害。因此,预防围孕期感染已受到临床的广泛重视。

(一)围孕期感染的相关概念及生育风险

从广义上讲,女性在围孕期间受到致病微生物感染而引起胎儿及婴儿感染统归为母婴传播(maternal-neonatal transmission)。已知病原体各种类中,病毒、细菌、寄生虫、真菌、螺旋体、衣原体、支原体、立克次体等均发现可引发围孕期感染,并且研究已明确了一些病原体通过母婴传播诱发胎儿及婴儿先天性发育缺陷的风险。因病原体种类、病原体感染时机及感染途径、母体免疫状态等因素的不同,胎儿及婴儿受累脏器及受累程度可有不同,妊娠结局也不尽相同。

1. 垂直传播 垂直传播(vertical transmission)即母婴传播或称母婴垂直传播(mother-to-infant vertical transmission),指病原体由亲代传至子代,使胎婴儿感染上与母亲相同的疾病。包括经生殖细胞传播、妊娠期经胎盘传播、分娩期经产道传播、围产期传播及产后经哺乳传播。

2. 先天性感染 先天性感染(congenital infection)又称宫内感染(intrauterine infection)或母婴传播疾病(mother to child transmission diseases),是指在母体妊娠期间,各种病原微生物通过受感染母体经胎盘传播至胎儿,使胎儿在宫内即已获得的感染。宫内感染是造成先天性缺陷和先天性残疾的重要原因。据国内外调查,有3%~8%的新生儿受到母源性细菌、病毒及原虫的感染。

先天性感染对胎儿的影响与感染时的胎龄、孕妇的免疫状态、致病微生物的种类及感染的严重程度有关。一般认为,因为妊娠早期是胎儿器官发育的敏感阶段,这一时期发生宫内感染影响较为严重。从总的影响看,虽然严重宫内感染多可导致流产、先天性畸形(含先天性残疾)、死胎等,但不同的致病微生物对胎儿的损伤各有特点:先天性白内障是风疹病毒感染的典型特征;先天性巨细胞病毒感染与感觉神经性耳聋(sensorineural hearing loss,SNHL)的发生有密切关系,另外一种常见的感染后果是新生儿肝炎综合征;柯萨奇病毒感染常引起先天性心脏病,如动脉导管未闭、室间隔缺损等;疱疹病毒感染以胎儿中枢神经系统的损害为主,引起

小头畸形、大脑发育不全等。

3. 围产期感染 围产期(perinatal period)是指出生前后的一个阶段。在我国一般采用的围产期规定时间多是指怀孕满28周至产后7天的这段时期。这一时期发生的感染称围产期感染(perinatal infection)。围产期孕妇和新生儿免疫力差,最容易引发感染。围产期感染可致先天性感染和生后持续感染。

4. 原发性感染 原发性感染(primary infection)是指病原微生物首次侵入人体引发的感染。

5. 继发性感染 继发性感染(secondary infection)是指宿主感染过一种病原微生物之后,在机体抵抗力减弱情况下,又由新侵入的或原来存在于体内的同种病原微生物再次引起的感染。继发性感染大多为内源性感染,少数由外源性感染所致。妊娠期母体免疫状态改变,增大了继发感染的发生机会。

6. 活动性感染 活动性感染(active infection)是指病原微生物侵入机体后快速繁殖并引发明显临床症状的感染。妊娠期病原微生物活动性感染会明显增加母婴传播风险。

7. 潜伏感染 潜伏感染(latent infection)是指病原体的一种持续性感染状态。原发感染后病原体局限化,长期潜伏在病灶或某些组织或细胞中,机体成为携带者(carrier)。在某些条件下病原体可被激活,感染可急性发作而出现症状。例如单纯疱疹病毒感染后,潜伏于三叉神经节,此时机体既无临床症状,也无病毒排出。受机体免疫力低下、劳累、环境、内分泌和辐射等因素的影响,潜伏的病毒可被激活,沿感觉神经到达皮肤和黏膜,引起口唇单纯疱疹。

8. 机会性感染 机会性感染(opportunistic infection)指由机会性病原体引发的感染。正常状态下,这些病原体寄居在人体某些部位而不致病;在寄居部位改变,机体免疫功能低下或菌群失调等特定条件下可引发感染。如在10%~20%的正常妇女阴道中可有少量白色念珠菌(即内源性白色假丝酵母菌),但并不引起症状。妊娠期细胞免疫功能减低,同时由于体内雌激素增加而致阴道上皮内糖原含量增多,成为有利于念珠菌生长的培养基,易诱发外阴阴道念珠菌病。经母亲产道念珠菌感染的新生儿可患口腔念珠菌病,多发生在出生后7天内。

(二)围孕期感染的病原体分类及对生育的影响

病原体(pathogen)是指可以侵犯人体,引起感染甚至传染病的微生物,或称病原微生物(pathogenic microorganism),包括细菌、病毒、寄生虫、真菌、螺旋体、支原体、立克次体、衣原体、朊病毒。能感染人的微生物超过400种,它们广泛存在于人的口、鼻、咽、消化道、泌尿生殖道以及皮肤中。每个人一生中可能受到150种以上的病原体感染。妊娠期妇女相对非孕期免疫力减弱,更易受病原体侵袭。妊娠期先天性感染的病原体中,以病毒感染最多,危害也最大。

1. 病毒 病毒(virus)是一类非细胞形态的微生物,仅

含 RNA 或 DNA 一种类型的核酸,必须在活细胞内复制繁殖。病毒是微生物中个体最小、结构最简单的成员,其大小范围为直径 20~300nm,病毒基本结构是由核酸核心(core)和蛋白质衣壳(capsid)构成核衣壳(nucleocapsid),有些病毒的核衣壳外还有脂质双层膜的包膜(envelope),还有的病毒表面有突起的糖蛋白结构称包膜子粒(peplomeres)或刺突(spike)。病毒具有受体连接蛋白,与敏感细胞表面的病毒受体连接,进而感染细胞。病毒的形态多种多样,多数为球形或近似球形,亦有砖形、杆形和蝌蚪形等。75% 的人类传染病是由病毒引起的。妊娠期病毒感染的发生率比正常女性要高,而且大部分病毒都能传染给胎儿。

母亲病毒感染对生育、胎儿及婴儿的影响,主要与感染病毒的种类、感染时间、母体免疫状态等相关。病毒垂直传播对生育可能有以下影响:①引起妊娠的终止;②引起胎儿的先天畸形;③胎儿发育障碍;④新生儿先天性感染;⑤胎儿未发生明显异常。

2. 细菌 细菌(bacterium)是一类单细胞的原核细胞型微生物,是在自然界分布最广、个体数量最多的有机体,是大自然物质循环的主要参与者。细菌大小一般为 0.5~5μm,按其基本形态可分为球菌(coccus)、杆菌(bacillus)和螺旋菌(spiral bacterium)三大类。凡能引起人类疾病的细菌,统称为致病菌或病原菌(pathogenic bacteria)。细菌能引起感染的能力称为致病性(pathogenicity)。

围孕期细菌宫内感染途径分为:血行性胎盘胎儿感染、腹腔经输卵管逆向下行性播散、下生殖道上行性感染以及侵入性操作。由于母体子宫内膜的基蜕膜和胎儿绒毛膜组成的胎盘屏障的保护作用,正常情况下,母体感染的致病菌及其毒性产物难以通过胎盘屏障进入胎儿体内。上行性感染是细菌宫内感染的主要途径,其病原菌与孕妇阴道细菌有关,革兰氏阴性杆菌占 50%。近年来,B 族链球菌(group B streptococcus,GBS)感染有逐年上升趋势。

围孕期细菌感染对生育、胎儿及婴儿的致病作用,与致病菌的毒力(virulence)、侵入机体的数量、侵入途径及孕妇的免疫状态等密切相关。构成病原菌毒力的主要因素是侵袭力(invasiness)和毒素(toxin)。致病菌侵袭力的物质基础是细菌荚膜、黏附素、侵袭性酶类和细菌生物被膜等。细菌毒素则按其来源、性质和作用的不同,分为外毒素(exotoxin)和内毒素(endotoxin)两大类。产生外毒素的细菌主要是某些革兰氏阳性菌,少数为革兰氏阴性菌,如霍乱弧菌的肠毒素等。外毒素化学成分为蛋白质,毒性强,具有高度的组织特异性和选择性,抗原性强,稳定性差,引发临床症状不同。内毒素来源于革兰氏阴性细菌细胞壁的脂多糖(lipopolysaccharide,LPS),是菌体的结构成分,只有当菌体崩解时释放。内毒素免疫原性弱,毒性作用无选择性,机体对内毒素敏感,引起的病理改变和临床症状大致相同。

3. 真菌 真菌(fungus)是一种真核细胞型微生物。有典型的细胞核和坚固的细胞壁,以寄生或腐生方式生存。真菌广泛分布于自然界,种类繁多,有 10 余万种。其中对人类有致病性的真菌约有 300 余种,引起常见真菌病的真菌只有几十种。根据侵犯人体部位的不同,真菌感染性疾病分为 4 类:浅表真菌病、皮肤真菌病、皮下组织真菌病和系统性真菌病;前两者合称为浅部真菌病,后两者又称为深部真菌病。浅部致病真菌仅侵犯皮肤、毛发和指/趾甲,为慢性,浅部真菌病对治疗有顽固性,但对机体的影响较小。深部致病真菌则可侵犯全身脏器,严重的可引起全身播散性感染,甚至导致死亡。

围孕期最常见的真菌感染为内源性白色假丝酵母菌(C.albicans)感染。白色假丝酵母菌为双相菌,正常情况下一般为酵母相,致病时转化为菌丝相,以出芽方式繁殖。作为条件致病,10%~20% 非孕妇女及 30% 的孕妇阴道中有白色假丝酵母菌寄生,但菌量极少,呈酵母相,并不致病。当机体抵抗力、免疫力降低及菌群失调时,白色假丝酵母菌由酵母相转为菌丝相,在局部大量繁殖,侵入细胞引起假丝酵母菌病。

围孕期假丝酵母菌感染引起的母婴传播可发生在妊娠期和产时。孕妇患病后,极少数人阴道中的白色假丝酵母菌能经宫颈上行,穿透胎膜感染胎儿,引起早产。另外,当胎儿经母亲阴道分娩时,也可能被白色假丝酵母菌感染,多引起口腔假丝酵母菌病。随着假丝酵母菌耐药的增加,其菌种发生改变,白色假丝酵母菌在外阴阴道炎中的感染比例有所下降,而其他假丝酵母菌所致的外阴阴道炎增加。

4. 常见寄生虫 寄生虫(parasite)是永久或暂时地生活在其他动物体内或体表、获取营养并损害被寄生动物的一种生物。人类寄生虫(human parasite)指以人作为宿主的寄生虫。可分为内部寄生虫和外部寄生虫两大类。大多属原生动物、线形动物、扁形动物、环节动物和节肢动物。寄生虫学中习惯把原生动物称为原虫类(protozoa),把线形动物和扁形动物合称为蠕虫类(helminthes)。寄生虫对人体的危害,主要包括其作为病原体引起寄生虫病及作为疾病的传播媒介两方面。寄生虫侵入人体而引起的疾病,因虫种和寄生部位不同,引起的病理变化和临床表现各异。流行相当广泛的原虫病有:贾第鞭毛虫病、阴道滴虫病、阿米巴病;蠕虫病有:旋毛虫病、华支睾吸虫病、并殖吸虫病、包虫病、带绦虫病和囊虫病等。机会致病性寄生虫病,如隐孢子虫病、弓形虫病、粪类圆线虫病的病例近年逐渐有所增加。

围孕期寄生虫感染对生育的影响,主要取决于侵入体内的寄生虫数量和毒力以及寄主的免疫力。侵入的虫体数量愈多、毒力愈强,发病的机会就愈多,病情也较重。寄主的抵抗力愈强,感染后发病的机会就愈小,即使发病,病情也较轻。有多种寄生虫虫种感染可引起母婴传播。如孕妇感染弓形虫,病原可通过胎盘感染胎儿,直接影响胎儿发育,致畸严重,是人类先天性感染中最严重的疾病之一;疟原虫(plasmodium)可自母体进入胎儿引起宫内感染,发生流产、早产、死胎及新生儿先天性疟疾;溶组织内阿米巴(entamoeba histolytica)可直接或间接感染胎儿,以致引起胎儿死亡;埃及血吸虫病和曼氏血吸虫病可累及胎盘。

5. 其他常见致病微生物

（1）衣原体:衣原体(chlamydia)是一类严格在真核细胞内寄生,有独特发育周期,能通过滤器的原核细胞型微生物,衣原体的共同特性是:①革兰氏染色阴性,呈圆形或椭圆形体;②含有 DNA 和 RNA 两类核酸;③具有独特的发育周期,行二分裂方式繁殖;④具有细胞壁,其组成与革兰氏阴性菌相似;⑤含有核糖体和较复杂的酶类,能进行多种代谢,但缺乏供代谢所需的能量来源,必须依靠宿主细胞的三磷酸盐和中间代谢产物作为能量来源;⑥对许多抗生素敏感。

与围孕期感染有关的衣原体病有:衣原体性肺炎、非淋菌性尿道炎、衣原体性宫颈炎、性病淋巴肉芽肿等。

（2）支原体:支原体(mycoplasma)是一类没有细胞壁的原核细胞型微生物,是目前已知的能在无生命培养基中生长繁殖的最小微生物,繁殖方式多样,主要呈二分裂繁殖,还有断裂、分枝、出芽等方式。支原体大多不侵入机体组织与血液,一般为表面感染,在呼吸道或泌尿生殖道上皮细胞黏附并定居后,通过不同机制引起细胞损伤,如获取细胞膜上的脂质与胆固醇造成膜的损伤,释放有毒的代谢产物如神经(外)毒素、磷酸酶及过氧化氢等。支原体对热的抵抗力与细菌相似。对环境渗透压敏感,渗透压的突变可致细胞破裂。与围孕期感染有关的主要是肺炎支原体、人型支原体、生殖器支原体和解脲支原体(ureaplasma urealyticum,UU)。

（3）螺旋体:螺旋体(spirochete)是一类细长、柔软、螺旋状、运动活泼的原核细胞型微生物。在生物学上的位置介于细菌与原虫之间。它与细菌的相似之处是:具有与细菌相似的细胞壁,内含脂多糖和胞壁酸,以二分裂方式繁殖,无定形核,对抗生素敏感;与原虫的相似之处有:体态柔软,胞壁与胞膜之间绕有弹性轴丝,借助它的屈曲和收缩能活泼运动,易被胆汁或胆盐溶解。在分类学上由于更接近于细菌而归属在细菌的范畴。与围孕期感染有关的致病性的螺旋体有:梅毒螺旋体。

（4）放线菌属:放线菌属(Actinomyces)一般寄居在人和动物的口腔、上呼吸道、胃肠道和泌尿生殖道,多为致病菌,呈革兰氏染色阳性杆菌,一般为厌气菌或兼性厌气专性厌氧。放线菌与龋齿和牙周炎有关,在拔牙、外伤或其他原因引起口腔黏膜损伤时,放线菌可由伤口侵入,引起内源性感染;也可通过吞咽或吸入带菌物质进入胃肠或肺。根据感染途径和涉及器官的不同,临床分为面颈部、胸部、腹部、盆腔和中枢神经系统放线菌病。对人致病较强的主要为衣氏放线菌(Actinomyces israelii),也是围孕期主要致病放线菌。

放线菌病常同时合并其他细菌感染。病变常迁延不愈。

三、围孕期药物选择对生育的影响

妊娠期是人体特殊生理时期,选择药物时应注意药物代谢动力学变化特点、胎盘对药物的转运特点以及药物对胎儿的影响等。

（一）围孕期药物代谢动力学特点

1. 孕妇药物代谢动力学特点

（1）药物吸收:妊娠期受甾体激素水平影响,母体胃肠道张力和动力下降,蠕动减慢,可使药物吸收更加完全;同时,母体胃酸和胃蛋白酶分泌减少,弱酸性药物吸收率下降,弱碱性药物吸收率升高。

（2）药物分布:妊娠期女性血容量逐渐增加,药物分布的容积也随之逐渐增加,血药浓度可出现稀释性下降。母体白蛋白等血浆蛋白减少,血液中呈游离状态的药物增多,药物活性增高,使药物容易通过胎盘转运到胎儿体内。

（3）药物的生物转化:妊娠期肝内胆汁淤积,转氨酶活性下降,对药物的生物转化减少。

（4）药物排泄:肾脏是药物及其代谢产物的主要排泄器官,其次是肠道,其他途径排泄作用较弱。妊娠期肾血流量增加,肾小球滤过率增加,肾脏对药物的排泄增加,药物的半衰期缩短。

2. 胎盘药物转运特点

（1）转运功能:胎盘对药物的转运能力受药物理化性质的影响。其中脂溶性高、分子量小、血浆蛋白结合率低、非极性药物较易通过胎盘转运。

（2）母胎界面药物相关受体表达对药物转运的影响:糖皮质激素、胰岛素、叶酸、ß 肾上腺素受体、表皮生长因子等内、外源性受体可在胎盘表达,有利于相应药物的胎盘转运。

（3）生物转化作用:胎盘可对药物进行生物转化,部分药物的生物转化中间产物或终产物具有致畸作用。

3. 胎儿药代动力学特点

（1）胎儿对药物的摄取:胎盘-胎儿循环是胎儿重要的药物摄取方式。此外,胎儿还可经消化道摄取羊水中的药物。

（2）胎儿体内药物分布:药物随胎儿循环分布到胎儿体内。脑、肝等胎儿器官占据身体比例相对较大,血液供应相对较多,药物分布也相对较多。

（3）胎儿体内药物的生物转化:胎儿转氨酶系统发育不完善,对外源性化学物质的生物转化能力低下,因此胎儿血药浓度常高于母体血药浓度。

（4）胎儿的药物排泄能力:胎儿肾小球滤过率低,胆囊排泄能力也低,生物转化产物也难以通过胎盘向母体血液循环转运,因此胎儿体内药物不易排泄。

（二）围孕期常见用药风险及种类

1. 围孕期常见用药风险 药物对生育的不良影响受多种因素制约。包括以下几个方面:

（1）药物自身特性:药物本身是一个重要的决定因素,包括药物的种类、药物的理化特点、药代谢动力学特点、生物学效应及阈值、使用剂量、胎盘转运速率、组织器官亲和力等。

（2）药物对成人生殖细胞及胚胎的毒性特点：药物对精子及卵子的毒性、母亲因不同基因型对药物吸收的敏感性等均可影响孕育结局。同时，药物如果经胎盘进入胎儿体内，因药物的组织器官亲和力可能会影响胎儿相应器官的发育；另一方面，胎儿的酶系统不完善，对药物的解毒功能差，很易造成药物在胎儿体内蓄积，也会对胎儿产生毒作用。

（3）围孕期用药时间：用药时间节点是决定药物对孕育影响的另一个重要因素，母体吸收药物作用于不同胚胎发育阶段可以造成不同胎儿发育风险。因为子代各组织器官在不同孕周的分化、生长、发育特点不同，处于高速分化、发育阶段的组织对外源性毒物作用最敏感。

一般来说，在受精后 2~12 周是致畸敏感期，该阶段是胚胎各组织器官分化、发育的关键时期，对药物等外源性毒性物质极其敏感，不恰当用药可能导致多器官畸形。

2. 药物影响生育的作用方式 药物被夫妇双方吸收后，可通过不同方式对生育产生影响：①对成人生殖细胞产生毒性，从而影响受精卵质量；②药物通过母胎屏障对胚胎或胎儿产生等同于母亲的药效；③药物在母体胎盘或胎儿体内形成药物代谢物质，从而对胎儿产生影响；④药物改变了母体的生理，使子宫内环境发生改变，从而导致胎儿发育畸形。

3. 围孕期常见影响生育的药物种类 不同药物对生育的不良影响可导致胚胎或胎儿停止发育，各种胎儿异常（包括解剖结构或功能异常），胎儿代谢异常，出生后行为发育异常等。

目前研究已证明，以下药物对生育有较明确的不良影响：①抗肿瘤类药物：尤以抗代谢类药物中的氨基蝶呤和氨甲蝶呤最为明显；环磷酰胺、6-巯基嘌呤也可致畸，造成四肢短缺、外耳缺损、唇裂、腭裂及脑积水。②激素类药物：如雌激素己烯雌酚可引起出生后女孩阴道腺癌；睾酮可诱发女胎的外生殖器男性化；可的松增加无脑儿、唇裂、腭裂及低出生体重儿风险等。③抗生素类药物：链霉素可致先天性耳聋并损害肾脏；四环素类药物可致骨骼发育障碍和乳牙发黄等。④镇静药。⑤抗癫痫药。⑥抗血凝药等。

另外，还有相当一部分药物胚胎药理学尚处于萌芽阶段，对生育的影响尚待进一步临床实践验证和深入研究。

（三）围孕期用药咨询及指导原则

1. 围孕期短时间用药的生育指导

（1）夫妇双方任何一方患急性疾病需短期内用药，一般建议疾病痊愈并停止用药后再考虑怀孕。

（2）双方从停止用药到计划妊娠间隔时间应当根据药物的理化性质、药物半衰期及体内是否蓄积等药代动力学情况决定。

如青霉素在体内半衰期短且对胚胎没有危害，因此停

药后即可怀孕；利巴韦林进入体内后可以直接进入红细胞，数周后在血中还可以测出血药浓度，因此，建议停药一定时间后再考虑怀孕。

2. 围孕期长期用药的生育指导

（1）夫妇任一方因患慢性疾病需长期用药，尤其女方，应首先评估疾病是否能够承受妊娠。

（2）夫妇双方能够承受妊娠的前提下，应由专科医师根据病情及计划妊娠时间建议停药时机；如果不能停止用药，应在专科医师和优生医师的配合下，进行药物风险评估，必要时更换用药。

（3）根据药物的理化性质、药物半衰期及体内蓄积时间等药代动力学情况，决定从停止用药或更换药物到计划妊娠的间隔时间。

（4）男方药物治疗既要选择对疾病治疗有效，又要考虑药物毒性及对精子质量的影响，原则上应选用对生殖细胞没有毒性作用或毒性作用最小的药物；如果治疗用药不能达到上述要求，建议暂缓妊娠。

（5）女方药物治疗既要选择对疾病治疗有效，又要考虑药物对生殖细胞无药物毒性或药物毒性最小外，同时还要考虑选择没有胚胎毒性或胚胎毒性最小的药物进行治疗；如果治疗用药不能达到上述要求，建议暂缓妊娠。

（6）孕前不能停止药物治疗且所必需用药的生殖细胞毒性或胚胎毒性均相对较小时，虽然可以妊娠，但应向当事夫妇双方说明药物的生育风险，由其决定是否妊娠。

（7）长期用药的夫妇，在决定计划妊娠后，可到有资质进行产前诊断的医疗机构进行孕期产前筛查与诊断的相关咨询。

3. 关于围孕期疫苗的使用 孕妇为感染传染病的高危人群，因此，建议在怀孕前尽可能地进行相关疫苗的注射。如：丈夫为乙肝携带者，女方为正常且没有免疫力时应当在计划妊娠前注射乙肝疫苗。注射疫苗后到计划妊娠的间隔时间是根据疫苗种类决定的。如：一般的乙肝疫苗注射结束后即可怀孕；但是活病毒疫苗或菌苗最好于注射后 6 个月再怀孕，如风疹疫苗、麻疹疫苗等。

四、慢性疾病患者的孕前保健

孕母身体健康对胎儿具有重要的作用。母体患慢性疾病可增加妊娠期合并症、并发症的发病风险，同时增加胎儿发育异常发生率；因慢性疾病长期使用的药物也可通过母体影响胎儿发育。因此，慢性疾病患者的孕前保健有助于降低不良妊娠结局，对母胎安全均有极其重要的意义。

（一）孕前糖尿病与生育

糖尿病是一组以高血糖为特征的代谢性疾病。妊娠期糖尿病包括孕前糖尿病（pre-gestational diabetes mellitus，PGDM）和妊娠期糖尿病（gestational diabetes mellitus，

GDM），PGDM 可能在孕前已确诊或在妊娠期首次被诊断。

1. 孕前糖尿病的诊断 符合以下 2 项中任意一项者，可确诊为 PGDM：

（1）妊娠前已确诊为糖尿病的患者。

（2）妊娠前未进行过血糖检查的孕妇，尤其存在糖尿病高危因素者，首次产前检查时应明确是否存在糖尿病，妊娠期血糖升高达到以下任何一项标准应诊断为 PGDM：

1）空腹血浆葡萄糖（fasting plasma glucose，FPG）≥7.0mmol/L（126mg/dl）。

2）75g 口服葡萄糖耐量试验（oral glucose tolerance test，OGTT），服糖后 2 小时血糖≥11.1mmol/L（200mg/dl）。

3）伴有典型的高血糖症状或高血糖危象，同时随机血糖≥11.1mmol/L（200mg/dl）。

4）糖化血红蛋白（glycosylated hemoglobin，HbAlc）≥6.5%［采用美国国家糖化血红蛋白标准化项目（National Glycohemoglobin Standardization Program，NGSP）/糖尿病控制与并发症试验（Diabetes Control and Complications Trial，DCCT）标化的方法］，但不推荐妊娠期常规用 HbAlc 进行糖尿病筛查。

2. 糖尿病的生育评估 与糖尿病有关的不良结局实质上与高血糖症和共存的代谢环境有关。孕前糖尿病患者的孕前保健，是通过多学科管理改善胎儿/新生儿、妊娠前糖尿病和妊娠期糖尿病母亲的结局，其目标是实现最佳的血糖控制和适当的胎儿监视。

已患糖尿病的女性应该接受孕前保健，优化血糖控制和其他合并症。尤其应与专科医师会诊，共同评估患者状况判断是否可以妊娠；发现怀孕的糖尿病女性也应尽早就诊，由专科医师与妇产科医师、优生医师等共同分析病情，评估母胎风险后判断是否能够承受妊娠。

孕前准备：

（1）糖尿病妇女在备孕时应停用一切口服降糖药，改用胰岛素治疗，并在孕前把血糖控制在正常水平。

（2）围绕糖尿病并发症进行全面筛查，包括血压、心电图、眼底、肾功能等，最后由多学科医师会诊，根据检查结果评估是否适合计划妊娠。

（二）心脏疾病与生育

心脏病患者的生育问题较为复杂，需根据患者心脏病的种类、心功能状态、有无并发症、孕前治疗效果、年龄、医疗机构诊治能力等多种因素综合评估。本部分侧重先天性心脏病患者的生育评估。

1. 先天性心脏病分类 我国常见的先天性心脏病分别为：房间隔缺损、室间隔缺损、动脉导管未闭、法洛四联症、肺动脉瓣狭窄等，女性先天性心脏病多见房间隔缺损和动脉导管未闭。结合病理生理和病理解剖，可将本病分为：①无分流型（无发绀型）；②左至右分流型（潜伏发绀型）；③右至左分流型（发绀型）。无分流型及无发绀型多见于肺动脉狭窄

和主动脉狭窄等；左至右分流型常见于房间隔缺损、动脉导管未闭、室间隔缺损等；右向左分流型多见于法洛四联症。

随着年龄的增长，先天性心脏病患者可出现病变进展及继发性病变，无发绀型或潜伏发绀型疾病可转化为发绀型。

2. 先天性心脏病的生育评估

（1）先天性心脏病有严重心脏代偿功能不全时，应积极治疗，不宜妊娠。

（2）先天性心脏病非发绀型，病情较轻，心功能Ⅰ～Ⅱ级，无并发症者，一般可耐受妊娠、分娩以及产褥期的负担。

（3）青紫型先天性心脏病，病情较重，心功能Ⅲ～Ⅳ级，或伴有明显的肺动脉高压或其他并发症时，均不宜妊娠。

（4）房间隔缺损合并肺动脉高压的女性，不宜妊娠；如已妊娠，应于妊娠早期行人工流产术。

（5）动脉导管未闭的导管小或中等大小，肺动脉压正常，无症状及并发症者，一般可耐受妊娠，但需严密观察肺血管阻力。

（6）室间隔缺损：缺损口径小病情较轻者，不伴右向左的血液分流，一般很少发生心力衰竭，在严密监测下可以妊娠；但如果缺损口较大，常合并肺动脉高压，易导致右向左分流和心力衰竭，此种情况不宜妊娠；室间隔高位缺损，多合并肺动脉口狭窄、房间隔缺损、大血管移位等其他心血管异常，一般不宜妊娠。

（7）先天性心脏病手术矫治后是否可以妊娠，取决于术后心功能状况。根据术后心功能情况、有无发绀及肺动脉高压等评估是否能够耐受妊娠及妊娠时机、分娩方式选择等。

患先天性心脏病的女性一定要做孕前保健，根据病情状况综合分析，尤其应与专科医师会诊，共同评估患者状况判断是否有妊娠条件，如何把握妊娠时机。对不宜生育的心脏病患者，应建议其采用长效避孕或节育措施。

（三）系统性红斑狼疮与生育

系统性红斑狼疮（systemic lupus erythematosus，SLE）是一种累及多系统的自身免疫性疾病。临床表现复杂，病程迁延反复，肾脏为最常累及脏器。

1. 系统性红斑狼疮的临床特点 SLE 高发于育龄期妇女，发病原因不明，一般认为它与遗传、感染、内分泌及环境等因素有关。妊娠期红斑狼疮病情活动与雌激素密切相关，故在相当长的一段时间内 SLE 患者禁忌妊娠。近年来，随着医疗水平的提高，SLE 患者预后已有极大改善，可以在专业医师指导下正常生育。

2. 妊娠对 SLE 病情活动的影响 妊娠是否会加重 SLE 病情目前仍有争议。多数研究者认为妊娠增加 SLE 病情活动。SLE 的发生是以 Th2 发挥主导作用的。妊娠期妇女体内的免疫应答以 Th2 型细胞因子占优势，这易造成 SLE 病情的活动度升高。妊娠期雌、孕激素的增加会影响机体的免疫反应，也是 SLE 活动的诱因之一。另外，妊娠期 SLE 病

情变化与受孕时 SLE 疾病状态密切相关:病情活动期间妊娠的患者病情发生重度活动的概率明显高于稳定期内妊娠的患者。SLE 合并狼疮性肾炎(lupus nephritis,LN)患者,妊娠可造成其病情恶化,且预后较差。如果病情稳定患者不严密随访和正规治疗也会使病情加重。

3. SLE 对妊娠的影响 SLE 对妊娠的影响主要与 SLE 产生的抗 Ro 抗体和抗磷脂抗体等自身抗体及血管病变,以及造成胎盘功能障碍有关。通常认为 SLE 与妇女的生育能力间并无直接关系。但可增加孕妇出现妊娠并发症的概率,导致患者处于高危妊娠状态。SLE 对妊娠结局及胎儿的影响和疾病的严重程度有关。SLE 患者在妊娠前 3 个月容易发生流产,16%~37% 的孕妇可发生早产,特别是狼疮性肾炎如病情加重,可增加孕妇子痫前期、妊娠丢失、胎儿早熟、胎儿生长受限以及子代新生儿低胎龄等的发生率。SLE 孕妇体内抗 Ro 抗体透过胎盘,还可导致子代新生儿红斑狼疮的发生,出现新生儿先天性心脏传导阻滞。所以,SLE 活动期妊娠具有很大风险,影响妊娠结局、胎儿及婴儿的预后。

4. SLE 生育评估

(1)SLE 患者妊娠时机:SLE 患者的妊娠时机主要取决于病情活动情况。如果在疾病活动期间怀孕,一半多患者可能出现病情加重,少数可死亡或遗留永久性肾损害,预后与疾病的活动程度明显相关。在 SLE 病情稳定、疗效改善及医师指导下,多数患者病情缓解后可以安全地妊娠、生育。妊娠前 3 个月病情已缓解的 SLE 患者能更好地耐受妊娠。而且严密监视,恰当用药,一般对胎儿发育也无明显影响。

(2)SLE 患者妊娠条件:目前较公认的包括病情长期稳定(1~2 年);小剂量泼尼松维持(<15mg/d),无严重糖皮质激素不良反应;妊娠前停用细胞毒性药物 6 个月以上;临床无泌尿系统、心血管系统、呼吸系统、中枢神经系统等重要器官的损害;伴狼疮性肾炎者肾功能稳定(肌酐≤140μmol/L、尿蛋白 <3g/d、肾小球滤过率 >50ml/min);抗 dsDNA 抗体阴性,补体 C3、C4 正常;抗磷脂抗体阳性者最好等抗体转阴 3 个月以上再怀孕,以减少流产的发生。

(四)病毒性肝炎

目前公认的五种类型人类肝炎病毒中,除了甲型和戊型病毒为通过肠道感染外,其他类型病毒均通过肠外途径传播。除这五种肝炎病毒外,还有 10%~20% 的肝炎患者病原不清,目前缺少特异性诊断方法。

1. 肝炎病毒的流行病学特点 在中国,病毒性肝炎是一个严重的公共卫生问题。我国病毒性肝炎的平均发病率约为 100/10 万,即每年新发生的病毒性肝炎约 120 万例,其中约 50% 为甲型,25% 为乙型,5% 丙型,10% 为戊型,另 10% 为非甲~戊型;在 HBV 携带者中,约 1% 同时携带丁型肝炎病毒(hepatitis D virus,HDV)。孕妇在妊娠任何时期都可被肝炎病毒感染,以乙型肝炎最为常见。

2. 妊娠对病毒性肝炎的影响 虽然欧美文献认为妊娠并不增加肝炎的发病率,肝炎病情的严重性也与妊娠本身无关,但发展中国家的资料一般认为:由于妊娠妇女血液中高水平的肾上腺皮质激素可能会促进病毒复制,孕妇常伴有调节性 T 细胞数量和活性的增加,可导致对乙型肝炎病毒(hepatitis B virus,HBV)免疫应答不足。妊娠期新陈代谢率高,营养物质消耗多;胎儿的代谢和解毒作用要依靠母体肝脏来完成;孕期内分泌变化所产生的大量性激素,如雌激素也需在肝内代谢和灭活;分娩时的疲劳、出血手术和麻醉等,这些均加重了肝脏的负担。所以,妊娠期间容易感染病毒性肝炎,或易促使原已有的肝病恶化。

国内研究也认为,妊娠时患肝炎预后差,特别晚期妊娠如伴发急性肝炎,发生重症肝炎及病死的概率远比非妊娠期肝炎患者为多。如孕晚期患戊肝,孕妇病死率可达 10%~20%;肝炎孕妇如伴发妊娠期高血压疾病,孕妇乙肝病情通常较重,极易发生大面积肝坏死。

3. 病毒性肝炎对生育的影响

(1)对母体的影响:妊娠早期合并病毒性肝炎,可使妊娠反应加重。发生于妊娠晚期,则子痫前期的发生率增高,这可能与肝病时醛固酮灭活能力下降有关;还可能诱发早产。分娩时因肝功能受损,凝血因子合成功能减退,产后出血率增高;孕妇急性重型肝炎发生率明显高于非孕妇女;若为重症肝炎,常并发弥散性血管内凝血(disseminated intravascular coagulation,DIC)出现全身出血倾向,直接威胁生命。

(2)对围产儿的影响:目前,没有明确证据表明妊娠期的急性 HBV 感染会引起胎儿畸形。国内一般认为,患病毒性肝炎的孕妇发生流产、早产、死胎均较非肝炎孕妇高,新生儿患病率升高,围产儿死亡率也明显增加。妊娠合并病毒性肝炎可引起胎儿早产和低出生体重。围产期 HBV、丙型肝炎病毒(hepatitis C virus,HCV)感染的婴儿,有相当一部分将转为慢性病毒携带状态,以后容易发展为肝硬化或原发性肝癌。

4. 妊娠时机选择 因为目前孕期尚无慢性 HBV 特异性治疗方法,所以应尽可能在孕前 6 个月完成抗病毒治疗。

(1)妊娠时机:慢性 HBV 感染妇女计划妊娠前,最好由感染科或肝病科专科医师评估肝脏功能。肝功能始终正常的感染者可正常妊娠;肝功能异常者,如果经治疗后恢复正常,且停药后 6 个月以上复查正常则可妊娠。

(2)治疗期间妊娠的选择:抗病毒治疗期间妊娠必须慎重,根据患者所应用的抗病毒药物的情采取不同的处理措施:①干扰素(interferon,IFN)存在妊娠毒性,能抑制胎儿生长,使用期间必须避孕。采用 IFN 抗病毒治疗期间意外妊娠的患者要告知妊娠风险。②核苷(酸)类似物中,阿德福韦(adefovir,ADV)和恩替卡韦(entecavir,ETV)对胎儿发育有不良影响或致畸作用,妊娠前 6 个月和妊娠期间忌用。采用 ADV 或 ETV 抗病毒治疗期间意外妊娠的患者要告知妊娠风险。③替诺福韦(tenofovir,TDF)和替比夫定

（telbivudine，LdT）属于妊娠 B 类用药，孕中晚期使用对胎儿无明显影响。拉米夫定（lamivudine，LAM）虽属于 C 类药，但研究认为妊娠早、中、晚期用于预防 HIV 母婴传播时，不增加新生儿出生缺陷。

尽管如此，如在使用任何抗病毒药物期间妊娠，须告知患者所用药物的各种风险，同时请相关医师会诊，以决定是否终止妊娠或是否继续抗病毒治疗。

5. 配偶为肝炎患者的生育评估

（1）配偶为肝炎患者的生育风险：甲型肝炎、戊型肝炎不会演变为慢性肝炎和病原携带者，因此配偶在治愈后可以生育。目前认为 HBV 不会通过精子引起胎儿感染，但父亲是乙肝患者可通过接触传染新生儿。

（2）配偶抗病毒治疗期间的生育风险：①应用 IFN 抗病毒治疗的男性患者，应在停药后 6 个月方可考虑妊娠；②有研究认为，男性应用核苷（酸）类似物抗病毒治疗可以诱发精子细胞异常，治疗期间应在与患者充分沟通的前提下考虑生育。

（五）妊娠合并性传播性疾病

性传播疾病（sexually transmitted diseases，STDs）是一类通过性接触传染的疾病。我国重点防治的有 8 种，包括淋病、非淋菌性尿道炎、尖锐湿疣、生殖器疱疹、梅毒、获得性免疫缺陷综合征（简称艾滋病）、软下疳、性病性淋巴肉芽肿，均属于《中华人民共和国传染病防治法》规定管理的乙类传染病。近年来，通过母婴传播的性病发病率有较快增长趋势，对胎儿及婴儿危害严重。孕前保健可及时筛查出可疑性病患者，以便于明确诊断，及时治疗，根据诊治情况提出婚育医学意见，这对生育健康有重要意义。

1. 生殖器疱疹 人疱疹病毒感染是我国第四大传染病。主要引起生殖器部位皮肤黏膜感染的是单纯疱疹病毒的 2 型（HSV-2），占 HSV 感染的 90%。

（1）HSV-2 的流行病学特点：HSV 人群普遍易感，成年人群中有很高的 HSV 抗体检出率。HSV 的感染呈全球性分布，据估计，全球人口中约 1/3 罹患过单纯疱疹。HSV 原发性感染多为隐性，仅有少数可出现临床症状。正常人群中约有 50% 以上为本病毒的携带者，孕妇发生 HSV 感染为非孕妇的 2~3 倍。单纯疱疹的发生多为散发或原有潜伏病毒感染的反复发作。HSV 抗体的存在不能完全保护机体免受疱疹病毒的重复感染。患者也可先后遭受不同亚型的单纯疱疹病毒感染。

（2）HSV-2 母婴传播方式及致病性：妊娠妇女 HSV 母婴传播途径有 3 个：经胎盘传播、逆行感染传播及产时传播。70% 的新生儿单纯疱疹是由 HSV-2 引起，大多系在患病孕妇阴道娩出过程中受感染；其次是母体妊娠期感染 HSV 后，病毒经宫颈进入宫腔，导致胎儿宫内感染，常发生在孕妇破水后；目前公认经胎盘 HSV 严重感染胎儿的病例少见。

母体如有原发性 HSV 感染，有 40%~60% 的新生儿会被

传染。感染类型有：①全身播散型：约占 50%，病毒播散到内脏，发生脓毒血症（sepsis），常引起死亡。②中枢神经系统感染型：约占 30%，以中枢神经系统损害为主，常表现为脑膜脑炎症状。③单纯疱疹型：约占 20%，仅为口腔、皮肤、眼部疱疹；疱疹部位有时与分娩时的先露部位一致，损害可局限于局部，也可使皮肤较大面积受累。

（3）生殖器疱疹的生育评估：

1）疱疹液中含有大量病毒，传染性强。因此，对于夫妇双方中任何一方有生殖器疱疹原发性感染，治疗期间应注意避孕。治疗后及在症状消除一段时间后再考虑妊娠。

2）妊娠早期患生殖器疱疹原发感染，充分告知不良妊娠结局的风险，必要时应考虑终止妊娠。

3）注意妊娠期感染者分娩方式的选择。

2. 尖锐湿疣 尖锐湿疣（condyloma acuminate）是由人乳头瘤病毒感染引起，属于 DNA 病毒。目前已知 HPV 有 100 种以上类型，其中 1/3 HPV 类型与生殖器、肛门感染有关。HPV16、18 有高度致癌性。生殖道尖锐湿疣主要与低危型 HPV 6、11 感染有关。

（1）HPV 的母婴传播风险：患尖锐湿疣的女性未经治疗或治疗不彻底，妊娠后在分娩过程中，胎儿经过 HPV 感染的产道，或在宫内吞咽被 HPV 污染的羊水而感染；分娩时新生儿皮肤、黏膜的破损是 HPV 感染的门户，对新生儿吸痰或气管插管等操作可能导致黏膜损伤，是 HPV 感染新生儿咽喉部的途径；新生儿与患病产妇密切接触；或人工喂养时接触被 HPV 污染的橡皮奶头，亦可感染 HPV。

（2）尖锐湿疣的生育风险：相当一部分尖锐湿疣患者临床症状不明显，目前也无明确研究结论提示 HPV 感染与流产、早产、死胎或畸形有关。胎儿宫内感染极罕见，但先天性尖锐湿疣及喉乳头瘤已有报道，其母亲大多有生殖系统湿疣病史。因 HPV 除主要通过性接触传染外，尚可间接传播，并可经母婴传播，在分娩过程中经过感染的产道感染或生后接触感染，导致新生儿、婴幼儿患病。

（3）尖锐湿疣的生育评估：

1）尖锐湿疣有高度传染性，因此，夫妇双方任何一方有感染，在未治愈前应当暂缓妊娠。

2）经有效治疗后 3 个月内治疗部位无再生疣即为基本治愈，可视为无传染的可能，可考虑计划妊娠。

3）目前尚无根除 HPV 的药物，治疗目的是去除疣体，改善症状，消除体征。因此，治疗后尚有复发，备孕前应注意监测临床情况。

3. 梅毒 梅毒螺旋体（treponema pallidum，TP）是梅毒的病原体。梅毒是一种广泛流行的性病，在中国发病率有所回升。梅毒螺旋体只感染人类，分获得性梅毒与胎传梅毒。获得性梅毒主要通过性接触传染；胎传梅毒由梅毒螺旋体通过胎盘，经血液循环传给胎儿，可引起胎儿全身感染。螺旋体在胎儿内脏及组织中大量繁殖，可引起胎儿死亡或流产。

（1）梅毒的流行病学特点及母婴传播风险：梅毒通过性

行为可以在人群中相互传播,并可以由母亲传染给胎儿,危及下一代。极少数患者通过接吻、哺乳、接触有传染性损害患者的日常用品而传染。在性传播疾病中,梅毒的患病人数是低的,但由于其病程长,危害性大,应予以重视。

梅毒母婴传播方式包括:宫内感染、分娩时感染、哺乳感染、输血感染。先天性梅毒发病率与孕产妇梅毒的发病率密切相关,妊娠女性中患有未经治疗的早期梅毒,其胎儿发生先天性梅毒的概率为75%~95%。

(2)梅毒对生育的影响:梅毒的临床表现较为复杂。其病程、症状、体征、病情轻重等均与梅毒螺旋体的活性、所侵犯的系统及人体抵抗力密切相关。

早期梅毒传染性强,如妊娠螺旋体在胎儿内脏和组织大量繁殖,可以引起16周后的流产、死胎。据统计,未经治疗的早期梅毒的孕妇几乎100%传给胎儿;早期潜伏梅毒孕妇感染胎儿的可能性也在80%以上。未经治疗的晚期梅毒女性妊娠,感染胎儿的可能性在30%左右,其所生婴儿中,10%可能患先天梅毒,20%可能是死胎及早产;晚期的潜伏梅毒孕妇(感染病期超过2年),虽然性接触已经没有传染性,但是仍有10%的可能会感染胎儿。

(3)梅毒患者的生育评估:

1)及早诊断:相关个人史和既往史,可疑病例应及时予以相关检查,以便早期诊断和及时治疗。

2)一期、二期、三期梅毒临床未治愈前应当暂缓妊娠。

3)梅毒治疗后达到临床治愈标准,且梅毒血清学检测转为阴性,方可考虑妊娠。

4)如治疗期妊娠,应在妊娠早期积极治疗,妊娠16周以前得到充分治疗者,可有效预防先天性梅毒的发生。

5)如孕妇因避免先天梅毒发生,在足量抗梅毒治疗同时终止妊娠,一般建议随访2年,待梅毒血清学阴性后再计划妊娠。

4.艾滋病 艾滋病(acquired immunodeficiency syndrome,AIDS)是由人类免疫缺陷病毒(human immunodeficiency virus,HIV)感染引起的一种传染病。HIV是感染人类免疫系统细胞的一种慢病毒(lentivirus),也是潜伏期极长的一种反转录病毒。HIV分为两型:HIV-1与HIV-2。多数国家的HIV感染是由HIV-1造成的,并且感染HIV-1后超过90%的患者会在10~12年内发病为至今无有效治疗方法的致命性传染病,即获得性免疫缺陷综合征。

(1)HIV的流行病学特点:在世界范围内,已有600万孕妇感染了HIV,其中90%以上发生在亚洲和非洲。如果不采取干预措施,全世界每天将有1 600名婴儿成为感染者。

(2)HIV母婴传播方式:性接触传播、血液传播,母婴传播是HIV感染的三条传播途径。其中,母婴传播是婴儿和儿童感染HIV的主要途径,新生儿人类免疫缺陷病毒感染约有90%是通过母婴传播而获得的。感染了HIV的母体可通过胎盘、分娩和母乳喂养三种方式感染胎儿及婴儿,其垂直传播率为30%~50%。

(3)HIV感染对生育的影响:

1)妊娠促使人类免疫缺陷病毒感染者病情进展:①由于妊娠本身造成孕妇的免疫功能处于抑制状态使妊娠期发生机会性感染概率较大,而此时的药物治疗又受到种种限制,导致妊娠期间人类免疫缺陷病毒感染者的并发症发生率增加,并加速进展为艾滋病;②妊娠期间生殖器感染增加胎儿感染HIV的机会。

2)HIV感染对妊娠及生殖状态的影响:①妇科疾病发生率增加:HIV感染引起免疫力低下,导致妇科病发生。主要表现为人类乳头瘤病毒感染及宫颈上皮内瘤变发生率增加、性传播疾病及盆腔炎性疾病的发生率也明显增加。②月经失调发生率增加。③HIV感染者的妊娠率下降:可能与盆腔炎或其他性传播疾病有关;另外,可能与HIV感染者的行为有关,因为其本身不愿意妊娠,更倾向于避孕以减少HIV传播。④HIV感染者发生自然流产和胚胎停育增加:早期宫腔内感染影响胚胎发育。⑤HIV感染孕产妇早产、胎儿生长受限及围产儿死亡率增加。

(4)艾滋病的生育评估:人类免疫缺陷病毒感染者的妊娠问题应注意:

1)若夫妇双方均为HIV感染者,应采取充分避孕措施避免妊娠;一旦怀孕,强调妊娠、分娩和产后哺乳HIV母婴传播的危险,建议尽早终止妊娠。

如果双方妊娠意愿强烈,双方需要在医生指导下接受抗病毒治疗至少6个月,既要使各自体内的病毒量达到测不到的水平,降低HIV传染给孩子的风险;也要使女方CD4达到理想状态,以便其能够顺利受孕、怀胎、生产和养育孩子。

2)若夫妇双方有一方为HIV感染者:此时如果采用无保护性性交,就有把HIV传播给对方的危险。若计划妊娠而又希望降低对方被HIV感染的危险:①女方为HIV感染者、男方HIV检测阴性者:计划自然受孕需要双方在医生指导下用药干预治疗后,计算排卵期受孕;或女方在医生指导下用药干预治疗后人工授精计划妊娠。②男性为HIV感染者、女性为HIV检测阴性者:可考虑采用无人类免疫缺陷病毒感染者精子进行人工授精的方法;也可将HIV感染丈夫的精子进行清洗处理后,去除精子表面游离的HIV,再行人工授精的方法。

3)HIV感染女性妊娠后的母婴阻断指导:通过孕妇用药、分娩方式选择、婴儿出生时用药以及人工喂养等,多步骤阻断人类免疫缺陷病毒从母亲传给胎儿。

4)对可疑HIV感染者,应转至卫生行政部门指定的医疗保健机构尽快明确诊断。

五、遗传咨询及遗传学检测

人类遗传病的种类繁多。按照遗传方式可分为染色体病、单基因遗传病、多基因遗传病、线粒体遗传病和体细胞遗传病五大类。随着现代医学的发展,特别是对表观遗传等的认识,遗传病的范围有所扩大,遗传疾病已成为人类常见病,临床对于遗传咨询的需求日见迫切。

(一) 遗传咨询概念及服务对象

1. 遗传咨询的概念 遗传咨询(genetic counseling)是指通过了解夫妻双方的种族、年龄、家族史、疾病史和妊娠史等情况,就某种遗传病的发生原因、再发风险和防治等进行探讨,提出适当的遗传相关检测方法,对未来的妊娠结局进行风险评估,并对是否合适妊娠、计划妊娠时间、妊娠方式等进行建议和指导。

2. 遗传咨询的服务对象 孕前遗传咨询的对象包括:

(1) 夫妇双方或家系成员患有某些遗传病或先天畸形者。

(2) 夫妇一方已知或可能是遗传病致病基因携带者,或染色体平衡易位携带者。

(3) 曾生育过遗传病患儿或先天畸形儿的夫妇。

(4) 不明原因智力低下患儿的父母。

(5) 不明原因的反复流产或有死胎等情况的夫妇。

(6) 性器官发育异常者或行为发育异常者。

(7) 近亲婚配的夫妇。

(8) 婚后多年不育的夫妇及35岁的高龄孕妇。

(9) 患有某些慢性病的孕妇。

(10) 有环境有害因素接触史或孕期用药史等其他需要排除生育风险的咨询者。

(二) 孕前遗传咨询主要内容

1. 发病风险分析

(1) 明确诊断及相关遗传方式:明确诊断疾病是遗传咨询的第一步,也是最基本和很重要的一步。只有确定诊断,才能了解病因、预后与治疗,也为分析遗传方式与计算再发风险奠定基础。一些遗传病的遗传方式是已知的,确定诊断后也就能了解该病的遗传方式。还有一些遗传病存在表型模拟、遗传异质性和基因多效性等特点,需要通过家系调查及家系验证来分析遗传方式。

(2) 再发风险分析:不同种类的遗传病,其子代的再发风险率均有其各自独特的规律,在明确诊断、确定遗传方式以后,方可计算各自再发风险率。

还要注意的是大多数三体综合征的发生与母龄呈正相关,即随着母亲年龄增大,三体综合征的再发风险率也随之增大。这主要由于35岁以上的妇女的卵巢开始退化,从而导致卵细胞形成过程中染色体不分离风险增加。

2. 婚育医学意见

(1) 婚育医学意见的依据包括:①疾病的明确诊断;②详细正确的家族病史资料;③家系分析的结果;④必需的实验诊断和/或辅助检查资料。

(2) 婚育医学意见的原则:

1) 向服务对象阐明某种严重遗传性疾病的病因、发展和预后。

2) 对患者提出可能的干预方法。

3) 对可疑携带者进行携带者筛查,若不能做携带者筛查,必须估计其为携带者的风险。

4) 根据个体情况,建议进行必要的孕期产前诊断。

5) 根据子代再发风险,可以提出不宜生育的医学意见或辅助生殖的生育指导。

6) X连锁遗传性疾病患者或携带者,子代再发风险与性别有关,应说明生育子代性别与疾病发生的相关性。

总体而言,夫妻任何一方患有出生缺陷或曾生育过出生缺陷患儿,应当在怀孕前进行优生遗传咨询。对生育过严重、再发风险高、又不能进行产前诊断的出生缺陷或遗传性疾病患儿的情形,建议不宜生育或采用辅助生殖技术生育。有家族遗传病史或近亲属中有遗传性疾病且可能对计划怀孕夫妻有影响的情形,应当建议在怀孕前进行相关检查以确定是否为遗传病的携带者,必要时应当在孕期进行相关产前诊断。

(三) 遗传学筛查与诊断技术

1. 遗传学筛查 遗传筛查能够及早发现遗传病患者和致病基因携带者,以便尽早采取有效的预防或可能的治疗措施。遗传学筛查包括新生儿筛查和携带者筛查。适合筛查的遗传病须符合下列条件:①发病率较高;②有致死、致残、致愚的严重后果;③疾病早期缺乏特殊症状或体征;④有较准确且经济实用的筛查方法;⑤筛出的疾病有治疗措施。

2. 遗传学诊断性检测技术 目前遗传学诊断技术主要有五种:①影像学方法对胎儿作形态学诊断;②羊水成分分析;③生化遗传检测;④染色体核型分析;⑤基因检测。能够进行产前诊断的疾病以一些胎儿感染、先天畸形、染色体病[如唐氏综合征(Down syndrome,DS)等]、拷贝数变异和单基因病等几大类为主。

(1) 医学影像学技术:超声诊断的基础是胎儿形态学改变。超声由于安全方便成为目前最常用的产前检查方式,尤其近年来三维和四维超声成像技术能够通过多种显示模式提供立体图像,提高了对胎儿形态解剖和生物物理学方面的评估,为常规的二维超声提供了有效的补充信息。但要说明的是,虽然超声诊断技术不断发展,但作为一种物理的影像学诊断,仍存在一定局限性:对形态改变较大的胎儿畸形超声检出率高;形态改变微小的(如染色体异常)容易漏诊,即超声的诊断符合率不可能达到100%。

与超声相比,磁共振成像(magnetic resonance imaging,MRI)对软组织的对比度更强、不受胎位影响、对某些疾病显示的图像比超声更清晰、图像质量更好,能对产前超声发现的胎儿结构畸形进行进一步分析诊断,已成为胎儿超声检查的重要补充手段。

(2) 细胞遗传学检测技术:目前,传统的细胞遗传学诊断技术即染色体核型分析,仍是诊断胎儿染色体疾病的金标准。

（3）分子遗传学检测技术：分子学技术为染色体疾病的诊断提供了广阔前景，DNA水平的遗传学检测技术成为出生缺陷更为可靠、先进和科学的诊断手段，借助分子学技术平台，开展染色体病快速产前诊断是出生缺陷预防的一个重要发展方向。可用于染色体病快速诊断技术包括：荧光原位杂交（fluorescence in situ hybridization，FISH）技术，光谱核型分析（spectral karyotyping，SKY）技术，比较基因组杂交（comparative genomic hybridization，CGH）技术包括微阵列-比较基因组杂交技术（aCGH），定量荧光聚合酶链反应（quantitative fluorescent polymerase chain reaction，QF-PCR）染色体技术，多重连接探针扩增（multiplex ligation-dependent probe amplification，MLPA）技术等。

（4）下一代高通量测序技术：利用孕妇外周血中胎儿细胞、胎儿游离DNA及RNA等物质，采用下一代高通量测序技术（next generation sequencing，NGS）进行非侵入性产前检测，可以早期对胎儿异常作出较为安全有效的评估，无疑是最具有发展前景的产前检测手段。目前，胎儿外周血游离DNA检测（无创DNA）尚作为一种产前筛查技术应用于临床，相信随着研究的进展及临床应用的不断拓宽，NGS技术在核酸检测中的作用会更为突出。

（四）遗传疾病孕前管理

1. 遗传性疾病的诊断 遗传病（genetic diseases）是指生殖细胞或受精卵的遗传物质在结构、数量或功能上发生改变，从而使由此发育成的个体罹患疾病。遗传性疾病往往有家族聚集性发病特点；患者也常有一些一般性体征，如：精神状态异常、智力发育障碍、特异面容及五官异常、先天性听力及视力障碍、先天性四肢及手足畸形伴功能异常、先天性骨骼畸形、肌张力异常、肌肉萎缩或假性肥大、生殖器发育异常、尿异味、非传染性肝脾大、严重贫血久治不愈等。有上述体征之一结合家族史应考虑遗传性疾病的可能。

2. 家系分析确定遗传方式 家系分析（pedigree analysis）是遗传性疾病诊断的重要方法之一，也是遗传咨询和群体遗传学研究中不可缺少的基本知识及技能。根据病史询问所获得的患者家族病史资料，应用遗传学理论，对一个家系中成员的基因型及基因传递规律进行分析，确定遗传方式，预测子代各种基因型频率，估计疾病再发风险。因此，家系分析对提出婚育意见有重要价值。家系分析的步骤包括：

（1）按照完整、准确的先证者和家族病史资料绘制家系图（系谱），判断是否为遗传性疾病及类型。

（2）如果是单基因遗传性疾病，应进一步判断其遗传方式。

（3）根据疾病的遗传方式，确定家系中每个成员的基因型。

（4）预测后代发病风险。

3. 随访和扩大咨询 有些遗传性疾病在进行家系分析后，需根据遗传性疾病的病史特点、疾病的一般体征特点及家系分析做进一步咨询，必要时扩大家系中检测人群，以助于对家系中的有关成员提出医学意见，包括：遗传性疾病的病因、发展和预后，可能干预方法，婚育医学意见，子代再发风险等。

4. 婚育咨询与医学指导 严重遗传性疾病情况比较复杂，应分析不同情况提出婚育医学意见，虽然遗传病的种类很多，从指导婚育的角度可分为：

（1）致死性的严重遗传性疾病：致死性的严重遗传性疾病是指此类疾病的患者存活不到生育年龄即死亡。例如，进行性假肥大性肌营养不良（Duchenne muscular dystrophy，DMD）、染色体13-三体综合征、猫叫综合征（染色体5p-综合征）等。

（2）迟发性的严重遗传性疾病：迟发性的严重遗传性疾病患者出生时常无异常表现，发育到一定年龄才表现出症状，患者有生育能力。尤其是一些迟发性常染色体显性遗传性疾病，发病年龄晚，发病间期长。如遗传性痉挛性共济失调（Maris型）一般在20~40岁发病，少数患者50~60岁才发病；面肩肱型肌营养不良，发病年龄在15~60岁之间；这些疾病的患者在发病前仍能结婚和生育，会将致病基因传给子代。

（3）不完全外显的严重遗传性疾病：不完全外显的严重遗传性疾病是指携带显性致病基因的个体中，有些发病，有些不发病；不发病者虽终生不再发病，但可以把致病基因传给子代，导致子代发病。这些致病基因携带者，容易被忽视，潜在危害大。

（4）慢性进行性的严重遗传性疾病：有些遗传性疾病的病情发展表现为进行性，病情开始时较轻，以后逐渐加重，病情发展缓慢。这类患者在病情未加重前，仍能结婚和生育。例如，少年型家族性进行性脊肌萎缩症，一般17岁以后发病，阵挛癫痫症10~20岁发病，病情逐渐加重；Ⅱ型显性遗传的腓骨肌萎缩症，10~25岁发病。这些疾病的患者不了解病情发展的后果，往住在病情未加重前结婚生育，可能生育患病后代。

（5）表现程度不同的严重遗传性疾病：此类疾病的患者，有的病情表现较轻，有的病情严重。例如，成骨发育不全、马方综合征（Marfan syndrome）、面肩肱型肌营养不良等，有的患者本人表现较轻，但婚后生育的子女可能为重型患者。

（6）严重遗传性疾病的致病基因携带者：这类人群本人不发病，但可能生出遗传病患儿。例如，视网膜母细胞瘤是不完全外显的常染色体显性遗传病，致病基因携带者（男女均可）本人不发病，但可能生育患儿；进行性假肥大性肌营养不良、血友病A等，致病基因携带者是女性，她本人不发病，但可生出男性患儿和女性携带者。

孕前保健是出生缺陷防治的一级预防，孕前生育、遗传优生咨询的能力在一定程度上决定着未来生命的质量。做好孕前生育、遗传优生咨询是保护早期胚胎健康的环境优生策略之一，对降低出生缺陷和提高出生人口素质均有重要意义。

（张欣文 李 芬）

参考文献

1. 秦耕,朱丽萍,宋莉.孕产妇风险筛查评估与诊治管理教程.北京:人民卫生出社,2019.

2. 熊庆,王临虹.妇女保健学.2版.北京:人民卫生出版社,2014:110-113.

3. 罗荣,金曦.妇幼保健机构专业人员"三基"培训教材.北京:北京大学医学出版社,2019.

4. 国家卫生计生委妇幼健康服务司,全国妇幼卫生监测办公室.北京:中国人口出版社,2017.

5. 李芬,王和.优生学.北京:人民卫生出版社,2014:130-141.

6. 张宁,于月新,封志纯,等.孕前 TORCH 筛查专家共识.发育医学电子杂志,2019,7(2):6-10.

7. 王子莲,陈海天.糖尿病史女性孕前管理.中国实用妇科与产科志,2018,34(12):1345-1348.

8. 国家卫生健康委员会.《预防艾滋病、梅毒和乙肝母婴传播工作实施方案(2020版)》实施方案.北国家卫生健康委员会,2020,11,25.

9. 董艳玲,漆洪波.ACOG"孕前咨询(2019)"解读.中国实用妇科与产科杂志,2020,36(2):145-149.

第六章

孕产期保健

第一节 概 述

一、定义

孕产期保健（maternal health care,MHC）是从生命的准备阶段即受孕前的准备阶段开始,到新生儿的早期阶段,包括孕前、孕期、分娩期和产褥期的全程保健(图 3-6-1)。孕产期健康是人类健康的基石,是妇幼保健的重要组成部分。孕产期保健是综合应用妇产科学、胎儿医学、新生儿学、营养学、心理学、运动医学等的理论,适宜技术和方法,以孕产妇和胎婴儿为主体,以保障母子健康,促进两代人的生命质量为目标,提供生理、心理、社会多方面的综合保健服务。目前我国已经建立了完善的孕产期保健系统,孕产妇可在孕期获得全程

和系列的保健服务,孕产妇孕期保健意识较强,基本都能达到 5 次以上的产前检查,产前检查和服务质量不断提升。

孕前期指妊娠之前 3 个月;孕早期(the first trimester)指妊娠早期的 3 个月;孕中期(the second trimester)指妊娠中间的 3 个月;孕晚期(the third trimester)指妊娠的后 3 个月(从第 28 周开始至分娩);分娩期(intrapartum)指分娩发作至胎儿胎盘娩出;产褥期(puerperium)指胎盘娩出至产后 6 周(42 天)。也有文献报道孕前期可提前至 3~6 个月;孕早期延长至 14 周,即孕早期为 0~13 周$^{+6}$,孕中期为 14~27 周$^{+6}$,孕晚期为 28 周至分娩;产后(postpartum)保健的时间覆盖分娩后至产后 6 个月。我国目前的统计制度规定,孕早期为 13 周内(≤12 周$^{+6}$),孕晚期开始时间为 28 周$^{+0}$。

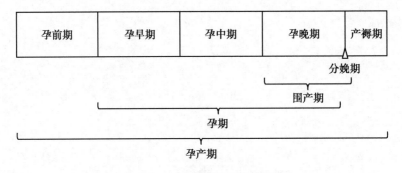

图 3-6-1 孕产期各阶段分期示意图

WHO 根据全球妇幼卫生面临的形势和健康需求,也提出了妊娠间期保健的概念,妊娠间期保健(interpregnancy care)是指为处于两次怀孕之间的育龄妇女提供的保健,目的是改善妇女和婴儿的结局。并确定了 4 个间期的定义:①"妊娠间期"(interpregnancy interval,IPI)表示妇女从一次活产或妊娠丢失到下一次怀孕之间没有怀孕的时间;②"出生间期"(birth-to-birth interval,BBI)是指一次活产与后续活产之间的时间(该间期不考虑两次出生之间的任何妊娠丢失);③"结局间期"(inter-outcome interval,IOI)指一次妊娠结局与前一次妊娠结局之间的时间;④"分娩受孕间期"(birth-to-conception interval,BCI)是指一次活产与下一次妊娠开始之间的时间。这一概念的提出,将孕前保健与产后保健有机地衔接在一起。

孕产期保健的核心内容是围产保健(perinatal care),围产期的时间跨度通常不包括孕前和产褥期全程。

围产期根据社会经济及医疗卫生水平不同,各个国家采用的定义有所不同。WHO 提出了 4 种分类:①围产期Ⅰ:妊娠满 28 周(胎儿或新生儿出生体重≥1 000g)至出生后 7 天内;②围产期Ⅱ:妊娠满 20 周(胎儿或新生儿出生体重≥500g)至出生后 7 天内;③围产期Ⅲ:妊娠满 28 周(胎儿或新生儿出生体重≥1 000g)至出生后 28 天内;④围产期Ⅳ:胚胎形成至新生儿出生后 7 天内。围产期Ⅰ是世界卫生组织(WHO)推荐使用的指标,在 1976 年被国际妇产科联盟(International Federation of Gynecology and Obstetrics,FIGO)所采纳,并于 1981 年在我国全国围产医学学术会议时推荐采用。在发达国家目前多采用围产期Ⅱ的定义,围产期定义是统计围产儿死亡率的依据。我们必须理解围产期的定义是相对的概念,特别是在我国不同地区社会经济和医疗水平发展十分不平衡,对于孕 28 周以前的胎儿,有条件的就应该积极地抢救,特别是在一些医疗技术水平和硬件水平较高的医疗机构,不能简单地因为我国采用的是围产期Ⅰ的定义而忽略或放弃。

自 1995 年《中华人民共和国母婴保健法》颁布及实施以来,为在我国推行孕产期保健提供了强有力的法律保障。随着我国人口政策的调整,孕产期保健的作用更为明显。

二、孕产期保健的特点

现代的孕产期保健与过去的以孕母为主要保健对象,从妊娠晚期开始的传统产科保健有所不同。因此,孕产期保健具有许多新特点。

(一) 对母子进行统一管理

围产医学从 20 世纪 60 年代末发展起来。此后孕产期保健除研究孕母健康及疾病防治外,还要监测胎儿的生长发育及健康,研究胎儿的生理、病理,父母亲的遗传对胎儿的影响,社会及大环境以及母体小环境各种因素与胎儿生长发育的关系。研究预防和早期诊断、早期治疗胎儿疾病的方法。在此基础上,孕产期保健在整个妊娠期间始终围绕着孕母及胎儿的健康进行一系列的保健。并且,孕产期保健除防治疾病外,更重要的是要促进健康。一般情况下绝大多数妊娠是一个正常的生理过程,但是为了达到提高出生质量以及提高人口素质的目的,如何对孕母尤其胎婴儿更好的健康保护,还是有许多新的任务及课题有待开展及研究。

(二) 孕产期保健必须从孕早期开始

孕产期保健既要保护孕母又要保护胎儿及预防出生缺陷,因此必须从孕早期开始。孕产期保健不只是围产期保健,孕产期保健包括围产保健,所以不能从围产期才开始。但是从卵子受精开始保健从临床实践上是有困难的,并且从卵子受精开始保健有时已嫌过晚。因为有时遗传因素或是环境等因素造成的生殖细胞的异常问题多需在受孕前解决。这些将在婚姻保健及孕前保健中讨论。因此,孕产期保健应从妊娠早期,一旦能识别已经受孕即可开始。

在孕早期,受精卵细胞分化发育成头颅、躯干、四肢、五官、内脏初具人形的胎儿。因此,在此时期内每天每时胚胎发育均有变化,表明在不同时间胚胎发育到不同阶段。因此,在此期间如有遇异常,可造成胎儿相关畸形,故孕早期也称致畸敏感期。孕早期保健是预防胎儿发育异常的关键时刻,要保护胎儿必须从孕早期开始。

对孕母来说,孕早期保健可以发现有无不适合继续妊娠的合并症如心脏病、肝脏病等以便及时治疗或处理,以避免高危妊娠增加对孕产妇、围产儿健康的威胁。

(三) 孕产期保健需要多学科知识

孕产期保健是个体与群体相结合的卫生工作,因此既要有宏观的预防保健学知识,又要有临床产科学、胚胎学、新生儿学、遗传学等知识,以针对每一个孕产妇及胎婴儿的健康及疾病情况进行防治。由于孕产期保健从孕早期开始,此时子宫尚在盆腔中,胚胎期或胎儿早期从形态学上很难发现异常,因此要靠病情分析来观察胎儿发育是否正常。例如神经管闭合不全约在受孕后 20 天左右发生,如果孕早期发热或其他异常发生在受孕 20 天左右或之前,则应按神经管畸形来筛查;于孕中期筛查孕母血清甲种胎儿球蛋白或超声检查,如果发生可能性较大时,可做羊水乙酰胆碱酯酶测定,95% 以上神经管闭合不全,包括超声可能漏查的小的脊柱裂都可筛出(NJ Wald 等)。如果异常发生在受孕 30 天以后,就没有可能造成神经管闭合不全畸形。因此,观察胎儿发育需按异常发生时间、胚胎发育阶段及可能发生的异常来筛检。遗传病如需做基因诊断或生化检查也需有关知识。有些产前诊断方法尚有困难或不能推广,但如了解某些遗传病有某些病理形态改变也可以从形态方面去发现。这些都是在孕产期保健或咨询中常遇到的问题。

（四）孕产期保健可以取得良好的妊娠结局

由于孕产期保健自妊娠开始即严密地监护孕母及胎儿，预防疾病，促进健康。有问题可以及早发现，及早诊治。因此，可以取得母子良好的妊娠结局。

目前，我国各种水平的孕产期保健已有较高的覆盖面，但也存在一定差异，尤其是广大农村和基层还需进一步加强和提高。因此，持续提高孕产期保健的覆盖面和效果是实现妇女儿童健康目标的重要部分。

三、孕产期保健与母亲安全和提高人口素质的关系

（一）孕产期保健与母亲安全

由于孕产期保健从孕早期开始，因此必然要增加产前检查次数并丰富保健内容、提高保健质量。我国孕产妇死亡率监测资料提示，无产前保健者孕产妇死亡率达 884.9/10 万，其死亡危险是有 7 次产前检查者的 6.2 倍。初检孕周 <12 周者死亡率为 30.1/10 万，而≥28 周者死亡危险为前者的 2.7 倍。我国孕产妇死亡监测资料提示，在死亡孕产妇中 24.5%~30.8% 未做产前保健。按孕产期系统保健管理要求，孕早期检查 1 次，孕中期每月 1 次，孕 7 个月、8 个月时每 2 周 1 次，孕 9 个月及以后每周 1 次，有异常情况时检查次数酌增，并且规定了每次检查的必需项目。因此，一般情况下，从孕早期开始的保健多 >10 次，事实证明对降低孕产妇死亡有积极的效果。

关于严重影响孕产妇及胎婴儿安全的常见妊娠并发症如妊娠期高血压疾病、胎位不正等都随着孕产期保健的开展而下降。不少流行病调查结果都证明重度妊娠期高血压疾病可以影响孕产妇、围产儿的死亡。由于早期开始保健，多能早期发现妊娠期高血压疾病的发生并及时治疗，因而减少了重度妊娠期高血压疾病的发病，从而降低了死亡率。又如，由于早期发现胎位不正早期纠正，上海有研究可以使将近 90% 得以矫正，减少了难产及降低了病死率。

（二）孕产期保健与提高人口素质

孕产期保健不仅降低了围产儿的死亡率，也减少了致残疾病的发生率。例如北京医科大学第一医院妇产科 1 000 例从孕早期开始实行孕产期保健的围产儿中，先天畸形发病率比对照组减少了 1/3。又如孕产期保健常可发现早期妊娠的疾病，如孕妇反复流产，可以检查流产标本及流产原因；加强针对性产前诊断减少出生缺陷。孕产期保健有利于降低孕产期并发症如重度妊娠期高血压疾病、胎位不正等，这些也都有利于减少影响小儿质量的围产儿疾病如低出生体重、产伤等。

另外，孕产期保健除防治疾病外还注意促进健康。例如加强孕期营养保健除可以减少流产、早产、低出生体重、小儿脑发育不良等外，还可能预防小儿佝偻病、贫血、身体衰弱等异常。

因此，推广加强孕产期保健必将影响出生质量，为提高人口素质打下良好基础。

（熊　庆　王临虹）

第二节　孕期保健

孕期保健（prenatal care）的主要特点是要求在特定的时间，系统提供有证可循的产前保健项目，合理的产前检查次数及时间不仅能保证孕期保健的质量，也节省医疗卫生资源。卫生部颁布的《孕产期保健工作规范》要求，在整个妊娠期间至少提供 5 次产前检查，其中孕早期至少进行 1 次，孕中期至少 2 次（建议分别在孕 16~20 周、孕 21~24 周各进行 1 次），孕晚期至少 2 次（其中至少在孕 36 周后进行 1 次），发现异常者应当酌情增加检查次数；根据不同妊娠时期确定各期保健重点。世界卫生组织 2016 孕产保健模式提出，将过去的 5 次产前检查增加至 8 次；分别孕早期 1 次（12 周前）；孕中期 2 次（20 周，26 周）；孕晚期 5 次（30 周、34 周、36 周、38 周、40 周）。中华医学会妇产科学分会产科学组发布的《孕前和孕期保健指南（2018）》推荐，产前检查孕周分别为：妊娠 6~13 周[+6]，14~19 周[+6]，20~24 周，25~28 周，29~32 周，33~36 周，37~41 周；共 7~11 次。有高危因素者，酌情增

加次数。

一、孕早期保健

孕早期保健在发达国家和地区已较普及，例如瑞典 90% 以上的人在妊娠 8~9 周已开始保健。美国 20 世纪 90 年代妇幼保健规划中要求在妊娠 12 周前开始，保健率应达 90%。因此，瑞典现在已是世界上孕产妇、围产儿死亡率最低的国家之一。我国从 1978 年开始开展孕产期保健以来，不断宣传孕早期保健的意义及其效果，使孕早期保健率不断提高。但到目前孕早期保健在我国尤其基层及农村在量和质上还有一定差距。一方面逐步增加 12 周以前开始保健者的比例，同时，不断完善其保健内容。从生理、心理及社会适应各方面提供保健指导，促进孕妇及胎儿的健康。

（一）孕早期保健的重点内容

1. 及早确定妊娠开始保健　妊娠早期是胚胎发育的至关重要的时期，各种有害因素将对胎儿的生长发育造成决定性的影响。育龄妇女出现月经延迟、不规则阴道出血或恶心、呕吐、乏力等症状均应考虑妊娠的可能，可通过尿妊娠实验初步诊断。及早确定妊娠以便尽早开始孕产期保健也具有非常重要的作用。

2. 建立孕期保健手册，发现高危孕妇，进行专案管理　在妊娠早期进行第一次产前检查时，即应建立孕期保健手册。仔细询问月经情况，确定孕周，推算预产期，并评估孕期高危因素。孕产史，特别是不良孕产史如流产、早产、死胎史，生殖道手术史，有无胎儿的畸形或幼儿智力低下，孕前准备情况，本人及配偶家族史和遗传病史。注意有无妊娠合并症，如慢性高血压、心脏病、糖尿病、肝肾疾病、系统性红斑狼疮、血液病、神经和精神疾病等，及时请相关学科会诊，不宜继续妊娠者应告知并及时终止妊娠；高危妊娠继续妊娠者，评估是否转诊。本次妊娠有无阴道出血，有无可能致畸因素。2017 年，国家卫生计生委印发了《孕产妇妊娠风险评估与管理工作规范》，要求对怀孕至产后 42 天的妇女进行妊娠相关风险的筛查、评估分级和管理，及时发现、干预影响妊娠的风险因素，防范不良妊娠结局，保障母婴安全。

3. 要注意子宫增大与停经月份是否相符　因为孕早期子宫大小及形状与妊娠周数密切相关，有利确定较准确的受孕日期；供以后判断有无胎儿生长受限、过大或早产以及过期妊娠作为依据。

4. 身体检查　包括测量血压、体重，计算 BMI；常规妇科检查（孕前 3 个月未做者）；胎心率测定（采用多普勒听诊，妊娠 12 周左右）。

5. 妊娠早期辅助检查

（1）必查项目：血常规、尿常规、血型（ABO 和 Rh）；肝功能、肾功能、空腹血糖、HBsAg、梅毒螺旋体、HIV 筛查；地中海贫血筛查（广东、广西、海南、湖南、湖北、四川、重庆等地区）；超声检查（妊娠 6~8 周）以确定是否为宫内妊娠及孕周、胎儿是否存活、胎儿数目、子宫附件情况。

（2）备查项目：丙型肝炎病毒（HCV）筛查；抗 D 滴度检查（Rh 阴性者）；75g OGTT（高危孕妇或有症状者）；甲状腺功能检测；血清铁蛋白（血红蛋白 <105g/L 者）；结核菌素（PPD）试验（高危孕妇）；宫颈细胞学检查（孕前 12 个月未检查者）、宫颈分泌物检测淋病奈瑟菌和沙眼衣原体（高危孕妇或有症状者）、细菌性阴道病（BV）的检测（早产史者）；胎儿染色体非整倍体异常的孕早期（妊娠 10~13 周 $^{+6}$）母体血清学筛查[妊娠相关血浆蛋白 A（PAPP-A）和游离 β-hCG]；体重；超声检查（妊娠 11~13 周 $^{+6}$）测量胎儿颈部透明层（nuchal translucency，NT）的厚度；核定孕周；双胎妊娠还需确定绒毛膜性质；NT 测量。高危者，可考虑绒毛活检或羊膜腔穿刺检查；绒毛活检（妊娠 10~12 周，主要针对高危孕

妇）；心电图检查。

（二）孕早期健康教育与保健指导

孕早期的健康教育和健康指导包括：流产的知识和预防；营养和生活方式的指导（卫生、性生活、运动锻炼、旅行、工作）；根据孕前 BMI，提出孕期体重增加建议；避免接触有毒有害物质，避免密切接触宠物；慎用药物，避免使用可能影响胎儿正常发育的药物；改变不良的生活习惯（如吸烟、酗酒、吸毒等）及生活方式；避免高强度的工作、高噪声环境和家庭暴力；保持心理健康，解除精神压力，预防孕期及产后心理问题的发生。

1. 认真对待早期、定期的产前检查及指导。继续补充叶酸 0.4~0.8mg/d 至孕 3 个月，有条件者可继续服用含叶酸的复合维生素。

2. 每日生活起居要有规律、避免过劳、保证睡眠时间、每日要有适宜的活动。保持室内空气清新。

3. 及时摒弃不健康的生活方式，如吸烟、饮酒、药物滥用等。使孕妇了解妊娠早期对胎儿发育的重要性，避免接触有毒有害物质（如放射线、高温、铅、汞、苯、砷、农药等），避免密切接触宠物。避免高强度工作、高噪声环境和家庭暴力。

4. 保持心理健康，解除精神压力，预防孕期及产后心理问题的发生。发觉自己有心理不良状态及时就医咨询。

5. 注意预防疾病，慎用药物，避免使用可能影响胎儿正常发育的药物。不论去哪个科室看病都要告知医生，本人已经妊娠，以供医生诊治参考。

6. 注意营养，不偏食挑食，按照孕期营养指导实施。根据孕前 BMI，提出孕期体重增加建议，保持一定热量、蛋白质摄入，多吃蔬菜水果，少甜食。懂得钙、铁、碘等恰当补充的方法及重要性。懂得孕期合理膳食及食谱。整个妊娠早期，胎儿体重仅 10g 左右，应注意控制体重。

7. 职业有问题要咨询。遵医嘱进行必要的检查，避免接触不良环境；减少或避免不良工作体位等。

8. **孕期运动训练**　孕期的运动训练对妊娠及分娩有着重要的作用，却在我国孕期保健中做得较少，有待加强。孕期运动训练可以使孕妇呼吸及血液循环增强，有利孕妇身体健康，增强肌肉力量，有利于促进分娩，同时也会有利于胎儿的生长发育。孕期运动训练的主要目标，除一般性全身适量的活动外，和产褥期运动相似，主要也是为了增强与分娩关系密切的腹直肌和背后相应肌肉肌力的加强和盆底肌肉的活动。

孕期运动训练的原则主要是适量，如果孕前有较强运动训练者，孕期运动要减少减轻，没有者适当增加。一次活动不超过 20 分钟，脉搏呼吸加快，但休息 15 分钟后，可以恢复者即可认为适量。运动时不要空腹，运动中多饮水，如果出现不适感应及时停止。要学会运动中、运动后的休息、放松，以得到全身良好的反应，加上有对胎儿在腹中共同享受运动的乐趣及受运动之益的向往，会使运动变得更温馨和

愉快。

孕妇如在孕期已有不适,或有呼吸急促、头晕、心率快、发热等情况不宜锻炼。有合并症、并发症等时应遵医嘱。

运动的内容首先做好全身关节活动,可以采用对肢体的伸屈、抬举、后伸及扭转等方式来活动,但要根据不同孕期活动程度要适当改变。对于手的小关节也要活动,如握拳伸开等以运动指关节。头颈部可做低头、抬头、左右转动、后仰等活动及举肩转腕等以使全身关节灵活。全身运动如向前走、向后退、向左、右走、向侧滑步、转圈、原地踏步等,但不追求速度。

对于腹直肌的训练要按不同孕期有所不同,一般在孕4个月以前可采用仰卧位,腹式呼吸,收缩腹部肌肉,约4~5分钟,仰卧时可手抱头向前胸靠拢,或抬肩,使肩离开卧垫,然后放松休息。如果在4个月以后可采用左侧卧位或骑坐在椅子上,将双肘放在椅背上训练腹肌收缩动作。此外,站立弓背以训练背部肌肉,肌肉收缩及放松交替进行。放松时选好姿势同样如左侧卧位或骑在坐椅上双肘放在椅背上,最好闭目养神、深呼吸,全身彻底放松。这样深呼吸及放松,在产程中是两次宫缩间极好的休息方法,会休息才能有力配合分娩。缩肛运动可以锻炼盆底肌肉,盆底肌肉有力可以减轻分娩造成的盆底肌肉损伤或松弛。

不同运动对妊娠的影响不一样,而且孕妇生理及形体上所发生的变化使她们不能安全地从事某些体育运动。没有妊娠并发症或合并症的孕妇在孕期开始或坚持规律的适当的锻炼,不会对胎儿造成危害。孕妇应该避免有可能造成腹部受伤、跌倒、关节张力过大及高度紧张的运动,如接触性运动、灵活性技巧运动。适当的运动有助于放松心情,呼吸新鲜空气。

9. 孕期旅行 孕妇长时间坐飞机,会显著增加静脉血栓发生的风险。在机舱内适当活动、做提高小腿肌张力的活动、避免大量喝水、穿膝弹力袜可以减少静脉血栓发病风险。乘汽车应正确使用安全带,孕期正确使用安全带对孕妇非常重要,错误使用安全带会对胎儿造成危害,而且在交通事故时不能起到保护孕妇的作用。安全带应该跨越妊娠子宫的上方或下方,不应该直接跨越妊娠子宫;使用三点固定式安全带,其中一条应置于妊娠子宫下方跨越大腿,另一条置于子宫上方,跨越对角肩;调节适度尽量舒服。

10. 孕期吸毒 研究表明孕期经常吸食大麻,新生儿体重平均减少131g。吸食大麻的母亲所生婴儿,性格怯弱、活动技巧差的比例增加。孕妇吸毒有可能导致出现新生儿海洛因撤药综合征、早产、极低出生体重儿、窒息、肺炎、新生儿出血等合并症常是死亡的主要原因。

11. 孕期免疫接种 妊娠并不是预防接种的禁忌,一般死疫苗或灭活疫苗、类毒素、多糖类疫苗如口服脊髓灰质炎疫苗可以在孕期接种,但是活疫苗接种是妊娠期禁忌。

12. 孕妇学校 孕产期保健中的宣教内容非常丰富,等于要在系统保健过程中,使一个完全不了解妊娠和分娩以及产后哺育教育小儿的年轻夫妇变成一个合格的父母,任务非常艰巨。因此,为了全面系统地教会孕妇及其家属懂得如何正确地度过妊娠期,并准备如何做个好父母,就必须通过孕妇学校来培训。孕妇缺少必要的知识,应当通过学校培训的方法来加强宣教。否则就会给孕产妇及其家庭带来生活中的困难,增加心理压力。所以,应当认为孕妇学校是孕产期保健中必需的一个组成部分。

目前各地方或单位孕妇学校内容大同小异。例如关于妊娠的生理、心理变化及身心保健内容及方法。正常分娩过程及准备和正常产褥期的生理、心理及保健。临产入院前的准备及医院环境介绍,爱婴医院精神和母乳喂养的好处、方法及准备。产后计划生育方法的选择。一些孕产期常见异常的早期识别及处理等。

有报道由于在产前进行了系统教育,临产时再做产前教育,结果孕妇第一产程进展顺利,第二产程心情愉快准备迎接宝宝诞生,因而降低了剖宫产率。

也有报道由于进行了各期心理变化及可能发生的心理障碍表现等的教育,当孕期发生心理异常时孕妇主动找医生倾诉,因而得到及时治疗,避免引发心理疾病。

此外,除对孕妇身心保健外,对新生儿既注意生长发育的健康,又要注意及时识别异常如黄疸、低血糖、发热、惊厥等及时治疗以免造成严重后遗症,并且还要积极地进行早期教育以便开发智力。孕产期保健是通过对孕母教育为新生儿身心健康打下良好基础的。

孕妇学校在孕产期保健中非常重要,因此必须保证质量,制订评价标准检查工作。标准例如:覆盖面;内容是否注意身心的保健;是否恰当使用教材;有无听课记录,以便为遗漏者补课。尤其应注意对授课效果评价,以便不断改进工作,还应注意对个别情况的个别咨询。

在孕母身心健康及有良好的社会和环境条件下,使胎儿能够健康发育。孕早期胎儿发育良好将为以后发生发展打下良好基础。

(三) 孕早期常见健康问题的处理

胚胎的发育过程是一个极为细致复杂的过程,是细胞和组织按照一定的顺序进行分化的过程,在这个过程中任何一个环节受到干扰,都会导致各种畸形。特别是器官迅速分化发育时,最易受到致畸因子的干扰。人胚对致畸因素的敏感期随胎龄不同而异,可分为不敏感期、敏感期及低敏感期。不敏感期是指受孕后2周内(末次月经的第14~28天),此时的胚胎呈细胞胚体,尚无细胞及器官组织的分化,与母体的接触范围小,细胞胚体单纯,对一般有害物质均不敏感。倘若遭受侵害,重者胚体细胞全部死亡或大部分被破坏,而致早孕流产,临床可表现为一次月经过多,或经期延长;如损害轻微,胚体细胞可自行修复,继续正常发育,不形成异常,故此期称不敏感期。敏感期是指受孕后3~8周(末次月经的第5~10周)。此期是人胚胎发育的最重要时期,所有主要的外表和内部结构都在此时开始发育。许多重要器官及系统，如中枢神经系统、心脏、眼、四肢、五官、外阴等都在此期陆续萌芽分化，组织娇嫩、敏感，极易受到内外环境因素的影响与损害，而导致严重的形体与内脏的畸形。根据人类胚胎发育时间的研究，引起主要器官畸形的最危险时期均在此期，如脑在受孕后的 15~27 天，眼在 24~29 天，心脏在 20~29 天，四肢在 24~36 天，生殖器在 26~62 天，故此期称为敏感期。低敏感期是指孕后 9~38 周（末次月经的第 11~40 周）。此期人胚胎进入胎儿期，器官组织渐趋发育成形，对有害物质的敏感性下降，如受侵害则表现为某些生理功能障碍或小形体异常。但因大脑及中枢神经系统分化发育时间较长，直到妊娠晚期还保持对致畸因子的敏感性，故在孕晚期受侵害亦可影响胎儿智力发育。

1. 妊娠剧吐的诊治及保健指导 早孕反应目前原因并不清楚，可能与体内 hCG 增多、胃肠功能紊乱、胃酸分泌减少及胃排空时间延长有关。一般认为妊娠剧吐与 hCG 增高密切相关，但事实上症状的轻重与血 hCG 水平并不一定呈正相关。此外，恐惧妊娠、精神紧张、情绪不稳、经济条件差的孕妇易患妊娠剧吐，提示精神及社会因素对发病的影响。孕妇持续出现恶心，频繁呕吐，不能进食，自觉全身乏力。由于不能进食而导致脱水、电解质紊乱及代谢性酸中毒，表现为消瘦，体重下降，口唇燥裂，眼窝凹陷，皮肤失去弹性，尿量减少，呼吸深快，有醋酮味。严重者脉搏增快，体温升高，血压下降。当肝肾功能受到影响时，可出现黄疸和蛋白尿，甚至眼底出血，患者意识模糊或呈昏睡状态。因此，如果发生妊娠剧吐，必须及时诊治。

对于妊娠反应较重的孕妇，应注意多饮水，多吃青菜和水果，可以少食多餐。在口味上选择适合自己口味的食品。适当吃营养丰富的瘦肉、动物肝脏等。保持情绪的安定与舒畅。居室尽量布置得清洁、安静、舒适。避免异味的刺激。呕吐后应立即清除呕吐物，以避免恶性刺激，并用温开水漱口，保持口腔清洁。注意饮食卫生，饮食以营养价值稍高且易消化为主。为防止脱水，应保持每天的液体摄入量，平时宜多吃一些西瓜、生梨、甘蔗等水果。注意更多的休息和睡眠，有利于调整机体的状况。呕吐严重者，须卧床休息。并注意保持大便的通畅。维生素 B_6 有适当预防与治疗的效果，可以适当补充维生素 B_6。家属要帮助孕妇消除对妊娠的恐惧感，不必过分担心妊娠反应，安慰孕妇早孕反应很快就会过去，精神的支持和鼓励非常重要，能起到药物所达不到的作用。

2. 妊娠早期阴道流血的诊治及保健指导 妊娠早期出血，主要原因可能是：先兆流产、难免流产、稽留流产、异位妊娠、葡萄胎等。

（1）自然流产：自然流产原因很多，可分为母亲及胎儿两方面。因此患者就诊时应先问病史再做全身及盆腔检查、化验及必要的特殊检查以求弄清病因。例如母亲患有子宫肌瘤而致流产，检查胎儿胎囊未见异常，则应考虑子宫肌瘤

可能是造成流产的主要原因。如果母亲患糖尿病正在治疗，流产胎儿有畸形，仍应考虑糖尿病是流产的主因，治疗糖尿病后再妊娠可能减少流产机会。但如母亲全身检查未见明显与流产有关的异常，则可能胎儿本身异常是流产的主因。胎儿原因的自然流产率占比常大于母体因素。也可认为自然流产是对异常胎儿的自然淘汰。因此，对待先兆流产保胎时应考虑到此方面而不过于勉强。

处理：一旦发生先兆流产，应及时就诊，卧床休息，严禁性生活，保持情绪稳定。行 B 超检查，如果胚胎是正常的（胎囊完整、可见胎芽、可闻及胎心搏动等），胚胎 80%~90% 没有异常，症状消除后可继续妊娠。如有明确病因，可以针对病因进行相应治疗。如果发生难免流产，应将排出组织带到医院请医师观察，以明确是否流产完全，有无感染，必要时清宫，避免自行处理不当造成阴道大出血、休克甚至危及生命。为了弄清自然流产的原因，除要做流出物标本的病理检查外，还应做标本的仔细大体检查。如有可能进行组织培养，必要和可能时，可以配合胎儿皮肤或器官的组织培养核型分析来进行诊断。自然流产标本检查及诊断有利于对患者进行咨询及保健指导提高早期保健的水平。

（2）异位妊娠：是指受精卵在子宫体腔以外着床，最常见的部位是输卵管。由于输卵管的管腔狭小，管壁很薄，受精卵不能很好地发育而引起流产；或是孕囊增大后引起输卵管破裂，出现腹腔大出血、休克甚至死亡。一般在孕早期 40~60 天多见，早孕反应及妊娠试验与正常妊娠一样，常出现阴道出血、腹痛，妇科检查子宫增大不明显，有时可发现附件有包块，β-hCG 的测定以及阴道 B 超检查对诊断有所帮助。如果出现异位妊娠破裂，会有剧烈腹痛、晕倒、休克等症状，必须及时送往医院手术治疗，否则出现生命危险。

（3）葡萄胎：是一种良性滋养细胞疾病。主要表现为：早孕反应重、子宫增大比停经孕周大、有阴道出血，有的患者还会排出像葡萄样的组织，通过 B 超可以明确诊断。明确诊断以后应及时住院行吸宫术，如果一次宫腔不能清理干净，术后 5~7 天再次清宫，每次刮宫物必须送病理检查，术后要定期随访 hCG，注意避孕。有 10% 左右的良性葡萄胎会发展成为侵蚀性葡萄胎，术后随访十分重要。

3. 发热 孕早期发热，热度对胎儿的危害有时超过致热的病原，并且增加孕早期用药的机会。故应强调保健，预防孕早期发热的疾病。如已感染发热疾病应积极采取物理降温，降温可能发生在病原控制之前。因为有人研究体温超过常温 1℃ 持续 24 小时以上即有致畸可能。持续时间也与致畸有关，体温越高持续时间虽短也可伤及胎儿。在孕早期发热可以使胎儿致畸，胎儿期后虽不能再有大的结构畸形发生，但可损伤胎儿的脑造成生后小儿痉挛、智力低下。动物实验已经证明孕期发热的母兔所生小兔脑多处发育异常，还可以发生神经管闭合不全、小眼、小头、小下颌、唇腭裂等。

除避免孕期生病发热外，还应避免其他能影响孕妇体温升高的因素。如高温作业的职业、生活上如热坐浴、桑拿

浴等均有增加先天畸形发生率的报道。除致畸外,流产、死胎率均可增加。

4. 宫内感染 宫内感染孕早期最常见的宫内感染为弓形虫、风疹病毒、巨细胞病毒、单纯疱疹病毒,以及其他如流感病毒、腮腺炎病毒、水痘等。这些病毒或原虫感染均可致胎儿畸形或致病致残。在发达国家或地区这些疾病可以筛查的已成产前门诊的常规。可以免疫预防的也多采取了措施。例如美国 20 世纪 70 年代每年先天风疹感染儿达 2 万余例。自从开展儿童风疹免疫注射以来先天风疹感染已极少见。我国目前已在局部较发达地区为小儿作风疹预防接种,或在产前门诊进行筛检,但仍极少。例如北京医科大学(现称为北京大学医学部)在 20 世纪 90 年代初与全国 6 省协作发现孕早期风疹原发感染率为 3.2‰。按我国每年 2 000 万新生儿出生计,每年约有 6.4 万初染儿,如其中 50% 致畸可发生 3.2 万畸形儿。故应积极开展预防接种争取尽快减少此类残疾儿。

有报告巨细胞病毒原发感染率更高,占孕妇的 1.3%,孕早期感染也可致畸。并且经研究到生育年龄已感染过风疹的妇女达 90% 以上,而感染巨细胞病毒的只有 60%~70%。因此,孕妇初染巨细胞病毒概率必然更高。目前又缺少免疫方法,因此筛查更为重要。弓形虫感染现已有较好治疗方法及效果,对危险人群进行筛检应列为常规。生殖道疱疹病毒感染属于性传播疾病,我国近年来性传播疾病发病率明显增高,孕期感染及其垂直传播的防治亟待研究及推广。

孕期水痘感染,胎儿可以发病,并在皮肤上残留大片瘢痕。各种病毒感染包括流感、腮腺炎病毒可能引起胎儿脑脊膜炎,造成粘连性脑积水,可作为筛检的指标。还有报告一些病毒甚至弓形虫宫内感染,胎儿虽未致畸,但病原体潜在胎儿体内,出生后,甚至出生后数年出现肺炎、脑炎等疾病使小儿致死致残,更增大子宫内感染的危害性及远期追踪研究的迫切性。

5. 烟酒 孕期不单是孕妇不应吸烟,还要避开吸烟污染的环境,减少去公共娱乐场所(如影剧院)的机会。周围人也应关心孕妇,自觉地不在公共场所和有孕妇的环境吸烟。酒精已被公认为致畸物。因此,孕妇必须忌酒,夫妇一方酗酒均可影响胎儿质量,为了后代健康男女双方都不应有酗酒恶习。

6. 偏食和营养不良 孕早期许多孕妇有偏食挑食习惯,因此容易造成营养不良或不平衡。尤其社会上有人宣传偏吃某些食物可以影响胎儿性别,因此人为地造成营养不平衡,反而影响胎儿健康。Dieckmann 等研究孕妇每日摄入蛋白质 <55g,妊娠前 3 个月流产率为 8.1%,新生儿健康甚佳者只有 1/3。如每日摄入蛋白 >85g 时在实验组中无流产发生,新生儿符合健康甚佳标准者达 3/4。蛋白质中应以动物蛋白占很大部分,因此孕期偏食或不按科学的营养标准进食会直接影响母子健康。

其他,孕早期常见问题还有如服药不当;或是于孕早期接种了风疹疫苗(减毒活疫苗)、煤气中毒等各种问题。故应加强孕前宣教,减少一些不利因素,如已发生的问题,应个别咨询区别对待。

此外,如在偏远地区或山区,因交通不便临产时不能保证一定能得到良好的消毒接产条件。因此孕期应给予破伤风类毒素注射,以增加母子对破伤风感染的免疫力。一般注射方法为第 1 针后间隔 4 周注射第 2 针,注射后 4 周以上可以产生一定的免疫力。如在第 2 针后间隔 6 个月注射第 3 针则可获得 5 年免疫力。因此应当争取在第 1 次保健时给注射第 1 针,以争取较多较早的注射机会。但如能给育龄妇女注射比孕期注射更好。

其他免疫注射应遵医嘱,以免注射不当对母儿产生不良影响。

二、孕中期保健

妊娠中期是指妊娠 13~27 周 [+6],此期胎儿生长迅速。一般情况下孕中期妊娠比较平稳。例如孕早期容易致畸,容易发生流产;而孕中期胎儿不易发生结构畸形,胎盘形成后也不易发生流产。孕晚期妊娠并发症较多而孕中期少,因此有人就忽视孕中期的保健。实际上并非如此。孕中期承上启下是一个非常关键的时刻。例如孕早期遇到这样那样的问题要严密观察胎儿是否受损伤,时常是要等到孕中期进行产前诊断。妊娠晚期并发症的预防也需要至少从孕中期开始。孕中期如果发现胎儿有某些严重问题正是处理的良好时机。例如在发达国家尤其美国开展的胎儿外科,进行宫内膈疝修补术,尿道阻塞尿液引流术等均需中期施行。实在无法挽救者,中期流产也可避免围产期的死亡。孕中期的胎儿虽然四肢、五官及约 90% 的内脏大体结构已经形成,但是微细结构继续进行发育直至出生,并且生长发育速度远超过孕早期。这些特点也就形成了孕中期保健的重点。

(一) 孕中期保健的重点内容

1. 了解胎动出现时间 初产妇通常在孕 20 周,经产妇在孕 18 周左右感觉到胎动,由于孕妇腹壁脂肪厚度及自我感觉的差异,首次感到胎动的时间也因人而异。对于月经不规律又没有在妊娠早期行 B 超确定胎龄的孕妇,初次感胎动的时间可以帮助用于胎儿孕周的粗略估计。

2. 常规保健 ①分析前次产前检查的结果。②询问阴道出血、饮食、运动情况。③身体检查,包括血压、体重,评估孕妇体重增长是否合理;宫底高度和腹围,评估胎儿体重增长是否合理;胎心率测定。其中耻骨联合到子宫底高度测量是反映胎儿生长情况较敏感的指标,从孕 20~34 周,宫底高度平均每周增加约 1cm,34 周后宫底增加速度转慢,子宫底高度在 30cm 以上表示胎儿已成熟。如在妊娠中期胎儿出现生长受限,应高度警惕胎儿是否存在先天性疾病,包括染色体异常、宫内感染等,应进一步明确诊断及时处理。

3. 进行严重出生缺陷的筛查和诊断 引起严重的出生缺陷的原因常见的有染色体异常、宫内感染,以及其他原因引起的发育异常。根据中国出生缺陷中心的监测资料,2002 年我国出生缺陷前六位分别是总唇裂(发生率 13.6/万)、多指/趾(12.6/万)、先天性心脏病(10.6/万)、神经管缺陷(10.6/万)、先天性脑积水(7.5/万)、肢体短缩(6.5/万),其他的还有唐氏综合征、先天性耳聋等。识别、筛查需要做产前诊断的孕妇,对需要做产前诊断的孕妇应及时转到具有产前诊断资质的医疗保健机构进行检查。产前诊断的对象包括:①高龄孕妇(年龄 >35 岁);②羊水过多或者过少者;③胎儿发育异常或者胎儿有可疑畸形者;④孕早期接触过可能导致胎儿先天缺陷的物质者;⑤有遗传病家族史或者曾经分娩过先天性严重缺陷婴儿者;⑥曾经有 2 次以上不明原因的流产、死胎或新生儿死亡者;⑦筛查结果异常者。

4. 妊娠中期辅助检查

(1)必查项目:①胎儿系统超声筛查(妊娠 20~24 周),筛查胎儿的严重畸形。②血常规;尿常规。③GDM 筛查,直接行 75g OGTT,其正常上限为:空腹血糖水平为 5.1mmol/L,1 小时血糖水平为 10.0mmol/L,2 小时血糖水平为 8.5mmol/L。孕妇具有 GDM 高危因素或者医疗资源缺乏的地区,建议妊娠 24~28 周首先检测空腹血糖(FPG)。

(2)备查项目:①无创产前基因检测(non-invasive prenatal testing,NIPT);胎儿染色体非整倍体异常的中孕期母体血清学筛查(妊娠 15~20 周,最佳检测孕周为 16~18 周)。②羊膜腔穿刺检查检查胎儿染色体核型(妊娠 16~21 周;针对预产期时孕妇年龄 35 岁及以上或高危人群)。③宫颈评估(超声测量宫颈长度,妊娠 20~24 周)。④抗 D 滴度检查(Rh 阴性者,妊娠 24~28 周)。⑤宫颈阴道分泌物检测胎儿纤维连接蛋白(fFN)水平(早产高危者,妊娠 24~28 周,宫颈长度为 20~30mm 者)。

(二)孕中期健康教育与保健指导

孕中期的健康教育和保健指导包括:妊娠生理知识;流产和早产的知识及预防;营养、心理和生活方式的指导;孕中期胎儿染色体非整倍体异常筛查的意义;胎儿系统超声筛查的意义;妊娠期糖尿病(GDM)筛查的意义。补充元素铁,补充钙剂,提倡适量运动。

1. 营养方面 建议孕妇孕期注意饮食多样性,最好是新鲜食品,包括多吃蔬菜水果,淀粉类食物如面包、米饭、面条、土豆;蛋白质,如瘦肉、鱼、海鲜等;大量纤维素,包括蔬菜水果及全麦面包等。非贫血孕妇,如血清铁蛋白 <30μg/L,应补充元素铁 60mg/d;诊断明确的缺铁性贫血孕妇,应补充元素铁 100~200mg/d。开始常规补充钙剂 0.6~1.5g/d。

孕期服用以下食物可能会对孕妇或胎儿有害:经霉变制作的乳酪;生或半生的肉类;腌腊食品,未经烹饪的即食熟食品;火腿肠、午餐肉等罐头食品;生食水生有壳动物如牡蛎、蟹等;甲基汞含量较高的鱼,如鲨鱼、剑鱼、枪鱼,会影响

胎儿神经系统;咖啡因每天不应超过 300μg,咖啡、可乐及茶里都含有咖啡因。

2. 妊娠中期的运动 孕妇应坚持每天做孕妇体操,活动关节,锻炼肌肉,可使周身轻松,精力充沛,同时可缓解因姿势失去平衡而引起身体某些部位的不舒服感。使韧带和肌肉松弛,以柔韧而健壮的状态进入孕晚期和分娩。

做操最好安排在早晨和傍晚,做操前一般不宜进食,最好是空腹进行。不要在饭后马上进行。做操前先排尿便。锻炼结束后 30 分钟再进食。如果感到饥饿,可以在锻炼前 1 小时左右进一些清淡的食物。在空气流通的房间做操,天气好时要打开窗户。穿宽松、舒适的衣服,地上铺毯子,躺在上面做。也可播放一些轻松的音乐。做操前先征得医师的同意。有先兆流产、早产史、多胎、羊水过多、前置胎盘、严重内科合并症的孕妇不能进行体操运动。孕妇进行体操锻炼应记住以下几项原则:要明确孕期体育锻炼的目的,不是为防止体重增加,而是要保持现有的结实、强壮、稳定和心血管系统的健康;维持体液平衡很重要,应在进行锻炼前后 40 分钟各饮一杯水或果汁饮料;在锻炼的头 5 分钟,先做热身的准备活动,以使血液循环逐渐增加;伸展运动不要过于猛烈,过于猛烈可能会拉伤韧带,因为身体中雌激素和松弛激素的作用,韧带已经松弛且不稳固;对于多数孕妇来说,低冲击力的体育锻炼(散步、游泳、骑车)比猛烈地跳动、踢球、打球要好;在孕中期比较安全时可以适当增加活动量;孕前不爱活动的妇女,应等到孕中期再开始循序渐进的体育锻炼。

发现高危孕妇,进行专案管理,继续监测、治疗妊娠合并症及并发症,必要时转诊。

(三)妊娠中期常见健康问题的处理

1. 胃灼热感 是胸骨后或喉部的烧灼感或不适感,可能是由于胃酸反流至喉部、口腔,导致口腔有酸苦的感觉。妊娠期发生胃灼热感的病理机制并不清楚,可能是由于妊娠激素水平发生改变,影响了胃肠道功能,导致胃食管反流。胃灼热感并不会增加妊娠不良结局,因此其治疗主要是对症而不能预防。胃灼热感是孕期较常见的症状,随着妊娠周数的增加,胃灼热感的发生率亦增加。

治疗目的在于减少胃酸反流,减轻症状。改善生活习惯:少食多餐,避免食用含咖啡因等刺激胃酸分泌的食物,尤其是在饭后应保持立姿,避免躺卧。

抗酸药:藻酸盐可抑制胃内容物食管反流。H₂ 受体拮抗剂,可以减少胃酸分泌,有效缓解胃灼热感,并且孕期使用是安全的。H_2 受体拮抗剂雷尼替丁每天服用一次或两次可以明显缓解胃灼热感的症状,但孕期应慎用。所以孕妇出现胃灼热感,首先应建议改善饮食习惯,对于症状严重,若改善饮食习惯无效,可以使用抗酸药。

2. 便秘 妊娠期间容易发生便秘,妊娠期间,由于孕激素水平升高,导致胃肠道蠕动减慢,食物在肠道停留时间延长,而且与纤维素摄入减少亦有关系。

孕妇便秘，首选是调节饮食，例如补充含纤维素的食物麦麸、小麦等，适当饮水。当纤维素添加效果不好时，可考虑使用缓泻剂。

3. 静脉曲张 表现为大腿内侧蓝色曲张的静脉，可伴有瘙痒和全身不适感，脚和脚踝亦可水肿，是孕期经常出现的症状，并不会对胎儿发育带来危害。没有特别有疗效的治疗，弹力袜可以改善症状，但不能阻止静脉曲张的发生。

4. 阴道分泌物增加 在妊娠期间，妇女阴道分泌物较未孕时期增加。但是如果伴有浓烈的异味、外阴瘙痒、红肿或者伴有尿痛，则可能合并细菌性阴道病、霉菌性阴道炎、滴虫性阴道炎。而且其他生理或其他病理条件下也会导致阴道分泌物增加，如阴道过敏反应等。出现上述症状应及时就医，在医生指导下用药。由于孕中期妊娠比较稳定，不论孕早期或中期发现的生殖道感染的局部治疗多在孕中期施行。并且应当争取达到治愈，以免产时威胁胎儿造成分娩中受染。

5. 腰背痛 大部分孕妇在第5~7个月出现症状，而且晚上症状较重。妊娠期间背痛可能是由于子宫重量的增加及位置的改变，妊娠激素松弛素影响盆底肌肉松弛的原因。在水中进行健身运动、合理休息可以明显缓解妊娠背痛症状，按摩疗法、脊柱推拿、对治疗背痛有效，但是目前尚缺乏循证医学评价依据。

6. 耻骨联合痛 耻骨联合痛是盆腔部位的不适感和疼痛感，可以向大腿内侧及会阴部放射，程度可轻重不一，但是令人无法忍受的疼痛，应考虑病理因素所致。耻骨联合痛在妊娠期间的发生率为0.03%~0.3%，大部分出现在妊娠中晚期。目前尚无有效治疗方法，减轻骨、关节疼痛的药物在孕期使用并不合适。

7. 阴道出血

（1）晚期流产：晚期流产有停经史及早孕反应，阴道出血量或多或少，有部分妊娠组织物排出，并伴有阵发性下腹痛，也有不痛者，有的有羊水流出。

（2）前置胎盘：前置胎盘是妊娠期的严重并发症之一。由于胎盘位置不固定，随妊娠子宫增大子宫下段增长，在妊娠早期及中期仅诊断为胎盘前置状态。临床资料显示，妊娠中期时，胎盘占据宫壁面积的1/2，因此，胎盘贴近或覆盖宫颈内口的机会较多。但在妊娠晚期时，胎盘面积仅占宫壁面积的1/4~1/3，中央性前置胎盘可能变为低置或部分性前置胎盘，而后两者可能变为正常位置的胎盘或低置胎盘，有近80%的"前置胎盘"会变为正常。

妊娠中期，胎儿生长速度快，羊水量相对较多，子宫下段延伸，而附着于宫颈内口处的胎盘不能相应伸展，导致前置部分的胎盘附着处剥离，引起出血。出血量多少和次数与前置胎盘类型关系密切。出血量少对母儿影响不大，如出血量大，孕妇可能会出现休克症状，胎儿可能会因为缺血、缺氧而死亡。

妊娠中期时，前置胎盘状态的治疗主要是期待疗法，在

孕妇安全的前提下，继续延长胎龄。孕妇应绝对卧床休息，保持良好情绪，禁止性生活、阴道检查、肛门检查、灌肠及任何刺激，辅以止血、纠正贫血、抗感染以及抑制宫缩的治疗。

（3）胎盘早剥：患者往往有腹部外伤史，或有慢性高血压、慢性肾炎等合并症，要特别警惕妊娠期高血压疾病。有的孕妇长时间卧床，妊娠子宫压迫下腔静脉，使子宫静脉压升高，导致蜕膜静脉床出血也可引起胎盘剥离。分为显性剥离和隐性剥离。出血多时，可导致休克或子宫胎盘卒中，严重时还可导致凝血功能发生障碍。如果诊断为重型胎盘早剥，剥离面积超过胎盘的1/3，为了抢救孕妇的生命，应立即行剖宫产术。

尽管孕中期是整个妊娠期风险较小的阶段，但也要注意保健，适量运动，一旦出现阴道出血，应及时到医院就诊明确诊断。因为除了上述原因外，还要考虑到宫颈病变、息肉、阴道静脉曲张造成的出血。

8. 预防妊娠并发症 预防妊娠并发症，最主要的是预防造成孕产妇主要死因之一的妊娠期高血压疾病。防治妊娠并发症本属孕晚期保健重点之一，但时常需从孕中期开始预防，到孕晚期后，可能已发病。重度妊娠期高血压疾病的发生与保健服务水平有重要关系。孕妇出现血压增高、头昏头痛、严重恶心、呕吐、下肢水肿、视物不清、尿蛋白阳性时，要考虑妊娠期高血压疾病、子痫前期或肾炎的可能。例如筛查高危后，对适合对象补钙补硒或做其他预防常需从中期开始。

孕妇由于生理的变化出现血液被稀释，约有1/4的孕妇会发生不同程度的贫血，但重症贫血并不多见。孕妇发生贫血除了生理因素外，还与膳食有关，蛋白质、铁摄入不足，不能满足生理需要，容易造成缺铁性贫血；也有些孕妇因患有慢性萎缩性胃炎、慢性肾炎、钩虫病等。妊娠期间要进行定期检查，血红蛋白<105g/L，血清铁蛋白<12μg/L，补充元素铁60~100mg/d。孕妇可多进一些含铁元素多的食物，如猪肝、猪腰、瘦肉、猪血、鸡血、鸡蛋、豆类、新鲜蔬菜等。孕妇发生贫血后要接受医师指导，认真治疗，不要掉以轻心，以免影响母子的健康与生命安全。

随着人群中糖尿病发病率的日益升高，以及GDM筛查诊断受到广泛重视，妊娠合并糖尿病患者不断增多。妊娠合并糖尿病对母儿均有较大危害，孕妇及家属应充分了解该疾病并给予足够的重视。"五驾马车"是糖尿病综合防治的经典策略，即饮食调整、合理运动、药物治疗、疾病监测及糖尿病教育。一旦确诊为GDM，立即对患者进行医学营养治疗和运动的指导，以及如何进行血糖检测的教育等。经饮食治疗3~5天后，测定孕妇24小时的血糖轮廓试验（末梢血糖），包括夜间血糖、三餐前30分钟及三餐后2小时血糖及尿酮体。如果空腹或餐前血糖≥5.3mmol/L，或餐后血糖≥6.7mmol/L，或调整饮食后出现饥饿性酮症，增加热量摄入血糖又超过孕期标准者，应及时加用胰岛素治疗。

9. 孕期传染性疾病母婴传播迟发效应的危害及预防

孕期的各种传染性疾病都有传播给胎儿或新生儿的可能,这种母婴传播的途径及防治均有较多研究及报道。近年来对于小儿先天感染后的迟发效应逐渐引起人们的重视,尤其我国少生优生政策,提高出生质量极为重要。出生质量不只是在出生当时判断,有些出生缺陷会在出生后数年或更长时间才能出现,小儿长大才出现伤残或死亡时,对个人、家庭、社会危害更大。这种迟发异常一部分为遗传性疾病,另一部分即为母婴传播感染(尤其病毒感染)的迟发效应所致。前者在有关章节介绍,现仅就后者进行探讨以便引起更多人的重视及积极地从事预防研究。

孕期感染性疾病常见如 TORCH 感染、各种性传播疾病,此外如流感、腮腺炎、麻疹、水痘、肠道病毒感染等也可见到,并且多有母婴传播的可能。

不论母婴传播的途径是经胎盘传播,上行感染、血行感染或经产道直接接触(经胎儿有破损的皮肤、食管、气管等)感染,均可使胎儿带毒。带毒者的近期反应容易观察到,远期(迟发、潜伏、隐性)效应则常被忽视,儿童期或更迟发生各种疾病很难与孕期联系,因而未能注意加强孕期防治的可能性。

目前已知许多有关先天感染的迟发性疾病,例如有报告先天风疹感染的迟发性障碍,可以在幼儿期甚至青春期渐出现耳聋、高度近视、智障、糖尿病、神经发育迟缓等,尤其糖尿病可以发生在 20~30 岁。又如先天性单纯疱疹病毒,感染小儿的中枢神经系统损伤可以是亚临床型的,以后才渐出现神经系统障碍或智力低下。先天性弓形虫感染可见隐性型,也即无症状型,小儿在生后数月、数年,甚至到成人期才发病。先天梅毒感染中的晚期型或胎传潜伏梅毒,其潜伏期均在 2 年以上,前者发病后的临床表现如成人的 Ⅲ 期梅毒,后者没有症状,但两者梅毒血清反应均为阳性但反应又均较弱。肝炎的母婴传播造成带毒小儿远期肝硬化、肝癌等危险已众所周知。加之,先天感染的婴儿患病症状与一般可有不同,例如有报告先天巨细胞病毒或衣原体感染引起的肺炎常不发热,但有咳嗽、气急、呼吸困难、流涕乃至喘鸣等症状。如想到 CMV 感染要查血清 CMV IgM 抗体阳性,咽拭子及尿可分离出 CMV、X 线呈间质性肺炎改变等,有些感染可以引起败血症、脑炎等病。以上这些特征使人易忽略先天感染问题,因而未能在孕期(尤其孕中期)或产后恰当时期予以诊治而造成后患,远期发病后不再容易治疗。因此,提高对孕产期感染危害的认识,一方面应及时发现及时治疗,尽量减少母婴传播的机会;另一方面要加强对小儿的监护,如有带毒表现,虽未发现临床异常,也应积极采取适当预防性治疗及观察,以防后患。

三、孕晚期保健

妊娠晚期是指妊娠 28 周及以后至临产。妊娠晚期胎儿生长发育最快,例如在孕 28 周时胎儿体重为 1 000g,但到妊 40 周时体重则达 3 000g 以上,平均每 4 周约长 700g,身长平均增长 5cm。因此为保证母儿健康之需要,孕晚期的营养补充及胎儿生长发育监测比孕中期更为重要。并且此时期内,由于胎儿的生长,孕妇的生理负担达到高峰,孕妇的心理负担也加重,出现情绪不稳定,精神上感到压抑,并对即将面临的分娩感到恐惧、紧张、焦虑。对即将出生的婴儿的性别、有无出生缺陷表现出更多的担心,产后工作及家人照顾等安排常常也是困扰孕妇的重要因素。因此孕妇及其家属均需对分娩及产后做好必要的心理和物质准备及母乳喂养的准备等。

在疾病的预防方面,除对妊娠并发症要防治外,还应考虑对母儿合适的分娩方式,以免增加产时产后并发症。例如决定剖宫产时,医生常会考虑手术所需条件是否足够;但对阴道分娩者则常忽略考虑产道条件如何。例如阴道有支原体感染未经治愈或母亲患病毒性肝炎尚有传染性时,阴道分娩的利弊及处理等待加强。因此,孕晚期保健更应较细致地考虑。

(一) 孕晚期保健的重点内容

1. 常规保健 ①询问胎动、阴道出血、宫缩、皮肤瘙痒、饮食、运动、分娩前准备情况。②身体检查,包括心肺听诊、血压、体重,评估孕妇体重增长是否合理;宫底高度和腹围,评估胎儿体重增长是否合理;胎心率测定。妊娠晚期容易发生因胎盘功能不全引起的胎儿生长受限(fetal growth restriction,FGR),在孕 28 周后,胎儿每周体重增长 200g 左右,在孕 34 周前,通过加强营养,静脉给予营养物质,可纠正一部分 FGR。间隔 2 周,连续 2 次,宫高、腹围无明显增长应警惕 FGR。如增长过快要考虑羊水过多和巨大儿的可能,需进一步检查。③近分娩期时,应询问胎动、宫缩、见红等。

2. 发现高危孕妇,进行专案管理,继续监测、治疗妊娠合并症及并发症,按规定转诊。

3. 妊娠晚期辅助检查

(1)必查项目:①血常规、尿常规;②超声检查[评估胎儿大小、羊水量、胎盘成熟度、胎位,有条件可检测脐动脉收缩期峰值和舒张末期流速之比(S/D 比值)等];③36 周后,NST 检查(每周 1 次);④妊娠 35~37 周 B 族链球菌(GBS)筛查;⑤妊娠 32~34 周肝功能、血清胆汁酸检测(妊娠期肝内胆汁淤积症高发病率地区的孕妇);⑥心电图复查(高危孕妇);⑦宫颈检查及 Bishop 评分。

(2)备查项目:①妊娠 35~37 周 B 族链球菌(GBS)筛查,即具有高危因素的孕妇(如合并糖尿病、前次妊娠出生的新生儿有 GBS 感染等),取肛周与阴道下 1/3 的分泌物培养;②妊娠 32~34 周肝功能、血清胆汁酸检测(ICP 高发病率地区的孕妇);③妊娠 32~34 周后可开始电子胎心监护[无应激试验(NST)检查(高危孕妇)];④心电图复查(高危孕妇);⑤宫颈检查及 Bishop 评分。

（二）孕晚期健康教育与保健指导

指导孕妇自我监测胎动；纠正贫血；分娩前生活方式的指导；分娩相关知识(临产的症状、分娩方式指导、分娩镇痛)；营养、心理指导；母乳喂养指导；新生儿护理指导；新生儿疾病筛查；新生儿免疫接种指导。产褥期指导；抑郁症的预防。

1. 营养指导及胎儿生长发育监测 孕晚期不论在热量、蛋白质、维生素、微量元素、矿物质等各方面既需要增加又要求平衡。如某一方面偏高会带来另一方面的不足，因此需要有良好的营养咨询条件。了解孕妇每日营养状况，有无吸收不良，如慢性腹泻等，提供个体的合理膳食指导及必要的营养素补充。监测孕妇体重、血红蛋白等是否在正常范围发展。同时，要认真观察胎儿生长发育的情况。有条件的地方可以辅助定期(中、孕晚期各一次)超声检查。一般情况下可用妊娠图观察，有异常时再进行特殊检查。条件允许时应进行矿物质和微量元素测定，如血钙、磷、锌、铜、铁及尿碘等，进行有针对性的补充。条件不允许时，不要盲目地增补个别元素，以免造成失衡，可以按主要元素每日需要量的一定比例(如 1/3~1/2)较全面补充(有现成合剂)，但必须在医生指导下进行。Ebbs 等报告孕妇营养条件差组死胎率达 3.4%，早产率达 8.0%；营养较好组死胎率为 0.6%，早产率为 3.0%；补充营养组死胎为 0，早产率为 2.2%。说明良好营养及补充必需营养之重要。由于营养好除母亲并发症可以减少外，并且出生质量提高，围产儿、婴儿病死率都会减少，甚至影响到儿童期甚至终生的健康。美国 Emanuel 等有研究称为"代间(intergeneration)影响"，指在恶劣环境下(如战争年代)出生的小儿其下代病死率偏高。可见出生质量不仅影响本人还可影响后代。我国孕产期保健中强调提高出生质量有深远意义。受影响者不只是被保健的这一代，还可影响其下代。

2. 监测胎动 应教会孕妇监测胎动：12 小时的胎动数≥30 次为正常；少于 10 次/12h，提示缺氧。在缺氧的最初阶段，胎儿会变得烦躁不安，这时感觉到的胎动不是减少，相反会有所增加。所以，如果胎动突然变得异常频繁，也应该及时去医院检查。随着缺氧的继续，烦躁不安渐渐变为抑制，于是胎动减少、减弱直至消失。每一胎儿的胎动与自身神经系统及生物钟调节有关，因此孕妇要熟悉自己胎儿的活动规律，如次数增加或减少平时的 1/3 以上，应予以重视。

3. 注意临产的征兆 ①假临产：孕妇在分娩发动前，常出现假临产。假临产的特点是宫缩持续时间短(不超过 30 秒)且不恒定，间歇时间长且不规律，宫缩强度不增加，常在夜间出现、清晨消失，宫缩时不适主要在下腹部，宫颈管不短缩，宫口不扩张，给予镇静药物能抑制假临产。②胎儿下降感：多数初孕妇感到上腹部较前舒适，进食量较前增多，呼吸较前轻快，系胎先露部进入骨盆入口使宫底位置下降的缘故。③见红是在分娩发动前 24~48 小时内，因宫颈内附近的胎膜与该处的子宫壁分离，毛细血管破裂经阴道排出少量血液，与宫颈管内的黏液栓相混排出，称为见红，是分娩即将开始的比较可靠征象。若阴道流血量较多，超过平时月经量，不应认为是先兆临产，应想到妊娠晚期出血如前置胎盘等。

4. 母乳喂养的孕期准备 要想取得母乳喂养的成功，孕期必须做好充分的准备。一般来说，孕妇越早决定母乳喂养，产后越有可能进行母乳喂养，并且母乳喂养持续时间越长。如果孕妇在怀孕期间对母乳喂养充满自信并且相信母乳为婴儿的最佳食品时，其产后更有可能开始并持续母乳喂养。在孕期保健中应当为母乳喂养做好几件事：

（1）心理准备：通过宣传教育使孕妇及家属充分理解母乳喂养的好处、喂养方法的知识等。除采用讲课方式外，还可组织小组活动进行讨论交流，对个别确有困难没有信心的孕妇应进行个别咨询及指导。

（2）作好家庭支持的准备：良好的社会支持也有利于孕妇对母乳喂养自信心的建立和加强。家庭、亲戚朋友以及医务工作者通过鼓励和支持直接或间接地影响孕妇母乳喂养的决定。而医务工作者的母乳喂养知识传授以及技能的加强也会提升孕妇的自信心。孕妇和家属做好心理准备，并且从医院到家庭全都按照保证母乳喂养成功的要求和措施去办，母乳喂养的成功率就会大大提高。

（3）乳房准备：首先检查乳头形状有无下陷等异常。孕 6 个月后每日用温开水毛巾擦洗乳头乳晕若干下，以增加上皮健康，不用肥皂。

对乳头做轻拉伸展练习，遇有平陷者可轻轻向外牵拉，有早产危险者不做。

对乳房进行按摩，促进乳房血液循环，有利于腺体分泌及流通。

在做乳房准备阶段，应穿柔软的棉布乳罩将乳房托起，感觉舒适并保持清洁。不要束胸，以减少衣服对乳房的摩擦。

（4）营养准备：妊娠期和哺乳期都应有充分的营养准备，为母体变化、胎儿发育及乳腺发育和泌乳做好物质准备。例如：Matsumoto 等报告(1995 年)妊娠期与哺乳期骨矿含量变化，发现钙不足哺乳期母亲骨矿含量下降比妊娠期要多。因此孕期还必须做好哺乳期的营养准备。

5. 指导产时、产后的准备 例如可以使孕妇在第一产程中能够主动做好腹部呼吸、按摩等以减轻阵痛，懂得抓紧时间休息，进食、排便、避免疲惫。第二产程时能与医生配合合理用力使分娩顺利进行。

做好产后育儿及产褥期休养中的各种物质准备。

（三）孕晚期常见健康问题的处理

1. 妊娠水肿 身体贮存多余的水分，是为了适应分娩失血及哺乳所需。常见于足部。孕妇要减少盐分摄取，抬高水肿的肢体，穿宽松的鞋袜。快速明显的水肿，可能是子痫前期的先兆，应尽快就医。

2. 腰背疼痛 由于子宫增大,孕妇重心前移,脊柱过度前凸,背伸肌持续紧张加上关节松弛造成腰背痛。有时缺钙,腰背部与骨盆的肌肉酸痛。孕妇在日常走路、站立、坐位、提物等活动时,尽量保持腰部挺直。轻轻按摩酸痛的肌肉。尽量休息,严重者应卧床。孕晚期更应注意补钙。

3. 胸闷 在妊娠的最后几周,增大的子宫上推膈肌,引起呼吸困难。如孕妇贫血也会有这种情况。孕妇用力过度时,会感到呼吸困难,尤其是在上楼或提重物的时候。这种情况下,应尽量休息。在床上休息时,头下多垫一个枕头。如果轻轻活动即有心悸、气促,要区别有无心肺疾病。

4. 心悸 妊娠的时候由于血液中的液体成分血浆增加较多,而红细胞增加较少,血液被稀释,会产生生理性贫血;妊娠后3个月胎儿造血及酶的合成需要较多的铁,孕妇体内储存铁量不足易发生缺铁性贫血;长久站立、空腹或突然站立容易发生头昏心悸,注意摄取含丰富铁剂的食物,如绿色蔬菜、肝类、芝麻等,依医嘱服用铁剂。

5. 腹痛 孕晚期时,经常会出现生理性腹痛。主要原因是随着胎儿不断长大,孕妇腹部以及全身负担也逐渐增加,再加之接近临产,出现宫缩的次数会比孕中期明显增加。有时甚至夜间出现假临产,白天症状即可缓解。同时随着子宫逐渐增大,增大的子宫不断刺激肋骨下缘,可引起孕妇肋骨钝痛。一般来讲这属于生理性的,不需要特殊治疗,左侧卧位有利于疼痛缓解。但也要注意区别病理性腹痛:

(1)胎盘早剥:多发生在孕晚期,孕妇可能有妊娠期高血压疾病、慢性高血压病、腹部外伤。下腹部撕裂样疼痛是典型症状,多伴有阴道流血。腹痛的程度受早剥面积的大小、血量多少以及子宫内部压力的高低和子宫肌层是否破损等综合因素的影响,严重者腹痛难忍、腹部变硬、胎动消失甚至休克等。所以在孕晚期,患有高血压的孕妇或腹部受到外伤时,应及时到医院就诊,以防出现意外。

(2)如果孕妇忽然感到下腹阵发性疼痛,越来越剧烈,有早产或临产的可能,应及时到医院就诊。如果孕妇忽然感到下腹持续性疼痛,应考虑先兆子宫破裂或子宫破裂的可能。

(3)急性阑尾炎:孕早、中、晚期均可能发生。一般人患急性阑尾炎时多数腹部压痛在右下腹,而孕妇右腹部的压痛随妊娠月份的增加而逐步上移。出现急性阑尾炎腹痛的孕妇,一般有慢性阑尾炎病史,并且伴有体温升高等症状。因为孕妇发生阑尾炎后病情发展更为迅速,所以要及时到医院检查治疗。

(4)肠梗阻:如果孕妇孕前做过腹部手术,手术后发生

的肠粘连往往是孕期引发肠梗阻的原因。孕妇发生肠梗阻缺乏典型症状,所以一旦感到腹痛并伴有呕吐、腹泻,应及早去医院检查。

(5)胆石症和胆囊炎:由于受到妊娠生理变化的影响,如果孕前有胆石症,稍有不慎便极易导致胆囊发炎。胆囊发炎时出现上腹疼痛、恶心、呕吐、发热,且疼痛会因饮食引起或加剧。孕妇应注意细嚼慢咽,一餐不宜吃过饱,少吃脂肪含量多的食品。

6. 防治妊娠并发症 现仅就目前临床行之有效或正在研究中的一些妊娠常见并发症的预防方法和途径重点介绍,有些尚待进一步探索和研究。

(1)妊娠期高血压疾病:由于妊娠期高血压疾病发病原因复杂,有些尚不明确,因此彻底预防还不可能。一般孕期进行妊娠期高血压疾病预防分几个步骤并成为常规。早期针对妊娠期高血压疾病的常见危险因素进行筛查、早期干预。凡遇有高危因素的孕妇应认真观察妊娠期高血压疾病症状体征的出现。加强健康教育,给予生活工作指导。例如睡眠应采取左侧卧位,多休息,按期产前检查,出现异常情况时及时接受治疗。有贫血或其他慢性病者应给予孕前或早期积极纠正或治疗。同时加强营养指导,如补钙、硒等。许多研究证明,孕期营养素缺乏与妊娠期高血压疾病发病关系密切。此外,蛋白质或微量元素铁、锌及维生素A、维生素B、维生素C及维生素E等不足均与妊娠期高血压疾病有一定关系。这些因素如单一补充会有实际困难,因此将食物中如奶粉、豆粉内强化适量的多种维生素及微量元素在妊娠中晚期食用,对防病及母儿健康会大有裨益。

总之,目前对妊娠期高血压疾病的预防研究已有不少成绩。认真实施孕期保健,积极开展妊娠期高血压疾病的预防工作,或是早期发现早期治疗,对降低孕产妇围产儿病死率是有效可行并能够推广的。

(2)胎膜早破:胎膜早破近年来有逐渐增高的趋势。分为足月胎膜早破和早产胎膜早破,胎膜早破的妊娠结局与破膜时孕周有关。孕周越小,围产儿预后越差,常引起早产及母婴感染。导致胎膜早破的因素很多,往往是多因素相互作用的结果。但是生殖道病原微生物上行性感染是其主要原因之一。其他,如双胎、羊水过多等使羊膜腔压力增高、胎膜受力不均、维生素C、铜元素等部分营养素缺乏或宫颈内口松弛,都易引起胎膜早破。一旦发现阴道流液,应立即就诊。

(熊 庆 王临虹)

第三节 分娩期保健

分娩期保健(intrapartum care)又称产时保健。妊娠满28周及以后,从临产发动至胎儿及其附属物排出母体的过程称为分娩。分娩是一种自然的生理过程,但若缺乏完善的产前检查或分娩的四因素(产力、产道、胎儿和精神心理因

素)异常,造成难产,或处理不及时或不妥当,产妇、胎儿及新生儿可能受到不同的损伤甚至死亡。因此,分娩期是围产保健工作的重要环节。产时保健也就是指分娩与接产时的各种保健及处理,这段时间很短但很重要且复杂。正常情况下,良好的孕期保健能减少很多分娩时的问题,这也是产科学重点之一。因此,提倡住院分娩,避免在家中分娩因抢救不及发生意外,能有效地降低孕产妇和胎婴儿的死亡率。

一、待产检查处理

1. 既往史 详细再次询问病史及阅读孕产妇围产期保健卡、产前检查记录,注意是否有异常情况。

2. 产科病史 认真填写产科病历,包括夫妇双方的年龄、职业、血型、健康状况、烟酒嗜好;此次妊娠情况,有无孕期出血史、皮肤瘙痒、孕期患病情况,以及是否有无毒物或有害因素如放射线接触史;月经史、既往妊娠史,是否有自然流产史、不良分娩史,以及在何时何地进行的分娩,新生儿是否健在,产时有无异常,如进行的是剖宫产,应询问剖宫产的原因;内科病史及家族史,注意有无遗传病、高血压及肝炎病史,先天畸形史。体格检查注意发育营养精神状态、胸廓形状、脊柱有无畸形、行走步态是否正常,测量身高、体重、血压、脉搏、呼吸及体温。检查心、肺、肝、脾,观察乳头有无下陷。产科检查注意宫高、腹围、胎位、胎心、骨盆测量、胎先露高低、宫颈条件,以及是否有胎膜早破、阴道流血等。实验室检查血、尿常规、血小板计数、出血和凝血时间、血型、肝功能及艾滋病,以及乙肝、丙肝病毒抗原抗体系统,梅毒血清学测定,特殊情况应做进一步检查。

3. 评估与转诊 通过病史询问、孕期保健的相关资料及查体进行全面的母胎评估。依据评估结果进行风险评级。风险评估为高风险的孕妇,应当结合当地医院的孕妇和新生儿救治条件,在分娩前的合适孕周,及时转诊至有条件处理母儿情况的医院分娩。

4. 健康教育与健康指导 健康教育对于孕妇的妊娠和分娩至关重要,应贯穿妊娠期保健的整个过程。分娩前的健康教育对象包括孕妇及其家庭成员;通过健康教育使他们充分认识到阴道分娩的益处,主动参与和配合分娩过程,从而顺利分娩。健康教育可通过孕妇学校(面授或在线)、助产士门诊等方便孕妇。内容包括临产发动的征象、就医的时机、分娩的生理过程、分娩的相关风险、如何应对疼痛、分娩镇痛的方法及其利弊、产程中能量补给的方式及重要性、不同分娩方式的利弊、分娩期心理指导、拉玛泽呼吸法(有条件者)等。

二、产程处理要点

(一) 第一产程

第一产程,又称宫颈扩张期,指临产开始直至宫口完全

扩张,即宫口开全(10cm)。第一产程分为潜伏期和活跃期。潜伏期是指从规律宫缩至宫口扩张 <5cm。活跃期是指从宫口扩张 5cm 至宫口开全。

1. 健康教育 助产人员应对孕妇讲解分娩方式、产程中如何配合、药物疗效及不良反应、镇痛方法的风险及效果。并进行精神安慰,增强孕妇对阴道分娩的信心。

2. 第一产程的评估和监测 观察及记录产程的进展。对入院孕妇进行快速评估,包括孕妇的生命体征、胎心率、宫缩、胎位、胎儿大小、羊水等情况,评估是否存在产科高危或急症情况以便进行紧急处理。潜伏期每 4 小时进行 1 次阴道检查,活跃期每 2 小时进行 1 次阴道检查;如孕妇出现会阴膨隆、阴道血性分泌物增多、排便感等可疑宫口快速开大的表现时,应立即行阴道检查。

对于产程进展顺利者,不推荐产程中常规行人工破膜术。一旦胎膜破裂,建议立即听诊胎心,观察羊水颜色、性状和流出量,必要时行阴道检查,同时记录。产程中需要通过阴道检查观察并记录宫口扩张及胎先露下降的情况。对于自然临产的孕妇,建议潜伏期每 4 小时进行 1 次阴道检查,活跃期每 2 小时进行 1 次阴道检查。阴道检查内容包括宫颈质地、宫口开大程度、胎先露及其高低。首次阴道检查应了解骨盆情况,已经破膜者应注意观察羊水性状等。观察并记录破膜时间,一旦发现胎膜自然破裂,应立即听胎心,观察羊水性状及羊水量,并记录。对于产程进展顺利者,不建议宫口开全之前常规行人工破膜术。

(1)潜伏期的时长和处理:潜伏期延长的定义是初产妇 >20 小时,经产妇 >14 小时。在除外头盆不称及可疑胎儿窘迫的前提下,缓慢但有进展(宫口扩张和胎先露下降)的潜伏期延长不作为剖宫产术的指征。目前,我国《新产程标准及处理的专家共识(2014)》将潜伏期延长定义为初产妇 >20 小时,经产妇 >14 小时,并且单纯的潜伏期延长不作为剖宫产术的指征。WHO 建议如果母胎状况良好,不推荐在宫口开大到 5cm 前采用医疗干预加速产程进展。

(2)活跃期的时长和处理:活跃期停滞的诊断标准是当破膜且宫口扩张≥5cm 后,如果宫缩正常,宫口停止扩张≥4 小时可诊断活跃期停滞;如宫缩欠佳,宫口停止扩张≥6 小时可诊断为活跃期停滞。活跃期停滞可作为剖宫产术的指征。初产妇的活跃期一般不超过 12 小时,经产妇不应超过 10 小时。若发现活跃期有延长趋势,应进行全面评估和处理,如宫缩欠佳,应予以加强宫缩处理,明确为活跃期停滞者行剖宫产术分娩。在产程中还需要注意个体差异,如孕妇年龄、心理因素、有无分娩镇痛、孕妇休息和饮食状况及胎儿体重因素的影响。

(3)胎儿宫内状况的监测和评估:对于低危孕妇推荐产程中采用多普勒间断听诊胎心并结合电子胎心监护的方式对胎儿宫内状况进行评估。常规行电子胎心监护后,建议第一产程每 30 分钟听诊胎心率 1 次,并记录。根据当地医疗条件,潜伏期应至少每 60 分钟听诊 1 次,活跃期至少每 30

分钟听诊 1 次。对于出现异常情况的孕妇,可适当增加胎心听诊频率;是否进行持续电子胎心监护,应根据医疗机构及孕妇的情况决定。当间断听诊发现胎心率异常时,建议使用电子胎心监护进行监测。

(4)宫缩的监测和评估:以宫缩频率评估宫缩情况。宫缩过频是指宫缩频率 >5 次/10min,持续至少 20 分钟。当发现宫缩过频时,建议停止应用缩宫素,必要时可给予宫缩抑制剂。

(5)分娩镇痛:根据孕妇的疼痛情况,鼓励采用非药物方法减轻分娩疼痛,必要时根据其意愿使用椎管内镇痛或其他药物镇痛。

3. 第一产程的处理和照护 全身麻醉低风险的孕妇分娩过程中可根据自己的意愿进食和饮水。饮用碳水化合物饮品并不能改善母儿结局,可根据孕妇需求选择产程中的饮品。不建议阴道分娩前常规进行会阴部备皮。产程中建议根据孕妇意愿选择其舒适的体位。推荐低危孕妇在产程中适当活动。不推荐常规肠道准备。分娩过程中尽量为孕妇提供舒适的环境,并给予精神鼓励。

(二)第二产程

第二产程,又称胎儿娩出期,是指从宫口开全至胎儿娩出的全过程。

1. 健康教育 助产人员应告知孕妇第二产程时长因人而异。助产人员应充分告知孕妇第二产程各种分娩体位的益处及风险,协助孕妇根据自己的意愿选择分娩体位。

助产士应及时给予孕妇健康教育,告知孕妇新生儿出生后即刻母婴皮肤接触(skin-to-skin contact)、早哺乳、早吸吮的益处。

2. 第二产程的评估和监测 第二产程中应监测胎儿宫内状态,并对产力、胎先露下降程度进行评估,特别是当胎先露下降缓慢时,要注意除外宫缩乏力,必要时予缩宫素加强宫缩,同时还需对胎方位进行评估,必要时手转胎头至合适的胎方位。鼓励对医护人员进行阴道手术助产培训,由经验丰富的医师和助产士进行阴道手术助产是安全的。对于初产妇,如未行椎管内镇痛,第二产程超过 3 小时可诊断第二产程延长;如行椎管内镇痛,超过 4 小时可诊断。对于经产妇,如未行椎管内镇痛,超过 2 小时可诊断第二产程延长;如行椎管内镇痛,超过 3 小时可诊断。不推荐在第二产程采用宫底加压的方式协助胎儿娩出。经阴道分娩的孕妇不推荐常规行会阴切开术,但应采取会阴保护以减少损伤。推荐采用椎管内镇痛的初产妇在第二产程开始时即在指导下用力。

3. 第二产程的处理和照护 第二产程的照护对于整个产程的进展非常重要,助产人员应结合孕妇的实际情况进行;如会阴护理、产妇体位、根据当地的医疗条件,为孕妇提供家庭化的分娩环境,可以减少镇痛药的使用,降低会阴侧切率,提高对分娩过程的满意度,鼓励家属陪产,给予孕妇精

神支持。

(三)第三产程

第三产程,又称胎盘娩出期,是指从胎儿娩出后至胎盘胎膜娩出,即胎盘剥离和娩出的全过程,需 5~15 分钟,不应超过 30 分钟。

1. 健康教育 助产人员应对孕妇讲解第三产程过程,宣教母乳喂养、早期皮肤接触的益处,并讲解如何完成母乳喂养和如何识别新生儿的觅乳信号。告知产后会阴伤口的护理方法。

2. 第三产程的评估和监测 第三产程应注意监测产妇的生命体征、评估子宫收缩情况、检查胎盘和软产道,准确估计出血量、及早识别产后出血等情况。第三产程超过 30 分钟,或未超过 30 分钟胎盘未完全剥离而出血多时,在做好预防产后出血的准备下,建议行手取胎盘术。建议对不需要复苏的正常足月儿延迟脐带结扎。延迟脐带结扎是指在新生儿出生后至少 60 秒后,或等待脐带血管搏动停止后再结扎脐带。对于有条件的医疗机构建议常规行脐动脉血血气分析。

(1)应用缩宫素预防产后出血:对所有产妇在第三产程使用宫缩剂以减少产后出血。首选缩宫素,在胎儿前肩娩出后静脉滴注稀释后的缩宫素 10~20U,或在胎儿前肩娩出后立即肌内注射缩宫素 10U。

(2)评估子宫收缩情况:胎盘胎膜娩出后,检查并确定胎盘胎膜完整性,推荐对所有产妇进行产后子宫收缩情况的评估,尽早发现宫缩乏力。应注意观察、测量并记录出血量,同时监测生命体征。如发生产后出血,对于已预防性使用缩宫素的产妇,不推荐为预防产后出血而采取持续子宫按摩。

(3)需要行手取胎盘术的情况:若胎盘娩出前出血多时,应由医师行手取胎盘术。第三产程超过 30 分钟,胎盘仍未排出但出血不多时,应排空膀胱后,轻轻按压子宫并使用宫缩剂,如胎盘仍不能排出,应行手取胎盘术。

(4)检查软产道裂伤:应仔细检查会阴、小阴唇内侧、尿道口周围、阴道、阴道穹窿及宫颈有无裂伤。若有裂伤,应立即缝合。修复Ⅰ度和Ⅱ度裂伤时不需要常规使用抗生素。出现Ⅲ度和Ⅳ度裂伤者推荐应用广谱抗生素预防感染。若经处理仍有活动性出血应警惕子宫下段裂伤。

(5)延迟脐带结扎:对于不需要复苏的正常足月儿和早产儿推荐延迟脐带结扎(delayed cord clamping)。延迟脐带结扎是指在新生儿出生后至少 60 秒后,或等待脐带血管搏动停止后(出生后 1~3 分钟)再结扎脐带。但对于窒息需要复苏的新生儿则应立即断脐。

3. 第三产程的处理和照护 推荐无合并症的新生儿应在出生后尽早与母亲进行母婴皮肤接触,以预防新生儿低体温并且促进母乳喂养。对于出生时羊水清亮且出生后已建立自主呼吸的新生儿,或虽存在羊水污染但有活力的新生儿,不推荐采用口鼻吸引的方式常规清理呼吸道。建议在新生儿基本生命体征稳定后对其进行全身体格检查,包括检查

外观有无畸形,测量身长、体重等,并准确记录。

（1）产妇:①密切关注产妇的生命体征,观察并记录心率及血压的变化;②观察子宫收缩情况:每15~30分钟观察1次子宫收缩情况;③评估阴道流血情况;④观察产妇软产道裂伤情况:根据具体伤口情况选择缝合方式;⑤关注产后膀胱充盈和排尿情况。

（2）新生儿:①擦干及保暖:新生儿娩出后,立即将新生儿置于母亲腹部的干毛巾上,彻底擦干,并注意保暖。②目前并无证据支持使用洗耳球或导管对健康足月新生儿进行口鼻咽吸引有益处。必要时(分泌物多或有气道梗阻)可用洗耳球或吸管(12或14F)清理口鼻腔分泌物,但是避免过度用力吸引。③当羊水胎粪污染时,应评估新生儿有无活力,新生儿有活力时,继续初步复苏;新生儿无活力时,应在20秒内完成气管插管,并用胎粪吸引管吸引胎粪。④母婴皮肤接触:将新生儿以俯卧位(腹部向下,头偏向一侧)与母亲开始皮肤接触,皮肤接触的同时处理脐带,皮肤接触时间至少90分钟。出现以下情况不进行母婴皮肤接触:新生儿严重胸廓凹陷、喘息或呼吸暂停、严重畸形,以及产妇出现医疗状况需紧急处理。⑤观察新生儿:评估和记录新生儿1、5、10分钟Apgar评分,每15分钟监测新生儿体温和呼吸。⑥观察新生儿觅乳征象,指导母乳喂养:当新生儿出现流口水、张大嘴、舔舌或嘴唇、寻找或爬行动作、咬手指动作时,指导母亲开始母乳喂养,并密切观察,保证新生儿面部无遮挡且气道无堵塞。

（四）产后的评估及照护

1. 健康教育　在产后阶段对产妇进行健康教育具有非常重要的意义。产后健康教育的内容主要包括:①母乳喂养宣教:实施个性化的母乳喂养自我效能干预措施以增强母乳喂养的信心;出院之前应向产妇及家属讲解并示范挤奶的方法;提供持续、主动的母乳喂养服务以满足母婴个性化的需求;家庭成员如伴侣纳入母乳喂养宣教对象。②产褥期如出现伤口愈合不良、阴道流血多等异常情况应随时就诊;如无异常,推荐产后6周后复诊,评估会阴及子宫等的恢复情况、母乳喂养情况以及避孕需求并提供相应的咨询服务。

2. 评估和监测　产后的评估包括产妇的生命体征、阴道流血、宫缩等情况,注意产妇的不适主诉,早期识别和发现产后高危或急症情况以便及时处理。

（1）产后2小时内:第1小时,每15分钟检查1次生命体征、宫缩和阴道流血情况并记录;第2小时,每30分钟检查并记录1次。注意产妇的疼痛情况和其他不适主诉。及时发现产后出血、会阴血肿等异常情况,并给予相应处理;对于高危产妇需延长观察时间至产后4小时或病情平稳后方可转出产房。

（2）产后24小时内:仍为发生产后出血的高危时段。在这段时间内,需关注产妇的生命体征、阴道流血、子宫收缩情况、宫底高度、排尿情况以及其他不适主诉,及时发现异常

并处理。在医疗保健机构正常阴道分娩的产妇,如果母婴健康,推荐观察至少24小时后再出院。

3. 产后处理　根据产妇情况选择减轻会阴不适感的方法,如应用局部治疗(如冷敷或热敷)、局部麻醉剂或口服止痛药物等。产后会阴阴道血肿通常出现在分娩后24小时内,小血肿可能无症状,但大多数血肿会引起疼痛和占位效应。应注意产妇的主诉,并对腹部、外阴、阴道和直肠进行彻底检查(包括观察外生殖器、阴道和宫颈),以确定血肿位置和大小。

（1）饮食:产褥期膳食应注意多样化,以满足营养需求,无特殊禁忌。

（2）排尿和排便:鼓励产妇尽早自行排尿,并观察尿量。鼓励产妇高膳食纤维饮食和多喝水,预防产后便秘。

（3）观察子宫复旧和恶露情况:观察子宫复旧、恶露性质和量的情况,同时指导产妇如何观察恶露。

（4）会阴护理:保持会阴伤口的清洁、干燥。应告知产妇保持会阴伤口清洁和舒适的方法,以及如何识别异常征象(如感染)。受伤口类型、季节、产妇自身因素等的影响,会阴伤口的恢复速度存在个体差异。减轻会阴不适感的方法包括局部治疗(如冷敷或热敷)、局部麻醉剂和口服止痛药物。具体治疗方案的选择需个体化。

三、产时五防、一加强

我国卫生部针对产时保健中反映出来的问题提出了"五防、一加强"的保健重点,虽然有近40年的历史,现在看来仍需要强调。

（一）防出血

产科出血尤其产后出血是我国农村孕产妇死亡的第一位死因。因此预防产后出血应为产时保健一大重点。预防措施包括:①做好孕期保健,定期产前检查,详细询问病史,全面体格检查及化验检查(血常规、血型、肝功能),筛选出具有出血倾向的患者;②密切观察产程进展,及时发现骨盆狭窄、头盆不称,掌握阴道助产及剖宫产指征;③密切观察子宫收缩力,预防急产与滞产;④正确处理第二产程,尽量避免软产道损伤;⑤识别胎盘剥离征象,正确协助胎盘娩出;⑥正确测量出血量,以免对产后出血量估计不足;⑦产后应在产房观察2小时;⑧产后提倡早喂奶。新生儿吮吸母亲奶头可刺激宫缩,有助于子宫的复旧。

（二）防感染

感染主要指孕产妇患产褥期感染和新生儿感染败血症。预防的主要措施包括:①严格执行感控制度,注意接生和手术的无菌技术和按操作规程接生。②加强产前、产后的健康教育,纠正贫血。③防止产后出血,产后仔细检查产道,发现损伤及时修补;有胎盘、胎膜残留应及时清除。④严格掌握剖宫产指征,因剖宫产术后子宫内膜炎的发生率高于阴

道分娩者。⑤合理使用抗菌药物。

（三）防滞产

滞产指分娩总产程达到或超过 24 小时者。因产程延长、孕妇过度衰竭、代谢紊乱引起产妇产后出血，产后感染、产道损伤，严重时可因胎先露压迫软产道过久而导致组织缺血坏死，形成生殖道瘘管。滞产可引起胎儿窘迫和新生儿窒息、新生儿肺部感染及颅内出血，围产儿死亡明显高于正常分娩者。预防的主要措施包括：①关心产妇的休息和饮食。早期了解孕妇的酸碱平衡状态，保证水和电解质的平衡。②加强产妇心理照护，改进分娩模式，如开展导乐分娩。③严密仔细观察产程，推广使用产程图，可及时发现异常产程，预防滞产的发生。④经严密观察排除了产道和胎儿因素所致的产程延长，确为产力不足可以静脉滴注缩宫素和/或人工破膜加强宫缩，促进产程进展。⑤进入第二产程者，应根据母儿状况，适时决定分娩方式。⑥第三产程延长多因宫缩乏力，或由于胎盘的粘连、植入，也见于因膀胱充盈而影响胎盘的娩出，故应查明原因，针对原因进行处理。

（四）防产伤

产伤包括分娩时母亲的软产道损伤和因难产所致的胎儿骨折、脱臼、神经损伤，以及胎儿宫内缺氧而导致的各脏器损伤及颅内出血等。当产妇软产道扩张的程度超过其最大承受限度时，则可造成损伤。胎儿因缺氧所致的损伤，主要由于妊娠并发症或合并症引起子宫血流内红细胞携氧不足或通过胎盘的血流量减少，影响胎儿血液供应所致；临产后第一产程、第二产程延长，脐带因素或阴道助产不当也可导致。胎儿的骨折、脱臼、神经损伤则主要因阴道助产不当所致。预防的主要措施包括：①加强产前保健，及时发现及处理孕妇的妊娠合并症及并发症。胎位异常如横位、臀位应放宽剖宫产指征，以免经阴道分娩造成新生儿的损伤。器械助产应严格掌握适应证和操作规范。器械助产前应导尿，会阴切口应较大，胎儿娩出后应常规检查宫颈。②加强产程观察，及时诊断骨盆狭窄或头盆不称，识别先兆子宫破裂的征象，给予相应处理。③严格掌握产程的处理常规及剖宫产指征，按正规的操作方法接产，保护好会阴。④产后常规检查软产道，若有裂伤应立即缝合。⑤严禁腹部加压助产或滥用缩宫素。

（五）防窒息

胎儿窘迫或新生儿窒息常是事先难以预测，但又危害很大的并发症。窒息在围产儿死因中居首位。孕妇患高血压、妊娠期高血压疾病、慢性肾炎、糖尿病、过期妊娠胎盘老化等，均使微小动脉供血不足影响子宫胎盘绒毛气体交换，而导致胎儿缺氧；孕妇严重贫血、妊娠合并心脏病心力衰竭、前置胎盘、胎盘早剥可使子宫血流红细胞携氧不足，或胎盘血量减少影响对胎儿的供氧。临产后产程延长，胎头受压过久、脐带绕颈、脐带过短或脐带前置受压均可使胎儿缺氧；宫缩过强过密会使胎盘灌注减少而造成窒息。胎儿宫内窒息应及时处理治疗，延误时间重则死亡，或即使存活，可能因脑细胞严重缺氧而遗留智力障碍。预防的主要措施包括：①对高危孕妇临产，应特别密切监护，注意产程进展，避免滞产；避免宫缩过强过密导致急产，严密动态观察羊水变化。②产时监护胎儿状况；一旦发现胎儿窘迫，应正压给氧，左侧卧位，并积极寻找原因，破膜时羊水有胎粪污染或胎心变化，应立即检查有无脐带前置或脱垂。凡遇胎儿窘迫经保守处理无改善，应尽快结束分娩。行引产或催产者，需特别注意观察产力及胎心情况，一旦发现胎心异常，应停止静滴；若产力过强，应减慢滴数，避免因宫缩过强所致的宫内窘迫。③胎头娩出后，应正确清理干净新生儿口鼻中的黏液及羊水，胎体娩出后再次清理。④新生儿必须置于保暖辐射台上，严格按规范流程操作新生儿复苏，必要时及时请新生儿科医生会诊参与抢救。

（六）加强监护

主要是指产时加强监护。对产妇应严密观察产程，采用产程图。对胎儿严密观察胎心，有条件时采用电子胎心监护仪监护胎心及宫缩。如有异常，产科和新生儿科医生密切配合以便做好初生儿的抢救工作。如产妇有内科合并症如心脏病，应有内科医生在场监护及处理。

必要转诊时应有医务人员陪同，减少振动，注意需要的体位、氧气吸入，维持静脉点滴，沿途密切观察血压、脉搏、宫缩、胎心、阴道出血等。携带必要的急救药物及时处理。

转诊必须考虑周到，按照规范，一次到位，转诊前应与对方做好联系，使患者能到位后即得到有效治疗。

（熊　庆　王临虹）

第四节　产褥期和产后保健

产褥期指产妇从胎盘娩出至全身各器官（乳腺除外）逐渐恢复到未孕状态的一段时期，一般需时 6 周。产褥期保健（puerperium care）指为分娩后至产后 42 天的妇女和婴儿提供规范、系统和连续的医疗保健服务，包括住院期间保健、产后访视和产后 42 天健康检查。产后保健指为分娩后至产后 6 个月的妇女和婴儿身心健康提供规范、系统和连续的医疗保健服务，重点是对有孕产期合并症和并发症及生殖器官等恢复不良的妇女进行管理。

一、常规保健内容

(一) 住院期间保健

助产机构应为产后妇女和新生儿提供在住院期间的医疗保健服务,发现异常及时处理。

1. 产妇保健 ①正常分娩的产妇至少住院观察 24 小时;②加强产后 24 小时监护,及时发现产后出血;③观察体温、脉搏、心率等生命体征,观察腹部或会阴伤口、大小便状况等;④创造良好的休养环境,做好清洁卫生指导;⑤加强膳食和营养指导;⑥提供母乳喂养的条件,开展知识和技能指导;⑦心理卫生指导,注意产妇心理健康;⑧加强对妊娠合并症和并发症的产后病情监测;⑨做好生殖器官恢复和产后避孕指导;⑩进行盆底康复和适宜运动指导与宣教;⑪产妇出院时,进行全面的健康评估,对有合并症及并发症者,应转交当地医疗保健机构实施高危管理。

2. 新生儿保健 ①观察体温、脉搏、心率、呼吸、精神状态等生命体征。②新生儿出生后 1 小时内,实行早接触、早吸吮、早开奶。③对新生儿进行全面体检,测量身长和体重,进行生长发育评估,及时发现异常,及时处理。做好出生缺陷的诊断与报告。④加强对高危新生儿的监护,必要时应转入有条件的医疗保健机构进行监护及治疗。⑤按照国家计划免疫程序,做好新生儿的免疫接种工作(乙肝疫苗、卡介苗),对免疫规划疫苗和非免疫规划疫苗可预防疾病防控知识进行宣传和接种告知。⑥开展新生儿遗传代谢病和听力筛查;有条件或高发地区进行心脏病筛查、氧饱和度检查及地中海贫血检查等。⑦出院时对新生儿进行全面的健康评估。对有高危因素者,应转交当地医疗保健机构实施高危新生儿管理。

(二) 产后访视

基层医疗卫生机构在收到分娩医院转来的产妇分娩信息后,应于产妇出院后 3~7 天、14~28 天分别到产妇家中进行产后访视,出现母婴异常情况应适当增加访视次数或指导及时就医。

1. 产后访视前的准备 ①医院在出院时将产妇按产后休养地住址转到辖区责任社区卫生中心;②社区卫生中心的产后访视员接收到转入产妇的信息,按照产后访视安排事先电话预约上门访视的时间,并做好入户前的《孕产期保健手册》和相关访视物品准备;③产后访视包应配有婴儿秤、布兜、听诊器、血压计、体温表 1~2 支、碘伏、过氧化氢溶液、消毒纱布、棉签、胶布、绷带等物品。

2. 产妇访视内容 ①了解分娩情况、孕产期有无异常及诊治过程;②询问一般情况,观察精神状态、面色和恶露情况;③监测体温、血压、脉搏,检查子宫复旧、伤口愈合及乳房有无异常,了解大小便情况;④提供清洁卫生、膳食营养、生

殖器官恢复及避孕方法等保健指导;⑤进行心理卫生指导,关注产后抑郁、焦虑等心理问题;⑥进行盆底康复和适宜的运动指导与宣教;⑦督促产后 42 天进行母婴健康检查。

3. 新生儿访视 ①了解出生、喂养等情况;②观察新生儿精神状态、吸吮、哭声、肤色、脐部、臀部、四肢活动、大小便等;③进行新生儿体检,测量心率、呼吸、体温、身长和体重等;④提供新生儿喂养和日常护理指导;⑤提供疾病预防、免疫规划疫苗与非免疫规划疫苗等保健指导。

4. 产后访视记录 每次产后访视应及时将访视情况详细记录在《孕产期保健手册》的产后访视表上,填好产妇及新生儿访视记录表,及时录入妇幼信息管理系统。

(三) 产后 42 天健康检查

产妇应于产后 42 天携婴儿到分娩医院或居住地所属卫生服务中心、乡镇卫生院进行产后 42 天健康检查,如母婴出现异常情况应提前及时就医。

1. 产妇健康检查 ①了解产褥期基本情况;②测量体重、血压,进行盆腔检查,了解子宫复旧及伤口愈合情况;③对孕期有合并症和并发症者,进行相关检查,提出诊疗意见;④提供喂养、营养、心理、卫生及避孕方法等指导;⑤进行盆底功能评估与适宜运动指导与宣教;⑥进行血尿常规检查,根据产妇情况可进行盆腔超声等检查。

2. 婴儿健康检查 ①了解婴儿基本情况;②测量身长和体重,进行全面体格检查,如发现出生缺陷,应做好登记、报告与管理;③对有高危因素的婴儿,进行相应的检查和处理;④提供婴儿喂养、儿童早期发展、口腔、疫苗接种等方面的指导;⑤按儿童保健系统管理要求进行定期体检和保健。

(四) 产后 3~6 个月健康检查

建议产妇应于产后 3~6 个月到医疗卫生机构进行产后健康检查,如出现异常情况应及时就医。

1. 产妇健康检查 ①了解产妇基本情况,测量血压、体重,必要时检测血尿常规、血糖及其他检查;②了解月经恢复情况和避孕措施,进行盆腔检查、宫颈癌筛查和随访、盆底功能评估及管理等;③对孕产期有合并症和并发症者,进行相关检查,提出诊疗意见,根据疾病情况进行管理和转诊;④提供膳食营养、母乳喂养、乳房护理、心理保健等指导;⑤进行盆底康复和适宜运动指导与宣教。

2. 婴儿健康检查 婴儿应按照儿童保健规范于出生 3 个月和 6 个月分别去辖区提供儿童保健服务的医疗卫生机构进行儿童健康检查。

二、产妇重点保健内容

(一) 产褥期卫生指导与保健

1. 产褥期卫生指导 包括休养环境和个人卫生的

指导。

2. 产褥期感染预防 应强调注意产褥期卫生，保持外阴清洁，防止会阴伤口感染。指导产妇学会测量体温，观察伤口和恶露性状等。

3. 产后出血预防 产后积极促进母乳喂养，立即进行母婴早接触、早吸吮和早开奶，有利于减少产后出血。加强产后 24 小时内的生命体征及阴道流血量、子宫收缩、膀胱充盈情况的密切监测和记录。鼓励产后尽早下床活动，及时排尿，积极处理尿潴留。产后注意观察子宫复旧及恶露排出情况。若血性恶露量多且持续时间延长，应指导及早就医。预防产褥感染，及时纠正导致产褥期感染的危险因素，避免因感染导致晚期产后出血的发生。对于有产后出血风险的人群，应加强宣教，提高产妇预防晚期产后出血的意识，发现子宫复旧不良与恶露异常应及时就医和处理。

（二）产后营养与体重管理

加强产后妇女营养指导，合理膳食与体重管理有助于产妇全面恢复。

1. 膳食管理 膳食能量摄入按照指南推荐，饮食应均衡且多样化，合理补充营养素，忌烟酒，避免浓茶和咖啡。

2. 体重管理 分娩后体重较孕期明显下降，在产后 6 周左右应基本降至正常非孕期状态。孕前超重、产褥期高能量饮食、久坐、睡眠减少等是导致产后体重滞留的影响因素，产后 1 年内是体重控制的关键时期。产后应保持 BMI 在适宜范围（$18.5\sim23.9kg/m^2$），可通过监测体重和体脂分布，进行体重管理。

（三）产后运动与骨健康

产后运动不仅可以加快身体和生殖系统的恢复，对于预防血栓栓塞性疾病、糖尿病，控制产后体重，减少产后尿失禁的发生，减轻产后抑郁，提高身体免疫力等亦均有益处。

1. 运动指导 经阴道自然分娩的产妇，产后尽早下床活动；剖宫产的产妇术后及时翻身，拔尿管后即可下床活动。运动方式、时间：产后运动可根据身体状况和个人喜好选择不同的运动方式，如腹式呼吸、卧位体操、肌力训练、有氧运动、瑜伽、盆底肌肉锻炼（Kegel 训练）等。

2. 产后骨健康 产后妇女骨量下降发生率较高。有骨质疏松症家族史、钙摄入不足、低 BMI 的产妇产后可进行骨密度检查，积极补充钙剂及维生素 D，多晒太阳，指导适宜户外运动。

（四）产后心理保健

开展产后心理保健服务不仅可改善产妇心身健康状态，还有利于婴儿早期发展。

1. 健康教育和保健指导 利用孕妇学校、孕期产前检查、产后住院期间、产后访视、产后 42 天及产后 3~6 个月健康检查等机会对孕产妇及其家人进行有关心理保健的健康教育和咨询指导。主要内容包括孕产期心理保健的意义、孕产妇的心理变化特点、常见的心理问题及影响因素、抑郁焦虑等症状识别、常用心理保健方法及家庭成员的支持等。

2. 识别高危产妇和测评 在产后住院期间、产后访视、产后 42 天及产后 3~6 个月健康检查时，都要询问产妇目前是否有紧张、焦虑、抑郁等不良情绪，筛查和识别高危产妇。高危产妇包括有精神病史或家族史、不良孕产史、孕期合并症/并发症、新生儿患病住院母婴分离、睡眠障碍、婚姻关系不和谐或配偶有家庭暴力或不良行为（吸毒、酗酒等）、产后缺乏家人支持和照顾等情况的产妇。对有情绪不良的产妇或高危产妇，建议选用相应的心理健康状况测评量表进行测评。常用的心理自评量表包括：爱丁堡产后抑郁量表（Edinbergh postnatal depression scale，EPDS）、患者健康问卷（primary health questionnaire，PHQ-9）、广泛性焦虑量表（general anxiety disorder，GAD-7）等。产后 42 天检查时常规应用心理健康自评量表进行筛查，建议产后 1 年内至少筛查 1 次。

3. 心理咨询和保健指导 运用人际交流和咨询技巧，具备认真倾听、尊重他人、理解他人的感受和经历的同理心。尽可能解答咨询者的疑虑和问题，提供与孕产妇和婴儿健康相关的可操作和实用的指导建议。对筛查异常者做好随访工作。当产妇 EPDS 评分为 9~12 分或 PHQ-9 和 GAD-7 评分为 5~9 分时，妇产科/妇幼保健医护人员可根据引起产妇紧张焦虑和抑郁的具体问题进行心理咨询和指导，提高其认知能力和水平，并指导产妇学习自我心态调整的方法，如转移情绪、释放烦恼、与亲朋好友交流，以及放松训练如瑜伽、冥想等。对于 EPDS 评分≥13 分或 PHQ-9 和 GAD-7 评分≥10 分的产妇，妇产科医护人员要及时转诊至精神心理专科医生，首选心理干预，服用抗抑郁药物治疗对妇女是有益的，接受专科治疗和连续的随访保健，最好能持续 1 年。

（五）母乳喂养

WHO 推荐：纯母乳喂养 6 个月，6 个月以后在添加辅食的基础上继续母乳喂养到 2 岁或以上。

1. 健康教育和指导 从孕妇学校、产科、儿科等各个层面宣传 WHO 倡导的促进母乳喂养的 10 项措施，让孕妇及其家庭在孕期获得母乳喂养的信息，树立坚持母乳喂养的信心，产后尽早开始母乳喂养。

2. 尽早建立母乳喂养行为 鼓励及帮助早吸吮，胎儿娩出后尽早母婴肌肤接触，当婴儿出现觅食反射时鼓励其吸吮乳房；分娩后在产房观察期间要尽可能保证持续的母婴肌肤接触。

3. 实施母婴同室，鼓励按需哺乳 产后母亲和新生儿 24 小时在一起，每天分离的时间不超过 1 小时；指导母亲识别新生儿饥饿征象，每天有效吸吮次数不少于 8~12 次（包括夜间哺乳）；指导母亲掌握正确的母乳喂养相关技能，观察母乳喂哺过程中母婴双方的感受、情绪和哺乳结束后乳房及乳头状态等；加强对剖宫产术后母亲的护理和指导。

4. 及时评估母乳喂养效果 及时评估婴儿体重下降及恢复情况，出生后第7~10天应恢复出生体重，如果体重下降超过正常范围，则要评估母乳喂养情况及查找原因。通过新生儿每天摄入量、大小便次数和颜色评估产后早期的喂养是否充足。不同婴儿个体，早期的喂养次数、摄入量差异很大，没有统一的标准，应结合上述多项指标综合判断。评估婴儿生长曲线，监测体重增长速率，是衡量母乳摄入量的最重要标准。

5. 鼓励纯母乳喂养 除非有医疗上的需要或有母亲书面的知情请求，否则不给母乳喂养的新生儿添加母乳以外的任何食物或液体；如有医学指征需要添加配方奶要有医生的病程记录，并建议用乳旁加奶（短期内高度模仿母乳喂养的方法，帮助回归常规母乳喂养状态）或使用小勺、奶杯的方法加奶。

6. 不要给母乳喂养的新生儿使用人工奶嘴或安抚奶嘴 告知母亲使用人工奶嘴或安抚奶嘴可能影响母乳喂养；评估母亲母乳喂养情况，给乳头条件不好的母亲提供更多的帮助；不建议常规使用假乳头来预防或处理乳头疼痛、乳头扁平或凹陷。

7. 指导产妇母婴分离情况下如何保持泌乳 对于母婴分离的母亲，应在出生后6小时内指导和帮助其用手挤出母乳，每天保证8~12次挤母乳，挤母乳时间持续20~30分钟，注意整个过程要两侧乳房交替进行。

8. 建立母乳喂养社会支持体系 建立母乳喂养咨询门诊和母乳喂养热线电话，由有经验的专业人员负责门诊和电话咨询，让母亲知道门诊服务时间和热线号码。根据当地实际情况，通过"云随访"或线下访视，了解母亲母乳喂养的困难，并给予支持、保护，促进产妇母乳喂养，以便父母及婴儿能够及时获得外援的支持和照护。

9. 母乳家庭储存指导 指导母亲正确挤母乳；可将乳汁短期（<24~48小时）贮存于冰箱冷藏室（≤4℃），或将富余的乳汁长期（<3个月）贮存于冰箱冷冻室（<18℃）。

10. 母亲特殊情况下的母乳喂养

（1）母亲用药与母乳喂养：如果母亲需要用药治疗，医生应尽可能地为母亲选择对婴儿安全的药品。如需暂时停止母乳喂养，可选择母乳代用品暂时喂养，此期间母亲应挤奶以保持乳房泌乳状态。

（2）母亲人类免疫缺陷病毒感染：对于人类免疫缺陷病毒（human immunodeficiency virus，HIV）感染的孕产妇，一般建议人工喂养；对于不具备人工喂养条件者出生最初6个月选择纯母乳喂养（最好消毒后喂养），同时积极创造条件，尽早改为人工喂养；禁忌混合喂养。

（3）肝炎：乙型肝炎感染的产妇如果婴儿已接种了乙肝疫苗及乙肝免疫球蛋白（HBIG）也可进行母乳喂养；甲型肝炎急性期暂停母乳喂养，隔离期过后可以继续母乳喂养；丙

型肝炎母亲母乳喂养不会增加婴儿感染的机会，建议母乳喂养。

（4）梅毒感染：分娩前已接受规范治疗的孕期梅毒患者，不管抗体滴度高低，产后均可进行母乳喂养；如果分娩前未规范治疗或临产前1~2周才确诊者，建议暂缓直接母乳喂养，但乳汁消毒后可哺乳，同时尽快开始治疗。疗程结束后，可直接母乳喂养。

（5）流感：母乳喂养可提高抵抗力，减少婴儿呼吸道感染，因此鼓励患流感的母亲进行母乳喂养。但需注意，流感起病最初2~3天建议母婴隔离，可将乳汁挤出哺乳，乳汁无需特别处理；流感恢复期无明显喷嚏、咳嗽时，可指导母亲在哺乳前做好自身清洁，如洗脸、洗手、戴口罩等，即可直接哺乳。

11. 母乳喂养常见问题指导

（1）乳头扁平或内陷：乳头扁平或内陷大部分是先天性的，在孕期不建议直接干预；产后做好早接触、早吸吮，环抱式喂奶，并结合乳房按摩、手或矫正器轻拉乳头，做乳头十字操等方法帮助乳头突出。如果经过努力仍不能有效含接时，可以挤出乳汁用杯子或小勺子喂婴儿，同时母亲应不断地与婴儿进行肌肤接触，使婴儿经常有机会试含接母亲的乳房。

（2）乳头皲裂、乳头疼痛：开始哺乳的最初阶段，部分母亲会发生乳头疼痛，如果不注意喂养方式、乳房护理，会演变成乳头皲裂。一旦发生乳头皲裂，需改善衔乳方式，采用不同的哺乳姿势。分解婴儿吸吮时对乳房的压力而缓解疼痛；先喂不疼或相对不疼的那侧乳房；不要等到孩子饥饿时再哺乳；每次喂奶前后常规挤出少量乳汁涂在乳头和乳晕上，也可用100%纯羊脂膏涂抹乳头；如两侧乳头严重皲裂难以愈合或母亲感觉乳头疼痛难以持续哺乳，可以暂停直接吸吮母亲乳房，将乳汁挤出用杯子或小勺喂哺婴儿。

（3）乳房肿胀：乳房过度充盈，乳汁排出不顺畅，会出现乳房胀痛、水肿，局部皮肤发亮、发红，体温增高等现象。解决方法是：首先需坚持按需喂奶，婴儿正确含接乳头；如果因乳房肿胀无法哺乳，可在喂奶前配合热敷、按摩乳房或热水沐浴等刺激泌乳反射，并疏通乳腺管，促进乳汁排出。

（4）乳腺管阻塞和乳腺炎：早期乳腺管阻塞表现为乳房皮肤发红，通常不发热，如不及时处理可出现乳房红、肿、热、痛加剧，伴有畏寒发热、头痛等全身不适，发展成乳腺炎。早期预防的方法是及时哺乳，疏通乳腺管，采用多种姿势哺乳，促进乳汁的排出。侧卧位时避免乳房受压；哺乳时建议先喂健侧乳房，等射乳反射建立后再换到受累侧乳房；指导母亲选择合适的内衣，充分休息放松心情，如乳房肿胀明显并伴有乳房硬块、发热，需寻求专科医生帮助，遵医嘱合理使用抗生素。

（5）乳汁不足：产后母亲感到乳房空虚，婴儿持续吸吮却听不到连续吞咽声，放开奶头孩子马上又啼哭，孩子大小便次数减少，体重不增。造成这一现象的原因很多，针对具体原因来处理。首先教会产妇观察婴儿是否真的摄入不足，产妇要保持良好的情绪，树立纯母乳喂养的信念，让婴

儿频繁有效地吸吮乳房（24小时内至少10次，每次两侧乳房吸吮时间不少于10分钟）；告知母亲再泌乳或增加乳量的机制，鼓励夜间哺乳，母亲应与婴儿同步休息；保证母亲丰富的营养摄入，必要时在医生指导下给予中药辅助治疗；指导母亲使用奶杯、小勺或乳旁加奶方法；观察婴儿尿量，定期检查婴儿体重增长情况，以确定婴儿是否得到足够的奶量。

（六）产后避孕

产后夫妇不论是否有再生育意愿，都需要了解和掌握相关的避孕知识。WHO倡导"产后至少间隔24个月后再考虑受孕，以减少孕妇、围产儿和婴儿的健康风险"。产后保健服务中必须提供产后避孕的相关健康教育和服务，以保证产后夫妇在分娩后2年内，有效安全地使用各种避孕措施，避免短期内再次受孕。

1. 健康教育 增强产后夫妇避孕意识、及早实施产后避孕，避免产后短期内意外妊娠的风险。①主要内容：产后生育力恢复与产后时间长短、是否哺乳相关。未哺乳者，在产后4周左右出现排卵。产后1年内怀孕，特别是剖宫产术后1年内，再次怀孕对母儿健康风险增加。产后1年内人工终止妊娠会增加子宫损伤、出血、感染、宫腔粘连等并发症的风险。产后避孕常用的方法及特点，尤其是高效可逆及永久避孕措施的优缺点和使用时机，配合母乳喂养的宣传，传授哺乳闭经避孕法的相关知识。②健康教育形式：可以在孕妇学校的集中时间宣传。也可以在候诊区域播放科普视频、摆放宣传展板、放置宣传资料；鼓励采用新媒体形式如微信公众号向服务对象推送产后避孕科普知识。

2. 个性化咨询指导 在产后病房及产后访视等时机，医护人员应为产后夫妇提供个性化指导，澄清产后避孕的误区，根据分娩方式、哺乳方式和产后时间及其健康状况，推荐、指导并帮助知情选择适宜的避孕措施：①对已完成生育计划或因严重的内外科疾病不宜再次妊娠分娩的夫妇，建议采用长效避孕措施，包括永久性的女性或男性绝育手术；②对2年后有生育计划的夫妇，建议使用长效可逆避孕措施，如宫内节育器、皮下埋植剂和长效避孕针等；③对选择使用避孕套避孕夫妇强调正确持续使用的必要性和使用注意事项；④对使用安全期、体外排精等避孕措施产妇，告知这些方法避孕效率相对较低，建议尽早转换为高效可逆的避孕措施；⑤对未哺乳产妇也可在产后3周后使用复方口服避孕药避孕，按药物说明书服用，不要漏服；⑥如果夫妇中有STI/HIV疾病高发风险，建议采取双重保护措施，如在采取高效避孕措施的同时加用避孕套；⑦与夫妇双方确认避孕选择及落实时机，帮助将选择的方法落实到位，包括发放相关药具或在医院放置等；⑧告知后续自主使用的避孕药具补充方式；⑨预约产后42天随访时或在避孕方法使用后1~3个月随访。

（七）产后盆底功能障碍性疾病

产后盆底功能障碍性疾病（pelvic floor dysfunction,

PFD）包括产后排尿异常（尿潴留、尿失禁等）、盆腔脏器脱垂、盆底肌筋膜疼痛（会阴部疼痛、性交疼痛、腰骶部疼痛等）、产后性功能异常、产后排便异常等。

1. 健康教育与保健指导 ①避免长时间负重、久站、久坐、久蹲等，养成良好的排便排尿习惯，避免熬夜、过度饮咖啡饮浓茶；②加强孕期体重管理，避免体重增长过多，减少巨大儿的发生；③建议从孕前开始学习进行正确的盆底肌训练（Kegel运动）、孕产期及产后学习相关的形体运动，加强核心肌群力量，协调盆腹动力；④规范处理产程，控制会阴侧切及阴道器械助产；⑤鼓励产妇尽早自行排尿，产后4小时内或剖宫产术导尿管拔除后4小时内应自行排尿，避免产后发生尿潴留。

2. 检查与评估 建议产后42天检查时全面评估产妇盆底功能情况，筛查有无脏器脱垂、尿失禁、盆腔疼痛等，具体内容包括询问病史、体格检查、盆底功能评估等。①询问病史：了解产妇的基本信息、孕产史、手术史，是否合并有糖尿病、高血压，是否吸烟及是否置入心脏起搏器等；是否已接受某种治疗及治疗时间、类型、结果；有无阴道肿物脱垂感、性交痛、盆腔痛；了解其家族中女性成员是否有盆底功能障碍性疾病等。②妇科检查：了解外阴、阴道、子宫及附件情况。③专科检查：主要检查会阴伤口愈合情况、会阴体弹性、有无压痛，阴道口闭合情况及会阴、骶神经分布区域的痛温觉情况，应用盆腔脏器脱垂定量分期法（pelvic organ prolapse quantification system, POP-Q）了解盆腔脏器脱垂情况；盆底肌力手诊检测（改良牛津肌力分级）可作为产后盆底功能基本检查项目，由医生在进行产后42天妇科检查的同时完成，主要评估盆底肌肉收缩强度、能否对抗阻力，肌肉收缩持续时间及疲劳度、对称性，重复收缩能力及快速收缩；盆腔肌筋膜疼痛评估包括腰部、骶髂关节、耻骨联合及腹部和生殖器的触诊，主要是检查有无耻骨联合分离，有无会阴、肛提肌、闭孔内肌、梨状肌及尾骨等部位疼痛，腹部或盆底的局部疼痛可通过单指指诊检查或用棉签检查来发现。④盆底功能评估：可采用盆底肌电生理检测，内容包括Ⅰ、Ⅱ类肌纤维肌力与肌纤维疲劳度、阴道动态压力等，以评估盆底肌损伤情况。⑤特殊检查：包括压力试验、指压试验、神经系统检查（会阴感觉、肛门括约肌肌力、球海绵体肌反射）、尿动力学检查、影像学检查（盆底三维超声、腹直肌间距超声等）、三维体态评估等，适用于有明显盆底功能障碍性疾病症状或体征的人群，可在体格检查与盆底功能评估的基础上有针对性地选择其中1项或多项。⑥常用问卷调查：对不同症状者（中重度）有针对性地选择症状问卷或症状对生命质量影响的问卷进行客观评估。推荐的问卷有：盆腔器官脱垂-尿失禁-性生活问卷简表（short form of the pelvic organ prolapse/urinary incontinence sexual questionnaire, PISQ-12）、尿失禁影响问卷简表（incontinence impact questionnaire-7, IIQ-7）、尿失禁生活质量问卷（incontinence quality of life questionnaire, I-QOL）、盆底障碍简易问卷（pelvic floor impact questionnaire —short form 7, PFIQ-7)、健康调查 12 条简表（12 item short form survey, SF-12）、国际尿失禁咨询问卷-膀胱过度活动症问卷（international consultation on incontinence questionnaire—overactive bladder, ICIQ-OAB）、女性性功能调查表（female sexual function index, FSFI）。

3. 康复时间 经妇科检查及盆底功能评估检查后诊断为尿失禁、盆腔脏器脱垂、盆腔痛等，建议在产后 42 天至产后 12 周内开始进行相关康复治疗。

4. 康复方法 康复方法主要有盆底肌训练法（Kegel 运动）、盆底肌筋膜疼痛手法治疗、盆底肌肉电刺激、盆底生物反馈治疗、阴道哑铃法、磁刺激治疗等；盆底肌训练法为基础训练，可每日 2~3 次，每次 10~15 分钟。①康复原则：根据评估结果，遵循整体康复理念，制订个体化治疗方案，并根据阶段性康复效果及时调整。②注意事项：A. 排除以下禁忌证：活动性阴道出血，阴道狭窄，泌尿生殖道感染、盆腹腔肿瘤、妊娠、盆底手术未超过 6 个月、植入心脏起搏器者、部分神经系统疾病不能配合治疗者；B. 指导产妇进行正确的盆底肌训练，循序渐进，持之以恒；C. 定期评估随访，必要时结合家庭化治疗；D. 治疗师应关注产妇的心理状况，耐心指导，帮助树立康复的信心，提高康复治疗的依从性。

5. 随访时间和内容 随访时间：康复治疗结束后 1 个月、3~6 个月和 12 个月。随访内容：询问病史、体格检查、盆底功能评估、家庭训练情况及指导。

（八）孕期合并症与并发症产后随访与慢病管理

大部分妊娠合并症与并发症在终止妊娠后病情也随之终止，产后无需特殊随访或处理，提供常规产后保健即可。仍有部分妊娠合并症与并发症对产妇产后恢复存在一定影响，甚至将长期存在，医务人员须提高保健意识，加强对产妇的健康宣教，并进一步进行随访与管理，必要时转专科治疗。

1. 妊娠期缺铁性贫血 产后缺铁不仅影响产妇的健康，也影响婴儿的发育，轻则导致产后乏力、产后抑郁，重则导致婴儿行为和发育异常。①随访时间及处理：产后 42 天、3 个月、6 个月复查血红蛋白和血清铁蛋白，有产后出血或在产前未纠正贫血者，产后 48 小时复查 Hb，诊断贫血后及时治疗，Hb<110g/L 和/或血清铁蛋白 <20μg/L 的无症状产妇在产后补充元素铁 100~200mg/d，持续 3 个月。②干预与指导：积极预防产后出血、感染及其他与贫血相关疾病。对产妇给予饮食指导，可选用含铁丰富的食物如红色肉类、鱼类和禽类等。含维生素 C 高的食物可促进铁吸收，如水果、绿叶蔬菜、胡萝卜、土豆等，牛奶等奶制品可抑制铁吸收。

2. 妊娠期糖尿病 妊娠期糖尿病妇女是糖尿病患者的高危人群。研究显示，GDM 女性产后患 2 型糖尿病的风险较孕期血糖正常的女性增加 7 倍，也使原有糖尿病前期（空腹血糖受损或者糖耐量受损，或者两者皆有）患者的病情加重，GDM 孕妇再次妊娠时，复发率高达 33%~69%，同时，

远期心血管系统疾病的发生率也高。①随访时间及处理：对所有 GDM 妇女在产后 6~12 周进行随访。随访时进行身高、体重、体重指数、腰围及臀围的测定。同时对所有 GDM 女性产后进行 75g 口服葡萄糖耐量试验，并给出相应处理。对于血糖正常女性，推荐每 1~3 年随访 1 次。对于糖尿病前期及糖尿病妇女，建议转诊至专科治疗。②干预与指导：对糖尿病前期及 GDM 的女性，推荐给予生活方式干预及药物治疗建议，鼓励母乳喂养。③饮食建议：控制水果的摄入量，每日 250g 左右，适当增加五谷杂粮（如荞麦、燕麦、黑米等）在粮食摄入中的比例，产后不过多食用红糖、桂圆、红枣、糯米等含糖分较高食物，控制脂肪的摄入量，烹调用油每日 25~30g，保证优质蛋白质食物的摄入。运动：适量增加运动量。根据产妇身体状况和伤口恢复情况，尽早下床活动，可采用产褥期保健操，并缓慢增加有氧运动及力量训练。三餐后 2 小时血糖控制在 8mmol/L 以下；糖化血红蛋白控制在 7% 以下。④药物治疗：对于孕前和孕期使用药物治疗的产妇，根据病情转专科进一步干预治疗。⑤再次妊娠前评估：对于有 GDM 病史的女性，再次妊娠时发生 GDM 的可能性为 30%~50%。因此，产后 1 年以上计划妊娠者，最好在计划妊娠前行 OGTT，评估血糖情况正常后再妊娠。

3. 妊娠期高血压疾病 妊娠期高血压、子痫前期和子痫患者远期罹患高血压、糖尿病、肾病、冠心病和血栓疾病的风险增加；尤其是糖尿病合并重度子痫前期的患者，发生远期心血管疾病的风险最高，应向患者及家属充分告知上述风险，定期监测和随访。①随访时间及处理：产后访视及 42 天产后检查须测量血压，子痫前期患者应行尿液分析（尿蛋白），备查项目包括血肌酐、血糖、血脂、心电图等检查。如产后 6 周血压未恢复正常，应于产后 12 周再次复查血压，如果仍为异常，考虑慢性高血压，建议内科诊治；如尿蛋白或肾功能异常，考虑慢性肾脏疾病，建议内科诊治。②干预与指导：鼓励健康的饮食和生活习惯，如规律的体育锻炼、控制食盐摄入量（<6g/d）、戒烟等。鼓励超重孕妇控制体质量：BMI 控制在 15~20kg/m²，腰围 <80cm，以减小再次妊娠时的发病风险，并利于长期健康。因子痫前期而早产、有 2 次及以上子痫前期史的妇女，根据条件，可以考虑每年评估血压、血脂、空腹血糖和 BMI。

4. 妊娠合并乙肝 乙型肝炎病毒（hepatitis B virus, HBV）母婴传播主要发生在分娩过程和分娩后，是我国慢性 HBV 感染的主要原因，故强调对婴幼儿的预防。如果孕妇 HBsAg 阳性，其新生儿是感染 HBV 高危人群，除出生后尽早接种乙型肝炎疫苗外，同时注射 HBIG。①随访时间及处理：乙肝病毒表面抗原阳性的感染孕产妇需进行肝功能检测，有条件的地区进行 HBV DNA 定量检测。依据感染孕产妇血清 HBV DNA、转氨酶水平和肝脏疾病严重程度，在医生的指导下进行抗病毒治疗或转诊。若孕产妇中晚期血清 HBV DNA>2×10⁵U/ml，建议与感染孕产妇充分沟通，在知情同意的基础上，于孕 28 周开始抗病毒治疗；对

于 HBV DNA>2×10^{9}U/ml 的孕产妇可于孕 24 周开始抗病毒治疗。若不能进行 HBV DNA 检测或无检测结果,可依据 HBeAg 阳性结果于孕 28 周开始抗病毒治疗。推荐药物为替诺福韦(TDF)。患有肾病或严重骨质疏松的孕产妇,可应用替比夫定(LdT)治疗。孕产妇用药后中途不建议停药,分娩后应立即停药。应加强产后监测,复查肝肾功能,进行 HBV DNA 定量检测。慢性 HBV 携带者每 6~12 个月复查肝功能和其他必要检查。②干预与指导:产后注意休息和护肝治疗,重视营养及个人饮食卫生。HBV 感染孕产妇的新生儿皮肤表面很可能存在 HBV,在进行任何有可能损伤皮肤黏膜的处理前,务必清洗和充分消毒皮肤,并先注射 HBIG,再进行其他注射治疗等。免疫预防:对乙肝病毒表面抗原阳性的孕产妇所生儿童,出生后 12 小时内尽早接种首剂乙肝疫苗,同时注射 100U 乙肝免疫球蛋白,并按照国家免疫程序完成后续乙肝疫苗接种。在儿童完成最后剂次乙肝疫苗接种后 1~2 个月及时进行乙肝病毒表面抗原和表面抗体检测,以明确预防母婴传播干预效果。若乙肝表面抗体阴性,可立刻补充接种一剂次乙肝疫苗。若暴露儿童检测乙肝表面抗原阳性,纳入后续随访管理和转介流程。母乳喂养:乙型肝炎产妇处于急性传染期不哺乳,不可用雌激素退奶。新生儿正规预防后,不管产妇 HBeAg 阴性还是阳性,均可以母乳喂养。

5. 妊娠合并梅毒 妊娠期梅毒会对妊娠结局产生严重不良影响,包括新生儿梅毒感染(先天梅毒)、死胎、早产、低出生体重儿、围产儿死亡、胎儿发育受限等。新生儿也可在分娩时通过产道被传染,还可通过产后哺乳或接触污染衣物、用具而感染。①随访时间及处理:孕产妇一旦发现梅毒感染,即刻开始治疗,可选择苄星青霉素或普鲁卡因青霉素进行规范治疗。所有梅毒感染孕产妇所生的新生儿出生后均应接受预防性治疗。梅毒感染孕产妇所生儿童自出生时开始,每 3 个月进行梅毒血清学检测,随访至 18 月龄,随访中如可排除或诊断先天梅毒,则停止随访或转专科治疗。一经诊断为先天梅毒,应立刻开始先天梅毒治疗。②干预与指导:指导家人和照护人员避免接触产妇血液、体液,预防疾病家庭内传播。照护人员在接触产妇的血液、体液时应该戴手套;产妇使用过的物品按照相关要求做好传播预防和消毒管理。

6. 妊娠合并 HIV 感染 HIV 感染,可通过胎盘传染给胎儿,或分娩时经产道感染。出生后也可经母乳喂养感染

新生儿。①随访时间及处理:对于孕期发现艾滋病感染孕产妇,应立即给予抗病毒治疗。HIV 感染孕产妇产后应转介至抗病毒治疗机构,继续服用抗病毒药物,并坚持终生抗病毒治疗。对所有的艾滋病感染孕产妇及所生儿童进行母婴传播风险评估,以确定儿童预防治疗方案。风险评估依据孕产妇抗病毒治疗、实验室检测等情况,将所生儿童分为高暴露风险儿童和普通暴露风险儿童。普通暴露风险儿童应在出生后 6 小时内尽早开始服用抗病毒药物,如选择母乳喂养,应首选 NVP 方案。高暴露风险儿童应在出生后 6 小时内尽早开始服用三联抗病毒药物至出生后 6 周。艾滋病感染孕产妇所生儿童都应纳入高危儿管理,在儿童满 1、3、6、9、12 和 18 月龄时,分别进行随访和体格检查,观察有无感染症状出现。对所生儿童于出生后 48 小时内、6 周和 3 个月时,分别采集血标本,进行婴儿艾滋病感染早期诊断检测(核酸检测)。早期诊断结果为阳性的儿童即为 HIV 感染儿童,纳入高危儿童管理,进行后续转介与治疗。早期诊断检测结果为阴性或未进行早期诊断检测的儿童,应于 12 月龄时进行 HIV 抗体筛查,筛查结果阴性者,排除艾滋病感染;筛查结果阳性者,应随访至满 18 月龄,并再次进行 HIV 抗体检测,如抗体检测结果仍为阳性者应及时进行补充实验,明确艾滋病感染状态。②干预和指导:HIV 感染孕产妇应确保充足营养、适宜锻炼、良好休息,以提高机体的免疫力,延缓疾病进展。避免酒精、吸烟和滥用药物的不良影响。指导家人和照护人员避免接触产妇血液、体液,预防疾病家庭内传播。照护人员在接触产妇的血液、体液时应该戴手套;产妇使用过的物品按照相关要求做好传播预防和消毒管理。医务人员应提醒和要求 HIV 感染产妇在产后 42 天带着婴儿到医院进行复查,首先了解和指导服用抗病毒药物。对母子进行全面体格检查和产后特殊检查,对母子情况作出进一步的评估,发现异常及时诊断和处理。

预防艾滋病母婴传播干预策略与技术详见视频 3-6-1。

视频 3-6-1 预防艾滋病母婴传播干预策略与技术

(王临虹 熊 庆)

第五节 孕产妇妊娠风险评估与管理

孕产妇妊娠风险评估与管理(risk assessment and management in pregnancy)是降低死亡率,保障母儿安全的重要制度。国家卫生健康委员会发布的《孕产妇妊娠风险评估与管理工作规范》明确了各级卫生计生行政部门、各级妇幼保健机构和各级各类医疗机构的工作职责;并对工作内

容和质量控制进行了规范。

一、妊娠风险筛查

首诊医疗机构应当对首次建册的孕产妇进行妊娠风险

筛查(pregnant risk screening),孕产妇符合筛查表中1项及以上情形的即认为筛查阳性。

1. 筛查内容 分为"必选"和"建议"两类项目。必选项目为对所有孕妇应当询问、检查的基本项目,建议项目由筛查机构根据自身服务水平提供。卫生计生行政部门在制订实施方案时可根据当地实际适当调整必选和建议检查项目。①必选项目包括确定孕周;询问孕妇基本情况、现病史、既往史、生育史、手术史、药物过敏史、夫妇双方家族史和遗传病史等;体格检查:测量身高、体重、血压,进行常规体检及妇科检查等;注意孕妇需要关注的表现特征及病史。②建议项目包括血常规、血型、尿常规、血糖测定、心电图检查、肝功能、肾功能;艾滋病、梅毒和乙肝筛查等(表3-6-1)。

2. 筛查结果处置 ①对于筛查未见异常的孕妇,应当在其《母子健康手册》上标注绿色标识,按照要求进行管理。②对于筛查结果阳性的孕妇,应当在其《母子健康手册》上标注筛查阳性。筛查机构为基层医疗卫生机构的,应当填写《妊娠风险筛查阳性孕产妇转诊单》,并告知筛查阳性孕妇在2周内至上级医疗机构接受妊娠风险评估,由接诊机构完成风险评估并填写转诊单后,反馈筛查机构。基层医疗卫生机构应当按照国家基本公共卫生服务规范要求,落实后续随访(图3-6-2)。

二、妊娠风险评估分级

妊娠风险评估分级(pregnant risk classification)原则上应当在开展助产服务的二级以上医疗机构进行。

1. 首次评估 对妊娠风险筛查阳性的孕妇,医疗机构应当对照《孕产妇妊娠风险评估表》(表3-6-2),进行首次妊娠风险评估。按照风险严重程度分别以"绿(低风险)、黄(一般风险)、橙(较高风险)、红(高风险)、紫(传染病)"5种颜色进行分级标识。①绿色标识:妊娠风险低。孕妇基本情况良好,未发现妊娠合并症、并发症。②黄色标识:妊娠风险一般。孕妇基本情况存在一定危险因素,或患有孕产期合并症、并发症,但病情较轻且稳定。③橙色标识:妊娠风险较高。孕妇年龄≥40岁或BMI≥28kg/m²,或患有较严重的妊娠合并症、并发症,对母婴安全有一定威胁。④红色标识:妊娠风险高。孕妇患有严重的妊娠合并症、并发症,继续妊娠可能危及孕妇生命。⑤紫色标识:孕妇患有传染性疾病。紫色标识孕妇可同时伴有其他颜色的风险标识。

医疗机构应当根据孕产妇妊娠风险评估结果,在《母子健康手册》上标注评估结果和评估日期。对于风险评估分级为"橙色""红色"的孕妇,医疗机构应当填写《孕产妇妊娠风险评估分级报告单》,在3日内将报告单报送辖区妇幼保健机构。如孕产妇妊娠风险分类为红色,应当在24小时内报送。

2. 动态评估 医疗机构应当结合孕产期保健服务,发现孕产妇健康状况有变化时,立即进行妊娠风险动态评估,根据病情变化及时调整妊娠风险分级和相应管理措施,并在《母子健康手册》上顺序标注评估结果和评估日期。

三、妊娠风险管理

各级医疗机构应当根据孕妇妊娠风险评估分级情况,对其进行妊娠风险管理(pregnant risk management)。要注意信息安全和孕产妇隐私保护。

1. 对妊娠风险分级为"绿色"的孕产妇,应当按照《孕产期保健工作规范》以及相关诊疗指南、技术规范,规范提供孕产期保健服务。

2. 对妊娠风险分级为"黄色"的孕产妇,应当建议其在二级以上医疗机构接受孕产期保健和住院分娩。如有异常,应当尽快转诊到三级医疗机构。

3. 对妊娠风险分级为"橙色""红色"和"紫色"的孕产妇,医疗机构应当将其作为重点人群纳入高危孕产妇专案管理,合理调配资源,保证专人专案、全程管理、动态监管、集中救治,确保做到"发现一例、登记一例、报告一例、管理一例、救治一例"。对妊娠风险分级为"橙色"和"红色"的孕产妇,要及时向辖区妇幼保健机构报送相关信息,并尽快与上级危重孕产妇救治中心共同研究制订个性化管理方案、诊疗方案和应急预案。①对妊娠风险分级为"橙色"的孕产妇,应当建议其在县级及以上危重孕产妇救治中心接受孕产期保健服务,有条件的原则上应当在三级医疗机构住院分娩。②对妊娠风险分级为"红色"的孕产妇,应当建议其尽快到三级医疗机构接受评估以明确是否适宜继续妊娠。如适宜继续妊娠,应当建议其在县级及以上危重孕产妇救治中心接受孕产期保健服务,原则上应当在三级医疗机构住院分娩。对于患有可能危及生命的疾病而不宜继续妊娠的孕产妇,应当由副主任以上任职资格的医师进行评估和确诊,告知本人继续妊娠风险,提出科学严谨的医学建议。③对妊娠风险分级为"紫色"的孕产妇,应当按照传染病防治相关要求进行管理,并落实预防艾滋病、梅毒和乙肝母婴传播综合干预措施。

四、产后风险评估与管理

(一)产后风险评估与管理

产后风险评估与管理(postpartum risk assessment and management)要求医疗机构在进行产后访视和产后42天健康检查时,应当落实孕产妇健康管理服务规范有关要求,再次对产妇进行风险评估。如发现阳性症状和体征,应当及时进行干预。

(二)质量控制

1. 国家卫生健康委员会负责全国孕产妇妊娠风险评估

表 3-6-1 孕产妇妊娠风险筛查表

项目	筛查阳性内容
1. 基本情况	1.1 周岁 ≥35 岁或 ≤18 岁 1.2 身高 ≤145cm,或对生育可能有影响的躯体残疾 1.3 体重指数(BMI)>25kg/m² 或 <18.5kg/m² 1.4 Rh 血型阴性
2. 异常妊娠及分娩史	2.1 生育间隔 <18 个月或 >5 年 2.2 剖宫产史 2.3 不孕史 2.4 不良孕产史(各类流产≥3 次、早产史、围产儿死亡史、出生缺陷、异位妊娠史、滋养细胞疾病史、既往妊娠并发症及合并症史) 2.5 本次妊娠异常情况(如多胎妊娠、辅助生殖妊娠等)
3. 妇产科疾病及手术史	3.1 生殖道畸形 3.2 子宫肌瘤或卵巢囊肿≥5cm 3.3 阴道及宫颈锥切手术史 3.4 宫/腹腔镜手术史 3.5 瘢痕子宫(如子宫肌瘤挖除术后、子宫肌腺瘤挖除术后、子宫整形术后、宫角妊娠后、子宫穿孔史等) 3.6 附件恶性肿瘤手术史
4. 家族史	4.1 高血压家族史且孕妇目前血压≥140/90mmHg 4.2 糖尿病(直系亲属) 4.3 凝血因子缺乏 4.4 严重的遗传性疾病(如遗传性高脂血症、血友病、地中海贫血等)
5. 既往疾病及手术史	5.1 各种重要脏器疾病史 5.2 恶性肿瘤病史 5.3 其他特殊、重大手术史、药物过敏史
6. 辅助检查 *	6.1 血红蛋白 <110g/L 6.2 血小板计数 ≤100×10⁹/L 6.3 梅毒筛查阳性 6.4 HIV 筛查阳性 6.5 乙肝筛查阳性 6.6 清洁中段尿常规异常(如蛋白、管型、红细胞、白细胞)持续 2 次以上 6.7 尿糖阳性且空腹血糖异常(妊娠 24 周前≥7.0mmol/L;妊娠 24 周起≥5.1mmol/L) 6.8 血清铁蛋白 <20μg/L
7. 需要关注的表现特征及病史	7.1 提示心血管系统及呼吸系统疾病: 7.1.1 心悸、胸闷、胸痛或背部牵涉痛、气促、夜间不能平卧 7.1.2 哮喘及哮喘史、咳嗽、咯血等 7.1.3 长期低热、消瘦、盗汗 7.1.4 心肺听诊异常 7.1.5 高血压 BP≥140/90mmHg 7.1.6 心脏病史、心力衰竭史、心脏手术史 7.1.7 胸廓畸形 7.2 提示消化系统疾病: 7.2.1 严重食欲缺乏、乏力、剧吐 7.2.2 上腹疼痛,肝脾大 7.2.3 皮肤巩膜黄染 7.2.4 便血 7.3 提示泌尿系统疾病: 7.3.1 眼睑水肿、少尿、蛋白尿、血尿、管型尿 7.3.2 慢性肾炎、肾病史 7.4 提示血液系统疾病: 7.4.1 牙龈出血、鼻出血 7.4.2 出血不凝、全身多处瘀点瘀斑 7.4.3 血小板减少、再障等血液病史 7.5 提示内分泌及免疫系统疾病: 7.5.1 多饮、多尿、多食 7.5.2 烦渴、心悸、烦躁、多汗 7.5.3 明显关节酸痛、脸部蝶形或盘形红斑、不明原因高热 7.5.4 口干(无唾液)、眼干(眼内有磨擦异物感或无泪)等

项目	筛查阳性内容
7. 需要关注的表现特征及病史	7.6 提示性传播疾病: 7.6.1 外生殖器溃疡、赘生物或水疱 7.6.2 阴道或尿道流脓 7.6.3 性病史 7.7 提示精神神经系统疾病: 7.7.1 言语交流困难、智力障碍、精神抑郁、精神躁狂 7.7.2 反复出现头痛、恶心、呕吐 7.7.3 癫痫史 7.7.4 不明原因晕厥史 7.8 其他 7.8.1 吸毒史

备注:带"*"的项目为建议项目,由筛查机构根据自身医疗保健服务水平提供。

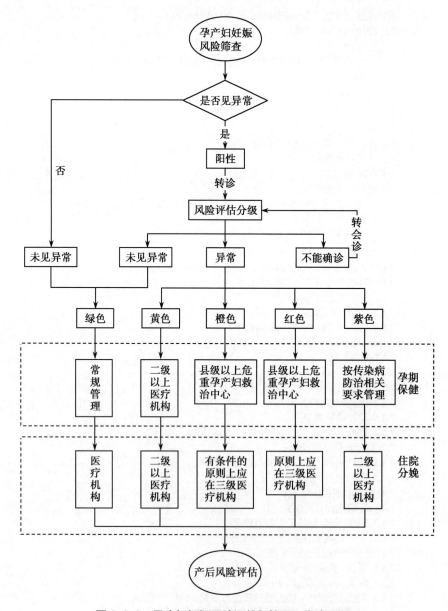

图 3-6-2　孕产妇妊娠风险评估与管理工作流程图

表 3-6-2 孕产妇妊娠风险评估表

评估分级	孕产妇相关情况
绿色 (低风险)	孕妇基本情况良好,未发现妊娠合并症、并发症
黄色 (一般风险)	1. 基本情况

1.1 年龄≥35 岁或≤18 岁

1.2 BMI>25kg/m² 或 <18.5kg/m²

1.3 生殖道畸形

1.4 骨盆狭小

1.5 不良孕产史(各类流产≥3 次、早产、围产儿死亡、出生缺陷、异位妊娠、滋养细胞疾病等)

1.6 瘢痕子宫

1.7 子宫肌瘤或卵巢囊肿≥5cm

1.8 盆腔手术史

1.9 辅助生殖妊娠

2. 妊娠合并症

2.1 心脏病(经心内科诊治无需药物治疗、心功能正常):

2.1.1 先天性心脏病(不伴有肺动脉高压的房缺、室缺、动脉导管未闭;法洛四联症修补术后无残余心脏结构异常等)

2.1.2 心肌炎后遗症

2.1.3 心律失常

2.1.4 无合并症的轻度的肺动脉狭窄和二尖瓣脱垂

2.2 呼吸系统疾病:经呼吸内科诊治无需药物治疗、肺功能正常

2.3 消化系统疾病:肝炎病毒携带(表面抗原阳性、肝功能正常)

2.4 泌尿系统疾病:肾脏疾病(目前病情稳定肾功能正常)

2.5 内分泌系统疾病:无需药物治疗的糖尿病、甲状腺疾病、垂体催乳素瘤等

2.6 血液系统疾病:

2.6.1 妊娠合并血小板减少(PLT 50×10⁹~100×10⁹/L)但无出血倾向

2.6.2 妊娠合并贫血(Hb 60~110g/L)

2.7 神经系统疾病:癫痫(单纯部分性发作和复杂部分性发作),重症肌无力(眼肌型)等

2.8 免疫系统疾病:无需药物治疗(如系统性红斑狼疮、IgA 肾病、类风湿关节炎、干燥综合征、未分化结缔组织病等)

2.9 尖锐湿疣、淋病等性传播疾病

2.10 吸毒史

2.11 其他

3. 妊娠并发症

3.1 双胎妊娠

3.2 先兆早产

3.3 胎儿生长受限

3.4 巨大儿

3.5 妊娠期高血压疾病(除外红、橙色)

3.6 妊娠期肝内胆汁淤积症

3.7 胎膜早破

3.8 羊水过少

3.9 羊水过多

3.10 ≥36 周胎位不正

3.11 低置胎盘

3.12 妊娠剧吐

评估分级	孕产妇相关情况
橙色 (较高风险)	1. 基本情况: 1.1 年龄≥40岁 1.2 BMI≥28kg/m² 2. 妊娠合并症 2.1 较严重心血管系统疾病: 2.1.1 心功能Ⅱ级,轻度左心功能障碍或者EF 40%~50% 2.1.2 需药物治疗的心肌炎后遗症、心律失常等 2.1.3 瓣膜性心脏病(轻度二尖瓣狭窄瓣口>1.5cm²,主动脉瓣狭窄跨瓣压差<50mmHg,无合并症的轻度肺动脉狭窄,二尖瓣脱垂,二叶式主动脉瓣疾病,马方综合征无主动脉扩张) 2.1.4 主动脉疾病(主动脉直径<45mm),主动脉缩窄矫治术后 2.1.5 经治疗后稳定的心肌病 2.1.6 各种原因的轻度肺动脉高压(<50mmHg) 2.1.7 其他 2.2 呼吸系统疾病: 2.2.1 哮喘 2.2.2 脊柱侧弯 2.2.3 胸廓畸形等伴轻度肺功能不全 2.3 消化系统疾病: 2.3.1 原因不明的肝功能异常 2.3.2 仅需要药物治疗的肝硬化、肠梗阻、消化道出血等 2.4 泌尿系统疾病:慢性肾脏疾病伴肾功能不全代偿期(肌酐超过正常值上限) 2.5 内分泌系统疾病: 2.5.1 需药物治疗的糖尿病、甲状腺疾病、垂体催乳素瘤 2.5.2 肾性尿崩症(尿量超过4 000ml/d)等 2.6 血液系统疾病: 2.6.1 血小板减少(PLT 30~50×10⁹/L) 2.6.2 重度贫血(Hb 40~60g/L) 2.6.3 凝血功能障碍无出血倾向 2.6.4 易栓症(如抗凝血酶缺陷症、蛋白C缺陷症、蛋白S缺陷症、抗磷脂抗体综合征、肾病综合征等) 2.7 免疫系统疾病:应用小剂量激素(如泼尼松5~10mg/d)6个月以上,无临床活动表现(如系统性红斑狼疮、重症IgA肾病、类风湿关节炎、干燥综合征、未分化结缔组织病等) 2.8 恶性肿瘤治疗后无转移无复发 2.9 智力障碍 2.10 精神病缓解期 2.11 神经系统疾病: 2.11.1 癫痫(失神发作) 2.11.2 重症肌无力(病变波及四肢骨骼肌和延脑部肌肉)等 2.12 其他 3. 妊娠并发症 3.1 三胎及以上妊娠 3.2 Rh血型不合 3.3 瘢痕子宫(距末次子宫手术间隔<18个月) 3.4 瘢痕子宫伴中央性前置胎盘或伴有可疑胎盘植入 3.5 各类子宫手术史(如剖宫产、宫角妊娠、子宫肌瘤挖除术等)≥2次 3.6 双胎、羊水过多伴心肺功能减退 3.7 重度子痫前期、慢性高血压合并子痫前期 3.8 原因不明的发热 3.9 产后抑郁症、产褥期中暑、产褥期感染等

评估分级	孕产妇相关情况
红色 (高风险)	1. 妊娠合并症 1.1 严重心血管系统疾病: 1.1.1 各种原因引起的肺动脉高压(≥50mmHg),如房缺、室缺、动脉导管未闭等 1.1.2 复杂先心病(法洛四联症、艾森门格综合征等)和未手术的青紫型心脏病(SpO₂<90%);Fontan 循环术后 1.1.3 心脏瓣膜病:瓣膜置换术后,中重度二尖瓣狭窄(瓣口 <1.5cm²),主动脉瓣狭窄(跨瓣压差≥50mmHg)、马方综合征等 1.1.4 各类心肌病 1.1.5 感染性心内膜炎 1.1.6 急性心肌炎 1.1.7 风心病风湿活动期 1.1.8 妊娠期高血压性心脏病 1.1.9 其他 1.2 呼吸系统疾病:哮喘反复发作、肺纤维化、胸廓或脊柱严重畸形等影响肺功能者 1.3 消化系统疾病:重型肝炎、肝硬化失代偿、严重消化道出血、急性胰腺炎、肠梗阻等影响孕产妇生命的疾病 1.4 泌尿系统疾病:急、慢性肾脏疾病伴高血压、肾功能不全(肌酐超过正常值上限的 1.5 倍) 1.5 内分泌系统疾病: 1.5.1 糖尿病并发肾病V级、严重心血管病、增生性视网膜病变或玻璃体积血、周围神经病变等 1.5.2 甲状腺功能亢进并发心脏病、感染、肝功能异常、精神异常等疾病 1.5.3 甲状腺功能减退引起相应系统功能障碍,基础代谢率 <50% 1.5.4 垂体催乳素瘤出现视力减退、视野缺损、偏盲等压迫症状 1.5.5 尿崩症:中枢性尿崩症伴有明显的多饮、烦渴、多尿症状,或合并有其他垂体功能异常 1.5.6 嗜铬细胞瘤等 1.6 血液系统疾病: 1.6.1 再生障碍性贫血 1.6.2 血小板减少(<30×10⁹/L)或进行性下降或伴有出血倾向 1.6.3 重度贫血(Hb≤40g/L) 1.6.4 白血病 1.6.5 凝血功能障碍伴有出血倾向(如先天性凝血因子缺乏、低纤维蛋白原血症等) 1.6.6 血栓栓塞性疾病(如下肢深静脉血栓、颅内静脉窦血栓等) 1.7 免疫系统疾病活动期,如系统性红斑狼疮(SLE)、重症 IgA 肾病、类风湿关节炎、干燥综合征、未分化结缔组织病等 1.8 精神病急性期 1.9 恶性肿瘤 1.9.1 妊娠期间发现的恶性肿瘤 1.9.2 治疗后复发或发生远处转移 1.10 神经系统疾病: 1.10.1 脑血管畸形及手术史 1.10.2 癫痫全身发作 1.10.3 重症肌无力(病变发展至延脑肌、肢带肌、躯干肌和呼吸肌) 1.11 吸毒 1.12 其他严重内、外科疾病等 2. 妊娠并发症 2.1 三胎及以上妊娠伴发心肺功能减退 2.2 凶险性前置胎盘,胎盘早剥 2.3 红色预警范畴疾病产后尚未稳定
紫色 (孕妇患有 传染性疾病)	所有妊娠合并传染性疾病,如病毒性肝炎、梅毒、HIV 感染及艾滋病、结核病、重症感染性肺炎、特殊病毒感染(H1N7、塞卡等)

与管理工作质量控制,定期检查、督导和评价,并进行通报。

2. 地方各级卫生计生行政部门应当按照本规范,结合工作实际,制定辖区孕产妇妊娠风险评估与管理工作质量控制方案并组织实施。每年至少进行1次工作督查。

3. 各级妇幼保健机构应当至少每6个月组织1次辖区孕产妇妊娠风险评估与管理工作的质量控制,提出改进措施。每年形成报告报送卫生计生行政部门。

4. 各级医疗机构应当严格执行本规范,建立孕产妇妊娠风险评估与管理工作自查制度,定期进行自查,接受相关部门的质量控制,并落实整改措施。

（熊　庆　王临虹）

第六节　孕产期保健主要统计指标

国家卫生健康委员会在《妇幼健康统计制度》和《妇幼保健机构绩效管理指标》中对孕产期保健的主要统计指标如下:

1. 孕次　产妇在生育史中被确诊为妊娠的次数,含本次妊娠。

2. 产次　产妇在生育史中孕周≥28周的分娩次数,含本次分娩(双胎及以上分娩只计1次产次)。

3. 胎数　本次分娩的活产儿数。

4. 胎次　该新生儿在本次分娩中出生的次序。

5. 活产数　指该地区该统计年度内妊娠满28周及以上(如孕周不详,可参考出生体重达1 000g及以上),娩出后有心跳、呼吸、脐带搏动、随意肌收缩4项生命体征之一的新生儿数。

6. 产妇产前检查人数　指该地区该统计年度内产前接受过一次及以上产前检查的产妇人数。

7. 孕产妇产前检查5次及以上人数　指该地区该统计年度内产前按要求接受过5次及以上产前检查的产妇人数。

8. 孕产妇孕早期产前检查人数　指该地区该统计年度内孕13周内接受产前检查的产妇人数。

9. 孕产妇系统管理人数　指该地区该统计年度内按系统管理要求,从妊娠至出院后1周内有过孕早期产前检查、至少5次产前检查、住院分娩和产后访视的产妇人数。

10. 孕产妇系统管理率＝年度辖区内孕产妇系统管理人数/该地该时间内活产数×100%(其中:孕产妇系统管理人数指该地区该时段按系统管理程序要求,从妊娠至产后1周内有过孕早期产前检查、至少5次产前检查、住院分娩和产后访视的产妇人数)。

11. 孕产妇死亡人数　妇女在妊娠期至妊娠结束后42天以内,由于任何与妊娠或妊娠处理有关的或由此而加重了的原因导致的死亡称为孕产妇死亡,不包括意外事故死亡。

12. 辖区孕产妇死亡率＝近3年辖区孕产妇死亡人数/近3年辖区活产数×100 000/10万;这一指标在国家产科专业质量控制指标中称为孕产妇死亡活产比。

13. 死胎数　指妊娠满28周及以上(如孕周不清楚,可参考出生体重达1 000g及以上)的胎儿在宫内死亡以及在分娩过程中死亡的例数。

14. 0~6天死亡数　指在产后0~6天死亡的活产儿数。分性别统计。

15. 围产儿数　指孕28周至产后7天正常和缺陷的活产、死胎例数。单胎计1例,双胎及以上分别计算。

16. 围产儿死亡数　指死胎数与0~6天死亡数合计。

17. <28孕周存活儿数　指该统计月度内在该地区医疗机构分娩的<28孕周(如孕周不详,可参考出生体重<1 000g)且娩出后有心跳、呼吸、脐带搏动、随意肌收缩4项生命体征之一的存活儿数。

18. 辖区婴儿死亡率＝近3年辖区内婴儿死亡数/近3年辖区活产数×1 000‰。

19. 本次妊娠最高妊娠风险评级　孕妇在本次妊娠期间最高一次妊娠风险评级,按照风险严重程度分别以绿(低风险)、黄(一般风险)、橙(较高风险)、红(高风险)、紫(传染病)5种颜色进行分级标识。紫色可与其他颜色同时选择。

20. 分娩方式　本次妊娠胎儿娩出的方式,分为阴道产和剖宫产。臀牵引术、胎头吸引术、产钳术、内倒转术均属阴道产范围。

21. 阴道手术产　包括胎头吸引术、产钳术、臀助产术和臀牵引术,阴道侧切术归为阴道自然分娩。

22. 孕产妇艾滋病、梅毒和乙肝孕早期检测比例＝辖区孕早期接受三病检测的孕产妇数量/辖区孕产妇总人数×100%。

23. 产前筛查率＝年度孕产妇产前筛查人数/年度辖区内产妇数×100%［其中:孕产妇产前筛查人数指该地区该时段在孕早期和孕中期(7~20周)用血清学方法对胎儿进行唐氏综合征(21-三体)、18-三体和神经管畸形这三种先天性缺陷和遗传性疾病筛查的孕产妇人数(进行过多次筛查按1人统计),不包括超声学筛查］。

（熊　庆　王临虹）

参考文献

1. 谢幸,孔北华,段涛.妇产科学.9版.北京:人民卫生出版社,2018.

2. 中华医学会妇产科学分会产科学组.孕前和孕期保健指南(2018).中华妇产科杂志 2018,53(1):7-13.

3. 中华医学会妇产科分会产科学组,中华医学会围产医学会妊娠合并糖尿病协作组.妊娠合并糖尿病诊治指南(2014).中华妇产科杂志.2014,49(8):561-569.

4. 熊庆,王临虹.妇女保健学.2版.北京:人民卫生出版社,2014:107.

5. World Health Organization. WHO recommendations on antenatal care for a positive pregnancy experience. Geneva: World Health Organization,2016.

6. World Health Organization. WHO recommendations on intrapartum care for a positive childbirth experience. Geneva:World Health Organization,2018.

7. 中华医学会妇产科学分会产科学组,中华医学会围产医学分会.正常分娩指南.中华围产医学杂志,2020,23(6):361.

8. 中国妇幼保健协会助产士分会,中国妇幼保健协会促进自然分娩专业委员会.正常分娩临床实践指南.中华围产医学杂志,2020,23(6):371.

9. 中华预防医学会妇女保健分会.产后保健服务指南.中国妇幼健康研究,2021,32(6):767-781.

10. Cunningham FG,Leveno KJ,Bloom SL,et al. Williams Obstetrics. 25th ed. New York:McGraw Hill Education,2018.

第七章

生育年龄非孕期妇女保健

　　生育期是妇女一生中极为重要的时期,在年龄和生理状态上处于人生最鼎盛时期,但在生活、养育和工作上也是最繁忙的阶段。这个时期妇女不仅身体和心理有其特殊状态,生殖系统疾病与生殖保健也贯穿始终,而且膳食营养、身体活动、生活态度、工作方式、社会环境等因素均对其身心健康产生影响,同时此年龄阶段对家庭幸福和后代的安康也有着举足轻重的作用,因此,这个时期的妇女保健亦尤为重要。

第一节　概　述

　　生育年龄(reproductive age),简称育龄。生育期又称性成熟期,指女性卵巢功能从发育成熟至卵巢功能衰退也就是月经初潮到绝经之间的一段时期,是妇女可生育的年龄时期。妇女的初潮和绝经的年龄个体差异较大,国际组织及我国定义将15~49岁年龄阶段的女性称为育龄期妇女(women with reproductive age,women with child-bearing age),并按照生理、生殖过程,划分为不同的生理阶段。生育年龄非孕期(non-pregnant period)是指除妊娠、分娩、产褥期以外的整个育龄期。

　　生育期是妇女一生中的黄金时期,生育期妇女不仅要经历结婚、怀孕、分娩、产褥及哺乳等特殊生理过程,同时还要承担事业发展、维系家庭、教育子女和赡养老人等多重负担。并且,生育期妇女在非孕期也有其特殊的生理、心理和社会特点及健康需求,在此时期的妇女不仅需要正确地处理各种人际关系,解决来自各方面的事务和困扰,还要承受精神、经济和身体等多方面的压力,这个时期的妇女只有具有了健康的身体和充沛的精力才能应对这些繁杂的事务和种种压力与负担。因此,生育年龄非孕期妇女如何进行自我保健,获得合理的营养、健康生活方式、良好的心理、医疗保健、良好的社会适应不仅关乎其自身的生理和心理健康,也与其婚姻、养育后代和家庭的幸福美满以及事业成功极为相关。

（王临虹　狄江丽）

第二节　生育年龄非孕期妇女生理和心理特点

一、生育年龄非孕期妇女的生理特点

　　生育期与青春期女性相比,其生理特点是全身各系统及脏器均已趋于发育成熟并具有正常的功能;同时下丘脑-垂体-卵巢性腺轴已具有完整的反馈系统和精细严密的协调功能,进行着生理性的自行调节,使内源性激素间达到平衡。分泌的各种激素可保证全身各系统诸器官的功能协调和运转。尤其是性腺轴的成熟使女性第二性征包括体型、体力、毛发、声调、脂肪沉着部位、乳房丰满及骨盆形状等都具有成熟女性所特有的征象。

健康的妇女在生育期，卵巢功能旺盛，在卵巢周期性甾体激素作用下，其靶器官子宫、乳腺等均受到调控并进行着周期性变化。月经即是下丘脑-垂体-卵巢轴的内分泌功能在女性生殖道靶组织所反映出的各种周期性变化中最突出的一种子宫内膜周期性变化的表现。

但由于女性生殖系统的结构和生理生物特点，女性更容易发生和遭受生殖道感染和性传播疾病，在生殖过程中担任的角色，具有更易受伤害的特性，是生殖健康问题最大的承受者。

1. 由于女性子宫腔两角与输卵管相连，直通盆腔，且宫腔下段经宫颈、阴道与外界相通，如不注意卫生（特别在月经期和分娩时），极易发生上行性感染，引起生殖道炎症，严重的还会并发盆腔炎、腹膜炎甚至败血症。

2. 女性盆底组织有尿道、阴道及直肠贯穿，支持力差，分娩时如有会阴撕裂，将进一步扩大中部的薄弱点，如果盆底组织也受损伤，将更加减弱盆底的支持力，因此容易发生女性特有的损伤性疾病，如子宫脱垂、阴道膨出和尿瘘等。

3. 女性子宫发生变化的频率和幅度远远大于体内其他脏器，如每月月经期子宫内膜的剥脱、出血，怀孕及分娩时子宫发育、膨大以及分娩后的缩复。如不注意保健，会影响子宫内膜的再生和子宫的缩复，亦易导致妇科疾病的发生。

4. 在月经期这一女性特殊时期，多数女性在月经期前和月经期中，可程度不等地出现某些症状，严重者则会影响妇女的生活和工作。如在我国，30%~60% 的育龄妇女在月经期前会发生经前期紧张综合征，约 33% 会发生痛经，痛经影响工作者占 13.69%。而从事重体力劳动及立位作业的职业女性，痛经更为多见。职业生产中接触强烈噪声、微波辐射，高、低温、化学物质的职业女性也容易出现月经异常。如月经不调是职业女性中常见的状况。根据不同研究者的观察，职业女性的月经不调往往与劳动强度、工作姿势、作业时的环境条件、年龄，尤其是参加工作时的年龄有关，以年轻的未婚职业女性较为多见。

二、生育年龄非孕期妇女的心理特点及影响因素

生育期是妇女一生极为重要的阶段，在这一时期妇女除精神、体力方面的负担最重以外，心理方面的压力也很大。因此，为了保证有健康的体魄、事业上的成就、婚姻家庭的幸福以及和谐的人际关系需要良好的心理调节和平衡，以适应复杂多变的环境。

（一）心理特点

女性心理发育比男性早 1~2 岁，女性自身的特点影响

着女性的心理健康。在认知方面，男性空间知觉能力明显优于女性，但女性触觉、嗅觉、痛觉的感受性高于男性，这就造成女性遇到事情时更加敏感或反应过度；在情绪方面，女性主观体验的情感色彩较浓，也容易接受他人暗示，而男性情感色彩较淡，更偏重于理性思考；在个性特征方面，男性比女性更有自信。男性通常过度高估自己，而女性常常保守估计自己。这些方面都造成了女性比男性的心理压力更大，进而造成了更多的心理问题。

（二）影响女性心理的因素

一个人心理的形成与发展，同时要受生物学因素和社会因素的双重影响，其中生物学因素决定着男女的性别特征和体态特征，而社会因素影响着男女的心理和行为差异及性别角色特点。

1. 女性承受的压力超过男性　社会、生理和心理压力是构成生存压力的三个主要来源，女性心理和生理的特殊性，造成了女性来自心理和生理的生存压力远远高于男性。男性的压力主要来源于社会，包括家庭等社会个体，占总体压力的 72%，心理和生理压力则分别为 18% 和 10%；女性的社会压力尽管比男性要少，但仍占总体压力的 48%，而心理压力和生理的压力则分别占 23% 和 29%。

对于职业女性来说，女性的生存压力又可分为就业压力、竞争压力、家庭压力、婚育压力等。从职业女性有效的从业周期来看，20~30 岁的职业女性，无论工作还是生活都更具有不稳定性，此时的压力主要来源于就业压力和竞争压力，她们在工作中渴望自我价值的实现，还会面临感情的问题。而 30~40 岁的职业女性，虽然生活较为稳定，但工作也更易受到家庭、婚育和社会的影响，工作和家庭、婚姻和生育矛盾的压力逐渐增加。

2. 角色冲突与人际关系　角色冲突带来的压力，也是女性心理健康面临的威胁之一。随着社会发展和妇女地位的提高，女性的生活内容和生活方式发生了极大的变化，现代女性完全打破了传统妇女只承担家庭角色的习俗，她们除了家庭角色外，还走入了社会，担负起了众多的社会角色，这一方面大大扩展了现代女性生活的内容和范围；另一方面亦给女性带来了很大的压力，从而对女性的身心素质水平提出了更高的要求。面对角色冲突的困扰，为保障家庭、社会需要和自我心态平衡，越来越多的女性将事业和家庭两不误的完美角色作为自己的追求目标。但在我国现有的社会条件下，任何一种完美的追求都意味着很大的付出，对女性尤为如此。于是女性为此平添了许多沉重的压力，增强了对角色冲突的主观感受，处在工作和家庭双肩挑而带来的心力交瘁、内外交困、自责内疚和不安的困境中，女性的身心健康受到极大的威胁和伤害。

这种角色冲突不仅使女性在心理上容易产生认知失调，也经常影响着女性在家庭、社会方面的人际关系。由于必须分担相当一部分时间和精力在工作上，导致女性在家庭

生活中与家人关系经常由于处理不当而处于紧张状态。

3. 家庭社会支持系统不稳定 家庭结构的不稳定,离婚率的增加让很多女性容易感受到来自破碎家庭的危机感,婚姻缺乏安全感,让很多育龄女性未婚,女性的社会支持系统缺乏,容易导致女性在困难时缺乏支持和帮助。另外,由于社会观念的变化和女性情感的独立性增强,现代女性对不婚或离婚后独立生活的选择也更多元化,家庭和社会观念以及支持体系也在不断变化。

4. 性别偏见与歧视 女性在职场和家庭中容易受到社会偏见和性别歧视等不公平待遇。中国不少地区还存在非常明显的男尊女卑的现象,特别是贫困或边远地区的妇女,由于社会地位低下和经济上的不独立,使她们在性的问题和生育问题上没有主动权,常处于被动地位,承受着性歧

视、性暴力。她们若是患病,特别是生殖系统的疾病,常较少得到关爱和及时治疗,因而严重影响她们的生殖健康。

并且,由于要经历妊娠、分娩、哺乳期,使女性在岗位竞争、升职、提薪等方面均处于劣势。2015年中国人民大学国家发展与战略研究院发布的中国改革系列报告《大学生就业存在性别歧视吗》中指出,在使用同样简历的情况下,男性大学生接到面试通知的次数比女性高42%,学习成绩越好、学历越高的女性大学生,在求职过程中会遭受更为严重的性别歧视。北京大学教育经济研究所对全国高校大学毕业生就业状况的调查数据显示,2015年男生就业落实率远高于女性,在就业起薪上男性也高于女性。因此,在这样的社会文化之下,女性会遭遇更多的心理问题。

(王临虹　狄江丽)

第三节　育龄期妇女健康状况及危害

生育年龄非孕期女性由于其特有的生理特点以及与男性的性别角色差异,使得生殖调节与避孕节育、生殖道感染/性传播疾病、生殖系统恶性肿瘤等对这个时期的女性生殖健康影响较大,并且发生精神健康问题的比例也远远高于男性。因此,这个时期的妇女健康和其他各期一样需要关注。

一、我国生育年龄非孕期妇女的生殖健康状况

生殖健康是人们幸福生活的一个基本前提,覆盖着人们的整个生命周期,包括健康的性发育、愉悦而安全的性关系以及享受孕育子代的幸福,而不受性暴力及与性或生殖相关的疾病、伤残和死亡的威胁,最后生殖活动通过母亲安全、婴儿存活和健康而得到一个成功的结局,并为将来的健康和发展奠定基础。生殖健康的基本要素包含性行为、计划生育、孕产妇保健和母亲安全、流产预防,生殖道感染包括性传播性疾患和人类免疫缺陷病毒/获得性免疫缺陷综合征,以及某些生殖道恶性肿瘤如宫颈癌、子宫内膜癌等。对非孕期育龄妇女而言主要健康内容重点在计划生育、生殖道感染和性传播性疾病预防及生殖系统恶性肿瘤防控等方面。

(一)计划生育与生育调节

计划生育是指人群的生育调控和家庭的生育安排,对于家庭和育龄夫妇要做好生育调节和避孕节育的技术服务,满足育龄人群生育、节育、不育防治的需求。育龄夫妇应能够按照家庭生育计划和意愿顺利怀孕,避免不孕症的发生;通过掌握节育知识和避孕措施,控制生育间隔,避免生育间隔过密对女性生殖器官和孕产妇健康的影响;落实避孕节育

措施,避免和减少非意愿妊娠和人工流产对生育功能和女性健康的损害,均是开展计划生育和生育调节技术服务的重点工作。

由于女性生理上的特性和传统观念的影响,国内外,女性仍是节育措施的主要承担者。随着人口生育政策和社会观念的变化,也会影响到节育避孕行为的改变。据《中国卫生健康统计年鉴2018》数据显示,我国已婚育龄妇女避孕率有逐年下降的趋势,从2010年的89.1%下降为2017年的80.6%。放置宫内节育器在节育手术中的占比逐年降低,由2010年的34.6%下降为2017年的24.4%,输卵管结扎术占比也由2010年的7.7%下降为2017年的2.1%。有效避孕有助于预防非意愿妊娠,避免人工流产,保障母婴健康。但这些避孕措施和节育手术操作均可能导致并发症及避孕失败,从而会影响到育龄妇女的身心健康。《中国卫生健康统计年鉴(2018)》数据显示,我国已婚育龄妇女人工流产手术在节育手术中的占比逐年增高,由2010年的28.7%上升为2017年的50.6%。一项全国性的调查显示,人工流产妇女中,24岁以内、未婚、未育妇女的比例分别为28.5%、31.4%、42.7%。重复流产妇女的比例>60%。有研究表明,在继发不孕的就诊患者中88.2%的人有过人工流产史。因此,人工流产,特别是重复人工流产不仅会增加母婴生殖健康的风险,还会影响母婴健康甚至生命安全,影响家庭和谐。

近年来,由于生育年龄普遍延迟,婚前性行为、意外妊娠、人工流产生殖道感染,如慢性宫颈炎、子宫内膜炎、盆腔炎等导致继发不孕症发生增加。不孕症由1988年的6.89%上升到2010年的17.4%。因此,长期以来,不孕症困扰着众多家庭,特别是2016年,我国实施新生育政策后,高龄女性生育需求有所增加,这对生殖医学和辅助生殖技术的发展来

说既是机遇也是挑战。

（二）生殖道感染和性传播性疾病

生殖道感染和性传播疾病是育龄妇女常见的疾病,主要包括阴道炎、宫颈炎、盆腔炎以及梅毒、淋病和艾滋病等,由于调查人群与方法的不同,文献报道的发病率不同。文献报道我国阴道炎的发病率在 3.00%~29.86% 之间,具有流行范围广、发病率高、复发率高的特点,其中细菌性阴道病的发生率在 4.12%~10.49% 之间,滴虫性阴道炎的发生率在 4.12%~10.49% 之间,外阴假丝酵母菌病发生率在 2.21%~7.94% 之间;宫颈炎的发病率在 8.35%~36.81% 之间;盆腔炎的发病率在 0.21%~19.9% 之间;在医院人群的调查中发现,淋病奈瑟菌、衣原体、支原体感染所致的生殖道感染率可达 10%~17.22%。妇女梅毒感染率约为 35.77/10 万。

生殖道感染/性传播疾病对女性的健康尤其是生殖健康影响较大,反复发病的生殖道感染会引起异常子宫出血、不孕不育、产科并发症,艾滋病和梅毒也是通过母婴传播导致儿童感染的主要疾病等,如果对生殖道感染的诊断不及时或耽误治疗时机,可大大增加育龄期女性生殖健康相关问题。

（三）生殖系统恶性肿瘤

子宫鳞状上皮内病变(cervical squamous intraepithelial lesion,SIL)是与宫颈浸润癌密切相关的一组宫颈病变,常发生于 25~35 岁的妇女。约 60% 的低级别鳞状上皮内病变(low-grade squamous intraepithelial lesion,LSIL)可自然消退,但高级别鳞状上皮内病变(high-grade squamous intraepithelial lesion,HSIL)发生癌症的危险性加大,可发展为浸润癌,需要治疗。

宫颈癌高发年龄为 50~55 岁,是危害我国妇女健康和生命的主要恶性肿瘤之一,且 2000 年后我国宫颈癌发病率和死亡率总体呈显著上升趋势,2015 年我国宫颈癌新发病例数达到 9.89 万,死亡病例数达到 3.05 万。性生活过早、多性伴、多孕多产、吸烟、长期口服避孕药、营养不良以及保健意识缺乏,不愿意主动接受宫颈癌筛查、遗传易感性等是影响 SIL 和宫颈癌发生的主要因素。

子宫内膜癌是女性生殖系统常见的三大恶性肿瘤之一,占女性生殖道恶性肿瘤的 20%~30%。据北京市肿瘤登记办公室数据显示,2001 年以来子宫内膜癌发病率明显高于宫颈癌,2008 年后已成为发病率最高的女性生殖系统恶性肿瘤子宫内膜癌以更年期或绝经后女性的发病率最高,约有 75% 以上的妇女发生在 55 岁以上。

二、我国生育年龄非孕期妇女的心理状况

美国心理学家马斯洛和密特尔曼提出了心理健康的 10

条标准:充分的安全感;充分了解自己,并对自己的能力做出适当的评估;生活的目标符合实际;与现实的环境保持接触;能保持人格的完整与和谐;具有从经验中学习的能力;能保持良好的人际关系;适度的情绪表达及控制;在不违背团体要求的情况下,能做有限度的个性发挥;在不违背社会的成规下,对个人的基本需求能予以恰如其分的满足。女性心理健康的主要标志包括心境良好、意志坚强、人格健全、智力正常、道德高尚、人际关系和谐、社会反应适度,以及心理表现符合年龄特征等。

对照上述女性心理健康标准,目前我国女性心理健康的现状却令人担忧。据估计,中国约有 1.73 亿人患有不同类型的精神障碍,其所造成的疾病负担为 3 600 万伤残调整生命年(DALYs),占全球负担的 17%。并且在中国精神障碍所造成的疾病负担,占全部疾病负担的比例逐年上升,由 1990 年的 7% 上升到 2013 年的 11%,并估计在 2025 年将上升为 21%。其中,抑郁和焦虑为最多见的精神健康问题,且女性(占所有精神障碍的 54%)明显高于男性(占 33%),估计到 2025 年女性抑郁症和焦虑症所造成的疾病负担将比 2013 年分别增加 11% 和 2%。而这些女性又以中青年、已婚育龄的都市职业女性为主。

另外,在社会经济转型过程中出现的城乡留守女性、年轻流动妇女、高龄未婚、离婚和单亲女性,以及就业受阻的女大学生等育龄妇女,都成了心理问题的易发群体。值得关注的是,这些心理疾病还进一步演化为一些女性的学习荒废、工作懈怠、生活无序、行为越轨,如酗酒、吸毒、乱性甚至自杀等问题的出现。我国女性自杀率为男性的 1.25 倍。这些作为家庭核心的已婚育龄妇女的心理损伤,不仅严重影响自身的健康,还会将整个家庭引向危机,影响家庭其他成员,特别是未成年儿童的正常生活与健康成长。

三、我国育龄期妇女的营养状况

营养不良是一种慢性营养缺乏病,主要由于人体长期缺乏热能和蛋白质所致,主要包括食物与营养物质摄入不足、营养不均衡、膳食结构不合理、膳食酸碱失衡以及食品安全卫生等。能量不足和营养不良是当今发展中国家患病和死亡的主要原因,因营养问题所引起的发育不良和慢性疾病也随之增多。

我国《中国居民营养与慢性病状况报告(2015 年)》显示,我国城乡居民膳食能力供给充足,蛋白质、脂肪、碳水化合物三大营养素供能充足,蛋白质摄入基本持平,优质蛋白摄入增加,但仍面临营养缺乏和营养不均衡的双重挑战。2012 年较 2002 年相比,碳水化合物功能比有所下降,脂肪供能比上升,豆类、奶类、水果摄入量偏低和部分营养素缺乏等问题仍然存在。2012 年,18~44 岁育龄妇女低体重营养不良率和贫血率分别为 7.9% 和 15%,均明显高于此年龄段的男性,也明显高于其他年龄段的女性。而此年龄段的女性超

重率和肥胖率分别为 24.9% 和 8.8%，则明显低于男性和其他年龄段的女性。这进一步说明，我国育龄妇女的营养缺乏情况仍然非常严峻。

四、我国育龄期妇女的运动状况

身体活动（physical activity，PA）与人体健康密切相关，适当的身体活动可以降低冠心病危险因素和高血压的发生率，而身体活动不足则可能导致能量代谢失衡，并带来一系列的健康问题。身体活动不足已被确定为第四位导致全球死亡的危险因素，占全球死亡归因的 6%，仅次于高血压

（13%）、烟草使用（9%）及高血糖（6%）。是造成 21%~25% 的乳腺癌和结肠癌、27% 糖尿病和大约 30% 的缺血性心脏病的主要原因。2016 年，在全球范围内，有超过 1/4 的成年人（27.5%）身体活动不足。女性的身体活动不足率（31.7%）要高于男性（23.4%），两者之间的差异较大。在高收入国家，41.6% 的女性缺乏身体活动；而在低收入国家，18.8% 的女性身体活动不足。

2016 年一项我国成年居民体育锻炼状况研究结果显示，我国成年女性参与锻炼率为 14.5%，每周≥90 分钟和≥150 分钟锻炼率分别为 13.9% 和 12.8%，均小于成年男性。

（狄江丽　王临虹）

第四节　育龄期妇女保健重点与管理

育龄期阶段的妇女存在其特有的生理心理及生殖系统疾病发生特点，并同时存在生活方式和其他健康问题。为此年龄阶段提供的保健既有其特殊性，又有普遍性，并且身心保健同等重要。在健康管理中应积极做好月经期保健、婚育保健、加强生殖道感染/性传播疾病、宫颈癌和乳腺癌的防治，并通过生活规律、自身心理调节、膳食营养、身体锻炼、戒烟限酒等综合保健措施，可有效地促进生育年龄非孕期妇女全面的身心健康。

一、育龄期妇女健康保健

（一）生活规律和劳逸结合

妇女在育龄期，是事业的中坚、家庭的支柱，繁忙的工作和家务劳动如一台错综复杂的机器，多重而不停地超负荷地运转，如不注意劳逸结合，往往在生育年龄即带来健康隐患。因此，应保证充足的睡眠，每晚一般在 8 小时左右，中午适当睡眠 30 分钟左右，睡眠时间长短可根据个人需要而定，以白天精力充沛，不影响夜间入睡为宜。上白班为主的妇女，尤其脑力劳动者，工作 1~2 小时间隔适当放松，到户外做工间操，呼吸一下新鲜空气，适当日照，有利于提高工作效率。经常上夜班的妇女也应保证充分睡眠，否则久而久之会影响身体健康。周末和下班后 8 小时之外应尽量安排一定时间放松，可散步、锻炼、日照、赏花、听音乐、编织、看电视等。应适量减少上班忙工作、下班忙家务的超负荷劳动，也应避免工作之余沉迷于打麻将、赌博等不健康的活动，因其既影响工作，又影响身体健康。

（二）善于用脑和合理用脑

人脑具有很强的代偿能力，因此具有可塑性，脑子越用越灵活，如果经常用脑，加强脑的保健和营养，可以保持良好

的脑功能。善于思考、勤于思考可使思维敏捷活跃，这对延缓大脑功能的过早衰退和阿尔茨海默病的发生有重要作用。生育年龄妇女肩负事业和家务劳动两个重担，如何处理各种烦琐的事务，需要旺盛的精力和灵活的分析综合能力，遇事不乱，有条不紊，都需要用脑去思考。但是用脑过度，超过生理极限，就会事倍功半，工作效率低下。因此，合理用脑是非常重要的，合理用脑就是指注意用脑卫生。要保证大脑神经细胞的充分休息，包括静和松两方面。静指充分睡眠，每天保证充足的睡眠时间，工作、学习、娱乐、休息都要按作息规律进行，注意起居有常。了解睡眠不足和睡眠问题带来的不良心理影响，出现睡眠不足及时设法弥补，出现睡眠问题及时就医。要在专业指导下用科学的方法改善睡眠。"松"指精神放松，可以进行轻松愉快的娱乐。消除疲劳，恢复活力，有弛有张，松紧交替才能保证良好的工作和学习效果。另一方面，为了保证大脑细胞的正常工作，充足的营养和氧的供应十分重要。保证工作学习环境的空气流通，户外活动等对提高大脑的工作效率也十分必要。此外，避免来自外界环境的各种刺激，减轻精神负担和心情压抑也属于大脑卫生保健的重要内容。

（三）育龄妇女特有的卫生保健

1. 月经期卫生　月经期应保持心情舒畅，保证充足的睡眠和营养。避免受凉，如雨淋、冷水浴等。保持外阴清洁，每天清洗，但不要盆浴、游泳、性交。饮食应避免生冷和刺激性食物。选用的卫生巾应注意生产厂家和生产日期，并适时更换。

如果出现经量过多、月经不规则、痛经和闭经等应及时到医院诊治。

2. 性生活与性传播性疾病　生育期妇女是性功能旺盛的时期。夫妻间应该具有正常的性生活。性交次数多少因人而定，以不影响白天的工作和学习为度。但是不洁的性

生活应避免,滥交是不道德的,而且容易感染性传播疾病,性传播疾病主要指梅毒、淋病、非淋菌性尿道炎、生殖器疱疹、尖锐湿疣、艾滋病、滴虫性阴道炎等。

近年来,性传播疾病发病率不断升高,给患者本人及家庭造成极大的危害和经济负担,而且还能通过直接和间接方式造成母婴传播,危害下一代的健康。

要提倡良好的性道德,要保持女性的自尊、自爱、自重、自强,养成洁身自好的行为规范。要有负责任的性生活,避免多性伴和性紊乱,不仅影响夫妻感情和家庭和睦,还会感染性传播疾病,危害健康。

3. 外阴瘙痒 是女性阴道感染或外阴病变而产生的一种症状。严重者可因瘙痒难忍而影响工作和生活。有时因搔抓而引起外阴部皮肤黏膜的溃疡和感染。外阴局部皮肤可脱色变白、肥厚或萎缩而发展成"外阴白色病损",并注意外阴病变发生癌变。

发生外阴瘙痒原因有以下几种:

(1)不注意外阴部清洁,经血或阴道分泌物、大小便等污染积聚而引起瘙痒。

(2)由于阴道或宫颈的炎症导致白带增多刺激外阴部引起瘙痒。

(3)外阴部皮肤患湿疹、过敏、炎症、阴虱或神经性皮炎等可引起瘙痒。

(4)患有糖尿病可因尿液刺激或伴有念珠菌性阴道炎而瘙痒。育龄妇女卵巢功能早衰时,因体内雌激素水平低下,外阴过于干燥,分泌物减少等均可引起外阴瘙痒。

(5)穿过紧的内裤,使用化纤制品,使用不洁或劣质卫生巾、浴液,乱用清洁消毒剂,碱性肥皂水洗外阴等均可引起外阴瘙痒。另外,由于过分清洗反而适得其反,所谓"越洗越痒"是由于破坏了阴道的自洁作用而引起的。

因此,为了预防发生外阴瘙痒应避免上述的不卫生习惯。经常保持外阴部清洁,每天用温水洗外阴。一般不要自行冲洗阴道,以免造成阴道正常菌群失调。大小便及性交后要注意外阴部的干燥和清洁。平时尽量少吃刺激性食物。注意月经期卫生。出现外阴瘙痒时要及时就医,在医师指导下选用药物治疗。

4. 泌尿系统感染 女性的尿道比男性短,而且毗邻有阴道、外阴,这些解剖特点再加上女性特有的生理功能如性交、分娩、流产、月经等使之易患泌尿系统感染。轻者出现尿痛、尿频、尿急,可伴有发热、无力等症。重者可有脓尿、血尿等。如治疗不彻底可反复发作或上行感染累及膀胱和肾脏。

泌尿系统感染发生的诱因往往与性交、阴道炎症、性病、全身疾病、局部不洁、过分劳累等有关。有患者反复出现泌尿道刺激症状,但尿培养无病原体生长。遇有这种情况应注意休息,多饮水,尤其炎热的夏季出汗多时更应注意。此外,节制性生活及保持外阴部清洁均有利于预防泌尿系统感染。患有泌尿系统感染时应请医师诊断和治疗。

5. 皮肤健康与美容 皮肤是人体的重要器官,是抵抗外界刺激和疾病的第一道防线。健康的皮肤不仅外观美,而且可以保护内脏器官的功能。如不注意皮肤的清洁和保健,当抵抗力差时细菌可侵入机体导致感染。

为了皮肤健康,应保持心情舒畅,有充足的睡眠,注意饮食中富含水果和蔬菜,避免辛辣刺激性食物,不吸烟和酗酒。洗澡可保护皮肤的正常功能,促进全身血液循环,为皮肤提供充分的氧和营养物质。但不宜过热的水烫洗,不使用刺激性的肥皂和劣质浴液。

此外,内衣应宽松柔软,以棉质为宜。衣服洗涤后应置太阳下晒干可达到清洁和消毒的目的。如果出现皮肤病应及时到医院就诊。

社交场合适当化妆可给人以美感和良好的形象。但是浓妆艳抹或使用劣质化妆品可影响皮肤的健康。化妆品中含有的铅、汞等元素可刺激皮肤的皮脂腺开口,影响皮脂腺分泌物的排出,可造成脓疱疮、痤疮或色素沉着等。美容手术应在有条件的医疗机构由经验丰富的美容师或整容医师来进行。否则不仅达不到美容效果,反而造成瘢痕或更严重的后果。

6. 宫颈癌防控 育龄妇女应了解宫颈癌防控的相关知识,积极预防和治疗生殖道感染/性传播疾病,减少宫颈癌发病的高危因素,如早婚、早孕、多孕、多产、多性伴、吸烟、长期口服避孕药、营养不良等;在年龄允许的情况下,接种预防性人乳头状瘤病毒疫苗。所有25~64岁的妇女均应定期进行宫颈癌筛查,筛查异常/阳性的妇女应进一步进行检查、诊断和及早治疗。

7. 乳房保健 丰满的乳房标志着女性的成熟和健康,赋予女性特有的线条和健美的体型。育龄妇女乳房的保健除了做有利于扩胸和胸肌发达的运动如游泳、球类、唱歌等,还要注意摄入高蛋白、富含维生素及维生素E的食物,并注意劳逸结合等。

育龄妇女要哺乳婴儿,因此乳头的卫生及保健也很重要。要经常保持乳头的清洁。

佩戴乳罩不仅是为了美观,防止乳房下垂,同时可保护乳房在从事劳动和运动时避免过多的振动和损伤,以及保证乳房通畅的血液循环及乳管发育。但是选择的乳罩不合适,过紧可影响乳房的血液供应,妨碍呼吸运动和正常的工作和生活。过松起不到支托作用,因此乳罩要松紧适宜,同时要选用通气和吸水性强的面料制作,以免引起乳房及乳头皮肤的损害。

育龄妇女要学会自我检查乳房的方法。用手指掌面在乳房表面触摸,如平坦无包块触及为正常。如触到异常包块,即使很小,也应提高警惕,及时到医院就诊。但是自我检查时切忌用手握住整个乳房抓捏的方法,因为这样可将乳腺误当成包块,或反而忽略了异常的包块。此外,非哺乳期乳头有溢乳现象也应及时就医。

定期进行乳腺癌筛查,40岁以上妇女应每年接受乳腺癌临床检查、B超或X射线检查,乳腺癌高危人群应将筛查的年龄提前。发现异常者应遵医嘱进一步检查,及早诊断,及早治疗,提高生存率和生活质量。

二、育龄妇女的心理调节

当女性面临心理问题时,除可以请心理医师进行心理治疗、疏导外,还可以采用一些自我心理调节措施。要学会超脱,对自己提出适宜的期望值;不要急躁,讲究方法,争取支持;要学会宽容、大度地对待生活;生活有序,忙中偷闲;要合理宣泄不良情绪,当遇到巨大压力时,勇于、善于在亲人、朋友面前倾诉。

(一) 建立良好的自我观念

心理学家巴甫洛夫曾经说过:"愉快可以使你对生命的每一次跳动,生命的每一个印象易于感受,不论躯体和精神上的愉快都是如此,可以使身体强健。"因此,培养开朗的性格和乐观、愉快的情绪是促进身心健康的基本条件,开朗、乐观、愉悦的情绪可以用来抵御来自外界的任何干扰,包括物质上的诱惑和精神上的冲击,从而达到真正健康的状态。

首先,要建立起多元的自我概念,全面、正确地认识自己。通过与他人横向的客观比较,达到认识自我、了解自我和发展自我。要接受别人评价中的合理部分,避免自我评价的偏差。同时也可以将现实自我与过去自我、理想自我进行纵向比较,寻找自己进步的地方,给自己一个肯定,同时找到自己还需加强之处,进行自我改善。

(二) 善于自我激励

新时期对女性,特别是职业女性提出了更多的挑战和要求,这更要求女性要学会自我激励、自我提高,来应对生活和工作中的种种挑战。可以通过改变心态来改变生活,积极的心态是个体情绪状态良好且稳定的保证。其次,要知道自己所要,树立人生理想。要直面"不幸",保持冷静,不要让负面情绪占据大脑,要接纳现实,接受生活中无法改变的事情,而不是把眼光落在过去和痛苦上。

(三) 树立积极的生活理念

在接纳自己,认识自己的优点和不足的基础上,根据自身的条件来确定目标,量力而行。不断调整自己的期望值,防止"弓满自断"。学会热爱生活,尽量寻找新的事物,探索新的兴趣,满足对世界的新奇感、神秘感。

(四) 学会自我减压

可以适当地降低生活标准,学会接受帮助,如果遇到力所不能及的事,最好能请别人帮忙,并且积极参加体育锻炼,适当的体育活动可以放松紧张的精神状态,减少身体上的疲劳,缓解心理上的压力。

(五) 建立良好的人际关系

当一个人感到有可以依赖的人在关心、照顾、尊重和爱护自己时,就会减轻挫折反应的强度,增加对挫折的承受力和适应性。因此,要努力营造宽松民主的氛围与和谐的人际关系,不要斤斤计较、怨天尤人,以乐观的态度处理好人际关系。因为人际关系的好坏,不仅影响工作、学习和生活,还是影响一个人心理状态的重要因素。

(六) 适度宣泄,及时疏导

如果觉得自己的心理压力过大,应积极面对,尽快找心理医师寻找解决问题的办法。当遇到不如意的事情、心情烦闷时,可以通过听音乐、看电影、逛街、看电视、读书来调节。或找家人或知心朋友倾诉,发泄牢骚、委屈,或通过哭泣使累积的高度紧张得以释放而缓解。

三、育龄妇女的生活方式与保健

(一) 提倡平衡膳食

平衡膳食模式是最大程度保障人体营养和健康的基础,食物多样性是平衡膳食模式的基本原则。良好的膳食模式是保障营养充足的基础。每天的膳食应包括谷薯类、蔬菜水果类、畜禽鱼蛋奶类、大豆坚果类等食物。平衡膳食模式必须由多种食物组成,建议平均每人摄入12种以上食物,每周25种以上。合理的膳食模式具有食物多样化,以谷类食物为主、高膳食纤维摄入、低盐低糖低脂肪摄入的特点。合理膳食模式可降低高血压、心血管疾病、结直肠癌和2型糖尿病等慢性病的发病风险。

营养比例均衡是指人体每天所需的营养供应标准。这个标准应因人因地因时而异,也就是根据人的身高、体重、职业、居住环境及地域,季节气候等指标进行综合分析。根据《中国居民膳食指南(2016)》的推荐,每天摄入谷薯类食物250~400g,其中全谷物和杂豆类50~150g,薯类50~100g;餐餐有蔬菜,保证每天摄入300~500g蔬菜,深色蔬菜应占1/2;保证每天摄入200~350g新鲜水果,果汁不能代替水果,吃各种各样的奶制品,相当于每天液态奶300g;经常吃豆制品,适量吃坚果;每周吃鱼280~525g,畜禽肉280~525g,蛋类280~350g,平均每天摄入总量120~200g,优先选择鱼和禽,吃鸡蛋不弃蛋黄,少吃肥肉、烟熏和腌制肉制品;每天食盐不超过6g,每天烹调油25~30g,糖每天摄入不超过50g,最好控制于25g以下,每天反式脂肪酸摄入量不超过2g,每天7~8杯(1 500~1 700ml),提倡饮用白开水喝茶水,不喝或少喝含糖饮料。

对于一些特殊人群,如超重(24kg/m²≤BMI<28kg/m²)、肥胖(BMI≥28kg/m²)的育龄妇女,需要减少能量摄入,增

加新鲜蔬菜和水果在膳食中的比重,适当选择一些富含优质蛋白质(如瘦肉、鱼、蛋白和豆类)的食物。对于贫血、消瘦等营养不良的育龄妇女,建议要在合理膳食的基础上,适当增加瘦肉类、奶蛋类、大豆和豆制品的摄入,保持膳食的多样性,满足身体对蛋白质、钙、铁、维生素 A、维生素 D、维生素 B_{12}、叶酸等营养素的需求;增加含铁食物的摄入或者在医师指导下补充铁剂来纠正贫血。

(二)促进吃动平衡

食物摄入量和身体活动量是保持能量平衡、维持健康体重的两个主要因素。能量是维持生命活动的基础。能量需要量是指长期保持良好的健康状态、维持良好的体型和理想活动水平所需要的量。食不过量主要指每天摄入的各种食物所提供的能量,不超过也不低于人体所需能量。如果吃得过多或活动不足,多余的能量就会在体内以脂肪的形式堆积下来,体重增加,造成超重或肥胖;相反,如果吃得少或活动过多,则由于能量摄入不足或能量消耗过多而引起体重过低或消瘦。体重过重或过轻,都是不健康的表现。育龄妇女健康体重的体重指数应在 $18.5\sim23.9kg/m^2$ 之间。

超重或肥胖是许多疾病的独立危险因素,如 2 型糖尿病、冠心病、乳腺癌等。增加身体活动或运动不仅有助于保持健康体重,还能调节机体代谢,增强体质,降低冠心病、脑卒中、2 型糖尿病、结直肠癌等慢性病的发生风险。同时有助于调节心理平衡,有效消除压力,缓解抑郁和焦虑等不良精神状态。食不过量可以保证每天摄入的能量不超过人体的需要,运动可增加代谢和能量消耗。

(三)运动与健身

育龄妇女应每天运动、保持健康体重。鼓励每周进行 3 次以上、每次 30 分钟以上中等强度的运动,或者累计 150 分钟中等强度或 75 分钟高强度身体活动。中等强度身体活动是指需要一些用力但仍可以在活动时轻松讲话的活动。如快速步行、跳舞、休闲游泳、打网球、打高尔夫球、做家务(如擦窗户、拖地板、手洗大件衣服等)。高强度身体活动是指需要更多的用力,心跳更快,呼吸更急促,如慢跑、健身操、快速蹬车、比赛训练或重体力活动,像举重、搬重物或挖掘等。高强度运动适合健康的育龄妇女。运动前需了解患病史及家族病史,评估身体状态,鼓励在家庭医师或专业人士指导下制订运动方案,选择适合自己的运动方式、强度和运动量,减少运动风险。

日常生活中要尽量多动,育龄妇女主动身体活动量最好相当于每天 6 000 步,可以一次完成,也可以分 2~3 次完成。一般来说,日常家务和职业活动等消耗能量相当于 2 000 步左右(消耗能量约 80kcal)。减少久坐时间,每小时起来吃动平衡,让摄入的多余能量通过运动的方式消耗,达到身体各功能的平衡。

(四)饮食与健康

育龄妇女多是家庭主妇,应把好家庭饮食健康这一关。提倡按需购买食物,按需备餐、小分量食物、合理利用剩饭菜,上班族午餐和聚餐应分餐制或简餐。在外点餐根据人数确定数量,集体用餐时采取分餐、简餐、份饭。

选择当地、当季的食物,备餐应彻底煮熟食物,采取适宜的烹调方式,对肉类和家禽、蛋类,应确保熟透。熟食或者隔顿、隔夜的剩饭剩菜在食用前须彻底再加热。

学会选购食品看标签,合理选择食品。食品标签通常标注了食品生产日期、保质期、配料、质量(品质)等级等,可以通过看食物标签来了解食物是否新鲜、产品特点、营养信息等。另外还能了解到食物中是否有过敏原。

倡导在家吃饭,与家人一起分享食物和享受亲情,传承和发扬我国优良饮食文化。在家烹饪、吃饭,不仅可以保持饮食卫生、平衡膳食、避免食物浪费,同时还可享受亲情,促进家庭成员之间的沟通、理解和情感,并可以培养儿童和青少年良好的饮食习惯。

总之,育龄妇女除了保证全面均衡的营养之外,还要营造良好的生活环境,加强体质锻炼,讲究良好的心理状态,真正做到营养健康与生活环境的和谐一致,给自己和家人做好营养保健。

(五)戒烟限酒

在我国女性吸烟率很低,但大多数女性会暴露于二手烟中,特别是在家庭中二手烟、三手烟暴露的比例最高,其次为公共场所和工作场所。

对于吸烟的女性,当决心戒烟时,最好取得家人、朋友和同事的支持和监督。当出现阶段症状时,可尝试一些方法抵御吸烟的诱惑,如刷牙、嚼口香糖、喝茶、种花、运动、深呼吸,或与他人交流。戒烟 1 个月内尽量避免去见吸烟者,避免聚会和聚餐。如果自己主动戒烟较困难,也可以寻求外界的帮助,如去医院戒烟门诊或打戒烟热线电话接受专业人员的戒烟专业服务。

对于经常接受二手烟或三手烟暴露的女性,在家庭或办公室、会议室等经常性的抽烟环境中,最好能主动采取消除或减轻空气污染的措施,如通过通风开窗、擦桌子、擦地板清除每天尘埃中的烟叶残留物,也可通过使用空气净化设备,摆放一些绿色植物如吊兰、常青藤等吸收空气中的漂浮颗粒,减少二手烟的吸入。

酒给人体一定的热量,还有一定的营养价值。如葡萄酒含有人体需要的氨基酸、维生素等多种营养素,所含白藜芦醇具有抗氧化活性。有研究显示少量饮酒可能有益于心血管系统,适量饮酒能使小动脉血管扩张,促进血液循环,有助于振奋精神,缓和忧虑和紧张心理,提高生活情趣,同时适量的酒能刺激胃酸分泌,增进食欲,提高消化能力。但近期也有研究提示即便少量饮酒也有害健康。大量而无节制地饮酒,会使食欲下降,食物摄入减少,以致发生多种营养素缺乏,严重时还会造成酒精性肝硬化。过量饮酒会增加患高血压、脑卒中等危险,并可导致交通事故及暴力的增加,对个人健康和社会安定都极为有害。《中国居民膳食指南(2016)》中指出成年女性一天饮用酒的酒精量不超过15g。相当于一天饮用不超过啤酒450ml,葡萄酒150ml,黄酒120ml,洋酒45ml或38度的白酒50ml,52度的白酒30ml。

总之,育龄期妇女除了孕产期阶段,绝大多数时间是处于非孕期状态,这个年龄阶段不仅仍然面临很多生殖系统疾病、身心的特殊问题,不良行为影响,也会受到工作和社会大环境的影响。因此,同样应对生育年龄妇女的健康保护加以重视,以更好达到促进妇女后半生的身心健康及家庭幸福的目的。

(王临虹 狄江丽)

参考文献

1. 国家卫生健康委员会.中国卫生健康统计年鉴(2018).北京:中国协和医科大学出版社,2018.

2. 中国营养学会.中国居民膳食指南(2016).北京:人民卫生出版社,2016.

3. 健康中国行动推进委员会.健康中国行动(2019—2030).国家卫生健康委员会规划发展与信息化司,2019.

4. 中华预防医学会妇女保健分会.子宫颈癌综合防控指南.北京:人民卫生出版社,2017.

5. 国家卫生计生委疾病预防控制局.中国居民营养与慢性病状况报告(2015年).北京:人民卫生出版社,2015.

6. 谢幸,孔北华,段涛.妇产科学.9版.北京:人民卫生出版社,2018.

7. 梁华,洛若愚.女性生殖道感染的流行病学调查及阴道分泌物检测的价值.中国妇幼保健,2017,32(18):4513-4515.

8. 胡大一,许桂华.健康生活必读.北京:北京大学医学出版社,2019.

第八章

更年期妇女保健

随着社会的进步和科学技术的发展,人类预期寿命不断延长,进入更年期的妇女已经形成一个庞大的人群。2020年全世界65岁以上老人约7.27亿,占总人口的9.3%。预计到2050年,这一数字将增加一倍以上,超过15亿人。老年人在全球人口中的比例预计将从2020年的9.3%增加到2050年的16.0%。到21世纪中叶,全球每6个人中就会有1个65岁以上的老年人,其中至少1/2为女性。根据中国第七次人口普查结果显示处于绝经前后的45~64岁的妇女已近2亿,超过世界上绝大多数国家的总人口数,老龄化已成为全球各国面临的重要民生问题之一。

女性在绝经后因卵巢功能的衰退,体内雌激素水平逐渐下降,使精神、心理乃至躯体器官发生一系列的改变,雌激素所作用的靶器官也发生相应的退行性变化。更年期是妇女进入老年期前的过渡阶段,医学上属于"多事之秋"。重视更年期保健不仅是保障妇女平稳度过这一时期的重要举措,更重要的是延缓老年退化性疾病发生、提高晚年生活质量的关键和基础,同时还可减少该年龄阶段妇女因患各种疾病带来的生理和心理折磨,这对减轻家庭、社会的负担和促进社会和谐发展都有重要的意义。世界卫生组织(World Health Organization,WHO)已将提高妇女晚年生活质量列为21世纪促进健康的三大主题之一。

第一节 概 述

更年期是每一位妇女都会经历的生理过渡时期。在这一时期,由于卵巢功能衰退带来一系列生理和心理变化而引起各种不适,大多数妇女通过神经和内分泌系统的自身调节及适宜的保健,都能够很好地适应,并保持良好的健康状况,顺利地度过更年期。但也有大约1/3的妇女在此期间更年期症状明显,不仅影响了正常的工作和生活,还会给家庭和社会带来一定负担,如果得不到良好的保健和治疗,将会增加绝经后骨质疏松、糖尿病、高血压、心血管疾病及肿瘤等的发病风险。因此,更年期妇女的保健已引起国内外学者和社会的广泛关注。

一、定义

更年期(climacteric)一词源于希腊语"klimakterikos",含义为一个梯子的台阶,预示着登上生命的另一个时期。更年期是指卵巢功能开始衰退至完全停止以及从生育状态走向非生育状态的一段时期。

(一)绝经

绝经(menopause)是指妇女一生中的最后1次月经,是个回顾性概念,一般需要在最后1次月经的12个月之后方能确认,绝经可分为自然绝经和人工绝经。

1. 自然绝经 自然绝经(natural menopause)是指由于卵巢内卵泡耗竭、功能丧失引起月经永久停止,且无明显病理原因。

2. 人工绝经 人工绝经(induced menopause)是指手术切除双侧卵巢或医源性终止双侧卵巢功能,如化疗或放疗。

(二)围绝经期

围绝经期(perimenopause)是指从接近绝经出现与绝经

有关的内分泌和临床表现时起至绝经后 1 年内的期间。此期包括绝经过渡期及绝经后 1 年,与绝经后期有约 1 年的重叠。

(三) 绝经过渡期

绝经过渡期(menopausal transition)是指从生育期走向绝经的一段过渡时期,从临床表现、内分泌改变开始出现趋于绝经的迹象开始至绝经前的一段时期。从定义来看此期始点模糊,终点明确。在临床实践中常将月经出现明显改变定位为绝经过渡期的始点。

(四) 绝经前期

绝经前期(premenopause)是指最终月经前的整个生育阶段。

(五) 绝经后期

绝经后期(postmenopause)是最终月经(包括自然绝经和人工绝经)以后的生命阶段。起点为绝经,终点为生命的终结。

绝经相关分期见图 3-8-1。

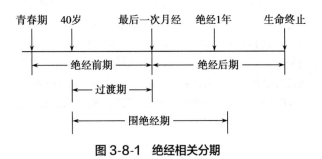

图 3-8-1　绝经相关分期

(六) 更年期综合征

更年期综合征(climacteric syndrome)是指女性绝经前后出现一系列躯体和心理不适,主要表现为血管舒缩症状、神经精神症状、泌尿生殖道萎缩症状等,症状的严重程度和持续时间有很大的个体差异性,一般为 3~5 年。

二、生殖衰老分期

近几十年来生殖衰老分期的研究及进展成为相关领域关注的热点,自 20 世纪 80 年代以来国内外启动多个有关生殖衰老分期的研究,以期建立一个适合绝大多数妇女使用的标准化分期系统,随后女性生殖衰老分期系统不断研究和更新。2001 年生殖衰老分期专题研讨会(Stages of Reproductive Aging Workshop,STRAW)提出了卵巢衰老的命名和一个分期系统,包括每个期别的月经和定性的激素标准,STRAW 分期系统被广泛视为描述生殖衰老到整个绝经期的金标准。STRAW 对女性生殖衰老领域的研究影响持久,促进了对卵巢衰老过程中内分泌和生物学标

志物变化轨迹的研究,以及体重、吸烟、种族和其他因素如何影响这些轨迹的研究,这为更新 STRAW 分期系统提供了基础。2011 年 9 月在华盛顿特区举行的生殖衰老分期(STRAW+10)专题研讨会回顾了近年来的科学进展并更新了 STRAW 标准,发起方有国家衰老研究所(National Institute on Aging,NIA)、隶属于国立卫生研究院(National Institute of Health,NIH)的妇女健康研究办公室(Office of Research on Women's Health,ORWH)、北美绝经协会(The North American Menopause Society,NAMS)、美国生殖医学会(American Society for Reproductive Medicine,ASRM)、国际绝经协会(International Menopause Society,IMS)和内分泌协会(The Endocrine Society)。参加者系来自 5 个国家和多学科领域的专家共 41 名。

(一) STRAW+10 更新要点

STRAW+10 专题研讨会完成了下列工作:①重新评估生育晚期和绝经过渡期早期的起点,并给出了新的以人群为基础关于卵泡刺激素(follicle-stimulating hormone,FSH)、窦卵泡数(antral follicle count,AFC)、抗米勒管激素(anti-Müllerian hormone,AMH)及抑制素 B(inhibin B)的资料;②重新评估绝经后期分期标准,给出新的以人群为基础关于最终月经(final menstrual period,FMP)后 FSH 和雌二醇(estradiol,E_2)变化的资料;③重新评估当妇女体重、生活方式和健康状态变化时分期标准的适用性;④与 STRAW 系统相比,更新后的分期系统在原生育期晚期(−3 期)再分为 −3b 和 −3a 期,在原绝经后期早期(+1 期)再细分为 +1a、+1b 和 +1c 期,共增加了 3 个期别,因此,女性初潮后至生命终止共分为 10 个期别(表 3-8-1)。

(二) STRAW+10 更新的内容

1. 生育期晚期(−3 期) 生育期晚期标志着生育力开始下降的一段时间,在此期间考虑到在月经周期发生明显改变之前,重要的内分泌参数已经开始改变,这些内分泌变化对生育力的评估很重要。因此,STRAW+10 系统建议将生育期晚期再细分为 2 个亚期(−3b 和 −3a 期)。在 −3b 期,月经周期仍然规律,周期长度或者早卵泡期 FSH 水平没有改变,但 AMH 水平下降,AFC 减少,抑制素 B 可能也降低。在 −3a 期,月经周期的特征开始发生细微改变,尤其是周期变短,早卵泡期(月经周期的第 2~5 天)FSH 水平升高,可变性增大,卵巢衰老的其他标志物水平低。

2. 绝经过渡期早期(−2 期) 此期特点是月经周期长度变异增大,其定义是在连续的周期长度之差为 7 天或以上的持续改变,持续的定义是指周期长度变化首次出现后的 10 个周期内再次发生。在绝经过渡期早期,月经周期的另一特征是早卵泡期 FSH 水平升高但可变,AMH、AFC 和抑制素 B 低。

3. 绝经过渡期晚期(−1 期) 此期特征是月经周期长

表 3-8-1　STRAW+10 分期系统

分期	-5	-4	-3b	-3a	-2	-1	+1a	+1b	+1c	+2
	初潮						末次月经			
	生育期				绝经过渡期		绝经后期			
术语	早期	峰期	晚期		早期	晚期	早期			晚期
					围绝经期					
持续时间	可变				可变	1~3 年	2 年（1+1）		3~6 年	余生
主要标准										
月经周期	可变到规律	规律	规律	经期周期长度轻微变化	邻近周期长度变异≥7d，10 个月经周期内重复出现	月经周期长度≥60d				
支持标准										
内分泌指标										
FSH		低	可变	↑可变	↑≥25U/L*	↑可变	稳定			
AMH		低	低	低	低	低	极低			
抑制素 B		低	低	低	低	低	极低			
窦卵泡数		少	少	少	少	极少	极少			
描述性特征										
症状					血管舒缩	血管舒缩				泌尿生殖道萎缩

注:* 依据目前采用的国际垂体激素标准的大致预期水平。

度的变异性增大,激素水平剧烈波动,目前国际化标准的发展和基于大样本的资料已可定义 FSH 的量化标准,定为在过渡期晚期随机血样中 FSH 水平≥25U/L,估计该期持续平均为 1~3 年,最易被关注的血管舒缩症状可能在该期出现。

4. 绝经后期早期(+1 期)　此期 FSH 水平持续升高,E_2 水平持续下降,直至 FMP 后大约 2 年。之后,这两种激素水平都将保持稳定。因此,STRAW+10 建议绝经后期早期应再分为 3 个亚期,分别为 +1a、+1b 和 +1c 期。+1a 期和 +1b 期分别持续 1 年,在 FSH 和 E_2 水平稳定的时间点结束。+1a 期标志着闭经 12 个月的结束,用于定义 FMP 已经发生,这对应于围绝经期结束。+1b 期为 FSH 和 E_2 水平快速变化的余下阶段,根据激素变化的研究,估计 +1a 期和 +1b 期平均共持续 2 年。+1c 期为高 FSH 水平和低 E_2 水平的稳定阶段,估计持续 3~6 年。因此,整个绝经后期早期持续大约 5~8 年,为进一步认识该期特征,还需要对自 FMP 后到绝经后期晚期的 FSH 和雌二醇变化轨迹进行深入的研究。

5. 绝经后期晚期(+2 期)　是指生殖内分泌功能进一步变化很小的一段时期,躯体老化的进程成为重要的关注点。在此时期将普遍出现阴道干涩、泌尿生殖道萎缩的症状,绝经多年后,在年龄很大的妇女中观察到 FSH 水平可能

逐步降低。

(三) STRAW+10 标准的应用范围

女性生殖衰老进程虽然会受人口学因素、生活方式和体重指数(body mass index,BMI)的影响,但都遵循一个固定的、可预期的模式,尽管吸烟和 BMI 影响激素水平和过渡期的时间,但不会改变与生殖衰老相关的出血模式的变化轨迹或激素水平。因此,研讨会建议 STRAW+10 分期系统在妇女中应用时不必考虑年龄、人口学、BMI 或生活方式的因素。需注意的是,STRAW+10 分期标准适用于大多数女性,但不适用于多囊卵巢综合征、早发性卵巢功能不全(premature ovarian insufficiency,POI)、子宫内膜切除和子宫切除、慢性疾病及化疗影响了卵巢功能的女性,这些情况下应采用内分泌指标和窦卵泡计数等标准确定其生殖衰老分期。

三、更年期的流行病学

(一) 绝经年龄及其影响因素

由于卵巢功能的衰退速度存在一定的个体差异,所以绝经年龄也不尽相同。早在 1988 年全国围绝经期妇女健康调

查协作组对 12 个省/直辖市 6 176 名 40～60 岁绝经女性进行了调查,结果显示自然绝经的平均年龄为 49 岁,其中 95.8% 的女性绝经年龄为 40～55 岁。2008 年中国 14 家医院妇科门诊 1 641 名 40～60 岁女性的调查研究发现,自然绝经的平均年龄为 49 岁,20 年间绝经平均年龄无明显变化。调查资料显示,我国不同地区自然绝经年龄相似,昆明市女性平均绝经年龄为 49.7 岁,上海市平均绝经年龄为 50.76 岁,重庆市为 47.24 岁。美国女性自然绝经年龄为 50～52 岁,荷兰的调查研究结果显示,女性自然绝经平均年龄为 50.2 岁,澳大利亚女性平均为 51 岁,土耳其的报道为 47.8 岁。流行病学调查资料显示,绝经年龄可能与遗传、种族、民族、地理及经济状态等多种因素有关。有调查资料显示初潮年龄早、首次妊娠年龄小、妊娠次数多、营养状态好、肥胖以及长期口服避孕药者绝经年龄较晚,而吸烟、未婚、负性生活事件、居住在高海拔地区的妇女绝经年龄较早,但这需要进一步研究和长期观察。

(二)更年期综合征的流行病学现状

更年期综合征患病率与地区、种族、人口学特征、生理和心理状态有关。西方国家调查结果发现,尿失禁在绝经后妇女中是一种比较常见的病症。日本一项对 8 373 名 40～59 岁更年期女性横断面调查研究结果显示,更年期症状中 90.9% 为肌肉和关节不适、身心疲惫和抑郁情绪,发生率高于血管舒缩性症状。国内学者调查发现,更年期女性主要以血管舒缩症状、情绪和睡眠障碍为主,南宁市妇女调查结果发现更年期综合征的患者率为 75.61%。另有国内学者对全国 22 省(市)2 400 名 45～55 岁妇女调查显示,女性更年期综合征患病率为 92.10%,农村妇女、患有慢性病、工作压力大、离婚、丧偶、邻里关系差、睡眠差的女性更年期症状评分较高。首都医科大学附属北京妇产医院门诊的绝经后妇女调查结果显示,出现更年期症状的前 5 位症状依次为疲乏(79.38%)、失眠(76.80%)、易激惹(74.23%)、抑郁(67.01%)、心悸(67.01%),绝经后妇女为膝关节疼痛(100.00%)、阴道干燥(100.00%)、尿失禁(100.00%)、疲乏(77.68%)、失眠(75.89%),其中性交疼痛和皮肤蚁走感的发生率低于 50.00%,潮热的发生率为 55.36%。上海社区妇女更年期综合征调查分析结果显示,457 名女性中更年期综合征的发生比例为 37.86%,前三位症状依次为潮热出汗(41.36%)、头痛(29.32%)、关节痛(28.45%)。昆明市

300 名更年期女性的调查资料显示,90% 的调查对象有 1 项以上的更年期症状,13 种症状中更年期综合征的发生率波动于 11.13%～61.33%,发生率较高的前 5 项症状为失眠(61.33%)、骨关节痛(59.67%)、易激动(56.67%)、疲乏(55.33%)、潮热汗出(49.67%)。深圳的调查结果为更年期综合征发生率为 44.1%,石河子社区的调查结果为更年期综合征的发生率为 66.3%。

(三)更年期症状发生情况和影响因素

虽然每一位妇女都要经历更年期,但并不是所有人都出现症状,更年期女性症状类型和严重程度有很大差异,约 20% 的更年期女性症状较为严重并影响了正常的生活和工作,需要药物干预治疗。各国调查研究显示潮热的发生率有差异,加拿大和瑞典的调查研究显示 40～59 岁妇女潮热的发生率分别是 24.6%、31.3%。2008 年中国一项调查研究显示 78.4% 的女性在绝经过渡期存在更年期症状,以轻、中度为主,最常见的 5 种症状是乏力(71.5%)、易激动(68.7%)、失眠(67.7%)、骨关节和肌肉痛(64.1%),以及潮热(57.9%)。更年期症状的主要影响因素是卵巢功能衰退导致的雌激素水平下降,研究证实雌激素对中枢神经系统、情绪、骨质代谢等均有调节作用。此外,社会心理因素也对更年期女性的症状有一定的影响。

四、更年期保健的主要措施和目标

更年期保健(menopausal helth care)服务应立足综合性、多学科、全方位的医疗服务,包括建立医疗保健档案,开展更年期保健相关内容的健康教育活动,提供定期、适时、有效的疾病筛查服务等,以缓解更年期症状、预防老年期慢性疾病如骨质疏松、心血管疾病、糖尿病、癌症及老年痴呆为主要目的。主要内容包括开展更年期保健相关内容的健康教育和科普宣传活动,提高更年期妇女的自我保健意识,建立良好的生活方式,包括平衡膳食、戒烟限酒、情绪调节、适当运动,动员家庭成员和社区参与促进更年期妇女健康的活动,提供定期、适时、有效的更年期健康教育和科普宣传活动。同时建立及完善更年期女性医疗保健档案管理,以便监测疾病的发生发展过程。

(王 丽 吕淑兰)

第二节 更年期妇女的生理特点

女性进入更年期后,随着卵巢功能的衰退,体内雌激素水平逐渐降低直至绝经,同时伴随着生理和心理的变化。尤其进入绝经后期时全身各器官系统生理功能进一步衰退,防御和代谢功能普遍降低,妇女将逐渐面临一系列健康问题,严重地困扰着她们的身心健康。更年期女性的生理特点是以内分泌变化为基础的,表现为卵巢生殖功能和内分泌功能的衰退,体内雌激素水平波动性下降,进而引起垂体分泌的卵泡刺激素(follicle-stimulating hormone,FSH)、黄体生成素(luteinizing hormone,LH)水平的上升。

一、更年期女性的生殖内分泌变化

更年期女性的标志是卵巢功能的衰退,即女性的生殖功能和内分泌功能从旺盛阶段逐步走向衰退直至衰竭,育龄期女性的卵巢具有生殖功能和内分泌功能,此时期的生殖内分泌变化见第七篇第十章。

二、更年期内分泌变化对机体的影响

更年期妇女的生理变化实际是卵巢功能衰退引起的内分泌改变和机体自然老化两方面共同作用的结果,但前者影响更大。全身多个系统均有雌激素受体,因此,更年期女性不仅表现为生殖系统的改变,同时体内多个器官和系统会发生变化。

(一)生殖系统

女性生殖器是雌激素的靶器官,由于雌激素的减少,使生殖系统的各器官均呈渐进性萎缩状态,至老年期萎缩变化更为明显。

1. 外阴及阴道 大小阴唇、阴阜的皮下脂肪减少,结缔组织中胶原纤维与弹力纤维均减少,阴唇变薄,大阴唇平坦,小阴唇缩小,阴道弹性和扩张性差,逐渐缩小,阴毛脱落、减少,腺体分泌减少。阴道黏膜上皮变薄、变脆,阴道皱襞减少、伸展性减弱。阴道上皮细胞内糖原含量减少,阴道乳酸杆菌消失,酸度逐渐降低,故极易受损被细菌感染而发生老年性阴道炎。

2. 子宫 雌激素不足将引起子宫体和宫颈逐渐萎缩,宫颈口收缩。子宫肌层渐趋萎缩,子宫内膜变薄、光滑而苍白,腺体及螺旋血管减少,并不再有周期性改变。宫颈黏液分泌减少,鳞状上皮层变得很薄,极易受伤出血。宫颈口收缩导致宫腔分泌物排出受阻,故部分更年期女性有宫腔积液,甚至感染形成宫腔积脓。

3. 盆底组织 更年期女性雌激素水平下降,盆底组织韧带、肌肉、结缔组织张力和弹性日趋减弱,支持力下降,易发生阴道前后壁膨出、子宫脱垂等。

(二)泌尿系统

膀胱三角、尿道上皮与阴道远端具有雌激素受体,是雌激素的敏感组织。随着雌激素水平的降低,膀胱、尿道黏膜萎缩变薄,造成萎缩性膀胱炎、尿道炎,抗炎能力减弱,还可出现尿道黏膜脱垂、尿道膨出。因此,绝经后妇女容易发生排尿不适、尿频、尿急和反复感染、压力性尿失禁等症状。

(三)第二性征

由于雌激素水平的降低,女性第二性征亦发生变化,随着年龄增长乳房退化、下垂。雌激素水平下降导致脂肪重新分布,腹部脂肪增加引起体型变化比较明显,表现为腰围、腹围和体重增加,特别是腰臀比增加。此外,更年期女性还表现为喉音变低沉。

(四)心血管系统

雌激素参与胆固醇的代谢,雌激素水平下降可引起血脂代谢紊乱,表现为血中甘油三酯、胆固醇和低密度脂蛋白水平增加,而高密度脂蛋白水平下降。同时,血管内皮细胞受损、动脉内膜平滑肌细胞增生,加重了血管内膜中层的脆弱程度并改变血管壁动力学。以上这些改变导致更年期女性心血管疾病风险增加。

(五)自主神经系统

更年期女性随着雌激素水平下降会出现不同程度的自主神经系统功能紊乱,表现为血管舒缩症状,如潮热、出汗、心悸、眩晕、疲乏、注意力不集中、抑郁、紧张、情绪不稳、易激动、头昏、耳鸣及心慌等。这些症状表现程度个体差异较大。

(六)骨骼系统

骨骼是雌激素的受体器官,雌激素可直接或间接调节骨代谢。绝经后雌激素水平低下,骨吸收和骨消融加速,肠道钙吸收减少,骨基质合成减少,钙盐无法沉积,导致骨转换率升高,全身性骨量减少及骨组织微结构改变,最终导致骨质疏松和骨折风险增加。

(七)糖代谢

更年期糖代谢改变的原因可能与年龄增加及雌激素减少有关。有研究认为雌激素有刺激胰岛 β 细胞分泌胰岛素的作用,进入更年期后雌激素减少,对胰岛 β 细胞的刺激作用减弱,血浆胰岛素水平下降,从而可影响糖的氧化和利用。可出现糖耐量异常、胰岛素抵抗,甚至发展为 2 型糖尿病。

(八)皮肤

表皮细胞增殖减少,皮肤变薄,弹性下降,出现皱纹、显得干燥、粗糙、多屑,光泽消失。

(九)其他

1. 眼睛 眼睛的问题随着年龄的增加而逐渐出现,主要表现为眼球的突度减小,眼睑下垂,眼睑变窄,瞳孔缩小,视力减退,视野变窄。角膜周围出现半月状或齿轮状实质浑浊,称为老年环。由于晶状体硬化失去弹性及睫状肌功能减弱,远近的调节能力降低,导致老视,即老花眼。文献报道眼睛及其附属物上均有雌激素受体(estrogen receptor, ER),上述眼的衰老不仅和年龄增加有关外,还与妇女卵巢功能的衰退所致的雌激素减少有关。

2. 耳 40 岁以后鼓膜逐渐浑浊变厚,甚至有脂肪沉着或钙化,限制了鼓膜的振动,耳蜗的音频、音调感受器逐渐发生萎缩变性,尤以耳蜗底部专管高音的部位为甚,故进入更年期后,女性逐渐感到进行性的听力减弱,高音听力降低比低音听力降低为早,另有内耳异常、头晕、耳鸣等症状。

3. 口腔 更年期妇女牙齿开始松动,常出现口干、黏膜烧灼感及味觉异常等,口腔的生理性改变除与年龄增加有关外,还与更年期内分泌改变有关。女性激素降低还可能影响牙龈组织的完整性和牙周组织的健康。

4. 鼻腔 更年期女性鼻腔黏膜变薄,腺体细胞退化,鼻腔易感干燥,也易发生鼻出血。

(吕淑兰 张 炜)

第三节 更年期妇女的心理特点和保健

更年期妇女常会出现一些精神和心理方面的变化,如容易激动、烦躁不安、焦虑或抑郁、悲观,甚至出现情绪低落、性格及行为改变等。这些变化的发生与其生理变化有关,也与她们的家庭、社会、工作环境及人格特征等有关,其轻重程度个体差异较大,针对更年期女性心理问题开展保健工作有重要意义。

一、更年期妇女的心理特点

(一) 心理疲劳

更年期妇女处于社会、家庭、工作、生活多重压力中,在工作、事业,人际关系和家庭角色扮演,以及对事业和家庭不断权衡方面,总是处于思考、焦虑、恐惧、抑郁状态,因此更易出现疲劳,使身心健康受到严重影响。而心理疲劳又往往是通过身体疲劳表现出来,其特点为:①早晨起来后浑身无力,心情不好,四肢沉重;②学习工作效率减低;③情绪易激惹;④眼睛易疲劳,视力迟钝;⑤头痛头晕,困乏,失眠;⑥食欲减退。

(二) 焦虑心理

更年期常见的情绪反应,常常很小的刺激便可引起大的情绪波动,易激惹和产生敌对情绪,精神分散难以集中。终日或间歇出现无缘无故的焦急紧张,心神不定,或无对象、无原因地惊恐不安。有多种自主神经系统功能障碍和躯体不适感。坐立不安、搓手跺脚是焦虑心理的常见特点。

(三) 悲观心理

更年期的一些症状虽然没有大的影响,但常使妇女感到顾虑重重,稍感不舒服就怀疑自己患有严重的疾病,甚至情绪消沉,怕衰老,担心记忆力减退,思维零乱或喜欢灰色的回忆,回忆生活中一些不愉快的事,常常忧郁悲观、情绪沮丧。

(四) 行为的改变

表现为敏感、多疑、自私、唠叨,遇事容易急躁甚至不近人情。无端地心烦意乱,有时容易兴奋,有时则易伤感,在社会交往中人际关系不协调。

(五) 孤独心理

主要表现为固执、不合群,对工作和生活无兴趣。由于个性行为的改变影响了人与人之间的正常交往、沟通,妇女内心感到孤独、寂寞,企盼有人与之交谈、聊天,但与人交谈时却又失去兴趣,注意力不能集中,反而加重了孤独的心理。

(六) 性心理障碍

许多更年期妇女常有月经紊乱、阴道炎、性交疼痛等,因而对性生活产生了消极心理,误认为更年期是性能力和性生活的终止。有些妇女误将"绝经"与"绝欲"等同起来,这种性心理障碍,压抑了性生理需求,加重了性功能障碍,不但使性生活过早终止,还容易造成夫妻间相互冷漠、疏远。

更年期妇女的这些症状和问题并不是在每个更年期妇女身上全部表现出来,而是有轻有重,或多或少,或有或无,这些症状和问题大都会随着机体的逐步适应,内环境重新建立平衡而自然消失。但如不加注意,不及时调节,不仅影响身心健康,亦可导致心理障碍,诱发心理疾病。

二、影响更年期妇女心理的因素

(一) 雌激素水平下降

大脑是雌激素的靶器官之一,雌激素有利于维持正常健康的精神状态。当雌激素水平下降时,常引起一系列精神症状和情绪变化,这种变化不同程度影响了更年期妇女的心理健康。

(二) 神经递质的改变

更年期妇女雌激素水平下降,导致中枢神经系统 5-羟色胺(5-hydroxytryptamine,5-HT)浓度下降。5-HT 功能不足可出现抑郁,因此,更年期妇女易出现抑郁。另外,雌激素的变化也会影响多巴胺、乙酰胆碱等神经递质的改变,也会对更年期妇女的行为活动和情绪产生一定的影响。

(三) 衰老的影响

从中年过渡到老年,身体各器官逐渐出现衰老、退化现象。神经系统功能和心理活动比较脆弱和易激惹,对外界各种不良刺激的适应力下降,易诱发情绪障碍或心理障碍。

(四)更年期症状

更年期常见症状,特别是自主神经系统紊乱引起的潮热、失眠、心悸、乏力等症状,使妇女求诊于其他门诊,但又检查不出器质性病灶,症状得不到缓解,以为自己患有难治之症,心理负担加重,神经脆弱者还会产生轻生念头。

(五)负性生活事件

负性生活事件对更年期妇女的心理特别是情绪也有很大影响。更年期妇女在各方面已趋于成熟稳定,不仅子女已长大成人,或完成学业或成家立业,而且自己所从事的事业也已熟练乃至到了取得成就的阶段。但与此同时又将面临子女因成家独立生活而离开自己,父母年迈多病需要照顾,或要承受失去亲人的痛苦,职业妇女还要面临晋升、晋职及退休等问题,这一切加上更年期所发生的生理改变,特别是绝经,会使更年期妇女的心理发生不同程度的变化。有些妇女可能会因为月经停止、生育能力的消失,感到自己衰老,或因为性兴趣的减少,性交不适感的增加,出现性生活困扰及痛苦。这些都会使更年期妇女产生不适应或失落感,甚至有忧郁、绝望无助感等。

(六)个性特征

更年期女性的个性特征对其心理有一定的影响,在更年期心理变化较大的大多是那些在生儿育女过程中曾付出很大精力的妇女,如今儿女长大并组成了自己的小家庭,离开了自己,这种变化会使他们产生一种"空巢"感觉。研究发现某些人格特征与妇女更年期症状的发生有关。这些人格特征包括了较严重的神经过敏症、自责自罪感和神经质的人。具有这种人格特征的人往往在更年期心理问题较为明显。调查研究发现个人性格特征与潮热出汗无关,但具有情绪不稳定型的人,其头晕、乏力、心慌、注意力不集中等症状的发生率明显高于情绪稳定型的人。更年期妇女的精神和心理问题,尤其是有严重抑郁症状的患者,在现实生活中可能会有不同程度的轻生甚至自杀念头,所以要特别引起关注。

(七)社会心理因素

大量国内外调查研究发现,在更年期不同年龄组中雌激素水平均有下降,但部分女性无明显临床症状,这提示更年期综合征的发生除了与卵巢功能衰退有关外,还与社会心理因素影响有关。调查研究发现城市更年期妇女和农村更年期妇女的雌激素水平变化没有统计学差异,但城市妇女更年期症状的发生率显著高于农村妇女。城市女性比农村妇女更担忧绝经,她们多认为绝经意味着衰老。而喜欢长期来月经的妇女更年期症状的发生率和严重程度均高于渴望绝经的妇女。城市妇女因为将面临退休,回归家庭,脱离社会。

而农村妇女多渴望绝经。

三、更年期女性心理评估

常用的量表有汉密尔顿(Hamilton)抑郁量表和焦虑量表,焦虑自评量表、抑郁自评量表、格林(Green)更年期量表、症状自评量表等,用以评定更年期妇女的更年期症状和焦虑/抑郁等心理问题。这些量表多为自评量表,但需要医师选择合适的量表,并在其指导下填写和评定。

四、更年期妇女的心理保健

(一)非医疗保健措施

1. **正确认识更年期** 对更年期正常的生理、心理变化,要有足够的认识和了解,并要有充分的心理准备,从容地适应这一特殊生理阶段。消除不必要的思想顾虑,不必为一些身体的变化而伤心、忧虑,避免导致心理疾病。

2. **培养兴趣爱好** 兴趣爱好对情绪可产生积极作用,更年期妇女应培养多方面的兴趣爱好,陶冶情操。保持良好的个人修养,积极、乐观向上的生活态度。同时,积极参加社会公益活动,参加体育锻炼。

3. **平和的心态** 始终以一颗平常心来对待生活中所发生的一切,对待任何事物都应泰然处之。以积极的姿态来延缓心理衰老,生活充实,才能使更年期妇女的身体健康。

4. **和谐的人际关系** 更年期妇女应与同事、上下级间处好关系,家庭成员之间的关系也非常重要。人际关系对心理保健而言是积极因素。反之,若更年期女性缺乏合适的人际关系和社交接触,使其陷于孤独,进一步会加重精神心理障碍,甚至导致绝望而引发自杀行为。因此,更年期妇女应保持和谐的人际关系,多参加社交活动,加强和家人沟通和理解。

5. **健康的婚姻** 夫妻关系不和睦可使夫妻双方身体状况受到不良情绪的损害,极易导致疾病的产生。夫妻双方应相互尊重、关心,培养相同的兴趣爱好,保持婚姻生活的新鲜与活力,尽量使家庭生活丰富多彩,保持健康和谐的婚姻生活。

(二)医疗保健措施

1. **心理咨询** 给妇女提供合理的建议和劝告,为她们的心理、精神提供支持,并提供针对性的信息供其选择,帮助她们作出决定并付诸实施。

2. **心理疏导** 循循善诱,使患者将心理阻塞的症结、隐情说出来,由消极变积极,由逃避现实变得能够面对现实,将她们从不正确的认识及病理的心理引向科学、正确健康的生活轨道,达到保持心理平衡。

3. **心理治疗** 健康教育,正确认识更年期所出现的身体和心理症状,学会自我放松和减轻压力;专业心理治疗,以暗示、解释、谈话等方法进行正规心理疗法。

4. 药物治疗 更年期妇女心理异常严重时,需进行药物治疗,同时配以心理疏导,可缩短疗程,减少药物用量及药物副作用等,必要时进行更年期综合征的治疗。

5. 绝经激素治疗 绝经激素治疗(menopausal hormone therapy,MHT)是通过外源性给予性激素,为缓解或预防更年期妇女因缺乏性激素而出现或将发生的症状及健康问题所采取的临床医疗措施。更年期妇女由于卵巢功能逐渐衰退,雌、孕激素不足或失衡可出现身心功能失调症状。因此,采取 MHT 很有必要。经过多年实践证实,科学应用 MHT 可有效缓解绝经相关症状,绝经早期使用还可在一定程度上预防老年慢性疾病的发生。然而,MHT 应在专业医生的指导下应用,且需要个体化评估后无禁忌证时方可使用,所有进行 MHT 的女性应长期随访和管理。

(李 芬 吕淑兰)

第四节　更年期妇女健康保健与管理

更年期妇女处于生殖功能从旺盛走向衰退的过渡时期,由于内分泌变化及其对机体带来的影响,加之更年期妇女的心理及社会特点,这一人群的女性可出现更年期综合征、异常子宫出血、情绪障碍、心理问题、性问题等,同时还将面临糖脂代谢紊乱、骨健康、心血管疾病等健康问题。因此,开展更年期妇女健康保健与管理,保障其顺利度过更年期,不仅有利于促进更年期妇女的身心健康,还能为预防老年期多种代谢性疾病奠定基础。更年期妇女虽已失去生育能力,但仍有性的需求,同时易发生性功能障碍。调节她们的心理,及时帮助她们克服性功能障碍,使她们仍能保持和谐的性生活,有利于身心健康。随着年龄的增长,除老年疾病外,生殖系统的肿瘤如宫颈癌、子宫内膜癌、卵巢癌和外阴癌等肿瘤发病率增高。绝经与衰老是影响更年期妇女健康的重要原因,通过积极的综合干预策略可以预防和治疗更年期相关疾病,让更老年妇女的晚年生活更幸福,也让社会发展更积极更和谐。

一、更年期妇女健康保健措施

由于更年期女性不仅是生殖衰老和生育能力的丧失,同时伴随身体其他系统和器官的健康问题,因此,更年期女性的保健措施应是全方位多层次的,包括健康的生活方式、康复、心理疏导等。同时,更年期保健还涉及多学科联合管理,包括妇科、妇女保健、内分泌科、心血管内科、神经内科、精神心理科、营养科、中医科、骨科、超声影像科及老年科等科室,逐步建立绝经期妇女管理质量保证体系,因而全面系统地解决更年期相关问题的必由之路是在医院联合多学科共同开展更年期门诊,建立设备齐全、专业服务于中老年妇女的保健综合指导中心,并在中心内实现质量保障体系。

(一)非医疗措施

更年期妇女应注重全面健康管理,包括每年健康体检、推荐合理饮食、增加社交脑力活动和健康锻炼。保持健康的生活方式对改善更年期症状、预防慢性病有重要意义。这是花费少且获益确切的干预措施,应在群体中积极宣传,并持之以恒。

1. 健康的饮食 合理营养和平衡膳食是延缓衰老、预防慢性非传染性疾病以及减少并发症的主要措施。随着社会发展,人们生活水平得到迅速提高,但仍存在膳食营养不平衡的现象,且营养过剩与营养不足并存,多为营养搭配不平衡、膳食结构不合理等问题。妇女进入更年期后,代谢率降低,且由于生理变化以及不注意饮食调节、不重视体格锻炼,加之由于脂肪重新分布,导致腹部脂肪积聚,腹型肥胖发生率约为 15%~20%。肥胖是高血压、冠心病及其他心血管疾病的重要独立危险因素,并与糖尿病、高血脂等其他慢性病密切相关。更老年期女性想要避免肥胖、保持理想的体重,首先需要合理的饮食营养,改变不合理的饮食结构和习惯。热能总摄入量不宜过多,随着年龄的增长,老年人每日摄入的热量应适当减少。更年期妇女健康饮食包括:

(1)饮食习惯:注意按时定量用餐,避免暴饮暴食或过饥过饱。尽量建立良好的就餐环境。慎用辛辣刺激性大、煎炸、兴奋性强的食物,如酒、咖啡、浓茶及各种辛辣调味品等,避免不良刺激,以保护神经系统。酌情可吃些安神降压食品,如猪心、芹菜叶、红枣汤、红果制品、酸枣、桑葚等。同时限制热量摄入,限制甜食,多吃五谷杂粮。糖类和动物脂肪摄入过多会使身体发胖,增加患心血管疾病、糖尿病、胆石症、肿瘤等风险。

(2)重视蛋白质、维生素及微量元素的摄入:

1)保证蛋白质摄入的质和量:更年期妇女每日应至少供给 1g 蛋白质每千克体重,尤其要供给充分的优质蛋白质。充足的蛋白质供给,可避免中老年人出现体质虚弱、抵抗力下降等问题发生。纯素食及大量摄入动物蛋白均不利于健康。

2)重视新鲜水果和绿叶蔬菜摄入:这些食物含丰富的微量元素,包括维生素 C、维生素 P、叶酸、维生素 C 和维生素 A,对防治贫血有较好的作用,还可改善血管通透性和增加身体抵抗力,阻止动脉粥样硬化的发生和发展,减少肿瘤的发生。维生素 C 还能促进铁的吸收和向骨骼中沉积。经动物实验证明,洋葱是最能够防止骨质流失的一种蔬菜。多吃一些诸如菠菜等的深绿叶蔬菜,可以充分摄入钾和镁,帮助维持酸碱平衡,减少钙的排泄。此外,菠菜中含有丰富的维生素K,可调节骨代谢,增加骨密度,促进骨健康,尤其是能降低罹患骨折的风险。但对血糖高或肥胖妇女应少吃含糖成分高的水果。每100g含糖量少于10g的水果,如青瓜、橙子、柚子、桃、杏等,此类水果每100g可提供20~40 kcal的能量。

3)摄取足够的B族维生素:如粗粮、薯类、动物的肝肾、绿叶蔬菜和水果等。特别是维生素B_1,对神经系统的健康、增加食欲及帮助消化有一定的作用。

(3)控制脂肪摄入的质和量:

1)膳食中减少饱和脂肪酸、胆固醇的摄入量:应尽量减少含饱和脂肪酸较多的动物性脂肪的摄入,如肥肉、奶油、动物油脂等。豆制品中除含有丰富的蛋白质外,还有多种无机盐和脂肪酸,能改变脂蛋白的结构,增加高密度脂蛋白的比值,促进脂蛋白的代谢,预防动脉粥样硬化的形成,是更年期妇女合适的选择。

2)限制高胆固醇食物:更年期妇女还应少吃胆固醇含量高的食物,如动物内脏、蛋黄、鱼卵等,每日胆固醇摄入量不应超过300mg。烹调要用植物油,大多数动物油可使胆固醇增高。植物油不仅能促进胆固醇代,还能给人体多种不饱和脂肪酸,如亚油脂、亚麻油酸、花生四烯酸等。植物油中以葵花籽油、豆油、芝麻油、玉米油、花生油较好。

(4)低盐膳食:每日盐摄入3~5g,对利尿消肿降压均有好处,且可减少尿钙的排出。

(5)高纤维膳食:更老年期妇女由于肠壁肌肉的紧张性降低,消化道运动能力减弱,容易发生便秘。富含纤维素的食物如粗粮、蔬菜、水果、豆类和藻类等,不仅有利于通便,而且具有防止老年人高血脂、动脉粥样硬化、糖尿病的作用。高纤维膳食可减少热能摄入并产生饱腹感。

中华医学会妇产科学分会绝经学组制定的《中国绝经管理与绝经激素治疗指南(2018)》推荐健康饮食基本组成:每周2次鱼类食品、控糖(≤50g/d)、少油(25~30g/d)、限盐(≤6g/d)、限酒(酒精量≤15g/d)、戒烟、足量饮水(1 500~1 700ml/d),中国幅员辽阔,地域差别大,可结合各地的饮食习惯适当调整。中国营养学会推荐的更老年期女性每日膳食中营养需求见表3-8-2。

2. 规律的运动 缺乏体力活动是冠心病的主要危险因素。我国更年期妇女运动较少,有调查报告显示仅47%的更年期妇女经常锻炼身体。据我国部分省市统计,60岁以上的老年人骨质疏松症发病率约为59.9%,每年因骨质疏松症而并发骨折的发病率约为10%,并有逐年增高的趋势。任何骨质疏松的治疗方法都必须以运动为基础,运动疗法是目前防治骨质疏松症的主要非药物疗法,具有疗效可靠、副作用小、节省开销、持续时间长等优点,值得普遍推广。

运动对骨的机械应力可增加骨的密度和强度,还可以明显地改善肌肉、神经功能,增加肌肉强度,减少跌倒,从而降低骨折的危险性,减轻因骨质疏松引起的疼痛症状,全面提高身体素质,有利于日常生活活动能力和生活质量的提高。运动可增加食欲,加强消化功能,促进思维运动,能有效地预防和治疗神经紧张、失眠、烦躁及忧郁等更年期易产

表3-8-2 更老年期女性每日膳食中营养需求量

	45~59岁(劳动强度)				60~69岁	70~79岁	>80岁
	极轻	轻度	中度	重度			
能量(kcal)	1 960	2 160	2 400	3 000	1 760	1 600	1 400
蛋白质(g)	65	70	75	75	60	55	65
钙(mg)	800	800	800	800	800	800	800
铁(mg)	12	12	12	12	12	12	12
锌(mg)	15	15	15	15	15	15	15
硒(g)	50	50	50	50	50	50	50
碘	150	150	150	150	150	150	150
视黄醇当量(μg)	800	800	800	800	800	800	800
维生素D(mg)	5	5	5	5	10	10	10
维生素E(mg)	12	12	12	12	12	12	12
维生素B_1(mg)	1.2	1.2	1.3	1.5	1.2	1.0	1.0
维生素B_2(mg)	1.2	1.2	1.3	1.5	1.2	1.0	1.0
维生素C(mg)	60	60	60	60	60	60	60
烟酸(mg)	12	12	13	15	12	10	10

生的神经性不良症状,还可改善心血管功能,减少心血管疾病的发生率。有研究报道,有氧运动使更年期女性体内雌二醇、孕酮含量显著增加,改善内环境、平衡内分泌机制,从而能有效地缓解更年期症状。

长期从事有氧运动是绝经后妇女骨质疏松干预的最积极疗法,但其疗效受许多因素影响。运动的最佳方式是中等强度的有氧运动,运动强度一般依据心率确定,运动频率以每周3~5次为合适,持续时间每次至少15分钟,30~60分钟可达最大效果。运动干预的敏感年龄是绝经后最初几年,且运动干预的时间至少应在1年以上。研究发现运动干预效果与妇女体重、身体密度、瘦体重等相关。

坚持舞蹈、体操等体育锻炼,既能陶冶情操、调节神经功能,又能锻炼身体,增强体质,可达到促进身心健康的目的。从事绘画、书法、下棋等活动,将使更年期女性生活更加充实,心情更为愉快。徒步行走、太极拳等慢性健身运动,有益于提高神经、心血管呼吸系统的功能和产生良好感受。结合更年期生理特点,运动疗法要循序渐进、持之以恒,从简单、轻量的运动做起,避免复杂、剧烈的运动,可采用步行、游泳、骑脚踏车等运动方式,其中步行对更年期及老年期妇女可达到最大氧气摄取量或可使无氧运动阈值增加,一般认为是最合适的运动方式。

中华医学会妇产科学分会绝经学组制定的《中国绝经管理与绝经激素治疗指南(2018)》特别指出更年期妇女应坚持每日规律有氧运动,每周累计150分钟,另加2~3次抗阻运动,以增加肌肉量和肌力。

3. 戒烟和限酒 吸烟是卵巢功能衰退的危险因素,吸烟妇女可发生早绝经。同时,吸烟也是骨质疏松、心血管病、血栓、肿瘤等的危险因素。因此,更年期妇女应严格戒烟。少量饮用红酒可在一定程度上预防冠心病及认知功能障碍的发生。但过量饮酒则对健康不利,是骨质疏松的危险因素,可直接抑制成骨细胞的骨形成,损害肝脏,影响肠道对脂肪、维生素D和钙剂的吸收,增加骨折风险,尤其是髋骨骨折的发生率。此外,多量饮酒与认知功能障碍关系密切,并可损害肝、脑等其他脏器,增加高血压发病率。

4. 保持乐观的心态和健康的情绪 围绝经期是女性生命过程中必经的生理阶段,此期最常见的情绪变化是抑郁和焦虑症。但多数没有被重视,仅被误认为精神不快。此期出现的机体虚弱、性功能下降、形体变形往往使人感到身心疲惫,更加重了紧张、抑郁、焦虑等负性情绪。心情愉悦是健康的核心,有利于身体各种激素、酶和神经递质的分泌和平衡,使神经细胞功能调节到最佳状态,增强机体抵抗力。人的自然年龄无法控制,而人的生理年龄和心理年龄却是可以控制的,因此,更年期女性要正确认识生殖衰老,树立自信、自立、自强的新观念,做到人老心不老,保持年轻时的心态。同时要学会自我调整,增加社交活动和脑力劳动,积极培养广泛兴趣,陶冶情操,保持乐观豁达情绪,维护好和谐的家庭关系,以适应个人的生理变化,适应社会、生活及家庭变化。

5. 适度的性生活 "性"是人的本性和健康生活的重要部分,性健康指与性活动有关的躯体、心理、社会文化的持续良好状态。性欲下降、性功能障碍是更年期女性需要面对的社会心理问题,严重者可影响此时期的生活质量和家庭和谐稳定。生活质量和性功能是治疗衰老时应考虑的关键因素,衰老和性激素水平下降对性功能都有不利影响,导致性欲和性反应下降、阴道干涩不适、性交痛,部分女性心理上误认为"绝经即绝欲",不能正确面对绝经后的性生活问题。此外,部分女性受到宗教信仰、社会观念影响不能正视性问题。陈辉等调查报告更年期妇女74.1%出现性能力减退。更老年人适度的性生活不仅是生理循环系统的需要,而且是心理感情平衡的需要,老年夫妻深沉的爱情从适度的性生活中得到体现和深化,从而消除孤独感,保持生命的活力。认识和解决更老年妇女性问题不仅有利于家庭生活和睦幸福、社会稳定,而且有利于老人的正常生理、心理活动,以提高其健康水平。美国的一项50~93岁的老人调查研究发现维持性生活与长寿有一定关系,性生活仍然可以成为老年人生活的重要部分,并且可延年益寿。因此,更、老年期妇女要适度的性生活,妇女保健工作可通过普及性知识、加强性保健教育、提供有效的咨询服务、指导盆底锻炼、适当药物干预(雌激素软膏)等措施解决更年期妇女的性问题。

坚持上述良好的生活方式对降低心血管疾病、糖尿病、骨质疏松、高血脂等都是有益的,世界卫生组织(World Health Organization,WHO)还制定了一个自我检测衡量健康的新概念,其检测内容分三部分:①"五好"即吃饭、走路、两便、睡眠、说话5个方面表现良好;②"三良"即个人性格及情绪、处事能力、人际关系3个方面良好;③定期体检、加强锻炼、合理营养。对于发生过缺血性脑卒中或心肌梗死的患者,即使经治疗康复,仍要遵守医生医嘱的"三大纪律、八项注意"。三大纪律是:生活规律化、饮食科学化、文体活动经常化。八项注意是:保持正常血压、保持正常体重、保持正常血脂、饮食平衡、戒烟和控酒及减盐、坚持适当体育锻炼、精神心理健康、保持良好心态。

(二)医疗措施

1. 绝经激素治疗 中华医学会妇产科学会绝经学组针对女性健康启动项目(Women's Health Initiative,WHI)的结果于2003年从循证医学的角度进行客观地分析,制定适合中国国情的性激素补充疗法临床应用指南,此后根据新的论断和国际发展形势不断进行讨论对指南进行了几次修改,2018年根据国际最新的相关指南共识和研究文献,结合我国临床的具体实际情况,完成《中国绝经管理和绝经激素治疗指南(2018)》,为临床更好规范应用MHT,提高绝经后妇女的生活质量和预防绝经相关的疾病提供依据。该指南指出MHT的应用应有明确的适应证且无禁忌证,绝经女性本人有通过MHT改善生活质量的主观意愿前提下尽早开始,适应证仍为绝经相关的系列症状、泌尿生殖道萎缩相关问题、低骨量和骨质疏松症。MHT 可作为预防 60 岁以下及绝经 10 年以内女性骨质疏松性骨折的一线选择（A 级推荐）。不同年龄段使用获益是不同的,推荐在卵巢功能衰退后尽早启用,年龄 <60 岁或绝经 10 年以内受益/风险比最高（A 级推荐）。MHT 必须个体化,使用最小有效剂量,以达到最大获益和最小风险。根据临床治疗需求结合患者具体情况选择治疗方案,包括激素的种类、剂量、用药途径和使用时间等,有子宫的妇女在使用雌激素时应加用足量足疗程孕激素以保护子宫内膜,已切除子宫的妇女通常不必加用孕激素（A 级推荐）。仅为改善绝经生殖泌尿综合征时建议首选阴道局部雌激素治疗,当口服或经皮 MHT 不能完全改善生殖泌尿道局部症状时可同时加用局部雌激素治疗（A 级推荐),不推荐仅为预防心血管疾病和阿尔茨海默病为目的而采用 MHT,雌激素缺乏之后尽早开始 MHT 可使女性获得雌激素对心血管和认知的保护（A 级推荐）,不推荐乳腺癌的患者使用 MHT（B 级推荐）,雌激素应用可减少腹部脂肪及总体脂肪量,改善胰岛素的敏感性,降低 2 型糖尿病的发病率（A 级推荐）。目前对于使用 MHT 的年限尚无定论,使用 MHT 妇女至少每年要进行 1 次全面风险和获益的评估,获益大于风险可继续使用。

MHT 是一种医疗措施,当机体缺乏性激素而产生或将产生健康问题时,外源性补充具有性激素活性药物以纠正性激素不足带来的相关健康问题。MHT 在临床应用已有数十年,经过艰难曲折发展至今尽管存在获益和风险的争议,但 MHT 是治疗更年期症状及预防相关疾病最有效的方法。然而,目前我国更年期妇女使用 MHT 人群仍较少,顾虑及恐惧较多,只要合理掌握适应证、禁忌证,在专业医生指导下使用,并长期随访管理,注重多学科协作,更年期妇女则可从 MHT 中获得最大益处,并使风险降至最低。

2. 中医药与针灸治疗 我国中医药与针灸治疗对神经内分泌系统综合调节与调整身体平衡也可以发挥重要作用。中医药对更年期综合征进行个体化辨证施治有悠久的历史,很多临床研究报道中医药治疗更年期综合征的疗效显著,并具有调整神经、内分泌、免疫及循环系统的综合作用,从整体着手调节人体机能,且不良反应及潜在的危险性少。

针灸治疗对神经内分泌系统起综合调节作用,可以使机体自主神经系统、内分泌系统处于稳态。疗法多样,包括单纯针刺、针灸联合药物穴位注射、耳压及耳穴结合针灸等。临床治疗以针刺及耳穴贴压为主,具有很好的镇静安神、止痛等效果。针刺研究发现,电针关元、三阴交穴不仅可明显改善围绝经期患者临床症状。耳穴贴压疗法可使女性更年期症状得到明显改善。

3. 植物雌激素 植物雌激素是指植物中存在的非甾体雌激素类物质,结构与雌激素类似,可与雌激素受体结合,产生一系列雌激素样和/或抗雌激素活性。植物雌激素主要分为三类:异黄酮、香豆素和木脂素,研究得比较多的是异黄酮,

主要包括大豆苷原、染料木黄酮、黄豆黄素,它们的结构与雌激素相似。大豆异黄酮是人类膳食中最主要的植物雌激素来源,主要存在于大豆及其制品中。自 20 世纪 50 年代以来,大豆功能食品的保健作用越来越受到医学界的重视。流行病学研究已证实大豆产品可降低心血管疾病与癌症风险,美国食品药品监督管理局（food and drug administration,FDA）已认可大豆蛋白降低胆固醇及心血管疾病风险的功效。国际性健康食品配料展中含大豆异黄酮的食品被宣传为具有六大作用:妇女保健、心血管疾病保健、降血脂、改善骨质疏松症、增强免疫功能和预防癌症。然而,植物雌激素对缓解更年期综合征的疗效尚缺乏研究证据。目前我国人群中多将植物雌激素作为保健品使用,但尚缺乏更年期人群中应用的较大样本的临床资料,需要从循证医学角度研究更年期女性应用植物雌激素种类、成分、剂量、疗效、安全性。

4. 植物药 植物药是用现代工艺提取的黑升麻异丙醇萃取物及升麻乙醇萃取物,主要用于更年期妇女出现的潮热、出汗、失眠、焦虑、抑郁等症状的改善。对于不愿使用 MHT 或有 MHT 禁忌证的妇女可使用此类药物。但目前尚缺乏植物药用于改善更年期综合征的大规模临床研究数据。

5. 选择性 5-羟色胺再摄取抑制剂 选择性 5-羟色胺再摄取抑制剂（selective serotonin re-uptake inhibitors,SSRIs）是一种中枢神经递质调节剂,可用于缓解更年期综合征,特别是潮热。然而,其效应持续时间短,并可产生撤退症状,因此临床应用少。

二、更年期妇女健康保健管理

更年期妇女不仅要重视预防保健,同时要注重健康管理,应发挥各级医疗机构及三级妇幼保健网的作用,尤其应以社区为单位,开展健康教育,建立更年期妇女保健案,根据需求有计划有组织地提供多层次多方位的连续性保健干预。应不断强化专业技术队伍培训,对社区主要咨询医师和有关医务人员定期进行培训,使她们掌握丰富的预防医学、临床医学、心理学、社会学等知识以及更年期常见代谢性疾病的防治知识,掌握健康教育和人际交流的技巧等,增强她们做好更年期保健工作的信心和能力。积极开展社区更年期妇女健康教育及妇女病普查和普治,并熟练掌握 MHT 的应用适应证和禁忌证,对更年期妇女进行系统的随访和管理,并将 MHT 列入更年期保健的重要内容。通过语言、文字、上门健康宣教开展座谈会等多种形式,开展多方面健康教育活动,如更年期常见问题的识别、营养指导、更年期自我监测、心理保健、更年期避孕等,以提高更年期妇女自我保健知识水平和能力,帮助更年期妇女学会自我调节情绪,保持健康的心理状态。

（一）妇幼保健组织机构

1. 卫生行政机构 国家卫生健康委员会设妇幼健康服务司,各省、市、自治区卫生健康委员会均设妇幼健康服务处

相关的处室,地市(州、盟)卫生和计划生育委员会设妇幼健康服务科(组),县卫生和计划生育委员会配有兼职或专职干部。各级行政机构业务上都受上三级领导,负责本地区妇幼保健工作的组织领导(图3-8-2)。

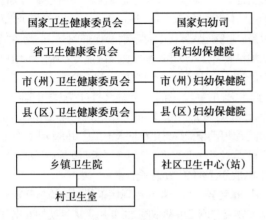

图 3-8-2　妇幼保健机构组织管理图

2. 妇幼保健专业机构　妇幼保健专业机构主要由省(直辖市)、市、县妇幼保健院(所、站)组成。省级妇幼保健机构作为全省妇幼卫生工作的业务指导中心,在推动我国妇幼卫生事业的发展中起到了至关重要的作用。妇幼保健专业机构体系包括各级妇幼保健院、所、站、队,妇产科医院,儿童医院,妇女保健院、所等,这些机构均是防治结合的卫生事业单位,受同级卫生行政部门领导,受上一级妇幼保健专业机构的业务指导。全国各地各级妇幼保健组织机构的名称按《妇幼卫生工作条例(试行草案)》中规定:凡设有正式床位的妇幼保健机构,统称为"院";凡不设床位但开展门诊业务(包括设置少量观察床位)的统称为"所";凡既不设床位,又不开展门诊而对基层开展业务技术指导的统称为"站"。条例要求各省、市、自治区应设置妇幼保健院(或分别设立妇女保健院、妇产医院),地、市(州、盟)、县(镇)根据人口多少,以及妇幼卫生工作基础,设妇幼保健院、所或站,在地广人稀、基层妇幼保健工作基础薄弱时,省、自治区可设妇幼卫生工作队。妇幼保健院应设保健部分和临床部分,负责本地区的妇幼保健业务技术指导。各级保健机构应有步骤、有计划地做到以临床为基础,把保健、医疗、科研、培训密切结合起来,针对危害妇儿童健康的主要问题进行防治。

3. 妇幼保健基层组织　农村的乡卫生院和城市的社区卫生中心等基层卫生机构内的妇幼保健组是基层妇幼保健组织。在区、县妇幼保健机构业务指导下,开展妇女保健、儿童保健和妇产科业务,防治妇女常见病及多发病。有条件的单位还可开展相关手术及住院分娩的业务。

4. 妇幼保健体系　妇幼保健体系是指由各级妇幼保健业务机构,通过协作建立一种业务上有密切联系的组织系统,上级机构对下级机构有业务辅导的责任(如接受转诊、会诊,协助抢救危重患者等)。上下结合有利于不断扩大服

务面,提高服务质量。

建立健全妇幼保健网是做好妇幼保健工作必须具备的一个重要条件。妇幼保健网可以由三级或四级组成。省(直辖市)妇幼保健院、儿童医院及妇女、儿童保健所为三级机构;区、县的上述机构为二级机构;社区卫生中心、乡卫生院妇幼保健组为一级机构。

(二) 更年期妇女保健管理策略

随着社会经济的发展及妇女对健康的需求不断增加,越来越多地显示出妇女健康与社会、经济、文化、教育、环境、生活方式密切相关,尤其是社会地位、权力及保健服务的提供等多种因素相联系。对于影响妇女健康因素的干预仅仅局限于生物医学领域是远远不够的,还应探索综合性社会卫生保健措施和干预办法,调动国家、政府、各部门、社区、个人各个层面共同努力,使妇女健康水平不断提高。

1. 社会体系　健康不仅只是卫生部门的任务,如人们的生活环境、住房、交通、环境污染及不良行为等均对人的健康有很大影响,妇女儿童的健康也是如此。所以解决妇幼卫生问题也不能仅依靠卫生部门,必须将妇幼卫生纳入社会大系统中,成为政府工作内容之一。政府及有关部门在制定政策、法规和资金分配上,均应将妇女的健康因素考虑进去,尤其注重处于不利条件的人群,如贫困和农村偏远地区的妇女群体,使她们更多地得到全社会的帮助和支持,提高生活质量和健康水平。

2. 各部门协调与合作　妇女的健康离不开社会各部门的合作和支持,必须动员全社会各界力量来共同参与妇女保健工作。社会各部门包括各种政治组织、经济组织、文教科学组织。群众组织包括共青团、妇女联合会及其他宗教组织。尽管部门不同,但是对妇女保健来说都应从各自的特点中找到共同的义务。

3. 社区妇女保健卫生服务　改善妇女的健康必须动员全社会的力量,不仅需要政府、各部门及医疗卫生系统的参与和支持,还应该动员社区积极参与。社区参与已成为世界公认的健康促进的重要手段之一。社区卫生服务的重点是以预防保健为主,以人群为对象,以社区及家庭为基础的综合服务形式,特别是支持社区成员自己确定自己的卫生保健需求,帮助人们根据本社区情况解决自己的健康问题。妇女群体占社区人群的超过1/3,因此,社区妇女保健服务是社区服务的重要内容。

4. 服务模式　人类健康不仅受到生物学因素及自然环境的影响,更重要的是受到诸多社会因素的综合影响。为了更好地保护人们的健康,满足人们日益增长的保健需求,医疗卫生系统也必须相应改变其服务取向,向着生物-心理-社会的新医学模式转变,加强专业技术人员的社会防病意识,扩大保健服务领域和方式。

完善妇女保健服务模式要坚持以妇女健康为中心,提供公平服务,采取适宜技术,因地制宜,并注重提供优质服务。

在更年期妇女保健方面,要注重健康宣教、常见病的防治、慢性病预防、提高生活质量,为妇女健康提供全面的服务。对就医不方便者提供近距离服务,并注意提供综合性服务,使患者在一次就诊中得到多项服务,且节省了资源。与妇女建立良好的医患关系,以服务对象为中心,提供优质服务。

5. 健康教育 健康教育是社会保健措施的重要组成部分,健康教育的对象是社会人群,其任务是针对危害人体健康的社会、环境、心理、生物因素,动员全社会和一切有关部门,运用网络、大众传媒和其他教育手段,对不同人群进行预防危害因素和促进健康的教育和训练,使人们掌握保健知识和技能,提高自我保健的意识和能力,自觉养成良好的行为和生活习惯以达到健康促进的目的。

综上,更年期妇女保健工作应从个人、家庭、社区、从事保健专业人员等方面提出改进妇女健康的干预政策(图3-8-3)。

(三)更年期妇女保健质量管理

妇女保健质量管理遵循质量管理的基本原则,特别是医院质量管理的原则和方法。WHO对医疗保健质量的定义:医疗保健质量是卫生服务部门及其机构利用一定卫生资源向居民提供医疗卫生服务以满足居民明确和隐含需要的能力的综合表现。医疗保健质量是由结构、过程与结果三者组合,以最小的危险与最少的成本给予患者最适当的健康状态。它把医疗服务分解为基本结构、实施过程和医疗结果。

医疗保健质量的本质是服务质量,是以保健工作为中心的服务质量。包括领导决策质量、人员质量、教学质量、科研质量和社会服务质量。医疗保健质量管理是为了保证和不断提高各项保健工作质量,并对所有影响质量的因素和工作环节、实施计划、决策、协调、指导及质量信息反馈和改进等以质量为目标的全部管理过程。质量管理是各部门和各科室质量管理工作的综合反映,是六要素(人、财、物、设备、信息、时间)发挥作用的集中表现。质量管理包括结构质量管理、环节质量管理和终末质量管理。质量管理的职能就是有效地、科学地运用现代医学科学管理理论、技术与方法,对结构质量、环节质量和终末质量进行有效的管理。质量管理的主要任务是进行质量教育和培训、建立质量管理体系、制定质量管理制度。质量管理是管理工作的核心。

医疗保健质量就是保健效果,即保健服务的优劣程度。它不仅涵盖诊疗质量的内容,还强调患者的满意度、医疗工作效率、医疗技术经济效益以及医疗的连续性和系统性。具有技术水平高、服务态度好、服务规范设施环境美、消费合理,得到社会认可的整体质量。

1. 质量管理任务与要求 质量管理的任务包括制定和实施切实可行的质量管理方案,制定、修订质量标准,贯彻执行质量标准,进行标准化建设。选用适当的质量管理形式,改进和完善质量管理方法,建立健全质量管理制度和质量信息系统,开展质量监督和质量评价,提高质量控制技术。同时,建立质量保证体系,并开展经常性的质量教育。

质量管理要求转变质量观念,引入先进的管理思想与方法,加强人力资源管理,实施全面的医疗保健质量管理。

2. 全面质量管理原则与理念 质量管理的基本原则是要坚持:患者为中心的原则,领导作用的原则,全员参与的原则,全过程管理的原则,持续改进的原则,以数据为基础的原则,系统管理的原则和医患诚信合作的原则。

3. 标准化管理 标准化管理是现代化科学管理的一种重要方法。是对系统工作项目按照标准进行计划、组织、协调、控制等管理活动过程。也是以标准的制定、实施、监督、修订的反复螺旋式上升的过程。根据标准的制定权限、适用领域和有效范围可分为:国际标准、国家标准、部标准、地方标准和医院标准。根据质量管理结构和内容分为基础标准、工作标准、考评标准。按照管理功能、作用及用途分为目标、判定标准、控制标准、措施实施标准和评价标准。按照管理性质分为医疗技术标准、医院管理标准和医院服务标准。医疗技术标准包括医疗技术方法

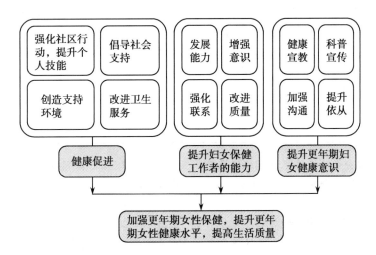

图 3-8-3 改进更年期妇女健康的干预措施框架

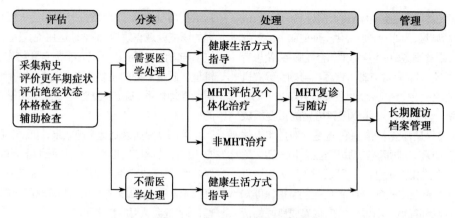

图 3-8-4 更年期妇女健康管理流程

标准和医疗技术操作标准。质量管理标准包括医疗保健质量措施实施标准、医疗保健质量的判定标准和医疗保健质量控制标准。

质量标准化管理是指依据质量标准对管理质量工作实施全面的、系统的、科学的、定量的管理,是质量管理的基础,亦是质量管理的基本方法。

(四) 更年期妇女保健信息管理

1. 更年期保健信息系统 各级妇幼保健机构及综合医院、社区卫生中心等应按照国家有关法律法规和政策、标准的要求,以计算机技术、网络通信技术等现代化手段,对开展的女性更年期保健服务工作各主要阶段所产生的业务、管理等数据进行采集、处理存储、分析、传输及交换,从而为卫生行政部门、妇幼保健机构及社会公众提供全面的、自动化的管理及各种服务的信息系统。更年期保健信息系统是各医疗机构和社区对其服务对象进行长期、连续的追踪管理和开展优质服务的基础,是现代化建设中不可缺少的基础设施与支撑环境。更年期妇女保健信息系统是以妇女个案为单位,以妇女保健信息为核心,对妇女保健服务过程中所产生的主要业务数据进行计算机管理与处理,实现妇女保健管理的现代化、科学化而建立的应用信息系统。通过定期、系统地开展妇女保健信息资料的收集、汇总、统计和分析,了解女性各阶段和各方面健康和疾病的主要问题,评估妇女保健工作的质量,根据妇女健康指标和妇女保健服务指标,提出妇女健康和保健工作的主要问题,有针对性地制订保健工作计划,科学地管理和实施,使得妇女保健工作更有成效。

更年期妇女保健信息资料收集可来源于日常工作记录,如门诊就诊记录、妇女病普查档案表、门诊或住院病历等,对于收集的更年期女性信息应每月汇总后向上级医疗机构汇报。

2. 监测系统 对各医疗机构开展的更年期妇女保健工作及其收集的信息应长期管理和监测,并制定监测系统,通过监测工作使全国各省、自治区、直辖市为能及时准确掌握本省更年期妇女健康状况信息,相继建设并完善省级更年期女性卫生监测网,为妇女保健工作的计划、管理、决策和科学研究提供宝贵的信息和依据。同时,还可以掌握我国更年期女性健康状况及保健工作中存在的问题,提出改进措施,并对干预措施的实施效果进行科学评价。

(五) 更年期妇女的健康管理措施

更年期妇女健康管理的目的是为更年期妇女提供适宜的保健服务,使她们能很好地适应更年期生理上和心理上的变化,保持良好的健康状态,及时发现围绝经相关的危险因素、健康问题,对常见妇科疾病及肿瘤的发生尽早预防,对可能已有的疾病早发现、早诊断和早治疗,并得到处理,顺利地度过这一时期。以社区为单位对更年期女性先进行健康评估,包括详细地询问病史、查体、辅助检查等,根据个体状况分类,根据不同分类给予相应的处理和指导(图 3-8-4)。

(吕淑兰 王 丽)

参考文献

1. 中华医学会妇产科学分会绝经学组. 中国绝经管理与绝经激素治疗指南(2018). 协和医学杂志,2018,9(6):512-525.

2. 郁琦. 绝经学. 北京:人民卫生出版社,2013.

3. 熊庆,王临虹. 妇女保健学. 2 版. 北京:人民卫生出版社,2014.

4. 谢幸,孔北华,段涛. 妇产科学. 9 版. 北京:人民卫生出版社,2018.

5. 罗荣,金曦. 妇幼保健质量与安全管理. 北京:人民卫生出版社,2019.

6. 孙艳格,张李松. 更年期妇女健康管理专家共识(基层版). 中国全科医学,2021,24(11):1317-1324.

7. 中华医学会妇产科学分会绝经学组.绝经生殖泌尿综合征临床诊疗专家共识.中华妇产科杂志,2020,55(10):659-666.

8. 阮祥燕,杨欣.围绝经期异常子宫出血诊断和治疗专家共识.协和医学杂志,2018,9(04):313-319.

9. 中国老年学和老年医学学会骨质疏松分会妇产科专家委员会与围绝经期骨质疏松防控培训部.围绝经期和绝经后妇女骨质疏松防治专家共识.中国临床医生杂志,2020,48(08):903-908.

10. Pavlović JM. Evaluation and management of migraine in midlife women . Menopause,2018,25(8):927-929.

11. KO SH,KIM HS. Menopause-Associated Lipid Metabolic Disorders and Foods Beneficial for Postmenopausal Women. Nutrients,2020,12(1).

12. Stute P,Spyropoulou A,Karageorgiou V,et al. Management of depressive symptoms in peri-and postmenopausal women:EMAS position statement. Maturitas,2020,131:91-101.

13. Soares CN. Depression and Menopause:An Update on Current Knowledge and Clinical Management for this Critical Window. Med Clin North Am,2019,103(4):651-667.

14. ACOG.ACOG Committee Opinion No. 734:The Role of Transvaginal Ultrasonography in Evaluating the Endometrium of Women With Postmenopausal Bleeding. Obstet Gynecol,2018,131(5):e124-e129.

15. Monteleone P,Mascagni G,Giannini A,et al. Symptoms of menopause—global prevalence,physiology and implications. Nat Rev Endocrinol,2018,14(4):199-215.

第九章

妇女常见病的防治

第一节　妇女常见病筛查与管理

一、妇女常见病筛查工作的意义

妇女常见病和恶性肿瘤的筛查与管理是妇女保健的主要内容之一，这是一项社会性群体医疗保健工作。随着社会的进步和经济水平的提高，上医治未病的观念已逐步得到重视，随着工作节奏和压力的增大，亚健康人群逐年增加，传统的医学模式已发生了改变，新的医疗服务模式应以预防保健为中心，提供全面良好的社区预防保健服务。在妇女一生中的不同阶段提供不同的健康服务。对妇女在非孕期进行生育调节指导（见生育调节篇）和妇产科常见病、多发病的防治工作，具有十分重要的意义。

1. 有利于妇女常见病的防治　及时发现癌前病变，早期治疗。防止性传播疾病的传播和蔓延。

2. 降低癌症发生率和死亡率　通过筛查，早期发现危害较大的恶性肿瘤如宫颈癌、乳腺癌、卵巢癌、子宫内膜癌等，做到早发现、早诊断、早治疗，提高治愈率和存活率，降低死亡率。

3. 优生优育　在妇女病筛查中及早发现与妊娠并发症和合并症有关的高危因素。通过询问婚育史发现遗传病、代谢性疾病以及习惯性流产、死胎、畸形胎儿等有关病因及诱因。同时宣传母乳喂养的有关知识以及育儿的内容，对于优生优育具有重要意义。

4. 开展科学研究工作　通过妇女病筛查和资料分析，

掌握第一手资料，为妇幼保健工作的科学研究和流行病调查提供大量可靠的有关数据，并为国家制定有关的政策法规提供充分的科学依据。

5. 利于妇女常见病的健康教育　通过妇女病人群筛查的机会，可以在群众中普及卫生知识及防病知识，增强广大妇女的自我保健意识。

6. 利于建立妇女保健网络机构　提供妇女病筛查工作可以提高基层广大妇幼保健人员的业务素质和技术水平，逐渐建立起一支以社区保健服务为主要职责的网络机构，有助于妇幼保健工作的组织、管理和工作的开展。

7. 利于家庭和谐、稳定以及社会发展。

二、筛查的动员和组织工作

要有计划、有组织地开展妇女病筛查，实施科学化管理，一般由负责妇幼卫生的行政管理及妇幼健康服务专业机构具体组织安排。成立有妇幼卫生工作专家的专业技术指导组，具体负责制定周密可行的筛查计划，培训基层妇幼保健人员的理论和技术，制定科研题目及计划，建立多元的网络机构。

1. 城市中应以妇幼保健机构和综合医院的妇产科为主，与社区服务相结合，采取分片包干的方法对所在社区的街道、机关、学校等企事业单位妇女、社区人群及流动人员进行筛查。

2. 农村应以县或乡镇妇幼保健机构为主，联合辖区医疗机构共同开展人群筛查。对外出流动人口应动员她们于所在省市地区医疗机构妇产科进行检查,以免遗漏这一相当数量妇女的筛查工作。

3. 组织省级或市级的联合筛查队伍深入农村基层开展全面的筛查工作,可为某项流行病学调查或开展科研工作提供大量的科学数据。

4. 技术培训工作应由专家制定统一的标准、统一的表格、统一的统计方法、统一的筛查内容,然后对各级妇幼保健人员进行标准技术培训,详细介绍有关筛查与管理的内容。

5. 利用媒体如电视、广播、宣传栏、网络等多种形式进行妇女病筛查的组织动员工作,争取基层妇女组织、居委会的积极配合,广泛宣传妇女病筛查的意义。提高广大妇女对筛查的认识,使她们乐于接受并积极主动配合,以保证筛查工作的顺利进行。

6. 妇女常见病筛查应列为妇幼保健的常规工作。妇女常见病筛查的重点对象为 25~64 岁妇女,至少每 3~5 年筛查 1 次。妇女常见病筛查可根据条件采取定点、定时、集中筛查的办法,也可采取分散筛查的方式。尽量以方便群众,不影响工作和生产劳动为宜。

7. 妇女病筛查的物质准备　要保障妇女病普查工作的顺利进行,除了组织领导、宣传发动、技术培训等工作外,充分做好物质准备是保障这项工作顺利进行的关键之一。

（1）药品:包括消毒剂和医疗用药品。

1）消毒剂:苯扎溴铵、碘伏、氯己定、高锰酸钾粉末、碘酊、酒精等。

2）医疗用药品:液状石蜡（石蜡油）、止血药品、消炎药品等。

（2）敷料:一次性臀垫、无菌纱布、大小棉球、长短棉签。

（3）医疗设备:X 线机、超声仪、阴道镜、显微镜等。

（4）医疗器材:无菌橡皮手套、一次性阴道窥器、玻璃片、一次性宫颈取样刷/液基细胞取样刷、LCT 保存瓶、HPV取样瓶、试管、消毒鼠齿钳、镊子、活检钳、病理标本小瓶、染色夹子等。

（5）制剂:生理盐水、氢氧化钠、95% 酒精、冰醋酸、碘液、二甲苯等所必需的各类制剂。

（6）其他:检查表格、统计表格、HPV 送检单、细胞学检验申请单、病理单,以及各种必需的化验单和检查单。

三、妇女病筛查的内容和方法

（一）填写妇女病筛查表

按照统一标准填写统一的表格内容,要求逐项填写。月经史应包括初潮年龄、月经周期、月经持续时间、经量、有无痛经等,尤其是末次月经及上次月经的时间。绝经期前的妇女应询问有无围绝经期症状及月经失调。绝经的妇女应记录绝经年龄及绝经后有无阴道流血、排液或异常白带等。

另外应注意询问有无下腹部包块、闭经、不孕史或多毛、肥胖及异常泌乳等。同时询问采用避孕措施、避孕时间及效果。有异常者应做上标记以引起检查者的重视。

（二）妇科检查

检查前应告知被检者排空膀胱及大便,重新核对筛查表中有关填写内容,对有疑问或不清楚时重新询问病史。检查完一个患者后应更换臀垫,怀疑性病者应重新消毒检查台后再进行下一个患者。一般月经期不检查。有异常阴道出血者,应常规消毒外阴,阴道后按无菌手术的要求进行妇科检查。对卵巢早衰或闭经妇女应使用小号窥阴器。对检查中有异常者应详细记录,必要时请专家复查并做有关的辅助检查以便明确诊断。

1. **外阴**　发育情况、皮肤颜色,有无畸形、炎症、溃疡、静脉曲张、瘢痕、异常赘生物或肿瘤,有无外阴白色病变及分型,尿道口有无充血、水肿,尿道肉阜,尿道口有无脓性分泌物,挤压尿道旁腺有无脓液溢出,有无巴氏腺囊肿或合并感染,有无陈旧会阴裂伤,有无阴道前后壁膨出和宫颈脱出或子宫脱垂,有无尿瘘及压力性尿失禁。

2. **阴道**　观察白带性状包括颜色、量,有无异味,有无凝乳状、泡沫状或脓性分泌物。阴道壁是否充血,有无出血点、溃疡、异常赘生物等。常规取白带做涂片和滴虫检查,怀疑性病者做相关检查。

3. **宫颈**　有无充血或出血,有无宫颈柱状上皮异位、肥大、息肉、陈旧裂伤、腺囊肿及异常赘生物,特别应注意上述病变的程度。如有习惯性流产史尤其是晚期流产史者,应做 B 超及其他有关检查了解宫颈功能及内口有无松弛。常规行宫颈细胞学检查或后穹窿或宫颈管内涂片行病原学检查,必要时行 HPV 检测。

4. **双合诊检查**　首先检查阴道壁是否平滑、有无瘢痕及异常赘生物,阴道壁弹性及柔软度。宫颈触诊应注意阴道穹窿是否存在、是否变浅,有无触痛结节,宫颈触诊软硬程度、有无结节状高低不平的硬变区域,有无触痛及抬举痛。检查子宫应注意位置、大小、软硬度、活动度,宫底有无压痛、活动子宫有无牵拉痛,子宫壁与峡部有无异常结节等。正常附件区检查应柔软无触痛、无增厚及压痛、无条索状物及异常包块,但有时可触及正常卵巢,输卵管正常情况下不易触及。

5. **三合诊检查**　当双合诊检查发现子宫过度后倾后屈,附件包块查不清或因癌肿浸润或盆腔粘连了解病变范围及受累情况,子宫脱垂有否合并直肠膨出时,采用三合诊检查。可查清宫颈旁、骶韧带、主韧带、骨盆内壁、侧壁及后壁情况,以及直肠黏膜和肛门的病变。

（三）阴道分泌物检查

主要检查阴道清洁度、阴道炎症及性传播性疾病。分述如下:

1. **阴道清洁度检查**　用棉签在阴道内取阴道分泌物

置入试剂管(瓶)内送检,根据显微镜下检查将阴道清洁度分为:

Ⅰ度:背景清晰,以阴道上皮细胞和大量阴道杆菌为主,少许白细胞。阴道 pH 为 4~4.5。

Ⅱ度:背景欠清晰,以阴道上皮细胞和阴道杆菌为主,但混杂有一定量的杂菌和白细胞,阴道 pH 在 4.5~5.5。

Ⅲ度:大量白细胞及较多杂菌,阴道上皮细胞和阴道杆菌较少,阴道 pH 在 5.5 以上。

Ⅳ度:无阴道杆菌,只有少许上皮细胞,几乎全是白细胞及杂菌。

阴道清洁度为Ⅰ度时多为排卵期前后或雌激素水平较高时。Ⅱ度多为月经期前后或在孕激素作用下。Ⅲ度时说明阴道有炎症,应针对病因给予治疗。

2. 病原体检查

(1)阴道念珠菌检查:白带涂片,将 10% 氢氧化钠或 1% 甲紫滴在已干燥的阴道分泌物涂片上,置显微镜下观察,查见菌丝及芽孢即可确诊。但应注意玻片及试剂的清洁,避免空气中的念珠菌污染;或采用革兰氏染色法提高阳性诊断率。

(2)细菌性阴道病检查:要找到线索细胞方可诊断。线索细胞实际是阴道内大量厌氧菌凝聚在阴道上皮细胞边缘。在悬滴涂片中见到阴道上皮细胞边缘呈颗粒状且模糊不清,同时配合均质、稀薄、灰白色阴道分泌物,常黏附于阴道壁的体征,胺实验阳性,阴道分泌物 pH>4.5 即可诊断为细菌性阴道病。

(3)阴道滴虫检查:采用湿片法,将温生理盐水滴于干燥清洁玻片上,小棉签取少许阴道分泌物置生理盐水中,混匀后立即在显微镜下观察,若发现活动的呈梨形的滴虫即为阳性。检查时应注意保温以免影响滴虫的活动而出现假阴性结果。或采用革兰氏染色法提高阳性诊断率。

(4)阴道淋病奈瑟菌检查:在尿道口、尿道旁腺、前庭大腺开口处及阴道或宫颈管取分泌物做涂片,晾干后做革兰氏染色,找到成对的肾形革兰氏阴性双球菌为阳性结果。凡涂片发现革兰氏阴性双球菌或临床症状典型而分泌物镜检阴性,应取分泌物做培养。

(5)阴道梅毒螺旋体检查:在可疑病变部位取分泌物或刮片,在暗视野显微镜下寻找到螺旋体,为阳性结果。

(四)宫颈细胞学检查

宫颈脱落细胞学检查是早期筛查发现宫颈癌及其癌前期病变的常用有效方法。

1. 宫颈细胞取材 取材前至少 48 小时禁止性交或经阴道操作,如阴道冲洗、阴道放药等。涂片前轻轻置入阴道窥器暴露宫颈,用生理盐水棉签或棉球轻拭去宫颈表面的分泌物,然后用宫颈细胞取样刷在宫颈外口与宫颈管交接处涂刷 2~3 圈,或采样毛刷同方向旋转刮取 5 圈,此处为鳞状上皮和柱状上皮交接处(转化区或移行区),为宫颈癌好发部

位。注意涂片时动作宜轻柔。

2. 涂片 在已经编好号码的玻片上向一个方向涂抹以免细胞卷曲影响阅片。或者取样刷充分在专用放有固定液的标本瓶中搅动,使脱落细胞充分移到固定液中。注意再次核对编号与姓名以免弄错。

3. 涂片固定与运输 将涂片自然晾干或放入 95% 酒精标本罐内固定 30 分钟后均可染色。如当地无阅片技术,可将固定好的玻片用标本盒分装好集中运送到有条件的医院阅片。

4. 染色和阅片 详见妇科肿瘤篇有关章节。

(五)乳房检查

主要目的是早期发现乳腺癌和乳房的良性病变,普查主要采用视诊和触诊的方法。视诊的内容主要是观察两侧乳房是否对称,乳头有无凹陷、破溃,乳晕及乳房皮肤有无橘皮样改变。触诊时用手指掌面按顺序轻轻检查乳房 4 个象限有无异常包块,避免用手握住乳房的检查方法。如发现异常包块或硬结,应详细记录位置、大小、触痛、活动度、有无破溃。同时检查腋窝、锁骨下和锁骨上有无肿大的区域淋巴结。尤其注意乳头有无分泌物外溢,如有异常分泌物,应详细记录分泌物量、颜色,是否血性等。必要时应涂片查找癌细胞或有关其他检查以明确分泌物的性质。

(六)特殊检查

当普查发现异常时应做进一步特殊检查以明确诊断,这些检查需要特殊的仪器设备和技术。

1. 人乳头瘤病毒(human papilloma virus,HPV)DNA 检测 HPV 取样:放置阴道张开器,用专用取样刷置于宫颈口与宫颈管内向同一方向旋转 3 圈,停留 10 秒钟,将取样刷放于专用试管中,或将刷子上脱落细胞充分放于固定液中,盖上盖子,标本在温室可保存 2 周,在低温可保存 3 年,采集标本前,切忌冲洗阴道。

2. 液基薄层细胞制片术(liquid-based cytologic test,LCT) 将采样刷刷毛部分轻轻地深插入宫颈管内,以便较短的刷毛能够完全接触到移行区,柔和地向前抵住采样刷,并按同一个时针方向转动采样刷 5 周,反复地将采样刷推入保存液的瓶底,迫使刷毛全部分散开来,共 10 次。漂洗采样刷后,在溶液中快速转动采样刷,以进一步将细胞样本漂洗下来,然后将采样刷扔掉,不要将采样刷的刷头遗留在样本保存瓶内。拧紧瓶盖,写上姓名和编号。

在妇科病筛查中传统宫颈细胞学检查对筛选恶性肿瘤细胞有很大用途,但是假阳性和假阴性率高,LCT 和 HPV-DNA 检测可提高阳性诊断率。宫颈细胞学检查、HPV 检测都只是筛查方法,最后的确诊手段仍是活检的病理检查结果。LCT、HPV-DNA 及阴道镜检查和病理检查是目前早期筛查和诊断宫颈癌的三阶梯法。

3. 阴道镜检查 主要用以观察宫颈表面上皮细胞和

血管的变化,辅助诊断癌前病变和早期宫颈癌,如配合宫颈的醋酸试验和碘试验,可准确定位并提高活检准确率。

4. 宫颈活体组织病理检查 在宫颈细胞学检查脱落细胞找到癌细胞或可疑细胞,高危型 HPV 感染,或临床检查高度怀疑宫颈病变时,可在阴道镜指示下活检。无阴道镜条件,一般应做多点活检。绝经后妇女因随着宫颈萎缩,鳞、柱状上皮交接处内移,因此还应做宫颈管搔刮术,特别如怀疑颈管型宫颈癌时更应做此项检查以明确诊断,必要时诊断性锥切。

5. 诊断性刮宫术及分段刮宫术或宫腔镜检查 对于有异常子宫出血或绝经后阴道流血的妇女,可疑子宫内膜癌或宫颈管病变时,需行诊断性刮宫术及分段刮宫术,可了解宫颈管和宫腔内的病变情况,或在宫腔镜检查直视下了解病变、明确位置进行刮宫或活检,刮出组织应分别送病理检查。因宫腔镜检查为侵入性操作,非常规检查内容,除非有适应证。

6. 超声检查 在有条件的地区和单位应将超声检查列为妇女病普查的内容之一,以诊断盆腔病变、宫腔内病变和子宫附件区的异常包块及宫内节育器等。

7. 乳腺的特殊检查 如超声波、钼靶 X 线、局部穿刺吸取组织细胞涂片检查、活体组织检查等以明确诊断。

8. 其他特殊检查 如盆腔 CT 扫描和磁共振等检查项目。因价格昂贵,除非有适应证,一般不列为常规检查内容。

四、妇女常见病筛查后治疗与随访

1. 妇女病随访与诊断的内容 在妇女常见病筛查中所查出的各种异常或妇女病,应及时进行进一步诊断和随访,内容可能会涉及产科、妇科、生育调节及生殖医学、性医学、遗传优生学等多个领域。对于医疗条件有限的医院或地区,应根据病情进行转诊。无论是进一步诊断和转诊,都要进行严密的随访,了解疾病结局。

2. 妇女病的治疗 可采取多种方法。如果查出的妇女病为常见疾病,采取规范治疗,在资源有限地区,即查即治的方法可便利群众,如需要进一步确诊或当地医疗条件及技术有限,也可以在筛查结束后转诊到有条件的上级医院治疗。

五、妇女病筛查后资料的管理

筛查资料进行统计、分析和保存,定期进行人群筛查后资料收集,积累大量的数据和信息。筛查和随访结束后应由专人总结并进行资料的统计和分析,得出某省市、某单位或某个年龄组、某个群体的发病情况、筛查率、发病率、易感因素、病因等。根据数据再针对某一常见疾病进行干预,以达到降低发病率的目的。同时根据结论可设计一些科研题目进行更深入细致的研究。在设计资料收集时,要适合电子信息统计,以便提高工作效率和资料的储存。

1. 筛查和随访工作总结 主要进行普查普治质量的评估。包括筛查率、患病率、诊断符合率以及发现的疾病种类和数量等。还要评估筛查后的治疗覆盖率、治疗效果、随访率以及对当地某些常见病、多发病的预防保健措施的执行方案等。以上指标应以每年总结的资料和数据进行对照和动态观察。

2. 筛查工作的随访 可分为筛查异常的随访和治疗后随访。如果在筛查中发现的疾病不能一次完成诊断,应密切观察疾病的发展,在临床上进行症状和体征动态变化的观察并做进一步的确诊。如盆腔肿块的鉴别诊断有时需观察几个月经周期才能明确是肿瘤性抑或非肿瘤性肿块。

3. 治疗后随访的目的 是观察治疗效果,是否痊愈和复发。治疗效果包括近期效果,多为良性病变或急性疾病,经及时治疗后可达痊愈。但对恶性肿瘤的各种治疗方法的疗效必须进行长期多次的随访。随访的方式可采取患者就诊、预约、电话、微信、信访、走访等,以了解各种治疗方法的远期效果及优缺点。

(郭瑞霞　乔玉环)

第二节　妇女常见病的防治

生育期是妇女一生中的黄金时代,蒸蒸日上的事业追求,幸福美满的恋爱、婚姻和家庭,健美的体魄都赋予女性诱人的魅力。这个年龄段的妇女如果具有良好的心态、规律的生活、自我保健意识和良好的医疗保健条件,一般情况下较少就诊于妇产科。但是,因为文化素质、医疗保健条件、经济状况的差异,以及繁重的工作及家庭负担都会影响妇女的身心健康,所以如何做好生育期妇女常见病的防治是妇女保健工作的重要内容之一。

生育期妇女常见的妇科疾病是泌尿生殖系统炎症、由内分泌异常引起的各种月经失调、肿瘤、不孕症、遗传及代谢疾病,近年来心理障碍性疾病的发病率也有增高的趋势。

一、泌尿生殖道感染

女性泌尿生殖系统炎症主要有外阴炎、前庭大腺炎、阴道炎、宫颈炎和盆腔炎症性疾病以及泌尿系统炎症等。

（一）病因学

女性阴道是对外开放的体腔。从阴道及宫颈管取分泌物,显微镜镜检、病原体培养、分子生物学检测等有助于辨明感染的病原体。主要有以下几类:

1. 细菌类 主要为:①需氧性革兰氏阳性球菌;②需氧性革兰氏阴性杆菌;③厌氧菌,如棒状杆菌;④结核分枝杆菌、淋病奈瑟菌及沙眼衣原体等。致病细菌多种多样,可能以一种为主,但多数情况下是多种病菌的混合感染,既可能来自外界的病菌,也可能是寄生在阴道内和肠道的内源性病菌。

2. 病毒类 主要包括巨细胞病毒、单纯疱疹病毒、人乳头瘤病毒等。巨细胞病毒、单纯疱疹病毒属于疱疹病毒类,人乳头瘤病毒6、11型等与生殖器尖锐湿疣的发生密切有关,16、18、45型等高危型HPV被认为与宫颈病变和宫颈癌的发病有关。

3. 支原体 与泌尿生殖道疾病相关的支原体主要为解脲脲原体、人型支原体、生殖支原体。解脲脲原体在健康人群中有较高携带率,它在下生殖道中的致病作用目前存在争议。人型支原体是公认的细菌性阴道病的病原体之一,而生殖支原体多认为与宫颈炎及盆腔炎症性疾病相关。

4. 真菌类 主要是白色假丝酵母菌为主引起的外阴阴道假丝酵母菌病。

5. 其他病原体 沙眼衣原体,原虫类如阴道毛滴虫、阿米巴、梅毒螺旋体、弓形虫等。

近年来,由于性行为造成的泌尿生殖道感染性疾病显著增加,引起了广泛的关注,这一类疾病统称为性传播疾病(sexually transmitted diseases,STDs)或性传播感染(sexually transmitted infection,STI)。引起STI的病原体生物范围广,细菌类主要为淋病奈瑟菌引起淋病,特别是可产生青霉素酶性淋病(penicillinase-producing Neisseria gonorrhoeae,PPNG)、梅毒螺旋体感染梅毒(syphilis)、阴道棒状杆菌(coyrnebacterium vaginale)引起阴道炎,杜克雷杆菌(Ducrey's bacillus)感染引起软性下疳;病毒类有单纯性疱疹病毒(herpes simpiex virus,HSV)可引起生殖器疱疹,人类免疫缺陷病毒(human immunodeficiency virus,HIV)引起获得性免疫缺陷综合征(艾滋病),HPV可造成外生殖器的尖锐湿疣(condyloma acuminate),传染性软疣病毒引起传染性软疣;沙眼衣原体感染引起非淋菌性尿道炎,沙眼衣原体(chlamydia trachomatis,CT)L1~L3、L2a引起腹股沟淋巴肉芽肿;真菌类有白色假丝酵母菌引起外阴阴道假丝酵母菌病;原虫类主要是阴道毛滴虫;寄生虫病类有疥螨引起疥疮、阴虱。

（二）易感因素和条件

在健康生育期妇女阴道内寄生着各种细菌,包括革兰氏阳性需氧菌和革兰氏阴性需氧菌以及厌氧菌,此外还有少量支原体和假丝酵母菌等。正常情况下,存在于阴道内的大量乳酸菌可使阴道上皮内的糖原发生酵解产生乳酸使阴道呈酸性环境(pH 3.8~4.5)从而抑制其他致病菌过度繁殖,阴道的这种防御作用称为"自净"作用。所以各种细菌在阴道内处于菌群平衡状态,再加上宫颈黏液栓的自然屏障作用和每次月经排出的"清理"作用,尽管阴道内存在大量菌群,并不引起泌尿生殖道的炎症。但是当身体抵抗力下降,局部免疫功能减弱或者由于创伤病原菌侵入及病原微生物侵袭性强以及菌群失调时就可以引起宿主的感染。当有下生殖道上行感染时,多数情况下输卵管可受累,导致不孕或者输卵管妊娠。由于盆腔脏器的解剖毗邻关系和血液淋巴循环的特点往往会波及其他器官,如阑尾炎可引起右附件炎。

泌尿生殖系统炎症主要传染途径是性交为主的直接传播,间接传播主要通过公共场所及医院内用品等。病原微生物侵及机体后主要通过黏膜、淋巴系统、血液循环和邻近器官组织进行传播和蔓延。但是发生泌尿生殖系统感染必须有易感因素和致病条件,也就是说不仅是病原微生物,患者本身的抵抗力及自身条件也是重要因素。

1. 损伤 包括手术操作如诊断性刮宫、放置或取出宫内节育器、宫颈活组织检查、输卵管通液或造影等,还有月经期、妊娠期、分娩期、产褥期及流产、早产均可因操作或生殖防御机制遭到破坏,在术后或分娩后感染。

2. 医源性感染(iatrogenic infection) 包括以下几种情况:①医护人员无菌观念差,阴道消毒不够或操作不当引起。②医疗器具交叉感染,如注射器具、刮宫器材灭菌不彻底等。③药源性:如糖皮质激素与抗代谢药物的广泛应用、强化治疗,长期免疫抑制剂和化疗药物的应用均可使患者的防御能力降低,以致在正常状态下不足以致病的条件致病菌变为病原微生物。④滥用抗生素:造成菌群失调,虽然使感染疾病的病原微生物得到杀灭,但其他真菌、厌氧菌等发生感染,而且各类微生物混合感染的情况也常见。另外可能有耐药性菌株如革兰氏阴性杆菌发生感染等。⑤血液制品的污染和交叉感染。⑥泌尿生殖系统的感染治疗不彻底造成慢性炎症或亚临床感染、感染复发等。

3. 不良的卫生习惯 患者自己乱用抗生素、阴道栓剂、外阴或阴道冲洗剂、经期性交或用不洁的卫生巾等使女性泌尿生殖道的自然防御机制遭到干扰和破坏,为存在于阴道内的某些病原微生物提供了适宜生长繁殖的条件和机会。有些妇女追求过分的"干净"而使生殖系统内正常菌群失衡、紊乱,导致感染。

4. 机体抵抗力下降 当患有贫血、糖尿病、免疫功能低下疾病、阑尾炎、泌尿系统感染等慢性疾病时,由于机体抵抗力下降,局部免疫防御机制减弱,造成病原微生物的繁殖及蔓延。

5. 性接触传播 这是性传播性疾病的主要传播方式,通过性交等方式将精液、宫颈阴道分泌物及其他体液内的病原微生物传递给性伴,尤其是滥交或多个性伴侣时。其次,吸毒或在公共场合使用共同浴池、便器、浴巾等也是造成生殖道感染和传播的因素。

（三）预防

妇科感染性疾病的重点应以预防为主,提高自身的抗病能力,减少感染性疾病的发生。

1. 外阴炎症的预防

（1）注意外阴清洁,保持局部干燥,减少摩擦,勤换内裤,注意穿棉制品内衣。

（2）避免局部刺激:每2~3次淋浴,不用碱性或酸性较强的液体洗外阴,正常情况下,不乱用洗液包括药液洗外阴,有炎症时应在医生指导下用药。

（3）注意去除诱因,积极治疗糖尿病、阴虱、阴道炎、宫颈炎及肠道寄生虫病。

（4）注意营养,加强锻炼,提高身体素质,加强心理健康的训练。

（5）丈夫及性伴侣如有异常应及时就诊治疗,避免互相感染。

2. 阴道炎症的预防

（1）消除发病诱因:如积极治疗糖尿病,不滥用抗生素和糖皮质激素。

（2）消灭传染源:对门诊和住院患者常规进行白带检查,必要时进行培养或其他检验技术检查,以便及时发现,早期诊断和治疗。尤其是阴道滴虫的带虫者较多,应在城市和农村妇科病普查中列为常规检查项目,并注意对患者及带虫者的丈夫或性伴侣进行防治。

（3）杜绝传播途径:改善公共设施的卫生管理,提倡淋浴、废除公共浴池。注意公共场所如游泳池、桑拿浴、温泉、旅店等公共物品的消毒和隔离,提倡一次性用品。医院妇科检查的臀巾、窥器和手套、被服应严格消毒或使用一次性物品,一人一套以杜绝传播途径。

（4）做好卫生宣教工作,通过多种方式教育公民提高自我保健意识,了解预防措施,讲究卫生,改变不良的习惯。

（5）积极彻底治疗患者,减少带菌、带病毒和带虫者,对他们严格管理隔离治疗。

3. 宫颈炎的预防 积极治疗宫颈炎,并针对其病因采取积极的预防措施,对保障妇女健康及防治宫颈癌有重大意义。

（1）消除诱因:长期慢性机械性刺激与损伤,是宫颈炎的诱因。应禁止经期性交,积极治疗男性包皮过长,清除包皮垢的长期刺激。避免紊乱的性生活。妇科小手术如探针检查、宫颈扩张、诊断性刮宫,人工流产,放置宫内节育器应尽量避免手术器械损伤。严密观察产程,分娩中避免宫颈裂伤等对防治慢性宫颈炎有重要意义。

（2）减少病原微生物的感染:引起宫颈炎的病原体很多,如一般化脓性细菌、淋病双球菌、沙眼衣原体、原虫类,以及病毒尤其是人乳头瘤病毒和疱疹病毒Ⅱ型等,均可引起急性宫颈炎和慢性宫颈炎。在发现有急性宫颈炎时应积极治疗。由于宫颈黏膜皱襞繁多,腺体呈葡萄状,而病原体侵入腺体深处极难根治,导致病程反复,迁延而成为慢性感染性病灶。

（3）避免物理化学因素的刺激:应用浓度较高的酸性或碱性溶液冲洗阴道或放置腐蚀性较强的药物栓剂,均可造成阴道和宫颈上皮的损害而诱发炎症。某些放射性物质在治疗时也可引起宫颈炎症,临床上应避免使用。

（4）采取避孕措施,减少人工流产的次数,对预防宫颈炎的发生也有积极意义。

4. 盆腔炎症的预防

（1）注意月经期、流产后及产褥期卫生:这几个时期女性生殖道抗感染的生理防御功能减弱。阴道正常酸性因月经血或恶露而改变,颈管和宫颈内口及外口有轻度扩张或裂伤,黏液栓消失;正常的子宫内膜剥脱后,宫腔表面裸露,扩张的血窦及凝血块为良好的细菌滋生地,再加上机体对感染的抵抗力下降,凡此种种极易造成感染。如月经期、产褥期、人工流产后不注意卫生,使用不洁的卫生巾、坐浴或有性生活,细菌极易经黏膜上行而引起盆腔生殖器官的炎症。经期应避免过度劳累,下腹部受凉或雨淋和冷水中作业均可因身体抵抗力下降而诱发感染。

（2）积极防治性传播疾病对预防盆腔炎症有重要意义。

（3）积极治疗盆腹腔内其他器官的炎症病变,如阑尾炎、结肠憩室炎、结核等可减少盆腔炎症的发病率。

（4）积极治疗全身急慢性疾病如化脓性扁桃体炎、腮腺炎、猩红热、伤寒及副伤寒等可经血行传播将病原体带入盆腔引起感染。

（5）加强体育锻炼,增强机体的抗病能力和免疫功能对预防感染很重要。

（四）治疗原则

感染性疾病的治疗原则是针对病因治疗,找到致病的病原微生物,合理应用抗生素,增强机体和局部的免疫能力,根据病情需要决定是否手术及手术范围,彻底治疗急性炎症,减少慢性炎症的发生,对慢性炎症采取综合治疗措施。妇科感染性疾病由于病变范围不同在治疗上也有差别。但总的原则是一般支持及对症处理,控制感染,形成脓肿者切开引流,术后抗感染与促进炎性病变的吸收。因病情延缓而治疗不彻底变为慢性炎症病变时以综合治疗为主,反复急性发作,治疗无效并形成包块者再考虑手术治疗。

二、月经异常（异常子宫出血）

正常月经周期在21~35天,经期2~7天,出血量5~80ml,如果正常月经的周期频率、规律性、经期长度和出血量中的任何1项异常的子宫腔出血称为异常子宫出血（abnormal uterine bleeding,AUB）,俗称月经异常。国际妇产科协会（Federation International of Gynecology and Obstetrics,FIGO）将AUB病因分成两大类9个类型,按英文首字母缩写为"PALM-COEIN"。PALM存在结构性改变,可以采用影像学技术和/或组织病理学方法明确诊断,而"COEIN"无子宫结构性改变。"PALM-COEIN"具体指：P 代表子宫内膜息肉（polyp），A 代表子宫腺肌病（adenomyosis）；L 代表子宫平滑肌瘤（leiomyoma）；M 代表子宫内膜恶性病变或不典型增生（malignancy）。COEIN 的 C 代表全身凝血相关性疾病（coagulopathy），O 代表排卵障碍（ovulatory dysfunction）所致的异常子宫出血，E 代表子宫内膜（endometrial）局部异常所致的异常子宫出血，I 代表医源性因素（iatrogenic）引起的异常子宫出血，N 代表未分类（not yet classified）。青春期女孩因下丘脑-垂体-卵巢轴的功能还不成熟，容易发生排卵障碍性子宫异常出血（功血）。生育年龄妇女的性腺轴调节功能已相对完善，具有正常月经周期、排卵及生育能力。任何因素干扰了性腺轴的功能即可导致全身内分泌功能失调，临床上可表现为月经异常、肥胖、不孕等。围绝经期由于卵巢功能减退，无排卵功血的发生率高，导致月经异常。

（一）与月经异常有关的下丘脑、脑垂体疾病

由于生殖内分泌学的发展以及放射免疫测定、CT 扫描及磁共振技术的开展，对各种病因引起的下丘脑、垂体、卵巢轴及子宫的功能异常可进行病变部位的确定、诊断和治疗。

1. 中枢神经系统、下丘脑功能性失调 中枢神经系统功能失调是引起妇女月经失调的常见原因。

（1）精神神经因素：生活环境条件的巨大变迁和变化、精神紧张、抑郁、恐惧、过度悲伤或者经期过度疲劳、受凉以及营养不良、过度减肥造成脂肪消耗过多均可造成月经失调和闭经。

（2）药物的不良反应：长期应用避孕药、氯丙嗪、利血平、奋乃静、甲丙氨酯、吗啡、可待因及调节精神神经的药物均可抑制下丘脑促性腺激素释放激素和催乳素抑制因子的分泌，而引起月经失调、闭经和溢乳。

（3）功能性闭经溢乳综合征：又称为特发性高催乳素血症，由于下丘脑和垂体功能异常使催乳素分泌过多，抑制促性腺激素的分泌。表现为非哺乳期的闭经、溢乳、子宫萎缩、不孕等。

2. 下丘脑、脑垂体的器质性疾病

（1）颅咽管瘤、异位性松果体瘤、结核性脑膜炎、颅底损伤、垂体外肿瘤等可造成下丘脑-脑垂体间功能障碍，使促性腺激素分泌减少，催乳素产生增多而造成月经异常、闭经及不孕。

（2）垂体肿瘤：以催乳激素腺瘤多见，约占 36.7%，分为催乳激素微腺瘤和巨腺瘤两种。主要以闭经、溢乳、肥胖、排卵障碍和不孕为主要症状。但尚有 1/3 的患者仅表现为溢乳而月经正常。

（3）垂体功能不全：多由于产后大出血造成垂体前叶腺组织缺血、坏死。临床上表现为以闭经、渐进性的性征退化、毛发脱落、内外生殖器萎缩和围绝经期症候群为特征的综合征。

（二）与月经异常有关的功能性卵巢疾病

生育期年龄妇女的月经异常以排卵性功能性子宫出血最常见，其次为多囊卵巢综合征、早发型卵巢功能不全、卵巢

早衰等情况。青春期及更年期妇女多以无排卵功血为主。

1. 功能性子宫出血 生育年龄妇女患功能性子宫出血往往属于有排卵性子宫出血，发生约 10%~30%。其发生原因与卵巢反馈功能失调、排卵和黄体功能障碍、黄体萎缩不全等有关。黄体功能异常主要表现为黄体合成分泌的孕酮量减少或持续时间短，或者子宫内膜对孕酮和雌二醇的作用表现为反应不良，从而影响孕卵着床和胚胎发育和生长，出现月经失调、不孕或自然流产。青春期女孩由于性轴发育不成熟容易发生无排卵功血，初潮后第 1 年约 80% 为未排卵月经，第 3 年仍有 50% 月经周期无排卵。更年期妇女则因卵巢功能减退、卵巢对促性腺激素敏感性下降引起排卵障碍而发生无排卵性功血。临床表现为月经周期紊乱、淋漓出血或大出血，重者可发生明显贫血甚至失血性休克。

2. 多囊卵巢综合征 多囊卵巢综合征（polycystic ovarian syndrome，PCOS）是以慢性无排卵、闭经或月经稀发、肥胖、不孕、多毛和卵巢多囊性增大为特征的一组症候群。其病因尚不明确，临床表现高度异质性，是导致青春期及生育期妇女月经异常和不孕的常见疾病。

3. 早发型卵巢功能不全及卵巢早衰 卵巢的衰退是从出生就已经开始并持续妇女的一生。在生育年龄阶段，随着卵巢的排卵周期变化，卵巢皮质的大量卵泡生长发育及闭锁，使卵巢内贮存的卵细胞逐渐耗竭直到绝经期卵巢功能衰退。早发型卵巢功能不全指女性在 40 岁以前出现的卵巢功能减退，主要表现为月经异常、FSH 水平升高、雌激素波动性下降，病情可进展为卵巢早衰。卵巢早衰是指妇女在 40 岁以前由于卵巢功能衰竭所致的闭经。表现为血中雌激素水平降低，促性腺激素水平升高，同时出现绝经综合征的临床症状。确切病因仍不清楚，可能为多因素引起的综合征。病因可见于家族性及遗传因素，表现为染色体的突变或核型异常如 45，XO、45，XO/46，XX 等，或有家族性聚集倾向；病原微生物感染如既往患流行性腮腺炎者卵巢易发生功能衰竭；物理化学因素也是卵巢早衰的病因之一。一些有害物质、放射性元素、X 线以及某些药物如化疗药物等均可引起卵巢损伤；自身免疫性疾病如艾迪生病（Addison's disease）、桥本甲状腺炎、特发性血小板减少性紫癜、系统性红斑狼疮、重症肌无力、恶性贫血、抗胰岛素性糖尿病、系统性硬皮病、风湿性关节炎、风湿性心脏病等均可出现卵巢早衰的表现。另外，卵巢自身免疫反应可引起卵母细胞变异和数量减少，加速卵泡闭锁和卵细胞退化导致卵巢早衰。这类患者常常在卵巢中卵母细胞贮备不足，先天性卵细胞数量少，因此，到生育年龄时，卵泡已消耗殆尽，发生闭经。另一种情况是调节卵泡成熟的任何一个环节被阻断，从而导致卵泡闭锁速度加快。患有卵巢早衰的妇女常常同时具有几个诱因，但有时又找不到确切致病因素。

（三）与月经异常有关的器质性疾病

有时月经异常仅是其他疾病的临床表现之一，因此应

积极发现和治疗导致月经异常的原发疾病。常见的有:

1. 子宫内膜息肉、子宫肌瘤 常表现为月经量增多、经期延长,经间期出血,点滴出血等。

2. 子宫内膜异位症、子宫腺肌病 该病除痛经外多数患者伴有月经异常及经量增多。

3. 盆腔炎性疾病 患者常出现月经失调、经量增多或淋漓出血的表现。

4. 某些恶性及恶性倾向子宫肿瘤 如子宫内膜癌及子宫内膜非典型增生,子宫内膜间质肉瘤等。

5. 剖宫产瘢痕缺损(cesarean scar defect,CSD) 又称剖宫产瘢痕憩室(cesarean scar diverticum,CSD)指剖宫产术后子宫切口愈合不良,子宫瘢痕处肌层变薄,形成一与宫腔相通的凹陷或腔隙,导致部分患者出现一系列相关的临床症状。CSD是剖宫产术后的并发症之一,是近几年来新认识的一种疾病,发病率高达22.4%~56%。目前关于剖宫产瘢痕缺损形成的病因尚不明确,可能与后位子宫、切口位置选择过低、切口缝合技术不当、子宫肌层伤口与前腹壁过早粘连、感染等因素有关,导致切口处血运障碍、缺氧,胶原蛋白过度表达、肌层愈合不良,进而致切口处瘢痕肌层部分或全部缺失,出现一个凹向浆膜层的瘢痕缺损样凹陷。由于CSD时肌层的连续性中断及缺损形成的瘢痕缺损结构,形成活瓣效应导致经血潴留,排出不畅以及为瘢痕缺损处子宫内膜受潴留的经血刺激发生炎症反应、充血、异形血管形成、息肉形成等,导致异常子宫出血,包括经期延长及经后淋漓出血或性交后出血。

(四)与月经异常有关的其他原因

1. 性腺外内分泌腺体引起的月经异常 卵巢功能除受到下丘脑、脑垂体的控制和调节外,还受其他内分泌腺功能状态的制约和协调。肾上腺皮质功能亢进或减退、甲状腺功能亢进和减退、胰腺功能的异常、甲状旁腺功能异常等都能影响卵巢激素的分泌和调节以及性腺轴的反馈系统而造成月经异常。

2. 全身因素诱发的月经异常 如全身性疾病凝血异常、急慢性疾病、营养不良或过剩、身体虚弱、结核、贫血、血液系统肿瘤等都可导致月经异常。

3. 医源性因素 如宫内节育器、避孕药应用不当、抗凝药使用过量等可造成月经异常。

(五)预防

月经是女性特有的生理现象,但因受内分泌影响而有盆腔充血,全身及局部抵抗力降低,宫颈口松弛和子宫内膜脱落后出现创面等很容易引起感染和其他疾病,因此为了预防月经病必须做到以下几点:

1. 注意月经期卫生

(1)广泛宣传月经生理和月经期卫生知识,提高广大妇女对经期卫生及保健知识的认知水平,并应把经期卫生列为妇女保健内容之一。

(2)经期保持心情舒畅,情绪稳定,避免过度悲伤、紧张、焦虑和愤怒。适当注意保暖,不要淋浴、泼水、冷水浴、吃冷饮等,避免过冷引起卵巢功能紊乱。

(3)避免重负荷体力劳动和剧烈运动,如体育比赛、长途旅行以免引起月经量过多和经期延长。

(4)保持外阴清洁:因月经期阴道内存有少量积血,宫颈口松弛,往往容易引起上行感染,因此所有月经垫、卫生巾应消毒。每晚应温水清洗外阴,禁止游泳、盆浴和性交以及经阴道妇科检查或操作等。

(5)合理饮食:不吃生冷刺激性食物,多吃富含纤维素及易消化食物,多饮水保持大便通畅。

(6)注意劳逸结合,保证充足睡眠和休息。

2. 及早诊治诱发月经异常的疾病 包括全身急慢性疾病、泌尿生殖系统疾病、下丘脑-垂体-卵巢-子宫轴的疾病以及性腺以外其他内分泌腺的疾病,如子宫内膜息肉、子宫肌瘤、子宫腺肌病、子宫内膜异位症、剖宫产瘢痕憩室等。

3. 出现月经异常或不规则阴道出血应及时就医,找出病因给予治疗,切忌乱用药。

4. 改变不良的生活习惯和恶习 不合理膳食、酗酒、吸烟、吸毒、性生活紊乱或不洁的性生活等不仅危害身体健康,也可造成月经异常,应提倡文明社会公德,改变不良的生活习惯对预防月经病有重要意义。

5. 定期到医院或妇幼保健机构进行妇女病常规检查,可早期发现与月经异常发生有关的因素或病因,对预防月经异常有重要作用。

(六)治疗原则

生育期妇女的月经异常首先要查明原因或诱因,根据病因进行治疗。通过性激素测定及有关辅助检查检测下丘脑-垂体-卵巢轴的功能,监测排卵与否。根据病变部位进行激素治疗,治疗目的是恢复排卵,建立正常月经周期或者用激素补充疗法维持女性的特有性征和保持正常心理状态。有适应证时进行必要的手术治疗,目的是解决怀孕问题或者为保证生活质量而进行必要的手术。

三、不孕症

不孕症是生育年龄妇女常见的疾病,该病本身不影响妇女的身体健康,却可给患者带来精神上的痛苦和家庭矛盾。世界范围内不孕症患病率达15%~30%,全世界不孕患者人数达1亿左右。通过系统的检查,80%以上患者可以找到不孕原因。通过适当的治疗,约1/2的患者可以怀孕。引起不孕的原因是多方面的,有时几种原因同时存在。有些不孕妇女并非存在器质性病变而是外界环境造成的,如环境及职业污染、噪声、高热、缺氧、射线、有毒物质等可直接或间接影响卵子及精子的发育和质量而造成不孕。年龄,营养不良或过剩,饮食中缺乏微量元素、维生素,以及不良的生活习惯如酗酒、吸烟、吸毒等都是造成不孕的因素。精神因素在不孕症妇女中也有重要作用。盼子心切,精神紧张,夫妇关系不和谐,性生活障碍等均可影响正常的性功能及受孕。除上述诸多因素外,器质性病变是不孕的直接原因。

(一) 分类

1. 输卵管性不孕 输卵管因素是女性不孕的最常见原因,约占30%。主要的病变是病原微生物感染后引起的输卵管炎,不仅可由阴道上行感染也可由血行或邻近器官的炎症散播而引起。上行感染时经阴道及子宫内膜至输卵管黏膜,造成输卵管腔狭窄或阻塞,也可发生输卵管闭锁和积水。若炎症累及卵巢或盆腔腹膜可造成广泛粘连影响输卵管的功能。血行传播多见于生殖器结核,均会累及输卵管,多继发于身体其他部位结核,有时也找不到原发病灶。输卵管增粗肥大,其伞端外翻如烟斗嘴状是输卵管结核特有表现,也可表现为伞端封闭,管腔内充满干酪样物,堵塞管腔,有的输卵管增粗,管壁内有结核结节,有的输卵管僵直变硬,峡部有多个结节隆起,不能正常蠕动,使输卵管失去正常形状和功能。如果输卵管炎症严重时累及卵巢可形成输卵管卵巢炎,影响月经及排卵。目前,性传播性疾病引起的输卵管炎症和盆腔粘连在不孕症病因中所占比重明显增加。另外,由子宫内节育器及人工流产术后造成的输卵管性不孕应引起重视。先天性输卵管发育异常包括输卵管缺如、过短、过长或发育不良等也影响受孕。

2. 卵巢功能障碍性不孕 排卵功能障碍是不孕症中女方的主要原因之一,约占25%。它可能是不同疾病的共同表现,其中以多囊卵巢综合征最常见,还可见于下丘脑垂体病变、卵巢早衰、性腺发育不全及高催乳素血症等。卵巢黄体期缺陷包括黄体功能不全、黄体期缩短等可造成孕酮不足或者分泌时间缩短而导致子宫内膜发育不良,从而影响孕卵着床和生长发育。

3. 子宫异常性不孕 单纯子宫因素所致不孕较为少见。临床上可见于子宫位置异常如过度后倾后屈、前屈;子宫发育不良如幼稚子宫、始基子宫;子宫内膜结核、子宫腔粘连;以及子宫息肉、子宫肌瘤、子宫外肿瘤牵拉推移等均可影响胚胎着床和发育造成不孕。

4. 宫颈疾病性不孕 精子必须穿越宫颈才能完成受精。当宫颈位置受到子宫位置的影响如子宫过度后倾或者因慢性盆腔炎、子宫内膜异位症使子宫体后倾粘连时,可使宫颈外口向前贴近,而后穹窿变浅,使精子不易储存;慢性宫颈炎可造成宫颈管粘连或狭窄,炎症时脓性分泌物影响精子通过,吞噬细胞吞噬精子,炎症细胞的毒性作用杀伤精子等都可能影响受孕。当宫颈发育不良时,常伴有宫颈腺体发育不良进而分泌功能不足或雌激素受体缺陷或数量少均可使宫颈黏液分泌量少、黏稠,pH异常或存在抗精子抗体等而影响精子穿越宫颈黏液或导致精子死亡而不能受精。

5. 免疫因素与不孕 在不育夫妇中免疫性不孕占

5%~7%。包括抗精子及抗透明带两种免疫性不孕。

(二) 预防

引起不孕症的原因有很多,针对容易造成不孕症的病因进行预防是非常重要的。

1. 积极防治生殖器官炎症 生殖器官炎症可以干扰女性的生殖环境,影响精子的活性,损伤子宫内膜和输卵管黏膜,引起输卵管的梗阻和盆腔粘连,造成不孕。注意经期卫生,不经期性交,便前便后洗手,预防手指上的病原体传给生殖器官。及早诊治生殖器官炎症对预防不孕症具有非常重要的意义。

2. 及时治疗青春期月经过多及月经失调,防止严重贫血发生。

3. 做好避孕,避免人工流产 人工流产术与不孕症的发生有着非常密切的关系,随着人工流产次数的增多,不孕症的发生率依次升高。人工流产的手术创伤,会使子宫腔的自然防御能力降低,术后短时间内进行性活动,容易发生炎症,同时在子宫内膜受损的情况下精子容易刺激女性产生抗精子抗体造成不孕。

4. 合理饮食,注意饮食卫生,营养全面,不饮酒过度,不吸烟不吸毒,不贪食而过胖,不盲目追求苗条而过度节食。

5. 保持身心健康,常参加文体活动,劳逸结合,不紧张、恐惧、焦虑、抑郁,预防月经失调及排卵障碍发生。

(三) 治疗

治疗时应首先查明不孕原因,然后针对病因进行治疗。不孕症治疗的首要条件是夫妇双方必须有健康的体魄和心理状态。要治疗全身急慢性疾病,注意体育锻炼、增强体质、纠正营养不良和贫血,改变吸烟和酗酒的恶习,治愈性传播疾病。在身体健康、精神正常和心情愉快的基础上才能进一步治疗不孕症。

1. 性知识宣传和指导 给已婚夫妇进行性知识和生殖生理的宣传和指导,使他们懂得有关性生活的知识,双方达到性生活和谐,保持规律的性生活。指导性生活的频度、姿势等,并指导掌握预测排卵的方法,掌握最易受孕的日期,合理安排性生活,以选择最佳受孕的时机。同时应告知粗暴的性行为会引起性厌恶,影响性生活的欣快感和受孕率。

2. 进行系统的检查 找出不孕原因或诱发因素,并针对病因给予治疗。如积极治疗阴道炎和宫颈炎,用综合方法治疗输卵管慢性炎症及阻塞,积极治疗子宫内膜异位症、多囊卵巢综合征、高催乳素血症、高雄激素血症、卵泡未破裂黄素化综合征、黄体功能不全、功能性子宫出血等妇科疾病,多数妇女在这些疾病治疗过程中或治愈后可获得妊娠。对因卵巢功能障碍不排卵的病例可根据具体情况采用多种方法诱发排卵,免疫性不孕可采用隔绝疗法,给予免疫抑制剂以及用中西医结合的方法进行治疗。输卵管性不孕、黏膜下肌瘤等可以考虑手术治疗。男性原因导致的不孕或不育应积极寻找原因并给予适当治疗。

3. 人类生殖技术的应用 随着生殖医学的发展,采用助孕技术可给不育夫妇带来生育的福音。一般选择助孕技术的顺序是由简单到复杂。各种助孕技术均有其适应证。

四、异位妊娠

异位妊娠(ectopic pregnancy,EP)习称宫外孕,是指受精卵种植在子宫体腔以外部位的妊娠。90%以上的异位妊娠发生在输卵管,少见的有宫颈妊娠、卵巢妊娠和腹腔妊娠。随着剖宫产率的升高,剖宫产瘢痕妊娠的发生率呈上升趋势。由于胚胎着床于子宫切口瘢痕处,绒毛与子宫肌层粘连植入,严重者可造成子宫破裂,导致子宫切除。异位妊娠是妇产科最常见的急腹症,发生率约1%~2%,近年来国内外报道均呈上升趋势。我国异位妊娠在过去25年中发生率增加了6倍,主要与妇科炎症、人工流产及辅助生育率升高有关。

(一)分类

1. 盆腔感染性疾病 盆腔感染性疾病(pelvic inflammatory disease,PID)是造成异位妊娠的最常见原因,它可以引起输卵管的狭窄、粘连、纤曲、变形,造成受精卵的运送障碍引起异位妊娠。有PID病史尤其是淋病、衣原体感染的患者,异位妊娠的发生率增加2~4倍。确诊为附件炎的患者,发生异位妊娠的危险性增加6倍。异位妊娠的发生率也随PID感染的次数而逐渐增加。

2. 输卵管手术史 包括输卵管整形术、吻合术及输卵管妊娠的保守性手术,可以造成输卵管局部的狭窄或周围的粘连,影响了输卵管的通畅及蠕动功能,使异位妊娠的危险性增加9~21倍。

3. 宫内节育器 宫内节育器(intrauterine device,IUD)可以引起PID而导致异位妊娠发生率增加,此外IUD也可能通过影响输卵管的蠕动而造成异位妊娠。目前这一观点还存在争论。

4. 辅助生殖技术 随着辅助生殖技术(assisted reproductive technique,ART)的发展,体外受精-胚胎移植(in vitro fertilization and embryo transfer,IVF-ET)的异位妊娠发生率为2.1%~5.7%。ART中发生异位妊娠的原因是多方面的,可能与输卵管炎症、输卵管狭窄、子宫内膜异位症、手术者体位、移植胚胎的部位、激素环境以及胚胎移植的介质影响等有关。

5. 输卵管的发育不良或功能异常 输卵管过长、肌层发育差、黏膜纤毛缺乏、输卵管憩室等均与异位妊娠发生有关。

(二)预防

异位妊娠的主要高危因素是生殖道炎症,生殖道炎症的增加又与妇女婚前性行为、不洁性生活及初胎人工流产有

密切关系。盆腔感染导致输卵管狭窄及梗阻,使宫外孕及不孕症发生率增加,输卵管整形手术的广泛开展又使得术后异位妊娠发生率增加,形成恶性循环。因此预防异位妊娠的主要措施是积极预防和彻底治疗妇科炎症,避免婚前性行为,注意经期及性生活卫生,做好避孕避免人工流产手术。

(三)治疗原则

根据临床症状,体征,超声检查包块大小、位置和盆腔积液以及血中β-hCG水平,综合评估决定不同的治疗方法。

1. 期待治疗 适用于疼痛轻,出血少,无输卵管破裂证据,输卵管包块直径<3cm或未探及,血β-hCG<1 000U/L且继续下降者。

2. 药物治疗 药物治疗损伤小,费用低,适用于有生育要求的年轻患者。药物治疗的适应证为异位妊娠未破裂,生命体征平稳,无内出血;包块直径<3~5cm;血β-hCG<2 000U/L;有随访条件,肝肾功能、血常规正常者。

3. 手术治疗 手术治疗仍是异位妊娠目前最重要的治疗手段,特别是异位妊娠破裂或流产,有内出血,往往急腹症就诊,甚至伴有失血性休克者,手术可以挽救生命。可采用开腹手术及腹腔镜手术。手术方式包括根治性手术即输卵管切除术及保留输卵管的保守性手术,根据患者的具体情况进行选择。在进行保守性手术时应注意预防和及时诊治持续性异位妊娠的情况。

五、子宫内膜异位症及子宫腺肌病

(一)子宫内膜异位症

1. 子宫内膜异位症定义 指因某些原因使子宫内膜在子宫腔以外的部位生长,出现浸润、反复出血,可出现结节及包块,引起疼痛及不育等。目前,子宫内膜异位症为生育年龄妇女中的常见病,在人群中的发病率约为6%~8%,在痛经的妇女中,其发病率为40%~60%,在不育的妇女中,其发病率20%~30%。重症子宫内膜异位症可造成输卵管与周围组织粘连影响蠕动或发生梗阻,卵巢粘连妨碍排卵或造成子宫后倾、子宫直肠粘连造成不孕。轻症引起不孕的原因是免疫因素所致。机体和局部免疫功能增强,巨噬细胞增多,前列环素和TXA2比例失衡,排卵障碍或黄体功能不足均可与子宫内膜异位症同时存在。

2. 子宫内膜异位症的发病机制 尚不完全明确,公认的学说及高危因素有:

(1)子宫内膜种植学说:早在1921年有学者提出了盆腔子宫内膜异位症的发生与子宫内膜碎片或细胞随经血逆流,经输卵管进入盆腔种植有关。临床上发现月经初潮早、月经周期延长或缩短,经量增多尤其伴有血块者易发生子宫内膜异位症。渐进性的痛经是典型症状。月经量多在排出体外的同时也发生经输卵管倒流入盆腔引起经血潴留于盆

腔中。但是月经异常和痛经是子宫内膜异位症的发生原因，还是临床表现尚难定论。妇科的某些小手术如输卵管通液、子宫输卵管碘油造影，人工流产负压吸引术，异位妊娠，节育器异位等易发生子宫内膜异位症。先天性阴道闭锁或宫颈狭窄等经血排出受阻者子宫内膜异位症的发生率高，尤其是剖宫产术后的腹壁瘢痕子宫内膜异位症的发生均支持子宫内膜种植学说。但有人持相反意见，因为在腹腔镜或剖腹手术中经常可发现经血倒流，也就是内膜可以进入盆腔，但是仅有部分患者发生子宫内膜异位症。近年来郎景和教授继承并发展了经血逆流种植学说，提出了在位内膜决定论，为该病的诊治提供了新的思路。

（2）体腔上皮化生学说：从胚胎发育的组织来源分析，凡是从体腔上皮发生的组织，在某些因素作用下可以化生为与子宫内膜不能区分的组织。当卵巢的生发上皮、盆腔腹膜、直肠阴道隔、脐等来自于腹膜间皮细胞的组织在受到某种刺激后，如炎症、经血、激素的刺激下化生而成异位的子宫内膜。卵巢是子宫内膜异位症的好发部位，这是由于卵巢表面的生发上皮属于原始体腔上皮，具有很强的分化潜能。如 MRKH 综合征（Mayer-Rokitansky-Kuster-Hauser syndrome，MRKH）患者也可患卵巢子宫内膜异位囊肿支持该理论。

（3）免疫学说：近年来的研究表明，异位子宫内膜的碎片在种植或排斥时可激活机体的免疫系统。因而有人认为，子宫内膜异位症是一种自身免疫疾病，而且与全身免疫异常有一定联系。研究表明，子宫内膜异位症患者的细胞免疫功能和体液免疫功能存在缺陷。细胞免疫功能缺陷表现在 T 淋巴细胞功能缺陷和自然杀伤细胞功能缺陷，提示内膜异位症的发病与免疫有关。体液免疫功能缺陷的研究表明，子宫内膜抗原主要存在于子宫内膜腺上皮细胞的胞质中，可以激活 B 细胞系统，使多克隆 B 细胞活化，因此在子宫内膜异位症患者体内可测出抗子宫内膜抗体。研究发现，内异症与某些自身免疫性疾病如系统性红斑狼疮、甲亢等有关，患者的 IgG 及抗子宫内膜抗体明显增加；内异症也与亚临床腹膜炎有关，表现为腹腔液中巨噬细胞、炎症细胞因子、生长因子、促血管生成物质增加。

（4）遗传因素：子宫内膜异位症有遗传倾向，约 15%~20% 患者有家族史。

（5）淋巴静脉播散学说：有人认为子宫内膜可经血流和淋巴液播散，因为他们发现在宫旁淋巴结和髂内淋巴结中存在异位的子宫内膜。另外，在静脉、肝脏、肺的血管中发现子宫内膜。但有人认为，虽然子宫内膜可经淋巴及血液播散，但是仍存在局部化生。

（6）其他：宫腔手术史、经期性生活以及生殖器官炎症都可能与子宫内膜异位症发生有关。吸烟能降低机体雌激素水平，剧烈运动可改变雌激素之间的比例，降低雌二醇的内源性浓度，升高雌酮的水平。

上述种种原因均不能单一地解释子宫内膜异位症的发生，因此目前倾向于多种因素、多病因来解释。不同情况下，不同的患者所发生的子宫内膜异位症的部位、程度均有差异。

（二）子宫腺肌病

以往称为内在性子宫内膜异位症。但近年来的研究表明，子宫腺肌病与子宫内膜异位症的发病原因及病理有不同之处。但是子宫腺肌病有时与子宫内膜异位症同时存在，约 1/3 患者合并子宫肌瘤。子宫腺肌病的异位子宫内膜来自于反应能力较差的基底层子宫内膜，而子宫内膜异位症来自于子宫内膜的功能层。因此，前者并不随卵巢周期的变化而活动，对雌孕激素不发生反应，常处于增殖期，因此子宫肌层内出血较为少见。子宫腺肌病发生月经过多是由于子宫增大之故，而痛经是由于子宫肌壁内病灶水肿而反射性刺激子宫强烈收缩所致。子宫腺肌病发病率逐年升高，已成为妇科常见疾病。子宫腺肌病的病因尚不明确，患者部分子宫肌层中的内膜病灶与宫腔内膜直接相连，故认为是由基底层子宫内膜侵入肌层生长所致，认为与妊娠损伤或过度刮宫、多次宫腔内操作、慢性子宫内膜炎等造成子宫内膜基底层损伤，与腺肌病发病密切有关。但未婚未育者也有患病可能，认为与子宫内膜基底层发育不良或局部缺陷有关。

（三）预防

由于子宫内膜异位症的发病原因及机制尚不明确，目前还没有根本的预防方法。根据目前的学说，以下措施可能会有帮助：

1. 防止经血逆流 及时发现和治疗引起经血潴留的疾病，如先天性生殖道闭锁、狭窄及继发性宫颈粘连。

2. 注意经期卫生 避免经期过度劳累、经期性生活和经期剧烈运动，这些都是子宫内膜异位症的危险因素，尤其有明确证据证明月经期过度运动可以造成子宫内膜异位症的发生。

3. 及时生育 多生对预防子宫内膜异位症的发生有抑制的作用。人工流产术是子宫内膜异位症的诱发因素，应尽量避免人工流产尤其是多次人工流产手术。口服避孕药能降低子宫内膜异位症的风险。

4. 防止医源性内膜异位种植 宫腔操作应选择在经后 1 周内进行，避免经前、多次宫腔操作及宫颈治疗。进入宫腔的经腹手术尤其是孕中期剖宫取胎术应保护好切口周围组织，关腹膜后应冲洗腹壁切口以防腹壁子宫内膜异位症发生。

（四）治疗原则

子宫内膜异位症的治疗目的是减灭和消除病灶、缓解和解除疼痛、改善和促进生育、预防和减少复发。治疗方法应根据年龄、症状、病变部位和范围以及生育要求等综合考虑，加以选择。治疗要根据痛经、包块、不孕等来分别考虑和对待。未合并不孕及附件包块直径 <4cm 的疼痛患者,首选药物治疗,合并不孕或附件包块直径≥4cm 者,有手术指征,首选腹腔镜手术治疗,药物治疗无效可考虑手术治疗,必要时采用辅助生殖技术来助孕。

1. 期待疗法 对于病变轻微、无症状或症状轻微的近绝经患者可采用期待治疗,数月随访一次。

2. 手术治疗 可以达到去除病灶、分离粘连、促进生育及缓解疼痛。手术方式包括保守性手术、半根治性手术和根治性手术。手术途径有开腹手术及腹腔镜手术。随着微创技术的发展,目前腹腔镜已经成为子宫内膜异位症的首选手术方式。

3. 药物治疗 子宫内膜异位症手术治疗常难以彻底清除病灶,术后复发率高,所以药物治疗仍然占有重要地位。术前用药可以缩小病灶,减轻粘连和充血,利于手术的进行。术后药物可以减灭残存的病灶,推迟子宫内膜异位症的复发。

4. 辅助生殖技术 对于轻、中度子宫内膜异位症腹腔镜手术能提高患者的生育率,如术后 3~6 个月仍不能妊娠或术中发现盆腔粘连严重或年龄较大者,应及时采用辅助生殖技术促进妊娠。

六、盆底功能障碍性疾病

盆底功能障碍性疾病主要包括盆腔器官脱垂及女性尿失禁,是妇科常见疾病。这类疾病虽不会造成生命危险,但严重影响患者的生活质量,应该积极进行防治。

盆腔器官脱垂(pelvic organ prolapse,POP),指盆腔器官脱出于阴道内或阴道外,其定义为任何阴道节段的前缘到达或超过处女膜缘 1cm 以上,同时要考虑其产生的特定症状,也称盆底功能障碍或盆底缺陷及盆底支持组织松弛,以往被称为女性生殖器官损伤性疾病。POP 包括阴道前壁脱垂、阴道后壁脱垂及子宫脱垂。可单独发生,但一般情况下是联合发生。传统的分类方法将其分为Ⅰ、Ⅱ、Ⅲ度,目前多采用 POP-Q 分类法分为Ⅰ、Ⅱ、Ⅲ、Ⅳ度。

(一) 病因分类

1. 分娩损伤 为盆腔器官脱垂的最主要病因。在分娩过程中产程延长及手术助产可使盆底肌肉及筋膜过度伸展,甚至出现撕裂。产后过早参加重体力劳动或大便干结产生过度腹压,会促使子宫脱垂的发生。多次分娩会增加盆底组织损伤及器官脱垂的机会。

2. 长期腹压增加 长期慢性咳嗽、习惯性便秘、排便困难、经常超重负荷、盆腹腔巨大肿瘤或大量腹水等均可使腹腔内压力增加,迫使子宫向下移位,造成子宫脱垂。

3. 盆底组织发育不良或退行性变 子宫脱垂偶见于未产妇甚至处女,是因为先天性盆底组织发育不良,常合并其他脏器(如胃)下垂。绝经后妇女因雌激素水平下降,盆底组织萎缩退化,可发生子宫脱垂或促使子宫脱垂加重。

(二) 预防

盆底功能障碍性疾病主要与分娩产伤、腹压增加及组织退化有关,其预防措施包括避免多产;准确处理产程,避免产程过长尤其是第二产程过长;提高助产技术,保护好会阴,必要时行会阴切开术;有产科指征者应及时剖宫产结束妊娠,预防难产发生;避免产后过早参加重体力劳动,适当进行产后盆底功能恢复训练,提倡做产后保健操,以促进产后盆底肌肉和筋膜张力恢复;积极治疗慢性咳嗽和习惯性便秘,避免长期腹压增加。

(三) 治疗原则

盆腔器官脱垂影响患者的生活质量,同时可以影响尿道、生殖道和肠道等多个系统的功能,治疗前需对患者的病情进行全面了解和评价。治疗方法的选择要根据患者症状的类型及严重程度、年龄、是否有内科合并症、是否有生育及性生活要求,以及是否有治疗后复发的危险因素而定。治疗的目的是尽可能地缓解症状,恢复盆底支持组织。治疗方法包括:

1. 期待及支持治疗 适于无症状轻度脱垂的患者。包括定期复查,合理饮食,避免大便干结和过度负重,适当降低体重,戒烟,适当盆底康复训练。

2. 子宫托治疗 是治疗子宫脱垂的非手术治疗方法,风险低,价格廉,能保留生育功能。适于不宜手术的子宫脱垂患者。

3. 盆底康复训练治疗 可作为年轻、子宫轻度脱垂及轻、中度压力性尿失禁患者的一线治疗方案,经济、无创、无不良反应。包括盆底肌肉锻炼、生物反馈、电刺激等治疗方式。

4. 手术治疗 是盆底脏器脱垂及中重度压力性尿失禁的主要治疗方式。根据综合评估患者的情况选择适当的手术方式,包括阴道前后壁修补术、Manchester 手术、经阴道子宫全切术及阴道前后壁修补术、阴道悬吊术、子宫悬吊术、阴道骶骨固定术、骶韧带悬吊、骶棘韧带悬吊术、阴道封闭手术等。手术途径有经阴道、经腹及腹腔镜下手术三种形式。尿道中段无张力悬吊术 TVT、TVT-O、TVT-S 等治疗压力性尿失禁效果肯定。采用补片进行盆底重建的手术在临床上的应用还存在争议,因其价格昂贵,对性生活的影响、组织侵蚀及暴露问题仍未得到解决,还需要进一步的研究和评价。

七、妇女性功能障碍

健康和谐的性行为是家庭幸福美满的重要组成部分。由于女方的某些生理与病理因素,影响了夫妇性生活的正常进行,称为女性性功能障碍。女性性功能障碍可有各种表现,常见表现有性欲抑制、性厌恶、性欲低下、性唤起障碍、性高潮障碍(缺乏)、性交疼痛、阴道痉挛、性交不能、性交后不适以及神经性焦虑与性恐怖症等。

(一) 病因分类

1. 病理性(器质性病变)因素

(1) 先天性性器官发育异常:可见于处女膜发育异常,如先天性处女膜闭锁、处女膜环肥厚、筛状及纵隔处女膜、先天性无阴道等。

(2) 阴道发育异常:可见于阴道闭锁、阴道纵隔(完全性与不完全性)、阴道横隔等。

(3) 外阴疾病:外阴湿疹、外阴创伤(外阴擦伤或血肿)、外阴溃疡、阴蒂或小阴唇粘连(由于炎症或创伤所引起)、外阴干皱、萎缩性硬化性苔藓、巴氏腺囊肿等均可以影响女性性行为。

(4) 生殖器官炎症:生殖器各部位炎症均可影响性生活。如巴氏腺炎及巴氏腺脓肿、各种类型的阴道炎(滴虫性、霉菌性及老年性阴道炎)、宫颈炎、附件炎、盆腔炎、宫体炎、宫骶韧带炎等。

(5) 子宫内膜异位症:性交疼痛为本病的主要症状之一,患者可因为疼痛拒绝或恐惧性行为。

(6) 影响卵巢功能的各种疾病:卵巢功能低下使妇女体内性激素水平下降,可以影响妇女的性欲及性反应,引起性行为异常。可由丘脑因素、垂体因素及卵巢本身因素所致。妇科肿瘤放疗,引起卵巢功能损伤和阴道粘连或顺应性改变,影响性功能。

2. 功能障碍性(生理及心理)因素

(1) 既往的恶性刺激所遗留下来的不安与惧怕:如未婚人工流产与频繁的人工流产所造成的痛苦与后遗症可使妇女担心再次怀孕,恐惧再次手术而影响正常的性生活。

(2) 新婚性交粗暴与不适:婚后第一次性接触粗暴,可使妻子过分恐惧与疼痛,造成以后对性生活的畏惧。此外,若女方婚前受到过意外的凌辱与摧残,精神上的创伤可造成以后对于性生活的畏惧与厌烦。

(3) 分娩刺激:分娩的疼痛使妇女心理产生障碍,因担心再次分娩或因侧切伤口愈合欠佳或瘢痕疼痛,以及剖宫产腹部伤口瘢痕疼痛等而厌恶、恐惧或拒绝性生活。

3. 情感与情绪因素

夫妇的感情是和谐性生活的基础,而和谐的性生活又会不断地增进夫妇的恩爱。以下情况会影响双方性生活的和谐:

(1) 不愉快的婚姻会导致对配偶的厌恶,甚至憎恨。

(2) 主观猜疑会使双方产生心理上的困惑与苦闷,进而造成隔阂与精神上的障碍。

(3) 知道或猜疑对方有某些疾病,不敢接触、不敢亲吻或爱抚,担心传染性疾病。

4. 配偶行为因素

欢愉的性生活要在夫妇双方相互理解与体谅中进行。配偶的行为影响着女方性感与舒畅,进而可导致厌烦与逃避。丈夫的粗暴与不善体贴、频繁的性生活及不洁性交、丈夫本身性功能障碍或存在某些缺陷却责怪妻子不善于配合等均可造成女性性行为异常。

5. 其他因素

如选择不适宜时间和地点、住房拥挤、老少同室、工作压力大、疲劳等均可影响女性性行为。

(二) 预防及治疗

育龄妇女应具有健康的性行为和协调的性生活,不仅对妇女的身心健康,而且对维护家庭幸福和稳定都具有非常重要的意义。对女性性功能障碍的防治,首先要明确病因,分辨造成性生活障碍的原因属原发性抑或继发性,属心理性抑或器质性。治疗应针对病因,对器质性病变早期诊断早期治疗。对心理障碍要进行性知识教育和性心理咨询。

1. 心理咨询与心理治疗 定期进行妇女病普查普治,了解其性生活规律及有无异常,发现问题及时处理。在进行妇科任何一项治疗之前尤其是妇科手术前要接受患者及其丈夫的性咨询,了解治疗后或手术后的性功能情况,解除患者心理障碍,保证正常的性生活。对有性功能障碍的患者不应采取轻率或藐视的态度,首先要关心体贴,反复解释,指出其有正常的生殖器官和生理功能,逐渐消除恐惧、厌恶的情绪,并指导性生活,使之逐渐接受指导。

2. 治疗器质性病变 包括:矫正先天性畸形,切开坚韧的处女膜、松解阴道粘连和瘢痕、先天性无阴道者行阴道成形术等;治疗生殖系统急慢性炎症和性传播疾病;修补粪瘘和尿瘘、修补会阴Ⅲ度陈旧裂伤,治疗子宫脱垂和前后壁膨出,张力性尿失禁;治疗子宫内膜异位症、盆腔静脉淤血症和输卵管绝育术后的盆腔粘连等。加强体格锻炼,增强体质,治疗全身性疾病等。

3. 对症治疗 可适当补充雄激素,局部用润滑剂,因惧怕怀孕者,动员其采取避孕措施。随着国民经济的发展,逐步改善住房条件和提高生活水平等均有助于防止性功能障碍。

4. 加强精神文明建设,进行性道德的教育,要求妇女树立自强、自爱、自尊、自重的良好形象。对破坏他人幸福的不道德行为给予谴责和惩罚。

(郭瑞霞 乔玉环)

第三节 妇科肿瘤的防治

一、妇科肿瘤的预防环节

妇科肿瘤是妇科常见疾病,其中恶性肿瘤严重危害妇女的生命和健康。以三大妇科恶性肿瘤为例:宫颈癌是最常见的女性生殖道恶性肿瘤,全球2020年新发病例约59.8万,占所有癌症新发病例的6.5%。2020年超过33万的妇女死于宫颈癌,2020年中国宫颈癌新发病例达11万,占所有癌症新发病例的5.2%,死亡人数约6万,约占全部女性恶性肿瘤死亡人数的5%。可见宫颈癌是危害我国女性健康与生命的重要疾病。我国曾经对8个少数民族进行调查,发现维吾尔族的宫颈癌发病率最高(17/10万),其次是蒙族(15/10万)、回族(12/10万),而藏族、苗族、彝族较低;尽管过去20年,我国宫颈癌死亡率大幅度下降,由20世纪70年代的10.28/10万下降至90年代的3.25/10万,但在我国的中西部地区,宫颈癌的发病与死亡率却始终居高不下,如甘肃武都、山西阳城等县,宫颈癌死亡率高达36.0017/10万,超过全国宫颈癌死亡率的10倍。我国宫颈癌的发病仍居女性生殖道恶性肿瘤之首,而且,宫颈癌的发病有年轻化趋势,30~40岁年龄组的死亡率升高。子宫内膜癌发病率仅次于宫颈癌,约占女性生殖道恶性肿瘤的20%~30%。北美、欧洲等发达国家高发,近年来发病有升高趋势,在某些国家,子宫内膜癌发病甚至已跃居妇科生殖道恶性肿瘤之首。美国在过去20年间,子宫内膜癌患者的死亡率增加了1倍,而且子宫内膜癌的发病也呈现年轻化趋势。在发达国家,40岁以下患者由2/10万增长为4~5/10万,2020年全球约有41.7万例子宫内膜癌,发病率为4.5%,约9.7万人死亡。在美国子宫内膜癌发病率继续每年增加约1%,死亡率从1997—2008年每年增加0.3%上升至2008—2018年每年增加1.9%。这反映了子宫内膜样癌发病率和死亡率呈增加趋势。在我国,尽管缺乏详细的统计资料,但子宫内膜癌的发病也呈上升态势,子宫内膜癌与宫颈癌的收治比近达1∶1.1,《中国卫生健康统计年鉴(2020)》显示子宫恶性肿瘤死亡率为5.57/10万。卵巢癌仍为三大恶性肿瘤中预后最差的恶性肿瘤,由于其起病隐匿、扩散快、疗效不佳等特点,死亡率高,5年存活率略有升高,由30%左右上升到40%左右。2020年全球卵巢癌新发病例31.28万,约占所有癌症新发病例的3.4%,死亡病例为20.68万,占全球癌症死亡人数的4.7%。2020年中国女性卵巢癌新发病例约6万,约占所有癌症新发病例的2.6%,死亡病例为3.7万,约占所有癌症死亡率的3.2%。为了降低妇科肿瘤的发病率及死亡率,切实有效地做好妇女保健工作及妇科肿瘤的预防工作,对提高卵巢恶性肿瘤的早期诊断和治疗水平,保护妇女健康及劳动生产力,有深远的意义。

基于多年来人们对癌症的认识,曾有人提出:"1/3癌症可以预防;1/3癌症如能早期诊断可以治愈;1/3癌症可以减轻痛苦,延长生命。"肿瘤的预防可通过以下三级途径。宫颈癌的预防是所有妇科恶性肿瘤预防中最成功的范例。其中尤其以一级预防,即病因预防为恶性肿瘤预防中的重中之重,是代价最小、最值得提倡的方法。

1. 肿瘤的一级预防 肿瘤的一级预防又称为肿瘤的病因预防,即鉴别、消除危险因素和病因,提高防癌能力,防患于未然。肿瘤病因预防措施是针对致癌因素的,旨在消除或避免致癌物的形成。

一级病因学预防是最彻底和最理想的防癌途径。宫颈癌是目前唯一病因明确的癌症,高危型HPV持续感染是宫颈癌发生的主要病因。目前,为年轻女性进行HPV疫苗接种已作为有效的一级预防手段。其他妇科肿瘤的发病因素及发病机制尚未完全明晰,我国主要通过普查获得的资料进行妇科肿瘤的流行病学研究,如发病率、病因、死亡率、地理分布、发病年龄、种族关系、风俗习惯、生活条件、营养因素等,了解发病的高危因素为进一步做好预防工作提供有力的科学数据。

2. 肿瘤的二级预防 肿瘤的二级预防是临床前预防,又称为发病学预防。肿瘤的发生是多阶段的。而且需经过一个较长的少则几年,多则十几年的癌变过程,如能在癌变过程中的某一阶段即癌前阶段设法阻断其发展,即使在病因未搞清楚或病因存在时,也可以预防肿瘤,从而降低其发病率。

WHO估计约有1/3恶性肿瘤可以通过早诊治而根治。一般来讲,符合下面4条标准的恶性肿瘤通过二级预防可获得较满意效果:①发病率高、死亡率高,人群中危害严重;②有效的手段能于疾病早期阶段发现病变;③在疾病早期阶段有效的治疗手段根治病变,而且疾病的远期预后明显优于中晚期治疗;④符合成本-效益原则,用于筛查疾病的人力及资金的投入与产生的效益应符合社会经济发展的实际情况。世界上公认宫颈癌可通过筛查降低死亡率。例如,宫颈癌传统使用宫颈细胞涂片检查,以早期发现宫颈癌前病变或早期宫颈癌;目前HPV检测因其高灵敏度及高阴性预测值也成功地用于筛查检测。宫颈癌筛查作为恶性肿瘤防治的有效干预措施,已在我国普遍开展。1958年全国首次进行预防妇女恶性肿瘤大规模普查,宫颈癌位居妇科恶性肿瘤之首。随后国家开展妇女病普查普治活动,通过对妇女的定期筛查、健康教育、医疗支持等措施,经过几十年的普查普治干预措施,我国宫颈癌患病率、死亡率已明显下降。

3. 肿瘤三级预防 肿瘤的三级预防是指肿瘤的早期发现、早期诊断和早期治疗（"三早"）。根据目前的水平，即使得了癌症，如能做到"三早"，治疗效果是相当满意的。如Ⅰ期宫颈癌的5年生存率可达到90%以上。

二、妇科肿瘤预防方法

（一）一级预防（病因及高危因素的预防）

肿瘤的病因是多因素的，不同组织器官的肿瘤病因不相同，预防措施也不相同。本节就妇科不同肿瘤的预防方法分别进行讨论。

1. 宫颈癌的预防

（1）宫颈癌的高危因素：①病毒感染，已经明确，宫颈癌为感染性疾病，其发生与高危型HPV关系密切，特别是16、18、33型等，HPV是宫颈癌发生的必要因素。②初次性交年龄过早，16岁以前已有性生活。③早育多产。④性生活紊乱，指有2个以上性伴侣，妇女本人或丈夫有婚外性伴侣者比没有者患病风险分别增加2.2倍和1.85倍。⑤高危男子，凡曾患有阴茎癌、前列腺癌或其前妻曾患宫颈癌的男子均被认为是高危男子。与高危男子有性接触的妇女易患宫颈癌。⑥经期不卫生。⑦吸烟作为HPV感染的协同因素，可以增加宫颈癌的患病风险。

（2）根据以上病因及高危因素采取的预防措施如下：

1）HPV疫苗接种：WHO推荐9~14岁女孩（初次性行为年龄前）是HPV疫苗接种的首要人群。

2）安全性行为：有针对性地宣传宫颈癌的危害性，提高妇女对宫颈癌患病病因及预防等的认识，做好预防工作。

3）宣传避免性生活紊乱：江西省妇幼保健院与北京医科大学（现为北京大学医学部）等在江西靖安县高发区调查已婚妇女24 633例，进行防癌效果的预测，结果显示，在人群中去除性行为混乱因素，可使宫颈癌发病率减少50.8%。

4）推迟首次性行为年龄：第一次性生活的年龄比第一次结婚年龄更重要。初次性交年龄在18岁以下，宫颈癌的发病率较18岁以上者高4倍。

5）宣传避孕，避免人工流产：多次人工流产和分娩，对宫颈的刺激或损伤，致使宫颈上皮发生异常增生，进而可发展为癌。减少人工流产次数和分娩次数，是适合宫颈癌预防的。

6）宣传注意经期及性生活的卫生：积极防治慢性宫颈炎阻断宫颈癌前病变的发展。加强性卫生及经期卫生的宣传避免发生阴道的滴虫、真菌、病毒等感染，已发生感染者应有针对性地给予甲硝唑、达克宁、抗病毒药物及中药等积极治疗。

7）切除过长、过紧的男性阴茎包皮，避免发生包皮垢，有研究表明包皮垢也是致癌物质。

8）宣传避免吸烟。

9）积极防治生殖道病毒感染及尖锐湿疣：HPV预防性疫苗目前已得到大规模疫苗试验的支持性结果。预防性

HPV疫苗旨在增强免疫应答以预防感染和防止临床疾病的进展，此类疫苗需要诱导抗HPV抗体的产生以阻止新的感染。所以，一个预防性疫苗计划致力于通过接种尚未发生感染（或无症状）的巨大人群来降低HPV感染率。

2. 子宫内膜癌的预防 子宫内膜癌基本上是老年妇女的疾病，其发病和年龄与绝经有密切关系，63%的患者发病于50~70岁，只有25%的患者在绝经前发病，<40岁的发病者仅占2%。

（1）子宫内膜癌多由于内分泌紊乱引起，其高危因素有：①雌激素过度刺激以及激素受体表达失衡，内源性的或外源性的雌激素对子宫内膜的作用，如无排卵性功血，多囊卵巢综合征，功能性卵巢肿瘤，绝经后为治疗绝经期综合征、骨质疏松、老年性阴道炎而进行激素补充疗法（hormone replacement therapy，HRT），初潮早、绝经延迟，造成子宫内膜体的增殖性生长。此时如缺乏孕激素的拮抗，子宫内膜不能向分泌期转化，就导致了子宫内膜增生，以及子宫内膜的不典型增生。一项最近的病例对照研究表明，应用雌激素治疗引起子宫内膜不典型增生的风险约为对照组的22.7倍，而应用每月至少10日补充孕激素的激素补充治疗并不增加子宫内膜不典型增生或子宫内膜癌的风险。②体质因素：肥胖、高血压、糖尿病是子宫内膜癌的重要发病因素之一。代谢综合征是子宫内膜癌的高危因素。一般将肥胖、高血压、糖尿病称为子宫内膜癌三联症。③使用三苯氧胺[又名他莫昔芬（Tamoxifen，TAM）]治疗或预防乳腺癌，TAM具有弱雌激素作用，长期应用可刺激子宫内膜增生，甚至癌变。④遗传因素：有20%的患者有家族史，林奇综合征（Lynch syndrome）作为子宫内膜癌的高危因素也已引起重视。⑤其他因素：未婚、不孕、少产等。

（2）针对以上因素可采取的预防措施：

1）合理使用雌激素：在妇科疾病的治疗中经常使用雌激素，可发生子宫内膜增生、腺瘤型子宫内膜增生过长、非典型增生而引起的子宫内膜癌。用雌激素与不用雌激素相比，子宫内膜癌的发病风险高5~14倍。欧美地区子宫内膜癌的发病率明显上升也与使用雌激素有关。因此，在绝经前后应慎重使用雌激素。如使用雌激素，使用雌激素的同时使用至少10日以上的孕激素，以降低子宫内膜的发病风险。

Jaakkola S等对芬兰1994—2006年期间使用雌孕激素联合治疗6个月以上的且年龄在50岁以上的绝经后妇女子宫内膜癌的发病情况进行了回顾性研究，以评估雌孕激素联合治疗的方案及给药途径对绝经后妇女子宫内膜癌发生率的影响。作者从全国社会保险机构报销登记处抽取在1994—2006年间使用雌孕激素治疗超过6个月的50岁以上绝经后妇女254 555例作为研究对象，评估雌孕激素序贯疗法和联合疗法及孕激素的不同种类和给药途径对子宫内膜癌的影响。结果发现：雌孕激素序贯疗法5年后Ⅰ型子宫内膜癌的发病风险增加了69%（95%置信区间为43%~96%），10年后风险增加156%（95%置信区间为28%~358%），其中，

每3个月1次加用孕激素治疗的长周期序贯疗法同每月加用孕激素治疗的序贯疗法相比,前者患子宫内膜癌的风险更高;雌孕激素联合疗法应用3~5年则可使子宫内膜癌发生风险降低76%(95%置信区间为6%~60%),但5年以上更长时间却不进一步降低其风险;雌孕激素序贯疗法和联合疗法混合应用5年以上者,增加患子宫内膜癌的风险2.3~2.5倍;雌孕激素治疗中不同种类的孕激素如左炔诺孕酮、甲羟孕酮还是地屈孕酮等及孕激素的不同给药方式如口服还是经皮给药对子宫内膜癌发生率无明显影响,但应用左炔诺孕酮要警惕患乳腺癌。因此,作者认为绝经后妇女雌孕激素序贯疗法可导致子宫内膜癌患病风险增加,而联合疗法则可减少子宫内膜癌的发生对子宫内膜起保护性作用。而孕激素的种类及不同的给药途径对子宫内膜癌的发生无影响。

综上所述,使用雌激素治疗时,须注意使用时间不宜过长,并与孕激素联合使用,防止发生子宫内膜癌。

2)慎重使用他莫昔芬(三苯氧胺):除了雌激素治疗外,长期应用TAM对子宫内膜的致癌作用也值得注意。TAM广泛用于各期乳腺癌,作为手术后及放射治疗的首选辅助药物,对预防乳腺癌复发或缓解病情有明显效果。TAM还被用于治疗卵巢癌和子宫内膜癌,以及一些雌激素依赖性的良性疾病。研究证实,TAM除有抗雌激素作用外,尚有微弱的雌激素样作用。随着其应用范围的扩大,已有不少专家注意到服用TAM后子宫内膜癌发病率明显增加。1985年,Killacke Y报道了3例乳腺癌患者用TAM治疗后发生了子宫内膜癌,以后则陆续有报道。有关子宫内膜癌与他莫昔芬的研究最有名的是国立外科乳腺和结肠辅助项目,2 843例无淋巴结转移且雌激素受体阳性的乳腺浸润癌被随机分配接受安慰剂或他莫昔芬治疗,随访8年。1 419例患者接受他莫昔芬治疗,15例发生子宫内膜癌,对照组有2例发生子宫内膜癌。服用他莫昔芬后发生子宫内膜癌的相对危险度为2.3。服用TAM的时间长短与子宫内膜癌的发病率呈正相关,特别是用TAM时间长于2年者,内膜癌的发病率明显增加。临床及动物实验均发现了TAM可以刺激子宫内膜增生,促进子宫内膜癌细胞株生长。在应用TAM的同时加用孕酮有望减轻TAM对子宫内膜的刺激作用,但尚不清楚周期性地加用孕激素是否会减低TAM对乳腺癌的治疗效果。故有必要对长期应用TAM的患者,特别是有异常出血者进行监测,定期进行内膜检查,以早期发现子宫内膜病变。

3)提倡使用口服避孕药:与ERT和TAM的作用相反,不少作者发现口服避孕药可降低子宫内膜的发病危险性。复方口服避孕药可降低子宫内膜癌的危险性,这一点已达共识。应用口服避孕药,发生子宫内膜癌的危险可以下降近40%,即使已经停用口服避孕药,这种对子宫内膜的保护作用将至少持续存在15年。丹麦对50岁以下子宫内膜癌发病高危因素的研究发现,服用口服避孕药1~5年可以降低内膜癌发病风险,OR为0.2。口服避孕药对子宫内膜的保护作用将随着服药时间的延长而增强,发生内膜癌的危险随

着用药时间的延长而下降。一项随访9年的前瞻性研究发现,口服避孕药发生子宫内膜癌的相对危险下降了80%。因此可以在有高危因素的生育年龄妇女中提倡使用口服避孕药,作为一项预防子宫内膜癌发生的措施。

4)养成良好的生活习惯:多食用水果、蔬菜以及胡萝卜素等可减少子宫内膜癌的患病风险,而低纤维饮食则增加患病风险。运动及控制体重以及改善胰岛素抵抗可减少患内膜癌的风险等。

5)家族性高危人群监测及预防性子宫切除术:有结肠癌家族史的妇女患子宫内膜癌的风险增加,Lynch综合征是常染色体主导的疾病,而子宫内膜癌是最常见的与遗传性非息肉样结直肠癌相关的肿瘤。有研究显示,预防性子宫和双附件切除术可有效预防遗传性非息肉样结直肠癌患者发生子宫内膜癌和卵巢癌,但预防性子宫和双附件切除对患遗传性非息肉样结直肠癌的妇女是否合理还有争议。

3. 卵巢癌的预防 卵巢癌在女性生殖系统恶性肿瘤中死亡率最高,由于早期诊断困难,晚期治疗效果差,因此对卵巢癌的预防至关重要。卵巢癌的确切病因尚不十分清楚,但目前已知许多可导致卵巢癌的高危因素:

(1)不断排卵:排卵后卵巢表面有一个破口,需加以修复,在反复损伤和修复过程中,可能出现异常的上皮细胞增生和/或包涵囊肿形成,这种包涵囊肿可能是肿瘤发生的病理基础。月经紊乱、早发月经及绝经延迟、不孕未产妇女的卵巢癌患癌危险性增加,原因是排卵次数增加,所伴随的卵巢反复损伤和修复次数增多,导致发生卵巢癌的风险增加。

(2)家族史:流行病学调查显示,家族史是卵巢癌最显著的相关因素,卵巢癌妇女中约3%~7%有家族史。Lynch等(1991年)将遗传性卵巢癌分类如下:①遗传性非息肉性结肠癌,即Lynch综合征Ⅱ型,可合并子宫内膜癌、卵巢癌等;②遗传性位点特异性卵巢癌综合征:此类综合征是遗传性卵巢癌综合征(Hereditary ovarian cancer syndrome,HOCS)中相对罕见的,目前认为,可能是一种暂时的分类,可能是另两种综合征家族中(如乳腺癌、结肠癌)占优势的癌症种类尚未出现临床表现的原因;③遗传性乳腺癌/卵巢癌患者其一、二级血亲中有2个以上的乳腺癌/卵巢癌患者。

(3)*BRCAs*(乳腺癌易感基因)基因(*BRCA1*和*BRCA2*)突变:*BRCAs*突变基因的妇女一生患卵巢癌的风险高达40%~50%,大大超过了普通妇女的卵巢癌风险。普通人群在一生中患卵巢癌的风险估计为1/70。

(4)不合理膳食:饱和脂肪酸的摄入量与卵巢的发病有关。每消耗10g/d的饱和脂肪酸将使卵巢癌发生的危险率增加20%(*OR*=1.2)。不饱和脂肪酸的量与卵巢癌无关,胆固醇的摄入量增多也会增加卵巢癌的危险。每100mg/d鸡蛋胆固醇使卵巢癌发生的危险性增加42%(*OR*=1.42),而蔬菜纤维则能降低其危险性,每10g/d蔬菜纤维摄入使卵巢癌发生的危险性下降37%(*OR*=0.63)。膳食结构不合理将增加卵巢癌发生的危险性。

（5）环境因素：卵巢癌的发生与环境污染有关。如滑石粉进入盆腔、接触离子辐射等均是卵巢癌的高危因素。

根据以上已知的高危因素，目前采取的预防措施有：

（1）使用口服避孕药（oral contraceptives，OC）：OC预防卵巢癌的作用机制一般认为有以下两个方面：①抑制排卵；②降低血清促性腺激素水平而降低卵巢癌的危险性，因为血浆促性腺激素水平高，可刺激排卵上皮过度增生，从而导致卵巢癌发生，使用避孕药可降低血浆中促性腺激素水平，减少对卵巢上皮细胞的促生长作用。Hankinson（1992年）曾对1970—1991年有关口服避孕药与卵巢癌关系的大量资料做了20项流行病学研究，定量评价了口服避孕药妇女的卵巢癌发病率降低36%，每年下降10%~12%，5年下降50%，停药后预期的保护性效应仍可维持15年。在美国，仅靠口服OC，每年可减少1 700例卵巢癌患者。因此，特别是对有肿瘤家族史的妇女，可考虑使用OC预防卵巢癌的发生。意大利学者La Vecchia对3 297例癌症患者及100 279例对照进行回顾性研究表明，长期使用避孕药可降低卵巢癌和子宫内膜癌的发病风险，而且对卵巢癌的预防作用可持续较长时间，即使在停用避孕药15~20年后仍可观察到OC对卵巢癌的预防作用，但OC可中等程度增加卵巢癌的患癌风险，并可引起乙肝病毒阳性患者肝细胞性肝癌，口服避孕药对卵巢癌的保护作用主要是对上皮性卵巢癌而言，对其他类型如性腺间质肿瘤并无明显相关性。即使对上皮性肿瘤的预防作用，各家报道仍不一致，Riman等通过对193例经组织学证实为卵巢上皮交界性肿瘤及3 899例对照的研究认为，分娩、哺乳可降低卵巢癌的患病率，而口服避孕药无卵巢癌的预防作用。

（2）预防性卵巢切除术：卵巢癌多见于50岁左右的绝经期妇女，高峰年龄平均有49.3岁，此期间如患子宫或一侧卵巢良性囊肿，或因其他疾病做手术时，对正常卵巢是摘除或保留，尚有不同意见。有人认为绝经期或绝经后卵巢功能已衰退，为防止发生卵巢癌，可切除卵巢。我国大多数医院临床医师在20世纪80年代以前做子宫切除时，对45岁以上的患者均做预防性卵巢切除，但近年来多数认为绝经期或绝经后卵巢仍有一定的内分泌功能，癌的发病率并不高，如果切除，可引起内分泌功能急速变化，不但会出现卵巢功能丧失，且可导致物质代谢紊乱引起全身健康的变化，均倾向于保留卵巢。1983年在国内讨论子宫肌瘤手术的会议上，宋鸿钊教授曾提出，对切除卵巢应慎重。但保留卵巢要定期普查，并且重视其发病的高危因素，以早期发现卵巢癌，早期治疗。另一些学者认为，在45岁以后，做妇科手术如有生殖器官肿瘤的家族史时也可切除卵巢，预防发生卵巢癌。Sighther总结了755例卵巢癌患者的资料，其中95例（12.6%）以前曾行子宫切除术，保留单/双侧卵巢，并且有60例患者在40岁以上行子宫切除者。如果切除双侧卵巢，可减少5.2%的卵巢癌患者，仅此美国每年可减少1 000多例卵巢癌患者。Barrada等（1993年）总结1987—1988年在该

院入院治疗的538例卵巢癌患者中，有37例（37/538，6.8%）曾接受过子宫切除术，其中28例（28/37，75.7%）诊断时已至Ⅲ~Ⅳ期。如果当初手术时切除了卵巢则会预防癌的发生，而现代的ERT可以使患者易于做出预防性卵巢切除的决定，据报道，具有癌综合征家族史的人，其第一级血亲中（包括母女、姐妹）患卵巢癌的危险性较正常人群高出50%。当家族中仅有一个一级亲属患卵巢癌，其本人患此癌的可能性为5%~10%；而有两名一级亲属患卵巢癌时，其本人绝经前有高度危险患卵巢癌。由于卵巢癌的好发年龄多在40岁以上、绝经前期，而家族性癌综合征特点之一是发病年龄较轻，所以，鉴于目前尚无早期发现卵巢癌的有效办法，很多学者都主张，对有卵巢癌家族史的高危患者，从20岁起就严密随访，最好在完成生育后或35~40岁时进行预防性卵巢切除术，同时采用ERT以弥补切除卵巢后的内分泌失调。但是，亦有一些散在的病例报告，在有癌家族综合征并接受了双卵巢切除术的妇女中，个别又发生腹膜浆液性囊腺癌。Tobacman报道，有卵巢癌家族史的28名妇女，行预防卵巢切除术后1~11年，其中3名发生了卵巢外的腹膜浆液性囊腺癌。看来对这些高危人群，即使切除卵巢，也不能掉以轻心，仍应警惕体腔上皮发生恶性肿瘤。施行预防性卵巢切除术时不能只单独切除双侧卵巢，有文章报道行预防性卵巢切除术后的妇女又患输卵管癌（Paley，2001年），因此预防性卵巢切除术应包括双侧卵巢、输卵管和全子宫。预防性卵巢切除术切除的标本应进行仔细全面的病理检查以了解是否存在微小的原位癌灶。

（3）调整饮食结构：饮食与卵巢癌的发生有一定关系，高动物脂肪、高蛋白、高热量的饮食可增加卵巢癌的危险性，而多食蔬菜、胡萝卜、谷物、碳水化合物、维生素A、维生素C和富含纤维的食物可减少卵巢癌的发生。但也有不同意见，Fairfield等（2001年）在1986—1996年对80 326名组织学检查从未患过癌症的妇女进行饮食情况及患癌状况进行追踪调查，在这16年间检查出有301名妇女患卵巢癌，经统计学处理发现饮食中维生素、水果、蔬菜的摄入量与卵巢癌的发生无关，不存在统计学的差异。究竟饮食是否影响卵巢癌发病率有待进一步研究。

（4）输卵管结扎术：有研究表明，输卵管结扎术可降低发生卵巢癌的危险性，并且发现输卵管结扎术10年以上者作用最显著。但也有人认为输卵管结扎术超过12年者，卵巢交界性肿瘤与输卵管结扎术的负相关就不存在了。输卵管结扎术可降低卵巢癌发病率的原因是：①输卵管结扎术为探查或活检卵巢有无病变提供了绝好的机会，若发现异常可及时处理，因而减少了临床癌的发生率；②阻止了某些可能的致癌物质（滑石粉颗粒、石棉等）进入腹腔刺激卵巢而发生癌变的机会；③输卵管结扎术后对卵巢的血供、排卵及其激素活性均有一定的影响，对减少卵巢癌的危险性起到一定作用。

4. 外阴恶性肿瘤的预防 外阴恶性肿瘤是老年妇女的疾病，较少见。约占妇科恶性肿瘤的3%~5%，病因不清。

以下因素被认为与发病有关：①卵巢功能衰竭引起的外阴组织萎缩，导致外阴营养不良发生；②外阴病毒感染，如疱疹病毒Ⅱ型、人乳头瘤病毒感染引起的外阴尖锐湿疣；③性病如梅毒、淋巴肉芽肿、淋病等；④外阴交界痣可能发展为黑色素瘤。因此，对以上高危因素应积极治疗。对外阴营养不良除了采取局部用药、激光局部照射方法治疗以外，首都医科大学附属北京友谊医院等4家报道，用口服维胺酸治疗外阴白色病变取得明显治疗效果，患者不仅难忍的瘙痒消失，病变也有明显缩小而消失。共计130例，痊愈32例（24.6%），有效96例（73.8%），仅2例无效（韩锐，1991年）。外阴交界痣及早切除。

5. 阴道癌的预防 阴道癌也是老年妇女疾病，仅占生殖道恶性肿瘤的1%～2%，与外阴癌之比为1:2，病因不清，以前多认为可能与性病、慢性炎症，或与子宫脱垂、阴道膨出以及应用阴道托等慢性刺激有关。近年来又认为曾有放射治疗史与其发生有关，生殖道病毒病因，如HSV-Ⅱ及HPV与阴道癌的关系也很受重视。因此积极治疗阴道的慢性炎症、病毒感染对预防阴道癌发生可能有益。

6. 滋养细胞肿瘤的预防 滋养细胞肿瘤包括侵蚀性葡萄胎、绒癌及胎盘部位的滋养细胞肿瘤，病因不清，绝大多数来源于葡萄胎恶变。据美国、英国滋养细胞疾病调查及北京协和医院资料表明，葡萄胎易恶变的高危因素除年龄超过40岁，子宫体积大于停经月份或短期内迅速增大，血hCG>10^6U/L，清宫前有咯血史以及清出的组织以小葡萄状为主以外，近年的研究结果表明，完全性葡萄胎、杂合子葡萄胎或DNA非整倍葡萄胎也易恶变。而滋养细胞增生的程度不能作为评估预后的指标。由于葡萄胎具有潜在恶性，单纯行子宫切除术不能杜绝恶变的可能性，对于是否实施预防性化疗目前看法不一。美国的Glodstens分析了200例葡萄胎患者，在接受预防性化疗的100例中，仅有4例发生恶变；未给预防性化疗的对照组（100例）中，竟有16例发生恶变，且有4例发生肺转移。因而，作者主张应对每例葡萄胎患者给予预防性治疗。我国专家认为，目前所用的化疗药物均有一定的毒性，因化疗药物毒性及不良反应导致死亡的报道屡见不鲜；而早期侵蚀性葡萄胎的治愈率几乎可达100%，为预防15%的患者可能性发生恶变，让所有葡萄胎患者去冒10%死于化疗并发症的危险，实属弊多利少。因此，应在有化疗条件的医疗单位，对有恶变高危因素的葡萄胎患者给予预防性化疗。预防性化疗可采用单一的5-FU或放线菌素D（更生霉素），用药剂量和方法与正规化疗相同，一般情况下1个疗程即可，但如血hCG或尿hCG持续阳性，则需继续化疗，直至血hCG转为阴性。

（二）二级预防（积极治疗癌前病变）

目前已确定的可发展为妇科恶性肿瘤的癌前病变有宫颈上皮内瘤变（cervical intraepithelial neoplasia，CIN），包括宫颈上皮的不典型增生及原位癌；子宫内膜尤其是子宫内膜的不典型增生和复杂型增生（腺瘤样增生）；外阴上皮内瘤变（vulvar intraepithelial neoplasia，VIN），包括外阴鳞状细胞上皮内瘤变和外阴非鳞状细胞上皮内瘤变（Paget病，未浸润的黑色素细胞瘤），以及阴道上皮内瘤变等。以下将就不同的治疗方法分别讨论。

1. 治疗宫颈癌前病变 CIN是宫颈癌的癌前病变，它具有可逆性及进展性，即一部分病变可自然消失，另一部分可发展为癌，不同程度的不典型增生癌变频率不同，CINⅠ、CINⅡ、CINⅢ发展为癌的危险分别为15%、20%和45%。治疗方法有多种，视宫颈病变的程度不同、患者的具体情况而做到治疗的个体化。一般来讲，CINⅠ患者需切除可见病灶。对无明显病灶，随访者可先按炎症处理，3个月后重复宫颈刮片细胞学检查，必要时再次活检；对范围小、局限的病灶可采用冷冻治疗（有效率95%）；病灶较大、病灶扩展到阴道（片状或卫星状），或累及腺体的病变可采用激光治疗（有效率93%）。CINⅡ可用冷冻治疗（有效率约94%），病变范围大可选用激光治疗（有效率约92%）或宫颈锥形切除病灶。CINⅢ，无生育要求者可行全子宫切除术；年轻、希望生育者可行宫颈锥形切除术，术后密切随访。

（1）电凝治疗：电凝治疗宫颈炎已有很长时间，目前也用于治疗CIN，尤其在欧洲、澳大利亚等国。Ortiz等用电凝治疗CINⅠ级及Ⅱ级无一例失败，Ⅲ级失败率达13%，不良反应主要是治疗时疼痛。

（2）冷冻治疗：无疼痛不良反应，因此适于门诊治疗，效果与电凝基本相同。须注意以下几点：①冷冻剂可用CO_2或液氮；②要使冻结成功，压力很重要，如果压力降至329Pa（40kgf/m^2）以下，应该停止治疗；③冷冻探头应涂一薄层水溶性润滑剂，使冻结均匀而且迅速；④冷冻探头应能覆盖全部病灶，才能有足够的冷冻；⑤应用二次冷冻技术，即第一次冷冻后，复温4～5分钟再冻第二次；⑥冷冻后禁止性交，患者常诉阴道水样排液增多10～14天；⑦冷冻4个月后复查宫颈涂片，如为阳性，说明病灶愈合中，以后每4～6周复查一次，如治疗后4个月涂片仍未阳性者，应认为治疗失败，需再次检查和治疗。

（3）激光治疗：在激光治疗时，必须注意以下几点：①避免应用炎症因子，需保护眼睛；②尽量吸去组织气化排出的烟雾；③激光治疗的不良反应是疼痛，往往较冷冻治疗时严重，但尚能忍受；④阴道出血常为点状，很少见量多者。

（4）微波治疗：微波治疗CIN疗效高，并发症少，手术简单。

（5）宫颈锥切术：包括传统的冷刀锥切（cold knife conization，CKC）和宫颈电环形切除术（loop electrosurgical excision procedure，LEEP）。主要适用于CINⅡ或Ⅲ级。锥形切除术的并发症有出血、局部感染、宫颈狭窄、宫颈功能不全等，发生率可达3%～22%，切除范围越广泛，出现并发症的可能性越大。锥切术后残留不典型增生及病变复发，可能是由于切除不彻底或多灶型病变，故切除组织应做病理检查。

手术后应定期进行细胞学及阴道镜随访,必要时重复锥形切除术,病理提示癌浸润应做宫颈癌根治术。

（6）干扰素（interferon，IFN）：目前已经认可，宫颈癌及其癌前病变是一种感染性疾病，与高危型HPV感染密不可分。因此，干扰素具有抗病毒作用，可以辅助机体清除HPV，对预防癌前病变的发生有一定作用。

（7）应用维生素甲类化合物：维生素甲类化合物是一大类天然或合成的具有维生素甲结构或活性的化合物。许多报告指出，大剂量维生素甲类化合物可预防或减少实验肿瘤的发生。由于这类化合物主要在皮肤中积蓄，对鳞状细胞增殖的良性病变及癌前病变治疗有效。

（8）治疗性HPV疫苗：是应用HPV基因组中转化基因E6和E7的表达产物——E6和E7病毒原癌蛋白质为原靶，诱发细胞调控免疫（cell-mediated immunity，CMI）和细胞毒淋巴细胞（cytotoxic lymphocytes，CILs），用于持续性低级别上皮内瘤变（low grade intraepithelial neoplasia，LSIL）及高级别上皮内瘤变（high grade intraepithelial neoplasia，HSIL）治疗，或联合治疗宫颈癌。

（9）光动力学治疗（photodynamic therapy，PDT）是将可见光和光敏剂联合引起被选择细胞破坏的治疗方法。无毒性药物进入机体，有选择地聚集在快速分裂的细胞中。当药物在患病组织与正常组织的浓度比达到最佳、最合适的光照剂量，激活药物，在有氧参加的情况下引发毒性效应，起到治疗作用。治疗途径多为局部应用光敏剂，也可静脉注射。

2. 治疗子宫内膜癌前病变　子宫内膜不典型增生为子宫内膜癌的癌前病变，并提出子宫内膜上皮内瘤变（endometrial intraepithelial neoplasia，EIN）的概念。EINⅠ级为腺上皮轻度不典型增生；Ⅱ级为腺上皮中度不典型增生；Ⅲ级为腺上皮重度不典型增生及原位癌。子宫内膜不典型增生的癌变率各作者报道相差悬殊，约为9.7%~81.8%，发展为癌的时间1~14年，平均约4年。癌前病变的治疗方法有以下几种：

（1）药物治疗：主要适用于单纯型增生、复杂型增生和不典型增生中年轻有生育要求患者及不能耐受手术的患者。可选择的药物主要包括：①孕激素：是最常见的药物，其作用机制一般认为有两个方面，一方面可直接作用于子宫内膜，使之转化为蜕膜而萎缩，另一方面可直接作用于垂体部位，影响促卵泡激素（follicle-stimulating hormone，FSH）分泌及FSH与黄体生成素（luteinizing hormone，LH）的比例。近年来发现孕激素还具有抗血管生成作用，可抑制内膜增生。②促排卵药物：可促进排卵，纠正排卵障碍所导致的不孕，也有单独的治疗作用，多数与孕激素合并使用。③GnRH-α：不仅可通过影响内分泌调节对子宫内膜产生间接抑制作用，还具有直接抗增殖效应，其作用主要通过高亲和性的GnRH特异性受体结合而产生。

（2）预防性子宫切除术：主要针对下面几种情况：40岁以上无生育要求的子宫内膜不典型增生患者；药物治疗后无

效或停药后复发者；与子宫内膜癌鉴别困难者；患者选择手术者。手术主要方式为子宫切除术。

3. 治疗外阴癌前病变　VIN的确诊可采用甲苯胺蓝染色法定位活检及多点活检以确诊。治疗主要为：①VINⅠ可用药物治疗，5% 5-FU软膏，外阴病灶涂抹，每日1次；激光治疗，此法治疗后能保留外阴外观，疗效较好。②VINⅡ~Ⅲ，采用手术治疗，外阴病灶切除或单纯外阴切除。外阴两侧的病灶切除范围应在病灶外0.5~1.0cm处。

4. 治疗外阴非鳞状上皮内瘤样病变　Paget病肿瘤细胞多超越肉眼所见病灶，可行局部扩大切除或单纯的外阴切除。若出现浸润或合并汗腺癌时，需做外阴根治术和双侧腹股沟淋巴结清扫术。

5. 治疗阴道癌前病变　主要是指阴道上皮内瘤变（vaginal intraepithelial neoplasia，VAIN），一般是指病理形态学上的不典型增生，与子宫颈不典型增生一样，也可用电凝、冷冻、激光等治疗。其有效率可达80%，5%的氟尿嘧啶霜局部涂抹，有效率高达85%。绝经后妇女可用雌激素软膏涂抹阴道，50%有可能逆转，也可根据具体情况，采用手术治疗，手术范围有局部切除、部分阴道切除、全阴道切除术等。

（三）筛查

如前所述，在所有肿瘤的筛查中，宫颈癌是取得效果最好的肿瘤之一。通过筛查，不仅可以发现高危因素及时予以纠正，达到一级发病学预防的目的，还可以发现癌前病变并及时治疗，达到二级发病学预防的目的，同时早期发现癌症，早诊断，早治疗，达到三级预防的目的，从而大大降低宫颈癌的发病率和死亡率。因此本段就宫颈癌的筛查与管理详细讨论。

1. 宫颈癌的筛查与管理

（1）筛查手段：筛查主要依赖宫颈脱落细胞学检查HPV检测作为初筛手段，可疑者在阴道镜下活检，必要时行锥切术或手术切除子宫，最后明确诊断。

1）宫颈细胞学检查：宫颈细胞学检查是宫颈癌前病变早期筛查主要方法。阴道细胞学诊断的准确率与采取标本、涂片、染色以及检片的技术有关。

标本采集前48小时不要做任何宫颈阴道治疗及操作，若要了解内分泌激素变化，宜在月经周期的后两周进行。采集标本时，先暴露宫颈，用盐水棉球拭去宫颈表面黏液，然后在宫颈移行带取材，获取宫颈移行带的细胞，包括鳞状上皮细胞、化生及宫颈管细胞。一般取片1~2张即可，1张取材于宫颈，另1张取材于阴道穹窿以作为对照。如果宫颈细胞学检查为阴性，后穹窿涂片为阳性，则应注意有无子宫内膜及输卵管病变，必要时做进一步检查。

目前多采用铲形刮板、细胞刷或宫颈刷，当充分怀疑宫颈管内病变，应采用宫颈管刮匙获取颈管内细胞检查。铲形刮板的边缘较薄且锐利，容易使宫颈管上皮细胞脱落并附着于其上，取出后即可将标本平铺在玻片上并迅速固定。细胞刷可置于宫颈管内，在颈管内旋转360℃，刷子的摩擦力可使上皮细胞脱落,取出后,旋转细胞刷即将附着于刷上的细胞均匀涂于玻片。宫颈刷由软塑料制成,置于宫颈管后旋转数次即可采集到颈管内/外的细胞,取出后可直接把细胞铺在玻片上,也可取下刷头放入细胞保存液中送检。棉拭子取材时,因棉花本身有吸水作用使细胞脱水变形,胞核结构不能清晰显示,已不为人们所采用。据对照性研究,使用铲形刮板、细胞刷及宫颈刷均可获丰富的宫颈管细胞,CINⅢ的检出率高,并有助于检出来自宫颈柱状上皮的腺癌及癌前病变。涂片中化生细胞和宫颈管的细胞多寡是衡量取材质量的指标之一。

标本获取后应立即固定使细胞形态保存良好,避免空气干燥造成的细胞退变影响诊断,固定不良引起细胞退化,可导致假阳性或假阴性诊断。常用的标本固定剂有95%乙醇加等量乙醚。细胞学涂片的诊断应由经过培训的细胞学技术人员阅片,辨认涂片中各种细胞的特点后作出诊断。对可疑涂片需经上级医师核查。

液基细胞学取代传统的巴氏涂片,是该领域的一大进步。随着细胞学检查的普及和研究,对标本的制作技术及阅片筛查方法已有不断的改进,涂片标本的制作已由临床医生手工涂片,发展到液基细胞学——机器设备自动制片技术的推广。将采集的标本放入保存液小瓶内送检,由仪器自动进行漂洗、离心、过滤,除去血液、纤维、黏液等杂质后,自动制作出均匀的单层细胞涂片,更方便对细胞的辨认,使假阴性率大大降低。细胞学自动图像分析仪通过计算机自动阅片,对玻片进行自动初筛,使细胞学家能把精力集中在异常的病例上。目前在我国各大城市采用的是宫颈细胞学计算机辅助检查系统(computer assisted cytology test,CCT)。它是由计算机将每个细胞进行初步辨认筛选,从每张涂片挑出128个可疑细胞,经高敏度显像器拍摄后分两次展示于屏幕,每一屏幕含64个细胞,又可分4次放大,供细胞学家复查,遇有可疑细胞可疑定位在玻片上,找到其位置,作最后诊断。准确率可达97%~100%,是人工检查的10倍,效率是人工检查的3倍,提高准确快捷程度。

过去细胞学报告一直沿用巴氏五级分法,目前已不推荐使用。WHO提出一个标准化的分类方案。由于阴道镜的临床应用,为了阴道镜和妇科细胞学相互对照的需要,提出了CIN分类法。CCT报告采用1988年美国国立肿瘤研究所(National Cancer Institute,NCI)在马里兰的Bethesda研讨会上推出的新分类系统——TBS系统,并于1991年进行修订。TBS是宫颈阴道细胞学的又一重大进步,它使对细胞学的认识和处理,沟通细胞学家和临床医生的联系,或"清楚对话"得以便利。它与巴氏五级、WHO系统的比较见表3-9-1。

附3-9-1 巴氏五级分类法

1978年全国宫颈癌防治协作会议决定,统一使用的巴氏五级分类法:

Ⅰ级:未见异常细胞。

Ⅱ级:见核异质细胞,又分为Ⅱa及Ⅱb。Ⅱa,有轻度核异质,主要为中层及表层核异质,有变形细胞,属炎症。Ⅱb,细胞明显异常,为重度核异质,主要为底层细胞核异质,属癌前细胞形态,需进一步做阴道镜检查。

Ⅲ级:可疑恶性细胞:①性质不明的细胞;②细胞形态明显异常,不易辨别良恶;③退化或未分化的可疑恶性细胞。

Ⅳ级:有高度可疑的恶性细胞,或见少数恶性细胞。

Ⅴ级:见多数癌细胞,细胞恶性特征明显,有高分化癌细胞或成群低分化或未分化癌细胞。

附3-9-2 TBS分类法

1988年,美国国立肿瘤研究所在美国Bethesda组织一次工作会议,希望制定宫颈/阴道细胞学报告的统一标准细则,定名为Bethesda分类法TBS。1991年和2001年分别进行修订,目的是在细胞学报告中为临床医师提供有关标本的质量信息。包括病变的描述、诊断和处理的建议。

标本质量的评估:满意、需重新采样。

总体分类:正常范围、良性细胞变化、异常上皮细胞。

表3-9-1 宫颈/阴道细胞学分类法

巴氏分类	标准分类	CIN分类	TBS分类
Ⅰ级	正常	正常	正常
Ⅱ级	不典型细胞	不典型细胞	不典型细胞
Ⅲ级	轻度不典型细胞 中度不典型细胞 重度不典型细胞	CIN Ⅰ级 CIN Ⅱ级 CIN Ⅲ级	LSIL HSIL
Ⅳ级	原位癌	CIN Ⅲ级	
Ⅴ级	浸润癌	浸润癌	浸润癌

注:HSIL,高级别鳞状上皮内病变。

描述性诊断的主要内容包括：

A. 感染：有无真菌、细菌、原虫、病毒等感染。可诊断滴虫性阴道炎、真菌性阴道炎；细菌性阴道病；衣原体感染；单纯疱疹病毒或巨细胞病毒感染以及 HPV 感染等。

B. 反应性改变和修复性改变：炎症（包括萎缩性阴道炎）或宫内节育器引起的反应性改变，以及放射治疗后的反应性改变。

C. 异常上皮细胞：①异常鳞状上皮细胞：不典型鳞状上皮内病变（atypical squamous cells of undetermined significance，ASCUS），不除外高度上皮内病变的不典型鳞状细胞（atypical squamous cells，cannot exclude high-grade squamous intraepithelial lesion，ASC-H），LSIL 包括 HPV 感染、CIN I，HSIL 包括 CIN II 和 CIN III，鳞状上皮细胞癌；②异常腺细胞：非典型宫内膜细胞，不典型腺细胞（atypical glandular cells of undetermined significance，AGCUS），宫颈腺癌，子宫内膜腺癌，性质及来源不明腺癌。

D. 其他恶性肿瘤。

2）HPV 检测：是筛查宫颈癌的方法之一。HPV 感染，特别是高危型 HPV 感染，与宫颈癌的发生有明确关系。HPV 感染后病毒基因整合到宫颈细胞，机体识别感染细胞并加以清除，当感染细胞继续存活并增生可发展为癌前病变或宫颈癌。已知的 HPV 有超过 200 多种型别，可引起宫颈癌的高危型别有 13 种（16、18、31、33、35、39、45、51、52、56、58、59、68），低危型 HPV 与生殖道疣有关（6、11、42、43、44）。HPV 阳性在 <30 岁者相对较高，而在 >30 岁者相对较低。但是，如年龄 >30 岁，同样是细胞涂片阴性，高危型 HPV 阳性者发展为 HSIL 的是 HPV 阴性者的 116 倍。目前国际上将 HPV 检测作为宫颈癌初筛首选方法推荐，HPV 检测灵敏度高，检测方法简单和效率高，高危 HPV 检测敏感度较高，重复性好，客观，不受地理条件限制，容易制定统一标准，实验室安装容易，易于培训，适用于大样本筛查。缺点是假阴性高，可能增加随访和进一步检查处理的负担。

HPV 高危型检测和分型是处理宫颈病变的重要依据，是筛查不可缺少的内容。对于 HPV 检测高危型阳性和细胞学检查提示可能有病变者或细胞学发现有病变者，应进一步做阴道镜检查。HPV 检测不仅仅与细胞学一起可作为宫颈癌筛查的方法，而且还可对细胞学不明的病例进行分流，预测 CIN II、CIN III 的发展和预后以及对 CIN II$^+$ 或宫颈癌治疗后进行随访。

3）肉眼观察（visual inspection）：肉眼观察是指在宫颈表面涂抹 5% 醋酸溶液，无放大条件下肉眼观察宫颈上皮对醋酸的反应，在其反应区取活检。20 世纪 90 年代已较多用于发展中国家的筛查，此法简便易行，价廉安全，适用于经济落后的国家和地区，以及宫颈癌及癌前病变的筛查。虽然敏感性及特异性均较低，但肉眼观察结合多点活检仍可发现 2/3 的癌前病变和早期癌。

4）阴道镜检查：对于细胞学检查发现有异常或者临床可疑病变者均应行阴道镜检查。阴道镜为立体双目显微镜，放大倍数为 4~40 倍，为临床医师提供细致观察宫颈的工具，直接观察阴道、宫颈表面血管及上皮的形态结构。近几年阴道镜技术有很大的发展。新的数码摄像及计算机处理系统的技术已被应用到阴道镜，使观察和资料的处理一体化。阴道镜除了放大作用外，不同程度的病变有不同的阴道镜图像，结合醋酸试验和碘试验，指导活检的部位，可大大提高宫颈病变诊断的准确性。需要注意，对阴道镜检查不满意者还需进行宫颈管诊刮或者宫颈锥切、LEEP 等行病理学检查最后确诊。

5）活体检查（biopsy）和宫颈管搔刮术（endocervical currettage，ECC）：活检组织检查不但能确认细胞学诊断，还可提示不典型增生或癌的程度，为下一步的治疗方案提供主要的参考。应在阴道镜下进行，先行碘试验，选择病变最重的部位取材；病变是多象限的，主张做多点活检。活检应包括病变及周旁组织以助于判别界限；选取的组织也应有一定的深度，包括上皮及足够的间质。标本要标记清楚、分别放置。值得注意的是，细胞学阳性而活检阴性者，需做细胞学随访或重复活检宫颈再行 ECC 以进一步了解颈管内情况，以防漏诊。

ECC：用于评估宫颈管内看不到的区域，以明确其有无病变或癌瘤是否累及颈管。ECC 在下列情况最有意义：①宫颈细胞学检查为 AGCUS；②细胞学检查多次阳性或可疑，而阴道镜检查阴性或不满意，或镜下活检为阴性。ECC 应注意掌握深度，一般不超过 2~3cm，以免将宫腔内容带出；也应避免刮及宫颈外口组织造成假性结果。病理学检查是确诊宫颈癌前病变和宫颈癌的金标准。宫颈活检组织一般要送到病理科，由专门的病理科医师作出诊断。最后，由妇产科医生根据病变情况，制订合理的治疗计划。一般来讲，经过细胞学检查、阴道镜检查、病理学检查可作出明确的诊断，被称为宫颈病变诊断的三阶梯。

6）宫颈锥形切除术：在宫颈病变的诊断中仍居重要地位，包括传统的 CKC 和近年流行的 LEEP。锥形切除术也是宫颈病变的治疗方法。作为诊断性锥形切除术的适应证是：①宫颈细胞学检查阳性，阴道镜检查阴性或不满意；②ECC 阳性或不满意；③宫颈细胞学、阴道镜检查和活检三者不符合或不能解释其原因；④病变面积较大，超过宫颈 1/2 者；⑤老年妇女鳞-柱交接部（squamocolumnar junction，SCJ）在颈管内或病变延及颈管；⑥怀疑宫颈腺鳞癌；⑦宫颈活检为微小浸润癌（micro-invasive cancer）；⑧怀疑或不能除外浸润癌。

宫颈活检不能完全代替宫颈锥切术。活检通常采取 4~5 个点，所谓 12 个点的连续多张切片也难以覆盖全宫颈。特别是微小浸润癌的诊断或除外浸润癌，不能以点活检为依据。

另外，流行病学结果显示，宫颈癌发病率的下降几乎都是宫颈鳞癌,而宫颈腺癌的发病率却未见降低。因此在今后的普查中,应对宫颈涂片中腺细胞的不典型增生多加注意,这样做有可能会降低宫颈腺癌的发病率。

(2)普查对象及年龄范围和普查间隔:2020年,美国阴道镜和宫颈病理学会(American Society for Colposcopy and Cervical Pathology,ASCCP)发布了2019版基于风险的宫颈癌筛查异常及癌前病变管理共识指南(简称2019版指南),2019版指南与以前版本的主要区别在于:从基于筛查结果的"同等风险,同等管理",改为"基于风险",即通过了解当前筛查结果和既往病史的个体化管理,提高管理的准确性。对于进展宫颈癌(以CINⅢ+的5年风险作为替代)高风险者,更频繁的监测、阴道镜检查和治疗,而对较低风险者可推迟行阴道镜检查,以更长的监测间隔进行随访,当风险足够低时,回归常规筛查。

2. HPV初筛及样本质量的管理

(1)HPV用于初筛:使用HPV检测作为初筛方式时,无论何种基因型的HPV阳性,优先选择同样本的细胞学分流检测。HPV16或18阳性而无法提供同标本的细胞学检测,可接受阴道镜检查,并推荐在阴道镜检查时细胞学检测。HPV检测产品的应用应限于其批准的范围。

(2)不满意的细胞学检查:对于细胞学检查结果不满意,HPV检测阴性或未知者,推荐2~4个月内重复基于年龄的筛查(细胞学检查,联合筛查或HPV初筛),不推荐HPV检测。在重复细胞学检查之前,可以通过治疗来解决萎缩或隐匿特定感染炎症。对于25岁及以上联合筛查患者,细胞学检查不满意,HPV检测阳性而无基因分型,在2~4个月内重复细胞学检查或进行阴道镜检查都是可接受的。如分型HPV检测时HPV16或HPV18阳性,推荐直接转诊阴道镜。连续2次不满意的筛查结果应行阴道镜检查。

(3)转化区组成部分缺失:对于年龄21~29岁,细胞学检查阴性而宫颈管细胞/转化区成分缺失(即宫颈管细胞或鳞状化生细胞)者,推荐采用常规筛查。该年龄段是不可接受将HPV检测作为细胞学检查阴性而宫颈管细胞/转化区成分缺失时的分流检测。≥30岁者,细胞学检查阴性而宫颈管细胞/转化区成分缺失,优先选择HPV检测。若不进行HPV检测,可接受间隔3年的细胞学检查。

(4)绝经前患者的良性子宫内膜细胞或子宫切除术后患者的良性腺细胞:对于无症状绝经前,细胞学为良性子宫内膜细胞、子宫内膜间质和组织细胞者,不建议更进一步评估。对于绝经后患者,细胞学为良性子宫内膜细胞的患者,建议行子宫内膜评估。对于子宫切除术后细胞学为良性腺细胞的患者,不建议进一步评估。

3. 宫颈癌筛查结果异常的管理

(1)HPV阳性/NILM的管理。

(2)细胞学ASC-US和LSIL的管理:见表3-9-2。

(3)细胞学ASC-H和HSIL的管理:见表3-9-3。

(4)细胞学AGC和AIS的管理:

1)初始管理:无论HPV结果,细胞学AGC和AIS推荐采用阴道镜检查,除妊娠期外,初始评估时推荐宫颈管内取样。不推荐HPV检测分流和重复细胞学检查。≥35岁非妊娠者,推荐子宫内膜取样联合阴道镜下宫颈管内取。<35岁、具有子宫内膜病变高风险临床指征(不明原因的子宫出血、慢性无排卵、肥胖),推荐子宫内膜取。对特指的非典型子宫内膜细胞者,初始评估优先选择仅限于子宫内膜和宫颈管内取样,可接受同时阴道镜检查。若阴道镜检查延迟,无子宫内膜病变发现,推荐阴道镜检查。

2)后续管理:AGC-NOS或非典型性宫颈管腺细胞,非特异性,组织学未确定HSIL(CINⅡ+)或AIS/癌者,推荐第1、2年进行联合筛查。若联合筛查均阴性,推荐3年联合筛查。若任何一项异常,推荐采用阴道镜检查。如果组织学为CINⅡ或CINⅢ,但未发现腺上皮病变,依据2019版指南相关CINⅡ或CINⅢ管理。对细胞学AGC、FN或AIS者,若初始阴道镜检查未发现浸润性病变,推荐采用宫颈的诊断性切除术并提供完整切缘。在切除性治疗的同时,优先选择宫颈管内取样。

(5)细胞学为ASC-H或HSIL,组织学<CINⅡ的管理细胞学ASC-H或HSIL,但组织学未诊断为CINⅡ+,可接受细胞学、组织学和阴道镜检查的复核。如果复核后修正,需参照更改后的诊断进行管理。细胞学HSIL但活检结果≤LSIL(CINⅠ),诊断性切除术或1年后基于HPV检测和阴道镜检查都是可接受的,但后者须满足鳞-柱交接部、病灶的上界完全可见,宫颈管内取样的组织学结果<CINⅡ。细胞学ASC-H、阴道镜下鳞-柱交接部以及病灶的上界完全可见,宫颈管内取样的组织学结果≤LSIL(CINⅠ),推荐1年后的基于HPV检测,不推荐诊断性切除术。

对于选择观察的细胞学HSIL和ASC-H,若1年后的所有检查均为阴性,则在第2年重复基于HPV的检测。1年和2年的所有检查均为阴性,则推荐3年后进行基于HPV的检测,并进入长期筛查随访。若观察过程中任何一项检查异常,推荐重复阴道镜检查。如果1年或2年细胞学检查仍为HSIL则推荐诊断性切除术,连续2年的细胞学为ASC-H则推荐诊断性切除术。

(6)HPV阳性/NILM、HPV阳性/ASC-US和LSIL,组织学<CINⅡ的管理细胞学或组织学低级别病变者,推荐继续随访。

(7)持续至少2年的组织学LSIL(CINⅠ)的管理:对于≥25岁、持续至少2年的组织学诊断LSIL(CINⅠ),优先选择观察,可接受治疗。如果选择治疗,阴道镜检查鳞-柱交接部和所有病灶完全可见时,无论是切除或消融治疗都是可接受的。

4. <25岁患者的管理

(1)细胞学ASC-US和LSIL的管理:当细胞学结果为LSIL、HPV阳性/ASC-US或ASC-US无HPV结果时,推

表 3-9-2　细胞学 ASC-US 和 LSIL 的管理

历史	现在 HPV	现在细胞学	推荐方案
未知	阴性	ASC-US	3 年随访
未知	阴性	LSIL	1 年随访
未知	阳性	ASC-US	阴道镜检查
未知	阳性	LSIL	阴道镜检查
HPV 阴性	阴性	ASC-US	3 年随访
HPV 阴性	阴性	LSIL	1 年随访
HPV 阴性	阳性	ASC-US	1 年随访
HPV 阴性	阳性	LSIL	1 年随访
HPV 阴性/ASC-US	阴性	ASC-US	1 年随访
HPV 阴性/ASC-US	阴性	LSIL	1 年随访
HPV 阴性/ASC-US	阳性	ASC-US	1 年随访
HPV 阴性/ASC-US	阳性	LSIL	1 年随访
HPV 阴性/LSIL	阴性	ASC-US	1 年随访
HPV 阴性/LSIL	阴性	LSIL	1 年随访
HPV 阴性/LSIL	阳性	ASC-US	阴道镜检查
HPV 阴性/LSIL	阳性	LSIL	阴道镜检查
HPV 阳性/NILM	阴性	ASC-US	1 年随访
HPV 阳性/NILM	阴性	LSIL	1 年随访
HPV 阳性/NILM	阳性	ASC-US	阴道镜检查
HPV 阳性/NILM	阳性	LSIL	阴道镜检查
低级别筛查结果	阴性	ASC-US/LSIL	1 年随访
而活检 <CINⅡ	阳性	ASUCUS/LSIL	1 年随访
高级别筛查结果	阴性	ASC-US/LSIL	1 年随访
而活检 <CINⅡ	阳性	ASC-US/LSIL	阴道镜检查

表 3-9-3　细胞学 ASC-H 和 HSIL 的管理

历史	现在 HPV	现在细胞学	推荐方案
未知	阴性	ASC-H	阴道镜检查
未知	阴性	HSIL+	阴道镜/治疗
未知	阳性	ASC-H	阴道镜/治疗
未知	阳性	HSIL+	阴道镜/治疗
HPV 阴性	阴性	ASC-H	阴道镜检查
HPV 阴性	阴性	HSIL+	阴道镜检查
HPV 阴性	阳性	ASC-H	阴道镜检查
HPV 阴性	阳性	HSIL+	阴道镜/治疗
HPV 阴性/ASC-US	阴性	ASC-H	阴道镜检查
HPV 阴性/ASC-US	阴性	HSIL+	阴道镜检查
HPV 阴性/ASC-US	阳性	ASC-H	阴道镜检查
HPV 阴性/ASC-US	阳性	HSIL+	阴道镜/治疗
HPV 阴性/LSIL	阴性	ASC-H	阴道镜检查
HPV 阴性/LSIL	阴性	HSIL+	阴道镜检查
HPV 阴性/LSIL	阳性	ASC-H	阴道镜检查
HPV 阴性/LSIL	阳性	HSIL+	阴道镜/治疗

荐在初始筛查后的 1 年和 2 年的再次细胞学检查。在两次连续细胞学阴性后，推荐回归基于年龄的常规筛查。当任何时间点的细胞学结果为 HSIL、ASC-H、AGC、AIS 或 LSIL 持续 2 年，推荐阴道镜检查。如 ASC-US，HPV 分流结果为阴性则推荐 3 年后重复细胞学检查。如阴道镜下活检的组织病理 <CIN Ⅱ，1 年后重复细胞学检查并且同上管理（ASC-US/LSIL 重复细胞学，≥ASC-H 行阴道镜检查）。当患者达到 25 岁时，需转为相应的风险评估。

（2）细胞学 ASC-H 和 HSIL 的管理：推荐即刻行阴道镜检查。不推荐没有组织学证据的情况下治疗。

（3）细胞学为 ASC-H 和 HSIL 而组织学 <CIN Ⅱ 的管理：在回顾组织学/细胞学后原诊断不改变；鳞-柱交接部和病变上界完全可见；宫颈管内取样 <CIN Ⅱ 时推荐观察，不推荐诊断性切除术。细胞学 HSIL 时，推荐 1 年、2 年的阴道镜和细胞学观察；细胞学 ASC-H 时，推荐 1 年、2 年细胞学检查，一旦出现 ASC-US 及以上结果，转诊阴道镜。如果 ASC-H 和 HSIL 而无组织学 HSIL 证据持续 2 年，推荐诊断性切除术（除妊娠外）。当鳞-柱交接部不可见或病变上界并不完全可见时推荐诊断性切除术。

（4）免疫抑制患者的筛查与管理：免疫功能不全的患者包括 HIV，实质器官移植，同种异体的造血干细胞移植，以及系统性红斑狼疮，炎症性肠病，需要免疫抑制治疗的风湿性疾病。任何年龄层妇女，在首次插入性性行为后的 1 年内开始筛查并持续终生：每年筛查，持续 3 年，然后每 3 年（仅细胞学）直至 30 岁，30 岁之后每 3 年进行单独细胞学或联合筛查。出现 ≥ASC-US/HPV 阳性，推荐转诊阴道镜；如出现 ASC-US 后未做 HPV 检测，推荐 6 个月、12 个月的细胞学检查，出现 ≥ASC-US 或 HPV 阳性推荐转诊阴道镜。对于所有 ≥LSIL，无论 HPV 检测结果如何，都推荐阴道镜检查。

（5）全子宫切除后的患者管理：组织学或细胞学高级别病变后，患者可能因或不因其宫颈异常而实施全子宫切除术。患者在进入长期随访前，需每年基于 HPV 的检测连续 3 次。长期随访涉及间隔 3 年的基于 HPV 检测，持续 25 年。当患者全子宫切除，前 25 年内没有诊断过 CIN Ⅱ+，或全子宫切除已完成 25 年的随访，不推荐继续筛查。

（6）超过 65 岁、先前有异常的患者管理：对年龄超过 65 岁，推荐进行 HPV 或联合筛查或细胞学，参照年龄 25~65 岁筛查方案管理。既往有异常的筛查结果或癌前病变治疗史，只要患者健康以及筛查可实施就不能接受终止随访。当患者的寿命有限时可终止随访。

（7）优化普查方案：我国宫颈癌发病率高，为做好预防，开展大面积普查普治，花费人力、物力、财力极大，寻找一种适合我国国情的优化普查方案是我们追求的目标。

（8）普查工作的组织实施：落实妇科恶性肿瘤的普查普治，首先要有组织保证。在普查地区需有周密的组织领导，由普查地区行政领导挂帅，组织普查队伍，将普查普治工作纳入三级保健网的任务中，有计划有步骤地进行工作。其次要做好人员培训工作。制定宫颈癌防治方案，举办防治学习班。制定统一的宣传内容，统一的观察内容及项目，统一的观察指标及操作方法，并进行现场练兵培训。由市、区、县、乡妇女保健机构组织，各级医院医师负责讲课及带教。培训对象应包括受检地区的行政领导、妇女干部、工会干部及做具体检查的医务人员，以提高他们对普查普治工作重要性的认识，大力支持工作的开展。培训内容应包括妇科肿瘤普查普治对妇科肿瘤早期发现、早期诊断、早期防治的意义，及有关妇科肿瘤的基本知识，包括对受查群众的组织、宣传、动员等。对医务人员尚需讲授妇科肿瘤的早期、晚期症状，常用的诊断及治疗方法，以及组织开展普查工作的方法，讲授具体的业务技术知识，包括病例书写、检查项目及方法、诊断标准、简单的治疗方法、普查结果的统计分析与总结，以及治疗病例的登记、随访等。

对受检对象的宣传工作极重要，可影响到普查率及普查质量的高低。由于一般妇女多不愿做妇科检查，必须宣传妇科肿瘤的危害性，普查时早发现、早治疗的重要性。常用的宣传方法是以图片、幻灯、录像、电影等进行讲解，选择已治愈病例进行介绍及死亡病例介绍，打通思想，使之自觉地接受检查。

普查步骤如下：

1）开展普查前，先向居委会、派出所或受检者单位医务室了解受检对象的名单，建立妇女健康卡片并进行登记，便于最后统计应查人数，实查人数，计算普查率等。如当时来月经不能检查时，可择期补查。

2）查出一般妇科病可就地做简单治疗（如宫颈炎、阴道炎、小息肉等）。查出可疑癌的患者，由医务人员协助负责转送上级医院确诊后积极治疗。

3）查出结果向单位领导、妇女保健机构、各级卫生局汇报。

在普查前应设计好普查项目及内容，印成卡片，便于做出总结，得到各种数据，为今后开展普查普治的研究工作及实施改进提供科学的依据。

（9）普查内容如下：

1）填写普查卡片：在普查前每人发卡片 1 张，按卡片所列项目一一填写。先问诊，再检查。

2）做一般妇科常规检查：注意外阴、阴道、宫颈及盆腔情况，做宫颈刮片及阴道内分泌物涂片查滴虫、真菌、阴道清洁度、必要时查淋菌等。发现异常情况做特殊记录，以便考虑做进一步精确检查，或请上级医师复查确诊。应注意子宫及附件有无肿物。

（10）普查后的随诊：普查后的随诊极为重要，因查出的可疑癌或癌前病变是防癌的重要线索，必须抓紧随诊，便于早期发现癌，及时治疗，防止其发展。对有中、重度宫颈糜烂，细胞学涂片 Ⅱb 级以上，经阴道镜或活体组织检查，诊断为轻度或中度非典型增生应对局部病变进行治疗、严密随诊。随诊应由专人负责，随诊登记项目完整、真实、科学性强,随诊率应达到 90% 以上。随诊方法可采取普查队医务人员或普查地区的医疗机构进行复查,电话或写信联系,登门访视的方法逐步进行。

（11）数据资料统计:普查的统计工作主要是为肿瘤防治研究提供资料,有条件的单位,将数据输入电子计算机,分析结果快捷、准确、又可靠。

（12）普查中存在的问题主要有普查受检率不高、细胞涂片检测质量不高等。

1）普查率:也称受检率,是指在应查妇女中实际受查妇女所占百分比。有的是指受查妇女占全女性人口的百分比。受检率的高低,是影响普查质量问题之一。受检率低可漏查部分宫颈癌或癌前病变的患者,尤其高危年龄妇女（35 岁以上）及 50 岁以上癌高发年龄妇女的漏查,直接影响到计算癌的发病率,而不能反映流行病学调查的真实情况。

我国地域广大,各地的普查工作情况也不一致,普查率高的地区多是有领导、有组织、有系统地进行工作,如上海纺织系统职工医院、江西靖安县宫颈癌防治研究所等单位,查出宫颈癌的数据较准确;一些地区报告的癌患病率及死亡率偏低,可能与该地区的普查率低有关。靖安县的经验是对高危年龄妇女的普查率最好能达到 80%~90%。

2）细胞学诊断的准确性:细胞学普查的假阳性各家报道不一致,一般 1%~5%;假阳性率在门诊细胞学检查可降到 0,一般不超过 2%。细胞学诊断假阴性即漏诊率,在北京等 10 个省（市、区）普查中从细胞阴性的 I 级和 II 级中分别检出 12 例和 89 例癌,漏诊率各占 1.38% 和 5.31%。目前细胞学室门诊宫颈癌检查的准确率远远高于上述百分比。上海妇保所进行宫颈癌普查时,检验人员由病理科主任、主治医师及专职熟练检验师担任,宫颈涂片异常率为 36%;有的区、县异常涂片率仅为 3.3%。

分析准确率不高的原因如下:

A. 假阳性原因分析:①把重度增生细胞或组织修复细胞等误认为癌细胞;②将炎症或感染,如病毒、衣原体、原虫等引起细胞形态改变作为癌细胞诊断;③制片欠佳,染色过淡或过深致使细胞结构不清晰,引起视觉误差,将良性细胞诊断成癌细胞;④取材或制片时颠倒错号,将阴性涂片与阳性者互调;⑤污染,使用未洗净器皿、玻片、回收固定液未过滤和染液长时间使用没更换,致使少许癌细胞粘贴到阴性涂片上。

B. 假阴性原因分析:①取材不满意是假阴性出现的关键原因:在玻片上全为红细胞、坏死物,或全为黏液和炎症细胞,或少许上皮细胞成分,或只有少许鳞状上皮细胞而未见颈管柱状上皮细胞成分;②将高分化癌误为增生（核异质）细胞,或将分化差的小细胞型癌误为储备细胞增生;③阅片者马虎漏检或长时间阅片而视觉疲劳,导致忽略少许癌细胞的存在。

因此,应建立以下宫颈癌细胞学普查管理原则:①提高普查人员的技术素质:普查涂片初筛者应具备中级医务人员水平,同时有 2 年以上的细胞学诊断经验,或经正规培训 6 个月以上;②明确复诊制度:对初筛的有癌和重度增生涂片,必须由主治医师或主管技师以上水平者复阅,阴性涂片抽阅不少于 10%~30%;③酌情规定每日阅片数量标准:WHO 规定宫颈癌细胞初筛每日检查 80~90 张,如仔细观察念珠菌、衣原体等诊断则降低为每日 20~25 张;④统一使用国际或国内制定的比较有影响的诊断报告方式和描述术语;⑤建立涂片档案,制定档案索引,有癌、可疑癌和重度增生的涂片长期保存,阴性涂片按时间顺序或细胞学号保留至少 2 年;⑥按取材→涂片→固定→染色→阅片→登记→回报→存档的流程进行质量控制。

5. 子宫内膜癌的普查 尽管子宫内膜癌是常见妇科恶性肿瘤之一,其发病率在世界范围均有上升趋势,值得庆幸的是,患者的疾病往往由于有阴道不规则出血的症状,早期能被及时诊断治疗,预后较好。因此,许多学者都不主张在人群中开展子宫内膜癌的普查。但是对高危人群开展普查则是适宜的,这包括:①肥胖;②不孕或少孕;③有 ERT 或 TAM 治疗史;④有肿瘤家族史或本人有乳腺、结肠癌病史;⑤绝经晚;⑥糖尿病;⑦高血压。美国癌症协会制订的早期发现癌症的推荐方案中也包括对上述高危因素的妇女和绝经期妇女开展子宫内膜检查。子宫内膜检查的方法包括细胞学检查、诊断性刮宫和宫腔镜检查及指示下子宫内膜活检。

（1）子宫内膜细胞学检查:内膜细胞学样本采集器直接从子宫内膜取材,内膜细胞学诊断的精确性优于阴道细胞学检查,而且可避免分段诊刮术给患者带来的痛苦。但存在内膜采集器取材细胞量较少,而子宫内膜病变范围可能在整个宫腔内不一致的情况。

（2）子宫内膜诊刮术或分段诊刮术:能取得组织标本进行组织病理学诊断,准确性文献报道为 82.2%~89.6%,属于有创性检查,操作是盲刮宫腔,容易漏刮漏诊,尤其是双侧宫角部位的病变,故有一定局限性。

（3）宫腔镜检查及指示下子宫内膜活检:宫腔镜可直视下观察宫腔内膜情况,可看到宫腔内全貌,尤其双侧输卵管开口处,并有针对性地进行子宫内膜活检进行病理学诊断。因此,准确性虽然要优于单纯的诊刮术,但宫腔镜检查诊断子宫内膜癌尚不能作为常规的检查方法。

6. 卵巢癌的普查 虽然卵巢癌发病率不高,但早期无症状,发现时往往已到晚期,治疗效果不佳,预后很差。由于缺乏敏感的早期诊断手段,又很难早期发现。对卵巢癌进行普查的价值一直存在争论。美国国立卫生研究院（National Institutes of Health,NIH）提出了对卵巢癌高危人群开展普查的指导方针,建议每年 1 次盆腔检查,检测 CA125 水平并配合阴道超声（transvaginal ultrasound,TVU）。但也有不支持的意见,认为 TVU 作为人群普查手段过于昂贵,并且缺乏特异性与敏感性。即使对高危人群,周期性普查的效果亦未得到证实。近年来,人附睾分泌蛋白 4（human epididymis protein 4,HE4)作为一个新的肿瘤标志物得到关注,认为有助于早期发现卵巢癌,并对其进行风险评估。与CA125相比,HE4的敏感度更高、特异性更强。HE4对卵巢癌的检测具有最高的敏感度,尤其是在疾病初期无表现症状的阶段。

需要进一步验证。此外,多种肿瘤标志物联合检测方案也是研究方向之一。

(郭瑞霞　乔玉环)

第四节　乳腺癌防治

乳腺癌是国内外女性中发病率最高的恶性肿瘤之一,全球疾病负担研究表明:乳腺癌的发病率在全球范围内大部分国家和地区呈上升趋势。最新的数据表明,2018年全球新确诊的女性乳腺癌患者总数约为209万,是女性发病率最高的恶性肿瘤,死亡人数约为63万,也是世界范围内女性中死亡人数最高的恶性肿瘤,对该病的防治已成为医务工作者的重任。

乳腺癌的病因复杂,发病机制尚未完全明确,随着分子生物学的研究和生物技术的迅速发展,对乳腺癌的预防和早诊早治取得了重大进展。但乳腺癌的预防,尤其对病因学的预防仍处于探索阶段,如何提高治愈率、降低死亡率和提高患者的生活质量亟待进一步研究。

一、乳腺癌的预防

乳腺癌的预防可分为三级,一级预防也称病因学预防;二级预防旨在通过普查使乳腺癌达到早期发现,早期诊断,早期治疗;三级预防是对已患乳腺癌,尤其是中晚期患者的积极治疗,以延长寿命,提高生活质量。通常所说的乳腺癌的预防主要是指一、二级预防,即在乳腺癌未发病前预防不发病,对已发病早期者做到早诊早治。

(一) 提倡合理饮食习惯,改变不良生活方式

一级预防在于消除致病因素及病因,提高机体免疫能力,防患于未然。乳腺癌的危险因素颇多,其中某些因素如遗传、基因等是不可改变的,而有些因素却与人们的不良生活、饮食习惯密切相关。可以通过改变那些不良生活习惯来降低乳腺癌的发病。饮食习惯也是一个很受关注的问题。在亚洲许多国家,每天脂肪的摄入仅提供总热量的不足20%,其乳腺癌发病率较脂肪摄入高达总热量40%的西方国家要低得多,尤其比西欧国家要低得多。有人对10 000名对照性研究资料进行分析后发现,每日增加100g脂肪,乳腺癌相对危险度上升为对照人群的1.35倍,且脂肪的摄入与绝经期后乳腺癌的发病率有关。另有研究发现,在34个发达国家中,平均每人每日摄入脂肪量为133.3g,而在26个不发达国家中为59.6g,两者有显著差异。但同时也有一些研究认为未能证明脂肪摄入与乳腺癌存在相关性。但多数流行病学研究仍强调膳食中有较多的红肉以及脂肪,饮酒,肥胖,缺乏锻炼,未生育,未哺乳喂养,绝经后激素治疗,长期服用避孕药,主动或被动吸烟以及隆胸,均可增加患乳腺癌的风险。控制体重,不吸烟,不饮酒,不熬夜,均衡饮食,多吃蔬菜、水果及谷物,加强锻炼,舒缓生活压力、控制不良情绪,首次分娩年龄不要超过35岁以及母乳喂养均有益于乳腺癌的预防。

(二) 药物预防

乳腺癌的发生、发展经历着漫长的时间转化和进展,包含多个阶段,其中促进阶段呈可逆的双向发展,既可发展成癌,也可逆转恢复到正常状态,故此阶段是进行干预的最佳时期。另有大量动物实验和临床应用数据均证实,三苯氧胺作为乳腺癌术后辅助治疗可降低对侧乳腺发生第二原发乳腺癌的危险性。基于此,人们开始探索乳腺癌化学预防的可行性。其中研究最多、有肯定结果的是,非甾体雌激素拮抗剂三苯氧胺。经过意大利、英国、美国等国家研究,并在1988年被批准为乳腺癌高危人群化学类预防药物。研究认为三苯氧胺能减少49%侵袭性乳腺癌发病危险,危险度下降随年龄增加而提高:≤49岁者为44%;50~59岁为51%;≥60岁为55%。有小叶原位癌史者降低56%;非典型增生降低86%。非侵袭性乳腺癌发病危险下降50%,ER(+)者减少69%。值得注意的是子宫内膜癌的发病率有所增加,是未用该药人群的2.5倍左右,多发生于50岁以上女性。但脑卒中、肺栓塞、深静脉血栓在全年龄段均有所提高。

尽管三苯氧胺可出现上述不良反应,但它可以减少侵袭性和非侵袭性乳腺癌的发生。在许多具有乳腺癌高危因素的女性中,三苯氧胺作为乳腺癌预防性药物是合适的。

(三) 预防性乳腺切除

除化学预防外,某些乳腺癌高发国家或地区,开始有选择地对一些高危乳腺癌发病妇女,如已患乳腺癌且具很强的家族性遗传倾向者,基因监测发现 BRCA1、BRCA2 基因突变,乳腺活检证实原位癌等做预防性双乳腺体切除。但此预防性双乳切除,给女性带来了无可弥补的生理缺陷与精神创伤,约1/3的妇女因此诱发了性功能障碍,而且也未有肯定的预防效果。因此,美国肿瘤外科协会(The Society of Surgical Oncology,SSO)于1993年制定了预防性乳腺切除手术指征,以规范其适应证(表3-9-4)。

表 3-9-4　美国肿瘤外科协会制定的预防性乳腺切除术的指征

无既往乳腺癌史的妇女
- 不典型增生
- 家族中有绝经前患双侧乳腺癌的患者
- 不典型增生和/或绝经前双侧乳腺癌的家族史伴致密、结节状乳房既往患单侧乳腺癌的妇女
- 弥散的微小钙化灶
- 小叶原位癌
- 小叶原位癌后发生的单侧乳腺癌
- 存在另一些危险因素如不典型增生、直系亲属的乳腺癌家族史,年龄 <40 岁

(四) 乳腺癌二级预防

乳腺癌二级预防即三早原则:早发现、早诊断、早治疗。指的是乳腺癌一旦形成,如何在早期阶段发现,并及时治疗,以提高生存率,降低死亡率。普查是指在无症状的人群中发现肿瘤患者。20 世纪 60 年代美国开始实施的女性健康普查,Shapiro 曾报道其检出死亡率 10 年降低 30%,18 年降低 23%~24%。其中以乳腺 X 线摄片发现乳腺癌,死亡率降低最明显。临床体检与乳房 X 线摄影联合检测者居次,仅靠临床体检其检出率差异很大,降低死亡率的效果最差。通过普查能达到以下效果:①早期发现,早期治疗,改善预后;②早期发现,可实施如保留乳房破坏性较小的手术,保存乳房功能,有利于生活质量的提高;③减少术后辅助治疗的费用,节约卫生资源;④减少妇女的精神创伤。

1. 筛查对象　考虑到射线对健康女性乳腺的损害,普遍主张对 40 岁以上无症状妇女进行筛查。普遍认为大量乳腺癌发生于 40~49 岁,此类乳腺癌患者中部分乳腺癌存在生长更快、恶性程度更高的现象,对此类亚群应进行个体化筛查,特别是那些有明确乳腺癌高危因素的人。

中国妇女乳癌发病状况与西方国家有所不同,高峰年龄为 40~49 岁,比美国的 50~59 岁提前 10 年。30~39 岁年龄组乳腺癌比例,中国为 21.4%,美国仅占 7.3%;而 >70 岁年龄组乳腺癌比例,中国仅为 4.8%,美国则占 24%。故我国乳腺癌普查年龄应较西方为早,以 30~64 岁为宜。

近年来国外对有乳腺癌家族史妇女的普查较为重视。一般而言,家族性乳腺癌可分为两种,一种是由多种基因突变而发生的家族性乳腺癌;另一种则是由于某单一基因变异而发生的遗传性乳腺癌。目前认为,仅有 5%~10% 的乳腺癌是由某种遗传基因突变引起的。已证实在 45% 遗传性乳腺癌中有 BRCA1 基因突变。具有 BRCA1 基因突变的患者,其在 50 岁时发生乳腺癌的概率为 50%;至 60 岁时则可达 80%。英国曾对 8 236 例 50 岁以下有乳腺癌家族史的妇女进行普查,这些妇女至少有一位一级亲属在 50 岁前患乳腺癌。入组时发现其中 4.9/1 000 患乳腺癌,此后普查时乳

腺癌检出率为每年 2.3/1 000。检出乳腺癌 76 例,平均年龄 42.5 岁。认为对有明确乳腺癌家族史的妇女进行普查是更有价值的。

然而,能否以乳腺癌流行病学的高危因素(如初潮早、行经期较长、晚生育、未哺乳、绝经后肥胖、身躯高大、乳腺病史等)作为乳腺癌普查的初筛指标,以浓缩普查对象仍缺乏循证医学证据。遗憾的是国内外的研究发现绝大多数乳腺癌并无这些危险因素。尽管美国妇女患乳腺癌的危险是 1∶8,但真正有明确流行病学因素者仅占 30%。

2. 筛查方法　目前各国所采用的筛查方案和具体手段不尽相同,其选择原则是:①简单易行、经济,以利于完成较大工作量;②易被接受,保证较高的普查率;③必须相对准确可靠,允许有一定的假阳性,但避免过高的假阳性;④有较高的敏感性,有利于发现无症状的早期癌,基本应杜绝假阴性。

(1) 美国癌症协会推荐方案:1980 年美国癌症协会 (American Cancer Society,ACS) 发表了在无症状人群中早期发现癌症的指导方针(表 3-9-5)。在临床实践中发现其对协助社区基层医务人员及无症状的个体积极参与癌症的早期发现,对促进健康起着重要的作用。

表 3-9-5　乳腺癌早期发现推荐方案

检查方法	性别	年龄/岁	期限
乳腺自检	女性	≥20	每月
乳腺临床检查	女性	20~39	每 3 年
		≥40	每年
乳腺摄片	女性	35~39	摄片 1 次备查
		40~50	每 1~2 年
		≥50	每年

对携带 BRCA1 和 BRCA2 基因突变的妇女,暂推荐参考癌症研究联合会的方案(表 3-9-6)。因其制定依据来自专家意见和个案报道,其结果有待实践检验。

表 3-9-6　对有阳性家史基因突变携带者检测方案

检查方法	临床建议	注意问题
乳腺自检	每月 1 次	效果未证实
乳腺临床检查	25~35 岁后每 0.5~1 年 1 次	效果未证实
乳腺 X 线摄片	25~35 岁后每年 1 次	50 岁以下妇女其利弊未确定

作者认为:根据中国妇女乳腺癌发病年龄呈年轻化趋势,预期性检查年龄应提前。

乳腺自检:≥20 岁,每月 1 次。

乳房临床检查:25~30 岁,每 2 年 1 次;≥30 岁,每年 1 次。

乳房彩超:30~40 岁,每年 1 次;≥40 岁,每年 1~2 次。

乳房钼靶:35~40 岁,每 1~2 年 1 次;40 岁以上,有乳癌

PACC 家族史,有单纯性乳胶化生病史,久治效果不佳者,均每年 1 次。

（2）筛查的实施:

1）乳腺自我检查:乳腺自检检测手段曾受到广泛的关注,是简单、方便、经济、可控的方法,可选择在每次月经过后7~10 天进行检查,此时乳房质地更柔软,有助于乳房异常肿块的发现。乳腺自检有利于动态追踪观察和筛查间期的自我监视。不少研究者希望用此法来降低乳腺癌的死亡率。然而遗憾的是能经常坚持自检者不足 1/4,也无足够的证据说明经常乳房自检的有效性,自检有较高的假阴性,从而丧失了警惕。目前,乳腺自检作为普查方法尚不成熟,但可作为普查间期的辅助检查手段,以早期发现筛查时漏检或普查间期发病的"间期癌"。

2）体检及乳腺 X 线摄片:乳腺 X 线摄片已发展为最有效的普查手段。随着 X 线技术的改进,乳腺 X 线的灵敏度和安全性不断提高。目前乳腺摄片的照射剂量降低至0.005Gy 以下,据美国科学院放射离子生物效应咨询委员会（Committee on the Biological Effects of Ionizing Radiations,BEIR）估计,每照射 0.01Gy 剂量,乳腺癌发病的危险性才增加 0.83%。但未生育年轻女性,尤其是月经初潮前后青春期女子以及怀孕妇女,其乳腺组织对射线有较高的危险性。因此,将普查年龄定在 35 岁以上是适宜的。

近红外线检测,是 20 世纪 80 年代发展起来的新技术。由于操作简单、直观、无损,国内不少单位用于普查过筛,但检测价值难定。

彩色超声断层检查,使用简便、无损,有助于实性与囊性肿物的鉴别,是继乳腺 X 线摄片的又一重要辅助检查手段。

3）两次筛查间隔:国外为 1~2 年,间隔过长,将增加"间期癌"的发生,而失去筛查意义;间隔期过短,增加工作量和费用。目前普遍认为间隔期以 1.5~2 年为宜。但对那些高危个体仍应坚持每年一次的检查,有助于"间期癌"的早期发现。根据我国乳癌发病年龄有提前之势,筛查密度应增加至 30 岁以上,以每年 1 次为宜。

二、乳腺癌的治疗

乳腺癌在 20 世纪 70 年代已被公认为是一种全身性疾病,乳腺肿瘤所在仅是乳腺癌全身性疾病的局部表现。因此治疗乳腺癌强调整体与局部兼顾。对可切除的乳腺癌以手术为主的综合治疗方案,即手术、化疗,必要时放疗、靶向治疗以及内分泌治疗,也可对局部晚期不宜手术的,先辅助化疗,再行手术治疗等综合治疗以提高疗效。

（一）手术治疗

Halsted（1894 年）首创乳腺癌根治术。因手术合理,疗效明确,百余年来成为人们治疗乳腺癌所遵循的标准术式。

近 30 年来,由于对乳腺癌生物学特性有进一步的研究和认识,乳腺癌自发病开始就是一种全身性疾病,无止境地扩大局部切除范围无助于改善预后,局部淋巴结并非肿瘤的转移屏障,手术仅是切除局部病灶,化学治疗是解决全身其他部位病灶的手段。因此,乳腺癌手术范围的大小,对患者的预后难以产生决定性作用。同时,随着早期病例增多,放射治疗设备及技术提高,人们期望既治愈疾病,又能保持形体的完美,综合治疗效果不断提高,保留乳房的乳腺癌根治术逐渐替代了原破坏较大的根治性乳房切除术。

1. 根治术（Halsted,1894）

（1）手术范围:包括全乳房、覆盖肿瘤表面的皮肤（肿瘤开口边缘距正常皮肤不小于 3cm）、胸大肌、胸小肌,必要时切除腋窝及其周围皮下组织,腋静脉以下脂肪淋巴组织整块切除。

（2）适应证:浸润性癌,0、Ⅱ、Ⅲ级及临床部分Ⅲ期患者（未侵犯胸壁,无锁骨上淋巴结转移,橘皮征不超过乳房面积的 1/2,无上肢水肿等）。

2. 改良根治术

（1）手术范围:Ⅰ式（Auchincloss 手术）,保留胸大肌、胸小肌,清除腋窝淋巴结;Ⅱ式（Patey 手术）,保留胸大肌,切除胸小肌,腋淋巴结清扫范围基本同根治术式。

（2）适应证:Ⅰ、Ⅱ期及部分Ⅲ期患者。

3. 全乳切除术

（1）手术范围:整个乳房切除,包括腋尾及胸大肌筋膜。

（2）适应证:

1）临床Ⅰ、Ⅱa 期乳癌。

2）重要脏器功能障碍。

3）年老体弱,合并其他疾病不能接受上述手术。

4）乳腺癌合并破溃,出血作为综合治疗一部分。

5）Paget 病,腋淋巴结阴性者。

4. 保留乳房的乳腺癌根治术　原发乳癌局部切除联合腋淋巴结清扫术。

（1）手术范围:两种切除方法:

1）原发灶局部切除。

2）原发灶扩大切除或乳腺 1/4 象限切除。多主张尽可能清扫腋淋巴结。

（2）适应证:

1）肿瘤直径在 3cm 以内,肿瘤距乳头 3cm 以外。

2）X 线显示肿瘤为单个结节。

3）无胶原性血管疾病。

4）肿瘤切除后边缘肿瘤细胞为阴性。

5）乳房适当大小,患者要求手术。

6）有条件进行放疗及前期随访。

7）腋淋巴结无明显转移。

（3）禁忌证:

1）原发灶位于乳房中央区。

2）2 个或 2 个以上原发灶。

3）乳腺 X 线片显示广泛钙化灶。

4）病理检查显示广泛导管内癌成分。

（二）化学治疗

乳腺癌是一种全身性疾病，化学治疗在乳腺癌综合治疗中发挥着重要作用。乳腺癌化学治疗分三类：①新辅助化疗（术前化疗）；②术后或放疗后的辅助化疗；③晚期乳腺癌的治疗。

1. 可手术乳腺癌的综合治疗

（1）新辅助化疗：自 20 世纪 80 年代以来，开展了化疗后再应用手术或放疗治疗实体瘤，这种术前化疗方法称为新辅助化疗。

乳腺癌新辅助化疗首先用于局部晚期癌。经过近 30 年的临床实践与研究，术前化疗作用已确立，其有效率 CR 最高达 50%，PR 可达 90%，降低临床分期，提高了手术切除率与保乳率。早期可手术乳腺癌新辅助化疗也陆续报道，有效率为 70%~90%，但仍处于探索阶段，有待于前瞻性随机研究。

新辅助化疗具有下列优点：

1）可避免体内潜伏的亚临床病灶在原发癌切除后，由于体内肿瘤总量的减少而加速生长。

2）可避免体内残留癌灶在术后因免疫抑制而发生转移。

3）可消灭微小转移灶，减少耐药发生。

4）降低肿瘤细胞活力，减少远处传播机会。

5）了解化疗的敏感性。

6）肿瘤缩小、降低临床分期，有利于手术切除率提高。

7）术前化疗反应情况，有助于判断预后，并为进一步选择合理综合治疗方案提供依据。

但是新辅助化疗还存在一些问题：

1）推迟手术时间。

2）由于缺乏术前有关预后资料，可能增加过度治疗或治疗不足的危险。

3）术前化疗控制微转移作用是否优于术后化疗。

4）新辅助化疗方案、剂量、持续时间（周期）有待于进一步探索。

（2）术后辅助化疗：

1）乳腺癌术后辅助化疗：也称保驾化疗或巩固治疗。乳腺癌从一开始就是一种全身性疾病的概念已为世人接受。实验与临床证实，乳腺癌一旦确诊已有 10%~15% 的患者有远处器官转移，而潜在的微小转移灶有 50%~70%，常见的转移部位是肺（占 60%），其次是骨、肝、软组织、脑和肾上腺。故有人认为，即使临床认为"早期"病例，也往往存在Ⅳ期的可能，实际上往往可能包括Ⅰ~Ⅳ期。在一般检查不能发现的微小转移灶可能成为日后乳腺癌的转移、复发的隐患。因此，即使是做了根治术，也并不等于治愈。术后适当的巩固治疗实属必需。实验证明，肿瘤治愈的可能性与化疗开始时

肿瘤细胞的数量成正比，即肿瘤细胞量愈少，治愈的可能性愈大。因此，对术后乳腺癌患者施以辅助化疗，比用化疗来治疗已转移的晚期病例要获益的多。

2）术后辅助化疗的临床研究：术后辅助化疗能明显降低可手术乳腺癌患者的复发率与死亡率，提高治愈率，已成为不争的事实。

2. 腋淋巴结阳性

对绝经前患者，术后辅助化疗公认为首选治疗。有研究对 75 000 例乳腺癌患者 10 年随访资料分析表明，辅助化疗可使 50 岁以下患者复发率和死亡率分别下降 37% 和 27%。

3. 腋淋巴结阴性

此类患者，乳腺癌根治术后复发率欧美报道为 10%~32%，日本较低为 8%~14%。换言之，约 70%~80% 无腋淋巴结转移患者，仅用手术治疗即可治愈。设想对腋淋巴结阴性病例常规做术后辅助化疗，实际上仅使 10% 患者受益，而 90% 病例无辜蒙受化学药物痛苦，而目前辅助化疗仅使复发率降低 1/3 左右。因此，在 N_0 乳腺癌患者中筛选出高危人群，制定术后辅助化疗适应证十分重要。目前多数学者认为凡乳腺癌直径≥5cm、腋淋巴结转移≥10 个或转移淋巴结占总淋巴结数 50% 以上、组织学分级高（Ⅲ级）、癌组织或癌旁脉管有癌浸润和癌栓形成、无雌激素受体、e-erbB2 扩增应视为高危复发人群，应予术后辅助化疗。

辅助化疗基本原则：

（1）联合化疗优于单一化疗。

（2）药物剂量要达到预期剂量，就 CMF 方案而言，剂量强度达 85% 以上，才能保证有效，而剂量在 65% 以下时，严重影响治疗结果。

（3）给药期限不宜太长，6~12 个月最佳。

（4）尽早开始，一般术后 2 周，特殊情况最迟不宜超过术后 4 周，若延迟 4~6 周再化疗，则肿瘤负荷倍增，对抗癌药的敏感性随之下降，可能失去杀灭体内残余癌细胞的机会。

（5）腋淋巴结转移数目≥4 个或 e-erbB2 高表达病例，应考虑使用蒽环类药物为主联合化疗方案。

（6）淋巴结≥10 个高危复发人群，其无病生存率仅为 15%~31%，应考虑提高剂量强度或高剂量化疗方案。

（7）晚期患者，年老体弱，强烈化疗无助于预后，可辅以生物调节剂。

4. 晚期乳腺癌化疗

晚期乳腺癌治疗较困难，在转移癌患者中，只有很少可获得长期生存。据统计，约 75% 转移发生于原发癌确诊 5 年内，治疗后中位存活时间为 2~3 年，对绝大多数患者主要目的是缓解症状、提高生活质量、延长寿命。

（1）内分泌治疗：激素依赖性乳腺癌，其癌细胞内可检测到 ER 及/或 PR，约 50%~60% 呈阳性。阴性不能行内分泌治疗。

内分泌治疗具有以下特点：①不良反应轻；②经选择病情缓解期与联合化疗相似；③中位有效期比联合化疗长；④治疗起效缓慢，服药后 2~3 个月才见肿瘤缩小，至少服药

16 周做评价。

内分泌治疗可分两类:①手术切除,卵巢、肾上腺及脑垂体切除,但多已被药物治疗所代替;②内分泌药物治疗。

常用内分泌药物有雌激素拮抗剂、芳香化酶抑制剂、LH-RH 类似物和孕激素。

1)雌激素拮抗剂:TAM 是最常用的非甾体雌激素拮抗剂,TAM 能与 ER 结合阻断雌激素对受体的作用。①乳腺癌术后辅助治疗;②复发、转移内分泌治疗,其缓解率为 50%~60%;③降低健侧 50% 乳腺癌的发病风险;④用于乳腺癌高危人群的干预,其中非典型增生者,可降低发生乳腺癌风险 86%。其他雌激素拮抗剂有:Fareston(法乐通)等。

2)芳香化酶抑制剂:芳香化酶抑制剂是通过抑制该酶的活性、阻断雌激素合成而达到抑制乳腺癌细胞生长的目的。

Formestane(Lentaron,兰他隆)为新一代选择性芳香化酶抑制剂,该药不影响体内 LH、FSH 和 TSH,其缓解率为软组织 55%、内脏 33%、骨 24%。

Anatrozole(Arimidex,瑞宁德)是高选择性芳香化酶抑制剂。与 AG 相比,抑制芳香酶活性达 95% 以上,而不影响体内肾上腺皮质激素和醛固酮水平。

Letrozole(Femara,来曲唑)是另一高选择性芳香化酶抑制剂。与 AG 相比,其体内活性强 150~250 倍,而体外活性强 10 000 倍。

3)LH-RH 类似物:人工合成的 LH-RH 激动剂通过与 LH 受体结合,负反馈抑制垂体产生 FSH 和 LH,其主要产品为 Zoladex(诺雷德),治疗绝经前复发、转移乳腺癌,其疗效与去势术相当,加 TAM 疗效提高。

4)孕激素:包括甲羟孕酮(甲孕酮)和甲地孕酮在内的孕激素,通过改变体内内分泌环境,通过负反馈抑制产生 LH,还可以通过孕激素受体作用于乳腺癌。大剂量孕激素适于复发转移晚期乳腺癌的解救治疗、缓解化疗作用、提高生活质量。

(2)化学治疗:转移乳腺癌化疗适用于:病情发展迅速;内脏转移;无病生存期 <2 年;既往内分泌治疗无效者。

此化疗方法分单药应用和联合化疗,临床以后者为主。

单药应用:许多药物对乳腺癌有效,其中最有效的药物是 ADM、EPI、紫杉醇(泰素)、多西他赛(泰索帝)与诺维本,单药的有效率可达 50%。但一般临床试验证明,联合化疗比单一化疗客观反应更具明显优势。

联合化疗:作为一线治疗有效率为 45%~80%,5%~25% 可达 CR,中位缓解期 5~13 个月,有效病例中位生存期 15~33 个月。常用的方案及有效率为:CMF(绝经前 69%,绝经后 55%);CAF(66%);CMFVP(50%~60%);NVB+ADM(80%);VP-16+DDP(70%);Taxol+Dop(80%~90%)。

(三)术后放射治疗

术后放射治疗是一种局部治疗,可减少局部复发率,提高生存率。术后辅助放疗适应证:①乳腺部分切除;②根治术后证实淋巴结转移 4 个以上(含 4 个);③疑有内乳淋巴结转移者;④原发癌位于乳腺中央或内侧者。

放疗时,剂量必须达到有效剂量,靶体积必须准确,才能提高生存率和生活质量。

(葛 新 郭瑞霞 乔玉环)

参考文献

1. 刘媛媛,郭瑞霞,李碧军,等.绝经后妇女子宫颈癌前病变的特点分析.中华妇产科杂志,2021,56(2):114-120.

2. 谢幸,孔北华,段涛.妇产科学.9 版.北京:人民卫生出版社,2018.

3. Costas L,Frias-Gomez J,Guardiola M,et al. New perspectives on screening and early detection of endometrial cancer. Int J Cancer,2019,145:3194-3206.

4. Perkins RB,Guido RL,Saraiya M,et al. Summary of Current Guidelines for Cervical Cancer Screening and Management of Abnormal Test Results:2016-2020. J Womens Health(Larchmt),2021,30:5-13.

5. Horner P,Donders G,Cusini M,et al. Should we be testing for urogenital Mycoplasma hominis,Ureaplasma parvum and Ureaplasma urealyticum in men and women? — a position statement from the European STI Guidelines Editorial Board. J Eur Acad Dermatol Venereol,2018,32:1845-1851.

6. 张岱,刘朝晖.生殖道支原体感染诊治专家共识.中国性科学,2016,25(03):80-82.

7. Webster K,Eadon H,Fishburn S,et al. Ectopic pregnancy and miscarriage:diagnosis and initial management:summary of updated NICE guidance. BMJ,2019,367:l6283.

8. 郎景和.对子宫内膜异位症认识的历史、现状与发展.中国实用妇科与产科杂志,2020,36(03):193-196.

9. Wang Y,Nicholes K,Shih IM. The Origin and Pathogenesis of Endometriosis. Annu Rev Pathol,2020,15:71-95.

10. oninckx PR,Ussia A,Adamyan L,et al. Pathogenesis of endometriosis:the genetic/epigenetic theory. Fertil Steril,2019,111:327-340.

11. Bulun SE,Yilmaz BD,Sison C,et al. Endometriosis. Endocr Rev,2019,40:1048-1079.

12. Kho KA,Chen JS,Halvorson LM. Diagnosis,Evaluation,and Treatment of Adenomyosis. JAMA,2021,326:177-178.

13. 中国医促会泌尿健康促进分会,中国研究型医院学会泌尿外科学专业委员会.经阴网片置入治疗女性盆腔脏器脱垂手术安全共识.现代泌尿外科杂志,2021,26(4):281-287,292.

14. Sung H,Ferlay J,Siegel RL,et al. Global Cancer Statistics 2020:GLOBOCAN Estimates of Incidence and Mortality Worldwide for 36 Cancers in 185 Countries. CA Cancer J Clin,2021,71(3):209-249.

15. Siegel RL,Miller KD,Fuchs HE,et al. Cancer Statistics,2021.CA.Cancer J Clin,2021,71:7-33.

16. Jaakkola S,Lyytinen H,Pukkala E,et al. Endometrial cancer in postmenopausal women using estradiol-progestin therapy. Obstet Gynecol,2009,114(6):1197-1204.

17. Fontham ETH,Wolf AMD,Church TR,et al. Cervical cancer screening for individuals at average risk:2020 guideline update from the American Cancer Society. CA Cancer J Clin,2020,70(5):321-346.

18. Yonemoto N. Global burden of 369 diseases and injuries in 204 countries and territories,1990-2019:a systematic analysis for the Global Burden of Disease Study 2019.Lancet,2020,396(10258):1204-1222.

19. 李宜臻,郑怡,邓玉皎,等. 1990—2019 年中国女性乳腺癌疾病负担及危险因素研究.中国循证医学杂志,2021,21(8):876-881.

20. 张雪,董晓平,管雅喆,等.女性乳腺癌流行病学趋势及危险因素研究进展.肿瘤防治研究,2021,48(1):87-92.

21. Thorat MA,Balasubramanian R. Breast cancer prevention in high risk women. Best practice & research. Clinical obstetrics & gynaecology,2019,65:18-31.

22. Jatoi I,Kemp Z. Surgery for Breast Cancer Prevention. JAMA The Journal of the American Medical Association,2021,325(17):1804.

23. Narayan AK,Lee CI,Lehman CD. Screening for Breast Cancer. Medical Clinics of North America,2020,104(6):1007-1021.

24. Farrell K,Bennett DL,Schwartz TL. Screening for Breast Cancer:What You Need to Know. Missouri Medicine,2020,117(2):133-135.

25. Jones C,Lancaster R. Evolution of Operative Technique for Mastectomy. Surgical Clinics of North America,2018,98(4):835-844.

第十章

妇女职业与环境保健

第一节　概　述

妇女保健是根据预防医学的观点，在妇产科学的基础上分化、发展起来的，以保护和促进女性生殖健康为目的的科学，是研究生物学因素、心理社会因素以及环境因素对女性身心健康，特别是对生殖系统和生殖功能的影响及其预防保健措施的医学理论和技术措施的科学。1995 年 9 月 WHO 在于中国北京召开的第四次世界妇女大会上提供的文件中，提出了目前妇女保健中的 8 个主要问题之一，是"与工作有关的及环境的健康危害"(work-related and environmental health hazards)，也就是说，在妇女保健中，对职业和环境中存在的危害女性健康，特别是生殖健康的问题应提起注意，予以重视。

一、职业因素与环境因素的概念

(一) 环境因素

人类赖以生存的外界环境中存在着各种物质，如空气、水、土壤、食品及其他生活物质。这些物质都属于环境因素

（environmental factors）。由于人类的生产和生活活动,使外界环境中的物质具有各种复杂的构成而形成不同的环境状态,并对人体健康产生一定影响。良好的自然环境为人类和其他生物提供了生存和发展的有利条件。另一方面,有些地区的自然环境(也称原生环境)条件恶劣,同时人类的生产和生活活动对环境可造成不利的影响,如工业生产造成的大气污染、水污染;劳动条件不良造成的工作环境的污染;农药使用造成的食品污染;生活环境中冬季采暖、房屋装修、吸烟等造成的居室内空气污染等,当接触剂量过高时对人体健康还可带来许多不利的影响,甚至发生疾病。对人体健康(包括生殖健康)可造成不利影响的环境因素,称之为环境有害因素。

1. 影响人体健康的外环境因素　按其属性可分为:

（1）物理因素:主要包括气温、气湿、气流等气象条件因素;X 射线、γ 射线、高频电磁场、微波、红外线、可见光、紫外线等电磁辐射;噪声、超声波、振动、低气压、高气压等。

（2）化学因素:化学因素种类繁多,成分复杂,既包括对人类生存和健康必需的有机物质和无机物质(比如空气的化学组成、水体的成分、土壤的化学组成及其含有的微量元素等),又包括在人类生活、生产活动中排出的有毒化学物质,比如各种工业毒物及生产中排出的废气、污染水质的有机和无机化合物、药物、农药、食品添加剂、烟、酒、化妆品、洗涤用品等。

（3）生物学因素:包括环境中的细菌、真菌、病毒和寄生虫等各种病原微生物,如风疹病毒、肝炎病毒、布氏杆菌、炭疽杆菌以及梅毒螺旋体、弓形虫等。

2. 接触途径　环境因素一般通过以下接触途径,影响人体健康:

（1）生活接触:日常生活接触可来自许多方面,包括:①居室空气污染:吸烟、生活炉灶的燃烧产物和烹调油烟导致的室内空气污染早为人们所熟知,室内装修和现代家具造成的居室环境污染则尚未引起足够的重视。②食品:食品供给人体必需的营养,某些营养素缺乏或过剩则可对健康带来不利的影响;食品受到微生物或农药的污染还可引起食物中毒的发生。③生活用品:如厨房清洁用品、化妆品中往往含有对人体有害的化学物质;使用电热毯、微波炉、移动电话时可接触电磁辐射等。

（2）外环境接触:如工厂排出的废气、废水和固体废物污染周围的大气、水源和土壤等;城市运输带来的汽车尾气排放造成对城市空气的污染等;以及有些地区地质条件某种元素过多或缺乏,如缺碘或高氟造成碘缺乏病和先天性氟中毒的发生等。

（3）职业接触:从事工农业生产、科学技术工作或服务行业(如化工及农药的生产、医疗机构、美容业、洗衣业)等职业活动;由于工作环境劳动保护措施不够或者生产设备布局不合理等可接触到多种化学的、物理的以及生物的有害因素,可以引起职业病的发生以及对生殖健康产生不良影响。

（二）职业因素

人在从事工农业生产劳动、科学技术活动,以及各种社会服务事业的劳动过程中,由于职业特点,其所接触的工作环境及劳动过程中的各种因素,对劳动者机体的功能状态和健康可能产生一定的影响。所有这类因素,统称为职业因素。某些职业因素当其强度(或浓度)达到一定界限,对劳动者的健康和劳动能力可能产生不良影响或危害时,则称之为职业性有害因素或职业危害（occupational hazards）。

职业性有害因素(职业危害)的来源主要有两个方面:

1. 生产或工作环境　由于生产设备、原材料和工艺过程的特点或技术条件原因而产生的某些有害物质可污染工作环境。如生产或工作环境中存在的各种化学物质(如金属毒物、有机溶剂、高分子化合物等)、物理因素(如噪声、振动、电离辐射等)、生物学因素(如炭疽杆菌、乙型肝炎病毒等)等环境有害因素。

2. 劳动过程　人在职业生产和活动中,除可接触工作环境中的有害因素外,劳动过程本身也可产生某些职业危害,对机体健康产生不良影响如:①劳动组织或劳动制度不合理,劳动休息制度不健全,劳动时间过长;②精神过度紧张;③劳动强度过大,劳动安排与劳动者身体的健康状况不相适应;④个别器官系统过度紧张,如视力紧张、听力紧张等;⑤因为工作需要,长时间被迫处于某种单一的工作体位,如立位、坐位、蹲位等。

因此,职业性有害因素不仅仅包括职业场所环境因素,还包括劳动过程中存在的各种有害因素。

职业危害的发生主要取决于职业性有害因素的强度(或浓度),以及接触职业性有害因素的程度,即暴露(接触)时间的长短。当其强度或浓度超过一定限度,或接触时间较长时,则可对人体产生以下危害:

（1）降低机体的抵抗力,表现为感染性疾病等一般性疾病的患病率增高。

（2）导致机体特异的病理状态,即职业病（occupational disease）。广义的职业病是泛指职业性有害因素引起的各种疾病。而在法律上,职业病却有一定范围,即国家规定的法定职业病。妇女在经期、孕期、围绝经期,生理功能状况发生改变,往往可提高对某些职业性有害因素的敏感性而易于发生职业病。

（3）影响女性生殖功能而导致生殖损伤。

二、职业和环境因素与生殖损伤

在一定的条件下,职业和环境因素可导致生殖损伤的发生。

（一）生殖功能

生殖功能是保证种族延续的各种生理过程的总称,生殖过程按生殖细胞的发生、受精和发育顺序可分为如下过程:首先是配子形成和丘脑下部-垂体-卵巢的内分泌调节;配子释放后是性周期和性行为的维持;精卵结合受精成为合子;合子在生殖道内转运;着床;胚胎发生;器官分化、形成；胎儿发育;分娩等。新生儿娩出后经过新生儿期、婴儿期、幼儿期和学龄期的儿童生长发育,直至青春期性成熟,又可进行下一代的繁殖。如此循环不已,达到种族繁衍的目的(图 3-10-1)。

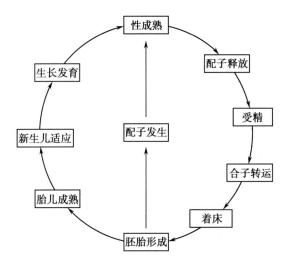

图 3-10-1 女性的生殖循环

(二)生殖损伤

生殖损伤(reproductive impairment)是指生殖功能的全部生理过程中,任何一个环节受到影响所导致的生殖功能障碍或不良生殖结局。当职业或环境有害因素具有性腺或配子毒性、胚胎或胎儿毒性,以及影响母体神经内分泌功能或具有其他母体毒性时,均可影响生殖功能,造成生殖损伤。生殖损伤的各种表现如下:

1. 性功能障碍 如性欲减退等。
2. 月经周期异常或无月经。
3. 不孕或生育力下降 由于性腺功能异常或生殖器官异常,或其他原因引起。
4. 妊娠及分娩时疾病 如妊娠期高血压疾病、宫缩无力、胎儿窘迫等可能危及胎儿的妊娠或分娩并发症的发生率增高。
5. 早期胎儿死亡 指妊娠 28 周前的胚胎或胎儿死亡。
6. 晚期胎儿死亡 指妊娠 28 周后的死胎。
7. 分娩时胎儿死亡 即死胎。
8. 分娩时胎儿胎龄的改变 如早产或过期产。
9. 新生儿性别比的改变 指新生儿中男、女婴比例的改变。
10. 胎儿发育异常 出现畸胎或其他先天缺陷。
11. 胎儿发育迟缓 如低出生体重儿或小于胎龄儿的出生。
12. 早期新生儿死亡 指出生后 1 周内的新生儿死亡。
13. 婴儿期死亡 婴儿死亡率增高。

14. 儿童期死亡 儿童死亡率增高。
15. 儿童期恶性肿瘤的发生。

职业与环境因素不是构成生殖损伤影响生殖健康的绝对条件。只有当职业因素或环境因素具有生殖发育毒性时,才有导致生殖损伤的危险。为保护生殖健康,提高出生人口素质,有必要加强女性的职业保健和环境保健。

三、妇女职业保健与环境保健

(一)职业保健

妇女职业保健即指职业妇女的劳动保健。是妇女保健的重要组成部分。

1. **妇女职业保健的必要性** 妇女在整个生命周期中,大部分时间要参加各类职业劳动。而根据 WHO 所倡导的关于妇女职业的概念中,从事家务劳动也属于一种职业。各类不同的职业劳动,都伴有不同的劳动环境和劳动条件。妇女在从事各类职业劳动的过程中,劳动环境和劳动过程中存在的职业性有害因素,对女性生殖系统和生殖功能均可产生一定的影响。例如:从事苯作业的女工,易出现月经过多,且往往是苯中毒的早期表现;制药工业中从事己烯雌酚(DES)生产的女工,其女性后代有易患阴道透明细胞腺癌(clear cell adenocarcinoma)的危险;从事重体力劳动的妇女,子宫脱垂及慢性盆腔炎的患病率增高等。而妇女职业保健的目的就是要根据妇女的职业劳动特点,针对劳动环境和劳动过程中存在的职业性有害因素对妇女生殖健康可能产生的危害,研究相应的预防保健对策,并为职业妇女提供保健服务。妇女职业保健是一个特殊的妇女保健问题,是妇女保健不可缺少的内容之一。

目前,世界各国在劳动法规中多数都有规定,对女职工给以特殊的劳动保护以保护她们的劳动权利和生殖健康。妇女劳动保护有双重含义,一是保护妇女的劳动权利;二是在对男女劳动者给予同样的劳动保护外,根据妇女的生理特点还要给予特殊保护,即经期、孕期、产前产后及哺乳期的劳动保护。由于妇女劳动力在全部劳动力中所占比重日益增加,她们的健康保护问题,特别是生殖健康的保护,日益受到人们的重视,且妇女劳动权利的保护主要集中于妇女就业问题。因此,通常所谓妇女劳动保护,主要是指保护妇女劳动者的劳动安全和生殖健康,故可称之为妇女劳动保健或职业保健。使所有的职业妇女都能获得职业保健服务,是实现妇女在整个生命周期内获得全面、恰当、优质、有效的保健服务的重要方面。

2. **妇女职业保健的意义**

(1)妇女职业保健在保护妇女健康及提高出生人口素质上的意义:妇女有其解剖生理特点,如女性肌肉没有男性发达;内生殖器官位于盆腔;骨骼系统结构及呼吸、循环、血液系统的生理功能与男性存在性别差异等。因此,体格和体力,尤其是对重体力劳动的适应能力与男性有差异,且有孕育子代的功能。接触职业性有害因素,除与男性同样有发生职业病和职业中毒的潜在影响外,还会对生殖器官及生殖功能有不良影响,出现月经、妊娠、分娩异常及影响乳汁质量。职业性有害因素不仅可影响妇女本身的健康,还可通过妊娠及哺乳而影响胎婴儿的生长发育和健康,直接影响出生人口素质。因此,做好妇女职业保健,与优生优育关系十分密切,对我国的人口素质提高有重要意义。

（2）妇女职业保健的社会意义:由于妇女解放运动的蓬勃发展,在世界范围内,劳动力中妇女所占的比例,持续稳定地增长。我国女性从业人员已成为劳动力的重要组成部分,保护女性劳动者的健康,就是保护劳动力,具有重要的社会经济意义。同时,保护妇女在一切职业劳动和活动中的安全与健康,也是维护妇女合法权益的重要方面。此外,随着人民物质文化水平的提高,其自我保健意识也逐渐加强,对妇女职业保健的需求日益增加。

3. 妇女职业保健的发展 20 世纪初,妇女职业保健问题开始引起妇产科医生的关注。第二次世界大战后,许多国家相继对职业妇女的劳动保护进行立法。1975 年"国际妇女年"以来,许多国家的职业卫生工作者与妇产科医生合作,开展了职业性有害因素对女性生殖系统和生殖功能影响的生殖流行病学和生殖毒理学研究,推动了妇女职业保健工作的开展。在我国,新中国成立后,女职工劳动保护受到国家的重视,20 世纪 80 年代以来,妇女劳动保护和妇女职业保健取得了较大进展。与妇女职业卫生有关的法制建设取得了突破性的进展。在科学研究方面,根据保护妇女的生殖健康以及提高出生人口素质的需要,逐步形成了以职业危害对妇女生殖健康和胎婴儿发育的影响及其预防保健措施为中心内容的研究方向,并取得了一定的成绩。

(二) 环境保健

妇女环境保健是妇女保健另一重要组成部分。除工作环境(职业环境)外,妇女日常生活环境中的自然环境条件;水污染、室内外空气污染、食品污染等环境污染(environmental pollution);摄取营养物质不合理;吸烟、饮酒等个人嗜好;以及感染等各类环境有害因素,均可影响生殖健康。如地质环境缺碘地区的孕妇,由于缺碘而易于发生自然

流产、早产或死胎,同时,母体缺碘还可影响胎儿甲状腺发育,致甲状腺功能减退,进而影响胎儿脑的发育和功能,出生后,于儿童期发生克汀病(呆小症);高氟地区母亲摄入氟量较多,小儿易发生先天性氟中毒,导致乳儿氟斑牙和幼儿氟骨症的发生。居住地区水体受到化学品污染也可通过母体影响胎儿发育。例如先天性甲基汞中毒(先天性水俣病),就是由于氮肥厂排入海水的废水中含有甲基汞,甲基汞通过食物链富集到鱼贝体内,孕妇食用了被甲基汞污染的鱼贝,影响了胎儿发育引起的。铅作业工厂排出的含铅废气,可使居住在铅作业工厂附近的孕产妇血铅及胎儿脐带血的血铅含量明显升高,影响胎婴儿的脑发育。自 1941 年 Gregg 发现孕妇感染风疹病毒可导致婴儿患先天性风疹综合征以来,至 20 世纪 60 年代孕妇服用反应停(沙利度胺)导致短肢畸形儿的发生,环境感染和药物因素对胚胎和胎婴儿发育的影响被肯定,人们对妇女环境保健重要内容之一的环境优生的认识逐步提高,目前已成为优生咨询中不可缺少的内容。我国目前开展的环境优生工作,即属于妇女环境保健的工作范畴。妇女环境保健要根据环境有害因素对女性生殖健康可能产生的危害,研究相应的预防保健对策,为妇女提供保健服务。

环境有害因素对生殖健康的危害,影响的范围往往较职业有害因素大,影响的人数多。但与职业有害因素比较,由于接触的浓度(强度)或剂量远低于职业有害因素,故短时间内其影响往往不易被发现,而需经过较长时间,对数量较大的人群进行观察,才能发现问题。因此,其影响也往往更为深远。科学证据表明,环境化学因素在发育关键窗口期(比如孕期)的暴露可导致个体生命历程的多种损害,并具有代际传递的潜在风险。空气污染是全球疾病负担重要的环境有害因素,近 10 年的研究表明孕期暴露于空气污染[包括 PM10、PM2.5 等颗粒物,NO_2、CO、O_3 和多环芳烃(PAHs)等]与不良妊娠结局的发生有关。近年来关注较多的持久性有机污染物(persistent organic pollutants,POPs)具有生物蓄积作用和生物放大作用,可引起多种环境效应和健康损害,干扰生殖内分泌,引起癌症、心血管疾病、糖尿病、肥胖、生殖和神经功能损伤等。因此,为了提高出生人口素质及人类的可持续发展,积极开展妇女环境保健是十分必要的。

(保毓书　张敬旭)

第二节　职业及环境有害因素对女性生殖健康的影响

一、环境有害因素的生殖发育毒性

(一) 基本概念

环境中的有害因素(包括职业有害因素及环境有害因

素),对亲代的生殖过程和子代的发育过程造成不利影响的作用,称为生殖发育毒性(reproductive and developmental toxicity),或统称为生殖毒性(reproductive toxicity)或发育毒性(developmental toxicity)。

不同国家的研究者对生殖、发育毒性的定义有不同的解释。目前多数主张生殖毒性是指环境有害因素对生殖系

统的不利影响,表现为生殖器官及内分泌系统的变化(包括配子的形成和发育的变化);性周期及性行为的改变;对生育力及妊娠结局的影响;以及生殖早衰(premature reproductive senescence)等母体生殖系统和生殖功能方面的异常。而发育毒性是指自受精卵、胚胎期、胎儿期乃至出生后直至性成熟止的整个发育过程中,有机体由于暴露于环境有害因素而产生的毒性效应。但在欧洲,则将生殖毒性广义地解释为涵盖了生殖和发育毒性。

长期以来,人们习惯于使用"致畸物"和"致畸性"来说明某些有害环境因素对胚胎发育的影响。致畸(teratogenesis)是指有害因素于胚胎发育的器官形成期(受精后3~8周),通过母体作用于胎体,干扰胚胎的正常发育过程,使胚胎出现永久性的结构异常而导致先天畸形的发生。"致畸性"仅仅是发育毒性的一种表现,用它来概括属于发育毒性的所有表现是不恰当的(图3-10-2)。

(二)发育毒性的表现

1. 发育机体的死亡(death of developing organism) 即指在有害因素的影响下,受精卵无法继续发育而死亡,或着床后生长发育到一定阶段死亡,然后被吸收或自子宫排出,即发生自然流产。在发育毒性实验中,胚胎畸形多与胚胎死亡同时发生。

2. 结构异常(structural abnormality) 主要指发育过程中,胎儿形态结构上的异常改变,即出现畸形。是有害因素干扰胚胎正常发育而造成的后果之一。

3. 生长改变(altered growth) 即发育延迟或生长发育迟缓(growth retardation)。指发育生物体的子代器官或身体整体的重量和大小出现异常变化,表现为胎儿的生长发育指标低于正常标准。例如低出生体重儿、小于胎龄儿(small for gestational age,SGA)、脑小畸形(microcephalia)等。一般以胎儿的生长发育指标比正常或对照的平均值低2个标准差判断生长发育迟缓。

4. 功能缺陷(functional dificiency) 即发育生物体器官系统、生化、免疫等功能的变化。功能缺陷不像形态上的畸形那样容易识别。而且有些功能需要在出生后经过一定阶段发育才能趋于完善和成熟。听力或视力异常以及精神发育迟缓等均需在出生后经过相当长的时间才能诊断。

Klaiman等报告,在追踪观察一年时间所发现的畸形儿中,出生后即诊断者仅占全部的40%。也有一部分功能不全可能是由于未被发现的形态结构上的缺陷所造成。

从以上发育毒性的表现可见,结构异常的畸形的发生只是发育毒性的一种,即环境和职业性有害因素或其他有害因素的致畸性。发育毒性较致畸性从有害因素作用的发育阶段及其所诱发的发育异常两方面都有所扩展,更全面地反映了有害环境因素对胚胎和胎婴儿发育的影响。发育毒性物质(developmental toxicant)主要通过母体进入胎体而起作用。具有发育毒性的环境有害因素称为发育毒性物质。生殖毒性于人体则主要表现为性功能及性周期的异常;不孕以及子代发育异常。具有生殖毒性作用的环境有害因素称为生殖毒性物质(reproductive toxicant)。

二、环境有害因素对性腺的影响

(一)环境有害因素对性腺的损伤

环境有害因素对性腺的影响是多方面的。最常见的是通过影响中枢神经系统及下丘脑-垂体-卵巢轴的神经内分泌调节而影响卵巢功能。某些化学物质还可与靶器官中的激素受体结合,竞争这些受体。如滴滴涕(DDT)、多氯联苯(PCB)可与靶细胞中的雌激素受体结合,影响激素的平衡。

环境有害因素对性腺可产生如下影响:

1. 损伤不同发育阶段的卵泡 影响卵泡的发育和成熟,导致卵的形成和排卵障碍,而使受孕力下降。由于卵细胞在出生时数目即已固定,若在青春期前卵巢中的原始卵泡大部分遭受损伤,可出现青春期后原发性闭经。成年后受损,可表现为月经稀少,甚至可导致卵巢功能过早衰竭(premature ovarian failure),表现为绝经年龄提前。电离辐射、有机磷农药、烷化剂等可损伤卵巢导致卵巢功能早衰。研究表明,吸烟可使绝经年龄提前,吸烟数量与绝经年龄之间呈相反的剂量-反应关系。

2. 导致遗传损伤 某些环境或职业性有害因素可引起生殖细胞突变,造成遗传损伤。如小剂量电离辐射引起基因突变,大剂量时可引起生殖细胞染色体畸变;动物实验发现,镉及二硫化碳可引起小鼠卵母细胞染色体畸变。

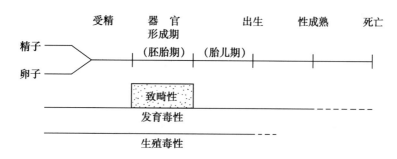

图3-10-2 发育毒性与生殖毒性

3. 影响生殖内分泌功能　许多环境有害因素可影响下丘脑-垂体-卵巢轴的内分泌功能,导致雌激素分泌不足,干扰卵的发育成熟;使卵巢周期和子宫内膜周期不规则;亦可使受精卵进入子宫的时间与子宫内膜的变化不同步而不易着床;或干扰孕激素的分泌,影响胚胎发育,使胚胎停育而出现早早孕丢失。常见环境有害物理因素如噪声、高频电磁场等,环境化学因素如铅、汞、苯、二硫化碳、持久性有机污染物(POPs)等都可以损伤卵巢的内分泌功能。

(二) 卵巢损伤的表现

卵巢是女性性腺,其受到环境有害因素损伤可出现以下表现或不良结局:

1. 月经异常和早发绝经　环境有害因素可使卵巢发生器质性或功能性损伤,亦可通过影响下丘脑-垂体-性腺轴的任一环节使卵巢内分泌功能受到损伤。卵巢内分泌功能受损可影响卵母细胞的发育、成熟或排卵。月经异常是卵巢功能受损最常见的表现。卵巢器质性损伤可使卵泡发生退行性变,卵泡的闭锁过程加强,结果发生月经异常。如月经周期缩短、延长或不规则,月经过多或过少,或闭经。卵巢过早衰竭,则可出现绝经期提前(表 3-10-1)。

2. 早早孕丢失或自然流产　性成熟女性,即使卵细胞发育成熟可以排卵,但当接触到环境有害因素时,受精卵可能发育不良,或影响生殖内分泌导致着床障碍或异常,形成临床上难以识别的未被觉察的流产,即早早孕丢失(very

表 3-10-1　职业接触化学物质对生殖功能影响的表现

化学物质	临床表现	作用部位	机制
性激素			
雄激素	月经异常	下丘脑、垂体、卵巢	干扰 FSH、LH、E_2
口服避孕药	月经异常	下丘脑、垂体	干扰 FSH、LH
乙炔雌二醇	非经期出血		
农药、除草剂			
有机磷	月经过多	垂体	
	闭经	垂体	
	绝经期提前	卵巢	损坏卵母细胞
有机氯(DDT)	月经异常	下丘脑、垂体	干扰 FSH、LH
二氯苯氧乙酸	月经异常	下丘脑	干扰 FSH
	暂时不孕	垂体	
	闭经	垂体	干扰 E_2
金属			
铅	月经异常	下丘脑	?
汞	月经异常	垂体、卵巢	?
锰	月经过多(黄体功能不足)	垂体、卵巢	?
有机化合物			
汽油	月经异常(雌激素和孕激素分泌减少,促性腺激素分泌减少)	?	?
	影响受孕		
二硫化碳	月经异常	?	?
	绝经期提前		
甲醛	月经异常	?	?
高分子化合物单体			
氯乙烯	月经不规则	?	?
苯乙烯	月经不规则	下丘脑、垂体	?
己内酰胺	月经异常	?	?
丙烯腈	月经异常	?	?

early pregnancy loss）。如果有害因素引起生殖细胞染色体畸变，一旦妊娠，也可出现受精卵发育不良或早期胚胎死亡而流产。

3. 不孕或受孕力下降　女童在性成熟前，如果接触的环境有害因素造成其原始卵泡受损，则可造成原发性闭经，导致不孕；在女性性成熟后性腺受损伤的直接结果则为卵泡形成受阻，卵泡不能发育成熟，不排卵，导致不孕或受孕力下降。

研究环境或职业性有害因素对生育力的影响是比较困难的，因不孕的原因复杂，涉及男女双方，而且女性的生殖细胞发育、成熟过程及生殖内分泌过程也极其复杂。

4. 增加出生缺陷儿发生风险　当环境有害因素对性腺的损伤引起卵母细胞染色体畸变，这样的卵子如受精，除可出现受精卵不发育而导致妊娠失败或胚胎发育不良而流产外，还有使胎儿发生先天缺陷的危险。

三、环境有害因素对胚胎发生及胎婴儿发育的影响

妊娠母体接触到具有发育毒性的环境有害因素，当接触剂量达到一定作用强度时，可对胚胎发生及胎儿发育造成不良影响，如引起胚胎死亡而流产；出现胎儿畸形或生长受限以及出生后的功能发育障碍等发育毒性表现。此外，由于有毒化学物质可通过乳汁进入哺乳婴儿体内，故乳母接触某些环境化学物质也可对婴儿的发育和健康造成不良影响。

环境有害因素对胚胎发生及胎婴儿发育的影响，取决于以下基本条件：

（一）发育阶段的特异性

发育的生物体自受精后，其发育阶段包括前胚胎期、胚胎期、胎儿期、围产期和婴儿期，直至性成熟。由于胚胎期和胎婴儿期的生物体处于不同发育阶段，其对发育毒性物质的反应有很大差别（图 3-10-3）。

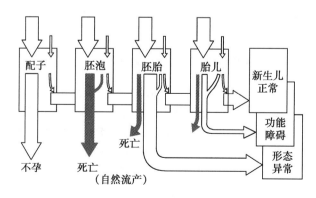

图 3-10-3　不同发生发育阶段受有害因素作用对胚胎及胎儿的影响图解

1. 前胚胎期　动物实验证明，自受精至受精后 2 周，在卵裂至原条形成期间，有害因素可对胚胎发生产生影响。超过一定阈值以上的物理、化学因素可以引起胚芽死亡，导致早早孕丢失，以往的观点认为此阶段对致畸因素不敏感，然而近年来的研究发现，前胚胎期也有导致畸形发生的可能。

2. 胚胎期（器官形成期）　主要指从受精后第 3 周至受精后 8 周末这段时间，此时期是胚胎主要器官系统的形成期，因此该期也称器官形成期。三个胚层在基因的调控下分别分化，发育生成若干特定的组织和器官。通常，受精后第 9 周，即妊娠第 3 个月初，除生殖器官外，其他器官系统已基本分化完毕，外观形态上已形成完整的个体。胚胎期各器官的分化、形成有严密的时间顺序。器官形成期对环境致畸物作用的感受性最强，为致畸的敏感期，在这一时期接触致畸因素易导致胚胎畸形的发生（图 3-10-4）。

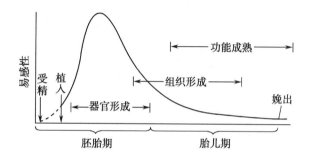

图 3-10-4　人胚胎发育期对致畸因素的敏感性

人体胚胎各器官系统原基的形成、分化有着严格的时间顺序，各器官系统的致畸敏感期不同且有交叉重叠。如：受精后第 3~8 周是心脏的敏感期，受精后 4~8 周是眼发育的敏感期；而从第 3 周初直至胎儿出生都是神经系统的敏感期，因此各种先天畸形（congenital malformation）的发生根据胚胎接触致畸因素的时间表现出规律性。在胚胎发育的不同时期受致畸因素作用，由于受影响时器官系统分化时间不同可出现不同器官系统的畸形。此外，由于各器官系统的敏感期有交叉，故受环境有害因素影响往往可同时出现多种器官系统的畸形（图 3-10-5）。

3. 胎儿期　自妊娠第 9 周至妊娠终止为胎儿期阶段，器官分化已基本完成。随着妊娠月数的增加，对致畸的敏感性逐渐下降，因此，一般不发生严重畸形；但此期生殖器官的分化尚未完成，中枢神经系统还在继续分化。受环境有害因素作用引起的发育障碍多为组织水平的发育异常，发育迟缓，以及出生后的功能异常。此外还可出现经胎盘致癌作用，为环境有害因素在胎儿期影响的远期效应。

（1）某些器官系统的畸形：胎儿期生殖器官的分化尚未完成，受有害因素作用，仍有可能出现形态结构异常的可能。中枢神经系统的分化开始于胚胎期，胚胎 3 周时外胚层在脊索中胚层诱导下分化为神经外胚层，经过神经胚形成、前脑发育、神经元增殖和移行，之后完成突触形成等组织过程，直

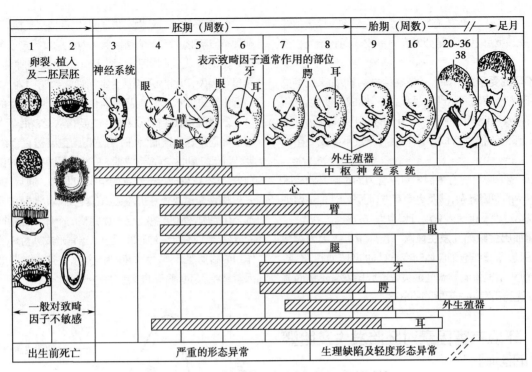

図 3-10-5　人体各器官系統对致畸因子的敏感性

到胎儿娩出。此期受环境有害因素作用可引起小头畸形及大脑皮质发育异常，表现为出生后婴幼儿期或学龄期的运动、语言或智力发育异常。

（2）胎儿发育迟缓或死亡：有毒化学物质可对胎盘造成损伤，或使胎盘出现组织病理学改变，影响胎盘功能，从而影响胎儿发育。如影响胎盘血流量及对营养物质和代谢产物的转运功能，引起胎儿缺氧或营养不足，导致胎儿生长受限或造成胎儿死亡。

（3）对胎儿发育的远期效应：许多环境化学物质可经胎盘转运进入胎儿体内。目前的观点，儿童期出现的恶性肿瘤与胎儿期接触致癌化学物有关，此即经胎盘致癌作用（transplacental carcinogenesis）。具有保胎作用的雌激素类药物己烯雌酚，曾经在孕期大量使用，目前已证实为人体经胎盘致癌物。另外，还有约40余种有毒化学物质，如亚硝基化合物、芳香烃、氯乙烯等已证明对实验动物为经胎盘致癌物。

4.围产期及婴儿期　婴儿出生后发育过程并未结束，如体格的生长，中枢神经系统结构和生理功能上的成熟，以及内分泌腺结构和生理的成熟等，因此，应重视环境有害物质在婴儿期的发育毒性效应。婴儿主要通过母亲乳汁中排出有毒化学物质接触环境有害因素，进而对其发育和健康产生影响。现有资料表明，乳母体内含有的有害化学物质，比如铅、汞、钴、苯、三硝基甲苯、二硫化碳、多氯联苯、烟碱、有机氯、氟、溴、碘等可自乳汁排出，为婴儿接触环境化学毒物的重要来源。此外，由于婴儿中枢神经系统和泌尿生殖系统功能尚在发育和成熟中，因此，对环境有害因素毒性效应较成人更敏感，引起婴儿抵抗力下降而易罹患一般疾病，而且具有神经毒性或生殖内分泌毒性的有害化学物质将对上述

系统的发育和功能成熟产生严重影响。

有害因素对胚胎发生、胎儿发育的影响，依有害因素作用时胎体的发育阶段不同而有差异，称此为生殖毒理的动力学（表3-10-2）。

（二）作用因子的特异性

作用因子即接触的环境有害因素，包括物理、化学、生物等因素，由于上述三类环境有害因素的发育毒性特点不同，故对发育中的胚胎和胎儿所造成的损伤表现也不同。就致畸性而言，只有接触具有致畸性的发育毒物，才有可能引起胚胎畸形的发生，且不同环境有害因素导致的畸形表现具有一定的特异性。如X线可引起脑小畸形及小眼球症，沙利度胺引起短肢畸形，甲基汞影响脑及小脑的发育而引起婴儿脑性麻痹及精神迟钝等。此外，具有致畸作用的环境化学物质均有可能通过胎盘屏障转运到胎体内，其毒性效应的组织和器官特异性与其在胎儿体内的吸收、分解和代谢有关。

（三）作用因子的强度和剂量

具有生殖和发育毒性的环境有害因素是否产生毒性效应与接触时的剂量（或强度）密切相关。在同一发育阶段，发育毒性物质的毒性效应随作用因子的剂量（或强度）增大而增高，并且呈剂量-反应关系（dose response relationship）。各类致畸物质均有其引起畸形发生的阈作用剂量，大于此剂量时始能诱发畸形。剂量越大，畸胎率越高。剂量再增大时则出现胚胎死亡，剂量进一步增大时，母体毒性可出现，甚至造成母体死亡。

表 3-10-2　生殖毒理的动力学

	妊娠阶段				
	妊娠前期	Ⅰ三个月	Ⅱ三个月	Ⅲ三个月	围产期
发育阶段	生殖细胞	胚胎	胎儿		新生儿
易受损伤的部分	精子的发生 卵子的发育 受精	器官 发生	中枢神经系统		授乳
对发育的主要影响	致突变	致畸	经胎盘致癌		
后果及表现	基因突变或染色体畸变不孕或授胎能力下降	着床障碍 自然流产	早产		死产 形态、行为或功能的异常 发育迟缓
暴露的来源	母亲或父亲	母	亲		母亲(授乳) 父或母(家庭污染)

（四）机体的遗传易感性

由于机体的基因型不同,对致畸作用的易感性有种属和个体差异。例如对沙利度胺的敏感性,人及灵长类动物在胚胎发育早期高度敏感,兔需较大剂量才能诱发轻微畸形,大鼠及小鼠则不易感。在人类,虽然在妊娠早期使用沙利度胺,其致畸效应也有不同。如德国报告孕期使用沙利度胺时的致畸率为20%,而日本某医院却发现,在100余名曾患过妊娠恶心、呕吐并服用了"反应停"的妇女中,仅3名子代出现畸形。可见,遗传易感性的种族或个体差异对环境有害因素是否引起畸形有一定作用,也提示大多数畸形的原因是遗传因素与环境因素交互作用的结果。

（五）母体的生理和病理状态

妊娠时母亲的年龄、营养状况、内分泌状态、子宫内膜状况等,对胚胎和胎儿发育均有一定影响。例如:高龄妊娠生出唐氏综合征婴儿的频率增高;孕早期妊娠恶心、呕吐或极度贫困导致的蛋白质和热量缺乏影响胎儿生长发育;孕早期叶酸缺乏与神经管畸形的发生有关等。孕期母体患病对胎儿发育有不良影响,如妊娠期高血压疾病易导致早产及低出生体重的发生;怀孕后由于孕妇机体糖代谢异常可引起妊娠期糖尿病,其分娩巨大儿、早产儿及胎儿窘迫的比例均增加。因此,在产前保健中应关注母体的生理和病理状态,积极预防上述合并症的发生,一旦发生上述疾病时,应积极采取综合措施进行干预,保护母婴健康。

四、环境有害因素对妊娠母体的影响

母体妊娠期间的健康状况对胎儿的正常发育至关重要,而外界环境中的各种有害因素可以通过胎盘屏障直接作用于胚胎或胎儿,也可以通过对母体的不良效应,损害母体健康而间接地对胚胎和胎儿发育产生不利影响。

（一）妊娠期母体对有害因素具有较高敏感性

母体妊娠后,为适应胎儿生长发育的需要,其生理功能相应发生一系列的变化,这些生理变化可改变机体对环境有害化学物质的吸收、代谢和排泄功能。妊娠时子宫增大,体重增加,能量消耗加大,对氧的需要量因而加大,故肺通气量增加,较未妊娠时易于吸入较多的有毒物质。妊娠时总循环血量增加,心跳加快,每分钟心搏出量从妊娠10周开始增加,至妊娠28周左右达最高峰,比平时增加30%~40%。同时,由于母体循环血量的增加,使其吸收的外源性化学物质在组织中的浓度也增加,特别是对灌流较好的器官,如胎盘和子宫。此外,皮肤和黏膜的血流量增加可使经皮肤、黏膜接触的毒物加快吸收。

肝脏是外源性化学物质在体内进行生物转化、解毒的主要器官,妊娠时新陈代谢加快,肝脏负担加大,但妊娠期间肝对外源性化学物质的生物转化能力却降低。

妊娠时胎儿的代谢废物均经由母体排泄,母体肾脏的血流量及肾小球的滤过率均有增加,自妊娠中期开始直至分娩,比孕前可增加30%~50%。由于肝、肾的负担加大,当妊娠时接触环境有害物质时,肝、肾均易受到损伤,且对具有肝脏毒性和肾脏毒性的物质更为敏感。

妊娠时母体自主神经系统的紧张度发生改变,且往往出现生理性贫血。故对能影响自主神经功能或血液系统的毒物,会表现出更为敏感。此外,妊娠时动脉血氧含量减少,动静脉氧差较平时减小,故对缺氧也比平时更为敏感。

由于上述一系列的改变,孕妇较非孕妇女对某些环境有害因素,特别是某些毒物敏感性有增高的现象。而妊娠时母体内有毒物质含量的增加或缺氧等,对胎儿的正常发育都会产生不良影响。

（二）有害因素对妊娠及分娩并发症发生的效应

母体妊娠后接触职业或环境有害因素均有增加妊娠及分娩并发症的风险。流行病学资料表明，从事某些工业生产的女工妊娠及分娩并发症较多见。如接触二硫化碳的人造丝工厂女工，接触苯、甲苯、二甲苯、氯乙烯、己内酰胺、强烈噪声的女工，妊娠期高血压疾病的发病率均高于对照人群。孕期接触苯系混合物及抗癌药，与孕期贫血的发病率增高有关；孕期接触抗癌药及强烈噪声，妊娠恶心、呕吐的发病率可增高；孕期接触己内酰胺、甲醛、烟碱、有机氯的女工，胎儿出现宫内窘迫的比例较高。美国的回顾性队列数据，妊娠期间吸烟与妊娠期高血压病患病间的关联，因母亲种族和年龄的不同而有差异。被动吸烟是中国妇女孕期接触的主要不良行为因素，在中国兰州的队列研究提示，被动吸烟与早产的增加有关。

五、职业因素与妇科疾病

随着劳动力中妇女人数持续增多，人们开始注意到某些妇科疾病与职业因素有无联系，职业环境因素及劳动特点是否可能成为某些妇科疾病患病率增高的危险因素之一？阐明这些问题可为采取预防对策提供依据。但系统的研究工作尚有待进一步开展，目前，仅有限的资料反映了职业因素与某些妇科疾病的发生可能有关联。

（一）月经病

职业活动对月经的影响已有报道，过早参加重体力劳动可使初潮延迟；长期接触铅、汞、二硫化碳的女工可出现月经异常等。近年来，我国对从事不同职业妇女的月经情况进行研究的结果，职业妇女的月经异常具有如下特点：

1. 与职业特点有关　接触不同职业性有害因素所引起的月经异常表现不一。接触苯、二硫化碳易出现月经过多综合征，月经周期缩短，经量增多，经期延长；接触铅、汞及放射线易出现月经过少综合征，经量减少，经期缩短，周期延长；接触噪声主要表现为周期不规则；从事重体力劳动时痛经较为常见。

2. 与年龄及工龄有关　月经异常在工龄较短的青年女工中较为多见。

3. 月经异常以功能性者较为多见，多数具有暂时性质，多出现于参加工作后最初几个月内，持续几个月或几年后，逐渐恢复正常。

4. 职业性有害因素对月经的影响，除可表现为月经异常外，尚可表现为初潮延迟及早发绝经。

影响月经的职业性有害因素可参见表3-10-1，本章第三节、第四节。

（二）生殖器炎症

生殖器炎症是最常见的妇科疾病，主要包括阴道炎（滴虫性、真菌性及老年性）、宫颈慢性炎症（宫颈糜烂、息肉）和附件炎、盆腔炎，是妇女病普查中患病率最高的妇科疾病。

工作场所卫生设施差与女性阴道炎发生率增加有关。通过改造厕所（蹲坑化）和公共浴室（淋浴化），可有效预防妇科感染性疾病的发生。

某地对化工、轻工、机械等行业中接触各种职业性有害因素的女工11 229人进行调查的结果显示，生殖器炎症的患病率高达45.0%，显著高于对照组（23.8%）；无锡、石家庄、沈阳三地对公共汽车女司乘人员进行体检的结果显示，女司乘人员宫颈炎患病率为40.3%（对照组为32.4%，$P<0.01$）；阴道炎患病率为7.1%（对照组为2.8%，$P<0.01$）；盆腔炎患病率为2.4%（对照组为0.4%，$P<0.01$）均显著高于对照组。分析其原因，可能与女司乘人员工作中接触全身振动及工作中不能保证月经期合理地进行月经卫生处理有关联。子宫血流图表明，全身振动可使盆腔器官血管紧张度下降，静脉淤血。长期血液循环不良，将影响盆腔器官的营养状况，导致抵抗力下降，促进生殖器官炎症的发生和发展。

（三）乳腺癌

乳腺癌是妇女最常见的恶性肿瘤之一，其发病率在我国近年呈上升趋势。自2009年开始妇女的两癌（乳腺癌和宫颈癌）筛查纳入政府工作报告，并成为重大公共服务项目。职业因素与乳腺癌是否有关联也受到了注意。在2000年，国际癌症研究机构（International Agency for Research on Cancer，IARC）基于电离辐射暴露与乳腺癌发生的关联，将电离辐射中的X射线和γ射线定义为人类致癌物。而工作中接触低频电磁场可能会增加发生乳腺癌的危险。在IARC2010年报告中基于夜班工作的职业暴露与乳腺癌发生风险，将其定义为人类致癌物。2015年发表的职业暴露与乳腺癌风险的综述提示，职业性接触内分泌干扰物，比如有机氯和有机磷农药、多环芳烃（PAHs）等会增加乳腺癌的发生风险。某些有机溶剂如苯，是人类的致癌物，在洗衣房或干洗店工作的绝经后女性，其乳腺癌风险提高4.9倍。在制药工业中，制药工人乳腺癌的相对危险度明显增高，然而，职业暴露引起乳腺癌发生和发展的机制尚有待进一步研究。

（保毓书　张敬旭）

第三节　职业及环境接触化学物质与生殖健康

妇女在参加工农业生产劳动及其他职业活动的过程中，可广泛接触各种化学物质，如化学工业中的石油加工、橡胶、制药、油漆、染料等生产，机械工业中的电焊、电镀、喷漆等作业，纺织工业中的印染及化学纤维生产，以及温度计、仪表制造部门等，女工均占有一定比例。医院手术室、口腔科诊室、实验室等工作人员，护士、染发烫发女性服务人员等工作中也接触各种化学物质。因此，化学物质对妇女生殖健康的影响及其预防，是妇女劳动保健中需要关注的问题。本章拟就女性职业接触较多的常见的有毒化学物质做一介绍。需要指出的是，所有引起急性中毒危险的化学物质，孕妇都不宜接触。

一、铅及其化合物

（一）来源及接触机会

铅在自然界广泛存在。空气、水、土壤中都含有微量铅。但对人体可能造成危害者，主要来源于工业生产以及生活中的铅污染。

1. 职业接触　铅冶炼，制造蓄电池，熔制铅锭、铅管等铅制品，旧式印刷业中的铸铅字、铸版，油漆、染料生产，陶瓷、景泰蓝生产中用作釉料，塑料印花生产，化工工业，造船工业中也接触铅，砷酸铅用作杀虫剂，农业生产中可以接触等。

2. 环境污染　铅作业工厂排出的铅烟、铅尘等，可污染工厂周围环境的大气及土壤。含铅工业污水的超标排放可污染农田，使谷物、蔬菜中的含铅量增高并通过食物进入人体。

3. 生活接触

（1）家庭环境污染：从事铅作业的工人，由于不注意个人卫生和缺乏防护意识，将工作场所的铅尘带回家中，污染了家庭环境。调查发现，铅作业工人的子女，血铅水平明显高于非铅作业工人的子女。国外曾有报道，由于小儿食用含铅油漆装饰过的墙皮，而引起小儿铅中毒的病例。

（2）食品污染：由于铅的广泛存在，食品常可受到铅污染。我国有些地区煮开水沏茶，习惯使用锡茶壶，锡壶的含铅量相当高，在煮沸后的水中，铅含量可达 3 000μg/L 以上，结果导致该地铅中毒流行。浙江某地的风俗，产妇产后每日须饮用热黄酒，烫酒用锡壶，致使许多产妇由于饮用含铅的黄酒，致产褥期铅中毒。

除食品污染外，某些食品中可含铅，如传统制作皮蛋（松花蛋）时，需加入氧化铅催熟。因此，皮蛋中含铅量较高；又如土法爆米花机的炉膛和炉盖是由含铅的生铁铸成，而铅的熔点相对较低（约在 327℃）。因此，在密闭加热的过程中极易挥发，导致爆玉米花的铅含量超标。

（3）其他生活接触某些劣质化妆品中可含铅。因服用含铅的土偏方而致铅中毒的已屡见报道。如某职业病院接受的 10 名有反复发作绞痛史的病员，均曾服用过含铅的中药偏方，经驱铅治疗后获得痊愈。

（二）侵入人体途径及代谢

职业妇女主要通过呼吸道吸入铅化合物，其次为经消化道进入人体。妊娠时，缺铁、缺钙时，可增加胃肠道对铅的吸收。进入体内的铅绝大部分经尿和粪排泄。铅具有蓄积作用，在体内主要以不溶性的磷酸铅形式沉着在骨骼内，由于过劳、感染、饮酒以及服用酸性或碱性药物而改变体内酸碱平衡时，均可使沉着在骨内的磷酸铅转化为溶解度增大 100 倍的磷酸氢铅而进入血液，从而诱发铅中毒的症状出现。

（三）毒性简述

大多数职业暴露和生活环境接触铅，多引起慢性毒性效应。主要表现为神经衰弱综合征、周围神经炎、卟啉代谢障碍、贫血、牙龈边缘出现"铅线"、消化系统症状等，重症可出现铅绞痛。尿铅及血铅含量是诊断铅中毒的重要依据。尿铅 $\geq$ 0.39μmol/L（0.08mg/L）；血铅 $\geq$ 2.40μmol/L（50μg/dl）时即可诊断为铅吸收。尿铅或血铅高于上值，有症状出现，并同时伴有卟啉代谢障碍的阳性指征时，即可诊断为铅中毒。

（四）对生殖健康的影响

目前随着环境保护的加强，铅作业工人劳动条件的改善，以及无铅汽油的广泛使用，使职业性铅暴露和环境铅污染状况明显改善，目前铅毒性的研究多关注低水平铅暴露的健康危害，低水平铅暴露对母亲的直接毒性和胎婴儿健康的危害日益受到重视。

1. 对女性生殖功能的影响　职业性铅接触可影响女工生殖功能已得到公认。铅对月经的影响主要由于铅通过干扰女性的下丘脑-垂体-卵巢轴的神经内分泌功能，导致性激素的分泌和调节紊乱所致，主要表现为月经周期延长或紊乱，月经量减少，以及痛经。此外，国内曾有多项调查表明，铅作业女工妊娠并发症发病率增高，主要为先兆流产及妊娠期高血压疾病。

2. 对胚胎和胎儿发育的影响　动物实验已证实，铅可经胎盘转运和经乳汁传递给子代。此外，流行病学调查也对母亲孕期血铅、脐血铅及乳汁铅含量进行了研究。结果显示，无论职业性铅暴露还是环境铅暴露的孕妇，其新生儿血铅水平与母体血铅水平均呈正相关关系。铅还可经乳汁排出，母乳中的铅含量与母血铅含量密切相关。接触铅女工乳汁铅含量显著高于一般人群。多数研究结果表明，出生前宫内铅暴露水平较高时，可导致婴儿出生时的体重下降。随着脐血铅水平的增高，低出生体重、小于胎龄儿、胎儿生长受限的发生率均增高。英国学者应用出生队列（The Avon Longitudinal Study of Parents and Children）分析孕期血铅水平与出生结局的关系，结果显示血铅水平≥5μg/dl可显著增加早产风险（OR=2.00,95% 置信区间为 1.35~3.00），虽未增加低出生体重风险（OR=1.37,95% 置信区间为 0.86~2.18），但血铅水平每升高 1μg/dl，出生体重、出生头围分别降低 13.2g 和 4mm。铅对人胚致畸作用的人群流行病学调查较少，有报告认为，母亲孕期血铅含量高的人群，子代先天异常发生率增高，但未见有特异的畸形出现。

3. 对胎儿脑发育及出生后神经行为发育的影响　发育中的胎儿及婴幼儿，血脑屏障尚未发育成熟，铅可通过血脑屏障进入脑组织内，干扰脑细胞的分化、发育、突触的形成等，从而影响脑功能。动物实验结果表明，铅可导致子代中枢神经系统发育迟缓，学习能力下降。人群流行病学研究结果表明，胎儿期铅暴露可影响婴幼儿的神经行为发育和智力发育。血铅每上升 100μg/L，儿童智商下降 6~8 分，儿童阅读、拼写能力及智商测定结果与血铅水平存在负相关关系。应用贝利儿童发展量表检测发现，婴儿精神发育指数（MDI）和心理运动发育指数（PDI）与脐血铅水平呈负相关。

4. 儿童铅中毒　儿童铅的吸收主要经消化道，其吸收率远高于成人，可达 42%~53%，同时，儿童血液、软组织和骨骼中铅交换量大，铅的生物活性相对高，此外，儿童铅的排泄率相对较低，因此，在体内存留的铅较多，易造成对铅毒性敏感的组织损伤。目前，儿童慢性铅中毒问题已引起高度重视。儿童铅中毒诊断并不表示儿童具有铅中毒的症状，而是指儿童体内的铅负荷已处于有损儿童健康的危险水平，主要诊断依据为儿童血铅浓度。美国国家疾病预防控制中心 1991 年制定儿童铅中毒的标准为血铅 100μg/L（0.483μmol/L），已得到世界各国的认可。根据血铅水平进行儿童体内铅负荷的分级，并给予健康指导或驱铅治疗。

目前，低水平铅暴露对生殖、胎婴儿发育及其远期效应的影响备受关注。表 3-10-3 为美国国家毒理部（National Toxicology Program，NTP）有关低水平铅暴露对生殖和发育影响的汇总结论。

（五）预防保健要点

1. 控制铅对环境的污染　严格执行工业企业大气、水体中铅排放标准，使大气和地面水中铅含量达到国家规定的卫生标准。目前我国居住区大气中铅及其无机化合物的卫生标准规定，居住区大气中铅及其无机化合物（换算成铅）的日平均最高容许浓度为 0.0015mg/m³；地面水中铅含量的最高容许浓度为 0.1mg/L。

2. 加强工艺改革，降低职业性铅暴露　通过改进工艺和做好环保措施，降低职业场所铅的暴露量，我国工作场所有害因素职业接触限值规定，铅及无机化合物的职业接触限

表 3-10-3　NTP 对于低水平铅暴露生殖和发育效应的结论（NTP,2012）

健康效应	研究人群或暴露窗口期	NTP 结论	血铅证据	骨铅证据
青春期延迟	孕期	不足	无	无
	儿童期	充分	有,<10μg/dl	无
		有限	有,<5μg/dl	
出生后生长	孕期	有限	有,<10μg/dl	1 个研究
	儿童期	充分	有,<10μg/dl	1 个研究,但无相关证据
精液参数	男性	充分	有,≥15μg/dl	无
受孕力/延迟受孕时间	男性:受孕时间	充分	有,≥20μg/dl	无
	男性:受孕力	有限	有,≥10μg/dl（1 个研究）	无
	女性	不足	不确定	无
自发流产	女性	有限	有,<10μg/dl	无
胎儿生长受限和低出生体重	女性	充分	有,<5μg/dl	有
早产	女性	有限	有,<10μg/dl	无
内分泌效应	成年人	不足	不确定	无

值铅尘为 0.05mg/m³；铅烟为 0.03mg/m³。通过做好劳动防护、坚持对铅作业工人的就业前体检及定期体检制度，减少职业性铅暴露的危害。女工一旦怀孕，禁止从事作业环境铅浓度超过国家安全卫生标准的作业。

3. 减少经口摄入铅 严格执行食品卫生中铅限量卫生标准，并避免摄入含铅量高的食物，工作中接触铅的人，注意培养良好的卫生习惯，减少经口摄入过量铅。铅作业工人避免将工作服带回家中污染家庭环境。

4. 加强优生保健 为了预防铅对胎儿发育的不良影响，应采取一系列的优生保健措施：

（1）孕前保健：摄入体内的铅 90% 蓄积在骨骼中，怀孕时可不断地转移入血，使血铅浓度增高，成为内源性铅暴露的来源，影响胎儿发育。因此，我国在《女职工禁忌劳动范围的规定》中规定，已婚待孕的女职工，禁忌从事铅作业场所属于《有毒作业分级标准》中第Ⅲ、Ⅳ级的作业，即已婚待孕妇女应禁忌从事长时间接触高浓度铅的工作。对从事铅作业的女职工，或以往曾从事过铅作业目前已经脱离者，即使没有铅中毒的表现，也应进行血铅检查；必要时做驱铅试验后，再决定可否怀孕。即应该进行有计划地妊娠。

（2）孕期保健：为预防铅对孕妇和胎儿的不良影响，应注意以下各点：

1）我国规定，孕妇禁忌从事作业场所空气中铅及其化合物浓度超过国家规定的最高容许浓度的作业；有些国家甚至规定禁止孕妇参加铅作业。

2）从事铅作业的女职工，一旦妊娠，孕期即应按高危妊娠进行管理，系统地进行医学观察和孕期保健指导。

3）孕期应注意膳食中钙和锌的补充：为适应妊娠时孕妇本身生理功能变化及胎儿生长发育的需要，孕期对各种营养素的需要量均增加，膳食中容易出现某些营养素的缺乏。其中钙和锌摄入不足，会影响血铅水平。孕期钙补充不足使骨质脱钙时，可引起血铅水平上升。因此，孕期应特别注意饮食中钙和锌的补充。中国营养学会（2016 版）建议的孕妇每日膳食中钙的供给量，妊娠 4~6 个月时为 1 000mg/d；妊娠 7~9 个月时为 1 000mg/d；锌的供给量为 9.5mg/d。均高于一般成年妇女的供给量。

4）监测血铅水平：目前认为血铅 <0.483μmol/L（<10μg/dl）对儿童（含胎儿）是相对安全的血铅水平。为保证胎儿的血铅水平达到上述要求，有人认为怀孕母亲的血铅水平也应达到上述要求。我国目前尚未规定孕妇血铅限值，为保证胎儿的健康，应积极开展孕妇血铅水平的监测及其远期危害研究。

5. 加强婴幼儿保健 为预防含铅母乳对乳儿健康的危害，我国在《女职工禁忌劳动范围的规定》中规定，乳母禁忌从事作业场所空气中铅及其化合物浓度超过国家卫生标准的作业。铅作业工厂，不应将托儿所建于可遭受铅污染的工厂区内。为预防铅经口进入乳儿体内，从事铅作业的哺乳母亲，哺乳前，应特别注意脱去工作服，洗手及清洁乳头。

二、汞及其化合物

汞以金属汞、无机汞化合物和有机汞化合物三种形式存在于自然界。

（一）接触机会

1. 职业接触 汞及其化合物在现代工业中的应用极为广泛。汞矿开采、冶炼，用汞齐法提炼金银等贵重金属，仪表、仪器以及荧光灯制造，化学工业用汞做雷管和炸药，硝酸汞用于毛毡制造和有机合成，升汞用于印染、鞣革，氯化高汞用于医药、冶金、木材保管、印染等。在上述工业中可能接触含汞粉尘或气溶胶。医院口腔科用汞银合金补牙过程中，可不同程度地接触汞蒸汽。

2. 环境污染 含汞煤的燃烧、汞矿开采、冶炼产生的烟尘污染大气；工矿含汞废水、废气和废渣的排放可污染环境。进入环境中的无机汞可在微生物的作用下，转化为甲基汞，经食物链传递，进入人体；有机汞农药的使用，可污染大气、土壤、水体和粮食引起危害。

3. 生活接触 服用过量含汞的药物、粮食、食品；长期用含汞偏方治疗疾病；或使用含汞的化妆品（面膜、增白剂）等，可引起急性、亚急性或慢性汞中毒。

（二）侵入人体途径及代谢

1. 金属汞 在生产条件下，金属汞蒸汽主要通过呼吸道进入人体。汞蒸汽具有脂溶性，易通过肺泡膜，并溶于血液类脂质中迅速弥散至全身组织。汞在体内的分布是不均匀的，主要蓄积在肾内，其次为肝、心、脑。

2. 无机汞化合物 主要经消化道吸收，吸收率取决于其溶解度，此类化合物经呼吸道和皮肤吸收量不大。无机汞盐吸收入血后与血浆蛋白和血红蛋白呈结合状态。最初主要分布在肝内，数天后渐次浓集于肾，以肾皮质近曲小管中含量最高。

3. 有机汞化合物 多由食入被污染的食品经口进入人体。它能溶于有机溶剂和类脂质中，可通过各种途径被吸收（小肠、呼吸道、皮肤、黏膜等），而且很容易通过生物膜。有机汞在体内的分布有两种情况：芳香基及烷氧基汞在体内迅速降解为无机汞，其分布与无机汞相同；烷基汞在体内降解很慢，且分布较无机汞均匀，脑内含量虽只占全身总量的 15%，但脑组织对有机汞特别敏感，故神经系统损伤突出。有机汞通过胎盘屏障的能力比无机汞强，使胎儿脑中汞含量高于母体。

汞及其化合物主要从尿、粪排出。少量可自唾液、汗腺、毛发及乳汁排出。尿汞的排出量与接触汞的浓度有密切关系。

（三）毒性简述

1. 金属汞及无机汞化合物可引起急性中毒及慢性中

毒。目前随着生产条件的改善,典型的急性中毒很少见,职业性汞中毒多为慢性中毒表现。

（1）急性中毒:接触空气中汞浓度高于 1.0mg/m³ 以上;或误服汞盐时可引起急性汞中毒,出现明显的神经衰弱综合征症状如头痛、头晕、失眠、乏力、低热、恶心等,可有明显的口腔炎及胃肠症状。部分患者于发病数小时后出现斑疹、丘疹。吸入高浓度汞蒸汽可引起汞毒性肺炎,严重者因呼吸困难而死亡。

（2）慢性中毒:较为常见,职业性汞中毒多为慢性。最早出现神经衰弱综合征,同时伴有自主神经功能紊乱,手足多汗,手指、舌出现震颤,进而上、下肢震颤。少数病例可有肝肾损害。

2. 甲基汞中毒(水俣病)　生活环境最典型的汞中毒事件,主要侵犯神经系统。脑组织对甲基汞特别敏感,故神经系统损伤突出。慢性水俣病常表现为视野缩小、感觉障碍、言语障碍和共济失调,但较轻;而锥体系症状(如肢体震颤)、肌萎缩及精神障碍较为明显。症状可持续几年至十几年。常遗留中枢神经受损的残疾。

（四）对生殖健康的影响

1. 对月经的影响　接触汞的女工月经异常患病率增高,主要表现为痛经、经期缩短、经量减少。目前认为,汞导致的月经异常与其干扰下丘脑-垂体-卵巢轴导致的激素异常有关。此外,职业性接触汞女工的性欲减退发生率增高,绝经期提前比例也增加。

2. 对妊娠结局的影响　人群流行病学研究及发育毒理学研究结果,均证明有机汞化合物是人类致畸物。对职业性接触金属汞的女工调查发现,汞蒸汽暴露对女工受孕时间和自然流产率均有明显影响。经常制备汞齐合金的牙科医务人员流产、死胎和先天缺陷发生率均明显高于未接触者。

3. 生殖毒性和致畸作用　主要由有机汞化合物引起。甲基汞作用于雌性生殖系统,可破坏卵巢线粒体,影响卵巢功能。甲基汞还可抑制精细胞形成,导致精子畸形率增加、精子数量减少,影响男性生育能力。甲基汞易通过胎盘屏障及血脑屏障,侵入胎儿脑组织,引起发育的胎儿弥漫性的脑损伤,影响胎儿的听觉、视觉功能及神经行为发育,即先天性水俣病(congenital Minamata disease)。先天性水俣病是世界上第一个由于工业污染诱发的先天性疾病,是由于母亲在妊娠时通过食物摄入了甲基汞,引起的胚胎致畸作用。多在出生 3 个月后发病。

4. 通过乳汁致乳儿暴露　汞可经乳汁分泌排出,且乳儿对汞的吸收率高于成人。伊拉克发生甲基汞中毒事件时曾发现,乳汁中汞含量与母血汞含量有密切关联。乳汁中汞含量平均为血中含量的 5%,其中 40% 为无机汞,60% 为甲基汞。先天性水俣病儿在接受母乳喂养时,可加重甲基汞的影响。甲基汞中毒症状与摄入量有关,在日本甲基汞污染地区,除诊断为先天性水俣病外,还有大量精神迟钝儿,或有

感觉障碍,或说话、动作笨拙。这类患儿症状轻,人数多,严重影响人口素质。

（五）预防保健要点

1. 控制汞对环境的污染　汞生产企业应严格限制含汞废水、废气和废渣的排放,并加强对汞污染的环境监测,特别是做好汞污染的水体、底泥和水生生物汞含量的监测。一旦发现水体汞污染,则应采取必要措施,最大限度减少对居民的健康危害。

2. 改善生产设备及工艺流程　加强卫生监督和劳动保护,保证工作场所空气中汞及其化合物浓度达到国家规定的卫生标准。《中华人民共和国国家职业卫生标准》中规定,金属汞的时间加权平均容许浓度为 0.02mg/m³;短时间接触容许浓度为 0.04mg/m³,有机汞化合物的时间加权平均容许浓度为 0.01mg/m³;短时间接触容许浓度为 0.03mg/m³,升汞的时间加权平均容许浓度为 0.025mg/m³;短时间接触容许浓度为 0.075mg/m³。

3. 遵守有关法规　《女职工禁忌劳动范围的规定》中规定,已婚待孕女职工禁忌从事属于有毒作业分级标准中第Ⅲ、Ⅳ级的汞作业;怀孕女职工禁忌从事作业场所空气中汞及其化合物浓度超过国家卫生标准的作业。严格执行食品中汞限量卫生标准,控制食品中汞含量。

4. 保护高危人群　在汞污染区应注意孕妇血汞值、发汞值、乳汞值及新生儿脐血汞、发汞值的检测,以期早发现异常早防治;并注意加强营养,提高机体抵抗力。注意汞作业女职工的劳动保护。

三、碘

（一）来源及接触机会

1. 地质原因　碘以碘化物形式广泛存在于自然环境中。因碘化物溶于水,地球上碘的分布从高到低是沿海 > 平原 > 半山区 > 深山区。因陆地上一切碘化物最后都随水流入海洋,所以海洋是地球上碘的总储存库。大气中的碘主要来自海洋,部分来自矿物燃料的燃烧。进入大气的碘可随大气环流,再随降雨/雪落到陆地,陆地的碘随水流入海洋,形成一个大循环。在第四纪冰川期,由于冰川融化,洪水泛滥,冰水反复冲刷,使土壤中的碘大量流失。自然界,除海水含碘量较高外,大部分地区的土壤、水、空气中含碘量都很低。此外,自然和人为因素(洪水、雨水冲刷、植被破坏和沙漠化),可加重局部地区土壤中碘缺乏。自然环境碘含量低到不能满足人体最低需要时,称为环境碘缺乏。

2. 医疗接触　如服用含碘药物,患者一次接受大剂量碘制剂或长期服用含碘药物等。

3. 职业接触　如碘化物的生产过程有可能引起职工碘接触过量。

（二）侵入人体途径

碘主要从食物和饮水中摄入（80%~90% 来自食物，10%~20% 来自饮水），以消化道吸收为主。碘在人体的总量约有 25~50mg，其中 50% 存在肌肉中，20% 存在甲状腺内，10% 存在皮肤，6% 存在骨骼内，其余 14% 散在各内分泌腺内、中枢神经和血浆中，浓度最高的是甲状腺。甲状腺所含的碘 99% 为有机结合碘，即甲状腺球蛋白、甲状腺素等。碘是人体必需的微量元素。它是合成甲状腺素不可缺少的原料，甲状腺素能增强机体能量代谢和气体代谢，是机体生长发育的重要微量元素。根据人体碘代谢研究得出，每人每日最低需要量为 75μg。人体内的碘主要从尿中排出。

（三）毒性简述

人体对碘的需求是有一定限量的。当机体摄入碘不足时会引起碘缺乏病（iodine deficiency disorders，IDD）。严重缺碘时可引起地方性甲状腺肿、地方性克汀病等；碘过多时，会引起高碘甲状腺肿、碘性甲状腺功能亢进及甲状腺功能减退、碘过敏及碘中毒等。

（四）对生殖健康的影响

1. 碘缺乏

（1）对月经和生育率的影响：许多资料报道了碘缺乏地区的妇女月经异常、不孕、不排卵、流产和死胎的发生率大大高于非病区。碘缺乏实验表明，动物的受孕率和产仔率显著下降。

（2）对妊娠结局的影响：碘缺乏地区流产、早产、死胎、先天缺陷发生率和围产期婴儿死亡率增高。

（3）对胎婴儿生长发育的影响：

1）胎儿发育迟滞，神经运动功能落后，胎儿甲状腺功能减退是胚胎期轻度缺碘，合成甲状腺激素不足所致。

2）新生儿甲状腺功能减退是胚胎期甲状腺功能减退的延续，新生儿甲减常可发展成克汀病，如及早发现，及早用甲状腺素作补充治疗可明显减轻脑发育落后。

3）新生儿甲状腺肿是胚胎期甲低发生的代偿作用。

4）地方性克汀病：发生在严重缺碘地区的儿童，是碘缺乏病的最严重病症。其病因是孕早期母体严重缺碘导致胎儿脑形态发生期缺碘，严重影响了胎儿脑的发育和功能，致出生后在儿童期表现为呆小症。值得注意的是地方性克汀病的家族聚集性，即提示地方病家庭成员中可能存在对碘敏感的遗传素质，故有人认为地方性克汀病是多基因病。临床典型特征有眼距宽、鼻翼宽、口唇厚、聋哑、身材矮小、语言不清、声音嘶哑、愚笨，严重者可达到白痴。运动系统功能障碍，行走蹒跚，有的呈痉挛性瘫痪。临床上分为三型：①神经型：痴呆、聋哑和痉挛性瘫痪为主要症状，甲状腺肿不明显，我国大部分缺碘地区克汀病属此型；②黏液水肿型：矮小、水肿为主要症状，骨发育迟缓或见甲状腺肿，但智力低下、听觉

障碍不明显，没有痉挛性瘫痪，我国西北多见此型；③混合型：兼有两者特征。

5）亚临床克汀病：碘缺乏地区除地方性克汀病外，还有大量轻度智力落后、轻度神经系统障碍、运动反应迟钝、语言和听力差的身材矮小的儿童和青年。他们是胚胎期轻度缺碘或因碘缺乏纠正不彻底而发生的亚临床克汀病，其症状和脑发育不全均相应地轻于地方性克汀病。

6）单纯性聋哑：推测是胎儿发育早期有过暂时性缺碘，使胎儿内耳受损。表现出单纯性聋哑，其智力、体格发育接近正常或略差。

目前国内外学者研究碘缺乏对胎儿、新生儿、儿童脑发育和功能的影响以及垂体-甲状腺轴的代谢与功能状态，发现孕妇由于缺碘，可引起早产、流产、死胎、先天畸形、地方性克汀病、地方性聋哑、新生儿甲状腺功能减退、脑皮质发育不全、智力低下、不育症、地方性甲状腺肿等一系列亲代和子代的各种功能障碍，这些病不能简单地用地方性甲状腺肿和地方性克汀病来概括。它们实质上是环境碘缺乏，引起机体不同程度缺碘，对人类不同发育时期造成的一系列损伤，即碘缺乏病（IDD）。对人类最大的危害是使脑发育落后，直接危害人口素质。是一个世界性的优生问题。据估计我国一年有近 1 000 万新生儿将出生在缺碘地区，约有 100 万~200 万的孩子因缺碘而相对智力低下，严重地影响出生人口素质。

2. 碘过多 当母亲大量摄入碘，则可导致胎儿和乳婴甲状腺肿大，伴有或不伴有甲状腺功能减退。胎儿和婴儿的甲状腺发育不完全，对碘很敏感，自调机制差。

（五）预防保健要点

1. 碘缺乏的预防 《中华人民共和国母婴保健法》规定了对育龄妇女和孕产妇碘缺乏病的防治。标志着我国对碘缺乏病的管理已进入法制管理的轨道。

（1）补碘：食盐加碘是预防碘缺乏病的极好办法。在碘缺乏地区的居民，特别是孕妇、儿童，应注意科学补碘。合理食用加碘盐、正确使用碘油，保证摄入足够量的碘，不能过量。专家们认为，碘的供应量应为生理需要量的 2 倍，即生理状态下每人每日平均需摄入 150μg。婴幼儿平均需摄入 40~50μg，1~3 岁为 70μg，4~6 岁 90μg，7~10 岁 120μg，孕妇和乳母应为 200μg 左右。成人摄碘安全范围为 100~1 000μg/d。

（2）合理膳食：注意蛋白质和微量元素（如硒、锌等）的补充。多食含碘丰富的海产品，以促进碘充分的吸收和利用满足碘的需要。

（3）尿碘监测：在碘平衡条件下，尿碘量与摄入量近似。尿碘量是观察缺碘与否的重要指标，也是观察补碘效果的重要指标。孕期应保持尿碘不低于 100μg/L。

2. 碘过多的预防

（1）改换饮用水源，避免饮高碘水。

（2）采用加氯、曝气处理含碘高的饮水,使饮水中含碘量大幅度降低。

（3）在沿海地区应控制居民高碘食物(如昆布等)的食用量。

（4）注意保护碘敏感人群:严防误食、误用碘制剂等。

四、氟

（一）来源及接触机会

1. 地质原因 氟在自然界中分布很广。高氟是指饮水中含氟量超过 1.0mg/L。长期食用含氟量高的水、含氟量高的农作物或吸入含氟量高的空气,可导致人体发生地方性氟中毒,也称地方性氟病。我国各省(市、自治区)均有不同程度的地方性氟病流行,截至 2012 年底,氟斑牙患病人数有 35 000 余万,氟骨症患病人数有 320 余万。地方性氟病是中国流行广泛的公共卫生疾病。

2. 环境污染 生活燃煤污染及大量使用含氟高的劣质煤或冶炼含氟高的铁矿石的工厂,可排出大量含氟废气,如果不予以处理,常污染空气、水源和农作物,进而引起人、畜中毒,即形成次生型地方性氟病区。

3. 职业接触 一些工业厂矿,如磷肥厂、铝合金厂、炼钢厂等,在冶炼和加工过程中,职工有可能接触高氟。

4. 生活接触 温泉、海水和河水、蔬菜、茶叶、牛乳、水果等均含有一定量氟,特别是高氟地区的农作物和饮水中氟含量更高些。

（二）侵入人体途径及代谢

氟是人体必需的微量元素之一,但需要量极微。人体的氟,约 65% 来自饮水,30% 来自食物。氟化物进入机体,经过血液循环,进入器官组织,约 98% 存在于骨骼、牙齿中。氟的排泄主要从肾脏由尿排出。WHO 提出,每人每日从环境中(如饮水、食物、空气等)摄入的总氟量,以不超过 2mg 为宜。水中氟适量浓度为 0.5~1.0mg/L。

（三）毒性简述

流行病学观察发现,居住在饮水氟 <0.04mg/L 的低氟区的居民,其骨密度降低及骨质疏松发生率增高,提示氟在预防人体骨质疏松方面的重要作用。水氟含量在 0.5mg/L 以上有防龋作用。但过量氟可破坏钙磷代谢平衡,影响牙齿和骨骼的发育。高氟地区的居民,长期摄入含氟量高的水、食物或吸入空气可以引起地方性氟中毒,也称地方性氟病。地方性氟病是一种全身性、慢性中毒疾病,其临床表现复杂多样,主要表现为氟斑牙和氟骨症。由于携带氟的环境介质不同,所产生的病区类型也不同,因而将地方性氟中毒分为饮水型、生活燃煤污染型、饮食型和工业污染型等。

（四）对生殖健康的影响

1. 对月经和女性生育率的影响 流行病学资料显示,氟中毒地区妇女月经异常、不排卵、不孕、流产和死胎的发生率均高于非氟中毒地区。

2. 对妊娠结局的影响 高氟地区或氟污染严重的工厂附近,孕妇流产、早产、死胎、先天缺陷发生率和围产期婴儿死亡率增高,提示高氟可能对妊娠结局产生不良影响。

3. 对胎婴儿生长发育的影响 早在 1960 年就有研究证实,氟能通过胎盘进入胎儿体内。在高氟地区随孕妇血、尿氟含量的升高,羊水含氟量也增加,胎儿表现为骨生成活跃、股骨出现明显的病理改变。在地方性氟中毒流行区出现乳牙氟斑牙,说明氟在胎儿和/或新生儿体内蓄积,并可达到对胎儿牙齿发育有害的剂量。此外,对地方性氟中毒地区的调查亦显示:胎儿体内的氟可透过血-脑屏障蓄积脑组织中,脑内去甲肾上腺素、5-羟色胺和 α_1 受体含量明显降低,胎儿大脑、海马及小脑皮质神经细胞发育较差,细胞体积小,分布密集,提示病区胎婴儿生长发育和智力均可能受到影响。

（五）预防保健要点

1. 针对氟的来源降低环境中氟的浓度 针对环境中高氟来源采取各种方法降低环境中氟的浓度,比如水型氟中毒地区需要改换水源,没有低氟水源可用时,可采用饮水除氟法降低水中氟的含量;煤烟型高氟地区采用改良炉灶、安装烟囱将含氟煤烟排出室外的方法,减少居室空气氟浓度。

2. 减少氟的摄入量 针对高氟来源采取措施,降低机体氟的摄入。如饮用低氟水,饮用水氟不超过 1.0mg/L。适量浓度为 0.5~1.0mg/L。此外,在高氟区居住的育龄妇女和孕妇应注意少饮浓茶,以免增加氟的摄入量。

3. 合理营养、减少氟危害 氟的吸收和利用与机体营养状况关系密切。据调查,贫穷地区氟中毒患病率高,营养状况好的地区患病率低。蛋白质、钙、硒、维生素 C、维生素 B_1 和 B_2 及维生素 D 均有抗氟保护机体的作用。在高氟地区可增加钙与维生素 D 和 C 的摄入,以调节钙磷代谢,减少机体对氟的吸收。维生素 C 有促进氟排出及抗感染作用。

五、砷

（一）来源及接触机会

1. 地质原因 砷在自然界多以重金属砷化合物和硫砷化物形式混存于金属矿石中。由于地质的演变,这些砷化物溶于地下水中,导致某些地区地下水含砷量过高。如新疆奎屯地区井水含砷量高达 0.82mg/L,有大量砷中毒患者。

2. 环境污染 ①通过燃煤污染引起的慢性砷中毒,称为"煤炭型地方性砷中毒"。②含砷矿石冶炼,砷以蒸气状态逸散在空气中对周围大气造成污染。③含砷农药的喷洒，排放含砷废水等，造成土壤污染。土壤中的砷可通过对水和食物的污染进入人体。

3. 职业接触 三氧化二砷用于玻璃工业中的脱色剂，农业中的杀虫剂；雄黄（As_2S_2）、雌黄（As_2S_3）、巴黎绿（醋酸亚砷酸铜）制备工业颜料等。从事这些职业的人群可发生职业性砷暴露的风险。

4. 生活接触 食物受到砷化物污染或受到含砷农药、水、空气及土壤中砷化物的污染，或食品加工过程中使成品受到污染时，人体有可能摄入过量砷化物。

（二）进入人体途径及代谢

元素砷不溶于水，不易为人体所吸收。砷主要以化合物形式，可经消化道、呼吸道和皮肤吸收进入人体，职业性接触主要经呼吸道吸入，进入体内的砷多分布在肺、肾、脾中，头发、指甲、皮肤次之。砷在机体内的代谢较快，半衰期为10小时至几天。其中90%的砷是从尿中排泄的，其余的随汗水、乳汁和粪便排出。

（三）毒性简述

元素砷没有毒性，自然界中很少存在。砷化物是一种原浆毒，对体内酶蛋白的巯基具有特殊的亲和力，使酶失去活性，影响细胞正常代谢，导致细胞死亡，因而引起神经系统及其他系统的功能与器质性病变。急性中毒主要为口服中毒，主要表现为急性胃肠炎症状。长期饮用含砷量 >2mg/L 的水，可发生亚急性中毒。长期饮用含砷量为 0.5mg/L 的水或由呼吸道吸入砷化物粉尘，多引起慢性中毒。我国是地方性砷病大国，除中国台湾省外，新疆、贵州、内蒙古和山西等地均出现世界罕见的地砷病病区。大量流行病学资料已证实，无机砷化物是人类皮肤癌和肺癌的致癌物。我国已将砷所致皮肤癌、肺癌列为职业肿瘤。

（四）对生殖健康的影响

1. 对月经、生育力的影响 职业性炼砷接触砷化物的妇女，出现月经周期延长、经期缩短、经量减少、痛经、绝经期提前等生殖功能不良影响的表现。砷及其化合物影响妇女生育力的人群研究仅见于墨西哥某地由于因饮用高砷水而降低生育力的报道。

2. 经胎盘转运和乳汁排出 动物实验已证明砷可经胎盘转运和乳汁传递给子代。20 世纪 90 年代，在我国内蒙古自治区某地砷中毒流行区（当地井水含砷量为 1.2mg/L），有先天性砷中毒的报道，患儿出生后表现为全身皮肤颜色异常，手脚皮肤纹理不清，有小白点。另有报道母亲中毒后，婴儿吃母乳也可引发砷中毒。哺育期妇女服用含砷的药物后，其乳汁中可发现砷。提示砷可通过乳汁排出，对乳儿造成潜在的健康危害。

3. 对妊娠结局的影响 动物实验已证实，三氧化二砷、砷酸钠、亚砷酸盐等毒性较强的砷化物具有致畸作用，可引起实验动物多个器官系统的畸形，包括脑、眼及泌尿生殖畸形和肋骨畸形等。瑞典曾有学者对一金属冶炼厂进行调查发现，妊娠期间曾在该工厂工作的女工，由于接触砷化物，其所分娩的新生儿具有较高比例的先天畸形，显著高于妊娠期间未在此工厂工作的女工所生的新生儿。同时作者还观察到，孕妇住家距离熔炼厂越近，妇女的自然流产率越高。有孕妇在妊娠期间选择服用砷化物自杀，孕周为妊娠 30 周，服用了约 30ml 浓度为 1.32% 的三氧化二砷溶液。3 天后分娩一活婴，但新生儿在出生后 11 小时死亡，尸检时在新生儿肝、肾、脑组织中检出大量砷，各器官有广泛病变。

（五）预防保健要点

1. 控制和降低砷对环境的污染 我国大气卫生标准规定，每立方米空气中含砷不得超过 0.003mg。如超标应追查来源，及时控制污染，如为燃煤导致的大气砷超标，则改用低砷煤。饮用水卫生标准中规定，每升水中砷含量不得超过 0.05mg，如饮水含砷量超标，则需要及时采取更换水源等措施。

2. 改善职业性砷接触的劳动条件，避免和减少其对健康的危害。

3. 做好职业性接触孕妇及乳母的劳动保护 我国卫生标准规定作业场所空气中砷及其无机化合物（以 As 计）的时间加权平均容许浓度为 $0.01mg/m^3$；短时间接触容许浓度为 $0.02mg/m^3$。职业场所严格执行上述标准，同时加强通风和做好职业接触孕妇和乳母的个人防护工作。

4. 加强高砷地区的生物样本检测，以判断人体内是否摄砷过量 目前尚缺乏统一的砷生物样本的正常值标准。血砷反映的是近期而非长期的砷暴露，且血液基质复杂，增加了分析砷形态的难度；尿砷浓度反映砷代谢的速度。一般尿砷的范围为 10~50μg/L；发砷可以稳定地指示既往砷暴露的程度，是最常用的砷负荷指标，但是人体出现砷中毒的发砷含量阈值一直未明确。

六、苯、甲苯、二甲苯

（一）来源及接触机会

苯及其同系物甲苯、二甲苯主要用作有机化学合成中常用的原料，作为溶剂、萃取剂和稀释剂以及树脂、人造革、油漆等的制造。在生产环境中，苯、甲苯、二甲苯往往三者或是其中两者同时存在，故称之为接触苯系混合物（或混苯、苯系物），即同时接触此三种物质或其中的两种物质。苯系混合物是目前我国女职工职业性接触最多的毒物。

建筑材料、装饰材料、家具板材使用的黏合剂中，多含有苯、甲苯、二甲苯，容易挥发而使居室空气受到污染。在新装修的居室或办公室中可测出较高浓度的苯、甲苯。

（二）侵入人体途径及代谢

苯、甲苯、二甲苯主要以蒸汽形态自呼吸道侵入人体，经皮肤亦可小量吸收。苯被吸收进入血液后，主要蓄积在富含脂类的组织或器官中。进入机体的苯，约50%以原型从呼吸道排出体外，约10%以原型贮存于体内组织，40%则经肝脏代谢。甲苯和二甲苯进入人体后也主要分布在脂类丰富的组织，在体内被氧化后随尿液排出。

（三）毒性简述

苯的急性毒作用以麻醉作用为主，轻度时出现眼及呼吸道黏膜刺激症状，继之出现兴奋及酒醉状态，重症可出现昏迷，最后因呼吸、循环衰竭而死亡。慢性时则主要抑制造血系统。造血系统功能障碍是慢性苯中毒的主要特征。

甲苯和二甲苯均属低毒物质。吸入高浓度时对中枢神经系统产生麻醉作用，对皮肤及黏膜有较强刺激作用。纯甲苯及二甲苯对血液系统毒作用不明显。

（四）对生殖健康的影响

1. 对月经的影响 接触苯、甲苯、二甲苯的女工，月经异常较多见，主要表现为月经过多、经期延长、月经周期缩短或紊乱及痛经等，而以月经过多及经期延长较为多见，且月经异常患病率与接触苯浓度有关联。

2. 对妊娠结局及子代健康的影响 孕期接触苯、甲苯、二甲苯的女工，妊娠期高血压疾病发病率较高。同时接触三者时，妊娠剧吐及妊娠合并贫血的发生率也增高。

保毓书等对我国11个城市263个工厂的现场调查发现，在16种影响孕妇及胎儿发育的职业因素中，排在前三位的是苯、甲苯和二甲苯。Olsen对丹麦的先天缺陷与职业因素关系研究发现，父母为油漆工的婴儿中枢神经系统缺陷的发生是其他职业人群的4.9倍。Holmberg等采用病例对照研究新生儿中枢神经系统缺陷与母亲孕期接触有机溶剂的关系，提示孕期有机溶剂的接触与中枢神经系统缺陷的发生有关联。

有报道，职业性接触苯及苯系物女工，当工作场所苯、甲苯、二甲苯浓度超过最高容许浓度条件，其子女的语言、认知和社会认知能力可能受到影响。

通过乳汁排出：苯可自乳汁排出。有学者测定，当接触苯浓度为0.05~1mg/L时，女工乳汁中苯含量为0.063~9.68μg/100ml。动物实验，苯可使乳汁中维生素C活性下降。

（五）预防保健要点

1. 改进工艺过程，使生产过程密闭化；并安装抽风排毒设备，降低工作环境空气中苯、甲苯、二甲苯的浓度，使之达到国家规定的接触限值。

2. 加强女职工从事苯及苯系物接触的劳动保护，促进

女工生殖健康。

3. 室内装修材料应该选择符合国家标准的建材、正确选择装修施工工艺。新装修后的居室，应进行通风换气一定时间，待苯及其他有机溶剂充分释放并排出后，再入住。

4. 生殖保健 ①患有功能性子宫出血、月经过多以及血液病的妇女禁忌参加苯作业；②我国在《女职工禁忌劳动范围的规定》中规定已婚待孕女职工禁忌从事苯作业属于《有毒作业分级》标准中第Ⅲ、Ⅳ级的作业；③怀孕女职工及哺乳女职工，禁忌从事作业场所空气中苯浓度超过国家卫生标准的作业。

七、二硫化碳

（一）来源及接触机会

二硫化碳（CS_2）主要用于黏胶纤维（人造丝）和赛璐玢（玻璃纸）的生产，以及制造四氯化碳。也用作橡胶、脂肪的溶剂。我国在人造丝生产中有大量女工。

（二）毒性简述

二硫化碳主要经呼吸道进入人体，皮肤及胃肠道亦可吸收。二硫化碳在体内代谢生成二硫代氨基甲酸酯及噻唑烷酮。其中的巯基与铜、锌等离子结合，抑制多种辅基中含有此类金属的酶的活性，干扰细胞的正常代谢，并可干扰维生素 B_6 及脂类和氨基酸的代谢。急性中毒轻时酷似酒精中毒，慢性中毒时神经衰弱综合征最为常见。

（三）对生殖健康的影响

1. 对月经的影响 二硫化碳作业女工较多见月经功能障碍。临床表现主要为月经周期异常，周期延长、缩短或周期紊乱不规则；痛经；经期延长及血量过多，也有少数人表现为月经量少。由于不同学者对接触 CS_2 女工月经异常的研究方法不同以及对象年龄分布、接触 CS_2 的浓度及对月经异常判定指标的差异，导致研究结果月经异常患病率和临床表现不同。研究发现，CS_2 对年轻女工的影响更大，18岁前接触 CS_2 女工的月经异常率显著高于成年后接触 CS_2 者。

CS_2 作业引起的女工月经功能失调，可能与 CS_2 影响下丘脑-垂体-卵巢轴，进而破坏内分泌系统的平衡，致使卵巢功能发生紊乱有关；另一可能的机制是由于 CS_2 代谢产物二硫代氨基甲酸酯直接作用于卵巢，导致月经异常。

2. 对胚胎和胎儿发育的影响 CS_2 可经过人胎盘转运至胎儿体内。接触 CS_2 职业人群流行病学调查显示，CS_2 可引起女工自然流产率增高、男工妻子的自然流产率及先天缺陷发生率均增高。CS_2 作业男工的子代先天缺陷发生率前三位为腹腔缺陷（腹股沟疝和脐疝）、中枢神经系统缺陷（无脑儿、脊柱裂和大脑发育不全）及先天性心脏病，三者占全部子代出生缺陷的61.28%。

3. 经乳汁排出 研究表明，CS₂可经人乳排出，且CS₂可通过乳汁进入乳儿体内。含CS₂母乳对乳儿发育及健康有无影响，尚待观察研究。

（四）预防保健要点

1. 保证工作场所空气中CS₂浓度控制在国家规定的职业环境接触限值之下。

2. 孕妇、乳母严禁参加空气中CS₂浓度超过国家规定的职业接触限值的工作。

3. 减少居住环境大气和水中CS₂的污染情况。我国居住环境大气中有害物质最高容许浓度规定，大气中CS₂的最高容许浓度为0.40mg/m³；地面水中CS₂的最高容许浓度为2.0mg/L。生产企业在CS₂工业生产中严格按照环保要求，控制大气和水体CS₂的排放量。

4. 哺乳期妇女若从事CS₂作业，应换下工作服并认真洗手后，再行哺乳。

八、甲醛

甲醛也是重要的环境化学污染物，其在常温下为气态，主要以35%~40%水溶液形式出现，称为福尔马林。

（一）来源及接触机会

甲醛广泛用于建筑材料及装饰材料生产工程中，比如合成酚醛树脂、尿醛树脂、聚甲醛树脂，制造人造板、家具、塑料地板等。房屋室内装修材料含有一定量的甲醛，当室温达19℃以上时，甲醛即可从装修或装饰材料中源源不断地释放出来，造成室内空气污染。新装修的居室内，空气中甲醛浓度可达0.3mg/m³以上。此外，液化石油气或天然气等燃料燃烧后都会产生大量甲醛，厨房内甲醛浓度有时可高达0.4mg/m³以上。吸烟时烟气中也会有甲醛，点燃一支香烟约能产生0.6mg甲醛。日用品中，清洁剂、消毒剂、防腐剂中也含有一定量的甲醛。

（二）侵入人体途径及毒性简述

甲醛主要经呼吸道吸入，也可经消化道进入人体，并可以更低的浓度经皮肤吸收。在体内甲醛可被氧化为甲酸，部分以甲酸盐形式随尿排出。甲醛对皮肤黏膜有刺激作用，还可引起急性接触性皮炎。在6项队列研究中，有2项提示甲醛可以导致鼻咽癌的发生。4项病例对照研究中的3项提示甲醛与鼻咽癌发生有关。国际癌症研究所（IARC）目前认为甲醛是导致人类鼻咽癌发生的危险因素，并将其归入Ⅰ类人类致癌物。

（三）对生殖健康的影响

有关甲醛对生殖健康影响的研究资料甚少。现有的人群数据提示，孕期职业性接触甲醛可导致月经异常，严重者甚至表现为不孕；此外还可能影响胚胎和胎儿发育及异常妊娠结局。

丹麦的一项调查表明，在空气中甲醛平均浓度为0.43（0.24~0.55）mg/m³的工作场所的育龄妇女，约有40%的人主诉有月经不规则症状。我国20世纪70年代也曾有报道，446名使用尿醛树脂生产防皱布的女工接触空气中甲醛浓度为1.5~4.5mg/m³时，月经异常发生率显著高于售货员人群，主要表现为痛经和月经过少。且接触甲醛组女工继发性不孕发生率也高于对照组，接触甲醛女工妊娠贫血、妊娠期高血压疾病等合并症和并发症发生率也增高。鉴于甲醛使用范围较广，其对女性性腺及妊娠结局的不良影响，有深入研究的必要。

动物实验已证实甲醛可通过胎盘屏障进入胎儿体内，但未发现甲醛具有致畸作用。但应用大鼠全胚胎培养的研究发现，甲醛可导致胚胎细胞姐妹染色单体交换率、断裂率显著增加，有致胚胎畸形的风险。

甲醛是否可自乳汁排出，尚缺乏资料。

（四）预防保健要点

1. 工作场所空气中甲醛浓度须控制在国家规定的职业接触限值之下，甲醛的最高容许浓度为0.5mg/m³。

2. 孕妇乳母禁忌从事作业场所空气中甲醛浓度超过职业接触限值的工作。

3. 新装修的居室，甲醛浓度通常处于较高水平，准备怀孕的妇女最好在新房装修1年后怀孕为宜。据调查，初夏装修的房间，大约需2周~2个月，室内空气中甲醛浓度可降至安全水平，冬秋季装修时则需6个月甚至1年。

我国居住区大气中甲醛最高容许浓度为0.05mg/m³。

九、一氧化碳

一氧化碳（CO）是日常生活和生产中最常遇到的有毒化学污染物。

（一）来源及接触机会

工业生产中炼焦、炼铁、炼钢；采矿时的爆破；机械工业生产中的铸造、热处理；以CO为原料制造甲醇、合成氨等生产中都可接触CO；日常生活中，煤气发生炉，汽车尾气，以及冬季用炉火取暖、吸烟等也可接触CO。

（二）侵入人体途径及代谢

CO经呼吸道吸入人体后，进入血液循环，90%以上的CO与血红蛋白结合形成碳氧血红蛋白（HbCO），由于血液携氧量的下降使人出现低氧血症，引起组织缺氧。

（三）毒性简述

机体接触CO可出现不同的临床症状，表现为轻度急性中毒(头痛、耳鸣、恶心等)、中度中毒(意识障碍,甚至昏迷)和重度中毒(迅速昏迷,并发脑水肿及心肌损害)。长期接触时,慢性影响的结果可出现神经衰弱综合征、心肌损害、心电图异常等。

(四) 对生殖健康的影响

孕妇对 CO 比未孕妇女敏感。孕妇 CO 中毒还可对胎儿发育产生不良影响,有导致胎儿畸形的可能。有研究分析了 60 名孕期曾发生过 CO 中毒孕妇的病例,发现在妊娠 13 周以前接触 CO 的 12 例中,有 6 例所生婴儿出现畸形,而在妊娠后期接触 CO 的 48 例中,仅 1 例出现畸形。畸形的种类包括面部、肢体、耳、口腔的发育异常。另有报道,5 名严重 CO 中毒孕妇中,2 名分娩死胎,1 名在婴儿期诊断脑瘫,其余 2 人经高压氧治疗,分娩出正常婴儿。孕妇接触高浓度 CO 所引起的胎儿出生后发生神经系统后遗症,可能由于 CO 导致的胎儿缺氧所致。

职业环境接触 CO 对生殖功能是否产生影响,尚未见研究报道。

动物实验曾用不同方式,对妊娠大、小鼠及兔进行孕期染毒,结果可见小鼠胎鼠畸形率增高,主要为外观及骨骼畸形;所有动物胎鼠出生体重下降;新生崽死亡率增高、出生后体重增长缓慢、行为发育落后。

(五) 预防保健要点

1. 加大环保执行力度,减少 CO 对大气的污染。我国居住区大气中 CO 最高容许浓度为 3.0mg/m³。

2. 控制和降低工作场所空气中 CO 浓度,使其控制在国家规定的职业接触限值之下。该职业接触限制与海拔有关,即在非高原地区,时间加权平均容许浓度为 20mg/m³,短时间接触容许浓度为 30mg/m³;在高原地区,海拔 2 000m 时为 20mg/m³,海拔 >3 000m 时为 15mg/m³。

3. 孕妇严禁参加工作场所空气中 CO 浓度超过国家规定的职业接触限值的工作,以及有 CO 急性中毒危险的工作。

4. 冬季使用煤炉取暖的居室,应安装排烟良好的烟筒,并加强室内的通风换气;使用煤气热水器的家庭,应将热水器安装在通风良好的场所,并应与浴室分开,防止对孕妇及胎儿的可能损害。

十、农药

农药是指用以杀灭和防止农作物病、虫、鼠、草害的化合物,种类繁多,按其用途可分为杀虫剂、杀菌剂、杀鼠剂、除草剂、植物生长调节剂等,其中以杀虫剂品类最多、用量最大。常用杀虫剂有:有机磷农药(如敌敌畏、对硫磷、马拉硫磷等);有机氯农药(如 DDT、六六六等);有机氟农药(如氟乙酰胺)等。除草剂如含氯苯氧基农药(如 2,4-D;2,4,5-T

等)。我国使用农药以杀虫剂为主,其中有机磷农药的使用最多,发达国家则使用除草剂较多。

(一) 来源及接触机会

农药生产,如合成、加工、包装等过程,以及农药使用如农作物种植、花卉栽培、果树及其他树种的管理等过程中均可接触农药。同时农药的施用又可使农产品以及畜产品、水产品等受到农药污染,通过食物进入人体。有些农药,比如 DDT 性质稳定、残效期长,污染环境后较难消除,增加了人体接触的机会。

(二) 侵入人体途径及代谢

农药主要是在喷洒农药时经呼吸道进入人体,但皮肤也是重要的侵入途径。例如有机磷农药可经皮肤吸收,有些中毒病例就是因为在喷洒农药时虽然注意了呼吸道的防护(戴防护口罩),但却由于农药弄湿了衣服,未及时脱掉,大量农药经皮肤吸收进入人体而引起中毒。经消化道进入则往往是由于食用了被农药污染了的食品,误服或自杀服毒。

(三) 对生殖健康的影响

使用农药对女性生殖功能的危害,早已有报道。由于农药种类繁多,且多为在一个地区同时使用多种农药,以及将两种或两种以上的农药混合配制成混配农药使用,人群中很难单独观察某一种农药的健康影响。且使用的农药种类和用药量不同,其危害程度也不同,故观察结果很不一致。Restropo(1990 年)对哥伦比亚波哥大地区从事花卉栽培业的 8 867 人(男 2 951 人,女 5 916 人)的生殖结局进行调查的结果显示,女工及男工妻子中的自然流产、早产及子代先天缺陷发生率均显著增高(表 3-10-4)。这些工人接触到的农药共有 127 种。

Nurminen(1995 年)对 1979—1995 年间发表的有关农药对生殖功能影响的研究资料 25 篇进行荟萃分析,有些资料认为母亲孕期接触农药与自然流产、死胎及胎儿肢体、心脏、泌尿生殖系畸形的发生有关联,有些则未见上述关联。有学者对美国明尼苏达州农药使用者的 4 935 次分娩进行分析,其结果显示,使用农药者所生婴儿中先天缺陷显著增加,而且农业地区先天缺陷率高于非农业地区,频繁使用含氯苯氧基(chlorophenoxy)的除草剂、杀真菌剂的地区,在喷药季节(夏季)受孕的婴儿,与其他季节受孕的婴儿比较,先天缺陷明显增加。在中国的马鞍山队列中,研究者分析了夫妻双方孕前 6 个月的环境暴露情况与妊娠结局的关系,发现孕妇在怀孕前 6 个月农药暴露组比非暴露组具有较高的出生缺陷发生率。有关农药对胚胎发育和妊娠结局的影响,由于使用农药的种类、使用的方法及用药量不同,目前尚无明确结论。现将常用农药对妇女生殖健康的影响简述如下:

表 3-10-4　从事花卉作业前后各种不良生殖结局的发生率及风险

妊娠结局	女工				男工妻子			
	发生率 /%		OR	95%CI	发生率 /%		OR	95%CI
	接触前	接触后			接触前	接触后		
自然流产	3.55	7.50	2.20**	1.82~2.66	1.85	3.27	1.79**	1.16~2.77
早产	6.20	10.95	1.86**	1.59~2.17	2.91	7.61	2.75**	2.01~3.76
死产	1.35	1.34	0.99	0.66~1.48	1.01	0.89	0.87	0.42~1.83
胎儿畸形	3.78	5.00	1.34*	1.07~1.68	2.76	4.16	1.53*	1.04~2.25

注:$*P=0.05\sim0.01$;$**P<0.01$。

1. 有机氯农药　是一种广谱、高效、高残毒的杀虫剂。包括以苯为原料的有机氯农药,比如滴滴涕(dichlorodiphenyltrichloroethane,DDT)和六氯环己烷(hexachlorocyclohexane,BHC),以及以环戊二烯为原料的有机氯农药,比如氯丹、狄氏剂、毒杀芬等。由于其性质稳定,不易分解,且具有生物富集作用,其长期大量的使用已造成对环境的污染和人畜健康危害。正是由于其高残留的特点,我国已禁止使用,但自人体组织和血液中仍可检出。

BHC、DDT 等有机氯农药等的慢性毒作用主要表现在对神经系统、内分泌系统等的影响及具有肝肾损害作用。研究表明,有机氯农药可抑制体内多种三磷酸苷酶活性,进入孕妇体内的有机氯农药可通过胎盘进入胎儿体内,对妊娠结局及胎儿发育产生不良影响,引起流产、畸胎、死胎等。通过检测流产儿和早产儿母血及胎盘中有机氯农药的含量,发现其母血及胎盘中有机氯农药总含量高于足月产儿母血及胎盘中的含量。另有报道,在 189 例乳汁中检出了 DDT 的妇女,其婴儿中 8 例有发育缺陷,有足内翻、先天性髋关节脱臼、多指畸形等;而乳汁中未检出 DDT 的对照组妇女则未见分娩畸形儿。在美国和墨西哥人群的多项队列研究发现,孕期 DDT 接触,可导致婴幼儿期语言、记忆或认知损害;在美国马萨诸塞州 DDT 污染区,孕期 DDT 代谢产物 DDE 含量与儿童 7~11 岁时注意缺陷障碍的发生有关。

2. 有机磷农药　是目前使用量最大的农药,可通过呼吸道、消化道及完整的皮肤和黏膜进入人体,主要的毒作用机制为抑制胆碱酯酶活性,使其失去分解乙酰胆碱的能力,造成乙酰胆碱蓄积,引起神经功能紊乱。动物研究证实有机磷暴露可导致胚胎着床前或着床后丢失,严重暴露可导致不孕。人群资料提示使用有机磷农药的妇女月经异常患病率增高。国内多项对职业性接触有机磷农药的女工调查发现,接触组女工月经异常率较高,表现为经期延长,血量增加或月经量减少,且接触组女工自然流产率亦增加。对有过轻度、中等度有机磷农药中毒妇女的分析发现,继发性不孕的发生率增高。有机磷农药的胚胎毒性机制尚不清楚,目前的研究认为可能与以下机制有关,包括有机磷农药通过胎盘屏障直接作用于胚胎组织,或通过抑制胎盘中某些酶的活性,导致胎儿营养素的利用障碍,或通过脂质过氧化机制引起胎儿毒性作用。

3. 除草剂 2,4,5-T(2,4,5-三氯苯氧乙酸)　本品是一种激素类除草剂(或称落叶剂)。小剂量可刺激农作物生长,防止花蕾和果实早期脱落;大剂量用作除草剂。美国在越南战争期间,曾以超过国内实际使用量 13 倍的浓度自空中撒布,污染了大面积的耕地和森林。有学者在 1970 年对越南的调查发现,自越战使用落叶剂以来,越南先天性腭裂、脊柱裂患儿急剧增加。死胎率也有增加。Hanify 等(1981年)报道,新西兰北岛地区,1972—1977 年使用 2,4,5-T 期间出生婴儿中先天缺陷发生率为 1960—1966 年未使用 2,4,5-T 期间出生婴儿的 1.73 倍,其中,心脏畸形及尿道上下裂的发病率则相当于使用前的 3.9 倍和 5.6 倍。由于担心除草剂的致畸性,许多国家已禁止使用 2,4,5-T。其他除草剂,比如草甘膦,Jessica 综述的 10 篇有关草甘膦对出生缺陷、流产、早产及胎儿生长受限的影响,未见显著性相关,作者也指出这些研究受限于直接暴露或间接暴露的有效评价指标,因此,是否有影响尚待进一步研究确认。

(四) 预防保健要点

1. 加强农药的安全生产、运输及保管　改善生产条件,防止农药污染环境。加强管理,禁止将农药与粮食、饲料等混放,以避免农药中毒的发生。

2. 加强职业性接触农药的个人防护　使用超低容量喷雾器喷洒农药可减少对环境的污染。喷药时,不可逆风喷洒;喷洒农药时,注意个人防护用品如防护口罩、帽子、防护服和防护手套的使用,喷药后,要沐浴更衣,防止吸入和药液污染皮肤。

3. 安全合理使用农药　农业部门在农药施用过程中应严格遵守《农药安全使用标准》,掌握好农药施用范围、用药量和稀释倍数、施药期、施用次数等,以保证食品中农药残留量不超过国家规定的卫生标准。

4. 孕妇、乳母禁忌参加接触农药的工作。

十一、抗癌药

常用抗癌药按其作用可分为抗代谢药(如甲氨蝶呤、氟尿嘧啶等)、烷化剂(如环磷酰胺)、抗生素类(如阿霉素、丝裂霉素 C 等)、激素类以及其他(如长春新碱、喜树碱等)。

(一) 来源及接触机会

职业接触抗癌药的人员有生产抗癌药的工人和技术人员,医院中接触抗癌药的医务人员(包括医生、护士、药剂师及清洗工等);接受化疗的患者则为治疗所需。

(二) 侵入人体途径

医务人员在职业接触时,抗癌药可经呼吸道及皮肤进入人体。护士在配制抗癌药或进行治疗操作时,周围空气中可检出抗癌药,含有抗癌药的气雾可经呼吸道进入人体;在为患者输液给药的过程中,皮肤可受到污染,抗癌药可经皮肤侵入人体。

(三) 毒性简述

接受抗癌药治疗的患者,可有不同程度的骨髓抑制、胃肠道反应、肾毒性及脱发等多种不良反应的表现。职业接触的危害则小得多,可出现头痛、头晕、恶心、鼻黏膜肿痛、周身出现荨麻疹、腹痛及肝脏损害等。对于职业接触抗癌药的人群需要特别注意抗癌药的致突变作用。在防护不好的情况下,接触抗癌药的护士,外周血淋巴细胞染色体畸变率及姐妹染色单体交换率明显升高。

(四) 对生殖健康的影响

对于使用抗癌药患者和职业接触者,由于其接触途径和剂量差异较大,因此。其对生殖结局的影响不同,得知患癌症后,患者不会考虑怀孕,仅个别癌症患者在妊娠期间诊断罹患癌症。国外有学者总结了 58 例孕期患急性白血病的患者,观察化疗对胎儿的影响,发现孕早期应用氨甲蝶呤或环磷酰胺等的孕妇,胎儿发生先天畸形的比例为 10%。孕中期及晚期用药者未发现有致畸作用。提示:孕期由于罹患恶性肿瘤而使用抗癌药的患者,不能排除孕期接触抗癌药可引起胎儿发育异常的可能。

而职业接触抗癌药的医务人员则是生殖健康危害的重点目标人群。自 20 世纪 80 年代以来,职业接触抗癌药对生殖功能的影响引起学者的关注,通过对职业接触抗癌药的医护人员的生殖健康状况研究发现,孕期职业接触抗癌药有使自然流产率及子代先天缺陷发生率增高的危险(表 3-10-5)。个别研究者还观察到可使早产及子代白血病的危险增加。

(五) 预防保健要点

1. 加强抗癌药配置装置的正确使用 在配制抗癌药

表 3-10-5 职业接触抗癌药对妊娠结局的影响

作者	观察对象	对妊娠结局的影响		
		自然流产	先天缺陷	早产
Himminki (1985,芬兰)	护士	(−)	(+)	
Selevan (1985,芬兰)	护士	(+)		
Stucker (1990,法)	护士	(+)		
Mc Donald (1988,加)	医生及护士	(−)	(+)	
Skov (1992,丹麦)	护士	(−)	(−)	
Taskinen (1986,芬兰)	制药女工	(+)		
赵树芬 (1993,中)	护士	(+)	(+)	(+)

注:(+)与接触抗癌药有关联,(−)无关联。

时,应在装设有垂直气幕的通风橱中进行以避免抗癌药的气雾外逸。

2. 加强医护人员个人防护 比如配置抗癌药时戴口罩、手套、穿紧袖口的工作服,以防止药液沾染皮肤;工作后及时洗手更衣。

3. 对于正在待孕的妇女、孕妇及乳母,应暂时脱离接触抗癌药的工作。

4. 正确处理抗癌药器具 包括沾染过抗癌药的注射器、针头及其他用具,废弃物,患者呕吐物等,均应及时清除处理。

十二、麻醉性气体

(一) 来源、接触机会及侵入人体途径

麻醉性气体是指用于全身麻醉的气态麻醉剂或液态麻醉剂挥发产生的气体。氧化亚氮(N_2O,也称笑气)为气态麻醉剂,乙醚、氟烷、甲氧氟烷、安氟烷等为挥发性麻醉剂。职业性接触麻醉性气体主要为手术室工作人员,包括麻醉科医生及护士,以及外科、口腔科、妇产科医生、手术室护士等接触。机体效应器官内的剂量取决于接触次数、浓度以及接触时间(每日接触几小时)。

(二) 对生殖健康的影响

1. 对受孕力的影响 自 20 世纪 60 年代末,手术室工作人员职业性接触麻醉剂的生殖毒性损伤已受到关注。国外学者对不明原因超过两年不孕症的调查发现,女麻醉师职业接触者的不孕发生率显著高于没有接触麻醉气体的人群,提

示麻醉性气体与不孕症发生的关系。随后的人群研究发现，职业性接触高水平 N_2O 可能降低妇女的受孕力和生育力。

2. 对妊娠结局的影响 有关麻醉性气体对妊娠结局的影响开展了大量流行病学研究。其中美国麻醉医师协会（American Society of Anesthesiologists, ASA）的大规模调查结果，女麻醉护士及女手术室护士自然流产率为对照组的 1.3~2 倍，子代先天畸形发生率为对照组的 16 倍。英、美等国对手术室医师职业危害的回顾性调查结果显示，女麻醉师 1 333 次妊娠中，自然流产率为 16.7%，对照女医生 2 505 次妊娠中自然流产率为 13.3%，差异具有统计学意义；女麻醉师的自然流产率及子代先天缺陷发生率均显著高于对照组。但上述研究均未对接触浓度及接触时间的信息进行分析，也缺乏对混杂因素的控制。20 世纪 80 年代的几项研究则未发现女麻醉师、手术室护士的自然流产及子代先天缺陷发生率增高。可能与工作环境条件改善有关；另一方面在研究方法上也控制了年龄、胎次、吸烟等混杂因素的作用。随后的研究在对胎次、母亲年龄、吸烟、饮酒情况及既往职业史、有无流产史等可能的混杂因素进行调整后，研究结果提示自然流产及子代先天缺陷的发生与接触麻醉剂有关联。

从以往大量人群研究资料来看，职业接触麻醉性气体可使自然流产的危险性增高比较肯定，是否会导致先天畸形的发生率增高结果尚不一致，有待进一步研究。

麻醉性气体是否可通过乳汁分泌尚缺乏研究资料。

（三）预防保健要点

1. 控制和减少手术室等工作场所麻醉剂气体浓度 要正确使用麻醉机，减少医护人员吸入过多麻醉性气体，比如使用麻醉剂之前要仔细检查有关部件，保证不漏气；保证面罩严密罩住患者面部，然后再打开麻醉机气体阀门；尽量使用气体的最低流速；同时尽量避免将贮气袋中废气排入手术室中。此外，手术室及恢复室均应设有排风系统，减少室内麻醉性气体的污染。

2. 做好手术室等工作场所麻醉剂气体的监测 定期检测手术室中麻醉性气体的浓度，并参照相应卫生标准，保护工作场所医护人员的健康。

3. 准备怀孕或已怀孕的女医护人员应尽可能避免接触麻醉剂气体。

十三、己烯雌酚

（一）来源及接触机会

己烯雌酚（diethylstilbestrol, DES）是人工合成非甾体雌激素，具有酚羟基结构。于 1938 年合成后发现其有较强的雌激素特性，口服作用为雌二醇的 2~3 倍，被广泛用于妇女先兆流产的治疗。

DES 是脂溶性物质，很难降解，易在体内残留，排出体外后也易在水源和土壤中富集。尽管人们广泛认同其致癌

作用，但目前尚无药物可替代其在某些方面的治疗作用。

（二）进入人体途径及代谢

口服易吸收，在肝内缓慢代谢，主要经尿和粪便排出体外。由于 DES 的脂溶性和不易降解的特点，易在人体和动物的脂肪组织残留，长期服用可导致肝损伤。

（三）毒性简述

口服 DES 可出现厌食、恶心、呕吐、头晕等表现，长期服用的女性可有性欲亢进、乳房胀痛、子宫出血等。长期大量服用可引起脂肪代谢异常，肝功能不全者会出现胆汁淤积性黄疸。

（四）对生殖健康的影响

己烯雌酚是目前已证明的第一个人类经胎盘致癌原（transplacental carcinogen）。在 20 世纪 60 年代末期己烯雌酚引起学者的关注，研究发现，患有阴道透明细胞腺癌（clear cell adenoearcinoma）的青年妇女，其母多有在孕期服用过 DES 的历史。其后美国麻省总医院开始建立起这种病例的登记。Welch 对登记的 150 例病例调查分析显示，每一例患者的母亲均有在妊娠后的前 18 周中服用过 DES 的历史。诊断时患者的年龄为 7~28 岁，多数症状在青春发育期出现。此外，有研究者发现，患有阴道透明细胞腺癌的女孩月经初潮提前可能也与 DES 有关。

职业接触 DES 见于制药工业。女工可出现雌激素过多症（hyperestrogenism）。表现为月经期间出血，乳房增大、压痛。并有女性后代青春期发生阴道透明细胞腺癌的报道。

放射性核素标记 DES 的动物实验证明其可通过胎盘，并能于胎仔生殖道内蓄积，仔鼠可出现生殖道病变。DES 的致癌性主要与其与雌激素受体的结合有关。用大鼠、小鼠进行实验的结果与人体观察结果甚为一致（表 3-10-6）。

（五）预防保健要点

目前尚无职业接触 DES 的限值。考虑到 DES 经呼吸道、皮肤均可吸收，故职业接触中应加强防护。孕期及哺乳期禁忌接触。

十四、环境内分泌干扰物

环境内分泌干扰物（environmental endocrine disruptors, EEDs）是指环境中存在的在体内能够模拟、阻断或激活内分泌效应，干扰体内激素的合成、转运及代谢等过程，引起机体内分泌功能改变，对机体或其子代引起有害效应的外源性物质。目前研究较多的是具有雌激素样作用的环境内分泌干扰物，因此，也有人称为环境雌激素（environmental estrogen）。

（一）来源及接触机会

根据环境内分泌干扰物来源，可将其分为天然和人工合成两类化学物。天然的 EEDs 包括植物激素和真菌激素

表 3-10-6　人和大鼠 / 小鼠出生前暴露于己烯雌酚引起的异常

	人	大鼠 / 小鼠
女(雌)性解剖学异常		
阴道	腺病	腺病
	腺癌	腺癌
	鳞状细胞发育异常	鳞状细胞癌
		角化过度
		阴道炎
宫颈	狭窄	
	闭锁不全	
子宫	T 形子宫	子宫内膜增生
		输卵管炎
外生殖器		出生时阴道不闭合
		会阴表皮剥脱
女(雌)性功能异常		
	月经不规则	无动情周期
	自然流产	不孕
	宫外孕	
	早产	
男(雄)性解剖学异常		
	生殖道狭窄	
	尿道下裂	
	附睾囊肿	
	睾丸功能低下	睾丸功能低下
	隐睾症	隐睾症
	小阴茎畸形	小阴茎畸形
男(雄)性功能异常		
	精子异常	精子缺乏
	精子缺乏	
	精子穿透力降低	

等,人工合成的 EEDs 主要包括工业生产、垃圾焚烧、农药使用等生产过程的化学原料或副产品,以及激素类药物。

1. 环境污染　环境内分泌干扰物是现代工业污染环境的产物。目前已被确定或怀疑为 EEDs 的环境化学物接近百种,主要包括邻苯二甲基酸酯类(pathalates,PAEs)、多氯联苯化合物(polychlorinated biphenyls,PCBs)、有机氯杀虫剂(organochlorine insecticide)和除草剂(herbicide)、烷基酚类、双酚类化合物、某些金属等。这些化合物在日常生活中以日用品等形式进入环境,通过发挥内分泌的干扰作用对人体产生危害。如 PCBs 在环境中很稳定,能通过食物链富集;PAEs 的大量使用,造成大气、土壤、水体的污染,现已成为全球性的有机污染物;二噁英不仅仅来源于杀虫剂,而更广泛来源于其他含氯的工业品及含氯塑料垃圾不完全焚烧时,产生有强毒和致癌性的四氯二苯二噁英(TCDD)污染空气、水体、土壤、动植物等,进而污染环境。

2. 职业接触　在上述环境内分泌干扰物的生产和加工过程中,可能接触到其产品、粉尘和气溶胶等产生职业性暴露。如用于电器产品和其他塑料制品中的多氯联苯类,塑料增塑剂中的邻苯二甲酸酐类,以及氯丹、壬基酚、酞酸酯、水银等化学物质,有机氯农药等的生产和加工过程。此外,生产避孕药和雌激素等的制药厂也可造成职业性 EEDs 暴露。

3. 生活接触　主要来自不适当地使用人工合成的雌激素,如口服避孕药,使用含激素化妆品,或食用被环境激素污染的鱼、肉、蛋及奶制品等。

由于环境内分泌干扰物种类繁多,本部分以下毒性内容主要介绍几种典型的 EEDs,农药和某些重金属的生殖毒性见相应化学污染物部分。

(二) 侵入人体途径及代谢

环境内分泌干扰物,可通过食物链的生物富集或直接接触等途径进入人体;EEDs 还可通过胎盘屏障达到胎儿体内,婴儿通过母乳可受到污染。EEDs 主要分布在人体脂肪组织内。例如二噁英(dioxin)进入环境后,通过食物链作用,在鱼或动物体内富集,随受污染的食物进入人体。邻苯二甲酸酯类(PAEs)可通过消化道、呼吸道和皮肤吸收。普通人群的脐带血和羊水中均可检测到 PAEs 物质。

(三) 毒性简述

环境内分泌干扰物多为大分子的脂溶性化合物,在环境中很难降解,并能通过食物链富集,正是由于其脂溶性的特点,可在生物体内长期蓄积,脂肪组织为其主要蓄积部位,其排泄较慢,属于体内半永久性毒物。由于人体广泛接触多种环境内分泌干扰物,其在体内的协同作用较强,故长期、低剂量接触对人体生殖系统可以产生危害作用。胚胎和胎儿期以及青春期是环境内分泌干扰物作用的敏感期。在环境内分泌干扰物中,二噁英是最毒的物质之一,它的毒性相当于氰化钾的 1 000 倍。是目前世界上已知的毒性最强的人类致癌物。

EEDs 可直接作用于遗传物质,导致基因突变、DNA 加合物和染色体断裂,以及原癌基因或抑癌基因产物的表达异常等效应;或通过影响受内分泌激素调节的生长因子及其受体的平衡,使靶细胞发生异常增殖和分化。环境雌激素在体内代谢过程中产生的氧自由基间接引起 DNA 氧化损伤,并启动肿瘤基因的表达。一些 EEDs 还具有促进肿瘤发生的作用。

(四) 对生殖健康的影响

1. 对月经、子宫内膜增生和生育力的影响　由于环境激素的摄取,引起女性的性早熟,还可引起女性月经失调、子宫内膜增生等生殖系统功能障碍,导致妇女受孕力下降。美国 48.3% 的黑人女孩和 14.7% 的白人女孩 8 岁以前就开始月经初潮。动物毒理实验显示,出生前暴露于二噁英、双酚 A 等环境内分泌干扰物对雄性和雌性仔代的生殖细胞和生殖器官正常发育均产生影响。长期职业接触 PAEs 的女工受孕率下降、流产率升高。中国学者对职业性接触邻苯二甲酸-(2-乙基)酯（DEHP）女工的妇科检查发现，1/3女工患有子宫内膜异位症，与未接触女工相比，妊娠比例降低。意大利学者 Cobellis 等采用高效液相色谱测定子宫内膜异位症患者体内的 DEHP 水平，发现子宫内膜异位症血浆中 DEHP 含量显著高于对照人群，研究证实了血浆中 DEHP 浓度过高与子宫内膜异位症的相关性。另有研究测定了 44 名患有子宫内膜异位症的比利时妇女血液中 2，3，7，8-TCDD 的浓度，发现子宫内膜异位症组 8 名（18%）妇女二噁英阳性，而在年龄相匹配的 35 例有输卵管问题的对照妇女中，只有 1 例（3%）二噁英阳性。另外对子宫内膜异位症患者血液中的二噁英浓度测定结果也显示子宫内膜异位症患者的血中二噁英浓度偏高。研究人员认为，这些观察支持二噁英可能与人的子宫内膜异位症有关联。

2. 对生殖结局的影响及致畸作用　环境内分泌干扰物几乎均可通过胎盘，因此可影响胎儿发育，并可能致畸。PCBs 的有毒降解产物亦能通过胎盘对胎儿产生生殖性作用。美国在越战中大量使用除草剂（落叶剂）2，4，5-T，造成当地大面积耕地和森林的污染。落叶剂散布地区发生 2，4，5-T 急性中毒和慢性中毒者百余人，该地区的妇女中有 4 名孕妇，3 名分娩了畸形儿，畸形表现小头症、唐氏综合征（Down syndrome）等。此外，落叶剂污染地区，先天性腭裂和脊柱裂发生率急剧增加，死胎率在落叶剂散布区为 69‰，显著高于全国平均发生率 31.2‰。流行病学资料表明，受除草剂污染地区的先天性腭裂和脊柱裂、流产、死胎、葡萄胎、新生儿死亡均明显增加，胎儿畸形发生率明显高于其他地区。此外，该地区胎儿的染色体结构异常、姐妹染色体交换的发生率也较高。母亲孕期接触 PAEs 物质，其所生的男孩可表现为肛门生殖器距离缩短、双侧睾丸下降异常等变化。在日本西部地区发生的米糠油中毒事件，是由于使用 PCBs 作为热载体，PCBs 漏出，混入米糠油内，食用此油引起的中毒。该事件有 1 000 多人中毒，其中 13 名孕妇也出现了食用污染的米糠油中毒的症状。分娩的 13 例新生儿中，有 2 例死胎，2 例早产儿。新生儿出现体重低、皮肤色素沉着、严重氯痤疮、眼分泌物增多、牙龈着色等症状，称为"油症儿"。死胎尸检可见表皮角化症、毛囊扩张、表皮萎缩、脏器充血、肺不张表现等，提示 PCBs 通过胎盘对胎儿发育的不良影响。

3. 致癌作用　雌激素类药物己烯雌酚（DES）是已经证实的人类致癌物。孕妇服用己烯雌酚保胎，其女性子代在青春发育期易患阴道透明细胞腺癌，表明摄入合成雌激素可致癌。大量流行病学研究表明，EEDs 与人类内分泌系统肿瘤的发生有关。美国的一项研究分析了 1973—1991 年间的肿瘤发生率，发现女性激素依赖性器官肿瘤增加，其中乳腺癌增加 24%；卵巢癌增加 4%。研究表明体内脂肪和血清中滴滴涕（DDT）代谢产物 DDE 含量高的妇女，其乳腺癌发生率高于对照组。动物实验也证实 DDT 和 DDE 具有弱的雌激素样作用，提示其具有促癌剂的作用。

4. 经乳汁排出　由于 EEDs 的亲脂性及主要在脂肪组织蓄积，乳汁分泌是其排出体外的最重要途径，而其对体内激素的干扰作用可能对发育中的婴幼儿产生不良影响。Jacobson（1996 年）观察了 212 个孩子，他们的母亲吃了被多氯联苯污染（PCBs）的鲑鱼。在母亲血清和乳汁中的 PCBs 明显高于一般人群的水平。乳汁喂养的孩子体内蓄积的 PCBs 含量与他们母亲体内的含量一致。但在 11 岁前，这些孩子血清 PCBs 的浓度已明显下降，表明断奶后没有另外的暴露。在 11 岁用一组 IQ（智商）和学习成绩测验对孩子进行评价，调整了潜在的混杂变量后，出生前接触到最高剂量 PCBs 的孩子（30 例），其智商得分比不接触的孩子（21 例）和低剂量接触的孩子（27 例）有明显降低。

（五）预防保健要点

1. 研制卫生标准，控制环境激素类污染物的排放　目前尚缺乏环境内分泌干扰物的卫生标准，因此研制环境内分泌干扰物的卫生标准是防治工作中的关键，并从源头遏制已禁止使用 EEDs 的生产。如禁止使用滴滴涕（DDT）、PCBs 发泡餐盒的制作原料是聚苯乙烯，里面含有二噁英，应禁用。1999 年比利时发生的二噁英事件，主要是由于生产家畜、家禽的饲料被二噁英污染所致。

2. 加强环境内分泌干扰物的监测水平　以二噁英为代表的有机化学污染物问题已引起国际社会的广泛关注和重视。1997 年 WHO 确定了各国必须立即控制和治理以二噁英为代表的 12 种具有高残留、高生物富集性、高生物毒性的物质，即持久性有机污染物（persistent organic pollutants，POPs），包括二噁英、多氯联苯、呋喃、狄氏剂、艾氏剂、滴滴涕、异狄氏剂、六六六、氯丹、灭蚁灵、毒杀芬、七氯。2001 年 5 月，在斯德哥尔摩，各国全权代表会议上经投票有 91 个国家，包括我国，赞成通过了《POPs 公约》，更名为《斯德哥尔摩公约》。因此，掌握我国 POPs 污染情况，建立监测网络；加强环境检测，建立有效的检测方法；并借鉴先进国家的经验，做好规划，制定切实可行的措施，才能治理环境激素的污染。

3. 加强对人工合成的激素类药物使用的严格管理，防止破坏体内激素的平衡，造成生殖损害。

4. 正确使用某些日常用品　比如婴儿奶瓶最好用玻璃的；不用发泡沫塑料容器泡方便面；避免塑料制品在微波炉加热带来的环境内分泌干扰物溶出等。

5. 育龄妇女和孕产妇要注意营养均衡、食物多样化，少食深海鱼，防止通过食物链浓缩而蓄积在海鱼体内的环境内分泌干扰物进入人体。

十五、其他

多数化学物质对女性生殖健康的危害尚不十分清楚，有待于今后继续研究。现仅就上述 13 类化学物质以外的某些工业毒物对女性生殖健康的影响做简要介绍如表 3-10-7。

表 3-10-7　某些工业毒物对女性生殖健康的潜在危害

名称	接触机会	危害
镉	镉镍电池生产、电镀、合金制造、颜料生产	月经异常(新生儿低出生体重)
铍	原子能工业、宇航工业	对孕妇的毒性增强
锰	用含锰焊条电焊、锰合金生产	月经异常、性功能减退(自然流产)
汽油	炼油、橡胶工业、制革、油漆生产	月经异常(自然流产、早产)
四氯乙烯	溶剂、干洗剂	(自然流产)
氮氧化物	制造硝酸、焊接、酸洗	(自然流产)
氯	电解食盐、造纸、印染、农药制造	孕妇急性中毒危险增加
氰化氢	电镀、金属热处理	孕妇急性中毒危险增加
苯胺	染料制造、印染	孕妇急性中毒危险增加
三硝基甲苯	炸药制造及使用	月经异常(自然流产、先天缺陷)
环氧乙烷	消毒、杀虫	自然流产
苯乙烯	塑料生产、合成橡胶	(自然流产、先天缺陷)
丙烯腈	制造腈纶纤维、丁腈橡胶生产	(早产、先天缺陷、妊娠并发症增加)
氯乙烯	合成氯乙烯、聚氯乙烯塑料生产	妊娠期高血压疾病发病率增高
己内酰胺	锦纶生产	月经异常、妊娠期高血压疾病增高
氯丁二烯	氯丁橡胶生产	月经异常、自然流产、低出生体重

注:有"(　　　)"者为研究资料结果不一致。

(保毓书　符绍莲　张敬旭)

第四节　物理因素及某些作业与生殖健康

一、电磁辐射

电磁辐射(electromagnetic fields)包括电离辐射和非电离辐射。

(一)电离辐射

1. 基本概念　凡是能引起物质电离的辐射称为电离辐射(ionizing radiation)。根据电离作用的特点可分为直接电离和间接电离。带电粒子(α、β等)可直接引起物质电离的,属于直接电离粒子;不带电的光子(X、γ射线)和不带电粒子(中子等);它们与物质作用时是通过产生次级的带电粒子引起物质的电离的,属于间接电离粒子。由直接或间接电离粒子或两者混合组成的任何射线所致的辐射,统称为电离辐射。

2. 接触机会

(1)医疗照射:是公众所受电离辐射照射的最大人工来源。医疗照射是指一切类型的电离辐射用于诊断、治疗和研究的目的时,受检者或患者所受的照射。医疗照射中以 X 线诊断、治疗的影响最大,如节育环透视、放射性介入、CT 等。

(2)职业接触:工业上放射性矿物的开采、冶炼及核燃料的后处理,核反应堆、核动力装置、加速器的运行和维修,X 线探伤,γ 扫描,发光材料的使用,原子能的研究和利用等;医疗中,X 线检查、放射治疗、放射性介入操作、放射性核素生产和应用,辐射事故等。

3. 对人体的影响　大剂量电离辐射一次或短时间内多次作用于人体,能引起急性放射病。其主要临床表现为造血功能障碍,胃肠功能及中枢神经系统功能障碍,以及由于机体免疫功能低下而并发的局部或全身感染。小剂量、低剂量率、超当量剂量限值的电离辐射,长期多次作用(外照射、内照射或两者兼有)时,达到一定累积剂量后,可发生慢性放射病。其临床特点为以神经系统及造血系统功能障碍为主,并伴有其他系统改变的全身性疾病。病程长(数年至 10 余年),病情逐渐加重。

4. 对生殖健康的影响

(1)对月经和生育力的影响:小剂量照射性腺时,往往出现性功能的改变，如妇女出现月经异常，月经周期延长而血量减少。停止接触后可以恢复且不影响受孕。大剂量照射，一般认为吸收剂量在 3.0Gy 以上，可造成性腺不可逆的损伤，甚至失去生殖能力而导致不孕。

（2）对生殖结局的影响：我国 25 省（市、自治区）医用 X 线工作者的调查，共分析了 13 056 例分娩，活产子女 22 089 人，对照组 16 925 例，活产子女 24 460 人，其子女 20 种先天畸形和遗传性疾病总发生率分别为 9.19‰ 和 4.27‰，X 线工作者明显高于对照组，但与孕前累积剂量、年平均剂量和工龄无关。另有报道，原子弹爆炸时，宫内受照胎儿 1 599 例（广岛 1 251 例、长崎 348 例）的调查表明，在儿童期，共发生了严重智力障碍 30 例（广岛 22 例、长崎 8 例），孕 8~15 周受照时发生智力迟滞的例数最多，且表现出发生率与胎儿受照剂量呈线性相关，广岛照射剂量 >0.5Gy。

（3）对胚胎发育的影响：近年来研究表明，低剂量照射对胚胎是有害的。胚胎对射线的敏感性，在整个宫内发育期是不断变化的。在着床前期（怀孕后 1~10 天），受精卵对射线呈"全或无"反应，即或者出现流产、死胎或出生正常婴儿；器官形成时期（怀孕后 10 天~第 8 周），受 0.1Gy 以上的射线照射，有可能使畸形发生率增高，由于严重的畸形可导致流产、早产等。胎儿期（怀孕 8 周后到出生前），虽然胎儿大部分器官已基本形成，但牙齿、生殖腺及中枢神经系统还在继续分化，受射线照射可引起发育障碍。据报道，孕 12 周以前受 1.0~2.0Gy 照射可引起神经系统、眼和骨骼的严重畸形。如小头症、小眼球症等。妊娠 20 周以后接受同样剂量，其子代未见明显畸形出现。由此可见，电离辐射引起的发育障碍，其严重程度和特点取决于受照剂量大小、剂量率、照射方式、射线种类和能量，特别是胚胎发育不同时期对射线的敏感性更为重要。

（4）宫内照射与儿童期癌症：目前研究结果并不一致，根据 Stewar 及其同事对 Oxford 及美国东北部新英格兰地区 70 余万儿童进行随访观察，发现胚胎或胎儿受到几十个毫戈瑞（mGy）的照射时，白血病及癌症发生率有所增加，计算表明胚胎期致癌作用的敏感性比成年时期高 2 倍多。另有报道，总结原子弹爆炸胎内受照者 1 000 多例，在最初 24 年追踪观察中发现，尽管死亡率增高，但肿瘤的发生率没有增加。

（5）放射性核素对胎婴儿发育的影响：这方面的研究不如外照射面广，原因是放射性核素的病例情况较为复杂，决定生物学效应因素很多，它包括核素的化学结构，辐射释放的能量和种类，含有放射性的化合物是否通过胎盘，是否浓集在特殊的靶器官内。实验证明，有机碘可很快通过胎盘。胎儿期的甲状腺，在胎龄 10 周，便会吸收碘，而且比母体的甲状腺吸收更多。虽然出生前接受很少量放射碘，也有诱发甲状腺癌的危险性，在妊娠期应当避免使用放射性碘。碘还可通过乳汁进入乳儿体内。其他核素还缺乏资料。

5. 预防保健要点

（1）严格遵守国家标准：为了保护妇女及第二代的

健康，我国在国家标准《放射卫生防护基本标准》（GB 4792-84）中规定，从事放射性工作的孕妇、授乳妇（指内照射而言），不应在甲种工作条件，即一年照射的有效当量剂量有可能超过 15mSv（1.5rem）的工作条件下工作。同时规定，从事放射工作的育龄妇女所接受的照射，应严格按均匀的月剂量加以控制。美国放射防护及测量委员会（NCRP）建议，为保护胚胎和胎儿，孕妇、乳母及怀孕前的职业暴露须限制在 5mSv，是放射工作人员 50mSv 的 1/10。1990 年国际放射防护委员会（1CRP）60 号出版物建议，妇女只要一经确定怀孕，在孕期对下腹部照射应不超过 2mSv，并限制放射性核素的摄入量，约控制在 1/20 年摄入量限值以下。

（2）医疗照射的孕期保健要点：孕妇有时难免要受医疗照射。已知 X 射线对胚胎有致畸作用，这种作用又与受照时胎龄和 X 射线剂量密切相关。鉴于胚胎和胎儿组织，特别是中枢神经系统对电离辐射具有高度敏感性，受照后有较大的潜在危害。因此，育龄妇女下腹部及盆腔部的 X 线检查应提前询问是否有妊娠的可能。原则上所有的孕妇在妊娠 30 周之前，一律应用超声检查代替产科 X 线检查；必要病例除外。对孕妇做检查时，放射科医师要采取技术措施，最大限度地减少对胎儿的全身照射。孕期最好不做放射性核素的检查，以防用量不当发生超限量的内污染而引起内照射损伤。

（3）关于终止妊娠：专家们建议，当胚胎或胎儿在妊娠的最初 4 个月中受照剂量超过 100mGy（10rad）时，医生可考虑给孕妇行医疗性流产；当胎儿受照剂量为 50~100mGy 时，必须存在其他指征，方可考虑终止妊娠；胎儿受照剂量在 50mGy 以下时，不构成医疗性流产指征。

（二）非电离辐射

一般包括射频辐射（radio-frequency electromagnetic fields, RF-EMF）和微波：

（1）基本概念：是指波长为 3km~1mm，频率为 100kHz（1×10^5Hz）~300GHz（3×10^{11}Hz）的电磁辐射。它是电磁辐射中波长较长，频率较低的辐射线，没有电离作用。射频辐射与微波的波长、频率的分界线分别为 1m 及 300MHz。射频辐射的波长 >1m，频率 <300MHz（3×10^8Hz）；微波的波长 <1m，频率 >300MHz。

（2）接触机会：

1）职业接触：金属在高频电磁场内的热加工，如金属的热处理、熔炼、焊接等；介质和半导体在高频电磁场内加热，如木材、棉纱、塑料的加热、橡胶的硫化等；雷达导航；无线电通信、电视及无线电广播；医学上用于理疗等；食品、药物、棉纱等的加热干燥及消毒均可接触射频辐射和微波。

2）生活接触：移动电话，如手机，微波炉的使用。

3）环境电磁辐射污染：如电视发射塔、广播发射天线、干扰台等；此外，在发达国家和地区 5G 网络的社区覆盖、Wi-Fi 及智能家电等使这类电磁辐射迅速增加。

（3）对人体的影响：射频辐射和微波对人体的影响有热

效应及非热效应。热效应为微波白内障、睾丸生精障碍、致畸以及动物体温升高。非热效应如神衰综合征(主诉头痛、头晕、乏力、记忆力减退、睡眠障碍等)以及心血管系统为主的自主神经系统功能紊乱,造血及免疫系统改变等。

(4)对生殖健康的影响:

1)对女性生殖功能的影响:据国内高频电磁场及微波作业调查,约1/4女工呈现月经紊乱,并与对照组有明显差异。电子工业部高频作业卫生学调查,有28.3%作业女工月经障碍,对照女工仅为15.9%(P<0.01)。

2)对妊娠及子代发育的影响:国内外均有妇女暴露于微波引起自然流产的报道。微波照射可使乳汁分泌功能下降。1982年瑞典学者Kallen等曾报道关于女性理疗工作者妊娠结局的群组研究,共调查了2 018名女性,2 043名婴儿,并做了结婚年龄、社会地位、经济收入等因素的校正。结果显示非电离辐射中,除射频辐射中的短波可致死胎、畸胎外,其他对妊娠结局无影响。Tsarna E等基于4个出生队列55 507个样本的数据分析了孕期使用手机与妊娠结局的关系,未发现对胚胎生长和出生体重的影响,但可能与孕周缩短有关。Birks L等对5个出生队列83 884对母亲-儿童样本的分析提示,孕期使用手机可能与儿童行为问题,特别是多动/注意缺陷问题的发生有关。

(5)预防保健要点:

1)遵守国家卫生标准:我国曾有微波、超短波、高频辐射、工频电场接触限值,由中华人民共和国生态环境部、国家卫生健康委员会、机械部门分别制订了7个标准,现正由国家市场监督管理总局主持,由国家计量研究院、工业部门、卫生部门参与,参考国外接触限值制定一个统一的电磁辐射接触限值和测量方法。

2)采取防护措施:屏蔽、远距离操作、缩短工作时间、个体防护措施、遵守操作规程。屏蔽就是利用一切可能的方法,将电磁能量限制在一定的空间里,阻止其传播扩散,首要任务是寻找辐射源,屏蔽材料选用铜、铝等良好导体,不断改进防护眼镜及防护服。

(三)工频电磁场

工频电磁场是指频率<300kHz,波长>1 000km的电磁场。

1. 接触机会 工频电磁场的主要发生源有高压输电线以及变电站、配电站;多种家用电器,如电脑、电视的荧光屏,电热毯等。根据距发生源的距离不同,接触的磁感应强度[磁通密度,以T(特斯拉,Tesla)表示]不同(表3-10-8)。

2. 对人体的影响 工频电磁场同时包括有程度不等的电场和磁场的辐射。对神经系统、心血管系统、造血系统具有与射频辐射和微波类似的作用,对中枢神经系统的作用主要是由电场引起。由于极低频电磁辐射(extremely low-frequency electromagnetic fields,ELF-EMF,3Hz~3kHz)的广泛存在,其与儿童期白血病及脑瘤的关系一直备受关

表 3-10-8 家用电器的磁感应强度

距离	不同距离磁感应强度/μT		
	3cm	30cm	1m
洗衣机	0.8~50	0.15~3	0.01~0.15
电炉	1~50	0.15~0.5	0.01~0.04
电扇	2~30	0.03~4	0.01~0.35
台灯(荧光)	40~400	0.5~2	0.02~0.25
微波炉	7.5~200	4~8	0.25~0.6
冰箱	0.5~1.7	0.01~0.25	0.01
电视机	2.5~50	0.04~2	0.01~0.15
电热毯	1.5cm 1.56±0.26		

注:国际癌症研究机构2001年将ELF-EMFs划为人类可疑致癌物,2011年又基于长期使用手机与脑瘤发生风险增加的证据,将RF-EMFs也划为人类可疑致癌物。

3. 对生殖健康的影响 研究较多的是视屏作业(VDT作业,即在电脑荧屏前进行操作的作业)以及电热毯对生殖健康的影响。关于VDT作业,将于本节中另行讨论,此处仅就电热毯的有关资料简要加以介绍。

电热毯是家用电器中,人体暴露于电磁场强度较大,且时间较长的工频电磁场发生源。文献曾有报道,电热毯有可能使流产增多,胎儿生长受限。流行病学研究发现,孕早期(妊娠12周以内)使用电热毯,与自然流产率增高有关联。故认为孕早期使用电热毯是发生流产的危险因素。1995年发表的基于美国队列研究认为,孕期使用电热毯未增加低出生体重儿和胎儿生长受限的风险。

国际上几个出生队列数据均未证实职业或居住环境ELF-EMF暴露与早产、低出生体重儿和小于胎龄儿发生的风险。

4. 预防保健要点 ①采取屏蔽措施,如在输电线下距地适当高度架设屏蔽线;②加大与辐射源的距离,设置隔离带,种植树木等;③缩短接触时间;④孕妇尽量少用电热毯,改用其他取暖保温措施。

二、噪声

凡是使人感到厌烦或人主观不喜欢、不需要的和造成听觉危害的声音统称噪声(noise)。噪声的强度单位为分贝(dB)。

(一)接触机会

噪声有生产性噪声、环境噪声和生活噪声。生产中,接触强噪声的工种主要有:使用风动工具(风钻、风铲)的工人,纺织厂的织布车间工人,发动机试验人员及拖拉机手。环境噪声中,最常见的是交通噪声,如机场附近飞机起降时

的噪声;公路、铁路附近汽车、火车的噪声等。生活环境中较为常见的噪声来源有抽风机的噪声、家庭装修时的各种噪声、歌舞厅中的噪声等。

（二）暴露途径

通过空气传播,人耳可暴露于有潜在危害的噪声水平。国际上普遍用分贝 dB（A）作为环境噪声评价指标。30~40dB（A）声级的环境是比较安静的正常环境。孕妇暴露于强噪声时,噪声可通过腹壁传播使胎儿暴露于噪声。

（三）对人体健康的影响

接触强噪声后,出现听力下降,脱离噪声环境后经过一定时间可以恢复,称为听觉疲劳。当达到一定的噪声强度和接触时间可导致病理性听力损伤,若听力损失不能恢复,则称为听力损伤或噪声性耳聋。噪声还可产生听觉外效应,即通过听觉器官作用于大脑皮质和自主神经中枢,引起一系列反应。影响神经系统可出现神经衰弱综合征。自主神经功能发生变化,表现为心跳加快或减慢,血压升高,心电图 ST 段呈缺血型变化,血管张力增强。

（四）对生殖健康的影响

接触强噪声的女工,月经异常患病率增高。主要表现为月经周期紊乱,经期延长,经血异常和痛经。且与接触噪声强度呈剂量-反应关系。接触噪声强度在 90dB（A）以上时,月经异常患病率显著增加。并以工龄 1~5 年,年龄 25 岁以下的青年女工多见。

对妊娠经过及妊娠结局的影响:接触强噪声,特别是 90dB（A）以上的强噪声,妊娠恶阻及妊娠期高血压疾病显著增多。目前多数研究者认为,孕期接触强噪声可能是早产和低出生体重的危险因素。工作中接触噪声同时又从事立位作业或轮班作业的妇女,发生早产及低出生体重的危险更有所增加。同时并有,孕期接触 >85dB（A）以上强度的噪声,胎儿生长受限发生率增高的报道。

对胎儿发育的影响:人体实验时观察到,噪声可使胎动次数增加,胎心跳加快。近年来的研究认为,噪声可影响胎儿的听觉发育,使高频段听力下降。Lalande（1986 年）检查了 131 名母亲孕期曾接触噪声的儿童,发现当母亲孕期接触

表 3-10-9　胎儿期接触不同强度噪声儿童 4 000Hz 处有听力损失情况比较

组别 /dB	听力损失	
	人数	%
65~<75	2	5.0
75~<85	3	7.0
85~<95	13	24.1*

注:* 与其他组比较,P<0.01。

的噪声强度在 85dB（A）以上时,声频 4 000Hz 处的听力损失(听力下降 10dB 以上)的频率明显增高(表 3-10-9)。

从表中结果可见,噪声对听力的影响随噪声强度的增加而增加,并且有明显的阈值,噪声强度 <85dB（A）时,对听力的影响很小。这一数值正是我国和其他国家为保护人的听力而规定的阈值。

此外,环境噪声,特别是交通噪声可损伤儿童的神经发育,增加注意缺陷多动障碍发生的风险。

（五）预防保健要点

1. 控制环境噪声　采取各种措施,将环境中的噪声控制在卫生标准规定的强度以下。可对产生噪声的设备进行改造;或采取隔音消音措施;采用吸音材料;限制汽车喇叭的音量等。

我国在《工业企业噪声卫生标准》中规定,工作场所噪声强度应不超过 85dB（A）,现有企业暂时达不到此标准时,可适当放宽,但不得超过 90dB（A）。《城市区域噪声标准中》规定,居民及文教区的噪声标准为:等效声级 Leq 昼间为 50dB（A）;夜间为 40dB（A）。

2. 个人防护　在强噪声的条件下,个人防护用品,如耳塞、耳罩等,有一定隔音效果。但由于胎儿接受噪声的影响是经过母亲腹壁传播,唯一有效的预防保健措施就是避免接触超过 85dB（A）的噪声。因此,妇女在妊娠期间应避免在噪声强度超过 85dB（A）的环境中从事工作。也应避免去歌舞厅等噪声大的场所。对进行胎教用的音乐磁带的频率、音强等,应研究规定其卫生要求,保护胎儿的听力发育。

三、超声波

（一）基本概念

超声波是机械振动的传播,其频率 >20kHz（0.02MHz）。计量单位 W/cm² 或 dB。具有波束集中向某一方向传播的特性;强度比声波强。超声波生物学效应大小与其频率、强度、波的发射类型(连续或脉冲)、物质密度、体积等因素有关。

（二）接触机会

1. 医疗接触　超声检查是最常见的产前检查手段,在产科应用已有几十年的历史。使用超声检查,可以检测胎儿的发育状况和有无先天畸形,胎盘位置及胎儿死亡等。同时还可以判断胎儿的性别,评价胎儿的生命和功能等,因此使超声波在产科的应用迅速发展,在围产期保健中起着重要的作用。

2. 职业接触　工业用超声波装置其频率为 20~100kHz。

（三）对生殖健康的影响

1. 动物实验研究　有研究发现超声波能使豚鼠和小鼠暂时不孕。但低剂量超声波能增大和延长大鼠的动情期。

有人用 8 周龄 ICR 小鼠做实验,观察其母体及子代的细胞遗传学变化,结果表明:诊断组(5MHz,24mW/cm²,照射 5 分钟)与治疗组(0.8MHz,1.5W/cm²,照射 1 分钟)染色体畸变率、姐妹染色单体交换率(SCE)、微核率无明显改变。对雌性动物,在交配前 1 天到几天用强度 45W/cm² 的脉冲性超声波照射,或在交配当天用连续性超声波照射,可使交配无效。尽管生殖器官对超声波是否敏感的意见尚不一致,但高强度无疑是有害的。

2. 流行病学调查 Selvesen(1992 年)、符绍莲(1993 年,2000 年)、Hershkovitz 等(2002 年)等人研究表明,孕妇受诊断剂量 B 超照射,未见有不安全的影响。美国丹佛进行的病例对照调查中,425 名儿童曾在母亲子宫中接触过超声诊断,与 381 名对照儿童比较,未见出生缺陷增加。在丹佛 7~12 岁儿童认知功能或行为也未见因接受超声检查而受累。孕期超声波照射也未增加儿童期患癌症的危险性。

3. 超声诊断对人体宫内胎儿的安全性实验研究 对孕期宫内胎儿器官发育影响的研究显示,胎儿肾脏、卵巢、睾丸、脑垂体、心脏用诊断超声持续定点照射 30 分钟后,有细胞内超微结构改变,照射 10 分钟内无变化(冯泽平等,2002 年)。另有报道,照射 20 分钟,绒毛细胞超氧化物歧化酶(SOD)、谷胱甘肽过氧化物酶(GSH-PX)活性降低,新生儿角膜上皮水肿,照射 10 分钟内无变化。表明正在宫内发育的胎儿接受诊断超声辐照在 10 分钟内是安全的。临床对孕妇超声扫描为滑行移动连续扫描检查,完成全方位扫描,一般仅需 5 分钟,疑难病例一般也在 10 分钟左右。因此胎儿各脏器部位接受超声波辐照时间更短暂,所以产科诊断剂量超声扫描的安全度更高。

(四) 预防保健要点

孕妇接受诊断剂量超声检查是安全的,还没有发现造成胎儿明显的损害。由于目前出现孕期,特别是孕早期超声检查次数过多,每次检查时间不受约束等滥用超声波现象,因此应注意合理使用超声检查。

1. 在超声检查过程中,要严格掌握以最小剂量来获取必要的诊断信息的原则,尽量利用小频率和低强度,缩短照射时间。

2. 严格遵守超声检查的指征,尽量避免孕早期不必要的超声检查,控制检查次数。控制定点对胎儿心脏、眼、脑等重要器官的照射。

3. 加强超声波使用的管理,制定规章制度。

四、振动

振动(vibration)在工作和生活中普遍存在,振动是物体在外力作用下以中心位置为基准呈往返振荡的现象,生产中由生产工具设备等产生的振动称生产性振动。根据接触振动的方式可分为全身振动和局部振动。全身振动对女性生殖健康有影响。

(一) 接触机会

各种交通工具如汽车、火车、飞机、轮船等的司机、乘务员的工作;拖拉机、推土机、收割机等农用机械司机的工作等接触全身振动。

(二) 对人体健康的影响

振动对机体的影响取决于振动频率、振幅、作用方向和时间。低强度、短时间的全身振动可增强肌肉活动力,提高代谢水平。强烈的全身振动可影响神经系统,引起机体疲劳感、食欲减退、睡眠障碍焦虑等不适表现;振动可损伤耳蜗听觉细胞,可导致听力的语言频率损伤。

(三) 对生殖健康的影响

全身振动对女性生殖功能的影响较大,尤其是非周期性大振幅振动。接触全身振动的公共汽车女司机和售票员的月经异常患病率增高,表现为月经紊乱、经量增多和痛经。全身振动可影响女性盆腔器官的血液供应,导致子宫和胎盘血液和营养供应不足,影响胎儿生长发育,可引起自然流产、早产及低出生体重儿的发生。20 世纪 20 年代开始,已有接受全身振动的纺织女工(同时伴有噪声)自然流产及早产率增高的报道。其后相继又有女水泥捣固工、公共汽车及无轨电车女司乘人员自然流产率明显高于对照组的报道。瑞典学者应用 1994—2014 年出生的单胎出生队列数据(n = 1 091 080 例)分析了孕期职业性接触全身振动对妊娠结局的影响,结果显示孕期职业性全身振动低于限值(1.15m/s²)仍可增加早产发生的风险,全身振动暴露值 ≥0.5m/s² 的孕妇,其早产风险是未接触全身振动者的 1.38 倍(95% 置信区间为 1.05~1.83)。

(四) 预防保健要点

1. 采取减振防振措施,合理设计司机、驾驶员的座椅,设置减振隔振装置。

2. 改进劳动休息制度,增加工间休息次数,尽可能减少每日接触振动的时间。

3. 注意孕期保健,建议孕妇孕早期即应暂时调离接触较强全身振动的工作。

五、高温与低温

1. 高温 高温可来自夏季从事农田劳动或高温工作环境,如建筑、运输等露天作业,以及在铸造、锻压车间,印染、缫丝、造纸、玻璃、陶瓷等某些车间的工作。除高温作业外,洗热水澡、桑拿浴、冬季使用电热毯以及感染某些疾病时,也可引起体温升高。

高温可导致机体体温调节障碍、水盐代谢紊乱,还可影响心血管系统、泌尿系统和神经系统功能。女性散热调节不如男性，发汗量小，排卵期及排卵后期排汗功能下降，影响蒸发散热。同时高温环境下从事体力劳动时，由于出汗使水分丧失，致有效血容量减少，为保证工作的需要，心血管系统负担加重，对孕妇有不利影响。从事高温作业的女工，月经可出现变化，一般表现为经量减少，周期延长。职业接触高温对女性生殖功能的影响报道很少，但是，由于各种原因引起的体温过高（hyperthermia）可影响胚胎发育。孕妇孕早期感染引起的发热与自然流产的发生有关；孕早期感染引起的高热，或孕早期的热水盆浴、桑拿浴或使用电热毯有导致胎儿神经管畸形的风险。

动物实验已证实高温有致畸作用，影响脑及骨骼系统发育。因此，除应继续开展高温对胚胎发育影响的流行病学研究外，应对孕妇进行健康教育，孕期应力求避免各种原因导致体温升高，如有发生中暑危险的高温作业，疾病或感染引起的发热，进行热水盆浴及蒸汽浴等。

2. 低温　在生产劳动过程中，工作地点的平均气温等于或低于 5℃的作业，称低温作业。妇女从事的低温作业主要有：低温冷库内作业，水产品加工作业，以及严寒季节的室外作业等。女性由于皮下脂肪较厚有利于防止体热外散，故一般认为女性耐寒能力优于男性。但于低气温下，女性在皮肤血管收缩的同时内脏淤血，使月经期症状加重，可表现为经期延长、经量过多、痛经的患病率增加等。低温对胚胎发育是否有影响国内外均未见报道。

我国《女职工禁忌劳动范围的规定》中规定，女职工在月经期间禁忌从事食品冷冻库内及接触冷水等低温作业。

六、视屏作业

视屏作业是指于电子计算机的视屏显示终端（video display terminal，VDT）进行操作的人员的工作而言，一般称之为 VDT 作业。

1. 职业危害及其对人体的影响　VDT 作业中，受多种因素的综合影响。

（1）电磁辐射：VDT 周围可测得电离辐射为 X 射线；光辐射包括可见光、紫外线、红外线；非电离辐射有高频、甚高频、中频、低频、甚低频、极低频、静电场，但剂量均很小，不超过各自的现行卫生标准。

（2）屏面的反光、眩目和闪烁：可对 VDT 作业人员视觉造成较大的负荷，且操作者眼睛不断地在荧屏、文件、键盘上频繁移动，极易造成视觉疲劳，长时间专注的工作可引起精神紧张。

（3）长时间以端坐姿势进行操作造成某些肌肉群的过度紧张，出现"颈肩腕综合征"（颈痛、肩痛、腰背痛、臂痛、腕痛）。

2. 对生殖健康的影响　人们对 VDT 作业对生殖功能

是否有影响的担心主要来自两个方面：一是 VDT 的电离辐射；二是 20 世纪 80 年代初期在操作 VDT 的女工作人员中曾发生多起流产及出生先天缺陷儿的事件，在北美及欧洲引起不安。自此 VDT 作业是否可影响妊娠结局成为一个尚未最后结论的问题。各国学者为此展开了大规模的流行病学研究。例如 Goldhaber 等（1988 年，美国）对 1 583 名孕妇进行研究的结果，认为 VDT 作业可使自然流产的危险性增高，并与接触时间有关联。每周接触时间在 20 小时以上时，自然流产的危险明显增高。Windham（1990 年，美国）对 628 例流产病例（对照 1 308 例活产）进行病例对照研究的结果，未能证实自然流产与使用 VDT 有关联，但发现早期自然流产（妊娠 <12 周）的危险有所增高。

VDT 作业与子代先天缺陷是否有关联，研究结果也尚不一致。Ericson（1986 年，瑞典）的研究结果，认为 VDT 作业与子代先天缺陷有联系，并与接触时间呈剂量-反应关系。而 Goldhaber 等的研究结果则认为无明显关联。

Parazzini（1993 年）应用荟萃分析对 1985—1991 年间发表的 9 篇研究报告进行了综合分析（共包括自然流产 9 000 例，低出生体重 1 500 例，先天畸形 2 000 例及 50 000 例对照），结果表明 VDT 作业不存在导致不良妊娠结局的危险。但 Lindbohm（1992 年，1995 年）的研究发现，当孕期 VDT 作业接触极低频电磁场磁通量 >0.9μT 时，与磁通量 <0.4μT 者比较，自然流产的危险增加，OR 为 3.4，95% 置信区间为 1.4~8.6，有统计学意义。故 VDT 作业对生殖结局的影响问题目前尚不能作出确切的结论。

3. 预防保健要点　在 VDT 作业能否导致生殖损伤尚未有结论的情况下，妇女职业保健，特别是孕期保健问题应慎重对待。根据现有资料，应限制孕妇参加 VDT 作业的时间，每周不得超过 15~20 小时，每天不超过 4 小时为宜。同时要注意视屏作业时，各种职业危害对孕妇身体健康的综合影响，采取综合性的预防保健措施，如：工作一定时间后，暂停操作，做颈部、肩背部、手臂、指关节的活动；每 1~2 小时休息一次，做全身活动如保健操等，使精神放松，有利于健康。

七、重体力劳动和负重作业

重体力劳动和负重作业在概念上是有区别的。前者是指在劳动时，劳动强度和体力消耗较大的作业；后者是指在劳动中伴有需提、举、搬、抬重物的作业。但两者往往同时存在。女工所从事的工种中属于重体力劳动者，主要为从事各种原材料或成品的运搬作业，如纺织厂或商店中搬运布匹的工作，陶瓷厂中的成型工或拣选工的工作，以及装卸工的工作等。

（一）劳动强度分级

体力劳动为主的作业，是根据劳动时的能量消耗来划分劳动强度属于轻、中或重劳动的。我国的体力劳动强度分级是根据劳动强度指数来划分的(表3-10-10)。劳动强度指数的计算公式如下:

$$I=3T+7M$$

式中:I,劳动强度指数。T,劳动时间率(或净劳动时间率):

$$T=\frac{工作日内净劳动时间(分)}{工作日总工时(分)(\%)}(\%)$$

。M,8小时工作日能量代谢率(kJ/min·m²)。3,劳动时间率的计算系数。7,能量代谢率的计算系数。

表3-10-10 体力劳动强度分级

劳动强度级别	劳动强度指数
I	≤15
II	~20
III	~25
IV	>25

不同劳动强度的工种举例见表3-10-11。

表3-10-11 某些工种的劳动强度指数举例

工种	劳动强度指数	工种	劳动强度指数
印刷		林业	
铸字工	14.47	伐木工	21.28
铸版工	13.82	集材工	18.01
装订		机械业	
折页机顿纸工	15.96	造型工	13.09
配页工	11.40	铸件清理	19.30
冶金		棉纺业	
炼铁厂矿石搬	23.62	并条工	16.22
运工		挡车工	13.87
炼铁厂配料工	22.97	落纱工	17.97
炉前工	14.70	针织业	
煤场		缝纫工	10.85
推煤车工	22.35	烫衣工	20.58
煤仓装煤	26.37		

(二)重体力劳动及负重作业对女性生殖健康的影响

妇女由于身体结构的解剖学特点,长期从事重体力劳动,特别是搬运重物,对身体会产生不利影响。

1. 从事重体力劳动的妇女月经异常较为多见。可出现痛经、月经过多,少数人可表现为月经不规则或闭经。

2. 从事重体力劳动特别是负重作业时,由于腹压增加,子宫、阴道等盆部器官被压向下,可呈一时性地下垂,长期持续重复负重时,可发生子宫移位及生殖器官下垂(表3-10-12)。

表3-10-12 负重作业女工颈环距与非负重作业女工的比较

分组	受检人数	颈环距/cm(均值±标准差)	颈环距<3.5cm	
			例数	P±Sp(%)
非负重作业	183	4.45±0.67	5	2.7±1.2
轻负重作业	223	4.36±0.66	9	4.0±1.3
重负重作业	141	4.24±0.61	12	8.5±2.3[*△]

注:* 与非负重作业比较 P<0.05;△ 与轻负重作业比较 P<0.05。

关于腹压增加在子宫脱垂发病上的作用,存在两种看法。一种看法认为腹压增加仅仅是发病诱因,分3娩损伤或身体虚弱造成的子宫周围支持组织松弛乃是先决因素,如子宫周围支持组织无异常,腹压增加可引起子宫暂时性下垂,而后可以恢复,不至于发生子宫脱垂。另一种看法则认为,长时间的腹压增高或腹压急剧变化,超过机体组织可能承受的界限时,可以发生子宫脱垂。我国实地调查材料表明,子宫脱垂患病率,农村高于城市,山区高于平原地区,在农牧区则农民高于牧民。分析其原因,可能与劳动强度有关。

由于负重作业引起腹压增加,盆腔淤血。长期从事负重作业的女工,慢性附件炎患病率可增高。

3. 孕妇从事负重作业或重体力劳动,易导致流产和早产的发生。非洲国家曾有报道,孕期从事重体力劳动的妇女,胎儿生长受限的发生率及胎儿或新生儿死亡率增高。Naeye(1982年)认为,这可能是由于劳动时的工作体位使得自子宫流入胎盘的血流减少而引起。Naeye于1959—1966年间曾收集美国不同地区12个医学院校附属医院的7 722份产例进行分析,结果发现从事各种职业劳动的妇女,新生儿体重低于家庭妇女。

保毓书等(1989年)对北京地区从事负重作业的女工364名进行调查的结果,早产率为7.0%,高于一般立位作业女工(3.3%,P<0.05)及一般人群的水平。

4. 未成年妇女长期参加重体力劳动和负重作业,可影响骨盆的正常发育,引起骨盆狭窄,或形成扁平型骨盆。

(三)妇女从事重体力劳动及负重作业的劳动保健

为保护劳动妇女的健康,我国在劳动法规中对妇女从事重体力劳动时的劳动保护已有明确规定,应认真贯彻执行。具体应采取以下劳动保健措施:

1. 根据《劳动法》第五十九条规定,禁止女职工从事国家规定的第IV级体力劳动强度的劳动。

2. 加强经期、孕期、产褥期、哺乳期的劳动保健。根据《劳动法》第六十条、第六十一条、第六十三条的规定，不得安排女职工在经期、孕期、哺乳期，从事国家规定的第Ⅲ级体力劳动强度的劳动，即重体力劳动。

3. 从事负重作业时，应严格执行国家规定的妇女负重量限值。根据《女职工禁忌劳动范围的规定》第三条规定，女职工禁忌从事连续负重(指每小时负重次数在6次以上)每次负重量超过20kg，间断负重每次负重量超过25kg的作业。

4. 应限制患有子宫位置不正、慢性附件炎、痛经、功能性子宫出血的妇女从事重体力劳动。

5. 从事重体力劳动及负重作业，应注意改善劳动条件，力求机械化、自动化、省力化。并应注意合理地安排劳动与休息，同时应规定一个工作日内从事重体力劳动的净劳动时间或累计负重时间。

(保毓书　符绍莲　张敬旭)

第五节　妇女职业保健措施

为保护女职工的健康，我国已制定一系列女职工劳动保护和保健的法规，如《妇女权益保障法》第四章；《中华人民共和国劳动法》第七章；《母婴保健法》；《中华人民共和国职业病防治法》；《女职工劳动保护规定》；《女职工禁忌劳动范围的规定》；《女职工保健工作规定》等。从事妇女保健和妇产科临床工作的医师，在日常工作中，都有责任认真贯彻这些法规中的有关规定。本节拟结合我国有关法规中的规定，讨论与保护职业妇女生殖健康有关的职业保健措施。

一、合理安排妇女劳动

(一) 合理安排妇女劳动的必要性

妇女由于其生理特点，在参加劳动生产的时候，就其工种安排进行管理是十分必要的。

基于职业卫生观点对工农业生产中的工种进行分析时，基本有以下几种情况：

1. 男女均可从事的工作，这占绝大多数。

2. 女性不宜从事的作业，如井下作业、高空作业、有发生恶性意外事故危险的作业、过重的体力劳动等。

3. 女性可以从事，但在月经期、孕期、哺乳期暂时不宜从事的工作，如孕期不宜从事接触有致畸、致癌、致突变危险物质的作业；生产场所空气中某些工业毒物如铅、苯、汞、二硫化碳等的浓度超过国家卫生标准规定的最高容许浓度的作业，以及繁重体力劳动等。

4. 健康妇女可以从事，但患有某些妇科疾病的妇女不宜从事的工种或作业，如患有子宫位置不正、慢性附属器炎症者不宜从事负重作业，患有月经功能障碍的人不宜从事接触铅、汞、二硫化碳、芳香烃等化学物质的工作，患有慢性附属器炎症、功能性子宫出血、痛经的人不宜从事接触全身振动的作业等。

因此，妇女择业时，应根据妇女自身的生理特点和健康状况，合理选择工作岗位，以避免由于工作安排不当而影响妇女的生殖健康。

(二) 妇女不宜从事的作业

许多国家在妇女劳动保护法规中规定了妇女就业时的工种限制。综合国际上的情况，国外限制妇女从事的有害作业一般集中在以下几个方面：

1. 根据妇女生理特点属于过重的体力负担的工作。

2. 危害孕妇、乳母及胎婴儿健康的工作。

3. 育龄妇女禁止参加接触可疑有致畸、致癌、致突变作用物质的工作。

4. 作业环境或作业本身危害性较大的工作。例如，对从事接触化学因素有可能招致急性中毒发生，或有发生意外事故危险的作业，对孕妇及乳母需要给以特殊保护。

我国在《女职工劳动保护规定》第五条中规定："禁止安排女职工从事矿山井下、国家规定的第Ⅳ级体力劳动强度的劳动和其他女职工禁忌从事的劳动。"在《女职工禁忌劳动范围的规定》第三条中规定，女职工(包括非孕期及哺乳期的女职工)禁忌从事的劳动范围为：

1. 矿山井下作业。

2. 森林业伐木、归楞及流放作业。

3. 《体力劳动强度分级》标准中第Ⅳ级体力劳动强度的作业。

4. 建筑业脚手架的组装和拆除作业，以及电力、电信行业的高处架线作业。

5. 连续负重(指每小时负重次数在6次以上)，每次负重超过20kg，间断负重每次负重超过25kg的作业。

近年来，我国在贯彻落实《女职工劳动保护规定》的过程中，各地在拟定的管理条例和实施办法中，结合各地区的具体情况，提出了女职工应禁忌从事的劳动还包括人工锻打和人工装卸等。

(三) 合理安排妇女劳动的基本原则

1. 根据妇女的解剖生理特点，安排适合妇女体力负担的工作。

2. 对妇女未来的受孕能力及妊娠、分娩和胎儿发育有不良影响的工作,对未婚及已婚待孕的妇女应列为禁忌。

3. 对孕妇健康、妊娠经过及妊娠结局以及胎儿发育有不良影响的工作,对孕妇应列为禁忌。

4. 母亲接触有害因素对乳儿健康可产生不良影响的工作,对乳母应列为禁忌。

5. 对患有妇科疾病的人,应根据情况适当调整其工作。例如,患有月经过多的人,不宜从事苯作业;患有子宫脱垂的人禁止从事繁重体力劳动、接触强烈全身振动的劳动及长时间立位的作业。

(四) 如何解决合理安排妇女劳动的问题

如何根据合理安排妇女劳动的原则安排妇女的工作,在当前,须认真贯彻《女职工劳动保护规定》和《女职工禁忌劳动范围的规定》中有关的规定。具体措施有:

1. 加强就业前的体格检查 对拟就业的妇女,在招工时,除需进行一般的体格检查外,尚须进行妇科检查,对其月经史及妇科病史应进行了解。通过就业前体检应对其就业后的工种分配提出建议。

2. 定期体格检查 对女职工,应结合防癌普查每 2~3 年进行一次妇科检查。有条件的单位最好进行全面的体格检查。当发现患有某些疾病已不适合从事现在的工作时,应调整其工作。

3. 妇科医生在进行体检或诊疗时,应详细了解就诊对象的职业史,当发现妇女患有某些妇科疾病不适合从事现在的工作时,应提出改变工作的建议。

4. 应对接触职业性有害因素的不同职业、不同工种的就业禁忌证进行研究,以为合理安排妇女劳动提供科学依据。

随着科学技术的进步,生产过程机械化、自动化的发展,在很大程度上为妇女就业拓宽了道路。使妇女能在更为广阔的范围内择业。同时妇女禁忌劳动的范围也将逐步缩小。妇女职业保健知识的普及,以及女职工自我保护意识的加强,使人们对合理安排妇女劳动以及为妇女创造理想的工作环境和作业条件提出了更高的要求。

二、改善劳动条件,加强预防措施

职业性有害因素对女职工健康及其胎儿发育的影响,取决于有害因素的作用强度(或浓度)。因此,保护职业妇女的健康,特别是工业企业中女工的健康,根本措施在于劳动条件的改善。即通过工艺技术改革和加强卫生技术措施,降低作业环境中有害物质的强度(或浓度),使其达到国家规定的卫生标准。同时还应从劳动组织、劳动制度、个人防护及卫生保健等方面采取综合性的预防保健措施,以期达到全面地保护女职工健康。有关劳动条件的改善,劳动组织、劳动

制度的调整,以及个人防护等由劳动部门、企业中的技术安全部门、卫生机构中的职业卫生部门负责。从事女职工保健工作,应对此有所了解,以便于在工作中发现某些职业有害因素对女职工健康产生不良影响时,与有关部门取得联系,共同研究,商讨预防保健对策,以保障女职工的身体健康。

(一) 改进工艺技术

工艺技术改革是改善劳动条件的根本性措施。由于工艺技术的改进,可以消除或大大降低职业性有害因素的危害程度,使劳动条件得到改善,作业环境更为安全,为妇女参加生产劳动提供条件。例如化学工业中某些生产过程机械化、密闭化,降低了作业场所空气中有害物质的浓度,使女工担任操作工成为可能,身体健康得到保障。

(二) 加强卫生技术措施

对不能改变工艺过程的生产,采取卫生技术措施,如密闭、抽风,以防尘防毒;隔热、送风,以防暑降温;采取吸声、消声、隔声措施,以降低噪声强度等,使作业场所职业危害的强度(或浓度)降至最低程度,达到国家卫生标准所要求的限值。

(三) 个人防护措施

在生产劳动中,个人防护用品的使用常常是不可缺少的防护手段,借以减少对职业危害的接触。常用的个人防护用品有防护服、防护帽、防护眼镜、防护口罩(如防尘口罩、防毒口罩)、防噪声耳塞等,应教育工人正确使用。

(四) 卫生保健措施

卫生保健措施是预防职业危害的辅助措施,但却是不可缺少的措施。例如进行劳动制度的调整,将三班轮换制改为四班三运转,解决了一周连续上夜班时的累积疲劳问题,对改善工人的体质起到了很好的作用。又如卫生辅助设施,如女工卫生室的设立,对防治妇科疾病、保护女工生殖健康也有积极作用。此外如调整劳动工时,缩短接触职业性有害因素的时间,增加工间休息以缓和不良工作姿势对身体的不良影响;定期进行健康检查,以便早期发现职业危害对机体的不良影响等,都是必要的卫生保健措施。

三、职业妇女的"六期"劳动保健

妇女职业保健的核心问题在于做好"六期",即月经期、孕前期、孕期、产前产后期、哺乳期及围绝经期的劳动保健。

(一) 月经期的劳动保健

1. 宣传普及月经卫生知识 月经期保健的关键问题在于预防感染,除合理处理月经的知识外,经期绝对禁止性生活也要宣传。为保证女职工于月经期间能符合卫生要求地处理月经,我国在《工业企业设计卫生标准》(GBZ1-2002)

中规定,每班女工人数在100人以上的工业企业,应设有女工卫生室,室内应设有冲洗器及洗手设备。

2. 月经期禁忌从事以下作业

(1)食品冷冻库内的作业及其他冷水低温作业。

(2)《体力劳动强度分级》标准中规定的第Ⅲ级体力劳动强度的作业。

(3)《高处作业分级》标准中规定的第Ⅱ级以上的高处作业。

(4)对野外流动作业也应做适当限制。

3. 月经期休假问题 由于月经是生理现象,一般不需要休假。但对患有重度痛经及月经过多的女职工,经医疗保健部门诊断后,月经期可给予1~2天的休假;或允许她们利用公休日倒休。对从事月经期禁忌从事的作业的女工,也应允许利用公休日倒休。

4. 对患有痛经、非经期出血、月经过多或过少、闭经、月经周期不规则等月经异常的女职工,应建立观察记录,进行系统的观察。并作为职工健康档案的一部分。因为许多职业性有害因素可引起月经异常,且月经异常往往可能是某些职业中毒的早期表现。因此应注意与一般妇科疾病相区别。系统的月经情况观察记录结合医学检查,对确定月经异常的原因、判明其与女职工所处的劳动条件有无联系、与职业病有无关联等甚为重要。对采取相应的防治措施有一定帮助。

判断月经异常与职业性有害因素的影响是否有关联是很困难的。对工作中接触某些职业性有害因素且患有严重月经异常的人,经反复治疗无效,临床上又查不出明确的原因时,如其所接触的职业性有害因素强度(或浓度)超过卫生标准较多时,可考虑暂时调离有毒有害作业,以观后效。

(二)孕前劳动保健

为获得高质量的婴儿,配子必须健全。工作中接触具有性腺毒性作用物质的女职工,生殖细胞有可能受到损伤,一旦妊娠,胎儿发育可受影响。因此,应注意受孕前的劳动保健,采取以下措施:

1. 患有射线病、慢性职业中毒或近期内曾有过急性中毒史的女职工,暂时不宜受孕,须经治疗痊愈后再怀孕。

2. 从事铅作业的女工,由于铅被吸收入血后,可蓄积在骨骼中,妊娠时骨铅大量释放,致血铅浓度增高。铅可通过胎盘转运至胎体,影响胎儿发育。故接触高浓度铅的女工,或数年前曾从事过铅作业目前已经脱离者,即使没有铅中毒的表现,也最好在职业病科医生的协助下,经驱铅试验后,再决定可否受孕,或经驱铅治疗后再受孕,即应进行有计划的妊娠。

3. 对在参加接触某些可能具有性腺毒性作用物质后,曾有过2次以上流产史的女职工,最好暂时脱离有毒有害作业。

4. 对已婚待孕的女职工,应积极开展妊娠知识、优生知识的宣传教育和咨询,使其能选择适宜的受孕时机,并能在

月经超期时及时进行检查。

(三)孕期劳动保健

孕期劳动保健是职业妇女劳动保健中最重要的一个方面。对保护母婴健康,保证胎儿质量,降低围产死亡具有重要意义。孕期劳动保健于孕早期、孕中期、孕晚期各有不同的重点。

1. 孕早期的劳动保健 孕早期(孕12周前)的劳动保健对预防先天缺陷及防止自然流产的发生具有重要意义。在具体措施上应注意:

(1)早期发现妊娠,以便及早进行劳动保健。应向广大医务人员及职业妇女宣传月经超期时及时进行妊娠诊断的必要性,以便及早确定妊娠。妊娠3~8周是致畸的敏感期。于此时期如接触有致畸作用的职业性有害因素,有导致胎儿出现发育异常的可能。早期发现妊娠,可及早采取预防措施。

(2)职业妇女一旦被确诊妊娠,根据《女职工禁忌劳动范围的规定》,应禁忌从事以下工作:①作业场所空气中铅及其化合物、汞及其化合物、苯、镉、铍、砷、氰化物、氮氧化物、一氧化碳、二硫化碳、氯、己内酰胺、氯丁二烯、氯乙烯、环氧乙烷、苯胺、甲醛等有毒物质浓度超过国家规定的最高允许浓度的作业;②制药行业中从事抗癌药物及己烯雌酚生产的作业;③作业场所放射性物质超过《放射防护规定》中规定剂量的作业;④人力进行的土方和石方作业;⑤《体力劳动强度分级》标准中第Ⅲ级体力劳动强度的作业;⑥伴有全身强烈振动的作业,如风钻、捣固机、锻造等作业,以及拖拉机驾驶等;⑦工作中需要频繁弯腰、攀高、下蹲的作业,如焊接作业;⑧《高处作业分级》标准所规定的高处作业。

目前虽尚未列入国家规定,但根据研究结果,认为孕期还应考虑禁忌参加以下几项作业:①工作中接触85dB(A)以上,特别是100dB(A)以上的强烈噪声的作业。②间断负重每次负重量超过10kg;连续负重每次负重量超过5kg的负重作业。③有发生中暑危险而导致体温升高的高温作业。④接触时间每周超过20小时的视屏作业(VDT作业)。

(3)自确诊妊娠之日起,就应对妊娠女职工进行系统的医学观察。对妊娠反应比较严重的人,应给予照顾,如减少工作时间、上下班时间可允许适当灵活、给工间休息,必要时适当给以休假等,以防止其发展为妊娠剧吐。

2. 孕中期的劳动保健 孕中期(妊娠12~28周末)内,胎儿生长发育旺盛,要求母体供给充足的营养。母体为适应妊娠需要,新陈代谢加快,心、肺、肝、肾等主要脏器的负担都加大。为保证妊娠的顺利进行,保护母体及胎体的健康,应采取以下劳动保健措施:

(1)坚持定期进行产前检查:除常规的产前检查外还应进行系统的内科检查,比如肝肾功能的检查等。由于妇女妊娠时,对职业有害因素的敏感性增高,故对参加有毒有害作业的女工,必要时还应去职业病科进行保健性体检,如对接

触铅、汞的女工,应进行尿中或血中铅、汞含量的测定,对苯作业女工及氯乙烯作业女工应检查血小板数目,针对怀孕女工接触职业性有害因素的种类不同,进行必要的血液及生化以及其他职业病学的检查。对在孕早期曾接触可疑致畸物的妊娠女工,应进行 B 超检查及母血甲胎蛋白(AFP)的测定等,进行产前诊断。

(2)进行孕期保健的指导:将孕期保健的有关知识向妊娠女工及其家属进行宣传普及,特别要加强孕期营养的指导。除须保证蛋白质和热量的供应外,还必须保证钙、铁、锌及多种维生素的供给。

孕妇的营养状况对胎儿发育的影响目前已普遍受到重视,问题在于如何进行合理营养,需要给予具体指导。值得提起的是,防止营养摄入过量在当前也是一个需要注意的问题,以免发生胎儿过大,造成难产。

(3)孕期生活指导也是孕期保健指导的重要内容。孕期生活要规律,业余生活中家务劳动和休息的安排要适宜,要有充足的睡眠和休息。营养和休息状况都会影响到妊娠结局。孕期禁忌吸烟,并避免被动吸烟。禁止酗酒。性生活要适当节制。

3. 孕晚期的劳动保健 孕晚期(妊娠满 28 周后直至分娩)的劳动保健对预防妊娠期高血压疾病、预防早产及低出生体重儿的出生,降低围产死亡都有重要意义。应采取以下措施:

(1)从事重体力劳动的工种、立位作业、工作中需频繁弯腰、攀高的工种,孕晚期都不适宜,应调换工作或减轻工作量。一般工种的女职工,妊娠满 7 个月后也应适当减轻劳动,或在劳动时间内安排一定的工间休息。

(2)对生产中接触可疑有发育毒性作用物质的妊娠女工,应按高危妊娠进行管理。

(3)加强妊娠期高血压疾病的预防:已知孕期接触氯乙烯、己内酰胺、强烈噪声、铅、苯系混合物等,有使妊娠期高血压疾病发病率增高的危险。但有关职业性有害因素对妊娠期高血压疾病发病的影响,尚不十分清楚。对接触职业性有害因素的妊娠妇女应加强妊娠期高血压疾病的预防保健,尤其对年龄超过 35 岁的第一胎妊娠的孕妇,工作中接触某种职业性有害因素者,应列为重点观察对象。

(4)预防早产:早产原因复杂,机制尚不清楚。在妊娠 28 周后,应注意对早产的高危职业性有害因素,如强烈的全身振动、重体力劳动及过劳等,采取相应的预防措施,同时应减轻工作量及增加工间休息。

(5)注意纠正贫血及对胎儿宫内慢性缺氧进行监测。

4. 孕期劳动制度的合理安排 孕期母体发生一系列的生理变化,随着妊娠月份的增加,母体负担日益加大,为保护母亲及胎儿的健康,在劳动制度上应进行一系列的调整。

(1)孕妇应避免上班加点:在工作日内应适当给予工间休息,我国在《女职工劳动保护规定》第七条中规定,女职工在怀孕期间,不得在正常劳动日以外延长劳动时间。

(2)孕妇应避免上夜班:夜间工作违反人体正常的生理节律,使疲劳增加,连续夜班作业则可形成疲劳的积蓄而有害于健康,对孕妇本身及胎儿均有不利影响。故孕妇不应上夜班。我国在《女职工劳动保护规定》中规定,对怀孕 7 个月以上的女职工不得安排其从事夜班劳动。

5. 妊娠中出现某些症状时应采取的保健措施 当孕妇出现某些症状时应采取适当的劳动保健措施以防止其发展。

(1)妊娠反应:妊娠初期出现食欲缺乏、恶心、呕吐等症状时,应限制孕妇在有特殊气味或恶臭的生产环境中从事作业。当体重减轻 2kg 以上时,应缩短工作时间或给予休息。

(2)妊娠剧吐(恶阻):当出现剧烈呕吐,不能进食,全身营养状态恶化时,应给以休息,并督促其就医治疗。

(3)贫血:血红蛋白含量低,面色苍白,乏力,心悸。当血红蛋白 <100g/L 时,应限制其劳动强度,缩短其工作时间,或给予休息。

(4)先兆流产:阴道微量出血,下腹痛。应给予休息。

(5)水肿:妊娠后期至末期出现下肢水肿但不伴有高血压及蛋白尿时,应缩短工作时间;限制长时间的立位作业、下肢的作业及其他强制体位的作业。

(6)妊娠期高血压疾病:血压 17.67/12kPa(130/90mmHg),但无水肿或蛋白尿及自觉症状时,限制其参加重劳动,缩短工作时间,当诊断为妊娠期高血压疾病时,即使轻度,也应给予休假。

(7)下肢静脉瘤:妊娠后半期,下肢静脉曲张、疼痛,步行时感觉困难。应限制其从事立位作业、下肢作业及强制体位的作业。

(8)其他合并症:应根据医疗单位的意见给予休假或缩短工作时间,并应督促孕妇按期进行复查坚持治疗。

(四)产前产后的劳动保健

1. 孕末期是分娩的准备阶段,此期胎儿发育迅速,孕妇机体负担很大,故产前休息是一个需要注意的问题。目前许多国家对职业妇女规定有产前休假,时间 2~8 周不等。

2. 分娩后,生殖器官及盆底组织的恢复约需 6~8 周,关于产假日期的规定,早年时多根据此。近年来则较多考虑到哺育婴儿的需要而加以延长了。产假期满恢复工作时,应采取逐渐增加工作量的做法,以免影响女职工自身健康及乳汁分泌。

(五)哺乳期的劳动保健

哺乳期劳动保健的目的,主要是为了保证母乳喂养,保护母婴健康。母乳中含有新生儿所需要的全部营养物质,是其他食品不能代替的最佳的乳儿食品,因此必须设法保证哺乳期女职工的乳汁质量,使其不受污染,并能按时哺乳。

1. 应注意不得因母亲参加有毒作业而影响乳汁质量。乳母禁忌参加以下作业:

（1）作业场所空气中铅及其化合物、汞及其化合物、锰、镉、铍、砷、氰化物、氮氧化物、一氧化碳、氯、苯、二硫化碳、己内酰胺、氯丁二烯、氯乙烯、环氧乙烷、苯胺、甲醛、氟、溴、甲醇、有机磷化合物、有机氯化合物等有毒物质浓度超过国家卫生标准的作业。

（2）《体力劳动强度分级》标准中第Ⅲ级体力劳动强度的作业。

2. 我国在《女职工劳动保护规定》第九条中规定，有不满一周岁婴儿的女职工，其所在单位应当在每班劳动时间内给予其两次哺乳时间，每次 30 分钟（不包含在本单位内哺乳往返途中的时间）。第十条中又规定不得延长乳母的劳动时间，即不得令乳母加班加点，及不得令乳母从事夜班劳动。

3.《女职工劳动保护规定》第十一条中规定，女职工比较多的单位，应以自办或联办的形式逐步建立哺乳室和托儿所。乳儿托儿所的位置，应在女工较多的车间附近，并不得设在发散有害物质车间的年最大频率风向的下风侧。

4. 为了保证充足的母乳，乳母还必须注意自身的营养，禁忌吸烟和饮酒，同时应避免肉体和精神的高度紧张，不宜过劳。

（六）围绝经期的劳动保健

围绝经期的劳动保健问题，一向多被忽视。妇女于围绝经期，卵巢功能衰退，下丘脑-垂体-卵巢轴的内分泌调节出现变化，约有 10%～15% 的人可出现或轻或重的绝经期综合征，可在一定程度上影响工作能力。围绝经期妇女在工作中多数已积累了丰富的经验，应更好地发挥她们的作用。故应注意她们的保健，协助她们顺利地度过围绝经期。

1. 应对围绝经期妇女及公众进行健康教育，使妇女了解围绝经期的生理卫生知识，消除不必要的顾虑和担心。以乐观的态度对待这一生理过程。同时也使围绝经期妇女工作岗位及周围的人能对围绝经期的知识有所了解，对围绝经期妇女给予理解、关怀和照顾。

2. 注意劳逸结合，对绝经期综合征症状较严重者应适当减轻工作。如经治疗，效果不显著，不能适应当前所从事的工作时，应暂时安排其他适宜的工作或给予休假。

3. 接触某些职业性有害因素，有可能使女工出现早发绝经，即在 40 岁以前绝经。围绝经期症状出现也早。对于接触工业毒物或噪声的女工，如绝经期综合征症状明显而治疗无效时，应考虑暂时调离有毒有害作业。

四、妇女职业保健服务

如何对职业妇女进行劳动保健服务，是妇女保健工作中亟待解决的一个问题。对保护妇女生殖健康，提高出生人口素质有重要意义。但由于防止职业性有害因素对妇女生殖健康及胎婴儿发育的不良影响尚缺乏足够研究关注，许多妇产科医师和妇女保健医师对此尚认识不足，工作中亦缺乏

成熟的经验。妇女保健工作的基本内容包括了个体保健服务及群体保健服务两个方面，妇女的职业保健服务同样也包括以个体为对象的常规保健服务及以群体为对象的保健服务。

（一）临床工作中的职业保健服务

在妇产科门诊工作中，应加强对就诊对象职业史的询问和了解。职业性有害因素对生殖系统和生殖功能的危害，往往并不出现特异的症状。如何判断职业性有害因素的影响，职业史是重要的线索和依据。因此不仅仅要了解就诊对象的工作单位，还应了解其生产岗位和工种、工龄。目的在于了解其在工作中是否接触某些职业性有害因素。这将有助于某些妇科疾病患者的诊断和采取防治措施，以及保健服务。例如：在孕早期检查中，对一些从事有毒有害作业的妇女，一旦确定妊娠，即应根据职业特点进行医学指导。因此，产前检查时，应常规详细了解孕前及孕期职业接触有害物质接触情况。

一些影响妇女生殖健康或胎儿发育的环境有害因素的发现，多来自于从事临床工作的医生，而非来自预防医学专家。例如先天性风疹综合征（congenital rubella syndrome，CRS）和己烯雌酚的经胎盘致癌作用，都是临床学家首先发现的。这说明保健与临床工作相结合是妇女保健工作的重要原则。

（二）积极开展职业因素对妇女生殖健康影响的咨询服务

随着人们优生意识的提高，往往对妊娠前后感染疾病，使用过药物，接触环境或职业有害因素对胚胎发育可否造成不良影响感到担心，而希望医生能给予指导。因此，开展有关职业因素对妇女生殖健康及胎婴儿发育和健康影响方面的咨询服务，已成为当前的社会需要。由于开展这类咨询需要一定专业化的知识和技能，有的国家在职业病防治机构中设有妇产科门诊，从事这方面的工作。我国目前尚未开展这类服务。我国目前已开展的优生咨询门诊，主要为进行遗传咨询。根据提高出生人口素质的需要，应积极开展对接触职业性有害因素的职业妇女的优生咨询和保健咨询工作。

（三）加强妇女职业保健的健康教育

不仅要对广大职业妇女开展健康教育，普及妇女劳动保健知识，提高她们的自我保健意识。同时还应向社会各界，尤其是工业企业、农业、商业及服务行业各部门的领导，以及负责女职工劳动保护和卫生保健工作的工作人员，进行妇女职业保健的健康教育，动员全社会的参与。如在企业部门，只有当女职工劳动保健成为企业行为时，才能真正取得成效。

（四）职业妇女的常见妇科病防治

有组织地通过定期的妇科病普查进行常见妇科疾病的

防治,是职业妇女群体保健服务的主要内容之一。《女职工保健工作规定》第十四条规定:"对女职工定期进行妇科疾病及乳腺疾病的查治"。是妇女职业保健服务的一项工作内容。同时尚在于通过对妇科疾病人群分布的流行病学分析,寻找出导致某些妇科病发生的危险因素,以便研究相应的预防保健对策,提高防治效果。

(五) 不同职业人群生殖健康状况的监测

不同职业人群,由于劳动特点及职业接触情况不同,对生殖健康的影响也不同。为了有针对性地开展职业保健服务,应对不同职业人群的生殖健康状况进行监测。通过诸如自然流产率、早产率、出生缺陷发生率、低出生体重儿发生率、围产儿死亡率、妊娠期高血压疾病发生率以及妇科疾病患病率等的统计分析,了解不同职业人群生殖健康状况的特点及其与劳动条件、职业活动特点之间有无联系,以便为她们提供切合实际的职业保健服务。为此,应建立监测制度,对不同职业人群的产育情况、妇科疾病患病情况进行监测。同时应与劳动卫生部门协作,对工作场所职业性有害因素的性质、浓度或强度的变化进行监测,共同开展预防保健工作。

在一些有条件的企事业单位,应积极开展这项工作。

为做好妇女职业劳动保健服务,亟待从以下几个方面予以加强:

1. 认真贯彻执行国家有关女职工劳动保护和保健的法规 我国有关女职工劳动保护的立法是比较完善的,应认真贯彻执行。同时,应加强执法监督。

2. 普及妇女职业保健知识 首先应对从事妇女保健的工作人员及妇产科医师普及妇女劳动保健和劳动卫生知识,以利于妇女职业保健工作的开展。

3. 开展妇女职业保健的科学研究 随着生产的发展和科学技术的进步,职业因素日趋复杂。如何根据职业特点开展妇女职业保健工作,是一个新课题,需要积极开展研究。例如,动物实验已证明有近百种以上的工业毒物和农药具有发育毒性,但于人体观察获得确认者尚少,有待于加强职业有害因素对胚胎发育影响的流行病学研究;为保证母乳喂养,对有毒化学物质自母乳排泄及其对乳汁质量的影响,也有待开展研究。

(保毓书　张敬旭)

第六节　妇女环境保健措施

妇女环境保健是根据妇女生活环境的特点,研究环境中各类因素,对妇女生殖健康及胎婴儿发育的影响及其保健对策,并为妇女提供环境保健服务的科学,是妇女保健的重要组成部分。在人们生活环境中存在的环境因素,按其属性可分为化学因素、物理因素及生物学因素。按其接触方式则有自然环境的影响,如居住地区地质性缺碘、高氟;环境污染,如工业三废对周围地区的大气和水源造成污染;以及生活接触,如由于燃煤、吸烟、装修等造成的居室空气污染;食品受到农药、微生物污染,或营养素缺乏或过剩;医源性接触,如医疗用药或医源性照射等;以及不良生活习惯,如吸烟、酗酒等。环境有害因素通过呼吸道、消化道和皮肤吸收等不同途径进入人体内,其危害的发生及严重程度取决于环境因素的特性、强度(剂量)、作用持续时间,以及生殖过程的阶段(如生殖细胞期、胚期、胎儿期),母体基因型及生理病理特点等。环境因素不仅影响妇女本身的健康,还可通过妊娠及哺乳影响下一代人的健康。因此,如何采取环境保健对策和对妇女进行环境保健服务,达到保护妇女生殖健康的目的,是关系到几代人乃至整个人类前途的重大问题,对提高出生人口素质有重要意义。

一、贯彻与妇女环境保健有关的法规

影响妇女生殖健康的环境因素种类很多,从预防角度看,应根据其不同来源,采取不同的环境保健对策。限制有毒有害物质对环境的污染及进入体内的量,是预防保健的重要环节。因此,国家制定了卫生立法和各种卫生标准。如《中华人民共和国环境保护法》规定:"保护和改善生活环境与生态环境,防治污染和其他公害,保护人体健康,促进社会主义现代化建设的发展";《中华人民共和国母婴保健法》规定:"应积极防治,由环境因素所致严重危害母亲和胎婴儿健康的碘缺乏病等地方性高发性疾病";在孕产期保健服务中规定:"孕期接触致畸物质,妊娠可能危及孕妇健康和胎儿正常发育者,医疗保健机构应予以医学指导"。这是我国第一部有关保护妇女儿童健康、提高出生人口素质的法规。还有《中华人民共和国食品卫生法》等。此外还制定了各种卫生标准,如《工业企业设计卫生标准》和《饮用水卫生标准》《放射卫生基本标准》《食品卫生标准》等。这些卫生标准限制了工矿企业的废水、废气、废物随意排放对环境的污染,规定了居民区大气中和地面水中有害物质的最高容许浓度,保护了居民的健康。为了控制食品中的农药污染,还制定了农药残留量国家标准;为了控制室内装饰装修时有害物质的污染,制定了室内装饰装修材料中甲醛、氨、苯、甲苯和二甲苯以及可溶性的铅、镉、汞等有害物质限量的国家标准;还颁布了化妆品卫生标准、环境中电磁波卫生标准等。制定卫生标准的目的就是为了控制环境有害物质进入人体内的量,防止环境有害物质对居民健康,包括生殖健康的不良影响。但是,为了达到卫生标准的要求,还必须采取各种具体措施,如环境保护和食品卫生措施等。从事妇产科和妇幼保健工作的医师,有责任了解和贯彻这些法规中的有关规定。同时还必须采取其他的生殖保健对策,才能达到防止环境有害因素危害人类生殖健康的目的。

二、加强环境质量监测

(一) 环境质量监测的概念

环境质量与人体健康和生殖健康密切相关。环境质量监测是指由专业机构对环境各种介质的本底和污染情况进行定期或非定期、间断性或连续性的卫生调查,以及监测代表环境介质中污染物的各种数据,为保护和改善环境质量提供科学依据。环境质量可以通过物理、化学、生物的一系列性状指标的定量监测数据来表示。监测数据是反映环境质量的重要基础资料,因此要求严格的质量保证与质量控制。环境质量监测,按污染物存在的介质,分为大气卫生监测、水质卫生监测、土壤卫生监测和生物材料监测等。环境监测由专业机构,如国家环境保护部门或卫生监督部门具体实施,具体内容在此不详述。需要时可参看有关资料。

(二) 生物监测

生物监测是指人体生物材料的监测,是系统地、有计划地收集体液(血、脐带血),分泌物(乳汁、唾液),排泄物(尿、粪、呼出气),组织和脏器(脂肪、肌肉、头发、指甲、胎盘、绒毛等),测定其中的污染物或者其代谢产物的含量。可用以评价人体对环境污染物的暴露水平,对评价环境污染程度有重要意义。由于生物监测资料能反映人体实际接受污染的水平,因此可以预测环境污染水平和对人群的危害,并可为制定生物接触限值提供参考依据。比如乳汁检测可反映母体接触污染物的水平,也可反映婴儿的直接暴露水平,新生儿脐带血或头发检测可反映胎儿期接触污染物的水平。因此,生物材料监测,结合其他环境介质的卫生监测,可较全面评估环境中某种污染物的状况,为改善环境条件提供科学依据。

生物监测项目的选择:主要根据监测的目的,环境污染物的特性,在体内的代谢特点,靶器官和是否便于取材等来确定。如血液检测可反映化学污染物在体内吸收水平;尿可以反映污染物的排泄量;头发、指甲、牙齿可反映化学污染物在体内的蓄积状况;人乳检测可反映母体接触有害物质的水平,也可反映婴儿的摄入水平;新生儿脐血和头发检测可反映胎儿期接受有害物质的水平等。又如测定血中和尿中的铅、汞、镉等可反映这些金属对环境的污染水平;测定人血中碳氧血红蛋白含量可反映大气中一氧化碳的污染水平等。

三、改善环境条件,加强环境保健

(一) 改善环境条件

预防环境有害因素对妇女健康及胎儿发育影响的根本措施,在于环境条件的改善。即通过工艺技术改革和加强卫生技术措施,降低生活环境中有害物质的强度(或浓度),使其达到国家规定的卫生标准,提高环境质量。但环境条件的改善,诸如大气污染的控制、水污染的控制、环境噪声的控制等,是一个系统工程,需要大量的投入和全社会的参与。与此同时还需要采取综合性的预防保健措施,才能达到全面保护人们健康的目的。

(二) 加强环境保健

由于地质条件造成的环境缺碘,是很难进行环境控制的,唯有采取环境保健措施,才能预防碘缺乏病的发生。我国采取了食盐加碘等措施,有效地控制了碘缺乏病。

居室的环境保健,与每个人的健康都有密切关系。如何预防居室内空气污染对妇女儿童健康的影响,是一个重要的居室环境保健问题。室内空气污染的来源很多,有如吸烟、谈话、咳嗽;柴、煤和液化石油气等燃料的燃烧;建筑材料或装修材料等,均可产生有害物质。香烟雾,柴、煤、液化石油气燃烧过程中可产生一氧化碳;某些建筑和装修材料,如大芯板、胶合板家具、化纤地毯、塑料壁纸以及新家具的涂料等,均可不断向空气中释放甲醛、苯、甲苯、二甲苯等,可对人体造成危害。因此,改善居室环境条件,提高居室内的空气质量,是环境保健的重要方面,而控制室内空气污染,是居室环境保健的最佳对策。具体措施有:

1. 居室内应经常通风换气,保持室内空气清新,使之达到国家规定的卫生标准。除需注意通风换气外,有时还需要进行机械通风。

2. 改造采暖设施,减少燃料燃烧时产生的有害气体污染室内空气。

3. 装修时,应选择符合卫生标准的装修材料。新装修的居室,或增添新家具后,要适当通风一段时间,待室内无异味后,再行入住。如装修后很长时间室内仍有异味时,有必要请有关部门对室内空气质量进行检测。

4. 孕妇、儿童的居室内,禁止吸烟。

四、妇女环境保健指导

20世纪90年代以来,为了提高出生人口素质,我国开展了以保证胎婴儿质量为中心的优生保健工作。环境优生作为优生保健的重要内容,受到了人们的重视。环境优生的核心内容,就是控制环境有害因素对生殖健康,特别是胎婴儿发育的不良影响,实质上属于妇女保健工作中妇女环境保健的范畴。也可以说,环境优生与环境保健仅仅是工作上的分工不同,实际上两者是异曲同工。我国的妇女环境保健工作尚处于起步阶段,亟待加强。为保护妇女生殖健康和有效地进行妇产科疾病的预防,在妇产科临床和妇女保健工作中,亟需开展环境保健指导。其具体内容包括:

(一) 妇女生活环境条件现况的了解

为进行环境保健指导,首先须对受诊对象生活环境条件的现况进行了解,比如调查居住环境条件、饮食营养状况、生活习惯及不良嗜好等,发现存在哪些环境保健问题,以便进行保健指导。环境保健问题的解决有赖于受诊者的努力,医生主要应发现问题及提供解决问题的指导性意见。

(二) 孕期环境保健

为保护孕妇及胎儿的健康,提高出生人口素质,孕期环境保健十分重要。

1. 孕期应尽量避免接触有毒有害物质 如孕期应避免进行家庭装修;避免食用被农药或重金属污染过的食品;慎用含铅、汞或激素类的化妆品。孕妇应限制饮酒;禁止吸烟;同时还应避免被动吸烟。如居住地区大气、水受到污染,或有噪声污染时,应了解污染的情况,根据污染情况采取预防保健措施。关于常见环境化学污染物以及物理因素的预防保健问题,请参阅本章第三、四节。

2. 妊娠期间患病用药,必须在医生的指导下按医嘱进行,不论到任何科室看病,都要主动告诉医生自己已妊娠及孕周。有些孕妇对孕期用药有顾虑,甚至患病时不肯接受药物治疗,以致延误病情。由于多数药物能经过胎盘进入胎儿体内,因此,医生对孕妇用药须慎重,首先要了解药物的药代动力学,以及药物对胎儿及新生儿的药理作用,选择安全有效的药物。目前,多参照美国 FDA 制定的药物对妊娠危害的等级标准选择药物。

3. 关于电磁辐射如家用电器,以及医疗照射等对孕妇及胎儿的影响是一个重要的环境保健问题,详细请参阅本章第四节。

4. 孕期营养保健问题请参阅"孕产期保健"相关章节中的有关部分。

5. 孕妇禁止吸烟,同时也要避免被动吸烟。居室朝向不佳,日照不足时,建议孕妇注意多晒太阳;室内用煤炉采暖时,应注意预防一氧化碳中毒。

6. 孕期应避免去歌舞厅等环境嘈杂并且经常有较强噪声污染的场所进行娱乐。同时也应尽量少去通风条件不够好的影剧院等场所。

(三) 孕前环境保健

已婚待孕的妇女,应加强孕前保健。在待孕期间应注意以下问题:

1. 注意保持良好的健康状况,保证均衡营养,避免接触有毒有害物质,戒除烟酒等不良嗜好,避免发生中毒等影响身体健康的意外情况。

2. 计划妊娠时,夫妻双方最好进行一次全面的健康检查,以备发现是否有暂时不适于妊娠的疾病。

3. 孕前已经存在的疾病,最好经治愈后再怀孕。以免妊娠后治疗,影响胎儿发育和妊娠结局。如有些疾病往往需终止妊娠。

孕前还可进行已知具有致畸风险病原微生物的筛查,比如风疹、巨细胞病毒感染和弓形虫病等,一旦发现患病,治愈后再怀孕,对保护母亲和胎儿的健康都有好处。目前风疹可接种疫苗预防,妇女于孕前可检测血清中有无风疹抗体,血清风疹 sIgG 抗体阴性者,可接种风疹减毒活疫苗,3 个月后再怀孕。

(四) 机体铅负荷的监测

环境铅污染是目前重大的环境卫生问题之一。通过测定人体生物材料中的铅含量,可以了解机体铅负荷的状况。常用的监测指标有血铅、尿铅、乳汁铅、脐血铅等。孕妇、乳母体内铅负荷量的大小,是决定胎婴儿铅污染程度的重要来源。但我国目前尚缺乏这方面数据,为了及时发现孕妇和胎婴儿是否已受到铅污染的危害,妇女保健部门应积极开展孕妇、乳母机体铅负荷的监测工作,并尽早制定我国孕妇的血铅限值。由于铅可以长期蓄积在骨骼内,对具有长期铅暴露的妇女,必要时可进行驱铅试验,观察尿铅量以判断其机体铅负荷的水平。通过这些指标的测定可以反映环境铅污染的水平,对采取措施控制环境污染,及进行预防保健,有重要意义。

(五) 预防生殖道感染的环境保健措施

生殖道感染是妇女最常见的妇科疾病之一。导致感染发生的原因很多,其中环境因素占相当比重。为预防女性生殖道感染,在环境保健措施中,除改善卫生设备条件外,还需要注意个人卫生,应采取以下具体措施:①公共卫生设备应合乎卫生要求,浴室应设备淋浴;②厕所应设有蹲式便器;如为坐式便器,应经常消毒或使用一次性坐垫;③女性最好备有个人专用的洗涤盆,供清洁外阴部时使用;④浴巾、毛巾等要专用,女工卫生室中应备有毛巾消毒和烘干的设备;⑤提倡便前洗手以及清洁外阴前洗手并养成习惯。

五、开展妇女环境保健指导应注意的问题

1. **积极开展环境优生及环境保健的咨询服务** 开展有关环境因素对生殖健康和胎婴儿发育影响及其预防保健的咨询服务,是当前的社会需要。因此,在产前保健或优生咨询门诊中,除遗传咨询外,应充实并加强妇女环境保健方面

的咨询服务。

2. 加强妇女环境保健的健康教育 普及妇女环境保健知识教育,注意把妇女环境保健指导贯彻到婚前、孕前、孕期保健的各个环节中去。

3. 积极开展妇女环境保健的科学研究 目前已肯定的具有生殖发育毒性的环境有害物质,仅有电离辐射、宫内

感染、甲基汞、铅等少数物质。对众多环境因素,尚处在未知阶段。因此,唯有开展科学研究识别和发现它们,才能设法加以控制。这对控制环境因素对女性生殖健康和胎婴儿发育的不良影响至关重要。

(符绍莲 张敬旭)

第七节 环境优生咨询

一、对生过畸形儿者的风险咨询

对既往生过畸形儿的母亲,咨询时一般采取如下步骤:

(一) 应对已生的畸形儿进行确诊

通过对咨询对象的回顾性调查,了解生育史、畸形儿的临床特征、家族史、妊娠期接触有害因素及患病史等。根据调查的资料绘制成系谱图,进行具体分析。在绘制完整的系谱图时家族史是很重要的,一定要做详细记录。再结合对患儿的检查及父母染色体和生化检查的结果,确定既往患儿是遗传病还是环境因素致病,以及可能的病因。

(二) 确定遗传方式

如果确定患儿是由于在胚胎发育过程中受发育毒性因子作用的结果,可确定为非遗传病。咨询医生根据发育毒性因子作用的机制做进一步分析,在下次怀孕时改善孕期环境条件,可防止畸形儿再发。如果确定患儿性质是遗传病,还需要进一步分析患儿的致病基因是新突变,还是由上代遗传下来的。因为在人类群体中不断产生由于基因突变而发生的疾病,发病风险较低;如果是上代传下来的应确定遗传方式,根据遗传方式算出再发风险,一般比新突变高。

(三) 推算发病风险

发病风险,即人们常说的先天缺陷复发风险率,是指一种病在患者同胞和患者子女中再出现的风险率而言。人类遗传病的发病风险率,根据遗传的发病原因和遗传规律,按其危险程度,可分为三大类:

1. 低风险 预期的发病风险率为1%以下。主要是指由环境因素而引起的先天缺陷。它对后代个体的发病率一般无影响。其预期复发风险率近似整个群体的发病率。主要包括新出现的突变和许多染色体病,如21-三体综合征、特纳综合征(Turner syndrome)、克兰费尔特综合征(Klinefelter syndrome)。对其生育不予干涉。

2. 中度风险 预期的发病风险率为1%~10%(通常指4%~6%)。主要是指多基因遗传病。多基因遗传病是两对以

上的基因和环境因素共同作用而形成的,故又称多因子遗传。遗传的方式与单基因遗传病不同,每对基因的作用都是微小的,因而称为微效基因。各对微效基因之间没有显性隐性区别,都是共显性,有累积效应。由于遗传因素和环境因素共同作用,决定了一个个体患某种多基因遗传病的可能性大小,称为易患性(liability)。只有当一个个体的易患性超过一定限度后才会表现为患病,这个限度被称为发病阈值(threshold)。其中遗传因素起的作用大小可用遗传率(heritability)来衡量。遗传率一般用百分率(%)来表示。遗传率越高,一般在60%以上时,表示遗传因素对易患性的影响越大。一种多基因遗传病如果是完全由遗传因素来决定易患性,那么其遗传率就是100%,这种情况少见。但有些疾病,如精神分裂症、先天性哮喘等,遗传率可达70%~80%,这表明遗传因素对决定这些疾病的易患性起重要作用,环境因素的影响较少;而另有些疾病,如消化道溃疡、先天性心脏病等,遗传率仅30%~40%,表明该发病中遗传因素在决定易患性上作用稍小,而环境因素则起主要作用。

多基因遗传病在亲属关系比较近的人群中发病率高,与群体发病率比较,一级亲属的发病率近似群体发病率的开方值。如唇裂群体发病率约为0.17%,其一级亲属发病率约为4%;多基因遗传病,一级亲属发病率,一般为1%~10%,比单基因遗传病发病率要低。多基因遗传病的各级亲属发病率见表3-10-13。

在估计多基因遗传病发病风险时,还应注意,多基因遗传病的再发风险(recurrent risk)主要与遗传率和亲缘关系

表3-10-13 多基因遗传病的各级亲属发病率

病名	群体患病率	亲属患病率 /%		
		一级	二级	三级
唇裂或唇腭裂	0.1	4.0	0.7	0.3
马蹄内翻足	0.1	2.0	0.5	0.2
先天性髋脱位(女)	0.2	5.0	0.6	0.4
先天性幽门狭窄(男)	0.5	5.0	2.5	0.75
强直性脊椎炎	0.12	4.2	1.2	0.36

的远近有关。再发风险又称复发风险,是指在一个家族中发现了一例某种遗传病之后,其余家属中再出现同种疾病的概率(表3-10-14)。

了解多基因遗传病的再发风险对于优生咨询中估计子女发病概率是极为重要的。在预测其再发风险时,要注意多基因遗传病的基本发病特点:①如果一个家庭生了两个同样多基因遗传病的患儿时,其再发风险比生一个患儿的增高。例如脊柱裂这种多基因遗传遗传病,生了一个患儿的家庭再发风险率为4%,而生了两个患儿的家庭,则应为10%。②先证者的缺陷越严重,其家庭中的再发风险就越大。③要注意先证者的性别与再发风险的关系。

虽然多基因遗传病在人群中普遍存在,但是由于情况复杂,预期复发风险率的推算尚存在很多困难,必须结合上述多方面情况作综合判断。

3. 高风险 国际上通常规定,预期患病风险或复发风险率10%以上。如单基因遗传病及染色体易位携带者等,应劝阻生育。

(1)常染色体显性遗传病:如父母一方患病,其子女患病风险为50%,未患病的子女其后代一般不发病。

(2)常染色体隐性遗传病:如父母表型正常,是隐性致病基因携带者时,其子代患病风险为25%,而且男女机会相等,父母一方患病其子女患病风险为50%,另50%是不发病携带者。

(3)X连锁显性遗传病:双亲中母亲患病可传给子女,各有50%为发病患者,机会均等;但父亲患病,其女儿都将是发病患者,而儿子都将是正常的。

(4)X连锁隐性遗传病:如母亲为携带者,儿子患病概率为50%,女儿表型正常,有1/2可能是携带者;但父亲是患者时,则儿子全部正常,女儿全部是携带者。

按照遗传病的分类及其遗传方式可推算出再生孩子的发病风险。如再发风险>10%,在怀孕时需要做产前诊断进行监控,经产前诊断为正常胎儿者则留,异常胎儿可劝其终止妊娠,或性别选择淘汰。

二、先天畸形的咨询

先天畸形通常指新生儿在形态上可见的发育缺陷,它一般不包括细微结构的异常、代谢缺陷、单纯功能缺陷如智力低下;也不包括分娩损伤引起的畸形。据目前资料,先天畸形约占胎儿总出生率1%~2%,但有些畸形是出生后逐步发现的,所以出生后经过几年发生率可到2%~4%以上。

先天畸形多形成于胚胎发育早期,即器官发生期。就目前的认识,先天畸形的病因大多数是遗传因素和环境因素相互作用的结果,也可以认为约有80%与环境因素有关,这样可以通过控制环境有害因素来预防先天畸形的发生。

下面介绍部分常见先天畸形的咨询:

(一)神经管缺陷

神经管缺陷(neural tube defect,NTD)是中枢神经系统的先天畸形,是胎儿畸形中最常见的一种。它是指胎儿出生后为无脑(anencephaly)或脊柱裂(spina bifida)。最多见无脑伴有或不伴有脊柱裂,和脊柱裂伴有或不伴有脑积水。NTD的群体发病率为0.3%~0.5%。一般来说,无脑儿和脊柱裂各占一半,而封闭性NTD约占总数的10%。大约50%无脑儿在妊娠早期发生自然流产,出生后多不能存活。研究表明,神经管缺陷再发病例仅占5%,而95%的病例都是初发;脊柱裂男女婴之比约为0.8:1.0,无脑儿约为0.4:1.0。在我国全部胎儿畸形中,神经管畸形约占1/3~1/2,是死胎、婴儿死亡的主要原因之一,也是致残的主要原因之一。

我国神经管缺陷发病率在世界上是较高的,分布特点是北方高于南方,农村高于城市,夏秋季高于冬春季。

无脑儿、脊柱裂病因基本相同,发病主要在胚胎发育早期,前神经管和/或后神经管闭合不全引起的,是不可逆的。目前通过妇女从怀孕前一个月至怀孕后3个月末,每日增补0.4mg叶酸预防神经管畸形。

表3-10-14 不同情况下多基因遗传病的再发风险率/%

一般群体发病率/%	遗传率/%	亲代患者数								
		0			1			2		
		同胞中患者数			同胞中患者数			同胞中患者数		
		0	1	2	0	1	2	0	1	2
1.0	100	1	7	14	11	24	34	63	65	67
	80	1	6	14	8	18	28	41	47	52
	50	1	4	8	4	9	15	15	21	26
0.1	100	0.1	4	11	5	16	26	62	63	64
	80	0.1	3	10	4	14	23	60	61	62
	50	0.1	1	3	1	3	9	7	11	15

另有报道,孕早期时剧吐或孕妇合并糖尿病造成酮血症酸中毒等体内环境异常时,也影响神经管闭合,故对孕早期呕吐或糖尿病患者应及时治疗,避免酮血症发生;孕早期时有持续一周以上的高热史,以及用药不当或有巨细胞病毒感染史,均可能造成神经管闭合不良,有产生无脑儿或脊柱裂的危险。

一般报告,无脑儿、脊柱裂畸形常为多基因遗传,患者家族中子代神经管缺陷的再发风险率见表 3-10-15。

表 3-10-15 神经管畸形的再发风险率

家族史	估计的再发风险率 /%
已生过一例患儿	5
已生过两例患儿	10~15
已生过三例患儿	21
夫妇中一方为患者	3~5
已有一患儿,近亲中有一患者	9
已有一患儿,远亲中有一患者	7
患者第二级亲属中生育患儿的概率	1

(二) 先天性脑积水

先天性脑积水(hydrocephalus)是由于神经系统先天发育异常所引起的畸形。脊液呈过剩积聚状态,其结果使脑室扩大,头围增大,胎头呈圆球形,颜面部分占整个胎头的比例很小,颅底展开,前额硬大。脑积水畸形儿约有 1/3 合并脊柱裂、脊髓膨出及孕妇羊水过多。

先天性脑积水多数为原发性,常见 X 连锁性脑积水,主要病变为脑导水管狭窄,为 X 连锁隐性遗传方式,男性后代 1/2 是有风险的。女性脑导水管狭窄引起的脑水肿、脑积水合并脊柱裂多为多基因遗传;脑积水合并大脑发育不全、发绀或肌张力减低可能为 X 连锁隐性遗传;女性胎儿第四脑室正中孔阻塞性脑积水,多为常染色体隐性遗传;染色体异常如 13-三体综合征常有脑积水。

先天性脑积水也有少数继发于外伤、出血、感染及肿瘤等。如肿瘤压迫第三、四脑室,或由风疹、腮腺炎病毒或弓形虫病等感染造成脑炎,引起脑膜纤维粘连,形成脑导水管或孔道的狭窄或闭塞;也有报道孕期用甲氨蝶呤或己烯雌酚可出现伴有脑积水、脑脊膜膨出等多种畸形。非遗传病因,下次妊娠时如去除病因可不再发生脑积水等畸形。

(三) 先天性心脏病

先天性心脏病(congenital heart disease,CHD)包括房间隔缺损、室间隔缺损、动脉导管未闭、主动脉狭窄、法洛四联症等。它是一种常见的先天畸形,我国 1980—1984 年间,先天性心脏病的患病率为 0.2‰,2015—2019 年间先天性心脏病患病率增加到 4.9‰。根据我国出生缺陷监测(监测期为孕满 28 周至出生后 7 天)数据(2012 年中国出生缺陷防治报告),先天性心脏病从 2005 年成为围产期出生缺陷第一位高发畸形,2011 年,先天性心脏病占到所有监测发现畸形的 26.7%。

1. 先天性心脏病的发病原因 多数是环境因素和遗传因素相互作用而引起的,约占 90%,属于多基因遗传方式,群体发病率为 0.5%,遗传度为 35%,患者一级亲属发病率 <5%。研究还表明,单纯环境因素也能引起先天性心脏病,如母亲孕早期初染风疹病毒,患胎儿风疹综合征的概率可达 50%,主要临床表现为室间隔缺损、动脉导管未闭、耳聋、智力低下、白内障等症状。如果孕早期或中期确定初染风疹,可考虑终止妊娠,如为再染或可疑感染,可于妊娠 20 周前做超声检查。另有报道,孕母因患糖尿病或患癫痫病服药不当可造成唇腭裂及先天性心脏病。

2. 先天性心脏病的产前诊断 有胎儿心律异常者,可通过临床检查及超声心动检查发现心律不齐、传导阻滞等现象。心律正常但有较明显结构异常者,于妊娠 20 周前用 M 型超声心动检查可能诊断。

(四) 唇裂(合并或不合并腭裂)

唇裂和腭裂都是胚胎发育过程中形成的一种面部先天畸形。唇正常融合于胎龄 35 天,唇没有融合可以影响随后的腭盖闭合(正常时直到妊娠 8~9 周腭盖才完全融合)。因此,唇裂常伴有腭裂;唇裂和腭裂也可单独存在,单纯腭裂病因与唇、腭裂不同,常为许多综合征的体征之一。唇裂或伴有腭裂的病因常不明,可能是多基因遗传。群体发病率为 0.17%,似乎男性发病率多于女性,约为 1.6∶1.0,女性多为第一胎发病。患者一级亲属复发率为 4%,二级亲属为 0.7%,三级亲属为 0.3%;子代复发率可随亲代病情严重而升高,随家庭发病人数增多而加大。如父亲患病,子代复发率占 3%;母亲患病,后代复发率占 14%;未患病的双亲生下一例唇裂再发生第二例的概率为 4%;生下两例唇裂再发生第三例的概率为 10%。环境因素如孕期服药不当、生病(高热、感染等)、父母年龄等均常影响唇腭裂的发病率。唇腭裂发病病因明确的,除去病因即可降低发病率;病因不明的可加强产前诊断。

(五) 肢体畸形

包括多指/趾、并指/趾、畸形足、关节异常、髋关节脱臼、短肢等,在我国也是常见的畸形。可见于常染色体显性或隐性遗传,有时是某些综合征的症状之一。

多指/趾症,又称赘指/趾症。患者的指/趾数在 5 个以上。额外的指/趾可以是一个完整的指/趾,甚至掌/跖骨也多出一块,也可能赘指/趾的结构不完整,仅是一团软组织。本症属常染色体显性遗传病,外显不完全。发病有人种差异,黑人比白人多。多指/趾又可作为好几种综合征的表现之一。多指/趾手术切除治疗效果好。

并指/趾症，并指/趾多发生于第五指/趾或第三、四指/趾之间。轻者仅在指/趾间有一膜（蹼）相连，重者有一段或全部相并，常伴有多指/趾。本症属于常染色体显性遗传病，一般在学龄期手术治疗较为适宜。

短肢畸形，主要是上/下肢双侧或单侧发育异常，它可以表现为肢部的形态完整，但长度比正常明显短。如软骨发育不全，体型矮小，四肢粗而短。父母之一为患者，再发风险高，父母均非患者，患者患病系由基因突变引起者，再发风险小。畸形足可见于匹罗（Pierre-Robin）综合征，有腭裂、小下颌、胸骨凹陷、畸形足等，常为X连锁隐性遗传，多见于男性。髋关节脱臼为常染色体显性遗传，女性多见；也可见常染色体隐性遗传病的希科（Seckel）综合征等。

环境因素也可影响肢体畸形，如沙利度胺引起短肢畸形；大量维生素A可引起短肢并指畸形；抗肿瘤药物（氨甲蝶呤等）可引起四肢畸形等。除去病因则可不发病。肢体畸形的产前诊断，严重者有时超声检查可以发现畸形，一般肢体畸形，难以发现。

三、有习惯性流产史者的咨询

习惯性流产是指流产连续发生3次或3次以上者，每次流产往往发生在同一妊娠月份，其临床经过和一般流产相同。据对已婚妇女调查，有一次流产史的妇女约为15%，两次流产史者为4%，三次以上流产史约为3%。有相当数量的妇女由于连续三胎发生流产而需要咨询或诊治。

习惯性流产常见的原因有内分泌失调，如甲状腺功能减退、卵巢黄体功能不足等；染色体异常，如父母有染色体平衡易位，或胎儿染色体异常，最常见的是三体综合征等；先天性生殖道发生异常、子宫肌瘤、宫颈口松弛等；母亲患有慢性疾病，如重度肾炎、糖尿病等；另外还有精神因素、营养不良等。如果妊娠12周以前的自然流产（早期流产），大多数与胎儿染色体异常有关。据调查，对习惯性流产的胚胎作染色体检查发现，妊娠4周内流产的胚胎染色体异常占75%；妊娠5~8周流产的胚胎染色体异常占50%~60%；妊娠9~12周流产胎儿染色体异常占5%~20%。晚期流产（17周以后）胎儿多数正常，多因母体因素异常，妨碍胎儿继续在子宫内生长发育所致。如子宫内膜或生殖器官的缺陷；胎儿水肿可以考虑母儿血型不合；如果流产时间有早有晚，则胚胎及子宫因素均应考虑。习惯性流产者，在再次妊娠前应根据可疑因素进行男女双方详细的体格检查，包括有无妇科疾病、子宫有无发育异常、宫颈功能不全等，以及内科疾病（甲状腺疾病、糖尿病等）；进行特殊检查，包括夫妇双方的血型各种免疫抗体及染色体等方面的检查。染色体异常者应对再发风险作出估计，妊娠后可建议作产前诊断，以决定是否终止妊娠；对有妇科病、内科病或血型不合等应分别介绍到各专业科室进行治疗。宫颈内口松弛者，可在以往习惯性流产发生的孕周前进行宫颈环扎术，一般在12~20周进行；营养不良

应加强蛋白质或维生素的摄入等。

四、不利环境因素的咨询

如前所述，影响胚胎发育的有害因素有：环境重金属或有机化学污染物；医用放射线、微波、高温等物理因素；风疹、弓形虫等病原微生物感染；用药不当；过量饮酒、吸烟；还有天然地理因素，如低碘、高氟地区等。

整个孕期应避免接触上述有害因素，尤其是孕早期，这是最好的保健措施。但有时因种种原因，不可避免地接触了有害因素，应如何对待和处理是常遇到的咨询问题，现分述如下：

（一）电离辐射致畸风险的咨询

未觉察怀孕而受到射线照射的孕妇，由于恐惧而找医生咨询，需要回答致畸风险。这部分人占的比例较大。

已证明X射线有致畸作用。在子宫环境内，胚胎对X射线的敏感性是不断变化的。在植入前阶段，即受孕后1~10天，射线对着床前受精卵的损伤要么是致死的，要么损伤可完全恢复，即呈"全或无"效应。其妊娠结局，或是出现流产或是生出健康的孩子；在胚胎期，即受孕后3~8周，是射线损伤的最敏感期，易发生先天缺陷。

目前文献中比较一致地报道了医疗照射如胸透、牙科照相、胃肠系统透视及钡灌肠、脊柱照相、乳房X线片等。常规条件下，胎儿平均受照剂量<1.0rad，波动范围在5.0rad以下，致畸危险非常小。

由于多数人对电离辐射（放射线）感到害怕，孕妇即使受到很低剂量的辐射也很担忧并考虑终止妊娠。例如，在希腊由于苏联切尔诺贝利核电站事件，有23%的孕妇终止妊娠。在我国不知道已怀孕而接触了射线的妇女，对致畸风险的估计往往偏高，一般在25%以上。对她们进行咨询时，要给予高度的注意，应详细询问接受剂量情况、射线种类及所处的胚胎发育阶段等，做出正确的评价，以免因对致畸风险的错误估计而导致不必要的终止妊娠。

根据专家们的建议，终止妊娠应具有如下指征：当胚胎或胎儿在妊娠最初4个月中，受照剂量超过100mGy（10rad）时，可适当考虑给孕妇作医疗性人工流产；当胎儿剂量为50~100mGy（5.0~10rad）时，没有其他原因，一般不考虑终止妊娠；胎儿剂量在50mGy（5.0rad）以下时不需要做人工流产。

（二）药物致畸风险的咨询

妊娠时常因一些合并症和并发症而须用药治疗，如妊娠期高血压疾病、癫痫病、糖尿病、感冒发热等。由于人们对20世纪60年代发生沙利度胺致无肢、短肢畸形的"海豹胎"悲剧记忆犹新，引起人们对孕妇用药极大恐惧，不少孕妇干脆拒用一切药物。多数询问者是在不知道已怀孕时用药，基

于无端的恐惧才提出询问的,在咨询中,亟需解答的实际问题是孕妇服药后对胎儿致畸风险有多大,是否有指征需做特殊诊断检查,甚至是否需要终止妊娠等。

目前研究已证明,有些药物对胎儿有不良影响,如:①抗癌类药,尤以抗代谢类药物中的白血宁和氨甲蝶呤最为危险;环磷酰胺、6-流基嘌呤也可致畸,造成四肢短缺、外耳缺损、唇裂、腭裂及脑积水。②激素类药己烯雌酚引起出生后女孩阴道腺癌;睾丸酮可使女胎的外生殖器男性化;可的松致无脑儿、唇裂、腭裂及低出生体重儿等。③抗生素类药,链霉素可致先天性耳聋并损害肾脏;四环素类药物可致骨骼发育障碍和乳牙发黄等。④镇静药。⑤抗癫痫药。⑥抗血凝药等。对上述药物的风险较容易回答。但对大多数药物还不清楚。因为胚胎药理学尚处在萌芽阶段,对许多药物的可能致畸知识缺乏,特别是有关联合用药的致畸作用知识更是不足。因此,对致畸风险的分析,一定要持慎重态度。

药物的致畸性取决于药物的种类、服用剂量和胎龄及母亲的基因型等;以及药物是否可经胎盘进入胎儿体内,影响胎儿个别器官的发育;还要考虑到胎儿的酶系统不完善,对药物的解毒功能差,很易造成药物在胎儿体内蓄积,对胎儿产生毒作用。分析对胎儿发育可能造成的影响时,不要过分夸大致畸的风险,以免导致不必要的终止妊娠,但也不能大意;同时应使咨询对象明白,在医生的指导下用药是安全的。

(三) 微生物感染致畸风险的咨询

成人许多病毒性疾病不出现典型症状,只表现为感冒症状,常被忽略。孕早期受某些病毒感染可引起胎儿畸形,应引起注意。

1. 风疹病毒感染 孕早期母亲患风疹,胎儿感染率约占50%,可致胎儿小眼畸形、先天性白内障、先天性心脏病、耳聋、智力低下等。孕中期仍有感染胎儿的危险,造成生长迟缓、耳聋、智力低下等。如孕妇有感冒或发热38.5℃以上,应仔细询问有无风疹接触史,有条件可做风疹病毒血清学检查,经血清学检查证实已感染风疹病毒,应劝其终止妊娠。发热可对症治疗。非致畸性病毒感染可采用物理降温,多饮水、输液等及早控制症状,以防持续高温对胎儿造成不良影响。

2. 巨细胞病毒感染 简称 CMV。孕妇初次感染 CMV者,尤其孕早期,可引起严重的胎儿先天性感染。孕晚期初次感染,甚至分娩时产道病毒也可感染胎儿。目前有人认为CMV致畸的问题比风疹更重要,其感染率2倍于风疹病毒。胎儿在宫内感染病毒,出生后表现肝脾大、黄疸、血小板减少性紫癜、听力障碍、溶血性贫血、小眼畸形、小头畸形、智力低下以及神经发育不全等病症,严重者可致流产和死胎。部分患儿可以在出生后数月乃至数年才表现出症状。专家们建议:妊娠早期发现巨细胞病毒感染者,应终止妊娠;宫颈分离出巨细胞病毒的孕妇,最好做剖宫产分娩;乳汁中含有巨细胞病毒的母亲,应采用人工喂养。

3. 其他病毒感染 孕妇生殖道患单纯疱疹者,主要危险是经阴道分娩时婴儿的获得性感染,必要时需考虑剖宫产分娩;孕妇在妊娠头 20 周内患水痘可造成胎儿神经系统损伤,皮肤、骨、眼等异常以及生长发育迟缓。对未患过水痘的妇女应提醒她们注意勿接触水痘患者。孕妇感染人类免疫缺陷病毒(HIV)引起的获得性免疫缺陷综合征(AIDS),在妊娠期或分娩时(不论何种分娩方式)均可传给胚胎、胎儿和婴儿。其发病率和死亡率均很高,应引起注意。

五、咨询医生应注意的事项

优生咨询不仅涉及科学的问题,还涉及人们心理和社会方面的问题,比较复杂。这项工作,尚待在实践中不断完善和提高。要求医生注意如下事项:

1. 态度要好 咨询医生应以和蔼、热情、耐心、关怀的态度对待每一位询问者,倾听他们所提的问题,认真细致地收集有关资料,进行必要的检查和化验,以科学的分析作出诊断和推算出再发风险率。不要轻易作出咨询对象不应生育或终止妊娠的判断。

2. 认真负责并严守秘密 医生不仅提供有关风险的概率数字,还应当运用自己的影响去帮助当事者作出抉择。不采取回避态度,可以为患者承担某些责任,谈自己的倾向性看法和理由,回答他们的问题等。当然最后的抉择取决于询问者及其家属,但医生放任不管也是不负责任的。对咨询对象及其家庭情况要严守秘密。

3. 要尊重咨询对象 医生一定要尊重来咨询的人,平等待人才能合作,得到的资料才能可靠。在咨询过程中,医生只能提出建议、劝告,最后由咨询对象及其家属自己决定。

4. 回答问题要有技巧 咨询医生回答问题时要考虑咨询对象的心理承受能力和可能产生的后果,以及可能引起的社会问题。我们应当对咨询对象说真话,遵守医德,不弄虚作假。要注意效果,讲究方式。

咨询医生回答问题时,还必须考虑咨询对象的文化程度和理解能力,不能简单行事,必须在患者理解的范围内,耐心地解释和提出建议。

5. 要主动发现危险因素 环境有害因素种类很多,对人体的作用方式还处在研究阶段。医生通过咨询,详细询问发病与化学药品、病毒感染等的关系,可为发现可疑的潜在性致畸原提供信息。经过研究,为制定环境优生对策提供依据。

6. 要加强宣传教育 在咨询过程中,医生要主动地讲解和提供孕期保健知识、用药需知、环境保护、胚胎形成前及胚胎形成后的保健知识,产前诊断的意义,提高全民人口素质。

7. 不能提出保证 根据遗传病的类型和遗传方式所推算的再发风险,只是遗传病在后代中发病的概率,对下一代孩子究竟发不发病,医生只能提出意见,不能也不应该提供保证。

(符绍莲 张敬旭)

1. 保毓书. 环境因素与生殖健康. 北京:化学工业出版社,2002:42-266,270-310.

2. 中国营养学会. 中国居民膳食指南(2016 版). 北京:人民卫生出版社,2016:336.

3. Taylor CM,Golding J,Emond AM. Adverse effects of maternal lead level on birth outcomes in the ALSPAC study:a prospective birth cohort study. BJOG:an international journal of obstetrics and gynaecology,2015,122(3):322-328.

4. Concettina Fenga. Occupational exposure and risk of breast cancer (Review). Biomedical Reports,2016,4(3):282-292.

5. 刘永林,马培,雒昆利,等. 1991—2012 年中国地方性氟中毒病情动态变化. 重庆师范大学学报(自然科学版),2016,33(2):142-150.

6. Yael AV,Edward DL. Developmental neurotoxicity of succeeding generations of insecticides. Environ Int,2017,99:55-77.

7. Migaulta L,Piela C,Carlesa,et al. Maternal cumulative exposure to extremely low frequency electromagnetic fields and pregnancy outcomes in the Elfe cohort. Environment International,2018,112:165-173.

8. Migault L,Garlantézec R,Piel C,et al. Maternal cumulative exposure to extremely low frequency electromagnetic fields,prematurity and small for gestational age:a pooled analysis of two birth cohorts. Occup Environ Med,2020,77:22-31.

9. Ristovska G,Laszlo HE,Hansell AL. Reproductive outcomes associated with noise exposure—a systematic review of the literature. Int J Environ Res Public Health,2014,11(8):7931-7952.

10. Fariba ZS,Mohammad JZ,Amir HM,et al. Environmental Noise Exposure and Neurodevelopmental and Mental Health Problems in Children:a Systematic Review. Current Environmental Health Reports,2018,5:365-374.

11. Skröder H,Pettersson H,Norlén F,et al. Occupational exposure to whole body vibrations and birth outcomes—A nationwide cohort study of Swedish women. Science of the Total Environment,2021,751:141476.

12. Hershkovitz Rl. Ultrasound in obstetrics:a review of safety. European J of Obstetrics & Gynecology and Reproductive Biology,2002:101-115.

13. Lijuan Zhao,Lizhang Chen,Tubao Yang,et al. Birth prevalence of congenital heart disease in China,1980-2019:a systematic review and metaanalysis of 617 studies. European Journal of Epidemiology,2020,35:631-642.

第十一章
妇女心理健康与保健

第一节　概　述

健康是一个不断发展着的概念,不同历史时期中人们对健康的理解不尽相同。当代社会,人类的疾病与死亡谱发生了重大的变化,许多心身疾病成为人类健康的主要杀手。1948 年,世界卫生组织(World Health Organization,WHO)提出"健康,不仅仅是没有疾病和身体的虚弱现象,而是一种在身体上、心理上和社会上的完满状态"。这一概念进一步得到发展,在 1990 年世界卫生组织对健康的定义进行了补充,提出健康还应该包括道德健康,即:健康是指一个人在身体健康、心理健康、社会适应健康和道德健康四个方面健全。

一、基本概念

(一) 心理健康

心理健康(mental health)是指持续的良好心理适应状态,具体地说,指人的内心世界能保持安定、乐观、充满活力,对事物有高度的积极性和创造力,并能很快适应各种环境。从广义上讲,心理健康是指一种高效而满意的、持续的心理状态。从狭义上讲,心理健康是指人的基本心理活动的过程内容完整、协调一致,即认识、情感、意志、行为、人格完整和协调,能适应社会,与社会保持同步。

(二) 心理卫生

心理卫生包含了维护和保障心理健康的各种措施和活

动。根据人的心理活动规律,有意识地采取各种措施,维持和增进心理健康,提高适应能力,从而预防身心疾病发生的综合知识和技术。

(三) 促进妇女心理健康的意义

心理和社会因素在健康与疾病中具有十分重要的作用,不健康的心理可导致疾病的发生。健康的心理对妇女的身心健康有着不可忽视的意义,尤其对女性度过一生中青春期、孕产期、更年期等特定的时期则更为重要。对社会而言,妇女健康心理状态有利于创造物质、精神财富,亦能提高工作效率,同时,妇女心理素质对其他人群的心理状态亦产生明显影响,例如良好的亲子养育关系将对下一代产生良好的影响。妇女心理健康需要维护和促进。

二、妇女心理健康的标准

心理健康与不健康之间并没有绝对的界限。同时,心理健康是一个动态、开放的过程。判断一个人的心理是否健康,应从整体上根据经常性的行为方式做成综合性的评价。美国心理学家马斯洛和密特尔曼曾列举了正常心理的 10 条标准,即:①充分的安全感;②充分了解自己,并对自己的能力作适当的评价;③生活目标切合实际;④与现实环境保持接触;⑤能保持人格的完整与和谐;⑥具有从经验中学习的能力;⑦具有坚强的意志;⑧适度的情绪表达及控制;

⑨在不违背团体的前提下,有限度地个性发挥;⑩在不违背社会规范的原则下,对个人的基本需求能做恰如其分的满足。

借鉴上面的标准,结合妇女心理卫生工作实际,妇女心理健康的标准主要有以下方面:

(一) 智力健全

智力健全即具有正常的智力。能胜任学习与工作任务,从事正常的生活和活动,并保持在一定的能力水平上。

(二) 情绪健康

情绪是人们对客观事物是否符合自己需要的态度体验,其健康的主要标志为:

1. 喜怒哀乐都是由相应的原因引起。
2. 情绪反应强度适当,对外界事物反应的强度和刺激强度相一致,恰如其分,喜怒哀乐符合人之常情。
3. 情绪反应的持续时间适当。

(三) 良好的人际关系

1. 乐于和人交往,既有稳定而广泛的人际关系,又有知心的朋友。
2. 在交往中保持独立而完整的人格,有自知之明,不卑不亢。
3. 能客观评价别人,取人之长补己之短,宽以待人,乐于助人等。

(四) 良好的环境适应能力

1. 有积极的处世态度,对社会现状有较清晰、正确的认识。
2. 具有顺应社会改革变化的能力,勇于改造现实环境,达到自我实现与社会奉献的协调统一。

(五) 人格完整

心理健康的最终目标是培养健全的人格,主要包括以下几方面:人格的各结构要素不存在明显的缺陷与偏差;具有清醒的自我意识,没有自我同一性混乱;人格核心是积极进取的人生观,心理特征相对完整等。

三、妇女心理健康的评估

对妇女心理评估的目的是对心理现象进行定性和定量的客观描述,是医学心理学研究与临床实践的重要方法之一。心理评估(psychological assessment)是依据心理学的理论和方法对人的心理品质及水平所做出的鉴定。心理评估是心理干预的重要前提和依据,同时还可以作为了解心理干预效果的一种手段。心理评估对于维护和促进正常妇女人群的心理健康也是有帮助的。

(一) 心理健康评估方法

1. 观察法(observation method)**或者简易评定方法** 是通过对评估者的行为表现为直接或者间接的观察或者观测而进行心理评估的一种方法。如在妇产科门诊、咨询门诊及住院部首次与妇女接触中,可根据以下几点作出简易诊断,得出初步印象,并与其建立良好医患关系,为进一步确诊提供基础。

(1)该妇女的心理和行为是否符合她的年龄特征,是否有严重偏离情况。心理年龄特征指在一定的社会环境和教育影响下,在人的心理发展的各个不同阶段所形成的一般的、本质的、典型的心理特征,代表了这一年龄阶段大多数心理发展的典型特征和一般趋势。青春期、青年期、性成熟期、围绝经期和老年期女性心理年龄特征各不相同。需要注意的是应以经常出现的而不是偶然的表现为依据,不能把这个阶段中个别女性在特殊条件下出现的特点作为年龄特征。

(2)该妇女的心理和行为是否明显地妨碍她的学习和工作。

(3)心理和行为是否明显妨碍她的人际关系。

(4)心理和行为是否影响她对自己的态度,是否不能悦纳自己。

(5)心理和行为是否妨碍了她和现实的接触:①对现实的判断有无明显失误;②行为上有无明显异常。

(6)心理和行为是否对其身体健康有明显影响。

2. 会谈法(interview method) 基本形式是评估者与被评估者面对面的语言交流,也是心理评估中最常用的一种基本方法。会谈是一种互动的过程,在会谈中评估者起着主导和决定的作用。评估者应掌握和正确使用会谈技术。

3. 调查法(survey method) 当有些资料不可能从当事人那里获得时,就要从相关的人或材料那里得到。可以分为历史调查和现状调查。从周围人那里获取信息的同时,也要注意信息提供者与被评估人之间的关系,以免造成较大偏差,影响最后的结论。

4. 心理测验法及临床评定量表 心理测验(psychological test)在心理评估中占有十分重要的地位,主要采用量表的形式进行。心理测验可以对心理现象的某些特定方面进行系统评定,并且测验一般采用标准化、数量化的原则,所得结果可以参照常模进行比较,避免了一些主观因素的影响,结果可以更加客观一些。

目前在临床和心理卫生工作中还应用很多精神症状及其他方面的评定量表。与心理测验相比,评定量表更强调简单明了、操作方便。评定量表又分为自评和他评量表。自评量表使用者无须经过特殊培训就可以使用量表,应用比较广泛,常用作筛查工具(不作为诊断使用)。他评量表通常要由受过相应专业训练的精神心理卫生工作者进行实施,可辅助进行专业诊断。

在实施测验和评估中需注意以下几点:①目前能够确

定一个人心理是否健康的测量量表还不是很多,多数量表是在西方文化背景下制订的,不一定适合我国文化;②有很多量表在我国做了修订,形成了常模,但不一定适合妇女。对于测验和评估的应用和解释,应有辨识地认识,不可夸大测验和评估的作用,也不可滥用,而应在一定范围内结合其他资料进行适当而有效的应用。

(二) 妇女心理健康常用评定量表

1. 症状自评量表(symptom checklist 90,SCL-90)(表3-11-1)

表 3-11-1　症状自评量表(SCL-90)

请您认真、如实地根据自己在 1 周内(过去的 7 天内,包括今天)的机体状况和实际感受程度,选择最合适的选项。可专注而快速地选择,请将 90 道题全部作答,不要漏掉任何一题。其中 1 为没有、2 为很轻、3 为中等、4 为偏重、5 为严重。

项目	没有	很轻	中等	偏重	严重
1. 头痛	1	2	3	4	5
2. 神经过敏,心中不踏实	1	2	3	4	5
3. 头脑中有不必要的想法或字句盘旋	1	2	3	4	5
4. 头昏或昏倒	1	2	3	4	5
5. 对异性的兴趣减退	1	2	3	4	5
6. 对旁人责备求全	1	2	3	4	5
7. 感到别人能控制您的思想	1	2	3	4	5
8. 责怪别人制造麻烦	1	2	3	4	5
9. 忘性大	1	2	3	4	5
10. 担心自己的衣饰整齐及仪态的端正	1	2	3	4	5
11. 容易烦恼和激动	1	2	3	4	5
12. 胸痛	1	2	3	4	5
13. 害怕空旷的场所或街道	1	2	3	4	5
14. 感到自己的精力下降,活动减慢	1	2	3	4	5
15. 想结束自己的生命	1	2	3	4	5
16. 听到旁人听不到的声音	1	2	3	4	5
17. 发抖	1	2	3	4	5
18. 感到大多数人都不可信任	1	2	3	4	5
19. 胃口不好	1	2	3	4	5
20. 容易哭泣	1	2	3	4	5
21. 同异性相处时感到害羞不自在	1	2	3	4	5
22. 感到受骗,中了圈套或有人想抓住您	1	2	3	4	5
23. 无缘无故地突然感到害怕	1	2	3	4	5
24. 自己不能控制地大发脾气	1	2	3	4	5
25. 怕单独出门	1	2	3	4	5
26. 经常责怪自己	1	2	3	4	5
27. 腰痛	1	2	3	4	5
28. 感到难以完成任务	1	2	3	4	5
29. 感到孤独	1	2	3	4	5
30. 感到苦闷	1	2	3	4	5
31. 过分担忧	1	2	3	4	5
32. 对事物不感兴趣	1	2	3	4	5

项目	没有	很轻	中等	偏重	严重
33. 感到害怕	1	2	3	4	5
34. 感情容易受到伤害	1	2	3	4	5
35. 旁人能知道您的私下想法	1	2	3	4	5
36. 感到别人不理解您、不同情您	1	2	3	4	5
37. 感到人们对您不友好、不喜欢您	1	2	3	4	5
38. 做事必须做得很慢以保证做得正确	1	2	3	4	5
39. 心跳得很厉害	1	2	3	4	5
40. 恶心或胃部不舒服	1	2	3	4	5
41. 感到比不上他人	1	2	3	4	5
42. 肌肉酸痛	1	2	3	4	5
43. 感到有人在监视您、谈论您	1	2	3	4	5
44. 难以入睡	1	2	3	4	5
45. 做事必须反复检查	1	2	3	4	5
46. 难以作出决定	1	2	3	4	5
47. 怕乘电车、公共汽车、地铁或火车	1	2	3	4	5
48. 呼吸有困难	1	2	3	4	5
49. 一阵阵发冷或发热	1	2	3	4	5
50. 因为感到害怕而避开某些东西、场合或活动	1	2	3	4	5
51. 脑子变空了	1	2	3	4	5
52. 身体发麻或刺痛	1	2	3	4	5
53. 喉咙有梗塞感	1	2	3	4	5
54. 感到对前途没有希望	1	2	3	4	5
55. 不能集中注意力	1	2	3	4	5
56. 感到身体的某一部分软弱无力	1	2	3	4	5
57. 感到紧张或容易紧张	1	2	3	4	5
58. 感到手或脚发重	1	2	3	4	5
59. 想到有关死亡的事	1	2	3	4	5
60. 吃得太多	1	2	3	4	5
61. 当别人看着您或谈论您时感到不自在	1	2	3	4	5
62. 有一些不属于您自己的想法	1	2	3	4	5
63. 有想打人或伤害他人的冲动	1	2	3	4	5
64. 醒得太早	1	2	3	4	5
65. 必须反复洗手、点数目或触摸某些东西	1	2	3	4	5
66. 睡得不稳不深	1	2	3	4	5
67. 有想摔坏或破坏东西的冲动	1	2	3	4	5
68. 有一些别人没有的想法或念头	1	2	3	4	5
69. 感到对别人神经过敏	1	2	3	4	5

项目	没有	很轻	中等	偏重	严重
70. 在商店或电影院等人多的地方感到不自在	1	2	3	4	5
71. 感到任何事情都很难做	1	2	3	4	5
72. 一阵阵恐惧或惊恐	1	2	3	4	5
73. 感到在公共场合吃东西很不舒服	1	2	3	4	5
74. 经常与人争论	1	2	3	4	5
75. 单独一人时神经很紧张	1	2	3	4	5
76. 别人对您的成绩没有作出恰当的评价	1	2	3	4	5
77. 即使和别人在一起也感到孤单	1	2	3	4	5
78. 感到坐立不安、心神不宁	1	2	3	4	5
79. 感到自己没有什么价值	1	2	3	4	5
80. 感到熟悉的东西变成陌生或不像是真的	1	2	3	4	5
81. 大叫或摔东西	1	2	3	4	5
82. 害怕会在公共场合昏倒	1	2	3	4	5
83. 感到别人想占您的便宜	1	2	3	4	5
84. 为一些有关"性"的想法而很苦恼	1	2	3	4	5
85. 认为应该因为自己的过错而受到惩罚	1	2	3	4	5
86. 感到要赶快把事情做完	1	2	3	4	5
87. 感到自己的身体有严重问题	1	2	3	4	5
88. 从未感到和其他人很亲近	1	2	3	4	5
89. 感到自己有罪	1	2	3	4	5
90. 感到自己的脑子有毛病	1	2	3	4	5

（1）项目定义和评分：采用5级评分制（1~5），具体如下：①无：自觉无该项目症状（问题）；②轻度：自觉有该项目问题，但其发生得并不频繁和严重；③中度：自觉有该项目症状，其严重度为轻至中度；④相当重：自觉常有该项症状，频度和程度为中至严重；⑤严重：自觉常有该项症状，频度和程度都十分严重。凡是自评者认为是"无"的，均可给予1分。从"无"到"严重"，分别给予1、2、3、4、5分。没有反问评分。

（2）适用对象：由于该量表内容量大，反映症状丰富，较能准确刻画患者自觉症状特点，故可广泛应用于心理咨询门诊中，作为咨询者了解受咨询者心理卫生问题的一种评定工具，也可评定咨询前后病情演变的疗效，是一种有用的心理健康筛选和评定工具。在各类心理疾病中，最适用于神经症和抑郁症，尤其可用为检测各型神经症工具，也可用于精神分裂症，而不太适于躁狂症（mania）。

（3）统计指标：SCL-90统计指标主要为两项——总分与因子分。

1）总分：将90个项目的各单项得分相加，便得到总分。能反映病情严重程度，总分变化能反映病情演变。

总均分=总分/90，表示从总体情况看，该患者的自我感觉位于1~5级间的哪个分值程度上。

阳性项目数：表示患者在多少项目中呈现"有症状"。

阴性项目数：表示患者"无症状"的项目有多少。

阳性症状均分=(总分−阴性项目数阳性项目数)/阳性项目数，表示每个"有症状"项目的平均得分。从中可以看出在该患者自我感觉不佳的一些项目范围内的症状严重程度。

2）因子分：SCL-90有10个因子，即所有90个项目分为10大类。每一类反映患者的某一方面的情况，因而因子分可了解患者的症状分布特点，以及患者病情的具体演变过程，并可做廓图分析。

因子分=组成某一因子的各项目总分/组成某因子的项目数

在90项症状自评量表中，10个因子定义及所含项目为：

躯体化（somatization）：包括1、4、12、27、40、42、48、49、52、53、56、58共12项。该因子主要反映主观的身体不适感，包括心血管、胃肠道、呼吸等系统的主诉不适，和头痛、背痛、肌肉酸痛以及焦虑的其他躯体表现。

强迫症状（obsessive-compulsive）：包括3、9、10、28、38、45、46、51、55、65共10项。它和临床强迫症表现的症状与

定义基本相同。

人际关系敏感(interpersonal sensitivity):包括6、21、34、36、37、41、61、69、73共9项。

抑郁(depression):包括5、14、15、20、22、26、29、30、31、32、54、71、79共13项。

焦虑(anxiety):包括2、17、23、33、39、57、72、78、80、86共10个项目。

敌对(hostility):包括11、24、63、67、74、81共6项。

恐怖(phobia):包括13、25、47、50、70、75、82共7项。

偏执(paranoid ideation):包括8、18、43、68、76、83共6项。

精神病性(psychotism):包括7、16、35、62、77、84、85、87、88、90共10项。

其他:包括19、44、59、60、64、66及89共7个项目。反映睡眠及饮食情况。

通过计算得到了各个因子总分以后,可以通过廓图分析方法来进一步研究患者自我评定的特征性结果。

(4)注意事项:使用中应注意以下几点:①目前国内SCL-90常模中未设60岁以上的老年组,如果应用此量表来评定老年妇女,由于缺乏正常标准,而只能在被试内部加以比较(唐秋萍等,1999);②SCL-90测得的是一个某段时间的症状水平(近1周内),是反映某个人当时某段时间里自我感觉的心理好坏状态,易受多项因素的影响,特别是生活事件的影响;③中国内地目前通用的常模是20世纪80年代中期对1 388名正常人的常模资料,使用时应正确认识其局限性。

2. TDL 生命质量表(表3-11-2) 传统的衡量疗效的指标,如生存、好转、治愈等已逐步为生命质量所代替,汤旦林等结合国情,设计了"TDL 生命质量测定表"。

(1)评定方法:为自评量表,主要内容16项,覆盖了身体、心理、社会方面、尽职责的能力及自我保健意识5个生命质量的主要方面。评分为5级评分法,即是、大体是、不确定、不像是和否,依次计5、4、3、2、1分;而1、3、8、12项的计分依次为10、8、6、4、2,即16项中,12项为5分制,1、3、8、12这4项为10分制,最后相加得总分,满为100分,20分为最低分。

评分参考范围:根据得分的分布情况,可以对生命质量的高低大体作如下划分。得分65分以下,表示生命质量较差;65~74为中下;75~89为中等;90以上为较高。

(2)适用范围:该量表可用于16岁以上成年人,但亦有人对较小年龄组试用。不同文化程度、职业、年龄,总分有一定差别,因此在应用时注意上述等级划分是相对的,可以通过设定对照(如治疗前后对照或与正常人群对照)可提高其实用价值。在妇产科领域该量表可用于判断疗效,评价健康状况,有助于健康教育、心理治疗、行为指导等,在妇产科心身疾病、绝经期综合征、抑郁症、生殖器官肿瘤患者等的应用前景广阔。

3. 世界卫生组织生活质量测量简表(the World Health Organization quality of life,WHOQOL-BREF)(表3-11-3)

(1)定义及评分方法:WHOQOL-BREF是世界卫生

表 3-11-2 TDL 生命质量表

以下问卷问题都是关于您的生活和身体感受的调查,以便于我们更加了解您,希望您认真作答。

	是	大体是	不确定	不像是	否
1. 没有什么和病痛有关的不舒适感受	5	4	3	2	1
2. 最近一次体格检查没有发现重要问题	5	4	3	2	1
3. 有点小毛病但并没有到离不开医药的程度	5	4	3	2	1
4. 五官感觉(视、听、嗅、味、触)基本正常	5	4	3	2	1
5. 四肢和身体活动正常,生活可以自理	5	4	3	2	1
6. 睡眠基本正常	5	4	3	2	1
7. 食欲和消化功能基本正常	5	4	3	2	1
8. 性欲和性功能基本正常	5	4	3	2	1
9. 心情比较轻松自如,兴趣比较广泛,有业余爱好	5	4	3	2	1
10. 兴趣比较轻松自如,兴趣比较广泛,有业余爱好	5	4	3	2	1
11. 注意力、记忆力、思考能力基本正常	5	4	3	2	1
12. 对时装、文学艺术等,有审美情趣,喜欢幽默	5	4	3	2	1
13. 喜欢和亲友、同事接触,与大多数人关系融洽	5	4	3	2	1
14. 有兴趣和精力参与一些自己喜欢的团体活动	5	4	3	2	1
15. 可以积极主动地从事本职工作、社会工作或者家务劳动	5	4	3	2	1
16. 对健康状况的自我感觉良好,估计5年之内不会有问题	5	4	3	2	1

表3-11-3 世界卫生组织生活质量测量简表（WHOQOL-BREF）

以下问题涉及您对生活质量、健康或生活其他方面的看法。请选择最适当的答案。如果您暂时不能确定,就选择最接近您自己真实感觉的那个答案。

请阅读每一个问题,根据您的感觉,选择最适合您情况的答案:

1. 您怎样评价您的生活质量?

   （1）很差　　（2）差　　（3）不好也不差　　（4）好　　（5）很好

2. 您对自己的健康情况满意吗?

   （1）很不满意　　（2）不满意　　（3）既非满意也非不满意　　（4）满意　　（5）很满意

下面的问题是关于两周来您经历某些事情的感觉:

3. 您觉得疼痛妨碍您去做自己需要做的事情吗?

   （1）根本不妨碍　　（2）很少妨碍　　（3）有妨碍(一般)　　（4）比较妨碍　　（5）极妨碍

4. 您需要依靠医疗的帮助进行日常生活吗?

   （1）根本不需要　　（2）很少需要　　（3）需要(一般)　　（4）比较需要　　（5）极需要

5. 您觉得生活有乐趣吗?

   （1）根本没有乐趣　　（2）很少有　　（3）有乐趣(一般)　　（4）比较有乐趣　　（5）极有乐趣

6. 您觉得自己的生活有意义吗?

   （1）根本没意义　　（2）很少有意义　　（3）有意义(一般)　　（4）比较有意义　　（5）极有意义

7. 您能集中注意力吗?

   （1）根本不能　　（2）很少能　　（3）能(一般)　　（4）比较能　　（5）极能

8. 日常生活中您感觉安全吗?

   （1）根本不安全　　（2）很少安全　　（3）安全(一般)　　（4）比较安全　　（5）极安全

9. 您的生活环境对健康好吗?

   （1）根本不好　　（2）很少好　　（3）好(一般)　　（4）比较好　　（5）极好

下面的问题是关于两周来您做某些事的能力:

10. 您有充沛的精力去应付日常生活吗?

    （1）根本没精力　　（2）很少有精力　　（3）有精力(一般)　　（4）多数有精力　　（5）完全有精力

11. 您认为自己的外形过得去吗?

    （1）根本过得去　　（2）很少过得去　　（3）过得去(一般)　　（4）多数过得去　　（5）完全过得去

12. 您的钱够用吗?

    （1）根本不够用　　（2）很少够用　　（3）够用(一般)　　（4）多数够用　　（5）完全够用

13. 在日常生活中您需要的信息都齐备吗?

    （1）根本不齐备　　（2）很少齐备　　（3）齐备(一般)　　（4）多数齐备　　（5）完全齐备

14. 您有机会进行休闲活动吗?

    （1）根本没机会　　（2）很少有机会　　（3）有机会(一般)　　（4）多数有机会　　（5）完全有机会

下面的问题是关于两周来您对自己日常生活各个方面的满意程度:

15. 您行动的能力如何?

    （1）很差　　（2）差　　（3）不好也不差　　（4）好　　（5）很好

16. 您对自己的睡眠情况满意吗?

    （1）很不满意　　（2）不满意　　（3）既非满意也非不满意　　（4）满意　　（5）很满意

17. 您对自己做日常生活事情的能力满意吗?

    （1）很不满意　　（2）不满意　　（3）既非满意也非不满意　　（4）满意　　（5）很满意

18. 您对自己的工作能力满意吗?

　　（1）很不满意　　（2）不满意　　（3）既非满意也非不满意　　（4）满意　　（5）很满意

19. 您对自己满意吗?

　　（1）很不满意　　（2）不满意　　（3）既非满意也非不满意　　（4）满意　　（5）很满意

20. 您对自己的人际关系满意吗?

　　（1）很不满意　　（2）不满意　　（3）既非满意也非不满意　　（4）满意　　（5）很满意

21. 您对自己的性生活满意吗?

　　（1）很不满意　　（2）不满意　　（3）既非满意也非不满意　　（4）满意　　（5）很满意

22. 您对自己从朋友那里得到的支持满意吗?

　　（1）很不满意　　（2）不满意　　（3）既非满意也非不满意　　（4）满意　　（5）很满意

23. 您对自己居住地的条件满意吗?

　　（1）很不满意　　（2）不满意　　（3）既非满意也非不满意　　（4）满意　　（5）很满意

24. 您对得到卫生保健服务的方便程度满意吗?

　　（1）很不满意　　（2）不满意　　（3）既非满意也非不满意　　（4）满意　　（5）很满意

25. 您对自己的交通情况满意吗?

　　（1）很不满意　　（2）不满意　　（3）既非满意也非不满意　　（4）满意　　（5）很满意

下面的问题是关于两周来您经历某些事情的频繁程度:

26. 您有消极感受吗? （如情绪低落、绝望、焦虑、忧郁）

　　（1）没有消极感受　　（2）偶尔有消极感受　　（3）时有时无　　（4）经常有消极感受　　（5）总是有消极感受

组织根据生活质量的概念研制的用于测定生活质量的量表,WHOQOL-BREF 是在 WHOQOL-100 基础上研制的简化量表。包含 26 个条目,包括生理领域（7 项）、心理领域（6 项）、社会关系领域（3 项）、环境领域（8 项）4 个维度以及 2 个独立分析的问题条目（生活质量总的主观感受,自身健康状况总的主观感受）。通过计算其所属条目的平均分再乘以 4,得到各个维度的得分。

（2）结果评定:各维度得分按正向记,即得分越高,生活质量越好。

4. 焦虑自评量表（self-rating anxiety scale,SAS）（表 3-11-4）

（1）项目、定义和评分标准:SAS 采用 4 级评分,主要评定项目为所定义的症状出现的频度,其标准为:"1" 表示没有或很少时间有;"2" 表示小部分时间有;"3" 表示相当多时间有;"4" 表示绝大部分或全部时间都有。SAS 的项目及其希望引出的症状见表 3-11-4。

（2）适用对象:适用于具有焦虑症状的成年人,在妇产科可用于评定孕妇、产妇、妇科疾病患者的焦虑症状。

（3）评分及注意事项:在自评者评定之前,一定要让她把整个量表的填写方法及每个问题的含义弄明白,然后做出独立的不受任何人影响的自我评定。开始评定前,先由工作人员指着 SAS 量表告诉她:"下面是一些你可能有过或感受到的情况及想法。请按照过去 1 周内您的实际情况或感受,在适当的格子内画 '√',分别为:没有或几乎没有(出现这类情况不超过一天);少有（1~2 天内有）;常有（3~4 天有）;几乎一直有（5~7 天有）。" 如果自评者文化程度低,不能理解或不懂,可由工作人员念给她听,逐条念,让评定者自己独立做出评定,一般可在 10 分钟左右将各项填写完毕。

（4）结果分析:SAS 主要统计指标是总分。20 项项目得分相加即得粗分,经过下式换算:$Y=int1.25X$,即用粗分乘以 1.25 后取整,即为标准分。得分 <50 分、50~59 分、60~69 分、70 分及以上分别代表无、轻度、中度、重度焦虑症状。

5. 焦虑状态-特质问卷（state-rrait anxiety inventory,STAI）（表 3-11-5）

（1）评定方法:STAI 亦是自评问卷,共 40 个项目,1~20 项为状态焦虑量表（S-AI）,用于评定应激情况下的状态焦虑;第 21~40 项为特质焦虑量表（T-AI）,用于评定人们经常的情绪体验。因此特别要提请被测试者注意,前 20 项按 "此时此刻" 的感觉回答,后 20 项按 "一贯" 或 "平时" 的情况回答。

4 级评分法,前 20 个项目:1 表示完全没有,2 表示有些,3 表示中等程度,4 表示非常明显;后 20 个项目:1 表示几乎

表 3-11-4　焦虑自评量表（SAS）

下面有 20 个句子,请仔细阅读每一条,每个句子有 4 个选项,您根据您近七天的实际情况在右侧进行选择即可。
1=没有或很少时间,2=少部分时间,3=相当多时间,4=绝大部分或全部时间

	没有或很少时间	少部分时间	相当多时间	绝大部分或全部时间
1. 我觉得比平常容易紧张和着急	1	2	3	4
2. 我无缘无故地感到害怕	1	2	3	4
3. 我容易心里烦乱或觉得惊恐	1	2	3	4
4. 我觉得我可能将要发疯	1	2	3	4
5. 我觉得一切都很好,也不会发生什么不幸	1	2	3	4
6. 我手脚发抖打颤	1	2	3	4
7. 我因为头痛、头颈痛和背痛而苦恼	1	2	3	4
8. 我感觉容易衰弱和疲乏	1	2	3	4
9. 我觉得心平气和,并且容易安静坐着	1	2	3	4
10. 我觉得心跳得很快	1	2	3	4
11. 我因为一阵阵头晕而苦恼	1	2	3	4
12. 我有晕倒发作,或觉得要晕倒似的	1	2	3	4
13. 我吸气呼气都感到很容易	1	2	3	4
14. 我手脚麻木和刺痛	1	2	3	4
15. 我因为胃痛和消化不良而苦恼	1	2	3	4
16. 我常常要小便	1	2	3	4
17. 我的手常常是干燥温暖的	1	2	3	4
18. 我脸红发热	1	2	3	4
19. 我容易入睡,并且一夜睡得很好	1	2	3	4
20. 我做噩梦	1	2	3	4

注:注意第 5、9、13、17、19 共 5 项的计分,必须反向计算,如:
第 9,我觉得心平气和,并且容易安静坐着。

没有	少部分	相当多	全部时间
□	□	□	□

按前面规定,这里应计为"1",但它属于反向计算的项目,则必须计为"4"。

表 3-11-5　焦虑状态 - 特质问卷（STAI）

请阅读每一个陈述,然后画"√"来表示你"现在"最恰当的感觉,也就是你"此时此刻"最恰当的感觉。

	完全没有	有些	中等程度	非常明显
1. 我感到心情平静	1	2	3	4
2. 我感到安全	1	2	3	4
3. 我是紧张的	1	2	3	4
4. 我感到紧张束缚	1	2	3	4
5. 我感到安逸	1	2	3	4
6. 我感到烦乱	1	2	3	4
7. 我现在正烦恼,感到这种烦恼超过了可能的不幸	1	2	3	4
8. 我感到满意	1	2	3	4

	完全没有	有些	中等程度	非常明显
9. 我感到害怕	1	2	3	4
10. 我感到舒适	1	2	3	4
11. 我有自信心	1	2	3	4
12. 我觉得神经过敏	1	2	3	4
13. 我极度紧张不安	1	2	3	4
14. 我优柔寡断	1	2	3	4
15. 我是轻松的	1	2	3	4
16. 我感到心满意足	1	2	3	4
17. 我是烦恼的	1	2	3	4
18. 我感到慌乱	1	2	3	4
19. 我感觉镇定	1	2	3	4
20. 我感到愉快	1	2	3	4

此部分要求你选择你"平时",也就是"一直以来"的最恰当的感觉！

	几乎从来没有	有时有	经常有	几乎总是如此
21. 我感到愉快	1	2	3	4
22. 我感到神经过敏和不安	1	2	3	4
23. 我感到自我满足	1	2	3	4
24. 我希望能像别人那样高兴	1	2	3	4
25. 我感到我像衰竭一样	1	2	3	4
26. 我感到很宁静	1	2	3	4
27. 我是平静的、冷静的和泰然自若的	1	2	3	4
28. 我感到困难——堆积起来,因此无法克服	1	2	3	4
29. 我过分忧虑一些事,实际这些事无关紧要	1	2	3	4
30. 我是高兴的	1	2	3	4
31. 我的思想处于混乱状态	1	2	3	4
32. 我缺乏自信	1	2	3	4
33. 我感到安全	1	2	3	4
34. 我容易作出决断	1	2	3	4
35. 我感到不合适	1	2	3	4
36. 我是满足的	1	2	3	4
37. 一些不重要的思想总缠绕着我,并打扰我	1	2	3	4
38. 我产生的沮丧是如此强烈,以致我不能从思想中排除它们	1	2	3	4
39. 我是一个镇定的人	1	2	3	4
40. 当我考虑我目前的事情和利益时,我就会陷入紧张状态				

从来没有,2 表示有时有,3 表示经常有,4 表示几乎总是如此。 而 1、2、5、8、10、11、15、16、19、20、21、23、24、26、27、30、33、34、36、39 等 20 个项目为反问评分,即按上述顺序依次评为 4、3、2、1 分。

（2）结果分析:主要统计指标为两项总分。前 20 项总和为 S-AI 总分,反映被试当前焦虑症状的严重程度;后 20 项总分为 T-AI 总分,反映被试一贯或平时的焦虑情况(张作记,2001)。

（3）适用对象:STAI 适用于成年人,能同时测定情境性焦虑和特质性焦虑,不但可以评估妇产科患者的焦虑状态和各年龄段女性焦虑患者,也适合于群体女性焦虑的精神卫生调查。

6. 广泛性焦虑障碍量表(generalized anxiety disorder-7,GAD-7）(表 3-11-6)

（1）定义和评分方法:GAD-7 属自评量表,可用于评价个体近 2 周焦虑症状的严重程度。采用 4 级评分(0、1、2、3):"0"表示没有,"1"表示有几天,"2"表示 1/2 以上时间,"3"表示几乎天天。

（2）结果评定:指标为总分,7 个项目得分之和。量表总分 0~4 分为不具有临床意义的焦虑症状,5~9 分为轻度焦虑症状,10~14 分为中度焦虑症状,15 分及以上为重度焦虑症状。

7. 贝克抑郁自评问卷(Beck depression inventory,BDI）(表 3-11-7) BDI 又名贝克抑郁自评量表(Beck depression rating scale),由美国著名心理学家 A. T. Beck 编制于 20 世纪 60 年代,Beck 于 1974 年推出了 13 项版本,新版本品质良好。本文介绍 BDI 的 13 项版本。

（1）评定方法:共 13 项,各项均为 1~3 分四级评分:①无该项症状;②轻度;③中度;④严重。具体为每一项(问题),均有 4 个短句,让被试选择最符合当时心情/情况者。

BDI 只有单项分和总分两项统计指标。可以用总分来区分抑郁症状的有无及其严重程度:0~4 为(基本上)无抑郁症状,5~7 为轻度,8~15 为中度,16 及以上为严重(郑健荣等,2002 年)。

（2）适用对象及注意事项:①BDI 用于评定此时此刻——今天和现在的情况/心情;②本量表适用于有一定文化程度的成年人,不适用于文盲和低教育人群;③对特殊人群,如孕产妇、老年妇女、围绝经期妇女,抑郁症状的筛查也有较好的灵敏度和阳性检出率。

8. 爱丁堡产后抑郁量表(Edinburgh postnatal depression scale,EPDS）(表 3-11-8)

（1）评分方法:EPDS 是目前公认的用于产后抑郁症诊断的有较高敏感度和准确性量表。主要用于产后抑郁的筛查、辅助诊断和评估。包括 10 项内容,4 级评分(0~3 分),于产后 6 周内进行测查。

（2）结果评定:最近有人将 EPDS 分为两个分量表分别评定产后焦虑和抑郁(项目 1、2、8 用于抑郁症状评定,项目 3、4、5 用于焦虑症状评定)。但大量研究指出,应用 10 条目的 EPDS 较单独应用上述两部分对焦虑和抑郁的评定都更为准确。

另外,诊断标准即分界值的选择对敏感性和准确性影响较大,不同国家使用标准不同,我国通常以总分≥13 分作为诊断产后抑郁症的标准。

9. 自评抑郁量表(self-rating depression scale,SDS）(表 3-11-9)

（1）定义和评分标准:SDS 为自评量表,用于衡量抑郁状态的轻重程度及其在治疗中的变化,由 20 个陈述句和相应问题条目组成。SDS 采用 4 级评分,主要评定项目为所定义的症状出现的频度,其标准为:"1"表示从无或偶尔;"2"表示有时;"3"表示经常;"4"表示总是如此。20 个条目中有 10 项(第 2、5、6、11、12、14、16、17、18 和 20)是用正性词陈述的,为反序计分,其余 10 项是用负性词陈述的,按上述 1~4 顺序评分。

（2）适用对象:适用于综合医院以发现抑郁症患者。

（3）结果评定:SDS 主要统计指标是总分。20 项项目得分相加即得粗分,粗分乘以 1.25 后取整,即为标准分。得分 <50 分、50~59 分、60~69 分、70 分及以上分别代表无、轻度、中度、重度抑郁症状。

表 3-11-6 广泛性焦虑障碍量表（GAD-7）

在过去的两周里,你生活中有多少天出现以下的症状? 请在答案对应的位置打"√"。

	没有	有几天	一半以上时间	几乎天天
1. 感到不安、担心及烦躁	0	1	2	3
2. 不能停止担心或控制不了担心	0	1	2	3
3. 对各种各样的事情过度担心	0	1	2	3
4. 很紧张,很难放松下来	0	1	2	3
5. 非常焦躁,以至于无法静坐	0	1	2	3
6. 变得容易烦恼或易被激怒	0	1	2	3
7. 感到好像有什么可怕的事会发生	0	1	2	3

表3-11-7 贝克抑郁自评问卷（BDI）

以下是一个问卷,由13道题组成,每一道题均有4句陈述,你可根据一周来的感觉,选择最适合自己的情况。

1. 以下情况最符合你的是:	8. 你是否失去与他人交往的兴趣?
A. 我不感到忧郁—0 分	A. 我没失去与他人交往的兴趣—0 分
B. 我感到忧郁或沮丧—1 分	B. 和平时相比,我和他们交往的兴趣有所退减—1 分
C. 我整天忧郁,无法摆脱—2 分	C. 我已失去大部分和人交往的兴趣,我对他们没有感情—2 分
D. 我十分忧郁,已经承受不住—3 分	D. 我对他人全无兴趣,也完全不理睬别人—3 分
2. 你对未来抱有什么态度?	9. 做决定对你来说,是否感到困难?
A. 我对未来并不感到悲观失望—0 分	A. 我能像平时一样作出决断—0 分
B. 我感到前途不太乐观—1 分	B. 我尝试避免作决定—1 分
C. 我感到我对前途不抱希望—2 分	C. 对我而言,做出决断十分困难—2 分
D. 我感到今后毫无希望,不可能有所好转—3 分	D. 我无法做出任何决断—3 分
3. 你是如何看待失败的感觉?	10. 与过去相比,你是否对你的形象不自信?
A. 我并无失败的感觉—0 分	A. 我觉得我的形象一点也不比过去糟—0 分
B. 我觉得和大多数人相比我是失败的—1 分	B. 我担心我看起来老了,不吸引人了—1 分
C. 回顾我的一生,我觉得那是一连串的失败—2 分	C. 我觉得我的外表肯定变了,变得不具吸引力—2 分
D. 我觉得我是个彻底失败的人—3 分	D. 我觉得我的形象丑陋不堪且讨人厌—3 分
4. 你对生活的满意度如何?	11. 你对工作抱有何种态度?
A. 我并不觉得我有什么不满意—0 分	A. 我能像平时那样工作—0 分
B. 我觉得我不能像平时那样享受生活—1 分	B. 我做事时,要额外地努力才能开始—1 分
C. 任何事情都不能使我感到满意一些—2 分	C. 我必须努力迫使自己,方能干事—2 分
D. 我对所有的事情都不满意—3 分	D. 我完全不能做事情—3 分
5. 你的内疚感有多深?	12. 和以往相比,你是否会很容易就感到疲倦?
A. 我没有特殊的内疚感—0 分	A. 和以往相比,我并不容易疲倦—0 分
B. 我有时感到内疚或觉得自己没价值—1 分	B. 我比过去容易觉得疲倦—1 分
C. 我感到非常内疚—2 分	C. 我做任何事情都感到疲倦—2 分
D. 我觉得自己非常坏,一文不值—3 分	D. 我太疲倦了,不能干任何事—3 分
6. 你是否会对自己感到失望?	13. 和过去相比,你的胃口如何?
A. 我没有对自己感到失望—0 分	A. 我的胃口不比过去差—0 分
B. 我对自己感到失望—1 分	B. 我的胃口没有过去那样好—1 分
C. 我讨厌自己—2 分	C. 现在我的胃口比过去差多了—2 分
D. 我憎恨自己—3 分	D. 我一点食欲都没有—3 分
7. 你有想要伤害自己的想法吗?	
A. 我没有要伤害自己的想法—0 分	
B. 我感到还是死掉得好—1 分	
C. 我考虑过自杀—2 分	
D. 如果有机会,我还会杀了自己—3 分	

表 3-11-8　爱丁堡产后抑郁量表（EPDS）

项目	从不	偶尔	经常	总是
1. 我开心，也能看到事物有趣的一面	0	1	2	3
2. 我对未来保持乐观态度	0	1	2	3
3. 当事情出错时，我毫无必要地责备自己	0	1	2	3
4. 我无缘无故地焦虑或担心	0	1	2	3
5. 我无缘无故地感到恐惧或惊慌	0	1	2	3
6. 事情发展到我无法应付的地步	0	1	2	3
7. 我因心情不好而影响睡眠	0	1	2	3
8. 我感到悲伤或悲惨	0	1	2	3
9. 我因心情不好而哭泣	0	1	2	3
10. 我有伤害自己的想法	0	1	2	3

表 3-11-9　自评抑郁量表（SDS）

	从无	有时	经常	持续
1. 我感到情绪沮丧、郁闷	1	2	3	4
2. 我感到早晨心情最好	1	2	3	4
3. 我要哭或想哭	1	2	3	4
4. 我夜间睡眠不好	1	2	3	4
5. 我吃饭像平时一样多	1	2	3	4
6. 我的性功能正常	1	2	3	4
7. 我感到体重减轻	1	2	3	4
8. 我为便秘烦恼	1	2	3	4
9. 我的心搏比平时快	1	2	3	4
10. 我无故感到疲劳	1	2	3	4
11. 我的头脑像往常一样清楚	1	2	3	4
12. 我做事情像平时一样不感到困难	1	2	3	4
13. 我坐卧不安，难以保持平静	1	2	3	4
14. 我对未来感到有希望	1	2	3	4
15. 我比平时更容易激怒	1	2	3	4
16. 我觉得决定什么事都很容易	1	2	3	4
17. 我感到自己是有用的和不可缺少的人	1	2	3	4
18. 我的生活很有意义	1	2	3	4
19. 假若我死了别人会过得更好	1	2	3	4
20. 我仍旧喜爱自己平时喜爱的东西	1	2	3	4

10. 分娩恐惧量表（childbirth attitudes questionnaires，CAQ）（表3-11-10）

（1）定义和评分标准：包括4个分量表，包括4个维度16个条目，分别为对分娩时失去控制的恐惧、对孩子健康的恐惧、对医院干预与环境的恐惧、对疼痛伤害的恐惧。每题1~4级评分："1"表示从来没有；"2"表示轻度；"3"表示中度；"4"表示高度。总分为16~64分。

（2）结果评定：得分越高表明分娩恐惧的程度越严重，得分16~27分、28~39分、40~51分、52~64分分别代表无、轻度、中度、高度分娩恐惧。

11. 妊娠压力量表（pregnancy stress rating sacle，PSRS）（表3-11-11）

（1）定义及评分标准：PSRS量表是对妇女妊娠特有压力进行测定的量表。该量表由中国台湾陈彰惠教授（1983年）编制，由30项与妊娠相关的压力性事件组成，共有4个维度，分别为：因素1"为认同父母角色而引发的压力感"（15项）；因素2"为确保母子健康和安全而引发的压力感"（8项）；因素3"因身体外形和身体活动的改变而引发的压

力感"（4项）；最后3项为因素4"其他"。每项按"完全没有""有一点""经常有""总是有"4个等级选择回答，分别表示没有压力、轻度压力、中度压力和重度压力，记为0、1、2、3分，总分范围0~90分，总分除以30，得到平均分。

（2）结果评定：0分代表没有压力，0.001~1.000代表轻度压力，1.001~2.000代表中度压力，2.001~3.000代表重度压力。

12. Kupperman 评分量表（表3-11-12）

（1）适用对象：围绝经期和绝经后女性，一般为40~65岁，用于评定绝经综合征症状的严重程度。是目前国际上通用的评估量表，能较好地识别绝经相关症状。

（2）评分方法：Kupperman量表共13个条目，涉及绝经综合征常见的13种症状，即潮热、出汗、头晕、蚁走感、关节痛、失眠、抑郁、烦躁、神经过敏、尿急、疲劳、阴道干燥，按其严重程度分为4级（0~3级）评分标准来衡量病情的严重程度。基本分乘以程度评分即为每项症状评分，各项症状评分之和为总评分。

表 3-11-10　分娩恐惧量表

下面列出的是一些孕妇常常用来描述她们对分娩态度的陈述，请阅读每一个陈述，根据您的自身情况在后面1~4个等级的相应位置打"√"，来表示您现在对分娩最恰当的感觉，答案没有对错之分，根据您的真实情况作答即可。其中：无，从不感到害怕；轻度，尚不足以称为恐惧；中度，对您造成一定烦恼，但尚未影响健康；高度，感到十分担心，已影响到您的健康。

	从来没有	轻度	中度	高度
1. 我害怕自己分娩时失去控制	1	2	3	4
2. 我真的害怕分娩的过程	1	2	3	4
3. 我做过关于分娩的噩梦	1	2	3	4
4. 我害怕在分娩过程中流血过多	1	2	3	4
5. 我害怕自己在分娩的过程中不知所措	1	2	3	4
6. 我害怕分娩过程中孩子会出现一些意外	1	2	3	4
7. 我害怕注射引起的疼痛	1	2	3	4
8. 我害怕独自面对分娩过程	1	2	3	4
9. 我害怕阴道分娩不顺利,最后还得进行剖宫产	1	2	3	4
10. 我害怕孩子的产出过程造成产道撕裂伤	1	2	3	4
11. 我害怕分娩过程中孩子受伤害	1	2	3	4
12. 我害怕子宫收缩引起的疼痛	1	2	3	4
13. 一想到即将来临的分娩我就很难放松下来	1	2	3	4
14. 我害怕医院的环境	1	2	3	4
15. 我害怕得不到我想要的照顾	1	2	3	4
16. 总的来说,我评价自己有关分娩的焦虑为1(没有焦虑),2(轻度焦虑),3(中度焦虑),4(高度焦虑)	1	2	3	4

表 3-11-11　妊娠压力量表（PSRS）

下面所列的是您在怀孕期间可能遇到的会使您产生压力的情况,每个条目有 4 个选择项,分别为无压力、轻度压力、中度压力和重度压力。其中,"没有压力"表示此种情况不存在或完全没有给您造成压力;"轻度压力"表示此种情况存在,给您造成低等程度的压力;"中度压力"表示给您造成中等程度的压力;"重度压力"表示此种情况给您造成重度的压力。请根据您的实际情况在符合的答案处画"√"即可。

	没有压力	轻度压力	中度压力	重度压力
1. 准备婴儿的衣服有困难	1	2	3	4
2. 找到一个满意的保姆有困难	1	2	3	4
3. 选定坐月子的地方有困难	1	2	3	4
4. 很难给孩子取名	1	2	3	4
5. 担心重要的他人不能接受孩子	1	2	3	4
6. 给婴儿做身体检查有困难	1	2	3	4
7. 担心有孩子之后被迫放弃工作	1	2	3	4
8. 在分娩期间不能安排好家务	1	2	3	4
9. 担心得不到足够的心理支持	1	2	3	4
10. 决定婴儿喂养方式有困难	1	2	3	4
11. 担心婴儿的性别不是期望的那样	1	2	3	4
12. 影响性生活	1	2	3	4
13. 担心孩子不惹人喜欢	1	2	3	4
14. 担心孩子将来的抚养问题	1	2	3	4
15. 担心生孩子之后自由的时间会减少	1	2	3	4
16. 担心婴儿能否安全分娩	1	2	3	4
17. 担心婴儿不正常	1	2	3	4
18. 担心分娩是否安全	1	2	3	4
19. 担心早产	1	2	3	4
20. 担心胎儿的体重	1	2	3	4
21. 担心分娩可能出现不正常情况或剖宫产	1	2	3	4
22. 担心分娩时医生不能及时赶到	1	2	3	4
23. 害怕疼痛厉害	1	2	3	4
24. 担心体型改变	1	2	3	4
25. 担心脸上出现妊娠斑	1	2	3	4
26. 担心变得太胖	1	2	3	4
27. 担心不能控制笨拙的身体	1	2	3	4
28. 担心不能照顾好婴儿	1	2	3	4
29. 担心有孩子后会影响夫妻感情	1	2	3	4
30. 担心不能给孩子提供良好的生活条件	1	2	3	4

表 3-11-12 Kupperman 评分

下面一些问题是关于您最近 2 周身体情况,请选择或填写最符合您近 2 周实际情况的答案画"√"。

1. 潮热出汗

　　① 无　　② <3 次/天　　③ 3~9 次/天　　④ ≥10 次/天

2. 感觉异常

　　① 无　　② 与天气有关　　③ 平常有冷热痛麻木感　　④ 冷热痛感丧失

3. 失眠

　　① 无　　② 偶尔　　③ 经常,安眠药有效　　④ 影响工作生活

4. 情绪波动

　　① 无　　② 偶尔　　③ 经常,无自知觉　　④ 自知、不能自控

5. 抑郁、疑心

　　① 无　　② 偶尔　　③ 经常,能自控　　④ 失去生活信心

6. 眩晕

　　① 无　　② 偶尔　　③ 经常,不影响生活　　④ 影响生活

7. 疲乏

　　① 无　　② 偶尔　　③ 上四楼困难　　④ 日常生活受限

8. 骨关节痛

　　① 无　　② 偶尔　　③ 经常,不影响功能　　④ 功能障碍

9. 头痛

　　① 无　　② 偶尔　　③ 经常、能忍受　　④ 需服药

10. 心悸

　　① 无　　② 偶尔　　③ 经常,不影响　　④ 需治疗

11. 皮肤蚁走感

　　① 无　　② 偶尔　　③ 经常,能忍受　　④ 需治疗

12. 性生活

　　① 正常　　② 性欲下降　　③ 性生活困难　　④ 性欲丧失

13. 泌尿系统感染

　　① 无　　② 偶尔　　③ >3 次/年,能自愈　　④ >3 次/年,需服药

（3）结果评定:对受调查者改良 Kupperman 总分进行绝经相关症状严重情况分类:评分≤6 分为正常,7~15 分为轻度,16~30 分为中度,>30 分为重度,总分越高代表绝经相关症状越严重。女性一生要经历不同的生理、心理变化过程,这种变化既是连续的,又有阶段性,即妇女生命的各个阶段生理和心理的发展相互联系,不能截然分开,同时,不同年龄阶段又有其相对典型的生理和心理特征。针对妇女不同年龄期的生理、心理特点开展保健工作,对维护妇女的心身健康非常重要。

13. 贝克自杀意念量表(Beck scale for suicide ideation—Chinese version,BSI-CV)(表 3-11-13)

（1）定义和评分方法:BSI-CV 用于量化和评估自杀意念。量表共有 19 个条目。前 5 项为筛选项,评估个体是否有自杀意念,如果第 4 或者第 5 个项目任意 1 个选择答案是"弱"或者"中等至强烈",则为有自杀意念,需要继续完成后面的 14 个项目,后 14 个条目可用来评估自杀倾向。

（2）结果评定:得分越高,自杀意念越强烈,自杀危险性越大。

表 3-11-13　贝克自杀意念量表（BSI-CV）

下述项目是一些有关您对生命和死亡想法的问题。每个问题既问最近一周您是如何感觉的，又问既往您最消沉、最忧郁或自杀倾向最严重的时候是如何感觉的。

1. 您希望活下去的程度如何？			
最近一周	中等到强烈	弱	没有活着的欲望
最消沉、最忧郁的时候	中等到强烈	弱	没有活着的欲望

2. 您希望死去的程度如何？			
最近一周	没有死去的欲望	弱	中等到强烈
最消沉、最忧郁的时候	没有死去的欲望	弱	中等到强烈

3. 您要活下去的理由胜过您要死去的理由吗？			
最近一周	要活下去胜过要死去	两者相当	要死去胜过要活下来
最消沉、最忧郁的时候	要活下去胜过要死去	两者相当	要死去胜过要活下来

4. 您主动尝试自杀的愿望程度如何？			
最近一周	没有	弱	中等到强烈
最消沉、最忧郁的时候	没有	弱	中等到强烈

5. 您希望外力结束自己生命，即有"被动自杀愿望"的程度如何？（如，希望一直睡下去不再醒来、意外地死去等）			
最近一周	没有	弱	中等到强烈
最消沉、最忧郁的时候	没有	弱	中等到强烈

6. 到目前为止，您最消沉、最忧郁开始的时间为：　　　　年　　月　　日（如确实不清楚，填满"9"） 这种状态持续时间为：　　　　月　　天（如确实不清楚，填满"9"）

如果上面第 4 或第 5 项的答案为"弱"或"中等到强烈"，不论针对的是"最近一周"还是"最消沉、最忧郁的时候"，继续问接下来的问题；否则，请跳至表 3。

7. 您的这种自杀想法持续存在多长时间？				
最近一周	短暂、一闪即逝	较长时间	持续或几乎是持续的	不存在
最消沉、最忧郁的时候	短暂、一闪即逝	较长时间	持续或几乎是持续的	不存在

8. 您自杀想法出现的频度如何？				
最近一周	极少、偶尔	有时	经常或持续	不存在
最消沉、最忧郁的时候	极少、偶尔	有时	经常或持续	不存在

9. 您对自杀持什么态度？			
最近一周	排斥	矛盾或无所谓	接受
最消沉、最忧郁的时候	排斥	矛盾或无所谓	接受

10. 您觉得自己控制自杀想法、不把它变成行动的能力如何？			
最近一周	能控制	不知能否控制	不能控制
最消沉、最忧郁的时候	能控制	不知能否控制	不能控制

11. 如果出现自杀想法，某些顾虑（如顾及家人、死亡不可逆转等），在多大程度上能阻止您自杀？			
最近一周	能阻止自杀	能减少自杀的危险	无顾虑或无影响
最消沉、最忧郁的时候	能阻止自杀	能减少自杀的危险	无顾虑或无影响

12. 当您想自杀时,主要是为了什么?				
最近一周	控制形势、寻求关注、报复	逃避、减轻痛苦、解决问题	前两种情况均有	无自杀想法
最消沉、最忧郁的时候	控制形势、寻求关注、报复	逃避、减轻痛苦、解决问题	前两种情况均有	无自杀想法

13. 您想过结束自己生命的方法了吗?			
最近一周	没想过	想过,但没制订出具体细节	制订出具体细节或计划得很周详
最消沉、最忧郁的时候	没想过	想过,但没制订出具体细节	制订出具体细节或计划得很周详

14. 您把自杀想法落实的条件或机会如何?				
最近一周	没有现成的方法、没有机会	需要时间或精力准备自杀工具	有现成的方法和机会或预计将来有方法和机会	无自杀想法
最消沉、最忧郁的时候	没有现成的方法、没有机会	需要时间或精力准备自杀工具	有现成的方法和机会或预计将来有方法和机会	无自杀想法

15. 您相信自己有能力并且有动力去自杀吗?			
最近一周	没有勇气、太软弱、害怕、没有能力	不确信自己有无能力、勇气	确信自己有能力、有勇气
最消沉、最忧郁的时候	没有勇气、太软弱、害怕、没有能力	不确信自己有无能力、勇气	确信自己有能力、有勇气

16. 您预计将来某一时间您确实会尝试自杀吗?			
最近一周	不会	不确定	会
最消沉、最忧郁的时候	不会	不确定	会

17. 为了自杀,您的准备行动完成得怎样?			
最近一周	没有准备	部分完成(如,开始收集药片)	全部完成(如,有药片、刀片、有子弹的枪)
最消沉、最忧郁的时候	没有准备	部分完成(如,开始收集药片)	全部完成(如,有药片、刀片、有子弹的枪)

18. 您已着手写自杀遗言了吗?			
最近一周	没有考虑	仅仅考虑、开始但未写完	写完
最消沉、最忧郁的时候	没有考虑	仅仅考虑、开始但未写完	写完

19. 您是否因为预计要结束自己的生命而抓紧打理一些事情? 如买保险或准备遗嘱。			
最近一周	没有	考虑过或做了一些安排	有肯定的计划或安排完毕
最消沉、最忧郁的时候	没有	考虑过或做了一些安排	有肯定的计划或安排完毕

20. 您是否让人知道自己的自杀想法?				
最近一周	坦率主动说出想法	不主动地说出	试图欺骗、隐瞒	无自杀想法
最消沉、最忧郁的时候	坦率主动说出想法	不主动地说出	试图欺骗、隐瞒	无自杀想法

第三篇

妇女保健

14. 匹兹堡睡眠质量指数（Pittsburgh sleep quality index，PSQI）（表 3-11-14）

（1）适用对象：该量表适用于睡眠障碍患者、精神障碍患者的睡眠质量评价、疗效观察以及一般人群睡眠质量的调查研究，一般作为睡眠质量与心身健康相关性研究的评定工具。PSQI 用于评价最近 1 个月的睡眠质量。

（2）评分方法：由 19 个自评和 5 个他评条目构成，其中第 19 个自评条目和 5 个他评条目不参与计分。参与计分的 18 个自评条目组成 7 个因子，每个因子按 0~3 等级计分，累计各因子得分为 PSQI 总分，总分范围为 0~21。

（3）结果评定：得分越高，表示睡眠质量越差，可把 7 分作为睡眠质量问题的参考界值。

表 3-11-14 匹兹堡睡眠质量指数（PSQI）

下面一些问题是关于您的睡眠情况，请选择最符合您近 1 个月实际情况的答案，请回答下列问题。

1. 近 1 个月，晚上上床睡觉通常　点钟。

2. 近 1 个月，从上床到入睡通常需要　分钟。

3. 近 1 个月，通常早上　点起床。

4. 近 1 个月，每夜通常实际睡眠　小时（不等于卧床时间）。

对下列问题，请选择 1 个最适合您的答案：

5. 近 1 个月，因下列情况影响睡眠而烦恼：

	无	<1 次 / 周	1~2 次 / 周	≥3 次 / 周
a. 入睡困难（30 分钟内不能入睡）				
b. 夜间易醒或早醒				
c. 夜间去厕所				
d. 呼吸不畅				
e. 咳嗽或鼾声高				
f. 感觉冷				
g. 感觉热				
h. 做噩梦				
i. 疼痛不适				
j. 其他影响睡眠的事情，如有，请说明：				

6. 近 1 个月，总的来说，您认为自己的睡眠质量：

（1）很好　　（2）较好　　（3）较差　　（4）很差

7. 近 1 个月，您用药物催眠的情况：

（1）无　　（2）<1 次 / 周　　（3）1~2 次 / 周　　（4）≥3 次 / 周

8. 近 1 个月，您常感到困倦吗？

（1）无　　（2）<1 次 / 周　　（3）1~2 次 / 周　　（4）≥3 次 / 周

9. 近 1 个月，您做事情的精力不足吗？

（1）没有　　（2）偶尔有　　（3）有时有　　（4）经常有

（郑睿敏）

第二节　青春期女性心理特征与心理保健

女性的青春期(adolescence)指生殖器官逐渐发育成熟的阶段,其标志是月经来潮,主要是以生理上的性成熟为标准而划分出来的一个时期。WHO规定青春期为10~19岁。青春期是人一生中生长发育的第二高峰,与此同时,也是心理成熟的过渡阶段,是人生形成思想、完善个性、心理发展的关键时期。

伴随人体生理结构和功能的明显变化,青春期女性在心理上会发生很大的改变,此期心理状态最不稳定。一方面因为生理迅速发育而强烈要求独立,另一方面又因为心理发展的相对缓慢常流露儿童似的依赖性。在这种半成熟、半幼稚的心理状态下,青春期少女具有一些特定的心理特征,也难免出现一些心理卫生问题。了解女性青春期心身发展的特点和规律,重视其出现的心理问题,及时矫治,可促进和维护青春期女性的心理健康发展。

一、女性青春期的心理行为发展与特征

(一)女性青春期特定生理阶段的心理特征

1. 第二性征出现后的心理特征　第二性征(secondary sexual characteristics)是青春期的前奏。女性第二性征主要表现在乳房发育,丰满而隆起;出现阴毛及腋毛;音调变高;骨盆宽而圆,横径发育大于前后径;胸、肩、臀及髋部皮下脂肪增多,显现女性特有体态。这个时期的少女由于对自身迅速出现的生理变化缺乏充分的思想准备,常产生惊奇、神秘和羞涩等各种心理反应,并开始感知性别差异的内涵。

2. 月经初潮的心理特征　下丘脑-垂体-卵巢轴的迅速发育和性激素的分泌,是少女青春期生长发育的基础。月经来潮是少女青春期来临的临床标志。随着初潮的临近,少女身心发生急剧变化,对开始月经她们也有着复杂的情绪。大部分少女盼望月经,也有一些人认为月经会令人尴尬,还有人甚至厌恶月经来潮。少女对初潮的反应取决于事发前有无相关知识和心理准备。月经期的少女也常可出现情绪波动、思想敏感、紧张、心理上有负担感等表现。

(二)女性青春期的一般心理行为发展和心理特征

青春期是女性心理发展的重要阶段。这个时期可塑性大、成长快速,一方面,生理的加速发展使她们具有敏感的"身体自我";另一方面,心理发展呈现明显的矛盾性,处于"自我认同"期。

1. 个性发展和个性特征

(1)人格发展:人格心理学上是指一个人在其生活实践中经常表现出来的较稳定的行为、心理特征的总和,是个体在与环境相互作用过程中所表现出来的独特的行为模式、思维方式和情绪反应。青春期人格发展的主要任务是建立自我同一感。女性进入青春期,经由身体上、心灵上及性的发展上所产生的变化,期待将自己的各种印象综合成一个有意义的整体,形成一个新的自我。这个阶段的心理发展对以后的人格发展有重大影响。

青春期认同的形成是对一种人生哲学的认同。随着年龄的增长,在与社会的接触中,青春期女性初步形成了个人的性格和对客观世界的基本看法,开始把事情往更深层次思考,自我评价向全面性发展,开始学习社会角色规范。青春期是人格和品德塑造培养的重要时期。

(2)自我意识发展:自我意识是指一个人对自己存在的察觉,包括认识自己的生理状况、心理特征以及自己与他人的关系。独立意识增强是青春期自我意识发展的重要特征之一。伴随年龄增长,青春期女性与社会的交往、接触越来越广泛,渴望独立的愿望也日益变得强烈。随着自我意识的形成,她们表现出"成人感",希望摆脱对家庭的依附及被动地接受家长和老师的管束,有强烈表达自己意见的愿望,希望得到尊重。独立性也是青春期个体适应社会的一个重要内容。在独立意识发展的同时,青年人求知欲旺盛,思想活跃,容易接受新鲜事物,不满足现状,喜欢探究和追踪事物根源,敢于对传统事物提出挑战。与此同时,青春期独立性的发展也标志着青少年"第二反抗期"的到来。这种从被动到主动,从依赖到独立的转变,对于青春期女性来说是成长的必由之路。

(3)自尊的发展:自尊是个体在社会群体中,要求他人尊重自己的言行、维护一定荣誉和社会地位的一种自我意识倾向。青春期个体自尊心有十分强烈的表现,他们希望通过努力和自我调整来引起周围人的肯定。青春期女性比男性具有更强的自尊心,感情细腻的特点又使她们的自尊心更容易被伤害。

2. 认知发展和认知特征　认知过程是人类基本的心理活动。青春期女性认知功能全面均衡发展,她们的感受性发展已接近成人水平。随着认知功能发展,青春期女性的知识和经验快速积累,智力发展到一个新的水平。

(1)学习活动特点:个体进入青春期,学习目的逐渐明确,开始主动探索。由于中学阶段在学习内容、学习形式、学习动机等各方面的变化,初中生学习成绩开始分化,个体差异日见明显,这个时期的学习活动具有很大的可塑性。

（2）思维的发展：思维是人脑对客观现实的一般性和规律性概括的、间接的反映。青春期是人思维发展的黄金时期。初中阶段女性抽象思维能力迅速发展，形式逻辑思维已经开始占优势，但一定程度上仍离不开直观形象思维的支持；到高中阶段辩证思维、创造性思维迅速发展，这些高级思维形式开始在思维结构中占优势地位。

青春期思维的发展特点明显与个体自我意识的发展有关，随年龄的增加，青春期女性在思维活动中，预见性增强，目的性更加明确，表现出的思维策略更加有效，思维中自我意识或监控能力也获得很大发展。

（3）注意力的发展：注意是心理活动对一定对象的指向与集中。青春期个体注意的品质表现出：注意的范围相应扩大，注意的稳定性和集中性有很大发展，尤其是女性表现明显。青春期女性在复杂活动中注意力的发展逐渐具有主动性、多维性和持久性的特点。

（4）记忆力的发展：记忆是过去经验在人脑中的反映。青春期是记忆的最佳年龄，研究显示，对不同材料的记忆效果是随年龄增长而发展的。青春期女性记忆容量增大，自觉性增强，理解成分增多，记忆监控能力迅速发展。

（5）言语能力的发展：言语能力包括各种各样的语言技能，如词汇、阅读、写作、语法和语词流畅等。言语能力的性别差异比其他认知能力的性别差异出现得早，女性在语言技能上表现出一种优势。青春期女性在阅读、写作和语言产生方面比男性做得好，早期语言技能的优势可能使她们与其他人交流时更多依赖言语方式，这又进一步提高了她们的言语能力。

3. 情感发展和情感特征　青春期个体的情感发展，既与这个时期的生理特点、认知能力以及人格发展密不可分，也与其所处社会环境及学习任务息息相关。青春期女性积极、热情，憧憬未来，情绪情感的发展逐步趋向成熟，情感也逐渐体现出对社会的关心。但与成人相比，情绪仍多变，易于冲动，具有明显的两极性特点。

（1）情绪敏感而不稳定：青春期女性的这种情感特征是由多方面原因造成的。首先，个体在青春期大脑发育已趋成熟而心理发展却未完全成熟。心理发展和生理发育的不同步，使女性虽主观上希望自己能随时自觉地遵守规则，但客观上又往往难以较好地控制自己的情感，因此情绪常常不够稳定。再者，青春期女性神经活动兴奋性较高，兴奋和抑制相互转化较快，情绪容易波动。还有，少女感情丰富、心思细腻敏感，常常在意别人无意中说的话、做的动作，情绪反应往往激烈，而这些情绪变化又往往带有冲动性，情感和行为极易偏激。

（2）情绪的两极性：青春期女性情感的两极性表现十分突出，一方面，情绪容易从一个极端走向另一个极端，会出现两种对立的情绪体验。遇到高兴的事情或为一时的成功会心花怒放、激动不已，遇到小小的挫折又容易抑郁消沉、心灰意冷，陷入悲观失望状态。对人态度上，可能会为一件小事就对人十分热情或极度冷淡。另一方面，同一种情绪体验既

可能具有积极的促进作用，又可能产生消极的妨碍作用。面对同样的挑战，可能激发斗志，充满自信，迎难而上，也可能因畏惧困难，垂头丧气，一蹶不振。

（3）青春期其他情感体验：同伴关系密切。由于独立意识的萌发，使处于青春期少女急于摆脱家长的束缚，事实上她们还不得不依赖家庭，这种垂直的亲子关系使双方在矛盾中容易产生"代沟"，于是更为平等的、同一水平的同龄伙伴成为青春期女性在社交中非常重要的社会关系。她们渐渐地从家庭中游离，对家庭以外的人际关系投入更多的情感，同伴间以持续的友谊关系和相互分享情感体验为主要特征。她们彼此信赖，可以向对方吐露心声，感到在群体当中有一种安全感。

闭锁心理出现。进入青春期，少女活动范围扩大，心理在不断发展，内心世界也逐渐变得复杂，她们渴望与父母平等交流，与同伴相互交往。如果这种渴求找不到合适的释放对象，她们会掩饰和隐藏自己内心真实的情感体验，不轻易把内心活动表露出来，开始出现青春期特有的闭锁心理。她们常把自己关在房间里，或在日记里写下的心里话也很少和父母交谈，甚至拒绝父母的关爱。闭锁心理常使少女感到不易被人理解，也不易理解别人，既想让他人了解又害怕被他人了解的矛盾心态会使她们的心理更加波动。

青春幻想。青春期的少女热情活泼，常爱幻想，喜欢将自己的情感体验投向所感知的对象，这是她们充满活力的表现，也是她们心理生活中正常和普遍的一种思考形式，反映了少女对自己的反思，对未来的预想，对新的人际关系、人际交往的探索。随年龄的增长和心理发展的逐渐成熟，大多数人会从主观的情感体验回归客观现实。

（4）情绪调节能力的发展：情绪调节是指个体对情绪发生、体验与表达施加影响的过程。伴随年龄的增长，青春期女性的情绪调节能力逐渐提高。情绪调控上呈现从他控到自控、从不自觉经自觉到自动化的规律性，敏感性也逐渐增强。但总体而言，青春期女性情绪调节能力的发展仍处于波动之中，持久性和稳定性还有待提高。

4. 性心理发展和性心理特征　青春期是性心理发育很重要的阶段，性心理的发展对青少年心理行为有很重要的影响。

（1）性意识的萌发和增强：性意识（sex consciousness）的萌发是这一阶段女性心理发展的一个重要方面。在性激素的作用下，青春期少女逐渐意识到两性差别、两性关系，性欲本能地加强，性兴趣逐渐产生。与童年由于好奇心产生的性兴趣有本质的不同，这种性兴趣是在性驱使下产生的。最开始是一种本能感觉，少女表现为羞涩，难以启齿，伴有羞耻感，对异性紧张好奇，表面疏远，内心不断比较差异性，滋长对异性的好感。随着生理的继续发育，她们对所倾慕的异性开始留意观察，对异性的关注也由内心的向往逐渐转化为外在的行动，常以各种方式主动接近，并希望得到对方积极的反应，有时为引起异性同学的注意，可能会有一些故意夸张

的表现,在交往中有意无意地进行试探。表面上平平淡淡的相处,却包含着青春期女性敏感而微妙的内心感受和复杂又多变的情绪变化,体现出纯真的性心理活动。由于生理成熟早于同龄男性,有些青春期女性会对年龄较大或成年异性产生依恋。

（2）性和体象:体象是指对待人外表的态度。青春期由于内分泌激素的增长及先天因素和后天环境因素相互作用的结果,少女体型开始有了个人特有的变化。她们特别注意自身在异性同学心目中的地位和形象,在意异性对自己仪表、体型的评价,爱照镜子。与同龄男性相比,青春期女性较少有积极的体象,相当一部分人会对自己的整体外形持否定态度,而且,早熟女孩对自己身体可能会更为不满。在这一阶段,她们的心理感受常随青春期发育而不断变化。青春期女性体象与自尊心之间的紧密联系,也表明体象对青春期女性的重要性。

（3）性心理发展中的性别差异:性心理的发展存在明显的性别差异。一般来讲,女性青春期的开始要早于男性。虽然女性比男性成熟早,但不同于男性较剧烈的性心理发展过程,女性的性心理发展缓慢渐进,需要经过若干年才能达到高峰。对于性行为的认识上,女性更加重视男女之间感情的接近,把身体上的接近只看作是与异性增进感情的一种手段,而不认为是一种目的。

二、青春期常见心理行为问题

（一）逆反心理

青春期是自我认同发展的敏感期。青春期少女最突出的心理特点是出现"成人感"。随着少女的生长发育和父母的日渐年长,父母与子女间的沟通与交流可能产生分歧,尤其当孩子处于青春期而父母处于更年期时,问题会更为突出。她们充满理想和抱负,但由于社会和生活经验的不足,再加上经济不能独立,她们不得不从父母那里寻求帮助,父母的权威性又迫使她们去依赖父母。这种独立性与依赖性的矛盾,使其对父母在生活上过多的照顾或干预产生厌烦情绪。因此,对一些事情的判断不愿意听从父母的意见,对父母、学校以及社会的一些要求、规范常产生抗拒态度和行为,容易与家长和老师发生冲突,产生种种逆反心理,对有些传统的、权威的结论也常会产生异议并提出过激的批评之词。由于缺乏交流技巧和对现实了解有限,容易遭遇挫折,一旦遇到困难和挫折又容易灰心丧气。

（二）心理和行为上的盲从性

青春期独立意识、成人感的出现,使少女在心理上渴望别人认同自己已经成熟,能够尊重和理解自己,并会对象征成熟的行为感兴趣。但由于年龄、经验和知识的局限性,她们虽然在一些思维认识、行为和社会交往等方面,努力模仿成人,但盲从性较大,对行为后果的考虑欠慎重,带有明显的幼稚性。

青春期女性的心理发展受社会环境和伙伴的影响特别大。青春期个体对社会发展的潮流和趋势比较敏感,追求时尚,容易被社会流行的风气所感染和打动。有的女孩在好奇心和同伴的劝诱下,会模仿成人吸烟、喝酒,甚至吸毒等。研究显示,同伴吸烟行为和同伴直接压力是影响青少年吸烟的最重要原因。有的少女为满足与日俱增的自尊心,追求片面的虚荣,盲目穿戴打扮,同伴间攀比高消费。还有少女在舆论的误导下,盲目"迷星追星""拉帮结派",甚至连自己也不明白是什么驱使她们如此。然而这种心理和行为上的盲从性,却可能导致不良后果的发生。

青春期少女在接受外界各样信息时,容易产生是非模糊心理。青春期女性求知欲旺盛,如果在培养阶段老师和家长只注重课本上的知识,忽视丰富多彩的外面世界对其影响,在接受各样良莠不齐的信息时,少女容易在不良的社会环境影响下,接受一些不良习惯,与正确的教育思想背道而驰。青春期少女大多涉世不深,生活阅历较浅,社会经验不足,个性尚未定型,因此在是非观念上,容易产生模糊心理,行为上也会变得盲从。

（三）人格偏离

青春期少女出现的人格问题主要表现在:缺乏自立性、偏执、自卑、自私、嫉妒、不合群、不善于合作等。有些在性格上表现出强烈的以自我为中心的特点,自私任性,很少想到别人,更不愿意与人分享,缺乏同情心,不愿帮助别人;有些平时在与同学相处时,缺乏宽容精神,心胸狭窄,对小事耿耿于怀;还有些嫉妒心过强,对比自己好的同学怀有敌意,更有甚者会用打击、中伤手段来发泄内心的嫉妒;有些可因学习成绩不理想,经常挨批评,家境不够优越,单亲家庭,或对自己的衣着过分挑剔,对体型、肤色等身材或长相上的某一些客观存在不满意而产生烦恼,缺乏信心,出现青春期焦虑,产生自卑心理;不合群的少女常表现出孤僻、沉默寡言、害怕与人交往,或娇气爱吵闹、爱逞能、爱惹是生非等与人很难合作的性格弱点。

如果不及时进行调整,这些人格问题会影响少女的情绪以及人际关系,甚至导致严重后果。有些可能会发生伤害自己的行为,如为改变体型盲目控制饮食或进行整容造成生理损害,因为挫折感为逃避现实做出极端举动。异常的人格发展还可造成人格障碍（personality disorder）。大量研究表明,青春期是人格障碍的多发期。有人格障碍的少女由于在人格结构和人格发展方面偏离正常,形成了特有的行为模式,因而很难适应正常的社会生活,甚至可能在不良情绪支配下干出违法越轨的事情。

（四）青春期情绪

青春期面临的压力来源比较多样而且日渐加大,女性压力应对模式使她们更容易受到情绪问题的伤害。青春期女性和家庭、朋友的关系比男性的更亲密,源自人际关系问题的压力使她们比男性表现出更多的抑郁情绪,包括悲伤、想哭、感觉孤独和没有人爱,而这种情绪难被发现并容易被忽略。青春期少女可以在愉快乐观的假象下,内心充满痛苦悲观、多思多虑、自卑消极,心境低落,兴趣和愉快感丧失。

(五) 不成熟的性心理

性心理的成熟与社会心理的成熟有着密切的关系。现代社会生活环境优越,青少年生理发育趋于早熟。性生理的迅速发育和成熟带来了性心理的发展,进入青春期的女性,出现对性的好奇和对性知识的需求。但由于社会心理的不成熟,加之性知识的缺乏和青春期性教育的相对滞后,青春期少女的性心理尚不成熟。学校、家长和社会舆论的约束、限制,使青春期的少女在情感和性的认识上还存在既渴求又不好意思表现的矛盾状态。

1. 过早性行为 受知识结构、认识水平和生活阅历所限,青春期少女对爱情的认识尚是肤浅而迷惘的,具有相当的不成熟性。青春期个体自控能力薄弱,在不成熟的恋爱心理驱使下,有些人为体验恋爱滋味,或控制不住诱惑而产生性冲动,最终发生性行为。过早性行为不仅可以导致少女性心理发展出现不良倾向,对少女的生理健康也会产生不良影响。医学研究报道,性器官未发育健全即开始性行为的少女,患性传播性疾病、妇科肿瘤等疾病的概率增加。

2. 少女妊娠 也称青春期妊娠,指 13~17 岁少女的妊娠。近几十年,少女妊娠在发达国家或发展中国家中都呈上升趋势。对无任何心理准备和防范知识的青春期女性而言,妊娠本身就会产生强烈的心理影响。而少女妊娠的主要结局是人工流产,未婚妊娠的人工流产同样影响少女的身心健康。一方面流产后并发症的发生率较高;另一方面,这些少女多缺乏心理和社会的支持,也更易有情绪、行为和认知问题。

3. 性自慰的困扰 一些少女为舒缓或释放性的压力,出现手淫、性幻想、性梦等自慰活动,并为此感到困惑、烦扰。如果手淫过度,使大脑的性中枢频繁接受刺激,处于经常兴奋状态,会产生疲劳,出现失眠、多梦、神经衰弱等表现,甚至导致心理障碍。使用物品进行手淫容易造成感染或损伤。还有些少女因病态的性幻想而沉溺于其中不能自拔,甚至导致精神分裂症。

(六) 意外伤害和死亡

意外伤害主要指因为车祸、溺水、中毒、触电等原因受到的伤害。青少年容易受到意外伤害,甚至发生意外死亡,这与青少年好奇、冒失不成熟,逞强好胜的性格,以及藐视危险、不注意防护与应急经验缺乏有关。此外,少数女孩涉世不深,沾上酗酒、吸毒恶习,易被坏人强奸或性骚扰,也容易导致其心理和躯体的伤害。

自杀是青春期少女意外死亡的一个重要原因。有报道指出,近几十年青少年自杀率急剧上升,而我国青少年自杀的一个明显特点是,无论在城市还是在农村,少女自杀率高于少男。青春期自杀的诱因多为升学、就业、人际关系方面问题,自杀行为多带有明显的冲动性,自杀地点多选择易被发现的场所。青春期少女遇到挫折时容易走向极端,把自杀看成解决问题的唯一办法。这些除与青春期思想、性格特点有关外,宣传媒介的冲击、仿效性行为不可忽视。

三、青春期心理健康指导

青春期女性心理健康指导的主要内容,就是根据女性青春期心理的特殊性和心理活动的规律性,采取一些心理学的原则和措施,维护和增进其心理健康,提高她们对社会生活的适应能力,预防其心理偏异和心身疾病的发生。

(一) 尊重少女独立意识

青春期少女最渴望尊重和独立,希望别人平等相待。针对青春期少女独立意识的形成和发展,家长和老师应逐渐给予她们更多的尊重,满足她们在这个时期心理发展的需要。家长和老师应与她们平等交流,及时沟通,善于发现和赞扬她们的长处和潜能,站在她们的角度看问题,了解她们的心理。同时,在尊重她们自主选择的基础上,家长应用积极的态度、科学的知识、正确的方法引导孩子个性健康的发展。

(二) 培养健全人格

1. 树立正确的理想和世界观 家长和老师要循循善诱,让少女学习一些基本哲理和道德的理论,培养其良好的人格品质,树立正确的人生观和远大的理想,使她们变成一个高尚的人。引导少女正常阅读,避免模仿消极事物,并提供可模仿与认同的榜样。具有正确的思想方法和道德观是青春期女性人格健康的基本要素。

2. 增强责任感 随着年龄的增大,青春期女性的成人感和独立性会越来越强,相应的需要承担的责任也会越来越大。引导少女学会对自己负责,不断克服好冲动、任性等弱点,增强自己支配和控制能力,努力完成自己的社会职责。有了这样的责任感,便会自觉地去调节自己的思想和行动,在长期的坚持中锻炼,并走向成熟。

3. 提高社会适应能力 有良好的社会适应能力是人格健康的基本标志之一。能正确认识自我和接纳自己,是一个人社会适应能力增强的具体表现。应帮助少女正确地认识和接纳自己,了解自己的人格特征。一般来说,自我认知与其本身实际情况越接近,社会适应能力就越强,也就越能保持健康的心理状态;相反,自我认知与其自身的情况差距越大,则社会适应能力就越差,也就越容易产生心理问题。

4. 培养应对挫折的能力 挫折的意义在于获取挫折

的心理体验,并在此基础上,通过自己的努力去克服,以提高对挫折的承受能力。人生不可能一帆风顺,青春期女性正面临走向社会的前奏。当其遇到困难或所处环境不尽如人意时,要引导她们采取健全、成熟的适应方式,以乐观态度适应环境,调动机体的积极因素,使自己从失败中解脱出来。同时,通过挫折锻炼,指导少女学会正视现实,通过分析,对自己的能力和弱点有一个接近现实的判断,认识自己和客观现实的关系,对自己预期的目标进行调整、修改以使其更契合实际。

(三)指导情绪调节

情绪是心理活动的核心,良好稳定的情绪是心理健康的基本条件。青春期相对于其他年龄段会体会到更多的负性情感,学会自觉地调节和控制消极情绪,有助于青春期女性不断提高社会适应能力和心身发展。

指导青春期女性对情绪的调节。首先,强化理想教育,自觉目标的确立是人生的动力,引导少女学会自我激励,以乐观、积极的态度去面对困难,同时遇到挫折时要及时纠正自我评价的偏差。其次,善于用理智控制自己,让要求和愿望符合社会道德和规范,懂得事事都不可能全按自己的主观愿望顺利发展,不苛求社会与他人满足自己的一切愿望。再者,合理宣泄消极情感,如向知己的人倾诉,参加文娱或积极健康的社会活动以消除积存在内心的烦恼和压抑情绪。最后,优化环境,保持适当的紧张和热情,良好的家庭氛围、严谨的校风以及积极向上的同伴文化能激发学习、生活热情,张弛调节适度,会使生活更有节奏和情趣,对维持心理平衡、调节情绪有好处。

(四)建立良好的人际关系

一个心理健康的人应具有与他人保持良好关系的能力。青春期女性周围的人际关系包括家庭关系、师生关系、同学和朋友间的关系。与人相处,第一,应学会包容。把自己置身于群体,在学习、生活与工作中,与人为善,互相理解,尊重他人的权益,容忍他人的短处和缺点,不要轻易对人表示愤怒或怨恨的态度。这样,在集体中才是受欢迎的成员,才会有更多的朋友,使自己不会陷入孤独之中。第二,应正确理解社会生活中竞争与合作的关系。一些独生子女从小以自我为中心,缺少与同龄伙伴一起游戏的集体活动机会,较难养成与人协同合作的精神,也缺少竞争性。所以要在集体活动中培养少女团结协作、为集体荣誉而努力的团队精神,提高她们在团队中的责任心以及合群意识;还要引导她们树立正确的竞争观念,让她们意识到树立竞争的理念是必要的,但在竞争过程中要拥有正常的心态,使用正当手段,不能走极端。

给青春期少女与异性正当接触的机会或社交活动。一般情况下,青春期男少女间的交往并不是真正意义的恋爱,只是彼此有共同的语言,喜欢一起交流和相互欣赏。与异性的交往,有助于少女认识异性世界,一方面在待人接物和性格上互相学习、取长补短,为形成健康的性格提供有利的条件;另一方面使少女接纳和学会扮演适合于现代社会的性别角色。在交往中,指导少女注意自身现代意识和气质的培养,把握交往方式和尺度。引导她们参加健康有文化气息或有益身心健康的团体活动,有意识地扩大人际交往的范围,培养两性自然接触的社交习惯,在交往中锻炼自己,学习保持和发展融洽、和谐的人际关系。

(五)培养良好学习和生活习惯

引导少女正确看待青春期的学习任务,了解学习是掌握知识、增强技能的过程,鼓励她们克服学习中的困难,不要把学习当成负担而是自觉完成。鼓励她们发扬思维敏捷、对新生事物敏感等特点,激发学习兴趣和求知欲,培养创造性思维。家长和学校不要在教育中违背青少年学习的心理健康,单纯追求分数,造成少女或因成绩而骄傲、自私,或因学习负担而自卑、厌学等不良心理的产生。

保持个人卫生,特别是生殖系统的卫生保健,养成健康有规律的生活习惯。洁身自好,不吸烟、不酗酒,积极参加各种体育锻炼和有益于身心健康的社会活动。教育青春期少女不要为了保持体型,盲目控制体重。不同年龄的人,各有一个体重的适宜范围和每天需要的基本热量,过度控制饮食,不仅会出现神经性厌食等精神症状,还可能引发月经异常,严重者可造成不可逆转的生理改变。

(六)正确认识身体生理发育,塑造健康性心理

1. 了解生理卫生知识 给青春期少女讲解男女生殖系统的解剖生理学知识,青春期生理发育的表现,第一性征、第二性征的发育等内容,让她们了解生命的形成和生育过程,消除性的神秘感,对自己体征的发展变化做好心理准备。引导少女认识到月经是女性发育所具有的正常生理现象,消除其对月经种种不正确的看法与顾虑,学会经期生理和心理的卫生保健。经期可以照常学习和工作,若有严重的痛经或其他不适应向医生咨询。

2. 重视青春期性道德教育 青春期的性道德规范,是指联系和调整青春期男女之间关系的道德规范和行为准则。男女平等、互相尊重是青春期性道德的基本要求,发展友谊、真诚帮助是青春期性道德的行为准则。在理解青春期少女纯真的性心理活动和纯洁感情的前提下,以平等诚恳的朋友式交谈方式与之沟通,使她们正确对待性别差异,认识友谊与恋爱的不同。成熟的爱情,在于相爱的双方有足够的自立能力,能互相为对方的幸福负责。引导少女了解爱情的道德义务与责任,认识早恋和婚前性行为可能带来的危害。

3. 注意青春期出现的性困扰 父母如果发现孩子有手淫等性自慰行为,不要急于指责或过分担忧,应耐心讲明

道理,减少社会不利因素对她们性意识的影响。只要不是经常发生,性自慰行为不会损害少女的身体健康以及以后的性生活和发育。家长需要做的是帮助孩子改变生活方式,避免穿紧身的内裤,教育她们把精力放到学习上,鼓励她们积极参加有益身心健康的社会活动和体育锻炼,增强个人控制,调节注意力等,使大脑性中枢兴奋性下降,其他中枢兴奋性提高,逐渐减少性自慰行为的出现。必要时还可咨询心理医生。

4. 学会自我保护和防范 对来自异性的示爱,不要轻易"谈情说爱",本着诚意、平等、坦率和尊重的原则,最好当面说清,表明态度,不要留下余地。如果自己没有把握妥善处理,要请你信任的成年人帮助解决。不要因为羞怯或害怕伤了对方自尊心,表现柔弱顺从,特别是在对方要求有身体接触时也不敢抗拒,结果自己遭受身心伤害。当少女在情感等问题上遇到困扰时,可以向父母、朋友和老师倾诉,或者找心理辅导员寻求帮助。

(七) 青春期常见心理与精神障碍预警

1. 焦虑障碍 青少年在日常生活中经常可以体验到焦虑情绪,一般正常的焦虑情绪有助于提高他们的警觉性、适应能力和应对技巧,而焦虑障碍(anxiety disorders)是指儿童青少年出现的一种病理性焦虑情绪。表现为对同龄人不会引起过度焦虑的事情或情景产生过度焦虑反应,焦虑持续时间过长或反复出现,程度过于严重,超过了相同文化背景下同龄人的正常情绪反应范围,同时明显影响了患者的社会功能。患病率女性高于男性。该时期出现的焦虑障碍如得不到及时有效治疗,常延续至成年,或者合并其他精神障碍,造成更严重的社会功能损害。焦虑障碍的发病和遗传因素、环境因素、个体差异等多种因素有关。青少年焦虑障碍包括分离性焦虑、选择性缄默症、特定恐怖症、社交焦虑障碍等。分离性焦虑障碍,国内流行病学调查显示儿童和青少年患病率为 2.5% 和 0.5%,国外流行病学调查显示特定恐怖症青少年 13~17 岁患病率约为 16%,女性高于男性,社交焦虑障碍 14~24 岁患病率女性为 9.5%、男性为 4.9%。

2. 强迫及相关障碍 强迫障碍(obsessive-compulsive disorders,OCD)是以强迫思维和强迫行为等强迫症状为主要临床表现的精神疾病。强迫症状的特点是同时存在有意识的强迫和反强迫,即患者无法控制地反复出现某些观念和行为,但同时患者认识到这些现象是异常的,违反自己意愿的,极力去抵抗和排斥。强迫和反强迫的强烈冲突使患者感到焦虑和痛苦,导致学习、生活和人际交往能力下降。强迫思维是反复出现的无实际意义的想法或想要做一件事情的冲动。强迫行为是患者反复做出一些无实际意义的动作和行为。我国尚无确切的流行病学调查数据,美国 18 岁前终生患病率为 2%~3%,男女患病比例为 3:2。

3. 心境障碍 心境障碍(mood disorders)是指由各种原因引起的以显著而持久的情感或心境改变为主要特征的一组精神障碍,常伴有相应的认知和行为改变。临床表现为躁狂发作、抑郁发作、躁狂和抑郁交替发作或混合发作,可伴有精神病性症状。多为间歇性病程,具有反复发作的倾向,发作间期精神活动基本正常,部分可有残留症状或转为慢性病程。青少年的抑郁发作和成人有近似的核心症状。国外资料显示,青少年心境障碍患病率大约在 4%~8% 之间,女性和男性之比大约为 (2~3):1。

4. 进食障碍 进食障碍(eating disorders,EDS)是一组以进食或与进食相关行为异常为主的精神障碍,伴有明显的躯体及心理社会功能障碍,并非继发于躯体或其他精神疾病。青少年期的进食障碍主要包括异食癖、神经性厌食、神经性贪食和暴食障碍,其中以神经性贪食和暴食障碍多见。国外统计约有 3% 的青少年女性有进食障碍,国内的研究显示进食障碍的患病率在 1.3%~4.98%。

(王 丽 罗晓敏)

第三节　生育期的心理特征与心理保健

生育期(period of duration),又称性成熟期(sexual maturity),是女性一生中发展最成熟、精力最充沛的时期,一般指 18~49 岁,历时约 30 年。在这个年龄阶段,女性经历了生理和心理发展的许多变化,大多逐渐融入社会并建立起家庭,既要承担起作为社会成员的社会角色,还要履行作为妻子以及母亲的家庭角色。因而也成为女性社会负担和心理压力最大的时期,需要有良好的心理适应和应对。

一、围经期的心理反应和心理卫生

月经是女性经历的一种正常的周期性生理变化。这种周期性生理变化因伴随有体内卵巢激素的波动,对女性的心理可产生一定的影响。不同年龄阶段女性围经期的心理反应有所不同。在生育期,女性生理结构和性功能方面已达到成熟,神经活动过程的兴奋和抑制基本平衡,围经期的情绪大多显现出平和、稳定的特点。也有一些生育期女性因内分泌系统异常、身体器质性病变,以及家庭、社会环境等精神因素的影响,在围经期出现明显的生理及心理卫生问题。

(一) 围经期的心理行为反应

1. 情绪 下丘脑-垂体-卵巢轴的功能调节着月经周期,而月经周期中激素水平的变化可能与情绪有关。女性会随月经周期的不同阶段而经历情绪变化。在排卵期间或月经间期，雌激素水平较高，一般来说情绪是积极的；而在经前期雌激素水平降低时，女性心理以情绪消极为特征，包括忧郁、焦虑不安、烦躁易怒以及自信度低等。反之，情绪也可能影响月经周期的改变，如紧张可能使月经周期推迟或骤然来临。

2. 认知 目前尚无证据表明女性在月经期时学术研究、解决问题、记忆或创造性思维，以及运动比赛方面表现出明显波动。部分女性因经前期和经期不适而对月经来潮持消极态度，如果以积极、肯定的方式认识月经，可能会影响女性对月经周期的反应，一些人会有自信、创造性、愉快等体验。

3. 性活动 研究发现，排卵前后妇女存在性交高峰，但这并不意味着性欲也有周期性变化，月经期同样有性欲存在。

（二）围经期常见心理卫生问题

1. 经前期综合征 经前期综合征（premenstrual syndrome, PMS）是指妇女在月经前 1~2 周的黄体期，反复出现的一系列影响日常生活和工作的精神、行为及躯体方面症状，月经来潮后症状可自然消失。伴有严重情绪不稳定的经前期综合征称经前焦虑障碍（premenstrual dysphoric disorder, PMDD）。经前期综合征的发生率国内外报道不一，国内有报道认为大约 3%~15% 的女性经前期症状严重，影响了正常生活、工作、学习而需要治疗。

（1）病因：经前期综合征的病因尚未完全明确，目前认为与精神社会因素、卵巢激素分泌失衡及某些神经介质改变等有关。

（2）临床表现主要为：①躯体症状：最常见乏力和腹胀，其他还有肢体水肿、头痛、乳房胀痛、体重增加和运动协调功能减退等；②精神症状：最常见为易激惹，其他还有焦虑、情绪波动、神经紧张、抑郁，以及饮食、睡眠和性欲改变等；③行为改变：注意力不能集中，判断力减弱，工作效率低和意外事故及犯罪倾向，严重者可产生自杀意识。

其表现特点：①症状在每次月经周期的同一时期出现；②个体持续时间不同；③育龄妇女常见，婚后特别是分娩后易于出现；④经前不适的严重程度并不是每月都相等。

（3）诊断：根据经前期周期性出现的典型症状多可作出诊断。需与轻度精神病相鉴别，注意排除心、肝、肾等疾病引起的水肿。

（4）心理保健：对患有经前期综合征的女性采取的心理保健措施包括：①健康教育与心理疏导：针对患者的心理病理因素，进行健康教育，使患者了解出现症状的生理知识和心理改变。通过耐心的心理安慰和疏导，消除患者对疾病的顾虑和不必要的精神负担，并协助患者改善对症状的反应。②调整生活状态：进行适当体育锻炼，调整日常生活节奏，通过减少对环境的应激反应，缓解患者的精神压力。③缓解精

神神经症状：有些女性改变饮食可明显缓解症状。建议患者调整饮食结构，补充矿物质及维生素，戒烟、戒酒，限制盐、高糖食品以及含咖啡因饮料的摄入。精神治疗、心理和社会支持疗法越来越受到重视，治疗效果已得到相关研究证实，如认知行为疗法的放松技术等。必要时应用平衡内分泌激素、调整中枢神经系统神经介质活性的药物，以消除患者心理和情绪障碍，缓解症状。

2. 月经周期性精神病 月经周期性精神病（periodic psychosis）是指一组与月经周期有关的、周期性发作的、间歇期完全正常的精神症状。约占女性住院精神患者总数的 0.4%，根据国内报道，30%~40% 的病例有家族史。

（1）病因：可能与患者大脑发育欠成熟，特别是下丘脑的功能不全（下丘脑-垂体-性腺轴功能脆弱）有关。除神经内分泌因素外，个体的心理素质和心理社会因素亦会产生一定影响。

（2）临床表现：患者大多在月经前 2 周突然发作，有的可见持续 1~2 天的前驱症状，如头痛、头昏、失眠、腰痛、腹痛、口干、食欲改变、情绪不稳定和嗜睡等。精神症状大多于经前 4~5 天开始，持续 1~2 周后好转。发作时患者大多有不同程度的意识障碍，表现为意识模糊，理解和反应迟钝，定向不良。在意识混乱的基础上可伴有幻觉，不系统妄想，行为紊乱和强烈的不协调性精神运动兴奋。与其起病一样，发作终止也是突然的，月经来潮或月经干净后迅速缓解，以后逐渐正常。

其临床特点：①大多于经前突然发作，间歇期如常人；②就同一患者而言，每次发作的前驱症状一样，每次发作与月经关系一致；③在缓解时，有充分的自知力，迫切要求治疗和预防复发，但到下一周期又自然发病；④青春期少女多见，发病年龄多在 18~20 岁；⑤精神障碍明显影响社会功能；⑥抗精神病药物或电休克治疗都没有明显疗效，而性激素类药物却有一定效果。

（3）诊断：依据症状指标，病程指标（至少 2 次发作）和发病机制指标（不排卵，肝脑内稳态紊乱）即可，但需排除PMS、情感性障碍和精神分裂症等疾病。

（4）心理保健：月经周期性精神病患者心理保健的重点，是注意围经期的心理卫生：①在月经前尽量避免引起心理应激的事件发生；②警惕其前驱症状，如果在月经前后出现头痛、情绪改变、紧张、失眠和月经不正常等早期的发病信号，应及时到专科医院进行检查及治疗。

（三）围经期心理卫生指导

1. 避免情绪波动 围经期和神经精神活动密切相关，如果中枢神经系统的功能紊乱，月经也会失调。因此，围经期应该调节情绪，保持精神愉快，减少负性情绪反应。

2. 学会心理应对 伴随月经周期，女性可出现头痛、手足颜面肿胀、乳房胀痛、腹痛等一些躯体症状和烦躁、忧郁、易疲劳等情绪波动。虽然对于大多数女性而言，轻度或

中度的身体症状或情绪波动是月经周期中的一种正常经验，并不影响她们的日常生活，但学习并掌握简单的心理应对方法，如适当参加一些体育锻炼和娱乐活动等，以降低对症状的关注度，有助于女性更好地度过围经期。

3. 注意月经期的生理保健 保持外阴清洁，注意经期饮食，在月经期不要过分劳累，要劳逸结合。从生理角度出发，女性在月经期应尽量避免性生活，以免盆腔充血后发生经血过多或导致盆腔炎。

二、围婚期的心理特征和心理卫生

建立婚姻家庭是大多女性生育期发展的一个重要内容。围婚期女性脱离原先熟悉的生活环境，面对新的生活和人生，心理上会产生巨大的变化。了解围婚期女性的心理特征，重视其心理卫生，有利于奠定坚实的婚姻基础，提高婚姻质量。

（一）围婚期的心理特征

1. 婚姻价值的肯定 绝大多数女性对婚姻持积极的看法，拥有幸福、快乐、美满的婚姻无疑是多数女性成功恋爱后的首要选项和最终理想。建立家庭和适应家庭生活，也是围婚期女性在这个人生发展时期的重要任务。生育期女性人格的发展和心理品质的日益成熟，形成了她们对人生和世界稳定的态度，也形成了比较稳定的价值取向，这使她们具有更为强烈的自我责任感、家庭责任感和社会责任感。

2. 婚姻关系的认识 随着社会的发展，现代人对于未来家庭中双方关系和角色扮演也有了新的认识。第一，婚姻关系中角色取向的变化。现代夫妻关系已经由传统的那种"男主内、女主外"的固定角色，转而强调彼此互动的关系，强调"一起分享"。第二，家庭结构的改变。婚后女性继续地外出就业或对家庭经济的贡献，决定了家庭角色的关系，也影响婚姻关系，需要双方相互协调。第三，女性对婚姻的预期提高。过去几十年中，女性平均初次结婚年龄的普遍增大，就体现出她们对婚姻认识上的改变。虽然未婚同居的年龄有所下降，但女性在择偶时较多考虑现实条件，对于婚姻关系的建立，她们变得慎重。一方面，因为社会环境的影响及经济条件的改变，为追求一个平稳安定的婚姻，很多女性在进入一种长期的承诺关系前希望拥有一定程度的经济保障；另一方面，为保证未来婚姻生活中个体独立，更多女性追求更高的学历和事业的发展，以首先满足现代社会职业生活的需要。

3. 婚姻中情感特征 婚后适应的好坏和婚姻满意程度是考察婚姻质量的重要指标，而情感的表达对婚姻满意度非常重要，向配偶公开表达对其正性感受会使婚姻美满幸福。在婚姻生活中，男女双方情感的投入存在性别差异，女性比男性更多地维持这种重要的情感交流，她们可能更多地考虑婚姻互动的形式和关系，当配偶表现出对彼此关系的理解时，女性会感到更幸福和满意。

4. 围婚期性心理特征 随着认识的提高，心理因素及性生活在未来婚姻生活中的作用逐渐受到重视。新婚之夜性生活的开始，也是夫妻间进一步深入了解和相爱的最重要途径。

（二）围婚期常见心理卫生问题

1. 婚前焦虑心理 结婚是人生当中重要的应激事件，双方都会感到很大的压力。婚前的忙碌很容易使男女双方身心疲惫，当双方意见不一致时也容易发生争吵，甚至对结婚产生疑虑。还有些女性临近婚礼，面对角色的转换，生活方式的反差，会对自己的未来人生产生一种捉摸不定、莫名其妙的忧虑。下列几种性格的女性较容易产生过度的婚前焦虑：①个性不成熟、依赖性强、生活能力差者。心理学认为，履行婚姻生活的人必须具有相当的成熟度和责任感，需要有一定的理性思考和应付生活的能力。那些为人处世没有责任感和责任能力的女性，往往留恋不被期待履行责任的恋爱期，进入围婚期容易产生紧张和焦虑。②对婚姻生活中的矛盾过度敏感者。这部分女性在精神和感情上属于敏感型，对婚姻生活可能出现的矛盾冲突提前担心起来，产生过度的婚前忧虑。③对婚前自由生活过于"适应"者。这类女性已习惯于自由自在地生活，她们担心一旦结婚，会丧失自己的独立性、自由度，缩小甚至封闭自己的社交圈子，因而对可能影响她们婚前多种心理欲求的婚姻生活，不自觉地产生一种焦虑感。

2. 婚姻恐惧感 这种心理应该说是一种现代生活的心理异常。怀有这种心理的女性，怕结婚后接踵而来的妊娠、分娩影响自己的身材容貌。她们可以接受爱情，愿意恋爱，但不愿承担婚姻家庭义务，不愿承担生育责任，对结婚产生恐惧心理。

3. 新婚失落感 感性化的特点容易使女性对婚姻生活充满幻想，甚至存在过高的期望与奢望，对爱人完美化，对即将面临的现实生活和需要背负的责任缺乏必要的精神准备。新婚伊始，带着家庭烙印、从不同成长环境中出来的两个人生活在一起，生活结构和环境会发生很大的变化，也会随之带出各方面的差异。现实婚姻生活及各自固有性格的逐渐显现，会使两个人产生许多矛盾和冲突，使新婚夫妻很容易产生一定的心理疲劳感、失落感和空虚感。而对这些矛盾和冲突的处理结果，直接影响双方对婚姻的满意度。

4. 围婚期异常性心理 为提前深入了解对方，或因为恋爱期的性冲动，一些女性往往在婚前已有性生活。和谐、健康的性生活是美好婚姻的重要组成，如果围婚期女性不能以理智的方式去看待和处理婚前出现的性行为，容易受到较大的伤害。新婚伊始，夫妻双方因为没有性生活的经历，如果在性技巧和配合上不默契，初次性生活可能不顺利或难以实现，心理上会产生失望感。反复如此，新婚女性会产生性心理障碍，影响甚至动摇婚姻的情感基础。另外，还有些女性因青春期对性认识上有扭曲,性心理受到严重压抑,进入婚姻生活容易产生性障碍。对于有性心理缺陷的女性,如果婚前不能及时发现并给予必要的矫治,婚后的夫妻生活很可能受到影响。

(三) 围婚期心理卫生指导

1. 重视婚前心理准备 爱情虽是婚姻的基础,但并非幸福的唯一条件,婚前充分的心理准备是婚后家庭和谐的重要基础。第一,婚前相对全面了解对方。双方婚前充分了解,耐心审视,有助于婚后相互间的感情加深,行为配合和磨合期的缩短。第二,做好适应新角色的精神准备。女性婚后需适应家庭、社会、情感等多种角色。婚姻生活不仅意味着要和丈夫一起生活,还牵扯与对方的父母、兄弟姐妹以及亲戚朋友的和睦相处问题。因此,围婚期女性应该在结婚前后的一段时间内,创造条件去认识和熟悉那些需要认识的人,避免出现婚后因许多陌生人闯入自己的生活而感到措手不及,或因处理不当使亲人、朋友的感情受到伤害。第三,应有家庭责任感。围婚期女性应该清楚地认识到,新家庭的诞生意味着双方为经营家庭要尽力尽责,女性需要尽自己做妻子的责任。

2. 舒缓婚前焦虑和恐惧 对于将步入婚姻殿堂感到忧虑的女性,最好给自己留有一段充分的时间,来进行适当的心理调整。明确自己忧虑的原因所在,根据问题选择应对策略。参加新婚辅导讲座或看看相关的书籍,学习掌握一些具体的生活技能,双方通过沟通对婚后生活安排和设想得当,都有助于焦虑情绪的缓解。围婚期女性应充分理解恋爱与结婚辩证的内涵,即恋爱是结婚的准备,结婚是恋爱的结果,结婚可以使爱情进一步升华。怀孕、生育是人类的正常生理现象,没有必要害怕,婚前忙碌之际,男女双方要相互理解,相互体谅,遇到问题多商量,切忌急躁。

3. 新婚期心理调整 为使婚姻美满,新婚后双方需换位思考,并及时进行心理调整,从各方面施展技巧,使相互间的吸引力长久保持,如:①坦诚相处、经常交流:夫妻间应坦诚相处,互敬互爱,相互关照,注重思想沟通和交流;②尊重对方个性特征:夫妻双方有各自的性格特征,因此,相互需要宽容、调整和适应;③学会忍耐:当对方发脾气或发出挑衅信号时,最好采取忍耐和避开的方式,或设身处地地了解其原因,以帮助解脱,不要受对方情绪的影响,使自己也处于情绪恶劣状态;④主动承担家务:夫妻关系的平等交往表现在家务的共同分担上,主动承担家务的一部分,是丈夫爱护妻子、妻子体贴丈夫的具体表现;⑤乐观生活:在适当的时候,用幽默转移不良情绪,用乐观向上的态度影响对方,让婚姻有良好的生活气氛。

4. 新婚性生活调适 新婚双方应了解一些性知识,在性生活时相互配合。女方不要完全处于被动,要消除紧张心理,保持肌肉放松,既可以提高性默契,还可以减轻和避免由于处女膜损伤所致的疼痛和不适。在正常性生活前的准备阶段,做一些诱导工作,以激发性欲与性兴奋。这种性诱导除对躯体上性敏感区的刺激,还应有一定的时间进行情感调动及精神与心理准备。与男性比较,女性需要的诱导过程比较复杂和广泛。性高潮后的消退期,双方适宜的抚摸、亲吻和语言交流,对于心理和谐是必不可少的活动。

对于发现自身有性心理缺陷的女性,婚前就应求助于专业医生,接受测试和分析,及时得到诊断和治疗。如果在婚后才发现,也应立即诊治,需要时应与配偶及时沟通,避免新婚家庭出现危机。

5. 卫生指导 让围婚期男女知晓生育保健知识,了解受孕的原理,并重点传授计划受孕的相关知识和技术。新婚期注意饮食,及时补充营养。重视性卫生保健,防止疾病发生。同时,对婚后有避孕要求的男女提供节育指导,避免因计划外妊娠造成心理负担。

三、生育期的一般心理特征和心理卫生

生育期是女性生理功能完全成熟期,也是心理状态的稳定期,是女性充分发挥聪明才智的重要阶段。关心这一时期女性的心理卫生,维护其心身健康,有助于她们更好地承担社会责任,更加精力充沛地为社会作贡献。

(一) 生育期的一般心理特征

1. 个性与社会性的发展特征

(1)人格发展:生育期是女性完善自我评价的重要阶段,也是心理状态稳定时期。生育期女性人格的渐趋成熟并基本定型,则是其心理成熟的主要特征。这一时期她们个性表现稳定鲜明,能够对人生和外部环境作出理性的判断,信念比较稳固,在对人生发展方向和职业定位进行评价、决定取舍时能够有理性的抉择,形成稳定的价值取向。生育期女性能够逐步将社会需要内化为个体的内在需求,使自己的人生观与社会规范相一致,社会角色和社会行为不断完善,履行起家庭和社会的责任与义务。

(2)自我意识发展:生育期自我评价的改善促进了自我意识的形成和分化。一方面,自我意识获得稳定的同一性,她们能够以成熟、平和的心态应对各种冲突,客观、理智地看待自我。另一方面,自我意识发生明显分化,生育期自我意识的发展使女性能够把眼光从外界转向自己,主动了解自己的内心世界,从而使自我意识发生分化,自我层次性和维度增加。随着社会阅历日趋丰富,女性通过对自己现在或未来的不同认知和评价;思维的发展,又使她们的主体自我更富有主动性和自觉性,客体自我更加真实客观;生育期社会责任要求的进一步提高,也使个体的道德自我越来越成熟。生育期自我意识的发展和完善,使女性能够将理想与现实联系以适应社会,社会适应能力较其他各个时期增强。

(3)职业适应和发展:生育期是女性告别青春期,以独

立自主的身份进入成人社会,由学生时代走入职业生涯的重要阶段。这一时期也是女性的一个重要人生经历。社会态度对女性的职业选择有明显影响,在职业抱负和薪金要求上,很多时候女性的期望不得不低于男性。对职业选择的满意度决定了对职业的适应,心理因素对适应职业也有着重要的影响。要取得成就必须具有强烈的事业心和进取心,而个体能力、兴趣和事业心因人而异,这些因素会使不同人对同样的工作付出不同的努力,对工作压力的感受也就不同,因而职业适应性就有很大差别。另外,像工作类别变化、职务升迁、人际关系也影响成年女性对职业的适应。

与男性勤奋有为的发展工作不同,成年女性职业发展的主要任务是克服依赖,真正了解和实现完整的自我。家庭的支持和家庭文化的价值观能够影响女性的职业发展。现代女性大多希望兼顾事业与婚姻并进,但与男性相比,可能面对更多的职业目标和家庭责任之间的冲突。

2. 认知特征 生育期女性认知功能发展成熟。认识活动上,感知觉内容更为广泛,感受性更敏锐,许多认知过程达到人生顶峰。这一阶段,是思维结构趋于稳定并最终成熟的时期,也是智力发展的最佳阶段。

(1)思维的发展:生育期是完整思维结构的成熟期和稳定期。这一时期,辩证思维和创造性思维等高级思维形式迅速发展,在思维结构中的地位也越来越重要。生育期女性思维特点发生了质的飞跃。这种质变是这个阶段思维发展的一个主要特点,对于女性心理发展有着深远影响。

创造性思维是生育期思维发展的一个重要特征。创造性思维的主要成分:一是发散思维,指将问题所提供的各种信息朝一个方向聚集,从而得出一个确定答案的思维;二是集中思维,是指从一个目标出发朝各种可能方向扩散,沿不同途径去思考,探求多种解决问题答案的思维。一个完整的创造性思维的过程,是从发散思维到集中思维,再从集中思维到发散思维的多次循环、深化才得以完成。生育期女性具备了人类思维的各种形式,这不仅为思维调控奠定了基础,使思维能更好地揭示客观事物的本质和内在联系,而且使思维活动更具主动性和创造性。生育期是女性发挥创造力,事业上多出成果的阶段。

思维的实用性和适应性增强。随着年龄的增长和社会活动的日益增多,思维中以现实为导向的实用性成分增多,同时实践性、适应性和辩证性提高。她们能够敏锐把握现实与未来的矛盾性以及未来事物的优越性,并将多种理性思维,和以累积的经验、丰富的联想为基础的非理性思维综合运用。这种对现实扬弃和超越的思维方式能够更加客观地、符合规律地作出合理判断,对于复杂的未来事物更具适应性。

(2)智力的发展:一般来说,智力就是认识能力,主要指观察力、记忆力、想象力和思维力,以抽象思维为核心。生育期智力的个别差异趋于稳定,个体智力发展逐渐达到高峰。生育期女性有意识记和理解识记占主导地位,记忆

效果进入最佳时期;抽象思维的发展使其掌握了成熟的观察方法,观察水平较青春期有很大提高,能够观察到事物的本质特征和内在联系,观察的概括性和稳定性提高;她们善于联想和思考,创造想象更具实用性和现实性。生育期女性自主性强,有较高的综合分析、客观判断以及独立解决问题的能力。

3. 情感特征 随着生理功能发育和认知能力的发展,生育期女性对客观事物与个人需要间的态度体验逐渐成熟。

(1)情绪平和稳定:生育期女性情绪上逐渐显现出平衡、和谐和稳定的特点。在情绪的表现上,伴随生活范围的日益扩大和社会认识的发展,她们情绪的冲动性和情境性逐渐减少,稳定性逐渐增加;而生理功能的成熟也使情绪表达显得平衡。在情绪的调控上,她们能够有意识地调控情绪,避免直接的、冲动性的和暴发性的外露,尽可能以间接的方式出现,有能力延迟对刺激的反应。在情绪的表达上温和细腻的情绪逐渐占主导地位。

生育期女性,一旦情绪转化为心境,进入一种深入的、比较微弱而持久的情绪状态,则会对其心理状态和行为产生很大影响。另外,这个时期,女性能根据条件需要在一定程度上支配和控制自己的情感,表现出外部表情和内心体验的不一致。在情绪上的自我压抑性也较常见,有些时候可能影响其心身健康。

(2)社会情感:生育期女性情绪生活社会化,情绪体验也更深刻,与个体社会需要相联系的情感体验渗透到人类社会生活的各个领域。其中,道德感、理智感、美感是在社会实践中发展起来的,都与一定的原则、标准、社会要求和社会价值相联系,是人高级情感的基本组成部分。

道德感对人的活动具有重要的指导作用。生育期女性对于道德标准的理解和掌握,使其对他人或自己的行为、思想是否符合社会道德行为准则有更现实、更深刻的情感,形成了自己比较明确的爱国主义情感、集体荣誉感、社会责任感、友谊感、同情感等,而母爱是生育期女性最基本的道德感。

个体在对客观事物的认识过程中和理智活动中产生的情感体验,形成理智感。生育期女性所具有的理智感与其对知识和真理的需要相联系。认识活动越深入、求知欲越强烈、追求真理的兴趣越浓厚,理智感也就越深厚。

美感是人对事物美的体验。生育期女性的美感体验,一方面,与其拥有的审美知识以及鉴赏美的能力有密切的关系;另一方面,社会实践和心理的发展,使其对事物内容美和行为美的统一有更成熟的情感体验。

4. 意志特征 意志是指个体自觉地确定目的,并为实现预定目的,有意识地支配、调节其行为的心理现象。意志过程是人心理过程的一个重要方面。意志行为是指由意志支配的行为。生育期女性的意志力较青春期有一定进步。

(1)意志行动的目的不断发展:生育期女性对客观事物认识的提高,使其在意志行动前对行动的目的、目的与效果

的统一及行动结果的预期有更全面的认识,意志行动目的的确立朝更明确、更符合客观规律、体现更多社会意义的方向不断发展。

(2)意志品质趋于成熟:在意志行动的心理过程中,生育期女性表现出成熟的意志品质。她们制订意志行动目标会经过深思熟虑的过程,做事情具有明确的目的性,为实现既定目标执行决定时表现出果断性,行动中对待挫折表现出坚韧性。生育期女性意志品质的成熟还表现在能根据现实情况,在选择实现目标的方式和方法上,展现出一定的自制力,理智、及时地调整目标,以使其更好地实现。

(3)意志力水平提高:生育期女性意志增强,她们能够努力不断克服各种内部障碍和外部困难,坚持到底。在遇到困难和挫折时,大多能冷静而理智地对待社会、事业、家庭带来的各种困难;面对成功或喜悦,能控制情感的外露,表现出沉着和自制的内涵。

5. 性心理特征

(1)性别角色成熟:性别角色社会化的影响因素是多方面的,既有生物因素的制约,也有社会文化的影响。生育期以前,性别概念继续发展,性别角色的社会化带有被动性。进入生育期,性别角色的社会化越来越受个体价值观的影响。尤其是女性,追求性别角色平等的态度逐渐强烈,对自立表现出更多的关心,不再满足传统的性别角色分工。但在异性恋的两性关系中,人们仍有传统性别角色的期望。

(2)亲密关系的建立:生育期发展的一个主要任务是与特定对象形成亲密关系。异性交往是步入生育期女性进行人际交往发展的主线之一,能够满足其多方面的心理需求。异性交往还包含更多的社会因素,恋爱和婚姻成为交往的目的。

(二)生育期一般心理卫生问题

生育期女性因为生理和心理上发生的种种变化,可导致多重心理压力,出现一些相关的心理卫生问题。

1. 婚姻家庭和事业的适应问题 生育期女性较男性面临更多的是家庭婚姻与事业的矛盾。婚姻与就业、生育与事业孰先孰重,要不要生孩子,什么时候生,对于刚步入社会的年轻女性而言,这些困扰常常成为自己的一种精神压力。而孩子的存在,一方面,可以使夫妻双方更有责任感、更成熟,有更多话题进行情感分享;另一方面,照顾孩子也会使婚姻压力增加,有人会因此逐渐丧失对婚姻的美好感觉,对婚姻生活产生怀疑。另外,一些女性在用更多精力经营事业时,在处理工作与家庭事务的关系时因为精力有限,往往顾此失彼,夫妻双方容易由此产生冲突,给双方带来精神压力,甚至呈现出婚姻不满与危机。

2. 人际关系的压力感 生育期是女性人际关系最为复杂的时期。工作中有上下级、同事及服务对象,社会环境中有朋友、熟人,家庭中有夫妻、公婆、父母与子女、兄弟姐妹,以及其他亲属等。方方面面的关系都需要女性时时调整

自我,小心处理,这难免会给她们带来心理上的压力。子女教育问题是引发家庭环境中人际关系出现矛盾的一个重要因素。生育期女性与长辈或配偶间关于教育子女的分歧,父母对子女的普遍期待心理,以及因愿望与现实的差距造成父母和子女间关系的紧张和不快,家庭成员间认识上的代沟等问题,都会给女性带来很多困惑,造成其心理负担,甚至导致家庭不和。

3. 职业压力和职业挫折感 职业压力和职业挫折是人在职业生涯中必然遭遇、不可避免的一种普遍的社会心理现象。如果不能正确认识,则可能诱发个体许多不良反应,或对认为阻碍满足自己需要的障碍做出攻击行为以示反抗;或逃避现实,自暴自弃;或假装冷漠孤立自己;或做出一些与其年龄不相称的幼稚举动等。这些行为对个体的心身发展都会带来不良影响。

4. 心理疲劳感 生育期女性社会责任和家庭任务重,在面对社会工作的要求、事业的期许、角色的转换、家庭的稳定、子女的教育、赡养老人等多重压力下,心理上容易产生疲劳感。如果长期持续处于一种紧张、思虑、身心劳累的状态下不能及时缓解,最终会影响心身健康。

5. 健康问题的困扰 生育期精神长期紧张容易导致女性心身疾病的发生。心身疾病(psychosomatic diseases)是指在其发生、发展过程中,心理社会因素起重要作用的躯体器质性疾病和躯体功能性障碍的总称。通常通过心理影响生理的途径,以身体的某些器官或系统的病变表现出来。女性的很多情绪活动,都能引起身体一系列的生理变化。如机体长期处于焦虑、愤怒、恐惧、沮丧、悲伤等消极情绪影响下,往往会引起高血压、冠心病、胃及十二指肠溃疡、月经不调以及心理障碍等多种疾病的发生。

生育期家庭和工作的不同角色责任可能造成一些女性疲惫不堪,因此,她们对自己的健康状况常常无暇关注,中年又是许多躯体和精神疾病的好发期。长期如此,女性很容易积劳成疾,而一旦发现疾病,往往已延误诊治良机,造成不可挽回的损失。

6. 性心理障碍 生育期女性的性心理障碍多与性功能改变有关,而其性功能的改变,一定程度上受心理因素的影响。情绪不愉快或是夫妻双方感情不和睦、缺乏交流等原因,可使女性过性生活时心情不佳而出现性功能异常;身体状况不佳或一些病理因素,如盆腔疾病、骨盆外伤、手术伤等,对生育期女性的性功能也有影响。

(三)生育期一般心理卫生指导

1. 量力而行 女性既要有自己的生活目标,又要正确估计和把握自己的心力和体力,所以要客观分析自己的能力,不要接受力所不能及的任务,以避免长时间超负荷工作。根据实际调整自己的期望水平,减轻心理负担。生育期女性要注重发挥智力效应,利用这一时期的认知特点,发挥优势,弥补不足,只有使自己始终处于一个良好的心理状态下,才

能获得高的工作效率。

2. 保持家庭和睦　家庭应该是一个人缓解各种压力、调整身心、积蓄力量的最佳场所。安定、和睦的家庭环境需要每个家庭成员的共同努力。女性要注重夫妻双方的交流和沟通，增进彼此的理解及认同感，促进情感与行动的同一性，营造一个平等、民主、和谐的家庭氛围。要学会心理相容。心理相容是家庭成员心理健康的重要保证。在家庭生活中，要客观看待配偶以及其他家庭成员，学会宽容和谅解别人的缺点。

3. 积极应对职业压力　第一，端正态度，懂得职业生涯中出现职业压力和职业挫折的必然性，在参加工作之初即要做好思想准备。第二，寻找原因，一般职业压力和职业挫折来自三个方面：①个人来源，如自身性格、角色冲突、耐受性低等原因；②群体来源，如群体缺乏凝聚力、人际冲突、没有足够的社会支持等原因；③工作单位内部来源，包括裁员、竞争、缺乏沟通、不良工作环境等原因。第三，自我调节，在进行自我改进，改善人格缺点的同时，也应积极改变心态，提高应对职业困惑的能力。第四，善于沟通，沟通是解决问题的一个有效办法，及时沟通还有助于调整人际关系，改善工作环境。

4. 注重人际关系的和谐　女性要妥善处理好各种不同的人际关系。首先对人际关系应有一个积极、全面和善意的认识。其次，要培养自己良好的个性，以一种谦和、豁达、宽容的心理与人进行交往。再者，注重交往技巧，注意协调各方关系，尽量避免激化各类冲突和矛盾，对工作或家庭中的一些变化要及时调整心态，尽快适应。

5. 注重心身健康　生育期女性的生理功能由旺盛状态开始逐渐向衰退发展，躯体疾病和心身疾病的发病率开始升高。要重视自身健康状况，重视疾病的征兆，及时医治。同时，维护心身健康应以预防为先。学习一些心理调节的方法和技巧。在日常生活中，要注重修身养性，丰富精神生活，培养幽默开朗和勇敢坚强的性格。此外，合理膳食，适当运动，劳逸结合，建立良好的生活方式也有益于心身健康。

6. 选择适当的避孕方法　选择适当的避孕措施，避免意外妊娠的发生，可以减轻女性对再次妊娠的恐惧和焦虑心理。这不仅能够减少人工流产对女性心身健康的损害，而且也有利于夫妻双方性生活的和谐。

（李　芬　张欣文）

第四节　孕产期的心理特征与心理保健

为人类繁衍后代是女性需要承担的社会和历史责任。生育期是女性卵巢生殖功能和内分泌功能的最旺盛时期。这个时期，女性大多已建立规律的周期性排卵，她们将经历的妊娠、分娩和哺乳过程，无论在生理上还是心理上都会给其带来很大变化。

一、孕前期的心理特征和心理保健

妊娠（pregnancy）是以夫妇情感的发展为基础的。对于妊娠的期望，无论夫妇哪一方都应给予充分重视。但也要认识到，妊娠毕竟不是爱情生活的全部目的和意义。平衡妊娠心理是孕前期女性心理健康的关键。

（一）孕前期的心理特征

1. 妊娠期待　繁衍后代不仅是家庭需要，也是社会发展的需要。男女双方建立家庭后的一个重要任务就是创造新生命。对于妊娠的期望程度，夫妻双方因其年龄、家庭背景、社会环境、文化价值观等因素的影响可能有所不同。但对绝大多数生育期女性而言，她们认同自己在这一时期的社会角色，有怀孕欲望，希望在适宜时间受孕。

2. 妊娠准备　在妊娠态度上，更多的人倾向于计划受孕，尤其在我国现行的生育政策下，优生优育成为很多人的普遍理念。有计划地安排受孕和生育，是建立优生的开始。

因此，越来越多的女性会在孕前主动了解妊娠相关知识，了解并努力在怀孕前排除遗传和环境方面的不利因素，希望在心理和生理、精神和物质等各方面都有准备的情况下受孕，为新生命的诞生创造最佳起点。

3. 妊娠消极心态　虽然妊娠是女性作为社会人需要承担的责任，但妊娠毕竟是女性生活中一个重大的应激事件，如果没有思想准备，一些女性会对怀孕产生消极态度。新婚后心理的不稳定、生活环境或经济条件有限、家庭与工作间的矛盾等原因都可能使女性在一定的时间、环境下不愿妊娠。

（二）孕前期常见心理卫生问题

1. 不孕症的困扰　不孕症是影响婚姻和家庭稳定的重要因素。WHO定义如果育龄夫妇性生活正常，无两地分居，未避孕1年以上未孕者称不孕症（infertility），发病率随年龄的增长而增加。

不孕症对正常婚姻中夫妻双方都会构成压力。因为社会的传统认识，以及各种不孕原因中，女方因素相对略高于男方因素，因而一旦婚姻生活中出现不孕症问题，女性可能面临更多心理压力。她们感到丧失对生活的控制，表现出悲伤、抑郁、失望、缄默等。再加上来自长辈以及周围环境的影响，有的女性会出现情绪不稳定的精神压力，表现为焦虑、抑郁、敏感、负罪感、人际关系孤独，严重的还可能导致精神异常。长期紧张、焦虑的情绪又可影响卵子受精，导致越盼望越不孕，甚至影响夫妻关系和性活动，引起婚姻满意度下降等。

辅助生殖技术虽然为不孕症家庭提高了生育机会，但治疗结局的不确定性，使女性在治疗期间会表现出较高水平的心理不适，治疗前强烈期待，治疗中焦虑不安，治疗失败后沮丧。如果不能很好地平衡妊娠心态，严重者会发生婚姻困难或夫妻间性功能变化。

2. 妊娠畏惧　一些女性因为在既往生活中曾发生与妊娠相关的不良事件，或有多次妊娠失败的经历，因而对怀孕产生深深的畏惧感；还有些因为担心妊娠对自己形体的影响而恐惧妊娠；对婚姻生活缺乏信心，或现实中存在的职业压力也会让一些女性不愿怀孕。

3. 假性妊娠心理　假性妊娠（pseudo pregnancy）指一些女性并未真正怀孕而表现出妊娠反应的现象，是心理因素对人体生理功能作用的典型表现。一些女性求子心切，长时间处于这种强烈心理状态，则可能在一定条件下引起人体内分泌系统、生殖系统的变化，表现出早孕反应，随时间推移，甚至可出现或自觉出现腹部膨隆。

（三）孕前期心理卫生指导

1. 调整孕前情绪　孕前夫妻双方性生活协调，情绪稳定，不仅可以减少女性自身的心理压力，也有利于新生命的心身健康。情绪与一个人的期望值和实现值之间有着密切联系。准备怀孕的女性，要尽量放松自己，保持乐观的态度。即使虽希望很快顺利怀孕，但暂时不能如愿，也应保持积极稳定的情绪。夫妇之间，彼此的心境有着强烈的感染性，要善于主动调节相互之间的心理平衡，调整和转移对方的不良情绪，使夫妻在孕前有一个健康心态。

2. 做好怀孕的心理准备　①愉快接受孕期各种变化：怀孕后女性会在体型、情绪、饮食、生活习惯和对丈夫的依赖性等多方面发生变化；准备当妈妈的妇女应以平和自然的心态来迎接孕期的各种变化。②做好承担责任的准备：孩子的出生会给夫妻带来很多快乐，但也给家庭增添了许多家务及抚养和教育的责任。因此，妇女怀孕前就应该考虑孩子出生之后所必须承担的责任和义务，这样才能有效避免夫妻感情因为孩子的出生而受影响，同时也有利于孩子的健康成长。③适应未来家庭结构变化的准备：孩子的存在会使夫妻双方的生活格局发生改变，孩子不仅要占据父母的生活空间，而且会占据夫妻各自的心理空间。妇女要学会适应这种变化，接受未来家庭生活重心的转移。④计划消费：怀孕和养育后代不仅需要付出心血，而且需要一定的物质基础。

3. 保持健康生活方式　良好的生活方式和行为是受健康的心理所支配，良好的生活方式和行为不仅能促进母体和胎儿的身体健康，而且也是心理健康的保障。因此，妇女在准备妊娠前就应该开始坚持生活规律，科学饮食，参加户外运动，戒烟戒酒，远离宠物。并有意识地调整自己的生活方式，使之适应优生的需要。

二、妊娠期的心理特征和心理保健

（一）妊娠期的心理特征

妊娠期女性的心理活动与其生理、个性、情绪及社会因素有密切关系。大多数孕妇对自己身体及其孕育胎儿的关注明显增强，情绪变得脆弱，易激惹。孕激素水平的增高，使孕妇减少了对异性的兴趣，情绪易于波动。

1. 妊娠关注　确诊妊娠后，希望怀孕的女性一般都会很激动和兴奋，并开始为继续妊娠做积极准备。孕早期出现的疲劳、恶心、呕吐等症状常常因为孕妇对自身妊娠的关注而变得更为明显。一些女性或夫妇双方乃至双方长辈会因担心胚胎能否正常发育而迫切要求咨询。尤其是年龄较大的孕妇，她们因为担心自己的身体不能胜任胎儿的正常发育而对妊娠更为关注。

2. 妊娠情绪　妊娠期女性情感变化明显，其情绪状态与妊娠的不同阶段有一定关联，也受经济条件、怀孕欲望、身体状况及生活经历等有关。一般来说，确定妊娠初期，大多孕妇表现兴奋，但随着早期妊娠反应的出现，抑郁与疲劳变得极为常见，一些孕妇会产生紧张情绪。部分孕妇食欲下降，偏食，情绪不稳定，易受暗示，感情上要求增加，性欲却下降。妊娠中期孕妇的情绪一般来说最为乐观、稳定。到了妊娠晚期，心理压力加重，孕妇情绪上更多表现出焦虑状态。

3. 妊娠适应　孕妇对妊娠的适应与妊娠发展、妊娠是否顺利、自身健康状况及心理因素等有关。一般来说，妊娠中期孕妇在身、心两方面对妊娠都有较好的适应。妊娠症状减轻，食欲增加，对外界的兴趣恢复，多数孕妇表现为自我感觉良好；另外，因为胎动的出现，使孕妇对胎儿的存在有了具体的感觉和想象，憧憬未来的生活。伴随妊娠的进展，孕妇的依赖性心理增加，容易情绪化，有些人可能会因为体型的变化感到苦恼。妊娠期间孕妇的感知觉、智力及反应能力略有下降。这个时期对性生活的要求，个体间则有很大的差异。

4. 妊娠负荷　进入妊娠晚期，胎儿的迅速发育，使孕妇的生理功能处于过负荷状态；同时，这种生理上过负荷的应激可产生心身反应。害怕难产和手术，对分娩过程疼痛或损伤的恐惧与担忧，对胎儿健康的担心，行动不便的心理冲突，对分娩后居住环境和人员照顾问题的忧虑都会增加孕妇的心理负荷。

（二）妊娠期常见心理卫生问题

1. 恐惧心理　分娩恐惧是孕中期和产前女性出现的心身障碍和分娩应对困难，孕妇对即将到来的恐惧会存在从担心到极端焦虑，甚至想要逃避分娩的情绪体验。国内一项调查显示，65.3% 的孕妇有不同程度的分娩恐惧。一些孕妇因为对妊娠缺乏基本认识,对生育有恐惧、厌恶感;也有人由于自身原因或受到他人分娩痛苦的影响,对分娩过程产生恐惧不安;家庭对胎儿性别的要求或非己所愿的意外受孕也会让一些孕妇对妊娠怀有恐惧感。

2. 焦虑或抑郁心理　焦虑或抑郁是孕妇最常见的心理问题。国内研究显示,孕产期焦虑症状筛查阳性率为:孕早期20.87%,孕中期12.33%~15.19%,孕晚期13.09%~14.39%,产后11.00%~13.98%。孕产期抑郁症状筛查阳性率为:孕早期27.57%,孕中期21.00%,孕晚期20%,产后20.74%~22.20%。孕妇焦虑或抑郁的程度,受其人格特征及对妊娠态度的影响。担心胎儿性别、健康等问题可产生疑虑,尤其是有过不良产史的孕妇更是会过度担心;忧虑新生命的诞生给生活、工作带来的许多新问题,是否会失去个人感;害怕分娩不顺,临产后的阵痛自己难以忍受等;胎儿迅速发育造成孕妇躯体负荷的增加,形体改变,行动不便,引发情绪上的烦躁;家庭看法及其他经济和人际关系等问题;这些均可导致孕妇焦虑或抑郁。如果再缺乏来自丈夫、家庭和环境的支持,孕妇的心理压力更大,精神也易受压抑。焦虑或抑郁心理不仅对孕妇的心身健康有一定影响,而且孕妇的心理状况与胎儿的健康发育也有很大关系。一方面,孕妇不良的心理状态,往往是发生妊娠呕吐、自发性流产及妊娠期高血压等疾病的重要诱因。另一方面,孕妇处于情绪忧郁、悲伤、焦虑、过度紧张或愤怒等状况,可导致胎儿脑血管收缩,供血量减少,影响中枢神经系统的发育;孕妇长期承受忧虑和疲劳等心理压力,是新生儿畸形率增加的重要原因;情绪不稳的孕妇生下的婴儿,在出生后的3年内易罹患疾病。

3. 妊娠呕吐　恶心、呕吐是最常见的妊娠反应,国内有报道其发生率在23%左右。妊娠呕吐既有生理基础,又有心理因素。明尼苏达多项人格检查表(Minnesota multiphasic personality inventory,MMPI)及心理咨询调查,发现呕吐及其他妊娠反应剧烈的孕妇多数为性格外倾、心理异常及情绪不稳定者。对怀孕有不同程度的苦恼、反感、恐惧心理的女性更容易发生严重的妊娠反应,而意外妊娠、家庭关系不和睦、希望家人关心和重视的心理因素均可使孕妇加重症状。

(三)妊娠期心理卫生指导

1. 宣传妊娠相关知识　进行孕期健康教育,让孕妇了解妊娠的相关生理和心理卫生知识,也使孕妇周围人群更多地了解孕妇心理状况,给予更多的家庭和社会支持。妊娠过程中,既要给予孕妇足够的关心、理解和体贴,又不要使孕妇产生过度的优越感,滋长娇气和任性。临近产期,教育孕妇做好产时的心理准备,消除孕妇紧张心理,克服分娩恐惧。如果孕妇无异常情况,不宜提早入院。进行母乳喂养教育。

2. 调整情绪　孕妇保持心情舒畅,有助于维护和促进母体和胎儿两方面的心身健康。胎儿在子宫腔内发育时期,有感觉、有意识、能活动,对外界的触、声、光等刺激能发生反应。孕妇在思维和联想时,所产生的神经递质传入胎儿脑部,给胎儿脑神经细胞发育创造一个近似神经递质的环境。所以,应注意调节和控制母体的内外环境,避免给胎儿不良刺激。指导孕妇保持自身积极乐观的情绪,结交对妊娠持积极态度、情绪乐观的朋友;增加夫妻间的"容忍度",有效释放烦恼;教授孕妇学会自我心身压力调节方法,如基于正念的心身减压练习、欣赏轻松音乐、闲暇时间散步、营造健康的怀孕环境等。如果孕妇情绪异常明显,必要时,可找心理医生进行咨询及疏导。

3. 定期产前检查　主动定期产前检查,一方面可监测胎儿生长发育,另一方面也有利于观察孕妇健康状况,及时发现孕母生理和心理异常。有条件者可以把心理问题筛查纳入常规孕产期保健服务中,如在孕早期、孕中期、孕晚期、产后等时期进行抑郁、焦虑问题的筛查,可以采用前文中推荐的自评量表。孕晚期如有必要可以增加对分娩恐惧状态的评估,及时处理严重分娩恐惧的心理问题,如基于正念的分娩教育课程可以起到较好的干预效果。

4. 建立良好的生活习惯

(1)良好的生活方式:注意适当休息,加强适当的体育锻炼和户外活动对调节心理状态有积极作用。适当活动,鼓励孕妇根据自身实际情况,做一些用力平缓的家务或正常上班,或选择适宜的运动和户外活动,不要因为体型变得臃肿、沉重而懒于活动。适当活动有助于血液循环和精神内分泌的调节,不仅可以增强孕妇的肌肉力量以利于分娩,还可以放松紧张与焦虑情绪,振奋精神,有益于孕妇保持健康的心理状态和维护妊娠期身体健康。

(2)均衡的营养理念:由于胎儿生长发育的需要,妊娠中、后期母体对蛋白质、维生素及矿物质(如钙、磷、铁、锌)等营养物质的需求量迅速增加,孕妇的食品应适当搭配,品种多样,使摄入的营养既均衡,又能满足胎儿的需要。另外,少量多餐,多吃清淡可口的蔬菜水果还有助于减轻妊娠反应。

三、分娩期的心理特征和心理保健

分娩(delivery)虽然是一个自然生理过程,但它对人类却是一个重大的应激事件,社会、文化、心理等因素对分娩有着重大影响。尤其是初产妇,非常容易出现复杂的心理变化。其中,产妇产前的心理状态与其处事表现、情绪控制、流产史、父母关系、对分娩有无准备、家庭角色充当等明显相关。所以,重视精神心理因素在分娩过程中的作用,维护产妇分娩期心身健康对母体和胎儿都有重要意义。

(一)分娩期女性的心理特征

1. 心理应激反应　分娩过程对母、子都是重大的心、身应激。母体对分娩应激最常见的心理反应是焦虑、恐惧和紧张,怕痛、怕难产、怕分娩不顺利、怕胎儿意外或性别与期望不一致等,这些又可以影响其分娩过程。适当的焦虑,可提高个体适应环境的能力,而过度焦虑则易导致子宫收缩乏力。

2. 产痛影响 临产时,宫缩所致进行性加剧的疼痛可使产妇心理反应很强,产妇情绪表现激烈,可能会影响产妇的妊娠信心,不愿继续耐受产程,有些人即便有条件顺产,也不惜采取剖宫产以尽早结束分娩。另外,因为产痛的影响,一些产妇担心胎儿受伤害也希望尽快结束妊娠。

3. 关注胎儿 在分娩过程中,产妇将相当一部分关注放在胎儿身上,一方面对即将出生的小生命充满期待和喜悦心情;另一方面也担心分娩过程前后胎儿或新生儿有无危险、是否健康。

(二)分娩期常见心理卫生问题

1. 强烈焦虑心理 情绪影响分娩已成为大多研究者公认的事实。分娩应激引起的强烈情绪反应,可使产妇分娩的自控力降低或丧失,疼痛加重,而紧张-疼痛则可引起产程延长,子宫血流减少,导致胎儿缺氧;过度焦虑则易导致宫缩乏力,影响产程进展。研究报告指出,分娩时产妇有焦虑或抑郁表现,其产科合并症发病率较高。

2. 分娩恐惧(fear of childbirth) 产妇对即将到来的分娩存在从担心到极端焦虑,甚至想要逃避分娩,产生恐惧的心理,其恐惧的内容可归纳为对分娩时失去控制的恐惧、对孩子健康的恐惧、对医院干预与环境的恐惧、对疼痛伤害的恐惧等。分娩恐惧会增加负面分娩经历,有研究指出分娩恐惧与难产和紧急剖宫产有关,会增加紧急剖宫产的风险,也与母婴结局有关,如睡眠障碍、产后抑郁、母乳喂养率低、婴儿睡眠质量较差等。

3. 过度忧郁 在分娩过程中,产妇担忧出现异常情况,担心产程过程出现意外,甚至担忧自己有生命危险,担心新生儿是否健康,对自己能否生出一个理想孩子感到烦躁不安,甚至情绪抑郁。

4. 缺乏自信(self-confident) 应激状态的产妇心理承受能力下降,缺乏自信心,可导致难产。分娩时医务人员不当语言和态度的刺激,家人不在身边或不关心,也容易加重产妇的心理压力和造成心理紧张,丧失分娩自信心,并产生孤独感。

5. 盲目追求剖宫产(cesarean section) 一些产妇及家人严重忽视剖宫产手术的本质,认为剖宫产可以免受分娩的痛苦,既能保证婴儿安全,又不会改变体型等,因而无论必要与否,盲目追求剖宫产。

(三)分娩期心理卫生指导

1. 宣传分娩知识 首先,了解分娩过程。指导孕妇及其家人了解分娩的生理过程,知道分娩期各个产程的特点及分娩时可能出现的应激反应。帮助孕妇在分娩前做好积极的心理准备,树立分娩信心,为了母婴的健康,配合医护人

员,在没有异常情况下,尽量争取自然分娩。其次,正确对待剖宫产。剖宫产是解决母婴并发症和难产的一种手术手段。目前,剖宫产手术的危险,如麻醉意外等依然存在,术后产妇身体恢复也相对较慢。自然分娩则有助于胎儿对外界环境的适应能力。而且,分娩阵痛时子宫的变化使产后子宫的收缩力增强,有利于产后子宫的恢复和恶露排出,减少产后出血。

2. 引导分娩时精神放松 精神放松有利于顺利分娩。帮助产妇在产程中减轻产痛和消除紧张情绪,产生自信心,这有助于产妇最大程度地发挥自己的力量完成分娩过程。具体措施包括:

(1)导乐陪伴分娩:导乐是指一个有生育经验的妇女在产前、产时及产后给孕产妇持续的生理上的支持和帮助,以及精神上的安慰和鼓励,使其顺利完成分娩过程。"导乐"不仅有生育经验,而且富有爱心、同情心和责任心,并具有良好的人际交流技能,使产妇有安全感和依赖感。研究认为,有导乐陪伴的产妇在分娩时更少感到疼痛和焦虑,也较少使用药物,较少进行手术分娩,分娩时间较短,产后抑郁也较少出现。

(2)充分运用人际交流技巧:产妇临产时,大多会变得脆弱,情绪容易波动、烦躁、丧失信心。医务人员及陪伴的家人应充分运用情感和语言交流,不断给予产妇表扬和鼓励。并应及时告知产妇产程进展及胎儿情况,给产妇以安全感和亲切感。鼓励产妇与别人沟通,温习或示范呼吸和放松技巧,使产妇把顾虑和恐惧的心情转移到积极的行为中去,可以增强分娩的信心。

(3)发挥丈夫的积极作用:丈夫给予产妇心理及精神上的支持是其他人不能取代的,应鼓励丈夫积极参与。丈夫在医务人员指导下的抚摸、照顾,在使产妇感受到亲情的温暖的同时,可以缓解产妇紧张恐惧的心理。

(4)提倡非药物性镇痛:分娩镇痛有利于增强产妇分娩信心,保持良好的情绪状态,并会提高对疼痛的耐受性,不仅能支持产妇的心理健康,还能提高分娩期母婴的安全。让产妇了解并合理应用分娩镇痛方法,通过想象及自我暗示、分散注意力、家庭化分娩环境、播放音乐、按摩和深呼吸、热敷和温水浴、采取自由体位等非药物性镇痛方法,使产妇情绪放松,宫缩更协调,体力消耗降低,利于产程进展。

四、产褥期的心理特征和心理保健

胎儿娩出后,产妇又进入一个新的心身转变时期,即产褥期(puerperium)。生理上,随着胎盘的娩出,各生殖器官逐步恢复至正常状态,亢进的神经内分泌也渐转向正常,而哺乳功能趋向活跃。心理上,女性对做母亲的期望已转化为现实,母性行为的实践从此开始。这个时期,由于生理及心理的变化,使产妇对各种生物、心理、社会因素的易感性提高。

（一）产褥期的心理特征

1. 母婴联结 母婴联结（mother-infant binding）是指母婴间建立一种密切而持久的关系。这种关系是在一种与婴儿接触的希望和为婴儿的需要提供帮助的愿望中发展起来的行为表现。母婴联结是一个渐进的过程，通过妊娠规划落实、感受胎动、认知胎儿、分娩、看到和接触婴儿、独立哺乳等一系列步骤来实现的。母婴同室有利于这种联结的建立。

2. 母婴依恋 依恋是一种亲密而又长期的社会关系，常用于指婴儿与其主要看护者之间的亲密关系。这个人主要是母亲，也可以是别的抚养者或与婴儿联系密切的人，如家庭其他成员。儿童与母亲间温暖、亲密、稳定的依恋关系，是影响儿童今后心理健康最重要的因素。

3. 母乳喂养 现代社会产前和产后健康教育已使更多产妇首选母乳喂养（breast feeding）。母乳除了是婴幼儿"最理想的食品"，很重要一点，母乳喂养时的皮肤接触会让孩子的心理饥饿得到满足，母乳喂养增加了母子间的情感交流。另外，母乳喂养对于自身的好处，比如促进子宫恢复、降低哺乳期妊娠风险等，也让更多产妇愿意在产后，尤其是产褥期坚持母乳喂养。但是，如果因为喂养技巧或乳房原因，有些产妇短时间内不能有效哺乳或哺乳困难，可能对其自信心有所打击，甚至对自己是否胜任母亲的责任产生怀疑。

4. 产后情绪特点 分娩后产妇体内内环境发生调整，内分泌的剧烈变化，性激素比例的重新分配，以及家庭关系和环境因素的影响，使其心理发生很大变化，产妇精神敏感，易受暗示，对家人的情感依赖增强，情绪不稳定的现象较为明显。分娩后，产妇的兴奋点已转移到新生婴儿身上，孩子是否健康、家庭对孩子的态度、喂养等问题也是影响产妇心理的重要因素。一般满月以后，产妇心态渐趋稳定。

（二）产褥期常见心理卫生问题

1. 分离焦虑 多见于因难产或新生儿有病而母婴分室的母亲，因担心新生儿健康而焦虑不安。另外，因为分离使乳房缺乏婴儿吸吮刺激，产妇不能很好地建立乳汁分泌反射，这会加重产妇对未来母乳喂养的担心和忧虑。

2. 母乳喂养的困扰 大多初产妇产后常常遇到哺乳困难问题，如果没有专业人员的指导与帮助，以及母乳喂养母亲间的相互咨询与交流，出院后的产妇常常感到孤立无助。母乳喂养又不能像人工喂养能精确观察到孩子吃奶量，一些产妇因担心自己的母乳喂养能力而添加代乳品。产后调查显示，添加代乳品最多的是产后14天左右。乳汁分泌与产妇的精神、情绪、营养状况、休息和劳动都有关系。产妇不良情绪及代乳品的添加，可对乳汁的分泌产生负面作用，并影响新生儿健康。再加上产后突然的角色转换，加重母亲的心理障碍而成为恶性循环，一些产妇甚至对养育孩子丧失信心。

3. 产后忧郁或者抑郁情绪 产后抑郁是指在产后4周内出现明显的抑郁症状或典型的抑郁发作，属于产褥期精神综合征。最新的荟萃分析显示，中国孕产期抑郁的合并患病率为16.3%，其中产后抑郁为14.8%，且有上升趋势。产妇年龄过大或过小、家庭收入较少、伴有妊娠合并症、妊娠期压力水平高、夫妻感情较差、分娩时急性疼痛等个人心理因素、社会支持情况、生活经历都会影响产后抑郁的发生。产后抑郁不仅会使产妇出现食欲下降、情绪低落、失眠、焦虑，严重者还会出现自杀等严重心身障碍。产后也会导致母乳喂养困难、婴幼儿生长发育迟缓、亲子关系紧张等，对子代心身健康造成不良影响。

4. 产褥期精神障碍 产褥期精神障碍发生率高，约占产妇的1%~4%。精神障碍的发生多集中在产后1~2个月期间，主要为产后抑郁障碍。产褥期精神障碍的发生可能与产褥期的应激增加有关。产后情绪问题来自于抚养孩子的责任感、缺乏丈夫支持、生理疲惫和体内激素水平改变。因为孩子性别不如意或产程艰难，家人态度比较冷漠，常使母亲情绪低落，对孩子产生厌恶情绪，发生母婴联结障碍，甚至将一切不满意归罪于孩子。这类母亲往往缺乏热情进行母乳喂养。另外，分娩时胎儿或新生儿意外死亡，也很可能导致产妇精神障碍的发生。

（三）产褥期心理卫生指导

1. 重视产后心理保健 常规的孕产妇及家属的健康教育中应增加心理保健内容，讲解在孕产期及产褥期、哺乳期可能发生的心理问题，进行心理咨询等。产妇及家属应认识到孕产妇的生理及心理变化，尤其是产后心理敏感，易受暗示和依赖性强的特点。医务人员态度要耐心、和蔼，指导要热情、细致，不要因为言语、行为的不慎，给产妇增加心理负担。在母乳喂养中发挥哺乳母亲间的相互关心、相互鼓励和相互交流。在关心产妇生理异常的同时，要早期识别心理异常，如有明显心理障碍要及时请心理医生进行心理治疗，以免造成严重后果。

遇到死胎和畸胎时，要选择适当的时候告知产妇，并尽量与其他产妇分室度过康复期。此时既要理解家属心情又要做好家属工作，使其能配合医护人员共同给产妇心理支持。

2. 鼓励母婴同室和母乳喂养 母婴同室有利母婴身心健康。会同家属，让产妇较快适应母婴同室的生活，让乳母尽早了解早期母乳喂养常遇的一些问题，掌握母乳喂养的好处及母乳喂养的技巧，消除她们的紧张心理，为母乳喂养取得成功创造良好开端。

3. 维持良好的生活状态 良好的精神状态对于保证乳汁的正常分泌是必不可少的。哺乳期间精神紧张、忧虑、悲伤等，不仅影响乳汁的分泌，也会给母婴身心健康造成影响。因此，哺乳期妇女一定要保持精神愉快，心情舒畅。母亲应注意饮食调整，均衡营养结构，要劳逸结合，尽量与自己的婴儿同步休息。

五、孕产期常见心理问题的识别与处理

在为孕产妇提供常规保健服务的过程中,医务人员应注意观察孕产妇的心理状态,识别心理高危因素,有需求者可对其提供应对分娩的相关课程和专项心理辅导,提高孕产妇情绪管理技能,必要时可由专业人员对孕产妇进行心理状况的评估,明确诊断,如符合抑郁、焦虑、精神分裂症等精神疾病诊断标准者,按照规范方法进行处理。处理孕产妇相关精神心理疾病时,权衡治疗利弊十分重要,应向患者及家属讲明风险与获益。应根据疾病的严重程度、复发的风险、尊重孕妇和家属的意愿来调整治疗方案。对于孕产妇的自杀等心理危机情况,要及时识别。

(一)轻度~中度抑郁/焦虑

1. 心理自我保健 教授孕产期抑郁和焦虑等症状的识别和应对方法,以及必要时的求助途径,鼓励孕产妇积极寻求专业帮助,必要时可以采取相应的心理治疗,如认知行为治疗、人际心理治疗、基于正念的认知治疗、心理动力学治疗等方法,帮助孕产妇调整认知、缓解负性情绪,提升心理健康水平。

2. 充实生活 鼓励没有运动禁忌证的孕产妇适当锻炼,多做感兴趣或者愉悦的活动。

3. 加强社会支持和家庭陪伴 建议伴侣及其家人参与,帮助和陪伴孕产妇。增加对孕产妇的社会支持系统,使其得到倾诉和帮助等。互联网远程心理支持也可作为新时期辅助孕产妇应对心理问题的方式。

4. 定期监测病情变化,持续管理 应该定期对孕产妇心理状况变化进行复评估,如发现变得严重,要给予进一步的诊治处理。

(二)中度至重度抑郁/焦虑

对于患有中度至重度抑郁/焦虑的孕产妇主要的处理方法包括药物治疗、心理治疗、物理治疗等,可根据患者情况采用其中一种或者多种联合使用。

1. 药物治疗

(1)孕期抑郁患者:重度或有严重自杀倾向的孕期抑郁患者可以考虑抗抑郁药治疗。首选推荐抗抑郁药为5-羟色胺再摄取抑制剂类,应尽可能单一用药。目前潜在的用药风险有以下几方面:除帕罗西汀外,孕期使用SSRI类抗抑郁药并未增加患儿心脏疾病和死亡风险;但可能增加早产和低出生体重风险。SNRI类药物和米氮平可能与发生自然流产有关。孕晚期使用抗抑郁药可能与产后出血有关。

(2)产后抑郁患者:治疗与其他时段的抑郁无显著差异,主要区别点在于母亲是否哺乳。应同时考虑婴儿的健康和出生时的胎龄。SSRIs可以作为产后中度至重度抑郁的一线药物。

2. 心理治疗 心理治疗的方法可以与药物联合使用。可以采用如认知行为治疗、人际心理治疗、基于正念的认知疗法、系统家庭治疗、心理动力学等流派方法。

3. 物理治疗 对于存在高自杀风险或高度痛苦,已经持续接受抗抑郁药治疗足够长时间,且对一个或多个药物剂量治疗都没有反应的产后抑郁患者,或不适宜用药的重度、伴精神病性症状、高自杀风险的患者,可以考虑电休克治疗作为治疗方法。

(三)严重精神疾病

孕产妇严重精神疾病主要包括既往已患病及新发的精神分裂症、双相情感障碍、产后精神病等。给孕妇开具任何精神科药物均应谨慎。考虑到复发风险,通常不建议在妊娠期更换抗精神病药治疗,权衡利弊后,建议直接使用对该患者最有效的药物。应遵循以下用药原则:

1. 坚持长期用药 应避免精神疾病患者发现自己怀孕后,自行骤停正在服用的药物,因为这可能会升高停药综合征及复发的风险。

2. 衡量利弊,合理用药 应衡量利弊、综合评价、科学合理使用药物。由于精神疾病治疗药物可通过胎盘或乳汁使新生儿出现一些不良反应,如过度镇静、锥体外系反应、中毒等;但如果不用药治疗,妊娠期病情不稳定,除了对患者自身带来危害之外,还可能会发生潜在的胎儿中枢神经系统发育不良等问题。通常认为心境稳定剂和苯二氮䓬类药物对胎儿畸形及行为影响更密切,在妊娠期间和哺乳期使用应更为谨慎。此外,丙戊酸盐可能会造成新生儿出现重大畸形,所以育龄女性和孕妇尽量不使用丙戊酸钠。如孕妇需要使用锂剂,必须对其血液水平进行监测,根据需要及时调整剂量。

3. 药物使用与母乳喂养 由于停药后孕产妇的精神症状复发风险高,因此产后仍然需要维持药物治疗。产妇服用的药物虽然可以进入母乳,但母乳中的浓度小于母亲体内浓度的10%,因此婴儿出现剂量相关不良反应可能较小,所以对于仍需要药物治疗的产妇,可以考虑进行母乳喂养。母乳喂养女性应该谨慎使用氯氮平,并在婴儿出生后的6个月内每周监测1次白细胞计数。如果使用抗惊厥药物,应对婴儿密切监测和新生儿专家咨询。母乳喂养女性尽量避免使用锂剂。

(四)孕产妇心理危机预防与干预

孕产妇自杀发生情况不容乐观,在一些发达国家,孕产妇自杀成为孕期及产后1年内死亡的主要原因之一,因此有必要关注孕产妇的自杀和自伤问题。在孕产妇有抑郁情绪或者流露出自杀相关的信号时,要评估其是否有自伤或者自杀的想法和计划、计划实施的可能性、自杀工具的可得性等,综合评估自杀风险。如果发现孕产妇有自杀或者自伤想法的时候,建议由精神科医生进行专业的评估与处理。

做好预防自杀的心理健康教育,使孕产妇和其家人了解自杀的相关知识和可寻求帮助的资源,关注孕产妇的情绪变化和安全状况。尤其在孕产妇表达有强烈自杀想法的时候,要保证身边有人陪伴。

孕产期保健机构应制定孕产妇自杀危机干预预案,一旦院内出现孕产妇自杀行为,能够根据预案进行危机干预和处理,避免严重不良后果的产生。

(郑睿敏)

第五节　更老年期的心理特征与心理保健

更年期(climacteric)指从卵巢功能开始衰退直至停止,从生育状态走向非生育状态,及有其后果的整个生理时期,可长达15~20年。一般将40~60岁定为更年期。女性在更年期明显的生理变化特点是卵巢功能的衰退,以及在内分泌、生物学和临床上出现的改变。老年期(senility)指女性绝经后的生命时期。老年期女性卵巢功能完全衰竭,雌激素水平低下,不足以维持其第二性征。更老年期是人类生命过程中的正常发展阶段,既有生理的,也有心理的。生理状况的明显变化会影响妇女的生活质量及其心理。女性一生有1/3以上的时间是处于更老年期,因此,重视并做好更老年期心理保健,不仅是更老年期女性的特殊需要,也是社会健康促进的关键和基础。

一、更年期的心理特征与心理保健

更年期是女性从中年进入老年的一个过渡时期,是人生进入衰老过程的起点,也是生理变化和心理状态明显改变的时期。随着内分泌功能的变化,更年期女性神经系统功能处于不稳定状态,情绪的激惹性高,适应环境的能力下降,易在精神因素(mental factors)和躯体因素(somatic factors)影响下出现心身功能的失调,表现出一些特有的社会心理特点。

(一)更年期的心理特征

1. 认知特征　更年期以后,妇女受学习影响的认知能力继续维持,甚至还可以不断增进。但各种感知觉能力开始减退、记忆力减弱、心理反应速度等心理能力开始下降,因此,更年期妇女对新情景学习与适应能力降低。

(1)感知觉发展:感知觉在个体认知发展中出现最早,也是最先开始衰退的,其中视力的退行性变化最显著,也最早出现。随着年龄的增长,听力、嗅觉、味觉等其他感觉功能也逐渐发生变化。由于知觉与感觉的密切关系,随着各种感觉的变化,更年期女性的知觉也随之发生退行性改变,但这种改变与感觉变化相比,出现时间晚、变化程度轻。

(2)智力发展:更年期智力发展相对稳定,是女性智力发展的"最后"阶段,并在后期开始衰退。更年期女性感觉记忆因其感觉系统生理功能的衰退而下降,短时记忆能力一般无明显下降,但长时记忆能力有一定程度的降低。她们仍保持有注意的稳定性,选择性注意力并不随年龄的增长而发生退化。创造力总体上保持相对稳定。

更年期智力发展的总趋势表现为:流体智力受神经生理发育影响,其发展随年龄缓慢下降;晶体智力受后天学习影响,在更年期的发展保持相对稳定。

2. 个性及行为改变　更年期女性个性发展上,更多表现出内倾性的特点。她们日益关注自己的内心世界,对外部世界积极取向的态度慢慢减退,逐渐认为环境左右自己的身体行动。对生活的评价则更具现实性。对社会的评价既表现出关心,又有比较中肯的分析;对他人,其评价既有客观的一面,又带有受自身因素影响的主观性一面;在自我评价上,她们懂得如何对待自己的梦想,对目的与实际间的差距能够进行客观评价。与男性的谨慎、坦率相比,更年期女性的自我评价往往更为果断和实事求是。

3. 人际关系的发展　更年期女性社会角色的多重性,决定了她们人际关系的特点,同时,也使她们认识到良好人际关系的重要性。第一,广泛的人际交往,工作、家庭、社会等不同环境下的人际交往,以及不同环境内的多重关系使更年期女性交往范围非常广。第二,人际关系中较深刻的情感体验,在长期与人交往中,积累的各种成败考验的经历,使她们对人际关系的理解日益深刻,在交往过程中比较小心、谨慎。第三,人际关系结构稳定,长期生活中经历各种类型、各个层次的人际关系,虽然可能在关系层次上比较复杂,但在人际结构上比较稳定。

(二)更年期常见心理卫生问题

1. 心理疲劳　更年期女性心理疲劳问题比较突出。在长期背负工作和事业开创、人际关系处理、家庭角色承担的精神压力后,她们面临社会家庭种种因素变迁的影响,以及一系列难以达到理想解决的难题,心理上容易产生疲劳感,出现言行消极,精力和体力减退,精神倦怠,工作效率下降,感情容易冲动,眼睛易疲劳,全身不适,没有食欲等一系列表现,缺乏以往的热情和激情,在生活、工作中失去积极向上的信心。

2. 更年期精神障碍　更年期的心理变化,对多数女性来说是缓慢而不显露的,可以通过自主神经系统调节和代偿来适应。但有些人的变化较快而突然,而且生理及心理症状均较明显,容易出现更年期综合征甚至精神障碍。她们可出现多种自主神经系统功能障碍和躯体不适感,无缘无故焦虑紧张、注意力难以集中。对自己生理能量和体力的衰退,丧失自信。对更年期出现的某些症状顾虑重重。严重者可以出现言行消极，喜欢回忆生活中一些不愉快的事件，经常以泪洗面。常常把发生在周围的一些不愉快事件强行与自己联系，这些联想往往是灰色的，可引发情绪波动。其中，抑郁症是常见的一种心理障碍，据统计，更年期抑郁症状检出率大约在23.8%~29.5%，严重时女性可能出现自杀企图或行为。

3. 心身健康 更年期是一个人容易患各种疾病的主要时期。随着年龄的增长，人的各种组织器官开始由盛变衰，生理功能渐趋下降，患病概率增高。同时，社会心理因素包括性格特征的影响，也有可能损害更年期女性的身体健康。再者，由于生理上，特别是内分泌系统的急剧变化，女性心身疾病的发病率在更年期也再次上升。

4. 性心理改变 更年期性功能的改变不仅与性腺和其他内分泌腺的功能改变有关，很大程度上与心理因素有关。更年期女性最大的改变是绝经，丧失生育能力。女性绝经后所感受的差异很大，多数都有负面经验。更年期雌激素以及其他的一些神经兴奋物质的减少，使女性更容易出现精神疲惫、情绪抑郁和性欲减退。绝经后出现的阴道干燥、阴道黏膜变薄、分泌物减少，易引起女性性生活困难或疼痛，导致女性对性生活变得冷漠、厌恶。还有一些女性受传统观念的影响，认为更年期不应有主动的性要求，压抑自己的性生理需要，造成消极心理。也有极少数妇女由于体内雄激素比例的升高表现为性亢进。

（三）更年期心理卫生指导

1. 自我认同 更年期是每个女性生命过程中必然经历的一个阶段，其心身反应是生命活动的客观规律。更年期出现的某些生理、心理失调是暂时性和功能性的，指导女性正确认识和对待这种生理和心理的变化。通过提高自我调控能力，采用倾诉、交流、换位思考等多种自我宣泄方式，以及自我安慰、自我放松的方法，消除生活中不必要的精神压力，保持良好的人际关系。另外，更年期女性应了解，更年期生理变化引起体内一系列不同程度的平衡失调，可使妇女对环境的适应力下降，对此要有足够的思想准备。拥有这种自我认同，坦然面对，以平常的心态对待生活和工作，可顺利地度过此期。

2. 建立健康生活方式 积极参与社会公益活动，可使生活领域开阔充实，是保持心理健康的重要措施之一。人到更年期后要保持求知欲，不间断地学习和思考，在学习新知识、了解社会、开阔心胸的同时，也可以改善脑血流状态，防止大脑发生"失用性萎缩"。可以学习一些自我心身调节方法，如基于正念的心身减压练习等，一方面可以有助于情绪保持稳定平和，另一方面对于缓解潮热、出汗等心身症状也有一定效果。另外，在生活习惯方面应：①合理膳食搭配，保证营养平衡，培养良好的饮食习惯，适当补钙剂；②生活起居应有规律，保持充足睡眠，保持生物钟稳定；③保持正常体重

和体态，对不明原因的消瘦更要引起重视；④适当的运动锻炼，了解自身的健康状况，选择适合更年期生理特点的运动项目和运动量。

当女性出现更年期心理变化时，要及时、主动地向保健人员倾诉烦恼，接受心理咨询及疏导。通过心理咨询，也可以使社会和家庭更加理解更年期妇女，正确对待更年期反应，更多地关心、安慰、支持和鼓励，以使她们能顺利地度过这个阶段。与此同时，还应该进行自我监测：①注意身体不良反应，区分这些反应是衰老过程中正常范围内的改变，还是身体功能状况不良的反应；②进行健康自我评定，从中发现一些潜在的病理因素；③认识心身疾病，排除不良的心理因素，保持良好的心理状态，对减少疾病，增进身体抵抗力非常重要；④定期检查，防微杜渐。随着年龄增长，一些肿瘤的发生机会增多，坚持定期做宫颈和乳腺的健康体检，注重乳腺自我保健。

3. 重视性心理卫生 性健康是更年期妇女生命活动的一部分，适度、和谐的性生活不仅能协调人体功能、缓解衰老、改善神经精神症状，而且可以增加生活情趣、增强自信心。过早终止性生活，除对双方身心健康不利，还可能影响到夫妻感情和家庭的稳定性。因此，更年期女性要主动了解有关性保健的科学知识，正确面对绝经后的性生活。增加性交前的性诱导，重视非性交性行为的应用，如共同回想甜蜜的事情，把"性"引导到深厚的情感之中。有助于妇女身心健康，增进夫妻情爱，以及性适应。

二、老年期的心理特征与心理保健

西方国家将65岁以上定为老年期。根据1980年亚太地区第一届老年学术会议规定，我国一般把处于60岁以上的阶段称为老年期。随着生活水平的提高和卫生保健的发展，人口老龄化已成为世界性的潮流。如何提高老年期妇女的身心健康水平，逐渐成为全社会关注的问题。

（一）老年期的心理特征

1. 认知特征 认知功能退化。随着年龄增长，老年期女性整个身体功能衰退，各种感知觉能力显著减退，感官功能的退行性变化中尤以听力、视力减退明显，认知功能也受到影响。老年女性记忆能力明显下降，记忆特点表现为对近期事物记忆效果差，而对远期记忆保持清晰。老年女性知识性和理解力多在80岁以后才明显减退。创造能力持续时间与工作类型有关，其创造力的衰退，多主要因为环境限制而非老化本身。

老年期女性智力发展的总趋势表现为：一方面，流体智力因受大脑神经功能影响，在老年期快速下降；另一方面，晶体智力是受学习影响的综合分析能力和判断，则可继续维持，甚至还可不断增进。

2. 个性改变 老化过程中出现的功能减退，以及老年

期社会环境的改变,往往给老年女性的生活、社会活动带来一定的限制,造成精神压力。而长期形成的生活习惯和工作方式,使老年妇女的习惯性心理较为牢固,人格弹性明显减退。老年人随年龄的增长容易表现为以自我为中心、固执己见的个性特征。从性别角色上看,由于老年女性的身体往往比男性要健康一些,因此,老年妻子对丈夫的照顾较过去增多,从被保护的角色成了保护角色。

3. 情感特征

(1)空巢现象:当孩子离家,有些父母会体验到"空巢综合征"(empty nest syndrome),即对孩子离家感到一种焦虑、失望和忧伤。大多女性这种体验只是暂时性的,很快就会转而关心自己,开始一种新生活,尤其是夫妻感情融洽时,此时可以为自己已尽父母亲职责而宽心,有时间开始共享休闲生活。

(2)情感体验深刻而持久:因为比较稳固的价值观以及较强的自我控制能力,老年女性的情感一般不会轻易受外界因素的影响,情绪状态较稳定,至少在短时间内变异性小。她们的情感体验比较深刻,这主要表现在她们的道德感、美感等社会情感方面。大多数人对社会有高度的责任感。她们对美感的理解也更具有深刻性,表现在十分注重美的内涵。但是,老年人神经系统的生理变化,使她们内稳态调整能力下降,一旦被激发,易情绪化,与人争论、情绪激动后需较长时间恢复平静。

(3)情感交流的需求:随着年龄越来越大,老年人在社会交往中越来越容易动情,也越来越看重社交活动中的情感交流。因为与社会接触的减少,老年期女性对友谊更加珍惜,她们注重周围邻居和朋友,喜欢结交同龄友伴。老年期女性比男性更多参与友谊活动和交友社会化,并且更多给予和获得情感支持。老年人间的交流也是她们情绪调节的有效方法,不仅促进老年人身体和心理健康,而且有益于继续的心理成熟。

4. 疾病对心理的影响

老年期由于大脑功能的衰退,机体调节功能受到削弱,机体免疫功能及抗病能力显著下降,出现体弱多病的普遍现象。这些疾病不仅需要医疗照顾,还带来一系列家庭和社会问题。

感官功能减退,给其生活和社交活动带来诸多不便。体质下降使老年女性的行动以及各项操作功能变得缓慢、不准确、不协调,甚至笨拙,这些都会降低其外出参加一些社会活动的兴趣和积极性,神经运动功能的减退使其对环境的适应方式由主动转换为被动,宁愿从众也不想改变环境以配合自己的需求。

疾病本身会使老年女性处于紧张焦虑状态,老年人患病引起的心理挫折比躯体障碍更为严重。由于照顾困难,生活不便,经济负担和身心痛苦,使原本孤独、忧郁的老年期心理变得更加明显和复杂,常会陷于自责和责备别人的困惑中。周围人对其患病的态度对她们的心理影响也十分明显,如果周围人对其态度积极热情、倍加关心,她们会倍感欣慰,

对疾病的负性反应降低;若周围人对其态度表现为埋怨、嫌弃、无奈,她们则会受消极暗示影响,倍感累赘。

(二)老年期常见心理卫生问题

1. 衰老、失落和孤独 老年期主要的心理障碍首先表现为衰老感与失落感的产生。因年龄或离退休关系,社会交往和社会活动减少,社会地位及人际关系发生改变,这些均可直接或间接地影响老年妇女的心理状态。因社会环境改变朋友减少,使老年期妇女得不到充分的社会刺激,社会常识与兴趣减少,容易产生孤单寂寞感。随着子女长大离家独立,"空巢"现象出现,会带来老年女性一定的心理问题。

2. 恐惧与疑病心理 老年期最大的恐惧心理是面对死亡的恐惧。老年人常患有慢性疾病,给晚年生活带来痛苦和不便,心理上也趋于脆弱,常会联想到与"死"有关的问题,并不得不做出随时迎接死亡的准备,容易产生恐惧、焦虑、抑郁、不知所措等消极情绪。还有一些人,因为惧怕死亡,往往为自己的健康状况过分担忧,总是怀疑自己有严重疾病,表现出疑病性神经症。由于听觉下降,容易误解和猜疑别人谈话的意思,严重的甚至产生偏执念头,对他人的说法和做法会产生多疑心理。

3. 权威心理 由于客观原因,老年人对于家庭或社会,已不再起支配作用,但是老年人往往不能自觉地清醒地意识到这种变化。还有一些老年妇女从长期从事的工作岗位上退下来后,对于社会角色的转变很不适应。这些原因容易使老人产生权威心理,傲慢自尊,常常强迫晚辈按她们的意愿行事,否则就动怒发脾气,常因此造成矛盾和冲突。

4. 老年性痴呆症 是一种因大脑的器质性病变引发的心理障碍。主要表现为:进行性远、近记忆力障碍和丧失,分析判断力减退,认知障碍,性格及情绪改变,行为失常,意识模糊等症状。

(三)老年期心理卫生指导

1. 正确对待老年期的身心特点 人的衰老是不可抗拒的自然规律。正视老年期生理功能的衰老,对老年期本身有一个科学的理解和认识,对于躯体不适感和心理上的失调状态不要过度恐惧、多疑和担心。尤其是职业妇女,对离退休制度要有正确认识,离岗前作好心理准备,提前计划离退休后的新生活,以减轻角色转变带来的不适感,缩短离退休后的适应期。了解老年身心健康和常见疾病的自检方法,提高老年期的疾病预防能力。

2. 树立积极生活理念 老年人应从实际出发,及时心理调适,保持情绪的平稳和镇静。尽可能参加老年组织和老年团体的集体性社会活动,把闲暇时间安排得有乐趣,丰富多彩,不仅使精神有所寄托,还可以延缓心理功能衰退。家庭是老年人活动的重要场所,家庭关系的和睦能极大地增强老年人晚年生活的幸福感。老年女性要心胸豁达,应有自知之明,不要凭借家长的地位进行所谓权威性的指挥;老年女

性尽可能根据自己的具体情况和实际条件,发挥自己余年中的潜能,在社会及家庭中,主动做一些力所能及的事情。这样不但有益于社会,也有益于老年人本身。

3. 建立和谐、健康的生活方式 养成有规律的生活习惯。合理调配饮食,注意改变不良饮食习惯和嗜好。劳逸结合,适当运动。合理的锻炼,能帮助老人维护最佳的身体功能,不仅有助于减缓老化的速度,健身强体,还有助于保持积极的生活态度。适当的学习能促进老年人大脑活动,减缓大脑的衰退过程,也延缓心理衰老;老年人客观上有正常的性欲,老年女性适当的性活动对其身体、心理和情感都有益处,注意老年性健康的维护。

4. 发挥社会支持力量 家庭和社会应对老年女性给予更多的关爱,对其成就充分肯定和尊重,形成尊老、敬老的社会氛围。同时,社会应为老年女性提供和创造更多的适宜机会,能增进她们的身体和心理健康。

(李 芬 郑睿敏)

参考文献

1. Adewuya AO, Ola BA, Aloba, et al.Prevalence and correlates of depression in late pregnancy among nigerian women.Depress Anxi-ety,2007,24(1):15.

2. Andersson L, Sundstrom-Poromaa I, Wulff M, et al. Depression and anxiety during pregnancy and six months postpartum:A follow-up study.Acta Obstet Gynecol Scand,2006,85(8):937-944.

3. Diego MA, Jones NA, Field T, et al.Maternal psychological distress, prenatal cortisol, and fetal weight. Psychosom Med,2006,68(5):747-753.

4. Gleicher N. Postpartum depression, an autoimmune disease. Autoimmunity Reviews,2007,6:572-576.

5. Neggers Y, Goldenberg R, Cliver S, et al. The Relationship Between Psychosocial Profile, Health Practices, and Pregnancy Outcomes. Acta Obstet Gynecol Scand,2006,85(3):277-285.

6. 静进,丁辉.妇幼心理学.2版.北京:人民卫生出版社,2014.

7. 姚树桥,杨艳杰.医学心理学.7版.北京:人民卫生出版社,2018.

8. 张明园,何燕玲.精神科评定量表手册.长沙:湖南科学技术出版社,2015.

9. 中国妇幼保健协会妇女保健专科能力建设专业委员会.更年期女性心理健康管理专家共识.中国妇幼健康研究,2021,32(8):1083-1089.

10. 中华预防医学会心身健康学组,中国妇幼保健协会妇女心理保健技术学组.孕产妇心理健康管理专家共识(2019年).中国妇幼健康研究,2019,030(007):781-786.

11. 杨业环,孙梦云,黄星,等.中国孕产妇孕产期抑郁状况与动态变化规律.中国妇幼健康研究,2021,32(8):1118-1122.

12. 孙梦云,黄星,杨业环,等.孕产期不同时点焦虑状况与动态变化规律.中国妇幼健康研究,2021,32(8):1129-1133.

13. 黄星,杨丽,郑睿敏,等.产后抑郁预测的研究进展.中国妇幼保健,2019,34(14):3385-3387.

14. 郁琦.绝经学.北京:人民卫生出版社,2013.

15. Tao M, Shao H, Li C, et al. Correlation between the modified Kupperman Index and the Menopause Rating Scale in Chinese women. Patient Prefer Adherence, 2013, 7: 223-229.

16. 郝伟,陆林.精神病学.8版.北京:人民卫生出版社,2018.

17. 王临虹.中华医学百科全书(公共卫生学妇幼保健学).北京:中国协和医科大学出版社,2018:72-74.

第十二章
妇女营养

第一节　概　述

营养学在疾病的发生、发展、治疗、抢救、预后和预防等方面发挥重要作用,同时,个体营养状况直接决定了长期的生命质量、健康水平、潜能发挥、能力获得和表达、竞争力的高低、对外界刺激和信号的应答与适当反应。随着生活水平的提高以及对医生知识结构的定位要求,人们已经不再满足单纯的疾病诊治,而是希望获得更多的健康保护和促进的实际指导,这就需要有坚实的临床营养科学基础,包括基本理论与实践技能。

女性生命周期全程营养应涵盖胎儿期、女童(包括婴幼儿期、学前期、学龄期、青春期)阶段、育龄期、更年期、老年期等不同年龄阶段以及不同生理时期如孕期和哺乳期等,不同阶段与时期有各自的生理特点和不同的营养需求。

一、营养素基础

营养学是研究有关生命活动、生长发育、维持和修复等整个生命体或其中某一部分过程总和的一个学科。历史上

营养学研究随着无机化学的发展不断深化。之后,营养学率先将近代生物化学和分子生物学方法融合,同时将心理学与生理学因素对营养过程和效应的影响看成是同等重要的。营养行为包括择食行为、进食行为。营养环境包括自然界营养源供给、食物加工与技术、进食气氛等相关的外在因素以及包含肠道菌群组成的内在因素。营养结局是指个体生理-心理发育发展的状况指标。

营养是指人体获得和利用食物维持生命活动的整个过程,食物中经过消化、吸收和代谢能够维持生命活动的物质称为营养素(nutrients)。营养素及其衍生物(包括食物添加剂)作为人类食物的组成部分在维持生命和促进健康上起到重要作用,也可以作为药物在治疗疾病方面发挥广泛的作用。任何一种食物都可以提供许多营养,但是营养素摄入不足或摄入过多都有害于健康。

(一) 摄入量

1. 膳食营养素推荐量　膳食营养素推荐量(recommended

dietary allowances，RDAs）是各国根据现有营养学知识和本国人体格、体质状况而制定的关于各种营养素摄入量的推荐值。RDAs 是对人群营养供应量的参照值，不是个体每日营养摄入的"标准值"或"达标值"，更不是个体每天营养摄入的"下限"。由于该值是在需要量均值加两个标准差后取值的，因此，对 95% 的人来说，该值是个"高值"，这个值只对 2.5% 特殊需要的人才是"适度值"。如果对每个人都要求按 RDA 的 100% 来摄取营养素，可能会造成过量摄入。

2. 膳食营养素参考摄入量 膳食营养素参考摄入量（dietary reference intakes，DRIs）是一个由四组营养学-流行学参数构成的综合概念，旨在更科学、准确地评价膳食、营养素摄入等相关营养学参数及实际意义。

3. 估计平均需要量 估计平均需要量（estimated average requirement，ERA）是根据现有的各种营养素生理需要量（包括不同年龄、性别、民族、国家、职业）计算出特定人群对各种营养素的需要量。该值亦是平均值，位于高斯分布的中间。

4. 适宜摄入量 适宜摄入量（adequate intake，AI）由流行学方法或试验研究得出，该值可能高于或低于 RDA 值。在一定的时间和条件下可以用该值作为营养素摄入量的临时标准。

5. 可耐受的高限摄入水平 可耐受最高摄入量（tolerable upper intake level，UL）指对大多数人而言某种营养素每天可摄入的最高水平。是指不出现不良反应和危险的最高摄入量，这个量是不应达到或超过的量。由于食品加工、强化技术，食品添加剂和营养素制剂的广泛使用，同一营养素在食物、添加剂、强化剂中的总量不应超过可耐受的高限摄入水平。

摄入膳食的生物学作用与年龄和机体状况密切相关，同时食物极其复杂，故需要寻找新的营养学证据来完善有关推荐量或摄入量数据。

（二）能量

能量不是营养素，人体能量代谢的最佳状态是达到能量消耗与能量摄入的平衡。

1. 能量单位 能量以千卡（kcal）或千焦耳（kJ）为单位，两者的换算公式：1kcal=4.184kJ，1kJ=0.239kcal。

2. 能量测定

（1）食物体外产热测定：将食物置于测热器中使之完全氧化燃烧，测定所释放的热量。1g 碳水化合物、1g 蛋白质和 1g 脂肪产热分别为 4kcal、4kcal 和 9kcal。

（2）直接测热法：让受试者进入测热计室，带有传感器的测热仪显示不同生理状态下传导或发散出的热量。本实验设备价格高、条件控制要求严格。

（3）间接测热法：用氧消耗仪测定不同生理状况下的氧消耗量和二氧化碳产量，据此算出呼吸熵（respiratory quotient，RQ 即 VCO_2/VO_2）。用 RQ 与每升氧消耗的产热

量（20.2kJ/L）间接计算出机体的能量消耗。三类营养素的呼吸熵分别为：碳水化合物 1.000、脂肪 0.703、蛋白质 0.809。

3. 能量消耗 能量消耗包括基础代谢率、食物热效应、活动、排泄，儿童还加上生长发育共 5 个方面。

（1）基础代谢率：基础代谢率（basal metabolic rate，BMR）是指饭后 10~14 小时，室温（20℃）体力与心理都处于安静状况下的能量代谢率。体温每增加 1℃，基础代谢增加 10%。

（2）食物热效应：也称为食物特殊动力作用（thermic effect of feeding，TEF），指食物中的宏量营养素代谢过程为人体提供能量的同时，在消化、吸收过程中出现能量消耗额外增加的现象。食物的热力作用与食物成分有关，碳水化合物、脂肪和蛋白质的食物热力作用分别为本身产生能量的 6%、4% 和 30%。

（3）活动消耗：活动所需的能量消耗随活动强度、活动持续时间、活动类型以及身体大小和体型等有关，且随年龄增长而增加。

（4）排泄消耗：正常情况下未经消化吸收的食物损失约占总能量的 10%，腹泻时增加。

（5）生长所需：组织生长合成消耗能量为儿童特有，与儿童生长速度成正比，且随着年龄增长而逐渐减少。

一般基础代谢占 50%，排泄消耗占 10%，生长和运动占 32%~35%，食物动力作用占 7%~8%。

4. 能量需求 能量需求随着儿童的年龄增长而减少，成人期相对稳定（表 3-12-1）。摄入能量比身体消耗的能量持续增多或不足将引起体脂的增加或减少。一般来说，500kcal/24h 的能量不平衡持续较长时期大约可以改变体重 450g/周。

（1）宏量营养素能量供给占比：10%~15% 能量来自蛋白质，55%~65% 来自碳水化合物，25%~30% 来自于脂肪。

（2）能量供给量：每日能量供给量（kcal）=标准体重（kg）×单位标准体重能量需要量（kcal/kg）。年龄超过 50 岁，每增加 10 岁每日能量供给量减少 10%。

表 3-12-1 成人每日能量供给量 单位：kcal/kg

体型	体力活动量			
	极轻体力劳动	轻体力劳动	中体力劳动	重体力劳动
消瘦	35	40	45	45~50
正常	20~30	35	40	45
超重	20~25	30	35	40
肥胖	15~20	20~25	30	35

注：标准体重（kg）=身高（cm）-105。

（三）营养素

1. 宏量营养素

（1）蛋白质：蛋白质的主要功能是构成机体组织和器官

的重要成分,次要功能是供能,占总能量的 10%~15%。构成人体蛋白质的氨基酸有 20 种,分为必需氨基酸和非必需氨基酸。必需氨基酸是指不能在体内合成,必须由食物蛋白质提供的氨基酸,包括异亮氨酸、亮氨酸、赖氨酸、蛋氨酸、苯丙氨酸、苏氨酸、色氨酸和缬氨酸 8 种,对于儿童还需加上组氨酸共 9 种。其余氨基酸均可在体内经转氨作用自行合成,故称非必需氨基酸。胱氨酸可以节约蛋氨酸,酪氨酸可以节约苯丙氨酸,因此尽管它们不是必需氨基酸,但在实际工作中当估计蛋氨酸和苯丙氨酸的需要量时,可以将其分别合并起来加以考虑。

在充足能量供应的条件下,能被机体全部(或接近于全部)吸收并储存的蛋白质即为优质蛋白,即组成蛋白质的氨基酸模式与人体蛋白质氨基酸模式接近的食物,生物利用率高。优质蛋白质主要来源于动物食物和大豆蛋白质。

(2)脂类:包括脂肪(甘油三酯)和类脂,是机体第二供能营养素,占总能量 25%~30%。构成脂肪的基本单位是脂肪酸。其中有两种脂肪酸即 n-3 型的 α-亚麻酸和 n-6 型的亚油酸是人体不能自身合成的,必须由食物供给,称为必需脂肪酸,可在体内合成各种各样的长链和短链脂肪酸及各种脂肪。亚油酸可衍生多种 n-6 型多不饱和脂肪酸,如花生四烯酸(arachidonic acid,ARA)。α-亚麻酸可衍生多种 n-3 型的多不饱和脂肪酸,包括二十碳五烯酸(eicosapentaenoic acid,EPA)和二十二碳六烯酸(docosahexaenoic acid,DHA)。这些必需脂肪酸对细胞膜功能、基因表达、防治心血管疾病、生长发育以及对脑、视网膜等发育与健全十分重要。

必需脂肪酸主要来源于植物油、坚果类、绿色蔬菜、鱼类等。另外,母乳含有丰富的必需脂肪酸。

(3)碳水化合物:包括单糖(葡萄糖、双糖)和多糖(主要为淀粉),为供能的主要来源,占总能量的 55%~65%。各种糖类最终分解为葡萄糖才能被机体吸收和利用。糖类主要来源于谷类食物。

2. 矿物质

(1)常量元素:在矿物质中,含量大于人体体重的 0.01% 的各种元素称为常量元素,如钙、钠、磷、钾等。其中钙和磷接近人体总重量的 6%,两者构成人体的牙齿、骨骼等组织。乳类是钙的最好来源,大豆是钙的较好来源。

(2)微量元素:在人体体内含量很低,小于人体体重的 0.01%,需要通过食物摄入,具有十分重要的生理功能,包括碘、锌、硒、铜、钼、铁、镁等。其中铁、碘和锌缺乏症是全球最主要的微量元素缺乏症。

3. 维生素
是维持人体正常生理功能所必需的一类有机物质,在体内含量极微,但在机体的代谢所必需的酶或辅酶中发挥核心作用。大部分维生素在体内不能合成,或合成量不足以满足生理需要,需要靠摄入食物或人工生产的维生素来补充。

维生素分为水溶性和脂溶性两大类。水溶性维生素包括维生素 B_1、维生素 B_2、维生素 B_5、维生素 B_6、维生素 C 等。

在烹饪中易被破坏损失,机体吸收后不能储存,过多吸收者随尿排出,一般不会因过量而造成中毒。脂溶性维生素包括维生素 A、维生素 D、维生素 E、维生素 K 等,吸收时需有脂肪参与,吸收后可在体内贮存,过量易致中毒。常见维生素的作用及来源见表 3-12-2。

4. 其他营养素

(1)膳食纤维:指一大类重要的非营养物质,不能被小肠消化吸收,可进入结肠发酵的碳水化合物,至少包括 5 种构成物,即纤维素、半纤维素、果胶、黏胶和木质素。其主要功能:吸收大肠水分,软化大便,增加大便体积,促进肠蠕动等。可从谷类、新鲜蔬菜、水果中获得一定量的膳食纤维。

(2)水:水是生命存在的基本条件。水的需要量与年龄、能量摄入、食物种类、肾功能成熟等有关。

合理的膳食应当遵循以下几个原则:能量适宜、营养素均衡、自然食物、价廉物美。过度摄食可造成超重或肥胖;摄入不足、偏食、挑食则可引发营养不良,生长迟缓,维生素缺乏、贫血、佝偻病等,并易罹患感染,尤其是呼吸道感染。膳食的基本食物有以下五类:谷类、肉蛋类、蔬菜、水果和奶类。

二、营养评估

营养状况评估(nutritional status assessment,NSA)是指通过体格测量、膳食调查、临床表现和实验室检查,了解某人群或特定个体各种营养指标的水平,以评估其当前的营养和健康状况,为制定营养改善计划提供依据。

(一)体格测量

1. 常用体格测量指标

(1)体重:常用体重测量仪有电子秤或杠杆秤(带砝码或不带砝码)和轻便型人体秤及婴儿秤。测体重要点:空腹、排便后,脱鞋,着轻薄单衣站立,测试误差不得超过 0.1kg。

(2)身高:使用专用身高计或身长仪(3 岁以下测身长)。身高测量要点:被检者赤脚立正,站立,躯干自然挺直,足跟、骶骨部及两肩胛间与立柱相接触,两眼平视前方,保持耳郭上缘与眼眶上缘呈一水平。测试误差不得超过 0.5cm。

(3)胸围:常用仪器为带尺,误差不超过 0.2cm。

(4)皮褶厚度:常用工具为皮褶厚度计。最常用的测量部位是肱三头肌、肱二头肌、肩胛下、髂骨上和腹部。

(5)上臂围:常用仪器为带尺,误差不超过 0.2cm。选择肱二头肌最粗处。

(6)腰围:常用仪器为带尺,误差不超过 0.2cm。正常呼气末以腋中线肋弓下缘与髂前上棘连线中点将带尺水平围绕 1 周。

(7)臀围:常用仪器为带尺,误差不超过 0.2cm。将带尺置于臀部向后最突出部位,水平围绕 1 周,紧贴而不压迫皮肤测量。

表 3-12-2　常见维生素的作用及来源

种类	作用	来源
维生素 A	促进生长发育和维持上皮组织的完整性,为形成视紫质所必需的成分,与铁代谢、免疫功能有关	肝、牛乳、奶油、鱼肝油;有色蔬菜和水果。动物来源占 1/2 以上
维生素 B_1(硫胺素)	构成脱羧辅酶的主要成分,为糖类代谢所必需,维持神经、心肌的活动功能,调节胃肠蠕动、促进生长发育	米糠、麦麸、葵花籽仁、花生、大豆、瘦肉含量丰富;其次为谷类;鱼、菜和水果含量少;肠内细菌和酵母可合成一部分
维生素 B_2(核黄素)	为辅黄酶主要成分,参与体内氧化过程	乳类、蛋、肉、内脏、谷类、蔬菜等
维生素 PP(烟酸、尼克酸)	是辅酶 I 及 II 的组成成分,为体内氧化过程所必需;维持皮肤、黏膜和神经和健康,防止癞皮病,促进消化系统功能	肝、肾、瘦肉、鱼及坚果含量丰富
维生素 B_6	为转氨酶和氨基酸脱羧酶的组成成分,参与神经、氨基酸及脂肪代谢	各种食物中,亦由肠内细菌合成一部分
维生素 B_{12}	参与核酸合成、促进四氢叶酸形成,促进细胞及细胞核的成熟,对生血和神经组织的代谢有重要作用	动物性食物
叶酸	其活性形成四氢叶酸是体内转移"一碳基团"的辅酶,参与核苷酸合成,特别是胸腺嘧啶核苷酸的合成,有生血作用;胎儿期缺乏可引起神经管畸形	绿叶蔬菜、水果、肝、肾、鸡蛋、豆类、酵母含量丰富
维生素 C	参与人体的羟化和还原过程,对胶原蛋白、细胞间黏合质、神经递质(如去甲肾上腺素等)合成,类固醇羟化,氨基酸代谢,抗体和红细胞生成等均有重要作用	各种水果和新鲜蔬菜
维生素 D	调节钙磷代谢,促进肠道对钙的吸收,维持血液钙的浓度,有利于骨骼矿化	皮肤日光合成,鱼肝油、肝、蛋黄等
维生素 K	由肝脏利用、合成凝血酶原	肝、蛋、豆类、青菜;肠内细菌可合成部分

(8)头围:常用仪器为带尺,误差不超过 0.2cm。带尺零点固定于头部右侧眉弓上缘,沿枕骨粗隆最高处围绕 1 周。

2. 体格指标评价方法

(1)标准差法:同年龄、同性别参考值的平均值和标准差进行评价。

(2)百分位数法:同年龄、同性别参考值的平均值和百分位进行评价。

(3)Z 评分法:即标准差评分,Z=(测量数据 − 参考标准中位数)/参考标准的标准差,包括年龄身高 Z 评分(HAZ)、年龄体重 Z 评分(WAZ)、身高的体重 Z 评分(WHZ)等。

3. 体格指标评价标准　常用五分法,包括上、中上、中、中下和下 5 个等级,具体见表 3-12-3。

表 3-12-3　评价方法及评价标准

	标准差法	百分位法
下	<X−2SD	<P3
中下	X−2SD~X−1SD	P3~25
中	X±1SD	P2~75
中上	X+1SD~X+2SD	P75~97
上	>X+2SD	>P97

4. 体格指标评价类型　包括生长迟缓、低体重、消瘦、肥胖和超重,详见表 3-12-4。

表 3-12-4　评价方法及评价标准

指标	标准差法	百分位法	Z 分法	类型
HAZ	<X−2SD	<P3	<−2	生长迟缓
WAZ	<X−2SD	<P3	<−2	低体重
WHZ	<X−2SD	<P3	<−2	消瘦
WHZ	>X+2SD	>P97	>2	肥胖
WHZ	X+1SD~X+2SD	P85~97	>2	超重

(二)膳食调查

膳食调查的目的是了解个体或群体在调查期间摄入的能量和各种营养素的数量和质量,对照中国居民营养素参考摄入量,评定其营养需要得到满足的程度。膳食调查既是营养状况评估的一个组成部分,又是一个相对独立的内容,是进行营养指导的主要依据。

1. 膳食调查方法　按工作要求选择不同的方法。

(1)询问法:又称膳食回顾法,采用询问对象刚刚吃过的食物或过去一段时间吃过的食物。又分为 24 小时回忆法、膳食史法和食物频度法。询问法简单,易于临床使用,但因结果受被调查对象报告情况或调查者对市场供应情况以及器具熟悉程度的影响而不准确,采用 24 小时回忆法一般至少要调查 2~3 次。结果查《中国食物成分表》(2009),主要用于个人膳食调查,是目前应用最多的方法。

(2)称重法:实际称量各餐进食量,以生/熟比例计算实际摄入量,查《中国食物成分表》(2009)得出今日主要营养素的量(人均量)。通常应按季节、食物供给不同,每季度 1 次。

(3)记账法:多用于集体膳食调查,以食物出入库的量计算。比较简单,但结果不太准确,且要求记录时间较长,计算与结果分析同称重法。

(4)即时性图像法:通过拍摄进餐食物,将影像文件按规定格式编号、收集后传送给后方技术平台,由后方技术人员依据膳食影像和食物记录信息,借助预先建立的相关估量参比食物图谱,对进餐食物摄入量进行估计。

(5)食物频率法:估计被调查对象在某指定时间内吃某些食物的频率。以问卷的形式进行,根据调查对象每天、每周、每月甚至每年所食各种食物的次数或食物的种类来评价膳食营养状况。适用于大规模人群调查,其结果可作为居民膳食指导、宣传教育的参考。

2. 膳食计算与评价 对营养素的摄入量与 DRIs 比较;其次计算宏量营养素供能比例;以及计算膳食能量分布。

(1)计算:能量和各种营养素的日摄入量。

(2)对照 DRIs,计算摄入的能量及各种营养素满足机体需要的程度(即计算出能量及各种营养素占 DRIs 的百分比)。评价:能量 ±10% 为正常;<90% 为不足;<70% 严重不足。其他营养素 ±20% 为正常;蛋白质 <80% 为不足;<70% 严重不足。

(3)三大产能营养素所占总能量的比:蛋白质摄入所占总能量的 10%~15%,碳水化合物摄入所占总能量的 55%~65%,脂肪摄入所占总能量的 25%~30%。

(4)一日三餐能量分配比例:早餐占 30%,中餐占 40%,晚餐占 30% 认为比较适宜。

(5)优质蛋白占总蛋白的百分比:优质蛋白主要指动物蛋白、豆类蛋白及酱油中的蛋白,建议优质蛋白来源占总蛋白的 30% 以上。

(三)临床表现

营养不良或营养素缺乏可出现相应的临床表现见表 3-12-5。

(四)实验室检查

主要为营养相关的生化检验,如:

1. 白蛋白 半衰期较短(20 多天),是一个比较敏感的评价营养不良指标。>35g/L 为正常,21~30g/L 为中度缺乏,<21g/L 为严重缺乏。

2. 转铁蛋白 半衰期更短(8~10.5 天),在蛋白质能量

表 3-12-5　营养素缺乏相关临床表现

部位	症状、体征	缺乏营养素
全身	消瘦、发育不良、	能量、蛋白质、维生素、锌
	贫血	蛋白质、铁、叶酸、维生素 B_1、维生素 B_6、维生素 C
皮肤	干燥、毛囊角化症	维生素 A
	皮炎(红斑摩擦疹)	维生素 PP、其他
	阴囊炎、脂溢性皮炎	维生素 B_2
	毛囊四周出血点	维生素 C、维生素 K
眼	角膜干燥、夜盲	维生素 A
	角膜边缘充血	维生素 B_2
	睑缘炎、畏光	维生素 B_2、维生素 A
唇	口唇炎、口角炎、口角裂	维生素 B_2、维生素 PP
口腔	舌炎、舌猩红	维生素 B_2、维生素 PP、维生素 B_{12}
	舌肉红、地图舌、舌水肿	维生素 B_2、维生素 PP
	牙龈炎、出血	维生素 C
骨	鸡胸、串珠胸、O 型腿、X 型腿	维生素 D、维生素 C、钙
	骨软化症	
神经	多发性神经炎、球后神经炎	维生素 B_1
	精神病	维生素 B_1、维生素 PP
	中枢神经系统失调	维生素 B_{12}、维生素 B_6、锌
循环	水肿	维生素 B_1、蛋白质
	右心肥大、舒张压下降	维生素 B_1

营养不良中比白蛋白更敏感。

3. 肌酐身高指数 肌酐只能由其前体肌酸产生,而肌酐绝大部分存在于肌肉组织中,所以肌酐的排出量可以代表体内的无脂肪组织。一般认为肌酐的排出是比较恒定的,不受体力活动和膳食的影响。蛋白质-能量营养不良时,尿肌酐的排出量降低。

肌酐身高指数(%)=实际尿肌酐排出量(mg)/标准尿肌酐排出量(mg)×100%。

90%~110% 为正常范围,严重营养不良患者该指数为 50%~60%。

4. 淋巴细胞总数 评价机体免疫功能的一个比较常用的指标。在营养评价时建议用淋巴细胞的百分率。一般淋巴细胞占白细胞总数的 20%~40%。

5. 维生素 包括水溶性维生素和脂溶性维生素。

6. 矿物质/微量元素 包括血清铁、钙、磷、镁等。

7. 其他 可以选择性检测肝功能、血脂、血糖、肾功能、激素等。

第二节　女性营养需要

由于种族遗传和代谢状况的不同,个体的营养需要也各不相同。女童期的营养供应要保证令人满意的生长发育、良好的身心健康水平、避免各种营养物质缺乏。月经周期的营养供应要保证铁为主的生血元素的供应,避免贫血的发生。围绝经期的营养供应要保证多种维生素、微量元素和优质蛋白的供应,避免脂肪(特别是饱和脂肪酸)的超量供应。强调"终生服奶"的重要性,这是避免中老年期骨质疏松的基本措施。生殖周期(孕前、孕期、哺乳期)注意加强"有利于生殖健康的食物"的供应。合理的营养有助于预防急慢性疾病、促进身心潜能的发育和发展,还可提高机体应激能力。女性从女童开始,到青少年及育龄妊娠前和妊娠期的营养状况是影响自身和子代近、远期健康的重要公共卫生问题,而女性营养需要一生呵护。

营养素平衡概念认为:营养素的贮存和流失是一个生理现象,儿童期以贮存为主要趋势;进入成人期后,随着老化进程,重要营养素的生理性丢失不断增加。重要营养素在儿童期摄入足量者,在生活后期其丢失速率比儿童期不足量摄入者低,丢失发生时间晚,丢失绝对量少。这种儿童期贮备,生活后期保持良好的营养状况的生命现象我们称之为"营养素银行"。这个概念凸显了早期营养对后期生命质量和营养状况的重要性。

一、婴幼儿期营养与喂养

从胎儿期到出生后婴幼儿要经历从宫内(液体)到宫外(气体)两个截然不同的生命环境。要从单一胎盘不经消化道液体营养迅速过渡到经消化道液体食物—泥糊状食物—固体食物营养源的巨大变化。

(一)婴儿消化道解剖生理特点

1. 口腔　足月新生儿出生时已具有较好的吸吮动作与吞咽功能。婴幼儿口腔黏膜薄嫩,血管丰富,唾液腺发育不足,口腔黏膜易受损伤和发生局部感染。3~4 个月时唾液分泌开始增加。婴儿口腔较浅,尚不能及时吞咽所分泌的全部唾液,因而表现为流涎现象(生理性流涎)。

2. 食管　食管长度在新生儿为 8~10cm,1 岁时为12cm。婴儿的食管呈漏斗状,黏膜薄嫩,腺体缺乏,弹力组织及肌层尚不发达,食管下段括约肌发育不成熟,控制能力差,常发生胃食管反流。如吸奶时吞咽过多空气,易发生溢乳。

3. 胃　胃容量在新生儿约 30~60ml,1~3 个月时为90~150ml,1 岁时为 250~300ml。婴儿胃略呈水平位,盐酸和各种酶的分泌均较成人少,且酶活性低下,消化功能差。

胃排空时间随食物种类不同而异,水的排空时间为 1.5~2 小时,母乳 2~3 小时,牛乳 3~4 小时。早产儿胃排空更慢,易发生胃潴留。

4. 肠　婴儿肠管相对比成人长,一般为身长的 5~7 倍(成人仅为 4 倍)或为坐高的 10 倍。婴幼儿肠黏膜肌层发育差,肠系膜柔软而长,结肠无明显结肠脂肪垂,升结肠与后壁固定差,易发生肠扭转和肠套叠。肠壁薄,故通透性高,屏障功能差,肠内毒素、消化不全产物等过敏原可经肠黏膜进入体内,口服耐受机制尚不完善,容易发生自身感染和变态反应性疾病。由于婴儿大脑皮质功能发育不完善,进食时常引起胃-结肠反射,产生便意,所以大便次数多于成人。

5. 肝　年龄越小,肝脏相对越大。婴儿肝结缔组织发育较差,肝细胞再生能力强,不易发生肝硬化,但易受各种不利因素的影响,如缺氧、感染、药物等均可使肝细胞发生肿胀、脂肪浸润、变性、坏死、纤维增生而肿大,影响其正常功能。婴儿时期胆汁分泌较少,故对脂肪的消化、吸收功能较差。

6. 胰腺　出生后 3~4 个月时胰腺发育较快,胰液分泌量也随之增多,出生后 1 年胰腺外分泌部分生长迅速,为出生时的 3 倍。胰液分泌量随年龄生长而增加。酶类出现的顺序为:胰蛋白酶,而后是糜蛋白酶、羧基肽酶、脂肪酶,最后是淀粉酶。婴幼儿时期胰液及其消化酶的分泌易受炎热天气和各种疾病的影响而被抑制,发生消化不良。

(二)婴儿吸收功能特点

1. 蛋白质　胃蛋白酶出生时活性低,3 个月后活性增加,18 个月时达成人水平。胰蛋白酶于生后 1 周活性增加,1 个月时达成人水平。生后几个月内,小肠上皮细胞渗透性高,有利于母乳中的免疫球蛋白吸收,但也会增加异体蛋白(如牛奶蛋白、鸡蛋蛋白)、毒素、微生物以及未完全分解代谢产物的吸收机会,产生过敏或肠道感染。因此,对婴儿特别是新生儿,食物的蛋白质应有一定限制。

2. 脂肪　新生儿胃脂肪酶发育较好。而胰脂酶几乎无法测定,2~3 岁后达成人水平。母乳的脂肪酶可补偿胰脂酶的不足。故婴儿吸收脂肪的能力随年龄增加而提高,足月儿脂肪吸收率较早产儿高,6 个月婴儿脂肪的吸收率达 95% 以上。

3. 碳水化合物　肠双糖酶发育好,有利于乳糖消化;胰淀粉酶发育较差,3 个月后活性逐渐增高,2 岁达成人水平,故婴儿生后几个月消化淀粉能力较差,不宜过早添加淀粉类食物。

(三)肠道细菌

在母体内胎儿肠道是无菌的,生后数小时细菌即侵入肠道,主要分布在结肠和直肠。肠道菌群(微生物)大致可分为三大类:有益菌、有害菌和中性菌。有益菌参与人体的免疫调节、促进肠道黏膜发育以及肠道营养代谢作用等,并且对入侵至肠道内的致病菌有一定的拮抗作用。婴幼儿肠道菌群脆弱,易受许多内外界因素影响而致菌群失调,导致消化功能紊乱。同时,肠道菌群受食物成分影响,单纯母乳喂养儿以双歧杆菌占绝对优势,人工喂养和混合喂养儿肠内的大肠埃希氏菌、嗜酸杆菌、双歧杆菌及肠球菌所占比例几乎相等。

(四)婴儿期体格生长特点

生长发育在整个儿童期是一个连续不断进行的过程,不同年龄生长速度不同。体重和身长在生后第1年,尤其是前3个月增加最快,第1年为生后的第一个生长高峰。

1. 体重 足月、健康的男孩出生体重平均为3.3kg,女孩为3.2kg。出生后1周内因奶量摄入不足,水分丢失,胎粪排出,可出现暂时性的体重下降,又称生理性体重下降。正常足月儿在新生儿期体重增加可达1~1.7kg。生后3~4个月体重约等于出生体重的2倍,是婴儿生后体重增长最快的时期,即第1个生长高峰。1~6个月体重=[出生时体重(g)+月龄×700]g,7~12个月婴儿体重=[6 000g+月龄×250]g。

2. 身长 足月健康的男孩出生平均身长为49.9cm,女孩为49.1cm。年龄越小,身长生长速度越快,新生儿期身长增加平均4.5cm;前3个月身长增加约11~13cm,1岁时身长约75cm。

3. 头围 出生时头围相对比较大,足月儿出生时头围平均33~34cm。头围前6个月增加8~10cm,出生6个月头围为43cm,1岁时头围约为46cm。

4. 胸围 新生儿出生时胸围平均为32cm,略小于头围1~2cm,1岁左右胸围约等于头围。

5. 牙齿 正常出牙时间为4~10月龄,1岁时婴儿出6~8颗乳牙;2.5岁时20颗乳牙全部出齐。

(五)婴幼儿期营养与喂养重点

1. 母乳喂养

(1)母乳喂养的好处:母乳喂养的好处包括健康、营养、免疫、生长发育、心理、社会以及环境等多方面。从营养学、经济学和情感需求等方面来讲,母乳均有得天独厚的优势。实际上,母乳喂养的好处至少涉及三个层面:

1)对子代的好处:母乳是婴儿最好的、最天然的食品。母乳喂养能减少感染性疾病的发生或降低感染性疾病的严重程度,包括细菌性脑膜炎、腹泻、呼吸道感染、坏死性小肠结肠炎、中耳炎、泌尿道感染以及早产儿的晚发性败血症。另外,母乳喂养可以减少过敏性疾病的发生,减少第一年的婴儿猝死发生率,减少后期甚至成年期的胰岛素依赖和非胰岛素依赖糖尿病、淋巴瘤、白血病、霍奇金病、超重和肥胖、高脂血症等疾病的发生。促进婴儿神经与认知能力的发育,这种能力的提高可以延续至青少年甚至成年。

2)对母亲健康的好处:母乳喂养的母亲在激素分泌、生理和心理方面都占优势,如减少母亲产后出血,增快子宫复原,迅速恢复孕前体重,减少乳腺癌、卵巢癌,降低肥胖、糖尿病等疾病的发生,改善更年期心血管健康状况。

3)对社会的好处:母乳喂养的推广在很多国家已经上升至国家公共卫生资源层面上,美国2005年疾病预防控制中心的一项研究数据结果显示,如果纯母乳喂养率达到90%,每年可以节省130亿美元,同时预防911名婴儿死亡;并且节约公共卫生成本,减少父母亲因旷工导致的家庭收入损失,因孩子疾病减少可以相对增加对子女的关注,减少处理配方粉罐与奶瓶等环境压力,减少人工喂养相关产品生产运输等造成的能源需求。

(2)母乳成分的影响因素:

1)母乳成分:母乳营养成分十分丰富,如必需氨基酸比例适宜,酪蛋白/乳清蛋白(1:4);乙型乳糖含量丰富,有利于脑发育、肠道益生菌生长、肠蠕动等;不饱和脂肪酸较多,有利于脑发育;电解质浓度低、蛋白质分子小,有利于肾发育;钙磷比例适当(2:1)以及锌和铁含量适宜,容易吸收。同时,母乳中还含有大量的生物活性物质,包括各种生长因子和免疫因子(表3-12-6)。

2)母乳成分影响因素:母乳成分影响因素众多,包括分娩后月龄、单次哺乳过程、母亲的健康状况、母亲的饮食和睡

表3-12-6　母乳中的生物活性因子及功能

活性因子	功能
生长因子	
表皮生长因子	肠道黏膜成熟与修复
神经元生长因子	促进神经生长以及肠道蠕动
胰岛素生长因子超家族	促进组织生长以及防止肠黏膜萎缩
血管内皮生长因子	调节血管形成、减少早产儿视网膜病发生
促红细胞生成素	促进肠道细胞生长、预防贫血
降钙素	调节生长
脂联素	调节新陈代谢及抑制炎症反应
免疫因子	
大量免疫细胞,如巨噬细胞、T细胞、淋巴细胞以及干细胞	作用各异,共同点均可促进婴儿免疫功能成熟
细胞因子与趋化因子:IL-10、IL-7、TNF-α、IL-6、IL-8和IFN-γ	作用各异,防御感染、减轻炎症反应、抗过敏等
其他,如sIgA、乳铁蛋白等	预防感染
寡聚糖	有利于肠道有益菌群的生长

眠以及心情、婴儿的性别、早产/足月、婴儿的疾病状况等。如按照分娩后的月龄，母乳分为初乳、过渡乳、成熟乳和晚乳，各成分变化如下，见表3-12-7。

表3-12-7　不同时期母乳成分大体变化

分类	产后时间	营养成分变化
初乳	4~5天	蛋白质含量高，特别是免疫球蛋白
过渡乳	5~14天	脂肪含量高
成熟乳	14天后	蛋白质含量逐渐减少
晚期乳	10个月后	母乳总量和营养成分均减少

即便是同一次哺乳过程，母乳成分也在发生改变，如开始分泌的乳汁较稀，蛋白质高而脂肪少，称为前乳；随着哺乳时间的延长，乳汁逐渐黏稠，蛋白质逐渐减少而脂肪增加，称为中间乳；最后分泌的乳汁蛋白质低而脂肪最高，称为后乳。

（3）母乳喂养成功的促进措施：成功的母乳喂养不仅仅是母亲的个人意愿和行为，还依赖于家庭和社会的支持。包括落实管理规范；确保工作人员有足够的知识、能力和技能以支持母乳喂养；分娩后即刻开始不间断的肌肤接触，帮助母亲尽快开始母乳喂养；24小时母婴同室；施行早接触、早吸吮、早开奶等。

2. 配方奶喂养　由于各种原因母亲不能喂哺婴儿时，可选用牛、羊乳，或其他代乳品喂养婴儿。

（1）普通婴儿配方粉。

（2）特殊医学用途配方粉：包括早产儿配方粉、无乳糖配方粉、部分水解蛋白配方粉、深度水解蛋白配方粉、氨基酸配方粉、高能量密度配方粉以及其他医学用途配方粉，如苯丙酮尿症的特殊配方（限制苯丙氨酸）等。

（3）豆制代乳品：在不易获得奶类制品的边远地区、对牛奶蛋白过敏、乳糖不耐症的婴儿，可用大豆作为主体蛋白的代乳品。

3. 食物转换　处在生后第一年快速生长期的婴儿所需营养密度急剧加大，营养强度快速提高和营养谱随时增宽，单独由液体食物(母乳/或配方粉)已不能满足此种需求。因此，需要从液体食物过渡、转换到半固体食物以及固体食物。

（1）时机：4~6个月是添加泥状食物/半固体食物最佳和最敏感时期，延迟添加或提前添加都可能使婴幼儿咀嚼功能发育迟缓，或咀嚼功能低下，不能摄取更多的营养，造成营养不良，或今后的喂养困难。

（2）原则：由少到多；由稀到稠；由细到粗；由软到硬；由一种到多种。

（3）方法：刚开始多选择植物性食物，包括强化铁或强化锌的婴儿米糊、根茎类或瓜豆类的蔬菜泥、果泥等。随着月龄增加，逐渐添加末状、碎状、指状或条状软食，包括水果、蔬菜，鱼肉类、蛋类和豆类食物。

食物转换一方面满足婴儿不断增长的营养需求；另一方面让婴儿逐渐适应不同的食物，促进其味觉发育，锻炼咀嚼、吞咽、消化功能，有利于培养儿童良好的饮食习惯，避免进食偏食；随着年龄的增长，适时添加多样化的食物能帮助婴儿顺利实现从哺乳到家常饮食的过渡。促进小儿精细动作和协调能力的发育，还有利于亲子关系的建立和孩子情感、认知、语言和交流能力的发育。

（六）婴幼儿喂养建议

1. 6月龄婴儿喂养指南

（1）产后尽早开奶，坚持新生儿第一口食物是母乳。

（2）坚持6月龄内纯母乳喂养。

（3）顺应喂养，培养良好的生活习惯。

（4）生后数日开始补充维生素D，不需要补钙。

（5）婴儿配方奶是不能纯母乳喂养时的无奈选择。

（6）监测体格指标，保持健康生长。

2. 7~12月龄婴儿喂养建议

（1）奶类优先，继续母乳喂养。

（2）及时合理添加半固体食物：添加顺序，首先添加谷类食物(如婴儿营养米粉)，其次添加蔬菜汁(或蔬菜泥)和水果汁(或水果泥)、动物性食物(蛋羹、鱼、禽肉泥、松等)。建议动物性食物添加的顺序为：蛋黄泥、肝泥、肉泥、鱼泥(剔净骨和刺)、全蛋(如蒸蛋羹)。

（3）尝试多种多样的食物，膳食少糖、无盐、不加调味品。

（4）补充维生素D。

（5）母乳或奶类充足时不需要补钙。

（6）逐渐让婴儿自己进食，培养良好的进食能力。

（7）定期监测生长发育情况。

（8）注意饮食卫生、进食安全。

3. 1~3岁幼儿喂养建议

（1）继续母乳或其他乳制品，并逐步过渡到多样化食物。

（2）选择营养丰富、易消化的食物。

（3）采用适宜的烹调方式，少盐、少油、不加或少加调味品。

（4）在良好环境下规律进餐，培养良好的饮食习惯。

（5）鼓励多进行户外活动，避免营养不良与肥胖。

（6）足量饮水，少喝含糖高的饮料。

（7）定期监测生长发育状况。

（8）确保饮食卫生和进食安全。

（七）其他营养素补充

1. 维生素D　无论采用何种喂养方式，足月儿出生后2周内或新生儿出院后建议开始补充维生素D，足月儿推荐的剂量为每天400U，无需补充钙剂。

早产、低出生体重儿生后即应补充维生素D 800~

1 000U/d,3 月龄后改为 400U/d,直至 2 岁。该补充量包括食物、日光照射、维生素 D 制剂中的维生素 D 含量。

2. 维生素 A　维生素 A 缺乏比较少见,早产儿维生素 A 建议摄入量 1 332~3 330U/(kg·d),出院后可按下限补充。

3. 铁　纯母乳喂养或以母乳为主足月健康的婴儿若固体食物添加合理,一般情况下不需要额外添加铁剂;500ml 的铁强化配方奶亦可以保证婴儿对铁的基本需求,4~6 个月后可适时添加其他食物,如动物肝脏、血、瘦肉、鱼肉等富含铁的食物。但早产儿如果有缺铁性贫血的证据,可以补充儿童铁片 2mg/(kg·d)。

4. 钙　一般不建议额外补充钙剂。

5. 锌　如果没有锌缺乏的证据,不建议额外补充锌剂,通过饮食多样化获取锌即可。

二、婴幼儿期常见营养性问题

(一) 溢奶

婴儿吃奶后,如果立即平卧床上,奶汁会从口角流出,甚至把刚吃下去的奶全部吐出。但是,喂奶后把宝宝竖抱一段时间再放到床上,吐奶就会明显减少。医学上把这种吐奶称为溢奶。新生儿期比较常见,多为生理性。

1. 原因

(1) 小儿的胃呈水平位,胃底平直,内容物容易溢出。站立行走后,膈肌下降及重力的作用,才逐渐转为垂直位。另外,婴儿胃容量较小,胃壁肌肉和神经发育尚未成熟,肌张力较低,这些均易造成溢奶。

(2) 婴儿胃的贲门(近食管处)括约肌发育不如幽门(近十二指肠处)完善,使胃的出口紧而入口松,平卧时胃的内容物容易反流入食管而溢奶。

(3) 喂养方法不当,婴儿吃奶过多,母亲乳头内陷,或吸空奶瓶,奶头内没有充满乳汁等,均会使宝宝吞入大量空气而发生溢奶。

(4) 喂奶后体位频繁改变也容易引起溢奶。

2. 处理　喂奶间歇或喂奶后宜将婴儿头靠在母亲肩上竖直抱起,轻拍背部,帮助排出吞入的空气而预防溢奶;保持直立体位 30 分钟后再躺下,可采用 15°~30° 斜坡的床垫(不是仅抬高头)并且右侧卧位;必要时可减少摄入奶量 20~30ml。若经指导后婴儿溢奶的症状无改善或体重增长不良,应及时转诊作进一步诊断,排除器质性疾病。

(二) 腹泻

腹泻是指排便次数增加或粪便中水分增加,多由饮食不当或肠道内、外感染所引起的一种消化道功能紊乱综合征,多发生在 2 岁以下婴儿。婴儿喂食母乳时,正常每天大便次数会比喂食牛奶者多 1~2 次,为黄绿色糊便;而喂食牛奶者,则为黄色成形便。

可以将腹泻分为生理性腹泻和病理性腹泻。前者多见于 6 个月以下的婴儿,多无其他症状,食欲好,无呕吐,生长发育不受影响,添加 “辅食” 后,大便即逐渐转为正常。如果出现:①脓血便、黏液便;②水样便,且排便量大;③轻度脱水;④发热;⑤持续时间 >2 周;⑥频繁呕吐;⑦伴有湿疹、发作性咳嗽等过敏症状;⑧生长发育不良等 “危险信号” 时,应考虑病理性疾病引起腹泻,如胃肠道感染性疾病、牛奶蛋白等食物过敏、炎性肠病等。

故应了解大便次数、性状、有无黏液/脓血及与进食的关系,注意有无烦躁、恶心、呕吐、发热及过敏症状等伴随症状,并评估生长发育指标。针对病因做相应处理:①及时到医院就医;②合理喂养,提倡在母乳喂养的基础上,适时、合理进行食物转换;③人工喂养的婴儿应根据具体情况选择合适的配方粉,必要时选择特殊医学用途配方粉,如乳糖配方粉、部分水解特殊配方粉等;④对于生理性腹泻的婴儿应避免不适当的药物治疗;⑤养成良好的卫生习惯,注意乳品的保存和奶具、食具、便器、玩具等的定期消毒;⑥感染性腹泻患儿应积极治疗,做好消毒隔离工作,防止交叉感染;⑦做好相关疫苗接种。

(三) 营养不良

营养不良(malnutrition)是由于能量和/或蛋白质缺乏所致的一种营养缺乏症,特征为体重不增、体重下降、渐进性消瘦或水肿、皮下脂肪减少或消失,常伴全身各组织脏器不同程度的功能降低及新陈代谢失常,有多种维生素矿物质缺乏,可能导致儿童生长障碍、抵抗力下降、智力发育迟缓、学习能力下降等后果,对其成年后的健康和发展也可产生长远的不利影响。

多发生于 3 岁以下婴幼儿,常见原因包括长期摄入不足、喂养不当或疾病影响。早产和双胎易引起营养不良,宫内感染、孕母疾病或营养低下、胎盘和脐带结构与功能异常均可导致胎儿营养不足和宫内生长阻滞,易出现婴儿营养不良。分为三种类型:①消瘦型:由于热能严重不足引起,表现为消瘦、皮下脂肪消失、皮肤推动弹性差、头发干燥易脱落、体弱乏力、萎靡不振;②水肿型:因蛋白质严重缺乏引起,可表现为眼睑和身体低垂部位水肿、肝大,常有腹泻和水样便;③混合型:因能量和蛋白质缺乏所致。临床诊断分为三大类:低体重、生长迟缓和消瘦。按照严重程度可分为轻度、中度和重度营养不良。处理方法包括病因治疗、急救治疗(抗感染、纠正水电解质紊乱、防止休克等)、营养支持、并发症治疗以及饮食治疗等。轻中度营养不良者,建议继续母乳喂养,提高母乳质量;人工喂养可以选择高能量密度配方粉;及时、合理、科学进行食物转换,并做多样化、提高烹调水平,选择易消化的食物。预防婴儿营养不良尤为重要,建议定期进行营养评估,接受专业的营养指导。

(四) 肥胖

儿童肥胖的标准一般指体重超过同性别、同年龄健康儿或同身高健康儿的平均体重的 2 个标准差（M+2SD），或是超过同年龄同性别平均体重的 20% 者,即是肥胖。婴儿期肥胖时脂肪细胞分裂增快,脂肪细胞数增多、增大,治疗困难,且容易复发。影响婴儿肥胖的主要因素有:出生体重、喂养过多、喂养频繁、食物转换过早过快、家长的认知、母亲的学历等。婴儿肥胖预防比治疗更重要,包括:孕期合理膳食,控制孕妇体重的增长,分娩后尽量母乳喂养,定期营养评估,在专业人员指导下喂养,及时、合理、科学进行食物转换。

(五) 食物不良反应

食物不良反应是指由食物或食物添加剂引起的所有临床异常反应,包括食物过敏、食物不耐受和食物中毒。

1. 食物过敏 免疫介导的食物不良反应,即食物蛋白引起的异常或过强的免疫反应,可由 IgE 或非 IgE 介导,表现为一疾病群,症状累及皮肤、呼吸、消化、心血管等系统。

引起儿童过敏最常见的食物有以下 8 大类:牛奶、鸡蛋、豆类、鱼、贝壳类、坚果、花生和小麦,其中花生、坚果类过敏可持续数年,甚至成年后。

婴幼儿食物过敏最常受累的器官为皮肤、胃肠道、呼吸道及黏膜,且临床表现常无特异性,故易误诊或漏诊。由于食物过敏的临床表现多样,建议婴儿应定期营养评估以早期发现或临床诊断食物过敏,在专科医生的指导下进行饮食回避、食物替代及降低食物过敏原性。

2. 食物不耐受 非免疫介导的食物不良反应,包括机体本身代谢异常(如乳糖酶缺乏)或是机体对某些食物内含的药物成分(如久置奶酪中含的酪胺)的易感性增高等原因引起。

三、学龄前期儿童营养

学龄前期是指从 3 周岁到入学前(6 岁或 7 岁)的一段时间。学龄前期儿童较婴幼儿的生长发育速度要缓慢而平稳,脑和神经系统发育逐渐成熟,表现出主动、好奇、爱模仿和自制力差等特点。

1. 体格生长特点 每年体重增长约 2kg,身高增加 5~7cm,且新陈代谢旺盛。随着儿童睡眠时间减少,活动增多,四肢的增长速度较婴幼儿期更快,肌肉组织加快。因此,机体的生长发育、成熟和活动对营养素的需要量和种类有所提高。

2. 脑和神经系统发育特点 学龄前儿童中枢神经系统的结构和功能仍迅速发育,3 岁神经细胞分化基本完成,但大脑细胞体积的增大以及神经纤维髓鞘化还在继续进行,大脑活动越来越活跃。3 岁时脑的重量是出生时的 3 倍;6

岁时已接近成人,脑重量约达到成人的 90%;6~7 岁时,几乎所有皮质传导纤维都已髓鞘化。

3. 学龄前期儿童膳食指南

(1) 规律就餐,自主进食,不挑食,培养良好的饮食习惯。

1) 合理安排早、中、晚三次正餐以及 1~2 次加餐。

2) 正餐之间应间隔 4~5 小时,加餐与正餐之间应间隔 1.5~2 小时,加餐的份量要少,不能影响正餐进食量。

3) 引导规律就餐、专注进食,避免边吃边玩或看电视等行为。

4) 避免挑食、偏食。

(2) 每天有奶,并保证足量饮水。

(3) 合量烹调,易消化,少调料、少油炸、少盐。

(4) 鼓励儿童参与食物选择与制作,增加对食物的认知与喜爱。

(5) 经常户外活动,并确保安全。

四、学龄期儿童营养

学龄期是指从入小学起(约满 6~7 岁)到青春期(女 12 岁,男 13 岁)的一段时间。学龄期儿童体格生长仍然比较稳定,但在生理和心理上与幼儿期有很大差异。

1. 体格生长特点 每年体重增加平均 2kg,身高增长 5~7cm。简易计算公式:体重=年龄×2+8（kg）,身高=年龄(岁)×7+70cm 或年龄×5+75cm。

2. 骨骼及牙齿 学龄期儿童骨骼内有机物质含量比成人多,无机物含量则比成人少,骨骼弹性较大,硬度较小,不易骨折。学龄期儿童是换牙的重要阶段,乳牙逐个脱落,恒牙逐渐萌出,平均每年替换 4 个牙。学龄期儿童也是患龋齿的高峰时期。

3. 视力 学龄期儿童的眼球还没生长定型,如果长时间近距离使用眼睛,会导致近视的发生,需特别注意保护视力。

4. 其他系统 学龄期儿童脑细胞分化基本完成,脑形态发育接近成人。智能发育更加成熟,自觉性开始发展,但控制力较弱。此期儿童肺活量显著增大,呼吸道疾病发病率明显下降。消化能力随年龄增长而增强,对营养的需求量和摄入量比一般成人要高。

5. 学龄期儿童膳食指南

(1) 食物多样化,谷类为主。

(2) 多吃新鲜蔬菜和水果。

(3) 经常吃适量的鱼、禽、蛋、瘦肉。

(4) 每天饮奶,常吃大豆及其制品。

(5) 膳食清淡少盐,正确选择零食,少喝含糖高的饮料。

(6) 食量与体力活动要平衡,保证体重正常增长。

(7) 不挑食、不偏食,培养良好的饮食习惯。

(8) 吃清洁卫生、未变质的食物。

五、妇幼营养中常见营养误区

(一) 保健食品

保健食品和日常食品是两个不同的概念,所以,绝对不能用保健食品来替代日常食品。因为无论在孕期和产后,还是孩子的生长发育中,主要的营养还是应当来自于日常的合理饮食,不能以保健品为主,更不能长期依赖某些保健品,以免花费大量的钱财,且对孕产妇的健康和孩子的生长发育并没有好处。

另外,保健食品并非像其广告、说明书及宣传材料中所说的具有多么好的作用,甚至具有什么疗效。到目前为止,还没有任何数据证明什么保健食品对孕产妇的健康和儿童的生长发育能有任何促进作用。

(二) 进口食品

家长在给孩子选购换奶期泥糊状食品时,认为进口食品比国产食品好,原因是可以理解的,进口食品的生产工艺好,配方有其一定的优点,所以家长们一味给孩子购买进口食品。但是,国产与进口同类食品相比价钱便宜,在经济水平没有达到相应高度时,家长还是应当根据自己的情况来定。当然,家庭自制的食品也是可以的,只要按前面指导介绍的方法配制就行了。

(三) 零食

孕早期由于早孕反应,正常饮食难以保持,妨碍营养摄入。此时有计划地安排零食,对保证营养素摄入,特别是微量元素和矿物质摄入是有好处的。孕晚期为了防止体重增重过速、过重,少吃多餐,适当吃零食,也是有所帮助的。

另外,幼儿及学龄前期儿童处在好动、消耗大、新陈代谢旺盛、生长发育速度快的时期,适时、适量吃零食可以补充正餐的不足,一方面可以提供生长发育所需的部分能量和营养素,同时还可以使其得到一定的精神享受和心理满足。尽量选择蔬菜和水果作为零食,尽量避免油炸、高糖、高脂等能量密度高的零食。其次,选择在两餐之间,但尽可能与下一次正餐相隔 1.5~2 个小时,注意不要过量,以免影响正餐的摄入量。

(四) 西式快餐

西式快餐口味好,方便,快捷,吃了不容易饿。但是它的脂肪含量过高,蔬菜少,维生素等微量元素含量不够,常吃易导致心脑血管疾病及肥胖症等。在这些快餐的起源国家,现在已经采用低脂配方,而我国境内依然使用老配方。所以,建议家长给孩子尝尝可以,偶尔吃也可以,但不要长期依赖。

(五) 方便面

方便面由于它便宜,易携带,味道好,所以被广泛接受。但是,方便面除了可以充饥外,并不能作为日常饮食。方便面中除了足够的碳水化合物外,几乎没有其他营养,长期食用必然导致营养不良。如果吃的话,还需要配以肉、蛋、蔬菜等。

(六) 补品

部分中药材中属于药食同源的补品,可少量加入食物中食用,用以滋补,但建议在孕期不要随便进补或给孩子进补,如属确实需要,则需在医生指导下用药,同时要抵御假冒伪劣的商品。

第三节　孕前营养准备及孕期营养监测

研究表明,孕前和孕期妇女不良营养状况与围产期母婴不良妊娠结局相关,特别是肥胖和糖尿病可作为两个独立风险因素,可导致妊娠期高血压疾病、早产、流产、巨大儿、胎儿畸形、死胎等。另外,低体重、消瘦、低血糖、贫血亦可导致如早产、流产、低出生体重儿等。因此,营养是优孕、优生的物质基础和保障。

一、生命早期营养影响后期生命质量

英国著名流行病学家 David Barker 教授早在 20 世纪 90 年代初期基于多项临床流行病学研究发现,胎儿宫内生长发育状况与成年疾病的发生存在一定的关联,并根据相关研究结果提出了"成人疾病的胎儿起源"假说。随着研究的深入和扩展,发现不仅宫内环境会影响成年疾病的发生,出生后的早期营养也会影响成年慢性非传染性疾病的发生概率,据此提出"健康与疾病的发育起源(developmental origins of health and diseases,DOHaD)理论"。在 DOHaD 理论基础上,研究认为从怀孕开始的胎儿期(280 天)到出生之后 2 岁(720 天)这一时期是可塑性最强的阶段,是生长发育的第一个关键时期,对人的一生起到决定性作用,这 1 000 天被称为"生命早期 1 000 天",是预防成年慢性非传染性疾病的"机遇窗口期",对全生命周期的健康具有深远的影响。

众所周知,孕期的营养和生活方式会对母婴健康产生直接的影响,而孕前的健康状况常容易被忽视。实际上,育龄期夫妇从孕前数月甚至数年就应该开始改善营养状况和生活方式,从备孕期开始保证合理膳食和均衡营养,并将平衡的膳食营养和健康的生活方式贯穿生命全周期。

二、孕前营养准备

孕前营养健康状况与孕产妇和儿童健康状况密切相关,其影响可跨越几代。既往研究通常将备孕期定义为孕前3个月,还有研究将备孕期定义为"开始任何可能发生怀孕的无保护性行为前至少1年"。孕前营养准备(preconception nutritional preparation)是指夫妻双方在备孕期注重合理营养,保持身心健康,为孕育胎儿所做的营养支持。

(一)孕前营养准备的目标

1. 通过营养干预清除基因损伤。
2. 保证理想妊娠提供适宜的营养环境和精神-心理准备。
3. 确保胎儿的生理成熟度 国际学术界对理想妊娠的定义是:①足月产、大小和体成分适宜健康新生儿;②孕妇体重、体成分和体力活动稳定健康。

(二)孕前体重和体重指数(BMI)管理

体重过低或超重/肥胖的男性和女性,生育能力都会降低。可以通过膳食及生活方式将孕前体重控制在合理范围,健康成年人的 BMI 为 18.5~25.0kg/m²,过高或过低都会影响妊娠结局。

孕前妇女超重/肥胖或者体重不足,一方面会影响正常受孕,严重者导致不孕。另一方面,增加不良妊娠结局的风险,包括早产、子痫前期、妊娠期糖尿病、剖宫产、产后出血、巨大儿、大于胎龄儿、小于胎龄儿、低出生体重儿等。

除育龄妇女外,育龄男性的营养健康状况同样也会对子代健康产生重要影响。如育龄男性 BMI 升高会导致精子活力降低、精子异常增加、精子活性氧水平升高以及血清睾酮降低等,继而通过影响精子的质量和数量以及生育能力使子代成年心血管疾病、代谢性疾病、免疫疾病以及神经系统疾病的风险显著增加。

(三)孕前营养准备内容

备孕期(至少孕前3个月)父母双方对各自的营养、健康状况进行检查、调整,使身体的状况尽可能达到最佳状态,以利于胎儿的生长发育。孕前营养准备包括以下几个内容:
1. 双方停止吸烟、喝酒,尤其是男性。
2. 合理营养,尤其女方加强优质蛋白(奶类、全蛋、鱼、牛肉、羊肉等)、微量元素(贝壳类、果仁类等)、维生素(新鲜蔬菜、水果等)的摄入。少吃、不吃刺激性食物(辣椒)、腊制食物及加工食品。必要时补充微量营养素。
3. 生活规律、劳逸结合,避免过劳、熬夜。
4. 促进精神卫生和心理健康,保持情绪平和、愉快。
5. 定期体格检查及营养评估,及早发现不良环境危险

因素或疾病,及时进行治疗。
6. 预防各类疾病,特别是呼吸道感染。在呼吸道感染时,许多病毒可以引起胎儿畸形、先天性缺陷、流产。
7. 不要住在新油漆、新装修、污染严重的房屋和环境中。
8. 加强易缺乏营养素(如碘、叶酸等微量营养素)的补充。

对于计划妊娠的夫妇,应加强对孕前营养健康的认识,为有计划妊娠和优孕做好充足准备。相关专业机构应提供切实有效的孕前健康支持和营养干预措施,如开展孕前营养评估、体重管理、补充微量营养素、进行食品营养强化、建设孕前营养门诊等。

(四)孕前各营养素补充

大部分营养素可以通过合理的饮食来补充,只有少量营养素需要额外补充。因此,在妊娠前建立良好的饮食习惯,并保持至妊娠期。不同时期对不同营养素的需求不同,青少年及育龄女性常缺乏且需要补充的营养素有铁、碘、叶酸、钙和维生素 D 等。

1. 能量、宏量营养素和纤维素 要求宏量营养素(包括蛋白质、脂肪及碳水化合物)比例均衡,且能够满足机体能量消耗。

(1)蛋白质:育龄女性每日摄入约 46g 蛋白质,提供每日所需总能量(2 000kcal)的 12%,不超过总能量的 25%。

(2)脂肪:建议育龄期女性每日摄入的脂肪所供能量占总能量的 15%~30%,应限制饱和脂肪和反式脂肪的摄入,推荐通过食用鱼油或橄榄油来获得长链多不饱和脂肪酸(polyunsaturated fatty acids,PUFAs)。

(3)碳水化合物:健康的饮食要求摄入更多的低升糖指数(glycemic index,GI)食物,即未经加工精炼的食物,如全麦谷物、未经加工的大米、豆类、大部分水果、蔬菜、坚果、乳制品。高 GI 食物包括加工过的谷物(面粉、麦片、面包)、根茎类蔬菜、烤制食物、零食、饮料、熟香蕉和某些热带水果。

(4)纤维素:纤维素可促进机体胃肠道健康,维持体内的葡萄糖稳态。建议摄入足量的富含纤维素的食物,如水果、蔬菜和全麦谷物。

2. 微量营养素 包括叶酸、维生素 B_{12}、维生素 D、其他 B 族维生素及胆碱,以及铁、碘、钙、硒、锌等元素。

(1)叶酸:母亲妊娠前叶酸缺乏与胎儿神经管畸形(neural tube defects,NTDs)和其他先天性畸形的发生相关。对于叶酸水平低的女性,妊娠后再补充叶酸已不能对 NTDs 发挥保护作用。富含叶酸的食物包括豆类、绿叶蔬菜、柑橘类水果和果汁或添加了叶酸的燕麦,但仅通过饮食补充是不够的。建议育龄期女性每日摄入叶酸 400μg,肥胖女性每日需要摄入更多的叶酸。如果女性既往有 NTDs 病史或存在相关的危险因素(如 BMI>35kg/m²),每日补充叶酸需达到 4 000μg。对于患有糖尿病或是接受抗惊厥治疗的女性,除

了增加食物中叶酸的摄入，建议每日补充叶酸 5 000μg 并至孕 12 周，之后可恢复常规剂量，即每日补充 400μg。

（2）维生素 B_{12}：缺乏维生素 B_{12} 不仅会导致巨幼细胞贫血，也会导致外周神经病变、神经精神异常等。维生素 B_{12} 水平过低是发生 NTDs 的重要危险因素，建议女性妊娠前必须保证摄入足量的维生素 B_{12}。

（3）维生素 D：维生素 D 可通过调节体内钙元素的水平维持机体骨骼健康，也可影响机体的免疫系统及血糖水平。孕前必须保证并维持足量的维生素 D 水平。内源性维生素 D 主要来源是皮肤经日照后合成。牛奶、橙汁、多脂鱼类、蛋黄、肝脏、奶酪等食物都含有维生素 D，但含量普遍偏低。建议女性妊娠前每日至少补充 400U 维生素 D。

（4）其他 B 族维生素及胆碱：其他 B 族维生素对女性妊娠前的健康，如代谢、神经和肌肉功能也非常重要，可影响胎儿身体和大脑的发育。这些维生素广泛存在于各种食物中，故只要坚持多样化饮食，即可获得足够的 B 族维生素。

胆碱缺乏会导致器官功能异常，影响胎儿生长发育，尤其是脑发育。妊娠前缺乏胆碱及维生素 B_{12} 会增加胎儿 NTDs 的风险。补充含有胆碱（每日约 450mg）的多种维生素合剂有益于维持女性机体中胆碱水平。

（5）铁：铁是造血过程的必需元素，铁缺乏会导致贫血，影响女性身体功能、工作能力、大脑功能和行为。主要食物来源是肉类、家禽和鱼类，非血红素铁多来自谷物、豆类、深绿叶蔬菜和水果。在贫血发病率较高（>20%）的地区，建议女性月经初潮后间断补充铁元素，每周 60mg 并联合补充叶酸。

（6）碘：碘对维持正常的甲状腺功能至关重要。妊娠前碘储备不足的女性，妊娠期发生甲状腺功能失调的风险较高。对于碘摄入不足的育龄女性，建议其每日口服 150μg 碘元素，或每年摄入 1 次碘油 400mg。

（7）钙：钙对维持骨骼的完整性和促进骨骼生长非常重要，尤其对于青少年女性。女性需在妊娠前摄入足够的钙以保证妊娠期胎儿的骨骼发育。钙摄入过低与妊娠期高血压疾病的发生密切关系。有生物效能且可被吸收的钙主要来自乳制品，对于不易获得乳制品，或饮食习惯中乳制品比例过低的地区，绿叶蔬菜、沙丁鱼/凤尾鱼、大豆制品和某些传统食物如碱发玉米面、强化谷物也可作为钙元素的食物来源。建议女性妊娠前每日摄入 1 000~1 300mg 钙。

（8）硒：硒缺乏会加剧碘元素缺乏导致的甲状腺功能异常，同时还与不孕症相关。建议所有青春期及非妊娠期女性每日摄入 55~65μg 硒。

（9）锌：锌在女性妊娠前十分重要，有利于维持女性良好的生育功能和免疫功能。锌主要食物来源有贝壳类海产品和红肉，在坚果、豆类及蛋类中也有一定的含量。

营养均衡的饮食只是健康生活方式的一部分。食物摄入的能量与运动消耗的能量保持平衡才有利于女性维持健康的体重及心血管功能。

三、孕期营养不良对母亲和胎儿的影响

（一）孕期营养不良对母亲的影响

孕期营养不良可以引发许多疾病，其影响不仅在孕期，而且对妇女一生都有长期的影响，包括围绝经期及老年期健康水平。

1. 营养性贫血 包括缺铁性贫血和叶酸、维生素 B_{12} 引发的巨幼红细胞贫血，以缺铁性贫血占多数。我国孕妇贫血的总患病率为 30%，其中农村为 50%、城市为 20%。主要原因是在孕期生理性贫血的基础上，铁摄入量不足，膳食中所含的铁吸收率低，母体和胎儿对铁的需求增加，以及某些因素造成的失血。

2. 骨质软化症 主要由于孕期维生素 D 缺乏引起血钙浓度下降，为了满足胎儿生长的需要而动用母体骨钙，造成母体骨钙严重不足，出现腰疼，甚至脊柱、骨盆变形，可造成难产。多见于日照少的地区和生活方式。

3. 营养不良性水肿 热量、蛋白质不足或硫胺素缺乏均可造成水肿。蛋白质缺乏水肿多见于下肢水肿。重症者当总血浆蛋白降至 5g 以下，白蛋白降至 2g 以下，则可出现全身水肿。硫胺素缺乏严重引起的水肿多见于以精米为主的地区和家庭。

4. 维生素缺乏症 主要见于膳食不均衡、偏食、挑食、因早孕呕吐不能正常进食等情况，母体对维生素的需求增加，但维生素供应不足而致。我国妇女容易产生维生素缺乏的是：维生素 A、维生素 D、维生素 B_1、维生素 B_2、维生素 B_6、维生素 C、叶酸和维生素 B_{12} 等。

（二）孕期营养不良对胎儿的影响

包括低出生体重儿、早产儿、小于胎龄儿、围产期死亡、脑发育受损、先天畸形等，其原因是多方面的，主要有：孕期母体增重不足；孕期血浆总蛋白和白蛋白低；孕期贫血；孕期膳食总热量低；孕妇主动或被动吸烟；孕前或孕期暴露在高铅环境而没有驱铅治疗；孕期矿物质和维生素缺乏；男方或女方酗酒等。

四、孕期妇女主要生理变化

1. 代谢 由于雌激素、孕激素、人绒毛膜促性腺激素和催乳素的刺激，母体合成代谢加强、基础代谢率上升，孕后期基础代谢率每日增加 0.63MJ（150kcal）。孕期妇女子宫容量由未怀孕时的 5ml 增加到足月孕时的 5 000ml。子宫重量由原来的 50g 增加到足月妊娠时的 1 200g。乳腺增大、全身血容量增加 1 500ml。这些变化使得孕妇对热量和各种营养素的需求大大增加。

2. 体重 体重增加是孕期妇女明显的变化,一般增重10~12.5kg(表3-12-8、表3-12-9)。增重过大或不足对孕妇和胎儿生长发育都不利,理想增重为孕前体重的20%~25%。孕期增重过速、过大或不足都可以引发妇女产后肥胖、高血压、糖尿病,增加日后心血管疾病危险因素和子代肥胖。孕期第10~30周开始贮存脂肪,孕期体脂增加3~4kg,主要存于腹部、背部和大腿上部。孕期增加的脂肪主要供孕后期和哺乳期供能。

表3-12-8 孕期体重增加 单位:g

	体重增长			
	第10周	第20周	第30周	第40周
胎儿、胎盘、羊水	55	720	2 530	4 750
子宫、乳房	170	765	1 170	1 300
血液	100	600	1 300	1 250
细胞外液	—	—	—	1 200
脂肪	325	1 915	3 500	4 000
总增重	650	4 000	8 500	12 500

表3-12-9 孕前BMI推荐孕期增重范围

孕前BMI/(kg·m⁻²)	孕期理想增重范围/kg
<19.8	12.5~18
19.8~26.0	11.5~16
26.0~29.0	7.5~11.5
>29.0	6.0~6.8

3. 消化系统 孕早期有呕吐、恶心、食欲减弱、食物偏好改变等妊娠反应,影响正常进食。对钙、铁、维生素B_{12}、叶酸的吸收增加,同时骨铅释放至血的速率同步增加,增加母子铅中毒的机会。消化液分泌减少,胃肠蠕动减慢,可出现腹胀气、便秘、心绪不定。

4. 肾功能 肾小球滤过功能加强,适应妊娠期排出代谢废物增加的情况。尿中可出现葡萄糖、氨基酸。

5. 血浆容量及营养素 血浆容量孕期较孕前大约增加40%~50%,红细胞量增加18%~20%。若孕期添加铁剂者可增加30%。红细胞增加量较血浆增加量少,故使血液稀释,形成生理性贫血。红细胞和造血容量的增加始于孕10周,红细胞的增加可持续至足月,血浆容量的增加于孕30~34周时达到峰值。血浆营养素水平除血脂和维生素E外,都呈现不同水平的下降。虽然母体营养素水平低,但胎儿高于母体而低于胎盘。此种现象称为生物阈(biochemical valve),使营养素由母体通过胎盘进入胎儿后不会逆返回母体,有利于胎儿营养保障。

五、孕妇营养需要及营养素补充

1. 热能 适宜热量摄入是保持母亲健康、保障胎儿正常发育的基本生理学原则。热量摄入不足会损伤母亲健康,导致分娩力量不足,产后恢复慢,合并症增加。热量摄入过多使母亲体脂过度堆积,诱发胰岛素抵抗、高胰岛素血症、高血压、高脂血症等合并症。无论是热量不足还是过多,均可增加胎儿不良结局的风险。

每个孕妇对热量的需求不同,同一孕妇在不同孕周时对热量的需求也不是一成不变。影响孕妇能量需要的因素包括:孕前的生活状况、生活方式、饮食习惯、体力活动状况;孕期食欲变化、情绪变化、对怀孕和生育的心理准备和承受能力;孕期代谢模式的变化、体力活动水平、膳食谱结构和饮食行为状况;胎儿生长发育模式、速率,胎儿成熟度发育模式;季节、温湿度、地理条件、气候等。为随时调整孕妇合理的热量摄入,有必要监测孕妇的热量摄入。临床上简便可行的方法是用孕妇体重监测来指示热量摄入的基本趋势。在孕周20周前,每月监测一次体重,20周后,每1~2周监测一次体重。体重不增或增长过重者都应予以调整热量摄入。一般的参照值是孕期每天增加热量摄入为0.83MJ(200kcal)~1.24MJ(300kcal)。

2. 蛋白质 蛋白质不仅组成胎儿的器官、组织和母体的修复、更新,还提供部分热能。因此,蛋白质是孕期营养供应中需要重视的一个营养素。整个孕期母体存贮蛋白质约1kg,其中1/2贮存在胎儿,其余分布在子宫、乳房、胎盘、血液和羊水中。孕期对蛋白质的贮存是随孕期的增加而逐步增加的:妊娠第一个月每日贮存0.6g,到妊娠后期每日贮存6~8g。到孕期最后10周,胎儿处于快速生长期,需要更多的蛋白质供应。我国妇女孕中期每日蛋白质增加摄入15g,孕后期增加蛋白质摄入25g。以极轻体力劳动者为例,每日膳食蛋白质供应量为65g,孕中期供应80g,孕后期供应90g。蛋白质供应除了保证量充足以外,还要注意动物蛋白质和植物蛋白质的比例搭配合适,即动物蛋白质和豆类蛋白质等优质蛋白应占1/3以上。优质蛋白所含必需氨基酸的量和比例与人体接近,容易被人体消化吸收和利用。生物效价较好。植物蛋白质主要来自谷类和豆类,其中大豆蛋白含量高,每100g含蛋白质35g,且富含赖氨酸,这是其他粮谷类食物所缺乏的氨基酸。将动物蛋白质与植物(特别是大豆蛋白质)蛋白质混合食用可以相互补充,提高蛋白质的营养价值。

3. 脂肪 食物中脂肪对人体的主要作用是供给能量,另外也参与人体组织细胞,特别是大脑细胞和神经细胞的组成。另外,帮助脂溶性维生素的消化吸收。孕妇每日脂肪的需要量有所增加,与平时相比增加6~7g左右。提倡食用植物油,特别是多不饱和脂肪酸的摄入。预防孕妇心血管疾病以及对胎儿脑和神经系统发育均有好处。

4. 无机盐和微量元素 孕期的高代谢需求使孕妇成

为微量营养素缺乏的高危人群。妊娠期间一些常见容易缺乏的元素是钙、铁、锌、碘,是孕期营养监测中重要监测参数。

(1)钙:成年妇女体内含钙约为1kg,孕期需增加储备30g,主要在孕后期3个月存于胎儿,用于胎儿骨骼和牙齿发育。从孕早期开始,孕妇体内对钙的吸收增加,至孕20周时钙吸收增加1倍,整个孕期保持高吸收状态。各国对孕期钙补充的建议量不同,从每日1 000mg到1 200mg不等。有建议孕末期每日补充1 500mg。补充多少需根据个体情况而定。要考虑膳食状况、生活方式、体力活动情况、代谢特点。应当定期监测,随时调整。在孕期营养监测中,钙水平是一个重要监测参数。

含钙丰富的食物首选奶类,每100ml牛奶可供109mg钙,每日一袋250ml牛奶可提供钙273mg,牛奶含钙量高,且容易被人体吸收,是补充钙的最自然的形式。其他含钙较多的食物有:虾皮、海带、小鱼干等海产品,以及大豆、黄豆、黑豆、各种豆制品、绿叶蔬菜等。大豆每100g含钙191mg,小白菜每100g含钙90mg。

(2)铁:孕期妇女需铁约为1 000mg,其中350mg满足胎儿和胎盘需要,450mg为孕期增加红细胞所需,其余补充生理学铁丢失。胎儿出生时含铁280mg,可以满足生后4~6个月的生理需要。食物中含铁丰富的食物是肝、血和动物性食物,吸收率可达20%~30%。植物性食物中铁的吸收率低,多在10%以下。孕妇膳食铁供应由18mg/d提高到30mg/d。鉴于日常饮食提供的铁很难满足实际需要和理论要求,可以考虑对铁缺乏的高危人群自孕中期起每日补充元素铁30mg,相当于150mg硫酸亚铁或100mg富血铁。

(3)锌:成年妇女体内含锌约1.3g,孕期可增至1.7g,其中60mg在胎儿成熟期间被利用。胎儿对锌的需要量在孕末期最高,每日需0.5~0.75mg。孕早期锌对胎儿组织器官的形成也极为重要,孕早期妇女严重缺锌可导致胎儿中枢神经系统先天畸形。锌系通过主动运输方式转运至胎儿,新生儿脐带血锌含量较母亲血锌高50%。孕期锌摄入应由非孕时的15mg/d增至20mg/d。食物中动物性食物如肉、鱼、海产品含锌较高。其中,牡蛎含量最高,每100g含锌10.02mg。蔬菜和水果含锌最少。

(4)碘:碘缺乏非常普遍,孕中期和孕末期膳食中碘的摄入量应保持在175μg/d,一般不>1 000μg/d较为安全。机体所需碘80%~90%来自食物;其他来自饮水和食盐。海产品如海带、紫菜含碘丰富,海鱼、虾、干贝、海参含碘量亦高。海盐和内陆盐也含一定量的碘。

5. 维生素

(1)维生素A:孕期摄入足量的维生素A可维持母体健康和胎儿的正常发育,并可在肝脏中贮存一定的量。但过量摄入维生素A不仅造成母体中毒,还使胎儿畸形。推荐摄入量在每天1 000μg(3 300U,中国营养学会)~3 000μg(10 000U,FAO/WHO)视黄醇当量。动物性食物如肝脏、禽类、牛奶等含维生素A量较多。植物性食物不含维生素A,但黄绿色蔬菜中含有类胡萝卜素可以转化成维生素A,所以在孕妇膳食安排中应鼓励进食黄绿色蔬菜。

(2)维生素D:孕期维生素D缺乏可以影响胎儿骨骼发育,也能导致新生儿低钙血症以及牙齿的发育缺陷。但是,过量摄入维生素D可导致维生素D中毒。建议维生素D的每日摄入量是10μg(400U)。天然食物中维生素D的含量均较低,含脂肪较多的鱼油、肝脏、蛋黄、奶油、奶酪含量相对较高,瘦肉和奶中较少。因此,建议在牛奶和婴幼儿食品中强化维生素D以达到通过日常饮食摄入来预防维生素D缺乏。

(3)维生素E:由于胎盘转运维生素E的效率较低,母血维生素E含量高于新生儿脐带血的含量。维生素E对保护红细胞的完整性,防止溶血性贫血具有重要的保护意义。新生儿特别是早产儿血浆维生素E水平较低,以致红细胞膜容易发生过氧化损伤而破坏红细胞结构的完整性,造成新生儿出血症。孕期维生素E建议摄入量12mg/d。维生素E的来源主要是种子油,如麦胚油、棉籽油、玉米油、花生油等含量丰富。谷类胚芽、坚果、蔬菜也含有维生素E,奶及奶制品蛋黄中亦含有少量维生素E。

(4)硫胺素(维生素B_1):孕妇由于代谢率高对硫胺素的需要量也大大增加,若摄入不足,可出现便秘、呕吐、倦怠、无力和子宫收缩缓慢。但有时母体未出现症状,但子代出生后出现先天性脚气病。硫胺素的建议每日摄入量为1.8mg。硫胺素的食物来源以谷类、豆类和肉类含量最丰富。粮谷中硫胺素主要存于谷胚糠麸中,因此,碾磨度较低的粮食中硫胺素含量较高。标准粉高于富强粉,糙米高于精白米。煮粥时加碱和淘洗米次数太多会造成硫胺素流失。随着经济水平提高和家庭收入增加,许多人盲目追求吃"精米白面",以为是"高级生活",造成硫胺素缺乏现象增加。在"均衡膳食"的原则中强调"粗细搭配"就是这个道理。

(5)核黄素(维生素B_2):孕期核黄素需要量增加,建议每日摄入量为1.8mg。核黄素的食物来源——动物性食物含量较高,特别是动物内脏、蛋、奶等。植物性食物以含量豆类和绿叶蔬菜稍多。谷类及一般蔬菜含量较少,谷类中以小米含量稍高。

(6)烟酸:人体对烟酸的需要可以通过膳食中色氨酸的代谢转换而获得一部分,孕期这种转换率提高;非妊娠期产生1mg尿烟酸代谢产物需30mg色氨酸,孕期仅需18mg色氨酸。烟酸的膳食供应量应与硫胺素保持合适比例,一般为10:1。因此,孕妇每日膳食烟酸推荐供给量为18mg。烟酸在自然界分布广泛,猪肝、瘦肉、花生、酵母和谷类食物含量较丰富。奶、蛋中含色氨酸较多,可在体内转化为烟酸。

(7)维生素B_6:孕期血液中维生素B_6的浓度降低,对维生素B_6的需要量增加,当食物中的蛋白质摄入量增加时,维生素B_6的摄入量亦应增加。孕期建议摄入量各国不同,一般为比非妊娠期高0.5mg。我国尚无具体规定,美国为每日2.2mg。维生素B_6普遍存在于动植物食物中,以豆类、畜禽肉、内脏及鱼类等含量较多。

（8）叶酸：为了满足胎儿、胎盘、母体组织和红细胞增加的需要，孕期对叶酸的需要量明显增加。人体叶酸总量约为5~6mg，其中50%贮存在肝脏。正常成人血清叶酸水平一般在13.6nmol/L（6ng/ml）以上，红细胞叶酸水平为363nmol/L（160ng/L）。当血清叶酸水平低于6.8nmol/L（3ng/ml），红细胞叶酸水平低于318nmol/L（140ng/ml），指示叶酸缺乏。妇女孕早期缺乏叶酸可造成胎儿神经管畸形。每日预防量各国波动范围很大，100~400μg不等。WHO/FAO推荐每日叶酸补充量为200~300μg，每日叶酸总摄入量不少于350μg；或每千克体重7μg。美国建议每日膳食供给量为400μg。富含叶酸的食物主要是各种蔬菜、动物肝脏、蛋黄、酵母、麦芽。各种豆类含量也较高。但叶酸在烹调中丢失率也很高，一般可丢失50%~80%。

（9）维生素B₁₂：人体对维生素B₁₂的最低需要量为0.1μg，美国对孕期妇女维生素B₁₂的推荐每日供应量为2.2μg。维生素B₁₂在植物性食物中含量甚少，畜肉及奶中较多。人体肠道微生物可以合成维生素B₁₂，但一般不能吸收而随粪便排出。

（10）维生素C：孕期母血维生素C水平下降约50%左右。为保证胎儿的维生素C需要，应当增加孕期维生素C的供应。维生素C的每日供应量为80mg。各种水果、蔬菜均富含维生素C，其中尤以青椒、鲜枣、山楂、柑橘类含量最高。一些野果如猕猴桃、刺梨、沙棘等含大量的维生素C。

六、孕期营养监测方案

1. 监测频率

（1）理想监测水平：受孕前一个月为第一次收案管理，孕后20孕周前每月1次，20周后，每1~2周监测1次直至分娩。

（2）有价值监测水平：自停经日起，孕后20孕周前每月1次，20周后，每1~2周监测1次直至分娩。

（3）可接受监测水平：自停经日起每个月监测1次至分娩。

（4）基本监测水平：整个孕期每2~3个月监测1次至分娩。

2. 监测内容

（1）营养知识教育：膳食制定，食物选择，烹调指导。

（2）行为矫正：择食行为，进食行为，生活行为，运动行为。

（3）血液及血生化参数监测：根据需要选择进行。

（4）人体测量学参数监测：体重、身高、胸围、腰围、皮下脂肪厚度、体脂含量等根据已有设备选择进行。

3. 评价与指导

（1）根据检测结果确定受检者基本健康-营养-行为基础状况（基线状况）。

（2）根据受检者的家庭经济、文化、生活习惯、宗教背景等情况，做出分析和初步结论。

（3）根据初步结论制订个人健康-营养-行为管理方案。该方案包括预期目标、具体实施步骤和评价方法。

（4）任何一个营养促进方案都应包括体力活动指导。孕期的体力活动、散步为主要形式，活动量适中，长期坚持至分娩前。

七、孕期膳食建议

1. 孕早期膳食以清淡/易消化的食物为主。少量多餐，在三顿正餐外，可以根据情况加餐。由于孕吐吃不下，可以吃烤面包、烤馒头片、饼干等干淀粉类食物。每天应摄入150g碳水化合物（相当于4两粮食），40g以上的蛋白质（相当于1两瘦肉加2个鸡蛋）。孕吐严重不能进食者，可以随时进食果仁类食物、豆制品、肉松，鱼干当成零食，随时补充。此期应当选择含优质蛋白食物如乳、蛋、鱼、禽、牛羊肉、豆类等。增加绿叶蔬菜、水果等含维生素的食物摄入。烹调要适合孕妇的口味。

2. 孕中期以后，早孕反应停止，食欲大增，要注意均衡膳食，避免过量进食。以下食物可供选择：

（1）谷类：包括米，面，各种杂粮，如小米、玉米、麦片等，每天400~500g。

（2）牛奶或羊奶：每天250~500ml，可供应优质蛋白质、钙及维生素。不能服奶者可试服酸奶或豆浆。

（3）蛋类：每天可服1个，不宜超过2个，避免增加肾脏负担。可提供优质蛋白质、矿物质和维生素。

（4）肉类、禽类、鱼类：每天吃50~150g，交替选用。孕后期可增至150~200g，以供应优质蛋白质、矿物质和维生素。每周服用1~2次动物肝脏和血，每次50~100g。可以补充维生素A、D及B族维生素和铁的优质来源。

（5）豆类及豆制品：每天50~100g，提供植物来源的优质蛋白和矿物质。

（6）新鲜蔬菜：每天400~500g，其中1/2应为绿色或黄绿色蔬菜。可提供矿物质、维生素和膳食纤维。

（7）新鲜水果：每天100~200g。可提供矿物质、维生素和膳食纤维。

（8）烹调用油：每天15~20g。

孕后期由于胎儿快速生长，子宫增大，膈肌上抬，影响食欲，常感饱胀感，可少吃多餐。后期常有水肿，应减少盐入量。

表 3-12-10　FIGO（2015 年）和中国营养学会（2016 年）女性孕前及孕期的营养建议

营养素	FIGO			中国营养学会			食物来源
	备孕期	妊娠期	哺乳期	备孕期	妊娠期	哺乳期	
蛋白质（g/d）	60	71	—	55	70~85	80	肉、家禽、鱼、蛋、乳制品、豆类、坚果等
脂肪（%）	15~30	15~30	15~30	20~30	20~30	20~30	坚果、植物油等
碳水化合物（g/d）	130	175	210	120	130	160	谷物、块茎类蔬菜等
叶酸（μg/d）	400	400~600	600	400	600	550	动物肝脏、绿叶蔬菜、柑橘类水果等
维生素 A（μg/d）	700	750~770	1 300	700	770	1 300	黄或橙色蔬菜、鱼肝油、蛋类、动物肝脏等
维生素 D（μg/d）	≥15	≥15	≥15	10	10	10	鱼、蛋、乳制品等
碘（μg/d）	150	220	290	120	230	240	海带、紫菜、鱼、虾、贝等海产品，加碘盐等
铁（mg/d）	15~18	27	29	20	24~29	24	瘦肉、动物肝脏、家禽、鱼、海产品等
钙（mg/d）	1 000~1 300	1 000~1 300	1 000~1 300	800	1 000	1 000	乳制品、豆类等
锌（mg/d）	8~9	11~12	12	7.5	9.5	12	贝壳类海产品、禽肉类、蛋类等

第四节　妊娠期并发症的营养管理

妊娠期间受遗传与环境因素的综合影响，母亲和胎儿常出现一些并发症，与营养密切相关的有妊娠期糖尿病、胎儿生长受限等，对母儿均有较大危害，不仅影响胎儿生长发育，严重者危及母儿生命，还与母亲及子代远期的代谢性疾病相关，均需要进行规范的医学营养管理。

一、妊娠期糖尿病

（一）定义

妊娠期糖尿病（gestational diabetes mellitus，GDM）是指孕期首次发现的任何程度的糖耐量异常。按我国妊娠合并糖尿病诊治指南（2014）诊断标准是：孕 24~28 周及 28 周后首次就诊时口服 75g 葡萄糖耐量试验（OGTT），服糖前及服糖后 1、2 小时，3 项血糖值任何一项达到或超过临界值（空腹 5.1mmol/L，1 小时 10.0mmol/L，2 小时 8.5mmol/L）即诊断为 GDM。

（二）医学营养管理

医学营养管理的目的是使孕妇的血糖控制在正常范围，保证孕期合理营养摄入，胎儿正常发育，孕妇的体重达到适宜的增长，减少母儿并发症的发生。一旦确诊 GDM，应立即开展营养管理，对患者进行营养教育指导饮食、运动和监测血糖等。

1. 合理控制总能量　每日摄入的总能量根据孕前 BMI、孕期增重及血糖胎儿发育等情况综合而定，应提供充足的能量保证母儿的健康，达到血糖控制目标及适宜的体重增长，避免过度限制对母亲和胎儿造成危害（表 3-12-11）。计算方法为：①孕前 BMI（kg/m²）=孕前体重（kg）/[身高（m）]²；②理想体重（kg）=身高（cm）-105；③根据孕前 BMI 选择能量系数，妊娠早期所需每日能量（kcal）=理想体重（kg）×能量系数（kcal/kg 理想体重），孕中晚期在此基础上平均再增加约 200kcal/d，总能量不应低于 1 800kcal/d；④多

表 3-12-11　基于孕前 BMI 的推荐能量摄入量及孕期增重标准

孕前 BMI/(kg·m⁻²)	能量系数/(kcal·kg⁻¹)	妊娠早期所需能量/(kcal·d⁻¹)	孕期增重/kg
<18.5	35~40	2 000~2 300	12.5~18
18.5~24.9	30~35	1 800~2 100	11.5~16
≥25.0	25~30	1 500~1 800	7~11.5

胎妊娠者在单胎基础上每日适当增加 200kcal。推荐膳食摄入的碳水化合物、蛋白质与脂肪的供能比分别占总能量的 50%~60%、15%~20% 和 20%~25%。

2. 适当限制碳水化合物　碳水化合物的摄入量是血糖控制的关键,为防止酮症及维持正常的血糖,碳水化合物不低于 150g/d。应尽量避免食用蔗糖、麦芽糖、葡萄糖等添加的精制糖,多选用含复合碳水化合物的粮谷类主食,选择主食时可参考血糖指数与血糖负荷两个参数。血糖指数(glycemic index,GI)是指摄入含 50g 碳水化合物食物的餐后 2 小时血糖应答面积与等量葡萄糖餐后 2 小时血糖应答面积的比值,反映食物与葡萄糖相比升高血糖的速度和能力,通常葡萄糖的 GI 为 100。GI>70 为高 GI 食物,GI 55~70 为中 GI 食物,GI<55 为低 GI 食物。GI 值反映食物中碳水化合物的升糖特性,但没有考虑实际摄入的碳水化合物数量。血糖生成负荷(glycemic load,GL)是指可利用碳水化合物含量与 GI 的乘积,计算公式为:GL/100g 食物=GI × 可利用碳水化物 %。通常 GL>20 为高,GL 10~20 为中,GL<10 为低。一般而言,食物为低 GI 时,总有低 GL,控制高 GI 食物与碳水化合物摄入量是非常重要的。GL 将摄入的碳水化合物的数量和质量结合起来,更能直观反映食物的血糖应答效应。实际应用中不能仅以 GI 值高低选择食物,如西瓜的 GI 为 72,属于高 GI 食物,碳水化合物含量为 5.8%,100g 西瓜的 GL 为 4.2,可适量食用。

全谷物及杂豆类如黑米、荞麦、燕麦等富含膳食纤维较低的血糖指数。膳食纤维有助于降低餐后血糖,改善胰岛素敏感性和降低血脂的作用,推荐每日摄入量 25~30g,较好的膳食来源是粗杂粮、新鲜蔬菜、水果和藻类食物等。主食的摄入量及粗粮所占的比例应综合考虑孕妇的营养状况、血糖控制水平、食欲情况等因素,设计个体化的饮食治疗方案。

3. 适量蛋白质　保证充足的蛋白质以满足妊娠期母亲生理需要及胎儿生长发育的营养需求。孕中期和孕晚期每天蛋白质的推荐摄入量比孕前分别增加 15g 和 30g。优先选择提供优质蛋白质的食物,建议每天的食物量奶类 300~500ml,孕中期和孕晚期鱼禽肉蛋类(含动物内脏)分别为 150~200g 和 200~250g,每周最好食用 2~3 次深海鱼类。

4. 限制脂肪　适当控制脂肪摄入总量,糖尿病孕妇饱和脂肪酸摄入量宜小于总能量的 7%,适当限制饱和脂肪酸含量高的食物,如动物油脂、棕榈油、椰子油等;适当选择

富含单不饱和脂肪酸的橄榄油、山茶油等,可占脂肪供能的 1/3 以上。每日烹调用油建议 20~25g,多采用蒸、焖、煮、氽的烹调方法,少用油炸、油煎的方法,饮汤宜清淡少油。孕妇应注重摄入富含亚油酸和 α - 亚麻酸的植物油,可在体内分别合成花生四烯酸(AA)和二十二碳六烯酸(DHA),也可从鱼类(尤其是海鱼)、海藻类、蛋类等食物直接获得 DHA,对人类生命早期大脑和视网膜的发育有重要的作用。反式脂肪酸增加心血管疾病的风险,且能够通过胎盘,可能会对胎儿的生长和发育造成不利影响。反式脂肪酸常见于人造奶油、精炼植物油、植脂末、起酥油、代可可脂等,应最大程度地减少或避免摄入。

5. 微量营养素　妊娠期钙、铁、锌、碘等矿物质的需要量较孕前增加,叶酸,维生素 A、B 族维生素,维生素 C 等的推荐摄入量也相应增加。孕中晚期增加奶类的摄入,达到 400~500ml,以满足钙的需要;增加含铁丰富的食物,如动物血和肝脏及红肉,每周 1~2 次约 20~50g 的动物血和肝脏。选用碘盐,每周 1~2 次含碘丰富的海产食物,如紫菜、海带等。常吃富含叶酸的食物,并补充叶酸 400μg/d。新鲜蔬菜、水果、杂粮和坚果等富含有助于控糖的膳食纤维,也是维生素和矿物质的良好来源。

6. 餐次的合理安排　每日可安排 5~6 餐,少量多餐、定时定量进餐有助于控制血糖。早、中、晚三餐的能量建议占每日总能量的 10%~15%、30%、30%,加餐的能量每次可占 5%~10%,每餐间隔时间为 2~3 小时,加餐可选择小份量无糖高纤维的饼干或全麦面包等主食类、奶类、低 GI/低 GL 的水果或青瓜、番茄等,有助于防止餐前过度饥饿,预防低血糖。

7. 适量的运动　适量运动有助于降低餐后血糖及基础胰岛素抵抗,建议餐后 30 分钟后进行低~中等强度的运动,自 10 分钟开始,逐步延长至 30 分钟,中间可根据个人的体力耐受情况稍作休息,运动后休息 30 分钟,适宜的频率为 3~4 次/周。运动时应随身携带饼干或糖果,有低血糖征兆时可及时食用。应避免空腹及剧烈运动,建议散步、快走、游泳、打球、跳舞、孕妇瑜伽、孕妇保健操及各种家务劳动等,但需警惕常见的禁忌证包括 1 型糖尿病合并妊娠、心脏病、视网膜病变、多胎妊娠、宫颈功能不全、先兆早产或流产、胎儿生长受限、前置胎盘、妊娠期高血压疾病等。个体的运动强度及持续时间应结合孕妇的运动基础、生理状况、营养状况及血糖控制情况等综合考虑,达到孕期适宜的体重增长。

二、胎儿生长受限

（一）定义

国际上对于胎儿生长受限的定义至今尚无统一的"金标准"。根据我国目前的专家共识，胎儿生长受限（fetal growth restriction，FGR）是指受母体、胎儿、胎盘等病理因素影响，胎儿生长未达到其应有的遗传潜能，多表现为胎儿超声估测体重或腹围低于相应胎龄第 10 百分位。FGR 是导致围产儿患病和死亡的重要原因，还可能带来远期的不良结局，儿童期的认知障碍及成人期疾病（如肥胖、2 型糖尿病、脑卒中及心血管疾病）的发生风险增加。

（二）医学营养管理

胎儿生长受限的治疗应在胎儿生长最快的阶段，即孕 28~32 周开始，此时是胎儿脑发育和脂肪细胞增殖的"敏感期"，对蛋白质和碳水化合物的需求较大，因此针对 FGR 的营养治疗应越早越好，孕 36 周后开始治疗效果较差。胎儿生长受限尤其是非营养因素导致的或治疗不够及时，在宫内治疗的效果都非常有限，如存在胎儿宫内环境不良状态，必要时应及时终止妊娠，出生后仍需在医生指导下监测、治疗，以达到追赶生长。此外，为达到出生时合理体重，孕晚期营养如干预过度，使 FGR 胎儿暴露于高糖、高蛋白、高脂肪的宫内环境，胎儿过度追赶生长也有可能会增加儿童期肥胖、胰岛素抵抗和代谢综合征的发生率。

1. 病因治疗 对于有明确原因的 FGR，应针对病因进行治疗。消除导致 FGR 的高危因素，如停止吸烟、饮酒、滥用药物及接触有害物质等；改变偏食等不良饮食习惯，加强营养，纠正母体营养不良；积极治疗妊娠期合并症（如孕前青紫型心脏病、慢性肾病、慢性高血压、糖尿病、甲状腺疾病、系统性红斑狼疮、抗磷脂抗体综合征等）及并发症（如子痫前期、妊娠期肝内胆汁淤积症），控制好血糖、血压、感染等。

2. 一般治疗 去除不良因素，改善胎儿内环境。

（1）睡眠：取左侧卧位，增加母体心脏输出量，并可使部分右旋的子宫得到纠正，从而改善子宫胎盘的供血，有效地增加不匀称型 FGR 的体重，但对匀称型 FGR 的效果不佳。鼓励孕妇保证充足的睡眠时间，建议晚 10 点前入睡。

（2）身体活动：维持孕妇正常的身体活动，适当的活动促进食物的消化吸收，增进食欲，可选择散步、孕妇瑜伽、孕妇体操、家务劳动等。

（3）情绪心理：保持良好的情绪和心理状态，减少焦虑、悲观、抑郁等负性情绪。

3. 营养治疗原则 无论何种病因造成的胎儿生长受限，都必须保证合理的营养，特别是孕妇营养不足引起的 FGR，营养补充是最行之有效的，更加要有针对性地增加营养。治疗的原则是：营养均衡，保证充足的能量、蛋白质、维生素和矿物质的供应，加强营养监测。

（1）加强食物营养：FGR 的发病原因就包括母血中营养物质利用度的降低，或胎盘物质交换受到影响，因此有必要补充营养物质。饮食上保证总能量和蛋白质的摄入，但蛋白质的总量不宜超过总能量的 20%。根据我国膳食营养素推荐摄入量（DRIs），轻体力劳动孕妇中、晚期能量的推荐摄入量分别为 2 100kcal/d、2 250kcal/d，蛋白质为 70g/d、85g/d。

注意饮食均衡，保证维生素和矿物质的摄入，如钙、铁、锌、碘及叶酸等营养素。孕妇中、晚期钙的推荐量（RNI）均为 1 000mg/d，铁分别为 24mg/d、29mg/d，锌均为 9.5mg/d。注意补充长链多不饱和脂肪酸，保证必需脂肪酸（亚油酸和α-亚麻酸）、花生四烯酸（ARA）和二十二碳六烯酸（DHA）等的摄入，孕妇的 DHA 适宜摄入量为 200mg。

（2）口服营养补充：口服营养补充（oral nutritional supplements，ONS）是指应用肠内营养制剂或特殊医学用途配方食品进行口服补充的一种营养支持方法，主要作为患者正常饮食以外用来改善营养状况的有益补充。按标准冲调后，能量密度可达 100kcal/100ml，可帮助 FGR 的孕妇，特别是胃口偏小，进食量少者强化营养，增加能量摄入。

（3）静脉营养：氨基酸是胎儿合成蛋白质的主要来源，能量合剂有助于氨基酸的主动转运，临床上常通过静脉营养补充氨基酸，能量合剂、脂肪乳、葡萄糖，增加能量供给，以改善胎儿营养供应，但实际治疗的效果并不理想。

（4）营养监测：孕妇每周测体重，评估体重增长情况，保证适宜的体重增长。孕妇的体重是反映孕妇营养的重要标志，孕中期开始应每周称量和记录体重，根据体重的增加调整饮食。定期 B 超监测胎儿生长情况，以评价营养治疗效果。孕早期胎儿生长速度较慢，孕妇体重不应有太大变化，以 0.5~2kg 为宜，此时要注意防止早孕反应引起体重下降过多，警惕酮症酸中毒的发生。孕中晚期每周增重 0.4kg 为宜，需根据体重增长速率调整能量摄入和体力活动水平。体重增长不足者，可适当增加能量密度高的食物摄入。

4. FGR 孕妇的膳食建议 胎儿生长受限的孕妇饮食应在均衡膳食的基础上，多选择高能量、高蛋白质、富含叶酸等维生素、钙、铁和锌的食物。

（1）多吃高能量的食物：

1）我国的膳食模式是以粮谷类作为主要的能量来源。天然食物中，米面类有较高的能量，应作为主食摄入，提倡粗细搭配，适当吃豆类及粗杂粮。每日摄入谷类，包括米、面及各种杂粮孕中期和孕晚期分别为 275~325g、300~350g，大豆及制品 50~100g。

2）坚果类也具有能量高的特点，可作为零食、加餐每日进食 1~2 次，10~20g。

3）膳食脂肪也是能量的重要来源，不容忽视，烹调时不宜过于清淡，适当添加植物油，有助于提高总能量摄入。充足的脂肪还可保护蛋白质不被作为能源消耗，有节约蛋白质的作用。每日烹调用油 25~30g。

（2）多吃高蛋白的食物：富含优质蛋白质的天然食物包括鱼、禽、瘦肉、蛋类、奶类和大豆类等。每日鱼、禽、瘦肉等交替选用，孕中期100~150g，孕晚期150~200g，鸡蛋每日1~2个。动物性蛋白质营养价值较高，特别是鸡蛋蛋白质与人体蛋白质氨基酸模式最接近，消化吸收及利用率也较高。植物蛋白因为缺少某些必需氨基酸，导致营养价值较低，大豆虽含有较高的蛋白质，但因缺乏蛋氨酸而限制了蛋白质的利用，大豆和米面类同食可产生互补作用。一般来说蔬菜水果含蛋白质较少，利用率也低。

（3）保证每天摄取足量碳水化合物：孕早期应保证每日摄取至少130g的碳水化合物，以预防酮症酸中毒对胎儿的危害。应首选富含碳水化合物、易消化的粮谷类食物，如米、面、烤面包、烤馒头片、饼干等。进食困难或孕吐严重者，可考虑通过静脉输液的方式补充必要量的碳水化合物。孕中晚期多选择复合碳水化合物，每天可安排5~6餐，除早、中、晚三次正餐外，餐间2~3次加餐也可包括碳水化合物丰富的主食类制品(如面包、点心、麦片、玉米、薯类等)，以增加总能量的摄入。

（4）多摄入富含叶酸的食物：孕妇缺乏叶酸，易引起巨幼红细胞贫血，造成胎儿生长受限，还可发生胎儿神经管畸形，孕期叶酸的摄入应达到600μgDFE/d。食物中叶酸的良好来源是动物肝肾、鸡蛋、豆类、绿叶蔬菜、水果及坚果等，每日进食蔬菜400~500g，其中绿叶蔬菜300g，瓜茄类蔬菜100~200g。每天水果建议摄入200~400g。

（5）多吃富含矿物质的食物：保证胎儿正常发育要保证富含钙、铁、锌、碘等矿物质的食物。

1）奶和奶制品是钙的良好来源，豆类、黑芝麻、海带含钙也较丰富，绿色蔬菜含钙量较高，但吸收比较差。建议孕妇每天饮奶总量达500ml以上，可根据个人耐受情况选择肠内营养制剂、孕妇配方奶粉等奶类制品。

2）动物肝脏、动物血、红肉、鱼类含有较高的铁，吸收率也较高。植物性食物中的非血红素铁吸收率受植酸、草酸的影响而降低。建议每周进食1次动物肝脏约25~50g，以补充维生素A和铁。每周进食1次动物血，以补充铁。

3）贝壳类海产品、红肉及动物内脏含锌、碘较为丰富。建议每周进食1~2次海带、紫菜等海产食品，以补充碘、锌等微量元素，预防胎儿发育迟缓。

5. 营养补充剂 天然食物是最好的营养补充剂，一般来说，均衡的膳食能够满足胎儿发育的需要，无需额外补充，应首选从食物补充必要的营养。但由于各种原因摄入不足，偏食挑食，发生贫血、小腿肌痉挛的情况下，可酌情补充营养补充剂或营养药物。

（1）叶酸制剂：由于叶酸补充剂比食物中的叶酸能更好地被机体吸收利用，建议从孕前3个月开始，每天补充400μg叶酸，可持续至整个孕期。叶酸的补充尤其是孕早期更加重要，从而预防胎儿神经管畸形、生长受限。

（2）钙剂：孕中晚期钙的需要量增加，中国传统膳食仅能提供400mg钙左右，远低于需要量，建议至少每天饮1杯奶，另外补充钙剂300mg。如饮食均衡的基础上，每天饮奶500ml，则能够满足钙的需要量，一般无需额外补充。

（3）蛋白质粉：如孕妇肉、蛋、奶类进食量少，又存在胎儿生长受限，可在营养师评估和指导下合理补充蛋白粉，避免过量或不足，对母婴产生不利的影响。蛋白质粉按来源分有乳清蛋白粉、大豆蛋白粉、酪蛋白粉等，其中乳清蛋白的营养价值最高。

（4）复合维生素和矿物质制剂：如蔬菜、水果进食不足，营养不均衡，可适当补充孕妇专用型的复合维生素，需注意避免重复补充营养素，避免过量。鼓励孕妇多从自然食物中获取营养，营养素过量也可引起中毒，甚至胎儿畸形。

（5）DHA制剂：海鱼、强化DHA的奶粉、蛋类、坚果、海藻类均含有一定量的DHA，如从食物中摄入不足，可适当服用补充剂200~300mg/d。

（6）铁剂：孕妇存在缺铁性贫血时，应在医生指导下补充铁剂100~200mg/d，治疗2周后评估疗效，血红蛋白正常后继续口服铁剂3~6个月或至产后3个月。非贫血孕妇如血清铁蛋白低于30μg/L，每天补铁60mg，治疗8周后评估疗效。建议进食前1小时口服铁剂，同时多吃含维生素C的食物有助于铁的吸收。

第五节　哺乳期妇女的营养

哺乳期营养保障的目的是提供婴幼儿生长发育所需的营养物质，同时对母亲的体型恢复、体(力)能促进和健康保持提供适合的营养。能量和各种营养素的需要量均增加。乳母的营养状况是泌乳的基础。哺乳期妇女的营养关系到母婴两代人的健康，在这一阶段由于营养知识的不健全、商业性广告的误导、生活习俗、文化、宗教等各方面的影响，很容易产生营养偏差。这些营养偏差包括：食物选择不当、膳食搭配不合理、盲目进补、"月子"饮食误区等。这些营养偏差的结局既有营养不良、维生素和微量元素缺乏，又有产后体重滞留、肥胖、骨质疏松等。因此，为保证母亲的健康和婴幼儿的生长发育，乳母应做到合理营养。

一、哺乳期的生理改变

胎儿分娩后，产妇便进入哺乳期，哺乳有利于母体生殖器官等各器官组织更快地恢复到孕前状态。哺乳期妇女的乳腺显著增大、脂肪增多、泌乳是其主要的生理特征。乳汁分泌主要受神经内分泌系统、营养、精神心理因素及睡眠等的影响,包括泌乳和排乳2个环节,分别受催乳素和催产素调控。婴儿的需求是泌乳量的关键,婴儿的吸吮刺激,一方面催乳素分泌增加,促进泌乳,另一方面通过神经反射增加催产素的分泌,促进乳汁的分泌。催产素还有助于产后子宫的复原。

产后第一周分泌的乳汁为初乳,性质黏稠、浅黄色,蛋白质含量较高,乳糖和脂肪量少,较容易消化。初乳含大量分泌型免疫球蛋白A抗体、乳铁蛋白、吞噬细胞、粒细胞和淋巴细胞等,有助于增强婴儿的免疫力,可消灭致病的细菌和病毒,预防呼吸道和消化道感染。初乳还有通便作用,促进排胎粪,从而预防黄疸发生。产后7~14天分泌的乳汁为过渡乳,乳糖和脂肪含量逐渐增多,蛋白质有所下降,是初乳向成熟乳的过渡。产后14天以后所分泌的乳汁称为成熟乳,实际上要到30天左右才趋于稳定。成熟乳为白色,富含蛋白质、乳糖、脂肪和微量营养素,更适合于不同月龄婴儿生长发育的需要。

二、哺乳期妇女的营养需要

哺乳期妇女摄入充足的营养,一方面是为泌乳提供物质基础,以保证婴幼儿的营养需要;另一方面是满足母体恢复或维持健康的需要。与非孕妇女相比,中国营养学会推荐哺乳期妇女的能量和大部分营养素需要均相应增加。

(一) 能量

哺乳期妇女对能量的需要量增加,摄入的能量需满足母体自身对能量的需要、泌乳过程所消耗的能量和乳汁所含的能量,影响能量需求的主要因素是产乳时间长短和产乳量多少。正常营养状况的产妇前6个月泌乳量约为750~800ml/d,其后的6个月约为600ml/d,但存在个体差异,产后情绪、心理、睡眠等也会影响乳汁分泌。孕期的脂肪储备可为泌乳提供约1/3的能量,另外2/3的能量需要由膳食提供。乳母每日估计能量需要量(estimated energy requirement,EER),是在非孕成年妇女的基础上每日增加500kcal,轻体力劳动的哺乳期妇女应摄入能量2 300kcal/d。蛋白质、脂肪、碳水化合物的供能比分别为13%~15%、20%~30%、50%~65%。可根据泌乳量和乳母体重来判断乳母的能量摄入是否充足,泌乳量应能满足婴儿需要,而乳母应逐渐恢复孕前体重。

(二) 蛋白质

哺乳期妇女蛋白质营养状况影响母乳的质和量,乳母摄入充足的蛋白质对维持婴儿的生长发育、免疫、行为功能十分重要。乳母所需的蛋白质应满足自身的需要和提供乳汁的消耗,每日需增加蛋白质25g,达到80g/d,并强调优质蛋白的摄入。

(三) 脂肪

母亲膳食中脂肪的种类与乳汁脂肪的成分关系密切,例如,如果母亲摄入n-3长链多不饱和脂肪酸,包括DHA,就会影响此类脂肪酸在乳汁中的浓度。脂肪是体内重要的能量来源,在体内有重要的生理功能,也促进脂溶性维生素的吸收。n-6系列中许多脂肪酸,如亚油酸及其代谢产物花生四烯酸;n-3系列多不饱和脂肪酸如α-亚麻酸及其代谢产物DHA等都是人体不可缺少的脂肪酸,对婴儿神经、智力及认知功能发育有促进作用,特别是DHA对婴儿脑发育和视觉功能起关键作用。乳母膳食脂肪的推荐占总能量的20%~30%,其中饱和脂肪酸<10%。乳母可通过增加膳食中DHA的摄入来提高乳汁中DHA的含量,DHA在乳母中的适宜摄入量(AI)为200mg/d。

(四) 矿物质

1. 钙　膳食摄入钙不足不会影响乳汁钙的含量,但会消耗母体钙贮存。正常母乳含钙量为240mg/L,乳母每天通过乳汁分泌而损失的钙约为200mg。为了保证乳汁中钙含量的稳定、母体钙平衡和维持母体骨骼健康,应增加乳母钙的摄入量。乳母膳食钙推荐摄入量为1 000mg/d。

2. 铁　虽然铁不能通过乳腺输送到乳汁,从乳汁中丢失的铁总量极少,但因产时失血和产后恢复的需要,乳母的膳食应多供给富含铁的食物。乳母膳食铁的推荐摄入量为24mg/d,可耐受的最高摄入量为42mg/d。

3. 锌　锌促进婴儿的生长发育及免疫功能,还有增进食欲的作用。母乳中锌水平低可引起婴儿肠病性皮炎。乳母锌的营养需要增加,推荐摄入量为12mg/d。食物中较好的来源有贝壳类海产品(牡蛎)、红肉及肝脏、蛋、菇类。

4. 碘　乳汁中碘的浓度会受膳食的影响,如乳母不使用碘强化食品,婴儿较容易出现碘缺乏,可引起以智力低下、体格发育迟缓为主要特征的、不可逆转的智力损害。膳食碘的摄入影响乳汁中碘的含量,乳母碘的推荐摄入量为240μg/d,较孕前增加1倍。

(五) 维生素

为满足母体自身和婴儿生长发育的需要,除维生素D外,乳母膳食中各种维生素都应适量增加,通过膳食补充,从而保证乳汁的营养充足。

1. 维生素A　由于维生素A可以少量通过乳腺进入乳汁,乳母膳食维生素A的摄入量可以影响乳汁中维生素A的含量。乳母维生素A的膳食推荐摄入量为1 300μgRAE/d,比非孕成年女性增加600μgRAE/d。乳母需要注意膳食的合理调配,多选用富含维生素A的食物。

2. 维生素D　由于维生素D几乎不进入乳汁,乳母膳食维生素D的推荐摄入量与非孕妇女相同,为10μg(400U)/d。膳食维生素D较好的食物来源是:海水鱼、各种动物肝脏、鱼肝油、蛋黄等动物性食品。由于膳食中富含维生素 D 的食物很少，建议多进行户外活动晒太阳来改善维生素 D 的营养状况以促进膳食钙的吸收，必要时可补充维生素 D 制剂。

3. B 族维生素 乳母膳食维生素 B_1 的推荐摄入量为 1.5mg/d，应增加富含维生素 B_1 食物，如瘦猪肉、粗粮和豆类等。维生素 B_2 的推荐摄入量为 1.5mg/d，多食肝脏、奶、蛋以及蘑菇、紫菜等食物可改善维生素 B_2 的营养状况。叶酸的推荐摄入量 550μgDFE/d，良好的来源是：动物肝、肾、鸡蛋、豆类、绿叶蔬菜、花椰菜、水果及坚果。

4. 维生素 C 乳母膳食维生素 C 推荐摄入量为 150mg/d，良好的食物来源是新鲜蔬菜与水果，特别是鲜枣、橙、猕猴桃、草莓、柑橘类，通常颜色越深营养越丰富。维生素 C 的可耐受最高摄入量为每日 2g。

三、哺乳期妇女的膳食建议

由于母乳喂养有不可替代的优点，世界卫生组织建议婴儿 6 个月内应纯母乳喂养（breast feeding），添加辅食后，鼓励持续母乳喂养到 2 岁甚至更长时间。乳母的膳食指南在一般人群膳食指南基础上特别增加了 5 条内容：①增加富含优质蛋白质及维生素 A 的动物性食物和海产品，选用碘盐；②产褥期食物多样不过量，重视整个哺乳期营养；③愉悦心情，充足睡眠，促进乳汁分泌；④坚持哺乳，适度运动，逐步恢复适宜体重；⑤忌烟酒，避免浓茶和咖啡。哺乳期妇女的膳食遵循营养均衡的原则，除保证营养需要外，还通过乳汁的口感和气味，潜移默化地影响较大婴儿对辅食的接受和以后膳食结构的建立及饮食习惯的养成。乳母在选择食物时，要合理调配膳食，做到食物品种多样化、数量充足、营养价值高，以保证婴儿与乳母都能获得足够的营养。

1. 食物种类齐全和多样化 为了保证能够摄入足够的营养素，乳母应选择多样化的食物，同时摄入食物的数量也要相应增加，以自然、新鲜食物为主。一日以 5~6 餐为宜，每日谷薯类约 300~350g，其中全谷物和杂豆不少于 1/3，薯类 75g，大豆类 25g，坚果 10g。如主食不能只吃精白米、面，应该粗细粮搭配，每天食用一定量粗粮，并适当调配些杂粮、燕麦、小米、赤小豆、绿豆等。这样做不仅可保证各种营养素的供给，还可使食用的蛋白质发挥互补作用，提高植物性蛋白质的营养价值。

2. 增加富含优质蛋白质及维生素 A 的动物性食物和海产品 建议乳母每日食用 1 个鸡蛋（50g），150~200g 的鱼、禽、瘦肉、海产品等提供优质的蛋白质，保证每天摄入的蛋白质有 1/3 以上是来自动物性食物。如条件受限制，可选择富含优质蛋白的大豆及其制品。乳母需要多选择富含维生素 A 的食物，如富含视黄醇的动物肝脏、蛋黄、奶类，富含维生素 A 原的深绿色和红黄色蔬菜水果，其中动物性食物中的维生素 A 是视黄醇，可直接吸收利用，是维生素 A 较好的来

源。建议每周吃 1~2 次猪肝（85g）或鸡肝（40g）。乳母若增加海产品摄入可使乳汁中 DHA、碘等的含量增加，从而有利于婴儿的生长发育，特别是脑和神经系统的发育。乳母至少每周吃 1 次富含碘或 DHA 的海产品，如紫菜、海带、海鱼（三文鱼、鲱鱼、鳗鱼等）、虾、贝壳类等，同时应选用加碘盐烹调食物。

3. 多食含钙丰富的食品 乳母应特别需要注意钙的补充，增加奶类有利于乳母骨骼的健康。乳及乳制品（如牛奶、酸奶、奶粉、奶酪等）含钙量最高，并且易于吸收利用，每天饮奶 400~500ml 可以满足对钙的需要。深绿色蔬菜、豆类及坚果也可提供一定数量的钙。此外，乳母还要注意补充维生素 D 或多做户外活动，以促进钙的吸收与利用。

4. 多食含铁丰富的食品 膳食中注意选择富铁的食品包括动物的肝脏、动物血、红肉类、鱼类、大豆及其制品等。同时应摄入富含维生素 C、果酸的食物，以促进铁的吸收。浓茶、咖啡等不利于铁的吸收，应避免摄入。

5. 摄入充足的新鲜蔬菜和水果 蔬菜每天要保证供应 400~500g 以上，绿叶蔬菜和红黄色等有色蔬菜占 2/3 以上。建议每日进食水果 200~400g。有的地区产后有禁吃蔬菜和水果的习惯，应予以纠正。

6. 科学饮汤 乳母宜多喝汤水保证泌乳量，每餐应保证有带汤水的食物。但不宜喝多油的浓汤，煲汤的材料宜选择一些低脂肪的肉类，如鱼类、瘦肉、去皮的禽类、带瘦肉的骨头等，可滤去汤的上层油，以降低动物脂肪的摄入，也可以选择豆腐汤、蔬菜汤、蛋花汤、米汤及面汤等。根据产妇的需求，可加入补血的食材，如动物肝脏、动物血、红肉类等。如乳汁不足，还可加入促进乳汁分泌的食物，如猪碎（姜醋）、猪尾煮汤、猪腿、猪排骨、木瓜、乌鸡、大豆、花生、黄花菜鸡汤、鲫鱼、鸡蛋、牛奶、牛肉、羊肉、红枣、鹌鹑、子鸡等。汤类餐前不宜喝太多，可在餐前喝半碗至一碗汤，待到八九成饱后再喝一碗汤，喝汤的同时要吃肉，以保证营养。

7. 注意烹调方法 对于动物性食品，如畜、禽、鱼类的烹调方法以多汤水的煮或煨最好，少用煎炸的方式，食用畜禽类时可适当剔除皮和肉眼可见的肥肉，牛肉和鱼类脂肪较低，可合理选用。烹调蔬菜时，先洗后切，急火快炒，尽量减少维生素 C 等水溶性维生素的损失。葵花籽油、大豆油、低芥酸菜籽油富含亚油酸和亚麻酸，橄榄油和山茶油富含油酸，均可以互换选用，推荐每日植物油用量 25ml。

8. 愉悦心情，充足睡眠，促进乳汁分泌 乳母的情绪、心理及精神状态可直接兴奋或抑制大脑皮质来刺激或抑制催乳素及催产素的释放，从而影响乳汁分泌。家人应充分关心乳母，帮助其调整心态，舒缓压力，树立母乳喂养的自信心。分娩后开奶越早越好，产后即可在产房第一次哺乳；坚持频繁吸吮（24 小时内至少 10 次），促进泌乳反射，使乳汁越吸越多；乳母应生活规律，每日保证 8 小时以上睡眠时间，提高其睡眠质量，以促进乳汁分泌及产妇健康。

9. 坚持哺乳，适度运动，逐步恢复体重 乳汁分泌可

消耗在孕期储存的脂肪,有利于乳母体重尽快复原。哺乳时间越久,产后体重降低幅度越大。坚持哺乳、科学活动和锻炼,有利于机体复原和达到健康体重,同时减少产后并发症的发生,且有利于预防远期糖尿病、心血管疾病、乳腺癌和卵巢癌等慢性非传染性疾病的发生。自然分娩产妇产后第2天开始做产褥期保健操,每1~2天增加1节,每节8~16次。产后6周后可选择新的锻炼方式,开始规律有氧运动,如散步、慢跑等。有氧运动从每天15分钟逐渐增加至每天45分钟,每周坚持4~5次。

10. 忌烟酒,避免浓茶和咖啡 乳母吸烟或饮酒会影响乳汁分泌,烟草中的尼古丁和酒精也可通过乳腺进入乳汁,从而影响婴儿睡眠及精神运动发育。此外,茶和咖啡中的咖啡因有可能造成婴儿兴奋。因此乳母应忌吸烟饮酒,并防止母亲及婴儿吸入二手烟。同时,乳母应避免饮用浓茶和大量咖啡,以免摄入过多咖啡因。

四、哺乳期妇女营养中常见的误区

哺乳期妇女的营养支持主要是针对妇女自身的产后体力恢复、体型再塑、健康保护和体能促进而进行的营养规划。在这个规划中营养物质的提供与适宜体育锻炼及合理休息是不可分割的整体。我国有"坐月子"的习惯,这个习惯以过度营养(按每个家庭的经济水平、生活习俗、文化宗教传统的不同,都以"最好"的补品供应产妇)和卧床不动为主要特征,以足不出户、避风避光为主要禁忌,以进食"补品"重于食品为基本营养导向。在经济发展和生活水平提高后,出于对营养的重视,这个习惯延长到整个哺乳期。这种营养补充的结局是产后肥胖症、乳汁减少、体力不支、疾病缠身。从营养投入与营养结局的投入-产出比角度分析,我国妇女在哺乳期的营养行为是效率最低、浪费极大、危险因素多的高风险行为。

从传统观念所承袭的认识,整个孕期乃至生育都是一种"消耗"或"损失"。因此,过度营养认为是一个合理的补充。但是,应当补充什么、补充多少,则是一个模糊的、不确定的、任人解释的领域。有的产妇一天吃十几个鸡蛋,有的产妇为了补"气血"既喝鸡汤又喝排骨汤,为了下奶既喝鲫鱼汤又喝猪蹄汤。至于专吃蹄膀(肘子)或偏爱炖肉则是各有所好了。过度营养造成短期内体重急速上升,其直接效果是脂肪堆积。胸部脂肪的快速过度增加,压迫乳腺的正常扩张使得乳汁产量大幅度下降。腹部脂肪的堆积使横膈上抬,压迫心肺、使肺活量减少,易罹患呼吸道感染。同时,增加心血管系统的压力,心血管疾病危险因素急剧上升。至于在传统认识里,大鱼大肉才是好的,从来不注重新鲜蔬菜、水果和果仁类食品的添加,这样,加剧了营养失衡。错误的饮食方式加上贫乏的营养知识使中国产妇哺乳期营养结局多数以脂肪堆积(肥胖)和维生素、微量元素和优质蛋白缺乏为基本取向。哺乳期营养的原则是:按生理需要量摄取足够

的热量,以摄取优质蛋白为重点,摄取足量维生素和微量元素为主要营养目标,脂肪要少、碳水化合物适量。在食物选择方面,以自然食物、新鲜食物为主,不吃含有食物添加剂(香精、色素、味觉刺激剂等)的加工食品,绝不食用任何"补品""保健品"等非食物性食品。

日常生活中体育活动不足是我国各年龄、性别群众普遍存在的现象。我们还没有把体育运动作为日常生活中的一个组成部分。体育运动还是一个"特殊"活动,在我们的生活中起到"装饰""点缀"的作用。体育更多地被看成是儿童青少年的学校教育课程,而不是成年人每天应该参与的生活内容。至于产后妇女就更不能"动",只能"静养"。由于"运动量"不足,体内代谢的"活力"不够,酸性代谢产物排出不力,酸性产物慢性堆积,使机体长期处于慢性酸中毒的状况。特别在哺乳期,母体酸性产物过多、影响母乳质量,婴儿往往拒食母乳或食后消化不良、腹泻。影响儿童生长发育。母亲长期处于体内内环境慢性酸中毒的状况,加上大量进食以动物性食物为主的"酸性食物",氧自由基大量产生,对心血管系统产生损伤;增加致癌因素,为日后生殖系统癌症(乳腺癌、子宫癌等)的发生创造了有利的环境。在产后体育运动时,一定要按照运动处方进行训练,切忌盲目运动、大运动量运动。根据个体的体质健康状况和体能水平,制定运动处方。按照运动处方的剂量,制定训练处方,定期参加训练。体育运动结束后不要立刻喂哺婴儿,因此时体液偏酸,酸性乳汁对婴儿健康不利,而且婴儿也不愿意吃酸性乳汁。哺乳期体育运动的原则是:循序渐进,由少到多,因地制宜,长期坚持。

关于哺乳期进食"补品""营养品"。我国有"进补"的历史传统,有丰富的"补品"和"进补"方式。对于"虚""亏"还要区分出"卫、气、营、血"的层次和"阴、阳"的两极以及"金、木、水、火、土"的属性,辨证施治。有"药补"、有"食补",加上"药食同源"的全方位立体"进补",使得不少人,对"补品"的重视大大超过对食物的重视。对于自然食物尤其看得很低,以为其没营养,作用不大。随着食品加工技术的发展,一大批"营养品""保健食品"充斥市场,良莠不齐。这些"营养品""保健食品"中冠有"精"者又能具有更大的吸引力,使许多人以此代替食物。这种饮食风气对哺乳期妇女极为不利。任何一种"补品""营养品"或"保健食品"都不能代替自然食物、新鲜食物。哺乳期营养补充一定要以自然食物、新鲜食物为来源。"药食同源"指的是在同一个自然食物中,既具有食物营养的作用,又具有某种传统医学的药物作用。一般而言,食物不会一次摄入很大量,因此不会过量或中毒;但作为药物,如果不在医生指导下服用,往往过量、中毒或药不对症,造成诸多损伤。这是"哺乳期补品不良反应"产生的主要原因。如果"进补"过度,以补代食,本末倒置,很容易伤及健康、危及生命。我们提倡,无特殊原因,哺乳期绝不"进补",不滥服"营养品""保健食品";进食"补品"要在医生指导下进行。

五、母亲哺乳期心理调试

(一) 母亲的心理准备

从第一次哺乳到小儿能独立的整个婴儿期,成功地喂养婴儿需要母亲与孩子之间的合作。在母亲与孩子之间建立起舒适和谐、愉快轻松的喂养气氛对母婴双方的心理卫生和精神安宁都会有很重要的影响。喂哺的时间最好选择在对母婴双方都是精神饱满、从容、愉快的时刻。因为母亲的心理感受和体验会很快传递给婴儿,并且极大地影响着喂养的情绪与质量。紧张、焦虑、烦躁、沮丧、情绪波动大的母亲经常遇到孩子难喂、不合作的情形,但只要在医师、有经验的长者指导和帮助下,是可以很快建立起亲切、和谐的母婴喂养关系。

(二) 母亲的基本知识准备

刚出生时成熟新生儿便可以安全地耐受肠道喂养,大多数新生儿生后 6 小时即可开始喂养。应当鼓励母亲在产房内即开始母乳喂养。如果没有实行母婴同室制,也应在上午 10 时或下午 6 时把新生儿抱给母亲喂奶,这个时间一般是在产后 6 小时的时间间隔内。无论是用人工喂养还是母乳喂养,最初每隔 3~4 小时喂哺 1 次。

婴儿胃排空时间变化范围大,在 1~4 小时或更长的时间。因此,婴儿对食物的需求会发生在一天内不同的时间,比较理想的喂养时间最好由婴儿自我调节来实现。在生后最初几周里,每天吃奶的次数和每次吃奶量都可能会有不同,到了生后第一个月末,90% 的婴儿都将建立起适合自己规律的、基本稳定的喂养习惯和时间。

人工喂养儿在第一周末的一天可以喂 6~9 次奶,有的

孩子一次吃足了奶可维持约 4 小时,有的每次吃奶较少或是胃排空快的,一次奶只可满足 2~3 小时,母乳喂养儿一般的喂奶间隔较短。在生后 4~5 天内,足月儿每 3~4 小时的进奶量可由 30ml 增至 80~90ml,生后 5~7 天内,婴儿体重不继续下降,在生后 12~14 天内体重持续上升即表明其喂养量是适合的。不同个体吃奶的模式差别较大,不可能用一个模式去图解每个孩子的具体情况。例如,在生后 3~6 周以后,有的孩子在夜间喂奶时不醒;有的孩子根本不必在夜间喂一顿。在生后 4~8 个月时,有的孩子不需要在睡前再喂 1 次,有的孩子 1 天 3 次喂奶也就够了。

(三) 母亲对婴儿啼哭的思想准备

在判断婴儿啼哭时应当注意,除了饥饿以外,其他原因也会引起婴儿啼哭。每次婴儿啼哭时并不一定都需要喂以奶或其他食物。有的孩子生性温和、平静,有的不好动,有的则易烦躁,婴儿患病时就不想吃东西。持续间隔很短,短时间便惊醒或啼哭的婴儿,有可能是因为每次喂奶量不够,也有可能是其他一些引起婴儿不舒适的原因而不是饥饿,这些原因包括穿着过多衣服,肚子疼,大便、尿湿了,尿布或衣服不舒服,吞咽了空气,环境过热或过冷,或是有病。有的婴儿啼哭是为了得到更多的关怀与注意。有的仅仅是要求大人抱。如果抱起来以后便不哭了,表明他并不需要食物。如果抱起来后或是给了吃的以后仍继续哭,则应寻找其他造成小儿不适或紧张的原因。应当注意避免养成婴儿的坏习惯,如经常给以少量食物;经常要求抱或用给吃的东西来止住孩子哭等。

现在许多母亲以及一部分医务人员还没有认识到顺应婴儿自我调节的规律而建立适合母婴双方的喂养时间的重要性。大多数母亲仅是按照家庭起居习惯喂养婴儿,有的则机械照搬教科书或科普读物所推荐的时间表。

第六节　青春期营养保障

青春期是儿童青少年生长发育进入成人的过渡阶段,是人体迅速生长发育的关键时期,也是高生长速率时期之一,此时所需营养素量大谱宽,不仅需要蛋白质、脂肪、碳水化合物,而且需要维生素、微量元素和矿物质,应重视青春期营养保障(puberty nutrition guarantee)。任何一种营养素不足(缺乏或过多)都能造成营养偏差,影响生长发育。如果营养行为不当或营养气氛不良,不仅造成体格发育偏差,还能造成心理-行为或情绪-精神方面的病态。这个时期营养素、营养行为和营养气氛对营养结局影响的作用表现得最为突出。这个时期的营养促进方案不能仅仅着眼于营养素,必须综合考虑,统一规划。营养不足和营养过剩都是影响我国青春期学生的重要健康问题,青春期要预防的营养偏差是肥胖症和因恐惧肥胖而造成的盲目节食、拒食造成的厌食症、

生长发育不良等病。

一、青春期女性的生理和心理特点

青春期女性由于身体形态、功能、性征发生较大改变,对营养的需求要求较高。在生理、心理上的一系列变化,也对摄食行为产生影响。

(一) 身体形态的变化

1. 身高　进入青春期即出现生长加速,女性突增期开始于 10~12 岁,持续约 1~2 年即进入第二生长高峰期(peak height velocity , PHV),此期身高每年增高 8~9cm。此后随着月经来潮生长逐渐放缓,至 17~18 岁后身高基本不再增加。

2. 体重 女孩体重增长不像身高那样有明显的突高峰，而是逐年增长，体重每年增重约 5~6kg，至成年期后仍可继续增长。

3. 体成分 在青春期前，男女体内脂肪、肌肉比例基本相似；进入青春期后，女性脂肪比例增加高于男性，约占 22%，而肌肉成分所占比例低于男性，男性肌肉重量超过女性 50% 以上。

青春期生长的损伤可以在成人期的身高缺陷中看到显著的影响。儿童期生长缺陷在青春期的追赶式生长得到补偿并没有统一模式。青春期的生长是可以有所促进的。此种生长的促进是可以持续的和具有显著的生物学意义。青春期生长促进的潜力与婴儿期生长潜力相比小得多。

(二)身体功能的变化

进入青春期后，不但体型发生改变，身体各组织器官功能也逐渐成熟。

1. 内分泌系统 青春期开始后，最突出的变化是下丘脑-垂体-卵巢轴的成熟，使体内激素水平发生变化，其中影响生长发育的激素主要包括：①生长激素：主要功能是促进组织生长，尤其是促进骨、软骨生长。②甲状腺素：促进机体新陈代谢，与生长激素协同，促进成骨细胞肥大，加速骨骼生长。③雌激素：促进生殖器官和第二性征发育以及功能成熟，促进子宫发育，参与形成月经周期。还可使长骨细胞生长活跃，促使长骨干早期愈合。④雄激素：女性血清睾酮含量远低于男性，雄激素不但促进骨骼、肌肉蛋白质合成，也与雌激素协同控制阴毛、腋毛的生长和分布。此外，尚有胰岛素、糖皮质激素等共同促进青春期生长发育和性发育。体脂含量与雌激素、胰岛素呈正相关关系，而与生长激素、雄激素、甲状腺素负相关。如果体脂含量过低(消瘦、节食、减肥使体脂量少于 17%)，会造成雌激素水平低下影响卵巢周期的规律性及其功能。肥胖造成脂肪组织过度堆积使生长激素水平下降，影响生长发育和青春期突增。瘦体重与生长激素、雄激素、胰岛素生长因子水平呈正相关，通过肌肉力量训练，提高肌肉质量，增加瘦体重含量，可提高生长激素和雄激素水平。

2. 消化系统 为保障机体各项生理功能，人体需要从外界不断摄取各种食物，并消化吸收供机体利用。进入青春期乳牙、恒牙交换完成，但有部分恒牙出齐要到青春期后。胃肠黏膜、胃肠肌壁和胃肠神经系统发育逐渐完善，胃内容积增大，消化液分泌增加，对营养素的消化吸收率均高于儿童和普通成年人。

3. 代谢功能 进入青春期后，机体新陈代谢活跃，总体合成代谢大于分解代谢。

4. 心肺功能 青春期后女性心肌增厚，心脏收缩力加大，心输出量每搏增加至 60~70ml，已接近成年人。肺的重量也逐渐增加，肺活量在 10 岁时为 1 400ml，到青春后期已经增加至 2 000~2 500ml。

5. 造血功能 青春期骨髓造血功能旺盛，理论上男女血红蛋白和红细胞计数均应增高。而实际上青春期女性血红蛋白和红细胞计数增加均很少，极易出现贫血，原因可能与月经丢失和节食等因素有关。

6. 运动功能 进入青春期后，随着骨骼、肌肉等运动系统发育完善，女性运动功能逐渐增强，先是速度、耐力发育，其次是下肢爆发力、协调力和灵活性，最后是臂肌静止耐力和腰腹肌力发育。但随着年龄增加女性各项运动能力均落后于同龄男性。

(三)性器官与性征发育

女性性器官包括内生殖器官(阴道、子宫、输卵管和卵巢)和外生殖器官(大小阴唇、阴阜和阴蒂等)。性征发育包括第一性征发育(生殖器官发育)和第二性征发育(主要指生殖器官以外的女性外部特征，如乳房、阴毛、腋毛、脂肪分布和声调等)。青春期开始后，在促性腺激素的作用下，卵巢逐渐增大，卵泡发育并分泌雌激素，在卵巢皮质内有不同发育阶段的卵泡使卵巢表面稍有凹凸不平。在雌激素的作用下，第二性征乳房发育，骨盆增大，阴毛、腋毛生长，体脂丰满，形成女性特有体态。同时阴道长度、宽度和厚度均有增加。子宫体大，宫体与宫颈之比由婴儿期 1∶2 变为 2∶1，并有子宫肌层增厚，子宫内膜出现周期性增厚、剥脱，形成月经。从青春期早期到青春末期的生殖变化巨大。其变化之大与儿童早期一样，但它经历的时间较之更长。

典型的女性青春期发育顺序是：生长加速、乳房发育、阴毛出现，最后是月经初潮。通过青春期发育，身体功能形态已接近成人。

(四)青春期女性的心理特点

进入青春期，随着身体形态和生理功能的改变，女孩最常出现心情烦躁、紧张、情绪不稳定、注意力不集中、心理有负担等症状。随着性生理的发育产生了性意识，女孩会注意自己的打扮，留心自己在异性心中的形象，同时也存在对异性感觉神秘、恐慌、害羞等心理。随着社会交往范围扩大，自我意识逐步发展，对长辈的依附和遵从逐渐减少，普遍存在逆反心理。但此时对事物的认识不够全面，好奇心和模仿性强，容易受骗上当与沾染不良习惯，如吸烟、饮酒、嗜药、偏食、盲目节食、网络成瘾和生活不规律等，这些都对身心健康带来危害。

二、青春期女性的营养需要及合理膳食

青春期处于体格生长发育的第二高峰期，生长速度增至 3~6 岁儿童的 2 倍。同时，在此期要经历中考、高考等阶段繁重的学习任务和精神压力，这些都对健康产生不良作用。因此，合理膳食可保证供给充足的能量和各种营养素，

使机体达到最佳生长发育和学习状态。

(一) 青春期女性的营养需要

青春期女性因生长发育旺盛,对能量和各种营养素的需要量逐渐增加甚至超过从事轻体力劳动的成年女性,随着生长发育不断成熟,需要量逐渐下降,达到从事轻体力劳动的成年女性水平。

1. 能量 能量需要与能量消耗应保持平衡,青春期女性能量消耗包括基础代谢、体力活动、食物特殊动力效应和生长发育所消耗的能量,因而对能量的需要应能满足这些消耗。能量摄入不足可出现疲劳、消瘦和抵抗力下降,以至于影响体力活动和学习能力。因此从10岁开始能量摄入即达到并逐渐超过从事轻体力劳动的成年女性。到14岁时达到高峰2400kcal/d,以后逐渐下降至18岁成年女性轻体力劳动能量摄入水平,即2100kcal/d。

能量摄入受体力活动影响很大,青春期女性每天应该有60分钟的体力活动,包括在学校活动和做家务,如果没有体力活动,很容易能量摄入过高,造成肥胖。

2. 蛋白质 青春期女性对蛋白质的需要增加,机体处于正氮平衡状态,如在此期间蛋白质摄入不足,即使是正氮平衡状态,都可导致生长发育迟缓、抵抗力下降、贫血等问题,严重可能引起智力障碍和营养性水肿。相对于同龄男性,女性生长发育时间早于男性,此后开始有月经,也会导致氮丢失,因此对蛋白质质量和数量的需求更为敏感。故蛋白质摄入应占总热能的12%~14%,按单位体重计算每千克体重约供给蛋白质1.6~1.9g,其中优质蛋白应占50%,最低不少于1/3。

3. 脂类 青春期女性机体合成脂肪的能力较强,脂肪主要积聚于胸部、腰部、腹部、臀部和大腿,摄取过多会增加成年后患慢病的危险性。因此,脂类摄取不宜过高,每天摄入应占总热能的25%~30%。

4. 碳水化合物 碳水化合物是机体主要能量来源,充足的碳水化合物还可以起到蛋白质节约作用和抗生酮作用。青春期女性对碳水化合物的需要随着能量的需要增加而增加,摄入应占总热能的55%~65%。

5. 无机盐

(1) 钙:体内99%钙存在于骨骼和牙齿中,人体骨骼代谢一直处于骨形成和骨吸收的动态过程中,青春期女性骨形成大于骨吸收,骨骼不断增长、增粗或增厚,充足钙供给可保障骨骼增长发挥最大潜能,获得理想身高。同时,青春期骨量增长最快,年均增长8.5%,人体峰值骨量(peak bone mass,PBM)的45%~51%在此期间形成,此间充足的钙摄入可使骨量增加,使骨骼骨量增长达到最大峰值骨量,此是预防成年后骨质疏松的重要策略之一。

青春期每日要从膳食中摄入钙元素1000~1200mg,比其他年龄组都要高。钙质的补充主要应从膳食中得到,钙的食物来源以乳和乳制品为最好,乳制品不仅含钙量高(100ml

牛奶约含钙120mg),而且容易被人体吸收利用。同时,乳制品还提供优质蛋白质、丰富的维生素,可供生长发育所需。

因此建议青少年每天应喝500g牛奶较为理想。此外,绿叶蔬菜、大豆和豆制品、芝麻酱、小鱼、小虾、海带、紫菜中都含有丰富的钙,尤其是虾皮含钙量最高,100g虾皮中含钙2000mg,青少年应多选用这些食物以补充钙。有些食物则不宜多吃,如菠菜、笋、莴苣、茭白等因草酸较多,易和钙结合形成不溶于水的草酸钙,影响钙的吸收。中国营养学会推荐青春期钙的AI值为1000mg/d。

(2) 铁:体内60%~70%铁存在于血红蛋白中,3%存在于肌红蛋白中,1%存在于各种含铁酶中。青春期女性生长发育加速、月经丢失等原因造成对铁的需要量增加。铁缺乏不但容易导致贫血,还可通过影响脑中酶活性、多巴胺受体数、能量代谢及神经系统信号转导等而影响脑功能,表现为注意力和学习记忆能力降低,容易疲倦。

青春期女孩月经初潮已开始,铁的丢失多,青春期少女最容易发生缺铁性贫血。因为不仅生长发育需要补铁,月经来潮也需要补充铁,月经平均每日丢失的铁约0.5mg,再加上体格增长、血容量扩增、红细胞增多等情况,需铁量也就更多。因此,青春期少女每天所需要的铁不但要比同生长期的男孩要多,比成年妇女也要高(一般成年妇女每日铁的供给量为18mg),所以应多吃含铁丰富的食物。

膳食中要注意补充富含血红素铁的食物,如瘦肉、肝脏、血豆腐等,同时还要吃些含维生素C丰富的新鲜水果和蔬菜,以促进铁的吸收。中国营养学会推荐铁的AI从11岁开始为18mg/d,14岁年龄段达高峰为25mg/d,到18岁以后降为20mg/d。

(3) 锌:锌参与机体生长发育、智力发育、物质代谢、免疫功能和生殖功能等过程。如以金属酶的方式参与机体多种代谢,重要的包括参与核酸和蛋白质合成;以锌指蛋白的形式启动细胞生长、分裂和分化;参与促黄体激素、促卵泡激素、促性腺激素的代谢,这些作用均对青春期女性的生长和性发育尤其重要。锌缺乏将导致生长延迟和性发育迟缓。

锌与青少年的生长发育、免疫功能及性发育密切相关。缺锌还可直接引起青少年体内一系列代谢障碍,妨碍软骨生成和正常的钙化过程,最终导致青少年生长缓慢,身高、体重低于正常水平,且食欲下降。缺锌会影响神经细胞的发育,进而影响其学习和记忆能力。

青春期每日锌的摄入量为15mg,较其他年龄的儿童多5mg。但锌也不可以滥补。人体的微量元素都有一定的含量和比例,既不可少,也不可多。若补锌过多。可使体内的维生素C和铁的含量减少,抑制铁的吸收和利用,从而引起缺铁性贫血。

日常生活中最好的补锌办法是通过食物补锌,牡蛎、鲱鱼、虾皮、紫菜、鱼粉、芝麻、花生、猪肝、豆类等都富含丰富的锌。中国营养学会推荐锌的RNI从11岁开始为15.0mg/d,14岁年龄达高峰为15.5mg/d,到18岁以后降为

11.5mg/d。

（4）碘：碘70%~80%存在于甲状腺中，主要以三碘（四碘）甲腺原氨酸的生理活性形式调节体内代谢，其在青春期的主要生理功能表现为促进青春期女性身高、体重、肌肉的增长、智力发育和性发育。缺碘将导致生长发育迟缓，学习能力下降。

甲状腺既是兴奋神经系统、调节新陈代谢、促进蛋白质生物合成的重要激素，又能和生长激素协同作用，促进青少年生长发育。碘是构成甲状腺的重要微量元素，碘缺乏会影响青少年的生长和智力的发育。

在青春期，青少年的甲状腺素分泌增多，对碘的需求量也增大，所以青少年是最易出现缺碘的人群。对于女孩子来说，由于体内雌激素常将甲状腺里的碘移作他用，因而少女更容易引起碘缺乏而发生甲状腺肿大。

一般来说，青春期每日需碘约180μg，所以平时要多吃一些含碘丰富的海产品，如海带、紫菜、蛤蜊等，以补充碘的不足。此外，食物中的蛋白质、脂肪、维生素、钙的摄入量是否充足也与甲状腺的发病有关。中国营养学会推荐碘的RNI从11岁开始为120μg/d，14岁后为150μg/d。

6. 维生素

（1）维生素A：维生素A对维持正常视力具有重要作用，青春期学生学习任务繁重，常常用眼过度，维生素A缺乏更容易导致视觉疲劳。维生素A以视黄醇形式参与多种基因表达，从而参与蛋白质合成，调节机体多种组织细胞的生长与分化。缺乏维生素A将导致青春期女性生长发育迟缓、骨骼发育不良。中国营养学会推荐青春期女性维生素A的RNI为70μg/d视黄醇当量。

（2）维生素D：维生素D可促进钙磷吸收，对维持血钙浓度具有重要作用。对骨骼细胞的作用有多样性，总体效应是当体内钙含量充足时具有促进骨化作用。维生素D也具有激素样功能，作用于很多组织细胞的维生素D受体（vitamin D receptor，VDR），调节细胞生长和分化。机体维生素D的来源有2个途径，一是经紫外线照射皮下7-脱氢胆固醇转化而来，因此青春期女性应多参加户外活动。青春期生长发育加速，机体合成不能满足需求，因此二是通过膳食补充维生素D。中国营养学会推荐青春期女性维生素D的RNI为5μg/d。

（3）B族维生素：维生素B_1、B_2和PP均参与体内物质能量代谢，缺乏将影响生长发育。维生素B_2还参与体内铁吸收、储存和转运，缺乏也导致缺铁性贫血的发生。因此，这些维生素的需要量与能量供给成正比，维生素B_1、B_2的供给量为0.5mg/kcal，维生素PP为5mg/kcal。中国营养学会推荐青春期女性维生素B_1、B_2的RNI在11岁均为1.2mg/d，维生素PP的RNI为12mg/d。

（4）维生素C：维生素C具有较强的还原性，在体内参与很多生理功能。其中对青春期女性较为重要的是促进性激素的代谢，促进骨胶原蛋白合成，改善铁、钙和叶酸的利用。因而对生长发育迅速的青春期女性需要量增加。中国营养学会推荐青春期女性维生素C的RNI在11岁年龄段为90mg/d，14岁年龄段为100mg/d。

7. 水 青少年营养需要量大，活动量也大，代谢旺盛，需水量也相对要多。食物只有在水中才能被吸收、利用，吸收的养分要通过血液才能到达全身各处，体内的废料要通过水才能排出，正常体温的维持也需要水。在人体中水是含量最大的一种组成成分，青少年体液占人体重量的65%。所以青少年每天要保证喝到足够的清洁卫生的饮用水。

需要注意，青少年平常适当喝些饮料是可以的，但不能完全用饮料来代替水。饮料一般都以糖、食用色素、糖精、香精等配制而成，即使是天然果汁一般也加了糖、色素等，假如只喝饮料不喝水，就可能摄入过多的糖分和一些人工合成的色素。因此，不要养成只喝饮料不喝水的坏习惯。

（二）青春期女性的合理膳食

1. 膳食原则 中国营养学会在制定中国居民膳食指南的基础上，对儿童青少年（包括青春期）的膳食指南特别强调以下4点：①三餐定时定量，保证吃好早餐，避免盲目节食；②吃富含铁和维生素C的食物；③每天进行充足的户外运动；④不抽烟、不饮酒。

青春期儿童的营养状况与饮食习惯：从近几年的全国营养调查中可以看到，微量营养素缺乏普遍存在，青春期儿童的营养问题十分严重，他们摄取的热能、蛋白质、维生素和钙等都低于推荐摄入量标准。国外也有相似报道，青春期儿童的饮食习惯和营养状况是一生中最差的，且女孩比男孩严重，其原因有二：一是要求独立意识和来自同伴、社会的影响，包括不吃早餐和不科学地控制饮食；二是来自父母家庭的影响，双职工家长因受时间、精力限制不可能合理安排三餐，且有些家长缺乏营养知识，造成挑选食物的盲目性；也有些家长对子女的溺爱，造成儿童挑食、偏食现象严重。因此，健康的生活方式和均衡的膳食显得尤为重要。

2. 合理膳食 在膳食指南的指导下，为保障机体获得充足营养应该注意合理膳食的具体方法，学校、家庭在安排膳食时尤其注意以下几条：

（1）食物多样化：提供充足的热能和各种营养素：每天食物供给注意包括主食、动物性食物、大豆及其制品、蔬菜和水果四类。主食粗细搭配，动物性食物与大豆类食物是优质蛋白的良好来源，但不能过量，动物性食物中同时含有丰富的饱和脂肪酸，过量将导致能量和脂肪摄入过高，给机体带来不利影响。蔬菜保证每天3~4种，重量以绿叶蔬菜计量约400~500g/d，水果100~150g/d，每周安排1~2次动物内脏以补充微量元素铁、锌等。

（2）重视早餐：良好的早餐不但可以保证生长发育所需，而且还可提高学习效率。不吃早餐，将导致每天总能量摄取降低25%~30%，长期能量不足会影响青春期女性生长发育。人体神经系统能量供给主要来源于碳水化合物，在经历1个夜晚后机体已经处于空腹状态,不吃早餐,没有碳水化合物吸收补充,大脑处于能量缺乏状态,学习记忆效率降低。同时,空腹状态下胃肠黏膜自我消化,易导致胃肠炎、胃十二指肠溃疡等。

(3)合理选择零食:青春期对能量和各种营养素需要量增加,合理选择零食可补充正餐摄入的不足。在选择时,建议多选奶类和水果,少选含糖饮料,通常这类饮料仅含糖,有较高能量,长期过量摄入易导致龋齿、超重和肥胖。也要少选油炸、过咸的零食,油炸食品油脂含量高,通常提供高能、高脂成分,易导致高血脂,过咸易引发高血压,都增加发生心血管疾病的危险性。零食选用最好在两餐之间,不要在正餐前食用,否则会导致正餐时食欲下降,影响合理膳食。

(4)养成良好的饮食习惯:良好的饮食习惯包括一日三餐要按时,进餐时保持心情舒畅,避免偏食、挑食、节食等不良饮食习惯,这些不良习惯将影响青春期女性对各种营养素的全面获得,容易导致营养素缺乏。有部分青春期女性为追求"苗条"体型,盲目节食,甚至采取呕吐、导泻的手段减重,时间长了形成条件反射,一进食就恶心、呕吐,导致神经性厌食,这不但会引起营养不良,还会引起机体内分泌紊乱,使少女乳房发育停滞,月经推迟,月经已来者出现停经、闭经等现象,严重者引起精神症状。良好的饮食习惯对青少年生长发育显得尤其重要。

(5)充足的户外运动:青春期超重或肥胖的发生率逐年增加。青春期的超重或肥胖会导致成年后超重、肥胖的机会增加,也增加了患慢性病的危险性。故青春期女性应进行适量的运动,除了学校安排的体育课外,每天保证60分钟的活动时间,可选择在上下午课间各进行30分钟的有氧运动,有氧运动的特点是强度低、有节奏、持续时间长并保持心率在一定水平的运动。有氧运动的方式可以是快走、慢跑、骑自行车、打球、游泳、健身操、太极拳等。

(三)常见营养相关问题及饮食注意事项

1. 肥胖

(1)概述:肥胖是遗传和环境因素共同作用的结果,环境因素中,能量摄入过高或活动减少,没有将摄入的能量消耗,过多的能量在体内转化为脂肪贮存起来从而导致肥胖。青春期女性超重或肥胖逐年增高的原因可能是:①内分泌系统变化,雌激素等水平增加,促进脂肪在机体贮存增加;②膳食不平衡,摄入过量,父母工作忙,没有时间在家为孩子准备食物,常常用方便食品代替,或让孩子在外自己就餐;而有的家长缺乏指导孩子合理膳食的知识,认为只要吃肉就有营养,导致很多孩子膳食不平衡,摄入过量;③长期不吃早餐,有研究表明吃早餐与BMI之间呈现负相关;④学习任务重、作业多,静坐时间长;⑤看电视、玩游戏时间增加,活动时间减少;⑥青春期女孩生理、心理等原因,导致神经性贪食,加上活动减少,摄入的能量没有及时消耗,多余的能量在机体转变为脂肪贮存,超重或肥胖的比例越来越高。

青春期女性肥胖可以影响多个系统,包括:①心血管系统:青春期肥胖因为开始时间早,导致成年早期可能出现心血管病的影响,包括高血压、高血脂和动脉粥样硬化。②呼吸系统:肥胖使肺活量和分钟通气量明显降低,稍做运动便气喘吁吁,更偏向于选择不活动。③内分泌系统:肥胖女性雌激素代谢亢进,易发生高雌激素血症,第二性征发育早于对照组,出现性早熟。胰岛素分泌增加,外周组织细胞对胰岛素敏感性逐渐降低,发生糖尿病的危险性增高。④生长发育:由于能量的过高摄入,初表现为生长发育很快,但骨骼过早成熟,生长停滞。⑤智力、心理行为:肥胖者动作迟缓,在同伴中容易被嘲笑,因而使得她们心理自卑、情绪抑郁,更容易出现心理问题。青少年时期的肥胖增加了成年后肥胖和慢性非传染性疾病的危险性。

(2)饮食注意事项:膳食方面遵循中国营养学会为儿童青少年制定的膳食指南,不主张节食措施用于体重控制,这可能会限制青春期的生长发育。同时要树立良好的饮食习惯,包括减少在外就餐频率、合理均衡膳食、坚持适当体力活动等健康的生活方式才能达到控制体重的目标。

2. 缺铁性贫血

(1)概述:青春期女性贫血主要以缺铁性贫血为主,发生原因主要是:①需要量增加:青春期生长发育加速,对铁的需求量增加;②月经丢失:进入青春期后月经来潮,如果月经紊乱,经量大或淋漓不尽,则丢失更多;③盲目节食:青春期女孩开始追求苗条身材,不适当节食导致摄入减少;④偏食、挑食:青春期女孩偏食、挑食现象严重,导致富含铁和促进铁吸收的食物摄入减少;⑤疾病:慢性腹泻和胃肠功能紊乱会导致铁吸收障碍;⑥服药:有的服用抗酸制剂,有的为减肥服用导致腹泻的药等。以上原因均可导致机体缺铁而发生缺铁性贫血。缺铁性贫血可出现面色苍白、眼睑、口唇黏膜苍白、疲乏、头晕、心慌、耳鸣、眼花、毛发干枯无光泽及反甲等。学生出现学习、记忆能力下降。纠正缺铁性贫血对改善学习能力、提高机体抗感染能力和正常生长发育具有重要作用。

(2)饮食注意事项:膳食要均衡,不要偏食、挑食。多吃富含铁和蛋白质丰富的食物,如动物肝脏、动物血、瘦肉、黑木耳、海带、芝麻酱、蛋黄、豆类等均是膳食铁的良好来源;同时还可以进食富含维生素C丰富的绿叶蔬菜促进铁的吸收。必要时可给予口服补充铁剂。

3. 青春痘
进入青春期的青少年,内分泌旺盛,体内雄性激素的水平会升高,就会刺激皮脂腺产生过多的皮脂,多而浓稠的皮脂不能完全排出,在毛囊处堆积,并与毛囊壁上脱落的上皮细胞混合堵塞毛囊口,从而形成青春痘。长痘不仅与年龄有关,还受其他因素的影响,例如作息不规律、饮食结构发生改变、情绪压力、女性月经期的内分泌失调等都可能导致青春痘的出现。因此,健康的饮食习惯必不可少,甜食、油炸、辛辣等高糖、高脂、刺激性食物都要少吃,此外,还应保证充足的睡眠、放松的心情、正确的清洁皮肤方式等,都能有效预防青春痘的发生。

青春期营养促进方案应包括以下内容:①有益于优质蛋白的摄入。②有益于防止脂肪过度堆积。③有益于微量元素和维生素的充足供应。④青春期营养促进方案中要重视培养良好的饮食习惯,教授并帮助掌握选择食物、均衡膳食的正确知识,包括防止偏食、挑食,进食所谓"营养品""补品",不主张长期喝"甜饮料""软饮料",盐入量保持在每日9g。⑤食物要多样化,以谷物为主,多吃粗、杂粮,多吃蔬菜、水果和薯类,尤其应多吃红、黄、绿色蔬菜水果。⑥经常吃适量的鱼、禽、蛋、瘦肉,少吃肥肉和荤油。可以多吃鱼类,尤其是海产鱼,建议每周吃 1~2 次;坚持每天喝奶,多吃豆类及其制品;青少年不应饮酒,注意食量和体育活动平衡,以保持适量体重,终生受益。

青少年是民族的未来,他们的营养问题甚至影响到国民经济的发展。我们应重视营养教育和宣传,加强对青少年的营养教育,使更多的社会成员了解营养知识并运用到日常饮食中,同时科学合理地调整青少年的膳食结构,为孩子们的健康成长创造良好环境。

第七节　绝经期和老年期营养促进

随着社会和经济的发展,人口趋于老龄化。绝经期、老年期与青年期相比,生理状态上的改变较为明显,器官功能逐渐减退,消化、代谢都有不同程度的下降,对于食物营养有着特殊的需求。合理营养是预防老年常见病、促进老年人的健康和延缓衰老的重要措施。

一、绝经期和老年期机体生理特点

绝经期由于激素的不平衡造成机体代谢不平衡,基础代谢率降低,情绪不稳定。老年期妇女因牙齿脱落造成咀嚼能力下降,味蕾退化导致食欲不佳,营养素摄入差,维生素和矿物质的摄入尤易失衡,引发贫血、骨质疏松、营养不良等疾病,体内氧化损伤加重,免疫功能也降低。老年妇女身高较其年轻时(18~24 岁)矮 50mm。70~82 岁老年人身高以每年 2mm 的速率下降。驼背、腰弯、肩宽和胸围减小、坐高变短,体脂增加,肌肉萎缩、瘦体重减少。从 30~35 岁开始出现骨质丢失,丢失速率为每年丢失 0.75%~1.0%,骨质丢失在绝经期前后 5 年达到高峰。80 岁时骨质量仅为年轻时的 55%。针对骨质丢失的营养对策是长期饮奶和力量训练。适当的力量训练、适度增加优质蛋白饮食(包括终生饮奶)可以有效预防中老年肌肉萎缩和骨质疏松。

二、中老年人合理膳食的原则

1. 适当控制总能量　由于基础代谢率降低,活动量减少,中老年人所需的能量也相应减少,一般 50~65 岁,65 岁以上轻体力活动水平的中老年女性能量摄入分别为 1 750kcal/d、1 700kcal/d。

2. 提供适量蛋白质　>50 岁以上的妇女,蛋白质推荐摄入 55g/d,每日应饮奶或无糖豆浆 250ml,适量的禽、鱼、瘦肉、蛋类及豆制品,膳食中优质蛋白质最好占 1/2 以上。

3. 适当低脂饮食　每日烹调用植物油 20~25g/d,适当选用橄榄油、山茶油,动物脂肪尽量少。

4. 增加富含膳食纤维、维生素和矿物质的食物供给　供给充足的新鲜蔬菜和水果,推荐每日摄入 300~500g 蔬菜,200~350g 水果。经常食用坚果、菌藻、粗粮、杂粮以满足膳食纤维和微量营养素的供应。

5. 每日食盐量应控制在 6g 以下　适当多饮水,限制甜食、含糖饮料等食品以减少添加糖类的摄入,每日添加糖宜 <20g。

6. 食物宜粗细搭配,易于消化　注重色、香、味,质地柔软,不吃或少吃油炸、烧烤、烟熏、腊肉、腌制及其他深加工肉类等食物。

7. 参加适度的体力活动,维持理想体重　经常参加一些适宜的体育活动,保持能量平衡,维持标准体重,预防肥胖和消瘦等营养性疾病。适当运动还能增强胃肠蠕动,减少或预防便秘的发生。

三、绝经期和老年期营养促进方案

有益于预防和减少高血脂的发生;有益于补充微量营养素;有益于提供优质蛋白和维持脑功能良好状态;有益于补充骨营养物质如维生素D和钙元素。适宜食物简介如下:

1. 有益于控制高血脂的蔬菜

(1)洋葱:洋葱是极少数含有前列腺素 A 的蔬菜,前列腺素 A 是刺激血溶纤维蛋白活性的成分,有利于扩张血管,降低外周血管和心脏冠状动脉的阻力,对抗体内儿茶酚胺等升压物质,促进钠盐排泄。洋葱还有防止骨质流失、增强骨密度、预防骨质疏松的作用。

(2)大蒜:每日食用 3g 有助于降低血清胆固醇,溶解体内淤血。

(3)芦笋:芦笋富含胡萝卜素、多种维生素 B 和维生素 C 等水溶性维生素,有预防高血压、高血脂、动脉硬化和癌症等慢性疾病的功效。

(4)胡萝卜:胡萝卜含有 5 种人体必需氨基酸、多种酶、钙、磷、铁、锰、钴以及纤维素,有助于防治冠心病。含有槲皮素、山茶酚,可以增加冠状动脉血流量,降低血脂,促进肾上腺素合成,具有降血压、强心功能。因富含胡萝卜素,还具有防癌功能。

(5)豆芽:黄豆泡发成豆芽后,棉籽糖和水苏糖中的胀气因子被破坏,食用后不会发生腹胀等症状;阻碍消化吸收的植物凝血素消失;不利于维生素A吸收的抑制氧化酶被去除;妨碍人体吸收微量元素的植酸被降解。上述的变化有助于充分利用黄豆的营养。

(6)茄子:富含维生素B族、维生素C和胡萝卜素等,紫色茄子还含有维生素P。茄子纤维素含有皂草苷具有降低血液胆固醇的作用,与维生素P共同发挥作用,可以提高血管弹性。

(7)生姜:生姜中的油树脂与胆酸螯合阻止胆固醇的吸收,加快其排泄。生姜含有的辛辣和芳香气挥发油可加快血液循环。

(8)韭菜:韭菜含有挥发性精油,含硫化物的混合物以及多量的纤维素。还含有丰富的胡萝卜素、维生素B、维生素C、钙、磷、铁等微量营养素,对降低胆固醇、防治冠心病有益。

(9)芹菜:芹菜含有芫荽苷、挥发油、甘露醇、环己六醇,有助于降低血压。它还含有蛋白质、碳水化合物、钙、磷、铁、维生素A原、维生素C、烟酸等。

(10)真菌类:香菇、草菇、平菇、银耳、木耳都属于食用菇。食用菇有300多种,含有丰富蛋白质,极少的脂肪,无胆固醇。有益于心血管疾病患者食用。黑木耳可减少血液凝块,防止动脉硬化。木耳可改善便秘、血管硬化及高血压。

(11)海藻类:海带、紫菜、海蜇、石花菜都属于海藻类食品。含有褐藻氨酸具有降压作用,所含硫酸脂具有降血脂作用。

2. 有益于补充微量营养素的膳食

(1)铁:铁的较好来源是动物性食品中的血红素铁,如动物内脏、动物血、蛋黄和瘦肉等。植物性食物中常见的食物有豆类、豆芽、芹菜、荠菜、黑木耳、紫菜、海带、蘑菇等,但主要为非血红素铁吸收率较低。铁的吸收受膳食因素的影响,维生素C、有机酸和动物性食品等可促进铁的吸收。

(2)锌:含锌较高的食物有猪肝、猪肾、瘦肉、鸡蛋、鲜鱼、牛奶、核桃、栗子等。发酵食品和豆制品使植酸盐分解,增进锌和铁的吸收。

(3)铜:富含铜的常见食物有动物肝脏、肉类(尤其是家禽的肉)、坚果、番茄、青豌豆、马铃薯、贝类、紫菜、可可、巧克力。

(4)镁:含镁丰富的食物中谷类有荞麦面、小麦、玉米、高粱面;豆类有黄豆、黑豆、蚕豆、豌豆、豇豆、豆腐皮;蔬果类有雪里蕻、冬菜、苋菜、荠菜、芥蓝、辣椒干、杨桃、桂圆;其他如干蘑菇、冬菇、紫菜、花生、芝麻酱、虾米等。

(5)钙:牛奶及奶制品是钙元素最好的来源,其他含钙的食物有蛋类、豆类及豆制品、坚果、芝麻酱、海带、紫菜、山楂、马铃薯、绿叶蔬菜。适当晒太阳,选择富含维生素D

食物如海水鱼、各种动物肝脏、蛋黄等动物性食品或维生素D补充剂等促进钙的吸收。

(6)硒:含硒丰富的食物有动物内脏、海产品、蘑菇、洋葱、大蒜、坚果、麻栎。

(7)锰:茶叶含锰最多。其他含锰的食品有大米、小米、面粉;薯类和豆类中有大豆及豆制品、绿豆、豌豆、红薯;水果中有苹果、橘子、杏、梨;蔬菜中有菠菜、大白菜、芹菜、菜花、胡萝卜、西红柿、雪里蕻、圆白菜。

(8)碘:含碘的常见食物有海带、紫菜、鳝鱼、黄豆、红豆、绿豆、虾米、红枣、花生米、豆油、乌贼鱼、豆芽、豆腐干、百叶、菜油、鸭蛋。

(9)磷:磷在食物中分布广泛,良好的食物来源有大豆、酵母、谷类、李子、葡萄、虾、鸡、蛋黄、坚果等。

(10)铬:铬的主要来源是动物肝脏、牛肉、酵母、蘑菇。

(11)钼:含钼较高的食物有芝麻、小麦、菠菜、贝类、糙米。

(12)锂:较好的食物来源是糙米、谷类、芝麻。

(13)钒:主要存在于大豆、沙丁鱼、芝麻、牛奶、鸡蛋、菠菜、贝类。

(14)镍:常见含镍高的食物是大豆、芝麻、小麦、菠菜、贝类。

3. 有益于维持脑功能的食品

(1)鱼油:目前认为ω-3不饱和脂肪酸类制剂EPA和DHA可以降低血中的甘油三酯,维持脑细胞功能。EPA和DHA多存在于海鱼和其他的海洋生物中。鱼不分深海还是浅海,也不分哪个部位。推荐秋刀鱼、沙丁鱼、罐装淡金枪鱼、三文鱼、鳕鱼、虾。但要注意重金属和放射污染的海产品不得食用,如含汞高的鲨鱼、剑鱼、大西洋马鲛或方头鱼、长鳍金枪鱼(白金枪)。

(2)卵磷脂:大豆、蛋黄、玉米、葵花籽、动物的脑里富含卵磷脂,其胆碱含量亦高。为获得卵磷脂每天吃一个蛋黄足够,多吃胆固醇会高。

(3)褪黑素:褪黑素是强效抗氧化剂和免疫兴奋剂,其有效成分是N-5-乙甲氧基色胺,可以调节时空感觉,也是人体生物钟的信息传感素。燕麦、甜玉米、生姜、香蕉、西红柿、黄瓜、莴笋都含褪黑素。

(4)色氨酸:色氨酸在维生素K的帮助下可以生成5-羟色胺,5-羟色胺又是制造褪黑素的原料。含色氨酸的食物有豆制品、鲜牛奶、奶制品、鸡肉、鸡肝、瓜子、花生。

(5)鱼类:营养学家把鱼类食品称为"超级食物",含有鱼的食谱被认为是令人满意的保健均衡食谱。鱼含有优质蛋白,富含维生素B,同时含有维生素A和维生素D。其所含脂肪不多,而且多是不饱和脂肪酸,它所含的饱和脂肪酸比肉类和家禽都少。研究人员常规推荐用鱼代替红肉以降低许多慢性病,特别是心血管疾病。冷冻鱼、罐头鱼和鲜鱼的营养价值相同。同样,对重金属和放射污染的鱼类不得食用。

(刘喜红　陈慧敏)

参考文献

1. 中华医学会妇产科学分会产科学组,中华医学会围产医学分会妊娠合并糖尿病协作组. 妊娠合并糖尿病诊治指南(2014). 中华妇产科杂志,2014,49(8):561-569.

2. 中华医学会糖尿病学分会. 中国2型糖尿病防治指南(2020年版). 中华糖尿病杂志,2021,13(4):315-409.

3. Goyal A, Gupta Y, Singla R, et al. American Diabetes Association "Standards of Medical Care-2020 for Gestational Diabetes Mellitus": A Critical Appraisal. Diabetes Ther,2020, 11(8):1639-1644.

4. Moholdt T, Hayman M, Shorakae S, et al. The Role of Lifestyle Intervention in the Prevention and Treatment of Gestational Diabetes. Semin Reprod Med,2020,38(6): 398-406.

5. 中华医学会围产医学分会胎儿医学学组,中华医学会妇产科学分会产科学组. 胎儿生长受限专家共识(2019版). 中华围产医学杂志,2019,22(6):361-380.

6. Shrivastava D, Master A. Fetal Growth Restriction. J Obstet Gynaecol India,2020,70(2):103-110.

7. 中国营养学会. 中国居民膳食指南2016专业版. 北京:人民卫生出版社,2016.

8. 中国营养学会膳食指南修订专家委员会妇幼人群膳食指南修订专家工作组. 哺乳期妇女膳食指南. 中华围产医学杂志,2016,19(10):721-726.

9. 中国营养学会. 中国居民膳食营养素参考摄入量(2013版). 北京:科学出版社,2014.

10. 刘喜红. 母乳成分与泌乳机制的研究进展. 发育医学电子杂志,2019,7(2):86-89.

11. Barrea L, Pugliese G, Laudisio D, et al. Mediterranean diet as medical prescription in menopausal women with obesity:a practical guide for nutritionists. Crit Rev Food Sci Nutr,2021,61(7):1201-1211.

12. Kaur D, Rasane P, Singh J, et al. Nutritional Interventions for Elderly and Considerations for the Development of Geriatric Foods. Curr Aging Sci,2019,12(1): 15-27.

第十三章
妇女保健的信息管理

第三篇
妇女保健

第一节 概 述

一、妇女保健信息的形式与特点

信息是反映客观事物特征及其发展变化情况的各种情报、资料、数据的总称。现代社会已经进入了信息时代,信息已成为科技发展和人类进步不可缺少的因素。

妇女保健信息(information of women's health care)是反映妇女健康状况的资料和数据。信息是比较抽象的,但是在妇女保健工作中可以利用的信息是有形的。妇女保健信息的主要存在形式有数据、文字、声音、图像。各种形式的信息可以相互转化。每种形式的信息都有各自的特点和适用场合。数据是最常见的信息形式,而文本信息比较容易使人得到感性认识,声音和图像信息最为生动,但是对设备和技术的要求也比较高。应该根据实际需要选择各种形式的信息,也可以同时采集多种形式的信息以达到相辅相成的作用。

妇女保健信息的特点:①普遍性,即妇女保健信息能够反映妇女人群的总体健康特征,反映其健康状态的综合变化趋势;②客观性:信息包含的内容是客观存在的,是人们的主观愿望所不能改变的,信息客观性要求信息能够反映实际情况,才能对妇女保健工作起指导作用;③动态性:妇女保健信息不是一成不变的,随着卫生事业的发展以及各种社会问题的演变,对妇女保健信息的需求也会有所改变;④针对性:妇女保健信息并不是要收集所有的信息,其各种数据指标都针对妇女最主要的健康问题;⑤可传递性:是指妇女保健信息同其他类型的信息一样,可以通过信息流通渠道进行收集、

整理和分析,并可成为共享资源,为各级卫生部门和其他部门的政策制定提供依据。

妇女保健信息的来源:一是来自卫生系统内部,包括卫生系统各级行政管理部门、医院、妇幼保健院等卫生业务单位,以及各卫生研究机构的技术资料和专题调查等;另一方面可以来自卫生系统外部,如公安、民政、统计等相关部门,或社会各界的各种学术报告、研究成果等。

二、信息管理及其在妇女保健中的应用

信息管理是指管理者运用合理的计划、健全的系统、适当的人力、科学的方法,以实现信息及相关资源的合理配置,从而有效地满足信息需求的过程。妇女保健信息管理(information management of women's health care)是指妇女保健工作中对信息的组织和控制过程,其主旨是为领导决策提供准确、及时、全面的信息资料。

为了及时了解妇女对保健等方面的需求与需要,从根本上改善妇女保健服务质量,提高妇女的健康水平,从而达到妇幼卫生发展目标,在我国有效地进行妇女保健信息管理迫在眉睫。信息管理是制定妇女保健战略、发展/修改规划及提出具体防治对策的依据;是监督和评价妇女保健工作的手段;是对妇女保健工作进行宏观管理和微观控制的基础。

(一) 信息管理是妇女保健管理的基础

妇女保健管理的整个过程,依赖于信息的传递和处理,

管理者只有掌握了大量有关信息后,才能做出正确的决策。信息的质量直接影响决策的正确性和实施效果,一个错误的信息往往会导致错误的决策。要获取可靠的信息,提高数据质量,必须加强信息管理,首先应该提高对信息重要性的认识,与此同时,各级卫生行政部门还需采取一些切实可行的措施来提高数据质量。

(二)通过信息管理确定妇女保健优先问题

妇女对保健服务的需要是多方面多层次的,内容十分广泛,但相比之下卫生服务资源却非常有限,尤其在贫困和不发达的地区;现有资源与服务对象的需要之间存在很大的矛盾,不可能同时满足所有的需要,只能优先满足那些最基本、最重要的需要。一般来说决策者是决定资源分配的关键人物,而信息管理则为他们确定优先问题提供具体支持,也是判断其决定是否符合客观需要的标准。例如,在妇女保健管理工作中,通过孕产妇死亡监测和各种专项调查可以对全国或某个地区的孕期保健、住院分娩率和妇女健康状况有全面和量化的了解。在此基础上,通过分析和研究可以找到关键问题的所在,从而使现有的有限资源得到最大限度地合理使用,满足妇女保健最需要解决的问题。

(三)依靠信息管理监督妇女保健对策的实施与不断完善对策

信息的使用者不仅要利用信息进行计划和决策,还要利用信息对实施计划和目标的一切活动过程进行控制、监督、评价,对出现的问题及时分析、修正、补充和调整。这一过程可促使人力、财力、物力资源的合理分配和布局,促进有限资源的利用效果和效益。通过信息的及时反馈,监督对策的实施,及时发现存在的问题,不断地改进和完善对策。

三、妇女保健信息管理应该注意的问题

要充分有效地利用妇女保健信息,更多更好地创造并合理配置卫生资源,促进妇女保健事业的全面发展,需注意以下几个方面的问题:

1. 确保信息真实性　信息的真实性具有十分重要的意义,它直接关系到卫生决策的成败,因为信息是决策的基础;它还关系到信息价值的体现,真实性越强,信息有用程度越高;最后,真实性也关系到卫生服务功能的发挥程度和最终效果。保证信息的真实性,最关键的是提高信息工作人员的素质,培养他们严肃认真的工作态度和负责精神。另外,对信息的处理不能凭主观臆想,只能是真实客观的描述。

2. 强调使用信息的时效性　信息处理的过程要经过收集、传递、加工整理,最后得以分析利用。从收集信息到使用信息的时间越短,时效性越强。只有及时掌握信息,才能使人们的主观认识跟上客观发展,才能作出迅速判断和正确决策,从而使工作具有主动性。保证信息的时效性,首先要保证信息输送渠道的畅通,并不断提高和时刻保持信息工作的效率。

3. 力求系统性　信息的系统性体现在:信息是完整的,不是个别零散的;信息是全面的,是具有特定内容的信息组合,能够从多方面完整地反映卫生活动的变化和特征;信息处理是连续的过程,从收集、传递、整理、分析到反馈是一个不断进展的循环过程。

4. 充分认识信息的作用　信息直接为卫生事业的发展服务,应该由专门机构和专门人员来完成。信息能否发挥其应有的作用关键在于人的因素,信息工作者能否按科学方法加工储存和利用信息,这需要卫生工作部门和决策部门对信息的充分认识以及对信息工作给予足够的重视。

(罗树生　王　燕)

第二节　妇女保健信息系统

一、妇女保健信息系统概念

信息系统是进行信息处理的系统。信息系统是与信息加工、信息传递、信息存储以及信息利用等有关的系统。任何一类信息系统都是由信源、信道和信宿(通信终端)三者构成的。现代各种信息系统已经离不开现代通信与计算机技术,我们现在所说的信息系统一般均指人、机共存的系统。由于信息系统是人机系统,因此必须有合理的组织机构、人员分工、管理方法和规章制度等一套管理机制。

妇女保健信息系统(information system of women's health care)一般不是单独存在的,是与儿童保健一起构成妇幼卫生信息系统,是将现代信息系统理念和技术用于妇幼卫生信息管理,以支持妇幼卫生决策的系统。从信息技术的层面来说,信息系统有5个基本功能:输入、存储、处理、输出和控制。从广义的信息系统层面来说,信息系统有3个维度:组织维度、管理维度和信息技术维度。因此,信息系统不只是计算机和网络,或者说不仅是一个技术系统,而且是一个社会系统。妇幼卫生信息系统是一个复杂的社会组织系统,涉及政府机构、医疗保健服务机构、专业研究机构、信息技术提供方等各种社会组织,其使用和服务人群数量庞大,情况复杂。我国妇幼卫生信息系统是部署在妇幼卫生服务点(即直接面向服务对象具体提供各项妇幼卫生服务的有关医疗卫生服务机构)和妇幼卫生行政部门,面向妇幼卫生服务

提供者,实现对辖区妇幼卫生服务工作进行全面、动态监管,以及预警预测和综合决策的业务管理系统。

二、妇女保健信息系统管理基本要素

妇女保健信息是通过建立、完善妇幼卫生信息系统而进行管理的,信息管理包括5个基本要素:

1. 机构 信息管理机构是指自上而下相互对应的独立实体。不同性质和不同任务的部门单位,其机构的组成也不一样。机构的组成是否合理,直接关系到信息管理能否顺利进行。妇幼卫生信息管理的任务由妇幼卫生行政部门与相关业务机构完成。主要任务包括:①制定/执行妇幼卫生统计工作制度和妇幼卫生统计报表;②负责并执行全国/地区有关统计调查;③负责收集、管理、分析和发布妇幼卫生统计资料;④指导妇幼卫生信息统计工作。中国妇幼卫生信息管理组织机构及关系见图3-13-1。

2. 人员 人员是信息管理活动中最重要、最活跃的因素,主要指管理人员和专职或兼职的统计人员。管理人员负责组织机构建设、政策法规的制定、信息管理过程中的组织和协调以及控制等工作;统计人员负责登记、收集、上报、整理、传输数据和统计分析等工作。由于人力资源的限制,有时管理人员也兼统计人员。目前我国乡级及以上各级妇幼卫生相关业务机构已有兼职或专职的妇幼卫生统计人员。

人员要保证足够的数量和质量。由于妇幼卫生工作服务对象分布地域广阔,而且医疗及妇幼保健机构所提供的保健服务项目多。因此,需要较多的人员进行信息的收集和处理,如果人员不足就不能保证及时地收集和处理信息,而且也会影响信息的质量。另外,做好信息统计工作,需要信息统计人员具有一定的妇幼卫生业务知识,同时还需掌握统计和计算机等相关领域的专业知识。因此需要对信息工作人员进行培训,以提高他们的知识和技能;另外,应制定政策确保统计人员队伍的稳定。

3. 法规制度 建立规范严格的制度和制定相应的法律是促使方针政策贯彻落实的重要保障。有关法规制度其内容广泛,包括《中华人民共和国宪法》等国家法律规定以及地方制定的具体实施办法。例如,《母婴保健法》《统计法》《妇女权益保障法》《中国妇女发展纲要》《中国儿童发展纲要》以及各省制定的妇幼卫生年报、监测上报制度等。

法规制度发挥作用取决于两个方面,一是有法可依。健全的法规制度规定了工作的目标方向;规定了机构之间的关系;规定了各级人员的责任、权利和义务;规范了各级机构及机构内人员的工作秩序和联系方式。二是有法必依。已经制定的法律法规、规章制度要有一定的法规效应,必须做到严格贯彻和执行。

4. 设备 设备主要包括硬件设备和软件设备。硬件设备主要是指计算机以及具有打印、传送数据功能的主要设备。软件是指数据处理所需的软件。计算机软件除了基本的操作平台外,还需要具备数据库管理和分析功能的软件、文字处理软件等,在特殊情况下(如处理声音、图像信息)还需要某些专业软件。

5. 指标体系 指标体系是由一系列反映事物某一方面状况及发展变化的指标组成的。这些指标应尽可能与国际上通用的指标一致,便于国际间比较;同时也应当结合我国国情,能够反映我国特色,以满足我国妇女保健信息管理工作需要。

三、妇女保健信息系统的特点

妇女保健信息系统作为妇幼卫生信息系统的主要部分,其来源广泛、覆盖人群庞大、参与机构和人员众多,除具有一般信息系统的特点外,还在以下几方面表现出自身的特点:

1. 公益性 妇女保健信息系统主要服务于政府机构和研究机构,不以盈利为目的。系统具有公共卫生属性,获得的信息主要用于政府决策、疾病防治、预防保健和科学研究。

2. 制度依赖性 妇女保健信息系统的管理一般由政

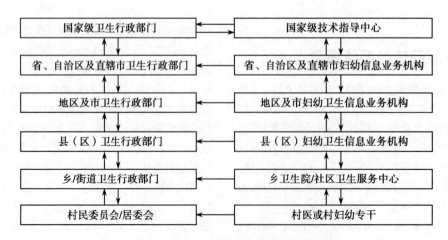

图 3-13-1 妇幼卫生信息管理的组织机构及关系

府行政部门承担,大量卫生业务机构和研究机构参与运行,需要制订行之有效的政策和制度来保证其良好运行和可持续发展。

3. 数据来源多样性 妇女保健信息一是来自卫生系统内部,包括卫生系统各级行政管理部门、医院、妇幼保健机构、防疫机构和计划生育技术服务机构等卫生业务单位,以及各卫生研究机构的技术资料和专题调查等;另外可以来自卫生系统外部,如公安、民政、统计等相关部门,或社会各界的各种学术报告、研究成果等。

数据收集方法有常规工作数据上报、专题抽样调查以及从卫生系统外部获取等,后者如来自公安、民政、统计等相关部门的数据。

四、我国妇女保健信息系统

我国妇女保健信息系统不是单独存在的,妇女保健信息与儿童保健信息合并管理形成中国妇幼卫生信息系统。中国妇幼卫生信息系统的建立已有多年,并在不断的摸索中逐渐走向成熟。目前,我国妇幼卫生信息系统主要包括妇幼卫生年报系统和妇幼卫生监测系统。

(一)妇幼卫生年报系统

妇幼卫生年报系统是我国最早建立的妇幼卫生信息系统,目的是收集妇幼卫生常规信息,从20世纪80年代初开始建立,最初的报表为手工收集和汇总。随着电子信息化的发展,20世纪90年代初,在卫生部妇幼卫生司的支持下开发了妇幼卫生年报数据管理软件,在全国各省、市、自治区逐步推广使用。20世纪90年代中期,妇幼卫生年报数据开始利用电子邮件通过计算机网络上报。随着妇幼卫生事业的发展,妇幼卫生年报的指标从1995年到2018年进行了多达9次修改,报表从5张增加到10张,并实现了数据的网络直报。

1. 妇幼卫生年报系统的特点

(1)收集国家法定指标:妇幼卫生年报系统依据《全国妇幼卫生调查制度》,收集该制度制定的年报指标。这些指标由国家卫生行政部门依据我国当前妇幼卫生工作状况,考虑我国未来妇幼卫生工作目标和中长期规划,为满足政府决策需要,召集相关领域专家制定。由于年报指标均为国家法定指标,要求所有地区必须上报,而且限定了上报期限,具有明显的强制性。

(2)全人群覆盖:妇幼卫生年报系统覆盖我国所有区县,要求以区县为单位,上报当地全部妇幼保健服务对象的数据。由于这个特点,使得年报系统可提取代表每一个区县级或以上地区的数据。

(3)以保健服务指标为主:年报系统不仅收集生命指标如活产数、孕产妇死亡数等,还主要收集妇女保健服务的相关指标,如孕产妇保健、妇女病普查、婚前医学检查等。

(4)群体性数据:虽然年报数据源来自个案登记,然而

全国个案数据庞大,个案接受保健的周期长,产生海量的数据,收集并报告所有个案信息如全国妇女病筛查个案现阶段尚存在技术和成本的障碍。因此,全国年报系统目前只收集以区县、乡镇(街道)、医疗卫生机构为单位的群体数据。由于各地经济、卫生发展水平不同,一些省级及以下地方性年报系统中可以先行收集个案信息。

(5)指标来自常规工作:年报系统并不收集需要专题调查的指标,而只收集我国目前在医疗卫生机构广泛开展的常规工作中所产生的指标。

2. 妇幼卫生年报指标体系 妇幼卫生年报的指标选择一是根据各级医疗保健机构常规工作形成的既有信息,特别是孕产妇系统管理信息和儿童系统管理信息;二是根据各级政府行政部门的决策需求,特别是为《中国妇女发展纲要》和《中国儿童发展纲要》所确定的目标提供指标信息。

妇幼卫生年报的指标为国家法定上报指标,由国家卫生健康委妇幼健康服务司主持修订、国家统计局批准备案,2021年共有9张年报表和2张月报表,273个指标,见表3-13-1。

如前所述,虽然年报系统数据为全人口覆盖,由于我国人口规模庞大,全部上报个案数据并不现实,因此年报系统主要是上报以区县为单位的统计合计数,每个区县一条记录,全国每年共计3 000余条记录。

3. 数据来源 妇幼卫生年报数据的来源主要是妇幼医疗保健服务的常规工作记录,同时也采集一些其他部门的数据。

(1)医院产科记录:提供高危管理、住院分娩活产、孕产妇死亡、新生儿健康状况、围产儿死亡等信息。

(2)医院儿科记录:提供儿童健康和死亡信息。

(3)妇女保健记录:由提供保健服务的保健院、医院和乡镇卫生院和社区卫生服务中心等机构提供孕产妇产前保健记录、产后访视记录和其他工作记录。指标主要有产前检查、产后访视、孕产妇系统管理、婚前医学检查、妇女病查治等。

(4)儿童保健记录:由提供保健服务的保健院、医院、乡镇卫生院和社区卫生服务中心等机构提供儿童保健记录。指标主要有7岁以下儿童健康管理、3岁以下儿童系统管理、母乳喂养和5岁以下儿童营养评价等。

(5)计划生育服务记录:由提供计划生育技术服务的医疗和计生技术服务机构提供数据,包括宫内节育器放置、绝育手术、流产、皮下埋植、计划生育咨询、病残儿和手术并发症等数据。

(6)其他部门来源数据:各地根据当地的实际情况,从其他部门获取一些数据,例如从公安部门获取当地7岁以下儿童人数,从某些专业检测机构获取孕产妇人类免疫缺陷病毒感染人数等。

(二)妇幼卫生监测系统

由于我国人口众多,各地卫生医疗水平发展不平衡,导

表 3-13-1　全国妇幼卫生年报表和指标数

报表	指标数
1. 孕产妇保健和健康情况年报表(卫健统 66 表)	34
2. 住院分娩情况月报表(卫健统 67 表)	6
3. 孕产妇死亡个案报告(卫健统 68 表)	50
4. 七岁以下儿童保健和健康情况年报表(卫健统 69 表)	40
5. 非户籍儿童与孕产妇健康状况年报表(卫健统 70 表)	22
6. 妇女宫颈癌及乳腺癌筛查情况年报表(卫健统 71 表)	25
7. 避孕节育服务情况年报表(卫健统 72 表)	18
8. 婚前保健情况年报表(卫健统 73 表)	22
9. 妇幼健康公共卫生服务情况年报表(卫健统 74 表)	24
10. 母婴保健技术服务执业机构与人员情况年报表(卫健统 75 表)	12
11. 母婴保健技术服务执业机构报告卡(卫健统 76 表)	20
合计	273

致通过基于全人口信息的妇幼卫生年报数据质量有待于进一步改进,为更好获得反映我国孕产妇死亡、儿童死亡和出生缺陷的真实水平,我国从 1986 年开始先后开展了全国出生缺陷医院监测、孕产妇死亡监测和 5 岁以下儿童死亡监测工作,形成了三个独立的国家级监测网。1996 年三网合并,形成了妇幼卫生监测系统,覆盖了全国 31 省、市、自治区的 176 个监测区县。2006 年,在中央加强对公共卫生投入力度的支持下,全国妇幼卫生监测规模得到了进一步的扩大,全国妇幼卫生监测网规模扩大至 336 个监测区县、780 所监测医院,覆盖人口达 1.4 亿。在多年的良好运行基础上,为了适应国家妇幼信息需求,在 2006—2012 年间又陆续增加了中国出生缺陷人群监测、儿童营养与健康监测和危重孕产妇医院监测等内容。

1. 妇幼卫生监测系统的特点

(1)收集国家法定指标:和年报信息系统一样,监测系统中的报表和指标也属于国家法定指标,要求所有监测点及时上报,具有强制性。

(2)抽样调查:与年报系统的全人口覆盖不同,监测系统是以最小样本量来获取反映国家水平的系统,实际上是一个哨点监测,全国有大约 10% 的区县和部分医疗保健机构参加调查,为具有全国代表性的抽样调查。通过该系统可以获得代表全国和地区水平的数据,后者包括城市与农村、东部中部及西部水平,但不能获取反映省级或以下地区水平的数据。

(3)专项调查:监测系统有的指标是医疗卫生机构日常工作中得到的,例如孕产妇死亡和儿童死亡,但详细的死因、出生缺陷分类、危重孕产妇信息等则属于专项调查内容。这就要求额外投入人力、物力开展调查,每年我国投入了大量经费用于该监测系统的运行。

(4)以生命指标为主:与年报系统不同,监测系统常规不收集服务性指标,主要收集孕产妇死亡、儿童死亡等重要生命指标。由于采取了较高的质量控制措施,监测系统收集的孕产妇死亡率、婴儿死亡率和 5 岁以下儿童死亡率作为我国政府对外发布的数据来源。

(5)个案数据:监测系统与年报系统在数据收集方面最大的不同是收集个案信息,虽然调查范围有限,然而所收集的个案数据量仍然很大。每个孕产妇死亡和儿童死亡个案包括该死亡个案的个人信息、医疗保健服务信息、死亡时间、地点、就诊情况、死因诊断、死亡评审等。出生缺陷登记包括产妇情况、缺陷儿情况、出生缺陷诊断以及家庭史等情况。

2. 妇幼卫生监测对象和监测内容

(1)监测点:妇幼卫生监测的目的是获得具有全国代表性的数据,监测地区和对象采用随机抽样的方法确定,抽样方法为分层整群抽样。在 2006 年以前,全国共有 176 个区县被选为监测点,2006 年扩展到 336 个区县(其中城市 126 个区,农村 210 个县)。在全部 336 个区县同时开展 5 岁以下儿童死亡监测、孕产妇死亡监测、出生缺陷医院监测。在此监测基础上,其中 64 个区县又同步开展出生缺陷人群监测,80 个区县开展儿童营养与健康监测,418 所出生缺陷监测医院开展危重孕产妇监测。

(2)主要监测内容:

1)5 岁以下儿童死亡监测:活产数、5 岁以下儿童死亡数及死因。

2)孕产妇死亡监测:活产数、孕产妇死亡数及死因。

3)出生缺陷医院监测:围产儿数、缺陷儿数及诊断。

4)出生缺陷人群监测:同上。

5)儿童营养与健康监测:5 岁以下儿童的生长发育和营养状况。

6）危重孕产妇监测：危重孕产妇个人信息、处理措施和结局。

（三）其他妇幼卫生信息系统

我国在国家级和地方实施了许多妇幼卫生促进项目，随之建设了相关的业务信息系统。下面介绍几个与妇女保健相关的信息系统。

1. 全国妇幼保健机构监测系统　根据国家卫生部(现称为国家卫生健康委员会)关于妇幼保健机构规范化建设项目的总体思路，中国疾病预防控制中心妇幼保健中心自2005年开始，组织开展全国妇幼保健机构监测工作，通过每年定期收集、分析和反馈省市县各级妇幼保健机构人员、床位、设备资源配置和服务运营等信息数据，动态掌握我国妇幼保健机构的发展状况和履行职能情况，对妇幼保健机构的发展进行监测和评估，为国家和各级妇幼卫生行政部门科学决策提供参考依据。机构监测工作得到了全国各级妇幼卫生行政部门和妇幼保健机构的支持，监测工作不断完善。从2015年开始，全国31个省(自治区、直辖市)的所有3 000余所妇幼保健机构全部参与了该监测工作。

妇幼保健机构监测的填报范围是全国全部省(自治区、直辖市)、地市、县区三级辖区内的所有承担群体妇幼保健工作职能的妇幼保健机构(包括妇幼保健院、所、中心、CDC下属的妇幼保健机构)，每年按自然年度填报上一年机构统计数据。监测内容分为7张报表，分别填报妇幼保健机构基本情况、机构人力资源情况、省/地市级科室及服务情况、区县级机构科室及服务情况、服务质量安全评价、辖区群体保健工作开展情况、科研和教学管理情况。数据收集方法由每个机构通过网络直报系统进行数据的在线填报，然后逐级在线审核和汇总。

妇幼保健机构监测工作经过近10余年的发展，已经形成了相对成熟、完善的报告系统，每年为国家妇幼卫生决策提供了有价值的机构运行和变化情况。

2. 出生医学证明信息系统　《出生医学证明》是《中华人民共和国母婴保健法》规定的具有法律效力的重要医学文书，完善的出生医学证明管理体系是实施人口管理的重要基础。各地医疗保健机构与户口登记机关密切配合，使全国的《出生医学证明》使用率和出生人口登记率逐年提高。为促进《出生医学证明》管理水平的提高，我国从2006年开始启动出生医学证明信息系统试点工程，由点到面逐步推进。2014年起，我国启动新版出生医学证明，同时加快了信息化建设的速度。2015年，全面推进出生医学证明管理信息系统建设，完成了国家级出生医学证明信息管理系统开发与部署，在2017年6月底实现所有省(区市)与国家级平台的对接，实现国家平台证件管理、数据汇总分析，省级平台证件申领、业务管理，助产机构登录打印出生医学证明等功能。我国于2018年启动了出生医学证明信息共享试点工作，以满足公安户籍管理部门、卫生行政部门对出生医学信息及出生医学证明签发信息的跨省查询、真伪鉴定等信息共享需求以及信息安全要求。

3. 地方性妇幼卫生综合信息平台　目前绝大多数省市依据全国妇幼卫生监测网络的运作模式，建立了本省市的妇幼卫生监测系统，通过最小样本量收集代表本省市的重要妇幼卫生指标。许多省陆续建立了妇幼卫生综合信息网络平台，并将年报和监测数据系统管理纳入其中，实现了基层数据网络直报。地方性信息系统对于提高工作效率、加快数据上报、实现信息共享起到了良好的作用。但各地区的网络平台在结构、功能和管理上存在很大的差异，不利于区域间的数据交换和未来的升级和整合。基于此，卫生部于2010年印发了《基于区域卫生信息平台的妇幼保健信息系统建设技术解决方案(试行)》的通知，该通知在2009年发布的《健康档案基本架构与数据标准(试行)》(卫办发〔2009〕46号)和《基于健康档案的区域卫生信息平台建设技术解决方案(试行)》(卫办综发〔2009〕230号)基础上，为各地区域卫生信息化建设提供更为专业、细致的业务指导。这一系列指导性文件旨在建设基于个案管理的信息系统，推进以健康档案为核心的区域卫生信息化建设，促进卫生领域各业务应用系统互联互通和信息共享。

（罗树生　安　琳）

第三节　信息收集的定量研究方法

定量研究方法(quantitative research method)是通过研究某事物的数量特征和事物之间的数量关系，以及事物发生、发展全过程中的数量变化的研究方法，是进行信息收集和处理及开展妇女健康研究非常重要的方法之一。其研究方法以流行病学和统计学的理论及方法为主。定量研究的内容非常广泛，本节主要讨论定量研究调查方法、抽样方法、资料的类型和定量研究中的偏性这四个方面的问题。

一、定量调查方法

（一）现况调查

现况调查又称横断面调查，它是妇幼卫生研究经常采用的调查方法。现况调查是通过对某一地区、某些机构或某一人群已经发生情况的调查,从而了解所研究事物及相关因素的现状。这类调查研究在我国开展很多,例如,联合国儿童基金会与国家卫健委的"儿童早期发展"项目于2021年在5省7县开展的项目终末调查就是现况调查。

现况调查在妇女保健中的用途包括:①了解特定时间妇女人群的健康状况,描述疾病或特征的分布,发现高危人群;②进行疾病监测;③描述健康状态的相关因素,建立病因假说;④衡量一个国家或地区的卫生水平;⑤对医疗卫生措施的效果进行评价。

现况调查的方法可以分为普查和抽样调查两种。普查是在规定的时点对一个国家或地区的全部人口进行全面调查,并收集有关资料的一种方法。例如我国每10年进行一次的人口普查,可以了解全中国女性人口的分布特征,且可为计算指标提供分母数据。普查需调动大量的人力、物力和财力,工作难度比较大,调查项目不能过多,因此不能作为各种专题研究或每年年报的常规调查方法。

抽样调查即为在总体中抽取一部分样本进行研究。抽样调查的方式灵活,而且一个具有代表性、可靠性的样本可以很好地反映总体的情况,因此在实际工作中抽样调查的应用极为广泛。例如,联合国人口基金会与国家卫生健康委员会2020—2021年在我国进行的全国第二次青少年生殖健康状况调查是应用抽样方法对约25 000名青少年样本进行的调查。

(二) 筛检

筛检亦称为筛查,是用于识别外表健康的人群中那些可能患病个体或具有患病风险个体的方法,例如,宫颈癌筛查、乳腺疾病筛查等。

筛查是大规模的人群预防性医疗行动,某项筛查是否值得开展,要看其是否符合简便、快速、准确的原则,而且还要考察其成本效益。如果筛查成本高,而且没有有效的早期治疗措施,即使能够筛查出可疑病例,也不能延长生命或提高健康水平,即没有筛查的意义,所以进行筛查工作前一定要对其必要性、可行性和有效性进行全面的衡量。通过筛查可以获得检出率及筛查方法的灵敏度、特异度等信息。

(三) 病例-对照研究

病例-对照研究是通过历史资料或被调查对象的回忆来收集资料,是研究某事件其影响因素的方法。基本原理是将患有某特定疾病的一组人作为病例组,不患有该特定疾病但具有可比性的一组人作为对照组,比较两组暴露因素的差别,从而发现疾病风险因素或保护因素。例如,研究影响孕产妇死亡/新生儿死亡的因素,孕产妇死亡干预协作组曾对我国7省内妇幼卫生项目县1990—1992年655例死亡孕产妇进行了回顾性调查(1∶1配对研究),发现孕产妇年龄过大或过小、家距医院远等是危险因素;而有独立经济收入、生活在核心家庭、文化水平高等因素对孕产妇有保护作用。

病例对照研究的特点是适合罕见疾病或潜伏期长的疾病的病因研究;可以同时研究多种暴露与某种疾病的关系,适合于探索性病因研究;具有节省人力、物力、财力和时间的优点。但同时具有不易克服回忆偏性、对照选择偏性、时间顺序偏差等局限性。是常用的收集信息的流行病学研究方法。

(四) 队列研究

队列研究方法是将特定范围内的人群,按所研究的因素分为两组或多个亚组,其中一组暴露于所研究的可疑致病因素称为暴露群组,并可按暴露程度分为多个亚组;另一组为不暴露于该可疑因素的人群,称为对照群组,然后对他们同时追踪观察一定时期,比较两组某事件(如疾病、死亡)发生的频率。按照研究对象进入队列的时间可分为前瞻性队列研究和历史性队列研究。前瞻性研究对象根据在加入研究当时的暴露资料进行分组,然后对其观察随访一段时间后才能得到结局;而历史性研究对象的暴露资料是过去某一时间的,其结局也是从历史资料中获得,不需要观察很长时间。

队列研究的优点是:暴露因素发生在先,疾病发生在后,时间顺序合理,而且可以直接计算疾病发生强度指标,信息偏倚相对少,结果可更有力地表明研究因素与研究疾病之间的因果关系。例如,研究孕妇暴露于某有害物质后与新生儿疾病的关系;或孕期营养干预措施对新生儿先天畸形的预防效果评价等。

(五) 实验流行病学

实验流行病学是指研究者根据研究目的、设计方案将研究对象随机分配到实验组和对照组,人为施加或减少某种处理因素,然后观察结局指标,从而判断处理因素对结局的作用。根据研究对象的不同又分为临床试验、现场试验和社区试验。

实验流行病学方法是检验药物疗效、评价干预措施效果的常用方法。

(六) 荟萃分析

荟萃分析本质上是对文献进行定量化研究方法。是循证临床医学、循证保健、循证卫生决策中主要收集和总结现有最好证据的方法,概括地说,荟萃分析是定量地对文献进行系统总结的统计方法;是针对某一科学问题,如,绝经妇女采用激素补充疗法预防发生骨质疏松,其效果和危害是什么?提供系统的、客观的、综合的研究证据的方法。可以将同一主题的多个小样本研究结果进行综合,以提高统计效能,解决研究结果不一致的问题,改善效应估计值。是近年来广泛应用的定量化文献系统综述的方法。

二、定量研究中的抽样方法

大部分妇女健康研究都是来源于样本资料。虽然对总体的研究可以直接获得总体指标的信息,而且不需要统计学的推论、不受抽样误差的影响,但是由于对总体的研究工作量非常巨大,往往对总体的研究是不可行的。取而代之的是样本研究,先从总体中抽取一定数量的样本,然后用样本的信息去推论总体的情况,因此在样本研究中就涉及抽样的问题。常用的随机抽样方法有单纯随机抽样、系统抽样、分层抽样和整群抽样。

(一) 单纯随机抽样

单纯随机抽样是对总体中所有个体都按完全符合随机原则的特定方法抽取样本。其操作步骤是:先将总体的所有观察单位编号,再随机抽取部分观察单位组成样本。抽样时不进行任何分组或者排列,总体中的任何个体都有被抽取的平等机会。也就是说,研究总体中的所有分子都一视同仁,无一例外。单纯随机抽样是最基本的随机抽样方法,是其他随机抽样方法的基础。

常用的单纯随机抽样方法有抽签法和随机数字表法。前者是将所有总体中的个体做成签,充分混合后随机抽取若干个作为样本;后者是利用一种专门的数学用表——随机数字表选择组成样本的编号,当然也可以用计算机随机函数的功能产生随机数字,效果同使用随机数字表是一样的。

1. 单纯随机抽样的优点 操作比较简单,计算统计指标和抽样误差也比较简单。

2. 单纯随机抽样的缺点 当总体中的个体数目太多时,由于抽样前要把所有研究对象编号,所以工作量大、耗时长。此外,这种抽样方法在构成总体的个体差异不大时使用效果较好,在总体差异性较高时误差比较大。

(二) 系统抽样

系统抽样也称为机械抽样或等距抽样,其操作步骤是:先将总体中的所有观察单位按顺序排列,然后机械地每隔若干个观察单位抽取一个单位组成样本。例如:从100个人中抽取10人作为样本,首先将100人顺序编号,即1~100;然后随机选取1~10之间的数字9;再从编号9的人开始,每隔10人抽取一个人,则编号为9、19、29…99的10个人组成了样本。

1. 系统抽样的优点 操作简单,尤其在总体数量大时比单纯随机抽样工作量要小;而且如果观察单位均匀分布,则其误差小于单纯随机抽样。

2. 系统抽样的缺点 这种抽样方法的前提是总体的排列是均匀随机的,如果总体的分布有周期性时会产生明显的偏性。例如女学生身高调查,按班组小组座位进行机械抽样,可能抽到的都是座位靠前的矮学生或座位靠后的高学生。

(三) 分层抽样

分层抽样先按某种特征把总体分成若干组,即统计学

上的层,然后在各层中随机抽取样本。有两种方法可以确定各层中样本数量的多少,一种是按比例分配,即各层样本数量的多少根据总体中每一层观察单位数量的多少进行分配;另一种为最优分配,即同时按总体中每一层观察单位数量的多少和标准差的大小分配各层的样本数量,从而使抽样误差达到最小。

1. 分层抽样的优点 当总体内部分层明显时,分层能使样本结构更接近总体,从而改善样本的代表性;分层减少了层内的差异,使抽样误差更小,分层抽样最适用于层内差异小、层间差异大的总体;不同的层可以用不同的抽样方法,还可以对不同层进行单独考察,甚至进行不同层间的比较。

2. 分层抽样的缺点 要求对总体中的各层有一定的了解,按比例分配要求知道各层的总体数量;最优分配不仅要知道各层数量,还要知道各层标准差。在资料有限的情况下这种抽样方法的应用受到限制,或者不得不花时间做基础调查。

(四) 整群抽样

整群抽样抽取的样本不是一个个的观察对象,而是一个个观察单位组成的群组。其操作步骤是:先将总体划分成若干个“群”,每个“群”由一定的观察单位个体组成;然后在这些“群”中随机抽取部分“群”组成样本。例如:调查某个区育龄妇女的健康状况,可以将每个居委会作为“群”,在该区所有居委会中进行随机抽样,被抽取的居委会管辖的所有育龄妇女组成样本。

1. 整群抽样的优点 通过变换抽样单位减少了工作量、便于组织、节省人力物力,尤其是在大型的调查中。

2. 整群抽样的缺点 与分层抽样不同的是,整群抽样最适用于群间差异小,群内差异高的总体。如果群间差异大,则抽样误差就会比较大。

在实际应用中可以将多种随机抽样的方法相结合,采用多阶段抽样的方法实施抽样。另外,还有一些非随机抽样方法,如方便抽样、定额抽样、滚雪球抽样等,因其较易操作也都是常用的抽样方法,在第四节讨论的定性研究中应用尤其广泛。

三、定量研究中变量类型

变量又称为资料,以其变量值的特点分为两大类,即数值变量和分类变量,分类变量又可分为无序分类变量和有序分类变量。不同类型的变量需要选用不同的统计指标和统计方法进行分析。根据分析需要,不同类型变量之间可以进行转换。

(一) 数值变量

数值变量是通过测定每个观察单位的某项特征的大小

所得到的数据,其变量值是以数值表示的。数值变量一般是有度量衡单位的,例如:孕产妇出血量以毫升为单位。

(二) 分类变量

分类变量是通过确定每个观察单位的某项特征的性质或类别得到的数据,其变量值是定性的,表现为互不相容的类别或属性,没有度量衡单位,将观察单位按类别进行分组,清点每组的人数得到数据。例如,孕产妇死亡中死因属于产后出血的人数、妊娠期高血压疾病人数、内科疾病人数等就属于分类变量资料。分类变量又分为几种类型:

1. 无序分类变量 包括:①二项分类变量,特点是其变量值为两类,如,观察某治疗措施对某患者疗效得到的有效或无效;②多项分类变量,例如,ABO 血型。

2. 有序分类变量 特点是多项分类且各类之间有程度的差别,例如:把孕妇贫血按严重程度从低到高分为轻度、中度和重度,得到的变量值。

研究需要哪种类型的变量是根据研究目的确定的,所以在项目设计阶段就应该确定所应收集变量的类型。根据研究的需要,变量之间在一些情况下可以互相转化。例如测量每名孕妇的血红蛋白值得到的变量是数值变量,在分析时可将这些血红蛋白测量结果分成正常和贫血两类,就转化为分类变量。

不同类型变量所用的统计学处理方法是不同的,而各种统计分析方法也受到适用变量的限制。不能把数值变量的分析方法用于分类变量,反之亦然。

四、定量研究中的偏性

任何定量研究都难免会产生误差。由于误差的存在会导致调查得到的结果和真实情况之间出现信息偏倚。前面我们讨论了各种随机抽样,在随机抽样中会产生随机误差,随机误差是可以通过统计学的方法进行估计的。在这一部分我们讨论的误差主要是各种系统误差,这些误差一旦产生很难进行计算。它们是人为因素导致的、可以通过更为谨慎的研究设计和细致的操作方法来减少甚至避免的误差。

常见的定量调查中的信息偏性有以下几种:

1. 选择偏性 研究人群中任何一个非研究因素的分布与一般人群中该因素的分布不一致就会引起选择偏性。选择偏性往往是由于选择方法不恰当造成的,从而使入选人群与未被入选人群的某些特征出现了系统差异,导致研究结果偏高或偏低。这种偏倚常产生于研究设计阶段。例如,在调查一般妇女对生殖健康知识的了解情况时,调查对象选择医院的护士或者选择卫生学校的老师,都可能因为选择了人群中对生殖健康知识了解比较多的人而造成知晓率偏高。

选择偏性在其发生后进行消除或校正非常困难,应该通过正确的研究设计尽量避免其发生。在选择研究对象时,必须严格遵循随机化的原则,从同一人群中以相同的方式选择所有研究对象;除了研究因素的作用外,应尽量使所有研究对象的各种特征均衡;在设计时应考虑到可能出现的失访并制定相对应的措施,调查过程中尽量减少失访或无应答的情况发生,如果选择偏性产生于失访,则应分析失访人群与调查人群在构成上是否有差别,并在分析中进行调整。

2. 信息偏性 在测量信息时产生的系统误差,主要包括:①确定偏性:如判断有病实际无病的情况,或测量标准不够准确产生的误差;②回忆偏性:例如年龄较大子女较多的妇女回忆分娩时的情形,或者被调查者回忆若干年前的病史等可能会出现回忆偏性;③调查员偏性:主要因为调查员技术不高或缺乏责任心造成,比如诱导被调查者回答问题,或询问不仔细记录非常粗糙等;④被调查者偏性:比如被调查者有意隐瞒、说谎,涉及敏感问题时不愿如实回答,或者回答数字时取整等都属于此类。

防止这种偏性要制定严格统一的测量标准,认真培训调查员,使之在调查时保持公正客观的态度和良好的事业心,在调查时应尽量取得被调查者的信任,以避免信息偏性的发生。信息偏性是在研究对象选择后产生的,其后果取决于错误的分类是否随机,当数据有缺陷但对错误分类来源有较好的估计时,可以对数据做一些简单修正。

3. 混杂偏性 当研究某种因素与某种效应的关系时,往往有许多其他的危险因素对之进行干扰,于是两类因素的效应混合在所研究的健康问题中,此时产生的偏性是混杂偏性。例如,研究妇女文化程度与其就医行为之间的关系时,可能受到经济、家庭、民族等各种因素的影响。

与选择偏性和信息偏性不同的是,如果能够识别某种混杂因素的存在,混杂偏性可以用分层分析或多因素分析的统计学方法予以解决。另外,在设计阶段可以通过限制和匹配的方法来减少混杂偏性,例如选择相同经济状况的人群;或者为研究人群选择具有相似特征的对照。

五、妇女保健指标体系及常用指标

妇女保健指标(indicator of women's health care):定量研究收集信息的结果通常是形成指标,用以表示某事物发生的频率或水平。我国妇幼卫生专家经过系统文献复习,提出了妇幼卫生指标体系框架,包括一、二级分类和指标,本文作者借鉴前人的研究成果,对妇女保健指标进行了梳理,尽量保留了妇幼卫生年报系统和《妇幼卫生概论》(主编钱序,陶芳标)一书中的妇女保健相关指标,并保持了其指标定义。在此基础上增补了少量比较重要的指标,把妇女保健相关指标归类为人口学、生育、健康、保健服务利用、妇女常见病筛查及治疗、卫生资源 6 个方面,并列出了指标的分子与分母,见表 3-13-2。

表 3-13-2　妇女保健常用指标及计算

分类	编号	指标及计算	分类	编号	指标及计算
人口学	1	人口数	健康	20	宫颈炎患病率(%) 分子:宫颈炎患病人数 分母:实查人数
	2	育龄妇女数(15~49岁妇女数)		21	尖锐湿疣患病率(%) 分子:尖锐湿疣患病人数 分母:实查人数
	3	孕产妇数			
	4	产妇数		22	宫颈肌瘤患病率(%) 分子:宫颈肌瘤患病人数 分母:实查人数
	5	活产数			
生育	6	总和生育率:年龄别生育率之和		23	妇女常见病患病率(%) 分子:妇女常见病患病总人数 分母:实查人数
	7	年龄别生育率(‰) 分子:某年龄(组)妇女所生活产数 分母:某年龄(组)妇女数			
				24	婚前医学检查检出疾病率(%) 分子:检出疾病人数 分母:婚前医学检查人数
	8	青少年女性生育率(‰) 分子:15~19岁妇女所生活产数 分母:15~19岁妇女数			
				25	计划生育手术并发症发生率(10 000/万) 分子:计划生育手术并发症发生数 分母:计划生育技术服务总例数
	9	生育间隔(月或年):可细分为:产次间隔、活产间隔、妊娠间隔、产孕间隔			
				26	新生儿破伤风发病率(‰) 分子:新生儿破伤风发病数 分母:活产数
	10	流产比(%): 分子:自然流产数 分母:自然流产数+活产数			
				27	出生缺陷发生率(10 000/万) 分子:围产儿中出生缺陷数 分母:围产儿数
健康	11	孕产期贫血患病率(%) 分子:产妇孕产期贫血人数 分母:产妇孕产期血红蛋白检测人数			
				28	神经管缺陷发生率(10 000/万) 分子:围产儿中神经管缺陷数 分母:围产儿数
	12	孕产期中重度贫血患病率(%) 分子:产妇孕产期中重度贫血人数 分母:产妇孕产期血红蛋白检测人数			
				29	早产发生率(%) 分子:早产儿数 分母:活产数
	13	孕产妇人类免疫缺陷病毒感染率(%) 分子:孕产妇人类免疫缺陷病毒感染人数 分母:产妇人类免疫缺陷病毒检测人数			
				30	低出生体重率(%) 分子:低出生体重儿数 分母:活产数
	14	孕产妇梅毒感染率(%) 分子:产妇梅毒病毒感染人数 分母:产妇梅毒病毒检测人数			
				31	巨大儿发生率(%) 分子:巨大儿数 分母:活产数
	15	孕产妇乙肝表面抗原阳性率(%) 分子:产妇乙肝表面抗原阳性人数 分母:产妇乙肝表面抗原检测人数			
				32	某病发病率(%、‰……) 分子:新发生某病的病例数 分母:可能发生某病的平均人口数
	16	宫颈癌患病率(100 000/10万) 分子:宫颈癌患病人数 分母:筛查人数			
				33	孕产妇死亡率(100 000/10万) 分子:孕产妇死亡人数 分母:活产数
	17	乳腺癌患病率(100 000/10万) 分子:乳腺癌患病人数 分母:乳腺癌筛查人数			
				34	孕产妇死亡死因构成(%) 分子:孕产妇死亡各死因人数 分母:孕产妇死亡总数
	18	卵巢癌患病率(100 000/10万) 分子:卵巢癌患病人数 分母:实查人数			
	19	阴道炎患病率(%) 分子:阴道炎患病人数 分母:实查人数			

分类	编号	指标及计算	分类	编号	指标及计算
健康	35	产科出血占孕产妇死亡百分比(%) 分子:孕产妇产科出血死亡人数 分母:孕产妇死亡人数	保健服务利用	49	5次及以上产前检查率(%) 分子:产妇产前检查5次及以上人数 分母:活产数
	36	围产儿死亡率(‰) 分子:围产儿死亡数 分母:活产数+死胎数		50	产后访视率(%) 分子:产妇产后访视人数 分母:活产数
	37	死胎率(%) 分子:死胎数 分母:围产儿数		51	孕产妇系统管理率(%) 分子:产妇系统管理人数 分母:活产数
	38	女性人口人均预期寿命(岁):用寿命表方法,按某年女性人口年龄别死亡率,计算出女性人口出生时平均预期寿命,综合反映女性人口各年龄的死亡水平		52	住院分娩率(%) 分子:住院分娩活产数 分母:活产数
	39	女性年龄别/组死亡率(‰) 分子:女性年龄别/组死亡人数 分母:女性年龄别/组人口数		53	剖宫产率(%) 分子:剖宫产活产数 分母:活产数
保健服务利用	40	育龄妇女避孕率(%) 分子:育龄妇女中使用任何种类避孕措施的人数(包括男方) 分母:育龄妇女(15~49岁)人数		54	高危产妇占总产妇的百分比(%) 分子:高危产妇人数 分母:产妇数
	41	婚前医学检查率(%) 分子:婚前医学检查人数 分母:结婚登记人数		55	高危产妇管理率(%) 分子:高危产妇管理人数 分母:高危产妇数
	42	婚前卫生咨询率(%) 分子:婚前卫生咨询人数 分母:结婚登记人数		56	高危产妇住院分娩百分比(%) 分子:高危产妇住院分娩人数 分母:高危产妇数
	43	指定传染病占检出疾病百分比(%) 分子:指定传染病人数 分母:检出疾病人数		57	产妇血红蛋白检测率(%) 分子:产妇血红蛋白检测人数 分母:产妇数
	44	性病占指定传染病百分比(%) 分子:性传播疾病人数 分母:指定传染病人数		58	孕产妇艾滋病检测率(%) 分子:产妇人类免疫缺陷病毒检测人数 分母:产妇数
	45	严重遗传性疾病占检出疾病百分比(%) 分子:严重遗传性疾病人数 分母:检出疾病人数		59	产妇梅毒检测率(%) 分子:产妇梅毒检测人数 分母:产妇数
	46	早孕建册率(%) 分子:产妇早孕建册人数 分母:产妇数		60	产妇乙肝表面抗原检测率(%) 分子:产妇乙肝表面抗原检测人数 分母:产妇数
	47	孕早期检查率(%) 分子:产妇孕早期产前检查人数 分母:活产数		61	艾滋病感染孕产妇获得抗病毒治疗的比例(%) 分子:艾滋病感染产妇应用抗病毒药物的人数 分母:艾滋病感染产妇数
	48	产前检查率(%) 分子:产妇产前检查人数 分母:活产数		62	梅毒感染孕产妇获得治疗的比例(%) 分子:梅毒感染产妇获得抗梅毒治疗的人数 分母:梅毒感染产妇数

分类	编号	指标及计算	分类	编号	指标及计算
保健服务利用	63	产前筛查率（%） 分子:孕产妇产前筛查人数（包括血清学筛查,不包括超声学筛查） 分母:产妇数	妇女常见病筛查及治疗	71	宫颈癌早诊率（%） 分子:宫颈癌早期诊断人数 分母:CIN2 及以上病变人数
	64	产前筛查高危百分比（%） 分子:孕产妇产前筛查高危人数 分母:孕产妇产前筛查人数（包括血清学筛查,不包括超声学筛查）		72	宫颈癌治疗率（%） 分子:宫颈癌接受治疗人数 分母:宫颈癌患病人数
	65	产前诊断率（%） 分子:孕产妇产前诊断人数 分母:产妇数		73	乳腺癌早诊率（%） 分子:乳腺癌早期诊断人数 分母:诊断为乳腺癌的人数
	66	产前诊断确诊率（%） 分子:孕产妇产前诊断确诊人数 分母:孕产妇产前诊断人数		74	乳腺癌治疗率（%） 分子:乳腺癌接受治疗总人数 分母:乳腺癌患病人数
	67	叶酸服用率（%） 分子:叶酸服用人数 分母:叶酸应服用人数	卫生资源	75	每千人口妇女医疗保健卫生技术人员数（‰） 分子:医疗保健机构中从事妇女医疗保健的技术人员数 分母:人口数
妇女常见病筛查及治疗	68	宫颈癌筛查率（%） 分子:实际宫颈癌筛查人数 分母:应筛查人数		76	每千人口助产技术人员数（‰） 分子:助产技术人员数 分母:人口数
	69	乳腺癌筛查率（%） 分子:实际乳腺癌筛查人数 分母:应筛查人数		77	每千人口产科实有床位数（‰） 分子:助产机构产科实际设置床位数 分母:人口数
	70	妇女常见病筛查率（%） 分子:实查人数 分母:应查人数		78	年人均妇幼卫生经费（平均数） 分子:年妇幼卫生经费合计 分母:人口数

（王 燕）

第四节 信息收集的定性研究方法

定性研究方法（qualitative research method）是人类学、社会学领域中常用的研究方法,它为获取人们的想法和深层次反应提供了专门的技术。它使得研究者能够获得对目标人群的态度、信仰、动机以及行为方面透彻的认识。定性研究方法是研究妇女健康问题的重要方法之一,因此在妇女保健信息管理中,是主要的收集信息的手段。

定性研究与定量研究相比具有以下特点:定性研究选取样本多采用目的性抽样的方法,研究结果一般不能用来推广总体;它所收集的资料一般是深入、详细、具体的定性资料,用来描述所要研究的社会现象等特征;定性资料收集方法往往比定量资料收集方法更活跃,采用文字记录、录音、录像等多种手段;收集资料更多采用开放性问题讨论,深层次了解研究对象的知识、态度、行为、动机和观点;对于研究所回答的问题,定性研究不同于定量研究,定量研究回答的是某种现象发生的频率或发生某种现象的比例,它回答的是发生某种现象的原因;定性研究对数据是按不同特征、主题词分类、整理和归纳。

一、定性研究中的抽样技术

概率抽样是指在被限定的研究对象中每一个单位都具有同等大小的概率被抽中为样本。概率抽样是定量研究中常用的抽样方法,其目的是使样本能够代表总体,同时能推论总体。所以概率抽样往往所需要样本量大,费用高,同时研究人员需要掌握抽样技术才能完成。非概率抽样是指按照其他非概率标准进行抽样的方法,定性研究更多采用非概率抽样,下面介绍几种在定性研究中常用的非概率抽样方法。

1. 极端或偏差型个案抽样 选择研究现象中非常极端的、被一般人认为是"不寻常"的情况进行调查,获取有关信息。

2. 强度抽样 也称重点抽样,是寻找对研究问题能提供丰富信息的个案进行研究。选取这样的案例可以更好地说明所要研究的现象,但这些案例并不一定是非常极端或不寻常的。例如,访谈时选择知情人就属强度抽样;在研究小儿肺炎时,选择刚患过肺炎的病历也是一种强度抽样。

3. 最大差异抽样 被抽中的样本所产生的研究结果将最大限度地覆盖研究现象中各种不同的情况。如假设被研究的现象内部的异质性很大,分别选取不同特征的对象进行研究,其目的是想了解不同特征的群体有哪些相同和不同的表现。

4. 同质型抽样 把同种类型的个体或案例归为一类,然后对其进行研究。这样做的目的是对研究现象中某一类比较相同的个案进行深入的探讨。如专题小组访谈采用的就是同质型抽样,把同种类型的个案归为一组,进行专题小组访谈。

5. 典型个案抽样 选择研究现象中那些具有普遍性或一般性的个案,目的是了解研究现象的一般情况。

6. 分层目的型抽样 研究者首先将研究现象按照一定的标准进行分层,然后在不同的层抽样一定数量的研究对象。其目的是了解不同层的情况,以便在不同层间进行比较,进而达到对总体异质性的了解。前面讲的最大差异抽样与分层目的型抽样不同,后者主要是了解研究事物在不同情况下某一特点所呈现的相同点和不同点。

7. 效标抽样 也称标准抽样研究者事先设定一个抽样标准或一个基本条件,然后选择所有符合这个标准或这个条件的个案进行研究。如调查小儿口服补液盐的使用情况,在选取调查对象时制定如下标准:3 岁以下小儿的母亲,该小儿在最近 1 年内患过腹泻。

8. 滚雪球或链锁式抽样 先通过一定的渠道找到 1~2 位知情人,再让他们提供其他可能提供丰富信息的人,其他人又可以提供一些知情人,这样可以从 1~2 个知情人入手,获得许多可以提供信息的人。该抽样的缺点是信息提供者可能是同一类人,他们可能具有相同特点和观点,另外由于提供信息的人是熟人,他们之间有可能会碍于面子或出于对保密的担心而向研究者隐瞒实情。

9. 目的性随机抽样 根据研究目的确定研究现象,有多个可选择的对象时,采用随机抽样的原则抽取样本。

10. 方便抽样 由于受到当地实际情况的限制,抽样只能随研究者自己的方便进行。例如,研究者假冒成犯人到一所监狱里去了解犯人之间的人际互动,在这种情况下研究者没有很多选择样本的余地,只能选择自己所在牢房内的犯人进行研究。这种方法可信度低,通常是在上述抽样方法无法使用时才不得不为之的权宜之计。

11. 综合式抽样 也称混合抽样,根据研究的实际情况结合使用上述的不同抽样方法选取研究对象。多种抽样技术的混合使用,可以使研究者更全面地了解所感兴趣的问题,增加研究结果的可靠性。

二、常用定性研究方法

(一)观察

观察是人类认识周围世界的一个最基本的方法,也是从事科学研究的一个重要手段。观察不仅仅是人的感觉器官直觉感知事物的一个过程,而且是人的大脑积极思维的过程。观察作为搜集非语言行为的数据资料的主要技术,通过对事件和行为进行仔细观察可以提供宝贵的非语言资料,可以真正看到所发生的事情。

1. 观察的类型和原则 观察分参与性观察和非参与性观察(亦称直接观察和间接观察)。参与性观察是指观察者与被观察者一起生活、工作,在密切的相互接触和直接体验中倾听和观看他们的言行。非参与性观察是指观察者不直接参与被研究者的日常生活和工作,观察者通常置身于被观察的世界之外,作为旁观者了解事情的发展动态。

应用观察法必须遵循的重要原则是观察者应尽量避免与观察对象实质性接触。当观察对象知道自己的行为被观察时,行为动机常常受到影响,以致发生不符常规和本质的行为改变,这种现象称为反应性行为改变,它的发生将使观察者难以获得准确的结果。所以应用观察法首先要考虑减少和消除观察对象反应性行为改变。常用的方法有两种,第一种方法观察者长时间与观察对象共同居住生活或工作,让观察对象对观察者的活动习以为常,无行为戒备心理;第二种方法是不让观察对象知晓观察行动。第二种方法有时是难以做到的,尤其是需要长时间才能完成的观察研究。

2. 观察的基本步骤 应用观察法进行资料的收集,其基本步骤如下:

(1)观察前的准备工作:在观察开始之前,研究者需要事前做一些必要的准备工作,如确定观察问题、制订观察计划和设计观察提纲等。

1)确定观察问题:在实施观察之前,研究者首先要确定观察的问题。观察问题是需要通过观察来回答的问题,是根据研究目的来确定。

2)要制订观察计划:观察问题确定以后,然后着手制订一个观察计划。观察计划一般包括以下几方面内容:

观察的内容、对象和范围:计划观察什么? 对什么人进行观察? 打算对什么现象进行观察? 观察的具体内容是什么? 内容的范围有多大? 通过观察这些事情可以回答什么问题?

地点:打算在什么地点进行观察? 观察的地理范围有多大? 这些地点有什么特点? 为什么这些地点对研究很重

要？研究者将在什么地方进行观察？研究者是否与被观察对象之间有距离？这个距离对观察结果有什么影响？

时间、长度和次数：什么时间进行观察？一次观察多长时间？对每个人（群）或地点进行多少次观察？

方式和手段：用什么方式进行观察？是隐蔽式还是公开式？是参与式，还是非参与式？是否采用录音、录像等设备？是否进行现场笔录？

3）设计观察提纲：初步的观察计划拟订好以后，需编制具体的观察提纲，将观察的内容进一步具体化。观察提纲至少回答以下6个问题：

谁：有谁在场？他们是什么人？他们的角色、地位和身份是什么？

什么：发生了什么？在场的人有什么语言和行为表现？他们是如何互动的？

何时：何时发生的？持续了多长时间？事件或行为出现的频率是多少？

何地：这个事件或行为是在哪里发生的？这个地点有何特色？是否发生过类似的事件或行为？

如何：该事件是如何发生的？事件各方面相互之间存在什么样关系？

为什么：该事件为什么会发生？促使这件事情发生的原因是什么？

（2）进行观察：观察的步骤一般是从开放到集中，在观察的初期，通常采取比较开放的形式，用一种开放的心态对研究的现场进行全方位的、整体的、感受性的观察。研究者尽量打开自己所有的感觉器官去体会现场所发生的一切，从而对观察现场获得了一个整体感觉的同时，也明确了自己希望回答的观察问题。在明确了观察问题以后，可以逐步聚焦观察。另外，在观察过程中，研究者应该尽量自然地将自己融入当地的文化中，要做到这一点，研究者可以有意识地采取一些策略，如与当地人在一起生活，与他们一起做事，保持谦逊友好的态度，不公开表示自己与当地人不一致的意见，观察活动尽可能地与当地人的生活相一致等。这样可以帮助研究者比较深入地理解当地人的文化。

（3）观察记录：观察记录可以有许多种形式，可以根据自己的习惯、观察的问题、观察的内容、地点、时间以及使用的工具来进行选择。通常观察开始，可以先将观察的现场画一张现场图。这张图不仅包括现场的物质环境，还应该包括现场的人文环境。画好现场图，应该对现场图附上一段文字说明。对观察活动进行记录时，要求按时序进行，对所记录的事情之间要有连续性，一件事情一件事情地记录，不要对事情做一个整体性的总结。记录使用的语言要进行严格的推敲，力图具体、易懂、清楚、客观地对观察到的现象进行描述。

3. 观察的主要应用

（1）当有关社会现象如同性恋、吸毒等很少被人所知时，参与性观察（在这种情况下通常是隐蔽型）可以保证研究者比较顺利地进入研究现场，获得相对"真实"的信息，同时对当地人的生活打扰也比较少。

（2）当研究者以及公众看到的事实与当事人所说的内容之间存在明显差异时，通过观察可以了解事情的真相。

（3）对不能够或不需要进行语言交流的对象进行调查时，如对婴儿或聋哑人进行研究时无法使用语言，对处于不同文化背景之中的人们进行研究时，双方的语言可能不通。在这种情况下，观察具有一定的优势。

（4）对其他研究方法起辅助作用，比如在访谈之前进行一次预备性的观察，可以使访谈内容更加有针对性。

（二）个人深入访谈

访谈是研究者访问被研究者并且与其进行交谈和询问的一种活动。访谈是一种研究性交谈，是研究者通过口头谈话的方式从被研究者那里收集第一手资料的一种研究方法。个人访谈是调查员按照访谈提纲一对一询问被访者的意见和看法，询问的问题主要是以深入探究性和开放性问题为特征。

通过访谈，研究者可以了解受访者的所思所想，包括他们的价值观念、情感感受和行为规范；了解受访者耳闻目睹的有关事实，并且了解他们对某些事件的看法。个人深入访谈适用于复杂的访谈主题以及高度敏感的主题内容或地理分布比较分散的访谈对象。

1. 访谈的类型 按结构分类可以分以下三种类型：

（1）结构型（或封闭型）访谈：研究者对访谈的走向和步骤起主导作用，按照研究者事先设计好的、具有固定结构的统一问卷进行访谈。在这种访谈中，选择访谈对象的标准和方法、所提的问题、提问的顺序以及记录的方式都已经标准化了，研究者对所有的受访者都按照同样的程序询问同样的问题。

（2）无结构型（开放型）访谈：与结构型访谈相反，访谈没有固定的访谈问题，研究者鼓励受访者用自己的语言表达自己的看法。其作用是了解受访者自己认为重要的问题，他们看待问题的角度，他们对意义的解释。

（3）半结构型（半开放型）访谈：研究者对访谈的结构具有一定的控制作用，同时也容许受访者积极参与。通常研究者事先备有一个粗线条的访谈提纲，访谈提纲主要作为一种提示，访谈者在提问的同时鼓励受访者提出自己的问题，并且根据访谈的具体情况对访谈的内容进行灵活的调整。

2. 访谈前的准备工作

（1）确定访谈时间和地点：访谈时间和地点尽量以被访者的方便为主，这样做的目的是使被访者在自己选择的地点和时间里轻松、安全，可以比较自由地表现自己。一般一次访谈的时间最好不超过2小时。

（2）协商有关事宜：介绍自己的研究课题，告诉被访者是如何被选择为访谈对象的，自己希望从他那里了解哪些情况。伦理学问题在此也应该介绍，如自愿原则、保密原则和录音等问题。如果在研究报告中需要引用被访者提供的资料,研究者将对所有的人名、地名使用匿名。

（3）设计访谈提纲:虽然开放型和半开放型访谈要求给被访者较大的表达自由,但访谈者在访谈之前一般都会事先设计一个访谈提纲,这个提纲是粗线条的,列出访谈者在访谈中应该了解的主要问题和应该覆盖的主要范围。访谈提纲应该尽可能地简单明了,最好只有一页纸,一眼就能全部看到。

访谈提纲只是起到一种提醒作用,以避免遗漏重要内容。所以访谈者在使用访谈提纲时一定要保持一种开放和灵活的态度,访谈的具体形式因地因人而异,不必拘泥于同一种形式,也不必按照访谈提纲的语言和顺序提问。

3. 访谈中的提问　在访谈中,访谈者所做的主要工作之一是提问,因此提问在访谈中占据极其重要的地位。一般来说,提问题的方式受到很多因素的限制,比如研究问题的性质、访谈者和被访者的个性、年龄、性别、民族、职业、受教育程度、社会地位以及访谈的具体情景等。因此访谈者应学会随机应变,根据具体情况选择最佳的提问方式。访谈问题的类型可以分为开放型与封闭型、具体型与抽象型,不同的问题类型会在很大程度上影响到被访者的语言行为。

（1）开放型与封闭型问题:开放型问题指的是在内容上没有固定答案,允许被访者做出多种回答的问题。这类问题通常以"什么""如何"和"为什么"之类的词语为语句的主线,如:"你对高校的收费有什么想法? 你们学校是如何收费的? 你们学校为什么这么收费? "

封闭型问题指的是那些对被访者的回答方式和回答内容均有严格限制,其回答往往只是"是"或"不是"两种选择的问题,比如:你认为高校入学收费合理吗? 你们学校对每个学生都收费吗? 是不是国家有规定要求这样收费?

在开放型访谈中,封闭型问题尽量少用。开放型访谈的目的是了解被访者看待研究问题的方式和想法,因此访谈问题不仅在结构上还是在内容上都应该灵活、宽松,为被访者的语言表达自己的思想留有充分的余地。

（2）具体型和抽象型问题:从所期待的内容来看,访谈的问题可以分成具体型和抽象型。具体型问题指的是那些询问具体事件的问题,特别是事情的细节。抽象型问题便于对一类现象进行概括和总结,或者对一个事情进行比较笼统、整体的陈述。

4. 追问的作用　追问可以帮助访谈者进一步了解被访者的思想,深挖事情发展的根源以及发展的过程,是开放型访谈中一个不可缺少的提问手段。但是,与此同时,访谈者也应该特别注意追问的时机与度。追问的时机是指访谈者就有关问题向被访者追问的具体时刻。追问的度指的是访谈者向被访者追问的合适程度。就追问的时机而言,追问一般来说不要在访谈开始阶段频繁进行。访谈初期是访谈者与被访者建立关系的重要阶段,访谈者应该尽量给对方自由表达自己思想的机会,不要急于就自己感兴趣的问题进行

追问。在很多情况下,被访者有自己想说的事情,尽管有时候他们想说的话与访谈者希望知道的不太相关,他们也要想方设法地把自己的想法说出来。因此,访谈者应该给他们机会表现自己,然后再在他们所谈内容的基础上进行追问。这样做不仅可以将被访者希望说的事情与访谈者自己感兴趣的问题自然地连接起来,而且可以不伤害被访者的感情,不使他们感到难堪。当然,如果在被访者谈话时,访谈者发现自己对一些具体的细节不太清楚希望对方进行补充或澄清,这种时候访谈者可以及时进行追问。但是,如果访谈者追问的问题内容涉及重大的概念、观点和理论问题,则应该先用笔将这些问题画下来,等访谈进行到后期时再进行追问,这样做可以使访谈进展自然、顺畅。

追问不仅要注意适时,而且还要讲究适度。访谈者在追问时要考虑被访者的感情、访谈者本人与被访者之间的关系以及访谈问题的敏感程度。如果问题比较尖锐,访谈者应该采取迂回的办法,从侧面进行追问。访谈中最忌讳的追问方式是:访谈者不管对方在说什么或想什么,只是按照自己事先设计的访谈提纲逐一地把问题抛出来,这样的追问不仅把访谈的结构搞得七零八落,妨碍访谈自然地往前流动,而且没有抓住被访者的思路,强行将自己的计划塞给对方。

在访谈中要倾听对方谈话,在倾听的时候,访谈者应该对对方使用的词语保持高度的敏感,发现了重要的词语、概念或事件需要记下来,在适当的时候进行追问。

5. 访谈问题之间的内在联系　一般来说,访谈问题应该由浅入深,由简到难。访谈者可以先问一些开放的、简单的、对方容易理解的问题,然后随着访谈关系和内容的深入再逐步加大问题的难度和复杂性。这里所说的"难度"和"复杂性"不一定指的是内容上的尖锐或语句上的复杂,而更多的是指对被访者来说比较难以启齿的事,比如:个人隐私、政治敏感性话题、有违社会规范的行为和想法等。在访谈中,访谈的问题应该相互之间在内容上有一定的联系。在一个完整的访谈记录中应该可以看到一条贯彻访谈全过程的内容线,而将这条线联系起来的便是一个个的提问,问题与问题的衔接应该自然、流畅,与前面被访者的回答在内容上有内在的联系。

6. 访谈中的倾听　访谈的目的是了解被访者对问题的看法,因此访谈者应该注意倾听他们的心声,了解他们看问题的方式和语言表达方式。在访谈中访谈者应该将自己全部的注意力都放在被访者身上,给予对方最大的、无条件的、真诚的关注。访谈者通过自己的眼光、神情和倾听的姿势向对方传递这样一个信息:"你所说的一切都是十分有意义的,我非常希望了解你的一切。"在这样的倾听中,访谈者给予对方的不仅仅是一种基本的尊重,而且为对方提供了一个探索自己宽松、安全的环境。在访谈者的支持和鼓励下,被访者可以对自己从未想到过的一些问题进行思考,更加深入地探索自己的内心世界。访谈者在听对方说话时,不仅要听到对方所发出的声音和词语,而且要设法体察那些没有

说出来的意思,包含隐含在对方所说出来的话语中的深层意义。在访谈中,访谈者面对的不仅仅是一个信息提供者,而且是一个活生生的人。因此,访谈者要调动自己所有的触觉和情感去感受对方,去积极主动地、有感情地与对方交谈。只有这样,访谈的双方才能就共同关心的问题进行深入的探讨。

7. 访谈中的回应 在访谈中,访谈者不仅要主动提问题,认真地倾听,而且还要适当地做出回应。回应指的是在访谈过程中访谈者对被访者的言行做出的反应。访谈者做出回应的目的是使自己与被访者之间建立起一种对话关系,及时地将自己的态度、意向和想法传递给对方。回应的方式有多种,一般常有:认可,重复、重组和总结,自我暴露和鼓励对方。

（1）认可:指访谈者对被访者所说的话表示已经听见了,希望对方继续说下去。表达认可的方式通常包括两类行为:语言行为,如"对""是的""是吗""很好""真棒";非语言行为,如点头、微笑、鼓励的目光。

（2）重复、重组和总结:重复指的是访谈者将被访者所说的事情重复说一遍,目的是引导对方继续就该事情的具体细节进行陈述,同时检验自己对这件事的理解是否准确无误。重组指的是将被访者所说的话换一个方式说出来,检验自己的理解是否正确,邀请对方及时作出纠正。总结是访谈者将被访者所说的一番话用一两句话概括地说出来,目的是帮助对方理清思路,同时检验自己的理解是否正确。

（3）自我暴露:访谈者对被访者所谈的内容就自己有关的经历或经验作出回应。其目的可以使被访者了解访谈者曾经有过与自己一样的经历和感受,因此相信访谈者具有了解自己的能力;同时可以起到"去权威"的作用,使被访者感到对方也像自己一样是一个普普通通的人,而不是一个高高在上、无所不知的研究权威。访谈者适当的自我暴露不仅可以拉近自己与被访者之间的距离,使访谈关系变得比较轻松和平等,而且还可以改变访谈结构,使交谈的方式更加具有合作性和互动性。

（4）鼓励对方:被访者通常有一些顾虑,不知道自己所说的内容是否符合访谈者的要求。尽管访谈者一再告诉对方,按照自己的思路谈下去,但是被访者往往习惯于听到对方的肯定和鼓励,此时应该给予对方肯定和鼓励。有时候,访谈者所问的问题使被访者感到很为难,特别是那些似乎要求对方披露自己的隐私、自己生活中发生的伤心事情或者同事之间发生冲突的细节。在这种情况下,访谈者可以使用一定的回应方式安抚对方,表达自己并不是对有关的人感兴趣,进一步说明访谈内容的意义和重要性以及本研究的伦理道德原则,消除对方不必要的顾虑,鼓励对方就有关问题继续谈下去。

8. 访谈的收尾工作 访谈以什么方式结束,这是研究者经常询问的一个问题,通常建议以一种轻松自然的方式结束访谈。在访谈将要结束时,访谈者可以有意给对方语言上或行为上的一种暗示,促使对方把自己想说的话说出来。在访谈结束的时候,访谈者应该对被访者表示真诚的感谢,感谢他们所付出的时间和精力,以及他们对访谈者的信任和对访谈问题所提出的观点、看法及思考。

9. 其他注意事项

（1）访谈记录:访谈记录非常重要,定性研究是了解被访者的感受、观点、态度和看法,所以记录时要记录被访者自己的语言,最好能一字不漏地记录下来,如果可能最好录音,同时必要时记录访谈的场所、周围环境、被访者的衣着神情。

（2）访谈中非语言行为:访谈中交谈双方除了语言行为外,还有各种非语言行为,如外貌、衣着、打扮、动作、面部表情、眼神、人际距离,说话和沉默的时间长短、说话时的音量和音频。双方的非语言动作可以提供语言行为无法提供的重要信息。被访者的非语言行为不仅可以帮助访谈者了解对方的个性、爱好、社会地位、受教育程度以及他的心理活动,而且还可以帮助访谈者了解他们访谈时的语言行为。

（三）专题小组讨论

专题小组讨论也称议题小组讨论或集体访谈。

根据研究目的确定要讨论的问题,与会者在会议主持人的引导下,围绕每一个讨论主题进行讨论,讨论的内容由记录员现场记录,这种搜集资料的方法称为专题小组讨论。其目的是了解目标人群的态度、信仰、动机、看法。

专题小组讨论可以单独使用,也可以与其他定性或定量方法结合使用。一般来说,专题小组讨论在单独使用时,有以下几方面的用途:用于探索新的研究领域;根据研究者的观点提出研究假设,用于验证研究假设;为设计定量调查问卷提供重点调查项目;找出并明确调查人群的知识、态度、信念、看法及行为动机;为制定适宜的教育、信息和宣传材料提供素材;了解对活动的反馈意见;解释定量研究结果。

1. 专题小组讨论的设计 在设计阶段一般要考虑以下几个问题:

（1）确定专题小组讨论的小组数目:对于与研究课题相关的每一个因素,至少组织两个专题小组讨论。专题小组讨论的数目还取决于讨论中是否有新的反应出现,如果两个小组对同一问题的反应有明显差异时,则有必要组织其他小组对这一差异进行调查。

（2）确定专题小组讨论小组的人数和人员组成:一般专题小组讨论小组的人数为5~10人,我们自己的经验是5~7人为佳。决定小组人数的多少的关键在于本次专题讨论的目的何在? 如果专题小组讨论的目的是尽可能多地搜集意见、产生想法,那么大组或许最为有利。如果其目的是最大限度地了解每一个与会者的深层想法,进行较小规模的专题小组讨论最为奏效。

在确定每个专题小组成员的原则是同一小组由同质的目标人群组成,即参加同一专题小组讨论的对象必须具有相同或相近的背景或经历,同一小组只有具有相同或相似经历的与会者才更可能自由地参与讨论,否则,因为与会者的背景不相同,浅阅历者或低社会阶层者或缺乏专业知识者的发言的积极性就会受到阅历丰富者或高社会阶层者或具有专业知识者等人的压制,他们往往很少发言来表达自己的观点或看法,或附和他人的意见,这样就会影响所搜集到的资料的质量。

(3)讨论场所及人员座位安排:专题小组讨论应在一个中性的环境中进行,尽可能将讨论地点设在大家比较熟悉的场所,讨论场所最好安静、明亮、舒适并有适当的空间,使与会者感到轻松、自在,便于他们坦率交流、发表意见。另外,为了使每个与会者平等交流,而且主持人能看清楚每一位与会者,通常采用圆环形座位布置。

(4)制定专题小组讨论提纲:专题小组讨论提纲是指按一定的顺序简单地列出专题小组讨论中的主题和问题。它用于专题小组讨论,它是主持人引导与会者进行讨论的指南。典型的专题小组讨论提纲一般包括四部分。第一部分,一般性问题:是为了打破僵局而设立的,可使与会者披露对一般性问题的认识和态度。这些问题应为相关主题提供基本背景资料。第二部分,专门性问题:揭示实质性问题,探察与会者对所研究的问题的认识、态度及所持深层观点。第三部分,探索性的问题:提出一些探索性的问题,以鼓励讨论的进一步开展,更深入地了解与会者的反应和想法。第四部分,总结与会者的不同意见,以及总结专题小组讨论的发现。在该阶段主持人把讨论中不同意见重点进行简要地叙述。它为与会者提供修改和说明他们的观点或补充所持其他不同意见的机会,同时使主持人据此来测定自己的结论或假设的正确性。

在制定讨论提纲时应注意,讨论提纲中不应囊括过多的问题,要讨论与研究密切相关的问题。如果讨论的问题太多,对问题不能深入探讨,或者讨论时间太长,使与会者感到厌倦和疲乏,从而影响小组讨论的质量。

(5)主持人:在专题小组讨论过程中,主持人的作用可概括为以下几方面:①组织讨论;②确保每一位与会者都能积极参与讨论;③使每位与会者讨论起来都感到轻松、方便;④控制讨论的节奏。因此,要做到以上四点,要求主持人:①受过训练并有一定经验;②熟悉本次研究,了解当地情况;③对不同性格的人采用不同的技巧鼓励和启发大家讨论;④发现重要信息并能及时调整讨论;⑤富有敏感的直觉,善于深入探索问题;⑥认真倾听,不妄加评论;⑦善于运用非语言性动作,如目光、点头和微笑等。

(6)记录员和记录的内容:记录员是专题小组讨论过程中的记录者和观察者。其职责是详尽地记录小组讨论的情况以及干扰或影响讨论的现象。一名合格的记录员应熟悉当地的地方方言和俗语,记录要快并需具有一定的相关知识。

记录的内容包括:①地点:开会的具体地点;②时间:会议日期,会议开始和结束的时间;③会场环境:是否足够大、舒适、明亮和安静等;④人员:主持人、记录员和与会者以及与会人员构成及主要特征;⑤与会者发言:记录每一个与会者的发言,最好原汁原味,同时记录与会者的情绪表现如疲倦、焦虑、烦躁、愤怒、大笑等;⑥讨论的气氛及讨论的情况:与会者是否积极参与、是否有垄断的与会者以及会议期间出现的干扰和分散注意力的现象。

2. 专题小组讨论实施

(1)主持人的开场白:在专题小组讨论开始时,首先主持人应向与会者致以问候并自我介绍,然后解释本次小组访谈的目的和访谈程序,让参加讨论者消除顾虑,畅所欲言,建立专题小组讨论的规则。除此以外,还需要询问是否可以记录和录音。另外有关伦理问题如保密和自愿参加原则也需要阐明。

(2)第一阶段(访谈准备阶段):在准备阶段,让参加讨论者每人作自我介绍,然后讨论一般性问题,这些问题应为相关主题提供基本背景资料。在准备阶段,应该记住不要问使与会者显示地位差别的问题。在此阶段,主持人尽早给与会者说话的机会。这将有助于克服语言焦虑。如果说话晚了会增加这种焦虑。

(3)第二阶段(深入专题小组讨论的主体阶段):在这一阶段,访谈内容将由一般性问题转为专题问题的讨论。特别是将访谈内容由具体转到抽象,由对事实的访谈转到对态度、感情以及所持深层观点的讨论。此阶段主要以访谈提纲中专门性问题和探索性问题为主线进行讨论。

(4)第三阶段(结束讨论阶段):这一阶段主要内容是总结并把访谈中确认的主题要点简要叙述一下,为与会者提供修改和说明他们观点或补充对主题所持不同意见的机会,也是主持人对访谈结论和假设的正确和恰当作出检验。

(四)选题小组讨论

选题小组讨论是一种结构化讨论方法。其目的就是要在由一个具有各种不同既得利益、不同思想意识、不同专业水平的人组成的小组中发掘问题,并把所发现的问题按其重要程度排出顺序。

1. 选题小组讨论的基本程序 ①召集有关人员6~10人。②在选题小组讨论开始时,首先主持人应向与会者问候并自我介绍,然后介绍本次会议的目的。另外有关伦理问题如保密和自愿参加原则也需阐明。③填写与会者登记表,内容包括姓名、性别、单位、职务/职称等。④主持人给出某个特定问题即本次研究的问题。如影响云南农村妇女健康的因素有哪些?⑤每个与会者根据这个特定问题不出声地酝酿各自的想法,并在一张纸上写出本人认为最重要的一切方面(或限制最多不要超过几个)。主持人要说明这一步的时间限制。⑥收集与会者的意见,并将相同的意见进行合并,然后用一种不分先后顺序的方式将每一条意见写在黑板或挂图上,并将每一条编上号。⑦主持人让与会者在没有和其他人交换意见的情况下解释所提出的因素,然后与会者可以提出不同意见。⑧每个人根据所列出的所有问题挑出 10 项自己认为最重要的因素,然后将这 10 个问题按个人眼中的重要性将他们排出先后次序,并将每项在 1~10 分范围内打分,其中最重要的给 10 分,最不重要的给 1 分,写在一张纸上(注意:注明题号,写明得分)。⑨收集每人的评分结果,统计每一因素的总分,根据总分排出次序,并予以公布。得分最高的为最重要的,这一结果代表小组共同的意见。

2. 优点与局限性 每个与会者需要根据主持人所给出的特定问题提出自己的看法,所以它具有积极和平等参与、受他人影响小的特点;而且全组酝酿出的意见有完整的记录,结果是通过小组投票获得的。因为选题小组讨论需要与会者以书写的形式提出自己对问题的看法,所以与会者必须有一定的文化程度。

(安 琳)

参考文献

1. 钱序,陶芳标. 妇幼卫生概论. 北京:人民卫生出版社,2014:192-196.

2. 国家卫生健康委员会. 国家卫生健康统计制度(第四部分):全国妇幼卫生统计调查制度. 北京:中国协和医科大学出版社,2018.

3. 王海俊,陶芳标. 妇幼卫生学教程. 北京:北京大学医学出版社,2021:134-161.

4. 詹思延,叶冬青,谭红专. 流行病学.8 版. 北京:人民卫生出版社,2017:37-138.

5. 王燕,康晓平. 卫生统计学教程. 北京:北京大学医学出版社,2006.

中英文名词对照索引

Z